Miocarditis	I
Mixoma auricular	I
Pericarditis	I
Prolapso de la válvula mitral	I
Síncope	I
Síndrome de disfunción sinusal	I
Síndrome de Wolff-Parkinson-White	I
Síndrome del intervalo QT prolongado	I
Síndrome del seno carotídeo	I
Soplo diastólico	III
Soplo sistólico	III
Taponamiento cardíaco	I
Taquicardia auricular multifocal	I
Taquicardia auricular paroxística	I
Taquicardia de complejo ancho	III
Taquicardia de complejo estrecho	III
Tetralogía de Fallot	I

ENFERMEDADES INFECCIOSAS

Absceso cerebral	I
Absceso espinal epidural	I
Absceso hepático	I
Absceso mamario	I
Absceso pélvico	I
Absceso perirrectal	I
Absceso pulmonar	I
Actinomicosis	I
Adenitis mesentérica	I
Amebiasis	I
Anquilostoma	I
Artritis infecciosa	I
Ascariasis	I
Aspergilosis	I
Aspiración del contenido oral	III
Babesiosis	I
Balanitis	I
Blastomicosis	I
Botulismo	I
Bronquitis aguda	I
Brucelosis	I
Calendario vacunal pediátrico	V
Calendario vacunal pediátrico acelerado si se precisa por viajes	V
Calendario vacunal pediátrico en la infección por el VIH	V
Calendario vacunal, contraindicaciones y precauciones	V
Candidiasis	I
Celulitis	I
Cervicitis	I
Chancroide	I
Cisticercosis	I
Citomegalovirus	I
Clamidiasis genital	I
Coccidioidomicosis	I
Colangitis	I
Colecistitis	I
Cólera	I
Colitis seudomembranosa	I
Condiloma acuminado	I
Conjuntivitis	I
Criptococosis	I
Criterios para interrumpir y reanudar la profilaxis de las infecciones oportunistas en adultos con infección por el VIH	V
Cryptosporidium	I
Difteria	I
Ehrlichiosis granulocítica humana	I
Empiema	I
Encefalitis viral aguda	I
Endocarditis infecciosa	I
Endometritis	I
Enfermedad de Chagas	I
Enfermedad de Kawasaki	I
Enfermedad de Lyme	I
Enfermedad de mano-pie-boca	I
Enfermedad de Whipple	I
Enfermedad inflamatoria pélvica	I
Enfermedad por arañazo de gato	I
Epididimitis	I
Epiglotitis	I
Equinococosis	I

Erisipela	I
Eritema infeccioso	
Escarlatina	V
Esporotricosis	I
Esprue tropical	I
Esquistosomiasis	I
Estomatitis	I
Faringitis/amigdalitis	I
Fascitis eosinófila	I
Fiebre amarilla	I
Fiebre de origen desconocido	I
Fiebre maculosa de las Montañas Rocosas	I
Fiebre por garrapata de Colorado	I
Fiebre Q	I
Fiebre reumática	I
Fiebre tifoidea	I
Filariasis	I
Foliculitis	I
Giardiasis	I
Gingivitis	I
Granuloma inguinal	I
Gripe	I
Hepatitis A	I
Hepatitis B	I
Hepatitis C	I
Hepatitis viral	III
Herpangina	I
Herpes simple	I
Herpes zóster	I
Histoplasmosis	I
Impétigo	I
Infección del tracto urinario	I
Infección por el virus de Epstein-Barr	I
Infección por el virus del Nilo Occidental	I
Infección por tenia solitaria	I
Infecciones hospitalarias	I
Infecciones por anaerobios	I
Laringitis	I
Laringotraqueobronquitis aguda (crup)	I
Leishmaniasis	I
Lepra	I
Leptospirosis	I
Lesiones o úlceras genitales	III
Leucoplasia vellosa oral	I
Leucorrea	III
Linfangitis	I
Linfogranuloma venéreo	I
Listeriosis	I
Mastoiditis	I
Meningitis bacteriana	I
Meningitis viral	I
Molusco contagioso	I
Mononucleosis	I
Mordeduras	I
Mucormicosis	I
Neumonía aspirativa	I
Neumonía bacteriana	I
Neumonía eosinófila	I
Neumonía por micoplasma	I
Neumonía por *Pneumocystis jiroveci*	I
Neumonía recidivante	II
Neumonía viral	I
Nocardiosis	I
Onicomicosis	I
Orquitis	I
Orzuelo	I
Osteomielitis	I
Otitis externa	I
Otitis media	I
Oxiuros	I
Paludismo	I
Paperas	I
Paroniquia	I
Pediculosis	I
Peritonitis	I
Peritonitis bacteriana espontánea	I
Pielonefritis	I
Pitiriasis versicolor	I
Poliomielitis	I
Profilaxis de la endocarditis	V
Prostatitis	I
Psitacosis	I

	I
	V
	I
	I
	I
Sarampión	I
Sarcoma de Kaposi	I
Sarna	I
Septicemia	I
Shigelosis	I
Sialoadenitis	I
Sífilis	I
Síndrome de inmunodeficiencia adquirida	I
Síndrome de Reiter	I
Síndrome respiratorio agudo grave	I
Sinusitis	I
Tétanos	I
Tiña crural	I
Tiña del cuerpo	I
Tos ferina	I
Toxiinfección alimentaria bacteriana	I
Toxoplasmosis	I
Traqueítis	I
Triquinosis	I
Tromboflebitis superficial	I
Trombosis del seno cavernoso	I
Tuberculosis miliar	I
Tuberculosis pulmonar	I
Tularemia	I
Uretritis gonocócica	I
Uretritis no gonocócica	I
Vacunaciones durante el embarazo	V
Vacunaciones en lactantes y niños inmunodeprimidos	V
Vacunaciones en los adultos	V
Vacunaciones pediátricas	V
Vacunas para viajes internacionales	V
Vacunas y calendario vacunal para profesionales sanitarios	V
Vaginosis bacteriana	I
VIH: calendario vacunal pediátrico en la infección por el VIH	V
VIH: diarrea crónica en pacientes con infección por el VIH	III
VIH: enfermedad aguda del paciente infectado por el VIH	III
VIH: profilaxis postexposición ocupacional	V
VIH: síntomas respiratorios en el paciente infectado por el VIH	III
VIH: sospecha de infección del SNC en el paciente infectado por el VIH	III
Viruela	I
Virus de la inmunodeficiencia humana	I
Vulvovaginitis bacteriana	I
Vulvovaginitis fúngica	I
Vulvovaginitis por *Trichomonas*	I

ENFERMEDADES PULMONARES

Absceso pulmonar	I
Acidosis respiratoria	II
Alcalosis respiratoria	II
Apnea obstructiva del sueño	I
Asbestosis	I
Asma	I
Aspergilosis	I
Aspiración del contenido gástrico	III
Aspiración del contenido oral	III
Atelectasia	I
Bronquiectasias	I
Bronquitis aguda	I
Cianosis	II, III
Cor pulmonale	I
Déficit de alfa-1-antitripsina	I
Derrame pleural	II, III
Disnea aguda	III
Disnea crónica	III
Embolia pulmonar	I
Empiema	I
Enfermedad pulmonar obstructiva crónica	I

Fibrosis pulmonar idiopática	I
Fibrosis quística	I
Granulomatosis de Wegener	I
Hemoptisis	III
Hipertensión pulmonar	I
Homeostasis acidobásica	III
Mal de altura	I
Mesotelioma maligno	I
Neoplasias pulmonares primarias	I
Neumonía aspirativa	I
Neumonía bacteriana	I
Neumonía eosinófila	I
Neumonía por *Mycoplasma*	I
Neumonía por *Pneumocystis jiroveci*	I
Neumonía viral	I
Neumonitis por hipersensibilidad	I
Neumopatía intersticial difusa	I
Neurofibromatosis	I
Nódulo pulmonar	III
Nódulo pulmonar solitario	II
Psitacosis	I
Sarcoidosis	I
Silicosis	I
Síndrome de Churg-Strauss	I
Síndrome de dificultad respiratoria aguda	I
Síndrome de Goodpasture	I
Síndrome respiratorio agudo grave	I
Síntomas respiratorios en el paciente infectado por el VIH	III
Tos	II
Tos ferina	I
Tuberculosis pulmonar	I

GASTROENTEROLOGÍA

Absceso hepático	I
Acalasia	I
Anquilostoma	I
Ascariasis	I
Ascitis	II, III
Cáncer colorrectal	I
Cáncer de páncreas (exocrino)	I
Cáncer gástrico	I
Carcinoma hepatocelular (Hepatoma)	I
Cirrosis	I
Cirrosis biliar primaria	I
Colangitis	I
Colecistitis	I
Colelitiasis	I
Cólera	I
Colitis seudomembranosa	I
Colitis ulcerosa	I
Cryptosporidium	I
Desgarro de Mallory-Weiss	I
Diarrea aguda	III
Diarrea crónica	III
Diarrea crónica en pacientes con infección por el VIH	III
Disfagia	III
Dispepsia	III
Divertículo de Zenker (faringoesofágico)	I
Diverticulosis	I
Encefalopatía hepática	I
Enfermedad celíaca	I
Enfermedad de Crohn	I
Enfermedad de Gilbert	I
Enfermedad de Whipple	I
Enfermedad de Wilson	I
Enfermedad por reflujo gastroesofágico	I
Equinococosis	I
Esófago de Barrett	I
Esprue tropical	I
Esteatosis hepática no alcohólica	I
Estreñimiento	II, III
Fiebre tifoidea	I
Fístula anorrectal	I
Fisura anal	I
Gastritis	I
Giardiasis	I
Glositis	I
Hemocromatosis	I
Hemorragia digestiva	III

Hemorroides	I
Hepatitis A	I
Hepatitis autoinmunitaria	I
Hepatitis B	I
Hepatitis B, profilaxis	V
Hepatitis C	I
Hepatitis viral	III
Hepatomegalia	II, III
Hernia de hiato	I
Hipertensión portal	I
Ictericia neonatal	III
Ictericia y enfermedades hepatobiliares	III
Infección por tenia solitaria	I
Intolerancia a la lactosa	I
Malabsorción	III
Oxiuros	I
Pancreatitis aguda	I
Pancreatitis crónica	I
Peritonitis bacteriana espontánea	I
Peritonitis secundaria	I
Prurito anal	I
Shigelosis	I
Síndrome de Budd-Chiari	I
Síndrome de colon irritable	I
Síndrome de Gardner	I
Síndrome de Peutz-Jeghers	I
Síndrome de vaciamiento gástrico rápido	I
Síndrome de Zollinger-Ellison	I
Síndrome del intestino corto	I
Síndrome hepatorrenal	I
Toxiinfección alimentaria bacteriana	I
Trombosis de la vena porta	I
Tumores esofágicos	I
Úlcera péptica	I
Varices hemorrágicas	III

GINECOLOGÍA Y OBSTETRICIA

Aborto espontáneo	I
Absceso pélvico	I
Absceso perirrectal	I
Amenorrea primaria	III
Anticoncepción	I
Cáncer de endometrio	I
Cáncer de mama	I
Cáncer de ovario	I
Cáncer del cuello uterino	I
Cáncer vulvar	I
Cervicitis	I
Chancroide	I
Clamidiasis genital	I
Condiloma acuminado	I
Desprendimiento prematuro de placenta	I
Detección selectiva o evaluación de una masa palpable de la mama	III
Dificultades con la lactancia	III
Disfunción sexual	III
Dismenorrea	I
Dispareunia	I
Displasia del cuello uterino	I
Disuria y/o exudado uretral/vaginal	III
Dolor pélvico en la mujer en edad fértil	III
Eclampsia	I
Embarazo ectópico	I
Empleo de anticonceptivos orales	III
Endometriosis	I
Endometritis	I
Enfermedad de Paget de la mama	I
Enfermedad inflamatoria pélvica	I
Esteatosis aguda del embarazo	I
Evaluación radiológica de la mama	I, II
Galactorrea	III
Gonorrea	I
Granuloma inguinal	I
Hemorragia disfuncional uterina	I
Hemorragia en la fase temprana del embarazo	III
Hemorragia vaginal	III
Hemorragia vaginal durante la gestación	I
Herpes simple genital	I
Hiperemesis gravídica	I

Hipogonadismo	III
Hirsutismo	III
Incontinencia urinaria	I
Infección del tracto urinario	I, III
Infertilidad	III
Inseminación terapéutica (pareja)	I
Inseminación terapéutica (semen congelado de donante)	I
Isoinmunización Rh (incompatibilidad)	I
Lesiones o úlceras genitales	III
Leucorrea	III
Linfogranuloma venéreo	I
Masa pélvica	III
Mastodinia	I
Mastopatía fibroquística	I
Menopausia	I
Miomas uterinos	I
Neoplasias malignas del útero	I
Neoplasias malignas vaginales	I
Parto de nalgas	I
Placenta previa	I
Pólipos del cuello uterino	I
Preeclampsia	I
Prolapso uterino	I
Prolapso vaginal	III
Prurito vulvar	I
Pubertad precoz	III
Pubertad retrasada	III
Selección del método anticonceptivo	III
Sífilis	I
Síndrome de Meigs	I
Síndrome de Sheehan	I
Síndrome de shock tóxico	I
Síndrome del ovario poliquístico	I
Síndrome HELLP	I
Síndrome premenstrual	I
Sofocos	I
Trastorno disfórico premenstrual	I
Tumores benignos del ovario	I
Uretritis gonocócica	I
Uretritis no gonocócica	I
Vacunación durante el embarazo	V
Vaginismo	I
Vaginosis bacteriana	I
Vulvovaginitis bacteriana	I
Vulvovaginitis fúngica	I
Vulvovaginitis por déficit de estrógenos	I
Vulvovaginitis por *Trichomonas*	I
Vulvovaginitis prepuberal	I

HEMATOLOGÍA/ONCOLOGÍA

Adenocarcinoma renal	I
Adenoma hipofisario	I
Anemia	I
Anemia aplásica	I
Anemia con reticulocitosis	III
Anemia de células falciformes	I
Anemia ferropénica	I
Anemia hemolítica autoinmunitaria	I
Anemia macrocítica	III
Anemia microcítica	III
Anemia perniciosa	I
Anemia sideroblástica	I
Anomalías linfocíticas en sangre periférica	IV
Astrocitoma	I
Cáncer colorrectal	I
Cáncer de endometrio	I
Cáncer de la vejiga urinaria	I
Cáncer de mama	I
Cáncer de ovario	I
Cáncer de páncreas (exocrino)	I
Cáncer de próstata	I
Cáncer del cuello uterino	I
Cáncer gástrico	I
Cáncer vulvar	I
Carcinoma basocelular	I
Carcinoma de laringe	I
Carcinoma de tiroides	I
Carcinoma epidermoide	I
Carcinoma hepatocelular	I
Coagulación intravascular diseminada	I
Craneofaringioma	I

Ferri

CONSULTOR
CLÍNICO

2006-2007

Ferri
CONSULTOR CLÍNICO
Claves diagnósticas y tratamiento

FRED F. FERRI, M.D., F.A.C.P.

Clinical Professor
Department of Community Health
Brown Medical School
Providence, Rhode Island

ELSEVIER

Madrid - Barcelona - Amsterdam - Boston - Filadelfia
Londres - Orlando - París - Roma - Sídney - Tokio - Toronto

Es una publicación

ELSEVIER

Versión en español de la edición de la obra original en inglés
Ferri's Clinical Advisor Instant Diagnosis and Treatment
Copyright © 2006 by Mosby Inc., an Elsevier Imprint

Revisión:

Dra. Carolina Jiménez Navarro
Especialista en Medicina Interna

Dr. Pedro del Río Martínez
Especialista en Medicina Familiar y Comunitaria

© 2006 Edición en español
Elsevier España, S.A.
Génova, 17 - 3.º
28004 Madrid. España.

An Elsevier Imprint

Traducción y producción editorial: Diorki Servicios Integrales de Edición
ISBN edición original: 0-323-03448-9
ISBN edición española:
ISBN-13: 978-84-8174-914-4
ISBN-10: 84-8174-914-1

Depósito legal: B-9.768-2006
Impreso en España por Grafos, S.A. Arte sobre papel

Editores de sección

MICHAEL BENATAR, M.B.Ch.B., D.Phil.
Assistant Professor of Neurology
Department of Neurology
Emory University
Atlanta, Georgia
Sección I

GEORGE T. DANAKAS, M.D., F.A.C.O.G.
Clinical Assistant Professor
Department of Obstetrics and Gynecology
State University of New York at Buffalo
Buffalo, New York
Sección I

MITCHELL D. FELDMAN, M.D., M.Phil.
Associate Professor of Clinical Medicine
Division of General Internal Medicine
University cf California, San Francisco
San Francisco, California
Sección I

FRED F. FERRI, M.D., F.A.C.P.
Clinical Professor
Department of Community Health
Brown Medical School
Providence, Rhode Island
Secciones I-V

JOSEPH R. MASCI, M.D.
Director of Medicine
Elmhurst Hospital Center
Professor of Medicine
Mount Sinai School of Medicine
Elmhurst, New York
Sección I

LONNIE R. MERCIER, M.D.
Clinical Instructor
Department of Orthopedic Surgery
Creighton University School of Medicine
Omaha, Nebraska
Sección I

PETER PETROPOULOS, M.D., F.A.C.C.
Clinical Assistant Professor
Brown Medical School
Department of Veterans Affairs
Providence, Rhode Island
Sección I

IRIS TONG, M.D.
Clinical Assistant Professor
Brown Medical School
Attending Physician
Women's Health Associates
Division of General Internal Medicine
Rhode Island Hospital
Providence, Rhode Island
Sección I

TOM J. WACHTEL, M.D.
Physician-in-Charge
Division of Geriatrics
Rhode Island Hospital
Professor of Community Health and Medicine
Brown Medical School
Providence, Rhode Island
Sección I

Colaboradores

SONYA S. ABDEL-RAZEQ, M.D.
Clinical Assistant Instructor
Department of Obstetrics and Gynecology/Resident Education
State University of New York at Buffalo
Women's and Children's Hospital
Buffalo, New York

PHILIP J. ALIOTTA, M.D., M.S.H.A., F.A.C.S.
Clinical Instructor
Department of Urology
School of Medicine and Biomedical Sciences
State University of New York at Buffalo
Buffalo, New York
Medical Director
Center for Urologic Research of Western New York
Williamsville, New York

GEORGE O. ALONSO, M.D.
Director
Department of Infection Control
Elmhurst Hospital Center
Elmhurst, New York
Instructor in Medicine
Mount Sinai School of Medicine
New York, New York

MEL L. ANDERSON, M.D., F.A.C.P.
Clinical Assistant Professor of Medicine
Brown Medical School
Providence, Rhode Island

ETSUKO AOKI M.D., Ph.D.
Fellow of General Internal Medicine
Rhode Island Hospital
Providence, Rhode Island

PATRICIA AREAN, Ph.D.
Associate Professor
Department of Psychiatry
University of California, San Francisco
San Francisco, California

VASANTHI ARUMUGAM, M.D.
Assistant Professor
Department of Medicine
Mount Sinai School of Medicine
New York, New York
Attending Physician
Division of Infectious Diseases/Department of Medicine
Elmhurst Hospital Center
Elmhurst, New York

AMAAR ASHRAF, M.D.
Assistant Professor
Department of Medicine
Mount Sinai School of Medicine
New York, New York
Attending Physician
Division of Infectious Diseases
Elmhurst Hospital Center
Elmhurst, New York

SUDEEP KAUR AULAKH, M.D., C.M., F.R.C.P.C.
Associate Professor of Medicine
Albany Medical College
Albany, New York

MICHAEL BENATAR, M.B.Ch.B., D.Phil.
Assistant Professor of Neurology
Department of Neurology
Emory University
Atlanta, Georgia

LYNN BOWLBY, M.D.
Attending Physician
Division of General Internal Medicine
Rhode Island Hospital
Clinical Instructor of Medicine
Brown Medical School
Providence, Rhode Island

WILLIAM F. BOYD, M.D., M.P.H.
Staff Physician
North Shore Medical Park
Peabody, Massachusetts

MANDEEP K. BRAR, M.D.
Clinical Assistant Professor
Department of Obstetrics and Gynecology
State University of New York at Buffalo
Buffalo, New York

GAURAV CHOUDHARY, M.D.
Assistant Professor of Medicine
Brown Medical School
Providence, Rhode Island

JENNIFER CLARKE, M.D.
Assistant Professor of Medicine and Obstetrics and Gynecology
Brown Medical School
Physician, Rhode Island Hospital
Providence, Rhode Island

MARIA A. CORIGLIANO, M.D., F.A.C.O.G.
Clinical Assistant Professor
Department of Obstetrics and Gynecology
State University of New York at Buffalo
Buffalo, New York

KAROLL CORTEZ, M.D.
Pediatric Oncology Branch
National Cancer Institute, National Institutes of Health
Bethesda, Maryland

JOHN E. CROOM, M.D., Ph.D.
Clinical Fellow in Neurology
Harvard Medical School
Beth Israel Deaconess Medical Center
Boston, Massachusetts

CLAUDIA L. DADE, M.D.
Attending Physician
Division of Infectious Diseases
Elmhurst Hospital Center
Elmhurst, New York
Instructor in Medicine
Mount Sinai School of Medicine
New York, New York

GEORGE T. DANAKAS, M.D., F.A.C.O.G.
Clinical Assistant Professor
Department of Obstetrics and Gynecology
State University of New York at Buffalo
Buffalo, New York

ALEXANDRA DEGENHARDT, M.D.
Clinical Fellow, Multiple Sclerosis Center
Department of Neurology
Beth Israel Deaconess Medical Center
Boston, Massachusetts

AMAR DESAI, M.D., M.P.H.
Resident Physician
Department of Internal Medicine
University of California, San Francisco
San Francisco, California

PRIYA DESAI, M.D., M.S.P.H.
Resident Physician/Clinical Consultant
University of California, San Francisco
San Francisco, California

JOSEPH DIAZ, M.D.
Assistant Professor of Medicine
Division of General Internal Medicine
Memorial Hospital of Rhode Island
Brown Medical School
Providence, Rhode Island

CHRISTINE M. DUFFY, M.D., M.P.H.
Fellow, Center for Gerontology and Health Care Research
Brown University
Providence, Rhode Island

JEFFREY S. DURMER, M.D., Ph.D.
Assistant Professor, Department of Neurology
Director, Emory Sleep Laboratory
Director, Egleston Children's Hospital Sleep Clinic
Emory University School of Medicine
Atlanta, Georgia

JANE V. EASON, M.D.
Attending Physician
Division of Infectious Diseases
Elmhurst Hospital Center
Elmhurst, New York
Instructor in Medicine
Mount Sinai School of Medicine
New York, New York

STUART EISENDRATH, M.D.
Professor of Clinical Psychiatry
University of California, San Francisco
San Francisco, California

RIF S. EL-MALLAKH, M.D.
Associate Professor
Department of Psychiatry and Behavioral Sciences
University of Louisville School of Medicine
Louisville, Kentucky

GREGORY J. ESPER, M.D.
Clinical Instructor and Research Fellow in Neuromuscular
   Disease
Beth Israel Deaconess Medical Center
Department of Neurology
Harvard Medical School
Boston, Massachusetts

MARILYN FABBRI, M.D.
Instructor
Department of Medicine
Mount Sinai School of Medicine
New York, New York
Attending Physician
Division of Infectious Diseases/Department of Medicine
Elmhurst Hospital Center
Elmhurst, New York

MARK J. FAGAN, M.D.
Director
Medical Primary Care Unit
Rhode Island Hospital
Associate Professor of Medicine
Brown Medical School
Providence, Rhode Island

GIL FARKASH, M.D.
Assistant Clinical Professor
State University of New York at Buffalo
School of Medicine
Buffalo, New York

MITCHELL D. FELDMAN, M.D., M.Phil.
Associate Professor of Clinical Medicine
University of California, San Francisco
Division of General Internal Medicine
San Francisco, California

FRED F. FERRI, M.D., F.A.C.P.
Clinical Professor
Department of Community Health
Brown Medical School
Providence, Rhode Island

TAMARA G. FONG, M.D., Ph.D.
Instructor in Neurology
Beth Israel Deaconess Medical Center
Harvard Medical School
Boston, Massachusetts

GLENN G. FORT, M.D., M.P.H.
Clinical Associate Professor of Medicine
Brown Medical School
Chief
Infectious Diseases
Our Lady of Fatima Hospital
North Providence, Rhode Island

REBEKAH LESLIE GARDNER, M.D.
Department of Internal Medicine
University of California, San Francisco Medical Center
San Francisco, California

GENNA GEKHT, M.D.
Chief Resident in Neurology
Department of Neurology
Emory University
Atlanta, Georgia

DAVID R. GIFFORD, M.D., M.P.H.
Assistant Physician, Division of Geriatrics
Rhode Island Hospital
Assistant Professor of Community Health and Medicine
Brown Medical School
Providence, Rhode Island

JENNIFER ROHR GILLETT, M.D., M.P.H.
Primary Care Resident
Department of Internal Medicine
University of California, San Francisco
San Francisco, California

GEETHA GOPALAKRISHNAN, M.D.
Assistant Professor of Medicine
Brown Medical School
Providence, Rhode Island

NANCY R. GRAFF, M.D.
Associate Clinical Professor
Department of Pediatrics
University of California, San Diego
San Diego, California

REBECCA A. GRIFFITH, M.D.
Attending Physician
Department of Medicine
Morristown Memorial Hospital
Morristown, New Jersey

JOSEPH GRILLO, M.D.
Fellow, Department of Infectious Diseases
Roger Williams Medical Center
Providence, Rhode Island

MICHELE HALPERN, M.D.
Attending Physician, Division of Infectious Diseases
Sound Shore Medical Center of Westchester
New Rochelle, New York
Clinical Assistant Professor of Medicine
New York Medical College
Valhalla, New York

MUSTAFA A. HAMMAD, M.D.
Clincal Neurophysiology Fellow
Department of Neurology
Emory University
Atlanta, Georgia

SAJEEV HANDA, M.D.
Director
Division of Hospitalist Medicine
Rhode Island Hospital
Clinical Instructor of Medicine
Brown Medical School
Providence, Rhode Island

MIKE HARPER, M.D.
Associate Professor of Medicine
Division of Geriatrics
Department of Medicine
San Francisco Veterans Affairs Medical Center
University of California, San Diego
San Diego, California

TAYLOR HARRISON, M.D.
Neuromuscular Fellow
Department of Neurology
Emory University
Atlanta, Georgia

SHARON S. HARTMAN, M.D., Ph.D.
Clinical Associate
Department of Neurology
Emory University
Atlanta, Georgia

MEREDITH HELLER, M.D.
Department of Internal Medicine
University of California, San Francisco
San Francisco, California

JENNIFER ROH HUR, M.D.
Clinical Instructor
Brown Internal Medicine Residency Program
Brown Medical School
Providence, Rhode Island

JASON IANNUCCILLI, M.D.
Department of Medicine
Brown Medical School
Providence, Rhode Island

RICHARD S. ISAACSON, M.D.
Resident in Neurology
Beth Israel Deaconess Medical Center
Harvard Medical School
Boston, Massachusetts

JENNIFER JEREMIAH, M.D.
Clinical Associate Professor of Medicine
Brown Medical School
Providence, Rhode Island

MICHAEL P. JOHNSON, M.D.
Staff Physician
Division of General Internal Medicine
Rhode Island Hospital
Assistant Professor of Medicine
Brown Medical School
Providence, Rhode Island

BREE JOHNSTON, M.D., M.P.H.
Associate Professor of Medicine
Division of Geriatrics
Department of Medicine
Veterans Affairs Medical Center
University of California, San Diego
San Diego, California

MELVYN KOBY, M.D.
Associate Clinical Professor of Medicine
Department of Ophthalmology
University of Louisville School of Medicine
Louisville, Kentucky

DAVID KURSS, M.D., F.A.C.O.G.
Clinical Assistant Professor
Department of Obstetrics and Gynecology
State University of New York at Buffalo
Buffalo, New York

JOSEPH J. LIEBER, M.D.
Associate Director of Medicine
Chief, Medical Consultation Service
Elmhurst Hospital Center
Clinical Associate Professor of Medicine
Mount Sinai School of Medicine
New York, New York

CHUN LIM, M.D., PH.D.
Department of Neurology
Beth Israel Deaconess Medical Center
Boston, Massachusetts

ZEENA LOBO, M.D.
Attending Physician
Division of Infectious Diseases
Elmhurst Medical Center
Elmhurst, New York

RACHAEL LUCATORTO, M.D.
University of California, San Francisco,
San Francisco, California

MICHAEL MAHER, M.D.
Assistant Professor of Internal Medicine
Brown University School of Medicine
Rhode Island Hospital
Providence, Rhode Island

ACHRAF A. MAKKI, M.D. M.Sc.
Resident
Department of Neurology
Emory University
Atlanta, Georgia

JOSEPH R. MASCI, M.D.
Director of Medicine
Elmhurst Hospital Center
Professor of Medicine
Mount Sinai School of Medicine
Elmhurst, New York

DANIEL T. MATTSON, M.D., M.S.C.(Med.)
Clinical Fellow in Neurology
Beth Israel Deaconess Medical Center
Harvard Medical School
Boston, Massachusetts

MAITREYI MAZUMDAR, M.D., M.P.H.
Clinical Fellow in Neurology
Harvard Medical School
Children's Hospital of Boston
Boston, Massachusetts

KELLY McGARRY, M.D.
Associate Program Director
General Internal Medicine Residency Program
Rhode Island Hospital
Assistant Professor of Medicine
Brown Medical School
Providence, Rhode Island

LYNN McNICOLL, M.D.
Assistant Professor of Medicine
Brown Medical School
Geriatrician, Division of Geriatrics
Rhode Island Hospital
Providence, Rhode Island

LONNIE R. MERCIER, M.D.
Clinical Instructor
Department of Orthopedic Surgery
Creighton University School of Medicine
Omaha, Nebraska

DENNIS J. MIKOLICH, M.D.
Chief
Division of Infectious Diseases
VA Medical Center
Clinical Associate Professor of Medicine
Brown Medical School
Providence, Rhode Island

ANASTASIA MISAKIAN, M.D.
Division of General Internal Medicine
University of California, San Francisco
San Francisco, California

Colaboradores

MICHELE MONTANDON
University of California, San Francisco
San Francisco, California

TAKUMA NEMOTO, M.D.
Research Associate Professor of Surgery
State University of New York at Buffalo
Buffalo, New York

JAMES J. NG, M.D.
Staff Physician
The Vancouver Clinic
Vancouver, Washington

GAIL M. O'BRIEN, M.D.
Medical Director
Adult Ambulatory Services
Rhode Island Hospital
Clinical Associate Professor of Medicine
Brown Medical School
Providence, Rhode Island

CAROLYN J. O'CONNOR, M.D.
Internal Medicine
Primary Care of Southbury
Danbury Hospital
Southbury, Connecticut

ALEXANDER OLAWAIYE, M.D.
Clinical Instructor
Department of Obstetrics and Gynecology/Resident Education
State University of New York at Buffalo
Women's and Children's Hospital
Buffalo, New York

MICHAEL K. ONG, M.D. Ph.D.
VA Ambulatory Care Fellow
VA Palo Alto Health Care System
Centers for Health Policy and Primary Care Outcomes Research
Stanford University
Stanford, California

PRANAV M. PATEL, M.D.
Clinical Associate Instructor, Division of Cardiology
Department of Medicine
Brown Medical School
Providence, Rhode Island

MINA B. PANTCHEVA, M.D.
Resident
Internal Medicine
Roger Williams Medical Center
Providence, Rhode Island

PETER PETROPOULOS, M.D., F.A.C.C.
Clinical Assistant Professor
Brown Medical School
Department of Veterans Affairs
Providence, Rhode Island

MICHAEL PICCHIONI, M.D.
Attending Physician
Patient Care
High Street Health Center
Springfield, Maryland

PAUL A. PIRRAGLIA, M.D., M.P.H.
Assistant Professor of Medicine
Brown University
Rhode Island Hospital
Providence, Rhode Island

MAURICE POLICAR, M.D.
Chief of Infectious Diseases
Elmhurst Hospital Center
Elmhurst, New York
Assistant Professor of Medicine
Mount Sinai School of Medicine
New York, New York

ARUNDATHI G. PRASAD, M.D.
Clinical Instructor
Department of Obstetrics and Gynecology/Resident Education
State University of New York at Buffalo
Women's and Children's Hospital
Buffalo, New York

HEMCHAND RAMBERAN, M.D.
Resident, Internal Medicine
Memorial Hospital of Rhode Island
Brown Medical School
Providence, Rhode Island

VICTOR I. REUS, M.D.
Professor of Psychiatry
Department of Psychiatry
Langley Porter Psychiatric Institute
University of California, San Francisco
San Francisco, California

HARLAN G. RICH, M.D.
Director of Endoscopy
Rhode Island Hospital
Associate Professor of Medicine
Brown Medical School
Providence, Rhode Island

LUTHER K. ROBINSON, M.D.
Associate Professor of Pediatrics
Director, Dysmorphology and Clinical Genetics
State University of New York at Buffalo
Buffalo, New York

JASON M. SATTERFIELD, Ph.D.
Director
Behavioral Medicine
Associate Professor of Clinical Medicine
University of California, San Francisco
San Francisco, California

SEAN I. SAVITZ, M.D.
Clinical Fellow in Neurology
Harvard Medical School
Chief Resident in Neurology
Beth Israel Deaconess Medical Center
Boston, Massachusetts

JACK L. SCHWARTZWALD, M.D.
Clinical Assistant Professor of Medicine
Rhode Island Hospital
Providence, Rhode Island

HARVEY M. SHANIES, M.D., Ph.D.
Director of Critical Care Medicine
Vassar Brothers Medical Center
Poughkeepsie, New York

DEBORAH L. SHAPIRO, M.D.
Chief
Division of Rheumatology
Elmhurst Hospital Center
Elmhurst, New York
Clinical Assistant Professor of Medicine
Mount Sinai School of Medicine
New York, New York

CLIFFORD MILO SINGER, M.D.
Associate Professor of Psychiatry and Neurology
Medical Director of the Oregon Geriatric Education Center
Clinical Director of Geriatric Psychiatry
Oregon Health and Science University
Sleep and Mood Disorders Laboratory
Portland, Oregon

U. SHIVRAJ SOHUR, M.D., Ph.D.
Clinical Fellow in Neurology
Harvard Medical School
Chief Resident in Neurology
Beth Israel Deaconess Medical Center
Boston, Massachusetts

JENNIFER SOUTHER, M.D.
Attending Physician
Department of Family Practice
Memorial Hospital of Rhode Island
Pawtucket, Rhode Island

ANNE SPAULDING, M.D.
Centers for Disease Control
Atlanta, Georgia

MICHELLE STOZEK, M.D.
Clinical Instructor
Division of General Internal Medicine
Rhode Island Hospital
Clinical Instructor
Brown Medical School
Providence, Rhode Island

JULIE ANNE SZUMIGALA, M.D.
Clinical Instructor
Department of Obstetrics and Gynecology
State University of New York at Buffalo
Buffalo, New York

DOMINICK TAMMARO, M.D.
Associate Director
Categorical Internal Medicine Residency
Co-Director
Medicine-Pediatrics Residency
Division of General Internal Medicine
Rhode Island Hospital
Associate Professor of Medicine
Brown Medical School
Providence, Rhode Island

PETER E. TANGUAY, M.D.
Ackerly Professor of Child & Adolescent Psychiatry (Emeritus)
Department of Psychiatry and Behavioral Sciences
University of Louisville School of Medicine
Louisville, Kentucky

IRIS TONG, M.D.
Clinical Assistant Professor
Brown Medical School
Attending Physician
Women's Health Associates
Division of General Internal Medicine
Rhode Island Hospital
Providence, Rhode Island

EROBOGHENE E. UBOGU, M.B.B.S. (Hons.)
Assistant Professor of Neurology
Case Western Reserve University School of Medicine
Staff Neurologist
Louis Stokes Cleveland Veterans Affairs Medical Center
Cleveland, Ohio

NICOLE J. ULLRICH, M.D., Ph.D.
Clinical Fellow in Neurology/Neurooncology
Children's Hospital Boston
Boston, Massachusetts

CRAIG VAN DYKE, M.D.
Chair, Department of Psychiatry
University of California, San Francisco
San Francisco, California

TOM J. WACHTEL, M.D.
Physician-in-Charge
Division of Geriatrics
Rhode Island Hospital
Professor of Community Health and Medicine
Brown Medical School
Providence, Rhode Island

DENNIS M. WEPPNER, M.D., F.A.C.O.G.
Associate Professor of Clinical Gynecology/Obstetrics
State University of New York at Buffalo
Clinical Chief
Department of Gynecology/Obstetrics
Millard Fillmore Hospital
Buffalo, New York

LAUREL M. WHITE, M.D.
Clinical Assistant Professor
Department of Obstetrics and Gynecology
Division of Maternal Fetal Medicine
State University of New York at Buffalo
Buffalo, New York

JOHN M. WIECKOWSKI, M.D., PH.D., F.A.C.O.G.
Director
Reproductive Medicine and In Vitro Fertilization
Williamsville, New York

DAVID P. WILLIAMS, M.D.
Neurophysiology Fellow, Department of Neurology
Emory University
Atlanta, Georgia

WEN-CHIH WU, M.D.
Assistant Professor of Medicine
Brown Medical School
Cardiologist
Providence VA Medical Center
Providence, Rhode Island

BETH J. WUTZ, M.D.
Clinical Assistant Professor of Medicine
Division of Internal Medicine/Pediatrics
Kajeida Health–Buffalo General Hospital
State University of New York at Buffalo
Buffalo, New York

MADHAVI YERNENI, M.D.
Staff Physician, Academic Medical Center
Miriam Hospital
Pawtucket, Rhode Island

JOHN Q. YOUNG, M.D., M.P.P.
Langley Porter Psychiatric Institute
University of California, San Francisco
San Francisco, California

CINDY ZADIKOFF, M.D.
Fellow, Movement Disorders
Morton and Gloria Shulman Movement Disorders Center
Toronto Western Hospital
Toronto, Ontario

SCOTT J. ZUCCALA, D.O., F.A.C.O.G.
Staff Physician
Mercy Hospital of Buffalo
Buffalo, New York

Prefacio

Este libro pretende ser una referencia clara y concisa para médicos y otros profesionales sanitarios. Su diseño facilita una forma rápida y eficaz de obtener los datos clínicos esenciales y ofrece una orientación práctica en el tratamiento de los pacientes. El libro se divide en cinco secciones y un apéndice, y en cada uno de ellos destaca la información clínica.

El gran éxito de las ediciones previas y los entusiastas comentarios de numerosos colegas han provocado varios cambios positivos. Cada sección se ha ampliado en gran medida respecto a las ediciones previas, llevando el total de temas tratados en este libro a a más de 1.000. Se han añadido ilustraciones para facilitar la búsqueda de datos con relevancia clínica. Además, el detallado índice de contenidos hace que sea más sencillo identificar y revisar los temas.

La **Sección I** describe en detalle 675 trastornos médicos. Se han añadido veinticinco temas nuevos a esta edición de 2006-2007, que van desde el dolor neuropático a los trastornos amnésicos y la encefalopatía. Otros, como la miositis con cuerpos de inclusión y las mordeduras y picaduras por arañas se han reelaborado por completo. También se ha incorporado un nuevo editor de sección en este volumen. Los temas médicos de esta sección están ordenados alfabéticamente, mientras que el material de cada tema se presenta en forma esquemática para una fácil revisión. La información clave ocupa un lugar destacado, se emplean fotografías clínicas para ilustrar mejor determinados trastornos médicos y se enumeran los códigos correspondientes de la CIE-9MC. La mayoría de las referencias se centran en artículos de revistas actuales con revisión científica externa, en lugar de en libros de texto desfasados o en antiguos artículos de revisión. Los temas de esta sección se estructuran de la siguiente forma:

1. Información básica (Definición, Sinónimos, Códigos de la CIE-9MC, Epidemiología y demografía, Síntomas y signos, Etiología).
2. Diagnóstico (Diagnóstico diferencial, Valoración, Pruebas de laboratorio, Técnicas por imagen)
3. Tratamiento (Tratamiento no farmacológico, Tratamiento agudo, Tratamiento crónico, Pronóstico, Derivación).
4. Otras consideraciones (Comentarios, Bibliografía).

La **Sección II** incluye el diagnóstico diferencial, la etiología y la clasificación de los signos y síntomas. Esta sección se ha ampliado hasta 401 temas en esta edición de 2006-2007. Se trata de una sección práctica que permite al lector evaluar un síntoma clínico o un valor analítico anómalo para establecer una «investigación» que le dirija al diagnóstico. A continuación puede buscar el diagnóstico de sospecha con facilidad en la Sección I, para así localizar la información específica de esa enfermedad.

La **Sección III** incluye algoritmos clínicos para orientar y acelerar la valoración y el tratamiento del paciente. Esta sección se ha ampliado de forma significativa en la edición de 2006-2007, con la incorporación de 36 nuevos algoritmos y la revisión completa de otros 15. Muchos médicos la describen como especialmente útil en el entorno actual de la gestión clínica.

La **Sección IV** incluye los valores de referencia de las pruebas de laboratorio y la interpretación de los resultados de las pruebas que solicitan de forma habitual. Al proporcionar la interpretación de los resultados anómalos, esta sección facilita el diagnóstico de los trastornos médicos y confiere al texto un carácter completo e integral.

La **Sección V** se centra en la medicina preventiva y ofrece las directrices esenciales del grupo de trabajo de los U.S. Preventive Services. La información de esta sección incluye recomendaciones en cuanto a revisiones periódicas del estado de salud, detección selectiva de los principales trastornos y enfermedades, asesoramiento del paciente y recomendaciones vacunales y de quimioprofilaxis.

El **Apéndice** contiene definiciones habituales empleadas en la medicina alternativa y complementaria (MAC), una lista de plantas medicinales de uso frecuente con riesgos documentados o sospechados y una serie de recursos seleccionados sobre medicina complementaria y alternativa. La MAC ha adquirido una enorme popularidad, pese a lo cual su separación respecto a la alopatía sigue siendo considerable. Esperamos que con el material del apéndice se favorezca el uso de los diversos tratamientos de medicina alternativa y complementaria por parte de los médicos alopáticos.

Creo que hemos editado un sistema de información actual que posee diferencias significativas respecto a las obras existentes. Contiene cinco secciones, que podrían comercializarse de forma independiente en función de su contenido, aunque aparecen en un mismo volumen, lo que es de gran valor para el lector. Espero que el planteamiento sencillo de Consultor clínico le convierta en una referencia médica valiosa, no sólo para los médicos de atención primaria, sino también para los de las demás especialidades, para los estudiantes de medicina y para otros profesionales sanitarios.

Fred F. Ferri, M.D.

Índice de contenidos

Índice de contenidos detallado

Sección I Enfermedades y trastornos

Sección II   Diagnóstico diferencial

Sección III   Algoritmos clínicos

Sección IV   Pruebas de laboratorio e interpretación de los resultados

Apéndices   Medicina alternativa y complementaria

Enfermedades y trastornos

INFORMACIÓN BÁSICA

DEFINICIÓN

El aborto espontáneo es la pérdida del feto antes de la 20.ª semana de gestación, calculada a partir de la fecha de la última regla o por el nacimiento de un feto con un peso <500 g. El aborto precoz se produce antes de la semana 12, mientras que el tardío se produce entre la 12.ª y la 20.ª semanas.

El aborto también puede clasificarse como incompleto (paso parcial del tejido fetal a través de un cuello parcialmente dilatado), completo (paso espontáneo de todo el tejido fetal), amenaza de aborto (hemorragia uterina sin dilatación cervical o paso de tejidos), inevitable (hemorragia con dilatación sin paso de tejido fetal) o aborto diferido (muerte intrauterina del feto sin el paso de tejidos).

El aborto recurrente comprende tres o más abortos espontáneos antes de la semana 20.

CÓDIGO CIE-9CM
634.0 Aborto espontáneo

SINÓNIMO

Aborto.

EPIDEMIOLOGÍA Y DEMOGRAFÍA

INCIDENCIA: 15-20% de las gestaciones clínicamente reconocidas, produciéndose el 80% de los abortos en el primer trimestre.
FACTORES DE RIESGO: La historia de embarazos anteriores (riesgo después de un nacimiento vivo = 5%, aborto previo = 20% de riesgo en la siguiente gestación) es el principal factor de riesgo. La hemorragia vaginal, especialmente >3 días, supone una probabilidad de aborto del 15-20%.
GENÉTICA:
- Distribución de cariotipos anormales: trisomía autosómica (50%), monosomía 45,X (20%), triploidía (15%), tetraploidía (10%), anomalías cromosómicas estructurales (5%).
- Con dos o más abortos espontáneos, deberá realizarse un cariotipo para evaluar una traslocación equilibrada, que supone un 80% de riesgo de aborto, y, si la gestación se lleva a término, supondrá un 3-5% de riesgo de cariotipo desequilibrado.
- Después de la 9.ª semana, cuanto más avanzada esté la gestación, mayor será la probabilidad de que el cariotipo sea normal.

SÍNTOMAS Y SIGNOS
- Un sangrado profuso acompañado de dolor tiene una mayor asociación con el aborto que la hemorragia sin dolor, la cual es más compatible con una amenaza de aborto.
- Puede existir una dilatación cervical con antecedentes o presencia de tejido fetal en el orificio cervical.
- En casos de aborto diferido, el tamaño uterino puede ser menor que el correspondiente a la fecha menstrual, en contraste con el embarazo molar, en el que el tamaño puede ser mayor que el esperado por la fecha.

ETIOLOGÍA
- En términos generales, la etiología puede clasificarse en términos de factores maternos (ambientales) y fetales (genéticos), estando la mayoría de los abortos relacionados con causas genéticas o cromosómicas.
- Causas: anomalías uterinas (útero unicorne, riesgo = 50%, útero bicorne o tabicado, riesgo = 25-30%), cérvix incompetente (iatrogénico o congénito, asociado a un 20% de abortos en el segundo trimestre), exposición in utero al dietilestilbestrol (útero en T), leiomiomas submucosos, adherencias o sinequias intrauterinas, deficiencia de la fase luteínica o de progesterona, enfermedad autoinmune como anticuerpos anticardiolipina, diabetes mellitus no controlada, asociación HLA entre la madre y el padre, infecciones como tuberculosis, clamidias, *Ureaplasma*, tabaquismo y consumo de alcohol, irradiación y tóxicos ambientales.

DIAGNÓSTICO

DIAGNÓSTICO DIFERENCIAL
- Gestación normal.
- Embarazo molar hidatidiforme.
- Embarazo ectópico.
- Hemorragia uterina disfuncional.
- Lesiones patológicas endometriales o cervicales.

VALORACIÓN
- Debido a las potenciales secuelas maternas, todas las pacientes con hemorragia en el primer trimestre deben evaluarse para descartar una posible gestación ectópica.
- La historia gestacional previa es quien guía la valoración, de modo que si hubo tres abortos precoces previos, deberá realizarse una valoración y tratamiento del aborto recurrente antes de la siguiente concepción, o si existe una historia prolongada de abortos en el segundo trimestre, habrá que considerar un cerclaje.
- Muchos de los tratamientos requieren un tratamiento preconceptivo, incluyendo el control de enfermedades como la diabetes, de modo que pueda realizarse una valoración minuciosa después del aborto previo, pero antes de la concepción.

PRUEBAS DE LABORATORIO
- El cribado de tipo y anticuerpos se emplea para evaluar la necesidad de administrar inmunoglobulina Rh.
- En circunstancias en las que se considera un embarazo ectópico, la hCG cuantitativa sérica puede emplearse con la ecografía transvaginal para asignar el nivel de riesgo; 2.000 mUI/ml (tercer estándar de referencia) es la zona discriminatoria por encima de la cual un saco gestacional intrauterino debería identificarse.
- Durante el período preconceptivo, pueden estudiarse la Hb A1C, anticuerpos anticardiolipina, anticoagulante lúpico, cariotipificación, biopsia endometrial con nivel de progesterona y cultivos cervicales o anticuerpos séricos en caso de sospecha de algún proceso patológico.
- Un nivel de progesterona <5 mg/dl indica una gestación no viable frente a >25 mg/dl, que confiere un buen pronóstico.

DIAGNÓSTICO POR IMAGEN
La ecografía transabdominal o transvaginal puede usarse en combinación con la datación menstrual y la hCG cuantitativa sérica para documentar la localización del embarazo, la presencia del corazón fetal, el tamaño del saco gestacional, la patología de anejos y, si se emplea con seriedad, puede ayudar a confirmar un aborto diferido.

TRATAMIENTO

TRATAMIENTO NO FARMACOLÓGICO

Dependiendo del estado clínico de la paciente, del deseo de continuar la gestación y de la certeza del diagnóstico, puede pensarse en permanecer a la espera. En gestaciones <6 semanas o >14 semanas, se produce la expulsión completa del tejido fetal, pudiendo evitarse la intervención quirúrgica, como dilatación y curetaje (D&C).

TRATAMIENTO AGUDO

- El *aborto incompleto* entre la 6.ª y 14.ª semanas puede asociarse a pérdidas hemáticas importantes, por lo que estas pacientes deben someterse a D&C.
- En casos de *aborto diferido*, si la muerte fetal se produjo >6 semanas antes o si la edad gestacional es >14 semanas, existe un mayor riesgo de hipofibrinogenemia con coagulación intravascular diseminada, por lo que debería realizarse D&C de forma precoz. Puede considerarse el uso de misoprostol, 200 mg v.o. cada 6 h × 4 dosis.
- En las *amenazas de aborto* puede permanecerse a la espera, atento a cualquier signo de dilatación cervical o pruebas ecográficas de aborto diferido. El tratamiento hormonal, como la progesterona, está contraindicado durante este período, puesto que puede aumentar el riesgo de aborto diferido.

- Si es necesaria una intervención quirúrgica, el uso preoperatorio de 40 U de oxitocina en 1.000 ml de solución de Ringer lactato puede utilizarse para reducir las pérdidas hemáticas y acortar el tiempo de operación.
- En el postoperatorio, todas las pacientes sometidas a D&C deben recibir antibióticos (doxiciclina, 100 mg dos veces al día durante 7 días), metilergonovina, 0,2 mg cada 6 h por cuatro dosis, e ibuprofeno u otros AINE a demanda para el dolor.
- La laminaria preoperatoria es útil en casos de cuellos no dilatados o primíparas.
- En todos los casos de hemorragia en el primero o segundo trimestres en pacientes Rh-negativas, deberá administrarse inmunoglobulina Rh, 300 µg, para prevenir la sensibilización Rh.

TRATAMIENTO CRÓNICO

Puede considerarse la espera en aquellas gestaciones <6 semanas menstruales, dependiendo de la situación clínica y el deseo de la paciente.

PRONÓSTICO

En la mayoría de los casos es importante documentar la resolución del embarazo, en términos de muestras anatomopatológicas procedentes de D&C o a través de la reducción de hCG cuantitativas. Si el informe anatomopatológico no confirma un aborto o la hCG cuantitativa se mantiene o eleva después de la evacuación, deberá contemplarse el diagnóstico de un embarazo ectópico o molar.

DERIVACIÓN

En casos de gestación ectópica, aborto incompleto o diferido, debería realizarse la evacuación quirúrgica del útero y una posible evaluación laparoscópica por parte de personal cualificado.

BIBLIOGRAFÍA RECOMENDADA

Luise C et al: Outcome of expectant management of spontaneous first trimester miscarriage, *BMJ* 324:873, 2002.

Ness RB et al: Cocaine and tobacco use and the risks of spontaneous abortion, *N Engl J Med* 340:333, 1999.

AUTOR: **SCOTT J. ZUCCALA, D.O.**

INFORMACIÓN BÁSICA

DEFINICIÓN

Una abrasión corneal consiste en la pérdida del epitelio de la superficie corneal de origen traumático.

SINÓNIMO

Contusión corneal.

CÓDIGO CIE-9CM
918.1 Abrasión corneal

EPIDEMIOLOGÍA Y DEMOGRAFÍA

INCIDENCIA (EN LOS EE.UU.): Representa un problema general.
DISTRIBUCIÓN POR EDADES: Puede producirse a cualquier edad.
INCIDENCIA MÁXIMA: En la infancia, los adultos activos y en los pacientes ancianos y debilitados.

SÍNTOMAS Y SIGNOS

- Turbidez corneal.
- Dehiscencia de la superficie corneal (fig. 1-1).
- Enrojecimiento e infección conjuntival.
- Dolor.
- Fotofobia.
- Epífora.
- Sensación de cuerpo extraño.
- Sensación de arenilla.
- Dolor al abrir o cerrar los ojos.

ETIOLOGÍA

- Traumatismo mecánico directo.
- Cuerpo extraño.
- Lentes de contacto.
- Etiología desconocida.

DIAGNÓSTICO

DIAGNÓSTICO DIFERENCIAL

- Glaucoma agudo.
- Úlceras herpéticas y de otra etiología.
- Cuerpo extraño corneal (asegúrese de que no se trata de una queratitis).

VALORACIÓN

- Exploración en la lámpara de hendidura tras la tinción con fluoresceína.
- Exploración de la agudeza visual.
- Presión intraocular.
- Descartar la existencia de una laceración corneal.
- Descartar otras patologías oculares.

TRATAMIENTO

TRATAMIENTO NO FARMACOLÓGICO

- Oclusión.
- Lente de contacto terapéutica.
- Compresas calientes.
- Vendaje compresivo (controvertido).
- Eliminación de cuerpos extraños que pudieran encontrarse presentes.

TRATAMIENTO FARMACOLÓGICO

- Fármacos ciclopléjicos.
- Antibióticos.
- AINE.

TRATAMIENTO AGUDO

- Antibióticos tópicos como la sulfacetamida al 10% o el ofloxacino/4 horas.
- Vendaje ocular compresivo con el párpado cerrado.
- Ciclopléjicos como la homatropina al 5%.

TRATAMIENTO CRÓNICO

Antibióticos tópicos para evitar la infección secundaria.

PRONÓSTICO

Revise al paciente en 24 horas y a continuación cada 3 días hasta que la abrasión haya desaparecido y se haya recuperado la visión.

DERIVACIÓN

Al oftalmólogo si el paciente no refiere mejoría en 24 horas.

OTRAS CONSIDERACIONES

COMENTARIOS

- Nunca recete un anestésico tópico como tratamiento domiciliario ya que puede producir alteraciones corneales y daños permanentes.
- En los niños y en los adultos la oclusión no acelera la curación, pero puede reducir las molestias.

BIBLIOGRAFÍA RECOMENDADA

Le Sage N et al: Efficiency of eye patching for traumatic corneal abrasions: a controlled clinical trial, *Ann Emerg Med* 78:129, 2001.
Michael JG et al: Management of corneal abrasion in children, *Ann Emerg Med* 40(1):67, 2002.
Wilson SA, Last A: Management of corneal abrasions, *Am Fam Physician* 70(1):123, 2004.

AUTOR: **MELVYN KOBY, M.D.**

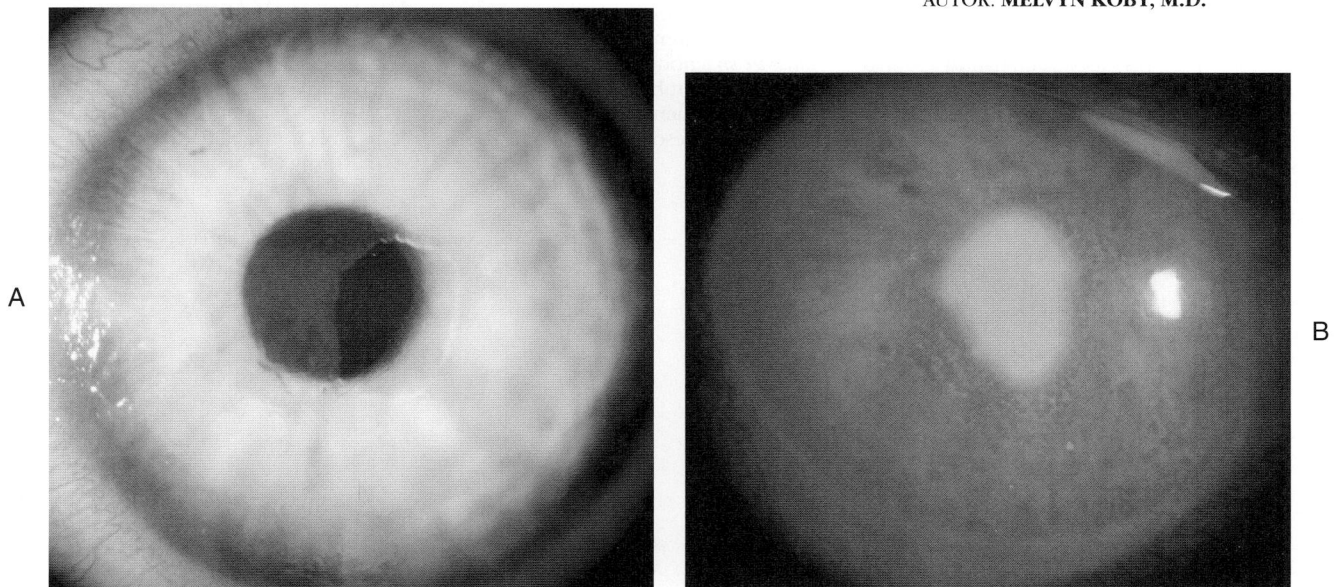

FIGURA 1-1 Abrasión corneal epitelial. A, La tinción con fluoresceína revela más claramente el defecto epitelial. Si no se dispone de fluoresceína, el defecto epitelial aparece como una irregularidad sobre la superficie lisa corneal. **B,** Tinción clásica con fluoresceína del defecto epitelial. (De Palay D [ed.]: *Ophthalmology for the primary care physician,* St. Louis, 1997, Mosby.)

INFORMACIÓN BÁSICA

DEFINICIÓN

Un absceso cerebral es una infección intracerebral focal, que se inicia como una zona localizada de cerebritis y que evoluciona a una colección de pus rodeada de una cápsula bien vascularizada.

CÓDIGO CIE-9CM
324.0 Absceso cerebral

EPIDEMIOLOGÍA Y DEMOGRAFÍA

- Bastante infrecuente (frecuencia 2% comparada con los tumores cerebrales).
- Aparece a cualquier edad.
- Incidencia máxima en los preadolescentes o personas de mediana edad.
- La fuente más frecuente de la infección subyacente es la diseminación por contigüidad desde los senos paranasales, el oído medio o los dientes.
- La cefalea suele localizarse en el lado del absceso y su inicio puede ser gradual o súbito; aparece en el 70% de los casos.

SÍNTOMAS Y SIGNOS

- Tríada clásica: fiebre, cefalea y deficiencia neurológica focal en el 50% de los casos.
- Aparece fiebre sólo en el 50% de los pacientes.
- Los hallazgos neurológicos focales (convulsiones, hemiparesia, afasia, ataxia) se producen en el 30-50% de los casos.
- El edema de papila se produce en el 25% de los casos.
- Presencia de infecciones adyacentes (absceso dental, otitis media y sinusitis) puede ser una pista sobre el diagnóstico de base y debe buscarse ante la sospecha de un caso.
- La evolución temporal desde que aparecen los síntomas a la presentación oscila entre horas para los casos fulminantes y más de 1 mes; el 75% aparece en las 2 primeras semanas.
- La presentación inespecífica de un absceso cerebral exige al clínico un alto nivel de sospecha.

ETIOLOGÍA

- Los abscesos cerebrales se originan a partir de:
  Infección contigua.
  Diseminación hematógena desde un sitio alejado.
- Se clasifican según la vía de entrada probable.

Fuentes probables de los abscesos:
A. Foco contiguo o infección primaria (55% de todos los abscesos cerebrales):
1. Senos paranasales: afectan al lóbulo frontal; estreptococos, *Bacteroides, Haemophilus* y *Fusobacterium sp.*
2. Otitis media/mastoiditis: afectan al lóbulo temporal y el cerebelo; estreptococos, enterobacterias, *Bacteroides* y *Pseudomonas sp.*
3. Sepsis de origen dental: afectan al lóbulo frontal; mezcla de *Fusobacterium, Bacteroides* y *Streptococcus sp.*
4. Traumatismo craneal penetrante: la localización del absceso depende de la localización de la herida; *Staphylococcus aureus, Clostridium sp.*, enterobacterias.
5. Postoperatorio: *Staphylococcus epidermidis* y *S. aureus*, enterobacterias y *Pseudomonas.*
B. Diseminación hematógena/sitio alejado de infección (25% de todos los abscesos cerebrales): los abscesos suelen ser múltiples, sobre todo en el territorio de la arteria cerebral media; los gérmenes responsables dependen de la fuente:
1. Cardiopatía congénita: estreptococos, *Haemophilus sp.*
2. Endocarditis: *S. aureus, S. viridans.*
3. Vía urinaria: enterobacterias, *Pseudomonas.*
4. Intraabdominal: estreptococos, enterobacterias, anaerobios.
5. Pulmón: estreptococos, *Actinomyces sp., Fusobacterium sp.*
6. Huésped inmunodeprimido: *Toxoplasma sp.*, hongos, enterobacterias, *Nocardia sp.*, tuberculosis, listeriosis.
C. Criptogenético (fuente desconocida): 20% de todos los abscesos cerebrales.

DIAGNÓSTICO

DIAGNÓSTICO DIFERENCIAL

- Otras infecciones parameníngeas: empiema subdural, absceso epidural, tromboflebitis de los senos venosos durales mayores y venas corticales.
- Ictus embólicos en pacientes con endocarditis bacteriana.
- Aneurismas micóticos con fuga.
- Encefalitis viral (en general, secundaria a herpes simple).
- Leucoencefalitis hemorrágica aguda.
- Infecciones parasitarias: toxoplasmosis, equinococosis, cisticercosis.
- Tumores cerebrales primarios o metastásicos.
- Infarto cerebral.
- Vasculitis del SNC.
- Hematoma subdural crónico.

VALORACIÓN

Exploración física, pruebas de laboratorio y diagnóstico por imagen.

PRUEBAS DE LABORATORIO

- Los leucocitos pueden estar elevados en el 60% de los pacientes.
- La VSG suele estar elevada, pero puede ser normal.
- Los hemocultivos suelen ser negativos (10% positivos).
- La punción lumbar está contraindicada en los pacientes con sospecha de absceso (20% mueren o sufren deterioro neurológico).
- El rendimiento de la tinción de Gram y el cultivo del material aspirado en el momento del drenaje quirúrgico es casi del 100%.

DIAGNÓSTICO POR IMAGEN

- La RM es la técnica diagnóstica de elección; consigue mejor definición que la TC (mayor sensibilidad y especificidad que la TC, aunque no siempre está disponible con facilidad).
- La TC (fig. 1-2) con contraste intravenoso sigue siendo una prueba excelente (sensibilidad 95-99%).
- La TC o RM seriadas se recomiendan como seguimiento de la respuesta al tratamiento.

TRATAMIENTO

El tratamiento eficaz suele realizarse con una combinación de antibioterapia empírica y resección en el momento adecuado o aspiración del absceso.

TRATAMIENTO AGUDO

- Si existen evidencias de edema o efecto de masa, resulta esencial tratar la hipertensión intracraneal (incluye la hiperventilación de los pacientes sometidos a ventilación mecánica, dexametasona y manitol).
- El tratamiento médico nunca sustituye a la intervención quirúrgica para aliviar la hipertensión intracraneal. El deterioro neurológico suele obligar a la cirugía.
- Los corticosteroides se deben limitar a pacientes con edema cerebral grave o desplazamiento de la línea media.

TRATAMIENTO MÉDICO

Si el absceso mide <2,5 cm y el paciente está estable desde el punto de vista neurológico y consciente, se puede empezar la antibioterapia y esperar. Los antibióticos empíricos se eligen por:
- Localización del absceso.
- Sospecha del origen primario.
- Presencia de abscesos únicos o múltiples.
- Trastorno médico de base del paciente (VIH, inmunodepresión).

Selección de la antibioterapia empírica:
- Infección primaria o fuente contigua:
  1. Otitis media/mastoiditis, sinusitis, infección dental: cefalosporina de tercera generación (cefotaxima 2 g cada 6 horas i.v. o ceftriaxona 2 g cada 12 horas i.v.) más metronidazol 7,5 mg/kg cada 6 horas i.v. o 15 mg/kg cada 12 horas i.v.
  2. Infección dental: penicilina G 6 millones de unidades cada 6 horas más metronidazol.
  3. Traumatismo craneal o tras cirugía craneal: cefalosporina de tercera generación más metronidazol y nafcilina o vancomicina 1 g cada 12 horas i.v.
- Siembra hematógena (cardiopatía congénita, endocarditis, infección urinaria, pulmón, intraabdominal): nafcilina o vancomicina más metronidazol más cefalosporina de tercera generación.

No está clara la duración de la antibioterapia. La mayoría de los autores recomiendan tratamiento parenteral durante 4-8 semanas con repetición de los estudios neurorradiológicos para asegurarse de que el tratamiento es adecuado (se sugiere realizar estudios radiológicos cada semana durante las 2 primeras de tratamiento y después cada 2 semanas hasta que se termina la antibioterapia y posteriormente cada 2-4 meses durante 1 año para controlar recidivas de la enfermedad).

TRATAMIENTO QUIRÚRGICO

- Dos indicaciones:
  1. Recoger muestras para cultivo y sensibilidad.
  2. Reducir el efecto masa.
- La biopsia estereotáxica o la aspiración del absceso si se puede quirúrgicamente.
- Esencial para elegir el antibiótico dirigido.
- El momento y tipo de cirugía depende de:
  Fuente de infección primaria.
  Número y localización de los abscesos.
  Si el procedimiento es diagnóstico o terapéutico.
  Estado neurológico del paciente.

PRONÓSTICO

- La consideración diagnóstica precoz, el inicio temprano de la antibioterapia apropiada y los estudios de neurorradiología avanzados han reducido la mortalidad secundaria a los abscesos cerebrales desde un 40-80% en la era preantibiótica a un 10-20% actual.
- La morbilidad se suele traducir en secuelas neurológicas persistentes (convulsiones, alteraciones intelectuales o conductuales, deficiencias motoras), que afectan al 20-60% de los pacientes.

DERIVACIÓN

Es obligado consultar con un neurocirujano.

BIBLIOGRAFÍA RECOMENDADA

Calfee DP, Wispelwey B: Brain abscess, *Semin Neurol* 20(3):353, 2000.
The rational use of antibiotics in the treatment of brain abscess: Report by the "Infection in Neurosurgery" Working Party of the British Society for Antimicrobial Chemotherapy, *Br J Neurosurg* 14(6):525, 2000.

AUTOR: **KELLY MCGARRY, M.D.**

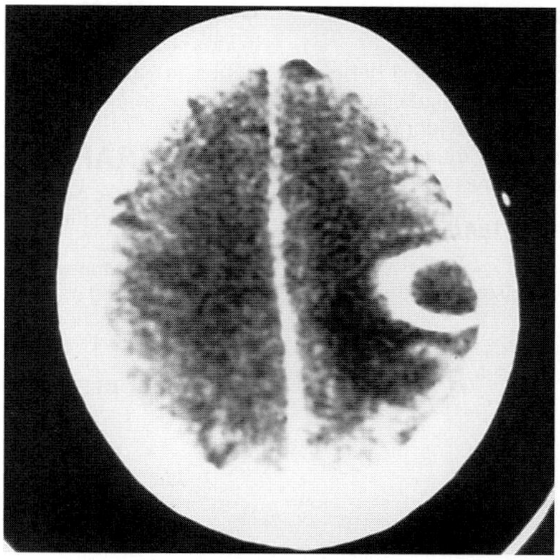

FIGURA 1-2 Tomografía computarizada (TC) que muestra un absceso cerebral. Una mujer acudió al médico tras sufrir una convulsión focal seguida de cefalea y debilidad en el brazo. Se había realizado una intervención odontológica varias semanas antes. La TC mostró una masa anular que captaba contraste rodeada de edema. No es posible distinguir con esta técnica un tumor cerebral de un absceso. En la cirugía se encontró un absceso encapsulado. (De Andreoli TE [ed.]: *Cecil essentials of medicine*, 4.ª ed., Filadelfia, 1997, WB Saunders.)

INFORMACIÓN BÁSICA

DEFINICIÓN

Un absceso espinal epidural (AEE) es una infección supurativa que afecta al espacio epidural espinal.

CÓDIGO CIE-9CM
324.1 Absceso espinal epidural

EPIDEMIOLOGÍA Y DEMOGRAFÍA

INCIDENCIA EN LOS EE.UU.:
- 2 a 25 casos/100.000 pacientes hospitalizados/año.
- Puede haber estado aumentado en las últimas tres décadas.

PREDOMINIO POR EDADES:
- Media de edad de aproximadamente 50 años (35 años en adictos a drogas por vía parenteral).
- Incidencia máxima en la séptima y octava décadas de vida.

SÍNTOMAS Y SIGNOS

La sintomatología del AEE puede ser inespecífica. Fiebre, malestar y dolor de espalda son los síntomas precoces más frecuentes. El dolor es a menudo local. Al principio puede ser leve, aunque puede llegar a ser grave con el tiempo. A medida que la enfermedad avanza, puede aparecer dolor radicular, seguido de debilidad motora, cambios sensitivos, disfunción vesical e intestinal, y parálisis. La sintomatología puede limitarse a fiebre o sensibilidad espinal. La progresión a déficit neurológicos puede producirse en pocas horas, en semanas o en meses. Una vez se produce la parálisis, puede hacerse rápidamente irreversible sin una intervención adecuada.

ETIOLOGÍA

- Las bacterias son las responsables de la mayoría de los casos en los EE.UU. Los inmigrantes de zonas con tuberculosis endémica pueden presentar un AEE tuberculoso. Hongos y parásitos también pueden ser la causa de esta enfermedad. El microorganismo responsable con mayor frecuencia es *Staphylococcus aureus*. Se cree que la mayoría de los AE posteriores se originan en un foco distante (p. ej., infecciones cutáneas y de tejidos blandos), mientras que los AE anteriores se asocian habitualmente con discitis u osteomielitis vertebral. En la tercera parte de los casos no se encuentra el foco.
- Enfermedades predisponentes asociadas incluyen el compromiso del sistema inmunológico, como el que afecta a pacientes con diabetes mellitus, alcoholismo, cáncer, SIDA e insuficiencia renal crónica, o el haberse sometido a anestesia epidural, cirugía o traumatismo espinal o consumo de drogas parenterales. En aproximadamente el 20% de los pacientes no se aprecia ninguna enfermedad predisponente.
- La lesión de la médula espinal puede estar causada por su compresión directa, por un compromiso vascular, por toxinas bacterianas o por inflamación.

DIAGNÓSTICO

DIAGNÓSTICO DIFERENCIAL

- Hernia discal.
- Osteomielitis vertebral y discitis.
- Tumores metastásicos.
- Meningitis.

PRUEBAS DE LABORATORIO

- Los leucocitos pueden estar normales o elevados.
- La VSG suele estar elevada, por encima de los 30 mm/h.
- Los hemocultivos son positivos en aproximadamente el 60% de los pacientes con AEE.
- Los cultivos de LCR son positivos en el 19%, aunque la punción lumbar no es necesaria, e incluso puede estar contraindicada.
- Una vez se dispone de imágenes, deberá realizarse una aspiración guiada por TC o una biopsia abierta para identificar al microorganismo causal. Cultivo del contenido del absceso positivo en el 90%.

DIAGNÓSTICO POR IMAGEN

- La técnica de elección es la RM con gadolinio; TC con contraste puede mostrar el absceso.
- La TC con mielografía es más sensible en caso de compresión medular.

TRATAMIENTO

TRATAMIENTO NO FARMACOLÓGICO

- La descompresión quirúrgica es la base del tratamiento. La descompresión efectuada en las primeras 24 h ha demostrado mejorar el pronóstico.
- El tratamiento no quirúrgico es eficaz en algunos pacientes, aunque la tasa de fracasos puede ser excesiva. Tal estrategia no debe considerarse en la mayoría de los pacientes.

TRATAMIENTO AGUDO

- Además de la cirugía, deben administrarse antibióticos frente al microorganismo más probable.
- Si el microorganismo es desconocido, deberá cubrirse un amplio espectro de patógenos, como estafilococos, estreptococos y bacilos gramnegativos. El régimen puede ajustarse de acuerdo con los resultados del cultivo. El tratamiento debe continuar durante al menos 4-6 semanas.

TRATAMIENTO CRÓNICO

Los déficit neurológicos pueden persistir a pesar de un tratamiento agresivo.

PRONÓSTICO

Hasta un 25% de los pacientes pueden padecer una parálisis irreversible y la muerte.

DERIVACIÓN

Todos los casos deberán remitirse a un neurocirujano y a un especialista en enfermedades infecciosas.

BIBLIOGRAFÍA RECOMENDADA

Chao D, Nanda A: Spinal epidural abscess: a diagnostic challenge, *Am Fam Physician* 65:1341, 2002.

Hooten WM, Kinney MO, Huntoon MA: Epidural abscess and meningitis after epidural corticosteroid injection, *Mayo Clin Proc* 79:682, 2004.

AUTOR: **MAURICE POLICAR, M.D.**

INFORMACIÓN BÁSICA

DEFINICIÓN

El absceso hepático es una infección necrótica del hígado, que se suele clasificar como piógeno o amebiano.

SINÓNIMOS

Absceso hepático piógeno.
Absceso hepático amebiano.

CÓDIGO CIE-9CM
572.0 Absceso hepático

EPIDEMIOLOGÍA Y DEMOGRAFÍA

- A nivel mundial el absceso hepático amebiano es más frecuente que el piógeno.
- En EE.UU. el absceso hepático piógeno es más frecuente que el amebiano.
- La incidencia de absceso hepático piógeno es 8-15 casos por 100.000 habitantes.
- Los abscesos hepáticos amebianos complican la colitis amebiana en casi el 10% de los casos.
- La mayor parte de los abscesos se producen en el lóbulo hepático derecho.
- Son más frecuentes en los varones, con una relación varón:mujer de 2:1.
- Más frecuentes entre la cuarta y sexta décadas de la vida.

SÍNTOMAS Y SIGNOS

- Fiebre, escalofríos y sudoración.
- Anorexia y pérdida de peso.
- Náuseas, vómitos y diarrea.
- Tos con dolor torácico pleurítico.
- Dolor abdominal en el cuadrante superior derecho.
- Hepatomegalia.
- Esplenomegalia.
- Ictericia.
- Pueden aparecer derrame pleural, estertores y roces por fricción.

ETIOLOGÍA

- El absceso hepático piógeno suele ser polimicrobiano (*E. coli* (33%), *K. Pneumoniae* (18%), estreptococos (37%), *P. aeruginosa, Proteus, Bacteroides* (24%), *Fusobacterium, Actinomyces*, anaerobios grampositivos y *S. aureus*).
- El absceso hepático amebiano se debe al parásito *Entamoeba histolytica*.
- El absceso hepático piógeno se puede deber a:
  1. Enfermedad biliar con colangitis (representa aproximadamente 21-30%).
  2. Enfermedad de la vesícula biliar con diseminación por contigüidad al hígado.
  3. Diverticulitis o apendicitis con diseminación a través de la circulación portal.
  4. Diseminación hematógena a través de la arteria hepática.
  5. Heridas penetrantes.
  6. Criptogénico.
  7. Infección a través del sistema porta (piemia portal).
  8. No se encuentra causa en aproximadamente la mitad de los casos.
  9. La incidencia está aumentada en los diabéticos y enfermos con cáncer metastásico.
- La amebiasis se suele deber a la contaminación fecal-oral e invade la mucosa intestinal accediendo al sistema porta para llegar al hígado.

DIAGNÓSTICO

El diagnóstico de absceso hepático necesita de un alto nivel de sospecha tras una anamnesis detallada y una exploración física. Los estudios radiológicos, microbiológicos, serológicos y las técnicas percutáneas (aspiración) confirman la existencia de un absceso hepático.

DIAGNÓSTICO DIFERENCIAL

- Colangitis.
- Colecistitis.
- Diverticulitis.
- Apendicitis.
- Perforación de una víscera.
- Isquemia mesentérica.
- Embolia pulmonar.
- Pancreatitis.

VALORACIÓN

- La valoración de un absceso hepático se centra en distinguir entre el origen amebiano y piógeno.
- Los rasgos que sugieren naturaleza amebiana del mismo son viajes a regiones endémicas, abscesos solitarios en lugar de múltiples, síntomas de evolución subaguda y ausencia de trastornos predisponentes a los abscesos piógenos, según se describe en «etiología».
- Los estudios de laboratorio no son específicos, aunque resultan útiles como pruebas complementarias.

- Las pruebas radiológicas no permiten distinguir entre los dos y los estudios microbiológicos pueden ser estériles en el 50% de los casos.

PRUEBAS DE LABORATORIO

- El HC muestra leucocitosis.
- Pruebas de función hepática: fosfatasa alcalina es la que más a menudo está elevada (95-100%); AST y ALT están elevadas en el 50% de los casos; bilirrubina aumentada (28-30%); albúmina baja.
- TP (INR) prolongado (70%).
- Hemocultivos positivos en el 50% de los casos.
- Aspiración (50% estéril).
- Muestras de heces para detección de trofozoitos de *E. histolytica* (positivo en el 10-15% de los casos de absceso hepático amebiano).
- Las pruebas serológicas para *E. histolytica* no distinguen las infecciones agudas y antiguas.

DIAGNÓSTICO POR IMAGEN

- La radiografía de tórax es anormal en el 50% de los casos con elevación del hemidiafragma derecho, presencia de niveles hidroaéreos subdiafragmáticos, derrames pleurales e infiltrados en forma de consolidación.
- La ecografía (80-100% de sensibilidad para el diagnóstico de abscesos) muestra una masa redonda u ovalada hipoecogénica.
- La TC es más sensible para detectar los abscesos hepáticos y la extensión a órganos contiguos (fig. 1-3). Es la prueba radiológica de elección.
- La mayoría de los abscesos hepáticos son solitarios, pero cuando existe una bacteriemia sistémica pueden ser múltiples.

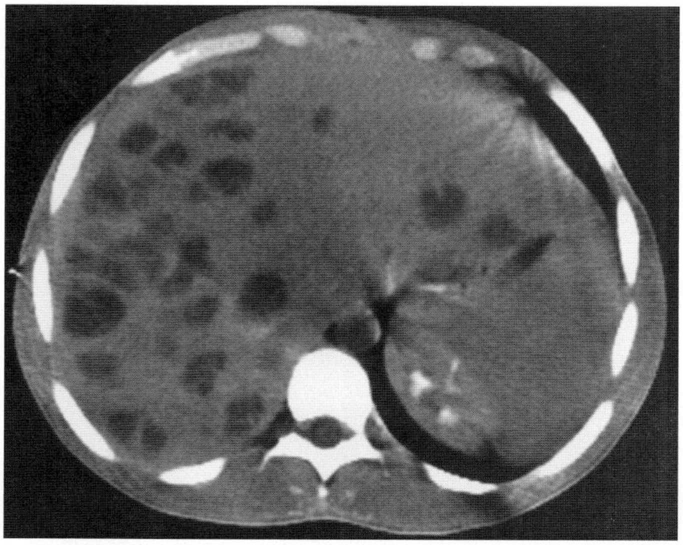

FIGURA 1-3 TC que muestra múltiples abscesos piógenos hepáticos en un varón de 25 años. (De Goldman L, Bennett JC [ed.]: *Cecil textbook of medicine*, 21.ª edición, Filadelfia, 2000, WB Saunders.)

TRATAMIENTO

TRATAMIENTO NO FARMACOLÓGICO

- El tratamiento de los abscesos hepáticos piógenos se distingue del amebiano.
- El tratamiento médico es la base del tratamiento de los abscesos amebianos, mientras que la intervención precoz en forma de cirugía o drenaje con catéter y antibioterapia parenteral es el tratamiento habitual en los abscesos piógenos.

TRATAMIENTO AGUDO

- El drenaje percutáneo bajo control TC o ecográfico es esencial en los abscesos hepáticos piógenos.
- La aspiración de un absceso hepático amebiano no es necesaria, salvo que no responda al tratamiento o se plantee una causa piógena.
- El tratamiento antibiótico de los abscesos hepáticos piógenos se realiza inicialmente de forma empírica con tres fármacos: penicilina, aminoglucósido y metronidazol.
  1. En los enfermos muy graves se utilizan antibióticos parenterales, como cefotaxima o piperacilina/tazobactam y metronidazol durante 2 semanas seguidos de 4-6 semanas de antibioterapia oral.
  2. Una opción alternativa es clindamicina con un aminoglucósido o imipenem solo.
- La cobertura antibiótica de los abscesos hepáticos amebianos incluye:
  1. Metronidazol 750 mg v.o., 3 veces/día durante 10 días.
  2. Se puede usar dehidroemetina 1 mg/kg/día i.m. durante 5 días seguida de cloroquina 1 g/día durante 2 días y después 500 mg/día durante 2-3 semanas como alternativa a metronidazol.

TRATAMIENTO CRÓNICO

- Si la fiebre persiste durante 2 semanas a pesar del drenaje percutáneo y los antibióticos según se ha descrito antes en «tratamiento agudo» o si fracasa la aspiración o drenaje percutáneo, estará indicada la cirugía.
- En los pacientes que no responden a los antibióticos intravenosos y al drenaje percutáneo, se puede plantear la infusión de antibióticos en la arteria hepática.
- En los pacientes con evidencias de enfermedad metastásica con obstrucción biliar se debe consultar al gastroenterólogo para CPRE y colocación de endoprótesis.

PRONÓSTICO

- La mayor parte de los pacientes con abscesos hepáticos piógenos se quedan sin fiebre a las 2 semanas de tratamiento con antibióticos y drenaje.
- La frecuencia de curación de los abscesos hepáticos piógenos mediante drenaje percutáneo y antibióticos oscila entre 88 y 100%.
- La mortalidad de los abscesos piógenos hepáticos no tratados se aproxima al 100%.
- La mayor parte de los pacientes con abscesos hepáticos amebianos se quedan sin fiebre a los 4-5 días del tratamiento.
- La mortalidad de los abscesos amebianos hepáticos es <1% salvo que se produzcan complicaciones (v. comentarios).

DERIVACIÓN

Se recomienda consultar con infecciosas, gastroenterología, radiología intervencionista y cirugía general en cualquier paciente con abscesos hepáticos solitarios o múltiples.

OTRAS CONSIDERACIONES

COMENTARIOS

- Las complicaciones de los abscesos hepáticos piógenos y amebianos incluyen:
  1. Extensión pleuropulmonar que origina empiema, absceso y formación de fístulas.
  2. Peritonitis.
  3. Pericarditis purulenta.
  4. Sepsis.

BIBLIOGRAFÍA RECOMENDADA

Blessman J et al: Treatment of amoebic liver abscess with metronidazole alone or in combination with ultrasound guided needle aspiration: a comparative, prospective and randomized study, *Trop Med Int Health* 8(11):1030, 2003.

Krige JE, Beckingham IJ: ABC of diseases of liver, pancreas, and biliary system, *BMJ* 322(7285):537, 2001.

Kurland JE et al: Pyogenic and amebic liver abscess, *Curr Gastroenterol Rep* 6(4):273, 2004.

Lodhi S et al: Features distinguishing amebic from pyogenic liver abscess: a review of 577 adult cases, *Trop Med Int Health* 9(6):718, 2004.

Matoba M et al: Intremittent hepatic artery antibiotic infusion therapy for pyogenic liver abscess, *Acta Radiol* 4(5):13, 2004.

Sharma MP, Ahuja V: Management of amebic and pyogenic liver abscess, *Indian J Gastroenterol Suppl* 1:C33, 2001.

Yu SC et al: Treatment of pyogenic liver abscess: prospective randomized comparison of catheter drainage and needle aspiration, *Hepatology* 39(9):932, 2004.

AUTORES: **HEMCHAND RAMBERAN, M.D.**, y **PETER PETROPOULOS, M.D.**

INFORMACIÓN BÁSICA

DEFINICIÓN

El absceso mamario es una inflamación aguda que determina la formación de una colección de pus. Típicamente se encuentra una masa eritematosa dolorosa en la mama, que en ocasiones drena a través de la piel supraadyacente o de un conducto del pezón.

SINÓNIMOS

Absceso subareolar.
Absceso lactacional o puerperal.

CÓDIGOS CIE-9CM

4.110   Absceso mamario
675.0   Absceso de pezón relacionado con el parto
675.1   Absceso mamario relacionado con el parto

EPIDEMIOLOGÍA Y DEMOGRAFÍA

- El 10-30% de todos los abscesos mamarios se relacionan con la lactancia.
- La mastitis aguda se produce en el 2,5% de las madres lactantes y 1 de cada 15 desarrolla un absceso.

SÍNTOMAS Y SIGNOS

Induración dolorosa y eritematosa que afecta a una parte de la mama y produce un absceso que fluctúa.

ETIOLOGÍA

- Absceso lactacional: estasis de la leche e infección bacteriana que determina una mastitis y luego un absceso, destacando por su frecuencia como responsable *Staphylococcus aureus*.

- Absceso subareolar:
  1. Afectación de los conductos centrales, con cambios por obstrucción en los conductos del pezón que ocasionan una infección bacteriana.
  2. Organismos cultivados de tipo mixto, incluidos anaerobios, estafilococos, estreptococos y otros.

DIAGNÓSTICO

DIAGNÓSTICO DIFERENCIAL

- Carcinoma inflamatorio.
- Carcinoma evolucionado con eritema, edema, ulceración o varios de ellos.
- En menos casos, absceso tuberculoso.
- Hidradenitis de la piel de la mama.
- Infección de quiste sebáceo.

VALORACIÓN

- La exploración clínica es suficiente.
- Si se sospecha un absceso, se debe remitir a cirugía para incisión, drenaje y biopsia.
- Si es posible absceso o carcinoma evolucionado, se debe remitir para valoración.

PRUEBAS DE LABORATORIO

- Realizar C y S del contenido del absceso.
- Si no se puede realizar la mamografía o la ecografía por las molestias, se deben realizar tras la resolución del absceso.

TRATAMIENTO

TRATAMIENTO NO FARMACOLÓGICO

- Absceso establecido: incisión y drenaje, si es posible bajo anestesia general.
- Biopsia de la cavidad del absceso para descartar un carcinoma.

TRATAMIENTO AGUDO

- Antibióticos: los patógenos suelen ser estafilococos en el absceso lactacional. Se recomienda el tratamiento antibiótico inicial con nafcilina u oxacilina 2 g cada 4 horas i.v. o cefazolina 1 g cada 8 horas i.v.
- Si se trata pronto una mastitis aguda, es posible la resolución sin drenaje.
- Absceso subareolar: antibióticos de amplio espectro y drenaje para controlar la fase aguda.

TRATAMIENTO CRÓNICO

Tratamiento quirúrgico de las recurrencias o fístulas.

PRONÓSTICO

- Absceso lactacional: es posible proseguir la lactancia sin aparente riesgo de infección para el lactante.
- Absceso subareolar:
  1. Es notable la capacidad de recidivar o complicarse mediante la formación de una fístula.
  2. La paciente debe ser informada y remitida para cuidado posterior.

DERIVACIÓN

- Si se necesita un drenaje del absceso.
- Para consulta quirúrgica, si existe un absceso subareolar.

BIBLIOGRAFÍA RECOMENDADA

Schwarz RJ, Shrestha R: Needle aspiration of breast abscesses, *Am J Surg* 182(2):117, 2001.
Tan YM, Yeo A, Chia KH, Wong CY: Breast abscess as the initial presentation of squamous cell of the breast, *Eur J Surg Oncol* 28(1):91, 2002.

AUTOR: **TAKUMA NEMOTO, M.D.**

INFORMACIÓN BÁSICA

DEFINICIÓN

El absceso pélvico es una infección aguda o crónica, que suele afectar a las vísceras pélvicas y que inicialmente está localizada y genera su propio ambiente único, de forma que el tratamiento y la posible curación exigen un tratamiento. Se reconocen 4 categorías según los factores etiológicos:
- Infección ascendente, que se disemina desde el cérvix a través de la cavidad endometrial hacia los anejos, originando un complejo tuboovárico.
- Infección acaecida durante el puerperio, que se disemina hacia los anejos desde el endometrio o el miometrio a través de la vía hematógena o linfática.
- Absceso como complicación de la cirugía pélvica.
- Afectación de las vísceras pélvicas secundaria a la diseminación de órganos contiguos, como la apendicitis o la diverticulitis.

SINÓNIMOS

Absceso tuboovárico (ATO).
Absceso del rodete vaginal.

CÓDIGO CIE-9CM
614.2 Salpingitis y ooforitis no especificada como aguda, subaguda o crónica

EPIDEMIOLOGÍA Y DEMOGRAFÍA

INCIDENCIA:
- 34% de las pacientes hospitalizadas por EPI.
- 1-2% de las pacientes sometidas a histerectomía, sobre todo por vía vaginal.
- La incidencia máxima se produce entre la tercera y la cuarta décadas.
- 25-50% son nulíparas.

FACTORES DE RIESGO: Mismos factores de riesgo que la EPI, aunque en el 30-50% de las pacientes no existen antecedentes de salpingitis antes de la formación del absceso.

SÍNTOMAS Y SIGNOS

- Dolor abdominal o pélvico (90%).
- Fiebre o escalofríos (50%).
- Hemorragia anormal (21%).
- Secreción vaginal (28%).
- Náuseas (26%).
- Hasta el 60-80% debutan sin fiebre o leucocitosis; la falta de estos datos no debe descartar el diagnóstico.

ETIOLOGÍA

- Flora mixta de anaerobios, aerobios y anaerobios facultativos, como *E. coli, B. fragilis, Prevotella sp.,* estreptococos aerobios, *Peptococcus* y *Peptostreptococcus.*
- *N. gonorrhoeae* y *Chlamydia* son los principales agentes etiológicos en la cervicitis y la salpingitis, pero no se suelen encontrar al cultivar la cavidad del absceso.
- En las ancianas se debe plantear una diverticulitis.

DIAGNÓSTICO

DIAGNÓSTICO DIFERENCIAL

- Neoplasias pélvicas, como tumores ováricos o leiomiomas.
- Masas inflamatorias que afectan al intestino o al omento adyacentes, como apendicitis o diverticulitis perforadas.
- Hematomas pélvicos, como se producen tras una cesárea o histerectomía.
- Sección III. La figura 3-166 describe la aproximación diagnóstica a los pacientes con una masa pélvica; el diagnóstico diferencial de las masas pélvicas se describe en la sección II.
- El diagnóstico diferencial del dolor pélvico se comenta en la sección II.
- Exploración física.
- Ecografía o TC: suelen utilizarse porque la existencia de dolor y defensa abdominal dificultan una exploración abdominal o pélvica correctas.
- La causa más frecuente de muerte prevenible: el médico retrasa el diagnóstico.

PRUEBAS DE LABORATORIO

- HC, incluido leucocitos con recuento diferencial, Hb y Hto.
- Cultivos para gérmenes aerobios y anaerobios del cérvix, la sangre, la orina, el esputo, la cavidad peritoneal (si fuera preciso) y la cavidad del absceso antes de iniciar la antibioterapia.
- Prueba de embarazo en las pacientes en edad fértil si existe riesgo de gestación.

DIAGNÓSTICO POR IMAGEN

- Ecografía: prueba barata y no invasiva para confirmar el diagnóstico, estima el tamaño del absceso y controla la respuesta al tratamiento; sensibilidad >90%.
- TC: utilizada para el diagnóstico y el tratamiento (drenaje bajo control de TC):
  1. Foco principal cuando la ecografía aportó información insuficiente, como por ejemplo en los abscesos pélvicos frente a intraabdominales.
  2. La frecuencia de éxito del drenaje del absceso bajo control de la TC: unilocular, 90%; multilocular, 40%.

TRATAMIENTO

Principales preocupaciones:
1. Deseo de futura fertilidad.
2. Probabilidad de rotura del abceso, con la consiguiente peritonitis, shock séptico y secuelas patológicas.

TRATAMIENTO AGUDO

- Decisión sobre si la paciente necesita una cirugía inmediata (diagnóstico no definido o sospecha de rotura) o tratamiento con antibióticos i.v., reservando la cirugía para las que tengan una respuesta inadecuada desde el punto de vista clínico (48-72 horas de tratamiento con persistencia de fiebre o leucocitosis, aumento de tamaño de la masa o sospecha de rotura).
- Mala respuesta al tratamiento médico en pacientes con masas anexiales >8 cm, enfermedad bilateral o compromiso de la función inmunitaria.
- Combinaciones de antibióticos:
  1. Clindamicina 900 mg i.v. cada 8 horas o metronidazol 500 mg i.v. cada 6-8 horas más gentamicina en dosis 5-7 mg/kg cada día o 1,5 mg/kg cada 8 horas.
  2. Alternativas: ampicilina sulbactam 3 g i.v. cada 6 horas o cefoxitina 2 g i.v. cada 6 horas o cefotetán 2 g i.v. cada 12 horas más doxiciclina 100 mg i.v. cada 12 horas.
- Durante el tratamiento médico, alto índice de sospecha ante una rotura aguda, como un empeoramiento agudo del dolor abdominal o una taquicardia de aparición reciente con hipotensión, que obligarían a realizar una cirugía inmediata tras estabilizar a la paciente.
- Opciones quirúrgicas:
  1. Laparoscopia con drenaje e irrigación.
  2. Colpotomía transvaginal (el absceso debe estar en la línea media, disecar el tabique rectovaginal y estar adherido al fórnix vaginal).
  3. Laparotomía, incluida la histerectomía total abdominal con salpingooforectomía bilateral o unilateral.
  4. Evidencia de ATO roto.
  5. Emergencia quirúrgica.

PRONÓSTICO

- De las pacientes tratadas de forma médica responde el 75% con una frecuencia de embarazo del 50%.
- Ausencia de respuesta en el 30-40%; se pueden tratar mediante drenaje controlado con TC o intervención quirúrgica, recordando que la anexectomía unilateral puede conseguir iguales tasas de curación que la histerectomía, pero conserva la capacidad reproductiva.

DERIVACIÓN

Si la paciente tiene un ATO, consultar con un ginecólogo.

OTRAS CONSIDERACIONES

COMENTARIOS

Si se aíslan *Actinomyces sp.* del cultivo, se necesita tratamiento con penicilina durante más tiempo (6 semanas a 3 meses).

BIBLIOGRAFÍA RECOMENDADA

Aimakhu CO, Olayemi O, Odukogbe AA: Surgical management of pelvic abscess: laparotomy versus colpotomy, *J Obstet Gynaecol* 23(1):71, 2003.

AUTOR: **SCOTT J. ZUCCALA, D.O.**

Absceso perirrectal 13

INFORMACIÓN BÁSICA

DEFINICIÓN

Un absceso perirrectal es un proceso inflamatorio localizado, que pueden asociarse a infecciones de partes blandas y de las glándulas anales por la localización anatómica. Los abscesos perianales y perirrectales pueden ser simples o complejos, produciendo supuración. Las infecciones de estos espacios se pueden clasificar como perianales o perirrectales superficiales cuando afectan a los siguientes espacios anatómicos: isquiorrectal, interesfinteriano, perianal y supraelevadores (fig. 1-4).

SINÓNIMOS

Absceso rectal.
Absceso perianal.
Absceso anorrectal.

CÓDIGO CIE-9CM
566 Absceso perirrectal

EPIDEMIOLOGÍA Y DEMOGRAFÍA

INCIDENCIA (EN EE.UU.): Frecuente.
PREDOMINIO POR SEXOS: Varón > mujer.
DISTRIBUCIÓN POR EDADES: Todas las edades.
INCIDENCIA MÁXIMA: No estacional; frecuente.
GENÉTICA: Ninguna conocida.

SÍNTOMAS Y SIGNOS

- Dolor perirrectal o anal localizado: con frecuencia empeora al moverse o hacer fuerza.
- Eritema o celulitis perirrectal.
- Masa perirrectal a la inspección o palpación.
- Fiebre y signos de sepsis con los abscesos profundos.
- Retención urinaria.

ETIOLOGÍA

Bacterias anerobias y anaerobias polimicrobianas que afectan a uno de los espacios anatómicos (v. definición), con frecuencia asociadas a traumatismos localizados
Microbiología: la mayor parte de las bacterias son polimicrobianas, mixtas entéricas y flora de la piel
Bacterias anaerobias predominantes:
- *Bacteroides fragilis.*
- *Peptostreptococcus sp.*
- *Prevotella sp.*
- *Fusobacterium sp.*
- *Porphyromonas sp.*
- *Clostridium sp.*
Bacterias aerobias predominantes:
- *Staphylococus aureus.*
- *Streptococcus sp.*
- *Escherichia coli.*

DIAGNÓSTICO

Muchos pacientes padecen un trastorno predisponente de base, como:
- Tumor maligno o leucemia.
- Deficiencia inmunitaria.
- Diabetes mellitus.
- Cirugía reciente.
- Tratamiento con esteroides.

DIAGNÓSTICO DIFERENCIAL

- Enterocolitis neutropénica.
- Enfermedad de Crohn (enfermedad inflamatoria intestinal).
- Seno pilonidal.
- Hidradenitis supurativa.
- Tuberculosis o actinomicosis; enfermedad de Chagas.
- Lesiones cancerosas.
- Fístula anal crónica.
- Fístula rectovaginal.

• Proctitis, a menudo asociada a ETS, como:
Sífilis
Gonococia
Chlamydia
Chancroide
Condilomas acuminados
• Asociada al SIDA:
Sarcoma de Kaposi
Linfoma
CMV

VALORACIÓN

- Exploración de las áreas rectal y perirrectal/perineal.
- Descartar procesos necrosantes y crepitación que sugiera afectación de tejidos profundos.
- Cultivo local aerobios y anaerobios.
- Hemocultivos sin tóxico, febril o inmunodeprimido.
- Posible sigmoidoscopia.

DIAGNÓSTICO POR IMAGEN

En general no están indicados, salvo que absceso extenso.

TRATAMIENTO

- Incisión y drenaje del absceso.
- Desbridamiento del tejido necrótico.
- Descartar la necesidad de fistulectomía.
- Cuidado local de la herida: relleno.
- Baños de asiento.
Tratamiento antibiótico: dirigido a cubrir la flora entérica y cutánea mixta.

Ambulatorio oral:	Amoxicilina ácido clavulánico Ciprofloxacino más metronidazol o Clindamicina
Paciente hospitalizado, intravenoso:	Ampicilina/sulbactam Cefotetán Piperacilina/tazobactam Imipenem

BIBLIOGRAFÍA RECOMENDADA

Nelson RL et al: Prevalence of benign anorectal disease in a randomly selected population, *Dis Colon Rectum* 88:341, 1994.
Nomikos IN: Anorectal abscesses: need for accurate anatomical localization of the disease, *Clin Anat* 10:239, 1997.

AUTOR: **DENNIS J. MIKOLICH, M.D.**

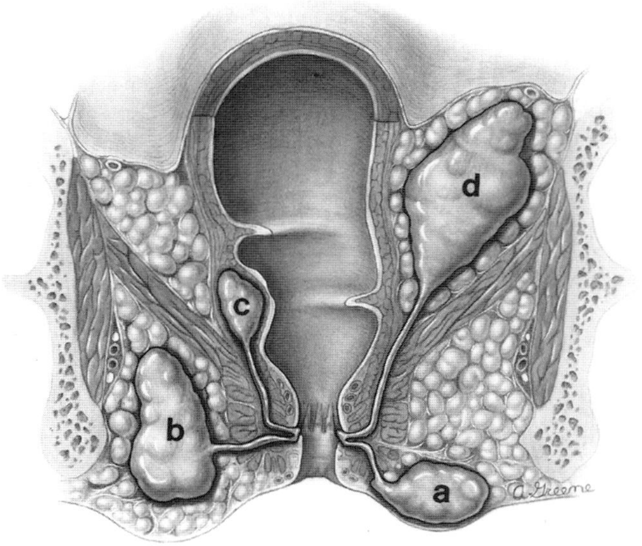

FIGURA 1-4 Localizaciones frecuentes de los abscesos anorrectales: perianal **(a)**, isquiorrectal **(b)**, interesfinteriano **(c)** y supraelevador **(d)**. (De Noble J [ed.]: *Textbook of primary care medicine*, 2.ª ed., St. Louis, 1996, Mosby.)

INFORMACIÓN BÁSICA

DEFINICIÓN

Un absceso pulmonar es la infección del parénquima pulmonar que origina una cavidad necrótica que contiene pus.

CÓDIGO CIE-9CM
513.0 Absceso de pulmón

EPIDEMIOLOGÍA Y DEMOGRAFÍA

- La incidencia se ha reducido en los últimos 30 años por la antibioterapia.
- Los abscesos pulmonares en los pacientes de 50 años o más se asocian a una neoplasia pulmonar primaria en el 30% de los casos.
- El absceso pulmonar suele coexistir con empiema.
- La población con factores de riesgo incluye:
  1. Problemas con el alcohol.
  2. Epilepsia.
  3. Trastornos vasculares cerebrales con disfagia.
  4. Adicción a drogas.
  5. Trastornos esofágicos (esclerodermia, carcinoma esofágico, etc.).
  6. Mala higiene oral.
  7. Enfermedad pulmonar obstructiva maligna.
  8. Bronquiectasias.

SÍNTOMAS Y SIGNOS

- Los síntomas suelen ser insidiosos y prolongados y aparecen durante semanas o meses.
- Fiebre, escalofríos y sudoración.
- Tos.
- Producción de esputo (purulento y maloliente).
- Dolor torácico de tipo pleurítico.
- Hemoptisis.
- Disnea.
- Malestar, fatiga y debilidad.
- Taquicardia y taquipnea.
- Matidez a la percusión, pectoriloquia susurrante y broncofonía.

ETIOLOGÍA

- El factor predisponente más importante para el absceso pulmonar es la aspiración.
- Tras la aspiración, otro factor predisponente importante es la enfermedad periodontal.
- Los abscesos pulmonares son raros en personas edéntulas.
- Un 90% de los abscesos pulmonares aproximadamente se deben a gérmenes anaerobios (*Bacteroides fragilis, Fusobacterium nucleatum, Peptostreptococcus, Estreptococcus* microaerófilos)
- En la mayor parte de los casos la infección por anaerobios se mezcla con otros organismos aerobios o anaerobios facultativos (*S. aureus, E. coli, K. Pneumoniae, P. aeruginosa*).
- Los parásitos pueden incluir *Paragonimus westermani* y *Entamoeba histolytica.*
- Los hongos incluyen *Aspergillus, Cryptococcus, Histoplasma, Blastomyces* y *Coccidioides.*
- Los inmunodeprimidos pueden infectarse por *Aspergillus,* micobacterias, *Nocardia* y *Rhodococcus equi.*

DIAGNÓSTICO

Los abscesos pulmonares pueden ser primarios o secundarios.
- El término absceso pulmonar primario alude a la infección por gérmenes normales del huésped del pulmón (aspiración, neumonía).
- Los abscesos pulmonares secundarios se deben a un trastorno de base (endocarditis, cáncer de pulmón, embolia pulmonar).
Los abscesos pulmonares pueden ser agudos o crónicos.
- Se habla de absceso pulmonar agudo cuando los síntomas duran menos de 4-6 semanas.
- Los abscesos pulmonares crónicos cursan con síntomas de más de 6 semanas.

DIAGNÓSTICO DIFERENCIAL

El diagnóstico diferencial es similar a las lesiones cavitadas pulmonares:

- Bacterianas (anaerobios, aerobios, bullas infectadas, empiema, actinomicosis, tuberculosis).
- Hongos (histoplasmosis, coccidioidomicosis, blastomicosis, aspergilosis, criptococosis).
- Parasitarios (amebiasis, equinococosis).
- Tumores malignos (carcinoma primario de pulmón, metástasis pulmonares, linfoma, enfermedad de Hodgkin).
- Granulomatosis de Wegener, sarcoidosis, endocarditis y embolia pulmonar séptica.

VALORACIÓN

- La valoración de un paciente con absceso pulmonar trata de determinar si es de causa primaria o secundaria.
- Los estudios hematológicos son inespecíficos en el diagnóstico de un absceso pulmonar.
- La mayoría de los diagnósticos se realizan con pruebas radiológicas; sin embargo, para llegar al diagnóstico etiológico específico se necesitan estudios bacteriológicos.

PRUEBAS DE LABORATORIO

- HC con leucocitosis.
- Estudios bacteriológicos:
  1. Gram y cultivo de esputo (en general contaminación por flora oral).
  2. Aspiración transtraqueal percutánea.
  3. Aspiración transtorácica percutánea.
  4. La fibrobroncoscopia con cepillado o lavado bronquial es la técnica más empleada para obtener estudios de cultivo bacteriológicos.
- En ocasiones los hemocultivos son positivos.
- Si existe empiema, se puede aislar el germen obteniendo líquido mediante una toracocentesis.

DIAGNÓSTICO POR IMAGEN

- La radiografía de tórax lleva al diagnóstico de absceso pulmonar al mostrar una lesión cavitada con nivel hidroaéreo.
- Los abscesos pulmonares se suelen encontrar en el segmento posterior del lóbulo superior derecho.
- La TC torácica puede localizar y medir la lesión y ayuda a distinguir los abscesos pulmonares de otras lesiones (como tumor, empiema, bulla infectada, etc.) (fig. 1-5, *B*).

TRATAMIENTO

TRATAMIENTO NO FARMACOLÓGICO

- Oxigenoterapia.
- Drenaje postural.
- Maniobras de terapia respiratoria.

TRATAMIENTO AGUDO

- Penicilina 1-2 millones de unidades i.v. cada 4 horas hasta conseguir mejoría (es decir, afebril, menor producción de esputo, etc.), tras lo cual se administra penicilina VK 500 mg v.o. cada 6 horas durante las siguientes 2-3 semanas, aunque en general se necesitan ciclos de 6-8 semanas de tratamiento.
- Se administra metronidazol con penicilina en dosis de 7,5 mg/kg i.v. cada 6 horas seguidas de 500 mg v.o. cada 12 u 8 horas.
- La clindamicina es una opción alternativa si pueden existir resistencias del germen a la penicilina. La dosis son 600 mg i.v. cada 8 horas hasta la mejoría, seguidos de 300 mg v.o. cada 6 horas.

TRATAMIENTO CRÓNICO

- La broncoscopia para ayudar al drenaje, el diagnóstico o ambos está indicada en pacientes que no responden a los antibióticos o con sospecha de sufrir un tumor maligno de base.
- La cirugía está indicada en pocos casos (<10%) en los pacientes con complicaciones de un absceso pulmonar (v. comentarios).

PRONÓSTICO

- Más del 95% de los pacientes se curan sólo con antibioterapia.
- Las complicaciones de los abscesos pulmonares incluyen:
  1. Empiema.
  2. Hemoptisis masiva.
  3. Neumotórax.
  4. Fístula broncopleural.
- La mortalidad es baja en los abscesos pulmonares adquiridos en la comunidad (2,5%).
- Los abscesos pulmonares adquiridos en el hospital muestran una mortalidad más elevada (65%).

DERIVACIÓN

En presencia de un absceso pulmonar, se recomienda consultar con especialistas en neumología o infecciosas.

OTRAS CONSIDERACIONES

COMENTARIOS

- Las complicaciones de los abscesos pulmonares incluyen:
  1. Empiema.
  2. Fístula broncopleural.
  3. Fístula hepatobronquial.
  4. Absceso cerebral.
  5. Bronquiectasias.
- Los casos refractarios suelen ser consecuencia de:

1. Cavidad de gran tamaño (>6 cm).
2. Aspiración repetida.
3. Cavidades de paredes gruesas.
4. Carcinoma pulmonar de base.
5. Formación de empiema.
- La neumonía necrosante es parecida a un absceso pulmonar, pero su tamaño es distinto (<2 cm) y también su número (en general, son múltiples lesiones cavitadas supurativas).

BIBLIOGRAFÍA RECOMENDADA

Cassiere HA, Niederman MS: Aspiration pneumonia, lipoid pneumonia, and lung abscess. In Baum GL et al: *Textbook of pulmonary diseases*, ed 6, New York, 1998, Lippincott-Raven.

Finegold SM: Lung abscess. In *Mandell, Douglas, and Bennett's principles and practice of infectious diseases*, ed 5, New York, 2000, Churchill Livingstone.

Hirshberg B, Sklair-Levi M, Nir-Paz R et al: Factors predicting mortality of patients with lung abscess, *Chest* 115:746, 1999.

Mwandumba HC, Beeching NJ: Pyogenic lung infections: factors for predicting clinical outcome of lung abscess and thoracic empyema, *Curr Opin Pulm Med* 6(3):234, 2000.

Rowe S, Cheadle WG: Complications of nosocomial pneumonia in the surgical patient, *Am J Surg* 179(2A suppl):63s, 2000.

Wiedemann HP, Rice TW: Lung abscess and empyema, *Semin Thoracic Cardiovasc Surg* 7:119, 1995.

AUTORES: **JOSEPH GRILLO, M.D.** y **DENNIS J. MIKOLICH, M.D.**

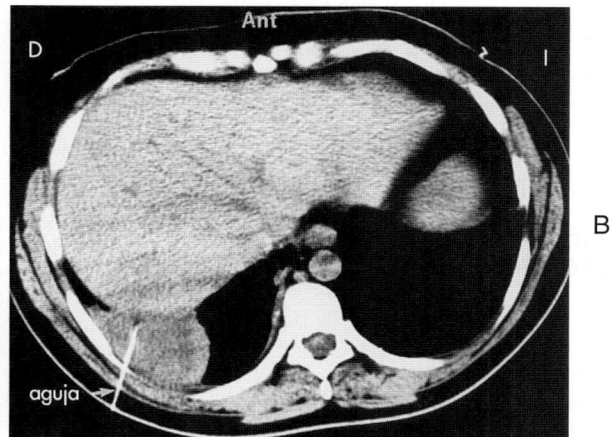

FIGURA 1-5 Absceso pulmonar. En la radiografía de tórax un absceso pulmonar puede aparecer como una lesión sólida redondeada **(A)**, pero, cuando tiene comunicación con un bronquio, puede tener un nivel hidroaéreo en el seno de una cavidad de pared gruesa. La TC **(B)** permite localizar la lesión e introducir una aguja para drenaje y aspiración del contenido y cultivo. (De Mettler FA [ed.]: *Primary care radiology*, Filadelfia, 2000, WB Saunders.)

INFORMACIÓN BÁSICA

DEFINICIÓN

La acalasia es un trastorno de la motilidad esofágica caracterizado por una relajación inadecuada del esfínter esofágico inferior (EII) y un peristaltismo ineficaz del músculo liso esofágico. La consecuencia es la obstrucción funcional del esófago.

SINÓNIMOS

Acalasia esofágica.
Cardioespasmo esofágico.

CÓDIGO CIE-9CM
530.0 Acalasia

EPIDEMIOLOGÍA Y DEMOGRAFÍA

- La incidencia anual es de 1 por cada 100.000 personas.
- Aunque la aparición de los síntomas puede ocurrir a cualquier edad, es más frecuente entre los 30 y 50 años.
- Mujeres y varones se afectan por igual.

SÍNTOMAS Y SIGNOS

Síntomas:
- Dificultades para eructar.
- Disfagia para líquidos y sólidos.
- Dolor torácico, pirosis o ambos.
- Globo.
- Hipo frecuente.
- Vómitos de alimentos no digeridos.
- Síntomas de aspiración, como tos nocturna; posible disnea y neumonía.

Hallazgos físicos:
- Alteraciones focales a la exploración pulmonar y posibles sibilancias.

ETIOLOGÍA

- La etiología se comprende mal.
- Este trastorno de la motilidad puede deberse a la degeneración autoinmunitaria del plexo mientérico del esófago y se ha descrito asociación al antígeno HLA de clase II DQw1.
- El virus herpes zóster y del sarampión se han implicado, aunque esta asociación no se ha confirmado.

DIAGNÓSTICO

DIAGNÓSTICO DIFERENCIAL

- Angina.
- Bulimia.
- Anorexia nerviosa.
- Bezoar gástrico.
- Gastritis.
- Úlcera péptica.
- Dismotilidad tras la vagotomía.
- Enfermedades esofágicas:
  ERGE.
  Sarcoidosis.
  Amiloidosis.
  Estenosis esofágica.
  Anillos y redes esofágicas.
  Esclerodermia.
  Esófago de Barrett.
- Enfermedad de Chagas:
  Esofagitis.
  Espasmo esofágico difuso.
- Tumores malignos.
  Cáncer de esófago.
  Cáncer gástrico infiltrante.
  Cáncer de pulmón.
  Linfoma.

VALORACIÓN

- La exploración física y las pruebas de laboratorio descartan otras causas y valoran complicaciones.
- Las pruebas radiológicas y la manometría permiten el diagnóstico.

PRUEBAS DE LABORATORIO

- Está indicada la valoración del estado nutricional con albúmina y prealbúmina.
- HC, ECG, prueba de estrés, sangre oculta en heces y vómitos si se duda el diagnóstico.

DIAGNÓSTICO POR IMAGEN

El tránsito baritado con fluoroscopia puede demostrar las siguientes alteraciones:
- Contracciones esofágicas incoordinadas o ausentes.
- Una columna de contraste afilada de forma aguda (pico de pájaro, fig. 1-6).
- Dilatación del esófago distal (porción con músculo liso).
- Nivel hidroaéreo esofágico.

Puede estar indicada la manometría si el tránsito baritado no es concluyente. Las alteraciones características incluyen:
- Contracciones desorganizadas y de baja amplitud.
- Elevada presión de reposo intraesofágica.
- Elevada presión en el EEI.
- Relajación inadecuada del EEI tras la deglución.

La visualización directa por endoscopia permite descartar otras causas de disfagia.

TRATAMIENTO

Tres modalidades de tratamiento:
- Médico:
  Los relajantes musculares lisos incluidos nitratos y calcio antagonistas resultan eficaces hasta en un 70% de los pacientes. La toxina botulínica puede beneficiar hasta un 90% de los pacientes, pero exige inyecciones repetidas.
- Dilatación mecánica:
  Los dilatadores fijos o neumáticos pueden beneficiar hasta un 90% de los pacientes. La rotura o perforación esofágica es una complicación rara, que se puede tratar de forma conservadora en algunos pacientes estables.
- Quirúrgico:
  La esofagomiotomía abierta o mediante toracoscopia es una opción disponible y eficaz (90%). En este momento consigue el alivio más duradero de los síntomas. Un 100% casi de los pacientes sometidos a cirugía desarrollarán una enfermedad por reflujo sintomática.

PRONÓSTICO

El pronóstico es excelente en los pacientes que responden al tratamiento, pero en algunos casos se necesita más de una modalidad terapéutica. En la enfermedad de larga evolución o mal tratada aumenta el riesgo de carcinoma epidermoide. La ERGE crónica, como consecuencia del tratamiento, puede complicarse con un esófago de Barrett y degeneración maligna.

DERIVACIÓN

La elección y la respuesta al tratamiento determinarán la derivación. Algunos cirujanos no realizan con facilidad procedimientos toracoscópicos.

BIBLIOGRAFÍA RECOMENDADA

Harris AM et al: Achalasia management, outcome and surveillance in a specialist unit, *Br J Surg* 87(3):364, 2000.
Spiess AE, Kahrilas PJ: Treating achalasia, *JAMA* 280:638, 1998.
Vaezi MF, Richter JE: Practice guidelines: diagnosis and management of achalasia, *Am J Gastroenterol* 94(12):3406, 1999.
Vaezi MF et al: Botulinum toxin versus pneumatic dilatation in the treatment of achalasia: a randomized trial, *Gut* 44:231, 1999.

AUTORES: **JAMES J. NG, M.D.** y **PAUL A. PIRRAGLIA, M.D., M.P.H.**

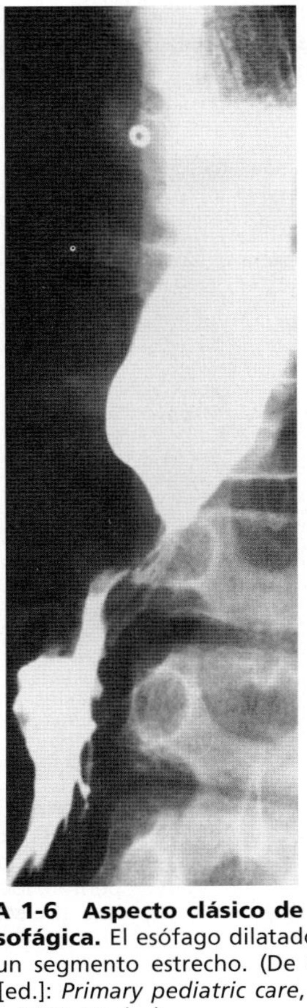

FIGURA 1-6 Aspecto clásico de la acalasia esofágica. El esófago dilatado termina en un segmento estrecho. (De Hoekelman R [ed.]: *Primary pediatric care*, 3.ª ed., St. Louis, 1997, Mosby.)

INFORMACIÓN BÁSICA

DEFINICIÓN

La acidosis tubular renal (ATR) es un trastorno caracterizado por la incapacidad de excretar H^+ o la producción insuficiente de nuevo HCO_3^- Existen cuatro tipos de acidosis tubular renal:

- Tipo I (ATR distal, clásica): alteración de la secreción distal de hidrógeno, lo que causa una acidosis metabólica hipopotasémica e hiperclorémica.
- Tipo II (ATR proximal): reducción de la reabsorción proximal de bicarbonato, lo que causa una acidosis metabólica hipopotasémica e hiperclorémica.
- Tipo III (ATR de insuficiencia glomerular): acidosis metabólica normopotasémica e hiperclorémica, como consecuencia de la alteración en la capacidad de generar suficiente NH_3 en presencia de un filtrado glomerular reducido (<30 ml/min). Este tipo de ATR se describe en los textos antiguos y muchos consideran que no se trata de una entidad diferenciada.
- Tipo IV (ATR hiporreninémica e hipoaldosteronémica): deficiencia o antagonismo de la aldosterona que provoca una reducción de la acidificación distal y de la reabsorción distal de sodio, con la subsiguiente acidosis hiperpotasémica e hiperclorémica.

CÓDIGO CIE-9CM

588.8 Acidosis tubular renal

EPIDEMIOLOGÍA Y DEMOGRAFÍA

La ATR de tipo IV afecta fundamentalmente a adultos, mientras que las de tipo I y II son más frecuentes en niños.

SÍNTOMAS Y SIGNOS

- El examen puede ser normal.
- La piel puede encontrarse poco turgente debido a la deshidratación.
- Pueden producirse debilidad y dolores musculares por la hipopotasemia.

- Pueden existir lumbalgia y dolores óseos en pacientes con alteraciones del metabolismo del calcio (ATR II).
- Se observa retraso del desarrollo en el niño (ATR II).

ETIOLOGÍA

- ATR de tipo I: Cirrosis biliar primaria y otras hepatopatías, fármacos (anfotericina, AINE), LES, síndrome de Sjögren.
- ATR de tipo II: síndrome de Fanconi, hiperparatiroidismo primario, mieloma múltiple, fármacos (acetazolamida).
- ATR de tipo IV: diabetes mellitus, drepanocitosis, enfermedad de Addison, obstrucción urinaria.

DIAGNÓSTICO

DIAGNÓSTICO DIFERENCIAL

- Diarrea con pérdida significativa de bicarbonato.
- Otras causas de acidosis metabólica
- Acidosis respiratoria.

VALORACIÓN

Detección de la acidosis metabólica hiperclorémica con GSA (gasometría arterial) y electrolitos séricos, y evaluación de las causas potenciales (v. «Etiología»)

PRUEBAS DE LABORATORIO

- La GSA revela acidosis metabólica; el potasio sérico está bajo en la ATR de tipos I y II, normal en la de tipo III, y alto en la de tipo IV.
- El pH urinario mínimo es >5,5 en la ATR de tipo I, <5,5 en los tipos II, III, y IV.
- El hiato aniónico urinario es 0 o positivo en todos los tipos de ATR.
- Otros análisis de utilidad son los del calcio sérico y urinario.
- El hiato aniónico es normal.
- La medida de la PTH es útil en pacientes con sospecha de hiperparatiroidismo primario (puede asociarse a la ATR de tipo II).

DIAGNÓSTICO POR IMAGEN

- La radiografía simple de abdomen es de utilidad para evaluar la nefrocalcinosis.
- La ecografía renal puede emplearse para evaluar el tamaño renal o la presencia de cálculos.
- PIV (pielografía intravenosa) en pacientes con nefrocalcinosis o nefrolitiasis.

TRATAMIENTO

TRATAMIENTO AGUDO

- Los tipos I y II se tratan con bicarbonato sódico v.o. (1 a 2 mEq/kg/día en la ATR I, 2-4 mEq/kg/día en la ATR de tipo II) ajustado para corregir la acidosis.
- Se necesitan suplementos de potasio en pacientes hipopotasémicos.
- La ATR de tipo IV puede tratarse con furosemida para reducir los elevados niveles de potasio, y con bicarbonato sódico para corregir la importante acidosis. La fludrocortisona, 100-300 µg/día, puede emplearse para corregir la deficiencia de mineralcorticoides.

TRATAMIENTO CRÓNICO

- Monitorización frecuente de los niveles de potasio en la ATR de tipo IV.
- Monitorización de la enfermedad ósea en la ATR de tipo II.
- Monitorización de la nefrocalcinosis y la nefrolitiasis en la ATR de tipo I.

PRONÓSTICO

- El pronóstico varía con la presencia de enfermedades asociadas (v. «Etiología»).
- La ATR distal no tratada puede causar una hipercalcemia, hiperfosfaturia, nefrolitiasis y nefrocalcinosis.

OTRAS CONSIDERACIONES

COMENTARIOS

Pueden obtenerse medios de educación del paciente del *National Kidney and Urologic Diseases Information Clearing-house*, Box NKUDIC, Bethesda, MD 20893.

AUTOR: **FRED F. FERRI, M.D.**

INFORMACIÓN BÁSICA

DEFINICIÓN

El acné vulgar es un trastorno crónico del aparato pilosebáceo producido por la descamación anormal del epitelio folicular que determina la obstrucción del conducto pilosebáceo, con la consiguiente inflamación y formación de pápulas, pústulas, nódulos, comedones y cicatrices. El acné se puede clasificar según el tipo de lesión (comedoniano, papulopustuloso y noduloquístico). La *American Academy of Dermatology* clasifica el acné en los siguientes tres grados:

1. Acné leve: caracterizado por la presencia de pocas o varias pápulas y pústulas, pero sin nódulos.
2. Acné moderado: presencia de varias a muchas pápulas y pústulas junto con nódulos.
3. Acné grave: presencia de muchas o extensas pápulas y pústulas y muchos nódulos.

SINÓNIMO

Acné.

CÓDIGO CIE-9CM

706.1 Acné vulgar

EPIDEMIOLOGÍA Y DEMOGRAFÍA

- El acné es la enfermedad cutánea más frecuente en EE.UU.
- Afecta sobre todo a los adolescentes (máxima incidencia entre 16 y 18 años).

SÍNTOMAS Y SIGNOS

- Comedones abiertos (puntos negros) y cerrados (puntos blancos).
- Grasa en la piel.
- Presencia de cicatrices por los quistes de acné previos.
- Varios estadios de desarrollo y gravedad aparecen de forma concomitante.
- Distribución frecuente del acné: cara, espalda y parte superior del tórax.
- Pápulas, pústulas y poros ectásicos con inflamación.

ETIOLOGÍA

- Hiperactividad de las glándulas sebáceas con bloqueo de los conductos. La obstrucción determina la formación de comedones, que se pueden inflamar por el crecimiento excesivo de *Propionibacterium acnes*.
- Exacerbado por factores ambientales (calor, humedad, clima tropical), medicamentos (yodo en preparados para la tos, brillantinas para el cabello), exposición industrial a hidrocarburos halógenos.

DIAGNÓSTICO

DIAGNÓSTICO DIFERENCIAL

- Foliculitis por gramnegativos.
- Piodermia por estafilococos.
- Acné rosado.
- Erupción medicamentosa.
- Hiperplasia sebácea.
- Angiofibromas, carcinomas basocelulares, osteoma cutis.
- Exposición profesional a los aceites o grasas.
- Acné por esteroides.

VALORACIÓN

Anamnesis y exploración física:
- Indagar sobre tratamientos previos.
- Historia farmacológica detenida.
- Antecedentes familiares, antecedentes de brotes con el ciclo menstrual.
- Antecedentes de uso de cosméticos o leches limpiadoras.
- Uso de anticonceptivos orales.

PRUEBAS DE LABORATORIO

- No suele resultar útil la valoración de laboratorio.
- En los pacientes que son candidatos al tratamiento con isotretinoína deben medirse de forma basal la concentración de enzimas hepáticas, colesterol y triglicéridos, porque este medicamento puede aumentar los lípidos y enzimas hepáticas.
- En las mujeres debe obtenerse un resultado negativo de las pruebas de embarazo en suero o dos en las pruebas de orina 1 semana antes de empezar el tratamiento con isotretinoína; también resulta obligatorio mantener una anticoncepción eficaz durante el tratamiento y 1 mes después de terminarlo por sus efectos teratogénicos. Se debe realizar prueba de embarazo en cada visita mensual.
- En las mujeres con sospecha de hiperandrogenismo, se deben medir las concentraciones de dehidroepiandrosterona sulfato (DHEAS), testosterona (total y libre) y androstenodiona. En general, si la mujer tiene ciclos menstruales regulares, no será preciso medir los andrógenos séricos.

TRATAMIENTO

TRATAMIENTO NO FARMACOLÓGICO

- Es posible utilizar luz azul para el acné vulgar inflamatorio moderado. La luz del rango violeta/azul puede determinar la muerte de las bacterias mediante la reacción lumínica en la cual las porfirinas reaccionan con el oxígeno para generar especies reactivas del mismo, que dañan las membranas celulares de *P. acnes*. El tratamiento suele consistir en exposiciones de 15 minutos dos veces a la semana durante 4 semanas.

TRATAMIENTO AGUDO

El tratamiento suele variar según el tipo de lesiones (comedones, pápulas, pústulas, lesiones quísticas) y la gravedad del acné.

- Los comedones se pueden tratar mediante retinoides o sus análogos. Los retinoides tópicos son comedolíticos y funcionan mediante la normalización de la queratinización folicular. Los retinoides comercializados son adapaleno (gel o crema al 0,1%, que se aplica una o dos veces diarias), tarazoteno (crema o gel al 0,1% que se aplica una vez al día), tretinoína (crema al 0,1% o gel al 0,025 aplicado una vez al acostarse o microesferas). La tretinoína se inactiva por la luz UV y se oxida por el peróxido de benzoílo, de forma que sólo se puede aplicar por la noche y no se debe combinar con peróxido de benzoílo. La tretinoína es un fármaco de clase C durante el embarazo, mientras que el tarazoteno es de clase X. Los compuestos de ácido salicílico tienen propiedades queratolíticas y antiinflamatorias y resultan útiles en el tratamiento de los comedones. Los comedones abiertos de gran tamaño (puntos negros) deben ser exprimidos.
- Los pacientes deben ser reevaluados a las 4-6 semanas. El gel de peróxido de benzoílo (al 2,5 o 5%) puede incorporarse al tratamiento si los comedones se inflaman o se forman pústulas. Los efectos secundarios más frecuentes incluyen sequedad, eritema y descamación. Los antibióticos tópicos (eritromicina, lociones o toallitas de clindamicina) también se pueden emplear en pacientes con inflamación significativa. Reducen la presencia de *P. acnes* en el folículo pilosebáceo y ejercen cierta acción antiinflamatoria. La combinación de peróxido de benzoílo al 5% y eritromicina al 3% o clindamicina al 1% con peróxido de benzoílo al 5% son muy eficaces en pacientes con mezcla de lesiones inflamatorias y comedonianas de acné.
- El acné pustuloso se puede tratar mediante la aplicación de tretinoína y gel de peróxido de benzoílo en noches alternas; los agentes desecantes (lociones de sulfacetamida-sulfa) también resultan eficaces cuando se combinan con peróxido de benzoílo; los antibióticos orales (doxiciclina 100 mg diarios o eritromicina 1 g diario en 2-3 dosis divididas) son eficaces en pacientes con acné pustuloso moderado a grave; los pacientes que no responden a estos antibióticos pueden ser cambiados a 50-100 mg de minociclina cada 12 horas; sin embargo, este medicamento resulta más caro.
- Los pacientes con acné noduloquístico pueden ser tratados con agentes sistémicos: antibióticos (eritromicina, tetraciclina, doxiciclina, minociclina), isotretinoína u anticonceptivos orales. La aplicación intralesional de inyecciones de triamcinolona por el dermatólogo también resulta eficaz. Se debe valorar una posible endocrinopatía en pacientes que no responden bien al tratamiento.
- Isotretinoína está indicada para el acné resistente a los antibióticos y grave; la dosis son 0,5-1 mg/kg/día en 2 dosis divididas (máximo 2 mg/kg/día); la duración del tratamiento suelen ser 20 semanas con dosis acumuladas de 120 mg/kg

o más en los casos de acné quístico grave; antes de utilizar este medicamentos se deben realizar estudios de laboratorio basales (v. «pruebas de laboratorio»). Este fármaco está absolutamente contraindicado durante la gestación por su teratogenicidad. Se debe emplear con cuidado en pacientes con antecedentes de depresión. Para poder prescribir este fármaco, el médico debe formar parte del programa SMART *(System to Manage Accutane-Related Teratogenicity)* del fabricante.
- El ácido azelaico es un ácido dicarboxílico bacteriostático, que se emplea para normalizar la queratinización y reducir la inflamación.
- Los anticonceptivos orales reducen la concentración de andrógenos y la producción de sebo. Son un complemento útil para el tratamiento de todos los tipos de acné en mujeres y chicas adolescentes. Los compuestos más empleados son norgestimato/etinil estradiol y drospirenona/etinil estradiol.

DERIVACIÓN

La derivación para inyección intralesional y abrasión dérmica se debe plantear en pacientes con acné grave que no responde al tratamiento convencional.

OTRAS CONSIDERACIONES

- La foliculitis por gramnegativos se debe sospechar si el acné empeora tras varios meses de antibioterapia oral.
- El acné puede empeorar durante las primeras 3-4 semanas de tratamiento con retinoides antes de mejorar.

COMENTARIOS

Las indicaciones del tratamiento sistémico del acné son:
- Pápulas o nódulos profundos y dolorosos.
- Lesiones extensas.
- Acné activo con cicatrices e hiperpigmentación importantes.
- Moral del paciente.

Los pacientes deben saber que la mayor parte de los casos de acné se pueden controlar, pero no se curan, y que al menos se necesitan 4-6 semanas de tratamiento inicial antes de observar ninguna mejoría.

BIBLIOGRAFÍA RECOMENDADA

Feldman S et al: Diagnosis and treatment of acne, *Am Fam Physician* 69:2123, 2004.
Haider A, Shaw JC: Treatment of acne vulgaris, *JAMA* 292:726, 2004.

AUTOR: **FRED F. FERRI, M.D.**

INFORMACIÓN BÁSICA

DEFINICIÓN

La acromegalia es una enfermedad debilitante crónica de inicio insidioso, que se debe a los efectos de la hipersecreción de hormona de crecimiento (GH) o de un aumento de la concentración de factor de crecimiento parecido a la insulina I (IGF-I).

SINÓNIMO

Enfermedad de Marie.

CÓDIGO CIE-9CM
253.0 Acromegalia

EPIDEMIOLOGÍA Y DEMOGRAFÍA

INCIDENCIA: 3-4 casos nuevos/millón de personas.
PREVALENCIA: 50-60 casos/millón de personas, aunque algunas estimaciones indican cifras mayores de hasta 90 casos/millón.
PREDOMINIO POR SEXOS: No existe predominio sexual.
PROMEDIO DE EDAD AL DIAGNÓSTICO: Varones: 40 años; mujeres: 45 años.
FACTORES DE RIESGO:
- Aumenta la mortalidad, sobre todo de causa cardiovascular y respiratoria.
- Muerte en el 50% de los pacientes no tratados antes de los 50 años (doble frecuencia que en la población general).
- Aumento de la prevalencia de carcinoma de colon y otros tumores malignos.

SÍNTOMAS Y SIGNOS

- Rasgos toscos por crecimiento de los tejidos blandos.
- Piel grasa y gruesa.
- Manos y pies en forma de palas, carnosos y húmedos.
- Prognatismo, que puede alterar la mordida.
- Síndrome del túnel del carpo.
- Sudoración excesiva.
- Artralgias y artrosis grave.
- Antecedentes de aumento de tamaño de los guantes, sombrero, del zapato o de más de uno de ellos.
- Hipertensión.
- Fibromas cutáneos.
- Debilidad muscular y menor capacidad de realizar ejercicio.
- Cefalea, a menudo grave.
- Diabetes mellitus.
- Defectos del campo visual.

ETIOLOGÍA

La causa suele ser un adenoma hipofisario, que afecta al lóbulo anterior.

DIAGNÓSTICO

DIAGNÓSTICO DIFERENCIAL

La producción ectópica de hormona liberadora de hormona del crecimiento (GHRH) en un carcinoma u otro tumor neuroendocrino.

VALORACIÓN

1. Primera prueba de detección selectiva: medir la concentración sérica de IGF-I.
   a. Medir directamente la concentración de GH no resulta tan útil porque se secreta de forma pulsátil y una determinación al azar puede ser falsamente normal.
   b. Los valores superiores de la normalidad de IGF-I varían según el tipo de ensayo empleado >380 ng/ml o 2,5 U/ml.
2. La incapacidad de suprimir la GH sérica a valores inferiores de 2 ng/ml tras la administración de 100 g de glucosa oral se considera concluyente.
   a. Los pacientes pueden mostrar supresión de GH o una respuesta paradójica.
   b. Los pacientes no suprimen GH a 2 ng/ml o menos (respuesta normal)
   c. La concentración de GHRH >300 ng/ml es indicativa de producción ectópica de GH.

PRUEBAS DE LABORATORIO

- Aumento del fosfato sérico.
- Aumento del calcio en orina.

DIAGNÓSTICO POR IMAGEN

- Pruebas radiológicas de elección: RM de la hipófisis y el hipotálamo.
- La TC de la hipófisis y el hipotálamo se utiliza inicialmente.

TRATAMIENTO

CIRUGÍA

Tratamiento de elección: adenomectomía microquirúrgica transesfenoidal:
- Frecuencia de fracasos de la cirugía: un 13,3% para los microadenomas (tumores <10 mm) y 11,1% para los macroadenomas (tumores >10 mm limitados a la silla turca).
- Concentración preoperatoria de IGF-I: indicador del resultado quirúrgico con concentraciones más elevadas en el grupo que no responde a la intervención.

RADIOTERAPIA

- La radioterapia reduce el crecimiento del tumor en la mayor parte de los casos.
- La complicación fundamental es el hipopituitarismo, que puede afectar hasta el 50% de los pacientes; esta complicación es más frecuente en pacientes sometidos a radiación quirúrgica.

TRATAMIENTO MÉDICO

- Indicado cuando los pacientes no han respondido al tratamiento quirúrgico, si éste está contraindicado y en enfermos que esperan a que comiencen los efectos de la radioterapia.
- Octeotrida:
  1. Se administra este análogo de la somatostatina 3 veces al día en dosis subcutáneas de 100 mg.
  2. Efectos secundarios importantes: barro biliar y litiasis; náuseas, cólico abdominal y esteatorrea; supresión de la concentración de GH hasta 5 mg/l en el 52% de los pacientes; la concentración de IGF-I se normaliza en el 53%.
  3. Importante en el preoperatorio para reducir el tamaño de los tumores hipofisarios y ablandar el tejido adenomatoso.
- Bromocriptina:
  1. Un análogo de la dopamina que se administra en dosis de 10-60 mg v.o. 3-4 veces/día.
  2. Menos eficaz que octreótido.
  3. Ventajas importantes: menos caro que octreótido y se toma por vía oral
  4. Efectos secundarios importantes: hipotensión ortostática, mareo, náuseas, estreñimiento y congestión nasal
  5. Suprime la concentración de GH a <5 mg/l en el 20% de los pacientes; normaliza la concentración de GH en el 10% y reduce el tamaño de los adenomas hipofisarios en el 10-20%. La concentración de IGF-I se normaliza un 10%.
- Pegvisomant es un antagonista del receptor de la hormona de crecimiento, que ha obtenido prometedores resultados en el tratamiento de la acromegalia.

TRATAMIENTO CRÓNICO

La combinación de bromocriptina y octreótido puede ser sinérgica, permitiendo la administración de dosis menores en combinación que solos.

PRONÓSTICO

- Los pacientes tratados con radioterapia deben ser seguidos a largo plazo para controlar la posible aparición de hipopituitarismo.
- La continuación del tratamiento médico se debe basar en la normalización de la concentración de IGF-I.

BIBLIOGRAFÍA RECOMENDADA

Melmad S et al: Current status and future opportunities for controlling acromegaly, *Pituitary* 5(3):185, 2002.

Trainer PJ et al: Treatment of acromegaly with the growth hormone-receptor antagonist pegvisomant, *N Engl J Med* 342:1172, 2000.

AUTOR: **BETH J. WUTZ, M.D.**

INFORMACIÓN BÁSICA

DEFINICIÓN

La actinomicosis es una infección indolente y lentamente progresiva producida por bacterias anaerobias o microaerófilas, que normalmente colonizan la boca, la vagina y el colon. La actinomicosis se caracteriza por la formación de abscesos dolorosos, infiltración de las partes blandas y senos de drenaje.

SINÓNIMO

Infección por *Actinomyces*.

CÓDIGO CIE-9CM
039.9 Actinomicosis

EPIDEMIOLOGÍA Y DEMOGRAFÍA

- La actinomicosis es de distribución mundial.
- Suele aparecer como flora normal de la cavidad oral (en los surcos gingivales, las criptas amigdalares, las bolsas periodontales, la placa dental y los dientes careados), la faringe, el árbol traqueobronquial, el aparato digestivo y el aparato urogenital femenino.
- Incidencia: 1:300.000.
- Se infectan más los varones que las mujeres en proporción 3:1.
- Puede aparecer a cualquier edad, pero sobre todo en edades medias.
- La incidencia ha disminuido desde la década de 1950 y se atribuye a una mejor higiene oral y a los antibióticos.

SÍNTOMAS Y SIGNOS

La actinomicosis puede afectar a cualquier órgano. Aunque no se consideran típicamente patógenos oportunistas, *Actinomyces sp.* pueden aprovecharse de una lesión tisular o rotura mucosa para invadir las estructuras adyacentes en la región de cabeza y cuello. En consecuencia, existen con frecuencia antecedentes de infección dental o traumatismo oromaxilofacial. Las manifestaciones características incluyen:

- Enfermedad cervicofacial (localización más frecuente):
  1. Aparece en situaciones de mala higiene dental, reciente cirugía odontológica o traumatismo oral menor.
  2. Tumefacción dolorosa de partes blandas, que suele afectar al ángulo mandibular.
  3. Fiebre, escalofríos y pérdida de peso.
  4. Trismo.
  5. Infección de partes blandas de la cara con formación de seno o fístula.
- Enfermedad torácica:
  1. Puede afectar a los pulmones, la pleura, el mediastino o la pared torácica.
  2. Se asume que es secundario a la aspiración de *Actinomyces* en pacientes con mala higiene oral.
  3. Fiebre, tos, pérdida de peso y dolor torácico de tipo pleurítico como síntomas frecuentes.
  4. Pueden aparecer signos de neumonía o derrame pleural.
  5. Cuando se extiende más allá de los pulmones a las estructuras mediastínicas y la pared torácica, los signos y síntomas corresponden a la pericarditis, empiema, drenaje a través de seno en la pared torácica o fístula traqueoesofágica, complicaciones que pueden todas suceder (fig. 1-7).

- Enfermedad abdominal:
  1. Se produce sobre todo tras una apendicectomía, perforación intestinal, diverticulitis o cirugía digestiva.
  2. Las lesiones se desarrollan sobre todo en la válvula ileocecal, produciendo dolor abdominal, fiebre, pérdida de peso y masa palpable.
  3. La extensión puede afectar al hígado y producir ictericia y absceso.
  4. Pueden aparecer tractos sinusales en la pared abdominal
- Enfermedad pélvica:
  1. Suele producirse por la extensión de la enfermedad abdominal de la válvula ileocecal al anejo derecho (80% de los casos).
  2. Endometritis.

ETIOLOGÍA

- La actinomicosis se debe sobre todo a *Actinomyces israelii*, pero otras causas son *A. naeslundii, A. odontolyticus, A. viscosis, A. meyeri* y *A. gerencseriae*.
- Los *Actinomyces* son bacilos grampositivos, que no forman esporas, anaerobios o microaerófilos.
- Las actinomicosis son infecciones polimicrobianas que se suelen asociar a *Streptococcus, Bacteroides, Eikenella corrodens, Enterococcus* y *Fusobacterium*.
- Los individuos sólo se infectan cuando el germen penetra a través de una mucosa rota o lesión tisular.

A

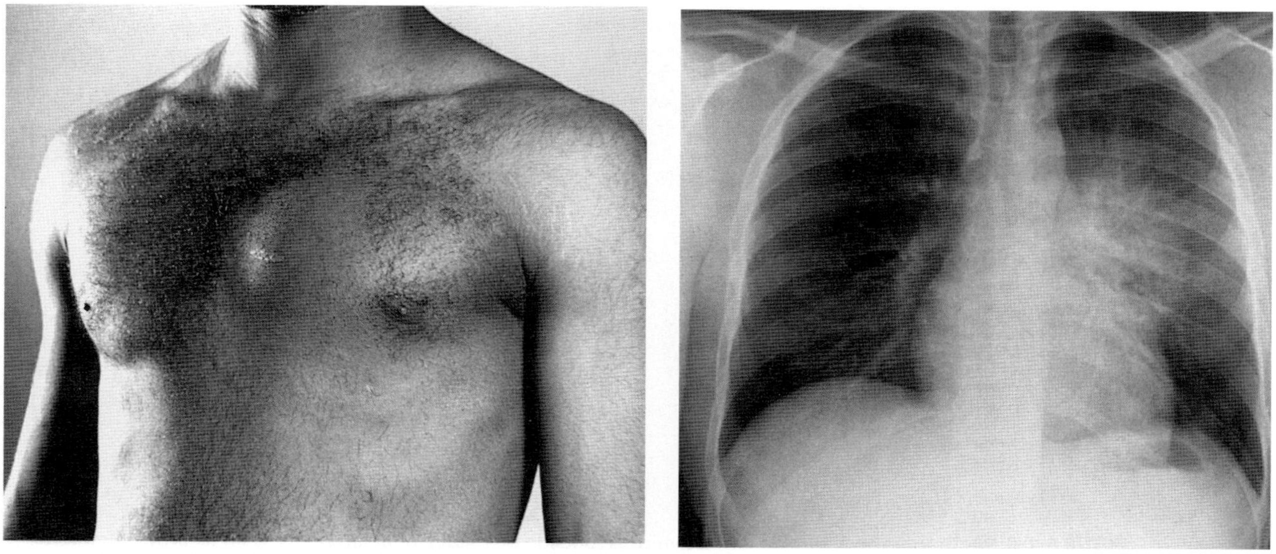

B

FIGURA 1-7 Actinomicosis torácica. A, Presentación inicial con una masa elevada en la parte torácica con un seno central. **B,** La radiografía de tórax muestra infiltrado pulmonar asociado. (De Gorbach SL: *Infectious diseases,* 2.ª ed., Filadelfia, 1998, WB Saunders.)

DIAGNÓSTICO

El diagnóstico de actinomicosis se realiza aislando la bacteria en la situación clínica compatible.

DIAGNÓSTICO DIFERENCIAL

Nocardiosis, botriomicosis, cromomicosis, tuberculosis intestinal, ameboma, enfermedad de Crohn, cáncer de colon y otras causas de infecciones agudas, subagudas y crónicas pulmonares, abdominales, hepáticas, digestivas, genitourinarias, musculoesqueléticas y del SNC.

VALORACIÓN

En la valoración se debe incluir la obtención de muestras de aspiración de abscesos, resección de trayectos sinusales o biopsias tisulares.

PRUEBAS DE LABORATORIO

- Aislar «gránulos de azufre» en las muestras tisulares o senos de drenaje confirma el diagnóstico de actinomicosis. *Actinomyces* se caracterizan por formar los típicos gránulos de azufre en el tejido infectado, pero no in vitro. El término *gránulo de azufre* es confuso porque sólo refleja el color amarillo de los gránulos en el pus, ya que en su composición no interviene en absoluto el azufre.
  1. Los gránulos de azufre son nidos de *Actinomyces*. Estos gránulos pueden ser macro o microscópicos (fig. 1-8).
  2. Los gránulos de azufre se aplastan y tiñen para identificar gérmenes de *Actinomyces* y pueden tardar hasta 3 semanas en crecer en los medios de cultivo.

DIAGNÓSTICO POR IMAGEN

- Las pruebas radiológicas resultan un complemento útil para localizar la infección y su diseminación:
  1. Radiografía de tórax.
  2. Puede ser útil la TC craneal, torácica, abdominal y pélvica.

TRATAMIENTO

TRATAMIENTO NO FARMACOLÓGICO

- Incisión y drenaje de los abscesos.
- Resección de los trayectos sinusales de drenaje.

TRATAMIENTO AGUDO

- Penicilina 10-20 millones de unidades diarios en 4 dosis divididas durante 4-6 semanas.
- En pacientes alérgicos a la penicilina, se puede optar por eritromicina, tetraciclina, clindamicina o cefalosporinas (según el tipo de alergia a la penicilina) como alternativas razonables.
- Se ha usado cloranfenicol 50-60 mg/kg/día en la actinomicosis del SNC.

TRATAMIENTO CRÓNICO

- Tras 4-6 semanas de tratamiento con penicilina i.v., se puede administrar penicilina V oral 500 mg cada 6 horas durante 6-12 meses.
- No se necesita tratamiento de los gérmenes asociados.

PRONÓSTICO

- La actinomicosis clínica no tratada se disemina a los tejidos y estructuras contiguas, sin tener en consideración los planos tisulares. La siembra hematógena, aunque posible, es rara.
- La actinomicosis es muy sensible a los antibióticos, pero necesita tratamiento prolongado para evitar recaídas.

DERIVACIÓN

Si se sospecha el diagnóstico de actinomicosis, se sugiere consultar con un especialista en infecciosas. La consulta con cirugía general para resección de un seno o incisión y drenaje de un absceso también es recomendable.

OTRAS CONSIDERACIONES

COMENTARIOS

- No se produce transmisión de una persona a otra de *Actinomyces*.
- El aislamiento de este germen en un individuo asintomático no indica que sufre una actinomicosis. Para establecer el diagnóstico debe presentar síntomas activos.
- La actinomicosis pélvica se ha asociado al uso de dispositivo intrauterino (DIU).
- La actinomicosis puede afectar al SNC, produciendo múltiples abscesos cerebrales.

BIBLIOGRAFÍA RECOMENDADA

Jacobs RF, Schutze GE: Actinomycosis. In Behrman RE (Ed), *Nelson Textbook of Pediatrics,* ed 16, Philadelphia, 2000, WB Saunders, p. 823.

Russo TA: Agents of actinomycosis. In *Mandell, Douglas, and Bennett's principles and practice of infectious diseases,* ed 5, New York, 2000, Churchill Livingstone.

Smego RA, Foglia G: Actinomycosis, *Clin Infect Dis* 26:1255, 1998.

AUTORES: **JOSEPH F. GRILLO, M.D.** y **DENNIS MIKOLICH, M.D.**

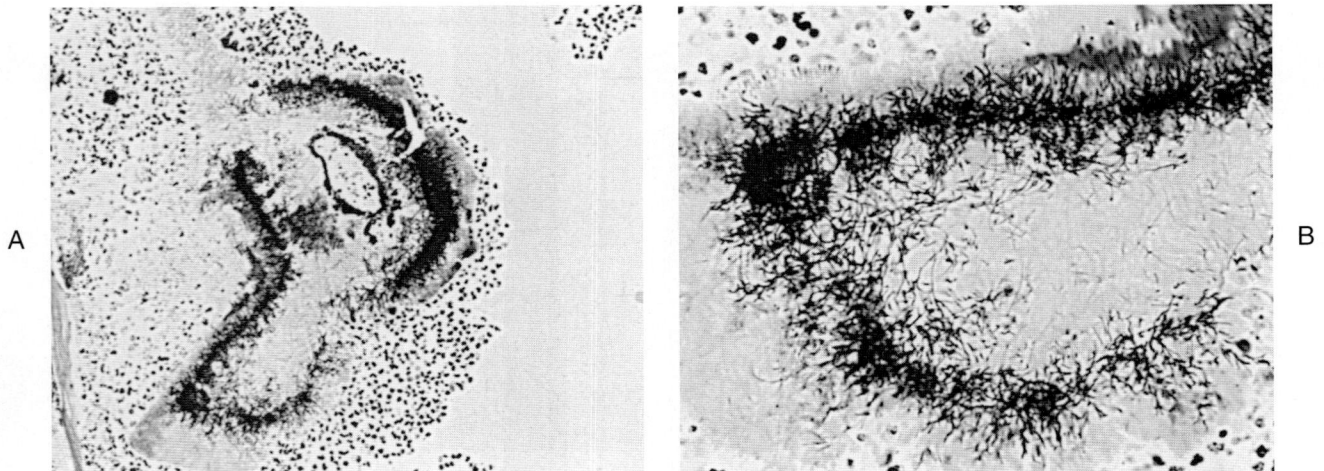

FIGURA 1-8 **A,** Gránulo de azufre de la actinomicosis rodeado de células inflamatorias (tinción de Brown-Brenn, x 250). **B,** Mayor aumento (×1.000) muestra los filamentos delicados y ramificados de *Actinomyces*. (De Mandell GL [ed.]: *Mandell, Douglas and Bennett's Principles and practice of infectious diseases*, 5.ª ed., Nueva York, 2000, Churchill Livingstone.)

INFORMACIÓN BÁSICA

DEFINICIÓN

El acúfeno es la falsa percepción de sonido en ausencia de estímulo acústico.

CÓDIGO CIE-9CM
388.30 Acúfenos

EPIDEMIOLOGÍA Y DEMOGRAFÍA

- Prevalencia: <45 años: <1% en varones y mujeres; 45-65 años de edad: 7% en varones, 4% en mujeres; por encima de los 65 años: 10% en varones, 5% en mujeres.
- Más frecuente en blancos que en negros.
- Más frecuente en el sur de los EE.UU.
- Asociación frecuente con hipoacusia.

SÍNTOMAS:
- Pitido (35,5%).
- Zumbido (11,2%).
- «Canto de grillo» (8,5%).
- Siseo (7,8%).
- Silbido (6,6%).
- Murmullo (5,3%).
- El tono es alto en la mayoría de los casos.
- El acúfeno se refiere como unilateral (34%), bilateral con dominancia lateral (44%), o igual en ambos oídos (22%).
- Los pacientes suelen esperar durante años antes de acudir al médico.
- La mayoría de los pacientes refieren que el acúfeno es subjetivamente mucho más alto de lo que realmente es cuando se compara con sonidos audibles.

ETIOLOGÍA

OTOLÓGICA:
- Hipoacusia inducida por el ruido.
- Presbiacusia.
- Otosclerosis.
- Otitis.
- Ceruminosis.
- Enfermedad de Meniere.

NEUROLÓGICA:
- Lesión de cabeza y cuello.
- Esclerosis múltiple.
- Neurinoma acústico.
- Otros tumores encefálicos.

INFECCIONES:
- Otitis media.
- Meningitis.
- Enfermedad de Lyme.
- Sífilis.

TÓXICA (FÁRMACOS):
- Aspirina.
- AINE.
- Aminoglucósidos.
- Diuréticos del asa.
- Vincristina.

OTRA:
- Trastornos faciales y dentales.

DIAGNÓSTICO

DIAGNÓSTICO DIFERENCIAL

- Acúfeno objetivo: audición de sonidos reales:
  1. Sonidos pulsátiles: estenosis carotídea, valvulopatía aórtica, alto gasto cardíaco, malformaciones arteriovenosas.
  2. Sonidos musculares: mioclonía palatina, espasmo del músculo del estribo o del músculo tensor del tímpano.
  3. Emisiones autoacústicas espontáneas.
  4. Alucinaciones auditivas.

VALORACIÓN

- Descripción del sonido.
  1. Constante o episódico.
  2. Unilateral o bilateral.
  3. De inicio gradual o súbito.
  4. Duración.
  5. Hipoacusia presente o no.
  6. Vértigo presente o no.
  7. Factores precipitantes (p. ej., ruido de fondo, alcohol, estrés, sueño).
  8. Impacto en la vida cotidiana.

EXPLORACIÓN FÍSICA:
- Centrada en la cabeza y cuello.
- Signos vitales.
- Signos de enfermedades asociadas.

LABORATORIO:
- Recuento sanguíneo completo, glucemia en ayunas, creatinina, ALT, fosfatasa alcalina, TSH, lípidos, VSG, serología de Lyme.
- Evaluación audiológica completa.
- En casos seleccionados: resonancia magnética del encéfalo con contraste.

TRATAMIENTO

- Prevenir la hipoacusia (adicional) con una protección auditiva adecuada y evitando la exposición a ruidos.
- Tratar cualquier factor etiológico identificado y evitar fármacos ototóxicos.
- Medicaciones:
  1. Los fármacos antiarrítmicos (lidocaína, tocainida, flecainida) probablemente sean ineficaces.
  2. Las benzodiazepinas pueden ser de ayuda, aunque el acúfeno reaparece tras la interrupción del tratamiento.
  3. La carbamazepina y otros anticonvulsivantes son ineficaces.
  4. Los antidepresivos pueden ser de ayuda, por lo que merece la pena realizar un ensayo (la mayoría de los estudios se refieren a antidepresivos tricíclicos).
  5. El *Gingko biloba* puede ser de ayuda:
- La acupuntura es ineficaz.
- La readaptación al acúfeno (habituación) puede conseguir una mejoría en el 75% de los pacientes. Los programas incluyen el asesoramiento combinado con exposición a ruido de banda ancha de bajo nivel, tardando generalmente 1,5 años en completarse.
- Los dispositivos que enmascaran sonidos indeseables pueden ser de ayuda en pacientes seleccionados.
- El tratamiento es controvertido.
- Los grupos de autoayuda (p. ej., la American Tinnitus Association) proporcionan información útil y ayuda.
- Educación y tranquilización del paciente.

DERIVACIÓN

Otorrinolaringología.

BIBLIOGRAFÍA RECOMENDADA

Lockwood AH, Salvi RJ, Burkard RF: Tinnitus. *N Engl J Med* 347:904, 2002.
Noell CA, Meyeroff WL: Tinnitus: diagnosis and treatment of this elusive symptom. *Geriatrics* 58:28, 2003.

AUTOR: **TOM J. WACHTEL, M.D.**

INFORMACIÓN BÁSICA

DEFINICIÓN

La adenitis mesentérica es el aumento de tamaño, con sensación dolorosa, de los ganglios linfáticos mesentéricos.

CÓDIGO CIE-9CM
289.2 Adenitis mesentérica

EPIDEMIOLOGÍA Y DEMOGRAFÍA

- Incidencia desconocida.
- Afecta predominantemente a niños (de menos de 18 años) sin preferencia de sexo.
- Cuando es producida por una enterocolitis debida a infección por *Yersinia*, los niños se ven afectados con mayor frecuencia.

SÍNTOMAS Y SIGNOS

- Dolor abdominal de intensidad variable (de malestar leve a dolor cólico intenso) que se inicia en la parte superior o en el cuadrante inferior derecho del abdomen, y termina por localizarse en el lado derecho, aunque sin una ubicación precisa (lo que le distingue del producido por la apendicitis).
- En los brotes infecciosos de *Yersinia*, los síntomas incluyen dolor abdominal (84%), diarrea (78%), fiebre (43%), anorexia (22%), náuseas (13%) y vómitos (8%).

- Hallazgos físicos:
  Otra linfadenopatía (en un 20% de los casos).
  Sensibilidad en el cuadrante inferior derecho (el punto de sensibilidad máxima puede variar de una exploración a otra).
  Defensa muscular (poco frecuente).
  Fiebre moderada.

ETIOLOGÍA Y PATOGENIA

- Hiperplasia reactiva de los ganglios linfáticos que drenan la región ileocecal, similar a la observada en afecciones inflamatorias o alérgicas. En un estudio se comunicó que aproximadamente dos tercios de los casos son secundarios (reactivos) y que un tercio son de tipo primario (sin asociación demostrable a un proceso inflamatorio).
- *Yersinia enterocolitica, Yersinia pseudotuberculosis, Salmonella* spp., *E. coli* y estreptococos se han visto implicados en casos de adenitis mesentérica.

DIAGNÓSTICO

DIAGNÓSTICO DIFERENCIAL

- Apendicitis aguda (del 5 al 10% de los pacientes ingresados con diagnóstico de apendicitis son dados de alta con el de adenitis mesentérica).
- Enfermedad de Crohn.

En la sección II se describe el diagnóstico diferencial del dolor abdominal.

PRUEBAS DE LABORATORIO

- En el HC puede registrarse leucocitosis.
- La ecografía abdominal y la TC helicoidal del apéndice pueden resultar útiles.
- Debe procederse a laparotomía si se sospecha de una posible apendicitis.

PRONÓSTICO

Son frecuentes los episodios recurrentes; en consecuencia, si se procede a realizar una laparotomía y se halla un apéndice normal, éste ha de ser extirpado.

BIBLIOGRAFÍA RECOMENDADA

Adam JT: Nonspecific mesenteric lymphadenitis. In Schwartz SE et al (eds): *Principles of surgery,* ed 6, New York, 1994, McGraw-Hill.

Macari M et al: Mesenteric adenitis: CT diagnosis of primary versus secondary causes, incidence, and clinical significance on pediatric and adult patients, *Am J Roentgenol* 178:853, 2002.

Pearson RD, Guerrant RL: Enteric fever and other causes of abdominal symptoms with fever. In Mandell GL (ed): *Mandell, Douglas, and Bennett's principles and practice of infectious diseases,* ed 5, New York, 2000, Churchill Livingstone.

AUTOR: **TOM J. WACHTEL, M.D.**

Adenocarcinoma renal

INFORMACIÓN BÁSICA

DEFINICIÓN

El adenocarcinoma renal es un adenocarcinoma primario originado en el parénquima renal a partir de la malignización de las células epiteliales del túbulo renal proximal.

SINÓNIMOS

Hipernefroma.
Carcinoma renal de células claras.
Tumor de Grawitz.

CÓDIGOS CIE-9CM
189.0 Adenocarcinoma renal
189.1 (Pelvis renal)

EPIDEMIOLOGÍA Y DEMOGRAFÍA

INCIDENCIA: Aproximadamente 1:10.000 personas/año (3% de todas las neoplasias malignas en el adulto).
EDAD: Máximo a los 50-70 años.
SEXO: Relación varones/mujeres de 2:1.

SÍNTOMAS Y SIGNOS

Sintomatología de los pacientes con adenocarcinoma renal:

Hematuria	50-60%
Velocidad de sedimentación globular elevada	50-60%
Masa abdominal	35-45%
Anemia	20-40%
Dolor en flanco	35-40%
Hipertensión	20-40%
Pérdida de peso	30-35%
Fiebre	5-15%
Disfunción hepática	10-15%
Tríada clásica (hematuria, masa abdominal, dolor en flanco)	5-10%
Hipercalcemia	3-6%
Eritrocitosis	3-4%
Varicocele	2-3%

ETIOLOGÍA

Formas hereditarias:
- Carcinoma renal familiar.
- Carcinoma renal asociado a la enfermedad de von Hippel-Lindau.
- Carcinoma hereditario de células papilares renales.

Factores de riesgo:
- Tabaquismo.
- Obesidad.
- Uso de diuréticos.
- Analgésicos que contienen fenacetina.
- Exposición al asbesto.
- Gasolina y otros derivados del petróleo.
- Plomo.
- Cadmio.
- Thorotrast.
- Papel del gen VHL localizado en el cromosoma 3.

DIAGNÓSTICO

DIAGNÓSTICO DIFERENCIAL

- Carcinomas de células de transición de la pelvis renal (8% de todos los cánceres renales).
- Tumor de Wilms.
- Otros carcinomas y sarcomas primarios renales raros.
- Quistes renales.
- Todas las causas de hematuria (v. Sección II).
- Tumores retroperitoneales.

VALORACIÓN

- Pruebas de laboratorio y diagnóstico por imagen.
- La sección III, «Masa renal», describe la valoración de los pacientes.

PRUEBAS DE LABORATORIO

- Recuento sanguíneo completo: anemia o eritrocitosis.
- Velocidad de sedimentación globular elevada.
- Disfunción hepática no metastásica con fosfatasa alcalina elevada, tiempo de protrombina prolongado e hipoalbuminemia.
- Hipercalcemia (secundaria a la proteína relacionada con la PTH).
- Otras: ferritina elevada, niveles de insulina y glucagón elevados, α-fetoproteína elevada y fracción β de la gonadotropina coriónica humana elevada.

DIAGNÓSTICO POR IMAGEN

- Pielografía intravenosa (PIV).
- Ecografía renal.
- TC abdominal con contraste (fig. 1-9).
- RM.
- Arteriografía renal.

ESTADIFICACIÓN

Véase tabla 1-1.

SITIOS FRECUENTES DE METÁSTASIS

Pulmón	50-60%
Hueso	30-40%
Ganglios regionales	15-30%
Vena renal principal	15-20%
Grasa perirrenal	10-20%
Adrenal (ipsilateral)	10-15%
Vena cava	10-15%
Encéfalo	10-15%
Órganos adyacentes (colon, páncreas)	10%
Riñón (contralateral)	2%

TRATAMIENTO

- Cirugía:
  La nefrectomía quirúrgica constituye el único tratamiento eficaz en los tumores de estadio I, II y algunos de los de estadio III.
  Pueden realizarse varios tipos de nefrectomía parcial en pacientes con cánceres bilaterales o con un solo riñón.
  El papel de la nefrectomía en pacientes con carcinoma renal metastásico es controvertido y probablemente debería reservarse para aquellos pacientes con una metástasis solitaria susceptible de una resección quirúrgica.

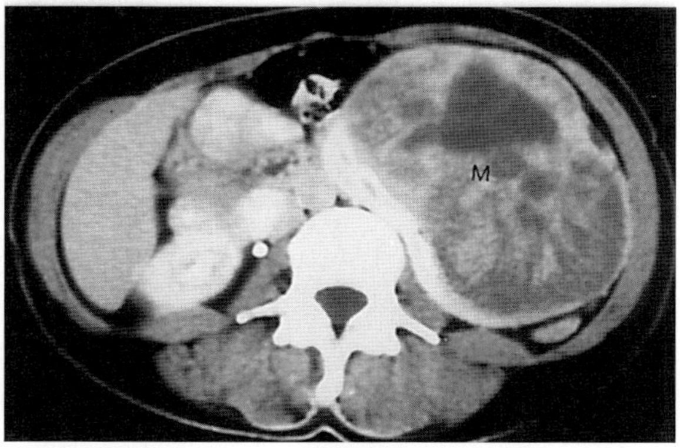

FIGURA 1-9   Carcinoma de células renales de gran tamaño. Masa voluminosa (M) con áreas de realce intenso, realce escaso, y necrosis. (De Stein JH [ed.]: Internal medicine, 5.ª ed., St. Louis, 1998, Mosby.)

- Angioinfarto (paliativo).
- Radioterapia (paliativa).
- Quimioterapia (tasa de respuesta de sólo un 5%).
- Tratamiento hormonal (la progesterona a altas dosis puede conseguir una tasa de respuesta de un 15-20%).
- Inmunoterapia (la interleucina 2 puede conseguir una tasa de respuesta del 15-30%; los interferones alfa, beta y gamma son algo menos eficaces; por ejemplo, el interferón alfa-2b elevó un 30% la supervivencia media posnefrectomía en un ensayo reciente).
- El Bevacizumab, anticuerpo anti-factor de crecimiento endotelial vascular, ralentiza el progreso de la enfermedad en el cáncer renal metastásico.

PRONÓSTICO

Pronóstico de los pacientes intervenidos quirúrgicamente:

Estadio TNM	Supervivencia a los 5 años (%)
I	95
II	88
III (vena renal o vena cava)	50 a 60
III (compromiso ganglionar)	15 a 25
IV	5 a 20

DERIVACIÓN

Al urólogo.

BIBLIOGRAFÍA RECOMENDADA

Curti BD: Renal cell carcinoma, *JAMA* 292:97, 2004.

Flanigan RC et al: Nephrectomy followed by interferon alfa-2b compared with interferon alfa-2b alone for metastatic renal-cell cancer, *N Engl J Med* 345:1655, 2002.

Jennings SB, Linehan WM: Renal, perirenal, and ureteral neoplasms. In Gillenwater JY et al: *Adult and pediatric urology,* ed 3, St Louis, 1996, Mosby.

Yang CJ: A randomized trial of Bevacizumab, an anti-vascular endothelial growth factor antibody, for metastatic renal cancer, *N Engl J Med* 349:427, 2003.

AUTOR: **TOM J. WACHTEL, M.D.**

TABLA 1-1 Comparación de la estadificación convencional y TNM del carcinoma de células renales

Estadio de Robson	T	N	M
I: Tumor confinado por una cápsula	T_1 (tumores de 2,5 cm o menos) T_2 (tumor >2,5 cm limitado al riñón)		
II: Extensión del tumor hacia la grasa perirrenal o a la glándula suprarrenal homolateral, pero confinado por la fascia de Gerota	T_3a (el tumor invade la glándula suprarrenal o la grasa perirrenal, pero no sale de la fascia de Gerota)		
IIIa: Compromiso de la vena renal o la vena cava	T_3b (compromiso de las venas renal o cava por debajo del diafragma) T_3c (afección de la vena cava por encima del diafragma)	N_0 (sin afección ganglionar)	M_0 (sin metástasis a distancia)
IIIb: Afección linfática	T_{1-4}	N_1 (un solo ganglio de 2 cm o menos) N_2 (un solo ganglio de entre 2 y 5 cm, o múltiples ganglios <5 cm) N_3 (uno o más ganglios >5 cm)	
IIIc: Combinación de IIIa y IIIb	$T_{3, 4}$		
IVa: Diseminación hacia órganos adyacentes, excepto la glándula suprarrenal homolateral	T_4 (el tumor se extiende más allá de la fascia de Gerota)		
IVb: Metástasis a distancia	T_{1-4}		M_1 (metástasis a distancia)

INFORMACIÓN BÁSICA

DEFINICIÓN

El adenoma hipofisario es una neoplasia benigna del lóbulo anterior de la hipófisis que produce síntomas, bien por secreción excesiva de hormonas o por un efecto masa local debido a la compresión tumoral de otras estructuras cercanas (p. ej., quiasma óptico, hipotálamo, tallo hipofisario). Los adenomas hipofisarios se clasifican por su tamaño, función y propiedades que caracterizan su apariencia. Los microadenomas tienen un tamaño <10 mm y los macroadenomas tienen un tamaño >10 mm.

- La *acromegalia* es la enfermedad caracterizada por un adenoma hipofisario que secreta hormona de crecimiento (GH).
- Un *prolactinoma* secreta prolactina (PRL).
- La *enfermedad de Cushing* es una enfermedad en la que existe una hipersecreción de corticotropina (ACTH).
- Los *adenomas hipofisarios secretores de tirotropina* secretan tirotropina (TSH).
- Los *adenomas hipofisarios no secretores* son aquellos en los que la neoplasia es una lesión ocupante de espacio cuyos productos de secreción no causan una enfermedad específica.

CÓDIGOS CIE-9CM
253 Adenoma hipofisario
253.0 Acromegalia
253.1 Prolactinoma

EPIDEMIOLOGÍA Y DEMOGRAFÍA

CLASIFICACIÓN (SEGÚN HORMONA SECRETADA):
- Sólo PRL ~35%.
- Ninguna hormona ~30%.
- Sólo GH ~20%.
- PRL y GH ~7%.
- ACTH ~7%.
- LH/FSH/TSH ~1%.

PREVALENCIA/INCIDENCIA:
Adenomas hipofisarios: Hasta 10 a 15% de todas las neoplasias intracraneales; de 3 a 27% en las series de autopsias.
Prolactinomas: Hasta 20% en mujeres con amenorrea primaria o secundaria inexplicada.
Adenoma hipofisario secretor de hormona del crecimiento: 50 a 60 casos/1.000.000 personas.
Adenoma hipofisario secretor de hormona de crecimiento: 2,8% de los adenomas hipofisarios con un predominio ligero mujer:varón de 1,7:1.
Adenomas hipofisarios secretores de corticotropina: Predominio mujer:varón de 8:1.

SIGNOS

PROLACTINOMAS:
- Mujeres:
  1. Galactorrea.
  2. Amenorrea.
  3. Oligomenorrea con anovulación.

  4. Infertilidad.
  5. Déficit de estrógenos que produce hirsutismo.
  6. Disminución de la lubricación vaginal.
  7. Osteopenia.
- Varones:
  1. Los tumores de gran tamaño son más frecuentes debido al retraso en el diagnóstico.
  2. Posible impotencia o disminución de la libido o hipogonadismo.
  3. La galactorrea es infrecuente porque los varones carecen del crecimiento y la diferenciación mamarios dependiente de estrógenos.

ADENOMA HIPOFISARIO SECRETOR DE HORMONA DE CRECIMIENTO: Acromegalia:
- Rasgos faciales toscos.
- Piel grasienta.
- Prognatismo.
- Síndrome del túnel carpiano.
- Artrosis.
- Historia de aumento de la talla de sombrero, guantes o zapatos.
- Disminución de la capacidad de ejercicio.
- Déficit del campo visual.
- Diabetes mellitus.

ADENOMA HIPOFISARIO SECRETOR DE CORTICOTROPINA: Enfermedad de Cushing.
- Generalmente se manifiesta cuando el tumor es pequeño (de 1 a 2 mm).
- El 50% de los tumores son <5 mm.
- Otros síntomas:
  1. Obesidad troncal.
  2. Cara redonda (cara de luna llena).
  3. Acumulación de grasa en región cervicodorsal (joroba de búfalo).
  4. Hirsutismo.
  5. Acné.
  6. Trastornos menstruales.
  7. Hipertensión.
  8. Estrías.
  9. Formación de hematomas.
  10. Piel fina.
  11. Hiperglucemia.

ADENOMA HIPOFISARIO SECRETOR DE TIROTROPINA:
- En los varones, tumores de mayor tamaño, más invasores y de crecimiento más rápido que aparecen en fases tardías de la vida.
- Otros síntomas: tirotoxicosis, bocio, alteraciones visuales.

ADENOMAS HIPOFISARIOS NO SECRETORES (ADENOMA HIPOFISARIO SIN ACTIVIDAD ENDOCRINA):
- Generalmente de gran tamaño en el momento del diagnóstico.
- Síntomas:
  1. Hemianopsia bitemporal secundaria a la compresión del quiasma óptico.
  2. Hipopituitarismo secundario a la compresión de la hipófisis.
  3. Hipogonadismo en los varones y las mujeres premenopáusicas.
  4. Déficit de pares craneales secundario a la extensión al seno cavernoso.

  5. Hidrocefalia secundaria a la extensión al tercer ventrículo y la compresión del agujero de Monro.
  6. Diabetes insípida secundaria a la compresión del hipotálamo o el tallo hipofisario (una complicación infrecuente).

ETIOLOGÍA

Neoplasias benignas de origen epitelial.

DIAGNÓSTICO

DIAGNÓSTICO DIFERENCIAL

PROLACTINOMA:
- Embarazo.
- Puerperio posparto.
- Hipotiroidismo primario.
- Cáncer de mama.
- Estimulación mamaria.
- Consumo de fármacos (especialmente fenotiacinas, antidepresivos, haloperidol, metildopa, reserpina, opiáceos, anfetaminas y cimetidina).
- Insuficiencia renal crónica.
- Enfermedad hepática.
- Síndrome del ovario poliquístico.
- Alteraciones de la pared torácica.
- Lesiones de la médula espinal.
- Irradiación craneal previa.

ACROMEGALIA: Producción ectópica de hormona liberadora de hormona de crecimiento en un tumor carcinoide u otro tumor neuroendocrino.

ENFERMEDAD DE CUSHING:
- Enfermedades que producen un exceso de ACTH ectópica (incluidos los carcinomas de células pequeñas del pulmón, el carcinoide bronquial, el carcinoide intestinal, el tumor de células del islote pancreático, el carcinoma medular de tiroides o el fecocromocitoma).
- Adenomas suprarrenales, carcinoma suprarrenal.
- Síndrome de Nelson.

ADENOMAS HIPOFISARIOS SECRETORES DE TIROTROPINA: Hipotiroidismo primario.

ADENOMA HIPOFISARIO NO SECRETOR: Lesiones no neoplásicas con efecto masa de diferentes etiologías (p. ej., infecciosas, granulomatosas).

VALORACIÓN (v. Sección III, «Tumor hipofisario»)

PROLACTINOMA: Primer paso: medir los niveles plasmáticos basales de PRL:
- Los niveles elevados de PRL se correlacionan con el tamaño del tumor.
- Los niveles >200 ng/ml son diagnósticos, los niveles de 100 a 200 ng/ml son dudosos.
- Los niveles basales de PRL entre 20 y 100 sugieren un microprolactinoma, así como otras entidades como el consumo de fármacos.
- Un nivel basal <20 es normal.

ACROMEGALIA:
- La primera prueba de cribado es la determinación del nivel plasmático de IGF-I, después de la GH plasmática y la prueba de estimulación con TRH.
- A continuación una prueba de tolerancia oral a la glucosa.
- La incapacidad para suprimir la GH plasmática a <2 ng/ml con una sobrecarga oral de 100 g de glucosa se considera concluyente.
- Un nivel de GHRH >300 ng/ml es indicativo de un origen ectópico de GH.

ENFERMEDAD DE CUSHING:
- Niveles normales o ligeramente elevados de corticotropina que varían de 20 a 200 pg/ml; los niveles normales son de 10 a 50 pg/ml.
- Los niveles <10 pg/ml generalmente indican un tumor suprarrenal con secreción autónoma.
- Los niveles >200 pg/ml sugieren una neoplasia con secreción ectópica de corticotropina.
- La enfermedad de Cushing se confirma mediante la prueba de la dexametasona a baja dosis, la cual muestra la presencia de una supresibilidad anómala del cortisol.
- La recogida de orina de 24 h debería indicar un nivel elevado de excreción de cortisol.

ADENOMA HIPOFISARIO SECRETOR DE TIROTROPINA:
- Análisis de tirotropina de alta sensibilidad, que evalúan la presencia de tirotoxicosis, una forma de detectar un tumor secretor de tirotropina.
- La subunidad alfa libre se secreta en >80% de los tumores con una razón de subunidad alfa:tirotropina >1.
- Con una resistencia central a la hormona tiroidea, la razón es <1 y la silla turca es normal.
- Las pruebas de laboratorio muestran niveles plasmáticos elevados de T_3 y T_4.

ADENOMA HIPOFISARIO NO SECRETOR:
- Pruebas de campimetría visual.
- Valoración de la función hipofisaria y de otros órganos para determinar si existe hipopituitarismo o hipersecreción de hormonas (incluso si los efectos de la hipersecreción son subclínicos).
- TRH para provocar la secreción de FSH, LH y subunidad beta de LH; no inducirá ninguna respuesta en las personas sanas.
- Descartar un síndrome de Klinefelter en un paciente con hipogonadismo primario de larga evolución, niveles elevados de gonadotropinas y aumento de tamaño de la silla turca.

DIAGNÓSTICO POR IMAGEN
- Estudio de elección: RM de la hipófisis y el hipotálamo.
  1. Cuando se evalúa una enfermedad de Cushing, el tamaño del tumor es pequeño al inicio de los síntomas.

- La RM, en este caso, tiene una sensibilidad de sólo el 60% y puede arrojar resultados falsos positivos.
- TC sólo cuando no se dispone de RM o está contraindicada por algún motivo.

TRATAMIENTO

TRATAMIENTO NO FARMACOLÓGICO
CIRUGÍA:
- La resección selectiva transesfenoidal del adenoma es el tratamiento de elección del prolactinoma, la acromegalia, la enfermedad de Cushing y los adenomas hipofisarios secretores de tirotropina, los cuales tienden todos a ser microadenomas en el momento del inicio de los síntomas.
- Los macroadenomas, como el adenoma hipofisario no secretor, puede también ser resecado mediante cirugía, pero el riesgo de recurrencia es mayor con estos tumores y puede también ser necesario un tratamiento adyuvante como la radioterapia.
- La radioterapia se reserva para los pacientes en los que la cirugía ha fracasado y que todavía tienen síntomas debido al adenoma.
- Se ha realizado una suprarrenalectomía bilateral en pacientes con enfermedad de Cushing cuando otros tratamientos fracasan: pueden producirse complicaciones que requieran sustitución hormonal de por vida o síndrome de Nelson.

RADIOTERAPIA:
- Generalmente reservado para los pacientes en los que el tratamiento quirúrgico ha fracasado.
- Se utiliza con diferentes grados de éxito en todos los diferentes adenomas hipofisarios.

TRATAMIENTO FARMACOLÓGICO
PROLACTINOMA:
- La bromocriptina, un análogo de la dopamina, se administra generalmente por vía oral en dosis divididas de 1,5 a 10 mg.
- Los efectos secundarios incluyen la hipotensión ortostática, las náuseas y los mareos; se evitan comenzando con una dosis baja.
- Otros componentes en investigación son el mesilato de pergolida, un derivado ergotamínico de larga duración de acción con propiedades dopaminérgicas, así como otros derivados no ergotamínicos.

ACROMEGALIA:
- El octreótido, un análogo de la somatostatina, 100 µg s.c., es el tratamiento médico de elección pero está limitado por los efectos secundarios como la formación de barro y litiasis biliar, náuseas, calambres, esteatorrea y por su administración parenteral.

- La bromocriptina 10 a 20 mg v.o. tres o cuatro veces al día es menos eficaz que el octreótido, pero tiene la ventaja de la administración oral.

ENFERMEDAD DE CUSHING:
- El ketoconazol, que inhibe las enzimas del citocromo P-450 implicadas en la biosíntesis de esteroides, es eficaz en el tratamiento de la enfermedad leve a moderada a dosis orales diarias de 600 a 1.200 mg.
- La metirapona y la aminoglutetimida pueden utilizarse para controlar la hipersecreción de cortisol, pero generalmente se utilizan cuando se prepara a un paciente para la cirugía o mientras se espera la respuesta a la radioterapia.

ADENOMA HIPOFISARIO SECRETOR DE TIROTROPINA:
- Está indicado el tratamiento ablativo con yodo radiactivo o cirugía.
- El tratamiento dirigido a la glándula tiroidea solamente puede acelerar el crecimiento del adenoma hipofisario.
- El otreótido ha demostrado ser eficaz a dosis similares a aquellas empleadas para la acromegalia.

ADENOMA HIPOFISARIO NO SECRETOR:
- El tratamiento médico no tiene ninguna función en este momento.
- Están indicadas la cirugía y la radioterapia.

TRATAMIENTO CRÓNICO
Para todos los adenomas hipofisarios:
- Es importante un seguimiento cuidadoso. Los pacientes sometidos a resección microquirúrgica transesfenoidal deberían ser vistos en 4 a 6 semanas para asegurar que el adenoma se ha resecado completamente y se ha resuelto la hipersecreción endocrina.
- Si existe una buena respuesta clínica, el paciente debería ser controlado anualmente por si se produce una recurrencia y para seguir el nivel de la hormona hipersecretada.
- Los pacientes sometidos a radioterapia deberían someterse a un seguimiento estrecho con tratamiento médico de apoyo porque la respuesta a la radioterapia puede retrasarse; la incidencia de hipopituitarismo también aumenta con el tiempo.

BIBLIOGRAFÍA RECOMENDADA
Davis AK, Farrell WE, Clayton RN: Pituitary tumors, *Reproduction* 121(3):363, 2001.
Kovacs K, Horvath E, Vidal S: Classification of pituitary adenomas, *J Neurooncol* 54(2): 121, 2001.
Shimon I, Melmed S: Management of pituitary tumors, *Ann Intern Med* 129:472, 1998.

AUTOR: **BETH J. WUTZ, M.D.**

Agotamiento por calor y golpe de calor

INFORMACIÓN BÁSICA

DEFINICIÓN

AGOTAMIENTO POR CALOR: Enfermedad debida a una actividad enérgica y prolongada en un ambiente caluroso, con las consiguientes deshidratación, pérdida de electrólitos y temperatura rectal >37,8 °C pero <40°C.

GOLPE DE CALOR: Enfermedad potencialmente mortal provocada por el calor y caracterizada por hipertermia extrema, deshidratación y manifestaciones neurológicas (temperatura central >40 °C).

SINÓNIMOS

Enfermedad por calor.
Hipertermia.

CÓDIGOS CIE-9CM
992.0 Golpe de calor
992.5 Agotamiento por calor

EPIDEMIOLOGÍA Y DEMOGRAFÍA

- El agotamiento por calor y el golpe de calor son más frecuentes en los ancianos, sobre todo en los que toman diuréticos o fármacos que dificultan la disipación del calor (p. ej., fenotiazinas, anticolinérgicos, antihistamínicos, betabloqueantes).
- En Estados Unidos, la incidencia del golpe de calor es de alrededor de 20 casos/100.000 habitantes.

SÍNTOMAS Y SIGNOS

AGOTAMIENTO POR CALOR:
- Malestar general, debilidad, cefalea, calambres musculares y abdominales, náuseas, vómitos, hipotensión y taquicardia.
- La temperatura rectal suele ser normal.
- En general, suele haber sudoración.

GOLPE DE CALOR:
- Manifestaciones neurológicas (convulsiones temblor, hemiplejía, coma, psicosis y otras conductas extrañas).
- Signos de deshidratación (disminución de la turgencia cutánea, globos oculares hundidos).
- Taquicardia, hiperventilación.
- La piel está caliente, roja y sofocada.
- A menudo (aunque no siempre) falta la sudoración, sobre todo en los ancianos.

ETIOLOGÍA

- Acumulación de calor de procedencia externa (aumento de la temperatura ambiente).
- Aumento de la producción de calor (ejercicio, infección, hipertiroidismo, fármacos).
- Alteración de la disipación del calor (humedad elevada, ropa gruesa, recién nacidos o ancianos, fármacos y drogas [fenotiazinas, anticolinérgicos, antihistamínicos, butirofenonas, anfetaminas, cocaína, alcohol, betabloqueantes]).

DIAGNÓSTICO

DIAGNÓSTICO DIFERENCIAL

- Infecciones (meningitis, encefalitis, sepsis).
- Traumatismos craneocefálicos.
- Epilepsia.
- Tormenta tiroidea.
- Intoxicación aguda por cocaína.
- Hipertermia maligna.
- El agotamiento por calor puede distinguirse del golpe de calor por las siguientes características:
  1. Función mental esencialmente intacta y ausencia de hipertermia importante.
  2. Ascenso ligero o nulo de CPK, AST, LDH, ALT.

VALORACIÓN

- Golpe de calor: anamnesis completa, exploración física y estudio analítico.
- Agotamiento por calor: en la mayoría de los casos no es necesario recurrir a pruebas de laboratorio para hacer el diagnóstico.

PRUEBAS DE LABORATORIO

Las alteraciones analíticas pueden ser:
- Elevación de BUN, creatinina y Htc.
- Hiponatremia o hipernatremia, hiperpotasemia o hipopotasemia.
- Elevación de LDH, AST, CPK, bilirrubina.
- Acidosis láctica, alcalosis respiratoria (secundaria a la hiperventilación).
- Mioglobinuria, hipofibrinogenemia, fibrinólisis, hipocalcemia.

TRATAMIENTO

- El tratamiento de **agotamiento por calor** consiste en colocar al paciente en una zona fría y a la sombra, con rehidratación rápida y aporte de sales.
  1. En los pacientes sin antecedentes de ICC, el aporte de líquidos debe ser de al menos 2 litros cada 4 horas.
  2. El aporte de sal puede hacerse administrando una cucharadita de sal o dos comprimidos de 10 g de sal disueltos en 1 l de agua.
  3. Cuando se considera necesario el aporte intravenoso, puede administrarse suero salino normal i.v. (3 a 4 l a lo largo de 6 a 8 horas) a los deportistas jóvenes; en los ancianos, se considerará la conveniencia de administrar D_5 en suero salino 1/2 N i.v., ajustando la velocidad al estado cardiovascular.
- En los pacientes con **golpe de calor** debe procederse a un enfriamiento rápido.
  1. Se retira la ropa del paciente y se traslada a una habitación fría y ventilada.
  2. Si está inconsciente, se le acuesta de lado y se limpian las vías respiratorias. Éstas deben protegerse y hay que incrementar la oxigenación (p. ej., con O_2 nasal a un ritmo de 4 l/minuto para mantener una saturación de oxígeno >90%).

3. La temperatura corporal se controla cada 5 minutos. Se recomienda medir la temperatura central con una sonda rectal. El objetivo consiste en reducir la temperatura corporal a 39 °C (102,2 °F) en 30 a 60 minutos.
4. Se rocía al paciente con niebla fría y se usa un ventilador para aumentar el flujo de aire sobre el cuerpo (método de evaporación rápida).
5. La inmersión del paciente en agua helada, el lavado gástrico con solución salina helada, la administración intravenosa de líquidos fríos y la inhalación de aire frío sólo se recomiendan cuando no se dispone de métodos para la evaporación rápida. La inmersión en agua templada (15 °C, 59 °F) es preferible a la inmersión en agua helada, pues se minimiza el riesgo de temblor.
6. El uso de las bolsas de hielo en las axilas, el cuello y las ingles es discutible, pues aumentan la vasoconstricción periférica y pueden provocar temblor.
7. Los antipiréticos son ineficaces porque el termostato hipotalámico es normal pese al ascenso de la temperatura corporal.
8. Los pacientes comatosos se intuban y se les coloca una sonda de Foley, comenzando a administrar O_2 nasal. Se recomienda el control ECG continuo.
9. Se instalan al menos dos grandes vías i.v. y se inicia la rehidratación i.v. con salino normal o lactato de Ringer.
10. Se toman muestras para los primeros estudios analíticos de electrólitos, hemograma, BUN, creatinina, AST, ALT, CPK, LDH, glucosa, INR, TTP, recuento plaquetario, Ca^{++}, ácido láctico, GSA.
11. Las complicaciones se tratan de la forma siguiente:
   a. Hipotensión: hidratación enérgica con suero salino normal o lactato de Ringer.
   b. Convulsiones: diazepam 5 a 10 mg i.v. (lento).
   c. Temblor: clorpromazina, 10 a 50 mg i.v.
   d. Acidosis: administración de bicarbonato (sólo en acidosis grave).
12. Observación para detectar signos de rabdomiólisis o de insuficiencia hepática, renal o cardíaca e instaurar el tratamiento adecuado.

PRONÓSTICO

La mayoría de los pacientes se recupera por completo en 48 horas. En los casos de hipertermia grave y prolongada, la mortalidad puede ser superior al 30%.

BIBLIOGRAFÍA RECOMENDADA

Bouchama A, Knochel JP: Heat stroke, *N Engl J Med* 346:1978, 2002.
Wexler RK: Evaluation and treatment of heat-related illness, *Am Fam Physician* 65:230, 2002.

AUTOR: FRED F. FERRI, M.D.

INFORMACIÓN BÁSICA

DEFINICIÓN

Aunque es imposible definir de forma precisa el alcoholismo, entre los instrumentos de detección selectiva más empleados para este trastorno se encuentran el cuestionario CAGE, la prueba corta de detección selectiva del alcoholismo de Michigan (SMAST), los criterios de alcoholismo del National Council y los criterios de la DSM-IV-R. Se ha definido una ingesta de alcohol moderada como la ingesta diaria de dos bebidas convencionales (320 g de cerveza) o de una en el caso de mujeres y personas mayores de 65 años.

Aunque no se suele incluir dentro del tema alcoholismo, también se debe plantear la ingesta de alcohol de riesgo o peligrosa. Se define la *ingesta de alcohol de riesgo* como el consumo de más de 14 bebidas/semanas o más de 4 bebidas/vez. En las mujeres el criterio es la mitad que el mencionado antes y que alude a los varones.

La American Psychiatric Association define los criterios diagnósticos de privación alcohólica como:

A. Cese (o reducción) del uso de alcohol intenso o prolongado.

B. Aparición de dos (o más) de los siguientes varias horas o días después del criterio A:
1. Hiperactividad autonómica (sudoración o frecuencia del pulso >100 lpm).
2. Aumento del temblor de las manos.
3. Insomnio.
4. Náuseas y vómitos.
5. Alucinaciones o delirios visuales, táctiles o auditivos transitorios.
6. Agitación psicomotora.
7. Ansiedad.
8. Crisis de gran mal.

C. Los síntomas del criterio B producen un gran malestar clínico o alteraciones en las actividades sociales, laborales o importantes de otros tipos.

Los síntomas no se deben a un trastorno médico general y no se explican mejor por otro trastorno mental.

SINÓNIMOS

Abuso del alcohol.
Abuso de sustancias.

CÓDIGO CIE-9CM
303.9 Alcoholismo

EPIDEMIOLOGÍA Y DEMOGRAFÍA

INCIDENCIA (EN EE.UU.):
- La historia clínica sugiere problemas con el alcohol en el 15-20% de los pacientes de atención primaria y en enfermos hospitalizados. En EE.UU. el consumo abusivo de alcohol ocasiona unos costes económicos anuales de casi 185 mil millones de dólares.

- Un 20% consiguen abstinencia sin ayuda. Un 70% consiguen un estado de sobriedad durante 1 año.

PREVALENCIA (EN EE.UU.): Un 7% de la población de 18 años o más.

PREDOMINIO POR SEXOS:
- El riesgo estimado durante toda la vida en varones es 8-10%.
- El riesgo estimado durante toda la vida en mujeres es 3-5%.

INCIDENCIA MÁXIMA: 20-40 años.

GENÉTICA: Más frecuente en familias con antecedentes de alcoholismo y en pacientes de origen irlandés, escandinavo o nativo americano.

SÍNTOMAS Y SIGNOS

- Traumatismos menores de repetición.
- Hemorragia digestiva por gastritis, varices o ambos.
- Pancreatitis (aguda o crónica).
- Hepatopatía.
- Olor del aliento a alcohol.
- Temblor.
- Taquicardia.
- Neuropatía periférica.
- Pérdida de la memoria reciente.

ETIOLOGÍA

- Los factores sociales y genéticos son importantes.
- Factores de riesgo:
  1. Hogares rotos.
  2. Paro.
  3. Divorcio.
  4. Depresión repetida.
  5. Adicción a otra sustancia, incluido el tabaco.

DIAGNÓSTICO

VALORACIÓN

- Existen varias pruebas de detección selectiva (CAGE, AUDIT, TWEAK, CRAFFT, SMAST). La más popular en atención primaria es la CAGE con 4 preguntas (sentir necesidad de cortar el consumo, preocupación por las críticas, culpabilidad por beber y necesidad de que alguien le despierte por las mañanas). Una respuesta positiva debe llevar a realizar más preguntas. La sensibilidad de la prueba CAGE oscila entre el 43 y 94% y su especificidad entre el 70 y 97%. La escala TWEAK con 5 preguntas (tolerancia, preocupación, necesidad de que alguien le despierte por las mañanas, amnesia y necesidad de cortar) y el cuestionario T-ACE (tolerancia, preocupación, cortar, necesidad de que alguien le despierte) están diseñadas para detectar el mal uso de alcohol por las gestantes. Detectan niveles de consumo de alcohol menores que pueden suponer un riesgo durante el embarazo. El cuestionario CRAFFT (subir al coche con alguien que ha bebido, utilizar alcohol para relajarse, usar el alcohol cuando se está solo, tendencia al olvido, críticas de amigos y familiares y problemas) es una herramienta de detección selectiva útil para adolescentes, con una sensibilidad del 92% y una especificidad del 64% para el consumo abusivo de alcohol. Estas herramientas de detección selectiva están disponibles en la página web del *National Institute on Alcohol Abuse and Alcoholism*: http://www.niaaa.nih.gov/publications/niaaa-guide.
- Estudios hematológicos (v. «pruebas de laboratorio»).

PRUEBAS DE LABORATORIO

- En general, aumento de la gamma-glutamiltransferasa (GGT).
- Las transaminasas hepáticas (ALT, AST), que suelen estar elevadas, pueden ser normales o bajas en pacientes con hepatopatía evolucionada.
- Baja concentración de albúmina, hipofosfatemia, hipomagnesemia por malnutrición.
- El HC muestra aumento del volumen corpuscular medio (VCM) por el efecto tóxico del alcohol sobre el desarrollo del eritrocito o por deficiencias nutricionales.
- Detección de sangre oculta en heces puede ser positiva por gastritis o hemorragia secundaria a varices.

DIAGNÓSTICO POR IMAGEN

Sólo están indicados si hay antecedentes de traumatismos. La TC o ecografía abdominal pueden mostrar un hígado graso o cirrosis en estadios avanzados.

TRATAMIENTO

TRATAMIENTO NO FARMACOLÓGICO

- Abstinencia completa.
- La depresión, si existe, se debe tratar al mismo tiempo que se retira el etanol.

TRATAMIENTO AGUDO

El síndrome de abstinencia alcohólica se produce cuando la persona deja de tomar alcohol tras un consumo prolongado. Puede cursar con 4 patrones clínicos en función de la intensidad del consumo y el intervalo de tiempo transcurrido desde la última ingesta. El etanol en sangre se reduce unos 20 mg/dl/h en las personas normales. Aunque se comenta de forma separada en el texto, estos estados de privación alcohólica suelen mezclarse en la vida real:

1. **Estado de temblor** (abstinencia alcohólica precoz, «DT inminente», «tiritona»):
   a. Intervalo de tiempo: suele aparecer 6-8 horas tras la última copa o 12-48 horas después de reducir la ingesta de alcohol y es más pronunciado a las 24-36 horas.

b. Manifestaciones: temblores, agitación leve, insomnio, taquicardia; estos síntomas se alivian con alcohol.

c. Tratamiento hospitalario:

1) Ingresar en una planta de medicina (privada); controlar signos vitales durante 24 horas; iniciar tratamiento para evitar convulsiones; mantener la sedación adecuada.

2) Administrar lorazepam de la siguiente forma:

   a) Día 1: 2 mg v.o. cada 4 horas mientras el paciente esté despierto y no obnubilado.

   b) Día 2: 1 mg v.o. cada 4 horas mientras el paciente esté despierto y no obnubilado.

   c) Día 3: 0,5 mg v.o. cada 4 horas mientras el paciente esté despierto y no obnubilado.

   c) NOTA: evitar la sedación si el paciente está obnubilado o tiene signos vitales o neurológicos alterados. Las dosis previas son sólo indicativas y es mejor ajustarlas en cada caso.

3) En los pacientes con un síndrome de abstinencia leve a moderado y sin antecedentes de convulsiones, la administración individualizada de benzodiazepinas (en lugar de una dosis fija) determina una menor cantidad de fármaco administrado y evita una sedación innecesaria. Se puede emplear la escala CIWA-A (Clinical Institute Withdrawal Assessment-Alcohol) para medir la gravedad de la abstinencia alcohólica. Incluye 10 elementos: náuseas; temblor; hiperactividad autonómica; ansiedad; agitación; alteraciones visuales, tactiles o auditivas; cefalea; y desorientación. Se asigna a cada uno de estos elementos una puntuación entre 0 y 7. Por ejemplo, si la «agitación» se grada como 0 quiere decir «actividad normal» mientras que el 7 indicaría una «agitación constante»; en el caso de «temblor» 0, indica ausencia de temblor y 7 temblor grave incluso con brazos no extendidos. La puntuación máxima total es 67 y cuando alcanza un valor de 8 o superior, los pacientes suelen recibir 2-4 mg de lorazepam por hora.

4) Beta-bloqueantes: los beta-bloqueantes son útiles para controlar la PA y las taquiarritmias. Sin embargo, no previenen la progresión a síntomas de abstinencia más graves y, cuando se usan, no se deben administrar solos sino junto con benzodiazepinas. Se deben evitar los beta-bloqueantes en pacientes con contraindicaciones para su uso (broncoespasmo, bradicardia o ICC grave). Los agonistas alfa-adrenérgicos de acción central, como clonidina, reducen los síntomas en pacientes con abstinencia leve a moderada, pero no reducen las convulsiones o el delirium.

5) Sustitución de vitaminas: 100 mg de tiamina i.v. o i.m. durante al menos 5 días, más multivitaminas por vía oral. La administración i.v. de glucosa puede precipitar una encefalopatía de Wernicke en los alcohólicos con deficiencia de tiamina; por tanto, se debe administrar tiamina antes que la dextrosa i.v.

6) Hidratación v.o. o i.v. (solución muy calórica); si se realiza por vía i.v., se debe aportar glucosa, con Na^+, K^+, Mg^{2+} y fosfato según demanda.

7) Estudios de laboratorio:

   a) HC, plaquetas e INR.

   b) Electrólitos, glucosa, BUN, creatinina.

   c) Fósforo y magnesio.

   d) Vitamina B12 y ácido fólico séricos (si se observan rasgos megaloblásticos en el frotis).

8) Diagnóstico por imagen: en general no se necesita; si se sospecha un hematoma subdural (evidencia de traumatismo, obnubilación persistente), se debe solicitar una TC.

9) Rehabilitación social: terapia de grupo, como Alcohólicos anónimos; la identificación y tratamiento de los problemas familiares y sociales debe iniciarse durante el ingreso hospitalario del paciente.

2. **Alucinosis alcohólica:**

a. Las manifestaciones suelen ser alucinaciones auditivas, pero en ocasiones son visuales, táctiles u olfativas; en general no se produce obnubilación de la capacidad sensorial como en el delirium (la presentación clínica se puede confundir con una esquizofrenia aguda). Los trastornos de la percepción son más pronunciados a las 24-36 horas de abstinencia.

b. Tratamiento: igual que el DT (v. convulsiones por abstinencia).

3. **Convulsiones por abstinencia** («crisis del ron»):

a. Intervalo temporal: suelen aparecer entre 7 y 30 horas después de interrumpir la ingesta de alcohol, con una incidencia máxima entre las 13 y 24 horas.

b. Manifestaciones: convulsiones generalizadas con pérdida de consciencia; no suelen producirse signos focales; se deben plantear estudios adicionales como TC craneal o EEG si existe indicación clara (p. ej., presencia de deficiencias neurológicas focales, prolongado estado de confusión tras la crisis). Además, en un paciente con fiebre que sufre una convulsión o alteraciones del estado mental, está indicada la punción lumbar.

c. Tratamiento:

1) Puede ser útil administrar diazepam 2,5 mg/min i.v. hasta que se controlan las convulsiones (comprobar si aparece depresión respiratoria o hipotensión) si la actividad convulsiva es prolongada; la administración de 1-2 mg de lorazepam i.v. cada 2 horas es una alternativa. En general, las convulsiones de la abstinencia son autolimitadas y no precisan tratamiento; el uso de difenilhidantoína u otro anticonvulsivante para tratamiento a corto plazo de las convulsiones por la abstinencia alcohólica no se recomienda.

2) También se debe administrar tiamina 100 mg i.v. seguidos de dextrosa i.v.

3) Se deben corregir los desequilibrios electrolíticos ($\uparrow Mg^{2+}$, $\downarrow K^+$, $\uparrow/\downarrow Na^+$, $\downarrow PO_4^{-3}$) que pueden agravar las convulsiones.

4. **DT:**

a. Intervalo temporal: variable; suele producirse 1 semana tras la reducción o interrupción de una ingesta importante de alcohol y persiste durante 1-3 días. La incidencia máxima se produce a las 72 horas y 96 horas después de la interrupción del consumo de alcohol.

b. Manifestaciones: confusión profunda, temblores, alucinaciones visuales y tactiles muy vividas, hiperactividad autonómica; se trata del cuadro más grave de la abstinencia alcohólica (mortalidad aproximada del 15% en pacientes no tratados).

c. Tratamiento:

1) Ingreso en una unidad de desintoxicación para vigilancia estrecha.

2) Signos vitales cada 30 minutos (signos neurológicos, si necesarios).

3) Uso del decúbito lateral o prono si se necesitan medidas de inmovilización.

4) Ayuno total: sonda NG para la distensión abdominal necesaria en algunos casos, aunque no se debe emplear de forma rutinaria.

5) Estudios de laboratorio: igual que en la abstinencia precoz.

6) Hidratación enérgica (4-6 l/día); i.v. con glucosa (aporte de sodio, potasio, fosfato y magnesio).

7) Vitaminas: tiamina, 100 mg i.v. diarios. La dosis inicial de tiamina debe administrarse antes de la dextrosa i.v.; multivitaminas (se pueden incorporar a la solución hidratante).

8) Sedación: control de la agitación con sedantes-hipnóticos de acción rápida en dosis adecuadas para mantener una somnolencia ligera durante la duración del delirium:

a) Inicialmente 2-5 mg de lorazepam i.v. o i.m. y repetir a demanda.

b) Mantenimiento (dosis individualizada): clordiacepóxido, 50-100 mg v.o. cada 4-6 horas, lorazepam 2 mg v.o. cada 4 horas o diazepam 5-10 mg v.o. cada 8 horas; si aparecen signos de sedación excesiva, se deberá retrasar o reducir la siguiente dosis.

c) Midazolam resulta también eficaz para tratar el DT. Su rápida acción (sedación a los 2-4 minutos de la inyección i.v.) y corta duración (unos 30 minutos) lo convierten en el fármaco ideal para ajustarlo en infusión continua.

9) Tratamiento de las convulsiones (según se ha descrito antes).

10) Diagnóstico y tratamiento de los trastornos médicos, quirúrgicos o psiquiátricos asociados.

TRATAMIENTO CRÓNICO

- Véase «Derivación».
- La farmacoterapia del alcoholismo incluye antagonistas de los opiáceos (naltrexona 50 mg v.o., diarios o nalmefeno 10-40 mg diarios), disulfiram, acamprosato e ISRS.

PRONÓSTICO

Véase «Derivación».

DERIVACIÓN

- A Alcohólicos anónimos o *Adult Children of Alcoholics*.
- Los familiares pueden ser remitidos a *Al-Anon* o *Al-A-Teen*.
- Muchas ciudades cuentan con centros de rehabilitación para adultos del ejército de salvación; todos los pacientes son aceptados, independientemente de su nivel socioeconómico.

OTRAS CONSIDERACIONES

COMENTARIOS

- Las indicaciones relativas de desintoxicación hospitalaria del alcohólico son: antecedentes de DT o convulsiones por la abstinencia; síntomas graves de abstinencia; enfermedad psiquiátrica o médica concomitante; embarazo; múltiples episodios de desintoxicación previos; recientes niveles importantes de consumo; y falta de una red de apoyo fiable.

- La frecuencia de curación del alcoholismo es muy poco alentadora, sea cual sea la modalidad elegida. Sólo se curan los que quieren curarse. Una estrategia eficaz que puede emplear el médico de cabecera es colocar un cartel bien visible en la consulta, que diga «Si usted cree que bebe demasiado alcohol, por favor coméntelo conmigo». Los pacientes que acepten comentarlo pueden recibir datos objetivos libres de prejuicios y con frecuencia se les podrá ayudar. Con demasiada frecuencia los bebedores están en la sombra hasta que sufren un problema de salud con riesgo para sus vidas e incluso entonces siguen negando el problema.

BIBLIOGRAFÍA RECOMENDADA

Bayard M et al: Alcohol withdrawal syndrome, *Am Fam Physician* 69:1443, 2004.

Daeppen JB et al: Symptom-triggered vs fixed-schedule doses of benzodiazepine for alcohol withdrawal: a randomized treatment trial, *Arch Intern Med* 162:1117, 2002.

Enoch ME, Goldman D: Problem drinking and alcoholism: diagnosis and treatment, *Am Fam Physician* 65:441, 2002.

Fleming MF et al: Brief physician advise for problem drinkers: long-term efficacy and benefit-cost analysis, *Alcohol Clin Exp Res* 26:36, 2002.

Kosten TR, O'Connor PG: Management of drug and alcohol withdrawal, *N Engl J Med* 348:1786, 2003.

Krystal JH et al: Naltrexone in the treatment of alcohol dependence, *N Engl J Med* 345:1734, 2001.

Mayo-Smith MF et al: Management of alcohol withdrawal delirium, *Arch Intern Med* 164:1405, 2004.

Moyer A et al: Brief interventions for alcohol problems: a meta-analytic review of controlled investigations in treatment-seeking populations, *Addiction* 97:279, 2002.

Nicholas JM et al: The effect of controlled drinking in alcoholic cardiomyopathy, *Ann Intern Med* 136:192, 2002.

O'Connor PG, Schotrenfeld RS: Patients with alcohol problems, *N Engl J Med* 9:592, 1998.

Schneekloth TD et al: Point prevalence of alcoholism in hospitalized patients: continuing challenges of detection, assessment, and diagnosis, *Mayo Clin Proc* 76:460, 2001.

U.S. Preventive Services Task Force: Screening and behavioral counseling interventions in primary care to reduce alcohol misuse: recommendation statement, *Ann Intern Med* 140:554, 2004.

White IR et al: Alcohol consumption and mortality: modelling risks for men and women at different ages, *BMJ* 325:191, 2002.

AUTOR: FRED F. FERRI, M.D.

INFORMACIÓN BÁSICA

DEFINICIÓN

La amaurosis fugaz (AF) es una pérdida temporal de la visión monocular por una isquemia transitoria de la retina. Se distingue de la neuropatía isquémica del óptico (en general anterior) en la cual la pérdida visual es permanente.

CÓDIGO CIE-9CM

362.34 Amaurosis fugaz

EPIDEMIOLOGÍA Y DEMOGRAFÍA

INCIDENCIA (EN EE.UU.): Una presentación poco frecuente de la arteriopatía carotídea.
INCIDENCIA MÁXIMA: 55 años o más.

SÍNTOMAS Y SIGNOS

- El inicio es súbito y dura típicamente segundos a minutos y se suele asociar a escotomas, como una sombra o cortina colocada delante de los ojos (en general hacia abajo).
- La pérdida de visión puede ser completa o de un cuadrante.
- No se encuentran alteraciones físicas.
- Estadio agudo: pueden verse émbolos de colesterol en la arteria retiniana (placa de Hollenhorst): soplos carotídeos u otras evidencias de ateroesclerosis generalizada.
- Si el émbolo es de origen cardíaco, suele aparecer fibrilación auricular.

ETIOLOGÍA

En general se produce por émbolos originados en la arteria carótida interna o el corazón, aunque puede deberse también a vasculitis como la arteritis de células gigantes (ACG) o síndromes de hiperviscosidad, como la drepanocitosis, que producen isquemia en el territorio vascular de la arteria oftálmica.

DIAGNÓSTICO

DIAGNÓSTICO DIFERENCIAL

El diagnóstico diferencial de una pérdida de visión transitoria monocular incluye:

- Migraña retiniana: a diferencia de la amaurosis, la pérdida de visión se produce de forma más gradual, en un período de 15-20 minutos.
- Pueden producirse oscuridades visuales transitorias (OVT) en el edema de papila; los aumentos intermitentes de la presión intracraneal comprometen de forma breve la perfusión del disco óptico y provocan una pérdida de visión transitoria, que dura 1-2 segundos y los episodios pueden afectar a los dos ojos.

Si la pérdida visual persiste en el momento de la valoración (es decir, no ha recuperado la visión), el diagnóstico diferencial será más amplio e incluirá:

- Neuropatía óptica anterior isquémica: de origen arterítico (ACG) o no.
- Oclusión de la vena central de la retina.

VALORACIÓN

Como la amaurosis se suele deber a embolismos, la valoración se debe centrar en las fuentes de embolismo; sin embargo, siempre se debe considerar la ACG.

- Exploración cuidadosa de la retina; pueden verse los émbolos y confirmar el diagnóstico (fig. 1-10).
- Auscultación arterial para descartar soplos.
- Exploración de todos los pulsos y de dolor en la arteria temporal.
- Preguntar por los síntomas de la ACG (dolor en el cuero cabelludo, claudicación mandibular).
- Explorar los signos de ictus hemisférico secundario a enfermedad de la ACI (debilidad de la cara o el miembro contralateral, asociada o no a pérdida sensitiva, afasia, etc.).

PRUEBAS DE LABORATORIO

- HC con VSG y PCR.
- Bioquímica sérica con perfil lipídico.
- ECG y ciclos de enzimas cardíacas.
- Estudio de hipercoagulabilidad opcional en función de una edad menor o la historia.

DIAGNÓSTICO POR IMAGEN

- Estudios Doppler carotídeos seguidos de ARM o angiografía de cuatro vasos según indicación.
- La ecocardiografía transtorácica (ETT) está indicada para descartar una embolización en pacientes con evidencia de cardiopatía y en enfermos sin evidencia de origen para su deficiencia neurológica transitoria. La ecocardiografía transesofágica (ETE) es más sensible para detectar el origen cardíaco del embolismo (trombos en la pared del ventrículo, la orejuela, agujero oval permeable, cayado aórtico).
- Plantearse una RM cerebral potenciada según difusión para descartar lesiones isquémicas.

TRATAMIENTO

TRATAMIENTO NO FARMACOLÓGICO

- Dieta (reducir alimentos ricos en ácidos grasos saturados y colesterol).
- Ejercicio.
- Interrumpir el consumo de tabaco.

TRATAMIENTO AGUDO

- Investigar como una urgencia.
- Administrar aspirina si se considera origen embólico.
- Si se sospecha una ACG, iniciar tratamiento con prednisona y remitir para biopsia de arteria temporal en 48 horas (v. sección I «Arteritis de células gigantes»).

TRATAMIENTO CRÓNICO

- Reducir los riesgos mediante endarterectomía carotídea o colocación de endoprótesis si estenosis >70%.
- Controlar la hipertensión y tratar los factores de riesgo vascular.
- Tratamiento antiagregante.
- Plantearse inicio de tratamiento con inhibidores de la HMG CoA reductasa.

PRONÓSTICO

De los pacientes con >50% de estenosis de la carótida que no se someten a endarterectomía carotídea, los que presentan con ceguera monocular transitoria tienen un 10% de riesgo de ictus a los 3 años frente a un 20% de riesgo cuando el paciente debuta con un accidente isquémico transitorio (AIT).

DERIVACIÓN

- Se recomienda derivar a un neurólogo para valoración y estudio.
- Si existe una estenosis significativa de la carótida, plantearse una endarterectomía carotídea o colocación de endoprótesis si:
  1. Estenosis de alto grado (70% o más).
  2. Múltiples AIT a pesar del tratamiento médico en pacientes con enfermedad ulcerada o de alto grado.

BIBLIOGRAFÍA RECOMENDADA

Barnett HJ et al: Benefit of carotid endarterectomy in patients with symptomatic moderate or severe stenosis. North American Symptomatic Carotid Endarterectomy Trial Collaborators, *N Engl J Med* 339:1415, 1998.

Benauente O et al: Prognosis after transient monocular blindness associated with carotid-artery stenosis, *N Engl J Med* 345:1084, 2001.

Murtha T, Stasheff SF: Visual dysfunction in retinal and optic nerve disease, *Neurol Clin* 21:445, 2003.

AUTOR: **SEAN I. SAVITZ, M.D.**

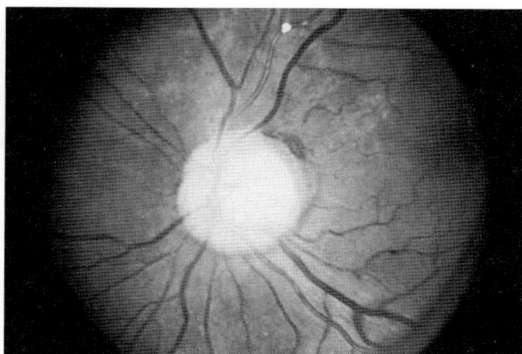

FIGURA 1-10 Un émbolo de cristal de colesterol en una bifurcación arterial. (De Stein JH [ed.]: *Internal Medicine*, 5.ª ed., St. Louis, 1998, Mosby.)

INFORMACIÓN BÁSICA

DEFINICIÓN

La ambliopía alude a la disminución de la visión de uno o los dos ojos en presencia de una exploración oftalmológica normal.

SINÓNIMOS

Ambliopía por privación.
Ambliopía por oclusión.
Ambliopía estrábica.
Ambliopía refractaria.
Ambliopía orgánica o tóxica.
Ojo vago.

CÓDIGO CIE-9CM
368.00 Ambliopía

EPIDEMIOLOGÍA Y DEMOGRAFÍA

INCIDENCIA (EN EE.UU.): 1-4% de la población general.
PREVALENCIA (EN EE.UU.): Elevada incidencia en prematuros de madres adictas a drogas y en niños con alteraciones neurológicas.
PREDOMINIO POR SEXOS: Ninguno.
DISTRIBUCIÓN POR EDADES: Infancia.
INCIDENCIA MÁXIMA: Infancia.

SÍNTOMAS Y SIGNOS

Disminución de la visión usando la mejor refracción en presencia de una córnea, cristalino, retina y nervio óptico de aspecto normal (fig. 1-11).

ETIOLOGÍA

- Privación visual.
- Estrabismo.
- Oclusión con parches.
- Lesiones orgánicas con errores de refracción en el sistema nervioso.
- Toxinas.

DIAGNÓSTICO

DIAGNÓSTICO DIFERENCIAL

- Enfermedades del sistema nervioso central (tronco del encéfalo).
- Trastornos del nervio óptico.
- Enfermedades corneales u oculares de otro tipo.

VALORACIÓN

- Exploración ocular completa para descartar las causas de ambliopía o privación visual.
- Valoración de la motilidad.

PRUEBAS DE LABORATORIO

En general ninguna.

DIAGNÓSTICO POR IMAGEN

En general no es necesario, salvo que se sospeche lesión del SNC.

TRATAMIENTO

TRATAMIENTO NO FARMACOLÓGICO

- Gafas o prismas para mantener alineados los ojos con una desviación menor y mejorar la visión.
- Parches, mecánicos o atropina, ya que ambos funcionan. La administración de atropina al 1% es diaria durante 6 meses y los parches se deben utilizar 6 horas diarias durante 6 meses. Los parches pueden resultar más eficaces. Un 50% de los pacientes mejoran su visión a las 16 semanas.
- Eliminar la causa de la ambliopía si se puede.
- Cirugía para alinear los ojos o eliminar la obstrucción para la visión.

TRATAMIENTO CRÓNICO

Los parches o medios ópticos, como prismas, y la atropina pueden resultar eficaces entre los 3 y 7 años, pero resultan de utilidad mínima o nula en mayores de 7 años.

PRONÓSTICO

Colocación inmediata de parche, en cada ojo días alternos.

DERIVACIÓN

Al oftalmólogo si la visión está comprometida.

OTRAS CONSIDERACIONES

COMENTARIOS

Cuanto más pronto se realice la derivación, mejor será el pronóstico.

BIBLIOGRAFÍA RECOMENDADA

Donahue SP et al: Screening for amblyopia in preverbal children, *Ophthalmology* 108:1711, 2001.
Gottlob I, Awan M. Proudlock F: The role of compliance in 2 vs 6 hrs of patching in children with amblyopia, *Arch Ophthalmol* 122(3):422, 2004.
Holmes JM et al: The amblyopia treatment study visual acuity testing protocol, *Arch Ophthalmol* 119:1345, 2001.
Pediatric Eye Disease Investigator Group: The clinical profile of moderate amblyopia in children younger than 7 years old, *Arch Ophthalmol* 120:281, 2003.
Quinn GE, Beck RW, Holmes JM et al: Recent advances in the treatment of amblyopia. *Pediatrics* 113(6):1800, 2004.
The Pediatric Eye Disease Investigator Group: A randomized trial of atropine vs patching for treatment of moderate amblyopia in children, *JAMA* 287:2145, 2002.
Williams C et al: Amblyopia treatment outcomes after screening before or at age 3 years: follow up from randomized trial, *BMJ* 324:1549, 2002.

AUTOR: **MELVYN KOBY, M.D.**

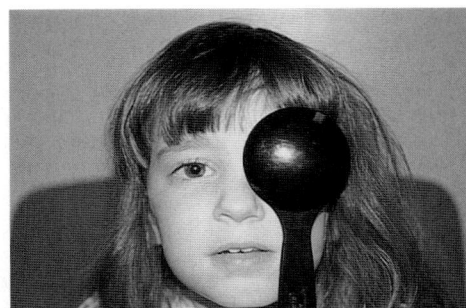

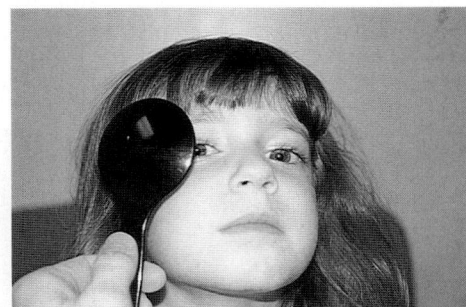

FIGURA 1-11 **A,** Esta niña fija bien con el ojo derecho y no protesta si se le tapa el izquierdo. **B,** Cuando se le tapa el derecho, mueve la cabeza y trata de evitar que el ojo quede tapado, lo que confirma la preferencia de la fijación por el ojo derecho y la ambliopía del izquierdo. (De Hoekelman R [ed.]: *Primary pediatric care*, 3.ª ed., St. Louis, 1997, Mosby.)

INFORMACIÓN BÁSICA

DEFINICIÓN

La amebiasis es una infección producida por un protozoo parásito, *Entamoeba histolytica*. Aunque afecta principalmente al colon, la amebiasis puede producir enfermedad extraintestinal, sobre todo abscesos hepáticos.

SINÓNIMO

Disentería amebiana (cuando infección intestinal grave).

CÓDIGO CIE-9CM
006.9 Amebiasis

EPIDEMIOLOGÍA Y DEMOGRAFÍA

INCIDENCIA (EN EE.UU.): Máxima en pacientes institucionalizados y varones homosexuales activos.
PREVALENCIA (EN EE.UU.): 4% (80% de las infecciones asintomáticas).
PREDOMINIO POR SEXOS:
- Distribución en general igual en ambos sexos.
- Sorprendente predominio masculino de los abscesos hepáticos.

DISTRIBUCIÓN POR EDADES: Segunda a sexta décadas.
INCIDENCIA MÁXIMA: Alcanza el máximo entre los 2 y 3 años y por encima de los 40 años.
GENÉTICA: Existe más probabilidad de infección fulminante en los lactantes pequeños.

SÍNTOMAS Y SIGNOS

- Con frecuencia inespecíficos.
- Aproximadamente 20% de los casos son asintomáticos:
  1. Diarrea, que puede ser sanguinolenta.
  2. Dolor abdominal y lumbalgia.
- Hipersensibilidad abdominal en 83% de los casos graves.
- Fiebre en 38% de los casos graves.
- Hepatomegalia, dolor en cuadrante superior derecho y fiebre en casi todos los pacientes con absceso hepático (puede faltar en los casos fulminantes).

ETIOLOGÍA

- Causado por el parásito protozoo *E. histolytica* (fig. 1-12).
- Transmisión fecal-oral.
- La infección se suele localizar en el intestino grueso, sobre todo el ciego, donde se puede formar una masa localizada (ameboma).
- Infección extraintestinal cuando el germen invade la mucosa intestinal y accede a la circulación portal.

DIAGNÓSTICO

DIAGNÓSTICO DIFERENCIAL

- La infección intestinal grave se puede confundir con una colitis ulcerosa u otros síndromes de enterocolitis infecciosas, como los producidos por *Shigella, Salmonella, Campylobacter* o *Escherichia coli* enteroinvasiva.
- En ancianos la colitis isquémica puede producir un cuadro similar.

VALORACIÓN

- Tres muestras de heces en un período de 7-10 días para descartar el diagnóstico (sensibilidad 50-80%).
- Concentrar y teñir la muestra con Lugol yodo o azul de metileno para aumentar el rendimiento diagnóstico.
- Cultivo disponible (no suele ser necesario en casos convencionales).

PRUEBAS DE LABORATORIO

- El estudio de las heces suele ser fiable.
- La biopsia de la mucosa se necesita en algunos casos.
- Los anticuerpos séricos se pueden detectar y resultan especialmente sensibles y específicos para la infección extraintestinal o la enfermedad intestinal grave.
- Se realiza aspiración del líquido de los abscesos para distinguir un absceso bacteriano de uno amebiano.

DIAGNÓSTICO POR IMAGEN

Los estudios radiológicos abdominales (ecografía o TC) para diagnosticar los abscesos hepáticos.

TRATAMIENTO

TRATAMIENTO AGUDO

- Metronidazol (750 mg v.o., cada 8 horas durante 10 días) para tratar las infecciones intestinales leves a graves y los abscesos hepáticos amebianos; puede administrarse por vía intravenosa si fuera necesario.
- Seguir con yodoquinol (650 mg v.o. cada 8 horas durante 20 días) para erradicar los quistes persistentes.

- En pacientes asintomáticos con quistes amebianos en las heces, se puede administrar yodoquinol o paromomicina (500 mg v.o. cada 8 horas durante 7 días).
- Evitar los fármacos antiperistálticos en las infecciones intestinales graves para prevenir el riesgo de megacolon tóxico.
- Los abscesos hepáticos responden en general al tratamiento médico, pero la cirugía está indicada ante una extensión del mismo al pericardio o, en algunas ocasiones, en el megacolon tóxico.

PRONÓSTICO

La respuesta inmunitaria del huésped es incompleta y la frecuencia de reinfección elevada en los pacientes que siguen en riesgo.

DERIVACIÓN

- Consultar con un especialista en infecciosas si infección extraintestinal o intestinal persistente o recidivante.
- Consultar con cirugía:
  1. En el megacolon tóxico.
  2. Ante una rotura inminente o la extensión del absceso hepático a las estructuras adyacentes.

OTRAS CONSIDERACIONES

COMENTARIOS

- La infección por otros parásitos intestinales, sobre todo *Giardia lamblia*, puede asociarse a la amebiasis.

BIBLIOGRAFÍA RECOMENDADA

Haque R et al: Amebiasis, *N Engl J Med* 348(16):1565, 2003.
Stanley SL: Protective immunity to amebiasis: new insights and new challenges, *J Infect Dis* 184(4):504, 2001.

AUTOR: **JOSEPH R. MASCI, M.D.**

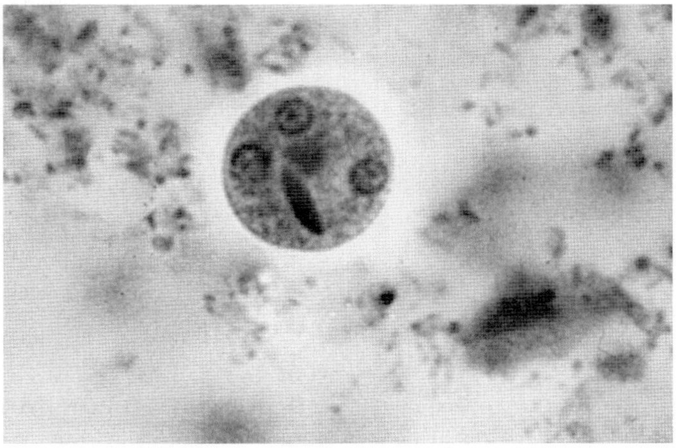

FIGURA 1-12 Quiste maduro de Entamoeba hystolitica. Se reconocen tres de los 4 núcleos en este plano de la microfotografía. (De Mandell GL [ed.]: *Mandell, Douglas and Bennett's principles and practice of infectious diseases*, 5.ª ed., Nueva York, 2000, Churchill Livingstone.)

INFORMACIÓN BÁSICA

DEFINICIÓN

Amiloidosis es un término genérico que describe el depósito de fibrillas de amiloide en los tejidos corporales. El *amiloide* es un material amorfo eosinófilo, birrefringente y en general extracelular. La microscopía electrónica muestra fibrillas no ramificadas, solubles y relativamente resistentes a la digestión proteolítica. Existen dos formas principales de amiloidosis sistémica adquirida:

- AA asociada a los procesos inflamatorios crónicos (como artritis reumatoide) y depósitos de amiloide en el riñón, el hígado y el bazo.
- AL (antes denominada primaria) que afecta a los riñones, el corazón, el hígado, el intestino, la piel, el sistema nervioso periférico, el bazo y los pulmones.

CÓDIGO CIE-9CM
277.3 Amiloidosis

EPIDEMIOLOGÍA Y DEMOGRAFÍA

- La amiloidosis afecta principalmente a los varones entre 60 y 70 años de edad.
- Se producen entre 1.500 y 3.500 casos nuevos en EE.UU. cada año.
- El tipo más frecuente en EE.UU. es el relacionado con la cadena ligera de las inmunoglobulinas (AL), que afecta a 5-12 personas/año en este país.

SÍNTOMAS Y SIGNOS

- Los hallazgos son variables según la afectación orgánica observada. Puede aparecer una poliartritis simétrica, neuropatía periférica y síndrome del túnel del carpo con afectación articular.
- Los signos y síntomas de síndrome nefrótico aparecen en casos con afectación renal.
- Pueden producirse disnea y fatiga cuando se afecta el pulmón.
- La afectación digestiva se asocia a diarrea, macroglosia (20% de los pacientes), mala absorción, hepatomegalia y pérdida de peso.
- Es frecuente la afectación cardíaca y puede determinar ICC de predominio derecho, EVY, edema periférico y hepatomegalia.
- La afectación vascular puede producir sangrado fácil y púrpura periorbitaria («ojos de mapache»).

ETIOLOGÍA

En los pacientes con amiloidosis se produce el depósito en los tejidos de una proteína circulante soluble (el amiloide P sérico [SAP]) en forma de sábanas en hoja beta plegada insolubles. La fuente de la proteína amiloide es una población de células plasmáticas monoclonales de la médula ósea. Existen varias clases de amiloidosis demostradas químicamente, que se pueden dividir en:

1. Amiloidosis sistémica adquirida (cadena ligera de las inmunoglobulinas, mieloma múltiple, amiloidosis asociada a hemodiálisis).
2. Amiloidosis sistémica heredofamiliar (polineuropatía, fiebre mediterránea familiar).
3. Amiloidosis limitada a órganos (enfermedad de Alzheimer).
4. Amiloidosis endocrina limitada (islotes pancreáticos, carcinoma medular de tiroides).

DIAGNÓSTICO

DIAGNÓSTICO DIFERENCIAL

Variable, en función del órgano afectado:
- Afectación renal (necrosis inducida por toxinas o fármacos, glomerulonefritis, trombosis de la vena renal).
- Enfermedad intersticial pulmonar (sarcoidosis, enfermedad del tejido conjuntivo, causa infecciosa).
- Miocardiopatía restrictiva (fibrosis endomiocárdica, miocarditis viral).
- Síndrome del túnel del carpo (artritis reumatoide, hipotiroidismo, uso excesivo).
- Cambios del estado mental (demencia multiinfarto).
- Neuropatía periférica (alcoholismo, deficiencias de vitaminas, diabetes mellitus).

VALORACIÓN

El estudio diagnóstico trata de demostrar depósitos de amiloide en los tejidos. Se puede realizar en una biopsia rectal (positiva en >60% de los casos). Otras opciones son las biopsias renal, miocárdica o de médula ósea. La biopsia de grasa de la piel abdominal también puede ser diagnóstica, pero su rendimiento es bajo y se debe reservar para los pacientes con una neuropatía periférica que tienen alteraciones sugestivas de amiloidosis sistémica.

PRUEBAS DE LABORATORIO

- La valoración inicial de laboratorio debe incluir HC, TSH, pruebas de función renal, ALT, AST, fosfatasa alcalina, bilirrubina, análisis de orina e inmunoelectroforesis de proteínas en suero y orina.
- Las distintas alteraciones de laboratorio posibles incluyen proteinuria (presente en >70% de los casos), anemia, insuficiencia renal, alteraciones funcionales hepáticas, hipotiroidismo (10-20% de los casos) y aumento de proteínas monoclonales. Encontrar una cadena ligera monoclonal en el suero o la orina ayuda mucho al diagnóstico.
- El análisis del ADN es necesario para el diagnóstico de amiloidosis hereditaria.

DIAGNÓSTICO POR IMAGEN

- La radiografía de tórax puede mostrar adenopatías hiliares o mediastínicas.
- La ecocardiografía Doppler bidimensional para estudiar el llenado cardíaco resulta útil para valorar la afectación cardíaca.
- Las pruebas gammagráficas con aprotinina marcada con tecnecio pueden detectar la amiloidosis cardíaca. La gammagrafía con SAP muestra una elevada sensibilidad para la detección de depósitos de amiloide en el hígado, el bazo, los riñones, las suprarrenales y el hueso.

TRATAMIENTO

TRATAMIENTO AGUDO

- El tratamiento es variable, según el tipo de amiloidosis. La amiloidosis asociada a trastornos de las células plasmáticas se puede tratar con melfalán y prednisona, junto con colchicina. La colchicina también puede ser eficaz para la amiloidosis renal.
- El tratamiento de la amiloidosis AL con melfalán en dosis altas y trasplante de células progenitoras puede conseguir remisión hematológica y una mejor supervivencia a los 5 años.
- Se han obtenido resultados prometedores con la molécula conocida como CPHPC administrada por vía i.v. o s.c. en pacientes con amiloidosis. Esta molécula ha reducido de forma eficaz las concentraciones circulantes de SAP.

TRATAMIENTO CRÓNICO

Se necesita el trasplante renal en pacientes con amiloidosis renal. La diálisis peritoneal en lugar de la hemodiálisis en enfermos con insuficiencia renal puede mejorar la amiloidosis secundaria a la hemodiálisis al eliminar la beta2-microglobulina.

PRONÓSTICO

El pronóstico depende fundamentalmente de la presencia o ausencia de afectación cardíaca y del tipo de amiloidosis:
- En la amiloidosis reactiva la erradicación de la enfermedad predisponente retrasa y puede llegar a revertir la progresión de la amiloidosis. No es raro que el paciente sobreviva 5-10 años tras el diagnóstico.
- Los pacientes con una polineuropatía familiar por amiloidosis suelen sobrevivir mucho tiempo, hasta 10-15 años.
- El peor pronóstico se asocia a la amiloidosis asociada a los procesos inmunocíticos (esperanza de vida <1 año).
- La progresión de la amiloidosis asociada a la hemodiálisis renal puede mejorar con las nuevas membranas de diálisis, que dejan pasar beta-2-microglobulina.
- La supervivencia mediana de los pacientes con ICC franca es 6 meses, frente a 30 meses de los enfermos sin ICC.

BIBLIOGRAFÍA RECOMENDADA

Skinner M et al: High-Dose melphalan and autologous stem-cell transplantation in patients with AL amyloidosis: an 8-year study, *Ann Intern Med* 140:85, 2004.

AUTOR: **FRED F. FERRI, M.D.**

INFORMACIÓN BÁSICA

DEFINICIÓN

La anafilaxia es un acontecimiento de inicio abrupto con riesgo para la vida, que se caracteriza por contracciones bronquiales asociadas a cambios hemodinámicos. Su presentación clínica puede incluir manifestaciones respiratorias, cardiovasculares, cutáneas o digestivas.

SINÓNIMOS

La reacción anafilactoide está estrechamente relacionada con la anafilaxia y se debe a la liberación por parte de los mastocitos y los basófilos de mediadores, que generan acontecimientos no mediados por IgE.

CÓDIGOS CIE-9CM
995.0 Shock anafiláctico
995.60 Anafilaxia de origen alimentario
999.4 Anafilaxia por vacunación
977.9 Anafilaxia por fármacos
989.5 Anafilaxia tras picaduras

EPIDEMIOLOGÍA Y DEMOGRAFÍA

INCIDENCIA: 20.000-50.000 personas cada año en EE.UU. La frecuencia de anafilaxia es 0,0004% con alimentos, 0,7-10% con penicilina, 0,22-1% con contraste radiológico y 0,5-5% con picaduras de insectos. Se estima que 1 de cada 3.000 pacientes ingresados en hospitales de EE.UU. desarrollan una reacción anafiláctica.

SÍNTOMAS Y SIGNOS

- Urticaria, prurito, enrojecimiento de la piel, angioedema, debilidad, vértigo.
- Disnea, tos, malestar, dificultad para tragar.
- Sibilancias, taquicardia, diarrea.
- Hipotensión, colapso vascular.

ETIOLOGÍA

Casi cualquier sustancia puede producir anafilaxia en algún individuo concreto.
- Los medicamentos implicados con frecuencia incluyen antibióticos, insulina, extractos de alergenos, opiáceos, vacunas, AINE, contrastes radiológicos y estreptocinasa.
- Alimentos y sus aditivos, nueces, clara de huevo, marisco, pescado, leche, frutas y bayas.
- Hemoderivados, plasma, inmunoglobulinas, crioprecipitado, sangre entera.
- Venenos, como el de serpiente, araña o abeja (picaduras de himenópteros).
- Látex.

DIAGNÓSTICO

DIAGNÓSTICO DIFERENCIAL

- Trastornos endocrinos (carcinoide, feocromocitoma).
- Globo histérico, trastorno por ansiedad.
- Mastocitosis sistémica.
- Embolismo pulmonar, enfermedad del suero, reacciones vasovagales.
- Asma grave (el rasgo clínico diferencial más importante es que en la anafilaxia el inicio de los síntomas es abrupto sin antecedentes de empeoramiento progresivo de los mismos).
- Shock séptico u otra forma de shock.
- Cuerpo extraño en la vía respiratoria.

VALORACIÓN

La valoración trata de distinguir otros trastornos que pueden parecerse a la anafilaxia (síncope vasovagal que se diferencia por la presencia de bradicardia en lugar de taquicardia como en la anafilaxia; ausencia de hipoxemia en la gasometría para descartar embolismo pulmonar o aspiración de cuerpo extraño).

PRUEBAS DE LABORATORIO

- La valoración de laboratorio no suele resultar útil, porque el diagnóstico de anafilaxia es clínico.
- La gasometría puede resultar útil para descartar un embolismo pulmonar, un estado asmático o la aspiración de cuerpo extraño.
- El incremento de la concentración de histamina en suero y orina puede resultar útil para el diagnóstico, pero no son estudios disponibles en general.

DIAGNÓSTICO POR IMAGEN

En general no resulta útil.
- La radiografía de tórax está indicada en pacientes con dificultad pulmonar aguda.
- La valoración radiológica de una epiglotitis es útil en pacientes con dificultad pulmonar aguda.
- Se debe plantear el ECG en todos los pacientes con pérdida súbita de consciencia o que refieren síntomas de dolor torácico o disnea y en todos los ancianos.

TRATAMIENTO

TRATAMIENTO NO FARMACOLÓGICO

- Se debe poner con rapidez una vía i.v. y empezar a administrar líquidos por ella (p. ej., salino). El paciente debe ser colocado en decúbito supino o en Trendelenburg.
- Se recomienda aporte de oxígeno suplementario y monitorización cardíaca.

TRATAMIENTO AGUDO

- Se debe administrar con rapidez adrenalina s.c. o i.m. en dosis 0,01 ml/kg de adrenalina acuosa 1:1.000 (dosis máxima en adultos 0,3-0,5 ml). Se puede repetir la dosis cada 5-10 minutos si los síntomas persisten o reaparecen. Se debe plantear la administración endotraqueal de adrenalina si no se puede conseguir un acceso i.v. en una crisis con riesgo vital.
- Se recomienda la administración de antagonistas de los receptores H1 y H2 en el tratamiento inicial de la anafilaxia.
  1. Adminsitrar difenhidramina 50-75 mg i.v. o i.m.
  2. Cimetidina 300 mg i.v. en 3-5 minutos o ranitidina 50 mg i.v. inicialmente; las dosis posteriores de bloqueantes H1 y H2 se pueden administrar por vía oral cada 6 horas durante 48 horas.
- Los corticosteroides no son útiles en el episodio agudo porque su acción es lenta; sin embargo, se deben administrar en la mayor parte de los casos para prevenir la anafilaxia prolongada o de repetición. Los fármacos más empleados son succinato sódico de hidrocortisona 250-500 mg i.v. cada 4-6 horas en adultos (4-8 mg/kg en niños) o metilprednisolona 60-125 mg i.v. en adultos (1-2 mg/kg en niños).
- Los agonistas beta en aerosol (como albuterol, 2,5 mg que se repite según necesidad en 20 minutos) son útiles para controlar el broncospasmo.
- Otros fármacos útiles en circunstancias especiales: atropina para la bradicardia refractaria; dopamina para la hipotensión refractaria (a pesar de la expansión de la volemia); o glucagón en pacientes que reciben beta-bloqueantes.

OTRAS CONSIDERACIONES

COMENTARIOS

- Se recomienda educar al paciente sobre la naturaleza de la enfermedad y las medidas de prevención. La forma más fiable de identificar a los individuos de riesgo es una anamnesis con episodios anafilácticos previos demostrados o la existencia de desencadenantes conocidos de la anafilaxia.
- Se debe recetar una jeringa de adrenalina preparada que el paciente debe utilizar como tratamiento de urgencia si se le producen episodios de anafilaxia repetidos.
- Los pacientes deben llevar un sistema de identificación para alerta médica en el que se describan las sustancias responsables de su anafilaxia.
- Se recomienda evitar el contraste radiológico.
- La inmunoterapia frente al veneno en cuanto se produce una picadura es eficaz y se recomienda hasta 5 años después de un incidente anafiláctico.

BIBLIOGRAFÍA RECOMENDADA

Tang AW: A practical guide to anaphylaxis, *Am Fam Physician* 68:1325, 2003.

AUTOR: **FRED F. FERRI, M.D.**

INFORMACIÓN BÁSICA

DEFINICIÓN

La anemia aplásica es una insuficiencia de la médula ósea de causa diversa y que se caracteriza por la destrucción o supresión de progenitores con pancitopenia resultante.

SINÓNIMOS

Anemia refractaria.
Anemia hipoplásica.

CÓDIGOS CIE-9CM
284.9 Anemia aplásica
284.8 Anemia aplásica adquirida
284.0 Anemia aplásica congénita

EPIDEMIOLOGÍA Y DEMOGRAFÍA

- No existe predominio de edad o sexo en la forma adquirida.
- La incidencia anual de anemia aplásica en EE.UU. son 3-9 casos/millón de habitantes.

SÍNTOMAS Y SIGNOS

- Palidez cutánea, equimosis, petequias, hemorragia retiniana.
- Posible fiebre, úlceras en la boca y la lengua, faringitis.
- Talla baja o alteraciones esqueléticas o ungueales posibles en la forma congénita.
- Posible soplo de eyección sistólico audible en la anemia grave.

ETIOLOGÍA

- En la mayor parte de los pacientes con anemia aplásica adquirida, la insuficiencia medular se debe a una destrucción activa de mecanismo inmunológico de las células formadoras de sangre por parte de los linfocitos.
- Los factores etiológicos frecuentes en la anemia aplásica son:
  Toxinas (como benceno, insecticidas).
  Fármacos (como Felbatol, cimetidina, busulfán y otros mielosupresores, sales de oro, cloranfenicol, sulfonamidas, trimetadiona, quinacrina, fenilbutazona).
  Radiaciones ionizantes.
  Infecciones (hepatitis C, VIH).
  Idiopática.
  Hereditaria (anemia de Fanconi).
  Otras: inmunológicas, embarazo.

DIAGNÓSTICO

DIAGNÓSTICO DIFERENCIAL

- Infiltración medular por linfoma, carcinoma o mielofibrosis.
- Infección grave.
- Leucemia linfoblástica aguda hipoplásica en niños.
- Síndromes mielodisplásicos hipoplásicos o leucemia mieloide aguda hipoplásica en adultos.
- Hiperesplenismo.
- Leucemia de células peludas.

VALORACIÓN

- La valoración diagnóstica incluye principalmente un aspirado de médula ósea con biopsia y pruebas de laboratorio (HC y estudio de un frotis).
- La exploración medular suele mostrar escasez o ausencia completa de precursores eritroides o mieloides; los pacientes con aplasia pura de hematíes pueden mostrar sólo ausencia de precursores de serie roja en la médula.

PRUEBAS DE LABORATORIO

- El HC muestra pancitopenia. Puede observarse macrocitosis y granulación tóxica de los neutrófilos. En fases precoces puede haber citopenias aisladas.
- Reticulocitopenia.
- Los estudios de laboratorio iniciales deben incluir también prueba de Ham para descartar una hemoglobinuria paroxística nocturna (HPN) y pruebas de la hepatitis C.

DIAGNÓSTICO POR IMAGEN

- Radiografía de tórax.
- Ecografía o TC abdominal para valorar esplenomegalia.
- Radiografía de la mano y el antebrazo en enfermos con anemia constitucional.
- TC de la región tímica si se sospecha una aplasia de hematíes asociada a un timoma.

TRATAMIENTO

TRATAMIENTO NO FARMACOLÓGICO

- Interrumpir cualquier fármaco o sustancia responsable.
- Valorar el trasplante de médula ósea.

TRATAMIENTO AGUDO

- Tratamiento agresivo de las fiebres neutropénicas con antibióticos de amplio espectro parenterales.
- Transfusiones de plaquetas y hematíes según demanda, aunque se deben evitar las transfusiones en pacientes candidatos a trasplante de médula ósea.
- Tratamiento inmunosupresor con globulina antitimocitos (GAT) asociada o no a ciclosporina (CSP); GAT con prednisona (1-2 mg/kg/día inicialmente) para evitar complicaciones de la enfermedad del suero.

- El trasplante de precursores de médula ósea alogénica o de sangre periférica de un hermano compatible suele curar la insuficiencia medular de base.
- En los pacientes con una anemia aplásica grave que no son candidatos al trasplante de médula ósea, se puede emplear altas dosis de ciclofosfamida sin trasplante posterior como tercera opción terapéutica como tratamiento inicial de la enfermedad.

TRATAMIENTO CRÓNICO

- Monitorización a largo plazo del paciente con exploración física y estudios de laboratorio rutinarios para controlar recidivas.
- GAT con CSP recupera la hematopoyesis en dos tercios de los pacientes; sin embargo, la recuperación del recuento celular sanguíneo suele ser incompleta y la pancitopenia repetida necesita tratamiento. En algunos pacientes la mielodisplasia es una complicación tardía del tratamiento inmunosupresor.
- Los pacientes que no responden a la inmunosupresión tienen mal pronóstico a largo plazo y deben ser considerados para trasplante de médula ósea de donante no relacionado.
- Hay poca justificación para realizar una prueba con corticosteroides como tratamiento primario o para su uso a largo plazo para prevenir la hemorragia.

PRONÓSTICO

- Los pacientes con anemia aplásica grave que son sometidos a trasplante de médula ósea antes de que se produce sensibilización por transfusiones tienen una probabilidad de supervivencia prolongada excelente y de llevar una vida normal; la edad es un factor importante; la incidencia de enfermedad injerto contra huésped aumenta con la edad y supera el 90% en mayores de 30 años.
- Tras el trasplante medular de un hermano HLA-idéntico, >70% de los pacientes sobreviven a largo plazo y se pueden considerar curados.
- La respuesta a la inmunosupresión en la anemia aplásica es independiente de la edad, pero el tratamiento asocia una mayor mortalidad en los pacientes más ancianos.
- La supervivencia global a los 5 años de la anemia aplásica alcanza ahora 70-90%.

DERIVACIÓN

Está indicada la derivación a hematología de todos los enfermos con anemia aplásica.

AUTOR: **FRED F. FERRI, M.D.**

INFORMACIÓN BÁSICA

DEFINICIÓN

La anemia de células falciformes es una hemoglobinopatía caracterizada por la producción de hemoglobina S, resultado de la sustitución del aminoácido valina por el ácido glutámico en la sexta posición de la cadena γ-globina. Cuando se exponen a una menor presión de oxígeno, los hematíes asumen la forma de una hoz, lo que causa su estasis a nivel de los capilares. Las crisis dolorosas están causadas por la lesión isquémica tisular debida a la obstrucción del flujo sanguíneo por parte de los eritrocitos falciformes.

SINÓNIMOS

Anemia drepanocítica.
Anemia falciforme.
Enfermedad de hemoglobina S.

CÓDIGO CIE-9CM
286.60 Anemia drepanocítica

EPIDEMIOLOGÍA Y DEMOGRAFÍA

- La hemoglobina S de las células falciformes se transmite a través de un gen autosómico recesivo. Se observa fundamentalmente en negros (1 de cada 400 estadounidenses negros).
- El rasgo drepanocítico afecta al 10% de los estadounidenses negros.
- No existe predominio por sexos.

SÍNTOMAS Y SIGNOS

- La exploración física varía en función del grado de anemia, así como de la presencia de síndromes vasooclusivos agudos o complicaciones neurológicas, cardiovasculares, genitourinarias y musculoesqueléticas.
- No existe ningún hallazgo en el laboratorio clínico que sea patognomónico de la crisis dolorosa de la anemia de células falciformes. El diagnóstico de un episodio doloroso se basa únicamente en el tratamiento médico y la exploración física.
- Los huesos constituyen el sitio más frecuente de dolor. La dactilitis, o síndrome mano-pie (tumefacción dolorosa y aguda de manos y pies), constituye la primera manifestación de la anemia de células falciformes en muchos lactantes. Otros síntomas comunes son la irritabilidad o la negativa a caminar. Después de la lactancia, el dolor musculoesquelético puede ser simétrico, asimétrico o migratorio, pudiendo asociarse o no a tumefacción, fiebre baja, rubor o calor.
- Tanto en niños como en adultos, los episodios vasooclusivos drepanocíticos son difíciles de distinguir de una osteomielitis, artritis séptica, sinovitis, fiebre reumática o gota.

- Cuando existe dolor abdominal o visceral, deberán descartarse síndromes por secuestración (bazo, hígado) o la posibilidad de que exista una enfermedad aguda, como apendicitis, pancreatitis, colecistitis, infección urinaria, EIP (enfermedad pélvica inflamatoria) o neoplasias malignas.
- La neumonía aparece durante el curso clínico del 20% de los fenómenos dolorosos, pudiendo manifestarse como dolor torácico y abdominal. En el adulto, el dolor torácico puede ser el resultado de la vasooclusión a nivel costal, precediendo a menudo a un fenómeno pulmonar. La región lumbar también constituye un sitio frecuente de crisis dolorosas en el adulto.
- El «síndrome torácico agudo» se manifiesta con dolor torácico, fiebre, sibilancias, taquipnea y tos. La radiografía de tórax revela infiltrados pulmonares. Causas frecuentes son la infección (micoplasmas, clamidias, virus), el infarto y la embolia grasa.
- Las anomalías musculoesqueléticas y cutáneas observadas en la anemia falciforme incluyen úlceras en piernas (especialmente maleolares) y deformidades a nivel de las cinturas escapular y pélvica causadas por la necrosis avascular de las cabezas femoral y humeral.
- Las alteraciones endocrinas incluyen un retraso de la madurez sexual y una madurez física tardía, especialmente evidente en niños.
- Las alteraciones neurológicas observadas en la exploración pueden incluir convulsiones y alteración del estado mental.
- Las infecciones, especialmente por *Salmonella*, *Mycoplasma* y *Streptococcus*, son relativamente frecuentes.
- A menudo se observa una esplenomegalia grave secundaria a a secuestración en niños, antes de producirse la atrofia esplénica.

DIAGNÓSTICO

DIAGNÓSTICO DIFERENCIAL

- Talasemia.
- Anemia ferropénica, leucemia.
- El diagnóstico diferencial en pacientes con crisis dolorosa se discute en «Síntomas y signos».

VALORACIÓN

- Se recomienda el cribado de todos los neonatos independientemente de su raza. El cribado puede realizarse mediante la prueba de reducción del metabisulfito sódico.
- La electroforesis de hemoglobina también confirma el diagnóstico y es útil para identificar variantes de hemoglobina como la hemoglobina fetal y la hemoglobina A2.

PRUEBAS DE LABORATORIO

- La anemia (causada por hemólisis crónica), reticulocitosis, leucocitosis y trombocitosis son frecuentes.
- También son comunes las elevaciones de bilirrubina y LDH.
- El frotis de sangre periférica puede revelar células falciformes, dianocitos, poiquilocitosis e hipocromia (fig. 1-13).
- Pueden existir elevaciones del BUN y la creatinina en pacientes con insuficiencia renal progresiva.
- El análisis de orina puede revelar hematuria y proteinuria.

DIAGNÓSTICO POR IMAGEN

- La radiografía de tórax es útil en pacientes con «síndrome torácico». Puede evidenciarse una cardiomegalia en la radiografía de tórax.

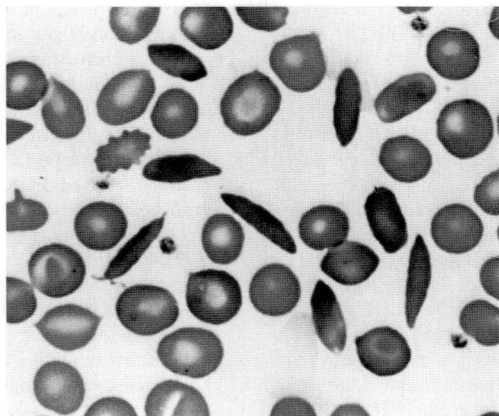

FIGURA 1-13   Microfotografía de un frotis de sangre periférica, células falciformes, típicas de la anemia drepanocítica. (De Andreoli TE [ed.]: *Cecil essential of medicine*, 4.ª ed., Filadelfia, 1997, WB Saunders.)

- La TC ósea es útil para descartar una osteomielitis (en general secundaria a *Salmonella*). La RM también es eficaz en el diagnóstico de osteomielitis.
- A menudo son necesarias una TC o RM encefálicas en pacientes con complicaciones neurológicas como, AIT, ACV, convulsiones o alteración del estado mental.
- El Doppler transcraneal supone una técnica útil para identificar a niños con anemia falciforme con riesgo de ictus.
- La ecocardiografía Doppler puede emplearse para diagnosticar hipertensión pulmonar.

TRATAMIENTO

TRATAMIENTO NO FARMACOLÓGICO

- Debe instruirse a los pacientes para que eviten aquellas situaciones que puedan precipitar una crisis drepanocítica, como la hipoxia, infecciones, acidosis y deshidratación.
- Mantener una hidratación adecuada (v.o. o i.v).
- Corregir la hipoxia.

TRATAMIENTO AGUDO

- Diagnosticar y tratar de manera agresiva las presuntas infecciones (la osteomielitis por *Salmonella* y las infecciones neumocócicas afectan más a pacientes con anemia drepanocítica, a causa de los infartos y la atrofia esplénicos). El tratamiento combinado con una cefalosporina y eritromicina más la espirometría incentivada y broncodilatadores son útiles en pacientes con síndrome torácico agudo.
- Proporcionar analgesia durante las crisis vasooclusivas. Las medicaciones deben administrarse según un cronograma estricto en el que los intervalos entre dosis no se extiendan más allá de la duración del efecto farmacológico deseado.
  1. La meperidina está contraindicada en pacientes con disfunción renal o enfermedad del SNC, puesto que su metabolito, normeperidina (excretado por los riñones) puede provocar convulsiones.
  2. Los narcóticos (p. ej., morfina, 0,1 mg/kg i.v. cada 3-4 h o 0,3 mg/kg v.o. cada 4 h) deben administrarse según un cronograma estricto (no a demanda), con dosis de rescate para el dolor súbito cuando sea necesario.
  3. Excepto si hay contraindicaciones, el uso concomitante de AINE debería constituir el tratamiento estándar.
  4. Debe instruirse a las enfermeras para que no administren narcóticos si el paciente está fuertemente sedado o con depresión respiratoria.
  5. Si el paciente muestra signos de mejoría, deberán reducirse de forma gradual los narcóticos, con el fin de prevenir el síndrome de abstinencia. Es aconsejable observar al paciente que consume analgésicos orales durante

12-24 h antes de que abandone el hospital.
  6. Los analgésicos deben administrarse en combinación con un tratamiento psicológico, conductual y físico en esta enfermedad.
- Diagnosticar y tratar de forma agresiva cualquier complicación potencial (p. ej., necrosis séptica de la cabeza femoral, priapismo, infartos óseos y «síndrome torácico» agudo).
- Evitar transfusiones «de rutina», pero considerar transfusiones precoces en pacientes con alto riesgo de complicaciones. Indicaciones de transfusión: crisis aplásicas, crisis hemolíticas graves (especialmente durante el tercer trimestre de gestación), síndrome torácico agudo y alto riesgo de ictus.
- La hidroxiurea (500-750 mg/día) eleva los niveles de hemoglobina F y reduce la incidencia de complicaciones vasooclusivas. En general se tolera bien. Los efectos colaterales consisten fundamentalmente en una neutropenia reversible.
- Reponer el ácido fólico (1 mg v.o. al día).

TRATAMIENTO CRÓNICO

- Deben revisarse las recomendaciones para el tratamiento puntual de la fiebre, infecciones, dolor y complicaciones específicas.
- Se recomienda el asesoramiento genético en todos los casos.
- Evitar las transfusiones innecesarias. Pueden ser necesarias las exanguino-transfusiones en pacientes con signos neurológicos agudos, con crisis aplásicas o sometidos a cirugía.
- El trasplante alogénico de células madre puede ser curativo en pacientes jóvenes con anemia de células falciformes sintomática; sin embargo, la tasa de mortalidad de esta técnica está cercana al 10%, los receptores de médula ósea tienen una alta probabilidad de ser infértiles, y existe un riesgo indefinido de malignización inducida por la quimioterapia.
- Debe administrarse penicilina V, 125 mg v.o. dos veces al día, a los 2 meses de edad, incrementando la dosis a 250 mg dos veces al día a la edad de 3 años. La profilaxis con penicilina puede interrumpirse a los 5 años de edad, excepto en el niño esplenectomizado.

DERIVACIÓN

- En general se recomienda la hospitalización en la mayoría de las crisis y complicaciones.
- Deben potenciarse el asesoramiento psicosocial y las estructuras de apoyo.

OTRAS CONSIDERACIONES

COMENTARIOS

- Tanto los pacientes como sus familiares deben recibir asesoramiento genético y

ser conscientes de la diferencia entre el rasgo drepanocítico y la propia anemia de células falciformes.
- Se recomiendan inmunizaciones regulares y vacuna neumocócica. La administración profiláctica de penicilina poco después de nacer y la administración puntual de las vacunas neumocócica y *H. influenzae* tipo b han dado lugar a un descenso significativo de la incidencia de tales infecciones. La vacuna neumocócica conjugada heptavalente debe administrarse desde los 2 meses de edad. La vacuna neumocócica no conjugada de 23 valencias se administra desde los 2 años de edad, pudiendo administrarse una única dosis de recuerdo tres años más tarde. La vacuna de la gripe puede administrarse a partir de los 6 meses de edad.
- Debe asesorarse a los pacientes respecto de la dieta equilibrada y los suplementos de ácido fólico.
- La presencia de dactilitis, Hb 7 o leucocitosis en ausencia de infección durante los primeros 2 años de vida, indica un alto riesgo de anemia de células falciformes grave en el futuro.
- En pacientes con anemia de células falciformes, el síndrome torácico agudo se precipita con frecuencia por una embolia grasa e infecciones, especialmente una neumonía adquirida en la comunidad. En pacientes de edad avanzada y aquéllos con síntomas neurológicos, el síndrome a menudo progresa a una insuficiencia respiratoria.
- El poloxamer 188, un surfactante no iónico con propiedades hemorreológicas y antitrombóticas, ha demostrado producir una reducción significativa, aunque relativamente pequeña, de la duración de los episodios dolorosos y aumentar la proporción de pacientes que consiguen la resolución de sus síntomas. Un efecto más importante se observó en pacientes que recibían hidroxiurea de forma concomitante.
- La hipertensión pulmonar es una complicación de la hemólisis crónica y se asocia a un mayor riesgo de muerte. Puede detectarse mediante ecocardiografía Doppler en más del 30% de los pacientes adultos con anemia de células falciformes. La cateterización cardíaca confirmará el diagnóstico. Es resistente a tratamiento con hidroxiurea.

BIBLIOGRAFÍA RECOMENDADA

Gladwin MT et al: Pulmonary hypertension as a risk factor for death in patients with sickle cell disease, *N Engl J Med* 350:886, 2004.

Orringer E et al: Purified poloxamer 188 for treatment of acute vaso-occlusive crisis of sickle cell disease, *JAMA* 286:2099, 2001.

Vichinski EP et al: Causes and outcomes of the acute chest syndrome in sickle cell disease, *N Engl J Med* 342:1855, 2000.

Wethers DL: Sickle cell disease in childhood, *Am Fam Physician* 62:1013, 2000.

AUTOR: **FRED F. FERRI, M.D.**

INFORMACIÓN BÁSICA

DEFINICIÓN

La anemia ferropénica es una anemia secundaria a un aporte inadecuado de hierro o una pérdida excesiva de sangre.

CÓDIGOS CIE-9CM
280.9 Anemia ferropénica
648.2 Anemia ferropénica como complicación del embarazo

EPIDEMIOLOGÍA Y DEMOGRAFÍA

- La deficiencia de hierro en la dieta se produce en los lactantes como consecuencia de la leche no suplementada. Es frecuente también en mujeres en edad fértil como consecuencia de menstruaciones muy intensas o durante el embarazo (aumenta la demanda).
- La deficiencia de hierro es la deficiencia nutricional más frecuente en todo el mundo.
- La prevalencia de deficiencia de hierro es máxima entre los niños de 1-2 años (7%), los adolescentes y las mujeres adultas de 12 a 49 años (9-16%).

SÍNTOMAS Y SIGNOS

- La mayor parte de los pacientes tienen una exploración normal.
- Puede observarse palidez de piel y conjuntivas.

ETIOLOGÍA

- Pérdida de sangre por vía digestiva o hemorragia menstrual (es menos frecuente una pérdida de sangre GU como causa).
- Deficiencia de hierro en la dieta (raro en adultos).
- Mala absorción de hierro en pacientes con cirugía gástrica o del intestino delgado.
- Flebotomías repetidas.
- Aumento de las demandas (como sucede en el embarazo).
- Otras: hemólisis traumática (alteraciones en la función de las válvulas cardíacas), hemosiderosis pulmonar idiopática (secuestro del hierro en los macrófagos pulmonares), hemoglobinuria paroxística nocturna (hemólisis intravascular).

DIAGNÓSTICO

DIAGNÓSTICO DIFERENCIAL

- Anemia de los trastornos crónicos.
- Anemia sideroblástica.
- Rasgo talasémico.

VALORACIÓN

La valoración diagnóstica incluye principalmente estudios de laboratorio. La mayor parte de los pacientes con deficiencia de hierro son asintomáticos en estadios precoces. Al progresar la anemia, los principales síntomas son fatiga, vértigo, disnea de esfuerzo, pagofagia (ingesta de hielo) y pica. La historia del paciente puede sugerir una hemorragia digestiva (melenas, hematoquecia y hemoptisis).

PRUEBAS DE LABORATORIO

- Los resultados de laboratorio varían en función del estadio de la deficiencia.
- La ausencia de depósitos medulares de hierro y la disminución de la ferritina sérica son las alteraciones iniciales.
- La disminución de la concentración de hierro sérico y el aumento de TIBG son las siguientes alteraciones.
- Existe una anemia hipocrómica microcítica cuando la deficiencia de hierro es importante.
- El frotis de sangre periférica de los pacientes con deficiencia de hierro suele mostrar hematíes hipocrómicos y microcíticos con una zona central amplia y pálida, anisocitosis y poiquilocitosis en casos graves.
- Las alteraciones de laboratorio compatibles con una deficiencia de hierro incluyen ferritina baja, aumento de la anchura de distribución de los hematíes con valores >15, bajo VCM, aumento de TIBG y baja concentración de hierro sérico.
- El contenido de hemoglobina de los reticulocitos (CHr) puede ser una buena prueba de detección selectiva de la deficiencia de hierro. Se puede medir en un analizador automatizado de hematología y es una forma relativamente barata y rápida de detectar la deficiencia de hierro.

TRATAMIENTO

TRATAMIENTO NO FARMACOLÓGICO

Los pacientes deben ser animados a comer alimentos ricos en hierro, como hígado, carnes rojas y legumbres.

TRATAMIENTO AGUDO

- El tratamiento incluye sulfato ferroso 325 mg v.o. diarios al menos durante 6 meses. Los suplementos de calcio pueden reducir la absorción de hierro; por tanto, se deben escalonar estos dos fármacos.
- El tratamiento con hierro parenteral se reserva para los pacientes con mala tolerancia, que no toman los medicamentos orales o que tienen mala absorción.
- La transfusión de concentrados de hematíes está indicada en pacientes con una anemia sintomática grave (angina) o anemia que amenaza la vida.

TRATAMIENTO CRÓNICO

El paciente debe mantener los aportes de hierro durante al menos 6 meses o más para corregir las reservas agotadas del cuerpo.

PRONÓSTICO

La mayor parte de los pacientes responden con rapidez a los aportes de hierro con una mejoría del HC y del estado general. Los efectos digestivos secundarios del hierro son frecuentes y pueden obligar a reducir la dosis a días alternos.

DERIVACIÓN

La consulta con digestivo para descartar tumores malignos se recomienda en todos los pacientes con deficiencia de hierro y sospecha de hemorragia digestiva.

OTRAS CONSIDERACIONES

COMENTARIOS

Si se diagnostica una anemia ferropénica, es obligatorio tratar de localizar el origen de la pérdida de sangre.

BIBLIOGRAFÍA RECOMENDADA

Tefferi A: Anemia in adults: a contemporary approach to diagnosis, *Mayo Clin Proc* 78:1274, 2004.

AUTOR: **FRED F. FERRI, M.D.**

INFORMACIÓN BÁSICA

DEFINICIÓN

La anemia hemolítica autoinmunitaria (AHAI) es una anemia secundaria a la destrucción prematura de los hematíes por la unión de autoanticuerpos, complemento o ambos.

CÓDIGOS CIE-9CM
283.0 Anemia hemolítica autoinmunitaria

EPIDEMIOLOGÍA Y DEMOGRAFÍA

La anemia hemolítica autoinmunitaria es más frecuente en mujeres <50 años.

SÍNTOMAS Y SIGNOS

- Palidez, ictericia.
- Taquicardia con un soplo si anemia intensa.
- La presentación más frecuente es disnea y cansancio.
- Los pacientes con hemólisis intravascular pueden presentar orinas oscuras y lumbalgia.
- La existencia de hepatomegalia asociada o no a adenopatías sugiere un trastorno linfoproliferativo de base o un tumor maligno; la esplenomegalia puede indicar hiperesplenismo como causa de la hemólisis.

ETIOLOGÍA

- Mediada por anticuerpos calientes: IgG (con frecuencia idiopática o asociada a leucemia, linfoma, timoma, mieloma, infecciones virales o enfermedades del colágeno vascular).
- Medida por anticuerpos fríos: IgM y complemento en la mayor parte de los casos (con frecuencia idiopática, pero a veces asociada a infecciones, linfoma o enfermedad por crioaglutininas).
- Inducida por fármacos: tres mecanismos fundamentales:
  1. Anticuerpos frente al complejo Rh (como metildopa).
  2. Anticuerpos frente al complejo hematíe-fármaco (inducida por haptenos, como penicilina).
  3. Anticuerpos frente al complejo formado por el fármaco y las proteínas del plasma; el complejo fármaco-anticuerpo-proteínas del plasma determina la destrucción de los hematíes (que sólo pasaban por allí de forma inocente, como sucede en el caso de quinidina).

DIAGNÓSTICO

DIAGNÓSTICO DIFERENCIAL

- Anemia hemolítica producida por defectos en la membrana (hemoglobinuria paroxística nocturna, anemia de células en espolón, enfermedad de Wilson).

- No inmunitaria (anemia hemolítica microangiopática, hiperesplenismo, prótesis valvular cardíaca, hemangiomas cavernosos gigantes, hemoglobinuria por la marcha, agentes físicos, infecciones, metales pesados, determinados fármacos [nitrofurantoína, sulfonamidas]).

VALORACIÓN

La valoración consiste principalmente en la confirmación por parte del laboratorio de la hemólisis y en descartar otras causas de anemia. Aunque la mayor parte de los casos de AHAI son idiopáticos, siempre se deben buscar las posibles causas.

PRUEBAS DE LABORATORIO

- Pruebas de laboratorio iniciales: HC (anemia), recuento de reticulocitos (elevado), pruebas de función hepática (aumento de la bilirrubina indirecta y LDH), valoración de un frotis de sangre periférica, prueba de Coombs (la prueba de Coombs directa positiva indica presencia de anticuerpos o complemento en la superficie de los hematíes, mientras que la positividad de la prueba de Coombs indirecta indica presencia de anticuerpos frente a los hematíes circulando con libertad en el suero del enfermo), concentración de haptoglobina (disminuida).
- Anticuerpos IgG e IgM.
- Serología de hepatitis, ANA.
- Las pruebas de orina pueden demostrar hemosiderinuria o hemoglobinuria.

DIAGNÓSTICO POR IMAGEN

- Radiografía de tórax.
- También se puede plantear una TC abdominal o torácica para descartar linfoma.

TRATAMIENTO

TRATAMIENTO NO FARMACOLÓGICO

- Interrumpir cualquier fármaco posiblemente responsable.
- Transfusión de intercambio o plasmaféresis, en los casos que amenacen la vida sólo.
- Evitar la exposición al frío en pacientes con anticuerpos fríos.

TRATAMIENTO AGUDO

- Prednisona 1-2 mg/kg/día en dosis divididas inicialmente en la anemia hemolítica autoinmunitaria por anticuerpos calientes. Los corticosteroides se consideran en general ineficaces en la anemia hemolítica por anticuerpos fríos.

- Esplenectomía en pacientes que no responden adecuadamente a los corticosteroides cuando los estudios de secuestro de hematíes indiquen secuestro esplénico.
- Fármacos inmunosupresores asociados o no a inmunoglobulinas sólo cuando fracasen tanto los corticosteroides como la esplenectomía (salvo que exista contraindicación para la cirugía) en lograr una remisión adecuada.
- Danazol, a menudo combinado con corticosteroides (puede ser útil en la anemia hemolítica autoinmunitaria por anticuerpos calientes).
- Fármacos inmunosupresores (azatioprina, ciclofosfamida) pueden resultar útiles en la anemia hemolítica autoinmunitaria por anticuerpos calientes, pero sólo están indicados cuando los corticosteroides y la esplenectomía (salvo que exista contraindicación para la cirugía) hayan fracasado en lograr la remisión adecuada.

PRONÓSTICO

El pronóstico es bueno en general, salvo que la anemia se asocie a un trastorno de base de mal pronóstico (leucemia, mieloma).

DERIVACIÓN

Consultar con hematología todos los casos de AHAI. Consultar con cirugía los casos refractarios para valorar esplenectomía.

OTRAS CONSIDERACIONES

COMENTARIOS

- La prueba de Coombs directa (también conocida como prueba de antiglobulina directa [PAD]) demuestra la presencia de anticuerpos o complemento en la superficie de los hematíes y es la característica de la hemólisis autoinmunitaria.
- La AHAI por anticuerpos calientes se suele asociar a enfermedades autoinmunitarias, mientras que la secundaria a crioanticuerpos suele guardar relación con infecciones virales (como la mononucleosis) o por *Mycoplasma pneumoniae*.
- VIH puede inducir tanto una AHAI por anticuerpos calientes como fríos.

BIBLIOGRAFÍA RECOMENDADA

Dhaliwal G et al: Hemolytic anemia, *Am Fam Physician* 69:2599, 2004.
Gehrs BC, Friedberg RC: Autoimmune hemolytic anemia, *Am J Hematol* 69:258, 2002.

AUTOR: **FRED F. FERRI, M.D.**

INFORMACIÓN BÁSICA

DEFINICIÓN

La anemia perniciosa es una enfermedad autoinmunitaria ocasionada por anticuerpos frente al factor intrínseco y las células parietales gástricas.

SINÓNIMO

Anemia megaloblástica por deficiencia de vitamina B12

CÓDIGOS CIE-9CM
281.0 Anemia perniciosa

EPIDEMIOLOGÍA Y DEMOGRAFÍA

- Aumento de la incidencia en mujeres y adultos ancianos (el diagnóstico es raro antes de los 35 años).
- La prevalencia global de AP no diagnosticada en mayores de 60 años es 1,9%.
- La prevalencia es máxima en mujeres (2,7%), sobre todo de raza negra (4,3%).
- Aumento de la incidencia de enfermedades autoinmunitarias (como DM de tipo 1, enfermedad de Graves, enfermedad de Addison), infección por *Helicobacter pylori*.

SÍNTOMAS Y SIGNOS

- Palidez de mucosas, glositis.
- Neuropatía sensitiva periférica con parestesias inicialmente y ausencia de reflejos en casos avanzados.
- Pérdida del sentido de la posición articular, signos de vías piramidales o largas.
- Posible esplenomegalia y hepatomegalia leve.
- Debilidad generalizada y delirium/demencia.

ETIOLOGÍA

- Anticuerpos frente a las células parietales gástricas en >70% de los pacientes y anticuerpos frente al factor intrínseco en >50% de los pacientes.
- Mucosa gástrica atrófica.

DIAGNÓSTICO

DIAGNÓSTICO DIFERENCIAL

- Deficiencia de vitamina B12 en la dieta.
- Mala absorción.
- Alcoholismo crónico (multifactorial).
- Gastritis crónica por infección por *H. pylori*.
- Deficiencia de ácido fólico.
- Mielodisplasia.

VALORACIÓN

- La presentación clínica de la anemia perniciosa varía según el estadio. Inicialmente el paciente puede estar asintomático, pero en estadios avanzados los pacientes presentan alteraciones de la memoria, depresión, trastornos de la marcha, parestesias y debilidad generalizada.
- Los estudios principales son de laboratorio.
- La endoscopia y la biopsia para descartar una gastritis atrófica se realizan en casos seleccionados.
- El diagnóstico es esencial porque la falta de tratamiento puede ocasionar deficiencias neurológicas irreversibles.

PRUEBAS DE LABORATORIO

- El HC muestra anemia macrocítica y leucopenia con neutrófilos hipersegmentados.
- El VCM suele ser significativamente alto en estadios avanzados.
- El recuento de reticulocitos es normal/bajo.
- Pueden encontrarse concentraciones falsamente bajas de cobalamina sérica en pacientes con una deficiencia grave de folato, en enfermos que utilizan dosis altas de ácido ascórbico y cuando las concentraciones de cobalamina se miden después de un estudio gammagráfico (la radiactividad interfiere con la determinación de cobalamina con RIA).
- Puede haber concentraciones falsamente elevadas de cobalamina en pacientes con una hepatopatía grave o leucemia granulocítica crónica.
- La ausencia de anemia o macrocitosis no descarta el diagnóstico de deficiencia de cobalamina. La anemia falta en el 20% de los pacientes con esta deficiencia y la macrocitosis en >30% en el momento del diagnóstico. Se pueden bloquear por una deficiencia simultánea de hierro o una anemia de trastornos crónicos o pueden quedar enmascarados por un rasgo talasémico.
- La prueba de Schilling es anormal en la parte I, pero la parte II se corrige tras la administración de factor intrínseco.
- Las pruebas de laboratorio que se utilizan para detectar la deficiencia de cobalamina en pacientes con concentraciones normales de vitamina B12 incluyen la concentración de ácido metilmalónico en orina y suero (altas), la concentración total de homocisteína (alta) y anticuerpos frente al factor intrínseco (positivos).
- El aumento de la concentración de ácido metilmalónico en el plasma (AMM-P) no predice las manifestaciones clínicas de la deficiencia de vitamina B12 y no se debe emplear como marcador único para diagnosticar la deficiencia de B12.
- Otras alteraciones de laboratorio incluyen aumento de LDH, hiperbilirrubinemia directa y disminución de haptoglobina.

TRATAMIENTO

TRATAMIENTO NO FARMACOLÓGICO

Evitar los aportes de ácido fólico si no se realizan aportes adecuados de vitamina B12.

TRATAMIENTO AGUDO

El tratamiento tradicional de la deficiencia de cobalamina son inyecciones intramusculares de vitamina B12 1.000 µg/semana durante las primeras 4-6 semanas seguidas de 1.000 µg/mes intramusculares de forma indefinida. Cuando los parámetros hematológicos se normalizan, se puede utilizar cianocobalamina intranasal en lugar de la forma intramuscular. La dosis inicial de cianocobalamina intranasal es un pulverizado (500 µg) en una narina una vez a la semana. Se debe controlar la respuesta y aumentar la dosis si las concentraciones de vitamina B12 sérica se reducen. Plantearse reiniciar el tratamiento intramuscular si persiste este descenso.

TRATAMIENTO CRÓNICO

La administración de 1.000 mg/mes de vitamina B12 por vía parenteral o 500 µg/semana de cianocobalamina intranasal (v. tratamiento agudo) durante toda la vida.

PRONÓSTICO

La anemia suele resolverse con el tratamiento adecuado. Las deficiencias neurológicas que aparecen en el momento del diagnóstico pueden ser permanentes.

DERIVACIÓN

Se debe consultar con digestivo para realización de endoscopia cuando se diagnostique una anemia perniciosa y se debe realizar una endoscopia de control cada 5 años para descartar un carcinoma gástrico.

OTRAS CONSIDERACIONES

COMENTARIOS

- Los pacientes deben saber que el tratamiento dura toda la vida.
- Se puede enseñar a algunos pacientes seleccionados cómo autoinyectarse.
- La cobalamina oral (1.000 microgramos/día) también ha resultado eficaz en los casos leves de anemia perniciosa porque un 1% de la dosis oral se absorbe mediante difusión pasiva, una vía que no necesita del factor intrínseco.

AUTOR: **FRED F. FERRI, M.D.**

INFORMACIÓN BÁSICA

DEFINICIÓN

Las anemias sideroblásticas son trastornos de la sangre derivados de una alteración en la síntesis del hemo y se clasifican en hereditarias, adquiridas y reversibles.

SINÓNIMOS

- Anemia sideroblástica hereditaria primaria.
- Anemia refractaria adquirida primaria con sideroblastos en anillo (ARSA).
- Anemias sideroblásticas reversibles.

CÓDIGO CIE-9CM
285.0 Anemia sideroblástica

EPIDEMIOLOGÍA Y DEMOGRAFÍA

- Anemia sideroblástica hereditaria, relacionada con el sexo, afecta sobre todo a varones.
- La anemia sideroblástica adquirida primaria es un trastorno de ancianos.

SÍNTOMAS Y SIGNOS

Los síntomas de la anemia sideroblástica se corresponden con los de cualquier anemia:

- Los síntomas incluyen fatiga, debilidad, palpitaciones, disnea, cefalea, irritabilidad y dolor torácico.
- Los hallazgos físicos incluyen palidez, taquicardia, hepatoesplenomegalia, S3, DVY y estertores.

ETIOLOGÍA

- La causa exacta de muchos casos de anemia sideroblástica primaria adquirida o hereditaria es desconocida. Sin embargo, en algunos casos el defecto molecular de base afecta a los genes que codifican:
  Enzima 5-aminolevulinato sintasa (ALAS2).
  Transportador de hierro mitocondrial (ABC7).
  Ferroquelatasa.
  Citocromo oxidasa.
  Proteínas mitocondriales (como el síndrome de Pearson-Marrow-Pancrease).
- La anemia sideroblástica primaria hereditaria puede heredarse como una enfermedad recesiva ligada al sexo.
- Las anemias sideroblásticas adquiridas secundarias se pueden deber al alcohol, la isoniacida, la piracinamida, la cicloserina, el cloranfenicol y la deficiencia de cobre.

DIAGNÓSTICO

DIAGNÓSTICO DIFERENCIAL

- La anemia sideroblástica se debe distinguir de otras causas de anemia hipocrómica microcítica: anemia por deficiencia de hierro, talasemia, anemia de las enfermedades crónicas, intoxicación por plomo y pérdidas de sangre.
- La sobrecarga tisular de hierro en la anemia sideroblástica se comportar igual que la hemocromatosis hereditaria, con cirrosis hepática, diabetes, insuficiencia cardíaca congestiva y arritmias cardíacas.

VALORACIÓN

La valoración diagnóstica de una posible anemia sideroblástica incluye estudios de laboratorio, y aspirado y biopsia de médula ósea.

PRUEBAS DE LABORATORIO

- Las anemias sideroblásticas se caracterizan por anemia hipocrómica (Hb, Hto y VCM bajos y anchura de distribución de los hematíes alta).
- La determinación del hierro, la TIBC, la ferritina, la protoporfirina eritrocitaria libre (PEL), el cobre y el cinc pueden ayudar todos al diagnóstico de la anemia sideroblástica.
- Frotis de sangre periférica: células grandes y pequeñas dimórficas que muestran «cuerpos de Pappenheimer» o siderocitos cuando se tiñen para hierro.
- La médula ósea muestra los clásicos sideroblastos en anillo ausentes en la médula normal (fig. 1-14). Los sideroblastos en anillo representan depósitos de hierro en las mitocondrias de los normoblastos.

TRATAMIENTO

TRATAMIENTO NO FARMACOLÓGICO

- Evitar el alcohol.
- La anemia sideroblástica secundaria a isoniacida, piracinamida y cicloserina debe mejorar por completo al retirar la medicación y administrar vitamina B6 (50-200 mg/día).

TRATAMIENTO AGUDO

- Anemia sideroblástica hereditaria:
  1. Casi el 35% de los pacientes que reciben vitamina B6 (50-200 mg/día) mejoran sus recuentos de hematíes hasta cifras casi normales.
  2. El resto de casos necesitan transfusiones que traten los síntomas de la anemia.
- Anemia sideroblástica adquirida primaria:
  1. La mayor parte de los pacientes no responden a la vitamina B6.
  2. Se ha demostrado cierto éxito con la administración de eritropoyetina, que mejora la anemia.
  3. Las transfusiones de sangre están indicadas en los pacientes con anemia sintomática.

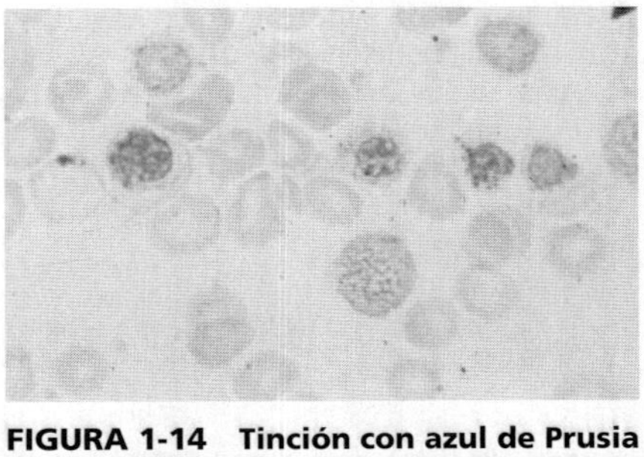

FIGURA 1-14 Tinción con azul de Prusia de la médula ósea que muestra sideroblastos en anillo. (De Goldman L, Bennett JC [eds.]: *Cecil textbook of medicine*, 21.ª ed., Filadelfia, 2000, WB Saunders.)

TRATAMIENTO CRÓNICO

- Anemia sideroblástica hereditaria:
  1. La disfunción orgánica secundaria a la sobrecarga de hierro requiere flebotomías periódicas.
  2. En los casos evolucionados se administran 40 mg/kg/día de deferoxamina intravenosa.
- Anemia sideroblástica adquirida primaria:
  1. Igual que en la forma hereditaria, están indicadas las flebotomías periódicas cuando las concentraciones de hierro sérico sean > 500 µg/l y deferoxamina en pacientes que necesitan transfusiones de sangre frecuentes.

PRONÓSTICO

- Anemia sideroblástica hereditaria:
  1. Con los tratamientos comentados antes, el pronóstico es bueno y la esperanza de vida normal.
- Anemia sideroblástica adquirida primaria:
  1. En los pacientes que sólo tienen anemia, la esperanza de vida es normal. Los pacientes que dependen de transfusiones de sangre pueden tener morbilidad por la disfunción de órganos.
  2. Algunos pacientes con anemia sideroblástica adquirida pueden desarrollar una leucemia.

DERIVACIÓN

- Hematología.

OTRAS CONSIDERACIONES

COMENTARIOS

- La anemia sideroblástica se puede considerar una anemia por sobrecarga de hierro secundaria a una síntesis de hemo defectuosa. Las enzimas proteicas necesarias para la síntesis del hemo se encuentran en las mitocondrias de las células eritroides. Una reducción de la actividad de estas enzimas (sintasa del ácido D-aminolevulínico, ferroquelatasa) altera la formación de protoporfirina y la incorporación de hierro a la misma impide la síntesis de hemo. Se sigue absorbiendo hierro en el aparato digestivo y se acumula en las mitocondrias que rodean al núcleo del normoblasto y dan lugar al «sideroblasto en anillo».
- La vitamina B6 piridoxal fosfato es un cofactor necesario en la síntesis del hemo y algunos fármacos, como isoniacida, cicloserina y piracinamida, pueden inhibir su función.

BIBLIOGRAFÍA RECOMENDADA

Aleindor T, Bridges KR: Sideroblastic anemias, *Br J Haematol* 116(4):733, 2002.

Bottomley SS: Sideroblastic anemias. In Lee GR, Floerster J, Lukens J et al. (Eds), *Wintrobe's Clinical Hematology*, ed 10, Baltimore, 1999, Williams and Wilkins, p.1022.

AUTOR: **PETER PETROPOULOS, M.D.**

INFORMACIÓN BÁSICA

DEFINICIÓN

Un aneurisma de la aorta abdominal (AAA) es una dilatación localizada y permanente de la arteria aorta abdominal que alcanza al menos un 50% más de su diámetro normal. Este diámetro normal es 2,3 cm en varones y 1,9 cm en mujeres.

CÓDIGOS CIE-9CM
441.4 Aneurisma, abdominal (aorta)
441.3 Aneurisma de aorta abdominal roto

EPIDEMIOLOGÍA Y DEMOGRAFÍA

- La incidencia de aneurisma de aorta abdominal ha aumentado desde 12,2 casos/100.000 habitantes en 1951 a 36,2 casos/100.000 habitantes en 1980.
- La prevalencia oscila entre 2 y 5% en varones >60 años.
- El AAA es una enfermedad principalmente de ancianos, que afecta más a los varones que a las mujeres (4:1).
- La rotura de un aneurisma de aorta abdominal es la décima causa de muerte en varones >55 años (15.000 muertes anuales en EE.UU.).

SÍNTOMAS Y SIGNOS

- La exploración física, aunque no es muy sensible para detectar AAA <5 cm de diámetro, tiene una sensibilidad del 82% para los mayores de este tamaño.
- Masa epigástrica pulsátil que puede doler o no.
- Dolor abdominal irradiado a la espalda, el flanco o la ingle. Se considera que el dolor se produce por la rápida expansión del aneurisma que distiende el peritoneo supraadyacente.
- Saciedad precoz, náuseas y vómitos por la compresión del intestino adyacente.
- Trombosis venosa por la compresión de la vena iliocava.
- Decoloración y dolor en los pies por la embolización distal de los trombos que se forman dentro del aneurisma.
- Dolor de flanco e ingle por obstrucción ureteral e hidronefrosis.
- Shock, hipoperfusión y distensión abdominal si se produce su rotura.
- Otras presentaciones poco frecuentes son hematemesis o melenas con lumbalgia o dolor abdominal por fístulas aortoentéricas. Las fístulas aortocavas producen soplos abdominales audibles.

ETIOLOGÍA
Multifactorial:
- Aterosclerosis (degenerativa o inespecífica).
- Genética (síndrome de Ehlers-Danlos).
- Traumatismo.
- Necrosis quística de la media (síndrome de Marfan).
- Arteritis, inflamatoria.
- Micótica, infectada (sífilis).

DIAGNÓSTICO

DIAGNÓSTICO DIFERENCIAL

Casi el 75% de los aneurismas abdominales son asintomáticos y se descubren en la exploración rutinaria o de forma casual en estudios solicitados por otros motivos. Se debe considerar en el diagnóstico diferencial de cualquier paciente con lumbalgia o dolor abdominal.

DIAGNÓSTICO POR IMAGEN

- La ecografía abdominal casi tiene una precisión del 100% para diagnosticar el aneurisma y medir su tamaño con un error de 0,3-0,4 cm. No sirve para valorar la extensión proximal a las arterias renales ni la afectación de las arterias ilíacas.
- Se recomienda la TC como estudio radiológico preoperatorio y permite estimar el tamaño con 0,3 mm de error. No existen falsos negativos y la TC valora la extensión proximal, detecta la integridad de la pared y descarta rotura.
- La angiografía aporta detalles sobre la anatomía arterial, permite localizar el aneurisma en relación con las arterias viscerales y renales y es la prueba preoperatoria definitiva para el cirujano.
- También se puede realizar una RM, pero es más cara y no siempre está disponible.

TRATAMIENTO

TRATAMIENTO NO FARMACOLÓGICO

- A pesar de la falta de datos que confirmen la reducción de la velocidad de expansión mediante el tratamiento de los factores de riesgo cardíacos, el tratamiento no farmacológico sigue centrado en la modificación de los factores de riesgo (dieta y ejercicio para la presión arterial, colesterol y diabetes y abstinencia del tabaco).

- Los estudios seriados han demostrado que la velocidad de expansión es mayor en los fumadores que en los ex-fumadores.
- El tratamiento definitivo depende del tamaño del aneurisma (v. tratamiento crónico).

TRATAMIENTO AGUDO

La rotura de un aneurisma de aorta abdominal es una emergencia y la cirugía es la única opción para sobrevivir.

TRATAMIENTO CRÓNICO

- Cuando se diagnostica un AAA, la realización de ecografías de control para medir la lesión y recomendar la cirugía profiláctica cuando mida >5,5 cm es una opción segura con frecuencia de rotura muy baja (<1%).
- El factor predictor más empleado de rotura es el diámetro máximo del aneurisma de la aorta abdominal. Los AAA con diámetros basales <3,5, de 4, 4,5 y 5 cm deben ser controlados cada 36, 24, 12 y 3 meses respectivamente.
- Recientes estudios aleatorizados no han demostrado una reducción de la mortalidad tras la reparación de los aneurismas de aorta abdominal menores de 5,5 cm en pacientes de bajo riesgo quirúrgico.
- Para aneurismas de 5,5 cm o mayores se recomienda la colocación de un injerto, salvo que exista contraindicación (p. ej., IM en los 6 meses previos, ICC refractaria, esperanza de vida <2 años, lesiones residuales graves de ACV).
- En los pacientes de alto riesgo considerados no operables se puede optar como alternativa por la colocación de injertos endovasculares anclados en endoprótesis con anestesia local.

PRONÓSTICO

- El riesgo de rotura es 0% anual en los aneurismas <4 cm, 0,6-1% anual en los aneurismas de 4-5,5 cm, 4,4% anual en los aneurismas 5,5-5,9 cm, 10,2% anual en aneurismas de 6-6,9 cm y 32,5% en los >7 cm.
- La mortalidad tras la rotura supera el 90%. Se estima que de los pacientes que llegan al hospital un 50% sobrevive frente al 4% de mortalidad de la cirugía programada para reparación de una aorta no rota.

DERIVACIÓN

Se debe remitir a cirugía vascular a los pacientes asintomáticos con aneurismas de 4 cm o mayores o que tienen aneurismas que crecen con velocidad de 0,7-1 cm/año, sobre todo si tienen síntomas.

OTRAS CONSIDERACIONES

COMENTARIOS

- La mayoría de los aneurismas de aorta abdominal son infrarrenales. El riesgo quirúrgico aumenta en pacientes con arteriopatía coronaria asociada, enfermedad pulmonar (Pao_2 <50 mmHg, VEMS <11), cirrosis hepática o insuficiencia renal crónica (Cr >3 mg/dl). Los estudios cardíacos detallados con estudios de perfusión gammagráficos para detectar la isquemia y una monitorización hemodinámica agresiva en el perioperatorio ayudan a identificar a los pacientes de alto riesgo y reducir las complicaciones tras la intervención.

- Se estima que los aneurismas de aorta abdominal <5 cm crecen a razón de 0,4 cm/año.
- El uso del beta-bloqueante propranolol ha reducido la frecuencia de cirugía en pacientes con aneurismas de aorta abdominal pequeños asintomáticos (3-5 cm).

BIBLIOGRAFÍA RECOMENDADA

Lederle FA et al: Rupture rate of large abdominal aortic aneurysms in patients refusing or unfit for elective repair, *JAMA* 287:2968, 2002.

Lederle FA et al: Immediate repair compared with surveillance of small abdominal aortic aneurysms, *N Engl J Med* 346:1437, 2002.

Lederle FA: Ultrasonographic screening for abdominal aortic aneurysm, *Ann Intern Med* 139:516, 2003.

Powell J, Brady A: Detection, management and prospects for medical treatment of small abdominal aortic aneurysms, *Arteroscler Thromb Vasc Biol* 24:241, 2004.

Powell J, Greenhalgh R: Small abdominal aortic aneurysms, *N Engl J Med* 348:1895, 2003.

Sparks AR et al: Imaging of abdominal aortic aneurysms, *Am Fam Physician* 65:1565, 2002.

The Propranolol Aneurysm Trial Investigators: Propranolol for small abdominal aortic aneurysms: results of a randomized trial, *J Vasc Surg* 35:72, 2002.

The United Kingdom Small Aneurysm Trial Participants: Long-term outcomes of immediate repair compared with surveillance of small abdominal aortic aneurysms, *N Engl J Med* 346:1445, 2002.

AUTORES: **PRANAV M. PATEL, M.D.** y **WEN-CHIH WU, M.D.**

INFORMACIÓN BÁSICA

DEFINICIÓN

La angina de pecho se caracteriza por molestias producidas porque la demanda miocárdica de oxígeno supera a la oferta que le llega. La isquemia miocárdica puede ser asintomática (isquemia silente), sobre todo en diabéticos. La angina se puede clasificar en:

1. CRÓNICA (ESTABLE):
   - En general sigue a un acontecimiento que la desencadena (subir escaleras, acto sexual, comidas pesadas, estrés emocional, frío).
   - Suele tener la misma gravedad que en crisis previas; se alivia con la dosis habitual de nitroglicerina.
   - Se debe a una obstrucción fija de la arteria coronaria secundaria a aterosclerosis.
2. INESTABLE (DE REPOSO O CRECIENDO, SÍNDROME CORONARIO):
   - Aparición reciente.
   - Aumenta la gravedad, duración o frecuencia de una angina crónica.
   - Se produce en reposo o con esfuerzos mínimos.
3. VARIANTE DE PRINZMETAL:
   - Se produce en reposo.
   - Se manifiesta en el ECG como elevaciones episódicas del segmento ST.
   - Se produce por espasmos de la arteria coronaria asociados o no a una enfermedad coronaria de base.
   - Los pacientes tienen más probabilidades de desarrollar arritmias ventriculares.
4. ANGINA MICROVASCULAR (SÍNDROME X):
   - Se refiere a los pacientes cuya angiografía es normal y que no tienen espasmo coronario, pero con dolor torácico parecido a la angina y un resultado positivo en la prueba de esfuerzo.
   - Una dilatación dependiente del endotelio defectuosa de la microcirculación coronaria contribuye a las alteraciones en la regulación de la perfusión miocárdica y la aparición de isquemia en estos casos.
   - Excelente pronóstico.
5. OTROS:
   La angina debida a una estenosis aórtica, a una estenosis subaórtica por hipertrofia idiopática o la vasoconstricción coronaria por cocaína.
6. ANGINA REFRACTARIA:
   - Alude a los pacientes que tienen angina y evidencias objetivas de isquemia, a pesar del tratamiento médico óptimo, y que no se consideran candidatos a la revascularización.
   - Los tratamientos aprobados en este momento por la FDA incluyen contrapulsación externa ampliada (CPEA), estimulación nerviosa eléctrica transcutánea (TENS) y tratamientos invasivos, como la estimulación de la médula espinal, la revascularización transmiocárdica y la revascularización miocárdica percutánea. Aunque algunos de estos tratamientos pueden mejorar los síntomas y la calidad de vida, no se ha demostrado que mejoren la mortalidad.

CLASIFICACIÓN FUNCIONAL

- Clasificación funcional de la angina de la New York Heart Association:
  Clase I: angina que sólo aparece con una actividad extraordinariamente agotadora.
  Clase II: angina con una actividad ligeramente más prolongada o intensa de la habitual.
  Clase III: angina con las actividades diarias.
  Clase IV: angina de reposo.
- Gradación de la angina del sistema de clasificación de la Canadian Cardiovascular Society:
  Clase I: la actividad física ordinaria no produce angina, como por ejemplo caminar o subir escaleras. La angina se produce cuando se realiza un esfuerzo extenuante, rápido o prolongado en el trabajo o en el tiempo de recreo.
  Clase II: ligera limitación de la actividad ordinaria. La angina se produce al caminar o subir escaleras con rapidez; al caminar cuesta arriba; al caminar o subir escaleras después de comer, en situaciones de frío o viento o cuando existe un estrés emocional; o sólo durante las pocas horas siguientes a levantarse. La angina se produce al caminar más de dos manzanas en llano o subir más de un tramo de escaleras normales a paso normal y en condiciones normales.
  Clase III: marcadas limitaciones para la actividad física ordinaria. La angina se produce al caminar una o dos manzanas en llano y subir un tramo de escaleras en condiciones y a paso normal.
  Clase IV: incapacidad de realizar cualquier tipo de actividad física sin molestias. Presencia de síntomas anginosos en reposo.

CÓDIGOS CIE-9CM

411.1 Angina estable
413 Angina de pecho
413.1 Angina de Prinzmetal
413.9 Angina no especificada

EPIDEMIOLOGÍA Y DEMOGRAFÍA

- La angina es más frecuente en varones de edad media o ancianos.
- Las mujeres se suelen afectar después de la menopausia.
- La prevalencia de angina de pecho en personas mayores de 30 años es >3%.
- En los 12 primeros meses tras el diagnóstico, 10-20% de los pacientes con una angina estable sufren un IM o evolucionan a angina inestable.

SÍNTOMAS Y SIGNOS

- Aunque existen notables variaciones individuales, la mayor parte de los pacientes refieren dolor torácico subesternal (presión, opresión, pesadez, dolor lancinante, sensación de gases intestinales o disfagia).
- El dolor es de duración corta (30 segundos a 30 minutos), no pleurítico y con frecuencia se asocia a disnea, náuseas, diaforesis y parestesias o dolor en la mandíbula, el brazo izquierdo o el hombro.

ETIOLOGÍA

FACTORES DE RIESGO DE ANGINA NO CONTROLABLES:
- Edad avanzada.
- Sexo masculino.
- Predisposición genética.

FACTORES DE RIESGO MODIFICABLES DE ANGINA:
- Tabaquismo (el riesgo casi se duplica).
- Hipertensión (el riesgo se duplica si la presión arterial sistólica >180 mmHg).
- Hiperlipemia.
- Alteraciones de la tolerancia a la glucosa o diabetes mellitus.
- Obesidad (>30% por encima del peso ideal).
- Hipotiroidismo.
- Hipertrofia ventricular izquierda (HVI).
- Vida sedentaria.
- Uso de anticonceptivos orales.
- Uso de cocaína (la cocaína es empleada por más de 5 millones de norteamericanos de forma regular y es responsable de >64.000 valoraciones de urgencia cada año para descartar isquemia miocárdica).
- Bajas concentraciones de folato sérico (el folato es necesario para convertir la homocisteína en metionina. La hiperhomocisteinemia tiene un efecto tóxico sobre el endotelio vascular e interfiere con la proliferación de las células musculares lisas de la pared arterial. Las deficiencias de folato se asocian a un aumento del riesgo de coronariopatía mortal).
- Aumento de las concentraciones de homocisteína. El aumento de la concentración plasmática de homocisteína es un factor de riesgo independiente y potente de CC sobre todo en diabéticos de tipo 2.
- Aumento de las concentraciones de proteína C reactiva de alta sensibilidad (PCR-as, PCR cardíaca).
- Aumento de las concentraciones de fosfolipasa A2 asociada a lipoproteínas.
- Aumento de las concentraciones de fibrinógeno.
- Depresión.
- Vasculitis.
- Bajo nivel de actividad de la glutation peroxidasa 1 de los hematíes.

DIAGNÓSTICO

DIAGNÓSTICO DIFERENCIAL

El dolor no cardíaco que se confunde con una angina puede ser producido por:

- Enfermedades pulmonares (hipertensión pulmonar, embolismo pulmonar, pleuritis, neumotórax, neumonía).
- Trastornos digestivos (úlcera péptica, pancreatitis, espasmo esofágico o contracciones espontáneas del músculo esofágico, reflujo esofágico, colecistitis, colelitiasis).
- Trastornos musculoesqueléticos (costocondritis, traumatismos de la pared torácica, artritis cervical con radiculopatía, distensión muscular, miositis).
- Disección aórtica aguda.
- Herpes zóster.
- Trastornos por ansiedad.

VALORACIÓN

- En los pacientes que debutan con dolor torácico, se debe valorar el riesgo de CC en función de la edad, el sexo, los factores de riesgo cardiovascular y las características del dolor.
- El factor diagnóstico más importante es la anamnesis. El dolor torácico o en el brazo izquierdo que se parece a una angina demostrada previamente o en un paciente con antecedentes conocidos de CC o IM es muy sugestivo de síndrome coronario agudo.
- La exploración física añade poco al diagnóstico y puede ser normal en muchos pacientes, aunque la existencia de un galope S4 es sugestiva de origen isquémico del dolor. La insuficiencia mitral transitoria, la hipotensión, la diaforesis y los estertores indican una alta probabilidad de síndrome coronario agudo.
- Un ECG obtenido durante el episodio agudo puede mostrar inversión transitoria de la onda T o depresión o elevación del segmento ST, aunque más del 50% de los enfermos con angina estable crónica tienen un ECG de reposo normal.
- Los pacientes con probabilidad intermedia a elevada deben ser sometidos a una estratificación del riesgo con pruebas adicionales. La prueba de tolerancia al esfuerzo en cinta sin fin resulta útil para identificar a los pacientes con enfermedad coronaria que podrían beneficiarse de un cateterismo cardíaco. La ecocardiografía de esfuerzo o la gammagrafía (con talio, Persantine o dobutamina) resultan útiles y sensibles para detectar la isquemia miocárdica.
- Aunque la angiografía coronaria es invasiva, sigue siendo el patrón de referencia para el diagnóstico de la arteriopatía coronaria con repercusión clínica. La angiorresonancia magnética coronaria puede detectar también las lesiones coronarias proximales o de segmentos intermedios. Esta opción no invasiva, cuando está disponible, permite identificar o descartar de forma fiable una enfermedad de la coronaria principal izquierda o de tres vasos.

PRUEBAS DE LABORATORIO

- Las pruebas de laboratorio iniciales en los pacientes con angina crónica estable deben incluir hemoglobina, glucemia en ayunas y un panel de lípidos en ayunas.
- Las isoenzimas cardíacas (CK-MB cada 8 horas repetidas 2 veces) se deben medir para descartar un IM en pacientes con dolor torácico agudo.
- Las troponinas cardíacas I y T son marcadores específicos de necrosis miocárdica y resultan útiles para valorar a pacientes con dolor torácico agudo. La elevación de cualquiera de estas proteínas en pacientes con un síndrome coronario agudo identifica a los enfermos con un riesgo varias veces mayor de fallecer en las semanas siguientes. Los pacientes con troponina negativa al llegar a la urgencia y en el control a las 4 horas tienen un bajo riesgo de sufrir complicaciones cardíacas en los 30 días siguientes y la mayor parte de ellos pueden ser dados de alta de la urgencia con seguridad. Las pruebas de troponina T pueden tener falsos resultados positivos en pacientes con insuficiencia renal, sepsis, rabdomiólisis, coágulos de fibrina y anticuerpos heterófilos. La presencia de ictericia o el uso simultáneo de heparina puede determinar una infraestimación de la troponina.
- PCR cardíaca (PCR-as): la elevación de la PCR-as es un predictor relativamente moderado de cardiopatía coronaria y añade información pronóstica a la obtenida con la escala de riesgos de Framighamn. Sin embargo, los datos actuales indican que puede ser prematuro adoptar este marcador de forma generalizada, igual que sucede con otros marcadores que se describen más adelante.
- Ligando de CD40, un inmunomodulador, es un importante factor que contribuye a la inflamación que origina la aterosclerosis y la trombosis. En los pacientes con una angina coronaria inestable el aumento del ligando soluble de CD40 resulta útil para identificar a los pacientes con riesgo de sufrir complicaciones cardíacas.
- La interleucina-6 circulante (IL-6), una citocina con actividad tanto pro como antiinflamatoria, es un marcador independiente y potente de aumento de la mortalidad en los pacientes con coronariopatía inestable e identifica a los enfermos que se beneficiarían más de una estrategia de intervención precoz.
- Recientemente se han identificado marcadores nuevos para estratificación del riesgo en los síndromes coronarios agudos en función de la activación neurohormonal y la inflamación. Una determinación única del péptido natriurético de tipo B, un péptido vasodilatador y natriurético regulado por la tensión de la pared ventricular y que se almacena sobre todo en el miocardio ventricular, realizada a los pocos días de aparecer los síntomas isquémicos, aporta información predictiva para estratificar el riesgo de los síndromes coronarios agudos. La proteína plasmática asociada a la gestación (PAPP-A), que se encuentra en varones y mujeres, es un activador del factor de crecimiento similar a la insulina I (IGF-I) y puede ser un marcador de placa inestable. Las concentraciones aumentadas de PAPP-A pueden identificar a los pacientes con angina inestable, aunque no estén aumentadas ni la troponina I ni la proteína C reactiva.
- La determinación de la mieloperoxidasa plasmática puede ser una prueba de laboratorio útil para estratificar a los pacientes con dolor torácico. Una determinación inicial aislada de mieloperoxidasa plasmática aumentada en los pacientes con dolor torácico predice de forma independiente el riesgo precoz de IM y el riesgo de complicaciones graves en los siguientes 1 y 6 meses.

DIAGNÓSTICO POR IMAGEN

- La ecocardiografía está indicada en pacientes con un soplo sistólico sugestivo de estenosis aórtica, prolapso de la válvula mitral o miocardiopatía hipertrófica. También sirve para detectar las alteraciones de la movilidad de la pared secundarias a la isquemia o la insuficiencia mitral. La combinación de ecocardiografía con prueba de esfuerzo en cinta sin fin (eco de esfuerzo) o prueba de esfuerzo farmacológico con dobutamina permite detectar alteraciones regionales en la pared durante la isquemia miocárdica asociada a la CC.
- La angiografía coronaria se realiza para determinar la localización y extensión de la coronariopatía; está indicada en pacientes seleccionados candidatos a la cirugía de DAC o la angioplastia.
- Los métodos no invasivos para valoración de la viabilidad miocárdica y que permiten predecir qué pacientes tendrán un aumento de la VEMS y una mejor supervivencia tras la revascularización incluyen la tomografía por emisión de positrones, la ecocardiografía con dobutamina y la RM con contraste. Son necesarios estudios adicionales para determinar la rentabilidad de estos estudios en pacientes con miocardiopatía isquémica.

TRATAMIENTO

TRATAMIENTO NO FARMACOLÓGICO

- La modificación agresiva de los factores de riesgo prevenibles (reducción del peso en obesos, programa de ejercicio aeróbico regular, corrección de la deficiencia de folato, dieta pobre en colesterol y sodio, abandono del tabaco).

- Una dieta con grasas no saturadas no hidrogenadas como forma principal de grasa de la dieta, con cereales integrales como principal aporte de hidratos de carbono, rica en frutas y verduras y un aporte adecuado de ácidos grasos omega 3 resulta óptima para la prevención de la coronariopatía.
- Corrección de los factores que pueden agravar el proceso (p. ej., anemia, hipertensión, diabetes mellitus, hiperlipemia, tirotoxicosis, hipotiroidismo).

TRATAMIENTO AGUDO

Los principales tipos de fármacos frente a la isquemia son los nitratos, los beta bloqueantes, los calcio antagonistas, la aspirina y la heparina; pueden usarse solos o combinados.

- Los nitratos producen venodilatación y relajación del músculo liso vascular; la disminución del retorno venoso por la venodilatación reduce la tensión diastólica sobre la pared ventricular (precarga) y la actividad mecánica (y el consumo miocárdico de oxígeno) durante la sístole. La relajación del músculo liso vascular aumenta el flujo coronario y reduce la presión sistémica. Es posible reducir la tolerancia a los nitratos evitando una concentración mantenida en sangre a través de un período diario libre de nitratos (p. ej., omitir la dosis al acostarse de dinitrato de isosorbida oral o un tratamiento con nitroglicerina transdérmica durante 12 horas seguidas de 12 horas de descanso). Los nitratos están contraindicados relativamente en los pacientes con miocardiopatía obstructiva hipertrófica y se deben evitar también en pacientes con estenosis aórtica grave.
- Los beta bloqueantes consiguen su efecto antianginoso fundamental mediante la reducción de la frecuencia cardíaca y la presión arterial sistólica. Si no existen contraindicaciones, se deben considerar el tratamiento inicial de la angina estable en todos los pacientes y la dosis se debe ajustar para reducir la frecuencia cardíaca en reposo a 50-60 lpm.
- Los calcio antagonistas tienen un papel esencial en la prevención y terminación de la isquemia miocárdica inducida por el espasmo de la arteria coronaria. Resultan especialmente eficaces para tratar la angina microvascular. Se deben evitar los calcio antagonistas de acción corta. Los calcio antagonistas deben evitarse también en general tras un IM complicado (ICC) y en pacientes con ICC secundaria a una disfunción sistólica (salvo que se necesiten para controlar la frecuencia cardíaca).
- Aspirina: administrar una dosis inicial al menos de 160 mg/día seguidos de 81-325 mg/día. La aspirina inhibe la cicloxigenasa y la síntesis de tromboxano A2 y reduce el riesgo de episodios cardiovasculares adversos un 33% en pacientes con angina inestable. Los enfermos que no toleran la aspirina pueden ser tratados con

el antiagregante plaquetario clopidogrel. Este fármaco actúa mediante el bloqueo irreversible del receptor P2Y12 de adenosina difosfato en la superficie plaquetaria, de forma que se interrumpen la activación y agregación plaquetarias.
- La heparina resulta útil en pacientes con angina inestable y reduce la frecuencia de IM y angina refractaria. Los pacientes con una angina inestable tratados con aspirina más heparina tienen una reducción del 32% del riesgo de IM y muerte comparados con los que reciben aspirina sola; por tanto, salvo que heparina esté contraindicada, la mayor parte de los pacientes hospitalizados con angina inestable deben ser tratados con aspirina y heparina. Enoxaparina (heparina de bajo peso molecular) 1 mg s.c. cada 12 horas es igual de eficaz que la heparina no fraccionada continuada para reducir la incidencia de angina inestable. En general se administra durante 3-8 días o hasta que se realiza la revascularización coronaria. Una administración más prolongada no aporta más beneficios cardíacos y puede aumentar el riesgo de hemorragia.
- La administración precoz de antagonistas del receptor glucoproteína IIb/IIIa de las plaquetas resulta útil, además de la aspirina y la heparina en pacientes con angina inestable, en enfermos de alto riesgo con resultados positivos en la prueba de troponina o en los sometidos a una revascularización percutánea. El abciximab, el primer inhibidor de GP IIb/IIIa, es un componente importante de la revascularización percutánea. Se empieza a administrar en la sala de cateterismos y reduce la incidencia de complicaciones isquémicas. El abciximab está contraindicado en pacientes en los que no se plantea una estrategia de intervención precoz. Las contraindicaciones para el uso de inhibidores de GP IIb/IIIa son: hipertensión grave (>180/110); hemorragia interna en los 30 días previos; antecedentes de hemorragia intracraneal, neoplasia, NVM, aneurisma, ACV en los 30 días previos o ACV hemorrágico, trombocitopenia (<100 k), pericarditis aguda, síntomas o antecedentes sugestivos de disección aórtica; y procedimientos quirúrgicos mayores o traumatismo físico grave en el mes previo.

TRATAMIENTO CRÓNICO

Se recomienda la administración de fármacos hipolipemiantes a los enfermos con coronariopatía y que sufren hiperlipidemia refractaria a la dieta y el ejercicio. Entre los pacientes que han sufrido recientemente un síndrome coronario agudo, un régimen intensivo hipolipemiante con estatinas para reducir el colesterol LDL <70 mg/dl consigue una mayor protección frente a la muerte o las complicaciones cardiovasculares mayores que un régimen convencional. Las estatinas también reducen la concentración del marcador de inflamación PCR-as, independientemente de la magnitud del cambio en los parámetros lipídicos.

DERIVACIÓN
Tratamiento quirúrgicos

Se recomienda la *cirugía DAC* en pacientes con enfermedad de la coronaria principal izquierda, que tienen enfermedad de tres vasos sintomática y que tienen una FE del ventrículo izquierdo <40% y una estenosis crítica (>70%) en las tres arterias coronarias principales. El tratamiento quirúrgico mejora el pronóstico, sobre todo en diabéticos con enfermedad de varios vasos.

La derivación coronaria directa mínimamente invasiva (DCDMI) es una variación de la DAC para los pacientes en los que la esternotomía con circulación extracorpórea está contraindicada o se considera innecesaria. En este procedimiento se anastomosa la arteria mamaria interna con la arteria DAI a través de una incisión torácica sin circulación extracorpórea. Esta operación se suele realizar en enfermos con enfermedad coronaria de un solo vaso.

El *procedimiento Port-Access* es otro tipo de técnica mínimamente invasiva.

Angioplastia y endoprótesis coronarias:

La *intervención coronaria percutánea (ICP)* se debe plantear en pacientes con enfermedad de uno o dos vasos que no afecta a la arteria principal izquierda y cuya función ventricular izquierda es normal o casi. Los pacientes elegibles para la ICP deben ser candidatos también a la DAC. Los tipos de lesiones que mejor se ajustan a la angioplastia son las proximales, no calcificadas, concéntricas y si es posible menores de 5 mm de longitud (no deben superar los 10 mm). Un 80% de los pacientes aproximadamente muestran beneficios inmediatos tras la ICP. La frecuencia de cierre abrupto tras la angioplastia se puede reducir mediante el tratamiento previo con inhibidores del receptor de glucoproteínas IIb/IIIa i.v., que bloquean la vía final común de la agregación plaquetaria. En los pacientes con un síndrome coronario agudo demostrado que reciben tratamiento con inhibidores de GP IIb/IIIa un aumento incluso pequeño de cTmI y cTmT permite identificar a los pacientes de alto riesgo, que consiguen importantes beneficios clínicos de una estrategia invasiva precoz. Se ha aprobado el uso de abciximab y eptifibatida antes y durante las intervenciones coronarias percutáneas. Son fármacos caros (>1.400 dólares cada dosis de abciximab) y pueden producir trombocitopenia en 0,5-1% de los pacientes. Se deben controlar los recuentos de plaquetas durante 24 horas tras iniciar el tratamiento con inhibidores de las glucoproteínas IIb/IIIa. Es posible invertir la trombocitopenia (en pacientes sometidos a cirugía de DAC de urgencias) mediante la transfusión de plaquetas.

El desarrollo de las *endoprótesis coronarias* ha ampliado el número de pacientes que se pueden tratar en el laboratorio de cardiología. En este momento se emplean endoprótesis casi en el 95% de las intervenciones percutáneas. Es posible reducir la frecuencia de reestenosis colocando la endoprótesis de forma programada en las lesiones ateromatosas. En los pacientes con una estenosis sintomática aislada de la arteria descendente anterior izquierda en su parte proximal, la endoprótesis aporta ventajas sobre la angioplastia coronaria convencional porque se asocia a una menor frecuencia de reestenosis y a una mejor evolución clínica. Las principales limitaciones de la endoprótesis son la trombosis subaguda, la reestenosis dentro de la misma, las complicaciones hemorrágicas cuando se utilizan anticoagulantes tras la colocación y el mayor coste (el precio medio de cada unidad son 1.500 dólares). La combinación de aspirina y clopidogrel es eficaz para prevenir la trombosis de la endoprótesis coronaria. El tratamiento con vitaminas para reducir las concentraciones de homocisteína ha sido recomendado por algunos autores para prevenir la reestenosis tras la angioplastia coronaria, aunque algunos trabajos recientes indican que la administración de folato, vitamina B6 y vitamina B12 tras la colocación de una endoprótesis coronaria puede aumentar el riesgo de reestenosis dentro de la misma y la necesidad de revascularización del vaso diana. Se ha demostrado que las endoprótesis revestidas de sirolimo reducen de forma importante la incidencia de reestenosis de la endoprótesis al inhibir el crecimiento del endotelio y la fibrosis dentro de la luz de la misma a corto plazo. Las endoprótesis revestidas de paclitaxel, que inhibe la replicación celular y reduce la proliferación y emigración de células musculares lisas endoteliales, también resultan eficaces para reducir la incidencia de reestenosis.

Revascularización con láser CO$_2$:
Esta intervención sólo se realiza en centros seleccionados y consiste en la realización de conductos de 1 mm con el láser dentro del músculo cardíaco. Puede estar indicado en algunos pacientes seleccionados con angina de clase III o IV que no responden al tratamiento médico máximo y que no son susceptibles de realización de ACPT o cirugía de derivación coronaria.

OTRAS CONSIDERACIONES

COMENTARIOS

Aunque la respuesta a los nitratos se considera en general parte integral de la estrategia para el diagnóstico del dolor torácico crónico estable, algunos trabajos recientes han puesto en duda su utilidad y han llegado a la conclusión de que en la mayor parte de los pacientes ingresados por dolor torácico, el alivio del mismo con la nitroglicerina no predice una coronariopatía activa ni se debe utilizar como guía para el diagnóstico en unidades de asistencia aguda.

BIBLIOGRAFÍA RECOMENDADA

Aviles RJ et al: Troponin T levels in patients with acute coronary syndromes, with or without renal dysfunction, *N Engl J Med* 346:2047, 2002.

Blankenberg S et al: Glutathione Peroxidase 1 activity and cardiovascular events in patients with coronary artery disease, *N Engl J Med* 349:1605, 2003.

Brennan ML et al: Prognostic value of myeloperoxidase in patients with chest pain, *N Engl J Med* 349:1595, 2003.

Buffon A et al: Widespread coronary inflammation in unstable angina, *N Engl J Med* 347:5, 2002.

Glassman AH et al: Sertraline treatment of major depression in patients with acute MI or unstable angina, *JAMA* 288:701, 2002.

Heeschen C et al: Soluble CD 40 ligand in acute coronary syndromes, *N Engl J Med* 348:1104, 2003.

Henrikson C et al: Chest pain relief by nitroglycerin does not predict active coronary artery disease, *Ann Intern Med* 139:979, 2003.

Hu F, Willet W: Optimal diets for prevention of coronary heart disease, *JAMA* 288:2569, 2002.

Kushner I, Sehgal A: Is high-sensitivity C-Reactive protein an effective screening test for cardiovascular risk? *Arch Intern Med* 162:867, 2002.

Lange H et al: Folate therapy and in-stent restenosis after coronary stenting, *N Eng J Med* 350:2673, 2004.

Levinson SS, Elin RJ: What is c-reactive protein telling us about coronary artery disease, *Arch Intern Med* 162:389, 2002.

Moses JW et al: Sirolimus-eluting stents versus standard stents in patients with stenosis in a native coronary artery, *N Engl J Med* 349:1315, 2003.

Ridker PM et al: Plasma homocysteine concentration, statin therapy, and the risk of first acute coronary events, *Circulation* 105:1776, 2002.

Ridker PM et al: Comparison of C-reactive protein and low-density lipoprotein cholesterol levels in the prediction of first cardiovascular events, *N Engl J Med* 347:1557, 2002.

Sabatine MS et al: Multimarker approach to risk stratification in non-ST elevation acute coronary syndromes: simultaneous assessment of troponin I, C-reactive protein, and B-type natriuretic peptide, *Circulation* 105:1760, 2002.

Serruys PW et al: Fluvastatin for prevention of cardiac events following successful first percutaneous coronary intervention, *JAMA* 287:3215, 2002.

Snow V et al: Evaluation of primary care patients with chronic stable angina: Guidelines from the American College of Physicians, *Ann Intern Med* 141:57 and 562, 2004.

Soinio M et al: Elevated plasma homocysteine level is an independent predictor of coronary artery disease events in patients with type 2 DM, *Ann Intern Med* 140:94, 2004.

Yang EHC et al: Current and future treatment strategies for refractory angina, *Mayo Clin Proc* 79(10):1284, 2004.

AUTOR: FRED F. FERRI, M.D.

INFORMACIÓN BÁSICA

DEFINICIÓN

- La tumefacción cutánea producida por la liberación de mediadores vasoactivos se denomina urticaria y angioedema.
- La urticaria cursa con edema de la dermis superficial.
- El angioedema implica a las capas más profundas de la dermis y el tejido subcutáneo.

SINÓNIMO

Edema angioneurótico.

CÓDIGOS CIE-9CM
995.1 Angioedema (alérgico)
277.6 Angioedema (hereditario)

EPIDEMIOLOGÍA Y DEMOGRAFÍA

- Aproximadamente un 20% de la población sufre urticaria, angioedema o ambos en algún momento de la vida.
- Raza: no existe predilección.
- Sexo: afecta más a mujeres que a varones.
- El angioedema se asocia a urticaria (40%) o aparece solo (20%); el 40% restante de los casos corresponden a urticaria aislada.
- El angioedema es frecuente tras la adolescencia en la tercera década de la vida.
- La incidencia de angioedema hereditario es 1/150.000 personas.

SÍNTOMAS Y SIGNOS

- El angioedema puede ser crónico o agudo.
  1. El angioedema agudo se define como síntomas que duran 6 semanas.
  2. El angioedema crónico se define como síntomas que duran más de 6 semanas.
- La urticaria se suele denominar «habones» y se caracteriza por:
  1. Pruriginosa.
  2. Palpable.
  3. Eritematoso.
  4. Mide milímetros a centímetros de tamaño.
  5. Múltiples lesiones.
  6. Se desvanece en 12-24 horas.
  7. Reaparece en otras localizaciones.
- El angioedema se caracteriza por:
  1. No pruriginoso.
  2. Urente.
  3. No bien delimitado.
  4. Afecta a los labios (fig. 1-15), párpados, lengua y extremidades.
  5. Puede afectar a la laringe y producir dificultad respiratoria.
  6. Se resuelve con lentitud.

ETIOLOGÍA

- El angioedema, asociado o no a urticaria, se clasifica en adquirido (alérgico o idiopático) o hereditario.
- El angioedema se debe principalmente a la activación y degranulación de los mastocitos con liberación de mediadores vasoactivos (como histamina, bradicinina, serotonina), con la consiguiente inflamación de las vénulas postcapilares, fuga vascular y edema en las capas profundas de la dermis y el tejido subcutáneo.
- Desde el punto de vista patológico el angioedema tiene mecanismos mediados por vía inmunológica y no inmunológica.
  1. El angioedema mediado por inmunoglobulina E (IgE) puede deberse a la exposición a antígenos (alimentos [leche, cacahuetes, huevos, marisco, tomates, chocolate, sulfitos] o fármacos [penicilina, aspirina, AINE, difenilhidantoína, sulfonamidas]).
  2. El angioedema mediado por complemento implica mecanismos asociados a complejos inmunitarios y también puede activar los mastocitos y cursar como enfermedad del suero.
  3. El angioedema hereditario es una enfermedad autosómica dominante producida por la deficiencia del inhibidor de la esterasa C1 (C1-INH). C1-INH es un inhibidor de las proteasas que aparece en elevadas concentraciones en el plasma y que tiene muchas funciones, una de las cuales es inhibir la kalicreína plasmática, una proteasa que rompe el cininógeno y libera bradicinina. La deficiencia de C1-INH determina una concentración excesiva de cininógeno y la consiguiente liberación de mediadores de cinina.
  4. El angioedema adquirido se suele asociar a otras enfermedades, sobre todo síndromes linfoproliferativos de linfocitos B, aunque también se puede deber a la formación de autoanticuerpos frente a la proteína inhibidora de C1.
  5. Otras causas de angioedema incluyen la infección (herpes simple, hepatitis B, coxsackie A y B, estreptococos, cándida, áscaris y estrongiloides), picaduras y mordeduras de insectos, estrés, factores físicos (frío, ejercicio, presión y vibración), enfermedades del tejido conjuntivo (como LES, púrpura de Schönlein-Henoch) y causas idiopáticas. Los inhibidores de la ECA pueden aumentar la actividad de cinina y producir angioedema.

DIAGNÓSTICO

La anamnesis y exploración física detalladas suelen establecer el diagnóstico de angioedema. Las pruebas de laboratorio extensas tienen una utilidad limitada.

DIAGNÓSTICO DIFERENCIAL

El diagnóstico diferencial de angioedema incluye:
1. Celulitis.
2. Hipotiroidismo.
3. Dermatitis por contacto.
4. Dermatitis atópica.
5. Mastocitosis.
6. Queilitis granulomatosa.
7. Penfigoide ampolloso.
8. Urticaria pigmentosa.
9. Anafilaxia.
10. Eritema multiforme.
11. Epiglotitis.
12. Absceso periamigdalino.

VALORACIÓN

- Con frecuencia un estudio amplio para buscar las causas del angioedema no resulta concluyente (90%).
- La valoración incluye pruebas de laboratorio y pruebas de alergia en función de la historia y la exploración física.

PRUEBAS DE LABORATORIO

- HC, VSG y análisis de orina resultan útiles en ocasiones como parte de la valoración inicial.
- Parásitos y huevos en heces.
- Estudios serológicos.
- La concentración de C4 está disminuida en el angioedema hereditario y adquirido (sin urticaria). Si C4 está disminuido, se debe medir C1-INH y su actividad.
- Las pruebas cutáneas y de radioalergoadsorción (RAST) se pueden hacer ante la sospecha de alergia alimentaria.

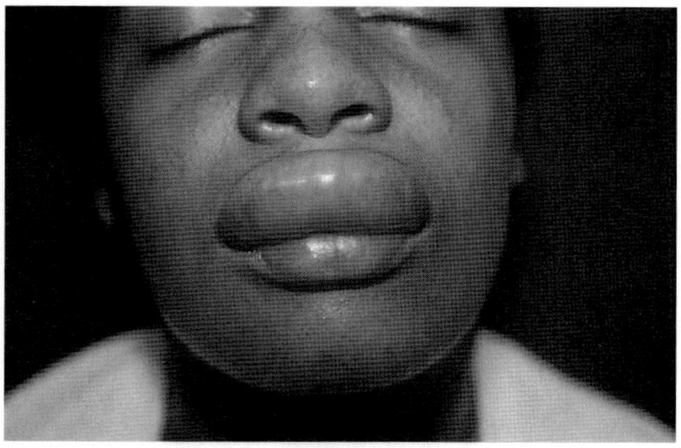

FIGURA 1-15 Angioedema del labio superior, con intensa tumefacción de los tejidos profundos. (De Goldstein BG, Goldstein AO: *Practical dermatology*, 2.ª ed., St. Louis, 1997, Mosby.)

- La biopsia cutánea se suele realizar en pacientes con angioedema crónico que no responde a los corticosteroides.

TRATAMIENTO

TRATAMIENTO NO FARMACOLÓGICO

- Eliminar la sustancia responsable.
- Evitar los factores que lo generan (frío, estrés).
- Compresas frías en las regiones afectadas.

TRATAMIENTO AGUDO

- El angioedema agudo con afectación laríngea que amenaza la vida se debe tratar con:
  1. Adrenalina 0,3 mg en una solución 1:1.000 por vía s.c.
  2. Difenhidramina 25-50 mg i.v. o i.m.
  3. Cimetidina 300 mg i.v. o ranitidina 50 mg i.v.
  4. Metilprednisolona 125 mg i.v.
- El tratamiento fundamental del angioedema son los antihistamínicos H1:
  1. Difenhidramina 25-50 mg cada 6 horas.
  2. Clorfeniramina 4 mg cada 6 horas.
  3. Hidroxicina 10-25 mg cada 6 horas.
  4. Cetiricina 5-10 mg diarios.
  5. Loratadina 10 mg diarios.
  6. Fexofenadina 60 mg diarios.

- Se pueden añadir antihistamínicos H2 a los anti-H1:
  1. Ranitidina 150 mg cada 12 horas.
  2. Cimetidina 400 mg cada 12 horas.
  3. Famotidina 20 mg cada 12 horas.
- Antidepresivos tricíclicos:
  1. Se puede probar con doxepina 25-50 mg diarios.
- Los corticosteroides no suelen ser necesarios para el alivio sintomático del angioedema agudo.

TRATAMIENTO CRÓNICO

- El angioedema crónico se trata como se describe en «tratamiento agudo».
- Los corticosteroides se usan con mayor frecuencia en el angioedema crónico.
- Prednisona 1 mg/kg/día durante 5 días y después se reduce durante semanas.
- Los andrógenos se utilizan para el tratamiento del angioedema hereditario.

PRONÓSTICO

- Los antihistamínicos consiguen alivio sintomático en más del 80% de los pacientes con angioedema.
- En el angioedema crónico se administran corticosteroides además de antihistamínicos.
- Un pequeño porcentaje de los pacientes tendrán una recaída de los síntomas tras el tratamiento esteroideo.
- El angioedema crónico puede durar meses e incluso años.

DERIVACIÓN

Se recomienda consultar con dermatología en pacientes con angioedema crónico, hereditario o recidivante.

OTRAS CONSIDERACIONES

Los inhibidores de la ECA pueden producir angioedema hasta muchos meses después de empezar su administración.

COMENTARIOS

- Con frecuencia resulta difícil identificar la causa del angioedema en los pacientes y sólo produce frustraciones.
- El angioedema crónico, a diferencia del agudo, puede deberse en casos poco frecuentes a una reacción alérgica.

BIBLIOGRAFÍA RECOMENDADA

Joint Task Force on Practice Parameters: The diagnosis and management of urticaria: a practice parameter. Part I: acute urticaria/angioedema. Part II: chronic urticaria/angioedema, *Ann Allergy Asthma Immunol* 85(6 pt 2):521, 2000.

Kamboj S et al: Hereditary angioedema: a rare but potentially lethal disease, *J La State Med Soc* 154(3):121, 2002.

Kaplan AP: Clinical practice: chronic urticaria and angioedema, *N Engl J Med* 346(3):175, 2002.

AUTOR: **MEL ANDERSON, M.D.**

INFORMACIÓN BÁSICA

DEFINICIÓN

La anorexia nerviosa es un trastorno psiquiátrico caracterizado por un comportamiento alimentario anormal, importante pérdida de peso autoinducida y una psicopatología específica (v. «valoración»).

CÓDIGO CIE-9CM
307.1 Anorexia nerviosa

EPIDEMIOLOGÍA Y DEMOGRAFÍA

INCIDENCIA/PREVALENCIA (EN EE.UU.):
- La anorexia nerviosa afecta a 0,2-1,3% de la población general y la incidencia anual son 5-10 casos/100.000 habitantes.
- La participación en actividades que estimulan la delgadez (atletismo, modelos) se asocia a una mayor incidencia de anorexia nerviosa.

DISTRIBUCIÓN POR SEXOS: La relación mujer:varón es 9:1. Aproximadamente 0,5-1% de las mujeres de 15 a 30 años sufren anorexia nerviosa.

DISTRIBUCIÓN POR EDAD: La edad predominante incluye desde la adolescencia a los adultos jóvenes. La edad promedio de aparición son 17 años.

SÍNTOMAS Y SIGNOS

Los médicos de atención primaria deben estar acostumbrados a reconocer este trastorno, porque los casos leves suelen debutar con síntomas inespecíficos, como astenia, intolerancia al frío, falta de energía o mareos. La exploración física puede ser normal en los estadios iniciales o en los casos leves. Los pacientes con anorexia moderada a graves muestran las siguientes alteraciones físicas:
- El paciente está emaciado y lleva mucha ropa.
- La piel está seca y muestra un crecimiento excesivo de lanugo. La piel puede adoptar una coloración amarillenta por la carotenodermia.
- Uñas frágiles y pelo del cuero cabelludo poco denso.
- Bradicardia, hipotensión, hipotermia y bradipnea frecuentes.
- El patrón de distribución ginoide de la grasa no se encuentra ya.
- El vello púbico y axilar se conservan.
- Puede encontrarse edema periférico.

ETIOLOGÍA

- La etiología se ignora, pero posiblemente sea multifactorial (factores socioculturales, psicológicos, familiares y genéticos).
- Se han descrito antecedentes de abusos sexuales hasta en el 50% de los pacientes con anorexia nerviosa.
- Factores psicológicos: los anoréxicos suelen tener un desarrollo incompleto de la identidad personal. Luchan por mantener una sensación de control sobre su entorno, en general tienen una autoestima baja y carecen de la percepción de ser apreciados y queridos por lo que ellos mismos son.

DIAGNÓSTICO

DIAGNÓSTICO DIFERENCIAL

- Depresión con pérdida de apetito.
- Esquizofrenia.
- Trastorno de conversión.
- Carcinoma oculto, linfoma.
- Trastornos endocrinológicos: enfermedad de Addison, diabetes mellitus, hipo o hipertiroidismo, panhipopituitarismo.
- Trastornos digestivos: enfermedad celíaca, enfermedad de Crohn, parasitosis intestinal.
- Trastornos infecciosos: TB, SIDA.
- En la sección III se recoge un algoritmo clínico para la valoración de la anorexia.

VALORACIÓN

- Es posible establecer el diagnóstico con los criterios diagnósticos de la DSM-IV para la anorexia nerviosa:
  1. Negativa a mantener el peso corporal (PC) en los niveles normales o algo superiores para la edad y la estatura (es decir, pérdida de peso que determina que el PC sea <85% del esperado o incapacidad de aumentar el peso en los niveles estimados durante un período de crecimiento, lo que determina que el PC sea <85% del esperado).
  2. Intenso temor a ganar peso o ponerse gordo, aunque el enfermo tenga un peso bajo.
  3. Alteraciones en la forma de percibir el PC o la forma, influencia exagerada del PC o la forma en la autoestima o negación de la gravedad del actual bajo PC.
  4. En las mujeres que han tenido la menarquia, amenorrea, es decir falta al menos de 3 reglas normales consecutivas (se considera que una mujer sufre amenorrea si sus menstruaciones aparecen sólo tras la estimulación mediante administración hormonal [estrógenos]).

Tipos específicos:

Tipo restrictivo: durante el presente episodio de anorexia nerviosa, el paciente no realiza de forma regular conductas de ingesta compulsiva o de purgamiento (es decir, vómitos autoprovocados o mala utilización de laxantes, diuréticos o enemas).

Tipo atracones/purgamiento: durante el presente episodio de anorexia nerviosa, el paciente realiza de forma regular conductas de ingesta compulsiva o de purgamiento (es decir, vómitos autoprovocados o mala utilización de laxantes, diuréticos o enemas).

- El cuestionario SCOFF es una herramienta útil para la detección selectiva empleada en Inglaterra para los trastornos alimentarios. Incluye 5 preguntas:
  1. ¿Se pone enfermo si se siente lleno?
  2. ¿Ha perdido el control sobre la cantidad que come?
  3. ¿Ha perdido más de 6 kg recientemente?
  4. ¿Cree usted estar gordo aunque los demás le consideran delgado?
  5. ¿Domina la comida su existencia?
- Una respuesta positiva a 2 o más de estas preguntas tiene una sensibilidad del 100% para el diagnóstico de anorexia y bulimia y una especificidad global de 87,5%.
- En mujeres universitarias una respuesta positiva a cualquiera de las siguientes preguntas para la detección selectiva también obliga a hacer más estudios:
  1. ¿Cuántas dietas ha realizado el año pasado?
  2. ¿Considera usted que debería estar a dieta?
  3. ¿Está usted insatisfecho con su talla?
  4. ¿Afecta su peso a la forma en que usted se considera a sí mismo?
- Se debe obtener un ECG basal en todos los pacientes con anorexia nerviosa. Es necesaria una monitorización rutinaria de los pacientes con prolongación del intervalo QT, ya que la muerte súbita de estos enfermos se suele deber a arritmias ventriculares relacionadas con la prolongación de QT.
- La gammagrafía DEXA para descartar una osteopenia se puede plantear tras 6 meses de amenorrea en pacientes con sospecha de anorexia nerviosa.

PRUEBAS DE LABORATORIO

- En los casos leves los datos de laboratorio pueden ser completamente normales.
- Alteraciones endocrinológicas:
  1. Disminución de FSH, LH, T4, T3, estrógenos, 17-OH esteroides urinarios, estrona y estradiol.
  2. T4 libre y TSH normales.
  3. Aumento de cortisol, GH, rT3, T3RU.
  4. Ausencia de pico cíclico de LH.
- Leucopenia, trombocitopenia, anemia, reducción de la VSG, concentraciones bajas de complemento y reducción de CD4 y CD8.
- Alcalosis metabólica, hipocalcemia, hipopotasemia, hipomagnesemia, hipercolesterolemia e hipofosfatemia en algunas ocasiones.
- El incremento de las concentraciones de beta-carotenos permite distinguir a estos pacientes de otros sometidos a dietas de inanición.

TRATAMIENTO

TRATAMIENTO NO FARMACOLÓGICO

- Es preciso un abordaje multidisciplinar con apoyo médico, psicológico y nutricional.
- Se debe determinar un objetivo de peso y se debe controlar al paciente al menos una vez a la semana inicialmente en la consulta. El objetivo de peso debe ser 100% del peso ideal en adolescentes y 90-100% en adultos mayores.

- El aumento de peso debe ser gradual (0,5-1,5 kg por semana) para evitar la dilatación gástrica. Empezar con 800-1.200 kcal en pequeñas ingestas frecuentes (para evitar la sensación de flato) y después aumentar a 1.500-3.000 kcal según la edad y la estatura.
- Añadir, según necesidad, suplementos de vitaminas y minerales.
- En los casos graves se debe usar nutrición parenteral total (inicialmente 800-1.200 kcal/día).
- Se deben vigilar de forma estricta las concentraciones de electrólitos.
- Las horas de la comida deben ser un momento de interacción social, pero no de enfrentamiento.
- Se recomiendan actividades sedentarias postprandiales. Se debe controlar el acceso de los pacientes al cuarto de baño para evitar que se purguen.

TRATAMIENTO AGUDO

- Los criterios para decidir el tratamiento inicial apropiado de los pacientes con anorexia nerviosa se suelen basar en la presencia de complicaciones, porcentaje del peso ideal y gravedad de la distorsión de la imagen corporal.
- El tratamiento ambulatorio resulta adecuado para la mayoría de los casos.
- Las indicaciones del ingreso hospitalario se describen en la sección sobre «derivación».
- Los pacientes estables desde el punto de vista médico que están dentro del 85% de su peso ideal pueden ser seguidos en asistencia primaria cada 3-4 semanas y posteriormente cada más tiempo conforme mejoren.
- El tratamiento farmacológico no tiene utilidad en la anorexia nerviosa, salvo que exista depresión mayor u otro trastorno psiquiátrico. Los ISRS permiten tratar el estado de ánimo depresivo y los comportamientos obsesivo-compulsivos moderados descritos en algunos casos.

TRATAMIENTO CRÓNICO

- Una parte esencial de la recuperación es la psicoterapia mantenida durante años y que se debe centrar de forma específica en la imagen del yo y las interacciones con la familia y los compañeros y trata de evitar las recaídas.
- También se recomienda la terapia familiar, sobre todo en pacientes más jóvenes.

PRONÓSTICO

- El pronóstico a largo plazo es malo en general y viene marcado por frecuentes exacerbaciones. El porcentaje de pacientes con anorexia nerviosa que se recupera por completo es modesto. La mayor parte de los pacientes siguen padeciendo una distorsión de la imagen corporal, hábitos alimentarios patológicos y dificultades psíquicas.
- La mayor parte de las pacientes con anorexia nerviosa vuelven a tener menstruaciones a los 6 meses de alcanzar el 90% de su peso ideal. Es importante recordar que las enfermas anoréxicas pueden quedarse embarazadas a pesar de la amenorrea.
- La mortalidad oscila entre el 5 y 20% y es 6 veces mayor que la de personas de igual edad no afectadas por anorexia. Las causas frecuentes de muerte incluyen alteraciones electrolíticas, inanición o suicidio.
- Los factores que predicen mejor pronóstico en pacientes con trastornos alimentarios incluyen edad precoz al diagnóstico, breve intervalo antes del inicio del tratamiento, buenas relaciones padres-hijo y mantener relaciones sanas con amigos y terapeutas.
- Un intervalo QT prolongado es marcador del riesgo de muerte súbita.

DERIVACIÓN

Se debe plantear el ingreso hospitalario en las siguientes circunstancias:

1. Deshidratación o alteraciones electrolíticas graves.
2. Alteraciones del ECG (intervalo QT prolongado o arritmias).
3. Inestabilidad fisiológica importante (hipotensión, ortostatismo).
4. Vómitos no tratables, purgamiento o atracones.
5. Pacientes con ideas de suicidio.
6. Pérdida de peso que supera el 30% del peso ideal y que no responde al tratamiento ambulatorio.
7. Pérdida de peso rápidamente progresiva (> 1 kg por semana).
8. Incapacidad de progresar en la rehabilitación nutricional como paciente ambulatoria.

BIBLIOGRAFÍA RECOMENDADA

American Psychiatric Association: Practice guideline for the treatment of patients with eating disorders, *Am J Psychiatry* 157(suppl):4, 2000 (revision).

Anstine D, Grinenko D: Rapid screening for disordered eating in college-aged females in the primary care setting, *J Adolesc Health* 26:338, 2000.

Becker AE et al: Eating disorders, *N Engl J Med* 340:1092, 1999.

Herzog DB et al: Comorbidity and outcome in eating disorders, *Psychiatr Clin North Am* 19:843, 1996.

Mehler PS: Diagnosis and care of patients with anorexia nervosa in primary care setting, *Ann Intern Med* 134:1048, 2001.

Morgan JF et al: The SCOFF questionnaire: assessment of a new screening tool for eating disorders, *BMJ* 319:1467, 1999.

Pritts SD, Susman J: Diagnosis of eating disorders in primary care, *Am Fam Physician* 67:297, 2003.

AUTOR: **FRED F. FERRI, M.D.**

INFORMACIÓN BÁSICA

DEFINICIÓN

La anquilostomiasis es una infestación parasitaria del intestino causada por helmintos.

CÓDIGO CIE-9CM
126.35 Anquilostoma

EPIDEMIOLOGÍA Y DEMOGRAFÍA

INCIDENCIA (EN EE.UU.):
- Varía mucho entre distintas regiones de EE.UU.
- Es más frecuentes en las zonas rurales de los estados del Sudeste.
- Los malos saneamientos y las lluvias abundantes aumentan las probabilidades de contraer la enfermedad.

PREVALENCIA (EN EE.UU.): Varía del 10 al 90% en las regiones donde ocurre.

DISTRIBUCIÓN POR EDADES: Niños en edad escolar.

SÍNTOMAS Y SIGNOS

- Molestias abdominales inespecíficas.
- Como estos organismos consumen los hematíes del huésped, los síntomas corresponden a los de una anemia ferropénica y dependen de la cantidad de hierro en la dieta y del número de parásitos.
- Fatiga, taquicardia, disnea e insuficiencia con gasto alto.
- Hipoproteinemia y edema debido a la pérdida de proteínas por el intestino.
- Manifestaciones pulmonares raras cuando las larvas emigran a los pulmones.
- Erupción cutánea en los lugares de penetración de las larvas en algunos pacientes sin exposición previa.

ETIOLOGÍA

Dos especies pueden producir la enfermedad: *Necator americanus* y *Ancylostoma duodenale*. *N. americanus* es la causa predominante en EE.UU.:
- La infestación se produce por la penetración de la forma larvaria a través de la piel, con emigración posterior por el torrente sanguíneo a los alveolos, desde allí al aparato respiratorio superior y al aparato digestivo.
- Las ganchos de la boca del parásito le permiten adherirse a la mucosa intestinal.

DIAGNÓSTICO

DIAGNÓSTICO DIFERENCIAL

- Estrongiloidiasis.
- Ascariasis.

VALORACIÓN

Estudio de los huevos en las heces.

PRUEBAS DE LABORATORIO

Hemograma para demostrar la anemia hipocrómica, microcítica, una posible eosinofilia ligera e hipoalbuminemia.

DIAGNÓSTICO POR IMAGEN

La radiografía de tórax muestra opacificaciones ocasionales.

TRATAMIENTO

TRATAMIENTO NO FARMACOLÓGICO

Prevención de la enfermedad, evitando caminar con los pies descalzos y mediante la mejoría de las condiciones higiénicas y sanitarias.

TRATAMIENTO AGUDO

- Mebendazol, 100 mg v.o. 2 veces al día durante 3 días.
- Puede ser útil administrar suplementos de hierro.

PRONÓSTICO

El tratamiento es fácil.

DERIVACIÓN

Si existen dudas sobre el diagnóstico.

OTRAS CONSIDERACIONES

COMENTARIOS

El control adecuado de los desechos humanos es importante para controlar la enfermedad en las zonas de prevalencia elevada de infestación por anquilostomas.

BIBLIOGRAFÍA RECOMENDADA

Biegel Y et al: Clinical problem-solving: letting the patient off the hook, *N Engl J Med* 342:1658, 2000.
Grover JK et al: Antihelminthics: a review, *Trop Gastroenterol* 22:180, 2001.

AUTOR: **MAURICE POLICAR, M.D.**

INFORMACIÓN BÁSICA

DEFINICIÓN

El TAG se presenta sobre todo combinado con otros trastornos médicos y psiquiátricos. Suele cursar con ansiedad excesiva, temor y preocupación durante la mayor parte del tiempo y de forma continua durante al menos 6 meses. La ansiedad subjetiva debe acompañarse al menos de tres síntomas somáticos (p. ej., inquietud, irritabilidad, alteraciones del sueño, tensión muscular, dificultades para concentrarse o fatigabilidad). Como la preocupación también es un síntoma de la depresión, oficialmente no se puede hablar de TAG si coexiste una depresión mayor. Sin embargo, sobre el terreno se acepta que ambos procesos pueden coexistir y se están realizando estudios sobre dicha concurrencia.

SINÓNIMOS

Neurosis por ansiedad.
Ansiedad crónica.

CÓDIGO CIE-9CM
F41.1 (código DSM-IV 300.02)

EPIDEMIOLOGÍA Y DEMOGRAFÍA

INCIDENCIA (EN EE.UU.): 31% al año.
PREVALENCIA (EN EE.UU.):
- En la población general, prevalencia del 5% a lo largo de la vida.
- En asistencia primaria: 3% (es el trastorno por ansiedad más frecuente en este contexto).
PREDOMINIO POR SEXOS: Las mujeres se afectan más (relación 2:1), pero acuden menos a recibir tratamiento (3:2 la relación mujer:varón).
DISTRIBUCIÓN POR EDADES:
- 30% de los pacientes refieren inicio de los síntomas antes de los 11 años de edad.
- 50% de los pacientes debutan antes de los 18 años de edad.
INCIDENCIA MÁXIMA: Trastorno crónico que debuta en las primeras fases de la vida.
GENÉTICA: La tasa de concordancia en gemelos dicigóticos y monocigóticos no son distintas (0-5%), pero un análisis detallado de 1.033 pares de gemelas encontró que la herencia contribuye a un 30% aproximadamente de los factores que pueden causar el TAG.

SÍNTOMAS Y SIGNOS

- Dicen estar «ansiosos» todo el tiempo.
- Preocupación excesiva, en general por la familia, la economía, el trabajo o la salud.
- Trastornos del sueño, sobre todo insomnio inicial.
- Tensión muscular (sobre todo en los músculos del cuello y los hombros).
- Cefaleas (tensión muscular).
- Dificultades para concentrarse.
- Forma diaria de fatiga.
- Síntomas digestivos compatibles con EII (un tercio de los pacientes).
- Las consecuencias físicas de la ansiedad mueven a los pacientes a buscar atención médica.
- Son frecuentes las patologías psiquiátricas asociadas (distimia o depresión mayor) y el abuso de sustancias (alcoholismo).

ETIOLOGÍA

- No se conoce una etiología clara.
- Se utilizan varias hipótesis centradas en los neurotransmisores (catecolaminas, indolaminas) y la psicología del desarrollo como base para recomendaciones terapéuticas.
- Los factores de riesgo incluyen antecedentes familiares, aumento del estrés, antecedentes de trauma físico o emocional y enfermedades médicas.

DIAGNÓSTICO

DIAGNÓSTICO DIFERENCIAL

- Muchos trastornos médicos y psiquiátricos; sin embargo, para diagnosticar el TAG el paciente debe sufrir ansiedad con síntomas físicos asociados la mayor parte del tiempo de forma continua durante 6 meses al menos.
- Enfermedades cardiovasculares y pulmonares.
- Hipertiroidismo.
- Enfermedad de Parkinson.
- Miastenia grave.
- Consecuencias del consumo de drogas (cocaína, anfetaminas y PCP) o su abstinencia (alcohol o benzodiazepinas).

VALORACIÓN

- Historia: esencial para el diagnóstico.
- Exploración física: confirma los síntomas físicos del paciente.
- Excluir la base orgánica del proceso exige en general pruebas complementarias.
- Se debe sospechar una causa física cuando la ansiedad se produce tras cambios recientes en la medicación.

TRATAMIENTO

TRATAMIENTO NO FARMACOLÓGICO

- Terapia cognitivo-conductual.
- Entrenamiento de relajación.
- Biorretroalimentación.
- Psicoterapia psicodinámica.

ADVERTENCIA: no se dispone de estudios que comparen de forma directa la medicación con la psicoterapia, pero la impresión clínica general es que las psicoterapias son mejores que la farmacoterapia.

TRATAMIENTO AGUDO

- El tratamiento agudo no suele estar indicado porque el TAG es un cuadro crónico.
- Algunos pacientes muestran una situación aguda, que obliga al médico a responder con rapidez; en estas condiciones se administran benzodiazepinas como fármacos de elección para la ansiedad diurna y el insomnio inicial.

ADVERTENCIA: se debe tener cuidado al prescribir benzodiazepinas porque esta población tiende al mal uso y la dependencia de las mismas.

TRATAMIENTO CRÓNICO

- Los ISRS y venlafaxina también resultan eficaces en el trastorno por ansiedad generalizada y se administran como tratamiento típico de primera línea. Resultan especialmente útiles cuando existe una depresión asociada.
- Si se prescriben y utilizan bajo supervisión, las benzodiazepinas pueden conseguir el alivio a largo plazo de los síntomas con ocasionales problemas de abuso o tolerancia; sin embargo, la tolerancia a las benzodiazepinas es frecuente y por este motivo han dejado de ser fármacos de primera línea y han pasado a ser segunda línea en el TAG. Además, la frecuencia de recaídas tras la interrupción del tratamiento con benzodiazepinas puede ser doble que tras la interrupción del ansiolítico distinto de las benzodiazepinas, buspirona.
- Buspirona es eficaz sin riesgos de tolerancia ni abuso.
- Los antidepresivos sedantes también se emplean para reducir el insomnio inicial.

PRONÓSTICO

- Este proceso es crónico con exacerbaciones periódicas.
- Se administra tratamiento para conseguir una mejoría importante, pero los síntomas y la disfunción pueden persistir.
- El riesgo de suicidio es mayor que en la población general.

DERIVACIÓN

- Si los síntomas son refractarios al tratamiento.
- Si el caso se complica con un trastorno psiquiátrico comórbido.
- Si la respuesta al tratamiento es menor de la óptima con disfunción residual.

BIBLIOGRAFÍA RECOMENDADA

Fricchione G: Clinical practice. Generalized anxiety disorder, *N Engl J Med* 351(7):675, 2004.

Goodman WK: Selecting pharmacotherapy for generalized anxiety disorder, *J Clin Psychiatry* 65(suppl 13):8, 2004.

Lang AJ: Treating generalized anxiety disorder with cognitive-behavioral therapy, *J Clin Psychiatry* 65(suppl 13):14, 2004.

Rouillon F: Long term therapy of generalized anxiety disorder, *Eur Psychiatry* 19(2):96, 2004.

AUTORES: PATRICIA AREAN, PH.D. y **MITCHELL D. FELDMAN, M.D., M.PHIL.**

INFORMACIÓN BÁSICA

DEFINICIÓN

La anticoncepción engloba las distintas opciones que una pareja sexualmente activa puede utilizar para impedir el embarazo. Estos métodos pueden ser médicos o no médicos y pueden ser empleados por los varones y/o las mujeres. Las opciones son las siguientes:

- Sin medidas anticonceptivas la tasa de fallos es el 85%.
- Abstinencia:
  1. 12,4% en los varones solteros.
  2. 13,2% en las mujeres solteras.
  3. Método practicado con mayor frecuencia por la población menor de 17 años.
  4. El 13% de las mujeres de 30-34 años no han mantenido relaciones sexuales coitales.
  5. Tasa de fallo: 0%.
- Método de la marcha atrás o coitus interruptus:
  1. Método empleado únicamente por el 2% de las mujeres sexualmente activas.
  2. Índice de fallos: 4% si el uso es correcto y 19% con el uso general.
- Método del ritmo o del calendario (planificación familiar natural):
  1. Índice de fallos: 1-9% si el uso es correcto y 20% con el uso general.
  2. Método sintotérmico: se basa en el estudio del moco cervical y del dolor ovulatorio combinado con la temperatura basal corporal.
  3. Método de Billings: predice el momento de la ovulación según las características del moco cervical.
  4. Método de la temperatura corporal basal: emplea una curva de temperatura bifásica.
  5. Método de la amenorrea de la lactancia: resulta eficaz en las mujeres que amamantan de forma exclusiva, en especial 70-100 días después del parto. Depende del número de tomas al día.
- Métodos de barrera:
  1. Diafragma y capuchón cervical: índice de fallo del 5-9% en las mujeres nulíparas y del 20% en las mujeres multíparas.
  2. Preservativo femenino. Posee un índice de fallos del 5,1% con un uso correcto y del 12,4% con el uso general. La FDA establece un porcentaje de fallos del 25%.
  3. Preservativo masculino: el índice de fallos con un uso correcto es del 3% y en general es del 12%.
  4. Espermicidas (aerosoles, espumas, geles, cremas, comprimidos): el porcentaje de fallos tras su uso correcto es del 3% y tras su uso general es del 21%.
- Anticonceptivos orales:
  1. Porcentaje de fallos: <1% si el uso es correcto y 3% con el uso general.

2. Pueden ser combinaciones de estrógeno y progesterona o bien sólo de progesterona.
- Implantes hormonales e inyectables:
  1. Norplant:
     a. Es el más empleado en los EE.UU.
     b. Índice de fallos en los primeros 5 años: 1%.
     c. Índice de fallos posterior: 2%.
     d. Puede utilizarse durante 7 años.
  2. Depo-Provera: índice de fallos durante el primer año de uso: 0,3%.
  3. Lunelle (aprobado en octubre de 2000): índice de fallos en el primer año: 0,2%.
  4. Implante de etonogestrel: porcentaje de fallos acumulado en 2 años: 0%.
  5. Implante único liberador de nestorona: no disponible.
  6. Implante Jadelle.
- Mini píldora (píldora de progesterona):
  1. Índice de fallos con el uso general: 1,1-13,2%.
  2. Con el uso correcto se producen 5 embarazos/1,000 mujeres.
- Anticoncepción postcoital de emergencia:
  1. Reduce el número de embarazos un 75% si se administra inmediatamente después del coito.
  2. Puede realizarse por métodos hormonales o mediante la inserción de un DIU.
- DIU (en algunos estados se trata de una EFP):
  1. Progestasert: porcentaje de fallos con el uso correcto: 2%, y durante el uso general: 3%.
  2. Copper T (380-A): porcentaje de fallos con el uso correcto: 0,8%, y durante el uso general: 3%.
  3. Sistema intrauterino liberador de levonorgestrel:
     a. Índice de fallos al año: 1%.
     b. Índice de fallos acumulados a los 5 años: 0,71/100 mujeres.
- Esterilización femenina (ligadura de trompas): Índice de fallos con el uso correcto: 0,2% y 3% con el uso general.
- Esterilización masculina (vasectomía): porcentaje de fallos durante el primer año: 0,1%.
- Anillo vaginal: índice de fallos: 0,77.
- Parche anticonceptivo: porcentaje de fallos del 0,4 al 0,7%.

SINÓNIMOS

Control del embarazo.
Planificación familiar.

CÓDIGO CIE-9CM

V25.01 Anticonceptivos orales
V25.02 Otros métodos anticonceptivos
V25.09 Planificación familiar
V25.1 DIU
V25.2 Esterilización

EPIDEMIOLOGÍA Y DEMOGRAFÍA
INCIDENCIA (EN LOS EE.UU.):

Los métodos anticonceptivos empleados por las mujeres con riesgo de quedarse embarazadas varían según el grupo de edad:

- Anticonceptivos orales: del 3% (40-44 años) al 60% (20-24 años).
- Preservativos: del 9% (40-44 años) al 26% (15-19 años).
- Diafragma: del 0,8% (15-19 años) al 8% (30-34 años).
- Abstinencia periódica: del 0,7% (15-19 años) al 3% (35-39 años).
- Coitus interruptus: del 1,1% (40-44 años) al 3% (20-30 años).
- DIU: del 0% (15-19 años) al 3% (30-34 años).
- Espermicidas: del 0,8% (15-19 años) al 2,7% (35-39 años).
- Sin ningún método: del 6,3% (35-39 años) al 19,8% (15-19 años).
- Esterilización:
  Femenina: del 0,2% (15-19 años) al 47% (40-44 años).
  Masculina: del 0,2% (15-19 años) al 21% (40-44 años).

Las mujeres utilizan los métodos anticonceptivos con mayor frecuencia. Los dos únicos métodos anticonceptivos disponibles para los varones son los preservativos y la esterilización (vasectomía).

DIAGNÓSTICO

VALORACIÓN

- Antecedentes médicos.
- Antecedentes quirúrgicos:
- Historia obstétrica (¿fertilidad deseada?).
- Historia ginecológica que incluya:
  1. Enfermedades de transmisión sexual previas.
  2. Número de parejas.
  3. Problemas previos con los anticonceptivos.
  4. Frecuencia de las relaciones sexuales.
- Antecedentes familiares.

PRUEBAS DE LABORATORIO

- Frotis de Papanicolaou.
- Cultivos para microorganismos aerobios y *Chlamydia*.
- Prueba de embarazo si existen sospechas.
- Perfil lipídico si existen antecedentes familiares de enfermedades vasculares prematuras.

TRATAMIENTO

TRATAMIENTO NO FARMACOLÓGICO

- Preservativos masculinos:
  1. El 95% son de látex (caucho) y el 5% restante de piel o de membranas naturales.

2. Uso correcto: Se coloca con el pene en erección, dejando un depósito de 1,5 cm en el extremo. Si se desea utilizar lubricantes, no se deben emplear los de base de aceite.
3. Su efectividad aumenta si se emplean simultáneamente con espermicidas.
- Preservativos femeninos:
  1. Son de poliuretano y poseen un extremo abierto y otro cerrado.
  2. Uso correcto: el extremo cerrado se coloca sobre el cuello uterino y el extremo abierto queda por fuera de la vagina para cubrir el pene y el escroto.
  3. Protección muy efectiva frente al VIH.
- Espermicidas:
  1. Tipos: Nonoxinol, octoxinol.
  2. Presentaciones: geles, cremas, espumas, supositorios, comprimidos, películas solubles.
  3. Uso correcto: se utilizan inmediatamente antes del coito. Pueden emplearse con otros métodos de barrera.
- Diafragma y capuchón cervical.
  1. Deben ser colocados por personal médico y se utilizan asociados con geles anticonceptivos. Deben ser ajustados si la paciente gana o pierde peso.
  2. Tamaños del diafragma: de 50 a 95 mm. Tamaños de los capuchones cervicales: 22, 25, 28 y 31 mm.
  3. Uso correcto del diafragma: debe colocarse inmediatamente antes de iniciar la relación sexual y debe mantenerse colocado 6 horas tras la misma. No debe permanecer en la vagina más de 24 horas.
  4. Uso correcto del capuchón cervical: se debe colocar exactamente sobre el cuello uterino. No debe permanecer en la vagina más de 48 horas.
- Método de la amenorrea de la lactancia:
  1. Depende del número de tomas diarias. Resulta un método efectivo durante 6 meses si el número de tomas de 10 minutos de duración cada una es superior a 15 al día.
  2. No es un método popular en los EE.UU.
- Método del coitus interruptus:
  1. Consiste en la retirada del pene del interior de la vagina antes de la eyaculación.
  2. Depende del autocontrol.
- Método del ritmo:
  1. Depende del conocimiento de la fisiología de los aparatos reproductivos masculino y femenino.
  2. El esperma permanece viable en la vagina durante 2-7 días.
  3. La vida del óvulo es de 24 horas.
- Esterilización:
  1. Masculina:
     a. La vasectomía consiste en la interrupción del conducto deferente para impedir el paso de los espermatozoides al eyaculado seminal.
     b. Existen técnicas con y sin bisturí.

c. Es un proceso técnicamente más sencillo que la esterilización femenina y no precisa de anestesia general.
  2. Femenina:
     a. Es el método anticonceptivo más empleado por las mujeres mayores de 30 años en los EE.UU.
     b. La interrupción de las trompas de Falopio bloquea el paso del óvulo proximalmente y de los espermatozoides distalmente a través de las mismas.
     c. Existen diversas técnicas: las más frecuentes son la técnica modificada de Pomeroy que se realiza durante la cesárea; o la técnica laparoscópica que se realiza en las mujeres no embarazadas.
     d. Oclusión de las trompas de Essure: consiste en la colocación de microdispositivos en las trompas de Falopio por medio de una histeroscopia.

TRATAMIENTO AGUDO

- Anticonceptivos orales combinados:
  1. Se toman diariamente durante 21 días, con intervalos de descanso de 7 días.
  2. Los anticonceptivos orales combinados más populares poseen menos de 50 μg de etinilestradiol. Los progestágenos empleados con mayor frecuencia en las píldoras combinadas son la noretindrona, el levonorgestrel, el norgestrel, el acetato de noretindrona, el acetato de etinodiol, el norgestimato o el desogestrel. Los anticonceptivos orales de combinación trifásica aportan dosis variables de progestágenos y de estrógenos a lo largo del ciclo. Los anticonceptivos orales monofásicos proporcionan la misma dosis de progestágenos y estrógenos a lo largo del ciclo y se toman cada día a la misma hora. Las píldoras estrofásicas suministran una dosis constante de progesterona con una dosis variable de estrógenos a lo largo del ciclo.
  3. La eficacia de la píldora disminuye si se toma con antibióticos, ya que en la mayor parte de los casos se afecta la absorción gastrointestinal. Únicamente la rifampicina reduce de modo real la efectividad de la píldora.
  4. A mayor peso corporal menor efectividad.
- Mini píldora:
  1. Sólo posee progestágenos. Se toma a diario sin períodos de descansos.
  2. Produce hemorragias irregulares al carecer del efecto de los estrógenos sobre los tejidos de revestimiento uterinos.
- Implantes hormonales e inyectables:
  1. Norplant:
     a. Sólo libera progestágenos. Se introduce bajo la piel.
     b. Los seis implantes de levonorgestrel colocados en el tejido celular

subcutáneo de la cara interna de la porción proximal del brazo mantienen su efectividad durante 5 años.
  2. Devo-Provera:
     a. Inyecciones i.m. de acetato de medroxiprogesterona, administradas cada 3 meses.
     b. Efecto secundario más importante: hemorragias irregulares.
     c. La fertilidad tarda en recuperarse hasta 18 meses después de la interrupción del tratamiento.
  3. Lunelle: inyección i.m. de administración mensual. Se compone de 0,5 ml de solución acuosa, 5 mg de cipionato de estradiol y 25 mg de acetato de medroxiprogesterona.
  4. Implante de etonogestrel: implante único de colocación dérmica que libera etonogestrel durante 3 años.
- Anticoncepción poscoital:
  1. Se realiza como procedimiento de urgencias, debido generalmente al no cumplimiento del método anticonceptivo o a defectos del mismo (rotura del preservativo) en el momento de la ovulación.
  2. Método:
     a. Introducción de un DIU en la semana posterior a la relación sexual.
     b. Métodos hormonales (píldoras combinadas y danazol) en las 48 horas siguientes a la relación sexual.
- DIU:
  1. Dispositivo que se introduce en el útero para impedir la unión entre el espermatozoide y el óvulo en la trompa de Falopio.
  2. Tipos disponibles en los EE.UU.:
     a. Progestasert: dispositivo en forma de T, compuesto de un copolímero de acetato de vinil etileno. El tallo vertical contiene 38 mg de progesterona y debe cambiarse anualmente.
     b. ParaGard (Cooper T/380-A): T de polietileno cubierta por un fino hilo de cobre. Dura 10 años.
     c. SIULNG: sistema intrauterino liberador de levonorgestrel (Mirena): consiste en un sistema en forma de T con una cámara que contiene LNG. Libera 20 μg al día y es eficaz durante 5 años.
- Anillo vaginal (Nuvaring):
  1. Proporciona una dosis diaria de 120 μg de etonogestrel y 15 μg de etinilestradiol.
  2. Se mantiene en la vagina durante 3 semanas y se elimina la cuarta.
  3. El aumento del peso corporal reduce su efectividad.
- Parches anticonceptivos (Evra):
  1. Suministran dosis bajas de esteroides.
  2. Liberan un progestágeno y un estrógeno (etinil estradiol).
  3. Tamaño del parche: 20 cm^2.
  4. Cada parche contiene 6 mg de norelgestronina y libera una dosis sistémica

continua estimada de 150 µg de norelgestronina y 20 µg de etinilestradiol. La dosis habitual es de 250 µg/día de progestágeno y 25 µg/día de estrógenos.

5. Se debe mantener colocado 3-4 semanas.
6. El aumento del peso corporal reduce su efectividad.

TRATAMIENTO CRÓNICO

- Las pacientes en tratamiento con cualquiera de los métodos anticonceptivos expuestos deben ser revisadas al menos anualmente, o según necesidades, en caso de que aparezca algún problema.
- Cada año debe realizarse una historia clínica completa, una exploración física, un frotis de Papanicolaou, y cultivos en caso de ser necesario.
- Las pacientes con enfermedades médicas que hayan elegido un método hormonal deben ser revisadas cada 6 meses.

PRONÓSTICO

- Revisiones periódicas anuales o más frecuentes en caso de aparecer efectos secundarios.

- Cambie de método anticonceptivo según las necesidades del paciente o los efectos secundarios que vayan presentándose a lo largo de la vida.

DERIVACIÓN

Si la paciente sigue un método hormonal y aparecen síntomas neurológicos o cardíacos, interrumpa el tratamiento inmediatamente, evalúe el problema y remita a la paciente a un médico internista para valoración.

OTRAS CONSIDERACIONES

COMENTARIOS

- La Sociedad Americana de Obstetricia y Ginecología (SAOG) posee material educativo para los pacientes, que puede obtenerse contactando a través del teléfono 1-800-673-8444 o bien a través de los laboratorios que comercializan los diferentes métodos anticonceptivos.

- En la sección III se expone un algoritmo clínico sobre el uso de los anticonceptivos orales.

BIBLIOGRAFÍA RECOMENDADA

Clinical proceedings: *Association of Reproductive Health Professionals,* February 2001.

Dieben T: Efficacy cycle control and user acceptability of a novel combined contraceptive vaginal ring, *Obstet Gynecol* 100(3):585, 2002.

Gordon J: Transdermal contraception: a new technology for women, *The Female Patient* (Suppl):1, 2002.

Grimes DA: Switching emergency contraception to over-the-counter status, *N Engl J Med* 347:846, 2002.

Holt VL et al: Body weight and risk of oral contraceptive failure, *Obstet Gynecol* 99:820, 2002.

Sivin I, Moo-Young A: Recent developments in contraceptive implants at the population council contraception, 65(1):113, 2002.

AUTOR: **MARIA A. CORIGLIANO, M.D.**

INFORMACIÓN BÁSICA

DEFINICIÓN

La apendicitis es la inflamación aguda del apéndice.

CÓDIGOS CIE-9CM
540.9 Apendicitis
540.0 Apendicitis con peritonitis generalizada

EPIDEMIOLOGÍA Y DEMOGRAFÍA

- La apendicitis se produce en el 10% de la población, sobre todo entre los 10 y los 30 años.
- En EE.UU. se realizan más de 250.000 apendicectomías cada año.
- Se trata de la urgencia quirúrgica abdominal más frecuente.
- La incidencia de apendicitis se ha reducido en los últimos 30 años.
- La relación varón:mujer es 3:2 hasta los 25 años y se iguala en los mayores de 30 años.

SÍNTOMAS Y SIGNOS

- Dolor abdominal: inicialmente dolor epigástrico o periumbilical casi en 50% de los enfermos; en 12-18 horas se localiza en la fosa ilíaca derecha. El dolor puede ser de espalda o de flanco derecho cuando el apéndice es retrocecal o está en otras localizaciones del abdomen por mala rotación del mismo.
- Dolor con extensión al muslo derecho (signo del psoas), febrícula, la temperatura puede superar 38 °C si se perfora el apéndice.
- Dolor con la rotación interna del muslo derecho flexionado (signo del obturador).
- Dolor en la fosa ilíaca derecha a la palpación de la fosa ilíaca izquierda (signo de Rovsing): la exploración física muestra hipersensibilidad en el lado derecho en pacientes con apéndice pélvico.
- Punto de dolor máximo en la fosa ilíaca derecha (punto de McBurney).
- Pueden encontrarse náuseas, vómitos, taquicardia e hiperestesias cutáneas a nivel de T12.

ETIOLOGÍA

Obstrucción de la luz apendicular con posterior congestión vascular, inflamación y edema; las causas más comunes de obstrucción son:
- Fecalitos: 30-35% de los casos (sobre todo en adultos).
- Cuerpo extraño: 4% (semillas de frutas, gusanos planos, gusanos redondos, tenias, cálculos).

- Inflamación: 50-60% de los casos (hiperplasia folicular linfoide en la submucosa es la etiología más frecuente en niños y adolescentes).
- Neoplasias: 1% (carcinoides, metástasis, carcinomas).

DIAGNÓSTICO

DIAGNÓSTICO DIFERENCIAL

- Intestinal: enteritis regional cecal, hernia incarcerada, diverticulitis de ciego, obstrucción intestinal, úlcera perforada, perforación del ciego, diverticulitis de Meckel.
- Reproductor: embarazo ectópico, quiste de ovario, torsión de quiste de ovario, salpingitis, absceso tuboovárico, endometriosis con dolor en mitad de ciclo, vesiculitis seminal.
- Renal: cálculos renales y ureterales, neoplasias, pielonefritis.
- Vascular: aneurisma de aorta con fugas.
- Abscesos en el psoas.
- Traumatismos.
- Colecistitis.
- Adenitis mesentérica.

VALORACIÓN

- Los pacientes que debutan con dolor en FID, náuseas, vómitos, anorexia y dolor de rebote en la FID deben ser sometidos a una valoración clínica y analítica inmediatas. Las pruebas radiológicas no están indicadas en general en una apendicitis típica, aunque resultan útiles ante la duda diagnóstica. La laparoscopia puede ser útil como técnica terapéutica y también diagnóstica.

PRUEBAS DE LABORATORIO

- HC con recuento diferencial muestra leucocitosis con desviación izquierda en 90% de los pacientes con apendicitis. El recuento leucocitario total es inferior en general a 20.000/mm³. Un recuento más elevado indica perforación. Menos del 4% de los enfermos tiene un recuento leucocitorio y diferencial normales. Una Hb y Hto bajos en un paciente mayor debe hacer sospechar un carcinoma digestivo.
- Puede encontrarse hematuria y piuria microscópicas en <20% de los pacientes.

DIAGNÓSTICO POR IMAGEN

- La TC espiral de la FID tiene una sensibilidad >90% y una precisión >94% para la apendicitis aguda. Un apéndice distendido, la inflamación periapendicular y el engrosamiento de la pared apendicular son indicativos de apendicitis.

- La ecografía tiene una sensibilidad del 75-90% para el diagnóstico de apendicitis aguda y resulta una técnica especialmente útil en mujeres jóvenes en las que existen dudas diagnósticas. Una ecografía normal no debe evitar la cirugía si la historia o la exploración física son sugestivas de apendicitis.

TRATAMIENTO

TRATAMIENTO NO FARMACOLÓGICO

- Ayuno absoluto.
- No administrar analgésicos ni antibióticos hasta que no se realice un diagnóstico (pueden confundir los signos de la peritonitis).

TRATAMIENTO AGUDO

- Apendicectomía urgente (laparoscópica o abierta), corrección de los trastornos hídricos o electrolíticos mediante hidratación i.v. enérgica y reposición de electrólitos.
- Profilaxis con antibióticos intravenosos para cubrir bacilos gramnegativos y anaerobios (ampicilina-sulbactam 3 g i.v. cada 6 horas o piperacilina-tazobactam 4,5 g i.v. cada 8 horas en adultos).

OTRAS CONSIDERACIONES

COMENTARIOS

- Es frecuente la perforación (20% en adultos). Los indicadores para sospecharla incluyen dolor de más de 24 horas de evolución, leucocitosis superior a 20.000/mm³, temperatura >39 °C, masa abdominal palpable y alteraciones peritoneales.
- El pronóstico es en general excelente. La mortalidad es <1% en adultos jóvenes sin complicaciones, aunque supera 10% en ancianos con rotura apendicular.
- En un 20% de los pacientes sometidos a laparotomía exploradora por sospecha de apendicitis, el apéndice resulta normal.

BIBLIOGRAFÍA RECOMENDADA

Paulson EK et al: Suspected appendicitis, *N Engl J Med* 348:236, 2003.
Teresawa T et al: Systematic review: Computed tomography and ultrasonography to detect acute appendicitis in adults and adolescents, *Ann Intern Med* 141:537, 2004.

AUTOR: **FRED F. FERRI, M.D.**

INFORMACIÓN BÁSICA

DEFINICIÓN

La American Academy of Sleep Disorders define a la apnea del sueño como «caracterizada por episodios repetidos de obstrucción de las vías respiratorias altas durante el sueño, asociados, en general, a una reducción de la saturación de oxígeno en sangre».

SINÓNIMOS

Síndrome de la apnea del sueño.
Síndrome de la apnea/hipopnea obstructiva del sueño.

CÓDIGO CIE-9CM
780.53 Síndrome de la apnea obstructiva del sueño

EPIDEMIOLOGÍA Y DEMOGRAFÍA

La apnea obstructiva del sueño (AOS) se da con mayor frecuencia entre los 40 y 65 años de edad tanto en varones (4%) como en mujeres (2%). La prevalencia es mayor en personas obesas e hipertensas. La AOS pediátrica afecta más a niños en edad preescolar (2%) y se asocia a hipertrofia de amígdalas y adenoides.

SÍNTOMAS Y SIGNOS

- Hipertensión sistémica.
- Antecedentes de ronquidos, testimonios de apneas y somnolencia excesiva durante el día.
- Obesidad con índice de masa corporal >27 kg/m², circunferencia del cuello >43 cm en varones.
- Deterioro de la memoria, incapacidad para concentrarse, irascibilidad.
- El examen de la orofaringe puede revelar eritema causado por el ronquido y estenosis secundaria a un aumento del tamaño de las amígdalas, úvula oscilante, exceso de tejidos blandos, lengua prominente y retrognatia.
- El compañero de cama puede referir ruidos, ronquido, sonidos guturales episódicos, sueño desordenado con reiterados despertares, movimientos violentos de las extremidades durante el sueño.
- Disminución de la libido, cambios de humor y depresión.

ETIOLOGÍA

Estenosis de las vías respiratorias altas secundaria a:
- Obesidad.
- Macroglosia.
- Hipertrofia amigdalina o adenoidea.
- Micrognatia.
- Debilidad muscular.
- Consumo de alcohol o sedantes al ir a la cama.

DIAGNÓSTICO

DIAGNÓSTICO DIFERENCIAL

- Somnolencia excesiva durante el día.
  Duración insuficiente del sueño.
  Enfermedad pulmonar.
  Parkinsonismo.
  Epilepsia relacionada con el sueño.
  Narcolepsia.
  Hipotiroidismo.
- Fragmentación del sueño.
  Asma relacionada con el sueño.
  Reflujo gastroesofágico relacionado con el sueño.
  Trastorno de movimientos periódicos de miembros.
  Parasomnias.
  Insomnio psicofisiológico.
  Trastorno de pánico.
  Narcolepsia.

VALORACIÓN

- La historia clínica debería incluir preguntas acerca de ronquidos, observación de apneas y somnolencia excesiva durante el día. Otros antecedentes relacionados como cefaleas matutinas, ingesta de alcohol, ganancia de peso y cambios de humor/personalidad también pueden ayudar a sospechar una apnea.
- La apnea del sueño puede confirmarse mediante polisomnografía nocturna (técnica de referencia). El estudio se realiza durante las horas de sueño habituales para el paciente. Lo ideal es que incluya todas las fases del sueño y todas las posturas corporales. Los pacientes con apnea del sueño presentan >5 episodios de apnea/hipopnea cada hora (lo que se denomina índice de apnea/hipopnea, o IAH) con desaturaciones de al menos el 4% mediante oximetría o despertares fortuitos. Las pruebas oximétricas nocturnas pueden sugerir la presencia de una apnea del sueño, aunque no son suficientes para descartarla.
- Existen monitores portátiles que miden el IAH, pero carecen de EEG, EMG y las observaciones técnicas necesarias para el diagnóstico de la apnea del sueño de manera fiable. El empleo de tales dispositivos suele relacionarse con la dificultad de disponer de la polisomnografía.

PRUEBAS DE LABORATORIO

- La determinación de los niveles de TSH está indicada si se sospecha hipotiroidismo.
- El recuento sanguíneo completo (con estudio del hierro) está indicado para detectar la anemia.
- Las pruebas de función pulmonar están indicadas para detectar trastornos pulmonares relacionados.
- El ECG está indicado para detectar una cardiopatía relacionada.

DIAGNÓSTICO POR IMAGEN

Radiografía de tejidos blandos del cuello en pacientes con sospecha de anomalías anatómicas.

TRATAMIENTO

TRATAMIENTO NO FARMACOLÓGICO

Pérdida de peso en pacientes con sobrepeso, incluida cirugía bariátrica.
- Evitar medicaciones sedantes y alcohol.
- Entrenamiento de higiene del sueño.
- Evitar dormir en decúbito supino.
- En la apnea del sueño obstructiva leve en determinados pacientes (p. ej., retrognatia) podría ser útil la colocación de un aparato intraoral (construido por un dentista cualificado) que impulse la mandíbula hacia adelante.
- Uvulopalatofaringoplastia (UPFP, tanto estándar como asistida por láser [LAUP]) en pacientes con obstrucción importante de las vías respiratorias retropalatinas.
- Septoplastia nasal en pacientes con deformidad del tabique nasal.

TRATAMIENTO AGUDO

- El tratamiento nocturno con presión positiva continua en la vía respiratoria (CPAP) consigue la resolución inmediata de la apnea del sueño. Los síntomas de somnolencia excesiva durante el día pueden persistir y necesitar más estudios o tratamiento médico.
- Traqueostomía: reservada para aquellos casos con riesgo vital que no responden a otros tratamientos.
- Corticoides nasales en pacientes alérgicos o con sinusitis.

TRATAMIENTO CRÓNICO

- Tratamiento con CPAP.
- Pérdida de peso.

PRONÓSTICO

- La mayoría de los pacientes mejoran con la pérdida de peso y la CPAP.
- La tasa global de éxito de la UPFP es de un 40% respecto de los ronquidos, aunque es probablemente menor en el caso de la apnea.
- La pérdida de peso con el tiempo puede reducir la necesidad de la CPAP hasta obviarla por completo.

DERIVACIÓN

- Al especialista de sueño, para llevar a cabo el tipo de estudio adecuado y/o por síntomas complejos.
- Derivación de pacientes que no responden a la pérdida de peso y a la CPAP.
- Derivación al dentista para la colocación de dispositivos intraorales.

OTRAS CONSIDERACIONES

- En atención primaria, los pacientes con alto riesgo de apnea son quienes cumplen dos de los siguientes criterios: 1) ronquidos, 2) somnolencia persistente durante el día o cansancio durante la conducción, 3) obesidad o hipertensión.
- Los niños con AOS pueden manifestar una somnolencia excesiva durante el día, hiperactividad, insomnio, falta de atención, disminución del rendimiento académico y antecedentes de infecciones recurrentes de oído o faringe.
- Algunos pacientes con apnea del sueño padecen disritmias nocturnas (bradicardia, taquiarritmias paroxísticas). En pacientes cardíacos, los ensayos con estimulación auricular rápida han demostrado una reducción significativa del número de episodios de apnea del sueño sin reducción del tiempo total de sueño.
- El uso de estimuladores vagales (VNS) en pacientes epilépticos se ha asociado a un incremento de las apneas e hipopneas. Los fenómenos respiratorios relacionados con los VNS pueden reducirse al cambiar los parámetros de estimulación del VNS o mediante la aplicación de CPAP.

BIBLIOGRAFÍA RECOMENDADA

American Academy of Pediatrics: Clinical practice guideline: diagnosis and management of childhood obstructive sleep apnea syndrome, *Pediatrics* 109:704, 2002.

Arens, R: Obstructive sleep apnea in childhood, clinical features. In Loughlin G, Carroll J, Marcus C (eds): *Sleep and breathing in children,* New York, 2000, Marcel Dekker.

Chervin RD et al: Inattention, hyperactivity and symptoms of sleep-disordered breathing, *Pediatrics* 109:449, 2002.

Flemons WW: Obstructive sleep apnea, *N Engl J Med* 347:498, 2002.

Garrigue A et al: Benefit of atrial pacing in sleep apnea syndrome, *N Engl J Med* 346:404, 2002.

Marzec M et al: Effects of vagal nerve stimulation on sleep-related breathing in epilepsy patients, *Epilepsia* 44:930, 2003.

Partinen M, Hublin C: Epidemiology of sleep disorders. In Kryger M, Roth T, Dement W (eds): *Principles and practice of sleep medicine,* ed 3, Philadelphia, 2000, WB Saunders.

Schroeder BM: Obstructive sleep apnea syndrome in children, *Am Fam Physician* 66:1338, 2002.

The International Classification of Sleep Disorders Revised, Diagnostic and Coding Manual. American Academy of Sleep Medicine, 2000.

AUTOR: **J.S. DURMER, M.D., Ph.D.**

INFORMACIÓN BÁSICA

DEFINICIÓN

La arteriopatía periférica (AP) generalmente se refiere a la obstrucción aterosclerótica de las arterias de las extremidades inferiores.

CÓDIGO CIE-9CM
443.9 Arteriopatía periférica

EPIDEMIOLOGÍA Y DEMOGRAFÍA

- La prevalencia de la AP ajustada para la edad es de aproximadamente 12%.
- La AP afecta a varones y mujeres de forma equivalente.
- Se estima que 27 millones de personas tienen AP en Europa y Norteamérica (o 16% de la población de 55 años de edad o más).
- Las personas de raza negra y los hispanos con diabetes tienen una mayor prevalencia de AP que los blancos.
- La AP es un indicador de enfermedad vascular sistémica.
- Los pacientes con AP recientemente diagnosticada tienen una probabilidad 6 veces mayor de fallecer en los siguientes 10 años en comparación con pacientes sin AP.
- Los factores de riesgo asociados a la AP son similares a los de la cardiopatía isquémica, incluidos el tabaquismo, la diabetes, la hiperlipidemia, la hipertensión y la edad avanzada.
- El tabaquismo es el principal determinante de progresión de la enfermedad.
- Otros potenciales factores de riesgo son niveles elevados de proteína C reactiva, fibrinógeno, homocisteína, apolipoproteína (a) y viscosidad sanguínea.
- Se ha sugerido una relación inversa entre la AP y el consumo de alcohol.

SÍNTOMAS Y SIGNOS

- Casi 50% de los pacientes con AP no tienen síntomas, lo cual hace que la AP sea una entidad infradiagnosticada e infratratada.
- Aproximadamente un tercio de los pacientes con AP presentan claudicación intermitente, que se describe como un dolor o calambre en la pierna desencadenado por el esfuerzo y aliviado con el reposo que puede progresar con el tiempo; sin embargo, confiar sólo en la historia clásica de la claudicación dejará escapar a 85-90% de los pacientes con AP.
- El dolor en reposo se presenta con frecuencia por la noche cuando el paciente está en decúbito supino.
- Disminución de los pulsos.
- Soplos audibles en la parte distal de la arteria aorta, las arterias ilíacas y femorales.
- Rubor con prolongación del relleno capilar en posición declive.
- Frialdad cutánea.
- Cambios tróficos con pérdida de vello y atrofia muscular.

- Úlceras que no curan, tejido necrótico y posible gangrena.

ETIOLOGÍA

La principal causa de la arteriopatía periférica es la arterosclerosis: las lesiones ateroscleróticas de las arterias de las extremidades inferiores que producen estenosis de las venas periféricas e incapacidad para aportar sangre oxigenada a los músculos.

DIAGNÓSTICO

DIAGNÓSTICO DIFERENCIAL

- Estenosis medular.
- Enfermedad articular degenerativa de la columna vertebral lumbar y caderas.
- Calambres musculares.
- Síndrome compartimental.

VALORACIÓN

- La valoración inicial en todo paciente con sospecha de AP incluye la medición del índice tobillo-brazo (ITB). El ITB se calcula dividiendo la presión sistólica más elevada del tobillo mediante la arteria dorsal pedia o la tibial posterior entre la presión sistólica más elevada de los brazos.
- El diagnóstico de AP se basa en la presencia de síntomas en las extremidades o en el ITB.
- La gravedad de la AP se basa en el ITB en reposo y durante el ejercicio en cinta rodante (1,6 a 3,2 km/h, 5 min o limitada por los síntomas) y se clasifica como sigue:
  1. Leve: ITB en reposo 0,71 a 0,90 o ITB durante el ejercicio >0,50.
  2. Moderada: ITB en reposo 0,41 a 0,71 o ITB durante el ejercicio >0,20.
  3. Grave: ITB en reposo <0,40 o ITB durante el ejercicio <0,20.

PRUEBAS DE LABORATORIO

- Perfil lipídico.
- Glucosa plasmática.
- Niveles de HbA1c en los pacientes diabéticos.
- Homocisteína.
- Fibrinógeno.

DIAGNÓSTICO POR IMAGEN

- La ecografía dúplex puede utilizarse para localizar las áreas ocluidas y valorar la permeabilidad del sistema arterial distal o injertos venosos previos.
- Registros de volumen del pulso en reposo o durante el ejercicio. Los registros de volumen del pulso miden el volumen del flujo de la extremidad por pulsación en diferentes segmentos de la misma (p. ej., muslo, pantorrilla, tobillo, metatarso y dedos del pie). Ayuda a localizar el punto de la estenosis, dado que el contorno de la onda del pulso cambia en la zona distal a la oclusión.

- La ARM puede utilizarse como abordaje no invasivo para visualizar la aorta y las arterias periféricas de las extremidades. Una gran ventaja de la ARM es que no requiere medios de contraste.
- La angiografía sigue siendo el patrón de referencia para visualizar la anatomía arterial antes de la revascularización.

TRATAMIENTO

TRATAMIENTO NO FARMACOLÓGICO

- Los pacientes con AP sin antecedentes previos de un episodio cardíaco deben ser considerados un «equivalente» cardiovascular con riesgo de episodios cardiovasculares futuros de forma similar a los pacientes con IM previos.
- Consejo dietético (p. ej., restricción de sal en la hipertensión, dietas hipocalóricas de la ADA en diabéticos).
- Caminar a diario de 30 a 60 min/día aproximadamente a 3,2 km/h mejora la capacidad de ejercicio, la distancia recorrida y la calidad de vida.
- Tratamiento intensivo de los factores de riesgo de la AP:
  1. El consejo antitabaco y los programas de abandono del tabaquismo son indispensables en la disminución de la progresión de la enfermedad, así como en la reducción de la tasa de mortalidad debido a episodios cardiovasculares en los pacientes con AP.
  2. Tratamiento de la hipertensión.
  3. El control glucémico estrecho (HbA1c <7%) en los pacientes diabéticos con AP logra la prevención de complicaciones microvasculares.
  4. El control de la dislipidemia reduce la gravedad de los síntomas de claudicación.

TRATAMIENTO AGUDO

La mayoría de los pacientes con AP responden al tratamiento conservador mencionado previamente. Si fracasa, pueden probarse otros fármacos (v. «Tratamiento crónico»). La cirugía tiene indicaciones específicas reservadas para los pacientes con pérdida inminente de la extremidad (v. «Tratamiento crónico»).

TRATAMIENTO CRÓNICO

- Se recomienda la aspirina, 81 a 325 mg diarios, para la prevención secundaria de la enfermedad cardiovascular.
- El clopidogrel, 75 mg diarios, también proporciona una protección frente a los episodios cardiovasculares y cerebrovasculares asociados a la AP.
- La pentoxifilina, 400 mg tres veces al día, puede proporcionar un pequeño beneficio en la distancia que se recorre caminando en comparación con el placebo.

- El cilostazol, 100 mg dos veces al día, ha demostrado aumentar significativamente la distancia que los pacientes con claudicación pueden caminar en comparación con el placebo, pero no debería administrarse a los pacientes con insuficiencia cardíaca congestiva y una fracción de eyección <40.
- La reconstrucción quirúrgica está indicada en los pacientes con dolor refractario en reposo, isquemia de la extremidad, úlceras que no curan o gangrena, y en un grupo seleccionado de pacientes con incapacidad funcional. Técnicas quirúrgicas frecuentes:
  1. Reconstrucción aortoiliofemoral.
  2. Derivación infrainguinal (p. ej., femoropoplítea, femorotibial).
  3. Derivación extraanatómica (p. ej., derivaciones axilofemoral o femorofemoral).
- La angioplastia se utiliza en las lesiones estenóticas cortas, localizadas en la arteria ilíaca o femoropoplítea.

PRONÓSTICO

La modificación de los factores de riesgo con farmacoterapia agresiva en el tratamiento de la hiperlipidemia, la diabetes, la hipertensión y el tabaquismo es fundamental en la prevención de la progresión de la enfermedad, la isquemia de las extremidades y los episodios cardiovasculares en los pacientes con AP.

DERIVACIÓN

Se recomienda la interconsulta a un cirujano vascular en los pacientes con AP y dolor en reposo, incapacidad funcional por el dolor, ITB menor de 0,50 en reposo o cualquier signo de isquemia o gangrena en las extremidades.

OTRAS CONSIDERACIONES

COMENTARIOS

- La AP asintomática, al igual que la AP sintomática, se asocia a un riesgo aumentado de episodios aterotrombóticos (p. ej., IM y ACV).
- Aunque la prevalencia de la AP en Europa y Norteamérica se estima en aproximadamente 27 millones de personas, la AP sigue estando infradiagnosticada e infratratada.
- Cuando la AP limita la capacidad de un paciente para caminar y realizar ejercicio, puede considerarse la revascularización percutánea. Los datos muestran resultados excelentes con la angioplastia y la colocación de endoprótesis. Los resultados probablemente serían mejores con la mejoría de la tecnología periférica y de las habilidades para la intervención.

BIBLIOGRAFÍA RECOMENDADA

American Diabetes Association: peripheral arterial disease in people with diabetes, *Diabetes Care* 26:3333, 2003.

Belch JJ et al: Critical issues in peripheral arterial disease detection and management, *Arch Intern Med* 163;884, 2003

Burns P, Gaugh S, Bradbury AW: Management of peripheral arterial disease in primary care, *British Medical Journal* 326:584, 2003.

Hiatt WR: Medical treatment of peripheral arterial disease and claudication, *N Engl J Med* 344:21, 2001.

Hirsch AT et al: Peripheral arterial disease detection, awareness, and treatment in primary care, *JAMA* 286:ll, 2001.

Lesho E et al: Management of peripheral arterial disease, *Am Fam Physician* 69:525, 2004.

Mukheijee D, Yadav JS: Update on peripheral vascular diseases: from smoking cessation to stenting, *Cleve Clinic J Med* 68:8, 2001.

AUTORES: **PRANAV M. PATEL, M.D.** y **WEN-CHIH WU, M.D.**

INFORMACIÓN BÁSICA

DEFINICIÓN

La arteritis de células gigantes (ACG) es una arteritis granulomatosa sistémica segmentaria, que afecta a las arterias de mediano y gran calibre de individuos >50 años. La inflamación afecta principalmente a las arterias extracraneales y, aunque el sistema carotídeo se suele afectar, se ha descrito también afectación de la arteria cerebral posterior.

SINÓNIMOS

Arteritis de la temporal.
Arteritis craneal.
Enfermedad de Horton.

CÓDIGO CIE-9CM
446.5 Arteritis de la temporal

EPIDEMIOLOGÍA Y DEMOGRAFÍA

PREVALENCIA: 200 casos/100.000 personas. El predominio en mujeres es 2-4 veces.
INCIDENCIA: 17-23,3 nuevos casos/100.000 personas mayores de 50 años.

SÍNTOMAS Y SIGNOS

La ACG debuta con las siguientes manifestaciones clínicas:
- Cefalea, con frecuencia asociada a una marcada hipersensibilidad del cuero cabelludo.
- Síntomas constitucionales, como fiebre, pérdida de peso, anorexia y astenia.
- Síndrome de polimialgia (dolor y rigidez del tronco y los grupos musculares proximales).
- Trastornos visuales (pérdida de la visión monocular transitoria o permanente).
- Claudicación intermitente de la mandíbula y la lengua al masticar.

Los hallazgos físicos importantes en la ACG:
- Exploración vascular. Hipersensibilidad, disminución del pulso y nódulos en las arterias temporales con ausencia o disminución de los pulsos en la extremidad superior.

ETIOLOGÍA

Vasculitis de etiología desconocida.

DIAGNÓSTICO

La anamnesis y la exploración vascular son fundamentales para el diagnóstico. La existencia de tres de los siguientes cinco rasgos permite diagnosticar la ACG con un 94% de sensibilidad y un 91% de especificidad:
- Edad de inicio >50 años.
- Aparición de cefalea o cambio de tipo.
- Hipersensibilidad en la arteria temporal o disminución del pulso en la exploración.
- VSG Westergren >50 mm/h.
- La biopsia de la arteria temporal muestra vasculitis e infiltrado de células mononucleares con cambios granulomatosos.

DIAGNÓSTICO DIFERENCIAL
- Otros síndromes vasculíticos.
- Neuropatía óptica isquémica anterior no arterítica (NOIA).
- Amiloidosis primaria.
- AIT, ictus.
- Infecciones.
- Neoplasia oculta, mieloma múltiple.

PRUEBAS DE LABORATORIO
- VSG >50 mm/h; sin embargo, hasta el 22,5% de los pacientes con ACG tiene una VSG normal antes del tratamiento.
- La proteína C reactiva está incluida típicamente en las pruebas de laboratorio; tiene más sensibilidad que la VSG.
- Anemia normocítica normocrómica de leve a moderada, aumento de las plaquetas.
- Las concentraciones de IL-6 son una modalidad sensible y prometedora, pero en este momento sigue siendo experimental.

DIAGNÓSTICO POR IMAGEN
- La fiabilidad de la ecografía dúplex color de la arteria temporal es controvertida y se cree que no mejora la precisión diagnóstica de una exploración cuidadosa.
- La angiografía con fluoresceína de los vasos oftálmicos puede estar indicada para distinguir entre la NOIA arterítica (p. ej., la ACG) y la no arterítica.

TRATAMIENTO

TRATAMIENTO AGUDO
- La metilprednisolona intravenosa (500-1.000 mg diarios durante 3-5 días) está indicada cuando la clínica es importante (pérdida de visión).
- La prednisona oral (1 mg/kg/día) se puede emplear en circunstancias de menor urgencia o tras el período inicial de tratamiento con metilprednisolona intravenosa. Se debe mantener el régimen de tratamiento con altas dosis orales hasta que se resuelvan los síntomas y se normalice la VSG.
- La prednisona se debe ajustar de forma gradual (5 mg semanas alternas) al comienzo y después incluso más lentamente (2,5 mg cada 2-4 semanas). En general se necesita tratamiento con esteroides al menos durante 6 meses y en ocasiones hasta 2 años.
- El metotrexato o la azatioprina pueden incorporarse al tratamiento con esteroides por su efecto disminuidor de la dosis de estos compuestos, pero su eficacia no se ha demostrado.

PRONÓSTICO

Si se inicia pronto el tratamiento con esteroides, la ACG tiene un pronóstico excelente; sin embargo, el 20% de los pacientes sufre una pérdida de visión completa o parcial. Cuando se pierde la visión, la mejoría es escasa. Según un estudio, sólo el 4% de los ojos mejoró en cuanto a la agudez visual y el campo visual central.

DERIVACIÓN
- Derivación a cirugía para biopsia de la arteria temporal.
- Derivación a oftalmología de los pacientes con alteraciones visuales y tras iniciar los esteroides.
- Derivación a reumatología de los casos difíciles.

OTRAS CONSIDERACIONES

COMENTARIOS
- No está clara la relación entre la polimialgia reumática y la ACG, aunque ambas coexisten con frecuencia.
- El criterio fundamental para mantener el tratamiento con prednisona debe ser la clínica, en vez de la VSG.
- El aumento de la VSG en un paciente asintomático con hematocrito normal debe llevar a buscar explicaciones alternativas (infecciones, neoplasias).
- Aunque el criterio de referencia para diagnosticar la ACG son los cambios histológicos en la biopsia de arteria temporal, la frecuencia de falsos negativos es de 9% (puede ser menor en manos de un cirujano experto). En algunos casos se necesita una segunda biopsia del lado contralateral.
- La ACG se asocia a un incremento muy marcado del riesgo de aneurismas aórticos, que con frecuencia son una complicación tardía y pueden producir la muerte. Se ha planteado la necesidad de realizar una radiografía anual de tórax en los pacientes con ACG crónica, así como TC o RM torácica de urgencia en caso de sospecha clínica.

BIBLIOGRAFÍA RECOMENDADA

Gold R et al: Therapy of neurological disorders in systemic vasculitis, *Sem Neurol* 23(2):207, 2003.

Hayreh SR et al: Visual improvement with corticosteroid therapy in giant cell arteritis. Report of large study and review of the literature, *Acta Opththalmol Scand* 80:355, 2002.

Hoffman GS et al: A multicenter, randomized, double-blind, placebo-controlled trial of adjuvant methotrexate for giant-cell arteritis, *Arthritis and Rheum* 46(5):1309, 2002.

Norborg E, Norborg C: Giant cell arteritis: epidemiological clues to its pathogenesis and an update on its treatment, *Rheumatol* 42:413, 2003.

Salvarani C et al: Polymyalgia rheumatica and giant-cell arteritis, *N Engl J Med* 347(4):261, 2002.

Smetana GW, Shmerling RH: Does this patient have temporal arteritis? *JAMA* 287:92, 2002.

AUTOR: **U. SHIVRAJ SOHUR, M.D, PH.D.**

INFORMACIÓN BÁSICA

DEFINICIÓN

La arteritis de Takayasu se refiere a una vasculitis granulomatosa sistémica que afecta principalmente a las arterias de gran calibre (la aorta y sus ramas).

SINÓNIMOS

Enfermedad sin pulso.
Síndrome de aortitis.
Arteritis del cayado aórtico.

CÓDIGO CIE-9CM
446.7 Enfermedad o síndrome de Takayasu

EPIDEMIOLOGÍA Y DEMOGRAFÍA

- La mayoría de los casos han sido observados en Japón, China, India y México.
- Se desconocen con exactitud la incidencia y la prevalencia.
- Incidencia en EE.UU. 2,6/millones.
- Mujeres > varones 9:1.
- Observada principalmente en pacientes <30 años.

SÍNTOMAS Y SIGNOS

La arteritis de Takayasu afecta con mayor frecuencia al cayado aórtico y puede manifestarse como:
- Claudicación, debilidad y entumecimiento de brazos.
- Amaurosis fugaz, diplopía, cefalea y vértigo postural.
- Síntomas sistémicos:
  1. Fiebre baja.
  2. Malestar.
  3. Pérdida de peso.
  4. Fatiga.
  5. Artralgia y mialgias.
- Soplos vasculares a nivel de las arterias carótida, subclavia y aorta.
- Discrepancia en la presión arterial medida en las extremidades superiores.
- Pulsos ausentes.
- Hipertensión.
- Retinopatía.
- Soplo de insuficiencia aórtica.

ETIOLOGÍA

- La causa de la arteritis de Takayasu es desconocida. Teóricamente se trata de una hipersensibilidad retardada a micobacterias y espiroquetas, aunque debe ser demostrada.
- La infiltración de células inflamatorias en los vasa vasorum y túnica media de grandes arterias elásticas da lugar a un engrosamiento y estenosis u obliteración.

DIAGNÓSTICO

El American College of Rheumatology estableció en 1990 criterios para el diagnóstico de la arteritis de Takayasu, que incluyen:

- Edad <40 años.
- Claudicación de extremidades.
- Pulso arterial braquial reducido.
- Diferencia en la PA >10 mmHg.
- Soplos sobre las arterias subclavias o aorta.
- Arteriografía anormal.
- La arteritis de Takayasu se diagnostica si existen al menos tres de los seis criterios, proporcionando una sensibilidad del 90% y una especificidad del 98%.

DIAGNÓSTICO DIFERENCIAL

Deben descartarse otras causas de aortitis inflamatoria: arteritis de células gigantes, sífilis, tuberculosis, LES, artritis reumatoide, enfermedad de Buerger, enfermedad de Behçet, síndrome de Cogan, enfermedad de Kawasaki y espondiloartropatías.

VALORACIÓN

Cualquier paciente joven con ausencia de pulsos y soplos intensos merece una valoración por posible arteritis de Takayasu. Esta valoración suele incluir análisis de sangre para detectar signos de inflamación y diagnóstico por imagen. La angiografía es la prueba diagnóstica de referencia.

PRUEBAS DE LABORATORIO

- El recuento sanguíneo completo puede revelar un recuento leucocitario elevado.
- La VSG está elevada en la enfermedad activa.

DIAGNÓSTICO POR IMAGEN

- Ecografía: Las ecografías carotídea, torácica y abdominal son útiles técnicas de imagen coadyuvantes en el diagnóstico de la enfermedad oclusiva derivada de la arteritis de Takayasu (fig. 1-16).
- Los estudios Doppler y no invasivos de las extremidades superiores e inferiores son de utilidad en la valoración del flujo sanguíneo y los pulsos ausentes.
- La TC se emplea para valorar el grosor de la aorta.
- La angiografía puede mostrar una estenosis de la aorta y/o ramas de ésta, formación de aneurismas y dilatación postestenótica. Los signos angiográficos se clasifican en cuatro tipos:
  1. Tipo I: Las lesiones afectan sólo al cayado aórtico y sus ramas.
  2. Tipo II: Las lesiones sólo afectan a la aorta abdominal y sus ramas.
  3. Tipo III: Lesiones que afectan a la aorta por encima y debajo del diafragma.

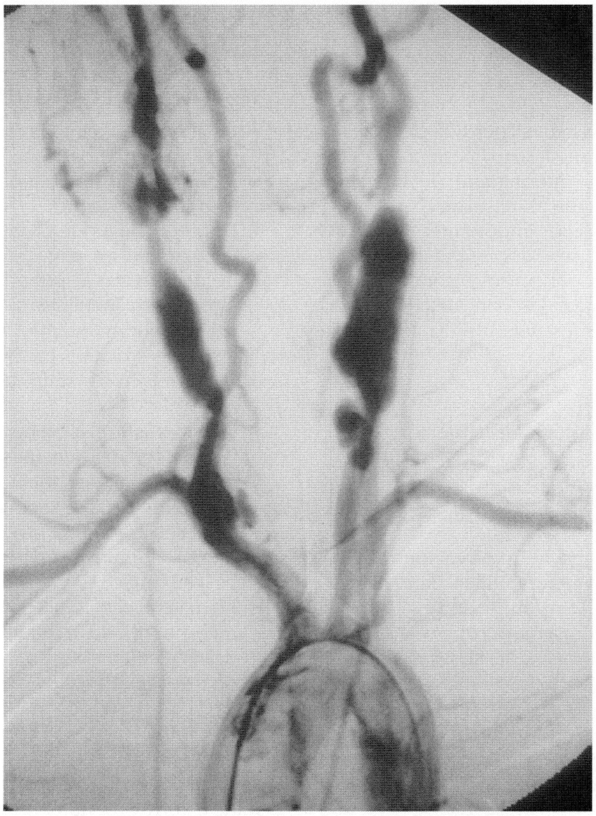

FIGURA 1-16 Angiografía de un niño con arteritis de Takayasu que muestra una dilatación carotídea bilateral, estenosis y dilatación postestenótica. (De Behrman RE: *Nelson textbook of pediatrics,* 16.ª ed., Filadelfia, 2000, WB Saunders.)

4. Tipo IV: Lesiones que afectan a la arteria pulmonar.

TRATAMIENTO

TRATAMIENTO AGUDO

- Los corticoides son el tratamiento de elección. Se emplea prednisona, 40-60 mg v.o. al día o 1 mg/kg/día, durante 3 meses.
- Monitorización de los síntomas y seguimiento de la VSG. Si los síntomas han remitido y la VSG es normal, se puede reducir gradualmente la prednisona.

TRATAMIENTO CRÓNICO

- Aquellos pacientes a quienes no se les pueden retirar los corticoides o que sufren una recidiva de la enfermedad, deben recibir metotrexato, 0,15-0,35 mg/kg o aproximadamente 15 mg/semana.
- Puede administrarse ciclofosfamida, 1-2 mg/kg/día, más corticoides como tratamiento coadyuvante de las recidivas o en pacientes resistentes al tratamiento.

PRONÓSTICO

- El tratamiento mejora los síntomas en pocos días con remisión de la claudicación isquémica, recuperación de los pulsos en la exploración y reversión de la estenosis luminal en las angiografías. Sin embargo, algunos pacientes pueden seguir sufriendo el avance de las lesiones arteriales a pesar del tratamiento.
- Con la adición de un nuevo fármaco en pacientes con resistencia al tratamiento o recidiva, se ha observado un 50% de remisiones.
- Los datos de mortalidad son variados: se observan altas tasas en Asia y bajas tasas en los estudios realizados en EE.UU. (2%).
- La muerte puede acontecer de forma súbita, por la ruptura de un aneurisma, infarto miocárdico o ictus.

DERIVACIÓN

Si se sospecha un diagnóstico de vasculitis, es conveniente derivar al paciente a la consulta de reumatología. Se recomienda la consulta a cirugía vascular y cardiología si existe alguna evidencia de enfermedad arterial carotídea, periférica o coronaria, o si se detecta algún aneurisma abdominal de gran tamaño.

OTRAS CONSIDERACIONES

COMENTARIOS

El pronóstico a largo plazo de los pacientes tratados por enfermedad de Takayasu es bueno, con una supervivencia a más de 15 años de >90%.

BIBLIOGRAFÍA RECOMENDADA

Arend WP et al: American College of Rheumatology 1990 criteria for the classification of Takayasu's arteritis, *Arthr Rheum* 33:1129, 1990.

Fraga A, Medina F: Takayasu's arteritis, *Curr Rheumatol Rep* 4(1):30, 2002.

Giordano JM: Surgical treatment of Takayasu's disease, *Clev Clin J Med* 69(Suppl 2):S11, 2002.

Kerr GS et al: Takayasu arteritis, *Ann Intern Med* 120:919, 1994.

Weyend CM, Goronzy JJ: Mechanisms of disease: medium and large vessel vasculitis, *N Engl J Med* 349:160, 2003.

AUTOR: **MEL ANDERSON, M.D.**

INFORMACIÓN BÁSICA

DEFINICIÓN

El prototipo de artritis granulomatosa es la artritis tuberculosa. Las micobacterias atípicas, la sarcoidosis y la esporotricosis pueden producir afectación granulomatosa de la sinovial, aunque estas entidades son mucho menos frecuentes.

SINÓNIMOS

Artritis tuberculosa.
Enfermedad de Pott.

CÓDIGOS CIE-9CM

711.40 Artropatía asociada a otras enfermedades bacterianas
730.88 Otras infecciones con afectación ósea

EPIDEMIOLOGÍA Y DEMOGRAFÍA

INCIDENCIA (EN EE.UU.): Desconocida.
PREVALENCIA (EN EE.UU.): Desconocida.
PREDOMINIO POR SEXOS: Varón = mujer.
DISTRIBUCIÓN POR EDAD: Poco frecuente en la infancia.
INCIDENCIA MÁXIMA: No existe predilección estacional.

SÍNTOMAS

- Con frecuencia no se encuentran síntomas constitucionales (fiebre y pérdida de peso).
- Posiblemente ausencia de evidencia clínica o radiológica de TB pulmonar.
- La infección vertebral suele afectar a la región torácica o lumbar proximal, el síntoma más frecuente es la lumbalgia.
- Es posible que se produzca un considerable espasmo muscular local.
- Cifosis y síntomas neurológicos secundarios a la compresión medular en casos avanzados.
- Artritis monoarticular crónica en articulaciones periféricas.
- Afectación de una sola articulación en el 85% de los pacientes.
- El dolor, la tumefacción, la limitación de la movilidad y la rigidez articular son menos intensas que en una artritis aguda bacteriana; posiblemente están presentes durante meses a años.
- Se observa con mayor frecuencia en personas de países en vías de desarrollo, ancianos y hemodializados.

ETIOLOGÍA

- La siembra hematógena de los gérmenes se produce desde un foco de infección alejado o por diseminación directa desde el hueso.
- Área más afectada: 50% de los casos en la columna; la siguiente área más afectada: articulaciones grandes (rodilla y cadera).
- La infección primaria se inicia en el pulmón y se extiende a la sinovial, que está muy vascularizada.
- La osteomielitis tuberculosa suele afectar a la articulación adyacente.
- En las articulaciones periféricas se observa una reacción granulomatosa de la sinovial con derrame articular y destrucción final del hueso subyacente.
- En la columna, infección del disco intervertebral con extensión a las vértebras adyacentes.
- La osteomielitis vertebral provoca colapso, cifosis o deformidad en giba, y posiblemente un absceso paravertebral «frío».

DIAGNÓSTICO

DIAGNÓSTICO DIFERENCIAL

- Sarcoidosis.
- Artritis fúngica.
- Cáncer metastásico.
- Tumores sinoviales primarios o metastásicos.

VALORACIÓN

- Se necesita un alto índice de sospecha.
- Patrón oro: biopsia de la sinovial.
- La aspiración y cultivo del líquido sinovial se realizan mientras se espera la biopsia.
- El frotis de líquido sinovial es positivo para bacilos resistentes al ácido-alcohol en el 20% de los casos y el cultivo es positivo en el 80%.
- Aumento de las proteínas en el líquido sinovial, glucosa baja.
- Gran variación en el recuento leucocitario de la sinovial, aunque son típicos valores de 10.000-20.000 células/mm³. Pueden predominar los polimorfonucleares.
- En general la prueba cutánea de la tuberculina es positiva.
- Anergia en casos avanzados o ancianos.
- En las infecciones vertebrales, biopsia abierta o percutánea para conseguir datos de cultivo y sensibilidad fiables.

PRUEBAS DE LABORATORIO

Recuento de leucocitos en sangre periférica y VSG elevados pero no específicos.

DIAGNÓSTICO POR IMAGEN

- Radiografías simples de la zona afectada:
  1. Demuestra destrucción ósea con poca formación de hueso nuevo.
  2. Osteopenia y tumefacción de partes blandas en las infecciones precoces.
  3. Posteriormente erosiones en los márgenes articulares.
  4. En la columna estrechamiento del espacio discal con colapso vertebral (cuña), que origina la cifosis característica.
- TC: útil para el diagnóstico precoz de las infecciones vertebrales y para detectar abscesos paravertebrales.
- Gammagrafía con galio y tecnecio: pueden ser positivas, pero no permiten distinguir de la inflamación o la artrosis.

TRATAMIENTO

TRATAMIENTO NO FARMACOLÓGICO

Animar al paciente a realizar ejercicios de amplitud de movimiento en la articulación afectada para evitar las contracturas.

TRATAMIENTO AGUDO

- Quimioterapia combinada:
  1. Si se sospecha una TB sensible, administrar 5 mg/kg/día de isoniacida (máximo 300 mg/día) más rifampicina 10 mg/kg/día (máximo 600 mg/día) durante al menos 6 meses y piracinamida 15-30 mg/kg/día (máximo 2 g/día) durante al menos los 2 primeros meses más etambutol 15-25 mg/kg/día hasta disponer de los resultados de los estudios de sensibilidad.
  2. La mayor parte de los pacientes se pueden tratar con éxito mediante quimioterapia sola.
  3. La cirugía urgente es necesaria si la compresión medular produce cambios neurológicos.
- Desbridamiento quirúrgico si la afectación ósea es extensa.

TRATAMIENTO CRÓNICO

En la enfermedad extensa de larga evolución, artrodesis de las articulaciones de carga.

PRONÓSTICO

Pérdida de cartílago y destrucción del hueso subyacente si no se inicia tratamiento precoz.

DERIVACIÓN

- A un médico experto en el tratamiento de la TB.
- Consulta con un especialista en infecciosas si se sospecha o demuestra resistencia farmacológica.
- Consulta neurológica, ortopédica o ambas si se sospecha afectación neurológica.

OTRAS CONSIDERACIONES

COMENTARIOS

- Conforme ha aumentado la prevalencia de TB en EE.UU. en los últimos 10-20 años, la artritis y la osteomielitis por TB se han hecho cada vez más frecuentes.

BIBLIOGRAFÍA RECOMENDADA

Emery P et al: Detection of *Mycobacterium tuberculosis* group organisms in human and mouse joint tissue by reverse transcriptase PCR: prevalence in diseased synovial tissue suggests lack of specific association with rheumatoid arthritis, *Infect Immun* 69(30):1821, 2001.

Miyata K, Kanzaki T: Early onset sarcoidosis masquerading as juvenile rheumatoid arthritis, *J Am Acad Dermatol* 43:969, 2001.

Shanahan EM, Hanley SD: Tuberculosis of the wrist, *Arth Rheum* 42(12):2724, 1999.

van de Loo FA et al: Deficiency of NADPH oxidase components p47phox and gp91phox caused granulomatous synovitis and increased connective tissue destruction in experimental arthritis models, *Am J Pathol* 163(4):1525, 2003.

AUTOR: **DEBORAH L. SHAPIRO, M.D.**

INFORMACIÓN BÁSICA

DEFINICIÓN

La artritis bacteriana es una forma de enfermedad articular muy destructiva que suele deberse a la siembra hematógena de gérmenes de un foco de infección alejado. La artritis bacteriana también se puede deber a la penetración directa de la articulación durante un traumatismo o cirugía o a la diseminación de una osteomielitis adyacente. Puede afectarse cualquier articulación del cuerpo. La artritis gonocócica produce un síndrome clínico definido y con frecuencia se analiza por separado.

SINÓNIMOS

Artritis séptica.
Artritis piogénica.

CÓDIGO CIE-9CM
711 Artritis piogénica, localización no especificada

EPIDEMIOLOGÍA Y DEMOGRAFÍA

INCIDENCIA (EN EE.UU.): Desconocida.
PREVALENCIA (EN EE.UU.): Desconocida.
PREDOMINIO POR SEXOS: Artritis gonocócica en varones.
DISTRIBUCIÓN POR EDADES: La artritis gonocócica afecta a adultos sexualmente activos.
INCIDENCIA MÁXIMA:
- Artritis gonocócica: adultos jóvenes.
- Otras causas bacterianas: todas las edades.

SÍNTOMAS Y SIGNOS

- Característica: articulación tumefacta y dolorosa de aparición aguda.
- Limitación de la amplitud de movimientos de la articulación.
- Derrame con grados variables de eritema y calor alrededor de la articulación.
- Se afecta una sola articulación en el 80-90% de los casos de artritis no gonocócica.
- Síndrome dermatitis-artritis gonocócica:
  1. Patrón típico de poliartritis o tenosinovitis migratoria.
  2. Pequeñas pústulas en el tronco o las extremidades.
- Paciente febril en la presentación.
- Las articulaciones afectadas con mayor frecuencia en el adulto son la rodilla y la cadera, pero se puede afectar cualquiera; en niños destaca la cadera.

ETIOLOGÍA

- Las bacterias se diseminan desde otra fuente de infección:
  1. La sinovial está muy vascularizada y se afecta por las bacterias diseminadas por vía hematógena.
  2. Las enzimas leucocitarias determinan necrosis de la sinovial, el cartílago y el hueso.
  3. La destrucción articular extensa es rápida si no se trata la infección con antibióticos intravenosos adecuados y drenaje del material necrótico.

- Factores predisponentes: artritis reumatoide, articulaciones protésicas, edad avanzada, inmunodeficiencia.
- Los gérmenes distintos del gonococo responsables con más frecuencia de este cuadro son *S. aureus*, estreptococos beta-hemolíticos y bacilos gramnegativos.

DIAGNÓSTICO

DIAGNÓSTICO DIFERENCIAL

- Gota.
- Seudogota.
- Traumatismo.
- Hemartrosis.
- Fiebre reumática.
- Artritis reumatoide juvenil o de adulto.
- Espondiloartropatías, como el síndrome de Reiter.
- Osteomielitis.
- Artritis viral.
- Bursitis séptica.

VALORACIÓN

- Aspiración articular, tinción de Gram y cultivo del líquido sinovial.
- Artrocentesis inmediata antes de realizar otros estudios o iniciar antibioterapia.

PRUEBAS DE LABORATORIO

- Análisis del líquido sinovial:
  1. Los recuentos de leucocitos en el líquido sinovial suelen estar aumentados >50.000 células/mm³, con un recuento diferencial del 80% o más de polimorfonucleares.
  2. Los recuentos son muy variables, pero son similares en la gota, la seudogota o la artritis reumatoide
  3. El diagnóstico diferencial de las alteraciones del líquido sinovial se comenta en la sección II.
- Hemocultivos.
- Cultivo de posibles fuentes extraarticulares de infección.
- Elevación del recuento de leucocitos periféricos y la VSG (inespecífico).

DIAGNÓSTICO POR IMAGEN

- Radiografía de la articulación afectada para descartar osteomielitis.
- TC para el diagnóstico precoz de infecciones vertebrales, de cadera y de las articulaciones esternoclavicular y sacroilíaca.
- Gammagrafía con tecnecio y galio (positivas, pero no permiten distinguir la infección de la inflamación).
- Gammagrafía con neutrófilos marcados con indio (menos sensible, pero más específica).

TRATAMIENTO

TRATAMIENTO NO FARMACOLÓGICO

- Se aspiran las articulaciones afectadas a diario para eliminar el material necrótico y realizar un seguimiento seriado de los neutrófilos y los cultivos.

- Si no se resuelve con antibioterapia intravenosa y drenaje cerrado: desbridamiento abierto y lavado, sobre todo en las infecciones no gonocócicas.
- Prevención de las contracturas:
  1. Tras la inflamación aguda, ejercicios de amplitud de movimientos de la articulación afectada.
  2. La fisioterapia resulta útil.

TRATAMIENTO AGUDO

- Se administran antibióticos i.v. inmediatamente después de la aspiración articular con tinción de Gram del líquido sinovial.
- Infecciones producidas por cocos grampositivos: penicilina resistente a penicilinasa, como nafcilina (2 g i.v. cada 4 horas), salvo que exista sospecha clínica de *Staphylococcus aureus* resistente a la meticilina, en cuyo caso se debe administrar vancomicina (1 g i.v. cada 12 horas).
- Infecciones producidas por bacilos gramnegativos: tratar con cefalosporina de tercera generación o penicilina frente a pseudomona más un aminoglucósido hasta recibir los resultados del cultivo y la sensibilidad.
- Ante la sospecha de infección gonocócica, incluidos los adultos jóvenes cuyo Gram del líquido sinovial no resulte diagnóstico, ceftriaxona 1 g i.v. al día.

TRATAMIENTO CRÓNICO

Véanse indicaciones del drenaje quirúrgico.

PRONÓSTICO

- Con un tratamiento rápido, se espera una resolución completa.
- El retraso del tratamiento puede determinar la destrucción permanente del cartílago, con pérdida de la función de la articulación afectada.

DERIVACIÓN

A un ortopeda para drenaje abierto si la articulación infectada no mejora tras el antibiótico adecuado y la aspiración cerrada.

OTRAS CONSIDERACIONES

COMENTARIOS

- Cualquier paciente con una artritis aguda monoarticular debe ser sometido a una aspiración articular urgente para descartar artritis séptica, aunque existan antecedentes de gota.

BIBLIOGRAFÍA RECOMENDADA

Lidgren L et al: Infection and arthritis: infection of prosthetic joints, *Best Pract Clin Rheumatol* 17(2):209, 2003.
McGill PE: Geographically specific infections and arthritis, including rheumatic syndromes associated with certain fungi and parasites, *Brucella* species and *Mycobacterium leprae*, *Best Pract Res Clin Rheumatol* 17(2): 289, 2003.
Nade S: Septic arthritis, *Best Pract Clin Rheumatol* 17(2):183, 2003.

AUTOR: DEBORAH L. SHAPIRO, M.D.

INFORMACIÓN BÁSICA

DEFINICIÓN

La artritis psoriásica es una espondiloartritis inflamatoria que afecta a pacientes con psoriasis, que suelen ser seronegativos para el factor reumatoide. Con frecuencia se clasifica dentro de las *variantes reumatoideas o espondiloartropatías seronegativas*.

CÓDIGO CIE-9CM
696.0 Artritis psoriásica

EPIDEMIOLOGÍA Y DEMOGRAFÍA

PREVALENCIA: 5-10% de los pacientes con psoriasis (la psoriasis afecta al 1-1,5% de la población general).
PREDOMINIO POR SEXO: Varones = mujeres.
DISTRIBUCIÓN POR EDADES: 30 a 55 años.

SÍNTOMAS Y SIGNOS

- En general inicio clínico gradual.
- Afectación asimétrica de articulaciones dispersas.
- Afectación selectiva de las articulaciones IFD (descrita en los casos «clásicos», pero que sólo se encuentra en el 5% de los pacientes; fig. 1-17).
- Artritis simétrica parecida a la AR en el 15% de los casos.
- Posible desarrollo de sacroileítis predominante en un pequeño número de casos.

- Forma avanzada de afectación de las manos (artritis mutilante) en algunos pacientes.
- Cambios ungueales distróficos (hendiduras, reticulado) en muchos pacientes con afectación IFD.

ETIOLOGÍA

Desconocida. Los cambios destructivos se deben posiblemente a la liberación de citocinas y al factor de necrosis tumoral.

DIAGNÓSTICO

DIAGNÓSTICO DIFERENCIAL

- Artritis reumatoide.
- Artrosis erosiva.
- Artritis gotosa.
- Espondilitis anquilosante.
- El diagnóstico diferencial de las espondiloartropatías se describe en la sección II.

VALORACIÓN

- El diagnóstico precoz puede resultar difícil porque la artritis se desarrolla antes de aparecer las lesiones cutáneas.
- Las pruebas de laboratorio no muestran alteraciones específicas en la mayor parte de los casos.

PRUEBAS DE LABORATORIO

- Ligera elevación de la VSG.
- Posiblemente anemia leve.
- Posiblemente antígeno HLA-B27 (sobre todo en pacientes con sacroileitis).

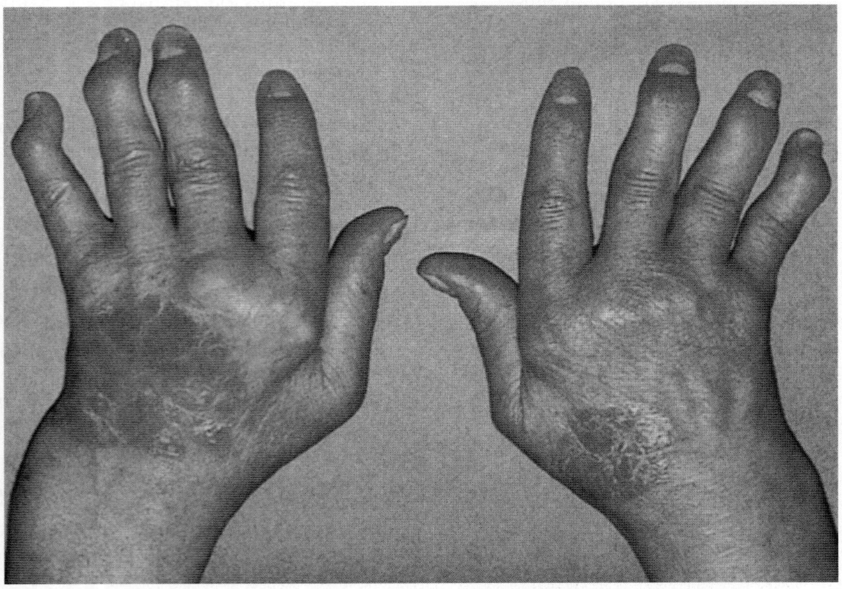

DIAGNÓSTICO POR IMAGEN

- Los hallazgos en las articulaciones periféricas se parecen a la artritis reumatoide, pero los cambios erosivos en la porción distal de la falange son característicos de la artritis psoriásica.
- Osteólisis; formación de nuevo hueso periostal.
- Cambios en el esqueleto axial; sacroileítis, desarrollo de sindesmosis vertebrales (osteofitos), que con frecuencia forman puentes entre los cuerpos vertebrales adyacentes.
- Osificación paravertebral.
- Cambios vertebrales: no tiene el mismo aspecto que la espondilitis anquilosante; sin embargo, las alteraciones vertebrales son menos frecuentes que la sacroileítis

TRATAMIENTO

TRATAMIENTO NO FARMACOLÓGICO

- Reposo.
- Férulas.
- Protección articular.
- PT.

TRATAMIENTO AGUDO

- AINE.
- En ocasiones inyecciones intraarticulares de esteroides.
- FME: no suelen ser necesarios.

PRONÓSTICO

- Distinto de la artritis reumatoide en el pronóstico y la respuesta al tratamiento.
- En general los síntomas articulares de la artritis psoriásica son leves.
- Intervalos libres de enfermedad que duran varios años en muchos enfermos.

DERIVACIÓN

Consulta con ortopedia por deformidades dolorosas articulares.

BIBLIOGRAFÍA RECOMENDADA

Bennett DL, Ohashi K, El-Khoury GY: Spondyloarthropathies: ankylosing spondylitis and psoriatic arthritis, *Radiol Clin North Am* 42:121, 2004.

Kataria RK, Brent LH: Spondyloarthiopathies, *Am Fam Phys* 69:2853, 2004.

Liu Y, Cortinovis D, Stone MA: Recent advances in the treatment of the spondyloarthropathies, *Curr Opin Rheumatol* 16:357, 2004.

Strober BE, Clarke S: Etanercept for the treatment of psoriasis: combination therapy with other modalities, *J Drugs Dermatol* 3:270, 2004.

Taylor WJ: Assessment of outcome in psoriatic arthritis, *Curr Opin Rheumatol* 16:350, 2004.

AUTOR: **LONNIE R. MERCIER, M.D.**

FIGURA 1-17   Manos de una mujer con poliartritis simétrica. Inicialmente este cuadro no se podía distinguir de una enfermedad reumatoide, pero cabe destacar la afectación de la articulación interfalángica distal, que es rara en la artritis reumatoide, y también la psoriasis cutánea. (De Klippel J, Dieppe P, Ferri F [eds.]: *Primary care rheumatology*, Londres, 1999, Mosby.)

INFORMACIÓN BÁSICA

DEFINICIÓN

La artritis reumatoide (AR) es un trastorno sistémico caracterizado por inflamación articular crónica, que suele afectar a articulaciones periféricas. Este proceso determina la formación de pannus, un tejido destructivo que daña el cartílago.

CÓDIGO CIE-9CM
714.0 Artritis reumatoide

EPIDEMIOLOGÍA Y DEMOGRAFÍA

PREVALENCIA: 5 casos/1.000 adultos.
DISTRIBUCIÓN POR EDADES: 35-45 años.
PREDOMINIO POR SEXOS:
- Razón mujer:varón 3:1.
- Después de los 50 años las diferencias entre los sexos resultan menos marcadas.

SÍNTOMAS Y SIGNOS

- En general inicio gradual; frecuentes síntomas prodrómicos de debilidad, fatiga y anorexia.
- Presentación inicial: afectación simétrica de múltiples articulaciones, sobre todo manos y pies, en general MCF, MTF e IFP (fig. 1-18).
- Derrame articular, dolor y limitación de movimientos desde fases precoces de la enfermedad.
- Al final deformidades características: subluxaciones, luxaciones y contracturas articulares.
- Hallazgos extraarticulares:
  1. Inflamación crónica frecuente de las vainas tendinosas y las bursas.
  2. Posible rotura de los tendones.
  3. Nódulos reumatoides sobre las prominencias óseas, como el codo o el cuerpo del cúbito.
  4. Esplenomegalia, pericarditis y vasculitis.
  5. Hallazgos de síndrome del túnel del carpo por la tenosinovitis de los flexores.

ETIOLOGÍA

Desconocida. Cada vez existen más evidencias de que la inflamación y destrucción de hueso y cartílago observadas en muchas enfermedades reumáticas son consecuencia de la activación por algún mecanismo desconocido de células proinflamatorias que infiltran la sinovial. Estas células liberan varias sustancias, como citocinas y el factor de necrosis tumoral (TNF)-alfa, que producen posteriormente los cambios patológicos típicos de este grupo de trastornos. Muchos de los fármacos más recientes tratan de suprimir los mediadores finales de la inflamación.

DIAGNÓSTICO

DIAGNÓSTICO DIFERENCIAL

- LES.
- Espondiloartropatías seronegativas.
- Polimialgia reumática.
- Fiebre reumática aguda.
- Esclerodermia.

Según el American College of Rheumatology, existe una AR cuando se cumplen 4 de 7 criterios, siempre que los criterios 1 a 4 persistan al menos 6 semanas.

1. Rigidez matutina de más de 1 hora.
2. Artritis en 3 o más articulaciones con tumefacción.
3. Artritis de las articulaciones de las manos con tumefacción.
4. Artritis simétrica.
5. Nódulos reumatoides.
6. Cambios radiológicos típicos de AR.
7. Factor reumatoide en suero positivo.

PRUEBAS DE LABORATORIO

- Aumento del factor reumatoide en el 80% de los casos (este factor reumatoide está también en población normal).
- Posible anemia leve.
- En general elevación de los reactantes de fase aguda (VSG, proteína C reactiva).
- Posible leucocitosis leve.
- En general líquido sinovial turbio, que forma un mal coágulo de mucina; aumento del recuento celular con presencia de polinucleares neutrófilos aumentados.

DIAGNÓSTICO POR IMAGEN

Radiografía simple:
- En general muestra tumefacción de partes blandas y osteoporosis precoz (fig. 1-19).
- Al final estenosis del espacio articular, erosiones y deformidades visibles como consecuencia de la inflamación mantenida y la destrucción de cartílago.

TRATAMIENTO

TRATAMIENTO NO FARMACOLÓGICO

El tratamiento correcto exige la estrecha cooperación entre el médico de atención primaria, los terapeutas, los reumatólogos y los ortopedas.

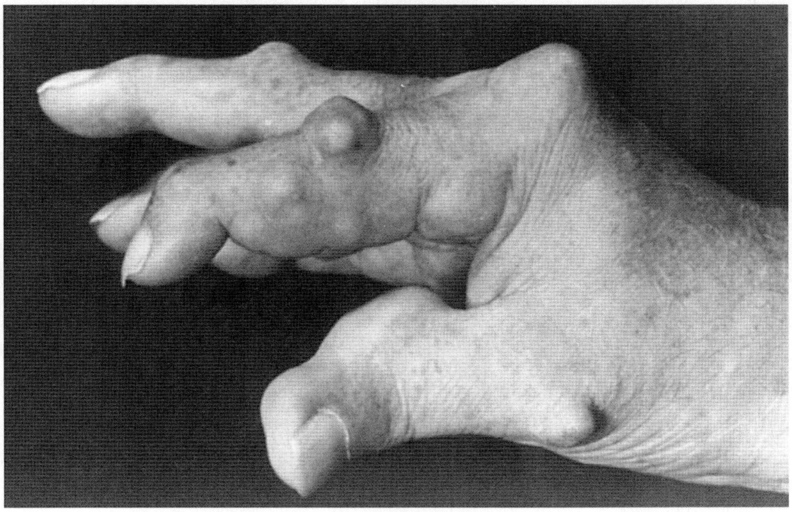

FIGURA 1-18 Artritis reumatoide. Mano de un varón de 60 años con artritis reumatoide seropositiva. Existen deformidades fijas y grandes nódulos reumatoides. (De Canoso JJ: *Rheumatoloogy in primary care*, Filadelfia, 1997, WB Saunders.)

- La educación del paciente es importante.
- Reposo con ejercicio y colocación adecuada de férulas para prevenir o corregir la deformidad articular.
- Dieta y control de la obesidad adecuados.

TRATAMIENTO CRÓNICO

- AINE: se suelen emplear como tratamiento inicial para aliviar la inflamación (fármacos de elección en la mayor parte de los casos: aspirina, aunque otros AINE pueden resultar también eficaces).
- Fármacos modificadores de la enfermedad (FME): se administran tradicionalmente cuando los AINE no resultan eficaces; las recomendaciones actuales favorecen un tratamiento agresivo precoz con FME, que trata de reducir al mínimo el daño articular a largo plazo. Los fármacos más empleados son metotrexato, ciclosporina, hidroxicloroquina, sulfasalacina, leflunomida e infliximab. La mayor parte de ellos se asocian a riesgo de toxicidad y exigen una monitorización estrecha. Suelen ser fármacos de acción lenta, que tardan más de 8 semanas en conseguir efectos (v. tabla 1-2).
- Prednisona oral.
- Inyecciones intrasinoviales de esteroides.
- El etanercept, un bloqueante del factor de necrosis tumoral alfa, está indicado en la AR de actividad moderada a grave en pacientes que responden de forma inadecuada a los FME. Se ha demostrado la eficacia de la combinación metotrexato-etanercept, que es prometedora en el tratamiento de la AR.

PRONÓSTICO

- Son frecuentes las remisiones y exacerbaciones, pero constituye un trastorno crónico y progresivo en la mayor parte de los casos.
- La degeneración articular y la deformidad son con frecuencia causa de discapacidad.
- El diagnóstico y tratamiento precoz son importantes y pueden mejorar la calidad de vida.

DERIVACIÓN

Derivación precoz al reumatólogo.
Consulta con traumatología para cirugía correctora.

BIBLIOGRAFÍA RECOMENDADA

Chen AL, Joseph TN, Zuckerman JD: Rheumatoid arthritis of the shoulder, *J Am Acad Orthop Surg* 11:12, 2003.
Cohen S et al: Treatment of rheumatoid arthritis with anakinra, a recombinant human interleukin-1 receptor antagonist, in combination with methotrexate: results of a twenty-four-week, multicenter, randomized, double-blind, placebo controlled trial, *Arthritis Rheum* 46:614, 2002.
Dayer J-M, Bresnihan B: Targeting interleukin-1 in the treatment of rheumatoid arthritis, *Arthritis Rheum* 46:574, 2002.
Edwards JC, Szczepanski L et al: Efficacy of β-cell-targeted therapy with rituximab in patients with rheumatoid arthritis, *N Engl J Med* 350:2572, 2004.
Gardner GC, Kadel MJ: Ordering and interpreting rheumatologic laboratory tests, *J Am Acad Orthop Surg* 11:60, 2003.
Genovese MC et al: Etanercept versus methotrexate in patients with early rheumatoid arthritis: two-year radiographic and clinical outcomes, *Arthritis Rheum* 46:1443, 2002.
Kremer JM: Rational use of new and existing disease-modifying agents in rheumatoid arthritis, *Ann Intern Med* 134:695, 2001.
Olsen NJ, Stein CM: New drugs for rheumatoid arthritis, *N Engl J Med* 350:2167, 2004.
Maini SR: Infliximab treatment of rheumatoid arthritis, *Rheum Dis Clin North Am* 30:329, 2004.
Smith JB, Haynes MK: Rheumatoid arthritis: a molecular understanding, *Ann Intern Med* 136:908, 2002.
Van Everdingen AA et al: Low dose prednisone therapy for patients with early active rheumatoid arthritis: clinical efficacy, disease-modifying properties, and side effects, *Ann Intern Med* 136:1, 2002.

AUTOR: **LONNIE R. MERCIER, M.D.**

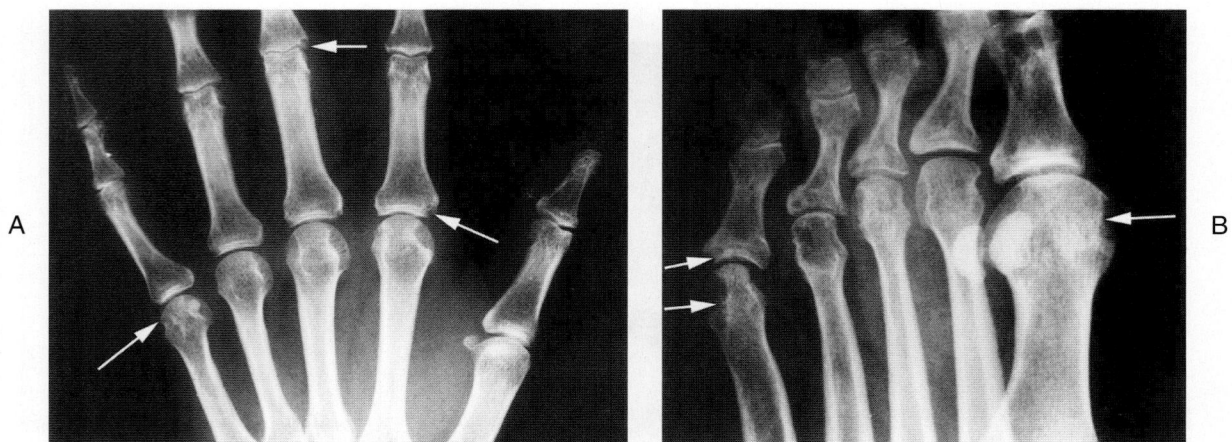

FIGURA 1-19 **Artritis reumatoide. A,** Osteopenia periarticular y erosiones marginales en las articulaciones MCF e IFP (*flechas*). **B,** En el mismo enfermo, erosiones marginales de las cabezas de los metatarsianos. (De Canoso JJ: *Rheumatoloogy in primary care*, Filadelfia, 1997, WB Saunders.)

TABLA 1-2 Algunos fármacos antirreumáticos modificadores de la enfermedad seleccionados

Tipo/Nombre genérico	Dosis recomendadas	Efectos tóxicos	Monitorización recomendada
Derivados del oro	i.m.: 10 mg seguidos de 25 mg 1 semana después y luego 25-50 mg cada semana hasta toxicidad, mejoría clínica importante o dosis acumulada = 1 g. Si es eficaz, el intervalo entre las dosis se aumenta	Prurito, dermatitis (frecuente, 1/3 de los pacientes), estomatitis, nefrotoxicidad, discrasias sanguíneas, reacción «nitritoide»: enrojecimiento, debilidad, vértigo, náuseas a los 30 minutos de la inyección	HC, recuento plaquetario antes de 1 de cada 2 inyecciones. Análisis de orina antes de cada dosis
Aurotioglucosa	i.m.: 10 mg; dosis segunda y tercera 25 mg y la cuarta y siguientes 50 mg. Intervalo entre las dosis: 1 semana. Si hay mejoría y ausencia de toxicidad: reducir la dosis a 25 mg o aumentar el intervalo entre las dosis	Dermatitis, estomatitis, nefrotoxicidad, discrasias sanguíneas	HC, recuento plaquetario cada 2 semanas. Análisis de orina antes de cada dosis
Auranofin	Oral: 3 mg cada 12 horas o 6 mg diarios. Puede aumentarse a 3 mg cada 8 horas tras 6 meses	Heces blandas, diarrea (hasta en 50% de los casos), dermatitis	HC basal, recuento plaquetario, análisis de orina, función hepática y renal iniciales; después HC con plaquetas y análisis de orina a los 9 meses
Antipalúdicos Hidroxicloroquina	Oral: 400-600 mg diarios con la comida y después 200-400 mg diarios	Retinopatía, dermatitis, debilidad muscular, RTP hipoactivos, SNC	Exploración oftalmológica cada 3 meses (agudeza visual, estudio con lámpara de hendidura, fondo de ojo, campos visuales), exploración neuromuscular
Penicilamina	Oral: 125-250 mg diarios, para después aumentar las dosis mensuales 125-250 mg hasta un máximo de 750-1.000 mg	Prurito, exantema, úlceras en la boca, depresión de médula ósea, proteinuria, hematuria, hipogeusia, miastenia, miositis, molestias digestivas, toxicidad pulmonar, teratogénico	HC cada 2 semanas hasta dosis estable y después cada mes. Análisis de orina cada semana hasta dosis estable, y luego mensualmente. HCG según demanda
Metotrexato	Oral: 7,5-15 mg semanal	Toxicidad pulmonar, estomatitis ulcerativa, leucopenia, trombocitopenia, molestias digestivas, malestar, fatiga, escalofríos, fiebre, SNC, elevación de las PFH/hepatopatía, linfoma, infección	HC con plaquetas, PFH cada semana durante 6 semanas y luego mensuales, análisis de orina periódicos, HCG según demanda
Azatioprina	Oral: 50-100 mg diarios aumentando 0,5 mg/semana cada 4 semanas hasta una dosis máxima de 2,5 mg/kg/día	Leucopenia, trombocitopenia, digestivo, neoplasias si tratamiento previo con alquilantes	HC con plaquetas una vez a la semana durante 1 mes, cada 2 semanas durante otros 2 meses y después cada mes. HCG según demanda
Sulfasalacina	Oral: 500 mg diarios y después aumentar hasta 3 g	Digestivos, exantema cutáneo, prurito, discrasias sanguíneas, oligospermia	HC, análisis de orina cada 2 semanas durante 3 meses y después una vez al mes durante 9 meses, para luego hacer uno semestral
Alquilantes Ciclofosfamida	Oral: 50-100 mg diarios hasta 2,5 mg/kg/día	Leucopenia, trombocitopenia, hematuria, digestivos, alopecia, exantema, cáncer de vejiga, linfoma no Hodgkin, infección	HC con plaquetas de forma regular. HC según demanda
Clorambucilo	Oral: 0,1-0,2 mg/kg/día	Supresión de médula ósea, digestivos, SNC, infección	HC con plaquetas cada semana. Leucocitos 3-4 días después de cada HC durante las primeras 3-6 semanas de tratamiento. HCG según demanda
Ciclosporina	Oral: 2,5-5 mg/kg/día	Nefrotoxicidad, temblor, hirsutismo, hipertensión, hiperplasia gingival	Función renal y hepática
Inhibidores de la síntesis de pirimidinas Leflunomida	Dosis de carga: 100 mg diarios durante 3 días. Tratamiento de mantenimiento: 20 mg diarios; si no se tolera, 10 mg/día	Hepatotoxicidad, carcinogénesis. Inmunosupresión, semivida prolongada	PFH cada mes, controlar concentración del fármaco tras interrumpirlo (tras 1 mes de tratamiento, sigue en sangre durante 2 años si no se usa colestiramina)

De Rakel RE (dir.): *Principles of family practice*, 6.ª ed. Filadelfia, 2002, WB Saunders.
HCG, Gonadotropina coriónica humana; i.m., intramuscular; PFH, pruebas de función hepática; HC, recuento celular completo; RTP, reflejos tendinosos profundos; SNC, sistema nervioso central.

INFORMACIÓN BÁSICA

DEFINICIÓN

La artritis reumatoide juvenil es una artritis que debuta antes de los 16 años.

SINÓNIMOS

Enfermedad de Still.
Artritis crónica juvenil.
Poliartritis juvenil.

CÓDIGO CIE-9CM
714.3 Poliartritis crónica juvenil

EPIDEMIOLOGÍA Y DEMOGRAFÍA

PREVALENCIA (EN EE.UU.): 250.000-300.000 casos.
PREDOMINIO POR SEXOS: La relación mujer:varón es 2:1.
DISTRIBUCIÓN POR EDADES: Dos incidencias máximas entre 1 y 3 años y 8 y 12.

SÍNTOMAS Y SIGNOS

En general uno de tres tipos:
ARTRITIS REUMATOIDE JUVENIL FEBRIL AGUDA O SISTÉMICA (20% DE LOS CASOS):
- Caracterizada por manifestaciones extra-articulares, sobre todo fiebre en picos y un exantema típico que suele aparecer por la noche y que se puede desencadenar mediante un suave rascado de la piel en áreas susceptibles (fenómeno de Koebner).
- Posiblemente esplenomegalia, adenopatías generalizadas, pericarditis y miocarditis.
- Con frecuencia las alteraciones articulares son mínimas y quedan ocultas por los síntomas sistémicos
FORMA PAUCIARTICULAR U OLIGOARTICULAR (50% DE LOS CASOS):
- Afecta a menos de 5 articulaciones.
- En general afecta a las articulaciones de mayor tamaño, como la rodilla, el codo y los tobillos.
- Las alteraciones sistémicas suelen ser mínimas y sólo se afectan 1-3 articulaciones.
- No suele determinar discapacidad, aunque un 30% de los enfermos de este tipo sufre iridociclitis y un elevado porcentaje de los mismos pierden la visión de forma permanente (fig. 1-20).
- El crecimiento acelerado del miembro afectado por la hiperemia crónica puede ocasionar alguna discrepancia temporal en la longitud de las piernas, que se acaba compensando en la mayor parte de casos en los que se controla la inflamación.
ARTRITIS REUMATOIDE JUVENIL POLIARTICULAR (30% DE LOS CASOS):
- Afecta a 5 articulaciones o más.
- Se parece a la forma adulta por la afectación simétrica de las articulaciones pequeñas de manos y pies (fig. 1-21).
- La afectación de la columna cervical se produce con frecuencia y puede asociarse a una notable pérdida de movilidad.

- El cierre precoz de los centros de osificación mandibular es característico de esta forma y suele asociarse a una barbilla muy retrocedida.
- Las manifestaciones sistémicas se parecen a las de la variante febril, pero no son tan intensas.

ETIOLOGÍA

Desconocida. Cada vez se dispone de más evidencias de que la inflamación y destrucción de hueso y cartílago observadas en muchas enfermedades reumáticas son consecuencia de la activación, por mecanismos desconocidos, de células proinflamatorias que infiltran la sinovial. Estas células liberan a su vez sustancias como las citocinas y el factor de necrosis tumoral (TNF) alfa, que posteriormente determinan los cambios anatomopatológicos típicos de este grupo de enfermedades. Muchos de los tratamientos más novedosos se dirigen a la supresión de los mediadores finales de la inflamación.

FIGURA 1-20   Iridociclitis crónica en una artritis reumatoide juvenil. Las extensas sinequias posteriores han producido una pupila pequeña e irregular. Existe una catarata bien desarrollada y una queratopatía en banda precoz en los márgenes medial y lateral de la córnea. (De Behrman RE [ed.]: *Nelson textbook of pediatrics*, 16.ª ed., Filadelfia, 2000, WB Saunders.)

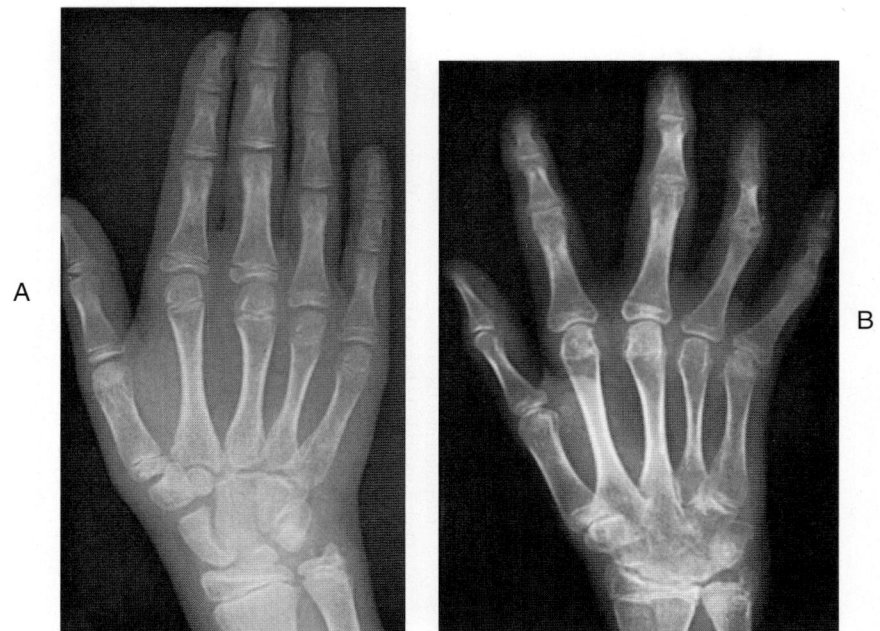

FIGURA 1-21 Progresión de la destrucción articular en una niña con artritis reumatoide juvenil positiva para el factor reumatoide, a pesar de las dosis de corticosteroides suficientes para suprimir los síntomas en el período de tiempo entre A y B. **A,** Radiografía de la mano en el momento de debut. **B,** Radiografía 4 años después, que muestra pérdida de cartílago articular y destrucción de las articulaciones interfalángicas distal, proximal y metacarpofalángicas con destrucción y fusión de los huesos de la muñeca. (De Behrman [ed.]: *Nelson textbook of pediatrics*, 16.ª edición, Filadelfia, 2000, WB Saunders.)

DIAGNÓSTICO

DIAGNÓSTICO DIFERENCIAL

- Causas infecciosas de fiebre.
- LES.
- Fiebre reumática.
- Reacciones medicamentosas.
- Enfermedad del suero.
- «Artritis viral».
- Artritis de Lyme.

VALORACIÓN

Los estudios de laboratorio y radiológicos iniciales suelen resultar inespecíficos en los niños con artritis reumatoide.

PRUEBAS DE LABORATORIO

- Aumento de la VSG.
- Anemia de bajo grado.
- Recuento de leucocitos en sangre periférica muy elevado.
- Factor reumatoide: no se puede demostrar en muchas ocasiones en el suero de los niños.
- Anticuerpos antinucleares: con frecuencia se encuentran en niños con complicaciones oculares.

DIAGNÓSTICO POR IMAGEN

- Alteraciones radiológicas parecidas a los adultos, con tumefacción de partes blandas y osteoporosis en fases tempranas de la enfermedad.
- Destrucción articular menos frecuente.
- Puede encontrarse erosión ósea con formación de quistes como consecuencia de la hipertrofia sinovial.

TRATAMIENTO

TRATAMIENTO NO FARMACOLÓGICO

El tratamiento adecuado exige una cooperación estrecha entre el médico de asistencia primaria, los terapeutas, los reumatólogos y los ortopedas.

- Reposo.
- Terapia ocupacional y fisioterapia.
- Educación del paciente y su familia.
- Dieta adecuada y mantenimiento del peso.

TRATAMIENTO AGUDO

- AINE.
- FME y otros modificadores de la respuesta biológica (MRB).
- Esteroides intraarticulares.
- Corticosteroides sistémicos.

PRONÓSTICO

- Se produce remisión completa en la mayor parte de los casos y puede darse a cualquier edad.
- El 70-85% de los niños recuperan una función normal.
- La mortalidad es del 2%.
- Los niños con una fase sistémica retrasada de la enfermedad tienen más riesgo de sufrir infecciones intercurrentes graves y posiblemente amiloidosis con riesgo de muerte.
- Puede producirse una miocarditis en la forma sistémica.
- La ceguera es la complicación más grave de la variante pauciarticular; la deformidad articular lo es en la poliarticular.

DERIVACIÓN

- Consulta precoz con reumatología.
- Consulta con oftalmología si se sospecha afectación ocular (exploraciones oculares frecuentes, sobre todo en la variante oligoarticular).
- Consulta con ortopedia para cirugía correctora.

OTRAS CONSIDERACIONES

COMENTARIOS

Se puede obtener información para pacientes sobre la artritis reumatoide juvenil en la National Arthritis Foundation, 1330 West Peachtree Street, Atlanta, GA 30309; 800-283-7800.

BIBLIOGRAFÍA RECOMENDADA

Edwards JC, Szczepanski L et al: Efficacy of β-cell-targeted therapy with rituximab in patients with rheumatoid arthritis, *N Engl J Med* 350:2572, 2004.

Gardner GC, Kadel NJ: Ordering and interpreting rheumatologic laboratory tests, *J Am Acad Orthop Surg* 11:600, 2003.

Lovell D: Biologic agents for the treatment of juvenile rheumatoid arthritis: Current status, *Paediatr Drugs* 6:137, 2004.

Olsen JC: Juvenile idiopathic arthritis: an update *WMJ* 102:45, 2003.

Olsen NJ, Stein CM: New drugs for rheumatoid arthritis, *N Engl J Med* 350:2167, 2004.

Ravelli A, Martini A: Early predictors of outcome in juvenile idiopathic arthritis, *Clin Exp Rheumatol* 21:89, 2004.

AUTOR: **LONNIE R. MERCIER, M.D.**

INFORMACIÓN BÁSICA

DEFINICIÓN

La artropatía de Charcot es una degeneración articular progresiva, crónica y a menudo de consecuencias devastadoras. Aparece con mayor frecuencia en las articulaciones periféricas que soportan peso y en las vértebras. Está producida por la pérdida de la inervación sensitiva normal de la articulación. Fue descrita por Charcot asociada a la tabes dorsal.

SINÓNIMO

Artropatía neuropática.

CÓDIGO CIE-9CM
094.0 Artropatía de Charcot

EPIDEMIOLOGÍA Y DEMOGRAFÍA

PREVALENCIA:
- 1 caso/750 pacientes con diabetes mellitus; 5 casos/100 pacientes con neuropatía periférica (el pie es el órgano que se afecta con mayor frecuencia).
- El 20-40% de los pacientes sufre siringomielia (el hombro es la articulación afectada con mayor frecuencia).
- El 5-10% de los pacientes sufre tabes dorsal; generalmente son pacientes de más de 60 años (las articulaciones afectadas con mayor frecuencia son la columna vertebral, la cadera y la rodilla).

SÍNTOMAS Y SIGNOS

La enfermedad articular neuropática es relativamente indolora, a pesar de cursar a menudo con una destrucción considerable.
- La articulación afectada suele encontrarse caliente, inflamada y en ocasiones eritematosa (este último signo es sugestivo de sepsis).
- El cuadro puede progresar a la inestabilidad articular con partículas óseas palpables, que con frecuencia crepitan.
- A menudo existe luxación franca que conduce a la deformidad ósea, en especial en las articulaciones más superficiales.

ETIOLOGÍA

La teoría más ampliamente aceptada es la «no traumática»:
- La alteración y la pérdida de la sensibilidad articular disminuye el mecanismo protector de la articulación.
- Se produce una rápida destrucción.
- El cuadro evoluciona a la inflamación crónica y se forman derrames de repetición que también contribuyen a la inestabilidad e incongruencia articular.

DIAGNÓSTICO

DIAGNÓSTICO DIFERENCIAL

- Osteomielitis, celulitis, abscesos.
- Artritis infecciosa.
- Osteoartritis.
- Artritis reumatoide y otras artritis inflamatorias.

VALORACIÓN

- Siempre debe existir un trastorno neurológico subyacente.
- La etiología más frecuente es la neuropatía periférica de la diabetes mellitus (v. fig. 1-22).
- Otros trastornos que pueden producir este cuadro son la siringomielia, la tabes dorsal, la enfermedad de Charcot-Marie-Tooth, la indiferencia congénita al dolor, el alcoholismo y el disrafismo espinal.

PRUEBAS DE LABORATORIO

En los casos dudosos realice una aspiración (o incluso una biopsia) para descartar una sepsis.

DIAGNÓSTICO POR IMAGEN

Radiografía simple:
- Es suficiente para establecer el diagnóstico en la mayor parte de los casos, en especial si la etiología es conocida.
- Hallazgos: grados variables de destrucción y luxación.

TRATAMIENTO

TRATAMIENTO AGUDO

- De los derrames, los esguinces y las fracturas hasta que haya desaparecido toda la respuesta hiperémica.
- Vendajes, zapatos especiales con plantillas y elevación de la extremidad.
- Educación al paciente para que evite cargar peso cuando las articulaciones afectadas sean las de las extremidades inferiores.
- Cirugía: su valor es limitado.

PRONÓSTICO

El tratamiento de la artropatía neuropática en su estadio más avanzado es difícil.

BIBLIOGRAFÍA RECOMENDADA

Guyton GP, Saltzman CL: The diabetic foot: basic mechanisms of disease, *Instr Course Lect* 51:169, 2002.

Herbst SA, Jones KB, Saltzman CL: Pattern of diabetic neuropathic arthropathy associated with peripheral bone mineral density, *J Bone Joint Surg* 86:378, 2004.

Pakarinen TK et al: Charcot arthropathy of the diabetic foot: current concepts and review of 36 cases, *Scand J Surg* 91:195, 2002.

Slater RA et al: The diabetic Charcot foot, *1st Med Assoc J* 6:280, 2004.

AUTOR: **R. MERCIER, M.D.**

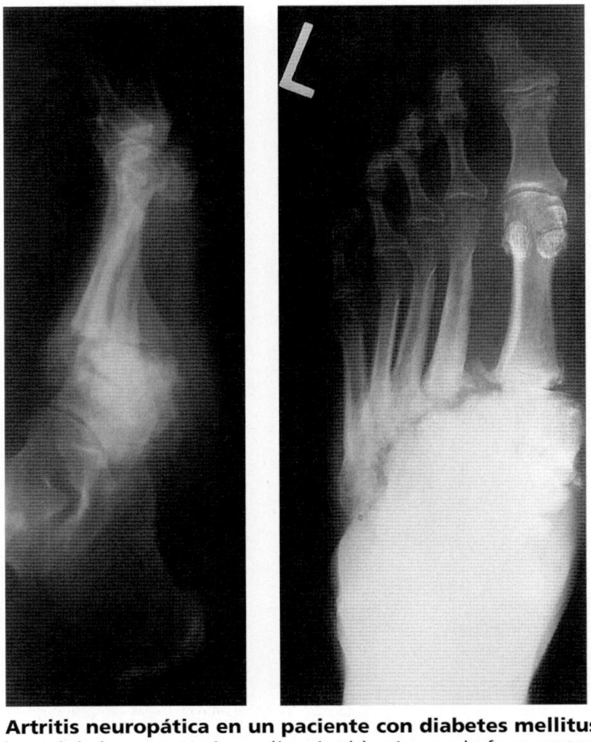

FIGURA 1-22 **Artritis neuropática en un paciente con diabetes mellitus.** Obsérvese el desplazamiento lateral de los metatarsianos (*izquierda*) así como la fragmentación y las partículas óseas (*derecha*). (De Goldman L, Bennet JC [eds.]: *Cecil textbook of medicine,* 21.ª ed., Filadelfia, 2000, WB Saunders.)

INFORMACIÓN BÁSICA

DEFINICIÓN

La artropatía temporomandibular (ATM) se refiere a un grupo de trastornos que dan lugar a síntomas a nivel de dicha articulación.

SINÓNIMOS

Disfunción temporomandibular.
Articulación temporomandibular dolorosa.

CÓDIGO CIE-9CM
524.60 Artropatía temporomandibular

EPIDEMIOLOGÍA Y DEMOGRAFÍA

- El 15% de la población sufre trastornos de la ATM.
- Mujeres > varones 4:1.
- Aparece entre la segunda y cuarta décadas de vida.
- En general unilateral, cada lado se afecta con idéntica frecuencia.

SÍNTOMAS Y SIGNOS

- Otalgia.
- Odontalgia.
- Cefaleas (frontal, temporal, retroorbitaria).
- Acúfenos.
- Mareo.
- Sonidos de chasquido o estallido al mover la ATM.
- Trabado de la articulación.
- Sensibilidad dolorosa a la palpación.
- Limitación de la amplitud de movimiento de la ATM.

ETIOLOGÍA

Las causas del síndrome de la ATM son multifactoriales y comprenden anomalías anatómicas locales o procesos patológicos familiares que pueden afectar a la ATM.

- Síndrome de dolor-disfunción miofascial (DDM): es la causa más frecuente de síndrome de la ATM y se produce al apretar y rechinar los dientes (bruxismo).
- Trastorno interno de la ATM: conexión anormal del disco articular al cóndilo mandibular.
- Artropatía degenerativa.
- Artritis reumatoide.
- Artritis gotosa.
- Seudogota.
- Espondilitis anquilosante.
- Traumatismo.
- Cirugía previa (ortodóntica, inyección intraarticular de corticoides).
- Tumores.

DIAGNÓSTICO

DIAGNÓSTICO DIFERENCIAL

El diagnóstico diferencial del síndrome de la ATM se establece en base a la etiología e incluye la lista mencionada anteriormente bajo el epígrafe «Etiología». El síndrome de dolor-disfunción miofascial, el trastorno interno de la ATM y la artropatía degenerativa representan >90% de todas las causas del síndrome de la ATM.

VALORACIÓN

Incluye una historia y exploración física detalladas, seguidas de la evaluación radiográfica.

PRUEBAS DE LABORATORIO

El análisis de laboratorio no es de mucha ayuda en el diagnóstico del síndrome de la ATM.

DIAGNÓSTICO POR IMAGEN

- Radiografías: Las más habituales son la panorámica, transorbitaria y transfaríngea, tanto en posición abierta como cerrada.
- La artrografía es de utilidad para detectar la afección meniscal.
- La TC es muy precisa en el diagnóstico de trastornos meniscales y óseos de la ATM.
- La RM puede evidenciar mejor la inflamación de tejidos blandos, si es que existe.

TRATAMIENTO

TRATAMIENTO NO FARMACOLÓGICO

- Dieta blanda para descansar los músculos de la masticación.
- Calor durante 15-20 minutos, cuatro a seis veces al día.
- Masaje de los músculos masetero y temporal.
- Férulas o prótesis de mordida.
- Ejercicios de amplitud de movimiento.

TRATAMIENTO AGUDO

- Antiinflamatorios no esteroideos (AINE): ibuprofeno, 800 mg v.o. tres veces al día *prn*, naproxeno, 500 mg v.o. dos veces al día *prn*, ajustados para mitigar los síntomas.
- Relajantes musculares: diazepam, 2,5-5 mg v.o. tres veces al día *prn*.
- En la artropatía degenerativa de la ATM puede administrarse una inyección intraarticular de corticoides.

TRATAMIENTO CRÓNICO

- La mayoría de los tratamientos anteriormente mencionados se emplea en el síndrome de dolor-disfunción miofascial; sin embargo, pueden aplicarse a otras causas de síndrome de la ATM. La cirugía suele suponer un último recurso en pacientes refractarios al tratamiento no farmacológico y tratamiento general agudo.
- Las técnicas quirúrgicas incluyen:
  1. Meniscoplastia
  2. Meniscectomía
  3. Osteotomía subcondílea
  4. Reconstrucción de la ATM.

PRONÓSTICO

El curso clínico depende de la etiología subyacente; sin embargo, cabe esperar un curso clínico prolongado con exacerbaciones de los síntomas.

DERIVACIÓN

Todos los pacientes con síndrome de la ATM refractario al tratamiento conservador no farmacológico y agudo deben derivarse a un periodontólogo, cirujano maxilofacial o cirujano de otorrinolaringología.

OTRAS CONSIDERACIONES

COMENTARIOS

- Aquellos pacientes con artritis reumatoide que afecta a la ATM suelen presentar un compromiso bilateral.
- Con frecuencia es el estrés emocional el que desencadena el síndrome de dolor-disfunción miofascial, responsable del 85% de todos los casos de síndrome de la ATM.

BIBLIOGRAFÍA RECOMENDADA

Baba K, Tsukiyama Y et al: A review of temporomandibular disorder diagnostic techniques, *J Prosthet Dent* 86(2):184, 2001.
Blank LW: Clinical guidelines for managing mandibular dysfunction, *Gen Dentist* 46(6):592, 1998.
Dierks EJ: Temporomandibular disorders and facial pain syndromes. In Kelly WN et al: *Textbook of rheumatology*, ed 5, Philadelphia, 1997, WB Saunders.
Pankhurst CL: Controversies in the aetiology of temporomandibular disorders. Part I. Temporomandibular disorders: all in the mind? *Prim Dent Care* 4(1):25, 1997.

AUTOR: **PETER PETROPOULOS, M.D.**

INFORMACIÓN BÁSICA

DEFINICIÓN

La artrosis es un trastorno articular en el cual se produce una degeneración y una pérdida de cartílago articular, lo que causa dolor y deformidad. Generalmente se reconocen dos formas: primaria (idiopática) y secundaria. La forma primaria puede ser localizada o generalizada.

SINÓNIMOS

Enfermedad articular degenerativa.
Osteoartrosis.
Artrosis.

CÓDIGO CIE-9CM
715.0 Artrosis y trastornos relacionados

EPIDEMIOLOGÍA Y DEMOGRAFÍA

PREVALENCIA: De 2-6% de la población general.
PREDOMINIO POR SEXOS: Mujeres = varones.
DISTRIBUCIÓN POR EDADES: >50 años.

SÍNTOMAS Y SIGNOS

- Síntomas similares en la mayoría de las formas: rigidez, dolor y crepitación.
- Dolor articular, inflamación.
- Disminución de la movilidad.
- Hipertrofia ósea.
- Dolor en el rango de movilidad.
- La afectación de las IFD posiblemente induce el desarrollo de inflamaciones nodulares llamadas nódulos de Heberden (fig. 1-23).
- La afectación de las IFP posiblemente induce el desarrollo de inflamaciones nodulares llamadas nódulos de Bouchard.

ETIOLOGÍA

La artrosis es de causa desconocida. La artrosis secundaria puede ser la consecuencia de varios trastornos, que incluyen traumatismos, trastornos metabólicos y otras formas de artritis.

DIAGNÓSTICO

DIAGNÓSTICO DIFERENCIAL

- Bursitis, tendinitis.
- Dolor radicular.
- Artritis inflamatorias.
- Artritis infecciosas.

VALORACIÓN

- No existen pruebas diagnósticas para la enfermedad articular degenerativa.
- Las pruebas de laboratorio son normales.
- Si existe componente inflamatorio pueden ser necesarias las determinaciones de factor reumatoide, VSG, HC y ANA.
- La exploración del líquido sinovial es generalmente normal.

DIAGNÓSTICO POR IMAGEN

- La evaluación radiológica muestra:
  1. Estrechamiento del espacio articular.
  2. Esclerosis subcondral.
  3. Formación de hueso nuevo en forma de osteofitos.
- Cuando la rodilla está afectada, solicitar una radiografía AP en bipedestación en pacientes con más de 40 años de edad.

TRATAMIENTO

TRATAMIENTO AGUDO

- Reposo, restricción del uso o de la carga de pesos, calor.
- Ayudas para la deambulación, como los bastones (con frecuencia útiles para las articulaciones que soportan peso).
- Calzado adecuado.
- Ejercicios suaves de movilidad y fortalecimiento.
- Cremas y linimentos locales para proporcionar un efecto antiinflamatorio.
- Educación, tranquilizar al paciente.

TRATAMIENTO FARMACOLÓGICO

- Analgésicos suaves para el dolor articular.
- AINE si existe inflamación.
- Inyecciones locales de corticoides ocasionales.
- Antidepresivos suaves, especialmente por la noche, si existe depresión.
- Los viscosuplementos (inyección de productos de ácido hialurónico en la articulación degenerativa) no tienen un beneficio claro.
- Los suplementos nutricionales (glucosalina y condroitina) no están demostrados.

PRONÓSTICO

La progresión no es siempre inevitable y el pronóstico es variable dependiendo del lugar y la extensión de la enfermedad.

DERIVACIÓN

Interconsulta al cirujano para los pacientes que no responden al tratamiento médico.

OTRAS CONSIDERACIONES

COMENTARIOS

La intervención quirúrgica generalmente es útil en la enfermedad articular degenerativa. La artroplastia, la artrodesis y la osteotomía de realineación son las técnicas realizadas con mayor frecuencia. El desbridamiento artroscópico (de la rodilla) parece tener sólo un valor limitado.

BIBLIOGRAFÍA RECOMENDADA

Callahan JJ et al: Results of Charnley total hip arthroplasty at a minimum of thirty years, *J Bone Joint Surg* 86A:690, 2004.

Felson DT: Hyaluronate sodium injections for osteoarthritis: hope, hype and hard truths, *Arch Intern Med* 162:245, 2002.

Hartofilakidis G, Karachalios T: Idiopathic osteoarthritis of the hip: incidence, classification and natural history of 272 cases, *Orthopedics* 26:161, 2003.

Hinton R et al: Osteoarthritis: diagnosis and therapeutic considerations, *Am Fam Physician* 65:841, 2002.

Hunt SA, Jazrawi LM, Sherman OH: Arthroscopic management of osteoarthritis of the knee, *J Am Orthop Surg* 10:356, 2002.

Kelly MA et al: Osteoarthritis and beyond: a consensus on the past, present and future of hyaluronans in orthopedics, *Orthopedics* 26:1064, 2003.

Leopold S et al: Corticosteroid compared with hyaluronic acid injections for the treatment of osteoarthritis of the knee, *J Bone Joint Surg* 85:1197, 2003.

Lo HG: Intra-articular hyaluronic acid in treatment of knee osteoarthritis, *JAMA* 290:3115, 2003.

Moseley JB et al: A controlled trial of arthroscopic surgery for osteoarthritis of the knee, *N Engl J Med* 347:81, 2002.

Scott WN, Clarke HD: Early knee arthritis: the role of arthroscopy, *Orthopedics* 26:943, 2003.

Wai EK, Kreder HJ, Williams JI: Arthroscopic debridement of the knee for osteoarthritis in patients fifty years of age or older, *J Bone Joint Surg* 84(A):17, 2002.

Wang C et al: Therapeutic effects of hyaluronic acid in osteoasrthritis of the knee, *J Bone Joint Surg* 86A:538, 2004.

Wegman A et al: Nonsteroidal antiinflammatory drugs or acetominophen for osteoarthritis of the hip or knee? A systematic review of evidence adn guidelines, *J Rheumatol* 31:344, 2004.

AUTOR: **LONNIE R. MERCIER, M.D.**

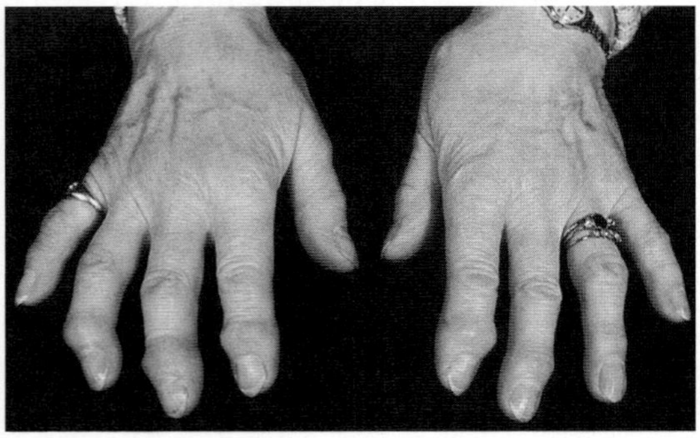

FIGURA 1-23 Artrosis de las articulaciones interfalángicas distales (IFD). Esta paciente tiene los signos clínicos típicos de la artrosis avanzada de las articulaciones IFD, incluidas las inflamaciones de gran tamaño y consistencia (nódulos de Heberden), algunos de los cuales son dolorosos y tienen color rojo debido a la inflamación asociada de los tejidos periarticulares, así como de la articulación. (De Kippel J, Dieppe P, Ferri F [eds.]: *Primary care rheumatology*, Londres, 1999, Mosby.)

INFORMACIÓN BÁSICA

DEFINICIÓN

La asbestosis es una fibrosis intersticial difusa lentamente progresiva secundaria a la exposición mediante inhalación y dependiente de la dosis a las fibras del amianto (asbestos).

CÓDIGO CIE-9CM
501 Asbestosis

EPIDEMIOLOGÍA Y DEMOGRAFÍA

- En EE.UU.: 5-10 casos nuevos/100.000 habitantes/año.
- Intervalo prolongado (20-30 años) entre la exposición a fibras inhaladas y la manifestación clínica de la enfermedad.
- Más frecuente en trabajadores que participan en la extracción primaria del amianto de las rocas y en los que participan en la fabricación e instalación de productos que lo contienen (navieras durante la segunda guerra mundial, instalación de baldosas o techos, aislantes acústicos para techos, aislamiento de paredes y cobertura de tuberías en edificios públicos).

SÍNTOMAS Y SIGNOS

- Debut insidioso de disnea de esfuerzo, que en general es el primer signo de asbestosis.
- La disnea se agrava conforme progresa la enfermedad; con el tiempo, se tolera menos esfuerzo.
- La tos es frecuente y con frecuencia paroxística, seca y no productiva.

- Escaso esputo mucoide puede asociarse a la tos en fases evolucionadas de la enfermedad.
- Crepitantes respiratorios terminales finos (estertores), sobre todo en las bases pulmonares.
- Acropaquias, edema, distensión venosa yugular.

ETIOLOGÍA

Inhalación de las fibras de amianto.

DIAGNÓSTICO

DIAGNÓSTICO DIFERENCIAL

- Silicosis.
- Siderosis, otras neumoconiosis.
- Cáncer de pulmón.
- Atelectasias.

VALORACIÓN

Demostración de la exposición, diagnóstico por imagen y pruebas de función pulmonar.

PRUEBAS DE LABORATORIO

- En general no resultan de ayuda.
- Posible elevación ligera de la VSG, posibles ANA y FR (estas pruebas son inespecíficas y no guardan correlación con la gravedad o la actividad de la enfermedad).
- Pruebas de función pulmonar: disminución de la capacidad vital, menor capacidad pulmonar total, menor transferencia de dióxido de carbono.
- Gasometría: hipoxemia e hipercarbia en estadios evolucionados.

DIAGNÓSTICO POR IMAGEN

Radiografía de tórax (fig. 1-24):
- Pequeñas sombras irregulares en las zonas inferiores de los pulmones.
- Engrosamiento pleural, placas calcificadas (presente por debajo de los diafragmas y la pared lateral del tórax).

La TC torácica confirma el diagnóstico.

TRATAMIENTO

TRATAMIENTO NO FARMACOLÓGICO

- Abandono del tabaco, nutrición adecuada, programa de ejercicio para maximizar la función pulmonar disponible.
- Oxigenoterapia domiciliaria según demanda.
- Retirar al paciente de la exposición al amianto.

TRATAMIENTO GENERAL

- Identificación y tratamiento pronto de las infecciones respiratorias.
- Oxígeno adicional según demanda.
- Vacunación anual frente a la gripe y el neumococo.

PRONÓSTICO

- No se dispone de tratamiento específico para la asbestosis.
- La muerte suele ser secundaria a insuficiencia respiratoria por cor pulmonale.
- Los pacientes con asbestosis tienen un riesgo aumentado de mesotelioma, cáncer pulmonar y TB. Trabajos recientes indican que el riesgo de cáncer pulmonar inducido por el amianto puede estar sobreestimado.
- La supervivencia de los pacientes después del desarrollo de mesotelioma es de 4-6 años.

DERIVACIÓN

Inicialmente al neumólogo.

OTRAS CONSIDERACIONES

COMENTARIOS

Se puede obtener información sobre la asbestosis para los enfermos en la American Lung Association, 1740 Broadway, Nueva York, NY 10019

BIBLIOGRAFÍA RECOMENDADA

Camus M et al: Nonoccupational exposure to chrysotile asbestos and the risk of lung cancer, *N Engl J Med* 338:1565, 1998.

AUTOR: **FRED F. FERRI, M.D.**

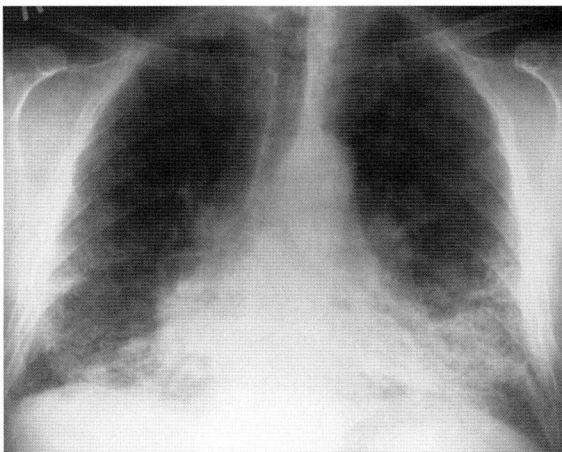

FIGURA 1-24   Asbestosis. Radiografía PA que muestra opacidades lineales gruesas en ambas bases pulmonares, que ocultan el margen cardíaco. (De McLoud TC: *Thoracic radiology: the requisites*, St. Louis, 1998, Mosby.)

INFORMACIÓN BÁSICA

DEFINICIÓN

La ascariasis es una infección parasitaria producida por el nematodo *Ascaris lumbricoides*. La mayor parte de los infectados están asintomáticos; sin embargo, puede aparecer clínica por hipersensibilidad pulmonar, obstrucción intestinal y complicaciones secundarias.

CÓDIGO CIE-9CM
127.0 Ascariasis

EPIDEMIOLOGÍA Y DEMOGRAFÍA
INCIDENCIA (EN EE.UU.):
- Desconocida.
- La frecuencia de infección es tres veces superior en negros que en blancos.

PREVALENCIA (EN EE.UU.): Estimada en 4 millones, la mayor parte de ellos en la parte rural suroriental del país.
PREDOMINIO POR SEXOS: Posiblemente se afectan ambos por igual, con un ligero predominio en mujeres.
DISTRIBUCIÓN POR EDADES: Más frecuente en niños, con una edad media estimada de 5 años según las encuestas realizadas en áreas de alta endemia.
INCIDENCIA MÁXIMA: Desconocida.
INFECCIÓN NEONATAL: Posiblemente se transmite, aunque no se ha analizado de forma específica.

SÍNTOMAS Y SIGNOS
- Aparece a los 9-12 días de la ingesta de los huevos (que se corresponde con la migración de la larva a través de los pulmones).
- Tos no productiva.
- Molestias torácicas subesternales.
- Fiebre.
- En pacientes con gran carga de parásitos, sobre todo niños, obstrucción intestinal con perforación, vólvulo e intususcepción.
- La emigración de los gusanos hacia el árbol biliar ocasiona un cuadro clínico parecido a un cólico biliar y una pancreatitis y apendicitis aguda cuando llega al apéndice.
- En raras ocasiones la infección por *A. lumbricoides* ocasiona nefritis intersticial y fracaso renal agudo.
- En áreas endémicas de Asia y África malabsorción de proteínas y vitaminas de la dieta como consecuencia de la presencia crónica de parásitos en el intestino.

ETIOLOGÍA
- La transmisión suele ser fecal-oral, pero los huevos pueden ser ingeridos en las verduras que se cultivan en tierras contaminadas.
- Los huevos se incuban en el intestino delgado y las larvas penetran en la mucosa intestinal y emigran a través de la circulación hacia los pulmones.

- Las larvas atraviesan los alveolos, ascienden por el árbol bronquial y regresan al intestino tras ser ingeridas, donde maduran a los gusanos adultos.
- El tiempo estimado hasta que la hembra adulta empieza a producir huevos son 2-3 meses.
- Los huevos salen del intestino con las heces.
- Dentro del huésped humano, la vida del gusano adulto son 1-2 años.

DIAGNÓSTICO

DIAGNÓSTICO DIFERENCIAL
- Las manifestaciones radiológicas y la eosinofilia lo distinguen de la hipersensibilidad medicamentosa y el síndrome de Löffler.
- El diagnóstico diferencial de los helmintos intestinales se comenta en la sección II.

PRUEBAS DE LABORATORIO
- Examen de heces para buscar huevos de *Ascaris*.
- Expectoración o eliminación por vía fecal del gusano adulto.
- Eosinofilia: más prominente en la primera fase de la infección y va desapareciendo conforme se establece la infestación en el intestino.
- La determinación de anticuerpos frente a *Ascaris* de tipo IgG4 en la sangre mediante ELISA es un marcador sensible y específico de infección y puede ser útil para evaluar el tratamiento.
- Las concentraciones de malondialdehído aumentan claramente en pacientes infectados por *A. lumbricoides*.

DIAGNÓSTICO POR IMAGEN
- La radiografía de tórax muestra infiltrados ovales o redondeados bilaterales (síndrome de Löffler). ADVERTENCIA: los infiltrados son transitorios y finalmente se resuelven.
- Radiografías simples de abdomen y pruebas con contraste para mostrar masas de gusanos en las asas intestinales.
- Ecografía y colangiopancreatografía retrógrada endoscópica (CPRE) para identificar gusanos en el árbol pancreáticobiliar.

TRATAMIENTO

TRATAMIENTO NO FARMACOLÓGICO

Hidratación i.v. agresiva, sobre todo en niños con fiebre, vómitos graves y la consiguiente deshidratación.

TRATAMIENTO AGUDO
- Mebendazol:
  1. Fármaco de elección para las infecciones intestinales por *A. lumbricoides*.

  2. 100 mg v.o. cada 8 horas durante 3 días.
- Albendazol, en una dosis oral única de 400 mg.
- Tanto albendazol como mebendazol están contraindicados en la gestación.
- Pamoato de pirantel:
  1. Administrar en dosis de 11 mg/kg v.o. (dosis máxima 1 g/día).
  2. Se considera seguro para uso durante la gestación.
- Citrato de piperacina:
  1. Recomendado para casos de obstrucción intestinal o biliar.
  2. Administrado como jarabe, por sonda nasogástrica, como dosis de carga de 150 mg/kg seguidos de 6 dosis de 65 mg/kg cada 12 horas.
  3. Se considera seguro durante la gestación, pero no se puede administrar junto con la clorpromacina.
- La obstrucción completa debe ser tratada mediante cirugía.

PRONÓSTICO
El pronóstico global es bueno.

DERIVACIÓN
- A gastroenterología en casos de obstrucción visualizada en el árbol pancreáticobiliar o el apéndice.
- A cirugía en caso de obstrucción completa o sospecha de complicaciones secundarias (perforación o vólvulo).

OTRAS CONSIDERACIONES

COMENTARIOS
- Se han descrito abscesos hepáticos, que contienen gusanos viables y muertos, que complican la enfermedad biliar por *Ascaris*.
- Dada la transmisión conocida del parásito, un lavado de manos rutinario y la eliminación adecuada de los desechos humanos reducen de forma significativa la prevalencia de la enfermedad.

BIBLIOGRAFÍA RECOMENDADA
Amjad N et al: An unusual presentation of acute cholecystitis: biliary ascariasis *Hosp Med* 62(6):370, 2001.

Kilic E et al: Serum malondialdehyde level in patients infected with *Ascaris lumbricoides*, *World J Gastroenterol* 9(10):2332, 2003.

Rodriguez EJ et al: Ascariasis causing small bowel volvulus, *Radiographics* 23(5):1291, 2003.

Sangkhathat S et al: Massive gastrointestinal bleeding in infants with ascariasis, *J Pediatr Surg* 38(11):1696, 2003.

Santra A et al: Serodiagnosis of ascariasis with specific IgG4 antibody and its use in an epidemiological study, *Trans R Soc Trop Med Hyg* 95(3):289, 2001.

AUTOR: **GEORGE O. ALONSO, M.D.**

INFORMACIÓN BÁSICA

DEFINICIÓN

La American Thoracic Society define el asma como «enfermedad caracterizada por un aumento de la respuesta de la tráquea y los bronquios a distintos estímulos y que se manifiesta con un estrechamiento disperso de las vías aéreas, que puede cambiar de gravedad de forma espontánea o como consecuencia del tratamiento». El *estatus asmático* es un broncoespasmo grave y continuo.

SINÓNIMOS

Broncoespasmo.
Enfermedad reactiva de las vías aéreas.
Asma bronquial.

CÓDIGOS CIE-9CM

493.9 Asma no especificado
493.1 Asma intrínseco
493.0 Asma extrínseco

EPIDEMIOLOGÍA Y DEMOGRAFÍA

- El asma afecta al 5-12% de la población y causa más de 450.000 hospitalizaciones y casi 2 millones de consultas de urgencias anuales en EE.UU.
- Es más frecuente en los niños (10% de los niños y 5% de los adultos).
- Un 50-80% de los niños asmáticos desarrolla síntomas antes de los 5 años de edad.
- La mortalidad global por asma en EE.UU. es 20 por millón de personas.

SÍNTOMAS Y SIGNOS

La exploración física varía según el estadio y la gravedad del asma y puede mostrar sólo un aumento de las fases inspiratoria y espiratoria de la respiración. La exploración física durante un estatus asmático muestra:

- Taquicardia y taquipnea.
- Uso de músculos respiratorios accesorios.
- Pulso paradójico (disminución inspiratoria de la presión arterial sistólica >10 mmHg).
- Sibilancias: la ausencia o disminución de las sibilancias (tórax silencioso) indica empeoramiento de la obstrucción.
- Cambios del estado mental: en general son secundarios a la hipoxia y la hipercapnia e indican la necesidad de intubación urgente.
- Movimientos paradójicos del abdomen y el diafragma durante la inspiración (se detecta palpando en la parte superior del abdomen en posición de semirreclinado): signo importante de crisis respiratoria inminente, indica fatiga del diafragma.
- Las siguientes alteraciones de los signos vitales indican asma grave:
  1. Pulso paradójico >18 mmHg.
  2. Frecuencia respiratoria >30 respiraciones/minuto.
  3. Taquicardia con frecuencia cardíaca >120 lpm.

ETIOLOGÍA

- Asma intrínseco: se produce en pacientes sin antecedentes de alergia; puede ser desencadenada por infecciones respiratorias altas o estrés psicológico.
- Asma extrínseco (asma alérgico): se asocia a la exposición a alergenos (ácaros del polvo, alergeno de gato, sustancias químicas industriales).
- Asma inducido por el ejercicio: se produce sobre todo en adolescentes y se manifiesta con broncoespasmo tras el inicio de un ejercicio y mejoría con su abandono.
- Asma inducido por fármacos: se suele asociar a AINE, beta-bloqueantes, sulfitos, determinados alimentos y algunas bebidas.
- Existe una potente asociación del gen ADAM 33 al asma y a la respuesta excesiva bronquial.

DIAGNÓSTICO

DIAGNÓSTICO DIFERENCIAL

- ICC.
- EPOC.
- Embolismo pulmonar (en adultos y ancianos).
- Aspiración de cuerpo extraño (sobre todo en los pacientes más jóvenes).
- Neumonía y otras infecciones respiratorias.
- Rinitis con goteo post nasal.
- TB.
- Neumonitis por hipersensibilidad.
- Trastorno por ansiedad.
- Granulomatosis de Wegener.
- Neumopatía intersticial difusa.

VALORACIÓN

Historia médica, exploración física, estudios de función pulmonar y determinación del flujo máximo, gasometría y pulsioximetría (durante un broncoespasmo agudo), radiografía de tórax ante la sospecha de infección.

PRUEBAS DE LABORATORIO

Las pruebas de laboratorio pueden ser normales en períodos de estabilidad. Durante un broncoespasmo agudo se pueden identificar las siguientes alteraciones:

- Se pueden emplear las gasometrías arteriales para estadiar la gravedad de una crisis asmática.
  Leve: reducción de Pao_2 y $Paco_2$, aumento del pH.
  Moderada: reducción de Pao_2, $Paco_2$ normal, pH normal.
  Grave: marcada reducción de Pao_2, aumento de $Paco_2$ y reducción del pH.
- HC, leucocitosis con desviación izquierda puede indicar una infección bacteriana.
- Esputo: eosinófilos, cristales de Charcot-Leyden, PMN y bacterias en la tinción de Gram de pacientes con neumonía.
- Pruebas diagnósticas útiles para el asma:
  1. Pruebas de función pulmonar: durante el broncoespasmo agudo grave,

VEMS <1 l y la velocidad de flujo espiratorio máximo (VFEM) <80 l/min.
  2. Prueba de provocación con metacolina.
  3. Pruebas cutáneas: para valorar la importancia de la atopia (si se sospecha).

DIAGNÓSTICO POR IMAGEN

- Radiografía de tórax: en general normal, puede mostrar evidencias de hiperinsuflación torácica (aplanamiento del diafragma, aumento de volumen en el espacio aéreo retroesternal).
- ECG: taquicardia, cambios inespecíficos de la onda ST-T son frecuentes durante una crisis asmática; también puede mostrar cor pulmonale, bloqueo de rama derecha, desviación del eje a la derecha, rotación antihoraria.

TRATAMIENTO

TRATAMIENTO NO FARMACOLÓGICO

- Evitar los factores desencadenantes (salicilatos, sulfitos).
- Animar a la práctica de ejercicio regular (natación).
- Educación del paciente sobre los signos de advertencia de una crisis y el uso adecuado de los medicamentos (uso correcto de los inhaladores).

TRATAMIENTO

El Expert Panel of the National Asthma Education and Prevention Program (NAEPP), basándose en la clasificación de la gravedad del asma, recomienda la siguiente aproximación escalonada al tratamiento farmacológico del asma en adultos y niños mayores de 5 años:

PASO 1 (ASMA INTERMITENTE LEVE): No se necesita medicación diaria:
- Agonistas β_2 de acción corta inhalados según demanda (albuterol, terbutalina, bitolterol, pirbuterol).

PASO 2 (ASMA PERSISTENTE LEVE): Puede ser necesario tratamiento diario:
- Pueden usarse corticosteroides inhalados en dosis bajas (beclometasona, flunisolida, triamcinolona).
- También se puede usar cromolina o nedocromilo.
- Consideración adicional para el control a largo plazo: uso del antagonista del receptor de los leucotrienos, montelukast.
- Es posible conseguir un alivio rápido del asma con agonistas β_2 inhalados de acción corta (v. paso 1).

PASO 3 (ASMA PERSISTENTE MODERADO): Se recomienda la medicación diaria:
- Dosis bajas o medias de corticosteroides inhalados (v. paso 2) más un agonista β_2 inhalado de acción prolongada (albuterol, comprimidos de liberación mantenida). El salmeterol también está disponible en inhalador de polvo seco que no precisa espaciador; la dosis es una aplicación cada 12 horas. También se comercializa una combinación de salmeterol más fluticasona para este inhalador, que

simplifica el tratamiento de los asmáticos. En general se debe reservar para pacientes con un asma de gravedad al menos moderada, que no se controla con corticosteroides inhalados solos.

- Utilizar agonistas β inhalados de acción corta según demanda para alivio rápido.

PASO 4 (ASMA PERSISTENTE GRAVE):

- Tratamiento diario con corticosteroides inhalados a dosis altas más agonistas β inhalados de acción prolongada (agonistas β$_2$ orales de acción prolongada más corticosteroides sistémicos a largo plazo [prednisolona, metilprednisolna, prednisona]).
- Se pueden emplear agonistas β$_2$ de acción corta a demanda para un alivio rápido.

El tratamiento del *estatus asmático* es el siguiente:

- Oxígeno, que se suele iniciar como 2-4 l/min mediante cánula nasal o con Venti-Mask al 40% de Fio$_2$; se deben establecer ajustes en función de la gasometría.
- Broncodilatadores: se dispone de varios agentes y modalidades. Se prefieren los inhalados cuando se pueden administrar con rapidez. La administración de simpaticomiméticos por vía parenteral (p. ej., adrenalina s.c.) cuando sean necesarios se debe realizar bajo monitorización del ECG.
- Albuterol: 0,5-1 ml (2,5-5 mg) en 3 ml de solución de salino tres o cuatro veces al día a través de un nebulizador resulta eficaz.
- Corticosteroides:
  1. Se recomienda la administración precoz, sobre todo en pacientes que emplean esteroides en su domicilio.
  2. Los pacientes pueden empezar con hidrocortisona, 2,5-4 mg/kg o metilprednisolona 0,5-1 mg/kg i.v. como dosis de carga y después cada 6 horas según demanda; pueden ser necesarias dosis más altas en pacientes seleccionados (sobre todo los que reciben esteroides en su casa). Los esteroides inhalados (como beclometasona 2 inhalaciones cada 6 horas, con un máximo de 20 diarias) también resultan útiles para controlar el broncoespasmo y reducir los esteroides orales, y se deben utilizar en todos los pacientes con un asma grave.
  3. Un ajuste rápido, aunque juicioso, de los esteroides elimina la grave toxicidad por estos fármacos; la administración a largo plazo de dosis bajas de metotrexato puede ser una forma eficaz de reducir las demandas de corticosteroides sistémicos en algunos enfermos con asma refractario grave.
  4. Los errores más frecuentes sobre el tratamiento con esteroides del broncoespasmo agudo radican en emplear «demasiado poco, demasiado tarde» y en realizar ajustes de dosis demasiado rápidos, que determinan la reaparición del broncoespasmo.

- Hidratación i.v.: es necesario un uso juicioso para evitar la ICC en ancianos.
- Los antibióticos i.v. están indicados ante la sospecha de infección bacteriana (infiltrados en la radiografía de tórax, fiebre o leucocitosis).
- La intubación y la ventilación mecánica están indicadas cuando las medidas previas no consiguen un alivio importante.
- Anestesia general: el halotano puede revertir el broncoespasmo en los asmáticos graves que no se pueden ventilar de forma adecuada con métodos mecánicos.
- La administración i.v. de suplementos de sulfato de magnesio en niños con concentraciones de magnesio bajas o en el límite inferior de la normalidad puede mejorar el broncoespasmo agudo. Varios trabajos publicados recientemente indican que una infusión de 40 mg/kg de sulfato de magnesio durante 20 minutos hasta un máximo de 2 g en pacientes con un ataque de asma agudo consigue efectos beneficiosos sobre el broncoespasmo.

DERIVACIÓN

El cuadro 1-1 recoge las indicaciones de derivación a un especialista en asma.

Comentarios

- Las dosis bajas de corticosteroides inhalados son el tratamiento aislado más eficaz en los adultos asmáticos que necesitan el uso más que ocasional de agonistas β$_2$ de acción corta para controlar su asma.
- Los modificadores de leucotrienos/agonistas de receptores son una alternativa razonable en adultos que no desean o no pueden recibir corticosteroides; sin embargo, estos fármacos resultan menos eficaces que la monoterapia con corticosteroides inhalados.

- Los pacientes que siguen sintomáticos a pesar de los corticosteroides inhalados se benefician del uso de agonistas β$_2$ de acción prolongada.
- En los pacientes alérgicos y con aumento de la concentración sérica de IgE se puede usar tratamiento frente a IgE.

BIBLIOGRAFÍA RECOMENDADA

Braun-Fahrlander C et al: Environmental exposure to endotoxin and its relation to asthma in school-age children, *N Engl J Med* 347:869, 2002.

Ciarallo L et al: Higher dose IV magnesium therapy for children with moderate to severe acute asthma, *Arch Pediatr Adol Med* 154:979, 2000.

Diette GB et al: Asthma in older patients: factors associated with hospitalization, *Arch Intern Med* 162:1123, 2002.

Holgate ST: Therapeutic options for persistent asthma, *JAMA* 285:2637, 2001.

Mintz M: Asthma update: Part I. Diagnosis, monitoring, and prevention of disease progression, *Am Fam Physician* 70:893, 2004.

National Asthma Education and Prevention Program: *Expert panel report 2: guidelines for diagnosis and management of asthma,* Bethesda, Md, 1997, National Institutes of Health.

National Asthma Education and Prevention Program (NAEPP): Expert panel report: guidelines for the diagnosis and management of asthma—update on selected topics 2002, *J Allergy Clin Immunol* 110(suppl 5):S161, 2002.

Naureckas ET, Solway J: Mild asthma, *N Engl J Med* 345:1257, 2001.

Sin DD et al: Pharmacological management to reduce exacerbations in adults with asthma, *JAMA* 292:367, 2004.

Wood RA: Pediatric asthma, *JAMA* 288:745, 2002.

AUTOR: **FRED F. FERRI, M.D.**

CUADRO 1-1   Indicaciones posibles de derivación a un especialista en asma

Asma agudo y grave que produce pérdida de conciencia, hipoxia, fracaso respiratorio, convulsiones o casi la muerte

Asma mal controlado según indican los ingresos hospitalarios, la necesidad de asistencia urgente frecuente, la necesidad de recibir corticosteroides orales, la ausencia al trabajo o escuela, las alteraciones del sueño y las interferencias con la calidad de vida

Asma grave y persistente que necesita medidas del paso 4 (se plantean en pacientes que necesitan medidas de paso 3)

Pacientes menores de 3 años que necesitan medidas de asistencia del paso 3 o 4 (se plantean en pacientes de menos de 3 años que necesitan medidas de paso 2)

Necesidad de corticosteroides orales continuos o dosis altas de esteroides inhalados o más de dos ciclos cortos de esteroides orales en un año

Necesidad de realizar pruebas complementarias, como pruebas cutáneas para la alergia, rinoscopia, pruebas de provocación, pruebas de función pulmonar completa o broncoscopia

Consideración de inmunoterapia

Necesidad de educación adicional sobre el asma, sus complicaciones y tratamiento, problemas de cumplimiento de las recomendaciones realizadas o evitación de alergenos

Incertidumbre sobre el diagnóstico

Complicaciones del asma, incluidas sinusitis, poliposis nasal, aspergilosis, rinitis grave, disfunción de las cuerdas vocales y reflujo gastroesofágico

Modificado del National Asthma Education and Prevention Program, National Heart, Lung and Blood Institute, informe del panel de expertos 2: *Guidelines for the diagnosis and management of asthma,* Washington DC, NIH Pub n.º 97-4051, julio de 1997.

INFORMACIÓN BÁSICA

DEFINICIÓN

La aspergilosis se refiere a varias formas de un amplio espectro de enfermedades producidas por las infecciones por *Aspergillus sp.*

CÓDIGOS CIE-9CM
117.3 Aspergilosis
117.3 Aspergilosis con neumonía
117.3 (infección) por Aspergillus flavus, fumigatus, terreus

EPIDEMIOLOGÍA Y DEMOGRAFÍA

- *Aspergillus sp.* son ubicuas en el entorno de todo el mundo y son unas levaduras encontradas en la tierra.
- Producen diversas enfermedades, desde la neumonitis por hipersensibilidad hasta una infección diseminada devastadora en enfermos inmunodeprimidos.
- La incidencia de aspergilosis invasiva está aumentando al mejorar el tratamiento de las enfermedades que amenazan la vida: quimioterapia agresiva, trasplante de médula ósea y trasplante de órganos.
- Se cultiva con frecuencia en muestras obtenidas de salas de hospital en las que circula aire del exterior no filtrado a través de las ventanas.
- Alcanza a los pacientes en forma de conidios transportados por el aire (esporas) que son lo bastante pequeñas (2,5-3 micras) como para llegar a los alveolos tras ser inhaladas.
- Puede invadir la nariz y los senos paranasales, el oído externo o la piel traumatizada.
- El síndrome clínico y el espectro patológico de la neumopatía por *Aspergillus* depende de la arquitectura pulmonar de base, de la respuesta inmunitaria del huésped y del grado de inóculo.

ETIOLOGÍA

- La causa más habitual es *Aspergillus fumigatus*.
- *A. flavus* es la segunda especie más importante, sobre todo en la enfermedad invasiva en huéspedes inmunodeprimidos y en las lesiones originadas en la nariz y los senos paranasales. *A. niger* también puede producir enfermedad invasiva en el ser humano.

ASPERGILOSIS ALÉRGICA:
- Es una neumonitis por hipersensibilidad.
- Se presenta con tos, disnea, fiebre, escalofríos y malestar típicamente 4-8 horas después de la exposición.
- Los ataques repetidos pueden producir granulomatosis y fibrosis pulmonar.

ASPERGILOSIS BRONCOPULMONAR ALÉRGICA (ABPA):
- Los síntomas se producen sobre todo en pacientes atópicos en la tercera o cuarta décadas de la vida.
- Reacciones de hipersensibilidad de la vía respiratoria frente a los antígenos de *Aspergillus* presentes en el árbol bronquial.

- Resultados de una reacción inicial de tipo I (hipersensibilidad inmediata) y de tipo III (inmunocomplejos), que es la responsable más probable de las alteraciones radiológicas y los cambios más destructivos en el bronquio.
- Trastorno pulmonar no diagnosticado en pacientes con asma y fibrosis quística.

ASPERGILOMAS (BOLAS DE HONGOS):
- En ausencia de invasión o respuesta inmunitaria significativa, *Aspergillus* puede colonizar las cavidades preexistentes y producir el aspergiloma pulmonar.
- Forma masas de hifas enmarañadas con fibrina y moco.
- Los pacientes refieren antecedentes de neumopatía crónica, tuberculosis, sarcoidosis o enfisema.
- Se suele manifestar con hemoptisis: esputo sanguinolento a hemorragia activa que necesita cirugía.
- Muchos son asintomáticos.

ASPERGILOSIS INVASIVA:
- Los pacientes con una granulocitopenia prolongada y profunda o alteraciones de la función macrofágica están predispuestos a una neumonía rápidamente progresiva por *Aspergillus*.
- Los pulmones manifiestan típicamente una bronconeumonía necrosante, que puede oscilar desde pequeñas áreas de infiltrado a un infarto hemorrágico bilateral y extenso.
- La presentación más frecuente es fiebre no remitente y un infiltrado pulmonar nuevo, a pesar de los antibióticos de amplio espectro en inmunodeprimidos.
- La disnea y la tos no productiva son frecuentes; el dolor pleurítico abrupto y la taquicardia, asociada en ocasiones a roce pleural, pueden parecerse a un embolismo pulmonar; es rara la hemoptisis.
- Las radiografías pueden mostrar infiltrados parcheados bronconeumónicos, densidades nodulares, consolidación o cavitación.

- Pacientes inmunodeprimidos: *Aspergillus* pulmonar invasivo (API) suele ser agudo y evoluciona en días a semanas; es más raro que afecte a pacientes inmunocompetentes o con alteraciones leves del sistema inmunitario, que desarrollan formas más crónicas y lentamente progresivas de API.

DISEMINACIÓN EXTRAPULMONAR:
- Pueden producirse infartos cerebrales tras la diseminación hematógena en inmunodeprimidos.
- Pueden formarse abscesos por extensión directa de la enfermedad invasiva en los senos.
- Las úlceras esofágicas o digestivas por *Aspergillus* pueden afectar a inmunodeprimidos.
- La perforación mortal de una víscera o el infarto intestinal también están descritos.
- Úlceras necrosantes en la piel con afectación de las extremidades (fig. 1-25).
- Osteomielitis.
- Endocarditis.

Los pacientes con SIDA y recuentos de CD4 inferiores a 50 mm^3 tienen una mayor susceptibilidad a la aspergilosis invasiva.

DIAGNÓSTICO

DIAGNÓSTICO DIFERENCIAL

- Tuberculosis.
- Fibrosis quística.
- Carcinoma de pulmón.
- Neumonía eosinofílica.
- Bronquiectasias.
- Sarcoidosis.
- Absceso pulmonar.

VALORACIÓN

Exploración física y datos de laboratorio.

PRUEBAS DE LABORATORIO
ASPERGILOSIS BRONCOPULMONAR ALÉRGICA:
1. Eosinofilia en sangre periférica y aumento de la concentración total de IgE.

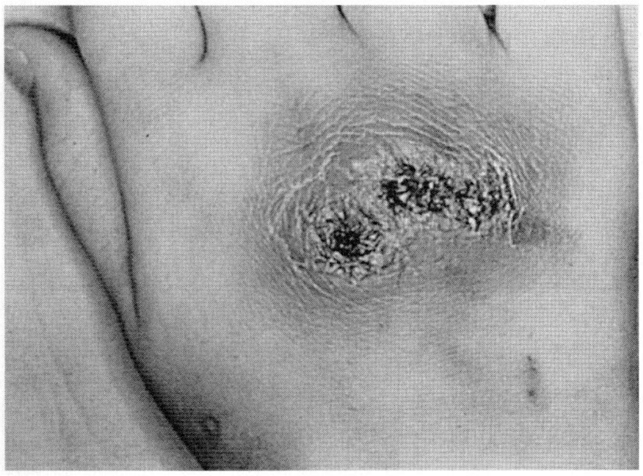

FIGURA 1-25 Aspergilosis cutánea en un paciente con leucemia aguda y neutropenia marcada. La lesión se desarrolló en el lugar donde se había dejado colocada durante varios días una aguja de acero para infusión intravenosa. (De Mandell GL [dir.]: *Mandell, Douglas and Bennett's principles and practice of infectious diseases*, 5.ª edición, Nueva York, 2000, Churchill Livingstone.)

2. Pruebas cutáneas con extracto antigénico de *Aspergillus* en general positiva, aunque inespecífica.
3. Anticuerpo precipitante de *Aspergillus* en suero positivo en el 70-100% de los casos.
4. Los cultivos de esputo pueden ser positivos para *Aspergillus sp.*, pero se consideran inespecíficos.

ASPERGILOMAS:
1. Cultivo de esputo.
2. Anticuerpo precipitante sérico.

ASPERGILOSIS INVASIVA: El diagnóstico definitivo exige la demostración de invasión tisular en una muestra de biopsia (hifas tabicadas que se ramifican en ángulo agudo) o un cultivo positivo de la muestra tisular obtenida mediante procedimientos invasivos, como la biopsia transbronquial:
1. Cultivo de esputo y nasal: en los pacientes de alto riesgo el cultivo positivo es muy sugestivo de aspergilosis invasiva.
2. Los estudios serológicos no son útiles, porque no suelen estar elevados en pacientes con enfermedad invasiva.
3. Hemocultivos: en general negativos.
4. Es necesaria la biopsia pulmonar para el diagnóstico definitivo.
5. Biopsia y cultivo de lesiones extrapulmonares.

DIAGNÓSTICO POR IMAGEN

ASPERGILOSIS BRONCOPULMONAR ALÉRGICA:
- Las radiografías de tórax muestran diversas alteraciones, desde infiltrados parcheados pequeños (en general en lóbulos superiores) hasta consolidación lobular asociada o no a cavitación.
- Una mayoría de los pacientes desarrollan al final bronquiectasias centrales.

ASPERGILOMAS: Las radiografías de tórax o la TC muestran la característica masa intracavitaria parcialmente rodeada por una semiluna de aire (fig. 1-26).

ASPERGILOSIS INVASIVA: Las radiografías de tórax o la TC muestran cavidad.

TRATAMIENTO

TRATAMIENTO AGUDO

ASPERGILOSIS BRONCOPULMONAR ALÉRGICA:
- Prednisona (0,5-1 mg/kg v.o.) hasta que la radiografía de tórax mejore, lo que se sigue de tratamiento días alternos con 0,5 mg/kg v.o. (durante 3-6 meses).
- Si el paciente depende de los corticosteroides, se debe plantear la profilaxis para la prevención de la infección por *Pneumocystis jiroveci* y el mantenimiento de la mineralización ósea.
- Broncodilatadores y fisioterapia.
- Radiografías torácicas seriadas e IgE sérica seriada útiles para determinar el tratamiento.
- Itraconazol 200 mg v.o. cada 12 horas durante 4-6 meses y después reducir la dosis en 4-6 meses; puede considerarse un fármaco para ahorrar corticoides o cuando éstos resulten ineficaces.

ASPERGILOMAS:
- Controvertidos y problemáticos; se ignora la estrategia de tratamiento óptima.
- Hasta el 10% de los aspergilomas se pueden resolver clínicamente sin intervenciones farmacológicas o quirúrgicas expresas.
- Observación en pacientes asintomáticos.
- Resección quirúrgica/embolización arterial en pacientes con hemoptisis grave o hemorragia que amenace la vida.
- En los pacientes con riesgo grave de hemoptisis y reserva pulmonar inadecuada, se puede plantear itraconazol 200-400 mg/día v.o.

ASPERGILOSIS INVASIVA
- Anfotericina B deoxicolato 0,8-1,2 mg/kg i.v. diarios hasta una dosis total de 2-2,5 g; itraconazol 200-400 mg/día v.o. durante 1 año.
- Complejo líquido de anfotericina B (CLAB) 5 mg/kg i.v. diarios en pacientes que no toleran o no responden a anfotericina B.
- Dispersión coloidal de anfotericina B (DCAB) 3-6 mg/kg i.v. diarios; administración escalonada a los pacientes que no han respondido a anfotericina B.
- Anfotericina B liposómica (AMB-L) 3-5 mg/kg i.v. diarios; está indicado el tratamiento escalonado como tratamiento empírico en las posibles infecciones fúngicas en enfermos neutropénicos febriles que no responden o no toleran la anfotericina B.
- Itraconazol 200 mg i.v. cada 12 horas 4 dosis, seguidas de 200 mg i.v. diarios o 200 mg cada 8 horas durante 4 días y posteriormente 200 mg cada 12 horas v.o.: primera línea de tratamiento si no toma inductores de p450. Se pueden medir concentraciones para asegurar un cumplimiento y absorción adecuados.
- Voriconazol 6 mg/kg i.v. cada 12 horas seguidos de 6 mg/kg i.v. hasta 27 días y después 400 mg/día v.o. hasta 24 semanas. Obsérvese que el régimen de dosis ideal tiene que ser definido todavía.

El Posaconazol y el ravuconazol son dos azoles nuevos que están actualmente en estudio:
- Caspofungina es el primero de una nueva clase de antifúngicos, las equinocandinas, aprobado por la FDA para el tratamiento de la aspergilosis invasiva en pacientes que no responden o no toleran otros antifúngicos. La dosis recomendada es 70 mg el primer día y 50 mg a partir de entonces, administrados en una dosis única i.v. durante una hora. Las otras dos equinocandinas en estudio son micafungina y anidulafungina.
- Como azoles y equinocandinas tienen distintas dianas celulares, los tratamientos combinados pueden presentar actividad aditiva frente a *Aspergillus sp.* Esto se está estudiando todavía.
- El tratamiento con citocinas puede ofrecer opciones futuras de tratamiento asociadas a otros antifúngicos disponibles en la actualidad.

DERIVACIÓN

Se recomienda encarecidamente consultar con un especialista en enfermedades infecciosas.

BIBLIOGRAFÍA RECOMENDADA

Ferry TG, Yates RR: Aspergillomas: should we treat them all? *Infect Dis Clin Pract* 7:122, 1998.

Herbrecht R et al: Voriconazole versus amphotericin B for primary therapy of invasive aspergillosis, *N Engl J Med* 347:408, 2002.

Marr KA et al: Combination antifungal therapy for invasive aspergillosis, *CID* 39:797, 2004.

Steinbach WJ, Stevens DA: Review of newer antifungal and immunomodulatory strategies for invasive aspergillosis, *Clin Infect Dis* 37(Supp 3):S 157, 2003.

Stevens DA et al: Practice guidelines for diseases caused by aspergillus, *CID* 30:696, 2000.

Vlaharis N, Ausamit T: Diagnosis and treatment of allergic bronchopulmonary aspergillosis, *Mayo Clinic Proc* 76:30, 2001.

AUTOR: **SAJEEV HANDA, M.D.**

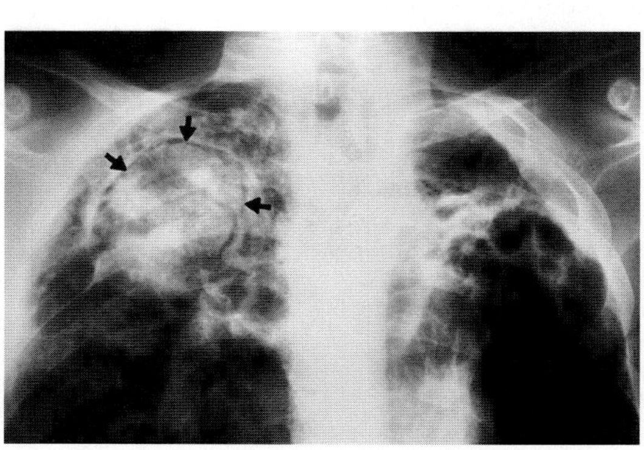

FIGURA 1-26 Bola de hongos o micetoma por *Aspergillus*. Imagen PA con el cono hacia abajo del tórax de un paciente con tuberculosis fibrocavitada apical bilateral asociada a pérdida de volumen. Se identifica una masa en una gran cavidad en el lóbulo superior derecho, con aire que diseca la cavidad y determina «semilunas de aire» *(flechas)*. (De McLoud TC: *Thoracic radiology: the requisites*, St. Louis, 1998, Mosby.)

INFORMACIÓN BÁSICA

DEFINICIÓN

El astrocitoma es un subtipo específico de glioma, que corresponde a una neoplasia cerebral originada en precursores de las células gliales dentro del SNC (astrocitos, oligodendrocitos, células ependimarias). El astrocitoma se origina a partir de astrocitos del SNC y se puede clasificar en tumores de bajo grado (astrocitoma fibrilar difuso) o de alto grado (glioblastoma multiforme).

SINÓNIMO

Neoplasias de la astroglía.

CÓDIGOS CIE-9CM
191.9 Astrocitoma, localización no especificada

EPIDEMIOLOGÍA Y DEMOGRAFÍA

- La incidencia de los tumores cerebrales primarios es de 6 por cada 100.000 habitantes. De ellos, el más frecuente es el astrocitoma de bajo grado.
- Aproximadamente cada año se diagnostican 18.000 casos nuevos de tumor cerebral primario en EE.UU.
- En los adultos, el glioblastoma es el tumor cerebral más frecuente, seguido del meningioma y el astrocitoma. En los niños el astrocitoma es el segundo tumor, tras el meduloblastoma.
- Los astrocitomas se pueden encontrar a cualquier edad, con un pico precoz entre los 0 y 4, años seguido de un valle entre los 15 y 24 y un incremento mantenido posterior de la incidencia.
- Los astrocitomas de bajo grado representan aproximadamente el 15% de los gliomas en adultos y el 25% de todos los gliomas de los hemisferios cerebrales en los niños. La incidencia media es ligeramente inferior a 1 por 100.000 habitantes y año en ambos grupos.
- La edad de máxima incidencia del astrocitoma de bajo grado es la de 34 años.
- La edad de máxima incidencia del astrocitoma anaplásico es la de 41 años.
- La edad de máxima incidencia de glioblastoma es la de 53 años.

SÍNTOMAS Y SIGNOS

Los síntomas de presentación del astrocitoma dependen, en parte, de la localización de la lesión y de su velocidad de crecimiento. Los astrocitomas se presentan clásicamente con una o más de las siguientes características:

- Cefaleas (menos frecuentes).
- Convulsiones de nueva aparición (>50%).
- Náuseas y vómitos.
- Deficiencias neurológicas focales (menos frecuentes).
- Cambios del estado mental.
- Edema de papila (raro).

ETIOLOGÍA

- Se desconoce la etiología específica del astrocitoma.
- Se han propuesto alteraciones genéticas que determinan alteraciones de los genes supresores de tumores o activación de protooncogenes. La pérdida del gen CDKN2 en el cromosoma 9p se ha asociado a progresión a grados más altos de los pacientes con astrocitomas de bajo grado.
- La heterogeneidad genética es frecuente en estos tumores, lo que sugiere que se acumulan alteraciones genéticas y un mecanismo en múltiples pasos de la progresión a grados más altos.

DIAGNÓSTICO

El diagnóstico provisional de astrocitoma se realiza con la clínica y los estudios de imagen. Es necesario un estudio histopatológico de tejido para diagnosticar y gradar los astrocitomas. La gradación se realiza según los sistemas de la Organización Mundial de la Salud (OMS) o el sistema de gradación Saint Anne-Mayo:

- Los astrocitomas se gradan según la OMS:
1. Grado I: astrocitoma pilocítico juvenil, astrocitoma de células gigantes subependimario y xantoastrocitoma pleomórfico.
2. Grado II: astrocitoma de bajo grado (ABG).
3. Grado III: astrocitoma anaplásico.
4. Grado IV: glioblastoma multiforme (GBM).
- El sistema de Saint Anne-Mayo grada los astrocitomas en función de la presencia o ausencia de cuatro características histológicas: atipia nuclear, mitosis, proliferación endotelial y necrosis:
  1. Los tumores de grado I no presentan ninguna de estas características.
  2. Los tumores de grado II sólo presentan una de ellas.
  3. Los tumores de grado III presentan dos.
  4. Los tumores de grado IV presentan tres o más.
- Los astrocitomas de grados I y II se suelen denominar astrocitomas de bajo grado.
- Los astrocitomas de grados III y IV se suelen denominar astrocitomas malignos de alto grado.

DIAGNÓSTICO DIFERENCIAL

El diagnóstico diferencial es amplio e incluye cualquier causa de cefalea, convulsiones, cambios del estado mental y deficiencias neurológicas focales.

VALORACIÓN

- Una TC o RM craneales son necesarias para el diagnóstico de tumor cerebral intracraneal, pero es necesario tejido para establecer el diagnóstico de astrocitoma.
- La biopsia esterotáxica bajo control TC o RM es un método relativamente seguro y preciso para diagnosticar un ABG.
- En presencia de efecto masa, clínico o radiológico, es mejor hacer una craneotomía con biopsia abierta y reducción de masa tumoral que una biopsia esterotáxica para realizar el diagnóstico histológico.

PRUEBAS DE LABORATORIO

Las pruebas sanguíneas no son muy específicas para el diagnóstico de astrocitoma.

DIAGNÓSTICO POR IMAGEN

- La RM es la prueba de elección. La RM y la ARM se emplean para localizar los márgenes del tumor, distinguir las masas vasculares de los tumores, detectar astrocitomas de bajo grado que no se visualizan en la TC y ver bien la fosa posterior.
- Los astrocitomas de bajo grado suelen mostrar efecto masa y borramiento de los límites anatómicos por su carácter infiltrativo. Pueden verse también cambios quísticos, calcificaciones focales o extensión a estructuras contralaterales.
- Los astrocitomas de alto grado se asocian más típicamente a la captación de contraste tras su inyección i.v. por la alteración de la barrera hematoencefálica. Sólo el 8-15% de los ABG captan contraste.
- La TEP y la espectroscopia mediante RM son nuevas técnicas de diagnóstico por imagen que también pueden ayudar a gradar un tumor y determinar la localización más adecuada para la biopsia.

TRATAMIENTO AGUDO

- Existen controversias sobre el tratamiento más adecuado del ABG. Casi todos los estudios realizados han sido retrospectivos y tienen sesgos por selección del paciente y el tratamiento.
- La observación sin cirugía es una opción que puede estar justificada si los riesgos derivados de la cirugía o la radioterapia superan los del tratamiento médico de los síntomas del paciente. Los enfermos que pueden beneficiarse de la observación son los jóvenes con escasa o nula deficiencia neurológica y que presentan convulsiones. Este tipo de tratamiento se basa en la certeza de que el diagnóstico es correcto a nivel clínico y radiológico.
- La morbimortalidad quirúrgica dependerá de la localización del tumor. Los pacientes con tumores profundos o que afectan a la corteza que se expresa tienen un mayor riesgo de deterioro neurológico tras la resección quirúrgica o la biopsia.

- La cirugía sigue siendo el tratamiento inicial de casi todos los astrocitomas, sobre todo si el tumor se encuentra accesible desde el punto de vista anatómico. La cirugía sirve para:
  1. Establecer el diagnóstico histopatológico.
  2. Reducir masa tumoral.
  3. Aliviar la presión intracraneal.
  4. Realizar una resección completa con fines curativos.
- Antes de la cirugía se administran 10 mg de dexametasona i.v. seguidos de 4-6 mg i.v. cada 6 horas.
- Se administra difenilhidantoína 300 mg/día para controlar las convulsiones.

TRATAMIENTO CRÓNICO

- Se utiliza radioterapia en el postoperatorio de pacientes con astrocitomas de bajo grado (discutido) y de alto grado. Algunos autores recomiendan esperar hasta que se produzcan síntomas en pacientes con astrocitomas de bajo grado antes de administrar RT.
- Un ensayo aleatorizado prospectivo y controlado no ha demostrado beneficios de supervivencia mediante el tratamiento del ABG con quimioterapia adyuvante.
- Se han empleado carmustina y lomustina (quimioterápicos) con cierto efecto en pacientes con astrocitomas de alto grado.
- Se puede plantear la administración de quimioterapia en dosis altas seguida de un trasplante de médula ósea.

PRONÓSTICO

- Aproximadamente el 10-35% de los astrocitomas (en general astrocitomas pilocíticos de grado I) son susceptibles de resección y curación completa.

- En los astrocitomas de bajo grado el tumor es más infiltrante y no son susceptibles de resección completa. En cualquier caso, la mayor parte de los estudios recomiendan la cirugía para resecar la mayor cantidad posible de carga tumoral.
- El pronóstico de los pacientes con astrocitomas de bajo grado es muy variable. Se recogen medianas de 7 años.
- La juventud en el momento del diagnóstico es el factor pronóstico más importante que se relaciona con una supervivencia prolongada. Otros factores asociados a un pronóstico más favorable son una buena situación clínica en el momento del diagnóstico, convulsiones como síntoma de presentación y pequeño volumen tumoral preoperatorio.
- La presentación del tumor con deficiencias neurológicas focales o cambios en la personalidad o el estado mental indican peor pronóstico. Un mayor volumen tumoral preoperatorio y una elevada actividad mitótica se asocian a peor pronóstico en términos de supervivencia global y libre de enfermedad.
- Los astrocitomas malignos de grados III y IV suelen necesitar cirugía de reducción de masa. No se sabe a partir de estudios prospectivos si la cirugía mejora la supervivencia, pero los retrospectivos indican que el grupo intervenido tiene un beneficio de supervivencia.
- La mediana de supervivencia de los pacientes con astrocitomas de alto grado es de 2 años para los de tipo anaplásico y de 1 año para los glioblastomas multiformes.
- La mayor parte de los ABG progresan a tumores de alto grado y esta evolución es más rápida en los pacientes de mayor edad. Los astrocitomas de grado I de la OMS no suelen evolucionar a tumores de mayor grado.

DERIVACIÓN

Está indicada la consulta a especialistas en pacientes con diagnóstico de astrocitoma. Son necesarios un neurocirujano, un oncólogo radioterapeuta y un oncólogo neurológico para ayudar a establecer el diagnóstico y realizar el tratamiento inmediato y de seguimiento.

OTRAS CONSIDERACIONES

COMENTARIOS

- Los astrocitomas anaplásicos y los glioblastomas representan >60% de todos los tumores cerebrales primarios.
- Aproximadamente 2/3 de los ABG progresan a lesiones de grado más alto, pero no es posible predecir desde el punto de vista histológico qué tumores van a progresar.
- No se ha demostrado que un tratamiento más precoz de los ABG aumente la supervivencia de los pacientes desde el tiempo del diagnóstico.
- Otras opciones terapéuticas disponibles son la radiocirugía esterotáxica con cuchillo gamma y la braquiterapia intersticial.

BIBLIOGRAFÍA RECOMENDADA

Black PM: Brain tumors: Part 1, *N Engl J Med* 324(21):1471, 1991.

Black PM: Brain tumors: Part 2, *N Engl J Med* 324(22):1555, 1991.

Burton EC, Prados MD: Malignant gliomas, *Curr Opin Oncol* 1(5):459, 2000.

Kaye AH, Walter DG: Low grade astrocytomas: controversies in management, *J Clin Neurosci* 7(6):475, 2000.

AUTORES: **JASON IANNUCILLI, M.D.** y **PETER PETROPOULOS, M.D.**

INFORMACIÓN BÁSICA

DEFINICIÓN

El ataque isquémico transitorio (AIT) describe una disfunción neurológica transitoria causada por una isquemia cerebral focal o retiniana con síntomas que duran típicamente menos de 60 minutos, aunque siempre menos de 24 h, a lo que sigue una recuperación completa de su función. La isquemia cerebral aguda es una emergencia médica que precisa una evaluación neurológica y una intervención potencial inmediatas.

> **CÓDIGO CIE-9CM**
> 435.9 Isquemia cerebral transitoria inespecífica

EPIDEMIOLOGÍA Y DEMOGRAFÍA

INCIDENCIA (EN EE.UU.): 49 casos/100.000 personas/año.
PREDOMINIO POR SEXOS: Varones > mujeres.
INCIDENCIA MÁXIMA: >60 años.

SÍNTOMAS Y SIGNOS

- Durante un episodio, las alteraciones neurológicas se confinan a un territorio vascular discreto.
- Los síntomas típicos del territorio carotídeo son alteraciones visuales ipsilaterales, hemianopsia homónima contralateral, disfunción hemimotora o sensitiva contralateral y disfunción del lenguaje (hemisferio dominante) sola o en combinación.
- Los típicos síntomas del territorio vertebrobasilar son alteraciones visuales binoculares, vértigo, diplopía, disfagia, disartria y disfunción motora o sensitiva que afecta a la cara ipsilateral y al hemicuerpo contralateral.

ETIOLOGÍA

- Cardioembólica.
- Enfermedad aterotrombótica de grandes vasos.
- Enfermedad lacunar.
- Hipoperfusión con estenosis arterial fija.
- Estados de hipercoagulabilidad.

DIAGNÓSTICO

DIAGNÓSTICO DIFERENCIAL

- Hipoglucemia.
- Convulsiones.
- Migraña.
- Hemorragia subdural.
- Lesiones de masa.
- Enfermedad vestibular.
- La sección II describe el diagnóstico diferencial de los déficit neurológicos, focales y multifocales.

VALORACIÓN

- Historia y exploración física minuciosas.
- Pruebas complementarias, como neuroimágenes, para identificar rápidamente la etiología.

PRUEBAS DE LABORATORIO

- Recuento sanguíneo completo con plaquetas.
- TP (CNI) y tiempo parcial de tromboplastina.
- Glucosa.
- Perfil lipídico.
- VSG (si existe sospecha clínica de procesos infecciosos o inflamatorios).
- Uroanálisis.
- Radiografía de tórax.
- ECG y considerar enzimas cardíacas seriadas.
- Otras pruebas según dicte la presunta etiología.

DIAGNÓSTICO POR IMAGEN

- TC de cabeza para excluir hemorragia, incluida una hemorragia subdural.
- RM y ARM. (En varios estudios, las técnicas de difusión por RM han identificado lesiones isquémicas encefálicas precoces hasta en el 50% de los pacientes con AIT.) La ARM del encéfalo y del cuello puede identificar estenosis de grandes vasos, tanto intracraneales como extracraneales, malformaciones arteriovenosas y aneurismas.
- Los estudios Doppler carotídeos pueden identificar estenosis carotídeas; la ecografía del cuello también puede visualizar estenosis de las arterias vertebrobasilares.
- Ecocardiografía si se sospecha un origen cardíaco.
- Telemetría en pacientes hospitalizados durante al menos 24 h. Puede considerarse un Holter de 24 h si se da de alta al paciente.
- Angiografía cerebral de los cuatro vasos si se considera una endarterectomía o endoprótesis carotídea.

TRATAMIENTO

TRATAMIENTO NO FARMACOLÓGICO

- Endarterectomía carotídea en el AIT del territorio carotídeo asociado a una estenosis ipsilateral del 70-99%: debe llevarse a cabo por un cirujano experimentado que haya realizado este procedimiento con frecuencia. La endoprótesis carotídea también se lleva a cabo en pacientes que no son candidatos quirúrgicos. Los ensayos están comparando la endoprótesis con la cirugía en la enfermedad carotídea.
- Modificación de factores de riesgo, que incluyen el abandono del tabaquismo.

TRATAMIENTO AGUDO

- Depende de la etiología.
- Si el momento de inicio de los síntomas se conoce, existen déficit significativos en la exploración neurológica y se ha descartado una hemorragia cerebral, el paciente podrá ser candidato a tratamiento trombolítico, aunque deberá discutirse con un neurólogo o un especialista en enfermedad cerebrovascular.
- Anticoagulación aguda: no existen datos que indiquen un beneficio en el estadio agudo. La heparina es una opción en la fibrilación auricular de inicio reciente y en la enfermedad aterotrombótica causantes de síntomas neurológicos transitorios recurrentes, especialmente antes de una endarterectomía o endoprótesis carotídea. También se considera en la trombosis de la arteria basilar susceptible de progresar a un ictus a nivel del tronco del encéfalo, con altas morbilidad y mortalidad.
- La sección III, «Ataques isquémicos transitorios», describe un algoritmo terapéutico.

TRATAMIENTO CRÓNICO

- No existen datos que apoyen el uso de la anticoagulación a largo plazo en el tratamiento del AIT, aunque los pacientes con ictus y fibrilación auricular o trombos cardíacos probados han demostrado beneficios mediante el tratamiento a largo plazo con warfarina.
- La aspirina ha sido tradicionalmente el fármaco de primera línea. No se han observado beneficios significativos con altas dosis de aspirina (hasta 1.500 mg/día) en comparación con dosis bajas (75-325 mg/día). Por consiguiente, una aspirina infantil (81 mg/día) sería adecuada.
- También deberían considerarse cápsulas de liberación lenta de aspirina/dipiridamol o clopidogrel como tratamiento de primera línea. En un estudio de pacientes con AIT o ictus, la combinación aspirina-dipiridamol redujo el número de fenómenos cerebrovasculares subsiguientes en mayor medida que cualquiera de esos fármacos por separado. El clopidogrel es tan eficaz como la aspirina en la prevención secundaria, pero la combinación aspirina-clopidogrel en pacientes con AIT o ictus causa hemorragias con mayor riesgo vital que el clopidogrel en solitario. Se recomienda la combinación aspirina-dipiridamol o la anticoagulación oral en pacientes que siguen sufriendo AIT mientras se tratan con aspirina (fracasos de la aspirina), aunque no existen datos que apoyen esta recomendación.
- En pacientes con enfermedad cerebrovascular, los inhibidores de la HMG-CoA reductasa (estatinas) han demostrado proporcionar una importante protección frente a futuros fenómenos vasculares, como IM e ictus, incluso con LDL <100. Considérese comenzar con una estatina, a menos que las LDL sean <70.

PRONÓSTICO

- De acuerdo con un estudio, el 10-20% de los pacientes padecerán un ictus en los 90 días siguientes, y en el 50% de tales pacientes el ictus se producirá al día o a los dos días del AIT.
- Otro estudio demostró un riesgo de ictus del 4,4% en el primer mes, y del 11,6% en el primer año.
- El riesgo anual de infarto miocárdico es del 2,4%.
- Las tasas de supervivencia a un año y a 3 años son del 98 y 94%, respectivamente.

DERIVACIÓN

Se recomienda remitir a todos los pacientes con AIT para una evaluación y tratamiento neurológicos de urgencia.

OTRAS CONSIDERACIONES

ADVERTENCIA

Es preciso evaluar urgentemente a todos los pacientes con síntomas que sugieran una isquemia encefálica aguda. No hay que esperar a que los síntomas remitan para distinguir una AIT de un ictus.

BIBLIOGRAFÍA RECOMENDADA

Alamowitch S et al: Risk, causes, and prevention of ischaemic stroke in elderly patients with symptomatic internal-carotid-artery stenosis, *Lancet* 357:1154, 2001.

Albers GW: A review of published TIA treatment recommendations, *Neurology* 62:S26, 2004.

Albers GW et al: Transient ischemic attack—proposal for a new definition, *N Engl J Med* 347:1713, 2002.

Albers GW et al: Antithrombotic and thrombolytic therapy for ischemic stroke, *Chest* 119:300S, 2001.

Algra A et al: Oral anticoagulants versus antiplatelet therapy for preventing further vascular events after transient ischaemic attack or minor stroke of presumed arterial origin, *Stroke* 34:234, 2003.

Diener HC et al: Aspirin and clopidrogrel compared with clopidogrel alone after recent ischemic stroke or transient ischaemic attack in high risk patients (MATCH): randomized, double-blind, placebo-controlled trial, *Lancet* 364:331, 2004.

Gorelick PB et al: Prevention of a first stroke, *JAMA* 281:1112, 1999.

Heart Protection Study Collaborative Group: MRC/BHF heart protection study of cholesterol lowering with simvastatin in 20,536 high-risk individuals: a randomized placebo-controlled trial, *Lancet* 360:7, 2002.

Johnston SC: Clinical practice. Transient ischemic attack, *N Engl J Med* 347:1687, 2002.

Sarasin FP, Gaspoz JM, Bounameaux H: Cost-effectiveness of new antiplatelet regimens used as secondary prevention of stroke or transient ischemic attack, *Arch Intern Med* 160(18):2773, 2000.

AUTOR: **SEAN I. SAVITZ, M.D.**

INFORMACIÓN BÁSICA

DEFINICIÓN

Las bronquiectasias son dilataciones anormales con destrucción de las paredes bronquiales, congénitas o adquiridas.

CÓDIGO CIE-9CM
494.0 Bronquiectasias

EPIDEMIOLOGÍA Y DEMOGRAFÍA

- La fibrosis quística es responsable de casi el 50% de los casos de bronquiectasias.
- Las bronquiectasias adquiridas primarias son infrecuentes porque las infecciones pulmonares se diagnostican con rapidez y por el uso frecuente de antibióticos.
- Las vacunaciones eficaces durante la infancia han conseguido una reducción significativa de las bronquiectasias por tosferina.

SÍNTOMAS Y SIGNOS

- Estertores húmedos en las bases pulmonares.
- Tos productiva con grandes cantidades de esputo purulento.
- Fiebre, sudoración nocturna, malestar generalizado y pérdida de peso.
- Hemoptisis.
- Halitosis, palidez cutánea.
- Acropaquias (raro).

ETIOLOGÍA

- Fibrosis quística.
- Infecciones pulmonares (neumonía, absceso pulmonar, TB, infecciones por hongos, infecciones virales).
- Alteraciones en las defensas del huésped (panhipogammaglobulinemia, síndrome de Kartagener, SIDA, quimioterapia).
- Obstrucción localizada de la vía respiratoria (defectos estructurales congénitos, cuerpos extraños, neoplasias).
- Inflamación (neumonitis inflamatoria, granulomatosis pulmonar, aspergilosis alérgica).

DIAGNÓSTICO

DIAGNÓSTICO DIFERENCIAL

- TB.
- Asma.
- Bronquitis crónica o sinusitis crónica.
- Fibrosis intersticial.
- Absceso pulmonar crónico.
- Aspiración de cuerpo extraño.
- Fibrosis quística.
- Carcinoma pulmonar.

VALORACIÓN

- Esputo para tinción de Gram y C y S, radiografía de tórax, broncoscopia, espirometría.
- La espirometría pone de manifiesto una disminución del cociente VEMS/CVF, una CVF normal o ligeramente reducida y una VEMS baja.

PRUEBAS DE LABORATORIO

- Esputo para tinción de Gram, C y S y detección de bacilos ácido-alcohol resistentes (BAAR).
- HC con recuento diferencial (leucocitosis con desviación izquierda, anemia).
- Electroforesis de las proteínas del suero para valorar la hipogammaglobulinemia.
- Pruebas de anticuerpos para la aspergilosis.
- Prueba del sudor en pacientes con sospecha de fibrosis quística.

DIAGNÓSTICO POR IMAGEN

- Radiografía de tórax: hiperinsuflación, marcas pulmonares amontonadas, pequeños espacios quísticos en la base del pulmón.
- La TC de alta resolución de tórax se ha convertido en la mejor herramienta para detectar lesiones quísticas y descartar una obstrucción de base por una neoplasia. La TC se debe hacer sin contraste con una ventana de 1-1,5 mm cada cm y un tiempo de adquisición de 1 segundo. Los hallazgos típicos en la TC incluyen dilatación de la luz de la vía respiratoria, falta de afilamiento de las vías respiratorias hacia la periferia, quistes balonizados en el extremo distal del bronquio y constricciones varicosas a lo largo de las vías respiratorias.
- La broncografía no se suele emplear y puede plantearse sólo cuando se puede realizar una cirugía.
- Las pruebas de función pulmonar suelen mostrar un patrón mixto de defecto obstructivo y ventilatorio.
- La broncoscopia puede ser útil para evaluar la hemoptisis, descartar lesiones obstructivas y extraer tapones de moco.

TRATAMIENTO

TRATAMIENTO NO FARMACOLÓGICO

- Drenaje postural (que incluye la posición de decúbito prono sobre una cama inclinada del lado) y la percusión del tórax con chalecos inflables o vibradores mecánicos que se aplican al tórax pueden facilitar la eliminación de las secreciones respiratorias.
- Hidratación adecuada.
- Oxígeno suplementario si hipoxemia.

TRATAMIENTO AGUDO

- Los antibióticos se eligen según los resultados del esputo, el Gram y el C y S. En los pacientes con resultados inadecuados o no concluyentes se debe empezar tratamiento empírico con amoxicilina/clavulanato 500-875 mg cada 12 horas, TMP-SMX cada 12 horas, doxiciclina 100 mg cada 12 horas o cefuroxima 250 mg cada 12 horas durante 10-14 días.
- Los broncodilatadores resultan útiles en pacientes con una obstrucción al flujo demostrable.

TRATAMIENTO CRÓNICO

- Evitar el tabaco.
- Mantener una nutrición e hidratación adecuadas.
- Identificación adecuada y tratamiento de las infecciones.
- Vacuna para el neumococo y la gripe anual.

PRONÓSTICO

El pronóstico es variable según la gravedad del proceso y la causa de base de las bronquiectasias.

DERIVACIÓN

Derivación a cirugía para resección parcial del pulmón de los pacientes con enfermedad localizada grave que no responden al tratamiento médico o en casos de hemoptisis masiva.

BIBLIOGRAFÍA RECOMENDADA

Barker AF: Bronchiectasis, *N Engl J Med* 346:1383, 2002.

AUTOR: **FRED F. FERRI, M.D.**

INFORMACIÓN BÁSICA

DEFINICIÓN

La bronquitis aguda es la inflamación de la tráquea y los bronquios.

CÓDIGO CIE-9CM
466.0 Bronquitis aguda

EPIDEMIOLOGÍA Y DEMOGRAFÍA

- Máxima incidencia en fumadores, adultos ancianos, niños pequeños y durante el invierno.
- En EE.UU. se producen cada año casi 30 millones de consultas ambulatorias por tos, con más de 12 millones de diagnósticos de bronquitis.

SÍNTOMAS Y SIGNOS

- Tos, que en general empeora por las mañanas, a menudo productiva. Se debe en general a una hiperrespuesta bronquial transitoria.
- Febrícula.
- Molestias subesternales que empeoran con la tos.
- Goteo postnasal, inyección faríngea.
- Roncus que pueden mejorar tras la tos, sibilancias ocasionales.

ETIOLOGÍA

- Las infecciones virales son la principal causa de bronquitis (rinovirus, gripe, adenovirus, virus sincitial respiratorio).
- Gérmenes atípicos (*Mycoplasma, Chlamydia pneumoniae*).
- Infecciones bacterianas (*Haemophilus influenzae, Moraxella, Streptococcus pneumoniae*).

DIAGNÓSTICO

DIAGNÓSTICO DIFERENCIAL

- Neumonía.
- Asma.
- Sinusitis.
- Bronquiolitis.
- Aspiración.
- Fibrosis quística.
- Faringitis.
- Tos secundaria a medicamentos.
- Neoplasias (ancianos).
- Gripe.
- Aspergilosis alérgica.
- ERGE.

- ICC (ancianos).
- Neoplasias broncogénicas.

VALORACIÓN

No suele resultar necesaria (descartar neumonía o neoplasia).

PRUEBAS DE LABORATORIO

- En general no son necesarias.
- HC puede mostrar ligera leucocitosis.
- Cultivo de esputo, tinción con Gram y hemocultivos no indicados en general.

DIAGNÓSTICO POR IMAGEN

La radiografía de tórax se suele reservar para pacientes con sospecha de neumonía, gripe o EPOC de base y que no mejoran con el tratamiento.

TRATAMIENTO

TRATAMIENTO NO FARMACOLÓGICO

- Evitar el tabaco y otros irritantes pulmonares.
- Aumentar la ingesta de líquidos.
- Utilizar un vaporizador para aumentar la humedad ambiental.

TRATAMIENTO AGUDO

- Broncodilatadores inhalados (albuterol, metaproterenol) a demanda durante 1-2 semanas en pacientes con sibilancias o tos incómoda. Se ha demostrado que albuterol inhalado es eficaz para reducir la duración de la tos en adultos con bronquitis aguda no complicada.
- La supresión de la tos con guaifenesina además de codeína para supresión del esputo indicada si la tos es grave y altera en gran medida el patrón de sueño del paciente.
- Uso de antibióticos (TMP-SMX, amoxicilina, doxiciclina, cefuroxima) no indicado en general en la bronquitis aguda; se debe plantear sólo en pacientes con EPOC asociada y esputo purulento o que no responden a tratamiento conservador prolongado.
- Se emplean excesivamente antibióticos en los pacientes con bronquitis agudas (70-90% de las consultas por bronquitis aguda acaban en tratamientos con antibióticos); esta práctica está contribuyendo a aumentar las resistencias de los gérmenes.

TRATAMIENTO CRÓNICO

Evitar el tabaco y otros irritantes pulmonares.

PRONÓSTICO

- Recuperación completa a los 7-10 días en la mayor parte de los casos.
- Los pacientes deben ser advertidos de que cabe esperar que tengan tos durante 10-14 días después de la consulta.

DERIVACIÓN

Para realizar pruebas de función pulmonar sólo en enfermos con bronquitis de repetición y sospecha de asma de base.

OTRAS CONSIDERACIONES

COMENTARIOS

- Los estudios de intervención muestran que la educación del paciente y el médico es eficaz para reducir el uso de antibióticos.
- Es útil llamar a la bronquitis aguda «catarro de pecho». Se debe informar al paciente de que los antibióticos posiblemente no resultarán beneficiosos y pueden producir importantes efectos secundarios.

BIBLIOGRAFÍA RECOMENDADA

Evans AT et al: Azithromycin for acute bronchitis: a randomized, double-blind, controlled trial, *Lancet* 359:1648, 2002.

Knutson D, Braun C: Diagnosis and management of acute bronchitis, *Am Fam Physician* 65:2039, 2002.

Macfarlane J et al: Reducing antibiotic use for acute bronchitis in primary care: blinded, randomized controlled trial of patient information leaflet, *BMJ* 324:91, 2002.

Poole PJ, Black PN: Mucolytic agents for chronic bronchitis. *Cochrane Database Syst Rev* 2:CD001287, 2001.

Smucny JJ et al: Are beta-2 agonists effective treatment for acute bronchitis or acute cough in patients without underlying pulmonary disease? A systematic review, *J Fam Pract* 50:945, 2001.

AUTOR: **FRED F. FERRI, M.D.**

INFORMACIÓN BÁSICA

DEFINICIÓN

La brucelosis es una infección zoonótica producida por una de las cuatro *Brucella sp.*, que suelen presentarse como una enfermedad febril sin rasgos específicos.

SINÓNIMOS

Fiebre de Malta.
Enfermedad de Bang.

CÓDIGO CIE-9CM
023.9 Brucelosis

EPIDEMIOLOGÍA Y DEMOGRAFÍA

INCIDENCIA (EN EE.UU.): Unos 100 casos al año (se notifica poco).
PREDOMINIO POR SEXOS: Varones.
DISTRIBUCIÓN POR EDADES: Adultos.
INFECCIÓN CONGÉNITA: Datos recientes indican que se produce una elevada frecuencia de abortos espontáneos en gestantes no tratadas durante los dos primeros trimestres de embarazo.
INFECCIÓN NEONATAL: Puede suceder si la madre se infecta durante el embarazo.

SÍNTOMAS

- El período de incubación es 1 semana a 3 meses.
- Los pacientes pueden estar asintomáticos o presentar síntomas inespecíficos, como fiebre, sudoración, malestar, pérdida de peso y depresión.
- Los pacientes bacteriémicos pueden sufrir artralgias o artritis. Es raro que debuten con dolor abdominal.
- La fiebre es el hallazgo más frecuente.
- Hepatomegalia, esplenomegalia o adenopatías posibles.
- Enfermedad localizada:
  1. En relación con un solo órgano.
  2. Incluye endocarditis, meningitis y osteomielitis (sobre todo vertebral).

La brucelosis hepatoesplénica supurativa crónica (BHSC) se presenta con abscesos hepáticos o esplénicos y se considera una reactivación, que puede producirse años después de la infección aguda.

ETIOLOGÍA

- Se debe a la infección por *Brucella sp.*:
  1. Es más frecuente *melitensis*, pero también puede ser *suis, abortus* o *canis*.
  2. Pequeño cocobacilo gramnegativo.
- Se adquiere a través de soluciones de continuidad en la piel o inhalación o ingesta del germen.
- La mayor parte de los casos se producen tras la exposición a un animal (ovejas, cabras, cerdos, ganado o perros) o productos animales (leche, tejidos o piel).
- La mayor parte de los casos (en EE.UU.) afectan a varones con exposición laboral a animales (granjeros, rancheros, veterinarios, personal de mataderos).
- Es posible infección en laboratorio.
- Puede afectar a turistas que viajan a otros países y comen queso o beben leche de cabra.

DIAGNÓSTICO

DIAGNÓSTICO DIFERENCIAL

Muchos trastornos febriles sin manifestaciones localizadas (como TB, endocarditis, fiebre tifoidea, paludismo, enfermedades autoinmunitarias).

VALORACIÓN

- Cultivos de sangre, médula ósea u otros tejidos (ganglio linfático, hígado) que se deben mandar y mantener durante 4 semanas, porque el crecimiento de *Brucella* in vitro es lento.
- Los granulomas en la biopsia sugieren este diagnóstico.

PRUEBAS DE LABORATORIO

- HC normal o bajo.
- Serología:
  1. Prueba de aglutinación del suero (SAT) para detectar anticuerpos frente a *B. abortus, melitensis* o *suis*.
  2. Pruebas de anticuerpos específicos para identificar anticuerpos frente a *B. canis*.
  3. Se pueden producir falsos negativos de la SAT por efecto prozona.
  4. Se suelen remitir dos estudios serológicos distintos para evitar los falsos negativos; se puede emplear la fijación de complemento o el ELISA para *Brucella* para confirmar los resultados.

Los estudios serológicos pueden no ser diagnósticos en la BHSC.

DIAGNÓSTICO POR IMAGEN

- Radiografías para demostrar calcificaciones esplénicas en la enfermedad crónica.
- Gammagrafía y radiografías óseas de la columna que indican osteomielitis.
- Ecografía o TC abdominal para demostrar hepatomegalia o esplenomegalia.
- Ecocardiografía para demostrar vegetaciones en la endocarditis.

En la BHSC se pueden ver calcificaciones y abscesos en el hígado y el bazo.

TRATAMIENTO

TRATAMIENTO NO FARMACOLÓGICO

- Drenaje de los abscesos.
- Sustitución valvular en la endocarditis.

TRATAMIENTO AGUDO

Se necesitan combinaciones de antibióticos:
- Doxiciclina 100 mg v.o. cada 12 horas más estreptomicina 15 mg/kg i.m. diarios durante 6 semanas.
- Menos eficaz; doxiciclina 100 mg v.o. cada 12 horas más rifampicina 600 mg v.o. diarios o sulfametoxazol 800 mg/trimetoprima 160 mg un comprimido de doble potencia v.o. cada 6 horas.

Los ciclos <6 semanas se asocian a una mayor frecuencia de recaídas; los ciclos más largos se recomiendan en enfermedad complicada.

TRATAMIENTO CRÓNICO

Véase «Tratamiento agudo».

PRONÓSTICO

Es posible la recidiva semanas a meses después de culminar el tratamiento, en general por falta de cumplimiento de un tratamiento médico prolongado o por la persistencia de un foco de infección, que exige drenaje quirúrgico.

Se ha descrito reactivación en forma de BHSC hasta 35 años después de la lesión inicial.

DERIVACIÓN

Todos los casos deben ser derivados al especialista en infecciosas.

OTRAS CONSIDERACIONES

COMENTARIOS

- Avisar al laboratorio de Microbiología de la posibilidad de *Brucella*.
- No utilizar doxiciclina en niños o gestantes.
- Evitar los aminoglucósidos en gestantes.

BIBLIOGRAFÍA RECOMENDADA

Al Dahouk et al: Laboratory-based diagnosis of brucellosis—a review of the literature. Part I: Techniques for direct detection and identification of Brucella spp, *Clin Lab* 49:487, 2003.

Ariza J et al: Current understanding and management of chronic hepatosplenic suppurative brucellosis, *Clin Infect Dis* 32(7):995, 2001.

Memish Z et al: *Brucella* bacteremia: clinical and laboratory observations in 160 patients, *J Infect Dis* 40:59, 2000.

Sarinas PS, Chitkara RK: Brucellosis, *Semin Respir Infect* 18:168, 2003.

AUTOR: **MAURICE POLICAR, M.D.**

INFORMACIÓN BÁSICA

DEFINICIÓN

Apretar con fuerza o rechinar los dientes durante el sueño o la vigilia, con frecuencia produciendo lesiones secundarias en los dientes.

CÓDIGO CIE-9CM
306.8 Bruxismo

EPIDEMIOLOGÍA Y DEMOGRAFÍA

Se produce en el 15% de los niños y 75% de los adultos.

SÍNTOMAS Y SIGNOS

El compañero de cama o los familiares se quejan de que la persona rechina los dientes. En muchos casos el sistema masticador se adapta al fenómeno, pero en los casos graves casi todas las partes del mismo pueden sufrir lesiones. El desgaste excesivo de los dientes es el síntoma más frecuente. También se puede observar una hipotrofia de los músculos masticadores o dolor en los mismos.

ETIOLOGÍA

La causa es bastante controvertida. Las posibles causas recogidas en la bibliografía incluyen discrepancias oclusales, anatomía de las estructuras óseas de la región orofacial, parte de la respuesta de despertar del sueño, alteraciones del sistema dopaminérgico central, tabaquismo, alcohol, fármacos, estrés y personalidad.

DIAGNÓSTICO

DIAGNÓSTICO DIFERENCIAL

- Síndrome de compresión dental.
- Trastornos de la articulación temporomandibular.
- Síndromes de dolor orofacial crónico.
- Trastornos motores orales.
- Mala oclusión.

VALORACIÓN

La anamnesis se debe centrar en los hábitos de sueño, incluidos los ronquidos exagerados, el dolor en la región temporomandibular, la entrevista con los familiares más próximos, los hábitos de salud, los rasgos de la personalidad. La exploración física de los dientes y el aparato masticador es obligatoria. En algunos casos seleccionados pueden ser útiles los estudios de sueño.

PRUEBAS DE LABORATORIO

Ninguna está indicada, salvo que se sospeche una enfermedad sistémica (infección, autoinmune).

DIAGNÓSTICO POR IMAGEN

Estudios radiológicos de los dientes y la articulación temporomandibular.

TRATAMIENTO

TRATAMIENTO NO FARMACOLÓGICO

Se ha empleado biorretroalimentación, asesoramiento psicológico y eliminación de los hábitos de salud negativos, pero el éxito ha sido limitado.

TRATAMIENTO AGUDO

- Férulas orales, un protector nocturno para los dientes puede resultar útil.
- Corregir la mala oclusión.
- Tratamiento del dolor (gabapentina, ibuprofeno).
- Medicamentos para aliviar la ansiedad y mejorar el sueño (benzodiazepinas o trazodona al acostarse).

DERIVACIÓN

Obligado derivar al odontólogo si tiene lesiones evidentes de los dientes.

OTRAS CONSIDERACIONES

Igual que otros procesos patológicos mal comprendidos, el tratamiento suele resultar poco satisfactorio y susceptible de engaños.

BIBLIOGRAFÍA RECOMENDADA

Attansio R: An overview of bruxism and its management, *Dent Clin North Am* 41(2):229, 1997.

Dae TT, Lavigne EJ: Oral splints: the crutches for temporomandibular disorders and bruxism, *Crit Rev Oral Biol Med* 9(3):345, 1998.

Lopbezoo F, Naeije M: Bruxism is mainly regulated centrally, not peripherally, *J Oral Rehabil* 28(12):1085, 2001.

AUTOR: **FRED F. FERRI, M.D.**

INFORMACIÓN BÁSICA

DEFINICIÓN

La bulimia nerviosa es una enfermedad prolongada y caracterizada por una psicopatología específica.

CÓDIGO CIE-9CM
783.6 Bulimia

EPIDEMIOLOGÍA Y DEMOGRAFÍA

INCIDENCIA/PREVALENCIA: Afecta a 1-3% de las adolescentes y mujeres adultas jóvenes.
PREDOMINIO POR SEXOS: La relación mujer:varón es 10:1.
DISTRIBUCIÓN POR EDADES: Adolescentes o adultas jóvenes; edad media de inicio 17 años.

SÍNTOMAS Y SIGNOS

- Tumefacción de la parótida y las glándulas salivales.
- Cicatrices en el dorso de la mano y los nudillos (signo de Russell) por los roces contra los incisivos superiores al inducirse el vómito.
- Erosiones del esmalte, sobre todo en la superficie lingual de los dientes superiores; piorrea y otras alteraciones de las encías posibles.
- Hemorragias petequiales en la córnea, el paladar blando o la cara después de vomitar.
- Pérdida del reflejo nauseoso, músculos abdominales bien desarrollados.
- En general no están emaciadas; la exploración física puede ser normal.

ETIOLOGÍA

La etiología se ignora, pero posiblemente es multifactorial (sociocultural, psicológica, factores familiares). La bulimia es mucho más frecuente en las sociedades occidentales, en las cuales se produce una gran presión cultural para estar delgada. Según la American Psychiatric Association los pacientes con trastornos de la alimentación muestran muchos síntomas distintos, en un continuo que va desde la anorexia nerviosa hasta la bulimia.

DIAGNÓSTICO

DIAGNÓSTICO DIFERENCIAL

- Esquizofrenia.
- Trastornos digestivos.
- Trastornos neurológicos (convulsiones, síndrome de Kleine-Levin, síndrome de Klüver-Bucy).
- Neoplasias cerebrales.
- Vómitos psicógenos.

VALORACIÓN

- Se deben preguntar las siguientes cuestiones a los pacientes con sospecha de bulimia:

1. ¿Está satisfecho con sus costumbres alimentarias?
2. ¿Ha comido alguna vez en secreto?
- La respuesta «no» a la primera pregunta y/o «sí» a la segunda tiene una sensibilidad del 100% con una especificidad del 90% para la bulimia. También se puede emplear el cuestionario SCOFF como herramienta de detección selectiva de los trastornos alimentarios (v. «Anorexia nerviosa»).
- Es posible establecer el diagnóstico con los criterios de la DSM-IV para la bulimia nerviosa:
1. Atracones repetidos (consumo rápido de grandes cantidades de comida en poco tiempo).
2. Sentimiento de falta de control sobre el comportamiento alimentario durante los atracones.
3. Vómitos autoprovocados, uso de laxantes o diuréticos, dietas o ayuno estricto o ejercicio riguroso para evitar coger peso.
4. Mínimo de dos atracones a la semana durante al menos 3 meses.
5. Preocupación persistente y excesiva por la forma y el peso corporal.

PRUEBAS DE LABORATORIO

- Alteraciones electrolíticas secundarias a los vómitos (hipopotasemia y alcalosis metabólica) o a la diarrea por abuso de laxantes (hipopotasemia y acidosis metabólica hiperclorémica).
- Hiponatremia, hipocalcemia, hipomagnesemia (se deben al abuso de laxantes).
- Elevación del cortisol, reducción de LH y FSH.

TRATAMIENTO

TRATAMIENTO NO FARMACOLÓGICO

- Terapia cognitivo-conductual para controlar los comportamientos anormales.
- Uso de diarios de la ingesta, asesoramiento nutricional y planificación de las comidas al menos con 1 día de adelanto para contrarrestar los comportamientos patológicos alimentarios.
- Corrección de las alteraciones electrolíticas.

TRATAMIENTO AGUDO

- Los ISRS se suelen considerar la opción medicamentosa más segura en estos pacientes. Sirven en enfermos con depresión grave y también en los que no responden a la terapia cognitivo-conductual.
- Reconocimiento y tratamiento precoz de las complicaciones:
1. Toxicidad cardíaca por la ipecacuana de los laxantes.
2. Alteraciones electrolíticas (v. «Pruebas de laboratorio»).

3. Esofagitis y desgarros del esófago de tipo Mallory-Weiss, rotura esofágica por vómitos repetidos.
4. Neumonía por aspiración y neumomediastino.
5. Irregularidades menstruales (incluida amenorrea).
6. Alteraciones digestivas: dilatación gástrica aguda, pancreatitis, dolor abdominal, estreñimiento.

TRATAMIENTO CRÓNICO

- La psicoterapia se mantiene durante años y se centra de forma específica en la propia imagen y en las interacciones familiares y con los compañeros como parte integral del éxito de la recuperación.
- Se recomienda terapia familiar, sobre todo en pacientes más jóvenes.

PRONÓSTICO

La evolución es variable y se caracteriza por frecuentes recidivas o exacerbaciones.

DERIVACIÓN

- Además del médico de asistencia primaria, en el equipo multidisciplinar deben participar un psiquiatra, un dietista y un terapeuta familiar.
- Se debe plantear el ingreso hospitalario en pacientes con alteraciones electrolíticas graves o con ideas suicidas.

OTRAS CONSIDERACIONES

COMENTARIOS

- La bulimia se asocia estrechamente a la depresión, el trastorno bipolar, los trastornos obsesivo-compulsivos, el alcoholismo y el abuso de sustancias.
- Se debe plantear una bulimia en todos los pacientes (sobre todo adolescentes) con una hipopotasemia y alcalosis metabólica no explicadas.

BIBLIOGRAFÍA RECOMENDADA

American Psychiatric Association: Practice guideline for the treatment of patients with eating disorders, *Am J Psychiatry* 157(suppl):4, 2000.

Bacaltchuk J, Hay P, Trefiglio R: Antidepressants versus psychological treatments and their combination for bulimia nervosa, *Cochrane Database Syst Rev* (4):CD003385, 2001.

Mehler PS: Bulimia nervosa, *N Engl J Med* 349:875, 2003.

Prits SD, Susman J: Diagnosis of eating disorders in primary care, *Am Fam Physician* 67:297, 2003.

AUTOR: **FRED F. FERRI, M.D.**

INFORMACIÓN BÁSICA

DEFINICIÓN

Las bursitis consisten en la inflamación de las bolsas sinoviales y suelen ser asépticas. La *bolsa* es un saco cerrado revestido por una membrana de aspecto sinovial, que a veces contiene líquido que desarrolla en las áreas sometidas a presión o rozamiento.

SINÓNIMOS

Rodilla de la beata (bursitis prerrotuliana). Quiste de Baker (bolsa del gastrocnemio-semimembranoso).

CÓDIGOS CIE-9CM
726.19 Bursitis subacromial
726.33 Bursitis del olécranon
726.5 Bursitis isquioglútea (cadera)
726.5 Bursitis iliopectínea (cadera)
726.61 Bursitis de la pata de ganso
726.5 Bursitis trocantérea
726.65 Bursitis prerrotuliana
727.51 Quiste de Baker
726.79 Bursitis retrocalcánea

SÍNTOMAS Y SIGNOS

- Tumefacción, sobre todo si la bolsa es superficial (olécranon, prerrotuliana).
- Hipersensibilidad local con dolor al presionar la bolsa.
- Dolor con el movimiento articular.
- Dolor referido.
- Cuerpos fibrocartilaginosos palpables ocasionales (más frecuente en la bolsa del olécranon y prerrotuliana).

ETIOLOGÍA

- Traumatismo agudo.
- Traumatismos repetidos.
- Sepsis.
- Enfermedad por depósitos de cristales.
- Artritis reumatoide.

DIAGNÓSTICO

DIAGNÓSTICO DIFERENCIAL

- Degeneración articular.
- Tendinitis (en ocasiones asociada a bursitis).
- Celulitis (si bursitis séptica).
- Artritis infecciosa.

VALORACIÓN

Aspiración con tinción de Gram y cultivo y antibiograma.

DIAGNÓSTICO POR IMAGEN

- Radiografía simple para descartar otras alteraciones óseas o articulares asociadas (fig. 1-35).
- RM.

TRATAMIENTO

TRATAMIENTO NO FARMACOLÓGICO

- Si crónico, eliminar la causa de la presión o irritación.
- Uso de almohadillas de relajación para evitar la presión directa.
- Reposo.
- Elevación.
- Hielo en los traumatismos agudos.

TRATAMIENTO AGUDO

- Séptico:
  1. Cobertura antibiótica apropiada y drenaje.
  2. Aspiración del líquido purulento con aguja gruesa (si no se produce una respuesta clínica rápida, estará indicada la incisión y drenaje).
- No séptico:
  1. Aspiración de sangre en un traumatismo agudo.
  2. Aplicación de vendas compresivas.

TRATAMIENTO CRÓNICO

- Aspiración si exceso de volumen de líquido, seguida de aplicación de vendaje compresivo para evitar que se reacumule el líquido (puede ser necesario repetir la aspiración).
- Inyección de esteroides en la bolsa (1 ml triamcinolona, 40 mg mixto con 1-3 cc de lidocaína según el tamaño de la bolsa).
- AINE.

PRONÓSTICO

- Muchas bolsas pueden acabar «secándose».
- Tratamiento no quirúrgico eficaz en la mayoría de los casos.

DERIVACIÓN

Consulta traumatológica para el tratamiento de la sepsis o resección de una bolsa aumentada de tamaño de forma crónica cuando esté indicada.

OTRAS CONSIDERACIONES

COMENTARIOS

- La inyección de la bolsa trocantérea puede necesitar una aguja espinal en pacientes grandes.
- Las bolsas estériles no se deben puncionar y drenar porque puede desarrollarse un trayecto fistuloso crónico.
- La afectación de la bolsa iliopectínea puede producir dolor inguinal, aunque el diagnóstico es difícil de realizar por la falta de accesibilidad del área a la exploración directa (eso impide también la inyección de esteroides, aunque se pueda establecer el diagnóstico).

BIBLIOGRAFÍA RECOMENDADA

Floemer F, Morrison WB et al: MRI characteristics of olecranon bursitis, *Am J Roentgenol* 183:29, 2004.
Sofka CM, Adler RS: Sonography of cubital bursitis, *Am J Roengenal* 183:51, 2004.
Tortolani PJ, Carbone JJ, Quartaro LG: Greater trochantoric pain syndrome in patients referred to orthopedic spine specialists, *Spine* 2:251, 2002.
Van Mieghem IM, Boets A et al: Ischiogluteal bursitis: an uncommon type of bursitis, *Skeletal Radiol* 33:413, 2004.
Webner D, Drezner JA: Lesser trochanteric bursitis: a rare cause of anterior hip pain, *Clin J Sport Med* 14:242, 2004.

AUTOR: **LONNIE R. MERCIER, M.D.**

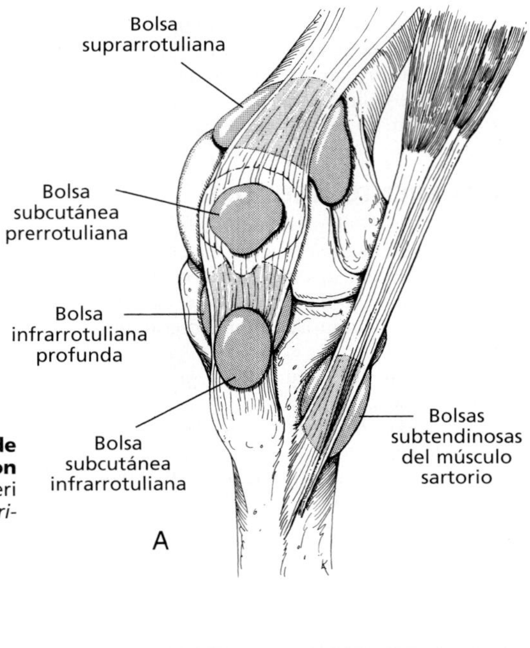

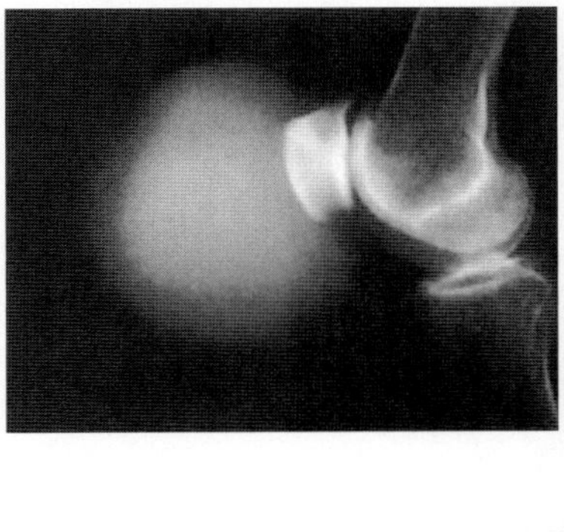

FIGURA 1-35 **A, Bolsas sinoviales de la rodilla. B, Bolsa prerrotuliana con una intensa inflamación.** (De Scudieri G [ed.]: *Sports medicine principles of primary care*, St. Louis, 1997, Mosby.)

Bolsa suprarrotuliana
Bolsa subcutánea prerrotuliana
Bolsa infrarrotuliana profunda
Bolsa subcutánea infrarrotuliana
Bolsas subtendinosas del músculo sartorio

A

B

INFORMACIÓN BÁSICA

DEFINICIÓN

La bursitis trocantérea es la presunta inflamación o irritación de la bolsa del glúteo mayor o de la bolsa que separa el trocánter mayor de los glúteos mediano y menor (fig. 1-36).

SINÓNIMOS

Síndrome del trocánter mayor doloroso.

CÓDIGO CIE-9CM
726.5 Bursitis del área trocantérea

EPIDEMIOLOGÍA Y DEMOGRAFÍA

- La bursitis trocantérea suele asociarse a otras enfermedades:
  1. Osteoartritis de cadera.
  2. Artropatía degenerativa de la columna lumbar.
  3. Artritis reumatoide.
- Incidencia máxima entre la cuarta y sexta décadas de vida, aunque puede ocurrir en cualquier grupo de edad.
- Afecta a mujeres > varones (4:1).

SÍNTOMAS Y SIGNOS

- El dolor de cadera es la queja más habitual. Este dolor es crónico, intermitente y localizado sobre la cara lateral del muslo.
- Puede existir entumecimiento.
- El dolor se precipita al recostarse o sentarse durante un tiempo prolongado sobre el lado afecto.
- Al caminar, trepar y correr se exacerba el dolor.
- Se observa un punto doloroso sobre el trocánter mayor.
- El dolor se reproduce con la abducción resistida de la cadera.

ETIOLOGÍA

- La causa específica de la bursitis trocantérea no se conoce, aunque el uso de la articulación de la cadera repetitivo y de alta intensidad, el traumatismo, la infección (tuberculosis y bacteriana) y el depósito de cristales pueden precipitar la enfermedad.

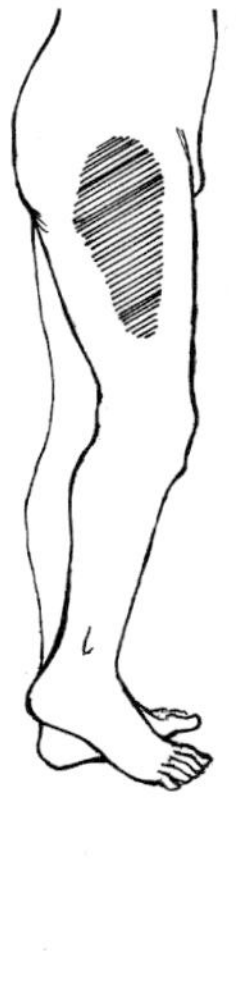

FIGURA 1-36 Típica localización del dolor en el síndrome de bursitis trocantérea. También se trata de un sitio de dolor irradiado frecuente en lesiones de la columna lumbar, varios síndromes de compresión neural, y la enfermedad de cadera, especialmente la osteonecrosis de la cabeza femoral. (De Canoso J: *Rhematology in primary care*, Filadelfia, 1997, WB Saunders.)

- La bursitis trocantérea puede aparecer cuando otras enfermedades, como la artrosis de rodilla y cadera, o los juanetes de los pies, alteran la marcha del paciente, generando un estrés en varo sobre la articulación de la cadera.

DIAGNÓSTICO

Una exploración física minuciosa y la sintomatología suelen establecer el diagnóstico de bursitis trocantérea. Las pruebas de laboratorio y las imágenes radiológicas son pruebas complementarias de utilidad para excluir otras enfermedades que se asocien o asemejen a la bursitis trocantérea.

DIAGNÓSTICO DIFERENCIAL

- Osteoartritis de cadera.
- Osteonecrosis de cadera.
- Fractura de estrés de cadera.
- Osteoartritis de columna lumbar.
- Fibromialgia.
- Bursitis del psoas ilíaco.
- Tendinitis trocantérea.
- Gota.
- Pseudogota.
- Traumatismo.
- Neuropatía.

VALORACIÓN

Está indicada la valoración si se sospecha la existencia de enfermedades asociadas; por lo demás, puede iniciarse el tratamiento en base a la mera clínica.

PRUEBAS DE LABORATORIO

El recuento sanguíneo completo diferencial puede revelar una leucocitosis si existe infección. La VSG está elevada en procesos infecciosos. El ácido úrico puede estar elevado en pacientes con gota.

DIAGNÓSTICO POR IMAGEN

- Las radiografías de cadera no son de gran utilidad en el diagnóstico de la bursitis trocantérea. A veces pueden observarse calcificaciones alrededor del trocánter mayor.
- Puede realizarse una gammagrafía ósea, aunque en general es innecesaria.
- La TC y RM pueden evidenciar una bursitis, pero no suelen estar justificadas, ya que no alteran el tratamiento.

TRATAMIENTO

TRATAMIENTO NO FARMACOLÓGICO

- Calor durante 15-20 minutos, cuatro a seis veces al día.
- Tratamiento con ultrasonidos.
- Reposo.
- Carga parcial.
- Fisioterapia para fortalecer la espalda, cadera y músculos de la rodilla.

TRATAMIENTO AGUDO

- AINE, ibuprofeno, 800 mg v.o. tres veces al día, o naproxeno, 500 mg v.o. dos veces al día par aliviar el dolor.
- Paracetamol, en comprimidos de 500 mg, 1-2 comprimidos v.o. cada 6 h *prn* con AINE o alternándolos con AINE.
- Inyección de corticoides (30-40 mg de acetato de metilprednisolona depot mezclado con 3 ml de xilocaína al 1%).

TRATAMIENTO CRÓNICO

Aunque infrecuente, la extirpación quirúrgica de la bolsa es posible en pacientes con síntomas refractarios o infección.

PRONÓSTICO

- La mayoría de los pacientes responde a los AINE y/o al tratamiento no farmacológico.
- Si se administra una inyección de corticoides, aproximadamente el 70% de los pacientes responden tras la primera inyección, y más del 90% a dos inyecciones.
- El 25% de los pacientes que reciben inyección de corticoides pueden sufrir una recidiva.

DERIVACIÓN

Se derivará a reumatología u ortopedia si es necesaria una inyección de corticoides o si se sospecha que la etiología es infecciosa.

OTRAS CONSIDERACIONES

COMENTARIOS

- La ausencia de dolor con la flexión y extensión diferencia la bursitis trocantérea de la artropatía degenerativa de cadera.
- La localización de dolor sobre la cara lateral del muslo diferencia la bursitis trocantérea del dolor causado por meralgia parestésica, en la región anterolateral del muslo, y del dolor causado por la osteoartritis, localizado sobre la región inguinal.

BIBLIOGRAFÍA RECOMENDADA

Adkins SB, Figler RA: Hip pain in athletes, *Am Fam Physician* 61(7):2109, 2000.
Canoso JJ: Hip pain. In Canoso JJ, Kersey R (eds): *Rheumatology in primary care*. Philadelphia, 1997, WB Saunders.

AUTOR: **MEL ANDERSON, M.D.**

INFORMACIÓN BÁSICA

DEFINICIÓN

El cáncer colorrectal es una neoplasia que se origina en la superficie luminal del intestino grueso: colon descendente (40-42%), recto-sigmoide y recto (30-33%), ciego y colon ascendente (25-30%) y transverso (10-13%).

CÓDIGOS CIE-9CM
154.0 Cáncer colorrectal

EPIDEMIOLOGÍA Y DEMOGRAFÍA

- El cáncer colorrectal es la segunda causa de muerte de origen neoplásico en los EE.UU. (más de 135.000 nuevos casos y más de 50.000 muertes al año).
- La incidencia máxima se produce en la séptima década de la vida.
- El 50% de los cánceres colorrectales se encuentran al alcance del dedo del explorador y el 50% de los cánceres de colon se encuentran dentro del alcance del sigmoidoscopio flexible.
- El cáncer colorrectal representa el 14% de todos los cánceres (excluyendo los tumores cutáneos) y causa anualmente el 14% de los fallecimientos de origen neoplásico.
- Factores de riesgo:
  1. Síndromes de poliposis hereditarios:
     a. Poliposis familiar (riesgo elevado).
     b. Síndrome de Gardner (alto riesgo).
     c. Síndrome de Turcot (alto riesgo).
     d. Síndrome de Peutz-Jeghers (riesgo bajo-moderado).
  2. EII (tanto la colitis ulcerosa como la enfermedad de Crohn).
  3. Antecedentes familiares de «síndrome de cáncer familiar».
  4. Carcinoma de colon y cáncer de mama heredofamiliar.
  5. Antecedentes de cáncer colorrectal previo.
  6. Irradiación de tumores ginecológicos.
  7. Familiares de primer grado con carcinoma colorrectal.
  8. Edad >40 años.
  9. Factores dietéticos (dieta con alto contenido en grasa o carne, consumo de cerveza, escasa ingesta de vegetales).
  10. Cáncer de colon no polipoide hereditario (CCNPH): trastorno autosómico dominante caracterizado por la aparición temprana (~44 años) de cáncer de colon del lado derecho o proximal, cánceres de colon sincrónicos y metacrónicos, cánceres de colon mucinosos y mal diferenciados. Representa el 1-5% de los casos de cáncer colorrectal.
  11. Cáncer ovárico o endometrial previos, en especial cuando fueron diagnosticados a una edad temprana.

SÍNTOMAS Y SIGNOS

- La exploración física puede ser normal.
- El tacto rectal puede detectar aproximadamente el 50% de los cánceres rectales.
- La presencia de masas abdominales palpables indica la existencia de metástasis o complicaciones del cáncer colorrectal (abscesos, intususcepción o vólvulos).
- La distensión abdominal y el dolor a la palpación son signos de obstrucción.
- La hepatomegalia puede indicar la presencia de metástasis hepáticas.

ETIOLOGÍA

El cáncer colorrectal puede surgir a través de dos vías mutacionales: la inestabilidad de microsatélite o la inestabilidad cromosómica. Las mutaciones genéticas de la vía germinal son la causa de los síndromes de cáncer de colon hereditarios. La acumulación de mutaciones somáticas en una célula es la base del cáncer de colon esporádico.

DIAGNÓSTICO

DIAGNÓSTICO DIFERENCIAL

- Enfermedad diverticular.
- Estenosis.
- EII.
- Lesiones inflamatorias o infecciosas.
- Adherencias.
- Malformaciones arteriovenosas.
- Carcinoma metastático (próstata, sarcoma).
- Masas extrínsecas (quistes, abscesos).

VALORACIÓN

- La presentación clínica del cáncer colorrectal es vaga e inespecífica (pérdida de peso, anorexia, malestar general). Resulta útil diferenciar los síntomas del cáncer de colon según se trate de un cáncer derecho o izquierdo, ya que la presentación clínica varía con la localización del carcinoma.
  1. Colon derecho:
     a. Anemia (déficit de hierro secundario a pérdida crónica de sangre).
     b. El paciente puede presentar un dolor abdominal sordo, vago e inespecífico o estar asintomático.
     c. La rectorragia a veces no es diagnosticada debido a que la sangre se mezcla con las heces.
     d. La obstrucción o el estreñimiento son poco frecuentes debido al tamaño de la luz intestinal y a las deposiciones más líquidas.
  2. Colon izquierdo:
     a. Cambios en el hábito intestinal (estreñimiento, diarrea, tenesmo, deposiciones filiformes).
     b. Rectorragia (sangre rojo brillante en la superficie de las deposiciones).
     c. La obstrucción intestinal es frecuente debido al menor tamaño de la luz del colon izquierdo.
- Es necesario realizar un diagnóstico precoz de los pacientes con enfermedad curable mediante cirugía (grados A y B de Dukes) ya que el tiempo de supervivencia se relaciona directamente con el estadio en el que se encuentre el cáncer en el momento del diagnóstico.

CLASIFICACIÓN

Clasificación del cáncer colorrectal de Dukes y de la UICC:
A: Limitado a la mucosa-submucosa (I).
B: Invasión de la muscular propia (II).
C: Afectación de un ganglio local (III).
D: Metástasis a distancia (IV).

PRUEBAS DE LABORATORIO

- Prueba de sangre oculta en heces positiva.
- Las técnicas más modernas para la detección precoz del cáncer colorrectal consisten en la detección de mutaciones en el gen de la poliposis adenomatosa del colon (APC) a partir de muestras de heces.
- Anemia microcítica.
- Elevación de los niveles plasmáticos del antígeno carcinoembrionario (CEA). Los niveles de CEA no deben emplearse como método de detección selectiva para el diagnóstico del cáncer colorrectal debido a que pueden encontrarse elevados en pacientes con muy diversas patologías (tabaquismo, EII, hepatopatía alcohólica). Unos niveles normales de CEA no excluyen el diagnóstico de cáncer colorrectal.
- Pruebas de función hepática.

DIAGNÓSTICO POR IMAGEN

- La prueba diagnóstica principal es la colonoscopia con biopsia.
- TC abdominal para valorar el estadiaje de la enfermedad en el preoperatorio.
- Radiografía de tórax para descartar metástasis.
- El enema de bario con contraste de aire se realiza únicamente en los pacientes que rechazan o que no toleran la colonoscopia.

TRATAMIENTO

GENERAL

- Resección quirúrgica: el 70% de los cánceres colorrectales son resecables en el momento de presentación. El 45% de los pacientes logra la curación tras la resección primaria.
- La radioterapia es un elemento adyuvante de utilidad a la administración de fluorouracilo y levamisol en el tratamiento de los cánceres rectales en estadio II o III.
- El tratamiento quimioterápico con la combinación de 5-fluorouracilo (5-FU) y levamisol aumenta sustancialmente los índices de curación de los pacientes con cáncer de colon en estadio III, y debe considerarse como el tratamiento estándar en todos estos pacientes y en los casos seleccionados con cáncer de colon de riesgo elevado en estadio II.
- El leucovorín o ácido folínico potencia el efecto del fluorouracilo, por lo que se administran juntos (FL). Cuando se administra como tratamiento adyuvante tras una resección completa de un tumor en fase III, el FL aumenta la supervivencia global a los 5 años desde el 51 al 64%. La administración de FL en la enfermedad en estadio II (sin afectación de ganglios regionales) es un tema controvertido, ya que la tasa de supervivencia general a los 5 años es del 80% tanto para los pacientes tratados como para los no tratados, y la adición de FL sólo aumenta la probabilidad de disfrutar de un período de curación de 5 años del 72 al 76%. En los pacientes con tumo-

res en estadio III y factores de riesgo estándar (p. ej., la afectación de uno a tres ganglios linfáticos regionales), la combinación FL sola o asociada con oxaliplatino (un inhibidor de la síntesis del ADN) son dos opciones razonables. El principal efecto secundario de la combinación del FL y el oxaliplatino es una neuropatía periférica, generalmente reversible.

- El irinotecan, un potente inhibidor de la topoisomerasa I, una enzima nuclear que participa en la separación del ADN durante la replicación, puede emplearse en el tratamiento del cáncer colorrectal metastático resistente a otros fármacos, como el 5-FU. Es un tratamiento paliativo que puede resultar de utilidad durante algunos meses, pero es caro y presenta una toxicidad considerable.

- El oxaliplatino puede asociarse al fluorouracilo y al leucovorín (FL) en los pacientes con cáncer colorrectal metastático que recurre o progresa a pesar del tratamiento con fluorouracilo/leucovorín e irinotecán. La asociación de FL y oxaliplatino puede estar indicada en los pacientes con cáncer en estadio III de alto riesgo (p. ej., más de tres ganglios regionales afectados [N2] o tumor que invade más allá de la serosa [lesión T4]).

- Los anticuerpos monoclonales cetuximab y bevacizumab también han recibido la aprobación de la FDA para el tratamiento del cáncer colorrectal avanzado. El bevacizumab es un inhibidor de la angiogénesis que fija e inhibe la actividad del factor de crecimiento endotelial vascular (VEGF). El cetuximab es un bloqueante del receptor del factor de crecimiento epidérmico [EGFR] que inhibe el crecimiento y la supervivencia de las células tumorales que expresan el EGFR. El cetuximab posee una acción sinérgica con el irinotecán y su empleo asociado en los pacientes con enfermedad avanzada resistente al irinotecán aumenta la tasa de respuesta del 10% cuando se administra el cetuximab solo al 22% si se emplea combinado con el irinotecán. Se ha descrito que la combinación de bevacizumab y FL en casos de cáncer colorrectal avanzado aumenta el índice de respuesta del 17 al 40%.

- En los que van a ser sometidos a la resección de metástasis hepáticas del cáncer colorrectal, el tratamiento postoperatorio mediante la infusión arterial hepática de la combinación de floxuridina y fluorouracilo i.v., mejora el pronóstico a 2 años.

CRÓNICO

El seguimiento debe realizarse:

- Con revisiones médicas periódicas, prestando atención a la historia y al curso de la enfermedad. La exploración física debe ir dirigida en función de la información recabada durante la toma de la historia. Las revisiones deben realizarse cada 3-6 meses en los primeros 3 años y luego se puede reducir la frecuencia durante otros 2 años.
- Los primeros 2 años debe realizarse una colonoscopia anual y después puede repetirse cada 3 años.

- Se debe obtener una determinación basal de los niveles del CEA. Si están elevados, pueden servir en el postoperatorio como una referencia para valorar si la resección tumoral ha sido completa o si existen metástasis. Si se emplea con el fin de valorar la recidiva del tumor, se deberían hacer determinaciones del CEA cada 3-6 meses durante más de 5 años. El papel del CEA para controlar a los pacientes en los que se ha resecado un cáncer de colon ha sido cuestionado debido al reducido número de curaciones atribuidas a la monitorización del CEA, a pesar del coste elevado de esta prueba y del estrés emocional y físico asociado a las determinaciones periódicas.

PRONÓSTICO

- La tasa de supervivencia a los 5 años varía según el estadio del carcinoma:
  1. La tasa de supervivencia a los 5 años del estadio A de Dukes es >80%.
  2. La tasa de supervivencia a los 5 años del estadio B de Dukes es del 60%.
  3. La tasa de supervivencia a los 5 años del estadio C de Dukes es del 20%.
  4. La tasa de supervivencia a los 5 años del estadio D de Dukes es del 3%.
- Los pacientes con cáncer de colon poseen una tasa de supervivencia (libre de enfermedad) a los 5 años de casi el 50%.
- La alta frecuencia de inestabilidad microsatélite en el cáncer colorrectal es un factor predictivo que de modo aislado se asocia con un pronóstico relativamente favorable, y además, con unas menores probabilidades de sufrir metástasis.
- El índice de supervivencia a los 5 años de los pacientes con cáncer colorrectal en estadio C de Dukes (estadio III) es mejor entre las mujeres que han recibido quimioterapia coadyuvante (es del 53% cuando se emplea la quimioterapia y del 33% cuando no se emplea) y entre los pacientes con tumores del colon derecho tratados con quimioterapia coadyuvante.
- En el cáncer de colon en estadio II, la retención de alelos 18q en tumores sin inestabilidad microsatélite y la mutación del gen que codifica el receptor tipo I del TGF-B1 en los cánceres con gran inestabilidad microsatélite se asocian con un pronóstico favorable tras el tratamiento con quimioterapia coadyuvante con pautas basadas en el fluorouracilo.

DERIVACIÓN

- A cirugía para resección tumoral.
- Al oncólogo para administrar quimioterapia coadyuvante en casos seleccionados.
- Al radioterapeuta oncológico para el tratamiento de los pacientes con cáncer rectal en estadio II o III.

OTRAS CONSIDERACIONES

COMENTARIOS

- El consumo de grasas no debe superar el 30% del total de la ingesta calórica. El aumento del consumo de fibra, frutas y

verduras puede reducir el riesgo de padecer un cáncer colorrectal. Sin embargo, los últimos descubrimientos no apoyan el papel protector de la fibra dietética frente al desarrollo de cáncer colorrectal en las mujeres.

- La profilaxis con aspirina (81 mg/día) reduce la incidencia de adenomas colorrectales en la población de riesgo.
- El National Cancer Institute ha publicado directrices acerca de las pruebas que deben realizarse para la detección selectiva del cáncer de colon no polipoide hereditario (CCNPH) en los pacientes en los que se haya diagnosticado recientemente un cáncer colorrectal. Los tumores de los portadores de la mutación del CCNPH presentan típicamente inestabilidad microsatélite, un fenómeno característico que es debido a expansiones o contracciones de secuencias cortas de nucleótidos repetidos. Estas directrices (directrices de Bethesda) son útiles para descubrir la inestabilidad microsatélite en pacientes seleccionados. El coste de las pruebas de detección selectiva del CCNPH en los pacientes diagnosticados recientemente de cáncer colorrectal está justificado, en especial si se tiene en consideración el beneficio para sus parientes más cercanos.
- En los pacientes con cáncer colorrectal en estadio II, la expresión del ARNm de la guanilciclasa C en los ganglios linfáticos se asocia con la recurrencia de la enfermedad. El análisis de la expresión de ARNm de la guanilciclasa mediante RCP-RT puede resultar de utilidad para estadiar a los pacientes con cáncer colorrectal.
- La realización anual o bianual de un estudio de sangre oculta en heces reduce de manera significativa la incidencia de cáncer colorrectal.
- La detección de mutaciones en el gen de la adenomatosis polipoidea del colon (APC) a partir de muestras de heces es una nueva modalidad diagnóstica para la detección precoz de las neoplasias colorrectales.

BIBLIOGRAFÍA RECOMENDADA

Andre T et al: Oxaliplatin, fluorouracil, and leucovorin as adjuvant treatment for colon cancer, *N Engl J Med* 350:2343, 2004.
Baron JA et al: A randomized trial of aspirin to prevent colorectal adenomas, *N Engl J Med* 348:891, 2003.
Cunningham D et al: Cetuximab monotherapy and cetuximab plus irinotecan in irinotecan-refractory metastatic colon cancer, *N Engl J Med* 351:337, 2004.
Hurwitz H et al: Bevacizumab plus irinotecan, fluorouracil, and leucovorin for metastatic colon cancer, *N Engl J Med* 350:2335, 2004.
Mayer R: Two steps forward in the treatment of colorectal cancer, *N Engl J Med* 350:2406, 2004.
Pfister D et al: Surveillance strategies after curative treatment of colorectal cancer, *N Engl J Med* 350:2375, 2004.

AUTOR: **FRED F. FERRI, M.D.**

INFORMACIÓN BÁSICA

DEFINICIÓN

El cáncer de endometrio es una transformación maligna del estroma endometrial y/o de las glándulas caracterizado por membranas nucleares, atipia nuclear, actividad mitótica, pérdida del patrón glandular, tamaño celular irregular (fig. 1-37).

SINÓNIMO

Cáncer uterino (algunas formas).

CÓDIGO CIE-9CM
182 Neoplasia maligna del cuerpo uterino

EPIDEMIOLOGÍA Y DEMOGRAFÍA

INCIDENCIA: 21,2 casos/100.000 personas, alrededor de 30.000 nuevos casos anuales.
DISTRIBUCIÓN: Edad media de inicio: 60 años; sólo el 5% se produce en mujeres <40 años.
FACTORES DE RIESGO: Obesidad, diabetes, nuliparidad, menarquia temprana y menopausia tardía, tratamiento estrogénico sin progestágenos, uso de tamoxifeno, hiperplasia endometrial atípica.

SÍNTOMAS Y SIGNOS

- Hemorragia uterina anómala o hemorragia posmenopáusica en el 90%.
- Piometra o hematometra.
- Frotis de Papanicolau patológico.

ETIOLOGÍA

Estimulación estrogénica sin progestágenos crónica endógena o exógena del endometrio.

DIAGNÓSTICO

DIAGNÓSTICO DIFERENCIAL

- Hiperplasia atípica.
- Otra neoplasia del tracto genital.
- Pólipos.
- Vaginitis atrófica.
- Tumor de las células de la granulosa.
- Útero fibroide.

VALORACIÓN

- Historia clínica completa y exploración física.
- Biopsia endometrial o dilatación y raspado.
- Valoración del riesgo quirúrgico.

PRUEBAS DE LABORATORIO

- HC.
- Perfil químico que incluye pruebas de función hepática.
- Evaluar el nivel de CA-125.

DIAGNÓSTICO POR IMAGEN

- Exploración con radiografía de tórax.
- Posible TC, EB y/o ecografía pélvica.
- Ecografía endovaginal en mujeres posmenopáusicas con hemorragia vaginal.

TRATAMIENTO

TRATAMIENTO NO FARMACOLÓGICO

- La cirugía es el puntal del tratamiento con o sin radiación, en función del estadio y grado tumorales.

- La cirugía consiste en lavados pélvicos, histerectomía abdominal total y salpingo-ooforectomía bilateral, biopsia omental y linfadenectomía pélvica y periaórtica selectiva, en función del estadio y grado.
- Se añaden braquiterapia y/o teleterapia en un estadio avanzado.
- También puede utilizarse quimioterapia (cisplatino, adriamicina) o tamoxifeno.

TRATAMIENTO AGUDO

- Debería completarse una valoración extensa antes de cualquier tratamiento para el cáncer de endometrio.
- La cirugía es el tratamiento de elección.

TRATAMIENTO CRÓNICO

- Exploración física y pélvica cada 3 meses durante 2 años, después cada 6 meses durante 2 años, a continuación anualmente.
- Frotis de Papanicolau anual.
- Sustitución hormonal (combinación) en pacientes con bajo riesgo (estadio I o estadio II inicial).

PRONÓSTICO

La mayoría de los casos aparecen de manera temprana y la supervivencia a los 5 años suele ser buena:
Estadio I   del 75 al 100%.
Estadio II   el 60%.
Estadio III   el 50%.
Estadio IV   el 20%.
Algunos tipos histológicos (células claras, papilares serosos) tienen tasas de supervivencia peores.

DERIVACIÓN

Un ginecólogo puede tratar una enfermedad de estadio inicial, de otro modo remitir a un oncólogo-ginecólogo.

OTRAS CONSIDERACIONES

COMENTARIOS

El tratamiento de sustitución estrogénica (TSE) tras cirugía del cáncer de endometrio sigue siendo motivo de controversia. Los datos recientes sugieren que el TSE no aumenta las tasas de recidiva de cáncer de endometrio.

BIBLIOGRAFÍA RECOMENDADA

Smith-Bindman R et al: Endovaginal ultrasound to exclude endometrial cancer and other endometrial abnormalities, *JAMA* 280:1510, 1998.
Suriano KA et al: Estrogen replacement therapy in endometrial cancer patients, *Obstet Gynecol* 97:555, 2001.
Tabor A et al: Endometrial thickness as a test for endometrial cancer in women with postmenopausal vaginal bleeding, *Obstet Gynecol* 99:529, 2002.

AUTOR: **GIL FARKASH, M.D.**

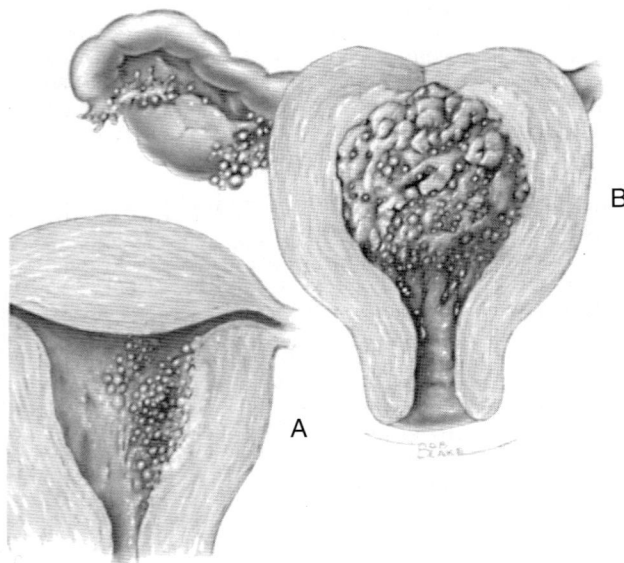

FIGURA 1-37 Carcinoma del endometrio. A, Estadio I. **B,** Estadio III, invasión miometrial. (De Sabiston D: *Textbook of surgery*, 15.ª ed., Filadelfia, 1997, WB Saunders.)

INFORMACIÓN BÁSICA

DEFINICIÓN

El término *cáncer de mama* alude a un carcinoma infiltrante de mama, sea ductal o lobulillar.

SINÓNIMO

Carcinoma de mama.

CÓDIGO CIE-9CM
174.9 Neoplasia maligna de la mama femenina

EPIDEMIOLOGÍA Y DEMOGRAFÍA

- Se trata de una enfermedad casi exclusiva de la mujer y sólo 1% de los cánceres de mama afectan a varones.
- Progresivo aumento de la incidencia en EE.UU. donde se diagnostican 205.000 casos nuevos cada año.
- Mortalidad anual de 40.000.
- El riesgo aumenta de forma progresiva con la edad.
- Grupo de mujeres definido genéticamente por los genes BRCA-1 y BRCA-2 que se asocian a un riesgo durante la vida hasta de 85%.

SÍNTOMAS

- Aumenta el número de tumores mamarios pequeños detectados con la mamografía.
- Las pacientes suelen estar asintomáticas por completo.
- Los tumores palpables pueden medir 1 cm e incluso menos.
- El tamaño de la masa y su localización se deben medir y demostrar.

- Retracción de piel, pezón o ambos y edema/eritema/úlceras/nódulos satélites en la piel.
- Hipertrofia de los ganglios de la axila o la región supraclavicular.
- Enfermedad avanzada: signos clínicos de derrame pleural, hepatomegalia o ambos
- Casos raros con telorrea clara, serosa o sanguinolenta como único síntoma.
- Valoración del pezón (v. «enfermedad de Paget de la mama»).

ETIOLOGÍA

- No se comprende el mecanismo preciso de la carcinogénesis.
- Posible interacción de los estrógenos ováricos, extraováricos y de origen exógeno con el tejido mamario de susceptibilidad muy diferente a sufrir un cáncer.
- Otras variables conocidas o sospechosas: paridad, lactancia materna, dieta, actividades físicas, masa corporal, ingesta de alcohol.
- Se han identificado familias con un riesgo elevado conocido.
- Las mujeres con BRCA-1 y BRCA-2 se asocian a un alto riesgo.

DIAGNÓSTICO

DIAGNÓSTICO DIFERENCIAL

Las siguientes lesiones mamarias no malignas se pueden confundir con un cáncer de mama en la exploración física y la mamografía:
1. Cambios fibrosos quísticos.
2. Fibroadenoma.
3. Hamartoma.

DIAGNÓSTICO POR IMAGEN

Mamografía: 30-50% de los cánceres de mama se detectan en mamografías de detección selectiva como una masa espiculada, una masa asociada o no a calcificaciones o un agregado de microcalcificaciones (fig. 1-38).

VALORACIÓN

- Exploración física:
  1. Masa detectada por la paciente o el profesional médico; necesaria valoración.
  2. Mamografía negativa: no se puede descartar un cáncer de mama.
  3. Ecografía: demuestra si la masa es un quiste, en general evitando la necesidad de realizar más estudios.
- Para determinar el diagnóstico:
  1. Punción aspiración para estudio citológico de una masa maligna desde el punto de vista clínico y mamográfico: elevada precisión, pero necesita de una biopsia de confirmación.
  2. Biopsia con aguja gruesa con control estereotáxico: fiable para el cáncer infiltrante identificado, pero los resultados negativos o dudosos deben ser valorados con precaución.
  3. Hiperplasia atípica o carcinoma in situ en la biopsia con aguja gruesa: biopsia mediante cirugía abierta para confirmación sigue siendo necesaria.
  4. Biopsia para la resección o incisional: permite establecer el diagnóstico.
- ADVERTENCIA: No se debe confiar en una mamografía o punción aspiración con aguja fina para el diagnóstico de benignidad. Se deben realizar las consultas adecuadas y solicitar estudios radiológicos, como gammagrafía ósea, radiografía de tórax, TC abdominal o hepática.
- La valoración radiológica de la mama y el algoritmo para la detección selectiva del cáncer de mama y su valoración se describen en la sección III. En la sección II se describe el diagnóstico diferencial de las masas mamarias.

TRATAMIENTO

TRATAMIENTO NO FARMACOLÓGICO

- Carcinoma precoz de mama: cirugía principalmente o cirugía más radioterapia.
- Elección en el 60-70% de las mujeres entre mastectomía modificada o tratamiento conservador de la mama, que incluye tumorectomía, estadificación axilar mediante biopsia de ganglio centinela o disección axilar y radioterapia sobre la mama.

TRATAMIENTO AGUDO

- Puede necesitar quimioterapia o tratamiento endocrinológico.
- Valoración y tratamiento por parte de un oncólogo clínico.

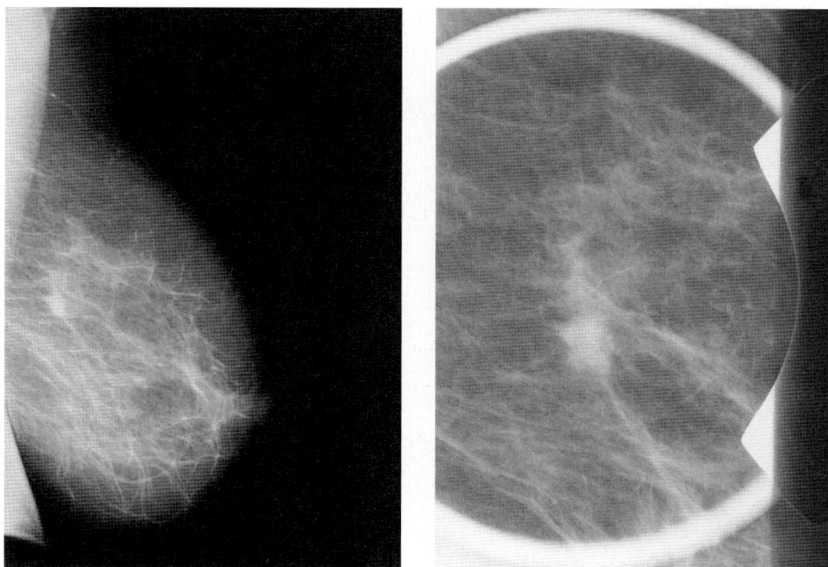

A B

FIGURA 1-38 **A,** Proyección mediolateral derecha y **B,** detalle de una mamografía de detección selectiva que muestra una masa pequeña y de límites poco definidos con mínima especulación. Esta masa no se palpaba y la biopsia mostró un carcinoma ductal infiltrante. (De Specht N [dir.]: *Practical guide to diagnostic imaging*, St. Louis, 1998, Mosby.)

TRATAMIENTO CRÓNICO

Necesario seguimiento, que tras el tratamiento adecuado del cáncer primario de mama exige:
1. Valoración clínica periódica.
2. Mamografías anuales.
3. Otras pruebas según indicación.
4. Enseñar a la paciente la técnica de autoexploración mensual de la mama.

PRONÓSTICO

- El pronóstico tras el tratamiento curativo dependerá del tamaño del tumor, de la extensión de las metástasis ganglionares y del grado histológico del tumor:
  1. Pacientes con tumores de 1 cm sin metástasis ganglionares axilares: supervivencia a los 10 años del 90%.
  2. Pacientes con tumores de 3 cm con metástasis en 4 ganglios: supervivencia a los 10 años 15% si no se administra tratamiento adyuvante sistémico.
  3. El pronóstico de la mayor parte de las pacientes se encuentra entre estos dos extremos.
- Tratamiento adyuvante sistémico: mejora el pronóstico de forma significativa.

DERIVACIÓN

La derivación es necesaria en cuanto se sospecha, aunque sea de forma remota, un cáncer de mama.

OTRAS CONSIDERACIONES

Cáncer de mama durante el embarazo y la lactancia:
1. La frecuencia en mujeres de 40 años o menos es del 15%.
2. Puede asociarse a un pronóstico peor porque la enfermedad se descubre más tarde por el aumento de tamaño y los cambios nodulares en la mama y/o porque la enfermedad progresa con mayor rapidez durante el embarazo.
3. La supervivencia es similar a la de pacientes no embarazadas con cáncer precoz del mismo grupo de edad.
4. La masa suele ser descubierta por la paciente o su obstetra.
5. Se recomienda una valoración expeditiva, que incluya mamografía y ecografía.

6. El diagnóstico se debe realizar sin demora.
7. Elegir una mastectomía o tumorectomía con disección axilar como tratamiento.
8. Retrasar la quimioterapia adyuvante hasta el tercer trimestre o después del parto.
9. La radioterapia de la mama tras la tumorectomía se debe retrasar hasta después del parto.

Carcinoma ductal in situ (CDIS, carcinoma intraductal):
1. Enfermedad «nueva» que suele encontrarse en la mamografía como agregados de microcalcificaciones, zona de densidad o ambos.
2. Menos frecuente que debute como masa palpable o telorrea.
3. Antes de la detección selectiva con mamografía, el CDIS era 1% de todos los cánceres de mama.
4. En este momento supone un porcentaje de 15-20% o incluso mayor.
5. Antes se trataba mediante mastectomía, ahora se emplea la tumorectomía.
6. Curación: 98-99%.
7. No se necesita disección axilar.
8. La radioterapia permite reducir la frecuencia de recidivas mamarias.
9. La mastectomía puede ser necesaria para CDIS extenso, de alto grado o ambos.
10. No está indicado el tratamiento adyuvante sistémico.

Carcinoma inflamatorio:
1. Forma de cáncer de mama rara, pero rápidamente progresiva y con frecuencia mortal.
2. Se presenta como una mama eritematosa y edematosa, a modo de mastitis.
3. Se necesita biopsia, que incluya piel.
4. Tratamiento con quimioterapia combinada seguida de cirugía y radioterapia.
5. El pronóstico era antes descorazonador, pero ahora se consigue supervivencia libre de enfermedad a los 5 años en el 50% de las pacientes.

COMENTARIOS

- Se puede conseguir material para la educación de las pacientes en:
  1. SHARE: *Self-Help for Women with Breast Cancer*, 19 W 44th Street, nº 415, Nueva York, NY 10036-5902.
  2. Y-ME *National Organization of Breast Cancer Information and Support*, 18220 Harwood Avenue, Homewood, IL 80430.

- En la sección III se comenta la valoración radiológica de la mama, la valoración de la telorrea y el estudio de las masas mamarias palpables.

BIBLIOGRAFÍA RECOMENDADA

Boyd NF et al: Heritability of mammographic density, a risk factor for breast cancer, *N Engl J Med* 347:886, 2002.

Graham J et al: Stressful life experiences and risk of relapse of breast cancer: observational cohort study, *BMJ* 324:1420, 2002.

Hellekson KL: NIH statement on adjuvant therapy for breast cancer, *Am Fam Physician* 63:1857, 2001.

Humphrey LL et al: Breast cancer screening: a summary of the evidence for the U.S. Preventive Services Task Force, *Ann Intern Med* 137:347, 2002.

Kinsinger LS et al: Chemoprevention of breast cancer: a summary of the evidence for U.S. Preventive Services Task Force, *Ann Intern Med* 137:59, 2002.

Marchbanks PA et al: Oral contraceptives and the risk of breast cancer, *N Engl J Med* 346:2025, 2002.

Miller AB et al: The Canadian National Breast Screening Study—1: breast cancer mortality after 11 to 16 years of follow-up, *Ann Intern Med* 137:305, 2002.

Pruthi S: Detection and evaluation of palpable breast mass, *Mayo Clin Proc* 76:641, 2001.

Rebbeck TR et al: Prophylactic oophorectomy in carriers of BRCA1 or BRCA2 mutations, *N Engl J Med* 346:1616, 2002.

Slamon DJ et al: Use of chemotherapy plus a monoclonal antibody against HER2 for metastatic breast cancer that overexpresses HER2, *N Engl J Med* 344(11):783, 2001.

The ATAC Trialists' Group: Anastrozole alone or in combination with tamoxifen versus tamoxifen alone for adjuvant treatment of postmenopausal women with early breast cancer: first results of the ATAC randomized trial, *Lancet* 359:2131, 2002.

U.S. Preventive Services Task Force: Chemoprevention of breast cancer. Recommendations and rationale, *Ann Intern Med* 137:56, 2002.

Van 't Veer LJ et al: Gene expression profiling predicts clinical outcome of breast cancer, *Nature* 415:530, 2002.

AUTOR: **TAKUMA NEMOTO, M.D.**

INFORMACIÓN BÁSICA

DEFINICIÓN

Los tumores de ovario pueden ser benignos, los cuales requieren intervención quirúrgica pero no recidivan ni metastatizan; malignos, los cuales recidivan, metastatizan y tienen una supervivencia reducida; o límites, los cuales tienen un pequeño riesgo de recidiva o de metástasis pero que generalmente tienen un buen pronóstico.

SINÓNIMOS

Cáncer epitelial de ovario.
Tumor de células germinales.
Tumor estromal de cordón sexual.
Tumor ovárico de bajo potencial maligno.

CÓDIGO CIE-9CM
183.0 Neoplasia maligna de ovario

EPIDEMIOLOGÍA Y DEMOGRAFÍA

INCIDENCIA: 12,9-15,1 casos/100.000 habitantes; aproximadamente 25.000 casos nuevos anuales.
PREDOMINIO: Media de edad 61 años, con máximos a los 75-79 años (54/100.000).
GENÉTICA: Se ha demostrado susceptibilidad familiar en relación con el gen BRCA1 localizado en 17q12 a 21. Tal susceptibilidad guarda relación con el síndrome de cáncer de mama-ovario.
FACTORES DE RIESGO: Bajo número de embarazos, maternidad retrasada, aplicación de talco en el periné, dieta rica en grasa, fármacos profertilidad (posible), síndrome de Lynch II (cáncer de colon sin poliposis, cáncer endometrial, cáncer de mama y cáncer ovárico agrupados en familiares de primer y segundo grados), síndrome de cáncer de mama-ovario familiar, cáncer de ovario familiar específico de sitio. (NOTA: El uso de anticonceptivos orales parece ofrecer un efecto protector.)

SÍNTOMAS Y SIGNOS

- El 60% se presenta con la enfermedad avanzada.
- Plenitud abdominal, saciedad precoz, dispepsia.
- Dolor pélvico, dolor lumbar, estreñimiento.
- Masa pélvica o abdominal.
- Adenopatías (inguinales).
- Nódulo de la Hermana María José (masa umbilical).

ETIOLOGÍA

- Puede heredarse como cáncer ovárico familiar de lugar específico (dos o más familiares de primer grado tienen cáncer de ovario).
- Síndrome de cáncer de mama-ovario (agrupación de cáncer de mama y de ovario entre los familiares de primer y segundo grado).
- Síndrome de Lynch.
- En la mayoría de los casos de cáncer de ovario no hay antecedentes familiares y la etiología es desconocida.

DIAGNÓSTICO

DIAGNÓSTICO DIFERENCIAL

- Cáncer peritoneal primario.
- Tumor benigno de ovario.
- Quiste ovárico funcional.
- Endometriosis.
- Torsión ovárica.
- Riñón pélvico.
- Mioma uterino pediculado.
- Cáncer primario de mama, aparato digestivo u otros órganos pelvianos que han metastatizado al ovario.

VALORACIÓN

- El diagnóstico definitivo se realiza en la laparotomía.
- Historia clínica que incluya antecedentes familiares y exploración física.
- Descartar etiologías no ginecológicas.
- Observación de pequeñas masas quísticas en mujeres premenopáusicas esperando su involución en 2 meses.

PRUEBAS DE LABORATORIO

- HC.
- Perfil bioquímico.
- CA-125 o nivel de ácido lisofosfatídico.
- Considerar hCG, Inhibina, AFP, enolasa específica neuronal (EEN) y LDH en las pacientes con riesgo de tumores de células germinales.
- Osteopontina-nuevo biomarcador potencial de cáncer de ovario.

DIAGNÓSTICO POR IMAGEN

- Ecografía (no ha demostrado ser eficaz como mecanismo de cribado pero es útil en la evaluación de una masa pélvica).
- Radiografía de tórax.
- Mamografía.
- TC para ayudar a evaluar la extensión de la enfermedad.
- Otros estudios (EB, RM, PIV, etc.) según estén clínicamente indicados.

TRATAMIENTO

TRATAMIENTO NO FARMACOLÓGICO

Prácticamente todos los casos de cáncer de ovario implican una exploración quirúrgica. Ésta incluye:
- Citología abdominal.
- Histerectomía abdominal total y salpingo-ooforectomía bilateral (excepto en los casos precoces en los que la fertilidad es un aspecto importante).
- Omentectomía.
- Muestreo del diafragma.
- Linfadenectomía selectiva (pélvica y para-aórtica).
- Citorreducción primaria con un objetivo de diámetro tumoral residual <2 cm.
- Cirugía intestinal, esplenectomía si es necesario para obtener una citorreducción óptima (<2 cm).

TRATAMIENTO AGUDO

- La citorreducción óptima generalmente se sigue de quimioterapia (excepto en alguna enfermedad en estadio precoz).
- La quimioterapia combinada con cisplatino se utiliza para el estadio II o superior, en un tratamiento de 6 meses.
- Las pautas de quimioterapia continúan cambiando con las investigaciones.
- Considerar la cirugía de revisión cuando se complete la quimioterapia.

TRATAMIENTO QUIRÚRGICO

- Si CA-125 elevado indica recurrencia de la enfermedad.
- Exploración física y pélvica cada 3 meses durante 2 años, cada 4 meses durante el tercer año y después cada 6 meses.
- CA-125 cada visita.
- Citología cervical anual.

PRONÓSTICO

- Las tasas de supervivencia global a 5 años siguen siendo bajas debido al predominio de la enfermedad en fase avanzada:
Estadio I y II 80 a 100%.
Estadio III 15 a 20%.
Estadio IV 5%.
- Las pacientes más jóvenes (<50 años) en todos los estadios tienen una supervivencia a 5 años considerablemente mejor que las pacientes mayores (40% frente a 15%).

DERIVACIÓN

- Los estudios han demostrado que una citorreducción óptima es más probable en manos de un ginecólogo especialista en oncología.
- Tener apoyo de ginecología/oncología disponible si se sospecha una neoplasia.
- Siembre derivar la enfermedad avanzada.

BIBLIOGRAFÍA RECOMENDADA

Haber D: Prophylactic oophorectomy to reduce the risk of ovarian and breast cancer in carriers of BRCA mutations, *N Engl J Med* 346:1660, 2002.
Kim JH et al: Osteopontin as a potential diagnostic biomarker for ovarian cancer, *JAMA* 287:1671, 2002.
Modan B et al: Parity, oral contraceptives and the risk of ovarian cancer among carriers and noncarriers of a brca1 or brca2 mutation, *N Engl J Med* 345:235, 2001.
Olson SH et al: Symptoms of ovarian cancer, *Obstet Gynecol* 98:212, 2001.

AUTOR: **GIL FARKASH, M.D.**

INFORMACIÓN BÁSICA

DEFINICIÓN

El cáncer de páncreas es un adenocarcinoma derivado del epitelio del conducto pancreático.

CÓDIGOS CIE-9CM
157.9 Cáncer de páncreas
157.0 (cabeza)
157.1 (cuerpo)
157.2 (cola)
157.3 (conducto)
230.9 (in situ)

EPIDEMIOLOGÍA Y DEMOGRAFÍA

INCIDENCIA: 1 caso/10.000 personas/año.
EDAD DE MÁXIMA INCIDENCIA: Séptima y octava décadas de la vida.
DISTRIBUCIÓN POR SEXOS: Razón varón:mujer de 2:1.

SÍNTOMAS Y SIGNOS

Síntomas:
- Ictericia.
- Dolor abdominal.
- Pérdida de peso.
- Anorexia/cambios en el gusto.
- Náuseas.
- Infrecuentes: depresión, hemorragia GI, pancreatitis aguda, dolor lumbar.

Signos:
- Ictericia.
- Caquexia.
- Excoriaciones debido al rascado por prurito cutáneo.

ETIOLOGÍA

Desconocida, pero se han asociado varias entidades al cáncer de páncreas:
- Tabaquismo.
- Alcoholismo.
- Colelitiasis.
- Diabetes mellitus.
- Pancreatitis crónica.
- Dieta rica en grasas animales.
- Exposiciones laborales: refinamiento de aceites, fabricación de papel, industria química.

DIAGNÓSTICO

DIAGNÓSTICO DIFERENCIAL

- Coledocolitiasis.
- Colangiocarcinoma.
- Compresión del colédoco.
- Colangitis esclerosante.
- Cirrosis biliar primaria.
- Colestasis inducida por fármacos (p. ej., fenotiacinas).
- Hepatitis crónica.
- Sarcoidosis.
- Otros tumores pancreáticos (tumor de islotes pancreáticos, cistadenocarcinoma, carcinoma epidermoide, sarcomas, linfomas).

VALORACIÓN

Pruebas habituales de laboratorio	% alteradas
Fosfatasa alcalina	80
Bilirrubina	55
Proteínas totales	15
Amilasa	15
Hematocrito	60

DIAGNÓSTICO POR IMAGEN

Pruebas no invasivas	% alteradas
Ecografía abdominal	60
TC abdominal (fig. 1-39) (con o sin contraste i.v. o v.o.	90
RM abdominal	90
Pruebas invasivas	
Colangiopancreatografía retrógrada endoscópica (CPRE)	90
Citología mediante aspiración con aguja guiada por TC o ecografía	90-95

TRATAMIENTO

- Cirugía:
Pancreatectomía curativa (técnica de Whipple) sólo es adecuada para un 10 al 20% de los pacientes cuya lesión es <5 cm, solitaria y sin metástasis. La mortalidad quirúrgica es del 5%. La quimioterapia puede mejorar la supervivencia.
Cirugía paliativa (para descompresión/derivación biliar).
Colangiopancreatografía retrógrada endoscópica (CPRE) con colocación de endoprótesis.

- Quimioterapia:
La mejor quimioterapia combinada con estreptozotocina, mitomicina C y 5-FU sólo proporciona una supervivencia media de 19 semanas.
- Radioterapia:
Radioterapia con haz externo para tratamiento paliativo del dolor.
La quimioterapia y la radioterapia combinada proporciona una supervivencia media de 11 meses.
El bloqueo del plexo celíaco por un anestesista con experiencia proporciona un alivio del dolor en el 80 al 90% de los casos.

PRONÓSTICO

La quimioterapia adyuvante tiene un beneficio significativo en la supervivencia con cáncer de páncreas resecado, mientras que tiene un efecto perjudicial sobre la morbilidad.

BIBLIOGRAFÍA RECOMENDADA

Cello JP: Pancreatic cancer. In Feldman M, Scharschmidt BF, Sleisenger MH (eds): *Gastrointestinal and liver disease,* ed 6, Philadelphia, 1998, WB Saunders.

Michaud DS et al: Physical activity, obesity, height, and the risk of pancreatic cancer, *JAMA* 286:821, 2001.

Neoptolemos JP et al: A randomized trial of chemotherapy and radiochemotherapy after resection of pancreatic cancer, *N Engl J Med* 350:1200, 2004.

Wong GY: Effect of neurolytic celiac plexus block on pain relief, quality of life, and survival in patients with unresectable pancreatic cancer, *JAMA* 291:1092, 2004.

AUTOR: TOM J. WACHTEL, M.D.

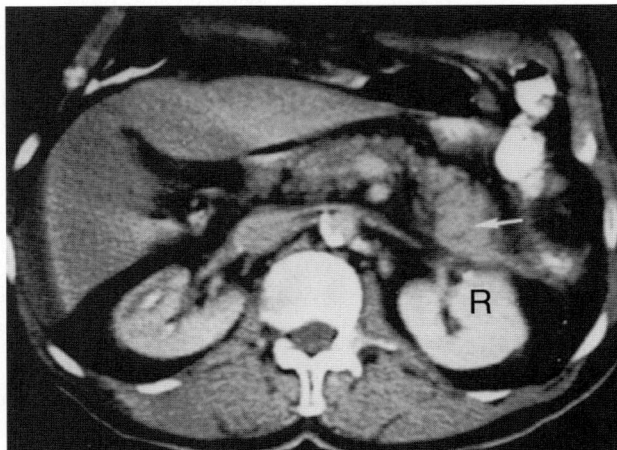

FIGURA 1-39   TC de un paciente con adenocarcinoma del cuerpo y cola del páncreas. El tumor (*flecha*) se aprecia anterior y adyacente al riñón izquierdo (*R*). En la intervención, el tumor invadía la fascia de Gerota. (De Sabiston D: *Textbook of surgery*, 15.ª ed., Filadelfia, 1997, WB Saunders.)

INFORMACIÓN BÁSICA

DEFINICIÓN Y CLASIFICACIÓN

El cáncer de próstata es una neoplasia que afecta a la próstata; se han desarrollado varias clasificaciones para evaluar el potencial de malignidad y el pronóstico:

- El grado de malignidad varía con el estadio.

Estadio A: Limitado a la próstata, sin nódulos palpables.

Estadio B: Nódulo palpable limitado a la glándula.

Estadio C: Extensión local.

Estadio D: Ganglios linfáticos regionales o metástasis a distancia.

- En la clasificación de Gleason, se asignan de forma independiente los números 1 a 5 (de más a menos diferenciado) a dos patrones histológicos. Estos números se suman para dar una puntuación total del tumor:
  1. El pronóstico generalmente es bueno si la puntuación es <5.
  2. La puntuación de 6 a 10 conlleva un pronóstico intermedio.
  3. La puntuación >10 se correlaciona con lesiones anaplásicas con mal pronóstico.
- Otra clasificación utilizada con frecuencia es la clasificación Tumor-Ganglios-Metástasis (TNM) del cáncer de próstata.

CÓDIGO CIE-9CM
185 Neoplasia maligna de próstata

EPIDEMIOLOGÍA Y DEMOGRAFÍA

- El cáncer de próstata ha superado al cáncer de pulmón como el cáncer no cutáneo más frecuente en los varones.
- Se diagnostican más de 100.000 casos al año y casi 30.000 varones mueren por cáncer de próstata cada año (segunda causa de muerte por cáncer en EE.UU. en los varones).
- La incidencia del cáncer de próstata aumenta con la edad: es infrecuente en <50 años de edad; 80% de los casos nuevos son diagnosticados en pacientes ≥65 años de edad.
- La edad media en el momento del diagnóstico es de 72 años.
- Los negros de EE.UU. tienen la mayor incidencia de cáncer de próstata en el mundo (1 de cada 9 varones).
- La incidencia es baja en asiáticos.
- Aproximadamente el 9% de todos los cánceres de próstata pueden ser familiares.

SÍNTOMAS Y SIGNOS

- Generalmente la enfermedad es silente hasta que alcanza estadios avanzados.
- El dolor óseo y las fracturas patológicas pueden ser síntomas iniciales del cáncer de próstata.
- El crecimiento local puede causar síntomas de obstrucción de la micción.

- El tacto rectal (TR) puede indicar un área de mayor firmeza; el 10% de los pacientes tendrán un TR negativo.
- La próstata puede estar dura, fija, con extensión del tumor a las vesículas seminales en estadios avanzados.

DIAGNÓSTICO

DIAGNÓSTICO DIFERENCIAL

- Hipertrofia prostática benigna.
- Prostatitis.
- Litiasis prostática.

PRUEBAS DE LABORATORIO

- La determinación del PSA es útil en el diagnóstico precoz del cáncer de próstata y en el control de la eficacia del tratamiento. Se encuentra un PSA normal en el >20% de los pacientes con cáncer de próstata, mientras que sólo el 20% de los varones con niveles de PSA entre 4 ng/ml y 10 ng/ml tienen cáncer de próstata. La American Cancer Society recomienda ofrecer la determinación de PSA y el tacto rectal anualmente a los varones de 50 años o más que tienen una expectativa de vida de al menos 10 años. Se recomienda realizar las pruebas antes, desde los 45 años de edad, en los varones con alto riesgo (p. ej., negros, varones con antecedentes familiares de cáncer de próstata). Una elevación aislada del nivel de PSA debe confirmarse varias semanas después antes de realizar más pruebas que incluyan la biopsia de próstata.
- Algunos urólogos han propuesto el uso del PSA libre en plasma para el cribado prostático como forma de reducir las biopsias innecesarias sin dejar pasar un número significativo de cánceres de próstata. Este abordaje está basado en que los varones con hiperplasia prostática benigna tienen un PSA libre en plasma superior y los que tienen cáncer de próstata tienen niveles superiores de PSA ligado a proteínas. Por ejemplo, en varones con niveles totales de PSA de 4 a 10 ng/ml, la probabilidad de cáncer es de 0,25, pero si el porcentaje de PSA libre es ≤17%, la probabilidad de cáncer aumenta a 0,45.
- La fosfatasa ácida prostática (PAP) puede utilizarse para la evaluación de la enfermedad no localizada.
- La biopsia transrectal y la aspiración con aguja fina pueden confirmar el diagnóstico.

DIAGNÓSTICO POR IMAGEN

- La gammagrafía ósea es útil para evaluar las metástasis óseas (presentes o que finalmente aparecen en casi el 80% de los pacientes). Sin embargo, según la American Urological Association (AUA), no se requiere el uso habitual de la gammagrafía ósea para la estadificación del cáncer de próstata en varones asintomáticos con cáncer clínicamente localizado si el nivel de PSA es ≤20 ng/ml.

- La TC, la RM y la ecografía transrectal pueden ser útiles en determinados pacientes para valorar la extensión del cáncer de próstata. La RM de alta resolución con nanopartículas magnéticas se ha utilizado para detectar metástasis ganglionares pequeñas e indetectables por otras técnicas en los pacientes con cáncer de próstata. Sin embargo, según la AUA, la ecografía transrectal añade poco a la combinación de PSA y tacto rectal. De forma similar, la TC y la RM generalmente no están indicadas para la estadificación del cáncer en varones con tumores clínicamente localizados y PSA <25 ng/ml. Respecto a la disección de los ganglios linfáticos pelvianos en la estadificación, la AUA mantiene que puede no requerirse en los pacientes con niveles de PSA <10 ng/ml y cuando el nivel de PSA es <20 ng/ml y la puntuación de Gleason es <6.

TRATAMIENTO

TRATAMIENTO NO FARMACOLÓGICO

La actitud expectante con vigilancia es razonable en los pacientes con estadios precoces (T-IA) y expectativa de vida prevista <10 años o en paciente con carcinoma focal y moderadamente diferenciado.

TRATAMIENTO AGUDO

- El abordaje terapéutico varía con los siguientes:
  1. Estadio del tumor.
  2. Expectativa de vida del paciente.
  3. Situación médica general.
  4. Preferencias terapéuticas del paciente (p. ej., el paciente puede oponerse a la orquiectomía).
- El tratamiento óptimo del cáncer de próstata clínicamente localizado no está claro.
  1. La prostatectomía radical se realiza generalmente en los pacientes con cáncer de próstata localizado y expectativa de vida >10 años.
  2. La radioterapia (irradiación con haz externo o implante de pequeñas píldoras radiactivas [semillas]) representa una alternativa en los pacientes con cáncer de próstata localizado, especialmente en malos candidatos a cirugía o en pacientes con alto grado de malignidad. Los pacientes con cáncer de próstata localizado y alto riesgo de enfermedad extraprostática y de recurrencia de la enfermedad (p. ej., puntuación de Gleason ≥7 con múltiples focos con biopsia positiva y estadio clínico T1b-T2b) pueden beneficiarse (aumento de la supervivencia global) añadiendo 6 meses de tratamiento supresor de andrógenos a la radioterapia.

3. La actitud expectante con vigilancia es razonable en los pacientes que son demasiado mayores o están demasiado enfermos como para sobrevivir más de 10 años. Si el cáncer progresa hasta el punto en el que se convierte en sintomático, pueden intentarse varios métodos de tratamiento paliativo.

- Los pacientes con enfermedad avanzada y expectativa de vida esperada <10 años son candidatos a radioterapia y tratamiento hormonal (DES, análogos de LHRH, antiandrógenos, orquiectomía bilateral).

- El tratamiento recomendado para los pacientes con cáncer de próstata con metástasis regionales con expectativa de vida esperada ≥10 años comprende la prostatectomía radical, la radioterapia y la terapia hormonal.

- El tratamiento supresor de andrógenos con un agonista de la hormona liberadora de gonadotropinas es la piedra angular del tratamiento del cáncer de próstata metastático. El tratamiento adyuvante con agonistas de GnRH (goserelina, leuprolida o triptorelina) más antiandrógenos (flutamida, bicalutamida o nilutamida), cuando se inicia de forma simultánea con la radioterapia externa, mejora el control local y la supervivencia en los pacientes con cáncer de próstata localmente avanzado. El pamidronato inhibe la resorción ósea mediada por osteoclastos y evita la pérdida de hueso en la cadera y la columna lumbar en varones que reciben tratamiento con un GnRH para el cáncer de próstata.

- El abarelix es un agonista de GnRH útil para suprimir la testosterona en los pacientes con cáncer de próstata que no son buenos candidatos para los agonistas de LHRH y rechazan la castración quirúrgica.

TRATAMIENTO CRÓNICO

- Los pacientes deberían ser monitorizados en intervalos de 3 a 6 meses con exploración física y PSA durante el primer año, después cada 6 meses durante el segundo año, después anualmente si permanecen estables. Para los pacientes a los que se ha realizado prostatectomía radical, un nivel creciente de PSA sugiere un cáncer de próstata residual o recurrente. La radioterapia de rescate puede potencialmente curar a los pacientes con recurrencia de la enfermedad tras una prostatectomía radical.

- Deberían realizarse una radiografía de tórax y una gammagrafía ósea anualmente o antes si el paciente desarrolla síntomas.

PRONÓSTICO

- El pronóstico varía con el estadio de la enfermedad (v. «Definición») y la clasificación de Gleason (v. «Definición»).

- La ploidía del tumor también tiene valor pronóstico: el pronóstico es mejor con células tumorales diploides y peor con las células tumorales aneuploides.

- Para los tumores grado 1, la supervivencia específica de la enfermedad extendida a 10 años es similar en los pacientes con prostatectomía (94%), radioterapia (90%) y tratamiento conservador (93%); la tasa de supervivencia es mejor con la cirugía que con la radioterapia o el tratamiento conservador en los pacientes con cáncer de próstata localizado de grado 2 o 3.

- La expresión del gen EZH2 ha sido identificado como un importante factor en la determinación de la agresividad del cáncer de próstata. Un estudio reciente demostró que la expresión del gen EZH2 puede ser un predecir mejor el fracaso clínico que la puntuación de Gleason, el estadio del tumor o los márgenes quirúrgicos. La determinación de la proteína EZH2 en el tejido canceroso prostático puede ser útil para determinar el pronóstico y dirigir el tratamiento.

- La velocidad del PSA (incremento anual del nivel de PSA) tiene significación pronóstica. Los varones cuyo nivel de PSA aumenta en >2,0 µg/ml durante el año previo al diagnóstico de cáncer pueden tener un relativo alto riesgo de muerte por cáncer de próstata a pesar de someterse a una prostatectomía radical.

BIBLIOGRAFÍA RECOMENDADA

D'Amico AV et al: Six month androgen suppression plus radiation therapy vs radiation therapy alone for patients with clinically localized prostate cancer, *JAMA* 292:821, 2004.

D'Amico AV et al: Preoperative PSA velocity and the risk of death from prostate cancer after radical prostatectomy, *N Engl J Med* 351:125, 2004.

Eastham JA et al: Variation of serum prostate specific antigen levels, *JAMA* 289:2695, 2003.

Gann PH et al: Strategies combining total and percent free prostate specific antigen for detecting prostate cancer: a perspective evaluation, *J Urol* 167:2427, 2002.

Harisinghani MG et al: Noninvasive detection of clinically occult lymph-node metastases in prostate cancer, *N Engl J Med* 348:2491, 2003.

Homberg L et al: A randomized trial comparing radical prostatectomy with watchful waiting in early prostate cancer, *N Engl J Med* 347:781, 2002.

Johansson JE et al: Natural history of early, localized prostate cancer, *JAMA* 291:2713, 2004.

Makinen T et al: Family history and prostate cancer screening with prostate specific antigen, *J Clin Oncol* 20:2658, 2002.

Nelson WG: Prostate cancer, *N Engl J Med* 349:366, 2003.

Rubin MA et al: α-Methylacyl coenzyme a racemase as a tissue biomarker for prostate cancer, *JAMA* 287:1662, 2002.

Steineck G et al: Quality of life after radical prostatectomy or watchful waiting, *N Engl J Med* 347:790, 2002.

Varambally S et al: The polycarb group protein EZH2 is involved in progression of prostate cancer, *Nature* 419:624, 2002.

AUTOR: **FRED F. FERRI, M.D.**

INFORMACIÓN BÁSICA

DEFINICIÓN

El cáncer de vejiga está constituido por un espectro heterogéneo de neoplasias, que van desde tumores de bajo grado superficiales y papilares sin riesgo para la vida a lesiones invasivas de alto grado, que con frecuencia han causado metástasis en el momento de presentación. Es una enfermedad por cambio de campo en la cual todo el urotelio, desde la pelvis renal a la uretra, es susceptible de transformación maligna. *Tipos:* carcinoma transicional (CT), carcinoma epidermoide y adenocarcinoma.

CÓDIGOS CIE-9CM
Primarios: 188.9
Secundarios: 198.1
CIS: 233.7
Benignos: 223.3
Comportamiento incierto: 236.7
No especificados: 239.4

EPIDEMIOLOGÍA Y DEMOGRAFÍA

Cada año se diagnostican unos 54.000 casos nuevos y se producen más de 12.000 muertes por cáncer de vejiga urinaria.

Hasta 1990 la incidencia de cáncer de vejiga urinaria en EE.UU. seguía aumentando. Desde entonces, la incidencia se reduce a una velocidad de 0,8% anual (1,2% en varones y 0,4% en mujeres).

PREDOMINIO POR SEXOS: En los varones es el cuarto cáncer más frecuente y supone el 10% de todos ellos. En las mujeres es el octavo cáncer en frecuencia y supone el 4% del total.

RIESGO: El riesgo de desarrollar cáncer de vejiga urinaria a lo largo de la vida es de 2,8% en los varones blancos, 0,9% en los varones negros, 1% en las mujeres blancas y 0,6% en las mujeres negras.

Tabaquismo:
- Los consumidores de tabaco «negro» en lugar de «rubio» tienen un aumento de 2-3 veces el riesgo de desarrollar cáncer de vejiga urinaria.
- El tabaco aumenta el riesgo de forma ligada al consumo:

Los sujetos que fuman al menos 10 cigarrillos diarios tienen 2-3 veces más riesgo.

El riesgo aumenta todavía más cuando el consumo supera 40-60 cigarrillos diarios.

- Los fumadores de cigarrillos bajos en nicotina y alquitrán tienen menos riesgo que los que consumen cigarrillos normales.
- Los cigarrillos sin filtro se asocian a un 50% más de riesgo de cáncer que los que tienen filtro.
- Los fumadores de pipa tienen menos riesgo de cáncer vesical comparados con los que fuman cigarrillos.
- Fumar puros, esnifar tabaco o mascarlo no parecen influir en el riesgo de cáncer vesical, aunque sí están relacionados con cánceres no urológicos.

Dieta:
- Las dietas ricas en cerdo, ternera y grasa animal aumentan el riesgo de cáncer vesical.
- No existen datos de que el consumo de alcohol distinto de la cerveza contribuya al desarrollo de cáncer vesical.
- Se ha relacionado el consumo de cerveza con la aparición de cáncer vesical por la presencia de nitrosaminas en la misma. Estas nitrosaminas se han relacionado también con el desarrollo de cáncer de recto.
- No se cree que el consumo de café contribuya al riesgo de cáncer vesical. Existen evidencias adicionales de que el consumo de café protege frente al cáncer colorrectal, posiblemente porque reduce el tiempo de tránsito fetal.

INCIDENCIA MÁXIMA: La incidencia aumenta con la edad, siendo elevada en >60 años y rara en < 40.

GENÉTICA: Se considera de etiología multifactorial, con interacciones genéticas y ambientales. En conjunto se estima que 20-25% de los varones de EE.UU. con cáncer vesical tienen esta enfermedad como consecuencia de una exposición profesional.

DISTRIBUCIÓN: En América del Norte, el carcinoma de células transicionales o uroteliales supone el 93% de los tumores vesicales, el carcinoma epidermoide el 6% y el adenocarcinoma el 1% restante.

PATOGENIA: Existen dos vías para desarrollar un cáncer vesical:
1. La enfermedad papilar superficial que puede acabar generando un tumor invasivo (75%).
2. Carcinoma in situ (CIS) y cáncer infiltrante sólido con alto riesgo de progresión de la enfermedad (25%).

Existen dos formas distintas de «cáncer superficial»:

T_a: tumor papilar de bajo grado. Elevada frecuencia de recidiva, progresión en el 5% de los casos.

T_1: tumores papilares de mayor grado, que infiltran la lámina propia. Se suele asociar a CIS plano, que puede afectar al urotelio de forma difusa. Progresión de la enfermedad en el 30-50% de los casos.

Se subdivide en:

T_{1a}: penetración del tumor hasta la muscular de la mucosa. Progresión en 5,3% de los casos.

T_{1b}: penetración superando la muscular de la mucosa. Progresión en el 53% de los casos.

CIS plano:

Es una forma completamente distinta de desarrollo del cáncer, cuyo mecanismo se pone de manifiesto como displasia, que lleva a la aparición de células malignas poco diferenciadas que sustituyen o alteran al urotelio normal y se extienden por el plano de la pared vesical. Atraviesa la membrana basal y la lámina propia en el 20-30% de los casos y se asocia al desarrollo de un tumor sólido. En el 50% de los casos existe una alteración del cromosoma 17p53.

En el momento de presentación el 72% de los tumores están localizados en la vejiga, el 20% afectan a los ganglios linfáticos regionales y el 3% tienen metástasis a distancia. Un 80% de los CT superficiales recidivan y hasta un 30% progresan a estadios más avanzados o grados más altos. Los pacientes más jóvenes suelen desarrollar un CT papilar de bajo grado no infiltrante y tienen menos riesgo de sufrir recidivas que los enfermos mayores con lesiones similares. La afectación de la vía proximal por tumor se produce en 25-50% de los casos.

ESTADIFICACIÓN (SEGÚN EL SISTEMA TNM):

T_0 Ausencia de tumor en la muestra.
T_{is} Carcinoma in situ.
T_a CT papilar no infiltrante.
T_1 CT papilar hasta la lámina propia.
T_2 CT que infiltra la capa muscular superficial.
T_{3a} Invasión de la capa muscular profunda.
T_{3b} Invasión de la grasa perivesical.
T_{4a} Invasión de los órganos pélvicos adyacentes.
T_{4b} Invasión de la pared pélvica con fijación.
Estado de los ganglios:
N_0 Ausencia de afectación ganglionar.
N_{1-3} Ganglios pélvicos.
N_4 Ganglios por encima de la bifurcación.
N_x Desconocido.
Estado de las metástasis:
M_0 Ausencia de metástasis.
M_1 Metástasis a distancia.
M_x Desconocido.

EPIDEMIOLOGÍA MOLECULAR: El CT es una enfermedad de campo cambiante en la que se originan tumores en distintos momentos y localizaciones del urotelio, lo que sugiere que se trata de un tumor policlonal. Los cánceres vesicales se han asociado a alteraciones de los cromosomas 1, 4, 11, 5, 7, 3, 9, 21, 18, 13 y 8; a alteraciones de los genes supresores p53, del retinoblastoma y P16; y a alteraciones de los oncogenes H-ras y del receptor del factor de crecimiento epidérmico.

EXPLORACIÓN FÍSICA

- Hematuria macroscópica indolora.
- Microhematuria.
- Frecuencia, urgencia, en ocasiones disuria.

Cuando la enfermedad es infiltrante a nivel local o metastásica, la presentación puede incluir:
- Dolor abdominal.
- Dolor en el flanco.
- Linfedema.
- Insuficiencia renal.
- Anorexia.
- Dolor óseo.

ETIOLOGÍA

El cáncer vesical es una enfermedad prevenible asociada a factores etiológicos específicos.

- El tabaquismo se asocia al 25-65% de los casos. El riesgo de desarrollar un CT es 2-4 veces mayor en fumadores que en no fumadores y el riesgo persiste durante muchos años, siendo igual que en no fumadores después de 12-15 años de abstinencia del tabaco. El tabaquismo se asocia a tumores de más alto grado histológico, de estadio más avanzado, a un mayor número de tumores y a un mayor tamaño de los mismos.
- Exposiciones profesionales: personas que trabajan con colorantes, trabajadores textiles, trabajadores con gomas y neumáticos, trabajadores que emplean derivados del petróleo.
- Exposición química: O-toluidina, 2-naftilamina, bencidina, 4-amino bifenilo y nitrosaminas.
- Exposición a VPH de tipo 16.

Los carcinomas epidermoides se asocian a:
- Esquistosomiasis.
- Cálculos urinarios.
- Sondas permanentes.
- Divertículos vesicales.

Causas diversas:
- Abuso de fenacetina.
- Ciclofosfamida.
- Radioterapia pélvica.
- Tuberculosis.

Los adenocarcinomas se asocian a:
- Extrofia.
- Endometriosis.
- Vejiga neurógena.
- Alteraciones del uraco.
- Secundarios a metástasis de otros órganos (colon).

DIAGNÓSTICO

- Anamnesis y exploración física.
- Análisis de orina.
- Cistoscopia con revisión vesical y biopsia.
- Resección transuretral de los tumores vesicales.
- Existen insuficientes evidencias para determinar si se consigue reducir la mortalidad del cáncer de vejiga urinaria cuando se estudian las hematurias, se realizan citologías urinarias o se aplican otra serie de pruebas sobre las células urinarias exfoliadas u otras sustancias.
- Además de las citologías y la revisión vesical, la FDA ha aprobado BTA, NMP22 y los productos de degradación de la fibrina (PDF) como marcadores de los tumores vesicales. Ninguno de ellos se acepta en general porque los resultados vienen condicionados por la presencia de endoprótesis, las manipulaciones urológicas recientes, los cálculos, las infecciones, la interposición del intestino y la prostatitis, que dan lugar a resultados falsos positivos.

DIAGNÓSTICO DIFERENCIAL

- Infección urinaria.
- Síndrome frecuencia-urgencia.
- Cistitis intersticial.
- Litiasis.
- Endometriosis.
- Vejiga neurógena.

PRUEBAS DE LABORATORIO

PRUEBAS RADIOLÓGICAS:
- PIV, ecografía renal, pielografía retrógrada, TC y RM.
- Se puede realizar una prueba o una combinación de varias. Si no existen síntomas esqueléticos, no se recomienda realizar una gammagrafía.

TRATAMIENTO

TRATAMIENTO NO FARMACOLÓGICO

- Inicialmente, resección transuretral del tumor vesical (RTU).
- Biopsia con asa de la uretra prostática ante la sospecha de CTa de alto grado.
- Si existe una enfermedad superficial, protocolo de seguimiento con RTU repetida, asociada o no a fármacos intravesicales.
- Cuando el cáncer vesical es avanzado, cistectomía radical con uretrectomía (salvo que se planifique una derivación ortotópica) y realizar una derivación a un asa de ileon o una derivación ortotópica.

OPCIONES CONSERVADORAS DE LA VEJIGA: Tras la cistectomía por un tumor que infiltra la capa muscular, el 50% o más de los pacientes desarrollan metástasis. La mayoría de ellas son a distancia y un tercio recidivan a nivel local. El tratamiento conservador de la vejiga se ofrece a pacientes que rechazan la cirugía o que no son candidatos adecuados para la cistectomía radical. Los protocolos de conservación de la vejiga incluyen RTU extensas o cistectomías parciales con radioterapia intersticial o con haz externo y quimioterapia sistémica. La radioterapia no resulta eficaz como tratamiento único. El mejor factor predictor del éxito de los tratamientos conservadores de la vejiga es la respuesta completa tras la combinación de una RTU inicial del tumor y dos ciclos de CMV (cisplatino, metotrexato y vinblastina) en estadios T2-T3a.

INDICACIONES DE LA CISTECTOMÍA PARCIAL:

- Tumor en un divertículo vesical.
- Lesión solitaria, primaria e infiltrante del músculo o tumor de alto grado en una región de la vejiga que permite la extirpación completa con márgenes quirúrgicos adecuados.
- Incapacidad de resecar adecuadamente el tumor mediante una sencilla RTU por el tamaño o la localización.
- Tumores que afectan al orificio ureteral y obligan a reimplantar el uréter.
- Biopsia de una úlcera inducida por radiación.
- Paliativo de síntomas locales graves.
- Rechazo por parte del paciente de la derivación urinaria.

- Pacientes de alto riesgo, que no son candidatos a la derivación.

Contraindicaciones:
- Tumores múltiples.
- CIS.
- Atipia celular en la biopsia.
- Invasión de la próstata.
- Invasión del trígono.
- Incapacidad de conseguir márgenes quirúrgicos adecuados.
- Antecedentes de radioterapia.
- Incapacidad de mantener un volumen vesical adecuado tras la resección.
- Evidencia de extensión extravesical del tumor.
- Alto riesgo quirúrgico.

TRATAMIENTO AGUDO

INDICACIONES DE LA QUIMIOTERAPIA INTRAVESICAL:

- Tumor de alto grado.
- Tamaño del tumor >5 cm.
- Multiplicidad del tumor.
- Presencia de CIS.
- Citología de orina positiva tras la resección.
- Resección incompleta del tumor.

Fármacos intravesicales: tiotepa, adriamicina, mitomicina C, AD-32, BCG, interferón, bropirimina, Epodyl, interleucina-2 y hemocianina keyhole-limpet**. La terapia fotodinámica con hematoporfirina se ha empleado también.

INDICACIONES DE LA CISTECTOMÍA:

- Tumores grandes que no se pueden resecar por completo mediante RTU.
- Tumor de alto grado.
- Tumores múltiples con frecuentes recidivas.
- CIS difuso que no responde a quimioterapia intravesical.
- Afectación de la uretra prostática.
- Síntomas irritativos miccionales con deterioro de la vía alta.
- Infiltración muscular.
- Enfermedad extravesical.

QUIMIOTERAPIA SISTÉMICA: Se utiliza como tratamiento adyuvante y neoadyuvante de la enfermedad sistémica. Los fármacos más eficaces son cisplatino, metotrexato, vinblastina, adriamicina (MVAC). Otros fármacos son mitoxantrona, vincristina, etopósido (VP16), 5FU, ifosfamida, Taxol, gemcitabicina, Piritrexim y nitrato de galio. La quimioterapia combinada es un tratamiento paliativo y consigue un moderado beneficio en la supervivencia.

RADIOTERAPIA: Resultados conflictivos sugieren que el cáncer vesical superficial es más sensible a la radioterapia. La existencia de cambios escamosos en el tumor y la secreción de gonadotropina coriónica humana (HCG) por el mismo se asocian a una mala respuesta a la radioteraia. Sólo el 20-30% de los pacientes con cáncer vesical infiltrante se curan con la radioterapia con haz externo aislada. Se combina con cirugía o quimioterapia sistémica para tratar el cáncer vesical sobre todo en pacientes que no son candidatos o rechazan un tratamiento quirúrgico.

TRATAMIENTO CRÓNICO
RECOMENDACIONES DE SEGUIMIENTO PARA EL CÁNCER VESICAL SUPERFICIAL:

- Cistoscopia, revisión vesical y exploración bimanual cada 2-3 meses durante 2 años, luego cada 6 meses otros 2 años más y posteriormente una vez al año.
- Los estudios de la vía superior se basan en el riesgo de desarrollo de tumores proximales, en general cada 2-5 años.

RECOMENDACIONES DE SEGUIMIENTO PARA LA ENFERMEDAD AVANZADA:
Conservación de la vejiga:

- Cistoscopia, revisión, exploración bimanual, biopsia (si está indicada) cada 3 meses durante 2 años y luego cada 6 meses otros 2 años más y una vez al año luego.
- TC abdominal y pélvica cada 6 meses durante 2 años, además de radiografía de tórax, pruebas de función hepática y creatinina sérica.

Cistectomía con derivación ileal/vejiga ortotópica:

- Endoscopia y PIV anuales de la neovejiga.
- TC abdominal y pélvica cada 6 meses durante 2 años, además de radiografía de tórax, pruebas de función hepática y creatinina sérica.
- Visualización del asa de derivación cada 6 meses durante 2 años y después una vez al año.

OTRAS CONSIDERACIONES

COMENTARIOS

- Los parámetros pronósticos de recidiva del cáncer vesical y de la posterior progresión del tumor más útiles son el grado tumoral, la profundidad de la infiltración, la multifocalidad de los tumores, la frecuencia de las recidivas, el tamaño, la presencia de CIS, la invasión linfática y el patrón papilar o sólido.
- El cuadro 1-2 recoge las normas de la American Urological Association para el cáncer vesical.

BIBLIOGRAFÍA RECOMENDADA

Lamm DL et al: Megadose vitamins in bladder cancer: a double-blind clinical trial, *J Urol* 151:21, 1994.

Messing EM: In Walsh PC et al. (eds): *Campbell's urology*, ed 8, Philadelphia, 2002, WB Saunders.

AUTOR: **PHILIP J. ALIOTTA, M.D., M.S.H.A.**

CUADRO 1-2	Recomendaciones según las normas de la American Urological Association

1. Tumor vesical no diagnosticado: obtener un diagnóstico histológico del tumor; el método más frecuente es la resección transuretral del mismo.
2. Estadio Ta o T1: completar la erradicación quirúrgica de todos los tumores visibles. La lesión se puede tratar mediante electrocauterización, fulguración o ablación con láser. Se recomienda tratamiento intravesical adyuvante en pacientes con carcinoma in situ, tumores T1 o tumores T1 de alto grado y se recomiendan BCG o mitomicina C. La cistectomía es una opción para este grupo de tumores por el riesgo de infiltración de la pared muscular, incluso tras la quimioterapia intravesical.
Existe más riesgo de progresión con los tumores de mayor tamaño, de alto grado, localizados en un lugar poco accesible a la resección completa, cuando la enfermedad es difusa, cuando se infiltran los linfáticos o vasos y cuando se afecta la uretra prostática.
3. Carcinoma in situ o cánceres T1 de alto grado o antecedentes de quimioterapia intravesical: se recomienda cistectomía según la opinión de los expertos, ya que existen menos datos objetivos derivados de los resultados. Los datos indican un notable riesgo de progresión a cáncer invasivo de la capa muscular en pacientes con carcinoma in situ difuso y tumores T1 de alto grado. La respuesta a la quimioterapia intravesical en lo que respecta a modificar la progresión de la enfermedad se ignora y, por lo tanto, la cistectomía es una opción para estos pacientes.

American Urological Association, Guideline Division, 1120 North Charles Street, Baltimore, MD, 21201.

INFORMACIÓN BÁSICA

DEFINICIÓN

El cáncer del cuello uterino consiste en la penetración de la membrana basal y la invasión del estroma del cuello uterino por células malignas.

CÓDIGO CIE-9CM
180 Neoplasia maligna del cuello uterino

EPIDEMIOLOGÍA Y DEMOGRAFÍA

INCIDENCIA: Cada año se diagnostican aproximadamente 15.000 casos nuevos y es responsable de 4.000-5.000 fallecimientos anuales. La tasa de mortalidad del cáncer de cuello uterino ajustada por la edad en los Estados Unidos es de 2,6 casos/100.000 habitantes.
PREDOMINIO GEOGRÁFICO Y RACIAL: La incidencia es superior en los países en vías de desarrollo. En los Estados Unidos, la enfermedad afecta más por orden de frecuencia a los hispanos, los afroamericanos y, por último, a la población caucásica.
FACTORES DE RIESGO: Tabaquismo, relaciones sexuales de inicio temprano, múltiples contactos sexuales, inmunodepresión, no empleo de métodos anticonceptivos de barrera, infección por cepas agresivas de VPH (tipos 16 y 18), multiparidad.

SÍNTOMAS Y SIGNOS

- La hemorragia vaginal (por lo general después del coito) es poco frecuente.
- Secreción y/u olor vaginal.
- Los casos avanzados pueden presentar edema de las extremidades inferiores o insuficiencia renal.
- En las etapas iniciales las lesiones cervicales pueden ser mínimas o ausentes. Los casos más avanzados pueden cursar con lesiones friables, abultadas, de mayor tamaño, que pueden llegar a ocupar casi toda la vagina (fig. 1-40).

ETIOLOGÍA

- Las células displásicas progresan hasta dar lugar al carcinoma invasivo.
- Se relaciona con la presencia de los VPH tipo 16, 18, 45 y 56 por medio de la interacción de las oncoproteínas E6 sobre el producto del gen p53.
- Pueden existir antecedentes de infecciones por *Chlamydia trachomatis*.

DIAGNÓSTICO

DIAGNÓSTICO DIFERENCIAL

- Pólipo cervical o fibroma uterino prolapsado.
- Lesiones cervicales preinvasivas.
- Metástasis de una neoplasia primaria a distancia.

VALORACIÓN

- Historia clínica y exploración física.
- Exploración pélvica con especial atención a la exploración rectal y vaginal.
- Colposcopia con biopsia dirigida y curetaje endocervical.
- Estadiaje clínico, no quirúrgico.

PRUEBAS DE LABORATORIO

- Hemograma completo, bioquímica.
- Con fines de investigación puede determinarse el antígeno frente al carcinoma epidermoide (SCC).
- Antígeno carcinoembrionario (CEA).

DIAGNÓSTICO POR IMAGEN

- Radiografía de tórax.
- Pielografía intravenosa (PIV).
- Según el estadio en el que se encuentre, puede ser necesario realizar una cistoscopia, sigmoidoscopia o enema de bario (EB), TC o RM, linfangiografía.

TRATAMIENTO

TRATAMIENTO NO FARMACOLÓGICO

- Estadio Ia de la FIGO: conización o histerectomía simple.

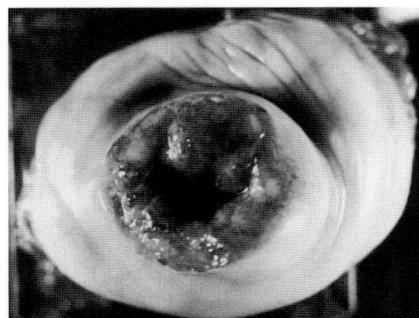

FIGURA 1-40 Carcinoma de cuello uterino (anatomía macroscópica). (De Mishell D [ed.]: *Comprehensive gynecology*, 3.ª ed., St. Louis, 1997, Mosby.)

- Estadio Ib o IIa de la FIGO: histerectomía radical tipo III más linfadenectomía pélvica o radioterapia pélvica.
- Enfermedad avanzada o lesión de gran tamaño: tratamiento multidisciplinar (radioterapia, quimioterapia y/o cirugía). El platino puede emplearse antes de la radioterapia.

TRATAMIENTO AGUDO

El cáncer del cuello uterino puede presentarse como una hemorragia vaginal aguda y masiva que precisa reposición volumétrica y transfusiones de sangre, taponamiento vaginal u otras modalidades hemostáticas y/o radioterapia local a dosis elevadas.

TRATAMIENTO CRÓNICO

- Exploración física con tinción de Papanicolaou cada 3 meses durante 2 años, cada 6 meses del tercer al quinto año, y anualmente a partir del quinto año.
- Radiografía de tórax anual.

PRONÓSTICO

La tasa de supervivencia a los cinco años depende del estadio en el que se encuentre la enfermedad:
- Estadio I: 60-90%.
- Estadio II: 40-80%.
- Estadio III: <60%.
- Estadio IV: <15%.
La detección precoz mediante la tinción de Papanicolaou resulta esencial para mejorar la supervivencia a largo plazo.

DERIVACIÓN

Derive al oncólogo ginecológico todos los casos de enfermedad invasiva.

BIBLIOGRAFÍA RECOMENDADA

Anttila T et al: Serotypes of *Chlamydia trachomatis* and risk for development of cervical squamous cell carcinoma, *JAMA* 285:47, 2001.
Morris M et al: Pelvic radiation with concurrent chemotherapy compared with pelvic and para-aortic radiation for high-risk cervical cancer, *N Engl J Med* 340:1137, 1999.
Nuono J et al: New tests for cervical cancer screening, *Am Fam Physician* 64:780, 2001.

AUTOR: **GIL FARKASH, M.D.**

INFORMACIÓN BÁSICA

DEFINICIÓN

El cáncer gástrico es un adenocarcinoma que se origina en el estómago.

SINÓNIMOS

Cáncer de estómago.
Linitis plástica.

CÓDIGO CIE-9CM
451 Neoplasias malignas gástricas

EPIDEMIOLOGÍA Y DEMOGRAFÍA

- La incidencia anual de cáncer gástrico en EE.UU. son 7 casos por 100.000 habitantes. La incidencia es muy superior en Japón, donde alcanza los 80 casos por 100.000 habitantes.
- La mayor parte de los cánceres gástricos se originan en el antro (35%).
- La incidencia de tumores gástricos distales se ha reducido en gran medida, mientras que la de tumores proximales en cardias o fondo está aumentando.
- El cáncer gástrico afecta con más frecuencia a varones >65 años (70% de los pacientes superan los 50 años).
- La incidencia de cáncer gástrico se está reduciendo en los últimos 30 años.
- La relación varón:mujer es 3:2.
- El cáncer gástrico difuso familiar es una enfermedad de herencia autosómica dominante en la cual aparece cáncer gástrico a edades tempranas. En estas familias se encuentran mutaciones truncadoras en línea germinal del gen de la E-cadherina (CDH1).

SÍNTOMAS Y SIGNOS

- La anamnesis puede mostrar síntomas como la plenitud postprandial con importante pérdida de peso (70-80%), náuseas y vómitos (20-40%), disfagia (20%) y dispepsia, que en general no mejora con antiácidos; también es frecuente un malestar epigástrico, que en general mejora con el ayuno y empeora con la ingesta.
- Masa abdominal o epigástrica (30-50%), dolor epigástrico.
- Palidez cutánea por la anemia.
- Hígado duro y nodular cuando existen metástasis hepáticas.
- Sangre oculta en heces.
- Ascitis, adenopatías o derrame pleural pueden indicar metástasis.

ETIOLOGÍA

Factores de riesgo:
- Gastritis crónica por *H. pylori*: el cáncer gástrico se desarrolla en personas infectadas por *H. pylori*, pero no en personas no infectadas. El riesgo aumenta en los pacientes con atrofia gástrica grave, gastritis de predominio corporal o metaplasia intestinal. Los pacientes con infección por *H. pylori* y úlcera duodenal no tienen más riesgo, pero sí lo tienen los enfermos con úlceras gástricas, dispepsia no ulcerosa o pólipos hiperplásicos gástricos.
- El tabaquismo, el alcohol.
- Aditivos alimentarios (nitrosaminas), alimentos ahumados, exposición profesional a metales pesados, gomas o amianto.
- Gastritis crónica atrófica con metaplasia intestinal, gastritis hipertrófica y anemia perniciosa.

DIAGNÓSTICO

DIAGNÓSTICO DIFERENCIAL

- Linfoma gástrico (5% de los tumores malignos gástricos).
- Gastritis hipertrófica.
- Úlcera péptica.
- Esofagitis por reflujo.

VALORACIÓN

La endoscopia digestiva alta con biopsia confirma el diagnóstico. La ecoendoscopia combinada con la TC y la disección ganglionar quirúrgica permite estadificar este tumor.

PRUEBAS DE LABORATORIO

- Anemia microcítica.
- Sangre oculta en heces.
- Hipoalbuminemia.
- Alteraciones de las enzimas hepáticas en enfermos con metástasis hepáticas.
- Pruebas predictoras de tipo genético específicas para la mutación mediante amplificación con PCR seguida de restricción, digestión enzimática y secuenciación del ADN para determinar las mutaciones truncadoras del gen de la E-cadherina (CDH1) se recomiendan en las familias de los pacientes con cáncer difuso familiar porque 3 de cada 4 portadores del gen CDH1 mutado desarrollan cáncer gástrico.

DIAGNÓSTICO POR IMAGEN

- El tránsito digestivo alto con contraste con aire (precisión del 90%) sólo si no se puede realizar endoscopia.
- TC abdominal para valorar metástasis (precisión del 70% para las metástasis ganglionares regionales).

TRATAMIENTO

TRATAMIENTO AGUDO

- Gastrectomía con linfadenectomía regional en los pacientes que se pueden curar (<30% en el momento del diagnóstico). En este momento el tratamiento habitual tras la cirugía es la quimioradioterapia con 5-fluorouracilo y leucovorin, si el paciente lo tolera. La quimio y radioterapia postoperatorias comparadas con la cirugía sola pueden mejorar la supervivencia de los enfermos con cáncer gástrico que consiguen completar el tratamiento adyuvante.
- Cuando no es posible la cirugía curativa, la resección paliativa puede prolongar la duración de la vida y mejorar su calidad.
- La quimioterapia (FAM: 5-fluorouracilo, adriamicina y mitomicina C) puede ser paliativa; sin embargo, en general no prolonga la supervivencia. Es posible aplicar quimioterapia con docetaxel, cisplatino y 5-fluorouracilo en enfermos que no han recibido quimioterapia para los cánceres gástricos recidivados o metastásicos.

PRONÓSTICO

- La supervivencia a los 5 años del cáncer gástrico es del 12% en conjunto.
- La supervivencia a los 5 años del carcinoma gástrico precoz (que se detecta de forma casual al realizar una endoscopia en las poblaciones sometidas a estudios de detección selectiva) es >35%.

DERIVACIÓN

A cirugía para resección.

OTRAS CONSIDERACIONES

COMENTARIOS

- Los pacientes gastrectomizados necesitan aportes de vitamina B12. También tienen riesgo de sufrir un síndrome por vaciamiento rápido (dumping) y deben ser advertidos de la conveniencia de realizar comidas frecuentes y de poco volumen.
- Se debe plantear una gastrectomía profiláctica en los portadores jóvenes asintomáticos de la mutación truncadora CDH1 en línea germinal que pertenecen a familias con un cáncer gástrico difuso hereditario de alta penetrancia.

BIBLIOGRAFÍA RECOMENDADA

Layke J, Lopez P: Gastric cancer: Diagnosis and treatment options, *Am Fam Physician* 69:1133, 2004.
McDonald JS: Chemotherapy in the management of gastric cancer, *JCO* 2768, 2003.

AUTOR: **FRED F. FERRI, M.D.**

INFORMACIÓN BÁSICA

DEFINICIÓN

El cáncer vulvar es una proliferación de células anormales originadas en la vulva y que tienen potencial maligno. La mayoría tienen origen epidermoide; sin embargo, otros tipos son el adenocarcinoma, carcinoma basocelular, sarcoma y melanoma (fig. 1-41).

SINÓNIMOS

Carcinoma vulvar de células escamosas.
Carcinoma vulvar de células basales.
Adenocarcinoma vulvar.
Melanoma vulvar.
Carcinoma de glándulas de Bartolino.
Carcinoma verrugoso vulvar.
Sarcoma vulvar.

CÓDIGO CIE-9CM
184.4 Neoplasia vulvar

EPIDEMIOLOGÍA Y DEMOGRAFÍA

PREVALENCIA: El cáncer vulvar es poco frecuente. Supone el 4% de todos los tumores genitales femeninos. Es el cuarto tumor ginecológico en frecuencia.
INCIDENCIA: 1,8/100.000.

PROMEDIO DE EDAD AL DIAGNÓSTICO: Enfermedad de la menopausia fundamentalmente. Promedio de edad al diagnóstico, 65 años.

SÍNTOMAS Y SIGNOS

- Prurito vulvar o dolor.
- Puede producir flujo o mal olor, o hemorragia.
- Lesión elevada, el aspecto puede ser carnoso, ulcerado, leucoplásico o verrugoso; las lesiones pueden ser multifocales.
- Las lesiones suelen localizarse en los labios mayores, pero puede haber también en labios menores, clítoris y periné.
- Puede haber adenopatías inguinales.

ETIOLOGÍA

- No se conoce la etiología exacta.
- Se han descrito neoplasias intraepiteliales en el 20-30% de los carcinomas escamosos vulvar invasivos, pero no se conoce su potencial maligno.
- En el 30-50% de los carcinomas vulvares se encuentra el virus del papiloma humano, pero no está claro su papel.
- Se han propuesto las siguientes causas: prurito crónico, humedad, residuos industriales, arsenicales, productos de higiene y distrofias vulvares.

DIAGNÓSTICO

DIAGNÓSTICO DIFERENCIAL

- Linfogranuloma inguinal.
- Tuberculosis.
- Distrofias vulvares.
- Atrofia vulvar.
- Enfermedad de Paget.

VALORACIÓN

- El diagnóstico es anatomopatológico por biopsia.
- Exploración cuidadosa de la lesión y valoración de la diseminación.
- Posible colposcopia de áreas adyacentes.
- Citología de la vagina y cerviz.
- Puede estar indicado realizar cistoscopia y rectosigmoidoscopia.

DIAGNÓSTICO POR IMAGEN

- Rx de tórax.
- TC y RM para valorar la extensión del tumor.

TRATAMIENTO

TRATAMIENTO NO FARMACOLÓGICO

- El tratamiento se individualiza dependiendo del estadio del tumor.
- Los tumores en estadio I con <1 mm de invasión del estroma se tratan con resección local completa sin linfadenectomía inguinal.
- Los tumores en estadio I con >1 mm de invasión del estroma se tratan con resección local completa y linfadenectomía inguinal.
- En los tumores en estadio II está indicada la vulvectomía radical con linfadenectomía inguinal bilateral.
- En la enfermedad evolucionada puede estar indicada la radioterapia y quimioterapia además del tratamiento quirúrgico.
- En la sección III se describe un algoritmo de tratamiento para el control del cáncer vulvar.

PRONÓSTICO

La supervivencia a los 5 años oscila del 90% en el estadio I al 15% en el estadio IV.

DERIVACIÓN

El cáncer vulvar debe ser controlado por un oncólogo ginecológico y un radioterapeuta.

BIBLIOGRAFÍA RECOMENDADA

Canavan TP, Cohen D: Vulvar cancer, *Am Fam Physician* 66(7):1269, 2002.
Coleman RL, Santoso JT: Vulvar carcinoma, *Curr Treat Opt Oncol* 1(2):177, 2000.
Grandys EC Jr, Aroris JV: Innovations in the management of vulvar carcinoma, *Curr Opin Obstet Gynecol* 12(1):15, 2000.

AUTOR: **GIL FARKASH, M.D.**

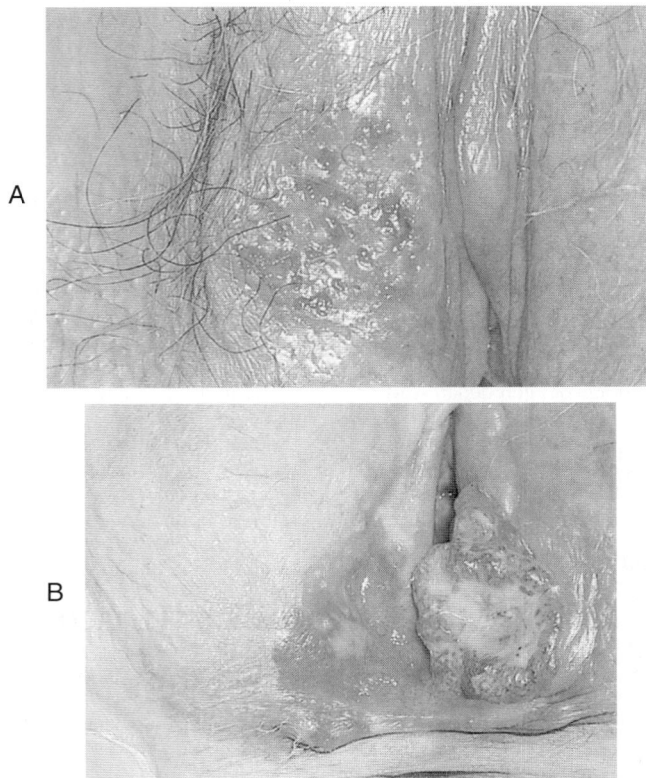

FIGURA 1-41   A, Carcinoma basocelular de la vulva. B, Carcinoma epidermoide de la vulva ulcerado. (De Symonds EM, Mcpherson MBA: *Color atlas of obstetrics and gynecology*, St. Louis, 1994, Mosby.)

INFORMACIÓN BÁSICA

DEFINICIÓN

La candidiasis es un proceso inflamatorio que afecta a la vulva y/o la vagina y se debe a la invasión superficial de las células epiteliales por *Candida sp.*

SINÓNIMOS

Moniliasis.
Muguet.
Candidosis.

CÓDIGOS CIE-9CM

112.1 Moniliasis
112.0 Muguet
112 Candidosis

EPIDEMIOLOGÍA Y DEMOGRAFÍA

- Es la segunda forma más frecuente de vaginitis en EE.UU. Un 75% de las mujeres sufren al menos un episodio de candidiasis vulvovaginal (CVV) durante los años fértiles y 45% tendrán un segundo ataque. Una pequeña subpoblación <5% de las mujeres adultas sufren episodios repetidos y no tratables. Se puede aislar *Candida* en hasta un 20% de las mujeres asintomáticas en edad fértil.
- Los factores que predisponen al desarrollo de una CVV sintomática incluyen el embarazo, el uso de antibióticos y la diabetes. Los antibióticos alteran la flora vaginal normal y permiten el sobrecrecimiento de los hongos; la gestación y la diabetes se asocian a una disminución de la inmunidad celular.
- Los factores asociados a mayor frecuencia de colonización vaginal asintomática son la gestación, los anticonceptivos orales ricos en estrógenos, la diabetes no controlada o acudir a consultas de ETS.

CVV NO COMPLICADA:

- CVV poco frecuente.
- Vaginitis leve a moderada y candida.
- Es probable que sea *C. albicans*.
- Mujeres no inmunodeprimidas.

CVV COMPLICADA:

- CVV recidivante.
- CVV grave.
- Candidiasis por gérmenes distintos de *albicans*.
- Mujeres con diabetes no controlada, inmunosupresión o gestantes.

TRATAMIENTO DE CVV COMPLICADA:

- CVV recidivante: 7-14 días de tratamiento tópico.
- 150 mg de fluconazol v.o. y repetir en 3 días.
- Régimen de mantenimiento.
  1. Clotrimazol 500 mg en supositorio vaginal: 1 por semana.
  2. Ketoconazol: 100 mg diarios.
  3. Fluconazol: 100-150 mg v.o. una vez a la semana.
  4. Itraconazol: 400 mg/mes o 100 mg/día.
  5. Mantener alguno de los regímenes previos durante 6 meses.

HUÉSPED INMUNODEPRIMIDO:

- Tratar con antimicóticos tradicionales durante al menos 7-14 días.

- Gestación: se recomiendan azoles tópicos durante 7 días.
- Mujeres con infección por VIH: fluconazol 200 mg/semana.
- No suele ser una ETS.

SÍNTOMAS Y SIGNOS

Los síntomas de la CVV incluyen:

- Prurito vulvar con secreción vaginal que se parece a queso fresco.
- Eritema y edema de los labios y la piel vulvar; pueden aparecer lesiones periféricas papulopustulosas bien delimitadas (lesiones satélite).
- La vagina puede estar eritematosa, con secreción adhesiva y blanquecina.
- El cérvix puede ser normal.
- Los síntomas se exacerban típicamente en la semana previa a la menstruación con cierto alivio en cuanto se inicia el sangrado menstrual.

ETIOLOGÍA

- *Candida* es un hongo dimórfico (esporos y micelas).
- *C. albicans* es responsable del 85-90% de las infecciones vaginales por hongos.
- *C. glabrata, C. tropicalis* (especies distintas de *albicans*) también producen vaginitis y pueden ser más resistentes al tratamiento convencional.

DIAGNÓSTICO

DIAGNÓSTICO DIFERENCIAL

- Vaginosis bacteriana.
- Tricomoniasis.

VALORACIÓN

- En general pH vaginal normal (<4,5).
- Aparecen formas de esporos o micelios en hasta el 80% de los casos. Las preparaciones en salino de las secreciones vaginales suelen ser normales, pueden reconocerse más células inflamatorias en los casos graves.
- Prueba de olfato negativa (KOH).
- KCl al 10% es útil y más sensible que las preparaciones en fresco para la identificación microscópica.
- Se puede realizar un diagnóstico de sospecha según los síntomas, aunque no se demuestren hongos al microscopio si el pH y la muestra en fresco son normales. Se recomienda el cultivo para hongos para confirmar el diagnóstico.
- En los casos crónicos y recidivantes, la sensación urente sustituye al prurito como síntoma prominente. Se debe confirmar el diagnóstico mediante estudio microscópico directo y cultivo. Muchas pacientes sufren una dermatitis atrófica o crónica. Estudiar el VIH.

PRUEBAS DE LABORATORIO

Si se remiten cultivos, hacerlo en medio de Nickerson o cultivos semicuantitativos de placa-stix. No se dispone de técnicas serológicas fiables para el diagnóstico.

TRATAMIENTO

TRATAMIENTO AGUDO

NO COMPLICADA:

BUTOCONAZOL TÓPICO: Crema vaginal al 2% 5 g intravaginales durante 5 días.

- Butoconazol (liberación mantenida): 5 g intravaginales una dosis.

CLOTRIMAZOL TÓPICO:

- 5 g de crema al 1% intravaginal en 7-14 días.
- Comprimido vaginal de 100 mg en 7 días.
- Comprimido vaginal de 100 mg, 2 en 3 días.
- Comprimido vaginal de 500 mg en dosis única.

MICONAZOL TÓPICO:

- Crema al 2% 5 g intravaginal en 7 días.
- Supositorio vaginal de 200 mg en 3 días.
- Supositorio vaginal de 100 mg en 7 días.

TIOCONAZOL TÓPICO: ungüento al 6,5% 5 g intravaginal, dosis única.

TERCONAZOL TÓPICO:

- Crema al 0,4% 5 g intravaginal en 7 días.
- Crema al 0,8% 5 g intravaginal en 3 días.
- Supositorio de 80 mg durante 3 días.

FLUCONAZOL ORAL: dosis oral única de 150 mg.

TRATAMIENTO CRÓNICO

Ketoconazol 400 mg orales diarios o 200 mg de fluconazol oral diarios hasta que se resuelvan los síntomas. Después mantenimiento con dosis profilácticas de estos fármacos durante 6 meses (ketoconazol 100 mg/día, fluconazol 150 mg/semana).

PRONÓSTICO

Si se trata de un cuadro crónico o recidivante, se debe descartar la diabetes, el VIH y otras inmunodeficiencias.

OTRAS CONSIDERACIONES

COMENTARIOS

- Los azoles son más eficaces que la nistatina. Los síntomas tardan en general 2-3 días en resolverse. El tratamiento adyuvante con un esteroide tópico débil, como crema de hidrocortisona al 1%, ayuda a aliviar los síntomas.
- Las cremas y supositorios se elaboran en base oleosa y pueden debilitar los preservativos de látex y los diafragmas.

BIBLIOGRAFÍA RECOMENDADA

Centers for Disease Control and Prevention: 2002 sexually transmitted diseases treatment guidelines, *MMWR Morb Mortal Wkly Rep* 51(RR-6), 2002.

Watson MC et al: Oral versus intra-vaginal imidazole and triazole anti-fungal treatment of uncomplicated vulvovaginal candidiasis (thrush), *Cochrane Database Syst Rev* (4):CD002845, 2001.

AUTOR: MARIA A. CORIGLIANO, M.D.

SECCIÓN I

INFORMACIÓN BÁSICA

DEFINICIÓN

El carbunco es una enfermedad infecciosa aguda producida por la bacteria esporulada *Bacillus anthracis*.

CÓDIGOS CIE-9CM
0.22.0 Carbunco cutáneo
0.22.1 Carbunco por inhalación
0.22.2 Carbunco digestivo
0.22.3 Sepsis por carbunco

EPIDEMIOLOGÍA Y DEMOGRAFÍA

- El carbunco suele afectar a animales de granja y la afectación humana es sólo incidental por contacto con animales o productos animales infectados. En todo el mundo se producen unos 20.000-100.000 casos anuales de carbunco cutáneo. En EE.UU. la incidencia anual era de unos 130 casos antes de 2001.
- Hasta el reciente ataque bioterrorista del año 2001 la mayor parte de los casos de carbunco se producían en el entorno industrial (materiales crudos contaminados utilizados en la fabricación) o en la agricultura.
- En 2001 se produjeron más de 20 casos confirmados de carbunco por bioterrorismo, la mayor parte de ellos secundarios a la manipulación de cartas contaminadas. El carbunco inhalatorio es la forma más mortal de carbunco y se debe a la inspiración de 8.000-50.000 esporas de *Bacillus anthracis*. Antes de 2001 llevaban 20 años sin producirse casos de carbunco por inhalación en EE.UU.
- La diseminación persona a persona directa del carbunco es extraordinariamente infrecuente, si es que existe. Por tanto, no existe necesidad de inmunizar o tratar a los contactos de los enfermos de carbunco, como los familiares, los amigos o los compañeros de trabajo, salvo que también hayan estado expuestos a la misma fuente de infección.

SÍNTOMAS Y SIGNOS

Los síntomas de la enfermedad varían en función de la forma de contagio, pero suelen producirse a los 7 días de la exposición. Las formas graves de carbunco humano son la asociada a inhalación, la cutánea y la intestinal.

- El **carbunco por inhalación** empieza con prodromos breves que se parecen a una enfermedad respiratoria viral y que se sigue de disnea e hipoxia con evidencia radiológica de ensanchamiento mediastínico. Los factores derivados del huésped, la dosis de exposición y la quimioprofilaxis pueden condicionar la duración del período de incubación. Los síntomas iniciales incluyen febrícula, mialgias y malestar y pueden evolucionar a insuficiencia respiratoria y shock; es frecuente la meningitis.

- El **carbunco cutáneo** se caracteriza por una lesión cutánea que evoluciona de pápula pasando por una fase de vesícula a una escara negra deprimida. El período de incubación oscila entre 1 y 12 días. La lesión suele ser indolora, pero los pacientes pueden desarrollar fiebre, malestar, cefalea y adenopatías regionales. La escara se seca y cae en 1-2 semanas y deja poca cicatriz.
- El **carbunco digestivo** se caracteriza por dolor abdominal intenso seguido de fiebre y signos de septicemia. Puede producirse diarrea sanguinolenta y signos de abdomen agudo. Esta forma de carbunco se suele producir tras la ingesta de carne cruda o poco cocida contaminada y puede tener un período de incubación entre 1-7 días. Pueden producirse úlceras gástricas, que a veces se asocian a hematemesis. Se han descrito una forma orofaríngea y otra abdominal de la enfermedad. La afectación faríngea se suele caracterizar por lesiones en la base de la lengua, disfagia, fiebre y adenopatías regionales. La inflamación del intestino distal produce típicamente náuseas, pérdida de apetito y fiebre seguida de dolor abdominal, hematemesis y diarrea sanguinolenta.

ETIOLOGÍA

Esta enfermedad es producida por *Bacillus anthracis*, un bacilo esporulado grampositivo. Es un germen aerobio, no móvil ni hemolítico en agar sangre de oveja y crece bien a 37 °C de temperatura formando grandes colonias con prolongaciones laterales de forma irregular (aspecto en cabeza de Medusa). En el huésped aparecen como gérmenes aislados o cadenas de dos o tres bacilos.

DIAGNÓSTICO

DIAGNÓSTICO DIFERENCIAL

- Se debe distinguir el carbunco por inhalación de las enfermedades seudogripales (ESG) y tularemia. La mayor parte de los casos de ESG se asocian a congestión nasal y rinorrea, que son raros en el carbunco por inhalación. Otros factores que ayudan en la distinción son la ausencia habitual de alteraciones en la radiografía de tórax en la ESG (v. más adelante).
- El carbunco cutáneo se debe distinguir de la enfermedad estafilocócica, del ectima, del ectima gangrenoso, de la peste, de la picadura de araña reclusa parda y de la tularemia.

- El diagnóstico diferencial del carbunco digestivo incluye la gastroenteritis viral, la shigellosis y la yersiniosis.

PRUEBAS DE LABORATORIO

- La identificación de sospecha se basa en el Gram de las lesiones cutáneas, el LCR o la sangre, que muestra bacilos grampositivos encapsulados.
- Las pruebas de confirmación se realizan en laboratorios especiales. Las cepas virulentas crecen en agar con nutrientes en presencia de CO_2 al 5%. La susceptibilidad a la lisis por fagos gamma o la tinción DFA del antígeno polisacárido de la pared son también pruebas de confirmación útiles.
- El cultivo de los frotis nasales para determinar la exposición mediante inhalación tiene un valor diagnóstico limitado. Un resultado negativo no excluye la posibilidad de exposición. Pueden ser usadas por los responsables de salud pública para ayudar a la valoración epidemiológica de las personas expuestas para evaluar la dispersión de las esporas.
- Las pruebas serológicas mediante ensayo inmunoadsorbente ligado a enzimas (ELISA) permiten confirmar el diagnóstico.
- En algunos laboratorios especializados existen pruebas cutáneas (prueba de antracina) para detectar la inmunidad mediada por células frente al carbunco.

DIAGNÓSTICO POR IMAGEN

La radiografía de tórax suele mostrar ensanchamiento del mediastino. Los hallazgos adicionales incluyen infiltrados y derrame pleural.

TRATAMIENTO

TRATAMIENTO NO FARMACOLÓGICO

Puede ser necesario el soporte ventilatorio y la hidratación i.v. en el carbunco por inhalación.

TRATAMIENTO AGUDO

- La mayoría de las cepas naturales de *B. anthracis* son sensibles a la penicilina. La FDA ha aprobado el uso de penicilina, doxiciclina y ciprofloxacino para el carbunco por inhalación.
- En la tabla 1-3 se describe un protocolo de tratamiento del carbunco por inhalación.
- El tratamiento profiláctico inicial tras la exposición en adultos incluye 500 mg de ciprofloxacino v.o. cada 12 horas o 100 mg de doxiciclina cada 12 horas. La duración total del tratamiento es de 60 días.

TRATAMIENTO CRÓNICO

Ninguno.

PRONÓSTICO

- La mortalidad del carbunco por inhalación se considera muy elevada (>90%).
- La mortalidad del carbunco cutáneo es 20% sin antibióticos y <1% con tratamiento.
- La mortalidad del carbunco digestivo es del 25-60%.

DERIVACIÓN

La consulta con un especialista en enfermedades infecciosas se recomienda en todos los casos de carbunco. Se deben notificar a las autoridades locales los casos sospechosos de carbunco.

OTRAS CONSIDERACIONES

COMENTARIOS

- Profilaxis postexposición: si se confirma la exposición a *B. anthracis* y se dispone de una vacuna, se debe administrar en las semanas 0, 2 y 4 y se deben mantener los antibióticos durante todo el período de 4 semanas. Si no se dispone de vacuna, se deben mantener los antibióticos durante 60 días.
- La vacunación previa a la exposición se limita a grupos de riesgo de exposición repetida a esporas de *B. anthracis*, como los laboratorios de bioterrorismo de nivel B y los trabajadores que entran de forma repetida en áreas contaminadas por esporas de este germen.
- La vacuna para el carbunco disponible en EE.UU. es un producto acelular inactivado autorizado para administración en series de 6 dosis.

BIBLIOGRAFÍA RECOMENDADA

Inglesby TV et al: Anthrax as a biological weapon, 2002, *JAMA* 287:2236, 2002.

Hupert N et al: Accuracy of screening for inhalational anthrax after a bioterrorist attack, *Ann Intern Med* 139:337, 2003.

Interim guidelines for investigation of and response to *Bacillus anthracis* exposures, *MMWR* 50:987, 2001.

Post-exposure anthrax prophylaxis, *Med Lett Drugs Ther* 43:91, 2001.

Swartz MN: Recognition and management of anthrax: an update, *N Engl J Med* 345:1621, 2001.

Use of anthrax vaccine for pre-exposure vaccination, *MMWR Morb Mortal Wkly Rep* 51:1024, 2002.

AUTOR: **FRED F. FERRI, M.D.**

TABLA 1-3 Protocolo de tratamiento del carbunco por inhalación[a,b]

Categoría	Tratamiento inicial (intravenoso)[c,d]	Duración
Adultos	Ciprofloxacino 400 mg cada 12 horas[a] **o** Doxiciclina 100 mg cada 12 horas[f] **y** Uno o dos antimicrobianos adicionales[d]	Tratamiento inicial i.v. Después cambiar a antibióticos orales cuando se considere adecuado a nivel clínico 500 mg de ciprofloxacino v.o. cada 12 horas **o** 100 mg de doxiciclina v.o. cada 12 horas Mantener durante 60 días (i.v. y v.o. combinados)[g]
Niños	Ciprofloxacino 10-15 mg/kg cada 12 horas[h,i] **o** Doxiciclina[f,j]: >8 años y >45 kg: 100 mg cada 12 horas >8 años y 45 kg o menos: 2,2 mg/kg cada 12 horas 8 años o menos: 2,2 mg/kg cada 12 horas **y** Uno o dos antimicrobianos adicionales[d]	Tratamiento inicial i.v. Después cambiar a antibióticos orales cuando se considere adecuado a nivel clínico 10-15 mg/kg de ciprofloxacino v.o. cada 12 horas **o** Doxiciclina[j]: >8 años y >45 kg: 100 mg cada 12 horas >8 años y 45 kg o menos: 2,2 mg/kg cada 12 horas 8 años o menos: 2,2 mg/kg cada 12 horas Mantener durante 60 días (i.v. y v.o. combinados)
Gestantes[k]	Igual que en adultos no gestantes (la elevada mortalidad por la infección supera el riesgo asociado al antimicrobiano)	Tratamiento inicial i.v. Después cambiar a antibióticos orales cuando se considere adecuado a nivel clínico. El régimen oral es igual que en no gestantes
Pacientes inmunodeprimidas	Igual que en personas y niños no inmunodeprimidos	Igual que en personas y niños no inmunodeprimidos

MMMRW 5: 987, 2001.

[a]Para el carbunco digestivo y orofaríngeo, usar los regímenes recomendados para el carbunco por inhalación.

[b]Ciprofloxacino y doxiciclina se deben considerar una parte esencial del tratamiento de primera línea del carbunco por inhalación.

[c]Los esteroides se pueden considerar un tratamiento adyuvante en pacientes con edema grave y meningitis en función de la experiencia sobre meningitis bacterianas de otras etiologías.

[d]Otros fármacos con actividad in vitro incluyen rifampicina, vancomicina, penicilina, ampicilina, cloranfenicol, imipenem, clindamicina y claritromicina. Ante la posible existencia de beta-lactamasas inducibles y constitutivas en *Bacillus anthracis* no se deben emplear penicilina y ampicilina solas. Se recomienda consultar con un especialista en infecciosas.

[e]El tratamiento inicial se puede modificar según la evolución clínica del paciente; cuando el paciente mejore, puede ser adecuado usar 1 o 2 antimicrobianos (ciprofloxacino o doxiciclina).

[f]Si se sospecha una meningitis, doxiciclina puede no ser un tratamiento óptimo porque penetra mal en el sistema nervioso central.

[g]Ante la posible persistencia de esporas tras la exposición a aerosol, se debe mantener el tratamiento antimicrobiano durante 60 días.

[h]Si no se dispone de ciprofloxacino intravenoso, puede ser aceptable el compuesto oral porque se absorbe bien y con rapidez en el aparato digestivo sin pérdidas importantes por metabolismo del primer paso. Las concentraciones séricas máximas se alcanzan 1-2 horas después de la dosis oral, pero pueden no conseguirse si existen vómitos o íleo.

[i]En los niños las dosis de ciprofloxacino no deben superar 1 g/día.

[j]La American Academy of Pediatrics recomienda el tratamiento de los niños pequeños con infecciones graves (p. ej., fiebre maculosa de las Montañas Rocosas) con tetraciclinas.

[k]Aunque no se recomienda la administración de tetraciclinas durante el embarazo, su uso puede estar recomendado en infecciones con riesgo vital. Los riesgos de efectos secundarios sobre huesos y dientes en desarrollo dependen de la dosis, de forma que se puede usar doxiciclina durante un período corto de tiempo (7-14 días) antes de los 6 meses de embarazo.

INFORMACIÓN BÁSICA

DEFINICIÓN

El carcinoma basocelular (CB) es un tumor cutáneo maligno originado en las células basales de la parte inferior de la epidermis y las estructuras anexiales. Puede clasificarse dentro de 6 tipos (nodular, superficial, pigmentado, quístico, esclerosante o morfeiforme y nevoide). El tipo más frecuente es el nodular (21%) y el más raro el morfeiforme (1%), aunque se reconocen patrones mixtos hasta en el 40% de los casos. El carcinoma basocelular evoluciona mediante expansión directa y destruye los tejidos normales.

CÓDIGOS CIE-9CM

- 179.9 Carcinoma basocelular, localización no especificada
- 173.3 Carcinoma basocelular, cara
- 173.4 Carcinoma basocelular, cuello, cuero cabelludo
- 173.5 Carcinoma basocelular, tronco
- 173.6 Carcinoma basocelular, de miembro
- 173.7 Carcinoma basocelular, de miembro inferior

EPIDEMIOLOGÍA Y DEMOGRAFÍA

- La neoplasia cutánea más frecuente en el hombre (>400.000 casos/año).
- Un 85% aparecen en la región de cabeza y cuello.
- Localización más frecuente: nariz (30%).
- La incidencia aumenta con la edad >40 años.
- Mayor incidencia en varones.
- Factores de riesgo: piel clara, aumento de la exposición al sol, uso de salas de bronceado con ultravioleta A o B, antecedentes de radioterapia (p. ej., por enfermedad de Hodgkin), antecedentes personales o familiares de cáncer de piel, sistema inmunitario alterado.

SÍNTOMAS Y SIGNOS

Variables según el tipo histológico:

- Nodular: lesión en forma de cúpula, indolora, que puede hacerse multilobulada y se ulcera con frecuencia (úlcera rodens); se encuentran prominentes vasos telangiectásicos en la superficie y el margen es traslúcido, elevado y blanco perla (fig. 1-42); algunos carcinomas basocelulares nodulares pueden estar pigmentados y se parecen al melanoma.
- Superficial: lesión descamativa circunscrita negra con un margen delgado elevado blanco perla; puede tener erosiones y costras; se localiza sobre todo en el tronco y las extremidades.
- Morfeiforme: aspecto plano o ligeramente elevado amarillento o blanco (similar a una esclerodermia localizada), el aspecto recuerda a una cicatriz y la superficie tiene una consistencia céres.

ETIOLOGÍA

La exposición al sol o a salones de bronceado con equipos de emisión de radiación ultravioleta A o B.

DIAGNÓSTICO

DIAGNÓSTICO DIFERENCIAL

- Queratoacantoma.
- Melanoma (forma pigmentada de carcinoma basocelular).
- Xerodermia pigmentosa.
- Síndrome del nevus basocelular.
- Molusco contaginoso.
- Hiperplasia sebácea.
- Psoriasis.

VALORACIÓN

Biopsia para confirmar el diagnóstico.

TRATAMIENTO

TRATAMIENTO NO FARMACOLÓGICO

Se debe evitar el excesivo bronceado, usar pantallas solares para evitar las lesiones por exposición excesiva.

TRATAMIENTO AGUDO

Depende del tamaño y localización del tumor y del tipo celular:

- Resección quirúrgica: método preferido para los tumores grandes, de límites bien definidos en las piernas, las mejillas, la frente y el tronco.
- Cirugía micrográfica de Mohs: preferida para las lesiones en áreas de alto riesgo (como la nariz o el párpado), tumores primarios muy grandes, carcinomas recidivantes y tumores con márgenes clínicos mal delimitados.
- Electrodesecación y curetaje: útil en carcinomas basocelulares nodulares pequeños (<6 mm).
- Criocirugía con nitrógeno líquido: útil en carcinomas basocelulares de tipo nodular y superficial con márgenes claramente definidos. No tiene ventajas evidentes sobre los demás tipos de tratamiento y se suele reservar para tumores no complicados.
- Radioterapia: se utiliza en general para los carcinomas basocelulares en regiones que necesitan conservar tejido normal circundante por motivos estéticos (como los labios); también es útil en pacientes que no pueden tolerar la cirugía o en lesiones grandes o fracasos de la cirugía.
- La terapia fotodinámica utiliza una crema cutánea (Metvix, que se conoce como crema de metil aminolevulinato) y luz concentrada para activarla. Esta crema mata a las células tumorales y se emplea en Europa y Australia, pero todavía no ha sido aprobada por el FDA de EE.UU.
- La crema de imiquimod al 5% puede utilizarse como tratamiento de los CB pequeños y superficiales en tronco y extremidades. Su eficacia es aproximadamente del 80%. Su ventaja principal es que no produce cicatrices, algo que se debe sopesar frente a la tasa de éxitos de la cirugía.

TRATAMIENTO CRÓNICO

Valoración periódica al menos durante 5 años por el aumento del riesgo de recidiva de otro carcinoma basocelular (>40% de riesgo a los 5 años de tratamiento).

PRONÓSTICO

- Más del 90% de los pacientes se curan.
- Una lesión se considera de bajo riesgo si mide <1,5 cm de diámetro, es nodular o quística, se localiza en una región fácil de tratar (zona H de la cara) y no ha recibido tratamiento previo.
- Los carcinomas nodulares y superficiales son los menos agresivos.
- Las lesiones morfeiformes tienen la máxima incidencia de márgenes afectados por tumor (>30%) y la máxima frecuencia de recidivas.

AUTOR: **FRED F. FERRI, M.D.**

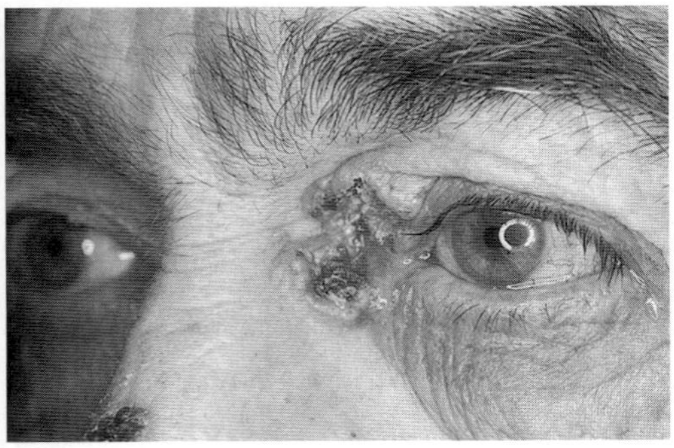

FIGURA 1-42 Carcinoma basocelular. Obsérvese el margen plegado y traslúcido y la úlcera central en este típica localización facial. (De Noble J y cols.: *Textbook of primary care medicine*, 3.ª ed., St. Louis, 2001, Mosby.)

INFORMACIÓN BÁSICA

DEFINICIÓN

Cáncer de la laringe, en las cuerdas vocales (glotis), región supraglótica o subglótica.

SINÓNIMOS

Cáncer de laringe.
Cáncer de cabeza y cuello (subgrupo); otras localizaciones son la cavidad oral, faringe, senos paranasales y glándulas salivares.

CÓDIGO CIE-9CM
231.0 Carcinoma de laringe

EPIDEMIOLOGÍA Y DEMOGRAFÍA

- 12.000 casos nuevos por año en EE.UU.
- 80% de predominio masculino (ahora, con previsible aumento en la mujer como consecuencia en el cambio del hábito de fumar).
- incidencia máxima en la sexta década.

SÍNTOMAS Y SIGNOS

Glotis:
- Diagnóstico precoz posible por un cambio en la voz (ronquera). Cualquier cambio en la voz de más de 2 semanas de duración debe estudiarse mediante exploración de la laringe.
- Supraglotis:
  1. No síntomas precoces.
  2. Linfadenopatía cervical.
  3. Dolor en el cuello o en el oído.
  4. Molestia al tragar.
  5. Odinofagia.
  6. Tardío: ronquera, disfagia, obstrucción de la vía respiratoria.
- Subglotis:

Incluso más sutil que la lesión supraglótica; presenta los mismos signos, en una fase más avanzada de la evolución.

ETIOLOGÍA

- Fumar (cigarrillos, puros o pipa).
- Consumo/abuso de alcohol.
- Deficiencias dietéticas y nutricionales.
- Reflujo gastroesofágico.
- Abuso de la voz.
- Laringitis crónica.
- Exposición al polvo de madera.
- Asbestosis.
- Exposición a la radiación.
- Posible participación del virus del papiloma humano.

DIAGNÓSTICO

DIAGNÓSTICO DIFERENCIAL

- Laringitis.
- Rinosinusitis alérgica y no alérgica.
- Reflujo gastroesofágico.
- Abuso de la voz con ronquera.
- Papiloma laríngeo.

- Parálisis de las cuerdas vocales secundaria a problema neurológico o secundaria a compresión mediastínica del nervio recurrente laríngeo.
- Traqueomalacia.

ESTADIFICACIÓN:

Supraglótico:
T1, tumor limitado a una sublocalización con movilidad normal de las cuerdas.
T2, tumor que invade la mucosa en más de una sublocalización (p. ej., base de la lengua, valécula, seno piriforme) sin fijación de la laringe.
T3, tumor limitado a la laringe con fijación de la cuerda vocal o invasión de la zona poscricoidea o preepiglotis.
T4, tumor que invade el cartílago tiroides o se extiende a las partes blandas del cuello, tiroides o esófago.

Glótico:
T1, tumor limitado a la cuerda vocal con movilidad normal.
T1a, tumor limitado a una cuerda vocal.
T1b, tumor que afecta a ambas cuerdas vocales.
T2, tumor que se extiende en región supra o subglótica o altera la movilidad de las cuerdas.
T3, tumor limitado a la laringe con fijación de la cuerda.
T4, tumor que invade el cartílago u otros tejidos fuera de la laringe.

Agrupación del estadio:
Estadio I: T1, N0, M0.
Estadio II: T2, N0, M0.
Estadio III: T3, N0, M0.
T1, T2, T3, N1, M0.
Estadio IV: T4, N0, M0.
Cualquier T, N2, N3, M0.
Cualquier T, cualquier N o M > 0.

VALORACIÓN

- Pruebas de laboratorio: ninguna.
- Inspección endoscópica de la laringe.
- Tras el diagnóstico (y sólo después) de neoplasia maligna, hay que realizar TC o RM para estadificar la enfermedad.

CLASIFICACIÓN HISTOLÓGICA:

Cánceres epiteliales:
- Carcinoma epidermoide in situ.
- Cáncer superficialmente invasivo.
- Carcinoma verrugoso.
- Seudosarcoma.
- Cáncer anaplásico.
- Carcinoma de células transicionales.
- Cáncer linfoepitelial.
- Adenocarcinoma.
- Tumores neuroendocrinos, como de células pequeñas y carcinoide.

Sarcomas.
Cánceres metastásicos.

TRATAMIENTO

TRATAMIENTO AGUDO

- Estadio temprano (T o T2): dos opciones:
  1. Cirugía conservadora (laringuectomía parcial) con disección cervical.
  2. Radioterapia primaria.

- Estadio intermedio: cuatro opciones:
  1. Sólo radioterapia primaria.
  2. Laringuectomía supraglótica con disección cervical.
  3. Laringuectomía supraglótica con radioterapia postoperatoria.
  4. Quimioterapia y radioterapia.
- Estadio avanzado:

Quimioterapia y radioterapia con laringuectomía total reservada para el fracaso terapéutico.

Glotis:
- Carcinoma in situ.
  1. Microescisión.
  2. Vaporización láser.
  3. Radioterapia.
- Estadio temprano (T o T2): dos opciones:
  1. Cirugía con conservación de la voz.
  2. Radioterapia.
- Estadio intermedio (T3):
  1. Radioterapia y quimioterapia combinada (cisplatino y 5FU).
  2. Laringuectomía total para fracaso terapéutico.
- Estadio avanzado (T4):
  1. Radioterapia y quimioterapia combinada.
  2. Larinquectomía total y disección cervical seguida de radioterapia postoperatoria en lesión desfavorable o fracaso terapéutico.

Subglotis:
Laringuectomía total y cirugía cervical para extirpar el tumor, seguida de radioterapia.

Cáncer irresecable:
- Quimioterapia de inducción y radioterapia seguidas de disección cervical en tumores quimiosensibles o de laringuectomía y disección cervical en tumores quimiorresistentes.
- Si existe afectación hipofaríngea: laringofaringuectomía, disección cervical y radioterapia postoperatoria.

PRONÓSTICO

Supraglotis, control a 5 años:
- T_1, 95 al 100%.
- T_2, 80 al 90%.
- T_3, 65 a 85%.
- T_4, 40 a 55%.

Glotis, control a 5 años:
- T_1, 95 a 100%.
- T_2, 50 a 85%.
- T_3, 35 a 85%.
- T_4, 20 a 65%.

BIBLIOGRAFÍA RECOMENDADA

Sessions RB, Harrison LB, Forastiere AA: Tumors of the larynx and hypopharynx. In *Cancer: principals and practice of oncology,* ed 6, Philadelphia, 2001, Lippincott Williams & Wilkins.

AUTOR: **TOM J. WACHTEL, M.D.**

INFORMACIÓN BÁSICA

DEFINICIÓN

El carcinoma de tiroides es una neoplasia primaria del tiroides. Existen cuatro tipos fundamentales de carcinoma de tiroides: papilar, folicular, anaplásico y medular.

SINÓNIMOS

Carcinoma papilar de tiroides.
Carcinoma folicular de tiroides.
Carcinoma anaplásico de tiroides.
Carcinoma medular de tiroides.

CÓDIGO CIE-9CM
193 Neoplasia maligna de tiroides

EPIDEMIOLOGÍA Y DEMOGRAFÍA

- El cáncer de tiroides es el cáncer endocrino más frecuente, con una incidencia anual de 14.000 nuevos casos en los EE.UU. y alrededor de 1.100 muertes.
- Relación mujeres:varones de 3:1.
- El tipo más común (50-60%) es el carcinoma papilar.
- Edad media al diagnóstico: 45-50 años.

SÍNTOMAS Y SIGNOS

- Presencia de nódulo tiroideo.
- Ronquera y linfadenopatía cervical.
- Tumefacción indolora en la región tiroidea.

ETIOLOGÍA

- Factores de riesgo: irradiación previa del cuello.
- Neoplasia endocrina múltiple de tipo II (carcinoma medular).

DIAGNÓSTICO

DIAGNÓSTICO DIFERENCIAL

- Bocio multinodular.
- Tiroiditis linfocitaria.
- Tiroides ectópico.

VALORACIÓN

La valoración del carcinoma de tiroides incluye la evaluación de laboratorio y el diagnóstico por imagen. Sin embargo, el diagnóstico se confirma mediante aspiración con aguja fina (AAF) o biopsia quirúrgica. Las características del carcinoma de tiroides varían con el tipo:
- Carcinoma papilar:
  1. Afecta con mayor frecuencia a mujeres en la segunda o tercera décadas de vida.
  2. Desde un punto de vista histológico, son patognomónicos los cuerpos de psamoma (cuerpos calcificados en proyecciones papilares); se observan en el 35-45% de los carcinomas papilares de tiroides.

  3. La mayoría no son lesiones papilares, sino carcinomas papilares foliculares mixtos.
  4. La diseminación se produce por vía linfática e invasión local.
- Carcinoma folicular:
  1. Más agresivo que el carcinoma papilar.
  2. La incidencia aumenta con la edad.
  3. Tiende a metastatizar al hueso por vía hematógena, produciendo fracturas patológicas.
  4. Tiende a concentrar yodo (útil para el tratamiento con radiación).
- Carcinoma anaplásico:
  1. Neoplasia muy agresiva.
  2. Dos principales tipos histológicos: de células pequeñas (menos agresivo, supervivencia a 5 años de aproximadamente el 20%) y de células gigantes (en general, muerte a los 6 meses del diagnóstico).
- Carcinoma medular:
  1. Lesión unifocal: hallada de forma esporádica en ancianos.
  2. Lesiones bilaterales: asociadas a feocromocitoma e hiperparatiroidismo; esta combinación se conoce como MEN-II y se trata de un trastorno hereditario autosómico dominante.

PRUEBAS DE LABORATORIO

- Los estudios de función tiroidea suelen ser normales. Deben obtenerse medidas de la TSH, T4 y tiroglobulina sérica antes de la tiroidectomía en pacientes con carcinoma de tiroides confirmado.
- Elevación de la calcitonina plasmática en pacientes con carcinoma medular (los tumores producen tirocalcitonina).

DIAGNÓSTICO POR IMAGEN

- Las imágenes de tiroides con yodo-123 o tecnecio-99m pueden identificar nódulos hipofuncionantes (fríos), cuya probabilidad de ser malignos es mayor. Sin embargo, los nódulos calientes también pueden ser malignos.
- La ecografía de tiroides puede detectar nódulos sólidos solitarios con alto riesgo de malignidad. Sin embargo, una ecografía negativa no descarta el diagnóstico de carcinoma de tiroides.
- La biopsia por PAAF es el mejor método para valorar un nódulo tiroideo (v. «Nódulo tiroideo» en la sección I).

TRATAMIENTO

TRATAMIENTO AGUDO

- Carcinoma papilar:
  1. La tiroidectomía total está indicada si el paciente presenta:
     a. Extensión extrapiramidal del carcinoma.

     b. Carcinoma papilar limitado al tiroides, aunque con una historia positiva de irradiación del cuello.
     c. Lesión >2 cm.
  2. Puede realizarse una lobectomía con istmectomía en pacientes con carcinoma papilar intratiroideo <2 cm sin antecedentes de irradiación de cabeza o cuello; tras la cirugía, la mayoría se somete a tratamiento supresor con hormona tiroidea, ya que estos tumores responden a la TSH. La práctica aceptada es la de suprimir las concentraciones séricas de TSH a <0,1 μU/ml.
  3. Puede emplearse el tratamiento con yodo-131 (tras la tiroidectomía total), seguido por un tratamiento supresor de tiroides con triyodotironina, en el carcinoma papilar metastásico.
- Carcinoma folicular:
  1. Tiroidectomía total seguida de supresión de la TSH, como se describió anteriormente.
  2. El tratamiento con yodo 131 seguido del tratamiento supresor tiroideo con triyodotironina es útil en pacientes con metástasis.
- Carcinoma anaplásico:
  1. En el momento del diagnóstico, esta neoplasia raramente es operable; la cirugía paliativa está indicada en tumores extremadamente grandes que compriman la tráquea.
  2. El tratamiento normalmente se limita al uso de radiaciones o quimioterapia (combinación de doxorrubicina, cisplatino y otros antineoplásicos); estas medidas rara vez proporcionan una paliación significativa.
- Carcinoma medular:
  1. Debe realizarse una tiroidectomía.
  2. Tanto el paciente como sus familiares deben someterse a un cribado de feocromocitomas e hiperparatiroidismo.

PRONÓSTICO

El pronóstico varía con el tipo de carcinoma de tiroides: la supervivencia a 5 años alcanza el 80% en el carcinoma folicular y aproximadamente el 5% en el carcinoma anaplásico.

OTRAS CONSIDERACIONES

COMENTARIOS

Los familiares de pacientes con carcinoma medular deben someterse a un cribado; los análisis de ADN para la detección de mutaciones en la estructura génica RET permiten la identificación de genes portadores de MEN-IIA.

AUTOR: **FRED F. FERRI, M.D.**

INFORMACIÓN BÁSICA

DEFINICIÓN

El carcinoma epidermoide es un tumor maligno cutáneo que aparece en el epitelio.

SINÓNIMO

Cáncer de piel.

CÓDIGO CIE-9CM

173.9 Neoplasia cutánea, sin especificar localización.

EPIDEMIOLOGÍA Y DEMOGRAFÍA

- El carcinoma epidermoide es la segunda neoplasia maligna cutánea más frecuente, abarcando el 20% de todos los casos de cáncer de piel no melanomas.
- La incidencia es mayor en las latitudes más bajas (p. ej., sur de los EE.UU. Australia).
- Relación varones:mujeres de 2:1.
- La incidencia aumenta con la edad y la exposición solar.
- La edad media en el momento del diagnóstico es de 66 años.

SÍNTOMAS Y SIGNOS

- El carcinoma epidermoide afecta con frecuencia al cuero cabelludo, región del cuello, dorso de las manos, superficie superior de los pabellones auriculares, y labios.
- La lesión puede presentar una mácula o placa escamosa y eritematosa.
- También pueden existir telangiectasias y ulceración central (fig. 1-43).
- La mayoría de los carcinomas epidermoides se manifiestan como lesiones exofíticas que crecen durante un período de meses.

ETIOLOGÍA

Los factores de riesgo incluyen la radiación UVB y la inmunosupresión (los receptores de trasplantes renales presentan el triple de riesgo).

DIAGNÓSTICO

DIAGNÓSTICO DIFERENCIAL

- Queratoacantomas.
- Queratosis actínica.
- Melanoma amelanótico.
- Carcinoma basocelular.
- Tumores benignos.
- Heridas traumáticas en curación.
- Tumores de células fusiformes.
- Verrugas.

VALORACIÓN

El diagnóstico se realiza mediante biopsia cutánea de todo el espesor (incisional o excisional).

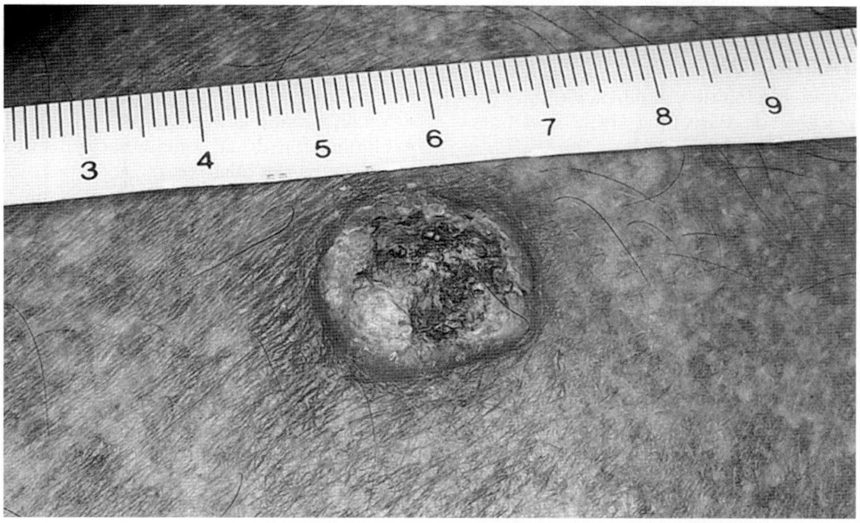

TRATAMIENTO

TRATAMIENTO AGUDO

- Electrodesecación y curetaje de los carcinomas epidermoides de pequeño tamaño (<2 cm de diámetro), tumores superficiales y lesiones localizadas en extremidades y tronco.
- Los tumores de menos de 4 mm de espesor pueden tratarse con la simple exéresis local.
- Las lesiones de 4 a 8 mm de espesor, o aquéllas con invasión dérmica profunda, deben ser extirpadas.
- Los tumores que penetran en la dermis pueden tratarse con diferentes técnicas, incluyendo excisión o cirugía de Mohs, radioterapia y quimioterapia.
- Los carcinomas epidermoides metastásicos pueden tratarse con crioterapia y una combinación quimioterápica con ácido 13-*cis*-retinoico e interferón α-2A.

PRONÓSTICO

- La supervivencia se relaciona con el tamaño, sitio, grado de diferenciación, estado inmunológico del paciente, profundidad de invasión y presencia de metástasis. Los factores de riesgo de metástasis incluyen lesiones en labio o pabellón auricular profundidad creciente de la lesión y pobre diferenciación celular.
- Los pacientes cuyos tumores penetran la dermis o superan los 8 mm de grosor presentan riesgo de recurrencia tumoral.
- Las localizaciones metastásicas más frecuentes son los ganglios linfáticos regionales, hígado y pulmón.
- Los tumores de cuero cabelludo, nariz y labios también presentan un alto riesgo.
- Los carcinomas epidermoides que se originan en labios y pabellones auriculares metastatizan en el 10-20% de los casos.
- La supervivencia a cinco años para el carcinoma epidermoide es del 34%.

DERIVACIÓN

Derivación a oncología en caso de carcinoma epidermoide metastásicos.

OTRAS CONSIDERACIONES

COMENTARIOS

Los carcinomas epidermoides que aparecen en áreas de irradiación previa, lesión térmica y áreas de úlceras crónicas o trayectos de drenaje crónicos son más agresivos y metastatizan con mayor frecuencia que los que se originan en la piel con lesiones actínicas.

AUTOR: **FRED F. FERRI, M.D.**

FIGURA 1-43   Carcinoma epidermoide. Lesión nodular hiperqueratósica con erosión central. (De Noble J y cols.: *Textbook of primary care medicine,* 3.ª ed., St. Louis, 2001, Mosby.)

INFORMACIÓN BÁSICA

DEFINICIÓN

El carcinoma hepatocelular es un tumor maligno del hígado que se origina en los hepatocitos.

CÓDIGO CIE-9CM
155.0 Carcinoma hepatocelular

SINÓNIMOS

Hepatoma.
Hepatocarcinoma.

EPIDEMIOLOGÍA Y DEMOGRAFÍA

Es el quinto cáncer por orden de frecuencia en todo el mundo. Su incidencia varía mucho en las distintas áreas geográficas:

- Las regiones con tasas elevadas de hepatitis B y hepatitis C (Asia, África subsahariana) tienen tasas proporcionalmente elevadas de carcinoma hepatocelular.
- El tumor es más frecuente en los varones que en las mujeres.
- En los países occidentales, su incidencia máxima ocurre en el quinto y sexto decenios de la vida y en edades más precoces en las zonas de transmisión perinatal de la hepatitis B.
- Incidencia creciente en EE.UU. debido a la infección por el virus de la hepatitis C.

FACTORES DE RIESGO

- Hepatopatía crónica.
- Cirrosis.
- Hepatitis crónica B o C, sobre todo si existe HBeAg.
- Hepatotoxinas como alcohol, micotoxinas (aflatoxina B_1), dosis altas de esteroides anabolizantes, cloruro de vinilo, posiblemente estrógenos.
- Enfermedades sistémicas que afectan al hígado tales como deficiencia de alfa-1-antitripsina, hemocromatosis, tirosinemia.

SÍNTOMAS Y SIGNOS

- La tercera parte de los pacientes es asintomática.
- A menudo existen signos de cirrosis (p. ej., adelgazamiento, ascitis).
- Cirrosis previamente compensada con ascitis de nueva aparición, encefalopatía, ictericia o hemorragias.

DIAGNÓSTICO

DIAGNÓSTICO DIFERENCIAL

- Tumor metastásico en el hígado.
- Tumores hepáticos benignos tales como adenomas, hiperplasia nodular focal, hemangiomas.
- Esteatosis focal.

VALORACIÓN

- Anamnesis con atención a los factores de riesgo (v. «Factores de riesgo»).
- Exploración física con atención a los signos de hepatopatía crónica.
- Estudio analítico y de imagen.

PRUEBAS DE LABORATORIO

- Pruebas de función hepática.
- Elevación de alfa-fetoproteína en el 70% de los pacientes (sensibilidad, 40 a 65%; especificidad, 80 a 94%).
- El síndrome paraneoplásico asociado al carcinoma hepatocelular puede producir alteraciones tales como hipercalcemia, hipoglucemia y policitemia.

DIAGNÓSTICO POR IMAGEN

Ecografía, TC y RM. La ecografía es la técnica preferida, debido a su bajo costo; sin embargo, con ella, los nódulos regenerativos benignos pueden ser difíciles de distinguir del cáncer. En los casos de cirrosis nodular, la ecografía con contraste en la fase arterial o la TC helicoidal podrían ser los métodos de elección para la detección selectiva.

BIOPSIA

La biopsia percutánea con control ecográfico o con TC suele ser diagnóstica. El patrón oro es el diagnóstico microscópico. No obstante, es posible diagnosticar con fiabilidad un carcinoma hepatocelular cuando:

- Se confirma con dos métodos de imagen un nódulo >2 con hipervascularización arterial
O
- Un solo método de imagen positivo se asocia a una AFP >400 µg/ml.

DETECCIÓN SELECTIVA

La detección selectiva cada 6 meses con ecografía y determinación de alfa-fetoproteína en los pacientes de alto riesgo permite detectar el carcinoma hepatocelular en una fase inicial. La detección selectiva a intervalos de 6 a 12 meses podría ser aceptable en los portadores sanos del virus de la hepatitis B sin cirrosis.

ESTADIACIÓN

Según el sistema de estadificación del Hospital Clinic de Barcelona (BCLC), el tratamiento depende del estadio:

- Estadio inicial: tumor único asintomático de 5 cm o menos, o 3 nódulos de 3 cm o menos.
- Estadio intermedio: pacientes con tumores que superan los criterios iniciales, pero no que presentan síntomas relacionados con el cáncer, invasión vascular ni metástasis.
- Estadio avanzado: pacientes con síntomas relacionados con el cáncer.
- Estadio terminal: pacientes con enfermedad sintomática avanzada.

TRATAMIENTO

- En los pacientes que no son candidatos a la extirpación quirúrgica, puede administrarse quimioterapia a través de un catéter arterial con o sin embolización del tumor o utilizar la crioablación controlada con ecografía como tratamiento local. En los casos avanzados no se emplea la quimioterapia de forma sistemática. El tratamiento depende del tamaño del tumor y de la gravedad de los síntomas.

Según el sistema de estadificación BCLC, el tratamiento es el siguiente:

1. Estadio inicial: tratamiento curativo (extirpación, trasplante hepático, ablación percutánea o ambos). La elevación de la presión portal es un signo de mal pronóstico tras la extirpación. En los casos con presión portal elevada que tienen <3 tumores de un tamaño <3 cm, debe intentarse la extirpación quirúrgica, incluidos el trasplante y la ablación.
2. Estadio intermedio: no existe acuerdo sobre la estrategia terapéutica óptima. La embolización podría mejorar el resultado final.
3. Estadio avanzado: no existe un tratamiento curativo. En ausencia de metástasis, es razonable la ablación. Debe considerarse la participación en un estudio clínico.
4. Estadio terminal: cuidados paliativos.

- En los pacientes con cirrosis avanzada y tumores pequeños debe considerarse la posibilidad del trasplante hepático.
- En los casos con hepatitis C asociada a un carcinoma hepatocelular, el tratamiento postoperatorio con interferón-alfa reduce la proporción de recidivas del tumor.

PRONÓSTICO

- Mal pronóstico en los tumores que no pueden extirparse.
- La supervivencia a los cinco años luego de la extirpación quirúrgica oscila entre el 30 y 50%.

DERIVACIÓN

Derivación a un servicio de gastroenterología para la planificación del tratamiento.

OTRAS CONSIDERACIONES

Prevención:
- Vacuna contra la hepatitis B.
- Eliminación de la contaminación de los alimentos por aflatoxina.
- Disminución del consumo de alcohol.
- Identificación y tratamiento de la hemocromatosis.
- El tratamiento con interferón de los pacientes con hepatitis C reduce el riesgo de carcinoma hepatocelular.

BIBLIOGRAFÍA RECOMENDADA

Anderson JM et al: Synopsis for the Yale workshop on hepatocellular carcinoma, *J Clin Gastroenterol* 35:S152, 2002.

Gupta S et al: Test characteristics of α-fetoprotein for detecting hepatocellular carcinome in patients with Hepatitis C: a systematic review and critical analysis, *Ann Intern Med* 139:46, 2003.

Kubo S et al: Effects of long-term post-operative interferon–alpha therapy on intrahepatic recurrence after resection of hepatitis C virus-related hepatocellular carcinoma: a randomized controlled trial, *Ann Intern Med* 134:963, 2001.

AUTORES: **CHRISTINE DUFFY, M.D.** e **IRIS TONG, M.D.**

INFORMACIÓN BÁSICA

DEFINICIÓN

Las cataratas consisten en la pérdida de transparencia del cristalino. La opacidad puede ser cortical, nuclear o subcapsular posterior, aunque lo habitual es que sea mixta.

SINÓNIMOS

Cataratas congénitas (p. ej., rubeólica).
Cataratas metabólicas (p. ej., diabética).
Cataratas de las enfermedades del colágeno (p. ej., lúpica).
Cataratas hereditarias.
Cataratas seniles asociadas a la edad.
Cataratas traumáticas.
Cataratas tóxicas o de origen farmacológico (p. ej., esteroidea).

CÓDIGO CIE-9CM
366 Catarata

EPIDEMIOLOGÍA Y DEMOGRAFÍA

INCIDENCIA (EN LOS EE.UU.): Las cataratas son la causa más frecuente de ceguera tratable. La cirugía de la catarata es el procedimiento quirúrgico más frecuente en los pacientes de más de 65 años (1,3 millones de operaciones/año, con un coste anual aproximado de 3 billones de dólares). Se espera que en el año 2020 más de 30 millones de americanos padezcan cataratas. El 17,2% de los americanos de más de 40 años (20,5 millones) sufren cataratas. De éstos, el 5% ya han sido intervenidos quirúrgicamente.

DISTRIBUCIÓN POR EDADES: La catarata es una patología más frecuente en la población anciana. Es posible observar cierto grado de catarata en más del 50% de la población de 65 a 74 años, y en el 65% de la población de más de 75 años. La opacificación cristaliniana comienza a los 39-40 años y la progresión puede ser rápida o lenta, dependiendo de factores individuales y de la salud del paciente.

INCIDENCIA MÁXIMA:
- En etapas tempranas de la vida: cataratas congénitas y hereditarias principalmente.
- En pacientes de más edad (>40 años): cataratas seniles.

GENÉTICA: Existen cataratas hereditarias asociadas con síndromes como la galactosemia, la homocistinuria o la diabetes.

SÍNTOMAS Y SIGNOS

Opacificación del cristalino (fig. 1-44).

ETIOLOGÍA
- Hereditaria.
- Traumática.
- Tóxica.
- Senil.
- Farmacológica.
- Congénita.
- Inflamatoria.

- Diabetes.
- Enfermedad del colágeno.

DIAGNÓSTICO

DIAGNÓSTICO DIFERENCIAL
- Lesiones corneales.
- Lesiones retinianas, desprendimiento de retina, tumores.
- Enfermedad del vítreo, inflamación crónica.

VALORACIÓN
- Exploración oftalmológica completa (con exploración en la lámpara de hendidura, exploración del fondo de ojo y pruebas de deslumbramiento).
- Exploración física completa para detectar patologías subyacentes.

PRUEBAS DE LABORATORIO
- En raras ocasiones (sobre todo en las cataratas congénitas) se solicitan pruebas de detección de aminoácidos en la orina o técnicas de imagen para el estudio del SNC.
- En los adultos jóvenes con cataratas se debe determinar la glucemia en ayunas.
- En los pacientes más jóvenes debe descartarse la diabetes, las enfermedades vasculares del colágeno y las enfermedades metabólicas.
- Estudios genéticos y hereditarios.

TRATAMIENTO

No se ha demostrado que el uso de antioxidantes o de otro tipo de fármacos ralentice la progresión de las cataratas o evite su aparición.

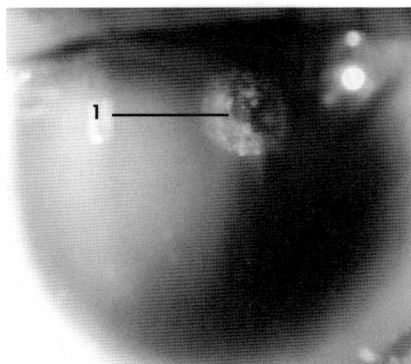

FIGURA 1-44 Catarata subcapsular posterior de localización central *(1)*. (De Palay D [ed.]: *Ophthalmology for the primary care physician*, St. Louis, 1997, Mosby.)

TRATAMIENTO NO FARMACOLÓGICO
- Las cataratas deben intervenirse cuando deterioren la agudeza visual.
- La cirugía está indicada cuando la agudeza visual corregida en el ojo afecto sea inferior a 0,7 en ausencia de otras enfermedades oculares. Sin embargo, la cirugía puede estar justificada en algunos casos seleccionados con una mejor agudeza visual (p. ej., si la catarata produce un deslumbramiento incapacitante o causa diplopia monocular). La cirugía también está indicada cuando la diferencia entre la visión de ambos ojos es notable y afecta a la vida del paciente.

TRATAMIENTO AGUDO
Ninguno, excepto cuando se acompaña de glaucoma agudo o de inflamación.

TRATAMIENTO CRÓNICO
- Modifique la graduación a medida que se desarrolla la catarata.
- La catarata induce con frecuencia una miopización del ojo, por lo que hasta que esté indicada la cirugía deben cambiarse las gafas.

PRONÓSTICO
Remita al paciente al oftalmólogo si existe un deterioro visual o si el ojo se encuentra rojo e inflamado.

DERIVACIÓN
Remita al paciente al oftalmólogo cuando exista un deterioro visual para valorar el tratamiento quirúrgico (v. «Tratamiento no farmacológico»).

OTRAS CONSIDERACIONES

Los pacientes suelen demandar información acerca de estos cinco aspectos:
1. Las expectativas de mejoría visual.
2. La rapidez de la recuperación visual.
3. Los riesgos quirúrgicos.
4. Los efectos de la cirugía.
5. Los tipos de complicaciones.

COMENTARIOS
La tasa de éxito quirúrgico es del 95 al 98%.

BIBLIOGRAFÍA RECOMENDADA
Congdon N et al: Prevalence of cataract and pseudophakia/aphakia among adults in the US, *Arch Ophthalmol* 122(4)487, 2004.
Consultation section: Cataract surgical problem, *J Cataract Refract Surg* 28:577, 2002.
Solomon R, Donninfeld ED: Recent advances and future frontiers in treating age-related cataracts, *JAMA* 290:248, 2003.
Wong TY et al: Relation of ocular trauma to cortical, nuclear and posterior subcapsular cataracts, *Br J Ophthalmol* 86:152, 2002.

AUTOR: **MELVYN KOBY, M.D.**

INFORMACIÓN BÁSICA

DEFINICIÓN

El término *cefalea en brotes* se aplica a los episodios de dolor intenso y estrictamente unilaterales de localización orbitaria, supraorbitaria, temporal o en cualquier combinación de estas localizaciones, que duran de 15 a 180 minutos y que ocurren de una vez cada dos días a 8 veces al día. Los ataques se asocian a una o varias de las siguientes características, todas ellas ipsilaterales: congestión conjuntival, lagrimación, congestión nasal, rinorrea, sudoración en la frente y la cara, miosis, ptosis y edema parpebral. Durante las crisis, casi todos los pacientes se muestran inquietos o agitados.

CÓDIGO CIE-9-CM
346.2 Variantes de migraña

EPIDEMIOLOGÍA Y DEMOGRAFÍA

- Se calcula que afecta a 0,05 a 1% de la población, con una frecuencia 5 veces mayor en los varones que en las mujeres.
- La edad máxima de comienzo se sitúa entre los 20 y los 40 años.
- Las cefaleas en brotes podrían ser hereditarias (herencia autosómica dominante) en alrededor del 5% de los casos.

SÍNTOMAS Y SIGNOS

- Durante los ataques: congestión conjuntival ipsilateral, lagrimación, congestión nasal, rinorrea, sudoración facial, síndrome de Horner.
- Al contrario que en la migraña, durante los ataques los pacientes están agitados y activos.
- En el 5% de los pacientes queda un síndrome de Horner parcial; por lo demás, la exploración es normal.

ETIOLOGÍA

Activación de la sustancia gris hipotalámica posterior que produce activación del trigémino, combinada con activación parasimpática.

DIAGNÓSTICO

- Dolor orbitario, supraorbitario, temporal o combinado, unilateral y muy intenso, que dura de 15 a 180 minutos.
- Frecuencia de días alternos a 8 veces al día.

- La cefalea va acompañada de al menos uno de los siguientes signos (ipsilaterales):
  1. Congestión conjuntival, lagrimación o ambos.
  2. Congestión nasal, rinorrea o ambas.
  3. Edema parpebral.
  4. Sudoración frontal o facial.
  5. Miosis, ptosis o ambas.
  6. Inquietud o agitación.

DIAGNÓSTICO DIFERENCIAL

- Migraña.
- Neuralgia del trigémino.
- Arteritis temporal.
- Neuralgia postherpética.
- Otras cefalalgias autónomas trigeminales.
- En la Sección II se describe el diagnóstico diferencial de las cefaleas.

VALORACIÓN

El diagnóstico suele hacerse por la historia clínica característica.

DIAGNÓSTICO POR IMAGEN

Ninguno, salvo que la historia clínica o la exploración física indiquen una deficiencia neurológica focal.

TRATAMIENTO

TRATAMIENTO NO FARMACOLÓGICO

Evitación del alcohol, la histamina, la nitroglicerina o el tabaco durante los brotes.

TRATAMIENTO ABORTIVO

- La inhalación de oxígeno al 100% con mascarilla facial en dosis de 8 a 10 l/minuto durante 15 minutos suele abortar los ataques.
- Los triptanos, los comprimidos de ergotamina y cafeína y la dihidroergotamina podrán abortar o prevenir el ataque si se administran inmediatamente antes de un episodio previsible. Lo habitual es que los episodios agudos cesen antes de que los analgésicos orales ejerzan su efecto, aunque la indometacina y otros AINE pueden ser eficaces en los episodios prolongados.

TRATAMIENTO PROFILÁCTICO

Se han ensayado varios fármacos sin mucho éxito, aunque hasta en el 50% de los casos pueden obtenerse buenas respuestas. Entre los fármacos utilizados se encuentran:

- Verapamilo; hasta 480 mg/día según la tolerancia (es el fármaco de elección).
- Litio: 200 mg 3 veces al día con controles frecuentes y ajustes de la posología para mantener una concentración sérica terapéutica de 0,4 a 1 mEq/l. Eficacia similar a la de verapamilo pero con más efectos secundarios.
- Metisergida: 1 a 2 mg 3 veces al día; requiere familiarización con sus posibles efectos adversos y el establecimiento de «vacaciones del fármaco» para reducir el riesgo de fibrosis.
- Ergotamina tartrato: 3-4 mg/día durante los brotes.
- Prednisona: 60 mg v.o., una vez al día durante 1 semana, seguida de disminución progresiva. Las cefaleas pueden reaparecer durante la retirada.

PRONÓSTICO

Los períodos sin cefaleas tienden a aumentar con la edad.

DERIVACIÓN

Cefaleas en brotes que no responden al tratamiento.

OTRAS CONSIDERACIONES

COMENTARIOS

- Las cefaleas en brotes se dividen en episódicas (ataques que duran hasta 1 año con períodos sin dolor superiores a 1 mes) y crónicas (>1 año sin remisión).
- En la actualidad, las cefaleas en brotes se clasifican como una de las cefalalgias autónomas trigeminales (CAT). Otras CAT son la hemicránea paroxística y los ataques de cefalea neuralgiforme unilateral de corta duración con congestión conjuntival y lagrimación (SUNTC).

BIBLIOGRAFÍA RECOMENDADA

Ekbom K, Hardebo JE: Cluster headache: aetiology, diagnosis and management, *Drugs* 62(1):61, 2002.
Headache Classification Committee of the International Headache Society: The International Classificaiton of Headache Disorders, *Cephalgia* 24:s1, 2004.
Weiss HD: The treatment of migraine and cluster headaches. In Johnson RT et al. (eds): *Current therapy in neurologic disease.* Philadelphia, 2002, Mosby.

AUTOR: **CHUN LIM, M.D., PH.D.**

INFORMACIÓN BÁSICA

DEFINICIÓN

Las cefaleas migrañosas son cuadros recidivantes que van precedidas de un síntoma neurológico focal (migraña con aura), ocurren de manera independiente (migraña sin aura) o tienen una presentación atípica (variantes de migraña). La migraña con aura se caracteriza por síntomas visuales o sensitivos que se desarrollan o evolucionan en un período de 5-20 minutos. Tanto en las migrañas con aura como en las que no la tienen, la cefalea es unilateral, pulsátil y asociada a náuseas y vómitos, fotofobia y fonofobia.

CÓDIGO CIE-9CM
346 Migraña

EPIDEMIOLOGÍA Y DEMOGRAFÍA

PREVALENCIA (EN EE.UU.): Mujeres, 18%; varones, 6%.
SEXO PREDOMINANTE: Relación mujer: varón de 3:1.
INCIDENCIA: Aumenta desde la lactancia, alcanza su máximo en el tercer decenio de la vida y después disminuye.
GENÉTICA:
- Predisposición familiar; más del 50% de los pacientes tienen un familiar afectado.
- Transmisión autosómica dominante en algunas formas raras de variantes de migraña (migraña hemipléjica familiar, CADASIL).

SÍNTOMAS Y SIGNOS

- Normales entre los episodios.
- Normales en la migraña sin aura. Posibles alteraciones motoras o sensitivas focales en las migrañas con aura o en las variantes.
- Los tipos habituales de aura son: centelleo, escotomas, zigzags brillantes, trastornos visuales homónimos como parestesias, trastornos del habla o hemiparesia (migraña hemipléjica familiar o esporádica).

ETIOLOGÍA

Un acontecimiento neuronal primario produce un reflejo trigeminovascular que provoca una inflamación neurógena. La serotonina, el óxido nítrico y el péptido relacionado con el gen de la calcitonina también participan, aunque a través de un mecanismo aún desconocido. El aura se debe a una depresión que se propaga por la corteza.

DIAGNÓSTICO

Migraña sin aura:
- Cinco ataques que cumplan los criterios.
- Ataques de cefalea de 4 a 72 horas de duración.
- Las cefaleas tienen al menos dos de las siguientes características:
  1. Localización unilateral.
  2. Calidad pulsátil.
  3. Dolor moderado o intenso.
  4. Aparece cuando se omite el ejercicio físico acostumbrado o empeora con éste.
- La cefalea va acompañada de al menos uno de los síntomas o signos siguientes:
  1. Náusea, vómitos o ambos.
  2. Fotofobia y fonofobia.

Migraña con aura:
- Al menos 2 ataques.
- El aura consiste en al menos uno de los fenómenos siguientes, pero sin debilidad motora:
  1. Síntomas visuales totalmente reversibles con características positivas, negativas o de ambos tipos.
  2. Síntomas sensitivos totalmente reversibles con características positivas, negativas o de ambos tipos.
- Al menos dos de los siguientes síntomas:
  1. Síntomas visuales homónimos, síntomas sensitivos unilaterales o ambos.
  2. Al menos uno de los síntomas del aura se desarrolla de forma gradual a lo largo de >5 minutos; otros síntomas del aura aparecen de forma sucesiva a lo largo de >5 minutos.

DIAGNÓSTICO DIFERENCIAL

- Hemorragia subaracnoidea.
- Cefaleas en brotes.
- Cefaleas diarias crónicas (cefaleas por rebote farmacológico).
- Malformación arteriovenosa.
- Vasculitis.
- Tumor.
- En la sección II se describe el diagnóstico diferencial de las cefaleas.

VALORACIÓN

- En los casos de ataques típicos y recidivantes que se inician a la edad habitual, con antecedentes familiares y exploración física normal, no suelen precisarse estudios adicionales.
- Si la presentación es poco frecuente o se encuentran alteraciones inesperadas en la exploración, será necesario investigar otras causas.

PRUEBAS DE LABORATORIO

Punción lumbar en las cefaleas de comienzo brusco y diagnóstico de migraña dudoso.

DIAGNÓSTICO POR IMAGEN

- En los pacientes con cefaleas y signos anormales inesperados en la exploración neurológica debe hacerse un estudio de imagen.
- También debe considerarse este estudio en los casos de cefaleas de frecuencia rápidamente creciente, antecedentes de mareos o pérdida de coordinación, entumecimiento u hormigueos subjetivos, cefaleas que despiertan al paciente del sueño o que empeoran con la maniobra de Valsalva.

TRATAMIENTO

Se considerará el uso de un diario de las cefaleas para identificar los desencadenantes, registrar la eficacia de los tratamientos y rastrear los antecedentes del dolor.

TRATAMIENTO NO FARMACOLÓGICO

- Evitación de los factores desencadenantes identificables; la cafeína, el tabaco y el alcohol pueden provocar las crisis, al igual que otros factores dietéticos y ambientales (con menor frecuencia).
- Evitación de los factores estresantes y minimización de las variaciones de la rutina diaria, manteniendo la regularidad del sueño, las comidas y el ejercicio.
- Entrenamiento en relajación y biorregulación.

TRATAMIENTO ANALGÉSICO AGUDO

- Muchos fármacos orales son ineficaces, debido a la escasa absorción secundaria a la ectasia gástrica inducida por la migraña. En los pacientes con náuseas o vómitos graves debe optarse por una vía de administración no oral.
- Tratamiento analgésico inespecífico.
- Paracetamol, AINE, combinaciones de analgésicos, benzodiazepinas, opiáceos, barbitúricos.

TRATAMIENTO ABORTIVO AGUDO

- Antieméticos intravenosos (proclorperazina, metoclopramida, domperidona). Las reacciones distónicas agudas y la acatisia son efectos secundarios raros. En general, no se usan como monoterapia.
- La eficacia de ergotamina y de las combinaciones de ergotamina (v.o./v.r.) y dihidroergotamina (DHE 45) (s.c., i.v., i.m., nasal) en el tratamiento de la migraña es bien conocida. DHE 45 suele administrarse en combinación con un fármaco antiemético (tabla 1-4).
- En la actualidad se considera que los fármacos abortivos de elección son los triptanos (s.c., v.o. e intranasales). Los metaanálisis indican que la terapéutica más efectiva consiste en 10 mg de rizatriptán, 80 mg de eletriptán o 12,5 mg de almotriptán.
- La administración precoz aumenta su efectividad.

TRATAMIENTO PROFILÁCTICO

- El tratamiento profiláctico suele estar indicado cuando las cefaleas ocurren más de una vez a la semana o cuando el tratamiento sintomático está contraindicado o no es eficaz. Será más efectivo si se instaura durante un período sin cefaleas. La profilaxis debe mantenerse durante al menos 3 meses antes de admitir que la medicación ha fracasado.
- Las opciones bien establecidas de tratamiento profiláctico son los betabloqueantes (propranolol, timolol, atenolol, metoprolol), los antidepresivos tricíclicos (amitriptilina) y el fármaco antiepiléptico ácido valproico.
- Otras opciones menos utilizadas son los antagonistas del calcio, los ISRS y los fármacos antiepilépticos gabapentina y topiramato.

PRONÓSTICO

A partir de los 30 años de edad, la migraña desaparece en el 40% de los pacientes.

DERIVACIÓN

Cuando existen dudas sobre el diagnóstico o cuando el tratamiento no es eficaz.

OTRAS CONSIDERACIONES

- Hay que evitar el uso excesivo de barbitúricos, narcóticos, cafeína y benzodiazepinas, debido a su tendencia a la habituación.
- La administración crónica de analgésicos puede causar cefaleas de rebote inducidas por los fármacos.

BIBLIOGRAFÍA RECOMENDADA

Ferrari, MD et al: Oral triptans (serotonin 5-HT1B/1D agonist) in acute migraine treatment: a meta-analysis of 53 trials, *Lancet* 358:1668, 2001.

Ferrari MD et al: Migraine—current understanding and treatment, *N Engl J Med* 346:257, 2002.

Headache Classification Committee of the International Headache Society: The International Classificaiton of Headache Disorders, *Cephalgia* 24:s1, 2004.

Silberstein SD, for the US Headache Consortium: Practice parameter: Evidence-based guidelines for migraine headache (an evidence based review), *Neurology* 55:754, 2000.

AUTOR: **CHUN LIM, M.D., PH.D.**

TABLA 1-4 Tratamiento analgésico y abortivo para la cefalea*

Fármaco	Dosis	Vía
Triptanos (agonistas de la serotonina)		
Sumatriptán	6 mg, repetir a las 2 horas (máx. 2 dosis/día)	Subcutánea
Sumatriptán	25 mg, 50 mg, repetir a las 2 horas (máx. 200 mg/día)	Oral
Sumatriptán	5 mg y 20 mg, repetir a las 2 horas (máx. 40 mg/día)	Aerosol nasal
Zolmitriptán	1,25, 2,5 mg, 5 mg, repetir a las 2 horas (máx. 10 mg/día)	Oral
Zolmitriptán	5 mg, repetir a las 2 horas (máx. 10 mg/día)	Aerosol nasal
Zolmitriptán	2,5, 5 mg, repetir a las 2 horas (máx. 10 mg/día)	Comprimido que se disuelve en la boca
Naratriptán	1 mg, 2,5 mg, repetir a las 4 horas (máx. 5 mg/día)	Oral
Rizatriptán	5 mg, 10 mg, puede repetirse a las 2 horas (máx. 30 mg/día)	Oral
Almotriptán	6,25 mg, 12,5 mg, puede repetirse a las 2 horas(máx. 25 mg/día)	Oral
Eletriptán	20 mg, 40 mg, puede repetirse a las 2 horas (máx. 80 mg/día)	Oral
Frovatriptán	2,5 mg, puede repetirse a las 2 horas (máx. 7,5 mg/día)	Oral
Preparados de ergotamina		
Ergotamina y cafeína	2 comprimidos, puede repetirse 1 cada 30 min; máx. 6/día	Oral
Ergotamina y cafeína	1 supositorio, repetir después de 1 hora; máx. 2/día	Rectal
Ergotaminel	1 comprimido, repetir después de 1 hora; máx. 2/día	Sublingual
Dihidroergotamina	0,5-1,0 mg, repetir 2 veces, intervalos de 1 hora (máx. 3 mg/ataque)	Intramuscular Subcutánea Intravenosa Aerosol nasal
Simpaticomiméticos (con o sin barbitúricos o codeína)		
Isometepteno + dicloralfenazona + paracetamol	1 a 2 cápsulas, repetir a las 4 horas, máx. 8/día	Oral
Antiinflamatorios no esteroideos		
Paracetamol + aspirina + cafeína	2 comprimidos, repetir a las 6 horas, máx. 8/día	Oral
Naproxeno	550-750 mg, repetir después de 1 hora; máx. 3 veces/semana	Oral
Meclofenamato	100-200 mg, repetir después de 1 hora; máx. 3 veces/semana	Oral
Flurbiprofeno	50-100 mg, repetir después de 1 hora; máx. 3 veces/semana	Oral
Ibuprofeno	200-300 mg, repetir después de 1 hora; máx. 3 veces/semana	Oral
Antieméticos		
Prometazina	50-125 mg	Oral Intramuscular
Proclorperazina	1-25 mg	Oral
	2,5-25 mg (supositorio)	Rectal
	5-10 mg	Intramuscular
Clorpromazina	10-25 mg	Oral
	50-100 mg (supositorio)	Rectal
	Hasta 35 mg	Intravenosa
Trimetobenzamida	250 mg	Oral
	200 mg	Rectal
Metoclopramida	5-10 mg	Oral
	10 mg	Intramuscular
	5-10 mg	Intravenosa
Dimenhidrinato	50 mg	Oral

Modificada de Wiederholt WC: *Neurology for non-neurologists*, 4.ª ed., Filadelfia, 2000, WB Saunders.
*Para los efectos secundarios y las contraindicaciones, véanse los prospectos de los fabricantes antes de prescribir cualquiera de estos fármacos.

INFORMACIÓN BÁSICA

DEFINICIÓN

Las cefaleas tensionales (CT) son cefaleas recidivantes que duran de 30 minutos a 7 días, sin náuseas ni vómitos pero con al menos dos de las características siguientes: sensación de opresión o tensión (sin pulsación), intensidad leve o moderada, bilateralidad y sin empeoramiento con las actividades físicas habituales. Los criterios de la International Classification of Headache Disorders (ICHD-2) distinguen tres subtipos: CT episódicas infrecuentes (< 1 día al mes), CT episódicas frecuentes (1 a 14 días al mes) y CT crónicas (15 días al mes, quizá sin episodios reconocibles).

SINÓNIMOS

Cefalea por contractura muscular.
Cefalea de tensión.
Cefalea de estrés.
Cefalea esencial.

CÓDIGO CIE-9CM
307.81 Cefalea tensional

EPIDEMIOLOGÍA Y DEMOGRAFÍA

INCIDENCIA (EN EE.UU.):
- Indeterminada.
- Es el tipo de cefalea más frecuente y representa hasta el 70% de todas las cefaleas de los pacientes que acuden el médico de atención primaria.

PREVALENCIA (EN EE.UU.): Varones: 63%/año; mujeres: 86%/año.

DISTRIBUCIÓN POR SEXOS: Mujeres > varones.

INCIDENCIA MÁXIMA: Ocurre en todas las edades.

GENÉTICA: No se ha comprobado.

SÍNTOMAS Y SIGNOS

Presión o tensión «como una banda» alrededor de toda la cabeza, que puede ser más intensa en el vértice. Pueden encontrarse un espasmo muscular cervical, paracervical o del trapecio, o dolor a la percusión en estas zonas. También puede haber dolor a la palpación o hipersensibilidad en el cuero cabelludo. No suele haber síntomas sugestivos de migraña (es decir, dolor pulsátil, náuseas/vómitos, molestias visuales, aura). Sin embargo, la fotofobia o la fonofobia no excluyen el diagnóstico de CT.

ETIOLOGÍA

- Oscura; pocos datos apoyan el componente propuesto de contracción muscular. Más recientemente se pensó en un trastorno multifactorial con varios mecanismos fisiopatológicos concurrentes.
- No existen datos recientes que respalden la antigua creencia de que estas cefaleas se deben al estrés o a otros factores psicológicos. Sin embargo, el estrés, la privación de sueño, el hambre y la tensión ocular pueden exacerbar los síntomas.
- Estas cefaleas responden mal al tratamiento habitual de la migraña.

DIAGNÓSTICO

DIAGNÓSTICO DIFERENCIAL

- Migraña (serían de esperar síntomas asociados; véase «Cefalea, migraña»).
- Alteraciones de la columna cervical.
- Lesión intracraneal ocupante de espacio (puede manifestarse con signos neurológicos focales, convulsiones o cefaleas que despiertan al paciente).
- Hipertensión intracraneal idiopática (más frecuente en mujeres obesas en edad fértil, pueden encontrarse edema de papila o diplopia).
- Cefalea de rebote por consumo excesivo de analgésicos.
- Cefalea secundaria (p. ej., síndrome de la articulación temporomandibular, tirotoxicosis, policitemia, efectos secundarios de los fármacos).
- La migraña y la cefalea tensional pueden coexistir y pueden ser difíciles de diferenciar (el diario de las cefaleas resulta útil).
- En la sección II se describe el diagnóstico diferencial de las cefaleas.

VALORACIÓN

- Anamnesis y exploración física meticulosas en todas las cefaleas de nueva aparición.
- Cuando en la exploración física se encuentran signos neurológicos imprevistos o en los casos de comienzo reciente, brusco y atípico de una cefalea intensa, debe hacerse un estudio de neuroimagen. Aunque los datos son insuficientes, también se considerarán estos estudios si se produce un cambio de patrón, de la frecuencia o de la intensidad de las cefaleas, aunque su rendimiento puede ser escaso.

PRUEBAS DE LABORATORIO

- La analítica habitual no es necesaria.
- VSG en los ancianos con sospecha de arteritis craneal.

DIAGNÓSTICO POR IMAGEN

La TC o la RM pueden usarse para excluir una patología intracraneal. La RM es mejor para el estudio de la fosa posterior. Si se sospecha una lesión ocupante de espacio, deberá usarse contraste.

TRATAMIENTO

TRATAMIENTO NO FARMACOLÓGICO

- Entrenamiento de relajación, biorregulación, calor.
- Estimulación nerviosa eléctrica transcutánea (ENET).
- Fisioterapia con ejercicios de estiramiento, masajes y ultrasonidos.

TRATAMIENTO AGUDO

Analgésicos no narcóticos, limitando su frecuencia para evitar la cefalea provocada por fármacos.

TRATAMIENTO CRÓNICO

- Antidepresivos tricíclicos (p. ej., amitriptilina 10 a 150 mg al acostarse) e ISRS.
- Hay que evitar los narcóticos, limitar los AINE, considerar la posibilidad de utilizar indometacina; si existe un espasmo cervical asociado, se valorará un posible ensayo con relajantes musculares (p. ej., metaxalona, 400-800 mg, 3 veces al día).

PRONÓSTICO

La respuesta al tratamiento puede no ser completa.

DERIVACIÓN

Si el diagnóstico es dudoso o en la exploración se encuentran signos neurológicos focales inesperados.

OTRAS CONSIDERACIONES

Es imprescindible evitar el consumo excesivo de cafeína y medicamentos que contengan barbitúricos, debido al riesgo de cefalea de rebote.

BIBLIOGRAFÍA RECOMENDADA

Bendtsen L: Central sensitization in tension-type headache—possible pathophysiological mechanisms, *Cephalalgia* 20(5):486, 2000.

Headache Classification Committee of the International Headache Society. The International Classificaiton of Headache Disorders, *Cephalalgia* 24:1, 2004.

Holroyd KA et al: Management of chronic tension-type headache with tricyclic anti-depressant medication, stress management therapy, and their combination: a randomized controlled trial, *JAMA* 285(17):2208, 2001.

Jensen R: Pathophysiological mechanisms of tension-type headache: a review of epidemiological and experimental studies, *Cephalalgia* 19(6):602, 1999.

Lipton RB et al: Classificaiton of primary headaches, *Neurology* 63:427, 2004.

Millea P, Brodie J: Tension-type headache, *Am Fam Physician* 66:797, 2002.

Rollnik, JD, et al: Botulinum toxin type A and EMG: A key to the understanding of chronic tension-type headaches? *Headache* 41:985, 2001.

Silberstein, SD, Rosenberg, J: Multispecialty consensus on diagnosis and treatment of headache, *Neurology* 54:1553, 2000.

AUTOR: RICHARD S. ISAACSON, M.D.

INFORMACIÓN BÁSICA

DEFINICIÓN

La celulitis es una inflamación cutánea superficial. La piel afectada se encuentra eritematosa, caliente y es dolorosa a la palpación.

SINÓNIMO

Erisipela (celulitis generalmente secundaria a una infección por estreptococos β-hemolíticos del grupo A).

CÓDIGO CIE-9CM
682.9 Celulitis

EPIDEMIOLOGÍA Y DEMOGRAFÍA

- La celulitis es más frecuente en la población diabética, los pacientes inmunodeprimidos, y en los pacientes con compromiso linfático y venoso.
- Aparece con frecuencia adyacente a heridas cutáneas (traumatismos, heridas quirúrgicas, úlceras, infecciones fúngicas). Las fuentes posibles de la celulitis son el edema, las mordeduras de origen humano o animal, la osteomielitis adyacente y la bacteriemia.

SÍNTOMAS Y SIGNOS

Dependen del agente causal:
- Erisipela: Lesión eritematosa, caliente, de extensión superficial. Posee un borde indurado y elevado característico. La afectación linfática y la formación de vesículas son frecuentes.
- Celulitis estafilocócica: El área afectada se encuentra eritematosa, caliente e inflamada. Se diferencia de la erisipela porque su borde no es elevado ni se encuentra claramente delimitado. Con frecuencia existe dolor a la palpación local y adenopatías regionales. Hasta el 85% de los casos se presentan en las piernas y en los pies.
- Celulitis por *H. influenzae:* El área afectada posee una coloración rojo-azulada o rojo-violácea. Se observa principalmente en los niños. En la población infantil suele afectar a la cara, mientras que en los adultos afecta al cuello o la región superior del tórax.
- Celulitis por *Vibrio vulnificus:* Cursa con bullas hemorrágicas de gran tamaño, celulitis, linfadenitis y miositis. A menudo se observa en pacientes gravemente enfermos con shock séptico.

ETIOLOGÍA

- Estreptococo β-hemolítico del grupo A (puede seguir a una infección estreptocócica de las vías respiratorias altas).
- Celulitis estafilocócica.
- *H. influenzae.*
- *Vibrio vulnificus:* Su incidencia es superior en los pacientes con hepatopatías (75%) o en huéspedes inmunodeprimidos (tratamiento esteroideo, diabetes mellitus, leucemia, insuficiencia renal).
- *Erysipelothrix rhusiopathiae:* Frecuente en manipuladores de aves, pescado o carne.

- *Aeromonas hydrophila:* Suele aislarse en heridas abiertas en contacto con agua dulce contaminada.
- Hongos (*Cryptococcus neoformans*): Afecta a paciente granulopénicos inmunodeprimidos.
- Bastones gramnegativos (*Serratia, Enterobacter, Proteus, Pseudomonas*): En pacientes inmunodeprimidos o con granulopenia.

DIAGNÓSTICO

DIAGNÓSTICO DIFERENCIAL

- Fascitis necrotizante.
- TVP.
- Insuficiencia vascular periférica.
- Enfermedad de Paget mamaria.
- Tromboflebitis.
- Ataque agudo de gota.
- Psoriasis.
- Intertrigo candidiásico.
- Pseudogota.
- Osteomielitis.
- Picadura de insecto.
- Erupción fija medicamentosa.
- Etiologías poco frecuentes: vacunación por el virus de la vacuna, enfermedad de Kawasaki, síndrome de Well, pioderma gangrenoso, síndrome de Sweet, carcinoma erisipeloide y mionecrosis anaeróbica.

VALORACIÓN

Exploración física y pruebas de laboratorio.

PRUEBAS DE LABORATORIO

- Tinción de Gram y cultivos (aerobios y anaerobios).
  1. Material aspirado de:
     a. Borde de avance de la celulitis.
     b. Cualquier vesícula.
  2. Material de drenaje.
  3. Material obtenido por biopsia (en pacientes seleccionados).
- Hemocultivos: en pacientes hospitalizados, celulitis sobreañadida a un linfedema, celulitis bucal o periorbitaria, o en aquellos casos en los que se sospeche una fuente hídrica de infección (ya sea agua dulce o salada). La bacteriemia es poco frecuente en los casos de celulitis (los hemocultivos son positivos tan solo en el 4% de los pacientes).
- Niveles de ASLO (si sospecha enfermedad estreptocócica).

A pesar de las exploraciones enumeradas, la etiología de las celulitis permanece sin identificar en la mayor parte de los pacientes.

DIAGNÓSTICO POR IMAGEN

Las exploraciones radiológicas son innecesarias en la mayor parte de los casos de celulitis. Realice una TC o una RM en aquellos pacientes en los que sospeche una fascitis necrotizante (infección de localización profunda en el tejido subcutáneo con destrucción progresiva de la fascia y la grasa).

TRATAMIENTO

TRATAMIENTO NO FARMACOLÓGICO

Mantenga la extremidad afecta elevada e inmóvil. Si existen heridas que supuren, límpielas con apósitos humedecidos con suero salino frío. Los pacientes con edemas periféricos deben utilizar medias de compresión.

TRATAMIENTO AGUDO

Erisipelas:
- v.o.: Dicloxacilina 500 mg/6 horas.
- i.v.: Cefazolina 1 g/6-8 horas o nafcilina 1-1,5 g/4-6 horas.

NOTA: En los pacientes alérgicos a la penicilina utilice la eritromicina, las cefalosporinas, la clindamicina o la vancomicina.

Celulitis por *Staphylococcus:*
- v.o.: Docloxacilina 250-500 mg/6 horas.
- i.v.: Nafcilina 1-2 g/4-6 horas.
- Cefalosporinas (cefalotina, cefalexin, cefradina) también proporcionan una cobertura adecuada frente a los estafilococos (excepto en las cepas de *Staphylococcus aureus* meticilin resistentes (MRSA). La daptomicina es un glucopéptido cíclico que puede emplearse como alternativa a la vancomicina para el tratamiento de las infecciones complicadas de la piel y de sus anejos. La dosis habitual es de 4 mg/kg, por vía i.v. a lo largo de 30 minutos, administrada cada 24 horas.

Celulitis por *Haemophilus Influenzae:*
- v.o.: Cefixima o cefuroxima.
- i.v.: Cefuroxima o ceftriaxona.

Celulitis por *Vibrio vulnificus:*
- Doxiciclina 100 mg i.v. o v.o./12 horas +/− una cefalosporina de tercera generación. Como alternativa puede emplearse el ciprofloxacino.
- Se deben administrar medidas de soporte por vía i.v. e ingresar al paciente en la UCI (la tasa de mortalidad de los casos que cursan con shock séptico es >50%).

Celulitis por *Erysipelothrix:*
- Penicilina.

Celulitis por *Aeromonas hydrophila:*
- Aminoglucósidos.
- Cloranfenicol.
- Las infecciones complicadas de la piel o de los anejos de los pacientes hospitalizados pueden tratarse con daptomicina i.v. a dosis de 4 mg/kg cada 24 horas.

PRONÓSTICO

El pronóstico es bueno si el tratamiento se inicia de forma precoz.

DERIVACIÓN

Si sospecha una fascitis necrotizante, se debe derivar al paciente para realizar un desbridamiento quirúrgico, así como iniciar un tratamiento antibiótico.

BIBLIOGRAFÍA RECOMENDADA

Swartz MN: Cellulitis, *N Engl J Med* 350:904, 2004.

AUTOR: **FRED F. FERRI, M.D.**

INFORMACIÓN BÁSICA

DEFINICIÓN

La cervicitis consiste en la infección del cuello uterino. Puede tratarse de una infección directa del cuello uterino o bien ser secundaria a infecciones uterinas o vaginales.

SINÓNIMOS

Endocervicitis.
Ectocervicitis.
Cervicitis mucopurulenta.

CÓDIGOS CIE-9CM
616.0 Cervicitis
098.15 Cervicitis gonocócica aguda
079.8 Infección por clamidias

EPIDEMIOLOGÍA Y DEMOGRAFÍA

El 20-25% de las mujeres que consultan por la presencia de secreción vaginal anormal sufren una cervicitis. Es un cuadro más frecuente entre adolescentes, pero puede afectar a cualquier mujer sexualmente activa. El riesgo de sufrir una cervicitis (u otras enfermedades de transmisión sexual) es superior si se mantienen relaciones sexuales sin métodos de barrera con múltiples parejas.

SÍNTOMAS Y SIGNOS

La cervicitis suele cursar de modo asintomático o asociada con síntomas leves. Los cuadros graves pueden presentarse con secreción vaginal abundante purulenta o mucopurulenta (fig. 1-45), dolor pélvico y dispareunia. Durante la exploración bimanual se observa un cuello uterino eritematoso, doloroso a la palpación, y que sangra con facilidad cuando se obtiene material para cultivos o para realizar un frotis de Papanicolaou. La paciente puede referir sangrado postcoital.

ETIOLOGÍA

- *Chlamydia*.
- *Trichomonas*.
- *Neisseria gonorrhoeae*.
- Virus del herpes simple.
- *Trichomonas vaginalis*.
- Virus del papiloma humano.

DIAGNÓSTICO

DIAGNÓSTICO DIFERENCIAL

- Carcinoma de cuello uterino.
- Erosión cervical.
- Metaplasia cervical.

VALORACIÓN

El motivo de consulta suele ser la secreción vaginal o la hemorragia postcoital. En el resto de los casos el diagnóstico suele ser casual durante una revisión ginecológica rutinaria. Durante la exploración es posible obtener con una torunda de algodón una muestra de la secreción, que es amarilla y purulenta.

PRUEBAS DE LABORATORIO

En la extensión en fresco se observan diez o más leucocitos polimorfonucleares por campo microscópico. La tinción de Gram es positiva. Se deben realizar cultivos para *Chlamydia* y para *N. gonorrhoeae*. En la extensión en fresco también debe descartar la presencia de *trichomonas*. Obtenga material para realizar un frotis de Papanicolaou.

TRATAMIENTO

TRATAMIENTO NO FARMACOLÓGICO

La cervicitis se trata en régimen ambulatorio. La criocirugía se reserva para los casos de cervicitis con cultivos y biopsias negativos. Debe practicarse sexo seguro empleando preservativos. Las parejas de las pacientes en las que se haya demostrado la infección mediante cultivos deben recibir tratamiento.

TRATAMIENTO AGUDO

La cervicitis está causada en más del 50% de los casos por *Chlamydia* y *N. gonorrhoeae*, por lo que si se sospecha esta entidad, no espere a los resultados del cultivo para iniciar el tratamiento. Administre una dosis única de 125 mg de ceftriaxona por vía i.m. seguida de 100 mg de doxiciclina v.o./12 horas durante 7 días. En las pacientes embarazadas se emplea 1 gramo de azitromicina en dosis única en vez de la doxiciclina, que está contraindicada durante el embarazo o la lactancia. Otras pautas alternativas son: 500 mg de eritromicina base v.o./6 horas durante una semana, 800 mg de etilsuccinato de eritromicina v.o./6 horas durante una semana, 300 mg de ofloxacino v.o./12 horas durante una semana, 500 mg de levofloxacino v.o./día durante una semana. Las cervicitis por *Trichomonas* se tratan con una única dosis de 2 gramos de metronidazol. La cervicitis herpética se trata con 200 mg de aciclovir v.o., administrado cinco veces al día, durante una semana.

PRONÓSTICO

La cervicitis responde bien al tratamiento antibiótico. Las posibles complicaciones son la EIP y la infertilidad (que se presentan en el 5-10% de los casos). Los cultivos deben repetirse tras finalizar el tratamiento. Las relaciones sexuales pueden reiniciarse una vez que se negativicen los cultivos.

DERIVACIÓN

En los casos de EIP la paciente debe ser hospitalizada para recibir el tratamiento por vía i.v.

OTRAS CONSIDERACIONES

COMENTARIOS

Las clínicas de tratamiento de las enfermedades de transmisión sexual y los ambulatorios poseen material educativo para las pacientes.

BIBLIOGRAFÍA RECOMENDADA

Centers for Disease Control and Prevention: 2002 sexually transmitted diseases treatment guidelines, *MMWR Morb Mortal Wkly Rep* 51(RR-6), 2002.

AUTOR: **GEORGE T. DANAKAS, M.D.**

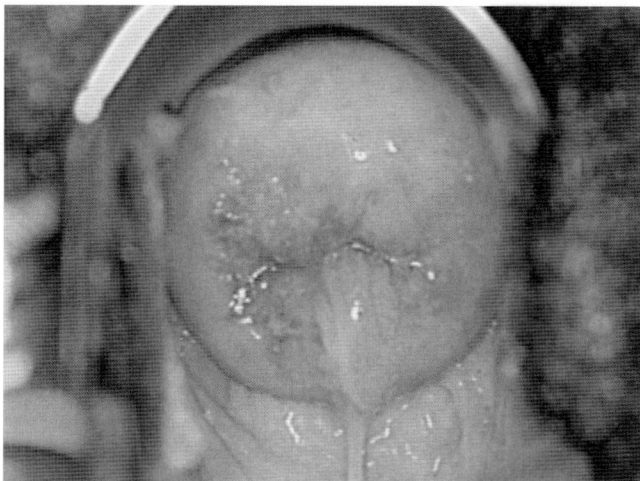

FIGURA 1-45 **Colposcopia de una mujer con cervicitis mucopurulenta y salida de secreción purulenta por el orificio endocervical.** (Cortesía del Dr. David Soper, Richmond, VA. De Mandell GL [ed.]: *Mandell, Douglas and Bennett's principles and practice of infectious diseases*, 5.ª ed., Nueva York, 2000, Churchill Livingstone.)

INFORMACIÓN BÁSICA

DEFINICIÓN

La cetoacidosis es un trastorno que puede poner en peligro la vida del paciente diabético. En la patogenia subyace un déficit importante de insulina y se manifiesta clínicamente por una deshidratación grave y alteraciones sensoriales.

CÓDIGOS CIE-9CM

250.1 Cetoacidosis

EPIDEMIOLOGÍA Y DEMOGRAFÍA

INCIDENCIA/PREVALENCIA: 46 casos/10.000 diabéticos. Origina el 14% de las hospitalizaciones de los pacientes diabéticos.
INCIDENCIA MÁXIMA POR EDADES: Pacientes entre 1 y 25 años.

SÍNTOMAS Y SIGNOS

- Signos de deshidratación (taquicardia, hipotensión, sequedad de mucosas, pliegue cutáneo positivo).
- Paciente obnubilado.
- Respiración taquipneica con «hambre de aire» («respiración de Kussmaul»).
- Aliento de olor afrutado (producido por las cetonas).
- Lipemia retinalis en algunos pacientes.
- En ocasiones existen factores desencadenante (heridas infectadas, neumonía).
- Dolor a la palpación abdominal o del ángulo costovertebral (ACV).

ETIOLOGÍA

El cuadro suele producirse en los pacientes diabéticos tras una descompensación metabólica desencadenada por lo general (hasta en un 40% de las ocasiones) por un proceso infeccioso. Otras etiologías frecuentes son el mal cumplimiento del tratamiento insulínico o la aparición de enfermedades graves (p. ej., ACV, IM). Se han descrito casos de cetoacidosis en cocainómanos, en especial en los pacientes que sufren múltiples ingresos.

DIAGNÓSTICO

DIAGNÓSTICO DIFERENCIAL

- Coma hiperosmolar no cetósico (tabla 1-5).
- Cetoacidosis alcohólica.
- Acidosis urémica.
- Acidosis metabólica secundaria a la ingesta de alcohol metílico o etilenglicol.
- Intoxicación por salicilatos.

VALORACIÓN

- Confirme el diagnóstico y valore los factores desencadenantes mediante pruebas de laboratorio.
- Realice un ECG en el momento del ingreso para valorar posibles alteraciones electrolíticas y descartar isquemia/infarto de miocardio como factor precipitante.

PRUEBAS DE LABORATORIO

- La determinación de la glucosa plasmática revela una hiperglucemia importante (glucosa sérica generalmente >300 mg/dl).
- En la gasometría arterial se observa la existencia de acidosis: pH arterial <7,3 y Pco_2 <40 mmHg.
- Electrolitos séricos:
  1. Bicarbonato: suele ser <15 mEq/l.
  2. Potasio: Sus niveles séricos pueden encontrarse disminuidos, elevados o en un rango normal. Con independencia del nivel de potasio inicial, siempre existe una depleción importante del potasio corporal total.
  3. Sodio: Sus niveles suelen encontrarse reducidos como consecuencia de la hiperglucemia, la deshidratación y la hiperlipemia. Por cada 100 mg/dl de aumento de la glucemia espere una disminución del sodio extracelular de 1,6 mEq/l.
  4. Calcule el intervalo aniónico (IA): IA: $Na^+ - (Cl^- + HCO^{-3})$.

En la cetoacidosis, el IA se encuentra elevado. En raras ocasiones, como cuando la filtración glomerular y el volumen plasmático no presentan alteraciones, puede observarse acidosis metabólica hiperclorémica.

- Hemograma completo con recuento diferencial, análisis de orina, así como urocultivos y hemocultivos para descartar factores desencadenantes de etiología infecciosa.
- Niveles séricos de calcio, magnesio y fósforo. Los niveles séricos de fosfato y de magnesio pueden encontrarse muy reducidos, lo que debe comprobarse en menos de 24 horas ya que pueden disminuir aún más con el tratamiento de la cetoacidosis.
- Los valores de BUN y de creatinina suelen revelar la existencia de una deshidratación importante.
- En los pacientes que presenten un cuadro de dolor abdominal deben evaluarse la amilasa y las enzimas hepáticas.

DIAGNÓSTICO POR IMAGEN

La radiografía de tórax resulta útil para descartar cuadros infecciosos. Si el paciente se encuentra muy deshidratado, la primera radiografía puede ser anodina. Si sospecha firmemente una infección pulmonar, repita la exploración radiológica tras 24 horas.

TRATAMIENTO

TRATAMIENTO NO FARMACOLÓGICO

- Vigile cada hora el estado mental, los signos vitales y la producción de orina, hasta observar una mejoría. A continuación vigile al paciente cada 2-4 horas.

TABLA 1-5 Tabla comparativa entre la cetoacidosis y el síndrome hiperosmolar no cetósico (SHNC)

Característica	Cetoacidosis	SHNC
Edad del paciente	Generalmente <40 años	Generalmente 60 años
Duración de los síntomas	Generalmente <2 días	Generalmente >5 días
Glucemia	Generalmente <800 mg/dl	Generalmente >800 mg/dl
Concentración sérica de sodio (Na^+)	Habitualmente normal o baja	Habitualmente normal o elevada
Concentración sérica de bicarbonato (HCO_3^-)	Baja	Normal
Cuerpos cetónicos	Al menos 4 + en una dilución 1:1	<2 + en una dilución 1:1
pH	Disminuido	Normal
Osmolalidad plasmática	Generalmente <350 mOsm/kg	Generalmente >350 mOsm/kg
Edema cerebral	Síntomas clínicos ocasionalmente	Síntomas clínicos raramente (¿nunca?)
Mortalidad	3-10%	10-20%
Evolución	Casi todos los casos precisan insulinoterapia	Casi ningún caso precisa insulinoterapia

De Andreloi TE (ed.): *Cecil Essentials of medicine*, 5.ª ed., Filadelfia, 2001, WB Saunders.

- Controle los electrólitos, la función renal y la glucemia (v. «Tratamiento agudo»).

TRATAMIENTO AGUDO

REPOSICIÓN DE FLUIDOS (LA PÉRDIDA DE LÍQUIDOS SUELE SER DE 6 A 8 LITROS):

1. No espere a los resultados de las pruebas de laboratorio para comenzar la reposición de fluidos.
2. La reposición de fluidos debe realizarse inicialmente con suero salino fisiológico (SSF) al 0,9%, hasta conseguir normalizar la presión arterial y la perfusión orgánica (lo que generalmente se consigue con 1 litro o más). En los pacientes con una hipernatremia importante (concentración sérica de sodio >160 mEq/l) puede emplearse una solución de SSF al 0,45%. En los pacientes de edad avanzada o con insuficiencia cardíaca congestiva (ICC) se debe mantener una vigilancia estrecha para evitar la sobrecarga de fluidos.
3. La tasa de reposición de fluidos varía en función de la edad del paciente o de la presencia de patologías renales o cardíacas importantes.
   - El ritmo de infusión habitual es de 500 ml a 1 l durante la primera hora y de 300-500 ml/h durante las siguientes 12 horas.
   - Mantenga la infusión con SSF al 0,45% a un ritmo de 200-300 ml/h hasta que el nivel de glucemia sea <300 ml/dl. A continuación cambie la solución a dextrosa al 5% en agua (D_5W) para evitar la hipoglucemia, reponer agua libre y glucosa (necesaria para interrumpir la lipólisis y la cetogénesis).

INSULINOTERAPIA:

1. Inicialmente debe administrarse un bolo i.v. de 0,15-0,2 U/kg de insulina regular seguido por una infusión continua a un ritmo de 0,1 U/Kg/h (p. ej., 25 U de insulina regular en 250 ml de SSF al 0,9% a 70 ml/h, lo que para un paciente de 70 kg son 7 U/h).
2. Vigile la glucemia cada hora durante las primeras 2 horas y después cada 2-4 horas.
3. El objetivo del tratamiento consiste en reducir la glucemia 80 mg/dl/hora (después de la reducción inicial de la glucemia debida a la rehidratación). Si el nivel de glucemia no disminuye al ritmo esperado, duplique la infusión de insulina.
4. Cuando el nivel de glucemia se aproxime a 250 mg/dl, disminuya la infusión de insulina a 2-3 U/hora, manteniendo esta pauta hasta que el paciente haya recibido la fluidoterapia adecuada, el HCO^{-3} esté próximo a los valores normales y los cuerpos cetónicos hayan desaparecido.
5. Aproximadamente 30-60 minutos antes de interrumpir la infusión i.v. de insulina, administre una dosis s.c. de insulina regular (la dosis depende de la sensibilidad a la insulina demostrada por el paciente). Esta dosis s.c. de insulina regular es necesaria debido a la vida extremadamente corta de la insulina de la infusión i.v.
6. Cuando el paciente comience a tolerar alimentos, administre 10-15 U de insulina NPH por la mañana e insulina regular antes de cada comida y al acostarse, empleando una escala proporcional. En los pacientes diabéticos de reciente diagnóstico, la dosis diaria total para mantener el control metabólico varía entre 0,5 y 0,8 U/kg/día. El tratamiento puede realizarse con la insulina regular y la insulina NPH, administrando dos tercios de la dosis diaria total por la mañana y un tercio por la noche.

REPOSICIÓN DE ELECTRÓLITOS

Reposición de potasio: Por término medio la pérdida de potasio total en la CAD es de 300 a 500 mEq:

- La pauta de reposición varía según sea el nivel de potasio sérico del paciente, el grado de acidosis (la disminución de pH, el aumento de los niveles de potasio) y la función renal (la reposición de potasio debe realizarse con cuidado en los pacientes con insuficiencia renal).
- Como regla general, la reposición de potasio puede iniciarse si en el ECG no existen signos de hiperpotasemia (ondas T altas y estrechas, ondas T picudas, ondas P disminuidas o ausentes, intervalo QT reducido y ensanchamiento de los complejos QRS).
- En pacientes con una función renal normal y unos niveles de potasio sérico de 4-5 mEq/l, la reposición de potasio puede comenzar añadiendo de 20-40 mEq de KCl/L a la solución i.v. Si los niveles de potasio sérico son menores a 4 mEq/l, puede añadirse una mayor cantidad.
- Durante las primeras dos horas vigile los niveles de potasio sérico con una periodicidad horaria, para a continuación controlarlo cada 2-4 horas.

Reposición de fosfatos: Si el nivel de PO_4 sérico es <de 1,5 mEq/l, administre por vía i.v. 2,5 mg de fosfato elemental/kg de peso a lo largo de 6 horas. No está indicada la reposición rutinaria de fosfato sin confirmación mediante pruebas de laboratorio de la existencia de hipofosfatemia importante. La administración rápida de fosfato i.v. puede producir hipocalcemia.

Reposición de magnesio: La reposición de magnesio sólo está indicada si existe una hipomagnesemia importante o una hipopotasemia que no responda al tratamiento.

TRATAMIENTO CON BICARBONATO: La administración rutinaria de bicarbonato en la cetoacidosis está contraindicada, ya que puede empeorar la hipopotasemia y la acidosis intracelular, así como producir edema cerebral. El tratamiento con bicarbonato sólo debe pautarse si el pH arterial es <7. En estos casos puede administrarse una solución compuesta por la dilución de 44 a 88 mEq de bicarbonato sódico en un litro de SSF al 0,45%/2-4 horas hasta que el pH aumente a valores >7. El tratamiento con bicarbonato resulta especialmente peligroso en la población pediátrica. Los niños con cetoacidosis que en el momento del ingreso presentan presiones parciales de dióxido de carbono arterial bajas y una concentración elevada de nitrógeno ureico sérico y que son tratados con bicarbonato presentan un riesgo superior de sufrir edema cerebral. El tratamiento con bicarbonato en los niños con cetoacidosis debe limitarse a aquellos casos con insuficiencia circulatoria importante y un riesgo elevado de descompensación cardíaca secundaria a la acidosis.

PRONÓSTICO

- La tasa de mortalidad de la cetoacidosis es de un 5 a un 10%.
- En los niños <10 años, la cetoacidosis produce el 70% de las muertes relacionadas con la diabetes.
- El edema cerebral se produce en un 1% de los episodios de cetoacidosis en los niños y se asocia con una tasa de mortalidad del 40 al 90%.

DERIVACIÓN

Los pacientes con cetoacidosis deben ingresar en la UCI.

OTRAS CONSIDERACIONES

COMENTARIOS

- Aunque la cetoacidosis se produce con mayor frecuencia en la diabetes tipo 1, una proporción importante de casos (>20%) tienen lugar en los pacientes con diabetes tipo 2.
- El 20% de los ingresos por cetoacidosis corresponden a pacientes diabéticos recién diagnosticados.
- Las complicaciones potenciales del tratamiento de la cetoacidosis comprenden la hipoglucemia, el edema cerebral, las arritmias cardíacas, el shock, el IM y la pancreatitis aguda.
- Los niños sin un acceso adecuado al sistema sanitario y los pacientes con enfermedades psiquiátricas presentan un riesgo superior de sufrir cetoacidosis.

BIBLIOGRAFÍA RECOMENDADA

Glaser N et al: Risk factor for cerebral edema in children with diabetic ketoacidosis, *N Engl J Med* 344:264, 2001.

Newton CA, Raskin P: Diabetic ketoacidosis in type 1 and type 2 diabetes mellitus, *N Engl J Med* 164:1925, 2004.

AUTOR: **FRED F. FERRI, M.D.**

INFORMACIÓN BÁSICA

DEFINICIÓN

El chancroide es una enfermedad de transmisión sexual caracterizada por la ulceración genital dolorosa y la aparición de adenopatías inguinales inflamatorias.

SINÓNIMOS

Chancro blando.
Ulcus molle.

CÓDIGOS CIE-9CM
099.0 Chancroide

EPIDEMIOLOGÍA Y DEMOGRAFÍA

- La incidencia exacta es desconocida.
- La enfermedad es más frecuente en los varones (la proporción varones:mujeres es de 10:1).
- La infección clínica es poco frecuente en las mujeres.
- La incidencia es mayor en los varones no circuncidados y en las regiones tropicales y subtropicales.
- El período de incubación es de 4 a 7 días pero puede durar hasta 3 semanas.
- La incidencia de la infección por el VIH es más elevada en los pacientes con chancroide.

SÍNTOMAS Y SIGNOS

- El cuadro se caracteriza por la aparición de una a tres úlceras extremadamente dolorosas (fig. 1-46), acompañadas de una linfadenopatía inguinal dolorosa a la palpación (en especial si fluctúa).
- Puede cursar con un bubón inguinal y úlceras múltiples.

- En las mujeres: La lesión inicial aparece en la comisura vulvar posterior, los labios menores, la uretra, el cuello uterino o el ano. Se inicia como una pústula o pápula inflamatoria, que se rompe dejando una úlcera poco profunda y no indurada de aproximadamente 1-2 cm de diámetro, con bordes irregulares y socavados.
- En el 50% de los pacientes aparece una linfadenopatía unilateral una semana más tarde.

ETIOLOGÍA

El bacilo *Haemophilus ducreyi*.

DIAGNÓSTICO

DIAGNÓSTICO DIFERENCIAL

- Otras enfermedades genitales que cursan con ulceración, como la sífilis, el herpes, el LGV o el granuloma inguinal.
- En la sección III se expone un algoritmo clínico sobre el tratamiento inicial de la enfermedad genital ulcerosa.

VALORACIÓN

El diagnóstico basado en la historia clínica y en la exploración física a menudo resulta inadecuado. En las mujeres debe descartarse la sífilis debido a las consecuencias negativas que puede presentar el tratamiento inadecuado durante el embarazo. El diagnóstico inicial y la indicación terapéutica deben basarse en el aspecto clínico de la úlcera y el diagnóstico más probable para el grupo de población al que pertenezca el paciente. El diagnostico definitivo se realiza tras el aislamiento del microorganismo de las muestras de la úlcera, bien tras el cultivo o tras la tinción de Gram.

PRUEBAS DE LABORATORIO

Microscopia de campo oscuro, RPR, cultivos para el VHS, cultivos para *H. ducreyi*. Se recomienda realizar pruebas serológicas para descartar una infección por el VIH.

TRATAMIENTO

TRATAMIENTO NO FARMACOLÓGICO

Los nódulos que fluctúan deben ser aspirados a través de la piel sana adyacente para evitar la formación de fístulas de drenaje. No se recomienda realizar la incisión y el drenaje de los nódulos para no demorar la cicatrización. Elimine el material necrótico con compresas humedecidas con agua caliente.

TRATAMIENTO AGUDO

- Una dosis única de azitromicina (1 g v.o.)
  o
- Una dosis única de ceftriaxona (250 mg i.m.)
  o
- Ciprofloxacino (500 mg v.o./12 h, durante 3 días)
  o
- Eritromicina (500 mg v.o./6 horas, durante 1 semana).

NOTA: El ciprofloxacino está contraindicado en los pacientes menores de 18 años o en las mujeres embarazadas o durante la lactancia.

- La duración del tratamiento debe ser mayor en los pacientes infectados por el VIH.

PRONÓSTICO

- Todos los contactos sexuales deberían recibir cualquiera de las pautas enumeradas durante 10 días (v. «Tratamiento agudo»).
- Se debe explorar a los pacientes 3-7 días después de iniciar el tratamiento. Las úlceras deben mejorar desde el punto de vista sintomático a partir del tercer día y desde un punto de vista objetivo a partir de la semana en caso de que el tratamiento sea el adecuado.

OTRAS CONSIDERACIONES

COMENTARIOS

En los EE.UU. el VHS-1 y la sífilis son las causas más frecuentes de las úlceras genitales, seguidos por el chancroide, el LGV y el granuloma inguinal.

BIBLIOGRAFÍA RECOMENDADA

Centers for Disease Control and Prevention: 2002 sexually transmitted diseases treatment guidelines, *MMWR Morb Mortal Wkly Rep* 51(RR-6), 2002.

AUTOR: **MARIA A. CORIGLIANO, M.D.**

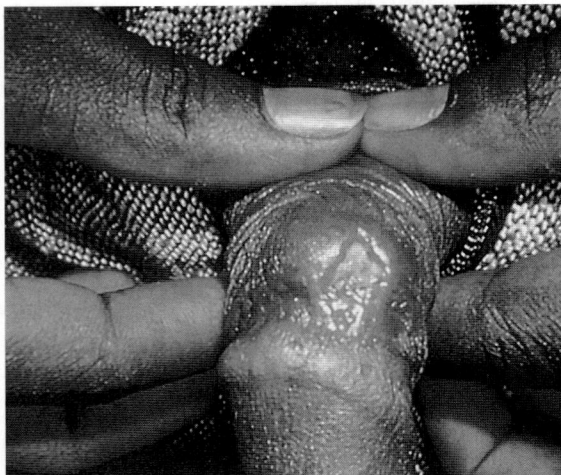

FIGURA 1-46   Chancroide. Observe la úlcera de bordes irregulares, edematosos y de base exudativa. (Cortesía de Beverly Sanders, M.D. De Goldstein B [ed.]: *Practical dermatology,* 2.ª ed., St. Louis, 1997, Mosby.)

INFORMACIÓN BÁSICA

DEFINICIÓN

Los pacientes afectados de cinetosis presentan hipersudoración, náuseas, vómitos, aumento de la salivación y malestar generalizado en respuesta al movimiento.

SINÓNIMO

Vértigo psicológico.

CÓDIGO CIE-9CM
994.6 Cinetosis

EPIDEMIOLOGÍA Y DEMOGRAFÍA

INCIDENCIA (EN ESTADOS UNIDOS): Común.
PREVALENCIA (EN ESTADOS UNIDOS): Común.
PREDOMINIO POR SEXOS: Varones = mujeres.
DISTRIBUCIÓN POR EDADES: Cualquier edad.
GENÉTICA: No se conocen antecedentes genéticos.

SÍNTOMAS Y SIGNOS

- Vómitos.
- Sudoración.
- Palidez.

ETIOLOGÍA

- Movimiento (carreras a pie, viajes en automóvil o avión).
- Se exacerba en estados de ansiedad, contacto con emanaciones (p. ej., contaminantes industriales) y estímulos visuales.

DIAGNÓSTICO

DIAGNÓSTICO DIFERENCIAL

- Laberintitis aguda.
- Gastroenteritis.
- Trastornos metabólicos.
- Síndrome viral.

VALORACIÓN

No es necesaria en casos de rutina.

PRUEBAS DE LABORATORIO

No necesarias.

ESTUDIOS DE IMAGEN

No necesarios.

TRATAMIENTO

TRATAMIENTO NO FARMACOLÓGICO

- Fijar la vista en puntos lejanos.
- Cesar el movimiento.
- Evitar leer.
- Evitar el consumo de alcohol.

TRATAMIENTO AGUDO

- Los parches de escopolamina resultan efectivos en la mayoría de los casos. Deben aplicarse sobre zonas sin pelo detrás de la oreja, siempre que sea necesario y más de 4 horas antes de que el efecto antiemético sea necesario.
- Las especialidades farmacéuticas publicitarias elaboradas al efecto resultan menos eficaces.
- La meclizina, en dosis de 12,5 a 25 mg cada 6 horas, puede resultar efectiva.

TRATAMIENTO CRÓNICO

Rara vez se trata de un trastorno crónico. Los síntomas suelen remitir por completo cuando cesa la exposición al movimiento.

PRONÓSTICO

No es necesario efectuar seguimiento.

DERIVACIÓN

Cuando se sospeche de otro posible diagnóstico (p. ej., oído purulento, fiebre, alteraciones del nervio craneal).

OTRAS CONSIDERACIONES

COMENTARIOS

- Numerosos pacientes con migraña refieren episodios graves de cinetosis durante su infancia.
- La mejora de la ventilación, la evitación de las comidas pesadas antes de viajar, el sentarse en posición semiinclinada y el no leer en movimiento minimizan el riesgo de cinetosis.

BIBLIOGRAFÍA RECOMENDADA

Koch KL: Illusory self-motion and motion sickness: a model for brain-gut interacting and nausea, *Dig Dis Sc:* 48(8 Suppl):53S, 1999.
Yates BJ, Miller AD, Lacot JB: Physiological basis and pharmacology of motion sickness: an update, *Brain Res Bull* 45(5):395, 1998.

AUTOR: **FRED F. FERRI, M.D.**

INFORMACIÓN BÁSICA

DEFINICIÓN

La cirrosis es un término histológico empleado para describir la presencia de fibrosis y nódulos regenerativos en el hígado. Puede clasificarse como micronodular, macronodular o mixta. Sin embargo, cada tipo histológico puede encontrarse en un mismo paciente en las diferentes etapas de la enfermedad. La cirrosis se manifiesta clínicamente con hipertensión portal, encefalopatía hepática y varices hemorrágicas.

CÓDIGOS CIE-9CM
571.5 Cirrosis hepática
571.2 Cirrosis hepática alcohólica

EPIDEMIOLOGÍA Y DEMOGRAFÍA

- La cirrosis es la undécima causa de muerte en los EE.UU. (9 fallecimientos/100.000 habitantes/año).
- El alcoholismo y la hepatitis viral son las principales causas de cirrosis en los EE.UU.

SÍNTOMAS Y SIGNOS

PIEL: Ictericia, eritema palmar (alcoholismo), angiomas en araña, equimosis (trombocitopenia o déficit de factores de la coagulación), dilatación de la vena periumbilical superficial (en cabeza de medusa), hiperpigmentación (hemocromatosis), xantomas (cirrosis biliar primaria), signos de pinchazos de agujas (hepatitis viral).
OJOS: Anillo de Kayser-Fleischer (depósitos corneales de cobre observados en la enfermedad de Wilson durante la exploración con la lámpara de hendidura), ictericia escleral.
ALIENTO: Fetor hepaticus: el olor del aliento y de la orina de los pacientes con cirrosis e insuficiencia hepática es característico (a humedad o dulzón).
TÓRAX: En los varones es posible observar ginecomastia.
ABDOMEN: Hepatomegalia dolorosa a la palpación (hepatomegalia congestiva), hígado nodular, de tamaño disminuido (cirrótico), vesícula biliar palpable y no dolorosa a la palpación (obstrucción biliar extrahepática neoplásica), bazo palpable (hipertensión portal), auscultación de un murmullo venoso sobre las venas periumbilicales (hipertensión portal), ascitis (hipertensión portal, hipoalbuminemia).
EXPLORACIÓN RECTAL: Hemorroides (hipertensión portal), prueba de guayaco en heces positiva (gastritis alcohólica, varices esofágicas sangrantes, EUP, hemorroides sangrantes).
GENITALES: Atrofia testicular en los varones (hepatopatía crónica, hemocromatosis).
EXTREMIDADES: Edema pedio (hipoalbuminemia, insuficiencia cardíaca derecha), artropatía (hemocromatosis).

EXPLORACIÓN NEUROLÓGICA: Temblor de aleteo, asterixis (encefalopatía hepática), coreoatetosis, disartria (enfermedad de Wilson).

ETIOLOGÍA

- Alcoholismo.
- Cirrosis biliar secundaria, obstrucción del conducto biliar común (cálculos, estenosis, pancreatitis, neoplasias, colangitis esclerosante).
- Fármacos (p. ej., paracetamol, isoniazida, metotrexato, metildopa).
- Congestión hepática (p. ej., ICC, pericarditis constrictiva, insuficiencia tricuspídea, trombosis de la vena hepática, obstrucción de la vena cava).
- Cirrosis biliar primaria.
- Hemocromatosis.
- Hepatitis crónica B o C.
- Enfermedad de Wilson.
- Déficit de α-1 antitripsina.
- Enfermedades infiltrativas (amiloidosis, enfermedades de almacenamiento del glucógeno, hemocromatosis).
- Nutricional: Derivación yeyunoileal.
- Otras: Infecciones parasitarias (esquistosomiasis), hipertensión portal idiopática, fibrosis hepática congénita, mastocitosis sistémica, hepatitis autoinmunitaria, esteatosis hepática, EII.

DIAGNÓSTICO

VALORACIÓN

En los pacientes cirróticos, además de valorar la función hepática se debe estudiar la función renal y la circulatoria. La valoración diagnóstica se dirige principalmente a la identificación de la causa más probable de cirrosis. La historia clínica resulta sumamente importante:

- Alcoholismo: hepatopatía alcohólica.
- Antecedentes de hepatitis B (hepatitis crónica activa, neoplasia hepática primaria o hepatitis C).
- Antecedentes de EII (colangitis esclerosante primaria).
- Antecedentes de prurito, hiperlipoproteinemia y xantomas en una mujer de edad media o avanzada (cirrosis biliar primaria).
- Impotencia, diabetes mellitus, hiperpigmentación, artritis (hemocromatosis).
- Alteraciones neurológicas (enfermedad de Wilson, degeneración hepatolenticular).
- Antecedentes familiares de «hepatopatías» (hemocromatosis [el 25% de los pacientes poseen antecedentes familiares], déficit de α-1 antitripsina).
- Episodios recurrentes de dolor en el hipocondrio derecho (enfermedad de las vías biliares).
- Antecedentes de transfusiones sanguíneas o de adicción a drogas por vía parenteral (hepatitis C).

- Tratamiento con fármacos hepatotóxicos.
- Coexistencia de otras enfermedades de mecanismo inmunitario o autoinmunitario (PTI, miastenia gravis, tiroiditis, hepatitis autoinmunitaria).

PRUEBAS DE LABORATORIO

- Disminución de la Hb y del Hto, elevación del VCM, aumento de los niveles de BUN y creatinina (los niveles de BUN también pueden encontrarse «normales» o disminuidos si el paciente posee una función hepática muy reducida), disminución de la concentración de sodio (hiponatremia dilucional), hipopotasemia (como resultado del aldosteronismo secundario o de las pérdidas por orina). La evaluación de la función renal también debería incluir la determinación del sodio y de las proteínas en la orina de 24 horas.
- La hipoglucemia en un paciente con una hepatopatía indica que el daño hepático es grave.
- Otras alteraciones de las pruebas de laboratorio:
  1. Hepatitis alcohólica y cirrosis: Elevación moderada de la ALT y la AST, por lo general <500 UI; AST >ALT (proporción >2:3).
  2. Obstrucción extrahepática: Elevación moderada de los niveles de ALT y AST (<500 UI).
  3. Hepatitis isquémica, tóxica o vírica: Elevación importante de los niveles de ALT y AST (>500 UI).
  4. Los niveles de transaminasas pueden encontrarse normales a pesar de existir una afectación hepática importante en los pacientes con derivación yeyunoileal, hemocromatosis o después de un tratamiento con metotrexato.
  5. La elevación de los niveles de fosfatasa alcalina puede observarse en la obstrucción extrahepática, la cirrosis biliar primaria y la colangitis esclerosante primaria.
  6. Los niveles séricos de LDH se encuentran muy elevados en la enfermedad hepática metastásica. Otras causas de elevación menos pronunciada de la LDH son la hepatitis, la cirrosis, la obstrucción extrahepática y la hepatomegalia congestiva.
  7. Los niveles séricos de γ-glutamil transpeptidasa (GGTP) se encuentran elevados en la hepatopatía alcohólica y en la enfermedad colestásica (cirrosis biliar primaria, colangitis esclerosante primaria).
  8. Los niveles de bilirrubina sérica pueden hallarse elevados. Puede encontrarse bilirrubina en la orina de los pacientes con hepatitis, ictericia hepatocelular y obstrucción biliar.
  9. Albúmina sérica: Las hepatopatías graves cursan con hipoalbuminemia.

10. Tiempo de protrombina: La elevación del TP en los pacientes con enfermedades hepáticas indica que la hepatopatía es grave y es un signo de mal pronóstico.
11. La presencia del antígeno de superficie de la hepatitis B implica la existencia de una hepatitis B, aguda o crónica.
12. Los anticuerpos antimitocondriales sugieren un cuadro de cirrosis biliar primaria o de hepatitis crónica.
13. La elevación del cobre sérico, la disminución de la ceruloplasmina sérica y la elevación del cobre en la orina de 24 horas pueden ser diagnósticos de la enfermedad de Wilson.
14. La inmunoelectroforesis de proteínas puede revelar la disminución de las α-1 globulinas (déficit de α-1 antitripsina), la elevación de los niveles de IgA (cirrosis alcohólica), la elevación de la IgM (cirrosis biliar primaria) o la elevación de la IgG (hepatitis crónica, cirrosis criptogénica).
15. La elevación de los niveles séricos de ferritina y de la saturación de la transferrina son sugestivos de hemocromatosis.
16. La elevación de la concentración sérica de amoníaco es indicativa de disfunción hepatocelular. Sin embargo, las sucesivas determinaciones no resultan útiles en el seguimiento de los pacientes con encefalopatía hepática ya que existe una mala correlación entre la concentración sérica de amoníaco y el grado de encefalopatía.
17. El colesterol sérico se encuentra elevado en los trastornos colestásicos.
18. En las hepatitis autoinmunitarias pueden encontrarse anticuerpos antinucleares (ANA).
19. Los niveles de alfa fetoproteína >1.000 pg/ml son muy sugestivos de carcinoma primario de hepatocitos.
20. Las pruebas diagnósticas de la hepatitis C identifican a los pacientes con infección crónica por el virus de la hepatitis C.
21. Las hepatitis autoinmunitarias pueden cursar con elevación de los niveles de globulinas séricas (en especial las γ-globulinas) y pueden presentar ANA.

DIAGNÓSTICO POR IMAGEN

- La ecografía es el procedimiento de elección para la detección de los cálculos biliares y de la dilatación del conducto biliar común.
- La TC resulta útil para detectar masas hepáticas o pancreáticas, valorar la cantidad de grasa hepática, identificar los casos de hemocromatosis idiopática, diagnosticar de modo precoz el síndrome de Budd-Chiari, la dilatación de los conductos biliares intrahepáticos, las varices y la esplenomegalia.

- La escintigrafía con sulfuro coloidal marcado con tecnecio-99m resulta de utilidad para el diagnóstico de la cirrosis (existe un desplazamiento de la captación del coloide hacia el bazo y la médula ósea), la identificación de adenomas hepáticos (aparecen como defectos fríos) y el diagnóstico del síndrome de Budd-Chiari (existe una mayor captación por parte del lóbulo caudado).
- La CPRE es el procedimiento de elección para el diagnóstico del carcinoma periampular y los cálculos del conducto biliar común. También resulta de utilidad para diagnosticar la colangitis esclerosante primaria.
- La colangiografía transhepática percutánea (CTP) se emplea en la evaluación de los pacientes con ictericia colestásica y dilatación de los conductos intrahepáticos diagnosticado mediante ecografía. La presencia de estenosis intrahepáticas y de dilataciones focales es sugerente de colangitis esclerosante primaria (CEP).
- La biopsia hepática percutánea resulta útil en la evaluación de los defectos de llenado hepáticos, los pacientes con alteraciones persistentes en las pruebas de función hepática o para el diagnóstico de enfermedades hepatocelulares, hepatomegalias, hemocromatosis, cirrosis biliar primaria, enfermedad de Wilson, enfermedades de depósito del glucógeno, hepatitis crónica, hepatitis autoinmunitaria, enfermedades infiltrativas, hepatopatía alcohólica, hepatopatía de origen farmacológico y carcinomas primarios o secundarios.

TRATAMIENTO

TRATAMIENTO NO FARMACOLÓGICO

Evitar las sustancias hepatotóxicas (p. ej., el alcohol, el paracetamol) y mejorar el estado nutricional.

TRATAMIENTO AGUDO

- Corrija cualquier obstrucción mecánica al flujo biliar (p. ej., cálculos, estenosis).
- Trate la enfermedad cardiovascular subyacente en los casos de cirrosis cardíaca.
- En los pacientes con hemocromatosis elimine el exceso de hierro corporal por medio de flebotomías y deferoxamina.
- En los pacientes con enfermedad de Wilson elimine los depósitos de cobre con D-penicilamina.
- El tratamiento crónico con ursodiol ralentiza la progresión de la cirrosis biliar primaria. Sin embargo, resulta ineficaz en el tratamiento de la colangitis esclerosante primaria.
- Las hepatitis autoinmunitarias pueden responder a los glucocorticoides (20-30 mg de prednisona al día inicialmente) o a la combinación de prednisona y azatioprina.

- El transplante hepático puede estar indicado en los pacientes menores de 65 años y sin otras patologías asociadas que padezcan colangitis esclerosante, hepatitis crónica con cirrosis, o cirrosis biliar primaria con datos pronósticos que sugieran unas probabilidades de supervivencia sin el trasplante menores del 20%. Las contraindicaciones al trasplante hepático son el SIDA, la mayor parte de las metástasis, el no abandono de las toxicomanías, la sepsis y las enfermedades cardíacas o pulmonares no controladas.
- Tratamiento de las complicaciones de la hipertensión portal (la ascitis, las varices esófago-gástricas, la encefalopatía hepática y el síndrome hepatorrenal).

PRONÓSTICO

- El pronóstico depende de la etiología de la cirrosis y de si la hepatopatía se encuentra activa o no. La tasa de mortalidad supera el 80% en los pacientes que padecen el síndrome hepatorrenal.
- La trombocitopenia y la esplenomegalia, dos de los marcadores de la hipertensión portal, aumentan moderadamente la probabilidad de desarrollar varices esofágicas importantes.
- Si la cirrosis se encuentra en fase avanzada y no existen posibilidades de realizar un trasplante hepático, la tasa de supervivencia es de 1 a 2 años.

DERIVACIÓN

- Hospitalice a los pacientes con varices hemorrágicas, encefalopatía hepática o en las fases iniciales del síndrome hepatorrenal.
- El trasplante hepático en los candidatos idóneos es el único tratamiento efectivo a largo plazo de las complicaciones derivadas de la cirrosis.

OTRAS CONSIDERACIONES

COMENTARIOS

Las varices aparecen en los pacientes con trombocitopenia y en los casos avanzados según la clasificación de Child-Pugh. Estos factores resultan útiles para identificar a los pacientes cirróticos que pueden beneficiarse de las pruebas de detección selectiva para el diagnóstico de las varices.

BIBLIOGRAFÍA RECOMENDADA

Gines P et al: Management of cirrhosis and ascites, *N Engl J Med* 350:1645, 2004.
Ong JP et al: Correlation between ammonia levels and the severity of hepatic encephalopathy, *Am J Med* 114:189, 2003.

AUTOR: **FRED F. FERRI, M.D.**

INFORMACIÓN BÁSICA

DEFINICIÓN

La cirrosis biliar primaria (CBP) es una enfermedad crónica, de progresión variable, que afecta con mayor frecuencia a las mujeres y se caracteriza por la destrucción de los canalículos biliares intrahepáticos, lo que da lugar a un cuadro de inflamación portal, fibrosis, cirrosis e insuficiencia hepática clínica. La presencia de dos de los siguientes tres criterios diagnósticos son patognomónicos de CBP: anticuerpos antimitocondriales (AAM) positivos, histología compatible en la biopsia hepática y un patrón colestásico en las pruebas de función hepática; todo ello en ausencia de obstrucción biliar extrahepática.

CÓDIGO CIE-9CM
571.6 Cirrosis biliar

EPIDEMIOLOGÍA Y DEMOGRAFÍA

- La CBP afecta a todas las razas y causa el 0,6-2% de los fallecimientos por cirrosis en todo el mundo.
- Aproximadamente el 95% de los casos se producen en mujeres.
- La prevalencia varía entre 19 y 151 casos/millón de habitantes. La incidencia oscila entre 3,9 y 15 casos/millón de habitantes. La observación clásica que describía una prevalencia muy elevada de la CBP en Inglaterra y en Escandinavia y muy baja en África y la India parece hoy en día que se trataba de un efecto del modo de declarar las enfermedades más que una diferencia real en cuanto a la prevalencia.
- Los factores genéticos son importantes en el desarrollo de la CBP. Sin embargo no existe un claro patrón hereditario autosómico dominante o recesivo. Se estima que la prevalencia de la enfermedad en las familias con un miembro afecto es 100 veces más elevada que en la población general. Existe una débil asociación entre la CBP y el antígeno HLA-DR8.
- El inicio de la enfermedad tiene lugar típicamente entre los 30 y los 65 años.
- Hasta en el 84% de los pacientes con CBP es posible encontrar al menos otro trastorno autoinmunitario como la tiroiditis, el síndrome de Sjögren, la artritis reumatoide, el fenómeno de Raynaud o la esclerodermia.

ETIOLOGÍA

- Aunque todavía se desconoce la etiología de la CBP, se cree que algún factor ambiental que actúe sobre una persona genéticamente predispuesta puede desencadenar un ataque persistente mediado por linfocitos T dirigido contra las células epiteliales de los conductos biliares intralobares.
- Estudios recientes han identificado un péptido, una subunidad de un complejo enzimático (PDH E2) de la membrana mitocondrial, como un autoantígeno importante en la patogenia temprana de la CBP. Los pacientes con CBP poseen una concentración 10 veces superior de linfocitos CD8+ citotóxicos, que reconocen este péptido en el hígado en comparación con la sangre. Los futuros tratamientos pueden basarse en fármacos que produzcan una inmunomodulación específica dirigida contra dichos péptidos.
- Además de la destrucción directa de los canalículos biliares mediada por los linfocitos T, los hepatocitos también pueden dañarse de modo secundario por la acumulación de sustancias nocivas como los ácidos biliares.

SÍNTOMAS Y SIGNOS

Síntomas:
- El 48-60% de los pacientes pueden encontrarse asintomáticos, aunque el 40-100% de los mismos presentarán síntomas.
- Los síntomas de presentación más comunes son la fatiga (78%) y el prurito.
- El prurito empeora por la noche, asociado al uso de prendas de vestir apretadas, a la sequedad cutánea, y al tiempo cálido y húmedo. La etiología es desconocida, pero en la actualidad se ha descartado que se deba a la retención de ácidos biliares en la piel. El prurito puede aparecer inicialmente durante el embarazo, pero se diferencia del prurito del embarazo por persistir durante el período puerperal y después del mismo.
- Otros síntomas frecuentes son la hepatomegalia, la ictericia, el dolor inexplicable en el hipocondrio derecho, la esplenomegalia, las manifestaciones de hipertensión portal, los síntomas de sequedad y las lesiones similares a la esclerodermia.
- En el 40-70% de los pacientes la artropatía inflamatoria produce alteraciones musculoesqueléticas: el 5-10% desarrolla un cuadro de AR crónica y el 10% sufre la «artritis de la CBP».
- En las etapas avanzadas de la enfermedad el paciente puede presentar esteatorrea.

Signos:
- La aparición de signos es variable, en función del estadio en el que se encuentre la enfermedad en el momento de presentación. En las fases iniciales la exploración puede ser completamente normal.
- El 25-50% sufren hipopigmentación cutánea.
- Pueden observarse excoriaciones.
- Las formas más avanzadas de la enfermedad pueden cursar con hepatomegalia (70%) y esplenomegalia (35% inicialmente).
- Los xantomas y la ictericia se observan en las etapas más avanzadas de la enfermedad. El anillo de Kayser-Fleischer es poco frecuente y se debe a la retención de cobre.
- Los signos de la fase tardía de la enfermedad recuerdan a los observados en la cirrosis: nevos en araña, atrofia de la porción proximal de las extremidades, ascitis y edema.

DIAGNÓSTICO

DIAGNÓSTICO DIFERENCIAL

Colestasis inducida por fármacos.

OTRAS CAUSAS DE HEPATOPATÍA CRÓNICA Y CIRROSIS:
- Cirrosis alcohólica.
- Hepatitis viral (crónica).
- Colangitis esclerosante primaria.
- Hepatitis crónica activa autoinmunitaria.
- Cirrosis inducida por toxinas/productos químicos.
- Otras enfermedades familiares o hereditarias (p. ej., la fibrosis quística [FQ] o el déficit de α-1 antitripsina).

VALORACIÓN

- Historia clínica, exploración física, pruebas de laboratorio y biopsia hepática.

PRUEBAS DE LABORATORIO

- Anticuerpos antimitocondriales (se encuentran en el 95% de los pacientes con CBP y presentan una especificidad del 98%).
- Elevación importante de los niveles de fosfatasa alcalina (de origen hepático).
- GGTP elevada.
- Elevación de los niveles séricos de IgM.
- Los niveles de bilirrubina son normales en las etapas iniciales pero en el 60% de los pacientes aumentan al avanzar la enfermedad (tanto la directa como la indirecta). La elevación de la bilirrubina se considera un signo de mal pronóstico.
- Los niveles de aminotransferasas se encuentran normales o ligeramente elevados (raramente se incrementan más de 5 veces los valores normales). El resultado de su determinación carece de valor pronóstico.
- En más del 50% de los pacientes se encuentra una hiperlipidemia importante. El colesterol total puede superar los 1.000 mg/dl. No se ha observado un riesgo mayor de muerte por aterosclerosis, lo que posiblemente sea debido a los niveles muy elevados de HDL y a la disminución de la concentración sérica de lipoproteína Lp(a).
- Ceruloplasmina elevada.
- La biopsia hepática percutánea confirma el diagnóstico, permite el estadiaje de la enfermedad y evaluar la respuesta al tratamiento.

- El estadio histológico se basa en el tipo de lesión más avanzada que se observe:
  Estadio I: Infiltración linfocitaria de las células epiteliales de los canalículos biliares con lesiones pseudogranulomatosas, limitadas a las triadas portales.
  Estadio II: Extensión de las células inflamatorias al parénquima periportal, invasión por macrófagos espumosos y desarrollo de necrosis biliar parcelar.
  Estadio III: Fibrosis de los tabiques que conectan las triadas portales.
  Estadio IV: Cirrosis franca. Depósitos hialinos y acumulación de partículas que tiñen para cobre.
- Se deben diagnosticar y tratar las posibles enfermedades asociadas. Hasta el 20% de los pacientes presentan hipotiroidismo, a menudo con anticuerpos antimicrosomales y antitiroglobulina. Es frecuente observar un cuadro de acidosis renal tubular asintomática, debida al depósito de cobre en los riñones. La osteoporosis es otra asociación frecuente en los pacientes con CBP que debe ser diagnosticada y tratada. Los pacientes pueden sufrir deficiencias de vitaminas liposolubles, en especial de la vitamina A.

DIAGNÓSTICO POR IMAGEN

Las técnicas de imagen o la colangiografía son innecesarias si la historia clínica, la exploración física, los análisis de sangre y la biopsia hepática son consistentes con el diagnóstico de CBP.

PRONÓSTICO

- Si la enfermedad es sintomática, su curso suele ser progresivo.
- La supervivencia media de los pacientes asintomáticos es de 10-16 años y la de los pacientes sintomáticos es de 7 años.
- Ni la presencia ni la cuantía de los títulos de anticuerpos antimitocondriales sirven como factor predictivo de la supervivencia.
- Las pruebas de laboratorio que poseen un valor pronóstico son los niveles séricos de bilirrubina o albúmina y el tiempo de protrombina.
- La presencia de cirrosis aumenta el riesgo de desarrollar un carcinoma hepatocelular.

TRATAMIENTO

- Las decisiones terapéuticas dependen de la situación clínica del paciente.
- No existe un tratamiento universalmente aceptado de la enfermedad subyacente.
- El 20% de los pacientes no responden al tratamiento médico y precisan un trasplante hepático.

- El tratamiento se basa en el manejo de las complicaciones (el prurito, las alteraciones óseas metabólicas o la hiperlipidemia) ya que el único tratamiento definitivo de la enfermedad es el trasplante hepático.

TRATAMIENTO AGUDO

- Los resultados obtenidos con el ursodiol, la colchicina o el metotrexato han sido alentadores pero no espectaculares.
- En las etapas iniciales de la enfermedad la administración de ursodiol (12-15 mg/kg/día, repartido en varias tomas o una vez al día antes de acostarse) puede prolongar la supervivencia y el tiempo necesario para realizar el trasplante hepático. El tratamiento normaliza los niveles de bilirrubina por lo que puede enmascarar la necesidad de realizar el trasplante hepático. Se trata de un fármaco seguro y bien tolerado que alivia el prurito en algunos pacientes (aunque puede empeorarlo inicialmente). En los pacientes con enfermedad avanzada resulta ineficaz y puede empeorar la sintomatología.
- Los resultados obtenidos con la colchicina (0,6 mg/12 horas) y el metotrexato (15 mg/semana) son menos favorables pero pueden considerarse moderadamente eficaces. Se debe vigilar a los pacientes con CBP que sigan tratamiento con metotrexato por la posibilidad de desarrollar una neumonitis intersticial, que se resuelve al interrumpir la medicación.
- La prednisona, la azatioprina, la penicilamina o la ciclosporina se encuentran en desuso debido a su eficacia limitada y a la importante toxicidad que conlleva su administración.
- La resina de colestiramina v.o. (4 g/8 horas) reduce el prurito en la mayor parte de los pacientes. El hipocloruro de colestipol también resulta eficaz. Los pacientes que no mejoran con la colestiramina pueden beneficiarse de la administración de rifampin, ursodiol o incluso de naloxona.

TRATAMIENTO CRÓNICO

- Una dieta baja en triglicéridos neutros y rica en triglicéridos de cadena media disminuye la esteatorrea y mejora el estado nutricional.
- Tratamiento de la cistitis bacteriana aguda, que es más frecuente en estos pacientes.
- Tratamiento de la osteoporosis con calcio y vitamina D, aunque la mejoría sólo se consigue con el trasplante hepático. Los bisfosfonatos pueden resultar de utilidad.
- En los casos de enfermedad avanzada la deficiencia de vitamina A, K y E puede

ser clínicamente importante y responde bien al tratamiento sustitutivo oral.
- Los pacientes deben ser remitidos para valorar el trasplante hepático, que es el tratamiento definitivo. Una calidad de vida inaceptable o una esperanza de vida inferior a 1 año son indicaciones para realizar el trasplante hepático. Para valorar el momento del trasplante se debe seguir el sistema de puntuación MELD de la clínica Mayo.
- Los pacientes con CBP receptores de un trasplante hepático poseen más probabilidades de sufrir un rechazo crónico y menos probabilidades de poder abandonar el tratamiento inmunosupresor. Tras el trasplante, se siguen observando anticuerpos antimitocondriales y a los 10 años se observan cambios histológicos típicos de la CBP hasta en el 50% de los hígados trasplantados.
- Con la inmunosupresión adecuada y a pesar de los cambios histológicos, la evolución de los pacientes sometidos al trasplante hepático es muy favorable. La tasa de supervivencia al año es del 85-90% y la supervivencia posterior es equiparable a la de la población sana ajustada por edad/sexo.

PRONÓSTICO

El tratamiento definitivo consiste en el trasplante hepático. La supervivencia es de 7-16 años, dependiendo de la sintomatología en el momento del diagnóstico.

DERIVACIÓN

Al gastroenterólogo o al hepatólogo para tratamiento, evaluar la necesidad del trasplante hepático y tratamiento potencial de las varices hemorrágicas.

BIBLIOGRAFÍA RECOMENDADA

Kaplan MM: Primary biliary cirrhosis (review), *N Engl J Med* 335:1570, 1996.
Kaplan MM: Primary biliary cirrhosis: past, present, and future, *Gastroenterology* 123(4):1392, 2002.
Levy C, Lindor KD: Management of osteoporosis, fat-soluble vitamin deficiencies, and hyperlipidemia in primary biliary cirrhosis, *Clin Liver Dis* 7(4):901, 2003.
MacQuillan GC, Neuberger J: Liver transplantation for primary biliary cirrhosis, *Clin Liver Dis* 7(4):941, ix, 2003.
Selmi C et al: Epidemiology and pathogenesis of primary biliary cirrhosis, *J Clin Gastroenterol* 38(3):264, 2004.

AUTOR: **JENNIFER R. HUR, M.D.**

INFORMACIÓN BÁSICA

DEFINICIÓN

La cisticercosis es una infección producida por la larva de la tenia del cerdo *(Taenia solium)*. El ser humano adquiere la cisticercosis por medio de la contaminación oral-fecal con huevos de *T. solium* de portadores de tenias. Las oncosferas (el estado embrionario) son liberadas de los huevos por la acción de los jugos gástrico e intestinales y cruzan la pared intestinal, accediendo al torrente sanguíneo y alcanzando de este modo los músculos y otros tejidos, como el sistema nervioso central (neurocisticercosis). Se enquistan en forma de cisticercos en los vasos de pequeño calibre, donde alcanzan un tamaño de 1 cm en 2-3 meses.

CÓDIGO CIE-9CM
123.1 Cisticercosis

EPIDEMIOLOGÍA Y DEMOGRAFÍA

- La infección por *T. solium* y la neurocisticercosis resultante son endémicas en los países poco desarrollados donde se crían cerdos como recurso alimentario.
- La neurocisticercosis es frecuente en toda Hispanoamérica, la mayor parte de Asia, el África subsahariana y ciertas partes de Oceanía. Es la causa más frecuente de epilepsia adquirida a nivel mundial. La neurocisticercosis ya no es una enfermedad exótica en los EE.UU., ya que representa hasta el 2% de los pacientes hospitalizados por los servicios de neurología y neurocirugía en el sur de California y más de 1.000 casos al año en todo el país.
- *T. solium* posee un ciclo vital complejo que cuenta con dos hospedadores. El ser humano es el único hospedador definitivo y alberga las formas adultas en el intestino (teniasis). Sin embargo, tanto las personas como los cerdos pueden servir como intermediarios y en ambos se pueden encontrar las larvas o los cisticercos.

SÍNTOMAS Y SIGNOS

- La formación de quistes en los tejidos puede causar inflamación local, cuya morbilidad es mínima en comparación con el daño posible de la neurocisticercosis.
- La manifestación más frecuente de la neurocisticercosis es la epilepsia debida a los quistes intracerebrales (70-90% de los casos). La exploración física del paciente que sufre ataques convulsivos suele ser normal.
- Síntomas menos frecuentes: Cefalea, náuseas y vómitos (como consecuencia del aumento de la presión intracraneal); o alteraciones del estado mental que pueden llegar a cuadros de psicosis.
- La inflamación alrededor de los quistes en proceso de degeneración puede producir encefalitis focal, vasculitis, meningitis crónica y parálisis de nervios craneales.
- Los quistes ventriculares pueden causar hidrocefalia. Los quistes medulares o intraoculares son menos frecuentes.

ETIOLOGÍA

Tras la ingestión de cisticercos de *T. solium* en la carne de cerdo infectada y poco cocinada, las tenias alcanzan el intestino humano, donde producen huevos que son eliminados con las heces. Los huevos pueden ser ingeridos por el propio paciente o bien pueden diseminarse por medio de los manipuladores de alimentos. Tras la ingesta de los huevos de *T. solium* se libera una oncosfera, que atraviesa la pared intestinal y alcanza la circulación. Las oncosferas maduran transformándose en cisticercos, que pueden depositarse en los tejidos blandos o en el SNC. La presencia de quistes viables en el SNC suele ser asintomática. Con el tiempo, la inflamación producida por la degeneración de los quistes da lugar a la aparición de los síntomas, que dependen de la localización del quiste, el número y el tamaño. Se han descrito casos de neurocisticercosis en los pacientes con SIDA, aunque la inmunodepresión no parece influir sobre la incidencia de la infección.

DIAGNÓSTICO

DIAGNÓSTICO DIFERENCIAL

- Epilepsia idiopática.
- Migraña.
- Vasculitis.
- Neoplasia primaria del SNC.
- Toxoplasmosis.
- Absceso cerebral.
- Enfermedad granulomatosa como la sarcoidosis.

VALORACIÓN

- Historia clínica detallada.
- Búsqueda de huevos en las heces si se sospecha la presencia de tenias intestinales.
- Técnicas de imagen (deben realizarse antes que las pruebas de laboratorio en caso de sospechar afectación del SNC).
- Estudio del LCR.
- Pruebas de laboratorio (serología).

PRUEBAS DE LABORATORIO

- Estudio del LCR: En los casos de neurocisticercosis puede observarse pleocitosis con linfocitosis o eosinofilia, hipoglucorraquia e hiperproteinorraquia.
- Estudio inmunológico: Búsqueda de anticuerpos en el suero o en el LCR. El enzimoinmunoanálisis posee una sensibilidad y una especificidad superiores al 90% cuando se realiza en un LCR inflamatorio.

DIAGNÓSTICO POR IMAGEN

- La TC craneal posee una sensibilidad y una especificidad superiores al 95% y puede poner de manifiesto la existencia de cisciticercos vivos (lesiones hipodensas) y quistes degenerativos (lesiones isodensas o hiperdensas). Por regla general las lesiones suelen ser múltiples. La TC es el mejor método para detectar calcificaciones asociadas con infecciones antiguas.
- La RM cerebral es la técnica más precisa para valorar la gravedad de la infección, la localización y el estado evolutivo en el que se encuentran los parásitos. Proporciona imágenes detalladas de los quistes vivos o en degeneración, del edema perilesional, de los quistes de tamaño pequeño, o de los localizados en los ventrículos, el tronco encefálico y el cerebelo.

TRATAMIENTO

La cisticercosis extraneural es un trastorno benigno que no precisa un tratamiento específico. Sin embargo, la neurocisticercosis se asocia con una morbimortalidad elevadas.

El plan terapéutico debe basarse en las características de los quistes y el grado de respuesta inmunitaria al parásito:

- Infección inactiva: Se considera que los pacientes con convulsiones que sólo presentan calcificaciones en las técnicas de imagen no poseen parásitos viables. El tratamiento quisticida no está por tanto indicado. Los fármacos anticonvulsivantes pueden controlar las convulsiones. En los pacientes con hidrocefalia, la derivación ventrículo-peritoneal puede resolver los síntomas.
- En la infección parenquimatosa activa (la forma de presentación más frecuente) la erradicación de los quistes es un tema menos controvertido. Se deben administrar fármacos anticonvulsivantes para controlar las convulsiones. Algunos autores postulan que el único tratamiento necesario es el anticonvulsivante, no el antiparasitario.
- Los pacientes con neurocisticercosis extraparenquimatosa deben ser derivados a un neurocirujano:
  1. Ventricular: suele presentarse con hidrocefalia obstructiva. La meta del tratamiento debe ser la rápida corrección de la hidrocefalia.
  2. Subaracnoidea: cursa con un cuadro de aracnoiditis. Pueden ser necesaria la derivación del LCR y el tratamiento esteroideo.
- Tratamiento quisticida: El prazicuantel es un fármaco eficaz considerado el tratamiento de elección. Hoy en día se está empleando con mayor frecuencia el albendazol, que puede presentar una ma-

yor eficacia a un menor coste. Las pautas aceptadas en la actualidad son el prazicuantel (50 mg/kg/día) dividido en tres dosis durante 15 días o el albendazol (15 mg/kg/día) dividido en tres dosis durante 8 días, junto a un esteroide administrado de forma simultánea. En los pacientes que únicamente presentan una lesión (no así en los que presentan quistes múltiples) pueden ser eficaces pautas terapéuticas más cortas: 1 día de prazicuantel o 3 días de albendazol.

NOTA: El prazicuantel es metabolizado por la ruta del complejo enzimático del citocromo P-450 por lo que sus niveles pueden verse reducidos cuando se administra junto a fármacos anticonvulsivantes o aumentado cuando se administra con cimetidina.

DERIVACIÓN

Al neurocirujano si se sospecha una hidrocefalia obstructiva o una neurocisticercosis extraparenquimatosa.

OTRAS CONSIDERACIONES

PREVENCIÓN

La erradicación de la teniasis/cisticercosis es posible, como ha quedado demostrado en algunos países en los que la enfermedad era endémica a principios de este siglo. La enfermedad puede controlarse mejorando los sistemas de inspección de la carne, la cría de cerdos y las condiciones socioculturales.

BIBLIOGRAFÍA RECOMENDADA

Garcia HH et al: *Taenia solium* cysticercosis, *Lancet* 362:547, 2003.

AUTOR: **KAROLL CORTEZ, M.D.**
Nota: El Dr. Cortez escribió este monográfico mientras trabajaba para el gobierno de EE.UU.; por tanto, es de dominio público.

INFORMACIÓN BÁSICA

DEFINICIÓN

La infección por citomegalovirus (CMV), un herpesvirus, es común entre la población general. Se presenta a menudo en la infancia y en la adolescencia y posee múltiples vías de transmisión. La infección por el CMV durante el embarazo puede producir casos de enfermedad congénita. El CMV también se asocia con estados de inmunodepresión y puede llegar a tener un resultado fatal.

SINÓNIMOS

Mononucleosis heterófila negativa.
Enfermedad vírica de inclusión citomegálica.

> **CÓDIGOS CIE-9CM**
> 078.5 Infección por CMV
> 771.1 Infección congénita o perinatal por CMV
> V01.7 Exposición al CMV

EPIDEMIOLOGÍA Y DEMOGRAFÍA

- La seroprevalencia está muy extendida: El 40-100% de los adultos son seropositivos.
- La infección es más frecuente en el ámbito perinatal, en las guarderías y en la población en edad reproductiva, relacionado con la actividad sexual.

VÍAS DE TRANSMISIÓN

- Transfusiones sanguíneas.
- Sexual (ETS): A través del útero, el cuello del útero y el semen.
- Perinatal a través de la leche materna.
- Trasplante de órganos: médula ósea, riñones, hígado, corazón o pulmón.

SÍNTOMAS Y SIGNOS

Niños: Congénita: el 25% de los niños infectados presentan síntomas:
- Ictericia.
- Erupción petequial.
- Hepatoesplenomegalia.
- Aletargamiento.
- Dificultad respiratoria.
- Afectación del SNC.
- Convulsiones.

Adquisición posnatal:
- Mononucleosis por CMV.
- Faringitis.
- Bronquitis.
- Neumonía.
- Laringitis estridulosa.

Adultos sanos:
Frecuente:
- Puede ser asintomática.
- La mononucleosis por CMV es similar a la mononucleosis por el VEB.
- Síndrome febril de 9-30 días de duración (media de 19 días).

Menos frecuente:
- Faringitis exudativa.
- Linfadenopatía, esplenomegalia (rara).
- Neumonía intersticial (poco frecuente).
- Adenopatía cervical.
- Erupción inespecífica.
- Trombocitopenia/anemia hemolítica.

Raro:
- Hepatitis.
- Síndrome de Guillain-Barré.
- Meningoencefalitis.
- Miocarditis.
- Hepatitis granulomatosa.

Pacientes inmunodeprimidos:
- Mononucleosis febril.
- Úlceras GI, hepatitis, neumonitis, retinitis, encefalopatía, meningoencefalopatía.
- Asociado al VIH: demencia, desmielinización, retinitis (fig. 1-47), colecistitis acalculosa, suprarrenalitis, diarrea, enterocolitis, esofagitis.
- Diabetes asociada con pancreatitis.
- Suprarrenalitis asociada con el VIH.

ETIOLOGÍA

La infección por citomegalovirus puede permanecer latente y reactivarse en los estados de inmunodepresión.

DIAGNÓSTICO

DIAGNÓSTICO DIFERENCIAL

Infección congénita:
- Infecciones parasitarias, bacterianas o virales agudas producidas por otros microorganismos de transmisión congénita (toxoplasmosis, rubéola, sífilis, tos ferina, difteria, bronquitis).

Infección adquirida:
- Mononucleosis por el VEB.
- Hepatitis vírica: A, B, C.
- Criptosporidiosis.
- Toxoplasmosis.
- Infecciones por *Mycobacterium avium*.
- Herpesvirus humano tipo 6.
- Reacción a fármacos.
- Infección aguda por el VIH.

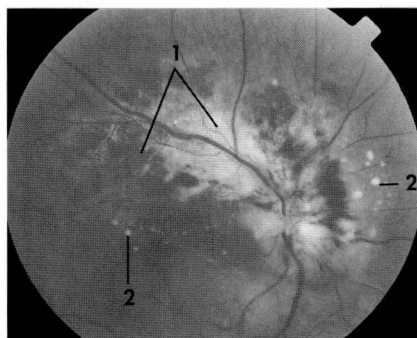

FIGURA 1-47 Retinitis por CMV en un varón joven VIH-positivo con afectación visual por las lesiones maculares y del nervio óptico. Se observan las áreas de retina infectada con una coloración blanquecina y hemorragias intrarretinianas, siguiendo la distribución arciforme de la capa de fibras nerviosas retinianas *(1)*. También se observa una pequeña cantidad de exudación lipídica cerca de la fovea y nasal al nervio óptico *(2)*. (De Palay D [eds.]: *Ophthalmology for the primary care physician*, St. Louis, 1997, Mosby.)

VALORACIÓN

- Confirmación mediante pruebas de laboratorio junto a los hallazgos clínicos (a menudo cursa con leucopenia, trombocitopenia, linfocitosis).
- Demostración del virus en los tejidos o mediante pruebas serológicas como los anticuerpos IgM anti CMV, la elevación de los títulos fijadores de complemento (FC), anticuerpos fluorescentes indirectos (AFI) o AFI anticomplemento.
- Fondo de ojo: Áreas de retina necrótica con zonas blanquecinas granulares.
- Cultivos: (virales) en fibroblastos humanos de la orina, en el frotis cervical, o en el concentrado leucocitario.
- Biopsia: cuerpos de inclusión en «ojo de buho» en las muestras de tejidos.

DIAGNÓSTICO POR IMAGEN

- Radiografía de tórax: si se sospecha una neumonitis, considere realizar una broncoscopia.
- Endoscopia: en los casos con afectación GI.
- Fondo de ojo: si retinitis.
- TC/RM: en casos con afectación del SNC.

TRATAMIENTO

TRATAMIENTO NO FARMACOLÓGICO

- El lavado de manos riguroso y las medidas educativas acerca de las precauciones estándar pueden controlar la transmisión del CMV en los centros sanitarios.
- El tratamiento antirretroviral de gran actividad (TARGA) se administra a los pacientes con un recuento de CD4 <50/mm³, hasta alcanzar un recuento de CD4 >100/mm³, durante un período de 3-6 meses.

TRATAMIENTO AGUDO

Para los pacientes inmunodeprimidos con retinitis o neumonitis por CMV:
- Ganciclovir: 5 mg/kg/12 horas por vía i.v. durante 21 días, para pasar a 5 mg/kg/día por vía i.v. o 1 g v.o./8 horas o un implante intraocular.
- Foscarnet: 60 mg/kg/8 horas durante 3 semanas, y a continuación 90 mg/kg/día.
- Cidofovir 5 mg/kg i.v. La dosis puede repetirse una semana después y a continuación cada 2 semanas.
- En los casos de retinitis por CMV puede administrarse una inyección intravítrea de 300 µg de fomivirsen.

BIBLIOGRAFÍA RECOMENDADA

MacDonald JC et al: High active anti-retroviral therapy-related immune recovery in AIDS patients with cytomegalovirus retinitis, *Ophthalmology* 107:877, 2000.

Taylor GH: Cytomegalovirus, *Am Fam Physician* 67:3, 2003.

Whitcup SM: Cytomegalovirus retinitis in the era of highly active antiretroviral therapy, *JAMA* 283:653, 2000.

AUTORES: **MINA PANTCHEVA, M.D.** y **DENNIS J. MIKOLICH, M.D.**

INFORMACIÓN BÁSICA

DEFINICIÓN

La infección genital por *Chlamydia trachomatis* puede producir cuadros de uretritis, epididimitis, cervicitis y salpingitis aguda, aunque en las mujeres a menudo cursa de forma asintomática (v. «Enfermedad inflamatoria pélvica»). En los varones produce cuadros de uretritis, secreción mucopurulenta, disuria y prurito uretral.

CÓDIGOS CIE-9CM
597.80 Uretritis
604.0 Epididimitis
616.0 Cervicitis
381.51 Salpingitis aguda

EPIDEMIOLOGÍA Y DEMOGRAFÍA

- La enfermedad de transmisión sexual más frecuente en los EE.UU. es la infección por *Chlamydia trachomatis*. Al año se producen más de cuatro millones de infecciones, aunque la cifra exacta es desconocida ya que no es una enfermedad de declaración obligatoria en todos los estados. Es una enfermedad frecuente a nivel mundial y su diagnóstico está aumentando de forma sostenida en las dos últimas décadas en los EE.UU., Canadá, Australia y Europa.
- La mayor parte de las mujeres con infecciones uretrales o endocervicales permanecen asintomáticas.
- Hasta el 45% de las infecciones gonocócicas pueden asociarse con una infección concomitante por clamidias.
- La infección crónica (sintomática o asintomática) del endometrio y de las trompas de Falopio puede dar lugar a cuadros de infertilidad o a embarazos ectópicos.
- Las infecciones en embarazadas pueden producir cuadros de conjuntivitis o infecciones pulmonares en el recién nacido.
- En los varones el 15-55% de las infecciones están producidas por *Chlamydia trachomatis*. Las complicaciones de las uretritis no gonocócicas en los varones infectados por *C. Trachomatis* son la epididimitis y el síndrome de Reiter.

SÍNTOMAS Y SIGNOS

Las manifestaciones clínicas pueden ser parecidas a las de la gonorrea: secreción endocervical mucopurulenta, endocervix edematoso, eritematoso y de fácil sangrado (debido a la inflamación del epitelio columnar endocervical). La bartolinitis, el síndrome uretral con disuria y piuria, y la perihepatitis (síndrome de Fitz-Hugh-Curtis) son manifestaciones menos frecuentes.

ETIOLOGÍA

- *Chlamydia trachomatis,* serotipos D-K.
- Bacterias intracelulares obligadas.
- *Trichomonas vaginalis.*
- *Mycoplasma genitalium.*
- VHS.

DIAGNÓSTICO

DIAGNÓSTICO DIFERENCIAL

Gonococia, uretritis no gonocócica (infecciones no clamidiales).

VALORACIÓN

El diagnóstico se basa en la demostración por medio de varias pruebas de laboratorio de la presencia de signos de infección en una muestra intrauretral o endocervical. El microorganismo intracelular se aísla con menos facilidad de las secreciones.

PRUEBAS DE LABORATORIO

- El cultivo celular es el principal método diagnóstico (la sensibilidad del cultivo aislado es del 80-90%), pero es un método laborioso que puede tardar 48-96 horas en obtener resultados, por lo que no resulta una técnica adecuada con fines de detección selectiva.
- Métodos no basados en el cultivo: Pruebas de anticuerpos fluorescentes directos (AFD). Enzimoinmunoanálisis (EIA). Sondas de ADN. Reacción en cadena de la polimerasa (RCP).
- Con la excepción de la RCP, las otras pruebas son probablemente menos específicas que el cultivo celular y pueden proporcionar resultados falsos positivos.
- La secreción purulenta no resulta una muestra adecuada. Al tratarse de un microorganismo intracelular, debe obtenerse una muestra con células infectadas.
- Presencia de 10 leucocitos por campo del microscopio de gran aumento.

TRATAMIENTO

De la uretritis no gonocócica, la uretritis, la cervicitis y la conjuntivitis (excepto para el LGV):
- Azitromicina: 1 g v.o. (en dosis única) o
- Doxiciclina: 100 mg v.o./12 horas, durante 7 días.
- Alternativas:
  1. Eritromicina base: 500 mg v.o./6 horas, durante 7 días o
  2. Etilsuccinato de eritromicina: 800 mg v.o./6 horas, durante 7 días u

3. Ofloxacino: 300 mg v.o./12 horas, durante 7 días.
4. Levofloxacino: 500 mg v.o./día, durante 7 días.

Infección durante el embarazo:
- Eritromicina base: 500 mg v.o./6 horas, durante 7 días o
- Amoxicilina: 500 mg v.o./8 horas, durante 7 días.
- Alternativas:
  1. Eritromicina base: 250 mg v.o./6 horas, durante 7 días o
  2. Etilsuccinato de eritromicina: 800 mg v.o./6 horas, durante 7 días o
  3. Etilsuccinato de eritromicina: 400 mg v.o./6 horas, durante 14 días o
  4. Azitromicina: 1 gramo v.o. (dosis única).

NOTA: La doxiciclina y el ofloxacino están contraindicados durante el embarazo. Aún no se ha determinado la seguridad y la eficacia de la azitromicina durante el embarazo y la lactancia, aunque los datos preliminares indican que puede ser segura y efectiva. El estolato de eritromicina está contraindicado en el embarazo por su hepatotoxicidad.

SEGUIMIENTO:
Repita los cultivos tras finalizar el tratamiento y remita a los pacientes para ser explorados y tratados.

URETRITIS PERSISTENTE Y RECURRENTE:
En los pacientes que cumplieron mal el tratamiento, repita algunas de las pautas terapéuticas expuestas anteriormente. Si el paciente siguió correctamente el tratamiento, los tratamientos recomendados son: el metronidazol (2 gramos v.o. en dosis única) más eritromicina base (500 mg v.o./6 horas, durante 7 días) o etilsuccinato de eritromicina (800 mg v.o./6 horas/7 días).

PRONÓSTICO

(V. «Gonorrea»). Todos los pacientes tratados por infecciones producidas por clamidias deben ser tratados de una posible infección gonocócica concomitante. (v. también el tratamiento de la «Enfermedad inflamatoria pélvica»).

BIBLIOGRAFÍA RECOMENDADA

Centers for Disease Control and Prevention: 2002 sexually transmitted diseases treatment guidelines, *MMWR Morb Mortal Wkly Rep* 51(RR-6), 2002.

AUTOR: **MARIA A. CORIGLIANO, M.D.**

INFORMACIÓN BÁSICA

DEFINICIÓN

La claudicación hace referencia al dolor de la extremidad inferior que se desencadena por el ejercicio y se alivia con el reposo.

SINÓNIMO

Claudicación intermitente.

CÓDIGOS CIE-9CM

443.9 Enfermedad vascular periférica, no especificada
440.21 Claudicación intermitente por aterosclerosis

EPIDEMIOLOGÍA Y DEMOGRAFÍA

INCIDENCIA: 3-8 casos/1.000 habitantes.
PREVALENCIA: Afecta al 2-4% de la población general.
FACTORES DE RIESGO: Los principales factores de riesgo que aumentan las probabilidades de sufrir claudicación son el tabaquismo, la hipertensión, la diabetes y la hipercolesterolemia. El consumo de cigarrillos es el principal determinante de la progresión de la enfermedad.

SÍNTOMAS Y SIGNOS

- Pulsos disminuidos.
- Auscultación de ruidos en la aorta distal o en las arterias ilíacas o femorales.
- La elevación de las extremidades se acompaña de palidez en la región distal.
- Aparición de rubor con tiempo de llenado capilar prolongado tras mantener la extremidad en posición declive.
- Frialdad cutánea.
- Aparición de cambios tróficos: Alopecia y atrofia muscular.
- Úlceras de cicatrización tórpida, tejido necrótico y posible evolución a la gangrena.

ETIOLOGÍA

La principal causa de la claudicación es la aterosclerosis, que conduce a la estenosis de los vasos periféricos y a la isquemia muscular.

DIAGNÓSTICO

Una historia de dolor en las nalgas, los muslos o las pantorrillas; o la aparición de fatiga con los esfuerzos que desaparece tras el reposo; junto a los signos descritos con anterioridad, hacen muy posible el diagnóstico de claudicación. Los estudios no invasivos contribuyen a confirmar el diagnóstico.

DIAGNÓSTICO DIFERENCIAL

La estenosis del canal lumbar (claudicación neurogénica), los calambres musculares, la artrosis degenerativa (en especial de la columna lumbar y la cadera) y el síndrome compartimental pueden confundirse con la claudicación.

VALORACIÓN

- Los estudios vasculares no invasivos confirman la impresión clínica de claudicación y ayudan a localizar el punto de oclusión principal. La prueba no invasiva utilizada es la ecografía Doppler de onda continua, que mide la presión arterial sistólica y proporciona el índice tobillo/brazo (ITB), las presiones sistólicas segmentarias y los registros de ondas Doppler.
- Índice tobillo-brazo (ITB): la relación entre la presión en el tobillo y el brazo suele ser generalmente = 1.
  1. En la claudicación el ITB oscila entre 0,5 y 0,8.
  2. En los pacientes con dolor de reposo o ante la pérdida inminente de un miembro el ITB es ≤0,3.
- Las presiones sistólicas segmentarias suelen medirse en la porción alta del muslo, por encima y por debajo de la rodilla, y en el tobillo. Normalmente no deben existir diferencias de presión de más de 20 mmHg entre segmentos contiguos. Si el gradiente es >20 mmHg, se debe sospechar un estrechamiento importante en el segmento intermedio.
- El ITB y las presiones segmentarias pueden medirse antes y después de realizar ejercicio.

DIAGNÓSTICO POR IMAGEN

- La ecografía Doppler puede emplearse para diagnosticar los puntos de oclusión y valorar la permeabilidad del sistema arterial distal o de los injertos venosos preexistentes.
- La angiografía por resonancia magnética (ARM) o la angiografía con TC espiral son otras de las técnicas de imagen disponibles.
- La angiografía sigue siendo la técnica de elección para el diagnóstico por imagen de la oclusión arterial periférica. Al tratarse de una técnica no exenta de complicaciones, el estudio sólo debe realizarse si se está valorando la reconstrucción quirúrgica.

TRATAMIENTO

TRATAMIENTO NO FARMACOLÓGICO

- El abandono del hábito tabáquico resulta fundamental.
- Medidas dietéticas para el control de la diabetes, la hipercolesterolemia y la hipertensión arterial.
- Práctica de ejercicio diario. El ejercicio físico prolonga la distancia caminada antes de que aparezcan los síntomas y mejora el estado funcional. Se recomienda caminar de 30 a 60 minutos al día durante 5 días, a un ritmo de 3 km/hora.

TRATAMIENTO AGUDO

La mayor parte de los pacientes con claudicación responden a las medidas conservadoras expuestas anteriormente. De lo contrario, pueden valorarse diversos tratamientos médicos (v. «Tratamiento crónico»). La reconstrucción quirúrgica posee unas indicaciones específicas y se reserva para aquellos pacientes en los que la pérdida de una extremidad sea inminente o en los que la clínica sea incompatible con el estilo de vida (v. «Tratamiento crónico»).

TRATAMIENTO CRÓNICO

- El pentoxifilino y el cilostazol han sido aprobados para el tratamiento de los pacientes con claudicación intermitente que no responden a las medidas conservadoras. Las dosis recomendadas son de 400 mg de pentoxifilino/ 8 horas o 100 mg de cilostazol/12 horas durante 3 meses. Interrumpa el tratamiento si no observa una mejoría sintomática.
- La reconstrucción quirúrgica está indicada en aquellos pacientes con dolor en reposo resistente al tratamiento o en los que el dolor sea incompatible con su estilo de vida; en los pacientes con úlceras de cicatrización tórpida o gangrena, o en un grupo reducido de pacientes con invalidez funcional. Las técnicas quirúrgicas empleadas con mayor frecuencia son:
  1. La reconstrucción aorto-ilio-femoral. Su tasa de mortalidad perioperatoria es inferior al 3%.
  2. La derivación infrainguinal (p. ej., fémoro-poplítea, fémoro-tibial). Posee una tasa de mortalidad perioperatoria del 2-5%.
  3. La derivación extraanatómica (p. ej., la derivación axilo-femoral o fémoro-femoral).
  4. La angioplastia se reserva para el tratamiento de lesiones estenóticas poco extensas de las arterias ilíaca o femoropoplítea.
  5. Otras técnicas disponibles: La aterectomía, las endoprótesis vasculares y los tratamientos con láser.

PRONÓSTICO

- La pérdida de un brazo o una pierna por la isquemia asociada a la progresión de un cuadro de claudicación intermitente es poco frecuente, en especial si se sigue el tratamiento conservador (el ejercicio físico y el cese del hábito tabáquico).
- A los 5 años, el riesgo de desarrollar una ulceración isquémica en un paciente diabético con un ITB menor de 0,5 es del 30% en comparación con el riesgo del 5% de los pacientes que no presentan dicha característica.

DERIVACIÓN

Se recomienda derivar al cirujano vascular a aquellos pacientes con riesgo de pérdida de un miembro, dolor en reposo, úlceras de cicatrización tórpida, incapacidad funcional por el dolor y gangrena.

OTRAS CONSIDERACIONES

- Alrededor del 70% de los pacientes con enfermedad vascular periférica sufren una enfermedad arterial coronaria concomitante.
- Los β-bloqueantes pueden empeorar los síntomas de la claudicación.
- Los pacientes con enfermedad vascular periférica pueden beneficiarse más que los pacientes de alto riesgo del efecto secundario preventivo cardiovascular del tratamiento con clopidogrel (ensayo CAPRIE).

COMENTARIOS

- La claudicación es indicativa de la existencia de aterosclerosis generalizada. Este grupo de pacientes posee un riesgo superior de fallecer como consecuencia de enfermedades cardiovasculares que de sufrir la pérdida del miembro, lo que debe ser tenido en cuenta a la hora de decidir realizar una exploración quirúrgica. Se deben realizar todos los esfuerzos posibles para mantener las medidas conservadoras.
- El ITB se asocia más estrechamente con la función de la pierna en los pacientes con enfermedad arterial periférica que la claudicación intermitente u otros síntomas.

BIBLIOGRAFÍA RECOMENDADA

Aquino R et al: Natural history of claudication: long-term serial follow-up study of 1244 claudicants, *J Vasc Surg* 34:962, 2002.

Hiatt WR: Drug therapy: medical treatment of peripheral arterial disease and claudication, *N Engl J Med* 344:1608, 2001.

McDermott MM et al: The ankle brachial index is associated with leg function and physical activity: the walking and leg circulation study, *Ann Intern Med* 136:873, 2002.

Stewart KJ, Hiatt WR, et al: Medical progress: exercise training for claudication, *N Engl J Med* 347:1941, 2002.

AUTOR: **MEL ANDERSON, M.D.**

INFORMACIÓN BÁSICA

DEFINICIÓN

La coagulación intravascular diseminada (CID) es un trastorno tromboembólico adquirido caracterizado por la activación generalizada del sistema de la coagulación, que resulta en la formación intravascular de fibrina y en la oclusión trombótica de los vasos de mediano y pequeño calibre.

SINÓNIMOS

Coagulopatía de consumo.
CID.
Síndrome de defibrinación.

CÓDIGO CIE-9CM
286.6 Coagulación intravascular diseminada

EPIDEMIOLOGÍA Y DEMOGRAFÍA

Más del 50% de los casos se asocian con sepsis producidas por microorganismos gramnegativos u otras infecciones septicémicas.

SÍNTOMAS Y SIGNOS

- Sangrado de heridas, epistaxis, sangrado gingival, bullas hemorrágicas.
- Petequias, equimosis, púrpura.
- Disnea, estertores localizados, delirio.
- Oliguria, anuria, hemorragia digestiva, metrorragia.

ETIOLOGÍA

- Infecciones (p. ej., sepsis por gramnegativos, fiebre manchada de las Montañas Rocosas, malaria, infecciones fúngicas o víricas).
- Complicaciones obstétricas (p. ej., feto muerto retenido, embolismo de líquido amniótico, toxemia, desprendimiento placentario, aborto séptico, eclampsia).
- Traumatismos tisulares (p. ej., quemaduras, hipotermia-recalentamiento).
- Neoplasias (p. ej., adenocarcinomas [GI, próstata, pulmón, mama], leucemia promielocítica aguda).
- Quinina, rabdomiólisis inducida por el uso de cocaína.
- Insuficiencia hepática.
- Pancreatitis aguda.
- Reacción post-transfusional.
- Síndrome de dificultad respiratoria.
- Otras: LES, vasculitis, aneurismas, poliarteritis, hemangioma cavernoso.

DIAGNÓSTICO

DIAGNÓSTICO DIFERENCIAL

- Necrosis hepática: concentración de factor VIII normal o elevada.
- Avitaminosis K: recuento plaquetario normal.
- Síndrome urémico hemolítico.
- Púrpura trombocitopénica.
- Insuficiencia renal, LES, crisis falciforme, disfibrinogenemia.

VALORACIÓN

La valoración diagnóstica incluye pruebas de laboratorio para confirmar el diagnóstico y excluir las enfermedades enumeradas en la sección de diagnóstico diferencial.

PRUEBAS DE LABORATORIO

- Los frotis de sangre periférica muestran por lo general fragmentos de eritrocitos y un número reducido de plaquetas.
- Los factores de coagulación se consumen a una velocidad que excede la capacidad de producción hepática y las plaquetas se consumen a un ritmo que supera la capacidad de liberación de los megacariocitos de la médula ósea. Entre las características diagnósticas de la CID se encuentran el aumento del TP, el TTP, el TT, los productos de degradación de la fibrina, lo dímeros-d; la disminución del nivel de fibrinógeno y la trombocitopenia.
- La coagulopatía secundaria a la CID debe diferenciarse de la secundaria a las hepatopatías o a la avitaminosis K.
  1. La avitaminosis K se manifiesta con un TP prolongado. El TTP, el TT, las plaquetas y los niveles de fibrinógeno son normales. El TTP puede encontrarse elevado en los casos más graves.
  2. Los pacientes con hepatopatías presentan un TP y un TTP anormales. El TT y el fibrinógeno suelen encontrarse en valores normales a menos que la enfermedad de base sea grave. El número de plaquetas suele ser normal a no ser que exista esplenomegalia asociada.
  3. Los factores V y VIII se encuentran reducidos en la CID, pero son normales en las enfermedades hepáticas que cursan con coagulopatía.

DIAGNÓSTICO POR IMAGEN

Las técnicas de imagen no suelen resultar útiles. La radiografía de tórax se emplea para descartar procesos infecciosos en los pacientes que presentan síntomas pulmonares como disnea, tos o hemoptisis.

TRATAMIENTO

TRATAMIENTO NO FARMACOLÓGICO

No es preciso adoptar precauciones específicas respecto al nivel de actividad a menos que exista una trombocitopenia grave.

TRATAMIENTO AGUDO

- Corrija y elimine la causa subyacente (p. ej., administre tratamiento antibacteriano en caso de existir infecciones).
- Tratamiento de sustitución con plasma fresco congelado (PFC) y plaquetas en aquellos pacientes con hemorragia importante:
  1. PFC (10-15 ml/kg) hasta normalizar el INR.
  2. Las transfusiones de plaquetas se reservan cuando el número de plaquetas es <10.000 (o superior en caso de existir hemorragias importantes).
  3. Crioprecipitados 1 U/5 kg en caso de existir hipofibrinogenemia.
  4. Antitrombina III como tratamiento de sostén en pacientes con CID grave. El tratamiento con antitrombina III se ve limitado por sus modestos resultados y su elevado coste.
- La heparina a dosis inferiores a las empleadas en los casos de trombosis venosa (300-500 U/hora) puede resultar de utilidad en casos seleccionados para aumentar la neutralización de la trombina (p. ej., en la CID asociada con la leucemia promielocítica aguda, la púrpura fulminante o la isquemia acral).

TRATAMIENTO CRÓNICO

Deben realizarse pruebas de coagulación para evaluar el resultado de la terapia de sustitución. Las alteraciones de laboratorio generalmente se corrigen con el tratamiento de la enfermedad subyacente. No es preciso realizar un seguimiento crónico mediante pruebas de laboratorio.

PRONÓSTICO

La mortalidad en los casos graves de CID supera el 75%. La muerte generalmente es debida a la progresión de la enfermedad de base y a complicaciones como la insuficiencia renal aguda, el hematoma intracerebral, el shock o el taponamiento cardíaco.

DERIVACIÓN

En todos los casos de CID está indicado un seguimiento por parte del servicio de hematología.

OTRAS CONSIDERACIONES

COMENTARIOS

El tratamiento de la CID crónica es controvertido. La heparina s.c. a dosis bajas y/o la combinación de fármacos antiagregantes plaquetarios, como la aspirina y el dipiridamol, pueden resultar de utilidad.

AUTOR: **FRED F. FERRI, M.D.**

INFORMACIÓN BÁSICA

DEFINICIÓN

La coccidioidomicosis es una enfermedad infecciosa causada por el hongo *Coccidioides immitis*. Suele ser asintomática y se caracteriza por presentar un foco pulmonar primario. Es poco frecuente que el cuadro evolucione a la enfermedad pulmonar crónica o que se disemine a otros órganos.

SINÓNIMO

Fiebre del valle de San Joaquín.

CÓDIGOS CIE-9CM

114.0 Neumonía coccidioidea
114.1 Coccidioidomicosis cutánea
    o extrapulmonar (primaria)
114.3 Coccidioidomicosis diseminada
    o prostática
114.5 Coccidioidomicosis pulmonar
114.2 Coccidioidomicosis meníngea
114.4 Coccidioidomicosis crónica

EPIDEMIOLOGÍA Y DEMOGRAFÍA

PREVALENCIA: Desconocida.
INCIDENCIA (EN LOS EE.UU.): La tasa de infección anual estimada es de 100.000 personas, afectando con mayor frecuencia el suroeste de los EE.UU.
PREDOMINIO POR SEXOS: Varones, de entre 25 y 55 años.
INCIDENCIA MÁXIMA: Desconocida.
GENÉTICA:
Tendencia familiar: Desconocida.
Infección congénita: Documentada pero infrecuente.
Infección neonatal:
- No existe predominio por sexos.
- Enfermedad más grave que en los niños mayores o en los adultos.

SÍNTOMAS Y SIGNOS

- Infección asintomática o cuadro de infección inespecífica de las vías respiratorias superiores en al menos el 60% de los pacientes.
- En el 40% restante, los síntomas de infección primaria –tos, malestar general, fiebre, escalofríos, sudoración nocturna, anorexia, debilidad y artralgias (reumatismo del desierto)– aparecen a las 3 semanas de la exposición.
- Las erupciones cutáneas, como el eritema nodoso y el eritema multiforme, suelen presentarse con mayor frecuencia en las mujeres.
- Auscultación de estertores dispersos y percusión mate.
- Mejoría espontánea en el transcurso de dos semanas, generalmente hacia la recuperación total.
- Menos del 10% de los pacientes con infección primaria desarrollan nódulos o cavidades pulmonares (la mitad de estos pacientes se encuentran asintomáticos).
- Un pequeño porcentaje de estos pacientes evoluciona hacia una forma de neumonitis progresiva, que a menudo posee un desenlace fatal.

- Algunos pacientes, en especial los inmunodeprimidos y/o los diabéticos, progresan a la enfermedad pulmonar crónica.
- A lo largo de los años la rotura de los granulomas da lugar a una mayor formación de cavidades, fibrosis y hemoptisis.
- Tanto en la enfermedad aguda como en la crónica pueden aparecer bronquiectasias.
- Aproximadamente un 0,5% de los pacientes con infección aguda sufren una enfermedad diseminada o extrapulmonar:
  1. Signos incipientes de diseminación probable: Fiebre, malestar general, adenopatía hiliar, persistencia de la elevación de la VSG en el contexto de una infección primaria.
  2. La mayor parte de los órganos pueden verse afectados durante la diseminación de la enfermedad.
- Afectación musculoesquelética:
  1. Se presenta en un tercio de los casos de enfermedad diseminada.
  2. Suele cursar con dolor local, inflamación articular, ósea o muscular.
  3. La mayor parte de las lesiones óseas son unifocales y suelen afectar el cráneo, los metacarpianos, los metatarsianos y la tibia.
  4. En la columna vertebral aparecen por lo general lesiones múltiples que afectan el arco y las costillas contiguas, sin dañar el disco intervertebral.
  5. Las lesiones articulares (mayoritariamente unifocales) suelen afectar con mayor frecuencia el tobillo y la rodilla. A menudo se observan adyacentes a puntos de osteomielitis.
- Afectación meníngea:
  1. Ocurre aproximadamente en un tercio de los casos de diseminación.
  2. Suele presentarse a los 6 meses de la infección primaria o puede aparecer simultáneamente.
  3. La aparición de lesiones tipo masa son poco frecuentes. En este siglo sólo se han descrito 40 casos que se hayan presentado de este modo.
  4. Por lo general el cuadro cursa sin los signos clásicos de irritación meníngea, pero es posible observar déficit focales, actividad convulsiva y rigidez de nuca.
  5. El síntoma más frecuente es la cefalea.
  6. Otros síntomas: fiebre, debilidad, confusión, aletargamiento, vómitos.
- Afectación cutánea (excluyendo las erupciones):
  1. Apariencia variable: Pústulas, placas, nódulos, úlceras, abscesos o lesiones proliferativas.
  2. Las lesiones verrucosas son las más características.
  3. La diseminación y el desenlace fatal son más frecuentes en los varones, las mujeres embarazadas, los neonatos, los pacientes inmunodeprimidos y los individuos pertenecientes a razas de piel oscura como los africanos, los filipinos, los mexicanos o los que poseen ascendencia americana nativa.

ETIOLOGÍA

- *Coccidiodes immitis* es endémico en el continente americano, tanto en el norte, como en el centro o el sur del mismo.
- En los EE.UU., la mayor parte de los contagios tienen lugar en Arizona, California, Nuevo México y Texas.
- Las zonas endémicas coinciden con las regiones inferiores del estado de Sonora, de clima semiárido, escasa vegetación y terreno alcalino.
- Los hongos se encuentran en el suelo en fase de micelio y poseen hifas con forma de barril (artroconidias).
- Las artroconidias son fragmentadas fácilmente en esporas por la acción del viento. Dichas esporas son diseminadas e infectan el terreno de otras áreas (ciclo saprofítico) o bien son inhaladas por los animales, como los roedores, o por el ser humano.
- Las artrosporas se depositan en los alveolos, donde los hongos se transforman en esférulas de paredes gruesas.
- Tras la rotura de las esférulas, se liberan esporas esféricas internas (endosporas), que maduran dando lugar a nuevas esférulas (ciclo parasitario).
- Los hongos provocan una reacción granulomatosa en los tejidos del huésped, acompañada por lo general de necrosis caseosa.

DIAGNÓSTICO

DIAGNÓSTICO DIFERENCIAL

- Coccidioidomicosis pulmonar aguda:
  1. Neumonías extra-hospitalarias producidas por *Mycoplasma* y *Chlamydia*.
  2. Enfermedades granulomatosas como la sarcoidosis o las infecciones producidas por *Mycobacterium tuberculosis*.
  3. Otras fungosis como las infecciones producidas por *Blastomyces dermatitidis* o *Histoplasma capsulatum*.
- Coccidioidomas: Neoplasias verdaderas.

VALORACIÓN

- Se debe sospechar la enfermedad en los pacientes que hayan residido o viajado a un área endémica, en especial en las épocas favorables a la dispersión de las esporas (p. ej., durante tormentas de polvo o tras los períodos de sequía seguidos por lluvias torrenciales).
- Sospeche la enfermedad en los pacientes que manipulen fómites procedentes de las áreas endémicas (p. ej, la fruta o el algodón), como los trabajadores del ramo textil o los comerciantes de frutas.

PRUEBAS DE LABORATORIO

- En el hemograma puede observarse eosinofilia (en especial en las formas que cursan con eritema nodoso).
- Bioquímica: generalmente normal, pero puede existir hiponatremia.
- Elevación de los niveles séricos de IgE (asociado a las formas progresivas).

- Estudio celular y bioquímico del LCR: pleocitosis con predominio de células mononucleares, hipoglucorraquia e hiperproteinorraquia.
- El diagnóstico definitivo se basa en el aislamiento del microorganismo a partir del cultivo de muestras de líquidos o tejidos corporales (fig. 1-48):
  1. Los índices de aislamiento más elevados se obtienen en el pus, el esputo, el líquido sinovial y en las muestras aspiradas de las partes blandas (dependiendo del grado de diseminación).
  2. Otros cultivos que pueden resultar positivos (aunque con menor frecuencia) son los hemocultivos, o los cultivos del aspirado gástrico, la efusión pleural, el líquido peritoneal o el LCR.
  3. En los pacientes con SIDA suele ser necesaria la biopsia pulmonar, ya que el hongo no suele crecer a partir del cultivo del esputo.
- Estudios serológicos:
  1. Técnicas de aglutinación en látex o de fijación del complemento.
  2. La elevación de los niveles séricos de anticuerpos fijadores de complemento (>1:32) (Smith y Saito) se correlacionan estrechamente con las formas diseminadas de la enfermedad, excepto en los casos de meningitis, donde los niveles son inferiores.
  3. La concentración de anticuerpos es variable según el método empleado, por lo que deben emplearse los valores de referencia especificados para cada técnica.

4. En el LCR de los pacientes con afectación meníngea puede detectarse el CFA (excepto si los niveles plasmáticos de CFA se encuentran elevados debido a formas extraneurales concurrentes de la enfermedad).
5. La técnica ELISA (análisis de inmunoabsorción ligada a enzimas) frente a un antígeno de 33-kDa de la esférula puede emplearse para diagnosticar y controlar la evolución de las formas que cursan con afectación del SNC.

- Determinación de la coccidioidina (el antígeno de la fase micelial) y de la esferulina (el antígeno de la fase parasitaria):
  1. Son positivos (>5 mm) un mes después del inicio de la infección primaria sintomática.
  2. Resultan de utilidad para conocer si ha existido infección previa.
  3. Prueba cutánea negativa en la infección primaria: Diseminación latente o futura.

DIAGNÓSTICO POR IMAGEN

Radiografía de tórax:
- En la infección primaria es posible observar infiltrados unilaterales, adenopatía hiliar o efusiones pleurales.
- Tras la infección primaria pueden persistir áreas fibróticas que contienen cavidades (solitarias por lo general) de paredes delgadas.
- En ocasiones puede observarse el coccidioidoma, una lesión en forma de moneda que representa la cicatrización de un área de neumonitis antigua.

TRATAMIENTO

TRATAMIENTO NO FARMACOLÓGICO

- Formas sintomáticas leves: Medidas de apoyo.
- En los pacientes con manifestaciones extrapulmonares (como las infecciones supurativas de la piel, las articulaciones o las partes blandas), deben extremarse los cuidados locales para evitar posibles infecciones bacterianas sobreañadidas.

TRATAMIENTO AGUDO

- Por lo general, no es preciso instaurar un tratamiento farmacológico en aquellos pacientes con infección pulmonar asintomática o en la mayor parte de los pacientes con infecciones primarias sintomáticas leves.
- El tratamiento farmacológico está indicado en los siguientes casos:
  1. Infección primaria sintomática grave.
  2. Niveles séricos de CFA elevados.
  3. Síntomas persistentes más de 6 semanas.
  4. Postración.
  5. Enfermedad pulmonar progresiva.
  6. Embarazo.
  7. Infancia.
  8. Debilidad.
  9. Enfermedades concurrentes (p. ej., diabetes, asma, EPOC, neoplasias malignas).
  10. Inmunosupresión adquirida o inducida.

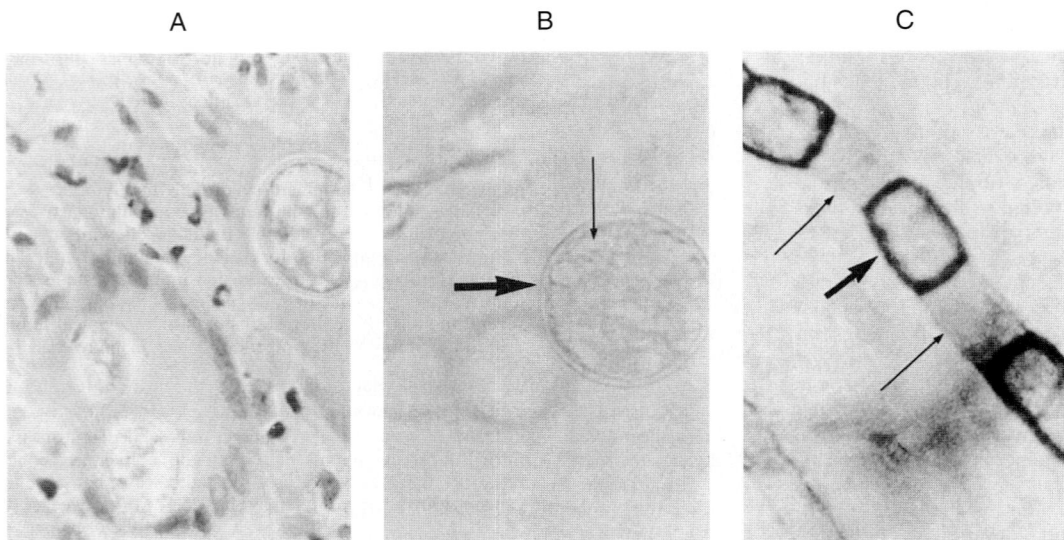

FIGURA 1-48 Morfología de *Coccidioides immitis*. A, Esférulas en el interior de células gigantes de Langerhan's (tinción con hematoxilina-eosina). **B,** Esférula en una extensión con hidróxido de potasio sin teñir. Se observan endosporas en el interior de la esférula *(flecha pequeña)* y la doble pared claramente definida de la esférula *(flecha grande)*. **C,** Forma micelial con artroconidias en forma de barril *(flecha grande)* intercaladas con «células fantasma» *(flechas pequeñas)*. (De Stein JH [ed]: *Internal medicine,* 5.ª ed., St. Louis, 1998, Mosby.)

11. Grupo racial predispuesto a sufrir formas diseminadas.

- Fluconazol:
  1. El tratamiento de elección de las infecciones micóticas profundas y meníngeas es la administración de fluconazol v.o. (de 400 mg/día hasta 1,2 g/día).
  2. En los pacientes con SIDA, el fluconazol es el fármaco de elección para el tratamiento inicial y el de mantenimiento.
  3. El tratamiento con azoles debe mantenerse de manera indefinida en todos los pacientes con meningitis coccidioidea.
- Itraconazol:
  1. La tasa de respuesta con 400-600 mg/día en las infecciones óseas, articulares, de tejidos blandos, linfáticas y genitourinarias es del 90%.
  2. El itraconazol puede resultar más eficaz que el fluconazol en el tratamiento de las infecciones de los huesos esqueléticos.
- Para las infecciones pulmonares. El tratamiento con itraconazol o fluconazol, mantenido durante 6-12 semanas, resulta igual de efectivo.
- La anfotericina B es el tratamiento clásico de la enfermedad extraneural diseminada. La dosis empleada es de 1-1,5 mg/kg/día cada día durante la primera semana y después cada 6 horas hasta alcanzar una dosis total de 1-2,5 g o hasta que se consiga la curación clínica o la remisión serológica:
  1. Como tratamiento coadyuvante puede instilarse localmente en cavidades corporales, como los senos, las fístulas y los abscesos.
  2. La anfotericina B en liposomas es probablemente igual de eficaz, pero se necesitan más estudios para comprobarlo.
  3. No se ha definido el tiempo que debe mantenerse el tratamiento en las formas extraneurales de la enfermedad, pero probablemente sea de un año.
- En las formas meníngeas:
  1. La administración de anfotericina intratecal continúa siendo el tratamiento tradicional, bien sea aislada o antes del uso de fármacos v.o.
  2. Comience con una dosis de 0,01-0,025 mg/día e incremente gradualmente (según sea la tolerancia) hasta alcanzar una dosis de 0,5 mg/día (con el paciente en posición de Trendelenburg).
  3. En los casos de ventriculitis, si se emplea un reservorio de Ommaya, la dosis puede incrementarse hasta 1,5 mg/día (según tolerancia).

4. El tratamiento parenteral concomitante con anfotericina B se administra a las dosis habituales para tratar la enfermedad extraneural simultánea o en dosis más bajas para el tratamiento de las formas meníngeas puras, aunque no está estrictamente indicado.
5. El tratamiento intratecal suele administrarse tres veces a la semana durante al menos 3 meses, tras lo cual se interrumpe o se reduce gradualmente hasta administrarlo una vez cada 6 semanas durante un año.
6. Tras interrumpir el tratamiento se debe determinar el CFA y estudiar el LCR, el hemograma y la bioquímica durante al menos dos años.

- En los casos de osteomielitis, infecciones profundas de partes blandas y enfermedad pulmonar fibrocavitaria, se debe proceder al desbridamiento quirúrgico, el drenaje o la resección, respectivamente; además de administrar tratamiento con azoles v.o. o con anfotericina parenteral.

TRATAMIENTO CRÓNICO

Los pacientes con inmunodepresión crónica deben seguir tratamiento de por vida con compuestos azólicos v.o. o con anfotericina B.

PRONÓSTICO

- El pronóstico de la infección primaria sintomática es bueno.
- Los pacientes inmunodeprimidos poseen más posibilidades de sufrir formas diseminadas de la enfermedad y unas mayores tasas de morbilidad y mortalidad.

DERIVACIÓN

- Al cirujano para evaluar la hemoptisis crónica, las lesiones cavitarias que aumenten de tamaño a pesar del tratamiento farmacológico o que evolucionen a la rotura intrapleural, la osteomielitis y las infecciones sinoviales o de partes blandas profundas.
- El neurocirujano debe evaluar a los pacientes con las formas meníngeas de la enfermedad para establecer la vía de administración del tratamiento farmacológico intratecal.

OTRAS CONSIDERACIONES

COMENTARIOS

- El almacenamiento de los líquidos corporales infectados en un espacio cerrado húmedo (p. ej., el esputo en un recipiente contenedor de muestras) permite la transformación del hongo en hifas a par-

tir de las cuales se diseminan las esporas por vía respiratoria al abrir el recipiente. El drenaje del material purulento en un recipiente permite la transformación del hongo en la forma saprofítica. Tras la apertura de dicho recipiente las esporas se hacen aéreas y pueden dar lugar a formas agudas de la enfermedad.
- Los pacientes con antecedentes de exposición antigua, en especial si padecen inmunodepresión farmacológica o por enfermedades, pueden sufrir reactivaciones de la infección original y presentar formas diseminadas en un corto período de tiempo.
- Aunque la enfermedad cardíaca es poco frecuente, se han descrito casos de pericarditis constrictiva potencialmente fatales en el contexto de una coccidioidomicosis diseminada.
- Los receptores de trasplantes de órganos pueden desarrollar la enfermedad si el donante sufría una coccidioidomicosis activa no diagnosticada en el momento de su fallecimiento.

BIBLIOGRAFÍA RECOMENDADA

Blair JE et al: Incidence and prevalence of coccidioidomycosis in patients with end-stage liver disease, *Liver Transpl* 9(8):843, 2003.

Caraway NP et al: Coccidioidomycosis osteomyelitis masquerading as a bone tumor. A report of 2 cases, *Acta Cytol* 47(5):777, 2003.

Chiller TM et al: Coccidioidomycosis, *Infect Dis Clin North Am* 17(1):41, 2003.

Copeland B, White D, Buenting J: Coccidioidomycosis of the head and neck, *Ann Otol Rhinol Laryngol* 112(1):98, 2003.

Crum NF et al: A cluster of disseminated coccidioidomycosis cases at a US military hospital, *Mil Med* 168(6):460, 2003.

Komotar RJ et al: Coccidioidomycosis of the brain, mimicking en plaque meningioma, *J Neurol Neurosurg Psychiatry* 74(6):806, 2003.

Visbal AL et al: Coccidioidal pericarditis: implications of surgical treatment in the elderly, *Ann Thorac Surg* 75(4):1328, 2003.

Wright PW et al: Donor-related coccidioidomycosis in organ transplant recipients, *Clin Infect Dis* 37(9):1265, 2003.

AUTOR: **GEORGE O. ALONSO, M.D.**

INFORMACIÓN BÁSICA

DEFINICIÓN

La colangitis hace referencia a la inflamación y/o infección de los conductos hepático y biliar común asociada a la obstrucción del conducto biliar común.

SINÓNIMOS

Sepsis biliar.
Colangitis ascendente.
Colangitis supurativa.

CÓDIGO CIE-9CM
576.1 Colangitis

EPIDEMIOLOGÍA Y DEMOGRAFÍA

INCIDENCIA (EN LOS EE.UU.): La colangitis complica aproximadamente el 1% de todos los casos de colelitiasis.
PREVALENCIA (EN LOS EE.UU.): 2 casos/1.000 hospitalizaciones.
PREDOMINIO POR SEXOS:
- Mujeres, en el caso de la colangitis secundaria a cálculos biliares.
- Varones: Mayor frecuencia de colangitis producidas por obstrucción secundaria a neoplasias malignas o por la infección por el VIH.

DISTRIBUCIÓN POR EDADES: Pacientes mayores de setenta años. Es poco frecuente antes de la quinta década de la vida.
INCIDENCIA MÁXIMA: Séptima década.

SÍNTOMAS Y SIGNOS

- Por lo general se presenta de forma aguda con la tríada de Charcot: fiebre (y escalofríos), dolor abdominal (a la palpación en el hipocondrio derecho) e ictericia.
- Tan sólo el 50-85% de los pacientes presentan todos los signos y síntomas.
- A menudo existe coluria (orina de color oscuro como consecuencia de la bilirrubinuria).
- Complicaciones:
  1. Bacteriemia (50%) y shock séptico.
  2. Absceso hepático y pancreatitis.

ETIOLOGÍA

Obstrucción del conducto biliar común que produce una rápida proliferación bacteriana en el árbol biliar:
- La causa más frecuente de obstrucción del conducto biliar común son los cálculos, que a menudo proceden de la vesícula biliar.
- Otras etiologías: Cirugía previa de la vía biliar con estenosis secundaria, tumores (generalmente originados en el páncreas o en el árbol biliar) e infecciones parasitarias por *Ascaris lumbricoides* o *Fasciola hepatica*.
- Iatrogénica tras la contaminación del árbol biliar obstruido por una colangiopancreatografía retrógada endoscópica (CPRE) o una colangiografía transhepática percutánea (CTP).

- Colangitis esclerosante primaria (CEP).
- Colangitis esclerosante asociada al VIH: Se asocia a infecciones por el CMV, *Cryptosporidium,* Microsporida y *Mycobacterium avium.*

DIAGNÓSTICO

DIAGNÓSTICO DIFERENCIAL

- Cólico biliar.
- Colecistitis aguda.
- Absceso hepático.
- Enfermedad ulcerosa péptica (EUP).
- Pancreatitis.
- Obstrucción intestinal.
- Litiasis renal derecha.
- Hepatitis.
- Pielonefritis.

VALORACIÓN

- Hemocultivos.
- Hemograma completo.
- Pruebas de función hepática.

PRUEBAS DE LABORATORIO

- Por lo general existe leucocitosis con predominio de formas polinucleares.
- En la obstrucción crónica se produce una elevación de los niveles de bilirrubina y fosfatasa alcalina.
- En la obstrucción aguda se elevan los niveles de transaminasas.
- Los hemocultivos son positivos en el 50% de los casos, típicamente para enterobacterias aerobias gramnegativas (p. ej., *E, coli, Klebsiella pneumoniae*), enterococos o anaerobios.

DIAGNÓSTICO POR IMAGEN

- Ecografía:
  1. La visualización de la vesícula biliar y los conductos biliares permite diferenciar la obstrucción extrahepática de la colestasis intrahepática.
  2. Técnica específica (aunque poco sensible) para detectar cálculos en el conducto biliar común.
- TC:
  1. Técnica menos precisa para diagnosticar cálculos biliares.
  2. Más sensible que la ecografía para visualizar la porción distal del conducto biliar común.
  3. También proporciona una mejor definición de las neoplasias.
- CPRE:
  1. Confirma la existencia y la localización de la obstrucción.
  2. Permite la obtención de muestras para realizar cultivos y estudios citológicos.
  3. Puede emplearse con fines diagnósticos si la ecografía y la TC no son concluyentes.
  4. Puede utilizarse con fines terapéuticos (v. «Tratamiento»).

TRATAMIENTO

TRATAMIENTO NO FARMACOLÓGICO

Descompresión biliar.
- Debe realizarse con carácter urgente en los pacientes gravemente enfermos o en aquellos que no responden al tratamiento médico en 12-24 horas.
- También puede realizarse de forma semielectiva en pacientes que responden al tratamiento.
- Técnicas:
  1. CPRE con o sin esfinterotomía o colocación de una prótesis (stent) de drenaje.
  2. En los pacientes gravemente enfermos que no se encuentran en condiciones de ser intervenidos quirúrgicamente puede realizarse un drenaje biliar transhepático percutáneo.
  3. Exploración quirúrgica del conducto biliar común.

TRATAMIENTO AGUDO

- Dieta absoluta.
- Hidratación intravenosa.
- Antibióticos de amplio espectro que proporcionen cobertura frente a las enterobacterias, los anaerobios y los enterococos. Si la infección es nosocomial, pos-CPRE, o el paciente se encuentra en estado de shock, el tratamiento de amplio espectro debería cubrir los microorganismos productores de las infecciones hospitalarias, como *Pseudomonas aeruginosa, Staphylococcus aureus* resistentes y otros.

TRATAMIENTO CRÓNICO

Puede ser necesario repetir las maniobras de descompresión, en particular si la obstrucción es de origen neoplásico.

PRONÓSTICO

Excelente si la obstrucción se soluciona definitivamente mediante la cirugía; de lo contrario, es frecuente que recidive.

DERIVACIÓN

- Al endoscopista biliar, si la obstrucción es debida a la presencia de cálculos biliares o si se desea colocar una prótesis de drenaje.
- Al radiólogo intervencionista, si es necesario realizar un drenaje externo.
- Al cirujano general en el resto de los casos.
- Al especialista en enfermedades infecciosas, si los hemocultivos son positivos o si el paciente se encuentra en estado de shock o gravemente enfermo.

BIBLIOGRAFÍA RECOMENDADA

Gouma DJ: Management of acute cholangitis, *Dig Dis* 21(1):25, 2003.
Lipsett PA, Hitt HA: Acute cholangitis, *Front Biosci* 8(s1229-39), 2003.

AUTOR: **MICHELE HALPERN, M.D.**

INFORMACIÓN BÁSICA

DEFINICIÓN

La colecistitis consiste en la inflamación aguda o crónica de la vesícula biliar, generalmente secundaria a la presencia de cálculos biliares (>95% de los casos).

CÓDIGOS CIE-9CM

575.0 Colecistitis aguda
574.0 Cálculos en la vesícula biliar con colecistitis aguda
575.1 Colecistitis sin colelitiasis

EPIDEMIOLOGÍA Y DEMOGRAFÍA

- La colecistitis aguda se presenta con mayor frecuencia en mujeres durante la quinta y sexta décadas de la vida.
- La incidencia de cálculos en la vesícula biliar en la población general es del 0,6%, siendo más elevada en algunos grupos étnicos (>75% en los americanos nativos de 60 años).

SÍNTOMAS Y SIGNOS

- Dolor espontáneo y a la palpación en el hipocondrio derecho o en el epigastrio. El dolor puede irradiar a la región infraescapular.
- La palpación del hipocondrio derecha es muy dolorosa y se acompaña de la interrupción de la inspiración (signo de Murphy).
- Defensa muscular.
- Fiebre (33%).
- Ictericia (25-50% de los pacientes).
- Vesícula biliar palpable (20% de los casos).
- Náuseas y vómitos (>70% de los casos).
- Fiebre y escalofríos (>25% de los casos).
- Antecedentes de ingestas de comidas grasas copiosas antes del inicio del dolor en el epigastrio y en el hipocondrio derecho.

ETIOLOGÍA

- Cálculos biliares (>95% de los pacientes).
- Lesión isquémica de la vesícula biliar, paciente en estado crítico (colecistitis sin cálculos).
- Agentes infecciosos, en especial en los pacientes con SIDA (CMV, *Cryptosporidium*).
- Estrechamientos del conducto biliar.
- Neoplasias, primarias o metastásicas.

DIAGNÓSTICO

DIAGNÓSTICO DIFERENCIAL

- Hepatopatías: hepatitis, abscesos, congestión hepática, neoplasias, traumatismos.
- Enfermedad biliar: neoplasia, estrechamiento.
- Enfermedad gástrica: EUP, neoplasias, gastritis alcohólica, hernia de hiato.
- Enfermedad pancreática: pancreatitis, neoplasias, cálculos en el conducto pancreático o en la ampolla pancreática.
- Enfermedad renal: Litiasis, infección, inflamación, neoplasia, rotura renal.

- Enfermedad pulmonar: neumonía, infarto pulmonar, pleuritis derecha.
- Enfermedad intestinal: Apendicitis retrocecal, obstrucción intestinal, impactación fecal alta.
- Enfermedad cardíaca: Isquemia miocárdica (en particular si afecta la pared inferior), pericarditis.
- Enfermedad cutánea: Herpes zóster.
- Traumatismos.
- Síndrome de Fitz-Hugh-Curtis (perihepatitis).
- Absceso subfrénico.
- Aneurisma disecante.
- Irritación de una raíz nerviosa secundaria a la artrosis de la columna vertebral.

VALORACIÓN

Historia clínica detallada, exploración física, pruebas de laboratorio y técnicas de imagen. Un solo hallazgo clínico o una sola alteración de las pruebas de laboratorio no son suficientes para establecer o excluir el diagnóstico de colecistitis.

PRUEBAS DE LABORATORIO

- La leucocitosis (12.000-20.000) está presente en más del 70% de los pacientes.
- Elevación de la fosfatasa alcalina, la ALT, la AST y la bilirrubina. Es poco frecuente que la bilirrubina aumente a niveles superiores a 4 mg/dl, lo que sugeriría la presencia de una coledocolitiasis.
- La amilasa puede encontrarse elevada (sospeche una pancreatitis si la amilasa sérica supera las 500 U).

DIAGNÓSTICO POR IMAGEN

- La ecografía es la prueba que suele realizarse en primer lugar. Demuestra la presencia de cálculos y en los casos de colecistitis aguda puede observarse una vesícula dilatada con paredes engrosadas y edematosas.
- Las técnicas de medicina nuclear (escintigrafía HIDA) resultan de utilidad para el diagnóstico de la colecistitis: poseen una sensibilidad y especificidad superiores al 90% en el diagnóstico de la colecistitis aguda. Esta prueba es fiable únicamente cuando la bilirrubina es inferior a 5 mg/dl. Una prueba positiva demuestra la obstrucción del conducto cístico o hepático común. La prueba no diagnostica la presencia de cálculos.
- La TC abdominal resulta beneficiosa en los casos en los que se sospeche un absceso, una neoplasia o pancreatitis.
- La radiografía simple de abdomen no suele resultar de utilidad ya que menos del 25% de los cálculos biliares son radio opacos.

TRATAMIENTO

TRATAMIENTO NO FARMACOLÓGICO

Dieta absoluta e hidratación intravenosa.

TRATAMIENTO AGUDO

- Colecistectomía (se prefiere la técnica laparoscópica aunque la colecistectomía abierta también es una técnica aceptable). En los pacientes de alto riesgo puede estar justificado iniciar un tratamiento conservador con hidratación i.v. y antibioticoterapia (ampicilina-sulbactam [Unasyn], 3 g i.v./6 horas o piperacilina-tazobactam [Zosyn], 4,5 g i.v./8 horas para convertir un procedimiento de urgencias en un procedimiento electivo, con una tasa de mortalidad menor.
- La CPRE con esfinterectomía y extracción de los cálculos puede realizarse asociada a la colecistectomía laparoscópica en los pacientes con litiasis del colédoco. Aproximadamente el 7-15% de los pacientes con colelitiasis también presentan cálculos en el conducto biliar común.
- Administre sueroterapia i.v., antibióticos de amplio espectro y analgésicos (meperidina, según sea necesario).

PRONÓSTICO

- El pronóstico es bueno. La colecistectomía laparoscópica electiva puede realizarse en régimen ambulatorio.
- El ingreso hospitalario (cuando es necesario) varía desde una noche con la colecistectomía laparoscópica hasta 4-7 días con la colecistectomía abierta.
- La tasa de complicaciones de la colecistectomía laparoscópica es aproximadamente del 1% (hemorragia y fuga biliar) y menor del 0,5% para la colecistectomía abierta (infección).

DERIVACIÓN

Todos los pacientes con colecistitis aguda deben ser hospitalizados y remitidos al servicio de cirugía general.

OTRAS CONSIDERACIONES

COMENTARIOS

- Los pacientes deben ser informados de que los cálculos pueden reproducirse en los conductos biliares.
- La aspiración de la vesícula biliar (técnica en la que se aspira todo el líquido visualizado en la ecografía) representa una alternativa no quirúrgica para aquellos pacientes con colecistitis aguda en los que la cirugía represente un riesgo elevado. La colecistectomía se reserva para los pacientes que no respondan al tratamiento.

BIBLIOGRAFÍA RECOMENDADA

Cuschieri A: Management of patients with gallstones and ductal calculi, *Lancet* 360:739, 2002.
Trowbridge RL et al: Does this patient have acute cholecystitis? *JAMA* 289:80, 2003.

AUTOR: **FRED F. FERRI, M.D.**

INFORMACIÓN BÁSICA

DEFINICIÓN

Se entiende por colelitiasis la presencia de cálculos en la vesícula biliar.

SINÓNIMO

Litiasis biliar.

CÓDIGOS CIE-9CM
574.2 Litiasis biliar sin colecistitis
574.0 Litiasis biliar con colecistitis aguda

EPIDEMIOLOGÍA Y DEMOGRAFÍA

- La litiasis biliar afecta a 20 millones de americanos. De ellos, un 2-3% (500.000-600.000) son sometidos a una colecistectomía cada año.
- En los EE.UU., el gasto sanitario relacionado con la cirugía de las vías biliares supera los 5 billones de dólares.
- La incidencia de enfermedades de la vesícula biliar aumenta con la edad. La incidencia es máxima en la quinta o sexta década de la vida. Los factores que predisponen a sufrir litiasis biliar son el sexo femenino, el embarazo, la edad superior a 40 años, los antecedentes familiares de litiasis biliar, la obesidad, la enfermedad del íleon, el uso de anticonceptivos orales, la diabetes mellitus, la pérdida de peso brusca o la terapia de sustitución estrogénica.
- Los pacientes con litiasis biliar poseen un 20% de probabilidades de sufrir cólicos biliares o sus complicaciones tras un período de 20 años.

SÍNTOMAS Y SIGNOS

- La exploración física es completamente normal a menos que el paciente sufra en dicho momento un cólico biliar. El 80% de los casos de litiasis biliar cursan de modo asintomático.
- El síntoma típico de la obstrucción del conducto cístico es el dolor intenso, intermitente, y de tipo espasmódico en el hipocondrio derecho.
- El dolor suele aparecer por la noche y puede irradiar hacia la espalda o al hombro derecho. Puede durar desde unos pocos minutos hasta varias horas.

ETIOLOGÍA

- El 75% de los cálculos biliares contiene colesterol y suele asociarse con la obesidad, el sexo femenino y la diabetes mellitus. Los cálculos mixtos son más frecuentes (80%), mientras que los cálculos de colesterol puros sólo representan el 10% del total.
- El 25% de los cálculos son pigmentarios (bilirrubina, calcio y diversos materiales orgánicos), asociados con hemólisis y cirrosis. Estos cálculos suelen ser de coloración negra y no responden al tratamiento médico.
- El 50% de los cálculos mixtos son radio opacos.

DIAGNÓSTICO

DIAGNÓSTICO DIFERENCIAL

- EUP.
- RGE.
- EII.
- Pancreatitis.
- Neoplasias.
- Dispepsia no nuclear.

PRUEBAS DE LABORATORIO

Habitualmente normales a menos que el paciente sufra obstrucción biliar (elevación de los niveles de fosfatasa alcalina o de bilirrubina).

DIAGNÓSTICO POR IMAGEN

- La ecografía de la vesícula biliar detecta cálculos de pequeño tamaño y residuos biliares (sensibilidad del 95%, especificidad del 90%). La presencia de una vesícula biliar dilatada con una pared engrosada es sugestivo de una colecistitis aguda.
- Las técnicas de medicina nuclear (escintigrafía HIDA) pueden confirmar la colecistitis aguda (con una exactitud superior al 90%) en caso de que la vesícula biliar no se visualice en las 4 horas siguientes a la inyección y el radioisótopo se excrete en el conducto biliar común.

TRATAMIENTO

TRATAMIENTO NO FARMACOLÓGICO

Se deben realizar algunas modificaciones del estilo de vida (evitar las dietas ricas en grasas poliinsaturadas, poner a dieta a los pacientes obesos, evitando una pérdida brusca de peso).

TRATAMIENTO AGUDO

- El tratamiento de los cálculos biliares depende de la presentación clínica.
- Los pacientes asintomáticos no requieren ninguna intervención terapéutica.
- En los pacientes sintomáticos está indicada la intervención quirúrgica. Se prefiere la colecistectomía laparoscópica sobre la colecistectomía abierta por su menor tiempo de recuperación.
- Se recomienda asociar la colecistectomía laparoscópica a la esfinterectomía endoscópica en los pacientes con cálculos en el conducto biliar común y cálculos residuales en la vesícula biliar. Siempre que sea posible, es preferible realizar en el mismo procedimiento laparoscópico la eliminación de los cálculos del conducto y la colecistectomía.
- Los pacientes que no son buenos candidatos para la cirugía por su mal estado general o los que rechazan la cirugía, pueden ser tratados con sales biliares orales: Ursodiol de 8 a 10 mg/ kg/día, divididos en 2-3 dosis, durante 16-20 meses; o quenodiol, comenzando con 250 mg/

12 horas e incrementando gradualmente hasta alcanzar una dosis de 60 mg/kg/día. Los candidatos a utilizar las sales biliares son aquellos pacientes con menos de tres cálculos de colesterol (cálculos radiolúcidos, no calcificados) de un diámetro menor de 15 mm. Los candidatos al tratamiento médico deben poseer una vesícula biliar funcionante y no deben presentar calcificaciones en la TC.
- En los pacientes con cálculos múltiples de más de 3 cm de diámetro puede emplearse el metil-*tert*-butil-éter (MTBE) para su disolución directa. Este método debe ser empleado sólo por profesionales con experiencia en la disolución por contacto. El solvente puede administrarse mediante un catéter introducido por la ruta transhepática percutánea hasta alcanzar la vesícula biliar o a través de un catéter introducido de modo retrógado endoscópico seguido de la infusión y aspiración del solvente, ya sea manualmente o mediante un sistema de bombeo automático. El MTBE es un disolvente del colesterol y puede disolver cálculos en unas pocas horas (tras 2 horas de infusión se produce una disolución del cálculo de más de un 90%).
- La litotricia extracorpórea por onda de choque (LEOC) es otra modalidad de tratamiento médico. Puede emplearse en los pacientes con cálculos de diámetro menor o igual a 3 cm y con tres cálculos o menos.

PRONÓSTICO

- La tasa de recurrencia tras el tratamiento con ácidos biliares es de aproximadamente el 50% a los 5 años. La efectividad del tratamiento debe comprobarse mediante ecografías periódicas.
- La tasa de recurrencia de los cálculos tras su disolución con MTBE es superior al 40% a los 5 años.
- Tras el tratamiento con litotricia extracorpórea por ondas de choque, los cálculos recurren en aproximadamente el 20% de los pacientes a los 4 años.
- Los pacientes con al menos un cálculo de menos de 5 mm de diámetro poseen un riesgo más de cuatro veces superior de sufrir una pancreatitis biliar aguda. En estos casos no está indicado mantener una conducta expectante.
- Una complicación grave potencial de los cálculos biliares es la colangitis aguda. La CPRE y la esfinterectomía endoscópica (EE) seguida de una colecistectomía endoscópica es un método terapéutico eficaz ante una colangitis aguda.

AUTOR: **FRED F. FERRI, M.D.**

INFORMACIÓN BÁSICA

DEFINICIÓN

Síndrome diarreico agudo producido por *Vibrio cholerae*.

CÓDIGO CIE-9CM
001.0 Cólera

EPIDEMIOLOGÍA Y DEMOGRAFÍA

INCIDENCIA (EN LOS EE.UU.): Antiguamente se observaban alrededor de 50 casos al año, en su mayor parte en viajeros que volvían de áreas endémicas. Desde 1995 hasta 2001 se han declarado 61 casos, 37 de los cuales (61%) se adquirieron fuera de los EE.UU.

PREDOMINIO POR SEXOS: Ninguno.

DISTRIBUCIÓN POR EDADES: En las áreas no endémicas las tasas de ataque son similares en todos los grupos de edad. En las regiones epidémicas el grupo de edad con mayores tasas de infecciones es el de los niños de más de 2 años.

INCIDENCIA MÁXIMA:
Ninguna en los EE.UU.
El verano y el otoño en las áreas endémicas.

GENÉTICA: N/A.

TENDENCIA FAMILIAR: N/A.

INFECCIÓN CONGÉNITA: N/A.

INFECCIÓN NEONATAL: La enfermedad es poco frecuente antes de los 2 años, lo que probablemente sea debido a la inmunidad pasiva.

SÍNTOMAS Y SIGNOS

La infección puede cursar de modo asintomático o producir un cuadro diarreico leve. Las formas clásicas de la enfermedad se inician de forma brusca con una diarrea acuosa abundante que puede dar lugar a cuadro de deshidratación grave, acidosis, shock y muerte. Los vómitos pueden aparecer en las fases iniciales de la enfermedad, pero no suelen acompañarse de fiebre ni dolor abdominal. Las deposiciones típicas «en agua de arroz» son pálidas, con restos de moco pero sin restos hemáticos. Los espasmos musculares pueden ser importantes, y son el resultado de la pérdida de líquidos y electrólitos. Sin tratamiento, la enfermedad conduce al shock hipovolémico, y puede producirse un desenlace fatal en horas o días. Con la reposición hidroelectrolítica adecuada, el cólera es una enfermedad autolimitada que se resuelve en unos pocos días. El empleo de antimicrobianos puede acortar el curso de la enfermedad.

ETIOLOGÍA

El microorganismo responsable de esta enfermedad es una de las cepas de *V. cholerae*. La mayor parte de las infecciones están producidas por el serotipo 01, biotipo El Tor. En los EE.UU. se produjo un brote epidémico debido a la ingesta de cangrejo importado ilegalmente y los brotes esporádicos se asocian con el consumo de marisco contaminado en los estados de la costa del golfo de México. La mayor parte de los casos se observan en viajeros que vuelven del extranjero. La transmisión durante las epidemias se produce por la ingesta de agua contaminada, y en algunas ocasiones por alimentos contaminados.

DIAGNÓSTICO

DIAGNÓSTICO DIFERENCIAL

- Las formas leves pueden simular una gastroenteritis de otra etiología.
- La diarrea de aparición brusca y en cantidades tan abundantes no suele observarse en otras enfermedades.

VALORACIÓN

Coprocultivo y estudio microscópico de las heces. No se debe esperar al resultado del coprocultivo para iniciar el tratamiento.

PRUEBAS DE LABORATORIO

- Puede existir leucocitosis y los niveles de hemoglobina pueden encontrarse elevados como consecuencia de la hemoconcentración.
- La elevación del BUN y de la creatinina indican la existencia de azoemia prerrenal. Puede observarse hipoglucemia. El aislamiento del microorganismo es posible si se realiza el coprocultivo en los medios adecuados. El estudio de las preparaciones en fresco de las heces bajo el microscopio de campo oscuro o de contraste de fases permite observar la motilidad característica de los microorganismos.

DIAGNÓSTICO POR IMAGEN
Ninguno.

TRATAMIENTO

TRATAMIENTO NO FARMACOLÓGICO

La medida más importante consiste en una adecuada reposición hidroelectrolítica. Pueden emplearse soluciones de rehidratación oral que contengan sales y glucosa. En algunos pacientes puede ser necesaria la administración intravenosa de las soluciones hidroelectrolíticas.

TRATAMIENTO AGUDO

- El tratamiento antimicrobiano puede disminuir la pérdida de fluidos y la eliminación de microorganismos, así como acortar el curso de la enfermedad.
  1. Doxiciclina v.o. (100 mg/12 horas, durante 5 días), o
  2. Trimetoprin-sulfametoxazol (Septra) v.o. (un comprimido de doble potencia/12 horas, durante 5 días).
- La resistencia al trimetoprin-sulfametoxazol está aumentando entre los pacientes con infecciones relacionadas con viajes a zonas endémicas.

TRATAMIENTO CRÓNICO

Es probable que existan portadores crónicos asintomáticos, pero como son difíciles de identificar, y su papel en la transmisión de la enfermedad es bastante reducido, no está recomendado su tratamiento.

PRONÓSTICO

La tasa de mortalidad en los pacientes hidratados adecuadamente es inferior al 1%.

DERIVACIÓN

Derive las formas graves de la enfermedad.

OTRAS CONSIDERACIONES

COMENTARIOS

- La vacunación de los viajeros a zonas endémicas no está indicada. El riesgo de infección es pequeño, la protección que proporcionan las vacunas disponibles es limitada y sus efectos adversos son frecuentes y graves.
- El uso de doxiciclina está contraindicado en los niños y las mujeres embarazadas.

BIBLIOGRAFÍA RECOMENDADA

Ramakrishna BS et al: Amylase-resistant starch plus oral rehydration solution for cholera, *New Engl J Med* 342:308, 2000.

Steinberg EB et al: Cholera in the United States, 1995-2000: trends at the end of the twentieth century, *J Infect Dis* 184:799, 2001.

AUTOR: **MAURICE POLICAR, M.D.**

INFORMACIÓN BÁSICA

DEFINICIÓN

La colitis seudomembranosa es la presentación de diarrea e inflamación del colon asociada al uso de antibióticos.

SINÓNIMO

Colitis inducida por antibióticos.

CÓDIGO CIE-9CM
008.45 Colitis seudomembranosa, *Clostridium difficile*

EPIDEMIOLOGÍA Y DEMOGRAFÍA

- Las cefalosporinas son los fármacos causantes más frecuentes en la colitis seudomembranosa debido a su elevada frecuencia de uso.
- El antibiótico con la incidencia más elevada es la clindamicina (10% de incidencia de colitis seudomembranosa con su uso).
- *Clostridium difficile* causa más de 250.000 casos de diarrea y colitis en EE.UU. al año.

SÍNTOMAS Y SIGNOS

- Dolor abdominal (generalizado o en hipogastrio).
- Fiebre.
- En pacientes con diarrea prolongada, puede haber escasa turgencia cutánea, membranas mucosas secas y otros signos de deshidratación.

ETIOLOGÍA

Factores de riesgo de *C. difficile* (el principal fármaco identificable de diarrea y colitis inducida por antibióticos):
- Administración de antibiótico: puede producirse con cualquier antibiótico, pero ocurre más frecuentemente con clindamicina, ampicilina y cefalosporinas.
- Ingreso hospitalario prolongado.
- Edad avanzada.
- Cirugía abdominal.
- Los pacientes ingresados en el hospital, alimentados por sonda, tienen riesgo de diarrea asociada a *C. difficile*. Los médicos deberían considerar la realización de una prueba de *C. difficile* en los pacientes alimentados por sonda con diarrea no relacionada con la solución de alimentación.

DIAGNÓSTICO

Los signos clínicos de la colitis seudomembranosa generalmente comprenden diarrea, fiebre y calambres abdominales tras el uso de antibióticos.

DIAGNÓSTICO DIFERENCIAL

- Infecciones digestivas bacterianas (p. ej., *Salmonella, Shigella, Campylobacter, Yersinia*).
- Parásitos intestinales (p. ej., *Cryptosporidium, Entamoeba histolytica*).
- EII.
- Enfermedad celíaca.
- Síndrome del intestino irritable.

VALORACIÓN

- Todos los pacientes con diarrea acompañada de uso actual o reciente de antibióticos debe someterse a una prueba para detectar *C. difficile* (v. «Pruebas de laboratorio»).
- Puede ser necesaria la sigmoidoscopia (sin enema de limpieza) cuando el diagnóstico clínico y de laboratorio no es concluyente y la diarrea persiste.
- En la colitis seudomembranosa inducida por antibióticos, la sigmoidoscopia con frecuencia muestra placas elevadas exudativas blanco-amarillentas adheridas a la mucosa colónica (fig. 1-49).

PRUEBAS DE LABORATORIO

- Puede detectarse la toxina de *C. difficile* mediante análisis de citotoxinas en tejido o cultivo (el patrón de referencia para identificar la toxina de *C. difficile* en muestra de heces) y mediante análisis de inmunoabsorción ligada a enzimas (ELISA) para las toxinas A y B de *C. difficile*. Esta última se utiliza con más frecuencia en el ámbito clínico. Tiene una sensibilidad del 85% y una especificidad del 100%.
- Generalmente existen leucocitos fecales (valorados mediante análisis microscópico o de lactoferrina) en las muestras de heces.
- El HC generalmente indica leucocitosis.

DIAGNÓSTICO POR IMAGEN

La radiografía simple (en decúbito y bipedestación) es útil en los pacientes con dolor abdominal o signos de obstrucción en la exploración física.

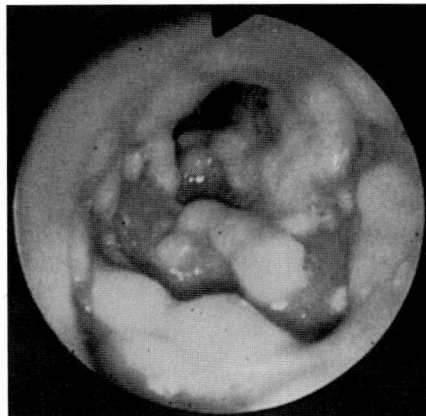

TRATAMIENTO

TRATAMIENTO NO FARMACOLÓGICO

- Suspender el antibiótico causante.
- Hidratación con líquidos y corrección de las alteraciones electrolíticas.

TRATAMIENTO AGUDO

- Metronidazol 250 mg v.o. cuatro veces al día durante 14 días.
- Vancomicina 125 mg v.o. cuatro veces al día durante 10 a 14 días en casos resistentes a metronidazol.
- Colestiramina 4 g v.o. cuatro veces al día durante 10 días además del metronidazol para controlar la diarrea grave (evitar su uso junto con vancomicina).
- Cuando se requiere tratamiento parenteral (p. ej., el paciente tiene un íleo paralítico), puede utilizarse metronidazol 500 mg i.v. cuatro veces al día. Puede complementarse con vancomicina 500 mg por sonda NG o enema.

TRATAMIENTO CRÓNICO

Uso razonable de antibióticos en el futuro para prevenir recurrencias (p. ej., evitar tratamientos antibióticos prolongados).

PRONÓSTICO

La mayoría de los pacientes se recuperan completamente con un tratamiento adecuado. La fiebre se resuelve en 48 h y la diarrea en 4 o 5 días. La mortalidad supera el 10% en pacientes no tratados.

DERIVACIÓN

Ingreso hospitalario e hidratación i.v. en casos graves.

OTRAS CONSIDERACIONES

COMENTARIOS

Las posibles complicaciones de la colitis seudomembranosa son la deshidratación, la perforación intestinal, el megacolon tóxico, el desequilibrio electrolítico y la artritis reactiva.

BIBLIOGRAFÍA RECOMENDADA

Bartlett JG: Antibiotic-associated diarrhea, *N Engl J Med* 346:334, 2002.
Hurley BW, Nguyen CC: The spectrum of pseudomembranous enterocolitis and antibiotic-associated diarrhea, *Arch Intern Med* 162:2177, 2002.

AUTOR: **FRED F. FERRI, M.D.**

FIGURA 1-49 **Placas seudomembranosas visibles mediante colonoscopia en un paciente con CSM asociada a *C. difficile*.** (De Gorbach SL: *Infectious diseases*, 2.ª ed., Filadelfia, 1998, WB Saunders.)

INFORMACIÓN BÁSICA

DEFINICIÓN

La colitis ulcerosa es una enfermedad intestinal inflamatoria crónica de etiología indeterminada.

SINÓNIMOS

Enfermedad inflamatoria intestinal (EII). Proctocolitis idiopática.

CÓDIGO CIE-9CM
556.9 Colitis ulcerosa

EPIDEMIOLOGÍA Y DEMOGRAFÍA

INCIDENCIA:
- 50-150 casos/100.000 habitantes; más frecuente entre los 14 y los 38 años.
- La apendicectomía por un trastorno inflamatorio (apendicitis o linfadenitis), pero no por dolor abdominal inespecífico, se relaciona con un riesgo bajo de colitis ulcerosa subsiguiente. La relación inversa se limita a los pacientes sometidos a intervención quirúrgica antes de los 20 años de edad.

SÍNTOMAS Y SIGNOS

- Los pacientes con colitis ulcerosa con frecuencia presentan diarrea sanguinolenta acompañada de tenesmo, fiebre, deshidratación, pérdida de peso, anorexia, náuseas y dolor abdominal.
- Distensión abdominal y dolor a la palpación.
- Diarrea sanguinolenta.
- Fiebre, signos de deshidratación.
- Puede haber signos de manifestaciones extraintestinales: hepatopatía, colangitis esclerosante, iritis, uveítis, episcleritis, artritis, eritema nodoso, pioderma gangrenosa, estomatitis aftosa.

DIAGNÓSTICO

DIAGNÓSTICO DIFERENCIAL

- Enfermedad de Crohn.
- Infecciones bacterianas.
  1. Agudas: *Campylobacter, Yersinia, Salmonella, Shigella, Chlamydia, Escherichia coli, Clostridium difficile*, proctitis gonocócica.
  2. Crónicas: enfermedad de Whipple, TB, enterocolitis.
- Síndrome del intestino irritable.
- Infecciones por protozoos y parásitos (amebiasis, giardiasis, criptosporidiasis).
- Neoplasias (linfoma intestinal, carcinoma de colon).
- Enfermedad isquémica intestinal.
- Diverticulitis.
- Enfermedad celíaca, colitis colagenosa, enteritis rádica, endometriosis, síndrome del intestino *gay*.

VALORACIÓN

La valoración consta de:
- Anamnesis completa, exploración física.
- Pruebas de laboratorio (v. más adelante).
- Colonoscopia para constatar la presencia de inflamación mucosa: los hallazgos típicos de colitis ulcerosa son mucosa friable, eritema difuso y uniforme sustituyendo al patrón vascular mucoso normal, y pseudopólipos; si la enfermedad está en fase activa, existe invariablemente afectación rectal.

PRUEBAS DE LABORATORIO

- La anemia y el aumento de la velocidad de sedimentación (en colitis grave) son frecuentes.
- El potasio, el magnesio, el calcio y la albúmina pueden estar disminuidos.
- Los anticuerpos citoplasmáticos antineutrofílicos (ANCA) con patrón de tinción perinuclear (pANCA) pueden encontrarse en más del 45% de los pacientes; existe un aumento de frecuencia de colitis izquierda resistente al tratamiento, lo que indica una posible asociación entre estos anticuerpos y la resistencia relativa al tratamiento médico en pacientes con colitis ulcerosa.

DIAGNÓSTICO POR IMAGEN

Los diagnósticos por imagen generalmente no están indicados. El enema de bario de doble contraste con aire, cuando se utiliza, puede mostrar afectación continua (incluyendo el recto), seudopólipos, disminución del patrón mucoso y pequeñas úlceras superficiales.

TRATAMIENTO

TRATAMIENTO NO FARMACOLÓGICO

- Corregir la malnutrición; puede ser necesario el reposo intestinal con NPT en casos graves; los suplementos de ácido fólico pueden disminuir la incidencia de displasia y cáncer en la colitis ulcerosa crónica.
- Evitar la alimentación oral durante la exacerbación aguda para disminuir la actividad del colon; la dieta pobre en fibra puede ser útil en las recaídas precoces.
- La psicoterapia es útil en la mayoría de los pacientes. La derivación a grupos de apoyo mutuo también es importante dada la cronicidad de la enfermedad y la juventud de los pacientes.

TRATAMIENTO AGUDO

Las opciones terapéuticas varían con el grado de la enfermedad (leve, grave, fulminante), y con las zonas afectadas (distal, extensa).

- La enfermedad leve o moderada puede tratarse con mesalamina. Se puede administrar en enema (40 mg una vez al día por la noche durante 3 a 6 semanas), o supositorios (500 mg 2 veces al día) en pacientes con enfermedad distal. Las formas orales con 5-ASA de liberación lenta o matriz dependiente del pH (Pentasa 1 g/6 horas) pueden producir concentraciones terapéuticas en el intestino delgado proximal hasta el íleon distal.
- Olsalazina (Dipentum) con frecuencia es útil para mantener la remisión de la colitis ulcerosa en pacientes que no toleran la sulfasalazina. La dosis habitual es 500 mg/12 horas con las comidas.
- Balsalazida (Colazal) está indicada en la colitis ulcerosa leve y moderadamente activa. La dosis habitual son tres cápsulas de 750 mg cada 8 horas.
- La enfermedad grave suele responder a corticoides orales (prednisona 40-60 mg/día); los supositorios o enemas de corticoides son también útiles en la colitis distal.
- En la enfermedad fulminante, generalmente hay que ingresar al paciente y administrar corticoides por vía parenteral (100 mg hidrocortisona i.v./6 horas). Cuando el intestino recupera la movilidad normal y el paciente es capaz de comer, se reanuda la prednisona oral. La ciclosporina i.v. puede utilizarse en los casos graves refractarios; la toxicidad renal es una complicación posible.
- La intervención quirúrgica está indicada en pacientes que no responden al tratamiento médico intensivo. La colectomía habitualmente es curativa en estos pacientes y además elimina el riesgo de aparición de carcinoma de colon (10-20% de los pacientes los sufren después de 10 años de enfermedad); las técnicas quirúrgicas modernas conservan los esfínteres.

TRATAMIENTO CRÓNICO

- Debe iniciarse un control colonoscópico con biopsias múltiples a los 10 años de diagnosticar la enfermedad por el riesgo de cáncer de colon.
- La eritropoyetina es útil en los pacientes con anemia refractaria al tratamiento con hierro y vitaminas.

PRONÓSTICO

La evolución es variable; del 15-20% de los pacientes acabarán colectomizados; >75% de los pacientes con tratamiento médico tienen recidivas.

DERIVACIÓN

- Consulta a GE para realizar sigmoidoscopia/colonoscopia diagnósticas cuando se sospecha.
- Derivación a cirugía de los pacientes con enfermedad grave que no responde al tratamiento médico.

AUTOR: **FRED F. FERRI, M.D.**

INFORMACIÓN BÁSICA

DEFINICIÓN

El coma hiperosmolar (síndrome hiperosmolar no cetósico) es un estado de hiperglucemia extrema, deshidratación importante, hiperosmolaridad sérica, alteración del estado mental y ausencia de cetoacidosis.

SINÓNIMOS

Síndrome hiperosmolar no cetósico.
Estado hiperosmolar no cetósico.

CÓDIGO CIE-9CM

250.2 Coma hiperosmolar

SÍNTOMAS Y SIGNOS

- Signos de deshidratación extrema (escasa turgencia cutánea, ojos hundidos, sequedad de las mucosas).
- Alteraciones neurológicas (hemiplejía reversible, convulsiones focales).
- Hipotensión ortostática, taquicardia.
- Signos propios de los factores desencadenantes (neumonía, úlcera cutánea infectada).
- Coma (25% de los pacientes), delirium.

ETIOLOGÍA

- Infecciones, 20 a 25% (p. ej., neumonía, infección urinaria, sepsis).
- Diabetes nueva o no diagnosticada previamente (30 a 50%).
- Reducción u omisión de la medicación antidiabética.
- Estrés (IM, ictus).
- Fármacos: diuréticos (deshidratación), difenilhidantoína, diazóxido (alteración de la secreción de insulina).

DIAGNÓSTICO

DIAGNÓSTICO DIFERENCIAL

- Cetoacidosis diabética.
- El diagnóstico diferencial del coma se describe en la sección II.

PRUEBAS DE LABORATORIO

- Hiperglucemia: glucemia en general <600 mg/dl.
- Hiperosmolaridad: osmolaridad sérica generalmente >340 mOsm/l.
- Sodio sérico: puede ser bajo, normal o alto; si es normal o alto, el paciente estará gravemente deshidratado porque la elevación de la glucosa extrae el líquido del espacio intracelular por reducción del sodio sérico; el sodio corregido puede obtenerse aumentando su concentración sérica en 1,6 mEq/l por cada 100 mg/dl de ascenso de la glucemia sobre su valor normal.
- Potasio sérico: puede ser bajo, normal o alto; con independencia de la concentración sérica inicial, la deficiencia orgánica total oscila en torno a 5 a 15 mEq/kg.
- Bicarbonato sérico; en general >12 mEq/l (media de 17 mEq/l).
- pH arterial: en general >7,2 /media de 7,26); tanto el bicarbonato sérico como el pH arterial pueden ser más bajos en presencia de acidosis láctica.
- BUN: suele haber azotemia (prerrenal) (en general, el BUN oscila entre 60 y 90 mg/dl).
- Fósforo: hipofosfatemia (déficit medio de 70 a 140 mg).
- Calcio: hipocalcemia (déficit medio de 50 a 100 mEq).
- Magnesio: hipomagnesemia (déficit medio de 50 a 100 mEq).
- Hemograma con fórmula y recuento, análisis de orina, cultivos de sangre y orina para descartar una etiología infecciosa.

DIAGNÓSTICO POR IMAGEN

- La radiografía de tórax ayuda a descartar un proceso infeccioso. La primera radiografía podrá ser negativa si el paciente sufre una deshidratación importante. Si se sospecha una infección pulmonar, se repetirá la radiografía de tórax luego de 24 horas de hidratación.
- Si se sospecha un ACVA, deberá hacerse una TC craneal.

TRATAMIENTO

TRATAMIENTO NO FARMACOLÓGICO

- Monitorización cada hora del estado mental, de las constantes vitales y de la diuresis hasta que comience la mejoría y, a partir de ese momento, cada 2 a 4 horas.
- Vigilancia de los electrólitos, la función renal y la glucemia (v. «Tratamiento agudo»).

TRATAMIENTO AGUDO

- Aporte enérgico de líquidos; el volumen y la velocidad del aporte de líquidos dependen de las funciones renal y cardíaca. Lo habitual es administrar de 1.000 a 1.500 ml/hora durante el primero o los dos primeros litros; a continuación, se reduce la velocidad de la infusión a 500 ml/hora y se controlan la diuresis, la bioquímica sanguínea y la presión arterial; si el paciente está hipotenso o la osmolaridad sérica es <320 mOsm/l, se utilizará suero salino normal al 0,9% (solución isotónica); en los demás casos debe emplearse una solución al 0,45%. En los pacientes con alteración del estado cardiovascular o renal puede reducirse la velocidad de infusión inicial.
- Aporte de electrólitos con control frecuente de las concentraciones séricas (p. ej., sodio y potasio séricos cada 2 horas en las 12 primeras horas). El aporte de KCl a los pacientes con función renal normal y una diuresis adecuada se inicia cuando la potasemia es <5,2 mEq/l (p. ej., 10 mEq de KCl por hora si la potasemia varía de 4 a 5,2 mEq/l). Se recomienda mantener el control del ECG y hacer determinaciones de la diuresis cada hora.
- Corrección de la hiperglucemia. El objetivo es reducir la glucemia hasta al menos 75 a 100 mg/dl/hora.
  1. Una hidratación i.v. enérgica reducirá la glucemia a 80 mg/dl/hora en la mayoría de los pacientes; a menudo no es necesario administrar un bolo i.v. de insulina regular (10 U).
  2. Goteo de insulina en dosis bajas de 1 a 2 U/hora (p. ej., 25 U de insulina regular en 250 ml de suero salino al 0,9% administrado a una velocidad de 20 ml/hora) hasta que la glucemia se aproxime a 30 mg/dl; en ese momento se inicia la administración de insulina regular s.c. con cobertura de escala de deslizamiento. Si la glucemia no disminuye en 2 a 4 horas a pesar de una administración adecuada de líquidos y de una buena diuresis, se considerará la posibilidad de duplicar la dosis horaria de insulina.
  3. La glucemia debe monitorizarse cada 1 o 2 horas durante las 12 primeras.
- Si no hay insuficiencia renal, se administrará fosfato a un ritmo de 0,1 mmol/kg/hora (5 a 10 mmol/hora) hasta un máximo de 80 a 120 mmol en 24 horas. El aporte de magnesio, en ausencia de insuficiencia renal, se hace por vía i.m. (0,05 a 0,10 ml/kg de sulfato de magnesio al 20%) o en goteo i.v. (4 a 8 ml de sulfato de magnesio al 20% [0,08 a 0,16 mEq/kg]). Pasadas 12 a 24 horas, se repiten las determinaciones de magnesio, fósforo y calcio.

PRONÓSTICO

La mortalidad del coma hiperosmolar no cetósico oscila entre el 20% y el 50%.

OTRAS CONSIDERACIONES

COMENTARIOS

El paciente típico que desarrolla un coma hiperosmolar es un anciano o un diabético confinado al lecho con alteración de la capacidad para comunicar su sed y que se valora después de un intervalo de 1 a 2 semanas de diuresis osmótica prolongada.

AUTOR: **FRED F. FERRI, M.D.**

INFORMACIÓN BÁSICA

DEFINICIÓN

El coma mixedematoso es una complicación del hipotiroidismo, potencialmente amenazadora para la vida del paciente, que se caracteriza por letargo profundo o coma y que generalmente va acompañada de hipotermia.

CÓDIGOS CIE-9CM
244.8 Mixedema hipófisis
244.1 Mixedema primario

SÍNTOMAS Y SIGNOS

- Letargo profundo o coma.
- Hipotermia (temperatura rectal < 35 °C), a veces no se percibe por utilizar termómetros normales que sólo tienen registro inferior hasta −34,5° o por no sacudir bien el mercurio hasta colocarlo por debajo de 36 °C.
- Bradicardia e hipotensión (debidas a colapso circulatorio).
- Fase de relajación retardada del reflejo tendinoso profundo (RTP), arreflexia.
- Facies mixedematosa (fig. 1-50).
- Alopecia, macroglosia, ptosis, edema periorbital, edema sin fóvea, piel pastosa.
- Distonía y distensión de la vejiga.

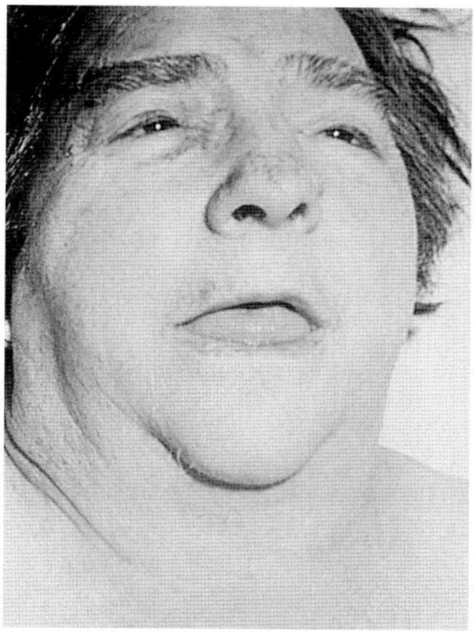

FIGURA 1-50 Facies mixedémica. Nótese la piel deslustrada, tumefacta y amarillenta; el pelo áspero y ralo, la pérdida temporal de las pestañas, el edema periorbital y la lengua prominente. (Por cortesía de Paul W, Ladenson, M.D., The John Hopkins University and Hospital, en Seidel, S.M. [ed.]: *Mosby's guide to physocal examination*, 4.ª ed., St. Louis, Mosby.)

ETIOLOGÍA

Descompensación del hipotiroidismo secundaria a:
- Sepsis.
- Exposición a clima frío.
- Depresores del SNC (sedantes, narcóticos, antidepresivos).
- Traumatismo, cirugía.

DIAGNÓSTICO

DIAGNÓSTICO DIFERENCIAL

- Depresión grave, psicosis primaria. Sobredosis de fármacos.
- ACV, insuficiencia cardíaca, insuficiencia renal.
- Hipoglucemia, narcosis por CO_2, encefalitis.

VALORACIÓN

Diagnóstico de hipotiroidismo y exclusión de posibles factores desencadenantes (sepsis, ACV) mediante estudios radiográficos y de laboratorio (v. «Pruebas de laboratorio»).

PRUEBAS DE LABORATORIO

- TSH significativamente elevada (si se trata de hipotiroidismo primario); reducción de la T4 libre sérica.
- HC con diferencial, cultivos de orina y sangre para descartar procesos infecciosos.
- Electrólitos, BUN, creatinina, PFL, calcio, glucosa.
- Gases en sangre arterial (GSA) para descartar la hipoxemia y la retención de dióxido de carbono.
- Nivel de cortisol para descartar la insuficiencia corticoadrenal.
- CPK elevada.
- Hiperlipidemia.

DIAGNÓSTICO POR IMAGEN

- TC de cabeza si existe sospecha de ACV.
- Radiografía de tórax para descartar procesos infecciosos.

TRATAMIENTO

TRATAMIENTO NO FARMACOLÓGICO

- Prevención de cualquier pérdida de calor; cubrir al paciente, aunque evitando el recalentamiento externo, ya que ello puede dar lugar a un colapso vascular.
- Soporte de la función respiratoria; en ocasiones se requieren intubación y ventilación mecánica.
- Control de los pacientes en la UCI.

TRATAMIENTO AGUDO

- Administrar levotiroxina en dosis de 5 a 8 μg/kg (de 300 a 500 μg) i.v. en infusión durante 15 minutos y, a continuación 100 μg i.v. cada 24 horas.
- También pueden administrarse glucocorticoides hasta que la insuficiencia corticoadrenal coexistente remita. Inicialmente se administra hemisuccinato de hidrocortisona en bolo i.v. de 100 mg, seguido de 50 mg i.v. cada 12 horas o de 25 mg i.v. cada 6 horas, hasta que se confirme que los niveles plasmáticos de cortisol son normales. La hidratación i.v. con D_5NS se emplea para corregir la hipotensión y la hipoglucemia (si existen), se han de evitar la sobrehidratación y la posible intoxicación por agua, dado que el aclaramiento hídrico se encuentra afectado en estos pacientes.
- Se deben descartar y en su caso tratar los factores desencadenantes (p. ej., mediante antibióticos en caso de posible sepsis).

TRATAMIENTO CRÓNICO

Véase «Hipotiroidismo» en la sección I.

PRONÓSTICO

La tasa de mortalidad en el coma mixedematoso es de entre el 20 y el 50%.

DERIVACIÓN

La consulta con el endocrinólogo es siempre adecuada en pacientes afectados de coma mixedematoso.

OTRAS CONSIDERACIONES

COMENTARIOS

Si se sospecha el diagnóstico, se debe iniciar el tratamiento de inmediato, sin esperar a la confirmación de los datos de laboratorio.

BIBLIOGRAFÍA RECOMENDADA

Wall CR: Myxedema coma: diagnosis and treatment, *Am Fam Physician* 62:2485, 2000.

AUTOR: **FRED F. FERRI, M.D.**

INFORMACIÓN BÁSICA

DEFINICIÓN

La compresión medular es el deterioro neurológico de la función espinal. Las lesiones pueden ser completas o no, y desarrollarse de forma gradual o aguda. Las lesiones incompletas se manifiestan a menudo como síndromes diferentes, como:
- Síndrome medular central.
- Síndrome medular anterior.
- Síndrome de Brown-Séquard.
- Síndrome del *conus medullaris*.
- Síndrome de la cola de caballo.

CÓDIGOS CIE-9CM
344.89 Síndrome de Brown-Séquard
344.60 Síndrome de la cola de caballo
336.8 Síndrome del conus *medullaris*
Otras lesiones de la misma localización

SÍNTOMAS Y SIGNOS

Las características clínicas reflejan cuantitativamente la afección de la médula espinal:
- Deterioro motor y alteraciones sensitivas.
- Prueba de Babinski generalmente positiva.
- Clonus.
- Compresión gradual, a menudo manifestada por una progresiva dificultad para caminar, clonus al cargar pesos y espasmo involuntario; desarrollo de síntomas sensitivos; disfunción vesical (tardía).
- Síndrome medular central: da lugar a una cuadriparesia variable en la que las extremidades superiores se ven más afectadas que las inferiores; cierta preservación sensitiva.
- Síndrome medular anterior: da lugar a un deterioro motor, dolor y pérdida de temperatura por debajo de la lesión.
- Síndrome de Brown-Séquard:
  1. Síndrome de la médula espinal causado por la lesión de cualquier mitad de la médula espinal y que da lugar a una pérdida de la función motora, propiocepción, vibración y tacto ligero del lado afecto.
  2. Pérdida de la sensación dolorosa y temperatura en el lado opuesto.
- Síndrome del *conus medullaris:* da lugar a un deterioro motor variable en las extremidades, con pérdida de las funciones intestinal y vesical.

- Síndrome de la cola de caballo: lumbalgia típica, debilidad en ambas extremidades inferiores, anestesia en silla de montar, y pérdida del control voluntario vesical e intestinal.

ETIOLOGÍA
- Traumatismo.
- Tumor.
- Infección.
- Procesos inflamatorios.
- Discopatías degenerativas con estenosis medular.
- Hernia discal aguda.
- Anomalías quísticas.

DIAGNÓSTICO

DIAGNÓSTICO DIFERENCIAL
- V. «Etiología».
- La sección II describe el diagnóstico diferencial de la paraplejía.

VALORACIÓN
- Compresión medular: requiere la inmediata derivación para su valoración radiográfica y neurológica.
- Los resultados de laboratorio suelen ser poco interesantes, a menos que se se sospechen causas infecciosas o inflamatorias.

DIAGNÓSTICO POR IMAGEN
- Depende de la presunta etiología.
- Suele ser necesaria la RM.

TRATAMIENTO

Descompresión quirúrgica de urgencia: suele indicarse tan pronto como se establece la etiología.

PRONÓSTICO

Indicadores importantes del pronóstico (Leventhal):
- Cuanto menor es el compromiso distal motor y sensitivo, mayor será la recuperación esperada.
- Cuando se alcanza una meseta de recuperación, no cabe esperar más mejorías.
- Cuanto más rápida es la recuperación, mayor será su magnitud.

DERIVACIÓN
Derivación inmediata para la evaluación radiográfica y neurológica, así como para el tratamiento en todos los casos con sospecha de compresión medular.

BIBLIOGRAFÍA RECOMENDADA

Baines MJ: Spinal cord compression—a personal and palliative care perspective, *Clin Oncol (R Coll Radiol)* 14(2):135, 2002.
Banerjee R, Stanley J, Palumbo M: Spinal Epidural Hematoma induced by leukemia, *Orthopedics* 27:864, 2004.
Benjamin R: Neurologic complications of prostate cancer, *Am Fam Physician* 65(9):1834, 2002.
Buchner M, Schiltenwolf M: Cauda equina syndrome caused by intervertebral lumbar disc prolapse: mid-term results of 22 patients and literature review, *Orthopedics* 25:727, 2002.
Carlson GD et al: Sustained spinal cord compression. Part I: time-dependent effect on long-term pathophysiology, *J Bone Joint Surg* 85:86, 2003.
Carlson GD et al: Sustained spinal cord compression. Part II: effect of methylprednisolone on regional blood flow and recovery of somatosensory evoked potentials, *J Bone Joint Surg* 85:95, 2003.
Casey AT et al: Rheumatoid arthritis of the cervical spine: current techniques for management, *Orthop Clin North Am* 33(2):291, 2002.
Kadanka Z et al: Approaches to spondylotic cervical myelopathy: conservative versus surgical in a 3-year follow-up study, *Spine* 27(20):2205, 2002.
Malcolm GP: Surgical disorders of the cervical spine: presentation and management of common disorders, *J Neurosurg Psychiatry* 73(Suppl 1):134, 2002.
Matsunaga S et al: Trauma-induced myelopathy in patients with ossification of the posterior longitudinal ligament, *J Neurosurg* 97(2 Suppl):172, 2002.
Mohanty SP, Venkatram N: Does neurological recovery in thoracolumbar and lumbar burst fractures depend on the extent of canal compromise? *Spinal Cord* 40(6):295, 2002.
Tang HJ et al: Spinal epidural abscess—experience with 46 patients and evaluation of prognostic factors, *J Infect* 45(2):76, 2002.

AUTOR: **LONNIE R. MERCIER, M.D.**

INFORMACIÓN BÁSICA

DEFINICIÓN

La comunicación interauricular (CIA) es una apertura anormal en el tabique auricular que permite el flujo de sangre entre las aurículas. Existen varias formas (fig. 1-51):

- Ostium primum: el defecto se encuentra en la parte baja del tabique.
- Ostium secundum: se produce sobre todo en la región de la fosa oval.
- Defecto del seno venoso: menos frecuente, afecta a la parte superior del tabique.

CÓDIGO CIE-9CM
429.71 Comunicación interauricular

EPIDEMIOLOGÍA Y DEMOGRAFÍA

- El 80% de los casos de CIA se deben a persistencia del ostium secundum.
- Mayor incidencia en mujeres.
- La CIA representa el 8-10% de todas las malformaciones cardíacas congénitas.

SÍNTOMAS Y SIGNOS

- Soplo pansistólico que se ausculta mejor en el vértice secundario a la insuficiencia mitral (defecto de tipo ostium primum).
- S2 muy separado.
- Pulsaciones de la arteria pulmonar visibles y palpables.
- Soplo de eyección sistólico.
- Prominente impulso del ventrículo derecho.
- Cianosis y acropaquias (casos graves).
- Disnea de esfuerzo.
- Pacientes con comunicaciones pequeñas: en general asintomáticos.

ETIOLOGÍA

Desconocida.

DIAGNÓSTICO

DIAGNÓSTICO DIFERENCIAL

- Hipertensión pulmonar primaria.
- Estenosis pulmonar.
- Cardiopatía reumática.
- Prolapso de la válvula mitral.
- Cor pulmonale.

VALORACIÓN

- ECG.
- Radiografía de tórax.
- Ecocardiografía.
- Cateterismo cardíaco.

DIAGNÓSTICO POR IMAGEN

- ECG.
    1. Defecto de tipo ostium primum: desviación a la izquierda del eje, BRI, prolongación del intervalo PR.
    2. Defecto de tipo seno venoso: desviación a la izquierda del eje P.
    3. Defecto de tipo ostium secundum: desviación a la derecha del eje, bloqueo de rama derecha.
- Radiografía de tórax: cardiomegalia, hipertrofia de aurícula y ventrículo derechos, aumento de la vascularización pulmonar, pequeño botón aórtico.
- Ecocardiografía con contraste mediante burbujas de salino y estudios de flujo con Doppler: pueden mostrar la comunicación y el cortocircuito. La ecocardiografía transesofágica es mucho más sensible que la transtorácica para identificar los defectos del seno venoso y algunos la prefieren como técnica de valoración inicial.
- Cateterismo cardíaco: confirma el diagnóstico en pacientes candidatos a la cirugía. Es útil si el paciente tiene alguna alteración anatómica en la ecocardiografía que no está totalmente aclarada o presenta un aumento importante de la presión en la arteria pulmonar.

TRATAMIENTO

TRATAMIENTO NO FARMACOLÓGICO

Los pacientes sintomáticos deben evitar la actividad extenuante.

TRATAMIENTO

- Niños y lactantes: cierre de la CIA antes de los 10 años indicado si el cociente entre el flujo pulmonar y el sistémico >1,5:1.
- Adultos: cierre indicado en pacientes sintomáticos con cortocircuito >2:1.
- Se debe evitar la cirugía en pacientes con hipertensión pulmonar e inversión del cortocircuito (síndrome de Eisenmenger) porque aumenta el riesgo de insuficiencia cardíaca derecha.
- El cierre a través de catéter se recomienda en los niños si se puede realizar.
- El tratamiento profiláctico con beta bloqueantes para prevención de las arritmias auriculares se debe plantear en los adultos con CIA.
- El cierre quirúrgico está indicado en todos los pacientes con defecto de tipo ostium primum que tienen un cortocircuito significativo salvo que el paciente tenga una enfermedad vascular pulmonar importante.

PRONÓSTICO

- La mortalidad es elevada en los pacientes con una CIA de tipo ostium primum significativa.
- Los pacientes con derivaciones pequeñas tienen una esperanza de vida normal.
- La mortalidad quirúrgica depende de la edad del paciente y de la existencia de insuficiencia cardíaca o hipertensión pulmonar sistólica; la mortalidad va desde <1% en pacientes jóvenes (<45 años) a >10% en ancianos con insuficiencia cardíaca e hipertensión pulmonar sistólica.
- La fibrilación auricular preoperatoria es un factor de riesgo de fibrilación auricular en el postoperatorio inmediato y a largo plazo.
- El tromboembolismo tras la reparación quirúrgica de una CIA en un adulto puede producirse en el postoperatorio precoz. La administración de anticoagulación postoperatoria precoz en enfermos >35 años en el momento de la reparación de la CIA y el mantenimiento durante 6 meses reduce el riesgo.

BIBLIOGRAFÍA RECOMENDADA

Moodie DS, Sterba R: Long-term outcomes excellent for ASD repair in adults, *Cleve Clin J Med* 67:591, 2000.

AUTOR: **FRED F. FERRI, M.D.**

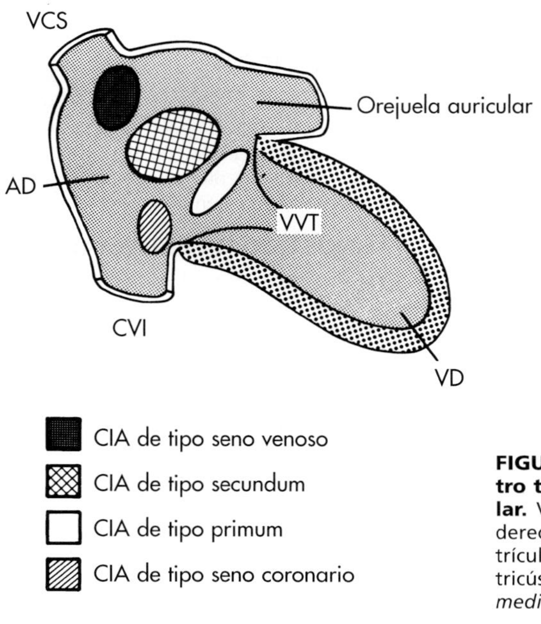

FIGURA 1-51 Localización de los cuatro tipos de comunicación interauricular. VCS: Vena cava superior; AD: aurícula derecha; VCI: vena cava inferior; VD: ventrículo derecho; VVT, valva de la válvula tricúspide (de Noble J [dir.]: *Primary care medicine*, 2.ª ed., St. Louis, 1996, Mosby.)

INFORMACIÓN BÁSICA

DEFINICIÓN

- La comunicación interventricular es un orificio o apertura anormal en el tabique que separa el ventrículo derecho y el ventrículo izquierdo.
- Los defectos del tabique interventricular pueden ser grandes o pequeños, únicos o múltiples.
- Se pueden localizar en distintas regiones anatómicas del tabique y se clasifican en:
  1. Membranosas (75-80%): Es el defecto más frecuente, se puede extender al septo vascular.
  2. Defectos del canal (8%): Habitualmente se sitúan por debajo de la hoja septal de la válvula tricúspide. Se observa con frecuencia en pacientes con síndrome de Down.
  3. Defectos musculares o trabeculares (5-20%): pueden ser únicos o múltiples, pequeños o grandes.
  4. Defecto subarterial (5-7%): es el menos frecuente, también llamado defecto supracrestal, infundibular o del estrecho. Se encuentra habitualmente por debajo de la válvula aórtica, produciendo prolapso valvular o regurgitación.

SINÓNIMO

Defecto del tabique interventricular.

CÓDIGO CIE-9CM
745.4 Comunicación interventricular

EPIDEMIOLOGÍA Y DEMOGRAFÍA

- La comunicación interventricular aislada es la malformación cardíaca congénita más frecuente al nacer (excluyendo la válvula aórtica bicúspide y el prolapso de la válvula mitral). Supone el 30% de todas las cardiopatías congénitas.
- La prevalencia es 1,17/1.000 nacidos vivos y 0,5/1.000 adultos.
- Igual frecuencia en hombres y mujeres.
- Supone cerca del 25% de las malformaciones cardíacas congénitas en niños y el 10% en adultos.
- La comunicación interventricular se asocia a:
  1. Defectos septales auriculares (35%).
  2. Ductus arterioso permeable (22%).
  3. Coartación de aorta (17%).
  4. Estenosis aórtica subvalvular (4%).
  5. Estenosis subpulmonar.
- Los defectos del tabique múltiples son más prevalentes en pacientes con tetralogía de Fallot y duplicación de la salida del VD.

SÍNTOMAS Y SIGNOS

- La presentación clínica depende del tamaño del defecto y de la dirección y el volumen de la comunicación, junto al cociente de la resistencia vascular pulmonar/sistémica.
- Los niños pueden ser asintomáticos al nacer por la elevada presión y resistencia de la arteria pulmonar. En las semanas siguientes disminuye la resistencia de la arteria pulmonar, aumentando el paso de más sangre a través del defecto del tabique interventricular con aumento del flujo en los pulmones, la aurícula izquierda y el ventrículo izquierdo, produciendo sobrecarga de volumen en VI. Aparece taquipnea, detención del crecimiento e insuficiencia cardíaca congestiva.
- En adultos con comunicación interventricular, el flujo es izquierda a derecha en ausencia de estenosis pulmonar o hipertensión pulmonar, y los pacientes generalmente muestran síntomas de insuficiencia cardíaca (disnea de esfuerzo, ortopnea y respiración entrecortada).
- Pueden observarse los signos siguientes:
  1. Soplo polisistólico que se escucha mejor en el borde esternal izquierdo.
  2. Frémito sistólico.
  3. Retumbo mediodiastólico auscultado en vértice.
  4. S3.
  5. Roces.
- Si hay hipertensión pulmonar:
  1. Aumento del componente pulmonar de S2.
  2. Cianosis, dedos en palillo de tambor, sobrecarga derecha, y signos de insuficiencia cardíaca derecha (se observa en el complejo de Eisenmenger con inversión del flujo de derecha a izquierda).

ETIOLOGÍA

- Habitualmente congénito (tema de la revisión), pero puede ser secundario a infarto de miocardio.
- Infarto agudo de miocardio (IAM): la rotura del tabique intraventricular aparece a los 3-5 días del miocardio y se ve en el 2% de los IAM.

DIAGNÓSTICO

El diagnóstico es de sospecha a la exploración física. El diagnóstico por imagen, especialmente el ecocardiograma transtorácico confirman el diagnóstico.

DIAGNÓSTICO DIFERENCIAL

Solo con la exploración física, la comunicación interventricular puede confundirse con otras causas de soplo sistólico, como la insuficiencia mitral, la estenosis aórtica, la hipertrofia septal asimétrica y la estenosis pulmonar.

VALORACIÓN

A todo paciente en el que se sospeche comunicación interventricular se le debe realizar un ECG, RX de tórax y un ecocardiograma, y valorar cateterismo cardíaco y angiografía.

PRUEBAS DE LABORATORIO

- Las pruebas de laboratorio no son específicas pero permiten valorar la gravedad de la enfermedad.
- En el hemograma puede observarse policitemia, sobre todo en pacientes con complejo de Eisenmenger.
- En la gasometría arterial se observa hipoxemia.

DIAGNÓSTICO POR IMAGEN

- En la RX de tórax se observa:
  1. Cardiomegalia por sobrecarga de volumen relacionada directamente con el tamaño de la comunicación.
  2. Elongación de las arterias pulmonares junto con redistribución y amputación de los vasos pulmonares distales debido a la hipertensión pulmonar mantenida (fig. 1-52, *A*).
- Los hallazgos en el ECG varían en función del tamaño de la comunicación interventricular y de la presencia de hipertensión pulmonar. En defectos grandes con hipertensión pulmonar hay una desviación del eje a la derecha, junto a datos de hipertrofia ventricular derecha.
- El ecocardiograma es la exploración no cruenta de elección en el diagnóstico de comunicación interventricular.
  1. El eco bidimensional y el Doppler color muestran el tamaño y la localización de los defectos del tabique interventricular (fig. 1-52, *B*).
  2. El doppler de onda continua no sólo aproxima el gradiente entre el ventrículo derecho y el izquierdo, sino que calcula la presión arterial pulmonar.
- El cateterismo cardíaco mide las presiones de las cavidades derechas y calcula el tamaño de la derivación calculando el cociente de flujo pulmonar/sistémico.
- También se puede localizar la comunicación interventricular por angiografía.

TRATAMIENTO

La decisión de tratar una comunicación interventricular depende de su tipo, tamaño, gravedad, resistencia vascular pulmonar, capacidad funcional y anomalías valvulares asociadas.

TRATAMIENTO NO FARMACOLÓGICO

- En niños pequeños, los defectos pequeños con cociente de flujo sanguíneo pulmonar/sistémico ≤1,5/1 y sin signos de hipertensión pulmonar, se pueden observar.
- Se recomienda oxígeno y dieta pobre en sal en pacientes con insuficiencia cardíaca congestiva.

TRATAMIENTO AGUDO

La intervención quirúrgica está indicada en:
- Lactantes con insuficiencia cardíaca congestiva.

- Niños entre 1-6 años con comunicación interventricular persistente y cociente de flujo pulmonar/sistémico >2:1.
- Adultos con comunicación interventricular y cociente >1,5:1.
- El cierre percutáneo mediante catéter utilizando «paraguas» están actualmente en fase de investigación, con resultados anecdóticos.

TRATAMIENTO CRÓNICO

Véase «Tratamiento agudo».

PRONÓSTICO

- La historia natural de la comunicación interventricular aislado depende del tipo de defecto, su tamaño y las alteraciones asociadas.
- Cerca del 75-80% de los defectos pequeños cierran espontáneamente a la edad de 10 años.
- En pacientes con comunicación interventricular grande, sólo cierra espontáneamente el 10-15%.
- Los defectos grandes no tratados producen arritmias, insuficiencia cardíaca congestiva, hipertensión pulmonar y complejo de Eisenmenger.
- El complejo de Eisenmenger tiene mal pronóstico y la mayor parte de los pacientes mueren antes de los 40 años de edad.

DERIVACIÓN

Todos los lactantes y niños diagnosticados de comunicación interventricular deben derivarse al cardiólogo pediátrico. Los adultos se derivan al cardiólogo. Debe consultarse a un cirujano cardiotorácico con experiencia en cardiopatías congénitas si está indicada la intervención.

OTRAS CONSIDERACIONES

COMENTARIOS

- Un soplo muy audible no implica una comunicación interventricular grande. Hay defectos pequeños, con poca influencia en la hemodinámica que producen soplos importantes.
- En el síndrome de Eisenmenger la comunicación izquierda-derecha a través del orificio no se asocia habitualmente a soplo.
- Dalrymple fue el primero que describió una comunicación interventricular en 1847.
- El riesgo de endocarditis infecciosa en los pacientes con comunicación interventricular es del 4%. Es más alto si hay insuficiencia aórtica.
- Se recomienda profilaxis de endocarditis infecciosa en los pacientes con comunicación interventricular.

- Si no queda comunicación después de la intervención quirúrgica, no está indicada la profilaxis de endocarditis después de los 6 meses.

BIBLIOGRAFÍA RECOMENDADA

Ammash NM, Warnes CA: Ventricular septal defects in adults, *Ann Intern Med* 135:812, 2001.

Braunwald: *Heart disease: a textbook of cardiovascular medicine,* ed 6, Philadelphia, 2001, WB Saunders.

Congenital heart disease and vascular interventions, *Am J Cardiol* 88(Suppl 5A):118G, 2001.

Interventional approaches to septal defects, valve disease, and hypertrophic cardiomyopathy, *Am J Cardiol* 92(6A): 160L, 2003.

McDaniel NL: Ventricular and atrial septal defects, *Pediatr Rev* 22(8):265, 2001.

Merrick AF et al: Management of ventricular septal defect: a survey of practice in the United Kingdom, *Ann Thorac Surg* 68(3):983, 1999.

Turner SW, Hunter S, Wyllie JP: The natural history of ventricular septal defects, *Arch Dis Child* 81(5):413, 1999.

AUTORES: GAURAV CHOUDHARY, M.D. y **WEN-CHIH WU, M.D.**

FIGURA 1-52   **A**, RX de tórax de un niño con una gran comunicación interventricular, flujo pulmonar aumentado e hipertensión pulmonar, con solo discreta elevación de la PVD. Esto se refleja en el aumento de los ventrículos derecho e izquierdo, en la elongación de la arteria pulmonar y en el aumento marcado del flujo pulmonar. **B**, Ecocardiograma apical de las cuatro cavidades, donde se observa una comunicación interventricular *(flecha grande)*. La flecha pequeña señala el septo interauricular. *RA*, aurícula derecha; *LA*, aurícula izquierda; *RV*, ventrículo derecho; *LV*, ventrículo izquierdo. (**A**, de Pacífico AD, Kiklin JW, Kirklin JK: *Surgical treatment of ventricular septal defect.* En Sabiston DC, Jr, Spencer FC [eds.]: Surgery of the chest, 5.ª ed., Filadelfia, 1990, WB Saunders. **B**, Por cortesía de Richard Humes, M.D., Associate Proffesor of Pediatrics, Director of Echocardiography Laboratory, Children´s Hospital of Michigan, Detroit.)

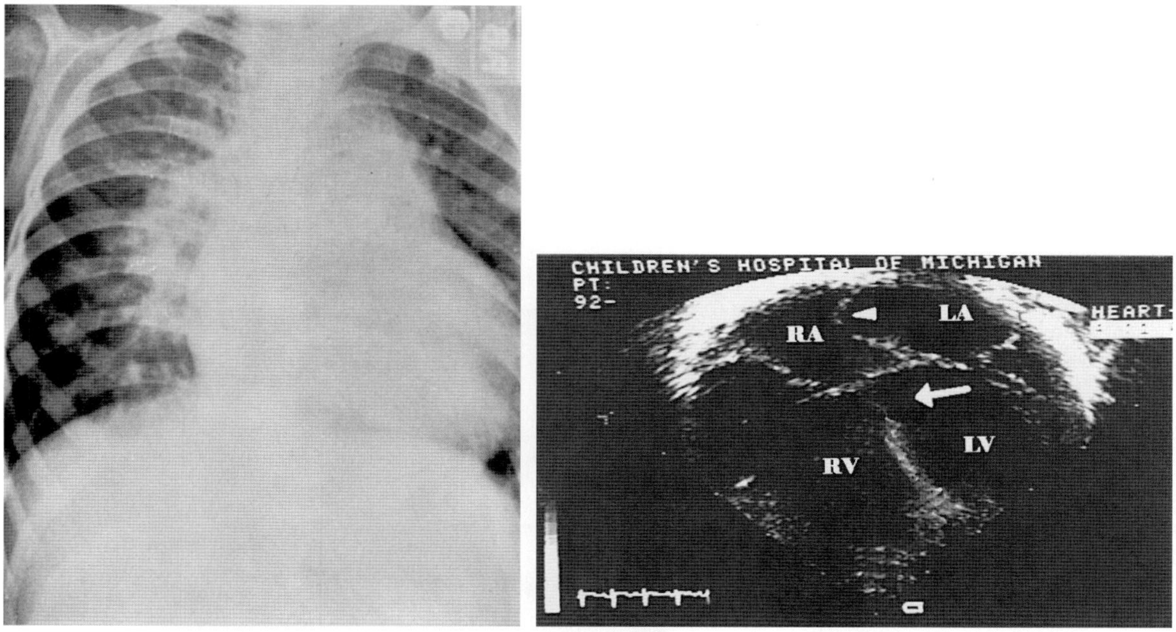

INFORMACIÓN BÁSICA

DEFINICIÓN

El condiloma acuminado es una enfermedad vírica de transmisión sexual de la vulva, la vagina y el cuello del útero, que está causada por el virus del papiloma humano (VPH).

SINÓNIMOS

Verrugas genitales.
Verrugas venéreas.
Verrugas anogenitales.

CÓDIGO CIE-9CM
078.11 Condiloma acuminado

EPIDEMIOLOGÍA Y DEMOGRAFÍA

- Afecta principalmente a adultos jóvenes. La edad media de los pacientes en el momento del inicio de la enfermedad es de 16 a 25 años.
- Se trata de una enfermedad de transmisión sexual que se transmite por contacto cutáneo directo.
- Es muy contagiosa (el 25-65% de los contactos sexuales desarrollan la enfermedad).
- Los virus se encuentran tanto en las lesiones macroscópicas como en las microscópicas.
- El período de incubación medio es de 2 meses (rango: de 1 a 8 meses).
- Factores predisponentes: La diabetes, el embarazo, los traumatismos locales y la inmunodepresión (p. ej., pacientes trasplantados o pacientes infectados por el VIH).

SÍNTOMAS Y SIGNOS

- Las lesiones suelen encontrarse en el área genital (fig. 1-53), pero pueden aparecer en cualquier localización.
- Las lesiones presentan una disposición simétrica a ambos lados del perineo.
- Las lesiones iniciales son pápulas blandas, pedunculadas, de aproximadamente 2-3 mm de diámetro y 10-20 mm de longitud. Pueden aparecer como pápulas únicas o agrupadas.
- El tamaño de las lesiones varía desde la cabeza de un alfiler hasta masas con aspecto de coliflor.
- Las lesiones suelen ser asintomáticas, pero si se infectan pueden cursar con dolor, olor o sangrado.
- El condiloma vulvar es más frecuente que el vaginal o el cervical.
- Existen cuatro tipos morfológicos: el condilomatoso, el queratósico, el papular y las verrugas planas.

ETIOLOGÍA

- Los VPH tipo 5 y 11 (ADN virus) suelen producir las verrugas exofíticas y carecen de potencial maligno.
- Los VPH tipo 16 y 18 suelen producir las verrugas planas y conllevan asociados un mayor riesgo de malignidad.
- Las recurrencias se asocian con la infección viral persistente en la piel adyacente normal en el 25-50% de los casos.

DIAGNÓSTICO

DIAGNÓSTICO DIFERENCIAL

- Variantes anatómicas anormales de pólipos cutáneos alrededor de los labios menores y el introito.
- Verrugas displásicas.

VALORACIÓN

- Exploración colposcópica con ácido acético al 3-5% del aparato genitourinario inferior, desde el cuello cervical hasta la piel perianal.
- Biopsia de las lesiones vulvares que no presentan el aspecto clásico de las verrugas, que se ulceran o que no responden al tratamiento.
- Biopsia de las lesiones cervicales planas blanquecinas o ulceradas.

PRUEBAS DE LABORATORIO

- Frotis de Papanicolaou.
- Cultivos cervicales para *N. gonorrhoeae* y *Chlamydia*.
- Pruebas serológicas sifilíticas.
- Pruebas serológicas de infección por el VIH.
- Extensión en fresco para *Trichomona vaginalis*, *Candida albicans* y *Gardnerella vaginalis*.
- Pruebas de detección de diabetes (glucemia).

TRATAMIENTO

TRATAMIENTO NO FARMACOLÓGICO

- Mantenga el área genital seca y limpia.
- Buen control glucémico en los diabéticos.
- Utilización de condones para impedir la extensión de la infección a los contactos sexuales.

TRATAMIENTO AGUDO

Agentes queratolíticos:
- Podofilino:
  1. Actúa sobre el huso mitótico y produce un vasoespasmo intenso.
  2. Se aplica directamente sobre la lesión una vez a la semana y se deja actuando durante 6 horas.
  3. Se emplea en la enfermedad vulvar o anal mínima.
  4. Aplique con cuidado en las superficies epiteliales no queratinizadas.
  5. Contraindicado en el embarazo.
  6. Interrumpa la administración y cambie de tratamiento si las lesiones no desaparecen en 6 semanas.
- Ácido tricloroacético (solución al 30 o al 80%):
  1. Actúa precipitando las proteínas de superficie.
  2. Se aplica directamente sobre la lesión dos veces al mes.
  3. Indicado para el tratamiento de las lesiones vulvares, anales y vaginales. También puede emplearse en las lesiones cervicales.
  4. Su aplicación en la piel sana es menos irritante y dolorosa que el podofilino.
- Fluorouracilo:
  1. Produce necrosis y esfacelación de los tejidos en crecimiento.
  2. Puede emplearse intravaginalmente o en las lesiones vulvares, anales o uretrales.

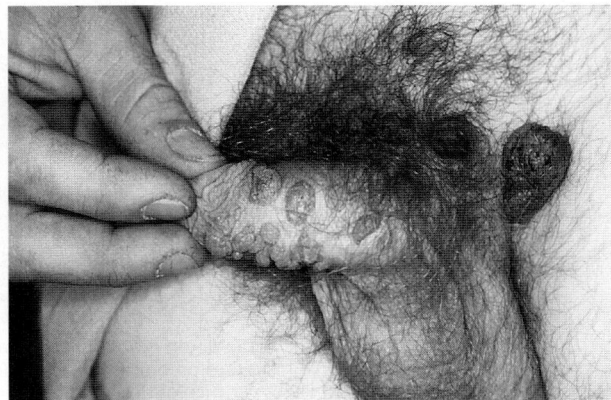

FIGURA 1-53 Condilomas. Lesiones pigmentadas verrucosas peneanas. (De Noble J: *Primary care medicine*, 3.ª ed., St. Louis, 2001, Mosby.)

3. Es mejor tolerado. Se administran 3 g (dos tercios de aplicador vaginal) a la semana, durante 12 semanas.
4. Puede producir ulceración y eritema vaginal.
5. Examine la vagina de la paciente tras 4-6 aplicaciones.
6. La tasa de curación es del 80%.

Terapia física:
- Crioterapia:
  1. Puede emplearse semanalmente durante 3-6 semanas.
  2. La tasa de éxito es del 62 al 79%.
  3. No está indicada en verrugas de gran tamaño.
- Laserterapia:
  1. Debe ser aplicada por un médico experto con el equipo adecuado.
  2. Dolorosa, requiere el uso de anestesia.
- Electrocauterio o ablación:
  1. Para las lesiones recurrentes de gran tamaño.
  2. Se precisa anestesia local.

Inmunoterapia:
- Interferón:
  1. Se inyecta intralesionalmente a una dosis de 3 millones de unidades/m^2, tres veces a la semana durante 8 semanas.
  2. Efectos secundarios: fiebre, escalofríos, malestar general, cefalea.
- Vacuna autóloga:
  1. Elaborada a partir de los condilomas acuminados del propio paciente. Baja eficacia.
- Crema de imiquimod al 5%: Favorece la desaparición de las verrugas a los 3 meses.
- Interferón tópico: Estimula la desaparición de las verrugas tras cuatro semanas de tratamiento.

PRONÓSTICO

Seguimiento estrecho con frotis de Papanicolaou y exploraciones pélvicas cada 3 meses durante 6 meses, cada 6 meses durante un año y a partir de entonces cada año si no se observan signos de recidiva.

DERIVACIÓN

Al ginecólogo en caso de lesiones extensas o lesiones resistentes al tratamiento con agentes queratolíticos (podofilino y ácido tricloroacético).

BIBLIOGRAFÍA RECOMENDADA

Czegledy J: Sexual and non-sexual transmission of human papillomavirus, *Acta Microbiol Immunol Hung* 48(3-4):511, 2001.
Moore RA et al: Imiquimod for the treatment of genital warts: a quantitative systematic review, *BMC Infect Dis* 1(1):3, 2001.
Pearson GW, Langley RG: Topical imiquimod, *J Dermatolog Treat* 12(1):37, 2001.

AUTOR: **GEORGE T. DANAKAS, M.D.**

INFORMACIÓN BÁSICA

DEFINICIÓN

La congelación representa lesiones tisulares (o muerte) por el frío y la vasoconstricción inducida por la exposición a un intenso frío ambiental.

SINÓNIMO

Lesiones tisulares causadas por el frío.

CÓDIGO CIE-9CM
991.3 Congelación

EPIDEMIOLOGÍA Y DEMOGRAFÍA

- Los factores ambientales incluyen el factor aire frío, la temperatura, la duración de la exposición, la altitud y el grado de humedad. Las manos y pies suponen un 90% de las lesiones registradas; también las orejas, la nariz y los genitales masculinos son más susceptibles.
- Los factores del huésped incluyen edades extremas, inmovilidad, antecedentes de lesiones por frío, falta de adaptación, lesiones cutáneas, enfermedades psiquiátricas, aterosclerosis, malnutrición, tabaquismo, fármacos sedantes (sobre todo alcohol), fatiga y uso de ropa o calzado constrictivo.

SÍNTOMAS Y SIGNOS

- La congelación se puede clasificar según el grado de lesión o, de forma más práctica, en *superficial* y *profunda*.
- La congelación *superficial* afecta a la piel y al tejido subcutáneo. La región congelada está cérea, blanquecina y firme, pero por debajo de la superficie al apretar está suave y elástica. Tras recalentar la zona, aparece moteada y edematosa, con formación de ampollas superficiales llenas de líquido claro o lechoso en 6-24 horas (fig. 1-54). No se produce pérdida de tejido.
- La congelación *profunda* afecta a los tejidos subcutáneos, incluidos el músculo, los nervios, los tendones y el hueso. La piel puede estar dura o leñosa, sin elasticidad tisular. Se produce edema, cianosis, ampollas hemorrágicas (a los 3-7 días), necrosis tisular y gangrena. El tejido afectado tiene una mala evolución.
- Los pacientes refieren inicialmente adormecimiento, prurito o pinchazos. Las lesiones más graves cursan con parestesias y rigidez, con dolor urente o quemante al recalentar.
- Parece que la gravedad de la congelación depende más de la duración de la exposición que de la temperatura ambiental.

DIAGNÓSTICO

- El diagnóstico es clínico en las condiciones ambientales adecuadas.
- Otras lesiones inducidas por el frío a nivel local incluyen:

Perniosis (sabañones): vasculitis inducida por el frío de los vasos dérmicos, que suele afectar al dorso de las manos y pies y que se produce con una exposición repetida a temperaturas frías y secas.

Pie de inmersión (de las trincheras): se debe a las lesiones isquémicas producidas por una vasoconstricción intensa mantenida en los apéndices sometidos a frío húmedo a temperaturas superiores a la de congelación.

VALORACIÓN

- No están indicados estudios de laboratorio, salvo hipotermia sistémica del paciente.
- Los cultivos de la herida y los hemocultivos se realizan en casos graves.
- La gammagrafía con tecnecio, la RM y la ARM parecen las técnicas más prometedoras para valorar la viabilidad tisular, pero en general se deben retrasar 2-3 semanas para poder determinar de forma fiable el nivel de desbridamiento o amputación.

TRATAMIENTO

TRATAMIENTO NO FARMACOLÓGICO

- Eliminar la ropa húmeda o apretada y aislar e inmovilizar de forma suave la región afectada.
- Evitar el recalentamiento si existe cualquier posibilidad de nueva congelación.
- No frotar o masajear nunca la zona afectada. Evitar el calor seco.
- Si existe una hipotermia asociada, primero se deberá estabilizar la temperatura central con oxígeno calentado y humidificado, salino i.v. caliente (45-65 °C) y mantas eléctricas.

TRATAMIENTO AGUDO

- Sumergir el área afectada en agua caliente circulante a 40-42 °C durante 15-30 minutos, repetir hasta que se recupere el relleno capilar y el aporte tisular.

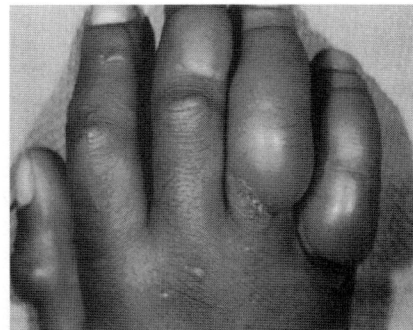

FIGURA 1-54   Ampollas claras y de gran tamaño en una congelación de la mano derecha. (De Rosen P [dir.]: *Emergency medicine*, 4.ª ed., St. Louis, 1998, Mosby.)

- Narcóticos i.v. para controlar el dolor durante el recalentamiento.
- Cubrir los tejidos lesionados con vendas secas estériles, no compresivas y no adhesivas. Colocar férulas y elevar las manos y los pies para reducir el edema y separar los dedos con algodones.
- Profilaxis Td y antibióticos tópicos si puede existir una contaminación de la herida de la piel.
- Profilaxis frente a estreptococos durante 48-72 horas con penicilina i.v. en los casos graves.
- La administración tópica de aloe vera, inhibidores del tromboxano, esteroides, antiinflamatorios, trombolíticos y anticoagulantes no ha demostrado un efecto terapéutico concluyente.

TRATAMIENTO TRAS EL RECALENTAMIENTO

- Desbridar las vesículas claras rotas y evitar tocar las ampollas intactas (sobre todo las hemorrágicas), salvo que interfieran con el estado funcional del paciente.
- Tratamiento en sauna con antisépticos durante 20-30 minutos cada 8-12 horas durante varias semanas.
- Fisioterapia suave y progresiva cuando se resuelve el edema.
- Evitar los vasoconstrictores, incluida la nicotina.

PRONÓSTICO

Una mayoría de los pacientes sufren síntomas residuales a largo plazo, como dolor neuropático, deficiencias sensitivas, hiperhidrosis, enfermedad de Raynaud secundria, edema, deformidades ungueales o del pelo y (en menos casos) artritis.

DERIVACIÓN

- Hospitalizar si el paciente sufre hipotermia sistémica o congelación no superficial.
- La intervención quirúrgica precoz no está indicada. Las decisiones quirúrgicas sobre amputaciones se deben retrasar hasta que se demuestre de forma clara cuál es el límite del tejido viable (al menos tarda 3-4 semanas), salvo que se produzca dolor refractario, sepsis o gangrena.

BIBLIOGRAFÍA RECOMENDADA

Danzl D: Frostbite. In Rosen P (ed): *Emergency medicine: concepts and clinical practice*, vol 1, ed 5, St Louis, 2002, Mosby.

Kare JA, Shneiderman A: Hyperthermia and hypothermia in the older population, *Top Emerg Med* 23(3):39, 2001.

Murphy JV et al: Frostbite: pathogenesis and treatment, *J Trauma Inj Infect & Crit Care,* 48(1):171, 2000.

Reamy B: Frostbite: review and current concepts, *J Am Board Fam Pract* 11(1):341, 1998.

Ulrich AS, Rathlev NK: Hypothermia and localized cold injuries, *Emerg Med Clin North Am* 22(2):281, 2004.

AUTOR: **MICHAEL P. JOHNSON, M.D.**

INFORMACIÓN BÁSICA

DEFINICIÓN

El término *conjuntivitis* hace referencia a la inflamación conjuntival, cuya etiología puede ser múltiple: alérgica, bacteriana, vírica o tras infección por clamidias.

SINÓNIMOS

«Ojo rojo».
Conjuntivitis aguda.
Conjuntivitis subaguda.
Conjuntivitis crónica.
Conjuntivitis purulenta.
Conjuntivitis pseudomembranosa.
Conjuntivitis papilar.
Conjuntivitis folicular.
Conjuntivitis del recién nacido.

CÓDIGO CIE-9CM
372.30 Conjuntivitis, no especificada

EPIDEMIOLOGÍA Y DEMOGRAFÍA

INCIDENCIA (EN LOS EE.UU.): La incidencia de la conjuntivitis del recién nacido es del 1,6 al 12%.
PREVALENCIA (EN LOS EE.UU.):
• Se trata de una patología muy frecuente.
• A menudo presenta un carácter estacional y puede ser sumamente contagiosa.
DISTRIBUCIÓN POR EDADES: Puede presentarse a cualquier edad.
INCIDENCIA MÁXIMA: Es más frecuente en el otoño, cuando aumenta la frecuencia de las infecciones víricas y los pólenes.

SÍNTOMAS Y SIGNOS

• Inyección y quemosis conjuntival con secreción (fig. 1-55).
• Córnea transparente.
• La visión suele ser normal.

ETIOLOGÍA

• Bacteriana.
• Vírica.
• Clamidias.
• Alérgica.
• Traumática.

DIAGNÓSTICO

DIAGNÓSTICO DIFERENCIAL

• Glaucoma agudo.
• Lesiones corneales.
• Iritis aguda.
• Epiescleritis.
• Escleritis.
• Uveítis.
• Obstrucción canalicular.
• El diagnóstico diferencial del ojo rojo se describe en la sección II.

VALORACIÓN

• Historia clínica y exploración física.
• Algunos casos pueden cursar con prurito, dolor o alteraciones visuales.

PRUEBAS DE LABORATORIO

Los cultivos resultan de utilidad si el cuadro no se resuelve con el tratamiento antibiótico. La toma de muestras para cultivo no es necesaria en el momento del diagnóstico inicial.

TRATAMIENTO

TRATAMIENTO NO FARMACOLÓGICO

• Compresas calientes en las conjuntivitis infecciosas.
• Compresas frías en las conjuntivitis alérgicas o irritativas.

TRATAMIENTO AGUDO

• Colirios antibióticos (p. ej., de levofloxacino, ofloxacino, ciprofloxacino, tobramicina o gentamicina; una o dos gotas/ 2-4 horas).
• Advertencia: Evite el uso de colirios de esteroides a menos que el diagnóstico sea claro, ya que los esteroides pueden exacerbar las infecciones.
• Colirio de povidona yodada (Betadine) en caso de encontrarse disponible.

TRATAMIENTO CRÓNICO

• Depende de la etiología:
• Conjuntivitis alérgica: Colirios de antiinflamatorios no esteroideos, como el diclofenaco sódico; estabilizadores de los mastocitos, como la solución oftálmica de nedocromil sódico, clorhidrato de olopatadina o fumarato de ketotifeno.
• Conjuntivitis infecciosa: Colirios antibióticos (v. «Tratamiento agudo»).
• Síndrome de ojo seco: Lágrimas artificiales, emulsión oftálmica de ciclosporina (Restasis), tapones de punto lagrimal.

PRONÓSTICO

El paciente debe ser revisado durante las dos primeras semanas para descartar la aparición de complicaciones secundarias.

DERIVACIÓN

El paciente debe ser remitido al oftalmólogo si el cuadro no cede con el tratamiento inicial.

OTRAS CONSIDERACIONES

COMENTARIOS

• Descarte una patología diferente a la conjuntivitis ante un ojo rojo con dolor o pérdida de visión. Sin embargo, si el cuadro no cursa con dolor y la visión no se encuentra alterada, pueden instaurarse medidas de higiene palpebral y tratamiento tópico.
• Extreme las precauciones en los portadores de lentes de contacto blandas, los niños y los ancianos.
• Los esteroides no deben emplearse indiscriminadamente; sino cuando el diagnóstico sea claro.

BIBLIOGRAFÍA RECOMENDADA

Bennett C: Treatment of viral conjunctivitis in children, *Am Fam Physician* 67(9):1873, 2003.
Fischer PR et al: Route of antibiotic administration for conjunctivitis, *Pediatr Infect Dis J* 21(10):989, 2002.
Nichols GR: The red eye, *N Engl J Med* 343(21):1577, 2000.
Sheikh A, Hurwitz B: Topical antibiotics for acute bacterial conjunctivitis: a systematic review, *Br J Gen Pract* 51:473, 2001.

AUTOR: **MELVYN KOBY, M.D.**

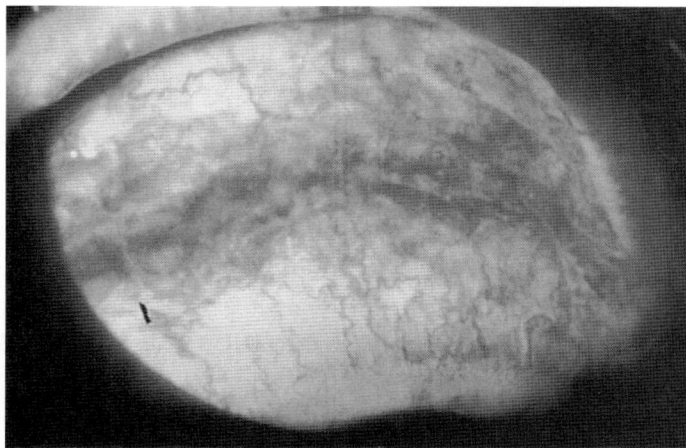

FIGURA 1-55   Infección conjuntival: conjuntivitis vírica. (De Marx JA [ed.]: *Rosen's emergency medicine*, 5.ª ed., St. Louis, 2002, Mosby.)

INFORMACIÓN BÁSICA

DEFINICIÓN

El consumo de drogas es un patrón repetido de uso lesivo de una sustancia a pesar de las consecuencias adversas que genera a nivel del trabajo, el colegio, las relaciones, el sistema legal o la salud personal. Puede asociarse a o aparecer de forma independiente de la *dependencia de sustancias*, una forma más grave de afectación que con frecuencia (aunque no siempre) incluye dependencia física y síntomas por privación (v. tabla 1-6).

SINÓNIMOS

Abuso de sustancias.
Adicción.

CÓDIGOS CIE-9CM
Definido por la sustancia específica F10-F19 (el código de la DSM-IV también se define por la sustancia específica, entre 291-292, 303-305)

EPIDEMIOLOGÍA Y DEMOGRAFÍA

INCIDENCIA (EN EE.UU.): Dependencia de alcohol o drogas: 5-10%.
PREVALENCIA (EN EE.UU.): El 15% de los pacientes de asistencia primaria tienen riesgo de usar alcohol, drogas o ambos.
PREDOMINIO POR SEXOS: Varones > mujeres.
DISTRIBUCIÓN POR EDADES:
- Uso problemático de sustancias: 15-30 años de edad.
- Varones: promedio >20 años de ingesta importante de alcohol.
- Mujeres: promedio 15 años de ingesta importante de alcohol.
GENÉTICA:
Existen evidencias de factores genéticos inespecíficos.

SÍNTOMAS Y SIGNOS

- El uso de varias sustancias es frecuente.
- Son frecuentes la ansiedad, la depresión, el insomnio, las disfunciones de memoria y cognitivas, y los problemas de comportamiento.
- El abuso de alcohol y cocaína se asocian a violencia y accidentes (más de la mitad de los asesinos y sus víctimas habían consumido en el momento del crimen).
- La privación alcohólica puede debutar con convulsiones y delirium.

ETIOLOGÍA

Existen dos modelos de adicción:
- Condicionado: el uso de sustancias se asocia a estímulos de refuerzo y estimulantes.
- Homeostático: alteraciones preexistentes o inducidas por el consumo de drogas llevan a un uso inicial o continuado de las mismas.

DIAGNÓSTICO

DIAGNÓSTICO DIFERENCIAL

- Trastornos psiquiátricos, como la depresión, la manía, la fobia social u otros trastornos por ansiedad, que coexisten o son consecuencia del abuso de sustancias.
- Descartar trastornos convulsivos, enfermedad de base en personas que debutan con uso de sustancias y convulsiones.

VALORACIÓN

- Es fundamental una anamnesis exhaustiva para diagnosticar cualquier trastorno por abuso de sustancias.
- El estilo y técnicas de obtención de la anamnesis del médico condicionan en gran medida la voluntad del paciente de participar en futuras actividades terapéuticas.
- Una aproximación estructurada resulta preferible en general. Por ejemplo:
  1. Preguntar por el uso de alcohol o drogas en el último año.
  2. Utilizar un instrumento de detección selectiva corto, como por ejemplo de dos elementos («en el último año, ¿ha bebido o consumido drogas más de lo que hubiera deseado? ¿Ha sentido usted que le gustaría o desearía reducir su consumo de drogas o alcohol en el último año?»).
  3. Preguntar sobre la frecuencia y cantidad de consumo. Por ejemplo, el National Institute on Alcohol and Alcoholism declara que un varón tiene problemas de alcoholismo cuando consume más de 14 bebidas a la semana o más de 4 bebidas en una sola ocasión; en el caso de las mujeres y las personas mayores de 65 años, el límite es 7 bebidas a la semana y 3 en una sola ocasión.
- La observación de conductas problemáticas durante la intoxicación o la privación es diagnóstica.
- La exploración física aporta hallazgos limitados. El olor a alcohol o la borrachera son datos preocupantes e indican una alta probabilidad de trastorno por consumo de drogas o alcohol.

PRUEBAS DE LABORATORIO

- Plantearse un estudio de detección selectiva toxicológico o nivel de alcoholemia.
- Los indicadores más sensibles del consumo de alcohol son un aumento del volumen corpuscular medio y de la alfa-glutamiltransferasa.

DIAGNÓSTICO POR IMAGEN

No son útiles para el diagnóstico y tratamiento convencional del abuso de sustancias, aunque pueden serlo en el tratamiento de las secuelas del mismo (p. ej., TC cerebral para evaluar el riesgo aumentado de hematomas subdurales asociados al abuso de alcohol o la atrofia cerebral).

TRATAMIENTO

TRATAMIENTO NO FARMACOLÓGICO

- Las estrategias no farmacológicas han demostrado su gran eficacia. Entre las intervenciones no farmacológicas eficaces destacan el asesoramiento, la retroalimentación, la determinación de objetivos y los contactos adicionales para asesoramiento y apoyo adicionales.
- La recaída se puede prevenir evitando los estímulos desencadenantes o desvinculándolos de la ingesta.
- Los grupos de autoayuda, como alcohólicos anónimos, narcóticos anónimos y Al-Anon.

TRATAMIENTO AGUDO

- La detoxificación es el primer paso importante en el tratamiento del abuso de sustancias. Sus objetivos son facilitar la retirada y reducir los síntomas, iniciar la abstinencia y remitir al paciente a un tratamiento continuado.
- Las benzodiazepinas, sobre todo de acción prolongada, son seguras y eficaces para la privación aguda del alcohol.
- Los anticonvulsivantes, sobre todo la carbamacepina, se utilizan con eficacia en Europa.
- Los beta-bloqueantes y la clonidina suelen evitarse en general en la privación alcohólica, ya que pueden enmascarar algunos indicadores de gravedad en la privación (presión arterial y frecuencia del pulso).
- Clonidina alivia la incomodidad asociada a la privación de opiáceos y nicotina.
- El uso de opiáceos para la detoxificación se limita en gran medida al entorno hospitalario y en programas ambulatorios con autorizaciones especiales.

TRATAMIENTO CRÓNICO

- Disulfiram provoca la acumulación de acetaldehido tras la ingesta de alcohol, produciendo un estado tóxico que cursa con náuseas, cefalea, enrojecimiento y dificultad respiratoria. Los ensayos aleatorizados no han demostrado en general eficacia.
- Naltrexona ayuda a reducir el ansia por consumir alcohol. Naltrexona puede ser un complemento útil a los programas de asesoramiento o rehabilitación, como una de las muchas herramientas a disposición del paciente y el clínico. Los estudios sobre tratamiento aleatorizados han obtenido resultados dudosos. Naltrexona no aumenta la probabilidad de mantener una abstinencia completa, pero reduce la intensidad o frecuencia de cualquier episodio de consumo que se produzca. Los

alcohólicos que más se benefician de este tratamiento son los que tienen familiares cercanos con problemas con el alcohol o que tienen una necesidad imperiosa de beber o una capacidad cognitiva más limitada.

- El uso adyuvante de antidepresivos o litio resulta útil cuando el consumo se asocia a ansiedad y síntomas del estado de ánimo.

PRONÓSTICO

- El abuso de sustancias es una enfermedad crónica y recidivante.
- El objetivo del tratamiento siempre es la abstinencia, pero el éxito del tratamiento se mide con la recuperación de la función y el aumento de la duración del período entre las recaídas.

- Cuando el abuso de sustancias se complica por otras enfermedades psiquiátricas, el pronóstico de ambos trastornos será peor.
- El abuso de una sustancia aumenta el riesgo de abuso de otras.

DERIVACIÓN

- Los médicos deben derivar a cualquier paciente que no evolucione bien en los cambios del patrón de consumo.
- El tratamiento intensivo del abuso de sustancias casi siempre está indicado en loa adictos.
- Los individuos con enfermedad psiquiátrica de base y abuso de sustancias casi siempre necesitan del tratamiento por un especialista.

BIBLIOGRAFÍA RECOMENDADA

Fiellin DA, O'Connor P: Office-based treatment of opioid-dependent patients, *N Engl J Med* 347:817, 2002.

Kosten TR, O'Connor PG: Management of drug and alcohol withdrawal, *N Engl J Med* 348(18):1786, 2003.

Naimi TS et al: Binge drinking among U.S. adults, *JAMA* 289:70, 2003.

Whitlock EP et al: Behavioral counseling interventions in primary care to reduce risky/harmful alcohol use by adults: a summary of the evidence for the U.S. Preventive Services Task Force, *Ann Intern Med* 140(7):557, 2004.

AUTOR: **MITCHELL D. FELDMAN, M.D., M.PHI.**

TABLA 1-6   Criterios diagnósticos de la dependencia y el abuso de drogas

Dependencia (>3 necesarias)	Abuso (>1 durante 12 meses)
1. Tolerancia	1. Uso repetido de la sustancia que se traduce en la incapacidad de desempeñar obligaciones importantes en el colegio, el trabajo o el hogar
2. Privación	
3. La sustancia se suele consumir en cantidades mayores durante un período más largo del deseado	2. Uso repetido de la sustancia en situaciones que resulta peligroso desde el punto de vista físico
4. Cualquier intento infructuoso o deseo persistente de reducir o controlar el consumo de la sustancia	3. Problemas legales repetidos como consecuencia del uso de la sustancia
5. Se invierte una gran cantidad de tiempo en actividades necesarias para obtener la sustancia o recuperarse de sus efectos	4. Uso continuado de la sustancia a pesar de tener problemas sociales o interpersonales persistentes o repetidos secundarios o exacerbados por los efectos de la misma
6. Abandono o reducción de importantes actividades sociales, profesionales o recreativas por el uso de la sustancia	Nunca cumple criterios de dependencia
7. Uso continuado de la sustancia a pesar de la conciencia de tener problemas físicos o psicológicos persistentes o recidivantes que posiblemente se deben o se agravan por la misma	

De Goldman L, Bennett JC (dirs.): *Cecil textbook of medicine,* 21.ª ed., Filadelfia, 2000, WB Saunders.

INFORMACIÓN BÁSICA

DEFINICIÓN

La enfermedad de Dupuytren es un trastorno de la fascia palmar caracterizado por una proliferación fibroblástica nodular que a menudo da lugar a contracturas de la fascia y a deformidades en flexión de los dedos.

CÓDIGO CIE-9CM
728.6 Enfermedad de Dupuytren

EPIDEMIOLOGÍA Y DEMOGRAFÍA

PREVALENCIA: Depende de la pertenencia étnica del paciente.
DISTRIBUCIÓN POR EDADES: Es más frecuente en pacientes de entre 40 y 60 años.
PREDOMINIO POR SEXOS: La proporción varones:mujeres es de 10:1.

SÍNTOMAS Y SIGNOS

- La enfermedad suele ser asintomática.
- Los síntomas más frecuentes se deben a las deformidades, y las alteraciones funcionales son secundarias a los dedos contracturados en flexión (fig. 1-56).
- El proceso suele comenzar en la región cubital de la mano, a menudo iniciándose en el dedo anular.
- Nódulos aislados indoloros que terminan endureciéndose y transformándose en un cordón longitudinal que se extiende a lo largo del dedo.

- La lesión a menudo comienza en el pliegue palmar distal.
- La piel se encuentra adherida a la fascia.
- Etapas tardías: El cordón fibroso termina por contraerse y mantener el dedo en flexión.
- La enfermedad puede afectar a otros dedos (en particular al dedo meñique).

ETIOLOGÍA

Desconocida.

DIAGNÓSTICO

DIAGNÓSTICO DIFERENCIAL

- Tumores de partes blandas.
- Quistes tendinosos.

TRATAMIENTO

TRATAMIENTO NO FARMACOLÓGICO

- Ejercicios de estiramiento.
- Calor local.

PRONÓSTICO

La evolución de la enfermedad es variable.

DERIVACIÓN

- Cuando comience a aparecer la rigidez articular.

- En el caso poco frecuente de que sea necesario extirpar un nódulo doloroso (en cualquier etapa de la enfermedad).

OTRAS CONSIDERACIONES

COMENTARIOS

- La enfermedad de Dupuytren puede aparecer con mayor frecuencia y en edades más tempranas en algunas familias.
- La enfermedad es más frecuente en los escandinavos. La prevalencia en los habitantes de más de 60 años de algunos países de Europa del Norte es del 25%.
- Alrededor de un 5% de los pacientes desarrollan una enfermedad similar en otras partes del cuerpo, como la enfermedad de Peyronie o de Ledderhose (en la que se afecta la fascia plantar).
- También es posible encontrar «almohadillas» en las partes blandas de los nudillos.
- Los pacientes con signos adicionales presentan la diátesis de Dupuytren, una forma más grave y recurrente de la enfermedad.

BIBLIOGRAFÍA RECOMENDADA

Frank PL: An update on Dupuytren's contracture, *Hosp Med* 62:678, 2001.
Khan AA et al: The role of manual occupation in the aetilogy of Dupuytren's disease in men in England and Wales, *J Hand Surg* 299(1):12, 2004.
McFarlane RM: On the origin and spread of Dupuytren's disease, *J Hand Surg* 27:385, 2002.
Ragsowansi RH, Britto JA: Genetic and epigenetic influence on the pathogenesis of Dupuytren's disease, *J Hand Surg* 26:1157, 2001.
Thurston AJ: Dupuytren's disease, *J Bone Joint Surg Br* 85(4):469, 2003.

AUTOR: LONNIE R. MERCIER, M.D.

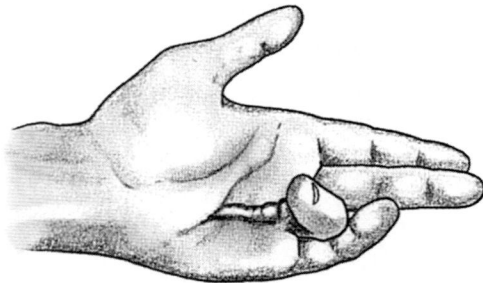

FIGURA 1-56 Contractura de Dupuytren. Se observa la deformidad en flexión del dedo anular así como el engrosamiento nodular de la fascia.

INFORMACIÓN BÁSICA

DEFINICIÓN

Una convulsión febril es una convulsión durante la lactancia o infancia, en general entre los 3 meses y los 5 años de edad, asociada a fiebre, aunque sin evidencia de infección intracraneal o causa definida.

SINÓNIMO

Convulsión febril benigna.

CÓDIGO CIE-9CM
780.3 Convulsiones

EPIDEMIOLOGÍA Y DEMOGRAFÍA

INCIDENCIA (EN LOS EE.UU.): Sin datos.
PREVALENCIA (EN LOS EE.UU.): El 2-4% en niños <5 años.
PREDOMINIO POR SEXOS: Varones = mujeres.
PREDOMINIO POR EDADES: 18-24 meses de edad.
GENÉTICA:
- Los antecedentes familiares multiplican el riesgo por dos o por tres.
- El tipo de herencia es desconocido.

SÍNTOMAS Y SIGNOS

- Se observa típicamente en el curso clínico de una enfermedad en la que la temperatura está en ascenso.
- Suele asociarse con mayor frecuencia a infecciones de vías respiratorias altas o gastrointestinales.
- Las convulsiones febriles pueden ser simples o complejas.
- Las convulsiones febriles simples son fenómenos aislados que carecen de focalidad y duran menos de 15 minutos. Los niños son neurológicamente normales y no existen déficit persistentes tras la crisis.
- Las características de las convulsiones febriles complejas incluyen: duración mayor de 15 minutos, crisis focales, convulsiones recurrentes en las primeras 24 h o examen neurológico anormal. Los niños con convulsiones febriles complejas presentan un mayor riesgo de desarrollar epilepsia con posterioridad.
- Tanto lo exámenes físico y neurológico como el desarrollo pueden ser normales, especialmente en las convulsiones febriles simples.

ETIOLOGÍA
Desconocida.

DIAGNÓSTICO

DIAGNÓSTICO DIFERENCIAL

- Epilepsia.
- Meningitis.
- Encefalitis.

VALORACIÓN

- En niños con convulsiones febriles simples, no suele requerirse una evaluación adicional.
- En el niño con convulsiones febriles complejas, es necesaria una investigación más agresiva.

PRUEBAS DE LABORATORIO

- La punción lumbar está indicada en todos los niños menores de 6 años, en niños con convulsiones febriles complejas, o si existen signos o síntomas de meningitis.
- Las convulsiones febriles complejas pueden justificar un EEG, cribado toxicológico, estudio de electrólitos, etc., dependiendo de la historia y la exploración.

DIAGNÓSTICO POR IMAGEN

- Innecesario en las convulsiones febriles simples.
- Las convulsiones febriles complejas justifican los estudios de imagen del cráneo.

TRATAMIENTO

TRATAMIENTO NO FARMACOLÓGICO

- Evitar abrigarse en exceso.
- Alentar la ingesta de líquidos.
- Aplicar una esponja con agua tibia para controlar la fiebre.

TRATAMIENTO AGUDO

- Antipiréticos.
- Posiblemente diazepam rectal en ciertos casos de convulsiones febriles recurrentes.
- En convulsiones prolongadas, pueden emplearse diazepam o lorazepam parenterales. El estado epiléptico febril debe tratarse como una urgencia médica (v. «Estado epiléptico» en la sección I).

TRATAMIENTO CRÓNICO

- El tratamiento profiláctico con anticonvulsivantes no está indicado en el niño con convulsiones febriles simples típicas.
- Puede considerarse el uso de anticonvulsivantes niños con convulsiones febriles complejas, aunque deben considerarse sus riesgos y beneficios.

PRONÓSTICO

- Aproximadamente un tercio de los pacientes experimentarán nuevas convulsiones febriles. Menos del 6% de los pacientes sufrirán tres o más convulsiones febriles.
- Predictores independientes de la recurrencia de convulsiones febriles incluyen: 1) edad de inicio temprana (especialmente menos de 1 año de edad), 2) antecedentes de convulsiones febriles en familiares de primer grado, 3) fiebre baja mientras se encuentra en urgencias, y 4) intervalo breve entre el inicio de la fiebre y las crisis.
- El riesgo de una epilepsia subsiguiente se estima en un 1-2,5%. El riesgo de desarrollar epilepsia con posterioridad es mayor en niños con convulsiones febriles complejas, pudiendo alcanzar un 13-50%.
- Datos disponibles: el riesgo no se reduce con anticonvulsivantes profilácticos.

DERIVACIÓN

Si el diagnóstico es dudoso o la sintomatología es atípica.

BIBLIOGRAFÍA RECOMENDADA

Baumann RJ: Prevention and management of febrile seizures, *Paediatr Drugs* 3(8):585, 2001.
Berg AT et al: Predictors of recurrent febrile seizures: a prospective cohort study, *Arch Pediatr Adolesc Med* 151(4):371, 1997.
Knudsen FU: Febrile Seizures: Treatment and prognosis, *Epilepsia* 41(1):2, 2000.
Shinnar S, Glauser TA: Febrile seizures, *J Child Neurol* 17(Suppl 1):S44, 2002.

AUTOR: **JOHN E. CROOM, M.D., Ph.D.**

INFORMACIÓN BÁSICA

DEFINICIÓN

El término cor pulmonale hace referencia al aumento de tamaño del ventrículo derecho y a su deterioro funcional, secundario a enfermedades pulmonares o de los vasos pulmonares que causan hipertensión pulmonar. El cor pulmonale puede ser agudo o crónico.

SINÓNIMOS

- Cor pulmonale agudo.
- Cor pulmonale crónico.

CÓDIGOS CIE-9CM
415.0 Cor pulmonale agudo
416.9 Cor pulmonale crónico

EPIDEMIOLOGÍA Y DEMOGRAFÍA

- El cor pulmonale es la tercera patología cardíaca más frecuente entre los pacientes mayores de 50 años.
- Afecta más a los varones que a las mujeres.

SÍNTOMAS Y SIGNOS

Los pacientes con cor pulmonale no presentan síntomas específicos. El cor pulmonale se acompaña generalmente de los síntomas de la enfermedad de base, como el embolismo pulmonar o la EPOC.

- Disnea, dolor torácico pleurítico y tos.
- Angina de esfuerzo (secundaria al alargamiento de la arteria pulmonar y la isquemia del ventrículo derecho).
- Edema de extremidades inferiores.
- Hemoptisis.
- Estertores y sibilancias.
- Taquipnea y taquicardia.
- Cianosis.
- Ronquera (debido a la compresión del nervio laríngeo recurrente izquierdo por la arteria pulmonar dilatada).
- Distensión de la vena yugular con ondas V de gran tamaño.
- Soplo holosistólico. Se ausculta mejor en el borde paraesternal izquierdo, a la altura del cuarto espacio intercostal, y aumenta durante la inspiración (debido a la regurgitación asociada de la válvula tricúspide).
- Aumento de la intensidad del componente pulmonar de S_2, que puede estar ligeramente desdoblado (debido a la hipertensión pulmonar concomitante).
- Soplo diastólico de regurgitación de la válvula pulmonar.
- Hepatomegalia pulsátil.
- Molestias abdominales en el hipocondrio derecho y anorexia, como consecuencia de la congestión hepática pasiva.

ETIOLOGÍA

- La causa más frecuente de cor pulmonale es el enfisema o la bronquitis crónica.
- El cor pulmonale es debido a la hipertensión pulmonar.

- Mecanismos causantes de la hipertensión pulmonar:
  1. Vasoconstricción pulmonar debida a cualquier proceso que produzca hipoxia alveolar y/o acidosis.
  2. Enfermedades pulmonares parenquimatosas (p. ej, enfisema, enfermedad pulmonar intersticial, embolismo pulmonar).
  3. Enfermedades que cursen con hiperviscosidad sanguínea (p. ej., policitemia vera, macroglobulinemia de Waldenstrom).
  4. Hipertensión pulmonar primaria idiopática.
  5. Aumento del flujo sanguíneo pulmonar (derivaciones anómalas).

DIAGNÓSTICO

El diagnóstico de cor pulmonale se establece en todo paciente con signos de hipertensión pulmonar e insuficiencia cardíaca derecha.

DIAGNÓSTICO DIFERENCIAL

- Enfermedad tromboembólica pulmonar.
- Enfermedad pulmonar obstructiva crónica (EPOC).
- Enfermedad pulmonar intersticial.
- Enfermedades neuromusculares causantes de hipoventilación (p. ej., ELA).
- Enfermedades del colágeno (p. ej., LES, CREST, esclerosis sistémica).
- Enfermedad venosa pulmonar.
- Hipertensión pulmonar primaria.

VALORACIÓN

Todo paciente en el que se sospeche un cor pulmonale debe someterse a una batería de pruebas para diagnosticar la enfermedad pulmonar causante de la hipertensión pulmonar. El diagnóstico se basa en los análisis de sangre, la radiografía de tórax, la ecografía, la RM, y en ocasiones el cateterismo cardíaco derecho.

PRUEBAS DE LABORATORIO

- En el hemograma se observa la eritrocitosis secundaria a la hipoxia.
- La gasometría arterial confirma la hipoxemia y la acidosis o la hipercapnia.
- Pruebas de función pulmonar.

DIAGNÓSTICO POR IMAGEN

- En la radiografía de tórax pueden aparecer signos de EPOC y de hipertensión pulmonar (p. ej., aumento de la AD, el VD y la arteria pulmonar).
- En el electrocardiograma se observa HVD, hipertrofia de la aurícula derecha (onda p-pulmonar), desviación derecha del eje o BRDHH completo/incompleto.
- El ecocardiograma de pulso continuo y el eco-Doppler color pueden estimar la presión de la arteria pulmonar. La ecocardiografía en modo-M o bidimensional

puede medir el tamaño de las cavidades cardíacas y el grosor de las paredes.
- La ventriculografía con radionucleidos revela la disminución de la fracción de eyección derecha.
- La RM es una prueba sensible para medir las dimensiones del ventrículo derecho y detectar su hipertrofia.
- La cateterización del lado derecho del corazón mide la presión en la arteria pulmonar y la resistencia vascular. También ayuda a determinar la respuesta a diversos tratamientos (p. ej., el oxígeno, los bloqueantes del calcio, los inhibidores de la enzima convertidora de angiotensina, etc.).

TRATAMIENTO

El tratamiento del cor pulmonale va dirigido a la enfermedad causante y a la resolución de la hipoxemia, la hipercapnia y la acidosis. El tratamiento también debe ocuparse de mejorar la contracción del VD y disminuir la resistencia vascular de la arteria pulmonar.

TRATAMIENTO NO FARMACOLÓGICO

- La fisioterapia torácica es beneficiosa en los pacientes con EPOC y exacerbaciones infecciosas.
- La presión positiva continua en la vía respiratoria (PPCVA) se utiliza en los pacientes con apnea del sueño obstructiva.
- La oxigenoterapia crónica domiciliaria ha mejorado la supervivencia de los pacientes hipoxémicos con EPOC.
- La flebotomía se reserva como tratamiento coadyuvante en los pacientes con policitemia vera (hematocrito >55%) que sufran una descompensación aguda del cor pulmonale. La flebotomía disminuye la presión media de la arteria pulmonar y la resistencia vascular pulmonar.

TRATAMIENTO AGUDO

- La etiología más frecuente del cor pulmonale agudo es el embolismo pulmonar. A continuación se expone su tratamiento:
  1. Si el paciente se encuentra inestable desde el punto de vista hemodinámico, debe administrarse tratamiento trombolítico (urocinasa, tPA, estreptocinasa).
  2. El tratamiento estándar del embolismo pulmonar consiste en la administración de heparina i.v. seguido de tratamiento con warfarina para mantener el INR entre 2 y 3 (v. «Embolismo pulmonar»).

TRATAMIENTO CRÓNICO

- El tratamiento crónico del cor pulmonale debe dirigirse a:
  1. La enfermedad subyacente (la EPOC es la causa más frecuente de cor pulmonale crónico).

2. El proceso patológico subyacente (p. ej., la hipertensión pulmonar).
3. Las secuelas patológicas de la enfermedad (p. ej., la insuficiencia ventricular derecha).

- Etiología:
  1. El tratamiento de la EPOC consiste en la utilización de inhaladores (v. «Enfermedad pulmonar obstructiva crónica»).
  2. La teofilina y las aminas simpaticomiméticas pueden mejorar el movimiento diafragmático, la contracción miocárdica y la vasodilatación de la arteria pulmonar.

- Tratamiento de la hipertensión pulmonar:
  1. Oxigenoterapia.
  2. Vasodilatadores: Nitroglicerina, bloqueantes de los canales del calcio o inhibidores de la enzima convertidora de angiotensina.

- Tratamiento de la insuficiencia del VD: Deben administrarse diuréticos como la furosemida v.o. (40-80 mg/día) y digoxina v.o. (0,25 mg/día).

PRONÓSTICO

- Cada año fallecen casi 50.000 personas a consecuencia de un embolismo pulmonar agudo.
- El pronóstico de los pacientes con EPOC grave y cor pulmonale es malo (supervivencia <2 años).

OTRAS CONSIDERACIONES

COMENTARIOS

- La elevación aguda de la presión de la arteria pulmonar (30-40 mmHg) produce:
  1. Dilatación del VD.
  2. Compresión del VI.
  3. Disminución del volumen del VI al final de la diástole.
  4. Disminución del gasto cardíaco.
  5. Hipotensión.
  6. Una presión media de la arteria pulmonar >40 mmHg indica que la enfermedad subyacente es crónica.

- No se considera cor pulmonale a la enfermedad cardíaca derecha secundaria a enfermedades del hemicorazón izquierdo o a enfermedades cardíacas congénitas.

BIBLIOGRAFÍA RECOMENDADA

MacNee W: Pathophysiology of cor pulmonale in chronic obstructive pulmonary disease, *Am J Respir Crit Care Med* 150:833, 1994.

Romano PM, Peterson S: The management of cor pulmonale, *Heart Dis* 2(6):431, 2000.

AUTORES: **PRANAV M. PATEL, M.D.** y **WEN-CHIH WU, M.D.**

INFORMACIÓN BÁSICA

DEFINICIÓN

La corea de Huntington es una enfermedad neurodegenerativa hereditaria que se caracteriza por movimientos involuntarios, trastornos psiquiátricos y deterioro cognitivo.

SINÓNIMO

Enfermedad de Huntington.

CÓDIGO CIE-9CM
333.4 Corea de Huntington

EPIDEMIOLOGÍA Y DEMOGRAFÍA

PREVALENCIA (EN EE.UU.): 4,1 a 5,4 casos/100.000 habitantes.
PREDOMINIO POR SEXOS: Mujeres = varones.
DISTRIBUCIÓN POR EDADES: Adultos.
INCIDENCIA MÁXIMA: Finales del cuarto decenio y quinto decenio, con edades de comienzo entre 2 y 70 años.
GENÉTICA: Autosómica dominante.

SÍNTOMAS Y SIGNOS

- Corea (movimientos involuntarios, irregulares, rápidos, sueltos, no estereotipados). Cuando tienen un carácter de escritura se denomina coreoatetosis. Aunque el 90% de los pacientes afectados tienen corea, puede verse casi cualquier expresión de disfunción de los núcleos de la base, entre ellas rigidez y distonía. La corea aparece precozmente y tiende a disminuir en las fases avanzadas de la enfermedad.
- Marcha danzante, en vaivén, a menudo causada por la corea.
- Variante de Westfalia: disfunción cognitiva, bradicinesia y rigidez. Esta variante es más frecuente en los casos de comienzo juvenil.
- Las alteraciones oculomotoras son habituales al principio y consisten en aumento de la latencia de respuesta y parpadeo incontrolable.
- Trastornos psiquiátricos (pueden manifestarse desde el comienzo): el más frecuente es la depresión, pero también pueden encontrarse comportamientos obsesivo-compulsivos y agresión asociada a una alteración del control de los impulsos.

ETIOLOGÍA

- Trastorno por repetición de trinucleótidos.
- La repetición inestable da lugar a una expansión de CAG.
- El gen responsable es el gen Huntington, situado en el cromosoma 4. Su función no se conoce.

DIAGNÓSTICO

DIAGNÓSTICO DIFERENCIAL

- Corea inducida por fármacos; se sabe que la dopamina, los estimulantes, los antiepilépticos, los antidepresivos y los anticonceptivos orales pueden producir corea.
- Corea de Sydenham. La disminución de la frecuencia de la fiebre reumática ha trído consigo una reducción de su incidencia.
- Corea hereditaria benigna, autosómica dominante y de comienzo en la infancia. Los síntomas no progresan y no se asocia a demencia ni a problemas de conducta.
- Corea senil, de probable origen vascular.
- Enfermedad de Wilson; autonómica recesiva. El temblor, la disartria y la distonía son síntomas iniciales más frecuentes que la corea; el 95% de los pacientes con manifestaciones neurológicas tienen anillos de Keyser-Fleischer.
- Neuroacantocitosis, autosómica recesiva. Corea, distonía, tics y discinesias orolinguales. Hay que buscar los acantocitos en la sangre periférica.
- Atrofia dentadorrubropalidoluisiana, autonómica dominante. Enfermedad por repetición de tripletes de presentación variable con corea, mioclonía, demencia y ataxia. Máxima frecuencia en Japón. Puede confirmarse con estudio genético.
- Postinfecciosa.
- Lupus eritematoso diseminado, puede ser la primera manifestación del lupus, pero sólo afecta a alrededor del 1% de los pacientes con esta enfermedad. Fisiopatología desconocida.
- Corea gravídica, se manifiesta durante los primeros 4 o 5 meses del embarazo y cede tras el parto.
- Paraneoplásica; más frecuente en el carcinoma microcítico de pulmón y en el linfoma.

VALORACIÓN

La aparición de síntomas en un paciente con antecedentes familiares establecidos no necesita estudios adicionales.

PRUEBAS DE LABORATORIO

- Confirmación del diagnóstico mediante estudio cromosómico.
- Si es normal, se hará un hemograma con extensión de sangre periférica, VSG, electrólitos, ceruloplasmina sérica, excreción de cobre en orina de 24 horas, hormonas tiroideas, ANA, pruebas de función hepática, VIH y título de ASO. Se considerará la conveniencia de realizar estudios de marcadores tumorales.

DIAGNÓSTICO POR IMAGEN
La TC o la RM pueden demostrar atrofia sobre todo del caudado y del putamen. La afectación de la corteza es menor. Un estudio normal no excluye el diagnóstico.

TRATAMIENTO

TRATAMIENTO NO FARMACOLÓGICO

- Consejo y apoyo.
- Fisioterapia y terapia ocupacional.
- Asistencia sanitaria domiciliaria.
- Consejo genético.

TRATAMIENTO CRÓNICO

- La corea no necesita tratamiento, salvo que produzca incapacidad.
- La corea puede amortiguarse con dosis bajas de neurolépticos (p. ej., haloperidol, 1 a 10 mg/día).
- Amantadina (hasta 300-400 mg divididos en 3 tomas al día).
- Tetrabenazina. Produce agotamiento de los depósitos de dopamina pero no está disponible en EE.UU. Los efectos secundarios consisten en parkinsonismo y depresión.
- La depresión con ideas de suicidio es frecuente y puede mejorar con antidepresivos tricíclicos e ISRS.

PRONÓSTICO

Evolución sin remisiones, de duración variable, que conduce a una incapacidad progresiva y a la muerte.

DERIVACIÓN

- Consultas psiquiátricas y neurológicas para el tratamiento de los trastornos de la afectividad y del movimiento.
- Consejo genético.

OTRAS CONSIDERACIONES

- La tasa de suicidios es 5 veces mayor que en la población general.
- El número de repeticiones no es proporcional a la gravedad de la enfermedad. La interpretación del número de repeticiones es aún difícil, por lo que se discute si debe darse esta información al paciente.

BIBLIOGRAFÍA RECOMENDADA

Biglan K, Shoulson I: Huntington's disease. In Jankovic J, Tolosa E (eds): *Parkinson's disease and movement disorders*. Philadelphia, 2002, Lippincott Williams & Wilkins.
Higgins D: Chorea and its disorders, *Neuro Clin* 19(3):707, 2001.

AUTOR: **CINDY ZADIKOFF M.D.**

INFORMACIÓN BÁSICA

DEFINICIÓN

La costocondritis es un cuadro doloroso mal definido de la pared torácica. Su etiología es desconocida.

SINÓNIMOS

- Síndrome de dolor benigno de la pared torácica.
- Síndrome costoesternal.
- Condrodinia costoesternal.

CÓDIGO CIE-9CM
733.6 Costocondritis

EPIDEMIOLOGÍA Y DEMOGRAFÍA

PREVALENCIA: Desconocida.
PREDOMINIO POR SEXOS: Mujeres > varones.
DISTRIBUCIÓN POR EDADES: Pacientes mayores de 40 años.

SÍNTOMAS Y SIGNOS

- Dolor a la palpación de las uniones costocondrales (de la segunda a la quinta) y/o del esternón.
- Dolor con la tos y la respiración profunda.
- Afecta con igual frecuencia a ambos lados del tórax.

ETIOLOGÍA

- Desconocida.
- Puede ser una forma de fibrositis regional.
- Puede tratarse de un dolor referido de la columna vertebral torácica o cervical.

DIAGNÓSTICO

DIAGNÓSTICO DIFERENCIAL

- Síndrome de Tietze.
- Enfermedad cardiovascular.
- Enfermedad GI.
- Enfermedad pulmonar.
- Artrosis (v. tabla 1-7).
- Síndrome del disco cervical.

VALORACIÓN

- No existen alteraciones en las pruebas de laboratorio ni en las radiografías.
- La decisión de realizar pruebas diagnósticas para descartar otras enfermedades más graves debe tomarse de forma individual en cada caso.

TRATAMIENTO

TRATAMIENTO AGUDO

- Informe y tranquilice al paciente.
- Antidepresivos tricíclicos para las alteraciones del sueño (amitriptilina, 10-25 mg).
- Programas de ejercicio aeróbico.
- AINE para analgesia.

PRONÓSTICO

- La duración de la enfermedad es variable.
- La remisión espontánea es la norma.

OTRAS CONSIDERACIONES

COMENTARIOS

A pesar de su nombre, el cuadro cursa sin inflamación. Una vez que se hayan descartado enfermedades más graves, el tratamiento es estrictamente sintomático y de apoyo.

BIBLIOGRAFÍA RECOMENDADA

Gregory PL, Biswas AC, Batt ME: Musculoskeletal problems of the chest wall in athletes, *Sports Med* 32:325, 2002.
Hiramuro-Shoji F, Wirth MA, Rockwood CA: Atraumatic conditions of the sternoclavicular joint, *J Shoulder Elbow Surg* 12:79, 2003.
Jenson S: Musculoskeletal causes of chest pain, *Am Fam Physician* 30:834, 2001.

AUTOR: **LONNIE R. MERCIER, M.D.**

TABLA 1-7   **Dolor torácico musculoesquelético**

Enfermedad	Características clínicas	Comentarios
Síndrome de Tietze	Dolor e inflamación de la unión esternoclavicular o de las uniones costocondrales segunda o tercera (generalmente del lado izquierdo). Empeora con la tos y la respiración profunda. Dolor local a la palpación	¿Etiología traumática? Poco frecuente
Costocondritis	Dolor espontáneo y a la palpación pero sin inflamación en las uniones costocondrales de las costillas 2-5. El dolor aumenta con la tos y el estornudo	Asociada en ocasiones a cefalea e hiperventilación
Espondiloartropatía seronegativa (espondilitis anquilosante)	Articulación esternoclavicular o manubrioesternal. Empeora por la mañana y se alivia con la actividad. Puede presentar inflamación asociada	Los signos torácicos locales a menudo se asocian con otros síntomas de espondilitis anquilosante como la sacroileítis. Se deben realizar pruebas de detección del antígeno HLA-B27
Enfermedad discal torácica/cervical	Dolor regional referido del área afecta. No existe inflamación local. A menudo empeora con el movimiento de la columna vertebral y puede acompañarse de dolor radicular en el brazo (disco cervical) o a lo largo de un nervio intercostal (disco torácico)	Puede simular una enfermedad torácica si las molestias de la columna vertebral son mínimas y predominan síntomas referidos o radiculares
Fibromialgia	Dolor generalizado en los sitios afectos. Los síntomas a menudo cambian de localización. Existen «puntos dolorosos a la palpación» pero sin inflamación ni signos objetivos	La proporción mujeres:varones es de 9:1. Suele afectar a pacientes de 30-50 años
Artrosis, articulación esternoclavicular o manubrioesternal	Dolor local sordo que aumenta a la palpación. Ocasionalmente la articulación ósea puede encontrarse aumentada de tamaño con inflamación de las partes blandas	La crepitación es poco frecuente.

INFORMACIÓN BÁSICA

DEFINICIÓN

Los craneofaringiomas son tumores que se originan de los restos de células escamosas de la bolsa de Rathke. Se localizan en el infundíbulo o en la porción anterosuperior de la hipófisis.

SINÓNIMOS

Pertenecen al grupo de tumores hipofisarios no adenomatosos.

CÓDIGO CIE-9CM
237.0 Craneofaringioma

EPIDEMIOLOGÍA Y DEMOGRAFÍA

INCIDENCIA MÁXIMA: Se presenta en todas las edades, pero su incidencia es máxima en las dos primeras décadas de la vida. Presenta un segundo pico de incidencia máxima en la sexta década.
PREDOMINIO POR SEXOS: Por lo general afecta por igual a ambos sexos.
Los craneofaringiomas representan el 2-4% de las neoplasias intracraneales y el 10% de los tumores del sistema nervioso central en la infancia.

SÍNTOMAS Y SIGNOS

- Los síntomas de presentación se relacionan con el efecto masa que producen sobre la silla turca. Aproximadamente el 75% de los pacientes refieren cefalea y alteraciones visuales.
- El defecto visual más frecuente es la hemianopsia bitemporal. También puede presentarse un cuadro de disminución de la agudeza visual por la afectación del nervio óptico o de escotomas con hemianopsia homónima por la afectación de las cintillas ópticas.
- Otros síntomas: Alteraciones mentales, nauseas, vómitos, somnolencia o síntomas de insuficiencia hipofisaria. En los adultos la alteración endocrina más frecuente es la disfunción sexual (impotencia en los varones y amenorrea primaria o secundaria en las mujeres). La diabetes insípida se presenta en el 25% de los casos. En los niños el craneofaringioma puede producir enanismo.

ETIOLOGÍA

Se cree que los craneofaringiomas se originan de nidos de células epiteliales escamosas que se encuentran con frecuencia en el área supraselar que rodea la porción tuberal de la hipófisis adulta.

DIAGNÓSTICO

DIAGNÓSTICO DIFERENCIAL

- Adenoma hipofisario.
- Síndrome de la silla turca vacía.
- Insuficiencia hipofisaria de cualquier etiología.
- Tumores cerebrales primarios (p. ej., meningiomas, astrocitomas).
- Tumores cerebrales metastáticos.
- Otros tumores cerebrales.
- Aneurisma cerebral.

PRUEBAS DE LABORATORIO

- Hipotiroidismo (TT_4, TT_3, T_3RU, FT_4 y FT_3 bajas) con TSH baja.
- Hipercortisolismo (cortisol bajo) con ACTH baja.

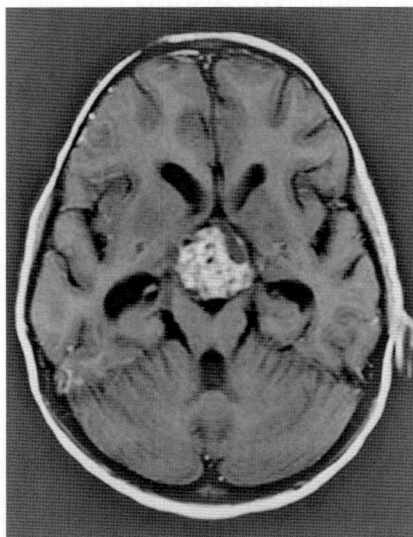

FIGURA 1-57 RM de un craneofaringioma en la que se observa una masa quística captadora de contraste en el área supraselar, que se extiende en dirección superior y comprime el hipotálamo. (De Goetz CG: *Textbook of clinical neurology,* Filadelfia, 1999, WB Saunders.)

- Niveles de hormonas sexuales reducidos (testosterona, estriol) con LH y FSH bajas.
- Diabetes insípida (v. «Diabetes insípida»).
- La prolactina puede encontrarse normal o ligeramente elevada.
- En algunos casos es necesario realizar pruebas de estimulación hipofisaria.

DIAGNÓSTICO POR IMAGEN

- Campo visual para el diagnóstico de la hemianopsia bitemporal.
- Radiografía de cráneo:
Silla turca erosionada o aumentada de tamaño (50%).
Calcificación supraselar (50%).
- TC o RM craneal (fig. 1-57).

TRATAMIENTO

- Resección quirúrgica (curativa o paliativa).
Cirugía transesfenoidal para los tumores intraselares pequeños.
Craneotomía subfrontal en la mayor parte de los pacientes.
- Radioterapia postoperatoria.
- Irradiación intralesional con ^{32}P o bleomicina en los tumores no resecables.

PRONÓSTICO

- Mortalidad operatoria: 3-16% (más elevada cuanto mayor sea el tumor).
- Índice de recurrencias postoperatorias: 10-40%.
- Tasa de supervivencia a los 5 y 10 años: 88 y 76%, respectivamente, con cirugía e irradiación.

BIBLIOGRAFÍA RECOMENDADA

Asa SL, Horvath E, Kovacs K: Craniopharyngiomas. In Mazzaferri EL, Samaan NA (eds): *Endocrine tumors,* Boston, 1993, Blackwell Scientific.
Leavens ME et al: Nonadenomatous intrasellar and parasellar neoplasms. In Mazzaferri EL, Samaan NA (eds): *Endocrine tumors,* Boston, 1993, Blackwell Scientific.
Melmed S: Evaluation of pituitary masses. In DeGroot LJ, Jameson JL (eds): *Endocrinology,* ed 4, Philadelphia 2001, WB Saunders.

AUTOR: **TOM J. WACHTEL, M.D.**

INFORMACIÓN BÁSICA

DEFINICIÓN

La criohemoglobinuria paroxística es una enfermedad infrecuente que se caracteriza por una hemólisis intravascular masiva episódica tras la exposición a temperaturas frías. La enfermedad puede presentarse de forma idiopática en adultos o, con mayor frecuencia, tras una enfermedad respiratoria en los niños.

CÓDIGO CIE-9CM
238.2 Hemoglobinuria causada por hemólisis secundaria a causas externas

EPIDEMIOLOGÍA Y DEMOGRAFÍA

- Es responsable de hasta el 5% de los casos de adultos de anemia hemolítica autoinmunitaria.
- Es responsable de casi el 30% de los casos infantiles de anemia hemolítica autoinmunitaria.
- No existe predilección por raza o sexo.

SÍNTOMAS Y SIGNOS

- Se produce de minutos a horas tras la exposición al frío.
- Asociado a dolor lumbar, abdominal o en extremidades inferiores.
- Son frecuentes las cefaleas, las náuseas, los vómitos y la diarrea.
- Con frecuencia existe fenómeno de Raynaud.
- Asociada a la urticaria por frío.

- Puede haber esplenomegalia e ictericia transitorias.
- Los síntomas y la hemoglobinuria macroscópica suelen resolverse generalmente en unas pocas horas.

ETIOLOGÍA Y PATOGENIA

- El anticuerpo de Donath-Landsteiner (IgG policlonal) se une al antígeno P de los hematíes cuando la sangre se expone a temperaturas frías. Cuando la sangre vuelve a la temperatura corporal, se produce una hemólisis mediada por complemento.
- Se ha visto asociada a varias enfermedades virales y bacterianas como VEB, CMV, H. influenza, virus A de la gripe, varicela, sífilis, sarampión, parotiditis y adenovirus.

DIAGNÓSTICO

DIAGNÓSTICO DIFERENCIAL

Enfermedad por crioaglutininas asociada a hemoglobinuria.

PRUEBAS DE LABORATORIO

- Presentación clínica de hemólisis tras la exposición al frío.
- Bilirrubina y LDH elevadas.
- Formas eritrocitarias alteradas como poiquilocitosis, esferocitosis y anisocitosis.
- Puede encontrarse eritrofagocitosis por parte de neutrófilos y monolitos.
- Detección de Ac de D-L mediante la prueba bifásica de Donath-Landsteiner

en el que el plasma del paciente se incuba con hematíes donados a 4 °C y después se calienta a 37 °C. En una prueba positiva se observa hemólisis.

TRATAMIENTO

- Evitar la exposición al frío.
- Diagnóstico de sífilis y tratamiento si precisa.
- Los esteroides generalmente no son útiles.

PRONÓSTICO

- Las variedades postinfecciosas son autolimitadas.
- La forma idiopática del adulto generalmente es tratable mediante la evitación de la exposición ambiental.

BIBLIOGRAFÍA RECOMENDADA

Packman CH: Cryopathic hemolytic syndromes. In Beutler et al (eds): *Williams Hematology,* ed 6, New York, 2001, McGraw-Hill.

Thomas AT: Autoimmune hemolytic anemias. In Lee et al (eds): *Wintrobes' Clinical Hematology,* Philadelphia, 1999, Lippincott Williams & Wilkins.

AUTOR: **MICHAEL MAHER, M.D.**

INFORMACIÓN BÁSICA

DEFINICIÓN

La criptococosis es una infección producida por el hongo *Cryptococcus neoformans*.

CÓDIGO CIE-9CM
117.5 Criptococosis

EPIDEMIOLOGÍA Y DEMOGRAFÍA

INCIDENCIA (EN LOS EE.UU.):
- 1-2 casos/millón de habitantes (no infectados por el VIH)/año.
- Un 6-7% en casos infectados por el VIH.

PREDOMINIO POR SEXOS: La distribución por sexos es igual una vez que se corrige según el estado de infección por el VIH.

DISTRIBUCIÓN POR EDADES: La infección suele presentarse en menores de 2 años o en el grupo de edades comprendidas entre los 20-40 años.

INCIDENCIA MÁXIMA: En pacientes de 20-40 años (el mismo grupo que sufre más la epidemia de SIDA).

INFECCIÓN NEONATAL: Muy infrecuente.

SÍNTOMAS Y SIGNOS

- Más del 90% de los pacientes sufren una meningitis y en todos los casos existe un síndrome febril con cefalea.
- Aproximadamente el 25% de los pacientes presentan meningismo, fotofobia y alteraciones del estado mental.
- La infección focal intracraneal (poco frecuente) cursa con déficit focal y aumento de la presión intracraneal.
- Las infecciones más frecuentes (aparte de las del SNC) afectan:
  1. Los pulmones (fiebre, tos, disnea).
  2. La piel (celulitis, erupción papular).
  3. Los ganglios linfáticos (linfadenitis).
  4. El microorganismo posee capacidad para afectar prácticamente cualquier órgano.

ETIOLOGÍA

- Infección por el hongo *Cryptococcus neoformans*.
- Se transmite por vía respiratoria.
- En la mayor parte de los casos se disemina al SNC sin una afectación pulmonar reconocible.
- Se presenta casi siempre en pacientes con SIDA, con otros trastornos de la respuesta inmunitaria celular (hemopatías, neoplasias malignas, tratamientos esteroideos prolongados o tratamiento inmunosupresor tras el trasplante de un órgano), o en mujeres embarazadas.
- El riesgo de sufrir una infección criptocócica grave en los pacientes con neutropenia aislada es mucho más bajo.

DIAGNÓSTICO

DIAGNÓSTICO DIFERENCIAL

- Meningitis aguda o subaguda (causada por *Neisseria meningitidis*, *Streptococcus pneu-moniae*, *Haemophilus influenzae*, *Listeria monocytogenes*, *Mycobacterium tuberculosis*, *Histoplasma capsulatum*, virus).
- Lesiones (masas) intracraneales (neoplasias, toxoplasmosis, TB).
- Si la afectación pulmonar es difusa, puede confundirse con una neumonía por *Pneumocystis jiroveci*, y si es focal o afecta a la pleura, puede confundirse con una TB o con una neumonía bacteriana.
- Las lesiones cutáneas se confunden con la celulitis bacteriana o el molusco contagioso.

VALORACIÓN

- Punción lumbar para descartar la meningitis criptocócica.
- TC craneal si se sospecha una lesión focal o en los casos que cursen con elevación de la presión intracraneal.
- Biopsia de las linfadenopatías y de las lesiones cutáneas cuando sea posible.

PRUEBAS DE LABORATORIO

- Cultivo y tinción con tinta china (sensibilidad del 60-80% en los casos con cultivo positivo [fig. 1-58]) de una muestra del LCR en todos los casos en los que se sospeche afectación del SNC.
- Análisis para la detección del antígeno criptocócico en el suero y la sangre (>90% de sensibilidad y especificidad).
- Cultivo y estudio histológico del material biopsiado.

DIAGNÓSTICO POR IMAGEN

- TC o RM craneal si se sospecha afectación neurológica focal.
- Radiografía de tórax para excluir la afectación pulmonar.

TRATAMIENTO

TRATAMIENTO AGUDO

- El tratamiento se inicia con anfotericina B i.v. (0,5 mg/kg/día) con o sin flucitosina.
- Tras la estabilización del paciente (generalmente tras varias semanas), se administra fluconazol v.o. (200-400 mg al día) durante otras 6-8 semanas. El voriconazol (un compuesto imidazólico nuevo) también es eficaz frente a la mayor parte de los microorganismos aislados.
- Alternativa: Fluconazol i.v. como tratamiento inicial en los pacientes que no toleran la anfotericina B.
- Si la elevación de la presión intracraneal es sintomática, considere realizar punciones lumbares terapéuticas o una derivación intraventricular.

TRATAMIENTO CRÓNICO

El fluconazol v.o. (200 mg al día) resulta muy efectivo para prevenir recidivas en los pacientes infectados por el VIH.

PRONÓSTICO

En los pacientes con SIDA que no reciben tratamiento de mantenimiento, el índice de recidivas es >al 50%.

DERIVACIÓN

- Derive todos los casos al especialista en enfermedades infecciosas.
- Si el nivel de consciencia se deteriora o aparecen signos de focalidad, remita al paciente al neurólogo.

OTRAS CONSIDERACIONES

COMENTARIOS

Ante un paciente con criptococosis sin causas conocidas de inmunodepresión, debe descartarse el SIDA por medio de las pruebas de detección de la infección por el VIH. Si es posible, refiera al paciente a un médico con experiencia en el tratamiento de la infección por el VIH para la exploración y el seguimiento.

BIBLIOGRAFÍA RECOMENDADA

Chandenier J et al: In vitro activity of amphotericin B, fluconazole and voriconazole against 162 Cryptococcus neoformans isolates from Africa and Cambodia, *Eur J Clin Microbiol Infect Dis* 23(6):506, 2004.

Pagano L et al: Cryptococcosis in patients with hematologic malignancies. A report from GIMEMA-infection, *Haematologica* 89(7): 852, 2004.

Powderly WG: Current approach to the acute management of cryptococcal infections, *J Infect Dis* 41:18, 2000.

AUTOR: **JOSEPH R. MASCI, M.D.**

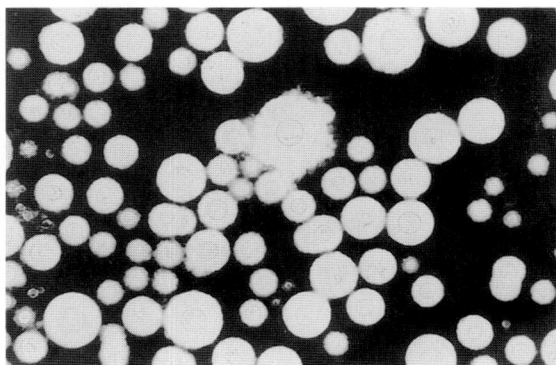

FIGURA 1-58 Preparación de líquido cefalorraquídeo teñida con tinta china en la que se observan criptococos encapsulados. Fíjese en las cápsulas de gran tamaño que rodean a los microorganismos, más pequeños. (De Andreoli TE [ed.]: *Cecil essentials of medicine*, 4.ª ed., Filadelfia, 1997, WB Saunders.)

INFORMACIÓN BÁSICA

DEFINICIÓN

La criptorquidia consiste en el descenso incompleto de los testículos a la bolsa escrotal durante el desarrollo fetal. Los testículos criptorquídicos no se encuentran en la bolsa escrotal ni pueden palparse en la misma. Los testículos que manualmente pueden ser descendidos a la bolsa escrotal se denominan testículos retráctiles o «en ascensor».

SINÓNIMO

Testículos no descendidos.

CÓDIGO CIE-9CM
752.51 Criptorquidia

EPIDEMIOLOGÍA Y DEMOGRAFÍA

La criptorquidia es el trastorno genitourinario más frecuente en los varones durante la infancia. La ausencia de descenso de un testículo se observa en aproximadamente el 30% de los varones prematuros y en el 5% de los varones nacidos a término. La mayor parte de los testículos criptorquídicos descienden al escroto durante el primer año de vida por lo que la incidencia de esta entidad en los niños desciende al 1%. La incidencia es superior en los nacimientos prematuros, en los neonatos con bajo peso al nacer y en los partos gemelares. Se han descrito asociaciones entre la criptorquidia y el síndrome de Kallman, el síndrome de Prader-Willi, la hipoplasia hipofisaria, la feminización testicular y el síndrome de Reifenstein.

SÍNTOMAS Y SIGNOS

- En general asintomática. Suele ser un hallazgo casual en una exploración rutinaria.
- Los testículos pueden no ser palpables o bien se pueden palpar en una localización diferente al escroto, generalmente a lo largo de la ruta de descenso normal (fig. 1-59). En el 80% de los casos el testículo no descendido puede palparse en el canal inguinal.
- Se asocia con infertilidad y un riesgo 10-20 veces superior de padecer cáncer testicular (que puede ocurrir en el testículo contralateral descendido). Los testículos que permanecen en una localización intraabdominal poseen un riesgo 40 veces superior de padecer un carcinoma testicular.

ETIOLOGÍA

El descenso testicular normal depende de la compleja interacción entre crecimiento diferencial y desarrollo del sistema endocrino, el ligamento escrotal y el nervio genitofemoral. Se han postulado alteraciones del desarrollo de alguno o de todos los factores mencionados como la causa de la criptorquidia.

DIAGNÓSTICO

DIAGNÓSTICO DIFERENCIAL

- Testículos retráctiles.
- Testículos ascendidos.
- Testículos dislocados.
- Anorquia.

VALORACIÓN

Exploración física, pruebas hormonales, técnicas de imagen.

EXPLORACIÓN FÍSICA

La exploración efectuada correctamente en una habitación cálida mediante palpación permite identificar la ausencia o la presencia de los testículos, así como localizar su ubicación en caso de que sean palpables. La exploración debe realizarse con el paciente tumbado en posición supina y en bipedestación, con relajación adecuada del reflejo cremasterino para diferenciar la criptorquidia verdadera de los testículos retráctiles. Los testículos criptorquídicos a menudo se asocian con una hernia inguinal indirecta debido a la falta de cierre de la túnica vaginal sobre el testículo.

PRUEBA HORMONAL

La administración de gonadotropina coriónica humana (hCG) sirve para confirmar la presencia de tejido testicular funcionante. Si el nivel de la hormona folículo-estimulante (FSH) es 3 veces superior al normal y no se produce una elevación de la testosterona en respuesta a la hCG, se confirma la ausencia de testículos funcionantes.

DIAGNÓSTICO POR IMAGEN

Si no se logra palpar los testículos, puede realizarse una ecografía, una TC o una RM para confirmar su presencia, aunque la sensibilidad no sea buena. La exploración inguinal es poco fiable. Es preferible realizar una laparoscopia que además puede tener un papel terapéutico.

TRATAMIENTO

El tratamiento de la criptorquidia puede ser hormonal y/o quirúrgico. Se recomienda iniciar el tratamiento a los 6 meses de vida para conseguir el descenso testicular antes de los 2 años, ya que un tratamiento precoz se acompaña de mayores tasas de fertilidad en el futuro. Se recomienda remitir pronto al paciente a un urólogo pediátrico. No se ha demostrado que la colocación del testículo no descendido en la bolsa escrotal reduzca el riesgo de cáncer testicular, pero la ubicación de ambos testículos en el escroto facilita la exploración testicular.

SEGUIMIENTO

- Repita la exploración a los 3 meses de edad porque en numerosas ocasiones el descenso de los testículos se produce de manera espontánea. El descenso espontáneo de los testículos criptorquídicos es infrecuente después de los 3 meses de edad.
- Tras la pubertad se recomiendan revisiones de por vida para la detección selectiva de neoplasias testiculares malignas.

TRATAMIENTO HORMONAL

La administración de hCG puede producir el descenso testicular, por lo que a menudo se emplea antes de considerar el tratamiento quirúrgico. La hCG consigue que los testículos retráctiles permanezcan en el escroto.

TRATAMIENTO QUIRÚRGICO

Aunque el riesgo de cáncer testicular es superior en los varones con criptorquidia, no está indicada la orquiectomía de todos los testículos intraabdominales. La orquiopexia (la colocación quirúrgica del testículo no descendido en el escroto) es la operación indicada para los testículos palpables no descendidos. En el caso de que los testículos no sean palpables, se debe realizar una laparoscopia para identificar y localizar los testículos.

PRONÓSTICO

El pronóstico es bueno. La fertilidad o el riesgo de malignización no se ven afectados de manera considerable por el tratamiento.

BIBLIOGRAFÍA RECOMENDADA

Dawson C, Whitfield H: ABC of urology. Common paediatric problems, *BMJ* 312(7041): 1291, 1996.

Docimo S, Silver R, Cromie W: The undescended testicle: diagnosis and management, *Am Fam Physician* 62:2037, 2000.

AUTOR: **IRIS TONG, M.D.**

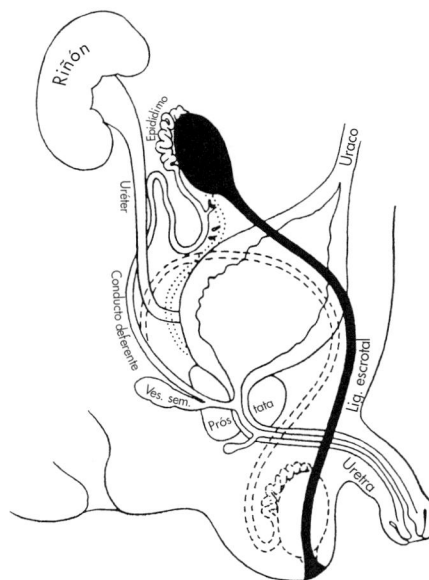

FIGURA 1-59 La ausencia del descenso testicular a las bolsas escrotales es frecuente en los neonatos con enfermedades neuromusculares que ya sean sintomáticas al nacer, con independencia de su etiología. El ligamento escrotal es un cilindro de músculo estriado que rodea a un núcleo de músculo liso que tracciona de forma activa el testículo hacia la bolsa escrotal al final de la gestación. La debilidad del ligamento escrotal en el contexto de una miopatía generalizada durante la vida fetal impide o retrasa el descenso testicular. (Reproducida con permiso de Sarnat HB, Sarnat MS: *Disorders of muscle in the newborn*. En Moss AJ, Stern L [eds.]: *Pediatrics update*, 4.ª ed., Nueva York, 1983, Elsevier-North Holland.)

INFORMACIÓN BÁSICA

DEFINICIÓN

La crisis tirotóxica es la exacerbación súbita y grave de la tirotoxicosis.

CÓDIGOS CIE-9CM
242.9 Crisis tirotóxica
242.0 Con bocio
242.2 Multinodular
242.3 Adenomatosa
242.8 Tirotoxicosis facticia

SÍNTOMAS Y SIGNOS

- Bocio.
- Temblor, taquicardia, fiebre.
- Piel húmeda y caliente.
- Retraso y retracción palpebral, proptosis.
- Alteración del estado mental (psicosis, coma, convulsiones).
- Otros: evidencia de factores precipitantes (infección, traumatismo).

ETIOLOGÍA

- Estrés importante (p. ej., infección, IM [infarto miocárdico], CAD [cetoacidosis diabética]) en un paciente con hipertiroidismo no diagnosticado.
- Tratamiento inadecuado en un paciente hipertiroideo.

DIAGNÓSTICO

La sintomatología es variable. El paciente puede manifestar los siguientes signos y síntomas:

- Fiebre.
- Ansiedad y agitación acusadas, psicosis.
- Hiperhidrosis, intolerancia al calor.
- Debilidad y consunción musculares acusadas.
- Taquiarritmias, palpitaciones.
- Diarrea, náuseas, vómitos.
- Los ancianos pueden presentar una combinación de taquicardia, ICC y alteraciones del estado mental.

DIAGNÓSTICO DIFERENCIAL

- Trastornos psiquiátricos.
- Retirada del alcohol y otras drogas.
- Feocromocitoma.
- Neoplasia metastásica.

VALORACIÓN

- Pruebas de laboratorio para confirmar un hipertiroidismo (T4 libre elevada, TSH reducida).
- Evaluación de factores precipitantes (p. ej., ECG y enzimas cardíacas si se sospecha un IM, cultivos de sangre y orina para descartar una sepsis).

- Exclusión de trastornos referidos en el diagnóstico diferencial (p. ej., historia psiquiátrica, evidencia de abuso de drogas y alcohol).

PRUEBAS DE LABORATORIO

- T4 libre, TSH.
- Recuento sanguíneo completo diferencial.
- Cultivos de sangre y orina.
- Glucosa.
- Enzimas hepáticas.
- BUN, creatinina.
- Calcio sérico.
- CPK.

DIAGNÓSTICO POR IMAGEN

Radiografía de tórax para descartar procesos infecciosos, neoplasias, ICC en casos sospechosos.

TRATAMIENTO

TRATAMIENTO NO FARMACOLÓGICO

- Tratamiento nutricional: reponer el déficit de líquidos de manera agresiva (la reposición cotidiana puede alcanzar los 6 l); emplear soluciones con glucosa, añadiendo multivitaminas a la solución de hidratación.
- Monitorizar la sobrecarga de líquidos y la ICC en ancianos y personas con enfermedad cardiovascular o nefropatía subyacentes.
- Tratar la hipertermia significativa con mantas frías.

TRATAMIENTO AGUDO

- Inhibición de la síntesis de hormona tiroidea.
  1. Administrar propiltiouracilo (PTU), 300-600 mg al inicio (v.o. o vía sonda nasogástrica), siguiendo con 150-300 mg cada 6 h.
  2. Si el paciente es alérgico al PTU, emplear metimazol, 80-100 mg v.o. o vía rectal, seguidos de 30 mg por vía rectal cada 8 h.
- Inhibición de las reservas de hormonas tiroideas.
  1. El yodo puede administrarse en forma de yoduro sódico, 250 mg i.v. cada 6 h, yoduro de potasio (SSKI) 5 gotas v.o. cada 8 h, o solución de Lugol, 10 gotas cada 8 h. Es importante administrar PTU o metimazol 1 h antes del yoduro para prevenir la oxidación del yoduro a yodo y su incorporación a la síntesis de más hormona tiroidea.

2. Corticoides: dexametasona, 2 mg i.v. cada 6 h, o hidrocortisona, 100 mg i.v. cada 6 h, durante aproximadamente 48 h es útil para inhibir la liberación de hormona tiroidea, interferir en la conversión periférica de T3 en T4, y proporcionar hormona adrenocortical adicional para corregir la deficiencia (si existe).

- Supresión de los efectos periféricos de la hormona tiroidea.
  1. Bloqueantes beta-adrenérgicos: Administrar propanolol, 80-120 mg v.o. cada 4-6 h. El propanolol también puede administrarse i.v., 1 mg/minuto bajo monitorización continua del ECG y presión arterial. Los bloqueantes beta-adrenérgicos deben emplearse con precaución en pacientes con ICC grave o broncoespasmo. Los beta-bloqueantes cardioselectivos (p. ej., esmolol o metoprolol) pueden ser más convenientes en pacientes con broncoespasmo, aunque estos pacientes deben monitorizarse estrechamente para detectar cualquier exacerbación del broncoespasmo, puesto que estos fármacos pierden su cardioselectividad a altas dosis.
- Control de la fiebre con paracetamol, 325-650 mg cada 4 h; evitar la aspirina, ya que desplaza a la hormona tiroidea de su proteína de unión.
- Considerar la digitalización de los pacientes con ICC y fibrilación auricular (éstos pueden requerir dosis de digoxina más altas que las habituales).
- Tratamiento de cualquier factor precipitante (p. ej., antibióticos si existen fuertes sospechas de infección).

PRONÓSTICO

Los pacientes con crisis tirotóxica deben tratarse y monitorizarse de forma adecuada en la UCI.

DERIVACIÓN

Es conveniente la derivación a endocrinología en pacientes con crisis tirotóxica.

OTRAS CONSIDERACIONES

COMENTARIOS

Si existen fuertes sospechas acerca del diagnóstico, el tratamiento deberá comenzar de manera inmediata sin esperar una confirmación de laboratorio.

AUTOR: **FRED F. FERRI, M.D.**

INFORMACIÓN BÁSICA

DEFINICIÓN

El parásito protozoario intracelular *Cryptosporidium parvum* produce cuadros gastrointestinales y diarreicos, en especial en los pacientes con SIDA o en los pacientes inmunodeprimidos. También produce brotes de transmisión por el agua en los pacientes inmunocompetentes.

SINÓNIMOS

Criptosporidiosis.

CÓDIGO CIE-9CM

00.7.4 Infección por criptosporidios

EPIDEMIOLOGÍA Y DEMOGRAFÍA

PREVALENCIA: Afectación mundial, en especial en los países del tercer mundo. Se asocia con condiciones de higiene deficitarias, ya que se trata de un parásito que se transmite a través del agua.

TRANSMISIÓN:
- De persona a persona (guarderías, familiares).
- De animal a persona (mascotas, animales de granja).
- Medioambiental (brotes de transmisión hídrica, viajeros que beben o se bañan en agua contaminada).
- Es una causa frecuente de diarrea infecciosa en los pacientes con SIDA.

INCIDENCIA (EN LOS EE.UU.):
- 2% en los países industrializados y 5-10% en los países del tercer mundo.
- En los EE.UU., del 10 al 20% de los pacientes infectados por el VIH pueden eliminar quistes por las heces.

PREDOMINIO POR SEXOS: Varones = mujeres.

SÍNTOMAS Y SIGNOS

- Los síntomas suelen limitarse al aparato gastrointestinal.
- Cuadro de diarrea y dolor abdominal fuerte (de 2-28 días de duración).
- Problemas digestivos, deshidratación.
- Fiebre, malestar general, fatiga, náuseas, vómitos.
- Neumonía en caso de existir aspiración.

ETIOLOGÍA

Cryptosporidium parvum, C. felis, C. muris, C. meleagridis.

DIAGNÓSTICO

Por la presentación clínica: enfermedad gastrointestinal aguda, especialmente en los casos asociados al VIH, los viajes o los brotes de transmisión hídrica.

DIAGNÓSTICO DIFERENCIAL

- *Campylobacter.*
- *Clostridium difficile.*
- *Entamoeba histolytica.*
- *Giardia Lamblia.*
- *Salmonella.*
- *Shigella.*
- Microsporidias.
- Citomegalovirus.
- *Mycobacterium avium.*
- La enfermedad puede cursar con colecistitis, artritis reactiva, hepatitis, pancreatitis y neumonía en los pacientes inmunodeprimidos o en los pacientes infectados por el VIH.

VALORACIÓN

- Búsqueda de los ooquistes característicos en muestras de heces con la tinción ácido-alcohol resistente modificada (fig. 1-60).
- Las pruebas serológicas se emplean con fines de investigación.
- Si se realiza un estudio biópsico, el parásito puede encontrarse en las superficies mucosas de la luz GI.

TRATAMIENTO

- En el paciente inmunocompetente el cuadro puede ser autolimitado (a menudo son necesarias las medidas de rehidratación). Los fármacos antidiarreicos como el subsalicilato de bismuto, la combinación de caolín y pectina o la loperamida, pueden proporcionar alivio sintomático.
- El resultado del tratamiento farmacológico con antibióticos es variable pero por lo general suele ser pobre. El tratamiento con paromomicina (1 g/12horas) o con la combinación de azitromicina/nitazoxanida disminuye la frecuencia de las deposiciones y reduce la excreción de ooquistes en las heces. Si dicha pauta no resulta eficaz, puede cambiarse a metronidazol o trimetoprim-sulfametoxazol.
- Se ha aprobado el uso del elixir de nitazoxanida para el tratamiento de la criptosporidiosis en los niños de 1 a 11 años.
- La criptosporidiosis biliar puede tratarse con fármacos antirretrovirales en el contexto de la infección por el VIH.

BIBLIOGRAFÍA RECOMENDADA

Chen XM et al: Cryptosporidiosis, *N Engl J Med* 346:1723, 2002.

Rossignol JF, Ayoub A, Ayers, MS: Treatment of diarrhea caused by Cryptosporidium parvum. A prospective randomized, double-blind, placebo-controlled study of nitazoxanide, *J Infect Dis* 184:103, 2001.

Smith NH et al: Combination drug therapy for cryptosporidiosis in AIDS, *J Infect Dis* 178:900, 1998.

Tzipori S: Cryptosporidiosis: laboratory investigations and chemotherapy, *Adv Parasitol* 40:187, 1998.

AUTORES: GLENN G. FORT M.D. y **DENNIS J. MIKOLICH, M.D.**

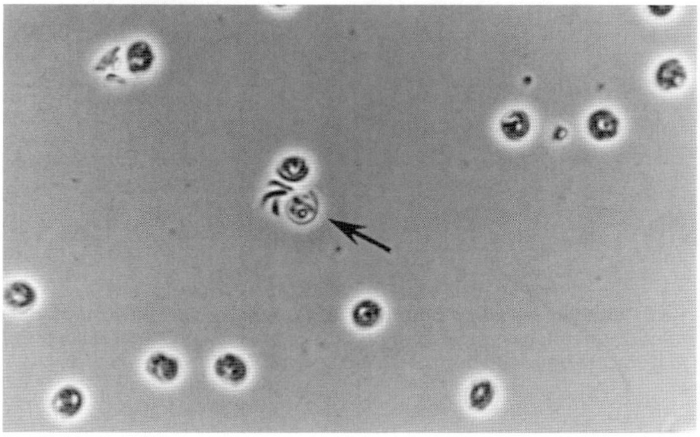

FIGURA 1-60 Ooquistes de *Cryptosporidium* en una muestra de heces. Se observa cómo del ooquiste en proceso de exquistación *(flecha)* se están liberando tres de sus cuatro esporozoítos. (Microscopio de control de fases, ×630.) (De Gorbach SL: *Infectious diseases,* 2.ª ed., Filadelfia, 1998, WB Saunders.)

INFORMACIÓN BÁSICA

DEFINICIÓN

El término *cuerpo extraño ocular* se refiere a un cuerpo extraño en la superficie del epitelio corneal.

CÓDIGO CIE-9CM

930 Cuerpo extraño en parte externa del ojo

EPIDEMIOLOGÍA Y DEMOGRAFÍA

INCIDENCIA (EN EE.UU.): Universal, con predominio en las personas laboralmente activas.
PREDOMINIO POR SEXOS: Quizá ligeramente más frecuente en los varones.
DISTRIBUCIÓN POR EDADES: De la infancia a los años activos de la edad adulta.
INCIDENCIA MÁXIMA: De la infancia a los años activos de la edad adulta.

SÍNTOMAS Y SIGNOS

El dolor es el síntoma más frecuente.
Cuerpos extraños más frecuentes:
- Arenilla (fig. 1-61).
- Esquirlas.
- Mecánicos de automóviles.
- Trabajos entre coches.
- Partículas aéreas emitidas por ventiladores y otros.

DIAGNÓSTICO

DIAGNÓSTICO DIFERENCIAL

- Antecedentes de cuerpos extraños corneales ya vistos.
- Hemorragia, pérdida de visión.
- Alteraciones de la cámara anterior.
- Abrasión corneal.
- Ulceración o laceración corneal.
- Glaucoma.
- Úlceras herpéticas.
- Infección.
- Otras queratitis.
- Cuerpo extraño intraocular.

VALORACIÓN

- Tinción con fluoresceína, exploración con lámpara de hendidura si no se encuentra cuerpo extraño.
- Exploración ecográfica.
- Radiología simple.

PRUEBAS DE LABORATORIO

Presión intraocular para asegurarse de que el ojo no ha sufrido una perforación.

DIAGNÓSTICO POR IMAGEN

Ocasionalmente, la RM de las órbitas identifica cuerpos extraños no encontrados por otros medios. No realizar RM si se sospecha un cuerpo extraño metálico. La radiología simple y la ecografía son suficientes.

TRATAMIENTO

TRATAMIENTO NO FARMACOLÓGICO

- Retirar el cuerpo extraño.
- Tratar la infección.
- Reparar el ojo si existe rotura.
- Tratar la abrasión o la lesión corneal.

TRATAMIENTO AGUDO

- Irrigación con suero salino.
- Retirada del cuerpo extraño con un bastón de algodón húmedo tras la instilación de gotas anestésicas tópicas.
- Utilizar un buril o tratamientos más agresivos si son necesarios.
- Cicloplégicos, antibióticos y vendaje compresivo tras la retirada del cuerpo extraño.
- Reparar la laceración corneal o el ojo afectado.

PRONÓSTICO

Si los síntomas persisten 24 h tras la exploración, derivar a un oftalmólogo.

DERIVACIÓN

A un oftalmólogo en 24 h si el paciente no está libre de molestias.

OTRAS CONSIDERACIONES

COMENTARIOS

- Asegurarse de que el cuerpo extraño no es intraocular.
- Los cuerpos extraños químicos alcalinos o ácidos pueden ser peligrosos y debe realizarse una prueba de pH si se sospecha cualquiera de ellos (para todos los cuerpos extraños químicos).

BIBLIOGRAFÍA RECOMENDADA

Ta CN, Bowman RW: Hyphema caused by a metallic intraocular foreign body during magnetic resonance imaging, *Am J Ophthalmol* 129(4):533, 2000.

AUTOR: **MELVYN KOBY, M.D.**

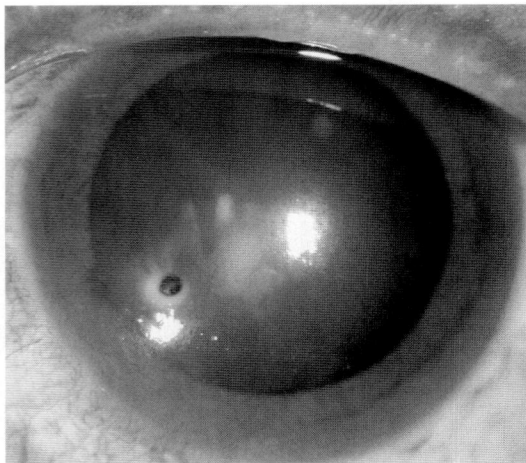

FIGURA 1-61 **Cuerpo metálico pequeño en la exploración externa.** (Por cortesía del Department of Dermatology, Universidad de North Carolina en Chapel Hill. En Goldstein GB, Goldstein AO: *Practical dermatology*, 2.ª ed., St. Louis, 1997, Mosby.)

Dedo en gatillo (tenosinovitis estenosante digital)

INFORMACIÓN BÁSICA

DEFINICIÓN

La tenosinovitis estenosante digital es un proceso inflamatorio de la vaina del tendón flexor de los dedos.

SINÓNIMO

Dedo en gatillo.

CÓDIGO CIE-9CM

727.03 Dedo en gatillo (adquirido)

EPIDEMIOLOGÍA Y DEMOGRAFÍA

- El dedo en gatillo puede observarse en todos los grupos de edad, pero es más frecuente en pacientes mayores de 45 años.
- Afecta a mujeres con mayor frecuencia (4:1).
- Grupos de riesgo ocupacional: cortadores de carne, costureras, sastres y dentistas.
- En adultos el tercer dedo suele ser el que se afecta con mayor frecuencia (fig. 1-62).
- En el niño es el pulgar el más afectado.

SÍNTOMAS Y SIGNOS

- Dolor de mano.
- Chasquido doloroso con la flexión y extensión del dedo afectado.
- El bloqueo o la pérdida de extensión digital activa es el síntoma más común.
- Dedo posiblemente fijo en flexión (atrapado o incarcerado).
- Suele afectar a un dedo.
- Si resultan afectados más dedos, es probable que exista una causa sistémica (p. ej., diabetes, artritis reumatoide).
- Nódulo doloroso y palpable a nivel de la articulación metacarpofalángica del dedo afectado.
- Dolor sobre el tendón flexor con flexión resistida.
- Dolor con el estiramiento pasivo.

ETIOLOGÍA

El dedo en gatillo se describe como primario o secundario:
- Primario (idiopático).
- Secundario.
  1. Diabetes.
  2. Artritis reumatoide.
  3. Hipotiroidismo.
  4. Histiocitosis.
  5. Amiloidosis.
  6. Gota.

DIAGNÓSTICO

El diagnóstico del dedo en gatillo suele establecerse por la sintomatología y la exploración física.

DIAGNÓSTICO DIFERENCIAL

- Contractura de Dupuytren.
- Tenosinovitis de De Quervain.
- Tenosinovitis digital aguda.
- Tenosinovitis proliferativa.
- Síndrome del túnel carpiano.
- Ruptura del tendón flexor.
- Traumatismo.

VALORACIÓN

Si se sospecha una causa secundaria de dedo en gatillo, deberá realizarse una valoración.

PRUEBAS DE LABORATORIO

- Recuento sanguíneo completo diferencial.
- Electrólitos, BUN y creatinina.
- Glucemia.
- Pruebas de función tiroidea.
- Ácido úrico.
- Factor reumatoide.

DIAGNÓSTICO POR IMAGEN

Los estudios con rayos X no son de gran ayuda, a menos que una causa secundaria haya afectado a otros órganos (p. ej., pulmón reumatoide).

TRATAMIENTO

TRATAMIENTO NO FARMACOLÓGICO

Puede intentarse la inmovilización con férula al inicio del curso clínico, aunque no ha demostrado tener mucho éxito.

TRATAMIENTO AGUDO

- En el dedo en gatillo primario idiopático se ha empleado con éxito la inyección de corticoides, 15-20 mg de acetato de metilprednisolona depot en 1 ml de xilocaína al 1%.
- La triamcinolona, 10 mg con 1 ml de xilocaína al 1%, es una alternativa corticoidea para pacientes que no responden a la primera inyección.
- Si los síntomas no desaparecen en 3 semanas, puede repetirse la inyección.

TRATAMIENTO CRÓNICO

- La liberación quirúrgica está indicada en pacientes con síntomas refractarios (p. ej., dedos bloqueados) independientemente del tratamiento no farmacológico y agudo.
- La cirugía también está indicada en pacientes con síntomas recurrentes, al margen de la inyección de corticoides.

PRONÓSTICO

- Tras la inyección de corticoides, los síntomas suelen remitir en 3-5 días, y el bloqueo desaparece en el 60% de los casos en 2-3 semanas.
- Si los síntomas recividan, una nueva inyección de corticoides mejorará los síntomas en >80% de los pacientes.
- Los pacientes diabéticos no presentan la misma tasa de éxitos con inyecciones de corticoides que el grupo idiopático primario.

DERIVACIÓN

Si se piensa en administrar inyecciones, deberá consultarse a un reumatólogo.

OTRAS CONSIDERACIONES

COMENTARIOS

Si resulta afectado más de un dedo, será conveniente la valoración de causas secundarias.

BIBLIOGRAFÍA RECOMENDADA

Canoso JJ: Trigger finger. In *Rheumatology in primary care*, Philadelphia, 1997, Saunders.

Chin DH, Jones NF: Repetitive motion hand disorder, *J Calif Dent Assoc* 30(2):49, 2002.

Moore JS: Flexor tendon entrapment of the digits (trigger finger and trigger thumb), *J Occup Environ Med* 42(5):526, 2000.

Saldana MJ: Trigger digits: diagnosis and treatment, *J Am Acad Orthop Surg* 9(4):246, 2001.

AUTOR: **PETER PETROPOULOS, M.D.**

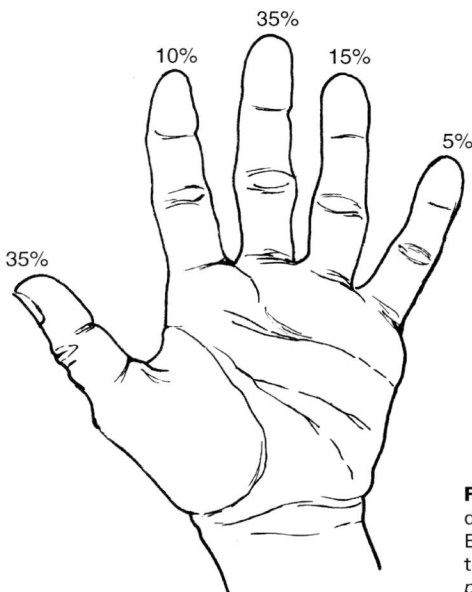

35%
10%
15%
5%
35%

FIGURA 1-62   Dedo en gatillo. Frecuencia de dedo en gatillo según el dedo en el adulto. En el niño, prácticamente todos los casos afectan al pulgar. (De Canoso J: *Rheumatology in primary care*, Filadelfia, 1997, WB Saunders.)

INFORMACIÓN BÁSICA

DEFINICIÓN

El déficit de alfa-1-antitripsina es una deficiencia genética del inhibidor de proteasas, alfa-1-antitripsina, que se traduce en una predisposición a sufrir enfisema pulmonar y cirrosis hepática.

CÓDIGO CIE-9CM
277.6 Déficit de alfa-1-antitripsina

EPIDEMIOLOGÍA Y DEMOGRAFÍA

- Se considera poco reconocida.
- Afecta aproximadamente a 80.000-100.000 norteamericanos (tanto sintomáticos como asintomáticos).
- Supone un 2% de los casos de EPOC en EE.UU.
- Uno de cada 10 individuos de origen europeo es portador de una de las dos mutaciones que pueden determinar un déficit parcial de alfa-1-antitripsina.

SÍNTOMAS Y SIGNOS

- Los síntomas y signos son variables y dependen del fenotipo (v. «Etiología»).
- Se ven afectados sobre todo los pulmones, pero también puede afectar al hígado y la piel.
- Se asocia clásicamente a un enfisema de inicio precoz, grave y que afecta a los lóbulos inferiores; también puede producir bronquiectasias.
- Los síntomas son parecidos a la EPOC «típica» (disnea, tos, producción de esputo).
- La afectación hepática cursa con colestasis neonatal, cirrosis en niños y adultos y hepatocarcinoma.
- La paniculitis es la principal manifestación dermatológica.

ETIOLOGÍA

- El grado de déficit de alfa-1-antitripsina depende del fenotipo.
- «MM» representa el genotipo normal y se asocia a una concentración de alfa-1-antitripsina normal.
- Las mutaciones que más se asocian al enfisema son la Z, de forma que los homocigotos ZZ tienen un déficit aproximado del 85% en la concentración plasmática de alfa-1-antitripsina.
- El desarrollo de enfisema se considera resultado del desequilibrio entre la enzima proteolítica, elastasa producida por los neutrófilos, y la alfa-1-antitripsina, que protege a la elastina pulmonar en condiciones normales mediante la inhibición de la elastasa.

- El déficit de alfa-1-antitripsina aumenta el riesgo de enfisema de inicio precoz, pero no todos los individuos afectados desarrollan lesiones pulmonares.
- El tabaquismo aumenta el riesgo y acelera el desarrollo de EPOC.
- La hepatopatía se debe a la acumulación patológica de alfa-1-antitripsina en los hepatocitos.
- Igual que la afectación pulmonar, se cree que la cutánea es secundaria a la proteólisis no opuesta de la piel.

DIAGNÓSTICO

DIAGNÓSTICO DIFERENCIAL

Véase EPOC.
Véase cirrosis.

VALORACIÓN

- Se sospecha un déficit de alfa-1-antitripsina ante la aparición de un enfisema en edades tempranas y de predominio basal.
- La sospecha de déficit de alfa-1-antitripsina con afectación cutánea o hepática surge tras descartar otras causas más frecuentes.

PRUEBAS DE LABORATORIO

- Las concentraciones séricas de alfa-1-antitripsina están reducidas o no se detectan en la enfermedad pulmonar.
- Analizar posibles alteraciones alélicas mediante estudio del genotipo.
- Las pruebas de función pulmonar son compatibles en general con una EPOC «típica».

DIAGNÓSTICO POR IMAGEN

- La radiografía de tórax muestra cambios enfisematosos típicos en las bases pulmonares.
- La TC torácica de alta resolución suele confirmar la afectación predominante de los lóbulos inferiores por el enfisema y muestra además importantes bronquiectasias en algunos casos.

TRATAMIENTO

TRATAMIENTO NO FARMACOLÓGICO

- Resulta vital no fumar.
- Evitar otras exposiciones profesionales o ambientales que aumentan el riesgo de EPOC.

TRATAMIENTO AGUDO

Las exacerbaciones agudas de una EPOC secundaria a déficit de alfa-1-antitripsina se tratan igual que las de un cuadro de EPOC «típico».

TRATAMIENTO CRÓNICO

- El objetivo del tratamiento del déficit de alfa-1-antitripsina es aumentar la concentración sérica por encima de un valor protector «mínimo».
- Aunque existen varias opciones terapéuticas en estudio, la administración i.v. de alfa-1-antitripsina humana de banco es el único método aprobado en la actualidad para incrementar la concentración de esta sustancia.
- El trasplante de órganos en pacientes con hepatopatía o enfermedad pulmonar terminal es otra opción.

PRONÓSTICO

El pronóstico de los pacientes con déficit de alfa-1-antitripsina dependerá del fenotipo y la gravedad de la deficiencia.

DERIVACIÓN

- Se debe consultar con especialistas en pulmón e hígado por la enfermedad avanzada de estos órganos o si se plantea un tratamiento de sustitución (enfermedad pulmonar moderada o grave).
- Trasplante de pulmón e hígado en los casos adecuados.

OTRAS CONSIDERACIONES

- La lesión hepática secundaria a la mutación no se debe al déficit de alfa-1-antitripsina, sino a su acumulación dentro de los hepatocitos.
- Se debe plantear esta entidad en pacientes que presentan un enfisema de predominio en lóbulos inferiores; en la mayor parte de los fumadores sin este déficit, el enfisema afecta sobre todo a los superiores.

BIBLIOGRAFÍA RECOMENDADA

Carell RW, Lomas DA: Alpha-1-antitrypsin deficiency: a model for conformational diseases, *N Engl J Med* 346(1):45, 2002.

Needham M, Stockley RA: Alpha-1-antitrypsin deficiency. 3:Clinical manifestations and natural history, *Thorax* 59(5):441, 2004.

AUTOR: **JOSEPH A. DIAZ, M.D.**

INFORMACIÓN BÁSICA

DEFINICIÓN

El término degeneración macular hace referencia a un grupo de enfermedades asociadas con pérdida de visión central y lesión de la mácula. Se producen cambios degenerativos en las capas pigmentaria, neural y vascular de la mácula. La degeneración macular seca suele ser de etiología isquémica, mientras que la húmeda se asocia a extravasación de fluido de los vasos sanguíneos, y se denomina generalmente degeneración macular relacionada con la edad (DMRE).

CÓDIGO CIE-9CM
362.5 Degeneración de la mácula y el polo posterior

EPIDEMIOLOGÍA Y DEMOGRAFÍA

INCIDENCIA (EN EE.UU.):
- Principal causa de ceguera en mayores de 40 años.
- Aumenta con la edad.
- Actualmente están afectadas 1,75 millones de personas; se estima que en 2020 lo estarán 3 millones.

PREVALENCIA (EE.UU.): Variable, aunque aproximadamente el 5% de las personas de <50 años presentan algún signo de degeneración macular.

PREDOMINIO POR SEXOS: Varones = mujeres (el 15% de las mujeres de raza blanca de >80 años presentan DMRE grave).

DISTRIBUCIÓN POR EDADES: >50 años.

INCIDENCIA MÁXIMA:
- De 75 a 80 años.
- Drástico aumento en incidencia y prevalencia con la edad; hasta aproximadamente el 80% de las personas de 75 años o más desarrollan degeneración macular senil.

GENÉTICA:
- Síndrome diferente: la degeneración macular senil se relaciona con la edad.
- Varios síndromes neurológicos raros se relacionan con la degeneración macular.
- La enfermedad vascular presenta una estrecha asociación con la degeneración macular.

SÍNTOMAS Y SIGNOS
- Deterioro de la visión central.
- Hemorragia, pigmentación, edema y atrofia maculares.

- La alteración más frecuente observada en la degeneración macular relacionada con la edad (DMRE) es la presencia de gránulos o depósitos profundos de color amarillento en la retina, que pueden aparecer en la primera fase de la enfermedad.

ETIOLOGÍA
- Membrana neovascular subretinal en la primera fase.
- Cambios pigmentarios y vasculares, con desarrollo de exudado, edema y tejido cicatricial.
- En la fase inicial, posible neovascularización subretinal.
- Atrofia seca del epitelio pigmentario macular.

DIAGNÓSTICO

DIAGNÓSTICO DIFERENCIAL
- Retinopatía diabética.
- Hipertensión.
- Histoplasmosis.
- Traumatismo con cicatriz.

VALORACIÓN
- Examen ocular completo, incluyendo campo visual y angiografía con fluoresceína.
- Tomografía de coherencia óptica (TCO).

PRUEBAS DE LABORATORIO
Valoración de la diabetes y otras posibles alteraciones metabólicas, así como de posibles enfermedades vasculares.

DIAGNÓSTICO POR IMAGEN
Tomografía de coherencia óptica (TCO).
Angiografía con fluoresceína.

TRATAMIENTO

TRATAMIENTO NO FARMACOLÓGICO
- Laserterapia para hacer más lenta la progresión de la enfermedad: tratamiento fotodinámico con verteporfina i.v.
- Láser (argón).
- Dieta, ejercicio.
- Vitaminas con zinc y antioxidantes.

TRATAMIENTO AGUDO
Esteroides intravítreos, tratamiento fotodinámico (TFD) con láser.

TRATAMIENTO CRÓNICO
- Tratamientos repetidos con láser.
- Los antioxidantes y el zinc pueden hacer más lenta la progresión de la DMRE.

PRONÓSTICO
- El proceso debe ser sometido a un minucioso seguimiento del oftalmólogo.
- Si se produce deterioro de la visión, el caso se ha de derivar de inmediato al oftalmólogo.

DERIVACIÓN
- Al oftalmólogo en las primeras fases de la enfermedad si se ha de salvaguardar la función visual.
- Derivación inmediata ante cualquier posible alteración de la visión.

OTRAS CONSIDERACIONES

COMENTARIOS
- El sildenafil no tiene efectos significativos sobre el desarrollo de degeneración macular.
- En sólo 1 de cada 10 casos se consigue preservar la visión; no obstante, la enfermedad tiene efectos tan devastadores que siempre se ha de intentar abordar un tratamiento intensivo.
- Las estatinas con aspirina pueden reducir la progresión.
- Las vitaminas con zinc también reducen la velocidad de la evolución en la DMRE.

BIBLIOGRAFÍA RECOMENDADA

Friedman DS et al: Prevalence of age-related macular degeneration in the US, *Arch Ophthalmol* 122(4):564, 2004.

Gottlieb JL: Age-related macular degeneration, *JAMA* 288:2233, 2002.

Jonas, JB: Verteporfin theory of subfoveal chorordial neovascularization in age-related macular degeneration, *Am J Ophthalmol* 133(6):F57, 2002.

Liu M, Regillo CD: A review of treatments for macular degeneration: a synopsis of currently approved treatments and ongoing clinical trials, *Curr Opin Ophthalmol* 15(3):221, 2004.

Makenzie PJ, Chang TS: ETN assessment of vision-related emotion in patients with age related macular degeneration, *Ophthalmology* 109(4):720, 2002.

Ting TD et al: Decreased visual acuity associated with cystoid macular edema in neovascular or age-related macular degeneration, *Arch Ophthamol* 120(6):731, 2002.

AUTOR: **MELVYN KOBY, M.D.**

INFORMACIÓN BÁSICA

DEFINICIÓN

El delirium tremens es un cuadro debido a la hiperactividad del sistema nervioso central que se produce tras el cese de la ingesta alcohólica. El intervalo de tiempo es variable; aunque por lo general se produce en bebedores importantes tras una semana de disminuir o interrumpir la ingesta alcohólica y puede durar de 1 a 3 días.

SINÓNIMOS

Síndrome de abstinencia alcohólica.
DT.
Delirio alcohólico.

CÓDIGO CIE-9CM
291.00 Delirio por abstinencia alcohólica

EPIDEMIOLOGÍA Y DEMOGRAFÍA

INCIDENCIA (EN EE.UU.): Hasta 500.000 casos anuales.
PREDOMINIO POR SEXOS: Varones.
INCIDENCIA MÁXIMA: A partir de la tercera década de la vida.
GENÉTICA: Es más frecuente en pacientes que poseen familiares alcohólicos.

SÍNTOMAS Y SIGNOS

- Al principio: ansiedad, insomnio, temblor.
- En etapas tempranas: taquicardia, sudoración, anorexia, agitación, cefalea, molestias GI.
- En etapas tardías: convulsiones, alucinaciones visuales, delirio.

ETIOLOGÍA

Alcoholismo.

DIAGNÓSTICO

DIAGNÓSTICO DIFERENCIAL

Descarte patologías coexistentes, traumatismos y toxicomanías.

VALORACIÓN

- Evalúe los síntomas con frecuencia (las alucinaciones, el temblor, la sudoración, la agitación, la orientación).
- La escala del instituto clínico para la valoración del síndrome de abstinencia alcohólica (CIWA-A) puede emplearse para valorar la gravedad del cuadro. Evalúa los siguientes 10 puntos:
  1. Nausea.
  2. Temblor.
  3. Hiperactividad autonómica.
  4. Ansiedad.
  5. Agitación.
  6. Trastornos táctiles.
  7. Trastornos visuales.
  8. Trastornos auditivos.
  9. Cefalea.
  10. Desorientación.
  La puntuación máxima es 67. Cuando el índice CIWA-A es ≥8, se suele pautar lorazepam a dosis de 2-4 mg/hora.

PRUEBAS DE LABORATORIO

- Electrólitos.
- Valoración frecuente de la glucemia.
- Despistaje de otras toxicomanías.

DIAGNÓSTICO POR IMAGEN

TC cefálica si existen antecedentes de traumatismo craneoencefálico.

TRATAMIENTO

TRATAMIENTO NO FARMACOLÓGICO

Tras la resolución del cuadro agudo, derive al paciente a un centro de desintoxicación.

TRATAMIENTO AGUDO

1. Ingrese al paciente en un centro de desintoxicación donde pueda ser vigilado estrechamente.
2. Controle los signos vitales cada 30 minutos (realice una exploración neurológica si lo considera necesario).
3. Si debe inmovilizar al paciente, emplee las posiciones de decúbito lateral o decúbito prono.
4. Dieta absoluta: si existe distensión abdominal puede ser necesario el empleo de una sonda NG, aunque no debe utilizarse de rutina.
5. Hidratación enérgica (4-6 litros de suero glucosado i.v./día) con reposición de Na^+, K^+, PO_4^{3-} y Mg^{2+}.
6. Vitaminas: tiamina 100 mg i.v./día.
   La dosis inicial de tiamina debe administrarse antes que la dextrosa i.v. Pueden añadirse complejos vitamínicos a las soluciones de fluidoterapia.
7. Sedación.
   a. Inicialmente: 2-5 mg de lorazepam (i.m. o i.v., según necesidades).
   b. Mantenimiento (dosis individualizada): 50-100 mg de clordiacepóxido, v.o./4-6 horas; 2 mg de lorazepam v.o./4 horas o 5-10 mg de diazepam v.o./8 horas; suspenda alguna dosis o reduzca las posteriores si aparecen signos de sedación excesiva.
   c. El midazolam también resulta efectivo para tratar el DT. La rapidez del comienzo de su acción (la sedación aparece a los 2-4 minutos de su administración i.v.) y su corta duración (30 minutos aproximadamente) lo convierten en un fármaco ideal para su administración mediante infusión continua.
8. Tratamiento anticonvulsivante: cuando el cuadro convulsivo se prolonga, la administración i.v. de 2,5 mg de diazepam hasta la resolución del mismo puede resultar una medida beneficiosa (vigile la aparición de depresión respiratoria o hipotensión). Como alternativa al diazepam puede emplearse 1-2 mg/2 horas de lorazepam i.v. Las convulsiones del síndrome de abstinencia suelen ser autolimitadas y no precisan tratamiento. No se recomienda utilizar fenitoína u otros anticonvulsivantes para el tratamiento puntual de las convulsiones que pueden producirse en el síndrome de abstinencia alcohólica.
9. Diagnostique y trate las patologías médicas, quirúrgicas o psiquiátricas concomitantes.

TRATAMIENTO CRÓNICO

Alcohólicos anónimos posee la mayor tasa de éxito para superar la adicción, aunque los resultados siguen siendo decepcionantes.

PRONÓSTICO

Remita al paciente a un programa de desintoxicación.

DERIVACIÓN

Si existe un cuadro de arritmias cardíacas importante o si se produce un cuadro de dificultad respiratoria.

OTRAS CONSIDERACIONES

COMENTARIOS

El paciente puede sufrir un desenlace fatal si no se trata adecuadamente. La tasa de mortalidad en los pacientes que no reciben asistencia médica es del 15%.

BIBLIOGRAFÍA RECOMENDADA

Kosten TR, O'Connor PG: Management of drug and alcohol withdrawal, *N Engl J Med* 348:1786, 2003.

AUTOR: **FRED F. FERRI, M.D.**

INFORMACIÓN BÁSICA

DEFINICIÓN

Enfermedad neurodegenerativa que cursa fundamentalmente con demencia y que se acompaña o se sigue de parkinsonismo.

SINÓNIMOS

Enfermedad con cuerpos de Lewy difusos, demencia con parkinsonismo.

CÓDIGO CIE-9CM

331.82 Demencia con cuerpos de Lewy (DCL)

EPIDEMIOLOGÍA Y DEMOGRAFÍA

- Hoy en día se considera que es la segunda demencia degenerativa primaria más frecuente, encontrándose en el 10-15% de las necropsias.
- La prevalencia estimada a los 65 años es del 0,7%, mientras que a los 85 años la prevalencia asciende al 5%.

SÍNTOMAS Y SIGNOS

- Lo habitual es que la aparición de la demencia anteceda al parkinsonismo en meses o años. A veces éste aparece antes, en cuyo caso existe un solapamiento clínico entre la DCL y la enfermedad de Parkinson con demencia (EPD). Existe controversia acerca de si ambas forman parte de la misma enfermedad, ya que los hallazgos anatomopatológicos son bastante similares.
- El cuadro de demencia es parecido al del Alzheimer. Las alucinaciones visuales tempranas (no relacionadas con dopaminérgicos) se presentan hasta en el 80% de los casos y son uno de los signos que diferencian esta enfermedad de la EA. Por lo general, son elaboradas y detalladas.
- Las fluctuaciones del comportamiento, en cuanto a la atención y a la agilidad mental, forman parte de la presentación. Pueden aparecer de forma aguda (diagnóstico diferencial con la demencia vascular asociada a un accidente cerebrovascular). Estas fluctuaciones pueden durar horas o días.
- El parkinsonismo suele ser simétrico y axial, con escaso temblor pero con alteración de la marcha e inestabilidad postural.
- Parkinsonismo no ubicuo; presente hasta en el 25% de los casos diagnosticados en necropsias de pacientes con signos leves o sin constancia en la historia.
- Las alteraciones de la fase de movimientos oculares rápidos (REM) del sueño son frecuentes, así como otros trastornos del sueño relacionados.

ETIOLOGÍA

- Desconocida. Se cree que la DCL está producida por una alteración del procesamiento de la alfa-sinucleína, que se traduce en la acumulación intraneuronal de la proteína.
- Los cuerpos de Lewy son inclusiones intracelulares eosinofílicas que contienen alfa-sinucleína y ubiquitina, aunque se desconoce si juegan un papel patogénico.

DIAGNÓSTICO

DIAGNÓSTICO DIFERENCIAL

- EPD: se diferencia de la DCL en que la demencia suele preceder al parkinsonismo. Puede emplearse la regla arbitraria «del año» para diferenciarlas, ya que si la demencia se presenta en el primer año tras la aparición del parkinsonismo, el diagnóstico más probable es de DCL.
- Enfermedad de Alzheimer (EA): se diferencia porque en la DCL destacan las alucinaciones visuales y el parkinsonismo.
- Síndromes parkinsonianos atípicos (la atrofia multisistémica, la parálisis supranuclear progresiva, la degeneración corticobasal). Estos síndromes presentan características que no se observan en la DCL, como la degeneración cerebelosa, la parálisis supranuclear de la mirada o la apraxia asimétrica de las extremidades.
- Demencia vascular: se diferencia de la DCL en que a pesar de las fluctuaciones del comportamiento, no existen claros antecedentes de ACV múltiples.
- Demencia frontotemporal (DFT), también conocida como enfermedad de Pick.
- Enfermedad de Creutzdfeldt-Jacob (ECJ): suele ser más rápidamente progresiva, puede presentar signos y síntomas cerebelosos y a menudo se acompaña de alteraciones características en el EEG.
- Delirio de origen farmacológico/metabólico/tóxico.

VALORACIÓN

- El diagnóstico sobre todo es clínico.
- Aunque la demencia puede ser parecida a la de la EA, las exploraciones neuropsicológicas pueden poner de manifiesto trastornos visuales-espaciales y fronto-subcorticales marcados, más típicos de la DCL.

PRUEBAS DE LABORATORIO

- Los análisis de sangre rutinarios son normales, pero deben realizarse para descartar otras causas de demencia tratables (p. ej., TSH, B_{12}). Si existen fluctuaciones del comportamiento hay que descartar una causa metabólica en el delirio.
- El estudio del LCR es normal, un dato útil en los casos más rápidamente progresivos en los que se sospeche la ECJ.
- En los casos en los que existan fluctuaciones del comportamiento, el EEG es útil para diagnosticar estados epilépticos subclínicos u otros signos de actividad convulsiva, o si se sospecha la ECJ.

DIAGNÓSTICO POR IMAGEN

- La RM cerebral es útil para descartar ACV previos que sugieran un origen vascular de la demencia. Si el comportamiento se altera de forma aguda, estaría indicada una RM por difusión para descartar un accidente cerebrovascular agudo.
- Las técnicas de neurodiagnóstico por imagen convencionales no son útiles en la DCL. Las técnicas funcionales como la PET o la SPECT son prometedoras pero no existen indicaciones claras ni se encuentran disponibles de modo rutinario.

TRATAMIENTO

TRATAMIENTO NO FARMACOLÓGICO

Pueden resultar beneficiosos los tratamientos físicos u ocupacionales tanto para los pacientes como para sus cuidadores.

TRATAMIENTO AGUDO

No existe ninguno disponible.

TRATAMIENTO CRÓNICO

- El tratamiento del parkinsonismo con levodopa puede resultar parcialmente útil, pero debido al riesgo de alucinaciones, se recomienda la dosis efectiva más baja.
- Los inhibidores de la colinesterasa son moderadamente eficaces frente a los trastornos cognitivos (posiblemente más eficaces que en la EA), las alucinaciones, los trastornos del sueño y la ansiedad.
- Los antipsicóticos resultan beneficiosos en el tratamiento de las alucinaciones, sin embargo, deben evitarse los neurolépticos más antiguos y utilizar los antipsicóticos «atípicos» más modernos, a dosis bajas.

PRONÓSTICO

La mediana de supervivencia es similar a la de la EA.

DERIVACIÓN

A neurología general, a neurología especializada en demencias, o a un centro especializado en trastornos del movimiento.

OTRAS CONSIDERACIONES

COMENTARIOS

- Los trastornos conductuales de la fase REM del sueño son comunes en la DCL, pero poco frecuentes en la enfermedad de Alzheimer y en la demencia frontotemporal.
- Los pacientes con DCL son muy propensos a sufrir reacciones extrapiramidales con los neurolépticos tradicionales. Se observan reacciones de hipersensibilidad hasta en el 50% de los pacientes.

PREVENCIÓN

No existe ninguna medida preventiva conocida.

EDUCACIÓN DEL PACIENTE/FAMILIA

Existen páginas web que abordan los trastornos del movimiento, con información sobre diversos trastornos así como enlaces con grupos de apoyo y foros de debate.

BIBLIOGRAFÍA RECOMENDADA

McKeith I et al: Dementia with Lewy bodies, *Lancet Neurol* 3(1):19, 2004.
Rossor M: Primary degenerative dementia. In Bradley W et al (eds): *Neurology in Clinical Practice,* ed 3, Boston, 2000, Butterworth-Heinemann.

AUTOR: **DAVID P. WILLIAMS, M.D.**

INFORMACIÓN BÁSICA

DEFINICIÓN

La dermatitis atópica es una erupción de origen genético, de carácter pruriginoso y asociada con antecedentes familiares de manifestaciones alérgicas (atopia).

SINÓNIMOS

Neurodermatitis atópica.
Eczema atópico.

CÓDIGO CIE-9CM

691.8 Dermatitis atópica

EPIDEMIOLOGÍA Y DEMOGRAFÍA

- La incidencia es de 5-25 casos/1.000 habitantes.
- La incidencia es máxima en la población pediátrica (5-10%). Representa el 4% de las consultas pediátricas.
- En el 85% de los casos se presenta antes de los 5 años.
- Más del 50% de los niños con dermatitis atópica generalizada sufren asma y rinitis alérgica a la edad de 13 años.
- La concordancia en los gemelos monocigóticos es del 86%.

SÍNTOMAS Y SIGNOS

- La dermatitis atópica carece de signos cutáneos específicos y posee una gran variedad de presentaciones: desde una leve reacción eczematosa en las áreas de pliegues hasta el eritroderma.
- Las lesiones principales son consecuencia del rascado provocado por el prurito crónico. Esto modifica la superficie cutánea, dando lugar a liquenificación, piel seca y escamosa y enrojecimiento.
- Las lesiones aparecen típicamente en cuello, cara, porción superior del tronco, y en las flexuras de los codos y las rodillas (en las áreas de flexión de las extremidades se presenta con un carácter simétrico).
- Las zonas afectadas presentan xerosis, engrosamiento, decoloración, formación de ampollas y supuración.
- Las lesiones papulares se suelen encontrar en las fosas poplítea y antecubital.
- En los niños las placas de descamación, rojizas a menudo, se limitan al área de las mejillas, a la región perioral y a la zona perinasal.
- La inflamación en las zonas de pliegues y la liquenificación cutánea son dos formas de presentación muy frecuentes en la población pediátrica.
- El rascado continuo puede dar lugar a zonas de hiperpigmentación o hipopigmentación (más frecuente en la población de raza negra).
- En los adultos la presentación más frecuente es la aparición de lesiones descamativas con enrojecimiento en la superficie dorsal de las manos o entre los dedos. También puede encontrarse supuración y formación de costras.
- Pueden producirse infecciones cutáneas secundarias por *S. aureus*, dermatofitosis y por el virus del herpes simple.

ETIOLOGÍA

Desconocida. Pueden participar la activación excesiva de los linfocitos T, la inmunidad celular deficiente y la sobreproducción de IgE por parte de los linfocitos B.

DIAGNÓSTICO

DIAGNÓSTICO DIFERENCIAL

- Sarna.
- Psoriasis.
- Dermatitis herpetiforme.
- Dermatitis de contacto.
- Fotosensibilidad.
- Dermatitis seborreica.
- Candidiasis.
- Liquen crónico simple.
- Otras: síndrome de Wiskott-Aldrich, fenilcetonuria, micosis fungoide, ictiosis, dermatitis por el VIH, eczema no numular, histiocitosis X.

VALORACIÓN

El diagnóstico se basa en la presencia de tres características mayores y tres menores de entre las siguientes.

CARACTERÍSTICAS MAYORES:

- Prurito.
- Antecedentes familiares o personales de atopia: asma, rinitis alérgica, dermatitis atópica.
- Afectación facial y de las áreas de extensión en los lactantes y los niños.
- Liquenificación en las áreas de pliegues en los adultos.

CARACTERÍSTICAS MENORES:

- Elevación de la IgE.
- Acentuación perifolicular del eczema.
- Conjuntivitis de repetición.
- Ictiosis.
- Eczema del pezón.
- Intolerancia a la lana.
- Infección cutánea por *S. aureus* o por el virus del herpes simple.
- Intolerancias alimentarias.
- Dermatitis de las manos (irritantes no alergénicos).
- Palidez facial, eritema facial.
- Queilitis.
- Dermografismo blanco.
- Edad de presentación temprana (después del segundo mes de vida).

PRUEBAS DE LABORATORIO

- Las pruebas de laboratorio generalmente carecen de utilidad.
- En el 80-90% de los casos de dermatitis atópica existe una elevación de los niveles de IgE.
- La eosinofilia sérica se correlaciona con la gravedad de la enfermedad.

TRATAMIENTO

TRATAMIENTO NO FARMACOLÓGICO

Evitar los factores desencadenantes:
- Cambios repentinos de temperatura, sudoración, sequedad en el invierno.
- Contacto con irritantes (lana, cosméticos, jabones y detergentes, tabaco).
- Alimentos que precipiten exacerbaciones (p. ej., huevos, cacahuetes, pescado, soja, trigo, leche).
- Situaciones estresantes.
- Alergenos y polvo.
- Lavado excesivo de las manos.
- Mantener cortas las uñas para evitar lesiones por rascado.

GENERAL

- Para evitar la xerosis pueden emplearse emolientes. En caso de gran afectación pueden aplicarse mediante oclusión.
- Los esteroides tópicos (p. ej., hidrocortisona al 1-2,5%) pueden ser útiles. En los casos más avanzados hay que recurrir a los de potencia intermedia (p. ej., triamcinolona, fluocinolona) y limitar los más potentes (p. ej., betametasona, desoximetasona, clobetasol) a los casos más graves.
- Crema de pimecrolimus al 1% aplicada 2 veces/día. Es un compuesto no esteroideo con propiedades antiinflamatorias al bloquear la producción de citocinas por parte de los linfocitos T activados. Es muy eficaz y carece de los efectos secundarios de los esteroides tópicos.
- La pomada de tacrolimus al 0,03-0,1% aplicada 2 veces/día representa otra alternativa a los esteroides tópicos. No produce atrofia cutánea y puede ser especialmente útil en cara y cuello. Este macrólido reduce la activación de los linfocitos T, inhibe la liberación de mediadores de la inflamación por parte de los mastocitos cutáneos y de los basófilos y suprime las respuestas humoral y mediada por células.
- Los antihistamínicos orales (p. ej., la hidroxizina, la difenhidramina) son eficaces para controlar el prurito y proporcionan un efecto sedante, favoreciendo un sueño tranquilo e impidiendo el rascado durante el sueño. La doxepina y otros antidepresivos tricíclicos también poseen un efecto antihistamínico, inducen el sueño y reducen el prurito.
- La prednisona v.o., la triamcinolona i.m., el método de Goeckerman y el método PUVA suelen reservarse para los casos más graves.
- El metotrexato, la ciclosporina, la azatioprina y los esteroides sistémicos se emplean en ocasiones para los casos más resistentes.

PRONÓSTICO

- La enfermedad suele curarse en el 40% de los casos al llegar a la edad adulta.
- El curso de la enfermedad en la mayor parte de los pacientes se caracteriza por remisiones y brotes intermitentes.

BIBLIOGRAFÍA RECOMENDADA

Barnetson RC, Rogers M: Childhood atopic eczema, *BMJ* 324(7350):1376, 2002.
Ong et al: Endogenous antimicrobial peptides and skin infections in atopic dermatitis, *N Engl J Med* 347:1151, 2002.

AUTOR: **FRED F. FERRI, M.D.**

INFORMACIÓN BÁSICA

DEFINICIÓN

La dermatitis de contacto es una inflamación cutánea aguda o crónica, generalmente de tipo eczematoso, debida a la exposición a sustancias medioambientales. Puede subdividirse en una forma «irritativa» (alteración epidérmica física y química, no inmunológica) y una forma «alérgica» (reacción de hipersensibilidad retardada).

SINÓNIMOS

Dermatitis de contacto irritativa.
Dermatitis de contacto alérgica.

CÓDIGO CIE-9CM
692 Dermatitis de contacto y otros eczemas

EPIDEMIOLOGÍA Y DEMOGRAFÍA

- El 20% de todos los casos de dermatitis en los niños son dermatitis de contacto alérgicas.
- La dermatitis por Rhus (la hiedra venenosa, el roble venenoso y el zumaque venenoso) es el tipo de dermatitis de contacto más frecuente.
- Los jabones, los detergentes y los solventes orgánicos son causas frecuentes de dermatitis de contacto irritativa.

SÍNTOMAS Y SIGNOS

DERMATITIS DE CONTACTO IRRITATIVA:
- La exposición leve puede dar lugar a xerosis, eritema y formación de fisuras en el área afectada (p. ej., en la dermatitis irritativa debida a la exposición al jabón se ven afectadas las manos, mientras que en la dermatitis irritativa debida a la exposición prolongada a los pañales mojados, el área lesionada es la genital).
- La exposición crónica da lugar a una inflamación eczematosa.

DERMATITIS DE CONTACTO ALÉRGICA:
- La dermatitis por hiedra venenosa puede dar lugar a un cuadro vesicular y ampolloso, con las clásicas lesiones lineales (como resultado del arrastre de las resinas sobre la superficie cutánea durante el rascado).
- Las lesiones presentan un patrón asimétrico y pueden acompañarse de prurito, quemazón y escozor.
- La piel afectada se encuentra eritematosa, caliente al tacto, inflamada, y puede confundirse con una celulitis.

ETIOLOGÍA

- De la dermatitis de contacto irritativa: el cemento (en los trabajadores de la construcción), el caucho, el polen de ambrosía, el malatión (en los agricultores), las mondaduras de naranja o limón (en los jefes de cocina o los camareros), los tintes capilares, los champús (en las esteticistas), los guantes de caucho (en los médicos o el personal de quirófano).
- De la dermatitis de contacto alérgica: la hiedra venenosa, el roble venenoso, el zumaque venenoso, el caucho (dermatitis por contacto al calzado), el níquel (joyas), el bálsamo de Perú (dermatitis de la cara y las manos), la neomicina, el formaldehído (cosméticos).

DIAGNÓSTICO

DIAGNÓSTICO DIFERENCIAL

- Impétigo.
- Líquen crónico simple.
- Dermatitis atópica.
- Eczema numular.
- Dermatitis seborreica.
- Psoriasis.
- Sarna.

VALORACIÓN

- Anamnesis: forma de aparición (aguda o gradual), número de exposiciones, presentación clínica, historia profesional.
- Exploración física: la dermatitis de contacto en el cuello puede deberse a collares, perfumes, lociones para después del afeitado; la afectación axilar suele ser secundaria a desodorantes o a prendas de vestir; la dermatitis facial puede deberse a cosméticos, alergenos aerotransportados o lociones para después del afeitado.

PRUEBAS DE LABORATORIO

- Las pruebas epicutáneas resultan de utilidad para confirmar el diagnóstico de dermatitis de contacto. Están especialmente indicadas cuando la inflamación persiste a pesar de un tratamiento tópico adecuado y de evitar el presunto agente etiológico. Estas pruebas deben evitarse en la dermatitis de contacto irritativa, ya que esta entidad no es una reacción inflamatoria de mecanismo inmune.
- La tinción de Gram o el cultivo sólo están indicados en los casos en los que se sospeche una infección secundaria o impétigo.

TRATAMIENTO

TRATAMIENTO NO FARMACOLÓGICO

Evite los presuntos alergenos.

TRATAMIENTO AGUDO

- En los casos de exposición a la hiedra venenosa, el roble venenoso o el zumaque venenoso resulta de utilidad eliminar la sustancia irritante mediante el lavado cutáneo sólo con agua o con un jabón suave en los 15 minutos siguientes a la exposición.
- En la fase ampollosa aguda es eficaz la aplicación de compresas de agua fría durante 20-30 minutos, 5-6 veces al día, durante las primeras 72 horas.
- Los corticoides orales (p. ej., 20 mg de prednisona/12 horas, durante 6-10 días) suelen reservarse para los casos de dermatitis grave más extendida.
- Los esteroides i.m. se emplean en los casos graves y en los pacientes que requieren esteroides orales pero que no los toleran v.o.
- Los antihistamínicos orales (p. ej., la hidroxizina, 25 mg/6 horas) controlan el prurito, especialmente por la noche. La loción de calamina también resulta de utilidad para el control del prurito, sin embargo, puede producir una xerosis excesiva.
- Los baños con avena coloidal también pueden proporcionar un alivio sintomático.
- Los pacientes con eritema leve o moderado pueden responder a los geles o cremas de esteroides tópicos.
- Los pacientes con alergia al calzado deben cambiarse de calcetines al menos una vez al día. La aplicación de solución de hexahidrato de cloruro de aluminio al 20% también contribuye al control de la sudoración.
- Los pacientes con alergia al caucho que deban emplear guantes quirúrgicos deberían emplear guantes hipoalergénicos.

PRONÓSTICO

La dermatitis de contacto alérgica suele resolverse en 2-4 semanas si se evita la reexposición al alergeno.

DERIVACIÓN

Las pruebas epicutáneas se reservan a pacientes seleccionados (v. Pruebas de laboratorio).

OTRAS CONSIDERACIONES

COMENTARIOS

- Deben evitarse las compresas de esteroides de adquisición sin receta ya porque por lo general, proporcionan una cantidad de medicación inadecuada.

AUTOR: **FRED F. FERRI, M.D.**

INFORMACIÓN BÁSICA

DEFINICIÓN

La dermatitis herpetiforme (DH) es una enfermedad cutánea crónica y poco frecuente caracterizada por una erupción vesicular y pruriginosa, que se acompaña de un intenso escozor. Se asocia estrechamente a la enteropatía sensible al gluten. El 20-70% de los pacientes con dermatitis herpetiforme presenta síntomas gastrointestinales, mientras que aproximadamente el 10% de los pacientes con enfermedad celíaca sufrirá una dermatitis herpetiforme.

CÓDIGO CIE-9CM

694.0 Dermatitis herpetiforme

EPIDEMIOLOGÍA Y DEMOGRAFÍA

PREVALENCIA (EN EE.UU.): 11,2 casos/100.000 habitantes. La prevalencia de la enfermedad celíaca en la población adulta es de 1/133 adultos.
PREDOMINIO POR EDADES: Tercera y cuarta décadas de la vida.
DISTRIBUCIÓN POR SEXOS: La enfermedad es algo más frecuente en los varones.
DISTRIBUCIÓN RACIAL: La enfermedad no suele presentarse en la población afroamericana ni en los asiáticos.
GENÉTICA: En el 90% de los pacientes con enfermedad celíaca con o sin DH se encuentra presente un tipo específico de antígeno HLA, el DQ2. En el 10% restante se puede encontrar el HLA-DQ8. El HLA-DQ2 se observa en el 16-18% de la población general. El 11% de los pacientes con DH posee un familiar de primer grado con DH o con enfermedad celíaca.

SÍNTOMAS Y SIGNOS

- Inicialmente el cuadro se caracteriza por vesículas pruriginosas acompañadas de escozor que suelen presentarse agrupadas (de ahí el término «herpetiforme») (v. fig. 1-63).
- Las lesiones se distribuyen simétricamente sobre las superficies extensoras de los codos, las rodillas, el cuero cabelludo, el área nucal, los hombros, las nalgas y rara vez en la boca.
- Con el tiempo pueden evolucionar a lesiones papulares urticariformes (menos frecuentemente bullas) asociadas con un intenso escozor.
- En el 53% de los pacientes se encuentran defectos del esmalte en la dentición permanente, similares a los observados en los pacientes con enfermedad celíaca.

DIAGNÓSTICO

El diagnóstico se confirma anatomopatológicamente demostrando los depósitos de IgA a lo largo de la membrana basal subepidérmica en el extremo de las papilas dérmicas, un signo diagnóstico específico de la DH.

DIAGNÓSTICO DIFERENCIAL

- Dermatosis bullosa lineal IgA (no asociada con la enteropatía sensible al gluten).
- Infección por el virus del herpes simple.
- Infección por el virus del herpes zóster.
- Eritema multiforme bulloso.
- Penfigoide bulloso.

VALORACIÓN

Una historia de diarrea crónica junto a una erupción vesicular pruriginosa es muy sugestiva del diagnóstico de esta enfermedad.

PRUEBAS DE LABORATORIO

- La biopsia cutánea se emplea para realizar estudios de inmunofluorescencia. El diagnóstico de confirmación se obtiene al encontrar depósitos de IgA a lo largo de la membrana basal subepidérmica. Más del 90% de los pacientes presenta depósitos granulares o fibrilares de IgA en las papilas dérmicas. Debido al carácter focal de los depósitos puede ser necesario obtener múltiples muestras. La biopsia debe obtenerse de la piel sana adyacente, ya que el proceso ampolloso puede destruir los depósitos diagnósticos de IgA.
- Estudio de anticuerpos circulantes:
  1. Anticuerpos IgA antiendomisio: se encuentran en cerca del 70% de los pacientes con erupción cutánea y que no siguen una dieta sin gluten; en el 100% de los pacientes con erupción cutánea y aplanamiento de la mucosa intestinal de grado 3 o 4; así como en el 100% de los pacientes con enfermedad celíaca no tratada. Los niveles desaparecen por completo cuando se elimina la ingesta de gluten durante 3 meses.
  2. Anticuerpos IgA antigliadina: se encuentran en el 66% de los pacientes. También se encuentran en los pacientes con pénfigo o penfigoide.
  3. Anticuerpo IgA anti reticulina: se encuentran en el 36% de los pacientes con DH.
  4. Anticuerpos antitransglutaminasa tisular: se encuentran niveles elevados en los pacientes con DH en comparación con los pacientes que presenten enfermedades cutáneas o intestinales no relacionadas con la DH.

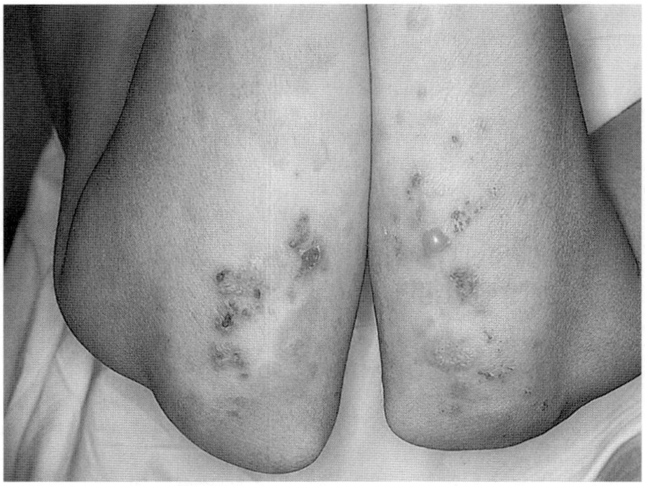

FIGURA 1-63   La dermatitis herpetiforme es una enfermedad ampollosa mediada por un mecanismo inmunológico. Existe una asociación estrecha entre la dermatitis herpetiforme y los antígenos HLA-B8 y DR3. La enteropatía sensible al gluten es un hallazgo asociado con frecuencia. Las lesiones se encuentran agrupadas (de ahí el término herpetiforme) y son muy pruriginosas. (De Callen JP [ed.]: *Color atlas of dermatology*, 2.ª ed., Filadelfia, 2000, WB Saunders.)

TRATAMIENTO

El tratamiento farmacológico se reserva para aquellos pacientes que presenten una gran sintomatología. Los síntomas a menudo se alivian de modo espectacular a las pocas horas o días tras instaurar el tratamiento médico.

TRATAMIENTO AGUDO

TRATAMIENTO FARMACOLÓGICO

- Dapsona: la dosis inicial es de 100-150 mg/día, v.o. El prurito y el escozor mejoran en 12-48 horas y se interrumpe la aparición de nuevas lesiones. La dosis se ajusta a la cantidad más baja que proporcione un alivio adecuado, que por lo general ronda los 50-200 mg/día; aunque algunos pacientes pueden precisar 25 mg/día y en otros pueden ser necesarios 400 mg/día. En los primeros meses del tratamiento puede presentarse una neuropatía motora periférica. Las manifestaciones más frecuentes son las parestesias y la debilidad de las zonas distales de las extremidades superiores e inferiores, así como el pie caído. Los síntomas mejoran lentamente a lo largo de meses o años después de interrumpir el tratamiento con dapsona. En todos los pacientes que reciben tratamiento con dapsona se produce cierto grado de hemólisis, anemia y metahemoglobinemia. Los pacientes con riesgo de padecer un déficit de G6PD deben someterse a pruebas de detección de los niveles de dicha enzima antes de iniciar el tratamiento, ya que la dapsona puede producir una anemia hemolítica grave en estos pacientes. El probenecid bloquea la eliminación renal de dapsona y la rifampicina favorece su aclaramiento.
- Sulfapiridina. La dosis inicial es de 500 a 1.500 mg/día. La sulfapiridina no produce neuropatía, pero puede dar lugar a cuadros de agranulocitosis y anemia aplásica. Los pacientes con deficiencia de G6PD también pueden sufrir crisis hemolíticas graves.

- Tetraciclina: se han descrito resultados positivos con 500 mg de tetraciclina/día o cada 8 horas y con 100 mg de minociclina v.o./12 horas. La interrupción del tratamiento se acompañó de un rebrote de la erupción cutánea.
- Nicotinamida: se han descrito resultados positivos tras la administración de 500 mg de nicotinamida v.o./8-12 horas. La interrupción del tratamiento se acompañó de un rebrote de la erupción cutánea.
- *Esteroides tópicos*: pueden resultar útiles pero su uso prolongado puede causar irritación y atrofia cutánea.
- Los fármacos antiinflamatorios no esteroideos y el yodo pueden empeorar la inflamación cutánea.

TRATAMIENTO NO FARMACOLÓGICO

- Dieta sin gluten: su mantenimiento durante al menos 6 meses permite a la mayor parte de los pacientes comenzar a reducir o interrumpir el tratamiento con sulfonas. Se recomienda mantener la dieta durante 2 años antes de suspender la medicación. Aunque la arquitectura de las vellosidades intestinales mejora, los síntomas y las lesiones recurren en 1-3 semanas si se vuelve a una dieta normal. La dieta debe mantenerse de forma indefinida en la mayor parte de los pacientes. El gluten se encuentra presente en todos los cereales excepto en el arroz y el maíz.
- Dieta elemental: existen otros factores dietéticos que también pueden ser importantes en la dermatitis herpetiforme. Los antígenos estimulan la producción de anticuerpos dando lugar a la formación de inmunocomplejos. La mayor parte de los antígenos que provocan una respuesta inmune humoral son proteínas. Por tanto, una dieta elemental, sin proteínas complejas, es más probable que no contenga los principales antígenos. Una dieta compuesta por aminoácidos, grasas y carbohidratos puede producir una rápida mejoría, permitiendo la reducción de la dosis de dapsona en 2 semanas.

TRATAMIENTO CRÓNICO
Dieta sin gluten.

DERIVACIÓN
Al dermatólogo para realizar una biopsia cutánea.

OTRAS CONSIDERACIONES

- Los pacientes con dermatitis herpetiforme presentan una mayor incidencia de padecer otras enfermedades autoinmunes como las enfermedades tiroideas, la diabetes mellitus tipo 1, el lupus eritematoso sistémico, el vitíligo y el síndrome de Sjögren.
- Se han descrito casos de linfoma del intestino delgado y de linfomas no intestinales en los pacientes con dermatitis herpetiforme y enfermedad celíaca.
- La dermatosis ampollosa IgA lineal no se asocia con la enteropatía sensible al gluten ni con los anticuerpos IgA antiendomisiales.

BIBLIOGRAFÍA RECOMENDADA

Dieterich W et al: Antibodies to tissue Transglutaminase as serologic markers in patients with dermatitis herpetiformis, *J Invest Dermatol* 113(1):133, 1999.

Kosann MK: Dermatitis herpetiformis, *Dermatology Online Journal* 9(4):8, 2003.

Zone JJ et al: Warning: bread may be harmful to your health, *Journal of the American Academy of Dermatology* 51(1 Suppl):S27, 2004.

AUTOR: **IRIS L. TONG, M.D.**

INFORMACIÓN BÁSICA

DEFINICIÓN

La dermatitis por estasis se refiere a una enfermedad cutánea inflamatoria de las extremidades inferiores, observada habitualmente en pacientes con insuficiencia venosa crónica (fig. 1-64).

CÓDIGO CIE-9CM
459.81 Dermatitis por estasis

EPIDEMIOLOGÍA Y DEMOGRAFÍA

- La dermatitis por estasis afecta con mayor frecuencia a los ancianos.
- Es raro observarla a los 50 años de edad.
- Se estima que afecta hasta al 6-7% de los pacientes >50 años.
- Afecta más a mujeres que a varones, quizás por el agravamiento del deterioro venoso de las extremidades inferiores con la gestación.

SÍNTOMAS Y SIGNOS

- Inicio insidioso.
- Prurito.
- Edema crónico, descrito en general como escleredema, ya que la dermatitis por estasis se asocia patológicamente con fibrosis dérmica.
- Eritema.
- Descamación.
- Parches eczematosos.
- Habitualmente localizado sobre la porción medial del maléolo.
- Pueden producirse cambios pigmentarios progresivos, como consecuencia de la extravasación de eritrocitos y del depósito de hemosiderina hacia el tejido cutáneo.
- Pueden producirse infecciones secundarias.

ETIOLOGÍA

- Se cree que la dermatitis por estasis se produce como resultado directo de cualquier agresión o lesión sobre el sistema venoso de las extremidades inferiores, y que da lugar a una insuficiencia venosa, como:
  1. Trombosis venosa profunda.
  2. Traumatismo.
  3. Gestación.
  4. Extirpación de venas varicosas.
  5. Extirpación de una vena en pacientes que precisan una derivación arterial coronaria con injerto.

- La insuficiencia venosa da lugar a una hipertensión venosa, que causa la inflamación de la piel y la sintomatología anteriormente mencionada.

DIAGNÓSTICO

El diagnóstico de la dermatitis por estasis se realiza fundamentalmente mediante la historia detallada y la exploración física.

DIAGNÓSTICO DIFERENCIAL

- Dermatitis de contacto.
- Dermatitis atópica.
- Celulitis.
- Tiña dermatofítica.
- Mixedema pretibial.
- Eczema numular.
- Liquen simple crónico.
- Xerosis.
- Eczema asteatótico.
- Trombosis venosa profunda.

VALORACIÓN

La valoración de un paciente con dermatitis por estasis se centra en descartar posibles causas con riesgo vital (p. ej., trombosis venosa profunda) y complicaciones (p. ej., celulitis y sepsis).

PRUEBAS DE LABORATORIO

Las pruebas hematológicas no suelen ser de gran ayuda a menos que exista una infección secundaria.

DIAGNÓSTICO POR IMAGEN

- La radiografía, TC y RM no suelen ser de gran ayuda.
- Los estudios Doppler están indicados en cualquier paciente con sospecha de trombosis venosa profunda.

TRATAMIENTO

TRATAMIENTO NO FARMACOLÓGICO

- Elevación de la pierna.
- Medias de compresión con un gradiente de al menos 30-40 mmHg.
- En lesiones cutáneas exudativas es útil cambiar los apósitos mojados por otros secos.

TRATAMIENTO AGUDO

- En pacientes con dermatitis aguda por estasis pueden utilizarse botas de compresión (de Unna). La bota de Unna consiste en un rollo de gasa saturada con ungüento de óxido de zinc sujeta por una venda elástica.
- Con frecuencia se emplean cremas o ungüentos con corticoides tópicos (p. ej., triamcinolona al 0,1% dos veces al día) para ayudar a reducir la inflamación y el prurito.
- Las infecciones secundarias deben tratarse con los antibióticos adecuados. La mayoría de las infecciones secundarias están causadas por estafilococos o estreptococos.

TRATAMIENTO CRÓNICO

- Los pacientes con dermatitis crónica por estasis pueden tratarse con emolientes tópicos (p. ej., petrolato blanco, lanolina, etc.).
- Los apósitos tópicos son eficaces en el tratamiento de las úlceras venosas crónicas por estasis.

PRONÓSTICO

- La piedra angular del tratamiento de la dermatitis es el control del edema de la pierna y la prevención de las úlceras venosas por estasis.
- Las úlceras venosas crónicas por estasis pueden tardar meses en curar, además de requerir injertos cutáneos.

DERIVACIÓN

- Si el diagnóstico no es claro, es procedente la derivación al dermatólogo.
- La derivación a cirugía vascular tiene como objeto asistir al control de la insuficiencia venosa crónica y de las úlceras venosas crónicas por estasis.

OTRAS CONSIDERACIONES

COMENTARIOS

Se cree que los cambios cutáneos inflamatorios debidos a la dermatitis por estasis son resultado de una mala perfusión de oxígeno hacia el tejido cutáneo de las extremidades inferiores. Existen varias teorías que postulan diferentes causas de dermatitis por estasis, como el estancamiento de la sangre venosa, cortocircuito arteriovenoso, un incremento de la presión hidrostática venosa que afecta a la microcirculación, barreras de fibrina que impiden la difusión del oxígeno y atrapamiento de leucocitos con el subsiguiente daño microvascular.

BIBLIOGRAFÍA RECOMENDADA

Flugman SL et al: Stasis dermatitis, www.emedicine.com.
Yuwono HS: Diagnosis and treatment in the management of chronic venous insufficiency, *Clin Hemorheol Microcirc* 23(2-4):233, 2000.

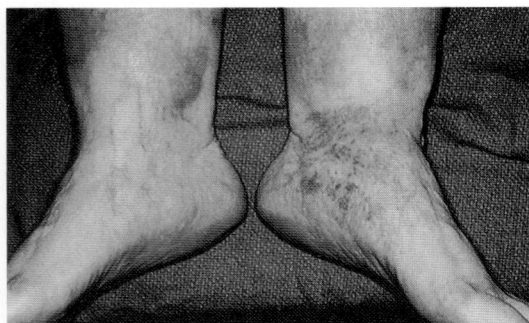

FIGURA 1-64 Dermatitis por estasis moderada con hiperpigmentación e insuficiencia venosa bilateral. (Por cortesía del Department of Dermatology, University of North Carolina at Chapel Hill. De Goldstein BG, Goldstein AO: *Practical dermatology*, 2.ª ed., St. Louis, 1997, Mosby.)

AUTOR: **PETER PETROPOULOS, M.D.**

INFORMACIÓN BÁSICA

DEFINICIÓN

Un desgarro de Mallory-Weiss es una laceración mucosa longitudinal en la región de la unión gastroesofágica.

SINÓNIMO

Síndrome de Mallory-Weiss.

CÓDIGOS CIE-9CM
530.7 Laceración gastroesofágica-síndrome hemorrágico
530.82 Hemorragia esofágica

EPIDEMIOLOGÍA Y DEMOGRAFÍA

- Responsable de entre el 5 y el 15% de los casos de hemorragia gastrointestinal superior.
- Casos comunicados desde la primera infancia hasta edades avanzadas; la mayor parte de los pacientes tienen entre 40 y 60 años.
- Más frecuente en varones.
- El consumo de alcohol está presente en un porcentaje de pacientes de entre el 30 y el 60%.

SÍNTOMAS Y SIGNOS

- Vómitos, arcadas o tos intensa pueden preceder, aunque no siempre, a la hematemesis.
- Los pacientes pueden presentarse clínicamente estables o con taquicardia, hipotensión, melena o hematoquecia.
- La hemorragia puede ser autolimitada o grave.
- Los desgarros pueden observarse en asociación con otras lesiones del tracto gastrointestinal superior, como hernia de hiato (presente en hasta el 90% de los casos), úlceras y varices esofágicas, particularmente en alcohólicos.

ETIOLOGÍA

- Un aumento agudo de la presión intraabdominal se transmite al esófago, dando lugar a laceración de la mucosa.
- Los vómitos pueden asociarse a consumo de alcohol, cetoacidosis, enfermedad ulcerosa, uremia, pancreatitis, colecistitis, gestación o infarto de miocardio.
- Los desgarros pueden ser iatrogénicos, relacionados con endoscopia (en especial en pacientes que muestran resistencia o presentan arcadas), dilatación esofágica, tratamiento de la acalasia por rotura neumática esofágica inferior, ecocardiografía transesofágica, o en asociación a prepara-ción de solución de irrigación colónica con electrólitos de polietilenglicol.

DIAGNÓSTICO

DIAGNÓSTICO DIFERENCIAL

- Varices esofágicas o gástricas.
- Esofagitis/úlceras esofágicas (pépticas o por consumo de pastillas).
- Erosiones gástricas.
- Úlcera gástrica o duodenal.
- Lesión de Dieulafoy.
- Malformaciones arteriovenosas.
- Neoplasias (generalmente gástricas).

VALORACIÓN

La endoscopia es el método diagnóstico de elección.

PRUEBAS DE LABORATORIO

- Hemograma completo, TP, TTP.
- Electrólitos, BUN, creatinina; PFL, prueba de embarazo u otras que permitan valorar factores de predisposición.

DIAGNÓSTICO POR IMAGEN

Las series radiográficas del tracto gastrointestinal superior suelen ser insensibles en la detección de desgarros de Mallory-Weiss.

TRATAMIENTO

TRATAMIENTO NO FARMACOLÓGICO

- Tratamiento de sostén.
- Pueden administrarse aspirina, AINE y anticoagulantes.

TRATAMIENTO AGUDO

- Los pacientes con hemorragia activa o inestabilidad hemodinámica requieren líquidos i.v. con agujas de calibre grueso, recuperación de fluidos y transfusión de productos sanguíneos (eritrocitos, plasma fresco congelado o plaquetas), en función de las necesidades.
- Pueden considerarse la descompresión con sonda nasogátrica y la administración de antieméticos.
- El tratamiento endoscópico de pacientes con hemorragia activa en curso incluye electrocoagulación, inyección (p. ej., de 1:10.000 de adrenalina), escleroterapia (en hemorragias asociadas a varices esofágicas), y ligadura de banda o hemoclips endoscópicos (los tratamientos pueden emplearse solos o en combinación).

- La embolización arterial está indicada para pacientes con hemorragia activa que sean malos candidatso para cirugía.
- En un pequeño porcentaje de pacientes con hemorragia incontrolada se requiere laparotomía con gastrotomía y sutura del desgarro.

TRATAMIENTO CRÓNICO

- La curación suele producirse sin tratamiento específico.
- Los bloqueadores de H_2 y los inhibidores de la bomba de protones pueden administrarse para facilitar la curación, aunque no han de emplearse de forma crónica a no ser que se den las condiciones pertinentes.
- Los factores de predisposición han de ser identificados y tratados.

PRONÓSTICO

El pronóstico es bueno, con cese espontáneo de la hemorragia en más del 90% de los pacientes. Los signos endoscópicos pueden orientar sobre el tratamiento. Se han dado casos de reanudación retardada de la hemorragia. Se han comunicado muertes en un porcentaje comprendido entre el 3 y el 12% de los pacientes, a menudo en relación con hemorragias graves y enfermedades concomitantes como, coagulopatía, trombocitopenia, alcoholismo o insuficiencia orgánica multisistémica.

DERIVACIÓN

- Derivación a la consulta de aparato digestivo para endoscopia.
- Derivación a cirugía en caso de hemorragia que no responda al tratamiento endoscópico, o en el marco de una perforación coexistente.

OTRAS CONSIDERACIONES

COMENTARIOS

La detección y tratamiento de los factores de predisposición son tan importantes como las de la propia hemorragia.

BIBLIOGRAFÍA RECOMENDADA

Kortas DY et al: Mallory-Weiss tear: predisposing factors and predictors of a complicated course. *Am J Gastro* 96:2863, 2001.

AUTOR: **HARLAN G. RICH, M.D.**

INFORMACIÓN BÁSICA

DEFINICIÓN

El desprendimiento de retina es una división de la retina en la que su capa interna o neural se separa de la capa epitelial pigmentada por múltiples causas.

SINÓNIMOS

Lesiones inflamatorias de la coroides.
Uveítis.
Tumor.
Lesiones vasculares.
Trastornos congénitos.

CÓDIGO CIE-9CM
361 Desprendimiento y defectos de la retina

EPIDEMIOLOGÍA Y DEMOGRAFÍA

INCIDENCIA (EN EE.UU.):
- 0,02% de la población.
- Especialmente frecuente en pacientes con miopía de 5 o más dioptrías.

PREVALENCIA (EN EE.UU.): Un oftalmólogo con mucho trabajo puede ver uno o dos desprendimientos agudos de retina al mes.

PREDOMINIO POR SEXOS: Ninguno.

PREDOMINIO POR EDADES:
- Congénito en los pacientes más jóvenes.
- Traumatismo, en general, en pacientes de 30-40 años y mayores.

- La alta miopía es un factor predisponente.

INCIDENCIA MÁXIMA: La incidencia aumenta con la edad o la miopía.

SÍNTOMAS Y SIGNOS

Elevación de la retina y los vasos asociada a desgarros en la primera, con presencia de líquido y/o hemorragia bajo la retina, así como cambios en el vítreo (fig. 1-65).
El paciente refiere destellos luminosos y moscas volantes.

ETIOLOGÍA

- Traumatismo.
- Desgarros en la retina.
- Uveítis.
- Acúmulo de líquido bajo la retina.
- Tumores.
- Escleritis.
- Enfermedad inflamatoria.
- Diabetes.
- Colagenopatía-vasculopatía.
- Alteraciones vasculares.

DIAGNÓSTICO

DIAGNÓSTICO DIFERENCIAL

- Desprendimiento.
- Hemorragia.
- Tumores.

VALORACIÓN

- Exploración ocular completa.
- Angiografía con fluoresceína.
- Campos visuales.
- Ecografía para observar el desprendimiento de retina o los tumores bajo la retina.
- Valoración médica sólo si se considera una inflamación o enfermedad sistémica.

PRUEBAS DE LABORATORIO

En general innecesarias.

DIAGNÓSTICO POR IMAGEN

Eco B ocular.

TRATAMIENTO

TRATAMIENTO NO FARMACOLÓGICO

Cirugía inmediata.

TRATAMIENTO AGUDO

- Cirugía precoz para reparar el desprendimiento.
- Tratamiento del trastorno subyacente.

TRATAMIENTO CRÓNICO

En ocasiones están indicados los corticoides u otro tratamiento frente a la enfermedad subyacente.

PRONÓSTICO

- Derivación inmediata al oftalmólogo.
- Una intervención precoz mejora el pronóstico.

DERIVACIÓN

Inmediata.

OTRAS CONSIDERACIONES

COMENTARIOS

Si se trata de forma precoz, la mayoría de los pacientes recuperan un porcentaje considerable de su visión.

BIBLIOGRAFÍA RECOMENDADA

Carpineto P et al: Retinal detachment prophylaxis, *Ophthalmology* 109(2):217, 2002.
Yazici B et al: Prediction of visual outcome after retinal detachment surgery using the Lotmar visometer, *Br J Ophthalmol* 86(3):278, 2002.

AUTOR: **MELVYN KOBY, M.D.**

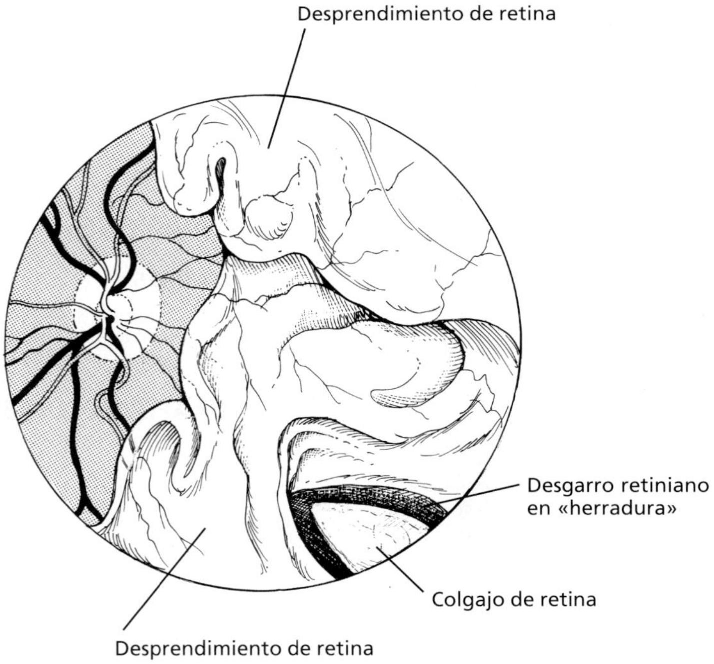

Desprendimiento de retina

Desgarro retiniano en «herradura»

Colgajo de retina

Desprendimiento de retina

FIGURA 1-65   Desprendimiento de retina. (De Scuderi G [ed.]: *Sports medicine: principles of primary care,* St. Louis, 1997, Mosby.)

Desprendimiento prematuro de placenta 201

INFORMACIÓN BÁSICA

DEFINICIÓN

El desprendimiento de placenta es la separación de la placenta respecto de la pared uterina antes del nacimiento del feto. Existen tres clases de desprendimiento placentario según el estado del feto y la madre, incluida la valoración de las contracciones uterinas, la magnitud de la hemorragia, la frecuencia cardíaca fetal y las alteraciones en los estudios de coagulación (fibrinógeno, TP, TPT).

- Grado I: hemorragia vaginal leve, irritabilidad uterina, signos vitales estables, frecuencia cardíaca fetal tranquilizadora, coagulación normal (fibrinógeno 450 mg/100).
- Grado II: hemorragia vaginal moderada, contracciones uterinas hipertónicas, medidas de presión arterial ortostática, estado fetal desfavorable, fibrinógeno 150-250 mg/100.
- Grado III: hemorragia vaginal grave (puede estar oculta), contracciones uterinas hipertónicas, signos claros de shock hipovolémico, muerte fetal, trombocitopenia, fibrinógeno <150 mg/100.

CÓDIGO DE CIE-9CM
641.2 Separación prematura de la placenta

EPIDEMIOLOGÍA Y DEMOGRAFÍA

INCIDENCIA (EN EE.UU.): 1/86-206 partos; incidencia según el grado: I = 40%; II = 45%; III = 15%; el 80% se producen antes de que se inicie el parto.

FACTORES DE RIESGO: hipertensión (máxima asociación), traumatismos, polihidramnios, gestación múltiple, tabaquismo, uso de cocaína crack, corioamnionitis, rotura prematura de las membranas.

TASA DE RECURRENCIA: El 5-17% con dos episodios previos al 25%.

SÍNTOMAS Y SIGNOS

- Tríada de hemorragia uterina (oculta o por vagina), contracciones uterinas hipertónicas o signos de parto pretérmino y evidencia de afectación fetal.
- Más del 80% de los casos tienen hemorragia externa; el 20% no muestran hemorragia, pero tienen evidencias indirectas de desprendimiento, como fracaso de la tocólisis por parto prematuro.
- Se producen contracciones uterinas de tipo tetánico sólo en el 17% de los casos, salvo que se trate de un desprendimiento de grados II o III.

ETIOLOGÍA

- La etiología primaria se ignora.
- Hipertensión: presente en el 40-50% de los desprendimientos de grado III.
- La descompresión rápida de la cavidad uterina, como se produce en los polihidramnios o la gestación múltiple.

- Traumatismo cerrado externo (accidente de tráfico, malos tratos conyugales).

DIAGNÓSTICO

DIAGNÓSTICO DIFERENCIAL

Placenta previa, traumatismo cervical o vaginal, cáncer de cérvix, rotura de membranas. El diagnóstico diferencial de la hemorragia vaginal durante el embarazo se describe en la sección II.

VALORACIÓN

- La valoración inicial debe incluir la fuente del sangrado, descartar placenta previa y otros trastornos asociados que contraindican cualquier tipo de exploración vaginal (exploración con espéculo).
- La monitorización fetal continua indicada en todas las gestaciones viables (60% de sufrimiento fetal durante el parto) puede mostrar signos precoces de hipovolemia materna (desaceleraciones tardías o taquicardia fetal) antes de que la madre muestre cambios evidentes en los signos vitales.
- La pérdida real de sangre suele ser mayor que la percibida inicialmente por la posibilidad de hemorragia oculta retroplacentaria y los signos vitales en apariencia «normales». La hipervolemia relativa del embarazo protege inicialmente a la mujer hasta fases tardías del sangrado, momento en que se produce un colapso cardiovascular súbito y abrupto sin previo aviso.

PRUEBAS DE LABORATORIO

- La Hb y el Hto basales ayudan a cuantificar la pérdida de sangre y, lo que es incluso más importante, cada 4-6 determinaciones permiten observar tendencias significativas durante el tratamiento expectante.
- Perfil de coagulación: plaquetas, fibrinógeno, tiempo de protrombina y de tromboplastina parcial. Puede producirse una CID asociada a un desprendimiento grave. Si el fibrinógeno es <150 mg/100, la pérdida estima de sangre serán 2.000 ml y si es <100 mg/100 se deberá plantear la administración de PFC para evitar más sangrado.
- Es importante determinar el tipo de sangre y los anticuerpos porque las pacientes Rh negativas pueden necesitar inmunoglobulina Rh.

DIAGNÓSTICO POR IMAGEN

La ecografía debe incluir el estudio de la presentación fetal y su estado, el volumen de líquido amniótico, la localización de la placenta y también cualquier evidencia de hematoma (retroplacentario, subcoriónico o preplacentario).

TRATAMIENTO

El tratamiento dependerá de la edad gestacional del feto, la gravedad del desprendimiento y el estado materno. La primera prioridad es estabilizar a la madre.

TRATAMIENTO AGUDO

- La valoración inicial debe incluir signos de compromiso hemodinámico materno o shock hemorrágico: vía venosa de gran calibre y reanimación con cristaloides usando reposición de 3 ml de solución de RL por cada 1 ml estimado de pérdida de sangre.
- Sonda de Foley permanente para controlar la diuresis y el estado de volemia de la madre, con el objetivo de conseguir 30 ml/h de diuresis.
- Valorar el estado fetal y la edad gestacional con ecografía y monitorización continua de la frecuencia cardíaca fetal.
- Dada la naturaleza impredecible de los desprendimientos de placenta, se debe disponer de sangre cruzada durante el período de reanimación inicial.

TRATAMIENTO CRÓNICO

- Cuando el niño esté a término o se demuestre madurez pulmonar, estará indicado el parto.
- En fetos pretérmino o con un perfil de inmadurez pulmonar, se debe plantear la administración de betametasona 12,5 mg i.m. cada 24 horas en 2 dosis y después inducir el parto, según la gravedad del desprendimiento y la probabilidad de complicaciones fetales por el parto pretérmino.
- La cesárea debe reservarse para los casos de sufrimiento fetal o por indicaciones obstétricas convencionales.
- En casos seleccionados, como prematuros muy pequeños y con madre estable y contracciones ligeras, se puede administrar sulfato de magnesio para tocólisis, 6 g i.v. como dosis de carga y luego 3 g/h como mantenimiento para permitir la administración de un ciclo de corticosteroides.

PRONÓSTICO

Dada la evolución impredecible de los desprendimientos, el tratamiento expectante sólo se debe adoptar en circunstancias controladas.

DERIVACIÓN

El desprendimiento de placenta supone una situación de alto riesgo para la madre y el feto y debe ser tratado por un obstetra muy cualificado en una unidad con posibilidades de realizar la reanimación materna y neonatal y que pueda practicar cesáreas de urgencias.

AUTOR: **SCOTT J. ZUCCALA, D.O.**

INFORMACIÓN BÁSICA

DEFINICIÓN

La diabetes insípida se trata de un trastorno poliúrico debido a una producción deficiente de hormona antidiurética (ADH) (diabetes insípida hipofisaria [neurogénica]) o a la falta de respuesta de los túbulos renales a la ADH (diabetes insípida nefrogénica).

CÓDIGO CIE-9CM
253.5 Diabetes insípida

EPIDEMIOLOGÍA Y DEMOGRAFÍA

GENÉTICA:
- La diabetes insípida nefrogénica puede heredarse de forma recesiva ligada al sexo.
- También existe una forma autosómica dominante poco frecuente de diabetes insípida neurogénica.

SÍNTOMAS Y SIGNOS

- Poliuria: volúmenes miccionales que oscilan de los 2,5 a los 6 l/día.
- Polidipsia (predilección por bebidas frías o heladas).
- Manifestaciones neurológicas (convulsiones, cefaleas, alteraciones del campo visual).
- Signos de reducción volumétrica.

NOTA: Los síntomas y signos descritos no suelen ser evidentes hasta que la capacidad secretora de la vasopresina no se reduce a menos de un 20% de lo normal.

ETIOLOGÍA

DIABETES INSÍPIDA NEUROGÉNICA:
- Idiopática.
- Neoplasias cerebrales o de la fosa hipofisaria (craneofaringiomas, metástasis de neoplasias de mama o de pulmón).
- Procedimientos neuroquirúrgicos terapéuticos (p. ej., hipofisectomía).
- Traumatismo craneoencefálico (p. ej., fractura de la base del cráneo).
- Enfermedades granulomatosas (sarcoidosis o TB).
- Histiocitosis (enfermedad de Hand-Schüller-Christian, granuloma eosinófilo).
- Familiar (autosómica dominante).
- Otras: hemorragia interventricular, aneurismas, meningitis, postencefalitis, esclerosis múltiple.

DIABETES INSÍPIDA NEFROGÉNICA:
- De origen farmacológico: litio, anfotericina B, demeclociclina, anestesia con metoxiflurano.
- Familiar: ligada al cromosoma X.
- Metabólica: hipercalcemia o hipopotasemia.
- Otras: sarcoidosis, amiloidosis, pielonefritis, enfermedad poliquística, drepanocitosis, postobstructiva.

DIAGNÓSTICO

DIAGNÓSTICO DIFERENCIAL

- Diabetes mellitus, nefropatías.
- Polidipsia primaria, de origen farmacológico (p. ej., clorpromazina).
- Diuresis osmótica (glucosa, manitol, anticolinérgicos).
- Polidipsia psicógena, alteraciones electrolíticas.

VALORACIÓN

- El estudio diagnóstico va dirigido a demostrar que la poliuria es debida a la incapacidad de concentrar la orina y a determinar si el problema es secundario a un déficit de ADH o a la falta de respuesta a la misma. Esto se determina mediante la prueba de privación de agua:
  1. Tras obtener una medición basal del peso, los niveles de ADH, el sodio plasmático y la osmolaridad urinaria y plasmática, el paciente es deprivado de líquidos bajo una estricta vigilancia médica.
  2. Controle estrechamente (cada 2 horas) la osmolaridad plasmática y urinaria.
  3. La prueba suele finalizar cuando la osmolaridad plasmática es >295 o cuando el paciente pierde más del 3,5% de su peso corporal inicial.
  4. La diabetes insípida se confirma si la osmolaridad plasmática es >295 y la osmolaridad urinaria es <500.
  5. Para diferenciar la diabetes nefrogénica de la diabetes neurogénica, se administran 5 U de vasopresina (ADH) y se mide el cambio producido sobre la osmolaridad urinaria. El aumento significativo (>50%) de la osmolaridad urinaria tras la administración de ADH es indicativo de diabetes insípida neurogénica.
- En la sección III se describe el algoritmo diagnóstico para la diabetes insípida.

PRUEBAS DE LABORATORIO

- Disminución de la densidad urinaria específica (≤1,005).
- Disminución de la osmolaridad urinaria (por lo general <200 mOsm/kg) incluso en presencia de una osmolaridad plasmática elevada.
- Hipernatremia, aumento de la osmolaridad plasmática, hipercalcemia, hipopotasemia.

DIAGNÓSTICO POR IMAGEN

Si se confirma la presencia de una diabetes insípida neurogénica, se debe efectuar una RM cerebral.

TRATAMIENTO

TRATAMIENTO NO FARMACOLÓGICO

- Se debe educar al paciente respecto al control del balance de líquidos y a la prevención de la deshidratación a través de una ingesta líquida adecuada.
- Control diario del peso corporal.

TRATAMIENTO AGUDO

El tratamiento depende del tipo y de la gravedad de la diabetes insípida:
DIABETES INSÍPIDA NEUROGÉNICA:
1. Acetato de desmopresina (DDAVP) de 10 a 40 µg/día por vía intranasal dividido en 1-3 dosis, o en forma de comprimidos de 0,1 a 0,2 mg. Cuando se emplea el tratamiento v.o., la dosis es de 0,1 a 1,2 mg/día, divididos en 2 o 3 dosis. La desmopresina también se encuentra disponible en una forma inyectable que se administra a dosis de 2-4 µg/día por vía s.c. o i.v., dividida en dos dosis.
2. Tanato de vasopresina en vehículo oleoso: de 2,5 a 5 U i.m./24-72 horas. Este fármaco resulta útil en los tratamientos crónicos debido a su vida media prolongada.
3. En los casos leves de diabetes insípida neurogénica la poliuria puede controlarse con 50 mg de hidroclorotiazida (HCTZ)/día (que reduce el volumen de orina al aumentar la reabsorción tubular proximal del filtrado glomerular) o con 100-250 mg de clorpropamida/día que facilita el efecto de la vasopresina sobre los túbulos renales.
DIABETES INSÍPIDA NEFROGÉNICA:
1. Hidratación adecuada.
2. Dieta hiposódica e hidroclorotiazida para inducir una pérdida leve de sodio.
3. La poliuria de la diabetes insípida inducida por litio puede reducirse mediante la administración de amiloride v.o. (5 mg/12 horas inicialmente, incrementando la dosis a 10 mg/12 horas tras 2 semanas).

TRATAMIENTO CRÓNICO

Los pacientes deben concienciarse del peligro de sufrir una deshidratación y de la necesidad de beber líquidos de modo abundante.

DERIVACIÓN

Para completar el estudio diagnóstico se debe remitir a los pacientes para realizar un estudio endocrinológico.

OTRAS CONSIDERACIONES

COMENTARIOS

Se debe recomendar a los pacientes que lleven consigo una ficha de identificación médica o una pulsera en la que se identifique su enfermedad.

BIBLIOGRAFÍA RECOMENDADA

Maghnie M et al: Central diabetes insipidus in children and young adults, *N Engl J Med* 343:998, 2000.

AUTOR: **FRED F. FERRI, M.D.**

INFORMACIÓN BÁSICA

DEFINICIÓN

- La diabetes mellitus (DM) es un síndrome que cursa con hiperglucemia y que presenta múltiples etiologías (v. Etiología). Puede clasificarse en un tipo 1 (la antigua DMID) y un tipo 2 (la antigua DMNID). Como los términos «insulinodependiente» y «no insulinodependiente» se refieren a la etapa en la que se encuentra la enfermedad en el momento del diagnóstico, cuando un diabético tipo 2 precisa insulina, sigue siendo clasificado como diabético tipo 2 y no pasa al grupo de la diabetes tipo 1. La tabla 1-8 expone una comparación general entre los dos tipos de diabetes mellitus.
- La American Diabetes Association (ADA) define la DM como 1) una glucemia en ayunas ≥126 mg/dl, o 2) una glucemia ≥200 mg/dl sin considerar el tiempo pasado desde la última ingesta o 3) una prueba de sobrecarga oral de glucosa (OGTT) ≥200 mg/dl a las 2 horas. La ADA también define un valor de glucemia de 110 mg/dl en ayunas como el límite superior de los valores considerados normales. Una glucemia en ayunas entre 110 mg/dl y 126 mg/dl se clasifica como «IFG» (alteración de la glucemia en ayunas). Cuando los resultados de la prueba de sobrecarga de glucosa oral se encuentran entre 110 mg/dl y 200 mg/dl, también se clasifica al paciente en el grupo de la IFG.

SINÓNIMOS

DMID (diabetes mellitus insulinodependiente).
DMNID (diabetes mellitus no insulinodependiente).
Diabetes mellitus tipo 1 (diabetes mellitus insulinodependiente).
Diabetes mellitus tipo 2 (diabetes mellitus no insulinodependiente).

CÓDIGOS CIE-9CM

250.0 Diabetes mellitus (DMNID)
250.1 Diabetes mellitus
    insulino dependiente sin
    complicaciones (DMID)

EPIDEMIOLOGÍA Y DEMOGRAFÍA

- La DM afecta al 5-7% de la población estadounidense. La prevalencia en los indios Pima es del 35%.
- La incidencia aumenta al avanzar la edad, pasando de un 2% en el grupo de edades comprendido entre los 20 y los 44 años al 18% entre los 65 y 74 años.
- La diabetes produce el 8% de los cuadros de ceguera legal y es la primera causa de insuficiencia renal terminal en EE.UU.
- Los pacientes diabéticos poseen un riesgo dos veces mayor que la población no diabética de sufrir enfermedades cardiovasculares.

SÍNTOMAS Y SIGNOS

1. La exploración física puede ser normal en las etapas iniciales y depende de la presencia de complicaciones.
2. Retinopatía diabética:
   a. No proliferativa (retinopatía diabética de fondo):
      1) Inicialmente: microaneurismas, dilatación capilar, exudados duros, hemorragias redondeadas o en llama, comunicación AV.
      2) En etapas más avanzadas: microinfartos con exudados algodonosos, edema macular.
   b. Proliferativa: caracterizada por la formación de neovasos, hemorragias vítreas, tractos fibrosos cicatriciales y desprendimiento de retina.
3. La incidencia de cataratas y glaucoma es superior entre los diabéticos.
4. Neuropatía periférica: los pacientes a menudo refieren parestesias en las extremidades (más en los pies que en las manos). Los síntomas son simétricos, bilaterales y se asocian con un dolor urente (en particular durante la noche).
   a. Las mononeuropatías que afectan a los nervios craneales III, IV y VI, los nervios intercostales y los nervios femorales también son frecuentes.
   b. La exploración física puede poner de manifiesto:
      1) Disminución de la percepción ante un pinchazo, el tacto suave o el dolor.
      2) Disminución de la sensación de vibración.

TABLA 1-8 Comparación general de las dos formas más frecuentes de diabetes mellitus

	Tipo 1	Tipo 2
Terminología previa	Diabetes mellitus insulinodependiente (DMID), tipo I, diabetes juvenil	Diabetes mellitus no insulinodependiente, tipo II, diabetes del adulto
Edad de aparición	Generalmente en <30 años, en particular durante la infancia y la adolescencia, pero puede aparecer a cualquier edad	Por lo general en >40 años, pero puede aparecer a cualquier edad
Predisposición genética	Moderada, se requieren factores ambientales para su expresión; el 35-50% de concordancia en gemelos monocigotos; existen varios genes propuestos	Fuerte, el 60-90% de concordancia en gemelos monocigóticos; se han propuesto muchos genes candidatos; en la diabetes tipo II del joven se han identificado algunos genes
Antígenos leucocitarios humanos asociados	Relación con los antígenos HLA-DQA y DQB, influencia del DRB (3 y 4) (el DR2 se considera protector)	Ninguno conocido
Otras asociaciones	Enfermedades autoinmunes; enfermedad de Graves, tiroiditis de Hashimoto, vitíligo, enfermedad de Addison, anemia perniciosa	Grupo heterogéneo, subclasificación en desarrollo basada en la identificación de procesos patogénicos y defectos genéticos específicos
Factores de riesgo y factores precipitantes	Desconocidos en gran parte; infecciones microbianas, factores químicos, dietéticos, otros	Edad, obesidad (central), vida sedentaria, diabetes gestacional previa
Hallazgos al diagnóstico	El 85-90% de los pacientes presentan uno y por lo general más de un autoanticuerpo frente a ICA512/IA-2/IA-2β, GAD_{65}, insulina (IAA)	Posiblemente complicaciones (microvasculares y macrovasculares) producidas en el largo período asintomático precedente
Niveles de insulina endógena	Bajos o ausentes	Generalmente presente (deficiencia relativa), hiperinsulinemia temprana
Resistencia a la insulina	Sólo ante hiperglucemia	Presente por lo general
Ayuno prolongado	Hiperglucemia, cetoacidosis	Euglucemia
Estrés, retirada de la insulina	Cetoacidosis	Hiperglucemia sin cetosis, cetoacidosis ocasional

De Andreoli TE (ed.): *Cecil essentials of medicine*, 5.ª ed., Filadelfia, 2001, WB Saunders.
GAD; Decarboxilasa del ácido glutámico; *IA-2/IA-2β*, tirosina-fosfatasa; *IAA,* autoanticuerpos frente a insulina; *ICA,* anticuerpo anticélula del islote; *ICA 512,* autoantígeno 512 de la célula del islote (fragmento de la IA-2).

3) Pérdida de la propiocepción (conduce a la ataxia).
4) Alteraciones motoras (disminución de los reflejos tendinosos profundos, debilidad y atrofia de los músculos interóseos); cuando las manos se encuentran afectadas, los pacientes presentan dificultades para coger objetos pequeños, vestirse o pasar las páginas de un libro.
5) Diplopía, alteraciones del campo visual.

5. Neuropatía autonómica:
   a. Trastornos GI: alteraciones de la motilidad esofágica, gastroparesia, diarrea (generalmente nocturna).
   b. Trastornos GU: vejiga neurógena (disminución del calibre y de la fuerza del chorro miccional, goteo posmiccional), impotencia.
   c. Hipotensión ortostática: síncope postural, vértigo, mareo.
   d. Puede diagnosticarse mediante una exploración sencilla, empleando una aguja para evaluar la sensibilidad en las extremidades inferiores
6. Nefropatía: edema de los pies, palidez, debilidad, aspecto urémico.
7. Úlceras del pie: se producen con frecuencia y suelen ser secundarias a un cuadro de insuficiencia vascular periférica, al traumatismo repetido (inadvertido debido a la pérdida de sensibilidad) y a las infecciones sobreañadidas. La neuropatía debe descartarse como causa principal si la úlcera del pie diabético ha estado presente durante semanas y los pulsos del pie son palpables.
8. Artropatía neuropática (artropatía de Charcot): deformidades óseas o articulares causadas por traumatismos repetidos (secundaria a la neuropatía periférica).
9. Necrobiosis lipídica diabética: áreas enrojecidas en forma de placa con una zona central de tonalidad blanco-amarillenta, localizadas en la superficie anterior de las piernas. En estas zonas la piel se adelgaza y ulcera con facilidad.

ETIOLOGÍA

DIABETES IDIOPÁTICA:
DM tipo 1.
- Factores hereditarios:
  1. Anticuerpos antiislote (se encuentran en el 90% de los pacientes en el primer año tras el diagnóstico).
  2. Mayor incidencia de HLA-DR3 y DR4.
  3. 50% de concordancia en gemelos monocigóticos.
- Factores ambientales: infecciones víricas (posiblemente por el virus Coxsackie o el virus de la parotiditis).
DM tipo 2.
- Factores hereditarios: concordancia del 90% en gemelos monocigóticos.
- Factores ambientales: obesidad.

DIABETES SECUNDARIA A OTROS FACTORES:
- Factores hormonales: síndrome de Cushing, acromegalia, glucagonoma, feocromocitoma.
- Fármacos: glucocorticoides, diuréticos, anticonceptivos orales.
- Receptores de insulina inactivos (con o sin anticuerpos circulantes).
- Patología pancreática: pancreatitis, pancreatectomía, hemocromatosis.
- Síndromes genéticos: hiperlipidemias, distrofia miotónica, lipoatrofia.
- Diabetes gestacional.

DIAGNÓSTICO

El diagnóstico se basa en las siguientes pruebas, que deben confirmarse en una segunda ocasión, en un día diferente:
1. Glucemia en ayunas ≥126 mg/dl (criterio de la ADA).
2. Glucemia ≥200 mg/dl sin considerar el tiempo pasado desde la última comida.
La ADA no recomienda emplear los niveles de hemoglobina glicosilada (HbA1c) con fines diagnósticos, debido a la falta de estandarización de esta prueba y a la correlación imperfecta que existe entre el nivel de HbA1c y el nivel de glucemia en ayunas. Sin embargo, algunos médicos emplean esta prueba con fines diagnósticos cuando la glucemia en cualquier momento es >200 mg/dl y el nivel de hemoglobina A1c es ≥2 desviaciones estándar sobre la media que considere el laboratorio.

DIAGNÓSTICO DIFERENCIAL
- Diabetes insípida.
- Hiperglucemia de estrés.
- Diabetes secundaria a un exceso hormonal, fármacos o enfermedad pancreática.

TRATAMIENTO

TRATAMIENTO NO FARMACOLÓGICO

1. Dieta:
   a. Calorías:
      1) En el paciente diabético se puede comenzar con una dieta de 22 calorías/kg del peso corporal ideal. Esta cifra puede aumentarse hasta 29 calorías/kg en los pacientes activos y 36 calorías/kg si el paciente realiza trabajo físico de intensidad importante.
      2) Las calorías deben distribuirse del siguiente modo: el 55-60% como carbohidratos, el 25-35% como grasas y el 15-20% como proteínas.
      3) Se recomienda consumir carbohidratos complejos antes que los simples o refinados y grasas poliinsaturadas mejor que las saturadas, en una proporción de 2:1.
   b. Siete grupos de alimentos:
      1) La dieta recomendada por la ADA incluye proteínas, pan, fruta, leche y vegetales con un contenido bajo o medio de carbohidratos.
      2) Cada grupo de alimentos incluye todos los de dicha familia (p. ej., el grupo del pan incluye los cereales, las magdalenas, los espaguetis, las patatas o el arroz; el grupo de las proteínas incluye la carne, el pescado, los huevos, el queso o la crema de cacahuete).
      3) El *índice glucémico* compara la elevación de la glucemia tras la ingesta de azúcares simples y de carbohidratos complejos con la elevación que tiene lugar tras la absorción de glucosa. La misma cantidad de diferentes almidones no se acompaña de la misma elevación de la glucemia (para una misma cantidad de calorías en forma de pasta o de patata asada, la pasta produce una menor elevación de la glucemia que la patata). Por tanto, resulta de utilidad conocer el índice glucémico de cada alimento.
      4) Fibra: la fibra insoluble (el salvado, el apio) y la fibra globular soluble (la pectina de la fruta) retrasan la absorción de la glucosa y disminuyen el pico de glucemia posprandial. También disminuyen los niveles elevados de triglicéridos que suelen encontrarse en los diabéticos no controlados.
2. Ejercicio: la actividad física aumenta la captación celular de glucosa al aumentar el número de receptores celulares. Tenga en consideración los siguientes aspectos:
   a. Los programas de ejercicio deben individualizarse y la progresión debe ser lenta.
   b. La insulina se absorbe con mayor rapidez cuando se inyecta en una extremidad que realiza ejercicio físico, lo que puede dar lugar a cuadros de hipoglucemia.
3. Pérdida de peso: si el paciente padece sobrepeso, la meta es conseguir que alcance su peso corporal ideal.

TRATAMIENTO FARMACOLÓGICO
- Cuando en un paciente con diabetes tipo 2 las medidas anteriores no logran la normalización de la glucemia, deben administrarse fármacos antidiabéticos orales (p. ej., la metformina, la glitazona o una sulfonilurea). En la tabla 1-9 se exponen los fármacos antidiabéticos orales empleados con mayor frecuencia. Las sulfonilureas y la metformina (una biguanida) son los antidiabéticos orales más antiguos y los empleados con mayor frecuencia.

- El mecanismo de acción primario de la metformina es la disminución de la producción hepática de glucosa. Es el fármaco de elección en la mayor parte de los pacientes, ya que no produce cuadros de hipoglucemia cuando se emplea como monoterapia. Está contraindicada en pacientes con insuficiencia renal.
- Las sulfonilureas y la repaglinida actúan mejor cuando se administran antes de las comidas, ya que aumentan la producción posprandial de insulina pancreática. Las sulfonilureas están contraindicadas en los pacientes alérgicos a las sulfamifas.

- La acarbosa y el miglitol actúan a través de un mecanismo de inhibición competitiva de la producción de la amilasa pancreática y las glucosidasas del intestino delgado, retrasando la absorción gastrointestinal de carbohidratos y reduciendo la hiperglucemia alimentaria. Sus principales efectos secundarios son la flatulencia, la diarrea y los calambres abdominales.
- La pioglitazona y la rosiglitazona aumentan la sensibilidad a la insulina y su combinación con otro tipo de fármacos resulta de utilidad en los pacientes diabéticos tipo 2 con un mal control glucémico.

Los niveles de transaminasas deben medirse antes de iniciar el tratamiento y se deben controlar periódicamente.
- La insulina se reserva para el tratamiento de los pacientes diabéticos tipo 1 y para los diabéticos tipo 2 que no se controlan adecuadamente con la dieta y los antidiabéticos orales. En la tabla 1-10 se describen los tipos de insulina empleados con mayor frecuencia. Los riesgos de la insulinoterapia son el aumento de peso, la hipoglucemia, y en casos excepcionales las reacciones cutáneas o alérgicas. La insulinoterapia debería imitar el patrón de liberación normal de la insulina.

TABLA 1-9   Monoterapia con antidiabéticos orales

	Sulfonilureas	Biguanidas	Indicadores de la α-glucosidasa	Tiazolidinedionas	Meglitinidas
Nombre genérico	Glimepirida, gliburide, glizipida, clorpropamida, tolbutamida	Metformina	Acarbosa, miglitol	Troglitazona, rosiglitazona, pioglitazona	Repaglinida, nateglinida
Mecanismo de acción	↑↑ Crónico de la secreción de insulina pancreática	↓↓ PHG; ↓ la RI periférica; ↓ la absorción intestinal de glucosa	Retrasa la digestión PP de los carbohidratos y la absorción de glucosa	↓↓ RI periférica; ↑↑ la disponibilidad de la glucosa; ↓ PHG	↑↑ Agudo de la secreción pancreática de insulina
Tipo de paciente ideal	Diagnóstico antes de los 30 años, delgado, diabetes <5 años, insulinopénico	Con sobrepeso, RI, hiperglucemia en ayunas, dislipemia	Hiperglucemia PP	Con sobrepeso, RI, Dislipemia, disfunción renal	Hiperglucemia PP, insulopenia
Efectos terapéuticos					
↓ HBA$_{1c}$* (%)	1-2	1-2	0,5-1	0,8-1	1-2
↓ GPA* (mg/dl)	50-70	50-80	15-30	25-50	40-80
↓ GPP* (mg/dl)	~90	80	40-50	—	30
Niveles de insulina	↑	—	—	—	↑
Peso	↑	–/↓	—	–/↑	↑
Lípidos	—	↓ LDL ↓↓ TG		↑ Partículas de LDL «esponjosas» ↓↓ TG ↑ HDL	—
Efectos secundarios	Hipoglucemia	Diarrea, acidosis láctica	Dolor abdominal, flatulencia, diarrea	Hepatotoxicidad idiosincrásica de la troglizatona; edema	Hipoglucemia (bajo riesgo)
Dosis/día	1-3	2-3	1-3	1	1-4+
Dosis máxima diaria (mg)	Depende del fármaco	2.550	150 (<60-kg pc) 300 (>60-kg pc)	Depende del fármaco	16 (repaglinida), 360 (nateglinida)
Rango/dosis (mg)	Depende del fármaco	500-1.000	25-50 (<60-kg pc) 25-100 (>60-kg pc)	Depende del fármaco	0,5-4 (repaglinida), 60, 120 (nateglinida)
Administración	~30 min antes de las comidas (algunos con comida, otros con el estómago vacío)	Con las comidas	Con el primer bocado de comida	Con comida (en el desayuno)	Preferiblemente <15 (0-30 min) antes de las comidas (suprimir si no ingesta)
Principal sitio de metabolismo/ excreción	Hepática/renal, fecal	No metabolizada/ renal	Sólo se absorbe 2%/ fecal	Hepática/fecal	Hepática/fecal

Modificada de Andreloi TE (ed): *Cecil essentials of medicine*, 5.ª ed., Filadelfia, 2001, WB Saunders.
↑, Aumentado; ↓, reducido; —, no modificado; *GPA*, glucosa en plasma en ayunas; *GPP*, glucosa en plasma posprandial; *HDL*, lipoproteína de alta densidad; *LDL*, lipoproteína de baja densidad; *pc*, peso corporal; *PHG*, producción hepática de glucosa; *PP*, posprandial; *RI*, resistencia a la insulina; *TG*, triglicéridos.
*Valores obtenidos a partir de numerosas publicaciones; los valores también son dosis-dependientes.

TABLA 1-10 Tipos de insulina

Tipo de insulina	Nombre genérico	Régimen de inyección preprandial* (h)	Inicio* (h)	Pico* (h)	Duración* (hr)	Glucemia más baja* (h)
De acción rápida	Lispro†	0-0,2	0,2-0,5	0,5-2	<5	2-4
De acción lenta	Regular	0,5-(1)	0,3-1	2-6	4-8 (≤16)	3-7 (Antes de la próxima comida)
	Lenta		1-2	4-12		
De acción intermedia	NPH	0,5-(1)	1-3	6-15	16-26	6-13
De acción prolongada‡	Ultralenta	0,5-(1)	4-6	8-30	24-36	10-28
Mezcla, de acción corta/intermedia	70/30					
	50/50	0,5-(1)	0,5-1	3-12	16-24	3-12

De Andreloi TE (ed.): *Cecil Essentials of medicine*, 5.ª ed., Filadelfia, 2001, WB Saunders.
70/30, 70% NPH, 30% regular; *50/50*, 50% NPH, 50% regular; *NPH, neutral protamine Hagedorn.*
*El tiempo depende de varios factores como la dosis, el sitio de inyección, el método de inyección (s.c, i.m., i.v.), la duración de la diabetes, el grado de resistencia a la insulina, el nivel de actividad y la temperatura corporal. Algunos de los intervalos son amplios por incluir datos de varios estudios diferentes. La inyección preprandial depende del nivel de glucemia anterior a la comida, así como del tipo de insulina. Si la glucemia es baja, se debe comer inmediatamente después de la inyección de insulina (ingiriendo primero los carbohidratos). Si la glucemia se encuentra elevada, puede esperarse un tiempo para comer después de la inyección de insulina, ingiriendo los carbohidratos en último lugar.
†Análogo de insulina con un intercambio de lisina y prolina en las posiciones 28 y 29 de la cadena β.
‡La insulina glargina (derivada del ADNr) es un nuevo análogo de insulina que se inyecta una vez al día (al acostarse) y produce un efecto reductor de la glucemia de 24 horas de duración. La acción comienza a las 2-3 horas y su duración es superior a 24 horas.

Aproximadamente el 50-60% de la insulina diaria debería ser de tipo basal, como la insulina de acción prolongada (NPH, ultralenta, glargina), inyectada una o dos veces al día. El 40-50% restante debería ser insulina de acción rápida o de acción corta (regular, aspart, lispro) para actuar sobre los carbohidratos de las comidas y corregir los niveles elevados de glucemia. Entre las insulinas de acción prolongada, la glargina, que se administra una vez al día antes de acostarse, es igual de efectiva que las insulinas NPH que se administran una o dos veces al día, y se acompaña de un menor riesgo de hipoglucemia nocturna y un menor aumento de peso. Cuando se emplean insulinas de acción corta, la insulina aspart y la insulina lispro son más eficaces que la insulina regular para reducir los niveles de glucosa posprandial.
- Cuando la monoterapia con antidiabéticos orales no proporciona un control adecuado de la glucemia, con frecuencia se emplea una combinación de varios antidiabéticos orales.
- La infusión subcutánea continua de insulina (ISCI o bomba de insulina) proporciona un mejor control glucémico que el tratamiento convencional, comparable o ligeramente superior a las inyecciones diarias múltiples. Esta modalidad terapéutica está indicada para la diabetes de presentación en la infancia, la adolescencia o durante el embarazo.
- La administración de dosis bajas de AAS resulta beneficiosa en los diabéticos de más de 30 años con otros factores de riesgo (hipertensión, dislipemia,

tabaquismo, obesidad) para reducir la incidencia de enfermedades cerebrovasculares.
- En todos los pacientes diabéticos adultos está indicado realizar una determinación del perfil lipídico en ayunas con una periodicidad anual. El control lipídico en la población diabética debe ser estricto (LDL <70 mg/dl). Para conseguir estos niveles en ocasiones es necesario el empleo de estatinas.

PRONÓSTICO

El estudio sobre el control de la diabetes y sus complicaciones (DCCT) ha demostrado que el tratamiento intensivo disminuye el desarrollo y la progresión de las complicaciones de la DM. En este estudio, los riesgos de sufrir retinopatía, nefropatía o neuropatía se redujeron en un 35-90%. Todo paciente diabético debería conocer los siguientes hechos:
- Aproximadamente el 15% de los pacientes desarrolla retinopatía diabética en 15 años. Este riesgo aumenta un 1%/año tras el diagnóstico.
- La frecuencia de neuropatía en los diabéticos tipo 2 alcanza el 70-80%. La gabapentina (900-3.600 mg/día) resulta útil para el tratamiento sintomático de la neuralgia periférica. La amitriptilina o la carbamazepina son menos eficaces.
- La nefropatía se produce en un 35-45% de los diabéticos tipo 1 y en un 20% de los diabéticos tipo 2. El primer signo de nefropatía incipiente en los pacientes diabéticos suele ser la microalbuminuria. Los inhibidores de la ECA son eficaces para enlentecer la progresión de la ne-

fropatía tanto en los diabéticos tipo 1 como en los tipo 2, con independencia de la reducción de la presión arterial. Los bloqueantes de los receptores de angiotensina (BRA) y los bloqueantes de los canales de calcio no derivados de la dihidropiridina también resultan eficaces para detener la progresión de la nefropatía en los diabéticos, en especial en la diabetes tipo 2.
- En los pacientes diabéticos, las infecciones suelen ser más frecuentes debido a múltiples factores, como son los defectos en la función de los glóbulos blancos, la deficiente irrigación tisular secundaria a la vasculopatía, los traumatismos repetidos como consecuencia de la pérdida de la sensibilidad y la retención urinaria secundaria a la neuropatía.
- La cetoacidosis diabética y el coma hiperosmolar se describen en detalle en la sección I.

DERIVACIÓN

- Los pacientes diabéticos deben someterse a revisiones oftalmológicas anuales. Las revisiones oftalmológicas en los diabéticos tipo 1 deben iniciarse 3-5 años tras el diagnóstico, mientras que en los diabéticos tipo 2 deben realizarse desde el momento en el que se inicia la enfermedad.
- El cuidado podológico de los pacientes diabéticos puede reducir de manera significativa el número de infecciones y de amputaciones de los pies. Las úlceras neuropáticas no infectadas de los pies requieren desbridamiento y medidas encaminadas a reducir la presión.

OTRAS CONSIDERACIONES

COMENTARIOS

- Como la meta del tratamiento es la reducción de la glucemia, todos los pacientes deberían medir sus niveles de glucosa plasmática, a menos que ello no sea posible por su edad o por la existencia de defectos visuales.
- La medición de la glucosa plasmática se realiza con tiras de glucosa oxidasa y un lector digital. La determinación de la glucemia puede realizarse una vez al día, pero el momento de la medida debe variarse cada día, para que a largo plazo sea posible conocer el nivel de glucemia antes de las comidas y antes de acostarse sin que sea necesario pinchar los dedos del paciente cuatro veces al día.
- La hemoglobina glicosilada debe medirse al menos dos veces al año. También se recomienda determinar una vez al año los niveles de microalbúmina en la orina.
- En los pacientes diabéticos también debe valorarse con una periodicidad anual los niveles de creatinina y el perfil lipídico sérico.
- Los niños sin un acceso adecuado al sistema sanitario y los pacientes con enfermedades psiquiátricas son más propensos a sufrir las complicaciones agudas de la diabetes tipo 1 y requieren un seguimiento más estrecho y un tratamiento más enérgico con dieta y ejercicio, así como pruebas de laboratorio periódicas.

BIBLIOGRAFÍA RECOMENDADA

American Diabetes Association Position Statement: Standards of medical care for patients with diabetes mellitus, *Diabetes Care* 25:S33, 2002.

Barr RG et al: Tests of glycemia for the diagnosis of type 2 diabetes mellitus, *Ann Intern Med* 137:263, 2002.

Beckman JA et al: Diabetes and atherosclerosis, *JAMA* 287:2570, 2002.

Boulton AJM et al: Neuropathic diabetic foot ulcers, *N Engl J Med* 351:48, 2004.

DeWitt DE, Hirsch IB: Outpatient insulin therapy in type 1 and type 2 DM, *JAMA* 289:2254, 2003.

Diabetes Control and Complications Trial (DCCT)/Epidemiology of Diabetes Interventions and Complications (EDIC) Research Group: Beneficial effects of intensive therapy of diabetes during adolescence: outcomes after the conclusion of the Diabetes Control and Complications Trial (DCCT), *J Pediatr* 139:804, 2001.

Diabetes Control and Complications Trial/Epidemiology of Diabetes Interventions and Complications Research Group: Effect of intensive therapy on the microvascular complications of type 1 diabetes mellitus, *JAMA* 287:2563, 2002.

Holmboe ES: Oral antihyperglycemic therapy for type 2 diabetes, *JAMA* 287:373, 2002.

Mayfield J, White R: Insulin therapy for type 2 DM: Rescue, augmentation, and replacement of Beta cell function, *Am Fam Physician* 70:489, 2004.

Nathan DM: Initial management of glycemia in type 2 diabetes mellitus, *N Engl J Med* 347:1342, 2002.

Pickup J et al: Glycemic control with continuous subcutaneous insulin infusion compared with intensive insulin injections with type 1 diabetes: meta-analysis of randomized controlled trials, *BMJ* 324:705, 2002.

Remuzzi G et al: Nephropathy in patients with type 2 diabetes, *N Engl J Med* 346:1145, 2002.

Stern MP et al: Identification of persons at high risk for type 2 diabetes mellitus: do we need the oral glucose tolerance test? *Ann Intern Med* 136:575, 2002.

U.S. Preventive Services Task Force: Screening for type 2 DM in adults: recommendations and rationale, *Ann Intern Med* 138:212, 2003.

Zandbergen AM et al: Effect of losartan on microalbuminuria in normotensive patients with type 2 DM, *Ann Intern Med* 139:90, 2003.

AUTOR: **FRED F. FERRI, M.D.**

INFORMACIÓN BÁSICA

DEFINICIÓN

La difteria es una infección de la piel o de las mucosas producida por *Corynebacterium diphtheriae*.

CÓDIGO CIE-9CM
032.9 Difteria

EPIDEMIOLOGÍA Y DEMOGRAFÍA

INCIDENCIA (EN EE.UU.):
- Menos de 5 casos/año desde 1980 (<0,002 casos/100.000 habitantes).
- El último caso autóctono confirmado mediante cultivo se produjo en 1988.

DISTRIBUCIÓN POR EDADES: Es una patología más frecuente en adultos.

SÍNTOMAS Y SIGNOS

DIFTERIA RESPIRATORIA:
- Con frecuencia se presenta como una faringitis, pero puede afectar a cualquier tramo del aparato respiratorio, como la nasofaringe, la laringe, la tráquea o los bronquios.
- Exudados grisáceo-blanquecinos que coalescen dando lugar a «pseudomembranas», que sangran cuando se intenta eliminarlas.
- Posible fiebre y disfagia.
- Complicaciones: obstrucción de la vía respiratoria y neumonía.
- Efectos sistémicos de la toxina: miocarditis y polineuritis (con frecuencia sigue una distribución bulbar).
- Se produce con mayor frecuencia en individuos no inmunizados. En la población inmunizada suelen presentarse formas menos graves y es menos probable que curse con complicaciones.

DIFTERIA CUTÁNEA:
- Por lo general suele presentarse sobre una dermatosis preexistente (p. ej., el impétigo o la sarna).
- Se parece a la enfermedad subyacente.

ETIOLOGÍA
- Enfermedad producida por *C. dyphtheriae*, un bacilo aerobio grampositivo.
- Se transmite por contracto directo a través de partículas de las secreciones nasofaríngeas.
- La enfermedad sintomática del aparato respiratorio está producida por las cepas productoras de toxina (tox+).
- Los efectos sistémicos de la toxina oscilan desde la náusea y los vómitos a la polineuropatía, la miocarditis y el colapso vascular.
- En las vías respiratorias de los portadores asintomáticos y en las lesiones de la difteria cutánea existen cepas no productoras de toxina.

DIAGNÓSTICO

DIAGNÓSTICO DIFERENCIAL
- Faringitis por *Streptococcus*.
- Faringitis vírica.
- Mononucleosis.

VALORACIÓN
- El hallazgo de una pseudomembrana en la orofaringe sugiere el diagnóstico (aunque no siempre se encuentran presentes).
- La tinción de Gram de las secreciones muestra los microorganismos con forma de bastón o «letras chinas».
- Realice una nasolaringoscopia para identificar las lesiones en las fosas nasales, la nasofaringe, la laringe, o el árbol traqueobronquial.
- Electrocardiograma.
- En ocasiones es necesario el control en la UCI.

PRUEBAS DE LABORATORIO
- Realice cultivos de las lesiones de las mucosas o de la secreción nasal.
  1. El aislamiento en el cultivo de *C. diphtheriae* confirma el diagnóstico.
  2. Informe al laboratorio de la sospecha diagnóstica para que emplee los medios de cultivo adecuados (agar Tinsdale).
- Estudie en todos los microorganismos aislados la producción de toxinas.

DIAGNÓSTICO POR IMAGEN
- Realice placas de tórax para descartar la presencia de neumonía.
- Se han descrito casos de bronconeumonía entre los episodios mortales.

TRATAMIENTO

TRATAMIENTO NO FARMACOLÓGICO
- Si aparecen signos de dificultad respiratoria, realice una intubación o una traqueotomía.
- La alimentación debe administrarse mediante una sonda nasogástrica o por la vía parenteral si existen signos bulbares.
- El paciente debe ser vigilado en la UCI en caso de existir signos de toxicidad sistémica.
- En los pacientes con bloqueo cardíaco debe colocarse un marcapasos.
- Aislamiento respiratorio del paciente.

TRATAMIENTO AGUDO
- Tras el diagnóstico clínico de la difteria, administre la antitoxina diftérica.
- Si las pruebas de hipersensibilidad al suero de caballo son negativas, administre 50.000 U en los casos leves a moderados de la enfermedad, o de 60.000 a 120.000 U para los pacientes en un estado de gravedad extrema.
- Infusión i.v. de la antitoxina a lo largo de 60 minutos.

- El 10% de los pacientes tratados sufren la enfermedad del suero. Los pacientes que presenten hipersensibilidad al suero de caballo deben desensibilizarse antes de administrar la antitoxina.
- Los pacientes o los portadores deben recibir tratamiento antibiótico para eliminar la bacteria.
- En los casos de difteria respiratoria:
  1. Administre eritromicina v.o. (500 mg/6 horas) o penicilina i.m. o i.v. (600.000 U/12 horas) durante 14 días.
  2. En los portadores o en los casos de difteria cutánea: Administre eritromicina p.o. (500 mg/6 horas) o rifampicina p.o. (600 mg/24 horas) durante 7 días.

TRATAMIENTO CRÓNICO
Los antibióticos disminuyen la producción de la toxina y erradican el estado de portador, impidiendo de este modo la transmisión de la bacteria.

PRONÓSTICO
La recuperación es total con las medidas de soporte adecuadas y la administración de la antitoxina.

DERIVACIÓN
- Todos los pacientes en los que sospeche la enfermedad deben ser hospitalizados y derivados a un especialista en enfermedades infecciosas.
- Los casos de difteria respiratoria deben ser evaluados por un otorrinolaringólogo.
- Todos los casos deben ser declarados a las autoridades sanitarias.

OTRAS CONSIDERACIONES

COMENTARIOS
- La mayor parte de los casos se observan en viajeros que se desplazan a las áreas epidémicas. Las recientes epidemias ocurridas en Europa son un tema de preocupación. En la antigua Unión Soviética se produjo un brote epidémico extenso en 1990.
- La vacunación con el toxoide diftérico (toxina atenuada) es segura tanto en la forma DTP como en la Td. Los adultos deberían recibir dosis de recuerdo cada 10 años.
- Los estudios serológicos revelan que del 20 al 60% de los adultos estadounidenses mayores de 20 años son susceptibles de padecer difteria.

BIBLIOGRAFÍA RECOMENDADA

Bisgard KM et al: Respiratory diphtheria in the United States: 1980 through 1995, *Am J Pub Health* 88:787, 1998.

Hadfield TL et al: The pathology of diphtheria, *J Infect Dis* 181:s116, 2000.

Markina SS et al: Diphtheria in the Russian Federation in the 1990s, *J Infect Dis* 181 (Suppl 1):S27, 2000.

AUTOR: **MAURICE POLICAR, M.D.**

INFORMACIÓN BÁSICA

DEFINICIÓN

La discinesia tardía (DT) es un síndrome de movimientos involuntarios asociados a una medicación antipsicótica a largo plazo, especialmente con neurolépticos bloqueantes de la dopamina. Los pacientes suelen mostrar movimientos estereotípicos repetitivos que fundamentalmente afectan a las regiones oral, bucal y lingual.

CÓDIGO CIE-9CM
333.82 Discinesia tardía

EPIDEMIOLOGÍA Y DEMOGRAFÍA

- Este trastorno está causado por neurolépticos bloqueantes de la dopamina (p. ej., haloperidol).
La incidencia está declinando con el uso de los antipsicóticos de nueva generación.
- Al menos el 20% de los pacientes tratados con neurolépticos estándares sufre DT, y aproximadamente un 5% desarrollan DT con cada año de tratamiento neuroléptico.
- El riesgo es mayor en los primeros años de exposición.
- La mayor incidencia y menor tasa de remisión se observan en las personas mayores.

SÍNTOMAS Y SIGNOS

- Típicamente se manifiesta con la reducción o retirada de los antipsicóticos.
- Caracterizada por:
  1. La DT afecta principalmente a la lengua, labios y mandíbula. A menudo se observa una combinación de rotación y protrusión de la lengua, besos sonoros y fruncimiento de labios, y movimientos masticatorios que siguen un patrón estereotípico y repetitivo.
  2. Contorsión lenta de brazos y piernas.
  3. Los síntomas declinan en el momento en que se vuelve a administrar el antipsicótico.

4. Los movimientos involuntarios de la boca en la DT pueden ser suprimidos por los pacientes de forma voluntaria. También se suprimen con actos voluntarios, como el colocar comida en la boca o hablar.

ETIOLOGÍA

La discinesia tardía se debe a la exposición crónica a fármacos bloqueantes de los receptores de dopamina, empleados fundamentalmente para tratar las psicosis. No se ha observado DT con depletores de la dopamina (como la reserpina) y pocas veces con fármacos antipsicóticos atípicos, como la clozapina. Algunos fármacos usados frente a las náuseas (como la metoclopramida y la proclorperacina) y la depresión (como la amoxapina) también pueden causar DT.

DIAGNÓSTICO

DIAGNÓSTICO DIFERENCIAL

- Corea de Huntington.
- Tratamiento excesivo con L-dopa.

VALORACIÓN

- Historia neuropsiquiátrica (incluyendo historia de la medicación) y exploración física completas.
- Si la sintomatología es atípica, considerar la evaluación con un recuento sanguíneo completo, electrólitos séricos, pruebas de función tiroidea, ceruloplasmina sérica y cribado de enfermedades del tejido conjuntivo.

DIAGNÓSTICO POR IMAGEN

Imágenes normales en la DT.

TRATAMIENTO

TRATAMIENTO NO FARMACOLÓGICO

Ninguno.

TRATAMIENTO FARMACOLÓGICO

- Tratamiento basado en la prevención-limitación de las indicaciones de neurolépticos y el empleo de la dosis eficaz más baja, además de su retirada en el momento en que sea factible.
- Empleo de antipsicóticos atípicos si es posible. La clozapina y la quetiapina han mostrado la incidencia de DT más baja.

TRATAMIENTO CRÓNICO

- Las benzodiazepinas y la vitamina E pueden ser de utilidad, aunque las pruebas de los ensayos controlados son débiles.
- La clozapina, olanzapina y amisulprida pueden ser de ayuda desde un punto de vista sintomático, pero su eficacia a largo plazo está sin demostrar.

DERIVACIÓN

A un especialista en trastornos del movimiento si los síntomas son graves.

OTRAS CONSIDERACIONES

Sólo como último recurso, podrían retirarse los neurolépticos si existe una DT persistente, discapacitante y resistente al tratamiento, en ausencia de psicosis activa.

BIBLIOGRAFÍA RECOMENDADA

Casey DE: Pathophysiology of antipsychotic drug-induced movement disorders, *J Clin Psychiatry* 65(suppl9):25, 2004.

Fernandez HH, Friedman JH: Classification and treatment of tardive syndromes, *Neurologist* 9(1):16, 2003.

McGrath JJ, Soares KV: Miscellaneous treatments for neuroleptic-induced tardive dyskinesia, *Cochrane Database Syst Rev* (2):CD000208, 2003.

AUTOR: **MITCHELL D. FELDMAN, M.D., M.PHIL.**

INFORMACIÓN BÁSICA

DEFINICIÓN

Las discopatías cervicales se deben a trastornos de los discos intervertebrales, ya sea su herniación o cambios degenerativos (espondilosis). Cuando los osteofitos posteriores comprimen la médula espinal anterior, el cuadro puede acompañarse de síntomas en las extremidades inferiores, un trastorno denominado *mielopatía espondilótica cervical.*

CÓDIGOS CIE-9CM

722.4 Disco intervertebral cervical degenerativo
722.71 Disco cervical degenerativo con mielopatía

EPIDEMIOLOGÍA Y DEMOGRAFÍA

PREVALENCIA: La enfermedad afecta al 10% de la población general adulta (en algún momento de la vida pueden presentarse síntomas en el 50% de la población).
PREDOMINIO POR SEXOS: Varones = mujeres.
DISTRIBUCIÓN POR EDADES: 30-60 años.

SÍNTOMAS Y SIGNOS

- Puede presentarse de forma aislada o en conjunto: dolor cervical, síntomas radiculares y mielopatía.
- Limitación de los movimientos del cuello.
- Dolor con los movimientos del cuello, en especial durante la extensión.
- Dolor interescapular unilateral referido, (punto desencadenante).
- Dolor radicular en la extremidad superior (generalmente unilateral), asociado en ocasiones a entumecimiento y hormigueo. Raíces nerviosas más afectadas: nervios C6 (disco C5-C6) o C7 (disco C6-C7).
- Debilidad y cambios en los reflejos (C6: bíceps, C7: tríceps).
- Mielopatía con alteraciones de la marcha, debilidad e incluso espasticidad.
- La exploración de la sensibilidad por lo general carece de utilidad.

ETIOLOGÍA

Desconocida.

DIAGNÓSTICO

DIAGNÓSTICO DIFERENCIAL

- Tendinitis del manguito de los rotadores.
- Síndrome del túnel carpiano.

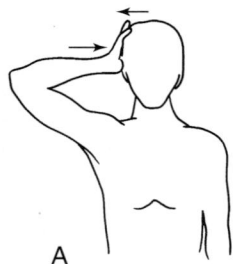

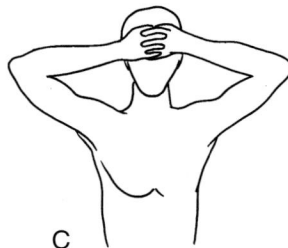

- Síndrome de la apertura torácica superior.
- Neuritis braquial.

En la sección II se expone el diagnóstico diferencial en la evaluación del dolor cervical.

VALORACIÓN

En la mayoría de los casos el diagnóstico se basa sólo en la clínica.
En la Sección III, «Discopatía cervical», se describe un algoritmo para la valoración de los casos con síntomas compatibles.

DIAGNÓSTICO POR IMAGEN

- Radiografía simple:
  1. Suelen ser normales durante las primeras semanas en presencia de un disco blando herniado.
  2. En los casos crónicos con un disco degenerativo, suele observarse la pérdida de altura del espacio intervertebral, la formación de osteofitos anteriores y posteriores, y la ocupación del orificio intervertebral por osteofitos.
- La mielografía, la TC o la RM están indicadas en los pacientes en los que no ceden sus síntomas o cuando se sospecha otra patología medular.
- Solicite estudios electrodiagnósticos para confirmar el diagnóstico o descartar trastornos de los nervios periféricos.

TRATAMIENTO

TRATAMIENTO NO FARMACOLÓGICO

- Reposo y collarín cervical.
- Tratamientos locales como la aplicación de calor.
- Terapia física (fig. 1-66).
- Evite los movimientos extremos en los casos de enfermedad degenerativa del disco.

TRATAMIENTO AGUDO

- AINE.
- Fármacos «miorrelajantes» por sus efectos sedantes.
- Analgésicos a demanda.
- Inyecciones de esteroides epidurales en los casos de dolor radicular.

PRONÓSTICO

- El cuadro suele mejorar con el tiempo.
- Menos del 5% de los pacientes precisan ser intervenidos quirúrgicamente.

DERIVACIÓN

Derive al paciente al traumatólogo o al neurocirujano en los casos de dolor intratable o de déficit neurológico.

OTRAS CONSIDERACIONES

COMENTARIOS

- La analgesia obtenida con la terapia física se considera anecdótica y de duración efímera. Toda mejoría obtenida con dicha modalidad terapéutica suele ser similar a la que se hubiese alcanzado durante la evolución natural del proceso.
- A veces el síndrome del túnel carpiano y la radiculopatía cervical pueden coexistir, dando lugar a una patología denominada *síndrome del doble aplastamiento,* debida a la compresión del nervio en dos niveles distintos. La compresión proximal puede disminuir la capacidad del nervio de tolerar una segunda compresión, más distal.
- La intervención quirúrgica está indicada principalmente para aliviar el dolor radicular producido por la compresión de la raíz nerviosa o para el tratamiento de la mielopatía. No suele resultar de utilidad cuando el síntoma principal es la cervicalgia.
- En numerosos casos de espondilosis cervical con mielopatía, los síntomas de la extremidad inferior son mucho más invalidantes que los síntomas cervicales, una situación que puede producir alguna dificultad a la hora de determinar la etiología.

BIBLIOGRAFÍA RECOMENDADA

Benzel EC: Adjacent level disease, *J Neurosurg Spine* 100:1, 2004.
Edwards CC et al: Cervical myclopathy: current diagnostic and treatment strategies, *Spine* 3:68, 2003.
Emery SE: Cervical spondylotic myelopathy: diagnosis and treatment, *Am Acad Orthop Surg* 9:376, 2001.
Gorski JM, Schwartz LH: Shoulder impingement presenting as neck pain, *J Bone Joint Surg* 85A:635, 2003.
Nagano A et al: Surgical treatment of cervical myelopathy in patients aged over 80 years, *Orthopedics* 27:45, 2004.
Robinson LR: Role of neurophysiologic evaluation in diagnosis, *J Am Acad Orthop Surg* 8:190, 2000.

AUTOR: LONNIE R. MERCIER, M.D.

FIGURA 1-66 Ejercicios isométricos cervicales. A, Con la mano apoyada en un lado de la cabeza (ligeramente por encima de la oreja) se debe ejercer gradualmente una presión a la vez que se opone resistencia con los músculos del cuello para intentar mantener la cabeza en la misma posición. El ejercicio dura 5 segundos, se permite una relajación y se repite cinco veces. **B,** Con ambas manos se ejerce una presión hacia delante a la vez que se opone resistencia hacia atrás. **C,** Realice el ejercicio ejerciendo la presión en dirección opuesta. Estos ejercicios deben realizarse tres o cuatro veces al día. (De Mercier LR [ed.]: *Practical orthopedics,* 4.ª ed., St. Louis, 1995, Mosby.)

INFORMACIÓN BÁSICA

DEFINICIÓN

Las discopatías lumbares son enfermedades debidas a alteraciones del disco, bien por herniación o por cambios degenerativos (espondilosis). La protrusión masiva del disco produce de forma excepcional una parálisis en la extremidad inferior, un problema denominado *síndrome de la cola de caballo*. El estrechamiento progresivo del conducto vertebral (estenosis lumbar), habitualmente por espondilosis, puede producir también síntomas en las extremidades inferiores.

CÓDIGOS CIE-9CM
722.10 Desplazamiento del disco lumbar
724.02 Estenosis lumbar
344.60 Síndrome de la cola de caballo
721.3 Espondilosis lumbar

EPIDEMIOLOGÍA Y DEMOGRAFÍA

PREVALENCIA:
- Variable.
- Al menos un episodio en el 80% de los adultos.

PREDOMINIO POR EDADES:
- Hernia: 20 a 40 años.
- Estenosis: >40 a 50 años.
- Síntomas discales: raros en <20 años.

PREDOMINIO POR SEXOS: Aproximadamente igual.

SÍNTOMAS Y SIGNOS (TABLA 1-11)
- Superposición de síndromes clínicos con:
  1. Herniación leve sin compresión de raíz nerviosa.
  2. Herniación con compresión de raíz nerviosa.
  3. Síndrome de la cola de caballo.
  4. Enfermedad degenerativa crónica con o sin síntomas en las piernas.
  5. Estenosis vertebral.
- Dolor lumbar bajo que empeora a menudo con la actividad o tos o estornudo.
- Dolor a la palpación lumbar o lumbosacro localizado.
- Parestesias, por lo general unilaterales.
- Limitación de la movilidad lumbar baja.
- Aumento del dolor al inclinarse hacia el lado afectado.
- Debilidad y cambios en los reflejos.
- La exploración sensitiva no suele ser útil.
- Estenosis lumbar que probablemente produce síntomas (seudoclaudicación), que con frecuencia se malinterpretan como de origen vascular.
- Prueba de elevación de la pierna extendida positiva si existe compresión de la raíz nerviosa.

ETIOLOGÍA
Desconocida.

DIAGNÓSTICO

DIAGNÓSTICO DIFERENCIAL
- Esguince/distensión de partes blandas.
- Tumor.
- Artrosis de cadera.
- Fractura por insuficiencia de la cadera o pelvis.

En la sección II se describe el diagnóstico diferencial de los síndromes con dolor lumbar bajo.

VALORACIÓN
En la mayoría de los casos el diagnóstico puede ser exclusivamente clínico.

DIAGNÓSTICO POR IMAGEN
- Las radiografías simples están indicadas en las primeras semanas; suelen ser normales en la herniación discal, pero en la discopatía degenerativa crónica se ve una pérdida de altura del disco y formación de osteofitos.
- Puede estar indicada la mielografía, la TC y la RM en pacientes en los que los síntomas no mejoran o cuando se sospechan otros problemas vertebrales.
- Los estudios electrodiagnósticos pueden confirmar o descartar trastornos nerviosos periféricos.

TRATAMIENTO

TRATAMIENTO NO FARMACOLÓGICO
- Pauta corta (3 a 5 días) de reposo en cama para el dolor intenso; reposo prolongado en la hernia discal aguda con dolor en la pierna.
- Fisioterapia, así como un programa de ejercicios progresivo.
- Corsé lumbar durante la fase de rehabilitación junto a un programa de ejercicios.
- Puede ser beneficiosa la estimulación nerviosa eléctrica percutánea (PENS) en pacientes seleccionados con dolor de espalda crónico.

TRATAMIENTO FARMACOLÓGICO
- AINE.
- Relajantes musculares por su efecto sedante.
- Analgésicos.
- Inyección epidural de corticoides en pacientes seleccionados con síntomas en la pierna.

PRONÓSTICO
- Casi todos los síndromes discales lumbares mejoran con el tiempo.
- Los episodios recurrentes responden habitualmente al tratamiento médico.
- La recuperación de los excepcionales episodios paralíticos suelen ser incompleta.

DERIVACIÓN
- Al cirujano ortopédico o neurocirujano si dolor resistente o defecto neurológico significativo.
- Derivación urgente si síndrome de la cola de caballo.

OTRAS CONSIDERACIONES

COMENTARIOS
- La cirugía logra mejores resultados si predomina el dolor en la pierna (no dolor lumbar).
- En la sección III se describe un algoritmo clínico para la evaluación del dolor lumbar.

TABLA 1-11   Diagnóstico de radiculopatía lumbar baja y sacra

	Dolor	Debilidad (músculos seleccionados)	Pérdida sensitiva	Pérdida de reflejo
L4	En el muslo y zona medial de la pierna hasta el maléolo medial	Cuádriceps, aductores del muslo, tibial anterior	Zona medial de la pierna	Rodilla
L5	Zona posterior del muslo y lateral de la pantorrilla, dorso del pie	Extensor corto y largo de los dedos, perineos	Dorso del pie	
S1	Nalga y zona posterior del muslo, pantorrilla y zona lateral del pie	Extensor corto de los dedos, perineos, gastrocnemio, sóleo	Planta o borde lateral del pie	Tobillo
S2-4	Zona posterior del muslo, nalga y genitales	Gastrocnemio, sóleo, abductor del dedo gordo, abductor del quinto dedo, músculos esfinterianos	Nalgas, región anal y genitales	Bulbocavernoso, anal

Tomada de Goldman L, Bennett JC (eds.): *Cecil textbook of medicine,* 21.ª ed., Filadelfia, 2000, WB Saunders.

BIBLIOGRAFÍA RECOMENDADA

Biyani A, Andersson GB: Low back pain: Pathophysiology and management, *J Am Acad Orthop Surg* 12:106, 2004.

Brodke DS, Ritter SM: Nonoperative management of low back pain and lumbar disc degeneration, *J Bone Joint Surg* 86A:1810, 2004.

Buchner M, Schilotenwolf M: Cauda equina syndrome caused by intervertebral lumbar disc prolapse: mid-term results of 22 patients and literature review, *Orthopedics* 25:727, 2002.

Butterman GR: Treatment of lumbar disc herniation: epidural steroid infection compared with discectomy: a prospective, randomized study, *J Bone Joint Surg* 86A:670, 2004.

Dreyfuss P et al: Sacroiliac joint pain, *J Am Acad Orthop Surg* 12:255, 2004.

Kawaguchi Y et al: The association of lumbar disc disease with vitamin-D receptor gene polymorphism, *J Bone Joint Surg* 84(a):2022, 2002.

Paassilta P et al: Identification of a novel common genetic risk factor for lumbar disc disease, *JAMA* 285:1843, 2001.

Robinson LR: Role of neurophysiologic evaluation in diagnosis, *J Am Acad Orthop Surg* 8:190, 2000.

Silber JS et al: Advances in surgical management of lumbar degenerative disc disease, *Orthopedics* 25:767, 2002.

Simotas AC: Non-operative treatment for lumbar spinal stenosis, *Clin Orthop* 384:153, 2001.

Swenson R, Haldeman S: Spinal manipulation for low back pain, *J Am Acad Orthop Surg* 11:228, 2003.

Tribus CB: Degenerative lumbar scoliosis: evaluation and management, *J Am Acad Orthop Surg* 11:174, 2003.

Wetzel FT, McNally TA: Treatment of chronic discogenic low back pain with intradiskal electrothermal therapy, *J Am Acad Orthop Surg* 11:6, 2003.

Yoshihara K et al: Atrophy of the multifidus muscle in patients with lumbar disc herniation: histochemical and electromyographic study, *Orthopedics* 26:493, 2003.

AUTOR: **LONNIE R. MERCIER, M.D.**

INFORMACIÓN BÁSICA

DEFINICIÓN

La disección aórtica se produce cuando un desgarro en la íntima permite que la sangre diseque entre las capas medias de la aorta.

CÓDIGOS CIE-9CM
441.00 Disección aórtica
444.01 Disección aórtica, torácica

SINÓNIMO

Aneurisma disecante de aorta, localización no especificada.

EPIDEMIOLOGÍA Y DEMOGRAFÍA

DISTRIBUCIÓN POR SEXOS: Varones > mujeres.
INCIDENCIA MÁXIMA: 60 a 80 años.
FACTORES DE RIESGO: Hipertensión, aterosclerosis y antecedentes familiares de aneurismas de aorta. Otros incluyen enfermedades inflamatorias que producen vasculitis, trastornos del colágeno (síndrome de Marfan, síndrome de Ehlers-Danlos), válvula aórtica bicúspide, coartación de aorta, síndrome de Turner, consumo de cocaína crack y traumatismo.

CLASIFICACIÓN

Existen tres clasificaciones principales que se basan en el hecho de que la mayor parte de las disecciones aórticas se originan en la aorta ascendente o descendente (fig. 1-67):
- Clasificación de DeBakey: tipo I, aorta ascendente y descendente; tipo II, aorta ascendente; tipo III, aorta descendente.
- Clasificación de Stanford: tipo A, aorta ascendente (proximal), tipo B, aorta descendente (distal).

SÍNTOMAS Y SIGNOS

- Inicio abrupto de dolor torácico muy intenso, máximo desde el principio.
- Poca irradiación al cuello, el hombro o el brazo.
- Dolor agudo, desgarrador o urente.
- Disección de la aorta ascendente con dolor torácico anterior.
- Disección de la aorta descendente con lumbalgia.
- Puede producirse síncope, dolor abdominal, ICC y mala perfusión.
- La mayoría tienen hipertensión grave, el 25% tienen hipotensión (PAS <100), lo que puede indicar hemorragia, taponamiento cardíaco o insuficiencia aórtica grave.
- Frecuentes diferenciales en pulso y presión arterial (38%) producidos por la compresión parcial de las arterias subclavias.
- Los sistemas cardíacos y neurológicos son los sistemas orgánicos más afectados.
- Insuficiencia aórtica en el 18-50% de los casos de disección proximal.
- Isquemia miocárdica secundaria a la compresión de la arteria coronaria.
- Isquemia cerebral/ictus en el 5-10% de los pacientes.

ETIOLOGÍA

- Desconocida, se conocen los factores de riesgo. La HTN crónica afecta a la composición de la pared arterial.
- Parece que la responsable es la degeneración de la media.
- La disección aórtica refleja una enfermedad sistémica de la vasculatura.

DIAGNÓSTICO

DIAGNÓSTICO DIFERENCIAL

- Se conoce como el gran imitador: EP, SCA, EA, pericarditis, colecistitis.
- Se debe descartar un IM agudo.
- Insuficiencia aórtica.
- Aneurisma no disecante de aorta.

PRUEBAS DE LABORATORIO

- ECG: útil para descartar IM, en general hallazgos inespecíficos.
- Marcadores bioquímicos séricos: elevación de la cadena pesada de la miosina muscular lisa durante las 6 primeras horas.

DIAGNÓSTICO POR IMAGEN

- La radiografía de tórax muestra ensanchamiento mediastínico (62%) inespecífico y desplazamiento del calcio de la íntima aórtica.
- Ecocardiografía transesofágica: sensibilidad del 97-100%, permite diagnosticar insuficiencia aórtica y derrame pericárdico; estudio de elección en los pacientes inestables, pero dependiente del operador.
- RM: sensibilidad del 90-100%, patrón de referencia, pero la duración de la prueba y la dificultad de acceso a la misma condicionan que no sea adecuada para pacientes estables intubados. Aporta la mejor información para los cirujanos.
- TC: sensibilidad del 83-100%, se realiza con contraste intravenoso.
- La aortografía no se suele realizar ya.
- Ecocardiografía transtorácica, mala sensibilidad.

TRATAMIENTO

TRATAMIENTO AGUDO

- Ingreso en UCI para monitorización hemodinámica.
- 1 mg de propranolol cada 3-5 minutos o 5 mg de metoprolol i.v. cada 5 minutos, seguidos de nitroprusiato 0,3-10 mg/kg/min para conseguir una PAS 100-120.
- Reducir la contractilidad y la PA con β-bloqueantes intravenosos. Los β-bloqueantes son la clave del tratamiento.
- Se puede utilizar labetalol i.v. 20 mg y posteriormente 40-80 mg cada 10 minutos.
- Pueden usarse calcio antagonistas o IECA intravenosos.
- Las disecciones proximales deben ser operadas de urgencia (tipos I, II y A) para evitar la rotura y el derrame pericárdico.
- Las disecciones distales se tratan sólo de forma médica salvo que se afecten órganos distales o amenacen rotura inminente (tipos III y B).
- La colocación de endoprótesis endovasculares es una opción nueva, sobre todo para pacientes de alto riesgo quirúrgico ancianos.

TRATAMIENTO CRÓNICO

La disección aórtica crónica (>2 semanas) se debe seguir con control agresivo de la PA.

PRONÓSTICO

- La historia natural de la disección aórtica no tratada es una mortalidad del 85% a las 2 semanas.
- La disección aórtica proximal se considera una urgencia quirúrgica. El tiempo resulta crítico y la mortalidad alcanza el 1-3% cada hora.
- Los pacientes que se han sometido a reparación quirúrgica o tienen un aneurisma crónico deben ser seguidos con pruebas radiológicas a los 1, 3, 6, 9 y 12 meses.
- En general, la mortalidad hospitalaria es del 30% en pacientes con disecciones proximales y del 10% en los que tienen disecciones distales.

DERIVACIÓN

Para tratamiento en UCI y cirugía.

BIBLIOGRAFÍA RECOMENDADA

Hagan PG et al: The international registry of acute aortic dissection: new insights into an old disease, *JAMA* 283:897, 2000.

Khan IA et al: Clinical, diagnostic, and management perspectives of aortic dissection, *Chest* 122(1):311, 2002.

Moore AG et al: Choice of CT, TEE, MRI and aortography in acute AD: IRAD, *Am J Cardiology* 89:1235, 2002.

Nienaber CA: Aortic dissection: New frontiers in diagnosis and management, Part I and II, *Circulation,* 108(6):772, 2003.

AUTOR: **LYNN BOWLBY, M.D.**

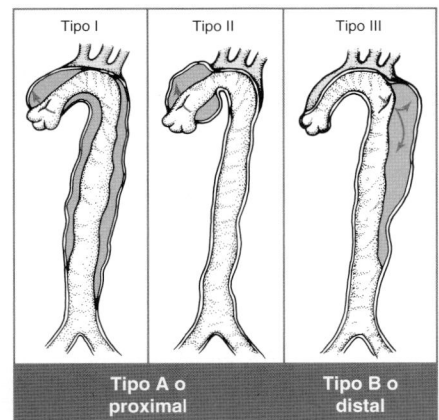

FIGURA 1-67 Sistemas de clasificación de la disección aórtica. (De Isselbacher EM, Tagle KA, DeSanctis RW: Disease of the aorta. En Braunwald E [ed.]: *Heart disease: a textobook of cardiovascular medicine*, 5.ª ed., Filadelfia, 1997, WB Saunders.)

INFORMACIÓN BÁSICA

DEFINICIÓN

La disfunción eréctil es la incapacidad para conseguir o mantener una erección del pene con una rigidez adecuada para que la relación sexual sea posible.

SINÓNIMOS

Impotencia.
Trastorno eréctil masculino.
Disfunción sexual (un término inespecífico).

CÓDIGOS CIE-9CM
F52.2 Trastorno eréctil masculino
     (DSM-IV Código: 302.72 trastorno
     eréctil masculino)

EPIDEMIOLOGÍA Y DEMOGRAFÍA

PREVALENCIA (EN EE.UU.):
- Aumenta con la edad.
- Alrededor del 7% de los hombres entre 18 y 29 años, el 18% con una edad en la década de los 50 años, el 25% en los hombres con una edad en la década de los 60 años, y el 80% en los hombres con una edad en la década de los 80 años.
- El estudio sobre envejecimiento masculino de Massachusetts informa de una prevalencia del 52% en 1989, con un 9,6% de los participantes con disfunción eréctil completa; en 2000 la prevalencia fue del 44%.
- Probablemente está subestimado debido al estigma social, pero el número de pacientes que acuden a su médico con este problema ha aumentado considerablemente con una mayor disponibilidad y conciencia de la terapia oral.
PREDOMINIO POR SEXOS: Por definición, sólo en hombres.
DISTRIBUCIÓN POR EDADES: Aumenta con la edad.
INCIDENCIA MÁXIMA: En mayores de 70 años.
PRESENTACIÓN CLÍNICA:
- Impotencia psicógena: incapacidad para lograr la erección, incapacidad para lograr o mantener una erección adecuada o la pérdida de erección antes de completar la relación sexual; la tumescencia nocturna del pene suele ser normal.
- Impotencia orgánica: incapacidad para lograr una erección o para lograr una erección adecuada; la tumescencia nocturna del pene suele ser patológica.

ETIOLOGÍA

- La disfunción eréctil psicógena se debe a una amplia variedad de procesos relacionados con las experiencias, antecedentes o incluso psicóticos.
- Los trastornos de la salud mental, en particular depresión, síndrome del viudo y ansiedad por los resultados, son conocidas causas psicógenas.
- La impotencia orgánica se debe a una gran variedad de trastornos de estructuras neurológicas, hormonales o vasculares. En alrededor del 40% de los hombres >50 años de edad, la primera causa de DE se relaciona con la enfermedad aterosclerótica.

- Los medicamentos (antihipertensivos, antidepresivos, antipsicóticos, antihistamínicos, nicotina, alcohol y otros) son causas frecuentes.
- Endocrinopatías como diabetes, hipogonadismo, hipotiroidismo o hipertiroidismo e hiperprolactinemia.
- Las causas neurogénicas incluyen lesiones de la médula espinal, lesiones corticales y neuropatías periféricas.

DIAGNÓSTICO

DIAGNÓSTICO DIFERENCIAL

- El tratamiento depende de la etiología.
- Debe distinguirse la disfunción psicógena de la orgánica.
- Debe determinarse la etiología de la disfunción orgánica.
- La disfunción eréctil es posible en el cuadro de otra enfermedad psiquiátrica (p. ej., depresión o trastorno obsesivo compulsivo).

VALORACIÓN

- Historia clínica (incluyendo a menudo un informe de la pareja) con especial atención a los factores de riesgo (p. ej., tabaquismo, alcohol).
- Informe sobre erecciones nocturnas.
- Exploración física para descartar daño neuronal, daño directo del pene (p. ej., fibrosis) o atrofia testicular.

PRUEBAS DE LABORATORIO

Deben valorarse posibles anomalías endocrinas con la testosterona sérica de la mañana (total y libre) y LH, dislipemia con perfil lipídico, HbA1c o glucosa en ayunas, perfil tiroideo.

DIAGNÓSTICO POR IMAGEN

El diagnóstico por imagen se realiza en raras ocasiones, excepto en situaciones de traumatismo pélvico o cirugía.

OTROS ESTUDIOS

- La tumescencia nocturna del pene es muy específica para distinguir entre las causas psicógenas y orgánicas.
- La etiología vascular se detecta mediante el índice de presión pene-brazo (mide la pérdida de presión sistólica entre el brazo y el pene) o con técnicas Doppler.
- La etiología neurogénica se explora mediante el reflejo bulbocavernoso o la respuesta evocada del nervio pudendo.
- La inyección intracorporal de prostaglandina E1 sirve para distinguir las etiologías vasculares de las no vasculares (se consigue la erección en pacientes con etiología no vascular).

TRATAMIENTO

TRATAMIENTO NO FARMACOLÓGICO

- Varios enfoques psicoterapéuticos: se prefiere el tratamiento conductual cognitivo

porque es el más tratado; las tasas de éxito disminuyen a medida que avanzan la edad y la duración de los síntomas.
- La terapia sexual y la terapia de pareja se utilizan para tratar problemas técnicos o sociales que contribuyen a la impotencia.
- Los dispositivos de vacío (eficacia del 70 al 90%) sirven para muchos hombres pero son difíciles de usar y engorrosos.

TRATAMIENTO AGUDO

- Inhibidores de PDE5: 50 mg de sildenafilo alrededor de 1 hora antes de la actividad sexual, usado sobre todo como tratamiento de primera línea. El tadalafilo con amplio período de capacidad de respuesta (hasta 36 horas) aporta una mayor comodidad al paciente. 10 mg v.o. de vardenafilo 1 hora antes de la actividad sexual; debe evitarse el uso concomitante de nitratos.
- Inyecciones intracavernosas de vasodilatadores (p. ej., gránulo de papaverina, alprostadilo o prostaglandina E1).
- Fármacos orales como pentoxifilina y yohimbina (éxito limitado).

TRATAMIENTO CRÓNICO

- Impotencia psicógena: relativamente infrecuente y caracterizada objetivamente por erecciones nocturnas y matutinas y resultados de pruebas negativos. Los inhibidores de PDE5 son eficaces en pacientes con depresión porque los tejidos, nervios, hormonas y vasculatura son normales. Se recomienda la evaluación psicológica completa antes de empezar el tratamiento para enfocar al problema subyacente.
- Para los hombres en los que fracasan el resto de los enfoques: prótesis del pene.
- Tratamiento con testosterona en hombres ancianos con hipogonadismo.

PRONÓSTICO

- Cuando la disfunción eréctil es secundaria a una causa orgánica, no remite a menos que se corrija la causa orgánica; por tanto, suele ser una enfermedad crónica.
- La disfunción eréctil adquirida psicógena remitirá espontáneamente en el 15-30% de los casos.
- La disfunción eréctil de por vida suele ser una enfermedad crónica y no remitente.
- La disfunción eréctil situacional puede remitir con cambios del entorno social, pero suele recidivar.

DERIVACIÓN

En caso de que se requiera psicoterapia, terapia sexual o tratamiento orgánico invasivo.

BIBLIOGRAFÍA RECOMENDADA

Fazio L et al: Erectile dysfunction: management update, *Can Med Assoc Jour* 170:1429, 2004.
Fink HA et al: Sildenafil for male erectile dysfunction, *Arch Intern Med* 162:1349, 2002.
Kalsi JS et al: Update on oral treatments for male erectile dysfunction, *J Eur Acad Dermatol Venereol* 18:267, 2004.
Miller TA: Diagnostic evaluation of erectile dysfunction, *Am Fam Physician* 61:95, 2000.

AUTOR: **AMAR DESAI, M.D., M.P.H.**

INFORMACIÓN BÁSICA

DEFINICIÓN

La dismenorrea o dolor menstrual se presenta como un dolor abdominal bajo de tipo cólico. Se define como *dismenorrea primaria* cuando no existe ninguna patología orgánica asociada y como *dismenorrea secundaria* cuando existe una patología orgánica demostrable.

SINÓNIMOS

Cólicos menstruales.
Dolor menstrual.

CÓDIGO CIE-9CM
625.3 Dismenorrea

EPIDEMIOLOGÍA Y DEMOGRAFÍA

La dismenorrea se presenta aproximadamente en el 50% de las mujeres que menstrúan. En el 10% de los casos se trata de un cuadro grave que incapacita a la paciente durante 1-3 días al mes. La dismenorrea es más frecuente en el grupo de edades comprendido entre los 20 y los 24 años. La dismenorrea primaria suele aparecer 6-12 meses después de la menarquia.

SÍNTOMAS Y SIGNOS

- Dolor abdominal agudo, de localización baja en la línea media y de tipo cólico. No existe un componente hipogástrico o anexial, pero es posible que se irradie a la zona lumbar o a la zona superior de los muslos.
- El tacto vaginal en las pacientes fuera del período menstrual es anodino.
- Síntomas acompañantes: náuseas, vómitos, cefalea, ansiedad, fatiga, diarrea, mareo, desfallecimiento e hinchazón abdominal.
- Los cólicos suelen durar menos de 24 horas y en raras ocasiones pueden durar más de 2-3 días.
- Dismenorrea secundaria: la dispareunia es un síntoma frecuente. La exploración bimanual pélvica-abdominal puede revelar una palpación dolorosa del útero o de los anejos, retroflexión uterina fija, nodularidad útero-sacra, una masa pélvica o un útero irregular aumentado de tamaño.

ETIOLOGÍA

La prostaglandina $F_2\alpha$ (PG $F_2\alpha$) es el agente responsable de la dismenorrea. Estimula las contracciones uterinas, induce la estenosis o el estrechamiento cervical y aumenta la liberación de vasopresina. En la etiología de la dismenorrea primaria también se han implicado factores psicológicos y conductuales. La dismenorrea primaria sólo tiene lugar en los ciclos ovulatorios. La dismenorrea secundaria suele deberse a la endometriosis, la adenomiosis, los leiomiomas y, menos frecuentemente, a la salpingitis crónica, el empleo de DIU o la obstrucción, congénita o adquirida, del tracto de salida, incluyendo la estenosis cervical.

DIAGNÓSTICO

DIAGNÓSTICO DIFERENCIAL

- Adenomiosis.
- Adherencias.
- Síndrome de Allen-Masters.
- Estenosis o compresión cervical.
- Malformación congénita del sistema mulleriano.
- Embarazo ectópico.
- Endometriosis, endometritis.
- Himen imperforado.
- Uso de DIU.
- Leiomiomas.
- Quistes ováricos.
- Síndrome de congestión pélvica, EIP.
- Pólipos.
- Septo vaginal transverso.

VALORACIÓN

- Dismenorrea primaria: historia característica, exploración física normal, ausencia de una causa identificable de dolor pélvico.
- Dismenorrea secundaria: historia de inicio generalmente más de 2 años después de la menarquia; la exploración física puede poner de manifiesto irregularidad uterina, dolor a la palpación o nodularidad del fondo de saco, o masas pélvicas.

PRUEBAS DE LABORATORIO

- No existe ninguna prueba diagnóstica específica de dismenorrea.
- La leucocitosis indica una etiología infecciosa.
- Realice una determinación de hCG para descartar un embarazo ectópico.

DIAGNÓSTICO POR IMAGEN

- Ecografía pélvica para descartar la presencia de leiomiomas, quistes ováricos o embarazo ectópico.
- Histerosalpingografía para valorar la cavidad uterina y descartar la presencia de pólipos endometriales, leiomiomas intraluminales o submucosos.

TRATAMIENTO

TRATAMIENTO NO FARMACOLÓGICO

- La aplicación de calor al bajo abdomen mediante compresas calientes, almohadillas calientes o bolsas de agua caliente parece ofrecer cierto alivio.
- Se debe tranquilizar a la paciente mediante explicaciones acerca del carácter tratable de su enfermedad.

TRATAMIENTO AGUDO

- Fármacos antiinflamatorios no esteroideos como el ibuprofeno (400-600 mg/ 4-6 horas) o el naproxeno sódico (550 mg/ 12 horas), el ácido mefenámico (una dosis inicial de 500 mg seguida de 250 mg/6 horas, las veces necesarias), el ácido acetilsalicílico (650 mg/4-6 horas) o los anticonceptivos orales.
- Nifedipino (30 mg al día) en los casos de dismenorrea grave.
- Es posible que los suplementos de magnesio resulten beneficiosos.
- Los suplementos de tiamina pueden ejercer un efecto analgésico.
- Dismenorrea secundaria: el tratamiento debe dirigirse a la enfermedad específica subyacente. La cirugía desempeña un papel fundamental.
- Endometriosis: emplee abordajes no quirúrgicos como el tratamiento con danazol, agonistas de la hormona liberadora de gonadotropinas o anticonceptivos orales.

TRATAMIENTO CRÓNICO

Puede valorarse la utilización de la acupuntura y la estimulación nerviosa eléctrica transcutánea (TENS). En los casos en los que el tratamiento médico resulte ineficaz, considere la laparoscopia u otros tratamientos quirúrgicos en función de la etiología secundaria de la dismenorrea.

PRONÓSTICO

El tratamiento resulta eficaz en la mayoría de las pacientes, consiguiendo buenos resultados. Se cree que la dismenorrea primaria suele mejorar con la edad y los partos, y que el pronóstico de la dismenorrea secundaria suele ser favorable con el tratamiento adecuado. Las complicaciones crónicas de la dismenorrea primaria que no hayan sido tratadas adecuadamente pueden producir un cuadro ansioso y depresivo. Algunas de las etiologías de la dismenorrea secundaria pueden producir infertilidad.

DERIVACIÓN

Si descubre una etiología secundaria de la dismenorrea, derive a la paciente al especialista adecuado para que instaure un tratamiento médico o quirúrgico (p. ej., al ginecólogo o a la unidad del dolor).

OTRAS CONSIDERACIONES

COMENTARIOS

Puede obtener material educativo para los pacientes a través de diversas compañías farmacéuticas (p. ej., el folleto «Menstruaciones dolorosas» de Warner Lambert, Inc.).

AUTOR: **GEORGE T. DANAKAS, M.D.**

INFORMACIÓN BÁSICA

DEFINICIÓN

La disociación electromecánica (DEM) es la ausencia de gasto cardíaco eficaz en presencia de actividad eléctrica organizada.

SINÓNIMO

Actividad eléctrica sin pulso (AESP).

CÓDIGO CIE-9CM

426.89 Disociación electromecánica

EPIDEMIOLOGÍA Y DEMOGRAFÍA

- Menos frecuente que TV/FV, asistolia.
- Puede ser la última actividad eléctrica de un miocardio cercano a la muerte.

SÍNTOMAS Y SIGNOS

DEM PRIMARIA:
- Actividad eléctrica organizada (no TV/FV).
- Pulso no palpable.

DEM SECUNDARIA:
DEM primaria y también puede tener:
- Bradicardia: sobredosis farmacológica.
- Taquicardia: hipovolemia, EP masiva.
- Disminución de la PVY: hipovolemia.
- Aumento de la PVY y ausencia de pulso con RCP: taponamiento cardíaco, EP masiva, neumotórax a tensión.
- Ausencia de sonidos respiratorios unilaterales con respiración mecánica y desviación traqueal: neumotórax a tensión.
- Cianosis: hipoxia.

ETIOLOGÍA

DEM PRIMARIA: Desacoplamiento de la excitación miocárdica y la contracción secundario a miocardiopatía avanzada.

DEM SECUNDARIA: Debida a los cambios en las condiciones de carga del corazón, isquemia, depresores miocárdicos.
- IM masivo.
- EP masiva.
- Hipovolemia.
- Taponamiento cardíaco.
- Neumotórax a tensión.
- Hipotermia.
- Hiperpotasemia/hipotasemia.
- Hipomagnesemia.
- Hipoxia.
- Acidosis.
- Sobredosis farmacológica: β-bloqueantes, calcioantagonistas, digoxina, antidepresivos tricíclicos.

DIAGNÓSTICO

DIAGNÓSTICO DIFERENCIAL

- Seudo-DEM.
- Ritmo idioventricular.
- Ritmo idioventricular posdesfibrilación.
- Ritmo de escape ventricular.
- Ritmo bradisistólico.

VALORACIÓN

- Debería realizarse simultáneamente la estabilización del paciente y la valoración para establecer la etiología de la DEM.
- Historia clínica, exploración física, pruebas de laboratorio, diagnóstico por imagen.

PRUEBAS DE LABORATORIO

- Potasio, magnesio.
- Gasometría arterial.
- ECG (fig. 1-68):
Bajo voltaje: taponamiento.
Dilatación cardíaca derecha: EP, neumotórax.
Arritmias: IM, anomalías metabólicas, efectos farmacológicos.
Cambios en ST, ondas Q: IM.

DIAGNÓSTICO POR IMAGEN

Guiado por la sospecha clínica de causas reversibles y lo que puede realizarse sin afectar a la seguridad del paciente:
- Radiografía de tórax: para descartar neumotórax.
- Arteriograma pulmonar: para descartar EP.
- Ecocardiograma: para descartar la seudo-DEM, taponamiento, disfunción valvular y mixoma auricular.
- Radiografía abdominal: para descartar la rotura de un aneurisma aórtico abdominal.

TRATAMIENTO

TRATAMIENTO NO FARMACOLÓGICO

- Debe activarse un sistema de servicios médicos de urgencia.
- Debe empezarse con RCP.
- Debe intubarse y ventilar.
- Debe obtenerse una vía i.v.
- Monitorización cardíaca continua.
- Debe confirmarse la ausencia de flujo sanguíneo con ecografía Doppler, vía arterial o ecocardiograma en la cabecera.

TRATAMIENTO AGUDO

NOTA: Pueden administrarse epinefrina y atropina a través de sonda traqueal. Debe administrarse 2-2,5 veces la dosis i.v. en 10 ml de solución salina normal o agua destilada.
- 1 mg de epinefrina en bolo i.v., debe repetirse cada 3-5 minutos.
- En caso de bradicardia (<60 latidos/minuto): 1 mg de atropina i.v. cada 3-5 minutos hasta un máximo de 3 mg.
- En caso de hiperpotasemia preexistente: 1 mEq/kg de bicarbonato sódico.
- Debe tratarse la causa específica si se conoce.

PROBABLEMENTE ÚTIL:
1 mEq/kg de bicarbonato sódico si:
- Acidosis preexistente que responde a bicarbonato.
- Sobredosis de antidepresivos tricíclicos.
- Sobredosis farmacológicas que responden a la alcalinización de la orina.

POSIBLEMENTE ÚTIL:
1 mEq/kg de bicarbonato sódico si:
- Parada con intubación y prolongada.
- Reanimación con éxito tras parada prolongada.
Epinefrina a altas dosis:
- De 2 a 5 mg en bolo i.v. cada 3-5 minutos.
- 1, 3 y 5 mg en bolo i.v., con intervalos de 3 minutos.
- 0,1 mg/kg en bolo i.v. cada 3-5 minutos.

PRONÓSTICO

- Globalmente malo. De los pacientes hospitalizados que desarrollan DEM, <15% sobreviven hasta el alta. Se observan tasas de supervivencia mucho menores en pacientes con DEM previa a la hospitalización.
- En la DEM secundaria puede tener éxito el tratamiento rápido.

BIBLIOGRAFÍA RECOMENDADA

ECG Guidelines: Part 6: advanced cardiovascular life support: section 7: algorithm approach to ACLS emergencies, *Circulation* 102(suppl I):I136, 2000.
Emergency Cardiac Care Committee and Subcommittees, American Heart Association: Guidelines for cardiopulmonary resuscitation and emergency cardiac care, part III: adult advanced cardiac life support, *JAMA* 268(16):2199, 1992.

AUTOR: **SUDEEP K. AULAKH, M.D., F.R.C.P.C.**

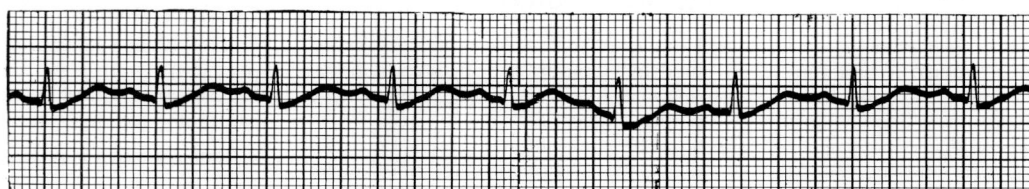

FIGURA 1-68 Ritmo sinusal con disociación electromecánica (DEM). Aunque el ECG mostraba ritmo sinusal, el paciente no tenía pulso o presión arterial. En este caso, la DEM se debía a una inhibición de la función miocárdica tras una parada cardíaca. (De Goldberg AL: *Clinical electrocardiography*, 5.ª ed., St. Louis, 1994, Mosby.)

INFORMACIÓN BÁSICA

DEFINICIÓN

Relaciones sexuales dolorosas de modo persistente y/o recurrente.

CÓDIGOS CIE-9CM
625.0 Dolor asociado con los órganos genitales femeninos
302.76 Desviaciones y trastornos sexuales con dispareunia funcional, dispareunia psicógena

EPIDEMIOLOGÍA Y DEMOGRAFÍA

PREVALENCIA: Del 7 al 60% según la definición.
PREDOMINIO POR SEXOS: Femenino.
POBLACIÓN DE RIESGO:
Los hallazgos han sido inconsistentes en relación con los siguientes factores:
- Edad.
- Número de partos.
- Nivel educativo.
- Raza.
- Clase social.
- Estado civil.

FACTORES DE RIESGO:
Menor:
- Número de coitos.
- Nivel de deseo y excitación sexual.
- Respuesta orgásmica.
- Satisfacción física y emocional.
- Felicidad general.

HISTORIA CLÍNICA:
- Características del dolor:
  1. Tipo.
  2. Localización (introital/medio/profundo).
  3. Inicio.
  4. Duración.
  5. Ritmo.
  6. Cronicidad.
  7. Carácter cíclico.
  8. Recurrencia.
- Antecedentes ginecológicos:
  1. ETS.
  2. Infección por el VHS o VPH.
  3. Otras disfunciones sexuales.
  4. Cirugía abdominal o ginecológica previa.
  5. Radiación abdominal o pélvica previa.
  6. Endometriosis, miomas.
  7. Prolapso uterino/genital.
  8. Infección ginecológica.
  9. Dolor pélvico.
  10. Síntomas menopáusicos.
  11. Falta de información sexual.
- Antecedentes obstétricos:
  1. Laceraciones.
  2. Episiotomía.
- Antecedentes médicos generales:
  1. Enfermedades crónicas.
  2. Síntomas GI o GU.
  3. Medicaciones.
  4. Trastornos psicológicos.
  5. Enfermedades dermatológicas.
  6. Creencias religiosas.
  7. Ansiedad generalizada.

SÍNTOMAS Y SIGNOS

- Dispareunia primaria frente a secundaria:
  1. Las pacientes con dispareunia secundaria refieren un período previo de coitos indoloros.
- Inspección:
  1. Decoloración.
  2. Ulceraciones.
  3. Secreción.
  4. Prolapso.
  5. Cambios displásicos.
  6. Infestaciones.
- Exploración física:
  1. Sensibilidad al tacto suave.
  2. Dolor a la palpación.
  3. Prolapso genital.
     a. Útero.
     b. Vejiga.
     c. Cuello uterino.
     d. Vagina.
     e. Anejos.
     f. Recto.
     g. Intestino.
  4. Crestas o septos.
  5. Tono del músculo elevador.
  6. Evidencia de cirugía previa.
  7. Longitud/profundidad/calibre de las constricciones vaginales.

ETIOLOGÍA

- Patología o alteración/reducción de los tejidos asociados a los órganos genitales.
- Factores psicosociales.
- Discordia marital o en la relación de pareja.
- Historia de abuso sexual.

DIAGNÓSTICO

DIAGNÓSTICO DIFERENCIAL

(Lista parcial.)
- Deformidades congénitas (septos/agenesia).
- Himen imperforado.
- Cambios menopáusicos.
- Tejido atrófico.
- Lubricación defectuosa.
- Psicógena.
- Vaginismo.
- Estímulos sexuales inadecuados.
- Endometriosis.
- Mialgia del elevador del ano.
- Dolor pélvico crónico.
- Cirugía previa (colporrafia posterior/perineorrafia).
  1. Alteración de la longitud/la profundidad y el calibre vaginal.
  2. Adherencias.
- Infecciones.
  1. Papiloma humano.
  2. Herpes simple.
  3. Candidiasis.
  4. Tiña crural.
  5. Salpingitis/endometritis aguda/crónica.
- Carcinoma pélvico.
- Radiación previa.
- Prolapso tubárico o adherencias de anejos.
- Tumor pélvico.

- Prolapso/malposiciones/aumento/retroversión uterina.
- Prolapso genital.
- Cistocele/rectocele/enterocele.
- Patología uretral/vesical.
- Congestión pélvica.
- Vestibulitis vulvar.
- Cistitis poscoital.
- Patología del ligamento ancho.
- Neuroma en el punto de episiotomía previa.
- Abuso sexual previo.
- Vulvodinia.
- Dermatitis alérgica o de contacto.
- Avitaminosis A, B o C.
- Dispareunia ecuestre.
- Cistitis intersticial.
- Neuralgia pudenda.
- Síndrome de dolor miofacial.
- Patología rectal.
- Alteraciones/anomalías estructurales.
  1. Músculo.
  2. Hueso.
  3. Ligamento.

VALORACIÓN

- La historia clínica y la exploración física resultan fundamentales.
- En casos seleccionados:
  1. Colposcopia.
  2. Cistoscopia.
  3. Laparoscopia en los casos de dispareunia profunda de etiología desconocida.

PRUEBAS DE LABORATORIO

- VSG.
- Recuento leucocitario.
- Frotis.
- Cultivos.
  1. Cuello cervical.
     a. Gonorrea.
     b. Clamidias.
  2. Vagina.
  3. Lesiones.
  4. Orina.
- Biopsia vulvar/vaginal/cervical.
- Frotis de Papanicolaou.
- Anticuerpos frente al virus del herpes simple.
- Niveles de gonadotropinas.

DIAGNÓSTICO POR IMAGEN

Ecografía pélvica/abdominal.

TRATAMIENTO

TRATAMIENTO NO FARMACOLÓGICO

- Educación de la paciente.
- Interrupción del uso de elementos irritantes o de la práctica de actividades exacerbantes.
- Lubricantes.
- Cambio de postura coital: mujer en posición superior.
- Baños calientes o fríos.
- Tranquilizar a la paciente acerca del carácter no maligno de su enfermedad.
- Intervenciones psicosociales.

1. Técnicas de desensibilización sistémica.
2. Modificaciones conductuales.
- Dilatadores vaginales.
- Ejercicios de los músculos vaginales y técnicas de relajación.
- Extirpación de tejido patológico.
- Corrección quirúrgica de los tejidos deformados/reducidos/alterados.

TRATAMIENTO AGUDO

- Lidocaína tópica.
- Corticosteroides.
- Agentes antiinfecciosos.
- Inyecciones en los puntos desencadenantes.
- Masaje.
- Acupuntura.
- TENS.
- Técnicas de reducción del estrés.
- Prácticas sexuales seguras.
- Tratamiento hormonal sustitutivo.
- Agentes antivirales.
- Interferón intralesional.
- Analgésicos suaves.
- Antidepresivos.

TRATAMIENTO CRÓNICO

Todas las medidas anteriores más:
- Revisiones de apoyo, según sean necesarias.
- Anticonceptivos orales.
- Actividad sexual regular.
- Dieta equilibrada.
- Suplementos vitamínicos.
- Higiene adecuada.

PRONÓSTICO

La mayor parte de las pacientes experimentan una reducción y/o resolución de sus síntomas con las medidas terapéuticas adecuadas.

DERIVACIÓN

En el manejo de estas pacientes resulta de utilidad el abordaje multidisciplinar por un equipo integrado por psicólogos, dermatólogos, ginecólogos, especialistas en enfermedades infecciosas o urólogos.

OTRAS CONSIDERACIONES

- La dispareunia es un síntoma complejo que resulta de una gran variedad de etiologías, algunas de las cuales actúan simultáneamente.
- El diagnóstico etiológico de la dispareunia se basa principalmente en la historia clínica y en la exploración física.
- A la hora de realizar el diagnóstico diferencial, debe distinguirse la dispareunia superficial, la intermedia y la profunda.
- Al igual que ocurre en la exploración física de cualquier proceso álgico, se debe reproducir la queja principal de la paciente por medio del tacto (con una torunda de algodón humedecida), la palpación o la aplicación de presión.
- El tacto vaginal con un solo dedo sin palpación abdominal asociada permite una mejor valoración de la fuente de dolor genital.
- Tratamiento personalizado.
- Inicie y mantenga un diagnóstico honesto y una actitud compasiva con la paciente y su pareja.
- Mantenga una actitud sin prejuicios, muéstrese accesible, no sea crítico, y actúe con diligencia en la búsqueda de una solución para ayudar a estas pacientes, que a menudo sufren en silencio este trastorno.

BIBLIOGRAFÍA RECOMENDADA

Helm LJ: Evalutation and differential diagnosis of dyspareunia, Am Fam Physician 63:1535, 2001.
Nichols D: Reoperative gynecologic and obstetric surgery, ed. 2, St. Louis, 1997, Mosby.

AUTOR: **DAVID I. KURSS, M.D.**

INFORMACIÓN BÁSICA

DEFINICIÓN

La displasia del cuello uterino consiste en el desarrollo atípico de un epitelio escamoso inmaduro que no atraviesa la membrana basal epitelial. Se caracteriza por el aumento de la celularidad, las alteraciones nucleares y el aumento de la relación núcleo-citoplasmática. La pérdida polarizada de la diferenciación del epitelio escamoso comienza en la región adyacente a la membrana basal y progresa hasta el estadio más avanzado (displasia grave) que termina por ocupar la totalidad del grosor de la capa de epitelio escamoso (v. fig. 1-69).

Clasificaciones:

De Papanicolaou modificada: clase I, II, III, IV y V.

Displasia: normal, atipia (leve, moderada y grave), carcinoma in situ y cáncer.

CIN: normal, atipia (CIN I, II o III) y cáncer.

CLASIFICACIÓN DE BETHESDA (VERSIÓN ACTUALIZADA EN 2001):

Interpretación/resultados (tiene en cuenta la validez de la muestra):

- Negativa para lesiones intraepiteliales o lesiones malignas.
- Microorganismos (es decir, *Trichomonas vaginalis, Candida* sp., vaginosis bacteriana), cambios celulares reactivos (inflamación), atrofia.
- Alteraciones de las células epiteliales: células escamosas atípicas (ASC), de significado desconocido (ASC-US), sin poder excluir HSIL (ASC-H), LSIL (CIN1 y VPH), HSIL (CIN2, CIN3, CIS), carcinoma epidermoide.
- Alteraciones de las células glandulares: células glandulares atípicas (AGC): *(especifique endocervical, endometrial o NOS)*, células glandulares atípicas, de aspecto neoplásico *(especifique endocervical, endometrial o NOS)*, adenocarcino-

ma endocervical in situ (AIS), adenocarcinoma.
- Otros: células endometriales en una mujer mayor de 40 años.

SINÓNIMOS

Clase III o clase IV de la clasificación de Papanicolaou.

Neoplasia intraepitelial cervical (CIN).

Lesión intraepitelial escamosa de alto grado o de bajo grado (HGSIL, LGSIL).

CÓDIGO CIE-9CM

622.1 Displasia del cuello uterino

EPIDEMIOLOGÍA Y DEMOGRAFÍA

INCIDENCIA MÁXIMA:

- Pacientes de 35 años.
- En un 2-5% de los frotis de Papanicolaou se observan alteraciones displásicas, dependiendo de los factores de riesgo de la población y de la variabilidad de la tasa de falsos negativos.
- La tasa de falsos negativos alcanza el 40%.
- La incidencia media ajustada por la edad de la displasia grave es de 35 casos/100.000 habitantes.

PREVALENCIA:

- Displasia: su incidencia es máxima a los 26 años (3.600 casos/100.000 habitantes).
- CIS: su incidencia es máxima a los 32 años (1.100 casos/100.000 habitantes).
- Cáncer invasivo: su incidencia es máxima a los 77 años (800 casos/100.000 habitantes).

SÍNTOMAS Y SIGNOS

- Las lesiones displásicas del cuello uterino no suelen ser visibles a simple vista, por lo que se hace necesaria una exploración colposcópica tras preparar el cuello uterino con ácido acético al 3%.
- Las pacientes exploradas mediante colposcopia fueron identificadas tras observar anomalías en las pruebas de detec-

ción selectiva (en la citología cervical mediante frotis de Papanicolaou).
- Hallazgos colposcópicos:
  1. Leucoplasia (lesión blanquecina visible a simple vista. Puede tratarse de un condiloma, una displasia o un cáncer).
  2. Epitelio acetoblanco con o sin punteado, mosaicismo o vasos anómalos asociados.
  3. Zona de transformación anormal (captación anormal de yodo, orificios glandulares «con manguitos»).

ETIOLOGÍA

- No se conoce con exactitud.
- Puede estar producida por la hiperplasia de las células de reserva que dan lugar a la metaplasma atípica y al epitelio displásico.
- Se asocia estrechamente y puede verse iniciada por la infección con cepas oncogénicas del VPH (tipos de alto riesgo: 16, 18, 31, 33, 35, 45, 51, 52, 56 y 58; de bajo riesgo: 6, 11, 42, 43 y 44).
- Factores de riesgo:
  1. Coitos heterosexuales.
  2. Coitos durante la pubertad (incidencia máxima de metaplasia de la zona T).
  3. Exposición a dietilestilbestrol (DES).
  4. Múltiples parejas sexuales.
  5. Ausencia de frotis de Papanicolaou previos.
  6. Antecedentes de ETS.
  7. Otras neoplasias del aparato genital.
  8. VIH.
  9. TB.
  10. Toxicomanías.
  11. Pareja masculina de «alto riesgo» (VPH).
  12. Nivel socioeconómico bajo.
  13. Primer embarazo a edad temprana.
  14. Tabaquismo.
  15. VPH.

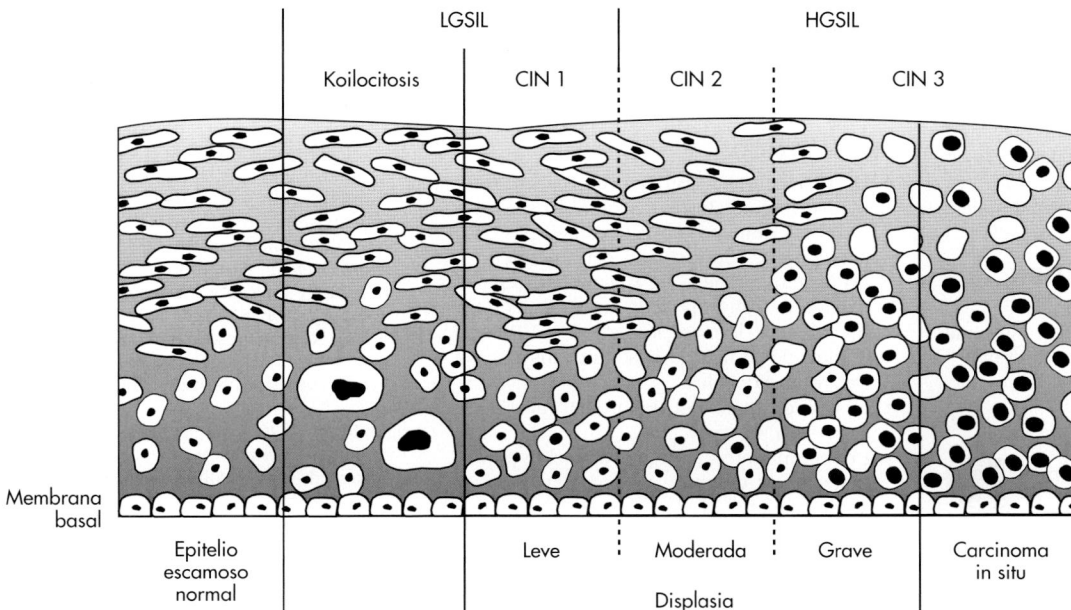

FIGURA 1-69 Esquema del epitelio cervical donde se exponen los diversos términos empleados para caracterizar a las etapas progresivas por las que pasa el epitelio cervical. (De Mishell D [ed.]: *Comprehensive gynecology*, 3.ª ed., St. Louis, 1997, Mosby.)

DIAGNÓSTICO

DIAGNÓSTICO DIFERENCIAL

- Metaplasia.
- Hiperqueratosis.
- Condiloma.
- Carcinoma microinvasivo.
- Alteraciones epiteliales glandulares.
- Adenocarcinoma in situ.
- VIN.
- VAIN.
- Afectación del cuello uterino por metástasis.

VALORACIÓN

Historia clínica y exploraciones físicas periódicas (con citología), en función de la edad, los factores de riesgo y los antecedentes de lesiones cervicales preinvasivas.

- Pruebas de detección selectiva de enfermedades de transmisión sexual (Gc, *Chlamydia*, VDRL, VIH, VPH).
- Si la citología es anómala (HSIL/LSIL, ASC/ASC-US/ASC-H en la primera citología de las pacientes de alto riesgo, o de modo recurrente en las pacientes de bajo riesgo o en las mujeres posmenopáusicas) o si observa lesiones macroscópicas sospechosas, derive a la paciente para realizar una colposcopia y, posiblemente, para una biopsia dirigida (se debe explorar el cuello uterino, la vagina, la vulva y el ano).
- Si observan anomalías de las células glandulares (AGC): derive a la paciente para realizar una colposcopia y posiblemente una biopsia dirigida o un ECC. Valore la obtención de una muestra endometrial.
- Durante el embarazo: si observa una citología anormal realice una colposcopia en el primer trimestre y en las semanas 28 y 32. Biopsie únicamente las lesiones de alto grado sospechosas de ser un cáncer. El ECC está contraindicado.

PRUEBAS DE LABORATORIO

- Descarte ETS (Gonococo, *Chlamydia*).
- Pruebas de detección selectiva mediante frotis de Papanicolaou (la obtención de la muestra, la preparación de la misma, la interpretación citológica y el informe final deben realizarse correctamente).
- Colposcopia, biopsia dirigida o ECC en los casos indicados (v. Valoración).
- En los casos de citología anormal realice un tipaje para detectar ADN del VPH.

DIAGNÓSTICO POR IMAGEN

- Cervicografía.
- Detección selectiva mediante citología de Papanicolaou asistida por ordenador (p. ej., PAPNET).

TRATAMIENTO

TRATAMIENTO NO FARMACOLÓGICO

- Las zonas displásicas identificadas por colposcopia (displasia moderada-grave o CIS) o los casos en los que el ECC arroja resultados negativos, pueden tratarse mediante técnicas ablativas superficiales (criocirugía, láser de CO_2 y electrocoagulación diatérmica). Las pacientes con displasia leve que acceden a ser revisadas periódicamente pueden seguirse de un modo conservador.
- Las displasias identificadas mediante colposcopia (displasia moderada-grave o CIS), los casos de ECC positivo o aquellos casos en los que exista una discrepancia de dos grados o más entre el resultado del frotis de Papanicolaou, la colposcopia, la biopsia o el ECC, pueden tratarse mediante conización (LEEP, con láser de CO_2 o con «bisturí frío»).
- Si la paciente presenta un CIS o una displasia grave recurrente o persistente y no desea más descendencia puede realizarse una histerectomía.
- El tratamiento de la displasia cervical en una mujer embarazada debe retrasarse hasta después del parto.

TRATAMIENTO AGUDO

La aplicación tópica de 5-fluorouracilo (5-FU) se emplea con poca frecuencia para tratar las lesiones cervicovaginales recurrentes.

TRATAMIENTO CRÓNICO

- Debido al riesgo de persistencia o recurrencia de la enfermedad, el seguimiento de estas pacientes debe individualizarse en función de los factores de riesgo, los resultados del frotis de Papanicolaou y de la colposcopia, los tratamientos previos y la presencia de infección por cepas de alto riesgo del VPH (p. ej., con frotis de Papanicolaou cada 3-4 meses durante el primer año, cada 6 meses el año siguiente, y por último con una periodicidad anual [en caso de que todos resultasen normales] o mediante colposcopia, tratando según los resultados de las exploraciones).
- Los casos de displasia leve con ECC negativo pueden seguirse de modo conservador en las pacientes que acceden a ser revisadas periódicamente, ya que una gran parte de estas lesiones persisten o regresan.

PRONÓSTICO

- Debe hacerse un esfuerzo en realizar de modo rutinario frotis de Papanicolaou a todas las mujeres (en especial si existen antecedentes de displasia cervical) debido al gran número de mujeres pertenecientes a los grupos de alto riesgo, la prevalencia de infecciones por el VPH y el elevado índice de falsos negativos en los frotis cervicales.
- La tasa de éxito del tratamiento alcanza el 80-90%.
- El seguimiento debe ser estrecho para detectar los casos de recurrencia o persistencia.
- El tratamiento del cuello del útero con frecuencia resulta en infertilidad (por estenosis o incompetencia cervical), lo que debe ser tenido en cuenta sobre todo con el uso de la técnica LEEP o las conizaciones.
- Antes de proceder al tratamiento de la displasia cervical se debe informar detalladamente a la paciente y obtener su consentimiento informado.
- La progresión de la displasia cervical a carcinoma invasivo se logra detener si se realizan adecuadamente las pruebas de detección selectiva, las técnicas diagnósticas, el tratamiento y el seguimiento.

DERIVACIÓN

- Las pacientes con alteraciones en el frotis de Papanicolau no deben ser seguidas mediante frotis cervicales repetidos.
- Tras el descubrimiento de alteraciones en la citología cervical, el seguimiento debe realizarse mediante exploraciones efectuadas por un colposcopista experimentado (definido como todo profesional que haya realizado un período de formación didáctica documentada y tutelada durante la que haya explorado 50 muestras anatomopatológicas, haya realizado un mínimo de dos colposcopias a la semana, se haya sometido a pruebas de examen y realice de forma periódica actividades de educación médica continuada [CME]).
- Las pacientes que precisen tratamiento deben ser derivadas a un ginecólogo o a un oncólogo ginecológico con experiencia en el diagnóstico y el tratamiento de la enfermedad cervical preinvasiva.

OTRAS CONSIDERACIONES

COMENTARIOS

- El American College of Obstetricians and Gynecologists dispone de material educativo para las pacientes.

BIBLIOGRAFÍA RECOMENDADA

Nuono J et al: New tests for cervical cancer screening, *Am Fam Physician* 64:780, 2001.

Schlecht NF et al: Persistent human papillomavirus infection as a predictor of cervical intraepithelial neoplasia, *JAMA* 286:3106, 2001.

Solomon D et al: Comparison of three management strategies for patients with atypical squamous cells of undetermined significance: baseline results from a randomized trial, *J Natl Cancer Inst* 93:293, 2001.

Solomon D et al: The 2001 Bethesda system terminology for reporting results of cervical cytology, *JAMA* 287:2114, 2002.

Stoler MH: New Bethesda terminology and evidence-based management guidelines for cervical cytology findings, *JAMA* 287:2140, 2002.

Wright TC et al: 2001 consensus guidelines for the management of women with cervical cytological abnormalities, *JAMA* 287:2120, 2002.

AUTOR: **DENNIS M. WEPPNER, M.D.**

INFORMACIÓN BÁSICA

DEFINICIÓN

La distonía se caracteriza por las contracciones musculares involuntarias (sostenidas o espasmódicas) que conducen a movimientos o posturas corporales anormales. La distonía puede ser generalizada o focal.

SINÓNIMOS

Blefaroespasmo.
Distonía oromandibular.
Tortícolis.
Calambre del escribiente.

CÓDIGOS CIE-9CM
333.6 Distonía muscular deformante
335.7 Distonía de origen farmacológico
333.7 Distonía de torsión sintomática

EPIDEMIOLOGÍA Y DEMOGRAFÍA

PREVALENCIA: Se estima en 1 de cada 3.000 habitantes.
PREDOMINIO POR SEXOS: La prevalencia de la distonía cervical es superior en el sexo femenino (3:2).
DISTRIBUCIÓN POR EDADES:
- La distonía cervical focal suele aparecer en la quinta década de la vida.
- Las formas hereditarias pueden instaurarse en la infancia o en la vida adulta.
GENÉTICA: Se han identificado patrones de herencia autosómica dominante, autosómica recesiva o ligados al cromosoma X.

SÍNTOMAS Y SIGNOS

Las distonías focales producen contracciones musculares anómalas y sostenidas en una región corporal:
- Cuello (tortícolis): es la región afectada con mayor frecuencia y origina el giro de la cabeza hacia un lado.
- Párpados (blefaroespasmo): cierre palpebral involuntario.
- Boca (distonía oromandibular): contracción involuntaria de los músculos de la boca, la lengua o la cara.
- Mano (calambre del escribiente) (fig. 1-70).

La distonía generalizada afecta a múltiples áreas corporales y puede originar deformidades articulares importantes.

ETIOLOGÍA

- La fisiopatología exacta es desconocida, aunque se cree debida a alteraciones en los ganglios basales. En concreto, los patrones de actividad neuronal reducidos y anormales en los ganglios basales producen una desinhibición del tálamo y de la corteza motora, dando lugar a los movimientos anormales.

- Se han descrito formas hereditarias, como la distonía muscular deformante, una forma grave y progresiva.
- También pueden presentarse formas esporádicas o idiopáticas.
- La distonía puede ser secundaria a otras enfermedades como a patologías del SNC, la hipoxia, el kernicterus (la encefalopatía por hiperbilirrubinemia), la enfermedad de Huntington, la enfermedad de Wilson, el síndrome de Parkinson o las enfermedades de depósito lisosomal.
- La distonía aguda puede presentarse durante el tratamiento con fármacos bloqueantes de los receptores de dopamina, como las fenotiazinas o las butirofenonas.
- La distonía o discinesia tardía puede producirse como resultado del tratamiento prolongado con fármacos antieméticos (p. ej., las fenotiazinas) o antipsicóticos (butirofenonas, como p. ej. el haloperidol). También puede producirse con la levodopa, los anticonvulsivantes o los alcaloides ergotamínicos.

DIAGNÓSTICO

DIAGNÓSTICO DIFERENCIAL

- Enfermedad de Parkinson.
- Parálisis supranuclear progresiva.
- Enfermedad de Wilson.
- Enfermedad de Huntington.
- Efectos farmacológicos.

VALORACIÓN

Mediante la historia clínica (recogiendo los antecedentes familiares, los antecedentes del parto o el uso de medicaciones) y la exploración física.

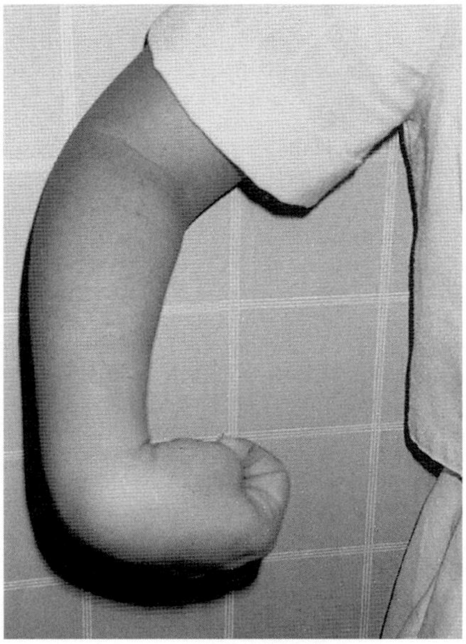

FIGURA 1-70   Distonía focal de la región distal del brazo derecho. (De Goldman L, Bennett JC [eds.]: *Cecil textbook of medicine*, 21.ª ed., Filadelfia, 2000, WB Saunders.)

PRUEBAS DE LABORATORIO

- No suelen resultar útiles para establecer el diagnóstico.
- Determine los niveles de ceruloplasmina sérica si sospecha la enfermedad de Wilson.

DIAGNÓSTICO POR IMAGEN

Las distonías primarias no suelen asociarse con alteraciones estructurales del SNC. Solicite una TC o una RM cerebral si sospecha una lesión del SNC como etiología de la distonía secundaria.

TRATAMIENTO

TRATAMIENTO NO FARMACOLÓGICO

- Calor, masajes, tratamiento físico para aliviar el dolor.
- Férulas para evitar las contracturas.

TRATAMIENTO AGUDO

Las reacciones distónicas agudas a las fenotiazinas o a las butirofenonas se tratan mediante la administración i.v. de 50 mg de difenhidramina o de 2 mg de benztropina.

TRATAMIENTO CRÓNICO

- El tratamiento a menudo es ineficaz.
- Interrumpa lentamente la administración de los fármacos que en teoría causan el cuadro.
- La administración de diazepam, baclofeno o carbamazepina puede resultar de utilidad.
- El trihexifenidilo se emplea en el tratamiento de la discinesia o distonía tardía.
- En los casos resistentes de distonía focal pueden realizarse inyecciones de toxina botulínica en los músculos afectados.
- En los casos graves resistentes al tratamiento pueden emplearse procedimientos quirúrgicos como la miectomía, la rizotomía, la talamotomía, o la estimulación cerebral profunda.

PRONÓSTICO

La remisión espontánea de la distonía cervical focal es posible, aunque la distonía suele ser progresiva y el tratamiento farmacológico a menudo resulta ineficaz.

DERIVACIÓN

Los casos graves o resistentes al tratamiento deben derivarse al neurólogo.

BIBLIOGRAFÍA RECOMENDADA

Tan N-C et al: Hemifacial spasm and involuntary facial movements, *QJM* 95(8):493, 2002.

AUTORES: **LYNN MCNICOLL, M.D.** y **MARK J. FAGAN, M.D.**

INFORMACIÓN BÁSICA

DEFINICIÓN

El término distrofia muscular (DM) hace referencia a un heterogéneo grupo de trastornos hereditarios que da lugar a patrones característicos de debilidad muscular, en algunos casos con afectación cardíaca, incluso en ausencia de debilidad del músculo esquelético. A los efectos de la presente sección, sólo se tratarán aquí los trastornos que se manifiestan en la infancia o en la edad adulta (quedando excluidas las miopatías congénitas).

CÓDIGOS CIE-9CM
359 Distrofias musculares y otras miopatías
359.1 Distrofia muscular progresiva hereditaria

EPIDEMIOLOGÍA Y DEMOGRAFÍA

INCIDENCIA:
- La DM infantil más común es la distrofia muscular de Duchenne, con una incidencia de 1/3.500 nacimientos de varones.
- La DM más frecuente en adultos es la distrofia miotónica, con una incidencia de 1/8.000.

GENÉTICA:
- **Distrofinopatías:** Alteración recesiva ligada al cromosoma X en el gen de la distrofina, lo que da lugar a ausencia (DM de Duchenne) o reducción/déficit (DM de Becker) de distrofina.
- **Distrofia miotónica:** Repetición autosómica dominante (AD) del trinucleótido CTG.
- **Distrofia muscular de cinturas (pélvica y escapular):** Formas autosómica recesiva y autosómica dominante con alteraciones identificadas en múltiples proteínas (sarcoglucano, carpaína, disferlina, teletonina, lamina A/C, miotilina y caveolina-3).
- **Distrofia muscular de Emery-Dreifuss:** Trastorno recesivo ligado al cromosoma X en la proteína nuclear emerina o alteración autosómica recesiva en la proteína de la lámina nuclear interna lamina A/C.
- **Distrofia muscular fascioescapulohumeral:** Autómica dominante; una mutación genética produce deleción de la repetición de 3,3 kb.
- **Distrofia muscular oculofaríngea:** Repetición autosómica dominante del trinucleótido GCG, que da lugar a una transferencia deficiente de ARNm desde el núcleo.

SÍNTOMAS Y SIGNOS
- **Distrofinopatías:** Debilidad del brazo y pierna proximales con hipertrofia de los músculos de la pantorrilla, retraso del desarrollo motor, deterioro de la función cognitiva, afectación cardíaca, evolución progresiva que da lugar a complicaciones respiratorias e insuficiencia respiratoria.
  La distrofia de Duchenne (DMD) se inicia a los 2-3 años, siendo característica la necesidad de usar silla de ruedas en torno a los 12 años.

La distrofia de Becker (DMB) se inicia a los 5-15 años, manteniéndose la deambulación más allá de los 15 años.
- **Distrofia miotónica:** Edad variable de inicio y manifestación de la gravedad con debilidad predominantemente distal, con facies alargada, miotonía a la percusión y al hacer presa, atrofia de los músculos temporal y masetero, ptosis, hipersomnolencia, deterioro cognitivo y defectos de la conducción cardíaca.
- **Distrofia muscular de cinturas:** Fenotípica y genéticamente heterogénea, se caracteriza por debilidad de las cinturas pélvica y escapular proximales; ciertos genotipos dan lugar a afectación cardíaca.
- **Distrofia muscular de Emery-Dreifuss:** Inicio al principio de la edad adulta con debilidad predominantemente humeroperonea, contracturas y defectos de la conducción cardíaca.
- **Distrofia muscular fascioescapulohumeral:** característico el inicio a hacia el final de la infancia o en la adolescencia, con debilidad fundamentalmente en la musculatura del rostro y la cintura escapular y, posteriormente, con posible afectación de las extremidades inferiores. Pueden producirse alteraciones de la conducción cardíaca y deterioro cognitivo.
- **Distrofia muscular oculofaríngea:** Los síntomas suelen presentarse a mediados de la edad adulta, con ptosis, disfagia, disartria y debilidad muscular proximal.

ETIOLOGÍA

Contingente en función del genotipo; véase Genética.

DIAGNÓSTICO

DIAGNÓSTICO DIFERENCIAL

Miastenia grave, miopatía inflamatoria, miopatía metabólica, miopatía endocrina, miopatía tóxica, miopatía mitocondrial.

VALORACIÓN
- Creatincinasa (CK).
- ECG, monitorización Holter, electrofisiología cardíaca o ecocardiografía para evaluación de los defectos de la conducción cardíaca y de la miocardiopatía.
- EMG.
- La biopsia muscular con histoquímica resulta útil para el diagnóstico de las distrofinopatías y la distrofia muscular de cinturas (sarcoglucanopatía, disferlinopatía).
- El análisis de ADN es útil si existe sospecha clínica de distrofia muscular miotónica, de Emery-Dreifuss, fascioescapulohumeral u oculofaríngea.
- Valoración de parámetros respiratorios, incluida capacidad vital forzada (CVF).

TRATAMIENTO

TRATAMIENTO NO FARMACOLÓGICO
- Consejo genético.

- Terapia física, ocupacional, respiratoria o logopédica, en función de los síntomas.
- Valoración selectiva de los trastornos respiratorios en el sueño mediante polisomnografía durante toda la noche si existen hipersomnolencia durante el día, cefaleas matutinas o trastornos del sueño; puede ser beneficiosa la aplicación de ventilación por presión positiva no invasiva.
- En ocasiones es necesaria la implantación de un marcapasos si se presentan defectos en la conducción cardíaca.

TRATAMIENTO AGUDO

La prednisona puede prolongar en cierta medida la deambulación en la DM de Duchenne y puede recomendarse su administración hasta la pérdida de la función ambulatoria.

TRATAMIENTO CRÓNICO

Vigilancia para evitar las posibles complicaciones cardíacas y respiratorias y las contracturas articulares.

PRONÓSTICO

Curso variable en función del fenotipo contingente con el diagnóstico y del genotipo.

DERIVACIÓN
- Puede ser necesaria la derivación a cirugía para corrección de la escoliosis o de las posibles contracturas.
- Evaluación y seguimiento de la distrofia muscular en una clínica especializada.

OTRAS CONSIDERACIONES
- Se recomienda evaluación formal por parte del anestesista antes de proceder a cualquier tipo de abordaje quirúrgico con anestesia general en pacientes con distrofinopatía.
- Signo de Gower: dificultad para levantarse de una posición de decúbito supino a la de bipedestación, por debilidad troncal y de las cinturas pélvica y escapular. Los pacientes afectados tienden a impulsarse hasta quedar a gatas y a continuación tratan de asirse los músculos para quedar en posición de bipedestación.

COMENTARIOS

Asociación de Distrofia Muscular de Estados Unidos. Dirección en internet. www.mdausa.org

BIBLIOGRAFÍA RECOMENDADA

Emery AE: Muscular dystrophy into the new millennium, *Neuromuscul Disord* 12(4):843, 2002.
Emery AE: The muscular dystrophies, *Lancet* 359(9307):687, 2002.
Saperstein DS, Amato AA, Barohn RJ: Clinical and genetic aspects of distal myopathies, *Muscle Nerve* 24(11):1440, 2001.

AUTOR: **TAYLOR HARRISON, M.D.**

INFORMACIÓN BÁSICA

DEFINICIÓN

La distrofia simpática refleja (DSR) describe un complejo sintomático de dolor neuropático que afecta a una extremidad tras un traumatismo, cirugía, o lesión neural en dicho miembro.

SINÓNIMOS

Causalgia.
Síndrome hombro-mano.
Atrofia de Sudeck.
Síndrome de dolor postraumático.

CÓDIGO CIE-9CM
337.20 Distrofia simpática (postraumática) (refleja)

EPIDEMIOLOGÍA Y DEMOGRAFÍA

- La incidencia y prevalencia de la DSR se desconoce.
- La DSR suele desencadenarse por un traumatismo.
- La DSR puede afectar a adultos y niños.
- La DSR a menudo se asocia a labilidad emocional psiquiátrica, ansiedad y depresión.

SÍNTOMAS Y SIGNOS

La DSR se divide en tres fases:
- Fase aguda (horas o días después de la lesión).
  1. Dolor urente o persistente en la extremidad lesionada.
  2. Hiperalgesia (extremadamente sensible al tacto).
  3. Edema.
  4. Distermia.
  5. Crecimiento acelerado de pelo y uñas.
- Fase distrófica (3 a 6 meses después de la lesión).
  1. Dolor urente que se irradia tanto en sentido distal como proximal desde el sitio de la lesión.
  2. Edema voluminoso.
  3. Hiperhidrosis.
  4. Hipotermia y cianosis.
  5. Temblores y espasmos musculares.
  6. Aumento del tono muscular y reflejos.
- Fase atrófica (a los 6 meses de la lesión).
  1. Extensión del dolor en sentido proximal.
  2. Piel fría, pálida y cianótica.
  3. Cambios cutáneos tróficos con atrofia subcutánea.
  4. Articulaciones inmóviles.
  5. Contracturas.

ETIOLOGÍA

- La causa de la DSR es desconocida. Se cree que representa una disfunción del sistema nervioso simpático.

- Cualquier lesión puede precipitar una DSR, incluidas:
  1. Contusiones, quemaduras, congelación.
  2. Cirugía.
  3. Enfermedad de Parkinson.
  4. Accidente cerebrovascular.
  5. Infarto miocárdico.
  6. Osteoartritis, discopatía cervical y lumbar.
  7. Síndrome del túnel carpiano y tarsiano.
  8. Diabetes.
  9. Hipertiroidismo.
  10. Tratamiento con isoniazida.

DIAGNÓSTICO

El diagnóstico de la DSR es principalmente clínico, basado en la historia del paciente y en su examen físico.

DIAGNÓSTICO DIFERENCIAL

El diagnóstico diferencial incluye a todas las causas mencionadas bajo el epígrafe «Etiología».

VALORACIÓN

En pacientes con DSR no es necesaria ninguna valoración, puesto que no existen pruebas diagnósticas específicas.

PRUEBAS DE LABORATORIO

Los análisis de sangre no son específicos para el diagnóstico de la DSR.

DIAGNÓSTICO POR IMAGEN

- No hay técnicas de imagen que sean diagnósticas de la DSR. Los estudios óseos en tres fases pueden ser útiles.
- Se ha propuesto el estudio autonómico, aunque no se realiza con frecuencia.
  1. Medida de la sudoración en reposo.
  2. Medida de la temperatura cutánea en reposo.
  3. Prueba cuantitativa del reflejo axónico sudomotor.
- Los estudios radiológicos del miembro afectado pueden mostrar osteoporosis por desuso.

TRATAMIENTO

El tratamiento se dirige a mitigar el dolor y mejorar la atrofia por desuso mediante fisioterapia.

TRATAMIENTO NO FARMACOLÓGICO

- Fisioterapia.
- Estimulación neural transcutánea.

TRATAMIENTO AGUDO

Para mitigar el dolor neuropático se ha probado lo siguiente:
- Amitriptilina, 10-150 mg al día.
- Fenitoína, 300 mg al día.
- Carbamazepina, 100 mg dos veces al día.
- Bloqueantes de los canales del calcio, nifedipina de liberación prolongada, 30-60 mg al día.
- Prednisona, 60 a 80 mg al día 2 durante semanas, reduciendo gradualmente la dosis a lo largo de 1-2 semanas hasta conseguir una dosis de mantenimiento de 5 mg al día durante 2-3 meses.

TRATAMIENTO CRÓNICO

- Pueden probarse el bloqueo del ganglio estrellado y el bloqueo simpático lumbar.
- Se cree que el bloqueo α-adrenérgico i.v. diario con fentolamina es un buen predictor de respuesta al tratamiento simpaticolítico subsiguiente.
- Simpatectomía quirúrgica.

PRONÓSTICO

- Puede producirse la remisión espontánea al cabo de varias semanas o meses.
- Los pacientes con DSR pasan de forma variable por todas las fases llegando a la atrofia y las contracturas.

DERIVACIÓN

La DSR es difícil de diagnosticar, por lo que se recomienda la derivación al reumatólogo, neurólogo ortopeda o psiquiatra.

OTRAS CONSIDERACIONES

COMENTARIOS

- La DSR es una entidad clínica común sin una clara definición, características fisiopatológicas o tratamiento.
- El dolor es el síntoma más invalidante para la mayoría de los pacientes con DSR y suele ser desproporcionado respecto de la extensión de la lesión.

BIBLIOGRAFÍA RECOMENDADA

Ochoa JL: Reflex sympathetic dystrophy: a disease of medical understanding, *Clin J Pain* 8:363, 1992.
Raja SN, Grabow TS: Complex regional pain syndrome 1 (reflex sympathetic dystrophy), *Anesthesiology* 96(5):1254, 2002.
Schwartzman RJ: New treatments for reflex sympathetic dystrophy, *N Engl J Med* 343:654, 2000.
Schwartzman RJ, Maleki J: Postinjury neuropathic pain syndromes, *Med Clin North Am* 83(3):597, 1999.

AUTOR: **PETER PETROPOULOS, M.D.**

INFORMACIÓN BÁSICA

DEFINICIÓN

El divertículo de Meckel es un divertículo del íleo localizado a unos 100 cm en sentido proximal al ciego. Es consecuencia de la incapacidad del conducto onfalomesentérico para cerrarse por completo (como debería hacer en la octava semana de gestación).

> **CÓDIGO CIE-9CM**
> 751.0 Divertículo de Meckel

EPIDEMIOLOGÍA Y DEMOGRAFÍA

Según estudios realizados en autopsias, el divertículo de Meckel se produce en un porcentaje de población comprendido entre el 1 y el 3%. Las complicaciones se presentan con mayor frecuencia en varones.

SÍNTOMAS Y SIGNOS

- Hemorragia indolora del tracto gastrointestinal inferior subsiguiente a invaginación, vólvulo, hernia o atrapamiento de un asa intestinal a través de un defecto en el mesenterio diverticular (6%).
- La diverticulitis de Meckel se asemeja a la apendicitis aguda (5%).
- Ocasionalmente existe un tumor primario formado en el divertículo (sarcoma carcinoide, liomioma, adenocaercinoma).
- Asintomático (en un 80 al 95% de los casos).

ETIOLOGÍA Y PATOGENIA

Como residuo del conducto onfalomesentérico, el divertículo de Meckel contiene todas las capas presentes en la pared intestinal y cuenta con su propio riego sanguíneo (una rama de la arteria mesentérica superior). La mucosa suele ser ileal o gástrica.

DIAGNÓSTICO

DIAGNÓSTICO DIFERENCIAL

- Apendicitis.
- Enfermedad de Crohn.
- Cualquier posible causa de hemorragia gastrointestinal inferior (pólipo, cáncer de colon, malformación AV, diverticulosis, hemorroides).

El diagnóstico se establece a menudo de forma intraoperatoria, cuando el diagnóstico preoperatorio es de apendicitis. En caso de hemorragia GI de origen desconocido, una gammagrafía con tecnecio puede identificar el divertículo de Meckel (con una sensibilidad del 85% en niños y del 62% en adultos, y una especificidad del 95% y del 9% respectivamente) (v. fig. 1-71).

TRATAMIENTO

Resección quirúrgica.

BIBLIOGRAFÍA RECOMENDADA

Keljo DJ, Squires RH: Meckel's diverticulum. In Feldman M, Scharschmidt BF, Sleisenger MH (eds): *Gastrointestinal and liver disease,* ed 6, Philadelphia, 1998, WB Saunders.

Martin JP et al: Meckel's diverticulum, *Am Fam Physician* 61:1037, 2000.

AUTOR: **TOM J. WACHTEL, M.D.**

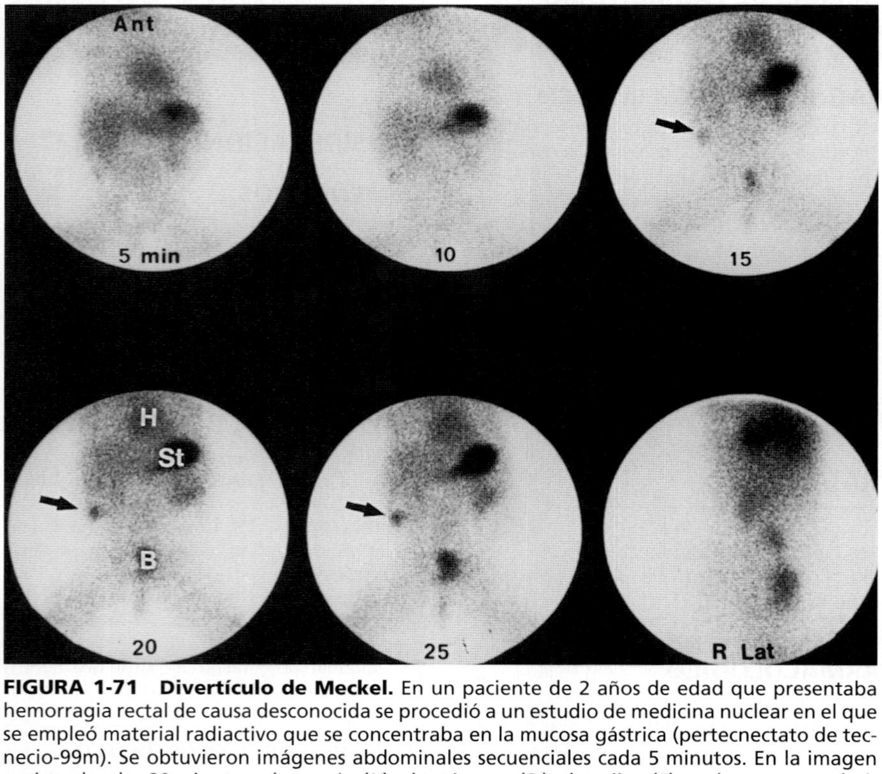

FIGURA 1-71   Divertículo de Meckel. En un paciente de 2 años de edad que presentaba hemorragia rectal de causa desconocida se procedió a un estudio de medicina nuclear en el que se empleó material radiactivo que se concentraba en la mucosa gástrica (pertecnectato de tecnecio-99m). Se obtuvieron imágenes abdominales secuenciales cada 5 minutos. En la imagen registrada a los 20 minutos, el corazón (*H*), el estómago (*St*) y la vejiga (*B*) se observan con claridad, junto con un foco ectópico de actividad (*flecha*) que corresponde a un divertículo de Meckel. (De Mettler, FA [ed.]: *Primary care radiology,* Filadelfia, 2000, WB Saunders.)

Divertículo de Zenker (faringoesofágico)

INFORMACIÓN BÁSICA

DEFINICIÓN

El divertículo de Zenker (hipofaríngeo) es la obstrucción fisiológica adquirida del introito esofágico consecuencia de herniación de la mucosa (falso divertículo) hacia atrás entre el músculo cricofaríngeo y el músculo constrictor faríngeo inferior (fig. 1-72).

SINÓNIMOS

Divertículo faringoesofágico.
Divertículo por pulsión.

CÓDIGO CIE-9CM

530.6 Divertículo de Zenker (esófago)

EPIDEMIOLOGÍA Y DEMOGRAFÍA

- Enfermedad poco frecuente: <1% de todos los tránsitos con bario.
- Habitualmente se ve en mayores de 50 años (más frecuente en mujeres y ancianos).
- Incidencia máxima en la 7.ª y 9.ª décadas.
- Asociado a RGE y hernia de hiato.

SÍNTOMAS Y SIGNOS

Los divertículos de Zenker pequeños pueden ser asintomáticos. Al crecer producen síntomas:
- Disfagia a sólidos y líquidos.
- Regurgitación de alimentos no digeridos.
- Sensación de globo u ocupación en el cuello.
- Tos.
- Halitosis.
- Neumonía por aspiración.
- Pérdida de peso.
- Cambios en la voz.

ETIOLOGÍA

No se conoce la causa específica del divertículo de Zenker; sin embargo, hay dos hipótesis:
- Al tragar aumenta la presión intraluminal secundaria a la apertura incompleta del músculo cricofaríngeo (relajación mal coordinada) antes de que el bolo sea conducido al estómago.
- La descoordinación del mecanismo de deglución lleva a un aumento de la presión en la mucosa de la hipofaringe que produce una distensión lenta y progresiva de la mucosa en la zona más débil del esófago, es decir, la pared posterior. El final es la formación de un falso divertículo donde se acumulan alimentos y secreciones, produciendo los síntomas ya descritos.

DIAGNÓSTICO

La clínica y el tránsito con bario generalmente hacen el diagnóstico de divertículo de Zenker.

DIAGNÓSTICO DIFERENCIAL

Es similar a todos los que presentan disfagia:
- Acalasia.
- Espasmo esofágico.
- Cáncer de esófago.
- Membranas esofágicas.
- Estenosis péptica.
- Anillo esofágico inferior (Schatzki).
- Cuerpos extraños.
- Trastornos del SNC (ACV, enfermedad de Parkinson, ELA, esclerosis múltiple, miastenia gravis, distrofias muculares).
- Dermatomiositis.
- Infección.

VALORACIÓN

En la valoración de un divertículo de Zenker está indicado el tránsito con bario. La endoscopia tiene riesgo de perforación. Los estudios manométricos de motilidad no suelen estar indicados porque no cambian la actitud terapéutica.

PRUEBAS DE LABORATORIO

No hay ninguna prueba de laboratorio específica para diagnosticar el divertículo de Zenker.

DIAGNÓSTICO POR IMAGEN

- La técnica de elección es el tránsito con bario. El divertículo de Zenker se observa fácilmente en un estudio con contraste de bario (fig. 1-73).
- La endoscopia está indicada para descartar neoplasia si en el tránsito se observan irregularidades en la mucosa.
- La gammagrafía orofaríngea-esofágica ha demostrado últimamente ser un estudio eficaz, sensible y fácil para análisis cuantitativos y cualitativos.
- En el tránsito con bario es característico observar un saco herniado con un cuello estrecho junto al cricofaríngeo en el nivel C5-C6.
- La Rx de tórax se realiza en caso de sospecha de neumonía por aspiración.

TRATAMIENTO

TRATAMIENTO NO FARMACOLÓGICO

En pacientes con síntomas de disfagia se puede intentar una dieta blanda mecánica. Evitar semillas, pieles y frutos secos.

TRATAMIENTO AGUDO

- Las técnicas endoscópicas (esofagodiverticulostomía) han sustituido ampliamente a la cirugía abierta convencional; éstos son:
  1. Diverticulotomía endoscópica con grapado (algunos lo consideran el tratamiento de elección inicial).
  2. Diverticulotomía quirúrgica mediante midroendoscopia con laser de dióxido de carbono.
- Se recomienda tratamiento quirúrgico de los pacientes con divertículo de Zenker sintomáticos.
- El tratamiento quirúrgico alivia los síntomas (disfagia, tos, aspiración) en casi todos los pacientes con divertículo de Zenker.
- Las técnicas quirúrgicas son:
  1. Diverticulectomía cervical con miotomía cricofaríngea (lo más frecuente).
  2. Diverticulopexia o inversión diverticular con miotomía cricofaríngea.
  3. Diverticulectomía exclusivamente.
  4. Exclusivamente miomectomía.
- Mortalidad quirúrgica <1,5%.

TRATAMIENTO CRÓNICO

En pacientes que no se intervienen el tratamiento va dirigido a las complicaciones que puedan surgir:

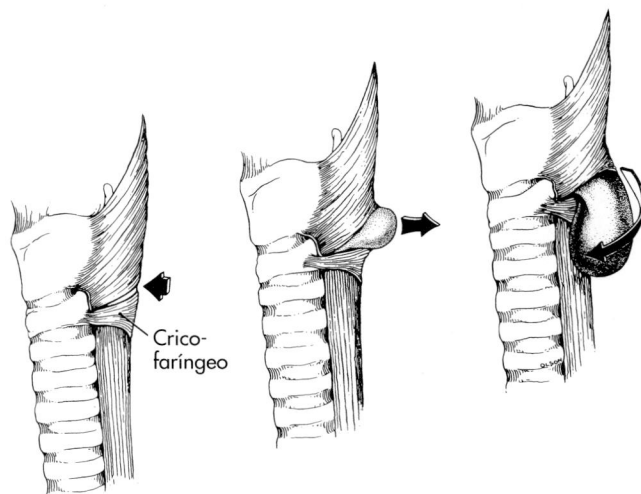

FIGURA 1-72 Formación del divertículo faringoesofágico de Zenker. *Izquierda*, Herniación de la mucosa y submucosa faríngea en el punto de transición entre las fibras oblicuas del músculo tirofaríngeo y las horizontales del cricofaríngeo (*flecha*). *Centro y derecha*, Al aumentar el divertículo diseca hacia abajo y hacia la izquierda en el mediastino superior, espacio prevertebral (De Sabinston D: *Textbook of surgery*, 15.ª ed., Filadelfia, 1997, WB Saunders.)

- Antibióticos en la neumonía por aspiración.
- Antagonistas H2 en las úlceras que se formen en el divertículo.
- La toxina botulínica se utiliza para el alivio temporal de la disfagia.

PRONÓSTICO

- La historia natural del divertículo de Zenker, si no se trata, es aumento progresivo del divertículo.
- Al aumentar de tamaño, se incrementa el riesgo de complicaciones, como la neumonía por aspiración.
- Puede haber recidiva postoperatoria del divertículo (4%); sin embargo, los pacientes habitualmente son asintomáticos.

DERIVACIÓN

En todo paciente con disfagia está indicada la consulta a gastroenterología. Si se considera el tratamiento quirúrgico del divertículo, se puede consultar a cirugía de tórax, ORL o cirujano de cabeza y cuello.

OTRAS CONSIDERACIONES

COMENTARIOS

- La asociación de cáncer con divertículo de Zenker es poco frecuente (0,4%).
- El divertículo de Zenker se forma en el «triángulo de Killian», el punto entre las fibras oblicuas del músculo faríngeo inferior y las fibras horizontales del músculo cricofaríngeo.

BIBLIOGRAFÍA RECOMENDADA

Achkar E: Zenker's diverticulum, *Dig Dis* 16(3):144, 1998.
Blitzer A, Brin MF: Use of botulinum toxin for diagnosis and management of cricopharyngeal achalasia, *Otolaryngol Head Neck Surg* 116(3):328, 1997.
Bremner CG: Zenker's diverticulum, *Arch Surg* 133(10):1131, 1998.
Bremmer CG, DeMeester TR: Endoscopic treatment of Zenker's diverticulum, *Gastrointestl Endosc* 49(1):126, 1999.
Chang W et al: Carbon dioxide laser endoscopic diverticulotomy versus open diverticulotomy for Zenker's Diverticulum, *Laryngoscope* 114(3):519, 2004.
Gustantini M et al: Esophageal diverticula, *Best Pract Res Clin Gastroenterology* 18(1):3, 2004.
Manni J et al: The endoscopic stapler diverticulotomy for Zenker's Diverticulum, *Eur Arch Otorhinolaryngol* 261(2):68, 2004.
Richtsmeire WJ: Endoscopic management of Zenker diverticulum: a staple assisted approach, *Am J Med* 3A:175S, 2003.
Siddiq MA, Sood S, Strachan D: Pharyngeal pouch (Zenker's diculum), *Postgrad Med J* 77(910):506, 2001.
Valenza V et al: Scintigraphic evaluation of Zenker's Diverticulum, *Eur J Nucl Med Mol Imaging* 30(12):1657, 2003.

AUTOR: **HEMCHAND RAMBERAN, M.D.**

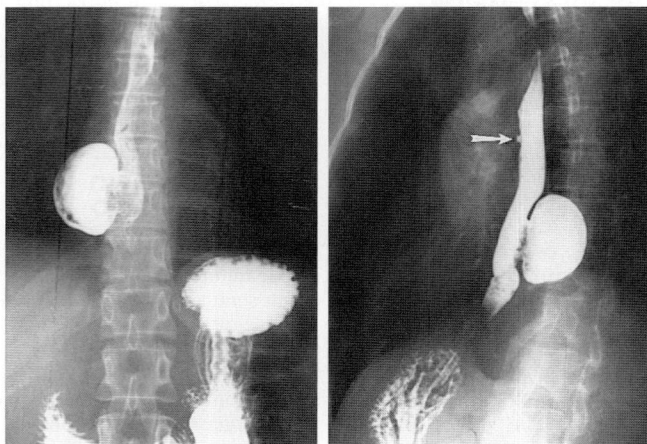

FIGURA 1-73 Proyecciones posteroanterior (*izquierda*) y oblicua (*derecha*) de esofagograma con bario que muestra un divertículo característico en la unión entre el esófago medio y distal, y un pequeño divertículo por tracción (*flecha*) en el esófago medio. (De Sabinston D: *Textbook of surgery*, 15.ª ed., Filadelfia, 1997, WB Saunders.)

INFORMACIÓN BÁSICA

DEFINICIÓN

- Los divertículos colónicos son herniaciones de la mucosa y de la submucosa a través de la capa muscular. Se distribuyen por lo general a lo largo del borde mesentérico del colon en los puntos donde los vasos rectos penetran la pared muscular (puntos de debilidad anatómica).
- La *diverticulosis* es la presencia asintomática de múltiples divertículos de colon.
- La *diverticulitis* hace referencia a un proceso inflamatorio o a la perforación localizada de los divertículos colónicos.

CÓDIGOS CIE-9CM
562.10 Diverticulosis del colon
562.11 Diverticulitis del colon

EPIDEMIOLOGÍA Y DEMOGRAFÍA

- La incidencia de la diverticulosis en la población general es del 35 al 50%.
- La diverticulosis es más frecuente en los países occidentales, donde afecta a más del 30% de la población mayor de 40 años y a más del 50% de la población mayor de 70 años.

SÍNTOMAS Y SIGNOS

- La exploración física en los pacientes con diverticulosis suele ser normal.
- La diverticulosis puede presentarse como un cuadro de dolor en la FII que a menudo se alivia tras la defecación. El dolor puede localizarse en cualquier zona de la región inferior del abdomen debido a la redundancia del colon sigmoide.
- La diverticulitis puede producir espasmos musculares, defensa muscular o signo de rebote positivo, principalmente en la palpación de la FII.

ETIOLOGÍA

- Se cree que la diverticulosis es secundaria al déficit de ingesta de fibra en la dieta.

DIAGNÓSTICO

DIAGNÓSTICO DIFERENCIAL

- Síndrome del intestino irritable.
- EII.
- Cáncer de colon.
- Endometriosis.
- Colitis isquémica.
- Infecciones (colitis seudomembranosa, apendicitis, pielonefritis, EIP).
- Intolerancia a la lactosa.

PRUEBAS DE LABORATORIO

- En la diverticulitis el recuento leucocitario revela leucocitosis con desviación izquierda.
- En los pacientes con hemorragia crónica secundaria a la diverticulosis puede encontrarse anemia microcítica. En los casos de hemorragia aguda el VCM puede encontrarse elevado, secundario a la reticulocitosis.

DIAGNÓSTICO POR IMAGEN

- En los pacientes con formas dolorosas de diverticulosis el enema con bario demuestra la presencia de múltiples divertículos y el espasmo muscular (luz intestinal en «dientes de sierra»). El enema de bario es una técnica invasiva que debe evitarse en la fase aguda de la diverticulitis para no producir una perforación intestinal.
- La TC abdominal puede emplearse en el diagnóstico de la diverticulitis aguda. Los hallazgos típicos son el engrosamiento de la pared intestinal, las fístulas o la formación de abscesos.
- Evaluación ante la sospecha de una hemorragia diverticular:
  1. Realice una arteriografía si la hemorragia es superior a 1 ml/min (ventaja: Se puede administrar directamente vasopresina en las arterias que sangran o puede realizarse una embolización arterial selectiva; desventaja: Es una técnica cara e invasiva).
  2. Tecnecio-99m sulfuro coloidal.
  3. Eritrocitos marcados con tecnecio-99m (de este modo pueden detectarse hemorragias desde 0,12 ml/min hasta 5 ml/min).

TRATAMIENTO

TRATAMIENTO NO FARMACOLÓGICO

- Se debe aumentar la ingesta de fibra en la dieta y realizar ejercicio de modo regular para mejorar la función intestinal.
- Dieta absoluta e hidratación i.v. en los casos de diverticulitis grave. Si existe íleo u obstrucción del intestino delgado, realice una aspiración NG.

TRATAMIENTO AGUDO

TRATAMIENTO DE LA DIVERTICULITIS AGUDA:

- Casos leves: antibióticos de amplio espectro v.o. (p. ej., ciprofloxacino [500 mg/12 h] para cubrir las bacterias aerobias de la flora del colon y metronidazol [500 mg/6 h] para cubrir la flora anaerobia) y dieta líquida durante 7-10 días.
- Casos graves: dieta absoluta y tratamiento antibiótico enérgico por vía i.v.:
  a. Ampicilina-sulbactam, 3 g i.v./6 h *o*
  b. Piperacilina-tazobactam, 4,5 g i.v./8 horas *o*
  c. Ciprofloxacino 400 mg i.v./12 horas más metronidazol, 500 mg i.v./6 h *o*
  d. Cefoxitina 2 g i.v./8 h más metronidazol, 500 mg i.v./6 h.
- Casos con peligro para la vida del paciente: imipenem (500 mg i.v./6 h) o meropenem (1 g i.v./8 h).
- Tratamiento quirúrgico: resección de las áreas afectadas y reanastomosis (en caso de ser posible). De no ser posible, realice una colostomía con reanastomosis cuando la infección se haya controlado. Considere el tratamiento quirúrgico en los siguientes casos:

1. Episodios repetidos de diverticulitis (dos o más).
2. Mala respuesta al tratamiento médico adecuado (fracaso del tratamiento conservador).
3. Formación de abscesos o fístulas.
4. Obstrucción intestinal.
5. Peritonitis.
6. Pacientes inmunodeprimidos, primer episodio en un paciente joven (<40 años).
7. Incapacidad de excluir un carcinoma (el 10-20% de los pacientes diagnosticados de diverticulosis mediante los datos clínicos son diagnosticados posteriormente de carcinoma de colon).

HEMORRAGIA DIVERTICULAR: El 70% de las hemorragias diverticulares se producen en el colon derecho.
1. La hemorragia es indolora y cede espontáneamente en la mayor parte de los pacientes (60%). Suele originarse por la erosión de un vaso sanguíneo a partir de un fecalito localizado en el saco diverticular.
2. El tratamiento médico consiste en las transfusiones sanguíneas, la reposición de volumen y la corrección de cualquier trastorno de la coagulación que pudiera encontrarse presente.
3. El tratamiento colonoscópico con inyecciones de epinefrina y/o la coagulación bipolar pueden evitar las hemorragias recurrentes y reducir la necesidad de acudir al tratamiento quirúrgico.
4. La resección quirúrgica es necesaria si la hemorragia no cede espontáneamente tras la transfusión de 4 a 5 U de eritrocitos concentrados o si recurre de forma copiosa en unos pocos días. Si los intentos por localizar el origen de la hemorragia son infructuosos, puede estar indicado realizar una colectomía abdominal total con ileoproctostomía (la resección segmentaria en los casos en los que no se ha localizado el origen de la hemorragia se acompaña de una incidencia elevada de recidiva).

TRATAMIENTO CRÓNICO

En los pacientes asintomáticos con diverticulosis se recomienda una dieta con un elevado contenido de fibras o suplementos de fibras.

PRONÓSTICO

- La mayor parte de los pacientes con diverticulitis responden bien al tratamiento antibiótico y al reposo intestinal. Hasta el 30% de los pacientes con diverticulitis acabarán precisando tratamiento quirúrgico.
- La hemorragia diverticular puede recurrir en el 15-20% de los pacientes en 5 años.

DERIVACIÓN

Los pacientes deben ser derivados al servicio de cirugía cuando esté indicada la resección quirúrgica (v. Tratamiento agudo).

AUTOR: **FRED F. FERRI, M.D.**

INFORMACIÓN BÁSICA

DEFINICIÓN

El dolor neuropático no es una enfermedad. Es un síntoma, y como mucho un síndrome. Puede ser la consecuencia de múltiples enfermedades y no es suficiente advertir su presencia sin buscar su causa. Se define como la sensación derivada de las descargas anormales de estructuras nerviosas alteradas o dañadas bien en el sistema nervioso central o bien en el periférico, que comprende los receptores, los axones y los cuerpos celulares.

- Hiperalgesia: sensibilidad extrema a los estímulos dolorosos o reducción del umbral para sentir dolor.
- Hipoalgesia: disminución de la sensibilidad al dolor o aumento del umbral para sentir dolor.
- Hiperestesia: agudeza anormal de la sensibilidad al tacto, al dolor o a otros estímulos sensoriales.
- Hipoestesia: disminución de la sensibilidad a la estimulación.
- Alodinia: el estímulo no doloroso resulta doloroso.

CÓDIGOS CIE-9CM
729.1 Dolor, neuromuscular
729.2 Dolor, nervioso no clasificado en otro lugar

EPIDEMIOLOGÍA

- El dolor neuropático afecta al 1,5% de la población de EE.UU., pero probablemente esto es una infraestimación.
- El diagnóstico y especialmente el tratamiento farmacológico contribuyen a aumentar los costes sanitarios.
- La demografía varía ampliamente en función de la etiología, por ejemplo:
  1. Neuralgia posherpética: afecta a los ancianos y aparece dolor en casi el 100% de los casos.
  2. SIDA: el 33% de los pacientes están afectados.
  3. Diabetes mellitus: el 33% de afectados.
  4. Enfermedad de Fabry: afecta principalmente a niños, existe dolor en casi el 90% de los pacientes.

SÍNTOMAS Y SIGNOS

Historia: localizar la enfermedad mediante preguntas.
- Tipo de dolor: urente, lancinante, fulgurante, agudo, caliente o frío, hormigueos, punzante y demás puede aparecer en cualquier parte del cuerpo (p. ej., V1-V3 en la neuralgia del trigémino).
- Identificar si los síntomas presentan una distribución nerviosa (es decir, nervio peroneo superficial) o una distribución de plexo (neuritis braquial aguda o del plexo lumbosacro en la amiotrofia diabética).

- Neuropatía generalizada de fibras de pequeño diámetro: frecuentes las disestesias sin adormecimiento, aunque muchas etiologías (p. ej., diabetes) producen disfunción de fibras tanto de pequeño como de gran diámetro.
- Neuropatía de fibras de gran diámetro: pueden coexistir adormecimiento o debilidad, generalmente peores en las partes distales que en las proximales.
- Raíces nerviosas: coexistencia de dolor cervical o lumbar que irradia a lo largo de un dermatoma específico; la causa más frecuente es la compresión de estructuras.
- Síntomas de la médula espinal: espasticidad, afectación intestinal o vesical, nivel sensitivo.
- Antecedentes personales de infarto con distribución talámica.
- Los antecedentes familiares sugieren una causa genética.
- Exploración: véase tabla 1-12 y sección III, Dolor neuropático.

ETIOLOGÍA Y PRUEBAS DE LABORATORIO (V. TABLA 1-13)

Metabólica:
- Diabetes mellitus: comprobar glucosa plasmática en ayunas y prueba de tolerancia a la glucosa de 2 horas.
- Porfiria: considerar protoporfirinas en orina y heces.
- Enfermedad de Fabry.
- Déficit de tiamina, frecuentemente encontrada en la malnutrición y alcoholismo: considerar nivel de vitamina B_1.
- Déficit de vitamina B_{12}: comprobar nivel de vitamina B_{12} y si es normal, considerar confirmación mediante niveles de ácido metilmalónico y homocisteína.

Inflamatoria:
- Vasculitis inmunitarias (lupus, síndrome de Sjögren, poliarteritis nodosa, etc.): considerar ANA, SS-A y SS-B y p-ANCA plasmáticos.
- Polineuropatía desmielinizante inflamatoria aguda (también se presenta de forma clásica con debilidad y/o adormecimiento ascendentes).
- Sarcoidosis: considerar nivel plasmático de ECA, aunque la anatomía patológica de la biopsia nerviosa es definitiva.
- Esclerosis múltiple (causa frecuente de neuralgia del trigémino): punción lumbar para determinar bandas oligoclonales y el índice de IgG en LCR/plasma.
- Aracnoiditis: diagnóstico por imagen.

Infiltrativa:
- Amiloidosis: biopsia de nervio.
- Paraproteinemias (p. ej., MGUS): EFPP, EFPU, inmunofijación.

Infecciosa:
- Posvírica (neuritis braquial).
- VIH/SIDA.
- VHS: punción lumbar con PCR para VHS.
- VZV: punción lumbar con PCR para VZV.
- Enfermedad de Lyme: anticuerpos de Lyme (IgM e IgG) en plasma y LCR.

- Lepra: engrosamiento de los nervios y lesiones cutáneas, diagnóstico mediante biopsia.
- Sífilis: RPR o FTA-Abs en plasma; considerar también VDRL en LCR.
- Infiltración carcinomatosa del nervio/de la raíz nerviosa: diagnóstico por imagen.
- Anti-Hu: niveles plasmáticos de anti-Hu. Pueden ser positivos sin signos de cáncer de pulmón y pueden verse tanto en los tumores de células pequeñas como en los que no lo son.

Fármacos/tóxicos:
- Alcohol.
- Fármacos quimioterápicos: paclitaxel, vincristina.
- Isoniazida.
- Metronidazol.
- Oro.
- Talio.

DIAGNÓSTICO

VALORACIÓN

- Electrofisiología (electromiografía con estudios de conducción nerviosa): normal en neuropatías exclusivas de fibras de pequeño diámetro, alterada en la neuropatía de fibras de gran diámetro, normal en las enfermedades de la médula espinal.
- Análisis cuantitativo de la sensibilidad: alterado en la neuropatía de fibras de pequeño y gran diámetro.
- Biopsia de fibras nerviosas de la epidermis: prueba diagnóstica preferente para la neuropatía de fibras de pequeño diámetro cuando los demás estudios son normales.

DIAGNÓSTICO POR IMAGEN

RM:
- Cerebral para descartar patología talámica si los síntomas y los signos son compatibles con una lesión talámica.
- Medular para descartar causas estructurales, inflamatorias, neoplásicas o infecciosas.
- De raíces lumbares para evaluar una posible aracnoiditis.
- Si no se dispone de RM, considerar.
- TC cerebral para descartar patología talámica.
- Mielografía y TC de la médula espinal para evaluar la enfermedad estructural, pero sólo si existen signos clínicos de compresión medular o radiculopatía.

TRATAMIENTO

No farmacológico:
- Consejo: debería iniciarse al empezar el tratamiento para abordar los aspectos psicológicos que agudizan el dolor fisiológico.
- Tratamiento físico: especialmente en los casos de dolor crónico cervical y lumbar.

Farmacológico:
- Antidepresivos:
  1. Antidepresivos tricíclicos: nortriptilina mejor que amitriptilina (menos efectos secundarios colinérgicos). Comenzar con 10 mg v.o. al día en ancianos y 25 mg v.o. al día en adultos. Puede aumentarse en 25 mg semanales hasta una dosis máxima eficaz habitual de 150 mg/día.
  2. Paroxetina: comenzar con 10 mg v.o. al día, aumentar en 10 mg/semana, dosis máxima 60 mg v.o. al día.
  3. Bupropión: 100 mg v.o. al día, aumentar en 100 mg/semana, máximo 200-400 mg/día.
- Antiepilépticos:
  1. Gabapentina: comenzar con 300 mg v.o. al día, aumentar a 300 mg v.o. tres veces al día al final de la primera semana. Dosis eficaz: superior a 1.600 mg/día. Dosis máxima: 1.500 mg v.o. tres veces al día.
  2. Carbamazepina: especialmente para la neuralgia del trigémino. Comenzar con 400 mg v.o. dos veces al día, aumentar a tres veces al día si es necesario. Los efectos secundarios y/o los niveles del fármaco deberían determinar el incremento seguro de la dosis. Riesgo: anemia aplásica.
  3. Oxcarbazepina: mejor tolerada que la carbamazepina. Iniciar con 300 mg v.o. dos veces al día y aumentar a 600 mg v.o. dos veces al día si es necesario.
  4. Topiramato: comenzar con 25 mg v.o. al día, aumentar en 25 mg/semana hasta una dosis máxima eficaz de 400-800 mg/día.

5. Lamotrigina: comenzar con 25 mg v.o. dos veces al día, aumentar lentamente (en 100 mg cada dos semanas) hasta una dosis máxima eficaz de 200-300 mg v.o. dos veces al día. Riesgo: síndrome de Stevens-Johnson.
- Analgésicos:
  1. Tramadol: 150 mg/día (50 mg tres veces al día), aumentar en 50 mg/semana, máximo de 200-400 mg/día.
  2. Morfina (oral): 15-30 mg cada 8 horas, máximo de 90-360 mg/día.
  3. Oxicodona: 20 mg cada 12 horas, aumentar en 10 mg/semana, máximo de 40-160 mg/día.
- Anestésicos tópicos:
  1. Parche de lidocaína al 5%, aplicar en la zona del dolor, máximo de tres parches cada 12 horas.
  2. La capsaicina no es constante en su capacidad para aliviar el dolor y puede agudizarlo. Su uso no se recomienda.

Técnico/quirúrgico: esta opción se considera principalmente cuando el paciente sufre dolor secundario a una lesión medular o de la cola de caballo. Los estudios son limitados y el beneficio no está completamente establecido. Las técnicas sólo deberían considerarse cuando todas las demás modalidades terapéuticas han fracasado. Además, el paciente debería ser advertido de que las técnicas quirúrgicas pueden no producir un alivio del dolor y pueden asociar una morbilidad e incluso una mortalidad significativas.
- Rizotomía de raíces dorsales.
- Bloqueos nerviosos.
- Estimulador medular.

OTRAS CONSIDERACIONES

COMENTARIOS

El pronóstico depende de múltiples factores que incluyen:
- Etiología del dolor.
- Inicio de múltiples modalidades terapéuticas.
- Aceptación de las modalidades terapéuticas por parte del paciente.
- Respuesta inicial al control del dolor.

Pronóstico: la mayoría de los cuidados se proporcionan de forma ambulatoria, excepto cuando se requiere cirugía.

DERIVACIONES

- Unidad del dolor.
- Psiquiatría.
- Psicología.
- Fisiatría.
- Anestesiología (bloqueos nerviosos).
- Neurocirugía si se considera un tratamiento quirúrgico.

BIBLIOGRAFÍA RECOMENDADA

Chelimsky TC, Mehari E: Neuropathic pain. In Katirji B et al(eds): *Neuromuscular disorders in clinical practice,* Boston, 2002, Butterworth-Heinemann.

http://www.neuro.wustl.edu/neuromuscular.

Mendell JR, Sahenk Z: Painful sensory neuropathy, *N Engl J Med* 348(13):1243, 2003.

Sindou M, Mertens P: Neurosurgical management of neuropathic pain, *Stereotact Funct Neurosurg* 75(2-3):76, 2000.

Spaic M, Markovic N, Tadic R: Microsurgical DREZotomy for pain of spinal cord and Cauda equina injury origin: clinical characteristics of pain and implications for surgery in a series of 26 patients, *Acta Neurochir* 144(5):453, 2002.

AUTOR: **GREGORY ESPER, M.D.**

TABLA 1-12 **Exploración**

Hallazgo exploratorio	Localización
Pérdida exclusiva de dolor/temperatura	Sólo fibras de pequeño diámetro
Pérdida de dolor/temperatura + pérdida vibratoria/propioceptiva	Fibras de pequeño y gran diámetro
Pérdida sensitiva y disfunción motora peor distal que proximal	Neuropatía de fibras de gran diámetro
Pérdida sensitiva y disfunción motora a lo largo de la distribución de un nervio aislado	Nervio aislado
Pérdida sensitiva y disfunción motora a lo largo de múltiples nervios aislados	Mononeuropatías múltiples (es decir, mononeuropatía múltiple)
Pérdida motora y sensitiva que implica a múltiples nervios pertenecientes a una región específica del plexo braquial o lumbar	Plexopatía
Pérdida sensitiva a lo largo de un dermatoma con múltiples músculos afectados en el miotoma	Lesión de raíz nerviosa
Pérdida sensitiva asimétrica sin debilidad y seudoatetosis	Ganglión de raíz dorsal
Pérdida vibratoria/propioceptiva sin pérdida de dolor/temperatura	Disfunción de columna dorsal (por lesión compresiva, déficit de B_{12} o tabes dorsal)
Nivel sensitivo con debilidad por debajo del nivel de lesión y signos de vías largas (espasticidad/signo de Babinski)	Lesión medular
Hiperalgesia hemisensitiva	Tálamo contralateral

TABLA 1-13 Síntomas y signos

Tipo de neuropatía	Predisposición	Hallazgos exploratorios	EMG/ECN	Pruebas de laboratorio
PN idiopática de fibras de pequeño diámetro	Edad >50	Fuerza: normal Reflejos: normales Pos/Vib: normales Dolor/temperatura: disminuidos distalmente	Normal	Estudios plasmáticos: normales Biopsia de piel: alterada Estudios sudomotores: alterados
PN diabética	Enfermedad de larga evolución Antecedentes familiares	Fuerza normal a reducida, sensibilidad reducida distalmente	Alterado	HbA1C elevada Intolerancia a la glucosa Glucosa basal alterada
PN hereditaria	Antecedentes familiares	Pie cavo, dedos del pie en martillo, reflejos disminuidos, sensibilidad reducida distalmente	Alterado	Estudios genéticos pueden ser anómalos, otros estudios normales
PN amiloidea familiar	Antecedentes familiares	Pérdida de dolor/temperatura Reflejos reducidos Ortostatismo	Alterado si afectación de fibras de gran diámetro; también síndrome del tunel carpiano	Estudio genético de transtirretina
PN amiloidea adquirida	Gammapatía monoclonal	Pérdida de dolor/temperatura Reflejos reducidos Ortostatismo	Alterado si afectación de fibras de gran diámetro; también síndrome del tunel carpiano	EFPP, EFPU, inmunofijación alterados
Enfermedad de Fabry	Edad <20 Insuficiencia renal Accidentes cerebrovasculares	Normal; posible reducción de la sensibilidad al dolor/temperatura	Normal	Niveles de α-galactosidasa en cultivos de fibroblastos
PN + enfermedad mixta del tejido conjuntivo	Antecedentes de lupus, artritis reumatoide, síndrome de Sjögren	Reflejos y sensibilidad distal reducidos	Alterado	ANA, FR, SS-A/SS-B pueden estar alterados
Vasculitis de nervio periférico	Enfermedad asimétrica	Múltiples nervios periféricos afectados	Alterado	ANCA, crioglobulinas pueden estar alterados
Neuropatía paraneoplásica	Factores de riesgo de cáncer de pulmón, exposición a sustancias químicas	Pérdida sensitiva asimétrica, seudoatetosis, fuerza relativamente conservada	Alterado	Anti-Hu
Sarcoidosis	Sarcoidosis pulmonar	Mononeuropatías múltiples	Alterado	Biopsia alterada, elevación de ECA plasmática, RxT alterada
Arsénica	Pesticidas, fundición de cobre.	Reflejos y sensibilidad distal reducidos.	Alterado	Elevación de arsénico en plasma, orina y cabellos
VIH	Promiscuidad, relaciones sexuales no protegidas, abuso de drogas i.v., transfusiones sanguíneas	Variable, pero reflejos y sensibilidad distal reducida es lo más frecuente	Alterado si afectación de fibras de gran diámetro	Anticuerpos VIH

ANA, Anticuerpo frente a antígenos nucleares; *ANCA*, anticuerpos anticitoplasma de neutrófilos; *ECA*, enzima convertidora de angiotensina; *ECN*, estudios de conducción nerviosa; *EFPP*, electroforesis de proteínas plasmáticas; *EFPU*, electroforesis de proteínas urinarias; *EMG*, electromiograma; *FR*, factor reumatoide; *HbA1C*, hemoglobina glicosilada; *i.v.*, intravenosas; *PN*, polineuropatía; *Pos*, sensibilidad posicional; *RxT*, radiografía de tórax; *SS-A*, síndrome de Sjögren A; *SS-B*, síndrome de Sjögren B; *Vib*, sensibilidad vibratoria; *VIH*, virus de la inmunodeficiencia humana.
(Adaptada de Mendell JR, Sahenk Z: Painful sensory neuropathy, *N Eng J Med* 384(13):1243, 2003).

INFORMACIÓN BÁSICA

DEFINICIÓN

La eclampsia es la aparición de convulsiones o coma en una mujer con preeclampsia, que se produce después de la semana 20 de gestación o menos de 48 horas después del parto. La eclampsia atípica se produce antes de la semana 20 de gestación o como mucho hasta los 14 días después del parto.

SINÓNIMOS

Toxemia.
Convulsiones del embarazo.

CÓDIGO CIE-9CM
642.6 Eclampsia

EPIDEMIOLOGÍA Y DEMOGRAFÍA

INCIDENCIA: 1 caso de cada 150 a 3.000 embarazos; del 2 al 4% de aquéllos con preeclampsia.
FACTORES DE RIESGO: Gestación múltiple (3,6% en gestación gemelar), embarazo molar, hidropesía fetal no inmunitaria, hipertensión no controlada, hipertensión preexistente o enfermedad renal.
GENÉTICA: Aumento de la incidencia si familiares de primer grado (hermana o madre) han padecido eclampsia.

SÍNTOMAS Y SIGNOS

- La convulsión empieza como fasciculaciones faciales que después se transforman en un estado clónico-tónico generalizado con parada respiratoria, seguida de un período postictal de amnesia, agitación y confusión.
- El 40% presenta hipertensión grave, el 40% de leve a moderada y el 20% de las pacientes son normotensas.
- El edema generalizado con aumento rápido del peso (>906 g/sem) puede ser uno de los signos más tempranos de eclampsia.
- La cefalea occipital persistente y la hiperreflexia con clonus se produce en el 80% de las pacientes con eclampsia; el dolor epigástrico está presente en el 20% de estas pacientes.

ETIOLOGÍA

Aunque se desconoce la etiología exacta, la vía más frecuente se relaciona con anomalías de la autorregulación del flujo sanguíneo cerebral. Ésta puede implicar vasoespasmo transitorio, isquemia, hemorragia cerebral y edema, que se producen mediante un mecanismo en el que participa la encefalopatía hipertensiva, la disminución de la presión osmótica coloide y un desequilibrio de las prostaglandinas.

DIAGNÓSTICO

DIAGNÓSTICO DIFERENCIAL

- Trastorno convulsivo preexistente.
- Anomalías metabólicas (hipoglucemia, hiponatremia, hipocalcemia).
- Abuso de sustancias.

- Traumatismo craneal, infección (meningitis, encefalitis).
- Hemorragia intracerebral o trombosis.
- Embolia del líquido amniótico.
- Lesiones cerebrales ocupantes de espacio.
- Seudoconvulsión.

VALORACIÓN

- Deben descartarse otras causas de crisis durante el embarazo.
- Debería investigarse otra posible etiología en el caso de presentaciones atípicas: estado postictal prolongado, estado epiléptico, edad gestacional <20 semanas o >48 h posparto, o signos de meningitis, abuso de sustancias o hipertensión grave.

PRUEBAS DE LABORATORIO

- Proteinuria: grave (49%), de leve a moderada (29%), ausente (22%).
- Hematocrito: elevado debido a hemoconcentración.
- Recuento plaquetario: disminuido; PFH elevadas en el síndrome HELLP.
- BUN y creatinina: elevadas en caso de afectación renal.
- Electrólitos séricos, glucosa, calcio, perfil toxicológico: para descartar otras posibles causas de convulsiones.
- Hiperuricemia: >6,9 mg/dl encontrados en el 70% de las mujeres con eclampsia.
- Gasometría arterial: acidemia e hipoxia maternas.

DIAGNÓSTICO POR IMAGEN

- TC o RM indicada en la presentación atípica, sospecha de hemorragia intracerebral, déficit neurológico focal.
- En el 50% de las pacientes se observan hallazgos patológicos, como edema cerebral, hemorragia e infarto.

TRATAMIENTO

TRATAMIENTO NO FARMACOLÓGICO

- Protección de las vías respiratorias (riesgo de aspiración).
- Tratamiento de soporte durante el acontecimiento agudo.

TRATAMIENTO AGUDO

- Mantenimiento de las vías respiratorias, oxigenación adecuada y vía i.v.
- Reanimación fetal con oxigenación materna, colocación lateral izquierda y monitorización continua de la frecuencia cardíaca fetal, en caso necesario.
- El sulfato de magnesio es el fármaco de elección. Deben administrarse 6 g i.v. como tratamiento de carga durante 20 minutos, después 3 g/hora como tratamiento de mantenimiento, para la profilaxis de las crisis recurrentes. En el caso de convulsiones repetidas, puede administrarse una dosis adicional de 2 g i.v. durante 3-5 minutos. Cerca del 10-15% de las pacientes tendrán una segunda crisis tras la dosis de carga inicial. Debe comprobarse la concentración de magnesio 1 hora después de la dosis de carga, después cada

6 horas (intervalo terapéutico de 4 a 6 mg/dl). El antídoto en caso de toxicidad son 10 ml de gluconato cálcico en solución al 10%. Se ha utilizado fenitoína como una alternativa en pacientes en las que el sulfato de magnesio está contraindicado (insuficiencia renal, bloqueo cardíaco, miastenia grave, hipoparatiroidismo).
- Deben administrarse 250 mg de amobarbital sódico por vía i.v. durante 3 minutos en el caso de convulsiones persistentes.
- Debe tratarse la presión arterial si es >160 mmHg/110 mmHg con 20-40 mg de labetalol en bolo i.v., 10 mg de hidralazina por vía i.v. o 10-20 mg de nifedipino por vía sublingual cada 20 minutos.
- Debe evaluarse a la paciente para determinar la situación de parto.

TRATAMIENTO CRÓNICO

- La prioridad es estabilizar a la madre en cuanto a una oxigenación adecuada, hemodinamia y anomalías de laboratorio como coagulopatías asociadas.
- Debería valorarse el estado del cuello uterino y la edad de gestación. En el caso de cuello uterino desfavorable y <30 semanas, debe considerarse la cesárea, en caso contrario debe considerarse la inducción del parto.
- La anestesia de elección para el parto o cesárea es la epidural controlada.
- Debe evitarse la anestesia general en el caso de hipertensión no controlada para minimizar el riesgo de lesiones cerebrales catastróficas.

PRONÓSTICO

La tasa de mortalidad materna en el caso de eclampsia tiene un promedio del 5 al 6%. La morbilidad es del 25% incluido el desprendimiento de la placenta (10%), apnea materna con asfixia fetal, neumonía por aspiración, edema pulmonar (4%), insuficiencia renal, parada cardiorrespiratoria y coma.

DERIVACIÓN

Debido al potencial de secuelas maternas y fetales graves permanentes, los casos deberían ser tratados por un equipo formado por un ginecólogo, neonatólogo e intensivista.

OTRAS CONSIDERACIONES

COMENTARIOS

- Eclampsia anteparto, 50%; intraparto, 20%, y posparto, 30%.
- Tras las convulsiones hay un período asociado de bradicardia fetal de 1 a 9 minutos; si hay evidencia de compromiso fetal después de ese tiempo, deben considerarse causas alternativas como desprendimiento de la placenta (23% de incidencia).

BIBLIOGRAFÍA RECOMENDADA

Schroeder BM: ACOG practice bulletin on diagnosing and managing preeclampsia and eclampsia, *Am Fam Physician* 66:330, 2002.

AUTOR: **SCOTT J. ZUCCALA, D.O.**

INFORMACIÓN BÁSICA

DEFINICIÓN

El edema de pulmón cardiogénico es una entidad potencialmente mortal causada por una descompensación ventricular izquierda grave.

SINÓNIMO

Edema de pulmón cardiogénico.

CÓDIGO CIE-9CM

428.1 Edema de pulmón agudo con cardiopatía

SÍNTOMAS Y SIGNOS

- Disnea con respiración rápida, superficial.
- Diaforesis, cianosis perioral y periférica.
- Esputo rosado, espumoso.
- Estertores pulmonares bilaterales húmedos.
- Aumento del segundo ruido pulmonar, galope S_3 (asociado a taquicardia).
- Aumento de calibre de las venas cervicales.

ETIOLOGÍA

Aumento de la presión capilar pulmonar secundaria a:
- Infarto agudo de miocardio.
- Agudización de ICC.
- Insuficiencia valvular.
- Defecto del tabique ventricular.
- Isquemia miocárdica grave.
- Estenosis mitral.
- Otros: taponamiento cardíaco, endocarditis, miocarditis, arritmias, miocardiopatía, crisis hipertensiva.

DIAGNÓSTICO

DIAGNÓSTICO DIFERENCIAL

- Edema de pulmón no cardiogénico.
- Embolia pulmonar.
- Agudización de asma.
- Agudización de EPOC.
- Sarcoidosis.
- Fibrosis pulmonar.
- Neumonitis viral y otras infecciones pulmonares.

PRUEBAS DE LABORATORIO

GA: acidosis respiratoria y metabólica, disminución de Pao_2, aumento de Pco_2, pH bajo. NOTA: el paciente puede mostrar inicialmente una alcalosis respiratoria debido a la hiperventilación que intenta mantener la Pao_2.

DIAGNÓSTICO POR IMAGEN

- Radiografía de tórax:
  1. Congestión pulmonar con líneas B de Kerley; infiltrados vellosos perihiliares en los estadios iniciales; infiltrados bilaterales intersticiales alveolares.
  2. Derrames pleurales.
- Ecocardiograma:
  1. Útil para evaluar las alteraciones valvulares y la disfunción diastólica frente a la sistólica.

2. Puede ayudar a diferenciar el edema cardiogénico frente al no cardiogénico.
3. Puede también estimar la presión de enclavamiento capilar pulmonar y descartar la presencia de un mixoma o un trombo atrial.

- Cateterismo del lado derecho del corazón (pacientes seleccionados): las presiones cardíacas y el edema de pulmón cardiogénico muestra un aumento de la PDAP y PECP ≥25 mmHg.

TRATAMIENTO

TRATAMIENTO NO FARMACOLÓGICO

Los pacientes deberían colocarse en sedestación con las piernas cayendo por un lado de la cama para mejorar la respiración y disminuir el retorno venoso.

TRATAMIENTO AGUDO

Todos los siguientes pasos pueden realizarse de forma concomitante:

- Oxígeno 100% con mascarilla facial. Tanto los sistemas de CPAP como de BiPAP pueden mejorar la oxigenación y disminuir las presiones de dióxido de carbono. Comprobar la GA; si existe hipoxemia importante o acidosis respiratoria grave, intubar al paciente y conectarlo a ventilación asistida. La presión teleespiratoria positiva (PEEP) aumenta la capacidad funcional y mejora la oxigenación.
- Furosemida: 1 mg/kg en bolo i.v. (típicamente de 40 a 100 mg) para establecer rápidamente una diuresis y disminuir el retorno venoso mediante su acción venodilatadora; puede duplicarse la dosis en 30 minutos si no tiene efecto.
- Tratamiento vasodilatador:
  1. Nitratos: especialmente útiles si el paciente tiene dolor torácico concomitante:
     a. Nitroglicerina: 150 a 600 µg s.l. o puede administrarse mediante pulverizador de nitroglicerina inmediatamente a su llegada y repetirlo múltiples veces si el paciente sigue sintomático y la presión arterial permanece estable.
     b. Pomada de nitroglicerina al 2%: aplicar 2,5 a 7,6 cm del tubo de forma continua; la absorción puede ser errática.
     c. Nitroglicerina i.v.: 100 mg en 500 ml de suero glucosado al 5%; iniciar a 6 µg/min (2 ml/h).
  2. Nitroprusiato: útil para la reducción de la sobrecarga en pacientes hipertensos con disminución del índice cardíaco (IC).
     a. Aumenta el IC y disminuye la presión de llenado del ventrículo izquierdo.
     b. El tratamiento vasodilatador y diurético debería individualizarse para lograr una PECP ≤18 mmHg, PAD ≤8 mmHg, presión sistólica >90 mmHg y RVS >1.200 dinas/seg/cm−5. El

uso de nitroprusiato en pacientes con IM agudo es controvertido porque puede intensificar la isquemia mediante la disminución del flujo sanguíneo al miocardio isquémico del ventrículo izquierdo.
3. El nesiritide es un péptido natriurético tipo B con propiedades vasodilatadores venosas, arteriales y coronarias que disminuye la precarga y la poscarga y aumenta el gasto cardíaco sin efectos inotrópicos directos. Es eficaz en el edema de pulmón cardiogénico.
4. Morfina: de 2 a 4 mg i.v./s.c./i.m., puede repetirse cada 15 min si es necesario. Disminuye el retorno venoso, la ansiedad y la resistencia vascular sistémica (debería disponerse de naloxona en la cabecera del enfermo por si se produce depresión respiratoria). La morfina puede inducir hipotensión en pacientes con depleción de volumen.
5. Reducción de la poscarga con inhibidores de la ECA. Puede utilizarse un comprimido de captopril 25 mg v.o. mediante administración s.l. (añadiendo una gota o dos de agua en el comprimido y colocándolo bajo la lengua se ayuda a su disolución), el inicio de acción es <10 minutos, el efecto máximo puede alcanzarse en 30 minutos. Los inhibidores de la ECA también pueden administrarse i.v. (p. ej., enalaprilato 1 mg i.v. administrado cada 2 h cuando sea necesario).
6. Dobutamina: fármaco inotrópico parenteral de elección en casos graves de edema de pulmón cardiogénico. Puede administrarse a una dosis de 2,5 a 10 µg/kg/min i.v. Los inhibidores de la fosfodiesterasa por vía i.v. (amrinona, milrinona) pueden ser útiles en casos resistentes.
7. Aminofilina: útil *sólo* si el paciente tiene un broncoespasmo grave concomitante.
8. Digital: uso limitado en el edema de pulmón agudo producido por IM y generalmente no recomendado. Puede ser útil en el edema de pulmón como consecuencia de una fibrilación o un flúter auricular con una respuesta ventricular rápida.
9. El edema de pulmón cardiogénico agudo producido por ESHI debería tratarse con suero salino isotónico i.v. y fármacos inotrópicos negativos como verapamil y betabloqueantes.

PRONÓSTICO

La mortalidad debido al edema de pulmón cardiogénico es de aproximadamente 60 al 80%.

BIBLIOGRAFÍA RECOMENDADA

Gandhi SU et al: The pathogenesis of acute pulmonary edema associated with hypertension, *N Engl J Med* 344:17, 2001.

AUTOR: **FRED F. FERRI, M.D.**

INFORMACIÓN BÁSICA

DEFINICIÓN

La ehrlichiosis granulocítica humana (EGH) es una infección zoonótica de los granulocitos causada por una especie de *Ehrlichia* muy parecida a *E. phagocytophila*, *E. equi* y *E. ewingii*, que produce manifestaciones sistémicas.

CÓDIGO CIE-9CM

082.8 Otras rickettsiosis transmitidas por garrapatas

EPIDEMIOLOGÍA Y DEMOGRAFÍA

INCIDENCIA (EN EE.UU.): La incidencia global es mayor en Nuva York, Nueva Jersey, Conneticut, Wisconsin, Minnesota y norte de California. Desde 1990 se han identificado >600 casos en EE.UU.

PREDOMINIO POR SEXOS: Predominio en varones, con una relación de 2 a 1 con respecto a las mujeres.

DISTRIBUCIÓN POR EDADES: La enfermedad es más grave entre los 50 y 70 años.

INCIDENCIA MÁXIMA: Ocurre durante todo el año, con una incidencia máxima entre mayo y julio y, de nuevo, en noviembre.

SÍNTOMAS Y SIGNOS

- Síntomas iniciales más frecuentes:
  1. Fiebre.
  2. Escalofríos, rigidez.
  3. Cefalea.
  4. Mialgia.
- Síntomas posteriores:
  1. Anorexia, náuseas.
  2. Artralgia.
  3. Tos.
  4. Confusión.
  5. Dolor abdominal.
  6. Erupción (eritematosa o pustulosa) rara (<11%).
- Complicaciones:
  1. Hepatitis.
  2. Neumonitis intersticial.
  3. Edema pulmonar no cardiogénico.
  4. Insuficiencia renal y respiratoria.
  5. Parálisis facial bilateral.
  6. Meningitis.

ETIOLOGÍA

- Bacteria gramnegativa intracelular obligada (familia *Rickettsiaceae,* género *Ehrlichia),* estrechamente emparentada con *E. phagocytophila*, *E. equi* y *E. ewingii.*
- Vector:
  1. Casi con seguridad se transmite por una garrapata; recientemente se ha transmitido por sangre infectada.
  2. En el los estados del noroeste y superiores del medio oeste de EE.UU., el vector es *Ixodes scapularis*, mientras que en los la costa oeste es *Ixodes pacificus.*
  3. Más de 90% de los pacientes refiere exposición a garrapatas y alrededor de 60% ha sufrido picaduras por éstas.
- Huéspedes mamíferos: ciervo, caballo, perro, ratón de patas blancas, vaca, oveja, cabra, bisonte.

- La patogenia precisa es dudosa, pero, más allá de la alteración de los granulocitos, el espectro final de la enfermedad con hepatitis, neumonitis intersticial y nefritis con azoemia leve podría depender de las respuestas inflamatorias e inmunitarias del huésped.
- Entre el 6 y el 21% de los pacientes con EGH muestran también signos serológicos de otras infecciones transmitidas por picaduras de garrapatas del género *Ixodes*.
- La evolución habitual es hacia la recuperación; la tasa de mortalidad es <1%.

DIAGNÓSTICO

DIAGNÓSTICO DIFERENCIAL

- Ehrlichiosis monocitaria humana (EMH):
  1. Causada por *E. chaffeensis* (vector: garrapata *Amblyomma americanum*, posiblemente *Dermocenter variabilis*).
  2. Erupción frecuente, a veces petequial.
  3. Mórulas en los monocitos.
- Fiebre maculada de las Montañas Rocosas, fiebre de la garrapata de Colorado, fiebre Q, fiebre recidivante.
- Babesiosis.
- Leptospirosis.
- Tifus.
- Enfermedad de Lyme.
- Enfermedad de los legionarios.
- Tularemia.
- Fiebre tifoidea, fiebre paratifoidea.
- Brucelosis.
- Hepatitis vírica.
- Infecciones por enterovirus.
- Meningococemia.
- Influenza.
- Neumonía por adenovirus.
- Mononucleosis infecciosa.
- Púrpura trombótica trombocitopénica.
- Neoplasias hematológicas malignas.

VALORACIÓN

- Muestras de sangre en la fase aguda para extensiones teñidas con Giemsa.
- Hemograma.
- Tiempo de protrombina.
- Muestras de suero en la fase aguda para serología.
- Radiografía de tórax.
- Pruebas de función hepática y renal.
- RM.
- Análisis del LCR.
- El estudio de la médula ósea no suele ser necesario.

PRUEBAS DE LABORATORIO

- Las extensiones teñidas con Giemsa muestran mórulas de *Ehrlichia* en el interior de los granulocitos.
- Leucopenia y trombocitopenia progresivas en el hemograma, con recuentos mínimos hacia el 7.º día.
- La concentración de proteína C reactiva suele elevarse.
- Pruebas de función hepática: aumento de 2 a 4 veces de la concentración de transaminasas hepáticas, elevación de la lactato deshidrogenasa y de la fosfatasa alcalina.

- Puede encontrarse aumento de la concentración de creatinina plasmática.
- Título serológico (AIF) >80 o aumento de 4 veces del título de antígeno de *E. equi*.
- La reacción en cadena de la polimerasa (PCR) facilita el diagnóstico precoz.
- Cultivo en los 7 primeros días de la enfermedad.
- Punción lumbar para PCR.

DIAGNÓSTICO POR IMAGEN

- Radiografía de tórax para detectar la neumonía intersticial (rara).
- RM del encéfalo.

TRATAMIENTO

TRATAMIENTO AGUDO

- Tratamiento inmediato para limitar la magnitud de la enfermedad aguda y sus complicaciones.
- Se ha demostrado la notable actividad de tetraciclina y doxiciclina frente a la EGH, aunque suele preferirse la segunda debido a su mejor perfil farmacocinético y a la mejor tolerancia por los pacientes.
- Un fármaco de elección alternativo es la rifampicina.

TRATAMIENTO CRÓNICO

Probablemente no es necesario; no se ha definido.

PRONÓSTICO

- Los indicadores de mal pronóstico son:
  1. Edad avanzada.
  2. Enfermedad crónica simultánea (diabetes mellitus, enfermedad del colágeno y los vasos).
  3. Falta de diagnóstico.
  4. Comienzo tardío del tratamiento antibiótico específico.

PRONÓSTICO

- Seguimiento ambulatorio.
- Repetición del hemograma cada 2 a 4 semanas hasta que recupere la normalidad.

DERIVACIÓN

- Para consulta con un especialista en enfermedades infecciosas y un hematólogo en los casos de sospecha.
- Por la coagulopatía.

OTRAS CONSIDERACIONES

COMENTARIOS

El intervalo para poder establecer una relación entre la garrapata y la enfermedad debe ser de al menos 24 horas.

BIBLIOGRAFÍA RECOMENDADA

Low A, Turett G: Human granulocytic Ehrlichiosis presenting as acute abdomen in adult, *Clin Infect Dis* 37:1397, 2003.

Singh-Behl D et al: Tick-borne infections, *Dermatol Clin* 21(2):237, 2003.

AUTOR: **VASANTHI ARUMUGAM, M.D.**

INFORMACIÓN BÁSICA

DEFINICIÓN

Un embarazo ectópico (EE) es uno en el que un óvulo fertilizado se implanta fuera del revestimiento endometrial del útero.

SINÓNIMOS

Embarazo abdominal (del 1 al 2%).
Embarazo cervical (0,5%).
Embarazo intersticial (del 2 al 3%).
Embarazo ovárico (1%).
Embarazo tubárico (97%).

CÓDIGO CIE-9CM
633 Embarazo ectópico

EPIDEMIOLOGÍA Y DEMOGRAFÍA

- Del 1 al 2% de los embarazos.
- 13% de muertes maternas.
PREVALENCIA (EN EE.UU.): Número creciente de EE; 17.800 casos informados en 1970 y 108.000 casos informados en 1992.
FACTORES DE RIESGO: Salpingitis previa, EE previo, ligadura de trompas previa, tuboplastia previa, utilización de DIU, píldora sólo con progestina y técnicas de reproducción asistida.

SÍNTOMAS Y SIGNOS

- Sensibilidad a la palpación abdominal: 95%.
- Sensibilidad a la palpación de los anejos: del 87 al 99%.
- Signos peritoneales: del 71 al 76%.
- Masa en los anejos: del 33 al 53%.
- Aumento del tamaño del útero: del 6 al 30%.
- Shock: del 2 al 17%.
- Amenorrea o hemorragia vaginal patológica: 75%.
- Dolor de hombros: 10%.
- Paso de tejido: del 6 al 7%.

ETIOLOGÍA

- Obstrucción anatómica al paso del cigoto.
- Anomalías en la movilidad tubárica.
- Migración transperitoneal del cigoto.

DIAGNÓSTICO

DIAGNÓSTICO DIFERENCIAL

- Quiste del cuerpo lúteo.
- Rotura o torsión de un quiste ovárico.
- Amenaza de aborto o aborto incompleto.
- EIP.
- Apendicitis.
- Gastroenteritis.
- Hemorragia uterina disfuncional.
- Degeneración de fibromas uterinos.
- Endometriosis.

VALORACIÓN

1. La presentación clásica del EE incluye la tríada de hemorragia vaginal patológica, dolor pélvico y una masa en los anejos. Debe considerarse en todas las mujeres con dolor pélvico-abdominal y una prueba positiva de embarazo.
2. La culdocentesis tiene utilidad clínica cuando no están disponibles otras modalidades diagnósticas.
   - Drenaje positivo significa sangre no coagulada con Hto >12%.
   - Drenaje negativo significa líquido transparente o teñido con sangre.
   - Drenaje no diagnóstico significa sangre coagulada o ausencia de líquido.
3. Laparoscopia.

PRUEBAS DE LABORATORIO

- hCG: en caso de embarazo intrauterino normal, el 85% tendrá un tiempo de duplicación de 2 días. En caso de gestación patológica, se observará un aumento <66% de la hCG en el plazo de 2 días. Sin embargo, el 13% de los embarazos ectópicos presentan un tiempo de duplicación normal (sección III, «Embarazo ectópico»).
- Progesterona: producción disminuida en EE, <5 ng/ml sumamente predictivo de embarazo patológico. Si >25 ng/ml, sumamente predictivo de embarazo intrauterino normal.
- Caída del Hto asociada con rotura tubárica.
- Leucocitosis.

DIAGNÓSTICO POR IMAGEN

- Ecografía: la presencia de un embarazo intrauterino descarta el EE.
- Si hCG >6.000 mUI/ml, debería verse el embarazo intrauterino en la imagen abdominal (>1.500 mUI/ml para imagen transvaginal).
- Los hallazgos en la ecografía en el caso de EE incluyen:
  1. Útero vacío.
  2. Masa en los anejos.
  3. Líquido en el fondo de saco.
  4. Saco fetal en la trompa.
  5. Actividad cardíaca fetal en los anejos.

TRATAMIENTO

TRATAMIENTO NO FARMACOLÓGICO

Cirugía: puede realizarse mediante laparoscopia si la paciente está estable o mediante laparotomía si la paciente está inestable. Salpingiosis: inyección directa de quimioterapia en el embarazo ectópico a través de laparoscopia, ecografía transvaginal o histeroscopia:

- La salpingostomía con cirugía conservadora o la resección segmental depende de la localización tubárica y del tamaño del embarazo ectópico.
- Debería considerarse salpingectomía en las siguientes circunstancias:

1. Rotura tubárica.
2. Esterilidad futura no deseada.
3. Embarazo ectópico recurrente en la misma trompa.
4. Hemorragia no controlada.

TRATAMIENTO AGUDO

- Si la paciente está estable y dispuesta a cumplir el tratamiento puede considerarse el tratamiento médico con metotrexato. La paciente no debería tener contraindicaciones para metotrexato como enfermedad hepática o renal, trombocitopenia, leucopenia o anemia importante. No debería haber evidencia de hemoperitoneo en la ecografía transvaginal. El embarazo ectópico debería ser una masa <4 cm con hCG <30.000 mUI/ml.
- La pauta posológica más frecuente es 50 mg/m² de superficie corporal de metotrexato. Puede ser necesaria una segunda dosis o intervención quirúrgica si la hCG aumenta o se estanca tras 7 días.

TRATAMIENTO CRÓNICO

El EE persistente proviene de tejido trofoblástico residual o implantación secundaria tras cirugía conservadora. Hay un 5% de incidencia de embarazo ectópico con el tratamiento conservador.

PRONÓSTICO

Si se diagnostica y se trata inicialmente (antes de la rotura), el pronóstico es excelente con una buena recuperación. Debe hacerse un seguimiento de la hCG semanalmente hasta que sea negativa. Deben utilizarse métodos anticonceptivos fiables hasta que la hCG sea negativa. En los embarazos posteriores, debe hacerse un seguimiento de la hCG y realizarse ecografía temprana para confirmar el embarazo intrauterino. Existe una tasa de recurrencia del 12% para EE.

DERIVACIÓN

En caso de sospecha de EE debería consultarse al ginecólogo.

OTRAS CONSIDERACIONES

COMENTARIOS

Puede obtenerse información para el paciente a través del American College of Obstetricians and Gynecologists, 409 12th St SW, Washington, DC 20024-2188.

BIBLIOGRAFÍA RECOMENDADA

Della-Giustina D, Denny M: Ectopic pregnancy, *Emerg Med Clin North Am* 21(3):565, 2003.
Gracia CR, Barnhart KT: Diagnosing ectopic pregnancy: decision analysis comparing six strategies, *Obstet Gynecol* 97(3):464, 2001.
Lipscomb GH, Stovall TG, Ling FW: Nonsurgical treatment of ectopic pregnancy, *N Engl J Med* 343:1325, 2000.

AUTOR: **GEORGE T. DANAKAS, M.D.**

INFORMACIÓN BÁSICA

DEFINICIÓN

La embolia pulmonar (EP) es el alojamiento de un trombo o de otro material embólico desde un punto distante en la circulación pulmonar.

SINÓNIMO

Tromboembolismo pulmonar.
EP.

CÓDIGO CIE-9CM
415.1 Embolia e infarto pulmonar

EPIDEMIOLOGÍA Y DEMOGRAFÍA

- Se producen 650.000 casos de EP en EE.UU. cada año; 50.000 causan la muerte (mayor incidencia en mujeres y en personas de edad avanzada).
- Más del 90% de los émbolos pulmonares se origina en el sistema venoso profundo de las extremidades inferiores.
- El tromboembolismo pulmonar se asocia a >200.000 ingresos hospitalarios cada año en EE.UU.
- Entre el 8 y el 10% de las víctimas de EP mueren en la primera hora.

SÍNTOMAS Y SIGNOS

- Síntoma más frecuente: disnea.
- Dolor torácico: puede ser no pleurítico o pleurítico (infarto).
- Síncope (EP masiva).
- Fiebre, diaforesis, malestar general.
- Hemoptisis, tos.
- Pueden existir signos de TVP (p. ej., inflamación y dolor de las extremidades).
- Exploración cardíaca: puede haber taquicardia, aumento del componente pulmonar de S_2, soplo de insuficiencia tricuspídea, latido saltón en ventrículo derecho, S_3 en el lado derecho.
- Exploración pulmonar: puede haber estertores, sibilancias localizadas, roce de fricción.
- Hallazgo más frecuente: taquipnea.

ETIOLOGÍA

- Trombo, grasa u otro material extraño.
- Factores de riesgo de la EP:
  1. Inmovilización prolongada.
  2. Postoperatorio.
  3. Traumatismo en extremidades inferiores.
  4. Anticonceptivos con estrógenos.
  5. Antecedentes de TVP o EP.
  6. ICC.
  7. Embarazo y primera fase del puerperio.
  8. Neoplasia visceral (pulmón, páncreas, tracto digestivo y genitourinario).
  9. Traumatismo, quemaduras.
  10. Edad avanzada.
  11. Obesidad.
  12. Enfermedad hematológica (p. ej., déficit de antitrombina III, déficit de proteína C, déficit de proteína S, anticoagulante lúpico, policitemia vera, disfibrinogenemia, hemoglobinuria paroxística nocturna, mutación del factor V de Leiden, mutación G20210A de la protrombina).
  13. EPOC, diabetes mellitus.
  14. Viaje prolongado en avión.

DIAGNÓSTICO

DIAGNÓSTICO DIFERENCIAL

- Infarto de miocardio.
- Pericarditis.
- Neumonía.
- Neumotórax.
- Dolor en pared torácica.
- Trastornos GI (p. ej., úlcera péptica, rotura esofágica, gastritis).
- ICC.
- Pleuritis.
- Trastorno por ansiedad con hiperventilación.
- Taponamiento pericárdico.
- Disección aórtica.
- Asma.

VALORACIÓN

- La valoración clínica exclusiva no es suficiente para diagnosticar o descartar EP. También es importante recordar que ninguna prueba aislada no invasiva tiene una elevada sensibilidad y especificidad para la EP. Como consecuencia, además de la valoración clínica, la mayoría de los pacientes requerirán varias pruebas no invasivas o una angiografía pulmonar para diagnosticar una EP.
- La TC helicoidal torácica o la gammagrafía pulmonar pueden ser diagnósticas. La angiografía pulmonar (cuando está indicada) confirmará el diagnóstico.
- La ecografía con duplex compresiva seriada de las extremidades puede utilizarse en los pacientes con gammagrafía pulmonar de «baja probabilidad» y alta sospecha clínica (v. «Diagnóstico por imagen»). Es útil si es positiva, los resultados negativos no descartan una embolia pulmonar.

PRUEBAS DE LABORATORIO

- La GA generalmente indica una disminución de la PaO_2 y de la $PaCO2$ y un aumento del pH; los resultados normales no descartan la EP.
- El gradiente alveolo-arterial (A-a) de oxígeno, una medida de la diferencia en la concentración de oxígeno entre los alveolos y la sangre arterial, es un indicador más sensible de la alteración en la oxigenación que la PaO_2; puede calcularse fácilmente a partir de la información de la GA; un gradiente A-a normal en pacientes sin antecedentes de EP o TVP hace que el diagnóstico de EP sea improbable.

- Determinación del dímero D plasmático: los análisis de dímero D mediante ELISA detectan la presencia de los productos de degradación de la fibrina mediada por la plasmita que contiene fragmentos D con enlace cruzado en sangre completa o en plasma. Un nivel normal de dímero D es útil para descartar embolia pulmonar en pacientes con una gammagrafía pulmonar no diagnóstica y una probabilidad preprueba baja de EP. Sin embargo, no puede utilizarse para «inducir» el diagnóstico debido a que aumenta con muchas otras patologías (p. ej., cáncer metastático, traumatismo, sepsis, posoperatorio). El dímero D plasmático puede también utilizarse junto con la ecografía de compresión de las extremidades inferiores en los pacientes con V/Q y TC indeterminados. La ausencia de TVP y la presencia de un nivel normal de dímero D en estas situaciones generalmente descarta una embolia pulmonar significativa.
- También existen niveles elevados de troponina cardíaca en los pacientes con embolia pulmonar debido a la dilatación ventricular derecha y la lesión miocárdica; por tanto, debería considerarse la EP en el diagnóstico diferencial de todos los pacientes que presentan dolor torácico o disnea y niveles elevados de troponina cardíaca.
- El ECG está alterado en el 85% de los pacientes con EP aguda. Las alteraciones frecuentes son la taquicardia sinusal; los cambios inespecíficos del segmento ST o de la onda T; el patrón S-I, Q-III, T-III (10% de los pacientes); patrón S-I, S-II y S-III; la inversión de la onda T en V_1 a V_6; el BRDHH agudo; la fibrilación auricular de inicio reciente; la depresión del segmento ST en la derivación II; la sobrecarga ventricular derecha.

DIAGNÓSTICO POR IMAGEN

- La radiografía de tórax puede ser normal; los hallazgos sugestivos son una elevación del diafragma, el derrame pleural, la dilatación de la arteria pulmonar, el infiltrado o la consolidación, la interrupción brusca de los vasos o las atelectasias. Una consolidación con forma de cuña en los lóbulos medios e inferiores sugiere un infarto pulmonar y se conoce como «joroba de Hampton».
- La gammagrafía pulmonar (en un paciente con radiografía de tórax normal):
  1. Una gammagrafía pulmonar normal descarta una EP.
  2. Un desajuste en la ventilación-perfusión sugiere una EP y una interpretación de la gammagrafía pulmonar como de alta probabilidad confirma el diagnóstico.

3. Si la sospecha clínica de EP es elevada y la gammagrafía pulmonar se interpreta como de baja probabilidad, moderada probabilidad o indeterminada, una arteriografía pulmonar es diagnóstica; una arteriografía positiva confirma el diagnóstico, una ecografía con duplex compresiva positiva para TVP obvia la necesidad de una arteriografía, porque en estos pacientes está indicado el tratamiento con anticoagulantes i.v.; la sensibilidad global de la ecografía compresiva para descartar TVP en pacientes con EP es de 29%, la especificidad es de 97%; al añadir la ecografía en pacientes con gammagrafía pulmonar no diagnóstica evita un 9% de las arteriografías; sin embargo, esta mejoría en la eficacia se logra mediante el coste de un tratamiento anticoagulante innecesario en 26% de los pacientes que tienen resultados ecográficos falsos positivos.

- La TC helicoidal es una modalidad excelente para diagnosticar la EP. Puede realizarse en lugar de la gammagrafía pulmonar y es preferible en pacientes con alteraciones pulmonares basales en la radiografía de tórax inicial. Tiene la ventaja añadida de poder detectar patología pulmonar que puede simular una embolia pulmonar.

- Angiografía: la angiografía pulmonar es el patrón de referencia; sin embargo, es invasiva, cara y no fácilmente disponible en algunos contextos clínicos. Puede haber angiogramas pulmonares falsos positivos debido a alteraciones mediastínicas como la fibrosis por radioterapia y los tumores. La angiografía TC es un instrumento preciso, no invasivo, en el diagnóstico de EP en las arterias pulmonares principales, lobulares y segmentarias. Una ventaja importante de la angiografía TC sobre la angiografía pulmonar es su capacidad para diagnosticar otras enfermedades intratorácicas que no son una EP y que pueden ser responsables del cuadro clínico del paciente. También es menos invasiva, más barata y más ampliamente disponible. Su principal desventaja es su baja sensibilidad para los émbolos subsegmentarios. La angiografía con resonancia magnética con gadolinio de las arterias pulmonares tiene una sensibilidad moderada y una elevada especificidad para el diagnóstico de la EP; la ARM se reserva mejor para determinados pacientes cuando la TC y/o la gammagrafía pulmonar no son concluyentes y el riesgo de la angiografía pulmonar es elevado.

TRATAMIENTO

TRATAMIENTO NO FARMACOLÓGICO

Corrección de los factores de riesgo (v. «Etiología») para evitar futuras EP.

TRATAMIENTO AGUDO

- Heparina mediante perfusión continua durante al menos 5 días; muchos expertos recomiendan un bolo inicial i.v. con una dosis mayor (15.000 a 20.000 U) para bloquear la agregación de plaquetas y trombos y la consiguiente liberación de sustancias vasoconstrictoras.
- Fármacos trombolíticos (urocinasa, tPA, estreptocinasa): proporcionan una resolución rápida de los coágulos; los fármacos trombolíticos son el tratamiento de elección en los pacientes con EP masiva con inestabilidad hemodinámica y sin contraindicación para su uso. El uso de fármacos trombolíticos en el tratamiento de pacientes hemodinámicamente estables con embolia pulmonar aguda submasiva sigue siendo controvertido. El uso del fármaco trombolítico alteplasa (100 mg i.v. en un período de 2 h) en los pacientes normotensos con disfunción ventricular derecha grave identificada mediante ecocardiografía ha sido defendida por algunos médicos. El uso de alteplasa junto con heparina ha demostrado mejorar la evolución clínica de los pacientes estables con EP submasiva sin hemorragia interna. Se requieren estudios adicionales para confirmar estos hallazgos antes de recomendar el uso rutinario de este abordaje terapéutico.
- El tratamiento a largo plazo generalmente se lleva a cabo con warfarina, que se inicia en el día 1 o 2 y se administra a dosis que mantenga el INR entre 2 y 3.
- Si los trombolíticos y los anticoagulantes están contraindicados (p. ej., hemorragia GE, cirugía reciente del SNC, traumatismo reciente) o si el paciente sigue teniendo EP recurrente a pesar del tratamiento anticoagulante, está indicada la interrupción de la vena cava mediante la colocación transvenosa de un filtro de vena cava de Greenfield.
- La embolectomía aguda de la arteria pulmonar puede estar indicada en un paciente con émbolos pulmonares masivos e hipotensión refractaria.

TRATAMIENTO CRÓNICO

Eliminación de los factores de riesgo (v. «Etiología») y monitorización de la dosis de warfarina mediante INR de forma habitual.

PRONÓSTICO

- La mortalidad puede reducirse hasta <10% mediante un tratamiento rápido y eficaz.
- La mortalidad debido a embolias pulmonares recurrentes es del 8% con tratamiento eficaz y >30% en pacientes con émbolos pulmonares no tratados.

OTRAS CONSIDERACIONES

COMENTARIOS

- En los pacientes hemodinámicamente estables con embolia pulmonar, el tratamiento inicial con administración s.c. diaria del fármaco antitrombótico sintético fondaparinux sin monitorización ha demostrado ser al menos tan seguro y eficaz como la heparina i.v. no fraccionada con ajuste de dosis. Otros ensayos han demostrado también que la heparina de bajo peso molecular a dosis fija es tan eficaz y tan segura como la heparina no fraccionada i.v. con ajuste de dosis para el tratamiento inicial de la EP.
- La duración del tratamiento anticoagulante oral es de 6 meses en los pacientes con factores de riesgo reversibles e indefinido en los pacientes con persistencia de los factores de riesgo que causaron la EP inicial.
- Para el diagnóstico de la EP, Wells y cols. han desarrollado las siguientes reglas clínicas predictivas para determinar la probabilidad de EP, asignando una puntuación a cada hallazgo:
  1. Signos/síntomas clínicos de TVP (mínimo de inflamación de la pierna y dolor con la palpación de las venas profundas de las piernas [puntuación = 3,0]).
  2. Sin diagnóstico alternativo probable o más probable que la EP (puntuación = 3,0).
  3. Frecuencia cardíaca >100/min (puntuación = 1,5).
  4. Inmovilización o cirugía en las últimas 4 semanas (puntuación = 1,5).
  5. Antecedentes personales de TVP o EP (puntuación = 1,5).
  6. Hemoptisis (puntuación = 1,0).
  7. Neoplasia tratada de forma activa en los últimos 6 meses (puntuación = 1,0).
- La probabilidad de EP es alta si la puntuación total es >6, moderada si 2-6 y baja si <2.

BIBLIOGRAFÍA RECOMENDADA

Agnelli G et al: Extended oral anticoagulant therapy after a first episode of pulmonary embolism, *Ann Intern Med* 139:19, 2003.
Fedullo PF, Tapson VF: The evaluation of suspected pulmonary embolism, *N Engl J Med* 349:1247, 2003.
Quinlan DJ et al: Low-molecular weight heparin compared with IV unfractionated heparin for treatment of pulmonary embolism, *Ann Intern Med* 140:175, 2004.
The Matisse Investigators: Subcutaneous fondaparinux versus IV unfractionated heparin in the initial treatment of pulmonary embolism, *N Engl J Med* 349:1695, 2003.
Wells PS et al: Use of a clinical model for safe management of patients with suspected PE, *Ann Intern Med* 129:997, 1998.

AUTOR: **FRED F. FERRI, M.D.**

INFORMACIÓN BÁSICA

DEFINICIÓN

Una acumulación de pus en el espacio pleural, la mayoría de las veces debida a infección bacteriana.

CÓDIGO CIE-9CM

511.9

EPIDEMIOLOGÍA Y DEMOGRAFÍA

El empiema se produce en una variedad de situaciones clínicas. La mayoría de las veces se trata de una complicación de una neumonía bacteriana, en particular en asociación a infección neumocócica o anaeróbica. El empiema también puede producirse como complicación de cirugía torácica, traumatismo torácico penetrante o fístulas broncopleurales debidas a biopsia de neoplasia o pulmonar. Aunque los derrames pleurales se producen en muchos otros estados patológicos, sobre todo en insuficiencia cardíaca congestiva, enfermedad hepática en estado terminal, enfermedad vascular del colágeno y neoplasia, el término *empiema* se refiere a la presencia de pus en el espacio pleural y no engloba la mayoría de los derrames pleurales.

SÍNTOMAS Y SIGNOS

La presentación clínica del empiema puede ser súbita y dramática o crónica e insidiosa dependiendo del agente etiológico y los factores del huésped. El empiema que complica la neumonía neumocócica se presenta normalmente como dolor torácico pleurítico progresivo, fiebre persistente y otros signos y síntomas de infección mantenidos. En el caso de empiema anaeróbico, en particular el causado por actinomicetos, el cuadro clínico puede estar dominado por síntomas y signos no respiratorios, tales como pérdida de peso, malestar y una masa en la pared torácica que aumenta lentamente de tamaño. Como complicación de traumatismo o cirugía torácica, el empiema normalmente se debe a superinfección de la sangre u otro material en el espacio pleural varios días después del acontecimiento.

Los signos y síntomas del empiema son los del derrame pleural. Es típica la disminución de los sonidos respiratorios y matidez con la percusión sobre la parte afectada del tórax. Los signos sistémicos de infección incluyen fiebre, taquicardia, leucocitosis y en ocasiones, calor y eritema sobre el área afectada.

ETIOLOGÍA

El empiema se debe a la acumulación de material infectado dentro del espacio pleural. Infección del parénquima pulmonar por *Streptococcus pneumoniae, Hemophilus influenzae, Staphylococcus aureus, Legionella sp.* o una variedad de bacterias anaeróbicas orales.

DIAGNÓSTICO

DIAGNÓSTICO DIFERENCIAL

- Derrame paraneumómico no infectado.
- Insuficiencia cardíaca congestiva.
- Neoplasia que afecta a la pleura.
- Pleuresía tuberculosa.
- Enfermedad vascular del colágeno (en particular pulmón reumatoide y lupus eritematoso sistémico).

PRUEBAS DE LABORATORIO

- Hemograma completo; gasometría arterial.
- Hemocultivos.
- Análisis del líquido pleural incluido recuento celular y diferencial, concentraciones de LDH y proteínas, pH, tinción de Gram y cultivo. Se espera que el líquido del empiema tenga características de exudado pleural con una razón de proteína de líquido pleural con respecto a proteína sérica >0,5 o una razón de LDH de líquido pleural con respecto a LDH sérica >0,6. Además, la presencia de pus macroscópico, microorganismos visibles con la tinción de Gram del líquido pleural, glucosa del líquido pleural <50 mg/dl o pH del líquido pleural inferior a 7 son rasgos característicos del empiema. Cualquiera de los hallazgos anteriores justifican el drenaje inmediato mediante tubo torácico o cirugía debido al alto riesgo de loculación y de infección sistémica progresiva.

DIAGNÓSTICO POR IMAGEN

- Radiografía de tórax.
- Vista en decúbito lateral para establecer la presencia de líquido libre en el espacio pleural.
- Tomografía computarizada para establecer la presencia de loculación líquida, lesiones de masa subyacentes y otras enfermedades intratorácicas.

TRATAMIENTO

TRATAMIENTO NO FARMACOLÓGICO

Rápido drenaje mediante toracostomía (tubo torácico) o toracotomía abierta.

TRATAMIENTO AGUDO

- Mantenimiento del drenaje hasta que se controle la infección.
- Antibióticos dirigidos contra patógenos bacterianos o fúngicos sospechosos o demostrados.
- Puede considerarse la toracoscopia o instilación de agentes trombolíticos (estreptocinasa o urocinasa) en el empiema loculado, resistente al tratamiento.

TRATAMIENTO CRÓNICO

- Si no puede lograrse un drenaje riguroso, puede ser necesaria una toracotomía abierta con descorticación pleural.
- Debería controlarse la función pulmonar tras completar el tratamiento.

PRONÓSTICO

- Hospitalización.
- Oxígeno adicional con soporte respiratorio en caso necesario.

DERIVACIÓN

Puede ser apropiada la consulta a los especialistas en enfermedades infecciosas y cirugía pulmonar o torácica.

OTRAS CONSIDERACIONES

COMENTARIOS

- El empiema causado por actinomicetos puede presentarse con erosión a través de la pared torácica y formación de una fístula.
- La infección nosocomial causada por patógenos bacterianos o fúngicos relativamente resistentes puede producir un empiema en pacientes con tubos de toracostomía de larga duración.

BIBLIOGRAFÍA RECOMENDADA

De Hoyos A, Sundaresan S: Thoracic empyema, *Surg Clin North Am* 82(3):643, 2002.
Jaffe A, Cohen G: Thoracic empyema, *Arch Dis Child* 88(10):839, 2003.
Pierrepoint MJ et al: Pigtail catheter drain in the treatment of empyema thoracis, *Arch Dis Child* 87(4):331, 2002.

AUTOR: **JOSEPH R. MASCI, M.D.**

INFORMACIÓN BÁSICA

DEFINICIÓN

La encefalitis viral aguda es un síndrome febril agudo con pruebas de afectación meníngea y de trastorno de la función cerebral, cerebelosa o del tallo del encéfalo.

SINÓNIMOS

Encefalitis arboviral.
Encefalitis del tallo del encéfalo.
Encefalitis aguda necrosante.
Encefalitis de Rasmussen.
Encefalitis letárgica.

CÓDIGO CIE-9CM
049.9 Encefalitis viral NOS

EPIDEMIOLOGÍA Y DEMOGRAFÍA

INCIDENCIA (EN EE.UU.): Se informan alrededor de 20.000 casos/año a los CDC.
PREVALENCIA (EN EE.UU.): Desconocida.
PREDOMINIO POR SEXOS: Masculino = femenino.
DISTRIBUCIÓN POR EDADES: Cualquier edad.
INCIDENCIA MÁXIMA: Cualquier edad.
GENÉTICA: Ninguna predisposición genética o congénita específica.

ETIOLOGÍA

- Puede deberse a un huésped de virus, identificándose con más frecuencia herpes simple.
- Arbovirus: agentes que causan la encefalitis equina oriental, encefalitis equina occidental, encefalitis de St. Louis, encefalitis equina venezolana, encefalitis del virus de California, encefalitis B japonesa, encefalitis del Valle de Murray y del Nilo occidental, encefalitis rusa de primavera-verano, así como otros agentes menos conocidos.
- También están implicados: agentes etiológicos de la rabia, CMV, Epstein-Barr, varicela zóster, virus echo, paperas, adenovirus, coxsackie, rubéola y virus herpes.
- Meningoencefalitis: infección aguda retrovírica.

SÍNTOMAS Y SIGNOS

- Inicialmente, fiebre y pruebas de irritación meníngea.
- Cefalea y rigidez cervical.
- Después, desarrollo de signos de disfunción cortical: letargia, coma, estupor, debilidad, convulsiones, debilidad facial, así como signos y síntomas del tallo del encéfalo.
- Signos y síntomas cerebelosos: ataxia, nistagmo, hipotonía; mioclonía, parálisis de los nervios craneales y alteración de los reflejos tendinosos.
- Pacientes con rabia: hidrofobia, ansiedad, entumecimiento facial, psicosis, coma o disartria.
- En ocasiones, trastornos del movimiento como corea, hemibalismo o distonía.
- Recuerdo de una enfermedad de tipo viral prodrómica (este hallazgo no es en ningún caso uniforme).

DIAGNÓSTICO

DIAGNÓSTICO DIFERENCIAL

- Infecciones bacterianas: absceso cerebral, encefalopatías tóxicas, TBC.
- Infecciones por protozoos.
- Enfermedad de Behçet.
- Encefalitis lúpica.
- Síndrome de Sjögren.
- Esclerosis múltiple.
- Sífilis.
- Criptococosis.
- Toxoplasmosis.
- Brucelosis.
- Meningitis leucémica o linfomatosa.
- Otros tumores metastásicos.
- Enfermedad de Lyme.
- Enfermedad por arañazo de gato.
- Síndrome de Vogt-Koyanagi-Harada.
- Meningitis de Mollaret.

VALORACIÓN

- Punción lumbar para detectar pleocitosis, normalmente linfocítica aunque pueden verse neutrófilos en una etapa inicial.
- Normalmente, elevación de las proteínas del LCR.
- Glucosa normal o baja en el LCR.
- En la encefalitis por herpes simple: eritrocitos y xantocromía.
- Cambios en el EEG que muestran ondas periódicas afiladas de alto voltaje en las regiones temporales y complejos de ondas lentas que sugieren encefalitis herpética.
- TC y RM para detectar edema y hemorragia en los lóbulos frontal y temporal.
- Sospecha de infecciones por arbovirus durante brotes en áreas específicas.
- Se ha demostrado aumento de los títulos de anticuerpos neutralizantes desde la etapa aguda hasta la de convalecencia, pero no suele ser útil con enfermedad aguda.
- Reacción en cadena de la polimerasa que amplifica el ADN a partir del LCR para la encefalitis por herpes simple.
- En raras ocasiones, biopsia cerebral para ayudar al diagnóstico; cultivo viral de tejido cerebral si se realiza biopsia.
- Lesiones cutáneas herpéticas clásicas que sugieren encefalitis herpética.
- Para diagnósticar encefalitis arbovírica:
  1. Presencia de IgM antivírica en los primeros días de enfermedad sintomática; detectada y cuantificada mediante ELISA.
  2. Es infrecuente aislar un arbovirus a partir de la sangre o del LCR.

PRUEBAS DE LABORATORIO

- Aparte de la punción lumbar, la mayoría de los otros estudios de laboratorio son inespecíficos.
- Pueden cultivarse las lesiones cutáneas y la orina para detectar herpes simple y CMV.

TRATAMIENTO

TRATAMIENTO AGUDO

- Atención de soporte, evaluación frecuente y exploración neurológica.

- Ayuda respiratoria para pacientes que están moribundos o con riesgo de aspiración.
- Debe evitarse la infusión de líquidos hipotónicos para minimizar el riesgo de hiponatremia.
- Para los pacientes que presentan convulsiones: tratamiento anticonvulsivo y seguimiento en una unidad de cuidados críticos.
- Para los pacientes comatosos:
  1. Atención intensa para evitar úlceras de decúbito, contracturas y TVP.
  2. Atención especial a los pesos, balance hidroelectrolítico y electrólitos séricos.
- 30 mg/kg/día de aciclovir i.v. durante 14 días para la encefalitis por herpes simple.
- Ciclos cortos de corticoesteroides para controlar el edema cerebral y prevenir la hernia.
- En pacientes con sospecha de rabia:
  1. Debería administrarse inmunoglobulina humana de la rabia (HRIG) a una dosis de 20 U/kg.
  2. La inmunización activa puede estimularse con la vacuna de la rabia recientemente desarrollada que se obtiene en una línea celular diploide humana (HDCV) y que ha reducido el número de dosis necesarias a cinco.
  3. Si puede encontrarse el animal sospechoso, debe observarse de cerca durante 10 días para detectar un comportamiento de rabia.
  4. Si se observan signos, el animal debe someterse a eutanasia y su cerebro debe examinarse para detectar signos de rabia.
- No hay ningún tratamiento farmacológico específico para la mayoría de los otros patógenos virales.

TRATAMIENTO CRÓNICO

Algunos pacientes pueden desarrollar secuelas neurológicas permanentes; estos pacientes sacarán provecho de los programas intensos de rehabilitación, incluido tratamiento físico, ocupacional y del habla.

BIBLIOGRAFÍA RECOMENDADA

Beckwith WH et al: Isolation of eastern equine encephalitis virus and West Nile virus from crows during increased arbovirus surveillance in Connecticut, 2000, *Am J Trop Med Hyg* 66(4):422, 2002.
Centers for Disease Control and Prevention: Provisional surveillance summary of the West Nile virus epidemic—United States, January-November, 2002, *MMWR Morb Mortal Wkly Rep* 51(50):1129, 2002.
Miravalle A, Roos KL: Encephalitis complicating smallpox vaccination, *Arch Neurol* 60(7):925, 2003.
Romero JR, Newland JG: Viral meningitis and encephalitis: traditional and emerging viral agents, *Semin Pediatr Infect Dis* 14(2):72, 2003.
Srey VH et al: Etiology of encephalitis syndrome among hospitalized children and adults in Takeo, Cambodia, 1999-2000, *Am J Trop Med Hyg* 66(2):200, 2002.

AUTOR: **JOSEPH J. LIEBER, M.D.**

INFORMACIÓN BÁSICA

DEFINICIÓN

Síndrome clínico de alteración cognitiva global que se caracteriza por alteración del despertar, inatención y desorientación.

SINÓNIMO

Delirio, estado de confusión aguda.

CÓDIGOS CIE-9CM

348.3 Encefalopatía NOS
348.30 Encefalopatía no especificada
348.31 Encefalopatía metabólica
348.39 Otra encefalopatía
349.82 Encefalopatía tóxica

EPIDEMIOLOGÍA Y DEMOGRAFÍA

PREVALENCIA PUNTUAL: 1,1% de los adultos en la población general >55 años de edad, 10-40% de los ancianos hospitalizados y 60% de los pacientes en residencias >75 años de edad.

FACTORES DE RIESGO: Edad, cáncer, SIDA, enfermedad terminal, trasplante de médula ósea, cirugía.

PRESENTACIÓN CLÍNICA

- La característica esencial de la encefalopatía es la incapacidad del paciente para mantener una línea coherente de pensamiento o acción.
- La historia clínica puede sugerir a menudo un aumento y disminución del nivel de activación *(arousal)* y capacidad cognitiva general.
- Como las toxinas y las alteraciones metabólicas son causas comunes de encefalopatías, la historia clínica debe enfocarse a la exposición a toxinas (incluidos medicamentos) y síntomas que sugieren una enfermedad concurrente como infección genitourinaria o neumonía.
- Todas las encefalopatías tienen en común un nivel fluctuante de la activación *(arousal)*, poca atención y desorientación.
- Algunos pacientes pueden aparecer agitados y otros letárgicos.
- Son frecuentes las delusiones (creencias falsas fijas) y alucinaciones.
- La asterixis (mioclonía negativa) es extremadamente frecuente.
- Otros signos y síntomas físicos pueden variar en función de la causa subyacente de encefalopatía: fiebre, ascitis, ictericia y taquicardia.

ETIOLOGÍA

- La vía común final de todas las causas de encefalopatías es una disfunción neuronal cortical y subcortical generalizada. Las causas pueden ser estructurales o funcionales.
- Muchos estados son reversibles y tienen un buen pronóstico si se tratan en el momento adecuado.
- Fallo orgánico (p. ej., encefalopatía hepática, hipoxia, hipercapnia, uremia).
- Infección sistémica (p. ej., tracto urinario, neumonía) o que afecta al sistema nervioso central (p. ej., meningitis, encefalitis).
- Ingestión de toxinas o síndrome de abstinencia (p. ej., alcohol, medicamentos, drogas).
- Alteraciones metabólicas: estados de hiperosmolaridad, hipernatremia, hiponatremia, hiperglucemia, hipoglucemia, hipercalcemia, hipofosfatemia, acidosis, alcalosis.
- Endocrinopatía: hipertiroidismo, hipotiroidismo, síndrome de Cushing, insuficiencia suprarrenal, fallo hipofisario.
- Neoplasia: tumores del sistema nervioso central, primarios o metastásicos. También tienen efecto tumores distantes (p. ej., encefalitis límbica paraneoplásica).
- Déficit nutricional, la mayoría de las veces en alcohólicos y pacientes con enfermedad crónica, como déficit de vitamina B12 o déficit de folato (encefalopatía de Wernicke).
- Convulsiones: estado postictal, estado epiléptico no convulsivo, convulsiones parciales complejas, convulsiones de ausencia.
- Traumatismo: conmoción, contusión, hematoma subdural, hematoma epidural, lesión axonal difusa.
- Vascular: accidentes cerebrovasculares tanto isquémicos como hemorrágicos, vasculitis, trombosis venosa.
- Otras: encefalopatía hipertensiva, posquirúrgica, falta de sueño.

DIAGNÓSTICO

DIAGNÓSTICO DIFERENCIAL

- Demencia: se distingue de la encefalopatía por una historia clínica de deterioro cognitivo con progresión lenta en el tiempo (la fluctuación de la función cognitiva es rara excepto en la enfermedad de los cuerpos de Lewy difusa).
- Hipersomnia.
- Afasia: se distingue de la encefalopatía porque representa un trastorno específico del lenguaje más que una alteración global de la función cognitiva.
- Depresión.
- Psicosis: algunas coinciden con la encefalopatía ya que las delusiones y alucinaciones pueden ser comunes a las dos.
- Manía.
- Coma: una forma grave de encefalopatía.
- Estado vegetativo: una posible evolución del coma; estos pacientes parecen despiertos (ojos abiertos) pero no hay contenido para su estado de conciencia.
- Mutismo acinético: estos pacientes no hablan y no se mueven; hay poca fluctuación en su estado y no se observa asterixis.
- Síndrome de cautiverio *(locked-in)*: puede distinguirse de la encefalopatía por la presencia de déficit neurológicos fijos (es decir, parálisis de las cuatro extremidades).

VALORACIÓN

- El EEG es útil para confirmar la presencia de encefalopatía (ralentización difusa) y también para excluir ataques no convulsivos.
- El ECG sirve para descartar arritmias.
- La radiografía de tórax sirve para descartar neumonía.

PRUEBAS DE LABORATORIO

- Bioquímica general: electrólitos, glucosa, creatinina, amoníaco, concentración sérica de urea, transaminasas, amilasa, lipasa.
- Gasometría arterial.
- Hemograma completo.
- Toxicología y alcoholemia.
- Punción lumbar si se sospecha meningitis, encefalitis o hemorragia subaracnoidea con estudios de imagen negativos.

- Prueba del VIH.
- Pruebas endocrinas: concentración de cortisol, pruebas de función tiroidea.
- Análisis de orina y estudio microscópico.

DIAGNÓSTICO POR IMAGEN

- Tomografía computarizada para descartar hemorragia, hidrocefalia, tumores.
- Resonancia magnética en caso de sospecha de encefalitis, tumores y accidentes cerebrovasculares agudos.
- Angiografía/venografía con resonancia magnética para accidentes cerebrovasculares, disección arterial, trombosis venosa.
- Angiografía convencional en caso de vasculitis y aneurismas del SNC.

TRATAMIENTO

TRATAMIENTO NO FARMACOLÓGICO

El mejor enfoque es tratar la alteración tóxica o metabólica subyacente. La propia encefalopatía es un síntoma de estos problemas subyacentes. En general es mejor evitar tratar el síntoma de encefalopatía con antipsicóticos o sedantes.

TRATAMIENTO AGUDO

- Glucosa en caso de hipoglucemia.
- Antibióticos en casos de infecciones (elección de un agente con buena penetración en el SNC en casos de infecciones primarias del SNC).
- Insulina en estados hiperglucémicos.
- Lactulosa en caso de encefalopatía hepática.
- Administración de folato cuando se sospecha déficit.
- Anticonvulsivantes en caso de convulsiones.
- Clordiazepóxido o diazepam en caso de delirium tremens (abstinencia de alcohol).

TRATAMIENTO CRÓNICO

- Antiepilépticos en pacientes con epilepsia.
- Esteroides/inmunosupresores en caso de vasculitis del SNC.
- Antihipertensivos en caso de encefalopatía hipertensiva.

DERIVACIÓN

- La mayoría de los casos de encefalopatías se deben a trastornos sistémicos que un internista general puede tratar.

- En función de la etiología subyacente puede ser apropiada la consulta a neurología, neurocirugía o reumatología.

OTRAS CONSIDERACIONES

COMENTARIOS

- La encefalopatía es muy frecuente en los pacientes ancianos.
- Es un síntoma, no una enfermedad.
- Normalmente es reversible cuando la patología subyacente se trata en el momento adecuado.

BIBLIOGRAFÍA RECOMENDADA

Andrefsky J et al: Approach to the patient with acute confusional state (delirium/encephalopathy). In Biller J (ed): *Practical Neurology,* Philadelphia, 2002, Lippincott Williams & Wilkins.

Plum F, Posner J: The pathologic physiology of signs and symptoms of coma. In *The Diagnosis of Stupor and Coma,* New York, 1982, Oxford University Press.

AUTOR: **ACHRAF A. MAKKI, M.D., M.SC.**

INFORMACIÓN BÁSICA

DEFINICIÓN

La encefalopatía de Wernicke es el síndrome de disfunción aguda de los músculos extraoculares, confusión y ataxia, consecuencia de la deficiencia de tiamina.

SINÓNIMOS

Síndrome de Korsakoff.
Síndrome de Wernicke-Korsakoff.
Psicosis polineurítica alcohólica.

CÓDIGO CIE-9CM

265.1 Encefalopatía, enfermedad, o síndrome de Wernicke

EPIDEMIOLOGÍA Y DEMOGRAFÍA

- Se observa con más frecuencia en alcohólicos.
- Discretamente más frecuente en varones.
- La edad de comienzo se distribuye uniformemente entre los 30 y los 70 años.

SÍNTOMAS Y SIGNOS

- Alteración de la motilidad extraocular, con nistagmus, parálisis de del nervio motor ocular externo y alteración de la mirada conjugada.
- Encefalopatía.
- Ataxia de la marcha.
- Se puede observar además neuropatía periférica.

ETIOLOGÍA

Deficiencia de tiamina por consumo excesivo de alcohol u otras situaciones de malnutrición.

DIAGNÓSTICO

DIAGNÓSTICO DIFERENCIAL

El diagnóstico se dirige a la causa subyacente de deficiencia de tiamina.

VALORACIÓN

Si se sospecha, tratar inmediatamente.

PRUEBAS DE LABORATORIO

- Hemograma.
- Bioquímica sérica.
- Está aumentado el piruvato en suero.
- La transcetolasa en eritrocitos o en sangre total está disminuida; se normaliza en 24 horas con la administración de tiamina.

DIAGNÓSTICO POR IMAGEN

- En la RM se pueden observar lesiones diencefálicas y mesocefálicas agudas, pero no hay un estudio radiológico definitivo para el diagnóstico.
- En la TC se observa atrofia cerebral por el alcoholismo crónico.

TRATAMIENTO

TRATAMIENTO NO FARMACOLÓGICO

Alcohólicos anónimos.

TRATAMIENTO AGUDO

- 100 mg de tiamina i.v o i.m. inmediatamente; generalmente tiamina i.v. durante 3-5 días, después v.o.
- Evitar los sueros con destroxa hasta que se reponga la tiamina.
- Tratamiento profiláctico del delirium tremens en los alcohólicos.

TRATAMIENTO CRÓNICO

- Intentar tratar el alcoholismo o la situación de malnutrición subyacente.
- Reposición crónica oral de tiamina; dosis 5 mg/día.
- Algunas comunicaciones indican que el donepezilo puede mejorar los problemas crónicos de memoria.
- La enfermedad tratada inadecuadamente puede progresar a una psicosis de Korsakoff (ver entrada).

PRONÓSTICO

Comenzar programa de desintoxicación después de la fase aguda.

DERIVACIÓN

Derivar al neurólogo si no se resuelven los síntomas con tratamiento con tiamina.

OTRAS CONSIDERACIONES

COMENTARIOS

- Ante la simple sospecha de la enfermedad administrar tiamina.
- El pronóstico suele ser malo, con una mortalidad del 10-20% incluso con tratamiento. La mayoría de los pacientes quedan con problemas de aprendizaje y memoria, que a veces son sutiles.
- Una causa evitable es la administración prolongada de sueros glucosados i.v. sin suplemento de tiamina.

BIBLIOGRAFÍA RECOMENDADA

Cook CC: Prevention and treatment of Wernicke-Korsakoff syndrome, *Alcohol Alcohol Suppl* 35(suppl1):19, 2000.
Zubaran C, Fernandes JG, Rodnight R: Wernicke-Korsakoff syndrome, *Postgrad Med J* 73(855):27, 1997.

AUTOR: **DANIEL MATTSON, M.D., M.SC.(MED.)**

INFORMACIÓN BÁSICA

DEFINICIÓN

La encefalopatía hepática es un estado mental anormal que ocurre en pacientes con una alteración grave de la función hepática y acumulación posterior de productos tóxicos no metabolizados por el hígado.

SINÓNIMO

Coma hepático.

CÓDIGO CIE-9CM
572.2 Encefalopatía hepática

EPIDEMIOLOGÍA Y DEMOGRAFÍA

INCIDENCIA/PREVALENCIA: La encefalopatía hepática afecta a más de 50% de los pacientes con cirrosis.

SÍNTOMAS Y SIGNOS

La encefalopatía hepática puede clasificarse en estadios o grados 1 a 4:
- Grados 1 y 2: obnubilación ligera.
- Grados 3 y 4: estupor a coma profundo, con o sin postura de descerebración.

La exploración física varía según el estadio y puede demostrar las siguientes alteraciones:
- Piel: ictericia, eritema palmar, angiomas en araña, equimosis, dilatación de las venas umbilicales superficiales (*caput medusae*) en los pacientes con cirrosis.
- Ojos: ictericia de la esclerótica, anillos de Kayser-Fleischer (enfermedad de Wilson).
- Respiración: fetor hepático.
- Tórax: ginecomastia en los varones con hepatopatía crónica.
- Abdomen: ascitis, hígado pequeño y nodular (cirrosis), hepatomegalia dolorosa a la palpación (hepatomegalia congestiva).
- Tacto rectal: hemorroides (hipertensión portal), hemorragias ocultas en heces (gastritis alcohólica, varices esofágicas sangrantes, enfermedad ulcerosa péptica, hemorroides sangrantes).
- Genitales: atrofia testicular en los varones con hepatopatía crónica.
- Extremidades: edema maleolar por hipoalbuminemia.
- Sistema nervioso: temblor en aleteo (asterixis), obnubilación, coma con o sin postura de descerebración.

ETIOLOGÍA

- Factores desencadenantes en pacientes con cirrosis (hemorragia digestiva, hipopotasemia, hipomagnesemia, fármacos analgésicos o sedantes, sepsis, alcalosis, aumento de la ingesta proteica).
- Hepatitis vírica aguda fulminante.
- Fármacos y toxinas (p. ej., isoniazida, paracetamol, diclofenaco y otros AINE, estatinas, metildopa, laratadina, PTU, lisonoprilo, labetalol, halotano, tetracloruro de carbono, eritromicina, nitrofurantoína, trogliatazona).

- Síndrome de Reye.
- Shock, sepsis o ambos.
- Hígado graso del embarazo.
- Carcinoma metastásico, carcinoma hepatocelular.
- Otras hepatitis autoinmunitarias, enfermedad venooclusiva isquémica, colangitis esclerosante, golpe de calor, abscesos amebianos.

DIAGNÓSTICO

DIAGNÓSTICO DIFERENCIAL

- Delirio secundario a fármacos o drogas ilegales.
- ACVA, hematoma subdural.
- Meningitis, encefalitis.
- Hipoglucemia.
- Uremia.
- Anoxia cerebral.
- Hipercalcemia.
- Metástasis cerebrales.
- Síndrome de abstinencia del alcohol.

VALORACIÓN

Hay que excluir otras etiologías mediante la historia clínica completa (obtenida del paciente, de familiares o de otras personas), la exploración clínica y los estudios analíticos y de imagen. La anamnesis debe incluir la exposición a la hepatitis, la ingestión de etanol, los antecedentes farmacológicos y la exposición a toxinas, el abuso de drogas i.v., el sarampión, o la gripe con consumo de aspirina (síndrome de Reye) y las enfermedades neoplásicas (primarias o metastásicas).

PRUEBAS DE LABORATORIO

- ALT, AST, bilirrubina, fosfatasa alcalina, glucosa, calcio, electrólitos, BUN, creatinina, albúmina.
- HC, recuento plaquetario, TP, TTP.
- Análisis toxicológico en suero y orina si se sospecha consumo de fármacos o de drogas ilegales.
- Hemocultivo, urocultivo y análisis de orina.
- Concentración de amoníaco en la sangre venosa.
- GSA.

DIAGNÓSTICO POR IMAGEN

La TC craneal puede ser útil en pacientes seleccionados para excluir otras etiologías.

TRATAMIENTO

TRATAMIENTO NO FARMACOLÓGICO

- Identificación y tratamiento de los factores desencadenantes.
- Restricción de la ingestión de proteínas (30 a 40 g/día) para reducir los productos tóxicos del metabolismo proteico.

TRATAMIENTO AGUDO
REDUCCIÓN DE LA PRODUCCIÓN DE AMONÍACO EN EL COLON:
- Lactulosa, 30 ml en solución al 50% 4 veces al día inicialmente; ajuste posterior de la posología, dependiendo de la respuesta clínica. El aspartato de ornitina también es eficaz en dosis de 9 g 3 veces al día.
- Neomicina, 1 g v.o. cada 4-6 horas o administrada en forma de enema de retención en solución al 1% (1 g en 100 ml de solución salina isotónica); en los pacientes con insuficiencia renal, la neomicina debe utilizarse con precaución; el metronidazol, 250 mg 4 veces al día, puede ser tan eficaz como la neomicina y no es nefrotóxico; sin embargo, su administración a largo plazo puede asociarse a neurotoxicidad. Una alternativa viable al metronidazol es la rifaximina, 1.200 mg/día.
- La combinación de lactulosa y neomicina puede ser adecuada cuando ninguno de estos dos fármacos es eficaz por sí solo.

TRATAMIENTO DEL EDEMA CEREBRAL:
Los pacientes con insuficiencia hepática aguda suelen tener un edema cerebral que es el responsable de casi 50% de las muertes. En pacientes seleccionados (p. ej., posibles receptores de un trasplante) es útil monitorizar la presión intracraneal con sondas epidurales, intraparenquimatosas o subdurales y tratar el edema cerebral con manitol (100 a 200 ml de solución al 20% [0,3 a 0,4 g/kg de peso]) administrado en goteo i.v. rápido; dexametasona y la hiperventilación (útil en los traumatismos craneocefálicos) tienen poco valor en el tratamiento del edema cerebral secundario a insuficiencia hepática.

TRATAMIENTO CRÓNICO

- Hay que evitar los factores desencadenantes (p. ej., dieta rica en proteínas, medicación).
- En pacientes seleccionados con encefalopatía progresiva o recidivante puede plantearse la posibilidad de un trasplante hepático.

PRONÓSTICO

El pronóstico varía según la etiología de la insuficiencia hepática y el grado de encefalopatía (en general, es bueno en los grados 1 y 2 y malo en los grados 3 y 4).

DERIVACIÓN

Los primeros grados de la encefalopatía hepática pueden tratarse de forma ambulatoria, pero los grados 3 y 4 requieren ingreso hospitalario.

OTRAS CONSIDERACIONES

COMENTARIOS

Los pacientes que no responden a las medidas generales deben valorarse para un posible trasplante hepático.

AUTOR: **FRED F. FERRI, M.D.**

INFORMACIÓN BÁSICA

DEFINICIÓN

La encopresis es el paso voluntario o involuntario de heces en lugares inapropiados, en niños por encima de la edad de desarrollo de 4 años, con ausencia de causas fisiológicas directas. Se produce al menos una vez al mes durante al menos 3 meses.

SINÓNIMO

Incontinencia funcional fecal.

CÓDIGOS CIE-9CM
787.6 Incontinencia fecal
307.7 Encopresis

EPIDEMIOLOGÍA Y DEMOGRAFÍA

PREVALENCIA (EN EE.UU.): Del 1 al 1,5% de los niños con edades de 5-8 años.
PREDOMINIO POR SEXOS: Masculino > femenino (razón de 4:1).
DISTRIBUCIÓN POR EDADES: De 4 a 9 años de edad.
INCIDENCIA MÁXIMA: De 4 a 5 años de edad.
GENÉTICA: Factores que contribuyen a ralentizar la motilidad intestinal pueden predisponer a la encopresis.

SÍNTOMAS Y SIGNOS

- La mayoría de los niños consigue la continencia fecal a la edad de 4 años. En la «encopresis primaria», la continencia nunca se establece completamente, mientras que en la «encopresis secundaria», la incontinencia va precedida por un año o más de continencia.
- En la encopresis secundaria, el estreñimiento es generalmente grave y causa una incontinencia por desbordamiento en la que fluyen heces blandas o líquidas alrededor de las heces retenidas, en ocasiones varias veces al día.
- Cuando el estreñimiento y la incontinencia por desbordamiento son la causa, la defecación suele ser molesta o dolorosa, de modo que el paciente evita defecar con la consiguiente retención fecal.
- Las heces suelen estar poco formadas y la pérdida es continua (se produce tanto durante el sueño como durante la vigilia).
- La encopresis se soluciona cuando se soluciona el estreñimiento.
- En la encopresis primaria, es más probable que las heces tengan un aspecto normal.
- El ensuciamiento es intermitente y normalmente en una localización predominante.
- Es frecuente la coexistencia de oposición desafiante o trastornos conductuales.

ETIOLOGÍA

- Los niños con encopresis presentan una dinámica anorrectal anómala.
- La encopresis primaria puede relacionarse con retraso del desarrollo del control del esfínter, mientras que la encopresis secundaria se desarrolla en un contexto de estreñimiento.

- Alrededor del 96% de los niños presentará movimientos intestinales entre tres veces diarias a una vez cada dos días. Cuando los movimientos intestinales son menos frecuentes, las heces se secan y endurecen y es mucho más difícil que pasen. Los niños pueden evitar el malestar evitando la eliminación, pero lo único que hacen es empeorar el estreñimiento. El ensuciamiento resulta de heces más líquidas que pasan alrededor de la masa fecal.
- El estreñimiento puede comenzar gradualmente como resultado de una lenta disminución en la frecuencia de eliminación o de forma más aguda tras una enfermedad, deshidratación o estancia prolongada en la cama.
- En la encopresis sin estreñimiento e incontinencia por desbordamiento, el ensuciamiento suele ser intencional. Esto puede producirse en caso de trastorno de oposición desafiante o trastorno conductual.
- La formación higiénica severa o no sistemática y la ansiedad resultante pueden conducir a retención de las heces, estreñimiento y posible encopresis.

DIAGNÓSTICO

DIAGNÓSTICO DIFERENCIAL

- Enfermedad de Hirschsprung.
- Enfermedad endocrina (hipotiroidismo).
- Parálisis cerebral.
- Mielomeningocele.
- Seudoobstrucción.
- Lesiones anorrectales (estenosis rectal).
- Malformaciones.
- Traumatismos.
- Prolapso rectal.
- Hipotiroidismo.
- Fármacos.

VALORACIÓN

- Historia clínica: se debe prestar una especial atención a la frecuencia de eliminación, el aspecto de las heces, dolor asociado y presencia de enuresis (con la que suele asociarse).
- Deben evaluarse otros posibles problemas de desarrollo o psiquiátricos del niño.
- Exploración física: se debe prestar una especial atención al abdomen, ano, recto y sensación de silla de montar.

PRUEBAS DE LABORATORIO

Deben evaluarse las pruebas de función tiroidea, los electrólitos, el calcio, un análisis de orina y un cultivo.

DIAGNÓSTICO POR IMAGEN

- Técnicas de imagen abdominales para determinar la extensión de la obstrucción o megacolon.
- Estudios manométricos anorrectales para determinar la función del esfínter, en caso de sospecha de enfermedad de Hirschsprung; si son patológicos, seguimiento con enema de bario y biopsia rectal.

TRATAMIENTO

TRATAMIENTO NO FARMACOLÓGICO

- Psicoterapia conductual y/o individual y terapia familiar.
- Es importante educar a los padres y los niños sobre la naturaleza del problema y calmar las interacciones hostiles o negativas entre ellos.
- Algunos aconsejan biorretroalimentación para mejorar la función del esfínter.

TRATAMIENTO AGUDO

- En la encopresis secundaria, debe eliminarse el impacto con fosfato hipertónico (30 ml/5 kg de peso corporal) o enemas de solución salina isotónica.
- Casos que no responden al tratamiento: instilación repetida de 200 a 600 ml de enemas de leche de magnesio.
- Si el niño no permite los enemas: eliminación oral del impacto con grandes dosis de aceite mineral o lactulosa hasta que se elimina la masa fecal (NOTA: con frecuencia esto es más doloroso y más molesto que un enema).

TRATAMIENTO CRÓNICO

- Prevención de las recidivas de estreñimiento mediante aumento de la fibra dietética y agentes voluminosos y el uso de laxantes y ablandadores de las heces.
- En el período inmediato a la eliminación del impacto (3 meses tras el tratamiento agudo), son necesarios laxantes porque el tono intestinal es bajo.
- En la encopresis primaria, debe continuarse con la formación higiénica sin castigos y promover los tiempos regulares (esto último es también útil en la encopresis secundaria).

PRONÓSTICO

En la mayoría de los casos, la encopresis es autolimitada y de duración relativamente breve.

DERIVACIÓN

En caso de paciente que no responde al tratamiento, si están implicados factores familiares complicados o si la encopresis es intencionada.

BIBLIOGRAFÍA RECOMENDADA

Di Lorenzo C, Benninga MA: Pathophysiology of pediatric fecal incontinence, *Gastroenterology* 126(1 Suppl 1):S33, 2004.
Loening-Baucke V: Encopresis, *Curr Opin Pediatr* 5:570, 2002.
Schonwald A, Rappaport L: Consultation with the specialist: encopresis: assessment and management, *Pediatr Rev* 8:278, 2004.

AUTORES: **MITCHELL D, FELDMAN, M.D., M.PHIL.** y **RIF S. EL-MALLAKH, M.D.**

INFORMACIÓN BÁSICA

DEFINICIÓN

La endocarditis infecciosa es una infección de la superficie endocárdica del corazón o del endocardio mural.

ENDOCARDITIS AGUDA: Normalmente causada por *Staphylococcus aureus*, *Streptococcus pyogenes*, neumococo y microorganismos de *Neisseria*; presentación clínica clásica con fiebre, hemocultivos positivos, fenómeno vascular e inmunológico.

ENDOCARDITIS SUBAGUDA: Normalmente causada por *Streptococcus viridans* en presencia de patología valvular; presentación a menudo indolente, menos tóxica con fiebre baja, sudoración nocturna, fatiga.

ENDOCARDITIS INFECCIOSA EN DROGADICTOS POR VÍA PARENTERAL: Suelen estar implicados *S. aureus* o *Pseudomonas aeruginosa* con variación que puede estar influida por la geografía; afectación de la válvula tricúspide o de múltiples válvulas; tasa de mortalidad alta del 50-60%.

ENDOCARDITIS DE VÁLVULA PROTÉSICA TEMPRANA: Normalmente causada por *S. epidermidis* durante los 2 meses siguientes a la sustitución valvular; otros microorganismos incluyen *S. aureus*, bacilos gramnegativos, difteroides, microorganismos de *Candida*.

ENDOCARDITIS DE VÁLVULA PROTÉSICA TARDÍA: Normalmente se desarrolla >60 días tras la sustitución valvular; los microorganismos implicados son similares a los que producen endocarditis de válvula protésica temprana e incluyen *Streptococcus viridans*, enterococos y estreptococos del grupo D.

ENDOCARDITIS NOSOCOMIAL: Secundaria a catéteres intravenosos, vías NPT, marcapasos; los más frecuente son estafilococos coagulasa negativos, *S. aureus* y estreptococos.

SINÓNIMO

Endocarditis bacteriana.

> **CÓDIGOS CIE-9CM**
> 421.0 Endocarditis infecciosa
> 996.61 Endocarditis de válvula protésica

EPIDEMIOLOGÍA Y DEMOGRAFÍA

INCIDENCIA (EN EE.UU.): De 1,7 a 3,8 casos/100.000 personas/año.

ENDOCARDITIS NOSOCOMIAL: Del 14 al 28% de los casos.

PREVALENCIA (EN EE.UU.): de 0,3 a 3 casos/1000 ingresos hospitalarios.

PREDOMINIO POR SEXOS: Masculino > femenino.

DISTRIBUCIÓN POR EDADES: De 45 a 65 años.

INCIDENCIA MÁXIMA: Mujeres: a menudo <35 años de edad; hombres: de 45 a 65 años de edad.

SÍNTOMAS Y SIGNOS

- La fiebre puede tener una presentación variable; puede ser alta, héctica o ausente.
- La fiebre, los escalofríos, la fatiga y los temblores aparecen en el 25-80% de los pacientes.
- El murmullo cardíaco puede estar ausente en la endocarditis del lado derecho.
- El fenómeno embólico con manifestaciones periféricas se encuentra en el 50% de los pacientes.
- Las manifestaciones cutáneas incluyen petequias, nódulos de Osler, hemorragias en astilla, lesiones de Janeway.
- La esplenomegalia es más frecuente en el curso agudo.

ETIOLOGÍA

Las infecciones estreptocócicas y estafilocócicas son las causas más frecuentes de endocarditis infecciosa. Puede ser que la variación en la incidencia esté influida por el riesgo del paciente de desarrollar infección.

ENDOCARDITIS AGUDA:
- *S. aureus*.
- *Streptococcus pneumoniae*.
- Especies de estreptococos y grupos de la A a la G.
- *Haemophilus influenzae*.

ENDOCARDITIS SUBAGUDA:
- *Streptococcus viridans* (α-hemolítico).
- *S. bovis*.
- Enterococos.
- *S. aureus*.

ENDOCARDITIS EN DROGADICTOS POR VÍA I.V.:
- *S. aureus*.
- *P. aeruginosa*.
- *Candida sp*.
- Enterococos.

VÁLVULA PROTÉSICA (TEMPRANA):
- *S. epidermidis*.
- *S. aureus*.
- Bacilos gramnegativos.
- Estreptococos del grupo D.

VÁLVULA PROTÉSICA (TARDÍA):
- *S. epidermidis*.
- *Streptococcus viridans*.
- *S. aureus*.
- Enterococos y estreptococos del grupo D.

ENDOCARDITIS NOSOCOMIAL:
- *Staphylococcus* coagulasa negativos.
- *S. aureus*.
- Estreptococos: viridans, grupo B, enterococos.

MICROORGANISMOS HACEK:
- Bacilos gramnegativos exigentes.
- *Haemophilus parainfluenzae*.
- *Haemophilus aphrophilus*.
- *Actinobacillus actinomycetemcomitans*.
- *Cardiobacterium hominis*.
- *Eikenella corrodens*.
- *Kingella kingae*.

FACTORES DE RIESGO:
- Mala higiene dental.
- Hemodiálisis a largo plazo.
- Diabetes mellitus.
- Infección por VIH.
- Prolapso de la válvula mitral.

DIAGNÓSTICO

DIAGNÓSTICO DIFERENCIAL

- Absceso cerebral.
- FOD.
- Pericarditis.
- Meningitis.
- Fiebre reumática.
- Osteomielitis.
- Salmonelosis.
- TBC.
- Bacteriemia.
- Pericarditis.
- Glomerulonefritis.

VALORACIÓN

Exploración física para valorar los signos y síntomas previos seguida de pruebas de laboratorio.

PRUEBAS DE LABORATORIO

- Hemocultivos: tres veces en las primeras 24 horas.
- Más cultivos si el paciente ha recibido antibióticos previos.
- HC (posible anemia subaguda).
- Recuento leucocitario (leucocitosis es superior en la endocarditis aguda).
- VSG (elevada).
- Posible factor reumatoide (endocarditis subaguda).
- VDRL con falso positivo.
- Proteinuria, hematuria, cilindros eritrocitarios.

DIAGNÓSTICO POR IMAGEN

- Ecocardiograma: bidimensional.
- Ecocardiografía transesofágica: más sensible para la detección de vegetaciones si la imagen bidimensional es negativa, especialmente útil con válvulas protésicas o para la detección de enfermedad perivascular.

TRATAMIENTO

El tratamiento antibiótico inicial por vía i.v. (antes de los resultados de los cultivos) está dirigido contra los microorganismos más probables:

- En los pacientes con válvulas protésicas o pacientes con válvulas nativas que son alérgicos a la penicilina: vancomicina más rifampicina y gentamicina.
- En los drogadictos por vía i.v.: nafcilina u oxacilina más gentamicina; en caso de SARM, vancomicina más gentamicina.

- En endocarditis de las válvulas nativas: combinación de penicilina y gentamicina; puede utilizarse una penicilina resistente a la penicilasa (oxacilina o nafcilina) si está presente una endocarditis aguda o si se sospecha *S. aureus* como uno de los posibles microorganismos etiológicos; para los microorganismos Hacek, debe tratarse con cefalosporinas de tercera generación.
- Puede utilizarse ceftriaxona y un aminoglucósido durante 2 semanas en la endocarditis por *Streptococcus viridans.*

El tratamiento antibiótico después de la identificación del microorganismo debería guiarse por las pruebas de susceptibilidad.

OTRAS CONSIDERACIONES

COMENTARIOS

Para la profilaxis de la endocarditis se remite a la Sección V y las tablas 5-25 y 5-26.

BIBLIOGRAFÍA RECOMENDADA

DiSalvo G, Habib G, Pergola V: Echocardiography predicts embolic events in infective endocarditis, *J Am Coll Cardiol* 37:1069, 2001.

Heiro M et al: Diagnosis of infective endocarditis, *Arch Intern Med* 158:18, 1998.

Mylonakis E, Calderwood SB: Infective endocarditis in adults, *N Engl J Med* 345:1318, 2001.

AUTORES: **GLENN G. FORT, M.D.,** y **DENNIS J. MIKOLICH, M.D.**

INFORMACIÓN BÁSICA

DEFINICIÓN

La endometriosis se define como la presencia de glándulas endometriales funcionantes y estroma fuera de la cavidad uterina (fig. 1-74).

CÓDIGO CIE-9CM
617.9 Endometriosis

EPIDEMIOLOGÍA Y DEMOGRAFÍA

PREVALENCIA:
- En mujeres asintomáticas: 2-22%.
- Mujeres con dismenorrea: 40-60%.
- Mujeres con problemas de esterilidad: 20-30%.
- Incidencia máxima alrededor de los 40 años.

EDAD MÁS FRECUENTE EN EL DIAGNÓSTICO: De 25 a 29 años.

GENÉTICA:
- Patrón de herencia multifactorial.
- Tasa de aparición del 6,9% en los parientes de primer grado femeninos.

SÍNTOMAS Y SIGNOS

- Tríada clásica de dismenorrea, dispareunia y esterilidad.
- Presencia de dolor pélvico *no correlacionada* con la superficie total de endometriosis, el tipo de lesión o el volumen de la enfermedad, pero *está correlacionada* con la profundidad de la infiltración.
- Otros síntomas incluyen: hemorragia patológica (manchado premenstrual, menorragia), dolor abdominal cíclico, estreñimiento/diarrea intermitentes, disquecia, disuria, hematuria, frecuencia urinaria.
- Manifestaciones infrecuentes: hemotórax catamenial, derrame pleural hemorrágico, ascitis masiva durante la menstruación.

- El malestar más grave se asocia a lesiones >1 cm de profundidad.
- La exploración bimanual puede revelar ligamentos uterosacrales sensibles, nodularidad en el fondo de saco, induración del tabique rectovaginal, retroversión fija del útero, masa en los anejos y sensibilidad a la palpación generalizada o localizada.

ETIOLOGÍA

- Teoría del reflujo e implantación directa: menstruación retrógrada con implantación de células endometriales viables que rodean las estructuras pélvicas.
- Teoría de la metaplasia celómica: transformación de células multipotenciales del epitelio celómico para dar células similares a las endometriales.
- Teoría de la diseminación vascular: transporte de células endometriales hasta localizaciones alejadas a través de los sistemas vascular y linfático uterinos.
- Teoría de la enfermedad autoinmunitaria: el trastorno de vigilancia inmunitaria permite el crecimiento de implantes endometriales.

DIAGNÓSTICO

DIAGNÓSTICO DIFERENCIAL

- Embarazo ectópico.
- Apendicitis aguda.
- Apendicitis crónica.
- EIP.
- Adherencias pélvicas.
- Quiste hemorrágico.
- Hernia.
- Trastorno psicológico.
- Síndrome del intestino irritable.
- Leiomiomas uterinos.
- Adenomiosis.

- Síndrome de atrapamiento nervioso.
- Escoliosis.
- Tensión muscular/esquelética.
- Cistitis intersticial.

VALORACIÓN

- Historia clínica y exploración física completas, que incluyen preguntas acerca de maltrato físico y psicológico.
- Colonoscopia en caso de presencia de hemorragia rectal.
- Laparoscopia para el diagnóstico definitivo.
- Escala revisada de la American Fertility Society (AFS) para clasificar las endometriosis (desde 1985):
  Estadio I   mínima.
  Estadio II   leve.
  Estadio III moderada.
  Estadio IV   grave.

PRUEBAS DE LABORATORIO

Antígeno tumoral 125 (CA125).
- También elevado en la neoplasia del epitelio ovárico, miomas, adenomiosis, EIP aguda, quistes ováricos, pancreatitis, hepatopatía crónica, menstruación y embarazo.
- Valor del CA 125 >35 U/ml: valor predictivo positivo de 0,58 y valor predictivo negativo de 0,96 para la presencia de endometriosis.

DIAGNÓSTICO POR IMAGEN

- Ecografía: para evaluar la masa en los anejos; no puede distinguir de manera fiable los endometriomas de otros estados ováricos benignos o malignos.
- RM:
  1. Sumamente precisa para detectar los endometriomas.
  2. Sensibilidad limitada para detectar la endometriosis pélvica difusa.

TRATAMIENTO

TRATAMIENTO NO FARMACOLÓGICO

Tratamiento expectante (observación durante 5 a 12 meses) para la endometriosis de estadio I o estadio II asociada a esterilidad.

TRATAMIENTO AGUDO

AINE para disminuir los síntomas de dismenorrea.

TRATAMIENTO CRÓNICO

TRATAMIENTO FARMACOLÓGICO:
Estrógenos-progesterona:
- Estado de «seudoembarazo» debido al uso continuo de una combinación de anticonceptivos durante 6-12 meses.
- Debe tratarse la hemorragia de gran intensidad con la administración de 1,25 mg/día de estrógenos conjugados durante 2 semanas.
Danazol:
- Dosis inicial de 200 mg v.o. dos veces al día.

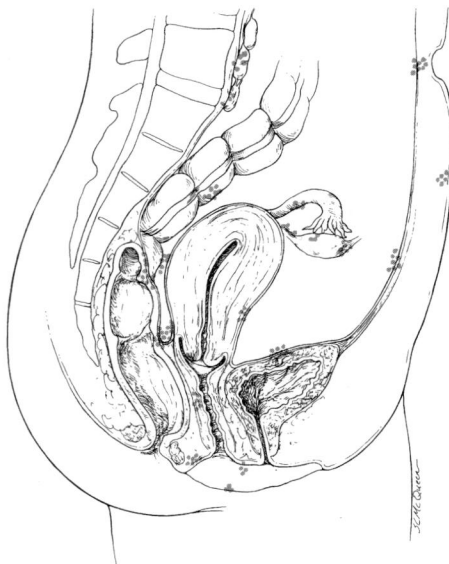

FIGURA 1-74 Localizaciones de endometriosis pélvica frecuentes. (De Mishell D [ed.]: *Comprehensive gynecology*, 3.ª ed., St. Louis, 1997, Mosby.)

- Si no se observa mejora en el plazo de 6 semanas, debe aumentarse la dosis hasta 300 o 400 mg v.o. dos veces al día.
- Se continúa el tratamiento generalmente durante 6 meses, después del cual hasta el 90% de las pacientes con endometriosis leve a moderada experimentan alivio del dolor pélvico.
- Debe empezarse el tratamiento después de la menstruación para evitar la exposición fetal.

Progestinas:

- 10-30 mg v.o. cada día de acetato de medroxiprogesterona y en ocasiones hasta 100 mg v.o. cada día.
- Alternativamente, 100 mg i.m. cada 2 semanas durante cuatro dosis, seguidos de 200 mg i.m. al mes durante 4 meses.
- Debe tratarse la hemorragia de gran intensidad con etinilestradiol (20 μg/día) o estrógenos conjugados (1,25 mg/día) durante 1-2 semanas.
- Comparación con danazol: las progestinas cuestan menos, tienen un perfil de efectos secundarios más tolerable y tienen una eficacia comparable con respecto al alivio del dolor, de modo que son el fármaco de primera línea.

Agonistas de la hormona liberadora de gonadotropinas (GnRH):

- Uso limitado normalmente a 6 meses.
- 3,75 mg i.m. de acetato de leuprolida de liberación sostenida al mes o 11,25 mg i.m. cada 3 meses.
- o 200 g de inhalaciones nasales de nafrelina dos veces al día.
- o 3,6 mg s.c. de goserrelina al mes.
- Es tan eficaz como el danazol para aliviar el dolor pélvico.
- Tratamiento sustitutivo coadyuvante *(add-back)* para proteger frente a los síntomas vasomotores y la pérdida ósea: 5 mg v.o. cada día de acetato de noretindrona solo o en combinación con 0,625 mg v.o. cada día de estrógenos conjugados.
- El tratamiento sustitutivo coadyuvante permite ampliar el uso de agonistas de la GnRH hasta 1 año.

Los tratamientos alternativos para la inhibición de la acción estrogénica que se encuentran actualmente en investigación son:

- Inhibidores de la aromatasa: anastrozol, letrozol.
- MSRE: raloxifeno.

- Los agentes que potencian la inmunidad mediada por células: citocinas (interleucina-12 e interferón-α-2b).
- Inmunomoduladores (loxaribina, levamistol).
- Antiinflamatorios: pentoxifilina.

TRATAMIENTO QUIRÚRGICO:

Conservador:

- Dirigido a potenciar la fertilidad o tratar el dolor que no responde al tratamiento médico de primera línea.
- Normalmente realizado mediante laparoscopia.
- Eliminación o destrucción de implantes endometriales mediante escisión, electrocauterización o láser.
- Cistectomía en caso de endometrioma.
- Ablación laparoscópica del nervio uterosacro para el dolor de la línea media como la dismenorrea o la dispareunia.
- A menos que se desee el embarazo, normalmente se inicia un tratamiento con agonistas de la GnRH en la paciente inmediatamente después de la cirugía.
- Para aquéllas que desean el embarazo, la cirugía en solitario produce un aumento importante de la fertilidad.

Definitivo:

- Dirigido a aliviar el dolor asociado a endometriosis.
- Histerectomía abdominal total con salpingo-ooforectomía bilateral y escisión completa o ablación de la endometriosis.
- Exploración abdominal extensa para garantizar la eliminación de toda la enfermedad.
- Debe estar preparado para tratar posible endometriosis del tracto GI y urinario.
- 90% de eficacia en el alivio del dolor.
- Debe considerarse el tratamiento sustitutivo de estrógenos (TSE) en todas las mujeres que se someten a tratamiento quirúrgico definitivo; después del TSE, la tasa de recidiva es del 0 al 5% en mujeres con endometriosis localizada en la pelvis pero del 18% en mujeres con afectación intestinal.

TRATAMIENTO DE LA ESTERILIDAD ASOCIADA A LA ENDOMETRIOSIS:

Cirugía conservadora:

- Tiene como resultado un aumento de la tasa de embarazo mayor que el tratamiento de observación, en parte debido a la corrección de los factores mecánicos como las adherencias.

Técnicas de reproducción asistida:

- Pueden utilizarse para salvar mecanismos desconocidos de esterilidad asociada a la endometriosis.
- Superovulación con citrato de clomifeno o gonadotropinas menopáusicas humanas; el citrato de clomifeno produce una triplicación de la tasa de embarazo con respecto al danazol o el tratamiento de observación.
- También se observa mejora con la inseminación intrauterina combinada con superovulación.
- Fertilización in vitro en caso de que lo anterior no tenga éxito.

PRONÓSTICO

Tiende a recidivar a menos que se realice cirugía definitiva.

DERIVACIÓN

A un endocrinólogo especialista en reproducción para el tratamiento quirúrgico avanzado o el tratamiento de la esterilidad.

OTRAS CONSIDERACIONES

COMENTARIOS

Puede obtenerse información para el paciente a través de las siguientes organizaciones: Endometriosis Association, 8585 North 76th Place, Milwaukee, WI 53223, 414-355-2200 o 800-992-ENDO; Women's Reproductive Health Network, P.O. Box 30167, Portland, OR 97230-9067; teléfono: 503-667-7757.

BIBLIOGRAFÍA RECOMENDADA

Vignali M et al: Novel etiopathogenetic concept & clinical perspectives, *Fertility & Sterility,* Vol 78(4), Oct 2002.

Hornstein MD et al for the Lupron Addback Study Group: Leuprolide acetate depot and hormonal add-back in endometriosis: a 12-month study, *Obstet Gynecol* 91:16, 1998.

Olive DL, Pritts EA: Treatment of endometriosis, *N Engl J Med* 345:266, 2001.

Winkel CA: Evaluation and management of women with endometriosis, *Obstetrics and gynecology,* 102(2):397, 2003.

AUTOR: WAN J. KIM, M.D.

INFORMACIÓN BÁSICA

DEFINICIÓN

La endometritis se define como una infección uterina después del embarazo o de un aborto.

SINÓNIMOS

Endomiometritis.
Endoperimetritis.
Metritis.

CÓDIGO CIE-9CM
615.9 Endometritis

EPIDEMIOLOGÍA Y DEMOGRAFÍA

- Tasa global de infección posparto: calculada entre el 1 y el 8%.
- Lo más frecuente es la infección del tracto genital después del parto.
- Normalmente se presenta pronto en el período posparto; se ve con más frecuencia tras la cesárea que tras el parto vaginal; también se observa con un aborto incompleto (aborto espontáneo, aborto legal o aborto ilegal).
- Más frecuente en los partos pretérmino.
- Posible tras cualquier manipulación uterina en presencia de una cervicitis o vaginitis no diagnosticada.

SÍNTOMAS Y SIGNOS

- Temperatura oral posparto >37,8 °C.
- Sensibilidad a la palpación uterina localizada, loquios purulentos o fétidos; exploración física que revela sensibilidad a la palpación uterina o parametrial.
- Signos y síntomas inespecíficos como malestar, dolor abdominal, escalofríos y taquicardia.

ETIOLOGÍA

La endometritis se asocia normalmente a múltiples microorganismos: estreptococos grupo A o grupo B, *Staphylococcus aureus* y *Bacteroides sp.*, *Neisseria gonorrhoeae*, *Chlamydia trachomatis*, enterococos, *Gardnerella vaginalis*, *E. coli*, y *Mycoplasma sp.*

DIAGNÓSTICO

DIAGNÓSTICO DIFERENCIAL

Causas de infecciones después de operaciones o intervenciones.

VALORACIÓN

El diagnóstico se basa en los síntomas de fiebre, malestar, dolor abdominal, sensibilidad a la palpación uterina y flujo vaginal fétido y purulento.

PRUEBAS DE LABORATORIO

HC, hemocultivos y cultivo uterino.

DIAGNÓSTICO POR IMAGEN

Puede ser útil la ecografía si los productos retenidos se consideran una posible fuente de infección.

TRATAMIENTO

TRATAMIENTO AGUDO

- Para el tratamiento de la endometritis después de un parto vaginal, se utilizan 2 g i.v. cada 6 h de ampicilina más una dosis de carga i.v. o i.m. de gentamicina (2 mg/kg de peso corporal), seguido de una dosis de mantenimiento (1,5 mg/kg de peso corporal) cada 8 h.
- El tratamiento debería continuarse durante al menos 48 horas después de una buena mejora clínica. Si la respuesta no es adecuada, deben controlarse los cultivos y tratar con los antibióticos apropiados (tabla 1-14).
- La endometritis debida a un parto por cesárea debería tratarse con 2 g i.v. cada 6 h de ampicilina más una dosis de carga i.v. o i.m. de gentamicina (2 mg/kg de peso corporal), seguido de una dosis de mantenimiento (1,5 mg/kg de peso corporal) cada 8 h y 900 mg i.v. cada 8 h de clindamicina. Si *Chlamydia* es uno de los agentes etiológicos, deben añadirse 100 mg v.o. dos veces al día de doxiciclina para completar un ciclo de tratamiento de 14 días (en caso de que la mujer dé de mamar, debe usarse eritromicina).

TRATAMIENTO CRÓNICO

Controlar para determinar una posible infección recurrente.

PRONÓSTICO

Con el tratamiento antibiótico apropiado, se obtiene una tasa de curación del 95 al 98%.

DERIVACIÓN

Para pacientes que no responden en el plazo de 48 a 72 horas de tratamiento antibiótico apropiado, debe hacerse una consulta al departamento de enfermedades infecciosas o una consulta ginecológica.

BIBLIOGRAFÍA RECOMENDADA

Centers for Disease Control and Prevention: Sexually transmitted disease treatment guideline, *MMWR* 47(RR-1), 1998.
French LM, Smaill FM: Antibiotic regimens for endometritis after delivery, *Cochrane Database of Systematic Reviews* (1):CD001067, 2002.
Smaill F, Hofmeyr GJ: Antibiotic prophylaxis for cesarean section, *Cochrane Database of Systematic Reviews* (3):CD000933, 2002.

AUTOR: **GEORGE T. DANAKAS, M.D.**

TABLA 1-14	**Causas identificadas de mala respuesta al tratamiento antibiótico en pacientes con endometritis**

Causa	Prevalencia aproximada (%)
Masa infectada, incluido absceso, hematoma, tromboflebitis pélvica séptica, celulitis pélvica, placenta retenida	40-50
Microorganismos resistentes, con frecuencia enterococos, en una paciente que recibe clindamicina-aminoglucósidos o una cefalosporina	20
Causa adicional, incluida la flebitis del catéter, dosis inadecuada de antibióticos	10
Ninguna causa evidente pero respuesta al cambio empírico en el tratamiento antibiótico	20-30

De Gorbach SL: *Infectious diseases*, 2.ª ed. Filadelfia, 1998, WB Saunders.

INFORMACIÓN BÁSICA

DEFINICIÓN

La enfermedad celíaca es una enfermedad crónica caracterizada por un cuadro de malabsorción y diarrea tras la ingesta de alimentos que contienen gluten.

SINÓNIMOS

Enteropatía sensible al gluten.
Esprue celíaco.

CÓDIGO CIE-9CM
579.0 Enfermedad celíaca

EPIDEMIOLOGÍA Y DEMOGRAFÍA

- Las estimaciones de la incidencia y la prevalencia de la enfermedad celíaca en Estados Unidos oscilan entre los 50 y los 500 casos/100.000 habitantes. La enfermedad es más frecuente en la población blanca con ascendencia en el norte de Europa (1 de cada 300).
- La incidencia es más elevada durante la infancia, en especial durante los 36 primeros meses (secundaria a la introducción de alimentos con gluten); en la tercera década (frecuentemente asociada al embarazo y a la anemia gestacional grave) y en la séptima década de la vida.
- La incidencia de la enfermedad es ligeramente superior en las mujeres.

SÍNTOMAS Y SIGNOS

- La exploración física puede ser completamente normal.
- La enfermedad en los lactantes y en los niños puede cursar con pérdida de peso, dispepsia, baja estatura, y retraso del crecimiento.
- La pérdida de peso, el cansancio y la diarrea son síntomas frecuentes en los adultos.
- El dolor abdominal, las nauseas y los vómitos son síntomas poco comunes.
- La palidez cutánea, debida a la anemia ferropénica, es un signo frecuente.
- Las manifestaciones hipocalcémicas como la tetania o las convulsiones son poco comunes y pueden empeorar si existe un déficit de magnesio concomitante.
- La queilitis angular, las úlceras aftosas, la dermatitis atópica y la dermatitis herpetiforme son signos asociados con frecuencia a la enfermedad celíaca.

ETIOLOGÍA

- El esprue celíaco es debido a una respuesta inmunitaria celular inapropiada que se dirige contra el gluten ingerido en la población genéticamente predispuesta. Existe sensibilidad a la gliadina, una fracción proteica del gluten que se encuentra en el trigo, el centeno y la cebada.
- Recientemente se ha identificado un péptido que resiste la degradación por proteasas en el intestino delgado como la potencial molécula desencadenante.

DIAGNÓSTICO

DIAGNÓSTICO DIFERENCIAL

- EII.
- Abuso de laxantes.
- Infestaciones parasitarias intestinales.
- Otros: síndrome de intestino irritable, esprue tropical, pancreatitis crónica, síndrome de Zollinger-Ellison, fibrosis quística (niños), linfoma, gastroenteritis eosinofílica, síndrome de intestino corto y enfermedad de Whipple.

VALORACIÓN

Se deben realizar pruebas de laboratorio así como una endoscopia para estudiar el tracto GI superior por medio de biopsias del duodeno o del yeyuno proximal.

PRUEBAS DE LABORATORIO

- Anemia ferropénica (anemia microcítica, niveles de ferritina disminuidos).
- Deficiencia de ácido fólico.
- Avitaminosis B12, hipomagnesemia, hipocalcemia.
- Los anticuerpos IgA e IgG antigliadina se encuentran elevados en >90% de los pacientes, aunque son inespecíficos. Los anticuerpos IgA endomisiales son más específicos y su determinación se considera la mejor prueba de detección selectiva, excepto en aquellos pacientes con deficiencia de IgA. La detección de autoanticuerpos antitransglutaminasa tisular mediante ELISA es una nueva prueba serológica.
- La biopsia de intestino delgado suele ser necesaria para establecer el diagnóstico. Se caracteriza por la ausencia o el acortamiento de las vellosidades, la presencia de linfocitos intraepiteliales y el aumento e hiperplasia de las criptas. Para un correcto diagnóstico se deben obtener varias biopsias.
- Las pruebas de malabsorción se encuentran alteradas: La estimación de grasa fecal en 72 h está elevada (>7 g/día) y la prueba de la D-xilosa pone de manifiesto la presencia de malabsorción de azúcar.

DIAGNÓSTICO POR IMAGEN

- Las exploraciones con bario suelen ser innecesarias. Las características radiológicas típicas consisten en la dilatación del intestino delgado con engrosamiento u obliteración de los pliegues de la mucosa.
- La cápsula endoscópica también puede utilizarse para evaluar la mucosa del intestino delgado, y puede ser interesante si en el futuro las innovaciones tecnológicas permitiesen la biopsia de la misma.

TRATAMIENTO

TRATAMIENTO NO FARMACOLÓGICO

Se debe indicar a los pacientes una dieta sin gluten (evitar trigo, centeno y cebada). Estudios recientes han demostrado que la avena no lesiona la mucosa de estos pacientes.

TRATAMIENTO GENERAL

- Las deficiencias nutricionales deben corregirse mediante el aporte de hierro, ácido fólico, calcio o vitamina B12.
- En los casos más resistentes, la prednisona en pauta descendente comenzando por una dosis de 20-60 mg/día, puede resultar de utilidad.
- La dieta sin gluten debe mantenerse de por vida.

PRONÓSTICO

- El pronóstico es bueno si se sigue una dieta sin gluten. A los pocos días de iniciar el tratamiento suele observarse una rápida mejoría.
- La determinación seriada de anticuerpos antigliadina o antiendomisiales sirve para comprobar la observancia de la dieta por parte del paciente.
- La biopsia del intestino delgado después del tratamiento muestra una mejoría significativa. Se debe tener en cuenta que algunos pacientes (10%) poseen un riesgo superior de sufrir un linfoma de células T de intestino delgado, en especial aquellos pacientes no tratados.

DERIVACIÓN

Gastroenterología para realizar la biopsia de intestino delgado.

OTRAS CONSIDERACIONES

COMENTARIOS

- Algunos expertos recomiendan repetir la biopsia sólo en aquellos pacientes que no respondan de modo satisfactorio a una dieta estricta sin gluten.
- Debe sospecharse la enfermedad celíaca en los pacientes con enfermedad ósea metabólica inexplicable o con hipocalcemia, ya que en ocasiones los síntomas GI pueden ser leves o inexistentes. También deben realizarse pruebas diagnósticas en los niños o en los adultos jóvenes que sufran pérdida de peso inexplicable, dolor o distensión abdominal, o diarrea crónica.
- La prevalencia de enfermedad celíaca en pacientes con dispepsia es el doble que en la población general. Deben realizarse pruebas de detección selectiva a todos los pacientes con dispepsia persistente.
- La enfermedad celíaca se asocia a un mayor riesgo de sufrir linfomas no Hodgkin, en especial de células T y localizados principalmente en el intestino.

BIBLIOGRAFÍA RECOMENDADA

Farrell RJ, Kelly CP: Celiac sprue, *N Engl J Med* 346:180, 2002.
Fasano A: Celiac disease, how to handle a clinical chameleon, *N Eng J Med* 348: 2568, 2003.
Hoffenberg EJ et al: A prospective study of the incidence of childhood celiac disease, *J Pediatr* 143:308, 2003.
Shan L et al: Structural basis for gluten intolerance in celiac sprue, *Science* 297:2275, 2002.

AUTOR: **FRED F. FERRI, M.D.**

INFORMACIÓN BÁSICA

DEFINICIÓN

La enfermedad de Addison se caracteriza por una secreción inadecuada de corticosteroides como consecuencia de una destrucción parcial o completa de las glándulas suprarrenales.

SINÓNIMOS

Insuficiencia corticosuprarrenal primaria. Insuficiencia suprarrenal.

CÓDIGO CIE-9CM
255.4 Enfermedad de Addison

EPIDEMIOLOGÍA Y DEMOGRAFÍA

PREVALENCIA: 5 casos/100.000 habitantes.
PREDOMINIO POR SEXOS: La relación mujer:varón es 2:1.

SÍNTOMAS Y SIGNOS

- Hiperpigmentación: más acusada en los pliegues palmares, la mucosa oral, los puntos de presión (codos, rodillas, nudillos), mucosa perianal y alrededor de las areolas de los pezones.
- Hipotensión.
- Debilidad generalizada.
- Amenorrea y pérdida del vello axilar en mujeres.

ETIOLOGÍA

- Destrucción autoinmunitaria de las glándulas suprarrenales (80% de los casos).
- Tuberculosis (15% de los casos).
- Destrucción carcinomatosa de las glándulas suprarrenales.
- Hemorragia suprarrenal (anticoagulantes, traumatismos, coagulopatías, embarazo, sepsis).
- Infarto suprarrenal (arteritis, trombosis).
- SIDA (se produce insuficiencia suprarrenal en 30% de los pacientes con SIDA).
- Otros: sarcoidosis, amiloidosis, tras cirugía, infecciones por hongos.

DIAGNÓSTICO

DIAGNÓSTICO DIFERENCIAL

Sepsis, shock hipovolémico, abdomen agudo, hipertiroidismo apatético en ancianos, miopatías, tumores malignos digestivos, depresión mayor, anorexia nerviosa, hemocromatosis, nefritis pierde-sal, infección crónica.

VALORACIÓN

- Si el cuadro inicial es muy sugestivo de insuficiencia corticosuprarrenal, el diagnóstico se puede realizar con la prueba rápida de ACTH:
  1. Administrar 250 mg de ACTH en bolo i.v. y medir la concentración de cortisol a los 0 y 30 minutos.
  2. Una concentración de cortisol <18 mg/dl a los 30 y 60 minutos es sugestiva de insuficiencia suprarrenal.
  3. Medir la concentración de ACTH en plasma. Una concentración elevada confirma el diagnóstico de insuficiencia suprarrenal primaria.
- La insuficiencia corticosuprarrenal secundaria (por disfunción hipofisaria) se puede distinguir de la primaria por:
  1. ACTH plasmática normal o baja tras la prueba de ACTH rápida.
  2. Ausencia de hiperpigmentación.
  3. Ausencia de alteraciones significativas en la secreción de aldosterona (que está controlada por el sistema renina-angiotensina).
  4. Evidencia adicional de hipopituitarismo (como hipogonadismo, hipotiroidismo).

PRUEBAS DE LABORATORIO

- Aumento de potasio, disminución de sodio y cloro.
- Disminución de la glucemia.
- Aumento del cociente BUN/creatinina (uremia prerrenal).
- Anemia normocítica normocrómica leve, neutropenia, linfocitosis, eosinofilia (una deshidratación significativa puede enmascarar la hiponatremia y la anemia).
- PPD y anticuerpos antisuprarrenal.

DIAGNÓSTICO POR IMAGEN

- La radiografía de tórax puede mostrar un corazón pequeño.
- La radiografía abdominal puede mostrar calcificaciones suprarrenales si la insuficiencia se debe a una TB o un hongo.
- TC abdominal: unas glándulas suprarrenales pequeñas suelen indicar atrofia idiopática o TB de larga evolución, mientras que unas glándulas suprarrenales aumentadas de tamaño indican TB precoz o enfermedades susceptibles de tratamiento.

TRATAMIENTO

TRATAMIENTO NO FARMACOLÓGICO

- Realizar monitorización periódica de los electrólitos séricos, los signos vitales y el peso corporal; se sugiere una ingesta liberal de sodio.
- La medida periódica de la densidad ósea puede resultar útil para identificar a los pacientes con riesgo de desarrollar una osteoporosis.

Los pacientes deben portar un brazalete de alerta médica y un envase de urgencia con una ampolla de 100 mg de hidrocortisona, una jeringa y una aguja. Los pacientes y sus parejas deben recibir información sobre la forma de poner una inyección intramuscular en caso de vómitos o coma.

TRATAMIENTO AGUDO

La crisis addisoniana es una complicación aguda de la insuficiencia suprarrenal, que cursa con colapso circulatorio, deshidratación, náuseas, vómitos, hipoglucemia e hiperpotasemia.

1. Medir la concentración plasmática de cortisol; no retrasar el tratamiento mientras se esperan los resultados de laboratorio.
2. Administrar 50-100 mg de hidrocortisona i.v. cada 6 horas durante 24 horas; si la respuesta clínica del paciente es buena, ir reduciendo la dosis de forma gradual y cambiar por una dosis de mantenimiento oral (en general prednisona 7,5 mg/día).
3. Realizar una adecuada reposición de volumen con D5SN hasta que se corrijan por completo la hipotensión, la deshidratación y la hipoglucemia. Pueden ser necesarios volúmenes grandes (2-3 litros) en las primeras 2-3 horas para corregir la deficiencia de volumen y la hipoglucemia, evitando la hiponatremia progresiva.

Identificar y corregir cualquier factor precipitante (p. ej., sepsis, hemorragia).

TRATAMIENTO CRÓNICO

- Administrar hidrocortisona 15-20 mg v.o. todas las mañanas y 5-10 mg a última hora de la tarde o 5 mg de prednisona por la mañana y 2,5 mg al acostarse.
- Administrar fludrocortisona oral 0,05-0,2 mg/día; este mineralcorticoide es necesario si el paciente padece una insuficiencia suprarrenal primaria. La dosis se ajusta en función de la natremia y la presencia de hipotensión postural o un ortostatismo marcado.
- Enseñar a los pacientes a aumentar la reposición de glucocorticoides en situaciones de estrés y a administrar glucocorticoides parenterales si se producen vómitos o diarrea. Los suplementos típicos oscilan entre 25 mg v.o. diarios de hidrocortisona ante situaciones de estrés médico o quirúrgico menores a 50-100 mg de hidrocortisona i.v. cada 8 horas para la hipotensión o el shock inducido por la sepsis.
- La administración de 50 mg de dehidroepiandrosterona v.o. diarios mejora el bienestar y la sexualidad en las mujeres con insuficiencia suprarrenal.

BIBLIOGRAFÍA RECOMENDADA

Cooper MS, Stewart PM: Corticosteroid insufficiency in acutely ill patients, *N Engl J Med* 348:727, 2003.

Dorin RI et al: Diagnosis of adrenal insufficiency, *Ann Intern Med* 139:194, 2003.

AUTOR: **FRED F. FERRI, M.D.**

INFORMACIÓN BÁSICA

DEFINICIÓN

La demencia es un síndrome caracterizado por la pérdida progresiva de las capacidades cognitivas adquiridas previamente, como la memoria, el lenguaje, la introspección y el juicio. La enfermedad de Alzheimer (EA) es responsable de la mayor parte de los casos de demencia (50-75%).

CÓDIGOS CIE-9CM

331.0 Enfermedad de Alzheimer
290.0 Demencia senil, no complicada

EPIDEMIOLOGÍA Y DEMOGRAFÍA

INCIDENCIA: El riesgo se duplica cada 5 años por encima de los 65; por encima de los 85 años la incidencia es 8%.
PREVALENCIA: En este momento se estima que 4 millones de norteamericanos sufren EA; el 5% de ellos tiene más de 65 años y el 35-50% supera los 85 años.
PREDOMINIO POR SEXOS: Mujeres.

SÍNTOMAS Y SIGNOS

- El cónyuge u otro familiar es el que nota la alteración insidiosa de la memoria, no el paciente.
- Los pacientes encuentran dificultades para aprender y retener información nueva, realizar tareas complejas (mantener las cuentas) y muestran alteraciones en la capacidad de razonamiento, el juicio, la habilidad espacial y la orientación (dificultades para conducir, se pierden al salir de casa).
- Las presentaciones atípicas incluyen alteraciones conductuales precoces y graves, hallazgos focales a la exploración, parkinsonismo, alucinaciones, caídas o aparición de los síntomas antes de los 65 años.

DIAGNÓSTICO

No se dispone de pruebas radiológicas o de laboratorio definitivas para establecer el diagnóstico de demencia; el diagnóstico depende de la anamnesis, la exploración física y neurológica detenidas y el uso de criterios diagnósticos válidos y fiables (como los de DSM-IV o NINDCS-ADRDA), entre ellos los siguientes:

- Pérdida de memoria y una o más capacidades cognitivas adicionales, como *afasia* (alteraciones del lenguaje), *apraxia* (alteraciones de la capacidad de realizar tareas motoras a pesar de conservar la función motora intacta), *agnosia* (incapacidad de reconocer o identificar objetos a pesar de la función sensitiva intacta) o alteraciones en la capacidad de ejecución (planificar, organizar, secuencia, pensamiento abstracto).
- Alteraciones en la función social o profesional que representan un deterioro del nivel previo y que se traducen en una discapacidad importante.
- Las deficiencias no se producen exclusivamente en el curso de un delirium.

- Inicio insidioso y progresión gradual de los síntomas.
- La pérdida cognitiva se demuestra con estudios neuropsicológicos.
- Ausencia de signos físicos, en neurorradiología o pruebas de laboratorio de otras enfermedades que pueden producir demencia (alteraciones metabólicas, medicamentos o toxinas, infecciones, ictus, enfermedad de Parkinson, hematoma subdural o tumores).
- Las deficiencias no se explican mejor con un trastorno del eje I de otro tipo.

Los pacientes con una pérdida aislada de memoria sin alteraciones funcionales en el trabajo o el hogar no cumplen criterios de demencia, pero pueden tener una alteración cognitiva leve (ACL). Es importante identificar a los pacientes con una ACL porque pueden tener una frecuencia ligeramente superior de evolución a demencia.

DIAGNÓSTICO DIFERENCIAL

- Cáncer (tumor cerebral, neoplasia meníngea).
- Infección (SIDA, neurosífilis, LMP).
- Metabólico (alcohol, hipotiroidismo, enfermedad de Wilson).
- Insuficiencia orgánica (demencia por diálisis, enfermedad de Wilson).
- Trastorno vascular (SDH crónica).
- Depresión.

VALORACIÓN

Anamnesis y exploración física general:
- Siempre se debe revisar el consumo de fármacos que pueden producir cambios en el estado mental.
- Se debe realizar una detección selectiva de depresión en los pacientes, porque a menudo se puede confundir con la demencia y también se asocia a ella y debe ser tratada.
- A la exploración se deben buscar signos de alteraciones metabólicas, alteraciones psiquiátricas o deficiencias neurológicas focales.

Pruebas del estado mental:
Se pueden realizar con facilidad y rapidez en la consulta pruebas breves sobre el estado mental. Las más empleadas son el Minimental status examination (MMSE) de Folstein. Este MMSE está disponible en muchas obras de referencia y en la red de Internet. Una puntuación <24 en el MMSE (valores entre 0 y 30 y los valores más bajos indican peores rendimientos) sugiere demencia; sin embargo, los resultados se deben interpretar con cuidado. El MMSE no es lo bastante sensible como para detectar una demencia leve o en pacientes con un CI basal elevado. Los valores pueden ser falsamente bajos en pacientes con una formación limitada, mala función motora, de raza hispana o afroamericanos, que hablan mal el idioma o que tienen alteraciones visuales. Si no se dispone del MMSE, se puede valorar el estado mental con pruebas que analicen las siguientes funciones cognitivas:

- *Orientación:* pedir al paciente que diga el día, la fecha, el mes, el año y el lugar y que diga cómo se llama el presidente actual.
- *Atención:* pedir al paciente que diga los meses del año hacia delante y atrás.
- *Recuerdo verbal:* pedir al paciente que se aprenda cuatro objetos y luego que los repita al minuto y los 5 minutos.
- *Idioma:* pedir al paciente que escriba y luego lea una frase; pedir al paciente que repita nombres de objetos más y menos frecuentes.
- *Espacial-visual:* pedir al paciente que dibuje un reloj y coloque las manecillas a las 11 y 10.

Los pacientes con EA tendrán dificultades en el recuerdo verbal, además de deficiencias visuales-espaciales y del lenguaje. La atención se suele conservar hasta fases avanzadas de la EA, de forma que cuando un paciente resuelve mal estas pruebas se deben plantear otras alternativas diagnósticas.

Los pacientes deben ser remitidos para la realización de pruebas neuropsicológicas formales para confirmar los resultados de las pruebas de detección selectiva del estado mental, sobre todo cuando la historia sea atípica o lo sea la clínica, el rendimiento en las pruebas de salud mental no sea diagnóstico o el CI basal sea alto. Las pruebas formales permiten distinguir la EA de otras causas de demencia, como la enfermedad por cuerpos de Lewy difusos, la demencia frontotemporal, la demencia vascular o la seudodemencia.

PRUEBAS DE LABORATORIO

- HC.
- Electrolitos séricos.
- Glucosa.
- BUN/creatinina.
- Pruebas de función tiroidea y hepática.
- Vitamina B12 y ácido metilmalónico en suero.
- Serología de sífilis, si sospecha clínica importante.
- Punción lumbar si historia o signos de cáncer, sospecha de infección o cuando la clínica sea atípica (progresión rápida de los síntomas).
- EEG si antecedentes de convulsiones, confusión episódica, deterioro clínico rápido o sospecha de enfermedad de Creutzfeldt-Jakob.
- La determinación del genotipo para la apolipoproteína E, tau en LCR y amiloide y los estudios radiológicos funcionales, como la tomografía por emisión de positrones (TEP) o la tomografía computarizada por emisión de protones (SPECT) no están indicados de forma rutinaria.

DIAGNÓSTICO POR IMAGEN

La TC y la RM descartan hidrocefalia y lesiones de tipo masa, incluido el hematoma subdural.

TRATAMIENTO

TRATAMIENTO NO FARMACOLÓGICO

- Se deben abordar aspectos de seguridad del paciente como los riesgos derivados de la conducción, de vagabundear, del abandono de la cocina y el riesgo de accidentes con la familia y el paciente en las fases precoces de la enfermedad para adoptar las medidas oportunas.
- La educación y apoyo de la familia pueden contribuir a reducir la necesidad de ingreso en unidades especializadas de enfermería y reducir así el estrés del cuidador, la depresión y el quemado.

TRATAMIENTO AGUDO

Ninguno.

TRATAMIENTO CRÓNICO

1. Tratamiento sintomático de las alteraciones de la memoria:
   a. Inhibidores de colinesterasa (ChEI): este tipo de medicamento ha sido aprobado por la FDA para el tratamiento de la EA leve a moderada (MMSE 10-26). Los estudios clínicos han demostrado ligeras mejorías de la memoria, el lenguaje y la capacidad de realizar las actividades de la vida diaria. La medicación también ayuda a reducir los síntomas de agitación y agresividad. En este momento no se dispone de datos que confirmen la superioridad de un inhibidor de colinesterasa sobre los demás. Los efectos secundarios frecuentes incluyen náuseas, diarrea y anorexia y pueden ser lo bastante problemáticos como para forzar un aumento más lento de la dosis o el cambio a otro fármaco. Pueden obtener algunos beneficios en la EA grave, pero todavía no se ha demostrado.
      - Donepezil: dosis 5 mg diarios durante 4-6 semanas y después aumentar a 10 mg diarios.
      - Rivastigmina: dosis 1,5 mg dos veces al día con alimento y después aumentar según tolerancia a razón de 1,5 mg cada 12 horas hasta la dosis final de 3-6 mg cada 12 horas.
      - Galantamina: dosis 4 mg cada 12 horas con alimento y aumentar 4 mg cada 12 horas hasta conseguir la dosis final de 8-12 mg cada 12 horas.
   b. Antagonista del receptor NMDA: la memantina está aprobada por la FDA para el tratamiento de la EA moderada a grave. Los estudios clínicos han demostrado una mejora de la función y la capacidad cognitiva y posiblemente un retraso en la progresión de la enfermedad. El tratamiento combinado con memantina y ChEI ha añadido beneficios en los enfermos con EA moderada a grave comparada con los ChEI solos. Puede conseguirse beneficio sintomático con la monoterapia en EA leve, pero se siguen necesitando más estudios para demostrarlo. Los efectos secundarios frecuentes incluyen estreñimiento, mareo o cefalea. La memantina está contraindicada en pacientes con insuficiencia renal o antecedentes de convulsiones.
      - Memantina: la dosis son 5 mg diarios, aumentando la dosis a razón de 5 mg por semana hasta conseguir una dosis de 10 mg cada 12 horas.
2. Tratamiento sintomático de las alteraciones de comportamiento:
   - El vagabundeo, el almacenamiento u ocultación de objetos, las preguntas repetitivas, el retraimiento y el comportamiento inapropiado desde el punto de vista social suelen responder a terapias conductuales.
   - La agitación, el delirio y las alucinaciones pueden tratarse con:
     - Olanzapina: 2.5 mg diarios o 2 veces al día; pueden aumentarse en dosis de 2,5 mg gasta la dosis máxima de 15 mg/día según demanda.
     - Quetiapina: 25 mg cada 12 horas, puede aumentarse 25 mg cada 2 días si se necesita hasta la dosis máxima de 250 mg cada 8 horas.
   - Depresión:
     - Citalopram: 10 mg diarios; puede aumentarse a 20 mg pasadas 1-2 semanas.
     - Sertralina: 25-50 mg diarios: puede aumentarse 25-50 mg diarios cada semana hasta la dosis máxima de 200 mg diarios.
     - Los antidepresivos tricíclicos se suelen evitar por sus propiedades anticolinérgicas.
3. Otros fármacos:
   - Vitamina E: la administración de 1.000 UI dos veces al día puede retrasar la progresión en pacientes con un proceso moderado.
   - El uso de estrógenos, AINE o gingko biloba no se suele recomendar.

OTRAS CONSIDERACIONES

El médico debe descartar de forma exhaustiva causas tratables de demencia.

Los actuales parámetros de la American Academy of Neurology recomiendan:

- Tratar los síntomas cognitivos de la EA con inhibidores de colinesterasa y vitamina E.
- Tratar la agitación, la psicosis y la depresión.
- Animar a los cuidadores a participar en programas de formación y grupos de apoyo.

COMENTARIOS

Si se desea información adicional para pacientes, familiares y médicos:
http://www.alzheimers.org.

BIBLIOGRAFÍA RECOMENDADA

Doody RS, Stevens JC, Beck C, et al: Management of dementia (an evidence-based review): report of the Quality Standards Subcommittee of the American Academy of Neurology, *Neurology* 56:1154, 2001.

DSM-IV: Diagnostic and statistical manual of mental disorders, ed 4, Washington, DC, 1994, American Psychiatric Association.

Folstein MF, Folsein SE, McHugh PR: "Mini-mental state": a practical method for grading the cognitive state of patients for the clinician, *J Psychiatr Res* 12:189, 1975.

Kawas CH: Early Alzheimer's disease, *N Engl J Med* 349(11):1056, 2003.

Knopman DS, DeKosky ST, Cummings JL, et al: Diagnosis of dementia (an evidence-based review): report of the Quality Standards Subcommittee of the American Academy of Neurology, *Neurology* 56:1143, 2001.

McKhann G et al: Clinical diagnosis of Alzheimer's disease: report of the NINCDS-ADRDA work group under the auspices of Department of Health and Human Services Task Force on Alzheimer's disease, *Neurology* 34:939, 1984.

Reisberg B, Doody R, Stoffler A, et al: Memantine in moderate-to-severe Alzheimer's disease, *N Engl J Med* 348:1333, 2003.

Sano M, Ernesto C, Thomas RG, et al: A controlled trial of selegiline, alpha-tocopherol, or both as treatment for Alzheimer's disease, *N Engl J Med* 336:1216, 1997.

Tariot PN, Farlow MR, Grossberg GT et al: Memantine treatment in patients with moderate to severe Alzheimer disease already receiving donepezil: a randomized controlled trial, *JAMA* 291:317, 2004.

AUTOR: **TAMARA G. FONG, M.D. PH.D.**

INFORMACIÓN BÁSICA

DEFINICIÓN

La enfermedad de Behçet es un trastorno inflamatorio crónico y recidivante caracterizado por la presencia de úlceras aftosas recurrentes orales, úlceras genitales, uveítis y lesiones cutáneas (figs. 1-75 y 1-76).

CÓDIGO CIE-9CM
136.1 Síndrome de Behçet

EPIDEMIOLOGÍA Y DEMOGRAFÍA

La enfermedad de Behçet se observa en dos localizaciones geográficas distintas:
- Una región incluye Japón, Corea, Turquía y la cuenca mediterránea:
  1. La prevalencia oscila entre 1:7.000 y 1:10.000.
  2. Turquía presenta la máxima prevalencia con 80-370 casos por 100.000.
- La segunda región es América del norte y la parte norte de Europa:
  1. La prevalencia oscila entre 1:20.000 y 1:100.000.
  2. La prevalencia de enfermedad de Behçet en EE.UU. son 0,12-0,33 casos por 100.000.
- En estas regiones la prevalencia de HLA-B51 es más elevada en pacientes con esta enfermedad.
- Varones = mujeres.

SÍNTOMAS Y SIGNOS

- La enfermedad de Behçet afecta típicamente a individuos entre 20 y 40 años y debuta principalmente con úlceras orales aftosas recurrentes, que aparecen en brotes y que miden 2-10 mm de tamaño afectando a las mucosas de la mejilla, la encía, la lengua, la faringe y el paladar blando.
- Las úlceras genitales son parecidas a las orales.
- Puede disminuir la visión por uveítis, queratitis, hemorragia vítrea u oclusión de la arteria o vena de la retina.
- Las alteraciones cutáneas pueden incluir lesiones nodulares, que histológicamente se dividen por igual entre lesiones parecidas al eritema nudoso, tromboflebitis superficiales y lesiones de tipo acné, que aparecen en regiones raras para un acné convencional (brazos y piernas).
- Artritis y artralgias.
- Alteraciones meníngeas del SNC con cefalea, fiebre y rigidez de nuca. Cuando se afecta el tronco del encéfalo se produce ataxia cerebelosa y parálisis seudobulbar.
- La vasculitis con inflamación y oclusión arterial y venosa puede provocar signos y síntomas de infarto de miocardio, claudicación intermitente, trombosis venosa profunda, hemoptisis y formación de aneurismas.

ETIOLOGÍA

La etiología de la enfermedad de Behçet se ignora. Se cree que una vasculitis mediada por mecanismo inmunitario es responsable de muchas de sus manifestaciones, pero se desconoce qué desencadena esta respuesta inmunitaria y su activación.

DIAGNÓSTICO

Según el Internacional Study Group for Behçet's disease, el diagnóstico de esta entidad se establece cuando existen úlceras orales de repetición, acompañadas de al menos 2 de las siguientes alteraciones en ausencia de otras enfermedades sistémicas:
- Úlceras genitales de repetición.
- Lesiones oculares.
- Lesiones cutáneas.
- Prueba de patergia positiva.

DIAGNÓSTICO DIFERENCIAL
- Colitis ulcerosa.
- Enfermedad de Crohn.
- Liquen plano.
- Penfigoide.
- Infección por herpes simple.
- Estomatitis aftosa benigna.
- LES.
- Síndrome de Reiter.
- Espondilitis anquilosante.
- SIDA.
- Síndrome hipereosinofílico.
- Síndrome de Sweet.

VALORACIÓN

El diagnóstico de enfermedad de Behçet es clínico. Las pruebas de laboratorio y el diagnóstico por imagen pueden ser útiles para descartar las complicaciones de esta enfermedad y descartar otras incluidas en el diagnóstico diferencial.

PRUEBAS DE LABORATORIO

No existen pruebas diagnósticas de laboratorio para la enfermedad de Behçet.

DIAGNÓSTICO POR IMAGEN

La TC, la RM y la angiografía son útiles para detectar lesiones del SNC y vasculares.

TRATAMIENTO

El tratamiento se orienta según la clínica del paciente (lesiones mucocutáneas, oculares, artritis, digestivas, del SNC o vasculares).

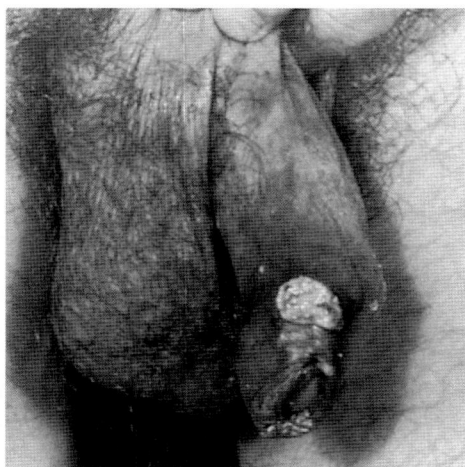

FIGURA 1-75   Síndrome de Behçet. Úlcera dolorosa en el prepucio en un varón con tromboflebitis superficial, úlceras orales y vasculitis intestinal. (De Canoso J: *Rheumatology in primary care*, Filadelfia, 1997, WB Saunders.)

FIGURA 1-76   Síndrome de Behçet. Úlcera aftoide dolorosa en la cara interna del labio inferior en una mujer de 30 años de origen chino con úlceras genitales y orales recidivantes y uveítis. Respondió bien a dosis bajas de prednisona más colchicina. (De Canoso J: *Rheumatology in primary care*, Filadelfia, 1997, WB Saunders.)

TRATAMIENTO NO FARMACOLÓGICO

Tratamiento de soporte.

TRATAMIENTO AGUDO

- Úlceras orales y genitales:
  1. Corticosteroides tópicos (como ungüento de acetónido de triamcinolona cada 8 horas).
  2. Comprimidos de tetraciclina 250 mg disueltos en 5 cc de agua y aplicados en la úlcera durante 2-3 minutos.
  3. Colchicina 0,5-1,5 mg/kg/día v.o.
  4. Talidomina 100-300 mg diarios v.o.
  5. Dapsona 100 mg v.o. diarios.
  6. Pentoxifilina 300 mg/día v.o.
  7. Azatioprina 1-2,5 mg/kg/día v.o.
  8. Metotrexato 7,5-25 mg/semana v.o. o i.v.
- Lesiones oculares:
  1. El oftalmólogo trata la uveitis anterior con corticosteroides tópicos (p. ej., gotas de betametasona 1-2 gotas cada 8 horas). También se ha ensayado con inyecciones tópicas de dexametasona 1-1,5 mg.
  2. Infliximab 5 mg/kg en dosis única.
- Enfermedad del SNC:
  1. Clorambucil 0,1 mg/kg/día en el tratamiento de la uveitis posterior, la vasculitis retiniana o la enfermedad del SNC. Los pacientes que no responden a este compuesto pueden recibir ciclosporina 5-7 mg/kg/día.
  2. En la vasculitis del SNC se emplea ciclofosfamida 2-3 mg/kg/día y se puede probar prednisona como alternativa.

- Artritis:
  1. AINE (ibuprofeno 400-800 mg cada 8 horas v.o. o indometacina 50-75 mg/día v.o.).
  2. Sulfasalacina 1-3 g/día v.o. es una opción alternativa.
- Lesiones digestivas:
  1. Sulfasalacina 1-3 g/día v.o.
  2. Prednisona 40-60 mg/día v.o.
- Lesiones vasculares:
  1. Prednisona 40-60 mg/día v.o.
  2. Citotóxicos, según se ha descrito antes.
  3. Heparina 5.000-20.000 U/día seguidas a warfarina oral.

TRATAMIENTO CRÓNICO

- El tratamiento crónico se suele mantener 1 año tras la remisión.
- Puede estar indicada la cirugía en pacientes con complicaciones por perforación intestinal, enfermedad oclusiva vascular y formación de aneurismas.

PRONÓSTICO

- Las úlceras aftosas orales persisten durante 1-2 semanas y recidivan con más frecuencia que las genitales.
- Aproximadamamente 25% de los pacientes con lesiones oculares se quedan ciegos.
- La evolución de la enfermedad no se puede predecir.
- Las complicaciones incluyen:
  1. Meningitis.
  2. Ictus (accidentes cerebrales vasculares).
  3. Rotura de aneurisma.
  4. Isquemia de miembros inferiores.
  5. Isquemia mesentérica.
  6. Infarto de miocardio.

DERIVACIÓN

Si se sospecha el diagnóstico de enfermedad de Behçet, se debe consultar con un reumatólogo y un oftalmólogo porque se trata de un cuadro muy raro.

OTRAS CONSIDERACIONES

COMENTARIOS

La prueba de patergia alude a la formación de una pápula o pústula de 2 mm o mayor tras la introducción oblicua de una aguja de 20-25 G estéril en la piel.

BIBLIOGRAFÍA RECOMENDADA

International Study Group for Behçet's Disease: Criteria for diagnosis of Behçet's disease, *Lancet* 335:1078, 1990.

Meador R, Ehrlich E, Von Feldt JM: Behçet's disease: immunopathologic and therapeutic aspects, *Curr Rheumatol Rep* 4(1):47, 2002.

Saenz A et al: Pharmacotherapy for Behçet's syndrome, *Cochrane Database Syst Rev* 2:CD001084, 2000.

Sakane T et al: Behçet's disease, *N Engl J Med* 341(17):1284, 1999.

Sfikakis PP et al: Effect of infliximab on sight-threatening panuveitis in Behçet's disease, *Lancet* (358):295, 2001.

Yazici H: Behçet's syndrome: an update, *Curr Rheumatol Rep* (5):195, 2003.

AUTORES: **JOSEPH GRILLO, M.D.,** y **DENNIS MIKOLICH, M.D.**

Enfermedad de Chagas 255

INFORMACIÓN BÁSICA

DEFINICIÓN

La enfermedad de Chagas es una infección causada por el parásito protozoario *Trypanosoma cruzi*. La enfermedad se caracteriza por un cuadro febril agudo e inespecífico que puede seguirse, tras un período de latencia variable, por secuelas cardíacas, GI o neurológicas crónicas.

SINÓNIMO

Tripanosomiasis americana.

CÓDIGO CIE-9CM
086.2 Enfermedad de Chagas

EPIDEMIOLOGÍA Y DEMOGRAFÍA

INCIDENCIA (EN EE.UU.):
- Se han descrito cuatro casos de transmisión autóctona en California y en Tejas.
- En las dos últimas décadas los CDC han tenido conocimiento de seis casos de adquisición en laboratorios, tres casos contagiados a través de una transfusión y nueve casos de enfermedad importada (ninguno de estos últimos casos importados se trataba de turistas).

PREVALENCIA (EN EE.UU.): Según los estudios de seroprevalencia efectuados en los donantes de sangre hispanos, se estima que en la actualidad existen en EE.UU. 50.000-100.000 personas infectadas por *T. cruzi*.

PREDOMINIO POR SEXOS: Varones = mujeres.

DISTRIBUCIÓN POR EDADES:
- En las áreas hiperendémicas, la edad media a la que se contrae la infección aguda es de 4 años.
- La distribución por edades es variable para ambos tipos de enfermedad crónica, dependiendo de la geografía.
- Edad media de inicio de la enfermedad: generalmente entre los 35 y los 45 años.

INCIDENCIA MÁXIMA: Desconocida.

GENÉTICA:

INFECCIÓN CONGÉNITA: Se han descrito casos de transmisión congénita que llevan asociados una elevada mortalidad fetal y una gran morbilidad en los lactantes supervivientes.

INFECCIÓN NEONATAL: En las áreas rurales, es probable que se produzca el contagio en las viviendas que no reúnen condiciones de habitabilidad.

SÍNTOMAS Y SIGNOS

- Una semana después de la contaminación de una herida cutánea con las heces de un insecto infectado se desarrolla una lesión inflamatoria (chagoma):
  1. Área indurada eritematosa.
  2. Generalmente asociada a una linfadenopatía local.
- Cuando la vía de entrada es la conjuntiva, puede observarse el signo de Romaña: edema palpebral y periocular unilateral e indoloro.

- Tras la aparición de los signos locales de la enfermedad se presenta un cuadro constitucional caracterizado por la fiebre, la fatiga, la anorexia, el edema facial y de las extremidades inferiores, las linfadenopatías generalizadas y la hepatoesplenomegalia leve.
- Una pequeña proporción de pacientes pueden sufrir una miocarditis que en ocasiones puede evolucionar a la ICC.
- La afectación del SNC es poco frecuente, en forma de meningoencefalitis de mal pronóstico.
- Los síntomas y los signos de la enfermedad persisten durante semanas o meses, y se siguen de la resolución espontánea de la enfermedad aguda. Los pacientes entran en la fase indeterminada de la enfermedad (se encuentran asintomáticos pero presentan fases de parasitemia subclínicas y seroconversión frente a los antígenos del *T. cruzi*).
- La enfermedad crónica puede manifestarse años o décadas tras la infección inicial:
  1. Los órganos más frecuentemente afectados son el corazón, seguido por el aparato GI y con mucha menor frecuencia, por el SNC:
     a. La afectación cardíaca se presenta en forma de arritmias o de miocardiopatía, pero raramente ambas.
     b. La miocardiopatía es bilateral pero afecta predominantemente al ventrículo derecho y a menudo se acompaña de aneurismas apicales y de trombos murales.
     c. Las arritmias se deben a la afectación del fascículo de His y se han implicado como la principal causa de muerte súbita en los adultos de las áreas hiperendémicas.
     d. La insuficiencia cardíaca derecha, el tromboembolismo y las alteraciones del ritmo asociadas a los síntomas de mareo y síncope son características.
  2. Los pacientes con megaesófago cursan con disfasia, odinofagia, tos crónica y regurgitación, que con frecuencia da lugar a cuadros de neumonitis por aspiración.
  3. Megacolon: dolor abdominal, estreñimiento crónico, que en los casos graves puede cursar con obstrucción y perforación.
  4. Síntomas neurológicos: con frecuencia suelen ser secundarios a embolización de origen cardíaco o bien se trata de neuropatías periféricas de grado variable.

ETIOLOGÍA

- *T. cruzi*:
  1. Parásito de localización exclusiva en el continente americano, desde la mitad sur de EE.UU. hasta el extremo sur de Argentina.

  2. Se transmite al ser humano a través de varias especies de insectos hematófagos (familia Reduvidae), en especial de los géneros *Triatoma, Panstrongylus* y *Rhodnius*.
  3. Suelen encontrarse en las madrigueras y en los árboles, donde los insectos infectados transmiten el parásito a los mamíferos no humanos (p.ej., las zarigüeyas y los armadillos), que constituyen el reservorio natural.
  4. La entrada del ser humano a las áreas enzoóticas con fines de cultivo, permite que los insectos alcancen las poblaciones rurales, permitiendo que el ser humano y los animales domésticos se vean incluidos en el ciclo de transmisión.
  5. Los insectos se infectan al ingerir sangre de seres humanos o animales infectados que poseen tripanosomas flagelados circulantes (tripomastigotes).
  6. Los parásitos ingeridos se multiplican en el intestino medio del insecto (como epimastigotes), se diferencian en tripomastigotes metacíclicos infecciosos en el intestino posterior, desde donde los parásitos son eliminados con las heces la próxima vez que el insecto se alimente de sangre.
  7. El parásito se transmite al segundo huésped mamífero a través de la contaminación de las mucosas, la conjuntiva o las heridas con las heces del insecto que contienen las formas infectivas.
- En el huésped vertebrado:
  1. Los parásitos invaden diversos tipos celulares, donde sufren fenómenos de transformación intracelular y de multiplicación citoplasmática como amastigotes, para diferenciarse a continuación en tripomastigotes.
  2. Tras la rotura de la membrana celular, la invasión parasitaria de los tejidos locales o la extensión hematógenas a tejidos distantes mantiene una parasitemia infectiva para los vectores de la enfermedad.
- Además de por insectos vectores, *T. cruzi* se transmite a través de transfusiones sanguíneas, por la ruta placentaria, y en ocasiones, en accidentes de laboratorio.

DIAGNÓSTICO

DIAGNÓSTICO DIFERENCIAL

Enfermedad aguda:
- Tripanosomiasis africana.
- Leishmaniasis mucocutánea y cutánea del Nuevo Mundo.

Enfermedad crónica:
- Miocardiopatía idiopática.
- Acalasia idiopática.
- Megacolon adquirido o congénito.

VALORACIÓN

Para realizar el diagnóstico debe tener en cuenta:

- Si el paciente ha residido en un área donde la transmisión sea un hecho conocido.
- Si ha sido receptor de un producto derivado de la sangre durante una estancia en un área endémica.
- Si ha existido una exposición ocupacional en un laboratorio.

PRUEBAS DE LABORATORIO

Durante la infección aguda:

- Demostración de *T. cruzi* en extensiones en fresco de sangre, en la capa leucocítica o en los frotis teñidos con Giemsa.
- Xenodiagnóstico, una técnica que implica la búsqueda de los parásitos en insectos vectores criados en laboratorio que se han alimentado de la sangre de pacientes en los que se sospecha la infección, así como el cultivo de los fluidos corporales en medios líquidos para establecer el diagnóstico:
  1. Método poco práctico por la tardanza en su ejecución.
  2. Su utilidad es limitada en lo que se refiere a la toma de una decisión terapéutica.
  3. Aunque se considera que el xenodiagnóstico y el cultivo en medios líquidos son más sensibles que el estudio microscópico de los fluidos corporales, la sensibilidad real no supera el 50%.
- Los avances recientes en las técnicas serológicas comprenden el análisis de inmunotransferencia, el estudio de anticuerpos por fluorescencia indirecta, las técnicas de PCR y el análisis inmunocromatográfico (Chagas Stat Pak).

Durante la infección crónica por *T. cruzi*:

- Las pruebas serológicas tradicionales son la fijación del complemento, la inmunofluorescencia indirecta, la hemaglutinación indirecta, el análisis de inmunoabsorción ligada a enzimas (ELISA) y el análisis de precipitación radioinmune.
- Aparte de los problemas de sensibilidad y especificidad, estas pruebas diagnósticas presentan el inconveniente de presentar resultados falsos positivos.
- La técnica de ELISA en la saliva puede resultar de utilidad como método de detección selectiva en los estudios epidemiológicos de tripanosomiasis crónica en las áreas endémicas.

TRATAMIENTO

TRATAMIENTO NO FARMACOLÓGICO

- Enfermedad cardíaca crónica chagásica: principalmente medidas de soporte.

- Megaesófago: los síntomas suelen controlarse con medidas dietéticas o mediante la dilatación neumática de la unión esófago-gástrica.
- Megacolon chagásico: en las etapas iniciales responde a dietas con alto contenido en fibras, laxantes y enemas.

TRATAMIENTO AGUDO

Nifurtimox:

- Es el único fármaco disponible en Estados Unidos para el tratamiento de la infección de adquisición en el laboratorio, la infección congénita o la infección aguda.
- Dosis recomendada para los adultos: de 8 a 10 mg/kg/día repartidos en 4 dosis al día y mantenido durante 90-120 días.
- Si el tratamiento se instaura de modo precoz la cura parasicológica se consigue en el 50% de los pacientes tratados.

Benznidazol, un derivado nitroimidazólico:

- Los escasos ensayos realizados han demostrado una eficacia similar a la del nifurtimox.
- La dosis recomendada es de 5 mg/kg, v.o., durante 60 días.

TRATAMIENTO CRÓNICO

- No se ha demostrado la eficacia del tratamiento farmacológico en los pacientes en la fase crónica o indeterminada de la enfermedad.
- En los pacientes con bradiarritmias: marcapasos.
- En los pacientes con insuficiencia cardíaca congestiva:
  1. Instaure el tratamiento adecuado de la miocardiopatía dilatada, en especial del lado derecho.
  2. El trasplante cardíaco es una alternativa controvertida para los casos de miocardiopatía terminal. Sin embargo, un estudio ha demostrado que la tasa de reactivación en el aloinjerto es baja y susceptible de responder al tratamiento.
  3. La miotomía o la resección esofágica se reserva para los pacientes con estadios avanzados de la enfermedad.
- En los casos de megacolon chagásico avanzado que cursan con impactación fecal crónica, perforación o con menos frecuencia vólvulo, el tratamiento consiste en la resección quirúrgica.

PRONÓSTICO

Los pocos estudios prospectivos existentes indican que la mayor parte de los pacientes infectados por *T. cruzi* no desarrolla la forma sintomática de la enfermedad de Chagas.

DERIVACIÓN

- Cuando sospeche un caso de infección aguda, derive al paciente a la consulta de un especialista en enfermedades infec-

ciosas que se encargará de informar a los CDC.
- Derive a los pacientes con bradiarritmia al cardiólogo para la implantación de un marcapasos.
- Los pacientes con megacolon o megaesófago chagásico sintomáticos deben ser remitidos a un servicio de cirugía.

OTRAS CONSIDERACIONES

COMENTARIOS

- La enfermedad en fase indeterminada puede reactivarse en los receptores de trasplantes de órganos sólidos o de médula ósea, en los pacientes con SIDA o en los que siguen tratamiento con quimioterapia.
- Los indicadores de mortalidad asociados a la miocardiopatía chagásica son la presencia de ICC, la dispersión del intervalo QT, el tamaño del ventrículo izquierdo al terminar la sístole, la presencia de ondas Q patológicas, PVCs frecuentes y LAFB en el electrocardiograma.
- Los pacientes con enfermedad esofágica chagásica poseen una mayor incidencia de neoplasias esofágicas malignas.
- Para reducir o eliminar la transmisión de la enfermedad de Chagas en ciertas áreas endémicas se recomienda el empleo de cortinas impregnadas con insecticidas piretroides.
- Un estudio reciente sugiere que los pacientes varones o aquellos en los que se detecta ADN de *T. cruzi* en el suero mediante técnicas de PCR pueden poseer un riesgo superior de progresión de la miocardiopatía crónica.

BIBLIOGRAFÍA RECOMENDADA

Basquiera AL et al.: Risk progression to chronic Chagas cardiomyopathy: influence of male sex and of parasitemia detected by polymerase chain reaction, *Heart* 89(10):1186, 2003.

Herber O, Kroeger A: Pyrethroid-impregnated curtains for Chagas' disease control in Venezuela, *Acta Trop* 88(1):33, 2003.

Higuchi Mde L et al: Pathophysiology of the heart in Chagas' disease: current status and new developments, *Cardiovasc Res* 60(1):96, 2003.

Luquetti AO et al: Chagas' disease diagnosis: a multicentric evaluation of Chagas Stat-Pak, a rapid immunochromatographic assay with recombinant proteins of Trypanosoma cruzi, *Diagn Microbiol Infect Dis* 46(4):265, 2003.

Salles G et al: Prognostic value of QT interval parameters for mortality risk stratification in Chagas' disease: results of a long-term follow-up study, *Circulation* 108 (3):305, 2003.

Urbina JA, Docampo R: Specific chemotherapy of Chagas disease: controversies and advances, *Trends Parasitol* 19(11):495, 2003.

AUTOR: **GEORGE O. ALONSO, M.D.**

Enfermedad de Charcot-Marie-Tooth

INFORMACIÓN BÁSICA

DEFINICIÓN

La enfermedad de Charcot-Marie-Tooth engloba un grupo heterogéneo de neuropatías periféricas, hereditarias, no inflamatorias. Es la enfermedad neuromuscular hereditaria más frecuente (v. también «Neuropatía periférica hereditaria»).

SINÓNIMOS

Atrofia muscular peroneal.
Neuropatía sensorial y motora hereditaria (NSMH).
Polineuropatía hipertrófica hereditaria dominante idiopática.

CÓDIGO CIE-9CM
356.1 Enfermedad, parálisis o síndrome de Charcot-Marie-Tooth

EPIDEMIOLOGÍA Y DEMOGRAFÍA

DISTRIBUCIÓN POR EDADES: Suele iniciarse alrededor de los 10-20 años, pero puede no presentarse hasta los 50-60 años.
PREDOMINIO POR SEXOS: La proporción entre varones y mujeres es de 3:1.

SÍNTOMAS Y SIGNOS

- La forma de presentación es variable de familia a familia, pero los individuos afectos de una misma familia suelen presentar un cuadro parecido.
- El inicio generalmente es gradual y progresa lentamente.
- Las deformidades de los pies consisten en un arco elevado (pie cavo) y dedos en martillo.
- La atrofia de la región distal de las extremidades inferiores confiere a los pacientes un aspecto en cigüeña (el debilitamiento no afecta la región proximal de las piernas) (fig. 1-77).
- Alargamiento de los nervios.
- Hipoestesia u otras alteraciones neurológicas, aunque la afectación sensitiva suele ser leve.
- Escoliosis.
- Disminución de la propicepción, lo que a menudo interfiere con la marcha y el equilibrio.
- Parestesias dolorosas.
- En los casos de aparición tardía puede existir afectación de las manos.
- Los ROT se encuentran abolidos en numerosos casos.
- Algunos pacientes sufren úlceras en el pie de evolución tórpida.

ETIOLOGÍA

Desmielinización segmentaria crónica de los nervios periféricos con cambios hipertróficos producidos por la remielinización.

DIAGNÓSTICO

DIAGNÓSTICO DIFERENCIAL

- Otras neuropatías hereditarias.
- Polineuropatías nutricionales, metabólicas y tóxicas.

VALORACIÓN

- El inicio temprano, la progresión lenta y el carácter familiar de la enfermedad suelen ser suficientes para establecer el diagnóstico.
- Los estudios electrofisiológicos a menudo son diagnósticos y también resultan útiles para definir los subtipos de este grupo de neuropatías.
- En ocasiones es necesario realizar una biopsia de nervio (sural) y músculo.

TRATAMIENTO

TRATAMIENTO AGUDO

- Consejo genético.
- Terapia física de apoyo y terapia ocupacional.
- Evitar lesiones a las extremidades que sufren una disminución de la sensibilidad.
- Equipos ortopédicos.

TRATAMIENTO CRÓNICO

En ocasiones es necesario recurrir a la cirugía para estabilizar y restaurar las deformidades de los pies.

PRONÓSTICO

- La discapacidad suele ser leve y compatible con una vida prolongada.
- Un 10-20% de los pacientes se encuentra asintomáticos.
- Un pequeño número de casos pierden la capacidad deambulatoria al alcanzar la sexta o séptima décadas de la vida.
- La enfermedad no suele poner en peligro la vida del paciente.

DERIVACIÓN

- Al traumatólogo para el tratamiento de las deformidades y la valoración del empleo de equipos ortopédicos.
- Para recibir consejo genético.

OTRAS CONSIDERACIONES

COMENTARIOS

El paciente con la enfermedad de Charcot-Marie-Tooth puede conseguir información sobre su dolencia en la Muscular Dystrophy Association, 3300 East Sunrise Drive, Tucson, Arizona 85718; teléfono: 1-800-572-1717.

BIBLIOGRAFÍA RECOMENDADA

Chetlin RD, Gutmann L et al: Resistance training exercise and creatine in patients with Charcot-Marie-Tooth disease, *Muscle Nerve* 30:69, 2004.
Gemiynani F, Marbini A: Charcot-Marie-Tooth disease (CMT) distinctive phenotypic and genotypic features in CMT type 2, *J Neurol Sci* 184:1, 2001.
Pareyson D: Differential diagnosis of Charcot-Marie-Tooth disease and related neuropathies, *Neurol Sci* 25:72, 2004.

AUTOR: **LONNIE R. MERCIER, M.D.**

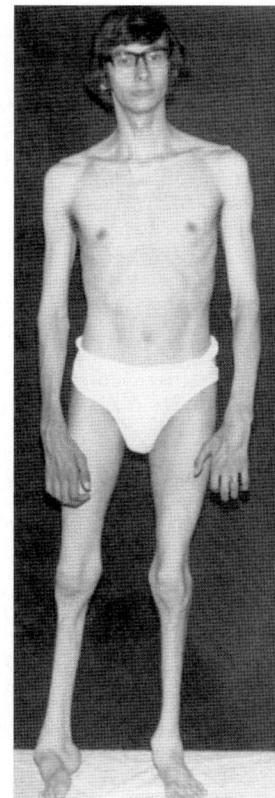

FIGURA 1-77 Paciente con la enfermedad de Charcot-Marie-Tooth. Se observa la atrofia marcada de los músculos de las pantorrillas y de los músculos intrínsecos del pie. (De Dubowitz V: Muscle disorders in childhood, Londres, 1995, WB Saunders. En Goetz CG: *Textbook of clinical neurology*, Filadelfia, 1999, WB Saunders.)

INFORMACIÓN BÁSICA

DEFINICIÓN

La enfermedad de Creutzfeldt-Jakob es una enfermedad demenciante, progresiva y fatal, que está producida por un agente infeccioso conocido como *prión*.

SINÓNIMOS

Encefalopatía espongiforme transmisible. Enfermedad por priones.

CÓDIGO CIE-9CM
046.1 Enfermedad de Creutzfeldt-Jakob

EPIDEMIOLOGÍA Y DEMOGRAFÍA

- Incidencia: 1 caso/millón de habitantes/año.
- Incidencia máxima por edad: 60 años (rango: 16-82 años).
- El 5-10% de los casos son familiares, el resto son esporádicos. Los casos iatrogénicos son muy raros (trasplantes corneales, aloinjertos de duramadre, extractos de hipófisis humana).
- El gen que codifica la proteína priónica normal se encuentra en el cromosoma humano 20.

SÍNTOMAS Y SIGNOS

- Todos los pacientes sufren deterioro cognitivo (enfermedad demenciante-pérdida de memoria, alteraciones conductuales, alteración de las funciones corticales superiores).
- Más del 80% de los pacientes presenta mioclonías.
- En más del 50% de los casos se observan signos piramidales (debilidad), cerebelares (torpeza) y extrapiramidales (rasgos parkinsonianos).
- Signos menos frecuentes: alteraciones visuales corticales, movimientos oculares anormales, disfunción vestibular, alteraciones sensoriales, disfunción autonómica, signos de afectación de la motoneurona inferior y convulsiones.

ETIOLOGÍA

Partículas infecciosas proteináceas de pequeño tamaño (priones). La proteína priónica no infecciosa (PrP) es una proteína celular que se encuentra en la superficie neuronal. Su función es desconocida. La proteína se transforma en el agente infeccioso (resistente a las proteasas) por la proteína priónica infecciosa (PrP^{sc}).

DIAGNÓSTICO

- ECJ definitiva: demostración anatomopatológica de encefalopatía espongiforme en un caso de demencia progresiva.

- ECJ probable: demencia rápidamente progresiva (menos de 2 años) con EEG típico y al menos dos de las siguientes características clínicas: mioclonías, disfunción visual o cerebelar, síntomas piramidales o extrapiramidales o mutismo acinético.
- ECJ posible: cuadro idéntico al de la ECJ probable pero sin las alteraciones en el EEG.

DIAGNÓSTICO DIFERENCIAL

- Enfermedad de Alzheimer.
- Demencia frontotemporal.
- Demencia con cuerpos de Lewy.
- Demencia vascular.
- Otras enfermedades (hidrocefalia, infecciones, avitaminosis, endocrinopatías).

En la sección III se expone el algoritmo clínico para la evaluación de los pacientes con demencia (v. «Demencia»).

VALORACIÓN

- Descarte causas tratables de demencia (v. «Enfermedad de Alzheimer»).
- La biopsia cerebral puede ser diagnóstica pero no suele realizarse ya que la enfermedad carece de tratamiento.

PRUEBAS DE LABORATORIO

- La presencia de complejos de ondas agudas periódicas en el EEG de un paciente con demencia rápidamente progresiva posee una sensibilidad del 67% y una especificidad del 86%.
- En los casos de ECJ probable o posible, la presencia de la proteína 14-3-3 en el LCR posee un valor predictivo positivo del 95% y su ausencia posee un valor predictivo negativo del 92%.

DIAGNÓSTICO POR IMAGEN

La RM muestra áreas de difusión reducidas en los ganglios basales y en la corteza cerebral. La RM por difusión posee una sensibilidad del 92,3% y una especificidad del 93,8% en los casos de demencia rápidamente progresiva.

TRATAMIENTO

TRATAMIENTO NO FARMACOLÓGICO

Los pacientes precisan un cuidador a tiempo completo o el ingreso en una clínica. Los trabajadores sociales puede resultar útiles para mediar en los problemas familiares, proporcionar asistencia sociopsicológica y optimizar los recursos del hogar para el cuidado del enfermo.

TRATAMIENTO AGUDO

No se conoce ningún tratamiento.

TRATAMIENTO CRÓNICO

No se conoce ningún tratamiento.

PRONÓSTICO

La enfermedad es mortal. La supervivencia media es de 8 meses (rango: 1-130 meses).

DERIVACIÓN

Derive al neurólogo a todo paciente que sufra un cuadro de demencia rápidamente progresiva.
Al trabajador social.

OTRAS CONSIDERACIONES

COMENTARIOS

- Enfermedades del ser humano relacionadas: el kuru, el insomnio familiar fatal, el síndrome de Gerstmann-Sträussler-Scheinker o la nueva variante de la enfermedad de Creutzfeldt-Jakob.
- Enfermedades relacionadas de aparición en animales: el scrapie o tembladera o la encefalopatía espongiforme bovina (enfermedad de las vacas locas).

BIBLIOGRAFÍA RECOMENDADA

Brown P et al: Human spongiform encephalopathy: The National Institutes of Health series of 300 cases of experimentally transmitted disease, *Ann Neurol* 35:513, 1994.

Hsich G et al: The 14-3-3 brain protein in cerebrospinal fluid as a marker for transmissible spongiform encephalopathies, *N Engl J Med* 335:924, 1996.

Johnson RT, Gibbs CJ: Creutzfeldt-Jakob disease and related transmissible spongiform encephalopathies, *N Engl J Med* 339:1994, 1998.

Masters CL et al: Creutzfeldt-Jakob disease: patterns of worldwide occurrence and the significance of familial and sporadic clustering, *Ann Neurol* 5:177, 1979.

Shiga Y et al: Diffusion-weighted MRI abnormalities as an early diagnostic marker for Creutzfeldt-Jakob disease, *Neurology* 63:443, 2004.

Steinhoff BJ et al: Accuracy and reliability of periodic sharp wave complexes in Creutzfeldt-Jakob disease, *Arch Neurol* 53:162, 1996.

AUTOR: **CHUN LIM, M.D., PH.D.**

INFORMACIÓN BÁSICA

DEFINICIÓN

La enfermedad de Crohn es una enfermedad intestinal inflamatoria de etiología desconocida. La región más frecuentemente afectada es el íleon terminal y se manifiesta principalmente por un cuadro de diarrea, dolor abdominal, fatiga y pérdida de peso.

SINÓNIMOS

Enteritis regional.
Enfermedad intestinal inflamatoria (EII).

CÓDIGOS CIE-9CM
555.9 Enfermedad de Crohn, localización no especificada
555.0 Enfermedad de Crohn del intestino delgado
555.1 Enfermedad de Crohn del intestino grueso

EPIDEMIOLOGÍA Y DEMOGRAFÍA

PREVALENCIA: 1 caso/1.000 habitantes. Es más frecuente en la raza caucásica y en los judíos.
- La enfermedad de Crohn afecta aproximadamente a 380.000-480.000 personas en EE.UU.
- Incidencia: bimodal, con un pico en la tercera década de la vida y otro en la quinta década.

SÍNTOMAS Y SIGNOS

- Palpación abdominal dolorosa, masa o distensión abdominal.
- Diarrea crónica o nocturna.
- Pérdida de peso, fiebre, sudoración nocturna.
- Ruidos intestinales hiperactivos en los pacientes con obstrucción parcial. Diarrea sanguinolenta.
- Retraso del crecimiento y desarrollo anormal en los niños.
- Abscesos rectales y perianales, úlceras bucales y glositis atrófica.
- Manifestaciones extraintestinales: articulaciones inflamadas y dolorosas a la palpación, hepatoesplenomegalia, eritema nodoso, acropaquias, dolor a la palpación de las articulaciones sacroilíacas.
- Los síntomas pueden ser intermitentes, con períodos de remisión variables.

ETIOLOGÍA

Desconocida. Desde el punto de vista fisiopatológico en la enfermedad de Crohn subyace una disfunción del sistema inmunitario.

DIAGNÓSTICO

DIAGNÓSTICO DIFERENCIAL

- Colitis ulcerosa.
- Enfermedades infecciosas (TB, *Yersinia, Salmonella, Shigella, Campylobacter*).
- Infecciones parasitarias (amebiasis).
- Colitis pseudomembranosa.
- Colitis isquémica en los pacientes ancianos.
- Linfoma.
- Carcinoma de colon.
- Diverticulitis.
- Enteritis por radiación.
- Colitis colagenosa.
- Infecciones fúngicas (*Histoplasma, Actinomyces*).
- Síndrome del intestino gay (en pacientes homosexuales).
- Tumores carcinoides.
- Enfermedad celíaca.
- Adenitis mesentérica.

PRUEBAS DE LABORATORIO

- Disminución de la Hb y el Hto por las pérdidas crónicas de sangre, el efecto de la inflamación sobre la médula ósea y la malabsorción de la vitamina B12.
- Hipopotasemia, hipomagnesemia, hipocalcemia e hipoalbuminemia en los pacientes con diarrea crónica.
- Deficiencia de folato y de vitamina B12.
- VSG elevada.

EXPLORACIÓN ENDOSCÓPICA

Durante la exploración endoscópica de la enfermedad de Crohn se observa que la afectación es irregular y asimétrica. Se caracteriza por la presencia de fisuras longitudinales profundas, aspecto de empedrado y estenosis. También cursa con distorsión de las criptas e inflamación. Pueden encontrarse granulomas.

DIAGNÓSTICO POR IMAGEN

- Las radiografías con enemas de bario revelan la presencia de ulceraciones profundas (a menudo longitudinales y transversales) así como lesiones segmentarias (lesiones crípticas, estenosis, fístulas o aspecto en empedrado de la mucosa debido a la inflamación de la submucosa). El signo de la «impresión del pulgar» es frecuente. En el íleon terminal puede observarse el «signo de la cuerda». Aunque el diagnóstico puede sospecharse por lo signos radiográficos, se debe confirmar si ello es posible mediante el estudio endoscópico y la biopsia.
- La TC abdominal resulta útil para identificar abscesos y otras complicaciones.
- En un 5-10% de los pacientes con EII no puede establecerse una distinción clara entre la colitis ulcerosa y la enfermedad de Crohn. Por lo general la enfermedad de Crohn puede distinguirse de la colitis ulcerosa por la afectación transmural y la presencia frecuente de granulomas no caseificantes y de agregados linfoides.

TRATAMIENTO

El tratamiento médico de la enfermedad de Crohn depende de la actividad de la misma. Según Hanauer y Sanborn, la actividad de la enfermedad puede clasificarse de la siguiente manera:

- Enfermedad leve a moderada: el paciente es ambulatorio y puede recibir alimentación por boca. No existe deshidratación, fiebre elevada, dolor a la palpación abdominal, masas dolorosas, obstrucción o pérdida de peso >10%.
- Enfermedad moderada-grave: la enfermedad en fase leve-moderada no ha respondido al tratamiento O el paciente presenta síntomas más pronunciados como la fiebre, la pérdida de peso importante, el dolor abdominal espontáneo o a la palpación, las nauseas y los vómitos intermitentes o una anemia grave.
- Enfermedad grave fulminante: los síntomas persisten a pesar del tratamiento esteroideo en régimen ambulatorio O el paciente presenta fiebre elevada, vómitos persistentes, signos de obstrucción intestinal, dolor a la palpación con efecto rebote positivo, caquexia o signos de la existencia de abscesos.
- Remisión: el paciente se encuentra asintomático O sin secuelas inflamatorias. En este grupo se incluyen los pacientes que hayan respondido al tratamiento médico agudo.

TRATAMIENTO NO FARMACOLÓGICO

- Los pacientes con formas avanzadas de la enfermedad necesitan suplementos nutricionales. En pacientes seleccionados puede ser necesaria la nutrición parenteral total (NPT).
- El paciente debe seguir una dieta baja en residuos en caso de presentar síntomas obstructivos.
- Si la diarrea es importante en ocasiones resulta de utilidad aumentar la fibra en la dieta y reducir el contenido en grasas.
- La psicoterapia resulta útil en las crisis de adaptación a la enfermedad. Una relación basada en la confianza y en el mutuo entendimiento así como la asistencia a grupos de autoayuda resultan muy importantes debido al carácter crónico de la enfermedad y a la edad relativamente joven de los pacientes.
- Evite la alimentación oral durante las exacerbaciones agudas para disminuir la actividad colónica. Al inicio de las recidivas las dietas con un bajo contenido en fibras pueden resultar beneficiosas.

TRATAMIENTO AGUDO

- Sulfasalazina v.o. (500 mg/6 horas inicialmente, pudiendo aumentarse 1 g al día o cada dos días hasta alcanzar dosis terapéuticas de 4-6 g/día). Los salicilatos orales como la mesalamina (Asacol, Rowasa) son igual de efectivos que la sulfasalazina y se toleran mejor, pero son más caros. La mesalamina puede resultar de utilidad en los pacientes alérgicos al resto sulfa de la molécula de sulfasalazina. La sulfasalazina está contraindicada en los pacientes alérgicos a las sulfamidas. Se recomienda administrar suplementos de folato debido a que la sulfasalazina impide su absorción.

- Los esteroides son la base del tratamiento de los pacientes con enfermedad de Crohn moderada-grave. Las exacerbaciones agudas se tratan con prednisona (40-60 mg/día). La dosis suele reducirse gradualmente a lo largo de 2-3 meses. Algunos pacientes precisan dosis bajas de mantenimiento durante períodos prolongados.
- Los análogos de los corticosteroides son esteroides activos que actúan localmente sobre áreas específicas de inflamación del aparato GI. La budesonida (Entocort EC) está disponible en formato de liberación controlada y su uso está aprobado para la enfermedad de Crohn con actividad leve-moderada que afecte al íleon y al colon ascendente. La dosis para los adultos es de 9 mg al día, durante un máximo de 8 semanas.
- En los casos de enfermedad grave progresiva pueden administrarse inmunosupresores como la azatioprina (Imuran) a dosis de 150 mg/día, el metotrexato o la ciclosporina. Los pacientes con enfermedad de Crohn que entran en fase de remisión tras el tratamiento con metotrexato, se benefician de dosis bajas de este fármaco para mantener la remisión.
- El metronidazol (Flagyl) a dosis de 500 mg/6 horas, resulta útil en caso de existir fístulas colónicas y como tratamiento de la enfermedad de Crohn con actividad leve-moderada. El ciprofloxacino (1 g/día) también resulta beneficioso para disminuir la actividad de la enfermedad.

- El infliximab (Remicade) es un anticuerpo monoclonal quimérico que se une y neutraliza al factor de necrosis tumoral-α y resulta efectivo en el tratamiento de las fístulas enterocutáneas. Este fármaco puede producir una mejoría clínica en el 80% de los pacientes con enfermedad de Crohn resistente a otros tratamientos. Su mecanismo de acción no se conoce por completo. Su precio es muy elevado. Antes de emplear esta medicación se debe realizar la prueba del PPD.
- El natalizumab es un inhibidor selectivo de las moléculas de adhesión. Se ha descrito su eficacia para aumentar el índice de remisiones y la respuesta en los pacientes con enfermedad de Crohn activa.
- El enema de hidrocortisona (Cortenema)/8-12 horas resulta útil para los casos de proctitis.
- La mayor parte de los pacientes con anemia asociada a la enfermedad de Crohn responden bien a los suplementos de hierro. La eritropoyetina resulta beneficiosa en los pacientes con anemia resistente al tratamiento con hierro y vitaminas.

TRATAMIENTO CRÓNICO

- Controle la actividad de la enfermedad mediante la evolución de los síntomas y las pruebas de laboratorio (hemograma completo y VSG).
- Determine con una periodicidad anual las pruebas de función hepática y los niveles de vitamina B12.

PRONÓSTICO

- La décima parte de los pacientes disfruta de remisiones prolongadas, tres cuartas partes de los pacientes sufren un curso crónico intermitente de la enfermedad y una octava parte sufre un curso continuo.

DERIVACIÓN

- Al cirujano para el tratamiento de las complicaciones como los abscesos, la obstrucción, las fístulas, el megacolon tóxico, los casos de enfermedad resistentes al tratamiento o la hemorragia grave. El abordaje quirúrgico debe ser conservador, ya que la cirugía no es curativa y la necesidad de cirugías múltiples puede dar lugar a un síndrome de intestino corto.

BIBLIOGRAFÍA RECOMENDADA

Ghosh S et al: Natalizumab for active Crohn's disease, *N Engl J Med* 348:24, 2003.

Hanauer SB, Sanborn W: The management of Crohn's disease in adults, *Am J Gastroenterol* 96:635, 2001.

Knutson D et al: Management of Crohn's disease: a practical approach, *Am Fam Physician* 68:707, 2003.

Sands BE et al: Infliximab maintenance therapy for fistulizing Crohn's disease, *N Engl J Med* 350:876, 2004.

AUTOR: **FRED F. FERRI, M.D.**

INFORMACIÓN BÁSICA

DEFINICIÓN

La enfermedad de Gilbert es un trastorno autosómico dominante caracterizado por hiperbilirrubinemia indirecta producida por alteraciones de la actividad de la glucuronil transferasa.

SINÓNIMO

Síndrome de Gilbert.

CÓDIGO CIE-9CM
277.4 Síndrome de Gilbert

EPIDEMIOLOGÍA Y DEMOGRAFÍA

- Probable enfermedad autosómica dominante que afecta a >5% de los adultos de EE.UU.
- La relación varón:mujer es 3:1.
- Hiperbilirrubinemia hereditaria más frecuente (prevalencia genotípica 12%).

SÍNTOMAS Y SIGNOS

- Ausencia de alteraciones a la exploración física, salvo una ligera ictericia cuando la bilirrubina supera 3 mg/dl.
- Antecedentes familiares de hiperbilirrubinemia no conjugada en algunos casos.

ETIOLOGÍA

Menor eliminación de la bilirrubina en la bilis por conjugación inadecuada de la misma. El consumo de alcohol y las dietas de adelgazamiento extremas pueden incrementar la concentración de bilirrubina. La patogenia del síndrome de Gilbert se ha relacionado con la transcripción del gen UGT-1 de la bilirrubina (HUG-Brl) por una mutación en su región promotora.

DIAGNÓSTICO

DIAGNÓSTICO DIFERENCIAL

- Anemia hemolítica.
- Hepatopatías (hepatitis crónica, cirrosis).
- Síndrome de Crigler-Najjar.

VALORACIÓN

- La mayor parte de los pacientes se diagnostican durante la adolescencia o después de ella cuando se detecta una hiperbilirrubinemia aislada de forma casual en un análisis de la bioquímica sérica.
- Los estudios de laboratorio permiten excluir la hemólisis y las hepatopatías como causa de este incremento de la concentración de bilirrubina (tabla 1-15).

PRUEBAS DE LABORATORIO

Incremento de la bilirrubina indirecta (no conjugada) (no suele superar 5 mg/dl).

TRATAMIENTO

TRATAMIENTO AGUDO

En general no se necesita tratamiento. El fenobarbital (si ictericia clínica) puede reducir con rapidez la concentración de bilirrubina sérica.

PRONÓSTICO

El pronóstico es excelente y no se necesita tratamiento en general.

DERIVACIÓN

En general no precisa.

OTRAS CONSIDERACIONES

COMENTARIOS

- Se debe tranquilizar al paciente sobre la naturaleza benigna de su enfermedad.
- El ayuno de 2 días o la deshidratación importante pueden incrementar las concentraciones de bilirrubina y permitir su reconocimiento clínico como ictericia.

AUTOR: **FRED F. FERRI, M.D.**

TABLA 1-15   Patrones característicos de las pruebas de función hepática

Trastorno	Bilirrubina	Fosfatasa alcalina	AST	ALT	Tiempo de protrombina	Albúmina
Síndrome de Gilbert (alteraciones del metabolismo de la bilirrubina)	↑	LN	LN	LN	LN	LN
Obstrucción del conducto biliar (cáncer de páncreas)	↑↑↑	↑↑↑	↑	↑	↑-↑↑	LN
Lesiones hepatocelulares agudas (tóxicas, hepatitis viral)	↑-↑↑↑	↑-↑↑	↑↑↑	↑↑↑	LN-↑↑↑	LN-↓↓
Cirrosis	LN-↑	LN-↑	LN-↑	LN-↑	LN-↑↑	LN-↓↓

De Andreoli TE (dir.): *Cecil essentials of medicine*, 4ª edición, Filadelfia, 1997, WB Saunders.
ALT; Alanina aminotransferasa; *AST;* aspartato aminotransferasa; *LN;* límite de la normalidad; ↑ aumenta; ↓ disminuye (las flechas indican la magnitud del cambio; ↑-↑↑↑, ligero a importante).

INFORMACIÓN BÁSICA

DEFINICIÓN

La enfermedad de Graves es un estado hipermetabólico caracterizado por tirotoxicosis, bocio difuso y oftalmopatía infiltrativa (edema e inflamación de los músculos extraoculares y aumento de los tejidos conjuntivo y graso de la órbita); la dermopatía infiltrativa, caracterizada por infiltrados linfocitarios en la dermis, acumulación de glucosaminoglucanos y edema, se reconoce en algunos pacientes.

SINÓNIMO

Tirotoxicosis.

CÓDIGO CIE-9CM
242.0 Bocio tóxico difuso

EPIDEMIOLOGÍA Y DEMOGRAFÍA

INCIDENCIA/PREVALENCIA: El hipertiroidismo afecta a 2% de las mujeres y al 0,2% de los varones durante su vida. Más del 80% de los casos se debe a la enfermedad de Graves.
DISTRIBUCIÓN POR EDADES: Más frecuente antes de los 50 años.
GENÉTICA: Aumento de la prevalencia de HLA-B8 y HLA-DR3 en pacientes de raza blanca con enfermedad de Graves. La tasa de concordancia es del 20% en gemelos monocigóticos.

SÍNTOMAS Y SIGNOS

- Taquicardia, palpitaciones, temblores e hiperreflexia.
- Bocio, exoftalmos (50% de los casos), retracción del párpado, retraso de los párpados.
- Nerviosismo, pérdida de peso, intolerancia al calor, fibrilación auricular.
- Sudoración excesiva, uñas frágiles, acropaquias de los dedos de las manos.
- Dermopatía localizada (1-2% de los pacientes), más frecuente en las superficies anterolaterales de la piel de la pierna, aunque puede aparecer en cualquier otra localización (sobre todo tras un traumatismo).

ETIOLOGÍA

Etiología autoinmunitaria: la actividad del tiroides se estimula por la acción de los linfocitos T, que inducen a los linfocitos B específicos para que sinteticen anticuerpos frente a los receptores de TSH de la membrana de las células foliculares.

DIAGNÓSTICO

DIAGNÓSTICO DIFERENCIAL

- Trastorno por ansiedad.
- Estado premenopáusico.
- Tiroiditis.

- Otras causas de hipertiroidismo (bocio tóxico multinodular, adenoma tóxico).
- Otros: metástasis, neoplasias, diabetes mellitus, feocromocitoma.

VALORACIÓN

La valoración diagnóstica incluye una anamnesis detallada seguida de estudios de laboratorio y radiológicos. Los pacientes suelen presentar ansiedad, intolerancia al calor, disfunción menstrual, aumento del apetito y pérdida de peso. Los ancianos pueden tener presentaciones atípicas (hipertiroidismo apático). Se puede encontrar información adicional en el tema «Hipertiroidismo».

PRUEBAS DE LABORATORIO

- Aumento de la tiroxina libre (T_4) y la triyodotironina libre (T_3).
- Disminución de TSH.
- Presencia de autoanticuerpos tiroideos (útil en algunos pacientes seleccionados para distinguir la enfermedad de Graves del bocio nodular tóxico).

DIAGNÓSTICO POR IMAGEN

- Captación de yodo radiactivo durante 24 horas (RAIU): aumento homogéneo de la captación.
- La TC o la RM orbitaria es útil si existen dudas sobre la causa de la oftalmopatía.

TRATAMIENTO

TRATAMIENTO NO FARMACOLÓGICO

Educación del paciente y discusión con él de las opciones terapéuticas.

TRATAMIENTO AGUDO

- Fármacos antitiroideos (FAT) para inhibir la síntesis de hormona tiroidea o la conversión periférica de T_4 en T_3.
  1. Propiltiouracilo (PTU) 50-100 mg cada 8 horas o metimazol 10-20 mg cada 8 horas durante 6-24 meses.
  2. Efectos secundarios: exantema cutáneo (3-5%), artralgias, mialgias, granulocitopenia (0,5%); efectos secundarios menos frecuentes son anemia aplásica, necrosis hepática (por PTU), ictericia colestásica (por metimazol).
- Yodo radiactivo (RAI):
  1. Tratamiento de elección en pacientes >21 años o menores que no consiguen remisión tras 1 año de tratamiento con FAT.
  2. Contraindicado durante el embarazo y lactancia.
- Cirugía: la tiroidectomía casi total es rara; indicaciones: bocios obstructivos a pesar de RAI y FAT; pacientes que no quieren recibir RAI y que no se tratan adecuadamente con FAT; y gestantes que no tratan bien con FAT.

- Tratamiento adyuvante: propranolol 20-40 mg cada 6 horas para aliviar los síntomas β-adrenérgicos del hipertiroidismo (taquicardia, temblor). Contraindicado en pacientes con ICC y broncoespasmo.
- La oftalmopatía de Graves se trata con gotas oculares de metilcelulosa para proteger de la sequedad excesiva, gafas de sol para reducir la fotofobia, corticosteroides sistémicos en dosis altas para el exoftalmos grave; si se empeora la oftalmopatía tras el tratamiento con RAI, será de forma transitoria en general y se puede prevenir administrando prednisona.

TRATAMIENTO CRÓNICO

Los pacientes sometidos a tratamiento con FAT deben ser controlados cada 1-3 meses hasta conseguir ser eutiroideos y cada 3-4 meses mientras reciben FAT.

PRONÓSTICO

- Los FAT consiguen una remisión mantenida en <60% de los casos.
- La incidencia de hipotiroidismo tras la RAI es >50% en el primer año y 2% anual posteriormente.
- Las complicaciones de la cirugía incluyen hipotiroidismo (28-43% tras 10 años), hipoparatiroidismo y parálisis de las cuerdas vocales (1%).
- El tratamiento exitoso del hipertiroidismo obliga a un control de por vida para descartar un hipotiroidismo o la recidiva de la tirotoxicosis.
- El tratamiento con RAI se sigue de la aparición o agravamiento de la oftalmopatía con más frecuente que el tratamiento con metimazol, sobre todo en fumadores. Se puede prevenir mediante la administración de 0,5 mg/kg de prednisona diarios a partir de los 2-3 días de la RAI, manteniéndolos 1 mes y después reduciendo la dosis durante los 2 meses siguientes.
- La oftalmopatía leve a moderada suele mejorar de forma espontánea. Los casos graves se pueden tratar con dosis altas de glucocorticoides, radioterapia orbitaria o ambos. La descompresión orbitaria puede ser útil en paciente con neuropatía óptica y exoftalmos.

BIBLIOGRAFÍA RECOMENDADA

Weetman AP: Graves' disease, *N Engl J Med* 343:1236, 2000.

AUTOR: **FRED F. FERRI, M.D.**

INFORMACIÓN BÁSICA

DEFINICIÓN

La enfermedad de Hodgkin es una neoplasia maligna de origen linforreticular, caracterizada histológicamente por la presencia de células gigantes multinucleadas (células de Reed-Stenberg) que suelen proceder de los linfocitos B de los centros germinales del tejido linfático.

CÓDIGOS CIE-9CM

201.9 Enfermedad de Hodgkin, no especificada
201.4 Enfermedad de Hodgkin, predominio linfocítico
201.5. Enfermedad de Hodgkin, esclerosis nodular
201.6 Enfermedad de Hodgkin, celularidad mixta
201.7 Enfermedad de Hodgkin, depleción linfocítica

EPIDEMIOLOGÍA Y DEMOGRAFÍA

- Su distribución por edades es bimodal (15 a 34 años y >50 años).
- La concordancia de la enfermedad de Hodgkin en gemelos homocigóticos indica una susceptibilidad genética subyacente en los casos de afectación al principio de la edad adulta.
- La enfermedad es más frecuente en varones (en los niños, >80% de los casos corresponden a varones), en los blancos y en los grupos de mayor nivel socioeconómico.
- En EE.UU., la incidencia global de la enfermedad de Hodgkin oscila en torno a 4/100.000.

SÍNTOMAS Y SIGNOS

- Adenopatías palpables, generalmente indoloras.
- La región afectada con mayor frecuencia es el cuello.
- Para la descripción de los síntomas habituales, véase Valoración.

ETIOLOGÍA

Desconocida; los indicios sobre la participación del virus Epstein-Barr siguen siendo motivo de discusión.

DIAGNÓSTICO

DIAGNÓSTICO DIFERENCIAL

- Linfoma no hogdkiniano.
- Sarcoidosis.
- Infección (p. ej., virus Epstein-Barr, toxoplasmosis, VIH).
- Reacción a fármacos.

VALORACIÓN

Los pacientes con enfermedad de Hodgkin sintomática suelen presentar las siguientes manifestaciones:

- Fiebre y sudoración nocturna: fiebre de patrón cíclico (días o semanas de fiebre que alternan con períodos afebriles), conocida como fiebre de Pel-Epstein.
- Adelgazamiento, mal estado general.
- Tos persistente y no productiva.
- Dolor asociado a la ingestión del alcohol, a menudo secundario a una densa infiltración de las localizaciones tumorales por eosinófilos.
- Prurito.
- Otros: síndrome de vena cava superior y compresión medular (rara).

El diagnóstico puede hacerse por la biopsia de los ganglios linfáticos. Existen cuatro **subtipos histológicos** principales, que dependen del número de linfocitos y de células de Reed-Stenberg y de la presencia de tejido fibroso:

1. Predominio linfocítico.
2. Celularidad mixta.
3. Esclerosis nodular.
4. Depleción linfocítica.

La esclerosis nodular es el tipo más frecuente y afecta sobre todo a los adultos jóvenes, mientras que el tipo celularidad mixta es más común después de los 50 años.

La estadificación de la enfermedad de Hodgkin se hace según la **clasificación de Ann Arbor:**

Estadio I: afectación de una sola cadena ganglionar.
Estadio II: afectación de dos o más cadenas ganglionares del mismo lado del diafragma.
Estadio III: afectación ganglionar a ambos lados del diafragma, incluyendo el bazo.
Estadio IV: afectación difusa de localizaciones extraganglionares.
Sufijo A: sin síntomas generales.
Sufijo B: presencia de fiebre, adelgazamiento del 10% o más del peso corporal en 6 meses.
Sufijo X: enfermedad masiva con ampliación >1/3 del mediastino o tumoración ganglionar >10 cm de diámetro en la radiografía de tórax.

La estadificación adecuada requiere:

- Historia clínica detallada (con documentación de los «síntomas B» y exploración física).
- Biopsia quirúrgica.
- Estudio de laboratorio (hemograma, velocidad de sedimentación, BUN, creatinina, fosfatasa alcalina, pruebas de función hepática, albúmina, LDH, ácido úrico).
- Radiografía de tórax (PA y lateral).
- Biopsia de médula ósea bilateral.

- TC del tórax (cuando en la radiografía del tórax se encuentran alteraciones), del abdomen y de la pelvis para visualizar los ganglios mesentéricos, hepáticos, portales y del hilio esplénico.
- Linfangiografía bipedal en pacientes seleccionados para definir la afectación de los ganglios paraaórticos e ilíacos.
- Laparotomía exploratoria y esplenectomía (pacientes seleccionados):
  1. La decisión sobre la realización de la estadificación por laparotomía depende del plan terapéutico; en general, no está indicada en los pacientes con grandes tumores mediastínicos (casi todos estos enfermos se tratan con quimioterapia de combinación y radioterapia). Tampoco podría ser necesaria en los pacientes con estadio clínico I o con afectación abdominal poco probable (p. ej., mujeres con enfermedad supradiafragmática).
  2. La laparotomía exploradora con esplenectomía puede ser utilizarse en los pacientes con estadios clínicos I-IIA o IIB.
  3. Todos los pacientes deben someterse a la vacunación neumocócica polivalente profiláctica antes de la esplenectomía (mayor riesgo de sepsis por microorganismos encapsulados en los enfermos esplenectomizados).
- Gammagrafía con galio.

PRUEBAS DE LABORATORIO

Véase Valoración.

DIAGNÓSTICO POR IMAGEN

Véase Valoración.

TRATAMIENTO

TRATAMIENTO AGUDO

Las principales modalidades terapéuticas son la radioterapia y la quimioterapia: la indicación para cada una de ellas varía según el estadio anatomopatológico y otros factores.

- Estadios I y II: radioterapia sola, salvo que exista un gran tumor mediastínico (relación mediastino/tórax $\geq 1,3$), en cuyo caso estará indicada una combinación de quimioterapia y radioterapia.
- Estadio IB o IIB: suele administrarse radiación ganglionar total, aunque en muchos centros se opta por la quimioterapia.
- Estadio IIIA: existe controversia sobre el tratamiento y varía según el subestadio anatómico tras la esplenectomía:
  1. III_1A y mínima afectación esplénica: puede ser suficiente la radioterapia sola.

2. III_2 o III_1A con afectación esplénica masiva: no existe acuerdo el ser el tratamiento aconsejable, quimioterapia sola o una combinación de quimioterapia y radioterapia.

3. IIIB o IVB: el tratamiento de elección es la quimioterapia, con o sin radioterapia adyuvante.

En la quimioterapia de combinación pueden utilizarse varios protocolos distintos. Casi todos los oncólogos prefieren la combinación de doxorrubicina, bleomicina, vincristina y dacarbazina (ABVD). Otros utilizan habitualmente protocolos tales como MOPP, MOPP-ABV, MOPP-ABVD o MOP-BAP.

- En los pacientes con enfermedad de Hodgkin avanzada, el tratamiento con dosis incrementadas de bleomicina, etopósido, doxorrubicina, ciclofosfamida, vincristina, procarbazina y prednisona (BEACOPP) mejora el control del tumor y la supervivencia global, en comparación con COPP-ABVD.

PRONÓSTICO

- La supervivencia global a los 10 años es de alrededor del 60%.
- En la actualidad pueden lograrse porcentajes de curación de hasta el 75 al 80% con los tratamientos iniciales adecuados.

- Los factores de mal pronóstico son la presencia de «síntomas B», la edad avanzada, el estadio avanzado en el momento de la presentación inicial y los tipos histológicos de celularidad mixta y depleción linfocítica.
- La quimioterapia aumenta significativamente el riesgo de leucemia.
- El riesgo máximo de leucemia se alcanza alrededor de 5 años a partir del inicio de la quimioterapia. El riesgo de leucemia es mayor en los pacientes esplenectomizados y en los que tienen una enfermedad de Hodgkin en estadio avanzado; la radioterapia simultánea no influye sobre el riesgo de desarrollo de la leucemia.
- La radioterapia de los campos afectados no mejora el pronóstico de los pacientes con linfoma de Hodgkin en estadio avanzado que desarrollan una remisión completa con una quimioterapia MOPP-ABV. Sin embargo, sí puede ser beneficiosa cuando la respuesta a la quimioterapia es sólo parcial.
- La radiación mediastínica aumenta el riesgo de muerte posterior por cardiopatía debida a la esclerosis de las arterias coronarias secundaria a la radiación. El riesgo aumenta de forma proporcional a las dosis mediastínicas, cuando el bloqueo protector del mediastino es mínimo, en los pacientes jóvenes y con la mayor duración del seguimiento.

- Tanto la quimioterapia como la radioterapia incrementan el riesgo de otros tumores sólidos (p. ej., carcinoma de pulmón, mama o estómago).

DERIVACIÓN

- Quirúrgica para la biopsia ganglionar.
- Consulta hematológica/oncológica.

OTRAS CONSIDERACIONES

COMENTARIOS

En el caso de varones jóvenes, debe considerarse la conservación de semen antes de iniciar el tratamiento.

BIBLIOGRAFÍA RECOMENDADA

Aleman B et al: Involved-field radiotherapy for advanced Hodgkin's lymphoma, *N Engl J Med* 348:2396, 2003.

Diehl V et al: Standard and increased-dose BEACOPP chemotherapy compared with COPP-ABVD for advanced Hodgkin's disease, *N Engl J Med* 348:2386, 2003.

AUTOR: **FRED F. FERRI, M.D.**

INFORMACIÓN BÁSICA

DEFINICIÓN

La enfermedad de Kawasaki (EK) es una vasculitis generalizada de etiología desconocida y caracterizada por edema y erupción cutánea y mucosa, linfadenopatía y afectación de múltiples órganos.

SINÓNIMO

Síndrome ganglionar mucocutáneo.

CÓDIGO CIE-9CM
446.1 Enfermedad de Kawasaki

EPIDEMIOLOGÍA Y DEMOGRAFÍA

- La EK es la principal causa de cardiopatía adquirida en la infancia.
- La EK aparece con frecuencia antes de los 5 años (80%).
- La EK es más frecuente en niños que en niñas (1,5:1).
- En Estados Unidos la incidencia de la EK es de 8,9 casos/100.000 niños <5 años.
- En Estados Unidos se diagnostican cada año 1.900 casos nuevos aproximadamente.
- La incidencia de la EK en Japón es de 80 a 90/100.000 en menores de 5 años.

SÍNTOMAS Y SIGNOS

La presentación típica es la de un niño pequeño con fiebre que no responde a los antibióticos durante más de 5 días asociada a:
- Conjuntivitis bilateral.
- Eritema y edema de las manos y los pies (fig. 1-78,B).
- Descamación periungueal.
- Fisuras labiales.
- Faringe eritematosa.
- Lengua de frambuesa (fig. 1-78, A).
- Adenopatía cervical.
- Erupción escarlatiniforme en el tronco, generalmente no vesicular.
- Diarrea.
- Disnea.
- Artralgias y mialgias.

- Muerte súbita por afectación de las arterias coronarias.
- Infarto de miocardio.
- Insuficiencia cardíaca congestiva.

ETIOLOGÍA

Se desconoce la causa de la EK aunque existen indicios de una etiología no infecciosa que precipita una reacción inmunitaria.

DIAGNÓSTICO

El diagnóstico de enfermedad de Kawasaki se basa en fiebre que dura más de 5 días con cuatro de los siguientes:
- Edema conjuntival bilateral.
- Cambios inflamatorios en labios, lengua y faringe.
- Cambios en la piel de las extremidades.
- Erupción en el tronco.
- Linfadenopatía cervical.

DIAGNÓSTICO DIFERENCIAL

- Escarlatina.
- Síndrome Stevens-Johnson.
- Erupción por fármacos.
- Púrpura Henoch-Schönlein.
- Síndrome de shock tóxico.
- Sarampión.
- Fiebre maculosa de las Montañas Rocosas.
- Mononucleosis infecciosa.

VALORACIÓN

Los hallazgos clínicos junto a los de laboratorio y las técnicas de imagen son útiles para detectar la afectación y complicaciones en diferentes órganos (p. ej., corazón, pulmón, hígado).

PRUEBAS DE LABORATORIO

- El hemograma muestra por lo general una anemia normocítica normocrómica, leucocitosis con desviación izquierda y aumento del número de plaquetas.
- VSG elevada.

- Proteína C-reactiva positiva.
- Pruebas de función hepática alteradas (p. ej., aumento de SGOT y SGPT).
- Puede haber piuria estéril en el análisis de orina.

DIAGNÓSTICO POR IMAGEN

- La radiografía de tórax puede revelar infiltrados pulmonares.
- El ecocardiograma es muy útil y puede mostrar un deterioro de la función ventricular izquierda con anomalías regionales en la movilidad de la pared, derrame pericárdico (30%) y aneurismas en unas arterias coronarias anormales. El ecocardiograma es útil también para el seguimiento a largo plazo de los pacientes con EK.
- Ecografía intravascular para detectar irregularidades en la luz de las arterias coronarias.
- Pueden realizarse estudios de perfusión miocárdica con prueba de esfuerzo para evaluar el flujo sanguíneo coronario.
- En el contexto apropiado se realiza cateterismo cardíaco con coronariografía para descartar coronariopatía obstructiva significativa.

TRATAMIENTO

TRATAMIENTO NO FARMACOLÓGICO

- Oxígeno en pacientes seleccionados.
- Restricción de sal en pacientes con ICC.

TRATAMIENTO AGUDO

- Gammaglobulina intravenosa (GGIV), 2 g/kg i.v. durante 8 a 12 horas es el tratamiento de elección en niños diagnosticados de EK y lo ideal es administrarlo en los 10 primeros días de la enfermedad.
- Aspirina 30 a 100 mg/kg/día en cuatro dosis hasta que desaparezca la fiebre. A continuación 3 a 5 mg/kg/día hasta que las pruebas de laboratorio (p. ej., VSG) se normalicen, por lo general en 6 a 8 semanas.

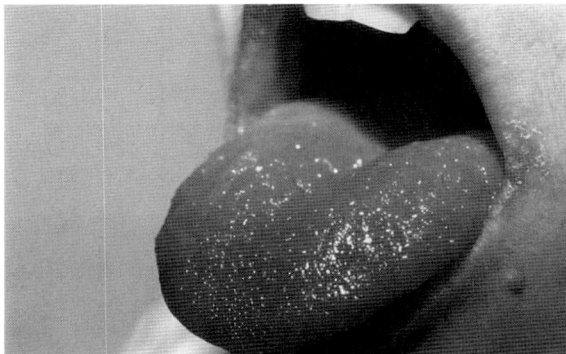

A   B

FIGURA 1-78   A, Lengua de frambuesa en un paciente con enfermedad de Kawasaki. B, Eritema de las manos seguido de descamación. (A, Por cortesía de Marshall Guill, M.D. En Goldstein B [ed]: *Practical dermatology*, 2.ª ed., St Louis, 1997, Mosby. B, Por cortesía del Department of Dermatology, University of North Carolina at Chapel Hill. En Goldstein B [ed.]: *Practical dermatology*, 2.ª ed., St. Louis, 1997, Mosby.)

- En pacientes en los que no baja la fiebre en 48 horas o en los que sube tras el tratamiento GGIV inicial, puede estar indicada una segunda dosis de GGIV 2 g/kg i.v. durante 8 a 12 horas.
- Los corticoides y los AINE no son efectivos en el tratamiento de la EK.

TRATAMIENTO CRÓNICO

Pueden intentarse técnicas intervencionistas y quirúrgicas en niños con complicaciones cardíacas de EK.

- Angioplastia coronaria transluminal percutánea.
- Cirugía de derivación coronaria con injerto con la arteria mamaria interna o la arteria gastroepiploica logra mejor resultado que los injertos con vena safena.
- El trasplante cardíaco es una opción y está indicado en pacientes con:
  1. Insuficiencia ventricular izquierda avanzada.
  2. Arritmias malignas.
  3. Coronariopatía distal multivaso.

PRONÓSTICO

- La tasa de mortalidad en los niños con EK es del 0 al 2,8%, habitualmente por aneurismas en las arterias coronarias, trombosis coronaria, miocarditis y pancarditis.

- La muerte se produce por lo general en la tercera a cuarta semanas de la enfermedad.
- Antes del uso de GGIV, aproximadamente el 20% de los pacientes con EK desarrollaba aneurismas coronarios.
- El tratamiento con GGIV ha reducido un 80% la incidencia de aneurismas coronarios.
- Se ha demostrado también que la GGIV mejora la función ventricular izquierda durante las fases agudas de la enfermedad.
- Los factores de riesgo de formación de aneurismas coronarios o aneurismas coronarios gigantes (>8 mm) son:
  1. Fiebre de duración >10 días.
  2. Edad >1 año.
  3. Sexo masculino.
  4. Recurrencia de la fiebre.
- Entre el 1 y el 2% de los pacientes presenta recurrencia de la EK.

DERIVACIÓN

Para el diagnóstico de la EK pueden consultarse profesionales de varias especialidades: dermatología, reumatología y enfermedades infecciosas. Se recomienda derivar al cardiólogo a aquellos pacientes en los que se presenten alteraciones cardiológicas durante el seguimiento a largo plazo de la enfermedad.

OTRAS CONSIDERACIONES

COMENTARIOS

- La EK fue descrita por primera vez por el Dr. Tomasaku Kawasaki en 1967 y publicada en el *Journal of Allergology*.
- La enfermedad de Kawasaki no se transmite de persona a persona.
- Se desconoce el mecanismo de acción de la gammaglobulina intravenosa en la EK.

BIBLIOGRAFÍA RECOMENDADA

Barron KL et al: Report of the National Institutes of Health Workshop on Kawasaki Disease, *J Rheumatol* 26(1):170, 1999.

Freeman AF, Shulran ST: Recent developments in Kawasaki disease, *Curr Opin Infect Dis* 14(3):357, 2001.

Fulton DR, Newburger JW: Long-term cardiac sequelae of Kawasaki disease, *Curr Rheumatol Rep* 2(4):324, 2000.

Gardner-Medwin JM et al: Incidence of Henoch-Schönlein purpura, Kawasaki disease, and rare vasculitides in children of different ethnic origins, *Lancet* 360:1197, 2002.

Gedalia A: Kawasaki disease: an update, *Curr Rheumatol Rep* 4(1):259, 2002.

Sundel RP: Update on the treatment of Kawasaki disease in childhood, *Curr Rheumatol Rep* 4:474, 2002.

Taubert KA, Shulman ST: Kawasaki disease, *Am Fam Physician* 59(11):3093, 1999.

AUTOR: **PETER PETROPOULOS, M.D.**

INFORMACIÓN BÁSICA

DEFINICIÓN

Es un trastorno autolimitado de etiología desconocida causado por isquemia de la cabeza femoral inmadura que ocasiona necrosis ósea y un grado variable de colapso durante el proceso reparador.

SINÓNIMOS

Coxa plana.
Osteocondrosis de la cabeza femoral.

CÓDIGO CIE-9CM
732.1 Enfermedad de Perthes

EPIDEMIOLOGÍA Y DEMOGRAFÍA

PREVALENCIA: 1 caso/1.300 niños.
PREDOMINIO POR SEXOS: Proporción niño/niña de 4:1.
PREDOMINIO POR EDADES: 3 a 10 años.

SÍNTOMAS Y SIGNOS

- El síntoma inicial suele ser una cojera con dolor leve.
- Dolor referido por la cara interna del muslo hasta la rodilla.
- Restricción moderada de la movilidad por sinovitis de la cadera (abducción y rotación interna especialmente limitadas).
- Dolor en los extremos del movimiento y dolor a la palpación en la cara anterior de la articulación de la cadera.

ETIOLOGÍA

Desconocida.

DIAGNÓSTICO

DIAGNÓSTICO DIFERENCIAL

- Sinovitis tóxica.
- Artritis séptica de grado bajo.
- ARJ.

VALORACIÓN

El diagnóstico suele basarse en los signos físicos y en los hallazgos radiológicos.

DIAGNÓSTICO POR IMAGEN

- Radiografía simple para confirmar el diagnóstico (fig. 1-79).
- Radiografía AP y lateral en posición de rana.
- Gammagrafía ósea con tecnecio para adelantar el diagnóstico en casos incipientes.

TRATAMIENTO

TRATAMIENTO AGUDO

- Período breve de reposo en cama (1-3 días) seguido del uso de ortesis (excepto en los casos leves).

- Ortesis probablemente necesaria durante 2 a 3 años en un pequeño porcentaje de pacientes.

PRONÓSTICO

- Depende de la edad del paciente y del grado de lesión de la cabeza femoral al comienzo.
- Los pacientes más pequeños (menores de 6 años) con afectación mínima evolucionan bien.
- Los pacientes más mayores (por encima de 8 años) evolucionan peor.
- Algunos pacientes acaban presentando artrosis.

DERIVACIÓN

Consulta con ortopedia infantil cuando se sospecha el diagnóstico.

OTRAS CONSIDERACIONES

COMENTARIOS

Existe gran incertidumbre sobre el tratamiento y sus efectos en el resultado final. Podría ocurrir que el uso de ortesis no modificara el resultado en absoluto.

BIBLIOGRAFÍA RECOMENDADA

Gregorzewski A et al: Treatment of the collapsed femoral head by containment in Legg-Calvé-Perthes disease, *J Pediatr Orthop* 23:15, 2003.
Guerado E, Garces G: Perthes disease: a study of constitutional aspects in adulthood, *J Bone Joint Surg Br* 83(4):569, 2001.
Joseph B, Mulpuri K, Varghese G: Perthes' disease in the adolescent, *J Bone Joint Surg Br* 83(5):715, 2001.
Scherl SA: Lower extremity problems in children, *Pediatr Rev* 25:52, 2004.
Stevens DB, Tao SS, Glueck CJ: Recurrent Legg-Calvé-Perthes disease: case report and long term follow up, *Clin Orthop* 385:124, 2001.
Thompson GH et al: Legg-Calvé-Perthes disease: current concepts, *Instr Course Lect* 51:367, 2002.

AUTOR: **LONNIE R. MERCIER, M.D.**

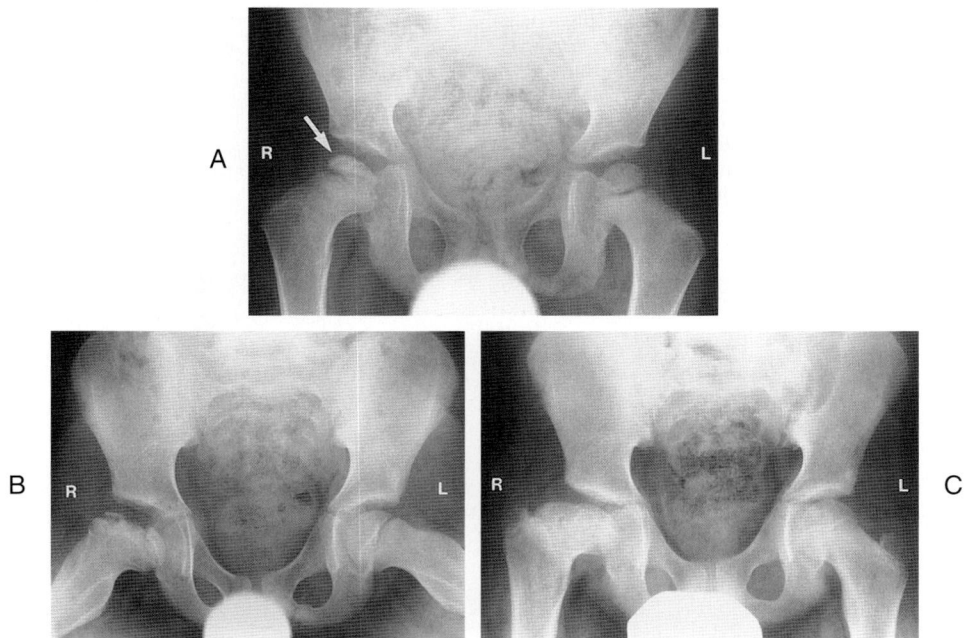

FIGURA 1-79 Enfermedad de Legg-Calvé-Perthes. A, Proyección anteroposterior de la pelvis en la que se observan fragmentación y esclerosis de la epífisis femoral derecha *(flecha)* en este niño de 6 años. **B,** Radiografía de seguimiento 8 años después en la que se mantiene la deformidad debida a la osteonecrosis. El paciente desarrolló una artrosis significativa **(C)** a la edad de 12 años. (Tomada de Mettler FA [ed.]: *Primary care radiology,* Filadelfia, 2000, WB Saunders.)

INFORMACIÓN BÁSICA

DEFINICIÓN

La enfermedad de Lyme es un trastorno inflamatorio multisistémico causado por la transmisión de una espiroqueta, *Borrelia burgdorferi*. Se propaga por la picadura de garrapatas *Ixodes* infectadas, que tardan entre 36 y 48 horas en alimentarse y transmitir *B. burgdorferi*.

SINÓNIMOS

Síndrome de Bannworth.
Acrodermatitis crónica atrófica.

CÓDIGO CIE-9CM
088.8 Enfermedad de Lyme

EPIDEMIOLOGÍA Y DEMOGRAFÍA

INCIDENCIA (EN EE.UU.): Variación geográfica, 4,4 casos/100.000 personas en 43 estados y en Columbia. Aproximadamente el 90% de los casos en EE.UU se producen en nueve estados: Massachusetts, Connecticut, Rhode Island, Nueva York, Nueva Jersey, Pennsylvania, Minnesota, Wisconsin y California.
PREDOMINIO POR SEXOS: Hombre = mujer.
PREDOMINIO POR EDADES: Promedio de edad, 28 años.
INCIDENCIA MÁXIMA: Mayo a noviembre.

SIGNOS

La enfermedad de Lyme puede presentarse en las siguientes fases:
* *Localizada temprana*: enfermedad de Lyme temprana, eritema crónico migratorio (ECM); erupción cutánea, a menudo en la zona de picadura por garrapata: posible fiebre, mialgias 3 a 32 días después de la picadura de garrapata.

* *Diseminada temprana*: días a semanas más tarde; afectación multiorgánica, como el SNC, articulaciones, corazón; relacionada con diseminación de la espiroqueta.
* *Persistente tardía*: meses a años después de la exposición a la garrapata; afecta al sistema nervioso central y periférico, corazón y articulaciones.

Los síntomas y signos de presentación habituales son:
* ECM (fig. 1-80).
* Linfadenopatía, dolor cervical, eritema faríngeo, mialgias, hepatoesplenomegalia aparecen con frecuencia al comienzo de la enfermedad.
* Los pacientes refieren malestar general, fatiga, letargo, cefalea, fiebre/escalofríos, dolor cervical, mialgias, dolor de espalda.

ETIOLOGÍA

B. burgdorferi transmitida por la picadura de una garrapata *Ixodes* (con más frecuencia de la especie *Scapularis*).

DIAGNÓSTICO

Manifestaciones clínicas, exposición a garrapatas en zonas endémicas y pruebas diagnósticas serológicas de respuesta de anticuerpos a *B. burgdorferi*.

DIAGNÓSTICO DIFERENCIAL

* Fatiga crónica/fibromialgia.
* Enfermedad viral aguda.
* Babesiosis.
* Ehrliquiosis.

VALORACIÓN

* ELISA: inmunotransferencia (Western blot).

* Análisis de inmunofluorescencia.
* La enfermedad temprana difícil de diagnosticar serológicamente porque la respuesta inmunitaria es lenta.
* Cultivo de lesiones cutáneas (ECM) y reacción en cadena de polimerasa (RCP) de la biopsia de piel y sangre para el diagnóstico definitivo (disponible sólo en laboratorios de referencia).

DIAGNÓSTICO POR IMAGEN

* Ecocardiograma si trastornos de conducción con afectación cardíaca.
* TC, RM craneal si afectación del SNC.

TRATAMIENTO

* Enfermedad de Lyme temprana: Doxiciclina, 100 mg dos veces al día o amoxicilina. 500 mg/6 horas durante 10-14 días (debe evitarse doxiciclina en niños/embarazadas).
* Alternativas: cefuroxima acetilo, 500 mg dos veces al día durante 10-14 días, azitromicina, 500 mg v.o. /día durante 1 día seguido de 250 mg/día durante 6 días.
* Infección diseminada temprana y persistente tardía: 30 días de tratamiento; doxiciclina y ceftriaxona tienen la misma efectividad para la enfermedad de Lyme diseminada aguda.
* Artritis: 30 días de doxiciclina o amoxicilina más probenecid (suelen ser necesarias pautas repetidas).
* La afectación neurológica precisa antibióticos parenterales: Ceftriaxona 2 g/día durante 21 a 28 días. Alternativa: cefotaxima 2 g cada 8 horas o penicilina G, 5 millones de unidades cuatro veces al día.
* Afectación cardíaca: ceftriaxona o penicilina i.v. más monitorización cardíaca.
* Hallazgos en estudios recientes señalan que el tratamiento prolongado con antibióticos v.o. o i.v. hasta durante 90 días no mejoran los síntomas más que el placebo.

OTRAS CONSIDERACIONES

* El U.S. Advisory Committee on Immunization Practices (ACIP) recomienda «la vacunación en pacientes entre 15 y 70 años que viven, trabajan o disfrutan en zonas de riesgo moderado-alto y están expuestos a garrapatas bien de modo frecuente o durante períodos prolongados».

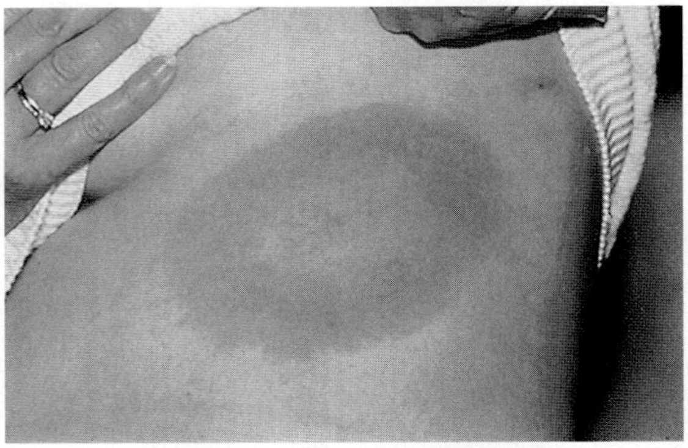

FIGURA 1-80   Eritema migratorio. Obsérvese la lesión eritematosa expansiva con una zona clara central en el tronco. (Por cortesía de John Cook, M.D. De Goldstein B [ed.]: *Practical dermatology*, 2.ª ed., St. Louis, 1997, Mosby.)

- En algunos pacientes con enfermedad de Lyme pueden persistir durante meses síntomas inespecíficos como cefalea, fatiga y artralgia tras el tratamiento antibiótico apropiado. Estos pacientes presentan una resolución espontánea lenta; no debe añadirse otro tratamiento a menos que existan pruebas objetivas de enfermedad activa (como signos físicos, anomalías en el líquido cefalorraquídeo o sinovial, o cambios en las pruebas neuropsicológicas).
- Una dosis única de 200 mg de doxiciclina en las 72 horas siguientes a la picadura por la garrapata *Ixodes* puede prevenir la enfermedad de Lyme.

BIBLIOGRAFÍA RECOMENDADA

Gomes-Solecki MCJ et al: A first tier rapid assay for the serodiagnosis of *Borrelia burgdorferi* infection, *Arch Intern Med* 161:2015, 2002.

Klempner MS et al: Two controlled trials of antibiotic treatment in patients with persistent symptoms and a history of Lyme disease, *N Engl J Med* 345:85, 2001.

Nadelman RB et al: Prophylaxis with single dose doxycycline for the prevention of Lyme disease after an *Ixodes scapularis* tick bite, *N Engl J Med* 345:79, 2001.

Poland GA: Prevention of Lyme disease: a review of the evidence, *Mayo Clin Proc* 76:713, 2001.

Shadick NA et al: The cost-effectiveness of vaccination against Lyme disease, *Arch Intern Med* 161:554, 2001.

Smith RP et al: Clinical characteristics and treatment outcome of early Lyme disease in patients with microbiologically confirmed erythema migrans, *Ann Intern Med* 136:421, 2002.

Steere AC: Lyme disease, *N Engl J Med* 345:115, 2001.

Wormer GP et al: Duration of antibiotic therapy for early Lyme disease. A randomized, double-blind, placebo-controlled trial, *Ann Intern Med* 138:697, 2003.

AUTORES: **JOSEPH F. GRILLO, M.D.**, y **DENNIS J. MIKOLICH, M.D.**

INFORMACIÓN BÁSICA

DEFINICIÓN

La enfermedad de mano-pie-boca (MPB) es una infección vírica caracterizada por lesiones superficiales de la mucosa oral y de la piel de las extremidades. Se transmite fundamentalmente por vía fecal-oral y es muy contagiosa. Aunque afecta sobre todo a los niños, si bien los adultos también pueden contraerla. Esta enfermedad suele ser autolimitada y benigna.

SINÓNIMOS

Estomatitis vesiculosa con exantema.
Infección por virus Coxsackie.

CÓDIGO CIE-9CM
074.0 Enfermedad de mano-pie-boca

EPIDEMIOLOGÍA Y DEMOGRAFÍA

- Los niños menores de 5 años son los que corren mayor riesgo de desarrollar la enfermedad y sufren las formas más graves.
- La enfermedad de MPB suele afectar a niños menores de 10 años.
- Los adultos afectados con mayor frecuencia son los que tienen contactos íntimos con los niños enfermos, como sus familiares y el personal sanitario.
- Los brotes tienden a producirse en verano.
- La infección deja inmunidad, pero puede producirse un segundo episodio de infección por un virus distinto.

SÍNTOMAS Y SIGNOS

Síntomas:
- Tras un período de incubación de 4 a 6 días, los pacientes refieren odinofagia, dolor de garganta, malestar general y fiebre (38,3 a 40 °C).
- Uno o dos días después, aparecen las lesiones orales características.
- En el 75% de los casos, las manifestaciones orales van acompañadas de lesiones cutáneas en las extremidades.
- Sólo el 11% de los adultos presentan manifestaciones cutáneas.
- Las lesiones aparecen a lo largo de 1 o 2 días.

Signos:
- Las lesiones orales, en general en número de cinco a diez, afectan habitualmente a la lengua, la mucosa bucal, las encías y el paladar duro.
- Las lesiones orales comienzan como máculas eritematosas de 1 a 3 mm y evolucionan a vesículas grises de base eritematosa.
- Las vesículas suelen haberse roto cuando el paciente acude al médico, por lo que aparecen como úlceras grises superficiales con un halo eritematoso.

- Las lesiones cutáneas de las manos y los pies comienzan como pápulas eritematosas lineales (3 a 10 mm de diámetro) que evolucionan a vesículas grises, a veces levemente dolorosas (fig. 1-81). Estas vesículas suelen encontrarse intactas cuando el paciente acude al médico y así permanecen hasta que se descaman en un plazo de 2 semanas.
- En el 31% de los casos hay afectación de las nalgas y del periné.
- En casos raros pueden desarrollarse encefalitis, meningitis, miocarditis, parálisis de tipo poliomielitis y edema pulmonar.
- Cuando la infección se produce al comienzo del embarazo, puede provocar un aborto espontáneo.

ETIOLOGÍA

El primer virus aislado y el que se aísla con mayor frecuencia es Coxsackie del grupo A, tipo 16. Otros virus Coxsackie implicados son A5, A7, A9, A10, B1, B2, B3 y B5 y el enterovirus 71.

DIAGNÓSTICO

DIAGNÓSTICO DIFERENCIAL

- Estomatitis aftosa.
- Infección por herpes simple.
- Angina herpética.
- Enfermedad de Behçet.
- Eritema multiforme.
- Pénfigo.
- Gonorrea.
- Leucemia aguda.
- Linfoma.
- Dermatitis alérgica de contacto.

VALORACIÓN

El diagnóstico suele hacerse por la historia clínica y por la exploración física característica.

PRUEBAS DE LABORATORIO

No están indicadas, salvo que el diagnóstico sea dudoso.
Pueden hacerse cultivos faríngeos u obtenerse muestras de heces para pruebas víricas.

TRATAMIENTO

TRATAMIENTO AGUDO

- En esta enfermedad autolimitada el tratamiento suele ser paliativo.
- En una serie de casos pequeña y no controlada se describió una reducción de la duración de los síntomas tras la administración de aciclovir.

PRONÓSTICO

El pronóstico es excelente, salvo en los raros casos de afectación cardíaca o del SNC. Casi todos los pacientes reciben tratamiento ambulatorio.

DERIVACIÓN

No suele ser necesaria.

BIBLIOGRAFÍA RECOMENDADA

Chang LY et al: Clinical features and risk of pulmonary edema after enterovirus-related hand, foot, and mouth disease, *Lancet* 354(9191):1682, 1999.
Weir E: Foot-and-mouth disease in animals and humans, *Can Med Assoc J,* 164(9):1338, 2001.

AUTORES: **JAMES J. NG, M.D.,** y **JENNIFER JEREMIAH, M.D.**

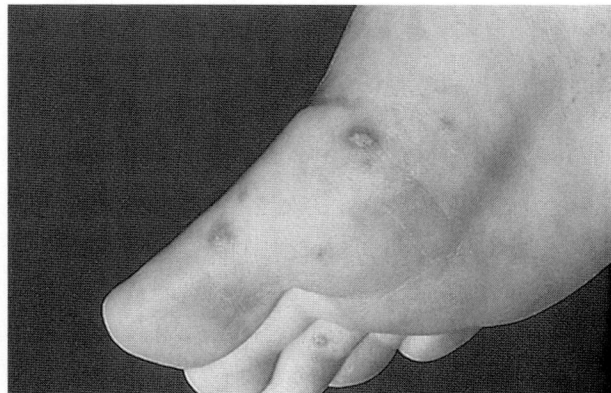

FIGURA 1-81 Enfermedad mano-pie-boca. Obsérvense las lesiones ovales de base eritematosa. (Tomada de Goldstein B [ed.]: *Practical dermatology,* 2ª ed. St. Louis, 1997, Mosby.)

INFORMACIÓN BÁSICA

DEFINICIÓN

La enfermedad de Ménière es un síndrome caracterizado por vértigo recurrente con pérdida fluctuante de audición, tinnitus y sensación de plenitud en el oído.

SINÓNIMOS

Hidropesía endolinfática.
Síndrome de Lermoyez.
Síndrome de Ménière.

CÓDIGO CIE-9CM
386.01 Enfermedad de Ménière cocleovestibular (activo)

EPIDEMIOLOGÍA Y DEMOGRAFÍA

INCIDENCIA (EN ESTADOS UNIDOS): 15 casos/100.000 personas.
PREVALENCIA (EN ESTADOS UNIDOS): 100-200 casos/100.000 personas.
PREDOMINIO POR SEXOS: Varones = mujeres.
DISTRIBUCIÓN POR EDADES: Adultos.
GENÉTICA: No se conoce origen genético.

SIGNOS Y SÍNTOMAS

- La audición puede verse afectada unilateralmente.
- Durante un ataque grave pueden registrarse palidez, sudoración y náuseas.
- Generalmente el paciente desarrolla sensación de plenitud y presión , junto con pérdida de audición y tinnitus en un solo oído.
- Es característico que el paciente experimente sensación de vértigo, que alcanza un máximo en algunos minutos y después va remitiendo a lo largo de horas.
- Tras un episodio agudo, es típica la sensación persistente de desequilibrio durante días.

ETIOLOGÍA

- Desconocida; se han sugerido posibles causas de origen viral o autoinmunitario.
- Asociada a hidropesía endolinfática.

DIAGNÓSTICO

DIAGNÓSTICO DIFERENCIAL

- Neuroma acústico.
- Vértigo migrañoso.
- Esclerosis múltiple.
- Síndrome autoinmunitario del oído interno.
- Otitis media.
- Enfermedad vertebrobasilar.
- Labirintiasis viral.

VALORACIÓN

- La electronistagmografía puede poner de manifiesto déficit vestibular periférico.
- Algunos otoneurólogos y especialistas en ORL utilizan la electrococleografía y la prueba del glicerol.

PRUEBAS DE LABORATORIO

La audiografía puede mostrar hipoacusia neurosensorial con afectación de las frecuencias más bajas.

DIAGNÓSTICO POR IMAGEN

RM para descartar un posible neuroma acústico, en especial si se observa disfunción cerebelosa o del SNC.

TRATAMIENTO

TRATAMIENTO NO FARMACOLÓGICO

Limitación de la actividad durante los ataques.

TRATAMIENTO AGUDO

- Proclorperazina en dosis de 5 a 10 mg por v.o cada 6 horas o 25 mg por v.o 2 veces al día.
- Prometazina en dosis de 12,5 a 25 mg por v.o. cada 4-6 horas.
- Diazepam en dosis de 5 a 10 mg por v.o./i.m. en ataques agudos.
- Meclizina en dosis de 25 mg cada 6 horas.
- Parche de escopolamina.

TRATAMIENTO CRÓNICO

Son tradicionales el uso de diuréticos como la hidroclorotiazida o la acetazolamida, la restricción del consumo de sal y la evitación del consumo de cafeína.

PRONÓSTICO

- El proceso suele ser seguido por un otoneurólogo o un especialista en ORL.
- En la evolución de la enfermedad se alternan los ataques y los períodos de remisión.
- La mayor parte de los pacientes pueden ser tratados clínicamente; menos del 10% de ellos son sometidos a intervención quirúrgica por padecer vértigo incapacitante persistente.

DERIVACIÓN

A un otorrinolaringólogo para intervención quirúrgica cuando los ataques persisten a pesar del tratamiento médico.

OTRAS CONSIDERACIONES

COMENTARIOS

- Existen numerosas variaciones del cuadro clínico clásico. Los signos esenciales para establecer el diagnóstico son vértigo episódico y pérdida de audición sensorineural documentada mediante audiometría al menos en una ocasión.
- En un tercio de los pacientes ambos oídos acaban por verse afectados.
- Existen datos que indican la posible asociación entre enfermedad de Ménière y migraña.

BIBLIOGRAFÍA RECOMENDADA

Baloh RW, Fife TD, Furman JM, Zee DS: Recurrent spontaneous attacks of vertigo, *Continuum Lifelong Learning in Neurology* 2(2):56, 1996.

Radtke A et al: Migraine and Meniere's disease: is there a link? *Neurology* 59(11):1700, 2002.

Thai-Von H, Bounaix MJ, Fraysse B: Meniere's disease: pathophysiology and treatment, *Drugs* 61(8):1089, 2001.

Weber PC, Adkins WY Jr: The differential diagnosis of Meniere's disease, *Otolaryngol Clin North Am* 30(6):977, 1997.

AUTOR: **SHARON S. HARTMAN, M.D., Ph.D.**

INFORMACIÓN BÁSICA

DEFINICIÓN

La enfermedad de Osgood-Schlatter es una inflamación dolorosa de la tuberosidad tibial que se produce en la adolescencia.

CÓDIGO CIE-9CM
732.4 Enfermedad de Osgood-Schlatter

EPIDEMIOLOGÍA Y DEMOGRAFÍA

PREVALENCIA: 4 casos/100 adolescentes.
DISTRIBUCIÓN POR EDADES: De 11 a 15 años (bilateral en 20%).
PREDOMINIO POR SEXOS: Razón varón:mujer de 3:1.

SÍNTOMAS Y SIGNOS

- Dolor en el tubérculo tibial que se agrava por la actividad, especialmente al subir y bajar escaleras y sentarse en cuclillas.
- Inflamación dolorosa y aumento de tamaño del tubérculo tibial.
- Aumento del dolor con la extensión de la rodilla contra resistencia.

ETIOLOGÍA

- Desconocida.
- Puede ser una inflamación inducida por un traumatismo.

DIAGNÓSTICO

DIAGNÓSTICO DIFERENCIAL

- Dolor de cadera referido (a cualquier niño con dolor en la rodilla debería realizarse una exploración detallada de la cadera).
- Tendinitis rotuliana.

VALORACIÓN

En la mayoría de los casos, el diagnóstico es obvio clínicamente.

DIAGNÓSTICO POR IMAGEN

- La radiografía lateral de la porción proximal de la tibia con la pierna ligeramente en rotación interna puede mostrar grados variables de separación y fragmentación de la epífisis tibial proximal (fig. 1-82).
- Ocasionalmente, el área fragmentada no llega a unirse a la tibia y persiste en la edad adulta.

TRATAMIENTO

TRATAMIENTO AGUDO

- Hielo, especialmente tras el ejercicio físico.
- AINE.

- Ejercicios de estiramiento suaves de los músculos posteriores de la pierna y del cuádriceps.
- Abstinencia de actividad física.
- Inmovilización temporal en una férula de rodilla durante 2 a 4 semanas en los casos resistentes.

PRONÓSTICO

- El pronóstico es excelente en cuanto a la recuperación completa de la función y el alivio del dolor.
- El trastorno generalmente se cura cuando la epífisis se cierra.
- Las complicaciones son infrecuentes.
- Síntomas en el adulto:
  1. Aunque es poco frecuente, la prominencia del tubérculo tibial generalmente es permanente.
  2. Puede ser más sensible a la irritación local, especialmente cuando se arrodilla.
  3. Raramente, el fragmento epifisario no se une, pero generalmente es asintomático.
  4. Raramente se requiere cirugía.

DERIVACIÓN

Interconsulta al ortopeda cuando el diagnóstico no está claro o cuando los síntomas persistan.

OTRAS CONSIDERACIONES

COMENTARIOS

La enfermedad de Larsen-Johansson es un trastorno similar que puede desarrollarse donde se inserta el tendón del cuádriceps o rotuliano en la rótula. El tratamiento y el pronóstico son el mismo que en la enfermedad de Osgood-Schlatter.

BIBLIOGRAFÍA RECOMENDADA

Bloom OJ, Mackler L, Barbee J: What is the best treatment for Osgood-Schlatter disease? *J Fam Pract* 53(2):153, 2004.
Duri ZA, Patel DV, Aichroth PM: The immature athlete, *Clin Sports Med* 21(3):461, 2002.
Hirano A et al: Magnetic resonance imaging of Osgood-Schlatter disease: the course of the disease, *Skeletal Radiol* 31(6):334, 2002.
Ross MD, Villard D: Disability levels of college-aged men with history of Osgood-Schlatter disease, *J Strength Cond Res* 17(4)659, 2003.
Tyler W, McCarthy EF: Osteochondrosis of the superior pole of the patelia: two cases with histologic correlation, *Iowa Orthop J* 22:86, 2002.

AUTOR: **LONNIE R. MERCIER, M.D.**

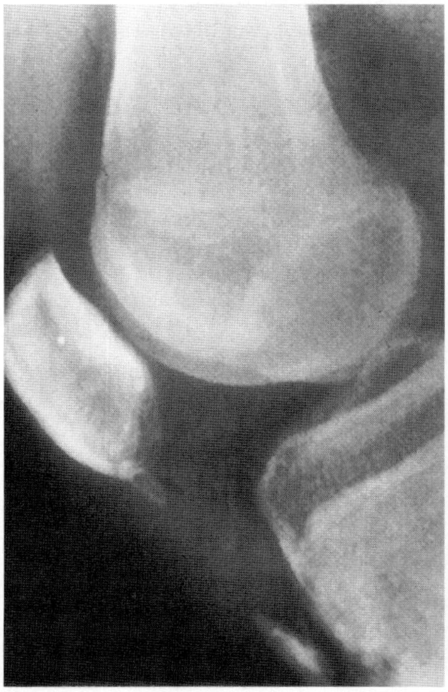

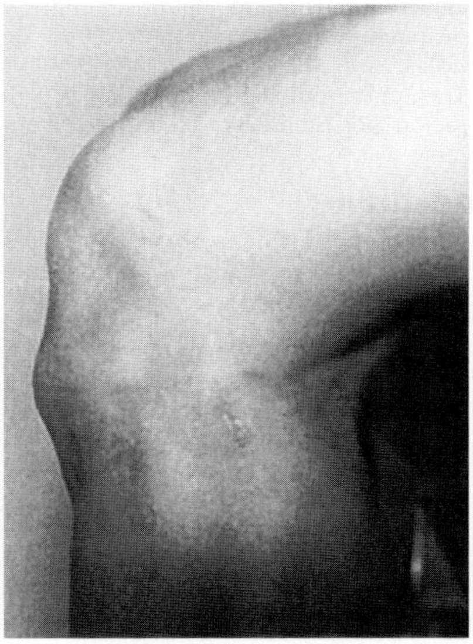

FIGURA 1-82 A, Radiografía de la enfermedad de Osgood-Schlatter que muestra el engrosamiento del tendón rotuliano, la fragmentación del tubérculo tibial y la inflamación de los tejidos blandos. **B,** Cuadro clínico de la prominencia ósea anterior al tubérculo tibial. (De Scuderi G [ed.]: *Sports medicine: principles of primary care*, St. Louis, 1997, Mosby.)

INFORMACIÓN BÁSICA

DEFINICIÓN

La enfermedad de Paget de la mama es una enfermedad maligna que se presenta como una úlcera descamativa, dolorosa, erosiva y hemorrágica del pezón. Microscópicamente se encuentran grandes células claras típicas (células de Paget) con citoplasma pálido y abundante y núcleos hipercromáticos con nucleolos prominentes en la capa epidérmica. La enfermedad de Paget se asocia más frecuentemente al carcinoma invasivo o in situ primario de la mama.

CÓDIGO CIE-9CM
174.0 Neoplasia maligna de la mama, pezón y areola femenina

EPIDEMIOLOGÍA Y DEMOGRAFÍA
- Es infrecuente.
- Se encuentra en 1 de cada 100 a 200 pacientes con cáncer de mama.

SÍNTOMAS Y SIGNOS
- Variables.
- Prurito o quemazón en el pezón y/o detección de una masa.
- Lesión descamativa mínima que puede sangrar cuando se levantan las escamas.
- Úlcera típica situada en el pezón con secreción de líquido seroso o hemático (fig. 1-83).
- Carcinoma palpable en la mama de algunas pacientes.

ETIOLOGÍA
- El origen exacto es desconocido.
- Posible migración de células de cáncer in situ o invasivo de la mama a la piel del pezón para producir la enfermedad de Paget.

DIAGNÓSTICO

DIAGNÓSTICO DIFERENCIAL
- Dermatitis crónica.
- Papilomatosis florida del pezón o adenoma del pezón.
- Eczema.

VALORACIÓN
- Clínicamente evidente.
- Exploración cuidadosa de la mama con el diagnóstico en mente.
- Masa palpable o lesiones mamográficas en el 60 al 70% de las pacientes.
- En la Sección III, «Evaluación del exudado del pezón», se describe un algoritmo clínico.

PRUEBAS DE LABORATORIO
Biopsia de la lesión del pezón.

DIAGNÓSTICO POR IMAGEN
Mamografías en busca de un posible carcinoma primario.

TRATAMIENTO

TRATAMIENTO NO FARMACOLÓGICO
- Minoría de pacientes:
  1. Enfermedad de Paget como único hallazgo, con mama mamográficamente negativa.
  2. Considerar una resección amplia del pezón con o sin radioterapia.
- Resto de las pacientes: reconocimiento de un carcinoma invasivo o in situ adicional.
- Mastectomía modificada o tratamiento conservador de la mama.
- Presencia de un carcinoma in situ o invasivo en la pieza de mastectomía de la mayoría de las pacientes.

TRATAMIENTO AGUDO
Tratamiento adyuvante sistémico, según la extensión del carcinoma invasivo encontrado.

PRONÓSTICO
- Pronóstico paralelo al de la paciente con cáncer de mama sin enfermedad de Paget.
- Seguimiento regular como en otras pacientes con carcinoma invasivo o in situ.

DERIVACIÓN
Desde su inicio, todas las lesiones sospechosas en el pezón deberían ser derivadas para su valoración y tratamiento.

BIBLIOGRAFÍA RECOMENDADA
Sakoratias GH et al: Paget's disease of the breast, *Canc Treat Rev* 27(1):9, 2001.
Sakoratias GH et al: Paget's disease of the breast: a clinical perspective, *Langenbecks Arch Surg* 386(6):444, 2001.

AUTOR: **TAKUMA NEMOTO, M.D.**

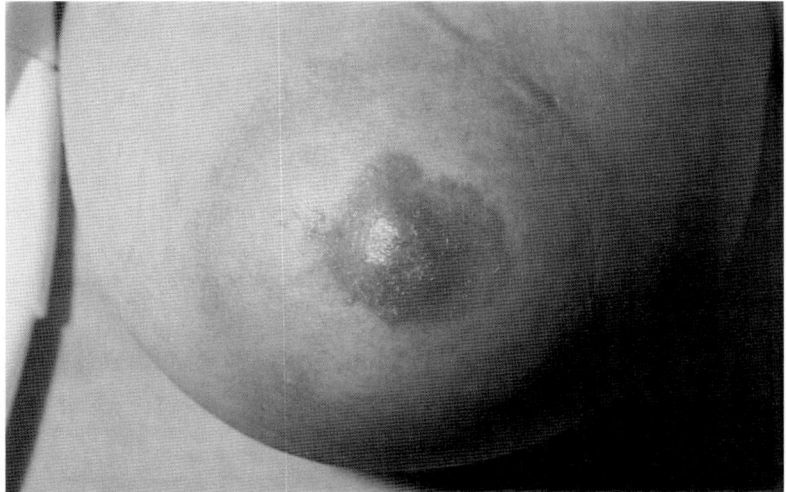

FIGURA 1-83   Enfermedad de Paget de la mama. La lesión se diseminó de forma insidiosa durante 1 año hasta infiltrar la areola y la piel circundante. (De Habif TP: *Clinical dermatology: a color guide to diagnosis and therapy*, 3.ª ed., St. Louis, 1996, Mosby.)

INFORMACIÓN BÁSICA

DEFINICIÓN

La enfermedad de Paget del hueso es una enfermedad no metabólica del hueso que se caracteriza por episodios repetidos de osteolisis e intentos excesivos de reparación que tienen como consecuencia un hueso debilitado con una masa aumentada. Se han descrito tanto la enfermedad monostótica (lesión solitaria) como la poliostótica (numerosas lesiones).

SINÓNIMO

Osteítis deformante.

CÓDIGO CIE-9CM
731.0 Enfermedad de Paget (osteítis deformante)

EPIDEMIOLOGÍA Y DEMOGRAFÍA

PREVALENCIA: Lesiones localizadas en el 3% de los pacientes de >50 años.
DISTRIBUCIÓN POR EDADES: Infrecuente antes de los 40 años de edad.
DISTRIBUCIÓN POR SEXOS: Razón varón:mujer de 2:1.

SÍNTOMAS Y SIGNOS

- Muchas lesiones son asintomáticas.
- El inicio es variable.
- Los síntomas son consecuencia principalmente de los efectos de las complicaciones:
  1. Dolor esquelético, especialmente en cadera y pelvis.
  2. Arqueamiento de huesos largos, en ocasiones hasta producir una fractura patológica.
  3. Aumento de la temperatura de la extremidad (debido al aumento de la vascularización).
  4. Aumento de tamaño del cráneo y afectación vertebral debida al característico aumento de los huesos, lo cual puede producir complicaciones neurológicas (alteraciones en la visión, pérdida auditiva, dolor radicular y compresión medular).
  5. Cifoescoliosis torácica.
  6. Artrosis secundaria, especialmente de la cadera.
  7. Insuficiencia cardíaca como consecuencia de la deformidad torácica y vertebral y la derivación de la sangre.

ETIOLOGÍA

Desconocida.

DIAGNÓSTICO

DIAGNÓSTICO DIFERENCIAL

- Displasia fibrosa.
- Neoplasia esquelética (primaria o metastásica).
- Osteomielitis.
- Hiperparatiroidismo.
- Hemangioma vertebral.

PRUEBAS DE LABORATORIO

- Aumento de la fosfatasa alcalina plasmática (FAP).
- Niveles plasmáticos normales de calcio y fósforo.
- Aumento de la excreción urinaria de enlaces cruzados de piridinolina, aunque la determinación es cara y generalmente no se requiere en los casos habituales.
- Otras: biopsia ósea sólo en casos no aclarados o si se sospecha una degeneración sarcomatosa.

DIAGNÓSTICO POR IMAGEN

- Las radiografías apropiadas reflejan la radiotransparencia y la opacidad características (fig. 1-84).
- La gammagrafía ósea generalmente refleja la actividad y la extensión de la enfermedad.

TRATAMIENTO

TRATAMIENTO AGUDO

- Consejo sobre el ambiente domiciliario para evitar caídas.
- Bastón para equilibrar y para el dolor al apoyar peso.

TRATAMIENTO FARMACOLÓGICO

- Calcitonina.
- Bifosfonatos.
- AINE para alivio del dolor.
- Indicaciones generales del tratamiento:
  1. Todos los pacientes sintomáticos.
  2. Pacientes asintomáticos con una actividad metabólica elevada o aquellos con riesgo de deformidad.
  3. Preoperatorio, si la cirugía afecta a un lugar patético.

PRONÓSTICO

- Muchas lesiones monostóticas probablemente permanecerán asintomáticas.
- La progresión de la enfermedad es frecuente.

- La degeneración maligna se produce en <1% de los pacientes y debería sospecharse cuando hay un aumento súbito del dolor.
- El cambio sarcomatoso conlleva un mal pronóstico.

DERIVACIÓN

- Para evaluación dental si existe afectación de la mandíbula o el maxilar.
- Para evaluación ORL si existe pérdida auditiva.
- Para evaluación oftalmológica si existe alteración de la visión.
- Consultar al ortopeda para valorar el dolor óseo o articular.

OTRAS CONSIDERACIONES

COMENTARIOS

- La intervención quirúrgica con frecuencia se requiere debido a complicaciones neurológicas o síntomas articulares.
- Con frecuencia se asocia a pérdidas sanguíneas importantes.
- Casos programados: se benefician de un tratamiento preoperatorio para suprimir la actividad y la vascularización óseas.

BIBLIOGRAFÍA RECOMENDADA

Crandall C: Risedronate: a clinical review, *Arch Intern Med* 161:353, 2001.
Kotocvicz MA: Paget's disease of bone: Diagnosis and indications for treatment, *Aust Fam Physician* 33(3):127, 2004.
Langston AL, Ralston SH: Management of Paget's disease of bone, *Rheumatology* 43(8):955, 2004.
Lin JT, Lane JM; Bisphosphonates, *J Am Acad Orthop Surg* 11:1, 2003.
Roodman GD: Studies in Paget's disease and their relevance to oncology, *Semin Oncol* 28:15, 2001.
Schneider D et al: Diagnosis and treatment of Paget's disease of bone, *Am Fam Physician* 65:2069, 2002.

AUTOR: **LONNIE R. MERCIER, M.D.**

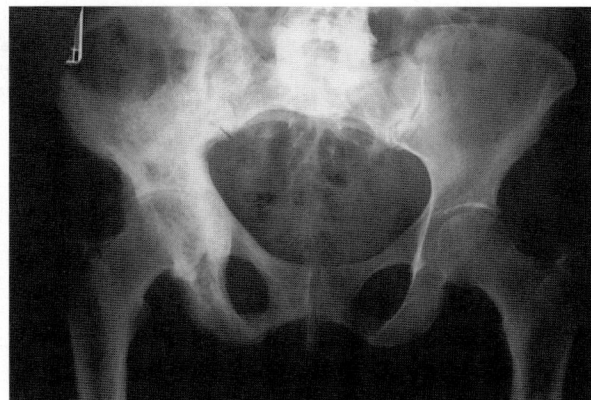

FIGURA 1-84   Radiografía frontal de la pelvis que muestra una marcada prominencia de las trabéculas en el ilion, isquion y huesos pubianos derechos con pequeñas áreas líticas identificadas compatibles con las últimas fases de la enfermedad de Paget. (De Specht N [ed.]: *Practical guide to diagnostic imaging*, St. Louis, 1998, Mosby.)

INFORMACIÓN BÁSICA

DEFINICIÓN

La enfermedad de Parkinson idiopática es un trastorno neurodegenerativo progresivo caracterizado clínicamente por rigidez, temblor y bradicinesia. Las principales manifestaciones de esta enfermedad se deben a una pérdida de dopamina en la parte compacta de la sustancia negra. La piedra angular anatomopatológica es el cuerpo de Lewy, que es un cuerpo de inclusión eosinófilo citoplasmático.

SINÓNIMO

Parálisis agitada.

CÓDIGOS CIE-9CM
332.0 Enfermedad de Parkinson idiopática, primaria
332.1 Enfermedad de Parkinson, secundaria

EPIDEMIOLOGÍA Y DEMOGRAFÍA

PREVALENCIA:
- Afecta aproximadamente a 1 millón de personas en América del Norte.
- En el grupo de edad <40 años, <5/100.000 están afectados.
- En los >70 años de edad, 700/100.000 están afectados.
- Incidencia superior en blancos y mínima en asiáticos y negros africanos.

SÍNTOMAS Y SIGNOS

- Temblor: típicamente un temblor de reposo con una frecuencia de 4-6 Hz que con frecuencia se detecta primero en la mano como un temblor de enrollar píldoras (dedos índice y pulgar). También puede afectar a la pierna y el labio. El temblor mejora con el movimiento dirigido. Generalmente comienza de forma asimétrica pero finalmente puede afectar al otro hemicuerpo.
- Rigidez: tono muscular aumentado. Esto, también, es generalmente de inicio asimétrico y afecta al brazo, la pierna o ambos. Es una resistencia que persiste a lo largo de todo el rango de movimiento pasivo de una articulación.
- Acinesia/bradicinesia: lentitud en el inicio del movimiento.
- Cara con aspecto de máscara: la cara parece carente de expresión, con apariencia de depresión. Disminución del parpadeo, con frecuencia existe babeo excesivo.
- Alteración de la marcha.
- Postura encorvada, disminución del balanceo de los brazos.
- Dificultad para iniciar el primer paso; pequeños pasos arrastrando los pies que aumentan de velocidad (marcha festineante) como si el paciente persiguiera su centro de gravedad (los pasos se aceleran y se acortan progresivamente mientras que el tronco se inclina más hacia delante).

- Otros síntomas y signos precoces son la micrografía: la escritura a mano se hace más pequeña; y la hipotonía: la voz se vuelve más suave.
- Inestabilidad postural: explorada mediante la «prueba del empujón». Pedir al paciente que se ponga de pie con la espalda hacia el explorador. Éste empuja al paciente hacia atrás por los hombros y la respuesta adecuada sería dar escasos o ningún paso hacia atrás y no caerse. La retropulsión y la caída recto hacia atrás suponen una prueba positiva. Esto generalmente no es grave en las primeras fases. Si las caídas y los reflejos posturales están muy alterados en las fases precoces, considerar otros trastornos.

ETIOLOGÍA

- Desconocida.
- La mayoría de los casos son esporádicos, siendo la edad el factor de riesgo más frecuente, aunque probablemente existe una combinación de factores ambientales y genéticos que contribuyen a la manifestación de la enfermedad. Existen formas familiares infrecuentes con al menos cinco genes diferentes identificados. Los dos mejor conocidos son el gen parkin, que es una causa significativa de enfermedad de Parkinson de inicio precoz autosómica recesiva y la enfermedad de Parkinson aislada de inicio juvenil (con 20 años de edad o menos) y la alfa sinucleína, la cual es responsable de la enfermedad de Parkinson autosómica dominante en determinadas familias.

DIAGNÓSTICO

Puede realizarse un diagnóstico clínico de presunción mediante una historia clínica y una exploración física completas. La combinación de signos asimétricos, temblor de reposo y buena respuesta a la levodopa diferencia muy bien la enfermedad de Parkinson idiopática de otras causas de parkinsonismo (v. «Diagnóstico diferencial»).

DIAGNÓSTICO DIFERENCIAL

- Atrofia multisistémica: las características diferenciadoras son la disfunción autonómica (incluida la incontinencia urinaria, la hipotensión ortostática y la disfunción eréctil), el parkinsonismo, los signos cerebelosos y la función cognitiva normal.
- Enfermedad difusa por cuerpos de Lewy: parkinsonismo con demencia concomitante. Los pacientes con frecuencia tienen alucinaciones precoces y fluctuaciones en el nivel de conciencia y el estado mental.
- Degeneración corticobasal: con frecuencia comienza de forma asimétrica con apraxia, pérdida sensitiva cortical en una extremidad y en ocasiones fenómeno de la extremidad ajena.

- Parálisis supranuclear progresiva-tiende a tener una rigidez axial superior a la rigidez apendicular (de las extremidades). Estos pacientes tienen una inestabilidad postural precoz y grave. La piedra angular es la parálisis de la mirada supranuclear que generalmente afecta a la mirada vertical antes que a la horizontal.
- Temblor esencial: temblor postural bilateral y de acción.
- Parkinsonismo secundario (adquirido)
  1. Parkinsonismo postinfeccioso-encefalitis de von Economo.
  2. Parkinson pugilístico: tras un traumatismo encefálico repetido.
  3. Iatrogénico: cualquiera de los neurolépticos y antipsicóticos. Es más probable que los neurolépticos bloqueadores de D_2 de alta potencia produzcan parkinsonismo. La quetiapina es un antipsicótico atípico con un riesgo bajo de producir parkinsonismo. El clozaril no causa parkinsonismo.
  4. Tóxicos (p. ej., MPTP, manganeso, monóxido de carbono).
- Enfermedad cardiovascular.

VALORACIÓN

Identifiación de signos y síntomas clínicos asociados con la enfermedad de Parkinson (v. «Síntomas y signos») y eliminación de trastornos que pueden simularla mediante una historia clínica y una exploración física completas.

DIAGNÓSTICO POR IMAGEN

La TC no tiene prácticamente utilidad en el diagnóstico. La RM cerebral puede en ocasiones diferenciar entre la enfermedad de Parkinson idiopática y otros trastornos que pueden presentar signos de parkinsonismo (v. «Diagnóstico diferencial»).

TRATAMIENTO

TRATAMIENTO NO FARMACOLÓGICO

- Tratamiento físico, educación y tranquilizar al paciente, tratamiento de las entidades asociadas (p. ej., depresión).
- Evitar los fármacos que puedan inducir o empeorar el parkinsonismo: neurolépticos (especialmente los de elevada potencia), determinados antieméticos (proclorperazina, trimetobenzamida), metoclopramida, inhibidores no selectivos de la MAO (pueden inducir una crisis hipertensiva), reserpina, metildopa.

TRATAMIENTO AGUDO

- Existe una controversia permanente sobre si el tratamiento inicial deberían ser la L-dopa o los agonistas de la dopamina. En los pacientes más jóvenes, los agonistas son generalmente el fármaco de elección; en los pacientes >70 años de edad la levodopa es el fármaco de elección.

- Es apropiado iniciar la farmacoterapia cuando se requiera por los síntomas; la práctica previa de esperar a la limitación de las AVD está actualmente obsoleta.
- Las complicaciones motoras se desarrollan durante el curso de la enfermedad y probablemente reflejan la combinación de la progresión de la enfermedad junto con los efectos secundarios de los fármacos dopaminérgicos.

TRATAMIENTO CRÓNICO

- Tratamiento con levodopa:
  1. Piedra angular del tratamiento sintomático: debería utilizarse junto con un inhibidor periférico de la dopa decarboxilasa (carbidopa) para minimizar los efectos secundarios (náuseas, cambios de humor, hipotensión postural). La combinación de ambos fármacos se comercializa bajo el nombre comercial de Sinemet.
  2. La dosis habitual de inicio es 25/100 mg (carbidopa/levodopa) tres veces al día 1 h antes de las comidas.
  3. Se dispone de preparaciones de liberación controlada (Sinemet CR [200 mg levodopa/50 mg de carbidopa o 100 mg levodopa/25 mg carbidopa]), pero su uso debería ser dirigido por un neurólogo.
- Los agonistas de los receptores de dopamina (ropinirol, pramipexol, pergolida y bromocriptina) no son tan potentes como la levodopa, pero se utilizan con frecuencia como tratamiento inicial en los pacientes más jóvenes para intentar retrasar el inicio de las complicaciones (discinesias, fluctuaciones motoras) asociadas al tratamiento con levodopa. Estos fármacos son más caros que la levodopa. En general causan más efectos secundarios que la levodopa. Éstos incluyen náuseas, vómitos, mareo, edema periférico, confusión y somnolencia:
  1. Ropinirol: dosis inicial de 0,25 mg tres veces al día.
  2. Pramipexol: dosis inicial de 0,125 mg tres veces al día.
  3. Pergolida: dosis inicial, 0,05 mg durante los 2 primeros días, aumentar en 0,1 mg cada tres días durante los siguientes 12 días. Ha habido casos de valvulopatía restrictiva, con mayor frecuencia en la válvula tricúspide, asociados al uso de pergolida. Todos los pacientes con este tratamiento necesitan una buena exploración clínica cardíaca y si existen dudas, un ecocardiograma.
  4. Bromocriptina: dosis inicial, 1,25 mg antes de acostarse.

- La selegilina, un inhibidor de la MAO B, puede utilizarse de forma precoz como tratamiento inicial en aquellos con enfermedad muy leve o como tratamiento adyuvante. La selegilina fue defendida una vez como tratamiento precoz de primera línea debido a supuestos efectos neuroprotectores; sin embargo, estos beneficios son probablemente menos importantes de lo que se creyó en un principio. La dosis habitual es de 5 mg dos veces al día con el desayuno y la comida. Puede ser útil en el tratamiento de la fatiga asociada frecuentemente con la EP. Debería evitarse el uso concomitante de estimulantes y simpaticomiméticos.
- La amantadina es un fármaco antiviral que aumenta la liberación y disminuye la recaptación de dopamina. Puede utilizarse en las primeras fases de la enfermedad de forma aislada o en combinación con levodopa; la dosis es 100 mg tres veces al día (titular cada semana desde 100 mg al día). Debe ajustarse en caso de edad avanzada e insuficiencia renal. El efecto secundario más destacado, especialmente en los ancianos, es la confusión.
- Los fármacos anticolinérgicos son útiles en el tratamiento del temblor y el babeo en los pacientes con enfermedad de Parkinson y pueden utilizarse solos o en combinación con levodopa; los potenciales efectos secundarios son el estreñimiento, la retención urinaria, la alteración de la memoria y las alucinaciones. Deberían evitarse en los ancianos:
  1. Trihexifenidil: dosis inicial, 1 mg v.o. tres veces al día.
  2. Benztropina: dosis habitual, 0,5 a 1 mg al día o dos veces al día.
- OPCIONES QUIRÚRGICAS:
  1. La estimulación cerebral profunda palidal (del globo pálido interno) y subtalámica son actualmente las opciones quirúrgicas de elección; la ECP talámica puede ser útil para el temblor refractario.
  2. La cirugía está limitada a los pacientes con problemas incapacitantes, resistentes a tratamiento médico y éstos deben tener todavía una buena respuesta a L-dopa para someterse a cirugía. La ECP produce una disminución de las discinesias, las fluctuaciones, la rigidez y el temblor.

PRONÓSTICO

La enfermedad de Parkinson generalmente sigue un curso lentamente progresivo que conduce a una incapacidad a lo largo de varios años. Sin embargo, cada paciente progresará de forma individual y los pacientes deberían ser tranquilizados porque su diagnóstico no hará, por definición, que acaben encamados o en silla de ruedas.

DERIVACIÓN

- Se recomienda una interconsulta al neurólogo en el diagnóstico inicial de la enfermedad de Parkinson.
- Se recomienda la participación en un programa de tratamiento físico ambulatorio para los pacientes con enfermedad moderada o avanzada. El método de logoterapia más útil disponible es la técnica de Lee Silverman, que se centra en la proyección.

OTRAS CONSIDERACIONES

- La asimetría de los síntomas al inicio es muy útil para distinguir la EP de otras causas de parkinsonismo.
- Aunque el temblor de reposo es un síntoma muy frecuente, hasta un cuarto de los pacientes con EP idiopática no tienen temblor de reposo clásico.

COMENTARIOS

Puede obtenerse información adicional para el paciente con enfermedad de Parkinson de Internet en www.parkinson.org y de la National Parkinson Foundation, Inc., 1501 Ninth Avenue NW, Miami, FL 33136; teléfono: (800) 327-4545.

BIBLIOGRAFÍA RECOMENDADA

Ahlskog, JE: Parkinson's disease: medical and surgical treatment, in Hurtig H, Stern M (eds): *Neurologic clinics: movement disorders* 19:3, 2001.
Lang AE et al: Parkinson's disease, *N Engl J Med* 339(15):1044,
Lang AE et al: Parkinson's disease, *N Engl J Med* 339(16):1130,
Siderowf, A: Parkinson's disease: clinical features, epidemiology, and genetics, in Hurtig H, Stern M (eds): *Neurologic clinics: movement disorders* 19:3, 2001.

AUTOR: CINDY ZADIKOFF, M.D.

INFORMACIÓN BÁSICA

DEFINICIÓN

La enfermedad de Peyronie es una curvatura y acortamiento anómalo del pene durante la erección (fig. 1-85). Está causada por la cicatrización de la túnica albugínea de los cuerpos cavernosos.

SINÓNIMOS

Induración plástica del pene.
Fibromatosis del pene.

CÓDIGO CIE-9CM

607.89 Enfermedad de Peyronie

EPIDEMIOLOGÍA Y DEMOGRAFÍA

- La enfermedad de Peyronie se presenta en aproximadamente el 1% de los hombres (7:700).
- Con frecuencia se presenta entre las edades de 45 a 60 años.
- Se ha sugerido una predisposición genética.
- No existen datos disponibles sobre incidencia y prevalencia en la bibliografía.

SÍNTOMAS Y SIGNOS

- Erecciones dolorosas.
- Dolor en la zona del tejido cicatricial.
- Disfunción eréctil.
- Curvatura del pene erecto que interfiere con la penetración.
- La contractura de Dupuytren es un hallazgo frecuentemente asociado en los pacientes con enfermedad de Peyronie.

ETIOLOGÍA

- La causa específica de la enfermedad se desconoce. Se cree que el tejido cicatricial se forma bien en la superficie de la línea media dorsal o bien en la ventral del tallo del pene. La cicatriz restringe la expansión del punto afectado, haciendo que el pene se doble o se curve en una dirección.
- El factor precipitante parece ser un traumatismo bien debido a una lesión microvascular repetitiva por relaciones sexuales vigorosas, accidentes o bien a cirugías previas (p. ej., prostatectomía transuretral o prostatectomía radical, cistoscopia).

DIAGNÓSTICO

DIAGNÓSTICO DIFERENCIAL

- La historia clínica diferencia la curvatura del pene congénita de la adquirida.
- Deben descartarse otras causas de disfunción eréctil incluidas las metabólicas, la diabetes, la enfermedad tiroidea o renal, el hipogonadismo y la hiperprolactinemia.

VALORACIÓN

La historia clínica y la exploración física generalmente establecerán el diagnóstico por sí solas en la enfermedad de Peyronie.

PRUEBAS DE LABORATORIO

No existen análisis específicos para diagnosticar la enfermedad de Peyronie. Para descartar otras posibles causas de disfunción eréctil hay que valorar electrólitos, BUN, creatinina, glucosa, función tiroidea (TSH, T_3U y T_4), testosterona y prolactina.

DIAGNÓSTICO POR IMAGEN

El diagnóstico por imagen no es específico.

TRATAMIENTO

TRATAMIENTO NO FARMACOLÓGICO

Inicialmente se adopta un abordaje conservador de observación tranquilizando al paciente porque la enfermedad puede ser autolimitada.

TRATAMIENTO AGUDO

Aunque no está apoyado por ensayos clínicos controlados directos y aleatorizados, se han probado las siguientes modalidades de tratamiento:

- Vitamina E 400 mg dos veces al día.
- Ácido paraaminobenzoico 12 g/día.
- Colchicina 0,6 mg dos veces al día durante 2 a 3 semanas.
- Fexofenadina 60 mg dos veces al día durante 3 meses.
- Inyección de esteroides en el tejido cicatricial.
- Inyección de colagenasa en el tejido cicatricial.
- Irradiación del área del tejido cicatricial.

TRATAMIENTO CRÓNICO

En los pacientes que han progresado hasta un dolor intratable con la erección o una disfunción eréctil, puede estar indicado el tratamiento quirúrgico mediante resección de la placa e injerto cutáneo.

PRONÓSTICO

La enfermedad de Peyronie evoluciona lentamente y en algunos casos puede resolverse por sí misma. Se recomienda esperar 1 año antes de realizar un intento de corrección quirúrgica.

DERIVACIÓN

Se recomienda una interconsulta al urólogo en los pacientes con síntomas progresivos y disfunción eréctil.

OTRAS CONSIDERACIONES

COMENTARIOS

- La enfermedad de Peyronie no se ve con frecuencia en pacientes jóvenes porque son capaces de mantener presiones intracorpóreas lo suficientemente elevadas para distender el tejido cicatricial, lo cual evita la deformación del pene durante la erección.
- Se cree que los traumatismos debidos al combamiento del pene en erección es la causa precipitante de la formación de cicatrices y la enfermedad de Peyronie. Se presenta con mayor frecuencia en los varones sexualmente muy activos y vigorosos que tienen relaciones sexuales diarias o prácticamente diarias.
- Se cree que las posiciones sexuales con la mujer encima o empujando el pene contra la pared anterior de la vagina aumentan las posibilidades de desarrollar una enfermedad de Peyronie.

BIBLIOGRAFÍA RECOMENDADA

Gholami SS, Lue TF: Peyronie's disease, *Urol Clin North Am* 28(2):377, 2001.
Kadloglu A et al: A retrospective review of 307 men with Peyronie's disease, *J Urol* 168(3):1075, 2002.
Tunugunthla HS: Management of Peyronie's disease—a review, *World J Urol* 19(4):244, 2001.

AUTOR: **PETER PETROPOULOS, M.D.**

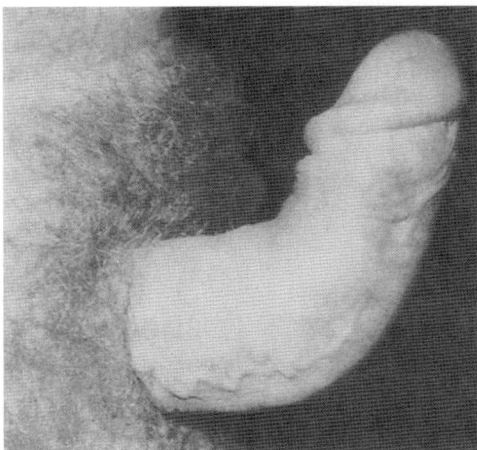

FIGURA 1-85 **Enfermedad de Peyronie.** (Por cortesía de Patrick C. Walsh, M.D., The Johns Hopkins University School of Medicine, Baltimore. En Seidel HM [ed.]: *Mosby's guide to physical examination,* ed. 4, St. Louis, 1999, Mosby.)

INFORMACIÓN BÁSICA

DEFINICIÓN

La enfermedad de von-Hippel-Lindau (VHL) es un trastorno hereditario autosómico dominante, que se caracteriza por la formación de hemangioblastomas, quistes y tumores que afectan a varios órganos y sistemas.

SINÓNIMOS

Síndrome de Hippel-Lindau.
Hemangioblastomatosis cerebelorretiniana.
Angiomatosis retinocerebelosa.

CÓDIGO CIE-9CM
759.6 Enfermedad de von Hippel-Lindau

EPIDEMIOLOGÍA Y DEMOGRAFÍA

- La incidencia es 1/36.000.
- La edad de comienzo varía pero habitualmente aparece entre los 25-40 años.
- En EE.UU. hay cerca de 7.000 personas afectadas.
- Los pacientes afectados tienen riesgo de nefrocarcinoma, feocromocitoma, tumor de islotes pancreáticos, tumor del saco endolinfático, y hemangioblastomas del cerebelo y la retina.

SÍNTOMAS Y SIGNOS

- Angiomas retinianos (59%):
  1. Forma de presentación más frecuente, habitualmente a los 25 años de edad.
  2. Angiomas múltiples.
  3. Desprendimiento de retina.
  4. Glaucoma.
  5. Ceguera.
- Hemangioblastomas en el SNC (59%):
  1. Más frecuentes en el cerebelo, seguido de la médula espinal.
  2. Habitualmente múltiples, suelen aparecer a los 30 años de edad.
  3. Cefalea, ataxia, mala articulación del habla, nistagmo, vértigo, náuseas y vómitos.
- Quistes renales (~60%) y carcinoma renal de células claras (25-45%):
  1. Habitualmente a los 40 años.
  2. Pueden ser asintomáticos o producir dolor abdominal o en costado.
  3. El carcinoma renal es bilateral en el 75% de los pacientes.
- Quistes pancreáticos:
  1. Habitualmente asintomático.
  2. Quistes grandes que producen obstrucción biliar.
  3. Si los quistes ocupan grandes porciones del páncreas, diarrea y diabetes.
- Feocromocitoma (7-18%):
  1. Bilateral en el 50-80% de los pacientes.
  2. Hipertensión, palpitaciones, sudores y cefalea.
  3. Suele coincidir con tumores de islotes pancreáticos.
- Cistadenoma papilar en epidídimo (10-25% de los varonas con VHL):
  1. Masa escrotal palpable.
  2. Puede ser unilateral o bilateral.

- Tumores del saco endolinfático:
  1. Ataxia.
  2. Pérdida de audición.
  3. Parálisis facial.

ETIOLOGÍA

La enfermedad VHL está causada fundamentalmente por una mutación del gen de von Hippel-Lindau, situado en el cromosoma 3. Este gen codifica una proteína citoplasmática que actúa en la supresión del tumor.

DIAGNÓSTICO

- El diagnóstico de la enfermedad VHL se establece si en presencia de antecedentes familiares se observa un hemangioblastoma cerebeloso o retiniano únicos o una lesión visceral (carcinoma de células renales, feocromocitoma, quiste o tumor pancreático).
- Si no hay antecedentes familiares claros, para llegar al diagnóstico tiene que haber dos o más hemangioblastomas o un hemangioblastoma con lesión visceral.
- El estudio de los miembros de la familia es esencial para la detección precoz de la enfermedad VHL.

VALORACIÓN

Los pacientes con enfermedad VHL o con riesgo de padecerla deben someterse a pruebas de laboratorio, oftalmoscopia y pruebas de imagen para localizar las zonas afectadas.

PRUEBAS DE LABORATORIO

- En el hemograma se puede ver poliglobulia, que se trata con flebotomías periódicas.
- Electrolitos, urea y creatinina.
- Noradrenalina, adrenalina y ácido vandilmandélico en orina.

DIAGNÓSTICO POR IMAGEN

- Para el diagnóstico de angiomas de retina y glaucoma se realiza oftalmoscopia indirecta y directa, angioscopia con fluoresceína y tonometría.
- El TC abdominal se utiliza para descartar, detectar y controlar a los pacientes con quistes y tumores renales, feocromocitomas, quistes pancreáticos:
  1. Los quistes renales crecen una media de 0,5 cm al año.
  2. Los tumores renales crecen una media de 1,5 cm al año.
  3. Se realiza TC cada 6 meses los 2 primeros años, y una vez al año toda la vida en pacientes intervenidos de carcinoma de células renales.
- La RM con gadolinio se utiliza para el diagnóstico y evaluación de hemangioblastomas del SNC y médula espinal, tumores de los sacos endolinfáticos y feocromocitomas.

- Puede realizarse una angiografía antes de la intervención quirúrgica del SNC.

TRATAMIENTO

TRATAMIENTO NO FARMACOLÓGICO

Consejo genético.

TRATAMIENTO AGUDO

- Fotocoagulación con láser y crioterapia en pacientes con angiomas retinianos para evitar la ceguera.
- Resección quirúrgica de los hemangioblastomas del cerebelo. Pueden administrarse también radioterapia externa y radiocirugía estereotáxica.
- En los tumores renales se demora la cirugía hasta que el tumor mida 3 cm de diámetro. La técnica preferida es la cirugía conservadora de neuronas.
- La nefrectomía está indicada en pacientes con nefropatía terminal en diálisis dado el riesgo de tumores en la enfermedad.
- En los tumores de islotes pancreáticos suele estar indicado el tratamiento quirúrgico.
- En el feocromocitoma se reseca la suprarrenal.

TRATAMIENTO CRÓNICO

- En muchos pacientes se ha retrasado la diálisis gracias a la cirugía conservadora de neuronas.
- El trasplante renal habitualmente se demora 1 año después de la nefrectomía bilateral por tumores malignos para confirmar que no existen metástasis.

PRONÓSTICO

- La esperanza de vida es de 49 años.
- La causa más frecuente de muerte en la enfermedad VHL es el carcinoma renal.

DERIVACIÓN

A: genética, neurocirugía, nefrología, oftalmología, otorrinolaringología, neurología, endocrinología y oncología radioterápica.

OTRAS CONSIDERACIONES

COMENTARIOS

Los pacientes que quieran más información: von Hippel-Lindau Family Alliance (171 Clinton Road, Brookline, MA 02146. Tel: 1-800-767-4VHL).

BIBLIOGRAFÍA RECOMENDADA

Couch V et al: von Hippel-Lindau Disease, *Mayo Clin Proc* 75:265, 2000.
Zbar B et al: Third International meeting on von Hippel-Lindau disease, *Cancer Res* 59:2251, 1999.

AUTOR: **PETER PETROPOULOS, M.D.**

Enfermedad de von Willebrand

INFORMACIÓN BÁSICA

DEFINICIÓN

La enfermedad de von Willebrand es un trastorno congénito de la hemostasia que se caracteriza por un factor de von Willebrand (vWF) deficiente o defectuoso. Hay varios subtipos de enfermedad de von Willebrand. La más frecuente es el tipo I (80% de los casos), producida por una disminución cuantitativa del factor; los tipo IIA y IIB son el resultado de anomalías cualitativas de las proteínas; el tipo III es un trastorno autosómico recesivo poco frecuente que se caracteriza por un déficit cuantitativo casi completo de vWF. La enfermedad de von Willebrand adquirida (AvWD) es un trastorno poco frecuente que suele aparecer en ancianos sin antecedentes familiares significativos que muestran hemorragias cutáneomucosas anormales. Con frecuencia se acompaña de un trastorno hematoproliferativo o autoinmune. El tratamiento eficaz de la enfermedad asociada puede revertir las manifestaciones clínicas y de laboratorio.

SINÓNIMO

Seudohemofilia.

CÓDIGO CIE-9CM
286.4 Enfermedad de von Willebrand

EPIDEMIOLOGÍA Y DEMOGRAFÍA

- Enfermedad autosómica dominante.
- Diátesis hemorrágica hereditaria más frecuente.
- Aparece en >100/1.000.000 de habitantes.

SÍNTOMAS Y SIGNOS

- Generalmente, exploración física normal.
- Hemorragias mucosas (gingival, epistaxis), y puede haber hemorragia GI.
- Salen cardenales con facilidad.
- Hemorragia posparto, después de extracción dental, menorragia.

ETIOLOGÍA

Déficit cuantitativo o cualitativo de vWF (v. «Definición»).

DIAGNÓSTICO

DIAGNÓSTICO DIFERENCIAL

Trastornos plaquetarios, déficit de factores de la coagulación.

VALORACIÓN

- Evaluación de laboratorio (ver «Pruebas de laboratorio»).
- Las pruebas iniciales son PTT (aumentado), recuento de plaquetas (normal), y tiempo de hemorragia (aumentado).
- Otras pruebas: concentración de vWF (disminuida), factor VIII:C (disminuido) y aglutinación con ristocetina (aumentada en el tipo BII) (tabla 1-16).

PRUEBAS DE LABORATORIO

- Número y morfología de las plaquetas normales.
- Aumento del tiempo de hemorragia.
- Disminución de la actividad coagulante del factor VIII.
- Disminución del antígeno del factor de von Willebrand o cofactor de ristocetina.
- Estudios de agregación plaquetaria normales.
- El tipo IIA puede distinguirse del tipo I por la ausencia de actividad del cofactor ristocetina y multímero anormal.
- El tipo IIB se distingue del tipo I por el multímero anormal.

TRATAMIENTO

TRATAMIENTO NO FARMACOLÓGICO

- Evitar la aspirina y otros AINE.
- Evaluación de la posibilidad de hemorragia (midiendo el tiempo de hemorragia) antes de los procedimientos quirúrgicos. Cuando se somete a un paciente a cirugía, o se le administran varias dosis de concentrados, debe medirse la actividad del factor VIII cada 12 horas el día que se administra la dosis, y cada 24 horas los días posteriores.

TRATAMIENTO AGUDO

- Lo más importante en el tratamiento de la enfermedad de von Willebrand es la sustitución de la proteína deficitaria cuando haya hemorragias espontáneas o antes de realizar técnicas invasivas.
- El acetato de desmopresina (DDAVP) es útil porque libera el vWF almacenado en las células endoteliales. Se utiliza en la enfermedad de von Willebrand tipo I para cubrir procedimientos poco traumáticos o hemorragias traumáticas. La dosis es 0,3 µg/kg en 100 ml de suero fisiológico i.v. administrado en >20 min. Se puede administrar también por vía intranasal (150 µg en aerosol en cada fosa nasal) antes de cirugía menor y para tratar episodios hemorrágicos leves. El DDAVP no es eficaz en la enfermedad de von Willebrand tipo IIA y puede ser peligroso en la IIB (aumenta el riesgo de hemorragia y trombopenia).
- En pacientes con enfermedad grave, el método de elección es la administración de crioprecipitado. La dosis estándar es una bolsa por 10 kg de peso.
- El concentrado de factor VIII rico en vWF (Humate-P, Armour) es útil para tratar las anomalías hemorrágicas.
- En la hemorragia masiva que no responde al tratamiento con crioprecipitados o concentrados de factor VIII, está indicada la transfusión de plaquetas normales.

PRONÓSTICO

El pronóstico es muy bueno; la mayor parte de los pacientes tienen complicaciones hemorrágicas poco importantes y pueden llevar una vida normal.

BIBLIOGRAFÍA RECOMENDADA

Kumar S et al: Acquired von Willebrand disease, *Mayo Clin Proc* 77:181, 2002.
Mannucci PM: Treatment of von Willebrand's disease, *N Engl J Med* 351:683, 2004.

AUTOR: **FRED F. FERRI, M.D.**

TABLA 1-16 Hallazgos genéticos y de laboratorio en la enfermedad de von Willebrand

PARÁMETRO

Tipo	TH	VIII-C	vW-Ag	R-cof	Ripa	Estructura del multímero	Forma de herencia
I (clásico)	P	R	R	R	R	N	AD
II							
A	P	N/R	N/R	R	R	Abn	AD
B	P	N/R	N/R	N/R	I	Abn	AD
III	P	R	R	R	R	Variable	AR

De Behrman RE: *Nelson textbook of pediatrics,* ed 15, Filadelfia, 1996, Mosby, WB Saunders.
Abn, Anormal; *AD,* autosómica dominante; *AR,* autosómica recesiva; *TH,* tiempo de hemorragia; *I,* aumentado; *N,* normal; *N/R,* normal o reducido; *P,* prolongado; *R,* reducido; *R-cof,* cofactor ristocetina; *RIPA,* agregación plaquetaria inducida por ristocetina; *vW-Ag,* antígeno (proteína) de von Willebrand; *VIII-C,* factor VIII de la coagulación.

INFORMACIÓN BÁSICA

DEFINICIÓN

La enfermedad de Whipple es una enfermedad multisistémica que se caracteriza por malabsorción y sus consecuencias, adenopatías, artritis, afectación cardíaca, síntomas oculares y problemas neurológicos, producida por el bacilo grampositivo *Tropheryma whippelii*.

SINÓNIMO

Lipodistrofia intestinal (utilizado por el Dr. Whipple en 1907).

CÓDIGO CIE-9CM
040-2 Enfermedad de Whipple

EPIDEMIOLOGÍA Y DEMOGRAFÍA

- Enfermedad poco frecuente.
- Incidencia máxima: 30-60 años.
- Más frecuente en hombres que en mujeres.

SÍNTOMAS Y SIGNOS

PRESENTACIÓN: La enfermedad puede presentarse con síntomas extraintestinales (artralgias), pero pocos médicos sospecharán el diagnóstico hasta que aparezcan síntomas digestivos.
Los síntomas GI son los que aparecen en la malabsorción de cualquier origen:
- Diarrea: 5-10 deposiciones esteatorreicas malolientes y semiformadas al día.
- Hinchazón abdominal y retortijones.
- Anorexia.
Manifestaciones extraintestinales de malabsorción:
- Pérdida de peso, cansancio.
- Anemia.
- Diátesis hemorrágica.
- Edema y ascitis.
- Osteomalacia.
Afectación extraintestinal:
- Artritis (intermitente, migratoria, que afecta articulaciones pequeñas, grandes y axiales).
- Dolor pleurítico y tos.
- Pericarditis, endocarditis.
- Demencia, oftalmoplejia, mioclonos, y muchos otros síntomas, porque puede afectar a cualquier porción del SNC.
- Fiebre.
SIGNOS:
- Distensión abdominal, a veces con dolor a la palpación y a veces aumento o masa, que corresponde a adenopatías mesentéricas.

- Signos de pérdida de peso, caquexia.
- Dedos en palillo de tambor.
- Adenopatías.
- Derrame articular.
- Soplo o roce cardíaco.
- Pérdida de sensibilidad o debilidad motora secundarias a neuropatía periférica.
- Alteraciones en la exploración de la situación mental.
- Palidez.

ETIOLOGÍA Y PATOGENIA

- Enfermedad infecciosa producida por *Trophyrema whippelii*, una actinobacteria.
- Nunca se ha cultivado el bacilo, ni se ha documentado transmisión directa paciente a paciente; sin embargo, se ha observado en muestras de tejidos al microscopio electrónico y se ha identificado por la reacción en cadena de polimerasa (PCR).
- La respuesta predecible a los antibióticos confirma la patogenia infecciosa.
- Se cree que la infiltración de los tejidos por macrófagos es el mecanismo de las alteraciones y síntomas orgánicos.

DIAGNÓSTICO

DIAGNÓSTICO DIFERENCIAL

- Malabsorción/maladigestión.
- Enfermedad celíaca.
- Infección por *Mycobacterium avium intracellulare* (MAI) en pacientes con SIDA.
- Linfoma intestinal.
- Abetalipoproteinemia.
- Amiloidosis.
- Mastocitosis sistémica.
- Enteritis rádica.
- Enfermedad de Crohn.
- Síndrome del intestino corto.
- Insuficiencia pancreática.
- Crecimiento bacteriano intestinal.
- Deficiencia de lactosa.
- Síndrome postgastrectomía.
- Otras causas de diarrea (ver Sección III, «Diarrea, aguda» y «Diarrea, crónica»).
- Artritis inflamatorias seronegativas (ver Sección II para el diagnóstico diferencial).
- Pericarditis y pleuritis.
- Linfadenitis.
- Trastornos neurológicos.

VALORACIÓN

Pruebas de laboratorio y diagnóstico por imagen.

PRUEBAS DE LABORATORIO

- Anemia (deficiencia de hierro, ácido fólico, y/o vitamina B12).
- Hipopotasemia.
- Hipocalcemia.
- Hipomagnesemia.
- Hipoalbuminemia.
- Aumento del tiempo de protrombina.
- Caroteno en suero bajo.
- Colesterol bajo.
- Leucocitosis.
- Esteatorrea demostrada por tinción de Sudán.
- La recogida de heces de 72 horas que contenga más de 7 g de grasa/24 horas es difícil de realizar, sobre todo en pacientes ambulatorios.
- Defecto en la absorción de D-xilosa.

DIAGNÓSTICO POR IMAGEN

La radiografía de abdomen con contraste de bario muestra con frecuencia engrosamiento de los pliegues intestinales.

BIOPSIA

Infiltración de la lámina propia intestinal con macrófagos PAS positivos que contienen bacilos grampositivos, ácido graso negativo, junto a dilatación linfática (diagnóstica); PCR del tejido afectado en casos dudosos.

TRATAMIENTO

- Antibióticos: TMP/SMX DS /12 horas durante 6-12 meses.
- Alternativa: penicilina sola, penicilina+estreptomicina, ampicilina, tetraciclina, cloramfenicol, ceftriaxona.
- Tratar las deficiencias concretas de vitaminas, minerales y otros nutrientes.

BIBLIOGRAFÍA RECOMENDADA

Malwald M et al: *Tropheryma whippelii* DNA is rare in the intestinal mucosa of patients without other evidence of Whipple disease, *Ann Intern Med* 136:115, 2001.
Trier JS: Whipple's disease. In Feldman M, Scharschmidt BF, Sleisenger MH (eds): *Sleisenger and Fordtran's gastrointestinal and liver disease*, ed 6, Philadelphia, 1998, WB Saunders.

AUTOR: **TOM J. WACHTEL, M.D.**

INFORMACIÓN BÁSICA

DEFINICIÓN

La enfermedad de Wilson es un trastorno del transporte de cobre, con secreción biliar de cobre inadecuada, que produce depósitos del metal en hígado, cerebro, riñones y córneas.

CÓDIGO CIE-9CM
275.1 Enfermedad de Wilson

EPIDEMIOLOGÍA Y DEMOGRAFÍA

- Prevalencia: 1 por 30.000.
- Afecta a hombres y mujeres por igual.
- Aparición de los síntomas: 3-40 años de edad.

SÍNTOMAS Y SIGNOS

Presentación hepática:
- Hepatitis aguda con malestar general, anorexia, náuseas, ictericia, elevación de transaminasas, aumento del tiempo de protrombina; en raras ocasiones, insuficiencia hepática fulminante.
- Hepatitis crónica activa (o autoinmune) con cansancio, malestar general, erupción, artralgias, transaminasas elevadas, IgG sérica alta, ANA y anticuerpos anti-músculo liso positivos.
- Hepatopatía crónica/cirrosis con hepatoesplenomegalia, asctis, albúmina sérica baja, tiempo de protrombina alargado, hipertensión portal.

Presentación neurológica:
- Movimientos anormales: temblores, ataxia.
- Distonía espástica: facies en máscara, rigidez, alteraciones de la marcha, disartria, babeo, disfagia.

Presentación psiquiátrica:
- Depresión, trastorno obsesivo-compulsivo, comportamiento psicopático.

Otros órganos:
- Anemia hemolítica.
- Enfermedad renal (síndrome de Fanconi con hematuria, fosfaturia, acidosis tubular renal, raquitismo resistente a vitamina D).
- Miocardiopatía.
- Artritis.
- Hipoparatiroidismo.
- Hipogonadismo.

SIGNOS:
- Oculares: el anillo de Kayser-Fleischer es un anillo dorado que se observa en la periferia del iris (fig. 1-86).
- Estigmas de hepatopatía aguda o crónica.
- Alteraciones neurológicas: ver apartado previo.

ETIOLOGÍA Y PATOGENIA

- El cobre de la dieta se transporta del intestino al hígado donde se metaboliza a ceruloplasmina en condiciones normales. En la enfermedad de Wilson, la incorporación defectuosa de cobre a ceruloplamina y la disminución de excreción biliar de cobre llevan al depósito de este metal.
- El gen de la enfermedad de Wilson se localiza en el cromosoma 13.

DIAGNÓSTICO

DIAGNÓSTICO DIFERENCIAL

- Hipoceruloplasminemia hereditaria.
- Enfermedad de Menkes.
- Considerar el diagnóstico de enfermedad de Wilson en todos los casos de hepatopatía aguda o crónica donde no se encuentre otra causa.

PRUEBAS DE LABORATORIO

- PFH anormales (AST puede estar más elevada que ALT).
- Concentración de ceruloplasmina plasmática baja (<200 mg/l).
- Cobre sérico bajo (<65 µg/l).
- Excreción urinaria de cobre en 24 horas superior a 100 µg (normal <30µg); aumento hasta más de 1.200 µg/24 horas después de 500 mg de D-penicilamina (normal <500 µg/24 horas).
- Ácido úrico y fósforo sérico bajos.
- Análisis de orina anormal (hematuria).

BIOPSIA

- Precoz:
  Esteatosis, necrosis focal, núcleos del hepatocito glucogenados.
  Puede mostrar inflamación y necrosis irregular.

- Tardía: cirrosis.
- Contenido hepático de cobre (>250 µg/g de peso seco) (normal 20-50 µg).

TRATAMIENTO

- Penicilamina (tratamiento quelante).
- 0,75-1,5 g/día divididos en dos tomas (con 25 mg de piridoxina al día).
- Controlar hemograma y análisis de orina semanalmente.
- Trientina (trietilen tetramina) tratamiento quelante.
- 1-2 g/día divididos en tres tomas.
- Controlar el hemograma.
- Zinc (inhibe la absorción intestinal de cobre):
  50 mg/8 horas.
  Controlar la concentración de Zn.
- Tetrahidromolibdato de amonio para los síntomas neurológicos.
- Antioxidantes.
- Trasplante de hígado (en insuficiencia grave que no responde a los quelantes).

PRONÓSTICO

Bueno con tratamiento con quelantes.

DERIVACIÓN

A gastroenterólogo.

BIBLIOGRAFÍA RECOMENDADA

Cox DW, Roberts EA: Wilson's disease. In Feldman M, Scharschmidt BF, Sleisenger MH (eds): *Sleisenger & Fordtran's gastrointestinal and liver disease,* ed 6, Philadelphia, 1998, WB Saunders.

El-Youssef M: Wilson's disease, *Mayo Clin Proc* 78:1126, 2003.

AUTOR: **TOM J. WACHTEL, M.D.**

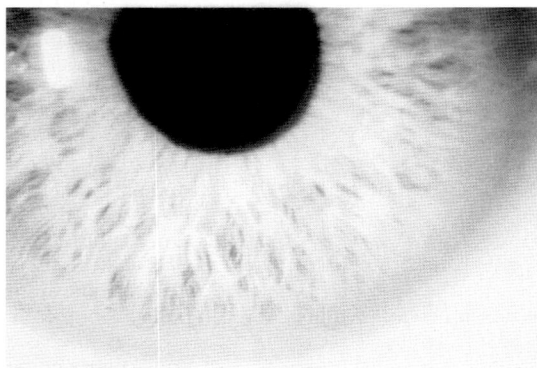

FIGURA 1-86 Enfermedad de Wilson. Anillo de Kayser-Fleischer, que es un anillo dorado que se extiende hasta el limbo sin intervalo libre. (De Palay D [ed.]: *Ophtalmology for the primary care physician,* St. Louis, 1997, Mosby.)

INFORMACIÓN BÁSICA

DEFINICIÓN

La enfermedad inflamatoria pélvica (EIP) es un espectro de trastornos inflamatorios del aparato genital superior que incluye una combinación de cualquiera de los siguientes:

- Endometritis, salpingitis, absceso tuboovárico o peritonitis pélvica.
- Consecuencia de una infección ascendente del aparato genital inferior.
- No relacionado con una intervención obstétrica o quirúrgica.

SINÓNIMOS

Anexitis.
Piosálpinx.
Salpingitis.
Absceso tuboovárico.

CÓDIGO CIE-9CM
614.9 Enfermedad inflamatoria inespecífica de los órganos y tejidos pélvicos femeninos

EPIDEMIOLOGÍA Y DEMOGRAFÍA

INCIDENCIA/PREVALENCIA:

- Estimado 600.000 a 1 millón de casos anuales (EE.UU.).
- Diagnosticado en 2 al 5% de las mujeres vistas en las consultas de ETS.
- Causa más frecuente de infertilidad femenina y embarazo ectópico.

FACTORES DE RIESGO:

- Adolescentes sexualmente activas <20 años de edad (1:8).
- Episodio previo de EIP gonocócica.
- Múltiples compañeros sexuales.
- Duchas vaginales.
- Uso de dispositivo intrauterino (aumento del riesgo de 3 a 5 veces de desarrollar EIP aguda).

SÍNTOMAS Y SIGNOS

- Dolor hipogástrico.
- Flujo vaginal anómalo.
- Hemorragia uterina anómala.
- Disuria.
- Dispareunia.
- Náuseas y vómitos (sugestivo de peritonitis).
- Fiebre.
- Dolor en HCD (perihepatitis): 5% de los casos de EIP.
- Dolor a la movilización cervical y dolor anexial.
- Masa anexial.

ETIOLOGÍA

- *Chlamydia trachomatis.*
- *Neisseria gonorrhoeae.*
- Infección polimicrobiana: *Bacteroides fragilis, Escherichia coli, Gardnerella vaginalis, Haemophilus influenzae, Micoplasma hominis, U. urealyticum.*
- *Mycobacterium tuberculosis* (una causa importante en los países en vías de desarrollo).
- Citomegalovirus (CMV).

DIAGNÓSTICO

DIAGNÓSTICO DIFERENCIAL

- Embarazo ectópico.
- Apendicitis.
- Rotura de quiste ovárico.
- Endometriosis.
- Infección urinaria (cistitis o pielonefritis).
- Cálculo renal.
- Torsión anexial.
- Proctocolitis.

VALORACIÓN

CONSIDERACIONES DIAGNÓSTICAS:

- El diagnóstico clínico es difícil e impreciso. En la Sección III, «Dolor pélvico en la mujer en edad fértil» se describe un algoritmo clínico para la evaluación del dolor pélvico; la evaluación del flujo vaginal se describe en la Sección III, «Leucorrea».
- El diagnóstico clínico de la EIP sintomática tiene un valor predictivo positivo del 65 al 90% cuando se compara con la laparoscopia como exploración estándar.
- No existe un hallazgo único de la historia clínica, la exploración física o de laboratorio que sea sensible y específico para el diagnóstico de la EIP.

CRITERIOS DIAGNÓSTICOS DE LOS CDC 2002 PARA EIP:

- El tratamiento empírico se basa en la presencia de todos los siguientes criterios mínimos:
  1. Dolor uterino.
  2. Dolor anexial.
  3. Dolor a la movilización cervical.
- Criterios adicionales para aumentar la especificidad del diagnóstico de EIP en mujeres con signos clínicos graves:
  1. Temperatura oral >38,3 °C.
  2. Flujo cervical o vaginal anómalo.
  3. VSG elevada.
  4. Proteína C reactiva elevada.
  5. Documentación microbiológica de infección cervical por *N. gonorrhoeae* o *C. trachomatis.*
- Criterios definitivos para el diagnóstico de EIP, que son requeridos en determinados casos:
  1. Anomalías laparoscópicas compatibles con EIP.
  2. Pruebas histopatológicas de endometritis en la biopsia.
  3. Ecografía transvaginal u otras técnicas de imagen que muestren trompas engrosadas y llenas de líquido con o sin líquido libre en pelvis o en complejo tuboovárico.

PRUEBAS DE LABORATORIO

- Leucocitosis.
- Reactantes de fase aguda elevados: VSG >15 mm/h, proteína C reactiva.
- Tinción de Gram del exudado endocervical: >30 PMNs por campo de gran aumento se correlaciona con infección por clamidias o gonococos.
- Cultivos endocervicales para *N. gonorrhoeae* y *C. trachomatis.*

- Aspirado de trompa de Falopio o cultivo de exudado peritoneal si se realiza laparoscopia.
- hCG para descartar embarazo ectópico.

DIAGNÓSTICO POR IMAGEN

- La ecografía transvaginal en busca de masa anexial tiene una sensibilidad para EIP de 81%, una especificidad de 78% y una precisión de 80%.
- La RM tiene una sensibilidad para EIP de 89%, una especificidad de 89% y una precisión de 93%. Es útil no sólo para establecer el diagnóstico de EIP, sino también para detectar otros procesos responsables de los síntomas. Sus desventajas son su alto coste y la no disponibilidad en determinadas zonas.

TRATAMIENTO

TRATAMIENTO NO FARMACOLÓGICO

- La mayoría de las pacientes se tratan de forma ambulatoria.
- Los criterios de ingreso hospitalario (CDC 2002) son los siguientes:
  1. No pueden descartarse emergencias quirúrgicas como apendicitis.
  2. Absceso tuboovárico.
  3. Paciente embarazada.
  4. Paciente con inmunodeficiencia.
  5. Enfermedad grave, náuseas o vómitos que impiden el tratamiento ambulatorio.
  6. Paciente incapaz de seguir o tolerar las pautas ambulatorias.
  7. No respuesta clínica al tratamiento ambulatorio.

TRATAMIENTO AGUDO

PAUTAS RECOMENDADAS POR LOS CDC, 2002 PARA EL TRATAMIENTO DE LA EIP:

- Tratamiento ambulatorio. Pauta A:
  1. Ofloxacino 400 mg v.o. dos veces al día 14 días o Levofloxacino 500 mg v.o. 14 días más metronidazol 500 mg v.o. dos veces al día 14 días.
- Tratamiento ambulatorio: Pauta B:
  1. Cefoxitina 2 g i.m. más probenecid 1 g v.o. *o*
  2. Ceftriaxona 250 mg i.m. *o*
  3. Cefalosporina equivalente (ceftizoxima o cefotaxima) más doxiciclina 100 mg v.o. dos veces al día 10 a 14 días.
- Tratamiento hospitalario. Pauta A:
  1. Cefoxitina 2 g i.v. cada 6 h o cefotetano 2 g i.v. cada 12 h más doxicilina 100 mg i.v. o v.o. cada 12 h.
  2. Continuar la pauta durante al menos 24 h después de una mejoría clínica sustancial, tras lo cual puede continuarse con doxiciclina 100 mg v.o. dos veces al día durante un total de 14 días.
- Tratamiento hospitalario. Pauta B:
  1. Clindamicina 900 mg i.v. cada 8 h más dosis de carga de gentamicina i.v. o i.m. (2 mg/kg de peso corporal), seguido de una dosis de mantenimiento (1,5 mg/kg) cada 8 h.

2. Continuar la pauta durante al menos 24 h después de una mejoría clínica sustancial, seguido de doxiciclina 100 mg v.o. dos veces al día o clindamicina 450 mg v.o. cuatro veces al día hasta completar un total de 14 días de tratamiento.
- Pautas parenterales alternativas:
  1. Ofloxacino 400 mg i.v. cada 12 h o.
  2. Levofloxacino 500 mg i.v. una vez al día con o sin metronidazol 500 mg i.v. cada 8 h o.
  3. Ampicilina/sulbactam 3 g i.v. cada 6 h más doxiciclina 100 mg v.o. o i.v. cada 12 h.

TRATAMIENTO CRÓNICO

En las pacientes ingresadas que reciben tratamiento i.v.:
1. La mejoría clínica significativa se caracteriza por la defervescencia, una disminución del dolor abdominal, uterino, anexial y a la movilización cervical en 3 a 5 días.

2. Si no se produce una mejoría clínica, se requiere una valoración diagnóstica posterior, incluida una posible intervención quirúrgica.

PRONÓSTICO

- Secuelas a largo plazo de la EIP: EIP recurrente, dolor pélvico crónico, embarazo ectópico, infertilidad, síndrome de Fitz-Hugh-Curtis (fig. 1-87).
- Riesgo de infertilidad tubárica en relación a los episodios de EIP: primer episodio, 8%; segundo episodio, 20%; tercer episodio, 40%.
- Es esencial evaluar y tratar a los compañeros sexuales.

DERIVACIÓN

Si no existe una mejoría clínica con el tratamiento ambulatorio en 72 h, la paciente debería ser ingresada y solicitar consulta a ginecología.

OTRAS CONSIDERACIONES

COMENTARIOS

- Mantener un umbral bajo para diagnosticar una EIP.
- Se dispone de material para educación sanitaria de pacientes en los departamentos de salud locales y estatales o en el American College of Obstetricians and Gynecologists.

BIBLIOGRAFÍA RECOMENDADA

Centers for Disease Control and Prevention: 2002 sexually transmitted diseases treatment guidelines, *MMWR Morb Mortal Wkly Rep* 51(RR-6), 2002.
Tukeva TA et al: MR imaging in pelvic inflammatory disease: comparison with laparoscopy and ultrasound, *Radiology* 210:209, 1999.

AUTOR: **GEORGE T. DANAKAS, M.D.**

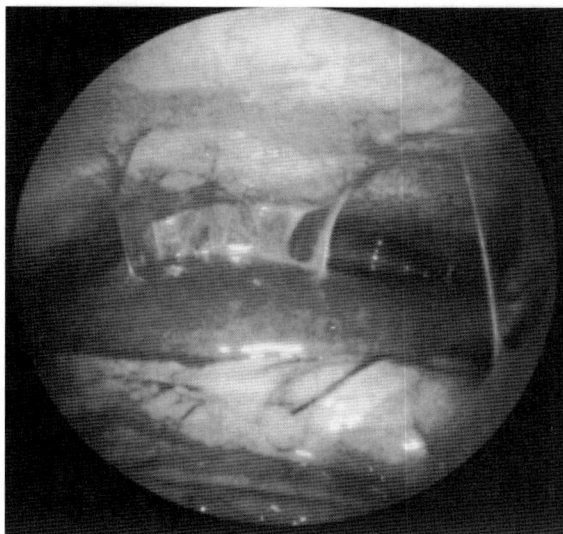

FIGURA 1-87   En esta paciente con síndrome de Fitz-Hugh-Curtis se observan adhesiones «en cuerda de violín». (De Copeland LJ: *Textbook of gynecology*, 2.ª ed., Filadelfia, 2000, WB Saunders.)

INFORMACIÓN BÁSICA

DEFINICIÓN

El término enfermedad mixta del tejido conjuntivo describe un conjunto de síntomas del tejido conjuntivo que a veces se solapan con otros correspondientes a otras patologías conocidas que afectas a este tejido (LES, esclerosis sistémica progresiva, poliomiositis), y cuya significación clínica exacta es objeto de debate. El trastorno es a veces denominado «síndrome de solapamiento», aunque se suele preferir el término enfermedad no diferenciada del tejido conjuntivo.

> **CÓDIGO CIE-9CM**
> 710.9 Enfermedad difusa del tejido
>   conjuntivo

EPIDEMIOLOGÍA Y DEMOGRAFÍA

PREVALENCIA: Aproximadamente de 10 a 15 casos /100.000 personas.
PREDOMINIO POR SEXOS: Relación mujeres/varones: 8:1.
DISTRIBUCIÓN POR EDADES: De los 4 a los 80 años.

SÍNTOMAS Y SIGNOS

- Poliatritis, poliartralgia.
- Fenómeno de Raynaud, hinchazón de manos o esclerodactilia.
- Hipomotilidad esofágica, mialgia y debilidad muscular.
- Otros: pericarditis, eritema facial, psicosis.

ETIOLOGÍA

Alteración autoinmunitaria.

DIAGNÓSTICO

DIAGNÓSTICO DIFERENCIAL

Otros trastornos del tejido conjuntivo (LES, esclerosis sistémica progresiva, polimiositis).

VALORACIÓN

- El diagnóstico no está bien definido.
- Las pruebas diagnósticas utilizadas normalmente se describen en el apartado dedicado a pruebas de laboratorio.

PRUEBAS DE LABORATORIO (CUADRO 1-3)

- El factor reumatoide está presente con frecuencia, con títulos bajos.
- Si existe miositis, aumentan los niveles de enzima muscular (CPK).
- Cuando existe un patrón punteado, a menudo se da un registro positivo de ANA.
- La VSG está elevada.
- Pueden estar presentes anticuerpos anti-RNP.

TRATAMIENTO

- Excepto para los síntomas pulmonares y para los similares a los de la esclerodermia, la respuesta a los glucocorticoides es excelente en la mayoría de los casos.
- Los síntomas reumatoides pueden responder a los AINE, aunque hay casos en los que no responden al oro ni a la penicilamina.
- Los inmunosupresores se emplean en ocasiones, aunque las opciones terapéuticas de preferencia no están claras.

PRONÓSTICO

- Iinicialmente se consideró que este trastorno era una variante leve del LES, a veces llamada «lupus benigno» y su pronóstico era excelente.
- No obstante, posteriores estudios sugirieron que no siempre era así, y que se registraban graves complicaciones renales, vasculares y neurológicas.
- La afectación pulmonar en una manifestación clínica común que puede dar lugar a hipertensión pulmonar e incluso a la muerte del paciente afectado.

- El hecho de que la EMTC constituya una entidad clínica independiente continúa siendo objeto de debate, mientras se suceden los nuevos datos entorno a ella.
- Los resultados del tratamiento a largo plazo son inciertos.

OTRAS CONSIDERACIONES

COMENTARIOS

En la sección III, «Determinación de anticuerpos antinucleares» se describe un algoritmo clínico para la evaluación de los títulos positivos de ANA.

BIBLIOGRAFÍA RECOMENDADA

Bodolay E et al: Osteoporosis in mixed connective disease, *Clin Rheumatol* 22:213, 2003.

Chan AT, Wordsworth BP, McNally J: Overlap connective tissue disease, pulmonary fibrosis, and extensive soft tissue calcification, *Ann Rheum Dis* 62:690, 2003.

Kozaka T et al: Pulmonary involvement in mixed connective tissue disease: high-resolution CT findings in 41 patients, *J Thorac Imaging* 16:94, 2001.

Ling TC, Johnson BT: Esophageal investigations in connective tissue disease: which tests are most appropriate? *J Clin Gastroenterol* 32:33, 2001.

Lopez-Longo FJ et al: Does mixed connective tissue disease have a less favorable prognosis than systemic lupus erythematosis? *Arthritis Rheum* 44(suppl):119, 2001.

Lowe D, Kredich DW, Schanberg Durham LE: Thalidomide: an effective and safe agent for the treatment of pediatric mixed connective tissue disease, *Arthritis Rheum* 43(suppl): 117, 2000.

AUTOR: **LONNIE R. MERCIER, M.D.**

CUADRO 1-3   **Directrices para el tratamiento de la enfermedad mixta del tejido conjuntivo**

Generales
Signos clínicos de un trastorno difuso del tejido conjuntivo.

Serológicas
1. Prueba de ANA positiva, patrón punteado, titulación >1:1.000.
2. Anticuerpos contra RNP U1.
3. Ausencia de anticuerpos contra ADNdc, histonas, Sm, Scl-70 y otras especificidades.
4. Frecuentemente, hipergammaglobulinemia y factor reumatoide positivo.

Clínicas
1. Evolución secuencial de signos de solapamiento a lo largo de varios años, entre los que se incluyen el fenómeno de Raynaud, serositis, dismotilidad gastrointestinal, artritis, esclerodactilia, exantemas cutáneos y valores anómalos de la capacidad de disfunción en las pruebas de función pulmonar.
2. Ausencia de escleroderma troncal, enfermedad renal grave y afectación grave del sistema nervioso central.
3. Patrón capilar del pliegue ungueal idéntico al observado en la esclerosis sistémica (vasos separados y dilatados).

De Bennett, R.M.: Mixed connective tissue disease and other ovarlap síndromes. En Kelley. W.N. y cols. (eds.): *Textbook of reumatology,* 3ª ed., Filadelfia 1989, WB Saunders.

ANA, Anticuerpos antinucleares, *ADNdc,* ADN de doble cadena, *RNP,* ribonucleoproteína.

INFORMACIÓN BÁSICA

DEFINICIÓN

La enfermedad por arañazo de gato (EAG) es un síndrome caracterizado por la aparición de linfadenopatías regionales que aumentan gradualmente de tamaño, tras el contacto con un felino. La enfermedad posee presentaciones atípicas como son diversas manifestaciones neurológicas o la aparición de granulomas en el ojo, el hígado, el bazo y los huesos. El cuadro clínico suele ser autolimitado y la recuperación es completa. Sin embargo, existen casos (en especial en los pacientes inmunodeprimidos) que pueden cursar con presentaciones atípicas con una morbilidad y mortalidad importantes.

SINÓNIMOS

Fiebre por arañazo de gato.
Linforreticulosis benigna por inoculación.
Linfadenitis regional no bacteriana.

> **CÓDIGO CIE-9CM**
> 078.3 Enfermedad por arañazo de gato

EPIDEMIOLOGÍA Y DEMOGRAFÍA

PREVALENCIA: Desconocida.
INCIDENCIA (EN EE.UU.):
- Desconocida.
- La mayor parte de los casos se han descrito en niños.

INCIDENCIA MÁXIMA: De agosto a enero.
GENÉTICA: Desconocida.

SÍNTOMAS Y SIGNOS

- El signo clásico y más frecuente es la linfadenopatía regional, que aparece en las dos semanas siguientes de haber estado en contacto o haber sufrido un arañazo por un felino.
- Los ganglios linfáticos inflamados y dolorosos a la palpación se encuentran con mayor frecuencia en la cabeza y en el cuello, seguidos de la axila y de las regiones epitroclear, inguinal y femoral.
- La piel sobre las adenopatías se encuentra eritematosa y muestra signos de supuración.
- Si se explora cuidadosamente puede observarse el punto de inoculación cutánea como una pústula o pápula no pruriginosa y levemente dolorosa a la palpación (fig. 1-88).
- La mayor parte de los pacientes cursan con un cuadro febril.
- Menos de un tercio de los pacientes sufre malestar general o cefalea.

- Las presentaciones atípicas representan menos del 15% de los casos:
  1. Suelen presentarse con linfadenopatías y un síndrome febril leve o franco (>de 38,3 °C o 101° F).
  2. Pueden observarse granulomas conjuntivales (síndrome oculoglandular de Parinaud) y masas focales en el hígado, el bazo y los ganglios mesentéricos.
- Afectación del SNC: neurorretinitis, encefalopatía, encefalitis, mielitis transversa, convulsiones y coma.
- Osteomielitis en los adultos y en los niños.

ETIOLOGÍA

- Agente etiológico principal: *Bartonella (Rochalimaea) henselae*.
- Modo de transmisión: principalmente por inoculación directa a través del arañazo, la mordedura o el lamido de un gato, en especial por un gato pequeño.
- Existen pocas pruebas que apoyen la teoría que postula que existen artrópodos (pulgas) que actúan como vectores alternativos de la infección a partir de un felino bacteriémico.
- En raras ocasiones se presenta asociada al contacto con perros, monos u objetos inanimados que previamente hayan estado en contacto reciente con un gato.
- Aproximadamente dos semanas después de la entrada de la bacteria en el huésped se produce una infiltración granulomatosa de los ganglios linfáticos regionales, que sufren una hipertrofia gradual.
- Es posible la diseminación a puntos distantes (p.ej., el hígado, el bazo y los huesos), que suele caracterizarse por masas o lesiones parenquimatosas focales.

DIAGNÓSTICO

DIAGNÓSTICO DIFERENCIAL

Los granulomas de este síndrome deben diferenciarse de aquellos asociados con la tularemia, la tuberculosis, la sarcoidosis, la esporotricosis, la toxoplasmosis, el linfogranuloma venéreo, las enfermedades fúngicas y los tumores benignos o malignos.

VALORACIÓN

El diagnóstico debe sospecharse en los pacientes cuyo motivo de consulta principal sea la aparición de una linfadenopatía regional (focal) que aumenta de modo progresivo. A menudo se asocia con un síndrome febril y el antecedente de un contacto reciente con un gato.

PRUEBAS DE LABORATORIO

- Para establecer el diagnóstico deben estar presentes tres de estos cuatro criterios:
  1. Antecedentes de contacto con un animal en un paciente con un arañazo, una lesión cutánea u oftalmológica.
  2. El cultivo del aspirado linfático es negativo para otras etiologías.
  3. La prueba cutánea para la EAG es positiva.
  4. El estudio histológico de la biopsia del ganglio linfático es consistente con el diagnóstico de EAG.
- Las técnicas de cultivo enriquecidos y las pruebas serológicas facilitan el diagnóstico.
- El estudio histológico mediante la tinción de Warthin-Starry se ha empleado para identificar el bacilo causante.

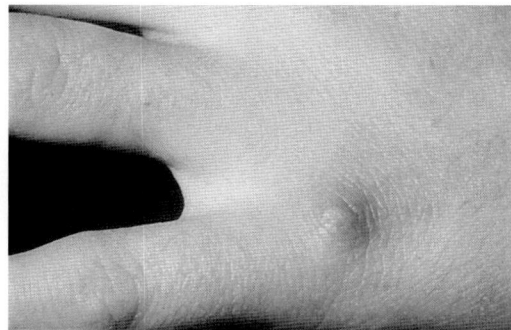

FIGURA 1-88   La lesión primaria de la enfermedad por arañazo de gato consiste en una pápula dolorosa a la palpación, que se presenta de 3 a 10 días después del arañazo. (De Noble J [ed.]: *Primary care medicine*, 2.ª ed., St. Louis, 1996, Mosby.)

- Resultados de las pruebas de laboratorio:
  1. Leucocitosis leve o leucopenia.
  2. Eosinofilia (poco frecuente).
  3. Elevación de la VSG.
- Las alteraciones de la excreción de bilirrubina y la elevación de las transaminasas hepáticas suelen ser secundarias a la obstrucción hepática por granulomas, masas o ganglios linfáticos.
- El LCR obtenido por punción lumbar en los pacientes con manifestaciones neurológicas suele ser normal, aunque en ocasiones se observa una pleocitosis leve y una ligera proteinorraquia.
- El diagnóstico puede confirmarse mediante pruebas de enzimoinmunoanálisis (EIA) específico en un paciente con antecedentes de contacto con un gato y una presentación clínica típica.

TRATAMIENTO

TRATAMIENTO NO FARMACOLÓGICO

- Compresas calientes sobre los ganglios linfáticos afectados.
- Tratamiento de sostén en los casos de encefalitis o coma.

TRATAMIENTO AGUDO

- No existe consenso acerca del tratamiento adecuado, debido en especial a que la enfermedad es autolimitada en la mayoría de las ocasiones.
- Resulta prudente tratar las formas graves de la enfermedad (en especial si existe inmunodepresión) con antibióticos, ya que en estos casos la infección tiende a diseminarse y la morbilidad es mayor.

- *Bartonella* suele ser sensible a los aminoglucósidos, la tetraciclina, la eritromicina y las quinolonas.
- Cuando el cultivo es positivo, el tratamiento depende del resultado del antibiograma.
- También pueden administrarse antipiréticos y AINE.

PRONÓSTICO

El pronóstico general es bueno.

DERIVACIÓN

- Al especialista adecuado en función de las lesiones existentes.
- Para la aspiración diagnóstica o la extirpación de linfadenopatías regionales, lesiones óseas, ganglios linfáticos mesentéricos o lesiones en órganos.
- Al oftalmólogo en caso de existir granulomas oculares:
  1. El diagnóstico suele ser clínico.
  2. No suele ser necesaria la extirpación de los granulomas.

OTRAS CONSIDERACIONES

COMENTARIOS

- Esta enfermedad puede presentarse como un cuadro de fiebre de origen desconocido, en especial en los pacientes con infección por el VIH o con trastornos de la inmunidad celular.
- Los granulomas hepatoesplénicos o las infecciones de las válvulas coronarias pueden aportar pocas pistas diagnósticas, lo que resalta la importancia de recoger una historia clínica detallada.

- Considere la EAG en el diagnóstico diferencial del estatus epiléptico de presentación en niños en edad escolar.
- Advierta de los riesgos de contraer la enfermedad a los pacientes con inmunodepresión crónica que deseen adquirir una cría de gato.
- Los gatos bacteriémicos pueden encontrarse asintomáticos.

BIBLIOGRAFÍA RECOMENDADA

Gonzalez BE et al: Cat-scratch disease occurring in three siblings simultaneously, *Pediatr Infect Dis J* 22(5):467, 2003.

Koehler JE et al: Prevalence of Bartonella infection among human immunodeficiency virus-infected patients with fever, *Clin Infect Dis* 37(4):559, 2003.

Metzkor-Cotter E et al: Long-term serological analysis and clinical follow-up of patients with cat scratch disease, *Clin Infect Dis* 37(9):1149, 2003.

Mirakhur B et al: Cat scratch disease presenting as orbital abscess and osteomyelitis, *J Clin Microbiol* 41(8):3991, 2003.

Resto-Ruiz S, Burgess A, Anderson BE: The role of the host immune response in pathogenesis of Bartonella henselae, *DNA Cell Biol* 22(6):431, 2003.

Rolain JM et al: Cat scratch disease with lymphadenitis, vertebral osteomyelitis, and spleen abscesses, *Ann N Y Acad Sci* 990:397, 2003.

Rolain JM et al: Detection by immunofluorescence assay of Bartonella henselae in lymph nodes from patients with cat scratch disease, *Clin Diagn Lab Immunol* 10(4):686, 2003.

AUTOR: **GEORGE O. ALONSO, M.D.**

INFORMACIÓN BÁSICA

DEFINICIÓN

La enfermedad por reflujo gastroesofágico (ERGE) es un trastorno de la motilidad caracterizado por pirosis y causado por el reflujo de contenido gástrico hacia el esófago.

SINÓNIMOS

Esofagitis péptica.
Esofagitis por reflujo.

CÓDIGOS CIE-9CM

530.81 Enfermedad por reflujo gastroesofágico
530.1 Esofagitis
787.1 Pirosis

EPIDEMIOLOGÍA Y DEMOGRAFÍA

La ERGE es uno de los trastornos digestivos más prevalentes. Casi el 7% de las personas de EE.UU. sufren pirosis a diario, el 20% una vez al mes y el 60% de forma intermitente. La incidencia supera en gestantes el 80%. Casi el 20% de los adultos utilizan antiácidos o inhibidores de H_2 de venta sin receta al menos una vez por semana para aliviar la pirosis.

SÍNTOMAS Y SIGNOS

- La exploración física, en general, es poco llamativa.
- Signos y síntomas clínicos: pirosis, disfagia, sabor amargo, regurgitación del contenido gástrico hacia la boca.
- Tos crónica y broncoespasmo.
- Dolor torácico, laringitis, saciedad precoz, plenitud abdominal y flatulencia con eructos.
- Erosiones dentales en niños.

ETIOLOGÍA

- EEI incompetente.
- Medicamentos que reducen la presión del EEI (bloqueantes de canales de calcio, beta bloqueantes, teofilina, anticolinérgicos).
- Alimentos que reducen la presión del EEI (chocolate, cebolletas, peppermint).
- Tabaquismo, alcohol, café.
- Gestación.
- Hipersecreción de ácido gástrico.
- Hernia de hiato (discutido) cursa en >70% de los pacientes con ERGE; sin embargo, la mayor parte de los enfermos con hernia de hiato son asintomáticos.

DIAGNÓSTICO

DIAGNÓSTICO DIFERENCIAL

- Enfermedad ulcerosa péptica.
- Angina inestable.
- Esofagitis (por infecciones como herpes, *Candida*), inducida por medicación (doxiciclina, cloruro potásico).
- Espasmo esofágico (esófago en cascanueces).
- Cáncer esofágico.

VALORACIÓN

- Trata de eliminar los trastornos que se mencionan en el diagnóstico diferencial y demostrar el tipo y la extensión del daño tisular.
- La endoscopia digestiva alta es útil para determinar el tipo y la extensión de la lesión tisular en la ERGE y descartar trastornos potencialmente malignos, como el esófago de Barrett. El American College of Gastroenterology recomienda el control endoscópico del esófago de Barrett en los pacientes con síntomas crónicos de ERGE. Los datos que demuestran la rentabilidad de la detección selectiva con endoscopia siguen siendo controvertidos.

PRUEBAS DE LABORATORIO

- Control de pH esofágico durante 24 horas y prueba de Bernstein son pruebas diagnósticas sensibles; sin embargo, no son muy prácticas y en general no se hacen. Resultan útiles en pacientes con clínica de ERGE atípica, como dolor torácico o tos crónica.
- La manometría esofágica está indicada en pacientes con reflujo refractario en los que se planifica una cirugía.

DIAGNÓSTICO POR IMAGEN

El tránsito digestivo alto permite identificar úlceras y estenosis; sin embargo, puede no reconocer alteraciones mucosas. Sólo un tercio de los pacientes con ERGE muestran evidencias radiológicas de esofagitis.

TRATAMIENTO

TRATAMIENTO NO FARMACOLÓGICO

- Modificaciones del estilo de vida evitando alimentos (productos basados en el limón y el tomate) y fármacos que agravan el reflujo (cafeína, β-bloqueantes, bloqueantes de los canales de calcio, agonistas α-adrenérgicos, teofilina).
- Evitar el tabaco y el alcohol.
- Elevación de la cabecera de la cama (10-15 cm) con bloques.
- Evitar tumbarse después de una cena copiosa o tardía.
- Reducción del peso, menor ingesta de grasas.
- Evitar ropas que aprieten la cintura.

TRATAMIENTO GENERAL

- Los inhibidores de la bomba de protones (IBP) (esomeprazol 40 mg/día, omeprazol 20 mg/día, lansoprazol 30 mg/día, rabeprazol 20 mg/día, o pantoprazol 40 mg/día) son seguros, tolerados y muy eficaces en la mayor parte de los casos.
- Los bloqueantes H_2 (nizatidina 300 mg, famotidina 20 mg o cimetidina 800 mg al acostarse) pueden utilizarse, pero en general son mucho menos eficaces que los IBP.
- Los antiácidos pueden ser útiles para alivio de los síntomas leves; sin embargo, no suelen ser eficaces en casos graves de reflujo.
- Los fármacos procinéticos (metoclopramida) están indicados sólo cuando los IBP no resultan totalmente eficaces. Se pueden emplear como tratamiento combinado, aunque sus efectos secundarios limitan su uso.
- Casos refractarios: cirugía mediante funduplicatura de Nissen. Los posibles candidatos a la cirugía deben tener una esofagitis por reflujo demostrada mediante TGD y una motilidad esofágica normal en la manometría. La cirugía consiste en reducir la hernia de hiato existente y colocar una banda gástrica alrededor de la unión GE (funduplicatura). Aunque en este momento se utiliza mucho la funduplicatura laparoscópica, no se debe recomendar la cirugía con la esperanza de que los pacientes con ERGE no van a necesitar tomar más fármacos antisecretores o que el procedimiento prevendrá el cáncer de esófago en los enfermos con ERGE y esófago de Barrett.
- El calentamiento mediante radiofrecuencia a través de la endoscopia de la unión GE (procedimiento de Stretta) es un tratamiento novedoso para los pacientes con ERGE que no responden a tratamientos convencionales. Su mecanismo de acción no está claro. La gastroplastia endoscópica (procedimiento EndoCinch) también trata de controlar la ERGE. Parece que los resultados iniciales son alentadores, aunque se necesitan estudios a largo plazo antes de recomendarlos.
- Los cambios en la forma de vida se deben mantener para siempre, porque se trata de un proceso en general irreversible.

PRONÓSTICO

- La mayor parte de los pacientes responde bien al tratamiento.
- La recidiva del reflujo es frecuente si se interrumpe el tratamiento.
- Se producen complicaciones tras la cirugía casi en el 20% de los pacientes (disfagia, gases, flatulencia, diarrea, náuseas). Los estudios de seguimiento a largo plazo muestran que a los 3-5 años un 52% de los pacientes que se someten a cirugía frente al reflujo está tomando de nuevo fármacos para controlarlo.

DERIVACIÓN

- Existe una relación potente y posiblemente causal entre la ERGE sintomática, prolongada y no tratada, el esófago de Barrett y el adenocarcinoma esofágico. Se debe remitir al paciente a digestivo para realización de endoscopia alta cuando exista preocupación por la posible existencia de PUD, esófago de Barrett o cáncer esofágico.
- Los pacientes con esófago de Barrett deben ser vigilados mediante endoscopia con biopsia de la mucosa cada 2 años o menos porque el riesgo de sufrir un adenocarcinoma esofágico es al menos 30 veces mayor que en la población general.
- Todos los niños con erosiones dentales deben ser valorados para descartar una ERGE.

BIBLIOGRAFÍA RECOMENDADA

Heidelbaugh JL et al: Management of gastroesophageal reflux disease, *Am Fam Physician* 68:1311, 2003.

Kabrilas PJ: Radiofrequency energy treatment of GERD, *Gastroenterology* 125:970, 2003.

Shaheen N, Ransohoff DF: Gastroesophageal reflux, Barret esophagus, and esophageal cancer, *JAMA* 287:1972, 2002.

AUTOR: **FRED F. FERRI, M.D.**

Enfermedad pulmonar obstructiva crónica

INFORMACIÓN BÁSICA

DEFINICIÓN

La enfermedad pulmonar obstructiva crónica (EPOC) es un trastorno caracterizado por la limitación al flujo aéreo de carácter no completamente reversible. La EPOC engloba el *enfisema*, caracterizado por la pérdida de elasticidad pulmonar y la destrucción del parénquima pulmonar con aumento de los espacios aéreos, y la *bronquitis crónica*, caracterizada por la obstrucción de las vías respiratorias de menor diámetro y la presencia de tos productiva de más de 3 meses de duración durante más de 2 años consecutivos. Los pacientes con EPOC se subdividen clásicamente en dos grupos principales según sea su aspecto:

1. Los pacientes con bronquitis crónica poseen un aspecto «*abotargado azul*». El término hace referencia a la coloración azulada de la piel (secundaria a la hipoxemia crónica y a la hipercapnia) y a la presencia frecuente de edema periférico (secundario al cor pulmonale). La tos crónica con producción de grandes cantidades de esputo es característica.
2. Los pacientes con enfisema se denominan «*sopladores rosados*». Poseen un aspecto caquéctico pero la coloración cutánea es rosada (la saturación de oxígeno es adecuada). La disnea se manifiesta por la espiración prolongada por la boca y el empleo de los músculos respiratorios accesorios.

SINÓNIMOS

Enfisema.
Bronquitis crónica.

CÓDIGOS CIE-9CM
496 EPOC
492.8 Enfisema

EPIDEMIOLOGÍA Y DEMOGRAFÍA

- La EPOC afecta a 16 millones de americanos y es responsable de más de 80.000 muertes al año.
- La EPOC es la cuarta causa de mortalidad en EE.UU. y se estima que ocupará el tercer puesto en el año 2020.
- La incidencia es mayor en los varones de más de 40 años.
- La EPOC genera 16 millones de consultas médicas, 500.000 hospitalizaciones y un gasto directo al sistema sanitario de más de 18 billones de dólares al año.

SÍNTOMAS Y SIGNOS

- Los pacientes con bronquitis crónica (abotargado azul) presentan cianosis periférica, tos productiva, taquipnea y taquicardia.
- Los sopladores rosados (los pacientes enfisematosos) se caracterizan por la disnea, la respiración por la boca con ayuda de los músculos accesorios de la respiración y la disminución del murmullo vesicular.
- Tanto los pacientes con bronquitis crónica como los pacientes con enfisema pueden presentar sibilancias.
- Muchos pacientes con EPOC pueden cursar con signos de ambas enfermedades.
- La exacerbación aguda de un enfermo con EPOC es un diagnóstico clínico basado en la aparición de un empeoramiento de la disnea, el aumento de la purulencia del esputo y el aumento en el volumen de la expectoración.

ETIOLOGÍA

- Exposición al tabaco.
- Exposición ocupacional a toxinas pulmonares (p.ej., el cadmio).
- Polución atmosférica.
- Déficit de $\alpha-1$ antitripsina (es poco frecuente, se presenta en menos del 1% de los pacientes con EPOC).

DIAGNÓSTICO

DIAGNÓSTICO DIFERENCIAL

- ICC.
- Asma.
- Infecciones respiratorias.
- Bronquiectasias.
- Fibrosis quística.
- Neoplasias.
- Embolismo pulmonar.
- Apnea del sueño obstructiva.
- Hipotiroidismo.

VALORACIÓN

Radiografía de tórax, pruebas funcionales respiratorias, gasometría (en los pacientes con exacerbaciones agudas).

PRUEBAS DE LABORATORIO

- Durante las exacerbaciones agudas en el hemograma puede apreciarse leucocitosis con «desviación a la izquierda».
- El esputo puede ser purulento en las infecciones bacterianas de las vías respiratorias. Las tinciones o el cultivo del esputo suelen reservarse a los casos que no responden al tratamiento antibiótico.

- Gasometría: puede observarse normocapnia e hipoxemia leve-moderada.
- Pruebas funcionales respiratorias (PFR): la alteración principal de la EPOC es la disminución del volumen espirado máximo en el primer segundo de la espiración forzada (VEMS) desde los valores normales en los adultos mayores de 30 años de aproximadamente 30 ml/año hasta casi 60 ml/año. En la EPOC las PFR revelan una capacidad de difusión anormal, una capacidad pulmonar total y/o volumen residual aumentados y una disminución fija del VEMS en los pacientes con enfisema. Los pacientes con bronquitis crónica presentan una capacidad de difusión normal y una disminución del VEMS. Los pacientes con EPOC por lo general pueden distinguirse de los pacientes asmáticos por su respuesta incompleta al albuterol (cambio en el VEMS <200 ml y 12%) y la ausencia de una respuesta anormal de broncoconstricción a la metacolina u otros estímulos. Sin embargo, cerca del 40% de los pacientes con EPOC responden a los broncodilatadores.

DIAGNÓSTICO POR IMAGEN

Radiografía de tórax:

- Hiperinsuflación con aplanamiento diafragmático, inclinación del ángulo costofrénico y aumento del espacio torácico retroesternal.
- Patrón hipovascular y bullas en los pacientes con enfisema.
- Engrosamiento de las paredes bronquiales y cardiomegalia derecha en los pacientes con bronquitis crónica.

TRATAMIENTO

TRATAMIENTO NO FARMACOLÓGICO

- Es recomendable que los pacientes con bronquitis crónica pierdan peso.
- Evitar el uso de tabaco y eliminar los agentes contaminantes.
- Oxigenoterapia, habitualmente por medio de mascarilla facial, para asegurar una saturación de oxígeno superior al 90% medida por pulsioxímetro.
- Limpieza pulmonar: la succión nasotraqueal cuidadosa está indicada en los pacientes que presentan un exceso de secreciones y son incapaces de expectorarla. La aplicación de percusión mecánica torácica por parte de un terapeuta respiratorio o físico no resulta eficaz en las exacerbaciones agudas de la EPOC.

TRATAMIENTO GENERAL

- La exacerbación aguda de la EPOC puede tratarse con:
  1. Aerosoles de agonistas α-adrenérgicos (p.ej., el metaproterenol: 0,3 ml de solución para nebulizaciones al 5% o 2,5-5 mg de albuterol en solución para nebulización al 5%).
  2. Agentes anticolinérgicos. Poseen una eficacia similar a la inhalación de los agonistas α-adrenérgicos. La solución para inhalación de bromuro de ipratropio (0,5 mg) puede administrarse cada 4-8 horas.
  3. Ciclos cortos de esteroides sistémicos. Se ha demostrado que mejoran el cuadro clínico y los resultados espirométricos. En el ámbito hospitalario se administran en primer lugar bolos de 50-100 mg de metilprednisolona i.v. para pasar a administrarla cada 6-8 horas y terminar reduciendo la dosis gradualmente tan pronto como sea posible. En el ámbito extrahospitalario, se pauta la prednisona oral (40 mg/día inicialmente, reduciendo la dosis 10 mg a días alternos).
  4. Oxigenoterapia. Debe administrarse de forma juiciosa ya que la hipercapnia y el compromiso respiratorio pueden empeorar si se administra con flujos elevados. La mascarilla de tipo Venturi (que administre una fracción de oxígeno inspirado del 24 al 28%) es preferible a las cánulas nasales.
  5. La ventilación no invasiva de presión positiva, administrada a través de una máscara nasal o facial, puede eliminar en el tratamiento de la enfermedad torácica restrictiva crónica la necesidad de proceder a la intubación endotraqueal.
  6. El papel de los esteroides inhalados en la EPOC es un tema controvertido. Aunque algunos ensayos han demostrado una mejoría leve en los síntomas de los pacientes, así como la disminución de la frecuencia de las exacerbaciones; la mayor parte de los neumólogos cree que los esteroides inhalados son ineficaces en la mayor parte de los pacientes con EPOC. Podrían constituir una alternativa para los pacientes con una limitación de la vía respiratoria moderada-grave que continúan sintomáticos a pesar de seguir un tratamiento broncodilatador óptimo.
  7. La administración i.v. de aminofilina es una práctica controvertida y generalmente no recomendada. Cuando se emplea, se deben vigilar estrechamente sus niveles séricos para reducir el riesgo de taquiarritmias.

- Los antibióticos están indicados cuando se sospecha una infección respiratoria (p. ej., si aumenta la purulencia y el volumen de las secreciones):
  1. *Haemophilus influenzae, Streptococcus pneumoniae* producen con frecuencia cuadros de bronquitis aguda.
  2. Los antibióticos orales de elección son la azitromicina, el levofloxacino, la combinación amoxicilina-clavulánico y la cefuroxima.
  3. La antibioticoterapia es beneficiosa en las exacerbaciones de la EPOC que se presentan con un empeoramiento de la disnea y un aumento de la purulencia del esputo (en especial si el paciente se encuentra febril).

- La guaifenesina puede mejorar los síntomas tusígenos y la eliminación de las mucosidades. Sin embargo, los fármacos mucolíticos suelen resultar ineficaces. Su beneficio puede ser superior en los pacientes con enfermedad en fase más avanzada.
- La intubación y la ventilación mecánica pueden ser necesarias si las medidas anteriores no han resultado útiles.
- La cirugía reductora de volumen pulmonar ha sido propuesta como tratamiento paliativo en los casos de enfisema grave. Su utilidad reside en que mejora la capacidad para realizar ejercicio, pero no aumenta la supervivencia con respecto al tratamiento médico. Resulta más beneficiosa en los pacientes que presentan conjuntamente un enfisema que afecta principalmente al lóbulo superior y una capacidad reducida para realizar ejercicio.

Considere realizar un trasplante pulmonar en los pacientes con enfisema terminal, una VEMS menor del 25% del valor normal previsto tras la administración de un broncodilatador y complicaciones como la hipoxemia grave, la hipercapnia o la hipertensión pulmonar.

PRONÓSTICO

- Tras el primer episodio de insuficiencia respiratoria, la tasa de supervivencia a los 5 años es del 25%.
- La evolución al corazón pulmonar, la hipercapnia o la taquicardia persistente son signos de mal pronóstico.

OTRAS CONSIDERACIONES

COMENTARIOS

- Todos los pacientes con EPOC deben recibir la vacuna antineumocócica y deben ser vacunados anualmente contra la gripe.

- A la hora de valorar la gravedad de la EPOC, el volumen espiratorio forzado en el primer segundo (VEMS) presenta la limitación de que no toma en consideración las manifestaciones sistémicas de la EPOC. Se ha propuesto el índice BODE ([B]: Índice de masa corporal, [O]: Grado de obstrucción, [D]: Disnea, [E]: Capacidad para realizar ejercicio) a modo de escala multidimensional para valorar mejor la morbilidad y la mortalidad asociadas con la EPOC. Este índice predice de una manera más eficaz que el VEMS el riesgo de muerte de cualquier etiología y la de origen respiratorio entre los pacientes con EPOC.

BIBLIOGRAFÍA RECOMENDADA

Aaron SD et al: Outpatient oral prednisone after emergency treatment of chronic obstructive pulmonary disease, *N Engl J Med* 348:2618, 2003.

Anthonisen NR et al: Smoking and lung function of Lung Health Study participants after 11 years, *Am J Resp Crit Care Med* 166:675, 2002.

Celli B et al: The body-mass index, airflow obstruction, dyspnea, and exercise capacity index in chronic obstructive pulmonary disease, *N Engl J Med* 350:1005, 2004.

Hogg JC et al: The nature of small-airway obstruction in chronic obstructive pulmonary disease, *N Engl J Med* 350:2645, 2004.

Man PS et al: Contemporary management of chronic obstructive pulmonary disease, clinical applications, *JAMA* 290:2313, 2003.

National emphysema treatment trial research group: A randomized trial comparing lung-volume-reduction surgery with medical therapy for severe emphysema, *N Engl J Med* 348:2059, 2003.

Sethi S et al: New strains of bacteria and exacerbations of chronic obstructive pulmonary disease, *N Engl J Med* 347:465, 2002.

Sin DD et al: Contemporary management of chronic obstructive pulmonary disease, a scientific review, *JAMA* 290:2301, 2003.

Stoller JK: Acute exacerbations of chronic obstructive pulmonary disease, *N Engl J Med* 346:988, 2002.

Sutherland ER, Cherniak RM: Management of chronic obstructive pulmonary disease, *N Engl J Med* 350:2689, 2004.

AUTOR: **FRED F. FERRI, M.D.**

Enfermedad y síndrome de Cushing

INFORMACIÓN BÁSICA

DEFINICIÓN

- El síndrome de Cushing se caracteriza por las alteraciones clínicas producidas por el exceso de glucocorticoides, que puede ser secundario a una producción exagerada de cortisol suprarrenal o a un tratamiento crónico con glucocorticoides.
- La enfermedad de Cushing hace referencia al síndrome de Cushing causado por un exceso de ACTH hipofisaria.

CÓDIGO CIE-9CM

255.0 Enfermedad o síndrome de Cushing

SÍNTOMAS Y SIGNOS

- Hipertensión arterial.
- Obesidad central, cara redonda (cara de luna llena) y adelgazamiento de extremidades.
- Hirsutismo, alteraciones menstruales, hipogonadismo.
- Fragilidad cutánea, equimosis, estrías abdominales de color rojo-púrpura, acné, defectos de cicatrización de las heridas, alopecia, plétora facial, hiperpigmentación (cuando existe una elevación de la ACTH).
- Psicosis, labilidad emocional, paranoia.
- Atrofia muscular con miopatía proximal.

NOTA: los signos y síntomas descritos no suelen aparecer en el síndrome de Cushing secundario a la producción ectópica de ACTH. Muchos de estos tumores secretan una ACTH biológicamente inactiva que no estimula la síntesis de esteroides suprarrenales. Estos pacientes pueden presentar únicamente pérdida de peso y debilidad.

ETIOLOGÍA

- Iatrogénica (frecuente): tratamiento crónico con glucocorticoides.
- Exceso de ACTH hipofisaria (enfermedad de Cushing): 60%.
- Neoplasias suprarrenales: 30%.
- Producción ectópica de ACTH (neoplasias de pulmón, páncreas, riñón, tiroides o timo: 10%).

DIAGNÓSTICO

DIAGNÓSTICO DIFERENCIAL

- Síndrome de seudo-Cushing alcohólico (sobreproducción de cortisol endógeno).
- Obesidad asociada a la diabetes mellitus.
- Síndrome adrenogenital.

VALORACIÓN

- La primera prueba de detección selectiva que debe realizarse en los pacientes con un diagnóstico clínico de síndrome de Cushing es la prueba de supresión con dexametasona nocturna:
  1. Se administra 1 mg de dexametasona v.o. a las 11 pm.

2. Nueve horas más tarde (a las 8 am) se determina el nivel de cortisol plasmático.
3. Un nivel de cortisol plasmático <5 µg/100 ml excluye el diagnóstico de síndrome de Cushing.

- Si la prueba con dexametasona nocturna sugiere la presencia de un síndrome de Cushing, se deben realizar medidas seriadas (dos o tres determinaciones consecutivas) del cortisol libre y de la creatinina (para asegurar que la recogida ha sido adecuada) en una muestra de orina de 24 horas. La eliminación persistente de niveles altos de cortisol (>300 µg/24 horas) indica la existencia de un síndrome de Cushing.
- La prueba de supresión con dexametasona a bajas dosis (2 mg) resulta útil para descartar el síndrome de pseudo-Cushing si los resultados del resto de las pruebas no son concluyentes. La estimulación de la CRH tras la administración de dexametasona a bajas dosis (prueba de la CRH-dexametasona) también se emplea para diferenciar los pacientes con sospecha de síndrome de Cushing de los que presentan unos niveles de cortisol libre en orina levemente elevados y unos hallazgos equívocos.
- La prueba con dexametasona a dosis elevada (8 mg) y la determinación de la ACTH por RIA son útiles para descubrir la etiología del síndrome de Cushing:
  1. ACTH indetectable o baja y falta de supresión: síndrome de Cushing de etiología suprarrenal.
  2. ACTH normal o aumentada y falta de supresión: producción ectópica de ACTH.
  3. ACTH normal o aumentada y supresión parcial: exceso de producción hipofisaria (enfermedad de Cushing).
- El hallazgo de un nivel de cortisol plasmático a medianoche >7,5 µg/dl en una única determinación (dentro de la normal variación diurna, el nivel más bajo de cortisol se alcanza por la noche) posee una sensibilidad del 96% y una especificidad del 100% para el diagnóstico de síndrome de Cushing.

PRUEBAS DE LABORATORIO

- Hipopotasemia, hipocloremia, alcalosis metabólica, hiperglucemia, hipercolesterolemia.
- Aumento del cortisol libre en orina de 24 horas (>100 µg/24 horas).

DIAGNÓSTICO POR IMAGEN

- TC de las glándulas suprarrenales en los casos en los que se sospeche un síndrome de Cushing suprarrenal.
- RM con gadolinio de la glándula hipofisaria si sospecha un síndrome de Cushing hipofisario.
- Otras técnicas de imagen para localizar las neoplasias de pulmón, páncreas, riñón, tiroides o timo en los pacientes con producción ectópica de ACTH.

TRATAMIENTO

TRATAMIENTO GENERAL

El tratamiento del síndrome de Cushing depende de su etiología:

- Adenoma hipofisario: el tratamiento de elección en los adultos es la microadenomectomía transesfenoidal. La irradiación hipofisaria se reserva para los pacientes que no logran la curación tras la cirugía transesfenoidal. En los niños el tratamiento inicial es la irradiación hipofisaria, que logra índices de curación del 85%. La radioterapia estereotáctica (foto-bisturí o gamma-bisturí) es una técnica efectiva que somete los tejidos neurales contiguos a menos irradiación que la radioterapia convencional. La suprarrenalectomía bilateral total se reserva para los pacientes que no responden a la cirugía transesfenoidal o a la irradiación hipofisaria.
- Neoplasia suprarrenal:
  1. Resección quirúrgica de la glándula suprarrenal afecta.
  2. Tratamiento glucocorticoide de sustitución durante aproximadamente 9-12 meses tras la cirugía para permitir que la glándula suprarrenal contralateral se recupere de la supresión prolongada.
- Hiperplasia suprarrenal micronodular o macronodular bilateral: suprarrenalectomía total bilateral.
- Producción ectópica de ACTH:
  1. Resección quirúrgica de la neoplasia secretora de ACTH.
  2. Control del exceso de cortisol mediante la administración de metirapona, aminoglutetimida, mifepristona o ketoconazol.
  3. Control de los efectos mineralocorticoides del cortisol y del 11-desoxicorticosteroide mediante la administración de espironolactona.
  4. Suprarrenalectomía bilateral: se reserva para los pacientes con tumores indolentes no resecables.

PRONÓSTICO

El pronóstico es favorable en los pacientes con etiologías susceptibles de ser tratadas quirúrgicamente.

OTRAS CONSIDERACIONES

COMENTARIOS

- En los pacientes con enfermedad de Cushing deben realizarse pruebas de detección selectiva para descartar un síndrome MEN tipo I.
- En la sección III se expone un algoritmo para el diagnóstico del síndrome de Cushing.

BIBLIOGRAFÍA RECOMENDADA

Boscaro M et al: The diagnosis of Cushing's syndrome, *Arch Intern Med* 160:3045, 2000.

AUTOR: **FRED F. FERRI, M.D.**

INFORMACIÓN BÁSICA

DEFINICIÓN

La enuresis se refiere a la pérdida de orina en la ropa o en la cama que suele ser involuntaria pero en ocasiones es intencional en individuos que deberían presentar continencia (es decir, >5 años de edad). El diagnóstico se realiza si la pérdida se produce al menos dos veces por semana durante 3 meses. La enuresis primaria se refiere a la enuresis sin período de continencia. La enuresis secundaria se produce después de un período de control normal de la vejiga.

SINÓNIMOS

Incontinencia urinaria.
Enuresis nocturna.

CÓDIGOS CIE-9CM
F98.0.
DMS-IV Código 307.6

EPIDEMIOLOGÍA Y DEMOGRAFÍA

PREVALENCIA (EN EE.UU.):
- 5 años de edad: 7% de hombres y 3% de mujeres.
- 10 años de edad: 3% de hombres y 2% de mujeres.
- 18 años de edad: 1% de hombres y todavía menos mujeres.

PREDOMINIO POR SEXOS: Dos veces más de hombres que de mujeres en todas las edades.

DISTRIBUCIÓN POR EDADES: Por definición, la enuresis no empieza antes de los 5 años, momento en el que la prevalencia es mayor, y disminuye continuamente después de esto.

INCIDENCIA MÁXIMA: Niños en edad temprana, de los 5 a los 10 años.

GENÉTICA:
- Aproximadamente el 75% de los niños con enuresis tiene un pariente de primer grado con enuresis.
- Más frecuente significativamente en gemelos monocigóticos que dicigóticos.

SÍNTOMAS Y SIGNOS

Se definen tres subtipos:
- Sólo nocturna: normalmente se produce en la primera etapa del sueño, con frecuencia durante el sueño REM; el niño puede tener un sueño en el que micciona.
- Sólo diurna: más frecuente en niñas y en raras ocasiones después de la edad de 9 años; la pérdida se produce al principio de la tarde en los días de colegio.
- Enuresis nocturna y diurna combinada.

ETIOLOGÍA

- La enuresis se correlaciona con otros retrasos de la maduración, particularmente del lenguaje, de las habilidades motoras y del desarrollo social.
- Puede relacionarse con una formación higiénica poco estricta, con estrés, incapacidad para concentrar la orina y alteración de la fisiología del músculo liso.
- La enuresis diurna se asocia a una alta tasa de infecciones del tracto urinario.
- La enfermedad, hospitalización, factores estresantes familiares pueden precipitar la enuresis recidivante después de un período de continencia.

DIAGNÓSTICO

DIAGNÓSTICO DIFERENCIAL

- Puede asociarse a encopresis y trastornos del sueño como terrores nocturnos.
- Deben descartarse las causas orgánicas asociadas a poliuria o urgencia, pero pueden coexistir si la enuresis estaba presente antes o después del tratamiento de la patología médica asociada.
- Las causas médicas de enuresis incluyen: diabetes mellitus, diabetes insípida, obstrucción de la salida vesical, válvulas uretrales, estenosis de los meatos, parálisis cerebral, espina bífida, masa pélvica, heces impactadas, fármacos sedantes, convulsiones nocturnas.

VALORACIÓN

Historia clínica y exploración física para descartar anomalías anatómicas.
Como los niños pasan con frecuencia vergüenza, se debe actuar con dulzura y cuidado cuando se pregunta o explora al niño.

PRUEBAS DE LABORATORIO

- Análisis de orina para determinar la gravedad específica.
- Urocultivo para descartar infección del tracto urinario.
- Estudios séricos para descartar diabetes y anomalías del balance hídrico.

DIAGNÓSTICO POR IMAGEN

- En los casos complicados: los estudios del sueño pueden ser útiles.
- Si se sospecha una anomalía anatómica: pueden estar indicadas la ecografía renal o urografía intravenosa.

TRATAMIENTO

TRATAMIENTO NO FARMACOLÓGICO

Tratamiento conductual:
- Técnica de la alarma y la almohadilla: hasta un 80% de tasa de curación, aunque el 30% recidiva.
- Micción programada para reducir la frecuencia de episodios enuréticos.
- Llevar una lista de éxitos para recompensar al niño por las noches secas.

TRATAMIENTO AGUDO

- La desmopresina (DDAVP) administrada por vía intranasal al momento de acostarse reduce notablemente la incidencia de la enuresis nocturna.
- Antidepresivos tricíclicos (imipramina): eficacia probada mediante ensayos de control aleatorizados. Uso con cuidado en niños.
- Inhibidores de la recaptación de serotonina: la falta de ensayos adecuados es notable.

PRONÓSTICO

- Después de la edad de 5 años, la tasa de remisiones espontáneas es del 5-10%/año.
- Normalmente el trastorno se cura en la adolescencia.
- Menos del 1% presentará enuresis en la edad adulta.

DERIVACIÓN

Si coexiste un trastorno psiquiátrico se complica el curso del tratamiento.

BIBLIOGRAFÍA RECOMENDADA

Glazner CM, Evans JH: Simple behavioural and physical interventions for nocturnal enuresis in children, *Cochrane Database Syst Rev* (2), 2004.
Hjalmas K et al: Nocturnal enuresis: an international evidence based management strategy, *Urol* 171:2545, 2004.
Landgraf JM et al: Coping, commitment, and attitude: quantifying the everyday burden of enuresis on children and their families, *Pediatrics* 113(2):334, 2004.

AUTORES: **MITCHELL D. FELDMAN, M.D., M. PHIL.,** y **RIF S. EL-MALLAKH, M.D.**

INFORMACIÓN BÁSICA

DEFINICIÓN

La epicondilitis es una inflamación de origen musculotendinoso de los músculos extensores comunes en la cara exterior del codo o el grupo de los pronadores flexores en la cara interior del codo.

SINÓNIMOS

Codo de tenista (epicondilitis lateral).
Codo de golfista (epicondilitis medial).

CÓDIGOS CIE-9CM
726.31 Epicondilitis medial
726.32 Epicondilitis lateral
723.4 Neuralgia del nervio radial

EPIDEMIOLOGÍA Y DEMOGRAFÍA

PREVALENCIA: Del 10 al 15% de los jugadores de tenis habituales (2 h/semana).
EDAD PREVALENTE: De 20 a 40 años.
El lado externo se afecta 5 veces más a menudo que el interno.

SÍNTOMAS Y SIGNOS

- Sensibilidad a la palpación sobre el epicóndilo afectado.
- Reproducción del dolor con la resistencia contra la extensión (externa) (fig. 1-89) o flexión (interna) de la muñeca.

ETIOLOGÍA

- Desconocida.
- El abuso causa probablemente desgarros tendinosos menores que acaban en inflamación.

- Síndrome del nervio interóseo posterior: la compresión de este nervio se ha citado en ocasiones como una posible etiología, especialmente en casos que no responden al tratamiento médico y quirúrgico tradicional. En este trastorno, la sensibilidad a la palpación se localiza a 2-3 cm en dirección distal al epicóndilo.

DIAGNÓSTICO

DIAGNÓSTICO DIFERENCIAL

- Radiculopatía cervical.
- Patología intraarticular del codo (osteoartritis, osteocondritis disecante, cuerpo laxo).
- Compresión del nervio radial.
- Neuropatía ulnar.
- Inestabilidad del ligamento colateral medial.

DIAGNÓSTICO POR IMAGEN

En la radiografía simple pueden estar presentes huellas de la tracción o calcificación menor de los tejidos blandos. No suelen necesitarse otros estudios.

TRATAMIENTO

- Descanso, actividades restringidas.
- Hielo después del ejercicio.
- Programa de ejercicios de estiramientos.
- AINE.

- Inyección local de esteroides/lidocaína (tabla 1-17), (fig. 1-90).
- Férula de contrafuerza.
- Técnica apropiada en las actividades deportivas.
- Inmovilización intermitente.

PRONÓSTICO

El trastorno es autolimitado en la mayoría de los casos. La resolución de los síntomas puede tardar de meses a años.

DERIVACIÓN

- Si los síntomas no responden al tratamiento médico.
- En caso de consideración quirúrgica.

BIBLIOGRAFÍA RECOMENDADA

Ashe MC, McCauley T, Khan KM: Tendinopathies in the upper extremity: A paradigm shift, *J Hand Ther* 17(8):329, 2004.
David TS: Medial elbow pain in the throwing athlete, *Orthopedics* 26:94, 2003.
Haake M et al: Extracorporeal shock wave therapy in the treatment of lateral epicondylitis, *J Bone Joint Surg* 84(A):1982, 2002.
Nirschl RP, Ashman ES: Tennis elbow tendinosis (epicondylitis), *Instr Course Lect* 53:587, 2004.
Rompe JD et al: Repetitive low-energy shock wave treatment for chronic lateral epicondylitis in tennis players, *Am J Sports Med* 32:734, 2004.
Smidt N et al: Corticosteroid injections, physiotherapy, or wait-and-see policy for lateral epicondylitis: a randomized controlled trial, *Lancet* 359:657, 2002.
Wang AA et al: Pain levels after injection of corticosteroid to hand and elbow, *Am J Orthop* 32:383, 2003.

AUTOR: **LONNIE R. MERCIER, M.D.**

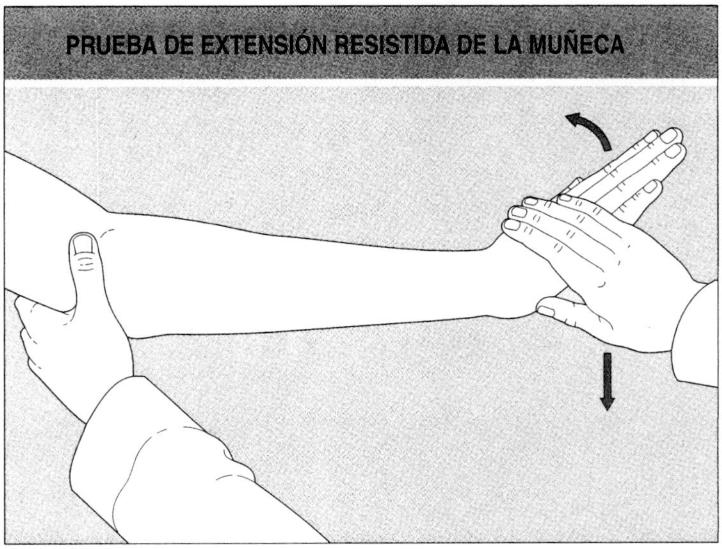

PRUEBA DE EXTENSIÓN RESISTIDA DE LA MUÑECA

FIGURA 1-89 Resistencia a la extensión de la muñeca para determinar la existencia de epicondilitis lateral. El examinador pide al paciente que extienda la muñeca, pero que evite el movimiento fijando la muñeca; esto ejerce tensión sobre el epicóndilo externo sin mover el codo y reproduce el dolor de la epicondilitis lateral. (De Klippel J, Dieppe P, Ferri F [eds.]: *Primary care rheumatology,* Londres, 1999, Mosby.)

TABLA 1-17	**Pautas para las inyecciones frecuentes de esteroides**

Usando 1 ml de esteroides apropiados, se aumenta el volumen mediante la adición de anestésico local. La inyección de un «espacio» no debería causar dolor durante la inyección. Si lo causa, la punta de la aguja debe estar en la sinovial, la cápsula o la almohadilla grasa y la aguja debe dirigirse de nuevo o la inyección puede no ser tan eficaz. La inyección a los tejidos blandos debería realizarse lentamente de modo que no se cause dolor por la súbita presión de volumen.

Localización	Diagnóstico	Tamaño de la aguja (calibre, pulgadas)	Volumen de anestésico (ml)
Bolsa subacromial	Tendinitis del manguito de los rotadores	22, $1\frac{1}{2}$	4 a 5
Surco bicipital	Tendinitis del bíceps	22, $1\frac{1}{2}$	2 a 3
Articulación A-C	Artritis	25, $1\frac{1}{2}$	1 a 2
Epicóndilo E, I	Epicondilitis	25, $\frac{5}{8}$	1,5
Vaina del primer extensor	Enfermedad de De Quervain	25, $\frac{5}{8}$	1,5
Bolsa trocantérica	Tendinitis	22, espinal	4 a 5
Articulación de la rodilla	Artritis	22, $1\frac{1}{2}$	5 a 10
Rodilla, tejidos blandos	Tendinitis	25, $1\frac{1}{2}$	3 a 4
Fascia plantar	Fascitis	25, $1\frac{1}{2}$	1,0
Articulación falángica media de los dedos del pie	Artritis	25, $\frac{5}{8}$	1,5

De Mercier LR: *Practical orthopedics*, 5.ª ed., St. Louis, 2000, Mosby.

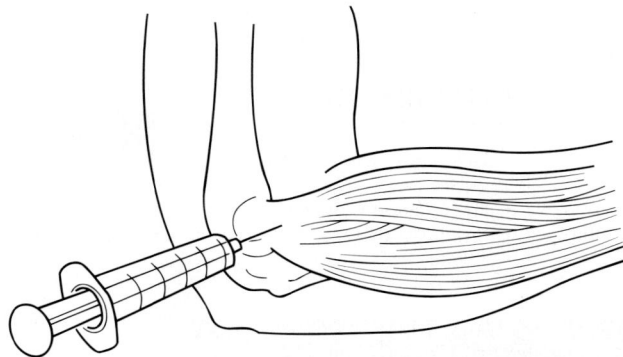

FIGURA 1-90   Inyección en los tejidos blandos en caso de epicondilitis lateral. El paciente está en posición supina y el codo se flexiona 90 grados. Se utiliza una aguja de calibre 25 para inyectar en el punto sensible que suele localizarse a 1 cm en posición distal con el epicóndilo óseo. (De Mercier L: *Practical orthopedics,* 5.ª ed., St. Louis, 2000, Mosby.)

INFORMACIÓN BÁSICA

DEFINICIÓN

La epididimitis es una reacción inflamatoria del epidídimo causada por un agente infeccioso o un traumatismo local.

SINÓNIMOS

Epididimitis bacteriana inespecífica.
Epididimitis de transmisión sexual.

CÓDIGOS CIE-9CM
604.90 Epididimitis no venérea
098.0 Epididimitis gonocócica

EPIDEMIOLOGÍA Y DEMOGRAFÍA

INCIDENCIA (EN EE.UU.): Causa de >600.000 visitas al médico al año.
PREDOMINIO POR SEXOS: Exclusivo de los hombres.
DISTRIBUCIÓN POR EDADES: Todas las edades afectadas, pero normalmente en hombres sexualmente activos u hombres mayores.
INCIDENCIA MÁXIMA: Años de actividad sexual.
CONGÉNITO: Trastornos estructurales urológicos congénitos que posiblemente predisponen a las infecciones.

SÍNTOMAS Y SIGNOS

- Inflamación sensible a la palpación del escroto con eritema, normalmente dolor testicular unilateral y sensibilidad a la palpación.
- Disuria y/o secreción uretral.
- Fiebre y signos de enfermedad sistémica (menos frecuente).
- Dolor y enrojecimiento en la exploración escrotal.
- Hidrocele o incluso epididimoorquitis, especialmente tardía.
- Drenaje crónico de los senos escrotales con un aumento de tamaño «como cuentas» de los vasos deferentes en la enfermedad tuberculosa.

ETIOLOGÍA

- En hombres jóvenes, sexualmente activos, los agentes infecciosos más frecuentes son *N. gonorrhoeae* y *Chlamydia trachomatis*.
- En hombres >35 años o con enfermedad urológica subyacente:
  1. Predominan los bacilos gramnegativos aeróbicos.
  2. Se encuentran microorganismos similares en hombres tras intervenciones urológicas invasivas.
  3. En raras ocasiones se observan cocos gramnegativos en estos grupos.
  4. Las micobacterias también son una causa de epididimitis.

- Los chicos jóvenes, prepúberes pueden presentar epididimitis causada por bacterias coliformes; casi siempre como complicación de enfermedad urológica subyacente como reflujo.
- Recientemente, se ha descrito epididimitis en pacientes con SIDA, por CMV y *Salmonella*. El CMV puede tener un urocultivo negativo. También debería tenerse en cuenta toxoplasmosis como causa de epididimitis en pacientes con SIDA.

DIAGNÓSTICO

DIAGNÓSTICO DIFERENCIAL

- Orquitis.
- Torsión, traumatismo o tumor testicular.
- Quiste epidídimico.
- Hidrocele.
- Varicocele.
- Espermatocele.
- Debería tenerse en cuenta torsión testicular en todos los casos, pero es más frecuente en adolescentes y hombres sin pruebas de inflamación. Si se sospecha el diagnóstico, debería consultarse inmediatamente a un especialista.

VALORACIÓN

- Consideración de una evaluación completa de las vías urológicas en pacientes con infección bacteriana, especialmente si es recurrente.
- Técnicas de imagen con ecografía o PIV (posiblemente procedimiento de elección).
- En caso de secreción: cultivos y frotis con tinción de Gram del exudado uretral.
- En hombres sexualmente activos: los cultivos gonocócicos de la garganta y del recto pueden ser útiles.
- En caso de sospecha de torsión testicular: técnicas de imagen radionuclear.
- Exploración de la orina no centrifugada del primer vaciado para detectar leucocitos si la tinción de Gram uretral es negativa. Debería obtenerse un cultivo y un frotis con tinción de Gram de esta muestra de orina.

PRUEBAS DE LABORATORIO

- Análisis de orina y urocultivo en caso de disuria o sospecha de infección de las vías urinarias.
- VDRL en hombres sexualmente activos.
- PPD y radiografía simple en caso de sospecha de TBC.
- En raras ocasiones, biopsia para asegurar el diagnóstico de epididimitis tuberculosa.
- Prueba de VIH y consejo.

TRATAMIENTO

TRATAMIENTO AGUDO

- Paquetes de hielo y elevación del escroto para aliviar el dolor.
- Analgesia con paracetamol con o sin codeína o AINE (como ibuprofeno o naproxeno).
- Antibióticos para cubrir los patógenos sospechados.
- En los hombres sexualmente activos, 100 mg v.o. dos veces al día de doxiciclina o 500 mg v.o. cuatro veces al día de tetraciclina durante 10 días para cubrir tanto gonococos como clamidias; 250 mg i.m. de ceftriaxona en una dosis única puede ser adecuado para gonococos solos.
- El mejor tratamiento para los hombres mayores con bacterias gramnegativas y leucocituria: 300 mg v.o. dos veces al día de ofloxacino durante 10 días o 500 mg v.o. cada día de levofloxacino durante 10 días.
- *Pseudomonas* cubiertas por ciprofloxacino o ceftazidima (1 g i.v. cada 6-8 horas).
- Gentamicina en pacientes que parecen intoxicados (1 mg/kg i.v. cada 8 horas después de una dosis de carga de 2 mg/kg): debe ajustarse la dosis en caso de alteración de la función renal, ya que estos agentes pueden ser más tóxicos.
- Vancomicina (1 g i.v. cada 12 horas) para cubrir sospecha de infecciones grampositivas.
- Aspiración quirúrgica de abscesos locales o incluso drenaje quirúrgico abierto.
- Diabéticos: tienen una tendencia especial a desarrollar infecciones del escroto más extensas, incluida la gangrena de Fournier.
- Refuerzo del cumplimiento con antibióticos para evitar el tratamiento parcial.

TRATAMIENTO CRÓNICO

- Debe considerarse la reparación de los defectos estructurales subyacentes especialmente en caso de infecciones graves o recurrentes.
- Debería realizarse pronto la reparación quirúrgica del reflujo en chicos jóvenes y a una edad temprana cuando sea posible.
- Deberían explorarse y tratarse las parejas sexuales del paciente.

PRONÓSTICO

Normalmente autolimitada.

DERIVACIÓN

- En caso de absceso o sospecha de problemas estructurales crónicos.
- Debería tenerse muy en cuenta en caso de otro diagnóstico, como torsión testicular.

BIBLIOGRAFÍA RECOMENDADA

Centers for Disease Control and Prevention: 2002 Sexually transmitted diseases treatment guidelines. *MMWR* 51(RR-6), 2002.

AUTOR: **JOSEPH J. LIEBER, M.D.**

INFORMACIÓN BÁSICA

DEFINICIÓN

La epiescleritis es una inflamación de la epiesclera o capa delgada del tejido vascular elástico entre la esclerótica y la conjuntiva.

CÓDIGO CIE-9CM
379.0 Escleritis y epiescleritis

EPIDEMIOLOGÍA Y DEMOGRAFÍA

INCIDENCIA (EN EE.UU.): Relativamente rara en la práctica oftalmológica.
PREDOMINIO POR SEXOS: Ninguno.
DISTRIBUCIÓN POR EDADES: 43 años.
INCIDENCIA MÁXIMA: Más frecuente en la mediana edad y en los ancianos.

SÍNTOMAS Y SIGNOS

- Inyección roja, vascular de la conjuntiva con engrosamiento y aumento de tamaño de los vasos sanguíneos debajo de la conjuntiva (fig. 1-91).
- Dolor en el área de inflamación que suele ser localizado.

ETIOLOGÍA

Asociada a enfermedades vasculares del colágeno, vasculitis, traumatismos, a menudo inespecífica.

DIAGNÓSTICO

DIAGNÓSTICO DIFERENCIAL

- Glaucoma agudo.
- Conjuntivitis.
- Escleritis.
- Hemorragia subconjuntival.
- Masas congénitas o linfoides.
- En la Sección II se describe el diagnóstico diferencial de ojo rojo.

VALORACIÓN

Exploración del ojo, valoración general para determinar enfermedad vascular del colágeno u otras enfermedades autoinmunitarias.

PRUEBAS DE LABORATORIO

Estudios de enfermedades vasculares del colágeno (p. ej., ANA, ESR, FR).

TRATAMIENTO

TRATAMIENTO NO FARMACOLÓGICO

Compresas calientes.

TRATAMIENTO AGUDO

- Esteroides tópicos, 1% de prednisolona si no hay glaucoma; no esteroideos si hay tendencia a glaucoma.
- AINE: para tratar la enfermedad sistémica subyacente.

TRATAMIENTO CRÓNICO

AINE como diclofenaco o trometamina de ketorolaco cuatro veces al día.

PRONÓSTICO

Es necesario un seguimiento estrecho.

DERIVACIÓN

Al oftalmólogo si el paciente no responde al tratamiento después de unos días.

OTRAS CONSIDERACIONES

COMENTARIOS

- A menudo asociada a enfermedad vascular del colágeno.
- Normalmente relacionada con enfermedad sistémica.

BIBLIOGRAFÍA RECOMENDADA

Jabs DA et al: Episcleritis and scleritis: clinical features and treatment results, *Am J Ophthalmol* 130(4):469, 2000.
Paresio CE, Meier FM: Systemic disorders associated with episcleritis and scleritis, *Curr Opin Ophthalmology* 12(6):471, 2002.
Shaw C et al: Rheumatoid arthritis and ocular involvement, *J Indian Med Assoc* 101(9)537, 2003.

AUTOR: **MELVYN KOBY, M.D.**

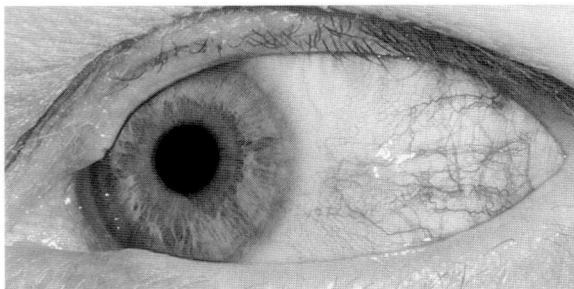

FIGURA 1-91 Epiescleritis nodular en un paciente con gota. (De Palay D [ed.]: *Ophthalmology for the primary care physician,* St. Louis, 1997, Mosby.)

INFORMACIÓN BÁSICA

DEFINICIÓN

La epiglotitis es una celulitis de progresión rápida de la epiglotis y las estructuras de tejidos blandos adyacentes con el potencial de causar una obstrucción repentina de las vías respiratorias.

SINÓNIMOS

Supraglotitis.
Epiglotitis rojo cereza.

CÓDIGO CIE-9CM
464.30 Epiglotitis

EPIDEMIOLOGÍA Y DEMOGRAFÍA

INCIDENCIA (EN EE.UU.): Máxima en niños pequeños de 2 a 4 años de edad.
PREDOMINIO POR SEXOS: Hombres.
INCIDENCIA MÁXIMA: Máximos en chicos pequeños de 2 a 4 años de edad, pero también se informa en adultos.

SÍNTOMAS Y SIGNOS

- Irritabilidad, fiebre, disfonía y disfagia.
- Dificultad respiratoria y el niño intenta tumbarse boca arriba e incorporarse.
- A menudo, babeo y secreciones orales.
- A menudo, presencia de taquicardia y taquipnea.
- En la observación, epiglotis edematosa y de color rojo cereza.
- A menudo, ninguna tos perruna clásica como se observa en el crup.
- Curso posiblemente fulminante (especialmente en niños) que conduce a la obstrucción completa de las vías respiratorias.

ETIOLOGÍA

- En niños, es frecuente *Haemophilus influenzae* de tipo b.
- En adultos, puede aislarse *H. influenzae* de la sangre y/o de la epiglotis (alrededor del 26% de los casos).
- También están implicados neumococos, estreptococos y estafilococos.
- No está claro el papel de los virus en la epiglotitis.

DIAGNÓSTICO

DIAGNÓSTICO DIFERENCIAL

- Crup.
- Angioedema.
- Absceso peritonsilar.
- Absceso retrofaríngeo.
- Difteria.
- Aspiración de cuerpo extraño.
- Tonsilitis lingual.

VALORACIÓN

- Hemocultivos y cultivos de orina.
- Radiografía lateral de cuello para mostrar un aumento de tamaño de la epiglotis, dilatación de la hipofaringe y estructuras subglóticas normales (fig. 1-92):

1. Las radiografías tienen sólo una sensibilidad y especificidad moderadas y requieren tiempo para su realización.
2. La epiglotis debería visualizarse directamente para asegurar el diagnóstico y sólo cuando se esté preparado para asegurar las vías respiratorias en caso de urgencia.
3. La visualización de la epiglotis puede ser más segura en adultos que en niños.

- Cultivos de la epiglotis.

PRUEBAS DE LABORATORIO

- HC: puede revelar leucocitosis con una desviación a la izquierda.
- Radiografía de tórax: puede revelar pruebas de neumonía en casi un 25% de los casos.
- Hemocultivos, cultivos de orina y de la epiglotis, como se ha indicado anteriormente.

TRATAMIENTO

TRATAMIENTO AGUDO

- Es importantísimo el mantenimiento de las vías respiratorias adecuadas.
- Se aconseja la colocación temprana de una sonda endotraqueal o nasotraqueal en los niños.
- Seguimiento estrecho del paciente adulto y aplazar la intubación siempre que las vías respiratorias no presenten signos de obstrucción.
- En los niños, la visualización y la intubación se realizan mejor en un entorno muy controlado, como un quirófano; debe prestarse mucha atención a los signos vitales, la saturación de oxígeno, la frecuencia respiratoria, el balance hidroelectrolítico, ya que puede producirse un deterioro súbito.

- Es posible que la frecuencia de *H. influenzae* sea menor en niños debido a la vacuna HIB.
- Administración de antibióticos como ceftriaxona (80-100 mg/kg/día en dos dosis divididas), cefotaxima (50-180 mg/kg/día en cuatro dosis divididas) o ampicilina (200 mg/kg/día en cuatro dosis divididas) con cloranfenicol (75-100 mg/kg/día en cuatro dosis divididas).
- Si es posible, deben obtenerse cultivos antes de iniciar el tratamiento con antibióticos, pero no debe retrasarse si los cultivos no pueden obtenerse con rapidez.
- Los pacientes adultos deben tratarse con pautas de antibióticos similares.
- Deben administrarse a los contactos familiares cercanos <4 años de edad, 20 mg/kg/día de rifampicina durante 4 días (hasta 600 mg/día) para la profilaxis.
- No se ha establecido concretamente el papel de la epinefrina o de los corticosteroides en el tratamiento de la epiglotitis.

DERIVACIÓN

Para un tratamiento eficaz:

- Estrecha cooperación entre el pediatra o internista, el anestesista y el otorrinolaringólogo, especialmente cuando se visualiza la epiglotitis y cuando el paciente requiere intubación endotraqueal.
- El mejor tratamiento se realiza en una unidad de cuidados intensivos o UCI.

BIBLIOGRAFÍA RECOMENDADA

Nakamura H et al: Acute epiglottitis: a review of 80 patients, *J Laryngol Otol* 115(1):31, 2001.
Sack JL, Brock CD: Identifying acute epiglottitis in adults: high degree of awareness, close monitoring are key, *Postgrad Med* 112(1):81, 2002.

AUTOR: **JOSEPH J. LIEBER, M.D.**

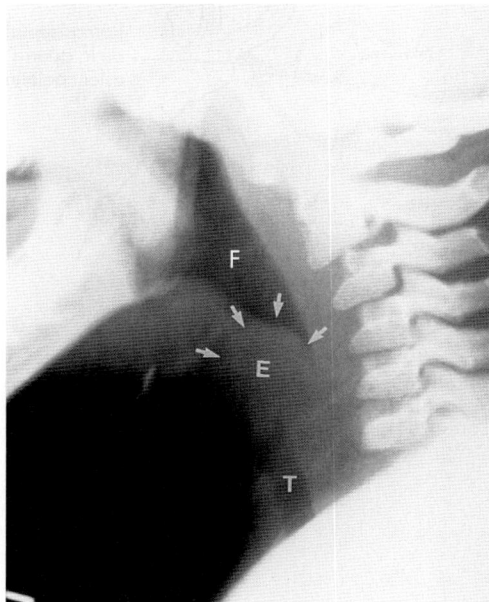

FIGURA 1-92 Epiglotitis. Vista lateral de los tejidos blandos del cuello que muestra una dilatación de la faringe *(F)* con epiglotis *(E)* inflamada en forma de una gran huella dactilar *(flechas)*. *T,* Tráquea. (De Mettler FA [ed.]: *Primary care radiology,* Filadelfia, 2000, WB Saunders.)

INFORMACIÓN BÁSICA

DEFINICIÓN

La epistaxis se define como una hemorragia de la nariz o hemorragia nasal y se clasifica como anterior o posterior.

SINÓNIMO

Hemorragia nasal.

CÓDIGO CIE-9CM

784.7 Epistaxis

EPIDEMIOLOGÍA Y DEMOGRAFÍA

- Hasta el 60% de la población presenta al menos un episodio en la vida y el 6% de estos pacientes buscarán asistencia médica profesional para el control de la hemorragia.
- Más del 80% de los casos de epistaxis tienen un origen anterior (área de Little) y se producen a partir del plexo de Kiesselbach (fig. 1-93).
- Sólo el 5% de los pacientes con epistaxis tiene hemorragia posterior.

SÍNTOMAS Y SIGNOS

- Hemorragia nasal.
- Hipotensión e inestabilidad hemodinámica en caso de epistaxis grave aguda.

ETIOLOGÍA

- Alrededor del 90% de las epistaxis que atienden los médicos de atención primaria, departamentos de urgencias y otorrinolaringólogos son idiopáticas.
- Otras causas frecuentes de epistaxis pueden ser de naturaleza local o sistémica. Muchos casos de epistaxis son de etiología multifactorial:
  1. Entorno frío, seco.
  2. Traumatismos (hurgarse la nariz, accidentes y altercados físicos).
  3. Deformaciones estructurales (desviaciones/espolones del tabique, perforaciones crónicas).
  4. Inflamatorias (rinosinusitis, poliposis nasal).
  5. Alergias.
  6. Cuerpos extraños en la cavidad nasal.
  7. Tumores (angiofibroma juvenil).
  8. Sustancias irritantes.
  9. Hipertensión.
  10. Coagulopatía (hemofilia, enfermedad de von Willebrand, trombocitopenia).
  11. Enfermedad de Rendu-Osler-Weber.
  12. Insuficiencia renal.
  13. Fármacos: aspirina, AINE, warfarina y alcohol.
  14. Trastornos de los vasos sanguíneos (enfermedad del tejido conjuntivo, telangiectasia hemorrágica hereditaria).

DIAGNÓSTICO

- El diagnóstico de la epistaxis es evidente por sí mismo; sin embargo, se debe intentar visualizar directamente la fuente de la hemorragia para confirmar el diagnóstico.

DIAGNÓSTICO DIFERENCIAL

- Se debe descartar la seudoepistaxis. Las localizaciones extranasales más frecuentes de hemorragia que se pueden presentar con epistaxis incluyen:
  1. Hemoptisis pulmonar.
  2. Varices esofágicas hemorrágicas.
  3. Tumor hemorrágico de la faringe, laringe o tráquea.

VALORACIÓN

El diagnóstico de epistaxis es evidente por sí mismo. La valoración debe incluir pruebas sanguíneas de laboratorio para excluir las causas obvias y para tipificar y cruzar antes de una posible transfusión si la hemorragia es grave y no puede detenerse.

PRUEBAS DE LABORATORIO

- Hemoglobina y hematocrito.
- Recuento plaquetario.
- BUN/creatinina.
- Estudios de coagulación (TP y TTP).
- Tipado y pruebas cruzadas de productos sanguíneos.

DIAGNÓSTICO POR IMAGEN

Por lo general los estudios radiográficos no son eficaces en la evaluación de pacientes con epistaxis.

TRATAMIENTO

TRATAMIENTO NO FARMACOLÓGICO

- El método de elección es la compresión digital o apretar la parte cartilaginosa blanda inferior de la nariz durante 10 minutos.
- Algodón o tapón de tejido.
- El paciente debe estar sentado e inclinado hacia adelante, debe respirar por la boca, permitiendo fluir la sangre fuera de la nariz, en contra de la inclinación hacia atrás que permitiría que la sangre fluyera hacia la garganta.
- Aplicación de compresas frías sobre el puente de la nariz, para producir un efecto vasoconstrictor; además el paciente puede chupar algo de hielo para conseguir este efecto.

TRATAMIENTO AGUDO

Epistaxis anterior.
- La vasoconstricción local se realiza humedeciendo una gasa de algodón con uno de los siguientes:
  1. El 4% de lidocaína con 1:1000 de epinefrina.
  2. El 4% de lidocaína con fenilefrina al 1%.
  3. El 4% de lidocaína con oximetazolina al 0,05%.

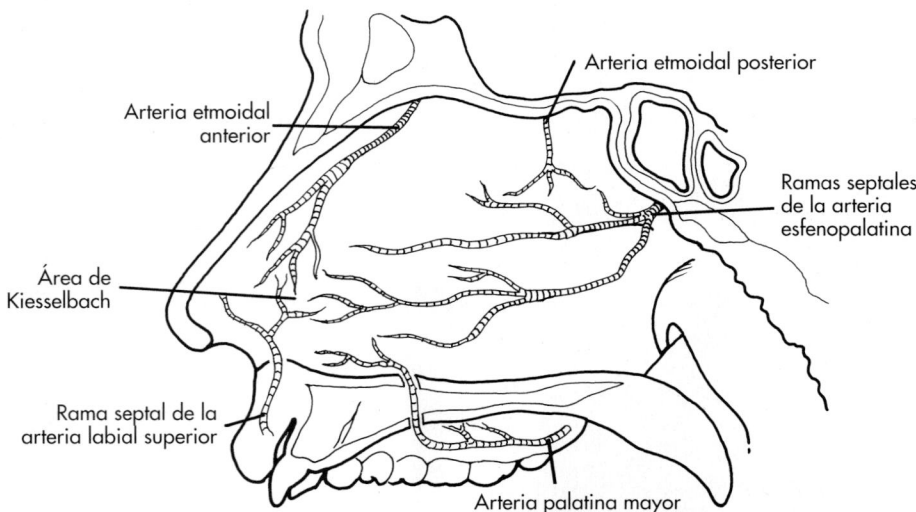

FIGURA 1-93 **Plexo de Kiesselbach en el tabique anterior deriva del aporte sanguíneo procedente de las arterias labial superior, palatina descendente y esfenopalatina.** (De Noble J: *Primary care medicine,* 3.ª ed., St. Louis, 2001, Mosby.)

Labels in figure: Arteria etmoidal anterior; Arteria etmoidal posterior; Ramas septales de la arteria esfenopalatina; Área de Kiesselbach; Rama septal de la arteria labial superior; Arteria palatina mayor

4. El 4% de cocaína o cocaína al 25% en una pomada con base de parafina e insertando la gasa en la cavidad nasal con fórceps de bayoneta.

- La cauterización con nitrato de plata se realiza una vez que se consigue la hemostasia.
- Es necesario el taponamiento nasal anterior cuando las medidas locales no tienen éxito para controlar la hemostasia. El taponamiento nasal se realiza con anestesia local y se hace insertando bandas de gasa con vaselina en capas desde el suelo de la cavidad nasal hasta la entrada frontal del orificio nasal. Se ejerce suficiente presión hasta taponar la epistaxis (fig.1-94).
- En el caso de la epistaxis anterior, pueden utilizarse otros taponamientos nasales disponibles en el mercado que utilizan tapones de esponja que se expanden cuando entran en contacto con sangre o humedad.

Epistaxis posterior.
- Taponamiento nasal posterior:
  1. Pueden aplicarse tapones de esponja nasales disponibles en el mercado.
  2. Técnica de la gasa enrollada.
- Puede intentarse la inserción de un catéter foley con balón en la nasofaringe en pacientes con epistaxis posterior.

TRATAMIENTO CRÓNICO

- Si el tratamiento agudo no puede detener la hemorragia o no puede localizarse el punto de la hemorragia, puede utilizarse electrocauterización o cauterización endoscópica.

- La electrocauterización se realiza después de una anestesia adecuada como la aplicación de un anestésico tópico seguida de la inyección de un anestésico local. Sólo debería cauterizarse un lado del tabique nasal cada vez, ya que la cauterización bilateral puede provocar perforación.
- En el caso de epistaxis posterior que no responde al tratamiento se ha utilizado la ligadura arterial o la embolización.
- Para los casos con irritación o inflamación de la mucosa, debería aplicarse una pauta posológica conservadora de triamcinolona al 0,025%, undecenoato de neomicina, nasalato o crema equivalente una vez por semana, combinada con la aplicación nocturna de una pequeña cantidad de gelatina de petróleo al tabique antes de acostarse.

PRONÓSTICO

- La mayoría de los casos de epistaxis anterior procedente del plexo de Kiesselbach puede detenerse mediante compresión nasal y vasoconstricción o cauterización local.
- El taponamiento nasal con gasa o esponja puede controlar el 90% de las epistaxis anteriores.
- Los taponamientos anteriores y posteriores se quitan a los 2-3 días.
- La epistaxis puede conducir a la muerte por aspiración de sangre, compromiso hemodinámico debido a una rápida y excesiva hemorragia o síndrome de shock tóxico, aunque se produce en raras ocasiones.

DERIVACIÓN

- Si no puede controlarse la epistaxis en la situación aguda mediante las medidas no farmacológicas y farmacológicas, debería llamarse a un especialista en ORL.
- Debería consultarse al especialista en ORL en el caso de cualquier paciente con epistaxis posterior que requiere taponamiento posterior.

OTRAS CONSIDERACIONES

COMENTARIOS

- La cauterización con nitrato de plata, si se realiza a ambos lados del tabique nasal, puede conducir a la perforación del tabique y debería desaconsejarse.
- Si se realiza el taponamiento nasal anterior, se utilizan antibióticos de amplio espectro (p. ej., 250 mg v.o. tres veces al día de amoxicilina-clavulánico o 1 comprimido v.o. dos veces al día de trimetoprim-sulfametoxazol) hasta que se retira el taponamiento anterior.
- Las complicaciones del taponamiento nasal incluyen:
  1. Aspiración.
  2. Desplazamiento del taponamiento.
  3. Infección.
  4. Traumatismo nasal.

BIBLIOGRAFÍA RECOMENDADA

Bentley B: Nasal emergencies. In Cline DM et al (eds): *Emergency medicine: a comprehensive study guide*, ed 4, American College of Emergency Physicians, New York, 1996, McGraw-Hill.

Kotecha B et al: Management of epistaxis: a national survey, *Ann R Coll Surg Engl* 78:444, 1996.

Mahmood S, Lowe T: Management of epistaxis in the oral and maxillofacial surgery setting: an update on current practice, *Oral Surg Oral Med Oral Pathol Oral Radiol Endod* 95:23, 2003.

Parshen D, Stevens M: Management of epistaxis in general practice, *Aust Fam Physician* 31(8):717, 2002.

Pond F, Sizeland A: Epistaxis: strategies for management, *Aust Fam Physician* 29(10):933, 2000.

Tan LKS, Calhoun KH: Epistaxis, *Med Clin North Am* 83(1):43, 1999.

AUTORES: **JASON IANNUCCILLI, M.D.,** y **PETER PETROPOULOS, M.D.**

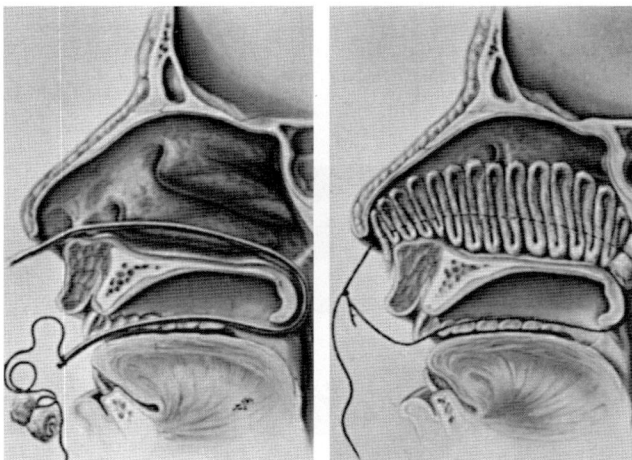

FIGURA 1-94 Taponamiento de la nariz en el caso de epistaxis con un taponamiento nasal posterior y un taponamiento nasal anterior. (De Boies LR y cols.: *Fundamentals of otolaryngology: a textbook of ear, nose and throat diseases,* 4.ª ed., Filadelfia, 1964, WB Saunders.)

INFORMACIÓN BÁSICA

DEFINICIÓN

La equinococosis es una infección crónica causada por la fase larvaria de diversos cestodos de animales (platelmintos) del género *Echinococcus*.

SINÓNIMO

Enfermedad hidatídica.

CÓDIGO CIE-9CM
122.9 Infección por *Echinococcus*

EPIDEMIOLOGÍA Y DEMOGRAFÍA

INCIDENCIA (EN EE.UU.): Observada principalmente en inmigrantes; varía ampliamente en función de las regiones de origen.
PREVALENCIA (EN EE.UU.): Véase Incidencia.
PREDOMINIO POR SEXOS: Masculino = femenino.
DISTRIBUCIÓN POR EDADES: De los 20 a los 50 años de edad.
INCIDENCIA MÁXIMA: Se supone que se adquiere en la infancia o al comienzo de la edad adulta en la mayoría de los casos.

SÍNTOMAS Y SIGNOS

- Signos de una masa que aumenta de tamaño en una localización visceral como el hígado, los pulmones, los riñones, huesos o SNC.
- Rotura ocasional del quiste que causa manifestaciones alérgicas como urticaria, angioedema o anafilaxia que requiere la atención médica del paciente.
- Hallazgo incidental de quistes mediante diagnóstico por imagen abdominal o torácica realizado por otros motivos.

ETIOLOGÍA

- Cuatro *Echinococcus sp.*: *E. granulosus*, *E. multilocularis*, *E. oligarthrus* y *E. vogeli*:
  1. *E. granulosus* es la causa de la enfermedad hidatídica quística.
  2. *E. multilocularis* y *E. vogeli* son las causas de enfermedad alveolar y poliquística.
- La enfermedad se transmite a los humanos mediante cánidos infectados (perros domésticos o salvajes, lobos, zorros) y se observa con mayor frecuencia en regiones de producción de ganado de Oriente Medio, África, Australia, Nueva Zelanda, Europa y América, incluido el suroeste de EE.UU.
- Los huevos están presentes en las heces de los cánidos infectados; la infección en humanos tiene lugar mediante ingestión de huevos viables en alimentos contaminados.
- Es frecuente en muchas regiones del mundo, especialmente en Oriente Medio.

DIAGNÓSTICO

DIAGNÓSTICO DIFERENCIAL

- Neoplasias quísticas.
- Absceso (amebiano o bacteriano).
- Enfermedad poliquística congénita.

VALORACIÓN

- Ensayo con anticuerpos.
- Diagnóstico por imagen (TC, ecografía).
- Examen histológico del quiste o del contenido obtenido mediante aspiración o resección (si es posible) para confirmar el diagnóstico.

PRUEBAS DE LABORATORIO

Ensayos con anticuerpos (ELISA y Western Blot): sensibilidad y especificidad >90% para los quistes hepáticos, pero menos preciso para los quistes en otras localizaciones.

DIAGNÓSTICO POR IMAGEN

Ecografía y/o TC:
- Ambas son extremadamente sensibles para la detección de quistes, especialmente en el hígado (fig. 1-95).
- Ambas carecen de especificidad y son inadecuadas para establecer el diagnóstico de equinococosis con exactitud.

TRATAMIENTO

TRATAMIENTO NO FARMACOLÓGICO

- El tratamiento de elección para los quistes equinocócicos es la resección quirúrgica, cuando ésta es factible.
- Si la resección no es factible, debe realizarse un drenaje percutáneo con instilación de etanol al 95% para prevenir la diseminación de las larvas viables.
- El tratamiento quirúrgico va seguido de tratamiento médico con albendazol (v. Tratamiento agudo).

TRATAMIENTO AGUDO

En el caso de la equinococosis localizada en el hígado:
- Albendazol (400 mg dos veces al día durante 28 días seguidos de 14 días de descanso durante al menos tres ciclos).
- Mebendazol (de 50 a 70 mg/kg cuatro veces al día) si no se dispone de albendazol.

TRATAMIENTO CRÓNICO

Véase Tratamiento agudo.

PRONÓSTICO

- El seguimiento a largo plazo es necesario después de un tratamiento quirúrgico o médico debido a la alta incidencia de recidivas tardías.
- Los ensayos con anticuerpos y el diagnóstico por imagen se repiten cada 6 a 12 meses durante varios años tras el tratamiento quirúrgico o médico con éxito.

DERIVACIÓN

- Todos los pacientes para evaluar la posible resección quirúrgica de los quistes.
- En el caso de consulta a un médico con experiencia en el tratamiento médico y quirúrgico de la equinococosis.

OTRAS CONSIDERACIONES

COMENTARIOS

La resección quirúrgica, si está indicada, deberían realizarla cirujanos con experiencia en el tratamiento de los quistes equinocócicos.

BIBLIOGRAFÍA RECOMENDADA

Eckert J, Deplazes P: Biological, epidemiological, and clinical aspects of echinococcosis, a zoonosis of increasing concern, *Clin Microbiol Rev* 17(1):107, 2004.

AUTOR: **JOSEPH R. MASCI, M.D.**

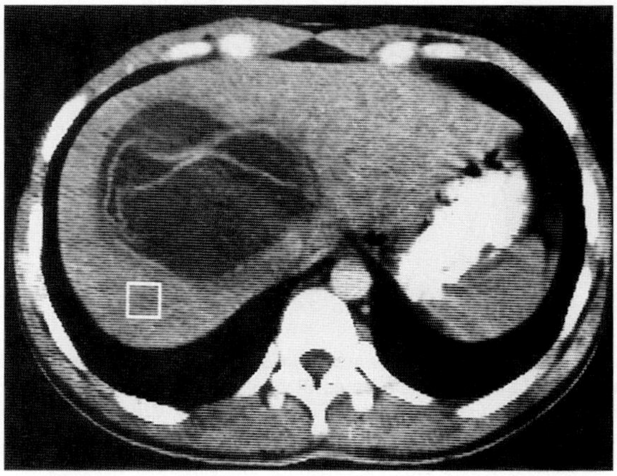

FIGURA 1-95 Tomografía computarizada de un quiste equinocócico en un hombre de 25 años, que muestra la compleja estructura de la pared y el interior. (De Goldman L, Bennett JC [eds.]: *Cecil textbook of medicine*, 21.ª ed., Filadelfia, 2000, WB Saunders.).

INFORMACIÓN BÁSICA

DEFINICIÓN

La erisipela es un tipo de celulitis causada por infección de las capas superficiales de la piel y de los vasos linfáticos cutáneos. La erisipela se caracteriza por enrojecimiento, induración y un borde elevado, finamente delimitado.

SINÓNIMO

Fuego de San Antonio.

CÓDIGO CIE-9CM
035 Erisipela

EPIDEMIOLOGÍA Y DEMOGRAFÍA

La erisipela se produce la mayoría de las veces en el joven o en el anciano, en pacientes con alteración del drenaje linfático o venoso (mastectomía, extracción de la vena safena) y en pacientes inmunocomprometidos. La recidiva es relativamente frecuente.

SÍNTOMAS Y SIGNOS

- Se observa una lesión cutánea diferenciada, roja, caliente y sensible a la palpación con induración y un borde elevado, finamente definido y que avanza (fig. 1-96).
- Las localizaciones más frecuentes son las extremidades inferiores o la cara.
- Suelen estar presentes signos sistémicos de infección (fiebre).
- Pueden desarrollarse vesículas o ampollas.

- Después de varios días, pueden aparecer lesiones equimóticas.
- Después de 7 a 10 días, puede producirse la descamación del área afectada.

ETIOLOGÍA

- Normalmente estreptococos α-hemolíticos del grupo A.
- De manera menos frecuente estreptococos de los grupos B, C o G.
- En raras ocasiones *Staphylococcus aureus*.

COMPLICACIONES

- Absceso.
- Fascitis necrosante.
- Tromboflebitis.
- Gangrena.
- Infección metastásica.

DIAGNÓSTICO

DIAGNÓSTICO DIFERENCIAL

- Otros tipos de celulitis.
- Fascitis necrosante.
- TVP.
- Dermatitis de contacto.
- Eritema migratorio (enfermedad de Lyme).
- Picadura de insecto.
- Herpes zóster.
- Erisipeloide.
- Gota aguda.
- Seudogota.

VALORACIÓN

Historia clínica, exploración física y pruebas de laboratorio.

PRUEBAS DE LABORATORIO

El diagnóstico suele realizarse mediante el cuadro y el aspecto clínico característicos.

- HC y a menudo aumento leucocitario.
- Hemocultivos positivos en el 5% de los pacientes.
- Tinción de gram y cultivo de cualquier drenaje procedente de las lesiones cutáneas.
- El cultivo del líquido aspirado procedente del borde de la lesión cutánea tiene poca eficacia.

DIAGNÓSTICO POR IMAGEN

- Ecografía dúplex para pacientes con sospecha de TVP.
- TC o RM para pacientes con sospecha de fascitis necrosante.

TRATAMIENTO

TRATAMIENTO NO FARMACOLÓGICO

- Elevación del miembro afectado.
- Compresas calientes.

TRATAMIENTO AGUDO

Erisipela típica de la extremidad en paciente no diabético:

- v.o.: 250 a 500 mg cuatro veces al día de penicilina V.
- i.v.: 1 a 2 millones de unidades cada 6 horas de penicilina G (acuosa).

NOTA: uso de eritromicina o cefalosporina en pacientes alérgicos a penicilina.

Erisipela facial (incluye cobertura para S*taphylococcus aureus*):

- 500 mg v.o. cada 6 horas de dicloxacilina.
- 2 g i.v. cada 4 horas de nafcilina u oxacilina.

PRONÓSTICO

El pronóstico es bueno con el tratamiento antibiótico, pero la recidiva es frecuente.

DERIVACIÓN

En caso de desbridamiento quirúrgico para pacientes con fascitis necrosante o en caso de drenaje del absceso.

AUTORES: **GAIL O'BRIEN, M.D.** y **MARK J. FAGAN, M.D.**

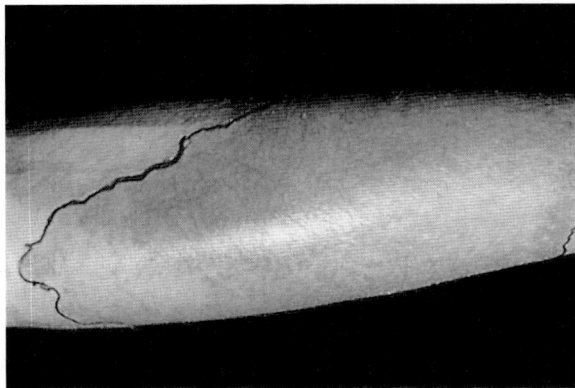

FIGURA 1-96 Erisipela. Obsérvese la placa eritematosa bien delimitada en el brazo. (De Goldstein B [ed.]: *Practical dermatology*, 2.ª ed., St. Louis, 1997, Mosby. Por cortesía del Department of Dermatology, Universidad de North Carolina at Chapel Hill.)

INFORMACIÓN BÁSICA

DEFINICIÓN

El eritema infeccioso es un exantema viral de la infancia, que afecta principalmente a niños en edad escolar y se debe al parvovirus B19. El eritema infeccioso era el quinto de una serie de exantemas virales de la infancia y es el síndrome clínico que con más frecuencia se asocia al parvovirus B19.

CÓDIGO CIE-9CM
057.0 Eritema infeccioso (eruptiva)

EPIDEMIOLOGÍA Y DEMOGRAFÍA

- Edad máxima entre los 5 y 18 años.
- Incidencia máxima a finales del invierno y la primavera, sobre todo en abril y mayo.
- Un 50-60% de los adultos tiene anticuerpos protectores frente al parvovirus B19.

SÍNTOMAS Y SIGNOS

- Exantema maxilar típico rojo brillante e indoloro con una palidez perioral hasta las mejillas, lo que origina el típico aspecto en «bofetada» (fig. 1-97).
- Exantema eritematoso maculopapuloso, en enrejado reticulado y no pruriginoso sobre el tronco y las extremidades que dura hasta varias semanas después del episodio agudo. Puede empeorar con el calor o la exposición solar.
- Son frecuentes las poliartritis y artralgias en los pacientes mayores, aunque son más raras en niños. La artritis afecta a las pequeñas articulaciones de las extremidades de forma simétrica.
- Se produce febrícula hasta en un tercio de los pacientes.

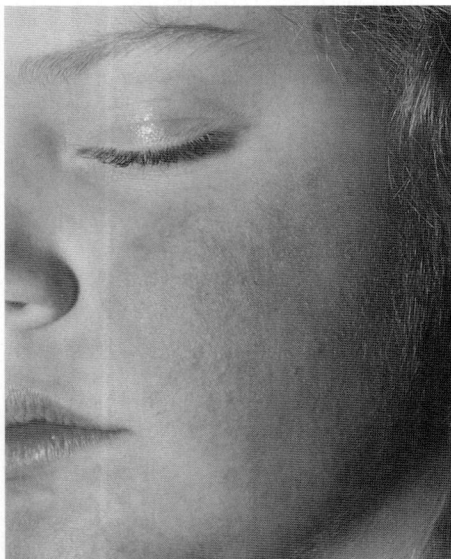

ETIOLOGÍA

El síndrome causado por parvovirus B-19, un virus ADN de cadena única, que se ha reclasificado dentro del nuevo género «eritrovirus». Sigue siendo el único miembro aceptado de este nuevo género, aunque se han descrito nuevas variantes recientemente. El nombre «parvovirus» se sigue empleando en la bibliografía más reciente.

DIAGNÓSTICO

DIAGNÓSTICO DIFERENCIAL

- Artritis reumatoide juvenil (enfermedad de Still).
- Rubéola, sarampión y otros exantemas virales de la infancia.
- Mononucleosis.
- Enfermedad de Lyme.
- Infección aguda por VIH.
- Erupción medicamentosa.

VALORACIÓN

- El diagnóstico se establece por la clínica típica.
- Anticuerpos IgM frente al parvovirus se encuentran en el 90% de los pacientes con enfermedad aguda.

PRUEBAS DE LABORATORIO

- Recuento celular completo. La crisis aplásica transitoria es un síndrome característico del eritema infeccioso y puede afectar a pacientes con enfermedades hematológicas crónicas (se ha descrito en la drepanocitosis, la esferocitosis y otros procesos hemolíticos) o SIDA que se infectan por el parvovirus B-19. En general es autolimitado y se asocia a un prodromos de fiebre y malestar. Dura 1-2 semanas y se sigue de la recuperación medular. No se suele encontrar exantema y estos pacientes son muy infectivos.

- hCG en mujeres en edad fértil. La infección durante las primeras fases del embarazo puede determinar la muerte fetal (10%) o anemia grave, pero en general es asintomática y no se asocia a malformaciones congénitas.
- Las determinaciones de anticuerpos no suelen ser necesarias. La IgM puede estar elevada en la evolución de la enfermedad.
- Se realizan títulos de Lyme y monospot.
- Pruebas para otras enfermedades virales según la clínica.
- La reacción en cadena de la polimerasa (PCR) se ha empleado para un diagnóstico rápido y precoz en pacientes inmunodeprimidos.

TRATAMIENTO

TRATAMIENTO AGUDO

- El tratamiento sólo es de soporte.
- AINE para las artralgias/artritis.
- Inmunoglobulinas intravenosas y transfusiones en pacientes con inmunodepresión con aplasia de serie roja.
- Plantearse el tratamiento con inmunoglobulinas o la profilaxis durante el embarazo.

PRONÓSTICO

- Enfermedad autolimitada que dura 1-2 semanas.
- La artritis dura semanas. En algunos casos puede ser crónica y acabar como artritis reumatoide en el adulto.
- Las gestantes deben evitar el contacto con pacientes con supresión de la médula ósea.
- Los pacientes con crisis aplásicas transitorias o infección crónica por parvovirus B-19 suponen un peligro para la diseminación nosocomial y, cuando están hospitalizados, deben ser aislados con precauciones de contacto y respiratorias.
- Los niños con eritema infeccioso no son contagiosos y pueden ir al colegio y la guardería.
- Se está desarrollando una vacuna.

DERIVACIÓN

- Ante signos de depresión medular.
- Ante signos de artritis grave o erosiva.

BIBLIOGRAFÍA RECOMENDADA

Katta, R: Parvovirus B19: a review, *Dermatol Clin* 20(2):333, 2002.
Sabella C, Goldfarls J: Parvovirus B19 infections, *Am Fam Physician* 60(5):1455, 1999.

AUTOR: **DOMINICK TAMMARO, M.D.**

FIGURA 1-97 Eritema infeccioso. Eritema facial en «bofetada». La placa roja cubre las mejillas y respeta la región nasolabial y circumoral. (De Habif TP: *Clinical dermatology: a color guide to diagnosis and therapy*, 3ª ed., St. Louis, 1996, Mosby.)

INFORMACIÓN BÁSICA

DEFINICIÓN

El eritema multiforme es una enfermedad inflamatoria considerada secundaria a la formación de inmunocomplejos y posterior depósito en la piel y membranas mucosas.

CÓDIGO CIE-9CM
695.1 Eritema multiforme

EPIDEMIOLOGÍA Y DEMOGRAFÍA

- Distribución por edades: de los 20 a los 40 años.
- A menudo asociado a herpes simple y otros agentes infecciosos, fármacos y enfermedades del tejido conjuntivo.

SÍNTOMAS Y SIGNOS

- Se observan lesiones cutáneas simétricas con un aspecto clásico de «diana» (causado por la diseminación centrífuga de maculopápulas rojas hasta circunferencias de 1 a 3 cm con un centro púrpura, cianótico o vesicular) (fig. 1-98).
- Las lesiones son más frecuentes en el dorso de las manos y pies y en la cara extensora de los antebrazos y piernas. La afectación del tronco puede producirse en los casos graves.
- También pueden estar presentes pápulas, vesículas y ampollas urticariales y generalmente indican una forma más grave de la enfermedad.
- Las lesiones individuales curan en 1 o 2 semanas sin cicatrización.
- También pueden observarse ampollas y erosiones en la cavidad oral.

ETIOLOGÍA

- La formación de inmunocomplejos y posterior depósito en la microvasculatura cutánea puede desempeñar un papel en la patogenia del eritema multiforme.
- La mayoría de los casos de EM siguen brotes de herpes simple.
- En >50% de los pacientes, no se identifica ninguna causa específica.
- Se ha informado de eritema multiforme asociado a bupropion.

DIAGNÓSTICO

DIAGNÓSTICO DIFERENCIAL

- Urticaria crónica.
- Sífilis secundaria.
- Pitiriasis rosada.
- Dermatitis de contacto.
- Pénfigo vulgar.
- Liquen plano.
- Enfermedad del suero.
- Erupción farmacológica.
- Granuloma anular.

VALORACIÓN

- Antecedentes con énfasis sobre la ingestión de fármacos.
- Evaluación de laboratorio en pacientes con sospecha de enfermedades vasculares del colágeno.
- Biopsia cutánea cuando el diagnóstico no está claro.

PRUEBAS DE LABORATORIO

- HC con diferencial.
- ANA.
- Serología de *Mycoplasma pneumoniae*.
- Análisis de orina.

TRATAMIENTO

TRATAMIENTO NO FARMACOLÓGICO

- Los casos leves no suelen requerir tratamiento; las lesiones curan espontáneamente en el plazo de 1 mes.
- Deberían eliminarse los posibles desencadenantes farmacológicos.

TRATAMIENTO AGUDO

- Tratamiento de las enfermedades asociadas (p. ej., aciclovir para herpes simple, eritromicina para la infección por *Mycoplasma*).
- En los pacientes con muchas lesiones de tipo diana puede intentarse la administración de 40 a 80 mg/día de prednisona durante 1-3 semanas; sin embargo, sigue siendo controvertido el papel de los esteroides sistémicos.
- El levamisol, un inmunomodulador, puede ser eficaz en el tratamiento de pacientes con lesiones orales crónicas o recurrentes (la dosis es de 150 mg/día durante 3 días consecutivos utilizado solo o en combinación con prednisona).

PRONÓSTICO

El exantema de EM suele evolucionar durante un período de 2 semanas y se cura en el plazo de 3 a 4 semanas sin cicatrización. Puede aparecer una forma ampollosa grave (v. «Síndrome de Stevens-Johnson»).

DERIVACIÓN

Ingreso hospitalario en el caso de pacientes con síndrome de Stevens-Johnson.

OTRAS CONSIDERACIONES

COMENTARIOS

El riesgo de recidiva de eritema multiforme supera el 30%.

BIBLIOGRAFÍA RECOMENDADA

Lineberry TW et al: Bupropion-induced erythema multiforme, *Mayo Clin Proc* 76:664, 2001.

AUTOR: **FRED F. FERRI, M.D.**

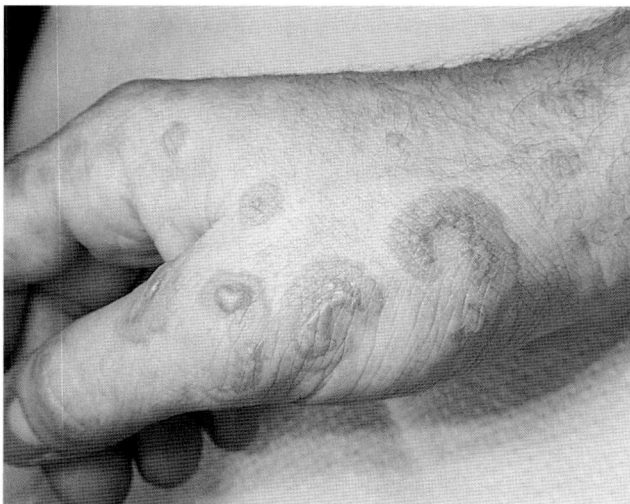

FIGURA 1-98   Lesiones en iris y arqueadas de eritema multiforme. Obsérvense las lesiones eritematosas con configuraciones multiformes (dianas, arcos y vesículas). (De Noble J y cols.: *Textbook of primary care medicine*, 2.ª ed., St. Louis, 1995, Mosby.)

INFORMACIÓN BÁSICA

DEFINICIÓN

El eritema nudoso es una erupción cutánea aguda, sensible a la palpación, eritematosa y nodular que se debe a inflamación de la grasa subcutánea, a menudo asociada a la aparición de hematomas.

CÓDIGOS CIE-9CM
695.2 Eritema nudoso
017.10 Eritema nudoso, tuberculoso, NOS

EPIDEMIOLOGÍA Y DEMOGRAFÍA

INCIDENCIA: De 2 a 3 casos por 100.000 personas por año.
EDAD MÁXIMA: 25-40 años.
DISTRIBUCIÓN POR SEXO: Razón de 3-4:1 (femenino:masculino).

SÍNTOMAS Y SIGNOS

- Inicio agudo de nódulos sensibles a la palpación localizados en la zona pretibial distal (fig. 1-99), en ocasiones observados en muslos y antebrazos.
- Los nódulos suelen tener un diámetro de 2,54 cm, pero pueden ser de hasta 9,16 cm; empiezan como lesiones de color rojo claro, después se oscurecen y a menudo se vuelven equimóticos. Los nódulos curan en el plazo de 8 semanas sin ulceración.
- Hallazgos asociados.
  Fiebre.
  Linfadenopatía.
  Artralgia.
  Signos de la enfermedad subyacente.

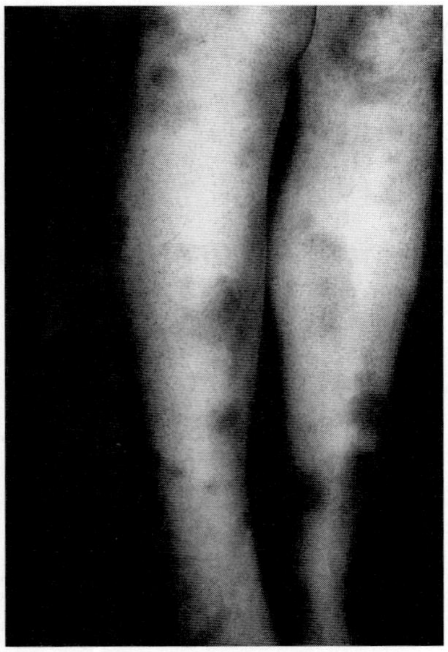

FIGURA 1-99   Eritema nudoso. (De Arndt KA y cols.: *Cutaneous medicine and surgery*, vol 1, Filadelfia, 1997, WB Saunders.)

ETIOLOGÍA

Reacción de hipersensibilidad mediada por células que se observa con más frecuencia en personas con el antígeno HLA B8. La lesión se debe a una interacción exagerada entre un antígeno y los mecanismos inmunitarios mediados por células que conducen a la formación de un granuloma.
Infecciones:
- Bacterias:
  Faringitis estreptocócica.
  Enteritis por *Salmonella*.
  Enteritis por *Yersinia*.
  Psitacosis.
  Infección por *Chlamydia pneumoniae*.
  Neumonía por *Mycoplasma*.
  Infección meningocócica.
  Gonorrea.
  Sífilis.
  Linfogranuloma venéreo.
  Tularemia.
  Enfermedad por arañazo de gato.
  Lepra.
  Tuberculosis.
- Hongos:
  Histoplasmosis.
  Coccidioidomicosis.
  Blastomicocis.
  Trichophyton verrucosum.
- Virus:
  Citomegalovirus.
  Hepatitis B.
  Virus de Epstein-Barr.
- Fármacos:
  Sulfonamidas.
  Penicilinas.
  Anticonceptivos orales.
  Sales de oro.
  Prazosina
  Aspirina.
  Bromuros.
- Sarcoidosis.
- Cáncer, normalmente linfoma.
- Espondilosis anquilosante y artropatías reactivas (p.ej., asociadas con enfermedad inflamatoria intestinal).

DIAGNÓSTICO

DIAGNÓSTICO DIFERENCIAL

- Picaduras de insectos.
- Equimosis postraumática.
- Vasculitis.
- Enfermedad de Weber-Christian.
- Necrosis grasa asociada a pancreatitis.

VALORACIÓN

- Exploración física.
- Diagnóstico de la enfermedad subyacente mediante historia clínica, exploración física y las pruebas de laboratorio indicadas.

PRUEBAS DE LABORATORIO

- Velocidad de sedimentación globular (VSG).
- Cultivo de garganta y título de antriestreptolisina O.
- PPD.
- Otras en función del nivel de sospecha.

DIAGNÓSTICO POR IMAGEN

- Radiografía de tórax para sarcoidosis y TBC.
- Biopsia cutánea en los casos dudosos.
Lesión inicial: inflamación y hemorragia en el tejido subcutáneo.
Lesión tardía: células gigantes y granulomas.

TRATAMIENTO

La enfermedad es autolimitada y el tratamiento es sintomático:
- AINE para el dolor.
- Esteroides sistémicos en los casos graves.

PRONÓSTICO

Caso típico:
- Dolor durante 2 semanas.
- Resolución en el plazo de 8 semanas.

BIBLIOGRAFÍA RECOMENDADA

Dixey J: Erythema nodosum. In Klippel JH et al (eds): *Rheumatology*, St Louis, 1998, Mosby.

AUTOR: **TOM J. WACHTEL, M.D.**

INFORMACIÓN BÁSICA

DEFINICIÓN

La escarlatina es una erupción que afecta a la piel y la lengua, complicación de una faringitis por estreptococos del grupo A.

CÓDIGO CIE-9CM
034.1 Escarlatina

EPIDEMIOLOGÍA Y DEMOGRAFÍA

La misma que la de la faringitis estreptocócica; es decir, niños de 5-15 años. También puede ser complicación del impétigo.

SÍNTOMAS Y SIGNOS

- Enfermedad febril con cefalea, malestar, anorexia y faringitis que comienza tras un período de incubación de 2-4 días.
- La erupción comienza a los 1-2 días del inicio de la faringitis (fig. 1-100).
- Eritema difuso, que comienza en la cara y se extiende al cuello, espalda, pecho, resto del tronco y extremidades. Más intenso en las caras internas de brazos y muslos.
- El eritema palidece, aunque pueden existir, o haber aparecido por un torniquete, petequias que no lo hagan.

- Lengua de fresa o frambuesa.
- La erupción dura cerca de 1 semana, tras lo que se produce una descamación.

ETIOLOGÍA

Causada por una infección de estreptococos β-hemolíticos del grupo A, que producen una de las tres toxinas eritrógenas (NOTA: algunas especies estreptocócicas tienen la capacidad de causar tanto escarlatina como fiebre reumática).

DIAGNÓSTICO

DIAGNÓSTICO DIFERENCIAL

- Exantemas víricos (tratados en la sección II).
- Enfermedad de Kawasaki.
- Síndrome del shock tóxico.
- Exantemas farmacológicos.
- V. diagnóstico diferencial de la faringitis en la sección I.

VALORACIÓN

- Identificación de un estreptococo del grupo A en un cultivo faríngeo.
- Títulos de anticuerpos ASO.

TRATAMIENTO

- Penicilina, 250 mg v.o. cuatro veces al día durante 10 días, o eritromicina, 250 mg v.o. cuatro veces al día durante 10 días en pacientes alérgicos a la penicilina.
- Penicilina benzatina, 1-2 millones de U i.m. en una sola dosis; puede usarse en pacientes que no pueden deglutir.

COMPLICACIONES (RARAS)

- Absceso periamigdalino.
- Mastoiditis.
- Otitis media.
- Neumonía.
- Sepsis y focos infecciosos a distancia.
- Fiebre reumática aguda.
- La incapacidad de deglutir líquidos o una obstrucción de las vías respiratorias altas precisa hospitalización.

NOTA: el fracaso de respuesta a la penicilina deberá arrojar dudas sobre el diagnóstico, ya que podrían portarse estreptococos en la faringe sin que éstos causen infección.

BIBLIOGRAFÍA RECOMENDADA

Stollerman GH: *Streptococcus pyogenes* (group A streptococci). In Gorbach SL, Bartlett JG, Blacklow NR (eds): *Infectious diseases,* ed 2, Philadelphia, 1998, WB Saunders.

AUTOR: **TOM J. WACHTEL, M.D.**

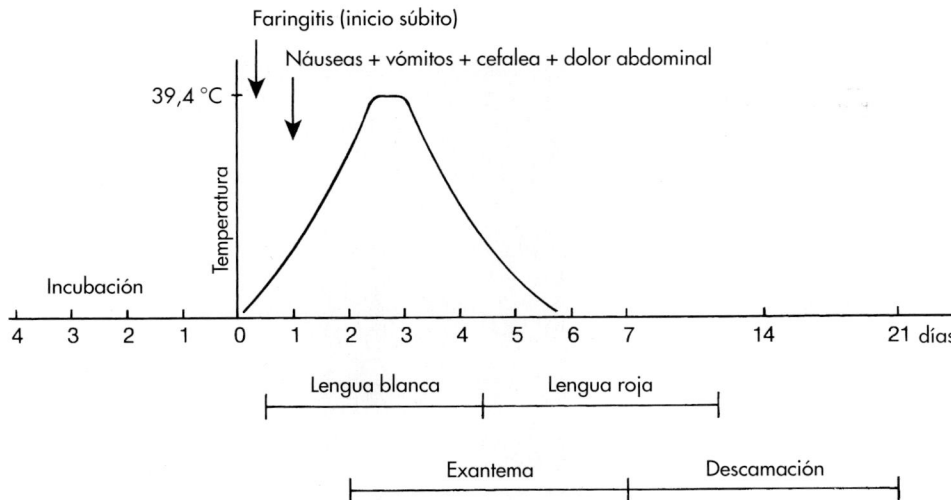

FIGURA 1-100   Escarlatina. Evolución de signos y síntomas. (De Habif TP: *Clinical dermatology: a color guide to diagnosis and therapy,* 3.ª ed., St. Louis, 1996, Mosby.)

INFORMACIÓN BÁSICA

DEFINICIÓN

La escleritis es la inflamación de la esclerótica.

SINÓNIMOS

Escleritis anterior.
Escleritis necrosante nodular difusa.
Escleromalacia perforante.
Síndrome de licuefacción de la esclerótica.

CÓDIGO CIE-9CM
379.0 Escleritis y epiescleritis

EPIDEMIOLOGÍA Y DEMOGRAFÍA

INCIDENCIA (EN EE.UU.): Un oftalmólogo con gran ocupación puede ver uno o dos casos al año.
PREVALENCIA (EN EE.UU.): Relativamente rara.
PREDOMINIO POR SEXOS: 61% mujeres.
PREDOMINIO POR EDADES: 52 años.
INCIDENCIA MÁXIMA: Aumenta con la edad.

SÍNTOMAS Y SIGNOS

- Dolor ocular profundo y sordo.
- Fotofobia.
- Lagrimeo.
- Inyección conjuntival (fig. 1-101).
- Adelgazamiento de la esclerótica.
- El 44% de los pacientes presentan enfermedades médicas asociadas: el 7% infecciones, el 37% enfermedad reumática. La infección más frecuente es el herpes zóster. El problema reumatológico más común es la artritis reumatoide. El 4% presenta vasculitis sistémica. La mayoría de los pacientes con enfermedad sistémica se diagnostica antes del desarrollo de escleritis.

ETIOLOGÍA

- Inflamatoria.
- Alérgica.
- Tóxica.

DIAGNÓSTICO

DIAGNÓSTICO DIFERENCIAL

- Las causas más frecuentes son la artritis reumatoide y las enfermedades vasculares del colágeno.
- En ocasiones, la etiología es alérgica, infecciosa o traumática.
- Deben incluirse la conjuntivitis, iritis y epiescleritis en el diagnóstico diferencial.

VALORACIÓN

- Angiografía con fluoresceína.
- Exploración ocular.
- Campimetría.
- Valoración de enfermedades autoinmunes.
- Valoración de vasculitis.
- Valoración de enfermedades vasculares del colágeno.

PRUEBAS DE LABORATORIO

- Pueden ser de utilidad el FR, los ANA y la VSG.
- De la etiología subyacente.

DIAGNÓSTICO POR IMAGEN

En general innecesario; la TC de la órbita puede ser útil en algunos pacientes con enfermedad vascular del colágeno o vasculitis.

TRATAMIENTO

TRATAMIENTO NO FARMACOLÓGICO

- Parches.
- Lentes de contacto terapéuticas.
- Cirugía si el adelgazamiento de la esclerótica es grave, para prevenir la ruptura ocular.
- Inmunoterapia (con corticoides y azatioprina, etc.).

TRATAMIENTO AGUDO

- Corticoides (tópicos, perioculares y sistémicos).
- Colirio cicloplégico.
- AINE (tópicos y sistémicos).
- Otros fármacos inmunosupresores.

TRATAMIENTO CRÓNICO

- Pueden administrarse corticoides sistémicos para tratar la enfermedad subyacente.
- Los corticoides locales pueden ayudar.
- Control de la enfermedad subyacente.

PRONÓSTICO

Derivación urgente al oftalmólogo.

DERIVACIÓN

Si no se derivan al oftalmólogo de forma precoz, los pacientes pueden desarrollar uveítis y otras complicaciones.

OTRAS CONSIDERACIONES

COMENTARIOS

Diagnóstico ominoso, ya que estos pacientes a menudo padecen otras enfermedades subyacentes graves y debilitantes.

BIBLIOGRAFÍA RECOMENDADA

Akpek EK et al: Evaluation of patients with scleritis for systemic disease, *Ophthalmology* 111(3):501, 2004.
Paresio CG et al: Systemic disorders associated with episcleritis and scleritis, *Curr Opin Ophthalmal* 12(6):471, 2001.
Sainz de la Maza M et al: Ocular characteristics and disease associations in scleritis: associated peripheral keatopathy, *Arch Ophth* 120(1):15, 2002.
Thorne JE et al: Severe scleritis and urticarial lesions, *Am J Ophthalmol* 134(6):932, 2002.

AUTOR: **MELVYN KOBY, M.D.**

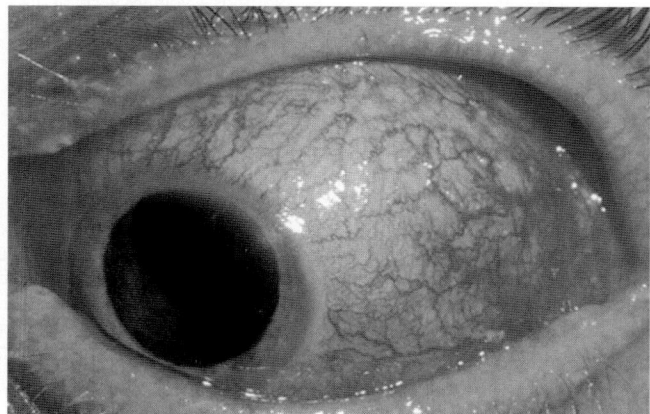

FIGURA 1-101 En la escleritis anterior difusa, se produce la inyección generalizada de los vasos conjuntivales y epiesclerales profundos. (De Palay D [ed.]: *Ophthalmology for the primary care physician,* St. Louis, 1997, Mosby.)

Esclerodermia (esclerosis sistémica progresiva)

INFORMACIÓN BÁSICA

DEFINICIÓN

La esclerodermia es un trastorno del tejido conectivo caracterizado por el engrosamiento y fibrosis de la piel, así como la afección variable de varios órganos internos.

SINÓNIMO

Esclerosis sistémica; el término morfea describe la esclerodermia localizada que afecta sólo a la piel. El escleredema es una enfermedad de la piel diferente de la esclerodermia.

CÓDIGO CIE-9CM
710.1 (Morfea: 701.0)

EPIDEMIOLOGÍA Y DEMOGRAFÍA

INCIDENCIA: 4-12 casos/millón de personas al año, aunque muchos casos leves no se diagnostican.
DEMOGRAFÍA: Relación mujeres:varones de 4:1.
PICO DE EDAD: 30-50 años.
DISTRIBUCIÓN: En todo el planeta.

SÍNTOMAS Y SIGNOS

SÍNTOMAS:
- Fenómeno de Raynaud: quejas iniciales en el 70% (NOTA: La prevalencia del fenómeno de Raynaud es del 5-10% de la población general; la mayoría no desarrolla esclerodermia).
- Tumefacción de dedos o manos, a veces asociada a un síndrome del tunel carpiano.
- Artralgias/artritis.
- Compromiso de órganos internos.

HALLAZGOS FÍSICOS:
Cutáneos:
- Comienza en las manos, después afecta a la cara; la piel está brillante, tensa, a veces roja, con pérdida de arrugas y pelo.
- Posteriormente, la tirantez de la piel puede limitar el movimiento.
- Se producen cambios de pigmentación.
- Hay atrofia cutánea en los últimos estadios.
Musculoesqueléticos:
- Artritis inflamatoria simétrica.
- Miopatía.
Afección GI:
- Dismotilidad esofágica con pirosis, disfagia, odinofagia.
- Retraso del vaciado gástrico.
- Dismotilidad del intestino delgado con abdomen agudo y diarrea.
- Dismotilidad colónica con estreñimiento.
- Cirrosis biliar primaria (v. «Cirrosis biliar primaria» en la sección I).
Manifestaciones pulmonares:
- Fibrosis pulmonar con síntomas de disnea y tos no productiva, así como crepitantes inspiratorios finos en la exploración.
- Hipertensión pulmonar.

Afección cardíaca:
- Fibrosis miocárdica que conduce a una insuficiencia cardíaca congestiva.
Afección renal:
- Hipertensión maligna.
- Insuficiencia renal rápidamente progresiva.
Afección de otros órganos:
- Hipotiroidismo.
- Disfunción eréctil.
- Síndrome de Sjögren.
- Neuropatías por atrapamiento.
Síndrome CREST:
- Calcinosis, síndrome de Raynaud, movilidad esofágica anormal, esclerodactilia, telangiectasias (en la esclerodermia CREST se limita a las extremidades distales).

ETIOLOGÍA

Etiología desconocida. Existen características uniformes a pesar de los heterogéneos patrones de afección orgánica y progresión de la enfermedad:
- Activación del tejido conectivo extracelular.
- Frecuentes anomalías inmunológicas.
- Inflamación.
- Vasoconstricción.

DIAGNÓSTICO

DIAGNÓSTICO DIFERENCIAL

Dermatológico:
- Micosis fungoide.
- Amiloidosis.
- Porfiria cutánea tardía.
- Fascitis eosinofílica.
- Distrofia simpática refleja.
Sistémico:
- Fibrosis pulmonar idiopática.
- Hipertensión pulmonar primaria.
- Cirrosis biliar primaria.
- Miocardiopatías.
- Problemas de dismotilidad GI.
- LES y síndromes superpuestos.

VALORACIÓN

Pruebas de laboratorio y diagnóstico por imagen.

PRUEBAS DE LABORATORIO

- Anticuerpos antinucleares (patrón homogéneo, moteado o nucleolar).
- Anticuerpos frente a ADN nativo negativos.
- Anticuerpos anti-Sm negativos.
- Anti-RNPn positivos en el 20%.
- Factor reumatoide positivo en el 30%.
- Anticuerpos anticentrómero en menos del 10% con enfermedad sistémica y en el 50-95% con esclerodermia limitada (es decir, el pronóstico es bueno si son positivos).

- Anticuerpos nucleares extraíbles anti-SCL 70 positivos en el 30%.
- Las pruebas bioquímicas de rutina pueden detectar una afección orgánica específica (p. ej., hígado, riñón, músculo).

DIAGNÓSTICO POR IMAGEN Y OTROS ESTUDIOS

Artritis: radiografía articular.
GI:
- Tránsito de bario.
- Cine-esofagografía.
- Endoscopia.
- Manometría esofágica.
Pulmonar:
- Radiografía de tórax.
- PFP.
- TC de tórax.
- Broncoscopia con biopsia.
- Imagen con galio.
- Lavado broncoalveolar.
Corazón:
- ECG.
- Monitorización ECG ambulatoria (Holter).
- Ecocardiografía.
- Cateterización cardíaca.
Riñón: biopsia renal.
Piel: biopsia cutánea.

TRATAMIENTO

D-penicilamina; relaxina recombinante humana; tratamientos de apoyo.
Síndrome de Raynaud:
- Bloqueantes de los canales del calcio.
- Bloqueantes α_1-adrenérgicos periféricos.
Artralgias: AINE.
Piel: agentes hidratantes.
Reflujo esofágico:
- Bloqueantes de receptores H_2.
- Inhibidores de la bomba de protones.
Hipertensión pulmonar y fibrosis:
- Oxígeno.
- Trasplante de pulmón.
Afección renal:
- Inhibidores de la enzima convertidora de la angiotensina.
- Diálisis.
- Trasplante renal.

DERIVACIÓN

Al reumatólogo.

BIBLIOGRAFÍA RECOMENDADA

Seibold JR: Scleroderma. In Kelley WN et al (eds): *Textbook of rheumatology*, ed 5, Philadelphia, 1997, WB Saunders.
Seibold JR, Koan JH, Simms R, et al: Recombinant human relaxin in the treatment of scleroderma, *Ann Intern Med* 132:871, 2000.

AUTOR: **TOM J. WACHTEL, M.D.**

INFORMACIÓN BÁSICA

DEFINICIÓN

La esclerosis lateral amiotrófica (ELA) es una enfermedad neuromuscular degenerativa progresiva de origen indeterminado, que afecta a las vías corticoespinales y las células del asta anterior y ocasiona una disfunción de las motoneuronas superiores (MNS) e inferiores (MNI), respectivamente.

CÓDIGO CIE-9CM
335.20 Esclerosis lateral amiotrófica

EPIDEMIOLOGÍA Y DEMOGRAFÍA

INCIDENCIA: 0,5-2 casos/100.000 habitantes. La enfermedad suele debutar entre los 50 y 70 años y la relación varón:mujer es 2:1.
PREVALENCIA: 5 de cada 100.000 habitantes.

SÍNTOMAS Y SIGNOS

- Signos de motoneurona inferior (debilidad, hipotonía, adelgazamiento, fasciculaciones, hipo o arreflexia).
- Signos de motoneurona superior (pérdida de la destreza motora fina, espasticidad, respuestas flexoras plantares, hiperreflexia, clono).
- Conservación de los movimientos extraoculares, la sensibilidad y la función intestinal y vesical.
- Disartria, disfagia, afecto seudobulbar, disfunción del lóbulo frontal.
- La ELA supone un 90% de los casos de enfermedad de motoneurona de inicio en la edad adulta. Otras presentaciones de este tipo de afectación incluyen la atrofia muscular progresiva, la esclerosis lateral primaria, la parálisis bulbar progresiva, la parálisis seudobulbar progresiva y el complejo demencia-parkinsonismo-ELA.

ETIOLOGÍA

- Un 90-95% de los casos son esporádicos; de los casos familiares, un 20% aproximadamente se asocia a un defecto genético en la enzima superóxido dismutasa de cobre-cinc (SOD1).

DIAGNÓSTICO

DIAGNÓSTICO DIFERENCIAL

- Neuropatía motora multifocal con bloqueo de conducción (NMM).
- Mielopatía cervical espondilótica con polirradiculopatía.
- Estenosis vertebral con compresión de las raíces nerviosas lumbosacras.
- Polineuropatía crónica inflamatoria desmielinizante con lesiones del SNC.
- Siringomielia.
- Siringobulbia.

- Tumor en el agujero occipital.
- Atrofia muscular espinal (AME).
- Deficiencia de hexosaminidasa A de inicio tardío.
- Enfermedad por cuerpos de poliglucosano.
- Atrofia muscular bulboespinal (enfermedad de Kennedy).
- Amiotrofia monomiélica.
- Se han descrito síndromes parecidos a la ELA en las intoxicaciones por plomo, la infección por VIH, el hiperparatiroidismo, el hipertiroidismo, el linfoma y la deficiencia de B12.

VALORACIÓN

- EMG y estudios de conducción nerviosa.
- Punción lumbar para valorar las proteínas. Determinación de anticuerpo GM-1 sérico si se sospecha NMM.
- Valoración de la función respiratoria (CVF, NIF).

PRUEBAS DE LABORATORIO

- B12, función tiroidea, PTH y VIH pueden plantearse.
- Proteínas séricas y electroforesis de inmunofijación.
- Estudios de ADN para la AMS o atrofia bulboespinal, concentraciones de hexosaminidasa en el síndrome de MNI puro.
- Plomo en orina de 24 horas si está indicado.

DIAGNÓSTICO POR IMAGEN

- Estudios neurorradiológicos craneovertebrales según la clínica.
- Tránsito baritado modificado para valorar el riesgo de aspiración.

TRATAMIENTO

TRATAMIENTO NO FARMACOLÓGICO

- La ventilación con presión positiva no invasiva mejora la calidad de vida y la supervivencia sin traqueostomía.
- La colocación de una GEP mejora el estado calórico y de líquidos, facilita la administración de medicación y puede prolongar la vida 1-4 meses.
- La nutrición, la logoterapia, la fisioterapia y los servicios de terapia ocupacional.
- Dispositivo de aspiración para la sialorrea.
- La comunicación se facilita con los dispositivos computarizados de ayuda.
- Comentar pronto el testamento vital, las órdenes de no reanimar, el deseo de tener una GEP o una traqueostomía y las opciones de cuidado a largo plazo.
- Animar el contacto con grupos de apoyo locales.

TRATAMIENTO AGUDO

Riluzol, un antagonista del glutamato, es el único fármaco aprobado para prolongar la supervivencia sin traqueostomía de los pacientes con ELA. La dosis son 50 mg cada 12 horas, al menos 1 hora antes o 2 horas después de las comidas. Se ha demostrado una prolongación de la supervivencia de 2-3 meses. Los fabricantes recomiendan controlar ALT inicialmente una vez al mes durante 3 meses y después una vez al trimestre hasta completar un año de tratamiento. Posteriormente se deberá medir ALT de forma periódica.

TRATAMIENTO CRÓNICO

- Glucopirrolato o amitriptilina ayudan con la sialorrea (propranolol o metoprolol si las secreciones son espesas, además de la sialorrea).
- Alivio de la espasticidad con baclofén, tizanadina o clonazepam.
- Tratamiento del afecto seudobulbar con amitriptilina, sertralina o dextrometorfano.

PRONÓSTICO

- La duración media de los síntomas son 3-5 años.
- Un 20% de los enfermos sobrevive más de 5 años.

DERIVACIÓN

- Se recomienda consultar con un neurólogo experto en enfermedades neuromusculares para confirmar el diagnóstico.
- Se recomienda consultar con un digestivo para colocar la GEP mientras la capacidad vital forzada (CVF) sea >50% para reducir los riesgos propios del procedimiento.

OTRAS CONSIDERACIONES

COMENTARIOS

- Es posible conseguir material para educación de los pacientes en:
ALS Association 21021 Ventura Boulevard, Suite 321, Woodland Hills, CA, 91364, Teléfono: (800) 782-4727; o en *Muscular Dystrophy Association*, 3561 East Sunrise Drive, Tucson AZ 85718-3204, Teléfono (800) 572-1717; .

BIBLIOGRAFÍA RECOMENDADA

Bradley WG et al: Current management of ALS: comparison of the ALS CARE Database and the AAN Practice Parameter. The American Academy of Neurology, *Neurology* 57(3):500, 2001.

Miller RG et al: Practice parameter: the care of the patient with amyotrophic lateral sclerosis (an evidence-based review), *Muscle Nerve* 22(8):1104, 1999.

Rowland LP, Shneider NA: Amyotrophic lateral sclerosis, *N Engl J Med* 344:1688, 2001.

AUTOR: **TAYLOR HARRISON, M.D.**

INFORMACIÓN BÁSICA

DEFINICIÓN

La esclerosis múltiple (EM) es una enfermedad desmielinizante inflamatoria crónica del sistema nervioso central (SNC), caracterizada por lesiones desmielinizantes separadas en el tiempo y en el espacio. Entre sus subtipos se incluyen la EM remitente-recurrente (EMRR), la EM progresiva secundaria (EMPS) y la EM progresiva primaria (EMPP). La EMRR es la más frecuente.

CÓDIGO CIE-9CM
340 Esclerosis múltiple

EPIDEMIOLOGÍA Y DEMOGRAFÍA

PREVALENCIA: Mayor en regiones septentrionales y con agregación geográfica en focos poco frecuente. En Estados Unidos, 100 por 100.000; <5 por 100.000 en Asia, Centroamérica y la mayor parte de África.
GENÉTICA: Los estudios de gemelos ponen de manifiesto que la frecuencia de la EM en gemelos dizigóticos y en hermanos no gemelos es del 3-5% mientras que en gemelos monozigóticos es del 20-40%. Se asocia a haplotipos múltiples del complejo de histocompatibilidad mayor, predominantemente DR2, DR15 Y DR4.
PREDOMINIO POR SEXOS Y DISTRIBUCIÓN POR EDADES: Lo más frecuente es que se trate de una enfermedad de adultos jóvenes; no obstante, puede también presentarse en niños y hasta en la séptima década de vida. Edad media de aparición: general 30 años, EMRR 28, EMSP 440 y EMPP 37. Relación mujer: varón de 1,5:1.

SÍNTOMAS Y SIGNOS

- Síntomas habituales: fatiga, visión borrosa, diplopia, vértigo, hemiparesia, paraparesia, monoparesia, entumecimiento, parestesias, ataxia y disfunción urinaria y cognitiva.
- Alteraciones de la visión:
  1. Oftalmoplejía internuclear (OIN): paresia del ojo aductor en la mirada lateral conjugada, con nistagmo horizontal del ojo abductor.
  2. Neuritis óptica (NO): v. «Neuritis óptica».
  3. Nistagmo.
- Signos de la neurona motora superior (NMS): espasticidad, reflejos tendinosos profundos aumentados, signo de Hoffmann positivo, respuestas plantares extensoras, clonus y patrón NMS de debilidad (abducción del hombro, extensión de codo, mano y dedo, flexión de cadera y rodilla, dorsiflexión del pie).
- Pérdida sensorial: pérdida dermatómica de la sensación de dolor/temperatura, pérdida de la sensación de vibración/posición, pérdida sensorial en la banda torácica.
- Ataxia: temblor intencional, ataxia de talón a espinilla, incapacidad para coordinar la marcha.
- Disfunción de la vejiga: hiperreflexia del detrusor (incontinencia urgente), flaccidez (vejiga neurogénica) y disinergia (la vejiga se contrae frente a un esfínter cerrado).
- Signo de Lhermitte: la flexión del cuello genera una sensación de calambre que se extiende a lo largo de la columna vertebral y, en ocasiones, de las extremidades.

ETIOLOGÍA

La etiología precisa de la EM no se conoce. Se cree que puede deberse a una combinación de diferentes factores genéticos y ambientales, entre los que posiblemente se cuentan la exposición a ciertos virus, la vitamina D y la exposición al sol.

DIAGNÓSTICO

- El diagnóstico de EM se basa en criterios fundamentalmente clínicos, sobre la base de una presentación clínica con signos de lesiones desmielinizantes separadas en el tiempo y en el espacio y no explicables en función de alguna otra enfermedad.
- Una historia de dos recidivas confirmadas mediante exploración neurológica puede ser suficiente, siempre que ambas apoyen la existencia de dos lesiones desmielinizantes diferenciadas en el tiempo y en el espacio. Si, no obstante, en la exploración o los antecedentes médicos sólo se registran signos de una lesión, puede recurrirse a la RM o a pruebas paraclínicas y/o a LCR positivo (bandas oligoclonales positivas o índica de IGG elevado) para concretar el diagnóstico. Entre las posibilidades se cuentan las siguientes:
  1. Una nueva lesión en la RM (al menos 6 meses después de la RM inicial para detectar una nueva lesión T2 similar a las de EM o una lesión creciente).
  2. Al menos dos lesiones coherentes con el patrón de EM y LCR positivo.
  3. Criterios específicos de RM: al menos tres de los siguientes: 1) una lesión aumentada o nueve lesiones hipertensas T2, 2) una lesión infratentorial, 3) una lesión yuxtacortical y 4) tres lesiones periventriculares.
- En el patrón EMRR (que corresponde al 80% de los casos), los signos y síntomas evolucionan durante un período de varios días, se estabilizan y a continuación mejoran, de forma espontánea o con glucocorticoides. La mayor parte de los pacientes de EMRR en último término pasan a la forma progresiva secundaria de la enfermedad. En ésta, las manifestaciones empeoran de manera progresiva, con o sin recidivas agudas sobreimpuestas. En la EM progresiva primaria, las manifestaciones van agravándose, pero sin que se produzcan recidivas.

DIAGNÓSTICO DIFERENCIAL

- Procesos autoinmunitarios: encefalomielitis diseminada aguda (EMDA), encefalomielitis postvacunación.
- Procesos degenerativos: degeneración combinada subaguda (carencia de vitamina B12), paraparesias espásticas hereditarias.
- Infecciones: leucoencefalopatía multifocal progresiva, enfermedad de Lyme, sífilis, VIH, VLTH-I, enfermedad de Whipple, diferencial expandido en pacientes inmunocomprometidos.
- Pocesos imflamatorios: LES, síndrome de Sjögren, síndrome de Behçet, vasculitis, sarcoidosis, enfermedad celíaca.
- Procesos mitocondriales: neuropatía óptica hereditaria de Leber, encefalitis mitocondrial, acidosis láctica y episodios similares al ictus (MELAS) .
- Variantes de la EM: neuropatía óptica recurrente, neuromielitis óptica (enfermedad de Devic), lesión seudotumoral aguda (variante Marburg), esclerosis concéntrica de Baló, esclerosis difusa mielinoclástica (enfermedad de Schilder).
- Neoplasias: metástasis, linfoma del SNC.
- Procesos vasculares: infartos subcorticales, enfermedad de Binswanger.

VALORACIÓN

- La punción lumbar está indicada en todas las primeras recidivas y se recomienda para todos los casos en los que el diagnóstico de EM no esté bien definido. Entre las posibles alteraciones del LCR se cuentan el aumento de las proteínas totales y de los leucocitos mononucleares (en ambos casos de rango bajo). En un porcentaje comprendido entre el 70 y el 90% de los pacientes con EM clínicamente definida presentan elevación del índice de IgG y OCB positivos (ambos con muestras séricas aa emparejadas). Los falsos positivos se dan con menos frecuencia en otras enfermedades inflamatorias.
- Sérica: se recomiendan HC, VSG, estudio básico de química sanguínea (CHEM 7) , PFL, ANA y vitamina B12. Se han de considerar también el título de Lyme, el ACE, las serologías infecciosa y colágeno-vascular , las TFT, los ácidos grasos de cadena muy larga y la arilsulfatasa A.
- Se han de considerar también pruebas paraclínicas como los potenciales evocados (VEP, BAER, SSEPS) y la prueba urodinámica. la pérdida de mielina hace que las velocidades de conducción sean más lentas.

DIAGNÓSTICO POR IMAGEN

Una técnica estándar para esta enfermedad es la RM craneal con gadolinio (v. fig. 102). La RM de la columna cervical se recomienda con frecuencia. Ambas pueden usarse para valorar la carga, la actividad y la progresión de la enfermedad. No obstante, la RM normal no puede considerarse como una técnica concluyente para descartar el diagnóstico de EM.

TRATAMIENTO

TRATAMIENTO NO FARMACOLÓGICO

Educación del paciente en lo que se refiere a la enfermedad, las posibilidades de tratamiento y el pronóstico.

TRATAMIENTO AGUDO

- Recidivas: es característico el uso de metilprednisolona en dosis altas por v.i. (1 g/día durante 5 días; una alternativa es la de 15 mg/kg al día). En ocasiones se administra un ciclo con disminución progresiva de prednisolona durante entre 7 y 10 días después del tratamiento i. v.

- Tratamiento de modificación de la enfermedad: incluye el interferón, β-1a, el interferón β-1b y el acetato de glatiramer. Todos ellos han demostrado que frenan la progresión de las recidivas de la enfermedad y reducen la tasa anual de recidivas en un 20-40%. Se han realizado estudios preliminares que sugieren que el natalizumab (un anticuerpo monoclonal contra la integrina β-4) reduce la tasa de recidivas en un 50%.

- Citotóxico: la mitoxantrona y la ciclofosfamida pueden ser eficaces en el tratamiento de la EM rápidamente recidivante y en la progresiva secundaria precoz. Estos casos se han de derivar a un especialista en EM.

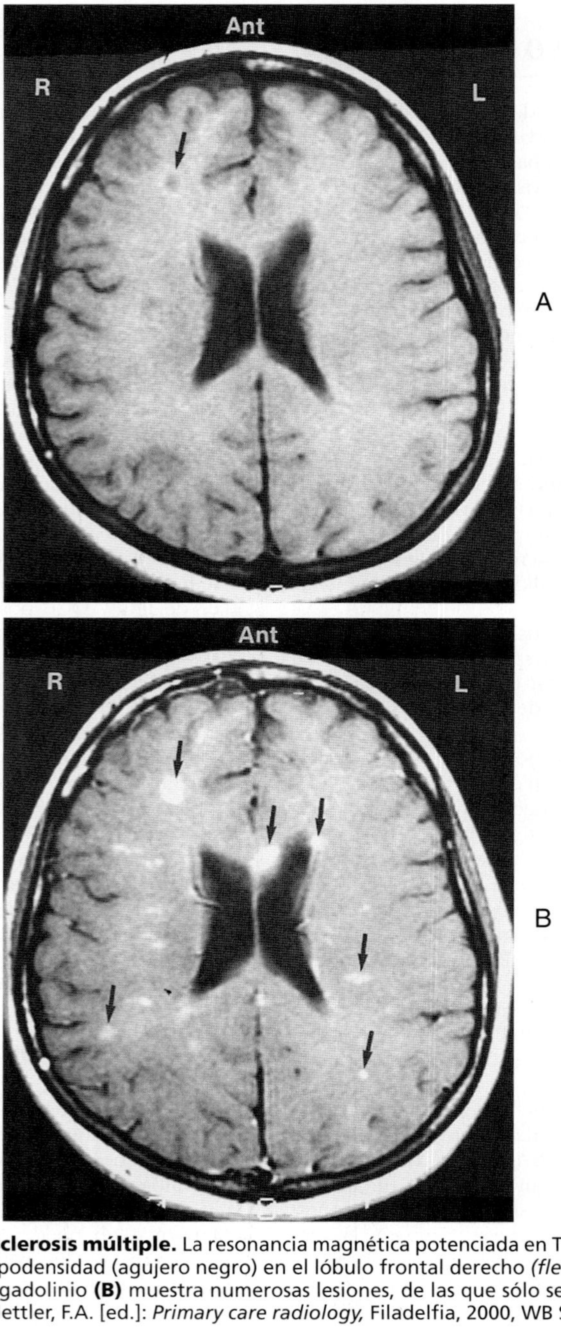

TRATAMIENTO CRÓNICO

- Fatiga: entre las opciones se cuentan la amantadina (100 mg 2 veces al día, el modafinilo (más eficaz en caso de somnolencia, y la fluoxetina.
- Espasticidad entre las opciones se cuentan el baclofeno, la tinazidina, el diazepam, el lorazepam, el bótox y la bomba de baclofeno intradural.
- Dolor: la carbamazepina y la gabapentina son las más eficaces.
- Depresión: es frecuente (se da en el 20% de los pacientes) y puede tratarse con antidepresivos.
- Urgencia urinaria: oxibutinina o propantelina.
- Temblor: en general puede controlarse con clonazepam, en dosis de 0,5 mg 2 veces al día.

PRONÓSTICO

La mayor parte de los pacientes experimenta mejora del estado clínico semanas o meses después de las manifestaciones iniciales. La velocidad de la progresión varía dentro de amplios márgenes. Si tratamiento de modificación de la enfermedad, el 50% de los pacientes desarrolla una discapacidad moderada en el plazo de 6 años. Con tratamiento, este porcentaje se ve sustancialmente reducido.

DERIVACIÓN

- La derivación inicial a neurología es recomendable en todos los casos de EM.
- Con frecuencia son necesarias derivaciones para tratamiento, a un grupo de apoyo, a terapia física/ocupacional, a urología o a psiquiatría.

BIBLIOGRAFÍA RECOMENDADA

CHAMPS Study Group: MRI predictors of early conversion to clinically definite MS in the CHAMPS placebo group, *Neurology* 59:998, 2002.

Compston A, McAlpine D (eds): *McAlpine's multiple sclerosis,* London, 1998, Churchill Livingstone.

Confravreux et al: Course and prognosis of multiple sclerosis assessed by the computerized data processing of 349 patients, *Brain* 103:281, 1980.

Ebers GC et al: A population-based study of multiple sclerosis in twins, *N Engl J Med* 315:1638, 1986.

Galetta SL et al: Immunomodulatory agents for the treatment of relapsing multiple sclerosis, *Arch Intern Med* 162:2161, 2002.

Jacobs LD et al: Intramuscular interferon beta-1a therapy, initiated during a first demyelinating event in multiple sclerosis, *N Engl J Med* 343:898, 2000.

Kurtzke JF: Geography in multiple sclerosis, *J Neurol* 215:1, 1977.

Miller DH et al: A controlled trial of natalizumab for relapsing multiple sclerosis, *N Engl J Med* 348:15, 2003

AUTOR: **ALEXANDRA DEGENHARDT, M.D.**

FIGURA 1-102   Esclerosis múltiple. La resonancia magnética potenciada en T1 sin contraste **(A)** muestra una hipodensidad (agujero negro) en el lóbulo frontal derecho *(flecha).* Una imagen reforzada con gadolinio **(B)** muestra numerosas lesiones, de las que sólo se señalan algunas *(flechas).* (De Mettler, F.A. [ed.]: *Primary care radiology,* Filadelfia, 2000, WB Saunders.)

INFORMACIÓN BÁSICA

DEFINICIÓN

La escoliosis es la curvatura lateral de la columna vertebral en bipedestación, en general de 10 grados o más. La escoliosis puede clasificarse como estructural (fija, inflexible) o no estructural (flexible, corregible).

CÓDIGOS CIE-9CM
737.30 Escoliosis idiopática
737.39 Escoliosis paralítica
754.2 Escoliosis congénita
724.3 Escoliosis ciática
737.43 Asociada a neurofibromatosis

EPIDEMIOLOGÍA Y DEMOGRAFÍA (FORMA IDIOPÁTICA)

PREVALENCIA: 4 casos/1000 personas.
PREVALENCIA POR EDADES:
- El inicio es variable.
- La mayoría se detecta en la adolescencia (a partir de los 11 años).

PREDOMINIO POR SEXOS: Mujeres > varones (7:1).

SÍNTOMAS Y SIGNOS

- Registro de la edad del paciente (en años y meses) y la altura.
- Realizar un examen neurológico para descartar una enfermedad neuromuscular.
- Inspeccionar hombros y crestas ilíacas para determinar si se encuentran al mismo nivel.
- Palpar las apófisis espinosas para determinar su alineación.
- Hacer que el paciente flexione el tronco de forma simétrica, a nivel de la cintura, con los brazos colgando (posición de Adam); observar por detrás o por delante para detectar cualquier rotación anormal de la columna (fig. 1-103).

ETIOLOGÍA

- 90% desconocida, en general se refiere como idiopática (genética).
- Deformidad espinal congénita.
- Enfermedad neuromuscular.
- Desigualdad en la longitud de las piernas.
- Inflamación o infección locales.
- Dolor agudo (discopatía).
- Discopatía degenerativa crónica con constricción simétrica del disco.
- Las escoliosis de naturaleza idiopática, o las que acompañan a deformidades congénitas o enfermedad neuromuscular, son las que se asocian a cambios estructurales. Los tipos no estructurales (discrepancia en la longitud de las piernas, inflamación o dolor agudo) desaparecen cuando el trastorno causante se corrige.

DIAGNÓSTICO

VALORACIÓN

- Las escoliosis asociadas a anomalías espinales congénitas, enfermedad neuromuscular, y las formas menos habituales de escoliosis pueden identificarse, en general, gracias a la historia o los hallazgos radiográficos o físicos asociados.
- La sección III, Escoliosis, describe el abordaje del cribado de la escoliosis.

DIAGNÓSTICO POR IMAGEN

- El diagnóstico de la escoliosis idiopática se confirma mediante una radiografía de columna con el paciente de pie.
- La gravedad de la escoliosis se mide en grados, generalmente por el método de Cobb.
- La RM no suele indicarse a menos que exista: 1) dolor, 2) un déficit neurológico o 3) una escoliosis torácica izquierda (que a menudo se asocia a un trastorno espinal subyacente).

TRATAMIENTO

TRATAMIENTO AGUDO

- Tratamiento o corrección de las causas si la escoliosis no es estructural.
- La detección precoz es la clave del tratamiento de la escoliosis genética.
- Observación regular de las escoliosis <20 grados.
- Férulas para las escoliosis idiopáticas de 20 a 40 grados, para prevenir su acentuación.
- Cirugía para las escoliosis idiopáticas de >40 a 50 grados en pacientes inmaduros.

PRONÓSTICO

- Cuanto mayor es la escoliosis en el momento de su detección, mayores son las probabilidades de que progrese.
- La progresión es frecuente en niños de corta edad en la fase de «estirón».
- Las escoliosis en mujeres presentan una mayor propensión a progresar.
- Las escoliosis <20 grados mejoran de manera espontánea en más del 50% de las ocasiones.
- La falta de diagnóstico y tratamiento de estas escoliosis puede permitir el desarrollo de una deformidad progresiva, dolor y un compromiso cardiopulmonar.
- Las deformidades espinales >50 grados en el adulto pueden progresar y llegar a ser dolorosas.
- No existen diferencias en la tasa de dolor de espalda entre la población general y los pacientes con escoliosis idiopática en la adolescencia.

DERIVACIÓN

A la consulta del ortopeda si existe una escoliosis estructural.

OTRAS CONSIDERACIONES

COMENTARIOS

La escoliosis congénita se asocia a una alta incidencia de anomalías cardíacas y de las vías urinarias.

BIBLIOGRAFÍA RECOMENDADA

Greiner KA: Adolescent idiopathic scoliosis: radiologic decision-making, *Am Fam Physician* 65:1817, 2002.

Hedequist D, Emans J: Congenital scoliosis, *J Am Acad Orthop Surg* 12:266, 2004.

Lenke LG et al: Adolescent idiopathic scoliosis, *J Bone Joint Surg* 83(A):1169, 2001.

Mac-Thiong JM et al: Sagittal alignment of the spine and pelvis during growth, *Spine* 29:1642, 2004.

Mooney V, Brigham A: The role of measured resistance exercises in adolescent scoliosis, *Orthopedics* 26:167, 2003.

Reamy BV, Slakey JB: Adolescent idiopathic scoliosis: review and current concepts, *Am Fam Physician* 64:111, 2001.

Ugwonali OF et al: Effect of bracing on the quality of life of adolescents with idiopathic scoliosis, *Spine J* 4:254, 2004.

AUTOR: LONNIE R. MERCIER, M.D.

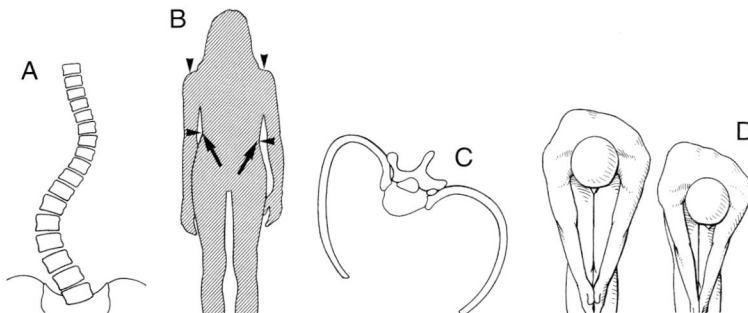

FIGURA 1-103 Cambios estructurales en la escoliosis idiopática. A, A medida que la escoliosis se acentúa, se producen alteraciones en la configuración corporal tanto en la región de la curva primaria como en la de la compensatoria. **B,** La asimetría en la altura de los hombros, en la cintura y en las distancias codo-costado constituyen hallazgos frecuentes. **C,** La rotación vertebral y el desplazamiento costal posterior asociado hacia convexidad de la curva son los responsables de la deformidad característica de la pared torácica en los pacientes con escoliosis. **D,** Durante el programa escolar de cribado de la escoliosis, el paciente flexiona el tronco a nivel de la cintura. Es evidente la asimetría costal aunque el grado sea mínimo. (De Scoles PV: Spinal deformity in childhood and adolescence. En Behrman RE, Vaughn VC III [eds.]: *Nelson textbook of pediatrics,* 5.ª ed., Filadelfia, 1989, WB Saunders.)

INFORMACIÓN BÁSICA

DEFINICIÓN

Un esguince de tobillo es una lesión del soporte ligamentoso de los tobillos. La mayoría (85%) afecta al complejo de ligamentos laterales (fig. 1-104). El ligamento tibioperoneo anterior inferior (TPAI), el ligamento deltoideo y la membrana interósea también se pueden lesionar. Las lesiones de la sindesmosis tibioperonea se llaman a veces *esguinces altos* porque el dolor se produce por encima del tobillo.

CÓDIGO CIE-9CM
845.00 Esguince, de tobillo o pie

EPIDEMIOLOGÍA Y DEMOGRAFÍA

PREVALENCIA: 1 caso/10.000 personas cada día.
PREDOMINIO POR SEXOS: Varía según la edad y el grado de actividad física.

SÍNTOMAS Y SIGNOS

- Suele referirse un «pop».
- Dolor y hemorragia en grado variable.
- Posible prueba del cajón anterior patológica (traccionar hacia delante del pie en flexión plantar para determinar si existe un aumento patológico del movimiento anterior del astrágalo en la mortaja del tobillo) (fig. 1-105).
- Esguinces por inversión: dolor lateral; lesiones en la sindesmosis: el área de dolor es más anterior y proximal.
- Valoración de la función motora (fig. 1-106).

ETIOLOGÍA

- Las lesiones laterales se suelen deber a inversión y flexión plantar.
- Las fuerzas de eversión y rotación pueden lesionar el ligamento deltoideo o TPAI o la membrana interósea.

DIAGNÓSTICO

DIAGNÓSTICO DIFERENCIAL

- Fractura de tobillo o pie, sobre todo cuando afecta a la placa de crecimiento distal del peroné en pacientes en crecimiento.
- Fractura por avulsión de la base del quinto metatarsiano.

VALORACIÓN

- La anamnesis y la exploración física suelen resultar suficientes para llegar al diagnóstico.
- Siempre son necesarias radiografías simples.

DIAGNÓSTICO POR IMAGEN

Valoración radiológica:
1. Suele ser normal, pero se realiza siempre.
2. Debe incluir la base del quinto metatarsiano.
3. Se deben anotar todas las fracturas por avulsión menores.

Existe diversidad de opiniones sobre la utilidad de la artrogafía, la tenografía y las radiografías de estrés.

TRATAMIENTO

TRATAMIENTO AGUDO

Los esguinces de tobillo se suelen gradar como I, II o III en función de su gravedad y el grado III es la rotura completa. La primera línea de tratamiento incluye:
- Reposo.
- Hielo.
- Compresión.
- Elevación.
- Existen diversas opiniones acerca de la utilización inicial de los AINE.
- En 48-72 horas se deben iniciar ejercicios del arco de movilidad activos y carga según tolerancia.
- En 4-5 días se inician además ejercicios frente a resistencia.
- Posible inmovilización con férula de algunos pacientes que necesitan caminar de forma independiente precoz; debe disponerse de férulas cortas para la pierna con el mismo fin.
- No suele recomendarse cirugía, ni siquiera en esguinces de grado III; se han obtenido resultados igual de satisfactorios con el tratamiento no quirúrgico.

TRATAMIENTO CRÓNICO

- Alza lateral y cuña en la planta para prevenir la inversión.
- Uso de férulas o vendajes protectores durante las actividades vigorosas (fig. 1-107).
- Ejercicios de refuerzo.

PRONÓSTICO

- Los esguinces laterales de cualquier gravedad pueden producir síntomas durante semanas o meses:
  1. Algunos esguinces de la sindesmosis tardan incluso más tiempo en cicatrizar.
  2. Puede llegar a producirse una osificación heterotópica en la membrana interósea, pero no parece que afecte los resultados a largo plazo.
- Los síntomas laterales mantenidos pueden obligar a la reconstrucción quirúrgica, aunque es raro que se produzca una artritis traumática tardía o una inestabilidad crónica independientemente del tratamiento.

DERIVACIÓN

Consulta con ortopedia en los casos que no responden al tratamiento conservador.

OTRAS CONSIDERACIONES

COMENTARIOS

Si la curación se retrasa (más de 6 semanas), se deben plantear las siguientes opciones:
1. Fractura de la cúpula del astrágalo.
2. Distrofia simpática refleja.
3. Tendinitis crónica.
4. Subluxación del tendón plantar.
5. Otra fractura oculta.
6. Debilidad peronea (mala rehabilitación).
7. Un esguince «alto» (en la sindesmosis).

Repetir las radiografías simples, la gammagrafía ósea o la RM si están indicadas.

BIBLIOGRAFÍA RECOMENDADA

Bachman LM, Kolb E et al: Accuracy of Ottawa ankle rules to exclude fractures of the ankle and mid-foot: systematic review, *BMJ* 326:417, 2003.

Dahners LE, Mullis BH: Effects of nonsteroidal anti-inflammatory drugs on bone formation and soft tissue healing, *J Am Acad Orthop Surg* 12:139, 2004.

Judd DB, Kim DH: Foot fractures misdiagnosed as ankle sprains, *Am Fam Physician* 66:785, 2002.

Mizel MS, Hecht PJ et al: Evaluation and treatment of chronic ankle pain, *J Bone Joint Surg* 86A:622, 2004.

Wolfe M et al: Management of ankle sprains, *Am Fam Physician* 63:83, 2001.

AUTOR: **LONNIE R. MERCIER, M.D.**

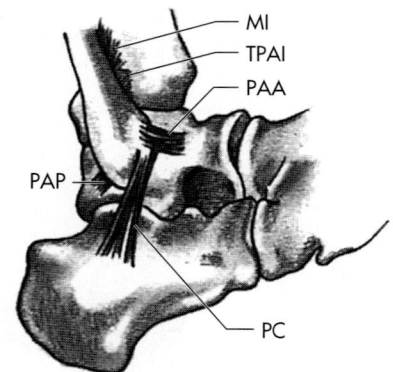

FIGURA 1-104 Los ligamentos lateral del tobillo, peroneoastragalino anterior y posterior (PAA y PAP) y peroneocalcáneo (PC). También se muestra el ligamento tibioperoneo anterior inferior (TPAI) y el principio de la membrana interósea (MI). (De Mercier LR [dir.]: *Practical orthopaedics*, 4ª ed., St. Louis, 1995, Mosby.)

FIGURA 1-105 Prueba del cajón anterior del tobillo (valora la integridad del ligamento peroneoastragalino anterior). (De Brinker MR, Millar MD; *Fundamentals of orthopaedics,* Filadelfia, 1999, WB Saunders.)

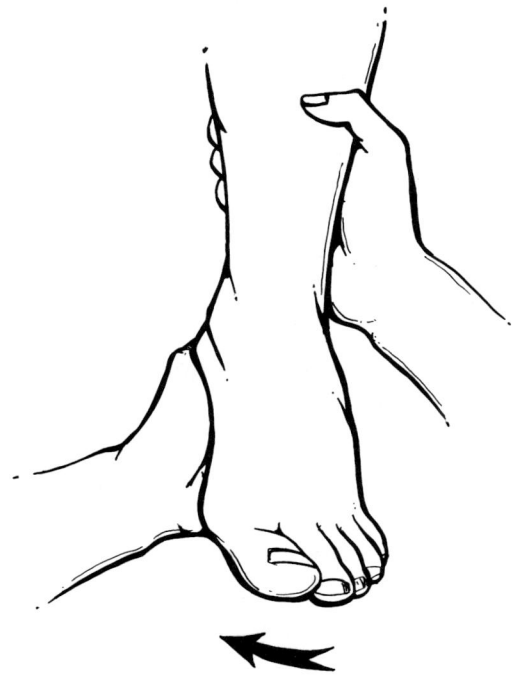

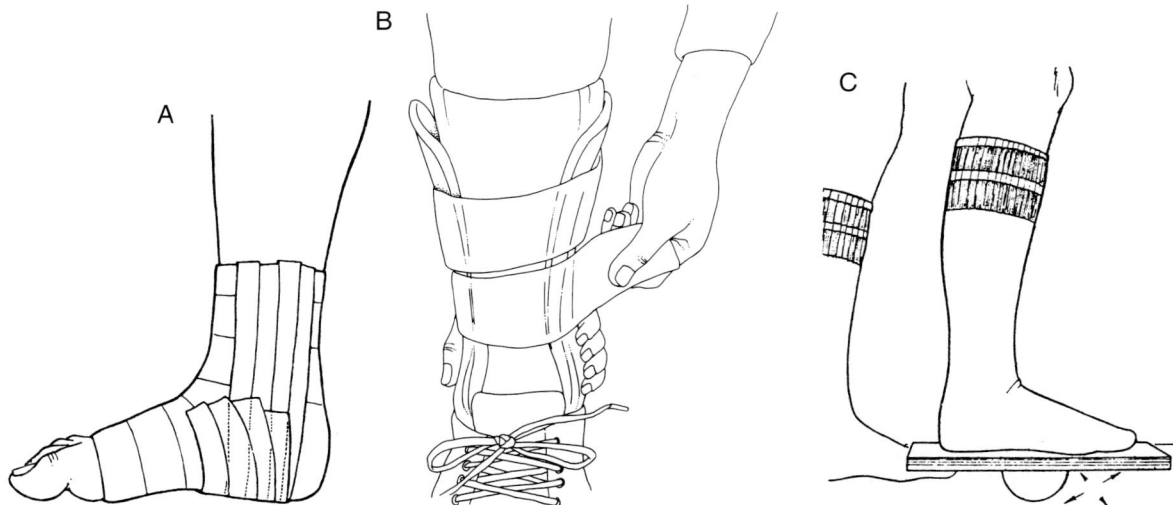

FIGURA 1-106 Prueba de inclinación del astrágalo (estrés de inversión) del tobillo (valora la integridad del ligamento peroneoastragalino anterior y el peroneocalcáneo). (De Brinker MR, Millar MD; *Fundamentals of orthopaedics,* Filadelfia, 1999, WB Saunders.)

FIGURA 1-107 **A,** El método más eficaz para dar soporte a la mayor parte de los esguinces de tobillo agudos es usar un vendaje de Ace reforzado con 2,5 cm de cinta adhesiva medial y lateral. La parte anterior y posterior del tobillo quedan libres para que el paciente puede flexionar y extender el tobillo. Se anima al paciente a cargar peso con muletas. **B,** Diagrama de una férula de aire. Se ajustan los velcros al tamaño del tobillo, los inferiores alrededor del tobillo y las extensiones laterales se centran. Posteriormente se introduce presión en la férula y se ajustan los velcros hasta conseguir una presión y apoyo cómodos. **C,** Cuando cede el dolor del tobillo, hacia el tercer a quinto días, se pueden empezar ejercicios de equilibrio para que el paciente recupere la propiocepción de su tobillo y evitar así problemas de inestabilidad repetidos. (De Jardon OM, Mathews MS. Orthopedics. En Rabel RE [dir.]: *Textbook of family practice,* 5ª ed., Filadelfia, 1995, WB Saunders.)

INFORMACIÓN BÁSICA

DEFINICIÓN

Se produce un esófago de Barrett cuando el revestimiento escamoso de la parte distal del esófago se sustituye por otro epitelio cilíndrico intestinal metaplásico. Este trastorno se asocia a un aumento del riesgo de adenocarcinoma esofágico.

SINÓNIMO

Metaplasia intestinal del esófago distal.

CÓDIGO CIE-9CM
530.85 Esófago de Barrett

EPIDEMIOLOGÍA Y DEMOGRAFÍA

- Predominio en varones con relación varón:mujer 4:1.
- Edad media de aparición 40 años con edad media de diagnóstico entre 55 y 60 años.
- Afecta con mayor frecuencia a caucásicos e hispanos, siendo más raro en afroamericanos, con una relación 10-20:1.
- Prevalencia media de 5-15% en pacientes sometidos a endoscopia por síntomas de la ERGE.

SÍNTOMAS Y SIGNOS

Síntomas:
- Típicamente pirosis crónica (>5 años).
- Puede ser un hallazgo incidental en pacientes sometidos a endoscopia por indicaciones distintas de la ERGE.
- Disfagia para sólidos.
- Con menos frecuencia dolor torácico, hematemesis o melenas.

Signos físicos:
- Inespecíficos.
- Van desde la hipersensibilidad epigástrica a la palpación a una exploración rigurosamente normal.

ETIOLOGÍA

- Se cree que la metaplasia deriva de la reepitelización del tejido esofágico lesionado en el contexto de la enfermedad por reflujo gastroesofágico crónico (fig. 1-108).

- Los pacientes con Barrett suelen tener una alteración más grave de la motilidad esofágica (disminución de la presión del esfínter esofágico inferior, peristaltismo ineficaz) y una mayor exposición al ácido esofágico en el registro de 24 horas del pH que los enfermos con ERGE sin Barrett asociado.
- El reflujo intraesofágico de bilis (duodenogastroesofágico) también puede influir en la patogenia.
- La agregación familiar de la ERGE y el Barrett sugiere una predisposición genética a la enfermedad.
- La progresión de metaplasia a carcinoma se asocia a una serie de cambios en la estructura y la expresión de los genes.

DIAGNÓSTICO

DIAGNÓSTICO DIFERENCIAL

- ERGE, no complicada.
- Esofagitis erosiva.
- Gastritis.
- Enfermedad ulcerosa péptica.
- Angina.
- Tumor maligno.
- Estenosis o anillo de Schatzki.

VALORACIÓN

- La endoscopia con biopsia es esencial para el diagnóstico.
- El diagnóstico exige de la presencia de metaplasia intestinal en el epitelio cilíndrico desplazado proximalmente a la unión gastroesofágica (fig. 1-109). Los segmentos de Barrett de mayor longitud se diagnostican con mayor facilidad, pero la longitud no define este diagnóstico.
- La metaplasia intestinal del cardias gástrico no se considera diagnóstica de Barrett ni parece asociarse a un riesgo parecido de transformación maligna.
- Los estudios radiológicos son inespecíficos y poco sensibles para el diagnóstico.
- La determinación selectiva de la infección por *H. pylori* en pacientes con ERGE y esófago de Barrett no se recomienda.

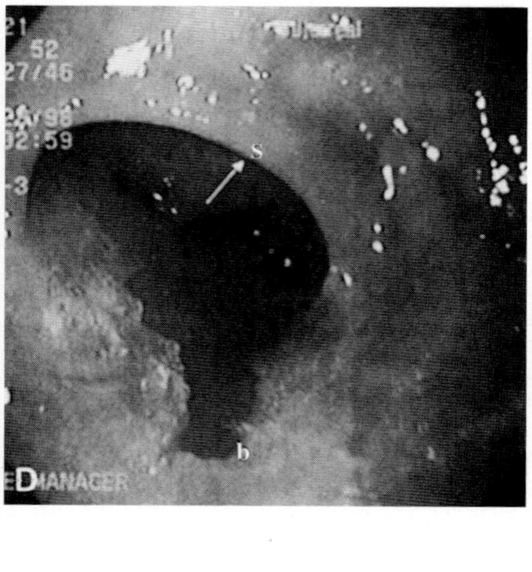

FIGURA 1-108 Imagen endoscópica del esófago distal en un paciente con enfermedad por reflujo gastroesofágico, que muestra una lengüeta de mucosa de Barrett *(b)* y un anillo de Schatzki *(s) (flecha)*. (De Goldman L, Bennett JC [dirs.]: Cecil *textbook of medicine,* 21ª edición, Filadelfia, 2000, WB Saunders.)

TRATAMIENTO

El principal objetivo terapéutico es controlar los síntomas de la ERGE y mantener la mucosa curada.

TRATAMIENTO NO FARMACOLÓGICO

Igual que el tratamiento de la ERGE aislada (modificar los hábitos de vida, elevar la cabecera de la cama, evitar el chocolate, el tabaco, la cafeína, los caramelos de menta y algunos fármacos [v. enfermedad por reflujo gastroesofágico]); sin embargo, con frecuencia es necesaria la supresión crónica del ácido para controlar los síntomas y estimular la curación.

TRATAMIENTO AGUDO

- Inhibidores de la bomba de protones son los fármacos más eficaces para aliviar los síntomas y curar las heridas de la mucosa.
- Un control adecuado de los síntomas de ERGE en los pacientes con esófago de Barrett puede controlar o no por completo la exposición al ácido dentro del esófago. Algunos estudios han sugerido que la normalización de esta exposición a ácido puede conseguir la regresión del Barrett o reducir el riesgo de displasia. No se han realizado estudios longitudinales a gran escala que permitan apoyar o rechazar la recomendación de control agresivo del pH en general.
- Si el esófago de Barrett es asintomático y se diagnostica de forma incidental, se puede valorar el uso de medicamentos por las razones antes expuestas.

TRATAMIENTO CRÓNICO

- Las técnicas de ablación térmicas, la terapia fotodinámica y la resección endoscópica de la mucosa se han empleado como opciones en pacientes con esófago de Barrett y displasia de alto grado, asociadas bien a una vigilancia agresiva o como alternativa a la cirugía en pacientes que son malos candidatos a ella. Todas estas opciones se asocian a riesgos importantes y pueden asociarse a los riesgos derivados de una metaplasia intestinal residual.
- Se puede plantear la cirugía anti-reflujo como tratamiento de la ERGE y sus secuelas. La resección quirúrgica se ofrece ante una displasia de alto grado multifocal o carcinoma.

DETECCIÓN SELECTIVA

- La ERGE es muy prevalente en la población general.
- Sólo el 4-10% de los pacientes con síntomas de reflujo desarrollan un esófago de Barrett.
- Los pacientes con síntomas de ERGE crónica deben ser sometidos a una endoscopia para descartar enfermedad de Barrett. Dado que muchos pacientes con Barrett son asintomáticos, algunos pueden no ser diagnosticados, pero de momento no se recomienda un estudio de detección selectiva en población general.

PRONÓSTICO

- En general aumenta el riesgo de adenocarcinoma esofágico 30-50 veces en los pacientes con esófago de Barrett comparados con la población general.
- Este riesgo se corresponde con 500 cánceres anuales por cada 100.000 personas con esófago de Barrett.
- La frecuencia de control resulta controvertida y no se han realizado estudios controlados prospectivos que demuestran que el control mejore la esperanza de vida.
- La ACG recomienda que los pacientes con esófago de Barrett se sometan a endoscopia de control y biopsia sistemática de los 4 cuadrantes en intervalos determinados según la presencia y el grado de la displasia. También se deben obtener biopsias de todas las alteraciones de la mucosa. Los pacientes que tienen 2 biopsias sin evidencias de displasia pueden ser seguidos cada 3 años. Los pacientes con displasia de bajo grado deben ser sometidos a una extensa toma de muestras de la mucosa y posteriormente se les sigue una vez al año. Los pacientes con displasia de alto grado deben ser revisados por un experto y se deben realizar muestreos extensos de la mucosa. Se puede plantear un control intensivo cada 3 meses en pacientes con displasia de alto grado focal. Los pacientes con displasia de alto grado multifocal o carcinoma deben ser valorados para resección o ablación si no son candidatos a cirugía.

- Los pacientes con ERGE deben ser tratados de forma intensiva de este trastorno antes de realizar una vigilancia.

DERIVACIÓN

- A endoscopias para biopsia en pacientes con síntomas crónicos de ERGE que no han sido sometidos previamente a ninguna endoscopia.
- Para control en pacientes con un diagnóstico de enfermedad de Barrett confirmado en biopsia.
- En los pacientes con displasia de alto grado, el diagnóstico debe ser confirmado por un anatomopatólogo experto; después se puede ofrecer al paciente un control intensivo o resección esofágica; se puede plantear también tratamiento ablativo, bien como parte de protocolos de investigación, o cuando el paciente no es candidato a la cirugía.

BIBLIOGRAFÍA RECOMENDADA

Bammer T et al: Rationale for surgical therapy of Barrett esophagus, *Mayo Clin Proc* 76:335, 2001.
Cameron A: Management of Barrett's esophagus, *Mayo Clin Proc* 73:5, 1998.
Falk GW: Barret's esophagus, *Gastroenterology* 122:1569, 2002.
Falk GW: Current challenges in Barrett's esophagus, *Cleve Clin J Med* 68:415, 2001.
Hirota WK: Specialized intestinal metaplasia, dysplasia, and cancer of the esophagus: prevalence and clinical date, *Gastroenterology* 116:277, 1999.
Morales TG, Sampliner RE: Barrett's esophagus, *Arch Intern Med* 159:1411, 1999.
Oatu-Lasear R, Fitzgerald RC, Triadafilopoulas G: Differentiation and proliferation in Barrett's esophagus and the effects of acid suppression, *Gastroenterology* 117:327, 1999.
Provenzale D, Schmitt C, Wong JB: Barrett's esophagus: a new look at surveillance based on emerging estimates of cancer risk, *Am J Gastroenterol* 94:2043, 1999.
Rajan E, Burgart LJ, Gostout CJ: Endoscopic and histologic diagnosis of Barrett esophagus, *Mayo Clin Proc* 76:217, 2001.
Samplinear RE and the Practice Parameters Committee of the American College of Gastroenterology: Updated guidelines for the diagnosis, surveillance, and therapy of Barrett's esophagus, *Am J Gastroenterol* 97:1888, 2002.
Shaheen N et al: Gastroesophageal reflux, Barrett esophagus, and esophageal cancer: clinical applications, *JAMA* 287(15):1982, 2002.
Sharma P: Short segment Barrett esophagus and specialized columnar mucosa at the gastroesophageal junction, *Mayo Clin Proc* 76:331, 2001.
Spechler SJ, Barr B: Review article: screening and surveillance of Barrett's esophagus: what is a cost-effective framework? *Aliment Pharmacol Ther* 19(Suppl 1):49, 2004.
Spechler SJ: Barrett's esophagus, *N Engl J Med* 346:836, 2002.
Wang KK, Samplinear RE: Mucosal ablation therapy of Barrett esophagus, *Mayo Clin Proc* 76:433, 2001.
Wijnhoven BPL et al: Molecular biology of Barrett's adenocarcinoma, *Ann Surg* 233:322, 2001.

AUTOR: **HARLAN G. RICH, M.D.**

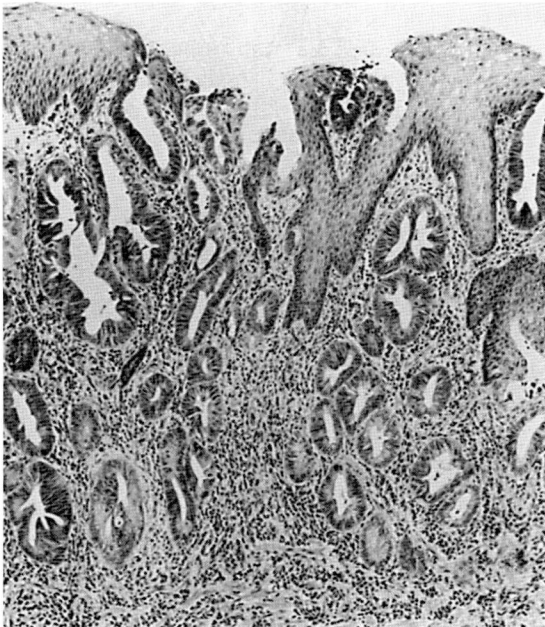

FIGURA 1-109 Metaplasia epitelial (aumento original x16). La mucosa esofágica corresponde a epitelio cilíndrico (esófago de Barrett) mezclado con epitelio escamoso. (Microfotografía por cortesía de Frank Mitros, M.D., Department of Pathology, Universidad de Iowa. De Stein JH [dir.]: *Internal Medicine,* 5ª ed., St. Louis, 1998, Mosby.)

INFORMACIÓN BÁSICA

DEFINICIÓN

La espondilitis anquilosante es un trastorno inflamatorio crónico que afecta a las articulaciones sacroilíacas y el esqueleto axial y se caracteriza por anquilosis y entesitis (inflamación en las inserciones tendinosas). Es uno de los trastornos incluidos dentro del grupo de varios síndromes solapados, en el cual se incluyen la espondilitis asociada al síndrome de Reiter, la psoriasis y la EII. Los pacientes son típicamente seronegativos para el factor reumatoide y este conjunto de trastornos se denominan ahora *variantes reumatoideas* o *espondiloartropatías seronegativas*.

SINÓNIMO

Enfermedad de Marie-Strümpell.

CÓDIGO CIE-9CM
720.0 Espondilitis anquilosante

EPIDEMIOLOGÍA Y DEMOGRAFÍA

PREVALENCIA: 0,15% de la población de varones (raro en la raza negra).
PREDOMINIO DE EDAD EN EL MOMENTO DE APARICIÓN: 15 a 35 años.
PREDOMINIO POR SEXOS: Razón varón:mujer de 10:1.

SÍNTOMAS Y SIGNOS

- Rigidez matutina.
- Fatiga, pérdida de peso, anorexia y otros síntomas sistémicos en los casos más graves.
- Dolor sacroilíaco bilateral (sacroileítis).
- Limitación del movimiento de la columna lumbar (fig. 1-110).
- Pérdida de la expansión torácica medida en la línea del pezón (<2,5 cm), lo que indica afectación de la caja costal.
- En ocasiones se produce afectación de las articulaciones periféricas (las grandes se afectan más).
- Posibles manifestaciones extraesqueléticas en el aparato cardiovascular (insuficiencia aórtica, bloqueo cardíaco, cardiomegalia), los pulmones (fibrosis pulmonar) y los ojos (uveítis).
- Dolor en los puntos de inserción de los tendones.
- Es raro que se irradie por debajo de la rodilla.

ETIOLOGÍA

Desconocida. Los factores genéticos juegan un importante papel. Cambios destructivos debidos posiblemente a la liberación de citocinas y factor de necrosis tumoral.

DIAGNÓSTICO

DIAGNÓSTICO DIFERENCIAL

- Otras espondiloartropatías.
- En la sección III se recoge un algoritmo clínico para la valoración de la lumbalgia.

VALORACIÓN

Es frecuente emplear los criterios de Nueva York modificados para el diagnóstico:
- Lumbalgia de al menos 3 meses de duración que mejora con el ejercicio y no se alivia con el reposo.
- Limitación del movimiento de la columna lumbar en los planos sagital y frontal.
- Menor expansión del tórax que llega a valores por debajo de los normales en función de edad y sexo.
- Sacroileítis bilateral de grado mínimo o mayor.
- Sacroileítis unilateral de grado moderado o mayor.

PRUEBAS DE LABORATORIO

- Aumento de la velocidad de sedimentación y la PCR.
- Ausencia de factor reumatoide y ANA.
- Posible anemia hipocrómica leve.
- Presencia de antígeno HLA/B27 en >90% de los pacientes (aunque este antígeno es frecuente en la población general).

DIAGNÓSTICO POR IMAGEN

- Las alteraciones radiológicas precoces se corresponden con una sacroileítis bilateral en la radiografía simple.
- Los cuerpos vertebrales se pueden desmineralizar y se ve un aspecto típico en «cuadrado».
- Al progresar, la calcificación del anillo fibroso y el ligamento paravertebral origina la columna vertebral en bambú.
- El resultado final es una columna cervical que protruye hacia delante con una cifosis dorsal fija.
- La RM puede ser útil para detectar lesiones inflamatorias precoces.

TRATAMIENTO

TRATAMIENTO NO FARMACOLÓGICO

- Ejercicios sobre todo para mantener la flexibilidad; en general se considera importante la actividad aeróbica.
- Entrenamiento postural:
  1. Se debe enseñar a los pacientes a sentarse bien rectos y evitar inclinarse, porque si lo hacen pueden desarrollar una contractura en flexión de la columna, que puede llegar a ser tan grave que impida al paciente mirar hacia delante.
  2. Se debe dormir en decúbito supino en un colchón firme y no deben ponerse almohadas por debajo de la cabeza o las rodillas.

TRATAMIENTO CRÓNICO

- AINE: indometacina suele tener éxito para aliviar los síntomas, aunque se pueden probar antiinflamatorios no esteroideos más nuevos.
- Se están obteniendo resultados prometedores con los nuevos antagonistas del factor de necrosis tumoral que se están investigando, como etanercept.

PRONÓSTICO

- La mayor parte de los pacientes tiene una supervivencia normal.
- La evolución de la enfermedad no suele amenazar la vida, pero se puede producir la muerte por insuficiencia aórtica o amiloidosis secundaria con afectación renal.

DERIVACIÓN

- Consultar con ortopedia por el dolor o la deformidad.
- Consultar con oftalmología por complicaciones oculares.
- Consultar con reumatología por síntomas no controlados.

OTRAS CONSIDERACIONES

COMENTARIOS

Pueden pasar años desde que aparecen los síntomas hasta que se llega al diagnóstico por la frecuencia de la lumbalgia inespecífica secundaria a otros trastornos.

BIBLIOGRAFÍA RECOMENDADA

Bennett DL, Ohashi E, El-Khoury GY: Spondyloarthropathies: ankylosing spondylitis and psoriatic arthritis, *Radiol Clin North Am* 42:121, 2004.
Gorman JD et al: Treatment of ankylosing spondylitis by inhibition of tumor necrosis factor alpha, *N Engl J Med* 346:1349, 2002.
Kataria RK, Brent LH: Spondyloarthropatries, *Am Fam Physician* 69:2853, 2004.
Liu Y, Cortinovis D, Stone MA: Recent advances in the treatment of the spondyloarthropathies, *Curr Opin Rheumatol* 16:357, 2004.
Maksymowych WP: Ankylosing spondylitis: not just another pain in the back, *Can Fam Phys* 50:205, 2004.

AUTOR: **LONNIE R. MERCIER, M.D.**

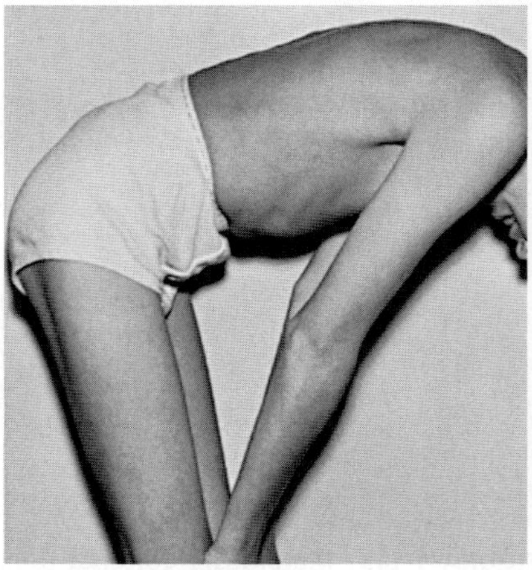

FIGURA 1-110 **Pérdida de la movilidad de la columna lumbodorsal en un niño con espondilitis anquilosante.** Cuando el paciente se inclina hacia delante, la columna distal sigue recta. (De Behrman RE: *Nelson textbook of pediatrics,* Filadelfia, 1996, WB Saunders.)

INFORMACIÓN BÁSICA

DEFINICIÓN

La esporotricosis es una enfermedad granulomatosa causada por *Sporothrix schenckii*.

CÓDIGO CIE-9CM
117.1 Esporotricosis

EPIDEMIOLOGÍA Y DEMOGRAFÍA

PREDOMINIO POR SEXOS: La forma más común, la esporotricosis linfocutánea, afecta por igual a ambos sexos. Los varones destacan tanto en la esporotricosis pulmonar como en la osteoarticular.

PREDOMINIO POR EDADES: En general, la esporotricosis linfocutánea afecta a personas de 35 años de edad o menos, mientras que la esporotricosis pulmonar afecta a personas entre los 30 y los 60 años.

GENÉTICA:

Infección neonatal: Se ha comunicado al menos un caso de transmisión de una lesión de la mejilla de la madre al hijo lactante.

SÍNTOMAS Y SIGNOS

- Enfermedad cutánea:
  1. Aparece en el sitio de inoculación.
  2. La lesión inicial suele localizarse en la porción distal de una extremidad, aunque cualquier área puede resultar afectada, incluyendo la cara.
  3. Período de incubación variable de aproximadamente 3 semanas una vez se introduce en la piel.
  4. Reacción granulomatosa provocada.
  5. La lesión se vuelve papulonodular, eritematosa, elástica, variable en tamaño.
  6. Posteriormente, el nódulo se hace fluctuante, sufre necrosis central, se colapsa, descarga pus mucoide en el que pueden aislarse hongos.
  7. Úlcera indolora con bordes elevados eritematosos o violáceos.
  8. Lesiones secundarias:
     a. Aparecen a lo largo de los canales linfáticos superficiales.
     b. Evolucionan del mismo modo que la lesión primaria, con subsiguientes inflamación, induración y supuración.
- Fija, o en forma de placa.
  1. Lesiones verrucosas eritematosas, ulceradas o costrosas.
  2. No se extiende localmente.
  3. No afecta a vasos linfáticos.
  4. Raramente remite de manera espontánea.
  5. Con mayor frecuencia persiste durante años sin síntomas sistémicos y en un contexto de pruebas de laboratorio normales.
- Compromiso osteoarticular:
  1. Con mayor frecuencia, forma extracutánea.
  2. En general se manifiesta como artritis monoarticular.
  3. Sin tratamiento, puede progresar a:
     a. Sinovitis.
     b. Osteítis.
     c. Periostitis.
     d. Afecta a codos, rodillas, muñecas y tobillos.
  4. Inflamación articular:
     a. Asociada a derrame.
     b. Dolor con el movimiento.
- Enfermedad pulmonar precoz:
  1. En general asociada a una escasez de hallazgos clínicos:
     a. Fiebre baja.
     b. Tos.
     c. Fatiga.
     d. Malestar.
     e. Pérdida de peso.
  2. Sin tratamiento:
     a. Enfermedad pulmonar cavitaria.
     b. Disfunción pulmonar franca.
  3. Meningitis infrecuente:
     a. Excepto quizás en el paciente inmunocomprometido.
     b. Se manifiesta con pocos signos o síntomas de afección neurológica.
  4. Pocos casos comunicados:
     a. Infecciones de los anejos oculares.
     b. Endoftalmitis sin antecedente de traumatismo.
     c. Infección de testículo y epidídimo.

ETIOLOGÍA

- *Sporothrix schenckii:*
  1. Distribución mundial.
  2. A menudo aislado en el suelo, plantas, y productos vegetales.
  3. La mayoría de los informes de casos procede de las regiones tropicales y subtropicales de América.
- Exposición ocupacional o recreativa:
  1. Heno.
  2. Paja.
  3. Musgo.
  4. Madera.
  5. Plantas espinosas (p. ej., rosales y agracejos).
- Contacto con animales:
  1. Armadillos.
  2. Gatos.
  3. Ardillas.
- Transmisión de persona a persona.
- Tatuajes.

DIAGNÓSTICO

DIAGNÓSTICO DIFERENCIAL

- Esporotricosis fija o en placas:
  1. Pioderma bacteriano.
  2. Granuloma por cuerpo extraño.
  3. Tularemia.
  4. Carbunco.
  5. Otras micosis: blastomicosis, cromoblastomicosis.
- Esporotricosis linfocutánea:
  1. *Nocardia brasiliensis.*
  2. *Leishmania braziliensis.*
  3. Enfermedad por micobacterias atípicas: *M. marinum, M. kansasii.*
- Esporotricosis pulmonar:
  1. Tuberculosis pulmonar.
  2. Histoplasmosis.
  3. Coccidioidomicosis.
- Esporotricosis osteoarticular:
  1. Sinovitis vellonodular pigmentada.
  2. Gota.
  3. Artritis reumatoide.
  4. Infección por *M. tuberculosis.*
  5. Micobacterias atípicas: *M. marinum, M. kansasii, M. avium-intracellulare.*
- Meningitis:
  1. Histoplasmosis.
  2. Criptococosis.
  3. Tuberculosis.

VALORACIÓN

- Debe pensarse en el diagnóstico en personas expuestas ocupacionalmente al suelo, materia vegetal en putrefacción y plantas espinosas (jardineros, agricultores, granjeros) que manifiesten úlceras crónicas que no se curan o lesiones con o sin artritis o síntomas pulmonares asociados.
- El diagnóstico se realiza mediante cultivo:
  1. Pus.
  2. Líquido articular.
  3. Esputo.
  4. Sangre.
  5. Biopsia cutánea.
- El aislamiento del hongo en cualquier sitio se considera diagnóstico de infección.
- Se ha descrito la colonización saprofítica de las vías respiratorias.
- Un hemocultivo positivo puede indicar infección en un huésped inmunocomprometido.
- Los sistemas de cultivo de laboratorio, cada vez más sensibles, pueden detectar al hongo en el huésped normal.
- Las muestras de biopsia son diagnósticas si se observan las características formas de cigarro, redondas, ovales o levaduras en gemación.
- A pesar de la tinción especial, las levaduras pueden ser difíciles de detectar, a menos que se examinen varios cortes.
- No existen pruebas serológicas estándares.
- Las técnicas descritas con anterioridad han sido entorpecidas por la presencia de anticuerpos en ausencia desinfección.

PRUEBAS DE LABORATORIO

- El recuento sanguíneo completo y la bioquímica sérica suelen ser normales.
- Se observa una VSG elevada en la enfermedad extracutánea.
- El análisis del LCR en la enfermedad meníngea revela:
  1. Pleocitosis linfocitaria.
  2. Proteínas elevadas.
  3. Hipoglucorraquia.
- La PCR anidada representa la técnica clínica del futuro para detectar rápidamente a *Sporothrix schenckii*.

DIAGNÓSTICO POR IMAGEN

- Radiografía de tórax: lesiones cavitarias o no, unilaterales o bilaterales, en lóbulos superiores.

- Signos radiológicos de las articulaciones afectadas:
  1. Pérdida de cartílago articular.
  2. Reacción perióstica.
  3. Osteopenia periarticular.
  4. Cambios quísticos.

TRATAMIENTO

TRATAMIENTO NO FARMACOLÓGICO

Calor local y prevención de sobreinfección bacteriana en las formas cutánea o en placas.

TRATAMIENTO AGUDO

ESPOROTRICOSIS CUTÁNEA Y LINFO-CUTÁNEA:

- El itraconazol a dosis de 100-200 mg/día es el fármaco de elección, debiendo administrarse durante 3-6 meses.
- Emplear una solución saturada de yoduro potásico (SSKI), 5-10 gotas v.o. tres veces al día o 1,5 ml v.o. tres veces al día, subiendo gradualmente hasta 40-50 gotas v.o. tres veces al día o 3 ml v.o. tres veces al día.
- La dosis máxima tolerada debe mantenerse hasta que las lesiones cutáneas hayan desaparecido, aproximadamente 6-12 semanas.
- El tratamiento coadyuvante con calor es útil y, en ocasiones, curativo.
- Efectos colaterales:
  1. Náuseas.
  2. Anorexia.
  3. Diarrea.
  4. Hipertrofia parotídea o lacrimal.
  5. Erupción acneiforme.

MICOSIS PROFUNDAS (P. EJ., OSTEOARTICULAR, ENFERMEDAD PULMONAR NO CAVITARIA):

- Itraconazol:
  1. Quimioterapia inicial adecuada.
  2. Probablemente tan eficaz como la anfotericina B.
  3. Menos tóxico que la anfotericina B.
  4. Mejor tolerado que el ketoconazol.
  5. 100-200 mg dos veces al día durante 1-2 años con tratamiento supresor de por vida en pacientes seleccionados.
  6. Se ha observado una ausencia de recidivas de 40 a 68 meses cuando se administran al menos 200 mg/día durante 24 meses.

7. Insuficientes datos para su uso en la enfermedad diseminada (p. ej., fungemia y meningitis).
- La anfotericina B parenteral, ciclo total de 2-2,5 g o más, resulta curativa en aproximadamente los dos tercios de los casos:
  1. Las recidivas son frecuentes.
  2. Se han detectado *Sporothrix schenckii* resistentes a la anfotericina B.
  3. Sigue siendo el fármaco de elección en pacientes con enfermedad diseminada grave.
  4. En la enfermedad pulmonar cavitaria, se administra perioperatoriamente como coadyuvante a la resección quirúrgica.
  5. En la meningitis, la anfotericina B puede usarse en solitario o en combinación con la 5-fluorocitosina.
- Fluconazol:
  1. Menos eficaz que el itraconazol.
  2. Requiere dosis diarias de 400 mg/día en la enfermedad linfocutánea y de 800 mg/día en la enfermedad visceral u osteoarticular.

TRATAMIENTO CRÓNICO

En la enfermedad linfocutánea y visceral, tratamiento con itraconazol, 200 mg/día durante períodos de 24 meses o más.

PRONÓSTICO

- El pronóstico de la enfermedad cutánea es bueno.
- El pronóstico es menos satisfactorio en la enfermedad extracutánea, especialmente si se asocia a estados inmunológicos anormales u otras enfermedades sistémicas subyacentes.

DERIVACIÓN

A cirugía; con un diagnóstico establecido de esporotricosis pulmonar, las lesiones cavitarias requerirán la resección del tejido implicado.

OTRAS CONSIDERACIONES

COMENTARIOS

- En pacientes con inmunosupresión subyacente (p. ej., neoplasia maligna hematológica o infección por VIH), el avance de la infección inicial puede dar lugar a una esporotricosis extracutánea multifocal.

- En este subgrupo de pacientes, la diseminación de las lesiones cutáneas se acompaña de una diseminación hematógena a los pulmones, hueso, mucosas, SNC.
- Las manifestaciones pulmonares predominan con el desarrollo de artritis poliarticular y lesiones óseas osteolíticas.
- En ausencia de tratamiento, la infección será finalmente mortal.
- Los pacientes con estados de inmunosupresión subyacente deben ser evaluados de forma minuciosa, incluso aunque manifiesten únicamente lesiones cutáneas.
- Las técnicas diagnósticas deben incluir:
  1. Radiografía de tórax.
  2. Estudio óseo con pirofosfato de tecnecio.
  3. Cultivo del líquido sinovial, sangre, lesiones cutáneas.
- En pacientes con SIDA, el itraconazol parece ser el fármaco de elección, aunque la meningitis y la enfermedad pulmonar puedan justificar el uso de anfotericina B.
- En pacientes con SIDA, al tratamiento inicial debe seguir un tratamiento supresor de por vida con itraconazol por las potenciales recidivas y diseminación.

BIBLIOGRAFÍA RECOMENDADA

Curi AL et al: Retinal granuloma caused by *Sporothrix schenckii*, *Am J Ophthalmol* 136(1):205, 2003.

de Lima Barros MB et al: Sporotrichosis with widespread cutaneous lesions: report of 24 cases related to transmission by domestic cats in Rio de Janeiro, Brazil, *Int J Dermatol* 42(9):677, 2003.

Gottlieb GS et al: Disseminated sporotrichosis associated with treatment with immunosuppressants and tumor necrosis factor-alpha antagonists, *Clin Infect Dis* 37(6):838, 2003.

Hu S et al: Detection of *Sporothrix schenckii* in clinical samples by a nested PCR assay, *J Clin Microbiol* 41(4):1414, 2003.

Queiroz-Telles F et al: Subcutaneous mycoses, *Infect Dis Clin North Am* 17(1):59, 2003.

Zhou CH et al: Laryngeal and respiratory tract sporotrichosis and steroid inhaler use, *Arch Pathol Lab Med* 127(7):893, 2003.

AUTOR: GEORGE O. ALONSO, M.D.

INFORMACIÓN BÁSICA

DEFINICIÓN

El esprue tropical es un síndrome de malabsorción que aparece fundamentalmente en las regiones tropicales, incluyendo Puerto Rico, la India, y el sudeste asiático.

SINÓNIMO

El término «enteropatía tropical» se refiere a una forma subclínica de esprue tropical.

CÓDIGO CIE-9CM
579.1 Esprue tropical

EPIDEMIOLOGÍA Y DEMOGRAFÍA

El esprue tropical es endémico en las regiones tropicales, Oriente Próximo, Lejano Oriente, Caribe y la India.

SÍNTOMAS Y SIGNOS

- Dolor difuso e inespecífico, acompañado de distensión, a nivel abdominal.
- Fiebre baja.
- Glositis, queilosis, hiperqueratosis, hiperpigmentación.
- Diarrea.

ETIOLOGÍA

- Desconocida.
- Asociación a sobrecrecimiento de bacterias coliformes, predominantemente, en el intestino delgado.

DIAGNÓSTICO

Las características clínicas del esprue tropical incluyen anorexia, diarrea, pérdida de peso, dolor abdominal y esteatorrea; estos síntomas pueden desarrollarse en inmigrantes incluso varios meses después de haber estado viviendo en regiones templadas.

DIAGNÓSTICO DIFERENCIAL

- Enfermedad celíaca.
- Infección parasitaria.
- Enfermedad inflamatoria intestinal.
- Otras causas de malabsorción (p. ej., enfermedad de Whipple).

VALORACIÓN

La valoración diagnóstica incluye una historia completa (especialmente una historia de viajes), exploración física, pruebas de laboratorio de malabsorción (v. «Pruebas de laboratorio»), y biopsia yeyunal; los resultados de la biopsia son inespecíficos, con acortamiento, atrofia e incluso desaparición de las vellosidades e infiltración linfocitaria subepitelial.

PRUEBAS DE LABORATORIO

- Anemia megaloblástica (>50% de los casos).
- Deficiencia de vitamina B12, deficiencia de folato.
- Esteatorrea, absorción anormal de la D-xilosa.

DIAGNÓSTICO POR IMAGEN

Una serie GI con tránsito del intestino delgado puede revelar engrosamiento de los pliegues del yeyuno.

TRATAMIENTO

TRATAMIENTO NO FARMACOLÓGICO

Monitorización del peso e ingesta calórica.

TRATAMIENTO AGUDO

- El tratamiento con ácido fólico (5 mg dos veces al día durante 2 semanas, seguidos de una dosis de mantenimiento de 1 mg tres veces al día) mejorará la anemia y la malabsorción en más de dos tercios de los pacientes.
- Tetraciclina, 250 mg cuatro veces al día durante 4-6 semanas, en pacientes que han regresado a regiones templadas, hasta 6 meses en pacientes que viven en áreas endémicas; ampicilina, 500 mg dos veces al día durante al menos 4 semanas, en pacientes intolerantes a las tetraciclinas.
- Corrección de la deficiencia de vitamina B12: 1.000 μg de vitamina B12 i.m. a la semana durante 4 semanas; y después, cada mes durante 3-6 meses.
- Corrección de otras deficiencias nutricionales (p. ej., calcio, hierro).

PRONÓSTICO

Recuperación completa con un tratamiento adecuado.

DERIVACIÓN

Derivación GI para una biopsia de yeyuno.

OTRAS CONSIDERACIONES

COMENTARIOS

Puede obtenerse información adicional para el paciente de la National Digestive Diseases Information Clearinghouse, Box NDDIC, Bethesda, MD 20892; teléfono: (301) 654-3810.

AUTOR: **FRED F. FERRI, M.D.**

INFORMACIÓN BÁSICA

DEFINICIÓN

La esquistosomiasis está causada por la infección por duelas parasitarias hemáticas conocidas como esquistosomas.

CÓDIGO CIE-9CM
120.9 Esquistosomiasis

EPIDEMIOLOGÍA Y DEMOGRAFÍA

INCIDENCIA
- Más de 200 millones de personas en todo el mundo y más de 200.000 muertes al año. En EE.UU., se estima en más de 400.000 personas.
- La distribución geográfica de la esquistosomiasis se confina a un área situada entre los 36° de latitud norte y los 34° de latitud sur, donde la temperatura media del agua dulce es de 25-30 °C.

PREVALENCIA
La mayor exposición a las cercarias suele afectar a niños de 5-10 años.

DISTRIBUCIÓN
- *S. mansoni* en las áreas tropicales y subtropicales del África subsahariana, Oriente Próximo, América del Sur y el Caribe.
- *S. haematobium* en el norte de África, África subsahariana, Oriente Próximo e India.
- *S. japonicum* en Asia, especialmente en China, Filipinas, Tailandia e Indonesia.
- *S. intercalatum* en el África central y occidental.
- *S. mekongi* en Camboya.

ETIOLOGÍA
- Las infecciones humanas están causadas por *S. mansoni*, *S. haematobium*, *S. japonicum*, *S. mekongi*, y *S. intercalatum*.
- Adquisición de la enfermedad a través del contacto con agua dulce que contenga larvas cercarias autónomas.
- En EE.UU., la mayoría de los casos son adquiridos durante viajes al extranjero.

ETIOPATOGENIA.
La enfermedad humana se asocia principalmente a la respuesta granulomatosa del huésped frente a los huevos retenidos en los tejidos.

SÍNTOMAS Y SIGNOS

SÍNTOMAS AGUDOS:
- Dermatitis esquistosómica.
- Fiebre de Katayama.

SÍNTOMAS CRÓNICOS:
- Esquistosomiasis intestinal:
  1. Dolor abdominal.
  2. Diarrea sanguinolenta.
  3. Anemia ferropénica.
  4. Poliposis intestinal.
  5. Úlceras y estenosis intestinales.
- Esquistosomiasis hepática:
  1. Hepatomegalia.
  2. Esplenomegalia.
  3. Hipertensión portal.
  4. Varices esofágicas.
- Esquistosomiasis urinaria:
  1. Hematuria.
  2. Disuria.
  3. Urgencia urinaria:
  4. Fibrosis de vejiga y uréteres.
  5. Carcinoma epidermoide de vejiga.
  6. Proteinuria.
  7. Síndrome nefrótico.

COMPLICACIÓN:
- Complicación neurológica:
  1. Granuloma de médula espinal o encéfalo.
  2. Mielitis transversa.
  3. Epilepsia o déficit neurológico focal.
- Complicación pulmonar:
  1. Endarteritis pulmonar granulomatosa.
  2. Hipertensión pulmonar.
  3. Cor pulmonale.
- Otras complicaciones incluyen obstrucción tubárica e infertilidad.
- Bacteriemia e infección urinaria recurrentes.

DIAGNÓSTICO

DIAGNÓSTICO DIFERENCIAL
- Amebiasis.
- Disentería bacilar.
- Poliposis intestinal.
- Enfermedad prostática.
- Cáncer genitourinario.
- Infecciones bacterianas del tracto urinario.

VALORACIÓN
- Microscopia de orina o heces.
- Biopsia de tejidos.
- Serología.
- Recuento sanguíneo completo.
- PFH.
- Ecografía abdominal.
- TC abdominal.

PRUEBAS DE LABORATORIO
- El recuento sanguíneo completo muestra eosinofilia, anemia, trombocitopenia.
- PFH con leve elevación de la fosfatasa alcalina y la GGT.
- Microscopia: heces y orina.
- Serología: ELISA para detectar tanto anticuerpos como antígenos esquistosómicos.
- Biopsia rectal o de la mucosa vesical.

DIAGNÓSTICO POR IMAGEN
- La radiografía abdominal muestra calcificación «en cabeza fetal».
- La ecografía también evidencia una pared vesical engrosada, hidronefrosis e hidrouréter, así como pólipos o calcificación. También muestra las vías portales fibrosadas y engrosadas.
- La esofagoscopia evidencia la presencia de varices esofágicas.
- La biopsia hepática también puede mostrar granulomas y fibrosis de Symmers.

TRATAMIENTO

- Prazicuantel, 40 mg/kg de peso corporal en una o dos dosis.
- Oxamniquina, 15 mg/kg.
- Metrifonato 7,5 a 10 mg/kg de peso corporal administrados en tres dosis a intervalos de 2 semanas.
- Amoscanato.
- Oltipraz.

PRONÓSTICO

Los pacientes tratados suelen responder al tratamiento. La cura definitiva se produce sólo cuando han desaparecido todos los huevos viables de las heces durante 6 meses tras el tratamiento.

OTRAS CONSIDERACIONES

COMENTARIOS
Prevención:
- Quimioterapia:
  1. En masa.
  2. En población seleccionada.
- Control de caracoles:
  1. Molusquicidas.
  2. Modificación medioambiental.
  3. Control biológico.
- Reducción del contacto con el agua y su contaminación:
  1. Provisión de suministro doméstico de agua.
  2. Provisión de eliminación sanitaria de los excrementos.
- Vacunación:
  - Mejora del nivel de vida.

BIBLIOGRAFÍA RECOMENDADA
Ross A et al: Current concepts: schistosomiasis, *N Engl J Med* 346:1212, 2002.
Schwartz E et al: Schistosomiasis, *N Engl J Med* 347:766, 2002.

AUTOR: **VASANTHI ARUMUGAM, M.D.**

INFORMACIÓN BÁSICA

DEFINICIÓN

La esquizofrenia es un trastorno que causa una distorsión importante del pensamiento, percepción, habla y conducta. Sus características incluyen psicosis, apatía y retraimiento, así como deterioro cognitivo, lo que da lugar a un importante deterioro social.

SINÓNIMO

Demencia precoz.

CÓDIGO CIE-9CM
295.9 Esquizofrenia

EPIDEMIOLOGÍA Y DEMOGRAFÍA

PREVALENCIA: 0,1-0,5%, incidencia 0,2-0,4 por 1.000. El riesgo de prevalencia vital es del 1%.

PREDOMINIO POR SEXOS: Los varones presentan una enfermedad más grave y de inicio más precoz; sin embargo, la distribución probablemente sea idéntica.

PREDOMINIO POR EDADES:
- La edad de inicio de los síntomas psicóticos es el inicio de la segunda década de vida en varones y finales de la misma década en mujeres.
- La edad de inicio de los síntomas negativos suele ser más precoz (hacia la mitad de la adolescencia).

INCIDENCIA MÁXIMA: 16-30 años de edad.

GENÉTICA:
- Es el responsable del 70% del riesgo, el 30% restante es de carácter biológico o psicosocial.
- Los familiares de primer grado de pacientes esquizofrénicos presentan una probabilidad 10 veces mayor de padecer esquizofrenia que la población general.
- Las tasas de discordancia entre gemelos idénticos son mayores de lo esperado por el propio patrón de herencia.
- Se han descrito asociaciones con varios cromosomas, aunque ninguna ha sido replicada.
- Existen pruebas de que la expansión repetida de tripletes de nucleótidos (como la observada en la enfermedad de Huntington) podría jugar un papel en la herencia de esta enfermedad.

SÍNTOMAS Y SIGNOS

- Su mejor definición es la de una demencia que comienza a edades tempranas y progresa lentamente a lo largo de la vida.
- Los síntomas «negativos» iniciales de la adolescencia –deterioro cognitivo, retraimiento social y aturdimiento, pérdida de motivación y placer, y pérdida de expresividad emocional– comienzan después de un período de desarrollo normal.
- En el inicio de la edad adulta, aparecen los síntomas positivos de psicosis y trastornos del pensamiento; los síntomas psicóticos aumentan y disminuyen a lo largo de toda la vida; el tratamiento mejora los síntomas positivos, pero no suele afectar a los negativos.

- También se acompaña de deterioro cognitivo, incluyendo problemas de atención y concentración, velocidad psicomotriz, aprendizaje y memoria, y función ejecutoras (p. ej., pensamiento abstracto, resolución de problemas).
- La disfunción social y ocupacional puede ser intensa.

ETIOLOGÍA

- Desconocida.
- No se ha establecido la distinción básica acerca de si se trata de una enfermedad degenerativa o del desarrollo.
- Son hallazgos frecuentes el aumento de tamaño del sistema ventricular y la pérdida de volumen encefálico y sustancia gris cortical.
- Principal hipótesis: la generación de vías mesocorticales da lugar a la hipofrontalidad y a los síntomas negativos, junto a una hiperactivación compensatoria de las vías mesolímbicas, que causan los síntomas positivos de la psicosis.

DIAGNÓSTICO

DIAGNÓSTICO DIFERENCIAL

- La esquizofrenia se diagnostica cuando una persona lleva experimentando, durante al menos 1 mes, alucinaciones, delirios, trastornos del pensamiento, catatonía o síntomas negativos (falta de motivación, anhedonia, aislamiento social, aplanamiento afectivo).
- Cualquier enfermedad médica, fármaco o droga que pueda afectar a la homeostasis del encéfalo y causar psicosis: se distingue de la esquizofrenia por su curso clínico relativamente breve y la alteración del estado mental que podría sugerir un delirio subyacente.
- Otras enfermedades neurológicas (p. ej., la de Huntington) que incluyen a la psicosis como sintomatología inicial.
- Otros trastornos psiquiátricos: fuente de gran confusión.
- Trastornos del estado de ánimo con psicosis: indistinguibles de la esquizofrenia en cada momento puntual, pero con un curso lineal que incluye la recuperación total.
- Trastorno delirante: presenta delirios no extravagantes y carece de trastorno del pensamiento, alucinaciones, y los síntomas negativos de la esquizofrenia.
- Autismo en el adulto: el inicio se produce a edad temprana y carece de alucinaciones o delirios importantes.

VALORACIÓN

- Historia y exploración para ayudar a determinar si la psicosis es secundaria o primaria.
- Examen neurológico para descubrir signos neurológicos leves (ataxia, signo del pulgar, pérdida de la motilidad fina) comunes en la esquizofrenia.

PRUEBAS DE LABORATORIO

- No existen pruebas de laboratorio específicas de la esquizofrenia.
- Los estudios de laboratorio (perfil químico, recuento sanguíneo, velocidad de sedimentación, cribado toxicológico y uroanálisis) se destinan a excluir una patología médica primaria.

DIAGNÓSTICO POR IMAGEN

- TC o RM cerebral durante la valoración inicial; repetir si el curso clínico de la enfermedad difiere de lo esperado.
- A veces el EEG muestra un enlentecimiento cuando la psicosis es secundaria a una encefalopatía.
- Radiografía de tórax durante la valoración inicial para descartar una enfermedad médica primaria.

TRATAMIENTO

TRATAMIENTO NO FARMACOLÓGICO

- Se necesita un apoyo social importante en la mayoría de los casos de pacientes esquizofrénicos; los servicios de apoyo son lamentablemente insuficientes, con lo que los pacientes esquizofrénicos constituyen casi un tercio de todas las personas sin hogar. En general necesitan ayuda con aptitudes sociales, ocupacionales e interactivas.
- En pacientes esquizofrénicos que siguen viviendo con su familia, el estrés familiar puede precipitar las recaídas y la rehospitalización; las intervenciones familiares pueden reducir la morbilidad.
- La terapia cognitiva conductual puede reducir la gravedad de los síntomas, tanto psicóticos como negativos.
- El entrenamiento de los pacientes en el control de su enfermedad puede mejorar la colaboración con la medicación y reducir los problemas de la sintomatología.

TRATAMIENTO AGUDO

- La psicosis aguda suele ser mal controlada por los antipsicóticos.
- La base del tratamiento la constituyen los antipsicóticos de segunda generación (risperidona, olanzapina, quetiapina, ziprasidona, aripiprazol y clozapina). El uso tradicional de neurolépticos (p. ej., haloperidol, perfenazina, flufenazina, clorpromazina) está en declive, en parte por su propensión a causar un estado parkinsoniano y una eventual discinesia tardía (tasa de discinesias tardías, 15-30%). Se emplean fármacos antiparkinsonianos (benztropina, amantadina) para mejorar el parkinsonismo. La risperidona ha demostrado ser superior al haloperidol en la prevención de las recidivas de psicosis aguda.
- Pueden usarse sedantes (benzodiazepinas y, en menor medida, barbitúricos) de forma transitoria si existe agitación.

TRATAMIENTO CRÓNICO

- La prevención de las recidivas es uno de los principales objetivos del tratamiento. La falta de colaboración es frecuente y da lugar a altas tasas de recurrencia. Los antipsicóticos deben, en general, seguir administrándose a las mismas dosis que controlaron la psicosis. En pacientes no colaboradores, pueden usarse preparaciones *depot*, administradas cada dos semanas o mensualmente.
- Es posible que también sea necesario seguir administrando antiparkinsonianos de forma crónica.
- La discinesia tardía (movimientos coreoatetósicos de los músculos de la lengua, cara y, en ocasiones, de otros grupos musculares) puede aparecer hasta en el 30% de los pacientes que reciben tratamiento neuroléptico de larga duración.
- Los síntomas negativos de la esquizofrenia pueden asemejarse a la depresión. Además, los pacientes esquizofrénicos pueden padecer trastornos depresivos. El tratamiento de los síntomas negativos con antidepresivos no suele ser eficaz. Sin embargo, los antidepresivos pueden mejorar los síntomas de un episodio depresivo concomitante.

- Los eutimizantes, como el litio, valproato, o la carbamazepina, son de escasa utilidad, a menos que exista un trastorno impulso-control concomitante.
- La drogadicción es un problema de importancia en más de la tercera parte de los esquizofrénicos. Desafortunadamente, estos pacientes obtienen escaso beneficio de los programas tradicionales de deshabituación a drogas. Se necesitan programas de «diagnóstico dual» con un sistema de rehabilitación altamente organizado.
- Ciertos antipsicóticos se han asociado a ganancia de peso y prolongación del intervalo QT. La hiperlipidemia y la diabetes mellitus se asocian a los antipsicóticos de segunda generación; y la hipercalcemia, a los de primera generación.

PRONÓSTICO

- Los síntomas positivos de un 20-30% de los pacientes esquizofrénicos no responden a los tratamientos disponibles. La tasa de recidivas es aún mayor, como consecuencia de la escasa colaboración de los pacientes.

- Los síntomas negativos son responsables de un 50-70% de casos en los que se mantiene el deterioro social y ocupacional.
- Aproximadamente un 10% de los pacientes se suicidan.
- El mejor pronóstico del curso clínico de la enfermedad está relacionado con el nivel de desarrollo social alcanzado al inicio de la psicosis.

DERIVACIÓN

- Si necesita hospitalización.
- Si el paciente no colabora.
- Si el paciente es resistente al tratamiento.

BIBLIOGRAFÍA RECOMENDADA

Csernansky JG et al: A comparison of risperidone and haloperidol for the prevention of relapse in patients with schizophrenia, *N Engl J Med* 346:16, 2002.

Freedman R: Schizophrenia, *N Engl J Med* 349:1738, 2003.

Marder SR et al: Physical health monitoring of patients with schizophrenia, *Am J Psychiatry* 161:1334, 2004.

Mueser KT, McGurk SR: Schizophrenia, *Lancet* 363:2063, 2004.

AUTOR: **MICHAEL K. ONG, M.D., Ph.D.**

Estado de hipercoagulabilidad 323

INFORMACIÓN BÁSICA

DEFINICIÓN

Un estado de hipercoagulabilidad es un cuadro hereditario o adquirido asociado a un aumento del riesgo de trombosis.

> **CÓDIGOS CIE-9CM**
> 289.8 Estado de hipercoagulabilidad
> 795.79 Síndrome de anticuerpos antifosfolípidos

EPIDEMIOLOGÍA Y DEMOGRAFÍA

Véase la tabla 1-18.
- El riesgo de trombosis aumenta con la edad.
- La mayoría de los pacientes con un defecto genético o una alteración analítica no desarrolla enfermedad trombótica alguna. El riesgo anual de trombosis es <1%.
- Alrededor de la mitad de los pacientes con trombosis hereditaria tiene una predisposición hereditaria o un defecto adquirido de una proteína del plasma.
- Las tasas de prevalencia y de riesgo de trombosis de los distintos estudios son muy variables, lo que puede deberse a variaciones de la prevalencia de los defectos genéticos, a la presencia de otros defectos de la coagulación no mensurables o a diferencias entre poblaciones.

HISTORIA CLÍNICA

Los siguientes factores son sugestivos de un estado de hipercoagulabilidad:
- Trombosis espontánea: ausencia de otros cuadros médicos asociados a un mayor riesgo de trombosis.
- Edad inferior a 50 años en el primer episodio de trombosis.
- Antecedentes familiares de trombosis: parientes de primer grado con trombosis antes de los 50 años.

- Episodios recidivantes de trombosis.
- Trombosis en localizaciones anatómicas poco frecuentes (p. ej., venas porta, hepática, mesentérica o cerebral).
- Trombosis en el embarazo, puerperio o asociada al uso de anticonceptivos orales.
- Abortos asociados a infartos placentarios, desprendimientos prematuros de la placenta recidivantes o graves, retraso del crecimiento intrauterino grave, preeclampsia en el segundo trimestre o comienzos del tercero.
- Necrosis cutánea inducida por warfarina.

SÍNTOMAS Y SIGNOS

- Trombosis: la trombosis arterial es una complicación rara de la trombofilia hereditaria.
- Cuadros médicos asociados a un mayor riesgo de trombosis.

ETIOLOGÍA

Véase la tabla 1-18.
- Con frecuencia, es un proceso multifactorial con factores genéticos, ambientales y adquiridos.
- No son raros los defectos genéticos múltiples (prevalencia del 1 al 2%); la asociación de varios factores tiende a producir un fuerte efecto sinérgico.
- Las complicaciones del embarazo pueden deberse a la trombosis de la circulación uteroplacentaria: abortos tardíos, retraso del crecimiento intrauterino grave, desprendimiento/infarto placentario o preeclampsia grave de comienzo precoz.

HEREDITARIOS FRECUENTES:
Factor V Leiden (FVL):
- Mutación autosómica dominante con escasa penetrancia.
- Produce resistencia a la proteína C activada (RPCA): 90% de los casos de RPCA se deben a la mutación FVL.

- Es el factor de riesgo genético más frecuente para la trombosis venosa, responsable del 40 al 50% de los casos de trombofilia hereditaria.
- El riesgo de trombosis de los portadores heterocigotos se multiplica por 7 y el de los homocigotos, por 8.
- El uso de anticonceptivos orales (ACO) y el embarazo inducen la RPCA. El riesgo de trombosis asociado a los ACO y al embarazo se multiplica en las portadoras por 4 a 8. En las portadoras heterocigotas, el uso de ACO multiplica por 35 el riesgo de trombosis, en comparación con las no portadoras no usuarias de ACO.
- Es responsable de alrededor de 40% de los episodios de trombosis en el embarazo y se asocia a abortos del segundo y tercer trimestres, a retraso del crecimiento intrauterino grave, a preeclampsia grave y a desprendimiento prematuro de la placenta.
- No se ha definido con exactitud el riesgo de recidiva de los episodios de trombosis.

Mutación G2010A de la protrombina:
- Mutación autosómica dominante con baja penetrancia.
- Es la responsable del 17% de las trombosis del embarazo. Se asocia a mayor riesgo de aborto y posiblemente a retraso del crecimiento intrauterino grave, preeclampsia grave y desprendimiento prematuro de la placenta.
- El uso de ACO por las portadoras heterocigotas multiplica por 16 el riesgo de trombosis, en comparación con el de las no portadoras no usuarias de ACO.

Hiperhomocisteinemia:
- Puede ser hereditaria (sobre todo por una mutación autosómica recesiva del gen de la metileno tetrahidrofolato reductasa), pero lo más frecuente es que sea secundaria a una dieta deficitaria. Las deficiencias de folato, vitamina B6 y vitamina B12 son las responsables de dos terceras partes de los casos.

TABLA 1-18 Estados de hipercoagulabilidad

	Prevalencia en la población general (%)	Prevalencia en poblaciones con trombosis (%)	Accidentes arteriales (A) y venosos (V)	Pérdida fetal	Riesgo relativo de trombosis
FVL	• 6% ciudadanos blancos • Rara en no blancos	12-20%	V	Sí	7
Potrombina G20210A	• 2% ciudadanos blancos • Rara en no blancos	6%	V	Sí	3
AT	0,02 %	0,5-1%	V	Sí	25-50
PC	0,2-0,3%	3%	V	Sí	10-15
PS	1-2%	3%	V	Sí	2
Factor VIII (actividad >150%)	11%	25%	V		5 (cuando actividad >150%, en comparación con actividad <100%)
Hiperhomocisteinemia	5-7%	10%	V+A		2,5 (si concentración de homocisteína en un percentil >95 con respecto a la población de control)
Síndrome de anticuerpos antifosfolípidos	1-2%	5-21%	V+A	Sí	2-11

- Se asocia a tasas mayores de complicaciones del embarazo, entre ellas defectos del tubo neural fetal, preeclampsia grave, desprendimiento prematuro de la placenta, retraso del crecimiento intrauterino y muerte fetal.

Factor VIII:
- Las concentraciones >150% se asocian a un mayor riesgo de trombosis venosa.
- Posiblemente es un factor de riesgo importante de trombosis en la raza negra.
- Podría asociarse a un mayor riesgo de abortos precoces.

HEREDITARIOS RAROS:
Deficiencias de proteína C, proteína S y antitrombina:
- Herencia autosómica dominante.
- El primer episodio de trombosis suele ocurrir en adultos jóvenes.
- Mayor riesgo de trombosis recidivante.
- En comparación con las no portadoras, el riesgo se multiplica por 8 en las portadoras durante el embarazo, el puerperio y el consumo de ACO.

Proteína C y proteína S:
- El riesgo de episodios de trombosis y embolia a lo largo de la vida oscila en torno al 50%.
- El estado homocigótico es muy raro y suele asociarse a trombosis letal en la lactancia.
- El riesgo de trombosis en el embarazo/puerperio varía del 10 al 30%. Se asocia a mayor riesgo de aborto y, posiblemente, de preeclampsia grave.
- Se asocia a necrosis cutánea inducida por warfarina, que se debe a que los factores de coagulación dependientes de la vitamina K se agotan antes que los factores procoagulantes en los primeros días del tratamiento.

Deficiencia de antitrombina (AT):
- Es el más trombógeno de los factores identificados. El riesgo de episodios de trombosis y embolia a lo largo de la vida es de alrededor del 70%.
- El cuadro homocigótico es muy raro, probablemente porque no es compatible con un desarrollo fetal normal.
- El riesgo de trombosis en el embarazo es del 12 al 60% y en el puerperio, del 11 al 33%. El riesgo de aborto se multiplica por 1 a 5. Debido a su baja prevalencia, rara vez es causa de abortos, de retraso del crecimiento intrauterino, de preeclampsia o de desprendimiento prematuro de la placenta.
- Se asocia a una elevada proporción de recidivas de la trombosis, alrededor del 60% de los pacientes sufren trombosis de repetición.
- Puede producir resistencia a la heparina.

Otras causas posibles: disfibrinogenemia, cofactor II heparina, factor XII, deficiencia de plasminógeno, elevación de la concentración de lipoproteína(a).

ADQUIRIDOS:
Síndrome de anticuerpos antifosfolípidos; es la causa más frecuente de trombofilia adquirida:
- El síndrome de anticuerpos antifosfolípidos (SAF) se caracteriza por trombosis y embolias arteriales o venosas o abortos de repetición, asociados a anticuerpos frente a determinadas proteínas del plasma que suelen unirse a fosfolípidos aniónicos. Este cuadro se denomina SAF primario cuando los anticuerpos aparecen sin patologías asociadas y SAF secundario cuando se asocian a lupus eritematoso diseminado, otras enfermedades reumáticas o fármacos (hidralazina, procainamida).
- Se define por la presencia de al menos uno de los siguientes criterios clínicos y al menos uno de los siguientes criterios analíticos:
  1. Criterios clínicos: uno o más episodios de trombosis venosa, arterial o de vasos pequeños, morbilidad con el embarazo (abortos después de la 10ª semana de fetos anatómicamente normales; parto prematuro [<34 semanas] de fetos anatómicamente normales debido a preeclampsia o a insuficiencia placentaria; >3 abortos antes de la 10ª semana de la gestación en ausencia de anomalías cromosómicas de los progenitores o de anomalías hormonales o anatómicas de la madre) o ambas.
  2. Criterios analíticos: persistencia de anticuerpos IgG o IgM anticardiolipina en concentraciones moderadas o altas (medidas con un análisis de inmunoabsorción enzimática normalizado para los anticuerpos anticardiolipina b2-glucoproteína dependiente de I, actividad de anticoagulante lúpico (analizada al menos con 6 semanas de intervalo) o ambos.
- Alrededor de dos terceras partes de las pacientes tienen trombosis venosas y una tercera parte, trombosis arteriales. Un episodio venoso inicial suele ir seguido de episodios venosos y un episodio arterial inicial, de episodios arteriales.
- Los episodios tromboembólicos afectan hasta al 30% de las personas. Se asocian a un riesgo alto de recidiva de la trombosis (se han descrito cifras de hasta el 70%).
- La presencia de un anticoagulante lúpico podría mostrar una mayor frecuencia de asociación con el riesgo de trombosis, en comparación con el ascenso de las concentraciones de anticuerpos anticardiolipina en el SAF primario.

Cuadros médicos asociados a mayor riesgo de trombosis:
- Traumatismos.
- Enfermedades crónicas: ICC, DM, obesidad, síndrome nefrótico, enfermedad inflamatoria intestinal, hemoglobinuria paroxística nocturna, drepanocitosis.
- Embarazo (riesgo 5 veces mayor de trombosis que en las mujeres no embarazadas), puerperio, ACO (riesgo de trombosis 4 veces mayor en el caso de los ACO; riesgo alrededor de 2 veces mayor con los ACO de tercera generación en relación con los de segunda generación), THS (riesgo de trombosis 2 veces mayor en comparación con las personas que no lo usan), tamoxifeno.
- Inmovilización, cirugía (sobre todo ortopédica), viajes.
- Trastornos mieloproliferativos.
- Cáncer: relacionado con la enfermedad o su tratamiento.
- Trombocitopenia y trombosis inducidas por heparina.
- Tabaquismo.

DIAGNÓSTICO

VALORACIÓN

- Historia clínica, exploración física, pruebas de laboratorio.
- Las recomendaciones sobre la amplitud de la valoración son variables. Pocos datos sobre la relación coste-efectividad y la evolución. En la actualidad, no se recomienda que las personas con enfermedades asociadas a mayor riesgo de trombosis sean objeto de detección selectiva de defectos hereditarios o adquiridos. Una excepción notable es la de la trombosis asociada al embarazo, el puerperio o el uso de ACO.
- En la actualidad no se aconseja la detección selectiva del factor VIII.

Trombosis venosa:
En las personas sin cuadros médicos asociados a mayor riesgo de trombosis:
- Se hará una detección selectiva de proteína C, proteína S, deficiencia de antitrombina, FVL, mutación G20210A de la protrombina, hiperhomocisteinemia y anticuerpos antifosfolípidos si existen algunos de los siguientes factores: <50 años en el primer episodio de trombosis, antecedentes familiares de trombosis, episodios recidivantes de trombosis, trombosis en localizaciones anatómicas raras, episodios trombóticos potencialmente mortales, necrosis cutánea inducida por warfarina, trombosis en el embarazo/puerperio o con la toma de ACO o complicaciones características del embarazo.
- Se hará una detección selectiva de FVL, mutación G20210A de la protrombina, hiperhomocisteinemia y anticuerpos antifosfolípidos en todos los blancos y en todas las mujeres tratados con THS.
- Se hará una detección selectiva de hiperhomocisteinemia y anticuerpos antifosfolípidos en todos los demás.

Trombosis arterial:

- Se hará una detección selectiva de síndromes de anticuerpos antifosfolípidos e hiperhomocisteinemia.
- Momento del estudio.
- Preferiblemente, 2 semanas después de la interrupción de la anticoagulación (salvo en el caso de los anticuerpos antifosfolípidos, ya que estos influyen en la duración de la anticoagulación).

PRUEBAS DE LABORATORIO

- Hemograma, electrólitos, pruebas de función renal y hepática, TP/TCF, PSA (en varones >50 años), análisis de orina. NOTA: las trombosis agudas, la anticoagulación y muchos cuadros médicos pueden afectar a los resultados, lo que ha de tenerse en cuenta en el momento de interpretar el estudio.
- RPCA: detección selectiva con un análisis de coagulación de segunda generación (usando plasma con deficiencia de factor V); en el embarazo se usa el estudio genérico de la mutación FVL (PCR).
- Un aumento de la concentración de factor VIII o de anticuerpos antifosfolípidos (ambos pueden dar lugar a una RPCA) alterará los análisis de coagulación.
- Mutación G20210A de la protrombina: estudio genético (PCR).
- Deficiencia de antitrombina: detección selectiva con análisis funcional (análisis de cofactor heparina AT). Puede utilizarse el análisis inmunológico para diferenciar los tipos de deficiencia de AT.
- Deficiencia de proteína C: análisis funcional (concentración y actividad) y análisis inmunológico (concentración). El análisis funcional puede dar un resultado positivo falso en presencia de RPCA o de elevación de la concentración de factor VIII. Los resultados serán menos fiables si existe anticoagulante lúpico.
- Deficiencia de proteína S: detección selectiva con determinación de concentraciones total y libre. Análisis funcional (concentración y actividad) y análisis inmunológico (concentración total y libre). La presencia de RPCA y de anticoagulante lúpico afecta a los resultados del análisis funcional.
- Síndrome de anticuerpos antifosfolípidos: hallazgo de cualquiera de los siguientes en dos ocasiones con un intervalo de al menos 6 semanas:
  1. Análisis de coagulación de anticoagulante lúpico.
  2. Anticuerpo anticardiolipina: anticuerpos anticardiolipina IgG, IgM o ambos (determinados por análisis de inmunoabsorción enzimática para b2-glucoproteína dependiente de I).
- Hiperhomocisteinemia: homocisteína plasmática en ayunas (si es normal pero la sospecha es alta, se harán una prueba de sobrecarga con metionina y un estudio del genotipo de la metileno tetrahidrofolato reductasa).

- Factor VIII: concentración del factor de coagulación.

DIAGNÓSTICO POR IMAGEN

En los casos adecuados, para diagnosticar la trombosis y descartar cuadros médicos asociados a un mayor riesgo de trombosis.

TRATAMIENTO

TRATAMIENTO NO FARMACOLÓGICO

Debe evitarse el uso de ACO/THS y el consumo de tabaco.

PROFILAXIS

- Los portadores sintomáticos y asintomáticos (identificados mediante detección selectiva familiar) deben recibir anticoagulación profiláctica en las situaciones de alto riesgo.
- Los pacientes con deficiencia de antitrombina pueden tratarse con concentrados de antitrombina en los períodos perioperatorio y postoperatorio.
- Los pacientes con hiperhomocisteinemia deben recibir suplementos de ácido fólico (y vitaminas B6 y B12 si tienen deficiencias de ellas), para reducir el riesgo de trombosis por el consiguiente descenso de las concentraciones plasmáticas de homocisteína.

Profilaxis en el embarazo:

- RIESGO ELEVADO: las mujeres con deficiencia de A, mutación homocigócita de FVL mutación homocigótica G20210A de la protrombina, deficiencia de proteína C, defectos combinados, anticuerpos antifosfolípidos, antecedentes de trombosis venosa idiopática o de trombosis venosa durante el embarazo o con el uso de ACO, deben recibir un tratamiento de anticoagulación con heparina completa durante todo el embarazo.

  Son preferibles las HBPM debido a la menor necesidad de control y al menor riesgo de osteopenia, trombocitopenia y hemorragia. Si se usa una HBPM, deberá cambiarse a una heparina no fraccionada a las 36 semanas de la gestación para reducir el riesgo de hematomas asociados a la anestesia epidural durante el parto. En el puerperio, la anticoagulación debe reanudarse al menos durante 6 semanas. Si hay deficiencia de AT, podrán administrarse concentrados de ella durante el parto o si se producen complicaciones obstétricas.

- RIESGO MODERADO: las mujeres heterocigotas para la proteína S, con mutación FVL heterocigótica o con antecedentes familiares de trombosis o de mutación heterocigótica G20210A de la protrombina deben recibir profilaxis durante el embarazo y en las 6 semanas siguientes al parto.

- RIESGO BAJO: las mujeres con antecedentes de trombosis asociada a un factor de riesgo no recidivante y sin trombofilia hereditaria o adquirida, las portadoras heterocigotas asintomáticas de las mutaciones FVL o G20210A de la protrombina no necesitan profilaxis durante el embarazo. Sin embargo, sí deberán recibir anticoagulación en las 6 semanas siguientes al parto.

- En las mujeres con síndrome de anticuerpos antifosfolípidos y antecedentes de trombosis no placentaria, la warfarina debe sustituirse por anticoagulación con heparina completa antes de la concepción. Una vez embarazadas, se añade AAS en dosis de 81 mg/día. En el puerperio se reanuda la anticoagulación con warfarina.

- Las mujeres con síndrome de anticuerpos antifosfolípidos pero sin antecedentes de trombosis no placentaria deben tratarse con AAS en dosis de 81 mg/día antes de la concepción y añadir heparina no fraccionada, 10.000 U s.c., 2 veces al día luego de la concepción. La heparina se ajusta para obtener un intervalo medio de TCF similar al basal (o se usa HBPM). El tratamiento se mantiene hasta el término del embarazo. Tras el parto, se hace una anticoagulación con heparina o warfarina de 6 semanas de duración.

TRATAMIENTO AGUDO

- El tratamiento inicial es el mismo que en los pacientes con trombofilia.

Trombosis venosa:

- Heparina no fraccionada o HBPM seguida de warfarina. La heparina se mantiene al menos 5 días o hasta que el INR se encuentre en valores terapéuticos durante 48 horas; a continuación, mantenimiento con warfarina durante 6 meses. El INR objetivo será de 2 a 3, salvo que existan anticuerpos antifosfolípidos, en cuyo caso un INR de 3 a 3,5 protegerá mejor contra las trombosis.

- En el embarazo, anticoagulación con heparina completa durante al menos 4 meses, seguida de heparina profiláctica durante el resto del embarazo. La profilaxis con heparina o warfarina debe mantenerse durante al menos 6 semanas en el puerperio.

Trombosis arterial:

- Anticoagulación y consulta quirúrgica para el tratamiento definitivo.
- Deficiencia de proteína C.
- Necrosis cutánea inducida por warfarina: tras la anticoagulación con heparina completa o con HBPM, se inicia un aporte gradual de warfarina (2 mg al día durante 3 días y aumentos de 2 a 3 mg al día hasta obtener el INR deseado). La heparina se mantiene durante 5 a 7 días hasta que se obtiene la anticoagulación inducida por la warfarina.

- En los estados de deficiencia pueden utilizarse los concentrados de proteína C.

Deficiencia de AT:

- Si resulta difícil lograr la anticoagulación (resistencia a la heparina), en las trombosis graves o recidivantes a pesar de una anticoagulación adecuada, podrán utilizarse concentrados de AT.

Anticoagulante lúpico:

- Heparina de bajo peso molecular o no fraccionada (comprobar las concentraciones de heparina o la actividad del factor Xa), seguida de warfarina (INR 3 a 3,5).
- Duración del tratamiento: hay que considerar los riesgos y los beneficios. El riesgo de hemorragias importantes es del 2 al 3% anual en la población general anticoagulada, pero alcanza 7-9% al año en los ancianos.

Se aconseja una anticoagulación indefinida en caso de:

- Una trombosis espontánea asociada a uno de los siguientes factores:
    1. Trombosis potencialmente mortal.
    2. Más de un defecto genérico.
    3. Presencia de deficiencia de antitrombina o anticuerpos antifosfolípidos.
- Dos o más trombosis espontáneas.

PRONÓSTICO

Depende del cuadro fundamental suyacente.

DERIVACIÓN

A hematología u obstetricia de alto riesgo.

OTRAS CONSIDERACIONES

Posibilidad de detección selectiva de los miembros de la familia: podría reducir el riesgo con modificaciones de la forma de vida y permite la profilaxis en situaciones de riesgo.

Interpretación del estudio: muchos cuadros médicos pueden dar lugar a anomalías adquiridas.

- Tratamiento con heparina: las concentraciones de antitrombina disminuyen hasta en un 30%.
- Tratamiento con warfarina: disminución de la proteína C, la proteína S y la función; las concentraciones de antitrombina pueden aumentar.
- La antitrombina desciende en la trombosis aguda (<10 días), la cirugía, las hepatopatías, la CID, el síndrome nefrótico y el tratamiento con estrógenos (THS, ACO).
- Las concentraciones de proteína S disminuyen en la trombosis aguda (<10 días), la cirugía, las hepatopatías, la CID, el síndrome nefrótico, el embarazo (las concentraciones libre y total pueden disminuir en 40-60%) y el tratamiento con estrógenos (ACO, THS).
- La proteína C disminuye en la trombosis aguda (<10 días), la cirugía, las hepatopatías, las infecciones graves y la CID. Puede aumentar con la edad y en la hiperlipidemia.

- La RPCA aumenta con el embarazo (2 y 3 trimestres) y con el tratamiento con estrógenos (THS, ACO).
- Las concentraciones de factor VIII aumentan con la trombosis aguda (<10 días), el embarazo y la cirugía.

BIBLIOGRAFÍA RECOMENDADA

Bauer KA: The thrombophilias: well-defined risk factors with uncertain therapeutic implications, *Ann Intern Med* 135:367, 2001.

Doyle NM, Monga M: Thromboembolic disease in pregnancy, *Obstet Gynecol Clin North Am* 31(2):319, 2004.

Haemostasis and Thrombosis Task Force, British Committee for Standards in Haematology: Investigation and management of heritable thrombophilia, *Br J Haematol* 114:512, 2001.

Marques MB, Triplett DA: When to suspect hypercoagulability and how to investigate it, *Ann Diagn Pathol* 5(3):177, 2001.

Shehata HA, Nelson-Piercy C, Khamashta MA: Antiphospholipid syndrome: management of pregnancy in antiphospholipid syndrome, *Rheum Dis Clin North Am* 27:643, 2001.

AUTOR: **SUDEEP K. AULAKH, M.D., F.R.C.P.C.**

INFORMACIÓN BÁSICA

DEFINICIÓN

El término «estado epiléptico» hace referencia a una actividad epiléptica continuada que dura al menos 5 minutos, o bien dos o más crisis entre las cuales existe una recuperación incompleta de la conciencia.

> **CÓDIGO CIE-9CM**
> 345.3   Gran mal

EPIDEMIOLOGÍA Y DEMOGRAFÍA

INCIDENCIA (EN EE.UU.): 100.000 a 152.000 casos al año.
PREDOMINIO POR SEXOS: Varones = mujeres.
GENÉTICA: Es rara la predisposición familiar.

SÍNTOMAS Y SIGNOS

- En general, los pacientes no responden y presentan evidentes movimientos tónicos, clónicos o tónico-clónicos de las extremidades (estado epiléptico convulsivo).
- Algunos pacientes no responden o presentan una alteración del nivel de conciencia sin que pueda apreciarse claramente una actividad motora repetitiva (estado epiléptico no convulsivo).
- Las manifestaciones clínicas pueden llegar a hacerse muy sutiles, incluso tan sólo espasmos de pequeña amplitud a nivel de la cara, miembros u ojos.

ETIOLOGÍA

- Epilepsia preexistente con crisis súbitas o bajos niveles de anticonvulsivantes.
- Infección o tumor del SNC.
- Toxicidad farmacológica o alteración metabólica.
- Hipoxia.
- Traumatismo craneoencefálico.
- Ictus.

DIAGNÓSTICO

DIAGNÓSTICO DIFERENCIAL

- Coma.
- Estados encefalopáticos.
- Falta de respuesta psicógena.

VALORACIÓN

Puesto que el estado epiléptico convulsivo es una urgencia con considerables morbilidad y mortalidad, el tratamiento debe ser precoz y agresivo, sin que deba posponerse hasta que se determine la etiología.

PRUEBAS DE LABORATORIO

- Mientras el tratamiento ya se ha instaurado: glucosa, electrolitos, BUN, gasometría arterial, niveles de fármacos, recuento sanguíneo completo, uroanálisis, cribado toxicológico.
- Punción lumbar en el niño con fiebre y en adultos con sospecha de meningitis.

DIAGNÓSTICO POR IMAGEN

A menos que se conozca la etiología, se recomienda la TC o RM encefálicas tan pronto como sea posible, una vez se han controlado las crisis.

TRATAMIENTO

TRATAMIENTO NO FARMACOLÓGICO

- Administrar oxígeno mediante cánula nasal o mascarilla sin reinhalación.
- Mantener la presión arterial.
- Mantener la temperatura corporal.
- Monitorización del ECG.
- Obtener una vía i.v.

TRATAMIENTO AGUDO

- Tiamina, 100 mg i.v., y glucosa, 50 mg de dextrosa al 50% en bolo i.v. (2 ml/kg de dextrosa al 25% en niños) a menos que exista hiperglucemia.
- Lorazepam, 0,1 mg/kg i.v. a razón de 2 mg/minuto.
- Si las crisis persisten, fosfenitoína, 20 mg/kg i.v. a un ritmo de 150 mg/min (si no se dispone de ella, administrar fenitoína, 20 mg/kg i.v. hasta unos 50 mg/minuto si se tolera).
- Si las crisis persisten, fenobarbital, 20 mg/kg i.v. a 50-75 mg/minuto; probablemente requiera intubación.
- Si las crisis persisten, consulta neurológica de urgencia para la administración de dosis adicionales de fenobarbital y/o anestesia general con midazolam, propofol o pentobarbital.

TRATAMIENTO CRÓNICO

El tratamiento crónico con anticonvulsivantes está indicado si existe un riesgo significativo de recurrencia (es decir, epilepsia conocida, lesión encefálica, alteraciones electroencefalográficas epileptiformes).

PRONÓSTICO

- Favorable si este estado se trata de manera inmediata y no existe causa sintomática aguda subyacente, como una lesión del SNC subyacente o agresiones metabólicas sistémicas.
- La mortalidad global es del 22%; mayor en ancianos (38%) y considerablemente inferior en niños (2,5%). La diferencia en la mortalidad se debe principalmente a que el estado epiléptico en los ancianos suele tener una etiología sintomática aguda.

DERIVACIÓN

Si las crisis no responden al tratamiento inicial descrito, o si el paciente presenta un estado epiléptico no convulsivo, puesto que existe un debate acerca de la necesidad de un tratamiento agresivo.

OTRAS CONSIDERACIONES

COMENTARIOS

- Debido las diversos cuadros clínicos del estado epiléptico, no existe base clínica para aseverar que las crisis hayan desaparecido a menos que el paciente recobre por completo la conciencia.
- El EEG proporciona la información definitiva acerca del fin de la crisis epiléptica. Si se dispone de él, se recomienda encarecidamente el uso del EEG en el tratamiento del estado epiléptico.

BIBLIOGRAFÍA RECOMENDADA

Logroscino G et al: Long-term mortality after a first episode of status epilepticus, *Neurology* 58:537, 2002.
Lowenstein DH, Alldredge B: Status epilepticus, *N Engl J Med* 338:970, 1998.
Treiman DM et al: A comparison of four treatments for generalized convulsive status epilepticus, *N Engl J Med* 339:792, 1998.

AUTOR: **JOHN E. CROOM, M.D., Ph.D.**

INFORMACIÓN BÁSICA

DEFINICIÓN

La esteatosis aguda del embarazo es una enfermedad caracterizada a nivel histológico por la infiltración grasa microvacuolada del citoplasma de los hepatocitos con una necrosis hepatocelular mínima.

SINÓNIMOS

Metamorfosis grasa aguda.
Atrofia amarilla aguda.

CÓDIGO CIE-9CM
646.7 Trastornos hepáticos del embarazo

EPIDEMIOLOGÍA Y DEMOGRAFÍA

INCIDENCIA:
- Aproximadamente 1 de cada 10.000 gestaciones.
- Igual frecuencia en todas las razas y edades maternas.

PROMEDIO DE EDAD GESTACIONAL:
37 semanas de embarazo (oscila entre 28 y 42 semanas).

FACTORES DE RIESGO:
- Primiparidad.
- Gestación múltiple.
- Feto varón.

GENÉTICA: Algunas pacientes sufren una deficiencia familiar de 3-hidroxiacil-CoA-deshidrogenasa de cadena larga (LCHAD).

SÍNTOMAS Y SIGNOS

- Manifestaciones iniciales:
  1. Náuseas y vómitos (70%).
  2. Dolor en el hipocondrio derecho o epigastrio (50-80%).
- Ictericia en 1-2 semanas.
- Manifestaciones tardías:
  1. Insuficiencia hepática fulminante.
  2. Encefalopatía.
  3. Insuficiencia renal.
  4. Pancreatitis.
  5. Hemorragia digestiva y uterina.
  6. Coagulación intravascular diseminada.
  7. Convulsiones.
  8. Coma.
- Hígado:
  1. En general pequeño.
  2. Normal o aumentado de tamaño en la preeclampsia, la eclampsia, el síndrome HELLP (hemólisis, aumento de las enzimas hepáticas y plaquetopenia) y hepatitis aguda.
  3. Coexiste una preeclampsia en hasta el 46% de las pacientes.

ETIOLOGÍA

- Se plantea una inhibición de la oxidación mitocondrial de los ácidos grasos que puede ocasionar la infiltración grasa microvesicular del hígado.
- Parece que la metamorfosis grasa del hígado en la preeclampsia tiene un origen distinto.

DIAGNÓSTICO

DIAGNÓSTICO DIFERENCIAL

- Gastroenteritis aguda.
- Preeclampsia o eclampsia con afectación hepática.
- Síndrome HELLP.
- Hepatitis aguda viral.
- Hepatitis fulminante.
- Hepatitis inducida por fármacos asociada a halotano, difenilhidantoína, metildopa, isoniacida, hidroclorotiacida o tetraciclinas.
- Colestasis intrahepática del embarazo.
- Enfermedades de la vesícula biliar.
- Síndrome de Reye.
- Síndrome hemolítico-urémico.
- Síndrome de Budd-Chiari.
- LES.

VALORACIÓN

- El diagnóstico clínico se sabe sobre todo en la exploración y los datos de laboratorio.
- El diagnóstico más definitivo se establece mediante biopsia hepática teñida con aceite rojo O y microscopia electrónica.
- La biopsia hepática se reserva para los casos atípicos y siempre después de corregir la coagulopatía con PFC.

PRUEBAS DE LABORATORIO

Pruebas para determinar:
- Hipoglucemia (con frecuencia profunda <60).
- Hiperamoniemia.
- Elevación de las aminotransferasas (en general <500 U/ml).
- Trombocitopenia.
- Leucocitosis (recuento >15.000).
- Hiperbilirrubinemia (en general <10 mg/dl).
- Hipoalbuminemia.
- Hipofibrinogenemia (<300 mg/dl).
- CID (en el 75%).

DIAGNÓSTICO POR IMAGEN

- Ecografía: se emplea para descartar otras enfermedades dentro del diagnóstico diferencial, como las de vesícula biliar.
- TC: tiene poca importancia por la elevada frecuencia de falsos negativos.

TRATAMIENTO

TRATAMIENTO NO FARMACOLÓGICO

- La paciente es ingresada en la unidad de cuidados intensivos para estabilizarla.
- Se extrae el feto; tras el nacimiento se suele producir la resolución espontánea.
- La forma de parto se elige según indicaciones obstétricas y la valoración clínica de la gravedad de la enfermedad.

TRATAMIENTO AGUDO

- Reducción del amonio endógeno mediante restricción de proteínas en la dieta; neomicina 6-12 g/día v.o. para reducir la presencia de bacterias productoras de amoníaco; citrato de magnesio 30-50 ml v.o. o en enema para evacuar los desechos nitrogenados del colon.
- Administración de líquidos intravenosos con glucosa para mantener la glucemia >60 mg/dl.
- Corregir la coagulopatía con PFC.
- Evitar los fármacos de metabolismo hepático.
- Evitar de forma agresiva y tratar las infecciones nosocomiales; plantearse la administración de antibioterapia profiláctica.
- Vigilar de forma estrecha la aparición de complicaciones, como encefalopatía hepática, edema pulmonar, CID y parada respiratoria.

TRATAMIENTO CRÓNICO

El trasplante hepático ortotópico es el único tratamiento de la insuficiencia hepática irreversible.

PRONÓSTICO

- Antes de 1980 el pronóstico materno y fetal era mortal, con una mortalidad del 85% aproximadamente.
- Desde 1980 la mortalidad es inferior al 20% en ambos casos.
- En general se recupera con rapidez la función hepática hasta valores normales tras el parto.
- Mínimo riesgo de recaída con gestaciones posteriores.

DERIVACIÓN

- A un centro de asistencia terciaria en cuanto se sospeche este diagnóstico.
- Los lactantes de madres con esteatosis aguda del embarazo deben ser evaluados para detectar una deficiencia de LCHAD.

BIBLIOGRAFÍA RECOMENDADA

Cunningham FG et al: Gastrointestinal disorders. In Cunningham FG et al (eds): *Williams' obstetrics,* ed 20, Stamford, Conn, 1997, Appleton & Lange.
Davidson KM: Acute fatty liver of pregnancy, *Postgrad Obstet Gynecol* 15:1, 1995.
Knox TA, Olans LB: Liver disease in pregnancy, *N Engl J Med* 335:569, 1996.
Sawai SK: Acute fatty liver of pregnancy. In Foley MR, Strong TH Jr: *Obstetric intensive care: a practical manual,* Philadelphia, 1997, WB Saunders.
Toro Ortiz JC et al: Acute fatty liver of pregnancy. *J Matern Fetal Neonatl Med* 12(4):277, 2003.

AUTOR: **ARUNDATHI G. PRASAD, M.D.**

INFORMACIÓN BÁSICA

DEFINICIÓN

Esteatosis hepática que se presenta en los pacientes en ausencia de abuso de alcohol y que se manifiesta histológicamente por células mononucleares y/o polimorfonucleares, balonización hepatocitaria y necrosis en parches.

SINÓNIMOS

Esteatohepatitis no alcohólica (EHNA).
Hepatitis por hígado graso.
Hepatitis de la diabetes.
Enfermedad hepática similar a la alcohólica.
Enfermedad de Laënnec.

CÓDIGO CIE-9CM
571.8 Hígado graso

EPIDEMIOLOGÍA Y DEMOGRAFÍA

- La esteatosis hepática grasa no alcohólica afecta al 10%-24% de la población general.
- Mayor prevalencia en personas obesas (57 al 74%), con diabetes mellitus tipo 2 e hiperlipidemia (principalmente hipertrigliceridemia).
- La causa más frecuente de pruebas hepáticas alteradas en adultos en EE.UU. (es responsable de hasta el 90% de los casos de elevaciones asintomáticas de ALT).
- 30 millones de adultos obesos tienen esteatosis, 8,6 millones pueden tener esteatohepatitis.

SÍNTOMAS Y SIGNOS

- La mayor parte de los pacientes están asintomáticos.
- Los pacientes pueden presentar una sensación de plenitud o malestar en el lado derecho de la parte superior del abdomen.
- Pueden presentar síntomas inespecíficos de cansancio o malestar general.
- La hepatomegalia generalmente es el único hallazgo positivo en la exploración física.
- Puede encontrarse acantosis nigricans en niños.

ETIOLOGÍA

- La resistencia a la insulina es el factor más reproducible en el desarrollo de enfermedad hepática grasa no alcohólica.
- Los factores de riesgo son la obesidad (especialmente la obesidad troncal), la diabetes mellitus, la hiperlipidemia.

DIAGNÓSTICO

DIAGNÓSTICO DIFERENCIAL

- Esteatosis hepática inducida por alcohol (una ingesta diaria de alcohol de 20 g en mujeres y de 30 g en varones [tres cervezas de 355 cc o 355 cc de vino] pueden ser suficientes para causar enfermedad hepática inducida por alcohol).
- Hepatitis vírica.
- Hepatitis autoinmunitaria.
- Esteatosis hepática inducida por tóxicos o fármacos.

VALORACIÓN

El diagnóstico generalmente se sospecha a partir de la hepatomegalia, las elevaciones asintomáticas de las transaminasas o el «hígado graso» en la ecografía abdominal de los pacientes obesos con escasa o nula ingesta de alcohol. La biopsia hepática confirmará el diagnóstico y proporcionará información sobre el pronóstico. Debería considerarse en los pacientes con sospecha de fibrosis hepática avanzada (presencia de obesidad o diabetes mellitus tipo 2, relación AST/ALT de 1, edad de 45 años).

PRUEBAS DE LABORATORIO

- Elevación de ALT, AST: la relación AST/ALT es generalmente <1, pero puede aumentar conforme avanza la fibrosis.
- Serología negativa para las hepatitis infecciosas; generalmente la GGTP y la fosfatasa alcalina plasmática son normales.
- Puede existir hiperlipidemia (principalmente hipertrigliceridemia).
- Pueden existir niveles elevados de glucosa.
- En los estadios avanzados puede existir una prolongación del tiempo de protrombina, hipoalbuminuria y bilirrubina elevada.
- Puede encontrarse una ferritina plasmática elevada y un aumento de la saturación de transferrina en hasta el 10% de los pacientes; sin embargo, el índice del hierro hepático y el nivel de hierro hepático son normales.
- La biopsia hepática puede mostrar un amplio espectro de lesión hepática, que varía desde la esteatosis simple hasta la fibrosis avanzada y la cirrosis.

DIAGNÓSTICO POR IMAGEN

- La ecografía generalmente muestra un aumento difuso en la ecogenicidad comparada con la de los riñones; la TC puede mostrar un parénquima hepático con baja densidad de forma difusa.
- Ocasionalmente los pacientes pueden tener una esteatosis focal más que difusa, lo cual puede ser malinterpretado como una masa hepática en la ecografía o la TC; en estos casos el uso de la RM identificará una infiltración grasa focal.

TRATAMIENTO

TRATAMIENTO NO FARMACOLÓGICO

Reducción de peso en todos los pacientes obesos (se prefiere 500 g por semana en niños y 1.600 g por semana en adultos).

TRATAMIENTO GENERAL

- No existen medicamentos que hayan demostrado mejorar directamente la lesión hepática debido a la esteatosis hepática grasa no alcohólica.
- Los fármacos que controlan la hiperlipidemia (p. ej., fenofibratos para los triglicéridos elevados) y la hiperglucemia (p. ej., la metformina) pueden lograr una mejoría en los resultados de las pruebas hepáticas alteradas.

PRONÓSTICO

- Los pacientes con esteatosis pura en la biopsia hepática generalmente tienen un curso relativamente benigno.
- La presencia de esteatohepatitis o fibrosis avanzada en la biopsia hepática se asocia a un peor pronóstico.

DERIVACIÓN

Debería considerarse el trasplante hepático en los pacientes con enfermedad terminal descompensada; sin embargo, en estos pacientes puede producirse una recurrencia de la esteatosis hepática grasa no alcohólica tras el trasplante.

BIBLIOGRAFÍA RECOMENDADA

Angulo P: Nonalcoholic fatty liver disease, *N Engl J Med* 346:1221, 2002.
Clark JM: Nonalcoholic fatty liver disease, *JAMA* 289:3000, 2003.
Dixon JB et al: Nonalcoholic fatty liver disease: predictors of nonalcoholic steatohepatitis and liver fibrosis in the severely obese, *Gastroenterology* 121:91, 2001.

AUTOR: **FRED F. FERRI, M.D.**

INFORMACIÓN BÁSICA

DEFINICIÓN

La estenosis aórtica es la obstrucción al flujo sistólico de salida del ventrículo izquierdo a través de la válvula aórtica. Los síntomas aparecen cuando el diámetro de la válvula llega a ser <1 cm^2 (normal 3 cm^2). La estenosis se considera grave cuando el orificio es <0,5 cm^2/m^2 o el gradiente de presión es 50 mmHg o superior.

SINÓNIMO

Estenosis valvular aórtica.
EA.

CÓDIGO CIE-9CM
424.1 Estenosis valvular aórtica

EPIDEMIOLOGÍA Y DEMOGRAFÍA

- La estenosis aórtica es la lesión valvular más frecuente en adultos de los países occidentales.
- La estenosis calcificada (causa más frecuente en pacientes >60 años) se produce en el 75% de los pacientes.

SÍNTOMAS Y SIGNOS

- Soplo sistólico intenso rudo en forma de diamante, que se ausculta mejor en la base del corazón y se transmite a los vasos del cuello; con frecuencia se asocia a un clic o murmullo de eyección; también se puede auscultar en el vértice del corazón.
- Ausencia o disminución de la intensidad del sonido de cierre de la válvula aórtica (en la estenosis aórtica grave).
- Latido carotídeo tardío de crecimiento lento con disminución de la amplitud.
- Pulso apical potente.
- Estrechamiento de la presión del pulso en los estadios avanzados de la estenosis aórtica.
- Algunos pacientes con estenosis aórtica sufren una hemorragia digestiva o cutánea, que se debe a un defecto adquirido del factor von Willebrand. La sustitución de la válvula aórtica recupera la hemostasia normal.

ETIOLOGÍA

- Inflamación reumática de la válvula aórtica.
- Estenosis progresiva de una válvula bicúspide congénita (presente en el 1-2% de la población).
- Calcificación idiopática de la válvula aórtica.
- Congénita (causa principal de estenosis aórtica en pacientes <30 años).

DIAGNÓSTICO

DIAGNÓSTICO DIFERENCIAL

- Miocardiopatía hipertrófica.
- Insuficiencia mitral.
- Comunicación interventricular.

- Esclerosis aórtica: la estenosis aórtica se distingue de la esclerosis aórtica en el grado de alteración valvular. En la segunda las valvas de la válvula están anormalmente engrosadas, pero la obstrucción al flujo de salida es mínima.

VALORACIÓN

- Ecocardiografía.
- Radiografía de tórax, ECG.
- Cateterismo cardíaco en pacientes seleccionados (v. «Diagnóstico por imagen»).
- Historia médica, centrada en los síntomas y las posibles complicaciones:
  1. Angina.
  2. Síncope (sobre todo con el esfuerzo).
  3. ICC.
  4. Hemorragia digestiva: en pacientes con telangiectasia hemorrágica asociada (MAV).

DIAGNÓSTICO POR IMAGEN

- Radiografía de tórax:
  1. Dilatación postestenótica de la aorta ascendente.
  2. Calcificación de las cúspides aórticas.
  3. Congestión pulmonar (en casos evolucionados de estenosis aórtica).
- ECG:
  1. Hipertrofia ventricular izquierda (presente en >80% de los pacientes).
  2. Cambios de las ondas ST-T.
  3. Fibrilación auricular: frecuente.
- Ecocardiografía Doppler: engrosamiento de la pared ventricular izquierda; si el paciente tiene calcificaciones valvulares, se pueden ver múltiples ecos originados en la raíz aórtica y mala separación de las cúspides aórticas durante la sístole. Es posible estimar el gradiente a través de la válvula, pero es menos preciso que el cateterismo cardíaco.
- Cateterismo cardíaco: indicado en pacientes sintomáticos; confirma el diagnóstico y estima la gravedad de la enfermedad al medir el gradiente a través de la válvula, dado que permite calcular el área valvular. También detecta una estenosis de las arterias coronarias asociada, que puede necesitar cirugía de derivación simultánea a la sustitución valvular aórtica.

TRATAMIENTO

TRATAMIENTO NO FARMACOLÓGICO

- Se debe evitar la actividad extenuante.
- Restricción del sodio cuando existe ICC.

TRATAMIENTO GENERAL

MÉDICO:
- Se necesitan diuréticos y restricción de sodio en presencia de una ICC. La digoxina se utiliza sólo para controlar la frecuencia de una fibrilación auricular.
- Los IECA están relativamente contraindicados.
- El antagonista de los canales de calcio verapamilo puede ser útil sólo para controlar la frecuencia de la fibrilación auricular.

- Es necesaria la profilaxis antibiótica previa a procedimientos quirúrgicos y odontológicos.

QUIRÚRGICO:
- La sustitución valvular es el tratamiento de elección en enfermos sintomáticos porque la mortalidad a los 5 años de aparecer los síntomas resulta extraordinariamente elevada, incluso con el tratamiento médico óptimo; la sustitución valvular está indicada si el cateterismo cardíaco determina que el gradiente de presión es >50 mmHg y el área valvular <1 cm^2.
- La valvulotomía aórtica con balón es un tratamiento exclusivamente paliativo para adultos con una estenosis aórtica adquirida.

PRONÓSTICO

- 15-20% de los pacientes con estenosis aórtica grave fallecen antes de los 20 años de edad.
- La supervivencia a los 5 años de los adultos es del 40%.
- La duración promedio de los síntomas antes de la muerte es la siguiente: angina, 60 meses; síncope 36 meses; ICC, 24 meses.
- Un 75% de los pacientes con estenosis aórtica sintomática están muertos a los 3 años de aparecer los síntomas, salvo que se recambie la válvula aórtica.

DERIVACIÓN

- Derivación a cirugía para recambio valvular en pacientes sintomáticos. Sin embargo, la existencia de una calcificación valvular moderada a grave con un aumento rápido de la velocidad del chorro aórtico identifica a pacientes de pronóstico muy malo, que deben ser candidatos a una sustitución valvular precoz en lugar de esperar para realizar la cirugía al desarrollo de los síntomas.
- La mortalidad de la cirugía de recambio valvular es 3-5%, aunque varía en función de la edad del paciente (>8% en enfermos mayores de 75 años).
- La valvuloplastia con balón resulta útil en lactantes y niños, o en malos candidatos quirúrgicos que no tienen calcificado el aparato valvular; puede realizarse como procedimiento intermedio para estabilizar a los pacientes de alto riesgo antes de la cirugía.
- Cuando se realiza en adultos con válvulas calcificadas, la valvuloplastia con balón es útil sólo para reducir a cierto plazo la gravedad de la estenosis aórtica si está contraindicada la cirugía, porque rápidamente se produce la reestenosis.

BIBLIOGRAFÍA RECOMENDADA

Alpert JS: Aortic stenosis, a new face for an old disease, *Arch Intern Med* 163:1769, 2003.
Carabello BA: Aortic stenosis, *N Engl J Med* 346:677, 2002.
Vincentelli A et al: Acquired von Willebrand syndrome in aortic stenosis, *N Engl J Med* 349: 343, 2003.

AUTOR: **FRED F. FERRI, M.D.**

INFORMACIÓN BÁSICA

DEFINICIÓN

La estenosis de la arteria renal es el estrechamiento u oclusión de una arteria renal, lo que puede suceder de forma aguda (trombosis o embolia) y causar un infarto renal, o de forma progresiva (p. ej., ateroma o displasia fibromuscular) y causar hipertensión renovascular y/o conducir a una nefropatía isquémica. Además, la ateroembolia renal causada por avalanchas de microémbolos de colesterol puede conducir a una insuficiencia renal progresiva si es sostenido o recurrente.

SINÓNIMOS

Aguda:
Trombosis de la arteria renal.
Embolia de la arteria renal.
Crónica:
Hipertensión renovascular.

CÓDIGOS CIE-9CM
593.81 Oclusión de la arteria renal
440.1   Estenosis de la arteria renal
405.01 Hipertensión renovascular, secundaria
447.9   Hiperplasia de la arteria renal

EPIDEMIOLOGÍA Y DEMOGRAFÍA

- En la oclusión aguda de la arteria renal, la epidemiología depende de la causa subyacente (ver más abajo).
- Hipertensión renovascular:
Prevalencia del 0,2-5% de todos los pacientes hipertensos.
La prevalencia es mayor en pacientes con hipertensión grave, alcanzando al 43% de los pacientes blancos y al 7% de los pacientes negros con hipertensión maligna.
- Aproximadamente 1 de cada 6 pacientes con enfermedad renal terminal presenta nefropatía isquémica, y la supervivencia de los pacientes con nefropatía terminal asociada a la nefropatía isquémica es la mitad de la de los pacientes con nefropatía terminal de otra etiología.
- La demografía refleja el patrón observado en otros trastornos arterioscleróticos (coronariopatía, enfermedad cerebrovascular, vasculopatía periférica) y está influenciada por los factores de riesgo habituales (tabaquismo, antecedentes familiares, diabetes, hiperlipidemia). Por ejemplo, la prevalencia de estenosis de la arteria renal entre pacientes hipertensos sometidos a cateterización coronaria es alta (47%), presentando el 19% de ellos una estenosis del 50% o más. La displasia fibromuscular se observa con mayor probabilidad en mujeres adultas jóvenes. La arteritis de Takayasu puede afectar a las arterias renales y también se observa en mujeres jóvenes y de mediana edad.

SÍNTOMAS Y SIGNOS

Oclusión aguda de la arteria renal:
- Dolor abdominal o de flancos.
- Fiebre
- Náuseas o vómitos.
- Leucocitosis.
- Hematuria (microscópica o macroscópica).
- Elevación de AST, lactatodeshidrogenasa y fosfatasa alcalina.
- Insuficiencia renal oligúrica si la oclusión es bilateral; función renal normal o casi normal en la oclusión unilateral.
Émbolos de colesterol:
- Manifestaciones multisistémicas semejantes a la vasculitis (molestias visuales, extremidades distales dolorosas, dolor abdominal, signos de isquemia orgánica o de miembros). Las pruebas de laboratorio incluyen eosinofiluria, proteinuria, insuficiencia renal, VSG elevada.
Estenosis progresiva de la arteria renal:
- Hipertensión en una mujer joven blanca sin antecedentes familiares (displasia fibromuscular).
- Hipertensión en varón de mediana edad con otras pruebas de enfermedad ateromatosa.
- Soplos abdominales (40% de los casos).
- Insuficiencia renal.
- Retinopatía hipertensiva.
- Edema pulmonar en paciente hipertenso.
- Hipopotasemia.
- Insuficiencia renal tras la administración de un inhibidor de la enzima convertidora de la angiotensina (si existe estenosis bilateral de la arteria renal).

ETIOLOGÍA Y ETIOPATOGENIA

Etiología de la trombosis de la arteria renal:
- Aterosclerosis.
- Displasia fibromuscular.
- Arteritis.
- Aneurisma.
- Arteriografía.
- Sífilis.
- Estado de hipercoagulabilidad.
- Complicación del trasplante renal (papel de la ciclosporina).
Etiología de la embolia de la arteria renal (trastornos cardíacos [90%]):
- Infarto miocárdico.
- Fibrilación auricular.
- Miocardiopatía.
- Endocarditis.
- Émbolos paradójicos por trombosis venosa profunda en un paciente con defecto del septo cardíaco.
- Placas ateromatosas (émbolos de colesterol).

ETIOPATOGENIA: La hipoperfusión renal o la isquemia provocan un incremento de la renina plasmática que estimula la conversión de la angiotensina I en angiotensina II, causando vasoconstricción y secreción de aldosterona, retención de sodio y eliminación de potasio. Se produce hipertensión que puede mantenerse durante cierto tiempo, incluso en el caso de una estenosis unilateral de la arteria renal, debido a la lesión hipertensiva del riñón contralateral.

DIAGNÓSTICO

VALORACIÓN

- Documentación de hipertensión.
- Valoración de la hipertensión (v. «Hipertensión» en la Sección I).

PRUEBAS DE LABORATORIO

- Creatinina.
- Niveles de potasio.
- Uroanálisis.
- Actividad de renina en plasma periférico.
- Prueba del captopril (estimulación de secreción excesiva de renina).

DIAGNÓSTICO POR IMAGEN

- Renograma (70% de sensibilidad y 79% de especificidad).
- Renograma con captopril (92% de sensibilidad y 93% de especificidad).
- Pielografía intravenosa hipertensiva (75% de sensibilidad y 85% de especificidad).
- Angiografía intravenosa por sustracción digital (88% de sensibilidad y 90% de especificidad).
- Angiografía por resonancia magnética.
- Renograma de esfuerzo (aún bajo estudio).
- Ecografía de la arteria renal (aún bajo estudio).

PRUEBAS INVASIVAS

- Arteriografía renal.
- Medidas selectivas de la renina venosa renal.
- Biopsia renal para detectar émbolos de colesterol.

TRATAMIENTO

Trombosis o embolia aguda de la arteria renal:
- Tratamiento trombolítico.
- Anticoagulación.
- Revascularización (cirugía).
- Control de la presión arterial.
Émbolos de colesterol:
- Sin tratamiento.
Estenosis de la arteria renal:
- Control de la presión arterial (el papel de los inhibidores de la ECA y de los bloqueantes de los receptores de angiotensina es controvertido, aunque ninguno debe mantenerse si la función renal empeora).
- La angioplastia o la revascularización deberán reservarse para aquellos pacientes cuyo control farmacológico de la presión arterial resulta difícil, así como para quienes padecen insuficiencia renal progresiva.

HISTORIA NATURAL

- La estenosis de la arteria renal causada por la displasia fibromuscular no progresa.
- La estenosis de la arteria renal asociada a la aterosclerosis es progresiva. De los pacientes con una estenosis >60%, el 5% progresan a una oclusión total en 1 año y el 11% en 2 años.

BIBLIOGRAFÍA RECOMENDADA

Higashi Y et al: Endothelial function and oxidative stress in renovascular hypertension, *N Engl J Med* 346:1954, 2002.

Rihal CS et al: Incidental renal artery stenosis among a prospective cohort of hypertensive patients undergoing coronary angiography, *Mayo Clin Proc* 77:309, 2002.

AUTOR: **TOM J. WACHTEL, M.D.**

INFORMACIÓN BÁSICA

DEFINICIÓN

La estenosis del conducto raquídeo lumbar es la compresión o estrechamiento patológicos del conducto espinal, del conducto de una raíz nerviosa, o de los agujeros intervertebrales.

SINÓNIMOS

Estenosis del conducto raquídeo lumbar central.
Estenosis del conducto raquídeo lumbar lateral.
Espondilosis.

CÓDIGO CIE-9CM
724.02 Estenosis del conducto raquídeo lumbar, lumbosacra

EPIDEMIOLOGÍA Y DEMOGRAFÍA

- Más frecuente en >65 años.
- Más de 30.000 pacientes se sometieron a cirugía por estenosis del conducto raquídeo lumbar en 1994.

SÍNTOMAS Y SIGNOS

- Claudicación neurógena: dolor en la pierna, glúteo o espalda precipitado con la marcha y que se alivia con la sedestación.
- Dolor radicular en la pierna.
- Parestesias.
- Dificultad para la bipedestación o el decúbito en posición erguida.
- Extensión lumbar reducida.
- Pulsos periféricos normales.
- Romberg positivo.
- Marcha con base de sustentación amplia.
- Reflejos rotuliano y aquíleo reducidos.
- Incontinencia urinaria.

ETIOLOGÍA

La estenosis del conducto raquídeo lumbar puede ser primaria o secundaria:
- Estenosis primaria (congénita o trastorno del crecimiento):
  1. Idiopática.
  2. Acondroplasia.
  3. Síndrome de Morquio-Ullrich.
- Estenosis secundaria (adquirida):
  1. Degenerativa (hipertrofia de las apófisis articulares, degeneración discal, hipertrofia del ligamento amarillo, espondilolistesis).
  2. Fractura/traumatismo.
  3. Postoperatoria (poslaminectomía).
  4. Enfermedad de Paget.
  5. Espondilitis anquilosante.
  6. Tumores.
  7. Acromegalia.

DIAGNÓSTICO

DIAGNÓSTICO DIFERENCIAL

La estenosis del conducto raquídeo lumbar debe distinguirse de otras causas frecuentes de dolor de espalda y pierna; osteoartritis de rodilla o cadera, osteomielitis, absceso epidural, tumores metastásicos, mieloma múltiple, claudicación intermitente secundaria a vasculopatía periférica, neuropatía, escoliosis, hernia del núcleo pulposo, espondilolistesis, Síndrome de la cola de caballo agudo, espondilitis anquilosante, síndrome de Reiter, fibromialgia.

VALORACIÓN

La valoración de la estenosis del conducto raquídeo lumbar comprende una historia detallada, exploración física y técnicas de imagen específicas.

DIAGNÓSTICO POR IMAGEN

- Radiografía de columna lumbar.
- TC de columna lumbosacra: sensibilidad (75-85%), especificidad (80%).
- RM de columna lumbosacra: sensibilidad (80-90%), especificidad (95%).
- Mielografía: sensibilidad (77%), especificidad (72%). La estenosis absoluta se define como un diámetro anteroposterior (AP) del conducto raquídeo <10 mm. Estenosis relativa: 10-12 mm de diámetro AP.
- La TC y la RM pueden evidenciar ambos conductos, central y lateral.

La electromiografía (EMG) y velocidad de conducción neural (VCN) son estudios adicionales especialmente útiles para diferenciar una neuropatía periférica de la estenosis del conducto raquídeo lumbar.

TRATAMIENTO

TRATAMIENTO NO FARMACOLÓGICO

- Fisioterapia.
- Faja lumbar.
- Ejercicios de espalda.
- Fortalecimiento de la musculatura abdominal.
- Ejercicios acuáticos.

TRATAMIENTO AGUDO

- La cirugía está indicada en pacientes con compresión importante de raíces nerviosas, evidenciada mediante RM o TC, además de síntomas incapacitantes que limitan las actividades cotidianas, o una incontinencia vesical e intestinal.
- Los procedimientos quirúrgicos incluyen la laminectomía descompresiva, artrodesis, hemilaminectomía, y facetectomía medial.

TRATAMIENTO CRÓNICO

- El tratamiento conservador con AINE, (ibuprofeno, 800 mg v.o. tres veces al día, naproxeno, 500 mg v.o. dos veces al día) puede proporcionar un alivio sintomático en conjunción con el paracetamol, 1 g v.o. cuatro veces al día.
- Las inyecciones epidurales de corticoides pueden proporcionar un alivio transitorio.

PRONÓSTICO

- Aproximadamente el 20% de los pacientes sometidos a cirugía precisa una nueva operación quirúrgica en menos de 10 años. Casi un tercio de los pacientes sigue teniendo dolor.
- La historia natural de la estenosis del conducto raquídeo lumbar es de progresión lenta. En algunos casos los síntomas mejoran. Aunque no es muy frecuente, puede producirse una compresión medular con incontinencia vesical e intestinal, así como paresias.

DERIVACIÓN

- Los pacientes con estenosis del conducto raquídeo lumbar deben derivarse a un cirujano ortopédico especializado en cirugía de espalda, o a un neurocirujano.
- Las derivaciones a unidades de dolor deberán realizarse si está contraindicada la cirugía, o si el paciente rehúsa someterse a ella.

OTRAS CONSIDERACIONES

COMENTARIOS

Aproximadamente un tercio de los pacientes con claudicación neurógena presenta una vasculopatía periférica concomitante.

La estenosis del conducto raquídeo lumbar no sólo se observa en ancianos, sino que también puede ser una causa frecuente de lumbalgia en jóvenes, lo que merece un estudio.

BIBLIOGRAFÍA RECOMENDADA

Fritz JM et al: Lumbar spinal stenosis: a review of current concepts in evaluation, management, and outcome measurements, *Arch Phys Med Rehabil* 79:700, 1998.

Schonstrom N, Willen J: Imaging lumbar spinal stenosis, *Radiol Clin North Am* 39(1):31, 2001.

Sheehan JM, Shaffrey CI, Jane JA: Degenerative lumbar stenosis: the neurosurgical perspective, *Clin Orthop* 384:61, 2001.

AUTOR: **PETER PETROPOULOS, M.D.**

INFORMACIÓN BÁSICA

DEFINICIÓN

La estenosis mitral es un estrechamiento del orificio de la válvula mitral. La sección transversal de un orificio normal mide de 4 a 6 cm^2. Cuando estás dimensiones llegan a ser inferiores a 2 cm^2 se percibe un soplo audible, Si el orificio se estrecha hasta medir 1 cm^2 la enfermedad se hace crítica y los síntomas se manifiestan con mayor intensidad.

CÓDIGO CIE-9CM
394.0 Estenosis mitral

EPIDEMIOLOGÍA Y DEMOGRAFÍA

- La incidencia de la estenosis mitral a nivel mundial se ha reducido a lo largo de los últimos 30 años (particularmente en los países desarrollados) debido a la reducción del número de casos de fiebre reumática.
- La incidencia de la estenosis mitral es mayor en mujeres.

SÍNTOMAS Y SIGNOS

- Inicialmente disnea de esfuerzo, seguida de ortopnea y disnea paroxística nocturna (DPN).
- Edema pulmonar agudo (puede aparecer al realizar esfuerzos).
- Embolias sistémicas (producidas por estancamiento de la sangre en la aurícula izquierda; puede darse en pacientes con fibrilación auricular asociada).
- Hemoptisis (puede ser consecuencia de una hipertensión pulmonar persistente).
- En pacientes con ritmo sinusoidal norma, ondas A yugulares pronunciadas.
- En la diástole inicial se produce chasquido de apertura: una A_2 corta (<0,07 seg) para abril el intervalo de chasquido es indicativa de estenosis mitral grave.
- Existe ruido mediodiastólico o presistólico apical no radiante.
- S_1 acentuado (por cierre retardado y forzado de la válvula).
- Si se registra hipertensión pulmonar, puede haber un P_2 acentuado y/o soplo decreciente diastólico inicial (soplo de Graham Steell) , producido por insuficiencia pulmonar (se percibe mejor a lo largo del borde esternal izquierdo y puede confundirse con la insuficiencia aórtica.
- Puede registrarse un ruido ventricular derecho palpable en el borde esternal izquierdo.
- Los pacientes con estenosis mitral suelen presentar síntomas de insuficiencia cardíaca izquierda: disnea de esfuerzo, DPN y ortopnea.
- La disfunción ventricular derecha (en sus últimos estadios) puede manifestarse con edema periférico, hígado agrandado y pulsátil y ascitis.

ETIOLOGÍA

- Fibrosis progresiva, cicatrización y calcificación de la válvula.
- Fiebre reumática (causa todavía frecuente en los países en vías de desarrollo) las válvulas cardíacas más comúnmente afectadas en la cardiopatía son (en orden descendente de incidencia) la mitral, la aórtica, la tricúspide y la pulmonar.
- Trastorno congénito (válvula en paracaídas).
- Causas poco frecuentes: fibroelastosis endomiocárdica, síndrome carcinoide maligno, LES.

DIAGNÓSTICO

DIAGNÓSTICO DIFERENCIAL

- Mixoma auricular izquierdo.
- Otras alteraciones valvulares (p. ej, estenosis tricuspídea, insuficiencia mitral).
- Defecto del tabique auricular.

VALORACIÓN

Exploración física y ecocardiografía.

DIAGNÓSTICO POR IMAGEN

- Ecocardiografía:
  1. El hallazgo característico en el ecocardiograma es una marcada reducción de la caída de E a F en la valva anterior de la válvula mitral durante la diástole; también se observa fusión de las comisuras, lo que determina el movimiento anterior de la valva posterior durante la diástole (también puede apreciarse a calcificación de la válvula).
  La ecocardiografía bidimiensional puede determinar con precisión la superficie de la válvula.
- Radiografía de tórax:
  1. Enderezamiento del borde cardíaco izquierdo causado por dilatación del apéndice auricular izquierdo.
  2. Aumento de tamaño auricular izquierdo en la radiografía lateral (que aparece como doble densidad de la radiografía de la AP).
  3. Prominencia de las arterias pulmonares.
  4. Posibles congestión y edema pulmonares (líneas B de Kerley).
- ECG:
  1. Hipertrofia ventricular derecha; desviación del eje derecho, producida por hipertensión pulmonar.
  2. Aumento de tamaño de la aurícula derecha (ondas P dentadas amplias).
  3. Fibrilación auricular.
- Cateterización cardíaca para ayudar a determinar la gravedad de la estenosis mitral y el diagnóstico de las lesiones valvulares y coronarias asociadas. Entre los hallazgos propios de la cateterización se cuentan:

1. Función ventricular izquierda normal.
2. Presiones auricular izquierda y pulmonar elevadas.

TRATAMIENTO

TRATAMIENTO NO FARMACOLÓGICO

Reducción del nivel de actividad en pacientes sintomáticos.

TRATAMIENTO AGUDO

- Médico:
  1. Si el paciente está en fibrilación auricular, se ha de controlar la respuesta de frecuencia con diltiazem, digital o esmolol. Aunque la digital es el fármaco de elección para el control crónico de la frecuencia cardíaca, el diltiazem o el esmolol pueden resultar preferibles cuando se requiere una disminución rápida de dicha frecuencia.
  2. Si la fibrilación auricular es persistente (por ser la aurícula izquierda grande), está indicada la anticoagulación permanente para reducir el riesgo de que se produzca una tromboembolia grave.
  3. La ICC se trata con diuréticos y limitación de la ingesta de sodios.
  4. Se ha de administrar profilaxis antibiótica en los abordajes dentales y quirúrgicos (v. sección V).
- Quirúrgico: la sustitución de la válvula está indicada cuando su orificio es de <0,7 o 0,8 cm^2 o si los síntomas persisten tras aplicar el tratamiento médico óptimo. Si la válvula mitral no está calcificada y se registra una estenosis mitral pura sin enfermedad subvalvular significativa, es posible proceder a comisurotomía.
- La valvulotomía mitral transvenosa percutánea (VMTP) se está convirtiendo en la terapia de elección para muchos pacientes con estenosis mitral que no responden bien al tratamiento médico y, en especial, para los que no son buenos candidatos a cirugía o presentan calcificación de la válvula; la valvulotomía de balón aporta una excelente mejora mecánica, lo que da generalmente lugar a beneficios duraderos.

PRONÓSTICO

- En pronóstico es en general bueno, salvo en los casos de hipertensión pulmonar crónica.
- Las tasas de mortalidad en cirugía de sustitución de la válvula mitral se sitúa entre el 1 y el 5% en la mayor parte de los centros.

AUTOR: **FRED F. FERRI, M.D.**

INFORMACIÓN BÁSICA

DEFINICIÓN

La estenosis tricuspídea es el estrechamiento del orificio de la válvula tricúspide que restringe el vaciado de la aurícula derecha, causando un gradiente de presión diastólica entre la aurícula derecha y el ventrículo derecho.

CÓDIGO CIE-9CM
397.0 Estenosis tricuspídea

EPIDEMIOLOGÍA Y DEMOGRAFÍA

- La estenosis tricuspídea es más frecuente en las mujeres que en los varones, observándose en pacientes de 20 a 60 años.
- La estenosis tricuspídea aparece con más frecuencia en la India que en Estados Unidos.
- En pacientes con cardiopatía reumática, se observa estenosis tricuspídea en la autopsia del 15%, aunque había sido significativa desde un punto de vista clínico en sólo un 5%.
- La estenosis tricuspídea reumática muy raramente aparece en solitario; suele asociarse a valvulopatía mitral y/o aórtica.

SÍNTOMAS Y SIGNOS

- Los pacientes con estenosis tricuspídea grave y sintomática suelen manifestar síntomas de fatiga, distensión abdominal y anasarca. Puede quejarse de dolor en el cuadrante abdominal superior derecho, secundario a hepatomegalia congestiva pasiva por elevación de las presiones venosas sistémicas.
- Se aprecia ingurgitación yugular con una onda prominente junto a una pulsación hepática palpable.
- La pulsación de la aurícula derecha puede palparse a la derecha del esternón, y un *thrill* diastólico a lo largo del borde esternal izquierdo, el cual se reduce con la inspiración.
- Un chasquido de apertura y soplo diastólico se oyen mejor a lo largo del borde esternal izquierdo a nivel del cuarto espacio intercostal, aumentando con la inspiración.

ETIOLOGÍA

La cardiopatía reumática constituye la principal causa de estenosis tricuspídea, al causar la cicatrización de las valvas y la fusión de las comisuras. Este hecho, junto al acortamiento de las cuerdas tendinosas y a la inmovilidad de las valvas, da lugar al estrechamiento del orificio de la válvula tricúspide. Otras causas de estenosis tricuspídea son la estenosis tricuspídea congénita, el mixoma de la aurícula derecha, tumores metastásicos (p. ej., linfoma), síndrome carcinoide, endocarditis por lupus sistémico y endocarditis bacteriana de la válvula tricúspide.

DIAGNÓSTICO

DIAGNÓSTICO DIFERENCIAL

- Atresia tricuspídea congénita.
- Fibrosis endomiocárdica.
- Trombos en la aurícula derecha.
- Pericarditis constrictiva.

VALORACIÓN

- Ecocardiografía (primera elección).
- Radiografía de tórax.
- ECG.
- Angiografía cardíaca en pacientes seleccionados.

DIAGNÓSTICO POR IMAGEN

- La ecocardiografía revela el abombamiento de la valva tricúspide anterior con restricción del movimiento de la punta de dicha valva, además de la reducción de la amplitud de movimiento de las valvas posterior y septal. El Doppler se usa para calcular el gradiente diastólico a lo largo de la válvula tricúspide.
- La radiografía de tórax revela una aurícula derecha aumentada de tamaño y oligohemia pulmonar.
- El ECG en muchos casos mostrará fibrilación auricular secundaria al aumento de tamaño de la aurícula derecha. Sin embargo, en pacientes con ritmo sinusal normal, el ECG mostrará criterios de aumento de tamaño de la aurícula derecha (ondas P altas y agudas >2,5 mm de altura en las derivaciones II, III, o aVF).
- La cateterización cardíaca medirá presiones simultáneas en la aurícula derecha y ventrículo derecho, dado el gradiente que cruza la válvula (gradiente normal <1 mmHg). El área de la válvula tricúspide también puede determinarse (grave: <1 cm^2).

TRATAMIENTO

TRATAMIENTO NO FARMACOLÓGICO

La mayoría de los pacientes con estenosis tricuspídea grave presentará edema periférico, por lo que la restricción de sal es crucial.

TRATAMIENTO AGUDO

- Furosemida, 40 mg al día; incrementándola gradualmente de acuerdo con los síntomas y el edema.
- La digoxina, 0,25 mg al día y warfarina (manteniendo el INR entre 2 y 3) se usa en pacientes que desarrollan fibrilación auricular.

TRATAMIENTO CRÓNICO

- Se ha descrito la dilatación con globo de la válvula tricúspide estenosada tanto en la estenosis tricuspídea reumática como congénita con cierto éxito, aunque la experiencia es limitada y pueden aparecer complicaciones (p. ej., bloqueo cardíaco avanzado, insuficiencia tricuspídea significativa).

- Debe recordarse que la estenosis tricuspídea reumática suele asociarse a enfermedad mitral. La decisión de proceder a la cirugía de estenosis tricuspídea típicamente se toma en el contexto de una valvulopatía mitral importante y sintomática que requiere cirugía, con un gradiente diastólico medio en la válvula tricúspide de >5 mmHg, y con un área de la válvula tricúspide <2 cm^2.
- Las técnicas quirúrgicas frente a la estenosis tricuspídea importante incluyen la comisurotomía cerrada, la comisurotomía abierta, y la sustitución de la válvula tricúspide En general, esto se decide durante la cirugía.
- La sustitución de la válvula tricúspide arroja una alta morbilidad/mortalidad operatoria a los 30 días, 15-20%, además del alto riesgo de formación de trombos.

PRONÓSTICO

No se conoce bien el curso clínico natural de la estenosis tricuspídea grave.

DERIVACIÓN

La estenosis tricuspídea es difícil de diagnosticar, por lo que se recomienda la consulta a un especialista en cardiología.

OTRAS CONSIDERACIONES

COMENTARIOS

- La estenosis tricuspídea reumática casi siempre se asocia a valvulopatía mitral y/o aórtica.
- A diferencia de los pacientes con estenosis mitral, Los pacientes con estenosis tricuspídea típicamente no se quejan de disnea, ortopnea, o disnea nocturna paroxística.

BIBLIOGRAFÍA RECOMENDADA

Chrissos D et al: One-year follow-up of a patient with reversible tricuspid valve stenosis due to lymphomatic mass into the right atrioventriuclar wall, *Echocardiography* 19(7 pt 1):565, 2002.

Krishnamoorthy KM: Balloon dilatation of isolated congenital tricuspid stenosis, *Int J Cardiol* 89(1):119, 2003.

Mehra MR et al: Difficult cases in heart failure: isolated tricuspid stenosis and heart failure: a focus on carcinoid heart disease, *Congest Heart Fail* 9(5):294, 2003.

Raman SV et al: Tricuspid valve disease: tricuspid valve complex perspective, *Curr Prob Cardiol* 27(3):103, 2002.

Roguin A et al: Long-term follow-up of patients with severe rheumatic tricuspid stenosis, *Am Heart J* 136(1):103, 1998.

Waller BF et al: Pathology of tricuspid valve stenosis and pure tricuspid regurgitation—Part I, *Clin Cardiol* 18(2):97, 1995.

Waller BF et al: Pathology of tricuspid valve stenosis and pure tricuspid regurgitation—Part II, *Clin Cardiol* 18(3):167, 1995.

AUTORES: **GAURAV CHOUDHARY, M.D.**, y **WEN-CHIH WU, M.D.**

INFORMACIÓN BÁSICA

DEFINICIÓN

La estomatitis es la inflamación que afecta a las mucosas orales.

SINÓNIMO

Grupo heterogéneo de enfermedades no relacionadas, cada una con su propia designación.

CÓDIGOS CIE-9CM

528.0 Estomatitis
054.2 (herpética)
528.2 (aftosa)
112.0 (moniliásica)

CLASIFICACIÓN

LESIONES BLANCAS: Candidiasis (muguet) Causada por una levadura (*Candida albicans*).

Exploración: material blanquecino con aspecto de requesón que deja una superficie sanguinolenta cuando se retira.

Epidemiología: observada en niños muy pequeños y ancianos, personas con inmunodeficiencia (SIDA, cáncer), personas con diabetes, y pacientes tratados con antibióticos.

Otros:

- Leucoedema: mucosa con apariencia opalescente y traslúcida, que puede recuperar su aspecto normal si se estira. Esta lesión es benigna.
- Nevus blanco espongiforme: pliegues estriados blancos y gruesos que afectan a la mucosa oral. Aparece en la infancia como un rasgo autosómico dominante. Lesión benigna.
- Enfermedad de Darier (queratosis folicular): pápulas blancas a nivel de las encías, mucosa alveolar y dorso de la lengua. También existen lesiones cutáneas (pápulas eritematosas). Herencia autosómica dominante.
- Lesión química: mucosa blanca y muerta.
- Estomatitis nicotínica: paladar blanquecino con pápulas rojas.
- Liquen plano: estrías lineales, reticulares y ligeramente elevadas sobre la mucosa oral. La piel está afectada por pápulas violáceas pruriginosas sobre los brazos y cara interna de los muslos.
- Lupus eritematoso discoide: la lesión se parece al liquen plano.
- Leucoplasia: lesiones blancas que no pueden desprenderse; el 20% son displasias epiteliales premalignas o carcinomas de células escamosas.

- Leucoplasia hirsuta: superficie blanca velluda que no puede desprenderse; observada en infección por VIH, causada por el VEB.

LESIONES ROJAS:

- La candidiasis puede manifestarse con lesiones rojas, en lugar de las de color blanco, más frecuentes (v. «Lesiones blancas»). La glositis romboidal media es una variante crónica.
- Glositis migratoria benigna (lengua geográfica): área de mucosa despapilada atrófica rodeada de un borde queratósico. Lesión benigna, no necesita tratamiento.
- Hemangiomas.
- Histoplasmosis: Parche irregular mal definido de superficie granulomatosa, a veces ulcerado.
- Alergia.
- Anemia: mucosa lingual enrojecida y atrófica observada en la anemia perniciosa.
- Eritroplasia: parche rojo que suele estar causado por una displasia epitelial o un carcinoma epidermoide.
- Lengua quemante (glosopirosis): exploración normal; a veces asociada a traumatismo de la dentadura artificial, anemia, diabetes, deficiencia de vitamina B12, trastornos psicógenos.

LESIONES OSCURAS (MARRONES, AZULES, NEGRAS):

- Lengua saburral: acúmulo de queratina; enfermedad inofensiva que puede tratarse con raspado.
- Lesiones melanóticas: pecas, léntigo, melanoma, síndrome de Peutz-Jeghers, enfermedad de Addison.
- Varices.
- Sarcoma de Kaposi: máculas rojas o púrpuras que aumentan de tamaño formando tumores; observado en pacientes con SIDA.

LESIONES ELEVADAS:

- Papiloma.
- Verruga vulgar.
- Condiloma acuminado.
- Fibroma.
- Épulis.
- Granuloma piógeno.
- Mucocele.
- Quiste de retención.

AMPOLLAS:

- Gingivoestomatitis herpética primaria: Causada por el virus del herpes simple 1 o, con menor frecuencia, 2.

Curso clínico: día 1, malestar, fiebre, cefalea, dolor de garganta, linfadenopatía cervical; días 2 y 3, aparición de vesículas que se transforman en úlceras dolorosas de 2-4 mm de diámetro; duración de hasta 2 semanas.

Herpes intraoral recurrente: raro, las recidivas afectan típicamente sólo al epitelio queratinizado (labios).

- Pénfigo y penfigoide.
- Enfermedad mano-pie-boca: causada por virus coxsackie del grupo A.
- Eritema multiforme.
- Herpangina: causada por virus echo.
- Úlcera traumática.
- Sífilis primaria.
- Pèrleche (o queilitis angular).
- Estomatitis aftosa recurrente (aftas dolorosas).
- Síndrome de Behçet (úlceras aftosas, uveítis, úlceras genitales, artritis y meningitis aséptica).
- Síndrome de Reiter (conjuntivitis, uretritis y artritis con úlceras orales ocasionales).
- Causa desconocida.

Curso clínico: úlceras dolorosas solitarias o múltiples que evolucionan de manera simultánea y curan en 10-14 días. Tanto el tamaño de las lesiones como la frecuencia de las recidivas son variables.

DIAGNÓSTICO

LESIONES BLANCAS: Diagnóstico de candidiasis (muguet): levaduras e hifas elípticas en cultivos de raspados tratados con KOH.

AMPOLLAS:

- Citología exfoliativa.
- Cultivo vírico.
- Inmunofluorescencia para detectar el antígeno herpético.

TRATAMIENTO

LESIONES BLANCAS: Tratamiento de la candidiasis (muguet):

- Tópico, con nistatina o clotrimazol.
- Sistémico, con ketoconazol o fluconazol.

AMPOLLAS:

- De apoyo.
- Considerar el aciclovir.

HERPES INTRAORAL RECURRENTE: Corticoides tópicos sistémicos en casos graves.

BIBLIOGRAFÍA RECOMENDADA

Allen CM, Blozis GG: Oral mucosal lesions. In Cummings CW (ed): *Otolaryngology: head and neck surgery,* ed 2, St Louis, 1992, Mosby.

AUTOR: **TOM J. WACHTEL, M.D.**

INFORMACIÓN BÁSICA

DEFINICIÓN

El estrabismo es una afección ocular en la que los ejes visuales de los ojos no son paralelos en la posición primaria o en la que un ojo no sigue al otro a lo largo de las diferentes posiciones de la mirada.

SINÓNIMOS

Esotropía.
Exotropía.
Movimiento ocular restrictivo.

CÓDIGO CIE-9CM
378.9 Estrabismo

EPIDEMIOLOGÍA Y DEMOGRAFÍA

INCIDENCIA (EN EE.UU.): 2% de los niños.
PREDOMINIO POR SEXOS: Ninguno.
PREDOMINIO POR EDADES: Desde el nacimiento hasta los 5 años de edad.
INCIDENCIA MÁXIMA: Infancia.
GENÉTICA: Ninguna conocida.

SÍNTOMAS Y SIGNOS

- Pérdida de la visión combinada de ambos ojos, cada uno de los cuales enfoca de manera independiente (fig. 1-111).
- Ambliopía.

ETIOLOGÍA

- Muchos casos son congénitos.
- Los casos acomodativos aparecen más tarde, al enfocar.
- Rara vez existe una enfermedad neurológica o errores graves de refracción.
- Frecuentemente hereditario, con mayor frecuencia hipermetropía.

DIAGNÓSTICO

DIAGNÓSTICO DIFERENCIAL

- Medida de la posición y movimiento oculares.
- Prueba de visión.
- Errores de refracción.
- Tumores del SNC.
- Tumores orbitales.
- Disfunción encefálica y del SNC.

VALORACIÓN

- Exploración ocular.
- Campimetría.
- RM para descartar tumores si aparece de forma tardía sin causa aparente.

PRUEBAS DE LABORATORIO

En general, innecesarias.

DIAGNÓSTICO POR IMAGEN

Necesario sólo si existen otros hallazgos neurológicos.

TRATAMIENTO

TRATAMIENTO NO FARMACOLÓGICO

- Gafas.
- Parches: mejor entre los 3-7 años de edad; la visión mejora más a los 3-6 meses.
- Prismas.
- Atropina: idéntica a los parches, en general, aunque estos últimos pueden dar mejor resultado en casos resistentes.

TRATAMIENTO CRÓNICO

- Gafas.
- Alternar el parche en cada ojo.
- Cirugía.
- Prismas.

PRONÓSTICO

- Cuanto más precoz sea el tratamiento, mayor será la probabilidad de que el niño tenga una visión normal en ambos ojos.
- Después de los 7 años, la pérdida visual suele ser permanente por la ambliopía.

DERIVACIÓN

- Precoz, para la completa rehabilitación cosmética y funcional del ojo.
- A un oftalmólogo para el tratamiento (en general).

OTRAS CONSIDERACIONES

COMENTARIOS

- Los niños con estrabismo desarrollan una baja autoestima y reciben un tratamiento diferente por parte de los otros niños y adultos. El tratamiento precoz es más beneficioso en niños de corta edad.
- Si se trata adecuadamente, esta afección, fácilmente reconocible y tratable, evolucionará a una visión normal.
- Si no se trata, puede dar lugar a una pérdida de la visión en un ojo (ambliopía).

BIBLIOGRAFÍA RECOMENDADA
Kushmer BJ: Recently acquired diploxin in adults with long-standing strabismus, *Arch Ophth* 119(12):1795, 2001.
Mims JL: Strabology report of the 30th annual meeting of the Am Assoc for Ped Ophthalmol and Strabismus, Washington, DC, March 27-31, 2004, *Binocul Vis Strabismus Q* 19(2):98, 2004.
Rubin SE: Management of strabismus in the first year of life, *Pediatr Ann* 30(8):474, 2001.
Ziakas NG: A study of heredity as a risk factor in strabismus eye, 16(5):519, 2002.

AUTOR: **MELVYN KOBY, M.D.**

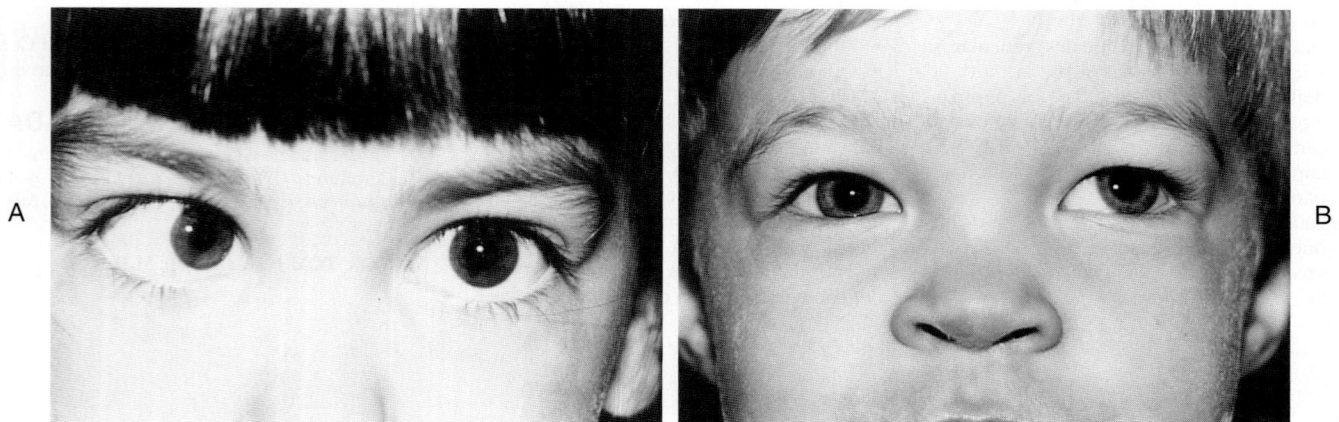

FIGURA 1-111 A, Obsérvese la desviación nasal del ojo derecho con la reflexión corneal de la luz desplazada en sentido temporal en el ojo derecho y centrada en la pupila izquierda, lo que indica una esotropía. **B,** Estrabismo divergente del ojo izquierdo, que define una exotropía. (De Hodkelman [ed.]: *Primary pediatric care*, 3.ª ed., St. Louis, 1997, Mosby.)

INFORMACIÓN BÁSICA

DEFINICIÓN

La exposición a la radiación ionizante puede provocar lesiones radioinducidas. Los radionucleidos representan un peligro para el ser humano a través de las partículas emitidas durante la desintegración radiactiva. Estas partículas pueden dañar estructuras celulares y causar una mutación, cáncer, o la muerte celular.

PRINCIPIOS DE RADIACTIVIDAD, DEFINICIONES ADICIONALES:

Partículas de las radiaciones.

- Fotones: partículas sin masa que viajan a la velocidad de la luz y componen la radiación electromagnética. Su longitud de onda determina su energía; a mayor longitud de onda, mayor energía. En orden de mayor a menor energía, se denominan gamma, rayos X, ultravioletas, luz visible, infrarrojos y microondas. Los rayos X comprenden un espectro de longitudes de onda, mientras que los rayos gamma poseen una longitud de onda característica del material radiactivo que los produce. Los rayos X y gamma son altamente penetrantes.
- Las partículas β son electrones. Pueden emitirse durante la desintegración de un radionucleido (átomo). Los positrones (electrones con carga positiva) también pueden producirse en las desintegraciones radiactivas. Las partículas β son menos penetrantes que los rayos X y los gamma, aunque a pesar de eso pueden recorrer varios centímetros en los tejidos humanos. Así y todo, su principal efecto tóxico se produce por inhalación.
- Las partículas α son núcleos de helio (2 protones y 2 neutrones) desprovistos de sus electrones. Son detenidos por la ropa; por consiguiente, necesitan ser «incorporados» para causar problemas de salud.
- Los neutrones se liberan durante la fisión nuclear, no durante la desintegración natural de los radionucleidos. Pueden transformar a un átomo estable en radiactivo por colisión (p. ej., durante la lluvia radiactiva).
- Los rayos cósmicos son haces de electrones, protones, y partículas procedentes del espacio exterior. La mayor parte de su energía se disipa en la atmósfera terrestre.
- Radiación ionizante es cualquier radiación con suficiente energía como para dividir al átomo o molécula con el que colisiona. Éste es el mecanismo de toxicidad de la radiación.
- La radiación no ionizante posee una energía insuficiente para romper los átomos; aunque puede producirse suficiente energía en forma de calor que cause una lesión tisular localizada.

- Desintegración radiactiva: proceso de transformación de los núcleos inestables en núcleos más estables a través de la emisión de varias partículas. La desintegración se describe a través de la semivida, característica de cada radioisótopo.
- Unidades de medida de la radiación:
  1. Roentgen: cantidad de radiación a la que se expone un objeto.
  2. Rad (dosis absorbida de radiación) y Gray (Gy, el mismo concepto en el Sistema Internacional): cantidad de radiación absorbida por el tejido (1 Gy = 100 Rad).
  3. Rem *(roentgen equivalent man)* y Sievert (Sv, el mismo concepto en el Sistema Internacional): medida que estandariza la cantidad de daño celular producida por diferentes tipos de radiación. Un Rem (0,01 Sv) es la dosis de radiación que produce una lesión equivalente a un rad de rayos X.

IRRADIACIÓN, CONTAMINACIÓN, E INCORPORACIÓN:

- Irradiación: exposición a la radiación ionizante.
- Contaminación: objeto o persona cubiertos por una sustancia radiactiva.
- Incorporación: exposición a un radionucleido por inhalación, ingestión, infusión intravenosa, o percutánea.

EFECTOS ESTOCÁSTICOS DE LA RADIACIÓN IONIZANTE:

Cualquier dosis de radiación ionizante puede alterar el ADN, causando mutaciones o cambios carcinogénicos que pueden tardar años en expresarse. No existe una dosis umbral, y el efecto es acumulativo. Los efectos estocásticos de la radiación suelen producirse con exposiciones bajas aunque prolongadas.

EFECTOS DETERMINISTAS DE LA RADIACIÓN IONIZANTE:

La dosis de radiación es suficiente para matar a las células; a mayor dosis, mayor es el número de células muertas, y mayor el impacto sobre un sistema orgánico. Los efectos deterministas de la radiación son la consecuencia de una elevada exposición de todo el cuerpo.

CÓDIGO CIE-9CM
990 Exposición a la radiación

SÍNTOMAS Y SIGNOS

SÍNDROME DE IRRADIACIÓN AGUDO:

Sigue a una exposición alta, de todo el cuerpo, de 2 Sv o más (500 veces la exposición anual media).

Secuencia de fenómenos: cuatro fases:

- Fase 1: comienzan las náuseas y vómitos a los pocos minutos u horas, y duran varias horas o unos pocos días, dependiendo de la dosis.
- Fase 2: latente (asintomática), dura varios días a semanas, de nuevo dependiendo de la dosis.

- Fase 3: de la tercera a la quinta semanas tras la exposición: dolor abdominal, diarrea, pérdida de cabello, hemorragias, infecciones. Durante esta etapa, pueden coexistir varios síndromes, superponiéndose o sucediéndose de forma secuencial:
  1. Síndrome del SNC: fiebre, ataxia, apatía, letargia, y convulsiones.
  2. Síndrome cardiovascular (CV): arritmias, hipotensión, lesión miocárdica.
  3. Síndrome GI: anorexia, náuseas, vómitos, diarrea, deshidratación, sobreinfección, y sepsis.
  4. Síndrome hematopoyético: pancitopenia con diátesis hemorrágica y sepsis.
  5. Neumonitis que evoluciona a fibrosis pulmonar.
  6. Cualquiera de los síndromes puede causar la muerte.
- Fase 4: recuperación, que dura de semanas a meses.

ESTIMACIÓN DE LA DOSIS Y PRONÓSTICO:

Puesto que la radiación a menudo es mixta y que las distintas partes del organismo pueden exponerse a diferentes cantidades de radiación, es difícil de estimar la dosis recibida durante la exposición. Por consiguiente, suele ser el propio síndrome de irradiación agudo el que facilita el pronóstico. Con dosis inferiores a 3 Sv, un recuento linfocitario >1.200 / mm^3 a las 48 h representa un pronóstico favorable; si el recuento es <1.200 / mm^3, la dosis podría ser letal, lo que justifica un tratamiento médico más agresivo. Una caída en el número de granulocitos o plaquetas también denota una exposición grave. Los pacientes expuestos a menos de 2 Sv sobrevivirán sin atención médica o acaso con un tratamiento mínimo. Los pacientes expuestos de 2 a 5 Sv probablemente sobrevivan con el tratamiento médico. Se puede sobrevivir a una dosis de 5 a 20 Sv. Las dosis superiores a 20 Sv son supraletales, de modo que el paciente muere a las 24-48 h por un síndrome del SNC o CV. En el accidente del reactor nuclear de Chernobyl, la mortalidad fue del 33% entre los que recibieron de 4 a 6 Sv y del 95% en aquéllos que recibieron de 6 a 16 Sv. Si se expresa en unidades Gy:

- Exposición <1 Gy: la supervivencia es casi segura.
- Exposición de 1 a 2 Gy: supervivencia del 90%.
- Exposición de 2 a 3,5 Gy: supervivencia probable.
- Exposición de 3,5 a 5,5 Gy: supervivencia del 50%.
- Exposición de 5,5 a 10 Gy: muerte probable.
- Exposición >10 Gy: muerte segura.

CARCINOGÉNESIS:

La incidencia de leucemia y cánceres de mama, pulmón y tiroides aumenta tras la exposición a radiaciones ionizantes. Se trata de un efecto estocástico que puede aparecer con o sin antecedentes de un síndrome de irradiación agudo.

ETIOLOGÍA

FUENTES DE RADIACIÓN:

- Natural:
  1. Radón (viviendas y minería).
  2. Cósmica
  3. Terrestre.
  4. Ingesta (alimentos).
- Industrial:
  1. Diagnóstico con rayos X.
  2. Medicina nuclear.
  3. Productos de consumo.
  4. Ocupacional (p. ej., energía nuclear).
  5. Armamento.

TRATAMIENTO

- Descontaminación:
  1. En el lugar de la exposición a menos que sigan produciéndose emisiones de radiación.
  2. Retirar toda la ropa (tratándola como residuo radiactivo).
  3. Lavar al paciente con agua y jabón. Manipular el agua empleada como residuo radiactivo.
  4. Limpiar cualquier herida abierta.
  5. Dependiendo de la situación, debería alertarse al servicio local de emergencias para que tome medidas adicionales, como la evacuación.
- Tratamiento del síndrome de irradiación agudo:
  1. Colocar una vía i.v.
  2. Controlar la vía respiratoria si es necesario.
  3. Tratar las quemaduras
  4. Identificar y tratar otras lesiones.
  5. Proporcionar analgesia.
  6. Administrar antieméticos (p. ej., ondansetrón).
  7. Controlar la hemorragia y transfundir si es necesario.
  8. Diagnosticar y tratar la sepsis.
  9. Considerar factores estimulantes de colonias.
  10. Considerar el trasplante de médula ósea.

BIBLIOGRAFÍA RECOMENDADA

Rella J: Radiation. In Goldfrank LR et al (eds): *Toxicologic emergencies,* ed. 7, New York, 2002, McGraw-Hill.

Turai I et al: Medical response to radiation incidents and radionuclear threats, *Br Med J* 4:247, 2004.

Waselenko JK et al: Medical management of the acute radiation syndrome, *Ann Intern Med* 140:1037, 2004.

AUTOR: **TOM J. WACHTEL, M.D.**

INFORMACIÓN BÁSICA

DEFINICIÓN

La eyaculación precoz es un problema persistente o recurrente en el que un hombre experimenta un orgasmo o eyaculación en las primeras fases del contacto sexual y antes de que lo desee. Otras definiciones han hecho hincapié en el tiempo que pasa tras la penetración (con duraciones de 30 segundos a varios minutos), el número de penetraciones o la tasa de satisfacción de la pareja. Sin embargo, no puede aplicarse ninguna medida absoluta para la diversa cantidad de hombres que presentan este problema.

SINÓNIMOS

Eyaculación rápida.
Eyaculación temprana.
Control inadecuado de la eyaculación.

CÓDIGOS CIE-9CM
F52.4 Eyaculación precoz
(DSM-IV Código 302.75)

EPIDEMIOLOGÍA Y DEMOGRAFÍA

PREVALENCIA (EN EE.UU.): Del 7 al 40% de los hombres adultos.
DISTRIBUCIÓN POR EDADES: Ninguna definida.
INCIDENCIA MÁXIMA: Adolescentes y adultos jóvenes.
GENÉTICA: No ha podido indentificarse ningún factor genético.

SÍNTOMAS Y SIGNOS

- Queja de eyaculación antes, durante o poco después de la penetración.
- Con frecuencia ansiedad asociada que se relaciona con la actividad sexual o con un trastorno de ansiedad más generalizado.
- Eyaculación precoz secundaria a un trastorno médico asociado frecuentemente con poca ansiedad, poco deseo y/o insuficiencia eréctil.

ETIOLOGÍA

- Cada vez se piensa más que es un fenómeno neurobiológico.
- Diferentes enfoques teóricos que hacen hincapié en la ansiedad relacionada con el resultado o interacciones personales, conceptos conductuales de esperanzas aprendidas relacionados con experiencias previas o gran aumento de la sensibilidad del pene.

- Los factores orgánicos contribuyen en algunos individuos (p. ej., traumatismo o cirugía abdominal o pélvico, neuropatías o patología urológica como uretritis prostática).
- Han surgido pruebas de que la eyaculación precoz se relaciona con la neurotransmisión serotoninérgica.

DIAGNÓSTICO

DIAGNÓSTICO DIFERENCIAL

- En un 25% de los hombres con problemas de eyaculación precoz, la pareja es anorgásmica.
- En los adolescentes jóvenes, la eyaculación precoz puede deberse normalmente a una suma excitación.

VALORACIÓN

- Historia clínica con un énfasis específico en las actividades y creencias sexuales.
- Los factores que deben valorarse incluyen la evaluación subjetiva del paciente, el grado de satisfacción sexual y el sentido del control.
- Información colateral de la pareja sexual cuando sea posible.
- Historia clínica adicional sobre antecedentes de cirugía, traumatismos y síntomas micológicos.
- Antecedentes de fármacos prescritos y drogas (p. ej., antidepresivos, alcohol, opiáceos).

PRUEBAS DE LABORATORIO

Análisis de orina y urocultivo después de masaje prostático para descartar infección prostática.

DIAGNÓSTICO POR IMAGEN

No está indicado de manera habitual.

TRATAMIENTO

TRATAMIENTO NO FARMACOLÓGICO

- Intervenciones conductuales y psicoterapéuticas: estrictamente guiadas por un enfoque teórico específico; frecuentes datos inadecuados como para sugerir la superioridad de cualquier enfoque particular.

- El uso de preservativos puede reducir la sensibilidad del pene.
- El uso de la «técnica de pausa-compresión» (en la que se aplica una presión moderada de 4 segundos en el frenillo para reducir la urgencia eyaculatoria) o la «técnica parada-inicio» puede ser útil para algunos pacientes.

TRATAMIENTO GENERAL

- Los anestésicos tópicos aumentan la latencia eyaculatoria.
- Los ansiolíticos (benzodiazepinas) pueden ser útiles en individuos con ansiedad.
- Se ha encontrado que los inhibidores selectivos de la recaptación de serotonina y la clomipramina retrasan el orgasmo en los hombres.
- El tratamiento agudo con ISRS no es tan eficaz como el uso crónico.
- El sildenafilo puede ser superior a los antidepresivos para retrasar la eyaculación.

PRONÓSTICO

- La eyaculación precoz es con frecuencia un problema crónico de por vida.
- Hay una mejora gradual con la edad, pero con frecuencia es un problema crónico, de por vida, con pocas remisiones espontáneas.

DERIVACIÓN

La terapia sexual conductual o la psicoterapia puede ser útil para el urólogo si está indicada una infección prostática.

BIBLIOGRAFÍA RECOMENDADA

Bullard D, Caplan H: Sexual Problems. In Feldman MD, Christensen JF (eds): *Behavioral Medicine in Primary Care*, ed 2, New York, 2003, McGraw Hill.
Waldruger MD, Olivier B: Utility of selective serotonin reuptake inhibitors in premature ejaculation, *Curr Opin Investig Drugs* 5(7):743, 2004.

AUTOR: **MITCHELL D. FELDMAN, M.D., M.PHIL.**

INFORMACIÓN BÁSICA

DEFINICIÓN

La faringitis/amigdalitis es una inflamación de la faringe o las amígdalas.

SINÓNIMO

Anginas.

CÓDIGO CIE-9CM
462 Faringitis

EPIDEMIOLOGÍA Y DEMOGRAFÍA

PREDOMINIO POR SEXOS: Mujeres = varones.

DISTRIBUCIÓN POR EDADES:
- Afectación de todas las edades.
- La faringitis estreptocócica es la más frecuente entre los niños en edad escolar.

INCIDENCIA MÁXIMA: Finales del invierno/comienzos de primavera (infecciones por estreptococo del grupo A).

GENÉTICA:

Infección neonatal: La faringitis por debajo de la edad de 3 años es casi siempre de etiología viral.

SÍNTOMAS Y SIGNOS

- Faringe:
  1. Puede ser normal o presentar un eritema intenso.
  2. La hipertrofia y los exudados amigdalinos se ven con frecuencia pero no indican etiología.
- Infección viral:
  1. Rinorrea.
  2. Conjuntivitis.
  3. Tos.
- Infección bacteriana, especialmente por *Streptococcus* grupo A:
  1. Fiebre alta.
  2. Signos sistémicos de infección.
- Herpes simple o infección por enterovirus: vesículas.
- Infección estreptocócica:
  1. Complicaciones infrecuentes:
     a. Escarlatina.
     b. Fiebre reumática.
     c. Glomerulonefritis aguda.
  2. Extensión de la infección: absceso amigdalino, parafaríngeo o retrofaríngeo que se presenta con dolor intenso, fiebre elevada y trismos.

ETIOLOGÍA

- Virus:
  1. Virus respiratorio sincitial.
  2. Virus de la gripe A y B.
  3. Virus de Epstein-Barr.
  4. Adenovirus.
  5. Herpes simple.
- Bacterias:
  1. *Streptococcus pyogenes.*
  2. *Neisseria gonorrhoeae.*
  3. *Arcanobacterium haemolyticum.*
- Otros microorganismos:
  1. *Micoplasma pneumoniae.*
  2. *Chlamydia pneumoniae.*

DIAGNÓSTICO

DIAGNÓSTICO DIFERENCIAL

- Dolor de garganta asociado a granulocitopenia, tiroiditis.
- Hipertrofia amigdalina asociada a linfoma.
- La sección II describe el diagnóstico diferencial del dolor faríngeo.

VALORACIÓN

- Cultivo de frotis faríngeo para descartar *S. pyogenes*, *N. gonorrhoeae* (requiere un medio específico de transporte).
- Prueba rápida de antígeno estreptocócico (el cultivo debería realizarse si la prueba rápida es negativa).
- Monospot.

PRUEBAS DE LABORATORIO

- HC con recuento diferencial:
  1. Puede contribuir a apoyar el diagnóstico de infección bacteriana.
  2. Se sugiere infección estreptocócica si leucocitosis >15.000/mm^3.
- Rara vez se requieren cultivos virales y estudios serológicos.

DIAGNÓSTICO POR IMAGEN
Rara vez indicado.

TRATAMIENTO

TRATAMIENTO NO FARMACOLÓGICO

- Líquidos.
- Gárgaras con agua salada.

TRATAMIENTO AGUDO

- Aspirina (paracetamol en los niños).
- Si se sospecha o se demuestra infección estreptocócica:
  1. Penicilina V 500 mg v.o. dos veces al día durante 10 días o penicilina benzatina 1,2 millones U i.m. dosis única (adultos).
  2. Eritromicina 500 mg v.o. dos veces al día o 250 mg cuatro veces al día durante 10 días en caso de alergia a la penicilina.
- Si se sospecha o se demuestra infección gonocócica: ceftriaxona 250 mg i.m. dosis única.

TRATAMIENTO CRÓNICO

- Las infecciones estreptocócicas recurrentes son frecuentes y pueden representar una reinfección a partir de otros convivientes.
- No existen pruebas concluyentes procedentes de ensayos clínicos aleatorizados de que la amigdalectomía sea superior al tratamiento antibiótico para la amigdalitis recurrente en adultos.

DERIVACIÓN

- Al otorrinolaringólogo:
  1. Si se sospecha absceso periamigdalino u otro.
  2. Si persiste la hipertrofia amigdalina.
- Al especialista en enfermedades infecciosas si se sospecha un microorganismo inusual.

OTRAS CONSIDERACIONES

COMENTARIOS
Debería evitarse el tratamiento antibiótico, a menos que se sospeche o demuestre etiología bacteriana, sobre todo en adultos.

BIBLIOGRAFÍA RECOMENDADA

Bisno AL: Acute pharyngitis, *N Engl J Med* 344:205, 2001.

McKerrow W: Tonsillectomy versus antibiotics, *Clin Evid Concise* 7:88, 2002.

Snow V et al: Principles of appropriate antibiotic use for acute pharyngitis in adults, *Ann Intern Med* 134:506, 2001.

Vincent M et al: Pharyngitis, *Am Fam Physician* 69:1465, 2004.

AUTOR: **JOSEPH R. MASCI, M.D.**

INFORMACIÓN BÁSICA

DEFINICIÓN

La fascitis eosinófila es una enfermedad inflamatoria de la piel y del tejido subcutáneo poco común que se caracteriza al principio por dolor, hinchazón y eosinofilia periférica. Esta alteración comienza en una extremidad o en el tronco con eritema y edema, y más adelante puede progresar a una esclerosis de la dermis y fascia subcutánea y a contracturas.

SINÓNIMO

Síndrome de Shulman.

CÓDIGO CIE-9CM
728.89 Fascitis

EPIDEMIOLOGÍA Y DEMOGRAFÍA

- Afecta a hombres y mujeres por igual.
- La enfermedad se presenta con más frecuencia en la cuarta y quinta décadas de la vida.

SÍNTOMAS Y SIGNOS

- La presentación inicial consiste en hinchazón y dolor con o sin eritema.
- Las extremidades suelen afectarse simétricamente.
- Las extremidades superiores se afectan con más frecuencia que las inferiores.
- El rostro, los dedos de la mano y los dedos del pie suelen no afectarse.
- La piel puede aparecer con ondas profundas, con una textura de piel de naranja («peau d'orange»).
- Cuando la extremidad está elevada pueden verse venas hundidas (fig. 1-112).
- El signo de las estrías marca los bordes de los diferentes grupos musculares.
- La artritis se presenta en el 40% de los casos.
- Las complicaciones crónicas son el síndrome del túnel carpiano, que se observó en el 23% de los pacientes en una serie, y contracturas de flexión.
- Las anomalías hematológicas aparte de la eosinofilia están presentes en el 10% de los casos. Esto incluye anemia aplásica, trombocitopenia amegacariocítica, trastornos mieloproliferativos, síndrome mielodisplásico, leucemia, linfoma y mieloma múltiple.
- La resolución espontánea o recuperación se informa después de 2-5 años.

ETIOLOGÍA

- La etiología no está clara. Se plantea como hipótesis un defecto en la inmunidad humoral como causa de la enfermedad.
- Los niveles altos de IgG policlonales e inmunocomplejos se han asociado a la enfermedad.

DIAGNÓSTICO

DIAGNÓSTICO DIFERENCIAL

- Esclerosis sistémica o localizada.
- Trastornos similares a la esclerodermia.
- Esclerosis provocada por sustancias químicas.
- Liquen escleroso y atrófico generalizado.
- Síndrome de eosinofilia-mialgia.
- Enfermedad de injerto contra huésped.
- Porfiria cutánea tarda.
- Borreliosis crónica de Lyme.

VALORACIÓN

- Exploración física para confirmar la distribución característica.
- Se debe considerar la biopsia de médula ósea para descartar la neoplasia hematológica.
- La ecografía y RM pueden ser útiles para detectar el engrosamiento de la fascia.

PRUEBAS DE LABORATORIO

- Eosinofilia periférica hasta un 70%.
- Velocidad de sedimentación globular elevada (29%).
- Hipergammaglobulinemia (35%).
- En ocasiones trombocitopenia y anemia.

BIOPSIA PROFUNDA DE TEJIDO

La biopsia cutánea que penetra al músculo es óptima para el diagnóstico:

- La epidermis suele ser normal.
- La dermis puede demostrar inflamación leve con linfocitos, histiocitos, células plasmáticas y eosinófilos con algo de fibrosis.
- Los tejidos subcutáneos muestran inflamación moderada y esclerosis de tabiques gruesos.
- El músculo muestra infiltrado de células inflamatorias mixtas perivascular.

TRATAMIENTO

- Aunque no hay ensayos controlados, los esteroides orales son eficaces en muchos pacientes, pero la duración y el alcance de la disminución de los síntomas son variables.
- También se han utilizado metotrexato y cimetidina.
- En ocasiones se requiere cirugía para disminuir las contracturas y mantener la función.

PRONÓSTICO

El pronóstico es por lo general bueno, con recuperación espontánea frecuente y respuesta a los esteroides. Sin embargo, el 10% puede desarrollar discrasia sanguínea y las contracturas son frecuentes.

DERIVACIÓN

Puede ser necesaria la derivación a dermatología para un diagnóstico definitivo (biopsia). La alteración funcional requiere evaluación quirúrgica.

BIBLIOGRAFÍA RECOMENDADA

Costenbader KH et al: Eosinophilic fasciitis presenting as pitting edema of the extremities, Am J Med 111(4):318, 2001.
Lakhanpal S et al: Eosinophilic fasciitis: clinical spectrum and therapeutic response in 52 cases, *Semin Arthritis Rheum* 17(4):221, 1988.

AUTORES: **JAMES J. NG, M.D.** y **ETSUKO AOKI, M.D., PH.D.**

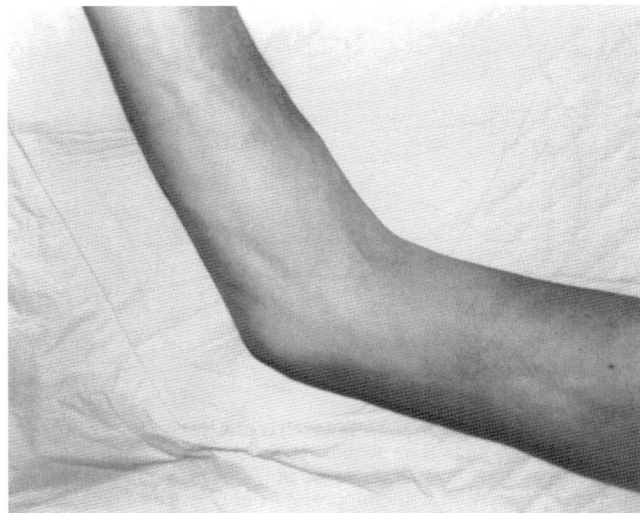

FIGURA 1-112   Fascitis eosinófila. Este carnicero de 29 años de edad tuvo que dejar de trabajar debido a una induración dolorosa generalizada de su piel. Los dedos no estaban afectados. Cuando levantaba los antebrazos, las venas colapsadas aparecían como surcos (el «signo de los surcos»), lo cual es patognomónico de la fascitis. Cuatro años después su enfermedad disminuyó dejando contracturas articulares. (De Canoso J: *Rheumatology in primary care*, Filadelfia, 1997, WB Saunders.)

INFORMACIÓN BÁSICA

DEFINICIÓN

La fascitis plantar es una inflamación dolorosa frecuente o una degeneración de la fascia plantar, un tejido que se extiende desde el calcáneo hasta las falanges proximales de cada dedo.

SINÓNIMOS

Síndrome del talón doloroso.
Espolón doloroso del talón.

CÓDIGOS CIE-9CM
728.71 Fascitis plantar
726.73 Espolón calcáneo

EPIDEMIOLOGÍA Y DEMOGRAFÍA

EDAD DE MÁXIMA PREVALENCIA: Edad media de la vida.
DISTRIBUCIÓN POR SEXOS: Varones = mujeres.
Bilateral en el 10-20% de los casos.

SÍNTOMAS Y SIGNOS

- El dolor es característicamente peor al levantarse tras un período de reposo; el «calentamiento» con frecuencia disminuye el dolor.
- Dolor local en el lugar afectado, generalmente el tubérculo medial del calcáneo, en ocasiones en la mitad de la fascia.
- El dolor se desencadena a veces por la dorsiflexión pasiva de los dedos y el tobillo, lo cual estira la fascia plantar.
- Puede haber tensión en el tendón de Aquiles.

ETIOLOGÍA

- Indeterminada.
- Inflamación, desgarros microscópicos y/o degeneración.
- La función del osteofito de tracción calcáneo (espolón) es incierta.
- Puede asociarse a la tensión en el tendón de Aquiles.

DIAGNÓSTICO

DIAGNÓSTICO DIFERENCIAL

- Otras tendinitis regionales.
- Fractura por estrés.
- Síndrome del túnel tarsiano.
- Tumor, infección.

DIAGNÓSTICO POR IMAGEN

Puede existir un osteofito de tracción o una mínima calcificación del tejido blando en la radiografía simple. Generalmente no se requieren otros estudios.

TRATAMIENTO

- Restricción sensible de la actividad.
- Ejercicios suaves de estiramiento.
- AINE.
- Inyecciones locales de esteroides/lidocaína (fig. 1-113).
- Elevación del talón.
- Férula nocturna, férula de yeso diurna.

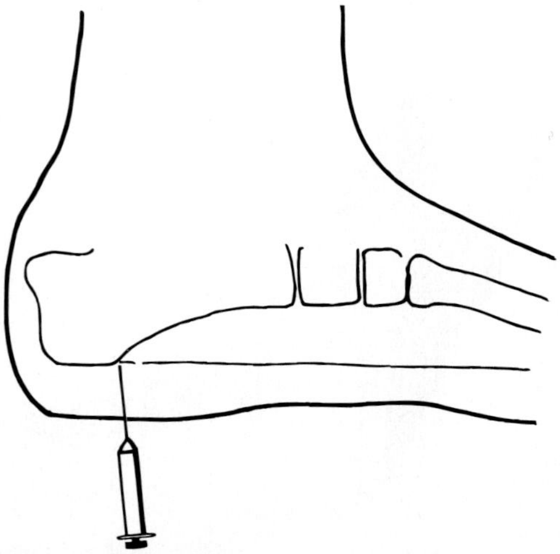

PRONÓSTICO

El trastorno generalmente es autolimitado, aunque la recuperación completa puede tardar 1-2 años.

DERIVACIÓN

- Si los síntomas no responden al tratamiento médico.
- Para considerar tratamiento quirúrgico (liberación de la fascia plantar, resección del osteofito).

OTRAS CONSIDERACIONES

COMENTARIOS

- Las diferentes almohadillas y protectores de talón son generalmente ineficaces porque es el estiramiento y no el apoyo del talón la causa probable de este trastorno.
- Rara vez es necesaria una intervención quirúrgica.
- El tratamiento con onda corta no tiene un beneficio demostrado.

BIBLIOGRAFÍA RECOMENDADA

Aldridge J: Diagnosing heel pain in adults, *Am Fam Physician* 70:332, 2004.
Bachbinder R et al: Ultrasound-guided extracorporeal shockwave therapy for plantar fasciitis, *JAMA* 288:1364, 2002.
Bachbinder R: Plantar fasciitis, *N Engl J Med* 350:2159, 2004.
DiGiovanni BF et al: Tissue specific plantar fascia stretching exercises enhances outcomes in patients with chronic heel pain, *J Bone Joint Surg* 85:1270, 2003.
Haake M et al: Extra-corporeal shockwave therapy for plantar fasciitis: randomized controlled multicentre trial, *Br Med J* 327:75, 2003.
Riddle DL et al: Risk factors for plantar fasciitis: a matched case-control study, *J Bone Joint Surg* 85:872, 2003.
Rompe JD et al: Evaluation of low-energy extracorporeal shockwave application for chronic plantar fasciitis, *J Bone Joint Surg* 84(A):335, 2002.
Young CC et al: Treatment of plantar fasciitis, *Am Fam Physician* 63:467, 2001.

AUTOR: **LONNIE R. MERCIER, M.D.**

FIGURA 1-113 Punto de inyección para la fascitis plantar. La inyección debería realizarse a través de la planta del pie, en la zona de máximo dolor. Debería utilizarse una aguja de calibre 25 o 27 y los fármacos deberían inyectarse lentamente, ya que puede ser doloroso. El volumen total no debería ser superior a 1,5 ml. (De Mercier L: *Practical orthopedics*, 5.ª ed., St. Louis, 2002, Mosby.)

INFORMACIÓN BÁSICA

DEFINICIÓN

El fenómeno de Raynaud es un trastorno vasoespástico que suele afectar a las arterias digitales. Se desencadena por la exposición a bajas temperaturas o por cansancio emocional, y se manifiesta por una decoloración trifásica de los dedos de manos o pies.

SINÓNIMOS

Fenómeno de Raynaud primario o enfermedad de Raynaud.
Fenómeno de Raynaud secundario.

CÓDIGOS CIE-9CM
443.0 Síndrome de Raynaud, enfermedad de Raynaud, fenómeno de Raynaud (secundario)
785.4 Si existe gangrena

EPIDEMIOLOGÍA Y DEMOGRAFÍA

- El fenómeno de Raynaud (ya sea primario [idiopático] o secundario [ver «Etiología»]) se observa en el 5-20% de la población.
- El fenómeno de Raynaud primario es más frecuente que el secundario en EE.UU. y afecta a mujeres más a menudo que a varones (4:1) y a jóvenes (<40 años de edad) más que a mayores.
- De acuerdo con el NIH, cerca del 75% de los casos se producen en mujeres de 15-40 años.
- El 5-15% de los pacientes con sospecha de Raynaud primario desarrollará una causa secundaria (con frecuencia esclerodermia o síndrome CREST).

SÍNTOMAS Y SIGNOS

- La manifestación clásica es el cambio trifásico de color como respuesta a la exposición al frío, que puede acompañarse o no de dolor (fig. 1-114):

1. Palidez de los dedos causada por el vasoespasmo.
2. Coloración azulada (cianosis) secundaria a la sangre venosa desaturada.
3. Enrojecimiento (rubor) con o sin dolor y parestesias cuando remite el vasoespasmo y la sangre vuelve a los dedos.

- Los cambios de color están bien delineados, son simétricos y, en general, bilaterales, y afectan a dedos de manos y pies, aunque respetando los pulgares.
- Suelen afectarse las yemas de los dedos, aunque los pies, orejas y nariz también pueden hacerlo.
- La duración de los ataques puede variar de segundos a horas.
- Los cambios cutáneos crónicos causados por ataques repetidos pueden incluir un engrosamiento cutáneo y fragilidad ungueal. Pueden aparecer úlceras y, rara vez, gangrena.
- El fenómeno de Raynaud secundario puede asociarse a los signos típicos de la enfermedad subyacente (p. ej., esclerodactilia y telangiectasias en el síndrome CREST).

ETIOLOGÍA

- El fenómeno de Raynaud primario suele denominarse enfermedad de Raynaud cuando no se identifica ninguna etiología.
- El fenómeno de Raynaud primario ha demostrado tener una predisposición familiar, y se han identificado 5 regiones cromosómicas potencialmente relacionadas con su etiopatogenia.
- Los ataque suelen desencadenarse por el frío o estímulos emocionales, aunque también por la vibración, cafeína, tabaco, seudoefedrina, contacto con cloruro de polivinilo (PVC) o alimentos congelados.

- Los mecanismos etiopatogénicos propuestos son:
  1. Estimulación o sensibilización de los receptores posinápticos α-2 a nivel de los dedos.
  2. Elevación de la endotelina 1 (potente vasoconstrictor derivado del endotelio) y reducción de la vasodilatación localizada medicada por el CGRP.
- El fenómeno de Raynaud secundario tiene múltiples causas:
  1. Síndrome CREST (calcinosis, fenómeno de Raynaud, movilidad esofágica anormal, esclerodactilia y telangiectasias).
  2. Esclerodermia.
  3. Enfermedad mixta del tejido conectivo, polimiositis y dermatomiositis.
  4. LES.
  5. Artritis reumatoide.
  6. Tromboangitis obliterante (enfermedad de Buerger).
  7. Inducido por fármacos (β-bloqueantes, ergotamina, metisergida, vinblastina, bleomicina, anticonceptivos orales).
  8. Policitemia, crioglobulinemia y ciertas vasculopatías.
  9. Síndrome del túnel carpiano.
  10. Herramientas que producen vibraciones.
  11. Tratamiento sustitutivo con estrógenos sin progesterona.

DIAGNÓSTICO

- El diagnóstico del fenómeno de Raynaud puede realizarse a través de una historia de coloración dactilar anormal bien definida inducida por la exposición al frío y un examen físico orientado a buscar sus posibles causas.
- Es necesario que exista palidez inicial para poder realizar el diagnóstico.
- Los cambios de color trifásicos pueden inducirse a veces en la consulta al meter la mano en agua helada.
- Las fotos en color y los cuestionarios pueden ser de utilidad como apoyo al diagnóstico.

DIAGNÓSTICO DIFERENCIAL

Ver «Etiología».

VALORACIÓN

- Una vez que se ha establecido el diagnóstico de fenómeno de Raynaud, la diferenciación entre primario y secundario es de ayuda de cara al tratamiento y pronóstico. La historia y el examen físico suelen llevar a cabo tal distinción, mientras que ciertas pruebas de laboratorio pueden anticipar causas secundarias (v. «Pruebas de laboratorio»).
- Una prueba disponible aunque no muy usada es la capilaroscopia del lecho ungueal. Si es positiva, puede indicar la presencia de una colagenopatía-vasculopatía subyacente y, por consiguiente, sugiere el diagnóstico de un fenómeno de Raynaud secundario.

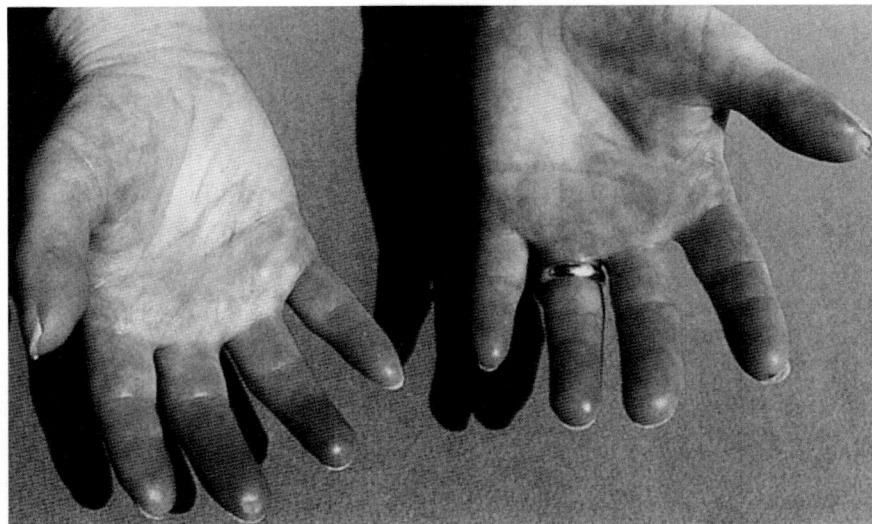

FIGURA 1-114   Fenómeno de Raynaud. Se aprecia una cianosis bien delimitada en los dedos con congestión venular proximal (livedo reticularis). (De Klippel J, Dieppe P, Ferri F [eds.]: *Primary care rheumatology*, Londres, 1999, Mosby.)

PRUEBAS DE LABORATORIO

- En el estudio inicial deben incluirse un recuento sanguíneo completo, electrolitos, BUN, Cr, VSG, ANA, VDRL, factor reumatoide y uroanálisis.
- Si los antecedentes, examen físico y las pruebas de laboratorio iniciales sugieren una posible causa secundaria, pueden estar indicadas pruebas serológicas (p. ej., anticuerpos anticentrómero, anti-Scl 70, crioglobulinas, estudio del complemento y electroforesis de proteínas).

DIAGNÓSTICO POR IMAGEN

- La radiografía de tórax puede ser de utilidad si se sugiere una causa secundaria, como la esclerodermia.
- El tránsito baritado puede ser útil ante la sospecha de un síndrome CREST.
- Es raro que sea necesaria una angiografía en el fenómeno de Raynaud, aunque puede ser de utilidad en el diagnóstico de la enfermedad de Buerger como posible etiología.

TRATAMIENTO

TRATAMIENTO NO FARMACOLÓGICO

- Evitar medicaciones que puedan precipitar el fenómeno de Raynaud (ver «Etiología»).
- Evitar la exposición al frío. Usar guantes, gorros y ropa cálida durante los meses invernales o antes de entrar en ambientes fríos (p. ej., habitaciones con aire acondicionado).
- Evitar situaciones de estrés.
- Evitar la nicotina, la cafeína y descongestivos OTC.

TRATAMIENTO AGUDO

- En general, los pacientes con fenómeno de Raynaud responden bien a las medidas no farmacológicas.
- Los medicamentos deberían usarse si el tratamiento anteriormente descrito no es eficaz.

- El objetivo es prevenir las úlceras y la gangrena de los dedos.
- Los fármacos empleados con mayor frecuencia se describen en «Tratamiento crónico».

TRATAMIENTO CRÓNICO

- Los bloqueantes de canales de calcio constituyen el tratamiento más eficaz del fenómeno de Raynaud:
  1. La nifedipina suele prescribirse a dosis de 10-20 mg 30 minutos antes de salir de casa. Si los síntomas son de larga duración, es eficaz la nifedipina XL, de 30-90 mg al día v.o.
  2. Si aparecen efectos colaterales con la nifedipina, pueden usarse otros bloqueantes de canales del calcio (p. ej., diltiazem, 30 mg cuatro veces al día, con aumento gradual de la dosis hasta un máximo de 120 mg cuatro veces al día). También puede usarse felodipina, 2,5 mg al día hasta 10 mg.
  3. El verapamilo no ha demostrado ser eficaz en el fenómeno de Raynaud.
- El prazosín, 1 mg dos veces al día hasta 4 mg dos veces al día, sí es eficaz.
- La reserpina y la guanetidina, aunque eficaces, poseen un elevado perfil de efectos colaterales.
- Otros fármacos probados con escasos resultados son aspirina, pentoxifilina, captopril y nitratos tópicos.
- Las prostaglandinas, como el iloprost inhalado, el epoprostenol i.v. y el alprostadil, son prometedoras en el fenómeno de Raynaud grave.
- Se ha comunicado que la simpatectomía del miembro inferior es eficaz para mitigar los síntomas de los casos muy graves y refractarios.

PRONÓSTICO

El pronóstico de los pacientes con fenómeno de Raynaud depende de la etiología.
- El fenómeno de Raynaud primario es moderadamente benigno, en general se mantiene estable y se controla con el tratamiento médico no farmacológico.

- Los pacientes con fenómeno de Raynaud secundario, en particular los que tienen esclerodermia, síndrome CREST, y tromboangitis obliterante, pueden desarrollar una isquemia digital grave con ulceración, gangrena y autoamputación.

DERIVACIÓN

- Está indicada la consulta al reumatólogo si se diagnostica una colagenopatía-vasculopatía secundaria.
- La derivación al cirujano vascular está indicada si se aprecian úlceras, gangrena o riesgo de perder un dedo.

OTRAS CONSIDERACIONES

COMENTARIOS

La mayoría de los pacientes con fenómeno de Raynaud pueden tratarse en el nivel de atención primaria; sin embargo, es importante distinguir las formas primaria y secundaria. Estas últimas pueden manifestarse incluso a los 10 años del diagnóstico del fenómeno de Raynaud. El seguimiento periódico y la reevaluación para excluir formas secundarias son importantes para las futuras opciones terapéuticas y para el pronóstico.

BIBLIOGRAFÍA RECOMENDADA

Berlin AL, Pehr K: Coexistence of erythroelalgia and Raynaud's phenomenon, *J Am Acad Dermatol* 50:456, 2004.

O'Connor CM: Raynaud's phenomenon, *J Vasc Nurs* 19:87, 2001.

Spencer-Green G: Outcomes in primary Raynaud's phenomenon, *Arch Intern Med* 158:595, 1998.

Sturgill MG, Seibold JR: Rational use of calcium-channel antagonists in Raynaud's phenomenon, *Curr Opin Rheumatol* 10:584, 1998.

Wigley FM: Raynaud's phenomenon, *N Engl J Med* 347:1001, 2002.

AUTOR: **PETER PETROPOULOS, M.D.**

INFORMACIÓN BÁSICA

DEFINICIÓN

Los feocromocitomas son tumores productores de catecolaminas que se originan en las células cromafines del sistema adrenérgico. Generalmente secretan noradrenalina y adrenalina, pero la noradrenalina suele ser la amina predominante.

SINÓNIMO

Paraganglioma.

CÓDIGO CIE-9CM
194.0 Feocromocitoma

EPIDEMIOLOGÍA Y DEMOGRAFÍA

- Incidencia: 0,05% de la población; incidencia máxima en la 4.ª y 5.ª décadas de la vida.
- Regla «aproximada» del 10: 10% son extrasuprarrenales, 10% son malignos, 10% son familiares, 10% se presentan en niños, 10% afectan a ambas suprarrenales, 10% son múltiples (además de los suprarrenales bilaterales).
- Aproximadamente el 25% de los pacientes con feocromocitoma aparentemente esporádico pueden ser portadores de mutaciones.
- El feocromocitoma es parte de dos trastornos con patrón de herencia autonómico dominante:
  1. Neoplasia endocrina múltiple II.
  2. Enfermedad de von Piel-Lindau: angioma de retina, hemangioblastoma del SNC, carcinoma de células renales, quistes pancreáticos y cistoadenoma epididimario.
- Los feocromocitomas se presentan en el 5% de los pacientes con neurofibromatosis tipo 1.

SÍNTOMAS Y SIGNOS

- Hipertensión: puede ser mantenida (55%) o paroxística (45%).
- Cefalea (80%): generalmente de naturaleza paroxística y descrita como «martilleo» e intensa.
- Palpitaciones (70%): pueden existir con o sin taquicardia.
- Hiperhidrosis (60%): más clara durante las crisis paroxísticas de hipertensión.
- La exploración física puede ser completamente normal si se realiza en un intervalo libre de síntomas; durante un paroxismo el paciente puede mostrar una importante elevación de la presión sistólica y diastólica, sudoración profusa, alteraciones visuales (producidas por la retinopatía hipertensiva), dilatación pupilar (secundaria al exceso de catecolaminas), parestesias en las extremidades inferiores (causadas por la vasoconstricción grave), temblor, taquicardia.

ETIOLOGÍA

- Tumores productores de catecolaminas que generalmente se localizan en la médula suprarrenal.
- Mutaciones específicas del protooncogén RET producen predisposición familiar al feocromocitoma en MEN II.
- Mutaciones en el gen supresor de tumores von Hippel-Lindau (gen VHL) producen predisposición familiar al feocromocitoma en la enfermedad de von Hippel-Lindau.
- Genes recientemente identificados de la subunidad D y la subunidad B de la succinato deshidrogenasa (SDHD y SDHB) predisponen a los portadores al feocromocitoma y los paragangliomas.

DIAGNÓSTICO

DIAGNÓSTICO DIFERENCIAL

- Trastorno por ansiedad.
- Tirotoxicosis.
- Abuso de anfetaminas o cocaína.
- Tumor carcinoide.
- Hipertensión esencial.

VALORACIÓN

Evaluación de laboratorio y estudios de imagen para localizar la neoplasia.

PRUEBAS DE LABORATORIO

- Las metanefrinas libres plasmáticas son la mejor determinación para descartar o confirmar un feocromocitoma y deberían ser la prueba de primera elección para el diagnóstico del tumor. Las concentraciones plasmáticas de normetanefrinas >2,5 pmol/ml o los niveles de metanefrinas >1,4 pmol/ml indican un feocromocitoma con 100% de especificidad.
- Las metanefrinas en orina de 24 h (sensibilidad 100%) también indicarán un aumento de las metanefrinas; la precisión de los niveles de metanefrinas urinarias de 24 h puede mejorarse vinculándolas con los niveles urinarios de creatinina.
- La prueba de supresión con clonidina es útil para distinguir entre los niveles elevados de noradrenalina plasmática debidos a la liberación por parte de los nervios simpáticos y los debidos a un feocromocitoma. Una disminución en los niveles plasmáticos de noradrenalina de <50% tras la administración de clonidina se considera normal, mientras que las elevaciones persistentes son indicadoras de feocromocitoma.

DIAGNÓSTICO POR IMAGEN

- La TC abdominal (sensibilidad 88%) es útil en la localización de feocromocitomas de >1,3 cm de diámetro (precisión de 90-95%).
- RM: los feocromocitomas muestran una apariencia diferenciada en la RM (sensibilidad 100%); la RM puede convertirse en el estudio de imagen de elección.
- Gammagrafía con ^{131}I-MBG (sensibilidad 100%): este análogo de la noradrenalina se localiza en el tejido adrenérgico; es especialmente útil para localizar los feocromocitomas extrasuprarrenales.
- La tomografía por emisión de positrones con 6 [^{18}F] fluorodopamina se reserva para los casos en los que los síntomas y signos clínicos sugieren un feocromocitoma y los resultados de las pruebas bioquímicas son positivos, pero los estudios convencionales de imagen no pueden localizar el tumor. Un abordaje alternativo es utilizar una muestra de vena cava para determinar las catecolaminas y las metanefrinas plasmáticas.

TRATAMIENTO

TRATAMIENTO AGUDO

Resección laparoscópica del tumor (resección quirúrgica tanto para los casos benignos como para los malignos):
1. Estabilización preoperatoria con una combinación de fenoxibenzamina, betabloqueante, metirosina e ingesta libre de agua y sal desde 10 a 14 días antes de la cirugía:
   a. La expansión de volumen se realiza para prevenir la hipotensión postoperatoria.
   b. Bloqueo alfa para controlar la hipertensión: fenoxibenzamina 5 mg v.o. dos veces al día al principio, aumentar gradualmente 10 mg cada 3 días hasta 50-100 mg dos veces al día; el prazosín puede utilizarse cuando el tratamiento con fenoxibenzamina sola no es eficaz o no se tolera bien.
   c. El bloqueo beta con propranolol de 20 a 40 mg v.o. cada 6 h (realizar sólo tras bloqueo alfa) es útil para evitar las arritmias y la taquicardia inducidas por las catecolaminas.
   d. La metirosina reduce los depósitos tumorales de catecolaminas, disminuye la necesidad de medicación intraoperatoria para controlar la presión arterial y reduce los requerimientos intraoperatorios de líquidos.
2. Las crisis hipertensivas preoperatorios e intraoperatorias pueden ser controladas con fentolamina de 2 a 5 mg i.v. cada 1-2 h a demanda o con nitroprusiato utilizado en combinación con bloqueantes betaadrenérgicos.
3. El tratamiento de quimioterapia combinada con ciclofosfamida, vincristina y dacarbacina es útil para el feocromocitoma maligno sintomático avanzado.

PRONÓSTICO

- La tasa de supervivencia a 5 años es de aproximadamente 95% con enfermedad benigna y 40% con feocromocitoma maligno (la malignidad está determinada por las metástasis).
- Los feocromocitomas en mujeres tienen una probabilidad tres veces mayor de ser malignos.
- El seguimiento posquirúrgico de los pacientes con formas esporádicas y familiares debería incluir los niveles plasmáticos de metanefrinas tras 6 semanas, 6 meses y después anualmente.

OTRAS CONSIDERACIONES

COMENTARIOS

- Es importante obtener una historia familiar detallada porque el 10% de los feocromocitomas son familiares.

- Debería considerarse realizar un cribado de feocromocitoma en los pacientes con cualquiera de los siguientes hallazgos:
  1. Hipertensión maligna.
  2. Mala respuesta al tratamiento antihipertensivo.
  3. Respuesta hipertensiva paradójica.
  4. Hipertensión durante la inducción de la anestesia, parto, cirugía o prueba de estimulación con hormona liberadora de tirotropina.
  5. Hipertensión asociada a imipramina o desipramina.
  6. Neurofibromatosis (incidencia aumentada de feocromocitoma).
- Todos los pacientes con feocromocitoma deberían someterse a un cribado de MEN-II y enfermedad de von Hippel-Lindau con una prueba de pentagastrina, PTH plasmática, oftalmoscopia, RM cerebral, TC renal y pancreático y ecografía testicular.

- En los pacientes con feocromocitoma están indicadas las determinaciones rutinarias de las mutaciones de RET, VHL, SDHD y SDHB para identificar los síndromes asociados a esta enfermedad.

BIBLIOGRAFÍA RECOMENDADA

Lenders JW et al: Biochemical diagnosis of pheochromocytoma, which test is best? *JAMA* 287:1427, 2002.

Neumann HP et al: Germ-line mutations in nonsyndromic pheochromocytoma, *N Engl J Med* 346:1459, 2002.

Pacak R: Recent advances in genetics, diagnosis, localization, and treatment of pheochromocytoma, *Ann Intern Med* 134:315, 2001.

AUTOR: **FRED F. FERRI, M.D.**

INFORMACIÓN BÁSICA

DEFINICIÓN

La fibrilación auricular es una actividad auricular totalmente caótica producida por las descargas simultáneas de múltiples focos auriculares.

CÓDIGO CIE-9CM
427.31 Fibrilación auricular

EPIDEMIOLOGÍA Y DEMOGRAFÍA

La prevalencia de fibrilación auricular aumenta con la edad, desde el 2% en la población general hasta el 5% en los mayores de 60 años y el 9% en los pacientes de 80 años o más.

SÍNTOMAS Y SIGNOS

La presentación clínica es variable:
- El síntoma más frecuente son palpitaciones.
- Fatiga, vértigo, mareo en algunos pacientes.
- Unos pocos enfermos son asintomáticos por completo.
- La auscultación cardíaca muestra ritmo irregularmente irregular.

ETIOLOGÍA

- Arteriopatía coronaria.
- EM, IM, EA, IA.
- Tirotoxicosis.
- Embolismo pulmonar, EPOC.
- Pericarditis.
- Miocarditis, miocardiopatía.
- Síndrome taquicardia-bradicardia.
- Alcoholismo.
- Síndrome de WPW.
- Otras causas: mixoma de la aurícula izquierda, CIA, intoxicación por monóxido de carbono, feocromocitoma, idiopática, hipoxia, hipopotasemia, sepsis, neumonía.

DIAGNÓSTICO

DIAGNÓSTICO DIFERENCIAL

- Taquicardia multifocal auricular.
- Aleteo auricular.
- Extrasístoles auriculares frecuentes.

VALORACIÓN

Fibrilación auricular de nueva aparición: ECG, ecocardiograma, monitorización Holter (pacientes seleccionados) y valoración de laboratorio.

PRUEBAS DE LABORATORIO

- TSH, T_4 libre.
- Electrólitos séricos.

DIAGNÓSTICO POR IMAGEN

- ECG (v. fig. 1-119 en «Flúter auricular»):
  1. Ondas irregulares no periódicas (que se visualizan mejor en V1) y que reflejan una reentrada auricular continua.
  2. Ausencia de ondas P.
  3. Los complejos QRS conducidos no muestran periodicidad alguna.
- Ecocardiografía para valorar el tamaño de la aurícula izquierda y detectar alteraciones valvulares.
- Monitorización con Holter: útil sólo en pacientes seleccionados para valorar la fibrilación auricular paroxística.

TRATAMIENTO

TRATAMIENTO NO FARMACOLÓGICO

- Evitar el alcohol en pacientes con sospecha de alcoholismo.
- Evitar la cafeína y la nicotina.

TRATAMIENTO AGUDO

Fibrilación auricular de reciente aparición:
- Si el paciente está inestable desde el punto de vista hemodinámico, realizar una cardioversión sincronizada tras una sedación consciente con un sedante de acción corta rápido (como midazolam).
- Si el paciente está estable desde el punto de vista hemodinámico, las opciones terapéuticas son las siguientes:
  1. Diltiazem 0,25 mg/kg administrado en 2 minutos y seguido de una segunda dosis de 0,35 mg/kg a los 15 minutos si la frecuencia no disminuye. Después se puede seguir de una infusión i.v. a 10 mg/hora (entre 5 y 15 mg/hora). La acción tras la administración intravenosa se inicia en 3 minutos, con un efecto máximo a los 10 minutos en general. Cuando disminuye la frecuencia cardíaca, se puede cambiar al paciente a diltiazem oral 60-90 mg/6 horas.
  2. Verapamilo 2,5-5 mg i.v. iniciales, seguidos de 5-10 mg i.v. a los 10 minutos si la frecuencia no se reduce. Cuando sí lo hace, se puede cambiar a verapamilo oral 80-120 mg cada 6-8 horas.
  3. Esmolol, metoprolol y atenolol son betabloqueantes disponibles para uso i.v. que se pueden emplear en la fibrilación auricular.

4. Otros fármacos útiles para convertir la fibrilación auricular en ritmo sinusal son ibutilida, flecainida, propafenona, disopiramida, amiodarona y quinidina.
5. La digoxina no es un bloqueante del nódulo AV muy potente y no se puede emplear para un control agudo de la respuesta ventricular. Cuando se administra se emplea una dosis de carga de 0,5 mg i.v. (lenta) seguida de 0,25 mg i.v. 6 horas después. Puede ser necesaria una tercera dosis a las 6-8 horas; las dosis diarias varían entre 0,125 y 0,25 mg (reducirla en pacientes con insuficiencia renal o ancianos). Se debe evitar la digoxina en pacientes con Wolff-Parkinson-White que desarrollen una fibrilación auricular, en cuyo caso el fármaco preferido es procainamida.
- Heparina i.v. o heparina de bajo peso molecular s.c.
- La cardioversión está indicada si la frecuencia cardíaca supera 140 lpm y el paciente tiene síntomas (sobre todo IM agudo, dolor torácico, disnea o ICC) o no se convierte a ritmo sinusal normal tras 3 días de tratamiento farmacológico. La probabilidad de tromboembolismo secundario a la cardioversión es baja en pacientes con fibrilación auricular de menos de 48 horas de evolución. Los pacientes con fibrilación auricular de más de 2 días de duración tienen un riesgo de tromboembolismo clínico del 5-7% cuando la cardioversión no se precede de varias semanas de tratamiento con warfarina. Sin embargo, si la ecocardiografía transesofágica no muestra trombos auriculares, se puede realizar una cardioversión segura tras un breve período de tratamiento anticoagulante. Los anticoagulantes se deben mantener al menos 1 mes después de la cardioversión para reducir la incidencia de complicaciones tromboembólicas tras la conversión de una fibrilación auricular a ritmo sinusal.
- Anticoagulación con warfarina (salvo contraindicaciones específicas en el paciente).
- La anticoagulación a largo plazo con warfarina (ajustada para mantener un INR entre 2 y 3) está indicada en todos los enfermos con fibrilación auricular y enfermedad cardiovascular asociada, como:
  1. Valvulopatía reumática (EM, IM, IA).
  2. Estenosis aórtica.
  3. Válvula mitral protésica.
  4. Antecedentes de embolismo.
  5. Trombos cardíacos conocidos.
  6. ICC.

7. Miocardiopatía con mala función ventricular.
8. Cardiopatía no reumática (enfermedades cardiovasculares hipertensivas, cardiopatía coronaria, CIA).
- La anticoagulación no se recomienda en general en pacientes jóvenes con fibrilación auricular aislada (sin enfermedad cardiovascular asociada).
- Se pueden administrar 325 mg/día de aspirina como alternativa a la warfarina en pacientes mayores de 70 años con aumento del riesgo de sangrado.
- El ximelagrán es un prometedor inhibidor directo de la trombina para administración oral, que todavía no ha sido aprobado por la FDA y que es eficaz para la prevención del ictus en pacientes con fibrilación auricular de origen no valvular. Sus ventajas sobre la warfarina son que no se ajusta la dosis y que no es necesaria una monitorización regular de la coagulación.
- Cardioversión médica:
1. Se debe plantear una intervención médica (farmacológica) sólo tras una anticoagulación adecuada porque la cardioversión puede producir embolias sistémicas. Tras el éxito de la cardioversión, se debe mantener la anticoagulación con warfarina durante 4 semanas.
2. Los fármacos útiles para la cardioversión médica incluyen quinidina, flecainida, propafenona, amiodarona, ibutilida, sotalol, dofetilida y procainamida.
3. Parece que la amiodarona es el fármaco más eficaz para recuperar el ritmo sinusal en pacientes que no responden a otros fármacos. Se debe plantear su uso en los pacientes con fibrilación auricular reciente y cardiopatía estructural, sobre todo asociada a disfunción del ventrículo izquierdo. Se debe plantear también el uso de amiodarona en pacientes con enfermedades refractarias, que no sufren cardiopatía, antes de intentar tratamientos con efectos irreversibles, como la ablación del nódulo AV.

TRATAMIENTO CRÓNICO
- Anticoagulación con warfarina (v. «Tratamiento agudo»).
- Control de la frecuencia con atenolol, metoprolol, verapamilo o diltiazem.

PRONÓSTICO
Los factores asociados al mantenimiento del ritmo sinusal tras la cardioversión incluyen:
- Diámetro de la aurícula izquierda <60 mm.
- Ausencia de valvulopatía mitral.
- Corta duración de la fibrilación auricular.

DERIVACIÓN
Tratamiento quirúrgico de la fibrilación auricular:
- El procedimiento maze con sus modificaciones recientes para crear barreras eléctricas a los circuitos de reentrada macroscópicos que se consideran el origen de la fibrilación auricular se está realizando con éxito en varios centros médicos (conservación del ritmo sinusal en >95% de los pacientes sin necesidad de tratamiento antiarrítmico a largo plazo). Todavía no están definidas las indicaciones claras de su uso. La cirugía se suele reservar para pacientes con frecuencias cardíacas rápidas, que no responden al tratamiento farmacológico o no lo toleran.
- La ablación mediante catéter con radiofrecuencia diseñada para eliminar la fibrilación auricular es una nueva opción de tratamiento.
- Los marcapasos implantables y los desfibriladores que combinan tratamiento de marcapasos y cardioversor para prevenir y tratar al tiempo la fibrilación auricular pueden tener cada vez más importancia en el tratamiento de este proceso.

OTRAS CONSIDERACIONES

COMENTARIOS

La American Academy of Family Physicians y el American College of Physicians han elaborado las siguientes recomendaciones para tratamiento de la fibrilación auricular de reciente diagnóstico:
1. El control de la frecuencia con anticoagulación crónica es el tratamiento recomendado para la mayor parte de los pacientes con fibrilación auricular. No se ha demostrado que el control del ritmo sea mejor que el control de la frecuencia (mediante anticoagulación crónica) para reducir la morbimortalidad y puede ser incluso peor en algunos subgrupos de pacientes. El control del ritmo es adecuado cuando existen algunas consideraciones especiales, como los síntomas del paciente, la tolerancia al esfuerzo y las preferencias del enfermo.
2. Los pacientes en fibrilación auricular deben recibir anticoagulación crónica con dosis ajustadas de warfarina, salvo que tengan un riesgo bajo de ictus o una contraindicación específica para este fármaco (trombocitopenia, traumatismo reciente o cirugía, alcoholismo).
3. En pacientes con fibrilación auricular se recomiendan los siguientes fármacos, por su demostrada eficacia en el control de la frecuencia durante el esfuerzo y el reposo: atenolol, metoprolol, diltiazem y verapamilo (en orden alfabético según clases). La digoxina sólo resulta eficaz para control de la frecuencia en reposo y únicamente se debe emplear como segunda opción para la fibrilación auricular.
4. Los pacientes que eligen una cardioversión aguda para conseguir el ritmo sinusal tras la fibrilación auricular pueden optar por la cardioversión con corriente directa o la conversión farmacológica.
5. La ecocardiografía transesofágica con anticoagulación previa a corto plazo seguida de una cardioversión aguda precoz (cuando no hay trombos intracardíacos) con anticoagulación tras la misma o la cardioversión tardía con anticoagulación previa y posterior son dos opciones de tratamiento apropiadas en los enfermos que se someten a cardioversión.

La mayor parte de los pacientes que consiguen recuperar el ritmo sinusal tras la fibrilación auricular no deben empezar un tratamiento para mantener el ritmo porque los riesgos superan los beneficios. En un grupo seleccionado de enfermos cuya calidad de vida queda comprometida por la fibrilación auricular, los fármacos recomendados para mantener el ritmo serán amiodarona, disopiramida, propafenona y sotalol (en orden alfabético). La elección del fármaco dependerá de los riesgos específicos de efectos secundarios según las características de cada enfermo.

BIBLIOGRAFÍA RECOMENDADA
Cooper JM et al: Implantable devices for the treatment of atrial fibrillation, *N Engl J Med* 346:2062, 2002.
Ezekowitz M, Falk RH: The increasing need for anticoagulation therapy to prevent stroke in patients with atrial fibrillation, *Mayo Clin Proc* 79(7):904, 2004.
Hart RG: Atrial fibrillation and stroke prevention, *N Engl J Med* 349:1015, 2003.
Hilek E et al: Effect of intensity of oral anticoagulation on stroke severity and mortality in atrial fibrillation. *N Engl J Med* 349:1019, 2003.
Klein AL et al: Use of transesophageal echocardiography to guide cardiversions in patients with atrial fibrillation, *N Engl J Med* 344:1411, 2001.
Petersen P et al: Ximelagran versus warfarin for stroke prevention in patients with nonvalvular atrial fibrillation. SPORTIF II: A dose-guiding, tolerability, and safety study, *J Am Coll Cardiol* 41:1445, 2003.
Snow V et al: Management of newly detected atrial fibrillation: a clinical practice guideline from the Academy of Family Physicians and the American College of Physicians, *Ann Intern Med* 139:1009, 2003.

AUTOR: **FRED F. FERRI, M.D.**

INFORMACIÓN BÁSICA

DEFINICIÓN

La fibromialgia es un trastorno mal definido que se caracteriza por la existencia de múltiples puntos gatillo y dolor referido.

SINÓNIMOS

Síndrome de dolor miofascial.
Fibrositis.
Reumatismo psicógeno.
Reumatismo no articular.
Síndrome de fibromialgia (SF).

CÓDIGOS CIE-9CM
729.0 Reumatismo, no especificado y fibrositis
729.1 Mialgia y miositis, no especificados

EPIDEMIOLOGÍA Y DEMOGRAFÍA

PREVALENCIA: 1-2% de la población general.
DISTRIBUCIÓN POR SEXOS: La relación mujer:varón es 9:1.
DISTRIBUCIÓN POR EDAD: 30-50 años.

SÍNTOMAS

«Nódulos» dolorosos y puntos sensibles (fig. 1-115).

ETIOLOGÍA

- Desconocida.
- La amplificación del dolor puede influir.

DIAGNÓSTICO

DIAGNÓSTICO DIFERENCIAL

- Polimialgia reumática.
- Dolor vertebral discogénico referido.
- Artritis reumatoide.
- Tendinitis localizada.
- Enfermedad del tejido conjuntivo.
- Artrosis.
- Enfermedad tiroidea.
- Espondiloartropatías.

VALORACIÓN

- Con frecuencia se describen subtipos de esta enfermedad:
  1. Si los síntomas se asocian a otros trastornos (artritis reumatoide o estrés agudo).
  2. Si las alteraciones tienen una distribución regional, como la zona del cuello, tras accidentes de tráfico.
- El trastorno principal se puede sospechar mediante la aplicación de los criterios del American College of Rheumatology:
  1. Antecedentes de dolor difuso.
  2. Dolor en 11 de 18 puntos seleccionados a la exploración digital (sobre todo en la columna, los codos y las rodillas).

PRUEBAS DE LABORATORIO

No se encuentran alteraciones en la fibromialgia, pero pueden ser necesarias pruebas de laboratorio para descartar otros trastornos, como:
- HC, VSG, factor reumatoide y ANA.
- CPH, T4.

TRATAMIENTO

TRATAMIENTO AGUDO

- Autotratamiento.
- Explicación, tranquilización.
- Antidepresivos tricíclicos para las alteraciones del sueño (amitriptilina 10-25 mg).
- Ejercicio aeróbico y de estiramiento, sobre todo natación.
- Analgésicos suaves: evitar el uso crónico de narcóticos.
- Inyecciones en los puntos gatillo.
- Fisioterapia.

PRONÓSTICO

- El pronóstico es indeterminado.
- Los síntomas aparecen y desaparecen durante años a pesar de un tratamiento agresivo desde múltiples perspectivas.

OTRAS CONSIDERACIONES

COMENTARIOS

- Antes de establecer este diagnóstico, se deberán descartar todos los trastornos posibles.
- Con frecuencia se aplica el término «fibrositis», aunque nunca se ha encontrado inflamación.
- El número de puntos gatillo necesarios para establecer el diagnóstico también es controvertido.

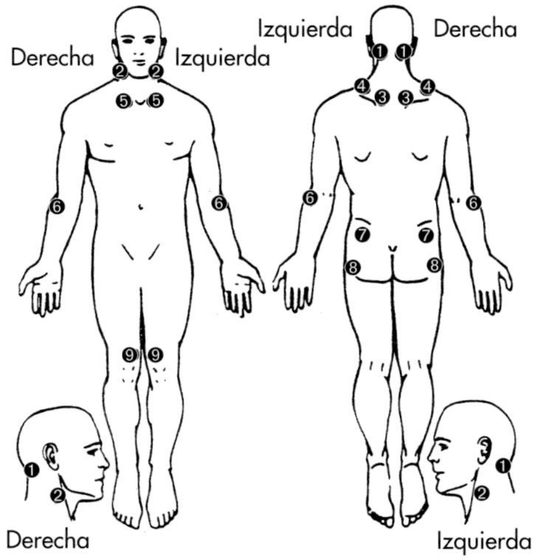

BIBLIOGRAFÍA RECOMENDADA

Clauw DJ: Elusive syndromes: treating the biologic basis of fibromyalgia and related syndromes, *Cleve Clin J Med* 68:830, 2001.
Crofford LJ: Pharmaceutical treatment options for fibromyalgia, *Curr Rheumatol Rep* 6:274, 2004.
Gracely RH et al: Functional magnetic resonance imaging evidence of augmented pain processing in fibromyalgia, *Arthritis Rheum* 46:1333, 2002.
Hakkinen A et al: Strength training induced adaptations in neuromuscular function of premenopausal women with fibromyalgia: comparison with healthy women, *Ann Rheum Dis* 60:21, 2001.
Richards SCM, Scott DL: Prescribed exercise in people with fibromyalgia: parallel group randomized controlled trial, *BMJ* 325:185, 2002.
Robinson RL et al: Depression and fibromyalgia: treatment and cost when diagnosed separately or concurrently, *J Rheumatol* 31:1621, 2004.
Worrel LM et al: Treating fibromyalgia with a brief interdisciplinary program: initial outcomes and predictors of response, *Mayo Clin Proc* 76:381, 2001.

AUTOR: **LONNIE R. MERCIER, M.D.**

FIGURA 1-115 Ubicación de los 18 puntos sensibles de los criterios de la ACR de 1990 para la clasificación de la fibromialgia. (De Conn R: *Current Diagnosis*, 9.ª ed., Filadelfia, 1997, WB Saunders.)

Derecha Izquierda   Izquierda Derecha

1. Occipucio
2. Cervical bajo
3. Trapecio
4. Supraespinoso
5. Segunda costilla
6. Epicóndilo lateral
7. Glúteo
8. Trocánter mayor
9. Rodillas

Derecha   Izquierda

INFORMACIÓN BÁSICA

DEFINICIÓN

Forma específica de neumonía intersticial fibrosante crónica con histopatología característica de la neumonía intersticial habitual.

SINÓNIMO

Alveolitis fibrosante criptógena.

CÓDIGO CIE-9CM
516.3 Fibrosis pulmonar idiopática

EPIDEMIOLOGÍA Y DEMOGRAFÍA

- Comienza en la quinta y sexta década y es más frecuente en el hombre que en la mujer.
- El 3% afecta a familiares pero no existen pruebas concluyentes de una base genética.
- No presenta una distribución geográfica específica, rural ni urbana, ni tiene predilección por raza o etnia.
- El hábito de fumar se asocia a fibrosis pulmonar idiopática (FPI) y puede ser la causa (75% de los pacientes con FPI son fumadores).

SÍNTOMAS Y SIGNOS

- La manifestación inicial es constante y consiste en disnea de esfuerzo insidiosa y tos no productiva. La disnea es el síntoma principal durante muchos meses.
- Puede presentar síntomas asociados, como fiebre y mialgia, pero son infrecuentes y hacen pensar en otro diagnóstico.
- Taquipnea para compensar la rigidez pulmonar.
- La exploración física revela crepitantes finos inspiratorios bibasales en más del 80% de los pacientes, con progresión hacia los vértices al progresar la enfermedad.
- Existen acropaquias en el 25-50% de los pacientes.
- Puede haber cianosis, cor pulmonale, hipertrofia ventricular derecha y edema periférico.
- No existe afectación extrapulmonar, pero sí pérdida de peso, malestar y fatiga.

ETIOLOGÍA

- Desconocida.
- Numerosas hipótesis, como la contribución de agresiones ambientales, por ejemplo, el polvo de metal y madera, infecciones, aspiración crónica o exposición a ciertos medicamentos (antidepresivos).
- La investigación reciente indica que la inflamación es poco relevante y que los mecanismos principales podrían ser un proceso de reparación tisular anormal y la lesión epitelial alveolar.

DIAGNÓSTICO

DIAGNÓSTICO DIFERENCIAL

- Sarcoidosis, neumopatías por tóxicos y enfermedades del tejido conjuntivo con manifestaciones clínicas y anatomopatológicas.
- Otras neumonías intersticiales idiopáticas son: neumonía intersticial descamativa, neumopatía intersticial con bronquitis respiratoria, neumonía intersticial aguda, neumonía intersticial inespecífica, neumonía organizada criptógena, neumonía organizada obliterante con bronquiolitis.

Es muy importante diferenciarlas anatomopatológiamente de la IFP porque la IFP responde mejor al tratamiento.

- La exposición laboral (p. ej., asbesto, sílice) puede producir neumoconiosis que imita una FPI.

VALORACIÓN

- Casi todos los pacientes tienen anomalías en la radiografía de tórax al inicio, con opacidades reticulares bilaterales más prominentes en la periferia y lóbulos inferiores. Puede verse un signo del panal en la periferia.
- La TC de alta resolución muestra anomalías reticulares periféricas parcheadas con opacidades lineales intralobulares, engrosamiento irregular de los tabiques, imagen en panal subpleural y aspecto de vidrio esmerilado.
- Las pruebas de función pulmonar muestran un deterioro restrictivo con disminución de la capacidad vital y de la capacidad pulmonar total. Sólo se observa un patrón obstructivo en los fumadores con FPI. Disminución de la DPCO.
- Las anomalías de laboratorio son leves e inespecíficas. La anemia leve aumenta la VSG, LDH, PCR. Se observan títulos bajos de ANA y FR hasta en el 30% de los pacientes.
- El valor del lavado bronquioalveolar es limitado tanto para el diagnóstico como para el seguimiento de la FPI. La linfocitosis aislada es infrecuente, por lo que hay que pensar en otros diagnósticos.
- El método de referencia para el diagnóstico es la biopsia pulmonar (toracotomía abierta o videotoracoscopia) que revela las particularidades de una fibrosis del parénquima de distribución heterogénea sobre un fondo de inflamación leve (NIH: neumonía intersticial habitual).
- La biopsia pulmonar transbronquial no obtiene una muestra suficientemente grande para realizar el diagnóstico.
- La combinación de hallazgos clínicos y radiológicos es suficiente para establecer el diagnóstico en el caso de médicos con experiencia.
- Es frecuente que no se obtengan biopsias pulmonares por otros problemas, sobre todo EPOC avanzada. Sin embargo, son fundamentales para evaluar la

posibilidad de una enfermedad más benigna, sobre todo en pacientes con características atípicas.
- El diagnóstico puede pasar desapercibido en un tercio de los casos de FIP de comienzo reciente, a pesar de la evaluación por médicos expertos, si sólo se realiza un diagnóstico clínico.

TRATAMIENTO

- No existe tratamiento adecuado.
- La mayor parte de la atención se ha concentrado en los antiinflamatorios, principalmente corticoides. En la actualidad se cree que la fibrosis es el problema principal y no la inflamación.
- Numerosos estudios que han evaluado las respuestas al tratamiento han agrupado juntas varias formas de neumonía intersticial idiopática bajo la etiqueta de FPI.
- Es razonable realizar una prueba con corticoides a dosis de 0,5 mg/kg durante 4 semanas, 0,25 mg/kg durante 8 semanas, con disminución progresiva en combinación azatioprina o ciclofosfamida durante 3-6 meses, ya que el 10-30% de los pacientes mejora.
- El tratamiento se mantiene hasta 18 meses si el paciente mejora o se estabiliza. El tratamiento se mantiene a largo plazo sólo cuando existen pruebas objetivas de que se mantiene la mejoría o la estabilización.
- La mejoría exclusivamente subjetiva puede ser consecuencia de los efectos euforizantes de los corticoides.
- Las complicaciones de los corticoides, sobre todo las infecciones, pueden ser graves.
- Puede estar indicado el trasplante unipulmonar, sobre todo en pacientes jóvenes y sanos.
- Las opciones terapéuticas consisten en fármacos citotóxicos, agentes antifibrosis (colchicina, pirfenidona, interferón gamma 16) solos o combinados con corticoides.

OTRAS CONSIDERACIONES

- No se producen remisiones espontáneas.
- La evolución es progresiva con aumento de la fibrosis.
- La supervivencia media tras el diagnóstico confirmado con biopsia es de 3 años.
- Aumenta la incidencia de carcinoma bronquial.

BIBLIOGRAFÍA RECOMENDADA

Am J Med 110(4), 2002.
ATS Guidelines IPF: Diagnosis and Treatment, July 1999.
Chest 125(5), 2004.
Gross TJ, Hunninghake GW: Idiopathic pulmonary fibrosis, *N Engl J Med* 345(7):517, 2001.

AUTOR: **LYNN BOWLBY, M.D.**

INFORMACIÓN BÁSICA

DEFINICIÓN

La fibrosis quística (FQ) es un trastorno autosómico recesivo caracterizado por la disfunción de las glándulas exocrinas.

CÓDIGO CIE-9CM
277.0 Fibrosis quística

EPIDEMIOLOGÍA Y DEMOGRAFÍA

- Es el trastorno hereditario fatal más frecuente entre la población caucásica de EE.UU. (1 caso/2.500 habitantes).
- La supervivencia media es de 30 años.

SÍNTOMAS Y SIGNOS

- Retraso del desarrollo infantil.
- Aumento del diámetro anteroposterior del tórax.
- Crepitantes en las bases pulmonares e hiperresonancia a la percusión.
- Acropaquias.
- Tos crónica.
- Distensión abdominal.
- Heces grasas, malolientes.

ETIOLOGÍA

La mutación del gen CFTR del cromosoma 7 produce alteraciones en el transporte de cloruro y de agua a través de la superficie de las células epiteliales. La secreción anormal obstruye las glándulas y los conductos en varios órganos, con el consiguiente daño a los tejidos exocrinos (neumonía recurrente, atelectasias, bronquiectasias, diabetes mellitus, cirrosis biliar, colelitiasis, obstrucción intestinal e incremento del riesgo de sufrir neoplasias del aparato GI).

DIAGNÓSTICO

DIAGNÓSTICO DIFERENCIAL

- Inmunodeficiencias.
- Enfermedad celíaca.
- Asma.
- Neumonía recurrente.

VALORACIÓN

Para diagnosticar la FQ es preciso contar con una prueba positiva de iontoforesis con pilocarpina, junto con uno o más de los cuadros fenotípicos característicos de la FQ (p. ej., enfermedad pulmonar obstructiva supurativa crónica, insuficiencia pancreática), o bien un caso de FQ en un hermano o en un primo primero.

PRUEBAS DE LABORATORIO

- Iontoforesis con pilocarpina («prueba del sudor»): el diagnóstico de FQ en los niños requiere una concentración de cloruro en el sudor >60 mmol/litro (>80 mmol/litro en los adultos), en dos pruebas separadas en días consecutivos.
- El estudio del ADN puede resultar útil para confirmar el diagnóstico y proporcionar consejo genético a los miembros de la familia.

- Tinción de Gram, cultivo y antibiograma del esputo (son frecuentes las infecciones bacterianas por *Staphylococcus aureus, Pseudomonas, Haemophilus influenzae*).
- Niveles de albúmina reducidos, aumento de la excreción de grasa en heces de 72 horas.
- Pulsioximetría o gasometría arterial: Hipoxemia.
- Pruebas de función pulmonar: disminución de la CPT, la capacidad vital forzada y la capacidad de difusión pulmonar.

DIAGNÓSTICO POR IMAGEN

- Radiografía de tórax: atelectasias focales, engrosamiento peribronquial, bronquiectasias, aumento de las imágenes intersticiales, hiperinsuflación.
- TC pulmonar de alta resolución: engrosamiento de la pared bronquial, lesiones quísticas, bronquiectasias.

TRATAMIENTO

TRATAMIENTO NO FARMACOLÓGICO

- Drenaje postural y percusión torácica.
- Ejercicio regular y nutrición correcta.
- Valoración psicosocial y asistencia sociopsicológica al paciente y a los familiares.

TRATAMIENTO AGUDO

- El tratamiento antibiótico depende del resultado de la tinción de Gram y del cultivo/antibiograma del esputo (ciprofloxacino o floxacilino v.o. para las infecciones por *Pseudomonas,* cefalosporinas para *S. aureus,* aminoglucósidos i.v. más ceftacidima para las infecciones por *Pseudomonas* que pongan en peligro la vida del paciente). Los macrólidos también son efectivos frente a *Pseudomona aeruginosa.* Un estudio reciente que valoraba la eficacia del tratamiento de mantenimiento con azitromicina durante 6 meses en niños con FQ encontró una menor necesidad de antibióticos adicionales y la mejoría en algunos aspectos de la función pulmonar. Se necesitan estudios adicionales para determinar si la azitromicina debe emplearse como tratamiento de primera elección o de rescate.
- Broncodilatadores para los pacientes con obstrucción del flujo aéreo.
- Terapia sustitutiva crónica de las enzimas pancreáticas.
- El tratamiento con prednisona a días alternos (2 mg/kg) puede ser beneficioso en los niños con FQ (disminuye el índice de hospitalización y mejora la función pulmonar). No se recomienda el uso rutinario de esteroides en los adultos. Los niños con FQ que han recibido tratamiento a días alternos con prednisona presentan trastornos persistentes del crecimiento una vez que se interrumpe el tratamiento (lo que no ocurre en las niñas).
- Nutrición adecuada y suplementos vitamínicos.
- Aerosoles de desoxirribonucleasa humana recombinante 2,5 mg/día o cada 12 horas

para los pacientes con esputo viscoso. Resulta útil mejorar la eliminación mucociliar haciendo menos espesas las secreciones pulmonares. Sin embargo, es un tratamiento muy costoso (el coste farmacéutico anual es >10.000 dólares). Es más eficaz en los pacientes con CVF >40% del valor previsto. Sus costes pueden reducirse empleando el tratamiento a días alternos.
- La administración intermitente de tobramicina inhalada en los pacientes con FQ ha conseguido resultados positivos.
- Tratamiento de la tolerancia anormal a la glucosa y de la diabetes mellitus.

TRATAMIENTO CRÓNICO

Vacunación antineumocócica, vacuna antigripal anual.

PRONÓSTICO

- Más del 50% de los niños con FQ viven más de 20 años.
- El trasplante pulmonar es el único tratamiento definitivo. El índice de supervivencia a los tres años tras el trasplante supera el 50%.
- Más del 98% de los varones pospuberales padecen azoospermia obstructiva.

DERIVACIÓN

- Al centro regional ambulatorio de pacientes con FQ.
- Considerar el trasplante pulmonar.
- Para realizar pruebas de detección selectiva a los familiares mediante pruebas de ADN.

OTRAS CONSIDERACIONES

COMENTARIOS

- Se debe ofrecer la posibilidad de realizar un estudio genético para la detección selectiva de la FQ a los adultos que tengan algún pariente con FQ, a las parejas que están buscando un embarazo o a las parejas que buscan información prenatal.
- Entre los agentes terapéuticos que se están investigando en la actualidad se encuentra la cúrcuma (turmerico), un suplemento dietético formado por una mezcla de compuestos que forman parte del curry. Actúa inhibiendo la bomba de calcio (ATPasa-Ca del retículo sarcoplásmico) en el retículo endoplásmico.

BIBLIOGRAFÍA RECOMENDADA

Egan ME et al: Curcumin, a major constituent of turmeric corrects cystic fibrosis, *Science* 304:600, 2004.

Kulich M et al: Improved survival among young patients with cystic fibrosis, *J Pediatr* 142:631, 2003.

Wilschanski M et al: Gentamicin-induced correction of CFTR function in patients with cystic fibrosis and CFTR stop mutations, *N Engl J Med* 349:1433, 2003.

Zeitlin P: Can curcumin cure cystic fibrosis?, *N Engl J Med* 351:606, 2004.

AUTOR: FRED F. FERRI, M.D.

INFORMACIÓN BÁSICA

DEFINICIÓN

La fiebre amarilla es una infección, que afecta principalmente al hígado, con manifestaciones sistémicas, producida por el virus de la fiebre amarilla (VFA). El espectro clínico puede variar de infección asintomática a enfermedad con riesgo vital con fiebre, ictericia, insuficiencia renal y hemorragia.

CÓDIGO CIE-9CM
060.9 Fiebre amarilla

EPIDEMIOLOGÍA Y DEMOGRAFÍA

DISTRIBUCIÓN GEOGRÁFICA:
- Sudamérica y África, en países entre +15 y −15 grados de latitud.
- De 1985 a 1999, la OMS ha registrado más de 20.000 casos y 7.000 muertes, más del 90% de las cuales se produjeron en África.

INCIDENCIA: Tasas de ataque aproximadas, 3% en África y Amazonia.

PREVALENCIA: Áreas endémicas: 20% de la población.

PREDOMINIO POR SEXOS: En África y Amazonia, varones agricultores.

SÍNTOMAS Y SIGNOS

- La mayor parte subclínicos.
- Comienzo súbito después de 3-6 días de período de incubación.
- Fase virémica:
  1. Fiebre, escalofríos.
  2. Cefalea intensa.
  3. Dolor lumbosacro.
  4. Mialgias.
  5. Náuseas.
  6. Malestar general intenso.
  7. Conjuntivitis.
  8. Bradicardia relativa (signo de Faget).
- Después de una breve recuperación, fase tóxica:
  1. Ictericia.
  2. Oliguria.
  3. Albuminuria.
  4. Hemorragia.
  5. Encefalopatía.
  6. Choque.
  7. Acidosis.
- Letalidad 25-50% en pacientes con hemorragias, ictericia y nefropatía.

ETIOLOGÍA

- Virus de la fiebre amarilla (*L. flavus*):
  1. Prototipo de flavivirus.
  2. Infecta principalmente los hepatocitos.
  3. Replicación:
     a. Exclusivamente intracelular e intracitoplasmática.
     b. Principalmente en el retículo endoplásmico.
  4. En la infección avanzada, los efectos citopáticos (mediados por anticuerpos y células) producen enfermedad.
- Vector:
  1. Aedes aegypti (urbano).
  2. Aedes spp., mosquitos Haemagogus (sobre todo en el Amazonas) (selvático).
  3. Huéspedes principales humanos y simios.
  4. Existe en la naturaleza en dos ciclos de transmisión:
     a. Ciclo selvático que involucra a los mosquitos y no humanos.
     b. Ciclo urbano que involucra a mosquitos y humanos.
     c. El virus se mantiene en los huevos de mosquito en la estación seca.
     d. Ciclo selvático interrumpido por el hombre; agricultura, tala de selva.

PATOGENIA Y ANATOMÍA PATOLÓGICA

- La replicación del virus empieza en el punto de picadura del mosquito y se disemina por los vasos y ganglios linfáticos. El virus se extiende a otros órganos, sobre todo hígado, bazo y médula ósea.
- La lesión directa del miocardio, riñones y otros órganos, y los efectos de las citocinas vasoactivas llevan al choque y a la muerte.
- Se encuentra antígeno viral en hepatocitos, riñones y miocardio.
- Los lóbulos hepáticos están más afectados en la zona media; se respetan los hepatocitos que rodean a la vena central y a la tríada portal.
- Las lesiones renal y miocárdica se caracterizan por cambios grasos y degenerativos.
- Hemorragias de superficies mucosas del tubo digestivo.

DIAGNÓSTICO

DIAGNÓSTICO DIFERENCIAL

- Hepatitis vírica.
- Leptospirosis.
- Paludismo.
- Fiebre tifoidea:
  1. Tifus.
  2. Fiebre recurrente.
- Fiebres hemorrágicas con ictericia:
  1. Dengue.
  2. Fiebre del valle del Rift.
  3. Fiebre congo-crimeana.

VALORACIÓN

- Hemograma.
- Pruebas de función hepática.
- Serología (VFA, aislamiento de virus).
- Estudio de coagulación.
- Contraindicada la biopsia hepática (muerte por hemorragia).

PRUEBAS DE LABORATORIO

- Hemograma:
  1. Discreta leucopenia.
  2. Trombocitopenia.
  3. Anemia.
- Pruebas de función hepática:
  1. AST superior a ALT.
  2. Fosfatasa alcalina normal o discretamente elevada.
  3. Bilirrubina elevada.
- Aumento de urea y creatinina.
- Proteinuria.
- Estudio de coagulación:
  1. Tiempo de protrombina anormal, *o*
  2. CID.
- Hipoglucemia terminal.
- LCR:
  1. Pleocitosis.
  2. Aumento de proteínas.
- Diagnóstico específico confirmado por:
  1. Aislamiento del virus en sangre.
  2. Antígeno del virus en suero (ELISA).
  3. ARN vírico para PCR.
  4. Inmunocaptura de IgM por ELISA:
     a. Es la prueba serológica preferida.
     b. Aparece en 5-7 días.
     c. Aumento de anticuerpos confirmado por sueros pareados.
     d. Reactividad cruzada con otras infecciones por flavivirus.
  5. Tinción inmunohistoquímica de las muestras de biopsia post mórtem.

TRATAMIENTO

TRATAMIENTO AGUDO

- Tratamiento sintomático.
- Paracetamol (cefalea y fiebre).
- Antiácidos, cimetidina (hemorragia GI).
- Transfusión de sangre, reposición de volumen en la hemorragia y el choque.
- Diálisis en caso de insuficiencia renal.
- Evitar sedantes y otros fármacos que dependan del metabolismo hepático.
- Tratamiento de las infecciones bacterianas secundarias.

PRONÓSTICO

Control hasta que se resuelva la enfermedad hepática, renal y del SNC.

DERIVACIÓN

A especialista en enfermedades infecciosas para diagnóstico preciso y tratamiento.

OTRAS CONSIDERACIONES

PREVENCIÓN

- La fiebre amarilla se puede prevenir.
- La recuperación de la fiebre amarilla confiere inmunidad permanente.
- La vacuna con virus vivos atenuados de fiebre amarilla proporciona protección en el 95% de los vacunados a los 10 días de la vacunación.
- Se exige revacunación a intervalos de 10 años para los viajes.
- La vacuna está contraindicada en:
  1. Lactantes <6 meses (encefalitis posvacunal).
  2. Pacientes inmunodeprimidos.
  3. Embarazadas y madres en período de lactancia.
  4. Pacientes con hipersensibilidad al huevo.
- Efectos adversos de la vacuna.
  1. Generales:
     a. Cefaleas moderadas, mialgias, febrícula (25% de los vacunados en ensayos clínicos).
     b. Reacción de hipersensibilidad inmediata (antecedentes de alergia al huevo).
  2. Enfermedad neurotrópica secundaria a la vacuna (encefalitis posvacunal):
     a. Sobre todo en lactantes.
     b. En adultos sólo al recibir la primera vacuna.
  3. Enfermedad viscerotrópica secundaria a la vacuna.
     a. Síndrome parecido a la fiebre amarilla salvaje, con frecuencia mortal.
     b. Todos los casos en vacunados por primera vez.
     c. Sólo se debería administrar la vacuna a personas que van a viajar a zonas con casos de fiebre amarilla o a la zona endémica.

BIBLIOGRAFÍA RECOMENDADA

Adverse events associated with 17D—derived yellow fever vaccination—United States, *Morb Mortal Wkly Rep* 51:989, 2002.

Monath TP: Yellow fever: an update, *Lancet* 1:11, 2001.

AUTOR: **MARILYN FABBRI, M.D.**

INFORMACIÓN BÁSICA

DEFINICIÓN

La fiebre de origen desconocido (FOD) fue definida por Petersdorf en 1961 como una enfermedad caracterizada por fiebre superior a 38 °C en varias ocasiones durante más de 3 semanas sin una causa conocida a pesar de la realización de un estudio extenso.

- La persistencia durante más de 2 semanas distingue a la FOD de una enfermedad viral de poca importancia.
- Tradicionalmente el diagnóstico sólo se realiza tras al menos 1 semana de estudios con el paciente ingresado.
- En la práctica contemporánea, gran parte de las pruebas se realizan de forma ambulatoria; sigue siendo esencial dedicar un tiempo a la anamnesis y exploración física completas.
- En distintos entornos, comunidad, hospital o sala de oncología, la duración de la FOD se debe definir de forma distinta.

CÓDIGO CIE-9CM

780.6 Pirexia de origen indeterminado

EPIDEMIOLOGÍA Y DEMOGRAFÍA

Resulta difícil calcular la incidencia por la falta de constancia en la definición de una enfermedad febril como FOD. La incidencia de FOD que se queda sin diagnóstico se ha reducido a menos del 10% según estudios recientes.

ETIOLOGÍA

Clásica (1 semana de estudios tras 2 semanas de fiebre mantenida). Se divide en infecciosas, tumores malignos, enfermedades del colágeno vascular y otras causas; el porcentaje relativo de cada causa dependerá de la edad, la zona geográfica, factores del huésped y de los microbios, del hospital y del tipo de servicio de salud. La etiología ha cambiado a lo largo del tiempo. Una lista parcial de las etiologías sería la siguiente, en la cual los diagnósticos más frecuentes se resaltan en *cursiva*:

- *Fiebre facticia, síndrome de Munchausen.*
- *Abscesos: odontológicos, abdominales, pélvicos.*
- *Linfoma y leucemia.*
- Endocarditis (sobre todo por gérmenes difíciles de identificar).
- Infección de la vía biliar.
- Osteomielitis.
- Tuberculosis.
- Enfermedad de Whipple.
- Psitacosis.
- Fúngicas: histoplasmosis, criptococosis.
- Leishmaniasis.
- Carcinoma renal, otros tumores sólidos.
- Lupus eritematoso sistémico.
- Enfermedad de Still.
- Vasculitis por hipersensibilidad.
- Arteritis de la temporal.
- Fiebre inducida por fármacos.
- Enfermedad inflamatoria intestinal.
- Sarcoidosis.
- Hepatitis granulomatosa.
- Fiebre central (raro).

Neutropénica (PMN <500 y fiebre >3 días): los hemocultivos son negativos desde el principio, lo que descarta bacteriemias por *Pseudomonas* y otros gramnegativos, estafilococos por infección de la vía; análisis de orina y radiografía de tórax negativos. Posibles etiologías:

- Infección perianal.
- Infección oculta por hongos.
- Fiebre farmacológica.
- Infección por citomegalovirus en pacientes trasplantados o que reciben inmunosupresores.

Asociada a VIH: la etiología depende del recuento de CD4. El VIH puede ser la causa en sí misma. Cuando CD4 bajos, bacteriemia por MAI, linfoma no Hodgkin.

Nosocomial (fiebre durante 3 días dentro del hospital): ITU, neumonía, bacteriemia por la vía, diarrea por *Clostridium difficile* o sinusitis por la intubación.

- Etiología no infecciosa: trombosis venosa profunda, hematoma, fiebre farmacológica.

DIAGNÓSTICO

DIAGNÓSTICO DIFERENCIAL

Fiebre facticia, en la que la temperatura corporal no está elevada cuando se mide bien.

VALORACIÓN

- La anamnesis y la exploración física precisas y detenidas resultan fundamentales.
- Las pruebas de laboratorio y los estudios radiológicos dependerán de los datos de la anamnesis y la exploración física.
- Un enfoque «a ciegas», en el cual se solicitan pruebas para todas las posibilidades, no suele resultar útil.
- Las pruebas y procedimientos deben elegirse de forma meditada, para tratar de localizar los signos y síntomas (v. sección III, «Fiebre de origen desconocido»).
- Cuando se planteen dudas, realizar otra anamnesis y exploración completas.

DATOS DE LA ANAMNESIS

- Duración de la fiebre, tiempo de aparición, factores que la incitan.
- Síntomas asociados; exantemas, mialgias, pérdida de peso, dolor.
- Contactos con enfermos.
- Antecedentes médicos: VIH, tumores malignos, cirugías.
- Medicamentos.
- Antecedentes familiares: tuberculosis en un familiar, tumores malignos, fiebre mediterránea familiar.
- Historia social: rutina diaria, entorno rural o urbano, contacto con mascotas o animales, picaduras de artrópodos, viajes, recientes o lejanos, nivel socioeconómico, profesión, servicio militar, historia sexual.

EXPLORACIÓN FÍSICA

- ORL: descartar sinusitis, abscesos dentales, explorar con cuidado los ojos.
- Cuello: buscar adenopatías.
- Pulmones: auscultar por si existen roncus.

- Corazón: auscultar por si existen soplos.
- Abdomen: descartar organomegalias.
- Rectal: explorar hipersensibilidad en la próstata.
- Pélvica: descartar dolor al desplazamiento del cérvix, comprobar si existen adenopatías inguinales.
- Extremidades: buscar acropaquias, hemorragias en astilla; explorar los accesos de las vías intravenosas.
- Musculoesquelético: buscar derrames articulares.
- Piel: buscar exantemas, heridas.

PRUEBAS DE LABORATORIO

- Basarlas en la historia y la exploración física.
- Hemocultivos, HC, análisis de orina, transaminasas, la prueba de PPD es importante en la mayor parte de los estudios por FOD.
- Basarlas en los datos de la historia y la exploración: necesidad de medir anticuerpos séricos, punción lumbar, pruebas de función tiroidea, cultivo de heces y determinación de *C. difficile*, biopsia de médula ósea, biopsia de piel, ANA.
- Puede ser necesario repetir los estudios de laboratorio de forma regular hasta llegar al diagnóstico.

DIAGNÓSTICO POR IMAGEN

- Basarlo en la historia y la exploración física.
- La radiografía de tórax y la TC abdominal son importantes en la mayor parte de los casos cuando no se llega al diagnóstico.

TRATAMIENTO

TRATAMIENTO GENERAL

Antibióticos y otros tratamientos indicados sólo cuando se establece un diagnóstico de certeza o alta probabilidad, salvo que el paciente parezca muy grave o séptico.

PRONÓSTICO

El diagnóstico se encuentra en la mayor parte de las fiebres consideradas inicialmente de origen desconocido. Algunas de ellas siguen desafiando el diagnóstico durante años.

DERIVACIÓN

A un especialista en infecciosas si no se encuentra diagnóstico tras una valoración pensada.

BIBLIOGRAFÍA RECOMENDADA

Mackowiak PA, Durack DT: Fever of unknown origin. In Mandel G, Bennett J, Dolin R (eds): *Principles and practice of infectious disease,* ed 5, Philadelphia, 2000, Churchill Livingstone.

Petersdorf R, Beeson P: Fever of unexplained origin: report of 100 cases, *Medicine* 40:1, 1961.

Roth AR, Basello GM: Approach to the adult patient with fever of unknown origin, *Am Fam Physician* 68:2223, 2003.

AUTORES: **ETSUKO AOKI, M.D., PH.D.** y **ANNE SPAULDING, M.D.**

INFORMACIÓN BÁSICA

DEFINICIÓN

La fiebre maculosa de las Montañas Rocosas (FMMR) es una enfermedad febril debida a la infección por *Rickettsia rickettsii*.

CÓDIGO CIE-9CM
082.0 Fiebre maculosa de las Montañas Rocosas

EPIDEMIOLOGÍA Y DEMOGRAFÍA

INCIDENCIA: 0,18 a 0,32 casos/100.000 personas al año.
DEMOGRAFÍA: Afecta por igual a ambos sexos y aparece a cualquier edad, aunque es más probable en niños de 5-14 años.
GEOGRAFÍA: En EE.UU., más prevalente en el sudeste, seguido de los estados centromeridionales, aunque observada en cualquier localización.

SÍNTOMAS Y SIGNOS

- Incubación: 3 a 12 días.
- Síntomas iniciales: fiebre, cefalea, malestar y mialgias.

Antecedentes, signos y síntomas comunes	%
Picadura de garrapatas	65
Fiebre	100
Exantema	90
Exantema en palmas y plantas	80
Cefalea	90
Mialgias	75
Náuseas o vómitos	60
Dolor abdominal	40
Conjuntivitis	30
Edema	20
Neumonitis	15
Cualquier complicación neurológica grave (incluidos estupor, delirio, convulsiones, ataxia, papiledema, déficit neurológicos focales y coma)	30

Exantema:
- Aparece durante los 3 primeros días en el 50%; al quinto día, se observa en el 80%. No existe exantema en el 10%.
- Aspecto inicial: máculas eritematosas que palidecen en muñecas y tobillos, y que posteriormente se extienden al tronco, palmas y plantas.
- Las lesiones pueden evolucionar a pápulas y, al final, llegar a no palidecer (púrpura petequial o palpable).

Síntomas gastrointestinales:
- Son frecuentes las náuseas, vómitos y dolor abdominal.
- En ocasiones puede parecer un «abdomen agudo» (p. ej., apendicitis, colecistitis).
- Hepatitis leve.

Afección cardiopulmonar:
- Neumonitis intersticial.
- Miocarditis.

Trastornos renales:
- Azoemia prerrenal.

- Nefritis intersticial.
- Glomerulonefritis.

Afección neurológica:
- Encefalitis (confusión, letargia, delirio).
- Ataxia.
- Convulsiones.
- Parálisis de pares craneales.
- Afasia.
- Hemiparesia o paraparesia.
- Espasticidad.

Fiebre maculosa de las Montañas Rocosas fulminante:
- Necrosis vascular generalizada y precoz que da lugar a una enfermedad multisistémica y a la muerte.

ETIOLOGÍA & ETIOPATOGENIA

- Agente infeccioso: *Rickettsia rickettsii* (bacteria intracelular).
- Vector: garrapata del perro y garrapata de los bosques (existe una transmisión vertical en las garrapatas, pero la transmisión horizontal que afecta a los roedores representa un importante reservorio del agente).
- Etiopatogenia: la diseminación de *R. rickettsii* es hematógena, con adhesión al endotelio vascular, y causa vasculitis. Las manifestaciones de esta enfermedad se deben al incremento de la permeabilidad vascular.

DIAGNÓSTICO

DIAGNÓSTICO DIFERENCIAL

Gripe A, infección enterovírica, fiebre tifoidea, leptospirosis, mononucleosis infecciosa, hepatitis vírica, sepsis, ehrlichiosis, gastroenteritis, abdomen agudo, bronquitis, neumonía, meningococemia, infección gonocócica diseminada, sífilis secundaria, endocarditis bacteriana, síndrome del shock tóxico, escarlatina, fiebre reumática, sarampión, rubéola, tifus, rickettsiosis pustulosa, enfermedad de Lyme, reacciones de hipersensibilidad a fármacos, púrpura trombocitopénica idiopática, púrpura trombocitopénica trombótica, enfermedad de Kawasaki, vasculitis por complejos inmunológicos, trastornos del tejido conectivo.

VALORACIÓN

Considerar una FMMR ante un paciente con enfermedad aguda febril, cefalea y mialgias, en especial si existen antecedentes de exposición a garrapatas. La ausencia de exantema no descarta el diagnóstico.

PRUEBAS DE LABORATORIO

Pruebas de rutina	%
Recuento leucocitario	
<10.000/mm³	72
>10% de bandas	69
Recuento plaquetario	
<150.000/mm³	52
<99.000/mm³	32
Sodio sérico <132 mEq/l	56
Aspartatoaminotransferasa ≥2× normal	62
Alaninoaminotransferasa ≥ 2× normal	39
Bilirrubina >1,4 mg/dl	30
Líquido cefalorraquídeo	
Presión de apertura ≥250 mmH₂O	14
Glucosa ≤50 mg/dl	8
Proteínas ≥50 mg/dl	35
Leucocitos ≥5/mm³	38
Predominio de células mononucleares	46
Predominio de células polimorfonucleares	50

Pruebas etiológicas:
- Títulos de anticuerpos frente a *R. rickettsii* (por inmunofluorescencia indirecta). El diagnóstico de FMMR requiere que se multipliquen por cuatro a las 2 semanas, por lo que no son útiles en la atención de estos pacientes, a pesar de tener una sensibilidad y especificidad cercanas al 100%.
- La única prueba que puede ofrecer un diagnóstico a tiempo es la detección inmunohistológica de *R. rickettsii* en las biopsias cutáneas.

TRATAMIENTO

- Doxiciclina v.o. o i.v., 200 mg/día divididos en dos dosis.
- Tetraciclina v.o., 25-50 mg/kg/día divididos en cuatro.
- Cloranfenicol, 50-75 mg/kg/día divididos en cuatro dosis; continuar el tratamiento durante al menos 2 días después de la remisión de la fiebre.

PRONÓSTICO

Tasa de mortalidad: 1-4% (cinco veces mayor si el tratamiento se inicia con posterioridad al quinto día de enfermedad, lo que es más probable en ausencia de exantema y durante las estaciones de menor actividad de las garrapatas). Secuelas a largo plazo observadas en pacientes con FMMR grave: paraparesia, hipoacusia; neuropatía periférica; incontinencia vesical o intestinal; disfunción cerebelosa, vestibular y motora; trastornos del lenguaje; amputación de miembros; dolor escrotal tras necrosis cutánea.

BIBLIOGRAFÍA RECOMENDADA

Dumler JS: Rocky Mountain spotted fever. In Gorbach SL, Bartlett JG, Blacklow NR (eds): *Infectious diseases,* ed 2, Philadelphia, 1998, WB Saunders.

Masters EJ: Rocky Mountain spotted fever, *Arch Intern Med* 163:769, 2003.

AUTOR: **TOM J. WACHTEL, M.D.**

INFORMACIÓN BÁSICA

DEFINICIÓN

La fiebre por garrapata de Colorado es una enfermedad infecciosa febril, aguda y autolimitada, causada por un coltivirus.

CÓDIGO CIE-9CM
066.1 Fiebre por garrapata de Colorado

EPIDEMIOLOGÍA Y DEMOGRAFÍA

- Incidencia: aproximadamente se declaran 330 casos al año en EE.UU.
- Afecta a niños y adultos de ambos sexos.
- Predominio geográfico: Montañas Rocosas, a una altitud de 1.200-3.000 metros.
- El estado con mayor incidencia es Colorado (v. fig. 1-116).

SÍNTOMAS Y SIGNOS

- Período de incubación: 3-4 días habitualmente, pero puede prolongarse hasta 14 días.
- Primeros síntomas: fiebre, escalofríos, cefalea grave, mialgias intensas y piel hiperestésica.
- Signos y síntomas iniciales:
  1. Picadura de garrapata.
  2. Fiebre y escalofríos.
  3. Cefalea.
  4. Mialgias.
  5. Debilidad.
  6. Postración e indiferencia.
  7. Inyección conjuntival.
  8. Faringitis eritematosa.
  9. Linfadenopatía.
  10. Erupción cutánea petequial o maculopapular.

Estos síntomas iniciales duran alrededor de 1 semana o menos tiempo, pero en el 50% de las ocasiones se produce una recidiva del cuadro febril a los 2-3 días de la remisión. La debilidad y la fatiga pueden persistir durante varios meses tras la(s) fase(s) aguda(s). La fase crónica es más frecuente en los pacientes de mayor edad.

En los niños, el 5-10% de los casos se complican con una meningitis aséptica. En los adultos, entre las complicaciones raras se encuentran la neumonía, la hepatitis, la miocarditis y la orquiepididimitis. La transmisión vertical de la infección al feto es posible.

ETIOLOGÍA Y PATOGENIA

- Agente infeccioso: Coltivirus. Existen 7 especies, 3 en EE.UU.
- Vector: la garrapata del bosque, *Dermacentor andersoni*.
- Patogenia: la transmisión al ser humano se produce a través de la picadura de las garrapatas. La época reproductiva de la garrapata dura de marzo a septiembre. El virus infecta los precursores eritrocitarios de la médula ósea, lo que explica el curso prolongado de la enfermedad, ya que la viremia se mantiene durante la vida de los hematíes infectados.

DIAGNÓSTICO

DIAGNÓSTICO DIFERENCIAL

Se debe realizar el diagnóstico diferencial con la fiebre manchada de las montañas Rocosas, la gripe, la leptospirosis, la mononucleosis infecciosa, la infección por CMV, la neumonía, la hepatitis, la meningitis, la endocarditis, la fiebre escarlata, el sarampión, la rubéola, el tifus, la enfermedad de Lyme, la PTI, la PTT, la enfermedad de Kawasaki, el síndrome del shock tóxico o las vasculitis.

VALORACIÓN

Considere la fiebre por garrapatas de Colorado ante la presencia de los síntomas expuestos con anterioridad en un paciente con antecedentes de haber viajado a un área endémica y haber sido picado por una garrapata.

PRUEBAS DE LABORATORIO

- Hemograma completo:
  1. Leucopenia.
  2. Linfocitos atípicos.
  3. Trombocitopenia moderada.

- Identificación de los virus en los hematíes mediante inmunofluorescencia indirecta.
- Serología empleando métodos de ELISA, neutralización o fijación del complemento.

TRATAMIENTO

- No existe ningún tratamiento específico, aunque los coltivirus son sensibles a la ribavirina.
- Reposo en cama, líquidos, paracetamol.
- Evite la aspirina debido a la trombocitopenia presente.
- Prevención: medidas para evitar la picadura por garrapatas.

BIBLIOGRAFÍA RECOMENDADA

Tsai TF: Coltiviruses (Colorado tick fever). In Mandell GL, Bennett JF, Dolin R (eds): *Principles and practice of infectious diseases,* ed 5, Philadelphia, 2000, Churchill Livingstone.

AUTOR: **TOM J. WACHTEL, M.D.**

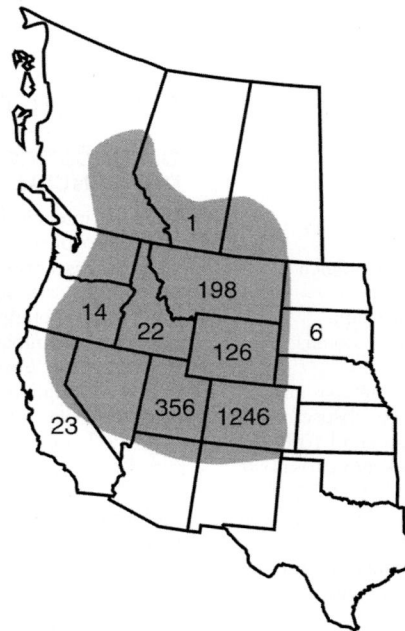

FIGURA 1-116 **Distribución geográfica de *Dermacentor andersoni* (garrapatas del bosque) y casos declarados de fiebre por garrapata de Colorado en Canadá y EE.UU. desde 1990 a 1996.** (De Mandell GL: *Mandell, Douglas y Bennett's principles and practice of infectious diseases,* 5.ª ed., Nueva York, 2000, Churchill Livingstone.)

INFORMACIÓN BÁSICA

DEFINICIÓN

La fiebre Q es una enfermedad febril sistémica causada por *Coxiella burnetti* que puede ser aguda o crónica.

SINÓNIMO

Infección por *C. burnetti.*

CÓDIGO CIE-9CM
083.0 Fiebre Q

EPIDEMIOLOGÍA Y DEMOGRAFÍA

- *C. burnetti* se encuentra en todo el mundo.
- Los reservorios animales frecuentes son el ganado bovino, las ovejas y las cabras.
- La mayoría de los casos se encuentran en individuos que tienen contacto directo con animales infectados (p. ej., granjeros, veterinarios) o que están expuestos a orina, heces, leche o tejidos placentarios de animales contaminados.
- La fiebre Q se presenta más en varones que en mujeres (3:1).

SÍNTOMAS Y SIGNOS

Manifestaciones de la fiebre Q aguda:
- Fiebre.
- Neumonía.
- Hepatitis.
- Meningoencefalitis.

Manifestaciones de la fiebre Q crónica:
- Endocarditis.

Síntomas clínicos más frecuentes:
- Escalofríos.
- Sudoración.
- Náuseas.
- Vómitos.
- Tos, no productiva.
- Cefalea.
- Fatiga.

Signos más frecuentes:
- Fiebre.
- Estertores inspiratorios.
- Exantema purpúrico.
- Hepatomegalia.
- Esplenomegalia.

ETIOLOGÍA

- La fiebre Q está causada por la rickettsia *C. burnetti.*
- La *C. burnetti* es un cocobacilo gramnegativo que se transmite de los artrópodos a los animales y los humanos.
- La enfermedad se adquiere con más frecuencia mediante la inhalación de aerosoles. En los pulmones, prolifera en los macrófagos y después accede a la sangre, donde produce una bacteriemia transitoria. Desde allí puede invadir muchos órganos, pero en general invade los pulmones y el hígado.

- Existe un período de incubación de 3 a 30 días antes de que se manifiesten los síntomas sistémicos.

DIAGNÓSTICO

DIAGNÓSTICO DIFERENCIAL

La fiebre Q puede tener varias presentaciones y debe estar en el diagnóstico diferencial de la fiebre, la hepatitis, la neumonía, la endocarditis y la meningitis.

VALORACIÓN

- HC, VSG y PFH.
- Análisis de orina.
- Serología.
- Radiografía de tórax.

PRUEBAS DE LABORATORIO

En la fiebre Q aguda:
- El HC y el recuento leucocitario es generalmente normal.
- Puede haber trombocitopenia (25%).
- Elevación de transaminasas hepáticas (2-3 veces el intervalo anormal).
- La fijación del complemento (FC) muestra una elevación cuatro veces superior en el título entre las muestras de la fase aguda y la de convalecencia.

En la fiebre Q crónica (casi siempre endocarditis):
- La VSG está elevada.
- Existe anemia.
- Hematuria macroscópica.
- Los hemocultivos son casi siempre negativos.
- El título de fijación del complemento (FC) >1:200 al antígeno de fase I es diagnóstico.

DIAGNÓSTICO POR IMAGEN

- La radiografía de tórax está alterada y muestra una consolidación lobular segmentaria.
- Derrame pleural (35%).

TRATAMIENTO

TRATAMIENTO NO FARMACOLÓGICO

Oxígeno según se requiera en los pacientes con neumonía.

TRATAMIENTO AGUDO

- La fiebre Q aguda puede tratarse con doxiciclina (100 mg dos veces al día) durante 14 a 21 días *o*
- Eritromicina (500 mg cuatro veces al día) durante 14 días *o*
- Ofloxacino 200 mg v.o. cada 8 h durante 14 a 21 días.

- Hidroxicloroquina más doxiciclina para la endocarditis asociada a la fiebre Q.
- Las fluorquinolonas están recomendadas para la sospecha de meningoencefalitis.

TRATAMIENTO CRÓNICO

- La fiebre Q crónica se trata con una combinación de dos antibióticos, doxiciclina 100 mg dos veces al día y rifampicina 300 mg al día *o*
- Doxiciclina 100 mg dos veces al día y ofloxacino 200 mg v.o. cada 8 h *o*
- Doxiciclina 100 mg dos veces al día e hidroxicloroquina 200 mg v.o. tres veces al día.
- Duración del tratamiento: de 2 a 3 años.

PRONÓSTICO

- Los pacientes con fiebre Q aguda responden bien a los antibióticos; se han registrado pocas muertes.
- La tasa de mortalidad en la endocarditis de la fiebre Q crónica es elevada (24%). La mayoría de los pacientes requerirán cirugía de sustitución valvular.

DERIVACIÓN

Se recomienda la derivación a un especialista en enfermedades infecciosas en cualquier caso de sospecha de fiebre Q aguda o crónica.

OTRAS CONSIDERACIONES

COMENTARIOS

- No se dispone de vacunas.
- Los pacientes infectados no requieren precauciones específicas de aislamiento.
- La fiebre Q debe su nombre desde 1935 a Derrick, quien sospechó una nueva enfermedad durante una serie de enfermedades febriles agudas en trabajadores de un matadero de Queensland, Australia, lo cual justificó el nombre de fiebre Q (por *query,* en inglés, duda).

BIBLIOGRAFÍA

Caron F et al: Acute Q fever pneumonia: a review of 80 hospitalized patients, *Chest* 114(3):808, 1998.

Choi E: Tularemia and Q fever, *Med Clin North Am* 86(2):393, 2002.

Gami AS et al: Q fever ondocarditis in the United States, *Mayo Clin Proc* 79:253, 2004.

Raoult, D et al: Q fever 1985-1998. Clinical and epidemiologic features of 1,383 infections, *Medicine* 79:109, 2000.

AUTORES: **PETER PETROPOULOS, M.D.** y **DENNIS J. MIKOLICH, M.D.**

INFORMACIÓN BÁSICA

DEFINICIÓN

La fiebre reumática es una enfermedad inflamatoria multisistémica que afecta al huésped genéticamente susceptible tras una infección faríngea por estreptococos del grupo A.

SINÓNIMOS

Fiebre reumática aguda.
Carditis reumática.

CÓDIGO CIE-9CM
390; 716.9 Fiebre reumática

EPIDEMIOLOGÍA Y DEMOGRAFÍA

INCIDENCIA (EN EE.UU.):
- 0,1-3% en pacientes con faringitis estreptocócica no tratada.
- Mayor incidencia de faringitis estreptocócica con:
  1. Hacinamiento.
  2. Pobreza.
  3. Menor edad.

PREDOMINIO POR EDADES:
- De los 5 a los 15 años en el primer ataque.
- Recidivas posibles más adelante.

INCIDENCIA MÁXIMA: Niños en edad escolar.

GENÉTICA:
Predisposición familiar: La predisposición a esta enfermedad parece estar determinada genéticamente.

SÍNTOMAS Y SIGNOS

- Faringitis estreptocócica aguda, que puede ser subclínica y no referida por el paciente.
- Tras un período de latencia de 1 a 5 semanas (media de 19 días), ataque reumático agudo.
- El paciente está febril, con una poliartritis migratoria de rodillas, tobillos, muñecas, codos; típicamente grave durante 1 semana, remite en 3-4 semanas.
- Carditis:
  1. Nuevo soplo cardíaco:
     a. Insuficiencia mitral.
     b. Insuficiencia aórtica.
     c. Soplo mitral diastólico.
  2. Cardiomegalia.
  3. ICC.
  4. Roce o derrame pericárdico.
- Aunque rara, la pancarditis es grave y letal.
- Pueden palparse nódulos subcutáneos a lo largo de las superficies de los tendones extensores o en las prominencias óseas, como en el cráneo.
- El corea (corea de Sydenham) se caracteriza por movimientos involuntarios rápidos que afectan a todos los músculos:
  1. Debilidad muscular.
  2. Labilidad emocional.
  3. Rara vez se observa tras la adolescencia y casi nunca en varones adultos.
- Eritema marginado:
  1. Evanescente, rosado, bien delineado y de extensión al tronco y extremidades proximales.
  2. Inespecífico.
- Artralgias (dolor articular sin tumefacción).
- Dolor abdominal.

ETIOLOGÍA

- No se detectan estreptococos del grupo A en las lesiones tisulares.
- No sucede en ausencia de una respuesta de anticuerpos frente a los estreptococos.
- La reactividad inmunológica cruzada entre ciertos antígenos estreptocócicos y antígenos tisulares humanos sugiere una etiología autoinmunitaria.
- Tanto los ataques iniciales como las recidivas pueden prevenirse totalmente mediante el tratamiento a tiempo de la faringitis estreptocócica con penicilina.

DIAGNÓSTICO

DIAGNÓSTICO DIFERENCIAL

- Artritis reumatoide.
- Artritis reumatoide juvenil (enfermedad de Still).
- Endocarditis bacteriana.
- Lupus sistémico.
- Infecciones víricas.
- Enfermedad del suero.

VALORACIÓN

- «Criterios de Jones (revisados) para la orientación en el diagnóstico de la fiebre reumática» publicados por la American Heart Association.

Un criterio mayor y dos criterios menores si existe evidencia de una infección previa por estreptococos del grupo A.
- Criterios mayores:
  1. Título elevado de anticuerpos antiestreptocócicos, como ASO.
  2. Cultivo faríngeo positivo.
  3. Escarlatina reciente.
- Criterios menores:
  1. Fiebre reumática o cardiopatía reumática previas.
  2. Fiebre.
  3. Artralgia.
  4. Reactivos de fase aguda elevados:
     a. VSG.
     b. Proteína C reactiva.
     c. Leucocitosis.
  5. Intervalo P-R prolongado.

PRUEBAS DE LABORATORIO

- Los cultivos faríngeos suelen ser negativos.
- Las pruebas de anticuerpos antiestreptocócicos son más útiles para establecer el diagnóstico:
  1. Máximo al comienzo del ataque.
  2. Pueden documentar una infección estreptocócica reciente.
- Título máximo de ASO (antiestreptolisina O):
  1. A las 4-5 semanas de una infección faríngea estreptocócica.
  3. Durante la segunda o tercera semanas de la enfermedad.
- La anti-ADNasa B (estreptozima) también se usa con frecuencia, aunque es menos fiable.

- Títulos elevados de anticuerpos antiestreptocócicos:
  1. Apoyan el diagnóstico, aunque no lo demuestran.
  2. Deben interpretarse en el contexto de los criterios clínicos.

DIAGNÓSTICO POR IMAGEN

- Radiografía de tórax para evaluar el tamaño del corazón.
- Ecocardiografía:
  1. Para evaluar los soplos.
  2. Para descartar un derrame pericárdico.

TRATAMIENTO

TRATAMIENTO AGUDO

- Ciclo de penicilina para erradicar el estado de portador de estreptococos del grupo A.
- Artralgia o artritis sin carditis: aspirina, 88 mg/kg/día durante 2 semanas, seguida de 44 mg/kg/día durante 4-6 semanas.
- Carditis e insuficiencia cardíaca:
  1. Prednisona, 40-60 mg/día.
  2. Corticoides i.v., como la metilprednisolona, 10-400 mg/día en la carditis grave.

TRATAMIENTO CRÓNICO

Prevención secundaria (prevención de las recidivas):
- Tratamiento mensual con penicilina benzatina, 1,2 millones de U i.m.
- Eritromicina en pacientes con alergia a la penicilina.

PRONÓSTICO

- Lesión de válvulas cardíacas por fibrosis:
  1. Secuelas tardías de los ataques recurrentes.
  2. Causa frecuente de valvulopatía cardíaca en países en vías de desarrollo.
- Puede progresar a una insuficiencia cardíaca.

DERIVACIÓN

Al cardiólogo, para el tratamiento de la carditis grave.

BIBLIOGRAFÍA RECOMENDADA

Carapetis JR, Currie BJ: Rheumatic fever in a high incidence population: the importance of monoarthritis and low grade fever, *Arch Dis Child* 85(30):223, 2001.

Figueroa FE et al: Prospective comparison of clinical and echocardiographic diagnosis of rheumatic carditis: long term follow up of patients with subclinical disease, *Heart* 85(40):407, 2001.

Guilherme L, Kalik J: Rheumatic fever: from sore throat to autoimmune heart lesions, *Int Arch Allergy Immunol* 134(1):56, 2004.

Kadir IS et al: Recurrent acute rheumatic fever: a forgotten diagnosis? *Ann Thorac Surg* 78(2):699, 2004.

Thatai D, Turi ZG: Current guidelines for the treatment of rheumatic fever, *Drugs* 57(4):545, 1999.

AUTOR: **DEBORAH L. SHAPIRO, M.D.**

INFORMACIÓN BÁSICA

DEFINICIÓN

La fiebre tifoidea es una infección sistémica causada por *Salmonella typhi*.

SINÓNIMOS

Tifoide.
Fiebre entérica.

CÓDIGO CIE-9CM
002.0 Fiebre tifoidea

EPIDEMIOLOGÍA Y DEMOGRAFÍA

INCIDENCIA (EN EE.UU.): Cada año se comunican aproximadamente 500 casos de infecciones por *S. typhi*.

SÍNTOMAS Y SIGNOS

- Período de incubación de pocos días a varias semanas.
- Manifestaciones habituales:
  1. Fiebre prolongada.
  2. Mialgias.
  3. Cefalea.
  4. Tos.
  5. Faringitis.
  6. Malestar.
  7. Anorexia, a veces con dolor abdominal y hepatoesplenomegalia.
  8. Puede haber diarrea o estreñimiento al comienzo del curso clínico de la enfermedad.
  9. Lesiones rosadas, mal definidas, maculopapulares, evanescentes, que pueden verse en ocasiones a nivel del tórax o abdomen.
- En el paciente no tratado, la fiebre puede durar 1-2 meses. La principal complicación de la enfermedad no tratada es la hemorragia GI como consecuencia de la perforación de una úlcera en las placas de Peyer del íleon. Las alteraciones del estado mental y el shock son complicaciones raras. La tasa de recidivas es de aproximadamente un 10%.

ETIOLOGÍA

- *Salmonella typhi*.
- *S. paratyphi*.
- *S. typhi* o *S. paratyphi* halladas sólo en el ser humano.
- Adquisición de la enfermedad por la ingesta de alimentos o agua contaminados por otras personas.
- En EE.UU., la mayoría de los casos se producen durante viajes al extranjero o debido a la ingesta de alimentos preparados por portadores crónicos, muchos de los cuales habían adquirido el microorganismo fuera de EE.UU.

DIAGNÓSTICO

DIAGNÓSTICO DIFERENCIAL

- Paludismo.
- Tuberculosis.
- Brucelosis.
- Absceso hepático amebiano.

VALORACIÓN

- Son de utilidad los cultivos de sangre, heces y orina
- Los cultivos deberán repetirse si inicialmente son negativos.
- Es más probable que los hemocultivos sean positivos al comienzo del curso clínico.
- Es más probable que los cultivos de heces y orina sean positivos en la segunda y tercera semanas de la enfermedad.
- Los cultivos de biopsias de médula ósea son positivos en un 90%, aunque este procedimiento no suele ser necesario.
- La serología mediante prueba de Widal es útil de forma retrospectiva y muestra la multiplicación por cuatro de los títulos en la convalecencia.

PRUEBAS DE LABORATORIO

- Es común la neutropenia.
- Las transaminasas pueden estar elevadas.
- Cultivo:
  1. Sangre.
  2. Líquidos corporales.
  3. Muestras de biopsia.

TRATAMIENTO

TRATAMIENTO AGUDO

- Ciprofloxacino, 500 mg v.o. dos veces al día o 400 mg i.v. dos veces al día durante 14 días.
- Ceftriaxona, 2 g i.v. al día durante 14 días.
- Si el microorganismo es sensible:
  1. SMX/TMP, 1-2 comprimidos DS v.o. dos veces al día o
  2. Amoxicilina, 2 g v.o. cada 8 h hasta completar 14 días.
- Dexametasona, 3 mg i.v. inicialmente, seguida de 1 mg i.v. cada 6 h durante 8 dosis en pacientes con shock o alteración del estado mental.

TRATAMIENTO CRÓNICO

- Posible estado de portador.
- Más frecuente en >60 años de edad y en personas con litiasis biliar.
- Sitio habitual de colonización: vesícula biliar.

- Tratamiento de aquellas personas con cultivo de heces persistentemente positivos y en manipuladores de alimentos.
- Regímenes propuestos para la erradicación del estado portador:
  1. Ciprofloxacino, 500 mg v.o. dos veces al día durante 4 semanas.
  2. SMX/TMP, 1-2 comprimidos v.o. dos veces al día durante 6 semanas (si es sensible).
  3. Amoxicilina, 2 g v.o. cada 8 h durante 6 semanas (si es sensible).
- Puede ser necesaria una colecistectomía en portadores con litiasis biliar que no respondan al tratamiento médico.

PRONÓSTICO

- Los pacientes tratados suelen responder al tratamiento, pero un pequeño porcentaje se convierte en portadores crónicos.
- La tasa de recidivas es de aproximadamente un 10%.
- Los pacientes sin tratar pueden presentar complicaciones serias.

DERIVACIÓN

- Fracaso del tratamiento.
- Portadores crónicos.

OTRAS CONSIDERACIONES

COMENTARIOS

- Existen vacunas orales y parenterales disponibles para quienes viajan a zonas de alto riesgo.
- Las vacunas presentan un 70% de eficacia.
- La inmunidad desaparece al cabo de varios años.
- Las preparaciones parenterales se acompañan de frecuentes efectos colaterales:
  1. Dolor en el sitio de inyección.
  2. Fiebre.
  3. Malestar.
  4. Cefalea.

BIBLIOGRAFÍA RECOMENDADA

Ackers ML et al: Laboratory-based surveillance of *Salmonella* serotype *typhi* infections in the United States: antimicrobial resistance on the rise, *JAMA* 283(20):2668, 2000.

Hoffer RJ et al: Emergency department presentations of typhoid fever, *J Emerg Med* 19(4):317, 2000.

Yoon J, Segal-Maurer S, Rahal JJ: An outbreak of domestically acquired typhoid fever in Queens, NY, *Arch Intern Med* 164:565, 2004.

Zaidi AK, Hasan R, Bhutta ZA: Typhoid fever, *N Engl J Med* 347:1770, 2002.

AUTOR: **MAURICE POLICAR, M.D.**

INFORMACIÓN BÁSICA

DEFINICIÓN

El término filariasis es un término general para una infección producida por nematodos (gusanos redondos) del género *Wuchereria* y *Brugia*, que se encuentran en las regiones tropicales y subtropicales del planeta. La enfermedad se caracteriza por inflamación linfática aguda u obstrucción linfática crónica asociada a fiebre intermitente o episodios repetidos de disnea y broncoespasmo.

SINÓNIMO

Filariasis linfática.

> **CÓDIGOS CIE-9CM**
> 125.0 Bancrofti
> 125.1 Brugia
> 125.9 Filariasis

EPIDEMIOLOGÍA Y DEMOGRAFÍA

INCIDENCIA (EN EE.UU.): Desconocida.
PREDOMINIO POR SEXOS: Varones.
DISTRIBUCIÓN POR EDADES: Tanto en varones como en mujeres el riesgo es máximo entre 15 y 35 años.
INCIDENCIA MÁXIMA: Desconocida.

SÍNTOMAS Y SIGNOS

- Las manifestaciones clínicas se deben a una inflamación linfática aguda o una obstrucción linfática crónica.
- Muchos pacientes son asintomáticos a pesar de la existencia de microfilaremia.
- Los episodios de linfangitis y linfadenitis se asocian a fiebre, cefalea o lumbalgia.
- Pueden producirse funiculitis y epididimitis aguda u orquitis, que en general se resuelven en días o semanas, aunque suelen reaparecer.
- Las infecciones crónicas se pueden asociar a linfedema, que suele debutar como hidrocele.
- Se trata de una enfermedad progresiva, que acaba produciendo edema sin fóvea y cambios que pueden afectar a todo el miembro (fig. 1-117).
- Se produce elefantiasis en el 10% de los casos, de forma que la piel de la pierna o el escroto se engruesa y fisura; posteriormente el paciente sufrirá de forma repetida úlceras e infecciones.
- La quiluria es una posible complicación, que se produce cuando los vasos linfáticos se rompen hacia la vía urinaria.

ETIOLOGÍA

Producido por uno de tres tipos de parásitos nematodos, que son transmitidos al ser humano por los mosquitos.
- *W. bancrofti*: se distribuye por África, zonas de América del sur y central, las islas del Pacífico y el Caribe.
- *B. malayi*: limitado a la parte suroriental de Asia.
- *B. timori*: limitado al archipiélago de Indonesia.

Tras la picadura de un mosquito infectado:
- Las larvas de la filaria se desplazan al interior de los linfáticos y los ganglios, donde se asientan y maduran durante 3-15 meses para convertirse en adultos machos y hembras.
- Tras la fertilización, el nematodo hembra produce un gran número de larvas o microfilarias, que penetran a la sangre desde los linfáticos.
- La periodicidad nocturna, típica de *B. malayi*, consiste en una mayor presencia de microfilarias en la circulación por la noche.
- Las microfilarias de *W. bancrofti* alcanzan sus concentraciones máximas a última hora de la tarde.
- La mayor parte de las microfilarias persisten en el organismo como formas inmaduras de 6 meses a 2 años.
- Las larvas infectadas son ingeridas por los mosquitos, que las transmiten a otra persona en la cual las microfilarias maduran para convertirse en un nuevo gusano adulto.

Cambios inflamatorios y granulomatosos agudos y crónicos en los vasos linfáticos:
- Se deben a la compleja interacción entre el gusano adulto y el sistema inmunitario del huésped.
- Acaba produciendo fibrosis y obstrucción.
- Es más probable que se desarrolle una enfermedad linfática obstructiva tras la exposición repetida durante muchos años.

DIAGNÓSTICO

DIAGNÓSTICO DIFERENCIAL

- La elefantiasis se distingue de otras causas de edema crónico, como la enfermedad de Milroy, las cicatrices postoperatorias y el linfedema de los tumores malignos.

VALORACIÓN

El diagnóstico se sospecha en individuos que han vivido en áreas endémicas durante al menos 3-6 meses o más y refieren episodios repetidos de linfangitis, linfadenitis, edema escrotal o tromboflebitis, asociados o no a fiebre.

PRUEBAS DE LABORATORIO

- El diagnóstico definitivo exige la demostración de microfilarias en un frotis de sangre.
- En algunos pacientes de la parte suroriental de Asia la muestra se debe obtener durante la noche, sobre todo entre las 12 de la noche y las 2 de la madrugada.
- En ocasiones se aíslan microfilarias en la orina quilosa o el líquido de un hidrocele.
- Prominente eosinofilia sólo durante los períodos de linfangitis o linfadenitis aguda.
- Pruebas serológicas de anticuerpos, incluida el ensayo de inmunoadsorción ligado a enzimas y los anticuerpos mediante fluorescencia indirecta (que con frecuencia no permiten distinguir entre las diversas formas de filariasis o entre la infección aguda y la antigua).

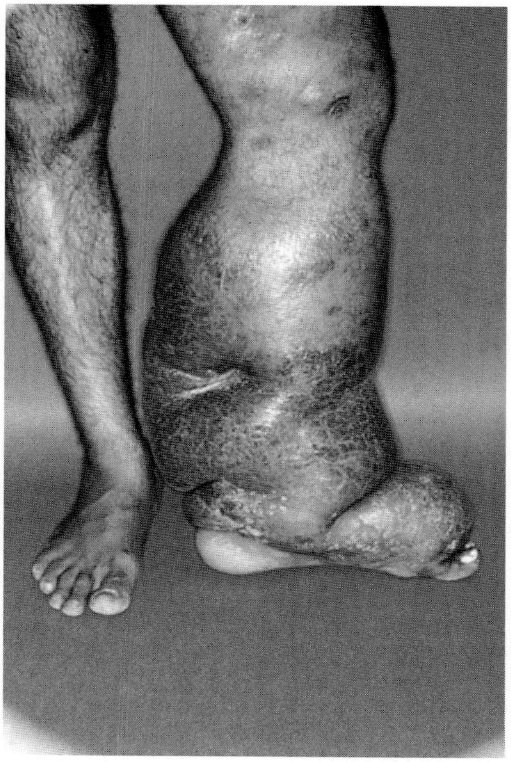

FIGURA 1-117 Filariasis que acabó produciendo una elefantiasis. Obsérvese la masiva tumefacción de la extremidad. (De Goldstein B [dirs.]: *Practical dermatology*, 2.ª ed., St. Louis, 1997, Mosby.)

- Inmunoensayos (como el antígeno circulante de filaria [CFA]): tiene mejores resultados para detectar los antígenos en los pacientes con microfilaremia comparados con los que no la presentan.

DIAGNÓSTICO POR IMAGEN

- Radiografía de tórax: infiltrados reticulares nodulares (síndrome de eosinofilia pulmonar del trópico).
- En los varones con microfilaremia demostrada, la ecografía escrotal ayuda a detectar los gusanos adultos.
- Comparados con los adultos, los niños con SF muestran más alteraciones del sueño, menos puntos dolorosos y un pronóstico mejor.

TRATAMIENTO

TRATAMIENTO NO FARMACOLÓGICO

- Tratamiento convencional de la elefantiasis:
  1. Elevación del miembro afectado.
  2. Uso de medias elásticas.
  3. Cuidados locales del pie.
- Cuidados generales de las heridas para las úlceras crónicas y prevención de las infecciones secundarias.

TRATAMIENTO AGUDO

- Citrato de dietilcarbamacina (DEC) para reducir la microfilaremia un 90%:
  1. Efecto sobre los gusanos adultos, sobre todo la especie *Wuchereria*, menos evidente.

2. Se debe administrar una dosis oral de 6 mg/kg diarios durante 12-14 días.
- Ivermectina sola o combinada con citrato de dietilcarbamacina para reducir la microfilaremia.
- La eficacia de ambos fármacos es similar, igual que su tolerabilidad; la ventaja de la ivermectina es que se administra una dosis oral única de 200 microgramos/kg.
- Recomendación de la Organización Mundial de la Salud (OMS): DEC en dosis única sola o (preferiblemente) asociada a ivermectina como tratamiento en áreas endémicas.

TRATAMIENTO CRÓNICO

- Drenaje quirúrgico de los hidroceles.
- No se dispone de tratamiento satisfactorio para los pacientes con quiluria.

PRONÓSTICO

No suele ser mortal, pero la influencia psicológica de las deformidades del miembro y escrotales por la elefantiasis puede ser notable.

DERIVACIÓN

A un cirujano para tratar el hidrocele.

OTRAS CONSIDERACIONES

- Los estudios en áreas endémicas sugieren que la IgG1 específica para filaria se asocia a estados amicrofilarémicos máximos en niños, sea cual sea su sexo.

- Las concentraciones de IgE e IgG4 aumentan con la edad y se asocian a un incremento de la microfilaremia.

COMENTARIOS

Los individuos que tengan pensado viajar o residir en áreas endémicas deben ser advertidos para que adopten medidas preventivas, como el uso de redes y repelentes para insectos, sobre todo por la noche.

BIBLIOGRAFÍA RECOMENDADA

Malhotra I et al: Influence of maternal filariasis on childhood infection and immunity to Wuchereria bancrofti in Kenya, *Infect Immun* 71(9):5231, 2003.

Rahmah N et al: Multicentre laboratory evaluation of Brugia Rapid dipstick test for detection of brugian filariasis, *Trop Med Int Health* 8(10):895, 2003.

Ramaiah KD et al: The prevalences of Wuchereria bancrofti antigenemia in communities given six rounds of treatment with diethylcarbamazine, ivermectin or placebo tablets, *Ann Trop Med Parasitol* 97(7):737, 2003.

Walther M, Muller R: Diagnosis of human filariases (except onchocerciasis), *Adv Parasitol* 53:149, 2003.

Watanabe K et al: Bancroftian filariasis in Nepal: a survey for circulating antigenemia of Wuchereria bancrofti and urinary IgG4 antibody in two rural areas of Nepal, *Acta Trop* 88(1):11, 2003.

AUTOR: **GEORGE O. ALONSO, M.D.**

INFORMACIÓN BÁSICA

DEFINICIÓN

Una fístula es un trayecto inflamatorio con una apertura externa (secundaria) en la piel perianal y otra interna o primaria en el conducto anal a nivel de la línea dentada. Se origina en un absceso del espacio interesfinteriano del conducto anal. Las fístulas se pueden clasificar de la siguiente forma:

1. Interesfinterianas: el trayecto fistuloso atraviesa el plano interesfinteriano hacia la piel perianal; es la más frecuente.
2. Transesfinterianas: el trayecto fistuloso atraviesa desde la desembocadura interna los esfínteres interno y externo y hasta la fosa isquiorrectal para salir en la piel perianal; frecuente.
3. Supraesfinterianas: tras atravesar el esfínter interno, el trayecto de la fístula pasa por encima del músculo puborrectal y después se dirige hacia abajo lateral al esfínter externo para llegar al espacio isquiorrectal y la piel perianal; es raro. Si la cavidad del absceso se extiende en sentido cefálico, será posible palpar un absceso por encima de los elevadores a la exploración rectal.
4. Extraesfinterianas: el trayecto fistuloso pasa por el recto, asciende por encima de los elevadores y los atraviesa para llegar al espacio isquiorrectal y la piel perianal; es raro.

En la fístula en herradura, el trayecto pasa de una fosa isquiorrectal a la contralateral por detrás del recto.

SINÓNIMO

Fístula dentro del ano.

CÓDIGO CIE-9CM
565.1 Fístula anal

EPIDEMIOLOGÍA Y DEMOGRAFÍA

- Frecuente en todas las edades.
- Afecta por igual a varones y mujeres.
- Asociado a estreñimiento.
- Grupo pediátrico: más frecuente en lactantes; niños > niñas.

SÍNTOMAS Y SIGNOS

- Estadio agudo: tumefacción perianal, dolor y fiebre.
- Estadio crónico: antecedentes de secreción o hemorragia anal; antecedentes de absceso con drenaje.
- Orificio externo de la fístula doloroso a 2-3 cm del margen anal, que muestra a la compresión secreción purulenta o serosanguinolenta; cuanto mayor es la distancia del margen anal, mayor la probabilidad de extensión proximal complicada.
- Regla de Goodsall:
  1. Localización del orificio interno en relación con el externo.

2. Cuando el orificio externo es anterior a una línea imaginaria dibujada horizontalmente a través del punto medio del ano: el trayecto fistuloso se dirige en sentido radial dentro del conducto anal.
3. Cuando el orificio es posterior a la línea transanal: el trayecto suele ser curvo y entra en el conducto anal por la línea media posterior.
4. Excepción a esta regla: un orificio externo anterior a >3 cm del ano, en cuyo caso el trayecto puede adoptar un sentido curvo posterior y terminar en la línea media posterior.
- Si recidiva el absceso perianal, se debe sospechar una fístula.

ETIOLOGÍA

- Más frecuente: infección inespecífica criptoglandular (flora de la piel o intestinal).
- Las fístulas son más habituales cuando se cultivan gérmenes intestinales del absceso anorrectal.
- Tuberculosis.
- Linfogranuloma venéreo.
- Actinomicosis.
- Enfermedad inflamatoria intestinal (EII): enfermedad de Crohn, colitis ulcerosa.
- Traumatismo: cirugía (episiotomía, prostatectomía), cuerpos extraños, coito anal.
- Tumores malignos: carcinoma, leucemia, linfoma.
- Tratamiento de tumores malignos: cirugía, radioterapia.

DIAGNÓSTICO

DIAGNÓSTICO DIFERENCIAL

- Hidroadenitis supurativa.
- Seno pilonidal.
- Absceso o seno de la glándula de Bartholin.
- Quistes sebáceos perianales infectados.

VALORACIÓN

- Tacto rectal:
  1. Valorar el tono del esfínter y la presión de compresión voluntaria.
  2. Determinar la presencia de masa extraluminal.
  3. Identificar un trayecto indurado.
  4. Palpar un orificio o cavidad interna.
- Sondar con suavidad el orificio externo para evitar la creación de un trayecto falso; un 50% de los pacientes no tiene un orificio detectable desde el punto de vista clínico.
- Anuscopia.
- Proctosigmoidoscopia para descartar enfermedades neoplásicas o inflamatorias.
- Todos los estudios se realizan bajo anestesia adecuada.

PRUEBAS DE LABORATORIO

- HC.
- Biopsia rectal si se sospecha una EII o tumor maligno; la biopsia del orificio externo no sirve de nada.

DIAGNÓSTICO POR IMAGEN

- La colonoscopia o tránsito baritado se realiza si:
  1. Se sospecha diagnóstico de EII o tumor maligno.
  2. Existen antecedentes de fístulas múltiples o recidivantes.
  3. Paciente <25 años.
- Serie de intestino delgado: se realiza a veces por los mismos motivos que se indican arriba.
- Fistulografía: poco fiable, aunque puede resultar de utilidad en las fístulas complicadas.

TRATAMIENTO

TRATAMIENTO NO FARMACOLÓGICO

Baños de asiento.

TRATAMIENTO AGUDO

- Tratamiento de elección: cirugía.
- Se administran antibióticos de amplio espectro si:
  1. Existe celulitis.
  2. Paciente inmunodeprimido.
  3. Cardiopatía valvular.
  4. Dispositivos protésicos.
- Laxantes/ablandadores de heces.

TRATAMIENTO CRÓNICO

- Cirugía.
- Los objetivos de la cirugía son:
  1. Curar la fístula.
  2. Prevenir las recidivas.
  3. Conservar la función del esfínter.
  4. Minimizar el tiempo de curación.
- Los métodos para tratar las fístulas anales son: fistulotomía, colgajos de avance anal, seton y colostomía.

PRONÓSTICO

Cirugía ambulatoria.

DERIVACIÓN

Derivar a un cirujano con experiencia en este terreno.

OTRAS CONSIDERACIONES

COMENTARIOS

- Los pacientes VIH positivos y diabéticos con fístulas/abscesos perirrectales son urgencias quirúrgicas verdaderas.
- El riesgo de septicemia, gangrena de Fournier y otras complicaciones sépticas obligan a un drenaje inmediato.

BIBLIOGRAFÍA RECOMENDADA

Pfenninger JL, Zainea GG: Common anorectal condition, *Am Fam Physician*, 64:22, 2001.

AUTOR: **GEORGE T. DANAKAS, M.D.**

INFORMACIÓN BÁSICA

DEFINICIÓN

Una fisura es un desgarro en el revestimiento epitelial del conducto anal (es decir, entre la línea dentada y el margen anal).

SINÓNIMOS

Fisura anorrectal.
Úlcera anal.

CÓDIGO CIE-9CM
565.0 Fisura anal

EPIDEMIOLOGÍA Y DEMOGRAFÍA

- Puede aparecer a cualquier edad.
- Afecta sobre todo a personas adultas jóvenes o de mediana edad.
- Más en varones que en mujeres.
- Las mujeres sufren más fisuras anteriores que los varones (10 frente a 1%, respectivamente).
- Causa más frecuente de rectorragia en lactantes.
- Frecuente en las mujeres antes y después de tener hijos.

SÍNTOMAS Y SIGNOS

Al separar las nalgas se ve un desgarro en la línea media posterior o, con menos frecuencia, en la línea media anterior (fig. 1-118).
- Fisura anal aguda:
  1. Dolor lancinante agudo o desgarrador que se agrava con la defecación.
  2. Presencia de sangre roja brillante al limpiarse el ano, con una tira de sangre en las heces o en el agua.
- Fisura anal crónica:
  1. Prurito anal.
  2. No suele haber dolor.
  3. Hemorragia intermitente.
  4. Pólipo centinela en el margen caudal de la fisura y papila anal hipertrofiada en el proximal.
- Posible enfermedad de base si la fisura:
  1. Es de localización ectópica.
  2. Se extiende proximal a la línea dentada.
  3. Es de base amplia o profunda.
  4. Es muy purulenta.

ETIOLOGÍA

- La mayoría empiezan tras la expulsión de heces voluminosas y duras.
- Puede deberse a una defecación frecuente o diarrea.
- Infecciones bacterianas: TB, sífilis, gonorrea, chancroide, linfogranuloma venéreo.
- Infecciones virales: virus herpes simple, citomegalovirus, virus de la inmunodeficiencia humana.
- Enfermedad inflamatoria intestinal (EII): enfermedad de Crohn, colitis ulcerosa.
- Traumatismo: cirugía (hemorroidectomía), cuerpos extraños, relaciones sexuales anales.
- Tumores malignos: carcinoma, linfoma, sarcoma de Kaposi.

DIAGNÓSTICO

DIAGNÓSTICO DIFERENCIAL

- Proctalgia fugaz.
- Hemorroide trombosada.

VALORACIÓN

- Tacto rectal tras lubricar toda la región anal con una pomada anestésica (como lidocaína al 2%) y esperar 5-10 minutos.
- Anuscopia.
- Proctosigmoidoscopia para descartar enfermedades inflamatorias o neoplasias.
- Biopsia si existen dudas sobre la etiología del proceso.
- Todas las pruebas se deben realizar bajo una anestesia adecuada.

DIAGNÓSTICO POR IMAGEN

- Colonoscopia o enema baritado: ante la sospecha de EII o tumor maligno.
- Serie de intestino delgado: en algunos casos por las mismas razones.
- Biopsia para demostrar granulomas caseificantes en casos de sospecha de TB.
- Estudio de frotis en fresco en campo oscuro para demostrar treponemas si se sospecha sífilis.

TRATAMIENTO

TRATAMIENTO NO FARMACOLÓGICO

- Baños de asiento.
- Dieta rica en fibra.
- Aumento de la ingesta de líquidos orales.

TRATAMIENTO AGUDO

- Agentes que aumenten el volumen de las heces o las ablanden.
- Pomada anestésica local (puede agravar el prurito anal).
- Ungüento de nitroglicerina.
- *No* se recomiendan los supositorios.
- Cirugía.

TRATAMIENTO CRÓNICO

- Cirugía: esfinterotomía anal interna lateral.
- Ungüento tópico de trinitrato de glicerilo.

- La inyección de toxina botulínica (una inyección a cada lado del esfínter anal interno) resulta eficaz para curar las fisuras anales crónicas en más del 90% de los casos.

PRONÓSTICO

Cirugía ambulatoria.

DERIVACIÓN

- Si la fisura no se resuelve con tratamiento conservador en 4-6 semanas.
- Si el paciente prefiere la cirugía en una fisura aguda.
- Si el enfermo tiene una fisura crónica.

OTRAS CONSIDERACIONES

COMENTARIOS

Los pacientes VIH positivos deben ser remitidos a clínicos que conozcan bien la miríada de infecciones y neoplasias que pueden confundirse con una fisura anal en estos enfermos.

BIBLIOGRAFÍA RECOMENDADA

Brisinda G et al: A comparison of injection of botulinum toxin and topical nitroglycerin ointment for the treatment of chronic anal fissure, *N Engl J Med* 341:65, 1999.
Pfenninger JL, Zainea GG: Common anorectal conditions, *Am Fam Physician* 64:77, 2001.

AUTOR: **GEORGE T. DANAKAS, M.D.**

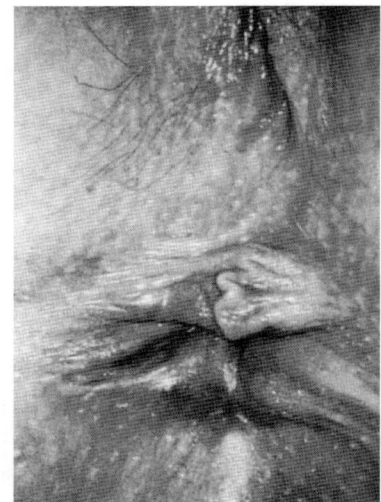

FIGURA 1-118 Fisura anal lateral. (En Seidel HM y cols.: *Mosby's guide to physical examination*, 3.ª ed., St. Louis, 1995, Mosby. Por cortesía de Gershon Efron, MD, Sinai Hospital of Baltimore.)

INFORMACIÓN BÁSICA

DEFINICIÓN

El flúter auricular es una frecuencia auricular rápida a 280-340 lpm con grados variables de bloqueo intraventricular. Es una taquicardia por macroreentrada, que afecta sobre todo al tejido auricular derecho.

CÓDIGO CIE-9CM
427.32 Flúter auricular

EPIDEMIOLOGÍA Y DEMOGRAFÍA

El flúter auricular es frecuente durante la primera semana tras una cirugía a corazón abierto.

SÍNTOMAS Y SIGNOS

- Frecuencia de pulso rápida (150 lpm)
- Síntomas de insuficiencia cardíaca, mareo y angina de pecho.

ETIOLOGÍA

- Cardiopatía aterosclerótica.
- IM.
- Tirotoxicosis.
- Embolismo pulmonar.
- Valvulopatía mitral.
- Cirugía cardíaca.
- EPOC.
- El flúter auricular también puede producirse de forma espontánea o como consecuencia de la organización de una fibrilación auricular tras el tratamiento con antiarrítmicos.

DIAGNÓSTICO

DIAGNÓSTICO DIFERENCIAL

- Fibrilación auricular.
- Taquicardia auricular paroxística.

VALORACIÓN

- ECG.
- Valoración de laboratorio.

PRUEBAS DE LABORATORIO
- Pruebas de función tiroidea.
- Electrólitos séricos.

DIAGNÓSTICO POR IMAGEN
ECG (fig. 1-119):
- Patrón de ondas «F» o «en dientes de sierra» regulares, que se visualiza mejor en II, III y AVF y secundario a la depolarización auricular.
- Bloqueo de conducción AV (2:1, 3:1 o variable).

TRATAMIENTO

TRATAMIENTO NO FARMACOLÓGICO

- La maniobra de Valsalva o el masaje del seno carotídeo suelen retrasar el ritmo ventricular (aumenta el grado de bloqueo AV) y pueden poner en evidencia las ondas del flúter.
- La cardioversión eléctrica se realiza con niveles de energía muy bajos (20-25 J).

TRATAMIENTO AGUDO

- En ausencia de cardioversión, se puede administrar diltiazem i.v. o digitalizar para retrasar la frecuencia cardíaca y convertir el flúter en fibrilación. También esmolol, verapamilo y adenosina pueden ser eficaces.
- El marcapasos auricular puede terminar el flúter auricular.
- El flúter auricular se asocia a menudo a una fibrilación auricular intermitente. Puede ser prudente anticoagular a los pacientes con flúter auricular y trastornos médicos asociados (como diabetes mellitus, hipertensión, cardiopatía) antes de la cardioversión. Se debe valorar la anticoagulación en todos los pacientes con flúter auricular mayores de 65 años.

TRATAMIENTO CRÓNICO
- El flúter auricular crónico puede responder a amiodarona.

- La ablación con radiofrecuencia para interrumpir el flúter auricular es muy eficaz en pacientes con flúter auricular crónico o repetido y se suele considerar el tratamiento de primera línea en pacientes con episodios repetidos de flúter auricular.

PRONÓSTICO

- Más del 85% de los pacientes recuperan el ritmo sinusal tras la cardioversión con sólo 25-50 J.
- El flúter auricular solitario tiene un riesgo de ictus al menos tan elevado como la fibrilación auricular solitaria y se asocia a un riesgo mayor de aparición posterior de fibrilación auricular que el existente en la población general.

DERIVACIÓN

Para la ablación con radiofrecuencia en pacientes con flúter auricular crónico o de repetición.

OTRAS CONSIDERACIONES

COMENTARIOS

- El flúter auricular solitario tiene un riesgo de ictus al menos tan elevado como la fibrilación auricular solitaria y se asocia a un riesgo mayor de aparición posterior de fibrilación auricular que el existente en la población general.
- Se debe plantear la anticoagulación en todos los pacientes con flúter auricular mayores de 65 años.

BIBLIOGRAFÍA RECOMENDADA
Halligan SC et al: The natural history of long atrial flutter, *Ann Int Med* 140:265, 2004.

AUTOR: **FRED F. FERRI, M.D.**

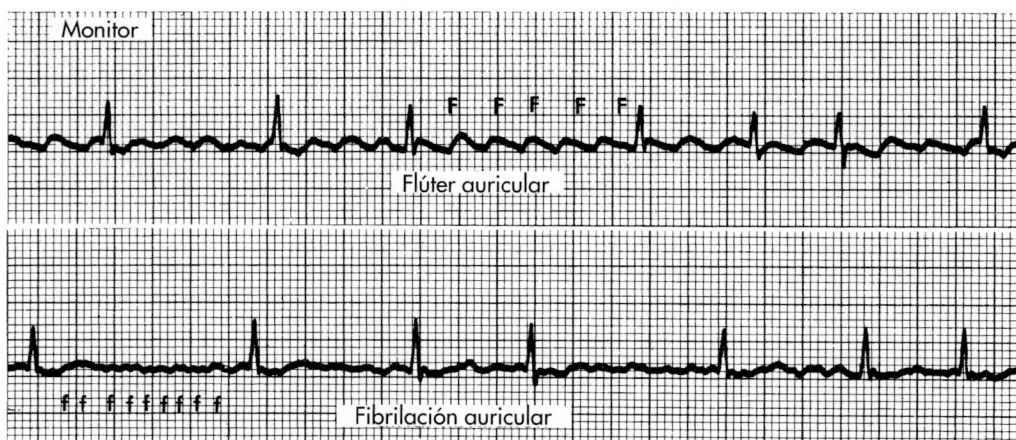

FIGURA 1-119 **Flúter y fibrilación auricular.** Obsérvense las ondas en dientes de sierra del flúter auricular (F) y las ondas fibrilantes irregulares de la fibrilación auricular (f). (De Goldberger AL [dir.]: *Clinical electrocardiography*, 5.ª ed., St. Louis, 1994, Mosby.)

INFORMACIÓN BÁSICA

DEFINICIÓN

Los trastornos por ansiedad fóbica tienen como núcleo central una ansiedad extrema desencadenada por un objeto o situación específica que generalmente se percibe como más amenazante de lo que realmente es y que con frecuencia produce un comportamiento de evitación. Los estímulos desencadenantes pueden ser las situaciones sociales o de actuación (fobia social) o cualquier otro estímulo (fobias específicas a los animales, ambientes naturales, sangre o situacionales).

SINÓNIMOS

Fobia simple (nombre obsoleto para las fobias específicas).
Fobias denominadas en función del estímulo inductor, por ejemplo, aracnofobia (fobia a las arañas), claustrofobia (miedo a los espacios cerrados).
Trastorno por ansiedad social (nombre obsoleto para la fobia social).

> **CÓDIGOS CIE-9CM**
> F40.2 Fobia específica (DSM-IV: 300.29)
> F40.1 Fobia social (DSM-IV: 300.23)

EPIDEMIOLOGÍA Y DEMOGRAFÍA

PREVALENCIA (EN EE.UU.):
- Las fobias específicas afectan al 5-10% de la población general.
- Las fobias sociales afectan aproximadamente al 3%.

PREDOMINIO POR SEXOS:
- Las mujeres con fobias específicas superan a los varones, aunque las tasas varían según la fobia.
- Las mujeres presentan más fobia social; sin embargo, es más probable que los varones soliciten un tratamiento.

DISTRIBUCIÓN POR EDADES:
- El inicio de la mayoría de las fobias específicas es en la infancia.
- Excepciones más importantes: las fobias situacionales tienen dos picos, el primero en la infancia y el segundo en la mitad de la tercera década de la vida.
- Una vez que se han desarrollado, los miedos son generalmente estables.
- Las raíces de la fobia social pueden encontrarse en la infancia, descritas como timidez o inhibición social, pero el inicio generalmente se produce en la mitad de la segunda década de la vida o en la última fase de la vida adulta; el trastorno habitualmente dura toda la vida.

INCIDENCIA MÁXIMA:
- Fobias específicas: con frecuencia son un trastorno que dura toda la vida, pero las fobias con inicio en la infancia (p. ej., fobias a animales) tienden a remitir espontáneamente.
- Fobia social: puede fluctuar en la etapa media o última de la edad adulta.

GENÉTICA: Tanto las fobias específicas como las fobias sociales son más frecuentes en los familiares de primer grado que en la población general.

SÍNTOMAS Y SIGNOS

- Fobias específicas: con frecuencia se presentan con otros trastornos por ansiedad, especialmente por angustia o agorafobia.
- Cuando se aproxima al objeto de la fobia el paciente experimenta una ansiedad extrema con frecuencia acompañada de síntomas autonómicos como taquicardia, temblor y diaforesis. Además, puede producirse despersonalización. Sin embargo, en las fobias a la sangre, estos síntomas con frecuencia se siguen de una respuesta parasimpática que consiste en hipotensión y en algunos casos un síncope vasovagal.
- Las fobias sociales se diferencian de las fobias específicas en que lo que se teme es una humillación o sentimiento de vergüenza más que el objeto en sí mismo. Las personas con fobia social generalmente tienen una baja autoestima y miedo a la evaluación por parte de otros; evitan o temen cualquier situación en la que los demás pueden valorar o evaluarles directa o indirectamente. Son frecuentes los trastornos concomitantes por ansiedad.

ETIOLOGÍA

- Desconocida. En algunas personas las fobias pueden desarrollarse porque asocian la ansiedad a una experiencia concreta.

DIAGNÓSTICO

DIAGNÓSTICO DIFERENCIAL

- Trastorno dismórfico corporal: similar a la fobia social pero en el TDC el miedo surge por la creencia del paciente de que tiene una deformidad.
- Crisis de ansiedad (+/– agorafobia): los síntomas de ansiedad de la fobia específica pueden simular una crisis de ansiedad, pero el estímulo en las fobias específicas o sociales es evidente, mientras que las crisis de ansiedad son inesperadas.
- Trastorno por ansiedad generalizada: difícil de distinguir de la fobia social, pero en la fobia social el foco cognitivo es el miedo a la vergüenza o la humillación, mientras que en el trastorno por ansiedad generalizada el foco es más interno en las sensaciones subjetivas de malestar.
- El trastorno de la personalidad por evitación con frecuencia existe de forma comórbida con la fobia social.
- Trastornos psicóticos: temor a estar en público de origen alucinatorio.

VALORACIÓN

- Historia clínica: generalmente diagnóstica.
- La fobia social es un trastorno crónico. Los individuos con fobia social con frecuencia tienen un rendimiento inferior, dejan el colegio, evitan la búsqueda de trabajo como consecuencia de la ansiedad en las entrevistas, evitan las citas y permanecen con su familia de origen. Es menos probable que contraigan matrimonio.

- Exploración física: para confirmar la ausencia de alteraciones cardiovasculares (p. ej., una arritmia sinusal crónica).

PRUEBAS DE LABORATORIO

No están indicadas pruebas específicas de laboratorio.

DIAGNÓSTICO POR IMAGEN

No se recomiendan estudios específicos de imagen.

TRATAMIENTO

TRATAMIENTO NO FARMACOLÓGICO

- Tratamiento cognitivo-conductual (TCC) y otros abordajes psicoterapéuticos que se han demostrado eficaces en ensayos controlados.
- El tratamiento conductual implica el entrenamiento en relajación, generalmente asociado a la visualización y la desensibilización progresiva.
- Las tasas de éxito son más altas cuando la fobia no está complicada por otros trastornos de ansiedad.
- La fobia social es más difícil de tratar porque las dificultades psicológicas son más persistentes, pero el tratamiento cognitivo-conductual y otras psicoterapias son bastante eficaces.

TRATAMIENTO AGUDO

- Benzodiazepinas: proporcionan un alivio rápido de la ansiedad asociada a la exposición al estímulo que produce la fobia.
- Alprazolam o lorazepam: ambos se administran por vía sublingual para aumentar la tasa de absorción.
- Betabloqueantes (p. ej., propanolol): se han utilizado para disminuir la hiperalerta autonómica y el temblor asociado a las situaciones de ejecución (p. ej., antes de un discurso en público).

TRATAMIENTO CRÓNICO

- Si el estímulo fóbico se encuentra rara vez, las benzodiazepinas a demanda pueden ser un tratamiento apropiado a largo plazo.
- Los ISRS (especialmente paroxetina y sertralina) son eficaces en la reducción de los síntomas y en la mejoría de la función de las personas con fobia social.

DERIVACIÓN

Se recomienda para confirmar el diagnóstico y considerar una psicoterapia.

BIBLIOGRAFÍA RECOMENDADA

Davidson JR, Foa EB, Huppert JD: Fluoxetine, comprehensive cognitive behavioral therapy, and placebo in generalized social phobia, *Arch Gen Psychiatry* 61:1005, 2004.
Kendler KS et al: The etiology of phobias: an evaluation of the stress-diathesis model, *Arch Gen Psychiatry* 59:242, 2002.

AUTOR: **MITCHELL D. FELDMAN, M.D., M.PHIL.**

INFORMACIÓN BÁSICA

DEFINICIÓN

La foliculitis es la inflamación del folículo piloso como consecuencia de una infección, de una lesión física o de irritación química.

SINÓNIMO

Sicosis de la barba.

CÓDIGO CIE-9CM
704.8 Otras enfermedades específicas del pelo o los folículos pilosos

EPIDEMIOLOGÍA Y DEMOGRAFÍA

- La foliculitis por estafilococos es la forma más frecuente de foliculitis infecciosa; afecta sobre todo a diabéticos.
- La sicosis de la barba afecta sobre todo a varones que acaban de empezar a afeitarse.

SÍNTOMAS Y SIGNOS

- Las lesiones suelen consistir en pústulas dolorosas amarillentas y rodeadas de eritema; un pelo central ocupa la pústula.
- Los pacientes con sicosis de la barba pueden debutar con pequeñas pústulas o pápulas foliculares, que aumentan de tamaño si el paciente se sigue afeitando; pueden producirse pústulas foliculares profundas rodeadas de eritema y edema; es frecuente la afectación del labio superior (fig. 1-120).

- La foliculitis de la «sauna» aparece a los 1-4 días de utilizar una sauna mal clorada y se caracteriza por pústulas rodeadas de eritema, en general en el tórax, las nalgas y los miembros.

ETIOLOGÍA

- Infección por estafilococos (como la sicosis de la barba), *Pseudomonas aeruginosa* (foliculitis de la «sauna»).
- Foliculitis por gramnegativos (*Klebsiella, Enterobacter, Proteus*) asociada al tratamiento con antibióticos del acné.
- Irritación crónica del folículo piloso (uso de cacao o aceite de coco, irritación crónica en el trabajo).
- Uso inicial de corticosteroides sistémicos (acné por corticoides), foliculitis eosinofílica (pacientes con SIDA), *Candida albicans* (inmunodeprimidos).
- *Pityrosporum orbiculare.*

DIAGNÓSTICO

DIAGNÓSTICO DIFERENCIAL

- Seudofoliculitis de la barba (crecimiento hacia el interior del pelo).
- Acné vulgar.
- Infecciones por dermatofitos.
- Queratosis biliar.
- Candidiasis cutánea.
- Infecciones superficiales por hongos.
- Miliaria.

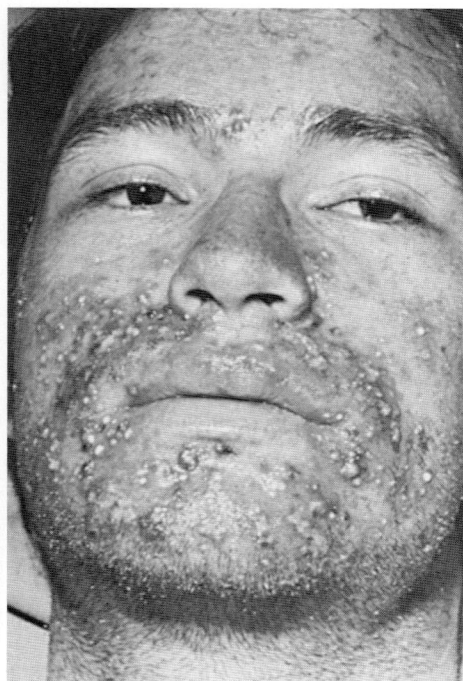

FIGURA 1-120 Foliculitis. Obsérvese la erupción pustulosa con formación de pequeños abscesos en las zonas con vello de la cara. No se suelen producir síntomas sistémicos. (De Mandell GL: *Mandell, Douglas and Bennett's Principles and practice of infectious diseases,* 5.ª ed., Nueva York, 2000, Churchill Livingstone.)

VALORACIÓN

Exploración física y anamnesis (uso de saunas: foliculitis de la «sauna»); adolescentes que han empezado a afeitarse: sicosis de la barba; uso de tratamiento oclusivo con esteroides tópicos: foliculitis por estafilococos.

PRUEBAS DE LABORATORIO

La tinción con Gram sirve para reconocer el germen responsable de la foliculitis infecciosa y distinguirla de la no infecciosa.

TRATAMIENTO

TRATAMIENTO NO FARMACOLÓGICO

- Prevención de la irritación química o mecánica de la piel.
- Control de la glucemia en diabéticos.
- Adecuada cloración de las saunas y spas.
- Afeitado con una cuchilla limpia.

TRATAMIENTO AGUDO

- Limpieza de la región con clorhexidina y aplicación de compresas con salino en la zona afectada.
- Aplicación de ungüento de mupirocina al 2% para la foliculitis bacteriana de una zona limitada (sicosis de la barba).
- Tratamiento de los casos graves de foliculitis por *Pseudomonas* con ciprofloxacino.
- Tratamiento de la foliculitis por *S. aureus* con dicloxacilina 250 mg diarios durante 10 días.

TRATAMIENTO CRÓNICO

- Los portadores nasales o perineales crónicos de *S. aureus* con foliculitis frecuente pueden recibir tratamiento con rifampicina 300 mg cada 12 horas durante 5 días.
- La aplicación de mupirocina (ungüento al 2%) a las narinas cada 12 horas también resulta eficaz para los portadores nasales.

PRONÓSTICO

- La mayor parte de los casos de foliculitis bacteriana se resuelven por completo con un tratamiento adecuado.
- La foliculitis por esteroides responde a la interrupción del tratamiento con los mismos.

OTRAS CONSIDERACIONES

COMENTARIOS

Se debe enseñar a los pacientes una buena higiene personal y que deben evitar compartir cuchillas, toallas y albornoces.

AUTOR: **FRED F. FERRI, M.D.**

INFORMACIÓN BÁSICA

DEFINICIÓN

Las fracturas de tobillo afectan al maléolo medial, lateral o posterior del tobillo y pueden aparecer solas o asociadas en alguna combinación. Se incluyen lesiones ligamentosas asociadas.

CÓDIGOS CIE-9CM
824.8 Fractura de tobillo (maléolo) (cerrada)
824.2 Fractura del maléolo lateral (peronea)
824.0 Fractura del maléolo medial (tibial)

SÍNTOMAS Y SIGNOS

- La deformidad suele depender de la extensión del desplazamiento.
- Dolor, hipersensibilidad y hemorragia en el lugar de la lesión.
- Palpación suave de las estructuras ligamentosas (sobre todo del ligamento deltoideo) para determinar la extensión de las lesiones de partes blandas.
- Valorar el estado neurovascular distal; anotar los resultados.

ETIOLOGÍA

- El tobillo depende del soporte ligamentoso y óseo para conservar la estabilidad. La articulación o *mortaja* es una U invertida, de forma que la cúpula del astrágalo se ajusta dentro de los maléolos medial y lateral. El margen posterior de la tibia se suele denominar *maléolo posterior o tercero*.
- Las fracturas maleolares más frecuentes son consecuencia de las fuerzas de eversión o rotación lateral sobre el astrágalo (a diferencia de los esguinces corrientes, que se suelen deber a una inversión).

DIAGNÓSTICO

DIAGNÓSTICO POR IMAGEN

Radiografías lateral y AP convencionales asociadas a una radiografía AP con 15.º de rotación interna. Esta última proyección se realiza para visualizar bien la mortaja.

TRATAMIENTO

Todas las fracturas: elevación y hielo para controlar el edema 48-72 horas.

TRATAMIENTO AGUDO

- Es obligado realizar una valoración clínica y radiológica del estado de la mortaja del tobillo y la estabilidad de la lesión para decidir el tratamiento.
- Existe riesgo de desplazamiento si ambos lados de la articulación están lesionados de forma significativa (fractura del maléolo lateral con lesiones en el ligamento deltoideo).
- La desviación de la posición del astrágalo dentro de la mortaja puede ocasionar una artritis traumática.

- Si no se produce un ensanchamiento de la mortaja del tobillo, muchas lesiones se pueden tratar de forma segura con una férula sencilla sin reducción.
1. Fracturas por avulsión o no desplazadas de cualquiera de los maléolos por debajo de la línea articular del tobillo:
   a. La estabilidad de la articulación no se compromete y una férula o escayola corta de paseo para la pierna o un soporte para el tobillo suelen ser suficientes.
   b. La carga de peso se permite según tolerancia.
   c. En 4-6 semanas se puede interrumpir la protección.
2. Fracturas aisladas no desplazadas del maléolo medial, lateral o posterior:
   a. En general son estables y sólo necesitan una férula corta de paseo para la pierna que mantenga el tobillo en posición neutra o una férula en forma de bota.
   b. La inmovilización debe mantenerse durante 8 semanas.
   c. La línea de fractura en el maléolo lateral puede persistir a nivel radiológico durante varios meses, pero en general se considera innecesario mantener la inmovilización más de 8 semanas.
   d. Las fracturas bimaleolares no desplazadas se tratan con una férula larga para la pierna con 30° de flexión en la rodilla para evitar los movimientos y desplazamientos de los fragmentos de la fractura. En 4 semanas se puede aplicar una férula corta de paseo para la pierna durante 4 semanas más.
3. Fracturas aisladas del maléolo lateral con un ligero desplazamiento:
   a. Se pueden tratar con férula si no existen lesiones mediales.
   b. Se coloca una férula de paseo por debajo de la rodilla con el tobillo en posición neutra y se permite cargar peso según tolerancia.
   c. Resulta suficiente con 6 semanas de inmovilización.
   d. Si existe hipersensibilidad medial, lo que sugiere una rotura del ligamento deltoideo, puede ser suficiente con una férula adaptada de forma cuidadosa si no se permite la carga y se realiza un seguimiento estrecho del paciente para detectar signos de inestabilidad, sobre todo cuando desaparece el edema. Si se produce un ensanchamiento importante de la mortaja medial del tobillo (aumento del «espacio claro medial») como consecuencia del desplazamiento lateral del astrágalo, está indicado derivar al enfermo para valorar una posible reducción.
   e. Si existen signos de inestabilidad desde la exploración inicial (ensanchamiento del espacio claro medial con hipersensibilidad medial), está indicada la derivación.

4. Fractura no desplazada de la epífisis distal del peroné:
   a. Con frecuencia se diagnostica clínicamente.
   b. Se produce dolor en la lámina epifisaria.
   c. La radiología suele ser negativa.
   d. Se aplica una férula corta de paseo durante 4 semanas.
   e. Es rara la alteración del crecimiento.
5. Fracturas aisladas del maléolo posterior que afectan a menos del 25% de la superficie articular en la radiografía lateral:
   Se pueden tratar con seguridad aplicando una férula corta de paseo en la pierna o una ortesis de fractura (las fracturas que afectan a más del 25% de la superficie de carga deben ser remitidas a consulta por el riesgo de inestabilidad y artritis traumática secundaria).

TRATAMIENTO CRÓNICO

- Se recomienda la movilización precoz mediante un programa de ejercicios domiciliario.
- Es apropiada la protección frente a posibles lesiones durante las 4-6 semanas siguientes a la retirada de la férula o yeso.
- El aumento temporal de la tumefacción del miembro inferior que se suele observar tras retirar una férula corta puede mejorar con el uso de una media de compresión.

PRONÓSTICO

Factores importantes en el desarrollo de la artritis traumática:
- Gravedad del traumatismo articular en el momento de la lesión.
- Posición final del astrágalo dentro de la mortaja.

Son raras las faltas de consolidación de las fracturas, salvo que exista un desplazamiento importante.

DERIVACIÓN

Consultar con ortopedia en caso de:
- Articulación del tobillo inestable.
- Ensanchamiento de la mortaja del tobillo.
- Fractura del maléolo posterior que afecta a más del 25% de la articulación con falta de congruencia.
- Marcado desplazamiento de los fragmentos de fractura.

BIBLIOGRAFÍA RECOMENDADA

Hasselman CT, Vogt MT et al: Foot and ankle fractures in elderly white women: incidence and risk factors, *J Bone Joint Surg* 85:820, 2003.

Kay RM, Matthys GA: Pediatric ankle fractures: evaluation and treatment, *J Am Acad Orthop Surg* 9:268, 2001.

Makwana NK et al: Conservative versus operative treatment for displaced ankle fractures in patients over 55 years of age, *J Bone Joint Surg* 83(B):525, 2001.

Michelson JD: Ankle fractures resulting from rotational injuries, *J Am Acad Orthop Surg* 11:403, 2003.

AUTOR: **LONNIE R. MERCIER, M.D.**

INFORMACIÓN BÁSICA

DEFINICIÓN

La fractura del cuello femoral se produce dentro de la cápsula de la articulación de la cadera entre la base de la cabeza y la línea intertrocantérea.

SINÓNIMOS

Fractura intracapsular.
Fractura subcapital.

CÓDIGO CIE-9CM

820.8 Fractura del cuello femoral

EPIDEMIOLOGÍA Y DEMOGRAFÍA

PREVALENCIA: Riesgo para toda la vida en mujeres: 16%, aproximadamente.
PREDOMINIO POR SEXOS: La relación mujer:varón es 3:1.
DISTRIBUCIÓN POR EDADES: 90% por encima de los 60 años.

SÍNTOMAS Y SIGNOS

- Dolor en la ingle o la cadera.
- El miembro afectado suele estar acortado y en rotación externa cuando la fractura está desplazada.
- Fracturas impactadas: posiblemente no se asocian a deformidad y sólo tienen dolor leve al mover la cadera.
- Un leve hematoma externo.

ETIOLOGÍA

- Traumatismo.
- Debilidad ósea secundaria a la edad, en general por la osteoporosis.
- El riesgo de fracturas aumenta en los ancianos (pérdida de función múscular, uso de fármacos psicotrópicos, etc).

DIAGNÓSTICO

DIAGNÓSTICO DIFERENCIAL

- Artrosis de cadera.
- Fracturas patológicas.
- Síndrome del disco lumbar con dolor radicular.
- Fractura por insuficiencia de la pelvis.

VALORACIÓN

El diagnóstico suele resultar evidente por la clínica y la radiología.

DIAGNÓSTICO POR IMAGEN

- Las radiografías convencionales incluyen una proyección AP de la pelvis y una lateral cruzada en la mesa de la cadera para confirmar el diagnóstico (fig. 1-121).
- Si las radiografías iniciales son negativas y se sospecha una fractura oculta de cuello femoral, será preciso el ingreso hospitalario para valoración radiológica mediante gammagrafía ósea o RM.
- La gammagrafía ósea es más sensible a las 48-72 horas.

TRATAMIENTO

- Consulta con ortopedia.
- La cirugía está indicada en la mayor parte de los casos, en general en 24 horas.
- Profilaxis de la TVP.

PRONÓSTICO

- La mortalidad al año en ancianos es del 25-30%.
- La demencia es un signo de especial mal pronóstico.

OTRAS CONSIDERACIONES

COMENTARIOS

- Complicaciones: seudoartrotis y necrosis avascular.
- Fracturas intracapsulares: en ocasiones se producen en pacientes que no caminan:
  1. En general se tratan de forma no quirúrgica, sobre todo en pacientes con demencia o una percepción del dolor limitada.
  2. Movilización precoz de la cama al sillón y cuidado de vigilancia estricto para evitar úlceras en la piel.
  3. La fractura suele ser indolora en poco tiempo, aunque no se llegue a producir la consolidación ósea sólida.
- Como consecuencia de la mayor supervivencia de las mujeres, las fracturas del cuello femoral son cada vez más frecuentes. Las exploraciones física y radiológica iniciales pueden ser negativas y la única pista para el diagnóstico es un dolor inguinal, en ocasiones muy intenso.
- Sería posible reducir la frecuencia de fracturas de cadera mediante:
  1. Eliminación de riesgos ambientales (mala iluminación, alfombras sueltas).
  2. Ejercicio regular para mantener el equilibrio y la fuerza.
  3. Educación del paciente sobre la prevención de las caídas.
  4. Revisión de la medicación para reducir los efectos secundarios.
  5. Prevención y tratamiento de la osteoporosis.

BIBLIOGRAFÍA RECOMENDADA

Bettelli G et al: Relationship between mortality and proximal femur fractures in the elderly, *Orthopedics* 26:1045, 2003.

Feldstein AC et al: Older women with fractures: patients falling through the cracks of guideline recommended osteoporosis screening and treatment, *J Bone Joint Surg* 85A:2294, 2003.

Jain R et al: Comparison of early and delayed fixation of subcapital hip fractures in patients sixty years of age or less, *Bone Joint Surg* 84(A):1605, 2002.

Kaufman JD et al: Barriers and solutions to osteoporosis care in patients with a hip fracture, *J Bone Joint Surg* 85A:1837, 2003.

Lawrence VA et al: Medical complications and outcomes after hip fracture repair, *Ann Intern Med* 162:2053, 2003.

McClung MR et al: Effect of risedronate on the risk of hip fracture in elderly women. Hip Intervention Program Study Group, *N Engl J Med* 344(5):333, 2001.

McKinley JC, Robinson CM: Treatment of displaced intracapsular fractures with total hip arthroplasty, *J Bone Joint Surg* 84(A):2010, 2002.

Schoofs MW et al: Thiazide diuretics and the risk for hip fractures, *Ann Intern Med* 139:476, 2003.

Stevens JA, Olson S: Reducing falls and resulting hip fractures among older women, *Home Care Prov* 5(4):134, 2000.

AUTOR: **LONNIE R. MERCIER, M.D.**

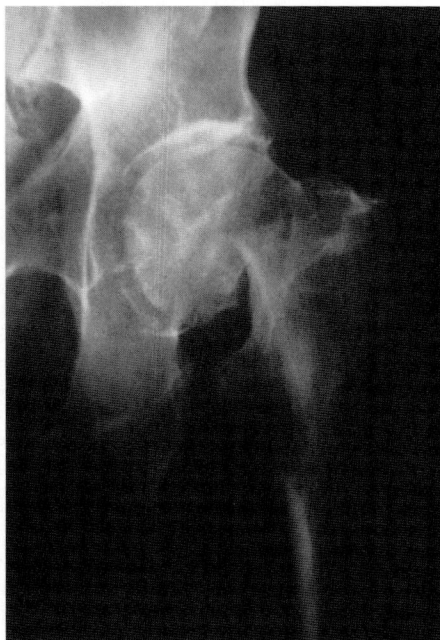

FIGURA 1-121 Fractura del cuello femoral. (De Scudieri G [dir.]: *Sports Medicine: principles of primary care*, St. Louis, 1997, Mosby.)

INFORMACIÓN BÁSICA

DEFINICIÓN

La galactorrea se define como una lactancia inadecuada (en ausencia de estado de gestación o posparto) secundaria a un incremento no fisiológico de la liberación de prolactina.

CÓDIGO CIE-9CM

611.6 Galactorrea

SÍNTOMAS Y SIGNOS

- Secreción lechosa de los pezones, en general bilateral.
- Evidencia de irritación de la pared torácica por ropas que ajustan mal, herpes zóster o dermatitis atópica en algunos casos.
- Defectos del campo visual en caso de prolactinoma.
- Evidencias de acromegalia, enfermedad de Cushing o hipotiroidismo cuando la galactorrea es secundaria a estos trastornos.

ETIOLOGÍA

- Medicamentos (fenotiacinas, metoclopramida, ISRS, ansiolíticos, buspirona, atenolol, ácido valproico, estrógenos y medroxiprogesterona conjugados, metildopa, verapamilo, bloqueantes del receptor H2, octreótido, danazol, tricíclicos, isoniazida, anfetaminas, reserpina, opiáceos, sumatriptán, rimantadina, anticonceptivos orales); después de la lactancia, la galactorrea se suele asociar a la medicación.
- Estimulación mamaria (succión prolongada), coito.
- Tumores hipofisarios (prolactinomas, craneofaringiomas).
- Irritación de la pared torácica por ropas que ajustan mal, herpes zóster, dermatitis atópica o quemaduras.
- Hipotiroidismo (aumento de la TSH que eleva la TRH, que incrementa a su vez la prolactina).
- Aumento del estrés, traumatismos mayores.
- Insuficiencia renal crónica (menor eliminación de prolactina).
- Enfermedad de Cushing.
- Hierbas (hinojo, trébol rojo, anises, frambuesa roja, malvavisco.
- Cánnabis.

- Cirugía o traumatismos medulares o tumores de dicha región.
- ERGE grave, esofagitis (estimulación de los nervios torácicos a través de los ganglios cervicales y torácicos).
- Cirugía mamaria.
- Idiopático.
- Neonatal (la «leche de bruja» producida por el 2-5% de los neonatos debido al descenso súbito de los estrógenos y progesterona maternos tras el parto).
- Linfomas, enfermedad de Hodgkin, carcinoma broncogénico, adenocarcinoma renal.
- Sarcoidosis y otros trastornos infiltrativos.
- Tuberculosis con afectación hipofisaria.
- Resección del tallo hipofisario.
- Esclerosis múltiple.
- Síndrome de la silla vacía.
- Acromegalia.

DIAGNÓSTICO

DIAGNÓSTICO DIFERENCIAL

- Papiloma intraductal.
- Cáncer de mama.
- Enfermedad de Paget de la mama.
- Absceso de mama.

VALORACIÓN

- Anamnesis completa centrada en las irregularidades menstruales, infertilidad, antecedentes de gestaciones previas, duración de la galactorrea, medicamentos, alteraciones visuales, astenia. La edad de aparición también es importante (p. ej., los prolactinomas son más frecuentes entre 20 y 35 años, la galactorrea neonatal suele ser secundaria a la transferencia materna de estrógenos a través de la placenta).
- Exploración física: hirsutismo, acné, obesidad, defectos de campo visual, bocio.
- Exploración de la mama para buscar nódulos, valorar también el tipo de telorrea (lechosa o serosanguinolenta o purulenta).
- Pruebas de laboratorio y diagnóstico por imagen (v. «Pruebas de laboratorio»).

PRUEBAS DE LABORATORIO

- Concentraciones de prolactina (altas, en general >200 ng/ml en el prolactinoma).

- Gonadotropina coriónica humana (positiva en la gestación).
- TSH, TRH (ambas elevadas en el hipotiroidismo).
- BUN, creatinina (aumentada en el fracaso renal), glucosa (se eleva en el síndrome de Cushing).
- Análisis de orina (hematuria en el carcinoma renal).
- Estudio microscópico de la telorrea (escaso material celular, numerosos glóbulos de grasa).

DIAGNÓSTICO POR IMAGEN

- RM cerebral si existen concentraciones aumentadas de prolactina, amenorrea o defectos del campo visual en la exploración física.
- TC de alta resolución cerebral con cortes especiales en el plano coronal de la región hipofisaria en los casos de pacientes con contraindicaciones para la RM; sin embargo, las lesiones pequeñas pueden no detectarse.

TRATAMIENTO

- Interrumpir los fármacos responsables.
- Evitar una estimulación excesiva de la mama.
- La galactorrea secundaria a un prolactinoma se puede tratar con éxito de forma médica o quirúrgica, o seguir con controles regulares en función del tamaño y la velocidad de crecimiento del tumor, los síntomas asociados y la concentración de prolactina. Véase «Prolactinoma» en la sección I para buscar información complementaria.

DERIVACIÓN

- Consultar con endocrinología y cirugía si se detecta un prolactinoma.

BIBLIOGRAFÍA RECOMENDADA

Leung A, Pacaud D: Diagnosis and management of galactorrhea, *Am Fam Physician* 70:543, 2004.

Pena KS, Rosenfeld JA: Evaluation and treatment of galactorrhea, *Am Fam Physician* 63:1763, 2001.

AUTOR: FRED F. FERRI, M.D.

INFORMACIÓN BÁSICA

DEFINICIÓN

Los gangliones son estructuras quísticas que se consideran derivadas de una vaina tendinosa o cápsula articular.

CÓDIGO CIE-9CM
727.43 Ganglión

EPIDEMIOLOGÍA Y DEMOGRAFÍA

- Los gangliones son más frecuentes en mujeres que en varones (3:1).
- Pueden aparecer a cualquier edad, pero en general lo hacen entre los 10 y 40 años.
- El tumor más frecuente de las partes blandas de la mano y la muñeca.

SÍNTOMAS Y SIGNOS

- La mayor parte de los gangliones se producen en el dorso de la muñeca (50-70%) (fig. 1-122).
- La superficie volar de la muñeca (18-20%) es la siguiente localización más frecuente.
- Los gangliones pueden afectar a los tendones flexores de los dedos a nivel proximal y a las articulaciones interfalángicas distales.
- Las manos derecha e izquierda se afectan por igual.
- Los gangliones suelen ser solitarios, firmes, lisos, redondeados y fluctuantes.
- El dolor que aparece en ocasiones se debe a un efecto asa o compresión de estructuras vecinas (nervios mediano y radial).
- Pueden producirse parestesias en las manos.
- El paciente puede referir debilidad en las manos.
- Los gangliones se suelen desarrollar en meses, aunque pueden aparecer de forma súbita.

ETIOLOGÍA

Se cree que los gangliones se producen por la herniación o expansión sinovial de la vaina tendinosa o la cápsula articular.

DIAGNÓSTICO

La exploración directa y la localización del quiste suelen ser suficientes para diagnosticar los gangliones.

DIAGNÓSTICO DIFERENCIAL

- Lipoma.
- Fibroma.
- Quiste epidermoide de inclusión.
- Osteocondroma.
- Hemangioma.
- Infección (tuberculosis, sífilis secundaria y hongos).
- Gota.
- Nódulo reumatoide.
- Aneurisma en la arteria radial.

VALORACIÓN

La valoración de los gangliones incluye anamnesis, exploración física y estudios radiológicos seriados.

PRUEBAS DE LABORATORIO

Los hemogramas no son específicos para el diagnóstico del ganglión.

DIAGNÓSTICO POR IMAGEN

- La radiografía de mano y muñeca descarta otras alteraciones óseas o articulares.
- La ecografía sirve para diagnosticar los gangliones, porque muestra las paredes lisas del quiste que puede contener tabiques.
- Es posible hacer una TC si la ecografía plantea dudas.
- La RM, aunque no se realiza a menudo para diagnosticar un ganglión, permite distinguir las lesiones óseas malignas de estos quistes.
- La angiografía puede demostrar la comunicación entre la articulación y el ganglión (no se realiza en general).

TRATAMIENTO

El tratamiento se indica por el dolor, la debilidad muscular o razones estéticas.

TRATAMIENTO NO FARMACOLÓGICO

- Intentos de romper el quiste con golpes romos mediante un libro o compresión con el dedo.
- Aspiración, calor y escleroterapia son otras alternativas que se han probado, pero las recidivas han sido frecuentes (60%).

TRATAMIENTO AGUDO

- Aspiración con aguja gruesa (calibre 18) seguida de la inyección de 20-40 mg de acetónido de triamcinolona.
- Esta medida se puede repetir si el ganglión recidiva (35-40%).

TRATAMIENTO CRÓNICO

La ganglionectomía total es la cirugía de elección.

PRONÓSTICO

- Los gangliones se resuelven de forma espontánea en el 40-50% de los casos.
- La aspiración con inyección de esteroides consigue éxito en aproximadamente el 65% de los casos.
- La cirugía cura un 85-95% de los casos.
- Las complicaciones de los gangliones incluyen:
  1. Síndrome del túnel del carpo con dolor y atrofia muscular.
  2. Atrapamiento del nervio radial.
  3. Atrapamiento de la arteria radial.
- Complicaciones de la cirugía del ganglión:
  1. Infección.
  2. Recidivas (5-15%) en general por resección inadecuada.
  3. Distrofia simpática refleja.
  4. Formación de cicatrices.

DERIVACIÓN

Es mejor derivar los pacientes con gangliones sintomáticos al cirujano de la mano.

OTRAS CONSIDERACIONES

COMENTARIOS

- La membrana sinovial de los gangliones conserva una función secretora. La aspiración suele encontrar un líquido viscoso, mucinoso y claro que contiene albúmina, globulinas y ácido hialurónico.
- Los gangliones dorsales se suelen originar en el ligamento escafosemilunar.
- Los gangliones volares se suelen originar entre los tendones del flexor radial del carpo y el braquiorradial.

BIBLIOGRAFÍA RECOMENDADA

Ho PC et al: Current treatment of ganglion of the wrist, *Hand Surg* 6(1):49, 2001.
Thornburg LE: Ganglions of the hand and wrist, *J Am Acad Orthop Surg* 7(4):231, 1999.
Wang AA, Hutchinson DT: Longitudinal observation of pediatric hand and wrist ganglia, *J Hand Surg* 26(4):599, 2001.

AUTOR: **PETER PETROPOULOS, M.D.**

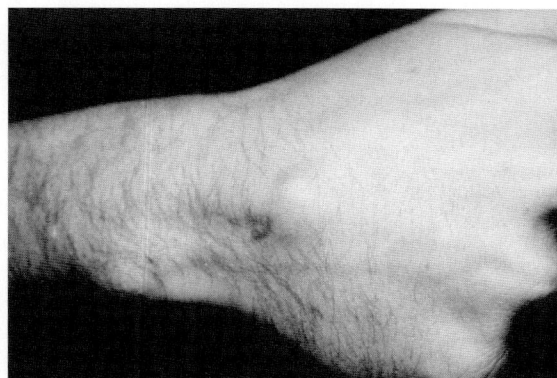

FIGURA 1-122 Ganglión firme y redondeado que protruye en la superficie dorsal de la mano. (De Kelly WN: *Textbook of rheumatology*, 5.ª ed., Filadelfia, 1997, WB Saunders.)

INFORMACIÓN BÁSICA

DEFINICIÓN

Desde el punto de vista histológico, gastritis es la inflamación del estómago. Desde el punto de vista endoscópico gastritis alude a una serie de características anormales, como eritema, erosiones y hemorragias subepiteliales. La gastritis se puede clasificar también en erosiva, no erosiva y en tipos específicos de gastritis con rasgos diferenciales desde el punto de vista tanto histológico como endoscópico.

SINÓNIMOS

Gastritis erosiva.
Gastritis hemorrágica.
Gastritis por *Helicobacter pylori*.

CÓDIGOS CIE-9CM

535.5 Gastritis (salvo que se especifique algo distinto)
535.0 Gastritis, aguda
535.3 Gastritis, alcohólica
535.1 Gastritis atrófica (crónica)
535.4 Gastritis erosiva
535.2 Gastritis hipertrófica

EPIDEMIOLOGÍA Y DEMOGRAFÍA

- Las gastritis hemorrágica y erosiva son más frecuentes en pacientes que toman AINE, en alcohólicos y en pacientes críticos (en general con respirador).
- La infección por *H. pylori* asociada a gastritis representa el 30-50% de la población, pero la mayor parte están asintomáticos.
- La prevalencia de infección por *H. pylori* aumenta con la edad desde <10% en pacientes de raza blanca menor de 40 años a >50% en los >50 años.

SÍNTOMAS Y SIGNOS

- Los enfermos con gastritis suelen debutar con signos y síntomas inespecíficos (dolor epigástrico, hipersensibilidad abdominal, flatulencia, anorexia, náuseas [asociadas o no a vómitos]). Los síntomas se agravan a veces con la ingesta.
- Hipersensibilidad epigástrica de la gastritis alcohólica aguda (puede faltar en la gastritis crónica).
- Aliento maloliente.
- Hematemesis (vómitos en «posos de café»).

ETIOLOGÍA

- Alcohol, AINE, estrés (los pacientes críticos suelen estar en ventilación mecánica), insuficiencia hepática o renal, fracaso multiorgánico.
- Infección (bacteriana o viral).
- Reflujo biliar, reflujo de enzimas pancreáticas.
- Atrofia de la mucosa gástrica, gastropatía por hipertensión portal.
- Radioterapia.

DIAGNÓSTICO

DIAGNÓSTICO DIFERENCIAL

- Enfermedad ulcerosa péptica.
- ERGE.
- Dispepsia no ulcerosa.
- Linfoma o carcinoma gástrico.
- Pancreatitis.
- Gastroparesia.

VALORACIÓN

La valoración diagnóstica incluye una anamnesis detallada y endoscopia con biopsia.

PRUEBAS DE LABORATORIO

- Serología (anticuerpos IgG frente a *H. pylori*) o prueba del alimento (urea marcada con C^{13} en aliento) para *H. pylori*; los pacientes no deben tomar inhibidores de la bomba de protones durante 2 semanas antes de realizarles la prueba de urea en aliento para *H. pylori*. Los anticuerpos séricos no son fiables por la elevada frecuencia de falsos positivos y porque los anticuerpos persisten, incluso tras el tratamiento. La prueba de urea en alimento es más sensible y específica; sin embargo, no se dispone de ella con facilidad. La valoración histológica de las muestras de biopsia endoscópica es el patrón de referencia actual para el diagnóstico preciso de la infección por *H. pylori*.
- Las pruebas de antígenos en heces para *H. pylori* permiten confirmar la erradicación tras el tratamiento.
- Concentraciones de vitamina B12 en pacientes con gastritis atrófica.
- Hematócrito (bajo si se produce una hemorragia importante).

DIAGNÓSTICO POR IMAGEN

El tránsito digestivo alto no suele ser sensible para detectar la gastritis. La gastroscopia con biopsia es el patrón de referencia para el diagnóstico y también detecta *H. pylori*.

TRATAMIENTO

TRATAMIENTO NO FARMACOLÓGICO

- Evitar los irritantes mucosos, como alcohol y AINE.
- Modificaciones de la forma de vida evitando el tabaco y los alimentos que producen los síntomas.

TRATAMIENTO AGUDO

- Erradicar los agentes infecciosos: tratamiento de *H. pylori* con:
  1. Inhibidores de la bomba de protones (IBP) cada 12 horas (omeprazol 20 mg cada 12 horas o lansoprazol 30 mg cada 12 horas) *más* claritromicina 500 mg cada 12 horas *y* amoxicilina 1.000 mg cada 12 horas durante 7-10 días.
  2. IBP cada 12 horas *más* amoxicilina 500 mg cada 12 horas *más* metronidazol 500 mg durante 7-10 días.
  3. IBP cada 12 horas *más* claritromicina 500 mg cada 12 horas *y* metronidazol 500 mg cada 12 horas durante 7 días.
  4. Estudios recientes indican que la terapia cuádruple durante 1 día puede ser tan eficaz como la triple durante 7 días. Este régimen de terapia cuádruple incluye dos comprimidos de subsalicilato de bismuto 262 mg cada 6 horas, 1 comprimido de 500 mg de metronidazol cada 6 horas, 2 g de amoxicilina en suspensión cada 6 horas y dos cápsulas de 30 mg de lansoprazol.
  5. Compuestos de bismuto cada 6 horas *más* tetraciclina 500 mg cada 6 horas *y* metronidazol 500 mg cada 6 horas durante 14 días.
- Profilaxis y tratamiento de la gastritis de estrés con suspensión de sucralfato 1 g oral cada 4-6 horas. Antagonistas del receptor H_2 o IBP en pacientes sometidos a ventilación mecánica.
- Misoprostol o IBP en pacientes tratados de forma crónica con AINE.

TRATAMIENTO CRÓNICO

- Misoprostol 100 microgramos cada 6 horas u omeprazol 20 mg/día en pacientes con tratamiento crónico con AINE.
- Evitar el alcohol, el tabaco y el uso prolongado de AINE.
- Gastroscopia de control en pacientes con gastritis atrófica (aumenta el riesgo de cáncer gástrico).

PRONÓSTICO

- El pronóstico es bueno y la mayor parte de los casos se resuelven con el tratamiento. Es posible erradicar con éxito el *H. pylori* en >80% de los pacientes con un tratamiento adecuado.
- La ausencia de antígeno detectable en heces 4 semanas después del tratamiento confirma la curación de la infección por *H. pylori* en pacientes seropositivos inicialmente sanos con una sensibilidad razonable.
- La mayor parte de los pacientes con gastritis atrófica y metaplasia intestinal mejoran a los 12 meses de la erradicación de *H. pylori*.

BIBLIOGRAFÍA RECOMENDADA

Lara LF et al: One day quadruple therapy compared with 7-day triple therapy for helicobacter pylori infection, *Arch Intern Med* 163:2079, 2003.

Meurer L et al: Management of *helicobacter pylori* infection, *Am Fam Physician* 65:1327, 2002.

Suerbaum S, Michetti P: *Helicobacter pylori* infection, *N Engl J Med* 347:1175, 2002.

Vaira D et al: The stool antigen test for detection of *Helicobacter pylori* after eradication therapy, *Ann Intern Med* 136:280, 2002.

AUTOR: **FRED F. FERRI, M.D.**

INFORMACIÓN BÁSICA

DEFINICIÓN

La giardiasis es una infección intestinal y/o biliar causada por el protozoo parásito *Giardia lamblia*.

CÓDIGO CIE-9CM
007.1 Giardiasis

EPIDEMIOLOGÍA Y DEMOGRAFÍA

INCIDENCIA (EN EE.UU.):
- Se desconoce la incidencia exacta.
- Frecuentemente ocurre en brotes.

PREVALENCIA (EN EE.UU.): 4%.

PREDOMINIO POR SEXOS: Varón = mujer.

DISTRIBUCIÓN POR EDADES:
- Niños preescolares, sobre todo en guarderías.
- 20-40 años, sobre todo entre los varones homosexuales activos desde el punto de vista sexual.

INCIDENCIA MÁXIMA:
- Varía en función de los factores de riesgo, brotes.
- Todos los grupos de edad afectados.

GENÉTICA:

Predisposición familiar: Los pacientes con inmunodeficiencia variable común o agammaglobulinemia ligada a X tienen un riesgo mayor de infección.

Infección neonatal: Rara, la infección es frecuente en los preescolares en guarderías.

SÍNTOMAS Y SIGNOS

- Más del 70% con uno o más síntomas intestinales (diarrea, flatulencia, cólico abdominal, flatulencia, náuseas).
- Fiebre en <20%.
- Malestar, anorexia.
- Diarrea crónica, mala absorción y pérdida de peso.
- Hemorragia digestiva poco frecuente.
- Síntomas continuos o intermitentes, que duran semanas.
- El 20-25% de los pacientes infectados son asintomáticos.

ETIOLOGÍA

La infección se adquiere por ingesta de quistes viables del germen, típicamente en agua contaminada o por contacto fecal-oral.

DIAGNÓSTICO

DIAGNÓSTICO DIFERENCIAL

- Otros gérmenes responsables de la diarrea infecciosa (amebas, *Salmonella sp.*, *Shigella sp.*, *Staphylococcus aureus*, *Cryptosporidium sp.*, etc.).
- Causas no infecciosas de mala absorción.

VALORACIÓN

Muestras de heces (tres muestran consiguen una sensibilidad del 90%) o aspirado duodenal para estudio microscópico permiten establecer el diagnóstico y excluir otros patógenos (fig. 1-123).

PRUEBAS DE LABORATORIO

- Albúmina sérica, vitamina B12 y grasa en heces para descartar una mala absorción.
- Anticuerpos séricos si se desea para fines epidemiológicos.

DIAGNÓSTICO POR IMAGEN

- No son necesarios, salvo que se sospeche una obstrucción biliar.
- Cuando se detecte el germen, posible interferencia del bario de los estudios radiológicos en las heces.

TRATAMIENTO

TRATAMIENTO NO FARMACOLÓGICO

Evitar los derivados lácteos para reducir los síntomas de deficiencia transitoria de lactasa, que se producen en muchos enfermos.

TRATAMIENTO AGUDO

Adultos:
- Metronidazol 250 mg v.o. tres veces al día durante 7 días (se debe evitar en la gestación) *o*
- Paromomicina 25-30 mg/kg/día en tres dosis durante 5-10 días.

TRATAMIENTO CRÓNICO

Puede necesitar nuevo tratamiento.

PRONÓSTICO

Es posible la reinfección.

DERIVACIÓN

Para valoración por parte del gastroenterólogo si la mala absorción y la pérdida de peso no se resuelven con el tratamiento

OTRAS CONSIDERACIONES

COMENTARIOS

Los viajeros a regiones endémicas (países en desarrollo, áreas salvajes) deben tener cuidado de beber agua hervida y, si no fuera posible, utilizar comprimidos halogenados de purificación de agua.

BIBLIOGRAFÍA RECOMENDADA

Grant J et al: Wheat germ supplement reduces cyst and trophozoite passage in people with giardiasis, *Am J Trop Med Hyg* 65(6):705, 2001.

Hoque ME et al: Nappy handling and risk of giardiasis, *Lancet* 357(9261):1017, 2001.

Lane S, Loyd D: Current trends in research into the waterborne parasite *Giardia*, *Crit Rev Microbiol* 28(2):123, 2002.

Minenoa T, Avery MA: Giardiasis: recent progress in chemotherapy and drug development, *Curr Pharm Des* 9(11):841, 2003.

Newman RD et al: A longitudinal study of *Giardia lamblia* infection in northeast Brazilian children, *Trop Med Int Health* 6(8):624, 2001.

AUTOR: **JOSEPH R. MASCI, M.D.**

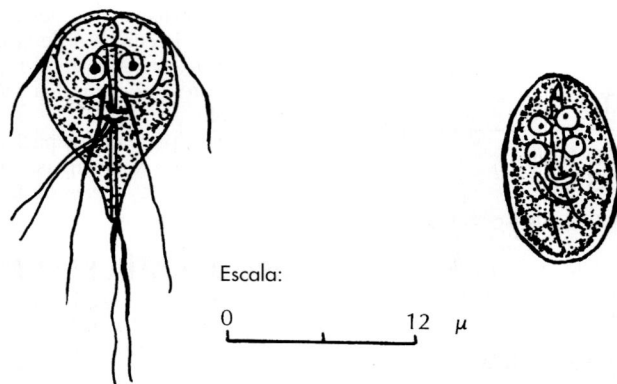

Escala:

0 — 12 μ

FIGURA 1-123   Gérmenes de tipo *Giardia*: El trofozoíto (*izquierda*) mide 12-15 micras de longitud y tiene cuatro pares de flagelos. Esta forma no se suele ver en las heces. Los quistes (*derecha*) miden 9-19 micras de longitud y pueden tener 2-4 núcleos. (De Hoekelman R [dir.]: *Primary pediatric care*, 3.ª ed., St. Louis, 1997, Mosby.)

INFORMACIÓN BÁSICA

DEFINICIÓN

Inflamación de las encías que revisten la mandíbula y el maxilar.

CÓDIGO CIE-9CM
523.1. Gingivitis

EPIDEMIOLOGÍA Y DEMOGRAFÍA

INCIDENCIA EN EE.UU.: No disponible.
PREVALENCIA EN EE.UU.: No disponible.
PREDOMINIO POR SEXOS: Ninguno.
DISTRIBUCIÓN POR EDADES: Adultos.
INCIDENCIA MÁXIMA: Ninguna.
GENÉTICA: No se conoce.
  Predisposición familiar: No se conoce.
  Infección congénita: No se conoce.
  Infección neonatal: No se conoce.

SÍNTOMAS

La inflamación suele ser indolora. Se produce sangrado tras traumatismos menores, como el cepillado dental. Decoloración azulada de las encías y halitosis en algunos casos. A la exploración cercana se puede reconocer placa subgingival y, con el tiempo, se produce separación de las partes blandas de la superficie del diente. Las infecciones de larga evolución pueden ocasionar una destructiva enfermedad periodontal, que puede afectar al hueso y los dientes.

Una forma muy espectacular de gingivitis se denomina *gingivitis necrosante ulcerativa aguda* (GNUA o «boca de las trincheras»). Se caracteriza por inflamación gingival aguda, dolorosa, con hemorragias, ulceraciones y halitosis. En ocasiones se acompaña de fiebre y adenopatías.

El *eritema gingival lineal* (gingivitis de VIH) se presenta como una banda intensamente inflamada de encía marginal. Puede ser dolorosa, con sangrado fácil y destrucción rápida.

Se produce una periodontitis grave en los enfermos con diabetes mellitus o infección por VIH y en la infección primaria por VIH (síndrome retroviral agudo).

La gestación puede asociarse a una forma aguda de gingivitis. Las encías se inflaman e hipertrofian, algo que se explica por los cambios hormonales.

ETIOLOGÍA

- Se pueden encontrar diversos gérmenes en el entorno de la placa, pero parece que los anaerobios juegan un papel esencial en la enfermedad periodontal.
- Una higiene inadecuada y un mal ajuste de las dentaduras postizas pueden contribuir al desarrollo de gingivitis.
- Un consumo excesivo de tabaco y alcohol pueden predisponer a la enfermedad gingival.
- En los enfermos infectados por VIH predominan los anaerobios gramnegativos, los gérmenes entéricos y las levaduras.
- Una buena higiene dental, como el uso de seda dental y el cepillado, puede evitar que se acumule placa bacteriana.
- Cuando existe ya placa, la higiene adecuada resulta más difícil.

DIAGNÓSTICO

DIAGNÓSTICO DIFERENCIAL

Hiperplasia gingival producida por difenilhidantoína o nifedipina.

VALORACIÓN

Exploración oral.

PRUEBAS DE LABORATORIO

Hiperglucemia en diabéticos.

DIAGNÓSTICO POR IMAGEN

Radiografías de los dientes y huesos faciales pueden mostrar la extensión de la infección a estas estructuras.

TRATAMIENTO

TRATAMIENTO NO FARMACOLÓGICO

Eliminar la placa y en ocasiones desbridar las partes blandas.

TRATAMIENTO AGUDO

Penicilina VK, 500 mg v.o. cada 6 horas durante 1-2 semanas o
Clindamicina 300 mg v.o. cada 6 horas durante 1-2 semanas.
El *eritema gingival lineal* se trata con lavados de clorhexidina y nistatina o grageas de nistatina.

TRATAMIENTO CRÓNICO

La infección de repetición o extensa puede obligar a una valoración y desbridamiento regulares.

PRONÓSTICO

La inflamación mantenida puede acabar destruyendo huesos y dientes.

DERIVACIÓN

Los pacientes deben ser remitidos a un odontólogo o cirujano oral.

OTRAS CONSIDERACIONES

COMENTARIOS

- La existencia de enfermedad periodontal se asocia a un aumento de la incidencia de infecciones pleuropulmonares por anaerobios.
- Los datos disponibles apoyan la recomendación de cambiar de cepillo de dientes cada 3 meses. Parece que los cepillos gastados no son tan eficaces para reducir la placa.

BIBLIOGRAFÍA RECOMENDADA

Obernesser MS: Gingivitis and periodontitis syndromes, In *Up To Date,* Clinical reference CD, vol 8.1, 2000.
Sharma NC et al: Antiplaque and antigingivitis effectiveness of a hexetidine mouthwash, *J Clin Periodontol* 30(7):590, 2003.
Warren PR et al: A clinical investigation into the effect of toothbrush wear on efficacy, *J Clin Dent* 13:119, 2002.

AUTOR: MAURICE POLICAR, M.D

INFORMACIÓN BÁSICA

DEFINICIÓN

El glaucoma crónico de ángulo abierto es una lesión del nervio óptico, que con frecuencia se asocia a hipertensión intraocular. Se trata de un proceso crónico lentamente progresivo, en general bilateral, que se asocia a pérdida de visión, dolor ocular y lesiones del nervio óptico. En este momento se cree que es una enfermedad primaria del nervio óptico y que la hipertensión es un factor de riesgo de sufrir glaucoma.

SINÓNIMO

Glaucoma simple crónico.

CÓDIGO CIE-9CM
365.1 Glaucoma de ángulo abierto

EPIDEMIOLOGÍA Y DEMOGRAFÍA

INCIDENCIA (EN EE.UU.): Tercera causa más frecuente de pérdida de la visión (75-95% de los glaucomas son de ángulo abierto).

PREVALENCIA (EN EE.UU.):
- La prevalencia global en la población de EE.UU. mayor de 40 años se calcula en 1,86%, de forma que se afectan 1,57 millones de personas de raza blanca y 398.000 de raza negra.
- 150.000 enfermos sufren ceguera bilateral.
- La enfermedad afecta al 2% de las personas >40 años.
- La prevalencia es más alta en diabéticos, miopes importantes y personas ancianas.
- Es más frecuente en personas de raza negra (la prevalencia ajustada según la edad es triple que en personas de raza blanca).

DISTRIBUCIÓN POR EDADES:
- Personas > 0 años.
- Puede aparecer entre los 20-50 años.

INCIDENCIA MÁXIMA:
- Aumenta después de los 40 años.
- Dado el rápido envejecimiento de la población de EE:UU., se esperan 3 millones de casos para 2020.

GENÉTICA:
- La incidencia es 4-6 veces superior en pacientes de raza negra.
- No existe un claro patrón hereditario, aunque sí una importante tendencia hereditaria.

SÍNTOMAS

- Hipertensión intraocular y disco del nervio óptico de gran tamaño (estudio OHTS: muy importante).
- La córnea se adelgaza más rápido en las personas sin visión.
- Alteraciones de los campos visuales.
- Gonioscopia de ángulo abierto.
- Ojo rojo.
- Limitaciones de la visión y el campo visual.

ETIOLOGÍA

- Incierta tendencia hereditaria.
- Esteroides tópicos.
- Traumatismos.
- Inflamación.
- Toma de corticosteroides orales en dosis altas durante mucho tiempo.

DIAGNÓSTICO

DIAGNÓSTICO DIFERENCIAL

- Otras neuropatías ópticas.
- Glaucoma secundario a inflamación y tratamiento esteroideo.
- Diferencial del ojo rojo.
- Traumatismos.
- Lesiones por lentillas.

VALORACIÓN

- Presión intraocular.
- Exploración con lámpara de hendidura.
- Campos visuales.
- Gonioscopia.
- Análisis de fibras del nervio: GDx, etc.
- Espesor corneal: muy importante para el pronóstico.

PRUEBAS DE LABORATORIO

Glucemia.

DIAGNÓSTICO POR IMAGEN

- Fotografía del nervio óptico: estereofotografías.
- Campos visuales.
- GDx (barrido con láser de las capas de fibras del nervio).

TRATAMIENTO

TRATAMIENTO AGUDO

- Beta-bloqueantes (timolol) una o dos veces al día según la respuesta individual al fármaco.
- Diamox 250 mg cada 6 horas o pilocarpina.
- Fármacos hiperosmóticos (manitol) como tratamiento agudo.
- Prostaglandinas.
- Trabeculoplastia con láser (TL) según necesidad.
- Pilocarpina cada 6 horas.

TRATAMIENTO CRÓNICO

- Control al menos cada 2 años de la presión intraocular con ajuste de la medicación.
- Mal control = exploraciones frecuentes; buen control = fármacos.
- Trabeculectomía.
- Válvulas de filtro.

PRONÓSTICO

Debe controlarlo un oftalmólogo.

DERIVACIÓN

Inmediata al oftalmólogo.

OTRAS CONSIDERACIONES

COMENTARIOS

- El glaucoma es una enfermedad grave que produce ceguera y debe ser seguida de forma profesional por un oftalmólogo.
- El diagnóstico y tratamiento precoces pueden reducir la pérdida de visión.
- El glaucoma no sólo se debe a la hipertensión intraocular, porque un 20% de los pacientes afectados no tienen aumento de la presión intraocular, pero la hipertensión intraocular es un claro factor de riesgo que se debe controlar.

BIBLIOGRAFÍA RECOMENDADA

Gordon MO et al: Baseline factors that predict the onset of primary open-angle glaucoma, *Arch Ophthalmol* 120:714, 2002.

Heijl A et al: Reduction of intraocular pressure and glaucoma progression: Results from the early manifest glaucoma trial, *Arch Ophthalmol* 120:1268, 2002.

Higginbotham EJ et al: The Ocular Hypertension Treatment Study: topical medication delays or prevents primary open-angle glaucoma in African American individuals, *Arch Ophthalmol* 122(6):813, 2004.

Rezaie T et al: Adult-onset primary open-angle glaucoma caused by mutations in optineurin, Science 295:1077, 2002.

AUTOR: **MELVYN KOBY, M.D.**

INFORMACIÓN BÁSICA

DEFINICIÓN

El glaucoma primario de ángulo cerrado se produce cuando la hipertensión intraocular se asocia a cierre del ángulo de filtración u obstrucción de las vías de circulación del humor acuoso.

SINÓNIMOS

Glaucoma agudo.
Glaucoma por bloqueo pupilar.
Glaucoma de ángulo estrecho.

CÓDIGO CIE-9CM
365.2 Glaucoma primario por cierre del ángulo

EPIDEMIOLOGÍA Y DEMOGRAFÍA

INCIDENCIA (EN EE.UU.):
- El 2-8% de los pacientes con glaucoma.
- Mayor incidencia en los pacientes con hiperopia, ojos pequeños, cataratas densas y cámaras anteriores poco profundas.

PREDOMINIO POR SEXOS: Mujeres > hombres.
DISTRIBUCIÓN POR EDADES: 50-60 años.
INCIDENCIA MÁXIMA: Mayor después de los 50 años, asociación importante con hipopia, cataratas y traumatismos oculares.
GENÉTICA: Importante historia familiar.

SÍNTOMAS Y SIGNOS

- Córnea borrosa (fig. 1-124).
- Ángulo estrecho.
- Ojos rojos.
- Dolor.
- Inyección conjuntival.
- Cámara anterior poco profunda.
- Cataratas gruesas.
- Traumatismo antiguo.
- Infecciones oculares crónicas.

ETIOLOGÍA

- Ángulos estrechos con cierre agudo: bloqueo de la vía de circulación del humor acuoso con elevación de la presión en el interior del ojo.

DIAGNÓSTICO

DIAGNÓSTICO DIFERENCIAL

- Presión elevada.
- Hundimiento del nervio óptico.
- Pérdida de visión.
- Cámara poco profunda.
- Glaucoma de ángulo abierto.
- Conjuntivitis.
- Queratitis: enfermedad corneal.
- Uveítis.
- Escleritis.
- Alergias.
- Lentillas con irritación.

VALORACIÓN

- Presión intraocular.
- Gonioscopia.
- Exploración con lámpara de hendidura.
- Campos visuales.
- Exploración GDx (barrido con láser de las capas de fibras nerviosas).
- Valoración del nervio óptico.
- Profundidad de la cámara anterior.
- Valoración de las cataratas.
- Hiperopia importante.

PRUEBAS DE LABORATORIO

- Glucemia y HC si se sospecha diabetes o enfermedad inflamatoria.
- Campos visuales.
- Análisis de las fibras nerviosas GDz.

DIAGNÓSTICO POR IMAGEN

- Fotografía del fondo de ojo.
- Angiografía con fluoresceína para la enfermedad neurovascular.

TRATAMIENTO

El objetivo del tratamiento es reducir de forma aguda la presión ocular y mantenerla en niveles bajos.

TRATAMIENTO NO FARMACOLÓGICO

Se debe realizar una iridotomía con láser en las primeras fases del proceso.

TRATAMIENTO AGUDO

- Manitol i.v.
- Pilocarpina.
- Beta-bloqueantes.
- Diamox.
- Iridotomía con láser.
- Paracentesis de la cámara anterior (como tratamiento de urgencias).

TRATAMIENTO CRÓNICO

- Iridotomía.
- Trabeculectomía.
- Válvulas de filtro.
- Otras técnicas con láser.

PRONÓSTICO

Remitir al oftalmólogo de forma inmediata.

DERIVACIÓN

Se trata de una urgencia, que se debe remitir al oftalmólogo de forma inmediata.

OTRAS CONSIDERACIONES

COMENTARIOS

- No emplear antihistamínicos ni vasodilatadores para el glaucoma de ángulo estrecho.
- Tras la iridotomía, la mayoría de los pacientes están curados y no necesitarán medicación ni tendrán pérdida visual.
- Una clase socioeconómica baja y un mayor nivel de privación social son factores de riesgo para la detección tardía del glaucoma, con peligro de peores resultados.

BIBLIOGRAFÍA RECOMENDADA

Foster PJ et al: Defining "occludable" angles in population surveys: drainage angle width, peripheral anterior synechiae, and glaucomatous optic neuropathy in East Asian people, *Br J Opthalmol* 88(4):486, 2004.

Fraser S et al: Deprivation and late presentation of glaucoma: case control study, *BMJ* 322:638, 2001.

Gazzard G et al: Intraocular pressure and visual field loss in primary angle closure and primary open angle glaucomas, *Br J Opthalmol* 87(6):720, 2003.

Kapur SB: The lens and angle-closure glaucoma, *J Cataract Refract Surg* 27(2):176, 2001.

Lam DS et al: Angle-closure glaucoma, *Opthalmology* 109:1, 2002.

AUTOR: **MELVYN KOBY, M.D.**

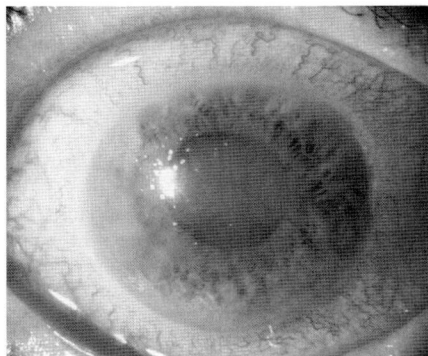
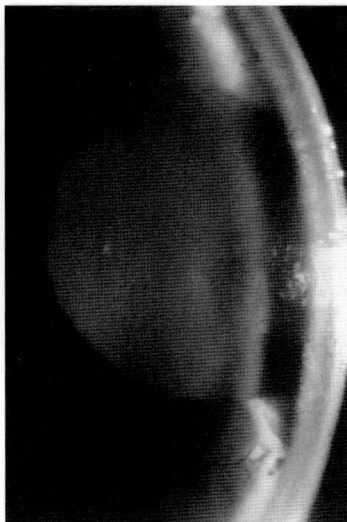

FIGURA 1-124 Glaucoma de ángulo cerrado. A, Aumento agudo de la presión ocular que produce un ojo inflamado con edema de la córnea (obsérvese la fragmentación del reflejo de la luz) y una pupila en dilatación media. **B,** La exploración con lámpara de hendidura muestra una cámara anterior central muy plana (espacio entre córnea e iris) sin cámara periférica. (De Palay D [dir.]: *Ophthalmology for the primary care physician*, St. Louis, 1997, Mosby.)

INFORMACIÓN BÁSICA

DEFINICIÓN

La glomerulonefritis aguda es una inflamación de origen inmunológico que afecta principalmente al glomérulo y se traduce en lesiones de la membrana basal, el mesangio o el endotelio vascular capilar. La tabla 1-19 resume las nefropatías primarias que cursan como una glomerulonefritis aguda.

SINÓNIMOS

Glomerulonefritis postinfecciosa.
Síndrome nefrítico agudo.

CÓDIGO CIE-9CM
583.9 Glomerulonefritis aguda

EPIDEMIOLOGÍA Y DEMOGRAFÍA

- Más del 50% de los casos afectan a niños <13 años.
- La glomerulonefritis es la causa más frecuente de insuficiencia renal crónica (25%).
- La glomerulonefritis por nefropatía IgA (enfermedad de Berger) es la más frecuente en todo el mundo.

SÍNTOMAS Y SIGNOS

- Edema (periférico, periorbitario o pulmonar).
- Dolor articular, úlceras cutáneas, exantema malar (se observa con frecuencia en la nefritis lúpica).
- Orina oscura.
- Hipertensión.
- Púrpura palpable en los pacientes con púrpura de Schönlein-Henoch.
- Los soplos cardíacos pueden indicar endocarditis.
- Puede aparecer impétigo, palidez cutánea, dolor abdominal y/o lumbar y eritema faríngeo.

ETIOLOGÍA

La glomerulonefritis aguda se puede deber a una nefropatía primaria o una enfermedad sistémica. Una serie de procesos patogénicos (como depósito de anticuerpos, inmunidad celular, activación de complemento, alteraciones hemodinámicas) se han relacionado con la patogenia de la inflamación glomerular. Los trastornos médicos que se suelen asociar a la glomerulonefritis son:

- Infección por *Streptococcus* beta-hemolíticos del grupo A (otras causas infecciosas incluyen endocarditis y abscesos viscerales).
- Enfermedades del colágeno vascular (LES).
- Vasculitis (granulomatosis de Wegener, poliarteritis nudosa).
- Glomerulonefritis idiopática (membranoproliferativa, idiopática, con semilunas, nefropatía IgA).
- Síndrome de Goodpasture.
- Otras crioglobulinemia (púrpura de Schönlein-Henoch).
- Farmacológico (oro, penicilamina).

- La tabla 1-19 resume los principales diagnósticos renales que cursan con glomerulonefritis aguda.

DIAGNÓSTICO

DIAGNÓSTICO DIFERENCIAL

- Cirrosis con edema y ascitis.
- ICC.
- Nefritis aguda intersticial.
- Hipertensión grave.
- Síndrome hemolítico-urémico.
- LES, diabetes mellitus, amiloidosis, preeclampsia, crisis renal por esclerodermia.

VALORACIÓN

Valoración inicial de una posible glomerulonefritis con pruebas de laboratorio.

PRUEBAS DE LABORATORIO

- Análisis de orina (hematuria con eritrocitos dismórficos y cilindros de hematíes, proteinuria).
- Creatinina sérica (para medir el FG), BUN.
- Orina de 24 horas para medir la excreción de proteínas y la eliminación de creatinina (para poder medir así el grado de disfunción renal y la gravedad de la proteinuria). La proteinuria de la glomerulonefritis aguda suele oscilar entre 500 mg/día y 3 g/día, aunque pueden existir valores en el rango nefrótico (>3,5 g/día).
- Pruebas para el estreptococo (Streptozyme), concentración cuantitativa de anticuerpos anti-estreptolisina O (ASLO) (máximos en 3-5 semanas); sin embargo, la concentración de ASLO no guarda relación con la gravedad de la enfermedad renal, su duración ni su pronóstico.
- Otras pruebas adicionales útiles dependen de la historia: anticuerpos frente al ADN (descartar LES); concentración CH_{50} (si está aumentada, pedir la concentración de C_3 y C_4); triglicéridos; crioglobulinas; serologías de hepatitis B y C; ANCA (anticuerpos frente al citoplasma de neutrófilo); c-ANCA (en casos de posible granulomatosis de Wegener); p-ANCA en la glomerulonefritis rápidamente progresiva idiopática pauciinmuntaria (ausencia de depósitos inmunes) asociada o no a vasculitis sistémica; anticuerpos frente a la membrana basal glomerular (de tipo alfa [3] del colágeno IV).
- Hematocrito (disminución en las glomerulonefritis), recuento de plaquetas (trombocitopenia en la nefritis lúpica).
- Anticuerpo frente a la MBG (en el síndrome de Goodpasture).
- Los hemocultivos están indicados en todos los pacientes febriles.

DIAGNÓSTICO POR IMAGEN

- Radiografía de tórax: congestión pulmonar, granulomatosis de Wegener y síndrome de Goodpasture.

- Ecografía renal si el FG es reducido para valorar el tamaño renal y determinar el grado de fibrosis. Un tamaño renal <9 cm sugiere cicatrices extensas y una baja probabilidad de reversibilidad.
- Ecocardiografía en pacientes con soplos cardíacos de nueva aparición o hemocultivos positivos para descartar una endocarditis y derrame pericárdico.
- Biopsia renal con microscopia óptica y electrónica e inmunofluorescencia para confirmar el diagnóstico.
- La biopsia renal muestra en general un patrón granular en la glomerulonefritis postestreptocócica y un patrón lineal en el síndrome de Goodpasture. La ausencia de depósitos inmunitarios sugiere vasculitis; la biopsia renal, aunque resulta útil para definir la etiología de la glomerulonefritis, no es esencial en general. Es útil para determinar el grado de inflamación y fibrosis y también tiene especial importancia en pacientes con una GNRP en los que el diagnóstico y tratamiento rápidos son esenciales.
- La inmunofluorescencia suele mostrar C_3; los resultados negativos sugieren granulomatosis de Wegener, glomerulonefritis idiopática con semilunas y poliarteritis nudosa.
- La angiografía o la biopsia de otros órganos afectados está indicada si se sospecha una vasculitis sistémica.

TRATAMIENTO

TRATAMIENTO NO FARMACOLÓGICO

- Evitar la sal si hay edema o hipertensión.
- Baja ingesta de proteínas (0,5 g/kg/día) en pacientes con insuficiencia renal.
- Restricción de líquidos en pacientes con edema importante.
- Evitar los alimentos ricos en potasio.

TRATAMIENTO AGUDO

- Corregir las alteraciones electrolíticas (hipocalcemia, hiperpotasemia) y acidosis (si hubiera).
- Tratamiento de la infección estreptocócica con penicilina (o eritromicina en alérgicos a la penicilina).
- Furosemida en pacientes con hipertensión significativa, edema o ambos; hidralacina o nifedipina en pacientes hipertensos.
- El tratamiento inmunosupresor en pacientes con proteinuria intensa o disminución rápidamente progresiva del filtrado glomerular (dosis altas de esteroides, ciclosporina A, ciclofosfamida); los corticosteroides no suelen ser útiles en la glomerulonefritis postestreptocócica.
- Aceite de pescado (ácidos grasos n-3) 12 g/día; puede prevenir o retrasar la pérdida de función renal en pacientes con nefropatía IgA.
- El tratamiento mediante intercambio de plasma e inmunosupresores (prednisona y ciclofosfamida) es eficaz en el síndrome de Goodpasture.

TABLA 1-19 Resumen de las principales nefropatías primarias que debutan con glomerulonefritis aguda

Enfermedades	Glomerulonefritis postestreptocócica (GNPE)	Nefropatía IgA	Glomerulonefritis membranoproliferativa	Glomerulonefritis idiopática rápidamente progresiva (GNRP)
Manifestaciones clínicas				
Edad y sexo	Todas las edades, media 7 años, varón 2:1	15-35 años, varón 2:1	15-30 años, varón 6:1	Edad media 58 años, varones 2:1
Síndrome nefrítico agudo	90%	50%	90%	90%
Hematuria asintomática	En ocasiones	50%	Raro	Rara
Síndrome nefrótico	10-20%	Rara	Raro	10-20%
Hipertensión	70%	30-50%	Raro	25%
Fracaso renal agudo	50% (transitorio)	Muy rara	50%	60%
Otros	Período de latencia de 1-3 semanas	Se produce tras síndromes virales	Hemorragia pulmonar, anemia por deficiencia de hierro	Ninguno
Hallazgos de laboratorio	↑ concentreaciones de ASO (70%), Estreptozima positiva (95%), ↓ C3-C9, C1, C4 normales	↑ IgA sérica (50%), IgA en capilares de dermis	Anticuerpos anti-MBG positivos	ANCA positivos
Inmunogenética	HLA-B12, D «EN» (9)*	HLA-Bw 35, DR4 (4)*	HLA-DR2 (16)*	Ninguno establecido
Anatomía patológica renal				
Microscopio óptico	Proliferación difusa	Proliferación focal	Proliferación focal a difusa con semilunas	GN con semilunas
Inmunofluorescencia	IgG granular, C3	IgA difuso mesangial	IgG, C3 lineal	Ausencia de depósitos inmunitarios
Microscopio electrónico	Jorobas subepiteliales	Depósitos mesangiales	Sin depósitos	Sin depósitos
Pronóstico	95% se resuelven de forma espontánea, 5% GNRP o lentamente progresiva	Progresión lenta en 25-50%	75% se estabilizan o mejoran si se tratan pronto	75% se estabilizan o mejoran si se tratan de forma precoz
Tratamiento	De soporte	Ninguno establecido	Intercambio de plasma, esteroides, ciclofosfamida	Tratamiento con pulsos de esteroides

Modificada de Goldman L, Ausiello D (dirs.): *Cecil textbook of medicine*, 22.ª ed. Filadelfia, 2004, WB Saunders.
ANCA, Anticuerpos frente al citoplasma del neutrófilo; *MBG*, membrana basal glomerular; *GN*, glomerulonefritis; *Ig*, inmunoglobulinas.
*Riesgo relativo.

- El tratamiento a corto plazo con ciclofosfamida i.v. seguida de tratamiento de mantenimiento con micofenolato mofetilo o azatioprina es más eficaz y seguro que el tratamiento a largo plazo con ciclofosfamida i.v. en pacientes con nefritis proliferativa lúpica.

TRATAMIENTO CRÓNICO

- Control frecuente de los análisis de orina, de la creatinina sérica y la presión arterial en los primeros 12 meses.
- Controlar la aparición de retinopatía hipertensiva o encefalopatía.
- Tratamiento agresivo de las infecciones, sobre todo por estreptococos.
- Ajuste de la dosis de todos los medicamentos de excreción renal.

PRONÓSTICO

- El pronóstico guarda relación en general con la histología, y es excelente en los pacientes con glomerulonefritis de cambios mínimos y proliferativa focal. Un 25-30% de los pacientes con enfermedad IgA mesangial y glomerulonefritis membranosa progresan a insuficiencia renal crónica, algo que sucede en >70% de los enfermos con glomerulonefritis mesangiocapilar.

- El pronóstico suele ser peor en los enfermos con intensa proteinuria, hipertensión grave y aumento importante de la creatinina.
- La recuperación de la función renal se produce en 8-12 semanas en el 95% de los pacientes con glomerulonefritis postestreptocócica.

DERIVACIÓN

- Consulta con nefrología. La urgencia de la consulta depende del FG. Se recomienda una consulta urgente cuando el FG sea muy patológico, se deteriore con rapidez o en presencia de síntomas sistémicos.
- Derivación a cirugía para biopsia en pacientes seleccionados.

OTRAS CONSIDERACIONES

COMENTARIOS

- La anticoagulación para evitar la TVP se debe plantear en los pacientes con poca actividad física.

- Controlar los lípidos y realizar un tratamiento agresivo de la hiperlipidemia.
- Seguimiento estrecho de los efectos secundarios de los fármacos inmunosupresores y complicaciones de los corticosteroides.

BIBLIOGRAFÍA RECOMENDADA

Contreras G et al: Sequential therapies for proliferative lupus nephritis, *N Engl J Med* 350:971, 2004.

Hricik D et al: Glomerulonephritis, *N Engl J Med* 339:888, 1998.

Madaio MP, Harrington JT: The diagnosis of glomerular diseases, *Arch Intern Med* 161:25, 2001.

AUTOR: **FRED F. FERRI, M.D.**

INFORMACIÓN BÁSICA

DEFINICIÓN

La glositis es una inflamación de la lengua y puede determinar la pérdida de las papilas filiformes.

CÓDIGO CIE-9CM
529.0 Glositis

EPIDEMIOLOGÍA Y DEMOGRAFÍA

La glositis es más frecuente en pacientes de baja clase socioeconómica, pacientes malnutridos, alcohólicos, fumadores, ancianos, inmunodeprimidos y portadores de dentaduras postizas.

SÍNTOMAS Y SIGNOS

- El aspecto de la lengua varía según la etiología de la glositis. La pérdida de las papilas filiformes condiciona una lengua roja y de superficie lisa (fig. 1-125).
- La lengua parece pálida en enfermos con anemia importante.
- Puede producirse dolor y tumefacción de la lengua cuando la glositis se asocia a infecciones, traumatismos o líquen plano.
- Pueden aparecer úlceras en la glositis herpética, el pénfigo o las infecciones por estreptococo.

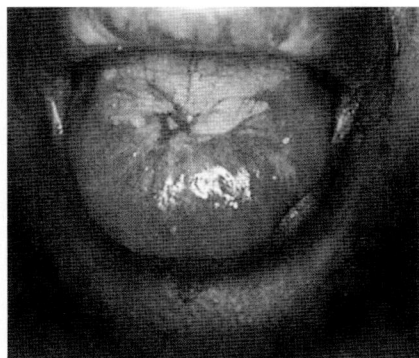

FIGURA 1-125 Glositis. (De Seidel HM [dir.]: *Mosby's guide to physical examination*, 4.ª ed., St. Louis, 1999, Mosby.)

- El uso excesivo de colutorios puede determinar un aspecto «peludo» de la lengua.

ETIOLOGÍA

- Deficiencias nutricionales (vitamina E, riboflavina, niacina, vitamina B12, hierro).
- Infecciosas (virales, candidiásicas, TB, sífilis).
- Traumatismos (en general por dentaduras postizas mal ajustadas).
- Irritación de la lengua por la pasta de dientes, los medicamentos, el alcohol, el tabaco o el limón.
- Liquen plano, pénfigo vulgar, eritema multiforme.
- Neoplasias.

DIAGNÓSTICO

DIAGNÓSTICO DIFERENCIAL

- Infecciones.
- Irritantes químicos.
- Neoplasias.
- Trastornos de la piel (síndrome de Behçet, eritema multiforme).

VALORACIÓN

- Valoración de laboratorio para descartar procesos infecciosos, deficiencias de vitaminas o procesos sistémicos.
- Biopsia de la lesión sólo cuando no responde a los tratamientos.

PRUEBAS DE LABORATORIO

- HC: disminución de la Hb y el Hto, VCM bajo (anemia por deficiencia de hierro), aumento del VCM (deficiencia de vitamina B12).
- Concentración de vitamina B12.
- Raspados teñidos con KOH al 10% en pacientes con máculas blancas sospechosas de candidiasis.

TRATAMIENTO

TRATAMIENTO NO FARMACOLÓGICO

Evitar irritantes primarios, como alimentos calientes, especias, tabaco o alcohol.

TRATAMIENTO AGUDO

El tratamiento varía según la etiología de la glositis.

- Mala nutrición con avitaminosis: multivitamínicos.
- Candidiasis: fluconazol 200 mg el primer día, seguidos de 100 mg/día durante al menos 2 semanas o nistatina 400.000 U en suspensión cada 6 horas durante 10 días o 200.000 pastillas disueltas lentamente en la boca 4-5 veces diarias durante 10-14 días.
- Lesiones orales dolorosas: lavado de la boca con lidocaína viscosa al 2%, 1-2 cucharadas según demanda cada 4 horas; triamcinolona al 0,1% se aplica a las úlceras dolorosas según demanda para alivio sintomático.

TRATAMIENTO CRÓNICO

- Cambios de costumbres vitales, eliminando el tabaco, el alcohol y otros irritantes primarios.
- Valoración odontológica para corrección de las dentaduras que no ajustan bien.
- Corrección de las alteraciones metabólicas asociadas, como la hiperglucemia en la diabetes mellitus.

PRONÓSTICO

La mayor parte de los pacientes mejoran rápidamente cuando se identifica y trata la causa de la glositis.

DERIVACIÓN

Derivación a cirugía para toma de biopsia de las lesiones solitarias que no responden al tratamiento para descartar una neoplasia.

OTRAS CONSIDERACIONES

COMENTARIOS

Si la causa primaria de la glositis no se identifica o consigue corregir, nutrición enteral en pacientes mal nutridos.

AUTOR: **FRED F. FERRI, M.D.**

INFORMACIÓN BÁSICA

DEFINICIÓN

La gonorrea es una enfermedad de transmisión sexual con predilección por afectar al epitelio cilíndrico y transicional. Suele cursar con uretritis, cervicitis o salpingitis. La infección puede ser asintomática. Es distinta en varones y mujeres en la evolución, gravedad y dificultad para el diagnóstico.

SINÓNIMOS

Uretritis gonocócica.
Vulvovaginitis gonocócica.
Cervicitis gonocócica.
Bartolinitis gonocócica.

CÓDIGO CIE-9CM
098 Infecciones por gonococo

EPIDEMIOLOGÍA Y DEMOGRAFÍA

- La enfermedad es frecuente en todo el mundo afecta y a todas las edades, a ambos sexos, sobre todo a adultos jóvenes; la incidencia máxima se produce en las zonas centro de las ciudades y cada año se estiman unos 3 millones de casos nuevos.
- Un 12-50% de los casos en varones son portadores asintomáticos en la uretra anterior.
- Es asintomática en el 50-80% de las mujeres. La diseminación más frecuente es por paso a través de la mucosa hacia las trompas de Falopio, con la consiguiente EIP en el 10-15% de las mujeres infectadas. La siembra hematógena puede producir artritis séptica y lesiones cutáneas. La conjuntivitis es rara, pero puede ocasionar ceguera si no se trata con rapidez. Puede aparecer una infección en varones y mujeres a nivel orofaríngeo o anorrectal.
- Cada año se producen 600.000 infecciones nuevas.

SÍNTOMAS Y SIGNOS

- Varones: secreción purulenta de la uretra anterior con disuria a los 2-7 días de la exposición a la infección. Puede producirse una infección rectal con prurito, tenesmo y secreción, aunque a veces es asintomática.
- Mujeres: uretritis inicial, puede aparecer una cervicitis a los pocos días de la exposición, en general leve. En el 20% de los casos se produce invasión del útero tras la regla y aparecen signos y síntomas de endometritis, salpingitis o peritonitis pélvica. La paciente puede tener secreción purulenta e inflamación de las glándulas de Skene o Bartholin.

- La presentación clásica de la EIP gonocócica aguda es fiebre, dolor abdominal y anexial, a menudo sin secreción purulenta asociada. La exploración física puede ser normal en pacientes asintomáticas.

ETIOLOGÍA

Neisseria gonorrhoeae es el gonococo. Los plásmidos que codifican beta-lactamasas determinan que algunas cepas sean resistentes a la penicilina o tetraciclinas (PPNG, TRNG). Cada vez hay más resistencia a la penicilina, tetraciclina y cefoxitina mediadas por cambios cromosómicos. En el extremo oriente se encuentra una resistencia de alto nivel a la espectinomicina endémica.
Cada vez se reconocen más cepas de *N. gonorrhoeae* resistentes a quinolonas en todo el mundo, por lo que se espera que el número en EE.UU. aumente con la importación. Siempre que el número total de cepas resistentes sea inferior al 1% de las aisladas, se podrán seguir empleando fluoroquinolonas con confianza.

DIAGNÓSTICO

DIAGNÓSTICO DIFERENCIAL

- Uretritis no gonocócica (UNG).
- Cervicitis mucopurulenta no gonocócica.
- *Chlamydia trachomatis.*

VALORACIÓN

- El diagnóstico depende de las pruebas bacteriológicas.
- Los diplococos gramnegativos intracelulares se consideran diagnósticos en las muestras de frotis uretrales en varones. La frecuencia de falsos negativos es 60-70% en los frotis uretrales o cervicales en mujeres, por lo que resulta esencial el cultivo.

PRUEBAS DE LABORATORIO

- Cultivo de gonorrea en medio de Thayer-Martin. (El germen crece con dificultad y necesita condiciones aeróbicas con aumento de dióxido de carbono en la atmósfera. Incubar ASAP.)
- Pruebas serológicas para descartar sífilis en todos los pacientes.
- Pruebas de *Chlamydia* en todos los pacientes.
- Ofrecer consejos sobre VIH y pruebas para detectarlo.

TRATAMIENTO

TRATAMIENTO AGUDO

Infecciones no complicadas de cérvix, uretra o recto:
- Cefixima 400 mg v.o. 1 dosis *o*
- Ceftriaxona 125 mg i.m. 1 dosis *o*

- Ciprofloxacino 500 mg v.o. 1 dosis *o*
- Ofloxacino 400 mg v.o. 1 dosis *más* azitromicina 1 g v.o. 1 dosis *o*
- Doxiciclina 100 mg v.o. cada 12 horas durante 7 días.
- El tratamiento doble con azitromax y doxiciclina puede prevenir el desarrollo de resistencias microbianas en *N. gonorrhoeae.*

Alternativas: espectinomicina 2 g i.m. 1 dosis.
Quinolonas:
- Gatifloxacino 400 mg v.o. 1 dosis.
- Norfloxacino 800 mg v.o. 1 dosis.
- Lomefloxacino 400 mg v.o. 1 dosis.
- No se recomienda en <18 años.

Infección faríngea no complicada:
- Ceftriaxona 125 mg i.m. 1 dosis *o*
- Ciprofloxacino 500 mg v.o. 1 dosis *o*
- Ofloxacino 400 mg v.o. 1 dosis *más* azitromicina 1 g v.o. 1 dosis *o*
- Doxiciclina 100 mg v.o. cada 12 horas durante 7 días.

Gestación: las pacientes no deben recibir tratamiento con quinolonas o tetraciclinas, sino que se les debe dar uno de los regímenes recomendados antes o cefalosporinas alternativas.

PRONÓSTICO

- Las gestantes necesitan una prueba de curación (igual que se realiza en pacientes que se tratan con regímenes distintos de ceftriaxona/doxiciclina); solicitar un nuevo cultivo tras 4-7 días de tratamiento.
- Es raro que el tratamiento fracase en mujeres no gestantes y no se necesita la prueba de curación. Un nuevo estudio a los 1-2 meses detecta los fracasos del tratamiento y las reinfecciones.
- Las parejas sexuales deben ser identificadas y exploradas. Es preciso realizarles cultivos y tratamiento preventivo.

DERIVACIÓN

La EIP obliga al ingreso hospitalario; infección gonocócica diseminada.

OTRAS CONSIDERACIONES

COMENTARIOS

- Se trata de una enfermedad de declaración obligatoria.

BIBLIOGRAFÍA RECOMENDADA

Centers for Disease Control and Prevention: 2002 sexually transmitted diseases treatment guidelines, *MMWR Morb Mortal Wkly Rep* 51(RR-6), 2002.

AUTOR: **MARIA A. CORIGLIANO, M.D.**

INFORMACIÓN BÁSICA

DEFINICIÓN

Trastorno crónico inflamatorio de la dermis.

CÓDIGO CIE-9CM
695.89 Granuloma anular

EPIDEMIOLOGÍA Y DEMOGRAFÍA

- Más frecuente en niños y adultos jóvenes.
- Predomina en mujeres (2:1).
- La forma diseminada se asocia a diabetes mellitus.
- Recidivan en el 40% de los pacientes afectados.

SÍNTOMAS Y SIGNOS

- Debuta como una pequeña pápula anular de color piel o pálida eritematosa.
- Coalescen y evolucionan a placas anulares en varias semanas.
- Las placas sufren una involución central y aumentan de diámetro en varios meses (0,5-5 cm) (fig. 1-126).
- La localización más frecuente son las superficies dorsales y laterales de las manos y los pies.
- La mayor parte de las lesiones se resuelven de forma espontánea en varios meses.

ETIOLOGÍA

Desconocida, aunque puede relacionarse con vasculitis, traumatismos, activación de monocitos o hipersensibilidad tardía.

DIAGNÓSTICO

DIAGNÓSTICO DIFERENCIAL

- Tiña del cuerpo.
- Liquen plano.
- Necrobiosis lipoídica del diabético.
- Sarcoidosis.
- Nódulos reumatoides.
- Sífilis secundaria tardía o terciaria.

VALORACIÓN

- El diagnóstico se establece por el aspecto clínico de la lesión.
- Biopsia cuando el diagnóstico no está claro.

PRUEBAS DE LABORATORIO

La biopsia muestra degeneración del colágeno.

TRATAMIENTO

TRATAMIENTO NO FARMACOLÓGICO

Tranquilizar al paciente.

TRATAMIENTO CRÓNICO

Inyecciones intralesionales de esteroides dentro de los márgenes elevados de la lesión con triamcinolona 2,5-10 mg/ml.

PRONÓSTICO

La mayor parte de las lesiones se resuelven de forma espontánea en 2 años.

DERIVACIÓN

Consulta con dermatología en pacientes con enfermedad diseminada sistémica.

BIBLIOGRAFÍA RECOMENDADA

Hsu S et al: Differential diagnosis of annular lesions, *Am Fam Physician* 64:284, 2001.

AUTORA: **JENNIFER R. SOUTHER, M.D.**

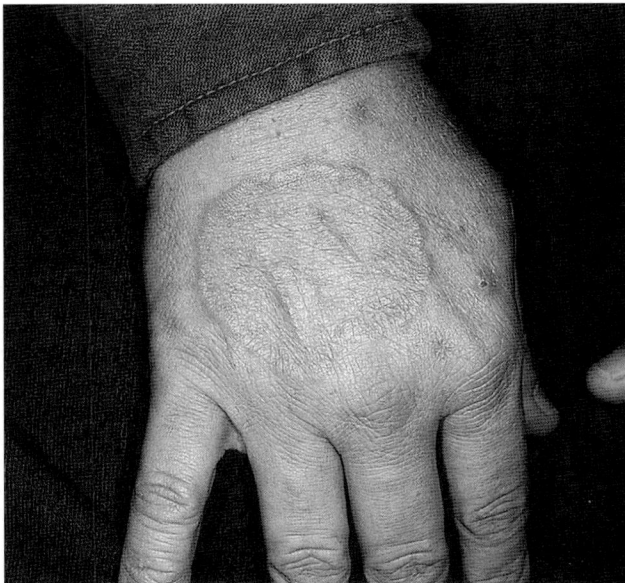

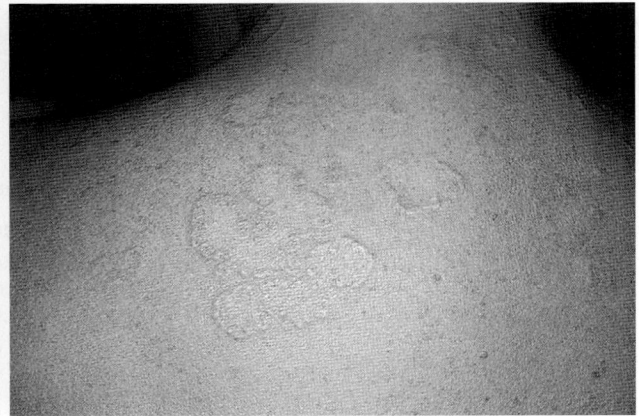

FIGURA 1-126 Granuloma anular. (De Callen JP [dir.]: *Color atlas of dermatology*, 2.ª ed., Filadelfia, 2000, WB Saunders.)

INFORMACIÓN BÁSICA

DEFINICIÓN

El granuloma inguinal es causado por una bacteria gramnegativa, *Calymmatobacterium granulomatosis*, que puede transmitirse por vía sexual, posiblemente por un coito anal. También se puede contagiar por contacto no sexual estrecho crónico.

SINÓNIMO

Donovaniosis.

CÓDIGO CIE-9CM

099.2 Granuloma inguinal

EPIDEMIOLOGÍA Y DEMOGRAFÍA

- Raro en EE.UU. (<100 casos notificados cada año) y en otros países desarrollados.
- Endémica en Australia, India, Caribe y África.
- Puede afectar a mujeres y varones.
- Período de incubación variable 1-2 semanas.

SÍNTOMAS Y SIGNOS

- La lesión primaria es un nódulo indurado e indoloro en general.
- La lesión se erosiona para originar una úlcera granulomatosa elevada (fig. 1-127); la progresión es lenta.

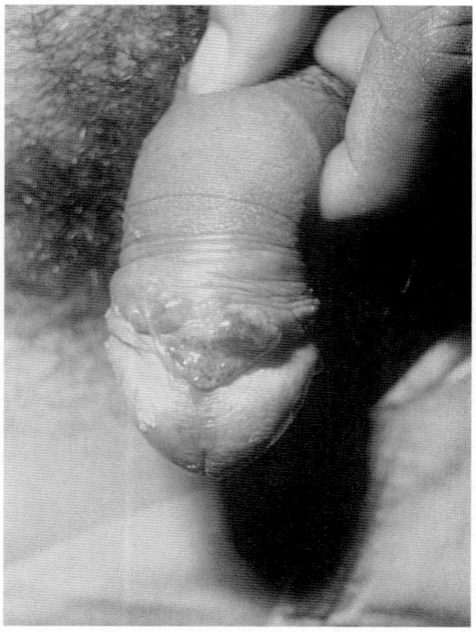

FIGURA 1-127 Afectación del pene por una úlcera granulomatosa rojiza en un paciente con un granuloma inguinal. (De Goldstein B [dir.]: *Practical dermatology*, 2.ª ed., St. Louis, 1997, Mosby.)

- Las características patogénicas son las siguientes:
  1. Grandes células mononucleares infectadas que contienen muchos cuerpos de Donovan.
  2. Localización intracitoplasmática.

ETIOLOGÍA

Calymmatobacterium granulomatosis es un bacilo gramnegativo, que se reproduce dentro de los PMN, las células plasmáticas y los histiocitos haciendo que se rompan las células infectadas (20-30 gérmenes).

DIAGNÓSTICO

DIAGNÓSTICO DIFERENCIAL

- Carcinoma.
- Sífilis secundaria: condilomas latos.
- Amebiasis: lesión ulcerada necrótica.
- Infecciones concurrentes.
- Linfogranuloma venéreo.
- Chancroide.
- Herpes genital.

VALORACIÓN

- Buscar las manifestaciones clínicas:
  1. Lesiones que sangren con facilidad.
  2. Lesiones bien delimitadas e indoloras.
  3. Posible infección secundaria.
  4. Afectación inguinal que cursa a veces con seudobubones.
  5. Elefantiasis como consecuencia de la obstrucción de los linfáticos.
  6. La supuración y formación de senos es rara en las mujeres.
- Detección selectiva de otras enfermedades de transmisión sexual.
- Descartar otras causas de lesiones.
- Obtener improntas de la lesión teñidas.
- En la sección III se recoge un algoritmo clínico para la valoración de las úlceras genitales.
La sección II recoge el diagnóstico diferencial de las úlceras genitales.

PRUEBAS DE LABORATORIO

Tinción de Wright: observación de los cuerpos de Donovan (bacterias intracelulares), gérmenes dentro de las vacuolas en los macrófagos.

TRATAMIENTO

TRATAMIENTO AGUDO

Regímenes recomendados:
- Doxiciclina 100 mg orales cada 12 horas durante 3 semanas como mínimo.

- Trimetoprima/sulfametoxazol, un comprimido de doble potencia oral cada 12 horas durante 3 semanas como mínimo.
Regímenes alternativos:
- Ciprofloxacino 750 mg v.o. cada 12 horas durante 3 semanas.
- Eritromicina base 500 mg v.o. días alternos durante 3 semanas.
- Azitromicina 1 g v.o. a la semana durante 3 semanas.
- Gentamicina 1 mg/kg i.v. cada 8 horas si no se obtiene mejoría en los primeros días de tratamiento.

TRATAMIENTO CRÓNICO

Si la respuesta inicial es mala, hay que prolongar el tratamiento. Las recidivas se deben tratar en general. Los pacientes han de recibir asesoramiento sobre las prácticas sexuales de riesgo que deben evitar y no deben reanudar su actividad sexual hasta que la infección esté curada.

PRONÓSTICO

Seguimiento clínico hasta que se resuelven los signos y síntomas; después visitas de control normales cada 6 meses o cada año.

DERIVACIÓN

Si la respuesta es mala, se debe plantear una derivación a un especialista en infecciosas.

OTRAS CONSIDERACIONES

COMENTARIOS

- Las parejas sexuales deben ser exploradas y hay que ofrecerles tratamiento.
- Las gestantes deben ser tratadas con regímenes de eritromicina.
- Es posible conseguir material educativo de las clínicas de salud locales y estatales y también de la ACOG.

BIBLIOGRAFÍA RECOMENDADA

Centers for Disease Control and Prevention: 2002 sexually transmitted diseases treatment guidelines, *MMWR Morb Mortal Wkly Rep* 51(RR-6), 2002.

Mead PB et al: *Protocols for infectious diseases in obstetrics and gynecology*, ed 2, Cambridge, Mass, 2000, Blackwell Science.

AUTOR: **GEORGE T. DANAKAS, M.D.**

INFORMACIÓN BÁSICA

DEFINICIÓN

El granuloma piógeno es una lesión vascular benigna de la piel y las membranas mucosas. Es consecuencia de una proliferación capilar generalmente secundaria a un traumatismo.

CÓDIGO CIE-9CM
686.1 Granuloma piógeno

EPIDEMIOLOGÍA Y DEMOGRAFÍA
- Frecuente en niños y en adultos jóvenes.
- Causado por traumatismos y cirugía.
- Se presenta con mayor frecuencia durante el embarazo.

SÍNTOMAS Y SIGNOS
- Lesiones pequeñas (<1 cm), amarillo-rojizas, en forma de cúpula (fig. 1-128).
- Pueden tener una descamación circundante en la base.
- Se encuentran con mayor frecuencia en la cabeza, el cuello y las extremidades.

- A menudo se encuentra en las encías durante el embarazo (llamado *épulis*).

ETIOLOGÍA

Traumatismo que causa un crecimiento focal de capilares.

DIAGNÓSTICO

DIAGNÓSTICO DIFERENCIAL

Melanoma amelanocítico.

VALORACIÓN

El diagnóstico está basado en la historia clínica y en el aspecto de la lesión. Generalmente comienza tras un traumatismo seguido de la aparición de una pápula eritematosa. La lesión tiende a sangrar fácilmente y se desarrolla en varios días o semanas.

PRUEBAS DE LABORATORIO

Debería realizarse un análisis anatomopatológico tras la resección para descartar un melanoma.

TRATAMIENTO

TRATAMIENTO AGUDO

- Resección: mediante anestesia con lidocaína al 1%, realizar raspado o curetaje por la base y los límites de la lesión. Continuar con electrocauterización o crioterapia.
- El épulis del embarazo suele resolverse espontáneamente tras el parto.

DERIVACIÓN

Se recomienda remitir al dermatólogo si la lesión es recurrente o aparecen múltiples lesiones satélite tras la resección.

OTRAS CONSIDERACIONES

TRATAMIENTO AGUDO

- Es fundamental resecar la lesión completamente porque pueden recurrir en el punto del tejido residual.

AUTOR: **JENNIFER R. SOUTHER, M.D.**

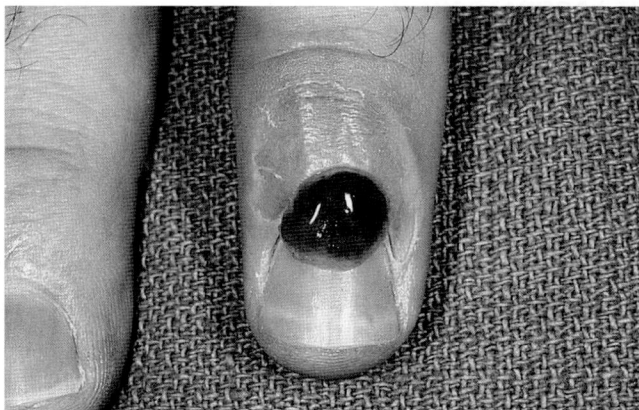

FIGURA 1-128   Granuloma piógeno. Con frecuencia la lesión tiene un collarín o una depresión circundante. (De Callen JP [ed.]: *Color atlas of dermatology*, 2.ª ed., Filadelfia, 2000, WB Saunders.)

INFORMACIÓN BÁSICA

DEFINICIÓN

La granulomatosis de Wegener es una enfermedad multisistémica que generalmente consta de la tríada:

1. Lesiones granulomatosas necrosantes en las vías respiratorias superiores e inferiores.
2. Vasculitis necrosante focal generalizada que afecta a arterias y venas.
3. Glomerulonefritis focal del riñón.

Puede haber también «formas limitadas» de la enfermedad que pueden evolucionar a la tríada clásica; la granulomatosis de Wegener puede clasificarse siguiendo la clasificación «ELK», que identifica las tres localizaciones más frecuentes: *E*, oídos *(ears)*, nariz, garganta y vías respiratorias; *L*, pulmones *(lungs); K*, riñones *(kidneys)*.

CÓDIGO CIE-9CM

446.4 Granulomatosis de Wegener

EPIDEMIOLOGÍA Y DEMOGRAFÍA

- La incidencia de la granulomatosis de Wegener es 0,5/100.000 habitantes.
- El promedio de edad de aparición es 40 años.

SÍNTOMAS Y SIGNOS

- Las manifestaciones clínicas varían con el estadio de la enfermedad y el grado de afectación orgánica.
- Son manifestaciones frecuentes:
  1. Vías respiratorias superiores: sinusitis crónica, otitis media crónica, mastoiditis, costras nasales, obstrucción y epistaxis, perforación del tabique, estenosis del conducto lagrimal nasal, deformidad de la nariz en silla de montar (debido a destrucción del cartílago).
  2. Pulmón: hemoptisis, nódulos múltiples, patrón alveolar difuso.
  3. Riñón: insuficiencia renal, glomerulonefritis.
  4. Piel: lesiones dérmicas necrosantes.
  5. Sistema nervioso: mononeuritis múltiple, afectación de pares craneales.
  6. Articulaciones: monoartritis o poliartritis no deformantes, que afecta habitualmente a articulaciones grandes.
  7. Boca: lesiones ulcerosas crónicas en la mucosa oral, gingivitis en «mora».
  8. Ojo: proptosis, uveítis, episcleritis, vasculitis de retina y del nervio óptico.

ETIOLOGÍA

Desconocida.

DIAGNÓSTICO

DIAGNÓSTICO DIFERENCIAL

- Otras neumopatías granulomatosas (granulomatosis linfomatoide, síndrome de Churg-Strauss, granulomatosis sarcoidea necrosante, sarcoidosis); en la sección II se describe el diagnóstico diferencial de las neumopatías granulomatosas.
- Neoplasias.
- Síndrome de Goodpasture.
- Sinusitis bacteriana o fúngica.
- Granuloma de línea media.
- Infecciones víricas.

VALORACIÓN

Radiografía de tórax, valoración de laboratorio, PFP y biopsia tisular.

PRUEBAS DE LABORATORIO

- Prueba positiva de patrón citoplasmático de ANCA (cANCA).
- Anemia, leucocitosis.
- Análisis de orina: puede haber hematuria, cilindros hemáticos y proteinuria.
- Aumento de creatinina sérica, disminución del aclaramiento de creatinina.
- Puede haber aumento de VSG, factor reumatoide positivo y proteína C reactiva elevada.

DIAGNÓSTICO POR IMAGEN

- RX de tórax: puede mostrar múltiples nódulos bilaterales, masas cavitadas y derrame pleural (20%).
- PFP: son útiles para detectar estenosis de la vía respiratoria.
- Se debe intentar biopsiar uno o más de los órganos afectados; el más fiable para el diagnóstico es el pulmón. Las lesiones de la nasofaringe son fáciles de biopsiar.

TRATAMIENTO

TRATAMIENTO NO FRAMACOLÓGICO

- Garantizar el drenaje adecuado de la vía respiratoria.
- Dar consejos de nutrición.

TRATAMIENTO AGUDO

- 60-80 mg de prednisona al día y 2 mg/kg de ciclosfosfamida generalmente consiguen controlar los síntomas; cuando la enfermedad está controlada, se va disminuyendo la prednisona y se mantiene la ciclofosfamida.
- El TMP-SMX puede ser una opción útil en pacientes con lesiones limitadas a las vías respiratorias en ausencia de vasculitis o nefritis. El tratamiento con TMP-SMX (160 mg/800 mg cada 12 horas) también disminuye la incidencia de recaídas en pacientes con granulomatosis de Wegener en remisión.

PRONÓSTICO

La supervivencia a los 5 años con tratamiento enérgico es cerca del 80%; sin tratamiento, la supervivencia a los 2 años es <20%.

DERIVACIÓN

Derivación a cirugía para biopsia.

OTRAS CONSIDERACIONES

COMENTARIOS

- El metotrexate (20 mg/semana) es una alternativa a la ciclosfofamida en pacientes que no tienen lesiones de riesgo vital inmediato.
- Los niveles de c-ANCA no deben influir en los cambios en el tratamiento, porque la correlación con la actividad de la enfermedad es errática.

AUTOR: **FRED F. FERRI, M.D.**

INFORMACIÓN BÁSICA

DEFINICIÓN

La gripe es una enfermedad febril aguda causada por la infección con virus influenza tipo A o B.

SINÓNIMO

Influenza.

CÓDIGO CIE-9CM

487.1 Gripe

EPIDEMIOLOGÍA Y DEMOGRAFÍA

INCIDENCIA (EN EE.UU.): La incidencia anual de muertes relacionadas con la gripe es de 20.000 muertes/año.

PREDOMINIO POR SEXOS: Hombre = mujer.

DISTRIBUCIÓN POR EDADES: Las tasas de infección son mayores en los niños que en los adultos, aunque los niños son menos propensos a desarrollar complicaciones pulmonares.

INCIDENCIA MÁXIMA: Brotes invernales de 5 a 6 semanas de duración.

SÍNTOMAS Y SIGNOS

- La «gripe clásica» se caracteriza por inicio brusco de fiebre, cefalea, mialgias, anorexia y malestar tras un período de incubación de 1-2 días.
- Los síndromes clínicos son similares a los producidos por otros virus respiratorios, como faringitis, bronquiolitis, resfriado común, traqueobronquitis, laringitis.
- Los síntomas respiratorios como tos, dolor de garganta y secreción nasal suelen estar presentes al comienzo de la enfermedad, pero predominan los síntomas generales.
- Los pacientes ancianos pueden tener fiebre, debilidad y confusión sin síntomas respiratorios.
- En los pacientes con asma puede producirse un deterioro brusco a estatus asmático.
- Neumonía por gripe: tos, disnea y cianosis rápidamente progresiva tras el comienzo típico de la gripe.

ETIOLOGÍA

- Variación de los antígenos de superficie del virus influenza, hemaglutinina (HA) y neuraminidasa (NA) que produce infección con variantes que afectan a la población de riesgo.
- Se transmite micropartículas en aerosol que se depositan en el epitelio de las vías respiratorias.

DIAGNÓSTICO

DIAGNÓSTICO DIFERENCIAL

- Infección por virus respiratorio sincitial, virus parainfluenza.
- Neumonía bacteriana secundaria o neumonía mixta bacteriana-viral.

VALORACIÓN

- El aislamiento del virus en exudado nasal o faríngeo o en muestras de esputo es el método diagnóstico más rápido en el contexto de la enfermedad aguda.
- Las muestras se colocan en medio de transporte para virus y se procesan en el laboratorio de referencia.
- Para diagnóstico serológico:
  1. Muestras de suero pareadas, en el período agudo y de convalecencia, la última 10-20 días más tarde.
  2. El aumento o descenso por cuatro en el título de anticuerpos (varias técnicas) se considera diagnóstico de infección reciente.

PRUEBAS DE LABORATORIO

Manifestaciones de un síndrome séptico: hemograma, análisis de ABG, hemocultivos.

DIAGNÓSTICO POR IMAGEN

- La radiografía de tórax demuestra signos de neumonía viral: infiltrados peribronquiales e intersticiales parcheados en múltiples lóbulos con atelectasia.
- Posible progresión a neumonitis intersticial difusa.

TRATAMIENTO

TRATAMIENTO NO FARMACOLÓGICO

- Reposo en cama.
- Hidratación.

TRATAMIENTO AGUDO

- Tratamiento de soporte: antipiréticos (*evítese el uso de aspirina en niños por el riesgo de síndrome Reye*).
- Antibióticos si se sospecha o se confirma neumonía bacteriana.
- Amantadina (100 mg v.o. dos veces al día en niños >10 años y adultos >65 años; una vez al día en pacientes >65 años) y rimantadina (mismas dosis).
  1. En insuficiencia renal hay que ajustar las dosis:
  2. Menos efectos colaterales en el SNC con rimantadina.
- Los inhibidores de la neuraminidasa bloquean la liberación de viriones por las células infectadas, lo que acorta la duración de los síntomas y disminuye las complicaciones; efectivos frente a influenza A y B:
  1. Zanamivir, administrado con inhalador, 10 mg dos veces al día.
  2. Oseltamivir, por vía oral.
- Estudios controlados con placebo indican que el tratamiento antiviral con cualquiera de los fármacos mencionados debe iniciarse en 1-2 días desde el comienzo de los síntomas y reduce la duración de la enfermedad en 1 día aproximadamente.

PRONÓSTICO

Los pacientes deben ingresar en el hospital si existen signos de neumonía.

DERIVACIÓN

Consulta con el especialista en enfermedades infecciosas y/o neumólogo cuando se sospecha neumonía gripal.

OTRAS CONSIDERACIONES

COMENTARIOS

- La prevención de la gripe en pacientes con riesgo alto es un objetivo importante de la asistencia primaria.
- Las vacunas reducen el riesgo de infección y la gravedad de la misma:
  1. La composición antigénica de la vacuna se actualiza cada año.
  2. La vacuna debe administrarse al comienzo de la temporada de gripe (octubre) a los siguientes grupos:
     a. Adultos ≥65 años.
     b. Adultos y niños con cardiopatía o neumopatía crónica, como el asma.
     c. Adultos y niños con enfermedades que requieren un seguimiento frecuente (p. ej., hemoglobinopatías, diabetes mellitus).
     d. Niños que reciben tratamiento con aspirina a largo plazo.

e. Pacientes inmunodeprimidos.

f. Contactos próximos de personas de los grupos previos.

g. Trabajadores sanitarios.

3. La única contraindicación para la vacuna es la hipersensibilidad al huevo de gallina.

4. Hay que esforzarse por vacunar a los pacientes de alto riesgo <65 años, ya que sólo el 10-15% de los mismos se vacunan cada año.

- Quimioprofilaxis:

1. Amantadina y rimantadina aprobadas para profilaxis de influenza A; son ineficaces contra influenza B.

2. Indicada en:

a. Pacientes de alto riesgo en los que la vacuna está contraindicada.

b. Casos en los que se sabe que la vacuna disponible no contiene la cepa responsable.

c. Pacientes inmunodeprimidos con menor respuesta a la vacuna, para proporcionarles protección añadida.

d. En el contexto de un brote, cuando se desea la protección inmediata de los pacientes vacunados recientemente o no vacunados.

3. Administrarla durante 2 semanas en el caso de vacunación tardía y durante toda la temporada de gripe en los restantes pacientes.

BIBLIOGRAFÍA RECOMENDADA

Colgan R et al: Antiviral drugs in the immunocompetent host: part II. Treatment of influenza and respiratory syncytial virus infections, *Am Fam Physician* 67(4):763, 2003.

Montalto NJ: An office-based approach to influenza: clinical diagnosis and laboratory testing, *Am Fam Physician* 67(1):111, 2003.

AUTORA: **CLAUDIA L. DADE, M.D.**

INFORMACIÓN BÁSICA

DEFINICIÓN

Un hematoma subdural es una hemorragia dentro del espacio subdural, causada por la ruptura de puentes venosos entre el encéfalo y los senos venosos.

CÓDIGO CIE-9CM
432.1 Hematoma subdural

EPIDEMIOLOGÍA Y DEMOGRAFÍA

Casi todos los casos están causados por traumatismo, aunque este traumatismo puede ser bastante trivial y fácilmente pasado por alto. Las víctimas suelen encontrarse en los dos extremos de edad. Los trastornos de la coagulación, en especial el uso de anticoagulantes en ancianos, constituyen un importante factor de riesgo.

SÍNTOMAS Y SIGNOS

- Cefalea vaga, a menudo peor por la mañana que por la tarde.
- Es frecuente una cierta apatía, confusión y obnubilación mental, aunque puede existir un coma franco en casos tardíos. Los hematomas subdurales crónicos pueden causar un cuadro de demencia.
- Los síntomas neurológicos pueden ser transitorios y simular un AIT.
- Puede aparecer prácticamente cualquier signo de disfunción cortical, incluidos hemiparesia, déficit sensitivos o alteraciones del lenguaje, según la región de la corteza sobre la que el hematoma presione.
- Las convulsiones de nueva aparición pueden elevar el índice de sospecha.

ETIOLOGÍA

Ruptura traumática de puentes venosos corticales, en especial donde se distienden a causa de una atrofia cerebral subyacente.

DIAGNÓSTICO

DIAGNÓSTICO DIFERENCIAL

- Hematoma epidural.
- Hemorragia subaracnoidea.
- Masa (p. ej., tumor).
- Ictus isquémico.
- Hemorragia intraparenquimatosa.

VALORACIÓN

- La TC tiene sensibilidad diagnóstica y debe realizarse a tiempo (fig. 1-129).
- Deben evaluarse rutinariamente el hematócrito, el recuento plaquetario, el TTP y el TP/INR.

TRATAMIENTO

TRATAMIENTO NO FARMACOLÓGICO

Los pequeños hematomas subdurales pueden dejarse sin tratamiento, manteniendo al paciente bajo observación, aunque si existe una causa subyacente, como la anticoagulación, deberá corregirse rápidamente para prevenir un mayor acúmulo de sangre.

TRATAMIENTO AGUDO

- El drenaje neuroquirúrgico de la sangre desde el espacio subdural a través de una trepanación es el procedimiento definitivo, aunque es frecuente que el hematoma se reacumule.

- Existe un elevado riesgo de crisis epilépticas, que deberán tratarse de forma adecuada si aparecen.

PRONÓSTICO

Derivación a neurocirugía para una posible evacuación.

OTRAS CONSIDERACIONES

- Las personas muy jóvenes o muy viejas son especialmente susceptibles a los hematomas subdurales.
- Un traumatismo relativamente menor puede causar un hematoma subdural.
- Hay que tener precaución al interpretar los signos observados en la TC durante la fase subaguda, en la que la sangre aparece isodensa respecto del cerebro, por lo que deberá determinarse la distancia de los surcos corticales al cráneo.

BIBLIOGRAFÍA RECOMENDADA

Chen JC, Levy ML: Causes, epidemiology, and risk factors of chronic subdural hematoma, Neurosurg Clin NAm 11(3):399, 2000.

Voelker JL: Nonoperative treatment of chronic subdural hematoma, Neurosurg Clin N Am 11(3):507, 2000.

AUTOR: **DANIEL MATTSON, M.D., M.Sc.(MED.)**

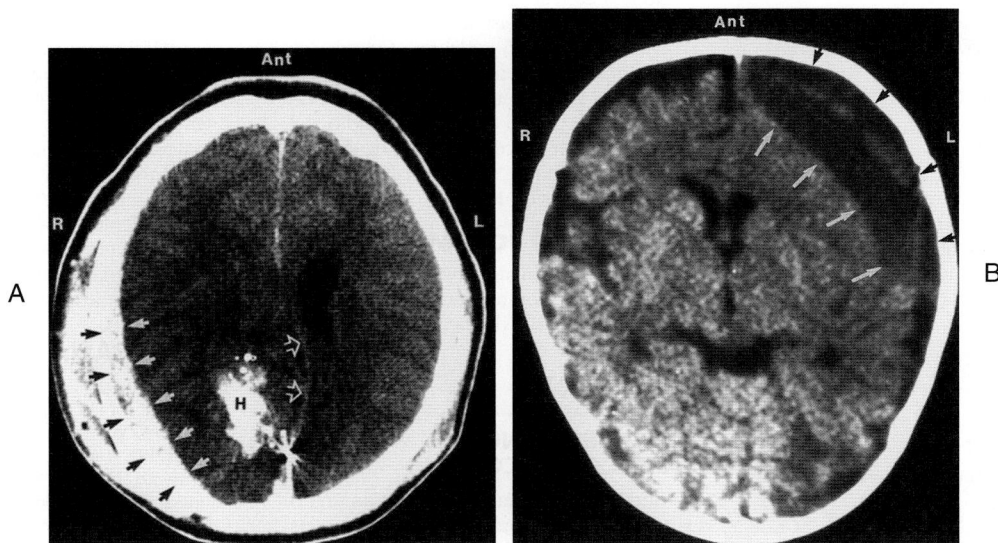

FIGURA 1-129   Hematomas subdurales. Una tomografía computarizada sin contraste de un hematoma subdural agudo **(A)** muestra un área con forma semilunar y densidad elevada a nivel de la región parietal posterior derecha, entre el cerebro y el cráneo *(flechas negras y blancas)*. También se aprecia un área de hemorragia intraparenquimatosa *(H)*; en **(B)** se muestra un hematoma subdural crónico de otro paciente. Existe un área de densidad reducida en la región frontoparietal izquierda *(flechas)* que atenúa los surcos, comprimiendo el asta anterior del ventrículo lateral izquierdo y desplazando algo a la derecha la línea media. (De Mettler FA [ed.]: *Primary care radiology,* Filadelfia, 2000, WB Saunders.)

INFORMACIÓN BÁSICA

DEFINICIÓN

La hemocromatosis es una enfermedad autosómica recesiva caracterizada por un aumento de los depósitos de hierro en varios órganos (suprarrenales, hígado, páncreas, corazón, testículos, riñones, hipófisis) que, si no se trata de forma adecuada, termina por producir la alteración funcional de los mismos.

SINÓNIMO

Diabetes bronceada

CÓDIGO CIE-9CM
275.0 Hemocromatosis

EPIDEMIOLOGÍA Y DEMOGRAFÍA

- En general la hemocromatosis del varón se diagnostica en el quinto decenio de la vida.
- En las mujeres, el diagnóstico no suele hacerse hasta 10-20 años después de la menopausia.
- La incidencia en personas de raza blanca es de alrededor de 1 por cada 300 personas.
- Es el trastorno genético más frecuente en los descendientes de europeos del norte. Actualmente la mutación C282Y homocigótica se encuentra en alrededor de 5 de cada 1.000 personas de origen europeo.

SÍNTOMAS Y SIGNOS

La exploración puede ser normal; los pacientes con enfermedad avanzada pueden mostrar:
- Aumento de la pigmentación cutánea.
- Hepatomegalia, esplenomegalia, dolor a la palpación del hígado, atrofia testicular.
- Pérdida de vello corporal, edema periférico, ginecomastia, ascitis.
- Amenorrea (25% de las mujeres).
- Pérdida de la libido (50% de los varones).
- Artropatía.
- Dolores articulares (44%).
- Fatiga (45%).

ETIOLOGÍA

Enfermedad autosómica recesiva ligada a la región del brazo corto del cromosoma 6 que codifica HLA-A*3; recientemente se identificó el gen HFE, que contiene dos mutaciones de sentido erróneo (C282Y y H63D).

DIAGNÓSTICO

DIAGNÓSTICO DIFERENCIAL

- Anemias hereditarias con defectos de la eritropoyesis.
- Cirrosis.
- Transfusiones de sangre repetidas.

VALORACIÓN

La historia clínica, la exploración física y el estudio analítico deben centrarse en los órganos y aparatos afectados (v. Síntomas y signos). El patrón oro para el diagnóstico es la biopsia hepática, que revela los depósitos de hierro en los hepatocitos, los conductos biliares y los tejidos de sostén.

PRUEBAS DE LABORATORIO

- La mejor prueba de detección selectiva es la saturación de la transferrina. Valores >45% son una indicación para proseguir el estudio. Si se utiliza la saturación de transferrina para detectar a los pacientes >40 años, un solo análisis podrá no ser suficiente y deberá considerarse la conveniencia de realizar determinaciones sucesivas durante varios años para detectar la hemocromatosis antes de que se desarrollen fibrosis hepática o cirrosis. La ferritina plasmática también es un buen indicador de los depósitos totales de hierro del organismo, pero puede elevarse en otras muchas situaciones (inflamación, neoplasias malignas). Algunos autores recomiendan las determinaciones de saturación de transferrina y de ferritina sérica en ayunas como pruebas iniciales para la detección selectiva en la población, con objeto de detectar y tratar la enfermedad antes de que ocurra la sobrecarga de hierro.
- Elevación de AST, ALT y fosfastasa alcalina.
- Hiperglucemia.
- Alteraciones endocrinas (disminución de testosterona, LH y FSH).
- La medición del índice de hierro hepático (concentración de hierro en el hígado [CHI] dividida por la edad) en las muestras de biopsia hepática puede confirmar el diagnóstico.
- El estudio genético (tipificación del gen HFE para las mutaciones C282Y y H63D) puede ser útil en pacientes seleccionados con enfermedad hepática y sospecha de sobrecarga de hierro (es decir, pacientes con saturación de transferrina >49%). Los estudios genéticos no deben formar parte de la valoración sistemática inicial de la hemocromatosis hereditaria. Cuando se identifica un paciente, también debe procederse a la detección selectiva de sus familiares de primer grado. El estudio del gen HFE se hace con una prueba de PCR en una muestra de sangre total y su coste aproximado es de 150 a 200 dólares.

DIAGNÓSTICO POR IMAGEN

La TC o la RM del hígado ayudan a descartar otras etiologías y en algunos casos pueden revelar la sobrecarga de hierro en el hígado.

TRATAMIENTO

TRATAMIENTO NO FARMACOLÓGICO

Hay que hacer sangrías semanales de una o dos unidades de sangre (cada una de ellas contiene alrededor de 250 mg de hierro), hasta que disminuyan los depósitos de hierro (concentración de ferritina <50 µg/l y saturación de transferrina <30%). Más tarde, las sangrías pueden hacerse según las necesidades, con el objetivo de mantener una saturación de transferrina <50% y una concentración de ferritina <100 µg/l.

TRATAMIENTO AGUDO

La administración de deferoxamina (fármaco quelante del hierro) suele reservarse para los pacientes con hemocromatosis grave y afectación multivisceral (es decir, hepatopatía, cardiopatía) y para los casos en que no pueden hacerse sangrías. Se administra en dosis de 0,5-1 g i.m. al día o 20 mg s.c. en infusión constante con bomba.

TRATAMIENTO CRÓNICO

Sangrías según las necesidades y dependiendo del Htc; en general, el Htc no debe superar el 40%.

PRONÓSTICO

El pronóstico es bueno cuando las sangrías se inician precozmente (antes de que se desarrollen la cirrosis o la diabetes mellitus); en las mujeres, la expresión fenotípica de la enfermedad puede ser completa, incluida la cirrosis, por lo que el tratamiento debe ser agresivo.

DERIVACIÓN

Para la biopsia hepática, si existen dudas sobre el diagnóstico.

OTRAS CONSIDERACIONES

COMENTARIOS

- Es poco probable que los pacientes con hemocromatosis y concentraciones séricas de ferritina <1.000 mcg/l desarrollen cirrosis. En estos casos, la biopsia hepática para detectar la cirrosis puede ser innecesaria.
- Los pacientes cirróticos deben ser sometidos a vigilancia periódica (TC o ecografía) debido a su mayor riesgo de carcinoma hepatocelular.
- El estudio de la mutación C282Y en el gen HFE es un método de detección selectiva con buena relación coste-efectividad para la identificación de los parientes afectados de pacientes con hemocromatosis hereditaria.
- La cirrosis establecida, el hipogonadismo, la artritis destructiva y la diabetes dependiente de la insulina secundarias a la hemocromatosis no son reversibles con sangrías repetidas, aunque éstas pueden retrasar su progresión.

BIBLIOGRAFÍA RECOMENDADA

Brandhagen DJ et al: Recognition and management of hereditary hemochromatosis, *Am Fam Physician,* 65:853, 2002.

Morrison ED et al: Serum ferritin level predicts advanced hepatic fibrosis among US patients with phenotypic hemochromatosis, *Ann Intern Med* 138:627, 2003.

Pietrangelo A: Hereditary hemochromatosis, a new look at an old disease, *N Engl J Med* 350:2383, 2004.

Waalen J et al: Prevalence of hemochromatosis-related symptoms among individuals with mutations in the HFE gene, *Mayo Clin Proc* 77:522, 2002.

AUTOR: **FRED F. FERRI, M.D.**

INFORMACIÓN BÁSICA

DEFINICIÓN

La hemofilia es un trastorno hemorrágico hereditario causado por una baja actividad del factor VIII coagulante (hemofilia A) o del factor IX coagulante (hemofilia B) de la coagulación.

SINÓNIMOS

Hemofilia A: hemofilia clásica, hemofilia por deficiencia de factor VIII.
Hemofilia B: enfermedad de Christmas, hemofilia por deficiencia de factor IX.

CÓDIGOS CIE-9CM
286.0 Hemofilia A
286.1 Hemofilia B

EPIDEMIOLOGÍA Y DEMOGRAFÍA

INCIDENCIA/PREVALENCIA (EN EE.UU.):
Hemofilia A: 100 casos/1 millón de varones.
Hemofilia B: 20 casos/1 millón de varones.
FACTORES GENÉTICOS: Las dos hemofilias tienen un patrón de herencia recesivo ligado al cromosoma X y sólo afectan a los varones.

SÍNTOMAS Y SIGNOS

- Las manifestaciones clínicas de la hemofilia A y B suelen ser indistinguibles entre sí.
- Las hemorragias son más frecuentes en las articulaciones (rodillas, tobillos, codos), en las que producen calor, tumefacción y dolor, con posteriores deformidades articulares que dan lugar a discapacidades.
- Las hemorragias también pueden ocurrir en los músculos y en el aparato GI.
- Los grandes hematomas pueden provocar síndromes de compartimento.
- Puede haber hematuria.

ETIOLOGÍA

- Hemofilia A: disminución de la actividad del factor VIII coagulante (VIII:C); puede clasificarse como leve cuando las concentraciones de factor VIII:C son >5%, moderada con concentraciones de 1% a 5% y grave con concentraciones <1%.
- Hemofilia B: disminución de la actividad del factor IX coagulante.
- Las dos son enfermedades congénitas.
- La adquisición espontánea de inhibidores del factor VIII (hemofilia adquirida) es rara.

DIAGNÓSTICO

DIAGNÓSTICO DIFERENCIAL

- Otras deficiencias de los factores de la coagulación.
- Trastornos de la función plaquetaria.
- Deficiencia de vitamina K.

VALORACIÓN

Los pacientes con hemofilia leve sólo sangran en respuesta a traumatismos importantes o en intervenciones quirúrgicas y es posible que no se diagnostiquen hasta el principio de la edad adulta. La valoración diagnóstica consiste en los estudios analíticos (véase Pruebas de laboratorio).

PRUEBAS DE LABORATORIO

- El tiempo de cefalina (TC) está prolongado.
- La disminución de la concentración de factor VIII:C distingue a la hemofilia A de las demás causas de prolongación del TC.
- El antígeno factor VIII, el TP, la concentración de fibrinógeno y el tiempo de hemorragia son normales.
- En los pacientes con hemofilia B se constata un descenso de la la actividad coagulante del factor IX.
- La determinación de la actividad de los factores de la coagulación es útil para establecer la gravedad de la enfermedad: límites normales, 50 a 150 U/l; enfermedad leve, 5 a 20 U/l; enfermedad moderada, 2 a 5 U/l; enfermedad grave con episodios de hemorragia espontánea, <2 U/l.

TRATAMIENTO

TRATAMIENTO NO FARMACOLÓGICO

- Evitación de los deportes de contacto.
- El paciente debe conocer su enfermedad y practicar deportes tales como la natación.
- No debe tomar aspirina ni otros AINE.
- Valoración ortopédica y fisioterapéutica en los pacientes con afectación articular.
- Vacunación contra la hepatitis.

TRATAMIENTO AGUDO

HEMOFILIA A:

- El control y la prevención de las hemorragias agudas en las hemofilias A y B dependen del aporte adecuado del factor de la coagulación deficitario o ausente.
- La elección del producto para el tratamiento sustitutivo depende de la disponibilidad, la capacidad, los temores y el coste. El coste de los factores recombinantes es dos a tres veces mayor que el de los derivados del plasma y su limitada capacidad de producción suele dar lugar a períodos de escasez. En EE.UU., el 60% de los pacientes con hemofilia grave usa productos recombinantes.
- Los concentrados de factor VIII controlan eficazmente las hemorragias espontáneas y traumáticas en las hemofilias graves. El nuevo factor VIII recombinante es estable y no tiene suero humano añadido, lo que reduce el riesgo de transmisión de microorganismos infecciosos.
- El factor VII activado recombinante se usa para detener las hemorragias espon-

táneas y evitar una pérdida excesiva de sangre durante la cirugía en el 75% de los pacientes con inhibidores. La dosis recomendada es de 90 µg/mg de peso corporal cada 2-3 horas para el tratamiento de las hemorragias potencialmente mortales. Sin embargo, es muy caro (1 mg cuesta 1 dólar).
- El acetato de desmopresina puede usarse en dosis de 0,3 µg/kg cada 24 horas para preparar a pacientes con hemofilia leve antes de alguna intervención quirúrgica menor (estimula la liberación de factor VIII:C).
- El ácido aminocaproico (EACA) puede administrarse en dosis de 4 g v.o. cada 4 horas en caso de hemorragia persistente que no responde al concentrado de factor VIII ni a la desmopresina.

HEMOFILIA B:

- Infusión continua de concentrado de factor IX. Es importante recordar que los concentrados de factor IX contienen otras proteínas que pueden aumentar el riesgo de trombosis cuando se utilizan de forma repetida. Por tanto, los concentrados de factor IX sólo deben administrarse cuando estén claramente indicados.
- La administración diaria de ciclofosfamida y prednisona orales sin tratamiento empírico con factor VIII es una terapéutica eficaz y bien tolerada para la hemofilia adquirida.

TRATAMIENTO CRÓNICO

- El objetivo del tratamiento crónico consiste en evitar las hemorragias espontáneas y prevenir las hemorragias excesivas durante cualquier intervención quirúrgica.
- La implantación de fibroblastos modificados genéticamente para que produzcan factor VIII es un método seguro y bien tolerado. Este tratamiento es factible en pacientes con hemofilia grave. Es probable que la hemofilia sea la primera enfermedad genética grave y frecuente que pueda curarse con terapia génica.

PRONÓSTICO

- A pesar del desarrollo de hemoderivados prácticamente seguros con respecto a la transmisión de virus y a los programas de tratamiento hematológico, casi el 70% de los hemofílicos es seropositivo para el VIH. La supervivencia de los pacientes con enfermedad leve y seronegativos para el VIH es normal.
- La segunda causa de muerte en los hemofílicos, después del SIDA, es la hemorragia intracraneal. Estas hemorragias son mortales en el 30% de los pacientes que las sufren, afectan al 10% de los enfermos y suelen ser secundarias a traumatismos.

BIBLIOGRAFÍA RECOMENDADA

Mannucci PM, Tuddenham E: The hemophilias, from royal genes to gene therapy, *N Engl J Med* 344:1773, 2001.

AUTOR: **FRED F. FERRI, M.D**

INFORMACIÓN BÁSICA

DEFINICIÓN

La hemoglobinuria paroxística nocturna es una enfermedad infrecuente que se caracteriza por episodios de hemólisis intravascular y hemoglobinuria que generalmente se producen por la noche. La trombocitopenia, la leucopenia y la trombosis venosa recurrente también se asocian a la hemoglobinuria paroxística nocturna.

CÓDIGO CIE-9CM
283.2 Hemoglobinuria paroxística nocturna

EPIDEMIOLOGÍA Y DEMOGRAFÍA

- Afecta a pacientes de cualquier edad (espectro registrado de 6 a 82 años) pero es más frecuente en los pacientes con 30-50 años de edad.
- Afecta a ambos sexos (con ligera predominancia femenina) y a todas las razas.

SÍNTOMAS Y SIGNOS

Manifestaciones iniciales:
- Síntomas de anemia (35%).
- Hemoglobinuria (25%).
- Hemorragias (20%).
- Anemia aplásica (15%).
- Síntomas digestivos (10%).
- Anemia hemolítica (10%).
- Anemia por déficit de hierro (5%).
- Trombosis venosa (5%).
- Infecciones (5%).
- Síntomas neurológicos.

Hemoglobinuria:
- Típicamente la primera micción de la mañana muestra una orina oscura con aclaramiento progresivo durante el día. La causa del ritmo circadiano es desconocida.

Hemólisis:
- Además de la hemólisis circadiana y la hemoglobinuria secundaria, puede haber episodios de agudizaciones hemolíticas acompañando a las infecciones, la menstruación, transfusiones, cirugía, tratamiento con hierro y vacunaciones. Los síntomas de hemólisis grave incluyen dolor torácico, lumbar o abdominal, cefalea, fiebre, malestar general y fatiga.

Anemia aplásica:
- La anemia aplásica puede ser la manifestación inicial de la hemoglobinuria paroxística nocturna (por tanto debe constar en el diagnóstico diferencial de la anemia aplásica) o puede desarrollarse como una complicación tardía de la HPN.

Trombosis:
- TVP de extremidad inferior.
- Trombosis subclavia.
- Trombosis de la vena portal o mesentérica.
- Trombosis de la vena hepática (síndrome de Budd-Chiari).
- Trombosis cerebrovascular.

Insuficiencia renal:
- Insuficiencia renal aguda asociada a hemoglobinuria masiva (necrosis tubular aguda).
- Insuficiencia renal progresiva asociada a trombosis en las venas renales de pequeño tamaño.

Disfagia.
Infecciones (asociadas a la leucopenia o al tratamiento esteroideo).
Los signos son los siguientes:
- Palidez (anemia).
- Ictericia (hemólisis).
- Esplenomegalia.
- Inflamación de una extremidad (TVP).
- Ascitis (síndrome de Budd-Chiari).

ETIOLOGÍA Y PATOGENIA

- Hemólisis mediada por complemento; los eritrocitos son sensibles de forma anómala al plasma acidificado.
- Los pacientes tienen dos poblaciones de eritrocitos, algunas sensibles a la hemólisis (células HPN III) y otras que no lo son (células HPN I) en proporciones variables (10-75% de células HPN III). Se requiere aproximadamente el 20% de HPN III para que la hemoglobinuria sea detectable.
- Los defectos de los hematíes en la HPN se encuentran en las proteínas de membrana:
  Déficit de factor de aceleración de la degradación.
  Déficit del inhibidor de lisis reactiva de membrana.
  Déficit de proteína de unión a C-8.
- Estos déficit de proteínas son la consecuencia de una mutación adquirida localizada en el cromosoma X, el cual regula el glocosilfosfatidilinositol (GPI). El GPI ancla las proteínas antes mencionadas en la membrana eritrocitaria; los hematíes deficitarios en GPI proliferan como clon anómalo. Debido a que las mujeres son afectadas al menos con tanta frecuencia como los varones, la mutación debe de expresarse como un gen dominante. El mecanismo por el que las células madre mutantes pueden dominar la hematopoyesis en la HPN es desconocido.
- La fisiopatología de la relación de la HPN y la anemia aplásica es desconocida.

DIAGNÓSTICO

Situaciones clínicas:
- Hemólisis intravascular.
- Hemoglobinuria.
- Pancitopenia asociada a hemólisis.
- Déficit de hierro asociado a hemólisis.
- Trombosis venosa recurrente.
- Episodios recurrentes de dolor abdominal, cefaleas o dolor lumbar asociados a hemólisis.

DIAGNÓSTICO DIFERENCIAL

- Véase «Anemia hemolítica» en la sección I.
- Véase «Anemia aplásica» en la sección I.
- Véase el algoritmo de «Anemia» en la sección III.

PRUEBAS DE LABORATORIO

- HC: anemia, leucopenia, trombocitopenia.
- Reticulocitosis.
- Frotis de eritroticos: esferocitos.
- Prueba de Coombs negativa.
- Fosfatasa alcalina leucocitaria baja.
- LDH elevada.
- Haptoglobina plasmática baja.
- Saturación plasmática de hierro baja, ferritina baja.
- Hemoglobina urinaria elevada.
- Urobilinógeno urinario elevado.
- Hemosiderina urinaria elevada.
- Prueba de Ham positiva (lisis de eritrocitos en plasma acidificado).
- Hiperplasia normoblástica en el aspirado o biopsia de médula ósea.
- Identificación del déficit de proteínas ancladas por GPI en las células hematopoyéticas mediante anticuerpos monoclonales o citometría de flujo.
- Los estudios citogenéticos no son diagnósticos.

TRATAMIENTO

- Esteroides androgénicos.
- Prednisona (15 a 40 mg a días alternos).
- El eculizumab, un anticuerpo humanizado que inhibe la activación de los componentes terminales del complemento, reduce la hemólisis intravascular, la hemoglobinuria y la necesidad de transfusiones en los pacientes con HPN.
- Suplementos de hierro.
- Transfusiones.
- Tratamiento y prevención de la trombosis (heparina, cumarinas).
- Evitar los anticonceptivos orales.
- Trasplante de médula ósea.

DERIVACIÓN

Al hematólogo.

PRONÓSTICO

- 50% de supervivencia a 10-15 años.
- 25% de supervivencia a 25 años.
- Si existe trombosis en la presentación inicial, sólo el 40% de supervivencia a 4 años.
- 1% de incidencia de leucemia.
- 5% de incidencia de síndrome mielodisplásico.

BIBLIOGRAFÍA RECOMENDADA

Hillmen P et al: Effect of eculizumab on hemolysis and transfusion requirements in patients with paroxysmal nocturial hemoglobinuria, *N Engl J Med* 350:6, 2004.
Parker CJ, Lee GR: Paroxysmal nocturnal hemoglobinuria. In Lee GR et al (eds): *Wintrobe's clinical hematology*, ed 10, Baltimore, 1999, Williams & Wilkins.

AUTOR: **TOM J. WACHTEL, M.D.**

INFORMACIÓN BÁSICA

DEFINICIÓN

La hemorragia disfuncional uterina (HDU) es toda hemorragia uterina anómala que se presenta en ausencia de enfermedades pélvicas, embarazo o enfermedades sistémicas. La HDU comprende el siguiente grupo de entidades:.

- Hipermenorrea: Ciclo menstrual regular de duración normal, con hemorragia en cantidad excesiva.
- Hipomenorrea: Ciclo menstrual regular de duración normal pero con hemorragia escasa.
- Menorragia: Ciclos menstruales regulares con hemorragia excesiva en cantidad y duración.
- Metrorragia: Ciclos menstruales irregulares con hemorragia excesiva en cantidad y duración.
- Menometrorragia: Hemorragia irregular o excesiva durante la menstruación y en los períodos intermenstruales.
- Oligomenorrea: Intervalos superiores a 35 días.
- Polimenorrea: Intervalos inferiores a 21 días.

CÓDIGOS CIE-9CM

626 Trastornos menstruales y otras hemorragias anómalas del aparato genital femenino
626.2 Hipermenorrea
626.1 Hipomenorrea
626.2 Menorragia
626.6 Metrorragia
626.2 Menometrorragia
626.1 Oligomenorrea
626.2 Polimenorrea

EPIDEMIOLOGÍA Y DEMOGRAFÍA

- La mayor parte de los casos de HDU se presentan en las mujeres después de la menarquia o en el período perimenopáusico.
- Durante el período reproductivo, menos del 20% de las hemorragias anómalas se deben a HDU anovulatorias.

SÍNTOMAS Y SIGNOS

- Diagnóstico clínico de exclusión.
- Exploración física y pélvica exhaustivas para excluir otras causas de hemorragia anómala.
  1. Exploración tiroidea, mamaria, hepática. Presencia o ausencia de lesiones equimóticas.
  2. Paciente obesa y con hirsutismo (enfermedad ovárica poliquística).
  3. Ausencia de lesiones cervicales, vulvares o vaginales, tumores ováricos o uterinos (miomas), carúnculas uretrales, divertículos uretrales, hemorroides, fisura anal y lesiones colorrectales.
  4. Tacto vaginal bimanual: útero de tamaño normal o ligeramente aumentado.

ETIOLOGÍA Y PATOGENIA

- El 90% de los casos está causado por la anovulación.
- El 10% restante se produce en presencia de ovulación, y puede ser debido a la alteración funcional del cuerpo lúteo o a una hemorragia en mitad del ciclo.
- En la sección II se describen las diferentes etiologías de la hemorragia uterina anómala.

DIAGNÓSTICO

DIAGNÓSTICO DIFERENCIAL

- Hemorragia de origen gestacional.
- Alteraciones anatómicas uterinas:
  1. Leiomiomas.
  2. Adenomiosis.
  3. Pólipos.
  4. Hiperplasia endometrial.
  5. Cáncer.
  6. Enfermedades de transmisión sexual.
  7. Dispositivos intrauterinos.
- Alteraciones anatómicas no uterinas:
  1. Neoplasia cervical, cervicitis.
  2. Neoplasia vaginal, adherencias, traumatismos, cuerpos extraños, vaginitis atrófica, infecciones, condiloma.
  3. Traumatismo vulvar, infecciones, neoplasia, condiloma, distrofia, varices.
  4. Aparato urinario: carúncula uretral, divertículos, hematuria.
  5. Aparato GI: hemorroides, fisura anal, lesiones colorrectales.
- Enfermedades sistémicas:
  1. Tratamientos hormonales.
  2. Coagulopatías: enfermedad de von Willebrand, trombocitopenia, insuficiencia hepática.
  3. Endocrinopatías: enfermedad tiroidea, hipo e hipertiroidismo, diabetes mellitus.
  4. Enfermedades renales.
- En la sección II se realiza el diagnóstico diferencial de las hemorragias uterinas anómalas.

VALORACIÓN

- Historia clínica detallada y exploración física exhaustiva, incluido un tacto vaginal, para excluir las etiologías mencionadas en el apartado anterior.
- En la sección III se exponen algoritmos clínicos para la evaluación de la hemorragia vaginal.

PRUEBAS DE LABORATORIO

- Hemograma completo con recuento plaquetario. Posible anemia ferropénica o trombocitopenia.
- Si se sospecha un trastorno de la coagulación, debe medirse el tiempo de protrombina (TP), el tiempo de tromboplastina parcial y el tiempo de hemorragia.
- Gonadotropina coriónica humana (hCG) plasmática.
- Bioquímica, incluidas las pruebas de función hepática.

- Hormonas tiroideas.
- Sangre oculta en heces.
- Análisis de orina para descartar una hematuria.
- Frotis de Papanicolaou.
- Cultivos para *N. gonorrhoea* y *Chlamydia*.
- Gonadotropinas y prolactina séricas.
- Andrógenos plasmáticos.
- Biopsia endometrial en las mujeres mayores de 35 años, o antes si existen antecedentes de hemorragia anovulatoria crónica.
- Histerografía e histeroscopia.

DIAGNÓSTICO POR IMAGEN

- Ecografía pélvica con medición del grosor endometrial.
- Ecografía con suero salino intrauterino.

TRATAMIENTO

TRATAMIENTO NO FARMACOLÓGICO

Aumente la ingesta de hierro mediante suplementos en comprimidos o en alimentos ricos en hierro.

TRATAMIENTO AGUDO

- Agentes progestacionales:
  1. Progesterona en vehículo oleoso, de 100 a 200 mg.
  2. Acetato de medroxiprogesterona, de 20 a 40 mg/día, durante 15 días.
  3. Acetato de megestrol, de 40 a 120 mg/día, divididos en varias dosis, durante 15 días.
  4. Anticonceptivos orales: cualquier anticonceptivo oral, 1 comprimido/6 horas, durante 5-7 días, seguido de 1 comprimido/día de estrógenos a baja dosis, durante 21 días, lo que produce una hemorragia intensa por privación. A continuación se debe instaurar un tratamiento con Provera cíclico o mantener el tratamiento con anticonceptivos orales.
- Estrógenos:
  1. Estrógeno conjugado 25 mg i.v./4 horas hasta lograr el control de la hemorragia (en casos de hemorragia grave o que ponga en riesgo la vida de la paciente). Como máximo deben administrarse tres dosis.
  2. En las hemorragias prolongadas que no amenazan la vida de la paciente: Premarin 1,25 mg (estradiol 2 mg)/4 horas durante 24 horas, seguido de Provera para estimular la hemorragia por privación. Se administra a continuación un ciclo secuencial de estrógeno y progesterona (1,25 mg de Premarin/día durante 24 días; Provera 10 mg durante los últimos 10 días) o anticonceptivos orales.
- Tratamiento quirúrgico:
  1. Dilatación y curetaje histeroscópico.
  2. Ablación endometrial.
  3. Histerectomía.

TRATAMIENTO CRÓNICO

- Agentes progestacionales:
  1. Acetato de medroxiprogesterona, 10 mg/día durante 12 días, pasando después a una pauta cíclica para inducir una hemorragia mensual por privación.
  2. Noretindrona, 1 mg/día durante 12 días.
  3. Depo-Provera, 150 mg i.m. seguidos de 150 mg cada tres meses.
  4. Anticonceptivos orales, 1 comprimido/día.
- Citrato de clomifeno: pacientes con hemorragia anovulatoria que desean quedarse embarazadas.
- Otros:
  1. Antiprostaglandinas.
  2. Danazol.
  3. Análogos de la hormona liberadora de gonadotropina (GNRH).
  4. Gonadotropina menopáusica humana (HMG).
- Tratamiento quirúrgico:
  1. Dilatación y curetaje histeroscópico
  2. Ablación endometrial.
3. Histerectomía.

PRONÓSTICO

Tratamiento cíclico con anticonceptivos orales o varios ciclos de Provera. A continuación se suspende el anticonceptivo oral y vigila a la paciente hasta que se instauren ciclos mensuales regulares.

DERIVACIÓN

Se deriva la paciente al ginecólogo en caso de fracaso terapéutico.

OTRAS CONSIDERACIONES

COMENTARIOS

Puede obtenerse material informativo para las pacientes en el Colegio Americano de Obstetricia y Ginecología, 409 12th Street SW, Washington, DC 20024-2188; teléfono (202) 638-5577.

BIBLIOGRAFÍA RECOMENDADA

Gallinat A, Nugent W: NovaSure impedance-controlled system for endometrial ablation, *J Am Assoc Gynecol Laparosc* 9(3):283, 2002.

Mihm LM et al: The accuracy of endometrial biopsy and saline sonohysterography in the determination of the cause of abnormal uterine bleeding, *Am J Obstet Gynecol* 186:858, 2002.

Mishell DR, Stenchever MA, Drogemuller W: *Comprehensive gynecology*, ed 3, St Louis, 1997, Mosby.

Speroff L: *Clinical gynecologic endocrinology and infertility*, ed 6, Baltimore, 1999, Williams & Wilkins.

AUTOR: **MANDEEP K. BRAR, M.D.**

INFORMACIÓN BÁSICA

DEFINICIÓN

En una hemorragia retiniana, la sangre se acumula en las áreas retiniana y subretiniana por múltiples causas.

SINÓNIMOS

Seudoxantoma elástico.
Enfermedad de Coats.
Traumatismo retiniano.
Retinopatía de altura.

CÓDIGO CIE-9CM
362.81 Hemorragia retiniana

EPIDEMIOLOGÍA Y DEMOGRAFÍA

INCIDENCIA (EN EE.UU.): Un oftalmólogo con mucho trabajo puede ver uno o dos casos al mes.
PREDOMINIO POR EDADES: Enfermedad degenerativa en ancianos.
INCIDENCIA MÁXIMA:

- Niños: asociada principalmente a traumatismos y trastornos hematológicos (debe pensarse en un síndrome del niño zarandeado).
- Asociación con traumatismo, diabetes, vasculopatía, degeneración macular, cambios de altitud (escalada).

SÍNTOMAS Y SIGNOS

- Hemorragia en las áreas retiniana o subretiniana (fig. 1-130).
- Evidencia de desgarros retinianos, tumores e inflamación, degeneración macular, fármacos, diabetes.

ETIOLOGÍA

- Diabetes.
- Hipertensión.
- Traumatismo.
- Inflamación.
- Tumores.
- Neovascularización subretiniana.
- Asociación con diabetes y envejecimiento.
- Cambios rápidos de altitud (escalada o buceo).

DIAGNÓSTICO

DIAGNÓSTICO DIFERENCIAL

- Evaluación de pacientes para detectar enfermedades locales y sistémicas.
- Traumatismo en el niño o el adulto.
- Tanto la oclusión venosa como la arterial pueden causar hemorragias. Se asocia la oclusión a aterosclerosis o cardiopatía, por lo que deben estudiarse.
- Descartar melanoma maligno, traumatismo, enfermedad cardiovascular hipertensiva. La sección II describe el diagnóstico diferencial de la pérdida aguda de visión. Detectar enfermedades sistémicas y etiologías medicamentosas.

VALORACIÓN

Examen físico general completo, valoración de traumatismos.

PRUEBAS DE LABORATORIO

- Mínimo: recuento sanguíneo completo, velocidad de sedimentación y bioquímica sanguínea completa.

- Fluoresceína.
- Angiografía.
- Campimetría.

DIAGNÓSTICO POR IMAGEN

- En general innecesario.
- Traumatismo: radiografía o TC craneal.
- Ecografía.
- Angiografía con fluoresceína.

TRATAMIENTO

TRATAMIENTO NO FARMACOLÓGICO

- Láser o tratamiento del trastorno subyacente.
- Tratamiento de problemas médicos (DMAE [degeneración macular asociada al envejecimiento], etc.).

TRATAMIENTO AGUDO

- A menudo está indicado el láser.
- Los corticoides pueden estar indicados en la degeneración macular (inyección intravítrea).
- Tratamiento de la enfermedad subyacente.
- Reparación de las lesiones en caso de traumatismo.

TRATAMIENTO CRÓNICO

- Láser si la hemorragia es recurrente
- Tratamiento vitamínico: alto en zinc y antioxidantes.

PRONÓSTICO

Se considera una emergencia.

DERIVACIÓN

- Derivación inmediata al oftalmólogo.
- Se trata de una emergencia en la que el tratamiento precoz afecta al pronóstico de forma significativa.

OTRAS CONSIDERACIONES

COMENTARIOS

- La visión puede recobrarse de manera considerable.
- La recuperación completa depende de la cantidad de tejido cicatricial que se forme.
- Las afecciones crónicas tienen peor pronóstico.

BIBLIOGRAFÍA RECOMENDADA

Duncan BB y cols.: Hypertensive retinopathy and incident coronary heart disease in high risk men. BrJ Ophth 86(9):1002, 2002
Gardner HB: Retinal hemorrhages in children, Ophthalmology 110(9):1863, 2003.
Lauritzen DB, Weiter JJ: Management of sub-retinal hemorrhage, Int Ophthalmol Clin 42(3):87, 2002.
Schloff S y cols.: Retinal findings in children with intracranial hemorrhage, Ophthalmology 109(8):1-C2, 2002.

AUTOR: **MELVYN KOBY, M.D.**

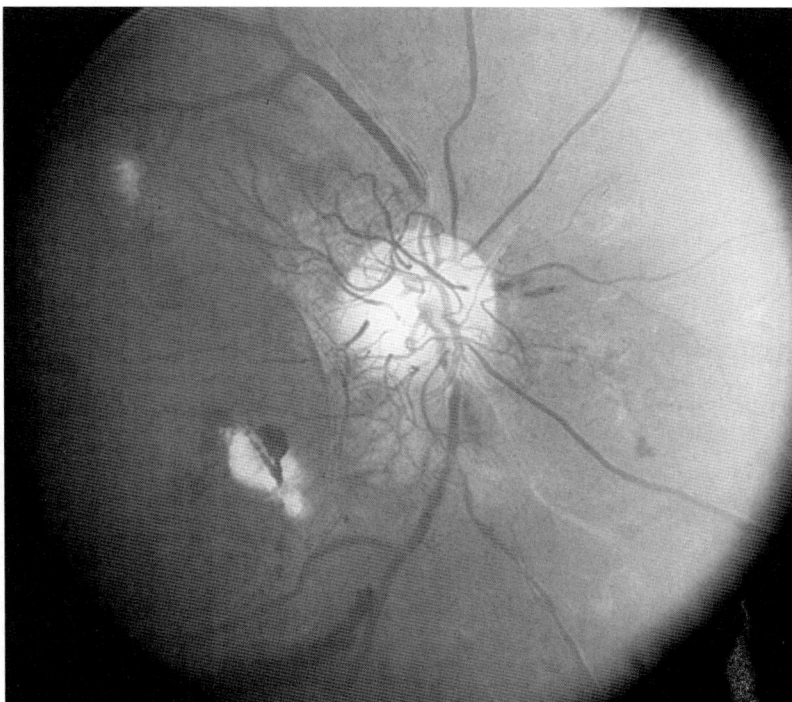

FIGURA 1-130 Frondas de neovascularización a nivel de la papila en un ojo derecho. En posición temporal, dos manchas algodonosas presentan hemorragias intra y prerretinianas. Las arterias retinianas originales se encuentran estenosadas y muestran evidencias de esclerosis. (De Palay D [ed.]: *Ophthalmology for the primary care physician*, St. Louis, 1997, Mosby.)

INFORMACIÓN BÁSICA

DEFINICIÓN

La hemorragia subaracnoidea es la presencia de un sangrado activo en el espacio subaracnoideo, generalmente secundario a la ruptura espontánea de un aneurisma o a un traumatismo craneoencefálico.

CÓDIGO CIE-9CM
430 Hemorragia subaracnoidea

EPIDEMIOLOGÍA Y DEMOGRAFÍA

INCIDENCIA (EN EE.UU.): 6-28 casos/100.000 personas/año.
PREDOMINIO POR SEXOS: Varones > mujeres en <40 años de edad; relación mujeres:varones de 3:2 en personas >40 años.
PREDOMINIO POR EDADES: >50 años.
INCIDENCIA MÁXIMA: 50-60 años.
GENÉTICA:

- Los familiares de primer grado presentan un 4-9% de riesgo de aneurismas intracraneales (en comparación con un 2%, aproximadamente, en la población general) que pueden tender a romperse a edades más jóvenes y con menor tamaño que los esporádicos. Las recomendaciones de cribado en miembros familiares no afectados dependen del número de familiares con aneurismas. También puede existir una predisposición familiar a múltiples aneurismas.
- Incidencia elevada en algunas enfermedades sistémicas hereditarias (p. ej., enfermedad renal poliquística autosómica dominante y enfermedades del tejido conectivo como el síndrome de Ehlers-Danlos).

SÍNTOMAS Y SIGNOS

- Los pacientes típicamente manifiestan una fuerte cefalea súbita con intensidad máxima al inicio. Descrita clásicamente por el paciente como «el peor dolor de cabeza de mi vida»; sin embargo, no siempre es el caso. Otros hallazgos pueden ser la rigidez nucal, náuseas y vómitos.
- En el 45% de los pacientes se produce una pérdida de conciencia transitoria.
- Pueden existir déficit neurológicos focales.
- La funduscopia puede revelar una hemorragia subhialoidea.

ETIOLOGÍA

- El dilema clave es si se trata de una hemorragia por aneurisma (etiología no traumática en >60% de los casos, sobre todo por ruptura de aneurismas saculares) o no (traumática).
- Otras: Malformación arteriovenosa (MAV), angioma, aneurisma fusiforme o micótico, aneurisma disecante o relacionado con tumores.

DIAGNÓSTICO

DIAGNÓSTICO DIFERENCIAL

- Hemorragia intraparenquimatosa.
- Extensión subaracnoidea de una disección arterial intracraneal o de una hemorragia intracerebral.
- Meningoencefalitis (p. ej., meningoencefalitis hemorrágica causada por el virus del herpes simple).
- Cefalea asociada a actividad sexual (p. ej., cefalea coital/poscoital; en general, cefalea intensa de inicio agudo en el momento del orgasmo).

VALORACIÓN

- La TC sin contraste es la prueba inicial de elección, con una sensibilidad cercana al 90% en las primeras 24 h. Si la TC es negativa y existe alta sospecha de HSA (hemorragia subaracnoidea), deberá considerarse la posibilidad de realizar una punción lumbar, ya que existe aproximadamente un 7% (1 de 14) de probabilidades de tener una HSA. El líquido cefalorraquídeo se considera positivo si existen xantocromía y una cantidad constante de eritrocitos en cada tubo de PL (punción lumbar). Una PL realizada a <2 h del inicio de la cefalea puede ser falsamente negativa respecto de la xantocromía.
- Si no se dispone de TC, derivar de manera inmediata al paciente a un centro que disponga de esta técnica.
- ECG (cambios inespecíficos en el segmento ST y onda T, «ondas T cerebrales»).

PRUEBAS DE LABORATORIO

TP, TTP, recuento plaquetario como mínimo para detectar alteraciones coagulatorias.

DIAGNÓSTICO POR IMAGEN

TC (fig. 1-131) seguida de angiografía cerebral si se confirma una hemorragia. También puede realizarse un estudio Doppler transcraneal (DT) como base, para posteriormente valorar de forma más adecuada un vasoespasmo.

TRATAMIENTO

TRATAMIENTO NO FARMACOLÓGICO

- Intubación si es necesaria.
- Reposo en cama, líquidos isotónicos.

TRATAMIENTO AGUDO

- Analgésicos de acción corta (p. ej., morfina, 1-4 mg i.v) y sedación (p. ej., midazolam 1-5 mg i.v); evitar la sobresedación y vigilar estrechamente la función neurológica.

- La profilaxis de crisis epilépticas es controvertida (considerar fenitoína, dosis de carga de 15-20 mg/kg i.v., seguida de 100 mg tres veces al día como mantenimiento).
- Profilaxis del vasoespasmo (nimodipina, 60 mg v.o. cada 4 h); v. «Tratamiento crónico».
- Control de la PA (p. ej., labetalol, 10-40 mg i.v. cada 30 minutos); PA más baja en aneurismas no protegidos frente a PA más alta si están protegidos (tras una embolización con espiras/cierre [clipping]).
- Emolientes fecales.
- Derivación obligada a neurocirugía o neurorradiología intervencionista si la angiografía detecta un aneurisma o una malformación arteriovenosa; también puede ser necesaria la monitorización invasiva de la PIC (presión intracraneal) y/o la ventriculostomía en un contexto progresivo (p. ej., deterioro del nivel de conciencia y/o desarrollo de hidrocefalia); la PIC elevada se asocia a un peor pronóstico, especialmente si la PIC no responde al tratamiento.
- Se han empleado soluciones salinas hipertónicas (SSH) en varias concentraciones (p. ej., 7,5, 10, 23,5%) para tratar la PIC elevada y aumentar el flujo sanguíneo cerebral (FSC); en un estudio, Un bolo de SSH al 23,5% (2 ml/kg i.v × 1) mostró un efecto precoz de elevación del FSC durante 7,5 h; a pesar de esta evidencia, existen escasos estudios en esta área, por lo que aún no se han determinado las dosis exactas recomenda-

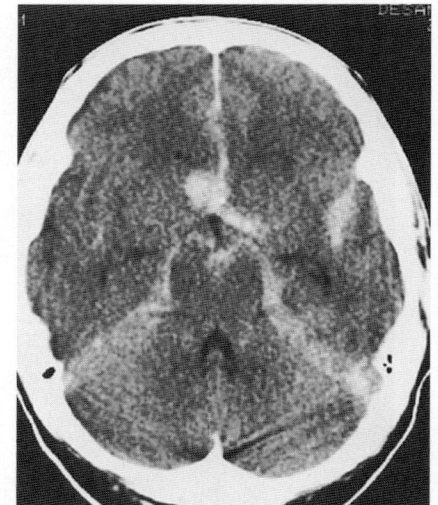

FIGURA 1-131 TC sin contraste que muestra una hemorragia subaracnoidea difusa. El área redondeada de hiperdensidad anterior a la cisterna supraselar representa un aneurisma de la arteria comunicante anterior. (De Specht N [ed.]: *Practical guide to diagnostic imaging*, St. Louis, 1998, Mosby.)

bles; es obligada la consulta neuroquirúrgica para el control de una PIC persistentemente elevada.

TRATAMIENTO CRÓNICO

El vasoespasmo afecta al 20-30% de los pacientes y alcanza un máximo a la semana; es necesaria una monitorización estrecha. Considérese la monitorización con Doppler transcraneal en pacientes de alto riesgo. El tratamiento «triple H» para la prevención del vasoespasmo comprende la hemodilución, la hipertensión (considérense presores), y la hipervolemia. En algunos casos puede ser necesaria la papaverina intraarterial y/o la angioplastia con globo.

PRONÓSTICO

Aproximadamente un 35% de mortalidad precoz, 45% a 1 mes.

DERIVACIÓN

Derivar tan pronto como sea posible a un centro con servicio de neurocirugía.

OTRAS CONSIDERACIONES

COMENTARIOS

Cerca del 20% de los pacientes experimentan signos de advertencia en los 3 meses que preceden a la ruptura de un aneurisma, incluidos cefalea moderada o grave («cefalea centinela»), mareo, náuseas y vómitos, déficit motores o sensitivos transitorios, pérdida de conciencia, o alteraciones visuales.

BIBLIOGRAFÍA RECOMENDADA

Bederson JB y cols.: Recommendations for the management of patients with unruptured intracranial aneurysms: a statement for healthcare professionals from the Stroke Council of the American Heart Association, Circulation 102(18):2300, 2000.

Edlow JA, Caplan LR: Avoiding pitfalls in the diagnosis of subarachnoid hemorrhage, N Engl J Med 342:29, 2000.

Edlow JA, Wyer PC: How good is a negative cranial computed tomographic scan result in excluding subarachnoid hemorrhage? Ann Emerg Med 36:507, 2000.

Heuer GG y cols.: Relationship between intracranial pressure and other clinical variables in patients with aneurysmal subarachnoid hemorrhage, J Neurosurg 101(3):408, 2004.

Morgenstern LB y cols.: Worst headache and subarachnoid hemorrhage: prospective modern computed tomography and spinal fluid analysis, Ann Emerg Med 32:297, 1998.

Raaymakers TW, and the MARS Study Group: Aneurysms in relatives of patients with subarachnoid hemorrhage. Frequency and risk factors, Neurology 53:982, 1999.

Suarez JI: Editorial comment: salting the brain to improve CBF in SAH patients, Stroke 34:1396, 2003.

Treggiari, MM y cols.: Systematic review of the prevention of delayed ischemic neurological deficits with hypertension, hypervolemia, and hemodilution therapy following subarachnoid hemorrhage, J Neurosurg 98:978, 2003.

Tseng MY y cols.: Effect of hypertonic saline on cerebral blood flow in poor-grade patients with subarachnoid hemorrhage, Stroke 34:1389, 2003.

Qureshi AI, Suarez JI: Use of hypertonic saline solutions in treatment of cerebral edema and intracranial hypertension, Crit Care Med 28(9):3301, 2000.

AUTOR: **RICHARD S. ISAACSON, M.D.**

INFORMACIÓN BÁSICA

DEFINICIÓN

La hemorragia vaginal en cualquier momento de la gestación debe considerarse anormal, y se relaciona con un aumento de complicaciones de la gestación.

SINÓNIMO

Hemorragia.

CÓDIGOS CIE-9CM

634.9 Aborto espontáneo
633.9 Gestación ectópica
630/631 Gestación molar
622.7 Pólipos cervicales
180.9/180.0/180.8 Displasia
　　　　　　　　　cervical/cáncer
616.0 Cervicitis
616.10 Vulvovaginitis
184.0 Cáncer de vagina
644.2 Parto prematuro
641.1 Placenta previa
641.2 Desprendimiento prematuro
　　　　de placenta

EPIDEMIOLOGÍA Y DEMOGRAFÍA

- Frecuente en EE.UU.: 20-25% de las pacientes tienen hemorragia/manchado en el primer trimestre; el 50% de éstas sufren un aborto.
- Aparece en mujeres en edad fértil.
- Entre 1-2% de todas las gestaciones en EE.UU. son ectópicas.
- Después de una gestación ectópica, el riesgo de otra es 7-15%.
- La gestación ectópica es la principal causa de mortalidad materna en el primer trimestre.
- El promedio de desprendimientos de placenta registrados es 1/150 partos (0,3%).
- La incidencia de placenta previa es <1/200 partos (0,5%).

SÍNTOMAS Y SIGNOS

- Hemorragia: oscila de unas gotas a grave con inestabilidad hemodinámica.
- Color: pardo a rojo intenso.
- Puede ser indolora o dolorosa (retortijones, dolor lumbar, dolor abdominal intensa).
- Compromiso fetal: de ninguno a pérdida del feto.

ETIOLOGÍA

- Influida por la edad gestacional.
- Vaginal.
- Cervical.
- Uterina.

DIAGNÓSTICO

DIAGNÓSTICO DIFERENCIAL

- En cualquier momento de la gestación:
　1. Lesiones cervicales: pólipos, reacción decidual, neoplasias.
　2. Traumatismo vaginal.
　3. Cervicitis/vulvovaginitis.
　4. Traumatismo poscoital.
　5. Discrasias sanguíneas.
- Gestación <20 semanas:
　1. Aborto espontáneo.
　2. Presencia de dispositivo intrauterino.
　3. Gestación ectópica.
　4. Gestación molar.
　5. Hemorragia de implantación.
　6. Placenta de implantación baja.
- Gestación >20 semanas:
　1. Gestación molar.
　2. Placenta previa.
　3. Desprendimiento de placenta.
　4. Vasa previa.
　5. Separación marginal de placenta.
　6. Hemorragia a término.
　7. Parto pretérmino.
- En la sección II se describe el diagnóstico diferencial de la hemorragia vaginal durante el embarazo.

VALORACIÓN

- Gestación de <20 semanas (sección III, «Hemorragia en la fase temprana del embarazo»):
　1. Exploración pélvica.
　2. Culdocentesis.
　3. Laparoscopia.
　4. Laparotomía.
- Gestación de >20 semanas:
　1. Ecografía para localizar la placenta antes de la exploración pélvica.
　2. Si hay placenta previa, no utilizar espéculo ni exploración bimanual.
　3. En trabajo de parto pretérmino, hacer evaluación adecuada.

PRUEBAS DE LABORATORIO

- Prueba de embarazo en orina: si es positiva, determinar de forma cuantitativa la gonadotropina coriónica humana β (hCG).
　1. Embarazo normal: hCG se duplica cada 48 horas.
　2. Aborto espontáneo: caen los niveles de hCG.
　3. Gestación ectópica: suben los niveles de hCG más de lo normal.

　4. Gestación molar: niveles de hCG muy altos.
Hemograma:
- Grupo sanguíneo (pacientes Rh negativos necesitan RhoGAM).
- Coagulación (útil en aborto y desprendimiento de placenta).
Cultivos cervicales/en fresco:
- Citología de Papanicolau (tumores cervicales); hay que tener cuidado al tomar la biopsia porque el cérvix puede sangrar en abundancia.

DIAGNÓSTICO POR IMAGEN

Ecografía:
- 5-6 semanas: edad gestacional (transvaginal); hCG >2.500 mIU/ml (segundo IS) o >1.000 mUI/ml (segundo IS).
- 8-9 semana; actividad cardíaca fetal.
- Gestación molar: quistes característicos
- Localización de la placenta.
- Grado de separación placentaria: difícil de valorar.

TRATAMIENTO

TRATAMIENTO NO FARMACOLÓGICO

- Reposo pélvico: evitar el coito, duchas o tampones.
- Reposo en cama en >20 semanas de gestación.
- Orientación: genética y duelo.

TRATAMIENTO AGUDO

- Estabilización hemodinámica.
- Legrado urgente, laparotomía o cesárea si fuera necesario.

TRATAMIENTO CRÓNICO

Depende del diagnóstico.

PRONÓSTICO

Depende del diagnóstico.

DERIVACIÓN

- Si la paciente se encuentra inestable y necesita control obstétrico urgente y/o intervención quirúrgica.
- Si el diagnóstico es gestación ectópica o molar está indicado el tratamiento quirúrgico inmediato.

BIBLIOGRAFÍA RECOMENDADA

Alexander JD, Schneider FD: Vaginal bleeding associated with pregnancy primary care; clinic in office, *Practice* 27(1):137, 2000.
Coppola PT, Coppola M: Vaginal bleeding in the first 20 weeks of pregnancy, *Emerg Med Clin North Am* 21(3):667, 2003.

AUTOR: **GEORGE T. DANAKAS, M.D.**

INFORMACIÓN BÁSICA

DEFINICIÓN

Una hemorroide es una dilatación varicosa de una vena del plexo hemorroidal superior o inferior que produce un aumento persistente de la presión venosa. Las hemorroides externas son las que se desarrollan por debajo de la línea pectínea (plexo inferior), mientras que las internas se encuentran por encima de esta línea (plexo superior) (fig. 1-132).

SINÓNIMO

Almorranas.

CÓDIGO CIE-9CM
455.6 Hemorroides

EPIDEMIOLOGÍA Y DEMOGRAFÍA

Las hemorroides sintomáticas son posibles en todos los adultos.
PREVALENCIA: Se calcula una afectación de 50% de la población adulta de EE.UU.
PREDOMINIO POR SEXOS: Varones = mujeres.

SÍNTOMAS Y SIGNOS

- Hemorragias indoloras con la defecación; la sangre es de color rojo intenso y tiñe el papel higiénico.
- Irritación perianal.
- Manchado mucofecal de la ropa interior.
- Hemorroides externas agudas: dolorosas, tumefactas y a menudo trombosadas.
- Dolor al sentarse, ponerse en pie o defecar (hemorroides trombosadas).
- Prolapso.
- Estreñimiento.

ETIOLOGÍA

- Dieta pobre en fibra y rica en grasa.
- Estreñimiento crónico y fuerza durante la defecación.
- Presiones elevadas del esfínter anal en reposo.
- Embarazo.
- Obesidad.
- Cirugía rectal (p. ej., episiotomía).
- Posición sentada prolongada.
- Coito anal.

DIAGNÓSTICO

DIAGNÓSTICO DIFERENCIAL

- Fisura.
- Absceso.
- Fístula anal.
- Condiloma acuminado.
- Papila anal hipertrófica.
- Prolapso rectal.
- Pólipo rectal.
- Neoplasia.

VALORACIÓN

- Inspección.
- Tacto rectal.
- Anoscopia.
- Sigmoidoscopia.

TRATAMIENTO

TRATAMIENTO NO FARMACOLÓGICO

- Prevención del estreñimiento y de los grandes esfuerzos durante la defecación.
- Evitación de una permanencia prolongada en posición sentada en el inodoro.
- Dieta rica en fibras (20 a 30 g/día).
- Aumento de la ingesta de líquidos (6 a 8 vasos de agua al día).
- Limpieza con un jabón suave y agua después de la defecación.
- Enjuagues templados o fríos para aliviar las molestias.
- Baños de asiento.

TRATAMIENTO AGUDO

- Suplementos de fibra para aumentar el volumen fecal (extractos de *psyllium* o muciloides).
- Compresas medicadas con *Hamamelis*.
- Hidrocortisona tópica (crema o pomada con 1-3%).
- Aerosol anestésico tópico.
- Supositorios de glicerina.
- Reblandecedores de las heces.
- Extirpación quirúrgica en las primeras 72 horas a partir del comienzo.

TRATAMIENTO CRÓNICO

- Ligadura con banda de goma.
- Escleroterapia por inyección.
- Fotocoagulación.
- Criodestrucción.
- Hemorroidectomía.
- Dilatación anal.
- Hemorroidectomía con láser o cauterio.
- Observación para las complicaciones: trombosis, hemorragia, infección y estenosis o debilidad.

PRONÓSTICO

Deben ceder, pero la proporción de recidivas es elevada.

DERIVACIÓN

Al cirujano general o colorrectal en los casos de hemorroides que no responden al tratamiento conservador.

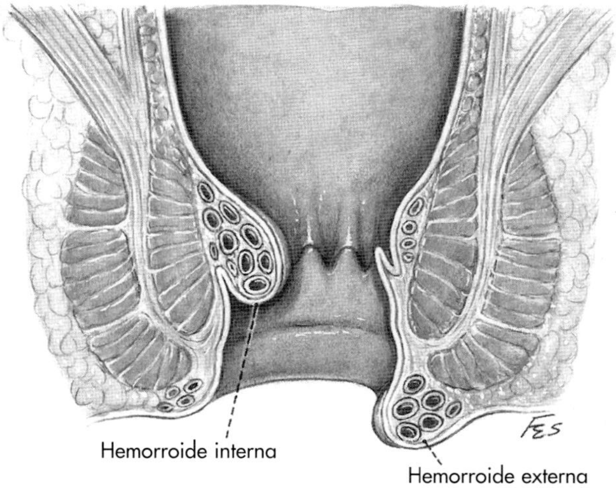

OTRAS CONSIDERACIONES

COMENTARIOS

- Los pacientes han de conocer la importancia de la dieta sana, del ejercicio regular y de la higiene rectal.
- Hay que insistir en la importancia de evitar la posición sentada prolongada y no hacer fuerza durante la defecación.
- Se insistirá en la necesidad de no diferir la defecación cuando se tienen ganas.

BIBLIOGRAFÍA RECOMENDADA

Zuber TJ: Hemorrhoidectomy for thrombosed external hemorrhoids, *Am Fam Physician* 65:1629, 2002.

AUTOR: **MARÍA A. CORIGLIANO, M.D.**

FIGURA 1-132 Anatomía de las hemorroides internas y externas. (Tomada de Noble J [ed.]: *Textbook of primary care medicine*, 2.ª ed., St. Louis, 1996, Mosby.)

Hemorroide interna

Hemorroide externa

INFORMACIÓN BÁSICA

DEFINICIÓN

La hepatitis A es una infección, generalmente aguda y autolimitada, del hígado por un picornavirus que se transmite por vía digestiva, el virus de la hepatitis A (VHA). La infección puede oscilar desde una enfermedad asintomática a una hepatitis fulminante.

CÓDIGO CIE-9CM
070.1. Hepatitis A

EPIDEMIOLOGÍA Y DEMOGRAFÍA
INCIDENCIA:.
- Se encuentra en todo el mundo y afecta a 1,4 millones de personas al año; supone el 20-40% de todos los casos de hepatitis vírica en EE.UU.
- La seroprevalencia aumenta con la edad y oscila desde 10% en los niños <5 años a 75% en las personas >50 años.
- En EE.UU., la frecuencia media de la enfermedad es de alrededor de 15 casos/100.000 personas/año.
- La incidencia es relativamente más alta en algunas regiones de EE.UU., como Arizona, Alaska, California, Idaho, Nevada, Nuevo México, Oklahoma, Oregón, Dakota del Sur y Washington.
- Los grupos de alto riesgo son:
  1. Residentes y personal de residencias.
  2. Niños y personal de guarderías.
  3. Personas que practican contactos orales-anales, con independencia de su orientación sexual.
  4. Drogadictos por vía intravenosa.
  5. Personas que viajan a zonas endémicas.
  6. Residentes en condiciones de hacinamiento, malas condiciones higiénicas o tratamiento insuficiente de aguas residuales.

PREVALENCIA
- Alrededor de tres cuartas partes de la población de EE.UU. tiene signos serológicos de infección previa.
- La prevalencia de anti-VHA es inversamente proporcional a los niveles de renta y al tamaño de las viviendas.

PREDOMINIO POR SEXOS: No predomina en ningún sexo, salvo por las mayores tasas de infección constatadas en varones homosexuales que practican contactos orales-anales.

DISTRIBUCIÓN POR EDADES/INCIDENCIA MÁXIMA
- En las regiones con tasas elevadas de hepatitis A, casi todos los niños se infectan antes de los 10 años, pero la enfermedad es rara.
- En las regiones con tasas moderadas de hepatitis A, la enfermedad se manifiesta al final de la infancia o en los primeros años de la edad adulta.
- En las regiones con tasas bajas de hepatitis A, la mayoría de los casos corresponden a adultos jóvenes.

PERÍODO DE INCUBACIÓN: 30 días como promedio (15 a 50).

SÍNTOMAS Y SIGNOS
- La infección por el VHA pueden manifestarse de forma aguda o subaguda y con o sin ictericia. La gravedad de la enfermedad parece aumentar con la edad (el 90% de las infecciones de los niños <5 años podrían ser subclínicas).
- Fase prodrómica preictérica de alrededor de 1 a 14 días; 15% de los casos sin fase prodrómica aparente. Los síntomas suelen manifestarse de forma brusca y en general consisten en anorexia, malestar general, náuseas, vómitos, fiebre, cefalea, dolor abdominal.
- Otros síntomas menos frecuentes son escalofríos, mialgias, artralgias, síntomas de vías respiratorias altas, estreñimiento, diarrea, prurito y urticaria.
- Alrededor del 70% de los pacientes tienen ictericia.
- La fase ictérica va precedida de orinas oscuras.
- Es típico que algunos días después de que comience la bilirrubinuria aparezcan heces de color arcilla e ictericia.

EXPLORACIÓN FÍSICA
- Ictericia.
- Hepatomegalia.
- Esplenomegalia.
- Adenopatías cervicales.
- Erupción evanescente.
- Petequias.
- Arritmias cardíacas.

COMPLICACIONES
- Colestasis.
- Hepatitis fulminante.
- Artritis.
- Miocarditis.
- Neuritis óptica.
- Mielitis transversa.
- Púrpura trombocitopénica.
- Anemia aplásica.
- Aplasia de células rojas.
- Púrpura de Schönlein-Henoch.
- Glomerulonefritis con predominio de IgA.

ETIOLOGÍA
- Se deba al VHA, una virus ARN de 27 nm, sin envoltura, icosaédrico y de cadena de giro positivo.
- Se transmite por vía fecal-oral de persona a persona. La transmisión requiere un contacto estrecho.
- Se considera que la transmisión parenteral es rara.
- También se ha descrito la transmisión vertical.

DIAGNÓSTICO

DIAGNÓSTICO DIFERENCIAL
- Otros virus de la hepatitis (B, C, D y E).
- Mononucleosis infecciosa.
- Infección por citomegalovirus.
- Infección por el virus del herpes simple.
- Leptospirosis.
- Brucelosis.
- Hepatopatía por fármacos.
- Hepatitis isquémica.
- Hepatitis autoinmunitaria.

VALORACIÓN
- Anticuerpo IgM específico para el VHA.
- Pruebas de función hepática: la elevación de ALT y AST es un signo sensible de lesión hepática, pero no es específica del VHA.
- Elevación de la VSG.
- Hemograma; puede encontrarse una ligera linfocitosis.

PRUEBAS DE LABORATORIO
- La IgM específica para el VHA confirma el diagnóstico; se detecta en casi todos los pacientes infectados en el momento de la presentación y permanece positiva durante 3 a 6 meses.
- Una elevación de 4 veces del título de anticuerpos totales (IgM e IgG) frente al VHA confirma la infección aguda.
- Detección del VHA en las heces y líquidos corporales mediante microscopia electrónica.
- Detección del ARN del VHA en heces, líquidos orgánicos, suero y tejido hepático.
- En la infección aguda, las concentraciones de AST y ALT suelen ser 8 veces superiores a las normales.
- Elevación mínima de la fosfatasa alcalina, aunque la elevación es mayor si hay colestasis.
- La albúmina y el tiempo de protrombina suelen ser normales; cuando se elevan, pueden anunciar una necrosis hepática.

DIAGNÓSTICO POR IMAGEN
- No suele ser útil.
- Ecografía (hepatitis fulminante).

TRATAMIENTO
- En general, es una enfermedad autolimitada.
- Medidas generales.
- Los casos de hepatitis fulminante pueden precisar hospitalización y tratamiento de las complicaciones asociadas.
- Actividad según tolerancia.
- Hay que evitar el alcohol y los fármacos hepatotóxicos.
- En los pacientes con hepatitis fulminante debe valorarse la posibilidad del trasplante hepático.

TRATAMIENTO CRÓNICO

No hay hepatitis A crónica ni estado de portador crónico.

PRONÓSTICO

Seguimiento ambulatorio.

PREVENCIÓN

- Mejoría de las condiciones higiénicas y de saneamiento.
- Buena cocción de los alimentos.
- Evitación de las aguas y alimentos procedentes de zonas endémicas.

INMUNIZACIÓN PASIVA

- La inmunoglobulina protege frente al VHA por transferencia pasiva de anticuerpos.
- La profilaxis preexposición está indicada en las personas que viajan a zonas endémicas (0,6 ml protegen durante <5 meses).
- La profilaxis postexposición está indicada en las personas con exposición reciente (en 2 semanas) al VHA y no vacunadas previamente. En los pacientes de alto riesgo, la vacuna puede administrarse junto a la inmunoglobulina.

VACUNACIÓN

- Existen varias vacunas inactivadas y atenuadas contra la hepatitis, pero actualmente sólo están disponibles las inactivadas, que son seguras y de gran capacidad inmunógena.
- El 94-100% de los adultos alcanzan concentraciones protectoras de anticuerpos un mes después de la primera dosis, con resultados similares en niños y adolescentes.
- Según los análisis teóricos de las concentraciones de anticuerpos, la inmunidad persiste 10-20 años.
- Debe considerarse la vacunación en las personas en situación de riesgo: aquellos que viajan o trabajan en zonas endémicas, varones homosexuales, drogadictos, pacientes con hepatopatías crónicas, niños que viven en zonas de tasas elevadas de infección por el virus A de la hepatitis.

BIBLIOGRAFÍA RECOMENDADA

Jenson HB: The changing picture of hepatitis A in the United States, *Curr Opin Pediatr* 16(1):89, 2004.

Leach CT: Hepatitis A in the United States, *Pediatr Infect Dis J* 23(6):551, 2004.

Rezende G. et al: Viral and clinical factors associated with the fulminant course of hepatitis A infection, *Hepatology* 38:613, 2003.

AUTOR: **VASSANTHI ARUMUGAM, M.D.**

INFORMACIÓN BÁSICA

DEFINICIÓN

La hepatitis autoinmunitaria es una enfermedad inflamatoria crónica del hígado caracterizada por la presencia de autoanticuerpos circulantes. Se han descrito tres tipos:

- Tipo 1 o hepatitis autoinmunitaria «clásica»: es la forma predominante en Estados Unidos y en ella existen anticuerpos antinucleares (ANA) o anti-músculo liso (ASMA). Su distribución por edades es bimodal, con afectación más frecuente de los adolescentes y de los adultos de 50 a 70 años.
- El tipo 2 es raro en Estados Unidos y afecta sobre todo a niños pequeños. Se caracteriza por anticuerpos contra los microsomas del hígado y del riñón (anti LKM).
- El tipo 3 se caracteriza por anticuerpos frente a un antígeno hepático soluble o a un antígeno hepático-pancreático (anti SLA/LP). Su distribución también es bimodal.

SINÓNIMOS

Hepatitis crónica activa autoinmunitaria.
Hepatitis crónica activa.
Hepatitis lupoide.

CÓDIGO CIE-9CM
571.49 Hepatitis crónica

EPIDEMIOLOGÍA Y DEMOGRAFÍA

- El tipo 1 puede ocurrir a cualquier edad.
- El tipo 2 es más frecuente en los niños.
- Más frecuente en mujeres.
- Se calculan 100.000 a 200.000 casos anuales en EE.UU.
- Representa el 5,9% de los trasplantes hepáticos en EE.UU.

SÍNTOMAS Y SIGNOS

- Varían desde elevaciones asintomáticas de las enzimas hepáticas hasta una cirrosis avanzada.
- Los síntomas pueden consistir en fatiga, anorexia, náuseas, dolor abdominal, prurito y artralgias.
- Ictericia.
- Hepatomegalia/esplenomegalia.
- Las manifestaciones autoinmunitarias pueden consistir en artritis, xerostomía, queratoconjuntivitis, vasculitis cutánea y eritema nudoso.
- En los pacientes con enfermedad avanzada: ascitis, edema, tendencia a las hemorragias, ictericia.

ETIOLOGÍA

- La etiología exacta se desconoce; la histología hepática muestra una agresión inmunitaria de tipo celular a los hepatocitos.
- La presencia de distintos autoanticuerpos indica un mecanismo autoinmunitario.
- Fuerte predisposición genética.

DIAGNÓSTICO

DIAGNÓSTICO DIFERENCIAL

Enfermedad aguda:
- Hepatitis vírica aguda (A, B, C, D, E, citomegalovirus, Epstein-Barr, herpes).
- Hepatitis vírica crónica (B, C).
- Hepatitis tóxica (alcohol, fármacos).
- Cirrosis biliar primaria.
- Colangitis esclerosante primaria.
- Hemocromatosis.
- Esteatohepatitis no alcohólica.
- LED.
- Enfermedad de Wilson.
- Deficiencia de alfa-1-antitripsina.

VALORACIÓN

- Anamnesis y exploración física con atención a la presencia de anomalías autoinmunitarias del tipo de artritis, vasculitis o síndrome seco.
- Pruebas de función hepática.
- Análisis de autoanticuerpos.
- Biopsia hepática para establecer el diagnóstico y la gravedad de la enfermedad.

PRUEBAS DE LABORATORIO

- Las aminotransferasas suelen estar elevadas y pueden fluctuar.
- Bilirrubina y fosfatasa alcalina normales o moderadamente elevadas.
- Suele haber hipergammaglobulinemia.
- A menudo se detectan autoanticuerpos circulantes:
  1. Factor reumatoide.
  2. Anticuerpos antinucleares (ANA):
     a. Presentes en 2/3 de los pacientes
     b. El patrón típico es homogéneo o moteado.
     c. Los títulos no son proporcionales al estadio, la actividad ni el pronóstico.
  3. Anticuerpos anti-músculo liso (ASMA):
     a. Presentes en 87% de los pacientes.
     b. El título no es proporcional a la evolución ni al pronóstico.
  4. Anticuerpos frente a los microsomas hepáticos/renales (anti LKM):
     a. Son típicos en los pacientes negativos para los ANA y los ASMA.
     b. En EE.UU. se encuentran en <1/25 de los pacientes.
     c. Presentes en los niños y hasta en el 20% de los adultos en Europa, pero también se encuentran en los pacientes con hepatitis por fármacos.
  5. Autoanticuerpos frente al antígeno hepático soluble y al antígeno hepático-pancreático (anti SLA/LP).
     a. Presentes en 10-30% de los pacientes.
     b. Se asocian a una mayor frecuencia de reactivaciones tras el tratamiento con corticosteroides.
     c. Varios estudios indican una evolución más desfavorable en los pacientes con anti SLA/LP.
- En la enfermedad avanzada se encuentran hipoalbuminemia y prolongación del tiempo de protrombina.

- La biopsia hepática muestra una hepatitis de interfaz, consistente en un infiltrado inflamatorio linfoplasmocitario que se extiende desde los espacios porta a los lobulillos.

DIAGNÓSTICO POR IMAGEN

Ecografía del hígado y el árbol biliar para descartar una obstrucción o un tumor hepático.

TRATAMIENTO

TRATAMIENTO NO FARMACOLÓGICO

Hay que evitar el alcohol y los fármacos hepatotóxicos.

TRATAMIENTO CRÓNICO

- Tratamiento inicial:
  1. Prednisona, 60 mg v.o. al día o tratamiento de combinación con 30 g de prednisona v.o./día más 50 mg de azatioprina v.o./día.
  2. El tratamiento de combinación permite reducir las dosis de prednisona y, por tanto, los efectos secundarios de los esteroides.
  3. El objetivo del tratamiento es la remisión (normalización de la gammaglobulina y de la bilirrubina, reducción de aminotransferasas a <2 veces sus valores máximos normales).
- Indicaciones para el tratamiento:
  1. Aminotransferasas séricas >10 veces por encima del límite superior de la normalidad.
  2. Aminotransferasas séricas <5 veces por encima del límite normal con gammaglobulina sérica doble de la normal.
  3. Edad joven.
  4. Características histológicas de necrosis en puentes o multiacinar.
  5. Cirrosis compensada.
     a. En ensayo terapéutico de 3 a 6 meses, puede ser beneficioso en los pacientes con inflamación o biopsia hepática.
     b. Es poco probable que la cirrosis o la fibrosis establecidas curen con el tratamiento, pero éste se podría retrasar o evitar el trasplante hepático.
- Los pacientes con cirrosis descompensada no suelen mejorar con los corticosteroides, por lo que debe considerarse la posibilidad del trasplante hepático.
- Valoración de la respuesta al tratamiento:
  - El objetivo es la normalización de las concentraciones séricas de las transaminasas.
  - Los pacientes en los que se normalizan las concentraciones de transaminasas pueden mantener una hepatitis crónica activa evolutiva con inflamación y fibrosis. El 5-10% de los pacientes con concentraciones normales de transaminasas progresa a la cirrosis.

- Puede haber un intervalo de hasta 6 meses entre la mejoría clínica y analítica y la mejoría histológica.
- Una vez normalizadas las transaminasas, debe considerarse la conveniencia de repetir la biopsia hepática.
- La normalización completa de la biopsia se asocia a un riesgo de reactivación del 15-20%.
- En la hepatitis persistente de interfaz hay un riesgo de reactivación del 90%.

PRONÓSTICO

- Seguimiento ambulatorio.
- Para mantener la remisión puede ser necesario un tratamiento a largo plazo.
- El 65% de los pacientes logra la remisión en 18 meses y el 80% la consigue en 3 años.

- Alrededor del 10% de los pacientes no mejora con el tratamiento.
- Los pacientes que desarrollan una hepatopatía terminal son candidatos al trasplante hepático.

DERIVACIÓN

A un gastroenterólogo para el tratamiento a largo plazo.

OTRAS CONSIDERACIONES

La hepatitis autoinmunitaria puede asociarse a otras diversas enfermedades autoinmunitarias, como tiroiditis, enfermedad de Graves, colitis ulcerosa, artritis reumatoide, uveítis, anemia perniciosa, síndrome de Sjögren, enfermedad mixta del tejido conjuntivo, síndrome CREST y vitíligo.

BIBLIOGRAFÍA RECOMENDADA

Al-Khalidi JA, Czaja AJ: Current concepts in the diagnosis, pathogenesis, and treatment of autoimmune hepatitis, *Mayo Clin Proc* 76:1237, 2001.

Luxon BA: Autoimmune hepatitis, *Postgraduate Medicine* 114(1):79, 2003.

AUTORES: **IRIS TONG, M.D** y **MARK J FAGAN, M.D.**

INFORMACIÓN BÁSICA

DEFINICIÓN

La hepatitis B es una infección aguda de las células parenquimatosas hepáticas causada por el virus de la hepatitis B (VHB).

SINÓNIMOS

- Hepatitis sérica.
- Hepatitis de incubación larga (30 a 180 días).

CÓDIGO CIE-9CM
070.3 Hepatitis B

EPIDEMIOLOGÍA Y DEMOGRAFÍA

INCIDENCIA (EN EE.UU.):
- Alrededor de 200.000 a 300.000 infecciones anuales.
- Incidencia mucho más alta en Europa (alrededor de 1 millón de casos nuevos al año) y en zonas de endemia elevada.
- En EE.UU., la transmisión es fundamentalmente horizontal (exposición percutánea y de las membranas mucosas a la sangre u otros líquidos orgánicos infectados [p. ej., transmisión sexual, tanto homosexual como heterosexual]); también por intercambio de agujas entre drogadictos, exposición profesional a la sangre y los hemoderivados contaminados, personas que reciben transfusiones de sangre y hemoderivados, pacientes en hemodiálisis.

NOTA: Los progresos en la detección selectiva de la sangre y los hemoderivados han reducido en gran medida, aunque no han eliminado, el riesgo de infección postranfusional por el VHB.
- En las zonas de endemia elevada la transmisión es en gran medida vertical (perinatal); el VHB se encuentra en la sangre y en los líquidos orgánicos. La transmisión perinatal a partir de madres positivas para el HBsAg llega al 90%.

PREVALENCIA (EN EE.UU.):
- Las áreas de prevalencia baja son América del Norte, Europa Occidental y Australia, con cifras inferiores al 2%.
- Las de prevalencia elevada son África, Asia y el Pacífico Occidental, con cifras iguales o superiores al 8%.
- El este y sur de Europa tienen tasas intermedias, del 2-7%.
- Las personas con infección crónica positivas para el HBsAg son el principal foco de infección.
- Hasta el 95% de los lactantes y niños <5 años de edad, en los que la infección es típicamente subclínica, pasan a ser portadores crónicos del virus.
- Los adultos tienen más probabilidades de sufrir infecciones agudas clínicamente manifiestas, pero sólo 1% a 5% desarrolla una infección crónica.
- Alrededor de 0,1% de las infecciones agudas da lugar a una hepatitis aguda fulminante que conduce a la muerte del paciente.

PREDOMINIO POR SEXOS:
- Predominio en varones debido a la mayor proporción de drogadicción por vía intravenosa y a la homosexualidad.
- Las mujeres desarrollan con mayor frecuencia el estado de portador crónico.

DISTRIBUCIÓN POR EDADES: 20 a 45 años.

INCIDENCIA MÁXIMA: 30 a 45 años de edad, con tasas de 5% a 20%.

GENÉTICA:
Infección neonatal.
- Rara en EE.UU.
- Alta (hasta 90%) en áreas de endemia elevada (sólo 5-10% de las infecciones perinatales se producen en el útero).

SÍNTOMAS Y SIGNOS (FIG. 1-133)
- A menudo los síntomas son inespecíficos.
- Malestar general pronunciado.
- Muchos casos asintomáticos.
- Pródromos:
  1. 15% a 20% de enfermedad del suero (urticaria, erupción cutánea, artralgias) durante el inicio de la elevación del HBsAg.
  2. Enfermedad por complejos HBsAg-Ab (artritis, arteritis, glomerulonefritis).
- Hepatomegalia (87%) con sensibilidad a la palpación en el hipocondrio derecho.
  1. Sensibilidad a la percusión del hígado
  2. Esplenomegalia: rara (10-15%).
- Ictericia, orinas oscuras con prurito ocasional.

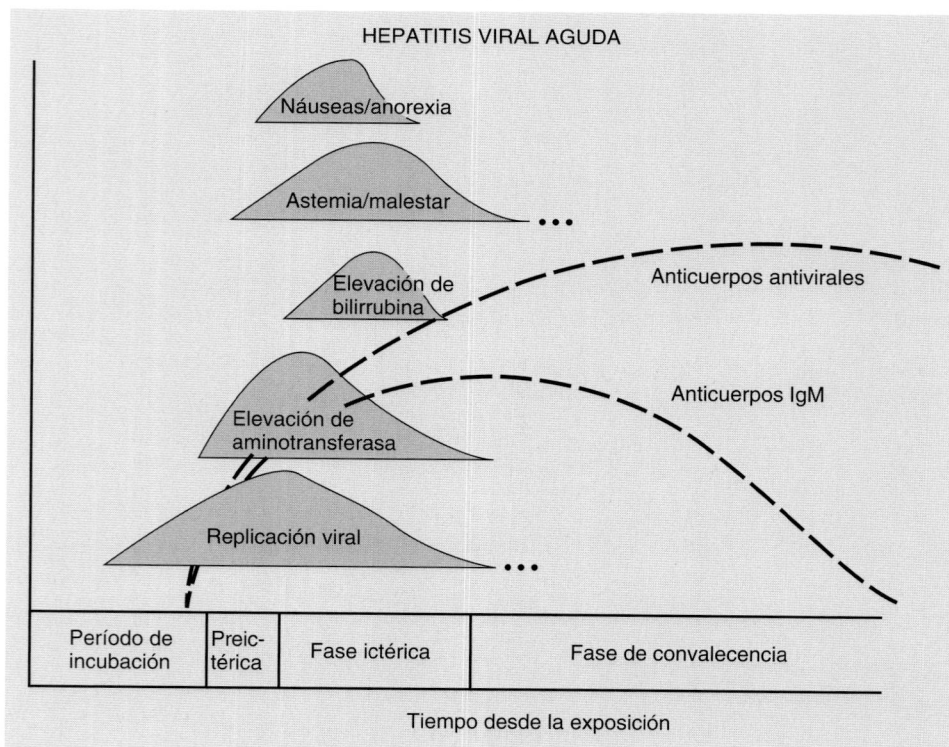

FIGURA 1-133 Evolución típica de la hepatitis vírica aguda. (Tomada de Goldman L, Ausiello D [eds.]: *Cecil textbook of medicine*, 22.ª ed., Filadelfia, 2004, WB Saunders.)

- Fiebre variable (cuando existe, suele preceder a la ictericia y cede rápidamente cuando se inicia la fase ictérica).
- Angiomas en araña: raros; desaparecen durante la recuperación.
- La poliarteritis nudosa y la crioglobulinemia son raras.

ETIOLOGÍA

- Se debe al virus de la hepatitis B (hepadnavirus de 42 nm con una cobertura superficial externa [HBsAg], un centro interno formado por una nucleocápside [HBcAg; HBeAg], ADN polimerasa y genoma de ADN de doble cadena parcial).
- Transmisión por vía parenteral (uso de agujas, tatuajes, agujeros en las orejas, acupuntura, transfusión de sangre y hemoderivados, hemodiálisis, contacto sexual); transmisión perinatal.
- La infección puede producirse por contacto del material infectado con las membranas mucosas y con las heridas cutáneas abiertas (es decir, el VHB es estable y puede transmitirse por cepillos de dientes, utensilios, afeitadoras, juguetes, instrumental médico diverso [respiradores, endoscopios]).
- La ingestión oral del material infeccioso puede dar lugar a una infección a través de las grietas de la mucosa oral.
- Prácticamente nunca se ha demostrado que el agua y los alimentos sean una fuente de infección por el VHB.
- La infección afecta fundamentalmente al hígado, donde es probable que la necrosis se deba a la respuesta de los linfocitos T citotóxicos, al efecto citopático directo del HBcAg (antígeno central), a la elevada expresión de HBsAg (antígeno de superficie) o a una coinfección por el virus de la hepatitis delta (D) (núcleo delta de ARN envuelto en HBsAg).
- Recuperación (>90%):
  1. En el 1% de los casos se produce una hepatitis fulminante (sobre todo cuando existe una coinfección por el virus de la hepatitis D); el 80% de estos casos son mortales.
  2. La enfermedad aguda prolongada que se recupera tras un período de 4-12 meses es rara (5%).
  3. La mortalidad global aumenta con la edad y con la inoculación del virus (p. ej., en las transfusiones).
- Infección crónica (1-2%).
  1. Estado de portador crónico sin hepatitis (positivo para HBsAg).
  2. Hepatitis crónica persistente (HCP) (clínicamente bien) o hepatitis crónica activa (HCA) positiva para HBsAg y HBeAg).
  3. Cirrosis.
  4. Carcinoma hepatocelular (sobre todo en casos de infección neonatal).
  5. Infección crónica: más frecuente tras la exposición a dosis bajas y una hepatitis aguda leve, cuando la infección se produce en edades más tempranas, en varones y en pacientes inmunodeprimidos.

6. Entre una tercera y una cuarta parte de los pacientes con infección crónica desarrolla una hepatopatía progresiva (cirrosis, carcinoma hepatocelular).

DIAGNÓSTICO

DIAGNÓSTICO DIFERENCIAL

- La enfermedad aguda puede confundirse con otras infecciones hepáticas por virus (A, C, D, E).
- Cualquier enfermedad vírica que produzca alteraciones sistémicas y hepatitis (p. ej., fiebre amarilla, VEB, CMV, VIH, rubéola, sarampión, coxsackie B, adenovirus, herpes simple o zóster).
- Etiologías no víricas de hepatitis (p. ej., leptospirosis, toxoplasmosis, hepatitis alcohólica, inducida por fármacos [p. ej., paracetamol INH], hepatitis tóxica [tetracloruro de carbono, benzol]).

VALORACIÓN

- Estudio de la serología de la hepatitis B en muestras de suero durante la fase aguda (HBsAg, HBsAb, HBcAb, HBeAg, HBeAb).
- Pruebas de función hepática.
- Hemograma.
- Biopsia hepática: rara vez está indicada para el diagnóstico de hepatitis vírica fulminante, hepatitis crónica, cirrosis, carcinoma.

PRUEBAS DE LABORATORIO

- La mejor forma de confirmar el diagnóstico de infección aguda por el VHB es la determinación del anticuerpo IgM HBcAb en el suero de la fase aguda o el inicio de la convalecencia.
  1. En general, la IgM se encuentra durante el comienzo de la ictericia.
  2. Coexiste con el HBsAg.
- El HBsAg y la Ig-HBcAb durante la fase ictérica deben hacer pensar en una infección remota por el VHB y buscar otra etiología para la enfermedad actual.
- La presencia exclusiva de HBsAb indica una respuesta a la vacunación.
- Durante la recuperación, el HBeAb sustituye con gran rapidez al HBeAg en un plazo de 2-3 meses y el HBsAb sustituye al HBsAb en 5-6 meses.
- En la hepatitis B crónica persisten el HBsAg y el HBeAg sin los anticuerpos (Ab) correspondientes.
- En el estado de portador crónico persiste el HbsAg, pero el HBeAg es sustituido por el HbeAg.
- Sea cual sea la evolución, siempre se desarrolla HbcAb.
- Correlación entre HBeAg y mayor infectividad: la aparición de HBeAb anuncia la recuperación.

- Pruebas de función hepática:
  1. ALT y AST: su concentración suele ser al menos 8 veces superior a la normal (a veces 1.000 U/l) al comienzo de la ictericia (a menudo, una elevación mínima aguda de AST/ALT va seguida de hepatitis crónica o carcinoma hepatocelular).
  2. Bilirrubina: elevación variable en la hepatitis vírica ictérica.
  3. Fosfatasa alcalina mínimamente elevada (una a tres veces superior a la normal) en la fase aguda.
- Albúmina y tiempo de protrombina:
  1. Generalmente normales.
  2. Si son anormales, deberá pensarse en una necrosis hepática inminente (hepatitis fulminante).
- Leucocitos y VSG: generalmente normales.

DIAGNÓSTICO POR IMAGEN

- No suele ser útil.
- Ecografía para documentar la reducción del tamaño del hígado durante la hepatitis fulminante o la aparición del tumor en el caso del carcinoma hepatocelular.

TRATAMIENTO

TRATAMIENTO NO FARMACOLÓGICO

- Tratamiento sintomático según las necesidades.
- Actividad según tolerancia.
- Dieta preferiblemente rica en calorías; a menudo se tolera mejor por la mañana.

TRATAMIENTO AGUDO

- La mayor parte de los casos de infección aguda por el VHB no requiere tratamiento alguno; >90% de los adultos eliminan espontáneamente la infección.
- Hospitalización aconsejable en los pacientes con peligro de deshidratación debido a la escasa ingesta oral, en los que muestran prolongación del TP, cuando la concentración de bilirrubina supera 15 a 20 µg/dl o cuando existen signos clínicos de insuficiencia hepática.
- Tratamiento intravenoso en caso de deshidratación con vómitos graves (raros).
- Evitar los fármacos que se metabolizan en el hígado.
- No existen medidas terapéuticas eficaces.
- No se ha demostrado que los esteroides sean útiles.

TRATAMIENTO CRÓNICO

- El objetivo del tratamiento de la infección crónica por el VHB es su erradicación.
- Las dos modalidades de tratamiento disponibles para lograr este objetivo son los moduladores de la inmunidad (interferón alfa) y los fármacos antivíricos, tales como los análogos de los nucleósidos (p. ej., lamivudina, famciclovir).

- Hasta fechas recientes, la clave del tratamiento ha sido el IFN-α, cuyo mecanismo de acción consiste en la estimulación del sistema inmunitario para que ataque a los hepatocitos infectados por el VHB, inhibiendo así la síntesis de proteína vírica.
- Un ciclo de 4 meses de tratamiento produce una respuesta de 30-40%, con reducción significativa del ADN del VHB en el suero, normalización de la ALT y desaparición del HBeAg. En el 15-20% de los casos se observa una seroconversión de HBcAg a HBcAb.
- Los factores que aumentan la probabilidad de respuesta al IFN-α son:
  1. Comienzo de la infección en la edad adulta.
  2. ALT basal alta.
  3. ADN del VHB basal bajo.
  4. Ausencia de cirrosis.
  5. Sexo femenino.
  6. HBeAg positivo.
- Las recidivas después de haber completado satisfactoriamente el tratamiento son poco frecuentes.
- El 80% de los pacientes que pierden el HBeAg durante el tratamiento también pierden el HBsAg en el decenio siguiente al mismo.
- >50% de los pacientes en los que se produce seroconversión luego del tratamiento inicial desarrollan una seroconversión tardía a HBeAg meses o años después del tratamiento.
- La incidencia global de cirrosis y carcinoma hepatocelular disminuye en los pacientes tratados con IFN-α.
- El IFN-α sólo es útil en los pacientes con respuesta inmunitaria activa; por tanto, no es eficaz en los que tienen infección por el VIH ni en los receptores de trasplantes de órganos.
- Los asiáticos responden mal al IFN-α.
- En general, el tratamiento con IFN-α se tolera mal: sus efectos secundarios consisten en síntomas seudogripales, reacciones en los lugares de venopunción, erupción cutánea, adelgazamiento, ansiedad, depresión, alopecia, trombocitopenia, granulocitopenia y disfunción tiroidea.
- Los análogos de los nucleósidos bloquean la replicación del virus por inhibición de su polimerasa.

- Hasta el momento, la lamivudina es el único de estos fármacos aprobado para el tratamiento de la infección crónica por el VHB; se ha demostrado que reduce con rapidez la replicación del ADN del VHB hasta niveles no detectables tras algunas semanas de tratamiento, y su administración durante 1 año es tan eficaz como el IFN-α en lo que se refiere a la pérdida de la seroconversión de HBeAg a HBeAb y a la desaparición del ADN del VHB.
  1. Se tolera mejor que el IFN-α.
  2. Su administración oral es más fácil.
  3. Suprime la replicación del VHB con independencia del sexo, la raza y la gravedad de la enfermedad.
- Otros nucleósidos que están siendo objeto de valoración son famciclovir (menos eficaz que la lamivudina), adenofovir y adefovir depivoxilo, ganciclovir, lobucavir, entecavir y emtricitabina.
- Un problema de los tratamientos antivíricos es la aparición de cepas del VHB resistentes (variantes YMDD [tirosina-metionina-aspartato-aspartato]).
- Actualmente se investigan el tratamiento combinado con dos o tres análogos de nucleósidos o el tratamiento de combinación con IFN-α.
- Trasplante hepático (en caso de hepatitis fulminante).

PRONÓSTICO
- Seguimiento ambulatorio.
- Enfermedad aguda: generalmente <6 semanas.
- Mortalidad rara (hepatitis fulminante).
- Posibilidad de estado de portador crónico, cirrosis, carcinoma hepatocelular.

DERIVACIÓN
Consulta a un especialista en enfermedades infecciosas y un gastroenterólogo en caso de hepatitis fulminante o colestasis prolongada, casos de etiología dudosa o para tratamiento de la hepatitis crónica activa.

OTRAS CONSIDERACIONES
COMENTARIOS
- Títulos sanguíneos elevados del virus y de HBsAg 1-7 semanas antes de la ictericia y durante un tiempo variable después de que ésta aparezca.

- La transmisión es posible durante todo el período de presencia de HBsAg en el suero (y sobre todo, mientras exista HBeAg).
- Hay que respetar las precauciones universales ante todo contacto con la sangre y las secreciones/excreciones contaminadas con sangre.
- Prevención antes de la exposición:
  1. Cambio de costumbres.
  2. Comprobación meticulosa del suministro de sangre (aunque algunos donantes con infección crónica son negativos para el HBsAg).
  3. Esterilización con vapor o hipoclorito
  4. La vacuna de la hepatitis B en los grupos de alto riesgo, administrada mediante inyección i.m. en el deltoides para inducir una respuesta de HBsAb (es necesario confirmar la respuesta) protege frente a la infección (efectividad superior al 90%).
  5. Se recomienda la vacunación infantil universal con dosis al nacimiento, al mes y a los 6 meses.
- Prevención tras la exposición:
  1. Globulina hiperinmune VHB (IGHB) administrada inmediatamente después de un pinchazo con aguja, en los 14 días siguientes a una exposición sexual, o al nacer, seguida de vacunación contra el VHB.
  2. Inmunoglobulina estándar: es casi tan eficaz como la IGHB.
  3. En las tablas 5-23 y 5-24 de la sección V se describe la profilaxis de la hepatitis B.

BIBLIOGRAFÍA RECOMENDADA
Jonas MM et al: Clinical trial of lamivudine in children with chronic hepatitis B, *N Engl J Med* 346(22):1706, 2002.
Lin KW, Kirchner JT: Hepatitis B, *Am Fam Physician* 69:75, 2004.
Maddrey WC: Hepatitis B: an important public health issue, *J Med Virol* 61:362, 2000.
Torresi J, Locarnini S: Antiviral chemotherapy for the treatment of hepatitis B virus infections, *Gastroenterol* 118:S83, 2000.
Weinberg MS et al: Preventing transmission of hepatitis B virus from people with chronic infection, *Am J Prev Med* 20(4):272, 2001.

AUTOR: **JANE V. EASON, M.D.**

INFORMACIÓN BÁSICA

DEFINICIÓN

La hepatitis C es una infección parenquimatosa aguda del hígado causada por el virus de la hepatitis C (VHC).

SINÓNIMOS

Hepatitis no A no B relacionada con las transfusiones (período de incubación medio de 6 semanas, intermedio entre las hepatitis A y B).

CÓDIGO CIE-9CM
070.51 Otras hepatitis víricas

EPIDEMIOLOGÍA Y DEMOGRAFÍA

La hepatitis C es la infección crónica transmitida por la sangre más frecuente en EE.UU.

INCIDENCIA (EN EE.UU.):
- 150.000 casos nuevos anuales (37.500 sintomáticos, 93.000 hepatopatías crónicas tardías, 30-700 cirrosis).
- Alrededor de 9.000 de ellos mueren como consecuencia de la infección por el VHC; es la causa más común de hepatopatía no alcohólica en EE.UU. (40%).

PREVALENCIA (EN EE.UU.):
- La prevalencia global de anticuerpos anti VHC es del 1,8% (alrededor de 3,9 millones de habitantes en EE.UU.).
- La prevalencia más alta se encuentra en los hemofílicos transfundidos antes de 1987 y en los drogaditos por vía intravenosa, 72-90%.
- En los grupos de bajo riesgo, la prevalencia es del 0,6%.

PREDOMINIO POR SEXOS: Ligero predominio en varones.

DISTRIBUCIÓN POR EDADES: Prevalencia más alta en el grupo de 30 a 49 años (65%).

INCIDENCIA MÁXIMA:
- 20 a 30 años de edad.
- La incidencia de la enfermedad aguda es similar en las razas negra y blanca; las tasas son mayores en los de origen indígena.
- Prevalencia sustancialmente mayor en los negros no hispanos que en los blancos no hispanos.

GENÉTICA: La infección neonatal es rara. Mayor riesgo en caso de coinfección por el VIH en la gestante.

SÍNTOMAS Y SIGNOS:
- Los síntomas suelen desarrollarse de 7-8 semanas después de la infección (2-6 semanas), pero el 70-80% de los casos son subclínicos.
- El 10-20% de los pacientes refiere una enfermedad aguda con ictericia y síntomas inespecíficos (dolor abdominal, anorexia, malestar general).
- En este período puede desarrollarse una hepatitis fulminante, aunque es rara.
- Tras la infección aguda, la enfermedad cura por completo en el 15-25% de los casos (ausencia del ARN del VHC en el suero, ALT normal).

- La progresión a la infección crónica es frecuente, 50-84%.
- El 74-86% de los pacientes desarrolla una viremia persistente; la eliminación espontánea de la viremia es rara en la infección crónica. El 60-70% de los enfermos tiene concentraciones elevadas de ALT de manera persistente o fluctuante; el 30-40% de los casos de infección crónica muestra concentraciones normales de ALT.
- El 15-20% de los que tienen una hepatitis C crónica termina por desarrollar cirrosis en un período de 20-30 años; en muchos de los restantes, la infección crónica conduce a una hepatitis con grados variables de fibrosis.
- El 0,4-2,5% de los pacientes con infección crónica desarrolla un carcinoma hepatocelular.
- La cuarta parte de los pacientes con infección crónica sigue una evolución asintomática con pruebas funcionales hepáticas normales e histología benigna.
- Las secuelas extrahepáticas de la infección crónica por el VHC consisten en diversos trastornos inmunitarios y linfoproliferativos (p. ej., crioglobulinemia, glomerulonefritis membranoproliferativa y posiblemente síndrome de Sjögren, tiroiditis autoinmunitaria, poliarteritis nudosa, anemia aplásica, líquen plano, porfiria cutánea tarda, linfomas B y otras).

ETIOLOGÍA
- La causa es el VHC (flavivirus ARN de cadena única).
- La mayor parte de las infecciones por el VHC se transmite por vía parenteral.
- En EE.UU., los progresos en la detección selectiva de la sangre y los hemoderivados conseguidos entre 1990 y 1992 hicieron que las infecciones por el VHC relacionadas con las transfusiones sean raras hoy (se calcula que el riesgo es de 0,00%/unidad transfundida).
- Los drogadictos por vía intravenosa son los responsables de la mayor parte de la transmisión del VHC en EE.UU. (60% de los casos de nueva adquisición; 20-50% de las personas con infección crónica).
- La tasa de seroconversión debida a la exposición profesional a pinchazos con aguja relacionada con un foco positivo para el VHC es de 1,8% (límites, 0-7%).
- Los porcentajes de transmisión hospitalaria (por cirugía o procedimientos como colonoscopia o hemodiálisis) son extraordinariamente bajos.
- La transmisión sexual y materno-fetal es poco frecuente (alrededor del 5%).
- No existe riesgo identificable en el 40-50% de los casos de infección por el VIH de contagio extrahospitalario.
- La infección por el VHC puede estimular la producción de linfocitos T citotóxicos y de citocinas (IFN-γ), que probablemente intervengan en la necrosis hepática.

DIAGNÓSTICO

DIAGNÓSTICO DIFERENCIAL

1. Otros virus de la hepatitis (A, B, D, E).
2. Otras enfermedades víricas causantes de enfermedad sistémica (p. ej., fiebre amarilla, VEB, CMV, VIH, rubéola, coxsackie B, adenovirus, VHS, VHZ).
3. Hepatitis no vírica (p. ej., leptospirosis, toxoplasmosis, hepatitis alcohólica, hepatitis por fármacos [paracetamol, INH] hepatitis tóxica).

VALORACIÓN
- Anticuerpo de la hepatitis C aguda (tabla 1-21).
- Pruebas de función hepática; hemograma.

NOTA: La determinación de ALT es una prueba fácil y barata, útil para controlar la infección y la eficacia del tratamiento. Sin embargo, sus concentraciones pueden fluctuar o incluso ser normales en la infección activa o crónica y en la cirrosis y, por otra parte, puede permanecer elevada incluso tras la desaparición de la viremia.
- El patrón oro para la valoración del grado de actividad de la enfermedad y la probabilidad de progresión es la estadificación histológica mediante biopsia hepática, que también permite descartar otras causas de hepatopatía.

PRUEBAS DE LABORATORIO

A menudo, el diagnóstico es de exclusión, ya que los anticuerpos anti-VHC tardan de 6 semanas a 12 meses en desarrollarse (70% son positivos a las 6 semanas y el 90% a los 6 meses).

Las pruebas diagnósticas son los análisis serológicos de anticuerpos y los estudios moleculares de partículas víricas.

1. La prueba utilizada para detectar los anticuerpos anti-VHC es el inmunoanálisis enzimático:
   - La versión actual permite detectar los anticuerpos entre 4 y 10 semanas después de ocurrido el contagio.
   - El porcentaje de falsos negativos en las poblaciones de bajo riesgo es del 0,5-1%.
   - Los falsos negativos también ocurren en pacientes inmunodeprimidos, infectados por el VIH-1, con insuficiencia renal y con crioglobulinemia esencial mixta asociada al VHC.
   - Falsos positivos en la hepatitis autoinmunitaria, paraproteinemia y personas sin factores de riesgo.
2. La inmunotransferencia recombinante se utiliza para confirmar la positividad de los inmunoanálisis enzimáticos:
   - Sólo se recomienda en situaciones de bajo riesgo.
3. Detección cualitativa y cuantitativa del ARN del VHC por PCR:
   - El límite inferior de detección es <100 copias de ARN del VHC/ml.

TABLA 1-21	Pruebas para la infección por el virus de la hepatitis C (VHC)	
Prueba/tipo	**Aplicación**	**Comentarios**
Anticuerpo contra el virus de la hepatitis C (anti-VCH) EIA (inmunoanálisis enzimático) Análisis complementario (inmunotransferencia recombinante, [RIBA]	Indica una infección pasada o presente pero no distingue entre infecciones agudas, crónicas o resueltas Todos los resultados positivos con EIA deben confirmarse mediante una prueba complementaria	Sensibilidad ≥97% EIA solo: escaso valor predictivo positivo en las poblaciones con baja prevalencia
ARN del VHC (ácido ribonucleico del virus de la hepatitis C) *Pruebas cualitativas* *† Reacción en cadena de la polimerasa inversa (PCR-RT) con amplificación del ARN del VHC mediante análisis propios o comerciales	Detecta la presencia de ARN circulante del VHC Vigilancia durante el tratamiento antivírico	Detecta el virus ya a las 1-2 semanas de la exposición La detección del ARN del VHC durante la infección podría ser intermitente; un solo valor negativo con PCR-RT no es concluyente Podría haber resultados positivos y negativos falsos
Pruebas cuantitativas *† Amplificación por PCR-RT del ARN del VHC mediante análisis propios o comerciales Análisis de ADN de cadena ramificada (bADN) (p. ej., Quantiplex HemogramaV RNA Assay)	Establece la concentración de ARN del VHC Podría ser útil para la valoración de la probabilidad de respuesta al tratamiento antivírico	Menos sensible que la PCR-RT cualitativa No debe utilizarse para descartar el diagnóstico de infección por el VHC ni para establecer el fin del tratamiento
Genotipo *† Varias metodologías disponibles (p. ej., hibridación, secuenciación)	Agrupación de aislamientos de virus basados en diferencias genéticas, en 6 genotipos y >90 subtipos Con los nuevos tratamientos, la duración del tratamiento podría depender del genotipo	Genotipo 1 (subtipos 1a y 1b) más frecuente en EE.UU. y asociado a menores respuestas al tratamiento antivírico
Serotipo * EIA basado en la inmunorreactividad a péptidos sintéticos (p. ej., Mutex HemogramaV Serotyping 1-6Assay)	Sin utilidad clínica	No permite diferenciar entre subtipos Infecciones dobles frecuentes

De *MMWR Morb Mortal Rep Wkly* 47(RR-19) 1998.
*No aprobado por la Food and Drug Administration de EE.UU.; ausencia de normativa.
†Las muestras requieren una manipulación especial (p. ej., el suero debe de separarse a las 2-4 horas de su extracción y almacenarse congelado [−20° C o −70 °C]; las muestras congeladas deben transportarse en hielo seco).
‡Ácido desoxirribonucleico.

- Se usa para confirmar la viremia y valorar la respuesta al tratamiento.
- La PCR cualitativa es útil en los pacientes con inmunoabsorción enzimática negativa en los que se sospecha infección.
- Los análisis cuantitativos se hacen con ADN de cadena ramificada o con PCR de transcripción inversa; este último es más sensible.
4. La determinación del genotipo del virus permite distinguir entre los genotipos 1, 2 y 3, lo que ayuda a seleccionar el tratamiento; casi todos estos análisis se hacen mediante PCR. (NOTA: Los genotipos 1, 2 y 3 predominan en EE.UU. y Europa [el 1 es especialmente frecuente en América del Norte].)
5. Pruebas de función hepática:
  - En la infección aguda, los valores de ALT y AST pueden ser más de 8 veces superiores a los normales; en la infección crónica, la ALT puede fluctuar o ser normal.
  - La bilirrubina puede ser 5-10 veces superior al límite alto de la normalidad.

- La albúmina y el tiempo de protrombina suelen ser normales; en caso contrario, pueden anunciar una necrosis hepática inminente.
- El recuento linfocítico y la VSG suelen ser normales.

DIAGNÓSTICO POR IMAGEN
- No suele ser útil.
- Ecografía: rápida reducción del tamaño del hígado durante la hepatitis fulminante o lesiones ocupantes de espacio en el carcinoma hepatocelular.

TRATAMIENTO

TRATAMIENTO NO FARMACOLÓGICO
Actividad y dieta según tolerancia.

TRATAMIENTO AGUDO
- Medidas generales.
- Hay que evitar los fármacos que se metabolizan en el hígado.
- Tratamiento específico de la infección aguda por el VHC.

- Estudios recientes demuestran que el tratamiento *precoz* con IFN-α-2b durante la infección aguda evita la infección crónica. El objetivo consiste en reducir la carga viral en las primeras fases de la infección y permitir que el sistema inmunitario del paciente controle la replicación del virus, evitando la progresión a la infección crónica. El criterio principal consiste en mantener la respuesta virológica en ausencia de ARN del VHC en el suero durante 24 semanas a partir de la terminación del tratamiento.
- Se están realizado nuevas investigaciones.

TRATAMIENTO CRÓNICO
- La respuesta al tratamiento depende del genotipo del VHC. Los pacientes con genotipo 1 rara vez responden al interferón solo y la respuesta al tratamiento de combinación con interferón y ribavirina es menor que en los genotipos 2 y 3.
- La clave del tratamiento es el IFN-α solo o en combinación con ribavirina.

- La monoterapia con IFN-α durante 2-18 meses logra una respuesta inicial (normalización de las transaminasas y ARN del VHJC indetectable) en el 40% de los pacientes, pero la mayoría sufre una reactivación tras el tratamiento; la respuesta sólo se mantiene en el 6-21% de los pacientes con genotipo 1 y los porcentajes de respuesta son aún menores en los que tienen cirrosis en el momento del tratamiento.
- La combinación de IFN-α y ribavirina administrados 3 veces a la semana produce una respuesta virológica mantenida hasta en el 40% de los pacientes. Los que tienen un genotipo o una carga vírica elevada necesitan 48 semanas de tratamiento para que la respuesta sea óptima (frente a 24 semanas en los que tienen genotipos 2 y 3 o cargas víricas bajas).
- El 49% de los pacientes que sufren una reactivación tras una monoterapia con IFN-α desarrolla una respuesta virológica mantenida a la combinación de IFN-α y ribavirina. Cuando existe contraindicación para la ribavirina, puede intentarse un ciclo más largo con dosis mayores de IFN-α o interferón-PEG.
- Tanto el IFN-α como la ribavirina tienen numerosas contraindicaciones (absolutas y relativas) y pueden dar lugar a diversos efectos secundarios. El IFN-α produce síntomas seudogripales, trombocitopenia, granulocitopenia, erupción cutánea, alopecia, anorexia, trastornos psiquiátricos y otras alteraciones. La ribavirina puede provocar hemólisis, náuseas, anemia, congestión nasal y prurito.
- Menos del 10% de los pacientes que no responden al IFN-α o al tratamiento de combinación con ribavirina lo hacen a un nuevo ciclo de tratamiento.
- Los interferones pegilados son IFN-α unidos a una molécula de polietileno glicol. La molécula PEG incrementa su semivida y confiere una actividad terapéutica mayor que la del IFN-α no pegilado, por lo que permite reducir la administración a una vez a la semana.

- Ensayos recientes de tratamiento demostraron que, en los pacientes con hepatitis C crónica sin cirrosis y en los que tienen una hepatitis C crónica con cirrosis o fibrosis en puentes, el interferón pegilado solo logra unos porcentajes de respuesta mayores que el IFN-α solo. Su mayor eficacia del respecto al INF-α podría deberse a una respuesta inmunitaria más enérgica (es decir, una mayor respuesta de linfocitos T colaboradores 1 específicos para la hepatitis C).
- Los interferones pegilados pueden usarse para tratar a pacientes a los que no puede administrarse ribavirina.
- Aún no se ha establecido el protocolo óptimo de tratamiento con interferón pegilado; en este momento se están haciendo estudios con estos fármacos en combinación con ribavirina.

Trasplante hepático:
- La hepatitis C es la principal indicación para el trasplante hepático en EE.UU.
- Es la única opción para los pacientes con cirrosis relacionada con el VHC y para algunos con carcinoma hepatocelular.
- La infección recidiva en casi todos los pacientes con fibrosis progresiva y cirrosis, y hasta el 20% progresa a la cirrosis en los 5 años posteriores al trasplante.

Coinfección por el VIH:
- Estos pacientes responden mal al IFN-α solo.
- Antes de instaurar el tratamiento con antirretrovíricos hay que considerar iniciar el tratamiento de la VHC, porque el síndrome de reconstrucción inmunitaria que se produce cuando se inician los antirretrovíricos puede exacerbar la hepatitis por el VHC.

PRONÓSTICO
- Seguimiento ambulatorio.
- Vigilancia de las concentraciones de ALT como indicio sobre la evolución de la enfermedad crónica.

- El estado de portador crónico, la cirrosis y el carcinoma hepático son más frecuentes que en las hepatitis A y B.

OTRAS CONSIDERACIONES
- La enfermedad progresa con mayor rapidez en los pacientes que beben alcohol de forma regular, en los de edad avanzada en el momento de la infección y en los coinfectados por otros virus (VIH, hepatitis B).
- No existe vacuna para esta enfermedad; la inmunoglobulina podría proporcionar una protección mínima tras la exposición.
- Las medidas preventivas son el uso de las precauciones universales, una detección selectiva cuidadosa de la sangre y los hemoderivados y el cambio de los hábitos.

BIBLIOGRAFÍA RECOMENDADA
Centers for Disease Control: Hepatitis C, *MMWR Morb Mortal Wkly Rep* 51(RR-6), 2002.

Germer HH, Zein NN: Advances in the molecular diagnosis of hepatitis C and their implications, *Mayo Clin Proc* 76:911, 2001.

Hadziyannis JJ et al: Peginterferon α-2a and ribavirin combination therapy in chronic hepatitis C, *Ann Intern Med* 140:346, 2004.

Herrine SK: Approach to the patient with chronic hepatitis C virus infection, *Ann Intern Med* 136:747, 2002.

Jaeckel E et al: Treatment of acute hepatitis C with interferon alfa-2b, *N Engl J Med* 345(20):1452, 2001.

Lauer GM, Walker BD: Hepatitis C virus infection, *N Engl J Med* 345(1):41, 2001.

Sulkowski MS, Ray SC, Thomas DL: Needlestick transmission of hepatitis C, *JAMA* 287(18):2406, 2002.

AUTOR: **JANE V. EASON, M.D.**

INFORMACIÓN BÁSICA

DEFINICIÓN

La hernia de hiato es la herniación de una parte del estómago en la cavidad torácica a través del agujero esofágico del diafragma.

SINÓNIMO

Hernias diafragmáticas.

CÓDIGO CIE-9CM
750.6 Hernia de hiato

EPIDEMIOLOGÍA Y DEMOGRAFÍA

- Afecta al 50% de los pacientes mayores de 50 años.
- Su frecuencia aumenta con la edad.
- Mayor prevalencia en los países occidentales que en África y Asia.
- Las hernias del hiato por deslizamiento son más frecuentes en las mujeres que en los varones (4:1).
- Se asocia a diverticulosis (25%), esofagitis (25%), úlcera duodenal (20%) y cálculos biliares (18%).
- Más del 90% de los pacientes con esofagitis confirmada endoscópicamente tiene una hernia de hiato.

SÍNTOMAS Y SIGNOS

- Gran parte de los pacientes con hernia de hiato son asintomáticos. Cuando existen, los síntomas son similares a los del reflujo gastroesofágico.
- Pirosis.
- Disfagia.
- Regurgitación.
- Dolor precordial.
- Sensación de plenitud posprandial.
- Hemorragia digestiva.
- Disnea.
- Disfonía.
- Sibilancias con los ruidos intestinales, que se oyen en la base del pulmón izquierdo.

ETIOLOGÍA

- Las hernias de hiato se clasifican en:
1. Por deslizamiento (fig. 1-134, *A*): hernias de hiato axiales o concéntricas (es el tipo más frecuente, 99%). La unión GE protruye a través del hiato y hacia la cavidad torácica.
2. Hernia paraesofágica (fig. 1-134, *B*). La unión GE permanece en el plano del diafragma, pero parte del estómago sobresale hacia la cavidad torácica donde se encuentra siempre, sin que la deglución altere esta situación.
3. Mixta (rara).

- Parece que las hernias de hiato se desarrollan a causa de un desequilibrio entre las fuerzas de tracción normales del esófago a través del agujero diafragmático durante la deglución y las estructuras de sostén que mantienen la posición anatómica de la unión gastroesofagica, lo que se asocia a distensiones repetidas que provocan la rotura de la membrana frenoesofágica.

DIAGNÓSTICO

El diagnóstico de la hernia de hiato depende de la anamnesis y de los estudios de imagen.

DIAGNÓSICO DIFERENCIAL

- Úlcera péptica.
- Angina inestable.
- Esofagitis (p. ej., *Candida*, herpes, AINE, etc.).
- Espasmo esofágico.
- Esófago de Barrett.
- Anillo de Schatzki.
- Acalasia.
- Divertículo de Zenker.
- Cáncer de esófago.

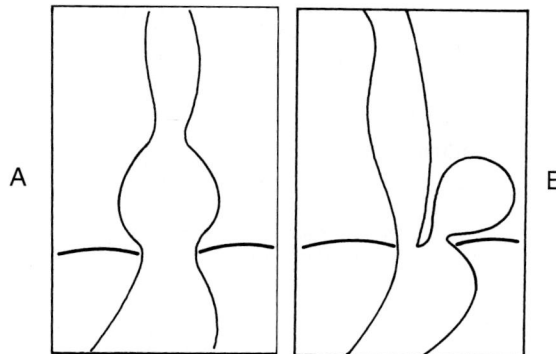

FIGURA 1-134   Tipos de hernia de hiato esofágica. A, Hernia de hiato por deslizamiento, el tipo más frecuente. **B,** Hernia de hiato paraesofágica. (Tomada de Behrman RE: *Nelson textbook of pediatrics,* 16.ª ed., Filadelfia, 2000, WB Saunders.)

VALORACIÓN

- La valoración tiene por objeto excluir los cuadros mencionados en el diagnóstico diferencial y documentar la presencia de la hernia de hiato. También puede ser necesaria una endoscopia alta para descartar la metaplasma, la displasia o una neoplasia.
- En la sección III se encuentra un algoritmo clínico para la valoración de la pirosis.

PRUEBAS DE LABORATORIO

- Las pruebas de laboratorio no son muy específicas para el diagnóstico de las hernias.
- La manometría esofágica, aunque no suele hacerse, permite confirmar el diagnóstico.

DIAGNÓTICO POR IMAGEN

- El tránsito GI alto con bario es la prueba que mejor define la anomalía anatómica. Se considerará que existe una hernia de hiato si el cardias gástrico aparece herniado a 2 cm por encima del diafragma. El tránsito GI puede mostrar un esófago tortuoso.
- La endoscopia GI alta ayuda a documentar la presencia de la hernia de hiato y a excluir otras alteraciones asociadas frecuentes, tales como la esofagitis y el esófago de Barrett. La hernia hiatal puede ser un hallazgo incidental y se diagnostica cuando se encuentran pliegues gástricos >2 cm por encima de los bordes de los pilares del diafragma.

TRATAMIENTO

TRATAMIENTO NO FARMACOLÓGICO

- Modificaciones de la forma de vida, evitando los alimentos y fármacos que reducen la presión en la parte inferior del esófago (p. ej., cafeína, chocolate, menta, antagonistas del calcio y anticolinérgicos).
- Pérdida de peso.
- Comidas no demasiado copiosas.
- El cabecero de la cama debe elevarse de 10 a 15 cm con unos calzos.

TRATAMIENTO AGUDO

- Los antiácidos pueden aliviar los síntomas leves.
- Antagonistas H_2 (p. ej., 400 mg de cimetidina 2 veces al día, 150 mg de ranitidina 2 veces al día o 20 mg de famotidina 2 veces al día) para aliviar los síntomas.
- Si existe un reflujo gastroesofágico importante con esofagitis comprobada mediante una endoscopia alta, se utilizarán inhibidores de la bomba de protones (p. ej., 20 mg de omeprazol al día o 30 mg de lansoprazol al día). Los síntomas rebeldes pueden necesitar dosis mayores de estos fármacos (p. ej., administración dos veces al día).
- Pueden añadirse fármacos procinéticos (p. ej., 10 mg de metoclopramida 30 minutos antes de cada comida) a los antagonistas H_2 o a los inhibidores de la bomba de protones.

TRATAMIENTO CRÓNICO

- En los casos en que esté indicada, puede recurrirse a la cirugía (abierta o endoscópica) en pacientes con síntomas rebeldes que alteran la calidad de vida y producen complicaciones tanto intestinales (p. ej., hemorragias digestivas) como extraintestinales (p. ej., neumonía aspirativa, asma y trastornos ORL).
- La cirugía profiláctica es una opción en los pacientes con hernias de hiato paraesofágicas, dada su mayor incidencia de estrangulación.

PRONÓSTICO

- Más de 90% de los pacientes con hernia de hiato que tienen también síntomas de reflejo gastroesofágico responde bien al tratamiento médico.
- Las complicaciones de la hernia de hiato son similares a las de los pacientes con reflujo gastroesofágico:
  1. Esofagitis erosiva.
  2. Esofagitis ulcerosa.
  3. Esófago de Barrett.
  4. Estenosis péptica.
  5. Hemorragia digestiva.
  6. Complicaciones extraintestinales.

DERIVACIÓN

Todos los pacientes con hernia de hiato comprobada que no responden a los antagonistas H_2 convencionales, a los antiácidos ni a los inhibidores de la bomba de protones o que desarrollan complicaciones como las antes mencionadas deben ser derivados a un gastroenterólogo.

OTRAS CONSIDERACIONES

COMENTARIOS

- Se ha propuesto la práctica sistemática de una endoscopia digestiva alta una vez en la vida para excluir el esófago de Barrett.
- Alrededor del 5% de los pacientes con esófago de Barrett desarrollan cáncer de esófago.
- En los pacientes con esófago de Barrett se recomienda una revisión anual con endoscopia digestiva.

BIBLIOGRAFÍA RECOMENDADA

Andujan JJ et al: Laparoscopic repair of large paraesophageal hernia is associated with low incidence of recurrence and reoperations, *Surg Endosc* 18(3):444, 2004.

Christensen J, Miftakhnr R: Hiatus hernia: a review of evidence for its origin in esophageal longitudinal muscle dysfunction, *Am J Med* 108(Suppl 4a):35, 2000.

Epstein FH: The esophagogastric junction, *N Engl J Med* 336(13):924, 1997.

Rosen M, Ponsky J: Laparoscopic repair of giant paraesophageal hernia: an update for internists, *Clev Clin J Med* 70(6):511, 2003.

Stylopoulos N, Rattner DW: Paraesophageal hernia: when to operate? *Adv Surg* 37:213, 2003.

Targarona EM et al: Midterm analysis of safety and quality of life after laparoscopic repair of paraesophageal hiatal hernia, *Surg Endosc* 18(7):1045, 2004.

AUTOR: **HEMCHAND RAMBERAN, M.D.**

INFORMACIÓN BÁSICA

DEFINICIÓN

La herpangina es una infección autolimitada del aparato respiratorio superior asociada a una erupción vesiculosa característica del paladar blando.

CÓDIGO CIE-9CM
074.0 Herpangina

EPIDEMIOLOGÍA Y DEMOGRAFÍA

INCIDENCIA (EN EE.UU.): Desconocida.
PREVALENCIA (EN EE.UU.): Desconocida.
PREDOMINIO POR SEXOS: Varones = mujeres.
DISTRIBUCIÓN POR EDADES: 3 a 10 años.
INCIDENCIA MÁXIMA: Brotes frecuentes en verano.

SÍNTOMAS Y SIGNOS

- Se caracteriza por lesiones ulcerosas localizadas típicamente en el paladar blando (fig. 1-135).
- Las lesiones, en número habitualmente menor de 6, evolucionan con rapidez desde una faringitis difusa a máculas eritematosas que se transforman en vesículas moderadamente dolorosas.
- Fiebre, vómitos y cefalea en los primeros días de la enfermedad, que ceden espontáneamente.
- Lesiones faríngeas típicas varios días más tarde.

ETIOLOGÍA

- La mayoría se debe a virus coxsackie A (A2, A4, A5, A6, A19).
- En algunos casos, la causa son otros virus.

DIAGNÓSTICO

DIAGNÓSTICO DIFERENCIAL

- Herpes simple.
- Faringitis bacteriana.
- Amigdalitis.
- Estomatitis aftosa.
- Enfermedad mano-pie-boca.

VALORACIÓN

El diagnóstico depende del hallazgo de las lesiones características en el paladar blando.

PRUEBAS DE LABORATORIO

Si existen dudas, cultivos víricos y bacterianos de la faringe para excluir la infección por el virus del herpes simple y la faringitis estreptocócica.

TRATAMIENTO

Tratamiento sintomático para las molestias de garganta.

TRATAMIENTO NO FARMACOLÓGICO

Los analgésicos faríngeos en caramelos sirven de ayuda en algunos casos.

TRATAMIENTO AGUDO

Antipiréticos cuando estén indicados.

TRATAMIENTO CRÓNICO

Infección autolimitada.

PRONÓSTICO

- En general, los síntomas ceden en el plazo de 1 semana.
- La persistencia de la fiebre y las lesiones orales durante más de una semana debe hacer pensar en un diagnóstico alternativo (véase Diagnóstico diferencial).

DERIVACIÓN

En caso de duda sobre el diagnóstico, consultar con un otorrinolaringólogo o un especialista en enfermedades infecciosas.

OTRAS CONSIDEREACIONES

COMENTARIOS

Pueden producirse brotes en los domicilios, sobre todo en los meses de verano.

BIBLIOGRAFÍA RECOMENDADA

Chang LY et al: Risk factors of enterovirus 71 infection and associated hand, foot, and mouth disease/herpangina in children during an epidemic in Taiwan, *Pediatrics* 109(6):e88, 2002.
Stone MS: Viral exanthems, *Dermatol Online J* 9(3):4, 2003.

AUTOR: **JOSEPH R. MASCI, M.D.**

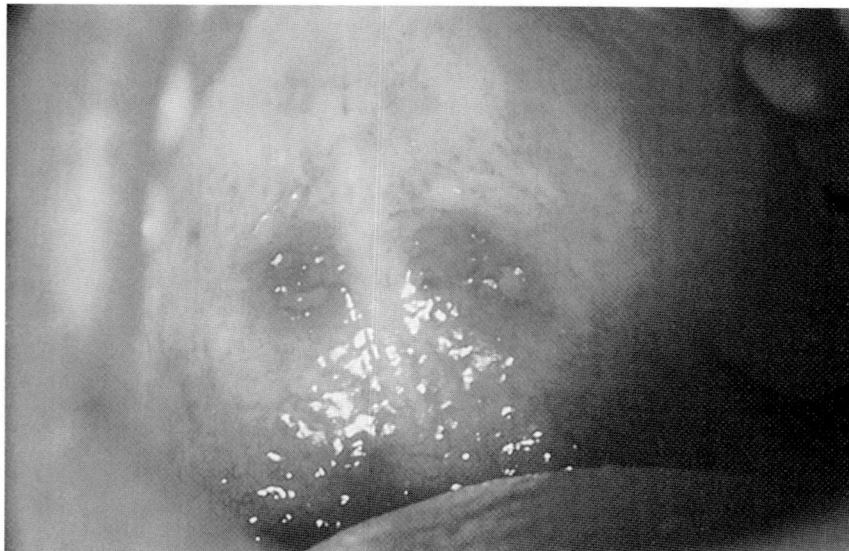

FIGURA 1-135 Herpangina con úlceras planas en el cielo de la boca. (Por cortesía de Marshall Guill, M.D. Tomada de Goldstein B [ed.]: *Practical dermatology*, 2.ª ed., St. Louis, 1997, Mosby.)

INFORMACIÓN BÁSICA

DEFINICIÓN

El herpes simple es una infección vírica causada por el virus del herpes simple (VHS); el VHS-1 produce sobre todo infecciones orales, mientras que el VHS-2 es una causa importante de infecciones genitales; no obstante, ambos tipos pueden encontrarse en cualquier localización. Luego de la infección primaria, el virus penetra en las terminaciones nerviosas de la piel situadas inmediatamente por debajo de las lesiones y asciende hasta los ganglios de las raíces dorsales, donde permanece de forma latente hasta que se reactiva.

SINÓNIMOS

Herpes genital.
Herpes labial.
Herpes de los gladiadores.
Herpes digital.

CÓDIGOS CIE-9CM
054.10 Herpes genital
054.9 Herpes labial

EPIDEMIOLOGÍA Y DEMOGRAFÍA

- Más del 85% de los adultos presenta signos serológicos de infección por el VHS-1. La seroprevalencia en los adultos con VHS-2 es del 25% en Estados Unidos. Sin embargo, sólo alrededor de 20% de estas personas recuerdan haber sufrido síntomas de infección por el VHS.
- Casi todos los casos de infecciones herpéticas oculares o digitales se deben al VHS-1.
- La frecuencia de recidivas del herpes genital por VHS-2 es mayor que la de las infecciones labiales orales por el VHS-1.
- La menor frecuencia de recidivas corresponde a las lesiones orales por el VHS-2.

- La incidencia de complicaciones por herpes simple (p. ej., encefalitis herpética) es mayor en los huéspedes inmunodeprimidos.

SÍNTOMAS Y SIGNOS

INFECCIÓN PRIMARIA:
- Los síntomas aparecen entre 3 y 7 días después del contacto (gotitas respiratorias, contacto directo).
- Los síntomas generales consisten en febrícula, cefalea y mialgias, adenopatías regionales y dolor local.
- El dolor, la sensación de quemadura, el prurito y el hormigueo duran varias horas.
- Se forman vesículas (fig. 1-136) habitualmente rodeadas de eritema, que se ulceran o se hacen costrosas en 48 horas.
- Las vesículas son de tamaño uniforme (lo que las diferencia de las vesículas del herpes zóster, que son de tamaño variable).
- Durante la erupción aguda, el enfermo se siente mal; la afectación de los labios y el interior de la boca puede dificultar la alimentación; la afectación de la región genital puede dar lugar a retención urinaria.
- Las lesiones suelen durar 2 a 6 semanas y curan sin cicatriz.

INFECCIÓN RECIDIVANTE:
- En general, se debe a una alteración del sistema inmunitario; los factores contribuyentes son la fatiga, el estrés, la menstruación, los traumatismos cutáneos locales y la exposición a la luz solar.
- Los síntomas prodrómicos (fatiga, sensación de quemadura y hormigueo de la zona afectada) duran de 12 a 24 horas.
- En 24 horas se forma un grupo de lesiones que comienzan como una mácula que evoluciona a una pápula y a vesículas rodeadas de eritema; las vesículas se fusionan y se rompen luego de 4 días, dejando una erosión que se cubre con una costra.

- Las costras suelen descamarse en 7 a 10 días, dejando una superficie rosada.
- Las localizaciones más frecuentes de las lesiones son el borde bermellón de los labios (VHS-1), el tallo o el glande del pene (VHS-2), las nalgas (más frecuente en las mujeres), las puntas de los dedos (sabañón herpético) y el tronco (puede confundirse con herpes zóster).
- En algunos lactantes y adultos atópicos puede desarrollarse un herpes simple cutáneo difuso de aparición rápida (eczema herpético). Se trata de una urgencia médica, sobre todo en los lactantes pequeños, que debe tratarse rápidamente con aciclovir.
- En pacientes inmunodeprimidos y, a veces, en huéspedes normales pueden desarrollarse una encefalitis o meningitis herpéticas o un herpes ocular.

ETIOLOGÍA
Tanto el VHS-1 como el VHS-2 son virus ADN.

DIAGNÓSTICO

DIAGNÓSTICO DIFERENCIAL
- Impétigo.
- Síndrome de Behçet.
- Infección por virus coxsackie.
- Sífilis.
- Síndrome de Stevens-Johnson.
- Herpangima.
- Estomatitis aftosa.
- Varicela.
- Herpes zóster

VALORACIÓN
El diagnóstico se basa en las manifestaciones clínicas y se confirma con estudios analíticos.

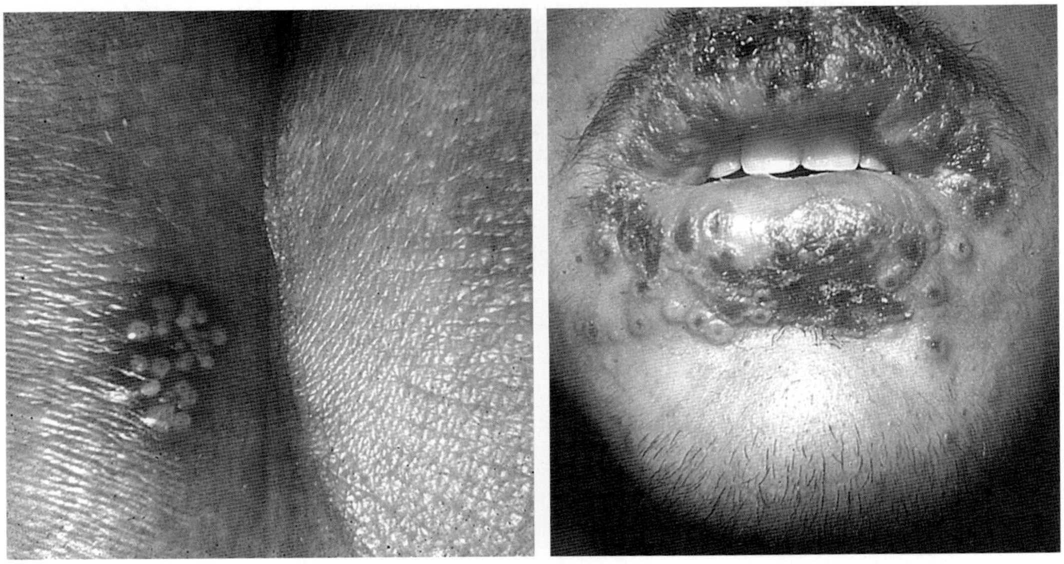

FIGURA 1-136 Herpes simple. (Tomada de Scuderi G [ed.]: *Sports medicine: principles of primary care*, St. Louis, 1997, Mosby.)

PRUEBAS DE LABORATORIO

- Los estudios de anticuerpos con inmunofluorescencia directa en extensiones proporcionan un diagnóstico rápido.
- El método más concluyente es el cultivo del virus, cuyos resultados pueden estar disponibles en 1-2 días. Las muestras deben tomarse de las lesiones durante la fase vesiculosa o al principio de la fase ulcerada; las muestras del cuello uterino se toman del endocérvix con una torunda.
- La extensión de Tzanck es una prueba fácil de llevar a cabo y demuestra la presencia de células gigantes multinucleadas. Sin embargo, no es muy sensible.
- La citología cervicovaginal permite detectar células infectadas por el VHS en el tejido cervical de las mujeres asintomáticas.
- Pruebas serológicas para el VHS: anticuerpos séricos IgG e IgM. Los anticuerpos contra el VHS se encuentran en el 50-90% de los adultos. Los análisis sistemáticos no discriminan entre los anticuerpos frente al VHS-1 y al VHS-2; la presencia de IgM o una elevación mayor de 4 veces de los títulos de IgG indican una infección reciente (deben tomarse muestras durante la convalecencia, 2-3 semanas después de la muestra correspondiente a la fase aguda).

TRATAMIENTO

TRATAMIENTO NO FARMACOLÓGICO

La aplicación de compresas tópicas frías con solución de Burow durante 15 minutos, 4 a veces al día, alivia a los pacientes con erosiones amplias de la vulva o el pene (disminuye el edema y la inflamación, elimina las costras y el material purulento).

TRATAMIENTO AGUDO

- La pomada o la crema de aciclovir aplicada con un dedil o un guante de goma cada 3-6 horas (6 veces al día) durante 7 días puede ser útil en el primer episodio clínico de herpes genital. Las infecciones genitales graves pueden tratarse con aciclovir i.v. (5 mg/kg en goteo constante a lo largo de 1 hora, cada 8 horas durante 7 días en los pacientes con función renal normal) o aciclovir oral, 200 mg 5 veces al día durante 10 días. La crema tópica de aciclovir al 5% puede usarse también en el herpes labial; cuando la aplicación se inicia durante la fase prodrómica o de pápula reduce la duración del episodio en alrededor de medio día.

- En el episodio inicial de herpes genital pueden utilizarse también comprimidos de valaciclovir (1 g, 2 veces al día durante 10 días).
- El valaciclovir administrado en dosis de 2 g v.o. cada 12 horas durante 1 día a partir del primer síntoma del herpes labial puede acortar algo la duración del episodio.
- La crema de penciclovir al 1% puede usase en el herpes labial recidivante de los labios y la cara. Debe aplicarse cada 2 horas durante l4 días en las horas de vigilia. El tratamiento debe iniciarse ante el primer signo o síntoma. Reduce el tiempo de curación del herpes orolabial en alrededor de 1 día.
- La crema de docosanol al 10%, un alcohol saturado de cadena larga, inhibe la fusión entre la membrana plasmática y la envoltura del virus, bloqueando la entrada de éste y su posterior replicación. Se vende sin receta y, cuando se aplica al primer signo de recidiva del herpes labial, puede acortar la duración del episodio en unas 12 horas.

TRATAMIENTO CRÓNICO

- Los episodios recidivantes de herpes genital pueden tratarse con aciclovir. El ciclo corto (800 mg, 3 veces al día durante 2 días) es eficaz. Otras opciones terapéuticas son 800 mg, v.o. 2 veces al día durante 3-5 días, comenzado generalmente durante los pródromos o en los 2 días siguientes a la aparición de las lesiones; el famciclovir también es útil para tratar el herpes genital recidivante (125 mg, cada 12 horas durante 5 días en pacientes con función renal normal), comenzando al primer signo o síntoma, o valaciclovir (500 mg cada 12 horas durante 3 días en pacientes con función renal normal).
- Las lesiones mucocutáneas de los pacientes con VIH que no responden a aciclovir pueden tratarse con foscarnet (40 a 60 mg/kg i.v. cada 8 horas en los pacientes con función renal normal); también se ha descrito que HPMPC es eficaz en las infecciones por VHS que no responden a aciclovir o a foscarnet.
- Los pacientes con 6 recidivas de herpes genital al año pueden tratarse con 1 g de valaciclovir al día, 400 mg de aciclovir 2 veces al día o 250 mg de famciclovir 2 veces al día.

PRONÓSTICO

Casi todos los pacientes se recuperan del episodio inicial o de las recidivas sin complicaciones; los enfermos inmunodeprimidos pueden desarrollar complicaciones (p. ej., infección diseminada por herpes simple, encefalitis herpética).

DERIVACIÓN

Los pacientes con encefalitis o meningitis herpética y los inmunodeprimidos con infecciones difusas por herpes simple deben ser hospitalizados.

Consultar al oftalmólogo en casos de sospecha de herpes ocular.

OTRAS CONSIDERACIONES

COMENTARIOS

- Información al paciente sobre la transmisión del VHS.
- El uso del preservativo proporciona una protección adecuada frente a la infección por el VHS-1 a las mujeres susceptibles.
- Los pacientes deben ser instruidos sobre el uso del preservativo en las relaciones sexuales y a evitar los besos o el contacto sexual hasta que las lesiones hayan formado costras.
- También deberán evitar el contacto con huéspedes inmunodeprimidos o recién nacidos mientras tengan lesiones.
- Es necesario explicar la técnica adecuada del lavado de las manos.
- Los pacientes con herpes de los gladiadores (herpes cutáneo en practicantes de deportes de contacto) deberán evitar la actividad deportiva hasta que las lesiones hayan cedido.
- Muchas infecciones nuevas por el VHS-2 son asintomáticas y los síntomas nuevos pueden deberse a infecciones antiguas.

BIBLIOGRAFÍA RECOMENDADA

Centers for Disease Control and Prevention: 2002 sexually transmitted diseases treatment guidelines, *MMWR Morb Mortal Wkly Rep* 51(RR-6), 2002.

Corey L et al: Once-daily valacyclovir to reduce the risk of transmission of genital herpes, *N Engl J Med* 350:11, 2004.

AUTOR: **FRED F. FERRI, M.D.**

INFORMACIÓN BÁSICA

DEFINICIÓN

El herpes zóster es una enfermedad causada por la reactivación del virus varicelazóster. Tras la infección primaria (varicela), el virus permanece latente en los ganglios de las raíces dorsales y reaparece cuando se produce un debilitamiento del sistema inmunitario (secundario a una enfermedad o al envejecimiento).

SINÓNIMO

Culebrilla.

CÓDIGO CIE-9CM
053.9 Herpes zóster

EPIDEMIOLOGÍA Y DEMOGRAFÍA

- El herpes zóster afecta al 10-20% de las personas a lo largo de sus vidas.
- Su incidencia es mayor en los huéspedes inmunodeprimidos (SIDA, neoplasias), los ancianos y los niños que padecen la varicela antes de los 2 meses de vida.

SÍNTOMAS Y SIGNOS

- El dolor suele preceder en 3-5 días a las manifestaciones cutáneas y se localiza en el dermatoma sobre el que surgirán después las lesiones cutáneas.
- A menudo se aprecian síntomas generales (malestar, fiebre, cefalea).
- La erupción inicial consiste en máculopápulas eritematosas que, en general, afectan a un dermatomoa (del tórax, en las mayoría de los casos); algunos pacientes (<50%) pueden desarrollar vesículas dispersas fuera del dermatoma afectado.
- Al tercer o cuarto días, las máculo-pápulas iniciales evolucionan a vesículas y pústulas.
- Las vesículas tienen una base eritematosa, contienen un líquido turbio y son de distintos tamaños (una característica distintiva del herpes simple, en el que las vesículas son de tamaño uniforme).
- Más tarde, las vesículas se umbilican y forman costras, que suelen caer en un plazo de semanas, pudiendo dejar cicatriz.
- El dolor durante y después de la erupción suele ser intenso.
- Puede producirse una infección bacteriana secundaria por *Staphylococcus aureus* o *Streptococcus pyogenes*.
- Pueden encontrarse adenopatías regionales.
- El herpes zóster puede afectar al nervio trigémino (el par craneal afectado con mayor frecuencia); la participación del ganglio geniculado puede provocar parálisis facial y un oído doloroso con presencia de vesículas en el pabellón auricular y el conducto auditivo externo (*síndrome de Ramsay Hunt*).

ETIOLOGÍA

Reactivación del virus de la varicela (herpersvirus humano III).

DIAGNÓSTICO

DIAGNÓSTICO DIFERENCIAL

- Erupción cutánea: infección por herpes simple y otros virus.
- El dolor del herpes zóster puede confundirse con un infarto agudo de miocardio, una embolia pulmonar, una pleuritis, una pericarditis o un cólico nefrítico.

PRUEBAS DE LABORATORIO

En general, no son necesarias (los cultivos de virus y la extensión de Tzanck confirman el diagnóstico en los pacientes con presentaciones atípicas).

TRATAMIENTO

TRATAMIENTO NO FARMACOLÓGICO

- Las compresas húmedas (con solución de Burow o agua corriente fría) aplicadas durante 15-230 minutos 5 a 10 veces al día ayudan a romper las vesículas y a eliminar el suero y las costras.
- Hay que tener cuidado para evitar las infecciones bacterianas secundarias.

TRATAMIENTO AGUDO

- La gabapentina, 300 a 1.800 mg al día alivia eficazmente el dolor y las alteraciones del sueño asociadas a la neuralgia postherpética.
- También los parches de lidocaína al 5% son eficaces en la neuralgia postherpética. Los parches se aplican sobre la piel intacta, cubriendo la zona más dolorosa durante un período máximo de 12 horas al día.
- Los fármacos antivíricos reducirán el dolor agudo, la inflamación y la formación de vesículas si el tratamiento se inicia en las primeras 48 horas a partir de la aparición de la erupción. Las posibilidades de tratamiento son:
  1. Aciclovir, 800 mg 5 veces al día durante 7-10 días.
  2. Valaciclovir, 1000 mg 3 veces al día durante 7 días.
  3. Famciclovir, 500 mg 3 veces al día durante 7 días.
- Los pacientes inmunodeprimidos deben tratarse con aciclovir i.v., 500 mg/m² o 10 mg/kg cada 8 horas en infusión de 1 hora, durante 7 días, vigilando estrechamente la función renal y con una hidratación adecuada; en el herpes zóster diseminado de los pacientes inmunodeprimidos también es eficaz la vardarabina (goteo continuo de 10 mg/kg/día en 12 horas durante 7 días).

- Los pacientes con SIDA y los trasplantados pueden desarrollar una varicelazóster rebelde al aciclovir; en estos casos, el tratamiento se hará con foscarnet (40 mg/kg i.v. cada 8 horas), que se mantendrá al menos 10 días o hasta que las lesiones se curen por completo.
- La crema de capsaicina puede usarse para tratar la neuralgia postherpética. Suele aplicarse 3-5 veces al día durante varias semanas después de que las crestas hayan caído.
- El bloqueo simpático (del ganglio estrellado o epidural) con bupivacaína al 0,25% y la rizotomía se reservan para los casos graves que no responden al tratamiento conservador.
- En los pacientes ancianos debe considerarse la posibilidad de administrar corticosteroides si no hay contraindicaciones. La dosis inicial es de 60 mg al día de prednisona y se reduce progresivamente a lo largo de 21 días. Su uso se asocia a una disminución de las necesidades de analgésicos y del tiempo de reanudación de las actividades normales, pero no tiene efecto alguno sobre la incidencia y la duración de la neuralgia postherpética.

PRONÓSTICO

- La incidencia de neuralgia postherpética (definida como un dolor que persiste más de 30 días a partir de la aparición de la erupción) aumenta con la edad (30% a los 40 años, >70% a los 70 años); los antivíricos reducen el riesgo de neuralgia postherpética.
- La incidencia de herpes zóster diseminado es mayor en los pacientes inmunodeprimidos (15-50% de los pacientes con enfermedad de Hodgkin).
- Los enfermos inmunodeprimidos son también más propensos a las complicaciones neurológicas (encefalitis, mielitis, parálisis de nervios craneales y periféricos, necrosis retiniana aguda). En los pacientes inmunodeprimidos con herpes zóster generalizado, la mortalidad es del 10-20%.
- Las neuropatías motoras afectan al 5% de todos los casos de herpes zóster; más del 70% de los pacientes se recuperan por completo.

DERIVACIÓN

- Hospitalización para tratamiento con aciclovir i.v. en los pacientes con herpes zóster diseminado.
- Los enfermos con herpes zóster oftálmico deben ser derivados a un oftalmólogo.
- Consulta quirúrgica para la rizotomía en caso de dolor intenso que no responde al tratamiento convencional.
- Bloqueo simpático en pacientes seleccionados.

BIBLIOGRAFÍA RECOMENDADA

Gnann JW, Whitley RJ: Herpes zoster, *N Engl J Med* 347:340, 2002.

AUTOR: **FRED F. FERRI, M.D.**

INFORMACIÓN BÁSICA

DEFINICIÓN

La hidrocefalia normotensiva es un síndrome de hidrocefalia sintomática en el que la presión del LCR es normal. La tríada clásica de la hidrocefalia normotensiva consiste en trastornos de la marcha, pérdida cognitiva e incontinencia.

CÓDIGO CIE-9CM
331.3 Hidrocefalia comunicante

EPIDEMIOLOGÍA Y DEMOGRAFÍA

PREDOMINIO POR SEXOS: Varones = mujeres.
DISTRIBUCIÓN POR EDADES: Cuarto a sexto decenios, aunque puede ocurrir a cualquier edad.
INCIDENCIA: 1 por 100.000 habitantes.

SÍNTOMAS Y SIGNOS

- Trastorno de la marcha: los pacientes suelen tener dificultades para iniciar la ambulación, y la marcha puede ser de una base amplia y arrastrando los pies, lo que da la sensación de que éstos están pegados al suelo («marcha magnética» o «trastorno de marcha frontal»).
- Disminución cognitiva: lentitud mental, tendencia al olvido y falta de atención sin agnosia, afasia ni otros trastornos «corticales».
- Incontinencia: al principio puede haber tenesmo urinario que evoluciona hacia la incontinencia. Asociada a veces a incontinencia fecal.
- En la exploración física hay que buscar signos de enfermedades que puedan simular una hidrocefalia normotensiva.

ETIOLOGÍA

- Alrededor del 50% de los casos es idiopático; el resto es secundario a causas tales como una hemorragia subaracnoidea previa, meningitis, traumatismo o cirugía intracraneal.
- Se cree que los síntomas se deben a la distensión de las fibras motoras sacras y límbicas situadas cerca de los ventrículos, en el lugar de la dilatación.

DIAGNÓSTICO

DIAGNÓSTICO DIFERENCIAL

- Enfermedad de Alzheimer con manifestaciones extrapiramidales.
- Alteración cognitiva en la enfermedad de Parkinson o en los síndromes Plus del Parkinson.
- Enfermedad difusa por cuerpos de Lewy.
- Demencia frontotemporal.
- Espondilosis cervical con compresión medular en una demencia degenerativa.
- Trastornos de la marcha multifactorial.
- Demencia multi-infarto.

VALORACIÓN

- **Punción lumbar con gran volumen:**
  1. Estudio del estado mental y tiempo necesario para caminar una distancia determinada (generalmente 8 m), seguido de la extracción de 30 a 50 ml de LCR.
  2. Nueva comprobación del estado mental y del tiempo necesario para caminar la misma distancia pasadas 1 y 4 horas. Los pacientes en los que la marcha o el estado mental mejoran de manera significativa evolucionan mejor tras la cirugía; cuando la respuesta es escasa o nula, la evolución será variable.
  3. Se miden la presión de abertura y de cierre; si está elevada, deberán considerarse otras etiologías.
- A veces puede hacerse un drenaje lumbar continuo de LCR.
- En ocasiones se utilizan la perfusión de LCR o la monitorización de su presión para ayudar a predecir la evolución tras la cirugía.

PRUEBAS DE LABORATORIO

Hay que hacer un análisis sistemático del LCR para excluir otras alteraciones.

DIAGNÓSTICO POR IMAGEN

- La TC o la RM permiten documentar la ventriculomegalia. La característica distintiva de la HPN es un aumento de tamaño de los ventrículos, desproporcionado en relación con la atrofia de los surcos.
- La RM es mejor que la TC, debido a su mayor capacidad para demostrar las estructuras de la fosa posterior, el flujo de LCR transepididimario y la magnitud de las lesiones de la sustancia blanca.
- No se ha demostrado que la cisternografía isotópica y los estudios dinámicos con RM sean mejores para predecir la evolución de la derivación.

TRATAMIENTO

TRATAMIENTO NO FARMACOLÓGICO

Algunos pacientes (el 30% de los que tienen hidrocefalia normotensiva y el 60% de los de etiología desconocida) mejoran de manera significativa con la derivación.
Los factores que permiten predecir una evolución favorable con la cirugía son:
- La hidrocefalia normotensiva secundaria a un traumatismo, una hemorragia subaracnoidea o una meningitis previas.
- Los antecedentes de alteración cognitiva leve de <2 años de evolución.
- El comienzo del trastorno de la marcha antes de la pérdida cognitiva.
- La demostración mediante estudios de imagen de una hidrocefalia sin aumento de tamaño de los surcos.
- La visualización de flujo transepididimario del LCR en la RM.
Los factores que puede indicar un mal pronóstico con la cirugía son:
- Lesiones amplias de la sustancia blanca o atrofia cerebral difusa en la RM.
- Alteración cognitiva moderada o intensa.
- Comienzo de la alteración cognitiva antes del trastorno de la marcha.
- Antecedentes de abuso del alcohol.

TRATAMIENTO AGUDO

Derivación en pacientes seleccionados.

DERIVACIÓN

Consulta neuroquirúrgica para la derivación en los pacientes en que esté indicada.

OTRAS CONSIDERACIONES

Todos los síntomas cardinales de la hidrocefalia normotensiva se encuentran habitualmente en los ancianos y en múltiples enfermedades, por lo que el diagnóstico diferencial debe hacerse siempre con gran cuidado.

PRECAUCIÓN

Las complicaciones de la derivación afectan al 30-40% de los pacientes.

BIBLIOGRAFÍA RECOMENDADA
Vanneste JA: Diagnosis and management of normal-pressure hydrocephalus, *J Neurol* 247(1):5, 2000.

AUTOR: **TAMARA G. FONG, M.D., PH.D.**

INFORMACIÓN BÁSICA

DEFINICIÓN

El hidrocele es una colección de líquido en un espacio escrotal seroso, situado generalmente entre las capas de la túnica vaginal (figs. 1-137 y 1-138).

CÓDIGO CIE-9CM
603.9 Hidrocele

SÍNTOMAS Y SIGNOS

Síntomas:
- Aumento de tamaño del escroto.
- Pesadez del escroto o molestias que se irradian a la zona inguinal.
- Dolor de espalda.

Signos:
- Distensión escrotal que puede hacer imposible la palpación del testículo.
- Transiluminación.

ETIOLOGÍA Y PATOGENIA

El hidrocele pede ocurrir como una anomalía congénita debida a la falta de cierre del proceso vaginal. En estos casos, prácticamente siempre se asocia a una hernia inguinal. Los hidroceles congénitos son más frecuentes en lactantes y niños. En los adultos, los hidroceles se deben en la mayoría de los casos a infecciones, tumores o traumatismos. La infección del epidídimo suele dar lugar al desarrollo de un hidrocele secundario. Las infecciones tropicales tales como la filariasis pueden producir hidrocele.

DIAGNÓSTICO

DIAGNÓSTICO DIFERENCIAL

- Espermatocele.
- Hernia inguinoescrotal.
- Tumor testicular.
- Varicocele.
- Epididimitis.

DIAGNÓSTICO POR IMAGEN

Ecografía escrotal (útil para descartar un tumor testicular como causa del hidrocele).

TRATAMIENTO

- Si es asintomático y el testículo parece normal, no precisa tratamiento.
- Reparación quirúrgica.

BIBLIOGRAFÍA RECOMENDADA

Rowland RG, Foster RS, Donohue JP: Scrotum and testis. In Gillenwater JY et al. (eds): *Adult and pediatric urology,* ed 3, St Louis, 1996, Mosby.

AUTOR: **TOM J. WACHTEL, M.D.**

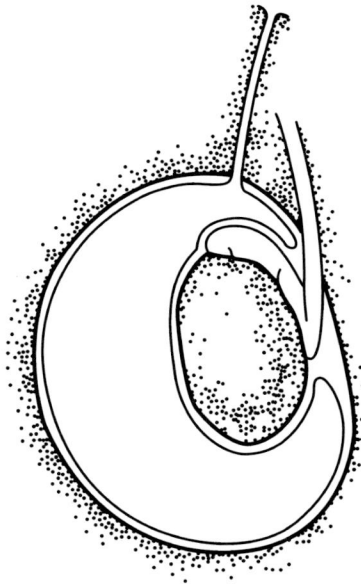

FIGURA 1-137   El hidrocele es una colección de líquido en el espacio seroso situado entre las capas de la túnica vaginal. Ésta puede o no permanecer permeable, lo que permite que el hidrocele comunique con el peritoneo.

FIGURA 1-138   Recién nacido con un gran hidrocele derecho. (Tomada de Berhman RE: *Nelson textbook of pediatrics,* 16.ª ed., Filadelfia, 2000, WB Saunders.)

INFORMACIÓN BÁSICA

DEFINICIÓN

La hidronefrosis es la dilatación del sistema pielocalicial renal que, en la mayoría de las ocasiones, se debe a una alteración del flujo de la orina.

SINÓNIMOS

Hidrouréter (dilatación del uréter; es frecuente en la hidronefrosis cuando la obstrucción se encuentra en la parte inferior de la vía urinaria).
Obstrucción de la vía urinaria.

CÓDIGOS CIE-9CM
591 Hidronefrosis adquirida
753.2 Hidronefrosis congénita

EPIDEMIOLOGÍA Y DEMOGRAFÍA

Los niños suelen tener malformaciones congénitas, mientras que en los adultos la etiología suele ser adquirida.

SÍNTOMAS Y SIGNOS

HISTORIA CLÍNICA:
- El dolor se debe a la distensión del sistema colector o de la cápsula renal y está más relacionado con la velocidad de comienzo que con el grado de obstrucción. La localización puede variar entre el flanco y la parte inferior del abdomen o los testículos/labios. El dolor del flanco que sólo se produce durante la micción es muy sugestivo de reflujo vesicoureteral.
- En la obstrucción completa del flujo urinario puede producirse anuria (hidronefrosis bilateral o unilateral si sólo hay un riñón).
- En la obstrucción crónica (incompleta) puede haber poliuria o nicturia, debidas al efecto nocivo sobre la capacidad de concentración del riñón (diabetes insípida nefrogénica).
- En la obstrucción de la vejiga o de tramos inferiores (p. ej., hiperplasia prostática) pueden producirse polaquiuria, goteo posmiccional y dificultad para iniciar la micción.
- Las infecciones urinarias crónicas pueden deberse a una obstrucción urinaria crónica (la ectasia urinaria favorece el crecimiento de los microorganismos) o puede ser la causa de un cuadro (p. ej., cambios del pH urinario) que favorezca la formación de cálculos y la obstrucción consiguiente.

EXPLORACIÓN FÍSICA:
- El aumento de la liberación de renina en la obstrucción aguda o subaguda puede provocar hipertensión.
- La fiebre o el dolor a la palpación en el ángulo costovertebral pueden indicar una infección urinaria.
- Presencia de distensión de la vejiga o los riñones.

- Hay que hacer un tacto rectal para valorar el tamaño y la nodularidad de la próstata y comprobar el tono del esfínter rectal.
- La exploración pélvica permite valorar la anatomía vaginal, la existencia de tumores en la pelvis o una enfermedad inflamatoria pélvica (EIP).
- Exploración del pene para descartar una estenosis del meato o una fimosis.
- Sondaje vesical para valorar el volumen residual posmiccional si se considera una obstrucción urinaria. En caso de insuficiencia renal inexplicada, habrá que descartar la obstrucción posrenal.

ETIOLOGÍA

ALTERACIONES MECÁNICAS:
- Estenosis congénita de la unión pieloureteral, estenosis de la unión vesicoureteral, ureterocele, uréter retrocavo, obstrucción del cuello vesical, válvulas uretrales, estenosis uretral, estenosis meatal.
- Adquiridas:
  1. Intrínsecas de la vía urinaria: cálculos, inflamación, traumatismo, necrosis papilar, tumor ureteral, coágulos hemáticos, hipertrofia o cáncer de próstata, cáncer de vejiga, estenosis uretral, fimosis.
  2. Extrínsecas a la vía urinaria: útero grávido, fibrosis o tumor retroperitoneal (p. ej., linfoma), aneurisma aórtico, miomas uterinos, traumatismo (quirúrgico o no quirúrgico), EIP, tumores malignos de la pelvis (p. ej., de próstata, intestino grueso, cuello uterino, vejiga).

ALTERACIONES FUNCIONALES:
- En las enfermedades de la médula espinal o en la neuropatía diabética puede producirse una vejiga neurógena (a menudo con uréter adinámico).
- Fármacos como los antagonistas adrenérgicos y los anticolinérgicos pueden inhibir el vaciamiento vesical.
- Puede existir reflujo vesicoureteral.
- El embarazo puede producir hidrouréter e hidronefrosis (más frecuente en el lado derecho) incluso durante el segundo trimestre. La causa es la combinación de los efectos hormonales sobre el tono ureteral con los factores mecánicos.

DIAGNÓSTICO

DIAGNÓSTICO DIFERENCIAL

- Cálculos urinarios.
- Enfermedad neoplásica.
- Hipertrofia prostática.
- Enfermedad neurológica.
- Reflujo urinario.
- Infección urinaria.
- Efectos de los fármacos.
- Traumatismos.
- Anomalías congénitas de la vía urinaria.

PRUEBAS DE LABORATORIO

- BUN y creatinina sérica para valorar la insuficiencia renal (en general, implica una obstrucción bilateral o unilateral, en caso de riñón único).
- El análisis de los electrólitos puede revelar hipernatremia (en el caso de DI nefrogénica), hiperpotasemia (por insuficiencia renal y los efectos sobre la función tubular) o acidosis tubular renal distal.
- El análisis de orina y el estudio del sedimento pueden demostrar leucocitos, hematíes o bacterias en cuadros específicos (p. ej., infección, litiasis), pero lo más frecuente es que el sedimento sea normal en la enfermedad obstructiva renal.

DIAGNÓSTICO POR IMAGEN

- Para buscar nefrocalcinosis o un cálculo radioopaco se recurre a placas simples de abdomen que comprendan los riñones, los uréteres y la vejiga.
- Valoración ecográfica del tamaño de los riñones y la vejiga y del contorno del sistema pielocalicial y de los uréteres. La sensibilidad y la especificidad de la ecografía en la hidronefrosis oscilan en torno al 90% y es una exploración no invasora, por lo que no puede agravar una insuficiencia renal preexistente.
- La pielografía intravenosa (PIV) ayuda a localizar el lugar de la obstrucción cuando se constata una hidronefrosis mediante la ecografía, pero en presencia de insuficiencia renal el contraste puede producir efectos adversos en los riñones.
- Si se teme que la PIV produzca una insuficiencia renal, podrá recurrirse a la urografía anterógrada o retrógrada, métodos ambos que pueden ampliarse para proporcionar alivio a la obstrucción.
- La TC abdominal sin contraste i.v. permite localizar con exactitud el lugar de la obstrucción.
- La cistouretrografía de vaciamiento ayuda a diagnosticar el reflujo vesicoureteral y las obstrucciones del cuello vesical o de la uretra.
- La urografía con RM puede ser útil cuando no es posible hacer estudios con contraste o éstos no son diagnósticos.

TRATAMIENTO

- Si la obstrucción se asocia a infección urinaria, insuficiencia renal aguda o dolor incontrolable, será necesario un tratamiento urgente.
- El tratamiento conservador de los cálculos con líquidos i.v., antibióticos i.v. (si hay pruebas de infección) y una analgesia agresiva pueden bastar para tratar una obstrucción urinaria unilateral, según el tamaño (90% de los cálculos <5 mm se expulsan espontáneamente).

- El sondaje uretral alivia la mayoría de las obstrucciones de la vejiga o distales a ella, pero a veces hay que recurrir a una sonda suprapúbica (p. ej., estenosis uretral que no puede superarse o lesión de la uretra). En la vejiga neurógena puede ser necesario un sondaje limpio intermitente, si el vaciamiento frecuente y el tratamiento farmacológico no son eficaces.
- Para facilitar el drenaje de la orina puede instalarse una sonda de nefrostomía percutánea.
- La litotripsia extracorpórea con ondas de choque (LEOC) se usa para fragmentar los cálculos de gran tamaño y facilitar su expulsión espontánea o su extracción posterior. (NOTA: La LEOC está contraindicada en el embarazo.)
- Para extraer los cálculos proximales con control visual directo se utiliza la nefroscopia.

- Para la extracción de los cálculos ureterales distales se utiliza la cistoscopia con ureteroscopia con asa o cesta y con o sin fragmentación previa por ultrasonidos o litotripsia con láser.
- En las obstrucciones ureterales extrínsecas y en algunas intrínsecas puede utilizarse una endoprótesis ureteral.
- En las estenosis de la uretra puede recurrirse a la dilatación uretral o a una uretrotomía interna.
- En los casos graves pueden ser necesarias una nefrectomía o una derivación ureteral (p. ej., en tumores malignos).
- En la enfermedad por reflujo puede valorarse la reimplantación vesicoureteral.
- En la obstrucción grave por hipertrofia benigna prostática se utiliza la prostatectomía transureteral retrógrada.
- Es necesario aportar líquidos y electrólitos i.v.; durante la diuresis postobstructiva hay que vigilar estrechamente al paciente (en general, durante varios días o una semana).

PRONÓSTICO

El tratamiento agresivo de las infecciones y el alivio precoz de la obstrucción suelen evitar la pérdida progresiva de función renal; sin embargo, una obstrucción crónica bilateral (a menudo por una hipertrofia prostática benigna) puede conducir a la insuficiencia renal crónica.

DERIVACIÓN

- Consulta urológica precoz para diagnóstico, tratamiento o ambos.
- Consulta oncológica si se diagnostica una neoplasia.
- Consulta ginecológica en caso de embarazo o si existe una alteración de la anatomía pélvica femenina.

AUTORES: **WILLIAMS F. BOYD, M.D.** y **PAUL A. PIRRAGLIA, M.D, M M.P.H.**

INFORMACIÓN BÁSICA

DEFINICIÓN

El hiperaldosteronismo primario es un síndrome clínico caracterizado por hipopotasemia, hipertensión, baja actividad de renina plasmática (ARP) y una secreción excesiva de la aldosterona.

SINÓNIMO

Síndrome de Conn.

CÓDIGO CIE-9CM
255.1 Hiperaldosteronismo primario

EPIDEMIOLOGÍA Y DEMOGRAFÍA

INCIDENCIA/PREVALENCIA: 1-2% de los pacientes hipertensos; más frecuente en mujeres.

SÍNTOMAS Y SIGNOS

- Suele ser asintomático.
- Si existe una hipopotasemia importante, posible calambres musculares, debilidad y parestesias.
- Hipertensión.
- Poliuria, polidipsia.

ETIOLOGÍA

- Adenoma productor de aldosterona (>60%).
- Hiperaldosteronismo idiopático (>30%)
- Hiperaldosteronismo supresible con glucocorticoides (<1%).
- Carcinoma productor de aldosterona (<1%).

DIAGNÓSTICO

DIAGNÓSTICO DIFERENCIAL

- Uso de diuréticos.
- Hiperpotasemia secundaria a vómitos, diarrea.
- Hipertensión renovascular.
- Otras neoplasias endocrinas (feocromocitoma, tumor productor de desoxicorticosterona, tumor secretor de renina).

VALORACIÓN

En los pacientes con hipopotasemia y baja ARP, las pruebas para confirmar el hiperaldosteronismo incluyen:

- Prueba de orina de 24 horas para medir las concentraciones de aldosterona y potasio (potasio >40 mEq y aldosterona >15 μg).

- Prueba de captopril: administrar 25-50 mg de captopril (inhibidor de la ECA) y medir la concentración plasmática de renina y aldosterona 1-2 horas después. Una concentración de aldosterona >15 ng/dl confirma el diagnóstico de aldosteronismo primario. La prueba es más cara y se debe reservar para situaciones en las que el resultado de la determinación de aldosterona en orina de 24 horas sea ambiguo.
- La determinación de tetrahidroaldosterona en orina de 24 horas (<65 μg/24 horas) y la prueba de infusión de salino (aldosterona plasmática >10 ng/dl) se pueden emplear en casos ambiguos.
- La prueba de estimulación con renina-aldosterona (prueba de la postura) se puede utilizar para distinguir el HAI de los adenomas productores de aldosterona (APA). Los pacientes con APA muestran una reducción de la concentración de aldosterona en 4 horas, mientras que los enfermos con HAI tienen un incremento.
- Como prueba de detección selectiva del aldosteronismo primario se puede emplear un aumento del cociente entre aldosterona y renina plasmáticas (CAR) en una muestra elegida al azar en enfermos que reciben fármacos antihipertensivos (valor predictivo positivo para el diagnóstico de aldosteronismo primario próximo al 100% según un estudio reciente). El CAR se calcula dividiendo la aldosterona plasmática (mg/dl) entre la actividad de renina plasmática (mg/ml/hora). Un CAR >100 se considera elevado.
- Es posible obtener muestras venosas bilaterales de las suprarrenales para localizar el APA cuando la TC suprarrenal resulta dudosa. En los APA el cociente entre la concentración de aldosterona ipsi y contralateral es >10:1 y la concentración ipsilateral es muy elevada (>1.000 ng/dl).
- En la sección III (Hiperaldosteronismo) se describe una valoración diagnóstica de los hipertensos con sospecha de aldosteronismo.

PRUEBAS DE LABORATORIO

Las pruebas de laboratorio convencionales pueden ser indicativas, pero no diagnósticas de aldosteronismo primario. Las alteraciones frecuentes son:

- Hipopotasemia espontánea o de gravedad moderada mientras se reciben diuréticos en dosis convencionales.
- Posible alcalosis e hipernatremia.

DIAGNÓSTICO POR IMAGEN

- TC suprarrenal (cortes a 3 mm) para localizar la neoplasia.
- Gammagrafía suprarrenal con yodocolesterol (NP-59) o 6-beta-yodometil-19-norcolesterol tras la supresión con dexametasona. La captación del marcador aumenta en los pacientes con aldosteronoma y está ausente en los enfermos con aldosteronismo idiopático o carcinoma suprarrenal.

TRATAMIENTO

TRATAMIENTO NO FARMACOLÓGICO

- Vigilancia y control regular de la presión arterial.
- Dieta pobre en sodio, evitar el tabaco, mantenimiento del peso ideal y programa de ejercicio regular.

TRATAMIENTO AGUDO

- Control de la presión arterial y la hipopotasemia con espironolactona, amilorida e IECA.
- Cirugía (adrenelectomía unilateral) en caso de APA.

TRATAMIENTO CRÓNICO

Es necesario el tratamiento médico crónico con espironolactona, amilorida o un IECA para controlar la presión arterial y la hipopotasemia en todos los pacientes con hiperaldosteronismo idiopático bilateral.

PRONÓSTICO

La adrenalectomía unilateral normaliza la hipertensión y la hipopotasemia en el 70% de los casos de APA en 1 año. A los 5 años, un 50% de los pacientes sigue siendo normotenso.

DERIVACIÓN

Derivación a cirugía para realización de adrenalectomía unilateral tras confirmación de APA o carcinoma unilateral.

OTRAS CONSIDERACIONES

COMENTARIOS

Es necesario el control frecuente de la presión arterial y los electrólitos en el postoperatorio porque la normotensión puede tardar hasta 4 meses en conseguirse tras una adrenalectomía unilateral.

- Estudios recientes sobre la aldosterona sérica y la incidencia de hipertensión en personas no hipertensas indican que el aumento de las concentraciones de aldosterona dentro de límites fisiológicos predispone al desarrollo de hipertensión.

BIBLIOGRAFÍA RECOMENDADA

Vasan RS et al: Serum aldosterone and the incidence of hypertension in nonhypertensive persons, *N Engl J Med* 351:33, 2004.

AUTOR: **FRED F. FERRI, M.D.**

INFORMACIÓN BÁSICA

DEFINICIÓN

El término hipercolesterolemia se utiliza para definir las concentraciones sanguíneas de colesterol >200 mg/dl. Las concentraciones de 200 a 239 mg/dl se consideran en el límite alto de la normalidad, mientras que las ≥240 mg/dl se consideran elevadas.

SINÓNIMOS

Hipercolesteremia.
Hipercolesterinemia.
Hiperlipoproteinemia familiar tipo II.

CÓDIGO CIE-9CM
272.0 Hipercolesterolemia

EPIDEMIOLOGÍA Y DEMOGRAFÍA

INCIDENCIA /PREVALENCIA:
- El número de estadounidenses con un colesterol sérico total >200 mg/dl supera ampliamente los 100 millones.
- Alrededor de 60 millones de estadounidenses tienen elevaciones del colesterol que necesitan tratamiento farmacológico.
- La incidencia de la hipercolesterolemia familiar heterocigótica es de alrededor de 1:500.
- La incidencia de la hipercolesterolemia familiar homocigótica es de alrededor de 1:1 millón.
- La prevalencia de la hipercolesterolemia aumenta con la edad.

GENÉTICA:
- Hipercolesterolemia familiar: enfermedad autosómica dominante.
- Hiperlipidemia combinada familiar: enfermedad posiblemente autosómica dominante.
- Predilección multifactorial: evidente en la mayoría de las personas afectadas.

FACTORES DE RIESGO:
- Dieta.
- Predisposición genética.
- Vida sedentaria.
- Causas secundarias asociadas.

SÍNTOMAS Y SIGNOS

- La mayoría de los pacientes no presentan signos físicos.
- Signos posibles, sobre todo en las formas familiares:
  1. Xantomas tendinosos.
  2. Xantelasma.
  3. *Arcus corneae*.
  4. Soplos arteriales (adultos jóvenes).

ETIOLOGÍA

- Primaria:
  1. Genética.
  2. Obesidad.
  3. Dieta.
- Secundaria:
  1. Diabetes mellitus.
  2. Alcohol.
  3. Anticonceptivos orales.
  4. Hipotiroidismo.
  5. Glucocorticoides.
  6. La mayoría de los diuréticos.
  7. Síndrome nefrótico.
  8. Hematoma.
  9. Obstrucción biliar extrahepática.
  10. Cirrosis biliar primaria.

DIAGNÓSTICO

DIAGNÓSTICO DIFERENCIAL

No hay ningún verdadero diagnóstico diferencial; sin embargo, hay que considerar las causas/etiologías secundarias de la elevación del colesterol.

PRUEBAS DE LABORATORIO

PREVENCIÓN PRIMARIA SIN ATEROSCLEROSIS NI DIABETES MELLITUS:
1. Colesterol total <200 mg/dl y HDL <40; repetir a los 5 años.
2. Colesterol 200 a 239 mg/dl y HDL >40, plantear modificaciones dietéticas, repetir en 1-2 años.
3. Colesterol total >240 mg/dl o HDL <40 mg/dl: perfil lipídico en ayunas (colesterol, HDL, triglicéridos, con cálculo de la LDL).
4. Perfil lipídico en ayunas con LDL <130 mg/dl y uno o ningún factor de riesgo: directrices dietéticas y repetición a los 5 años.
5. Perfil lipídico en ayunas con LDL de 130 a 159 mg/dl (riesgo en el límite alto) y menos de dos factores de riesgo de CI: modificaciones dietéticas y ejercicio, con repetición del perfil a las 12 semanas.
6. Perfil lipídico en ayunas con LDL >160 mg/dl o LDL limítrofe y dos o más factores de riesgo de CI: tratamiento farmacológico.

PREVENCIÓN SECUNDARIA CON ATEROSCLEROSIS O DIABETES MELLITUS:
1. Perfil lipídico en ayunas en todos los casos.
2. LDL <100 mg/dl: instrucción sobre dieta y ejercicio, repetición anual.
3. LDL >100 mg/dl: necesidad de tratamiento farmacológico.

PREVENCIÓN SECUNDARIA CON ATEROSCLEROSIS Y DIABETES MELLITUS:
1. En la actualidad se clasifica como de riesgo muy alto.
2. Perfil lipídico en ayuna de todos los pacientes.
3. LDL >70 mg/dl: necesidad de tratamiento farmacológico.

TRATAMIENTO

TRATAMIENTO NO FARMACOLÓGICO

- Tratamiento de primera línea: dieta (véase «Hiperlipoproteinemia»).
- Modificaciones dietéticas.
  1. Dieta pobre en colesterol y en grasa (30% o menos de las calorías totales procedentes de grasas).
  2. Grasas saturadas <7% de las calorías totales.
  3. No más de 200 mg/día de colesterol.
- Aumento de la actividad con ejercicios aeróbicos: 20-30 minutos de ejercicios aeróbicos 3-4 veces a la semana.
- Insistencia en el abandono del tabaco.
- Asesoramiento sobre los factores de riesgo de la CI.

TRATAMIENTO AGUDO

No requiere tratamiento agudo.

TRATAMIENTO CRÓNICO

- En la prevención primaria: necesario en los pacientes con LDL >160 mg/dl o LDL de 130 a 159 mg/dl con dos o más factores de riesgo para la CI.
- En la prevención secundaria: necesario en los pacientes con CI conocida, enfermedad vascular o diabetes mellitus y LDL >70 mg/dl.
- En la prevención primaria: se considerará en los pacientes con tratamiento dietético y LDL >190 mg/dl con dos o más factores de riesgo, o HDL <30 mg/l.
- Fármacos que pueden usarse (v. la tabla 1-22):
  1. Quelantes de ácidos biliares (mal tolerados).
  2. Niacina (mal tolerada).
  3. Inhibidores de la HMG-CoA reductasa («estatinas»).
  4. Ácidos fíbricos.
  5. Medicación adaptada al perfil lipídico del paciente, a su forma de vida y al perfil de efectos secundarios de la medicación.
- Inhibidores de la absorción del colesterol (ezetimibe).
- Captadores de ácidos biliares para reducir la LDL.

- Niacina para reducir la LDL y los triglicéridos y aumentar la HDL.
- Inhibidores de la HMG-CoA reductasa para reducir la LDL.
- Los ácidos fíbricos actúan reduciendo los triglicéridos en mayor medida que la LDL.

PRONÓSTICO

- Tras iniciar el tratamiento, se repiten los estudios analíticos a las 4-6 semanas y se hacen las modificaciones necesarias.
- Una vez logrado el objetivo, la medicación se mantendrá durante toda la vida y se harán controles al menos 3-4 veces al año.

- Las modificaciones dietéticas han de mantenerse con el tratamiento farmacológico.
- Repetidas revisiones de factores de riesgo adicionales de CI.

OTRAS CONSIDERACIONES

COMENTARIOS

Véase «Hiperlipoproteinemia».

BIBLIOGRAFÍA RECOMENDADA

Cleeman JI: Detection and evaluation of dyslipoproteinemia, *Endocrinol Metab Clin North Am* 27(3):597, 1998.

Illingworth DR: Management of hypercholesterolemia, *Med Clin North Am* 84(1):23, 2000.

National Cholesterol Education Program: Second Report on the Expert Panel on Detection, Evaluation, and Treatment of High Cholesterol in Adults (adult treatment panel IV), *JAMA* 285:2486, 2001.

Safeer R, Ugalat P: Cholesterol treatment guidelines update, *Am Fam Physician* 65:871, 2002.

AUTOR: **BETH J. WUTZ M.D.**

TABLA 1-22   Fármacos que actúan sobre el metabolismo de las lipoproteínas

Clase medicamentosa	Fármacos y dosis diarias	Efectos en lípidos/liproproteínas		Efectos secundarios	Contraindicaciones
Inhibidores de la HMG-CoA reductasa (estatinas)	Lovatatina (20-80 mg) Pravastatina (20-80 mg) Simvastatina (20-80 mg) Fluvastatina (20-80 mg) Atorvastatina (10-80 mg) Rosuvastatina (5-40 mg)	LDL HDL TG	↓18-55% ↑5-15% ↓7-30%	Miopatía Elevación de enzimas hepáticas	Absolutas: • Hepatopatía activa o crónica Relativas: • Uso concomitante de ciertos fármacos*
Secuestradores de ácidos biliares	Colestiramina (4-16 g) Colestipol (5-20 g) Colesevelam (2,6-3,8 g)	LDL HDL TG	↓1,5-30% ↑3-5% Sin cambios o elevación	Molestias gastrointestinales Estreñimiento Absorción reducida de otros fármacos	Absolutas: • Disbetalipoproteinemia • TG >400 mg/dl Relativas: • TG >200 mg/dl
Ácido nicotínico	Ácido nicotínico de liberación inmediata (cristalino) (1,5-3 g), ácido nicotínico de liberación retardada, 1-2 g, ácido nicotínico de liberación mantenida (1-2 g)	LDL HDL TG	↓5-25% ↑15-35% ↓20-50%	Sofocos Hiperglucemia Hiperuricemia (o gota) Molestias GI altas Hepatotoxicidad	Absolutas: • Hepatopatía crónica • Gota grave Relativas: • Diabetes • Hiperuricemia • Enfermedad ulcerosa péptica
Ácidos fíbricos	Gemfibrozilo (600 mg, dos veces al día) Fenofibrato (160 mg al día) Clofibrato (1.000 mg, dos veces al día)	LDL (puede elevarse en los pacientes con TG altos) HDL TG	↓5-20% ↑10-20% ↓20-50%	Dispepsia Litiasis biliar Miopatía	Absolutas: • Nefropatía grave • Hepatopatía grave
Inhibidores de la absorción de colesterol	Ezetimiba (10 mg al día)	LDL HDL TG	↓18% ↑1% ↓7-8%	Dolor abdominal, mialgias	• Nefropatía grave • Hepatopatía grave

Modificada de The National Colesterol Education Program, *JAMA*, 285:2486, 2001.
CoA, Coenzima A; *GI*, gastrointestinal; *HDL*, lipoproteína de alta densidad; *HMG*, 3-hidroxi-3-metilglutanilo; *LDL*, lipoproteína de baja densidad; *TG*, triglicéridos.
*Ciclosporina, antibióticos macrólidos, diversos agentes antimicóticos y los inhibidores del citocromo P-450 (los fibratos y la niacina deben usarse con las debidas precauciones).

INFORMACIÓN BÁSICA

DEFINICIÓN

La hiperemesis gravídica consiste en el desarrollo de náuseas y vómitos persistentes que comienzan en el primer trimestre del embarazo y que producen adelgazamiento y pérdida de líquidos y electrólitos y desequilibrios ácido-base.

CÓDIGO CIE-9CM
643.1 Hiperemesis gravídica

EPIDEMIOLOGÍA Y DEMOGRAFÍA

INCIDENCIA: 0,5 a 10 casos por 1.000 embarazos.
GENÉTICA: No existe predisposición genética.
FACTORES DE RIESGO:
- Embarazo múltiple.
- Embarazo molar.
- Antecedentes de embarazos no satisfactorios.
- Nuliparidad.
- Hiperemesis gravídica en un embarazo previo.
- No hay correlación con la raza, el nivel socioeconómico ni el estado civil.

COMIENZO MÁS FRECUENTE: A las 8 a 12 semanas de la gestación.

SÍNTOMAS Y SIGNOS
- Adelgazamiento.
- Frecuencia cardíaca rápida.
- Descenso de la presión arterial.
- Sequedad de mucosas.
- Pérdida de elasticidad de la piel.
- Olor cetócico.
- En los casos graves, encefalopatía de Wernicke por deficiencia de tiamina.

ETIOLOGÍA

No se conoce la etiología específica.

DIAGNÓSTICO

DIAGNÓSTICO DIFERENCIAL

Pancreatitis, colecistitis, hepatitis, pielonefritis.

VALORACIÓN

La hiperemesis gravídica es un diagnóstico de exclusión. Hay que recoger una historia clínica y hacer una exploración física detalladas junto con pruebas de laboratorio para descartar otras causas de vómitos al comienzo del embarazo.

PRUEBAS DE LABORATORIO
- Análisis de orina para documentar la cetonuria y la proteinuria.
- Sedimento urinario para descartar pielonefritis.
- Electrólitos séricos para descartar desequilibrios electrolíticos o ácido-base.
- Concentración sérica de aminotransferasas y bilirrubina para descartar hepatitis.
- Amilasa sérica para descartar pancreatitis.
- T_4 libre y TSH (el 60% de las pacientes con hiperemesis gravídica presenta T_4 elevada con concentraciones inhibidas de TSH. Este hipertiroidismo bioquímico suele ceder de manera espontánea después de la 18.ª semana).

DIAGNÓSTICO POR IMAGEN
- Ecografía pélvica para descartar una gestación múltiple o molar.
- Ecografía de la vesícula biliar para descartar colecistitis.

TRATAMIENTO

TRATAMIENTO NO FARMACOLÓGICO
- Tranquilizar a la paciente.
- Apoyo psicológico.
- Evitar los alimentos que provocan las náuseas.
- Comidas pequeñas y frecuentes una vez reanudada la ingestión oral.
- Acupresión con muñequera.
- Se ha estudiado el jengibre como un remedio de herboristería prometedor, pero los datos son relativamente escasos.

TRATAMIENTO GENERAL
- Ayuno.
- Aporte sustitutivo de líquidos y electrólitos.
- Suplemento parenteral de vitaminas.
- Suplemento diario de tiamina, 100 mg i.m. o i.v., para prevenir la encefalopatía de Wernicke.
- La piridoxina (vitamina B_6), 3 mg al día, puede reducir las náuseas. No deben superarse 25 mg/día.
- Los antieméticos del tipo de prometazina o droperidol no se han asociado a malformaciones fetales cuando se suministran al principio del embarazo. Se ha demostrado que la prometazina administrada en dosis bajas en goteo continuo de 25 mg por litro de solución i.v. es muy eficaz en el control de las náuseas y los vómitos.
- Restablecimiento gradual de la ingesta oral, no antes de 48 horas del cese de los vómitos.

TRATAMIENTO CRÓNICO

Si el tratamiento agudo anterior no interrumpe los vómitos y no es posible reanudar la ingesta oral, quizá sea necesario recurrir a la alimentación parenteral.

PRONÓSTICO
- La hiperemesis gravídica no tratada puede dar lugar a lesiones hepáticas y renales en la gestante e incluso provocar la muerte por desequilibrio hidroelectrolítico.
- La hiperemesis gravídica con adelgazamiento intenso se ha asociado a un menor peso medio al nacer y a malformaciones del SNC del recién nacido.

DERIVACIÓN

Para alimentación parenteral en caso necesario.

OTRAS CONSIDERACIONES

COMENTARIOS

Aunque no se conoce la etiología específica de la hiperemesis gravídica, hace mucho tiempo que se desecharon las causas psicógenas que se defendían en la literatura antigua. Los «tratamientos conductuales» de la hiperemesis gravídica no proceden.

BIBLIOGRAFÍA RECOMENDADA

Strong T: Alternative therapies of morning sickness, *Clin Obstet Gynecol* 44:653, 2001.

AUTOR: **LAUREL WHITE, M.D.**

INFORMACIÓN BÁSICA

DEFINICIÓN

El hiperesplenismo es un síndrome caracterizado por esplenomegalia, citopenia (disminución de una o varias series celulares de la sangre periférica) e hiperplasia compensadora de la médula ósea.

CÓDIGO CIE-9CM

289.4 Hiperesplenismo

EPIDEMIOLOGÍA DEMOGRAFÍA

Se observa con mayor frecuencia en pacientes con hepatopatías, neoplasias malignas hematológicas o infecciones.

SÍNTOMAS Y SIGNOS

- Historia clínica: saciedad precoz, molestias abdominales con sensación de plenitud, dolor pleurítico en el hipocondrio izquierdo (absceso, infarto), episodios de dolor agudo en el hipocondrio izquierdo (crisis de secuestro), dolor irradiado al hombro izquierdo.
- Exploración física: esplenomegalia, auscultación de un roce en el hipocondrio izquierdo (sugestivo de infarto esplénico), los signos de las citopenias.

ETIOLOGÍA

El bazo es un componente importante de la inmunidad celular y humoral y el responsable de la modificación y renovación de los eritrocitos viejos, así como de la eliminación de las bacterias de la circulación. Las actividades normales del bazo aumentan cuando lo hace su tamaño.

- La esplenomegalia incrementa la proporción de sangre que pasa por la pulpa roja, lo que causa una acumulación excesiva y la aparición de células sanguíneas anormales. El tamaño del bazo determina la magnitud del secuestro celular. En un bazo de gran tamaño puede acumularse hasta el 90% de las plaquetas.
- La esplenomegalia incrementa la destrucción de los hematíes. La supervivencia de las plaquetas y los leucocitos es normal, incluso aunque queden secuestrados, y están disponibles en caso de ser necesarios.
- La esplenomegalia produce una expansión del volumen plasmático, lo que exacerba las citopenias debido a la dilución.

DIAGNÓSTICO

DIAGNÓSTICO DIFERENCIAL

El hiperesplenismo puede deberse a una esplenomegalia de casi cualquier causa.

- Congestión esplénica: cirrosis, anemia, drepanocitosis, talasemia, esferocitosis, eliptocitosis, hematopoyesis extramedular.
- Infecciones: víricas (hepatitis, mononucleosis infecciosa, CMV, VIH), bacterianas (endocarditis, tuberculosis, brucelosis, enfermedad de Lyme), parasitarias (babesiosis, paludismo, leishmaniasis, esquistosomiasis, toxoplasmosis), micóticas.
- Neoplasias: leucemia, linfoma, policitemia vera, enfermedades mieloproliferativas, tumores metastáticos.
- Enfermedades inflamatorias: síndrome de Felty, LED, sarcoidosis.
- Enfermedades infiltrativas: amiloidosis, enfermedad de Gaucher, enfermedad de Niemann-Pick, glucogenosis.

VALORACIÓN

Anamnesis (incluidos los viajes), exploración física, pruebas de laboratorio, estudios de imagen.

PRUEBAS DE LABORATORIO

- Hemograma con fórmula y recuento: neutrofilia (infección).
- Extensión de sangre periférica: células anormales (tumores malignos, anomalías eritrocitarias), microorganismos (bacterias, paludismo, babesiosis).
- Biopsia de médula ósea: hiperplasia de la serie celular correspondiente: trastornos hematológicos, infiltrativos.
- Pruebas diagnósticas de la posible causa de la esplenomegalia: pruebas de función hepática, serología de la hepatitis, VIH, FR, ANA, etc.
- NOTA: Para valorar la gravedad de la anemia puede utilizarse la masa eritrocitaria. Si se considera la posibilidad de la esplenectomía a causa de una anemia intensa, la masa eritrocitaria permitirá diferenciar una anemia verdadera (descenso del número de hematíes) de una anemia por dilución (expansión del volumen plasmático).

DIAGNÓSTICO POR IMAGEN

- Ecografía para establecer el tamaño del bazo.

- TC/RM para obtener información estructural, descartar tumores, quistes o infartos.
- Otros estudios según los datos de la historia clínica y la exploración física: radiografías de tórax, ecocardiografía, etc.

TRATAMIENTO

TRATAMIENTO AGUDO

- Tratamiento de la enfermedad fundamental.
- Se planteará la esplenectomía si:
    1. Esta indicada para el tratamiento de la causa fundamental
    2. Existe una enfermedad sintomática persistente (citopenia intensa) que no responde al tratamiento.
    3. Es necesaria para el diagnóstico.

Riesgos:

- Infecciones (sobre todo por microorganismos encapsulados): este riesgo puede reducirse con vacunación. Inmunización con vacunas frente a neumococos y meningococos 3 semanas antes de la esplenectomía y revacunación frente a los neumococos cada 10 años.
- Un aumento rápido del recuento plaquetario puede producir complicaciones trombóticas.
- La esplenectomía no deberá hacerse si el bazo es el lugar más importante de una hematopoyesis secundaria a la insuficiencia de la médula ósea (p. ej., en la mielofibrosis).

PRONÓSTICO

- La trombocitopenia rara vez tiene consecuencias clínicas, gracias a la posibilidad de movilizar lentamente las plaquetas del bazo en caso necesario.
- Las citopenias suelen corregirse con la esplenectomía, con restablecimiento de los recuentos celulares en pocas semanas.
- La esplenectomía puede aliviar la hipertensión portal.
- El propósito depende de la enfermedad fundamental.

DERIVACIÓN

A la consulta hematológica para la biopsia de médula ósea.

BIBLIOGRAFÍA RECOMENDADA

Beutler E et al: *Williams hematology*, ed 6, New York, 2001, McGraw-Hill.

AUTOR: **SUDEEP K. AULAKH, M. D., F.R.C.P.C.**

INFORMACIÓN BÁSICA

DEFINICIÓN

La hiperlipoproteinemia primaria consiste en un grupo de trastornos genéticos de las proteínas que transportan los lípidos en la sangre y que se manifiestan por concentraciones anormalmente elevadas de colesterol, triglicéridos o ambos en el suero de los pacientes afectados (tabla 1-23).

SINÓNIMO

Hiperlipidemia.

CÓDIGOS CIE-9CM
272.4 Hiperlipoproteinemia
272.3 Tipo I de Fredrickson
272.0 Tipo IIa de Fredrickson
272.2 Tipo IIb, III de Fredrickson
272.1 Tipo IV de Fredrickson
272.3 Tipo V de Fredrickson

EPIDEMIOLOGÍA Y DEMOGRAFÍA

INCIDENCIA:
- Variable en función del defecto genético.
- El espectro abarca desde la frecuente hipercolesterolemia familiar, con una incidencia de 1:500, a la rara deficiencia familiar de lipoproteína lipasa.

PREDOMINIO POR SEXOS: Ninguno.

GENÉTICA:
- Deficiencia familiar de lipoproteína lipasa: autonómica recesiva, caracterizada por elevación de los quilomicrones y los triglicéridos en el plasma.
- Deficiencia familiar de apoproteína CII; autosómica recesiva, caracterizada por ascenso de los quilomicrones, VLDL en el suero e hipertrigliceridemia.
- Hiperlipoproteinemia familiar de tipo 3: defecto de un solo gen que necesita otros factores adicionales para manifestarse.
- Hipercolesterolemia familiar: defecto autosómico dominante del receptor de LDL que produce una elevación de la concentración sérica del colesterol con triglicéridos normales.
- Hipertrigliceridemia familiar: defecto autosómico dominante frecuente que produce una elevación de VLDL y triglicéridos.
- Hiperlipidemia múltiple de tipo lipoproteína: autosómica dominante que se manifiesta como una hipercolesterolemia aislada, una hipertrigliceridemia aislada o una hiperlipidemia.
- Hipercolesterolemia poligénica: multifactorial.
- Hiperalfalipoproteinemia poligénica: autonómica dominante o poligénica que produce elevación de HDL.

SÍNTOMAS Y SIGNOS

- Deficiencia familiar de lipoproteína lipasa: brotes recidivantes de dolor abdominal en lactantes, xantomas eruptivos, hepatomegalia, esplenomegalia, lipemia retiniana.
- Deficiencia familiar de apoproteína CII: xantomas eruptivos ocasionales.
- Hiperlipoproteinemia familiar de tipo 3: a partir de los 2 años, se observan xantomas estriados palmares o xantomas tuberoeruptivos, xantelasmas, soplos arteriales a edades tempranas y gangrena de los miembros inferiores en pacientes jóvenes.
- Hipercolesterolemia familiar: xantomas tendinosos, *arcus corneae*, xantelasmas.
- Hipertrigliceridemia familiar: se asocia a obesidad; en las exacerbaciones pueden desarrollarse xantomas eruptivos.
- Hiperlipidemia múltiple de tipo lipoproteína: no existen signos físicos distintivos.
- Hipercolesterolemia poligénica: no existen signos físicos distintivos.
- Hiperalfalipoproteinemia poligénica: no existen signos físicos distintivos.

ETIOLOGÍA

Defectos genéticos que producen anomalías de los lípidos.

TABLA 1-23 **Clasificación de los trastornos de las lipoproteínas según su fenotipo, genotipo y manifestaciones clínicas**

CONCENTRACIONES DE LÍPIDOS EN EL PLASMA

Fenotipo	Colestrol	Triglicéridos	Genotipo	Xantomas	Otras manifestaciones clínicas
I	Normal o alto	Altos; lipemia	Deficiencia familiar de lipoproteína lipasa, deficiencia de apo C-II	Eruptivos, tubero-eruptivos	Dolor abdominal recidivante, otros síntomas gastrointestinales, hepatoesplenomegalia
IIA	Normal	Altos	HCF, hiperlipidemia familiar combinada, hipercolesterolemia poligénica y esporádica	Tendinosos, xantelasma, tuberosos, planos (homocigotos)	CI prematura, *arcus corneae*, estenosis aórtica (HCF homocigóticas), síntomas de artritis
IIB	Alto	Altos	Hiperlipidemia familiar combinada, HCF		
III	Alto	Altos	Disfetalipoproteinemia familiar	Planos (sobre todo palmares), tuberosos	CI prematura y vasculopatía periférica, varones > mujeres, obesidad, alteración de la tolerancia a la glucosa, hiperuricemia (agravada por el hipotiroidismo) buena respuesta al tratamiento
IV	Normal o alto	Altos	Hipertrigliceridemia familiar, hiperlipidemia combinada familiar, hipertrigliceridemia esporádica	Generalmente ninguno, en raras ocasiones, tuberosos, tubero-eruptivos	CI y vasculopatía periférica, obesidad, tolerancia anormal a la glucosa, hiperuricemia, síntomas de artritis, colecistopatía
V	Normal o alto	Altos	HCF homocigótica	Eruptivos, tubero-eruptivos	Dolor abdominal recidivante, otros síntomas gastrointestinales, hepatoesplenomegalia, parestesias periféricas

Tomada de Graber MA: The family practice handbook, 4.ª ed., St. Louis, 2001, Mosby.
CI, Cardiopatía isquémica; HCF, hipercolesterolemia familiar.

DIAGNÓSTICO

DIAGNÓSTICO DIFERENCIAL

Causas secundarias de hiperlipoproteinemia:

- Diabetes mellitus.
- Glucogenosis.
- Lipodistrofias.
- Uso/abuso de glucocorticoides.
- Alcohol.
- Anticonceptivos orales.
- Nefropatías.
- Disfunción hepática.

VALORACIÓN

- Historia familiar detallada de cardiopatías prematuras.
- Pancreatitis recidivante.
- Exploración física completa.

PRUEBAS DE LABORATORIO

- Análisis de lipoproteínas.
- Electroforesis de lipoproteínas.

TRATAMIENTO

TRATAMIENTO NO FARMACOLÓGICO

- La clave del tratamiento es la dieta.

- Deficiencia familiar de lipoproteína lipasa y deficiencia familiar de apoproteína CII: dieta sin grasa.
- Casos restantes, salvo la hiperalfalipoproteinemia poligénica: dietas con restricción de grasas y colesterol.

TRATAMIENTO AGUDO

No requiere.

TRATAMIENTO CRÓNICO

- Deficiencia familiar de lipoproteína lipasa, hiperalfalipoproteinemia poligénica o deficiencia familiar de apoproteína CII: no es necesario un tratamiento farmacológico crónico.
- Hiperlipoproteinemia familiar de tipo 3: suele responder bien al tratamiento de las causas secundarias y a la dieta; en caso contrario, pueden intentarse los ácidos fíbricos.
- Hipercolesterolemia familiar. Captadores de ácidos biliares, inhibidores de la HMG-CoA reductasa o niacina.
- Hipertrigliceridemia familiar: ácidos fíbricos.
- Hiperlipidemia múltiple de tipo lipoproteína: farmacoterapia encaminada a tratar la anomalía lipídica predominante.
- Datos recientes indican que, en los pacientes con alteraciones de las lipoproteínas, el objetivo del tratamiento debe depender más del estado del HDL-C que en el del LDL-C.

PRONÓSTICO

- La hiperalfalipoproteinemia poligénica tiene un pronóstico excelente en cuanto a la longevidad.
- En la hipercolesterolemia familiar, en la hipercolesterolemia familiar de tipo 3 y en la hiperlipidemia múltiple de tipo lipoproteína, el riesgo de aterosclerosis y de CI aceleradas es alto, incluso con un tratamiento agresivo.

OTRAS CONSIDERACIONES

COMENTARIOS

Los pacientes pueden obtener información en la American Heart Association.

Véanse las tablas 1-24 y 1-25 y los cuadros 1-4 a 1-8.

BIBLIOGRAFÍA RECOMENDADA

Cleeman JI: Detection and evaluation of dyslipoproteinemia, *Endocrinol Metab Clin North Am* 27(3):597, 1998.

Davignon J, Genesh J, Jr: Genetics of lipoprotein disorders, *Endocrinol Metab Clin North Am* 27(3):521, 1998.

National Cholesterol Education Program: Second report on the Expert Panel on Detection, evaluation and treatment of high cholesterol in adults (adult treatment panel III), *JAMA* 285:2486, 2001.

AUTOR: **BETH J. WUTZ, M.D.**

TABLA 1-24 **Objetivos para el colesterol LDL y puntos de corte para las modificaciones terapéuticas de la forma de vida (MTV) y del tratamiento farmacológico en las distintas categorías de riesgo**

Categoría de riesgo	LDL objetivo (mg/dl)	Concentración de LDL a la que se inician las modificaciones terapéuticas de la forma de vida (mg/dl)	Concentración de LDL a la que se plantea el tratamiento farmacológico (mg/dl)
CI o equivalentes de riesgo de CI (riesgo a 10 años >20%)	<100	≥100	≥130 (100-129, fármacos opcionales)*
2 o más factores de riesgo (riesgo a 10 años ≤20%)	<130	≥130	Riesgo a 10 años 10-20% ≥130 Riego a 10 años <10%, ≥160
0-1 factores de riesgo†	<160	≥160	≥190 (160-189, tratamiento farmacológico opcional para reducir la LDL)

Tomada de National Cholesterol Education Program Expert Panel on Detection, Evaluation, and Treatment of High Blood Cholesterol in Adults (Adult Treatment Panel III), National Institutes of Health, *JAMA* 285:2486, 2001.

CI, Cardiopatía isquémica; *LDL*, lipoproteína de baja densidad.

*Algunos autores recomiendan el uso de fármacos reductores de la LDL en esta categoría si las modificaciones terapéuticas de la forma de vida no logran reducir la concentración del colesterol LDL a <100 mg/dl. Otros prefieren usar fármacos que modifican sobre todo los triglicéridos y la HDL (p. ej., ácido nicotínico o fibrato). Según el juicio clínico también puede diferirse el tratamiento farmacológico en esta subcategoría.

†Casi todas las personas con 1 o ningún factor de riesgo tienen un riesgo a 10 años <10%, lo que hace innecesaria la valoración del riesgo a 10 años en los componentes de este grupo.

TABLA 1-25 Comparación de los objetivos en relación con el colesterol LDL y el colesterol no HDL en tres categorías de riesgo

Categoría de riesgo	Objetivo de LDL (mg/dl)	Objetivo del colesterol no HDL (mg/dl)
CI y equivalentes de riesgo de CI (riesgo de CI a 10 años >20%)	<70	<130
Varios (2 o más) factores de riesgo y riesgo a 10 años ≤20%	<130	<160
0-1 factores de riesgo	<160	<190

Tomada de National Cholesterol Education Program Expert Panel on Detection, Evaluation, and Treatment of High Blood Cholesterol in Adults (Adult Treatment Panel III), National Institutes of Health, *JAMA* 285:2486, 2001.
CI, Cardiopatía isquémica; *HDL,* lipoproteína de alta densidad; *LDL,* lipoproteína de baja densidad.

CUADRO 1-4 Composición de nutrientes de la dieta de modificación terapéutica de la forma de vida (MTV)

Nutriente	Ingesta recomendada
Grasa saturada*	<7% de las calorías totales
Grasa poliinsaturada	Hasta 10% de las calorías totales
Grasa monoinsaturada	Hasta 20% de las calorías totales
Grasa total	25 a 35% de las calorías totales
Hidratos de carbono+	50 a 60% de las calorías totales
Fibra	20-30 g/día
Proteínas	Alrededor de 15% de las calorías totales
Colesterol	<200 mg/día
Calorías totales#	Equilibrio energético entre aporte y gasto para mantener un peso corporal deseable y evitar la ganancia de peso

Tomado de National Cholesterol Education Program Expert Panel on Detection, Evaluation, and Treatment of High Blood Cholesterol in Adults (Adult Treatment Panel III), National Institutes of Health, *JAMA* 285:2486, 2001.
*Los ácidos grasos trans son también grasas que aumentan la LDL y que deben ingerirse en bajas cantidades.
+Los hidratos de carbono deben proceder principalmente de alimentos ricos en carbohidratos complejos como cereales, sobre todo integrales, frutas y vegetales.
#El gasto energético diario debe incluir al menos una actividad física moderada que contribuya con alrededor de 200 kcal/día.

CUADRO 1-5 Clasificación ATP III del colesterol LDL, total y HDL (mg/dl)

Colesterol LDL	
<100	Óptimo
100-129	Próximo o superior a óptimo
130-159	En el límite alto
160-189	Alto
≥190	Muy alto
Colesterol total	
<200	Deseable
200-239	En el límite alto
≥240	Alto
Colesterol HDL	
<40	Bajo
≥60	Alto

Tomado de National Cholesterol Education Program Expert Panel on Detection, Evaluation, and Treatment of High Blood Cholesterol in Adults (Adult Treatment Panel III), National Institutes of Health, *JAMA* 285:2486, 2001.
ATP, Panel de tratamiento del adulto; *HDL,* lipoproteína de alta densidad; *LDL,* lipoproteína de baja densidad.

CUADRO 1-6 Factores de riesgo importantes (exclusivos del colesterol LDL) que modifican los objetivos para la LDL*

Tabaquismo
Hipertensión (presión arterial ≥140/90 mmHg o con medicación antihipertensiva)
Colesterol HDL bajo (<40 mg/dl)+
Antecedentes familiares de CI prematura (CI en parientes varones de primer grado <55 años; CI en parientes femeninos de primera grado <65 años)
Edad (varones ≥45 años; mujeres ≥55 años)

Tomado de National Cholesterol Education Program Expert Panel on Detection, Evaluation, and Treatment of High Blood Cholesterol in Adults (Adult Treatment Panel III), National Institutes of Health, *JAMA* 285:2486, 2001.
HDL, Lipoproteína de alta densidad; *LDL,* lipoproteína de baja densidad.
Se considera que la diabetes es un equivalente de riesgo de la cardiopatía isquémica (CI).
+Un colesterol HDL ≥690 mg/dl cuenta como un factor de riesgo «negativo» cuya presencia anula a un factor de riesgo del recuento total.

CUADRO 1-7   Intervenciones destinadas a mejorar el cumplimiento

Centradas en el paciente
Simplificación de los protocolos medicamentosos
Instrucciones explícitas al paciente y uso de buenas técnicas de asesoramiento para enseñarle a cumplir el tratamiento prescrito
Estimulación del uso de apuntes que ayuden al paciente a recordar el tratamiento
Uso de sistemas para reforzar el cumplimiento y mantenimiento del contacto con el paciente
Potenciación del apoyo de la familia y amigos
Refuerzo y recompensa por el cumplimiento
Aumento del número de visitas en los pacientes incapaces de lograr el objetivo terapéutico
Mayor comodidad y acceso a la consulta
Participación del paciente en su asistencia mediante el auto-control
Centradas en el médico y en la consulta
Enseñanza a los médicos de la forma de poner en práctica la directrices sobre el tratamiento de los lípidos
Uso de apuntes para que el médico recuerde el tratamiento de los lípidos
Identificación de un defensor del paciente en la consulta que ayude a proporcionar o a recordar la asistencia
Utilización de los pacientes para recordar los cuidados preventivos
Desarrollo de un tratamiento estándar para estructurar la asistencia
Uso de retroalimentación de los rendimientos anteriores para potenciar el cambio en la asistencia futura
Recuerdo de las citas a los pacientes y seguimiento de las citas perdidas
Centradas en el sistema sanitario
Tratamiento de las alteraciones de los lípidos a través de una clínica especializada
Utilización de los tratamientos por el personal de enfermería
Desarrollo de la telemedicina
Utilización de la cooperación de los farmacéuticos en la asistencia
Ejecución de las vías de asistencia críticas en los hospitales

Tomado de National Cholesterol Education Program Expert Panel on Detection, Evaluation, and Treatment of High Blood Cholesterol in Adults (Adult Treatment Panel III), National Institutes of Health, *JAMA* 285:2486, 2001.

CUADRO 1-8   Identificación clínica del síndrome metabólico

FACTOR DE RIESGO	CONCENTRACIÓN DEFINITORIA
Obesidad abdominal* (perímetro de la cintura)+	
Varones	>102 cm
Mujeres	>88 cm
Triglicéridos	≥150 mg/dl
Colesterol-lipoproteína de alta densidad	
Varones	<40 mg/dl
Mujeres	<50 mg/dl
Presión arterial	≥130/≥85 mmHg
Glucemia en ayunas	≥110 mg/dl

Tomado de National Cholesterol Education Program Expert Panel on Detection, Evaluation, and Treatment of High Blood Cholesterol in Adults (Adult Treatment Panel III), National Institutes of Health, *JAMA* 285:2486, 2001.

* El sobrepeso y la obesidad se asocian a resistencia a la insulina y al síndrome metabólico. Sin embargo, la correlación con los factores de riesgo metabólico es mayor para la obesidad abdominal que para la elevación del índice de masa corporal (IMC). Por tanto, para identificar el componente de peso corporal del síndrome metabólico se recomienda la medición del perímetro de la cintura.

+ Algunos pacientes varones pueden desarrollar múltiples factores de riesgo metabólico sólo con aumentos marginales del perímetro de la cintura, por ejemplo, 94-102 cm. Estos pacientes pueden tener una fuerte contribución genética en su resistencia a la insulina y se beneficiarán de los cambios en la forma de vida similares a los que logran los varones con aumentos francos del perímetro de la cintura.

Hiperparatiroidismo

INFORMACIÓN BÁSICA

DEFINICIÓN

El hiperparatiroidismo primario es un trastorno endocrino debido a la secreción excesiva de hormona paratiroidea (PTH) por las glándulas paratiroides.

CÓDIGOS CIE-9CM
252.0 Hiperparatiroidismo primario
253.9 Hiperparatiroidismo ectópico
588.8 Hiperparatiroidismo secundario en las nefropatías crónicas

EPIDEMIOLOGÍA Y DEMOGRAFÍA

PREVALENCIA: 1 caso/1.000 habitantes.
- El hiperparatiroidismo primario es más frecuente en las mujeres posmenopáusicas; la prevalencia en este grupo podría ser de incluso 3%. El cuadro es asintomático en >50% de los pacientes.
- Incidencia: 1 caso/1000 varones y 2 a 3 casos/1000 mujeres.
- El hiperparatiroidismo primario es la causa más frecuente de hipercalcemia en pacientes ambulatorios, mientras que las neoplasias malignas son la causa más frecuente de hipercalcemia en los hospitalizados.

GENÉTICA: El hiperparatiroidismo puede ocurrir en el contexto de los síndromes MEN I y MEN II.

SÍNTOMAS Y SIGNOS

El hiperparatiroidismo primario puede clasificarse en asintomático (75-80%) y sintomático. La exploración física puede ser totalmente normal. La presencia de signos y síntomas varía según la rapidez del desarrollo y el grado de la hipercalcemia. Pueden encontrarse las siguientes alteraciones:
- Aparato digestivo: estreñimiento, anorexia, náuseas, vómitos, pancreatitis, úlceras.
- SNC: confusión, obnubilación, psicosis, cansancio, depresión, coma.
- Aparato urinario: nefrolitiasis, insuficiencia renal, poliuria, disminución de la capacidad de concentración de la orina, nicturia, nefrocalcinosis.
- Sistema musculoesquelético: miopatía, debilidad, osteoporosis, seudogota, dolor óseo.
- Otros: hipertensión, calcificaciones metastásicas, queratopatía en banda (en los bordes medial y lateral de la córnea), prurito.

ETIOLOGÍA:
- En el 80% de los pacientes se encuentra un solo adenoma; el 90% de los adenomas afecta a una de las glándulas paratiroides y otro 10% se encuentra en localizaciones ectópicas (región lateral del cuello, tiroides, mediastino, región retroesofágica).
- En el 20% de los pacientes existe hiperplasia de las glándulas paratiroides.
- El hiperparatiroidismo primario se asocia a neoplasias endocrinas múltiples (MEN) I y II.

DIAGNÓSTICO

DIAGNÓSTICO DIFERENCIAL

Otras causas de hipercalcemia:
- Neoplasias malignas de mama: pulmón, riñón, ovario, páncreas; mieloma, linfoma.
- Enfermedades granulomatosas (p. ej., sarcoidosis).
- Enfermedad de Paget.
- Intoxicación por vitamina D, síndrome de leche y alcalinos.
- Diuréticos tiazídicos.
- Otros: hipercalcemia hipercalciúrica familiar, tirotoxicosis, insuficiencia suprarrenal, inmovilización prolongada, intoxicación por vitamina A, recuperación de una insuficiencia renal aguda, administración de litio, feocromocitoma, LED.

VALORACIÓN

- La hipercalcemia persistente y la elevación de la PTH en el suero confirman el diagnóstico de hiperparatiroidismo primario. Pueden ser necesarias determinaciones repetidas, ya que la hipercalcemia puede no ser continua. En los pacientes malnutridos, hay que corregir los valores de la calcemia añadiendo 0,8 mg/dl a la concentración total de calcio en el suero por cada 1 g/dl en que la concentración de albúmina sea inferior a 4 g/dl.
- La concentración sérica de PTH es la mejor prueba para la valoración inicial de una hipercalcemia confirmada. El mejor análisis es el de PTH «intacta» (iPTH), ya que permite distinguir el hiperparatiroidismo primario de la hipercalcemia secundaria a una neoplasia maligna cuando la concentración sérica de calcio es >12 mg/dl.
- Una concentración elevada de AMP cíclico en la orina es otro dato a favor del hiperparatiroidismo primario.
- La proteína similar a la hormona paratoidea (PLP, *parathyroid hormone-like protein*) se eleva en la hipercalcemia asociada a neoplasias sólidas.
- El ECG puede mostrar acortamiento del intervalo QT debido a la hipercalcemia.

PRUEBAS DE LABORATORIO

- Ascenso de la concentración sérica de calcio ionizado, descenso del fósforo sérico y fosfatasa alcalina normal o elevada.
- Ascenso del calcio en la orina (a diferencia de las concentraciones de calcio urinario muy bajas que se observan en los pacientes con hipercalcemia hipocalciúrica familiar).
- Posible elevación de la concentración de cloruro cálcico, disminución del CO_2 sérico y acidosis metabólica hiperclorémica.
- Cuando se mide el calcio sérico, debe hacerse una determinación de la albúmina sérica y ajustar los valores de aquél en los pacientes hipoalbuminémicos (v. antes).
- El diagnóstico diferencial de la hipercalcemia se describe en la sección II.

DIAGNÓSTICO POR IMAGEN

- El estudio esquelético puede mostrar signos de resorción ósea subperióstica (indicativa de exceso de PTH). La enfermedad ósea clásica del hiperparatiroidismo primario es la *osteítitis fibrosa quística*.
- Se ha constatado que la localización de las paratiroides con sestamibi marcado con tecnecio 99m es una técnica muy sensible y específica en los adenomas únicos.
- En las mujeres posmenopáusicas se hará una detección selectiva de la osteopenia midiendo la densidad mineral del hueso.

TRATAMIENTO

TRATAMIENTO NO FARMACOLÓGICO

- A menos que esté contraindicada, los pacientes deben mantener una ingesta elevada de líquidos (3-5 l al día) y de cloruro sódico (<400 mEq/día) para incrementar la excreción urinaria de calcio. El aporte de calcio debe ser de 1.000 mg/día.
- Hay que interrumpir los fármacos potencialmente hipercalcémicos (p. ej., diuréticos tiazidas).
- El único tratamiento efectivo del hiperparatiroidismo primario es la cirugía. Como norma, está indicada en todos los pacientes menores de 50 años y en los que tienen complicaciones debidas al hiperparatiroidismo, tales como nefrolitiasis y osteopenia. El tratamiento quirúrgico convencional consiste en la exploración bilateral del cuello bajo anestesia general. La adenomectomía mínimamente invasora dirigida por la gammagrafía preoperatoria con sestamibi marcado con tecnecio 99-m o por ecografía más TC espiral es una alternativa a la exploración convencional del cuello. En la técnica mínimamente invasora, se extirpa el adenoma único a través de una pequeña incisión unilateral y con anestesia de bloqueo cervical local.

- En pacientes seleccionados que han sido sometidos a una paratiroidectomía subtotal por una enfermedad maligna y desarrollan una recidiva del hiperparatiroidismo a partir de un resto glandular, debe considerarse la inyección percutánea de etanol en la glándula paratiroides.
- Los pacientes ancianos asintomáticos pueden mantenerse vigilados con controles periódicos de la calcemia y revisión de los síntomas. Deben hacerse determinaciones de la creatinina sérica y de las concentraciones de PTH cada 6-12 meses y una determinación de la densidad ósea al año (cortical y trabecular). Los criterios para optar por la vigilancia médica de los pacientes con hiperparatiroidismo primario asintomático son los siguientes:
  1. Elevación ligera de la calcemia.
  2. Paciente asintomático.
  3. Estado óseo normal (sin osteoporosis)
  4. Función renal normal, sin urolitiasis ni nefrocalcinosis.
  5. Ausencia de episodios previos de hipercalcemia potencialmente mortal.
- Casi el 25% de los pacientes asintomáticos desarrolla indicaciones para la cirugía durante la observación.

TRATAMIENTO AGUDO

Los casos de hipercalcemia grave aguda (calcemia >13 mg/dl) o los pacientes sintomáticos pueden tratarse con:

- Hidratación i.v. enérgica con suero salino seguido de furosemida i.v. En los pacientes con insuficiencia cardíaca o renal, el suero salino se usará con precaución para evitar la sobrecarga de líquidos.
- La calcitonina, 4 UI/kg cada 12 horas, está indicada cuando la hidratación con suero salino y la furosemida no son eficaces o están contraindicadas.
- Los bifosfanatos (pamidronato, etidronato), la mitramicina y el nitrato de galio también son eficaces en la hipercalcemia grave.
- El cinacalcet es un fármaco calcimimético oral que reduce directamente la concentración de PTH y aumenta el receptor sensible al calcio que responde al calcio extracelular. La reducción de la PTH se asocia a una disminución simultánea de la calcemia. Está indicado en el tratamiento del hiperparatiroidismo secundario en los pacientes con nefropatía crónica en diálisis y en la hipercalcemia del carcinoma de paratiroides. La dosis inicial es de 30 mg al día, v.o.

OTRAS CONSIDERACIONES

COMENTARIOS

- En los pacientes con hiperparatiroidismo debe hacerse un estudio más amplio para descartar los MEN I y II.
- La disminución de la densidad mineral del hueso y la nefrolitiasis son secuelas importantes del hiperparatiroidismo no tratado.
- El cirujano endocrinólogo experto cura más del 95% de los pacientes sometidos a una exploración bilateral del cuello, con una mortalidad perioperatoria <1%.
- En las mujeres embarazadas es preferible hacer la paratiroidectomía después del primer trimestre.

BIBLIOGRAFÍA RECOMENDADA

Monchik JM et al: Minimally invasive parathyroid surgery in 103 patients with local/regional anesthesia, without exclusion criteria, *Surgery* 131:502, 2002.

Taniegra ED: Hyperparathyroidism, *Am Fam Physician* 69:333, 2004.

Udelsman R: Six hundred fifty-six consecutive explorations for primary hyperparathyroidism, *Ann Surg* 235:665, 2002.

AUTOR: **FRED F. FERRI, M.D.**

INFORMACIÓN BÁSICA

DEFINICIÓN

La hiperplasia benigna de próstata es el crecimiento benigno de la próstata, que generalmente se origina en las zonas periureterales y transicional, con los consiguientes síntomas miccionales obstructivos e irritativos.

SINÓNIMO

Hipertrofia prostática.

CÓDIGO CIE-9CM

600 Hiperplasia benigna de próstata

EPIDEMIOLOGÍA Y DEMOGRAFÍA

- El 80% de los varones tienen signos de hipertrofia prostática benigna a los 80 años de edad.
- Se requiere una intervención médica y quirúrgica debido a los problemas producidos por la HPB en >20% de los varones a los 75 años de edad.
- La resección transuretral de la próstata (RTUP) es la décima técnica quirúrgica más frecuente (>400.000/año en EE.UU.).
- El 10-30% de los varones con HPB tiene cáncer de próstata oculto.

SÍNTOMAS Y SIGNOS

- El tacto rectal (TR) indica un aumento de tamaño de la próstata.

- El aumento focal de tamaño puede ser indicador de malignidad.
- Existe escasa correlación entre el tamaño de la próstata y los síntomas (la HPB puede ser asintomática si no invade la luz uretral).
- La mayoría de los pacientes con HPB refiere dificultad para iniciar la micción, disminución del calibre y fuerza del chorro, vaciamiento incompleto de la vejiga que con frecuencia causa un doble vaciamiento (necesidad de orinar de nuevo unos minutos tras la micción inicial), «goteo» posmiccional y nicturia.

ETIOLOGÍA

Multifactorial; se requiere un testículo funcionante para el desarrollo de la HPB (se ha demostrado por su ausencia en varones que fueron castrados antes de la pubertad).

DIAGNÓSTICO

DIAGNÓSTICO DIFERENCIAL

- Prostatitis.
- Cáncer de próstata.
- Estenosis (uretrales).
- Fármacos que interfieren con las fibras musculares en la próstata y en la función vesical.

VALORACIÓN

Valoración de los síntomas (uso del Índice de síntomas de la American Urological Association [AUA] para la HPB [tabla 1-26]), pruebas de laboratorio y diagnóstico por imagen.

PRUEBAS DE LABORATORIO

- Antígeno prostático específico (PSA): proteasa secretada por las células epiteliales de la próstata; elevada en el 30-50% de los pacientes con HPB. La determinación del PSA aumenta la tasa de detección del cáncer de próstata y tiende a detectar el cáncer en una fase más precoz. Sin embargo, el PSA no discrimina bien entre los pacientes con HPB sintomática y los pacientes con cáncer de próstata, especialmente si los cánceres son anatomopatológicamente localizados y curables. La prueba puede también desencadenar una evaluación más detallada, que incluya biopsia prostática guiada por ecografía. Los varones asintomáticos con niveles de PSA <2 ng/ml no necesitan pruebas anuales. Según la AUA, la determinación del PSA y el tacto rectal deberían ofrecerse a cualquier varón asintomático de más de 50 años con una expectativa de vida de 10 años. La determinación del PSA también puede ofrecerse desde una edad más temprana a los varones con riesgo más elevado de cáncer de próstata (p. ej., familiares de primer grado con cáncer de próstata, varones de raza negra).

TABLA 1-26 Puntuación internacional de síntomas prostáticos (I-PSS)

PUNTUACIÓN

Síntoma	En absoluto	Menos de 1 de cada 5 veces	Menos de la mitad de las veces	Aproximadamente la mitad de las veces	Más de la mitad de las veces	Casi siempre	Puntuación total
Vaciamiento incompleto: a lo largo del último mes, ¿con qué frecuencia ha tenido la sensación de no vaciar su vejiga completamente después de haber finalizado la micción?	0	1	2	3	4	5	
Poliaquiuria: a lo largo del último mes, ¿con qué frecuencia ha tenido que orinar de nuevo <2 h después de haber finalizado la micción?	0	1	2	3	4	5	
Intermitencia: a lo largo del último mes, ¿con qué frecuencia ha detectado que la micción se ha interrumpido y ha comenzado de nuevo varias veces cuando ha orinado?	0	1	2	3	4	5	
Urgencia miccional: a lo largo del último mes, ¿con qué frecuencia ha encontrado dificultades para posponer la micción?	0	1	2	3	4	5	
Debilidad del chorro: a lo largo del último mes, ¿con qué frecuencia ha tenido un chorro miccional débil?	0	1	2	3	4	5	
Esfuerzo: a lo largo del último mes, ¿con qué frecuencia ha tenido que pujar o hacer fuerza para comenzar la micción?	0	1	2	3	4	5	
	Ninguna	1 vez	2 veces	3 veces	4 veces	5 veces o más	
Nicturia: a lo largo del último mes, ¿cuántas veces se ha levantado para orinar desde el momento que se acostó por la noche hasta que se levantó por la mañana?	0	1	2	3	4	5	

Puntuación I-PSS total =

- La determinación del PSA «libre» es útil para valorar la posibilidad de cáncer de próstata en los pacientes con tacto rectal normal y PSA total entre 4 y 10 ng/ml. En estos pacientes el riesgo global de cáncer de próstata es del 25%; sin embargo, si el PSA libre es >25%, el riesgo de cáncer de próstata disminuye a 8%, mientras que si el PSA libre es <10%, el riesgo de cáncer aumenta al 56%. El PSA libre también es útil para evaluar la agresividad del cáncer de próstata. Un porcentaje bajo de PSA libre indica generalmente un cáncer de alto grado, mientras que un porcentaje elevado de PSA libre suele asociarse a un tumor de crecimiento más lento.
- Análisis de orina, cultivo y antibiograma urinarios para descartar infección (si existe sospecha).
- NUS y creatinina para descartar una insuficiencia posrenal.

DIAGNÓSTICO POR IMAGEN
- La ecografía transrectal puede estar indicada en los pacientes con nódulos palpables o elevación significativa del PSA. También es útil para estimar el tamaño prostático.
- La flujometría urinaria puede utilizarse para determinar el impacto relativo de la obstrucción sobre el flujo urinario. El perfil de presión uretral es útil para predecir la hipertrofia prostática en la luz uretral.
- Los estudios de presión del flujo, aunque invasivos, son especialmente útiles en los pacientes cuya anamnesis y/o exploración física sugiera una disfunción vesical primaria como causa de los síntomas de prostatismo. También son útiles en los pacientes en los que la distinción entre una obstrucción prostática y una alteración de la contractilidad del detrusor puede afectar a la elección del tratamiento. Sin embargo, los estudios de presión del flujo pueden no ser útiles en la valoración del paciente habitual con síntomas de prostatismo.
- La determinación del volumen urinario residual posmiccional no ha demostrado ser útil en la predicción de la necesidad de tratamiento o en la respuesta al mismo; puede ser útil en el control de la evolución de la enfermedad en los pacientes que eligen un tratamiento no quirúrgico.
- La cistoscopia ureteral es una opción durante la evaluación posterior si se planifica un tratamiento invasivo.

TRATAMIENTO

TRATAMIENTO NO FARMACOLÓGICO
- Evitar la cafeína o cualquier otro alimento que pueda agudizar los síntomas.
- Evitar los tratamientos que puedan agudizar los síntomas (p. ej., la mayoría de los anticatarrales y antialérgicos).

TRATAMIENTO GENERAL
- Los pacientes asintomáticos con aumento de tamaño de la próstata causado por la HPB generalmente no requieren tratamiento. Los pacientes con síntomas de leves a moderados son candidatos para el tratamiento farmacológico (v. más adelante). En aquellos pacientes que tienen complicaciones específicas debido a la HPB, la cirugía prostática suele ser la forma más apropiada de tratamiento. Sin embargo, la cirugía puede causar complicaciones significativas (p. ej., incontinencia, infecciones).
- La RTUP es la técnica más frecuentemente empleada para la HPB. La incisión transuretral de la próstata (ITUP), una técnica de eficacia casi equivalente, está limitada a los pacientes cuya cantidad de tejido resecado estimado es de 30 g o menos. La ITUP puede realizarse de forma ambulatoria o durante un ingreso hospitalario de 1 día. La prostatectomía abierta se realiza típicamente en los pacientes con próstatas muy grandes.
- El tratamiento con láser para la HPB es una alternativa menos invasiva que la RTUP; sin embargo, estudios recientes indican que al menos en los 7 meses iniciales tras la cirugía, la RTUP es moderadamente más eficaz que el tratamiento con láser en el alivio de los síntomas de la HPB.
- La cirugía no requiere ser el tratamiento de última opción para la mayoría de los pacientes; es decir, los pacientes no necesitan seguir los demás tratamientos para la HPB antes de que se sometan a la cirugía. Sin embargo, recomendar la cirugía porque el riesgo quirúrgico de un paciente «sólo aumentará con la edad» es generalmente inapropiado.
- La dilatación con balón de la uretra prostática es menos eficaz que la cirugía para aliviar los síntomas, pero se asocia a menos complicaciones. Es una opción de tratamiento razonable para los pacientes con próstatas de menor tamaño y sin aumento de volumen del lóbulo medio.
- El suplemento dietético con extracto de sabal es eficaz para aliviar los síntomas de la HPB en los pacientes con obstrucción leve.
- Los alfabloqueantes (p. ej., tamsulosina, alfuzosina, doxazosina, prazosina y terazosina) relajan el músculo liso del cuello vesical y la próstata y pueden aumentar el flujo urinario máximo. No tienen efecto sobre el tamaño de la próstata. Los bloqueantes alfa-1 son útiles en los pacientes sintomáticos para aliviar los síntomas de la obstrucción mediante la relajación del tono muscular liso en la cápsula y la uretra prostática y en el cuello vesical.

- La manipulación hormonal con finasteride, un inhibidor de la 5α-reductasa que bloquea la conversión de testosterona en dihidrotestosterona, puede reducir el tamaño de la próstata. La dosis habitual es de 5 mg diarios. El tratamiento requiere 6 meses o más para alcanzar su máximo efecto.
- La dutasterida es también un inhibidor de la 5α-reductasa útil para reducir el tamaño prostático y mejorar el flujo urinario. Además de inhibir la isoforma de la 5α-reductasa localizada en la próstata, el fármaco también inhibe una segunda isoforma y reduce la formación de DHT en la piel y el hígado. La dosis habitual es de 0,5 mg diarios.

TRATAMIENTO CRÓNICO
- Evitar fármacos y alimentos que agudicen los síntomas.
- La mejoría prostática se produce en >70% de los pacientes con un tratamiento adecuado.

PRONÓSTICO
Con un tratamiento adecuado, los síntomas mejoran o se estabilizan en >70% de los pacientes con HPB.

DERIVACIÓN
Derivar a urología a los pacientes con síntomas graves o intolerables y a cualquier paciente con sospecha de cáncer de próstata (10-30% de los varones con HPB).

OTRAS CONSIDERACIONES

COMENTARIOS
- Las tecnologías que han surgido para tratar la HPB son: el láser, las espirales, las endoprótesis, el tratamiento térmico y la hipertermia. La prostatectomía mediante láser parece prometedora; sin embargo, la eficacia a largo plazo no se ha demostrado aún.
- El aumento del uso del tratamiento farmacológico ha producido una reducción del 30% en el número total de resecciones transuretrales de próstata.

BIBLIOGRAFÍA RECOMENDADA
Dull P et al: Managing benign prostatic hyperplasia, *Am Fam Physician* 66:77, 2002.

AUTOR: **FRED F. FERRI, M.D.**

INFORMACIÓN BÁSICA

DEFINICIÓN

El Joint National Committee on Prevention, Detection, Evaluation, and Treatment of High Blood Pressure (JNC 7) de EE.UU. clasificó la presión arterial normal del adulto como una presión sistólica inferior a 120 mmHg y una presión diastólica inferior a 80 mmHg. La «prehipertensión» se definió como los valores de 120-139 mmHg de presión sistólica o de 80-89 mm Hg de presión diastólica. La «hipertensión en estadio 1» corresponde a unos valores de 140-159 mmHg de presión sistólica o de 90-99 mmHg de presión diastólica y la «hipertensión en estadio 2» se diagnostica con valores ≥ de 160 mmHg de presión sistólica o ≥100 mmHg de presión diastólica.

SINÓNIMOS

Hipertensión esencial.
Hipertensión idiopática.
Presión arterial elevada.

CÓDIGOS CIE-9CM
401.1. Hipertensión esencial
401.0 Hipertensión maligna causada por estenosis de la arteria renal
642. Hipertensión que complica el embarazo
405.01 Hipertensión maligna secundaria a estenosis de la arteria renal
437.2 Encefalopatía hipertensiva

EPIDEMIOLOGÍA Y DEMOGRAFÍA

- Incidencia de la hipertensión en la población adulta: 10-15%.
- Mayor incidencia en varones y ancianos.
- Alrededor de 50 millones de estadounidenses y unos 1.000 millones de personas en todo el mundo cumplen los criterios diagnósticos de hipertensión.

SÍNTOMAS Y SIGNOS

La exploración física puede ser totalmente normal, salvo por la presencia de una presión arterial alta. Una exploración física inicial adecuada en un paciente hipertenso debe incluir los aspectos siguientes:
- Medición de la talla y el peso.
- Valoración de la presencia de manchas café con leche (neurofibromatosis), aspecto urémico (IRC) y estrías (síndrome de Cushing) en la piel.
- Exploración cuidadosa del fondo del ojo con comprobación de edema de papila, exudados, hemorragias, estenosis arteriales y compresión AV en la retina.
- Exploración del cuello para detectar soplos carotídeos, distensión venosa o aumento de tamaño de la glándula tiroides.

- Exploración cardiopulmonar completa con comprobación de un componente aórtico fuerte del segundo tono, cuarto ruido, desviación ventricular, soplos y arritmias.
- Exploración del abdomen para detectar tumores (feocromocitoma, riñones poliquísticos), soplos sobre la arteria renal (estenosis) o dilatación de la aorta.
- Al menos dos mediciones de la presión arterial separadas por un intervalo de 2 minutos con el paciente en decúbito supino o sentado y tras un mínimo de 2 minutos de reposo. Medición de la PA en los dos miembros superiores (si los valores discrepan, se utilizarán los más altos).
- Estudio de los pulsos arteriales (unos pulsos femorales dilatados o ausentes y PA más alta en las extremidades superiores que en las inferiores indican una coartación aórtica).
- Se registrará la presencia de obesidad truncal (síndrome de Cushing) y de edema maleolar (ICC, nefrosis).
- Valoración neurológica completa.
- La valoración clínica debe ayudar a determinar si el paciente tiene una hipertensión primaria o secundaria (posiblemente reversible), si hay alteración de un órgano diana y si existen factores de riesgo cardiovascular añadidos a la hipertensión.

ETIOLOGÍA

- Hipertensión esencial (primaria, 85%).
- Inducida o relacionada con fármacos (5%).
- Hipertensión renal (5%).
  1. Nefropatía parenquimatosa (3%).
  2. Hipertensión vasculorrenal (<2%).
- Endocrinológica (4-5%).
  1. Anticonceptivos orales (4%).
  2. Aldosteronismo primario (0,5%).
  3. Feocromocitoma (0,2%).
  4. Síndrome de Cushing y tratamiento crónico con esteroides (0,2%).
  5. Hiperparatiroidismo o enfermedad tiroidea (0,2%).
- Coartación de la aorta (0,2%).

DIAGNÓSTICO

VALORACIÓN

Anamnesis:
- Edad de comienzo de la hipertensión, tratamiento antihipertensivo previo.
- Antecedentes familiares de hipertensión, accidentes cerebrovasculares y enfermedades cardiovasculares.
- Dieta, ingesta de sal, alcohol, fármacos (p. ej., anticonceptivos orales, AINE, anticongestivos, esteroides).
- Trabajo, forma de vida, nivel socioeconómico, factores psicológicos.

- Otros factores de riesgo cardiovascular: hiperlipidemia, obesidad, diabetes mellitus, intolerancia a los hidratos de carbono.
- Síntomas de hipertensión secundaria:
  1. Cefaleas, palpitaciones, sudoración excesiva (posible feocromocitoma).
  2. Debilidad, poliuria (posible hiperaldosteronismo).
  3. Claudicación de las extremidades inferiores (en la coartación de la aorta).

PRUEBAS DE LABORATORIO

- Análisis de orina para datos de enfermedad renal.
- BUN y creatinina para descartar una nefropatía. La elevación de la creatinina en el suero es un factor de predicción de riesgo cardiovascular en la hipertensión esencial.
- Electrólitos séricos: la hipopotasemia indica un aldosteronismo primario o uso de diuréticos.
- Detección selectiva de enfermedades coincidentes que pueden agravar el pronóstico:
  1. Glucemia en ayunas.
  2. Perfil de lípidos séricos, ácido úrico, calcio.
  3. Si se sospecha un feocromocitoma, orina de 24 horas para determinación de AVM y metanefrinas.

DIAGNÓSTICO POR IMAGEN

- ECG: presencia de hipertrofia ventricular izquierda (HVI) con patrón de tensión.
- Angiografía con RM de las arterias renales si se sospecha hipertensión vasculorrenal (estenosis de la arteria renal).

TRATAMIENTO

TRATAMIENTO NO FARMACOLÓGICO

Modificaciones del estilo de vida:
- Adelgazamiento en caso de sobrepeso.
- Limitación de la ingesta de alcohol a ≤35 ml de etanol al día en los varones y a ≤17,5 ml en las mujeres.
- Ejercicio (aeróbico) regular, al menos 30 minutos al día, casi todos los días.
- Reducción de la ingesta de sodio a <100 mmol/día (<2,3 g de sodio).
- Mantenimiento de una ingesta dietética adecuada de potasio (>3.500 mg/día).
- Dejar de fumar y reducir la ingesta de grasas saturadas y de colesterol como medio para mejorar la salud cardiovascular general. Consumo de una dieta rica en frutas y vegetales.

TRATAMIENTO AGUDO

Según el Séptimo Informe del Joint National Committee on Prevention, Detection, Evaluation, and Treatment of High Blood Pressure:

- El tratamiento farmacológico antihipertensivo debe iniciarse en los pacientes con hipertensión en estadio 1: los fármacos aconsejados para el tratamiento inicial son los diuréticos o los betabloqueantes, pues se ha demostrado que reducen la morbilidad y la mortalidad, y por su menor coste.
- Los inhibidores de la ECA, los antagonistas del calcio los bloqueantes del receptor α1 y los bloqueantes α-β también son eficaces.
- La mayoría de los pacientes con hipertensión en estadio 2 necesita dos fármacos.
- Cuando se seleccionan los fármacos, hay que considerar también el coste de la medicación, los efectos secundarios metabólicos y subjetivos y las interacciones farmacológicas.
- A continuación se describen las principales ventajas y limitaciones de cada clase de fármacos.

1. Diuréticos:
   a. Ventajas: baratos, administración una vez al día. Útiles en cuadros de edema, ICC, nefropatías crónicas, pacientes ancianos (menor incidencia de fracturas de cadera en pacientes ancianos).
   b. Inconvenientes: efectos adversos metabólicos importantes, aumento del riesgo de arritmias cardíacas, disfunción sexual, posibles efectos adversos sobre las concentraciones de lípidos y glucosa.

2. Betabloqueantes:
   a. Ventajas: ideales en los pacientes hipertensos con cardiopatía isquémica o tras un IM. Recomendados en pacientes jóvenes hiperkinéticos (taquicardia de reposo, presión de pulso amplia, corazón hiperdinámico) y pacientes con ICC estables (clase II-III).
   b. Inconvenientes: efectos adversos sobre la calidad de vida (la mayor incidencia de fatiga, depresión, impotencia, broncoespasmo, hipoglucemia, vasculopatía periférica y efectos adversos sobre los lípidos, enmascaran los signos y síntomas de hipoglucemia en los diabéticos).

3. Antagonistas del calcio:
   a. Ventajas: útiles en los pacientes hipertensos con cardiopatía isquémica. En general, tienen un efecto favorable sobre la calidad de vida; pueden usarse en enfermos con trastornos broncoespásticos, nefropatías, trastornos metabólicos y sensibilidad a la sal. Los bloqueantes del canal del calcio no dihidropiridinas (verapamilo, diltiazem) se usan para reducir la proteinuria.
   b. Inconvenientes: el diltiazem y el verapamilo deben evitarse en los pacientes con ICC debido a sus efectos cro-

notropos e inotropos; el nifedipino y el amlodipino pueden producir edema maleolar; los pacientes tratados con verapamilo pueden desarrollar un estreñimiento intenso.

4. Inhibidores de la ECA:
   a. Ventajas: bien tolerados; impacto favorable sobre la calidad de vida; útiles en la hipertensión complicada con ICC; ayudan a prevenir la nefropatía diabética; reducen la HVI.
   b. Inconvenientes: un efecto secundario frecuente es la tos (5-20%); en pacientes diabéticos o con insuficiencia renal grave pueden producir hiperpotasemia; los pacientes con deficiencia de volumen pueden desarrollar hipotensión.

5. Bloqueantes del receptor angiotensina II (BEA):
   a. Ventajas: buena tolerancia, impacto favorable sobre la calidad de vida; útiles en pacientes que no toleran los inhibidores de la ECA debido a la tos persistente y en los pacientes con ICC y diabetes; una sola dosis al día.
   b. Inconvenientes: coste excesivo, los pacientes con deficiencia de volumen pueden desarrollar hipotensión; contraindicados en el embarazo.

6. Alfabloqueantes:
   a. Ventajas: sin efectos adversos sobre los lípidos sanguíneos ni la sensibilidad a la insulina; útiles en la hipertrofia benigna de la próstata.
   b. Inconvenientes: hipotensión postural frecuente; el síncope puede evitarse con el uso de una dosis baja inicial al acostarse.

TRATAMIENTO DE LA HIPERTENSIÓN VASCULORRENAL (HVR):

La estrategia terapéutica depende de la causa de la HVR.

1. Los pacientes jóvenes con displasia fibromuscular pueden tratarse con angioplastia renal transluminal percutánea (ARTP).
2. El tratamiento médico es aconsejable en los pacientes ancianos con hipertensión vasculorrenal ateromatosa; los fármacos útiles son:
   a. Betabloqueantes: muy eficaces en los enfermos con elevación de la renina plasmática.
   b. Inhibidores de la ECA: muy eficaces, pero deben evitarse en los pacientes con estenosis bilateral de la arteria renal o en los que tienen estenosis renal con un solo riñón.
   c. Diuréticos: suelen usarse en combinación con inhibidores de la ECA.
3. La revascularización quirúrgica suele reservarse para la HVR ateromatosa en los pacientes que responden mal al tratamiento médico (hipertensión no controlada, deterioro progresivo de la función renal).

HIPERTENSIÓN DURANTE EL EMBARAZO:

1. El 5-12% de todos los embarazos se complican con hipertensión.

2. El American Obstetricial Committee establece las cifras de 130/80 mmHg como límite superior de la normalidad en cualquier momento del embarazo.
3. También se considera anormal un ascenso de 30 mmHg de la presión sistólica o de 15 mmHg de la presión diastólica, sean cuales sean los valores absolutos medidos.
4. Hay que distinguir la hipertensión crónica (que precede al embarazo) de la preeclampsia, ya que el riesgo para la gestante y el feto es mucho mayor en esta última.
5. El tratamiento de la hipertensión crónica durante el embarazo es el siguiente:
   a. Tratamiento inicial con medidas conservadoras (nutrición adecuada, actividad física limitada).
   b. Cuando hay que recurrir al tratamiento farmacológico, es preferible iniciarlo con uno de los medicamentos siguientes: metildopa, hidralazina, labetalol o atenolol.
   c. Los inhibidores de la ECA pueden causar complicaciones fetales y neonatales, por lo que deben evitarse durante el embarazo.
   d. No se ha establecido claramente la seguridad de los antagonistas del calcio.
   e. Los diuréticos sólo deberán usarse si existe una razón específica para comenzar o mantener su administración (p. ej., hipertensión asociada a sobrecarga grave de volumen o disfunción ventricular izquierda).

HIPERTENSIÓN MALIGNA, EMERGENCIAS HIPERTENSIVAS Y URGENCIAS HIPERTENSIVAS:

- Definición.

1. La **hipertensión maligna** es un estado potencialmente mortal secundario a una elevación de la PA.
   a. La velocidad del ascenso de la PA es un factor crítico.
   b. Las manifestaciones clínicas consisten en retinopatía hipertensiva de grado IV (exudados, hemorragias y edema de papila), compromiso cardiovascular, renal o ambos y encefalopatía.
   c. Es necesario reducir de inmediato la PA (no necesariamente a valores normales) para evitar o limitar las alteraciones de los órganos diana.
2. Las **emergencias hipertensivas** son situaciones que requieren un descenso rápido de la PA pare evitar la lesión de los órganos terminales.
3. Las **urgencias hipertensivas** son elevaciones importantes de la PA que deben corregirse en las 24 horas siguientes a su presentación.

- Tratamiento:

En la hipertensión maligna, la elección de los fármacos depende de la causa.

1. En la encefalopatía hipertensiva, la hipertensión con hemorragia intracraneal, la hipertensión maligna, la hipertensión con insuficiencia cardíaca y en el aneurisma disecante de la aorta el fármaco de elección es el nitroprusiato (combinado

con propranolol en la última indicación); el comienzo de la acción es inmediato.

2. El fenoldopram es un nuevo vasodilatador útil para el tratamiento a corto plazo (hasta 48 h) de la hipertensión grave cuando se necesita una reducción rápidamente reversible de la presión arterial.

3. Los aspectos siguientes del tratamiento de las emergencias hipertensivas son de gran importancia y conviene recordarlos:
   a. Desarrollo de un plan para el tratamiento a largo plazo en el momento del tratamiento inicial de la emergencia.
   b. Los fármacos que reducen la presión arterial pueden dar lugar a retención de sodio y agua en los riñones; por tanto, su uso debe ir acompañado de una administración juiciosa de diuréticos.
   c. El objetivo inicial del tratamiento antihipertensivo no es lograr una PA normal, sino más bien una reducción gradual de la misma; si la PA media desciende a menos del 40% en las primeras 24 horas, podrá producirse una hiperperfusión cerebral.

4. Las urgencias hipertensivas pueden tratarse eficazmente con clonidina oral, 0,1 mg cada 20 minutos (hasta un máximo de 0,8 mg); la sedación es habitual.

OTRAS CONSIDERACIONES

COMENTARIOS

En los pacientes con hipertensión e insuficiencia renal crónica no es raro observar una pequeña elevación de la creatinina sérica al reducirse la presión arterial. Casi todos los médicos responderán disminuyendo las dosis de la medicación antihipertensiva. Sin embargo, debe desaconsejarse esta estrategia, ya que no es la óptima para la conservación a largo plazo de la función renal debido a que un pequeño aumento no progresivo de la creatinina sérica en el contexto de un mejor control de la presión arterial indica una reducción satisfactoria de la presión intraglomerular.

BIBLIOGRAFÍA RECOMENDADA

Magill MK et al: New developments in the management of hypertension, *Am Fam Physician* 68:853, 2003.

Murphy MB et al: Fenoldopam, a selective peripheral dopamine-receptor agonist for the treatment of severe hypertension, *N Engl J Med* 345:1548, 2001.

Oparil S et al: Pathogenesis of hypertension, *Ann Intern Med* 139:761, 2003.

Seventh Report of the Joint National Committee on Prevention, Detection, Evaluation, and Treatment of High Blood Pressure, *JAMA* 289:2560, 2003.

AUTOR: **FRED F. FERRI, M.D.**

INFORMACIÓN BÁSICA

DEFINICIÓN

Es un síndrome de aumento de la presión intracraneal sin hidrocefalia ni lesión con efecto masa y con líquido cefalorraquídeo normal.

SINÓNIMOS

Seudotumor cerebral.
Hipertensión intracraneal benigna.

CÓDIGO CIE-9CM

348.2 Seudotumor cerebral

EPIDEMIOLOGÍA Y DEMOGRAFÍA

1 caso/100.000 mujeres.
19 casos/100.000 mujeres de 20-44 años y más del 20% del peso ideal.
0,3-1,5 casos/100.000 hombres.
Proporción mujer/hombre 4.3:1 a 8:1.
Más del 90% de los pacientes con HII son obesos.
Promedio de edad al diagnóstico: 30 años.

SÍNTOMAS Y SIGNOS

Síntomas:
- Cefalea: generalizada, pulsátil, lentamente progresiva, empeora con maniobras de compresión, peor por la mañana.
- Alteraciones visuales transitorias: descritas como visión borrosa o escotoma breve de menos de 30 segundos de duración. Frecuentemente con maniobra de Valsalva. Puede ser monocular.
- Visión doble: con más frecuencia en el plano horizontal (por seudoparálisis del sexto par).
- Acúfeno pulsátil: puede ser el síntoma inicial.
- Fotopsia: luces, destellos en los ojos.
- Dolor: principalmente retroorbitario. También puede localizarse en los hombros o el cuello. Puede aparecer sin cefalea. Puede asociarse a signo de Lhermitte.

Signos:
- Papiledema: en casi todos los casos. Bilateral, pero puede ser asimétrico.
- Parálisis del sexto par: en el 10-20% de los pacientes aproximadamente.
- Reducción del campo visual: aumento de la mancha ciega fisiológica, limitación de los campos visuales.
- Pérdida de visión: resultado final de la HII prolongada y sin tratamiento.

ETIOLOGÍA

La HII puede deberse a un descenso de la absorción de LCR y a un aumento del volumen sanguíneo intracerebral.
- Descenso de la absorción de LCR por aumento de la presión en los senos venosos: esta hipótesis se sustenta en estudios de venografía retrógrada y explicaría la mayor incidencia de HII en pacientes con ICC, hipertensión y obesidad.
- Aumento del volumen sanguíneo cerebral: sustentado en las imágenes de re-

sonancia magnética y tomografía por emisión de positrones, así como por la presencia de edema en el análisis microscópico.

DIAGNÓSTICO

DIAGNÓSTICO DIFERENCIAL

- Los síntomas y signos de HII son básicamente los de la elevación de la presión intracraneal (PIC) y el diagnóstico diferencial comprende cualquier trastorno que pueda provocar un aumento de la PIC. Aquí sólo tenemos en cuenta aquellas enfermedades en las que la elevación de la PIC se acompaña de un LCR y una RM normales. (Conviene señalar que se incluye la trombosis de los senos venosos [TSV] a pesar de que la RM es anormal en este caso. En todos los pacientes con HII hay que descartar una TSV.)
- Fármacos: vitamina, corticoides (tanto el uso como la retirada), anticonceptivos orales.
- Enfermedades autoinmunitarias: lupus eritematoso sistémico, enfermedad de Behçet.
- Vasculopatías: trombosis de los senos venosos.
- Otros: hipertensión, ICC, embarazo, obesidad, uremia, apnea obstructiva del sueño.

PRUEBAS DE LABORATORIO

- Análisis del líquido cefalorraquídeo.
  1. Aumento de la presión de apertura.
  2. Proteínas, glucosa y células normales.
- Estudio de hipercoagulabilidad si se sospecha trombosis de senos venosos.

DIAGNÓSTICO POR IMAGEN

- Resonancia magnética cerebral para descartar lesión estructural subyacente.
  1. «Signo de la silla turca vacía» asociado con frecuencia a hipertensión intracraneal idiopática, aunque no es patognomónico.
- Venografía cerebral para evaluar el flujo venoso:
  1. Venografía magnética.
  2. Venografía TC.
  3. Venografía tradicional.

TRATAMIENTO

TRATAMIENTO NO FARMACOLÓGICO

- Pérdida de peso en pacientes obesos.
- Presión positiva continua en la vía respiratoria si se sospecha apnea obstructiva del sueño.

TRATAMIENTO AGUDO

- Acetazolamida 250 mg a 4 g al día: reduce la producción de LCR mediante inhibición de la anhidrasa carbónica; en ocasiones produce anorexia y pérdida

de peso. Debe evitarse en embarazadas por riesgo teratogénico.
- Furosemida 40-120 mg al día en varias dosis: el mecanismo de acción aparente es la disminución del transporte de sodio, lo que reduce el volumen total de LCR.
- Topiramato 100-400 mg al día: antiepiléptico que recientemente ha demostrado su efectividad en el tratamiento de la HII. Débil inhibidor de la anhidrasa carbónica asociado a pérdida de peso como uno de sus principales efectos colaterales. Puede producir dificultad para encontrar las palabras y favorece la formación de cálculos renales.
- Punción lumbar seriada: se emplea en pacientes con cefalea intensa resistente al tratamiento médico. El objetivo es reducir la presión del líquido cefalorraquídeo, lo que disminuye de inmediato la intensidad de la cefalea. Este tratamiento debe reservarse sólo para los casos más resistentes y debe entenderse como previo a una intervención quirúrgica.
- La HII es especialmente delicada en la mujer embarazada. Se ha demostrado que la acetazolamida es teratógena en animales y que la limitación del consumo de calorías es desaconsejable en la embarazada. El objetivo principal del tratamiento es el alivio sintomático de la cefalea. Pueden realizarse punciones lumbares repetidas para aliviar la cefalea y retrasar el inicio de la pérdida visual.

TRATAMIENTO CRÓNICO

La cirugía está indicada en casos de fracaso del tratamiento farmacológico con pérdida de visión progresiva.
- Fenestración del nervio óptico: preferible en pacientes con pérdida de visión y cefalea fácilmente controlable. El mecanismo es la descompresión del nervio óptico. Muy efectiva, aunque se asocia a una tasa de fracaso elevada.
- Derivación del LCR: técnica neuroquirúrgica. Se realiza en pacientes con deterioro visual significativo y cefalea difícil de controlar. Consigue una mejoría rápida de los síntomas, aunque la tasa de revisión de la derivación es alta por mal funcionamiento.

PRONÓSTICO

- La hipertensión intracraneal idiopática es una enfermedad autolimitada con períodos de recaída ocasionales. Cada episodio puede durar entre 1 y varios años.
- En todos los pacientes con HII hay que realizar RM o venografía TC para descartar una TSV.
- La complicación principal de la HII es la pérdida de visión, por lo que el tratamiento debe ir dirigido a reducir la presión intracraneal para evitar la pérdida visual.

DERIVACIÓN

- Al neurooftalmólogo para evaluación repetida de los campos visuales y fotografías del fondo de ojo.

- Al nutricionista para perder peso.
- Al neurólogo general para la evaluación inicial y tratamiento de la elevación de la presión intracraneal.

OTRAS CONSIDERACIONES

COMENTARIOS

- La hipertensión intracraneal idiopática es un diagnóstico por exclusión.
- La HII es una enfermedad de mujeres jóvenes obesas.
- El tratamiento progresivo es esencial para evitar la pérdida paulatina de visión, que es la complicación más relevante de este trastorno.

PREVENCIÓN

El mantenimiento del peso ideal es una de las mejores medidas preventivas para evitar la HII. Sin embargo, también afecta a personas con peso normal. En estos casos no existen factores de riesgo evitables.

EDUCACIÓN DEL PACIENTE/FAMILIA

La combinación de pérdida de peso y tratamiento farmacológico es muy efectiva en la HII. Dado que la mayoría de los pacientes con HII son jóvenes y sanos por lo demás, pueden lograrse tasas de éxito elevadas. Como la HII es un trastorno autolimitado, cabe esperar que el paciente deje de precisar medicación y se mantenga asintomático cuando se corrige la hipertensión intracraneal.

BIBLIOGRAFÍA RECOMENDADA

Binder D et al: Idiopathic intracranial hypertension, *Neurosurgery* 54:538, 2004.

Friedman D, Jacobson D: Diagnostic criteria for idiopathic intracranial hypertension, *Neurology* 59:1492, 2002.

Mathews M, Sergott R, Savino P: Pseudotumor cerebri, *Curr Opin Ophthalmol* 14:364, 2003.

Miller N: Papilledema. In Miller N, Newman N (eds): *Clinical Neuro-Ophthalmology,* ed 5, Baltimore, 1998, Williams and Wilkins.

Wall M: Papilledema and idiopathic intracranial hypertension (pseudotumor cerebri). In Noseworthy J (ed): *Neurological Therapeutics Principles and Practice.* London and New York, 2003, Martin Dunitz.

AUTOR: **GENNA GEKHT, M.D.**

INFORMACIÓN BÁSICA

DEFINICIÓN

La hipertensión portal clínicamente significativa se define como una presión mayor de 10 mmHg en la vena porta.

CÓDIGO CIE-9CM
572.3 Hipertensión portal

EPIDEMIOLOGÍA Y DEMOGRAFÍA

- La incidencia de la hipertensión portal es desconocida.
- La cirrosis es la causa más frecuente de hipertensión portal en EE.UU.
- Más del 90% de los pacientes con cirrosis desarrollan hipertensión portal.
- Las enfermedades hepáticas alcohólicas y virales son las causas más frecuentes de cirrosis e hipertensión portal en EE.UU.
- La esquistosomiasis es la principal causa de hipertensión portal fuera de EE.UU.
- Las varices esofágicas pueden aparecer cuando las presiones de la vena porta aumentan por encima de 10 mmHg.
- La hemorragia por varices es la complicación más grave de la hipertensión portal y puede producirse cuando la presión portal aumenta por encima de 12 mmHg.

SÍNTOMAS Y SIGNOS

- Ictericia.
- Ascitis.
- Angiomas aracnoideos.
- Ginecomastia.
- Eritema palmar.
- Contractura de Dupuytren.
- Asterixis (con insuficiencia hepática avanzada).
- Irritabilidad.
- Esplenomegalia.
- Venas dilatadas en la pared abdominal anterior.
- Patrón venoso en los flancos.
- Cabezas de medusa (venas colaterales tortuosas alrededor del ombligo).
- Hemorroides.
- Hematemesis.
- Melenas.
- Prurito.

ETIOLOGÍA

- Causado fisiopatológicamente por:
  1. Entidades que producen un aumento de la resistencia al flujo.
     a. Prehepático (p. ej., trombosis de la vena porta, trombosis de la vena esplénica, estenosis congénita).
     b. Hepático (p. ej., cirrosis, hepatopatía alcohólica, cirrosis biliar primaria, esquistosomiasis).
     c. Poshepático (p. ej., síndrome de Budd-Chiari, pericarditis constrictiva, obstrucción de la vena cava inferior).
  2. Entidades que producen un aumento del flujo sanguíneo portal.
     a. Vasodilatación arterial esplácnica que acompaña a la hipertensión portal, mediada por la liberación local de óxido nítrico..
     b. Fístulas arterio-venosas portales.

DIAGNÓSTICO

- El diagnóstico de hipertensión portal se realiza de forma clínica tras una anamnesis y exploración física completas.
- Las técnicas no invasivas e invasivas sirven para confirmar el diagnóstico y determinar la gravedad de la hipertensión portal.

DIAGNÓSTICO DIFERENCIAL

- Cirrosis.
- Obstrucción de la vena porta.
- Trombosis de la vena porta.
- Trombosis de la vena hepática (síndrome de Budd-Chiari).
- Esquistosomiasis.
- Insuficiencia cardíaca derecha.
- Insuficiencia tricuspídea.
- Pericarditis constrictiva.

VALORACIÓN

La valoración de la hipertensión portal incluye análisis de sangre y estudios de imagen no invasivos para determinar si la causa de la hipertensión portal es de origen prehepático, hepático o posthepático.

PRUEBAS DE LABORATORIO

- HC.
- Recuento de plaquetas.
- PFH.
- TP/TTP.
- Albúmina.
- Antígeno y anticuerpo de superficie de hepatitis B.
- Anticuerpo de hepatitis C.
- Hierro, CTFH y ferritina.
- ANA.
- Anticuerpos antimúsculo liso (ASMA).
- Anticuerpos antimitocondriales (AMA).
- Ceruloplasmina.
- α-1 antitripsina.
- Análisis del líquido ascítico: un gradiente de albúmina plasmática-ascítica >1,1 mg/dl sugiere hipertensión portal.

DIAGNÓSTICO POR IMAGEN

- La ecografía con dúplex-doppler es eficaz en el cribado de la hipertensión portal.
- Gammagrafía hepatoesplénica para descartar transporte desde el hígado al bazo o a la médula ósea.
- La TC puede utilizarse en el diagnóstico de hipertensión portal cuando los resultados del dúplex-doppler son dudosos.
- La RM proporciona información cuando el dúplex-doppler no es concluyente.
- La ARM ayuda en la detección de la obstrucción de la vena porta.

- La determinación del gradiente de presión venosa hepática, aunque es invasivo y no se realiza con frecuencia, puede llevarse a cabo para estimar las presiones de la vena porta.
- La endoscopia alta es la prueba más fiable para documentar la presencia de varices esofágicas.

TRATAMIENTO

El tratamiento de la hipertensión portal se centra principalmente en tres estrategias del tratamiento de su principal complicación, la hemorragia por varices:
- Prevención de la primera hemorragia por varices.
- Tratamiento de la hemorragia aguda.
- Prevención del resangrado por varices esofágicas.

TRATAMIENTO NO FARMACÓLOGICO

El tratamiento de la hemorragia aguda requiere una reanimación inmediata con líquidos y productos sanguíneos.

TRATAMIENTO AGUDO

- Para las hemorragias agudas:
  1. Acetato de octreótico 50 a 100 pg i.v. en bolo seguido de una perfusión a 25-50 μg/h.
  2. Se utiliza la terlipresina 2 mg i.v. cada 4 h hasta que la hemorragia cede durante 24 h y se continúa con 1 mg i.v. cada 4 h durante 5 días.
- Puede utilizarse la escleroterapia endoscópica y la ligadura con bandas elásticas si el tratamiento farmacológico agudo previo fracasa o en combinación con la farmacoterapia.
- La derivación protosistémica transyugular intrahepática (TIPS) o las derivaciones quirúrgicas se utilizan en los pacientes en los que fracasa el tratamiento médico y endoscópico. Puede complicarse por encefalopatía hepática, ya que la derivación no pasa por el hígado y puentea el metabolismo hepático de la sangre portal.

TRATAMIENTO CRÓNICO

- Los betabloqueantes no selectivos (propanolol y nadolol) en dosis suficientes para reducir la frecuencia cardíaca un 25% han demostrado ser eficaces en la profilaxis primaria de la hemorragia por varices esofágicas y en la prevención de la hemorragia recurrente. Las dosis generalmente se administran dos veces al día y se reducen si la frecuencia cardíaca es <55 latidos/min o la PA sistólica es <90 mmHg.
- El tratamiento combinado con nitroglicerina de larga duración de acción, mononitrato-5-isosorbida (ISMN) 20 mg antes de acostarse añadido a los betabloqueantes ha demostrado mejorar el beneficio terapéutico en la prevención de la hemorragia recurrente por varices.

- La escleroterapia con fármacos esclerosantes, etanolamina al 5%, polidocanol al 1-2% o etanol estimula una reacción inflamatoria fibrosa y la trombosis de las varices y erradica las varices esofágicas en el 70% de los pacientes.
- La ligadura endoscópica de las varices puede utilizarse en la prevención de la hemorragia recurrente por varices.
- La TIPS es una técnica de radiología intervencionista que descomprime la vena porta y se utiliza como tratamiento de «rescate» en los pacientes en los que ha fracasado el tratamiento médico, generalmente como puente hacia el trasplante.

PRONÓSTICO

- La complicación más frecuentemente asociada a la hipertensión portal es la hemorragia por varices.
- El riesgo de hemorragia por varices es aproximadamente del 15% en un año.
- De aquellos que han tenido una hemorragia por varices esofágicas, aproximadamente un 30% morirán; entre los supervivientes, el riesgo de resangrado es del 70%, un tercio similar de estos pacientes fallece por esta complicación.

DERIVACIÓN

Se recomienda consultar a un gastroenterólogo en los pacientes con hipertensión portal y hemorragia por varices esofágicas.

OTRAS CONSIDERACIONES

COMENTARIOS

- La vena porta está formada por la convergencia de la vena mesentérica superior y la vena esplénica, y sirve como puerta de entrada en la que el sistema circulatorio esplácnico conecta con el hígado.
- La vena porta normal transporta 1.500 ml/min de sangre desde el estómago, el bazo y el intestino delgado y grueso hasta el hígado a una presión de 5-10 mmHg.
- Las complicaciones clínicas de la hipertensión portal (p. ej., hemorragia por varices esofágicas, ascitis y encefalopatía hepática) pueden producirse cuando la presión de la vena porta aumenta por encima de 12 mmHg.

BIBLIOGRAFÍA RECOMENDADA

De Franchis R: Updating consensus in portal hypertension: report of the Baveno III Consensus Workshop on definitions, methodology and therapeutic strategies in portal hypertension, *J Hepatol* 33:846, 2000.

Garcia-Pagan JC, Bosch J: Medical treatment of portal hypertension, *Bailliere's Clin Gastroenterol* 14(6):895, 2000.

Gines P et al: Current concepts: management of cirrhosis and ascites, *N Engl J Med* 350:1646, 2004.

Krige JEJ, Beckingham IJ: ABC of diseases of liver, pancreas, and biliary system: portal hypertension—1: varices, *BMJ* 322:348, 2001.

Wongcharatrawee S, Groszmann RJ: Diagnosing portal hypertension, *Bailliere's Clin Gastroenterol* 14(6):881, 2000.

AUTOR: **MEL ANDERSON, M.D.**

INFORMACIÓN BÁSICA

DEFINICIÓN

La hipertensión pulmonar (HP) es la presión anómalamente elevada en el lado arterial de la circulación pulmonar, definida en general como presión pulmonar media >25 mmHg en reposo o mayor de 30 mmHg con el ejercicio físico. La elevación mantenida de la presión arterial pulmonar debido al aumento de la presión venosa pulmonar, la vasoconstricción hipóxica pulmonar o el aumento de flujo con frecuencia se denomina hipertensión pulmonar secundaria.

SINÓNIMOS

Hipertensión pulmonar primaria (HPP).
Hipertensión pulmonar secundaria.

CÓDIGOS CIE-9CM
416.0 Hipertensión pulmonar primaria
416.8 Hipertensión pulmonar secundaria

EPIDEMIOLOGÍA Y DEMOGRAFÍA

- La hipertensión pulmonar primaria (HPP) es infrecuente: existen 2 casos por cada millón de personas al año, con una prevalencia global estimada de 1.300 por millón.
- La HPP es más frecuente en mujeres que en varones (1,7:1) y generalmente se presenta en la tercera o cuarta décadas de la vida.
- La hipertensión pulmonar secundaria es más frecuente que la HPP.
- La hipertensión pulmonar secundaria es el mecanismo fisiopatológico común que produce cor pulmonale en pacientes con enfermedad pulmonar subyacente (p. ej., EPOC, embolia pulmonar).

SÍNTOMAS Y SIGNOS

Hipertensión pulmonar primaria:
- La HPP es insidiosa y puede no detectarse durante años.
- La disnea de esfuerzo es el motivo de consulta más frecuente (60%).
- Fatiga y debilidad.
- Síncope.
- Dolor torácico.
- Aumento del componente P2 del segundo ruido cardíaco.
- S4 derecho.
- Distensión venosa yugular.
- Distensión abdominal/ascitis.
- Impulso paraesternal (VD) prominente.
- Soplo holosistólico de insuficiencia tricuspídea que se escucha mejor a lo largo de la línea paraesternal izquierda, que aumenta su intensidad con la inspiración.
- Edema periférico.

Hipertensión pulmonar secundaria:
- Similar a la HPP, pero depende de la causa subyacente (p. ej., ICC izquierda, estenosis mitral, EPOC).

ETIOLOGÍA

- La etiología de la HPP es desconocida. La mayoría de los casos son esporádicos, pero existe un 6-12% de incidencia familiar.
- La HPP se asocia a varios factores de riesgo conocidos: hipertensión portal y cirrosis hepática, fármacos supresores del apetito (fenfluramina) y enfermedad por VIH.
- Se han asociado varias anomalías genéticas a la forma familiar de la HPP, muchas de las cuales son mutaciones de los genes que codifican para los miembros de la familia de receptores para TGF-β (BMPR-II, ALK-1) en el cromosoma 2q33.
- La HPP familiar es una enfermedad autosómica dominante con penetrancia variable que afecta sólo al 10-20% de los portadores.
- Se han identificado varios factores que desempeñan una función en la patogenia de la HPP, incluida una predisposición genética, una disfunción de las células endoteliales, alteraciones en el control vasomotor, obliteración trombótica de la luz vascular, remodelación vascular mediante proliferación celular y producción de matriz extracelular. Ha surgido una teoría que implica unos canales de potasio alterados de la membrana en la modulación de la cinética del calcio.
- La hipertensión pulmonar secundaria está causada principalmente por entidades pulmonares y cardíacas que incluyen:
  1. Enfermedad tromboembólica pulmonar.
  2. Enfermedad pulmonar obstructiva crónica (EPOC).
  3. Enfermedad pulmonar intersticial.
  4. Trastorno obstructivo del sueño.

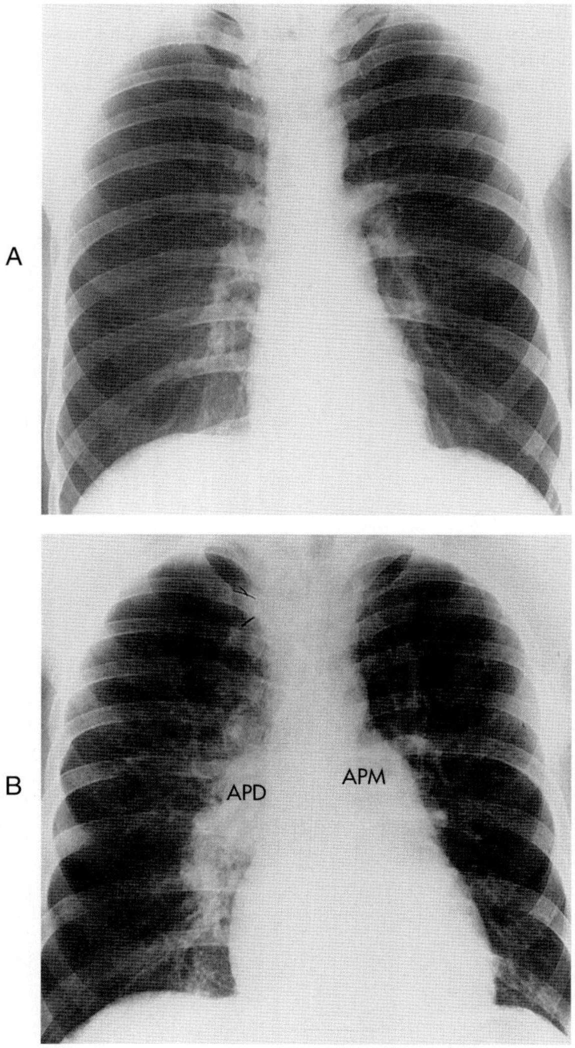

FIGURA 1-139   Hipertensión arterial pulmonar progresiva. Este paciente inicialmente presentó una radiografía de tórax relativamente normal **(A)**. Sin embargo, varios años después **(B)** existe un aumento del tamaño cardíaco, así como una importante dilatación de la arteria pulmonar principal *(APM)* y la arteria pulmonar derecha *(APD)*. El rápido estrechamiento de las arterias al dirigirse hacia la periferia sugiere hipertensión pulmonar y en ocasiones se denomina «muesca». (De Mettler FA [ed.]: *Primary care radiology*, Filadelfia, 2000, WB Saunders.)

5. Enfermedades neuromusculares que producen hipoventilación (p. ej., ELA).
6. Enfermedades del colágeno vascular (p. ej., LES, CREST, esclerosis sistémica).
7. Enfermedad venosa pulmonar
8. Insuficiencia ventricular izquierda como consecuencia de hipertensión, coronariopatía, estenosis aórtica y miocardiopatía.
9. Enfermedad valvular cardíaca (p. ej., estenosis mitral, insuficiencia mitral).
10. Cardiopatía congénita con derivación izquierda a derecha (p. ej., CIA).

DIAGNÓSTICO

- La presión arterial pulmonar sistólica normal varía entre 18 y 30 mmHg y la presión diastólica oscila entre 4 y 12 mmHg.
- La HP es un diagnóstico hemodinámico que implica dos fases: detección de la presión elevada en las arterias pulmonares y caracterización de esta anomalía para determinar su etiología descartando causas secundarias.
- Debe realizarse una cateterización del corazón derecho en todos los pacientes con sospecha de tener HP para establecer el diagnóstico y documentar la hemodinámica pulmonar.
- La hipertensión pulmonar primaria es un diagnóstico de exclusión; deben descartarse todas las causas secundarias mencionadas en «Etiología».

DIAGNÓSTICO DIFERENCIAL

El diagnóstico diferencial se enumera en «Etiología».

VALORACIÓN

- En los individuos con una mutación genética predisponente conocida o un familiar de primer grado con HPP idiopático, esclerodermia, cardiopatía congénita con derivación izquierda-derecha o hipertensión portal en el que se considera un trasplante hepático ortotópico, merece la pena realizar un cribado de HP mediante ecocardiografía con Doppler.
- La valoración de un paciente con sospecha de HPP incluye una evaluación detallada de corazón y pulmones. Se requieren análisis de sangre, radiografía de tórax, pruebas de función pulmonar, TC torácica, estudios de corazón y pulmones con radioisótopos, ecocardiograma, electrocardiogramas, angiografía pulmonar y cateterización del lado derecho e izquierdo del corazón para descartar las causas secundarias de la hipertensión pulmonar.
- Una vez que se ha realizado el diagnóstico, debería hacerse una valoración funcional para determinar el pronóstico de la enfermedad y las opciones de potenciales tratamientos.

- El grado de alteración funcional según se ha valorado por el sistema de clasificación de la OMS y la prueba de caminar 6 minutos es una forma útil para controlar la progresión de la enfermedad y valorar la respuesta al tratamiento.

PRUEBAS DE LABORATORIO

- El HC es generalmente normal en la HPP, pero puede mostrar policitema secundaria.
- La GA muestra una PO_2 y una saturación de oxígeno bajas.
- Se realizan PFP para descartar enfermedad pulmonar obstructiva o restrictiva.
- Oximetría nocturna y estudio somnográfico para descartar apnea/hipopneas del sueño.
- El ECG puede mostrar signos de aumento de tamaño de la aurícula derecha (onda P alta >2,5 mV en las derivaciones II, III y aVF) y el ventrículo derecho (desviación del eje hacia la derecha >100 y onda R > onda S en derivación V1).
- Otros análisis de sangre: título de ANA para descartar enfermedad subyacente del tejido conjuntivo, serología VIH, pruebas de función hepática y anticuerpos antifosfolípido.
- La valoración de la capacidad de ejercicio es una parte clave de la evaluación de la HP en la caracterización de la enfermedad y la determinación del pronóstico y las opciones de tratamiento. La prueba de caminar 6 minutos y las pruebas cardiopulmonares en el ejercicio con determinación del intercambio de gases son los métodos más frecuentemente utilizados para su valoración.

DIAGNÓSTICO POR IMAGEN

- La radiografía de tórax muestra un aumento de calibre de las arterias pulmonares principales e hiliares con rápido estrechamiento de los vasos distales (fig. 1-139). El aumento de tamaño del ventrículo derecho puede evidenciarse en las proyecciones laterales.
- La gammagrafía de perfusión pulmonar (V/Q) ayuda a descartar la embolia pulmonar crónica.
- El ecocardiograma transtorácico con Doppler que incluya modo M, 2 D, Doppler pulsado, continuo y en color valora la función ventricular, descarta patologías significativas y visualiza, si existe, la derivación anómala de la sangre entre las cámaras cardíacas. También proporciona una estimación de la presión arterial pulmonar sistólica que ha demostrado en varios estudios que se correlaciona bien (0,57 a 0,93) con las presiones determinadas mediante cateterización cardíaca derecha-izquierda.
- La angiografía pulmonar se realiza en pacientes con gammagrafías V/Q sospechosas.
- La cateterización cardíaca se realiza para determinar directamente las presiones arteriales pulmonares y para detectar cualquier derivación sanguínea.

TRATAMIENTO

TRATAMIENTO NO FARMACOLÓGICO

- Oxigenoterapia para mejorar el flujo alveolar de oxígeno tanto en la hipertensión pulmonar primaria como en la secundaria.
- Evitar el ejercicio vigoroso.
- Fisioterapia respiratoria.

TRATAMIENTO AGUDO

- HPP.
- Los diuréticos (p. ej., furosemida 40-80 mg al día) mejoran la disnea y el edema periférico.
- La digoxina 0,25 mg al día se ha utilizado en pacientes con HPP.
- El tratamiento vasodilatador generalmente se realiza mediante monitorización hemodinámica e incluye adenosina i.v., prostaciclina u óxido nítrico.
- El tratamiento de la hipertensión pulmonar secundaria se dirige a la causa subyacente (v. las enfermedades específicas en el texto para determinar el tratamiento).

TRATAMIENTO CRÓNICO

- La anticoagulación crónica con warfarina se recomienda para evitar los trombos, y ha demostrado prolongar la vida en los pacientes con HPP.
- Los antagonistas de los canales del calcio pueden aliviar la vasoconstricción pulmonar y prolongar la vida en aproximadamente el 20% de los pacientes con HPP.
- La perfusión continua de epoprostenol, o prostaciclina, un vasodilatador e inhibidor de la agregación plaquetaria de corta duración de acción, mejora la capacidad de ejercicio, la calidad de vida, la hemodinámica y la supervivencia a largo plazo en los pacientes con clase funcional III o IV de la OMS.
- La prostaciclina inhalada en nebulizador, iloprost, 2,5 o 5,0 μg entre 6 y 9 veces al día mejora la capacidad de ejercicio, la clase de la NYHA y el deterioro clínico en los pacientes con hipertensión pulmonar primaria y formas determinadas de hipertensión pulmonar no primaria.
- El antagonista del receptor de endotelina bosentan tomado por vía oral a dosis de 80-160 mg dos veces al día ha sido aprobado para el tratamiento de la HPP y la hipertensión pulmonar por esclerodermia y ha demostrado mejorar la clase clínica y la capacidad de ejercicio. Antagonistas selectivos y no selectivos del receptor de endotelina más recientes están siendo sometidos a ensayos clínicos.
- El tratamiento combinado de iloprost inhalado 1 hora antes de sildenafilo oral 12,5 o 50 mg produce vasodilataciones pulmonares y, pendiente de ensayos futuros, puede ser considerado un tratamiento para la hipertensión pulmonar.

- El trasplante pulmonar y cardiopulmonar es otra opción en los pacientes terminales en clase IV.
- Los receptores de trasplante pulmonar con HPP tuvieron una supervivencia de 73% al año, 55% a los 3 años y 45% a los 5 años.

PRONÓSTICO

- La prueba de caminar durante 6 minutos predice la supervivencia de los pacientes con HPP idiopática. La desaturación >10% durante la prueba aumenta el riesgo de mortalidad 2,9 veces en un seguimiento de mediana 26 meses.
- La distancia real en la prueba de caminar durante 6 minutos mediante tratamiento crónico con epoprostenol predice mejor la supervivencia que el cambio en la distancia recorrida en 6 minutos antes y después del tratamiento.
- Los pacientes con HPP clase II y III de la OMS tienen una supervivencia media de 3,5 años.
- Los pacientes clase IV de la OMS tienen una supervivencia media de 6 meses.
- Se han creado ecuaciones de regresión logística para predecir la supervivencia o la muerte en 1, 2 y 3 años tras el diagnóstico en pacientes con HPP.

DERIVACIÓN

Si se sospecha un diagnóstico de HPP, se recomienda consultar a un neumólogo. Las causas secundarias de la hipertensión pulmonar pueden requerir interconsultas al reumatólogo, neurólogo y cardiólogo.

OTRAS CONSIDERACIONES

COMENTARIOS

- La disnea con el ejercicio de la HPP es descrita típicamente por los pacientes como implacablemente progresiva a lo largo de varios meses hasta un año, con frecuencia desproporcionada con la enfermedad cardíaca o pulmonar o en ausencia de la misma.
- La radiografía de tórax puede indicar signos de líquido intersticial en los pulmones en los casos de hipertensión pulmonar secundaria. La HPP no se asocia a infiltrados en la RXT.
- Los factores que contribuyen a la hipertensión arterial pulmonar son:
  1. Hipoxia alveolar.
  2. Acidosis.
  3. Tromboémbolos que ocluyen los vasos sanguíneos arteriales (p. ej., embolias pulmonares).
  4. Cicatriz o destrucción de las paredes alveolares (p. ej., EPOC, enfermedad infiltrativa).
  5. Engrosamiento primario de las paredes arteriales como en la HPP.
- La PSVD estimada mediante ecocardiografía no es un buen indicador de la presencia de HP, porque la RVSP aumenta con la edad y el IMC. Los varones de condición atlética también tienen una RVSP en reposo más elevada, por lo que estas determinaciones pueden inducir a confusión.

- El desarrollo brusco de edema de pulmón durante la prueba vasodilatadora aguda sugiere enfermedad venooclusiva pulmonar o hemangiomatosis capilar pulmonar y es una contraindicación del tratamiento vasodilatador crónico.

BIBLIOGRAFÍA RECOMENDADA

Barst RJ et al: Diagnosis and differential assessment of pulmonary arterial hypertension, *J Am Coll Cardiol* 43:40S, 2004.

Chatterjee K, De Marco T, Alpert JS: Pulmonary hypertension: hemodynamic diagnosis and management, *Arch Intern Med* 162:1925, 2002.

Ghofrani HA et al: Combination therapy with oral sildenafil and inhaled iloprost for severe pulmonary hypertension, *Ann Intern Med* 136:515, 2002.

Krowka MJ: Pulmonary hypertension: diagnosis and therapeutics, *Mayo Clin Proc* 75:625, 2000.

McLaughlin VV et al: Prognosis of pulmonary arterial hypertension: ACCP evidence-based clinical practice guidelines, *Chest* 1126:78S, 2004.

Nauser T, Stites S: Diagnosis and treatment of pulmonary hypertension, *Am Fam Physician* 63:1789, 2001.

Olschewski H et al: Inhaled iloprost for severe pulmonary hypertension, *N Engl J Med* 347:322, 2002.

Rubin LJ et al: Bosentan therapy for pulmonary arterial hypertension, *N Engl J Med* 346:896, 2002.

AUTORES: **JASON IANNUCCILLI, M.D.** y **PETER PETROPOULOS, M.D.**

INFORMACIÓN BÁSICA

DEFINICIÓN

El hipertiroidismo es un estado hipermetabólico debido al exceso de hormona tiroidea.

SINÓNIMO

Tirotoxicosis.

CÓDIGOS CIE-9CM
242.9 Hipertiroidismo
242.0 Hipertiroidismo con bocio
242.2 Hipertiroidismo multinodular
232.3. Hipertiroidismo uninodular

EPIDEMIOLOGÍA Y DEMOGRAFÍA

INCIDENCIA/PREVALENCIA:
- El hipertiroidismo afecta al 2% de las mujeres y al 0,2% de los varones a lo largo sus vidas.
- El bocio multinodular tóxico suele afectar a mujeres >55 años y es más frecuente que la enfermedad de Graves en los ancianos.

SÍNTOMAS Y SIGNOS

- Los pacientes con hipertiroidismo suelen presentar las manifestaciones clínicas siguientes: taquicardia, temblor, hiperreflexia, ansiedad, irritabilidad, labilidad emocional, crisis de angustia, intolerancia al calor, sudoración, aumento del apetito, diarrea, adelgazamiento, disfunción menstrual (oligomenorrea, amenorrea); la presentación puede ser distinta en los ancianos (véase el tercer apartado).

- Los pacientes con enfermedad de Graves pueden presentar exoftalmos, retracción de los párpados (fig. 1-140, *A*) y hendidura palpebral abierta (oftalmopatía de Graves). Los síntomas y signos de la oftalmopatía pueden consistir en: visión borrosa, fotofobia, mayor lagrimación, visión doble y presión profunda en la órbita. También pueden observarse acropaquias asociadas a neoformación ósea perióstica en otras zonas del esqueleto (acropatía de Graves) y mixedema pretibial (fig. 1-140, *B*).
- En los ancianos, los síntomas clínicos del hipertiroidismo pueden resultar enmascarados por las manifestaciones de otras enfermedades coexistentes (p. ej., fibrilación auricular de nueva aparición, exabercación de la ICC).

ETIOLOGÍA

- Enfermedad de Graves (bocio tóxico difuso): 80-90% de los casos de hipertiroidismo.
- Bocio multinodular tóxico (enfermedad de Plummer).
- Adenoma tóxico.
- Iatrogénico y facticio.
- Hipertiroidismo transitorio (tiroiditis subaguda, tiroiditis de Hashimoto).
- Causas raras: hipersecreción de TSH (p. ej., neoplasias hipofisarias), estruma ovárico, ingestión de grandes cantidades de yodo en un paciente con hiperplasia o adenoma tiroideco previos (fenómeno de Jod-Basedow), mola hidatiforme, carcinoma de tiroides, tratamiento con amiodarona.

DIAGNÓSTICO

DIAGNÓSTICO DIFERENCIAL

- Trastorno de ansiedad.
- Feocromocitoma.
- Neoplasia metastásica.
- Diabetes mellitus.
- Estado premenopáusico.

VALORACIÓN

La sospecha de hipertiroidismo requiere su confirmación analítica y la identificación de su etiología, ya que el tratamiento depende de la causa. Una historia clínica detallada proporcionará a menudo indicios sobre el diagnóstico y la etiología del hiperparatiroidismo.

PRUEBAS DE LABORATORIO

- Elevación de la tiroxina (T_4).
- En general, la elevación de la triyodotironina (T_3) libre no es necesaria para hacer el diagnóstico.
- TSH baja (a menos que el hipertiroidismo se deba a la rara hipersecreción del TSH por un adenoma hipofisario).
- Los autoanticuerpos antitiroideos son útiles en casos seleccionados para diferenciar la enfermedad de Graves del bocio multinodular tóxico (en el que no hay anticuerpos antitiroideos).

DIAGNÓSTICO POR IMAGEN

- La captación de yodo radiactivo en 24 horas ayuda a distinguir el hipertiroidismo de la síntesis iatrogénica de hormona tiroidea (tirotoxicosis facticia) y de la tiroiditis.

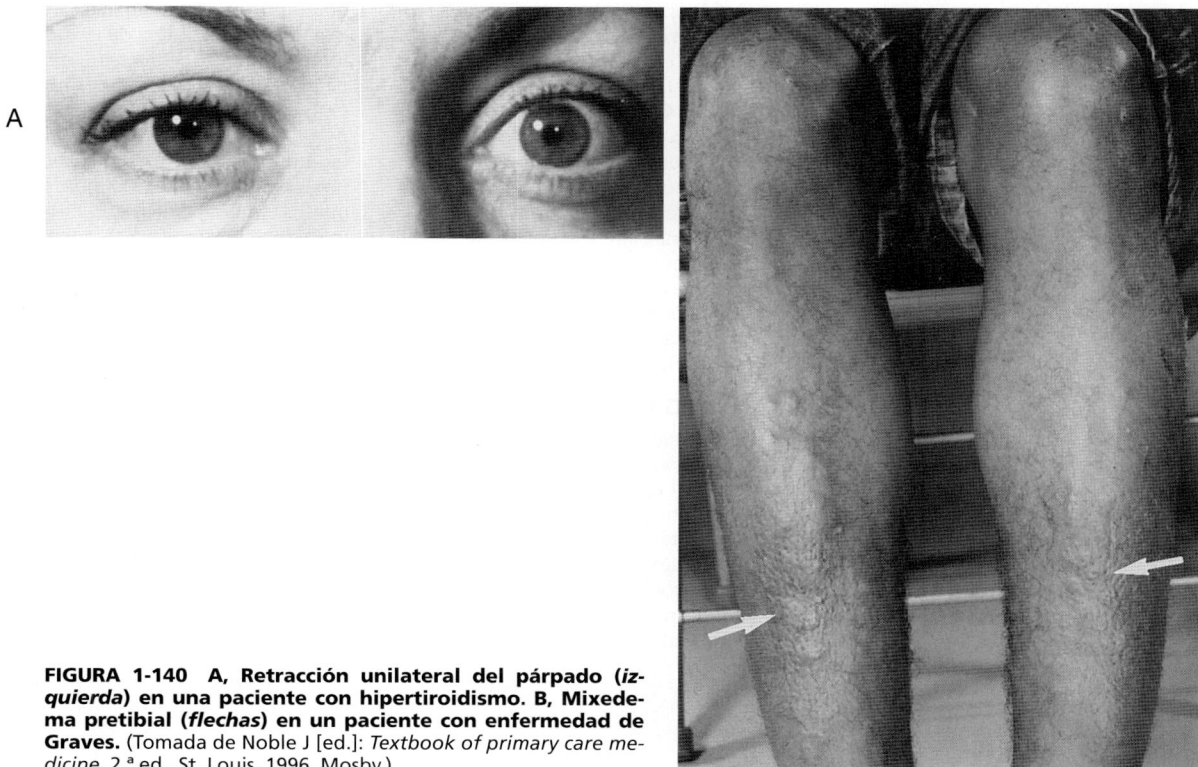

FIGURA 1-140 A, Retracción unilateral del párpado (*izquierda*) en una paciente con hipertiroidismo. B, Mixedema pretibial (*flechas*) en un paciente con enfermedad de Graves. (Tomada de Noble J [ed.]: *Textbook of primary care medicine*, 2.ª ed., St. Louis, 1996. Mosby.)

- En un tiroides hiperactivo hay aumento de la captación, mientras que en un tiroides normal hipoactivado (ingestión iatrogénica de tiroides, tiroiditis subaguda o indolora) la captación es normal o baja.
- La captación de yodo radiactivo varía también según la etiología del hipertiroidismo: enfermedad de Graves, captación homogénea aumentada.

Bocio multinodular: aumento heterogéneo de la captación.

Nódulo caliente: un solo foco de aumento de la captación.

- La captación de yodo radiactivo suele valorarse también antes de la administración terapéutica de yodo radiactivo para determinar la dosis adecuada.

TRATAMIENTO

TRATAMIENTO NO FARMACOLÓGICO

Educación del paciente sobre la enfermedad tiroidea y discusión de las opciones terapéuticas (medicación, yodo radiactivo, cirugía tiroidea).

TRATAMIENTO AGUDO

FÁRMACOS ANTITIROIDEOS (TIONAMIDAS): El propiltiouracilo (PTU) y el metimazol inhiben la síntesis de hormona tiroidea bloqueando la producción de peroxidasa tiroidea (PTU y metimazol) o inhibiendo la conversión periférica de T_4 en T_3 (PTU).

1. Posología: PTU, 50-100 mg v.o. cada 8 h o 30-60 mg/día administrados en una sola toma.
2. Los fármacos antitiroideos pueden usarse como forma primaria de tratamiento o con adyuvantes antes del tratamiento radiactivo o la cirugía o, más tarde, si el hipertiroidismo recidiva.
3. Efectos secundarios: erupción cutánea (3-5% de los pacientes), artralgias, mialgias, granulocitopenia (0,5%). Efectos secundarios raros: anemia aplásica, necrosis hepática por PTU, ictericia colostática por metimazol.
4. Cuando se utilizan fármacos antitiroideos como tratamiento primario, suelen administrarse durante 6-24 meses; el tratamiento prolongado puede provocar hipotiroidismo.
5. Se aconseja reservar el uso de los fármacos antitiroideos antes del tratamiento con yodo radiactivo para los pacientes en los que una exacerbación del hipertiroidismo tras la administración de yodo radiactivo podría ser peligrosa (p. ej., ancianos con cardiopatía isquémica o comorbilidad importante). En estos casos, el fármaco antitiroideo puede interrumpirse 2 días antes de la administración del yodo radiactivo y volver a administrarse 2 días después, manteniéndolo durante 4-6 semanas.

YODO RADIACTIVO (IRA; ^{131}I):

1. El IRA es el tratamiento de elección en los pacientes >21 años y en los menores de esa edad que no han logrado la remisión después de 1 año de tratamiento con fármacos antitiroideos. El yodo radiactivo se usa también en el hipertiroidismo secundario a un adenoma tóxico o a un bocio multinodular tóxico.
2. Está contraindicado en el embarazo (puede producir hipotiroidismo fetal) y la lactancia. En las mujeres en edad fértil, antes de administrar yodo radiactivo hay que excluir un posible embarazo.
3. Una sola dosis de yodo radiactivo induce eficazmente el estado eutiroideo en casi el 80% de los pacientes.
4. La incidencia de hipotiroidismo tras la administración de yodo radiactivo es elevada (>50% en el primer año y 2% al año en los siguientes); por tanto, estos enfermos deben ser valorados con frecuencia para descartar el desarrollo de hipotiroidismo (v. Tratamiento crónico).

TRATAMIENTO QUIRÚRGICO (TIROIDECTOMÍA SUBTOTAL)

1. Está indicada en los bocios obstructivos, en los pacientes que rehúsan el yodo radiactivo y que no consiguen un buen control con la medicación antitiroidea (p. ej., enfermos con adenoma tóxico o bocio multinodular tóxico) y en las embarazadas que no pueden recibir un tratamiento adecuado con medicación antitiroidea o que desarrollan efectos secundarios a ella.
2. Antes de la cirugía, hay que convertir a los pacientes en eutiroideos con fármacos antitiroideos.
3. Las complicaciones de la cirugía consisten en hipotiroidismo (28 a 43% a los 10 años), hipoparatiroidismo y parálisis de las cuerdas vocales (1%).
4. Tras la cirugía, el hiperparatiroidismo recidiva en el 10-15% de los pacientes.

TRATAMIENTO COMPLEMENTARIO: El propranolol alivia los síntomas beta-adrenérgicos del hipertiroidismo; la dosis inicial es de 20-40 mg, v.o., cada 6 horas; la posología se incrementa de forma gradual hasta que se controlan los síntomas; las contraindicaciones más importantes al uso de propranolol son la ICC y el broncoespasmo. El diagnóstico y el tratamiento de la «Crisis tirotóxica» se estudian en otro lugar de la sección I.

TRATAMIENTO CRÓNICO

Los pacientes tratados con fármacos antitiroideos deben controlarse cada 1 a 3 meses hasta conseguir el estado eutiroideo y cada 3 a 4 meses mientras siguen este tratamiento. Luego de la interrupción, se recomienda un control periódico mediante pruebas de función tiroidea con TSH cada 3 meses durante un año, después cada 6 meses durante un año y, a partir de ese momento, una vez al año.

PRONÓSTICO

El tratamiento satisfactorio del hipertiroidismo requiere su control durante toda la vida para detectar la posible aparición de hipotiroidismo o la recidiva de la tirotoxicosis.

DERIVACIÓN

- Se recomienda consultar con el endocrinólogo en el momento del diagnóstico inicial y durante el tratamiento.
- Consulta quirúrgica en pacientes seleccionados (v. Tratamiento quirúrgico).
- Hospitalización de todos los pacientes con tormenta tiroidea.

OTRAS CONSIDERACIONES

COMENTARIOS

- Los pacientes ancianos con hipertiroidismo pueden tener sólo signos sutiles (adelgazamiento, taquicardia, piel fina, uñas frágiles). Esta forma se conoce como **hipertiroidismo apatético** y se manifiesta por letargo más que por una actividad hiperkinética. El tamaño de la glándula puede ser normal. Otras enfermedades coexistentes (sobre todo las cardíacas) pueden contribuir al enmascaramiento de los síntomas. A menudo, los pacientes tienen una ICC no explicada, empeoramiento de una angina o una fibrilación auricular de nueva aparición que no responde al tratamiento. Bajo el epígrafe «Enfermedad de Graves» de la sección I puede encontrarse información adicional sobre el diagnóstico y el tratamiento de dicha enfermedad.
- El **hipertiroidismo subclínico** se define como una concentración sérica normal de tiroxina libre y de triyodotironina libre con una concentración de tirotropina por debajo de los valores normales y, en general, indetectable. Estos pacientes no suelen tener signos ni síntomas de hipertiroidismo franco. Las opciones terapéuticas consisten en observación o un ensayo terapéutico con fármacos antitiroideos en dosis bajas durante 6 meses para inducir la remisión.

BIBLIOGRAFÍA RECOMENDADA

Kearns AE, Thompson GB: Medical and surgical management of hyperthyroidism, *Mayo Clin Proc* 77:87, 2002.

Shrier DK et al: Subclinical hyperthyroidism: controversies in management, *Am Fam Physician* 65:431, 2002.

Toft AD: Subclinical hyperthyroidism, *N Engl J Med* 345:512, 2001.

AUTOR: **FRED F. FERRI, M.D.**

INFORMACIÓN BÁSICA

DEFINICIÓN

Se llama hipoaldosteronismo a la deficiencia de aldosterona o a la alteración de su función.

CÓDIGO CIE-9CM
255.4 Hipoadrenalismo

EPIDEMIOLOGÍA Y DEMOGRAFÍA

El hipoaldosteronismo selectivo es el responsable de hasta el 10% de los casos de hiperpotasemia no explicada.

SÍNTOMAS Y SIGNOS

- La exploración clínica puede ser totalmente normal.
- Algunos pacientes pueden tener hipertensión.
- También pueden observarse una intensa debilidad muscular y arritmias cardíacas.

ETIOLOGÍA

- Hipoaldosteronismo hiporreninémico (dependiente del sistema renina-angiotensina): disminución de la producción de aldosterona debida a una menor secreción de renina; el paciente típico tiene una nefropatía secundaria a diversos factores (p. ej., diabetes mellitus, nefritis intersticial, mieloma múltiple).
- Hipoaldosteronismo hiperreninémico (independiente de la reina-angiotensina): la producción de renina por los riñones es normal y el defecto se encuentra en la biosíntesis de la aldosterona o en la acción de la angiotensina II. Las causas más frecuentes de esta forma de hipoaldosteronismo son los fármacos (inhibidores de la ECA, heparina), la intoxicación por plomo, las deficiencias enzimáticas relacionadas con la síntesis de aldosterona y las enfermedades graves.

DIAGNÓSTICO

DIAGNÓSTICO DIFERENCIAL

Seudohipoaldosteronismo: falta de respuesta del riñón a la aldosterona. En esos casos, tanto la concentración de renina como de aldosterona están aumentadas. El seudohipoaldosteronismo puede deberse a fármacos (espironolactona), a nefritis intersticial crónica, a enfermedades generales (LED, amiloidosis) o a una resistencia primaria a los mineralcorticoides.

VALORACIÓN

La medición de la actividad de la renina plasmática luego de 4 horas de posición erecta permite diferenciar las causas hiporreninémicas de las hiperreninémicas, pues en los casos dependientes del sistema renina-angiotensina, las concentraciones de renina son normales o bajas, mientras que son altas en los casos independientes de dicho sistema. El diagnóstico y la etiología del hipoaldosteronismo pueden confirmarse con la prueba de estimulación del sistema renina-angiotensina:

- Hipoaldosteronismo hiporreninémico: concentraciones bajas de renina y aldosterona tras la estimulación.
- Falta de respuesta de los órganos efectores a la acción de la aldosterona: concentraciones elevadas de renina y aldosterona tras la estimulación.
- Trastornos de las glándulas suprarrenales: concentraciones elevadas de renina y bajas de aldosterona tras la estimulación.

PRUEBAS DE LABORATORIO

- Ascenso del potasio, sodio normal o bajo.
- Acidosis metabólica hiperclorémica (causada por la ausencia de la acción secretora de hidrógeno de la aldosterona).
- Hiperglucemia (en estos pacientes es frecuente la diabetes mellitus).

TRATAMIENTO

TRATAMIENTO NO FARMACOLÓGICO

- Dieta pobre en potasio con ingesta abundante de sodio (al menos 4 g de cloruro sódico al día).
- Deben evitarse los inhibidores de la ECA y los diuréticos ahorradores de potasio.

TRATAMIENTO AGUDO

- Uso juicioso de fludrocortisona (0,05 a 0,1 mg v.o. por la mañana) en pacientes con deficiencia de aldosterona asociada a deficiencia de glucocorticoides suprarrenales.
- Furosemida, 20-40 mg al día, para corregir la hiperpotasemia del hipoaldosteronismo hiporreninémico.

PRONÓSTICO

El pronóstico varía según la etiología del hipoaldosteronismo y la presencia de otras enfermedades asociadas.

DERIVACIÓN

Consulta con el endocrinólogo para la prueba de estimulación del sistema renina-angiotensina.

OTRAS CONSIDERACIONES

COMENTARIOS

El tratamiento del seudohipoaldosteronismo es el mismo que el del hipoaldosteronismo, pero su efecto es limitado debido a la alteración de la sensibilidad renal.

AUTOR: **FRED F. FERRI, M.D.**

INFORMACIÓN BÁSICA

DEFINICIÓN

Preocupación constante y angustiosa por la propia salud, o convencimiento de que se padece una enfermedad grave. El temor suele estar basado en una interpretación errónea de los signos o síntomas corporales y persiste a pesar de que el médico intente tranquilizar al paciente; no obstante, esta creencia no tiene la intensidad o la certeza de una ilusión. La preocupación produce un sufrimiento clínico importante o alteración del funcionamiento en aspectos sociales, laborales o de otro tipo, y dura al menos 6 meses.

CÓDIGO CIE-9CM
300.7 Hipocondría

EPIDEMIOLOGÍA Y DEMOGRAFÍA

PREVALENCIA (EN LA POBLACIÓN GENERAL): 1-5%, pero parece ser mayor en el entorno de la asistencia primaria ambulatoria, donde se calculan cifras de 3-10%.
PREDOMINIO POR SEXOS: Ninguno
DISTRIBUCIÓN POR EDADES: Puede iniciarse a cualquier edad, pero su incidencia es mayor entre los 20 y 30 años.
GENÉTICA Y FACTORES DE RIESGO: No se ha identificado ningún componente genético y no parecen existir factores socioeconómicos que predispongan a este trastorno. Los pacientes con hipocondría tienen mayores probabilidades de sufrir trastornos del eje I que la población general, por ejemplo depresión y ansiedad, así como trastornos de la personalidad del eje II.

PRESENTACIÓN CLÍNICA

- Los pacientes refieren un síntoma o signo físico, sensaciones corporales o de dolor, que conducen, tras un interrogatorio más detallado, a manifestar su preocupación por una enfermedad grave.
- En los antecedentes personales son frecuentes las enfermedades en la infancia.
- No se encuentran signos físicos específicos.

ETIOLOGÍA

Desconocida, pero existen al menos cuatro teorías psiquiátricas: 1) amplificación de las sensaciones somáticas normales, con tendencia a atribuirlas a procesos patológicos, 2) interrelación psicodinámica, en la que la agresión hacia los demás se transforma en molestias físicas o en la que los sentimientos de culpa o de baja autoestima dan lugar a dolores somáticos como «castigo» por la conducta errónea percibida; 3) aprendizaje y posterior refuerzo del papel de enfermo o, 4) variante de otro cuadro psiquiátrico del tipo de la depresión.

DIAGNÓSTICO

DIAGNÓSTICO DIFERENCIAL

- Cuadros médicos subyacentes, tales como la esclerosis múltiple, el hipotiroidismo o el lupus eritematoso diseminado.
- Trastorno de somatización.
- Trastorno dismórfico corporal.
- Trastorno facticio o simulación.
- Trastorno de ansiedad generalizado con preocupación por la salud entre otras muchas de distintos tipos.
- Trastornos psicóticos, como los que pueden ocurrir en la depresión y la esquizofrenia.

VALORACIÓN

- Historia clínica y exploración física, pruebas de laboratorio y estudios de imagen según dictamine la anamnesis; no existen pruebas específicas que permitan diagnosticar este cuadro.
- Valoración de otros trastornos psiquiátricos que pueden asociarse a la hipocondría, tales como la depresión y los trastornos de ansiedad.

PRUEBAS DE LABORATORIO
Ninguna.

DIAGNÓSTICO POR IMAGEN
Ninguno.

TRATAMIENTO

NO FARMACOLÓGICO

- Tranquilizar y educar al paciente de forma prudente y adecuada.
- Visitas breves y regulares al médico de atención primaria.
- No realización de pruebas de laboratorio, estudio de imagen o procedimientos diagnósticos o quirúrgicos, a menos que estén claramente indicados.
- Prohibición de leer textos médicos o de buscar páginas de internet relacionadas con la salud.
- Terapia cognitivo-conductista con técnicas tales como la interrupción del pensamiento, exposición a la situación temida con desensibilización posterior, mecanismos para controlar la percepción o reprocesarla y reestructuración de las creencias hipocondríacas.
- Terapia de grupo, tanto cognitiva-conductista como psicoeducativa.

TRATAMIENTO AGUDO
Ninguno.

TRATAMIENTO CRÓNICO

- Tratamiento farmacológico de los cuadros psiquiátricos coincidentes (si existen), por ejemplo depresión, ansiedad o trastorno obsesivo-compulsivo.

- Los ISRS pueden ser útiles en los pacientes sin signos de depresión; fluoxetina, paroxetina y fluvoxamina se han estudiado en pequeños ensayos abiertos; también la nefazodona se analizó en un pequeño estudio abierto.

PRONÓSTICO

Remisiones y exacerbaciones a lo largo de decenios, en los que factores de estrés psicológicos suelen desencadenar las reactivaciones. Las características de buen pronóstico son el comienzo agudo, la ausencia de ganancias secundarias, la falta de trastornos psiquiátricos coincidentes y un nivel socioeconómico elevado.

DERIVACIÓN

Puede intentarse enviar al paciente a un psiquiatra, pero lo habitual es que se resista con energía, pues está convencido de que sus síntomas se deben a una enfermedad médica no diagnosticada.

OTRAS CONSIDERACIONES

COMENTARIOS

La aparición de síntomas físicos en etapas avanzadas de la vida se debe casi siempre a un trastorno médico.

BIBLIOGRAFÍA RECOMENDADA

Barksy AJ, Ahern DK: Cognitive behavior therapy for hypochondriasis: a randomized controlled trial, *JAMA* 291(12):1464, 2004.
Fallon BA et al: An open trial of fluvoxamine for hypochondriasis, *Psychosomatics* 44(4):298, 2003.
Kjernisted KD et al: An open-label clinical trial of nefazodone in hypochondriasis, *Psychosomatics* 43(4):290, 2002.
Lidbeck J: Group therapy for somatization disorders in primary care: maintenance of treatment goals of short cognitive-behavioural treatment one-and-a-half-year follow-up, *Acta Psychiatrica Scandinavica* 107(6): 449, 2003.
Lispitt DR: Hypochondriasis and body dysmorphic disorder. In Gabbard GO (ed): *Treatments of Psychiatric Disorders,* ed 3, Washington, DC, 2001, American Psychiatric Press.
Looper KJ, Kirmayer LJ: Behavioral approaches to somatoform disorders, *J Consult Clin Psychol* 70(3):810, 2002.

AUTOR: **REBEKAH LESLIE GARDNER, M.D.**

INFORMACIÓN BÁSICA

DEFINICIÓN

El hipopituitarismo consiste en la pérdida parcial o completa de una o varias hormonas hipofisarias, debida a enfermedades del hipotálamo o la hipófisis.

SINÓNIMOS

Insuficiencia panhipofisaria.
Panhipopituitarismo.

CÓDIGO CIE-9CM
253.2 Insuficiencia panhipofisaria

EPIDEMIOLOGÍA Y DEMOGRAFÍA

- Las causas más frecuentes de hipopituitarismo son los tumores de la hipófisis, con una incidencia de 0,2 a 2,8 casos por 100.000 habitantes.
- Mayor incidencia de enfermedades vasculares o cerebrovasculares en los pacientes con insuficiencia panhipofisaria.
- Los factores predisponentes de la apoplejía hipofisaria (otra causa de insuficiencia panhipofisaria) son la diabetes mellitus, el tratamiento anticoagulante, los traumatismos craneoencefálicos, los tumores hipofisarios y la radiación.
- El síndrome de la silla vacía, una tercera causa de insuficiencia panhipofisaria, puede afectar tanto a adultos como a niños.

SÍNTOMAS Y SIGNOS

El comienzo del hipopituitarismo suele ser gradual y los síntomas dependerán de la deficiencia de una o varias hormonas, así como del efecto de masa si la causa es un tumor hipofisario. Los síntomas específicos varían según la hormona alterada, la gravedad de la deficiencia y la edad del paciente.

- El efecto de masa de un tumor hipofisario puede traducirse en cefaleas y alteraciones de la visión.
- Deficiencia de corticotropina:
  1. Fatiga y debilidad, falta de apetito, dolor abdominal, náuseas y vómitos.
  2. Hipotensión, caída del cabello y cambios del estado mental.
- Deficiencia de tirotropina:
  1. Fatiga y debilidad, ganancia de peso, intolerancia al frío y estreñimiento.
  2. Bradicardia, disminución de los reflejos, edema pretibial y caída del cabello.
- Deficiencia de gonadotropinas:
  1. Pérdida de la libido, disfunción eréctil, amenorrea, sofocos, dispareunia, esterilidad.
  2. Ginecomastia con falta de crecimiento del pelo y disminución de la masa muscular
- Deficiencia de hormona del crecimiento:
  1. Retraso del crecimiento en los niños.
  2. Tendencia a la fatiga, hipoglucemia.
  3. Disminución de la masa muscular y obesidad

- Hiperprolactinemia:
  1. Galactorrea.
  2. Hipogonadismo.
- Deficiencia de vasopresina.
  1. Poliuria, polidipsia y nicturia.
  2. Hipotensión y deshidratación.

ETIOLOGÍA

El hipopituitarismo se debe a la destrucción de las células de la hipófisis causada por:
- Tumores hipofisarios:
  1. Macroadenomas >10 mm.
  2. Microadenomas <10 mm.
- Apoplejía hipofisaria debida a hemorragia o infarto de la glándula.
- Radioterapia hipofisaria.
- Cirugía hipofisaria.
- Síndrome de la silla vacía con aumento del tamaño de la silla turca y aplanamiento de la hipófisis, debidos a la extensión del espacio subaracnoideo y a la ocupación de la silla turca por líquido cefalorraquídeo.
- Enfermedades infiltrativas, tales como sarcoidosis, hemocromatosis, histiocitosis X, granulomatosis de Wegener e hipofisitis linfocitaria.
- Infección (tuberculosis, micosis y sífilis).
- Traumatismos craneoencefálicos.
- Aneurisma de la arteria carótida interna.

DIAGNÓSTICO

Los datos de la anamnesis y la exploración física llevan a sospechar el diagnóstico de hipopituitarismo, que se confirma con pruebas de estimulación hormonal.

DIAGNÓSTICO DIFERENCIAL

El diagnóstico diferencial se expone en el apartado de «Etiología». Otras causas raras son la necrosis puerperal (síndrome de Sheehan), los tumores adyacentes a la hipófisis (como los craneofaringiomas o meningiomas), los tumores metastásicos (de pulmón, colon, próstata, melanoma o plasmocitoma) y las alteraciones del desarrollo.

VALORACIÓN

Consiste en la determinación basal de las hormonas de la adenohipófisis seguida de las pruebas de estimulación y los estudios radiológicos.

PRUEBAS DE LABORATORIO

- Deficiencia de corticotropina:
  1. La concentración sérica matinal de cortisol suele ser baja (<3 g/dl).
  2. Prueba de estimulación con corticotropina, usando 250 µg de corticotropina administrada por vía i.v. para luego medir la concentración sérica de cortisol antes y a los 30 y 60 minutos de la administración. La respuesta normal consiste en un aumento de la concentración sérica de cortisol >20 µg/dl.

  3. En las enfermedades hipofisarias, estas pruebas pueden dar resultados no concluyentes y obligar a recurrir a pruebas más dinámicas del tipo de la tolerancia a la insulina o a la de metirapona.
- Deficiencia de tirotropina:
  1. Medición de TSH y de T_4 libre.
  2. En el hipotiroidismo primario se constata un ascenso de la TSH con T_4 libre baja. En el hipotiroidismo secundario, la TSH es normal o baja, con concentración baja de T_4 libre y captación de T_3 baja en resina.
- Deficiencia de gonadotropina:
  1. Determinaciones de FSH, LH, estrógenos y testosterona.
  2. En el varón, el hipogonadismo hipogonadotrópico se caracteriza por concentraciones bajas de testosterona y normales o bajas de FSH y LH.
  3. En la mujer premenopáusica con amenorrea, es típico encontrar estrógenos bajos con FSH y LH normales o bajas.
- Deficiencia de hormona del crecimiento:
  1. Prueba de estimulación con hipoglucemia inducida con insulina, administrando 0,1 a 0,155 unidades/kg de insulina regular i.v., y midiendo la hormona del crecimiento a los 30, 60 y 120 minutos. La respuesta normal consiste en una concentración de hormona del crecimiento >10 µg/dl.
  2. También puede medirse la concentración sérica del factor de crecimiento similar a la insulina I tras la prueba de provocación.
- Hiperprolactinemia:
  1. Puede haber ascenso de la concentración de prolactina en los adenomas hipofisarios secretores de esta hormona.
- Deficiencia de vasopresina:
  1. El análisis de orina revela hipodensidad.
  2. La osmolalidad urinaria es baja.
  3. La osmolalidad sérica es alta.
  4. Prueba de la privación de líquidos durante 18 horas, con incapacidad para concentrar la orina.
  5. La concentración sérica de vasopresina es baja.
  6. Las determinaciones de electrólitos permiten identificar la hiponatremia y descartar la hiperglucemia.

DIAGNÓSTICO POR IMAGEN

- Una vez confirmado clínica y bioquímicamente el hipopituitarismo, es necesario proceder al estudio de imagen de la hipófisis para identificar la lesión causal.
- La RM es más sensible que la TC de la cabeza para la visualización de la fosa hipofisaria, la silla turca, el quiasma óptico, el tallo de la hipófisis y los senos cavernosos. También es más sensible para la detección de microadenomas hipofisarios.
- La TC con planos coronales de toda la silla turca proporciona mejores imágenes de las estructuras óseas.

TRATAMIENTO

Tratamiento hormonal sustitutivo y cirugía, radiación o medicación en los pacientes con tumores hipofisarios.

TRATAMIENTO NO FARMACOLÓGICO

- En algunos casos puede ser necesaria la reposición de líquidos i.v. con suero salino normal para mantener la estabilidad hemodinámica.
- Corrección de los electrólitos y las anomalías metabólicas con potasio, bicarbonato y oxígeno.

TRATAMIENTO AGUDO

Los pacientes con hipopituitarismo no tratado pueden desarrollar situaciones agudas, tales como la crisis suprarrenal o el coma mixedematoso, que deben tratarse de la forma adecuada con corticosteroides i.v. (p. ej., hidrocortisona 100 mg i.v. cada 6 horas durante 24 horas) y levotiroxina (p. ej., 5 a 8 μg/kg i.v. en 15 minutos seguidos de 100 μg i.v. cada 24 horas).

TRATAMIENTO CRÓNICO

El tratamiento se mantiene durante toda la vida y requiere la terapéutica hormonal sustitutiva siguiente:

- Hidrocortisona, 10 mg v.o. por la mañana y 10 mg v.o. por la tarde, o prednisona, 5 mg v.o. por la mañana y 2,5 mg v.o. por la tarde.
- Enantato o propionato de testosterona, 200 a 300 mg i.m. cada 2 a 3 semanas o pueden intentarse los parches escrotales de testosterona transdérmica.
- Estrógenos conjugados 0,3 a 1,25 mg/día, salvo los 5 a 7 últimos días de cada mes, y 10 mg/día de medroxiprogesterona durante los días 15 a 25 de cada ciclo menstrual.
- Levotiroxina, 0,05 a 0,15 mg/día.

- La hormona del crecimiento no se utiliza en los adultos; sin embargo, puede administrarse en dosis de 0,04 a 0,08 mg/kg/día por vía subcutánea a los niños.
- Desmopresina (DDAVP), 10 a 20 μg en aerosol intranasal o 0,05 a 0,1 mg v.o. 2 veces al día en los pacientes con diabetes insípida.

PRONÓSTICO

- El tratamiento hormonal sustitutivo se ajusta a las concentraciones de las hormonas en la sangre.
- Sin tratamiento, el hipopituitarismo puede dar lugar a una crisis suprarrenal, a hiponatremia grave, a hipotiroidismo, a alteraciones metabólicas y a la muerte.
- El pronóstico de los pacientes con hipopituitarismo es excelente y su esperanza de vida puede ser normal cuando se erradica la enfermedad hipofisaria y se administra un tratamiento hormonal sustitutivo adecuado, que debe controlarse estrechamente a largo plazo.

DERIVACIÓN

Ante toda sospecha de hipopituitarismo, debe consultarse a un endocrinólogo. Los pacientes con tumores hipofisarios deben derivarse a un radioterapeuta o un neurocirujano.

OTRAS CONSIDERACIONES

COMENTARIOS

- La hiperprolactinemia que provoca galactorrea o hipogonadismo puede asociarse a hipopituitarismo en casos de sección del tallo hipofisario por un tumor, un traumatismo o una intervención quirúrgica. En estas situaciones, los efectos dopaminérgicos inhibitorios que las neuronas del hipotálamo ejercen sobre las células secretoras de prolactina de la adenohipófisis se interrumpen.

- Los suplementos de tiroxina aumentan la velocidad del metabolismo del cortisol y pueden dar lugar a una crisis suprarrenal. Por tanto, se recomienda administrar suplementos de corticosteroides antes de iniciar el tratamiento sustitutivo con hormona tiroidea.
- Todos los pacientes sometidos a tratamiento sustitutivo de glucocorticoides deben llevar una identificación adecuada, en la que conste la necesidad de este tratamiento.
- Antes de la cirugía y ante cualquier urgencia médica (p. ej., sepsis, infarto agudo de miocardio, etc.) están indicadas dosis de estrés de corticosteroides.
- En la insuficiencia suprarrenal secundaria no es necesario el aporte suplementario de mineralcorticoides, ya que el hipopituitarismo no afecta al sistema renina-angiotensina-aldosterona.

BIBLIOGRAFÍA RECOMENDADA

Heshmann AM et al: Hypopituitarism caused by intracellular aneurysms, *Mayo Clin Proc* 76:789, 2001.

Lamberts SWJ, de Herder WW, van der Lely AJ: Pituitary insufficiency, *Lancet* 352:127, 1998.

Schmidt DN, Wallace K: How to diagnose hypopituitarism: Learning the features of secondary hormonal deficiencies, *Postgrad Med* 104(7):1, 1998.

Vance ML: Hypopituitarism, *N Engl J Med* 330(23):1651, 1994.

AUTORES: **JASON IANNUCCILLI, M.D.** y **PETER PETROPOULOS, M.D.**

INFORMACIÓN BÁSICA

DEFINICIÓN

El hipospadias es una alteración del desarrollo del pene caracterizado por:
- Abertura ventral anormal del meato uretral en algún punto entre la cara ventral del glande y el periné.
- Curvatura ventral del pene (corda o *chordee*).
- Capuchón dorsal de prepucio.

CÓDIGOS CIE-9CM
752.61
Corda congénita: 752-63

ETIOLOGÍA

Multifactorial:
- Factores endocrinos:
  1. Producción anormal de andrógenos.
  2. Sensibilidad limitada de los tejidos efectores a los andrógenos.
  3. Interrupción prematura de la estimulación androgénica secundaria a una alteración funcional de las células de Leydig.
  4. Síntesis insuficiente de testosterona o dihidrotestosterona debido a una actividad deficiente de la enzima 5-alfa reductasa.
- Detención del desarrollo.

EPIDEMIOLOGÍA Y DEMOGRAFÍA

- Prevalencia: 1 por 250.
- Los aspectos familiares del hipospadias comprenden el hallazgo de la anomalía en el 6,8% de los padres de los niños afectados y en el 14% de los hermanos.
- Incidencia 8,5 veces mayor de hipospadias en los gemelos monocigóticos, lo que indica una producción insuficiente de gonadotropina coriónica humana en una placenta única.

SÍNTOMAS Y SIGNOS

- Genética: el cariotipo es normal en el hipospadias glandular, pero en las formas más graves se describen anomalías del mismo.
- Criptorquidia: frecuencia de 8-9%.
- Hernia inguinal: frecuencia de 9-10%.
- Hidrocele: frecuencia de 9-16%

CURVATURA PENEADA (CORDA)
Tres teorías:
- Desarrollo anormal de la placa uretral.
- Tejido mesenquimal fibroso anormal en el meato uretral.
- Desproporción de los cuerpos cavernosos.

DIAGNÓSTICO

VALORACIÓN

El diagnóstico se hace mediante la observación y la exploración.

PRUEBAS DE LABORATORIO

Si se asocia a criptorquidia, deberá valorarse la posibilidad de un intersexo. La valoración consiste en ecografía, estudios genitográficos, cromosómicos, de bioquímica gonadal y moleculares.

TRATAMIENTO

TRATAMIENTO AGUDO
DESIGNACIÓN/CLASIFICACIÓN
Anterior: 33%.
Medio: 25%.
Posterior: 41%.
CONSIDERACIÓN ESPECIAL
- La única razón para operar a un paciente con hipospadias es la corrección de deformidades que interfieran con las funciones de micción y procreación.
- Otros motivos para la intervención: motivos estéticos.
- La American Academy of Pediatrics recomienda el intervalo entre los 6 y los 12 meses como el mejor para la intervención.
MANIPULACIÓN HORMONAL
- Controvertida.
- La hCG se administra antes de reparar el hipospadias proximal.
- El efecto de la administración de hCG consiste en reducir el hipospadias y la gravedad de la curvatura en todos los pacientes y aumentar la vascularización y el grosor de la porción proximal del cuerpo esponjoso.
- La aplicación tópica de testosterona aumenta la circunferencia media y la longitud del pene, sin efectos secundarios perdurables.
- La testosterona exógena prepuberal no influye de manera adversa en el crecimiento definitivo del pene.

TRATAMIENTO CRÓNICO
PROCEDIMIENTOS QUIRÚRGICOS
- Ortoplastia (corrección de la curvatura del pene).
- Uretroplastia.
- Meatoplastia.
- Glanuloplastia.
- Cobertura cutánea.

No existe una única técnica aceptable que pueda aplicarse a la reparación de todos los hipospadias.

TIPOS DE REPARACIÓN
- Hipospadias anterior: MAGPI, uretroplastia de Thiersch-Duplay, aproximación del glande, uretroplastia con placa incidida y tubulizada, colgajo perimeatal de Mathieu, técnica de Mustarde, prepucio con megameato intacto, intervención de pirámide.
- Hipospadias de nivel medio: placa incindida y tubulizada, Mathieu, colgajo en islote *onlay*, intervención de King.
- Hipospadias posterior:
  1. Reparación en un tiempo: colgajo en islote *onlay*, colgajo prepucial *onlay* doble, colgajo prepucial pediculado, colgajo en islote prepucial transversal.
  2. Reparación en dos tiempos: ortoplastia para corregir la corda, seguida a los 6 meses o más de una técnica de Thiersch-Duplay o una reparación de la vejiga y del hipospadias con mucosa bucal.

COMPLICACIONES DE LA REPARACIÓN
Hematoma, estenosis del meato, fístula, estenosis uretral, divertículo uretral, infección de la herida, alteración de la cicatrización, balanitis xerótica obliterans, curvatura peneana.

OTRAS CONSIDERACIONES

- No hay que olvidar que un hipospadias aislado aparentemente simple puede ser la única manifestación visible de una anomalía subyacente.
- El capuchón dorsal de prepucio redundante se usa para reparar el hipospadias, por lo que no debe circuncidarse a los pacientes con hipospadias y capuchón dorsal.

BIBLIOGRAFÍA RECOMENDADA

American Academy of Pediatrics: Timing of elective surgery on the genitalia of male children with particular reference to the risks, benefits, and psychological effects of surgery and anesthesia, *Pediatrics* 97:590, 1996.

Belman AB: Hypospadias update, *Urology* 49:166, 1997.

Borer JG, Retik AB: Current trends in hypospadias repair, *Urol Clin North Am* 26:1:15, 1999.

Retik AB, Borer JG. In Walsh PC et al, eds: *Campbell's urology*, ed 8, Philadelphia, 2002, WB Saunders.

Zaontz MR, Packer MG: Abnormalities of the external genitalia. *Pediatr Clin North Am* 44:1267, 1997.

AUTOR: **PHILIP J. ALIOTTA, M.D., M.S.H.A.**

INFORMACIÓN BÁSICA

DEFINICIÓN

La *hipotermia* es una temperatura rectal <35 °C. La *hipotermia accidental* es una disminución de la temperatura central, inducida de manera accidental, en ausencia de un trastorno de la región preóptica anterior del hipotálamo.

CÓDIGOS CIE-9CM

991.6 Hipotermia accidental
780.9 Hipotermia no asociada a baja
temperatura ambiental

EPIDEMIOLOGÍA Y DEMOGRAFÍA

La hipotermia es más frecuente en los siguientes grupos: alcohólicos, personas con dificultades de aprendizaje, pacientes con enfermedades cardiovasculares, cerebrovasculares o hipofisarias, enfermos tratados con sedantes o tranquilizantes y ancianos.

SÍNTOMAS Y SIGNOS

- La presentación clínica varía con la gravedad de la hipotermia. El temblor puede faltar si la temperatura corporal es <33,3 °C o si el paciente toma fenotiazinas.
- La hipotermia puede simular un ACVA, una ataxia o un habla balbuciente o el paciente puede aparecer comatoso o clínicamente muerto.
- Estadios fisiológicos de la hipotermia:
  1. Hipotermia leve (32,2 a 35 °C): arritmias, ataxia.
  2. Hipotermia moderada (28 a 32,2 °C):
     a. Disminución progresiva del nivel de conciencia, del pulso, del gasto cardíaco y de la respiración.
     b. Fibrilación, arritmias (aumento de la susceptibilidad a la taquicardia ventricular).
     c. Desaparición del mecanismo del temblor para la termogénesis.
  1. Hipotermia grave (≤28 °C):
     a. Ausencia de reflejos o de respuesta al dolor.
     b. Disminución de flujo sanguíneo cerebral y de CO_2.
     c. Aumento del riesgo de fibrilación ventricular y de asistolia.

ETIOLOGÍA

Exposición a temperaturas frías durante períodos prolongados.

DIAGNÓSTICO

DIAGNÓSTICO DIFERENCIAL

- ACVA.
- Coma mixedematoso.
- Intoxicación farmacológica.
- Hipoglucemia.

PRUEBAS DE LABORATORIO

1. Suele existir acidosis metabólica y respiratoria:
   a. Cuando la sangre se enfría, aumentan el pH arterial y la tensión de oxígeno (PO_2) y disminuye la PCO_2:
      1) pH ↑ 0,015 U/°C ↓ de la temperatura.
      2) PaO_2 ↑ 3,3%/°F ↓ de la temperatura.
      3) $PaCO_2$ ↑ 2,4%/°F ↓ de la temperatura.
   b. Los analizadores de los gases sanguíneos calientan la sangre a 37 °C, aumentando la presión parcial de los gases disueltos, lo que da lugar a mayores concentraciones de oxígeno y anhídrido carbónico y a un pH inferior a los valores reales del paciente. Para planificar el tratamiento, hay que corregir los GSA en función de la temperatura. El uso de los valores no corregidos también permite referirse a los nomogramas estándar de equilibrio ácido-base.
2. Inicialmente el potasio disminuye, pero después aumenta al incrementarse la hipotermia; una hiperpotasemia extrema es un signo de mal pronóstico.
3. Hematócrito (Htc) ↑ debido a la hemoconcentración, ↓ de los leucocitos, ↓ de las plaquetas debido al secuestro esplénico.
Viscosidad sanguínea, ↑ del tiempo de coagulación.

DIAGNÓSTICO POR IMAGEN

- Radiografía de tórax: en general no es útil, pero puede mostrar signos de aspiración (p. ej., pacientes intoxicados con neumonía por aspiración).
- ECG: prolongado de PR, QT y QRS, depresión de ST, inversión de la onda T, bloqueo AV; con temperaturas de 25 a 30 °C pueden aparecer ondas J de hipotermia (ondas Osborne), que se caracterizan por una hendidura en la unión del complejo QRS y el segmento ST (fig. 1-141).

TRATAMIENTO

TRATAMIENTO NO FARMACOLÓGICO

- El tratamiento de la hipotermia varía según los siguientes factores:
  1. Grado de hipotermia.
  2. Existencia de enfermedades concomitantes (p. ej., insuficiencia cardiovascular).
  3. Edad y estado clínico del paciente (p. ej., pacientes ancianos y debilitados o pacientes jóvenes y sanos).
- Medidas generales:
  1. Asegurar la vía respiratoria antes de proceder a calentar a los pacientes inconscientes; intubación endotraqueal previa con oxigenación (si es posible) para minimizar el riesgo de arritmias durante el procedimiento.
  2. La vasoconstricción periférica puede impedir la colocación de un catéter intravenoso; como alternativa a las localizaciones yugular o subclavia, puede optarse por el acceso venoso femoral para evitar la estimulación ventricular.
  3. Hay que colocar una sonda de Foley y controlar la diuresis, manteniéndola por encima de 0,5 a 1 ml/kg/hora con aporte de volumen por vía i.v.

TRATAMIENTO AGUDO

- Se recomienda una monitorización continua del ECG; las arritmias ventriculares pueden tratarse con bretilio; la lidocaína suele ser ineficaz y la procainamida se asocia a una incidencia mayor de fibrilación ventricular en los pacientes hipodérmicos.
- Corrección de la acidosis grave y de las alteraciones de los electrólitos.

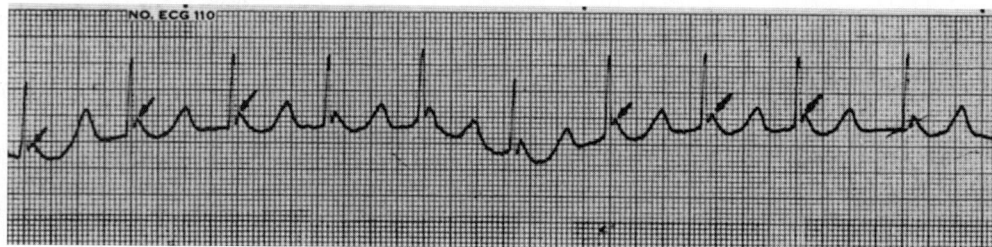

FIGURA 1-141. Ondas Osborne *(flechas)* en un varón de 80 años con temperatura central de 30 °C. Las ondas desaparecieron con el calentamiento. (Tomada de Morse CD, Rial WY: *Emergency medicine.* En Rabel RE [ed.]: *Textbook of family practice,* 4.ª ed. Filadelfia, 1990, WB Saunders.)

- Si existe hipotiroidismo, deberá tratarse de inmediato (v. «Coma mixedematoso»).
- Si existen signos clínicos de insuficiencia suprarrenal, se administrará metilprednisolona i.v.
- En los pacientes que no responden a estímulos verbales o dolorosos, o que tienen un estado mental alterado, pueden administrarse 100 mg de tiamina, 0,4 mg de naloxona y 1 ampolla de dextrosa al 50%.
- Si se dispone de oxígeno humidificado y calentado (40 a 45 °C), también deberá administrarse.
- Tratamiento específico:
1. Hipotermia leve (temperatura rectal <32,2 °C): está indicado el calentamiento externo pasivo. Se coloca al paciente en una habitación caliente (temperatura >21 °C) y se le cubre con material aislante tras quitar con cuidado la ropa húmeda; se recomienda una velocidad de calentamiento de entre 0,5 y 2 °C/hora, pero sin superar 0,55 °C/hora en los ancianos.
2. Hipotermia moderada o grave:
   a. Aportar calor mediante líquidos:
      1) Irrigación gastrointestinal caliente (con enemas de suero salino y por sonda NG); líquidos i.v. (en general, SND_5 sin potasio) calentados a 40 a 42 °C; diálisis peritoneal con líquido calentado a 40,5 a 42,5 °C.
      2) Inhalación de oxígeno calentado y humidificado.
   b. Calentamiento externo activo: inmersión en un baño de agua caliente (40 a 41 °C); el calentamiento externo activo puede producir shock por vasodilatación periférica excesiva. El candidato ideal es un paciente joven y previamente sano con hipotermia aguda por inmersión.
   c. El calentamiento de la sangre con circulación extracorpórea parece ser una técnica eficaz en personas jóvenes y por lo demás sanas.

AUTOR: **FRED F. FERRI, M.D.**

INFORMACIÓN BÁSICA

DEFINICIÓN

El hipotiroidismo es un trastorno causado por la secreción insuficiente de hormona tiroidea.

SINÓNIMO

Mixedema.

CÓDIGOS CIE-9CM

244 Hipotiroidismo adquirido
243 Hipotiroidismo congénito
244.1 Hipotiroidismo quirúrgico
244.3 Hipotiroidismo iatrogénico
244.8 Hipotiroidismo hipofisario
246.1 Hipotiroidismo bocioso esporádico

EPIDEMIOLOGÍA Y DEMOGRAFÍA

INCIDENCIA/PREVALENCIA: 1,5-2% de las mujeres y 0,2% de los varones.
DISTRIBUCIÓN POR EDADES: La incidencia del hipotiroidismo aumenta con la edad y entre los mayores de 60 años; 6% de las mujeres y 2,5% de los varones tienen signos analíticos de hipotiroidismo (TSH > del doble de lo normal).

SÍNTOMAS Y SIGNOS

- Los pacientes hipotiroideos suelen mostrar los signos y síntomas siguientes: fatiga, letargo, debilidad, estreñimiento, ganancia de peso, intolerancia al frío, debilidad muscular, habla lenta, cerebración lenta con mala memoria.
- Piel: seca, gruesa, basta, fría, cetrina (color amarillento debido a carotinemia); edema sin fóvea de la piel de los párpados y las manos (mixedema), debido a la infiltración del tejido subcutáneo por una sustancia mucopolisacárida hidrófila.
- Pelo: frágil y basto; pérdida del tercio externo de las cejas.
- Cara: sin expresión, lengua engrosada, labios gruesos y de movimientos lentos.
- Glándula tiroides: según la causa del hipotiroidismo, puede o no palparse.
- Tonos cardíacos: distantes, posible derrame pericárdico.
- Pulso: bradicardia.
- Signos neurológicos: retraso de la fase de relajación de los RTD, ataxia cerebelosa, alteración de la audición, mala memoria, neuropatías periféricas con parestesias.
- Signos musculoesqueléticos: síndrome del túnel del carpo, rigidez y debilidad musculares.

ETIOLOGÍA

HIPOTIROIDISMO PRIMARIO (DISFUNCIÓN DE LA GLÁNDULA TIROIDES): Es la causa de más del 90% de los casos de hipotiroidismo.
- La causa más frecuente de hipotiroidismo después de los 8 años de edad es la tiroiditis de Hashimoto.
- Mixedema idiopático (forma no bociosa de la tiroiditis de Hashimoto).

- Tratamiento previo de un hipertiroidismo (yodo radiactivo, tiroidectomía subtotal).
- Tiroiditis subaguda.
- Radioterapia del cuello (en general, por un tumor maligno).
- Deficiencia o exceso de yodo.
- Fármacos (litio, PAS, sulfamidas, fenilbutazona, amiodarona, tiourea).
- Congénito (alrededor de 1 caso por cada 4.000 nacidos vivos).
- Tratamiento prolongado con yoduros.
HIPOTIROIDISMO SECUNDARIO: Disfunción hipofisaria, necrosis puerperal, neoplasias, enfermedades infiltrativas que producen deficiencia de TSH.
HIPOTIROIDISMO TERCIARIO: Enfermedad hipotalámica (granulomas, neoplasias o radiación que producen deficiencia de TRH).
RESISTENCIA HÍSTICA A LA HORMONA TIROIDEA: Rara.

DIAGNÓSTICO

DIAGNÓSTICO DIFERENCIAL

- Depresión.
- Demencia por otras causas.
- Enfermedades sistémicas (p. ej., síndrome nefrótico, ICC, amiloidosis).

PRUEBAS DE LABORATORIO

- Ascenso de TSH: La TSH puede ser normal en los pacientes con hipertiroidismo secundario o terciario, en los que reciben tratamiento con dopamina o corticosteroides o si la determinación se hace después de una enfermedad grave.
- Descenso de T_4 libre.
- Otras anomalías analíticas frecuentes: hiperlipidemia, hipopotasemia y anemia.
- Aumento de los títulos de anticuerpos antimicrosomas y antitiroglobulina: útiles cuando se sospecha que la causa del hipotiroidismo es una tiroiditis autoinmunitaria.

TRATAMIENTO

TRATAMIENTO NO FARMACOLÓGICO

Hay que educar a los pacientes sobre su hipotiroidismo y las posibles complicaciones. También deben conocer la necesidad de tratar y controlar su alteración tiroidea durante toda la vida.

TRATAMIENTO AGUDO

El tratamiento sustitutivo se inicia con levotiroxina, 25 a 100 µg/día, dependiendo de la edad y de la gravedad de la enfermedad. La dosis puede aumentarse cada 6 a 8 semanas, según la respuesta clínica y de la concentración sérica de TSH. Los pacientes ancianos y con cardiopatía isquémica deben comenzar con 12,5 a 25 µg/día (las dosis mayores pueden desencadenar una angina). La dosis de mantenimiento media de

levotiroxina es de 1,7 µg/kg/día (100 a 150 µg/día en los adultos). Los ancianos pueden necesitar < 1 µg/kg/día, mientras que los niños suelen precisar dosis mayores (hasta 3 a 4 µg/kg/día). Las necesidades son también mayores en las embarazadas y la administración de estrógenos incrementa asimismo la necesidad de tiroxina. Las mujeres con hipotiroidismo deben aumentar su dosis de levotiroxina en alrededor de 30% tan pronto como se confirme el embarazo. Durante toda la gestación, se recomienda una estrecha vigilancia de las concentraciones séricas de tirotropina y los correspondientes ajustes de la posología de levotiroxina.

TRATAMIENTO CRÓNICO

- Una parte esencial del tratamiento es la vigilancia periódica de la concentración de TSH. Al principio, hay que valorar a los pacientes durante las visitas a la consulta y hacer determinaciones de TSH cada 6 a 8 semanas, hasta comprobar el estado clínico eutiroideo y la normalización de la concentración de TSH. A partir de ese momento, la frecuencia de las visitas y de las determinaciones de TSH disminuirá a 1 cada 6 a 12 meses. Las pacientes embarazadas deben controlarse una vez al trimestre.
- En los pacientes con hipotiroidismo central, el control del tratamiento se hace midiendo la tiroxina libre en el suero (T_4 libre), que debe mantenerse en la mitad superior de los límites normales.

DERIVACIÓN

Todos los pacientes con coma mixedematoso deben ingresar en un hospital. En el capítulo sobre «Coma mixedematoso» de la sección I puede encontrarse información adicional sobre el diagnóstico y el tratamiento de esta complicación potencialmente mortal del hipotiroidismo.

OTRAS CONSIDERACIONES

COMENTARIOS

El *hipotiroidismo subclínico* afecta al 15% de los ancianos y se caracteriza por elevación de la TSH en el suero con una concentración normal de T_4 libre. El tratamiento debe hacerse de manera individualizada. En general, se recomienda un tratamiento sustitutivo en todos los pacientes con TSH sérica >10 mU/l y con bocio o autoanticuerpos antitiroideos.

BIBLIOGRAFÍA RECOMENDADA

Alexander EK et al: Timing and magnitude of increases in levothyroxine requirements during pregnancy in women with hypothyroidism, *N Engl J Med* 351:241, 2004.

AUTOR: **FRED F. FERRI, M.D.**

INFORMACIÓN BÁSICA

DEFINICIÓN

La histiocitosis X es una enfermedad rara caracterizada por la proliferación anormal de células de Langerhans patológicas. Estas células dendríticas producen unos infiltrados característicos con eosinófilos, linfocitos y otros histiocitos, que pueden encontrarse en varios órganos.

SINÓNIMOS

- Granuloma eosinófilo.
- Enfermedad de Hand-Schüller-Christian.
- Enfermedad de Letterer-Siwe.
- Histiocitosis de células de Langerhans.
- Granulomatosis de células de Langerhans.

CÓDIGO CIE-9CM
277.8 Histiocitosis X

EPIDEMIOLOGÍA Y DEMOGRAFÍA

- La histiocitosis X es una enfermedad rara en el adulto y se considera una enfermedad fundamentalmente infantil.
- Cada año, afecta a 2 a 5 niños por millón.
- Puede encontrarse en cualquier grupo de edad, desde los recién nacidos a los ancianos; sin embargo, la incidencia máxima se encuentra entre los 1 y 4 años.
- Es más frecuente en los varones que en las mujeres, con una proporción de 2:1.
- La histiocitosis diseminada suele ocurrir antes de los 2 años de edad.
- Alrededor del 50% de los casos de granulomas eosinófilos aislados ocurre en niños menores de 5 años.

SÍNTOMAS Y SIGNOS

- Una manifestación característica de la histiocitosis X es la variabilidad de su presentación clínica. El espectro clínico varía entre:
  1. Una lesión ósea benigna aislada (granuloma eosinófilo).
  2. Lesiones óseas múltiples con afectación de los tejidos blandos de las encías y la mucosa oral (enfermedad de Hand-Schüller-Christian).
  3. Una enfermedad diseminada y agresiva con infiltración visceral que produce alteraciones funcionales (enfermedad de Letterer-Siwe).
- Lesiones óseas (80-100% de los casos):
  1. Pueden ser únicas o múltiples.
  2. Dolorosas, con frecuente empeoramiento nocturno.
  3. El cráneo es la región más afectada, seguida de los huesos largos; las lesiones son raras en los huesos pequeños de las manos y pies.
  4. Proptosis.
  5. Mastoiditis.
  6. Caída de dientes.
  7. Hipertrofia gingival.

- La piel se afecta en >80% de los pacientes con enfermedad diseminada y en el 30% de los que tienen una enfermedad menos extensa.
  1. Pueden producirse una descamación de tipo seborreico del cuero cabelludo, lesiones petequiales y purpúricas, úlceras y bronceado de la piel.
  2. Localizaciones frecuentes: cuero cabelludo, cuello, tronco, ingles y extremidades.
- Adenopatías (10%): cervicales e inguinales.
- La afectación pulmonar puede manifestarse por tos, taquipnea, cianosis, estertores inspiratorios, derrame pleural o neumotórax. El enfisema difuso asociado a fibrosis pulmonar es el estadio terminal de una enfermedad de patrón mixto restrictivo y obstructivo.
- La enfermedad pulmonar es muy frecuente en los adultos (en general, como manifestación aislada de la enfermedad), pero también puede encontrarse en el 25-50% de los niños, en los que siempre forma parte de una enfermedad multisistémica.
- La afectación hepática se manifiesta por hepatomegalia con o sin ictericia (50-60%).
- La afectación de la vía biliar puede adoptar la forma de fibrosis biliar o de colangitis esclerosante.
- Esplenomegalia (5%) .
- El SNC se altera en el 25-35% de los casos, sobre todo cuando la enfermedad es multisistémica. La región encefálica más afectada es el hipotálamo y la neurohipófisis, donde la infiltración y la destrucción suelen dar lugar a una diabetes insípida con sed insaciable y aumento de la diuresis. La segunda localización en frecuencia es el cerebelo.
- En casos raros se han descrito alteraciones del timo, las glándulas parótidas o el aparato digestivo.

ETIOLOGÍA

- No se conoce la etiología de la histiocitosis.
- Inicialmente se pensó que la histiocitosis era una respuesta inmunitaria anormal a un virus o a otro estímulo, que se traduciría en una proliferación de células de Langerhans patológicas. Datos más recientes indican que se trata de una enfermedad neoplásica proliferativa monoclonal.
- En los adultos, parece que la histiocitosis X pulmonar es fundamentalmente un proceso reactivo de mecanismo inmunitario que se ha relacionado con el tabaquismo. No se ha comprobado que el consumo de tabaco sea un factor causal en las demás formas de histiocitosis X.

DIAGNÓSTICO

Las biopsias de los distintos tejidos muestran células de Langerhans patológicas que se caracterizan por la presencia de una nucleoproteína de superficie, la proteína S-100, y antígeno CD1a. Los «gránulos de Birbeck» constatados con el microscopio electrónico confirman el diagnóstico de histiocitosis X.

DIAGNÓSTICO DIFERENCIAL

El diagnóstico diferencial es amplio y abarca todas las causas de diabetes insípida, lesiones líticas de los huesos, dermatitis, hepatomegalia y adenopatías.

VALORACIÓN

La exploración de los pacientes con sospecha de histiocitosis X comprende análisis de sangre y estudios de imagen para valorar la amplitud de la afectación.

PRUEBAS DE LABORATORIO

- El hemograma no es específico en el diagnóstico de la histiocitosis X, pero puede revelar citopenias en los pacientes con afectación de la médula ósea.
- Los electrólitos, el BUN, la creatinina, el análisis de orina y la osmolalidad sérica ayudan al diagnóstico de la diabetes insípida durante las pruebas de privación de líquidos.
- En los pacientes con afectación del hígado, las pruebas de función hepática pueden estar alteradas.
- El lavado bronquioalveolar (LBA) puede demostrar un aumento del número de histiocitos o presencia de células de Langerhans positivas para CD1a en los pacientes con histiocitosis X pulmonar.

DIAGNÓSTICO POR IMAGEN

- Los estudios radiológicos de las zonas afectadas demuestran las lesiones líticas, con o sin bordes esclerosos.
- Para descartar otras lesiones hay que hacer una revisión radiológica completa del esqueleto.
- La gammagrafía ósea complementa los estudios radiológicos del esqueleto.
- Proyecciones dentales panorámicas de los maxilares y la mandíbula en los niños con afectación oral.
- La radiografía de tórax puede revelar los infiltrados reticulonodulares intersticiales. Es típico que este patrón progrese hacia una fibrosis franca en panal de abejas a medida que la enfermedad evoluciona (fig. 1-142).
- La TC de alta resolución del tórax confirma la cicatrización intersticial, los nódulos y los quistes pulmonares, y es un método no invasor excelente para el diagnóstico y el seguimiento de la histiocitosis X pulmonar. Los quistes pulmonares son bilaterales y simétricos y muestran una ligera preferencia por los lóbulos superiores, con conservación relativa de los ángulos costofrénicos.

- TC del hueso temporal para estudiar la mastoides y los oídos medio e interno.
- La ecografía abdominal puede indicar la hepatoesplenomegalia.
- La colangiografía convencional o la colangiopancreatografía con resonancia magnética permiten confirmar la presencia de enfermedad en los pacientes con sospecha de participación de la vía biliar.
- La RM del encéfalo permite visualizar la región hipotalámico-hipofisaria en los casos de sospecha de diabetes insípida.

TRATAMIENTO

El tratamiento depende de la magnitud de la afectación:
- Enfermedad de un solo sistema:
  1. Localización única; una sola lesión ósea, enfermedad cutánea aislada o adenopatía solitaria.
  2. Localizaciones múltiples; lesiones óseas múltiples, varios ganglios linfáticos.
- Enfermedad múltiple: afectación de varios órganos, con o sin alteraciones funcionales de los mismos.

TRATAMIENTO AGUDO

Las lesiones óseas únicas pueden tratarse con:
- Legrado en el momento del diagnóstico.
- Radioterapia.

Las lesiones cutáneas únicas se tratan con:
- Esteroides tópicos (p. ej., acetónido de triamcinolona) 2 veces al día.
- Mostaza nitrogenada en solución al 20%.

Ganglio linfático único:
- Extirpación en el momento del diagnóstico.
- Prednisona oral.

El tratamiento de la enfermedad multisistémica consiste en:
- Vinblastina, 6 mg/m² en bolo i.v. una vez a la semana durante 6 meses, o etopósido, 150 mg/m² i.v. durante 3 días cada 3 semanas durante 6 meses más.
- Metilprednisolona, 30 mg/kg al día durante 3 días.

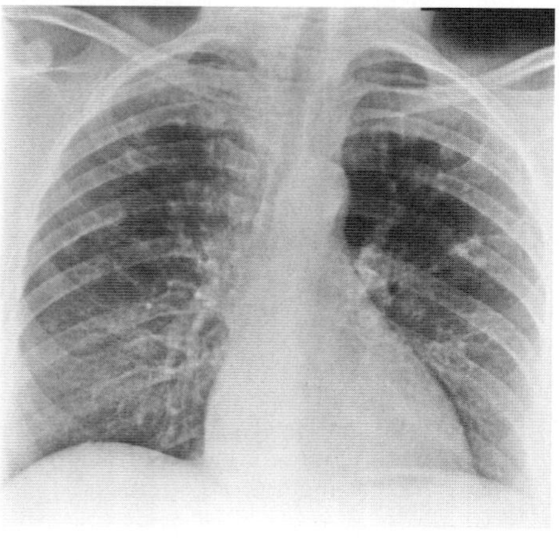

FIGURA 1-142. Histiocitosis X. Patrón retículo-nodular en los lóbulos superiores. El volumen pulmonar está conservado. (Tomada de McLoud TC [ed.]: *Thoracic radiology, the requisites,* St. Louis, 1998. Mosby.)

TRATAMIENTO CRÓNICO

- En los pacientes de alto riesgo que no responden al tratamiento inicial debe considerarse la posibilidad de un tratamiento de salvamento con trasplante de médula ósea o una combinación de ciclosporina A, globulina anti-timocito y prednisolona.
- La diabetes insípida se trata con DDAVP, 0,1-0,8 mg v.o. o en aerosol, 2-3 veces al día.
- Los adultos con histiocitosis X pulmonar aislada no necesitan un tratamiento agresivo, pero podrían mejorar si dejaran de fumar, ya que se han publicado varios casos de resolución espontánea o mejoría de la enfermedad al abandonar el tabaco.
- También se ha propuesto tratar la enfermedad pulmonar de forma empírica con esteroides; sin embargo, los datos sobre la eficacia de este tratamiento son aún limitados.
- Se ha intentado el trasplante pulmonar tanto en niños como en adultos con afectación pulmonar avanzada y función pulmonar limitada, pero el porcentaje de fracasos es elevado debido a la recidiva local tras el trasplante.

PRONÓSTICO

- La evolución de la histiocitosis X suele ser imprevisible y varía de la resolución espontánea a una rápida progresión hacia la muerte o un curso clínico con recidivas y regresiones múltiples con riesgo de secuelas permanentes.
- Los pacientes con enfermedad localizada tienen buen pronóstico y parece que sólo necesitan un tratamiento mínimo o incluso nulo.
- En los pacientes con enfermedad multisistémica, el riesgo de mal pronóstico es mayor, con una tasa de mortalidad de 0-20% y un riesgo de morbilidad potencialmente discapacitante del 50%.
- Un signo de mal pronóstico en el grupo con tratamiento multisistémico es la falta de respuesta a éste en las 6 primeras semanas.
- Los pacientes con enfermedad multisistémica considerados como de bajo riesgo son los menores de 2 años de edad sin signos de afectación orgánica (es decir, de médula ósea, pulmón, hígado o bazo).

- Se consideran de alto riesgo los pacientes en los que la enfermedad comienza antes de los 2 años y que tienen afectación visceral.
- En los pacientes con histiocitosis X diseminada y menos de 2 años de edad, la mortalidad oscila en torno al 30%.
- La tasa de supervivencia a los 5 años de los pacientes con histiocitosis X pulmonar es de alrededor del 80%.
- Se ha descrito la asociación de histiocitosis X y otras neoplasias malignas (p. ej., LLA, leucemia aguda no linfocítica y tumores sólidos). No se ha dilucidado si estas neoplasias asociadas se deben al tratamiento de la histiocitosis o si se trata de asociaciones aleatorias.

DERIVACIÓN

- Los pacientes con histiocitosis X necesitan una estrategia multidisciplinaria con participación de oncólogos pediatras, radioterapeutas, cirujanos maxilofaciales, especialistas en ORL, dermatólogos, endocrinólogos y consejeros familiares.

OTRAS CONSIDERACIONES

COMENTARIOS

- El Dr. Alfred Hand, Jr, describió el primer caso de histiocitosis X en 1893. Los Drs. Letterer, Siwe, Schüller y Christian publicaron casos similares entre 1915 y 1933.
- El Dr. Louis Lichtenstein señaló las similitudes entre estos casos y acuñó el término de «histiocitosis X».
- En 1987 se constituyó la Histiocyte Society y se bautizó formalmente a la enfermedad como «histiocitosis de células de Langerhans».

BIBLIOGRAFÍA RECOMENDADA

Arico M: Langerhans cell histiocytosis in adults: more questions than answers? *Dur J Cancer* 40:1467, 2004.

Arico M, Egeler RM: Clinical aspects of Langerhans cell histiocytosis, *Hematol Oncol Clin North Am* 12(2):247, 1998.

Broadbent V, Gadner H: Current therapy for Langerhans cell histiocytosis, *Hematol Oncol Clin North Am* 12(2):327, 1998.

Coppes-Zantinga A, Egeler RM: The Langerhans cell histiocytosis X files revealed, *Br J Haematol* 116:3, 2002.

Lamper F: Langerhans cell histiocytosis: historical perspectives, *Hematol Oncol Clin North Am* 12(2):213, 1998.

Nicholson HS, Egeler RM, Nesbit ME: The epidemiology of Langerhans cell histiocytosis, *Hematol Oncol Clin North Am* 12(2):379, 1998.

Schmidt S et al: Extra-osseous involvement of Langerhan's cell histiocytosis in children, *Pediatr Radiol* 34:313, 2004.

Schmitz L, Favara BE: Nosology and pathology of Langerhans cell histiocytosis, *Hematol Oncol Clin North Am* 12(2):221, 1998.

AUTORES: **JASON IANNUCCILL, M.D.** y **PETER PETROPOULOS, M.D.**

INFORMACIÓN BÁSICA

DEFINICIÓN

La histoplasmosis es una enfermedad infecciosa causada por el hongo *Histoplasma capsulatum*, que suele ser asintomática y que se caracteriza por un foco pulmonar primario que a veces progresa a una histoplasmosis pulmonar crónica (HPC) o a varias formas de diseminación. La histoplasmosis diseminada progresiva (HDP) puede manifestarse con cuadros clínicos diversos, entre los que se encuentran la necrosis suprarrenal, la fibrosis pulmonar y mediastínica y las ulceraciones de la orofaringe y el aparato GI. En los pacientes con infección simultánea por el virus de la inmunodeficiencia humana (VIH), es una de las enfermedades definitorias del síndrome de inmunodeficiencia adquirida (SIDA).

CÓDIGOS CIE-9CM
115.90 Histoplasmosis
115.94 Histoplasmosis con endocarditis
115.91 Histoplasmosis con meningitis
115.95 Histoplasmosis con neumonía
115.93 Histoplasmosis con pericarditis
115.92 Histoplasmosis con retinitis

EPIDEMIOLOGÍA Y DEMOGRAFÍA

INCIDENCIA (EN EE.UU.):
- Desconocida en el caso de la enfermedad pulmonar aguda.
- En la HPC, la incidencia se calcula en 1 caso/100.000 habitantes en las zonas endémicas.
- En la HDP del adulto inmunocompetente, se calcula una incidencia de 1/2.000

PREVALENCIA: desconocida.

PREDOMINIO POR SEXOS: La enfermedad clínica es más frecuente en varones, con una relación varón:mujer de 4:1.

DISTRIBUCIÓN POR EDADES:
- La HPC es más frecuente en varones mayores de 50 años con antecedentes de EPOC.
- El síndrome de posible histoplasmosis ocular (SPHO) se diagnostica sobre todo entre los 20 y 40 años.

INCIDENCIA MÁXIMA: Desconocida.

SÍNTOMAS Y SIGNOS

- Los conidios se depositan en los alveolos, donde el hongo se convierte en una levadura y crea el foco de bronconeumonía inicial; desde allí, se disemina a los ganglios linfáticos regionales y, por vía linfática, a otros órganos, sobre todo al hígado y al bazo.
- Entre los 7 y 18 días después del comienzo, una respuesta inflamatoria granulomatosa que forma parte de la inmunidad celular del huésped comienza a aislar las levaduras en granulomas separados.
- El huésped normal logra lentamente la fungiectasia cuando los granulomas se van contrayendo hasta llegar a formar nódulos fibrosos con frecuente calcificación.

- Cuando la inmunidad celular específica madura, se desarrolla una hipersensibilidad cutánea de tipo retardado a los antígenos de *Histoplasma*, en general entre 3 y 6 semanas a partir de la exposición.
- La enfermedad clínica se manifiesta de varias formas, que dependen de la inmunidad celular del huésped y del tamaño del inóculo:
  1. Histoplasmosis pulmonar primaria aguda:
     a. La inmensa mayoría de los pacientes son asintomáticos.
     b. La mayor parte de los que tienen una infección clínicamente evidente presentan fiebre, cefaleas, mal estado general, dolor torácico pleurítico, tos no productiva y adelgazamiento.
     c. Menos del 10% de los pacientes, la mayoría mujeres, refiere artralgias, mialgias y manifestaciones cutáneas tales como eritema multiforme o eritema nudoso.
     d. Un porcentaje menor de pacientes desarrolla una pericarditis aguda.
     e. La ausculación apenas produce hallazgos; la hepatomegalia que a veces se observa en los adultos es más frecuente en los niños.
     f. Si la exposición es especialmente intensa, podrá manifestarse una disnea importante, con hipoxemia marcada y amenaza de insuficiencia respiratoria.
     g. En la mayoría de los pacientes, los síntomas desaparecen en un plazo de 6 semanas.
  2. HPC:
     a. Se manifiesta de manera insidiosa con febrícula, malestar general, adelgazamiento, tos, a veces esputo manchado de sangre o hemoptisis franca.
     b. Casi todos los pacientes con lesiones cavitadas tienen una EPOC o una bronquitis crónica asociadas, que enmascaran la enfermedad micótica subyacente.
     c. Tiende a agravar las enfermedades pulmonares preexistentes y contribuye a la posterior insuficiencia respiratoria.
  3. HDP:
     a. Tanto en la forma aguda como en la crónica, son habituales los síntomas generales de fiebre, fatiga, malestar general y adelgazamiento.
     b. La forma aguda (más frecuente en lactantes y niños) se distingue por el predominio de los síntomas respiratorios, fiebre constante >38,3 °C, adenopatías generalizadas, importante hepatoesplenomegalia y una evolución fulminante similar a la de un shock séptico, que se asocia a una elevada mortalidad.

  c. La forma subaguda es más frecuente en los adultos y se asocia a temperaturas más bajas, hepatoesplenomegalia, ulceraciones orofaríngeas, afectación focal de órganos (entre ellas enfermedad de Addison secundaria a destrucción suprarrenal, endocarditis, meningitis crónica y lesiones intracerebrales ocupantes de espacio).
  d. La evolución de la forma subaguda es continua y los pacientes no tratados mueren en al cabo de 2 años.
  e. La HDP crónica afecta a adultos y se caracteriza por síntomas progresivos, a menudo intermitentes, de adelgazamiento, debilidad y fatigabilidad fácil; la fiebre es poco frecuente y, cuando existe, suele ser de bajo grado; la tercera parte de estos pacientes desarrolla ulceraciones orofaríngeas y hepatomegalia, esplenomegalia o ambas.
  f. En la forma crónica hay menos signos clínicos de afectación focal de órganos que en la forma subaguda.
  g. La historia natural de la forma crónica es prolongada e intermitente, y se extiende a lo largo de meses o años.
- Histoplasmoma:
  1. Una zona curada de necrosis caseosa rodeada por una cápsula fibrosa.
  2. Habitualmente asintomática.
- Fibrosis mediastínica:
  1. Una consecuencia rara de un proceso fibroso que rodea a los ganglios linfáticos mediastínicos calcificados, luego de una bronconeumonía primaria por histoplasma.
  2. Fibrosis progresiva que produce intensa retracción, compresión y distorsión de las estructuras del mediastino.
  3. Constricción de los bronquios que da lugar a bronquiectasias, estenosis esofágica asociada a disfagia y síndrome de vena cava superior.
- SPHO:
  1. El diagnóstico se hace por las manifestaciones clínicas específicas, consistentes en cicatrices atróficas de la coroides y maculopatía en pacientes con antecedentes compatibles con exposición al hongo (p. ej., residencia en una zona endémica).
  2. Los pacientes refieren distorsión o pérdida de la visión central sin dolor, enrojecimiento ni fotofobia
  3. En general, no hay signos de infección sistémica, salvo una reacción cutánea positiva a la histoplasmina.
- En los pacientes con SIDA:
  1. Puede manifestarse como una infección fulminante similar a la HDP de los niños.
  2. Síntomas generales: fiebre, adelgazamiento, malestar general, tos, disnea.
  3. Alrededor del 10% de los pacientes tienen una erupción maculopapulosa, eritematosa o purpúrica con lesiones en la cara, el tronco y las extremidades.

4. Hasta el 20% muestra afectación del SNC con lesiones intracraneales ocupantes de espacio, meningitis crónica o encefalopatía.
5. Ulceraciones orofaríngeas raras.

ETIOLOGÍA

- *H. Capsulatum* es un hongo dimorfo que reside en las regiones templadas y valles fluviales de todo el mundo.
- En EE.UU., es muy endémico en los estados del sudeste, la zona media atlántica y las zonas centrales.
- A temperatura ambiente, se presenta como un moho con preferencia por las superficies del suelo enriquecidas por las deyecciones de pájaros y murciélagos.
- En las zonas endémicas, el polvo de los suelos contaminados contiene esporas (micronidios) que pueden ser arrastradas por el viento o transportadas en el aire al barrer, remover la tierra o desplazarla con máquinas, lo que facilita su inhalación.

DIAGNÓSTICO

DIAGNÓSTICO DIFERENCIAL

- Histoplasmosis pulmonar aguda:
  1. *Mycobacterium tuberculosis.*
  2. Neumonías extrahospitalarias causadas por Micoplasma y *Chlamydia.*
  3. Otras enfermedades fúngicas, como las causadas por *Blastomyces dermatitidis* o *Coccidioides immitis.*
- Histoplasmosis pulmonar cavitada crónica; *M. tuberculosis.*
- Formas de levadura de la histoplasmosis en los cortes de tejido: quistes de *Pneumocystis jiroveci* que tienden a ser mayores, extracelulares y no muestran gemación.
- Parásitos intracelulares (*Leishmania* y *Toxoplasma*), que se distinguen por su falta de tinción con plata metenamina.
- Histoplasmomas: neoplasias verdaderas.

VALORACIÓN

- Hay que sospechar el diagnóstico en los pacientes con una enfermedad de tipo gripal y antecedente de residencia o viaje a zonas endémicas, sobre todo cuando intervienen en tareas (p. ej., construcción al aire libre o limpieza de calles) o aficiones (p. ej., exploración de grutas y ornitólogos) que aumentan las probabilidades de exposición a las esporas del hongo.
- También se sospechará el diagnóstico en los pacientes inmunodeprimidos con antecedentes remotos de exposición, sobre todo cuando se observan las calcificaciones características en las radiografías del tórax.

PRUEBAS DE LABORATORIO

- Demostración del microorganismo en los líquidos o tejidos del organismo para establecer el diagnóstico definitivo:

1. Resultados especialmente elevados en los pacientes con SIDA.
2. Células levaduriformes ovaladas características en los neutrófilos de la sangre periférica teñidos con Wright-Giemsa.
3. Preparaciones de tejido infectado teñidas con plata metenamina de Gomori para detectar las levaduras, sobre todo en las zonas de necrosis caseosa.
- Pruebas sexológicas como anticuerpos fijadores del complemento (FC) y análisis de inmunodifusión:
  1. Confirmación de infección previa e indicación de una enfermedad activa.
  2. La imposibilidad de distinguir la enfermedad aguda de la infección remota y la reactividad cruzada con otros hongos pueden limitar su validez.
- Detección del antígeno de *Histoplasma* en la orina: puede variar, dependiendo de la existencia de infecciones por *Blastomyces* y *Coccidioides.*
- Pruebas cutáneas con histoplasmina: útiles desde el punto de vista epidemiológico pero prácticamente inútiles para el diagnóstico de la enfermedad aguda.
- En la HDP:
  1. Pancitopenia.
  2. Importante elevación de la fosfatasa alcalina y la alanina aminotransferasa (ALT).
  3. Más evidente en las formas aguda y subaguda y menos en la forma crónica.
- En la mayoría de los casos de meningitis crónica:
  1. Pleocitosis en el LCR con predominio de linfocitos o de neutrófilos.
  2. Elevación de las proteínas en el LCR.
  3. Hipoglucorraquia.

DIAGNÓSTICO POR IMAGEN

- Radiografía de tórax en la histoplasmosis pulmonar aguda:
  1. Infiltrados parcheados únicos o múltiples, sobre todo en los campos pulmonares inferiores.
  2. Adenopatías hiliares o mediastínicas con o sin neumonitis.
  3. Infiltrados miliares nodulares difusos o confluentes y bilaterales característicos de una exposición importante.
  4. Derrame pleural poco frecuente, salvo cuando se asocia a pericarditis.
- Radiografía de tórax en el histoplasmoma: lesión en moneda con una calcificación central, de 1-4 cm de diámetro, localizada preferentemente en las regiones subpleurales.
- Radiografía de tórax en la HPC:
  1. La afectación del lóbulo superior suele asociarse a cavernas (de pared gruesa, con infección secundaria por bolas micóticas de *Aspergillus*).
  2. Calcificaciones preexistentes en el hilio asociadas a estrías peribronquiales que se extienden hacia el parénquima.
- Radiografía de tórax en la HDP aguda: adenopatías hiliares, infiltrados nodulares difusos o ambos.

- TC de las suprarrenales para demostrar un aumento de tamaño bilateral y baja atenuación de los centros.

TRATAMIENTO

TRATAMIENTO NO FARMACOLÓGICO

En los casos potencialmente mortales de enfermedad aguda diseminada o en las infecciones de pacientes con SIDA, tratamiento de sostén con líquidos i.v.

TRATAMIENTO AGUDO

- Los pacientes con enfermedad pulmonar asintomática y la mayoría de los que tienen una enfermedad pulmonar paucisintomática no necesitan tratamiento farmacológico.
- En algunos enfermos con dificultad respiratoria aguda puede ser beneficioso un ciclo corto de 3 a 6 semanas con 400 mg/día de ketoconazol o 200 mg/día v.o. de itraconazol.
- Este mismo tratamiento es adecuado para los pacientes inmunocompetentes con síntomas leves o moderados de HPC o con formas subagudas o crónicas de HDP, pero prolongando su duración hasta 6 a 12 meses.
- En los pacientes con hipersensibilidad a los azoles o que no los toleran, se usará anfotericina B en dosis de 0,7 a 1 mg/kg i.v. durante 6 a 12 meses.
- Los pacientes inmunodeprimidos, sobre todo los que tienen SIDA, no deben ser tratados con ketoconazol como fármaco primario en la histoplasmosis diseminada.
- En los casos potencialmente mortales o cuando la enfermedad se mantiene por fracaso del tratamiento primario o por una reactivación tras un tratamiento adecuado con azoles, se administrará anfotericina B.
  1. En la histoplasmosis pulmonar aguda asociada a síndrome de dificultad respiratoria aguda (SDRA), en la HDP aguda y en la meningitis por histoplasma, las dosis serán de 0,7 a 1 mg/kg i.v. >4 horas.
  2. El objetivo del tratamiento de los pacientes con enfermedad pulmonar aguda complicada consiste en alcanzar una dosis total de 500 mg.
  3. En los pacientes con HDP aguda, la dosis total debe ser de 35 mg/kg o 2,5 g.
  4. La administración simultánea de 60 a 80 g de prednisona es útil cuando una hipersensibilidad aguda al hongo complica la enfermedad pulmonar aguda.
- Endocarditis: el tratamiento preferible es el quirúrgico, con extirpación de la válvula infectada o injerto combinado con anfotericina, hasta una dosis total de 35 mg/kg o 2,5 g.
- En la pericarditis:
  1. Tratamiento antimicótico: sin beneficio aparente.
  2. Lo mejor es tratar con AINE.

- En el SPHO:
  1. Tratamiento antimicótico: sin beneficio aparente.
  2. Puede responder al tratamiento con láser.

TRATAMIENTO CRÓNICO

Pacientes con SIDA: tratamiento supresor durante toda la vida con itraconazol, 200 mg v.o. al día, o anfotericina B i.v., 50 mg una vez a la semana.

PRONÓSTICO

- Casi todos los pacientes inmunocompetentes con histoplasmosis aguda son asintomáticos.
- En los que tienen una enfermedad crónica o progresiva, sobre todo si están inmunodeprimidos a causa de una enfermedad o de un tratamiento, la evolución y el pronóstico dependen de un diagnóstico rápido de las distintas formas de la infección y de la administración en el momento adecuado de los fármacos antimicóticos pertinentes.

DERIVACIÓN

- Para consulta con un especialista en enfermedades infecciosas en los casos de sospecha de enfermedad diseminada, sobre todo en los pacientes inmunodeprimidos.

- Consulta con un neumólogo en el caso de un paciente con HPC, pues la infección crónica y la EPOC subyacente suelen dar lugar a una insuficiencia respiratoria progresiva.
- Consulta con un cirujano torácico para las intervenciones de descompresión en los pacientes con síntomas secundarios a la fibrosis mediastínica progresiva.

OTRAS CONSIDERACIONES

- *H. capsulatum,* variedad *duboisii,* también conocido como histoplasmosis africana, se limita a Senegal, Nigeria, Zaire y Uganda.
- A diferencia de *H. capsulatum, duboisii* no produce formas pulmonares y la enfermedad se limita a la piel, los tejidos blandos y los huesos.

COMENTARIOS

- Es necesario aconsejar a los pacientes que residen en zonas endémicas, sobre todo si están inmunodeprimidos, para que tomen las precauciones respiratorias adecuadas cuando barran o limpien los excrementos de los pájaros de los tejados o de las jaulas domésticas.

- También deben tomarse las precauciones respiratorias adecuadas cuando se visitan las que actúan como un paraíso para el hongo, como por ejemplo, las grutas.
- Los huéspedes inmunocompetentes no suelen ser conscientes de la infección por el hongo, pero en los inmunodeprimidos las consecuencias son devastadoras.

BIBLIOGRAFÍA RECOMENDADA

Ball SC: Histoplasmosis in a patient with AIDS, *AIDS Read* 13(3):112, 2003.

Kumar N et al: Adrenal histoplasmosis: clinical presentation and imaging features in nine cases, *Abdom Imaging* 28(5):703, 2003.

Quraishi NA et al: Histoplasmosis as the cause of a pathological fracture, *J Bone Joint Surg Br* 85(5):732, 2003.

Saccente M et al: Cerebral histoplasmosis in the azole era: report of four cases and review, *South Med J* 96(4):410, 2003.

Spencer WH et al: Detection of histoplasma capsulatum DNA in lesions of chronic ocular histoplasmosis syndrome, *Arch Ophthalmol* 121(11):1551, 2003.

Weinberg M et al: Severe histoplasmosis in travelers to Nicaragua, *Emerg Infect Dis* 9 (10):1322, 2003.

Wheat LJ, Kauffman CA: Histoplasmosis, *Infect Dis Clin North Am* 17(1):1, 2003.

AUTOR: **GEORGE O. ALONSO, M.D.**

INFORMACIÓN BÁSICA

DEFINICIÓN

El hombro congelado es un trastorno propio del hombro que se caracteriza por dolor y limitaciones en la movilidad pasiva y activa (fig. 1-143).

SINÓNIMOS

Capsulitis adhesiva.
Periartritis.
Pericapsulitis.
Hombro bloqueado.

CÓDIGO CIE-9CM
726.0 Capsulitis adhesiva del hombro.

EPIDEMIOLOGÍA Y DEMOGRAFÍA

DISTRIBUCIÓN POR EDAD: Mayores de 40 años.
DISTRIBUCIÓN POR SEXO: Mujeres > varones.

SÍNTOMAS Y SIGNOS

- El brazo de ese lado se sujeta como protección ante el temor al dolor.
- Grados variables de atrofia del deltoides y el supraespinoso.
- Dolor generalizado en el hombro.
- Limitaciones de los movimientos activos y pasivos del hombro en grado variable.

ETIOLOGÍA

- Desconocida.
- La figura 1-143 muestra la secuencia de acontecimientos que culminan en un hombro congelado.

DIAGNÓSTICO

DIAGNÓSTICO DIFERENCIAL

- Causas secundarias de rigidez del hombro (inmovilización prolongada tras un traumatismo o cirugía).
- Luxación posterior del hombro.
- Rotura del manguito de los rotadores.
- Artrosis glenohumeral.
- Inflamación del manguito de los rotadores.
- Tumor en la cisura superior.
- Discopatía cervical.
- Neuritis braquial.

VALORACIÓN

Los estudios de laboratorio y radiológicos suelen ser normales.

TRATAMIENTO

TRATAMIENTO NO FARMACOLÓGICO

Es importante la prevención. Se debe mantener el movimiento del hombro en los períodos de inactividad del paciente como consecuencia de una enfermedad o lesión.

TRATAMIENTO AGUDO

- Calor húmedo, sedación y analgésicos según demanda.
- Inyección local de una mezcla de esteroides/lidocaína en el espacio y la articulación subacromial (v. entradas de epicondilitis con las indicaciones sobre la inyección de esteroides).
- Programa de ejercicios a domicilio.
- Manipulación del hombro bajo anestesia (no suele ser necesaria).

PRONÓSTICO

- El estadio inicial de dolor se sigue de rigidez que puede durar varios meses; la fase de recuperación puede también durar varios meses; la recuperación suele ser completa.
- La recidiva en el mismo hombro es rara, aunque el contralateral puede sufrir los mismos síntomas.
- Algunos pacientes sufren una pérdida mínima de movimiento residual, pero sin alteraciones funcionales significativas.

DERIVACIÓN

Consulta de ortopedia en pacientes con enfermedad resistente.

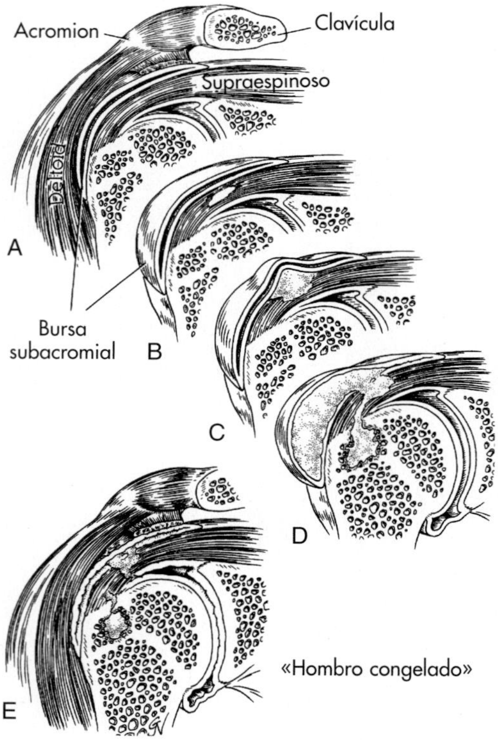

OTRAS CONSIDERACIONES

COMENTARIOS

- En el estudio anatomopatológico no siempre se encuentra «capsulitis» con infiltrados inflamatorios.
- El hombro congelado es más frecuente en diabéticos, pacientes con enfermedad tiroidea y con antecedentes de una enfermedad cardiopulmonar reciente.
- Algunos casos muestran rasgos de una distrofia simpática refleja.

BIBLIOGRAFÍA RECOMENDADA

Berghs BM, Sole-Molins X, Bunker TD: Arthroscopic release of adhesive capsulitis, *J Shoulder Elbow Surg* 13:180, 2004.

Harrast MA, Rao AG: The stiff shoulder, *Phys Med Rehabil Clin N Am* 15(3):557, 2004.

Kivimaki J, Pohjolainen T: Manipulation for frozen shoulder with and without steroid injection, *Arch Phys Med Rehabil* 82:1188, 2001.

Rundquist PJ et al: Shoulder kinematics in subjects with frozen shoulder, *Arch Phys Med Rehabil* 84(10):1473, 2003.

Wolf JM, Green A: Influence of comorbidity on self-assessment instrument scores of patients with idiopathic adhesive capsulitis, *J Bone Joint Surg* 84(A):1167, 2002.

AUTOR: **LONNIE R. MERCIER, M.D.**

FIGURA 1-143 Secuencia de acontecimientos que acaban produciendo el hombro congelado. A, Estructuras normales del hombro. **B,** Tendinitis del supraespinoso, en ocasiones calcificada en la «zona crítica». **C,** Extensión de la inflamación a la vaina tendinosa con protrusión en el suelo de la bursa subacromial. **D,** Rotura dentro de la bursa subacromial con extensión del proceso inflamatorio en forma de una osteítis hacia la cabeza del húmero y la tuberosidad mayor. **E,** Hombro congelado con afectación de los tendones, la bursa, la cápsula, la sinovial y el músculo con una contractura fibrosa y una marcada disminución del volumen del espacio articular del hombro. (De Noble J [ed.]: *Primary care medicine*, 2.ª ed., St. Louis, 1996, Mosby.)

INFORMACIÓN BÁSICA

DEFINICIÓN

El ictus describe una lesión encefálica aguda causada por una disminución del aporte sanguíneo o una hemorragia.

SINÓNIMO

Accidente cerebrovascular (ACV).

CÓDIGO CIE-9CM
436 Ictus agudo

EPIDEMIOLOGÍA Y DEMOGRAFÍA

INCIDENCIA (EN EE.UU.):
- Afecta a 5-10/100.000 personas <40 años de edad.
- Afecta a 10-20/100.000 personas >65 años de edad.

PREVALENCIA (EN EE.UU.): Se estima en 2 millones de personas.
PREDOMINIO POR SEXOS: La incidencia es un 30% superior en varones.
PREDOMINIO POR EDADES: >60 años.
INCIDENCIA MÁXIMA: 80-84 años.

SÍNTOMAS Y SIGNOS

Déficit motores y/o sensitivos y/o cognitivos, dependiendo de la distribución y extensión del territorio vascular afecto. Las manifestaciones más frecuentes incluyen una debilidad motora contralateral o pérdida sensitiva, así como trastornos del lenguaje (afasia; predominantemente en lesiones del hemisferio derecho) y fenómenos visuoespaciales/de negligencia (sobre todo en lesiones del hemisferio derecho). El inicio suele ser abrupto; sin embargo, depende de la etiología en cuestión.

ETIOLOGÍA

- El 70-80% están causados por infartos isquémicos; el 20-30% son hemorrágicos.
- El 80% de los infartos isquémicos se debe a la oclusión de vasos de gran o pequeño calibre, causada por enfermedad vascular aterosclerótica (debido a hipertensión, hiperlipidemia, tabaquismo); el 15% está causado por embolia cardíaca y el 5% por otras causas, como estados de hipercoagulabilidad y vasculitis.

- La oclusión de pequeños vasos se debe con mayor frecuencia a lipohialinosis precipitada por una hipertensión crónica.
- Los factores de riesgo del ictus isquémico se describen en el cuadro 1-9.

DIAGNÓSTICO

DIAGNÓSTICO DIFERENCIAL

- AIT (ataque isquémico transitorio, definido tradicionalmente como déficit neurológicos focales que duran <24 h [en general duran <60 min]).
- Migraña.
- Convulsiones.
- Tumor.

VALORACIÓN

- Mediante la historia y exploración física, incluyendo una evaluación neurológica y cardiovascular detalladas para identificar el territorio vascular y la etiología probable (tabla 1-27). Deben descartarse causas infecciosas, tóxicas y metabólicas, debido a que cada una de ellas podría causar un deterioro clínico de síntomas de un ictus antiguo.
- Cardíaca: ECG obligado, telemetría, considerar enzimas cardíacos seriados; la ecocardiografía transtorácica y/o transesofágica y la monitorización Holter deben considerarse seriamente, sobre todo si se sospecha una etiología embólica. El estudio Doppler carotídeo deberá realizarse en casos de ictus embólico en el territorio de las arterias cerebrales anterior o media.

PRUEBAS DE LABORATORIO

- Hemograma completo.
- Recuento plaquetario.
- TP (tiempo de protrombina) (INR [índice normalizado internacional]).
- Tiempo parcial de tromboplastina.
- BUN, creatinina.
- Perfil lipídico.
- Glucosa.
- Electrólitos.
- Análisis de orina.
- Pruebas adicionales, dependiendo de la presunta etiología (en los pacientes más jóvenes; p. ej., coagulopatías).

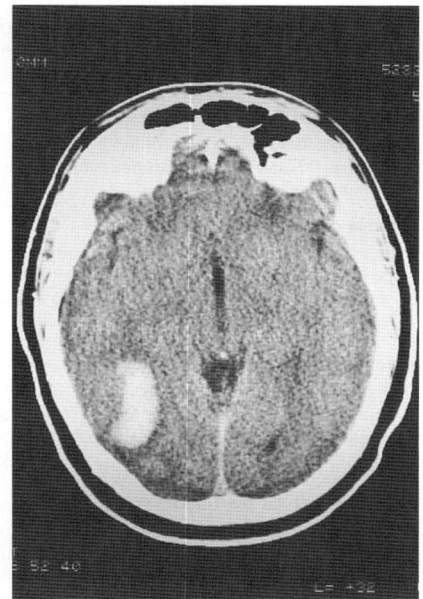

FIGURA 1-144 Hemorragia intracerebral. La TC sin contraste muestra una hemorragia intracerebral en el lóbulo occipital derecho. (De Specht N [ed.]: *Practical guide to diagnostic imaging,* St. Louis, 1998, Mosby.)

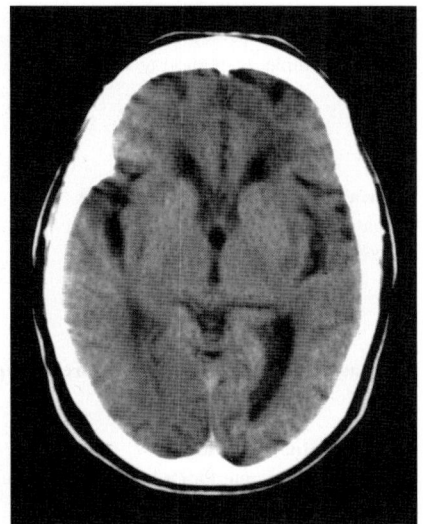

FIGURA 1-145 Infarto en el lóbulo occipital (territorio de la arteria cerebral posterior). Nótese la gran hipodensidad occipital derecha con efecto de masa causado por el infarto y el posterior edema. (De Cwinn AA, Grahovac SZ [eds.]: *Emergency CT scans of the head: a practical atlas,* St. Louis, 1998, Mosby.)

CUADRO 1-9 Factores de riesgo del ictus isquémico

Diabetes
Hipertensión
Tabaquismo
Antecedentes familiares de enfermedad vascular prematura
Hiperlipidemia
Fibrilación auricular
Antecedentes de ataque isquémico transitorio (AIT)
Historia de infarto miocárdico reciente
Historia de insuficiencia cardíaca congestiva (fracción de eyección del ventrículo izquierdo [VI], 25%)
Fármacos (simpaticomiméticos, anticonceptivos orales, cocaína)

De Andrecli TE (ed.): *Cecil essentials of medicine,* 5.ª ed., Filadelfia, 2001, WB Saunders.

TABLA 1-27   Signos neurológicos asociados a accidente cerebrovascular

Arteria afectada	Signos neurológicos
Arteria carótida interna (Irriga a los hemisferios cerebrales y el diencéfalo a través de las arterias oftálmica y hemisféricas ipsilaterales)	Ceguera unilateral ocasional Hemiplejía contralateral grave, hemianestesia y hemianopsia Afasia profunda si se afecta el hemisferio izquierdo
Arteria carótida interna (Irriga a estructuras de los procesos cerebrales superiores de la comunicación; interpretación del lenguaje; percepción e interpretación del espacio, sensación, forma y movimiento voluntario)	Alteraciones de la comunicación, cognición, movilidad y sensibilidad Hemianopsia homónima Hemiplejía o hemiparesia contralateral Labilidad emocional
Arteria cerebral anterior (Irriga a las superficies mediales y a las convexidades superiores de los lóbulos frontal y parietal, así como a la superficie medial del hemisferio, lo que incluye a la corteza motora y somestésica que sirve a las piernas)	Confusión, amnesia, cambios de personalidad Incontinencia urinaria Déficit de movilidad con debilidad en las extremidades inferiores mayor que en las superiores Hemianopsia homónima
Arteria cerebral posterior (Irriga a las regiones medial e inferior de los lóbulos temporales, medial del lóbulo occipital, tálamo, hipotálamo posterior, y área de recepción visual)	Hemianestesia Ceguera cortical Déficit de memoria Crisis de caída
Arterias vertebrales o basilares (Irrigan al tronco del encéfalo y cerebelo) Oclusión incompleta	Debilidad unilateral y bilateral de las extremidades Diplopía, hemianopsia homónima Náuseas, vértigo, tinnitus y síncope Disfagia Disartria A veces confusión y somnolencia
Porción anterior del puente Oclusión completa o hemorragia	Síndrome «de cautiverio»: ningún movimiento, excepto el de los párpados; sensibilidad y conciencia preservadas Coma Pupilas mióticas Rigidez de descerebración Anormalidades respiratorias y circulatorias Muerte
Arteria cerebelosa posteroinferior (Irriga a la porción lateroposterior de la médula)	Síndrome de Wallenberg Disfagia, disfonía Anestesia ipsilateral de la cara y córnea frente al dolor y temperatura (tacto preservado) Síndrome de Horner ipsilateral Pérdida del dolor y sensibilidad a la temperatura contralaterales en tronco y extremidades Descompensación ipsilateral del movimiento (signos cerebelosos)
Arterias cerebelosas anteroinferiores y superiores (Irrigan el cerebelo)	Dificultad en la articulación, deglución, movimientos generales de miembros; nistagmo (signos cerebelosos)
Arteria espinal anterior (Irriga la porción anterior de la médula espinal)	Parálisis fláccida, por debajo del nivel de la lesión Pérdida del dolor, tacto, sensibilidad a la temperatura (propiocepción preservada, nivel sensitivo)
Arteria espinal posterior (Irriga la porción posterior de la médula espinal)	Pérdida sensitiva, especialmente de la propiocepción, vibración, tacto y presión (movimiento preservado)

Adaptada de Seidel HM (ed.): *Mosby's guide to physical examination,* 4.ª ed., St. Louis, 1999, Mosby.

DIAGNÓSTICO POR IMAGEN

- TC sin contraste para distinguir la hemorragia del infarto (figs. 1-144 y 1-145).
- La RM es superior a la TC en la identificación de anomalías a nivel de la fosa posterior y, sobre todo, de infartos lagunares (pequeños vasos). La resonancia magnética de difusión (RMD) es la mejor técnica para identificar una isquemia hiperaguda (positiva a los 15-30 minutos del inicio de los síntomas). La ARM (angiografía por RM) se recomienda para ayudar a identificar una patología vascular (p. ej., la extensión de la aterosclerosis intracraneal o la distribución vascular de la isquemia).
- En casos seleccionados (p. ej., ictus hemorrágico), la angiografía convencional puede ayudar a identificar aneurismas u otras malformaciones vasculares.

TRATAMIENTO

TRATAMIENTO NO FARMACOLÓGICO

- Para prevenir los émbolos pulmonares, medias elásticas por encima de la rodilla, botas neumáticas o heparina s.c. si la etiología es no hemorrágica y el paciente se encuentra inmóvil en la cama.
- La endarterectomía carotídea (EAC) está recomendada en pacientes con ictus en el territorio carotídeo asociado a un 70-99% de estenosis carotídea ipsilateral, llevada a cabo por un cirujano experimentado que haya demostrado bajas morbilidad y mortalidad.

- Modificación de factores de riesgo (p. ej., dejar el tabaco, ejercicio, dieta)

TRATAMIENTO AGUDO GENERAL

- El cuadro 1-10 describe las consideraciones iniciales en pacientes con ictus.
- Control juicioso de la presión arterial; los pacientes con hipertensión crónica pueden extender el área de infarto si la presión arterial baja hasta el rango «normal». Es mejor no disminuir la presión arterial de forma demasiado agresiva en la etapa aguda, a menos que se encuentre acusadamente elevada. Hidratación adecuada y reposo en cama (p. ej., cabecera de la cama inclinada hacia abajo en la isquemia barodependiente frente a cabecera inclinada hacia arriba si el paciente corre riesgo de aspiración). También se recomienda un control glucémico estricto (p. ej., régimen de insulina con pendiente).
- En pacientes que se presentan en <3 h después del inicio de un ictus no hemorrágico, el tratamiento trombolítico en un centro especializado en ictus es beneficioso para determinadas poblaciones.

TRATAMIENTO AGUDO ESPECÍFICO

- Depende de varios factores, incluidos la etiología, el territorio vascular implicado, factores de riesgo y tiempo transcurrido desde el inicio de los síntomas hasta la llegada al hospital.

- El cuadro 1-11 describe los criterios del tratamiento trombolítico en pacientes con ictus tromboembólico (los criterios del APT i.v. incluyen un inicio de los síntomas claramente definido en las primeras 3 h desde el inicio del tratamiento, déficit mensurable en la escala del ictus del NIH >4, y ninguna evidencia de hemorragia en las imágenes neurológicas).
- Si se identifica una fibrilación auricular y/o trombo mural cardíaco mediante ecocardiografía, podrá considerarse la administración de heparina.
- Si se identifica una hemorragia subaracnoidea o intracerebral en la TC, podrán indicarse la angiografía por MR angiografía y/o la angiografía cerebral para detectar aneurismas. Si no se identifica ningún aneurisma y el coágulo se está expandiendo, podrá intentarse la evacuación neuroquirúrgica del coágulo, aunque el pronóstico suele ser malo.
- En determinados pacientes que acuden en >3 h pero <6 h, un neurorradiólogo intervencionista o un neurocirujano podrían inyectar directamente un fármaco trombolítico (como APT intraarterial) o extraer directamente el coágulo. Sin embargo, se trata de una técnica todavía bajo investigación que necesita un mayor estudio mediante ensayos controlados. También puede considerarse la angioplastia/endoprótesis intracraneal.

CUADRO 1-10 Consideraciones iniciales en pacientes con ictus

Atención inicial
    Estabilizar al paciente, asegurar las vías respiratorias y proporcionar una oxigenación adecuada
    Valorar el nivel de conciencia, lenguaje, campimetría, movimientos oculares y movimientos pupilares
    Obtener una historia clínica y realizar la exploración física
    Realizar una TC de la cabeza sin contraste
    Obtener un recuento sanguíneo completo con plaquetas y diferencial, electrólitos, creatinina, BUN, glucosa, TP/TTP, gasometría
        arterial o saturación de oxígeno
    Considerar la realización de un cribado toxicológico
    Considerar estudios especiales de coagulación, como anticuerpos antifosfolípidos, estudio del factor V de Leiden, proteínas C y S,
        antitrombina III, ANA, fibrinógeno, RRP, homocisteína, electroforesis de proteínas séricas
Considerar la intervención aguda con APT si los síntomas llevan menos de 3 h
Considerar los siguientes con órdenes de ingreso
    Ecocardiografía transtorácica (considerar una ecocardiografía transesofágica si la ecocardiografía transtorácica es dudosa o si existe
        una alta sospecha de tromboembolia cardiogénica)
    Ecografía dúplex carotídea
    Telemetría
    Suplementos de oxígeno y monitorización adecuada de la saturación de oxígeno
    Tratamiento antiplaquetario
    Restricción de líquidos si el infarto es extenso, para reducir el edema cerebral
    Monitorización estrecha de ingesta y excreción
    Determinaciones regulares de los niveles de glucosa para evitar una hiperglucemia
    Dieta NPO (absoluta) si existe preocupación por el reflejo faríngeo, pendiente de la evaluación de la deglución
    Elevar la cabecera de la cama 20-30 grados para reducir el edema cerebral
    Reposo en cama durante las primeras 24 h evitando caídas, progresando según proceda
    Evaluación de signos vitales y neurológicos cada 2 h hasta que se encuentre estable
    Profilaxis de TVP si el paciente está inmóvil (medias elásticas como mínimo)
    Consulta logopédica para evaluar la deglución
    Consulta a neurología, fisioterapia, terapia ocupacional, nutrición y servicios sociales.

De Rakel RE (ed.): *Principles of family practice,* 6.ª ed., Filadelfia, 2002, WB Saunders.
ANA, Anticuerpos antinucleares; *APT,* activador del plasminógeno tisular; *BUN,* nitrógeno ureico en sangre; *NPO, nil per os* (nada por la boca); *RRP,* reagina rápida en plasma; *TC,* tomografía computarizada; *TP/TTP,* tiempo de protrombina/tiempo de tromboplastina parcial; *TVP,* trombosis venosa profunda.

TRATAMIENTO CRÓNICO

- El tratamiento antiplaquetario (aspirina, dipiridamol/aspirina, clopidogrel o ticlopidina) reduce el riesgo de un posterior ictus.
- Si el paciente acude con un primer AIT/ictus y no recibía previamente ningún fármaco antiplaquetario, en general se elige administrar aspirina (325 mg frente a 81 mg al día). Si se produce un AIT mientras recibe aspirina, deberá cambiarse la medicación por dipiridamol/aspirina o clopidogrel (no deben usarse aspirina y clopidogrel en combinación).
- La warfarina suele reservarse para pacientes con ictus cardioembólico, así como para pacientes con fibrilación auricular.

PRONÓSTICO

El pronóstico depende de la gravedad de los déficit, de la etiología y de otras enfermedades médicas/quirúrgicas concomitantes. La medicina física y rehabilitación son parte integral de la recuperación posterior al ictus. Incluyen el tratamiento físico, ocupacional y del habla de forma individualizada, dependiendo de los déficit concretos.

DERIVACIÓN

- Derivación neurológica/neuroquirúrgica según la etiología y recursos disponibles; dependiendo del inicio de los síntomas, se recomendará transferir al paciente a un centro capaz de proporcionar un tratamiento agudo más específico.
- Cirugía vascular si el paciente es candidato a una EAC (endarterectomía carotídea). Si no es candidato a cirugía y existe la posibilidad del tratamiento endovascular, derivarlo a un neurorradiólogo intervencionista para la colocación de una endoprótesis.

BIBLIOGRAFÍA RECOMENDADA

American Heart Association Scientific Statement: Primary prevention of ischemic stroke: a statement for health care professionals from the stroke council of the American Heart Association, *Circulation* 103:167, 2001.

Barnett HJM: A modern approach to posterior circulation ischemic stroke, *Arch Neurol* 59:359, 2002.

Benevante D, Hart RG: Stroke: management of acute ischemic stroke, *Am Fam Physician* 59:2828, 1999.

Caplan LR: Stroke treatment: promising but still struggling, *JAMA* 279:1304, 1998.

Diener HC y cols.: Aspirin and clopidogrel compared with clopidogrel alone after recent ischaemic stroke or transient ischaemic attack in high-risk patients (MATCH): randomised, double-blind, placebo-controlled trial, *Lancet* 364(9431):331, 2004.

Endovascular versus surgical treatment in patients with carotid stenosis in the Carotid and Vertebral Artery Transluminal Angio-plasty Study (CAVATAS): a randomised trial, *Lancet* 357(9270):1729, 2001.

Green DM y cols.: Serum potassium level and dietary potassium intake as risk factors for stroke, *Neurology* 59:314, 2002.

Halperin JL, Fuster V: Patent foramen ovale and recurrent stroke: another paradoxical twist, *Circulation* 105:2580, 2002.

Meschia JF y cols.: Thrombolytic treatment of acute ischemic stroke, *Mayo Clin Proc* 77:542, 2002.

Qureshi A y cols.: Spontaneous intracranial hemorrhage, *N Engl J Med* 344:1450, 2001.

Sacco RL y cols.: High-density lipoprotein cholesterol and ischemic stroke in the elderly, *JAMA* 285:2729, 2001.

Strauss SE y cols.: New evidence for stroke prevention, clinical applications and scientific review, *JAMA* 288:1388, 2002.

AUTOR: **RICHARD S. ISAACSON, M.D.**

CUADRO 1-11 **Criterios para el uso del activador del plasminógeno tisular (alteplasa [activasa]) en pacientes con ictus tromboembólico**

Criterios para la consideración del APT como opción terapéutica
  Edad ≥18 años
  TC sin contraste, sin evidencia de hemorragias
  Tiempo desde el inicio de síntomas claramente <3 h antes de instaurar la administración de APT
Criterios para excluir la administración de APT como opción terapéutica
Antecedentes y hallazgos clínicos
  La sintomatología sugiere una hemorragia subaracnoidea, incluso si la TC es normal
    Cefalea súbita y grave, a menudo con pérdida de conciencia al inicio
    Vómitos frecuentes
  Hemorragia interna activa, riesgo elevado de hemorragias, o diátesis hemorrágica conocida, incluidos:
    Uso reciente de warfarina con un INR (cociente normalizado internacionalmente) prolongado: algunos añadirían el uso actual de warfarina sin tener en cuenta el INR
    Uso de heparina en las últimas 48 h con un TTPa prolongado
    Recuento plaquetario <100.000/mm³
    Antecedente de hemorragia intracraneal
    Malformación arteriovenosa o aneurisma conocidos
    Hemorragia GI o GU en los últimos 21 días
    Perforación arterial en los últimos 7 días
  Punción lumbar reciente
  Ictus, cirugía intracraneal o traumatismo craneoencefálico en los últimos 3 meses
  Cirugía mayor o traumatismo serio en los 14 días precedentes
  Presión arterial sistólica persistente >185 mmHg o presión arterial diastólica >110 mmHg
  Convulsiones al inicio del ictus
  Signos neurológicos que mejoran con rapidez
  Déficit neurológicos leves y aislados
  Infarto miocárdico agudo
  Pericarditis postinfarto miocárdico
  Glucemia >50 mg/dl o <400 mg/dl
  Paciente embarazada o en período de lactancia
Hallazgos en la TC
  Evidencia de hemorragia intracraneal
  Hipodensidad o borrado de los surcos en 1/3 del territorio de la arteria cerebral media

De Rakel RE (ed.): *Principles of family practice*, 6.ª ed., Filadelfia, 2002, WB Saunders.
APT, Activador del plasminógeno tisular; *GI*, gastrointestinal; *GU*, genitourinario; *TC*, tomografía computarizada; *TTPa*, tiempo de tromboplastina parcial activada.

INFORMACIÓN BÁSICA

DEFINICIÓN

Es una infección superficial de la piel causada habitualmente por *Staphylococcus aureus* y/o *Streptococcus* spp.

Las formas más frecuentes son el impétigo ampolloso (por lo general secundario a enfermedad estafilocócica) y el impétigo no ampolloso (secundario a infección estreptocócica y probable infección estafilocócica). La forma ampollosa está causada por una toxina epidermolítica producida en la zona de infección.

SINÓNIMOS

Impétigo vulgar.
Pioderma.

CÓDIGO CIE-9CM
684 Impétigo

EPIDEMIOLOGÍA Y DEMOGRAFÍA

- El impétigo ampolloso es más frecuente en lactantes y niños. La forma no ampollosa es más frecuente en niños entre 2 y 5 años con mala higiene y en climas cálidos.
- La incidencia global de nefritis aguda con el impétigo oscila entre es del 2-5%.

SÍNTOMAS Y SIGNOS

- Lesiones múltiples con costras amarillodoradas y zonas de exudación presentes a menudo en la piel alrededor de la nariz, boca y extremidades (impétigo no ampolloso) (fig. 1-146).

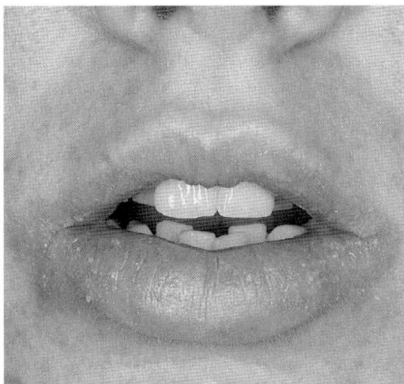

FIGURA 1-146 Impétigo. Líquido seroso y costra en el ángulo de la boca como manifestación frecuente de impétigo. (De Habif TB: *Clinical Dermatology: a color guide to diagnosis and therapy*, 3.ª ed., St. Louis, 1996, Mosby.)

- Presencia de vesículas que aumentan rápidamente de tamaño para formar ampollas con líquido claro o turbio. Después se produce un colapso del centro de la ampolla; las zonas periféricas pueden retener el líquido y puede aparecer una costra de color miel en el centro. Conforme las lesiones aumentan de tamaño y se aproximan entre sí, un borde descamativo sustituye el halo lleno de líquido (impétigo ampolloso). El eritema es escaso alrededor de las lesiones.
- La linfadenopatía regional es más frecuente en el impétigo no ampolloso.
- No suele haber síntomas constitucionales.

ETIOLOGÍA

- *S. aureus* coagulasa positivo es el microorganismo dominante.
- *S. pyogenes* (estreptococos beta-hemolíticos del grupo A): los serotipos M-T de este microorganismo relacionados con nefritis aguda son 2, 49, 55, 57 y 60.

DIAGNÓSTICO

DIAGNÓSTICO DIFERENCIAL

- Dermatitis de contacto alérgica aguda.
- Infección por herpes simple.
- Ectima.
- Foliculitis.
- Eczema.
- Picaduras de insectos.
- Sarna.
- Tiña corporal.
- Pénfigo vulgar y penfigoide ampolloso.
- Varicela.

VALORACIÓN

El diagnóstico es clínico.

PRUEBAS DE LABORATORIO

- Por lo general son innecesarias.
- Tinción de Gram y C&S para confirmar el diagnóstico cuando las manifestaciones no sean evidentes.
- Velocidad de sedimentación paralela a la actividad de la enfermedad.
- Elevación de anti-ADNasa B y antihialuronidasa.
- El análisis de orina revela hematuria con cilindros de hematíes y proteinuria en pacientes con nefritis aguda (con más frecuencia en niños entre 2 y 4 años de edad en el sur de EE.UU.).

TRATAMIENTO

TRATAMIENTO NO FARMACOLÓGICO

Eliminar las costras mediante lavado con compresas de tejido húmedas (las costras impiden la penetración de las pomadas de antibiótico).

TRATAMIENTO

- Aplicación de pomada de mupirocina al 2% dos veces al día durante 10 días en la zona afectada o hasta que desparezcan las lesiones.
- En los casos graves se emplean antibióticos por vía oral: con más frecuencia cloxacilina 250 mg cuatro veces al día durante 7 a 10 días, cefalexina 250 mg cuatro veces al día durante 7 a 10 días o azitromicina 500 mg el primer día y 250 mg desde el segundo al quinto día.
- El impétigo puede evitarse mediante la aplicación inmediata de mupirocina o pomada de antibiótico triple (bacitracina, polimixina y neomicina) en las zonas lesionadas de la piel.
- Los pacientes portadores nasales de *S. aureus* deben recibir tratamiento con pomada de mupirocina en las fosas nasales dos veces al día durante 5 días.
- Hay que mantener las uñas cortas y los pacientes deben evitar rascarse las lesiones para evitar la extensión de la infección.

PRONÓSTICO

La mayoría de los casos de impétigo se resuelven en poco tiempo con tratamiento apropiado. Tanto el impétigo ampolloso como el no ampolloso curan sin dejar cicatriz.

DERIVACIÓN

Derivación al nefrólogo en pacientes con nefritis aguda.

OTRAS CONSIDERACIONES

COMENTARIOS

- Hay que enseñar al paciente el uso de los jabones antibacterianos y a que no compartan las toallas ni esponjas porque el impétigo es muy contagioso.
- Los niños escolarizados deben quedarse en casa hasta las 48 a 72 horas del comienzo del tratamiento antibiótico.

AUTOR: **FRED F. FERRI, M.D.**

INFORMACIÓN BÁSICA

DEFINICIÓN

La incontinencia urinaria es la pérdida involuntaria de orina.

CÓDIGOS CIE-9CM
788.3 Incontinencia
625.6 Incontinencia de estrés
788.33 Incontinencia mixta de estrés y de urgencia
788.32 Incontinencia masculina
788.39 Incontinencia neurógena
307.6 Origen no orgánico

EPIDEMIOLOGÍA Y DEMOGRAFÍA

INCIDENCIA Y PREVALENCIA: En la población general entre los 15 y 64 años de edad, el 1,5-5% de los hombres y entre el 10-25% de las mujeres presentan incontinencia. En la población que vive en residencias de ancianos el 50% presenta algún grado de incontinencia. Cerca del 20% de los niños presenta episodios de incontinencia hacia la mitad de la adolescencia.

IMPACTO CLÍNICO, PSICOLÓGICO Y SOCIAL

Menos del 50% de las personas con incontinencia que viven en la comunidad consultan a los servicios de salud y prefieren «sufrirla en silencio», emplear «remedios caseros», materiales absorbentes de venta al público y otros dispositivos. Al empeorar el problema sufren depresión, sacrifican su independencia, presentan infecciones urinarias recurrentes y sus secuelas, limitan sus contactos sociales, pierden su intimidad sexual y se recluyen en su domicilio. En términos de coste se calcula un gasto de 7.000 millones de dólares al año para la incontinencia en personas de cualquier edad que viven en la comunidad.

TIPOS DE INCONTINENCIA PRINCIPALES

INCONTINENCIA TRANSITORIA: La incontinencia se debe a una reacción a un problema médico agudo que afecta la vía urinaria inferior. Muchos de estos problemas pueden corregirse con el tratamiento del problema subyacente.

INCONTINENCIA DE URGENCIA: Pérdida involuntaria de orina relacionada con un deseo intenso e inmediato de orinar. Por lo general se asocia a contracciones involuntarias del detrusor en la investigación urodinámica. En *pacientes con deterioro neurológico* la contracción involuntaria del detrusor se denomina *hiperreflexia del detrusor.* En *pacientes neurológicamente normales* la contracción involuntaria se denomina *inestabilidad del detrusor.*

INCONTINENCIA DE ESTRÉS: Pérdida involuntaria de orina con actividades físicas que aumentan la presión abdominal en ausencia de contracción del detrusor o de una distensión excesiva de la vejiga. Clasificación de la incontinencia de estrés:

Tipo 0: Sensación de incontinencia sin que exista pérdida.
Tipo I: Incontinencia en respuesta al estrés pero con escaso descenso del cuello de la vejiga y uretra.
Tipo II: Incontinencia en respuesta al estrés con descenso >2 cm del cuello de la vejiga y uretra.
Tipo III: El cuello de la vejiga y la uretra están ampliamente abiertos sin contracción de la vejiga, deficiencia intrínseca del esfínter y denervación de la uretra. Causas más frecuentes: hipermovilidad uretral y desplazamiento del cuello de la vejiga con el ejercicio, deficiencia intrínseca del esfínter por cirugía anti-incontinencia fallida, prostatectomía, radioterapia, lesiones medulares, epispadias o mielomeningocele.

INCONTINENCIA POR EXCESO DE FLUJO: Pérdida de orina por distensión excesiva de la vejiga con «flujo excesivo» o «vertido» de orina. Causas: vejiga hipotónica-atónica por efecto medicamentoso, impactación fecal o trastornos neurológicos como diabetes, lesión de la médula espinal, cirugía, deficiencia de vitamina B_{12}. También está causada por obstrucción del cuello de la vejiga y uretra. En esta situación las causas de la incontinencia son prostatismo, cáncer de próstata, estenosis uretral, cirugía anti-incontinencia, prolapso pélvico y disinergia detrusor-esfínter.

INCONTINENCIA FUNCIONAL: Pérdida involuntaria de orina por deterioro crónico de la función física y/o cognitiva. Se trata de un diagnóstico por exclusión. En ocasiones puede mejorar o curarse al mejorar el estado funcional del paciente, corregir las comorbilidades, cambiar la medicación, reducir las barreras ambientales, etc.

INCONTINENCIA MIXTA DE ESTRÉS Y DE URGENCIA

INCONTINENCIA DE URGENCIA SENSITIVA: Pérdida involuntaria de orina como consecuencia de una pérdida de elasticidad de la vejiga y aumento de las presiones intravesicales acompañados de urgencia intensa e hipersensibilidad de la vejiga sin actividad excesiva del detrusor. Se observa en la cistitis por radiación, cistitis intersticial, cistitis eosinofílica, mielomeningocele y cirugía pélvica radical. Puede aparecer nefropatía como complicación por el reflujo vesicoureteral.

INCONTINENCIA ESFINTERIANA:

Hipermovilidad uretral: La anomalía fundamental es una debilidad del soporte del suelo pélvico. Debido a esta debilidad, durante la elevación de la presión abdominal se produce un descenso rotatorio del cuello vesical y uretra proximal. Si la uretra se abre simultáneamente se produce una incontinencia urinaria de estrés. La hipermovilidad uretral está presente a menudo en mujeres que no son incontinentes. Su mera presencia no es suficiente para establecer el diagnóstico de anomalía esfinteriana, a menos que se demuestre que existe incontinencia.

Deficiencia esfinteriana intrínseca: Existe un mal funcionamiento intrínseco del propio esfínter. Se caracteriza por un cuello vesical abierto en reposo con una presión baja en el punto de fuga (<65 cm de agua). La hipermovilidad uretral y la deficiencia esfinteriana intrínseca pueden coexistir en el mismo paciente. Las causas de la deficiencia esfinteriana intrínseca son la cirugía pélvica previa, cirugía anti-incontinencia, diverticulectomía uretral, histerectomía radical, resección abdominoperineal del recto, uretrotomía, plastia Y-V del cuello vesical, mielodisplasia, síndrome de la arteria medular anterior, enfermedad lumbosacra, envejecimiento e hiperestrogenismo.

DIAGNÓSTICO

ANAMNESIS

- Anamnesis sobre la enfermedad presente, factores psicosociales, enfermedades congénitas, problemas de acceso en el vaso de enfermedades neurológicas con problemas físicos y trastornos relacionados con las vías urinarias.
- Revisión de los medicamentos con y sin receta.
- Micción diaria para evaluar el volumen total, frecuencia de la micción, volumen medio expulsado, volumen máximo por micción, distribución diurna, naturaleza y grado de incontinencia.

VALORACIÓN

- Exploración física con exploración general, marcha del paciente (defectos neuromusculares), estado estrogénico, exploración vaginal y de la región periuretral, evaluación de cistocele, rectocele y enterocele.
- Evaluación de la potencia del suelo de la pelvis.
- Exploración rectal para evaluar el tono del esfínter y el reflejo bulbocavernoso.
- Exploración neurológica.
- Comprobación del residuo posmiccional mediante ecografía o sonda vesical.

PRUEBAS DE LABORATORIO

Análisis de orina, cultivo de orina, citología urinaria, BUN y creatinina.

DIAGNÓSTICO POR IMAGEN

- KUB para evaluar el esqueleto.
- UIV para detectar anomalías en la vía urinaria superior, anomalías adquiridas, configuración de la vejiga y fístulas.
- Ecografía renal si está indicado el estudio con contraste.

PRUEBAS ESPECIALES

Cistometrograma simple, urodinámica mixta con presiones en el punto de fuga y uroflujometría, evaluación endoscópica y cistografía.

TRATAMIENTO

INCONTINENCIA TRANSITORIA

Tratamiento de los problemas médicos subyacentes y terapia conductista con entrenamiento del hábito y micción programada.

INCONTINENCIA URINARIA

Relajantes vesicales (p. ej., tolterodina, oxibutinina, imipramina), cloruro de trospio, estrógenos, biorretrorregulación, ejercicios de Kegel y extirpación quirúrgica de la obstrucción o de otras lesiones.

INCONTINENCIA DE ESTRÉS

- Ejercicios para el suelo pélvico, ejercicios Kegel, agonistas α-adrenérgicos (p. ej., efedrina), estrógenos, biorretrorregulación.

CISTOURETROPEXIA: Técnica de Marshall-Marchetti-Krantz, técnica de Burch, técnica de Raz, técnica de Stamey-Raz, técnica de Gittes, cabestrillo transvaginal in situ, cabestrillo pubovaginal con injerto autólogo o de cadáver, técnica de Burch laparoscópica, cabestrillo laparoscópico, cinta vaginal sin tensión (CVST).

- Para la deficiencia esfinteriana intrínseca: sustancias que aumentan el volumen (p. ej., colágeno), cabestrillo y esfínter artificial.

INCONTINENCIA POR FLUJO EXCESIVO

Extirpación quirúrgica de las lesiones obstructivas, sondaje intermitente limpio y catéter permanente.

INCONTINENCIA FUNCIONAL

Terapia conductista con entrenamiento del hábito y micción programada, compresas y ropa interior para incontinencia, sistemas de recogida externos y manipulación ambiental.

INCONTINENCIA MIXTA DE ESTRÉS Y DE URGENCIA

Uso de las medidas recomendadas para el tratamiento de la incontinencia de urgencia y de estrés.

URGENCIA SENSITIVA

Relajantes vesicales (p. ej., anticolinérgicos, relajantes musculares y antidepresivos tricíclicos), terapia conductista con entrenamiento del hábito y micción programada, cistoscopia e hidrodilatación.

DEFICIENCIA ESFINTERIANA

Sustancias para aumentar el tamaño de la uretra, técnica de cabestrillo, esfínter artificial, pinza mecánica y sistemas de recogida externos.

OTRAS CONSIDERACIONES

COMENTARIOS

Otras formas de incontinencia:
ENURESIS NOCTURNA: (Código CIE-9CM: 788.3). Puede estar causada por anomalías del esfínter e hiperactividad del detrusor; puede ser idiopática, neurogénica y sin obstrucción de salida.
GOTEO POSMICCIÓN: (Código CIE-9CM: 599.2). Acumulación postesfinteriana de orina que se observa en presencia de un divertículo uretral y puede ser idiopática.
INCONTINENCIA EXTRAURETRAL: Enterovesical (código CIE-9CM: 596.1 y 596.2), uretral (código CIE-9CM: 599.1), denominada también fístula.
FACTORES QUE PREDISPONEN AL FRACASO QUIRÚRGICO: Edad avanzada, posmenopausia, histerectomía, cirugía anti-incontinencia previa fallida, inestabilidad concomitante del detrusor, electromiografía perineal anormal, radioterapia pélvica.

BIBLIOGRAFÍA RECOMENDADA

Burgio UL et al: Behavioral vs. drug treatment for urge urinary incontinence in older women: a randomized controlled trial, *JAMA* 280:1995, 1998.

Holroyd-Leduc J, Straus SE: Management of urinary incontinence in women, *JAMA* 291:996, 2004.

U.S. Department of Health and Human Services, Public Health Service, Agency for Health Care Policy and Research: *Clinical practice guideline: urinary incontinence in adults,* Rockville, Md, 1996, US Department of Health and Human Services.

AUTOR: **PHILIP J. ALIOTTA, M.D., M.S.H.A.**

INFORMACIÓN BÁSICA

DEFINICIÓN

Los síndromes coronarios agudos son manifestaciones de la cardiopatía coronaria y constituyen un amplio espectro de cuadros clínicos que incluyen la angina inestable, el IM sin elevación del segmento ST y el IM con elevación del segmento ST.

1. El **infarto de miocardio** se caracteriza por la necrosis resultante de la insuficiente irrigación de sangre oxigenada en una zona del corazón. Según el criterio conjunto de la Sociedad Europea de Cardiología y el American College of Cardiology basta con que se satisfaga uno de los siguientes criterios para determinar el diagnóstico de infarto de miocardio, en curso o reciente:
   a. Característicos aumento y caída gradual (en el caso de la troponina) o aumento y caída más rápidos (en el de CK-MB) de los marcadores bioquímicos de la necrosis con al menos uno de los siguientes signos:
      i. Síntomas isquémicos.
      ii. Desarrollo de ondas Q patológicas en el ECG.
      iii. Cambios en el ECG indicativos de isquemia (elevación o depresión del segmento ST).
      iv. Intervención en la arteria coronaria (p. ej., angioplastia coronaria).
   b. Hallazgos anatomopatológicos de IAM.
2. **IM con elevación del segmento ST:** Área de necrosis isquémica que penetra todo el espesor de la pared ventricular y da lugar a una elevación del segmento ST.
3. **Angina inestable:** Ruptura de la placa en la arteria coronaria con fragmentación y embolización arterial distal que produce necrosis miocárdica. Generalmente se produce sin elevación del segmento ST y se suele hacer referencia a ella como **IM sin elevación del segmento ST.**

SINÓNIMOS

IM.
IM sin elevación del segmento ST.
IM con elevación del segmento ST.
Ataque cardíaco.
Trombosis coronaria.
Oclusión coronaria.

CÓDIGOS CIE 9-CM
410.9 Infarto agudo de miocardio, localización inespecífica.

EPIDEMIOLOGÍA Y DEMOGRAFÍA

INCIDENCIA/PREVALENCIA (EN ESTADOS UNIDOS):
- >500 casos/100.000 personas.
- >500.000 IM al año en Estados Unidos.
- Más frecuente en varones de entre 40 y 65 años de edad; no hay predominio por sexos después de los 65 años de edad.
- En las mujeres, el primer IM agudo es más letal y grave que en los hombres, con independencia de la comorbilidad, la angina previa o la edad.

- Al menos una cuarta parte de los infartos de miocardio no son reconocidos clínicamente.

SÍNTOMAS Y SIGNOS

Presentación clínica:
- Dolor torácico subesternal aplastante que se suele prolongar durante más de 30 minutos.
- El dolor no es aliviado por el reposo ni por la nitroglicerina sublingual o, en caso de que haya un alivio momentáneo, reaparece rápidamente.
- El dolor irradia al brazo izquierdo o derecho, el cuello, la mandíbula, la espalda, los hombros o el abdomen y no es de carácter pleurítico.
- El dolor puede asociarse a disnea, diaforesis, náuseas o vómitos.
- En aproximadamente el 20% de los infartos no se presenta dolor (en general en diabéticos o personas de edad avanzada).

Hallazgos clínicos:
- La piel puede estar diaforética, con palidez debida a la disminución de oxígeno.
- Pueden registrarse estertores en las bases de los pulmones (hallazgo indicativo de ICC).
- En la auscultación cardíaca, en ocasiones se percibe un soplo sistólico apical producido por insuficiencia mitral secundaria a disfunción del músculo papilar. También pueden estar presentes S_3 o S_4.
- La exploración física puede ser completamente normal.

ETIOLOGÍA

- Aterosclerosis coronaria.
- Espasmo arterial coronario.
- Embolia coronaria (producida por endocarditis infecciosa, cardiopatía reumática o trombo intracavitario).
- Periarteritis y otras enfermedades inflamatorias de las arterias coronarias.
- Disección en las arterias coronarias (por aneurisma o iatrogénica).
- Alteraciones congénitas de la circulación coronaria.
- IM con arterias coronarias normales (síndrome IMCN): más frecuente en personas jóvenes y en adictos a la cocaína. El riesgo de IM agudo se incrementa en un factor de orden 24 en los 60 minutos siguientes al consumo de cocaína por personas que, en otras condiciones, presentarían un riesgo relativamente bajo. La mayor parte de los pacientes que sufren un IM relacionado con el consumo de cocaína son jóvenes, no blancos, fumadores y sin otros factores añadidos de riesgo de cardiopatía arteriosclerótica más que el consumo continuado de cocaína. El estudio toxicológico para detectar la presencia de cocaína en orina y sangre se recomienda en todos los pacientes jóvenes que se presentan con IM agudo.
- Estados de hipercoagulabilidad, aumento de la viscosidad sanguínea (policitemia vera).

DIAGNÓSTICO

DIAGNÓSTICO DIFERENCIAL

Las diferentes causas de isquemia miocárdica se describen en la sección II junto con el diagnóstico diferencial del dolor torácico.

PRUEBAS DE LABORATORIO

- Niveles de troponina cardíaca: la troponina T cardioespecífica (TnTc) y la troponina I cardioespecífica (TnIc) son indicadores precisos de lesión miocárdica.
- Los incrementos en los niveles de TnTc y TnIc se producen en ocasiones poco después de que haya tenido lugar el daño muscular (de 3 a 12 horas después), con un máximo a las 24 horas, y pueden mantenerse durante varios días después del IM (hasta 7 días en el caso de la TnIc y hasta 10-14 en el de la TnTc). A veces las pruebas de troponina T dan como resultado falsos positivos en pacientes con insuficiencia cardíaca. El nivel umbral de troponina T que se considera positivo para el IM es de 0,1 ng/ml en pacientes con función renal normal o de 0,5 en personas que presenten disfunción renal.
- La isoenzima creatincinasa MB es un marcador de IM de notable utilidad. Se libera a la circulación en cantidades que se correlacionan con el tamaño del infarto.
- Ni la CK-MB ni la troponina aparecen en sangre en niveles significativos durante las 6 horas siguientes a un episodio isquémico; por consiguiente, es necesario proceder a la realización de pruebas seriadas (p. ej., en el momento de la presentación y a las 8 horas) para descartar de manera definitiva un posible IM.
- ECG:
  1. En el IM con elevación del segmento ST hay desarrollo de:
     a. Ondas T invertidas, que indican un área de isquemia.
     b. Segmento T elevado, que indica un área de lesión.
     c. Ondas Q, que indican un área de infarto (suelen desarrollarse en un plazo de entre 12 y 36 horas).
  2. En la angina inestable y el IM sin elevación del segmento ST, las ondas Q están ausentes; están presentes en cambio las siguientes indicaciones:
     a. La historia y la elevación de las enzimas miocárdicas son compatibles con el IM.
     b. El ECG muestra elevación del segmento ST, depresión del mismo o ausencia de cambios, seguidos de inversión de la onda T.

DIAGNÓSTICO POR IMAGEN

- La radiografía de tórax resulta útil para evaluar la congestión pulmonar y excluir otras posibles causas de dolor torácico.
- La ecocardiografía permite evaluar las alteraciones del movimiento de la pared e identificar los trombos murales o la insuficiencia mitral, que pueden manifestarse de forma aguda después de un IM.

TRATAMIENTO

TRATAMIENTO NO FARMACOLÓGICO

- Limitación de la actividad del paciente: reposo en cama durante las 24 horas siguientes; si el afectado se mantiene estable, se puede aumentar de forma gradual la actividad.
- Dieta: nada por boca hasta que el paciente se estabilice; a continuación alimentos sin sal y dieta baja en colesterol.
- Educación del paciente para disminuir el riesgo de ulteriores episodios cardíacos (dieta adecuada, dejar de fumar, ejercicio regular), una vez que se haya estabilizado.

TRATAMIENTO AGUDO

- Cualquier paciente del que se sospeche un posible IM ha de ser tratado de inmediato de la forma siguiente:
  1. Aspirina: administrar de 160 a 325 mg v.o. a no ser que se sospeche alergia al medicamento. Si la primera dosis se mastica, los niveles sanguíneos del fármaco se alcanzan más rápidamente que si se traga. Si el paciente es alérgico, se puede optar por el clopidogrel.
  2. Nitratos: aumentan el aporte de oxígeno, reduciendo el vasoespasmo coronario y minimizan el consumo de oxígeno al disminuir la precarga ventricular. Ante un posible IM puede administrarse de inmediato nitroglicerina sublingual (a no ser que la presión arterial sistólica sea <90 mmHg o la frecuencia cardíaca sea <50 ltm o >100 ltm); a continuación puede utilizarse nitroglicerina i.v. La nitroglicerina debe emplearse con precaución en pacientes con IM de la pared inferior; la administración de nitratos puede producir hipotensión, ya que estos pacientes son sensibles a los cambios en la precarga. Ha de evitarse también en pacientes en los que se sospeche infarto ventricular derecho (aumento del riesgo de reducción de la precarga), así como en el caso de que el paciente haya tomado sildenafil o vardenafil en las 24 horas anteriores, o tadalafil en las 36-48 horas anteriores.
  3. Analgesia adecuada: para el dolor no atenuado por nitroglicerina pueden administrarse 2 mg i.v. de sulfato de morfina cada 5 minutos según las necesidades. La hipotensión secundaria a la administración de morfina puede tratarse con hidratación cuidadosa i.v. con solución salina. Si la hipotensión va acompañada de bradicardia sinusal, se debe administrar atropina (de 0,5 a 1 mg i.v. cada 5 minutos según las necesidades hasta una dosis total de 2,5 mg). La depresión respiratoria producida por la morfina puede revertirse con 0,8 mg de naloxona.
  4. Oxígeno nasal: administrar de 2-4 l/min.

- Si se puede llevar a cabo sin retraso, la intervención coronaria percutánea (ICP) con glucoproteína IIb/IIIa adicional es preferible a la terapia trombolítica. Es eficaz y, en general, da mejores resultados que ésta. Cuando se realiza la ICP, se recomienda el uso de heparina i.v. Las endoprótesis coronarias son útiles para reducir la isquemia, mejorar la permeabilidad a largo plazo y disminuir la tasa de reestenosis de la arteria relacionada con el infarto.
- Tratamiento trombolítico: si la duración del dolor ha sido de <6 horas y la angioplastia no puede abordarse de inmediato, la recanalización de las arterias ocluidas puede intentarse con agentes trombolíticos, posiblemente en combinación con inhibición de la glucoproteína IIb/IIIa. Dado que la eficacia de los trombolíticos es dependiente del tiempo, lo ideal es que estos agentes se administren en el lugar en el que se encuentre el paciente o en los 30 minutos siguientes a la llegada del afectado a la unidad de urgencias. Cuando se usan tPA rPA, se administra heparina i.v. para aumentar la posibilidad de permeabilidad en la arteria relacionada con el infarto. En pacientes que reciben estreptocinasa o APSAC, la heparina i.v. no está indicada, ya que no aporta ningún beneficio adicional y puede aumentar el riesgo de complicaciones hemorrágicas. La tenecteplasa y la reteplasa son comparables con la infusión acelerada de activador del plasminógeno tisular (ATP) recombinante en términos de eficacia y seguridad, pero resultan más convenientes porque se administran mediante inyección en bolo. El bolo de lanoplasa y heparina más infusión es igual de eficaz que la TPA en lo que respecta a mortalidad; sin embargo, la tasa de hemorragias intracraneales es significativamente más alta. Entre las contraindicaciones absolutas para el tratamiento antitrombolítico se cuentan la hemorragia interna activa, la neoplasia intracraneal, la malformación arteriovenosa, la cirugía intracraneal en los últimos 6 meses, el ictus a lo largo del año anterior, el traumatismo craneal con pérdida de conciencia en los últimos 6 meses, la cirugía en localización no compresible en las últimas 6 semanas, la alteración del estado mental y la endocarditis infecciosa.
- Si no existen contraindicaciones (v. más adelante), todos los pacientes con IM en evolución han de ser tratados con bloqueantes β-adrenérgicos. Los β-bloqueantes son útiles para reducir el consumo de oxígeno miocárdico y prevenir las taquiarritmias. El β-bloqueo inmediato (en las 24 horas iniciales) i.v. seguido de la instauración de un régimen de mantenimiento también resulta eficaz para reducir los infartos recurrentes y la isquemia. Algunos fármacos empleados con frecuencia son los siguientes:

1. Metoprolol: 5 mg i.v. cada 2 minutos × 3 dosis y, a continuación, de 25 a 50 mg v.o. cada 6 horas, administrados 15 minutos después de la última dosis i.v. y continuando su administración durante 48 horas. La dosis de mantenimiento es de 50 a 100 mg 2 veces al día.
2. Atenolol: 5 mg i.v. durante 5 minutos, repitiendo a los 10 minutos si la dosis inicial es bien tolerada y a continuación comenzar la administración v.o. 10 minutos después de la última dosis i.v. La dosis oral es de 50 mg/día, aumentando hasta 100 mg si la tolerancia es buena.

Antes de emplear β-bloqueantes han de evaluarse con atención las posibles contraindicaciones y efectos secundarios (es decir, exacerbación del asma, efectos sobre el SNC, hipertensión y bradicardia).

- Los inhibidores de la ECA reducen la disfunción y la dilatación del ventrículo izquierdo y hacen más lenta la progresión de la ICC durante el IM agudo y con posterioridad a él. Su administración debe comenzar en las primeras horas de hospitalización, siempre en el caso de que el paciente no presente hipotensión o alguna contraindicación (estenosis renal bilateral, insuficiencia renal o historia de angioedema causado por tratamiento previo con inhibidores de la ECA).
  1. Los agentes empleados habitualmente son el captopril, en dosis de 12,5 mg v.o. 2 veces al día; el enalapril, en dosis de 2,5 mg 2 veces al día, o el lisinopril, en dosis de 2,5 a 5 mg diarios inicialmente, con posterior titulación en función de las necesidades.
  2. La administración de inhibidores de la ECA puede interrumpirse en pacientes sin complicaciones y sin signos de disfunción ventricular izquierda después de 6 u 8 semanas.
  3. Debe en cambio prolongarse de forma indefinida en pacientes con deterioro de la función ventricular izquierda (fracción de eyección <40%) o con ICC clínica.
- Los inhibidores del receptor de la glucoproteína IIb (tirofibán, eptifibatida), administrados con heparina y aspirina, reducen la incidencia de episodios isquémicos en pacientes de IM sin onda Q. El uso de inhibidores de la glucoproteína IIb/IIIa i.v. (p. ej., abciximab) antes y durante la angioplastia coronaria transluminal percutánea (ACTP) también reduce el riesgo de cierre postangioplastia.
- Inicio de tratamiento con estatinas antes del alta hospitalaria.

TRATAMIENTO CRÓNICO

Los medicamentos para después del alta hospitalaria de pacientes de AI/IMSEST (a no ser que existan contraindicaciones) han de incluir antiisquémicos (p. ej., nitroglicerina y β-bloqueantes) agentes para reducir el nivel de lípidos y aspirina (80-325 mg/día);

como adición a la aspirina puede administrarse clopidogrel, en dosis de 75 mg/día hasta transcurridos 9 meses; este fármaco también se usa como sustituto de la aspirina en los pacientes que no tengan buena tolerancia a ésta. La adición de inhibidores de la ECA también se recomienda en todos los pacientes que presenten diabetes o ICC y en aquellos en los que la FE sea <40%.

Evaluación de pacientes post-IM:

- Prueba de esfuerzo submáxima (de bajo nivel) (puede realizarse 1-3 semanas después del IM) en pacientes estables sin evidencia clínica de disfunción ventricular izquierda significativa o de angina post-IM.
  1. Es útil para valorar la capacidad funcional del paciente y elaborar un programa de ejercicios a realizar en casa.
  2. Ayuda a precisar el pronóstico del paciente.
- Angiografía con radionúclidos o ecografía bidimensional.
  1. Sirve para evaluar la fracción de eyección ventricular izquierda.
  2. Evalúa también el tamaño ventricular y el movimiento de la pared de forma segmentaria.
  3. Ecocardiografía para descartar la presencia de trombos murales en pacientes con infarto de la pared anterior; si se sospecha la existencia de trombos es preferible la ecocardiografía transesofágica.
- Un estudio de monitorización Holter de 24 horas sirve para evaluar a pacientes que han presentado arritmias durante su ingreso hospitalario. Determinados pacientes con ectopia ventricular compleja pueden ser candidatos a estudios de estimulación eléctrica programada y tratamiento antiarrítmico y/o desfibrilador implantado, en función de los resultados de estos estudios.

PRONÓSTICO

El pronóstico después de un IM depende de numerosos factores:

- Uso de β-bloqueantes: la mortalidad en pacientes sometidos a un tratamiento regular con β-bloqueantes se halla notablemente reducida en comparación con la de los grupos de control. La medicación después del alta en pacientes con AI/IMSEST debe incluir un β-bloqueante en todos aquellos pacientes que no presenten contraindicaciones.
- La presencia de arritmias, ectopia ventricular frecuente (≥10/hora) o formas repetitivas de latidos ectópicos ventriculares (dobletes, tripletes) es indicativa de aumento del riesgo (2 o 3 veces mayor) de muerte súbita cardíaca. El bloqueo

de una rama fascicular, el bloque de Mobitz II de segundo grado y el bloqueo cardíaco de tercer grado son también factores que influyen negativamente en el pronóstico.

- Tamaño del infarto: cuanto mayor es la dimensión del IM más elevada es la tasa de mortalidad post-IM. Después de un IM anterior, en la mayoría de los pacientes se registra un significativo aturdimiento miocárdico, con posterior mejora de la función ventricular. Un descenso en los niveles de creatincinasa, que permiten valorar la extensión de la necrosis, es predictivo de manera independiente de la recuperación de la función.
- Localización del infarto: el IM de la pared inferior presenta un mejor pronóstico que el de la pared anterior. No obstante, los pacientes con IM de la pared anterior y afectación ventricular derecha tienen un riego elevado de complicaciones arrítmicas y shock cardíaco.
- Fracción de eyección después de un IM: cuanto menor es la fracción de eyección ventricular izquierda, mayor es el riesgo de mortalidad después de IM.
- La presencia de angina post-IM supone una mayor tasa de mortalidad.
- Realización de prueba de esfuerzo de nivel bajo: la presencia de cambios en el segmento ST durante la prueba es un factor predictivo de mayor índice de mortalidad durante el primer año.
- La presencia de pericarditis durante la fase aguda del IM aumenta la tasa de mortalidad a un año.
- El comportamiento de tipo A (competitividad, ambición, hostilidad) se asocia a una menor tasa de mortalidad después de un IM sintomático.
- La clasificación de Killip es un factor independiente de predicción de mortalidad por cualquier causa en pacientes con síndromes coronarios agudos sin elevación del segmento ST.
- Un consumo moderado de alcohol referido por los pacientes en el año anterior al IM agudo se asocia a reducción de la mortalidad en un año.
- Es beneficiosa la medicación después del alta en pacientes con AI/IMSEST, que incluye agentes reductores de los niveles lipídicos para casos que presenten hiperlipidemia refractaria al ejercicio y las restricciones dietéticas. Las estatinas también reducen la inflamación vascular y la lesión inducida por mecanismos distintos de la reducción del colesterol LDL. El comienzo temprano de la administración de estatinas en pacientes de IM se relaciona con una reducción de la mortalidad en 1 año.

- Entre los factores adicionales de mal pronóstico se cuentan los siguientes: consumo de tabaco, historia de hipertensión o IM anterior, presencia de depresión del segmento ST en el IM agudo, edad avanzada, diabetes mellitus y sexo femenino (en especial mujeres de >50 años de edad).

BIBLIOGRAFÍA RECOMENDADA

Andersen HR et al: A comparison of coronary angioplasty with fibrinolytic therapy in acute myocardial infarction, *N Engl J Med* 349:733, 2003.

Becker RC: Antithrombotic therapy after myocardial infarction, *N Engl J Med* 347:1019, 2002.

Birnbaum Y et al: Ventricular septal rupture after acute myocardial infarction, *N Engl J Med* 347:1426, 2002.

Brennan ML et al: Prognostic value of myeloperoxidase in patients with chest pain. N Engl J Med 349:1595, 2003

Cannon CP, Baim DS: Expanding the reach of primary percutaneous coronary intervention for the treatment of acute myocardial infarction, *J Am Coll Cardiol* 39:1720, 2002.

Cannon CP et al: Intensive versus moderate lipid lowering with statins after acute coronary syndromes, *N Eng L Med* 350:1495, 2004.

Dickstein K et al: Effects of losartan and captopril on mortality and morbidity in high-risk patients after acute myocardial infarction: the OPTIMAAL randomized trial, *Lancet* 360:752, 2002.

Hurlen et al: Warfarin, aspirin, or both after myocardial infarction, *N Engl J Med* 347:969, 2002.

Khot UN et al: Prognostic importance of physical examination for heart failure in Non-ST elevation acute coronary syndromes, *JAMA* 290:2174, 2003.

Meier MA et al: The new definition of myocardial infarction, *Arch Intern Med* 162:1585, 2002.

Moss AJ et al: Prophylactic implantation of a defibrillator in patients with myocardial infarction and reduced ejection fraction, *N Engl J Med* 346:877, 2002.

Newby LK et al: Early statin initiation and outcomes in patients with acute coronary syndromes, *JAMA* 287:3087, 2002.

Stenestrand U, Wallentin L: Early revascularisation and 1-year survival in 14-day survivors of acute myocardial infarction: a prospective cohort study, *Lancet* 359:1805, 2002.

Stone GW et al: Comparison of angioplasty with stenting, with or without abciximab, in acute myocardial infarction, *N Engl J Med* 346:957, 2002.

Wiviott SD, Braunwauld E: Unstable Angina and Non-ST-Segment Elevation Myocardial Infarction, *Am Fam Physician* 70:525, 2004.

Zimetbaum PJ, Josephson ME: Use of electrocardiogram in acute myocardial infarction, *N Engl J Med* 348:933, 2003.

AUTOR: **FRED F. FERRI, M.D.**

INFORMACIÓN BÁSICA

DEFINICIÓN

La infección del tracto urinario (ITU) es un término que abarca un amplio rango de entidades clínicas que tienen en común un urinocultivo positivo. El umbral convencional es >100.000 unidades formadoras de colonias por ml de una muestra de la orina del chorro medio de la micción. En pacientes sintomáticos se considera infección menor número de bacterias (entre 100 y 10.000 unidades formadoras de colonias por ml de orina del chorro medio).

CÓDIGOS CIE-9CM
595.0 Cistitis aguda
595.3 Trigonitis
595.2 Cistitis crónica
590.1 Pielonefritis crónica
590.8 Pielonefritis inespecífica

CLASIFICACIÓN

PRIMERA INFECCIÓN: La primera infección confirmada; suele ser no complicada y se trata con facilidad.

BACTERIURIA NO RESUELTA: Es la infección del tracto urinario en la que no se consigue que el tracto urinario quede estéril durante el tratamiento. Las causas principales son la resistencia bacteriana, el incumplimiento del tratamiento por parte del paciente, la resistencia, las infecciones bacterianas mixtas, la reinfección rápida, la azotemia, las litiasis infectadas, el síndrome de Munchausen y la necrosis papilar.

PERSISTENCIA BACTERIANA: La infección del tracto urinario en la que éste queda estéril durante el tratamiento, pero donde se mantiene una fuente de infección dentro del tracto urinario, que fue excluida previamente, da lugar a reinfección por el mismo microorganismo. Causas: cálculos infectados, prostatitis bacteriana crónica, riñón atrófico infectado, fístulas enterovaginales o enterovesicales, uropatía obstructiva, divertículos pielocaliciales infectados, muñón de ureteral posnefrectomía infectado, papilas necróticas de necrosis papilar, quistes de uraco infectados, espongiosis medular renal infectada, divertículos uretrales y cuerpos extraños.

REINFECCIÓN: Es la infección del tracto urinario en la que hay una nueva infección por un patógeno diferente en un intervalo de tiempo variable después de erradicar la primera infección.

Recidiva: Es la forma menos frecuente de infección recurrente. Las infecciones recidivantes del tracto urinario aparecen con más frecuencia en las pielonefritis, hidronefrosis por litiasis y prostatitis.

EPIDEMIOLOGÍA Y DEMOGRAFÍA:

INCIDENCIA:

En neonatos: Más frecuente en niños debido a alteraciones anatómicas.

En edad preescolar: Más frecuente en niñas (4,5% frente a 0,5% en niños).

En adultos: Más frecuente en mujeres, con una prevalencia de 1-3% en no embarazadas. A las 12 semanas de embarazo, la incidencia de bacteriuria asintomática es similar a la de las no embarazadas, del 2-10%. Sin embargo, el 70-80% de las mujeres con bacteriuria asintomática sufren pielonefritis aguda, sobre todo en el 2.º y 3.ᵉʳ trimestres, con una tasa de recurrencia de la pielonefritis del 10%. En adultos de más de 65 años, al menos el 10% de los hombres y el 20% de las mujeres tienen bacteriuria.

PATOGENIA:

- Hay cuatro vías principales:
  1. Ascendente por la uretra.
  2. Linfática.
  3. Hematógena.
  4. Extensión directa desde otro órgano.
- Otros factores de riesgo: enfermedades neurológicas, insuficiencia renal, diabetes; alteraciones anatómicas: obstrucción a la salida de la vejiga, estenosis uretral, reflujo vesicoureteral, fístulas, derivaciones urinarias, megavejiga y cálculos infectados; edad; embarazo; maniobras instrumentales; mal cumplimiento del paciente, mala higiene, micciones infrecuentes, anticonceptivos tipo diafragma, utilización de tampones, duchas y sondas.

Sondas: Los pacientes con sondas mantenidas mucho tiempo al final presentan concentraciones importantes de bacterias en orina. El tratamiento se reserva para los pacientes sintomáticos (leucocitosis, fiebre, escalofríos, malestar general, anorexia, etc.). Se ha desaconsejado la utilización de antibióticos profilácticos en los pacientes con sondas permanentes por el riesgo de desarrollo de resistencias bacterianas a los antibióticos.

- Cuando las bacterias llegan al tracto urinario, hay tres factores que determinan la aparición de la infección (cuadro 1-12):
  1. Virulencia del microorganismo.
  2. Tamaño del inóculo.

3. Adecuación de los mecanismos de defensa del huésped.
- Estos factores también determinan la localización anatómica de la infección del tracto urinario:

Patógenos urinarios: En el 95% de las infecciones del tracto urinario la causa es un miembro de Enterobacteriae, *Pseudomonas aeruginosa*, enterococos y, en mujeres jóvenes, *Staphylococcus saprophyticus*. Por el contrario, las bacterias que colonizan con más frecuencia la uretra distal y la piel en hombres y mujeres, y la vagina en las mujeres son *Staphylococcus epidermidis*, difteroides, lactobacilos, *Gardnerella vaginalis* y varios anaerobios que rara vez producen infección del tracto urinario. En general, el aislamiento de dos o más especies bacterianas en un cultivo significa contaminación de la muestra, a menos que el paciente tenga un catéter o derivación urinaria o presente una infección crónica complicada.

Mecanismos de defensa frente a la cistitis: El pH bajo y la osmolaridad alta, la capa protectora de polisacárido glucosaminoglucano, la vejiga normal que se vacía totalmente y no es incontinente, y la presencia de estrógenos.

SÍNTOMAS Y SIGNOS

- La forma de presentación de la infección del tracto urinario no es constante y no sirve para diagnosticar con precisión o localizar la infección del tracto urinario. Los pacientes refieren:
  1. Polaquiuria.
  2. Tenesmo.
  3. Urgencia miccional.
  4. Dolor suprapúbico.
  5. Hematuria microscópica o macroscópica.
- Cuando existe piuria marcada con cultivos negativos, flujo vaginal o hematuria, debe descartarse la infección por *Chlamydia tracomatis*, *Neisseria gonorrhoea* y *Trichomona vaginalis*.

CUADRO 1-12 **Factores bacterianos**

1. Tamaño del inóculo
2. Virulencia del microorganismo infectante
   a. Factores de virulencia:
      i. Las fimbrias P facilitan la adherencia de la bacteria a las superficies biológicas
      ii. Los antígenos K facilitan la adherencia y protegen al microorganismo de la respuesta inmunológica del huésped
      iii. Los antígenos O son una fuente importante de reacciones sistémicas, como fiebre y choque, que aparecen en las infecciones bacterianas
      iv. Los antígenos H se asocian a los flagelos y se relacionan con la movilidad de las bacterias
      v. La hemolisina puede potenciar la lesión tisular y facilitar el crecimiento bacteriano local
      vi. La ureasa alcaliniza la orina y facilita la formación de cálculos, potenciando de esta forma la infección
   b. La película que recubre las prótesis puede ser una fuente de infecciones recurrentes
   c. Presencia de sianosil galactosil globósido (SGG) en la superficie de las células renales. Es un potente receptor de *E. coli*
   d. Las mujeres con deficiencia de beta-defensina humana 1 (HBD-1) tienen un riesgo más alto de infección de las vías urinarias
3. Capacidad de los mecanismos de defensa del huésped

- La pielonefritis aguda (PA) se manifiesta con fiebre, dolor abdominal o en fosa renal, escalofríos, malestar general, vómitos y diarrea. Estos síntomas distinguen la pielonefritis de la cistitis. Las complicaciones de la pielonefritis aguda son el absceso renal, el absceso perirrenal, la pielonefritis enfisematosa y la pionefrosis.

DIAGNÓSTICO

DIAGNÓSTICO DIFERENCIAL

- Cistitis intersticial.
- Vaginitis.
- Uretritis (gonocócica, no gonocócica, por tricomonas).
- Síndrome de urgencia-frecuencia, prostatitis (aguda y crónica).
- Uropatía obstructiva.
- Litiasis infectada.
- Fístulas.
- Necrosis papilar.
- Reflujo vesicoureteral.

PRUEBAS DE LABORATORIO

- Análisis de orina con búsqueda de bacterias o leucocitos en el sedimento urinario de orina limpia.
- Urinocultivo y antibiograma.
- Hemograma (se observa leucocitosis).
- En la pielonefritis se observan bacterias cubiertas de anticuerpos.

DIAGNÓSTICO POR IMAGEN

- Sólo se recomienda si se sospecha infección renal o alteración anatómica.
- RX de riñón, uréteres y vejiga, cistouretrografía miccional, ecografía renal, UIV, TC y gammagrafía.
- Exploraciones especiales: cistoscopia y en ocasiones pielografía retrógrada para descartar uropatía obstructiva; puede ser necesaria la colocación de endoprótesis en la zona de obstrucción.

TRATAMIENTO

TRATAMIENTO NO FARMACOLÓGICO

- Baños de agua caliente, anticolinérgicos y analgésicos urinarios.
- En la pielonefritis: reposo en cama, analgésicos, antipiréticos e hidratación i.v.

TRATAMIENTO AGUDO

- Tratamiento convencional durante 7 días; pautas cortas de 1, 3 o 5 días.
- Antibióticos de elección: amoxicilina/clavulánico, cefalosporinas, fluoroquinolonas, nitrofurantoína y trimetoprima sulfametoxazol.

- En la pielonefritis: ingreso hospitalario hasta que el paciente esté afebril y estable, después tratamiento domiciliario con antibióticos i.v. (aminoglucósido y cefalosporinas durante 1 semana continuando con antibióticos vía oral (según la sensibilidad) durante 2 semanas. Los casos de gravedad moderada se han tratado con éxito con fluorquinolonas durante 21 días sin ingreso. Lo más importante es identificar y tratar los factores favorecedores, como la uropatía obstructiva y litiasis infectadas.
- En la sección III «Infecciones del tracto urinario», se describe la actitud ante una ITU.

OTRAS CONSIDERACIONES

COMENTARIOS

- *Bacteriuria asintomática:* Puede aparecer en tractos urinarios normales y alterados. Puede solucionarse espontáneamente, mantenerse o producir infección renal sintomática. Se recomienda tratarla en los pacientes con reflujo vesicoureteral, litiasis, uropatía obstructiva, nefropatía parenquimatosa, diabetes mellitus, embarazo o inmunodepresión.
- *Embarazo:* El 20-40% de las embarazadas con bacteriuria no tratada sufre pielonefritis. Ésta se asocia a prematuridad y lactantes de bajo peso. La bacteriuria significativa debe tratarse con una aminopenicilina y cefalosporinas.
- *Infecciones del tracto urinario recurrentes:* Producidas por infecciones no resueltas, colonización vaginal por la bacteria de la infección original, o reinfección por una cepa nueva. El tratamiento consiste en profilaxis antibiótica continua, autotratamiento intermitente y profilaxis poscoital. Se recomienda tratar a las mujeres que sufran dos o más infecciones del tracto urinario sintomáticas en un período de 6 meses o 3 o más episodios a lo largo de 1 año.
  1. Cambios después de la menopausia: disminución de la concentración de lactobacillos, disminución de estrógenos, atrofia senil de los genitales y pérdida de elasticidad de la vejiga.
  2. Factores biológicos que alteran los sistemas de defensa: la presencia de sialosil galactosil globósido (SGG) en la superficie del riñón es un potente receptor de *E. coli* y aumenta el riesgo de infección del tracto urinario; el grupo sanguíneo P1 produce un aumento de la unión de *E. coli* resistente a los mecanismos normales que combaten la infección, y se cree que algunas personas tienen deficiencia de un compues-

to llamado *betadefensina-1 humana* (HBD-1), un antibiótico natural que elimina *E. coli* dentro del tracto urinario.

Resistencia:

- Como consecuencia del abuso de antibióticos, los microorganismos que antes eran sensibles a varios antibióticos, cada vez son más resistentes, lo que hace que el tratamiento eficaz de la infección del tracto urinario sea más difícil y potencialmente peligroso. Lo más importante es la resistencia al TMP-SMX, el medicamento de elección en atención primaria en infecciones del tracto urinario agudas no complicadas en mujeres.
- Acerca de la resistencia bacteriana:
  1. Con el tiempo aparecen resistencias.
  2. Las bacterias resistentes a un antibiótico es más probable que se hagan resistente a otros.
  3. La resistencia es progresiva, desde grado bajo a intermedio y alto.
  4. Una vez aparecida, la resistencia al medicamento se mantiene; puede disminuir lentamente por factores genéticos y ambientales poco reversibles.
- Al elegir una pauta de tratamiento, los médicos deben tener en cuenta:
  1. Susceptibilidad in vitro.
  2. Efectos adversos.
  3. Coste-eficacia.
  4. Resistencia en sus comunidades.

BIBLIOGRAFÍA RECOMENDADA

Bent S et al: Does this woman have an acute uncomplicated urinary tract infection? *JAMA* 287:2701, 2002.

Gomolin IH et al: Efficacy and safety of ciprofloxacin oral suspension versus trimethoprim-sulfamethoxazole oral suspension for treatment of older women with acute urinary tract infection, *J Am Geriatr Soc* 49:1606, 2001.

Gupta K et al: Increasing antimicrobial resistance and the management of uncomplicated community-acquired urinary tract infections, *Ann Int Med* 135:41, 2001.

Levy SB: Multidrug resistance—a sign of the times, *N Engl J Med* 338:1376, 1998 [editorial].

McIsaac WJ et al: The impact of empirical management of acute cystitis on unnecessary antibiotic use, *Arch Int Med* 161:600, 2002.

Saint S et al: The effectiveness of a clinical practical guideline for the management of presumed uncomplicated UTI in women, *Am J Med* 106:636, 1999.

AUTOR: **PHILIP J. ALIOTTA, M.D., M.S.H.A.**

Infección por el virus de Epstein-Barr

INFORMACIÓN BÁSICA

DEFINICIÓN

La infección por el virus de Epstein-Barr se refiere a una enfermedad causada por el virus de Epstein-Barr (VEB), un herpesvirus humano.

SINÓNIMO

Mononucleosis infecciosa.

CÓDIGO CIE-9CM
075 Mononucleosis

EPIDEMIOLOGÍA Y DEMOGRAFÍA

INCIDENCIA (EN EE.UU.): 45 casos/100.000 personas/año de mononucleosis infecciosa (MI).

PREDOMINIO POR SEXOS: Ninguno, aunque la incidencia máxima se produce alrededor de 2 años antes en mujeres.

DISTRIBUCIÓN POR EDADES:
- Mononucleosis infecciosa: se produce con mayor frecuencia entre las edades de 15 y 24 años.
- Infección por VEB: se produce antes en grupos con nivel socioeconómico inferior.

SÍNTOMAS Y SIGNOS

- La mayoría de las infecciones por VEB son asintomáticas o causan una enfermedad inespecífica.
- El período de incubación es de 1-2 meses, posiblemente seguido por un pródromo de anorexia, malestar, cefalea y escalofríos; después de varios días, puede aparecer una tríada clínica de faringitis, fiebre y adenopatía, acompañada de fatiga y malestar.
- La faringitis suele ser el síntoma más grave; son frecuentes los exudados.
- La linfadenopatía es más prominente en la región cervical pero puede ser difusa.
- Es posible detectar esplenomegalia, sobre todo durante la segunda semana de enfermedad.
- El exantema es infrecuente pero se producirá en casi todos los pacientes que reciben ampicilina.
- Posible presentación de MI: fiebre y adenopatía sin faringitis.
- Aunque las complicaciones pueden ser graves, también son infrecuentes y tienden a curarse completamente.
- Posible afectación de los sistemas hematológico, pulmonar, cardíaco o nervioso; es rara la rotura esplénica.
- La MI suele ser una enfermedad autolimitada, pero los síntomas de malestar y fatiga pueden durar meses antes de desaparecer.
- Además de MI, el VEB también se relaciona con síndromes linfoproliferativos en receptores de trasplante y en pacientes con SIDA.
- Cada vez hay más pruebas que muestran una asociación entre VEB y tanto el linfoma de Burkitt africano como el carcinoma nasofaríngeo.

ETIOLOGÍA

- Virus ubicuo.
- La prevalencia es mayor en grupos de nivel socioeconómico inferior que en controles de la misma edad de grupos más ricos.
- Es mucho menos probable que la infección durante la infancia cause enfermedad importante.
- La frecuencia de MI al final de la adolescencia se atribuye al inicio del contacto social entre los sexos.
- Suele ser necesario el contacto personal para la transmisión, aunque en ocasiones el VEB se transmite mediante transfusión sanguínea; la transmisión a través de la saliva durante el beso puede ser responsable de muchos casos.

DIAGNÓSTICO

DIAGNÓSTICO DIFERENCIAL

- Mononucleosis infecciosa heterófilo-negativa causada por CMV.
- Aunque la presentación clínica es similar, el CMV se debe con mayor frecuencia a la transfusión.
- Causas bacterianas y víricas de faringitis.
- Toxoplasmosis.
- Síndrome retroviral agudo de VIH.
- Linfoma.

VALORACIÓN

Anticuerpos heterófilos y HC.

PRUEBAS DE LABORATORIO

- Es frecuente el aumento de leucocitos con una linfocitosis y neutropenia relativas.
- Característica de MI: linfocitos atípicos (no patognomónico).
- Trombocitopenia leve.
- La caída del hematocrito indica rotura esplénica.
- Aumento de las enzimas hepatocelulares y de las crioglobulinas en la mayoría de los casos.
- Anticuerpos heterófilos:
  1. Medidos por la prueba de Monospot, pueden ser positivos en la presentación o pueden aparecer más tarde en el transcurso de la enfermedad.
  2. En caso de prueba negativa se repite si la sospecha clínica es alta.
  3. Se ha informado de una prueba positiva con infección primaria por VIH.
- Posible respuesta a MI de los anticuerpos específicos de virus: en raras ocasiones es necesaria la determinación de estos anticuerpos específicos de VEB para diagnosticar la MI.

DIAGNÓSTICO POR IMAGEN

Exploración mediante radiografía de tórax:
- En raras ocasiones puede mostrar infiltrado.
- Posible elevación del hemidiafragma izquierdo en caso de rotura esplénica.

TRATAMIENTO

TRATAMIENTO NO FARMACOLÓGICO

- De soporte.
- Algunos autores aconsejan reposo; no está claro el impacto sobre la evolución.
- Esplenectomía en caso de rotura.
- Transfusiones en caso de anemia o trombocitopenia grave.

TRATAMIENTO AGUDO

- No está indicado el tratamiento farmacológico en la enfermedad no complicada.
- Uso de esteroides:
  1. Sugerido en pacientes que presentan trombocitopenia grave o anemia hemolítica u obstrucción de las vías respiratorias inminente debida a aumento de tamaño de las amígdalas.
  2. 60-80 mg v.o cada día de prednisona durante 3 días, después ir disminuyendo a lo largo de 1-2 semanas.
- Los agentes antivíricos, como aciclovir, no tienen ningún papel en el tratamiento de la MI.

TRATAMIENTO CRÓNICO

Se ha descrito una forma crónica, extremadamente rara de MI con fiebre persistente y otros signos objetivos, que debería diferenciarse del síndrome de fatiga crónica que no se relaciona con el VEB.

PRONÓSTICO

Resolución final de todos los síntomas.

DERIVACIÓN

En caso de enfermedad más que leve.

OTRAS CONSIDERACIONES

COMENTARIOS

Deben evitarse los deportes de contacto durante el primer mes de enfermedad, ya que puede producirse rotura esplénica incluso en ausencia de esplenomegalia clínica.

BIBLIOGRAFÍA RECOMENDADA

Auwaerter PG: Infectious mononucleosis in middle age, *JAMA* 281:454, 1999.
Cohen JI: Epstein-Barr virus infection, *N Engl J Med* 343:481, 2000.
Thorley-Lawson DA, Gross A: Persistence of the Epstein-Barr virus and the origins of associated lymphomas, *N Engl J Med* 350:1328, 2004.
Vidrih JA et al: Positive Epstein-Barr virus heterophile antibody tests in patients with primary human immunodeficiency virus infection, *Am J Med* 111(3):237, 2001.

AUTOR: **MAURICE POLICAR, M.D.**

INFORMACIÓN BÁSICA

DEFINICIÓN

La infección por el virus del Nilo Occidental es una enfermedad que afecta al sistema nervioso central (SNC) producida por el virus del Nilo Occidental, trasmitido por mosquitos.

CÓDIGO CIE-9CM

066.4 Infección por el virus del Nilo Occidental

EPIDEMIOLOGÍA Y DEMOGRAFÍA

- Antes de 1999, la infección por el virus del Nilo Occidental se limitaba a zonas de Oriente Medio, con brotes ocasionales en Europa. En los 4 últimos años, la infección se ha diagnosticado por primera vez en el hemisferio occidental. Primero se observó en los estados del nordeste y Atlánticos medios, y se ha diseminado constantemente cada año a otras regiones de EE.UU. En 2002 se registró el número récord de 2.949 casos comprobados, de los que 254 fueron mortales, repartidos en 40 estados. Los más afectados fueron Illinois, Ohio, Michigan y Lousiana, con más de 300 casos cada uno.
- Hay varias especies de aves portadoras del virus, así como caballos y otros animales. Se transmite a los humanos por picadura de un mosquito infectado. Por eso la infección es más frecuente de mediados del verano a mediados del otoño, el período de mayor abundancia de mosquitos.
- La mayor parte de los casos graves se han registrado en pacientes de >50 años. No hay predominio en ningún sexo.

SÍNTOMAS Y SIGNOS

- Sólo el 20% de los infectados manifiestan síntomas. La fase inicial de la enfermedad es inespecífica, con un comienzo brusco de fiebre acompañado de malestar general, dolor ocular, anorexia, cefalea, y en ocasiones erupción y adenopatías. Con menos frecuencia puede haber miocarditis, hepatitis o pancreatitis.

- En cerca de 1 entre 150 casos, sobre todo en ancianos, puede haber secuelas neurológicas graves. Las más frecuentes son ataxia, parálisis de nervios craneales, neuritis óptica, convulsiones, mielitis y polirradiculitis.

ETIOLOGÍA

El virus del Nilo Occidental es miembro del grupo flavivirus, junto a los de la fiebre amarilla, dengue y encefalitis japonesa y de St. Louis. Tiene un amplio reservorio ambiental, e infecta a varias especies de aves y a ciertos mamíferos. Se cree que se transmite al ser humano exclusivamente por varias especies de mosquitos. La enfermedad neurológica está producida por invasión directa del SNC.

DIAGNÓSTICO

DIAGNÓSTICO DIFERENCIAL

- Meningitis o encefalitis producidas por los virus más frecuentes (enterovirus, Herpes simple).
- Meningitis bacteriana.
- Vasculitis.
- Meningitis por hongos (infección por criptococos).
- Meningitis tuberculosa.

PRUEBAS DE LABORATORIO

- Hemograma, electrólitos (es frecuente la hiponatremia).
- Punción lumbar y análisis del LCR: generalmente muestra pleocitosis linfocítica con glucosa normal y aumento de proteínas.
- Título de anticuerpos IgM del virus del Nilo Occidental en LCR: puede haber raros falsos positivos en personas recién vacunadas de encefalitis japonesa o fiebre amarilla.

DIAGNÓSTICO POR IMAGEN

RM o TC para descartar masas cerebrales; edema cerebral.

TRATAMIENTO

TRATAMIENTO NO FARMACOLÓGICO

Ingreso hospitalario, hidratación i.v. y apoyo respiratorio cuando sea necesario.

TRATAMIENTO AGUDO

En los ensayos clínicos no se ha establecido un tratamiento específico. Se ha demostrado que la ribavirina y el interferón alfa-2b son activos in vitro frente al virus.

TRATAMIENTO CRÓNICO

Habitualmente los pacientes con afectación neurológica importante necesitan rehabilitación crónica.

PRONÓSTICO

Es necesaria la rehabilitación crónica después de la recuperación de la infección aguda.

DERIVACIÓN

- Consultar a especialista en enfermedades infecciosas.
- Comunicar a las autoridades sanitarias.

OTRAS CONSIDERACIONES

COMENTARIOS

- Se necesita un alto índice de sospecha para el diagnóstico, porque la evolución de la enfermedad puede ser inespecífica o simular otra enfermedad más frecuente.
- Sólo se dispone de los estudios de laboratorio diagnósticos a través de los laboratorios de salud pública.
- La mejor prevención es disminuir la población de mosquitos mediante drenaje de aguas estancadas y fumigación si es necesario.
- Se puede reducir el riesgo individual cubriendo brazos y piernas en zonas con abundancia de mosquitos, y utilizando repelentes de insectos.

BIBLIOGRAFÍA RECOMENDADA

Centers for Disease Control and Prevention: www.cdc.gov/ncidod/dvbid/westnile/surv&control.htm.

Kahler SC: APHIS: West Nile virus vaccine safe for use, *J Am Vet Med Assoc* 223(4):416, 2003.

Petersen LR, Marfin AA: West Nile virus: a primer for the clinician, *Ann Intern Med* 137:173, 2002.

AUTOR: **JOSEPH R. MASCI, M.D.**

INFORMACIÓN BÁSICA

DEFINICIÓN

Existen cuatro especies de tenias adultas que pueden infectar al ser humano como huésped definitivo: *Taenia saginata* (tenia de la carne de ternera), *Taenia solium* (tenia de la carne de cerdo), *Diphyllobothrium latum* (tenia del pescado) e *Hymenolepis nana*. Además, *T. solium* puede infectar al ser humano en su forma larvaria (cisticercosis), y varias tenias animales (v. «Equinococosis» en la sección I) pueden causar infección de manera análoga.

SINÓNIMO

Cisticercosis (infección larvaria por *T. solium*).

CÓDIGO CIE-9CM
123.9 Infección por tenia solitaria

EPIDEMIOLOGÍA Y DEMOGRAFÍA

INCIDENCIA (EN EE.UU.):
- Diagnosticada principalmente en inmigrantes.
- Varía ampliamente según el país de origen y las prácticas dietarias.

PREVALENCIA (EN EE.UU.):
- *T. saginata*: <0,1%.
- *D. latum*: <0,05%.
- *T solium*: <0,1%.
- *H. nana*: esporádica, a menudo en el contexto de una epidemia.

PREDOMINIO POR SEXOS: Idéntica distribución por sexos.

PREDOMINIO POR EDADES:
- *T. saginata, T solium, D. latum*: 20 a 39 años de edad.
- *H. nana* en el contexto de brotes epidémicos en un centro: niños.

SÍNTOMAS Y SIGNOS
- Gusanos adultos:
  1. Adherencia a la mucosa intestinal.
  2. Se alimentan y crecen.
  3. Causan mínimos síntomas o secuelas, o ninguno en absoluto.
- Cisticercosis:
  1. Lesiones en masa a nivel del encéfalo (neurocisticercosis), tejidos blandos, vísceras.
  2. La neurocisticercosis puede ocasionar crisis epilépticas, hidrocefalia.
- Infección prolongada por *D. latum*.
  1. Deficiencia de vitamina B$_{12}$.
  2. Anemia megaloblástica.

ETIOLOGÍA

TENIA
- El gusano adulto reside en el intestino delgado o grueso; las proglótides y huevos salen con las heces.

- Los huevos son ingeridos por el huésped animal intermediario.
- Los huevos se convierten en larvas.
- Las larvas se diseminan profusamente por el músculo esquelético, encéfalo, vísceras.
- Comida humana: la carne infectada de ternera *(T. saginata),* cerdo *(T. solium),* o el pescado infectado *(D. latum).*
- Las larvas maduran convirtiéndose en adultos en el interior de la luz GI.
- La infección por *H. nana* se adquiere al ingerir los huevos presentes en heces humanas o de roedores.

CISTICERCOSIS
- Las personas ingieren los huevos de *T. solium* presentes en alimentos contaminados con heces humanas infestadas.
- Los huevos dan paso a las larvas a nivel intestinal.
- Las larvas se diseminan de forma extensa en los tejidos (especialmente en los tejidos blandos y el SNC) formando lesiones quísticas que contienen larvas viables o no viables.

DIAGNÓSTICO

VALORACIÓN
- Examen de heces para la detección de huevos o proglótides (tenias).
- TC cerebral (neurocisticercosis).
- Anticuerpos séricos (neurocisticercosis).

DIAGNÓSTICO POR IMAGEN
- Tenia: hallazgo fortuito en series del aparato digestivo superior.
- Neurocisticercosis:
  1. Los quistes cerebrales se observan con facilidad en la TC o RM.
  2. Las lesiones calcificadas constituyen un hallazgo accidental.

TRATAMIENTO

TRATAMIENTO AGUDO
- Todos los pacientes con infecciones intestinales por tenias deben tratarse con una única dosis v.o. de prazicuantel.
  1. *T. solium*: 5 mg/kg.
  2. *T. saginata*: 20 mg/kg.
  3. *D. latum*: 10 mg/kg.
  4. *H. nana*: 25 mg/kg.
- Tratamiento que puede considerarse en la cisticercosis sintomática:
  1. Puede remitir de manera espontánea.
  2. Cirugía.
  3. Albendazol, 15 mg/kg v.o. al día en tres dosis durante 28 días.
  4. Prazicuantel, 50 mg/kg v.o. al día en tres dosis durante 15 días.

- Tratamiento contraindicado en:
  1. Infecciones oculares.
  2. Infecciones cerebrales en las que la inflamación local causada por la destrucción del parásito pueda provocar un daño significativo.

TRATAMIENTO CRÓNICO
- Retratamiento si es necesario.
- Evitar cocinar poco la carne de cerdo, ternera o el pescado.
- Cisticercosis: lavado adecuado de manos, eliminación apropiada de los residuos humanos.

PRONÓSTICO
- Seguimiento neurológico de pacientes con neurocisticercosis.
- Seguimiento oftalmológico de pacientes con afección ocular.

DERIVACIÓN

Los pacientes tratados por neurocisticercosis deben ser evaluados por un médico experimentado en este tipo de infecciones, si es posible.

OTRAS CONSIDERACIONES

COMENTARIOS

T. solium es la más peligrosa de las tenias, debido a la potencial cisticercosis por autoinfección.

BIBLIOGRAFÍA RECOMENDADA

Chandrasekhar MR, Nagesha CN: Intestinal helminthic infestation in children, Indian J Pathol Microbiol 46(3):492, 2003.

Garcia HH, Del Brutto OH: Taenia solium cysticercosis, Infect Dis Clin North Am 14(1):97, 2000.

Olson PD y cols.: Lethal invasive cestodiasis in immunosuppressed patients, J Infect Dis 187(12):1962, 2003.

AUTOR: **JOSEPH R. MASCI, M.D.**

INFORMACIÓN BÁSICA

DEFINICIÓN

Las infecciones hospitalarias son las infecciones adquiridas como consecuencia de una hospitalización, generalmente tras 48 h del ingreso.

SINÓNIMO

Infecciones adquiridas en el hospital.

EPIDEMIOLOGÍA Y DEMOGRAFÍA

INCIDENCIA (EN EE.UU.):
- Se desarrollan en al menos en el 5% de los pacientes hospitalizados.
- Son responsables de 88.000 muertes/año. En 1992 se estimó que estas infecciones añadían 45 mil millones de dólares a los gastos anuales de la atención sanitaria en EE.UU.

PREVALENCIA (EN EE.UU.): de 2 a 4 millones de casos/año.

PREDOMINIO POR SEXOS:
- En general, aproximadamente igual.
- Mujeres ancianas: predominantemente infecciones urinarias hospitalarias.

DISTRIBUCIÓN POR EDADES:
- Los pacientes ancianos (>60 años de edad) tienen un mayor riesgo.
- Pacientes de alto riesgo que pueden desarrollar infecciones hospitalarias a cualquier edad:
  1. UCI.
  2. Intubación.
  3. Enfermedad pulmonar crónica.
  4. Enfermedad renal.
  5. Coma.
  6. Cateterización uretral o vascular crónica.
  7. Malnutrición.
  8. Período posquirúrgico.

INCIDENCIA MÁXIMA: Varía ampliamente según el lugar de la infección.

SÍNTOMAS Y SIGNOS

Varían según la infección hospitalaria.

ETIOLOGÍA
- Bacterias.
- Hongos.
- Virus.

FUENTES Y VÍAS DE TRANSMISIÓN:
1. Flora propia del paciente:
   a. Comprende microorganismos resistentes adquiridos durante la hospitalización.
   b. Se mantiene con frecuencia posteriormente mediante la colonización gastrointestinal persistente.
2. Manos no lavadas del personal sanitario
   a. Médicos.
   b. Enfermeras.
3. Invasión de las defensas protectoras (piel intacta, cilios respiratorios, esfínteres urinarios y mucosas).
   a. Vías i.v.
   b. Catéteres.
   c. Equipos respiratorios.
   d. Heridas quirúrgicas.
   e. Endoscopios y otros dispositivos para diagnóstico por imagen.

4. Incapacidad para proporcionar una presión negativa adecuada, cámaras de flujo aéreo de alto volumen para aislamiento respiratorio de los pacientes con TB.
5. Incapacidad para identificar rápidamente y proporcionar una atención adecuada (con aislamiento u otras precauciones) a los pacientes con enfermedades contagiosas.
6. Medio ambiente inanimado.
7. Comida.
8. Fómites.

AUMENTAN LOS RIESGOS:
1. Uso de antibióticos de amplio espectro:
   a. Seleccionan bacterias altamente resistentes.
   b. Las bacterias altamente resistentes se establecen como flora endémica en los microambientes hospitalarios.
2. Pacientes altamente vulnerables con factores de riesgo específicos:
   a. Inmunodepresión (como consecuencia de un tratamiento, un transplante, SIDA).
   b. Edad avanzada.
   c. Poscirugía.
   d. Cirugía prolongada.
   e. Enfermedad pulmonar crónica.
   f. Dependencia de ventilación mecánica.
   g. Tratamiento con antiácidos.
   h. Accesos vasculares.
   i. Sobrealimentación.
   j. Estancia en UCI.
   k. Tratamiento antibiótico reciente.
3. Agrupamiento de pacientes graves:
   a. Con frecuencia con heridas o drenajes de materiales contaminados.
   b. La probabilidad de infección cruzada se intensifica.

LAVADO DE MANOS ENTRE CADA CONTACTO CON UN PACIENTE: Es el método aislado más importante para disminuir las infecciones hospitalarias.
1. Jabón habitual.
2. Clorhexidina para *Staphylococcus aureus* resistente a meticilina (SARM) y otros microorganismos grampositivos resistentes.
3. Iodóforo para los microorganismos gramnegativos resistentes.
4. Objetivo:
   a. Desengrasar la superficie de las manos.
   b. Eliminar aceites y bacterias asociadas.
5. Técnica:
   a. Agua tibia.
   b. Debe incluir todas las superficies.
   c. Atención especial a las zonas entre los dedos y a la mano dominante, más sucia (la mayoría de las personas lavan de forma reflexiva su mano no dominante, más limpia, con mayor vigor).

ENTEROCOCCUS FAECIUM RESISTENTE A VANCOMICINA (EFRV):
1. El porcentaje de infecciones hospitalarias causadas por EFRV aumentó más de veinte veces entre 1989 y 1993, de 0-3% a 7-9%.
2. Un alto porcentaje de EFRV aislados, el 80%, eran también resistentes a la ampicilina.

3. Los factores que predisponen a la colonización o a la infección por EFRV incluyen el porcentaje de días de ingreso en que se recibe tratamiento antibiótico, uso de vías i.v., enfermedad subyacente, inmunodepresión y cirugía abdominal.
4. Las pruebas sugieren que el vehículo son las manos del personal médico.
5. Medidas de control:
   a. Aislamiento estricto de los pacientes colonizados e infectados.
   b. Restricciones en el uso de antibióticos de amplio espectro.

CLOSTRIDIUM DIFFICILE:
1. Causa diarrea como consecuencia de una colitis seudomembranosa.
2. Puede transmitirse entre los pacientes hospitalizados.
3. Requiere precauciones con las heces (contacto).

VIGILANCIA:
1. Crucial para la identificación precoz de las infecciones:
   a. Permite la intervención inmediata.
   b. Educación.
2. Vigilancia hospitalaria prospectiva, simultánea, total:
   a. Proporciona los datos más completos.
   b. Factible mediante la sofisticada recogida y análisis de datos mediante ordenador.
3. Localización diaria de todas las infecciones en mapas murales integrales:
   a. Que incluya todas las camas de todos los servicios.
   b. Potencia el reconocimiento inmediato de microbrotes de infecciones por lugar del cuerpo y por microorganismo.
   c. Facilita el control adecuado precoz de los potenciales brotes.

DIAGNÓSTICO

INFECCIONES HOSPITALARIAS MÁS FRECUENTES:
- Infecciones urinarias (40-45%).
- Herida quirúrgica y otras infecciones de tejidos blandos (25-30%).
- Neumonía (15-20%).
- Bacteriemia (5-12%).

INFECCIONES URINARIAS HOSPITALARIAS:
- Asociaciones generales:
  1. Catéteres Foley.
  2. Cuidado inadecuado de los catéteres (incluidas las conexiones de apertura de los catéteres).
  3. Sexo femenino.
  4. Ausencia de antibióticos sistémicos.
- Signos:
  1. Fiebre.
  2. Disuria.
  3. Leucocitosis.
  4. Piuria.
  5. Dolorimiento en el flanco o en el ángulo costovertebral.

- Microorganismos habituales:
  1. *E. coli.*
  2. *Klebsiella.*
  3. *Enterobacter.*
  4. *Pseudomonas.*
  5. *Enterococcus.*
- Sepsis en el 1-3% de las ITU hospitalarias.
- Prevención:
  1. Técnica meticulosa durante la inserción y el cuidado diario del periné.
  2. Nunca abrir la conexión del catéter con el tubo de recogida.
  3. Obtener todas las muestras mediante jeringa estéril.
  4. Sustituir la cateterización intermitente por catéteres Foley.

BACTERIEMIAS HOSPITALARIAS:
- Asociaciones generales:
  1. Accesos i.v.
  2. Accesos arteriales.
  3. Accesos para PVC.
  4. Flebitis.
  5. Sobrealimentación.
- Fiebre, posiblemente el único signo.
- Evaluar cuidadosamente los puntos de salida de todos los accesos vasculares buscando:
  1. Eritema.
  2. Induración.
  3. Dolorimiento.
  4. Drenaje quirúrgico.
- Microorganismo habitual en la bacteriemia asociada a dispositivos:
  1. *S. aureus.*
  2. *Staphylococcus epidermidis* para los accesos i.v. de larga duración.
  3. *Enterobacter.*
  4. *Klebsiella.*
  5. *Candida* especies.
  6. *Pseudomonas aeruginosa* puede proceder de una fuente de agua o reflejar bacterias cutáneas.
- Flebitis en 1,3 millones de pacientes al año.
- Aproximadamente 10.000 muertes anuales por sepsis i.v.
- Prevención:
  1. Técnica estéril meticulosa durante la inserción de accesos i.v.
  2. Debería hacerse énfasis en la atención a los detalles, incluido el lavado de manos, el cumplimiento de las recomendaciones para la inserción y mantenimiento de catéteres, el uso apropiado de soluciones antisépticas como clorhexidina o yoduro para preparar la piel alrededor del lugar de la inserción del catéter y el empleo de una técnica estéril para la inserción de un catéter central.
  3. Los catéteres modificados pueden reducir el riesgo de colonización intraluminal y sepsis asociadas a catéter en las vías subclavias.
  4. Disminuir el uso de accesos i.v. de rutina (pacientes que podrían beber).

NEUMONÍAS HOSPITALARIAS:
- Más frecuentes en las UCI.
- Asociaciones generales:
  1. Aspiración.
  2. Intubación.

3. Alteración del nivel de conciencia.
4. Edad avanzada.
5. Enfermedad pulmonar crónica.
6. Poscirugía.
7. Antiácidos.

- Signos de neumonía frecuentes en los pacientes de los servicios médicos hospitalarios:
  1. Tos.
  2. Esputo.
  3. Fiebre.
  4. Leucocitosis.
  5. Infiltrado nuevo en la radiografía de tórax.
- Signos más sutiles en UCI, porque muchos pacientes tienen esputo purulento debido a la intubación crónica.
  1. Cambio en las características o volumen del esputo.
  2. Pequeños cambios en las radiografías de tórax.
- Microorganismos habituales:
  1. *Klebsiella.*
  2. *Acinetobacter.*
  3. *Enterobacter.*
  4. *Pseudomonas aeruginosa.*
  5. *S. aureus.*
- Microorganismos menos frecuentes:
  1. SARM.
  2. *Legionella, Flavobacterium.*
  3. Virus respiratorio sincitial (lactantes).
  4. Adenovirus.
- 1% de los pacientes hospitalizados afectados.
- Elevada tasa de mortalidad (40%).
- Prevención:
  1. Técnica estéril meticulosa durante la succión y el tratamiento de las vías respiratorias.
  2. No cambiar los circuitos y elementos del ventilador mecánico de forma rutinaria con mayor frecuencia que cada 48 h.
  3. Drenar el sistema de tubos del respirador evitando que el líquido vuelva al respirador.
  4. Lavado de manos habitual para evitar la colonización de los pacientes y la transferencia de microorganismos entre ellos.

INFECCIONES HOSPITALARIAS DE LOS TEJIDOS BLANDOS:
- Asociaciones:
  1. Úlceras de decúbito.
  2. Clasificación de las heridas quirúrgicas (contaminadas o infectadas con suciedad).
  3. Cirugía abdominal.
  4. Presencia de material de drenaje.
  5. Duración de la estancia preoperatoria.
  6. Duración de la cirugía >2 h.
  7. Cirujano.
  8. Presencia de otras infecciones.
- Signos:
  1. Úlcera de decúbito con fluctuación en los márgenes o bajo una costra dura.
  2. Eritema que se extiende >2 cm más allá de la herida quirúrgica.
  3. Dolor.
  4. Induración.
  5. Eritema.

6. Fluctuación.
7. Drenaje de material purulento.
8. Dehiscencia de las suturas.
- Microorganismos habituales:
  1. *S. aureus.*
  2. *Enterococcus.*
  3. *Enterobacter.*
  4. *Acinetobacter.*
  5. *E. coli.*
- Prevención:
  1. Cuidado atento de la piel y cambios frecuentes de postura del paciente para evitar las úlceras de decúbito.
  2. Técnica quirúrgica estéril meticulosa.
  3. Lavado de manos para reducir la colonización cuando se maneja la herida quirúrgica.
  4. Limitar los antibióticos profilácticos a las 24 h perioperatorias.
  5. Envolver dos veces los apósitos contaminados (sujetar con la mano enguantada y retirar el guante sobre los apósitos) antes de desecharlos.

PRUEBAS DE LABORATORIO

- Las adecuadas a la infección hospitalaria específica y a la situación concreta del paciente.
- Los cultivos están generalmente indicados para una confirmación adecuada de los patógenos responsables:
  1. Orina.
  2. Sangre.
  3. Esputo.
  4. Infección de los tejidos blandos.
- Análisis molecular de las epidemias hospitalarias:
  1. Análisis de huella genética plasmídica.
  2. Digestión con endonucleasas de restricción (ADN plasmídico y genómico).
  3. Análisis de péptidos mediante SDS-PAGE.
  4. Transferencia inmunológica.
  5. Marcaje de ARN ribosómico.
  6. Sondas de ADN.
  7. Electroforesis enzimática multilocus.
  8. Polimorfismos en la longitud de fragmentos de restricción.
  9. Reacción en cadena de la polimerasa (PCR).
  10. Proporcionar confirmación de las cepas de brotes puntuales o frecuentes.
  11. Ofrecer corroboración indispensable en ocasiones de las hipótesis alcanzadas mediante la epidemiología clásica.

DIAGNÓSTICO POR IMAGEN

Rara vez necesario para el diagnóstico de las infecciones hospitalarias.

TRATAMIENTO

TRATAMIENTO AGUDO

- Adecuado para el microorganismo etiológico:
  1. Antibiótico.
  2. Antifúngico.
  3. Antiviral.

- Tratamiento específico determinado tras considerar cuidadosamente la flora residente en el microambiente en la que el paciente estuvo hospitalizado.
  1. Tratamiento empírico.
     a. Con frecuencia difícil de establecer con precisión.
     b. Con frecuencia no deseable, a menos que el estado clínico del paciente requiera tratamiento urgente.
  2. Solicitar consejo a un experto sobre la selección del antibiótico en función de los riesgos epidemiológicos conocidos en el hospital.
     a. Enfermeras de control de infección hospitalaria.
     b. Epidemiólogo hospitalario.
- Evitar tratamientos innecesarios para microorganismos que colonizan pero no infectan a los pacientes.
- Prevención de la diseminación de las enfermedades contagiosas que con frecuencia requiere Aislamiento o Precauciones.
  1. El esquema clásico (Precauciones estrictas de aislamiento respiratorio y de contacto [Piel y heridas]) está siendo sustituido por unas Recomendaciones revisadas más dinámicas (Precauciones de aislamiento por el aire, de microgotas y de contacto).
  2. Respuesta menos cuidadosa frente a algunas enfermedades (p. ej., fiebres hemorrágicas) inducida de forma inadvertida por la retirada de la categoría de aislamiento estricto.
  3. Las Precauciones Universales/Estándar y el Aislamiento de las sustancias corporales continúan incluidos en una nueva Recomendación de precauciones estándar de aislamiento.
- Las Precauciones Universales se utilizan para todos los pacientes durante todos los contactos con sangre, líquidos corporales o secreciones:
  1. Guantes.
  2. Gafas.
  3. Batas impermeables si es probable la formación de aerosoles o salpicaduras.

- Considerar un aislamiento intensivo para restringir la diseminación de microorganismos resistentes y sus plásmidos.
  1. SARM.
  2. EFRV.
  3. Microorganismos gramnegativos con alta resistencia.

DERIVACIÓN

- A las enfermeras de control de la infección hospitalaria.
- Al epidemiólogo hospitalario.

OTRAS CONSIDERACIONES

COMENTARIOS

- Las heridas por material punzante o por salpicaduras en el personal sanitario son relativamente infrecuentes, pero casi todas prevenibles.
  1. El personal de enfermería sufre la mayoría de las heridas.
  2. Causas habituales:
     a. Punción por aguja.
     b. Heridas por bisturí o agujas quirúrgicas.
     c. Salpicaduras de sangre.
  3. Prevención:
     a. No volver nunca a tapar las agujas.
     b. Desechar las agujas sólo en contenedores rígidos e impermeables de plástico.
     c. Anunciar claramente los pases de instrumentos en el quirófano o durante las técnicas y utilizar bandejas para los pases.
     d. Utilizar guantes y gafas si es probable que se produzcan aerosoles o salpicaduras.
     e. No dejar nunca agujas u otros instrumentos punzantes en las camas.
     f. No desechar nunca los instrumentos punzantes en bolsas normales de basura.
  4. El personal de control de la infección debería ser consultado inmediatamente tras la exposición para determinar la necesidad de profilaxis de la hepatitis B o VIH.

5. Todo el personal debería tener inmunidad (natural o mediante vacuna) frente a la hepatitis B.
- Los hongos previamente considerados contaminantes amenazan en la actualidad a los pacientes con cáncer y transplantes de órganos.
  1. *Candida* especies.
     a. *C. guillermondii.*
     b. *C. krusei.*
     c. *C. parapsilosis.*
     d. *C. tropicalis.*
  2. *Aspergillus* especies.
  3. *Curvularia* especies.
  4. *Bipolaris* especies.
  5. *Exserohilum* especies.
  6. *Alternaria* especies.
  7. *Fusarium* especies.
  8. *Scopulariopsis* especies.
  9. *Pseudallescheria boydii.*
  10. *Trichosporon beigelii.*
  11. *Malasezia furfur.*
  12. *Hansenula* especies.
  13. *Microsporum canis.*
- Esfuerzos centrados y coordinados por todo el personal sanitario dirigidos completamente hacia la prevención.
  1. Considerar cada infección hospitalaria como una oportunidad para mejorar la organización y la oferta de cuidados.
  2. Es esencial que los miembros del personal sanitario comprendan que los pequeños riesgos aplicados a grandes poblaciones tienen como consecuencia un elevado número de episodios totales.

BIBLIOGRAFÍA RECOMENDADA

Goldmann DA: Blood-borne pathogens and nosocomial infections, *J Allergy Clin Immunol* S21-6, 2002.
Johanson WG, Dever LL: Nosocomial pneumonia, *Intensive Care Med* 29(1):23, 2003.
Rowin ME et al: Pediatric intensive care unit nosocomial infections: epidemiology, sources and solutions, *Crit Care Clin* 19(3):473, 2003.

AUTOR: **ZEENA LOBO, M.D.**

INFORMACIÓN BÁSICA

DEFINICIÓN

Una infección por anaerobios se debe a un grupo de bacterias que necesitan una tensión de oxígeno reducida para crecer.

CÓDIGO CIE-9CM
Véase trastorno específico

SÍNTOMAS Y SIGNOS

- Pueden afectar a cualquier localización, aunque la mayoría guarda relación con superficies mucosas.
- Se debe sospechar ante un tejido maloliente, con gas en partes blandas, tejido necrótico o abscesos.
- Cabeza y cuello:
  1. Infecciones odontogénicas de los tejidos dentales o las partes blandas que posiblemente progresan a un absceso periapical, en ocasiones hasta alcanzar el hueso.
  2. Patógenos aerobios y anaerobios en sinusitis crónica, mastoiditis crónica y otitis media crónica.
  3. Posible absceso periamigdalino.
  4. Complicaciones: infecciones del espacio profundo del cuello, abscesos cerebrales, mediastinitis.
- Pleuropulmonar:
  1. Puede implicar a anaerobios presentes en la orofaringe.
  2. La aspiración es más frecuente en pacientes con alteraciones del estado mental o convulsiones.
  3. Las bacterias anaerobias son más probables en pacientes con gingivitis o periodontitis.
  4. Manifestaciones: neumonía necrosante, empiema, absceso pulmonar.
- Intraabdominal:
  1. Pérdida de la integridad intestinal que genera una infección por bacterias anaerobias.
  2. Bacterias de una neoplasia de colon, una apendicitis perforada, una diverticulitis o cirugía intestinal, que producen bacteriemia, peritonitis y en ocasiones abscesos intraabdominales.
  3. Las infecciones resultantes suelen ser mixtas, con aerobios y anaerobios.
- Tracto genital femenino:
  1. Los anaerobios de la vaginosis bacteriana, salpingitis, endometritis, abscesos pélvicos, abortos sépticos; las infecciones suelen ser mixtas.
  2. Posible tromboflebitis pélvica cuando la infección pélvica en resolución se asocia a fiebre mantenida o nueva.
- Otras infecciones por anaerobios:
  1. Infecciones de piel y partes blandas de cualquier localización.
  2. Infecciones asociadas con mayor frecuencia: gangrena sinérgica, infecciones de las mordeduras, úlceras por decúbito infectadas.

3. No está clara la importancia clínica de los anaerobios en las infecciones del pie diabético.
4. La bacteriemia por anaerobios es poco frecuente y suele originarse por infecciones del interior del abdomen, seguido del aparato genital femenino, pleuropulmonar y cabeza y cuello.
5. Osteomielitis, sobre todo cuando se asocia a úlceras por decúbito o insuficiencia vascular.
6. Osteomielitis de los huesos de la cara a partir de infecciones adyacentes de los dientes o los senos.

ETIOLOGÍA

- Sobre todo endógenas, originadas en las bacterias que revisten las superficies mucosas normales.
- La rotura de las barreras mucosas por varias causas (traumatismo, isquemia, cirugía, perforación) y la infección se producen porque los gérmenes acceden a lugares que en condiciones normales son estériles, produciendo destrucción tisular y formación de abscesos.
- La sinergia entre distintos anaerobios o entre anaerobios y aerobios es importante.
- Gérmenes más implicados: bacilos gramnegativos anaerobios.

DIAGNÓSTICO

VALORACIÓN

- Las muestras que se remiten para cultivo deben ser procesadas en 30 minutos.
- Es más probable conseguir un crecimiento importante cuando se cultiva un gran volumen de material; las torundas son menos eficientes para el transporte de material infectado.
- Hemocultivos: preferiblemente antes de administrar antibióticos.

PRUEBAS DE LABORATORIO

- Leucocitosis, con valores extremadamente altos en algunos casos de colitis seudomembranosa.
- Prueba de toxina de *C. difficile* positiva en heces.
- Concentraciones aumentadas de lactato en la isquemia o la perforación.
- Posible resultados positivos en el cultivo de la herida o el hemocultivo, pero puede fallar el cultivo a menudo, porque la técnica sea inadecuada, porque se trata de gérmenes de difícil crecimiento o por ambos motivos.

DIAGNÓSTICO POR IMAGEN

- La radiografía simple del área afectada muestra gas en los tejidos, aire libre por perforación de una víscera o un nivel hidroaéreo dentro de un absceso.
- La ecografía, la TC o la RM muestran abscesos o destrucción tisular.

TRATAMIENTO

TRATAMIENTO NO FARMACOLÓGICO

- Resección de tejido necrótico
- Drenaje de los abscesos (se realiza mediante drenaje percutáneo guiado con TC).

TRATAMIENTO AGUDO

Antibióticos orales con actividad frente a anaerobios: clindamicina, metronidazol y cloranfenicol.
- Espectro de actividad más amplio con amoxicilina/clavulanato.
- Penicilina VK en infecciones odontogénicas.
- Metronidazol oral para la diarrea asociada a *C. difficile*, reservando la vancomicina oral para las infecciones de repetición o recalcitrantes.
Los antibióticos parenterales se emplean en enfermedades más graves:
- Clindamicina, metronidazol o cloranfenicol i.v.
- Cefalosporinas (infecciones por anaerobios o mixtas): cefoxitina o cefotetán.
- Penicilinas de espectro ampliado (como piperacilina) y combinaciones de betalactamasa con un inhibidor de la beta-lactamasa.
  1. Importante actividad anaeróbica más cobertura de amplio espectro en grado variable.
  2. Incluye ampicilina/sulbactam, ticarcilina/clavulanato y piperacilina/tazobactam.
- Imipenem: fármaco de amplio espectro con gran actividad frente a anaerobios.
- La actinomicosis se trata con penicilina durante 6-12 meses.
- SMX/TMP y fluoroquinolonas: ineficaces.

OTRAS CONSIDERACIONES

COMENTARIOS

- El cloranfenicol se asocia a anemia aplásica, aunque es una complicación extraordinariamente infrecuente.
- El imipenem es una posible causa de trombocitopenia y puede reducir el umbral convulsivo, sobre todo en ancianos con insuficiencia renal.

BIBLIOGRAFÍA RECOMENDADA

Giamarellou H: Anaerobic infection therapy, *Int J Antimicrob Agents* 16:341, 2000.
Ortiz E, Sande MA: Routine use of anaerobic blood cultures: are they still indicated? *Am J Med* 108:445, 2000.

AUTOR: **MAURICE POLICAR, M.D.**

INFORMACIÓN BÁSICA

DEFINICIÓN

La inseminación es una intervención terapéutica dirigida a corregir los defectos que impiden la concentración apropiada de células espermáticas funcionales en la vecindad del óvulo.

SINÓNIMO

Inseminación artificial.

CÓDIGOS CIE-9CM

628.9 Esterilidad (femenina no especificada)
606.9 Esterilidad (masculina no especificada)
302.7 Disfunción sexual/eréctil
625.1 Vaginismo
752.6 Hipospadias
792.2 Astenospermia
606.1 Oligoespermia

EPIDEMIOLOGÍA Y DEMOGRAFÍA

Aproximadamente el 15% de las parejas presentan esterilidad.

ETIOLOGÍA

MASCULINA:
- Hipospadias: congénito.
- Disfunción sexual/eréctil: psicógena, vascular, neurógena.
- Astenospermia: idiopática, varicocele, estado tras reversión de vasectomía, ambiental (toxinas, metales pesados, exposición al calor, traumatismo testicular).
- Anticuerpos antiesperma, desconocida, traumatismo testicular, vasectomía.

FEMENINA:
- Hostilidad del moco cervical: desconocida, infección.
- Anticuerpos antiesperma, desconocida.
- Esterilidad idiopática: desconocida.

DIAGNÓSTICO

DIAGNÓSTICO DIFERENCIAL

- El diagnóstico de esterilidad se establece por el antecedente de 1 año de relaciones sexuales sin protección sin lograr el embarazo.
- Determinar esterilidad masculina, femenina o mixta.
- Hombre: descartar anomalías congénitas, varicocele, trastornos endocrinológicos.
- Mujer: descartar disfunción ovulatoria, factores tubáricos, defectos uterinos, endometriosis.

VALORACIÓN

- Hombre, de rutina: exploración urológica, análisis de semen.
- Especializada (si está indicada): ecografía, vasografía, estudios Doppler, biopsia testicular.
- Mujer, de rutina: exploración ginecológica, determinar el patrón ovulatorio mediante la temperatura corporal basal o biopsia endometrial.
- Prueba poscoital.
- Especializada (si está indicada): laparoscopia diagnóstica/terapéutica.

PRUEBAS DE LABORATORIO

- Hombre, de rutina: análisis de semen; especializada (si está indicada): anticuerpos antiesperma, estudios endocrinológicos, biopsia testicular.
- Mujer, de rutina: grupo sanguíneo, inmunidad frente a rubéola, inmunidad frente a hepatitis.
- De forma selectiva (<35 años o según la anamnesis): día 3 del ciclo, prueba de FSH, LH y estradiol para descartar insuficiencia ovárica oculta, síndrome de ovario poliquístico (inversión LH/FSH); concentración de andrógenos si existe hirsutismo; concentración de prolactina si galactorrea; pruebas tiroideas si está clínicamente indicado; anticuerpos anti-*Chlamydia* si se sospecha lesión tubárica o antecedente de DIU.

DIAGNÓSTICO POR IMAGEN

- Histerosalpingografía: descartar hidrosalpinx, salpingitis ístmica nodosa, pólipos tubáricos intramurales, sinequias intrauterinas o pólipos.
- Ecografía pélvica: a mitad del ciclo para descartar miomas, pólipos endometriales, hipoplasia endometrial, patología ovárica (quistes, endometriomas) o confirmar formación de folículos dominante.
- RM de la hipófisis si se sospecha tumor.

TRATAMIENTO

TRATAMIENTO NO FARMACOLÓGICO

El tipo de inseminación depende de la naturaleza de la esterilidad y varía según la profundidad a la que se depositan las células espermáticas en el aparato genital femenino. Los tipos de inseminación son:
- Inseminación cervical y endocervical.
- Inseminación intrauterina.
- Inseminación intratubárica.
- Inseminación en fondo de saco.
- Inseminación intrafolicular.
- Fecundación in vitro (FIV).
- FIV con inyección de esperma intracitoplasmático (IEIC).

En el ámbito de la atención primaria sólo es posible la inseminación cervical e intrauterina.

INSEMINACIÓN CERVICAL E INTRACERVICAL: Este método está indicado cuando el depósito de esperma coital normal en el cérvix no es posible (p. ej., disfunción coital e hipospadias).

Preparación del semen: Ninguna; se emplea semen completo.

Técnica: Se coloca semen en el orificio externo del conducto endocervical con una jeringa con cánula de punta blanda. Puede utilizarse un capuchón cervical que prolonga el contacto del semen con el cérvix para superar la viscosidad elevada del semen.

INSEMINACIÓN INTRAUTERINA (IIU): Este método se emplea para las siguientes causas (en orden de efectividad decreciente):
- Hostilidad del moco cervical por escasa producción de moco o de mala calidad (idiopática o iatrogénica, como tras conización cervical, tratamiento con láser, etc.).
- Anticuerpos antiesperma.
- Tratamiento empírico de la esterilidad no justificada.
- Defectos masculinos leves, como oligospermia, elevada viscosidad del semen, volumen seminal alto o bajo.

Preparación del semen: El líquido seminal no debe introducirse en la cavidad uterina. Hay que separar las células espermáticas del líquido seminal mediante un proceso de «lavado» del esperma y volver a colocarlo en un medio con proteínas (suero o sustituto sintético del suero al 5-10%) para favorecer a las células con movilidad adecuada. El método que puede emplearse sin necesidad de incubadora consiste en la centrifugación del semen mediante un gradiente de densidad, volviendo a suspender las partículas en el medio con proteínas. Se venden diferentes medios para estas técnicas, con o sin antibióticos.

Técnica: Se alcanza el orificio cervical interno con uno de los distintos «catéteres de inseminación» comercializados y se introduce en la cavidad endometrial la suspensión de esperma «lavado». Secuencia: para detectar la ovulación se emplea a menudo la gráfica de la temperatura corporal basal, la observación del moco cervical, la determinación de LH en orina o la ecografía seriada. La inseminación cervical debe realizarse 24 horas antes de la ovulación previsible. La IIU debe efectuarse en las horas cercanas a la ovulación, preferiblemente antes de que ocurra. Suele efectuarse a las 40 horas de la inyección de hCG para inducir la ovulación.

TRATAMIENTO AGUDO:

- Citrato de clomifeno, se emplea con frecuencia para corregir los defectos ovulatorios. Se emplea en dosis de 50-200 mg al día del día 5 al 9 tras el inicio de la hemorragia por supresión de progesterona. Cuanto mayor sea la dosis de clomifeno necesaria para inducir la ovulación, menor será la probabilidad de embarazo. El uso prolongado de clomifeno puede afectar de forma adversa al endometrio y al moco cervical.
- Tamoxifeno, 10-20 mg al día desde el día 5 al 9 como se ha descrito previamente, es un inductor débil de la ovulación que mejora la formación endometrial y el moco cervical.

- Puede emplearse gonadotropina coriónica humana (hCG) para activar la ovulación cuando el tamaño del folículo dominante alcanza un diámetro de 20 mm.
- No se recomienda el uso de FSH inyectable en atención primaria.

PRONÓSTICO: La mayoría de los embarazos se producen en los 6 primeros meses de la inseminación. En la mujer joven sana cabe esperar una tasa de embarazo por ciclo del 15-25%. La amplia variación de los resultados publicados indica que la habilidad del médico para la estimulación ovárica y preparación del esperma es importante.

DERIVACIÓN: Al especialista si:

- No se obtiene resultado tras seis ciclos de inseminación.
- La disfunción ovulatoria no responde pronto a una dosis baja de citrato de clomifeno (50 a 100 mg).
- Mujer > de 35 años: la eficiencia del tratamiento es crítica.
- Malos parámetros del semen.
- Patología pélvica que precisa corrección.

OTRAS CONSIDERACIONES

COMENTARIOS

- Riesgos de la inseminación: activación de una infección pélvica no sospechada, sobreestimulación ovárica con gonadotropinas, embarazo múltiple.
- Precaución: si el esperma es limitado (semen congelado antes de orquiectomía) o la edad materna avanzada está indicada una evaluación completa de la fertilidad para asegurarse de que no se pierde tiempo o semen. Si se detectan defectos de fertilidad deben corregirse o debe ofrecerse una FIV.
- La FIV combinada con IEIC es la técnica de inseminación definitiva y consigue una tasa de embarazo del 20-40% por ciclo.

- Los resultados de diferentes estudios señalan que la IEIC se asocia a un riesgo ligeramente más alto de anomalías cromosómicas.

BIBLIOGRAFÍA RECOMENDADA

Abulghar H et al: A prospective controlled study of karyotyping for 430 consecutive babies conceived through intracytoplasmic injection, *Fertil Steril* 76:249, 2001.

Ren D et al: A sperm ion channel required for sperm motility and male fertility, *Nature* 413:603, 2001.

Speroff L, Glass RH, Kase NG: *Clinical gynecologic endocrinology and infertility,* ed 6, Baltimore, 1999, Lippincott Williams & Wilkins.

AUTOR: **JOHN M. WIECKOWSKI, M.D., PH.D.**

INFORMACIÓN BÁSICA

DEFINICIÓN

La inseminación es una intervención terapéutica dirigida a superar los problemas que impiden la concentración adecuada de células espermáticas funcionales en la vecindad del óvulo.

SINÓNIMO

Inseminación artificial.

CÓDIGOS CIE-9CM
606.0 Azoospermia irreversible
   Estado de portador
   de enfermedades genéticas como:
303.1 Tay-Sachs
286.0 Hemofilia
333.4 Enfermedad de Huntington
758.9 Anomalías cromosómicas
773.0 Enfermedad Rh grave
608.89.1 Esperma congelado antes
   de orquiectomía
606.8 Esperma congelado antes
   de quimioterapia o
   radioterapia

ETIOLOGÍA

Véanse códigos CIE-9CM.

DIAGNÓSTICO

DIAGNÓSTICO DIFERENCIAL

Véanse códigos CIE-9CM.

VALORACIÓN

Hombre: enviar al urólogo; comprobar que la azoospermia es irreversible. Los individuos considerados intratables en el pasado reciente pueden lograr un embarazo con inyecciones de esperma intracitoplasmático (IEIC), incluso con células obtenidas mediante biopsia testicular. Hay que ofrecer esta opción al paciente antes de recurrir a un donante.

PRUEBAS DE LABORATORIO

- Realizar a ambos miembros de la pareja pruebas de hepatitis, VIH y otras ETS antes de la inseminación con donante.
- Mujer: como se describe en el apartado «Inseminación terapéutica (pareja habitual)» para valoración de infertilidad general.

DIAGNÓSTICO POR IMAGEN

Como se describe en el apartado «Inseminación terapéutica (pareja habitual)» para la valoración de infertilidad general.

TRATAMIENTO

TRATAMIENTO NO FARMACOLÓGICO

ORIGEN DEL ESPERMA: *Ya no se emplea el semen de donante en fresco.* El semen se obtiene de «bancos de esperma» aprobados por las autoridades que cumplen los protocolos apropiados de cribado de enfermedades infecciosas y genéticas en el donante, manteniendo el esperma en cuarentena durante un mínimo de 6 meses. El esperma puede salir del banco en contenedores que mantienen la muestra en estado congelado durante 48 horas. Después de este período la muestra debe transferirse a otro tanque de almacenamiento en nitrógeno líquido.

PREPARACIÓN DEL ESPERMA: El esperma se retira del nitrógeno líquido y se deja descongelar a temperatura ambiente o se descongela según las instrucciones del banco de esperma. Consúltense las técnicas de inseminación en el apartado «Inseminación terapéutica (pareja habitual)» en la sección I. Si el suministro de esperma es ilimitado y la edad de la mujer no es problema (<35 años) suele realizarse en primer lugar la simple aplicación de semen descongelado en el orificio cervical externo.

PRONÓSTICO

En mujeres sanas <34 años cabe esperar una fecundidad de aproximadamente el 10% por ciclo. La fertilidad es dependiente de la edad. Después de 12 ciclos cabe esperar un porcentaje de embarazo del 75% en mujeres <34 años.

OTRAS CONSIDERACIONES

COMENTARIOS

- Riesgos: se han producido infecciones por ETS como SIDA, aunque infrecuentes, como consecuencia de inseminación con semen de donante.
- Precaución: cumplir las leyes vigentes en el estado y obtener los consentimientos apropiados.
- Precaución: antes de considerar que el hombre es azoospérmico, centrifugue el semen y examine el sedimento: unas cuantas células espermáticas no detectadas en el análisis microscópico «simple» pueden ser suficientes para la IEIC.

BIBLIOGRAFÍA RECOMENDADA

Guzick DS et al: Sperm morphology, motility, and concentration in fertile and infertile men, *N Engl J Med* 345:1388, 2001.

Hansen M et al: The risk of major birth defects after intracytoplasmic sperm injection and in vitro fertilization, *N Engl J Med* 346:725, 2002.

Schieve L et al: Low and very low birth weight in infants conceived with use of assisted reproductive technology, *N Engl J Med* 346:731, 2002.

Speroff L, Glass RH, Kase NG: *Clinical gynecologic endocrinology and infertility,* ed 6, Baltimore, 1999, Lippincott Williams & Wilkins.

AUTOR: **JOHN M. WIECKOWSKI, M.D., PH.D.**

INFORMACIÓN BÁSICA

DEFINICIÓN

El insomnio es un trastorno en la conciliación o mantenimiento del sueño. El sueño intranquilo no reparador puede considerarse también insomnio. El trastorno puede ser subjetivo y sin secuelas diurnas pero con provocación de estrés, o puede medirse de forma objetiva con mala eficiencia del sueño y consecuencias diurnas de somnolencia y deterioro funcional.

SINÓNIMOS

Falta de sueño, trastorno del sueño, alteración del sueño, disomnia. Estos términos son genéricos y pueden referirse a problemas para mantenerse alerta (hipersomnia) o trastornos de la conducta relacionados con el sueño (parasomnias).

CÓDIGOS CIE-9CM
780.52 Insomnio
780.51 Insomnio con apnea del sueño
307.41 Insomnio de origen no orgánico
307.42 Insomnio persistente (primario)
307.41 Insomnio transitorio
307.49 Síntoma subjetivo
Códigos DSM IV-TR:
307.42 Insomnio primario
307.45 Trastornos del ritmo circadiano
780.52 Insomnio por enfermedad general
291.89 Insomnio por sustancias debido al alcohol
292.89 Insomnio por otras sustancias (p. ej, cafeína, drogas)

EPIDEMIOLOGÍA Y DEMOGRAFÍA

INCIDENCIA (EN EE.UU.): 30-45% de los adultos presenta insomnio cada año.
PREVALENCIA (EN EE.UU.): 1-15% de todos los adultos presenta insomnio persistente, 25% de los adultos mayores.
PREDOMINIO POR SEXOS: Más frecuente en la mujer.
DISTRIBUCIÓN POR EDADES: El insomnio transitorio es frecuente a cualquier edad y el insomnio persistente es más frecuente en >60 años. Los adultos jóvenes se quejan a menudo de insomnio para conciliar el sueño mientras que los adultos mayores suelen tener más dificultad para mantener el sueño.

SÍNTOMAS

- Dificultad para dormirse, dificultad para mantener el sueño, despertar temprano, sueño inquieto o no reparador o dificultad para dormir cuando se desea.
- Puede haber o no somnolencia o fatiga diurna.
- Los síntomas pueden ser agudos y autolimitados, crónicos e intermitentes o crónicos y frecuentes.

ETIOLOGÍA

- Insomnio transitorio:
  1. Estrés.
  2. Enfermedad.
  3. Viaje.
  4. Alteraciones ambientales (ruido, calor, frío, mala cama, alrededores desconocidos, etc.).
- Insomnio persistente:
  1. Trastornos del estado de ánimo (depresión, hipomanía/manía).
  2. Primario o psicológico (con o sin mala higiene del sueño).
  3. Trastornos respiratorios relacionados con el sueño (p. ej., apnea obstructiva).
  4. Trastorno cronobiológico (ritmo circadiano) (retraso en la fase del sueño, adelanto en la fase del sueño, cambio de turno de trabajo, ritmo libre secundario a ceguera).
  5. Abuso de drogas y alcohol.
  6. Piernas inquietas y movimiento periódico de las piernas.
  7. Neurodegenerativo (enfermedad de Alzheimer, enfermedad de Parkinson, etc.).
  8. Médico (dolor, RGE, nicturia, ortopnea, medicación, etc.).

DIAGNÓSTICO

DIAGNÓSTICO DIFERENCIAL

- El diagnóstico de insomnio primario o piscofisiológico se establece cuando se han descartado otras etiologías.

VALORACIÓN

- Anamnesis (con el compañero de cama si es posible).
- Diario del sueño durante 2 semanas para comprobar gravedad, frecuencia, función diurna y sobrecarga (es posible bajarse un diario del sueño de la página web de la National Sleep Foundation: http://www.sleepfoundation.org).
- Escala de graduación de calidad del sueño validada (opcional):
  1. Pittsburgh Sleep Quality Index o cuestionario similar.
  2. Epworth Sleepiness Scale (v. Prueba de somnolencia diurna en http://www.sleepfoundation.org)

PRUEBAS DE LABORATORIO

- Evaluar anemia, uremia (piernas inquietas), función tiroidea (si existen otros signos).
- Polisomnografía (en casa o en el laboratorio de sueño) para síntomas que indican un insomnio no primario: somnolencia diurna (apnea obstructiva del sueño, narcolepsia), sueño no reparador (movimientos periódicos de las piernas) o conductas durante el sueño que hacen sospechar parasmonias (sonambulismo, conducta sueño MOR).

DIAGNÓSTICO POR IMAGEN

- No suelen ser útiles para el insomnio.
- TC o RM cerebral para la somnolencia diurna pronunciada de inicio brusco.

TRATAMIENTO

TRATAMIENTO NO FARMACOLÓGICO

- Medidas de higiene del sueño (v. cuadro 1-13).
- Terapia cognitiva-conductista (TCC) para controlar la ansiedad y las conductas que perpetúan el insomnio.
- La exposición programada a luz brillante para corregir la alteración del ritmo circadiano puede ser útil para el insomnio secundario a retraso o adelanto de la fase del sueño, desfase horario por viaje en avión o cambio de turno de trabajo

TRATAMIENTO AGUDO

- Benzodiazepinas hipnótico-sedantes (p. ej., temazepam 7,5-30 mg, triazolam 0,125-0,25 mg).
  1. En cuidados intensivos: lorazepam 0,25-0,5 mg v.o., s.l. o i.v. según sea necesario.
- Agonistas de los receptores de benzodiazepinas (p. ej., zolpidem 5-10 mg para insomnio al inicio y de mantenimiento del sueño, zaleplon 5-10 mg para insomnio de inicio).
- Evitar antihistamínicos, excepto para uso ocasional.
- Optimizar el tratamiento de los síntomas generales, especialmente el dolor.

TRATAMIENTO CRÓNICO

- Ninguna medicación ha demostrado su seguridad y efectividad para uso prolongado.
- Existen algunos indicios de que pueden usarse benzodiazepinas y agonistas de los receptores de benzodiazepinas para el insomnio crónico de forma intermitente o a diario con riesgo moderado de tolerancia y dependencia y bajo riesgo de adicción.
- Antidepresivos sedantes (p. ej., trazodona 25-150 mg, mirtazapina 7,5-30 mg, amitriptilina 25-50 mg) de uso generalizado, pero existe poca información sobre seguridad y eficacia en el insomnio. Tratamiento de elección para depresión o ansiedad comórbida. Conviene evitar la amitriptilina en adultos mayores.
- Antipsicóticos sedantes (p. ej., quetiapina 25-200 mg, olanzapina 2,5-10 mg) para trastornos piscóticos o del estado de ánimo graves acompañados de insomnio.

MEDICINA COMPLEMENTARIA Y ALTERNATIVA

La melatonina es la única sustancia que se ha estudiado en ensayos controlados amplios. Puede acortar la latencia de inicio del sueño en algunas personas. Puede ser muy efectiva para el insomnio por alteraciones del ritmo circadiano si se programa para corregir el trastorno subyacente de este ritmo.

PRONÓSTICO

- Insomnio transitorio: por lo general autolimitado pero puede precisar seguimiento si está relacionado con enfermedad o estrés por el riesgo de depresión o de insomnio persistente.
- Insomnio persistente: los pacientes tienen un problema crónico y recurrente y necesitan seguimiento periódico para reforzar las medidas higiénicas del sueño y reafirmar la necesidad de terapias farmacológicas y no farmacológicas.

DERIVACIÓN

- Somnolencia diurna excesiva no debida con seguridad a insomnio (p. ej., narcolepsia, trastornos respiratorios relacionados con el sueño, etc.).
- Conducta nocturna indicativa de parasomnia (p. ej., sonambulismo, trastorno del sueño MOR, etc.).
- Insomnio grave que no responde a las medidas básicas.

OTRAS CONSIDERACIONES

COMENTARIOS

El tratamiento del insomnio debe concentrarse en la reducción de la somnolencia diurna y en la mejora del rendimiento diurno más que en tratar de lograr un sueño nocturno sin interrupciones.

PREVENCIÓN

No se conoce mucho sobre la prevención del insomnio. El tratamiento efectivo del insomnio transitorio puede reducir el riesgo de desarrollar insomnio persistente.

EDUCACIÓN DEL PACIENTE/FAMILIA

La National Sleep Foundation (http://www.sleepfoundation.org) es un buen recurso para los profesionales de la salud y los pacientes.

BIBLIOGRAFÍA RECOMENDADA

Jacobs GD et al: Cognitive behavior therapy and pharmacotherapy for insomnia: a randomized controlled trial and direct comparison, *Arch Int Med* 164(17):1888, 2004.

Krystal AD: The changing perspective on chronic insomnia management, *J Clin Psychiatry* 65(Suppl 8):20, 2004.

Ringdahl EN, Pereira SL, Delzell JE: Treatment of primary insomnia, *J Am Board Fam Pract Behavioural Medicine in Primary Care: A Practical Guide,* ed 2, New York, 2003, Lange Medical Books/McGraw Hill.

Smith MT et al: Comparative meta-analysis of pharmacotherapy and behaviour therapy for persistent insomnia, *Am J Psychiatry* 159:5, 2002.

AUTOR: **CLIFFORD MILO SINGER, M.D.**

CUADRO 1-13   Hábitos de sueño (medidas de higiene para el sueño) que pueden mejorar el insomnio

1. Reducir el consumo de cafeína, alcohol o tabaco al final de la tarde o en la noche
2. Evitar cenas abundantes
3. Aumentar la actividad diurna
4. Incrementar la exposición diurna a la luz natural
5. Tomar un baño templado como parte del ritual para dormir
6. Usar la cama sólo para dormir y para el sexo
7. Salir de la cama si no se duerme después de 30 minutos y volver cuando se note adormilado
8. Repetir esto mismo si se despierta durante la noche
9. Mantener un horario regular para acostarse y despertarse
10. Irse a la cama tranquilo, analizar los problemas y valorar los argumentos en otro momento del día

INFORMACIÓN BÁSICA

DEFINICIÓN

La insuficiencia aórtica es el flujo retrógrado de sangre al ventrículo izquierdo desde la aorta secundario a una insuficiencia de la válvula aórtica.

CÓDIGO CIE-9CM
424.1 Trastornos valvulares aórticos

EPIDEMIOLOGÍA Y DEMOGRAFÍA

- La causa más frecuente de insuficiencia aórtica aislada grave es la dilatación de la raíz aórtica.
- La endocarditis infecciosa es la causa más frecuente de insuficiencia aórtica aguda.

SÍNTOMAS Y SIGNOS

La presentación clínica varía en función de si la insuficiencia aórtica es aguda o crónica. La insuficiencia aórtica crónica se tolera bien (salvo cuando es secundaria a la endocarditis infecciosa) y los pacientes siguen asintomáticos durante años. Las manifestaciones frecuentes tras el deterioro significativo de la función ventricular izquierda incluyen disnea de esfuerzo, síncope, dolor torácico e ICC. La insuficiencia aórtica aguda se manifiesta principalmente con hipotensión secundaria a un descenso abrupto del gasto cardíaco. Un incremento rápido de la presión diastólica del ventrículo izquierdo determina una reducción aún mayor del flujo coronario.

Los hallazgos en la exploración física de la insuficiencia aórtica crónica incluyen:

- Ensanchamiento de la presión del pulso (aumento marcado de la presión sistólica con reducción de la diastólica).
- Pulsos bamboleantes, «bamboleo» de la cabeza con cada sístole (signo de Musset); se puede palpar pulso en «martillo de agua» o colapsante (pulso de Corrigan) en las muñecas o la arteria femoral (femorales en «disparo de pistola») y se debe a un aumento rápido con colapso súbito de la presión arterial durante el final de la sístole; pueden observarse pulsaciones capilares (pulso de Quincke) en las bases de los lechos ungueales.
- Se puede auscultar un soplo «doble de Duroziez» de ida y vuelta al comprimir ligeramente sobre la arteria femoral.
- La presión sistólica poplítea está aumentada por encima de la presión sistólica braquial 40 mmHg o más (signo de Hill).
- La auscultación cardíaca muestra:
  1. Desplazamiento del impulso cardíaco hacia abajo y a la izquierda del paciente.
  2. Se escucha S_3 en el vértice.
  3. Soplo diastólico soplante en decrescendo en el reborde esternal izquierdo.

4. Murmullo diastólico de tono bajo apical (soplo de Austin-Flint) producido por el golpe del chorro de insuficiencia aórtica contra la pared del ventrículo izquierdo.
5. Soplo de eyección apical sistólico precoz.

En los pacientes con una insuficiencia aórtica aguda faltan tanto la presión del pulso ensanchada como el aumento del volumen sistólico. A la exploración física el único hallazgo puede ser un soplo diastólico soplante de corta duración.

ETIOLOGÍA

- Endocarditis infecciosa.
- Fibrosis reumática.
- Traumatismo con rotura valvular.
- Válvula aórtica bicúspide congénita.
- Degeneración mixomatosa.
- Aortitis sifilítica.
- Espondilitis reumática.
- LES.
- Disección aórtica.
- Fenfluramina, dexfenfluramina.
- Arteritis de Takayasu, arteritis granulomatosa.

DIAGNÓSTICO

DIAGNÓSTICO DIFERENCIAL

- Conducto arterioso persistente, insuficiencia pulmonar y otras alteraciones valvulares.
- En la sección II se analiza el diagnóstico diferencial de los soplos cardíacos.

VALORACIÓN

- Ecocardiograma, radiografía de tórax, ECG y cateterismo cardíaco (pacientes seleccionados).
- Anamnesis y exploración física centradas en las siguientes manifestaciones:
  1. Disnea de esfuerzo.
  2. Síncope.
  3. Dolor torácico.
  4. ICC.

DIAGNÓSTICO POR IMAGEN

- Radiografía de tórax:
  1. Hipertrofia ventricular izquierda (insuficiencia aórtica crónica).
  2. Dilatación aórtica.
  3. Silueta cardíaca normal con edema pulmonar; posible en la insuficiencia aórtica aguda.
- ECG: hipertrofia ventricular izquierda.
- Ecocardiografía: aleteo diastólico grosero de la valva mitral anterior; HVI en pacientes con insuficiencia aórtica crónica.
- Cateterismo cardíaco: valora el grado de disfunción ventricular izquierda, confirma la presencia de una presión del pulso ensanchada, valora el riesgo quirúrgico y determina la presencia de una coronariopatía asociada.

TRATAMIENTO

TRATAMIENTO NO FARMACOLÓGICO

- Evitar los deportes de competición y la actividad agotadora.
- Restringir la sal.

TRATAMIENTO AGUDO

GENERAL:
- Digital, diuréticos, inhibidores de ECA y restricción de sodio en la ICC; nitroprusiato en pacientes con insuficiencia aórtica aguda.
- Tratamiento vasodilatador a largo plazo con IECA o nifedipina para reducir o retrasar la necesidad de sustitución de la válvula aórtica en pacientes asintomáticos con insuficiencia aórtica grave y función ventricular izquierda normal.
- Profilaxis de la endocarditis bacteriana ante los procedimientos odontológicos o quirúrgicos.

QUIRÚRGICO: Se reserva para:
- Los pacientes sintomáticos con insuficiencia aórtica crónica a pesar del tratamiento médico óptimo.
- Los pacientes con insuficiencia aórtica aguda (endocarditis infecciosa) que produce una insuficiencia ventricular izquierda.
- Evidencia de insuficiencia sistólica:
  1. Acortamiento fraccional en ecocardiografía <25%.
  2. Dimensión ecocardiográfica y diastólica >55 mm.
  3. Fracción de eyección angiográfica <50% e índice de volumen telesistólico (IVTS) >60 ml/m².
- Evidencia de insuficiencia diastólica:
  1. Presión pulmonar >45 mmHg sistólica.
  2. Presión telediastólica del ventrículo izquierdo (PTDVI) >15 mmHg en el cateterismo.
  3. Hipertensión pulmonar en la exploración.
- En general se emplea la «regla del 55» para determinar el momento de la cirugía: ésta se debe realizar antes de que la FE sea <55 mm o la dimensión telesistólica >55 mm.

DERIVACIÓN

Derivación quirúrgica (v. «Tratamiento agudo» para ver las indicaciones).

OTRAS CONSIDERACIONES

COMENTARIOS

La mortalidad operatoria de la insuficiencia aórtica oscila entre 3 y 5%.

AUTOR: **FRED F. FERRI, M.D.**

INFORMACIÓN BÁSICA

DEFINICIÓN

La insuficiencia cardíaca congestiva (ICC) es un estado fisiopatológico caracterizado por la congestión pulmonar y/o de la circulación sistémica. Está causada por la incapacidad del corazón de bombear suficiente sangre oxigenada para hacer frente a las demandas metabólicas de los tejidos.

CLASIFICACIÓN

El American College of Cardiology y la American Heart Association describen los siguientes cuatro estadios de insuficiencia cardíaca:

A. Riesgo elevado de insuficiencia cardíaca, pero sin enfermedad cardíaca estructural ni síntomas de insuficiencia cardíaca (EAC, hipertensión).

B. Enfermedad cardíaca estructural sin síntomas de insuficiencia cardíaca.

C. Enfermedad cardíaca estructural con síntomas antiguos o actuales de insuficiencia cardíaca.

D. Insuficiencia cardíaca resistente que requiere intervenciones especializadas.

La New York Heart Association (NYHA) establece las siguientes cuatro clases funcionales:

I. Asintomática.

II. Sintomática ante esfuerzos moderados.

III. Sintomática ante esfuerzos mínimos.

IV. Sintomática en reposo.

SINÓNIMOS

Insuficiencia cardíaca.
Fallo cardíaco.

CÓDIGO CIE-9CM
428.0 Insuficiencia cardíaca congestiva

EPIDEMIOLOGÍA Y DEMOGRAFÍA

- La ICC es el diagnóstico más frecuente (20%) entre la población anciana hospitalizada.
- La insuficiencia cardíaca afecta a 4,7 millones de personas en EE.UU. y es el diagnóstico que reciben al alta 3,5 millones de pacientes hospitalizados anualmente.

SÍNTOMAS Y SIGNOS

Los hallazgos durante la exploración física de los pacientes con ICC dependen de la gravedad de la insuficiencia y de si la misma afecta a las cavidades derecha o izquierda del corazón.

- Síntomas frecuentes:
  1. Disnea ante esfuerzos, que con el tiempo puede presentarse con actividades menos intensas y por último puede aparecer durante el reposo. Se debe a la congestión pulmonar progresiva.
  2. Ortopnea causada por el aumento del retorno venoso cuando el paciente se encuentra acostado.

3. Disnea paroxística nocturna (DPN). Se trata de un cuadro multifactorial en el que intervienen el mayor retorno venoso cuando el paciente se encuentra acostado, la disminución de la PaO_2 o la menor estimulación adrenérgica cardíaca.

4. Angina nocturna debida al mayor trabajo cardíaco (secundario al aumento del retorno venoso).

5. Respiración de Cheyne-Stokes: Fases de apnea que alternan con fases de hiperventilación. Se debe al aumento del tiempo de circulación desde los pulmones al cerebro.

6. Fatiga, aletargamiento, secundarios al bajo gasto cardíaco.

- Los pacientes con insuficiencia cardíaca izquierda presentan los siguientes signos durante la exploración física: estertores pulmonares, taquipnea, ritmo de galope S_3, soplos cardíacos (EA, IA, IM), desdoblamiento paradójico de S_2.

- Los pacientes con insuficiencia cardíaca derecha presentan distensión venosa yugular, edema periférico, cianosis perioral y periférica, hepatomegalia congestiva, ascitis y reflujo hepatoyugular.

- La elevación de la presión venosa yugular o la presencia de un tercer ruido cardíaco representan de modo independiente factores de mal pronóstico en un paciente con insuficiencia cardíaca.

- Los factores que pueden precipitar exacerbaciones agudas de la ICC son: la no restricción de sal en la dieta, las infecciones pulmonares, las arritmias, ciertas medicaciones (p. ej., los bloqueantes de los canales del calcio, los fármacos antiarrítmicos) y la eliminación inadecuada del tratamiento de la ICC.

ETIOLOGÍA

INSUFICIENCIA VENTRICULAR IZQUIERDA:
- Hipertensión arterial.
- Valvulopatías cardíacas (EA, IA, IM).
- Miocardiopatía, miocarditis.
- Endocarditis bacteriana.
- Infarto de miocardio.
- ESHI.

La insuficiencia ventricular izquierda puede subdividirse según sea el grado de disfunción sistólica (fracción de eyección baja) o diastólica (fracción de eyección normal o elevada) o por la presencia de un ventrículo «rígido». Esta distinción posee implicaciones terapéuticas importantes (v. Tratamiento). Los pacientes con insuficiencia cardíaca y una fracción de eyección normal poseen alteraciones importantes en la relajación activa y en la rigidez pasiva. En estos pacientes la causa fisiopatológica de la elevación de la presión diastólica y de la insuficiencia cardíaca es la presencia de una función diastólica anormal.

- Las causas frecuentes de disfunción sistólica son la miocarditis, la miocardiopatía o el haber sufrido un infarto de miocardio.

- La disfunción diastólica puede estar producida por la enfermedad cardiovascular hipertensiva, las valvulopatías cardíacas (EA, IA, IM, ESHI) o la miocardiopatía restrictiva.

INSUFICIENCIA VENTRICULAR DERECHA:
- Valvulopatía (estenosis mitral).
- Hipertensión pulmonar.
- Endocarditis bacteriana derecha.
- Infarto ventricular derecho.

INSUFICIENCIA BIVENTRICULAR:
- Insuficiencia ventricular izquierda.
- Miocardiopatía.
- Miocarditis.
- Arritmias.
- Anemia.
- Tirotoxicosis.
- Fístula AV.
- Enfermedad de Paget.
- Beriberi.

DIAGNÓSTICO

DIAGNÓSTICO DIFERENCIAL

- Cirrosis.
- Síndrome nefrótico.
- Enfermedad venosa oclusiva.
- EPOC, asma.
- Embolia pulmonar.
- SDRA.
- Sobredosis de heroína.
- Neumonía.

VALORACIÓN

- La ecocardiografía desempeña un papel diagnóstico fundamental en los pacientes con insuficiencia cardíaca. La ecografía Doppler, que mide la velocidad del flujo sanguíneo intracardíaco, también resulta útil para valorar la función diastólica.

- El ECG estándar de 12 derivaciones se emplea para diagnosticar la enfermedad cardíaca isquémica y aporta información acerca de las alteraciones del ritmo cardíaco.

- La cateterización cardíaca es un método directo de medición de la presión diastólica ventricular y puede demostrar las alteraciones de la relajación y el llenado; sin embargo, se trata de una técnica invasiva que sólo está indicada en pacientes seleccionados.

PRUEBAS DE LABORATORIO

- Hemograma completo (para descartar anemia o infecciones), BUN, creatinina, enzimas hepáticas, TSH.

- El péptido natriurético tipo β es una neurohormona cardíaca secretada especialmente por los ventrículos en respuesta a la expansión volumétrica y a la sobrecarga de presión. La elevación de sus niveles es indicativa de insuficiencia ventricular izquierda. La determinación del péptido natriurético tipo β resulta útil para establecer o excluir el diagnóstico de ICC en los pacientes con disnea aguda.

DIAGNÓSTICO POR IMAGEN

- Radiografía de tórax:
  1. Congestión venosa pulmonar.
  2. Cardiomegalia con dilatación de la cavidad cardíaca afecta.
  3. Efusiones pleurales.
- El ecocardiograma bidimensional valora la función global y regional del ventrículo izquierdo y estima la fracción de eyección.
- Las pruebas de esfuerzo se emplean para evaluar la enfermedad coronaria concomitante y definir el grado de incapacidad. La decisión de efectuar la prueba de esfuerzo debe ser individualizada.
- La cateterización cardíaca es un método excelente para evaluar la función ventricular diastólica, la enfermedad coronaria o las valvulopatías, con el inconveniente de ser una técnica invasiva. La decisión para realizar un cateterismo cardíaco también debe adoptarse de modo individualizado.

TRATAMIENTO

TRATAMIENTO NO FARMACOLÓGICO

- Determinar si la ICC es secundaria a disfunción sistólica o diastólica y tratar en consecuencia.
- Identificar y corregir los factores incitantes (es decir, la anemia, la tirotoxicosis, las infecciones, el aumento de la carga de socio, la falta de cumplimiento del tratamiento).
- Reducir la carga de trabajo cardíaco en los pacientes con disfunción sistólica: limitar la actividad del paciente únicamente durante los períodos de descompensación aguda. El riesgo de sufrir un tromboembolismo durante este período puede minimizarse empleando heparina (5.000 U subcutáneas/12 h) en los pacientes hospitalizados. En los pacientes con síntomas leves-moderados, el entrenamiento aeróbico puede mejorar los síntomas y la capacidad para realizar ejercicio.
- Limitar la ingesta de sodio a ≤3 g/día.
- En los pacientes con hiponatremia, limitar la ingesta de líquidos a 2 l o menos.

TRATAMIENTO AGUDO

TRATAMIENTO DE LA ICC SECUNDARIA A DISFUNCIÓN SISTÓLICA:

1. Diuréticos: Indicados en los pacientes con disfunción sistólica y sobrecarga de volumen. La mejor forma de seleccionar la dosis y evaluar la respuesta al tratamiento diurético es por medio de la medida del peso corporal, preferiblemente diaria.
   a. Furosemida: 20-80 mg/día. Produce una rápida dilatación venosa y diuresis. El tratamiento i.v. puede producir diuresis cuando el tratamiento oral ha fracasado. Cuando se cambia la ruta de administración de furosemida i.v. a v.o., suele ser preciso duplicar la dosis para lograr el mismo efecto.

b. Las tiazidas no son tan potentes como la furosemida, pero resultan de utilidad en los casos de ICC leve o moderada.
c. La adición de metolazona a la furosemida incrementa la diuresis.
d. La combinación de espironolactona a dosis de 12,5-25 mg al día (bloqueante de los receptores de aldosterona) con los inhibidores de la ECA reduce tanto la mortalidad como la morbilidad en los pacientes con ICC grave. Cuando la espironolactona se emplea a dosis bajas no suele acompañarse de hiperpotasemia; sin embargo, tanto al comenzar el tratamiento como para un cambio de dosis es necesario efectuar una valoración de los electrólitos séricos y de la función renal. La espironolactona puede emplearse para el tratamiento de los pacientes con síntomas recientes o recidivantes de clase IV (NYHA).
e. Todos los pacientes en tratamiento diurético deben someterse a revisiones periódicas para controlar la función renal y los electrólitos.

2. Inhibidores de la ECA:
   a. Producen dilatación de los vasos de resistencia arteriolar y de los vasos de capacidad venosa, reduciendo por tanto la precarga y la poscarga.
   b. Cuando se emplean en pacientes con ICC secundaria a disfunción sistólica, se asocian a una menor mortalidad y a una situación clínica mejor. También están indicados en los pacientes con una fracción de eyección <40%.
   c. Pueden emplearse como tratamiento de primera elección o pueden añadirse a los diuréticos en los pacientes con ICC mal controlada.
   d. El tratamiento con inhibidores de la ECA debe iniciarse a dosis bajas (p. ej., captopril: 6,25 mg/8 h o enalapril: 2,5 mg/12 h) para evitar la hipotensión, pasando a incrementar rápidamente la dosis en caso de ser bien tolerado.
   e. Las contraindicaciones al uso de los inhibidores de la ECA son la insuficiencia renal (creatinina >3 o aclaramiento de creatinina <30 ml/min), la estenosis de la arteria renal, la hiperpotasemia persistente (K^+ >5,5 mEq/l), la hipotensión sintomática y los antecedentes de reacciones adversas (p. ej., angioedema).

3. β-bloqueantes: todos los pacientes con insuficiencia cardíaca estable de clase II o III de la NYHA secundaria a la disfunción sistólica del ventrículo izquierdo deben recibir un β-bloqueante a menos que existan contraindicaciones que desaconsejen su uso o intolerancia a los mismos. Los β-bloqueantes resultan de gran utilidad en los pacientes que continúan sintomáticos a pesar del tratamiento con inhibidores de la ECA y diuréticos. Los fármacos más efectivos de este grupo son el carvedilol (Coreg), a dosis de 3,125 mg/12 h, el bisoprolol (1,25 mg al día) o el metoprolol (12,5 mg/12 h inicialmente, aumentando la dosis según tolerancia).

4. Los fármacos bloqueantes de los receptores de angiotensina II (BRA) bloquean el receptor de A-II tipo 1 (AT), que es responsable de gran parte de los efectos perjudiciales de la angiotensina II. Estos receptores son potentes vasoconstrictores que pueden contribuir a la alteración funcional del VI. Los BRA resultan de utilidad en los pacientes que no toleran los inhibidores de la ECA debido al angioedema o a la tos intratable. También pueden emplearse en combinación con los β-bloqueantes.

5. Los compuestos digitálicos pueden resultar beneficiosos por su efecto ionotrópico y vagotónico en los pacientes con ICC secundaria a disfunción sistólica. Su eficacia es limitada en los pacientes con ICC leve y ritmo sinusal normal. Son más eficaces en aquellos pacientes con fibrilación auricular rápida, ICC grave o fracción de eyección <30%. Pueden sumarse al tratamiento diurético y a los inhibidores de la ECA en los pacientes con ICC grave. El tratamiento con digoxina no reduce la mortalidad en los pacientes con insuficiencia cardíaca crónica y ritmo sinusal normal, pero disminuye la incidencia de hospitalizaciones en general, así como las debidas al empeoramiento de la insuficiencia cardíaca. La ventana terapéutica de la digoxina es muy estrecha. Sus efectos beneficiosos se alcanzan con una dosis baja que da lugar a una concentración sérica de aproximadamente 0,7 ng/ml. Las dosis más elevadas pueden ser perjudiciales.

6. Los fármacos vasodilatadores directos (el nesiritide, la hidralazina o el isosorbide) resultan útiles en el tratamiento de la disfunción sistólica con insuficiencia cardíaca, ya que reducen la resistencia vascular sistémica y la presión venosa pulmonar, en especial cuando se usan en combinación. El nesiritide es un péptido natriurético humano recombinante tipo B, que posee propiedades vasodilatadoras arteriales y venosas. Se emplea por su efecto vasodilatador coronario, que disminuye la precarga y la poscarga y aumenta el gasto cardíaco sin producir efectos ionotrópicos directos. En los pacientes hospitalizados con ICC aguda descompensada, la suma de nesiritida i.v. al tratamiento convencional mejora la función hemodinámica (disminuye la PECP) y los síntomas referidos por el paciente de modo más eficaz que la nitroglicerina i.v. El tratamiento con nesiritide se comienza habitualmente con un bolo i.v. de 2 mcg/kg, seguido de una dosis de 0,01 mcg/kg/min.

7. Anticoagulantes:
   a. La anticoagulación no está recomendada en los pacientes con ritmo sinusal sin antecedentes de ictus, formación de trombos en el ventrículo izquierdo o embolismo arteriolar.
   b. El tratamiento anticoagulante está indicado en los pacientes con insuficiencia cardíaca y fibrilación auricular o antecedentes de embolismo.

8. La revascularización quirúrgica se reserva para los pacientes con insuficiencia cardíaca y angina grave limitante.

9. El tratamiento antiarrítmico con amiodarona se acompaña de una reducción moderada de la mortalidad de los pacientes con ICC; sin embargo, su uso general no está recomendado. Se deben sopesar los riesgos frente a los beneficios, sobre todo en lo referente a sus efectos secundarios tóxicos pulmonares, que pueden dar lugar a un desenlace fatal.

10. La estimulación auriculobiventricular mejora de manera significativa la tolerancia al ejercicio y la calidad de vida de los pacientes con insuficiencia cardíaca crónica y retraso de la conducción intraventricular.

11. La apnea del sueño obstructiva ejerce un efecto negativo sobre la insuficiencia cardíaca. El diagnóstico y el tratamiento de esta patología mediante presión positiva continua en la vía respiratoria reduce la presión arterial sistólica y mejora la función sistólica ventricular izquierda.

TRATAMIENTO DE LA ICC SECUNDARIA A DISFUNCIÓN DIASTÓLICA:

El tratamiento inicial de la insuficiencia cardíaca diastólica debe dirigirse a la eliminación del estado congestivo mediante el uso juicioso de diuréticos, para evitar una diuresis excesiva. Los objetivos a largo plazo son el control de la hipertensión, la taquicardia, la congestión y la isquemia. Las opciones terapéuticas dependen de la etiología:

1. Hipertensión:
   a. Bloqueantes de los canales del calcio (verapamilo).
   b. Inhibidores de la ECA.
   c. β-bloqueantes o verapamilo para controlar el ritmo cardíaco y prolongar el llenado diastólico.
   d. Diuréticos: la diuresis vigorosa debe evitarse, ya que en los pacientes con disfunción diastólica puede ser necesaria una mayor presión de llenado para mantener el gasto cardíaco.
   e. BRA.
2. Estenosis aórtica:
   a. Diuréticos.
   b. Fármacos contraindicados: inhibidores de la ECA, nitratos, digitálicos (excepto si se precisan para controlar la fibrilación auricular).

c. Sustitución de la válvula aórtica en los pacientes con estenosis grave.
3. Insuficiencia aórtica y regurgitación mitral:
   a. Los inhibidores de la ECA aumentan el gasto cardíaco y disminuyen la presión de enclavamiento pulmonar. Son los fármacos de elección junto con los diuréticos.
   b. En caso de intolerancia a los inhibidores de la ECA, puede emplearse la combinación de hidralazina y nitratos.
   c. Tratamiento quirúrgico.
4. ESHI:
   a. β-bloqueantes o verapamilo.
   b. Fármacos contraindicados (por aumentar la obstrucción de salida al disminuir el tamaño del ventrículo izquierdo al final de la sístole): los diuréticos, los digitálicos, los inhibidores de la ECA y la hidralazina.
   c. En los casos de edema pulmonar agudo, restituir el volumen intravascular con solución salina i.v.
   d. La estimulación bicameral (DDD) resulta útil en pacientes seleccionados.

TRATAMIENTO DE LA ICC SECUNDARIA A ESTENOSIS MITRAL:

1. Diuréticos.
2. El control del ritmo cardíaco y de la fibrilación auricular con digitálicos, verapamilo y/o β-bloqueantes resulta crítico para permitir el vaciado auricular izquierdo y aliviar la congestión pulmonar.
3. La reparación o sustitución quirúrgica de la válvula mitral están indicadas si la ICC no se controla con las medidas mencionadas en los apartados anteriores.
4. La valvuloplastia con balón resulta eficaz en pacientes seleccionados.

PRONÓSTICO

- La tasa de mortalidad anual oscila desde el 10% en los pacientes estables con síntomas leves, hasta más del 50% en los pacientes sintomáticos con enfermedad avanzada.
- Más del 40% de los pacientes con insuficiencia cardíaca fallece de muerte súbita secundaria a arritmias ventriculares.
- La tasa de supervivencia a los 5 años del trasplante cardíaco en numerosas series es superior al 70% y representa una opción viable en algunos pacientes.

- La utilización de dispositivos de ayuda al ventrículo izquierdo en los pacientes con insuficiencia cardíaca avanzada prolonga la supervivencia de modo significativo y mejora la calidad de vida. Es una alternativa aceptable en pacientes seleccionados que no sean candidatos al trasplante cardíaco.
- El tratamiento de resincronización cardíaca reduce el riesgo de fallecimiento o la necesidad de hospitalización en los pacientes con insuficiencia cardíaca avanzada y prolongación del complejo QRS. La tasa de mortalidad se reduce de manera significativa si se combina con la implantación de un desfibrilador.

BIBLIOGRAFÍA RECOMENDADA

Aurigemma GP, Gaasch WH: Diastolic heart failure, *N Engl J Med* 351:1097, 2004.

Bristow MR et al: Cardiac-resynchronization therapy with or without an implantable defibrillator in advanced chronic heart failure, *N Engl J Med* 350:2140, 2004.

Cuffe MS et al: Short-term intravenous milrinone for acute exacerbation of chronic heart failure, *JAMA* 287:1541, 2002.

Goldstein S: Benefits of beta-blocker therapy in heart failure, *Arch Intern Med* 162:641, 2002.

Gutierrez C, Blanchard DG: Diastolic heart failure: Challenges of diagnosis and treatment, *Am Fam Physician* 69:2609, 2004.

Jessup M, Brozena S: Heart failure, *N Engl J Med* 348:2007, 2003.

King DE et al: Acute management of heart failure, *Am Fam Physician* 66:249, 2002.

Kukin ML: Beta blockers in chronic heart failure, *Mayo Clin Proc* 77:1199, 2002.

Maisel AS et al: Rapid measurement of B-type natriuretic peptide in the emergency diagnosis of heart failure, *N Engl J Med* 347:161, 2002.

Mueller C et al: Use of B-type natriuretic peptide in the evaluation and management of acute dyspnea, *N Engl J Med* 350:647, 2004.

Nohria A et al: Medical management of advanced heart failure, *JAMA* 287:628, 2002.

Pfeffer MA et al: Valsartan, captopril, or both in myocardial infarction complicated by heart failure, left ventricular dysfunction, or both, *N Engl J Med* 349:1893, 2003.

Publications Committee for the VMAC Investigators: Intravenous nesiritide vs nitroglycerin for the treatment of decompensated congestive heart failure, *JAMA* 287:1531, 2002.

Zile MR et al: Diastolic heart failure—abnormalities in active relaxation and passive stiffness of the left ventricle, *N Engl J Med* 350:1953, 2004.

AUTOR: **FRED F. FERRI, M.D.**

INFORMACIÓN BÁSICA

DEFINICIÓN

La insuficiencia mitral (IM) es el flujo retrógrado a través de la aurícula izquierda como consecuencia de la incompetencia de la válvula mitral. En último término, da lugar a aumento de las presiones auricular y pulmonar, lo que puede derivar en una insuficiencia ventricular.

CÓDIGO CIE-9CM
424.0 Insuficiencia mitral

EPIDEMIOLOGÍA Y DEMOGRAFÍA

La incidencia de la IM ha aumentado a lo largo de los últimos 30 años; no obstante, ello puede deberse a la mayor disponibilidad de las técnicas ecocardiográficas, más que a un aumento real del número de casos de esta alteración.

SÍNTOMAS Y SIGNOS

- Los pacientes de IM generalmente se presentan con los síntomas siguientes:
  1. Fatiga, disnea, ortopnea, ICC manifiesta.
  2. Hemoptisis (producida por la hipertensión pulmonar).
  3. Posibles embolias sistémicas en pacientes con trombos en la aurícula izquierda asociados fibrilación auricular.
- Punta hiperdinámica, a menudo con sobrecarga del ventrículo izquierdo y frémito apical.
- Soplo holosistólico en la punta con radiación a la base o a la axila izquierda; mala correlación entre la intensidad del soplo sistólico y el grado de insuficiencia.
- Aleteo apical diastólico (poco frecuente).

ETIOLOGÍA

- Disfunción del músculo papilar (como consecuencia de una enfermedad cardíaca isquémica).
- Ruptura de las cuerdas tendinosas.
- Endocarditis infecciosa.
- Anillo de la válvula mitral calcificado.
- Dilatación ventricular izquierda.
- Valvulitis reumática.
- Prolapso de la válvula mitral, primario o secundario.
- Miocardiopatía hipertrófica. Degeneración mixomatosa idiopática de la válvula mitral.
- Mixoma.
- LES.
- Fenfluramina, dexfenfluramina.

DIAGNÓSTICO

DIAGNÓSTICO DIFERENCIAL

- Miocardiopatía hipertófica.
- Insuficiencia pulmonar.
- Insuficiencia tricuspídea.
- Defecto septal ventricular (DSV).

VALORACIÓN

La valoración del diagnóstico se realiza mediante ecocardiografía, ECG y radiografía de tórax.

DIAGNÓSTICO POR IMAGEN

- Ecocardiografía: aurícula izquierda aumentada, ventrículo izquierdo hiperdinámico (en los pacientes con rotura de las cuerdas tendinosas se observa movimiento errático de la valva). La electrocardiografía Doppler mostrará signos de IM. El aspecto más importante de la exploración ecocardiográfica es la cuantificación del rendimiento sistólico del ventrículo izquierdo.
- Estudio radiográfico de tórax:
  1. Aumento de tamaño de la aurícula izquierda (generalmente más pronunciado en la estenosis mitral).
  2. Aumento de tamaño del ventrículo izquierdo.
  3. Posible congestión pulmonar.
- ECG:
  1. Aumento de tamaño de la aurícula izquierda.
  2. Hipertrofia ventricular izquierda.
  3. Fibrilación auricular.

TRATAMIENTO

TRATAMIENTO NO FARMACOLÓGICO

Restricción del consumo de sal.

TRATAMIENTO AGUDO

- Médico: El tratamiento médico ha de orientarse primordialmente a las posibles complicaciones (p. ej., la fibrilación auricular) y a la prevención de la endocarditis bacteriana.
  1. Considérese la administración de digitálicos por su efecto inotrópico y para controlar la respuesta ventricular si existe fibrilación con respuesta ventricular rápida.
  2. Reducción de la poscarga (para reducir la fracción regurgitante y aumentar el gasto cardíaco): puede llevarse a cabo con nifedipina, hidralazina o inhibidores de la ECA.
  3. Anticoagulantes si se produce fibrilación auricular.
  4. Profilaxis antibiótica antes de los abordajes dentales o quirúrgicos (v. sección V).

- Cirugía: La cirugía es el único tratamiento definitivo de la IM. La ecocardiografía transesofágica permite realizar una valoración segura de la viabilidad de la reparación de la válvula y está indicada antes de proceder a la intervención. El momento en el que debe abordarse la reparación quirúrgica es objeto de controversia: en general, debe plantearse de manera precoz en pacientes sintomáticos, aunque exista un tratamiento médico óptimo, y en pacientes con IM moderada o grave con síntomas mínimos, siempre que exista evidencia ecocardiográfica de aumento rápido y progresivo de las dimensiones diastólica final ventricular izquierda y sistólica final (entre los signos ecocardiográficos de insuficiencia sistólica se cuentan una dimensión sistólica final de >55 mm y un acortamiento fraccional de <31%). La cirugía también está indicada en pacientes asintomáticos, con función ventricular preservada, si la probabilidad de reparación valvular es alta o si existen signos de hipertensión pulmonar o fibrilación auricular reciente.

PRONÓSTICO

El pronóstico es generalmente bueno, a no ser que existan una degradación manifiesta del ventrículo izquierdo o presiones arteriales pulmonares significativamente elevadas. La mayor parte de los pacientes se mantienen asintomáticos durante muchos años (el intervalo medio entre el diagnóstico y la aparición de los síntomas es de 16 años).

DERIVACIÓN

Derivación a cirugía en determinados pacientes (v. «Tratamiento agudo»); puede ser necesario el abordaje quirúrgico de urgencia en pacientes con IM causada por rotura de las cuerdas tendinosas después de un infarto de miocardio.

OTRAS CONSIDERACIONES

COMENTARIOS

Se ha de asesorar a los pacientes sobre medidas para reducir su peso (si son obesos) y para dejar de consumir tabaco y mantener un nivel de actividad normal (sin ejercicios intensos).

BIBLIOGRAFÍA RECOMENDADA

Otto CM: Evaluation and management of chronic mitral regurgitation, *N Engl J Med* 345:740, 2001.

AUTOR: **FRED E. FERRI, M.D.**

INFORMACIÓN BÁSICA

DEFINICIÓN

La insuficiencia renal aguda (IRA) es el compromiso rápido de la función renal que causa una retención en sangre de productos normalmente excretados por los riñones.

CÓDIGO CIE-9CM

584.9 Insuficiencia renal aguda, sin especificar

EPIDEMIOLOGÍA Y DEMOGRAFÍA

- 5/100.000 personas desarrollan anualmente una IRA que precisa diálisis.
- El 10% de los pacientes de la UCI desarrollan IRA.
- El 40% de la IRA hospitalaria es iatrogénica.
- La causa más frecuente de IRA en pacientes hospitalizados es una insuficiencia renal intrínseca causada por una necrosis tubular aguda (NTA).
- La insuficiencia renal aguda afecta al 20% de los pacientes con sepsis moderada y a más del 50% de los pacientes con shock séptico y hemocultivos positivos.

SÍNTOMAS Y SIGNOS

- El examen físico debe centrarse en la volemia. La sintomatología descrita a continuación varía con la duración y la rapidez del inicio de la insuficiencia renal.
- Edema periférico.
- Palidez cutánea, equímosis.
- Oliguria (sin embargo, los pacientes pueden presentar una insuficiencia renal no oligúrica), anuria.
- Delirio, letargia, mioclonía, convulsiones.
- Dolor de espalda, fasciculaciones, calambres musculares.

- Taquipnea, taquicardia.
- Debilidad, anorexia, malestar general, náuseas.

ETIOLOGÍA

- Prerrenal: perfusión insuficiente causada por la hipovolemia, ICC (insuficiencia cardíaca congestiva), cirrosis, sepsis. El 60% de los casos de IRA adquiridos en la comunidad se deben a trastornos prerrenales.
- Posrenal: obstrucción a la salida por aumento del tamaño de la próstata, obstrucción ureteral (cálculos), oclusión bilateral de las venas renales. Las causas posrenales son responsables del 5-15% de la IRA adquirida en la comunidad.
- Renal intrínseca: glomerulonefritis, necrosis tubular aguda, toxicidad farmacológica, nefropatía por contraste.
- Las causas de la insuficiencia renal aguda se describen en la sección II.

DIAGNÓSTICO

DIAGNÓSTICO DIFERENCIAL

Véase «Etiología».

VALORACIÓN

Es necesaria la revisión minuciosa de la historia del paciente para identificar factores contribuyentes (p. ej., exposición a nefrotoxinas, hipertensión, diabetes mellitus). Estudio de laboratorio para cuantificar el grado de anormalidad; estudios radiográficos para excluir factores pre- y posrenales. La clasificación de la insuficiencia renal en oligúrica (urinaria <400 ml/día) o no oligúrica es importante. La anuria es común en la uropatía obstructiva y en la necrosis cortical aguda.

PRUEBAS DE LABORATORIO

- Creatinina sérica elevada: La velocidad de elevación de la creatinina es aproximadamente de 1 mg/dl/día en la insuficiencia renal completa.
- BUN elevado: La relación BUN/creatinina es >20:1 en la azoemia prerrenal, azoemia posrenal y glomerulonefritis aguda; es <20:1 en la nefritis intersticial aguda y en la necrosis tubular aguda (tabla 1-28).
- Los electrólitos (potasio, fosfato) se encuentran elevados; los niveles de bicarbonato y calcio están reducidos.
- El recuento sanguíneo completo puede revelar anemia debido a la reducción de la producción de eritropoyetina, a la hemoconcentración o a la hemólisis.
- El análisis de orina puede revelar la presencia de hematuria (GN), proteinuria (síndrome nefrótico), cilindros (p. ej., cilindros granulares en la NTA, cilindros de eritrocitos en la GN aguda, cilindros de leucocitos en la nefritis intersticial aguda, eosinofiluria (nefritis intersticial aguda).
- También deben analizarse el sodio y la creatinina urinarios para calcular la fracción de excreción de sodio (FE_{Na}) (FE_{Na} = sodio urinario/sodio plasmático × creatinina plasmática/creatinina urinaria × 100). La fracción de excreción de sodio es <1 en la insuficiencia prerrenal, >1 en la insuficiencia renal intrínseca en pacientes con una producción de orina <400 ml/día.
- La osmolaridad urinaria se encuentra entre 250 y 300 mOsm/kg en la NTA, <400 mOsm/kg en la azoemia posrenal, y >500 mOsm/kg en la azoemia prerrenal y en la glomerulonefritis aguda (tabla 1-29).

TABLA 1-28   Alteraciones serológicas y radiográficas en la insuficiencia renal

	Prerrenal	Posrenal (aguda)	Renal intrínseca (aguda)	Renal intrínseca (crónica)
BUN	↑10:1 > Cr	↑ 20-40/d	↑ 20-40/d	Estable, ↑ varía con la ingesta proteica
Creatinina sérica	N/moderada ↑	↑ 2-4/d	↑ 2-4/d	Estable ↑ (la producción iguala a la excreción)
Potasio sérico	N/moderado ↑	↑ varía con el volumen de orina	↑↑ (especialmente si el paciente presenta oliguria) ↑↑↑ con rabdomiólisis	Normal hasta el estado terminal, a menos que exista disfunción tubular (ATR, acidosis tubular renal, de tipo 4)
Fósforo sérico	N/moderado ↑	Moderado ↑ ↑↑ con rabdomiólisis	↑ Escasa correlación con la enfermedad de la nefropatía	Se eleva de manera significativa si la creatinina sérica supera los 3 mg/dl
Calcio sérico	N	N/↓ con retención de PO_4^{-3}	↓ (mala correlación con la duración de la insuficiencia renal)	En general↓
Tamaño renal Mediante ultrasonidos	N/↑	↑ y cálices dilatados	N/↑	↓ y con ↑ ecogenicidad
FE_{Na}*	<1	<1 → 1	>1	>1

De Kiss B: Renal failure. En Ferri FF (ed.): *Practical guide to the care of the medical patient*, 6.ª ed., St. Louis, 2004, Mosby.
↑, elevación; ↓, reducción; ↑↑, gran elevación; *ATR*, acidosis tubular renal; *Cr*, creatinina; *N*, normal; *Na*, sodio; *P*, plasma; *U*, orina.
*$FE_{Na} = U_{Na}/P_{Na}U_{Cr}/P_{cr} × 100$.

- Otros estudios de utilidad son los hemocultivos en pacientes con sospecha de sepsis, PFH (pruebas de función hepática) inmunoglobulinas y electroforesis de proteínas en pacientes con sospecha de mieloma, creatinincinasa en pacientes con sospecha de rabdomiólisis.
- Puede estar indicada una biopsia renal en pacientes con insuficiencia renal intrínseca si se considera un tratamiento específico; los principales usos de la biopsia renal son el diagnóstico diferencial del síndrome nefrótico, la distinción entre la vasculitis lúpica y otras vasculitis, y entre las nefropatías membranosas lúpica e idiopática, la confirmación de nefropatías hereditarias por análisis ultraestructural, el diagnóstico de la glomerulonefritis rápidamente progresiva, la distinción entre la nefritis intersticial alérgica y la NTA, y la diferenciación de los principales síndromes de glomerulonefritis. La biopsia puede realizarse de forma percutánea o abierta. Es preferible la vía percutánea, que suele proporcionar tejido adecuado en >90% de los casos. La biopsia abierta se reserva, en general, para pacientes no colaboradores, pacientes con un solo riñón y pacientes con riesgo de hemorragia incontrolada.

DIAGNÓSTICO POR IMAGEN

- La radiografía de tórax es útil para evaluar la ICC y los síndromes renales pulmonares (síndrome de Goodpasture, granulomatosis de Wegener).

- La ecografía renal se utiliza para evaluar el tamaño del riñón (útil para distinguir la IRA de la IRC), para valorar la presencia de una obstrucción y para evaluar el estado vascular renal (mediante estudio Doppler).
- La pielografía anterógrada y/o retrógrada puede utilizarse para descartar una obstrucción; es de utilidad en pacientes con alto riesgo de obstrucción.

TRATAMIENTO

TRATAMIENTO NO FARMACOLÓGICO

- Interrupción de todas las medicaciones nefrotóxicas.
- Modificación de la dieta para aportar suficientes calorías al tiempo que se minimiza el acúmulo de toxinas; control adecuado del balance hídrico. Los facultativos deberán recomendar un programa de nutrición con una ingesta calórica de 120-150 kJ/kg al día y la restricción de potasio (60 mEq/día), sodio (90 mEq/día) y fósforo (800 mg/día). El suplemento ideal de proteínas oscila entre 0,6 y 1,4 g/kg dependiendo de si es necesaria la diálisis.
- Peso diario.
- Ajuste de la posología de fármacos excretados por el riñón.

TRATAMIENTO AGUDO

El tratamiento varía con la etiología de la IRA:

- Prerrenal: expansión de volumen i.v. en pacientes hipovolémicos.

- Renal intrínseca: suspensión de cualquier toxina potencial y tratamiento de la enfermedad causante de la insuficiencia renal.
- Posrenal: eliminación de la obstrucción.

TRATAMIENTO CRÓNICO

- Monitorización de la función renal y los electrólitos.
- Prevención de nuevas agresiones a los riñones con una hidratación adecuada, en especial antes de los estudios con contraste, y evitación de fármacos nefrotóxicos. La hidratación con bicarbonato sódico (adición de 154 ml de bicarbonato sódico de 1.000 mEq/l a 846 ml de dextrosa en agua al 5%) antes de la exposición al contraste es más eficaz que la hidratación con cloruro sódico para la profilaxis de la insuficiencia renal inducida por los medios de contraste. Después de la adecuada valoración clínica y medida de la presión arterial, el paciente deberá recibir un bolo i.v. inicial de 3 ml/kg/h durante 1 h inmediatamente antes de la inyección del contraste radiológico, además de la administración de la misma solución a un ritmo de 1 ml/kg/h durante la exposición al medio de contraste, y durante 6 h una vez terminado el procedimiento.
- Véanse las indicaciones de diálisis en el tema sobre la insuficiencia renal crónica. La hemodiálisis diaria es superior a la realizada cada dos días en pacientes con necrosis tubular aguda e IRA.

TABLA 1-29   Alteraciones urinarias en la insuficiencia renal

	Prerrenal	Posrenal (aguda)	Renal intrínseca (aguda)	Renal intrínseca (crónica)
Volumen de orina	↓	Fluctuación nula o amplia	Oligúrico o no	1.000 ml + hasta el estado terminal
Creatinina urinaria	↑ (U/P Cr ±40)	↓ (U/P Cr ±20)	↓ (U/P Cr <20)	↓ (U/P Cr <20)
Osmolaridad	↑ (±400 mOsm/kg)	(<350 mOsm/kg)	(<350 mOsm/kg)	(<350 mOsm/kg)
Grado de proteinuria	Mínimo	Ausente	Varía según la causa de la insuficiencia renal: Modesto en la NTA Rango nefrótico frecuente en las glomerulopatías agudas, en general <2 g/24 h en la enfermedad intersticial*	Varía según la etiología de la nefropatía (desde 1-2 g/d hasta el rango nefrótico)
Sedimento urinario	Negativo, o, en ocasiones, cilindros hialinos	Negativo o hematuria con cálculos o necrosis papilar Piuria con enfermedad prostática infecciosa	NTA: marrón turbio Nefritis intersticial: linfocitos, eosinófilos (en las preparaciones teñidas) y cilindros de leucocitos GNRP: cilindros de eritrocitos Nefrosis: cuerpos grasos ovales	Cilindros grandes con signos renales agudos «residuales» variables

De Kiss B: Renal failure. En Ferri FF (ed.): *Practical guide to the care of the medical patient*, 6.ª ed., St. Louis, 2004, Mosby.

↑, alto; ↓, bajo; *Cr*, creatinina; *GNRP*, glomerulonefritis rápidamente progresiva; *NTA*, necrosis tubular aguda; aclaramiento = $\dfrac{\text{Concentración urinaria} \times \text{volumen urinario}}{\text{Concentración plasmática}}$;

U/P, urinaria/plasmática.

PRONÓSTICO

- El pronóstico varía dependiendo de la etiología de la insuficiencia renal, el grado de insuficiencia renal, la afección multiorgánica y la edad del paciente.
- La recuperación de la función renal (capacidad para interrumpir la diálisis) oscila entre el 50 y el 75% de los supervivientes a la IRA.
- La tasa global de mortalidad en la IRA está cerca del 50%, oscilando entre el 60% en pacientes con NTA y el 35% en pacientes con IRA prerrenal o posrenal.
- La combinación de insuficiencia renal aguda y sepsis se asocia a una tasa de mortalidad del 70%.

DERIVACIÓN

- Ante una insuficiencia renal, se recomienda la consulta al nefrólogo.

- Las indicaciones generales para el inicio de la diálisis son:
  1. Síntomas floridos de uremia (encefalopatía, pericarditis).
  2. Sobrecarga de volumen grave.
  3. Desequilibrio ácido-base grave.
  4. Trastorno significativo de las concentraciones de electrólitos (p. ej., hiperpotasemia, hiponatremia).
- Puede ser necesaria la consulta quirúrgica en pacientes con obstrucción.

OTRAS CONSIDERACIONES

COMENTARIOS

- Es importante que el médico conozca la creciente lista de fármacos que pueden causar IRA.

BIBLIOGRAFÍA RECOMENDADA

Albright RC: Acute renal failure: a practical update, Mayo Clin Proc 76:67, 2001.

Kellum JA, Decker JM: Use of dopamine in acute renal failure: a meta analysis, Crit Care Med 29:1526, 2001.

Klassen PS y cols.: Association between pulse pressure and mortality in patients undergoing maintenance hemodialysis, JAMA 287:1548, 2002.

Merten GJ y cols.: Prevention of contrast-induced nephropathy with sodium bicarbonate, JAMA 291:2328, 2004.

Nally JV: Acute renal failure in hospitalized patients, Cleve Clin JMed 69:569, 2002.

Schiffel H y cols.: Daily hemodialysis and the outcome of acute renal failure, N Engl J Med 346:305, 2002.

Schrier RW, Wang W: Acute renal failure and sepsis, N Engl J Med 351:159, 2004.

AUTOR: **FRED F. FERRI, M.D.**

INFORMACIÓN BÁSICA

DEFINICIÓN

La insuficiencia renal crónica (IRC) es una reducción progresiva de la función renal (IRC <60 ml/minuto durante ≥3 meses) con el subsiguiente acúmulo de productos de desecho en la sangre, alteraciones electrolíticas y anemia.

SINÓNIMO

Enfermedad renal terminal.

CÓDIGO CIE-9CM
585 Insuficiencia renal crónica

EPIDEMIOLOGÍA Y DEMOGRAFÍA

- El número de pacientes con nefropatía terminal está aumentando a un ritmo de un 7-9%/año en EE.UU. Cada año 2/10.000 desarrollan IRC terminal.
- En EE.UU., >250.000/año se someten a diálisis a causa de una nefropatía terminal.

SÍNTOMAS Y SIGNOS

- Palidez cutánea, equimosis.
- Edema.
- Hipertensión.
- Labilidad emocional y depresión.
- La sintomatología varía en función del grado de insuficiencia renal y de la etiología subyacente. Los síntomas comunes son fatiga generalizada, náuseas, anorexia, prurito, insomnio, alteraciones del gusto.

ETIOLOGÍA

- Diabetes (37%), hipertensión (30%), glomerulonefritis crónica (12%).
- Enfermedad renal poliquística.
- Nefritis intersticial tubular (p. ej., hipersensibilidad a fármacos, nefropatía por analgésicos), nefropatías obstructivas (p. ej., nefrolitiasis, enfermedad prostática).
- Enfermedades vasculares (estenosis de la arteria renal, nefroesclerosis hipertensiva).

DIAGNÓSTICO

- La IRC se distingue principalmente de la IRA por su duración (progresión a lo largo de varios meses).
- El estudio ecográfico de los riñones en la IRC muestra unos riñones de pequeño tamaño con una elevada ecogenicidad.

VALORACIÓN

- El estudio de laboratorio y las imágenes médicas deben centrarse en la identificación de causas irreversibles de la reducción aguda del FG (p. ej., depleción de volumen, obstrucción de las vías urinarias, ICC) superpuestas a la enfermedad renal crónica.
- Biopsia renal: en general no realizada en pacientes con riñones pequeños o con enfermedad avanzada.
- El filtrado glomerular es el mejor indicador global de función renal. Puede estimarse usando ecuaciones de predicción que tienen en cuenta el nivel de creatinina sérica y alguna de (o todas) las variables específicas (tamaño corporal, edad, sexo, raza). Existen calculadoras del FG disponibles en el sitio de la National Kidney Foundation en Internet (http://www.kidney.org/kls/professionals/gfr_ calculator.cfm).

PRUEBAS DE LABORATORIO

- Elevados BUN, creatinina, aclaramiento de creatitina.
- Análisis de orina: puede mostrar proteinuria, cilindros de eritrocitos.
- Bioquímica sérica: elevados BUN y creatinina, hiperpotasemia, hiperuricemia, hipocalcemia, hiperfosfatemia, hiperglucemia, reducción del bicarbonato.
- Medida de la excreción urinaria de proteínas. El hallazgo de una relación proteína/creatinina >1000 mg/g sugiere la presencia de una glomerulopatía.
- Estudios especiales: electroforesis en suero y orina (si se sospecha un mieloma múltiple), ANA (si se sospecha un LES).

DIAGNÓSTICO POR IMAGEN

Ecografía renal para medir el tamaño de los riñones y descartar una obstrucción.

TRATAMIENTO

TRATAMIENTO NO FARMACOLÓGICO

- Proporcionar nutrición y calorías suficientes (147 a 168 kJ/kg/día de ingesta calórica, principalmente de carbohidratos y grasas poliinsaturadas). Se recomienda la derivación a un dietista para el tratamiento nutricional de pacientes con FG <50 ml/1,73 m².
- Restricción de sodio (aproximadamente 100 mmol/día), potasio (≤60 mmol/día), y fosfato (<800 mg/día).
- Ajustar las dosis de fármacos para corregir las semividas prolongadas.
- Restringir los líquidos si existe un edema cuantioso.
- La restricción proteica (≤0,8 g/kg/día) puede ralentizar el deterioro de la función renal; sin embargo, los estudios recientes no han confirmado tal beneficio. Las pruebas existentes son insuficientes como para recomendar que se evite la restricción proteica de rutina.
- El ejercicio de resistencia puede preservar la masa corporal magra, el estado nutricional y la función muscular en pacientes con nefropatía crónica moderada.
- Evitar medios de contraste.
- Dejar el tabaco.
- Comenzar la hemodiálisis o la diálisis peritoneal (v. «Tratamiento agudo»).
- Es esencial avisar al nefrólogo. Una evaluación tardía de los pacientes con enfermedad renal crónica se asocia a una mayor carga y gravedad de la enfermedad comórbida y a una supervivencia más corta.
- Trasplante renal en pacientes seleccionados.

TRATAMIENTO GENERAL

- Los inhibidores de la ECA, BRA (bloqueantes del receptor de la angiotensina) y los bloqueantes de canales de calcio no hidropiridina (diltiazem o verapamilo) son de utilidad para reducir la proteinuria y ralentizar la evolución de la nefropatía crónica, en especial en pacientes diabéticos hipertensos. Una presión arterial sistólica entre 110 y 129 mmHg puede ser beneficiosa en pacientes con una excreción urinaria de proteínas >1,0 /día. Una PA sistólica <110 mmHg puede asociarse a un mayor riesgo de progresión de la nefropatía.
- Instauración de la diálisis:
  1. Indicaciones urgentes: pericarditis urémica, neuropatía, trastornos neuromusculares, ICC, hiperpotasemia, convulsiones.
  2. Indicaciones juiciosas: aclaramiento de creatinina de 10-15 ml/min; anorexia progresiva, pérdida de peso, inversión del patrón del sueño, prurito, ganancia de líquidos incontrolada con hipertensión y signos de ICC.
- Eritropoyetina para la anemia: 2.000-3.000 U tres veces a la semana i.v./s.c. para mantener un hematocrito del 30-33%.
- Diuréticos frente a una sobrecarga de líquidos importante (son preferibles los diuréticos del asa).
- Corrección de la hipertensión para conseguir, al menos, 130/85 mmHg con inhibidores de la ECA (evítese en pacientes con hiperpotasemia importante). Los BRA y/o los bloqueantes de canales de calcio no dihidropiridina (verapamilo, diltiazem) pueden emplearse en pacientes intolerantes a los IECA o si se necesitan otros fármacos para controlar la presión arterial.
- Corrección de alteraciones electrolíticas (p. ej., cloruro cálcico, glucosa, sulfonato de poliestireno sódico para la hiperpotasemia), bicarbonato sódico en pacientes con acidosis metabólica grave.
- Fármacos hipolipemiantes en pacientes con dislipidemia. El objetivo es conseguir un colesterol LDL <100 mg/dl.

- Control de la osteodistrofia renal con suplementos de calcio y vitamina D. La dosis inicial de carbonato de calcio es de 0,5 g con cada comida, aumentándola hasta que la concentración sérica de fósforo se normalice (la mayoría de los pacientes precisan 5-10 g/día). El calcitriol, 0,125 a 0,25 µg/día v.o., es eficaz para elevar la concentración sérica de calcio. Se ha comunicado que el paricalcitol, un nuevo análogo de la vitamina D, es más eficaz que el calcitriol para reducir las elevaciones de los niveles séricos de calcio y fósforo.
- El sevelamer es un ligando de fosfato, útil para reducir los niveles de éste.

PRONÓSTICO

- El pronóstico está condicionado por la comorbilidad de enfermedades multisistémicas.

- El trasplante renal en pacientes seleccionados mejora la supervivencia. La tasa de supervivencia del trasplante renal a los 2 años si procedía de un familiar vivo es >80%, mientras que la tasa de supervivencia del trasplante a los 2 años si éste procedía de un cadáver es de aproximadamente un 70%.

BIBLIOGRAFÍA RECOMENDADA

Jafar TH y cols.: Progression of chronic kidney disease: the role of blood pressure control, proteinuria, and angiotensin-converting enzyme inhibition, Ann Intern Med 139:244, 2003.

Johnson CA y cols.: Clinical practice guidelines for chronic kidney disease in adults, Am Fam Physician 70:869, 2004.

Kinchen KS y cols.: The timing of specialist evaluation in chronic kidney disease and mortality, Ann Intern Med 137:479, 2003.

Levey AS: Nondiabetic kidney disease, NEngl J Med 347:1505, 2002.

Lewey AS y cols.: National Kidney Foundation practice guidelines for chronic kidney disease: evaluation, classification, and stratification, Ann Intern Med 139:137, 2003.

Lewinsky NG: Specialist evaluation in chronic kidney disease: too little too late, Ann Intern Med 137:542, 2002.

Remuzzi G y cols.: Chronic renal diseases: renoprotective benefits of renin-angiotensin system inhibition, Ann Intern Med 136:604, 2002.

Yu HT: Progression of chronic renal failure, Arch Intern Med 163:1417, 2003.

AUTOR: **FRED F. FERRI, M.D.**

INFORMACIÓN BÁSICA

DEFINICIÓN

La insuficiencia tricuspídea (IT) se refiere al flujo anormal de sangre del ventrículo derecho a la aurícula derecha durante la sístole (fig. 1-147).

SINÓNIMO

Regurgitación tricuspídea

CÓDIGOS CIE-9CM
397.0 Enfermedad de la válvula tricúspide
424.2 Insuficiencia de la válvula tricúspide (no reumática)

EPIDEMIOLOGÍA Y DEMOGRAFÍA

- La insuficiencia tricuspídea aislada es más frecuente que la estenosis de la válvula tricuspídea.
- En pacientes con cardiopatía reumática, la insuficiencia tricuspídea rara vez aparece en solitario, asociándose normalmente con una valvulopatía mitral y/o aórtica.
- La insuficiencia tricuspídea trivial se detecta con frecuencia mediante ecocardiografía y se considera una variante normal.

SÍNTOMAS Y SIGNOS

- Los síntomas de la insuficiencia tricuspídea están determinados por la causa subyacente (p. ej., hipertensión pulmonar, insuficiencia del ventrículo izquierdo y estenosis mitral).
- Disnea.
- Ortopnea.
- Disnea paroxística nocturna.
- Signos de insuficiencia de la parte derecha del corazón:
  1. Distensión venosa yugular elevada con ondas V grandes.
  2. Desplazamiento del ventrículo derecho.

3. S_3 en el lado derecho.
4. Soplo holosistólico mejor apreciado a lo largo de la línea paraesternal y cuarto espacio intercostal, más sonoro durante la inspiración.
5. Hígado pulsátil.
6. Hepatomegalia.
7. Ascitis.
8. Edema.

ETIOLOGÍA

- La insuficiencia tricuspídea suele ser más funcional que estructural.
- La insuficiencia tricuspídea funcional se refiere a trastornos que causan la dilatación del anillo tricuspídeo y/o del ventrículo derecho, como:
  1. Cualquier causa de hipertensión pulmonar (p. ej., EPOC, embolia pulmonar, neumopatía restrictiva, colagenopatía-vasculopatía e hipertensión pulmonar primaria).
  2. Enfermedad arterial coronaria con infarto del ventrículo derecho.
  3. Insuficiencia cardíaca congestiva del lado izquierdo que causa una insuficiencia cardíaca del lado derecho.
  4. Miocardiopatía dilatada (p. ej., alcohol, idiopática).
- La IT estructural se refiere a aquellas enfermedades que afectan a la válvula tricúspide de forma directa, como:
  1. Fiebre reumática.
  2. Endocarditis infecciosa.
  3. Congénita (p. ej., anomalía de Ebstein).
  4. Síndrome carcinoide.
  5. Síndrome de Marfan.
  6. Prolapso de la válvula tricúspide.
  7. Traumática (p. ej., inserción de marcapasos).
  8. Mixoma de la aurícula derecha.
  9. Colagenopatía-vasculopatía (p. ej., LES).
  10. Radiación.

DIAGNÓSTICO

El diagnóstico de la insuficiencia tricuspídea se establece mediante la historia clínica, exploración física y pruebas complementarias, como ECG, radiografía de tórax, ecocardiografía y, rara vez, cateterización del lado derecho del corazón.

DIAGNÓSTICO DIFERENCIAL

El diagnóstico diferencial de la insuficiencia tricuspídea es el establecido bajo el epígrafe «Etiología».

VALORACIÓN

- Cualquier paciente con sospecha de insuficiencia tricuspídea debe someterse a lo siguiente:
  1. Radiografía de tórax.
  2. Electrocardiograma.
  3. Ecocardiografía (confirmatorio).
  4. Cateterización del lado cardíaco derecho.

PRUEBAS DE LABORATORIO

- Los análisis de sangre no son muy específicos en el diagnóstico de la insuficiencia tricuspídea.
- El ECG puede mostrar evidencias de:
  1. Aumento de tamaño de la aurícula derecha (p. ej., elevación de la onda P en las derivaciones II, III, aVF >2,5 mV).
  2. Dilatación o hipertrofia del ventrículo derecho (p. ej., onda R > S en la derivación V_1).
  3. Desviación del eje derecho >100°.
  4. Fibrilación auricular.

DIAGNÓSTICO POR IMAGEN

- La radiografía de tórax puede mostrar:
  1. Evidencia de EPOC con diafragma plano, tórax en tonel, arterias pulmonares dilatadas y aumento del espacio aéreo retroesternal.
  2. Incremento de tamaño de la aurícula derecha.
  3. Aumento de tamaño del ventrículo derecho.
- La ecocardiografía, modo M, bidimensional con onda continua, de onda de pulso y Doppler color:
  1. Detectan la insuficiencia tricuspídea.
  2. Estiman la gravedad de la insuficiencia tricuspídea.
  3. Estiman la presión de la arteria pulmonar.
  4. Descartan vegetaciones, masas o prolapso.
  5. Valoran la función ventricular global.
- La cateterización del lado derecho muestra:
  1. Presiones de la aurícula y ventrículo derechos elevadas al final de la diástole.
  2. Grandes ondas V.

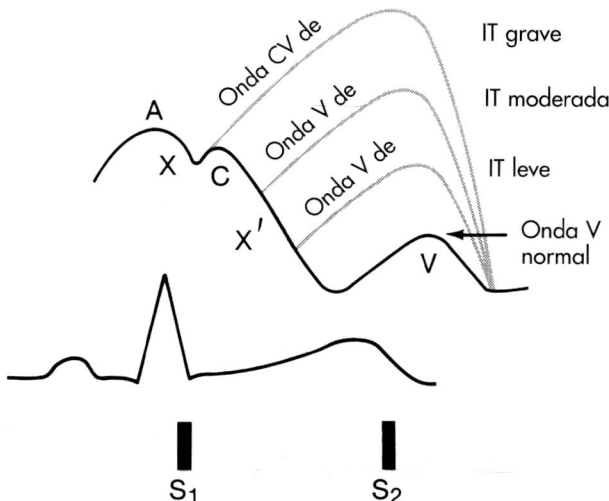

FIGURA 1-147 Pulso venoso yugular en la insuficiencia tricuspídea. El pulso venoso yugular normalmente cae durante la sístole ventricular. A medida que la IT se hace más grave, la onda CV se vuelve más evidente durante la sístole ventricular. (De Conn R: *Current diagnosis*, 9.ª ed., Filadelfia, 1997, WB Saunders.)

TRATAMIENTO

El tratamiento de la insuficiencia tricuspídea se centra en la causa subyacente.

TRATAMIENTO NO FARMACOLÓGICO

La oxigenoterapia es beneficiosa en pacientes con insuficiencia tricuspídea funcional secundaria a hipertensión pulmonar subyacente, causada por hipoxia alveolar.

TRATAMIENTO AGUDO

- La insuficiencia tricuspídea funcional causada por una insuficiencia cardíaca del lado derecho se trata de forma parecida con reducción de la precarga y poscarga, con o sin tratamiento inotrópico:
  1. Digoxina, 0,25 mg v.o. al día.
  2. Furosemida, 40-80 mg al día, para el edema.
  3. Inhibidores de la enzima convertidora de la angiotensina (p. ej., lisinopril, 10-40 mg v.o. al día, fosinopril, 10-40 mg v.o. al día, enalapril, 10 mg v.o. dos veces al día y captopril, 50 mg v.o. tres veces al día.
- El tratamiento de la insuficiencia tricuspídea estructural depende de la etiología subyacente (p. ej., antibióticos frente a la endocarditis infecciosa).

TRATAMIENTO CRÓNICO

- Se considerará la cirugía de la válvula tricúspide en pacientes con insuficiencia tricuspídea grave debida a estenosis mitral reumática e hipertensión pulmonar, lesiones valvulares estructurales por síndrome carcinoide, anomalías congénitas o endocarditis infecciosa.
- Las técnicas quirúrgicas pueden incluir:
  1. Sustitución valvular completa.
  2. Anuloplastia.
  3. Dejar a la válvula tricúspide con sólo dos valvas.

PRONÓSTICO

- La historia natural de la insuficiencia tricuspídea dependerá de la etiología subyacente.
- Los pacientes con valvulopatía reumática que precisa la sustitución de ambas válvulas, mitral y tricúspide, tienen una tasa de morbilidad/mortalidad a los 30 días del 15-20%.

DERIVACIÓN

En pacientes con insuficiencia tricuspídea considerablemente sintomática, se recomienda la consulta cardiológica.

OTRAS CONSIDERACIONES

COMENTARIOS

- Se recomienda la profilaxis antibiótica en procedimientos dentales, GI o GU en pacientes con anomalías estructurales de la válvula tricúspide.
- La insuficiencia tricuspídea secundaria al prolapso de la válvula tricúspide también puede asociarse a prolapso de la válvula mitral.

BIBLIOGRAFÍA RECOMENDADA

Frater R: Tricuspid insufficiency, J Thorac Cardiovasc Surg 122(3):427, 2001.

Raman SV y cols.: Tricuspid valve disease: tri-cuspid valve complex perspective, Curr Prob Cardiol 27(3):103, 2002.

Trichon BH, O'Connor CM: Secondary mitral and tricuspid regurgitation accompanying left ventricular systolic function: is it important, and how is it treated? Am Heart J 144(3):373, 2002.

Waller BF y cols.: Pathology of tricuspid valve stenosis and pure tricuspid regurgitation-Part I, Clin Cardiol 18(2):97, 1995.

Waller BF y cols.: Pathology of tricuspid valve stenosis and pure tricuspid regurgitation-Part II, Clin Cardiol 18(3):167, 1995.

AUTOR: **WEN-CHIH WU, M.D.**

INFORMACIÓN BÁSICA

DEFINICIÓN

Se trata de un tumor pancreático secretor de insulina que produce síntomas relacionados con la hipoglucemia.

CÓDIGO CIE-9CM
M8151/0 Insulinoma

EPIDEMIOLOGÍA Y DEMOGRAFÍA

INCIDENCIA: 1 caso/250.000 personas/año.
DEMOGRAFÍA: Afecta a ambos sexos (aproximadamente el 60% en la mujer) y a todas las edades. En la serie de la Clínica Mayo el promedio de edad al diagnóstico fue de 50 años en los casos esporádicos y de 23 años en pacientes con neoplasia endocrina múltiple (NEM) tipo 1.

SÍNTOMAS Y SIGNOS

Los síntomas aparecen típicamente por la mañana antes del desayuno (es decir, hipoglucemia de ayuno frente a hipoglucemia reactiva no relacionada con insulinoma).

Síntomas neurohipoglucémicos	%
Diferentes combinaciones de diplopía, visión borrosa, sudor, palpitaciones o debilidad	85
Confusión o conducta anormal	80
Inconsciencia o amnesia	53
Convulsiones generalizadas	12

Síntomas adrenérgicos	%
Sudor	43
Temblor	23
Hambre, náusea	12
Palpitaciones	10

ETIOLOGÍA, ANATOMÍA PATOLÓGICA, FISIOPATOLOGÍA

- Los insulinomas son casi siempre solitarios. Los insulinomas malignos suponen el 5% del total; tienden a ser mayores (6 cm). Las metástasis más frecuentes se localizan en hígado (47%), ganglios linfáticos regionales (30%) o ambos.
- Los insulinomas tienen una distribución irregular en la cabeza, cuello y cola del páncreas; los insulinomas ectópicos son infrecuentes (1-3%). Tamaño del tumor: 5% 0,5 cm o menos, 34% 0,5-1 cm, 53% 1-5 cm, 8% >5 cm.
- La clasificación histológica consiste en insulinoma en el 86%, adenomatosis en el 5-15%, nesidioblastosis en el 4% e hiperplasia en el 1%. La adenomatosis consiste en múltiples adenomas o microadenomas y es más frecuente en pacientes con NEM-1. La nesidioblastosis es también una lesión difusa en la que aparecen brotes de células de los islotes en estructuras ductales.

DIAGNÓSTICO

DIAGNÓSTICO DIFERENCIAL (DE LA HIPOGLUCEMIA EN AYUNAS)

HIPERINSULINISMO:
- Insulinoma.
- Tumores no pancreáticos.
- Insuficiencia cardíaca congestiva grave.
- Insuficiencia renal avanzada en diabetes no dependientes de la insulina.

DEFICIENCIAS DE ENZIMAS HEPÁTICAS O DISMINUCIÓN DE LA PRODUCCIÓN HEPÁTICA DE GLUCOSA (PRINCIPALMENTE EN LACTANTES Y NIÑOS):
- Enfermedades por depósito de glucógeno.
- Hipofunción endocrina.
- Hipopituitarismo.
- Enfermedad de Addison.
- Insuficiencia hepática.
- Abuso de alcohol.
- Malnutrición.

AGENTES EXÓGENOS:
- Sulfonilureas, biguanidas.
- Insulina.
- Otros medicamentos (aspirina, pentamidina).

HIPOGLUCEMIA EN AYUNAS FUNCIONAL: Autoanticuerpos contra insulina o su receptor.

PRUEBAS DE LABORATORIO

- La glucemia tras el ayuno nocturno con determinación simultánea de la concentración de insulina, proinsulina y/o péptido C en sangre permite conocer la presencia de hipoglucemia en ayunas orgánica en el 60% de los pacientes.
- Si estas determinaciones no permiten conseguir el diagnóstico, se mantiene un ayuno durante 72 horas con determinación de la concentración de glucosa e insulina en sangre a intervalos de 2 a 4 horas: el 75% de los pacientes con insulinoma presenta síntomas y una glucemia inferior a 40 mg/dl a las 24 horas, entre el 92 y el 98% a las 48 horas y casi todos los pacientes a las 72 horas. La prueba se considera positiva para insulina si la proporción insulina/glucosa en plasma es superior a 0,3. Si en algún momento el paciente presenta síntomas, hay que determinar la concentración plasmática de glucosa e insulina y administrar glucosa intravenosa.
- Puede emplearse la concentración plasmática de proinsulina, péptido-C, anticuerpos contra insulina y sulfonilurea para descartar un uso oculto de insulina o fármacos hipoglucemiantes o autoanticuerpos contra insulina o contra su receptor.

- Consúltese la sección III, «Hipoglucemia», para una descripción del planteamiento diagnóstico en pacientes con hipoglucemia e insulina elevada comprobadas.

DIAGNÓSTICO POR IMAGEN
- La TC o RM abdominal detecta la mitad a los dos tercios de los insulinomas (la ecografía no es efectiva). Sólo deben realizarse tras la confirmación del diagnóstico de insulinoma con pruebas de laboratorio.
- Ecografía intraoperatoria.
- Arteriografía.
- Gammagrafía con octreotido.

TRATAMIENTO

TRATAMIENTO QUIRÚRGICO
- Extirpación de un insulinoma aislado.
- Pancreatectomía parcial en adenomas múltiples.

TRATAMIENTO MÉDICO
- Administración de carbohidratos.
- El diazóxido inhibe directamente la liberación de insulina y tiene un efecto hiperglucémico extrapancreático que aumenta la glucogenólisis.
- Lanreotido y octreotido (análogos de somatostatina).
- Estreptozotocina.

DERIVACIÓN
En algún momento de la valoración hay que derivar al paciente al endocrinólogo y después al cirujano. Un motivo razonable para la derivación es la hipoglucemia en ayunas, con una concentración elevada de insulina.

BIBLIOGRAFÍA RECOMENDADA

Axelrod L: Insulinoma: cost-effective care in patients with rare disease, *Ann Intern Med* 123:311, 1995.

Gerich JE: Hypoglycemia. In DeGroot LS, Jameson JL, eds, *Endocrinology,* ed 4, Philadelphia, 2001, WB Saunders.

Service FJ et al: Functioning insulinoma—incidence, recurrence and long-term survival of patients, *Mayo Clin Proc* 66:711, 1991.

AUTOR: **TOM J. WACHTEL, M.D.**

INFORMACIÓN BÁSICA

DEFINICIÓN

La intolerancia a la lactosa es una concentración insuficiente de la enzima lactasa, lo que produce la fermentación de la lactosa no absorbida por las bacterias intestinales, con la consiguiente producción intestinal de gas y diferentes ácidos orgánicos.

SINÓNIMOS

Deficiencia de lactasa.
Intolerancia a la leche.

CÓDIGO CIE-9CM

271.3 Intolerancia a la lactosa

EPIDEMIOLOGÍA Y DEMOGRAFÍA

Cerca de 50 millones de personas en EE.UU. tienen una intolerancia parcial o completa a la lactosa. Existen diferencias raciales, ya que <25% de los adultos blancos presentan intolerancia a la lactosa, mientras que >85% de los estadounidenses de origen asiático y >60% de las personas de raza negra presentan algún tipo de intolerancia a la lactosa.

SÍNTOMAS Y SIGNOS

- Dolor a la palpación y calambres abdominales, distensión y meteorismo.
- Diarrea.
- Los síntomas están relacionados directamente con la presión osmótica del sustrato en el colon y aparecen 2 horas después de la ingestión de lactosa.
- Exploración física: puede ser completamente normal.

ETIOLOGÍA

- Deficiencia de lactasa congénita: frecuente en prematuros; rara en niños nacidos a término y por lo general se hereda con un patrón autosómico recesivo.
- Intolerancia a la lactosa secundaria: por lo general es la consecuencia de una lesión de la mucosa intestinal (enfermedad de Crohn, gastroenteritis viral, enteropatía del SIDA, criptosporidiosis, enfermedad de Whipple, esprue).

DIAGNÓSTICO

DIAGNÓSTICO DIFERENCIAL

- EII.
- SCI.
- Insuficiencia pancreática.
- Esprúe tropical y no tropical.
- Fibrosis quística.
- Enfermedad diverticular.
- Neoplasia de colon.
- Abuso de laxantes.
- Enfermedad celíaca.
- Enfermedad parasitaria (p. ej., giardiasis).
- Infecciones virales o bacterianas.

VALORACIÓN

- El diagnóstico se alcanza por lo general mediante la anamnesis y la mejoría con la modificación de la dieta.
- La evaluación diagnóstica puede consistir en una confirmación del diagnóstico con la prueba respiratoria de hidrógeno y descartando otros trastornos señalados en el diagnóstico diferencial que pueden coexistir con la deficiencia de lactasa.

PRUEBAS DE LABORATORIO

- Prueba del hidrógeno respirado en lactosa: un aumento del hidrógeno en la respiración >20 ppm en los 90 minutos siguientes a la ingestión de 50 g de lactosa es positiva para deficiencia de lactasa. Esta prueba es positiva en el 90% de los pacientes con malabsorción de lactosa. Las causas habituales de un resultado falso negativo son el uso reciente de antibióticos por vía oral o un enema colónico alto.
- La prueba de tolerancia a la lactosa es más antigua y menos precisa (tasa de resultados falsos negativos y falsos positivos del 20%). El paciente recibe por vía oral una dosis de 1 a 1,5 g de lactosa/kg. Después se hace una determinación seriada de la glucemia de forma horaria durante 3 horas. La prueba se considera positiva si el paciente presenta síntomas digestivos y la glucemia sube <20 mg/dl respecto la glucemia en ayunas.
- La diarrea relacionada con la deficiencia de lactasa es de naturaleza osmótica, con un intervalo osmótico y un pH inferior a 6,5.

DIAGNÓSTICO POR IMAGEN

No suele estar indicado. Puede ser útil una serie radiológica de intestino delgado en pacientes con malabsorción importante.

TRATAMIENTO

TRATAMIENTO NO FARMACOLÓGICO

La dieta sin lactosa produce por lo general la desaparición de los síntomas en poco tiempo. La lactosa se encuentra fundamentalmente en los productos lácteos, pero puede estar presente como ingrediente o componente en muchos alimentos y bebidas. Puede haber lactosa en el pan, caramelos, fiambres, postres preparados, sopas con nata, salsa boloñesa, salsas y caldos preparados, chocolate, bebidas mixtas, aperitivos salados y medicamentos. Hay que leer las etiquetas con atención para identificar la presencia de lactosa.

TRATAMIENTO AGUDO

- La adición de un suplemento de la enzima lactasa antes del consumo de productos lácteos puede evitar los síntomas en algunos pacientes. Sin embargo, esto no es eficaz en todos los pacientes con intolerancia a la lactosa.
- Los pacientes con intolerancia a la lactosa deben ingerir una cantidad de calcio adecuada. Se recomienda tomar un suplemento de calcio para prevenir la osteoporosis.

TRATAMIENTO CRÓNICO

Se recomienda informar al paciente sobre los alimentos que contienen mucha lactosa como leche, queso fresco o helados.

PRONÓSTICO

Mejoría clínica al restringir o eliminar los productos lácteos.

DERIVACIÓN

Derivación al especialista digestivo para endoscopia si se sospechan trastornos digestivos concomitantes.

OTRAS CONSIDERACIONES

COMENTARIOS

- Existe una amplia variabilidad en los signos y síntomas en pacientes con intolerancia a la lactosa según el grado de deficiencia de lactasa.
- La mayoría de los pacientes con intolerancia a la lactosa pueden consumir hasta 350 ml de leche al día sin presentar síntomas.
- Se toleran bien las bebidas sintéticas no lácteas y la leche de arroz.

BIBLIOGRAFÍA RECOMENDADA

Swagerty DL et al: Lactose intolerance, *Am Fam Physician* 65:1845, 2002.

AUTOR: **FRED F. FERRI, M.D.**

INFORMACIÓN BÁSICA

DEFINICIÓN

El monóxido de carbono es un gas inodoro, incoloro, insípido y no irritante. Su inhalación produce toxicidad debido a un mecanismo de hipoxia celular.

CÓDIGO CIE-9CM

986 Intoxicación por monóxido de carbono

EPIDEMIOLOGÍA Y DEMOGRAFÍA

- La intoxicación por monóxido de carbono se observa con mayor frecuencia durante los meses de invierno.
- Representa una de las principales causas de mortalidad por intoxicación en Estados Unidos.

SÍNTOMAS Y SIGNOS

La clínica depende de la gravedad y la duración de la exposición. Los órganos más sensibles a la intoxicación por monóxido de carbono son el cerebro y el corazón.

- La presentación a menudo es inespecífica. La intoxicación leve o moderadamente grave cursa con cefalea, fatiga, mareo, náuseas, disnea, confusión o visión borrosa. La intoxicación grave puede presentarse con arritmias, isquemia miocárdica, edema pulmonar, letargo, ataxia, síncope, convulsiones, coma o piel de coloración rojo cereza.
- Los síntomas de la intoxicación y el pronóstico no se correlacionan con los niveles de carboxihemoglobina.

ETIOLOGÍA

La intoxicación por monóxido de carbono se debe a la hipoxia tisular y al daño celular producido por el monóxido de carbono.

- El monóxido de carbono se une a la hemoglobina con una afinidad 200-250 veces superior al oxígeno, por lo que desplaza al oxígeno de la hemoglobina y disminuye la capacidad transportadora de oxígeno de la sangre.
- El monóxido de carbono desplaza la curva de la oxihemoglobina hacia la izquierda, disminuyendo la liberación de oxígeno a los tejidos.
- La respiración celular se ve deprimida por la inhibición del sistema de la citocromo oxidasa mitocondrial.
- La función cardíaca se ve afectada por la unión directa a la mioglobina cardíaca.
- La toxicidad neurológica no se explica únicamente por la hipoxia y se cree que está relacionada con la captación intracelular de monóxido de carbono, su papel como mensajero neural, la lesión cerebral por isquemia-reperfusión y la peroxidación lipídica retrasada en el cerebro.

La intoxicación por monóxido de carbono se produce tras la exposición a los gases de las estufas, los gases de escape de los vehículos de motor, los gases producidos al quemar madera o carbón o el gas natural empleado para cocinar o como método de calefacción en áreas mal ventiladas.

- Los vapores de cloruro de metileno (un decapante de pintura) son transformados en monóxido de carbono en el hígado.

DIAGNÓSTICO

DIAGNÓSTICO DIFERENCIAL

- Síndromes virales.
- Cianidas.
- Sulfuro de hidrógeno.
- Metahemoglobinemia.
- Anfetaminas y derivados.
- Cocaína.
- Antidepresivos cíclicos.
- Fenciclidina (PCP).
- Fenotiazinas.
- Teofilina.

VALORACIÓN

Antecedentes de exposición al monóxido de carbono. Exploración física. Pruebas de laboratorio.

PRUEBAS DE LABORATORIO

- Niveles de carboxihemoglobina.
  NOTA: Un nivel de CoHb >5% en una persona no fumadora confirma la exposición. Los fumadores de un número elevado de cigarrillos pueden presentar niveles del 10%.
- Medida directa de la saturación de oxígeno en la sangre arterial.
  NOTA: La pulsioximetría y la gasometría arterial pueden arrojar resultados falsamente normales, ya que ninguna de ellas mide directamente la saturación de oxígeno. La pulsioximetría es inexacta debido a que la oxihemoglobina y la carboxihemoglobina presentan unas características de absorción similares. La gasometría arterial es imprecisa, ya que calcula la saturación de oxígeno a partir del oxígeno disuelto en el plasma (que no se ve afectado por el monóxido de carbono).
- Electrólitos, glucosa, BUN, creatinina, CPK, gasometría arterial (ya que puede producirse acidosis láctica y rabdomiólisis).
- ECG (para descartar isquemia).
- Prueba de embarazo (riesgo fetal elevado).
- Valorar pruebas de detección toxicológicas.

TRATAMIENTO

TRATAMIENTO AGUDO

- Alejar al intoxicado de la fuente emisora de monóxido de carbono.
- Comprobar que la vía respiratoria se encuentre libre.
- Monitorización continua mediante ECG.
- Oxígeno al 100% a través de una máscara bien ajustada y sin bolsa de recirculación o de un tubo endotraqueal (lo que disminuye la semivida de la carboxihemoglobina de 4-6 horas a 60-90 minutos).
- Determinar los niveles de carboxihemoglobina cada 2-4 horas.

- Mantener la oxigenoterapia hasta que el nivel de carboxihemoglobina sea inferior al 10%.

El oxígeno hiperbárico (3 atm) reduce la semivida del monóxido de carbono a 20-30 minutos.

- Existe controversia acerca del beneficio de una concentración de oxígeno superior al 100%.
- Un estudio reciente sugiere que los pacientes con una intoxicación aguda (<24 horas) y sintomática por monóxido de carbono tratada con sesiones de oxígeno hiperbárico en las primeras 24 horas presentaban menores secuelas cognitivas a las 6 semanas y a los 12 meses en comparación con los pacientes tratados con oxígeno normobárico.
- Puede estar indicado en:
  1. Intoxicación grave (carboxihemoglobina >25%, síntomas o signos neurológicos, cambios isquémicos en el ECG, acidosis metabólica grave, rabdomiólisis, edema pulmonar, shock).
  2. Pacientes sintomáticos después de haber permanecido 2-4 horas respirando oxígeno normobárico.
  3. Mujeres embarazadas con carboxihemoglobina >15% o signos de sufrimiento fetal: en este caso el umbral para iniciar el tratamiento es menor, debido a la mayor afinidad del monóxido de carbono por la hemoglobina fetal.
- Consultar al centro de toxicología local.
- Valorar una posible intoxicación concomitante con otros gases tóxicos/irritantes que puedan estar presentes en los gases inhalados, así como la existencia de una lesión térmica de las vías respiratorias.
- Identificar la fuente emisora y determinar si la intoxicación fue accidental.

PRONÓSTICO

- Depende de la gravedad de la exposición.
- El 14-40% de los supervivientes a una intoxicación grave sufre secuelas neurológicas que van del parkinsonismo a los síntomas neuropsiquiátricos (trastornos de la memoria y la personalidad). Los trastornos neurológicos suelen ser aparentes en el plazo de tres semanas tras la intoxicación, aunque pueden presentarse meses después. La RM cerebral puede mostrar alteraciones en la sustancia blanca y en los ganglios basales.
- Existe un riesgo elevado de fallecimiento fetal.

DERIVACIÓN

- Centro toxicológico local.
- Cámara hiperbárica +/−.

BIBLIOGRAFÍA RECOMENDADA

Goldfrank LR et al: *Goldfrank's toxicologic emergencies*, ed 6, New York, 2002, McGraw-Hill.
Weaver LK et al: Hyperbaric oxygen for acute carbon monoxide poisoning, *N Engl J Med* 347:1057, 2002.

AUTOR: SUDEEP K. AULAKH, M. D., F.R.C.P.C.

INFORMACIÓN BÁSICA

DEFINICIÓN

La intoxicación por paracetamol es un trastorno que cursa con necrosis hepática, ictericia, somnolencia y riesgo de muerte si no se trata de forma apropiada. Desde el punto de vista anatomopatológico existe necrosis hepática.

SINÓNIMO

Envenenamiento por paracetamol.

CÓDIGO CIE-9CM
965.4 Intoxicación por paracetamol

EPIDEMIOLOGÍA Y DEMOGRAFÍA

- La ingesta potencialmente tóxica de medicamentos con paracetamol supera los 100.000 casos anuales.
- La mortalidad aproximada es de 1/1.000 personas. Casi el 50% de las exposiciones afectan a niños menores de 6 años.
- La necrosis hepática es más probable en personas con malnutrición crónica, que abusan regularmente del alcohol o que emplean otros medicamentos potencialmente hepatotóxicos.

SÍNTOMAS Y SIGNOS

- La exploración física puede variar en función del número de horas transcurridas desde la ingesta de paracetamol.
- Inicialmente los síntomas pueden ser leves o faltar, e incluyen diaforesis, malestar, náuseas y vómitos.
- Tras 12-24 horas, el paciente puede referir dolor en el CSD asociado a vómitos, diaforesis y posteriormente somnolencia.
- En las sobredosis masivas puede aparecer ictericia en las 72 horas iniciales.
- Posteriormente se produce coma, somnolencia y confusión, que acaban produciendo la muerte si no se tratan de forma apropiada.

ETIOLOGÍA

La cantidad de paracetamol necesaria para producir toxicidad hepática varía en función del tamaño del enfermo y de la función hepática. El clínico puede determinar el riesgo de toxicidad hepática empleando nomogramas estandarizados que calculan la concentración plasmática de paracetamol y el número de horas transcurridas desde la ingesta.

DIAGNÓSTICO

DIAGNÓSTICO DIFERENCIAL

- Hepatopatía por abuso de alcohol o hepatitis.
- Ingesta de otras sustancias hepatotóxicas.

VALORACIÓN

La valoración inicial trata de confirmar la sobredosis de paracetamol determinando la concentración plasmática y también de valorar las lesiones hepáticas y de otros sistemas orgánicos, como riñones, páncreas y corazón (v. «Pruebas de laboratorio»). En la sección III se recoge un algoritmo para la ingesta de paracetamol.

PRUEBAS DE LABORATORIO

- La valoración inicial de laboratorio incluye la concentración plasmática de paracetamol con una segunda determinación a las 4-6 horas de la primera. Posteriormente se van midiendo las concentraciones cada 2-4 horas hasta que se estabilizan o empiezan a reducirse. Es posible representar estas concentraciones en el nomograma de Rumack-Matthew (v. algoritmo para la ingesta de paracetamol en la sección III) y calcular así el riesgo de toxicidad hepática.
- Se deben medir inicialmente las transaminasas (AST, ALT), la bilirrubina, el TP, el BUN y la creatinina en todos los pacientes.
- La detección selectiva toxicológica en suero y orina también se recomienda en el momento del ingreso.

TRATAMIENTO

TRATAMIENTO NO FARMACOLÓGICO

Se recomienda consultar con un centro de control de intoxicaciones para recibir instrucciones de tratamiento en los pacientes que han ingerido una gran cantidad de paracetamol asociado o no a otros tóxicos. La dosis tóxica de paracetamol suele superar 7,5 g en el adulto o 140 mg/kg.

TRATAMIENTO AGUDO

- Realizar un lavado gástrico y administrar carbón activado si el paciente es visto en la primera hora tras la ingesta o el clínico sospecha ingesta de varios tóxicos.
- Determinar las concentraciones en sangre a las 4 horas de la ingesta; si están en valores tóxicos, iniciar el tratamiento con 140 mg/kg de *N*-acetilcisteína v.o. como dosis de carga, seguidas de 70 mg/kg v.o. cada 4 horas durante 48 horas (el tratamiento con *N*-acetilcisteína se debe iniciar a las 24 horas de la sobredosis de paracetamol). Si inicialmente se administró carbón activado, lavar el estómago y recuperar la máxima cantidad de carbón posible y después instilar *N*-acetilcisteína empezando con una dosis de carga un 40% superior.
- Controlar las concentraciones de paracetamol; utilizar un gráfico para representar la posible toxicidad hepática.
- Realizar una hidratación i.v. adecuada (p. ej., D_5 1/2 salino normal a 150 ml/h).
- Si las concentraciones de paracetamol no resultan tóxicas, se puede interrumpir el tratamiento con acetilcisteína.

PRONÓSTICO

La mayor parte de los pacientes se recuperan sin lesiones hepáticas persistentes. La insuficiencia hepática es especialmente infrecuente en niños <6 años.

DERIVACIÓN

Se recomienda derivar al psiquiatra tras la ingesta intencionada.

AUTOR: **FRED F. FERRI, M.D.**

INFORMACIÓN BÁSICA

DEFINICIÓN

La intoxicación por setas es un envenenamiento derivado de la ingestión de setas venenosas.

CÓDIGO CIE.9CM

988.1 Intoxicación por setas

EPIDEMIOLOGÍA Y DEMOGRAFÍA

- El 5% del total de las setas son venenosas. La distinción entre las tóxicas y las comestibles puede resultar difícil, incluso para personas expertas.
- Entre las especies venenosas más frecuentes se cuentan las de los géneros *Amanita, Russula, Gyromitra* y *Omphalotus.*

SÍNTOMAS Y SIGNOS (TABLA 1-30)

- La ingestión de setas del género *Russula* produce confusión, delirio, alteraciones visuales, taquicardia y diarrea a las pocas horas de la ingestión. Pronóstico: recuperación espontánea (mortalidad <1%).

- La intoxicación por *Amanita* y *Gyromitra* se inicia con síntomas de gastroenteritis (náuseas, vómitos, diarrea, calambres abdominales) aproximadamente 10 horas después de la ingestión. El género *Amanita* puede producir miocardiopatía e insuficiencia hepática y renal. *Gyromitra* origina ictericia y convulsiones. Ambas setas se asocian a una tasa de mortalidad del 50%.
- El género *Omphalotus* produce síntomas de gastroenteritis que remiten de forma espontánea en un plazo de 24 horas.

FISIOPATOLOGÍA

- Las setas del género *Amanita* contienen sustancias citotóxicas e isoxazoles que son análogos del neurotransmisor ácido gammaaminobutírico.
- El género *Gyromitra* contiene un antagonista de la piridoxina que produce la ruptura de la mucosa GI y causa hemólisis.
- El género *Russula* contiene una sustancia colinérgica.

DIAGNÓSTICO

DIAGNÓSTICO DIFERENCIAL

- Intoxicación alimentaria.
- Sobredosis de drogas, legales o ilegales.

- Otras intoxicaciones.
- Véase el apartado correspondiente a la insuficiencia de cada órgano (p., ej., insuficiencia renal o hepática) para los distintos diagnósticos de estas alteraciones.

VALORACIÓN

- Historia.
- Inspección e identificación de las setas sospechosas.
- Análisis del contenido gástrico o de las setas (por cromatografía en capa fina o radioinmunoensayo).

TRATAMIENTO

- Lavado gástrico.
- Administración repetida de carbono activado.
- Tratamiento de sostén en función de las necesidades (pueden ser necesarios asistencia respiratoria, hemodiálisis o trasplante de hígado de urgencia).

BIBLIOGRAFÍA RECOMENDADA

Haubrich WS: Mushroom poisoning. In Haubrich WS, Schaffner F, Berk JE (eds): *Gastroenterology,* ed 5, Philadelphia, 1995, WB Saunders.

AUTOR: **TOM J. WACHTEL, M.D.**

TABLA 1-30   Síndromes de intoxicación por setas

Síndrome	Período de incubación (horas)	Especies	Toxina
Confusión, inquietud, trastornos visuales, letargo	2	*Amanita muscaria* *Amanita pantherina*	Ácido liboténico, muscimol
Actividad parasimpática	2	*Inocybe* spp. *Clitocybe* spp.	Muscarina
Alucinaciones	2	*Psilocybe* spp. *Panacolus* spp.	Psilocibina Psilocin
Disulfiram	2	*Coprinus atramentarius*	Sustancias similares al disulfiram
Gastroenteritis	2	Muchas	Desconocidas
Insuficiencia hepatorrenal	6-24	*Amanita phalloides* *Amanita virosa* *Amanita verna* *Galerina autumnalis* *Galerina marginata* *Galerina venenata*	Amatoxinas Falotoxinas
Insuficiencia hepática	6-24	*Gyromitra* spp.	Gyromitrin

De: Gorbach, S.L : *Infectious diseases,* 2.ª ed., Filadelfia, 1998, WB Saunders.

INFORMACIÓN BÁSICA

DEFINICIÓN

La incompatibilidad Rh se produce cuando, al no existir antígeno D en los hematíes maternos y sí en los fetales, existe riesgo de isoinmunización Rh.

CÓDIGO CIE-9CM
656.1 Incompatibilidad Rh

EPIDEMIOLOGÍA Y DEMOGRAFÍA

INCIDENCIA:
- La ausencia de antígeno D (tipo de sangre Rh⁻) afecta al 15% de los blancos, al 8% de los negros, y casi a ningún asiático o amerindio. Si se desconoce el tipo sanguíneo del padre, la probabilidad de que una mujer embarazada Rh⁻ tenga un feto Rh⁺ es de alrededor de un 60%.
- Entre las gestaciones complicadas por incompatibilidad Rh, el riesgo de isoinmunización materna al antígeno D está entorno al 8% en cada gestación ABO compatible cuando no se administra ningún tipo de profilaxis.
- La incompatibilidad ABO materno-fetal protege en cierto modo frente a la isoinmunización Rh.

GENÉTICA: Son cinco loci principales los que determinan el estado Rh: C, D, E, c, e. La presencia del antígeno D da lugar a un individuo Rh⁺. Su ausencia, a una persona Rh⁻. De los padres (varones) Rh⁺, el 45% son homocigotos y el 55%, heterocigotos. Para los padres (varones) Rh⁻, la probabilidad de tener descendientes Rh⁺ es del 100%. La probabilidad para los heterocigotos está en torno al 50%.

FACTORES DE RIESGO DE LA ISOINMUNIZACIÓN:
- Anteparto: transfusión del feto a la madre.
- Intraparto: transfusión del feto a la madre, aborto espontáneo, embarazo ectópico, *abruptio placentae*, traumatismo abdominal, muestreo de vellosidades coriónicas (MVC), amniocentesis, muestreo percutáneo de sangre umbilical (PUBS), versión cefálica externa, retirada manual de la placenta, aborto terapéutico, administración de productos hemáticos autólogos.

ETIOLOGÍA

La respuesta inicial a la exposición al antígeno D consiste en la producción de IgM (masa molecular, 900.000) que no atraviesa la placenta. Con una nueva exposición, se produce IgG (masa molecular, 160.000). La IgG puede atravesar la placenta y entrar en la circulación fetal, causando hemólisis en el feto. Esto puede producir una eritroblastosis fetal o enfermedad hemolítica en el neonato, lo que provoca la muerte anteparto o neonatal, o bien lesiones neurológicas al feto, a causa de la hiperbilirrubinemia y el kernicterus.

DIAGNÓSTICO

PRUEBAS DE LABORATORIO

Grupo sanguíneo ABO y Rh, así como cribado de anticuerpos, como parte del estudio prenatal inicial.
- Si el cribado de anticuerpos resulta negativo:
  1. Repetir a las 28 semanas de gestación.
  2. Determinar el grupo sanguíneo del neonato tras el parto.
  3. Si se confirma la incompatibilidad Rh por el grupo sanguíneo del neonato, debe realizarse una prueba de Kleihauer-Betke o roseteo para determinar la importancia cuantitativa de la transfusión feto-materna en las siguientes circunstancias de alto riesgo: *abruptio placentae*, placenta previa, parto por cesárea, manipulación intrauterina, retirada manual de la placenta.
- Si el cribado de anticuerpos anti-D resulta positivo:
  1. Será necesario realizar una prueba de Coombs indirecta a la madre para determinar los títulos de anticuerpos.
  2. Determinar el grupo Rh del padre y su cigosidad.
  3. Si el padre es heterocigoto, será necesario efectuar PUBS o muestreo del líquido amniótico para determinar el grupo Rh del feto.

DIAGNÓSTICO POR IMAGEN

La ecografía puede diagnosticar una hidropesía fetal, pero no puede predecirla.

TRATAMIENTO

PREVENCIÓN DE LA ISOINMUNIZACIÓN D

- Administrar 50 μg de inmunoglobulina D: después de un aborto espontáneo o inducido, o un embarazo ectópico de <13 semanas de gestación.
- Administrar 300 μg de inmunoglobulina D (protege frente a 30 ml de sangre fetal):
  1. Después de un aborto espontáneo o inducido de >13 semanas de gestación, amniocentesis, MVC, PUBS, versión cefálica externa u otra manipulación intrauterina.
  2. Como profilaxis anteparto a las 28 semanas de gestación. La profilaxis anti-D materna no causa hemólisis en el feto ni en el neonato.

3. En el momento del parto, si el neonato es D o Du positivo.
4. Si las pruebas de Kleihauer-Betke o roseteo confirman la presencia de >30 ml de sangre fetal en la circulación materna, está indicada la administración de inmunoglobulina D adicional. Confirmar la adecuación del tratamiento mediante una prueba de Coombs indirecta materna a las 48-72 h de la administración de la inmunoglobulina Rh.

CONTROL DE LAS GESTACIONES CON ISOINMUNIZACIÓN D

- Amniocentesis seriada para la evaluación de la DO_{450} a las 25 semanas de gestación, interpretando la DO_{450} delta de acuerdo con los criterios establecidos por Liley.
- PUBS si existen evidencias ecográficas de hidropesía, elevación de los valores de DO_{450} delta en la zona II en la amniocentesis, antecedentes maternos de algún hijo gravemente afectado.
- Exanguinotransfusión intrauterina si se identifica una anemia grave mucho antes de llegar a término.
- Administración de corticoides para la maduración pulmonar a las 28 semanas en gestaciones gravemente afectadas, con parto una vez los pulmones estén maduros.
- Parto tan pronto como se consiga la maduración pulmonar en gestaciones leve o moderadamente afectadas.

PRONÓSTICO

La supervivencia de los lactantes sin hidropesía es del 90%. De los lactantes con hidropesía sobrevive un 82%.

DERIVACIÓN

Derivar cualquier gestación con isoinmunización Rh a un centro de atención terciario antes de las 18-20 semanas de gestación.

BIBLIOGRAFÍA RECOMENDADA

Maayan-Metzger A y cols.: Maternal anti-D prophylaxis during pregnancy does not cause neonatal haemolysis, Arch Dis Child 84:60, 2001.

AUTOR: **LAUREL M. WHITE, M.D.**

INFORMACIÓN BÁSICA

DEFINICIÓN

La laberintitis es una vestibulopatía periférica caracterizada por el inicio brusco de vértigo, acompañado por lo general de náusea y vómito. Puede asociarse o no a hipoacusia.

SINÓNIMOS

Laberintitis aguda.
Neuropatía vestibular aguda.
Neuronitis vestibular.
Neurolaberintitis viral.

> **CÓDIGOS CIE-9CM**
> 386.12 Neuronitis vestibular (activa y recurrente)
> 386.3 Laberintitis

EPIDEMIOLOGÍA Y DEMOGRAFÍA

INCIDENCIA (EN EE.UU.): Causa más frecuente de vértigo espontáneo prolongado acompañada de náusea a cualquier edad.
PREDOMINIO POR EDADES: Cualquiera.

SÍNTOMAS

- Vértigo, náuseas y vómitos que aparecen durante varias horas.
- Los síntomas suelen alcanzar el máximo en 24 horas, a continuación desaparecen de forma gradual durante varias semanas.
- Durante el primer día el paciente suele tener dificultad para enfocar los ojos por la presencia de nistagmo espontáneo.
- Habitualmente la evolución es benigna, con recuperación completa en 1-3 meses, aunque los pacientes de más edad pueden presentar un vértigo intratable que persiste durante muchos meses.

SIGNOS

- Nistagmo.
- Náuseas.
- Vómitos.
- Vértigo que empeora al mover la cabeza.
- Pruebas calóricas anormales.
- Posible hipoacusia en el oído afectado.
- Es típica una exploración otoscópica normal.
- Exploración neurológica normal por lo demás.

ETIOLOGÍA

A menudo precedida 1-2 semanas por una enfermedad viral.

DIAGNÓSTICO

DIAGNÓSTICO DIFERENCIAL

- Isquemia laberíntica aguda (insuficiencia vascular).
- Otras formas de laberintitis (bacteriana y sifilítica).
- Fístula laberíntica.
- Vértigo postural benigno.
- Síndrome de Meniere.
- Colesteatoma.
- Inducida por fármacos.
- Tumor del octavo par.
- Traumatismo craneal.

VALORACIÓN

- Otoscopia.
- Exploración neurológica con atención especial a los pares craneales.
- Audiometría si se acompaña de pérdida de audición.
- Pruebas calóricas si la presentación es atípica.

PRUEBAS DE LABORATORIO

- Las pruebas de laboratorio habituales no suelen ser útiles.
- Si hay antecedentes de vómitos abundantes, comprobar electrólitos, urea y creatinina.

DIAGNÓSTICO POR IMAGEN

Innecesario por lo general, pero puede verse la captación de contraste en el laberinto óseo mediante RM. TC craneal con cortes finos a través del hueso temporal si hay antecedente de traumatismo o sospecha de colesteatoma. RM cerebral con y sin contraste con cortes finos a través del conducto auditivo interno si existe la exploración de pares craneales es anormal o hay sospecha de tumor del octavo par.

TRATAMIENTO

TRATAMIENTO NO FARMACOLÓGICO

Restablecer la confianza. Reposo en cama inicial, a continuación aumentar la actividad según tolerancia.

TRATAMIENTO AGUDO

- La prometazina u otros antieméticos son efectivos.
- Sedantes vestibulares: a menudo se emplea meclizina 12,5 a 25 mg cuatro veces al día. También es efectivo el parche de escopolamina.
- Metilprednisolona, 100 mg/día durante 3 días, con descenso lento durante 3 semanas.
- El valaciclovir no ha demostrado su utilidad.

TRATAMIENTO CRÓNICO

Es importante retirar el tratamiento sedante vestibular lo antes posible.

PRONÓSTICO

Por lo general no precisa ingreso hospitalario, a menos que el paciente no pueda tolerar la ingestión de líquidos por vía oral.

DERIVACIÓN

- Si persisten los síntomas o existen anomalías neurológicas.
- Valorar rehabilitación vestibular, sobre todo en la ancianidad.

OTRAS CONSIDERACIONES

COMENTARIOS

La *laberintitis* es un término que implica por lo general una vestibulopatía periférica asociada a pérdida de audición. El término «neuronitis vestibular» se emplea cuando no se altera la audición. A pesar de esta diferencia técnica, muchos médicos emplean ambos términos como sinónimos.

BIBLIOGRAFÍA RECOMENDADA

Baloh RW et al: Neurotology, *Continuum, Lifelong Learning in Neurology* 2(2):37, 1996.
Strupp M et al: Methylprednisolone, valacyclovir, or the combination for vestibular neuritis, *N Engl J Med* 351(4):322, 2004.

AUTOR: **SHARON S. HARTMAN, M.D., PH.D.**

INFORMACIÓN BÁSICA

DEFINICIÓN

La laringitis es la inflamación aguda o crónica de las membranas mucosas de la laringe.

CÓDIGOS CIE-9CM
464.0 Laringitis aguda
476.0 Laringitis crónica

SÍNTOMAS Y SIGNOS

LARINGITIS AGUDA:

- Síndrome clínico caracterizado por el inicio de ronquera, voz rota o episodios de afonía. También puede haber dolor de garganta, tos, congestión nasal y rinorrea.
- Habitualmente asociada a infección viral de la vía respiratoria superior.
- Laringe con eritema y edema difuso, congestión vascular de los pliegues vocales y en ocasiones úlceras mucosas.
- En los niños pequeños se afecta con frecuencia la subglotis, con estrechamiento de la vía respiratoria y ronquera pronunciada, estridor inspiratorio, disnea e inquietud.
- Compromiso respiratorio infrecuente en adultos.

LARINGITIS CRÓNICA:

Caracterizada por ronquera o disfonía persistente durante más de 2 semanas.

ETIOLOGÍA

LARINGITIS AGUDA:

- Con más frecuencia por rinovirus, por lo que el tratamiento consiste en medidas de soporte, como se señala en la sección de tratamiento no farmacológico.
- Estudios para evaluar el uso de antibióticos (eritromicina, penicilina) en laringitis aguda no han encontrado un beneficio clínico objetivo sobre el placebo, por lo que no están recomendados de forma habitual. Los antibióticos y otros antimicrobianos pueden estar indicados en los casos en los que se identifican patógenos específicos potencialmente tratables.
- Evitar los descongestionantes por su efecto desecante.
- La guaifenesina puede ser un complemento útil como mucolítico.

- En laringitis relacionada con ERGE usar tratamiento antiácido (bloqueantes H2, inhibidores de la bomba de protones) y precauciones nocturnas antirreflujo.

LARINGITIS CRÓNICA:

- Se debe a: tuberculosis, por lo general mediante diseminación broncogénica; lepra, por diseminación nasofaríngea u orofaríngea; sífilis, en fase secundaria y terciaria; rinoescleroma, que se extiende desde la nariz y la nasofaringe; actinomicosis; histoplasmosis; blastomicosis; paracoccidiomicosis; coccidiosis; candidiasis; aspergilosis; esporotricosis; rinosporidiosis, infecciones parasitarias como leismaniosis e infección por clinostomum tras consumo de pescado de agua dulce.
- Las causas no infecciosas de laringitis aguda y crónica son las neoplasias malignas, abuso de la voz (cantantes), enfermedad por reflujo gastroesofágico e irritantes químicos o ambientales, como tabaco y alergenos. Otras causas de lesiones inflamatorias o granulomatosas de la laringe son la policondritis recurrente, granulomatosis de Wegener y sarcoidosis.

DIAGNÓSTICO

VALORACIÓN

- Anamnesis y exploración física: el diagnóstico suele ser evidente.
- Laringoscopia si el caso es grave o persistente.
- Hay que realizar cultivos de laringe si se sospecha una etiología distinta de la infección viral aguda.
- No están indicadas las técnicas de diagnóstico por imagen, a menos que haya signos de compromiso de la vía respiratoria. Realizar radiografías simples del cuello en proyección anteroposterior y lateral para distinguir la laringitis de la laringotraqueobronquitis aguda o supraglotitis.

DIAGNÓSTICO DIFERENCIAL

Niños pequeños con signos de obstrucción de la vía respiratoria:

- Supraglotitis (epiglotitis).
- Laringotraqueobronquitis.
- Traqueítis.
- Aspiración de cuerpo extraño.

En adultos con ronquera persistente hay que sospechar causas no infecciosas de laringitis, como las señaladas previamente.

TRATAMIENTO

TRATAMIENTO NO FARMACOLÓGICO

- Descanso de la voz.
- Usar un humidificador del aire.
- Hidratación adecuada. Evitar el alcohol y la cafeína por su efecto diurético.

TRATAMIENTO AGUDO

- Antibióticos y otros antimicrobianos: indicados sólo cuando se identifica un patógeno específico.
- Evitar los descongestionantes por su efecto desecante.
- La guaifenesina puede ser un buen complemento como mucolítico.
- En laringitis relacionada con ERGE usar tratamiento antiácido (bloqueantes H2, inhibidores de la bomba de protones) y precauciones nocturnas antirreflujo.

PRONÓSTICO

La laringitis no complicada suele ser benigna, con desaparición gradual de los síntomas.

DERIVACIÓN

Si los síntomas persisten >2 semanas, enviar al otorrinolaringólogo para laringoscopia. Podría estar indicada la evaluación por el gastroenterólogo si se sospecha ERGE.

BIBLIOGRAFÍA RECOMENDADA

Garrett CG, Osoff RH: Hoarseness, *Med Clin North Am* 83(1)115, 1999.
Nostrant TT: Gastroesophageal reflux and laryngitis: a skeptic's view, *Am J Med* 108(4A):149S, 2000.

AUTORES: **JANE V. EASON, M.D.** y **MARILYN FABBRI, M.D.**

INFORMACIÓN BÁSICA

DEFINICIÓN

La laringotraqueobronquitis aguda es una infección viral de la vía respiratoria superior e inferior con eritema y edema de las paredes traqueales y estrechamiento de la región subglótica.

SINÓNIMO

Crup.

CÓDIGO CIE-9CM
464.4 Crup

EPIDEMIOLOGÍA Y DEMOGRAFÍA

- El crup es principalmente una enfermedad de la infancia entre 1 y 6 años de edad.
- La incidencia máxima es el segundo año de vida (50 casos/1.000 niños).
- La mayoría de los casos se producen en otoño y se deben a una infección por virus parainfluenza tipo 1.
- Los brotes invernales representan por lo general una infección por virus influenza A y B.
- El crup supone el 10-15% de las infecciones de la vía respiratoria inferior en niños pequeños.
- Los niños lo sufren con más frecuencia que las niñas.

SÍNTOMAS Y SIGNOS

- La mayoría de los niños con crup presentan síntomas de infección respiratoria superior durante varios días.
- Rinorrea.
- Tos.
- Febrícula.
- Tos perruna más frecuente por la noche que despierta al niño.
- Dolor de garganta.
- Estridor.
- Aprehensión.
- Uso de los músculos accesorios de la respiración.
- Taquipnea.
- Taquicardia.
- Sibilancias.

ETIOLOGÍA

- Los virus parainfluenza (tipo 1, 2 y 3) son la causa más frecuente de crup en EE.UU.
- La influenza A y B, aunque no es una causa frecuente de crup, produce casos más graves.
- Adenovirus.
- Virus respiratorio sincitial.
- *Mycoplasma pneumoniae* (infrecuente).

DIAGNÓSTICO

El diagnóstico de crup suele basarse en las manifestaciones clínicas características de un niño pequeño entre 1 y 6 años de edad que se despierta con una tos perruna («ronquido de foca») y estridor.

DIAGNÓSTICO DIFERENCIAL

Crup espasmódico, traqueítis bacteriana, edema angioneurótico, difteria, absceso periamigdalino, absceso retrofaríngeo, inhalación de humo, cuerpo extraño.

VALORACIÓN

- La evaluación de un niño con crup se dirige a distinguir la laringotraqueobronquitis viral de las causas no infecciosas de estridor y epiglotitis causada por *H. influenzae*.
- Las manifestaciones clínicas y las radiografías simples de las partes blandas del cuello ayudan a diferenciar las causas infecciosas de las no infecciosas.

PRUEBAS DE LABORATORIO

- No se emplean con mucha frecuencia para el diagnóstico de traqueobronquitis viral.
- Pueden emplearse hemograma, serología viral y cultivos tisulares para detectar el agente infeccioso hasta en el 65% de los casos.
- Pulsioximetría y gasometría arterial en pacientes con taquipnea y dificultad respiratoria.

DIAGNÓSTICO POR IMAGEN

- Las radiografías simples (AP y L) de las partes blandas del cuello pueden mostrar los hallazgos radiológicos típicos como estenosis subglótica o signo de «aguja de campanario».
- Puede realizarse una TC de las partes blandas del cuello en los casos en los que sea más difícil el diagnóstico diferencial entre crup, epiglotitis y causas no infecciosas.
- La visualización directa mediante laringoscopia puede resultar útil en algunas ocasiones en un ambiente controlado.

TRATAMIENTO

El tratamiento del crup se concentra en el control de la vía respiratoria.

TRATAMIENTO NO FARMACOLÓGICO

- Oxígeno.
- Humedad fría.
- Vapor caliente.

TRATAMIENTO AGUDO

- En niños con síntomas respiratorios graves, estridor en reposo y amenaza de intubación se emplea adrenalina racémica al 2,25% a dosis de 0,25 a 0,75 ml cada 20 min.
- Se ha demostrado la efectividad de los corticoides (p. ej., dexametasona, 0,6 mg/kg i.v. o v.o., prednisona, 2 mg/kg/día).
- Se ha comprobado que la budesonida, un corticoide nebulizado a dosis de 4 mg, mejora los síntomas en pacientes con crup de moderado a grave.

TRATAMIENTO CRÓNICO

El crup es una enfermedad infecciosa aguda de corta duración, por lo que no suele ser necesario un tratamiento crónico.

PRONÓSTICO

- El crup suele ser benigno y autolimitado y se resuelve en 3-4 días.
- Las complicaciones son:
  1. Obstrucción de la vía respiratoria.
  2. Otitis media.
  3. Neumonía.
  4. Deshidratación.

DERIVACIÓN

Si es necesaria la intubación (excepcional) se recomienda una consulta urgente con ENT y/o anestesiólogo.

OTRAS CONSIDERACIONES

COMENTARIOS

- La mayoría de los pacientes con crup pueden recibir tratamiento en su domicilio (p. ej., pacientes sin estridor ni dificultad respiratoria).
- Es necesaria observación e ingreso hospitalario en niños con crup de moderado a grave (p. ej., estridor en reposo, dificultad respiratoria resistente a los tratamientos agudos recomendados).

BIBLIOGRAFÍA RECOMENDADA

Johnson DW, Jacobson S, Edney PC: A comparison of nebulized budesonide, intramuscular dexamethasone, and placebo for moderately severe croup, *N Engl J Med* 339(8):498, 1998.

Knutson D, Aring A: Viral croup, *Am Fam Physician* 69:535, 2004.

Rosekrans JA: Viral croup: current diagnosis and treatment, *Mayo Clin Proc* 73:1102, 1998.

AUTOR: **DENNIS MIKOLICH, M.D.**

INFORMACIÓN BÁSICA

DEFINICIÓN

La leishmaniasis es una enfermedad infecciosa causada por un grupo heterogéneo de parásitos protozoos del género *Leihsmania* con diferentes síndromes clínicos.

CÓDIGO CIE-9CM
085.9 Leishmaniasis

EPIDEMIOLOGÍA Y DEMOGRAFÍA

INCIDENCIA: Cada año se producen aproximadamente 400.000 casos, con casi 400 millones de personas en riesgo de contraer la enfermedad.
- Puede clasificarse geográficamente como enfermedad del Nuevo Mundo y del Viejo Mundo.
- La infección puede producir enfermedad cutánea, mucocutánea o visceral.
- Período de incubación: de 1 semana a varios meses para leishmaniasis cutánea y de las mucosas; 2 a 6 meses (rango entre 10 días y años) en leishmaniasis visceral.
- Modo de transmisión: por el vector del mosquito flebotomo; también por agujas compartidas, transfusión de sangre, de forma vertical de la madre al feto o por contagio sexual.

SÍNTOMAS Y SIGNOS

Síndrome cutáneo:
- Leishmaniasis cutánea localizada.
- Leishmaniasis mucosa.
- Leishmaniasis recurrente.
- Leishmaniasis cutánea difusa.

Síndrome visceral:
- Leishmaniasis viscerotrópica: fiebre, fatiga crónica, malestar general, tos, diarrea intermitente y dolor abdominal. Los signos son adenopatía, hepatoesplenomegalia, hiperpigmentación cutánea, petequias, ictericia, edema y ascitis.
- Leishmaniasis cutánea post-kala-azar: erupción cutánea generalizada con frecuencia macular o nodular; formas graves con descamación de piel y mucosas.

ETIOLOGÍA

- Parásito del Viejo Mundo: *Leishmania tropica, L. major, L. aethiopica, L. donovani, L. infantum.*
- Parásito del Nuevo Mundo: *complejo L. braziliensis* y *L. mexicana, L. chagasi, L.b. guyanensis, L.b. panamensis.*

DIAGNÓSTICO

DIAGNÓSTICO DIFERENCIAL

- Malaria.
- Tripanosomiasis africana.
- Brucelosis.
- Fiebre intestinal.
- Endocarditis bacteriana.
- Histoplasmosis generalizada.
- Leucemia mieloide crónica.
- Enfermedad de Hodgkin y otros linfomas.
- Sarcoidosis.
- Cirrosis hepática.
- Tuberculosis.

VALORACIÓN

- Hemograma.
- PFH.
- Función renal.
- Serología.
- Biopsia para histología y cultivo.
- RPC.

PRUEBAS DE LABORATORIO

- Hemograma: anemia, neutropenia, trombocitopenia y eosinofilia.
- PFH: hipergammaglobulinemia, hipoalbuminemia e hiperbilirrubinemia.
- Elevación de urea y creatinina.
- Diagnóstico específico confirmado mediante detección de amastigoto intracelular con tinción de Giemsa en extensiones o cortes de tejido o en cultivo realizado en medio NNN (Novy, MacNeal, Nicolle) o Schneider.
- Diagnóstico sexológico: ELISA, pruebas de aglutinación directa. ELISA K39, RPC y tinción con anticuerpos monoclonal de muestras de tejido.
- Prueba cutánea de Montenegro.

TRATAMIENTO

- Tratamiento de soporte o inespecífico:
  1. Dieta nutritiva.
  2. Antimicrobianos para infecciones concurrentes.
  3. Transfusiones de sangre.
  4. Hierro y vitaminas.
- Tratamiento específico:
  1. Antimoniales pentavalentes: estibogluconato sódico y antimoniogluconato sódico.
  2. Anfotericina B.
  3. Pentamidina.
  4. Aminosidina.
  5. Otros: alopurinol, ketoconazol, paramomicina (combinada con otros fármacos).
  6. Inmunoterapia: IFN-γ.
  7. Nuevo: miltefosina.
  8. Tratamientos locales o tópicos y terapia por medios físicos, como tratamientos térmicos.
  9. Cirugía plástica.

PRONÓSTICO

Es importante una exploración de seguimiento para la detección y tratamiento tempranos de la recaída.

DERIVACIÓN

Al especialista en enfermedades infecciosas para diagnóstico y tratamientos precisos.

OTRAS CONSIDERACIONES

COMENTARIOS

- Prevención mediante control del reservorio-destrucción de los reservorios en huéspedes animales, tratamiento masivo del ser humano en zonas con prevalencia de kala-azar.
- Prevención mediante control del vector: insecticida pulverizado en zonas domésticas y peridomésticas.
- Existen vacunas en diferentes fases de desarrollo y en ensayos clínicos. No se ha autorizado ni comercializado ninguna hasta el momento.

BIBLIOGRAFÍA RECOMENDADA

Abdeen ZA et al: Epidemiology of visceral leishmaniasis in the Jenin District, West Bank 1989-1998, *Am J Trop Med Hyg* 66(4):329, 2002.

Berman JD: Human leishmaniasis: clinical, diagnostic, and chemotherapeutic developments in the last 10 years, *Clin Infect Dis* 24:684, 1997.

Royer MA, Crowe CO: American cutaneous leishmaniasis, *Arch Pathol Lab Med* 126(4):471, 2002.

Sundar S et al: Low-dose liposomal amphotericin B in refractory Indian visceral leishmaniasis: a multicenter study, *Am J Trop Med Hyg* 66(2):143, 2002.

Sundar S et al: Oral miltefosine for Indian visceral leishmaniasis, *N Engl J Med* 347:1739, 2002.

AUTOR: **VASANTHI ARUMUGAM, M.D.**

INFORMACIÓN BÁSICA

DEFINICIÓN

La lepra es una infección granulomatosa crónica del ser humano que afecta principalmente a la piel y nervios periféricos.

SINÓNIMO

Enfermedad de Hansen.

CÓDIGO CIE-9CM

030.9 Lepra

EPIDEMIOLOGÍA Y DEMOGRAFÍA

- El número mundial de casos ha descendido desde más de 5 millones en 1985 hasta 1 millón en 1998.
- Alrededor del 75% de los casos de lepra se localizan en India, Brasil, Bangladesh, Indonesia y Myanmar.
- Más del 85% de los casos diagnosticados en EE.UU. afectan a inmigrantes.
- La incidencia mundial es de 650.000 casos nuevos al año.
- La lepra es más frecuente en el hombre que en la mujer (2:1).
- Puede aparecer a cualquier edad, pero por lo general afecta a niños pequeños.

SÍNTOMAS Y SIGNOS

- Lesión cutánea: manifestación inicial más frecuente.
- Pérdida de sensibilidad.
- Anhidrosis.
- Dolor neurítico.
- Nervios periféricos palpables.
- Daño nervioso (con más frecuencia en nervio cubital, mediano, peroneo común, tibial posterior, radial cutáneo de la muñeca, facial y auricular posterior).
- Atrofia y debilidad muscular.
- Pie caído.
- Mano en garra y dedos del pie en garra.
- Lagoftalmos, perforación del tabique nasal, colapso del puente nasal (fig. 1.148, *A*), pérdida de las cejas que produce «facies leonina».

La lepra puede provocar desde lesiones cutáneas con mínima pérdida sensitiva (fig. 1-148, *B*) a una afectación cutánea extensa, neuritis dolorosa, atrofia y contracturas musculares, con lesiones múltiples en los nervios periféricos.

ETIOLOGÍA

- La lepra está causada por *Mycobacterium leprae*, un bacilo ácido-resistente intracelular obligado.
- No se conoce bien la vía de transmisión, aunque se cree que en el ser humano se produce por vía respiratoria o entra a través de la piel lesionada.
- No se ha demostrado la transmisión zoonótica a partir de los armadillos.
- La mayoría de las personas expuestas a pacientes con lepra no desarrolla la enfermedad por su inmunidad natural.
- El período de incubación es de 3 a 5 años.

DIAGNÓSTICO

- El diagnóstico de lepra se basa en una anamnesis y exploración física detalladas y se establece al demostrar bacilos ácido-resistentes en muestras de piel o biopsias de piel de las zonas afectadas.
- La lepra se clasifica según el sistema de la OMs en:
  1. Lepra paucibacilar, definida por menos de cinco lesiones cutáneas sin bacilos en la muestra de piel.
  2. Lepra multibacilar, definida por seis o más lesiones cutáneas y posible positividad de la muestra cutánea.
- También se ha clasificado la lepra de forma más específica según el tipo de lesión cutánea, defecto sensitivo o motor y biopsia en:
  1. Lepra indeterminada.
  2. Lepra tuberculoide.
  3. Lepra tuberculoide limítrofe.
  4. Lepra lepromatosa limítrofe.
  5. Lepra lepromatosa.

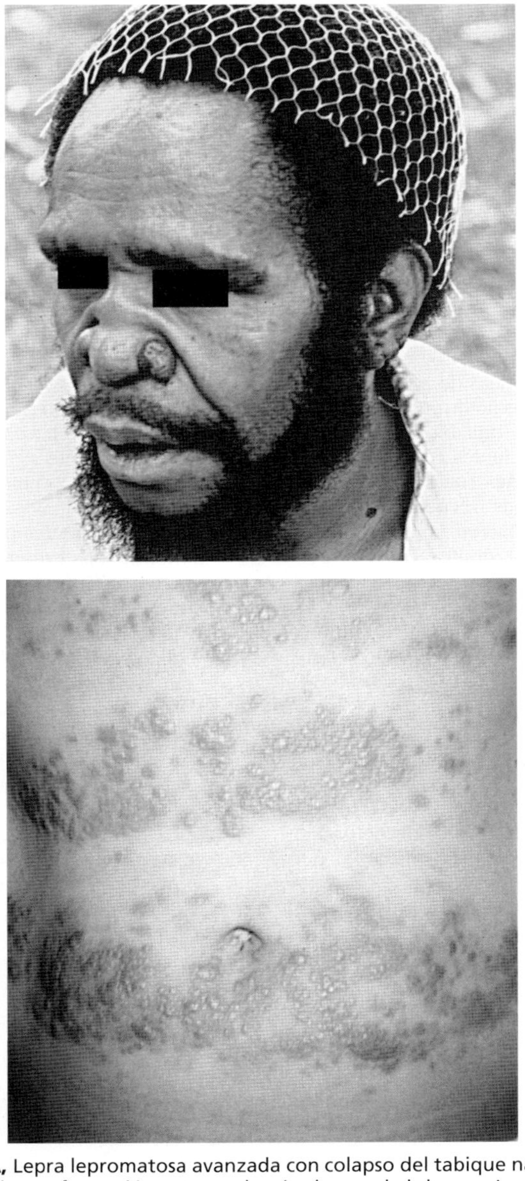

FIGURA 1-148   A, Lepra lepromatosa avanzada con colapso del tabique nasal. **B,** Lepra lepromatosa caracterizada por formación extensa de pápulas en el abdomen. La pérdida sensitiva en las zonas afectadas es mínima o ausente. (Tomada de **A,** Gorbach SL: *Infectious diseases,* 2.ª ed., Filadelfia, 1998, WB Saunders; **B,** Mandell GL; *Mandell, Douglas, and Bennett's principles and practice of infectious diseases,* 5.ª ed., Nueva York, 2000, Churchill Livingstone.)

DIAGNÓSTICO DIFERENCIAL

El diagnóstico diferencial de la lepra comprende: sarcoidosis, artritis reumatoide, lupus eritematoso sistémico, granulomatosis linfomatoide, síndrome del túnel carpiano, leishmaniasis cutánea, infecciones por hongos y otras causas de lesiones cutáneas eritematosas, hipo o hiperpigmentadas.

VALORACIÓN

Todo paciente con lesiones cutáneas y un defecto sensitivo o muscular debe ser evaluado para descartar la presencia de lepra.

PRUEBAS DE LABORATORIO

- *Mycobacterium leprae* no puede cultivarse en medios artificiales. Las bacterias proliferan con rapidez cuando se inyectan en las almohadillas de las patas de ratones o en armadillos y se emplean en ocasiones para pruebas de sensibilidad a medicamentos.
- Pruebas serológicas, como el anticuerpo contra el glucolípido fenólico 1 (PGL-1), se emplean para confirmación diagnóstica y estudios de investigación epidemiológica.
- La prueba cutánea con lepromina intradérmica no es diagnóstica, por lo que no se utiliza.
- Las muestras de piel se obtienen de zonas activas, como el lóbulo de la oreja, codos o rodillas, y se tiñen para bacilos ácido-resistentes.
- Las biopsias cutáneas de zonas activas se tiñen para bacilos ácido-resistentes.
- Puede realizarse una biopsia de nervio periférico en pacientes con pérdida sensitiva y sin lesiones cutáneas. La biopsia se realiza con más frecuencia en el nervio cutáneo radial en la muñeca y en nervio sural en el tobillo.

DIAGNÓSTICO POR IMAGEN

Los estudios radiológicos no suelen ser útiles para el diagnóstico o tratamiento de la lepra.

TRATAMIENTO

TRATAMIENTO NO FARMACOLÓGICO

- Fisioterapia en pacientes con deformidades de las extremidades superiores e inferiores.
- Cuidado apropiado de los pies y del calzado para evitar la formación de úlceras.

TRATAMIENTO AGUDO

En lepra paucibacilar:
- El tratamiento de elección es dapsona 100 mg v.o. al día durante 6 meses de forma supervisada.
- La recomendación de la OMS es rifampicina.
- 600 mg v.o. al día durante 6 meses de forma supervisada.
- Otras opciones son ofloxacina 400 mg/día o minociclina 100 mg/día.

En lepra multibacilar:
- Rifampicina 600 mg/día v.o. y clofazimina.
- 300 mg/día v.o. durante 24 meses de forma supervisada.
- Rifampicina 100 mg/día v.o. y clofazimina.
- 50 mg/día v.o. durante 24 meses sin supervisión.
- En este grupo de pacientes se añade en ocasiones dapsona 100 mg/día v.o. como terapia triple.
- Por lo general se emplea clofazimina, 50 mg/día, combinada con dapsona para un mejor efecto bacteriológico.

TRATAMIENTO CRÓNICO

- Si se produce una recaída el paciente se trata con el mismo régimen porque la resistencia es baja.
- Si la recaída es de paucibacilar a multibacilar debe aplicarse el régimen terapéutico multibacilar.

PRONÓSTICO

- La recaída es <1% en multibacilar y algo mayor del 1% en paucibacilar.
- Inicialmente se hace un seguimiento mensual del paciente y cuando se acaba el tratamiento cada 3-6 meses en los 5-10 años siguientes.
- Algunos pacientes presentan reacciones denominadas eritema nodoso leproso y una reacción inversa, por lo general durante el tratamiento:
  1. El eritema nodoso leproso produce nódulos dolorosos a la palpación y se trata con prednisolona 40 a 60 mg/día hasta que se controla la reacción y se baja progresivamente o talidomida 300 a 400 mg/día, que se baja a 100 mg/día con intentos mensuales para reducir la dosis.
  2. Las reacciones reactivas producen el desarrollo de nuevas lesiones cutáneas con edema y eritema de las lesiones previas. El tratamiento se realiza con AINE o prednisolona.

DERIVACIÓN

- National Hansen's Disease Programas (NHDP) Center en Baton Rouge, Louisiana y 15 clínicas para pacientes externos en EE.UU. ofrecen consulta y tratamiento. Teléfono: 1-800-642-2477.
- Cualquier caso con sospecha de lepra precisa una consulta con el especialista en enfermedades infecciosas. Consulta con el traumatólogo, podólogo, oftalmólogo, fisioterapeuta, cirujano plástico y psicólogo según las secuelas posibles de la enfermedad.

OTRAS CONSIDERACIONES

COMENTARIOS

- El riesgo de transmisión es bajo en pacientes con lepra, por lo que no son necesarias precauciones de control de la infección en el paciente hospitalizado.
- Hay que explorar con frecuencia a los familiares y contactos próximos para identificar lesiones.
- No se recomienda la profilaxis con dapsona o rifampicina para la prevención de la lepra.
- La vacuna BCG produce efecto protector en el 50% para la prevención de la lepra, por lo que puede estar indicada.

BIBLIOGRAFÍA RECOMENDADA

Cambau E et al: Multidrug-resistance to dapsone, rifampicin, and ofloxacin in *Mycobacterium leprae, Lancet* 349:103, 1997.

Jacobsen RR, Krahenbuhl JL: Leprosy, *Lancet* 353:655, 1999.

Leprosy: global target attained, *Wkly Epidemiol Rec* 20:155, 2001.

Ramos-e-Silva M, Rebello PF: Leprosy: recognition and treatment, *Am J Clin Dermatol* 2(4):203, 2001.

AUTORES: PETER PETROPOULOS, M.D. y **DENNIS MIKOLICH, M.D.**

INFORMACIÓN BÁSICA

DEFINICIÓN

Es una zoonosis causada por la espiroqueta *Leptospira interrogans*.

SINÓNIMO

Enfermedad de Weil.

CÓDIGO CIE-9CM
100.9 Leptospirosis

EPIDEMIOLOGÍA Y DEMOGRAFÍA

INCIDENCIA (EN EE.UU.):
- 0,05 casos/100.000 personas.
- Infravaloración significativa porque no se comunican los casos.
- Hawai tiene la mayor tasa de incidencia anual de forma constante en EE.UU.

PREDOMINIO POR SEXOS: Hombre (4:1).
PREDOMINIO POR EDADES: Adolescentes y adultos jóvenes.
INCIDENCIA MÁXIMA: Meses de verano y otoño.
GENÉTICA:
Infección neonatal: Es posible.

SÍNTOMAS Y SIGNOS

FORMA ANICTÉRICA:
- Forma más leve y frecuente de la enfermedad.
- Enfermedad sistémica autolimitada con dos etapas:
  1. Fase septicémica: aparece de forma brusca con fiebre, cefalea, mialgias intensas, rigidez, postración y en ocasiones colapso circulatorio; es frecuente la hemorragia conjuntival; puede haber linfadenopatía, hepatomegalia, esplenomegalia o dolor a la palpación muscular; dura aproximadamente 1 semana y habitualmente se produce una recuperación completa.
  2. Fase inmunitaria: aparece unos días después de la primera fase con síntomas similares; la clave es una meningitis aséptica.

LEPTOSPIROSIS ICTÉRICA (SÍNDROME DE WEIL):
  1. Indica gravedad con síntomas de disfunción hepática, renal y vascular.
  2. Evolución bifásica: persistencia de fiebre, ictericia y uremia.
  3. Complicaciones: oliguria o anuria, hemorragia, hipotensión, colapso vascular.

ETIOLOGÍA

Causada por una espiroqueta, *L. interrogans*.
- Infecta a diferentes animales, como a la mayoría de los mamíferos.
- Serotipos específicos relacionados con diferentes huéspedes: *pomona* en ganado, *canicola* en perros (fig. 1-149) e *icterohemorragiae* en roedores.
- La exposición a la orina animal o al agua infectada favorece la penetración del microorganismo a través de la piel o membranas mucosas; la mayoría de los casos están relacionados con la natación y el remo recreativo; se han producido brotes en participantes de triatlón en Wisconsin e Illinois; recientemente se han descrito casos en residentes urbanos relacionados con exposición a la orina de rata.

DIAGNÓSTICO

DIAGNÓSTICO DIFERENCIAL

- Meningitis bacteriana.
- Hepatitis viral.
- Gripe.
- Enfermedad del legionario.

VALORACIÓN

Hemocultivo, cultivo de LCR y de orina:
- Es posible identificar el microorganismo en sangre o LCR en los 10 primeros días de la enfermedad.
- La orina debe cultivarse después de la primera semana y hasta 30 días desde el inicio de la enfermedad.

PRUEBAS DE LABORATORIO

- Cifra de leucocitos normal o elevada, en ocasiones hasta 70.000/mm³.
- Elevación de transaminasas o bilirrubina.
- Anemia, uremia, hipoprotrombinemia en el caso de enfermedad ictérica.
- Elevación de CK en la primera fase.
- Meningitis en ambas fases, aséptica en la segunda fase.

DIAGNÓSTICO POR IMAGEN

Radiografías de tórax para demostrar los infiltrados lobares bilaterales.

TRATAMIENTO

TRATAMIENTO NO FARMACOLÓGICO

- De soporte.
- Observación para detectar deshidratación, hipotensión, insuficiencia renal, hemorragia.

TRATAMIENTO AGUDO

- Penicilina G i.v., 1 millón de unidades cada 4 horas.
- Doxiciclina, 100 mg v.o. dos veces al día durante 7 días.
- Administración de vitamina K si existe hipoprotrombinemia.
- Posible reacción Jarisch-Herxheimer cuando se emplea penicilina.

PRONÓSTICO

- La leptospirosis anictérica es autolimitada, pero la administración de antibióticos puede aumentar la gravedad y duración de los síntomas.
- La leptospirosis ictérica puede tener una mortalidad de hasta el 10%, incluso con tratamiento de soporte.

DERIVACIÓN

- Si la enfermedad es moderada-grave.
- Si no responde al tratamiento.

OTRAS CONSIDERACIONES

COMENTARIOS

Enfermedad no comunicada en bastantes casos.

BIBLIOGRAFÍA RECOMENDADA

Katz AR et al: Leptospirosis in Hawaii, 1974-1998: epidemiologic analysis of 353 laboratory-confirmed cases, *Am J Trop Med Hyg* 66:61, 2002.

Tunbridge AJ et al: A breathless triathlete, *Lancet* 359:130, 2002.

Vinetz JM: Leptospirosis, *Curr Opin Infect Dis* 14:527, 2001.

AUTOR: **MAURICE POLICAR, M.D.**

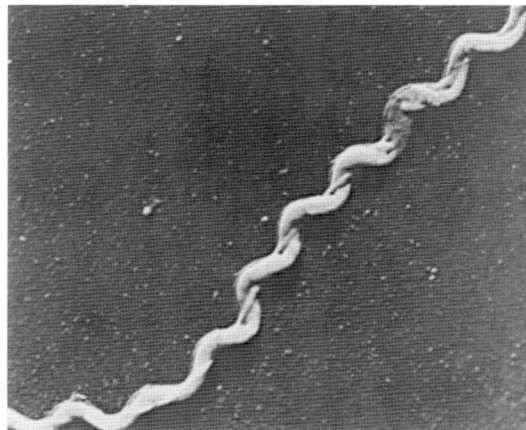

FIGURA 1-149 Fotografía con microscopio electrónico de *Leptospira interrogans* (serovar *canicola*) en la que se ve el bacilo con hélices enrolladas con firmeza al filamento axial periplasmático. (Por cortesía de Armed Forces Institute of Pathology, AFIP No. 60-10941. En Gorbach SL: *Infectious diseases*, 2.ª ed., Filadelfia, 1998, WB Saunders.)

INFORMACIÓN BÁSICA

DEFINICIÓN

Las lesiones eléctricas son heridas que se producen como resultado del contacto con una corriente eléctrica.

CÓDIGO CIE-9CM
994.8 Schock eléctrico, no mortal

EPIDEMIOLOGÍA Y DEMOGRAFÍA

- Las lesiones eléctricas causan alrededor de 1.000 muertes anuales, dos tercios de las cuales se producen en personas con edad entre los 15 y 40 años.
- La lesión eléctrica es la quinta causa de mortalidad ocupacional.
- Las lesiones eléctricas representan del 4 al 6,5% de todos los ingresos en las unidades de quemados.
- Las muertes se producen normalmente en los jóvenes.
- La mayoría de las quemaduras eléctricas en adultos se relacionan con el trabajo.
- Los niños experimentan con frecuencia quemaduras orales por dispositivos eléctricos.

SÍNTOMAS Y SIGNOS

- En función de la extensión de la lesión, el paciente puede estar inconsciente, convulsivo o confuso e incapaz de responder a la anamnesis.
- Quemaduras extensas (~10-25% de la superficie corporal):
  1. Localizadas en los lugares de entrada y salida.
  2. Los lugares de entrada más frecuentes son las manos y el cráneo.
  3. Los lugares de salida más frecuentes son los tobillos.
  4. «Quemaduras en beso» sobre los pliegues de los músculos flexores.
  5. Espesor parcial superficial.
  6. Quemaduras orales en niños.
  7. La hemorragia en la arteria labial puede aparecer a los 7-10 días después de la lesión.
- La parada cardíaca (asistolia o fibrilación ventricular) puede ser el ritmo inicial de presentación.
- Extremidades sin pulso.
- Fracturas.
- Síndrome compartimental debido a daño grave del tejido muscular.
- Cefaleas.
- Debilidad y parestesias.
- Déficit motores y sensitivos.

ETIOLOGÍA

- La electricidad causa lesión tisular al convertir la energía eléctrica en calor.
- Cuanto más alto sea el voltaje eléctrico, mayor será la destrucción tisular.
- Cuanto mayor sea la duración del contacto con la fuente eléctrica, mayor será el daño:
  1. El contacto con la corriente continua (CC) causa una única contracción muscular que lanza al paciente lejos de la fuente.
  2. El contacto con la corriente alterna (CA) desencadena una contracción tetánica que no permite que el paciente se retire de la fuente y prolonga la duración del contacto.
  3. Por tanto, el contacto con la CA es más perjudicial que el contacto con la CC.
- Las lesiones eléctricas se dividen arbitrariamente en alto voltaje (1.000 voltios) y bajo voltaje (500 voltios).
- La vía de entrada y de salida que sigue la corriente eléctrica en el organismo determina los tejidos que se ven afectados.

DIAGNÓSTICO

VALORACIÓN

Está indicada una valoración detallada, ya que la exploración física puede no revelar la extensión del daño que se ha producido.

PRUEBAS DE LABORATORIO

- HC.
- Electrólitos.
- BUN/creatinina.
- Gasometría arterial.
- Mioglobina.
- Creatinina cinasa CPK con fraccionamiento de las isoenzimas.
- Análisis de orina que incluye detección de mioglobinuria.
- PFH.
- Tipado y pruebas cruzadas.
- ECG.

DIAGNÓSTICO POR IMAGEN

- Radiografías de columna cervical en pacientes con sospecha de lesión medular.
- Debe radiografiarse cualquier área con sospecha de fractura ósea.
- TC de la cabeza y del cráneo en pacientes con lesión cefálica principal.
- La exploración con pirofosfato de tecnecio puede localizar áreas de mionecrosis.

TRATAMIENTO

TRATAMIENTO NO FARMACOLÓGICO

- Si se está en el lugar de la lesión, hay que asegurarse de que la fuente de electricidad esté apagada antes de acercarse a la víctima.
- Debe mantenerse una excreción urinaria de al menos 50 cc/h con líquidos vía i.v.
- Monitorización cardíaca.
- Oxígeno.
- Profilaxis tetánica.

TRATAMIENTO AGUDO

- Está indicada la alcalinización de la orina (50 mEq de bicarbonato sódico en 1 l de solución salina normal) en los pacientes con sospecha de mioglobinuria.
- Pueden administrarse 20-40 mg de furosemida v.o. o i.v. para forzar la diuresis.
- 12,5 g/kg/h de manitol ayuda a mantener la diuresis.

- Las convulsiones se tratan de la manera habitual.
- Las quemaduras deben tratarse con apósitos de sulfadiazina argéntica.

TRATAMIENTO CRÓNICO

- Puede darse de alta a los pacientes asintomáticos con una exploración física normal, análisis de orina negativo y ECG normal, con seguimiento estricto.

PRONÓSTICO

- Los pacientes con quemaduras graves deberían ser trasladados al centro regional de quemados.
- Las complicaciones de las lesiones eléctricas incluyen:
  1. Infección.
  2. Insuficiencia renal debida a rabdomiólisis.
  3. Trastorno convulsivo.
  4. Fasciotomías.
  5. Amputación.
- Puede aparecer daño neurológico tardío, como parálisis ascendente, esclerosis lateral amiotrófica o mielitis transversal semanas o años después de la lesión.
- También puede aparecer daño vascular de manera tardía.

DERIVACIÓN

Se recomienda una consulta de cirugía general en cualquier paciente con lesiones eléctricas importantes y daño tisular. Se recomienda cirugía plástica en niños con quemaduras orales. También se recomienda la consulta de oftalmología para detectar la formación de cataratas.

OTRAS CONSIDERACIONES

COMENTARIOS

- Las lesiones eléctricas están causadas por:
  1. Contacto directo con la fuente eléctrica.
  2. Conversión de la energía eléctrica en calor.
  3. Traumatismos romos después de haber sido lanzado de la fuente eléctrica o por la contracción muscular continua (tetania).
- Las quemaduras eléctricas son la causa más frecuente de amputación en las unidades de quemados.
- Se ha demostrado que la formación de cataratas se produce 1-24 meses tras una lesión eléctrica de alto voltaje en alrededor del 5-20% de los pacientes.
- La ausencia de signos y síntomas en la exploración inicial no excluye un daño tisular subyacente extenso.

BIBLIOGRAFÍA RECOMENDADA

Fish RM: Electrical injury, part III: cardiac monitoring indications, the pregnant patient, and lightning, *J Emerg Med* 18(2):181, 2000.
Jeschke RJ, Herndon RE: Electrical injuries: a 30-year review, *J Trauma* 46(5):933, 1999.

AUTOR: **PETER PETROPOULOS, M.D.**

INFORMACIÓN BÁSICA

DEFINICIÓN

El «latigazo» es la lesión por hiperextensión del cuello, con frecuencia debido a golpe por detrás en un vehículo que circula con rapidez. Es una lesión por aceleración-deceleración en el cuello.

SINÓNIMOS

- Esguince cervical.
- Lesión por hiperextensión cervical en partes blandas.
- Lesión cervical por aceleración-deceleración.

CÓDIGO CIE-9CM

847.0 Lesión síndrome por latigazo

EPIDEMIOLOGÍA Y DEMOGRAFÍA

- Sufren lesión por «latigazo» más de 1.000.000 de personas al año.
- La mayoría de las lesiones (40%) son consecuencia de golpes en la parte posterior del vehículo.
- Sucede en todas las edades, en ambos sexos y en todos los niveles socioeconómicos.
- La incidencia es 4 por 1.000 habitantes, y es superior en mujeres que en hombres.
- Casi el 50% de los pacientes con latigazo consulta a un abogado.
- El latigazo se observa también en el síndrome del bebé sacudido.

SÍNTOMAS Y SIGNOS

- La mayoría tienen antecedentes de accidente de tráfico con golpe trasero.
- Inicialmente no hay dolor, pero suele aparecer horas o unos días más tarde.
- Rigidez y rectificación del cuello.
- Cefalea occipital.
- Dolor en hombros, brazos y espalda.
- Acorchamiento de los brazos.
- Tinnitus.
- Dolor mandibular.
- Disfagia (hematoma retrofaríngeo).
- Disminución de la movilidad del cuello.

ETIOLOGÍA

- El mecanismo de lesión es la aceleración brusca del cuerpo hacia adelante, lo que fuerza la hiperextensión del cuello hacia atrás, produciendo lesiones en los ligamentos, músculos, huesos y/o discos intervertebrales. Al final del accidente la cabeza vuelve hacia adelante en posición de flexión, y lesiona en ocasiones C5-C6-C7.

- Son posibles causas de latigazo los accidentes de tráfico, las caídas, los deportes violentos, las agresiones físicas y las peleas.

DIAGNÓSTICO

La presentación clínica y la exploración física determinan el diagnóstico y la clasificación clínica de las trastornos relacionados con el latigazo.

DIAGNÓSTICO DIFERENCIAL

El diagnóstico diferencial del esguince cervical es:
- Artrosis.
- Discopatía cervical.
- Fibromiositis.
- Neuritis.
- Tortícolis.
- Tumor de la médula espinal.
- Síndrome de la ATM.
- Cefalea tensional.
- Migraña.

VALORACIÓN

En todo paciente con síntomas de latigazo y signos musculoesqueléticos o neurológicos se debe hacer una valoración para descartar fracturas de la columna cervical o hernia de disco.

PRUEBAS DE LABORATORIO

Las pruebas de laboratorio no son útiles para el diagnóstico del latigazo ni para excluir complicaciones de las lesiones cervicales agudas.

DIAGNÓSTICO POR IMAGEN

- Rx simple de columna cervical (proyecciones AP, lateral y transbucal) para descartar fracturas de la columna cervical.
- Radiografía en flexión-extensión para ver la inestabilidad de la columna cervical.
- TC si se sospecha fractura en la RX simple.
- RM para observar la herniación de discos cervicales.

TRATAMIENTO

TRATAMIENTO NO FARMACOLÓGICO

- Reposo en cama.
- Collarín cervical blando no más de 72 horas.
- Calor húmedo 15-20 min de 4 a 6 veces al día.

TRATAMIENTO AGUDO

- Analgésicos:
  1. 800 mg de ibuprofeno v.o. /8 horas.
  2. 500 mg de naproxeno v.o. /12 horas.
  3. 1 g de paracetamol v.o./6 horas.
- Relajantes musculares (tratamiento breve):
  1. 10 mg de ciclobenzaprina v.o./8 horas.
  2. 1 g de metocarbamol v. o. /6 horas.
  3. 350 mg de carisoprodol v.o./6 horas.

TRATAMIENTO CRÓNICO

- AINE, las pautas anteriores a largo plazo.
- Los corticoides intraarticulares se utilizaron hace años; sin embargo, actualmente se ha demostrado que no son eficaces para aliviar el dolor en pacientes con síndrome crónico por latigazo.

PRONÓSTICO

- La mayor parte de los pacientes se recupera de las lesiones por latigazo en unas semanas.
- El 20-40% puede tener un síndrome crónico por latigazo (síntomas de cefalea, dolor cervical y síntomas psiquiátricos que persisten 6 meses).

DERIVACIÓN

Si no mejoran los síntomas con tratamiento conservador no farmacológico y con el tratamiento agudo en 1-2 meses, puede ser útil derivar a traumatología o reumatología.

OTRAS CONSIDERACIONES

COMENTARIOS

- La entidad del síndrome crónico por latigazo es difícil de valorar. Algunos especialistas alegan que los motivos económicos influyen en la persistencia de los síntomas cervicales. En otros estudios no se apoya esta afirmación y se defiende una lesión crónica auténtica en partes blandas del cuello.
- Casi un tercio de los lesionados presenta lesiones cervicales.

BIBLIOGRAFÍA RECOMENDADA

Eck JC, Hodges SD, Humphreys SC: Whiplash: a review of a commonly misunderstood injury, *Am J Med* 110(8):651, 2001.
Young WF: The enigma of whiplash injury: current management strategies and controversies, *Postgrad Med* 93(10):526, 2000.

AUTOR: **PETER PETROPOULOS, M.D.**

INFORMACIÓN BÁSICA

DEFINICIÓN

La leucemia linfoblástica aguda (LLA) se caracteriza por la proliferación descontrolada de linfocitos inmaduros, anormales y sus progenitores que acaban por sustituir los elementos normales de la médula ósea.

SINÓNIMOS

Leucemia linfoide.
LLA.

CÓDIGO CIE-9CM
204.0 Leucemia linfoblástica aguda

EPIDEMIOLOGÍA Y DEMOGRAFÍA

- LLA es principalmente una enfermedad de la infancia (incidencia máxima entre 2 y 10 años).
- Se diagnostica en 3.000 a 4.000 personas en EE.UU. al año; dos tercios son niños.

SÍNTOMAS Y SIGNOS

- Palidez cutánea, púrpura o hematomas con facilidad.
- Linfadenopatía o hepatoesplenomegalia.
- Fiebre, dolor óseo, oliguria, debilidad, pérdida de peso, cambios del estado mental.

ETIOLOGÍA

- Desconocida: riesgo aumentado en pacientes con uso previo de antineoplásicos (p. ej., quimioterapia de LNH, enfermedad de Hodgkin, cáncer de ovario, mieloma).
- Factores ambientales (p. ej., radiación ionizante), toxinas (p. ej., benceno).

DIAGNÓSTICO

DIAGNÓSTICO DIFERENCIAL

Leucemia mieloide aguda (LMA): la distinción entre LLA y LMA y la clasificación de los subtipos están basadas en los siguientes factores:
- Morfología celular:
  1. Linfoblastos: elevada proporción núcleo/citoplasma; por lo general no existen gránulos citoplásmicos.
  2. Mieloblastos: citoplasma abundante; a menudo existen gránulos citoplásmicos (bastones de Auer).
- Tinciones histoquímicas:
  1. Tinción con peroxidasa y negro Sudán: negativa en LLA; útil para distinguir células linfoides y no linfoides.
  2. Esterasa cloroacetato: una reacción rosa del citoplasma identifica los granulocitos; útil para distinguir granulocitos de monocitos en pacientes con LMA.

Linfoma linfoblástico.
Anemia aplásica.
Mononucleosis infecciosa.
Reacción leucemoide a una infección.
Mieloma múltiple.

VALORACIÓN

- Evaluación de laboratorio.
- Análisis de médula ósea (con biopsia, histoquímica, inmunofenotipificación y citogenética).
- Punción lumbar y técnicas de diagnóstico por imagen.

PRUEBAS DE LABORATORIO

- El hemograma muestra una anemia normocítica y normocrómica con trombocitopenia.
- La muestra de sangre periférica revela linfoblastos.
- La evaluación inicial debe comprender urea, creatinina, electrólitos séricos, ácido úrico y LDH.
- Las pruebas diagnósticas especiales son inmunofenotipificación, citogenética e histoquímica.
- El French, American, British (FAB) Cooperative Study Group ha clasificado la LLA en tres grupos (L1-L3) según el tamaño celular, aspecto del citoplasma, forma del núcleo y patrón de cromatina; la forma más frecuente es la L2.
- La clasificación inmunológica se basa en la expresión de antígenos de superficie por las células blásticas: línea T y línea B.

DIAGNÓSTICO POR IMAGEN

- Radiografía de tórax para evaluar la presencia de una masa mediastínica.
- TC o ecografía abdominal para detectar esplenomegalia o infiltración leucémica de los órganos abdominales.

TRATAMIENTO

TRATAMIENTO AGUDO

- El tratamiento urgente está indicado en pacientes con leucostasis intracerebral. Consiste en uno o más de lo siguiente:
  1. Irradiación craneal de todo el encéfalo en una o dos fracciones de dosis.
  2. Leucaféresis.
  3. Hidroxiurea por vía oral (requiere 48 a 72 horas para reducir de forma significativa la cifra de blastos circulantes).
- La nefropatía por urato puede prevenirse mediante hidratación copiosa y reducción de la concentración de ácido úrico con alopurinol y alcalinización de la orina con acetazolamida.
- Las infecciones deben recibir tratamiento agresivo con antibióticos de amplio espectro.

1. En el paciente febril o neutropénico hay que realizar cultivos y administrar antibióticos por vía i.v.
2. Si existen signos de persistencia de la infección a pesar de un tratamiento adecuado con antibióticos, puede añadirse anfotericina B para cubrir las infecciones por hongos (Candida, Aspergillus).
- Corregir la trombocitopenia significativa (plaquetas <20.000/mm³) con transfusión de plaquetas.
- La hemorragia secundaria a CID se trata con heparina y reposición de los factores de coagulación.
- La terapia de inducción es la quimioterapia intensiva para destruir un número significativo de células leucémicas y lograr la remisión; habitualmente consiste en una combinación de vincristina, prednisona y l-asparaginasa en niños o antraceno en adultos.
- La terapia de consolidación consiste en una pauta agresiva de quimioterapia con o sin radioterapia poco después de conseguir la remisión completa. Su intención es prolongar el período de remisión o curación. Se emplea con más frecuencia VM-26, Vp-16, HiDAC.
- La profilaxis meníngea con metrotexato intratecal con o sin radioterapia craneal está indicada para evitar el secuestro meníngeo de células leucémicas.
- El objetivo de la terapia de mantenimiento es conservar el estado de remisión. En pacientes con LLA se mantiene un tratamiento intermitente durante al menos 3 años con una combinación de metrotexato y 6-mercaptopurina.
- Trasplante de médula ósea: los pacientes deben someterse a alotrasplante en la primera remisión completa si tienen entre 20 y 50 años y existe un donante familiar compatible.

PRONÓSTICO

- El pronóstico es peor por lo general en el adulto en comparación con el niño (tasa de curación en adultos, 40%; en niños, 80%).
- La supervivencia sin leucemia a los 5 años es <40%.
- La presencia de cromosoma Filadelfia (Ph⁺), monosomía 5 y 7, y anomalías de 11q23 son signos de mal pronóstico.

DERIVACIÓN

Derivación al hematólogo en todos los casos de leucemia linfoblástica aguda.

BIBLIOGRAFÍA RECOMENDADA

Chin-Hon P et al: Acute lymphoblastic leukemia, *N Engl J Med* 350:1535, 2004.

AUTOR: **FRED F. FERRI, M.D.**

INFORMACIÓN BÁSICA

DEFINICIÓN

La leucemia linfocítica crónica (LLC) es un trastorno linfoproliferativo caracterizado por la proliferación y acumulación de linfocitos neoplásicos de aspecto maduro.

SINÓNIMOS

LLC.
Leucemia linfocítica crónica.

CÓDIGO CIE-9CM
204.1 Leucemia linfocítica crónica

EPIDEMIOLOGÍA Y DEMOGRAFÍA

- Forma más frecuente de leucemia en los países occidentales (10.000 casos nuevos/año en EE.UU.).
- Habitualmente afecta a personas de mediana edad y ancianos (promedio de edad de 65 años).
- Proporción hombre: mujer de 2:1.

SÍNTOMAS Y SIGNOS

- Linfadenopatía, esplenomegalia y hepatomegalia en la mayoría de los pacientes.
- Manifestaciones clínicas diversas según el estado de la enfermedad.
- Hemograma anormal: muchos casos se diagnostican por los resultados de laboratorio realizados tras una exploración física rutinaria.
- Algunos pacientes acuden al médico por debilidad y fatiga (secundarias a la anemia) o linfadenopatía.

ETIOLOGÍA

Desconocida.

DIAGNÓSTICO

DIAGNÓSTICO DIFERENCIAL

- Tricoleucemia.
- Linfoma de células T del adulto.
- Leucemia prolinfocítica.
- Infecciones virales.
- Macroglobulinemia de Waldeström.

VALORACIÓN

- Evaluación de laboratorio.
- Aspirado de médula ósea.
- Análisis cromosómico.

PRUEBAS DE LABORATORIO

- Linfocitosis proliferativa (≥15.000/dl) de linfocitos bien diferenciados es la clave de la LLC.
- Existe una sustitución monótona de la médula ósea por linfocitos pequeños (la médula ósea contiene ≥30% de linfocitos bien diferenciados).
- Puede haber hipogammaglobulinemia y elevación de LDH en el momento del diagnóstico.

- La presencia de anemia o trombocitopenia empeora el pronóstico.
- La trisomía-12 es la anomalía cromosómica más frecuente, seguida de 14 q+, 13 q y 11 q; todas indican un peor pronóstico.
- Nuevas técnicas de laboratorio (CD 38, hibridación in situ con fluorescencia [FISH]) pueden identificar a los pacientes con LLC en fase inicial con mayor riesgo de progresión rápida de la enfermedad.

ESTADIFICACIÓN

- Rai y cols dividen la LLC en cinco estadios clínicos:
Estadio 0: caracterizado por linfocitosis aislada (≥15.000/mm³ en sangre periférica, aspirado de médula ósea ≥40% linfocitos). La coexistencia de linfocitosis y otros factores aumenta el estadio clínico.
Estadio 1: linfadenopatía.
Estadio 2: linfadenopatía/esplenomegalia.
Estadio 3: anemia (Hb <11 g/dl).
Estadio 4: trombocitopenia (plaquetas <100.000/mm³).
- Otro sistema de estadificación bien conocido desarrollado por Binet divide la leucemia linfática crónica en tres estadios:
Estadio A: Hb ≥10 g/dl, plaquetas ≥100.000/mm³ y menos de tres zonas afectadas (ganglios linfáticos cervicales, axilares e inguinales, bien de forma uni o bilateral, el bazo o el hígado).
Estadio B: Hb ≥10 g/dl, plaquetas ≥100.000/mm³ y tres o más zonas afectadas.
Estadio C: Hb <12 g/dl, plaquetas bajas (<100.000/mm³) o ambas (con independencia de las zonas afectadas).

DIAGNÓSTICO POR IMAGEN

TC abdominal para evaluar la presencia de hepatomegalia y esplenomegalia.

TRATAMIENTO

TRATAMIENTO NO FARMACOLÓGICO

- Los objetivos terapéuticos son el alivio de los síntomas y la prolongación de la vida.
- La observación es suficiente en los pacientes estadio 0 de Rai o estadio A de Binet.

TRATAMIENTO AGUDO

- Pacientes sintomáticos en estadios I y II de Rai y estadio B de Binet: clorambucilo; irradiación local para linfadenopatía sintomática aislada y ganglios linfáticos que interfieren con órganos vitales.
- La fludarabina es un tratamiento efectivo para la LLC que no responde al tratamiento inicial con clorambucilo. Estudios recientes señalan que cuando se usa como tratamiento inicial en LLC, la fludarabina consigue mayor tasa de respuesta y mayor duración de la remisión y de la supervivencia libre de progresión que el clorambucilo; no obstante, no mejora la supervivencia global.

- Estadios III y IV de Rai, estadio C de Binet: quimioterapia con clorambucilo con o sin prednisona.
  1. Fludarabina, CAP (ciclofosfamida, adriamicina, prednisona) o ciclofosfamida; en pacientes que responden mal a clorambucilo puede emplearse doxorrubicina, vincristina y prednisona (mini-CHOP).
  2. Irradiación esplénica en pacientes seleccionados con enfermedad avanzada.

TRATAMIENTO CRÓNICO

Tratamiento de las complicaciones sistémicas:

- La hipogammaglobulinemia es frecuente en la LLC y es la causa principal de infecciones. La gammaglobulina (250 mg/kg i.v. cada 4 semanas) puede prevenir las infecciones pero no tiene efecto sobre la supervivencia. Las infecciones deben tratarse con antibióticos de amplio espectro. Hay que vigilar la presencia de enfermedades oportunistas.
- Los cofactores hematopoyéticos recombinantes (p. ej., factor estimulante de las colonias de granulocitos-macrófagos y factor estimulante de las colonias de granulocitos) pueden ser útiles para contrarrestar la neutropenia relacionada con el tratamiento
- La eritropoyetina puede ser útil para tratar la anemia que no responde a otras medidas.

PRONÓSTICO

El pronóstico del paciente está relacionado directamente con el estadio clínico (p. ej., la supervivencia media en pacientes con estadio 0 de Rai o estadio A de Binet es >120 meses, mientras que en estadio 4 de Rai o estadio C de Binet es de 30 meses aproximadamente). La supervivencia media a los 5 años es del 60%.

OTRAS CONSIDERACIONES

COMENTARIOS

El seguimiento a largo plazo y la frecuencia del mismo están determinados habitualmente por el ritmo evolutivo de la enfermedad.

BIBLIOGRAFÍA RECOMENDADA

Shanafelt TD, Call TG: Current approach to diagnosis and management of chronic lymphocytic leukemia, *Mayo Clin Proc* 79:388, 2004.

AUTOR: **FRED F. FERRI, M.D.**

INFORMACIÓN BÁSICA

DEFINICIÓN

La leucemia mielógena aguda (LMA) es un trastorno caracterizado por proliferación descontrolada de células mieloides primitivas (blastos) que acaban sustituyendo a los elementos de la médula ósea normal y producen con frecuencia insuficiencia hematopoyética (granulocitopenia, trombocitopenia o anemia) con o sin leucocitosis.

SINÓNIMOS

Leucemia no linfoblástica aguda (LNLA).
Leucemia no linfocítica aguda.

CÓDIGO CIE-9CM

205.0 Leucemia mielógena aguda.

EPIDEMIOLOGÍA Y DEMOGRAFÍA

- La LMA afecta por lo general a adultos (la mayoría de los pacientes entre 30 y 60 años; promedio de edad al inicio de 50 años).
- Incidencia anual de 2 a 4/100.000.

SÍNTOMAS Y SIGNOS

Los pacientes acuden al médico por lo general debido a los efectos de las citopenias:
- La anemia produce debilidad o fatiga.
- La trombocitopenia puede manifestarse como hemorragia, petequias y equimosis.
- La neutropenia puede producir fiebre e infecciones.
- La exploración física puede revelar palidez cutánea, hematomas, petequias; la exploración abdominal puede detectar hepatoesplenomegalia; también puede haber linfadenopatía periférica.
- La hiperleucocitosis puede producir leucostasis sintomática, como disfunción o hemorragia ocular y vasculocerebral.

ETIOLOGÍA

Los factores de riesgo son el uso previo de antineoplásicos, anomalías cromosómicas, radiación ionizante, toxinas, estados de inmunodeficiencia y trastornos mieloproliferativos crónicos.

DIAGNÓSTICO

DIAGNÓSTICO DIFERENCIAL

- Leucemia linfática aguda.
- Reacción leucemoide.
- Síndrome mielodisplásico.
- Enfermedades infiltrativas de la médula ósea.
- Infección por virus de Epstein-Barr u otros.

PRUEBAS DE LABORATORIO

- El hemograma revela anemia, trombocitopenia. La cifra de leucocitos en sangre periférica oscila entre <5.000/mm³ y >100.000/mm³.

- Los hallazgos de laboratorio adicionales pueden ser una elevación de LDH y ácido úrico, descenso del fibrinógeno y aumento de los PDF secundario a CID.
- Son frecuentes las anomalías citogenéticas (sobre todo del cromosoma 8 en LMA).
- La distinción entre LLA y LMA y la clasificación de los subtipos están basadas en los siguientes factores:
  1. Morfología celular. Mieloblastos: citoplasma abundante; a menudo existen gránulos citoplásmicos (bastones de Auer).
  2. Tinciones histoquímicas:
     a. Tinción con peroxidasa y negro Sudán: negativa en LLA; útil para distinguir células linfoides y no linfoides.
     b. Esterasa cloroacetato: una reacción rosa del citoplasma identifica los granulocitos; útil para distinguir granulocitos de monocitos en pacientes con LMA.
- La LMA se diagnostica en presencia de al menos un 30% de células blásticas y tinción histoquímica de peroxidasa o negro Sudán positiva en el aspirado de médula ósea.
- El French, American, British (FAB) Cooperative Study Group ha clasificado la LMA en siete categorías (M1-M7) según el tipo y porcentaje de células inmaduras.

DIAGNÓSTICO POR IMAGEN

- Radiografía de tórax para evaluar la presencia de una masa mediastínica.
- TC abdominal para detectar hepatoesplenomegalia o infiltración leucémica de otros órganos abdominales.

TRATAMIENTO

TRATAMIENTO AGUDO

- El tratamiento urgente en pacientes con leucostasis intracerebral consiste en uno o más de lo siguiente:
  1. Irradiación craneal.
  2. Leucaféresis.
  3. Hidroxiurea por vía oral.
- La nefropatía por urato puede prevenirse mediante hidratación copiosa y reducción de la concentración de ácido úrico con alopurinol y alcalinización de la orina con acetazolamida.
- Las infecciones deben recibir tratamiento agresivo con antibióticos de amplio espectro.
- Corregir la trombocitopenia significativa (plaquetas <20.000/mm³) con transfusión de plaquetas.
- La hemorragia secundaria a CID se trata con heparina y reposición de los factores de coagulación.
- La terapia de inducción es la quimioterapia intensiva para destruir un número significativo de células leucémicas y lograr la remisión; habitualmente consiste en una combinación de citarabina y daunorrubicina. El ácido altransretinoico es

efectivo para la inducción de remisión de la subtipo M3 de LMA (leucemia promielocítica aguda).
- En los pacientes con LMA resistente o recidiva puede utilizarse citarabina (ARA-C) a dosis altas. Suelen pasar entre 28 y 32 días desde el comienzo del tratamiento hasta que se logra la remisión. La duración de la remisión es variable; la duración media de la remisión en el adulto con LMA es de 1 año.
- La terapia de consolidación consiste en una pauta agresiva de quimioterapia con o sin radioterapia poco después de conseguir la remisión completa. Su intención es prolongar el período de remisión o curación. Las complicaciones de la terapia de remisión suelen ser secundarias a una supresión pronunciada de la médula ósea (anemia, trombocitopenia, granulocitopenia).
- El objetivo de la terapia de mantenimiento es conservar el estado de remisión. Una pauta de citarabina a dosis altas tras la inducción consigue una supervivencia libre de enfermedad equivalente y una supervivencia global mejor que el trasplante de médula ósea en adultos.
- El trasplante de médula ósea antóloga está indicado en pacientes <55 años sin un familiar donante. El trasplante de médula ósea homóloga es posible por lo general en <20% de los pacientes; habitualmente sólo se realiza en pacientes <40 años por la elevada incidencia de EICH a mayor edad.

PRONÓSTICO

- Es posible conseguir la remisión en el 80% de los pacientes <55 años aproximadamente. Las tasas de remisión son más altas en niños.
- La tasa de curación con trasplante de médula ósea homóloga está alrededor del 60%, mientras que con trasplante antólogo es ligeramente menor.
- Los signos citogenéticos favorables son inv (16) (p13;q22) y t(8;21), t(15;17).

OTRAS CONSIDERACIONES

COMENTARIOS

- La complicación principal de la quimioterapia es una intensa supresión de la médula ósea con pancitopenia durante 3 a 4 semanas. El tratamiento va dirigido a reponer los hematíes y plaquetas, así como a la monitorización y tratamiento agresivo de las posibles infecciones.
- Dosis bajas de trióxido de arsénico pueden inducir una remisión completa en pacientes con leucemia promielocítica aguda.

AUTOR: **FRED F. FERRI, M.D.**

INFORMACIÓN BÁSICA

DEFINICIÓN

La leucemia mielógena crónica (LMC) es un trastorno clonal maligno de las células madre del sistema hematopoyético caracterizado por proliferación y acumulación anormal de granulocitos inmaduros. La LMC se caracteriza por una fase crónica que dura de meses a años, seguida de una fase mieloproliferativa acelerada que se caracteriza por una mala respuesta al tratamiento, empeoramiento de la anemia o descenso del número de plaquetas. A continuación la segunda fase pasa a una fase terminal (transformación aguda), caracterizada por un número elevado de células blásticas y numerosas complicaciones (p. ej., septicemia, hemorragia).

SINÓNIMO

Leucemia granulocítica crónica.

CÓDIGO CIE-9CM
201.1 Leucemia mielógena crónica

EPIDEMIOLOGÍA Y DEMOGRAFÍA

- La LMC suele afectar a personas de mediana edad (promedio de edad de aparición de 53 años) y supone el 15% de las leucemias del adulto.
- 4.300 casos nuevos/año en EE.UU.

SÍNTOMAS Y SIGNOS

- La fase crónica suele producir esplenomegalia. La hepatomegalia es relativamente frecuente, pero la linfadenopatía es excepcional y por lo general indica la fase proliferativa acelerada de la enfermedad.
- Los síntomas habituales en el momento del diagnóstico son debilidad o malestar secundarios a un aumento de tamaño del bazo (malestar o dolor abdominal). La esplenomegalia está presente hasta en el 40% de los pacientes en el momento del diagnóstico.
- El 40% de los pacientes están asintomáticos y el diagnóstico se basa exclusivamente en un hemograma anormal.

ETIOLOGÍA

La información disponible implica a la traslocación cromosómica t (9,22) (q34; q11,2) como causa de la leucemia granulocítica crónica. Esta traslocación está presente en >95% de los pacientes. Los pacientes restantes presentan una variante o una traslocación compleja que afecta a otros cromosomas con el mismo resultado final (fusión del gen BCR [región de acumulación del punto de rotura]) en el cromosoma 22 al gen ABL [virus de leucemia Ableson] en el cromosoma 9).

DIAGNÓSTICO

DIAGNÓSTICO DIFERENCIAL

- Linfoma esplénico.
- LLC.
- Síndrome mielodisplásico.

PRUEBAS DE LABORATORIO

- Leucocitosis (por lo general >100.000/mm³) con amplio espectro de formas granulocíticas.
- En la médula ósea se observa hipercelularidad con hiperplasia granulocítica, aumento de la proporción de células mieloides/eritroides y aumento del número de megacariocitos. Los blastos y promielocitos representan <10% de todas las células.
- El cromosoma Filadelfia (que es la consecuencia de la traslocación recíproca entre los brazos largos del cromosoma 9 y 22) está presente en >95% de los pacientes con LMC; su presencia (Ph⁺) es un factor pronóstico principal porque la tasa de supervivencia de los pacientes con cromosoma Filadelfia es aproximadamente ocho veces mejor que la de los pacientes sin este cromosoma. Algunos expertos creen que Ph⁺ define la LMC y que aquellos que son Ph⁻ tienen otra enfermedad.
- Descenso pronunciado de la fosfatasa alcalina leucocitaria (FAL) (para distinguir la LMC de otros trastornos mieloproliferativos).
- Con frecuencia existe anemia y trombocitosis.
- Otras anomalías de laboratorio son una elevación de la concentración de vitamina B12 (por un aumento de transcobalamina 1 procedente de los granulocitos) y elevación de la concentración sanguínea de histamina (por el aumento de basófilos).

DIAGNÓSTICO POR IMAGEN

Radiografía de tórax y TC abdominal.

TRATAMIENTO

TRATAMIENTO AGUDO

El mesilato de imatinib, un inhibidor de la cinasa de tirosina por vía oral, es efectivo y está indicado como tratamiento de primera línea para las crisis blásticas mieloides de la LMC, fase acelerada o LMC en fase crónica. Más del 60% de los pacientes presentan una respuesta citogenética mayor (<35% células cromosoma Filadelfia positivas en médula ósea) y más del 80% presenta una supervivencia libre de progresión a los 24 meses. La respuesta hematológica completa suele producirse en menos de 1 mes.

- La hiperleucocitosis sintomática (p. ej., síntomas del SNC) puede tratarse mediante leucaféresis e hidroxiurea; hay que administrar alopurinol para prevenir la nefropatía por urato tras la lisis rápida de las células leucémicas.
- La quimioterapia citotóxica con hidroxiurea ha sustituido al busulfán como tratamiento de referencia.
- El trasplante de células madre (TCM) alogénicas (tras quimioterapia intensiva con busulfán y ciclofosfamida o quimioterapia combinada con ciclofosfamida e irradiación corporal total fraccionada para destruir las células leucémicas residuales) es el único tratamiento curativo para la LMC en fase crónica sin respuesta a imatinib. Habitualmente tan sólo el 20% de los pacientes son candidatos a TCM, dadas las limitaciones de edad o la ausencia de donantes familiares HLA-compatibles:
1. Puede estar indicado en pacientes «jóvenes» (aumento de la supervivencia en pacientes <55 años) con familiares compatibles.
2. El trasplante precoz es importante también para la supervivencia del paciente.
- El trasplante de médula ósea de un donante no familiar HLA-compatible se considera en la actualidad seguro y efectivo en pacientes seleccionados con leucemia mieloide crónica.

BIBLIOGRAFÍA RECOMENDADA

Goldman JM, Melo JV: Chronic myeloid leukemia, advances in biology and new approaches to treatment, *N Engl J Med* 349:1451, 2003.

Hughes TP et al: Frequency of major molecular responses to imatinib or interferon alfa plus cytarabine in newly diagnosed chronic myeloid leukemia, *N Engl J Med* 349:1423, 2003.

Kantarjian H et al: Hematologic and cytogenetic responses to imatinib mesylate in chronic myelogenous leukemia, *N Engl J Med* 346:645, 2002.

AUTOR: **FRED F. FERRI, M.D.**

INFORMACIÓN BÁSICA

DEFINICIÓN

La leucoplasia vellosa oral (LVO) es una lesión tipo placa blanca, indolora, no desprendible, típicamente localizada en la zona lateral de la lengua.

CÓDIGO CIE-9CM
528.6 Leucoplasia vellosa oral

ETIOLOGÍA

El virus de Epstein-Barr (VEB) está implicado en la etiología y la LVO es la consecuencia de la replicación del VEB en el epitelio de células queratinizadas.

EPIDEMIOLOGÍA Y DEMOGRAFÍA

La LVO se observa en personas seropositivas para el virus de la inmunodeficiencia humana (VIH) pero también puede afectar a otros pacientes inmunodeprimidos, como los receptores de trasplantes (sobre todo renal) y los pacientes en tratamiento con corticoides. El diagnóstico de LVO es una indicación para evaluar la posibilidad de que se trate de una enfermedad por VIH. A pesar de la elevada incidencia de seroprevalencia VEB en personas VIH positivas, la LVO aparece tan sólo en el 25% de los casos.

SÍNTOMAS Y SIGNOS

- Diferente morfología y aspecto.
- Puede ser uni o bilateral.
- Blanca y puede ser de pequeño tamaño, con arrugas finas verticales en el borde lateral de la lengua (fig. 1-150).

- Superficie irregular; puede haber pliegues o proyecciones prominentes, en algunos casos parecen pelos.
- Puede extenderse y cubrir toda la superficie dorsal o extenderse a la superficie ventral de la lengua donde suele ser planas.
- De forma excepcional las lesiones aparecen en el paladar blando, mucosa oral y en la región posterior de la orofaringe.
- Habitualmente es asintomática, pero en algunos casos hay dolor de boca, sensibilidad dolorosa o sensación de quemazón, alteración del sabor o dificultad para comer; otros se preocupan por su aspecto desagradable.
- La LVO puede progresar a carcinoma epidermoide oral, que tiene un mal pronóstico.

DIAGNÓSTICO

DIAGNÓSTICO DIFERENCIAL

- *Candida albicans*.
- Liquen plano.
- Leucoplaquia idiomática.
- Nevo en esponja blanca.
- Displasia.
- Carcinoma epidermoide.

VALORACIÓN

Requiere exploración física y evaluación de enfermedad por VIH.

PRUEBAS DE LABORATORIO

El diagnóstico *provisional* es clínico y se basa en:

- Inspección visual.
- Imposibilidad para desprender la lesión de la lengua con una hoja de bisturí.
- Ausencia de respuesta al tratamiento antimicótico.

El diagnóstico de *presunción* requiere biopsia y demostración histológica de:

- Hiperplasia epitelial con pelos.
- Ausencia de infiltrado inflamatorio celular.

El diagnóstico *definitivo* requiere:

- Hibridación in situ de muestras histológicas o citológicas que demuestran ADN de VEB o
- Microscopia electrónica de muestras en las que se ven partículas similares a herpesvirus.
- La determinación del contenido en ADN en células de la leucoplaquia oral puede servir para predecir el riesgo de carcinoma oral.

NOTA: Las muestras obtenidas de las lesiones pueden tener hifas de *Candida albicans*, que pueden coexistir y potenciar la LVO inducida por VEB.

TRATAMIENTO

TRATAMIENTO NO FARMACOLÓGICO

La LVO es habitualmente asintomática y no precisa tratamiento específico. Puede desaparecer de forma espontánea y carece de potencial premaligno.

TRATAMIENTO AGUDO

- La terapia antirretroviral de gran actividad (TARGA) ha cambiado de manera considerable la frecuencia de lesiones orales causadas por infecciones oportunistas en personas VIH positivas.
- Los retinoides tópicos (vitamina A 0,1%) pueden mejorar el aspecto de las superficies orales con LVO mediante desqueratinización e inmunomodulación; no obstante, son caros y el uso prolongado puede provocar una sensación de quemazón en la zona tratada.
- La solución de resina de podofilina tópica al 25% consigue la desaparición de las lesiones.
- La escisión quirúrgica y la crioterapia pueden ayudar, pero las lesiones pueden reaparecer.
- El aciclovir o ganciclovir a dosis elevadas eliminan las lesiones, pero sólo de forma temporal.

BIBLIOGRAFÍA RECOMENDADA

Sudbo J et al: DNA content as a prognostic marker in patients with oral leukoplakia, *N Engl J Med* 344:1270, 2001.

AUTOR: **SAJEEV HANDA, M.D.**

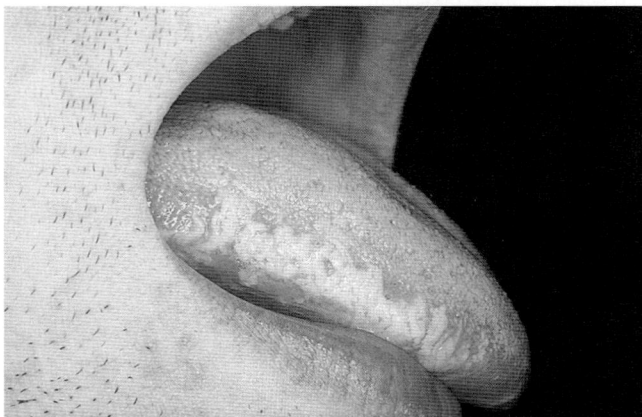

FIGURA 1-150 **Leucoplasia vellosa oral.** Obsérvense las placas verrugosas blancas en el borde lateral de la lengua. (Tomada de Noble J: *Primary care medicine,* 3.ª ed., St. Louis, 2001, Mosby.)

INFORMACIÓN BÁSICA

DEFINICIÓN

La linfangitis se refiere a la inflamación de los vasos linfáticos.

SINÓNIMOS

Linfangitis nodular.
Linfangitis esporotricoide.

EPIDEMIOLOGÍA Y DEMOGRAFÍA

INCIDENCIA (EN EE.UU.): Varios centenares de casos/año de linfangitis esporotricoide.

SÍNTOMAS Y SIGNOS

LINFANGITIS AGUDA:

- Asociada habitualmente a celulitis bacteriana.
- Puede haber o no un traumatismo en la piel (es decir, corte, punción, úlcera).
- En horas a días aparece en la zona distal eritema, edema e hipersensibilidad con estrías eritematosas lineales que se extienden en dirección proximal hacia los ganglios linfáticos regionales.
- Posible linfadenitis y fiebre.
- Predisposición a infección de la piel por estreptococos del grupo A en personas con linfedema crónico e infecciones micóticas superficiales (p. ej., tiña del pie).

LINFANGITIS «ESPOROTRICOIDE» O «NODULAR»:

- Consiste en nódulos subcutáneos que aparecen en el trayecto de los linfáticos afectados.
- Con más frecuencia se debe a inoculación de la piel de la mano.
- Por lo general, precedida por un episodio de inoculación o traumatismo cutáneo.
- Lesiones aparentes en una a varias semanas desde la inoculación.
- Inicialmente es una lesión papular o nodular; puede ulcerarse.
- Puede existir pus o una secreción serosanguinolenta.
- Infrecuentes las complicaciones sistémicas, pero la infección por ciertos microorganismos se asocia a fiebre, escalofríos, mialgias y cefalea.

ETIOLOGÍA

- Linfangitis aguda: por lo general relacionada con *Streptococcus pyogenes* (estreptococos del grupo A), pero también posible por estafilococos.
- Linfangitis nodular causada por uno de los siguientes microorganismos.
  1. *Sporothrix schenckii*:
     a. Causa más frecuente en EE.UU., por lo general en el medio-oeste.
     b. Presente en el terreno y restos de plantas.
  2. *Nocardia brasiliensis*: presente en el suelo.
  3. *Mycobacterium marinum*: asociada a traumatismo relacionado con el agua (p. ej., acuarios, piscinas, pesca).
  4. *Leishmania brasiliensis*:
     a. Protozoo transmitido al ser humano por flebotomos, sobre todo a los turistas en zonas endémicas.
     b. Pequeño foco endémico en Texas.
  5. *Francisella tularensis*:
     a. Con más frecuencia en los estados del medio-oeste.
     b. Relacionada con el contacto con mamíferos infectados (p. ej., conejos) o picadura de garrapata.

DIAGNÓSTICO

DIAGNÓSTICO DIFERENCIAL

- Linfangitis nodular.
- Picadura de insecto o serpiente.
- Filariasis.

VALORACIÓN

- Linfangitis aguda: hemocultivos.
- Linfangitis nodular: varias tinciones y cultivos del drenaje o biopsia de zonas de inoculación para el diagnóstico definitivo.

PRUEBAS DE LABORATORIO

- Leucocitosis probable con celulitis.
- Eosinofilia frecuente en infecciones por helmintos.

TRATAMIENTO

TRATAMIENTO NO FARMACOLÓGICO

Elevación de la extremidad.

TRATAMIENTO AGUDO

- Penicilina probablemente suficiente, pero por lo general se emplea dicloxacilina o cefalexina, 500 mg v.o. cuatro veces al día durante 1 semana para una buena cobertura antiestafilocócica.
- En alérgicos a penicilina:
  1. Clindamicina, 300 mg v.o. cuatro veces al día durante 7 días o
  2. Eritromicina, 500 mg v.o. cuatro veces al día durante 7 días.
- Linfangitis nodular: tratamiento específico dirigido al agente etiológico.
- En infecciones superficiales por hongos el tratamiento puede evitar la recidiva de linfangitis aguda.

PRONÓSTICO

- Linfangitis aguda: por lo general desaparece con el tratamiento
- Ataques recurrentes: puede provocar linfedema crónico de la extremidad, pocas veces produce elefantiasis nostras (elefantiasis no filariásica).

DERIVACIÓN

- Si la linfangitis aguda es más que leve o afecta a la cara.
- Si se sospecha linfangitis nodular o filariasis.

OTRAS CONSIDERACIONES

COMENTARIOS

- Fuera de EE.UU., episodios iniciales de filariasis causados por *Brugia malayi* parecen una linfangitis aguda.
- Los episodios recurrentes producen linfedema crónico o elefantiasis.

BIBLIOGRAFÍA RECOMENDADA

Tobin EH, Jih WW: Sporotrichoid lymphocutaneous infections: etiology, diagnosis and therapy, *Am Fam Physician* 63:326, 2001.

AUTOR: **MAURICE POLICAR, M.D.**

INFORMACIÓN BÁSICA

DEFINICIÓN

Se denomina así la acumulación excesiva de líquido intersticial rico en proteínas causado de forma característica por un deterioro del drenaje linfático regional.

SINÓNIMO

Elefantiasis.

CÓDIGOS CIE-9CM

457.1 Linfedema: adquirido (crónico) precoz, secundario
457.1 Elefantiasis no filariásica

EPIDEMIOLOGÍA Y DEMOGRAFÍA

LINFEDEMA PRIMARIO:
- En 1,1/100.000 personas <20 años.
- Mujer supera al hombre 3,5:1.
- Incidencia máxima entre 12 y 16 años.

LINFEDEMA SECUNDARIO: Véase etiología específica (p. ej., filariasis, cáncer de mama, cáncer de próstata).

SÍNTOMAS Y SIGNOS

Edema:
- Indoloro y progresivo:
  1. Inicialmente, el edema deja fóvea y es liso; no obstante, al avanzar el problema el edema no deja fóvea (depende del grado de fibrosis).
  2. La elevación de la pierna baja la tumefacción en las fases iniciales pero no en las fases avanzadas.
- Con más frecuencia unilateral, pero según la etiología puede ser bilateral.
- No siempre se limita a las extremidades inferiores, sino que puede afectar a los genitales, cara o extremidades superiores (p. ej., edema del brazo tras mastectomía).
- Signo de Stemmer (dedos cuadrados por edema).
- Dorso del pie con aspecto en «giba de búfalo».
- Pérdida del contorno del tobillo, con aspecto de la pierna en «tronco de árbol».

Piel:
- Piel coriácea, gruesa y dura por la fibrosis provocada por el estancamiento crónico.
- Secreción ocasional de linfa.
- Infecciones (celulitis, linfangitis, onicomicosis).

ETIOLOGÍA

El linfedema está causado por una reducción del transporte linfático y se clasifica en forma primaria y secundaria.

El linfedema idiopático primario es la consecuencia de anomalías adquiridas, como hipoplasia linfática e insuficiencia funcional o ausencia de válvulas linfáticas. Existen varios subtipos:
- Linfedema congénito:
  1. Detectado al nacer o en los 2 primeros años de vida.
  2. Afecta a una o ambas extremidades, por lo general a toda la pierna.
  3. Puede ser familiar (enfermedad de Milroy).
- Linfedema precoz:
  1. Inicio en la adolescencia.
  2. Por lo general es unilateral; aparece en la adolescencia.
  3. Forma más frecuente de linfedema primario (hasta el 94% de los casos).
  4. Más frecuente en la mujer (10:1), lo que indica que los estrógenos participan en la patogenia.
  5. Puede ser familiar (enfermedad de Meige).
- Linfedema tardío:
  1. Habitualmente después de los 30 años.
  2. Infrecuente, supone menos del 10% de los casos de linfedema primario.

El linfedema secundario se produce por una alteración u obstrucción del sistema linfático como consecuencia de:
- Cirugía del cáncer (p. ej., mama, próstata, linfoma).
- El edema del brazo tras disección de los ganglios linfáticos axilares es la causa más frecuente de linfedema en EE.UU.
- La incidencia de linfedema es ~14% en pacientes con mastectomía y radioterapia adyuvante.
- Inflamación (estreptococos, filariasis).
- La filariasis es la causa más frecuente de linfedema en todo el mundo.
- Traumatismo.
- Radioterapia con extirpación de los ganglios linfáticos.

DIAGNÓSTICO

DIAGNÓSTICO DIFERENCIAL

- El linfedema es principalmente un diagnóstico clínico basado en los hallazgos físicos que lo diferencian de otras causas de edema crónico de las extremidades, como la presencia de fibrosis cutánea y subcutánea (piel de naranja) y el signo de Stemmer.
- Cuando la exploración física no es concluyente, otras técnicas de diagnóstico por imagen pueden ayudar al diagnóstico: linfogammagrafía isotópica, linfografía directa e indirecta, capilaroscopia linfática, RM, TC o ecografía.

- La linfogammagrafía isotópica se considera en la actualidad el patrón de referencia para el diagnóstico de linfedema.
- Hay que descartar otras causas de linfedema (p. ej., cirrosis, nefrosis, ICC, mixedema, hipoalbuminemia, estancamiento venoso crónico, distrofia simpática refleja, obstrucción por cáncer abdominal o pélvico).

VALORACIÓN

Una anamnesis y exploración física detalladas ayudan a descartar la mayoría de las causas de diagnóstico diferencial.

PRUEBAS DE LABORATORIO

- Urea, creatinina, pruebas de función hepática, albúmina, análisis de orina, TFT se emplean para descartar posibles causas sistémicas de edema.
- Los estudios venosos no invasivos ayudan a excluir una insuficiencia venosa.
- Las pruebas genéticas pueden ser útiles para definir un síndrome hereditario específico con una mutación genética concreta como linfedema-distiquiasis (FOXC2) y algunas formas de enfermedad de Milroy (VEGFR-3).

DIAGNÓSTICO POR IMAGEN

- Linfogammagrafía:
  1. Técnica de elección.
  2. Sensibilidad y especificidad del 100% para linfedema.
- TC: para excluir cáncer como causa de la obstrucción.
- Ecografía dúplex para descartar obstrucción venosa como causa de edema.
- Linfangiografía:
  1. Disponible pero poco utilizada.
  2. Pueden solicitarla los cirujanos para valorar la reparación o escisión de tejido.
  3. Difícil de realizar; la mayor parte de la información puede obtenerse mediante linfogammagrafía.

TRATAMIENTO

TRATAMIENTO NO FARMACOLÓGICO

La terapia descongestionante combinada (TDC) se ha empleado desde hace tiempo como tratamiento principal de elección para el linfedema tanto en niños como en adultos. Consiste en un programa en dos tiempos:
1. Reducción de la tumefacción y tamaño de la pierna:
   - Elevación de la pierna.
   - Masaje de la extremidad.
   - Compresión neumática de la pierna.

2. Mantenimiento del estado sin edema:

- Las medias elásticas con ajuste apropiado según la presión y longitud de compresión son esenciales para evitar la reaparición del edema.
- Las presiones de compresión se gradúan; la mayor presión es distal con disminución de la misma en dirección proximal.
- Las presiones de compresión oscilan entre 20 a 30 mmHg, 30 a 40 mmHg, 40 a 50 mmHg y 50 a 60 mmHg. La mayoría utiliza 40 a 50 mmHg para el linfedema.
- La longitud de compresión debe cubrir toda la zona de edema. Puede ser una media por debajo de la rodilla, alta en el muslo o de tipo pantalón.

TRATAMIENTO AGUDO

- Diuréticos, como furosemida 40 a 80 mg al día, que ayudan a reducir el edema de la pierna pero sólo deben emplearse de forma temporal. También puede utilizarse hidroclorotiazida, 25 mg al día para reducir el edema o prevenir la tumefacción de la pierna.
- Tratar las infecciones como la linfangitis (habitualmente por estreptococos del grupo A) con penicilina VK 250 mg cuatro veces al día durante 10 días o eritromicina 250 mg cuatro veces al día en pacientes alérgicos a la penicilina. Si se producen episoidos recurrentes de infección puede estar indicada la profilaxis con penicilina VK 250 mg cuatro veces al día durante 10 días al principio de cada mes. Debe aplicarse crema de clotrimazol al 1% todos los días en las zonas secas agrietadas entre los dedos de los pies para evitar las infecciones por hongos.
- En el linfedema secundario hay que tratar la causa subyacente (p. ej., cáncer de próstata, cáncer de mama). Si la etiología es una filariasis causada por el parásito *Wuchereria bancrofti* o *Brugia malayi*, el tratamiento consiste en citrato de dietilcarbamazina (DEC) 5 mg/kg en varias tomas diarias durante 3 semanas.
- La mesoterapia (hialuronidasa), inmunoterapia (inyección de linfocitos autólogos) y la restricción de líquidos consiguen un beneficio incierto en el tratamiento del linfedema.

- En niños con síndromes de reflujo quiloso es beneficiosa una dieta baja en triglicéridos de cadena larga y rica en triglicéridos de cadena corta y media.

TRATAMIENTO CRÓNICO

La cirugía en el linfedema crónico sirve como adyuvante o como alternativa a la TDC si ésta ha fracasado. El tratamiento quirúrgico está indicado si hay:

- Aumento progresivo del tamaño de la pierna a pesar del tratamiento médico.
- Deterioro de la función de la pierna.
- Infecciones recurrentes.
- Labilidad emocional secundaria al aspecto estético.

Las técnicas quirúrgicas pueden ser de dos tipos:

- Las dirigidas a mejorar el drenaje de los ganglios linfáticos (p. ej., anastomosis del sistema linfático al sistema venoso).
- Las dirigidas a extirpar el tejido subcutáneo (p. ej., técnica de Charles, técnica de Thompson y técnica de Thomas modificada).

La liposucción en combinación con terapia descongestionante a largo plazo es más efectiva para reducir el edema que la terapia descongestionante a largo plazo exclusiva.

PRONÓSTICO

- El linfedema es un trastorno lentamente progresivo que puede desfigurar mucho las extremidades u otras partes del cuerpo.
- El grado de fibrosis de la piel en la extremidad afectada aumenta con la cronicidad del estancamiento venoso.
- En muchos pacientes el perímetro máximo del miembro afectado se alcanza en el primer año desde el comienzo, a menos que aparezcan complicaciones como la celulitis recurrente.
- Los pacientes con linfedema tienen con frecuencia comorbilidad psiquiátrica como consecuencia de su enfermedad, como ansiedad, depresión, problemas de adaptación y dificultad en el ámbito vocacional, doméstico o social.
- El linfedema crónico puede complicarse por celulitis o, en pocos casos, por linfangiosarcoma u otras neoplasias malignas cutáneas.

DERIVACIÓN

- Si el diagnóstico de linfedema es incierto o se desea una definición más precisa por motivos pronósticos, conviene consultar con un especialista en linfología clínica o con un centro de linfología.
- Es aconsejable una consulta con los cirujanos vasculares si el tratamiento médico para reducir el tamaño de la pierna fracasa o si se producen infecciones recurrentes.

OTRAS CONSIDERACIONES

COMENTARIOS

- El linfedema es una dolencia crónica por lo general incurable que requiere atenciones durante toda la vida, así como apoyo psicosocial.
- Es importante recordar que la cirugía no es curativa.
- Hay que animar a los niños y adolescentes (junto a los padres y adultos) a que lleven una vida normal, participen en las actividades y deportes escolares (preferiblemente sin contacto, como natación).
- Conviene recordar que en muy pocos casos de linfedema posmastectomía se produce un linfangiosarcoma.
- La causa principal de linfedema de las extremidades superiores e inferiores en EE.UU es el cáncer y sus tratamientos. En un paciente tratado previamente por un cáncer con linfedema nuevo o que empeora hay que sospechar una recidiva del cáncer que produce obstrucción linfática intrínseca o extrínseca.

BIBLIOGRAFÍA RECOMENDADA

Caban ME: Trends in the evaluation of lymphedema, *Lymphology* 35(1):28, 2002.

International Society of Lymphology: The diagnosis and treatment of peripheral lymphedema: Consensus document of the International Society of Lymphology, *Lymphology* 36(2):84, 2003.

Neese PY: Management of lymphedema, *Lippincotts Prim Care Pract* 4(4):390, 2000.

Rockson SG: Lymphedema, *Am J Med* 110:288, 2001.

Rockson SG et al: American Cancer Society Lymphedema Workshop. Workgroup III: diagnosis and management of lymphedema, *Cancer* 83(12 suppl):2882, 1998.

AUTORES: **JASON IANNUCCILLI, M.D.** y **PETER PETROPOULOS, M.D.**

INFORMACIÓN BÁSICA

DEFINICIÓN

El linfogranuloma venéreo (LGV) es una enfermedad sistémica de transmisión sexual causada por *Chlamydia trachomatis*.

SINÓNIMOS

Bubón tropical.
Poradenitis inguinal.

CÓDIGO CIE-9CM

099.1 Linfogranuloma venéreo

EPIDEMIOLOGÍA Y DEMOGRAFÍA

- Proporción hombre/mujer 5:1.
- LGV es infrecuente en EE.UU. (285 casos en 1993).
- LGV es endémico en África, India, zonas del sudeste de Asia, Sudamérica y Caribe.

SÍNTOMAS Y SIGNOS

Fase primaria:
- Lesión primaria causada por la multiplicación de microorganismos en el foco de infección.
- Pápula, úlcera poco profunda.
- Lesión herpetiforme en la zona de inoculación (más frecuente).
- Período de incubación de 3 a 21 días.
- Localización más frecuente de la lesión en la mujer: pared posterior, horquilla o vulva.
- Curación espontánea sin cicatriz.

Fase secundaria:
- Síndrome inguinal: adenopatía inguinal característica.
- Comienza 1 a 4 semanas después de la lesión primaria.
- Este síndrome es el signo clínico más frecuente de la enfermedad.
- Adenopatía inguinal unilateral en el 70% de los casos.
- Síntomas: adenitis extensa (bubón) dolorosa y supuración con numerosas fístulas.
- «Signo del surco» que indica afectación ganglionar femoral e inguinal (20%); más frecuente en el hombre.
- La afectación de ganglios linfáticos ilíacos profundos y retroperitoneales puede producir una masa pélvica en la mujer.

Tercera fase (síndrome anogenital):

- Subaguda: proctocolitis.
- Tardía: destrucción o fibrosis, fístulas, abscesos, estenosis del perineo, elefantiasis.

ETIOLOGÍA

Chlamydia trachomatis es el agente causal. Hay tres serotipos: L1, L2 y L3.

DIAGNÓSTICO

DIAGNÓSTICO DIFERENCIAL

- Adenitis inguinal, adenitis supurativa, adenitis retroperitoneal, proctitis, esquistosomiasis.
- En la sección II se expone el diagnóstico diferencial de las úlceras genitales.

VALORACIÓN

Manifestaciones clínicas.
Cribado de otras ETS.
En la sección III, Lesiones genitales, se expone un algoritmo clínico para la evaluación de la úlcera genital.

PRUEBAS DE LABORATORIO

- Prueba de Frei positiva:
  1. Antígeno de *Chlamyidia* intradérmico.
  2. Inespecífico para todas las *Chlamydia*.
  3. Ya no se utiliza (sólo valor histórico).
- Prueba de fijación del complemento:
  1. Título >1:64 en infección activa.
  2. Títulos de convalecencia sin diferencias.
- Cultivo celular de *Chlamydia*: la aspiración del nódulo fluctuante consigue las tasas más altas de aislamiento.
- Hemograma: leucocitosis leve con linfocitosis o monocitosis.
- Velocidad de sedimentación elevada.
- Cribado VDRL y VIH para descartar otras ETS.

DIAGNÓSTICO POR IMAGEN

- Enema de bario: puede demostrar la estenosis alargada del LGV.
- TC para adenitis retroperitoneal.

TRATAMIENTO

TRATAMIENTO NO FARMACOLÓGICO

- Evitar la leche y los productos lácteos mientras se toma la medicación.
- Abstinencia sexual.
- Tratar a las parejas sexuales.

TRATAMIENTO AGUDO

- Doxiciclina, 100 mg v.o. dos veces al día × 21 días.
- Eritromicina base, 500 mg v.o. cuatro veces al día × 21 días.
- Sulfisoxazol 500 mg v.o. cuatro veces al día × 21 días.
- Quirúrgico:
  1. Aspiración de los nódulos fluctuantes.
  2. Abrir y drenar los abscesos.

TRATAMIENTO CRÓNICO

- Puede ser necesario prolongar el tratamiento en casos crónicos o recurrentes, que pueden estar causados por reinfección y/o tratamiento inadecuado.
- Una estenosis rectal puede precisar una colostomía.
- La cirugía puede estar indicada sólo tras el tratamiento antibiótico.

PRONÓSTICO

Buen pronóstico con tratamiento temprano, que por lo general consigue la desaparición completa de los síntomas.

DERIVACIÓN

Interconsulta a cirugía si el paciente desarrolla obstrucción, fístulas o estenosis rectal. En caso de obstrucción linfática puede ser necesaria la intervención del cirujano plástico.

OTRAS CONSIDERACIONES

COMENTARIOS

- La mujer embarazada y en proceso de lactancia debe recibir tratamiento con eritromicina.
- No se produce transmisión congénita, pero la infección puede contraerse en un canal del parto infectado.
- Es posible obtener material informativo para los pacientes en los organismos locales y estatales.

BIBLIOGRAFÍA RECOMENDADA

Centers for Disease Control and Prevention: 2002 sexually transmitted diseases treatment guidelines, *MMWR Morb Mortal Wkly Rep* 51(RR-6), 2002.

AUTOR: **GEORGE T. DANAKAS, M.D.**

INFORMACIÓN BÁSICA

DEFINICIÓN

El linfoma no-Hodgkin es un grupo heterogéneo de neoplasias malignas del sistema reticuloendotelial.

CÓDIGO CIE-9CM
201.9 Linfoma no-Hodgkin

EPIDEMIOLOGÍA Y DEMOGRAFÍA

- Promedio de edad al diagnóstico: 50 años.
- Sexta neoplasia maligna más frecuente en EE.UU. (56.000 casos nuevos/año).
- Aumento de la incidencia con la edad.

SÍNTOMAS Y SIGNOS

- Los pacientes acuden a menudo con linfadenopatía asintomática.
- Aproximadamente un tercio de los LNH se originan fuera de los ganglios linfáticos. La afectación de las zonas extraganglionares puede producir presentaciones inusuales (p. ej., la afectación del tubo digestivo puede simular una EUP).
- Los casos de LNH asociados a VIH se localizan principalmente en el cerebro.
- Prurito, fiebre, sudores nocturnos y pérdida de peso son menos frecuentes que en la enfermedad de Hodgkin.
- Puede haber esplenomegalia y hepatomegalia.

DIAGNÓSTICO

DIAGNÓSTICO DIFERENCIAL

- Enfermedad de Hodgkin.
- Infecciones virales.
- Carcinoma metastásico.
- En la sección III se describe un algoritmo para la evaluación de linfadenopatías.
- En la sección II se describe el diagnóstico diferencial de las linfadenopatías.

VALORACIÓN

La evaluación de laboratorio inicial puede mostrar anemia leve y elevación de LDH y VSG. La estadificación correcta del LNH requiere:

- Una anamnesis y exploración física detalladas y una biopsia adecuada.
- Evaluación de laboratorio rutinaria (hemograma, VSG, análisis de orina, LDH, urea, creatinina, calcio sérico, ácido úrico, PFH, electroforesis de proteínas séricas).
- Radiografía de tórax (PA y lateral).

- Evaluación de la médula ósea (aspiración y biopsia nuclear completa).
- TC de abdomen y pelvis; TC torácica si la radiografía de tórax es anormal.
- Gammagrafía ósea (sobre todo en pacientes con linfoma histiocítico).
- Pueden realizarse otras pruebas, según la anatomía patológica, los resultados de las pruebas señaladas y el tratamiento previsto: gammagrafía con galio (p. ej., en pacientes con linfomas de alto grado), gammagrafía hígado/bazo, PET, linfangiografía, punción lumbar.
- Hay que determinar la concentración de β_2 microglobulina inicialmente (valor pronóstico) y de forma repetida en pacientes con linfomas de bajo grado (útil para monitorizar la respuesta terapéutica del tumor).
- La concentración sérica de interleucina tiene valor pronóstico en linfoma difuso de células grandes.

CLASIFICACIÓN: La *Working Formulation* del linfoma no Hodgkin subdivide los linfomas en grado bajo, grado intermedio, grado alto y miscelánea (tabla 1-31).
ESTADIFICACIÓN: La clasificación de Ann Arbor se emplea para los linfomas no Hodgkin (v. «Enfermedad de Hodgkin» en la sección I). La histopatología tiene más implicaciones terapéuticas en el LNH que en la enfermedad de Hodgkin.

DIAGNÓSTICO POR IMAGEN
Véase «Valoración».

TRATAMIENTO

TRATAMIENTO AGUDO

El protocolo terapéutico varía según el tipo histológico y el estadio anatomopatológico. Las modalidades más utilizadas son:
LNH GRADO BAJO (p. ej., NODULAR, POCO DIFERENCIADO):
1. Radioterapia local en adenopatía obstructiva sintomática.
2. Retraso del tratamiento y observación atenta en pacientes asintomáticos.
3. Quimioterapia con un solo fármaco con ciclofosfamida o clorambucilo y glucocorticoides.
4. Quimioterapia aislada o con radioterapia: generalmente indicada sólo cuando el linfoma se hace más invasivo, con menor respuesta al tratamiento menos agresivo; protocolos utilizados con frecuencia: CVP, CHOP, CHOP-BLEO, COPP, BACOP; la adición de interferón alfa recombinante a dosis bajas a la quimioterapia prolonga la duración de la remisión en pacientes con LNH de grado bajo.

5. También pueden emplearse anticuerpos monoclonales contra antígenos de superficie de las células B para los linfomas foliculares resistentes al tratamiento convencional. El rituximab, un anticuerpo monoclonal anti-CD20, es un tratamiento dirigido mínimamente tóxico efectivo en el LNH de grado bajo en pacientes que no han recibido tratamiento previo.
6. La adición de rituximab a CHOP se tolera bien; no obstante, se precisan estudios adicionales para clarificar la importancia del CHOP con rituximab en pacientes con LNH indolente.
7. El ibritumomab tiuxetan, un inmunoconjugado que combina el quelante-ligador tiuxetan con el anticuerpo monoclonal ibritumomab, puede utilizarse como parte de un protocolo en dos tiempos para los pacientes con LNH células B folicular o transformado de bajo grado resistente o recurrente que no responde al rituximab.
8. Pueden usarse nuevos análogos de las purinas (FLAMP, 2CDA) en el tratamiento de rescate de los linfomas resistentes. Todos son activos en linfomas foliculares.

LINFOMAS DE GRADO INTERMEDIO Y ALTO (p. ej., LINFOMA HISTIOCÍTICO DIFUSO).
Protocolos de quimioterapia combinada (p. ej., CHOP, PRO-MACE-CYTABOM, MACOP-B, M-BACOD). El mejor tratamiento en pacientes ancianos con estadio avanzado y linfoma de histología agresiva que no presentan comorbilidad relevante es un protocolo con una antraciclina (como el CHOP) a dosis habituales:
1. La terapia secuencial a dosis altas es mejor que MACOP-B a dosis habituales en pacientes con linfoma difuso de células grandes de células B.
2. La quimioterapia a dosis modificadas puede estar indicada en la mayoría de los pacientes con infección VIH con linfoma. En comparación con el tratamiento con dosis normales de quimioterapia citotóxica (M-BACOD), unas dosis reducidas producen menos efectos tóxicos hematológicos y mantienen la eficacia en pacientes con linfoma relacionado con VIH.
   - Tres ciclos CHOP seguidos de radioterapia del campo afectado pueden ser mejor que ocho ciclos CHOP en pacientes con LNH localizado de grado intermedio o alto.

- La adición de rituximab contra CD20 de células B de linfoma al protocolo CHOP aumenta la tasa de respuesta completa y prolonga la supervivencia sin complicaciones y global en pacientes ancianos con linfoma difuso de células B grandes sin un aumento de toxicidad clínicamente relevante. Puede utilizarse una combinación del anticuerpo monoclonal tositumomab y tositumomab con yodo-131 para un tratamiento único de la recidiva de LNH folicular en pacientes resistentes al rituximab. Esta combinación consigue la remisión completa en el 25% de los pacientes y una respuesta clínica en el 60% de los mismos.

- Factor estimulante de las colonias de granulocitos (G-CSF): puede ser efectivo para reducir el riesgo de infección en pacientes con linfoma agresivo sometidos a quimioterapia.
- Radioinmunoterapia con anticuerpo anti-B1(I[131]) para LNH solo o en combinación con otros tratamientos.
- Tratamiento con quimioterapia a dosis altas y trasplante de médula ósea autóloga: en comparación con la quimioterapia convencional aumenta la supervivencia global y libre de complicaciones en pacientes con recidiva de linfoma no Hodgkin sensible a quimioterapia.

PRONÓSTICO

- Los pacientes con linfoma de grado bajo, a pesar de su prolongada supervivencia a largo plazo (media de 6 a 10 años), no suelen curarse, y la inmensa mayoría (si no todos) fallecen por el linfoma, mientras que los pacientes con linfoma de grado alto pueden conseguir la curación con quimioterapia agresiva.
- En los pacientes con linfoma de grado intermedio o alto se consigue una remisión completa en el 35-50%. Los factores pronósticos son el subitpo histológico, la edad del paciente y el tamaño del tumor.

AUTOR: **FRED F. FERRI, M.D.**

| TABLA 1-31 | **Sistemas de clasificación para la graduación de los linfomas** |

Clasificación de Kiel	Working Formulation	Clasificación europea-americana revisada
Neoplasia de grado bajo	Grado bajo	Linfomas de células B
Linfocítico, LLC	A. Linfoma maligno, linfocítico pequeño	
Linfocítico, otro	Compatible con leucemia linfática crónica	LLC-B/LLS
Linfoplasmocitoide		Linfoma linfoplasmocitoide
Centrocítico	B. Linfoma maligno, folicular, predominio de células hendidas	Linfomas centrofoliculares
Centroblástico/centrocítico		Linfomas de la zona marginal (MALT)
Folicular sin esclerosis	Zonas difusas	Linfoma de célula en manto
Folicular con esclerosis	Esclerosis	
Folicular y difuso sin esclerosis	C. Linfoma maligno, folicular mixto, célula grande y pequeña hendida	
Folicular y difuso con esclerosis	Zonas difusas	Linfoma de células-B grandes difuso
Difuso	Esclerosis	Linfoma de células-B grandes mediastínico primario
Linfoma maligno grado bajo, no clasificado	Grado intermedio	Linfoma de Burkitt
Neoplasia de grado alto	D. Linfoma maligno, folicular	Linfomas de células T
Centroblástico	Zonas difusas	
Linfoblástico, tipo Burkitt	E. Linfoma maligno, célula hendida pequeña difusa	
Linfoblástico, tipo celular enrollada		LLC-T
Linfoblástico, otro (no clasificado)		Micosis fungoide/síndrome de Sézary
Inmunoblástico		
Linfoma maligno grado alto, no clasificado	F. Linfoma maligno, mixto difuso, esclerosis con célula grande y pequeña	Linfoma de células T periférico, inespecificado
Linfoma maligno no clasificado (imposible especificar grado alto o bajo)	G. Linfoma maligno difuso	
Linfoma mixto	Célula grande	Linfoma de células T angioinmunoblástico
	Célula hendida	Linfoma angiocéntrico
	Célula no hendida	Linfoma de células T intestinal
	Esclerosis	Linfoma/leucemia de células T del adulto
	Grado alto	Linfoma de células grandes anaplásico
	H. Linfoma maligno de célula grande, inmunoblástico	Linfoma/leucemia de precursores linfoides T
	Plasmocitoide	
	Células claras	
	Polimorfo	
	Componente célula epitelioide	
	I. Linfoma maligno linfoblástico	
	Célula convoluta	
	Célula no convoluta	
	J. Linfoma maligno de célula no hendida pequeña	
	Burkitt	
	Zonas foliculares	

Tomada de Abeloff MD: *Clinical oncology*, 2.ª ed., New York, 2000, Churchill Livingstone.
LLC-B, Leucemia linfoide crónica de células B; *MALT*, tumor linfoide asociado a la mucosa; *LLS*, leucemia linfoide; *LLC-T*, LLC de células T.

INFORMACIÓN BÁSICA

DEFINICIÓN

Trastorno inflamatorio crónico de la piel que por lo general afecta a la vulva, región perianal e inguinal.

CÓDIGO CIE-9CM
701.0 Liquen escleroso

EPIDEMIOLOGÍA Y DEMOGRAFÍA

- Más frecuente en mujeres posmenopáusicas y en hombres entre 40 y 60 años.
- Más frecuente en la mujer.
- Puede producirse en la infancia (por lo general niñas prepuberales con afectación de la vulva y el perineo).

SÍNTOMAS Y SIGNOS

- El eritema puede ser el único signo inicial. Un hallazgo característico es la presencia de lesiones atróficas blanco-marfil en la zona afectada.
- La inspección atenta de la zona afectada revela la presencia de tapones foliculares blanco-marrones sobre la superficie (hoyuelos).
- Cuando se afectan los genitales, la piel blanca con aspecto de pergamino asume una configuración en reloj de arena alrededor del introito vulvar y la región perianal (distribución en «ojo de cerradura», v. fig. 1-151). Puede haber inflamación, hemorragias subepiteliales y ulceración crónica.
- Es frecuente la dispareunia, la hemorragia genital y la hemorragia anal.

ETIOLOGÍA

Desconocida. Puede existir un factor autoinmunitario y un componente genético familiar.

DIAGNÓSTICO

DIAGNÓSTICO DIFERENCIAL

- Esclerodermia localizada (morfea).
- Lupus eritematoso cutáneo discoide.
- Liquen plano atrófico.
- Psoriasis.

VALORACIÓN

El diagnóstico se basa en la exploración atenta de las lesiones para identificar la presencia de lesiones atróficas blanco-marfil en la localización típica.

PRUEBAS DE LABORATORIO

Cuando existan dudas puede realizarse una biopsia por punción o afeitado profundo para confirmar el diagnóstico.

DIAGNÓSTICO POR IMAGEN

No indicado.

TRATAMIENTO

TRATAMIENTO NO FARMACOLÓGICO

Atención a la higiene y eliminación de irritantes o baño excesivo con jabones ásperos.

TRATAMIENTO GENERAL.

- Suele ser efectiva la aplicación de propionato de clobetasol al 0,05% por vía tópica dos veces al día hasta 4 semanas. Pueden ser necesarias pautas de corticoides repetidas por la naturaleza crónica del problema. La aplicación continua de corticoides puede ocasionar atrofia de la vulva.
- El uso de testosterona tópica (2%) es menos efectivo que los corticoides tópicos.
- Los lubricantes son útiles (p. ej., crema nutraplus) para suavizar los tejidos secos.
- La hidroxizina 25 mg al acostarse es efectiva para disminuir el picor nocturno.
- El uso de corticoides intralesionales, etretinato y el tratamiento quirúrgico se reservan para los casos resistentes.

PRONÓSTICO

- La enfermedad persiste en un tercio de los pacientes aproximadamente.
- La mayoría de las niñas prepuberales mejora de forma espontánea tras la menarquia.
- Puede aparecer un carcinoma epidermoide en el interior de las lesiones en el 3-10% de los pacientes de más edad, por lo que se recomienda la exploración y biopsia periódicas de las zonas sospechosas.

OTRAS CONSIDERACIONES

COMENTARIOS

- El liquen escleroso prepuberal puede confundirse con abusos sexuales en niñas prepuberales y puede provocar acusaciones falsas e investigaciones innecesarias.
- El liquen escleroso de la vulva (kraurosis vulvar) aparece habitualmente después de la menopausia y suele ser crónico. Puede ser doloroso e interferir con la actividad sexual.
- El liquen escleroso del pene (balanitis xerotica obliterans) se da con más frecuencia en varones no circuncidados. Afecta al glande y al prepucio y puede producir estenosis si afecta al meato urinario.

AUTOR: **FRED F. FERRI, M.D.**

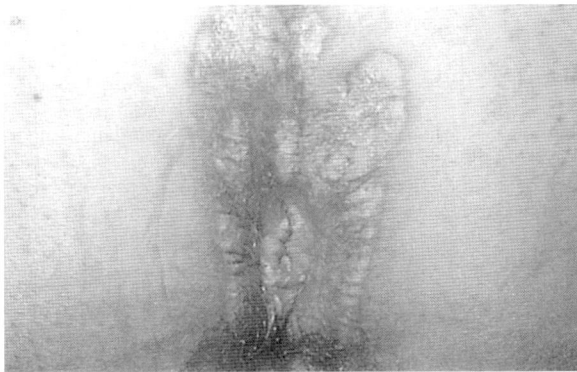

FIGURA 1-151 **Liquen escleroso.** La región perianal está adelgazada y de color blanco tiza (distribución en ojo de cerradura). (Por cortesía de Department of Dermatology, University of North Carolina at Chapel Hill. De Goldstein BG, Goldstein AO: *Practical dermatology*, 2.ª ed., St. Louis, 1997, Mosby.)

INFORMACIÓN BÁSICA

DEFINICIÓN

El liquen plano se refiere a una erupción cutánea popular que se localiza en las superficies de flexión de las extremidades, genitales y membranas mucosas.

SINÓNIMOS

Liquen.
Liquen plano y atrófico.

CÓDIGO CIE-9CM
697.0 Liquen plano.

EPIDEMIOLOGÍA Y DEMOGRAFÍA

- Incidencia en EE.UU.: 440/100.000.
- Por lo general entre 30 y 60 años.
- Afecta por igual al hombre que a la mujer (1:1).
- Se asocia a lupus discoide, LES, pénfigo vulgar, penfigoide ampolloso, miastenia gravis y colitis ulcerosa.

SÍNTOMAS Y SIGNOS

Anamnesis:
- Suele comenzar en una extremidad y puede permanecer localizado o extenderse a otras zonas en un período de tiempo de 1 a 4 meses.
- Produce picor.

Signos físicos:
- Distribución anatómica:
  1. Superficie flexora de las muñecas, antebrazos, espinillas y zona superior del muslo.
  2. Cuello y espalda.
  3. Uñas.
  4. Cuero cabelludo.
  5. Mucosa oral, mucosa bucal, lengua, encías y labios.

Mucosa genital:
- Configuración de la lesión:
  1. Lineal.
  2. Anular (más frecuente).
  3. Patrón reticular en mucosa oral y zona genital.
- Morfología de la lesión:
  1. Pápulas (planas, lisas y brillantes), lo más frecuente.
  2. Hipertrófica.
  3. Folicular.
  4. Vesicular.
- Color:
  1. Rojo oscuro, rojo azulado, morado-violeta en el liquen plano cutáneo.
  2. Las lesiones individuales tienen de forma típica líneas blancas visibles (estrías de Wickham).
  3. El liquen plano oral y el genital tienen una red de líneas blancas y pueden estar elevados o ser anulares.
  4. Color violáceo-morado atrófico.
- Las lesiones del cuero cabelludo pueden provocar alopecia.

ETIOLOGÍA

- Se desconoce la causa. La teoría principal es la de una respuesta inmunitaria mediada por células.
- Puede haber reacciones similares al liquen por medicamentos (p. ej., tetraciclinas, quinacrina, cloroquina, penicilamina e hidroclorotiazida).

DIAGNÓSTICO

- La anamnesis y los signos físicos suelen permitir el diagnóstico de liquen plano.
- Puede efectuarse una biopsia cutánea para confirmar el diagnóstico.

DIAGNÓSTICO DIFERENCIAL

- Erupción por medicamentos.
- Psoriasis.
- Carcinoma basocelular.
- Enfermedad de Bowen.
- Leucoplaquia.
- Candidiasis.
- Erupción del lupus.
- Sífilis secundaria.
- Dermatitis seborreica.

VALORACIÓN

No es necesaria en pacientes con liquen plano. Si el diagnóstico es dudoso se realiza una biopsia cutánea.

PRUEBAS DE LABORATORIO

No son específicas para el diagnóstico de liquen plano.

DIAGNÓSTICO POR IMAGEN

No son útiles para el diagnóstico de liquen plano.

TRATAMIENTO

No existen hasta la fecha estudios clínicos amplios aleatorizados sobre el beneficio y efectividad del tratamiento del liquen plano. Gran parte de la información terapéutica está basada en la observación y en las preferencias personales de los expertos.

TRATAMIENTO NO FARMACOLÓGICO

- Evitar el rascado.
- Utilizar jabones suaves y emolientes después del baño para evitar la sequedad.

TRATAMIENTO AGUDO

Para el liquen plano cutáneo.
- Corticoides tópicos, acetónido de triamcinolona al 0,1% con oclusión.
- Acitretina, 30 mg/día v.o. durante 8 semanas.

- Prednisona sistémica, 30 a 60 mg/día como dosis inicial, que se baja progresivamente a 15-20 mg/día de mantenimiento durante 6 semanas.
- Acetónido de triamcinolona intradérmico, 5 mg/ml en lesiones hiperqueratósicas gruesas.
- Hidroxizina, 25 mg v.o. cada 6 horas si existe picor.

Para liquen plano oral:
- Flucocinónido de corticoide en una base adhesiva seis veces/día durante 9 semanas.
- Retinoides tópicos, ácido retinoico 0,1% en una base o gel adhesivo para lesiones orales o genitales.
- Etretinato, 75 mg/día durante 2 meses en lesiones orales.

TRATAMIENTO CRÓNICO

Véase tratamiento agudo.

PRONÓSTICO

- Remisión espontánea del liquen plano cutáneo en más del 65% de los casos durante el primer año.
- A los 5 años suele producirse una remisión espontánea del liquen plano oral.
- Aproximadamente el 10-20% de los pacientes sufre una recidiva.

DERIVACIÓN

Se recomienda consultar con el dermatólogo si se sospecha un diagnóstico de liquen plano.

OTRAS CONSIDERACIONES

COMENTARIOS

- El liquen plano puede recordarse con la regla de las cinco P (pápulas poligonales planas con picor y púrpuras).
- Pueden surgir lesiones en la zona de una lesión cutánea previa (fenómeno de Koebner).
- Aunque se ha observado la transformación en cáncer de piel en pacientes con liquen plano, esta correlación no es definitiva.

BIBLIOGRAFÍA RECOMENDADA

Boyd AS, Neldner KH: Lichen planus, *J Am Acad Dermatol* 25:593, 1991.

Cribier B, Rances C, Chosidow O: Treatment of lichen planus: an evidence-based medicine analysis of efficacy, *Arch Dermatol* 134(12):1521, 1998.

Katta R: Lichen planus, *Am Fam Physician* 61(11):3319, 2000.

AUTOR: **PETER PETROPOULOS, M.D.**

INFORMACIÓN BÁSICA

DEFINICIÓN

La listeriosis es una infección sistémica causada por la bacteria aerobia grampositiva *Listeria monocytogenes*.

CÓDIGOS CIE-9CM
027.0 Listeriosis
771.2 Listeriosis congénita
771.2 Listeriosis fetal
665.4 Sospecha de daño fetal que afecta al control del embarazo

EPIDEMIOLOGÍA Y DEMOGRAFÍA

INCIDENCIA (EN EE.UU.):
- Meningitis por *Listeria*: aproximadamente 0,7 casos/100.000 personas (cuarta causa más frecuente de meningitis bacteriana adquirida en la comunidad en adultos).
- Listeriosis perinatal: 8,6 casos/100.000 personas.
- Listeriosis no perinatal: 3 casos/1 millón de personas.

PREDOMINIO POR SEXOS: Las mujeres embarazadas son más susceptibles a la bacteriemia por *Listeria* y representan un tercio de los casos.

PREDOMINIO POR EDADES:
- Mujer embarazada.
- Pacientes inmunodeprimidos de cualquier edad.

GENÉTICA

Infección congénita:
- Con transmisión transplacentaria, síndrome denominado *granulomatosis infantisepticum* en neonato.
- Caracterizada por abscesos diseminados en múltiples órganos, lesiones cutáneas, conjuntivitis.
- Mortalidad: 33 al 100%.

Infección neonatal:
- El lactante enferma a los 3 días de edad: madre invariablemente asintomática.
- Cuadro clínico de septicemia de origen desconocido.

SÍNTOMAS Y SIGNOS
- Infecciones en el embarazo:
  1. Más frecuente en el tercer trimestre.
  2. Por lo general produce fiebre y escalofríos sin síntomas ni signos que localicen la infección.
- Meningoencefalitis:
  1. Más frecuente en neonatos y pacientes inmunodeprimidos, pero hasta el 30% de los adultos no presentan un trastorno subyacente.
  2. En neonatos: poco apetito con o sin fiebre, posiblemente los únicos síntomas de presentación.
  3. En adultos: presentación subaguda con frecuencia, con febrícula y cambios de personalidad como únicos signos.

  4. Signos neurológicos localizados sin abscesos cerebrales en la TC.
- Cerebritis/tromboencefalitis:
  1. La cefalea y la fiebre pueden ser los únicos cambios.
  2. También parálisis progresiva de nervios craneales, hemiparesia, convulsiones, disminución del nivel de conciencia, signos cerebelosos, insuficiencia respiratoria.
- Infecciones localizadas:
  1. Infecciones oculares (conjuntivitis purulenta) y lesiones cutáneas (granulomatosis infantisepticum) como consecuencia de inoculación inadvertida por personal de laboratorio o veterinario.
  2. Otras: artritis, infecciones de prótesis articulares, peritonitis, osteomielitis, abscesos viscerales, colecistitis.

ETIOLOGÍA
- Invasión directa de la piel y el ojo, pero no está confirmado el mecanismo de entrada digestiva.
- El ciclo vital intracelular explica:
  1. La importancia de la inmunidad celular para la defensa del huésped.
  2. La mayor incidencia de infección en neonatos, mujeres embarazada y personas con inmunodepresión.

DIAGNÓSTICO

DIAGNÓSTICO DIFERENCIAL
- Meningitis causada por otras bacterias, micobacterias u hongos.
- Sarcoidosis del SNC.
- Neoplasias o abscesos cerebrales.
- Meningitis tuberculosa y por hongos (especialmente criptocócica).
- Toxoplasmosis cerebral.
- Enfermedad de Lyme.
- Sarcoidosis.

VALORACIÓN
Según la edad, afectación visceral y estado inmunitario.

PRUEBAS DE LABORATORIO
- Hemocultivos y cultivos de otros fluidos corporales.
- Hallazgos del SNC variables, pero suelen predominar los neutrófilos.
- Es infrecuente identificar los microorganismos en la tinción de Gram y puede resultar difícil la identificación morfológica.
- Técnicas de anticuerpos monoclonales, reacción en cadena de polimerasa y sonda ADN para detectar *Listeria* en los alimentos.

DIAGNÓSTICO POR IMAGEN
- Si se sospecha afectación cerebral localizada: TC o RM.
- RM más sensible para evaluación de tronco encefálico y cerebelo.

TRATAMIENTO

Hay que administrar tratamiento empírico cuando se sospecha el diagnóstico porque la mortalidad global es del 23%.

TRATAMIENTO GENERAL
- Fármacos de elección:
  1. Ampicilina i.v., 8 a 12 g/día en varias dosis.
  2. Penicilina i.v., 12 a 24 millones de unidades/día en varias dosis.
- Mantener el tratamiento durante 2 semanas.
- Alternativa: trimetoprim/sulfametoxazol.
- Se añade gentamicina para conseguir sinergia.

TRATAMIENTO CRÓNICO
Se producen recidivas tras 2 semanas de tratamiento, sobre todo en el huésped inmunodeprimido.

PRONÓSTICO
Seguimiento a largo plazo del estado de inmunodeficiencia.

DERIVACIÓN
Consulta con especialista en enfermedades infecciosas en todos los pacientes.

OTRAS CONSIDERACIONES

COMENTARIOS
- Los casos de origen alimentario se relacionan con varios productos: col, queso fresco, leche pasteurizada, vegetales, pollo poco cocinado, perritos calientes.
- Es difícil la descontaminación completa de los alimentos porque *Listeria* es resistente a la pasteurización y refrigeración.

BIBLIOGRAFÍA RECOMENDADA
Mylonakis E et al: Listeriosis during pregnancy: a case series and review of 222 cases, *Medicine* 81:260, 2002.
Wing EJ, Gregory SH: Listeria monocytogenes: clinical and experimental update, *J Infect Dis* 185(Suppl 1):S18, 2002.

AUTOR: MAURICE POLICAR, M.D.

INFORMACIÓN BÁSICA

DEFINICIÓN

El lupus eritematoso discoide (LED) es un trastorno cutáneo crónico, generalmente localizado, que en ocasiones se asocia al lupus eritematoso sistémico (LES). El LED se caracteriza por la presencia de lesiones eritematosas en placas, con descamación, taponamiento folicular, atrofia y cambios cicatriciales.

SINÓNIMO

Lupus eritematoso cutáneo crónico.

CÓDIGO CIE-9CM

695.4 Lupus eritematoso (local discoide)

EPIDEMIOLOGÍA Y DEMOGRAFÍA

- El lupus discoide es una patología más frecuente en la raza negra.
- La incidencia del LED es superior en las mujeres, con un pico de incidencia máxima en la cuarta década de la vida.
- Menos del 5% de los pacientes con LED progresan a LES.
- Aproximadamente el 10-20% de los pacientes con LES también presentan lesiones cutáneas de lupus discoide.

SÍNTOMAS Y SIGNOS

Anamnesis:
- Aparición de una o varias lesiones asintomáticas en placa (fig. 1-152).

Signos:
- Distribución anatómica:
  1. El LED suele afectar el cuero cabelludo, la cara y las orejas, pero no se limita a estas áreas.
- Configuración de las lesiones:
  1. Habitualmente agrupadas.
- Morfología de las lesiones:
  1. Lesiones en placa con descamación.
  2. Taponamiento folicular.
  3. Atrofia.
  4. Cicatrización.
  5. Telangiectasias.

- Color:
  1. Eritematoso.
  2. Rojo-violáceo.
  3. Hiper o hipopigmentado.
- Puede cursar con alopecia, que es permanente.
- Urticaria (5%).
- Puede asociarse a otros criterios de LES (p. ej., úlceras orales, artritis, pleuritis, pericarditis).

ETIOLOGÍA

La causa exacta del LED es desconocida, aunque se cree que participa un mecanismo mediado por inmunocomplejos.

DIAGNÓSTICO

La exploración clínica y la biopsia cutánea suelen establecer el diagnóstico de LED.

DIAGNÓSTICO DIFERENCIAL

- Psoriasis.
- Liquen plano.
- Sífilis secundaria.
- Infección fúngica superficial.
- Erupción por fotosensibilidad.
- Sarcoidosis.
- Lupus eritematoso cutáneo subagudo.
- Rosácea.
- Queratoacantoma.
- Queratosis actínica.
- Dermatomiositis.

VALORACIÓN

En los pacientes con LED aislado deben realizarse pruebas de laboratorio y estudios radiológicos para identificar criterios diagnósticos de LES.

PRUEBAS DE LABORATORIO

Las pruebas de laboratorio van encaminadas a identificar criterios de LES. Las siguientes afirmaciones se refieren a los pacientes con LES que presentan LED:
- El hemograma suele ser normal en los pacientes con LED aislado.

- El BUN y la creatinina suelen encontrarse en niveles normales.
- La VSG se encuentra elevada en la enfermedad activa asociada al LES.
- En el análisis de orina debe descartarse la presencia de proteinuria o hematuria.
- Los ANA pueden ser positivos en el 20% de los pacientes con LED aislado.
- Los autoanticuerpos anti-Ro (SS-A) se encuentran en aproximadamente el 1-3% de los pacientes.
- Los anticuerpos antiSm y ADNds no suelen encontrarse presentes.
- Los niveles del complemento pueden estar disminuidos en los pacientes con LES, pero no en los pacientes con LED.
- La biopsia cutánea muestra degeneración de la capa de células basales con taponamiento folicular y atrofia epidérmica.

DIAGNÓSTICO POR IMAGEN

La radiografía de tórax no es un método diagnóstico específico de LED, aunque puede resultar de utilidad en la valoración de un LES.

TRATAMIENTO

TRATAMIENTO NO FARMACOLÓGICO

- Las metas del tratamiento son controlar las lesiones preexistentes, limitar las reacciones cicatriciales e impedir el desarrollo de nuevas lesiones.
- Debe evitarse la exposición solar de 10 am a 4 pm.
- Cremas con un factor de protección solar (SPF) superior a 15.

TRATAMIENTO AGUDO

- La aplicación de esteroides tópicos es el tratamiento de primera elección en el LED.
- Las lesiones pueden tratarse mediante la inyección intradérmica de 3 mg/ml de acetónido de triamcinolona y xilocaína al 1%.
- Hidroxicloroquina p.o. Se empieza con 400 mg/día durante 1 mes y después se reduce la dosis a 200 mg/día. Se mantiene el tratamiento 3-6 meses.

TRATAMIENTO CRÓNICO

- En los pacientes que no responden a los esteroides tópicos o a la hidroxicloroquina puede emplearse la dapsona (100 mg/día).
- Otras alternativas terapéuticas:
  1. Cloroquina v.o. (250-500 mg/día).
  2. Auranofina v.o. (6 mg/12 horas o una vez al día; tras tres meses se puede aumentar la dosis a 9 mg/día, divididos en tres tomas).
  3. Talidomida v.o. (100-300 mg al acostarse y más de una hora después de las comidas).
  4. Azatioprina v.o. (comenzar con 1 mg/kg/día durante 6-8 semanas y aumen-

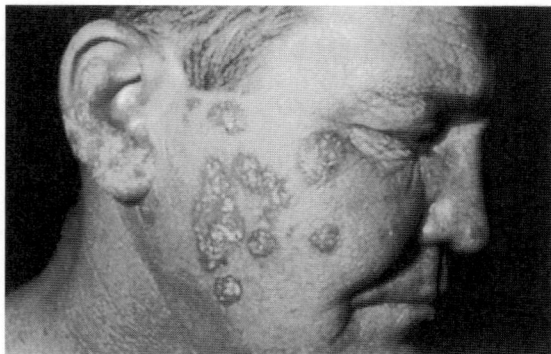

FIGURA 1-152 Paciente con lupus discoide que presenta placas con escamas gruesas en las orejas y en la cara. (Por cortesía del Department of Dermatology, University of North Carolina at Chapel Hill. En Goldstein BG, Goldstein AO [eds.]: *Practical dermatology*, 2.ª ed., St. Louis, 1977, Mosby.)

tar la dosis a 5 mg/kg cada 4 semanas hasta que se observe una respuesta positiva o hasta que la dosis alcance 2,5 mg/kg/día).

5. El micofenolato v.o. (1 g/12 horas) o el interferón ∝-2b por vía s.c. (2 millones de unidades/m², 3 veces a la semana, durante 1 mes) se han empleado cuando todos los fármacos anteriores resultaron ineficaces.

PRONÓSTICO

- El LED no tratado es un trastorno crónico que puede producir cambios cutáneos atróficos y cicatriciales.
- Una minoría de los pacientes con LED cutáneo aislado desarrollan un lupus eritematoso sistémico. El pronóstico es mejor en este grupo que en el grupo general de pacientes con LES.

DERIVACIÓN

Los pacientes con LED que afecte la cara y el cuero cabelludo deben derivarse a la consulta del dermatólogo. Si se asocia al LES, se recomienda la evaluación por un especialista en reumatología.

OTRAS CONSIDERACIONES

COMENTARIOS

- Las lesiones cutáneas constituyen 4 de los 11 criterios diagnósticos de LES (p. ej., la erupción malar, la erupción discoide, la fotosensibilidad y las úlceras orales).
- El lupus eritematoso cutáneo se clasifica en:
  1. Lupus eritematoso cutáneo crónico (el lupus discoide se incluye en esta categoría).
  2. Lupus eritematoso cutáneo subagudo.
  3. Lupus eritematoso cutáneo agudo.
- Las lesiones del LED no presentan tanta fotosensibilidad como las lesiones cutáneas subagudas.
- El LED rara vez degenera en un cáncer cutáneo maligno no melanótico.

BIBLIOGRAFÍA RECOMENDADA

Callen JP: Collagen vascular diseases, *Med Clin North Am* 82(6):1217, 1998.

Callen JP: Lupus erythematosus, discoid *e* Medicine Journal, 2(11) 2001 (www.emedicine.com).

Jessop S, Whitelaw D, Jordaan F: Drugs for discoid lupus erythematosus, *Cochrane Database Syst Rev* (1):CD002954, 2001.

Werth V: Current treatment of cutaneous lupus erythematosus, *Dermatology Online Journal* 7(1):2, 2001.

AUTOR: **PETER PETROPOULOS, M.D.**

INFORMACIÓN BÁSICA

DEFINICIÓN

El lupus eritematoso sistémico (LES) es una enfermedad multisistémica crónica caracterizada por la producción de autoanticuerpos y características clínicas variables.

CÓDIGO CIE-9CM
710.0 Lupus eritematoso sistémico

EPIDEMIOLOGÍA Y DEMOGRAFÍA

PREVALENCIA: 20 casos/100.000 personas.
PREDOMINIO POR SEXOS: Relación mujeres:varones de 7:1.
PREDOMINIO POR EDADES: 20-45 años (edad de procrear).

SÍNTOMAS Y SIGNOS

- Piel: exantema eritematoso sobre las eminencias malares (fig. 1-153), que respeta en general los pliegues nasolabiales (exantema en alas de mariposa); alopecia; parches eritematosos elevados con subsiguientes placas edematosas y escamas adherentes (lupus discoide); úlceras en piernas, nariz u orofaringe; livedo reticularis; palidez (por la anemia); petequias (por la trombocitopenia).
- Articulaciones: sensibilidad, tumefacción o derrame, que afecta en general a articulaciones periféricas.

- Cardíacos: roce pericárdico (en pacientes con pericarditis), soplos cardíacos (si existe endocarditis, engrosamiento o disfunción valvular).
- Otras: fiebre, conjuntivitis, ojos secos, boca seca (síndrome sicca), úlceras orales, sensibilidad abdominal, murmullo vesicular reducido (derrames pleurales).

ETIOLOGÍA

Desconocida. Es típico que los autoanticuerpos existan muchos años antes del diagnóstico de LES.

DIAGNÓSTICO

DIAGNÓSTICO DIFERENCIAL

- Otros trastornos del tejido conectivo (p. ej., AR (artritis reumatoide), EMTC (enfermedad mixta del tejido conectivo), esclerosis sistémica progresiva).
- Neoplasia metastásica.
- Infección.

VALORACIÓN

El diagnóstico de LES puede realizarse al demostrar la presencia de cuatro o más de los siguientes criterios de la American Rheumatism Association:
1. Exantema en alas de mariposa.
2. Exantema discoide.

3. Fotosensibilidad (especialmente úlceras en piernas).
4. Úlceras orales.
5. Artritis.
6. Serositis (pleuritis, pericarditis).
7. Trastorno renal (proteinuria persistente >0,5 g/día o 3+ si no se cuantifica, cilindros celulares).
8. Trastorno neurológico (crisis epilépticas, psicosis [en ausencia de fármacos potencialmente causantes o trastorno metabólico]).
9. Trastorno hematológico:
   a. Anemia hemolítica con reticulocitosis.
   b. Leucopenia (<4.000/mm^3 en dos o más ocasiones).
   c. Linfopenia (<1.500/mm^3 en dos o más ocasiones).
   d. Trombocitopenia (<100.000/mm^3 en ausencia de fármacos potencialmente causantes).
10. Trastorno inmunológico:
    a. Preparación celular de LES positiva.
    b. Anti-ADN (presencia de anticuerpos frente al ADN nativo en títulos anormales).
    c. Anti-Sm (presencia de anticuerpos frente al antígeno nuclear de Smith).
    d. Se sabe que los STS (sitio etiquetado por secuencia) falsos positivos se vuelven positivos durante al menos 6 meses y se confirman mediante pruebas TPI o FTA negativas.
11. ANA: un título anormal de ANA mediante inmunofluorescencia o un análisis equivalente en cualquier momento en ausencia de fármacos que se sepa se asocian al síndrome de «lupus inducido por fármacos».

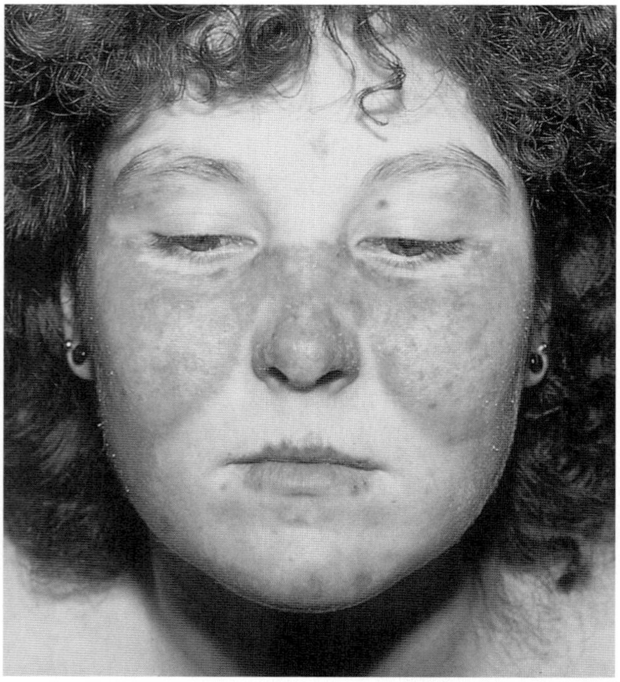

PRUEBAS DE LABORATORIO

Pruebas iniciales de laboratorio sugeridas ante la sospecha de un LES:
- Evaluación inmunológica: ANA, anticuerpos anti-ADN, anticuerpos anti-Sm.
- Otras pruebas de laboratorio: Recuento sanguíneo completo con diferencial, recuento plaquetario (prueba de Coombs si se detecta anemia), análisis de orina (colección de orina de 24 h para medir proteínas si se detecta proteinuria), TTP y anticuerpos anticardiolipina en pacientes con fenómenos de trombosis, BUN, creatinina para evaluar la función renal.

DIAGNÓSTICO POR IMAGEN

- Radiografía de tórax para evaluar el compromiso pulmonar (p. ej., derrames pleurales, infiltrados pulmonares).

FIGURA 1-153   LE cutáneo agudo. El clásico exantema en alas de mariposa afecta al 10-50% de los pacientes con LE agudo. (De Habif TP: *Clinical dermatology: a color guide to diagnosis and therapy*, 3.ª ed., St. Louis, 1996, Mosby.)

- Ecocardiografía para el cribado de cardiopatías valvulares significativas (presentes en el 18% de los pacientes con LES); la ecocardiografía puede identificar diversas lesiones (engrosamiento y disfunción valvular) aparte de la endocarditis verrucosa (de Libman-Sacks), proclives a causar un deterioro hemodinámico.

TRATAMIENTO

TRATAMIENTO NO FARMACOLÓGICO

Los pacientes con fotosensibilidad deben evitar la luz solar y usar altos factores de protección solar.

TRATAMIENTO GENERAL

- El dolor articular y la serositis leve suelen controlarse bien con AINE; los antipalúdicos también son eficaces (p. ej., hidroxicloroquina).
- Las manifestaciones cutáneas se tratan con lo siguiente:
  1. Corticoides tópicos; los corticoides intradérmicos son útiles frente a las lesiones discoides individuales, en especial sobre las del cuero cabelludo.
  2. Antipalúdicos (p. ej., hidroxicloroquina y quinacrina).
  3. Protectores solares que bloqueen las radiaciones ultravioleta (UV) A y B.
  4. Los fármacos inmunosupresores (metotrexato o azatioprina) se emplean como ahorradores de corticoides.
- Nefropatía:
  1. El empleo de pulsos altos de ciclofosfamida administrada mensualmente es más eficaz en la preservación de la función renal que el tratamiento con corticoides en solitario. La combinación de metilprednisolona y ciclofosfamida es superior al tratamiento con bolo de metilprednisolona o ciclofosfamida en solitario en pacientes con nefritis lúpica. En pacientes con nefritis lúpica proliferativa, el tratamiento a corto plazo con ciclofosfamida i.v. seguido de un tratamiento de mantenimiento con micofenolato mofetilo o azatioprina parece ser más eficaz y seguro que el tratamiento a largo plazo con ciclofosfamida i.v.
  2. El uso de plasmaféresis en combinación con fármacos inmunosupresores (para prevenir el fenómeno de rebote de los niveles de anticuerpos tras la plasmaféresis) suele reservarse para la insuficiencia renal rápidamente progresiva o para las vasculitis sistémicas con riesgo vital.

- Compromiso del SNC: el tratamiento suele consistir en corticoterapia; sin embargo, su eficacia es dudosa y se reserva, en general, para el síndrome orgánico cerebral. Los anticonvulsivantes y antipsicóticos también están indicados en determinados casos; las cefaleas se tratan de forma sintomática.
- Anemia hemolítica: el tratamiento de la anemia hemolítica Coombs-positiva consiste en altas dosis de corticoides; la anemia no hemolítica (secundaria a enfermedad crónica) no precisa un tratamiento específico.
- Trombocitopenia:
  1. El tratamiento inicial consiste en corticoides.
  2. En pacientes con escasa respuesta a los corticoides, se han observado resultados prometedores con el uso de danazol, vincristina e inmunoglobulinas. La combinación de quimioterapia con ciclofosfamida y prednisona junto con vincristina, vincristina y procarbacina, o etopósido puede ser de utilidad en pacientes con púrpura trombocitopénica idiopática refractaria grave.
  3. La esplenectomía en general no cura la trombocitopenia del LES, aunque puede ser necesaria como coadyuvante en el tratamiento de determinados casos.
- Las infecciones son frecuentes debido al compromiso de la función inmunológica secundaria al LES y al empleo de corticoides, citotóxicos y antimetabolitos; la bacteriemia neumocócica se asocia a una alta tasa de mortalidad.
- Es necesaria la monitorización estrecha para detectar exacerbaciones de la enfermedad y potenciales efectos colaterales de fármacos (corticoides, fármacos citotóxicos) con frecuentes análisis de laboratorio y visitas en todos los pacientes con LES.
- Existe cardiopatía valvular en el 18% de los pacientes con LES. La prevalencia de endocarditis infecciosa es de aproximadamente un 1% (semejante a la prevalencia tras la cirugía de prótesis valvular, aunque mayor que la que sigue a la valvulitis reumática). La cardiopatía valvular en pacientes con LES cambia frecuentemente con el tiempo (p. ej., pueden aparecer vegetaciones por primera vez, de forma inesperada, remitir o cambiar de tamaño o aspecto). Estos cambios frecuentes no se relacionan temporalmente con otras características clínicas del LES y pueden asociarse a unas considerables morbilidad y mortalidad.

PRONÓSTICO

- La mayoría de los pacientes con lupus experimenta remisiones y exacerbaciones.
- La principal causa de mortalidad en el LES es la infección (un tercio de todos los fallecimientos); la nefritis activa causa aproximadamente el 18% de las muertes, y la enfermedad del SNC, un 7% de las mismas; la tasa de supervivencia es del 75% en los primeros 10 años. Las personas de raza negra y de origen indígena suelen tener peor pronóstico.
- La pericarditis sintomática afecta a la cuarta parte de los pacientes con LES en algún momento del curso clínico de la enfermedad. Se estima que la afección asintomática supere el 60%, basándose en las autopsias.
- Los estudios histológicos renales y la evaluación de la función renal son de utilidad para determinar la actividad de la enfermedad y predecir el pronóstico (p. ej., niveles de creatinina sérica >3 mg/dl o evidencia de afección proliferativa difusa en la biopsia renal son factores de mal pronóstico).
- La aterosclerosis afecta de forma prematura a pacientes con LES y es independiente de factores de riesgo tradicionales de la enfermedad cardiovascular.

DERIVACIÓN

- Consulta reumatológica para todo paciente con LES.
- Consulta hematológica en pacientes con alteraciones hematológicas significativas (p. ej., anemia hemolítica o trombocitopenia graves).
- Consulta nefrológica en pacientes con afección renal importante.

BIBLIOGRAFÍA RECOMENDADA

Arbuckle MR et al: Development of autoantibodies before the clinical onset of systemic lupus erythematosus, *N Engl J Med* 349:1526, 2003.
Contreras G et al: Sequential therapies for proliferative lupus nephritis, *N Engl J Med* 350:971, 2004.
Gill JM et al: Diagnosis of systemic lupus erythematosus, *Am Fam Phys* 68:2179, 2003.
Illei GG et al: Combination therapy with pulse cyclophosphamide plus methylprednisolone improves long-term renal outcome without adding toxicity in patients with lupus nephritis, *Ann Intern Med* 135:248, 2001.
Roman MJ et al: Prevalence and correlates of accelerated atherosclerosis in SLE, *N Engl J Med* 349:2399, 2003.

AUTOR: **FRED F. FERRI, M.D.**

INFORMACIÓN BÁSICA

DEFINICIÓN

Separación completa o desplazamiento de la cabeza del húmero de la superficie glenoidea (la separación parcial se denomina *subluxación*). La causa más frecuente es un traumatismo y la cabeza humeral se luxa en sentido anterior e inferior, lo que puede producir un desgarro del rodete glenoideo (lesión de Bankart). En menos casos la luxación se produce en sentido posterior. Es raro que aparezca una inestabilidad multidireccional en la cual la luxación o subluxación, a menudo bilateral, se produce en múltiples direcciones, en general como consecuencia de una laxitud articular excesiva sin traumatismo asociado.

CÓDIGOS CIE-9CM

831.01 Anterior
831.02 Posterior
831.03 Inferior
718.31 Recidivante
718.81 Inestabilidad

SÍNTOMAS Y SIGNOS

Traumático:
- El brazo se mantiene en rotación externa con luxación anterior, rotación interna con luxación posterior.
- Escaso movimiento posible sin dolor.
- El acromion puede parecer más prominente y falta la sensación de «relleno» normal por debajo del mismo.
- Se debe valorar siempre el estado del nervio axilar (se debe medir la sensibilidad del tercio medio del deltoides).
- La prueba de temor puede ser positiva si persiste la inestabilidad anterior (dolor y temor a que el hombro se luxe cuando se coloca el brazo relajado de forma manual en posición de «lanzamiento» en rotación externa y abducción).
- Episodios repetidos de luxación anterior con movimientos menores, como ponerse el abrigo o girarse por la noche a apagar la luz.

Multidireccional:
- Con frecuencia resulta difícil diagnosticarlo, sobre todo si sólo existe una subluxación.
- Episodios repetidos de debilidad, claudicación, con frecuencia bilaterales y sin traumatismo.
- Signo de la hendidura positivo (se tira de los brazos hacia abajo con el paciente en bipedestación; se formará una hendidura (indentación) entre el acromion y la cabeza del húmero, lo que indica un movimiento excesivo en sentido inferior de la cabeza).

- Otros signos de laxitud articular generalizada que pueden aparecer son: hiperextensión articular y capacidad del paciente de tocarse la superficie flexora del antebrazo con el pulgar.

ETIOLOGÍA

- Traumatismo.
- Laxitud articular generalizada (multidireccional).
- Convulsiones (luxaciones posteriores).

DIAGNÓSTICO

DIAGNÓSTICO DIFERENCIAL

- Rotura del manguito de los rotadores.
- Hombro congelado (luxación posterior).
- Parálisis del nervio supraescapular.
- Inestabilidad anterior.

DIAGNÓSTICO POR IMAGEN

- Lesiones agudas del hombro: radiografía AP verdadera más proyección lateral de la articulación glenohumeral transaxilar o transescapular.
- RM: para determinar la situación de las partes blandas, sobre todo la existencia de una lesión de Bankart o desgarro del manguito de los rotadores; puede estar indicada tras un segundo episodio de luxación.
- Artrografía: para determinar si existe un desgarro simultáneo de los manguitos de los rotadores, sobre todo en ancianos.

TRATAMIENTO

- Reducción de la luxación aguda con una tracción suave y recta en un paciente relajado, seguida de una ligera inmovilización.
- Ejercicios de amplitud de movimientos limitados y suaves conforme desaparece el dolor, seguidos de ejercicios de fortalecimiento a las 2 semanas.

PRONÓSTICO

- En jóvenes es frecuente la recidiva de la luxación anterior; este paciente puede tener que evitar la posición que genera la luxación (rotación externa con abducción).
- Las luxaciones primarias en pacientes mayores de 40 años no suelen recidivar, pero pueden provocar rigidez del hombro y estar asociadas a lesiones del manguito de los rotadores.
- Se observa una frecuencia de recidivas casi del 100% tras la tercera luxación.

DERIVACIÓN

- La reconstrucción quirúrgica puede ser necesaria en las personas que sufren luxaciones de repetición.

OTRAS CONSIDERACIONES

COMENTARIOS

- Es importante saber si el primer episodio se asoció a un traumatismo y si se obtuvo una radiografía para determinar la dirección.
- Hasta el 50% de las luxaciones posteriores del hombro pasan desapercibidas para el primer responsable de la exploración, en general porque la radiografía lateral de la articulación glenohumeral no es adecuada.
- Los pacientes que se luxan el hombro en sentido posterior de forma «voluntaria» deben recibir tratamiento no quirúrgico.
- Las actividades deportivas se pueden reiniciar cuando la flexibilidad completa sea indolora y la fuerza sea normal.
- Las inestabilidades multidireccionales suelen tratarse de forma no quirúrgica con ejercicios de fortalecimiento.

BIBLIOGRAFÍA RECOMENDADA

Cicak N: Posterior dislocation of the shoulder, *J Bone Joint Surg Br* 86(3):324, 2004.

McFarland EG et al: The effect of variation in definition on the diagnosis of multidirectional instability of the shoulder, *J Bone Joint Surg* 85A:2138, 2003.

Orlinski I et al: Comparative study of intra-articular lidocaine and intravenous meperidine/diazepam for shoulder dislocation, *J Emerg Med* 22:241, 2001.

Pagnini N, Dome DC: Surgical treatment of traumatic anterior shoulder instability in the American football players, *J Bone Joint Surg* 84(A):711, 2002.

Robinson CN, Kelly M, Wakefield AE: Redislocation of the shoulder during the first 6 weeks after a primary anterior dislocation: risk factor and results of treatment, *J Bone Joint Surg* 84:1552, 2002.

Robinson CM, Dobson RJ: Anterior instability of the shoulder after trauma, *J Bone Joint Surg Br* 86(4):469, 2004.

Sugaya H, Moriishi J, et al: Glenoid rim morphology in recurrent anterior glenohumeral instability, *J Bone Joint Surg* 85:878, 2003.

te Slaa RL et al: The prognosis following acute primary glenohumeral dislocation, *J Bone Joint Surg Br* (86)1:58, 2004.

AUTOR: **LONNIE R. MERCIER, M.D.**

INFORMACIÓN BÁSICA

DEFINICIÓN

La macrobloblulinemia de Waldeström (MW) es una discrasia de células plasmáticas que se caracteriza por la presencia de macroglobulinas monoclonales IgM.

SINÓNIMO

Macroglobulinemia monoclonal.

CÓDIGO CIE-9CM
273.3 Macroglobulinemia de Waldeström

EPIDEMIOLOGÍA Y DEMOGRAFÍA

- Supone el 2% de todas las neoplasias hematológicas.
- Todos los años se diagnostican 1.500 personas en EE.UU.
- Incidencia: 0,61/100.000 en hombres; 0,36/100.000 en mujeres.
- Habitualmente se diagnostica en mayores de 65 años, pero puede aparecer en personas más jóvenes.
- Más frecuente en hombres que en mujeres y en blancos que en negros.

SÍNTOMAS Y SIGNOS

- Debilidad.
- Cansancio.
- Pérdida de peso.
- Cefalea, mareos, vértigo y convulsiones (síndrome de hiperviscosidad).
- Hemorragias fáciles.
- Vena de la retina en forma de ristra de salchichas.
- Adenopatías (15%).
- Hepatomegalia (20%).
- Esplenomegalia (15%).
- Púrpura.
- Neuropatía periférica (5%).

ETIOLOGÍA

- No se sabe la causa exacta de MW.
- Se ha propuesto la predisposición genética, el contacto ocupacional con sustancias químicas y la estimulación inflamatoria crónica, pero no hay datos suficientes para apoyar estas hipótesis.

DIAGNÓSTICO

La MW habitualmente se diagnostica por las pruebas de laboratorio y la biopsia de médula ósea.

DIAGNÓSTICO DIFERENCIAL

- Gammapatía monoclonal de significado incierto (MGUS).
- Mieloma múltiple.
- Leucemia linfocítica crónica.
- Leucemia de células peludas.
- Linfoma.

VALORACIÓN

En las pacientes con sospecha de MW, se confirma el diagnóstico con las pruebas hemáticas específicas (hemograma, VSG, electro e inmunoelectroforesis y electroforesis en orina, concentración de IgM y viscosidad del suero) y la biopsia de médula ósea.

PRUEBAS DE LABORATORIO

- Hemograma y fórmula:
  1. La anemia es un hallazgo frecuente, con cifras de hemoglobina de cerca de 10 g/dl. Los leucocitos son normales habitualmente; puede haber trombopenia.
  2. En el frotis periférico de pacientes terminales, pueden observarse células linfoides malignas.
- Aumento de VSG.
- Electroforesis de proteínas en suero (SPEP): pico M homogéneo.
- Inmunoelectroforesis: demuestra IgM.
- Inmunoelectroforesis en orina: cadena ligera monoclonal, habitualmente cadenas kappa: puede observarse proteína de Bence-Jones, pero no es un hallazgo característico de MW.
- Concentración de IgM alta, generalmente >3 g/dl.
- Viscosidad del suero: los síntomas aparecen cuando la viscosidad del suero es cuatro veces superior a lo normal.
- Puede haber crioglobulinas, factor reumatoide o aglutininas frías.
- Biopsia de médula ósea: muestra células linfoplasmocitoides que infiltran la médula ósea.

DIAGNÓSTICO POR IMAGEN

Debe realizarse una RX de tórax para descartar afectación pulmonar.

TRATAMIENTO

TRATAMIENTO NO FARMACOLÓGICO

No hay que tratar a los pacientes asintomáticos, que deben controlarse periódicamente por si aparecen síntomas o cambian los análisis de sangre (empeoramiento de la anemia, trombopenia, aumento de IgM y viscosidad del suero).

TRATAMIENTO AGUDO

- Habitualmente se trata a los pacientes sintomáticos con quimioterapia.
- Se administra a diario Clorambucil y prednisona durante 10 días, y se repite cada 6 meses hasta que se observe una respuesta en la concentración de IgM. Aproximadamente el 60% de los pacientes responden al tratamiento (75% de disminución de la concentración de IgM).

- Combinación de melfalán, ciclofosfamida y prednisona durante 7 días cada 4-6 semanas (12 ciclos) seguida de tratamiento continuo con clorambucil y prednisona hasta una recaída ha demostrado buenos resultados.

TRATAMIENTO CRÓNICO

- En los pacientes refractarios se puede intentar fludarabina o 2-CdA (2-clor-deoxiadenosina).
- El tratamiento con rituximab, anticuerpo monoclonal anti-CD 20 está en fase de investigación.

PRONÓSTICO

- El comienzo de MW es lento e insidioso. La mayor parte de los pacientes muere de progresión de la enfermedad con hiperviscosidad, hemorragia e infección o de insuficiencia cardíaca congestiva.
- Algunos pacientes presentan leucemia mieloide aguda, sarcoma inmunoblástico, y leucemia mieloide crónica en fase preterminal.

DERIVACIÓN

Si se sospecha MW, es útil consultar al hematólogo para planificar la valoración, el tratamiento y el control.

OTRAS CONSIDERACIONES

COMENTARIOS

- El médico sueco Jan Costa Waldeström describió por primera vez en 1944 la macroglobulinemia que lleva su nombre.
- Los pacientes con gammapatía monoclonal de significado incierto tienen un riesgo más alto de sufrir MW.
- La amiloidosis es poco frecuetne (5% de los pacientes con MW).

BIBLIOGRAFÍA RECOMENDADA

Dimopoulos MA, Galani E, Matsouka C: Waldenström's macroglobulinemia, *Hematol Oncol Clin North Am* 13(6):1351, 1999.

Gertz MA, Fonseca R, Rajkuma SV: Waldenstrom's macroglobulinemia, *Oncologist* 5(1):63, 2000.

Owen RG, Johnson SA, Morgan GJ: Waldenström's macroglobulinemia: laboratory diagnosis and treatment, *Hematol Oncol* 18(2):41, 2000.

AUTOR: **PETER PETROPOULOS, M.D.**

INFORMACIÓN BÁSICA

DEFINICIÓN

El mal de altura es un espectro de alteraciones relacionadas con hipoxia que se producen en personas que ascienden con rapidez a una altura. Los síndromes agudos frecuentes que se producen en las grandes alturas incluyen la enfermedad aguda de las montañas, el edema pulmonar de las alturas y el edema cerebral de las alturas (v. tabla 1-32).

SINÓNIMOS

Enfermedad aguda de las montañas (EAM).
Edema pulmonar de las alturas (EPA).
Edema cerebral de las alturas (ECA).

CÓDIGOS CIE-9CM
289 Enfermedad de las montañas, aguda
993.2 Altura, efectos

EPIDEMIOLOGÍA Y DEMOGRAFÍA

- Más de 30 millones de personas tienen riesgo de sufrir mal de altura.
- La enfermedad aguda de las montañas es la forma más frecuente de mal de altura.
- En el condado de Summit, Colorado, la incidencia de enfermedad aguda de las montañas es del 22% para una altura de 1.850 a 2.750 metros y del 42% en alturas de 3.000 m.
- Aproximadamente el 0,01% de los turistas que visitan las estaciones de esquí de Colorado sufren EPA o ECA.
- Los varones tienen 5 veces más riesgo de sufrir EPA que las mujeres.
- La EAM y el ECA afectan por igual a ambos sexos.

SÍNTOMAS Y SIGNOS

Enfermedad aguda de las montañas.
- Se produce horas o pocos días después de un ascenso rápido a más de 2.500 m.
- La cefalea es el síntoma más frecuente.
- Mareo y atontamiento.
- Náuseas, vómitos y pérdida de apetito.
- Fatiga.
- Alteraciones del sueño.
- La EAM puede evolucionar a EPA y ECA.
Edema pulmonar (fig. 1-154 y sección III, «Edema pulmonar de las grandes alturas»).
- Se produce durante la segunda noche tras un ascenso rápido por encima de los 2.500 m.
- Disnea de reposo.
- Tos seca.
- Opresión torácica.
- Taquicardia, taquipnea, estertores, cianosis con esputo espumoso y teñido de rosa.
Edema cerebral de las alturas.
- En general se produce varios días después de la EAM.
- Confusión, irritabilidad, obnubilación, estupor y alucinaciones.
- Cefalea, náuseas, vómitos.
- Ataxia, parálisis y convulsiones.
- Pueden producirse coma y muerte a las pocas horas de los primeros síntomas.

ETIOLOGÍA

- Conforme se asciende a alturas por encima del nivel del mar, la presión atmosférica se reduce. Aunque el porcentaje de oxígeno en el aire es igual, la presión parcial de oxígeno disminuye con la altura.
- Por tanto, la causa de la enfermedad de las alturas es la hipoxia secundaria a una baja presión parcial de oxígeno.
- La respuesta del cuerpo a esta baja presión de oxígeno es un proceso de aclimatación (v. «comentarios»).

DIAGNÓSTICO

El diagnóstico de mal de altura se realiza por la clínica y los síntomas descritos antes.

DIAGNÓSTICO DIFERENCIAL

- Deshidratación.
- Intoxicación por monóxido de carbono.
- Hipotermia.
- Infección.
- Abuso de sustancias.
- Insuficiencia cardíaca congestiva.
- Embolismo pulmonar.
- Accidente cerebrovascular.

TABLA 1-32 **Mal de altura**			
	Enfermedad aguda de las montañas	**Edema pulmonar de las alturas**	**Edema cerebral de la altura**
Datos diagnósticos	Náuseas, vómitos, cefalea, obnubilación, alteraciones del sueño, acúfenos, vértigo	Disnea, taquipnea, taquicardia, tos, cianosis variable	Cefalea, confusión mental, delirium, ataxia, alucinaciones, convulsiones, signos neurológicos focales, coma
Inicio	4-6 horas después de alcanzar la altura	24-96 horas	48-72 horas
Altitud	>2.500 m	2.500-5.000 m	En general >3.500 m
Pruebas complementarias (además de las que se indican en la valoración diagnóstica)	Gasometría arterial Radiografía de tórax Electrolitos	Gasometría Radiografía de tórax ECG Pruebas de detección de sangrado	Gasometría Electrólitos TC craneal
Diagnóstico diferencial			
Traumatismo	Conmoción Gastroenteritis	Conmoción pulmonar	Cabeza Meningitis
Infección	Infección respiratoria o del SNC	Neumonía	Encefalitis
Metabólica		Uremia	Cetoacidosis diabética Uremia Encefalopatía ↓↑ sodio, ↑ calcio
Intoxicación	Salicilatos	Múltiple	Narcóticos
Vascular		ICC	Hemorragia subaracnoidea
Tratamiento (todos responden al descenso de altura)			
Ingreso	Variable	Sí	Sí
Oxígeno	Sí	Sí	Sí
Acetazolamida	Profiláctico	Profiláctico	Profiláctico
Broncodilatadores	No	Sí	No
Esteroides	Controvertido	Sí	Sí
Ventilación con PEEP	No	Sí, si grave	Hiperventilación

De Barkin RM, Rosen P. *Emergency pediatrics*, St. Louis, 1999. Mosby.
ICC: insuficiencia cardíaca congestiva; *SNC:* sistema nervioso central; *TC:* tomografía computarizada; *PEEP:* presión teleespiratoria pico.

VALORACIÓN

El diagnóstico suele resultar evidente a partir de la anamnesis y la exploración física. Las pruebas de laboratorio y los estudios radiológicos ayudan a controlar el estado cardiopulmonar y del SNC en enfermos ingresados en la unidad de cuidados intensivos por edema pulmonar, cerebral o ambos.

PRUEBAS DE LABORATORIO

Las pruebas de laboratorio no resultan muy útiles para diagnosticar el mal de altura.

DIAGNÓSTICO POR IMAGEN

La radiografía de tórax muestra líneas B de Kerley y edema parcheado (v. fig. 1-154). La TC craneal muestra edema pulmonar difuso o parcheado.

TRATAMIENTO

TRATAMIENTO NO FARMACOLÓGICO

- Interrumpir el ascenso para permitir la aclimatación o empezar el descenso hasta la resolución de los síntomas.
- Se emplea oxígeno a 4-6 l/min para la EAM, el ECA o el EPA graves.
- Las bolas hiperbáricas portátiles resultan útiles si se dispone de ellas sobre el terreno.
- Evitar la deshidratación.

TRATAMIENTO AGUDO

- Aspirina 325 mg v.o. cada 6 horas para tratar las cefaleas de la EAM.
- Se ha demostrado la utilidad de acetazolamida 125-250 mg v.o. cada 12 horas para aliviar los síntomas de EAM y EPA.
- Se administra nifedipina 10 mg sublingual seguida de nifedipina de acción prolongada 30 mg cada 12 horas en pacientes con EPA que no pueden iniciar de inmediato el descenso.
- Se administra dexametasona 4 mg v.o. cada 6 horas a los pacientes con EAM, ECA o EPA graves.

TRATAMIENTO CRÓNICO

- La prevención es la forma más prudente de tratamiento:
  1. Ascenso lento y escalonado para evitar el mal de altura.
  2. Iniciar el ascenso por debajo de 2.500 m.
  3. Ascender unos 500 m/día y reposar.
  4. Pasar dos noches a la misma altura cada 3 días.
  5. Dormir a una altura inferior a la alcanzada en el ascenso («asciende mucho, pero duerme más abajo»).
  6. El tratamiento profiláctico con 750 mg diarios de acetazolamida o 8-16 mg de dexametasona diarios reduce el riesgo de sufrir una EAM. Estos fármacos se utilizan hasta que se consigue la aclimatación.
  7. La inhalación profiláctica de un agonista beta-adrenérgico, salmeterol 125 microgramos cada 12 horas, o el uso de 20 mg de nifedipina de liberación lenta dos veces al día reduce el riesgo de EPA en pacientes susceptibles.

PRONÓSTICO

- La EAM mejora en 2-3 días.
- El EPA es la causa más frecuente de muerte dentro del mal de altura.
- Más del 60% de los pacientes con EPA sufren recidiva de los síntomas en posteriores ascensos.
- Las deficiencias neurológicas pueden persistir semanas, pero al final se resuelven. Si se produce coma, el pronóstico empeora.

DERIVACIÓN

Se debe remitir a cardiología y neurología a los pacientes con edema pulmonar o hallazgos del SNC, respectivamente.

OTRAS CONSIDERACIONES

COMENTARIO

- La aclimatación es el proceso que permite al cuerpo adaptarse a la hipoxia optimizando el aporte de oxígeno a las células. Los mecanismos de adaptación incluyen:
  1. Hiperventilación para aumentar el oxígeno en situaciones de hipoxia.
  2. Taquicardia secundaria a la hipoxemia.
  3. Desarrollo de hipertensión pulmonar para mejorar el desajuste entre ventilación y perfusión.
  4. Vasodilatación cerebral para aumentar el flujo sanguíneo cerebral.
  5. Aumento de la hemoglobina y el hematocrito.
- Los factores de riesgo de desarrollo de mal de altura incluyen:
  1. Ascenso rápido.
  2. Esfuerzo extenuante al llegar.
  3. Obesidad.
  4. Antecedentes de enfermedad de altura.
  5. Sexo masculino.
- La buena forma física no protege frente al mal de altura.
- El EPA se caracteriza por aumento de las presiones pulmonares, que da lugar a un exudado rico en proteínas y hemorrágico en los alveolos pulmonares.

BIBLIOGRAFÍA RECOMENDADA

Dumont L, Mardirosoff C, Tramer MR: Efficacy and harm of pharmacological prevention of acute mountain sickness: quantitative systematic review, *BMJ* 321:267, 2000.
Hackett PH, Roach RC: High-altitude illness, *N Engl J Med* 345:107, 2001.
Hackett P, Rennie D: High altitude pulmonary edema, *JAMA* 287:2275, 2002.
Sartori C et al: Salmeterol for the prevention of high-altitude pulmonary edema, *N Engl J Med* 346:1631, 2002.
Swenson ER et al: Pathogenesis of high-altitude pulmonary edema, *JAMA* 287:2228, 2002.

AUTOR: **PETER PETROPOULOS, M.D.**

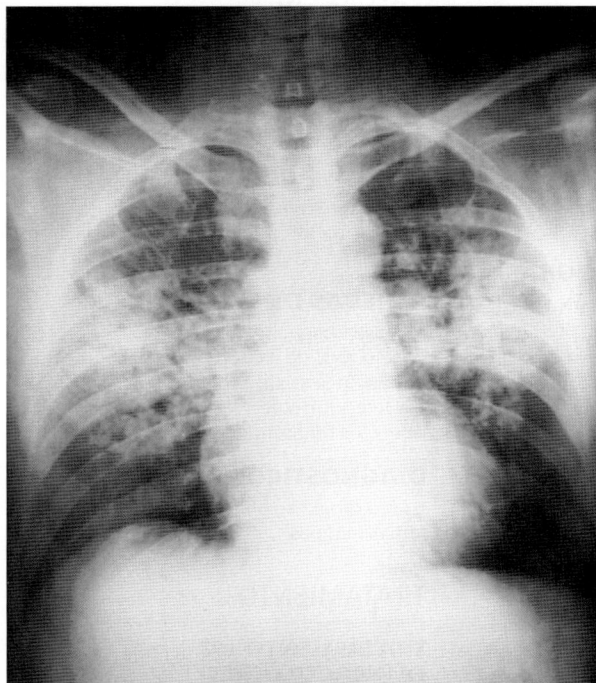

FIGURA 1-154 Radiografía de tórax que muestra edema pulmonar de la altura. (De Strauss RH [ed.]: *Sports medicine*, 2.ª ed., Filadelfia, 1991, WB Saunders.)

INFORMACIÓN BÁSICA

DEFINICIÓN

Los maltratos geriátricos incluyen la provocación voluntaria de dolor o lesiones físicas; de dolor o daño emocional, humillación o intimidación; la explotación o apropiación indebida de su dinero o propiedades; o abandono por parte del cuidador responsable. En general se reconocen tres categorías de maltrato geriátrico: maltrato doméstico (en el hogar); malos tratos institucionales (en residencias, casas de acogida, casas colectivas u otras unidades de asistencia); y autodescuido.

Se describen 7 tipos de malos tratos:

- Malos tratos físicos: causar dolor o lesiones físicas, incluyen azotar, golpear o inmovilizar.
- Abuso sexual: mantener relaciones sexuales no consentidas de cualquier tipo.
- Malos tratos psicológicos: causar angustia mental, incluida intimidación, humillación, ridículo o amenazas mediante medios verbales o no verbales.
- Abuso económico: uso inadecuado de los recursos de un anciano sin su consentimiento en beneficio propio.
- Abandono: descuido del anciano por parte del cuidador responsable.
- Descuido: falta de cumplimiento de las obligaciones de cuidado, incluido el aporte de alimentos, de un ambiente seguro para vivir, de asistencia sanitaria, de higiene o de custodia básica.
- Autoabandono: comportamiento de un anciano que pone en riesgo su propia salud o seguridad.

Existen considerables variaciones entre los estados en cuanto a las definiciones de malos tratos y la obligación de notificar los distintos subtipos de malos tratos.

SINÓNIMO

Síndrome del anciano maltratado.

CÓDIGOS CIE-9CM

995.81 Síndrome de malos tratos del adulto

EPIDEMIOLOGÍA Y DEMOGRAFÍA

INCIDENCIA Y PREVALENCIA EN EE.UU.: Desconocida, las estadísticas posiblemente infraestiman de forma significativa este problema. Se estimó que en 1996 1 millón de ancianos fueron víctimas de malos tratos, pero si se incluye el autoabandono, esta cifra aumenta hasta superar 2 millones (National Center on Elder Abuse).

- Algunos expertos estiman que sólo se notifican 1 de cada 14 episodios de malos tratos.
- En 1996 se produjeron unas 300.000 notificaciones de malos tratos a ancianos en domicilio.
- El descuido es la forma más frecuente de maltrato de ancianos.

DISTRIBUCIÓN POR EDADES: El riesgo aumenta al hacerlo el grado de discapacidad.
INCIDENCIA MÁXIMA: >80 años.

FACTORES DE RIESGO (Víctima):
- Mal estado de salud.
- Alteraciones cognitivas.
- Aislamiento social.

FACTORES DE RIESGO (Maltratador):
- Abuso de sustancias.
- Enfermedad mental.
- Dependencia de la víctima.
- Ser un cuidador involuntario o con pocos medios.
- Antecedentes de violencia.

SÍNTOMAS
- El maltrato físico con diversas lesiones en distintos estadios evolutivos y de origen poco plausible o que se describe de forma inconstante; las lesiones suelen afectar a la cabeza, el cuello, el tórax, las mamas y el abdomen.
- Temor extremo, hipervigilancia o retraimiento.
- Evidencias de mala nutrición o higiene.
- Evidencia toxicológica de medicamentos no prescritos.
- Mal cumplimiento, frecuentes faltas de asistencia a las citas.

DIAGNÓSTICO

DIAGNÓSTICO DIFERENCIAL
- Demencia evolucionada.
- Depresión u otro trastorno psiquiátrico.
- Mal nutrición por causas intrínsecas.
- Falta de cumplimiento consciente.
- Dificultades económicas.
- Caídas.
- Síndrome de Diógenes.

VALORACIÓN
- Entrevistar al paciente separado del sospechoso de causar los malos tratos.
- Generar confianza; los pacientes pueden mostrarse reticentes.
- Preguntas de forma directa.
- Asegurarse de que los hallazgos de la exploración física son quemaduras o lesiones no explicadas.
- Exploración pélvica si se sospecha abuso sexual.

PRUEBAS DE LABORATORIO
- Si se sospecha abuso sexual, detección selectiva de las enfermedades de transmisión sexual.
- Detección selectiva toxicológica o de fármacos terapéuticos.

DIAGNÓSTICO POR IMAGEN
La radiología se elige en función de los síntomas clínicos.

TRATAMIENTO

TRATAMIENTO NO FARMACOLÓGICO

Es obligatorio notificar el caso a los servicios de protección de adultos en la mayor parte de los estados. Este sistema también permite al médico acceder a personal especializado, que le puede ayudar en la valoración y derivación.

- Separar al paciente de su maltratador.
- Si la carga del cuidado parece el principal factor que contribuye a los malos tratos, puede ser útil derivar al paciente a los servicios disponibles.

El paciente y su cuidador se pueden beneficiar de la detección selectiva y tratamiento de la depresión, el abuso de sustancias, la ansiedad, la enfermedad mental o las alteraciones cognitivas.

TRATAMIENTO AGUDO

Según esté indicado por las lesiones o alivio del dolor.

PRONÓSTICO

En urgencias, puede ser necesaria la hospitalización. Si el grado de discapacidad del enfermo no permite que viva de forma independiente, puede ser preciso institucionalizarle. Las normas varían en los distintos estados y condados, igual que las normas de custodia y cuidado.

DERIVACIÓN

A los servicios de protección de adultos (obligado en la mayor parte de los estados).

OTRAS CONSIDERACIONES

COMENTARIOS

Cuando se sospeche malos tratos, abandono o autoabandono, se debe plantear una visita al domicilio.

PREVENCIÓN
- Detección selectiva del estrés en el cuidador.
- Buscar servicios, si existen.
- Realizar arreglos económicos y dar un poder de representación permanente para el cuidado sanitario y económico mientras el paciente conserva la capacidad cognitiva.

EDUCACIÓN DEL PACIENTE/FAMILIA

Asociación de Alzheimer para cuidadores de pacientes con demencia.

BIBLIOGRAFÍA RECOMENDADA

Fulmer T et al: Progress in elder abuse screening and assessment instruments, *J Am Geriatr Soc* 52(2):297, 2004.

Jogerst GJ et al: Domestic elder abuse and the law, *Am J Public Health* 93:2131, 2003.

Levine JM: Elder neglect and abuse. A primer for primary care physicians, *Geriatrics* 58(10):37,42, 2003.

National Center on Elder Abuse: http://www.elderabusecenter.org.

AUTORES: **BREE JOHNSTON, M.D., M.P.H.,** y **MIKE HARPER, M.D.**

INFORMACIÓN BÁSICA

DEFINICIÓN

Definición de la Federal Child Abuse Prevention and Treatment Act (CAPTA): cualquier acto reciente o falta de actuación por parte de un padre o cuidador que determina la muerte, lesiones físicas o emocionales graves, abuso sexual o explotación de un niño; o un acto o falta de actuación que represente un riesgo inminente de lesiones graves para un niño:

- Abandono: falta de cobertura de las necesidades básicas del niño (alimento, cobijo, supervisión):
  1. Abandono médico: falta de realización de la asistencia médica o en salud mental.
  2. Abandono educativo: falta de cobertura de las necesidades educativas.
- Malos tratos físicos: lesiones producidas por un adulto de forma intencionada o por una disciplina excesiva.
- Abuso sexual: acto sexual provocado por un padre o cuidador, incluye la pornografía y la explotación sexual.
- Malos tratos emocionales: patrón de comportamiento de un cuidador hacia el niño que altera su desarrollo emocional, como los malos tratos verbales, la crueldad o la exposición a la violencia doméstica.

SINÓNIMOS

- Maltrato físico.
- Abuso sexual.
- Síndrome del niño golpeado.
- Síndrome del bebé agitado.
- Síndrome del impacto por golpes.
- Traumatismo craneal por malos tratos.

CÓDIGOS CIE-9CM

995.5 Maltrato infantil
995.50 Malos tratos infantiles, no especificados
995.51 Malos tratos infantiles, emocionales o psicológicos
995.52 Abandono infantil
995.53 Malos tratos infantiles, abuso sexual
995.54 Malos tratos infantiles, físicos
995.55 Síndrome del lactante agitado
995.59 Múltiples formas de maltrato infantil

EPIDEMIOLOGÍA Y DEMOGRAFÍA

INCIDENCIA (EN EE.UU., 2002): Cualquier informe sobre incidencia queda corto porque muchos casos no llegan a ser reconocidos ni comunicados. Los siguientes datos corresponden a agregados estatales de CPS:

- Incidencia anual de 12,3 víctimas de malos tratos infantiles/1.000 niños en la población general. Esto supone un descenso frente a los 13,4 niños/1.000 notificados en 1990.
- Tipos de malos tratos en porcentajes. Obsérvese que en conjunto suman más de 100% porque muchos niños son sometidos a más de un tipo de violencia:

1. Abandono: 60,5%.
2. Malos tratos físicos: 18,6%.
3. Abuso sexual: 9,9%.
4. Abuso emocional: 6,5%.
5. Otros: 18,9%.

- Existen estimaciones de unas 1.400 muertes infantiles anuales como consecuencia de los malos tratos o el abandono.
- La mortalidad anual global por malos tratos o abandono se estima en 2 muertes por cada 100.000 niños.
- Un tercio de ellas se deben a abandono.
- Un 76% de estos niños tenían <4 años.
- La mayor parte de las muertes se producen a manos de un progenitor o ambos (79%).
- Muchos casos de muertes de niños por malos tratos no se comunican por errores en el diagnóstico o variaciones en las definiciones o codificación entre los estados.
- Más del 80% de los niños maltratados son víctimas de sus padres.
- Una quinta parte de las mujeres adultas refieren antecedentes de acoso o abuso sexual en la infancia o la adolescencia.

DISTRIBUCIÓN POR SEXOS:
- Existe un ligero predominio de las mujeres entre las víctimas.
- Sin embargo, los niños lactantes tienen más mortalidad: 19/100.000 varones frente a 12/100.000 niñas.

EDAD:
Los niños más pequeños son víctimas con mayor frecuencia.
- 0-3 años, 16 víctimas/1.000 niños.
- 4-7 años, 13,7/1.000.
- 8-11 años, 11,9/1.000.
- 12-15 años, 10,6/1.000.
- 16-17 años, 6/1.000.

GENÉTICA:
No se conocen factores genéticos.

ETIOLOGÍA

Múltiples factores contribuyen a la incidencia, pero ningún factor o combinación de los mismos permite predecir de forma definitiva qué niño será víctima.
Los factores que contribuyen a los malos tratos o abandono son:
- Padres:
  1. Abuso de sustancias.
  2. Enfermedad mental.
  3. Alteraciones intelectuales.
  4. Antecedentes de malos tratos durante la infancia.
  5. Violencia doméstica.
- Niño:
  1. Bajo peso al nacimiento o prematuridad.
  2. Discapacidad física crónica.
- Familia:
  1. Aislamiento social.
  2. Mala vinculación padre-hijo.
  3. Estrés: paro, enfermedad crónica o grave, prisión, detenciones, pobreza.
- Sociedad/comunidad:
  1. Transporte limitado.
  2. Asistencia de día limitada.
  3. Vecindarios inseguros.
  4. Pobreza.

DIAGNÓSTICO

DIAGNÓSTICO DIFERENCIAL

SÍNTOMAS:
- Hematomas con un patrón (en forma de lazo, cuadrados, ovales), que indican golpes con un objeto.
- Las lesiones observadas son incompatibles con la historia que se cuenta.
- La historia que se cuenta para justificar las lesiones es incompatible con las capacidades de desarrollo del niño.
- Existe un retraso en la búsqueda de la asistencia por una lesión importante (formación del callo en una fractura, escara en una quemadura).
- Las lesiones accidentales son más frecuentes sobre prominencias óseas: frente, codos, rodillas, tobillos; las lesiones en áreas de partes blandas o carnosas son más frecuentemente provocadas: nalgas, brazos, muslos.
- Es raro que los lactantes sanos que no se mueven tengan hematomas y deben ser investigados.
- Presencia de lesiones múltiples importantes de distintos tiempos de evolución.
- El lactante con un traumatismo craneal grave que se atribuye a una causa trivial (caída de corta altura). Con frecuencia se asocia a hemorragia retiniana y fracturas esqueléticas, que indican síndrome del bebé agitado o traumatismo craneal por malos tratos.
- Determinadas fracturas en lactantes sin antecedentes de un traumatismo importante (p. ej., AVM) indican malos tratos: metafisarias, costillas, esternón, escápula, cuerpo vertebral.
- Las quemaduras por contacto se deben sospechar por la impresión del objeto quemante: mechero, hierro, cigarrillo.
- Las quemaduras por inmersión se deben sospechar ante quemaduras en «calcetín» de los pies o en «guante» de las manos. Las quemaduras en calcetín se suelen asociar a quemaduras en las nalgas o el periné por la inmersión del menor en posición de flexión.
- La mayor parte de las víctimas de abuso sexual tendrán una exploración genital normal o inespecífica. Una exploración genital normal no excluye el abuso, y la anamnesis es la parte fundamental del diagnóstico.
- La identificación de una enfermedad de transmisión sexual en un niño prepúber después del período neonatal es sugestiva de abuso sexual y se debe notificar y estudiar.

En todos los casos, las lesiones accidentales son el principal diagnóstico diferencial de los malos tratos.
Hematomas:
- Trastornos hemorrágicos (PTI, hemofilia, leucemia, enfermedad hemorrágica del lactante, enfermedad de von Willebrand).
- Enfermedades del tejido conjuntivo (Ehlers Danlos, vasculitis).

- Pigmentos (mancha mongólica).
- Dermatitis (fitofotodermatitis, alergia al níquel).
- Tratamientos populares (colocación de monedas o tazas).

Quemaduras:
- Quemaduras químicas.
- Impétigo.
- Tratamientos populares (moxibustión).
- Dermatitis (fitofotodermatitis).

Hemorragia intracraneal:
- Trastorno hemorrágico.
- Traumatismo perinatal (se debe resolver a las 4 semanas).
- Rotura de AVM.
- Aciduria glutárica.

Fracturas:
- Osteogénesis imperfecta.
- Raquitismo.
- Sífilis congénita.
- Muy bajo peso al nacimiento.

Abuso sexual:
- Liquen escleroso y atrófico.
- Malformaciones congénitas.
- Prolapso uretral.
- Hemangioma.
- Infección no sexual (estreptococos del grupo A, shigella).

PRUEBAS DE LABORATORIO

EVALUACIÓN:

Anamnesis y exploración:
- Se debe obtener una anamnesis detallada de todos los cuidadores y el niño.
- Puede ser necesario analizar la escena.
- Exploración física completa.
- Abuso sexual: la exploración ampliada por parte de un profesional experto es la forma convencional de evaluación y recogida de evidencias.

Pruebas de laboratorio para los malos tratos físicos:
- HC con recuento diferencial y plaquetas.
- TP y TPTa.
- SGPT, amilasa, análisis de orina.
- Serie ósea para todos los niños <2 años; en los de 2-5 años sólo se realiza ante malos tratos graves.
- TC craneal sin contraste en todos los niños <1 año; cuando >1 año se debe emplear según juicio clínico.
- RM craneal en todos los niños con malos tratos graves que afecten a la cabeza. Se utiliza como complemento unos pocos días después del TC craneal inicial.
- TC abdominal si indicación por la exploración clínica o datos de laboratorio.

Pruebas de laboratorio para el abuso sexual:
- Si han pasado menos de 72 horas del abuso agudo, se deben obtener frotis para identificación de espermatozoides, fosfatasa ácida, P30, antígeno MHS-5, tipaje del grupo sanguíneo y pruebas de ADN. También se deben recoger muestras de sangre, saliva o pelo si existen.
- En los adolescentes víctimas de abuso sexual, se deben recoger las muestras adecuadas en el lugar de la penetración para GC y clamidia. Puede usarse la amplificación de ácidos nucleicos. En las mujeres, se puede hacer una muestra en fresco para detectar BV y tricomonas. Se debe obtener una muestra de suero para estudiar VIH, hepatitis B y sífilis de forma aguda. Si fueran negativos, se deberán repetir las pruebas de VIH y sífilis a las 6, 12 y 24 semanas de la agresión.
- En los niños víctimas de malos tratos con alto riesgo de ETS se deben recoger las muestras adecuadas. Se debe realizar cultivo de GC y clamidia, frotis en fresco y sangre para estudios serológicos (VIH, hepatitis B, sífilis) en los siguientes casos:
  1. Secreción vaginal o úlcera genital.
  2. Se sabe que el responsable de la agresión sufre una ETS o tiene alto riesgo de padecerla.
  3. Un hermano o adulto de la misma familia padece una ETS.
  4. Elevada prevalencia de ETS en la comunidad.
  5. Evidencia de eyaculación a la exploración.
  6. El niño o sus padres solicitan estos estudios.

TRATAMIENTO

TRATAMIENTO AGUDO

- Estabilizar y tratar las lesiones agudas.
- Dar aviso a los servicios de protección del menor. HIPAA permite la notificación de una sospecha de mal trato aunque no se cuente con la autorización de los padres.
- Notificación rápida a las fuerzas del orden de los casos sospechosos de malos tratos físicos o abuso sexual, para poder investigar la escena del delito.
- El traslado, en cuanto el niño esté estable, depende del CPS. El niño no puede regresar al domicilio si no resulta seguro.
- El médico debe estar disponible para poder charlar con los investigadores, ya que esto suele resultar muy importante para determinar el destino del niño y la evolución del caso.
- En el caso de adolescentes víctimas de abuso sexual agudo, se debe realizar tratamiento empírico de GC, clamidia, tricomonas y BV. Se debe ofrecer profilaxis del embarazo. Se debe ofrecer la vacuna frente a la hepatitis B si no se había recibido antes. La profilaxis frente a VIH se ofrece en algunos casos, en función de la epidemiología y el riesgo locales.

TRATAMIENTO CRÓNICO

- Depende con frecuencia de las investigaciones solicitadas por CPS y el juez.
- Tratamiento de la enfermedad mental de los padres.
- Tratamiento del abuso de sustancias de los padres, incluida la solicitud del estudio de drogas.
- Enseñar a los padres habilidades para control de su comportamiento, como el establecimiento adecuado de límites y la disciplina.
- Clases para control de la ira.
- Terapia familiar e individual continuadas.
- Pueden necesitar una derivación a largo plazo a un refugio antes de poder regresar con seguridad a casa.

PRONÓSTICO

- Las víctimas de malos tratos y abusos crónicos sufren más enfermedades mentales (depresión, suicidio, TPEPT, trastornos alimentarios).
- Las víctimas suelen tener más dificultades cognitivas y peor rendimiento académico.
- Las víctimas tienen más riesgo de comportamiento agresivo.
- Cuando son adultos, es más probable que las víctimas tengan mala salud (enfermedad cardiovascular, cáncer, ETS).
- Las víctimas de traumatismos craneales por malos tratos:
  1. Un tercio fallece.
  2. Un tercio sufre una discapacidad grave.
  3. Un tercio es normal a corto plazo.

OTRAS CONSIDERACIONES

PREVENCIÓN

- La visita domiciliaria de las familias de alto riesgo durante el embarazo y la lactancia ha obtenido buenos resultados.
- Orientación anticipatoria en las visitas de salud para enseñar las expectativas de desarrollo normales y la disciplina apropiada.
- Detección selectiva para identificar a los niños de riesgo o maltratados.
- Se ha demostrado que la educación dirigida en la maternidad para prevenir el síndrome del bebé agitado es eficaz.
- Prevención y tratamiento de la adicción a sustancias.
- Identificación e intervenciones por violencia doméstica antes del nacimiento de los niños.

BIBLIOGRAFÍA RECOMENDADA

American Academy of Pediatrics: Diagnostic imaging of child abuse, *Pediatrics* 105:1345, 2000.

American Academy of Pediatrics: Shaken baby syndrome: rotational cranial injuries-technical report, *Pediatrics* 108:206, 2001.

American Academy of Pediatrics: When inflicted skin injuries constitute child abuse, *Pediatrics* 110:644, 2002.

Sirotnak AP, Grigsby T, Krugman RD: Physical abuse of children, *Pediatr Rev* 25:264, 2004.

United States Department of Health and Human Services: What is child abuse and neglect? 2004. Available at http://nccanch.acf.hhs.gov/pubs/factsheets/whatiscan.pdf.

AUTOR: **NANCY R. GRAFF, M.D.**

INFORMACIÓN BÁSICA

DEFINICIÓN

- Dolor de mamas.
- Mastodinia es sinónimo de mastalgia.
- Esta alteración suele ser clínica, aunque a veces obedece a criterios no clínicos o no relacionados con las mamas.

CÓDIGO CIE-9CM

611.71 Mastodinia

EPIDEMIOLOGÍA Y DEMOGRAFÍA

- La mastodinia afecta al 70% de las mujeres en algún momento de su vida reproductiva.
- El 30% de las mujeres premenopáusicas refieren mastodinia clínicamente grave que se mantiene durante más de 5 días/mes y es de intensidad suficiente como para interferir con su vida sexual y su actividad física, social o laboral.
- El miedo a un posible diagnóstico de cáncer de mama es la razón que hace que la mayor parte de las mujeres afectadas requiera asistencia médica.
- Un 10% de las mujeres afectadas de mastodinia requieren tratamiento paliativo del dolor.

SÍNTOMAS Y SIGNOS

- En general, las mamas suelen presentar aspecto normal bilateralmente.
- Mamas sensibles en toda su superficie.
- Nodularidad generalizada de la mama sin abultamientos aislados.
- Sensibilidad de la pared torácica: dolor de naturaleza extramamaria.
- La distinción del dolor mamario y el extramamario puede resultar compleja.
- Con la paciente tumbada de lado de modo que el tejido de la mama cuelgue desde la pared torácica, la sensibilidad puede reproducirse mediante presión en el lugar en el que se siente dolor.
- Durante la fase lútea del ciclo menstrual se presenta mastodinia cíclica.
- Las mujeres afectadas de mastodinia cíclica tienden a presentar distensión abdominal, hinchazón en las piernas y otros síntomas de síndrome premenstrual.
- Por otra parte, la mastodinia no cíclica no se relaciona con el ciclo menstrual.
- El dolor de mamas de carácter extramamario puede asemejarse a una mastodinia no cíclica.

ETIOLOGÍA

- Desequilibrio hormonal.
- Alteración del metabolismo lipídico.
- Síndrome premenstrual (20%).
- Enfermedad mamaria fibroquística.
- Malos tratos psicológicos y ansiedad.
- Excesiva ingesta de cafeína.
- Cáncer de mama (10%).
- Síndrome de Tietze (costocondritis idiopática).

DIAGNÓSTICO

DIAGNÓSTICO DIFERENCIAL

- V. «Etiología».
- La mayoría de las mujeres que presenta mastodinia no padecen anomalías subyacentes.
- La sensación de plenitud y sensibilidad de las mamas asociada a cambios hormonales varía a lo largo del ciclo menstrual.
- De manera similar, la nodularidad mamaria, que puede o no deberse a enfermedad fibroquística, también es variable durante el ciclo.
- Los abultamientos discretos requieren de una completa evaluación, para descartar una posible neoplasia maligna.
- El síndrome de Tietze suele ser unilateral y puede asociarse a inflamación de la pared torácica.

VALORACIÓN

- Historia completa y minuciosa exploración clínica.
- Las tarjetas de equivalencia del dolor pueden resultar útiles para establecer el patrón sintomatológico. En pacientes de más de 35 años de edad debe realizarse una mamografía como parte de las investigaciones básicas.
- La mayor parte de las mujeres que se presentan con mastodinia grave tienen menos de 35 años. Este grupo tiene un menor riesgo de cáncer de mama subyacente y mayor densidad en las mamas. En este grupo de menor edad las investigaciones radiológicas son de valor limitado, a no ser que se aprecie a la palpación un bulto discreto.

PRUEBAS DE LABORATORIO

Aunque el desequilibrio hormonal y la alteración del metabolismo lipídico se han visto implicados en la etiopatogénesis de la mastodinia, no existen evidencias fiables que permitan establecer un patrón coherente de perfil sérico hormonal o lipídico en mujeres afectadas de mastodinia. En consecuencia, este tipo de pruebas no son recomendables.

DIAGNÓSTICO POR IMAGEN

- La mamografía debe formar parte de las investigaciones de base en mujeres de más de 35 años.
- La ecografía puede utilizarse en función de las necesidades; es particularmente útil en la valoración de lesiones mamarias de tipo quístico.
- En mujeres de menos de 35 años de edad, las técnicas de diagnóstico por imagen no son útiles a no ser que se detecte a la palpación un abultamiento.

- No existen signos radiológicos asociados a mastodinia: las investigaciones radiológicas se realizan más bien para excluir la, por lo demás poco frecuente, presencia de un carcinoma subclínico.

TRATAMIENTO

TRATAMIENTO NO FARMACOLÓGICO

- El 85% de las mujeres con mastodinia se tranquiliza con las explicaciones correspondientes tras una evaluación clínica completa.
- El 15% restante puede requerir otras pautas de tratamiento complementario.
- Uso de un sujetador firme y resistente, de tipo postparto; este recurso es particularmente útil si la mastodinia se asocia a hinchazón de las mamas.
- Dieta baja en grasas y de alto contenido en carbohidratos.
- Reducción de la ingesta de cafeína.

TRATAMIENTO AGUDO

- El aceite de prímula, que contiene ácido gammalinolénico, ha demostrado cierta eficacia y se considera un tratamiento aceptable de la mastodinia.
- Las preparaciones a base de AINE de uso tópico proporcionan cierto alivio, por lo que pueden prescribirse.
- El tratamiento hormonal constituye la base de la terapéutica.
- Danazol es el único fármaco aprobado por la FDA de Estados Unidos para el tratamiento de la mastodinia. Se trata de una antigonadotropina con ciertos efectos androgénicos y antiestrogénicos periféricos. Su eficacia se ha confirmado y se considera significativa en un porcentaje comprendido entre el 70 y el 93% de los casos.
- El uso de danazol se ve limitado, no obstante, por sus efectos secundarios, entre los que se cuentan irregularidad del ciclo menstrual, depresión, acné, hirsutismo y, en los casos graves, cambio del tono de voz. Las mujeres que toman danazol deben ser adecuadamente asesoradas para que empleen métodos eficaces de anticoncepción no hormonales, dados los potenciales efectos adversos para el feto.
- Los efectos secundarios del danazol pueden reducirse de manera significativa empleando dosis bajas (100 mg diarios) y limitando el tratamiento a las dos semanas anteriores a la menstruación.
- El tamoxifeno, un antiestrógeno sintético, también ha mostrado cierta eficacia contra la mastodinia. Aunque alivia los síntomas, su uso se ve muy limitado por sus efectos secundarios. Cuando se emplee, debe administrarse en dosis bajas de 10 mg/día y el tratamiento no debe prolongarse durante más de 6 meses en cada ciclo. En Estados Unidos este agente no está aprobado para su uso en mujeres con mastodinia.

- La bromocriptina es un agonista de los receptores de dopamina cuya principal acción es la inhibición de la liberación de prolactina. Se ha empleado con profusión en el tratamiento de la mastodinia cíclica grave, contra la que resulta eficaz. También en este caso efectos secundarios como cefalea y vértigo han limitado su uso.
- En un reciente estudio se ha registrado la eficacia del maleato de lisurida.
- Otros agentes hormonales que se han citado como eficaces en estudios a pequeña escala no son recomendables. O bien presentan un perfil de efectos secundarios inaceptable o su eficacia no ha sido establecida con precisión. Entre estos agentes se cuentan la gestrinona, ciertos análogos de la GnRH, la progesterona y la terapia hormonal sustitutiva.

TRATAMIENTO CRÓNICO

- Los casos de mastodinia a largo plazo pueden tratarse con ciclos intermitentes de danazol en dosis bajas para limitar los efectos secundarios. En los intervalos entre ciclos de administración de la hormona, puede recurrirse a tratamientos no farmacológicos y no hormonales.

- La mastodinia grave y resistente que no responde a los tratamientos médicos puede requerir mastectomía, aunque este caso es poco frecuente.

PRONÓSTICO

- La mastodinia cíclica remite de forma espontánea en un porcentaje de casos comprendido entre el 20 y el 30%.
- Hasta el 60% de las mujeres pueden desarrollar síntomas recurrentes 2 años después del tratamiento.
- La mastodinia no cíclica responde mal al tratamiento, aunque remite espontáneamente en un porcentaje de hasta el 50% de las mujeres afectadas.

DERIVACIÓN

- La detección de un abultamiento en la mama o cualquier tipo de hallazgo que pueda ser indicio de neoplasia debe investigarse a fondo. Además, se ha de realizar una derivación inmediata a oncología.
- Las mujeres afectadas de mastodinia crónica y resistente al tratamiento farmacológico pueden ser derivadas a cirugía para una posible mastectomía, aunque este caso es poco frecuente.

OTRAS CONSIDERACIONES

COMENTARIOS

- No existen evidencias sólidas que apoyen la utilización de vitamina B_6, diuréticos o vitamina E. La mastodinia puede constituir un síntoma de otro trastorno más generalizados (p. ej., síndrome premenstrual o alteraciones psicológicas).
- En estos casos, el tratamiento aislado de la mastodinia no resulta eficaz; la enfermedad subyacente ha de ser adecuadamente enfocada.

BIBLIOGRAFÍA RECOMENDADA

Colgrave S, Holcombe C, Salmon P: Psychological characteristics of women presenting with breast pain, *J Psychosom Res* 50:303, 2001.

Fentiman IS, Hamed H: Assessment of breast problems, *Int J Clin Pract* 55:458, 2001.

Kaleli S et al: Symptomatic treatment of premenstrual mastalgia in premenopausal women with lisuride maleate: a double-blind placebo-controlled randomized study, *Fertility & Sterility* 75:718, 2001.

Marchant DJ: Benign breast disease, *Obstet Gynecol Clin North Am* 29:1-20, 2002.

Norlock FE: Benign breast pain in women: a practical approach to evaluation and treatment, *J Am Med Womens Assoc* 57:85, 2002.

AUTOR: **ALEXANDER OLAWAIYE, M.D.**

INFORMACIÓN BÁSICA

DEFINICIÓN

La mastoiditis es la inflamación de la apófisis mastoide y las células aéreas, lo que constituye una complicación de la otitis media.

CÓDIGOS CIE-9CM
383.00 Mastoiditis aguda o subaguda
383.1 Mastoiditis crónica

EPIDEMIOLOGÍA Y DEMOGRAFÍA

INCIDENCIA (EN ESTADOS UNIDOS): El uso generalizado de antibióticos de amplio espectro ha dado lugar a una significativa disminución en la incidencia de la mastoiditis aguda.
PREDOMINIO POR SEXOS: Más común en varones.
DISTRIBUCIÓN POR EDADES: De 2 meses a 18 años.
INCIDENCIA MÁXIMA: Primera infancia.

SÍNTOMAS Y SIGNOS

- La mastoiditis es generalmente una complicación de la otitis media aguda.
- El más común de los síntomas de presentación es el dolor, con sensibilidad de la región postauricular.
- Otros signos y síntomas son:
  1. Fiebre.
  2. Eritema y edema postauriculares.
  3. Protrusión del pabellón de la oreja, inferior y anteriormente.
  4. La membrana timpánica suele estar intacta, con signos de otitis media aguda (ocasionalmente puede romperse con la consiguiente otorrea).
- Entre las complicaciones de la mastoiditis aguda se cuentan las siguientes:
  1. Absceso subperióstico (la complicación más común).
  2. Pérdida de audición.
  3. Parálisis del nervio facial.
  4. Labirintitis.
  5. Complicaciones intracraneales, como hidrocefalia, meningitis, encefalitis, absceso intracraneal o trombosis del seno lateral.
- La mastoiditis crónica (derivada de un largo padecimiento de otitis media recurrente, tratada pero no controlada por completo) se caracteriza por otorrea crónica y perforación crónica de la membrana timpánica.

ETIOLOGÍA

- Todos los pacientes afectados por otitis media presentan cierto grado de inflamación de la mastoides, debido a la continuidad entre el espacio aéreo medio y la cavidad mastoide.
- La hiperemia y el edema iniciales del recubrimiento mucoso de las células aéreas da lugar a acumulación de exudado purulento.
- La disolución de calcio de los tabiques óseos y la actividad osteoclástica en el periostio inflamado dan lugar a necrosis ósea y coalescencia de las células aéreas. este proceso puede derivar en el desarrollo de un absceso subperióstico.
- Los aislados bacterianos más comunes son:
  1. *Streptococcus pneumoniae.*
  2. *Streptococcus pyogenes.*
  3. *Haemophilus influenzae.*
  4. *Moraxella catarrhalis.*
  5. *Staphylococcus aureus.*
- Con frecuencia, se observan múltiples organismos en la mastoiditis crónica, con predominio de las bacterias anaerobias y gramnegativas.
- *Mycobacterium tuberculosis*, junto con otras micobacterias no tuberculosas, se ha aislado en casos de mastoiditis.
- Se han comunicado casos de infecciones por organismos poco habituales, como *Aspergillus* y *Rhodococcus equi*, en casos de mastoiditis padecidos por individuos gravemente inmunocomprometidos.

DIAGNÓSTICO

DIAGNÓSTICO DIFERENCIAL

- Niños:
  1. Rabdomiosarcoma.
  2. Histiocitosis X.
  3. Leucemia.
  4. Síndrome de Kawasaki.
- Adultos:
  1. Otitis externa fulminante.
  2. Histiocitosis X.
  3. Enfermedad por metástasis.

VALORACIÓN

La historia y la exploración física minuciosas son importantes para establecer el diagnóstico.

PRUEBAS DE LABORATORIO

- Puede obtenerse fluido para tinción de Gram y cultivo mediante miringotomía.
- Si existe perforación de la membrana timpánica con drenaje, los cultivos de esta perforación han de tomarse después de limpiar cuidadosamente el canal externo.

DIAGNÓSTICO POR IMAGEN

- Las radiografías simples de la región mastoide pueden revelar enturbiamiento u opacificación en áreas de neumatización derivadas de la hinchazón inflamatoria de las células aéreas.
- La TC es la modalidad radiológica de elección para evaluar la inflamación en esta zona.
- La TC puede poner de manifiesto la afectación incipiente del hueso (mastoiditis con destrucción ósea).
- La RM es más sensible que la TC en la evaluación de la afectación de los tejidos blandos y resulta útil, junto con la propia TC, para investigar otras complicaciones de la mastoiditis.

TRATAMIENTO

TRATAMIENTO NO FARMACOLÓGICO

Miringotomía, si en el oído aún no hay drenaje.

TRATAMIENTO AGUDO

- Se inicia con antibióticos por vía i.v. dirigidos contra agentes infecciosos habituales, como *S. pneumoniae* y *H. influenzae*. Si la afección de la mastoides ha presentado un ciclo prolongado, el tratamiento dirigido contra *Staphylococcus aureus* y enterobacilos gramnegativos puede ser tomada en consideración, hasta que los resultados de los cultivos estén disponibles.
- El tratamiento se mantiene hasta que remitan todos los signos de mastoiditis.
- Las medidas han de dirigirse contra organismos gramnegativos y anaerobios en la mastoiditis crónica.
- Indicaciones para la mastoidectomía:
  1. Ausencia de mejoría después de entre 24 y 72 horas de tratamiento.
  2. Fiebre persistente.
  3. Signos patentes de complicaciones intracraneales.
  4. Evidencia de absceso subperióstico en la apófisis mastoides.

PRONÓSTICO

Se ha de proceder a mastoidectomía cuando el tratamiento médico fracasa.

DERIVACIÓN

- A otorrinolaringología:
  1. Si el diagnóstico es dudoso.
  2. Si se presentan complicaciones aurales.
  3. Para evaluar la pertinencia de una intervención quirúrgica.
- A neurocirugía si se sospecha de extensión intratemporal o intracraneal de la infección:
  1. Complicaciones aurales: destrucción ósea, absceso subperióstico, petrositis, parálisis facial, labirintitis.
  2. Complicaciones intracraneales: absceso extradural, tromboflebitis o trombosis del seno lateral, absceso subdural, meningitis, absceso cerebral, hidrocefalia otítica.

BIBLIOGRAFÍA RECOMENDADA

De S, Makura ZG, Clarke RW: Paediatric acute mastoiditis: the Alder Hey experience, *J Laryngol Otol* 116(6):440, 2002.
Vassbotn FS et al: Acute mastoiditis in a Norwegian population: a 20-year retrospective study, *Int J Pediatr Otorhinolaryngol* 62(3):237, 2002.

AUTORES: MARILYN FABBRI, M.D., y **JANE V. EASON, M.D.**

INFORMACIÓN BÁSICA

DEFINICIÓN

La mastopatía fibroquística (MFQ) es un proceso «no patológico» que incluye lesiones mamarias no malignas, como los cambios micro o macroquísticos, la fibrosis, la hiperplasia ductal o lobulillar, la adenosis, la metaplasia apocrina, el fibroadenoma, el papiloma, la papilomatosis y otros cambios. Las hiperplasias atípicas ductal o lobulillar se asocian a un aumento moderado del riesgo de cáncer de mama.

SINÓNIMOS

Cambio quístico.
Mastitis quística crónica.
Displasia mamaria.

CÓDIGOS CIE-9CM
610.0 Quiste solitario de mama
610.1 Enfermedad fibroquística
       de la mama

EPIDEMIOLOGÍA Y DEMOGRAFÍA

- Ubicua en mujeres premenopáusicas pasados los 20 años de edad.
- Cambios nodulares palpables en la mama se denominan MFQ desde el punto de vista clínico; estos cambios se pueden encontrar en más de la mitad de las mujeres adultas de 20 a 50 años.

SÍNTOMAS Y SIGNOS

- Mamas dolorosas.
- Áreas nodulares.
- Masa dominante.
- Engrosamiento.
- Telorrea.
- Puede variar durante el ciclo menstrual.

ETIOLOGÍA

- Aunque se observa y diagnostica con frecuencia, su mecanismo de desarrollo no se comprende.
- Como se encuentra en la mayor parte de las mamas sanas, se considera un proceso no patológico.
- Con el tratamiento hormonal sustitutivo, puede afectar también a mujeres menopáusicas.

DIAGNÓSTICO

DIAGNÓSTICO DIFERENCIAL

- Si se presentan como una masa o masas dominantes: descartar un carcinoma.
- Carcinoma: la detección de la MFQ es difícil, sobre todo en mujeres premenopáusicas.
- Si debuta con telorrea, distinguir de una telorrea maligna.

VALORACIÓN

- Descartar un carcinoma de mama si hay masa mamaria, engrosamiento, telorrea o dolor.
- Realizar una biopsia del área sospechosa para estudio histológico.

DIAGNÓSTICO POR IMAGEN

Son necesarias una mamografía y ecografía:
- Para detectar cambios mamográficos (densidades sospechosas, microcalcificaciones, distorsiones arquitecturales): valoración cuidadosa, que puede incluir la biopsia para descartar un cáncer de mama.
- Ecografía: para determinar la naturaleza quística de la masa clínica o mamográfica.

TRATAMIENTO

TRATAMIENTO NO FARMACOLÓGICO

- No se considera una «enfermedad», por lo que no necesita tratamiento.
- Intervención quirúrgica diagnóstica para descartar un carcinoma de mama.
- Exploración periódica por parte de un médico de las pacientes con MFQ con prominentes rasgos nodulares.
- Punción aspiración de quistes palpables (ADVERTENCIA: es frecuente que los quistes recidiven y la repetición de la punción no siempre es necesaria, salvo que el dolor cause problemas).

TRATAMIENTO AGUDO

La mayor parte de las mujeres no necesitan tratamiento.

TRATAMIENTO CRÓNICO

Dolor mamario:
- Danocrine: un éxito limitado.
- Bromocriptina o tamoxifeno: se utilizan menos.
- Limitar el consumo de cafeína: no tiene tan buenos resultados para controlar el dolor o la nodularidad como antes se creía.

PRONÓSTICO

- Valoración cuidadosa para descartar cambios sospechosos de cáncer y después control periódico tras tranquilizar a la paciente.
- Autoexploración regular, exploración anual por parte del médico y mamografías anuales en mujeres con hiperplasia ductal o lobulillar atípica.

DERIVACIÓN

- Para valoración y/o biopsia si existen cambios sospechosos que pueden asociarse a la MFQ (como cambios en la masa dominante o engrosamiento, telorrea espontánea o persistente, cambios o lesiones sospechosas en la mamografía).
- Para aliviar la ansiedad asociada a los síntomas o cambios en la mama.

OTRAS CONSIDERACIONES

COMENTARIOS

Se puede conseguir material para la educación de las pacientes en el American College of Obstetricians and Gynecologists, 408 12th Street SW, Washington, DC 20024-2188.

BIBLIOGRAFÍA RECOMENDADA

Zera RT et al: Atypical hyperplasia, proliferative fibrocystic change, and exogenous hormone use, *Surgery* 130(4):732, 2001.

AUTOR: **TAKUMA NEMOTO, M.D.**

INFORMACIÓN BÁSICA

DEFINICIÓN

El melanoma es una neoplasia de la piel producida por la degeneración maligna de los melanocitos. Es clásica su diferenciación en cuatro tipos:

- Melanoma difuso superficial (70%). (fig. 1-155, *A*).
- Melanoma nodular (del 15 al 20%) (fig. 1-155, *B*).
- Melanoma lentigo maligno (del 5 al 10%).
- Melanoma lentiginoso acral (del 7 al 10%).

SINÓNIMO

Melanoma maligno.

CÓDIGOS CIE-9CM
1172.9 Melanoma de la piel, localización inespecífica

EPIDEMIOLOGÍA Y DEMOGRAFÍA

- La incidencia anual del melanoma es de 13 casos/100.000 personas.
- El melanoma ha duplicado o triplicado su incidencia a lo largo de los últimos 25 años.
- Se trata de la forma más común de cáncer en mujeres de entre 20 y 29 años de edad.
- El riesgo de padecer melanoma cutáneo en el curso de la vida para los estadounidenses de raza blanca es de 1/90.
- El melanoma es la principal causa de muerte por patología de la piel.
- La media de edad del diagnóstico es de 53 años.
- El melanoma difuso superficial se produce con mayor frecuencia en varones jóvenes con áreas de la piel expuestas al sol.
- El melanoma lentiginoso acral se registra más habitualmente en estadounidenses de origen asiático o afroamericanos y no guarda relación con la exposición al sol.
- La tasa de mortalidad en varones de raza blanca es de 3/100.000.
- Entre el 8 y el 10% de los melanomas se desarrollan en personas con antecedentes familiares de la enfermedad.

SÍNTOMAS Y SIGNOS

- Son variables en función del tipo de melanoma:
- El *melanoma difuso superficial* se registra con mayor frecuencia en piernas, brazos y parte superior de la espalda. Puede presentar una combinación de colores o ser de tono pardo o negro uniforme.
- El *melanoma nodular* puede aparecer en cualquier parte del cuerpo, aunque es más frecuente en zonas del tronco expuestas a la radiación solar. Presenta un aspecto pardo oscuro o pardo rojizo, pueden presentar forma de cúpula o estar pedunculados y son a menudo objeto de confusión diagnóstica, ya que pueden asemejarse a vesículas de sangre o hemangiomas, siendo en ocasiones amelanóticos.
- El *melanoma lentigo maligno* se registra generalmente en adultos de edad avanzada en zonas del cuerpo expuestas a la radiación solar de forma continuada y se desarrolla con frecuencia a partir de un lentigo maligno (o de Hutchinson) o de un melanoma in situ. Puede responder a un patrón complejo y presentar forma variable; su color es más uniforme que el del melanoma difuso superficial.
- El *melanoma lentiginoso acral* se desarrolla con frecuencia en las plantas de los pies, las membranas mucosas subungueales y las palmas de las manos (la primera es la localización de mayor prevalencia). A diferencia de lo que sucede en otros tipos de melanomas, presenta una incidencia similar en personas de todos los grupos étnicos.
- Los signos que advierten de la existencia de un posible melanoma pueden resumirse en los siguientes puntos:
- A: Asimetría (p. ej., lesión biseccionada con mitades desiguales).
- B: Irregularidad de los bordes (bordes desiguales o dentados).
- C: Color jaspeado (presencia de varias tonalidades de pigmentación).
- D: Aumento del diámetro (>6 mm).

ETIOLOGÍA

- La radiación UV es la principal causa de melanoma maligno.
- Se da un ligero incremento del riesgo en pacientes con pequeños nevos no displásicos y un aumento mucho mayor en los que presentan lesiones displásicas.
- El gen CDKN2A, situado en el locus 9p21, se halla con frecuencia suprimido en personas con antecedentes familiares de melanoma.

DIAGNÓSTICO

DIAGNÓSTICO DIFERENCIAL

- Nevos displásicos.
- Lentigo solar.
- Lesiones vasculares.
- Carcinoma basocelular.
- Queratosis seborreica.

VALORACIÓN

- Se ha de proceder a biopsia escisional con escisión elíptica que incluya de 1 a 2 mm de la piel normal que rodea la lesión y se extienda hasta el tejido subcutáneo; la biopsia incisional con sacabocados es en ocasiones necesaria en áreas quirúrgicamente sensibles (p. ej., dedos o nariz).
- La disección del ganglio linfático centinela (DGLC) puede considerarse en pacientes con melanoma de tamaño intermedio (de 1 a 4 mm) o tumores cutáneos de alto riesgo para obtener información referida al estado subclínico del ganglio en pacientes que presenten morbilidad mínima. Ello implica el uso de linfogammagrafía para visualizar el drenaje linfático de la localización primaria del melanoma al primer ganglio «centinela» en la región. Si la técnica se aplica adecuadamente, cuando el ganglio centinela resulta ser negativo, los restantes ganglios no presentan metástasis en más del 98% de los casos.
- El sistema de estadiaje para el melanoma adaptado por el American Joint Comitee on Cancer (AJCC) es el siguiente:

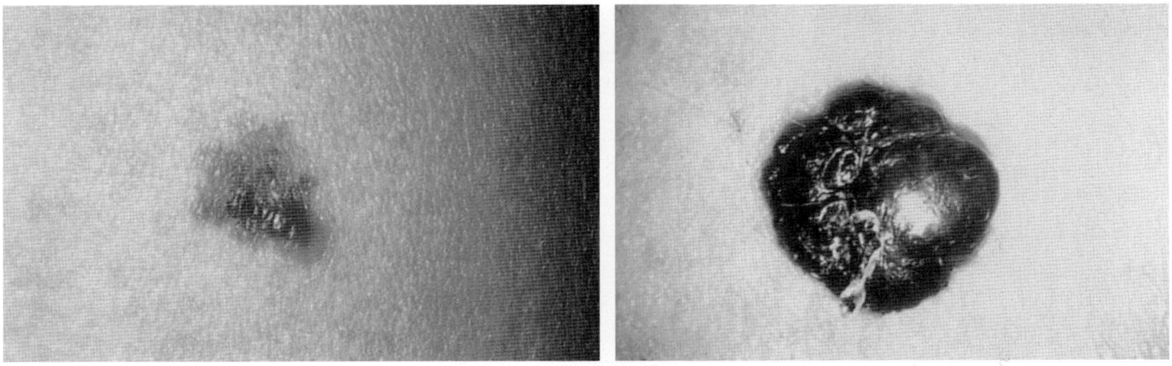

FIGURA 1-155   A, Melanoma de extensión superficial. B, Melanoma nodular. (De Abeloff, M.D. [ed]: *Clinical oncology*, 2.ª ed., Nueva York, 2000, Churchill Livingstone.)

T*	Grosor del tumor primario:
Tis	In situ.
T1	≤1,0 mm.
T2	1,01-2,0 mm.
T3	2,01-4,0 mm.
T4	>4,0 mm.
N†	Número de ganglios linfáticos positivos:
N0	0.
N1	1.
N2	2 o 3.
N3	≥4 (o combinación de metástasis en curso, lesiones satélites o lesión primaria ulcerada con cualquier número de ganglios positivos).
M	Metástasis:
M0	0.
M1	Metástasis en ganglios linfáticos o subcutáneas distantes.
M2	Metástasis pulmonar.
M3	Metástasis en cualquier otra víscera o localización distante o un nivel elevado de lactato-deshidrogenasa no atribuible a otras causas.

Estadio clínico:

0	(T0N0M0).
IA	(T1aN0M0).
IB	(T1bN0M0).
	(T2aN0M0).
IIA	(T2bN0M0).
	(T3aN0M0).
IIB	(T3bN0M0).
	(T4aN0M0).
IIC	(T4bN0M0).
IIIA	(T1-T4aN1bM0).
IIIB	(T1-T4aN2bM0).
IIIC	(Cualquier T, N2c, M0).
	(Cualquier T, N3, M0).
IV	(Cualquier T, Cualquier N, M>1).

*a, Sin ulceración; b, con ulceración.

†a, Micrometástasis; b, macrometástasis; c, metástasis en tránsito con afectación de ganglios linfáticos.

PRUEBAS DE LABORATORIO

- El informe anatomopatológico debe incluir los siguientes datos:
- Grosor del tumor (microestadiaje de Breslow).
- Profundidad del tumor (nivel de Clark).
- Tasa mitósica.
- Tasa de crecimiento radial frente a velocidad de crecimiento vertical.
- Linfocitos infiltrantes de tumor.
- Regresión histológica.

- La prueba de transcriptasa inversa-reacción en cadena de la polimerasa (TI-RCP) para detección de ARN mensajero de tirosina resulta útil como marcador de la presencia de células de melanoma. Se realiza por biopsia de ganglio linfático centinela y sirve para detectar metástasis submicroscópicas.

TRATAMIENTO

TRATAMIENTO NO FARMACOLÓGICO

Se debe evitar la exposición excesiva a la radiación solar y se recomienda usar con profusión cremas solares con protección contra los rayos UVA y UVB (recientes estudios de laboratorio indican que el melanoma se relaciona con los rayos UVA, por lo que las cremas con protección contra los UVB pueden no resultar eficaces con medios de prevención). No obstante, en la bibliografía reciente se ha indicado la inexistencia de relación entre melanoma y utilización de cremas solares.

TRATAMIENTO GENERAL

- Escisión inicial del melanoma.
- Reescisión del área afectada tras el diagnóstico histológico:
  1. Los márgenes de la reescisión dependen del grosor del tumor.
  2. Los tumores de riesgo bajo o medio requieren una escisión de entre 1 y 3 cm.
  3. Los melanomas de grosor moderado (de 0,9 a 2 mm) pueden ser escindidos con seguridad con márgenes de 2 cm.
  4. En los melanomas de mal pronóstico (definidos como tumores de al menos 2 mm de grosor), un margen de escisión de 1 cm se asocia con un riesgo de recidiva regional significativamente superior al registrado con un margen de 3 cm, aunque las tasas globales de supervivencia son semejantes en ambos casos.
- Disección de ganglio linfático: se recomienda en todos los pacientes con aumento de tamaño de los ganglios:
  1. La disección de ganglios linfáticos electiva permanece como objeto de controversia.
  2. Está indicada en caso de ganglio centinela positivo. Puede ser tenida en cuenta en caso de melanoma primario con espesor de entre 1 y 4 mm (en especial en pacientes de <60 años de edad).

- El tratamiento coadyuvante con interferón alfa–2b (intrón A) se considera controvertido en pacientes con melanoma metastásico. Aunque su uso está aprobado por la FDA para los estadios dIIB y III del AJCC, sus beneficios terapéuticos a nivel estadístico no resultan patentes.
- La dacarbacina (DTIC) y la interleucina 2 (IL-2) pueden emplearse en el melanoma metastásico. No obstante, los resultados no son buenos, con tasas medias de supervivencia en pacientes con metástasis distantes de unos 6 meses.
- Los pacientes con historia de melanoma deben ser sometidos a seguimiento con exploración cutánea cada 6 meses o menos si se detectan nuevas lesiones; la evaluación suele constar de historia clínica, exploración física, radiografía de tórax y pruebas de laboratorio

PRONÓSTICO

- El pronóstico varía en función del estadio del melanoma. La supervivencia a 5 años en relación con el grosor es la siguiente: <0,76 mm, supervivencia del 99%; de 0,6 a 1,49 mm, 85%; de 1,6 a 2,49 mm, 84%, de 4,5 a 3,9 mm, 70%; y >4 mm, 44%.
- La supervivencia a 5 años en pacientes con metástasis distantes es de <10%.
- Además de la escisión quirúrgica y la disección del ganglio linfático, el tratamiento de la enfermedad avanzada incluye quimioterapia, inmunoterapia y radioterapia.

BIBLIOGRAFÍA SELECCIONADA

Balch CM et al: A new American Joint Committee on Cancer Staging System for cutaneous melanoma, *Cancer* 88:1484, 2000.

Dennis LK et al: Sunscreen use and the risk for melanoma: a quantitative review, *Ann Intern Med* 139:966, 2003.

Kanzler MH, Mraz-Gernhard S: Treatment of primary cutaneous melanoma, *JAMA* 285:1819, 2001.

Masci P, Borden EC: Malignant melanoma: treatment emerging, but early detection is still key, *Cleve Clin J Med* 69:529, 2002.

Thomas JM et al: Excision margins in high-risk malignant melanoma, *N Engl J Med* 350:757, 2004.

Tsao H et al: Management of cutaneous melanoma, *N Engl J Med* 351:998, 2004.

AUTOR: **FRED F. FERRI, M.D.**

INFORMACIÓN BÁSICA

DEFINICIÓN

Un meningioma es un tumor intracraneal formado a partir de las células aracnoideas.

CODIGO CIE-9CM
225.2 Tumor de meninge cerebral

EPIDEMIOLOGÍA Y DEMOGRAFÍA

INCIDENCIA EN ESTADOS UNIDOS: 2,6/100.000 personas/año. Cerca del 20% de los tumores intracraneales primarios.
PREDOMINIO POR SEXOS: Mujeres > varones (3:2) en adultos; varones > mujeres durante la infancia y varones = mujeres en afroamericanos.
INCIDENCIA MÁXIMA: En varones, sexta década; en mujeres, séptima década; poco frecuente en niños.
GENÉTICA: Tumores asociados a ausencia/pérdida de la secuencia de heterocigosidad en el cromosoma 22.
FACTORES MEDIOAMBIENTALES: El único factor de riesgo ambiental conocido es la radiación ionizante; riesgo máximo, de 10 a 20 años después del tratamiento.

SÍNTOMAS Y SIGNOS

- Varía según localización y tamaño.
- Puede ser asintomático y observarse de manera accidental en un estudio de neurodiagnóstico por imagen o una autopsia.
- Son frecuentes las convulsiones focales o generalizadas y las hemiparesias, así como cefaleas, cambios de personalidad y estados de confusión y pérdida de visión.
- En niños es más frecuente que se presenten con aumento de la presión intracraneal sin otros signos de localización.

LOCALIZACIONES CARACTERÍSTICAS

- Parasagital.
- Convexidad.

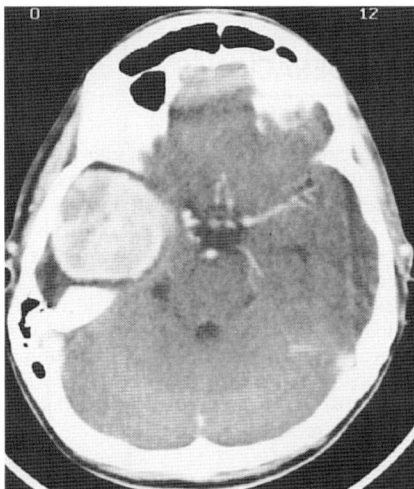

FIGURA 1-156 TC de contraste que muestra un gran meningioma del ala esfenoidal potenciado por el contraste. (De Specht N [ed.]: *Practical guide to diagnostic imaging*, St Louis, 1998, Mosby.)

- Ala del esfenoides.
- Conducto vertebral.
- Otras: vaina del nervio óptico, plexo coroides, ectópica (intraventricular).

ETIOLOGÍA

- En el 50% de los casos se hallan alteraciones en el cromosoma 22. Esta secuencia genética contiene también el gen de la neurofibromatosis tipo 2, que es un gen supresor tumoral que codifica una proteína citoesquelética denominada merlina.
- La radiación craneal puede ser responsable de algunos casos en los que el tumor se desarrolla en el campo irradiado después del correspondiente período de latencia.
- La asociación con las hormonas sexuales es sugerida por el aumento de la tasa de crecimiento durante la fase lútea del ciclo menstrual y durante la gestación, al igual que sucede con los carcinomas de mama.

DIAGNÓSTICO

DIAGNÓSTICO POR IMAGEN

- La TC o la RM craneales pueden detectar los meningiomas y determinar su extensión (fig. 1-156).
- Las ventanas óseas identifican de forma óptima la afectación del hueso.
- En TC sin contraste se muestran isodensos o ligeramente hiperdensos en el cerebro y son de aspecto homogéneo. Con adición de medios de contraste los meningiomas aparecen más homogéneos; el gadolinio permite facilitar la visualización de lesiones adicionales menores que pueden no apreciarse en otras radiografías.

DIAGNÓSTICO DIFERENCIAL

Otros tumores bien circunscritos:
- Schwannoma acústico (en especial en la unión pontocerebelosa).
- Ependimoma, lipoma y metástasis en la columna vertebral.

VALORACIÓN

- Se ha de proceder a estudios de TC y RM, con posterior extirpación quirúrgica con confirmación histológica si está clínicamente indicado.
- El estudio de PET puede ayudar a predecir la agresividad del tumor y la potencial posibilidad de recidiva.
- Existen nueve variantes histológicas benignas y cuatro asociadas a aumento de las recidivas y las tasas de metástasis. Entre los signos de incremento de la recurrencia se cuentan la invasión cerebral, el aumento de la tasa de mitosis y el incremento de los signos anaplásicos.

TRATAMIENTO

TRATAMIENTO NO FARMACOLÓGICO

La base del tratamiento de los meningiomas es la extirpación quirúrgica en casos sintomáticos.

TRATAMIENTO AGUDO

- Generalmente ninguno. Para las lesiones que causan efecto de masa significativo, en ocasiones se emplean esteroides para reducir el edema cerebral.
- Anticonvulsivos para controlar las convulsiones.

TRATAMIENTO CRÓNICO

- La radioterapia es la única forma convalidada de tratamiento coadyuvante y puede resultar beneficiosa en pacientes con resecciones incompletas o tumores inoperables.
- El uso de la radiocirugía estereotáctica se ha hecho cada vez más frecuente en el tratamiento de los meningiomas.
- Se dispone de escasa información sobre la eficacia de los agentes antineoplásicos tradicionales.
- La hidroxiurea induce apoptosis e inhibe el crecimiento del meningioma en cultivo.
- Tratamientos con hormonas, como la progesterona o el antagonista del receptor de glucocorticoide mifepristona (RU-486), se hallan actualmente en curso.

PRONÓSTICO

- La mortalidad quirúrgica estimada es del 7%.
- La supervivencia a largo plazo es variable en función de la histopatología, la localización del tumor y el alcance de la resección.
- La mayor parte de los meningiomas descubiertos de forma accidental permanecen asintomáticos. La probabilidad de extensión de los tumores calcificados es menor que la de los no calcificados.
- En meningiomas de localización desfavorable (p. ej., la base del cráneo), que de otro modo presentarían buen pronóstico, se registran tasas significativas de morbilidad y mortalidad.

DERIVACIÓN

Consulta en neurocirugía en todos los casos.

BIBLIOGRAFÍA RECOMENDADA

Gor S et al: The natural history of asymptomatic meningiomas in Olmsted County, Minnesota, *Neurology* 51:1718, 1998.
Grunberg SM: Treatment of unresectable meningiomas with the antiprogesterone agent mifepristone, *J Neurosurg* 74:861, 1991.
Kleihues P et al: The WHO classification of tumors of the nervous system, *J Neuropathol Exp Neurol* 61(3):215, 2002.
Mason WP: Stabilization of disease progression by hydroxyurea in patients with recurrent or unresectable meningioma, *J Neurosurg* 97:341, 2002.
Seizinger JP: Deletion mapping of a locus on human chromosome 22 involved in the oncogenesis of meningioma, *Proc Natl Acad Sci U S A* 84:5419, 1987.
Sekhar LN, Levine ZT, Sarma S: Grading of meningiomas, *J Clin Neurosci* 8(suppl 1):1, 2001.

AUTOR: **NICOLE J. ULLRICH, M.D., PH.D.**

INFORMACIÓN BÁSICA

DEFINICIÓN

La meningitis bacteriana es una inflamación de las meninges con aumento de la presión intracraneal, y pleocitosis o aumento del recuento leucocitario en LCR por presencia de bacterias en el espacio y los ventrículos que separan la piamadre y la aracnoides, con las consiguientes secuelas y alteraciones neurológicas.

CÓDIGO CIE-9CM
320 Meningitis bacteriana

EPIDEMIOLOGÍA Y DEMOGRAFÍA

INCIDENCIA (EN ESTADOS UNIDOS): 3 casos/100.000 personas.
PREDOMINIO POR SEXOS: Varones = mujeres.
DISTRIBUCIÓN POR EDADES: Todas las edades, desde recién nacidos a pacientes geriátricos.

SÍNTOMAS Y SIGNOS

- Fiebre.
- Cefalea.
- Rigidez de cuello y nuca, meningismo.
- Estado mental alterado, letargia.
- Vómitos, náuseas.
- Fotofobia.
- Convulsiones.
- Coma: letargia, estupor.
- Exantema: petequias asociadas a infección meningocócica.
- Mialgia.
- Alteración nerviosa craneal (unilateral).
- Papiledema.
- Pupila(s) dilatada, no reactiva.
- Posición: decorticación/descerebración.
- El hallazgo en la exploración física de los signos de Kernig y Brudzinski en adultos con meningitis no resultan a veces útiles para determinar la inflamación meníngea.

ETIOLOGÍA

Neisseria meningitidis es actualmente más habitual que *Haemophilus influenzae* como agente causante de meningitis bacteriana en niños y en adultos. *H. influenzae* es la causa de >30% de los casos de meningitis (generalmente en lactantes y niños de >6 años de edad). Se asocia a sinusitis y otitis media.
- Neonatos: estreptococos del grupo B, *Escherichia coli*, *Klebsiella* sp., *Listeria monocytogenes*.
- De la lactancia a la adolescencia:
  1. *N. meningitidis*.
  2. *H. influenzae*.
  3. *Streptococcus pneumoniae*.

- Adultos:
  1. *N. meningitidis*.
  2. *S. pneumoniae*.
- Ancianos:
  1. *S. pneumoniae*.
  2. *N. meningitidis*.
  3. *L. monocytogenes*.
  4. Bacilos gramnegativos.

DIAGNÓSTICO

El enfoque del diagnóstico se basa en los síntomas y la exploración física. Los elementos clave para establecerlo son la evaluación del LCR y la TC o la RM si el paciente está en coma o presenta déficit neurológicos focales, alteraciones pupilares o papiledema.

DIAGNÓSTICO DIFERENCIAL

- Endocarditis, bacteriemia.
- Tumor intracraneal.
- Enfermedad de Lyme.
- Absceso cerebral.
- Meningitis bacteriana tratada de forma parcial.
- Medicamentos.
- LES.
- Convulsiones.
- Mononucleosis aguda.
- Otras meningitis infecciosas.
- Síndrome maligno neuroléptico.
- Empiema subdural.
- Fiebre maculosa de las Montañas Rocosas.

VALORACIÓN

Examen del LCR:
- Presión de apertura >100 a 200 mmHg.
- Recuento leucocitario <5 >100/mm³.
- Predominancia neutrófila: >80%.
- Tinción de Gram del LCR: positiva en un porcentaje de pacientes comprendido entre el 60 y el 90%.
- Proteínas en LCR: >50 mg/dl.
- Glucosa en LCR: <40 mg/dl.
- Cultivo: positivo en un porcentaje de casos comprendido entre el 65 y el 90%.
- Antígeno bacteriano en LCR: sensibilidad de entre el 50 y el 100%.
- Prueba E para suscetibilidad a los aislamientos de neumococos.

PRUEBAS DE LABORATORIO

Cultivo sanguíneo, recuento leucocitario con diferencial y examen del LCR (v. «Valoración»).

DIAGNÓSTICO POR IMAGEN

- TC o RM craneales: necesarias cuando existen aumento de la presión intracraneal, coma o déficit neurológico.

TRATAMIENTO

- El tratamiento debe realizarse con antibióticos cuando el paciente presenta LCR purulento en la punción lumbar, es asplénico o presenta signos de CID/sepsis a falta de los resultados de la tinción de Gram o el cultivo. En tratamiento tras la tinción de Gram a la espera de cultivo se recomienda en los siguientes grupos de edad y riesgo:
  1. Neonatos: ampicilina más cefotaxima.
  2. Lactantes/niños: ampicilina o cefalosporinas de tercera generación (más cloranfenicol si se observa líquido purulento o compromiso del paciente).
  3. Adultos (de 18 a 50 años): cefalosporinas de tercera generación.
  4. Adultos de más de 50%: ampicilina más cefalosporinas de tercera generación.
- Neumococos resistentes a la penicilina: se ha recomendado el tratamiento con ceftriaxona o cefotaxima más vancomicina (60 mg/kg/día), dado el aumento de la incidencia de este microorganismo.
- La tabla 1-33 describe los agentes patógenos más comunes que causan meningitis bacteriana, así como su tratamiento empírico en función de la edad.
- La tabla 1-34 describe los tratamientos antibióticos específicos para los agentes patógenos conocidos.
- Esteroides: la dexametasona en dosis de 0,15 mg/kg cada 6 horas durante los 4 primeros días de tratamiento puede emplearse en meningitis bacterianas de adultos con cambios de estado mental o fenómenos neurológicos agudos. Con esta terapia coadyuvante se registra una disminución de la mortalidad y las secuelas neurológicas.
- La dexametasona también ejerce efectos positivos en niños afectados por meningitis producida por *Haemophilus influenzae* de tipo B (Hib) o neumocócica y, en este caso, ha de administrarse en los 2 primeros días de enfermedad.

OTRAS CONSIDERACIONES

COMENTARIOS

- La prevención de la meningitis puede lograrse mediante quimioprofilaxis de quienes estén en estrecho contacto con el enfermo (las personas que vivan con él o que hayan estado expuestas a secreciones orales).
- Tratamientos eficaces son los de rifampicina en dosis de 10 mg/kg v.o. 32 veces al día o de ceftriaxona en dosis única de 250 mg i.m. en pacientes de más de 12 años. En los menores de esta edad la dosis se reduce a 125 mg i.m.

- En la prevención de la meningitis por Neisseria en personas de más de 18 años que no toleran la rifampicina, se puede recurrir a la ciprofloxacina en dosis de 500 mg para erradicar la colonización faríngea.
- Para adultos y niños de más de 2 años existen vacunas contra los polisacáridos capsulares de los serogrupos A, C, Y y W 135.

BIBLIOGRAFÍA RECOMENDADA

Aronin SI, Peduzzi P, Quagliarello VJ: Community-acquired bacterial meningitis: risk stratification for adverse clinical outcome an effect of antibiotic timing, *Ann Int Med* 129:862, 1998.

Choi C: Bacterial meningitis in aging adults, *Clin Infect Dis* 33:1380, 2001.

Hasbun R et al: Computed tomography of the head before lumbar puncture in adults with suspected meningitis, *N Engl J Med* 345:1727, 2001.

Rosenstein NE et al: Meningococcal disease, *N Engl J Med* 344:1378, 2001.

Thomas KE et al: The diagnostic accuracy of Kernig's sign, Brudzinski's sign, and nuchal rigidity in adults with suspected meningitis, *Clin Infect Dis* 35:46, 2002.

AUTORES: GLENN G. FORT, M.D., y **DENNIS J. MIKOLICH, M.D.**

TABLA 1-33 **Agentes patógenos habituales productores de meningitis bacteriana y su tratamiento empírico en función de la edad**

Edad	Patógenos habituales	Tratamiento*	Duración (días)
0-1 meses	Estreptococos del grupo B	Ampicilina + cefalosporina de tercera generación[†] o Ampicilina + aminoglucósido	14-21
	Listeria monocytogenes		14-21
	Escherichia coli		21
1-3 meses	*Streptococcus pneumoniae*	Ampicilina + cefalosporina de tercera generación[†]	10-14
	Estreptococos del grupo B, *E. coli,*		14-21
	L. monocytogenes		14-21
	S. pneumoniae		10-14
	neisseria meningitidis, Haemophilus influenzae		7-10
3 meses-18 años	*H. influenzae. N. meningitidis, S. pneumoniae*	Cefalosporina de tercera generación[†] o meropenem o cloranfenicol	7-10 (*H. influenzae* y *N. meningitidis*) 10-14 (*S. pneumoniae*)
18-50 años	*H. influenzae. N. meningitidis, S. pneumoniae*	Cefalosporina de tercera generación[†] o meropenem o ampicilina + cloranfenicol	Igual que el anterior
>50 años	*S. pneumoniae, L. monocytogenes* bacilos gramnegativos	Ampicilina + cefalosporina de tercera generación[†] o ampicilina + fluoroquinolona[‡] o meropenem	10-14 (*S. pneumoniae*) 14-21 (*L. monocytogenes*) 21 para bacilos gramnegativos diferentes de *H. influenzae*

De Rakel R.E. (ed.): *Principles of family practice.* 6.ª ed., Filadelfia, 2002, WB Saunders.
*Añadir vancomicina en zonas en las que la incidencia de *S. pneumoniae* de muy alta resistencia a fármacos sea superior al 2%.
†Ceftriaxona o cefotaxima.
‡Ciprofloxacina o levofloxacina.

TABLA 1-34 **Tratamientos antibióticos específicos para patógenos conocidos**

Patógeno	Tratamiento primario	Alternativa*
Estreptococos del grupo B	Penicilina G o ampicilina	Vancomicina o cefalosporina de tercera generación[†]
Streptococcus pneumoniae (CIM <0,1)	Cefalosporina de tercera generación[†]	Meropenem, penicilina
S. pneumoniae (CIM <0,1)	Vancomicina + Cefalosporina de tercera generación[†]	Sustituir rifampicina en vez de vancomicina; o meropenem; o vancomicina como tratamiento único si el paciente es muy alérgico a las otras alternativas
Haemophilus influenzae (β-lactamasa negativo)	Ampicilina	Cefalosporina de tercera generación[†] o cloranfenicol o aztreonam
H. influenzae (β-lactamasa-positivo)	Cefalosporina de tercera generación[†]	Cloranfenicol o aztreonam o fluoroquinolonas[‡]
Listeria monocytogenes	Ampicilina + gentamicina	Trimetoprim-sulfametoxazol
Neisseria meningitidis	Penicilina G o ampicilina	Cefalosporina de tercera generación[†]
Enterobacteriáceas	Cefalosporina de tercera generación[†] + aminoglucósido	Trimetoprim-sulfametoxazol o aztreonam o fluoroquinolonas o o penicilina (o ampicilina) antipseudomonas + aminoglucósido
Pseudomonas aeruginosa	Ceftazidina + aminoglucósido	Aminoglucósido + aztreonam o aminoglucósido + penicilina antipseudomonas[§]
Staphylococcus aureus (sensible a la meticilina)	Penicilina antiestafilocócica[¶] + rifampicina 6	Vancomicina + rifampicina o trimetroprim-sulfametoxazol + rifampicina
S. aureus (resistente a la meticilina)	Vancomicina + rifampicina	
Staphylococcus epidermidis	Vancomicina + rifampicina	

De Rakel R.E. (ed.) *Principles of Family Practice.* 6.ª ed. Filadelfia, 2002, WB Saunders.
CIM, Concentración mínima inhibitoria.
*Si el paciente es muy alérgico o presenta intolerancia al tratamiento primario.
†Ceftriaxona o cefotaxima.
‡Ciprofloxacina o levofloxacina.
§Piperacilina, mezlocilina o ticarcilina.
¶Nafcilina, oxacilina o metilcilina.

INFORMACIÓN BÁSICA

DEFINICIÓN

La meningitis viral es una forma de meningitis aséptica aguda, generalmente con pleocitosis y tinciones y cultivos negativos de LCR.

SINÓNIMO

Meningitis aséptica.

CÓDIGO CIE-9CM

047.8 Meningitis aséptica

EPIDEMIOLOGÍA Y DEMOGRAFÍA (TABLA 1-3)

INCIDENCIA (EN ESTADOS UNIDOS): 11 casos/100.000 personas.
PREDOMINIO POR SEXOS: Varones = mujeres.
GENÉTICA: Quienes presentan inmunidad humoral anómala y agammaglobulinemia tienen dificultades asociadas para el aclaramiento viral.

SÍNTOMAS Y SIGNOS

- Fiebre.
- Cefalea.
- Rigidez de nuca.
- Fotofobia.
- Mialgias.
- Vómitos.
- Exantema.
- Diarrea.
- Faringitis.

ETIOLOGÍA

- Enterovirus.
- Virus de la parotiditis.
- Sarampión.
- Arbobirus.
- Herpes (simplex y zóster).
- VIH.
- Virus de la coriomeningitis linfocítica.
- Adenovirus.
- CMV.
- Virus procedentes de artrópodos.
- Virus del Nilo occidental.

DIAGNÓSTICO

El planteamiento del diagnóstico es similar al de la meningitis bacteriana (v. «Meningitis bacteriana»: el principal objetivo es el de descartar esta causa mediante evaluación del LCR. Los síntomas pueden ser similares a los de la meningitis bacteriana.

DIAGNÓSTICO DIFERENCIAL

- Meningitis bacteriana.
- Meningitis secundaria a enfermedad de Lyme, TB, sífilis, amebiasis o leptospirosis.
- Enfermedades producidas por Rickettsias. Fiebre maculosa de las Montañas Rocosas.
- Cefalea migrañosa.
- Medicamentos.
- LES.
- Mononucleosis aguda/virus de Epstein-Barr.
- Convulsiones.
- Meningitis carcinomatosa.

VALORACIÓN

Examen del LCR:
- Generalmente muestra pleocitosis.
- Predominancia linfocítica (pólipos en las fases iniciales).
- Presión de apertura: de 200-2.500 mmHg.
- Recuento leucocitario: de 100-1.000/mm³.
- Aumento de proteína en LCR.
- Glucosa en LCR reducida o normal.
- Pruebas negativas de tinción de Gram, cultivos, contrainmunoelectroforesis y aglutinación de látex.
- No se hallan disponibles cultivos virales de rutina; si se sospecha que el paciente pueda padecer paperas, las pruebas serológicas pueden resultar diagnósticas: se utiliza la fijación del complemento.
- Para detección de VHS, del Nilo occidental o de enterovirus, se ha de realizar la RCP (la duración del tratamiento antibiótico y de la hospitalización se reduce si se sospechaba de una posible meningitis bacteriana).

PRUEBAS DE LABORATORIO

HC con diferencial, cultivo y examen del LCR (v. «Valoración»).

DIAGNÓSTICO POR IMAGEN

TC o RM: si se desarrollan edema cerebral o síntomas neurológicos focales.

TRATAMIENTO

No se dispone de tratamientos antivirales específicos para enterovirus, arbovirus, virus de la parotiditis o virus de la coriomeningitis linfocítica. El tratamiento es de sostén, a no ser que se detecte la presencia de VHS. que ha de tratarse con aciclovir por vía i.v.

BIBLIOGRAFÍA RECOMENDADA

Attia J et al: Does this adult patient have acute meningitis? *JAMA* 282:175, 1999.
Barton LL, Hyndman NJ: Lymphocyticchoriomengitis virus: reemerging central nervous system pathogen, *Pediatrics* 105:E351C, 2000.
Oostenbrink R et al: Children with meningeal signs: predicting who needs empiric antibiotic treatment, *Arch Pediatr Adolesc Med* 156(12):1189, 2002.
Ramers C et al: Impact of a diagnostic cerebrospinal fluid enterovirus polymerase chain reaction test on patient management, *JAMA* 283:2680, 2000.

AUTORES: **GLENN G. FORT, M.D.** y **DENNIS J. MIKOLICH, M.D.**

TABLA 1-35   **Epidemiología de la meningitis viral aguda**

FACTORES EPIDEMIOLÓGICOS*

Estación	Edad del paciente (años)	Sexo del paciente	Factor de riesgo	Agente viral sugerido
Verano-otoño	Lactante	—	Madre infectada	Coxackievirus B
	1-15	—	Piscinas, comunidades cerradas	Enterovirus
			Área geográfica: California, sudeste de Estados Unidos	Virus del serogrupo California
Invierno	1-15	—	Exposición escolar	Virus de la varicela, virus del sarampión
		Varon/mujer 3:1		Virus de la parotiditis
	16-21	—	Exposición escolar	Virus del sarampión
				Virus de la parotiditis
		Varon/mujer 3:1		Virus de Epstein-Barr (mononucleosis)
	Cualquiera	—	Ratones, ratas, hámsters	Virus de la coriomeningitis linfocítica
	Adultos	—	Varicela-zóster	Virus varicela-zóster
Cualquiera	Cualquiera	—	Inmunocompromiso	Adenovirus
		—	Síndrome de inmunodeficiencia adquirida	Virus de la inmunodeficiencia humana

De Gorbach SI: *Infectious diseases*, 2.ª ed., Filadelfia, 1998, WB Saunders.
*Los factores epidemiológicos son sugestivos pero no deben usarse para excluir diagnósticos en casos concretos.

INFORMACIÓN BÁSICA

DEFINICIÓN

La menopausia se define como la ausencia de períodos menstruales durante un año después de los 40 años de edad o la cesación permanente de la ovulación tras la pérdida de la actividad ovárica. Se trata de una fase del climaterio en la vida reproductiva caracterizada por recrudescencias y remisiones de los niveles seguidas de una disminución de la función ovárica. La interrupción prematura de la función ovárica y la ausencia de la función ovárica prematuras pueden también registrarse por depleción de folículos ováricos antes de los 40 años de edad.

SINÓNIMOS

Cambio vital.
Insuficiencia ovárica propia del climaterio.

CÓDIGOS CIE-9CM
627 Menorragia premenopáusica
627.2 Estados climatéricos femeninos o menopáusicos
627.4 Estados asociados a menopausia artificial
716.3 Artritis climatérica

EPIDEMIOLOGÍA Y DEMOGRAFÍA

- La media de edad a la que se produce la menopausia en EE.UU. es de 51 años.
- La edad a la que se produce la menopausia está determinada genéticamente.
- La menopausia se presenta 1,5 años antes en fumadoras que en no fumadoras.
- Más de un tercio de la vida de una mujer se desarrolla después de la menopausia.
- La aparición de la perimenopausia suele tener lugar en la segunda parte de la quinta década de vida.
- Aproximadamente 4.000 mujeres inician la menopausia cada día.

SÍNTOMAS Y SIGNOS

- Vaginitis atrófica que puede producir ardor, prurito, hemorragia y dispareunia.
- Pueden darse una cesación completa de la menstruación un período de meses o ciclos irregulares y hemorragias menstruales reducidas o aumentadas.
- Osteoporosis.
- Disfunción psicológica:
  1. Ansiedad.
  2. Depresión.
  3. Insomnio.
  4. Nerviosismo.
  5. Irritabilidad.
  6. Incapacidad para concentrarse.
- Cambios sexuales, disminución de la libido, dispareunia.
- Incontinencia urinaria.
- Síntomas vasomotores (sofocación, enrojecimiento de la piel), sudoración nocturna, enfermedad cardiovascular, coronariopatía, aterosclerosis, cefaleas, cansancio y letargia.

ETIOLOGÍA

- Etiología más frecuente: de naturaleza fisiológica, causada por degeneración de las células de la teca que pierden su reactividad ante las gonadotropinas endógenas, produciendo menos estrógenos; disminución del *feedback* negativo en el acceso a la hipófisis hipotalámica e incremento de la producción de hormona estimuladora del folículo (FSH) y de la hormona luteinizante (LH), lo que hace que las células del estroma continúen produciendo andrógenos como consecuencia de la estimulación de LH.
- Castración quirúrgica.
- Antecedentes familiares de menopausia precoz, consumo de tabaco, ceguera, alteraciones en el cariotipo cromosómico (síndrome de Turner, disgenesia gonadal), pubertad precoz y zurdería.

DIAGNÓSTICO

DIAGNÓSTICO DIFERENCIAL

- Síndrome de Asherman.
- Disfunción hipotalámica.
- Hipotiroidismo.
- Tumores hipofisarios.
- Alteraciones corticoadrenales.
- Alteraciones ováricas.
- Síndrome ovárico poliquístico.
- Embarazo.
- Neoplasia ovárica.
- TB.

VALORACIÓN

- Si el cuadro clínico es claramente indicativo de menopausia, puede prescribirse la administración de estrógenos. Si todos los síntomas remiten, el diagnóstico queda confirmado. Antes de la prescripción de estrógenos son necesarias una completa historia y una detenida exploración física. Si la paciente presenta un tumor maligno asociado a estrógenos, hemorragia uterina anómala de causa desconocida, historia de tromboflebitis o hepatopatía aguda, el tratamiento con estrógenos está contraindicado.
- Prueba de provocación de la progesterona: la progesterona en dosis de 100 mg se administra por vía i.v. para dar lugar a hemorragia por privación. Si ésta no se produce, es más seguro asumir que nos hallamos ante un estado hipoestrogénico.
- Son necesarios el examen físico y el registro de altura, peso, presión arterial y exploraciones de mamas y pelvis.
- Se han de valorar los riesgos de coronariopatía, osteoporosis, tabaquismo, antecedentes de cáncer de mama, hepatopatía, trastorno activo de la coagulación o hemorragia vaginal de causa desconocida.

PRUEBAS DE LABORATORIO

- Niveles de FSH, LH y estrógenos: si los niveles de FSH se encuentran elevados y los de LH reducidos de modo significativo, ello constituye un signo diagnóstico de insuficiencia ovárica; la prueba de LH en sangre se realiza sólo si se ha de descartar una enfermedad ovárica en una paciente joven.
- TSH, para descartar una posible disfunción de tiroides, y niveles de prolactina, si la paciente presenta síntomas de galactorrea y si existe sospecha de adenoma hipofisario.
- Se ha de obtener un perfil químico general para detectar cualquier posible enfermedad sistémica.
- Tinción de Papanicolau, biopsia endometrial o dilatación y curetaje (D&C) en pacientes que presentan períodos irregulares o hemorragias intermenstruales o postmenopáusicas.
- Mamografía.

DIAGNÓSTICO POR IMAGEN

- TC o RM de cabeza si se sospecha de un posible tumor hipofisario.
- Estudios de densidad ósea.
- Ecografía pélvica para evaluar la pared endometrial.

TRATAMIENTO

TRATAMIENTO NO FARMACOLÓGICO

- Dieta equilibrada: baja en grasas, con una ingesta total de grasas de <30% de calorías; calorías totales suficientes para mantener el peso corporal o para dar lugar a pérdida de peso, si es necesario.
- Se debe evitar el consumo de tabaco, y de bebidas alcohólicas o de cafeína en exceso.
- Ejercicio: se han de realizar ejercicios que permitan controlar el peso y prevenir la osteoporosis.
- Ejercicio de Kegel para reforzar el suelo de la pelvis.
- Ingesta de calcio adecuada: para mantener el equilibrio cero de calcio en mujeres postmenopáusicas, son necesarios 1.500 mg al día.
- Cambio en la temperatura ambiente (puede mejorar las sofocaciones y reducir la sudoración nocturna).
- Vitamina E.
- Evitación del consumo de cafeína, alcohol y comidas especiadas si dan lugar a sofocaciones.
- Lubricantes vaginales para combatir la dispareunia debida a la sequedad vaginal.

TRATAMIENTO AGUDO

La reposición de estrógenos en pacientes sintomáticas puede llevarse a cabo mediante diferentes procedimientos, entre los que se cuenta la administración de la hormona por v.o. o mediante parches transdérmicos.

- Entre los ejemplos de estrógenos orales se cuentan los estrógenos conjugados:
  1. Premarina: iniciar con 0,625 mg diarios y aumentar hasta 1,25 mg, en función de los síntomas. La cenestina (estrógenos conjugados sintéticos, A) está disponible en dosis de 0,625, 0,9 y 1,25 mg.
  2. Estradiol: iniciar con dosis de 1 mg diario y aumentar hasta 2 mg; también se encuentra disponible en comprimidos de 0,5 mg para pacientes que experimentan efectos secundarios por la administración de estrógenos.

3. Estrógenos esterificados: iniciar con entre 0,3 y 1,25 mg diarios.

4. Estropipato: iniciar con entre 0,625 y 1,25 mg diarios.

5. Combinación de estrógeno esterificado y testosterona: administrar 1,25 mg, 2,5 mg de metiltestosterona y 0, 625 mg de estrógeno esterificado y 1,25 mg de metiltestosterona. Esta opción puede aumentar el placer sexual y la libido.

- Si la paciente ha sido sometida a histerectomía por una enfermedad benigna, el estrógeno solo es suficiente. No obstante, si conserva el útero, puede añadirse progestina por su efecto protector contra el cáncer endometrial. El acetato de desoxiprogesterona es la progestina prescrita con mayor frecuencia. Puede administrarse en una dosis continua diaria de 2,5 mg o de 5 mg, si se registra una hemorragia por disrupción continuada. Este fármaco puede también prescribirse según un patrón cíclico de 5 mg durante los primeros 14 días del mes o de comprimidos de 10 mg durante los 10 primeros días del mes. Se ha de indicar a las pacientes que esta pauta generalmente produce hemorragia por privación, aunque de manera más o menos regular. Se considera preferible la reposición hormonal continua, dado que, transcurrido un cierto período de tiempo, la paciente llegará a la amenorrea. Se ha de advertir en este caso que las pacientes experimentarán pequeñas pérdidas durante los 6 a 9 primeros meses siguientes al inicio de la terapia hormonal sustitutiva.

- Preparaciones de combinación oral. Una píldora diaria de Femhrt 1/5 (1 mg de acetato de noretindrona/5 µg de etinil estradiol). Ortho-prefest: 1 mg de 17 β-estradiol (píldora blanca) alternando con 1 mg de 17 β-estradiol y 0,9 mg de norestigmato (píldora rosada) cada 3 días. Pempro: 1 píldora diaria de 0,625 mg de estrógeno conjugado/2,5 mg de medroxiprogesterona. Prempro: 1 píldora diaria de 0,625 de estrógeno conjugado/5 mg de medroxiprogesterona. Activella: 1 mg de estradiol y 0,5 mg de acetato de noretindrona. Premphase: 0,625 mg de estrógeno conjugado con 5 mg de medroxiprogesterona durante los últimos 14 días.

- Los parches transdérmicos pueden ser de estradiol, en dosis de 0,025 a 0,1 mg aplicados 2 veces por semana, o de Climara, en dosis de 0,025 a 0,1 mg, aplicados una sola vez por semana. En este tipo de preparaciones, la progesterona se administra según una pauta similar. El parche combinado de estrógeno y progesterona se aplica dos veces por semana.

- Puede recurrirse al uso de cremas vaginales, aunque éste debe limitarse al tratamiento local de la vaginitis atrófica. Puede producirse absorción sistémica, aunque los niveles en sangre que se registren son impredecibles, ha de iniciarse con una dosis de carga de 2 a 4 g de crema que contenga estrógeno, aplicándola por la noche durante 1 o 2 semanas. Cuando los síntomas mejoran, la administración 1 o 2 veces por semana es adecuada como pauta de mantenimiento.

- Comprimidos vaginales de estradiol Vagifem. Dosis inicial: un comprimido de Vagifem, insertado por vía vaginal, 1 vez al día durante 2 semanas. Dosis de mantenimiento: un comprimido de Vagifem, insertado por vía vaginal, 2 veces a la semana.

- El aro vaginal Femring libera el equivalente a 50 mg diarios insertado cada 3 meses.

- Gel de estradiol al 0,06% (Estrogel). Aplicar el gel contenido en una bomba sobre el brazo, de la muñeca al hombro (dosis 1,25 g/día).

- Para mujeres en las que los estrógenos están contraindicados, o para las que no desean usarlos, puede recurrirse a los siguientes regímenes:

1. Depo-Provera en dosis de 150 mg por vía i.m. cada mes (puede resultar de ayuda para aliviar las sofocaciones).

2. Clonidina, en dosis de 0,05-0,15 mg/día.

3. Belergal-S.

4. El alendronato sódico o el risedronato, en dosis de 5 o 35 mg a la semana, están aprobados como profilácticos de la osteoporosis. Deben tomarse con el estómago vacío y esperar al menos 30 minutos antes de ingerir cualquier sustancia, incluidos líquidos, ya que en si se ingiere cualquier alimento se reduce la absorción de los fármacos. Éstos han de tomarse por v.o. al despertar con un vaso grande de agua. La paciente no debe volver a echarse hasta transcurridos 30 minutos y después de haber tomado el primer alimento del día.

5. El raloxifeno en dosis de 60 mg diarios v.o. presenta un efecto positivo sobre los huesos y produce una reducción del colesterol total y del colesterol LDL; se trata de un agonista selectivo del receptor de estrógeno y no afecta a los receptores de estrógeno de las mamas o el útero. No mejora los síntomas vasomotores ni la atrofia vaginal.

- La tibolona mejora de forma significativa los síntomas vasomotores, la libido y la lubricación vaginal.

TRATAMIENTO CRÓNICO

La THS debe emplearse sólo a corto plazo, a no ser que los beneficios compensen los riesgos del tratamiento a largo plazo.

PRONÓSTICO

Con tratamiento remiten los síntomas y se reduce la incidencia de osteoporosis. Ha de procederse a un seguimiento médico a largo plazo para controlar lo adecuado de los tratamientos y la prevención de complicaciones. Ello incluye la obtención anual de frotis de Papanicolau, exploración pélvica y de mamas, mamografía y toma de muestras endometriales de cualquier tipo de hemorragia anormal, todo ello con periodicidad anual. Si la paciente no es tratada, los síntomas vasomotores pueden llegar a desaparecer, aunque el proceso puede prolongarse durante años. De hecho, hay mujeres de 80 años que aún padecen sofocaciones. La atrofia genitourinaria continúa empeorando y los riesgos de osteoporosis y cardiopatía aumentan cada año. Las mujeres que han utilizado TRH durante más de 10 años presentan un mayor riesgo de desarrollar cáncer de ovario.

DERIVACIÓN

La mayor parte de las mujeres menopáusicas son tratadas por su ginecólogo. Sin embargo, el trastorno puede ser tratado de manera eficaz por un médico de asistencia primaria interesado por este tipo de procesos.

OTRAS CONSIDERACIONES

COMENTARIOS

- Entre los riesgos a corto plazo de la THS se cuentan un aumento en 18 veces del riesgo de colecistitis, uno de 3,5 veces del riesgo de episodios trombocardíacos durante el primer año, y, posiblemente, aumento del riesgo de ictus e IM.

- Los resultados del estudio de la OMS indican que, de cada 10.000 mujeres tratadas con THS durante un año (10.000 personas-año), 7 más padecerán episodios coronarios, 8 más ictus, 8 más embolias pulmonares, y 8 desarrollarán cáncer de mama de manera más precoz, en comparación con un grupo de 10.000 mujeres tratadas con placebo. Los aspectos positivos de la THS se centraron en el hecho de que se registraron 6 casos menos de cáncer colorrectal y 5 casos menos de fractura de cadera por cada 10.000 mujeres.

- La THS no debe iniciarse ni continuarse como prevención primaria o secundaria de la cardiopatía coronaria.

- Los pacientes para la formación de las pacientes pueden obtenerse a través del American College of Obstetricians and Gynecologists, 409 12th Street SW, Washington DC 20024 y de la revista *Menopause News*, 2074 Union Street, San Francisco, CA 94123; tel.: 1-800-241-MENO. Los laboratorios farmacéuticos editan numerosos folletos informativos sobre el tema.

BIBLIOGRAFÍA RECOMENDADA

Gambrell RD: The Women's Health Initiative Reports: critical review of the findings, the female patient, *Menopause* 29:(11):23, 2004.

Han KK et al: Benefits of soy isoflavone therapeutic regimen on menopausal symptoms, *Obstet Gynecol* 99:389, 2002.

Lacey JV et al: Menopausal hormone replacement therapy and risk of ovarian cancer, *JAMA* 288:334, 2002.

Nelson H et al: Postmenopausal hormone replacement therapy, *JAMA* 288:872, 2002.

Santoro N: The menopause transition: an update, *Human Reproduction Update* 8(2):155, 2002.

Speroff L: Efficacy and tolerability of a noval estradiol vaginal ring for relief of menopausal symptoms, *Obstet Gynecol* 102(4):823, 2003.

Writing Group for the Women's Health Initiative Investigators: Risks and benefits of estrogen plus progestin in healthy postmenopausal women, *JAMA* 288:321, 2002.

AUTOR: **GEORGE T. DANAKAS, M.D.**

INFORMACIÓN BÁSICA

DEFINICIÓN

El mesotelioma maligno es una lesión neoplásica poco frecuente asociada con la exposición al amianto. Existen tres subtipos histológicos principales: epitelial (el más común), sarcomatoso y mixto (epitelial/sarcomatoso).

CÓDIGO CIE-9CM
199.1 Mesotelioma maligno, sitio no especificado

EPIDEMIOLOGÍA Y DEMOGRAFÍA

- Asociado a la exposición a amianto (todo tipo de fibras).
- Anualmente se diagnostican más de 3.000 casos en estados Unidos.
- Más frecuente en hombres, por la mayor exposición al amianto en el puesto de trabajo.
- La afectación del lado derecho es más frecuente.
- La incidencia del mesotelioma aumenta con la edad; la media de edad de presentación es de >60 años.
- Actualmente hay en Estados Unidos más de 8 millones de personas con riesgo de padecer mesotelioma debido a su exposición previa al amianto.

SÍNTOMAS Y SIGNOS

- Disnea.
- Dolor torácico no pleurítico.
- Fiebre, pérdida de peso, sudores, fatiga, pérdida de apetito.
- Disfagia, síndrome de la vena cava superior, síndrome de Horner en estadios avanzados.
- La auscultación puede poner de manifiesto pérdida unilateral de murmullos vesiculares.
- Puede registrarse matidez a la percusión.

ETIOLOGÍA

- Exposición al amianto.
- Entre otros potenciales factores etiológicos se cuentan tratamiento con radiación y fibras extravasadas del medio de diagnóstico torothrast, zeolita y erionita.

DIAGNÓSTICO

DIAGNÓSTICO DIFERENCIAL

Adenocarcinomas metastatizados (de pulmón, mama, ovario, riñón, estómago o próstata).

VALORACIÓN

- La clasificación en estadios incluye historia completa (con referencia a historial laboral), exploración física y pruebas para determinar la posibilidad de intervención quirúrgica [TC, gammagrafía ósea, pruebas funcionales pulmonares (PFP)].
- La toracoscopia, la pleuroscopia y la biopsia pulmonar abierta resultan útiles para obtener muestras de tejido adecuadas para el diagnóstico.
- Pruebas de función pulmonar.
- Estadificación: la clasificación por estadios de la UICC utiliza las categorías TNM para organizar el mesotelioma en estadios de forma similar a la del cáncer pulmonar de células no pequeñas.

PRUEBAS DE LABORATORIO

- La toracocentesis diagnóstica no suele ser suficiente para el diagnóstico, ya que los derrames pleurales pueden poner de manifiesto sólo células mesoteliales atípicas.
- La inmunohistoquímica resulta útil para diferenciar el adenocarcinoma del mesotelioma maligno epitelial (los mesoteliomas sueles ser negativos para el antígeno cardioembrionario (CEA y positivos para la citoqueratina).
- En la valoración inicial pueden registrarse trombocitosis y anemia.

DIAGNÓSTICO POR IMAGEN

- Las radiografías de tórax pueden detectar placas pleurales o calcificaciones en el diafragma.
- La TC de tórax/abdomen y la gammagrafía ósea se emplean para evaluar la extensión de la enfermedad.

TRATAMIENTO

TRATAMIENTO GENERAL

- Paciente operable (con lesión de tipo epitelial, sin ganglios positivos, con el proceso confinado en la pleura y con pruebas de función pulmonar adecuadas): las dos técnicas quirúrgicas para la intervención terapéutica son la decorticación (pleurectomía) y la neumectomía extrapleural. En algunos centros se ha empleado la quimioterapia postoperatoria con cisplatino, doxorrubicina y ciclofosfamida, con posterior irradiación externa con haz de electrones, con éxito limitado.

- Paciente inoperable (enfermedad demasiado extendida, de tipo sarcomatoso o mixto, con pruebas de función pulmonar negativas): tratamiento de sostén, con o sin radioterapia para los síntomas, o tratamiento de sostén, con quimioterapia. También se ha empleado un tratamiento combinado (cirugía, radioterapia, quimioterapia y agentes biológicos) para reducir las recidivas locales y distantes. La combinación de pemetrexed (un antimetabolito que inhibe las enzimas implicadas en el metabolismo del folato) y cisplatino se utiliza en la quimioterapia del mesotelioma pleural no resecable.
- La instilación intrapleural de cisplatino o agentes biológicos (p. ej., interferones o interleucina 2) se limita a los estadios más precoces de la enfermedad, ya que sólo puede dar lugar a una penetración muy superficial en el tumor y existe con ellos cierta propensión a que el espacio pleural vaya progresivamente quedando obliterado por el avance de la enfermedad.
- El papel de la radioterapia en el tratamiento del mesotelioma no queda del todo claro. Se usa con frecuencia para paliar el dolor local, a pesar de que no se dispone de estudios que demuestren su utilidad.
- Obliteración del espacio pleural (pleurodesis) con instilación de tetraciclina, bleomicina o sustancias biológicas, tales como *C. parvum,* en la cavidad pleural se prueba con frecuencia para intentar tratar los derrames pleurales sintomáticos recurrentes.

PRONÓSTICO

La supervivencia media de los pacientes que se someten a pleurectomía oscila entre los 6,7 y los 21 meses y entre 4 y 21 meses en el caso de la neumectomía extrapleural. La supervivencia es mayor en los pacientes afectados por la forma epitelial.

OTRAS CONSIDERACIONES

COMENTARIOS

- Los pacientes con enfermedad en fase temprana deben ser derivados a centros especializados en el tratamiento del mesotelioma antes de proceder a intento alguno de obliterar el espacio pleural mediante pleurodesis.
- En la sección III se describe un enfoque de la evaluación y el tratamiento del mesotelioma.

BIBLIOGRAFÍA RECOMENDADA

Abeloff MD: *Clinical oncology,* ed 2, New York, 2000, Churchill Livingstone.

AUTOR: **FRED F. FERRI, M.D.**

INFORMACIÓN BÁSICA

DEFINICIÓN

El término metatarsalgia hace referencia al dolor en el metatarso, en especial en articulación metatarsofalángica (fig. 1-157). Se trata de un síntoma inespecífico que suele afectar a los dedos menores de los pies.

CÓDIGO CIE-9CM
726.7 Metatarsalgia

SÍNTOMAS Y SIGNOS

- Dolor bajo las cabezas metatarsianas al andar.
- Formación de callos plantares bajo las cabezas metatarsianas, que afectan generalmente a alguno de los tres dedos centrales.
- Sensibilidad local.
- Deformidad.
- Rigidez articular.

ETIOLOGÍA

- Pies planos.
- Osteoartritis, artritis reumatoide.
- Enfermedad de Freiberg (necrosis avascular de la segunda cabeza metatarsiana).
- Pie cavo (arco elevado).
- Deformidad por juanete.
- Hallux rigidus.
- Sinovitis metatarsofalángica.
- Neuroma de Morton.
- Con frecuencia no existe una causa evidente.

DIAGNÓSTICO

DIAGNÓSTICO DIFERENCIAL

V. «Etiología».

VALORACIÓN

Siempre se ha de buscar la causa subyacente.

PRUEBAS DE LABORATORIO

El factor reumatoide puede hacer que deba descartarse la sinovitis reumatoide.

DIAGNÓSTICO POR IMAGEN

Radiografía simple para determinar la presencia o ausencia de enfermedad o deformidad articular.

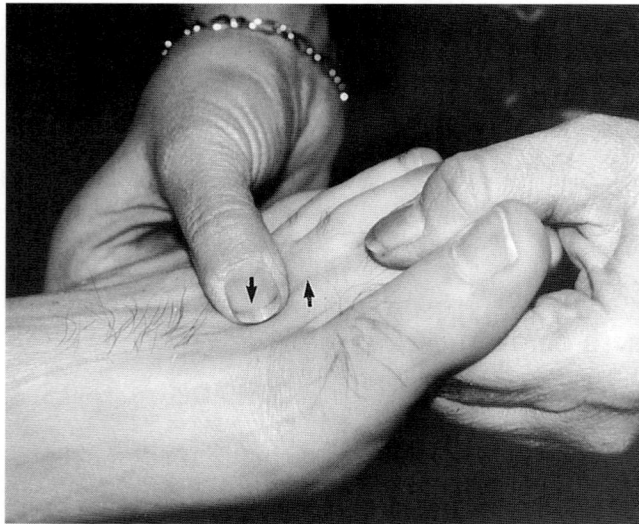

FIGURA 1-157 Prueba de tensión vertical para valorar la estabilidad metatarsofalángica. Una de las manos de quien realiza la exploración estabiliza la cabeza metatarsiana, mientras la otra sujeta la falange proximal. El facultativo intenta desplazar la falange proximal en sentido dorsal. El resultado positivo de la prueba se da cuando se produce el desplazamiento dorsal mientras se reproducen los síntomas. (De Scuderi, G. [ed.]: *Sports medicine: principles of primary care*, St. Louis, 1997, Mosby.)

TRATAMIENTO

TRATAMIENTO NO FARMACOLÓGICO

- Barra o alhohadilla metatarsiana proximal a las cabezas para redistribuir el peso.
- Calzado con plantilla profunda para las contracturas o deformidades, si éstas existen.
- Forro ortopédico blando o bien almohadillado para difundir la presión en torno a las cabezas metatarsianas.
- Almohadillas para la queratosis plantar.
- Lavado y abrasión con piedra pómez para reducir el volumen de los callos.
- Calzado con suelas arqueadas en la punta (rocker bottom) para los casos resistentes.

TRATAMIENTO CRÓNICO

- AINE.
- Inyección intraarticular en determinados casos en los que se vea afectada la articulación.

PRONÓSTICO

El pronóstico es variable, en función de la etiología.

DERIVACIÓN

Si el paciente no responde al tratamiento médico.

BIBLIOGRAFÍA RECOMENDADA

Chalmers AC et al: Metatarsalgia and rheumatoid arthritis—a randomized, single blind, sequential comparing 2 types of foot orthoses and supportive shoes, *J Rheumatol* 27(7):1643, 2000.

Gorter K et al: Variation in diagnosis and management of common foot problems by GPs, *Fam Pract* 18(6):569, 2001.

Jarboe NE, Quesada PM: The effects of cycling shoe stiffness on forefoot pressure, *Foot Ankle Int* 24:784, 2003.

Morscher E, Ulrich J, Dick W: Morton's intermetatarsal neuroma: morphology and histological substrate, *Foot Ankle Int* 21(7):558, 2000.

Sherry DD, Sapp LR: Enthesalgia in childhood, *J Rheumatol* 30:1335, 2003.

Waldecker U: Metatarsalgia in hallux valgus deformity: a pedographic analysis, *J Foot Ankle Surg* 41(5):300, 2002.

Yu JS, Tanner JR: Considerations in metatarsalgia and midfoot pain: an MR imaging perspective, *Semin Musculoskelet Radiol* 6(2):91, 2002.

AUTOR: **LONNIE R. MERCIER, M.D.**

INFORMACIÓN BÁSICA

DEFINICIÓN

La miastenia grave es un trastorno autoinmunitario de la transmisión muscular postsináptica dirigida de manera característica contra el receptor nicotínico de la acetilcolina de la unión neuromuscular, lo que determina una reducción de los receptores postinápticos de Ach, con la consiguiente debilidad.

CÓDIGO CIE-9CM
358.0 Miastenia grave

EPIDEMIOLOGÍA Y DEMOGRAFÍA

INCIDENCIA (EN ESTADOS UNIDOS): De 2 a 5 casos/año/1.000.000 de personas.
PREVALENCIA (EN ESTADOS UNIDOS): 1/20.000 personas.
PREDOMINIO POR SEXOS: Mujeres > varones (3:2) en adultos; mujeres = varones en ancianos.
INCIDENCIA MÁXIMA: Mujeres: segunda o tercera década; varones: sexta-séptima década.
GENÉTICA: Aumento de la frecuencia de HLA-B8, DR3.
MG congénita: Relacionada con múltiples defectos genéticos de la transmisión neuromuscular, sin etiología autoinmunitaria y no susceptible de tratamiento con fármacos inmunosupresores.
MG neonatal: Se presenta en el 15-20% de los lactantes nacidos de madres con MG. Se trata de una enfermedad transitoria causada por paso transplacentario de AchR-ab. Con frecuencia, la recuperación espontánea tiene lugar en el plazo de 1 mes.

SÍNTOMAS Y SIGNOS

- El signo patognomónico de la MG es la debilidad fluctuante que empeora al realizar ejercicio y mejora con reposo.
- Debilidad generalizada que afecta a los músculos proximales, al diafragma y los extensores del cuello en el 85% de los casos.
- Debilidad confinada a los párpados y los músculos extraoculares en aproximadamente el 15% de los pacientes.
- Los síntomas bulbares de ptosis, diplopia, disartria y disfagia son comunes.
- Los reflejos, la sensibilidad y la coordinación son normales.

ETIOLOGÍA

Reducción mediada por anticuerpos de los receptores de la acetilcolina nicotínica en la unión neuromuscular postsináptica, que da lugar a una transmisión neuromuscular defectuosa y las consiguientes debilidad y fatiga musculares.

DIAGNÓSTICO

DIAGNÓSTICO DIFERENCIAL

Síndrome miasténico de Lambert-Eaton, botulismo, miastenia inducida por medicamentos, oftalmoplejía externa progresiva crónica, síndromes miasténicos congénitos, enfermedad del tiroides, meningitis basilar, lesión de masa intracraneal con neuropatía craneal, variante Miller-Fischer del síndrome de Guillain-Barré.

VALORACIÓN

Prueba de Tensilon (cloruro de edrofonio (Tensilon), 2 mg por v.i.; útil en pacientes de MG con síntomas oculares; es de inicio rápido (30 segundos) y duración reducida (5 minutos). No específica.

Estimulación nerviosa repetitiva (ENR): la estimulación consecutiva muestra reducción del potencial de acción muscular en los músculos clínicamente debilitados; puede ser negativa hasta en un 50% de los casos.

Electromiografía de fibra única (EMGFU): muy sensible, registra anomalías en el 95% de los pacientes de MG.

Se han hallado anticuerpos séricos de AchR hasta en un 80% de los pacientes.

Un subgrupo de pacientes MG seronegativos puede presentar anticuerpos musculares específicos de la tirosincinasa.

PRUEBAS ADICIONALES

- Espirometría para evaluar la función respiratoria.
- TC del tórax anterior para descartar un posible timoma (hallado en un 12% de los pacientes) o tejido residual del timo.
- TSH, T_4 libre: para descartar una posible enfermedad tiroidea (observada en un porcentaje de pacientes con MG comprendido entre el 5 y el 15%).
- Derivado proteínico purificado (DPP); radiografía de tórax si se considera el tratamiento inmunosupresor.

TRATAMIENTO

TRATAMIENTO NO FARMACOLÓGICO

- Formación del paciente para facilitarle el reconocimiento de los síntomas de empeoramiento y hacerle ver la importancia de la necesidad de evaluación médica de los primeros signos de deterioro clínico.
- Evitación del uso de fármacos que puedan exacerbar la evolución de la MG β-bloqueadores, aminoglucósidos y quinolonas, y antiarrítmicos de clase I.
- Tratamiento inmediato de infecciones, modificación de la dieta y evaluación de la disfagia.

TRATAMIENTO AGUDO

- Tratamiento sintomático con inhibidores de la acetilcolinesterasa:
  1. Piridostigmina en dosis de 30 a 60 mg v.o. cada 4-6 horas inicialmente; los efectos comienzan a percibirse a los 30 minutos; duración 4 horas.
  2. Bromuro de piridostigmina (Mestinon Timespan); pueden administrarse 180 mg 1 o 2 veces al día; no obstante la absorción puede ser errática.
  3. Los principales efectos secundarios son los trastornos gastrointestinales y el aumento de las secreciones salival y bronquial, que puede tratarse con hiosciamina o glucopirrolato.
- Tratamiento inmunosupresor con glucocorticoides, azatioprina, micofenolato mofetil, o ciclosporina para la terapia modificadora de la enfermedad crónica:
  1. La administración de prednisona se inicia con dosis de 15-20 mg/día, titulada con incrementos de 5 mg para lograr el efecto , o dosis de 1 mg/kg/día, con mejora a las 2-4 semanas y respuesta máxima a los 3-6 meses.
  2. La administración de azatioprina se inicia con dosis de 50 mg/día titulado con incrementos de 2-3 mg/kg/día, con efecto clínico en 6-12 meses.
  3. El micofenolato mofetil se inicia con dosis de 500 mg 2 veces/día y titulación hasta 2-3 g/día, con efecto clínico en un período de entre 2 semanas y 2 meses.
  4. La ciclosporina se inicia en dosis de 5 mg/kg/día, con efecto clínico de entre 1 y 2 meses.
- La plasmaféresis y la inmunoglobulina intravenosa son opciones eficaces a corto plazo para inmunoterapia.
- La ventilación mecánica puede salvar la vida del paciente en el marco de una crisis miasténica, definida como insuficiencia respiratoria neuromuscular relacionada con debilidad del diafragma. La intubación se considera la opción a elegir si la capacidad vital forzada es <155 cc/kg, si la presión espiratoria es máxima (<40 H_2O cm) o si la presión inspiratoria es negativa (<25 H_2O cm).

TRATAMIENTO QUIRÚRGICO

- En la MG timomatosa, la timectomía está indicada en todos los casos.
- En la MG autoinmunitaria no timomatosa, la timectomía es una opción en pacientes de menos de 40 años de edad para aumentar la probabilidad de remisión o mejora; no obstante, los beneficios de esta opción no se han confirmado de manera concluyente.

PRONÓSTICO

La evolución de la enfermedad es muy variable y se ve influido por factores como los rasgos clínicos en la presentación, la asociación con patología del timo, la edad o la duración de los síntomas en el momento del diagnóstico.

DERIVACIÓN

Derivación a cirugía para timectomía en determinados casos (v. «Tratamiento quirúrgico»).

BIBLIOGRAFÍA RECOMENDADA

Drachman DB: Medical progress: myasthenia gravis, *N Engl J Med* 330(25):1797, 1994.
Wittbrodt ET: Drugs and myasthenia gravis: an update, *Arch Int Med* 157(4):399, 1997.

AUTOR: **TAYLOR HARRISON, M.D.**

INFORMACIÓN BÁSICA

DEFINICIÓN

El término micosis fungoide hace referencia a un trastorno linfoproliferativo de las células T con lesiones cutáneas características y con capacidad para diseminarse a los ganglios linfáticos y las vísceras (fig. 1-158).

SINÓNIMO

Linfoma cutáneo de células T.

CÓDIGO CIE-9CM

202.1 Micosis fungoide

EPIDEMIOLOGÍA Y DEMOGRAFÍA

- La incidencia de la micosis fungoide es de 4/1.000.000.
- En Estados Unidos se diagnostican anualmente unos 1.000 nuevos casos.
- La enfermedad es más frecuente en varones que en mujeres (2:1).
- Generalmente se presenta en varones de entre 40 y 60 años de edad.

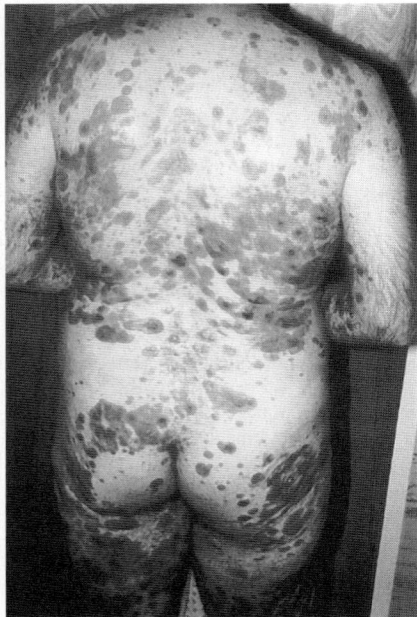

FIGURA 1-158   Linfoma cutáneo de células T (micosis fungoide). Obsérvense las fases de parche, plaza y tumor. (De Noble J. [ed.]: *Textbook of primary care medicine*, 2.ª ed., St. Louis, 1996, Mosby.)

SÍNTOMAS Y SIGNOS

La micosis fungoide progresa en tres fases características:

- Una fase premicótica con parches eritematosos y escamosos que puede prolongarse durante meses o años. Durante esta fase el diagnóstico sólo puede sospecharse, ya que los signos histopatológicos no son definitivos para determinar que se trata de esta enfermedad. Las lesiones son pruriginosas y suelen desarrollarse en zonas protegidas del sol. La parapsoriasis en placas, la parapsoriasis poiquilodermatosa, la parapsoriasis liquenoide y la variegata producen lesiones cutáneas sospechosas de un posible linfoma de células T cutáneo premicótico.
- Cuando se presentan los signos de placa infiltrativa, aparecen placas palpables eritematosas induradas, que son pruriginosas y pueden asociarse a alopecia:
  1. La enfermedad en fase IA se define como una enfermedad cutánea en parches o placas que afecta a <10% de la superficie de la piel.
  2. La enfermedad en fase IA se define como una enfermedad cutánea en parches o placas que afecta a ≥10% de la superficie de la piel.
- La fase tumoral se caracteriza por grandes nódulos grumosos que se forman sobre parches o placas o bien sobre piel no afectada y que son signo de infiltración sistémica y extensión de la enfermedad. Los tumores pueden ser pruriginosos y de gran tamaño (>10 cm) y en ocasiones dan lugar a ulceración:
  1. La enfermedad en fase II es definida por la presencia de tumores.
- En aproximadamente el 5% de los casos de micosis fungoide la presentación es un eritroderma doloroso y pruriginoso conocido como síndrome de Sézary:
  1. La enfermedad en fase III es definida por la presencia de eritroderma generalizado.
- Durante las fases en placas o tumoral puede producirse linfadenopatía, regional o difusa:
  1. La enfermedad en fase IVA se define por la presencia en la biopsia de ganglios linfáticos de acúmulos de células atípicas, de más de 6 unidades, o por mostrar borramiento total por las células atípicas.

- En ocasiones se produce infiltración del hígado, el bazo, los pulmones, la médula ósea, el riñón, el estómago y el cerebro:
  1. La enfermedad en fase IVB se define por la presencia de afectación visceral.

ETIOLOGÍA

La causa específica de la micosis fungoide no se conoce. Se ha sospechado como posible causa de la infección por el retrovirus VLTH-1, dada su asociación entre los infectados por este virus y la leucemia de células T. Otras posibles causas citadas, también dudosas, son la exposición a toxinas ambientales (tabaco, pesticidas, herbicidas y disolventes) y la predisposición genética.

DIAGNÓSTICO

El diagnóstico de la micosis fungoide se establece mediante biopsia cutánea. En las primeras fases de la enfermedad puede ser difícil de diferenciar de otras lesiones cutáneas (p. ej., parche premicótico o lesiones en placa en sus primeras fases), por lo que el diagnóstico puede sólo sospecharse.

DIAGNÓSTICO DIFERENCIAL

- Dermatitis de contacto.
- Dermatitis atópica.
- Dermatitis numular.
- Parapsoriasis.
- Infecciones fúngicas superficiales.
- Erupciones por fármacos.
- Psoriasis.
- Fotodermatitis.
- Alopecia mucinosa.
- Papulosis linfomatoide.

VALORACIÓN

- Cualquier paciente del que se sospeche que padece una micosis fungoide debe ser sometido a una valoración para determinación del estadio de la enfermedad. El pronóstico depende del tipo y la extensión de las lesiones cutáneas que presente.
- La valoración ha de centrarse en la identificación de los siguientes factores:
  1. Tipo de lesión y extensión de la afectación en la piel (p. ej., si la afectación es > o <10% de la superficie cutánea).
  2. Presencia de linfadenopatía.

3. Afectación visceral (p. ej., en pulmones o hígado).
4. Presencia de células de Sézary en la sangre.

- En 1979 fue propuesta una clasificación de estadios TNM por el Taller sobre Linfoma Cutáneo de Células T, que aún continúa utilizándose para orientar el tratamiento.

PRUEBAS DE LABORATORIO

- HC con diferencial.
- Recuento linfocitario total.
- Medición del porcentaje de células de Sézary (valor normal <5%).
- BUN/creatinina.
- Electrólitos, calcio y fósforo.
- PFL.
- Biopsias cutáneas múltiples en áreas sospechosas para confirmar el diagnóstico.
- Si están presentes ganglios linfáticos, se procede a biopsia escisional de los mismos.
- Puede procederse a biopsia de médula ósea e hígado si la valoración selectiva de laboratorio inicial indica afectación de estos órganos.

DIAGNÓSTICO POR IMAGEN

- Radiografía de tórax para descartar la afectación pulmonar.
- TC de tórax, abdomen y pelvis para localizar linfadenopatías mediastínicas, abdominales o pélvicas.

TRATAMIENTO

El tratamiento se orienta en función del estadio de la enfermedad.

TRATAMIENTO NO FARMACOLÓGICO

- Para la piel seca y agrietada se administran 2 veces al día agentes emolientes (p. ej., lanolina y vaselina).
- Loción hidratante (p. ej., de lactato amónico) aplicada 2 veces al día.
- Para los tumores ulcerativos se emplean antibióticos de uso tópico (p. ej., bacitracina).

TRATAMIENTO AGUDO

- El tratamiento de los pacientes en fase de placas o parches premicóticos limitados incluye:
1. Tratamiento con luz ultravioleta A y psoraleno (PUVA), en el que, 1 o 2 horas antes de la exposición de la piel a luz UV (de 320 a 400 nm), se ingieren 0,6 mg/kg de 8-metoxipsoraleno. El tratamiento se aplica 3 veces por semana y se va reduciendo a 2 veces por semana hasta que todas las lesiones han desaparecido. Lo habitual es que el tratamiento se prolongue durante 6 meses.
2. Las recidivas pueden volver a tratarse con PUVA.
- En tratamiento de pacientes con lesiones en parche y placa que ocupan >10% de la superficie cutánea incluye:
1. Quimioterapia tópica con mostaza nitrogenada, carmustina o clorhidrato de mecloretamina aplicados en las zonas afectadas.
2. La aplicación de PUVA es otra posible opción.
- El tratamiento de pacientes en la fase tumoral de la enfermedad incluye:
1. Irradiación de toda la piel con haz de electrones, en dosis de 3.000 a 3.600 cGy, durante un período de 8 a 10 semanas.
2. La irradiación de toda la piel con haz de electrones combinada con la aplicación de PUVA es una posible opción en las recidivas de la enfermedad en fase tumoral.

TRATAMIENTO CRÓNICO

- En pacientes que desarrollan eritroderma difuso (por síndrome de Sézary, fotoforesis extracorpórea), ingestión de 8-metoxipsoraleno y exposición a rayos UVA de la sangre periférica a través de un filtro de membrana.
- La administración de interferones y otros quimioterápicos sistémicos (p. ej., metotrexate, ciclofosfamida, doxorrubicina, vincristina y prednisona) se considera en casos de micosis fungoide diseminada.

PRONÓSTICO

- La supervivencia media en pacientes con enfermedad en placas o parches en fase inicial y sin afectación extradérmica es de 12 años.
- La supervivencia media en pacientes con afectación cutánea y de los ganglios linfáticos, pero sin lesiones viscerales es aproximadamente de 5 años.
- La supervivencia media en pacientes con lesiones viscerales es de 2,5 años.

DERIVACIÓN

Cualquier paciente en el que se sospeche una posible micosis fungoide ha de ser derivado al dermatólogo para establecer el diagnóstico definitivo y el tratamiento inicial. En estados avanzados de la enfermedad está también la consulta con un oncólogo.

OTRAS CONSIDERACIONES

COMENTARIOS

- Se cree que la micosis fungoide representa una clase dentro del espectro de los linfomas cutáneos de células T. El síndrome de Sézary, el sarcoma de células reticulares y el linfoma histiocítico se clasifican también como neoplasias de células T.
- Alibert fue el primero en describir la micosis fungoide en 1806 y la llamó así por el parecido de las lesiones con los hongos.

BIBLIOGRAFÍA RECOMENDADA

Apisarnthanarox N, Talpur R, Duvic M: Treatment of cutaneous T cell lymphoma: current status and future directions, *Am J Clin Dermatol* 3(3):195, 2002.

Kim YH, Hoppe RT: Mycosis fungoides and the Sézary syndrome, *Semin Oncol* 26(3):276, 1999.

Lorincz AL: Cutaneous T-cell lymphoma (mycosis fungoides), *Lancet* 347(9005):871, 1996.

Siegel RS, Kozel TM: Cutaneous T-cell lymphoma leukemia, *Curr Treat Options Oncol* 1(1):43, 2000.

AUTOR: **PETER PETROPOULOS, M.D.**

INFORMACIÓN BÁSICA

DEFINICIÓN

El mieloma maligno es una enfermedad maligna de las células plasmáticas caracterizada por sobreproducción de una inmunoglobulina monoclonal intacta o de cadenas monoclonales libres kappa o lambda.

CÓDIGO CIE-9CM
203.0 Mieloma múltiple

EPIDEMIOLOGÍA Y DEMOGRAFÍA

INCIDENCIA ANUAL: 4 casos/100.000 personas (la frecuencia entre la población de raza negra es el doble de la registrada en la de raza blanca); el mieloma múltiple produce un 10% del total de cánceres hematológicos.

DISTRIBUCIÓN POR EDADES: Incidencia máxima en la séptima década de vida, con una media de edad de desarrollo de 69 años.

SÍNTOMAS Y SIGNOS

El paciente suele solicitar asistencia médica por uno o más de los siguientes:

- Dolor óseo (espalda, tórax) o fracturas patológicas producidas por lesiones osteolíticas.
- Fatiga o debilidad debida a anemia secundaria a infiltración de médula ósea con células plasmáticas.
- Infecciones recurrentes por deterioro de la función neutrofílica y déficit en las inmunoglobulinas normales.
- Náuseas y vómitos causados por el estreñimiento y la uremia.
- Delirio secundario a hipercalcemia.
- Complicaciones neurológicas tales como compresión de médula espinal o raíces nerviosas.
- Palidez y debilidad generalizada, por anemia.
- Púrpura, epistaxia por trombocitopenia.
- Signos de infección por deterioro del sistema inmunitario.
- Dolor óseo, pérdida de peso.
- Inflamación de costillas, vértebras y otros huesos.

DIAGNÓSTICO

DIAGNÓSTICO DIFERENCIAL

- Carcinoma metastásico.
- Linfoma.
- Neoplasias óseas (p. ej., sarcoma).
- Gammapatía monoclonal de significado incierto (GMSI).

PRUEBAS DE LABORATORIO

- Anemia normocrómica, normocítica; formación de apilamientos de eritrocitos en el frotis periférico.
- Se registra hipercalcemia en el 15% de los pacientes en el momento del diagnóstico.
- Niveles elevados de BUN, creatinina, ácido úrico y proteínas totales.

- Proteinuria secundaria a la sobreproducción y secreción de cadenas monoclonales libres kappa o lambda (proteína de Vence-Jones).
- Proteína monoclonal homogénea (proteína M) elevada en la inmunoelectroforesis (IEF) de proteínas en aproximadamente el 70% de los pacientes; niveles disminuidos de inmunoglobulinas normales:
  1. Las inmunoglobulinas que aumentan de nivel suelen ser la IgG (75%) o la IgA (15%).
  2. Aproximadamente el 17% de los pacientes presentan un nivel plano de inmunoglobulinas, pero con aumento de cadenas ligeras en orina en la electroforesis.
  3. Un porcentaje muy reducido de los pacientes (2%) presenta mieloma no secretor (sin aumento de las inmunoglobulinas ni cadenas ligeras en la orina), que no obstante presentan otros signos de la enfermedad (p. ej., examen positivo de la médula ósea).
- Intervalo iónico reducido, como consecuencia de la carga positiva de las proteínas M y la frecuente existencia de hiponatremia en los pacientes de mieloma.
- Hiponatremia, hiperviscosidad sérica (más frecuente con producción de IgA).
- Examen de la médula ósea: generalmente se registra la presencia de nidos u hojas de células plasmáticas, que afecta a >30% del total de la médula, y ≥10% son inmaduras.
- La microglobulina β-2 sérica es de escaso valor diagnóstico; no obstante, resulta útil para el pronóstico, ya que niveles >8 mg/l son indicativos de la presencia de una gran masa tumoral y de una enfermedad agresiva.
- Los niveles elevados de LDH en el momento del diagnóstico definen un subgrupo de pacientes de mieloma con muy mal pronóstico.
- Aumento de la interleucina-6 sérica durante la fase activa del mieloma.
- La producción de DKK1, un inhibidor de la diferenciación de osteoblastos, por parte de las células del mieloma se asocia a la presencia de lesiones óseas líticas en pacientes con mieloma múltiple.

DIAGNÓSTICO POR IMAGEN

En las radiografías de las zonas en las que se produce dolor pueden observarse lesiones líticas excavadas u osteoporosis. La tomografía ósea no resulta útil, puesto que las lesiones no son blásticas.

TRATAMIENTO

TRATAMIENTO NO FARMACOLÓGICO

Prevención de la insuficiencia renal con una adecuada hidratación y no utilización de agentes nefrotóxicos ni estudios radiográficos de contraste.

TRATAMIENTO AGUDO

- En pacientes recientemente diagnosticados con buen estado general, el tratamiento de preferencia es el trasplante autólogo de células madre, que da lugar a una notable mejora de la supervivencia. Una serie de útiles pautas (aportadas por la Hematology Disease Site Group of the Cancer Care Ontario Practice Initiative) es la siguiente:
  1. El trasplante autólogo se recomienda en pacientes con mieloma en fases II o III y buen estado general.
  2. El trasplante alogénico no se recomienda como tratamiento de rutina.
  3. Los pacientes potencialmente elegibles para trasplante han de ser derivados para su evaluación poco después del diagnóstico y no han de someterse a una exposición continuada a agentes alquilantes antes de la obtención de las células madre.
  4. Las células madre periféricas autólogas han de obtenerse en las primeras fases del tratamiento del paciente (preferentemente como parte del tratamiento inicial).
  5. Para pacientes que son sometidos a trasplante sin estar incluidos en un ensayo clínico, se recomienda un único trasplante con dosis altas de melfalán, con o sin irradiación corporal total.
  6. Hasta el momento, no se puede llegar a ninguna conclusión válida sobre los efectos del tratamiento con interferón después del trasplante.
- Los quimioterápicos efectivos en el tratamiento del mieloma múltiple son:
  1. Melfalán y prednisona: las tasas de respuesta a este tratamiento oscilan entre el 40 y el 60%. la adición continuada de dosis bajas de interferón a la pauta melfalán-prednisona no mejora los índices de respuesta y supervivencia. No obstante, la duración de la respuesta y de la fase de meseta se prolongan con el tratamiento de mantenimiento con interferón.
  2. En los pacientes que no responden o que experimentan recidivas con el tratamiento de melfalán-prednisona, puede utilizarse la combinación vincristina, doxorrubicina, dexametasona (VAD); en algunos centros, la metilprednisolona sustituye a la dexametasona (VAMP).
  3. La quimioterapia a altas dosis (QAD) con vincristina, melfalán, ciclofosfamida y prednisona (VMCP), alternando con vincristina, carmustina, doxorrubicina y prednisona (VCDP), en combinación con trasplante de médula ósea, reporta una mejora de la tasa de respuesta, de la supervivencia libre de eventos y la supervivencia global en pacientes de mieloma.
  4. La QAD concurrente con soporte de células madre autólogas llega a proporcionar una respuesta completa en un porcentaje comprendido entre el 20 y el 30% de los pacientes, con re-

sultados especialmente positivos en pacientes de riesgo bajo, es decir, jóvenes (<50 años) con buen estado general y baja carga tumoral (microglobulina $\beta_2 \leq 2,5$ mg/l).

5. La talidomida, agente de propiedades antiangiogénicas, es útil para inducir respuestas en pacientes con mieloma múltiple refractario a la quimioterapia.

6. El bortezomib es un nuevo inhibidor de la proteasa que resulta citotóxico para el mieloma múltiple. Está indicado en el tratamiento del mieloma múltiple refractario y resulta una opción costosa, con un costo medio de un tratamiento (5 ciclos) de más de 20.000 dólares.

TRATAMIENTO CRÓNICO

- Rapidez en el diagnóstico y el tratamiento de las infecciones. Los agentes bacterianos más comunes son *Streptococcus pneumoniae* y *Haemophylus influenzae*. En pacientes tratados con quimioterapia y dosis altas de glucocorticoides, puede considerarse la profilaxis contra *Pneumocystis jiroveci* con trimetoprim-sulfametoxazol.
- Control de la hipercalcemia y de la hiperuricemia.

- Control del dolor con anestésicos; también pueden ser adecuadas la radioterapia y la estabilización quirúrgica.
- Tratamiento de la anemia con epoetina alfa.
- Las infusiones mensuales de bifosfonato pamidronato aportan un nivel significativo de protección contra las complicaciones esqueléticas y mejoran la calidad de vida de los pacientes con mieloma múltiple avanzado. El ácido zoledrónico puede infundirse durante 15 minutos y es más eficaz que el pamidronato en el tratamiento de la hipercalcemia debida a la enfermedad maligna. Los bifosfonatos (pamidronato, zoledranato e ibandronato) también parecen tener cierto efecto antitumoral.

PRONÓSTICO

- El pronóstico es mejor en pacientes asintomáticos, con mieloma indoloro o latente: la supervivencia media es de 10 años en personas que no presentan lesiones óseas líticas y concentraciones de proteínas de mieloma de <3 g/dl.

- Si se compara con el trasplante autólogo simple de células madre, el doble trasplante (dos trasplantes autólogos de células madre) mejora la supervivencia de los pacientes de mieloma, en especial en aquellos que no presentan una buena respuesta parcial tras un primer trasplante.

BIBLIOGRAFÍA RECOMENDADA

Attal M et al: Single versus double autologus stem-cell transplantation for multiple myeloma, *N Engl J Med* 349:2495, 2003.

Imrie K et al: The role of high dose chemotherapy and stem-cell transplantation in patients with multiple myeloma: a practice guideline of the Cancer Care Ontario Practice Guidelines Initiative, *Ann Intern Med* 136:619, 2002.

Rajkumar SV et al: Current therapy for multiple myeloma, *Mayo Clin Proc* 77:813, 2002.

Tian E et al: The role of WNT-signaling antagonist DKK1 in the development of osteolytic lesions in multiple myeloma, *N Engl J Med* 349:2483, 2003.

AUTOR: **FRED F. FERRI, M.D.**

INFORMACIÓN BÁSICA

DEFINICIÓN

El mielomeningocele es la forma más común de espina bífida y se caracteriza por herniación de la médula espinal, los nervios, o ambos, a través de un defecto óseo de la médula.

SINÓNIMO

Espina bífida quística.

CÓDIGOS CIE-9CM
741.9 Espina bífida sin mención de hidrocefalia
741.9 Meningomiocele

EPIDEMIOLOGÍA Y DEMOGRAFÍA

INCIDENCIA (EN ESTADOS UNIDOS): 4,6/10.000 nacimientos.
PREDOMINIO POR SEXOS: Varones = mujeres.
INCIDENCIA PREDOMINANTE: Recién nacidos.
GENÉTICA: Los factores ambientales y genéticos presentan un papel conjunto.

ETIOLOGÍA

- Fracaso del tubo neural para cerrarse por completo aproximadamente en la cuarta semana de gestación.
- Asociado al uso materno de valproato.

SIGNOS Y SÍNTOMAS

- Evidente en el nacimiento, con un saco que protruye en la región lumbar (v. fig. 1-159).
- La gravedad de los déficit neurológicos depende de la localización de la lesión a lo largo del neuroeje.
- Disfunción motora en las piernas.
- Falta de control de la vejiga y el intestino.
- Con frecuencia asociado a malformación de Chiari II con la consiguiente hidrocefalia obstructiva.

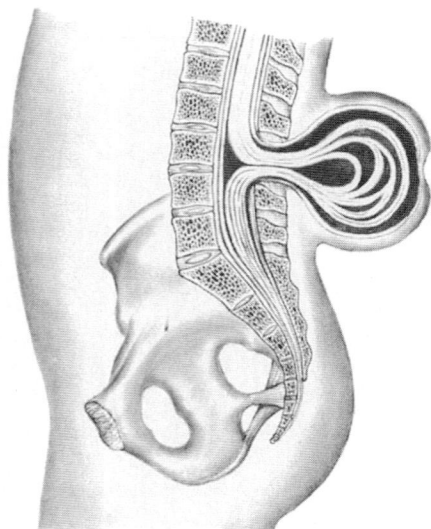

DIAGNÓSTICO

- El diagnóstico mediante ecografía y RM se está convirtiendo en cada vez más frecuente.
- La RM proporciona una mejor definición del defecto.
- La hidrocefalia coexistente se detecta por medición de las dimensiones de la cabeza, ecografía, TC o RM.

DIAGNÓSTICO DIFERENCIAL

- Teratoma.
- Meningocele.

VALORACIÓN

- Evaluación de la hidrocefalia.
- Evaluación de otras anomalías congénitas, tales como cardiopatía congénita, hidronefrosis, malformación intestinal, pie zambo o deformidades del esqueleto.

PRUEBAS DE LABORATORIO

Las pruebas prenatales muestran a menudo niveles elevados de alfafetoproteínas en el líquido amniótico o el suero materno.

DIAGNÓSTICO POR IMAGEN

- RM de la columna.
- Los estudios radiográficos del cráneo muestran craneolacunia, patrón alveolar asociado a hidrocefalia.
- La TC y la RM craneales pueden poner de manifiesto la hidrocefalia.

TRATAMIENTO

- El cierre quirúrgico del mielomeningocele se realiza inmediatamente después del nacimiento.
- Control de la hidrocefalia (derivación).
- Tratamiento de la incontinencia urinaria.
- Asesoramiento a los padres.

TRATAMIENTO AGUDO

- El objetivo inmediato tras el parto es cerrar el defecto medular y evitar la infección; la cirugía se lleva a cabo generalmente en las 24 horas siguientes al nacimiento.
- Implantación de una derivación para evitar la hidrocefalia obstructiva.
- Tratamiento de las convulsiones, si existen.

TRATAMIENTO CRÓNICO

- Estrecho seguimiento del posible desarrollo de la hidrocefalia.
- Cateterización de la vejiga.
- Evitar el uso de productos que contengan látex, ante una posible alergia a este material.

PRONÓSTICO

Seguimiento del pronóstico a cargo de un equipo de especialistas del que formen parte neurocirujanos, urólogos, ortopedas y enfermeras familiarizadas con la mielodisplasia.

OTRAS CONSIDERACIONES

Todas las madres de niños que presenten alteraciones del tubo neural han de recibir indicaciones sobre la necesidad de tomar suplementos nutricionales de folato en futuros embarazos.

COMENTARIOS

- La reparación intrauterina del meningomiocele reduce la incidencia de la hernia del romboencéfalo y de la hidrocefalia dependiente de la derivación en lactantes, aunque aumenta la incidencia de los partos prematuros.
- El Servicio Público de Salud de Estados Unidos recomienda una ingesta de 400 microgramos diarios de folato para todas las mujeres que puedan quedar embarazadas para evitar los defectos importantes del tubo neural.

BIBLIOGRAFÍA RECOMENDADA

Adzick NS, Walsh DS: Myelomeningocele: prenatal diagnosis, pathophysiology and management, *Semin Pediatr Surg* 12(3):168. 2003.
Botto LD et al: Neural-tube defects, *N Engl J Med* 341(20):1509, 1999.
Jobe AH: Fetal surgery for myelomeningocele, *N Engl J Med* 347(4):230, 2002.
Kaufman BA: Neural tube defects, *Pediatr Clin North Am* 51(2):389, 2004.
Spina bifida incidence at birth—United States, 1983-1990, *MMWR Morb Mortal Wkly Rep* 41(27):497, 1992.

AUTOR: **MAITREYI MAZUMDAR, M.D.**

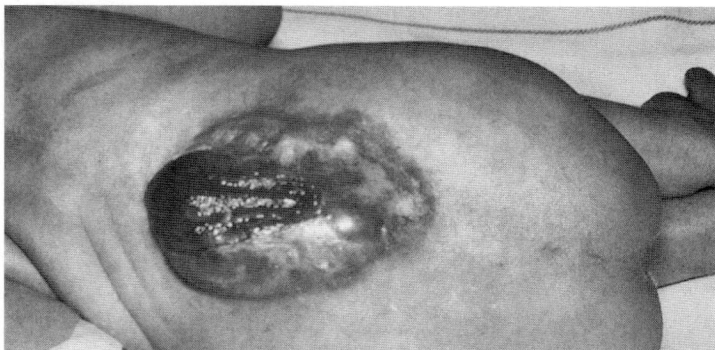

FIGURA 1-159 Mielomeningocele. (De Wong, D.L.: *Whaley and Wong's nursing care of infants and children*, 5.ª ed., St. Louis, 1995, Mosby.)

Miocardiopatía dilatada 555

INFORMACIÓN BÁSICA

DEFINICIÓN

Las miocardiopatías son un grupo de trastornos que afectan principalmente al miocardio y se caracterizan por la disfunción miocárdica sin relación alguna con la hipertensión, la aterosclerosis coronaria, la disfunción valvular o las alteraciones pericárdicas. En la miocardiopatía dilatada el corazón se encuentra aumentado de tamaño y ambos ventrículos se encuentran dilatados.

SINÓNIMO

Miocardiopatía congestiva.

CÓDIGO CIE-9CM
425.4 Otras miocardiopatías primarias

EPIDEMIOLOGÍA Y DEMOGRAFÍA

- La prevalencia de la miocardiopatía dilatada en la población general adulta es de aproximadamente el 1%.
- La incidencia aumenta con la edad y alcanza el 10% a la edad de 80 años.

SÍNTOMAS Y SIGNOS

- Aumento de la presión venosa yugular.
- Presión de pulso disminuida.
- Estertores pulmonares, hepatomegalia, edema periférico.
- S_3, S_4.
- Regurgitación de la válvula mitral, regurgitación de la válvula tricúspide (menos frecuente).

ETIOLOGÍA

- Idiopática.
- Alcoholismo (supone el 15-40% de todos los casos en los países occidentales).
- Enfermedades del colágeno (LES, AR, poliarteritis, dermatomiositis).
- Post-miocarditis.
- Embarazo-puerperio (último trimestre del embarazo o durante los 6 meses posteriores al parto).
- Enfermedad neuromuscular heredofamiliar.
- Toxinas (cobalto, plomo, fósforo, monóxido de carbono, mercurio, doxorrubicina, daunorrubicina).
- Nutricional (beriberi, deficiencia de selenio, carnitina o tiamina).
- Cocaína, heroína, solventes orgánicos («corazón de los esnifadores de pegamento»).
- Irradiación.
- Acromegalia, osteogénesis imperfecta, mixedema, tirotoxicosis, diabetes.
- Hipocalcemia.
- Agentes antirretrovirales (zidovudina, didanosina, zalcitabina).
- Fenotiazinas.
- Infecciones (víricas [VIH], ricketsias, micobacterias, toxoplasma, triquinosis, enfermedad de Chagas).
- Enfermedades hematológicas (p. ej., la drepanocitosis).

DIAGNÓSTICO

DIAGNÓSTICO DIFERENCIAL

- Enfermedad pulmonar franca.
- Valvulopatía.
- Alteraciones pericárdicas.
- Aterosclerosis coronaria.
- Disnea psicógena.

VALORACIÓN

- Estudio radiológico pulmonar, ECG, ecocardiograma.
- Historia clínica prestando especial atención a los siguientes síntomas:
  1. Disnea de esfuerzo, ortopnea, DPN.
  2. Palpitaciones.
  3. Embolismo pulmonar y sistémico.
- Niveles de troponina T cardíaca: la elevación persistente de los niveles de troponina T es un marcador de mal pronóstico en los pacientes con miocardiopatía dilatada.

DIAGNÓSTICO POR IMAGEN
RADIOGRAFÍA DE TÓRAX:
- Cardiomegalia importante.
- Edema pulmonar intersticial.

ECG:
- Hipertrofia ventricular izquierda con cambios del segmento ST y de la onda T.
- BRDHH o BRIHH.
- Arritmias (fibrilación auricular, CVP, CAP, taquicardia ventricular).

ECOCARDIOGRAMA:
- Fracción de eyección disminuida con aquinesia global.

TRATAMIENTO

TRATAMIENTO NO FARMACOLÓGICO

- Limite la actividad en presencia de ICC.
- Tratamiento de la enfermedad subyacente (LES, alcoholismo).

TRATAMIENTO AGUDO

- Trate la ICC (que es la causa del 70% de los fallecimientos) con restricción de sodio en la dieta, diuréticos, inhibidores de la ECA, β-bloqueantes, espironolactona y digital.
- Los vasodilatadores (combinados con nitratos e inhibidores de la ECA) son fármacos efectivos en todos los pacientes sintomáticos con disfunción ventricular izquierda.
- Inicie tratamiento profiláctico del tromboembolismo con anticoagulantes orales en todos los pacientes con fibrilación auricular y en los pacientes con insuficiencia cardíaca leve a moderada.
- Los β-bloqueantes a bajas dosis, como el carvedilol u otros, pueden mejorar la función ventricular al interrumpir el ciclo de la actividad simpática refleja y controlar la taquicardia.
- El diltiazem y los inhibidores de la ECA también han demostrado ejercer un efecto beneficioso a largo plazo en la miocardiopatía dilatada idiopática.

- Administre tratamiento antiarrítmico según sea necesario. La supresión farmacológica empírica de la ectopia ventricular asintomática no reduce el riesgo de muerte súbita ni mejora la supervivencia a largo plazo. En los pacientes con una disfunción ventricular izquierda grave y/o taquicardia ventricular sostenida y sintomática, considere la implantación de un desfibrilador-cardioversor automático.
- Se ha demostrado que la administración de la hormona de crecimiento aumenta la masa miocárdica y disminuye el tamaño de la cámara ventricular izquierda, lo que resulta en una mejoría hemodinámica y clínica, aunque el empleo de esta modalidad terapéutica es tema de controversia.
- Los pacientes con miocardiopatía dilatada (VEMS <25%) y aterosclerosis coronaria asociada (angina, cambios ECG, defectos reversibles en la tomografía con talio) pueden beneficiarse de la cirugía de revascularización.

PRONÓSTICO

- La tasa de mortalidad anual en los pacientes con insuficiencia cardíaca moderada o grave es del 20% o superior al 50%, respectivamente.
- La implantación de un cardioversor-desfibrilador en los pacientes con miocardiopatía dilatada no isquémica, grave, que ya reciben tratamiento con inhibidores de la ECA y β-bloqueantes, reduce de modo significativo el riesgo de muerte súbita por arritmias.

DERIVACIÓN

Considere el trasplante cardíaco en los pacientes jóvenes (<60 años) que ya no respondan al tratamiento médico.

OTRAS CONSIDERACIONES

COMENTARIOS

- Se debe instruir a los pacientes para que reduzcan o eliminen el consumo de alcohol o de sodio.
- La vulnerabilidad a sufrir miocardiopatía entre los pacientes que consumen alcohol de modo crónico se encuentra en parte determinada genéticamente y se relaciona con la presencia del genotipo DD de la enzima convertidora de angiotensina (ECA).

BIBLIOGRAFÍA RECOMENDADA

Kadish A et al: Prophylactic defibrillator implantation in patients with non-ischemic dilated cardiomyopathy, *N Engl J Med* 350:2151, 2004.
Lowes BD et al: Myocardial gene expression in dilated cardiomyopathy treated with beta-blocking agents, *N Engl J Med* 346:1357, 2002.

AUTOR: **FRED F. FERRI, M.D.**

INFORMACIÓN BÁSICA

DEFINICIÓN

Las miocardiopatías son un grupo de enfermedades que afectan principalmente al miocardio. Estos trastornos se caracterizan porque la disfunción miocárdica no está producida por la hipertensión, la aterosclerosis coronaria, la disfunción valvular o las alteraciones pericárdicas. En la miocardiopatía hipertrófica (MCH) se produce una hipertrofia marcada del miocardio y un engrosamiento desproporcionadamente mayor del tabique interventricular en comparación con la pared libre del ventrículo izquierdo (hipertrofia septal asimétrica [HSA]).

SINÓNIMOS

Estenosis subaórtica hipertrófica idiopática (ESHI).
Miocardiopatía hipertrófica obstructiva (MCHO).

CÓDIGOS CIE-9CM
425.4 Miocardiopatía hipertrófica no obstructiva
425.1 Miocardiopatía hipertrófica obstructiva
746.84 Miocardiopatía hipertrófica congénita

EPIDEMIOLOGÍA Y DEMOGRAFÍA

- La enfermedad se presenta con dos patrones principales:
  1. Una forma familiar, que suele diagnosticarse en los pacientes jóvenes. La alteración genética se localiza en el cromosoma F14q y está producida por una mutación sin sentido en uno de los al menos 10 genes que codifican las proteínas del sarcómero cardíaco.
  2. Una forma esporádica, que suele presentarse en los pacientes ancianos.
- La prevalencia de la MCH con expresión fenotípica en la población general adulta es del 0,2% (se trata de la enfermedad cardiovascular genética más frecuente) y se caracteriza por la hipertrofia masiva que afecta principalmente al septo ventricular.

SÍNTOMAS Y SIGNOS

- La miocardiopatía hipertrófica se sospecha por los hallazgos patológicos observados en la exploración física. Entre los signos clínicos típicos se encuentran los siguientes:
  1. En el borde esternal izquierdo o en la región de la punta se ausculta un soplo sistólico rudo, en diamante. El soplo aumenta con la maniobra de Valsalva y disminuye al ponerse en cuclillas.
  2. Desdoblamiento paradójico de S_2 (en caso de existir obstrucción ventricular izquierda).
  3. S_4.
  4. Impulso apical doble o triple.
- La obstrucción puede aumentar por los siguientes factores:

1. Fármacos: Digital, agonistas β-adrenérgicos (isoproterenol, dopamina, epinefrina), nitroglicerina, vasodilatadores, diuréticos, alcohol.
2. Hipovolemia.
3. Taquicardia.
4. Maniobra de Valsalva.
5. Bipedestación.
- La obstrucción disminuye por los factores siguientes:
1. Fármacos: bloqueantes β-adrenérgicos, bloqueantes de los canales del calcio, disopiramida, agonistas β-adrenérgicos.
2. Expansión de volumen.
3. Bradicardia.
4. Ejercicios de compresión del puño.
5. Posición en cuclillas.
- Manifestaciones clínicas:
1. Disnea.
2. Síncope (suele asociarse al ejercicio).
3. Angina (mejora con el paciente acostado).
4. Palpitaciones.

ETIOLOGÍA

- Rasgo hereditario autosómico dominante con penetrancia variable, causado por mutaciones en cualquiera de los 10 genes que codifican las proteínas del sarcómero cardíaco.
- Casos de aparición esporádica.

DIAGNÓSTICO

DIAGNÓSTICO DIFERENCIAL

- Aterosclerosis coronaria.
- Disfunción valvular.
- Alteraciones pericárdicas.
- Enfermedad pulmonar crónica.
- Disnea psicógena.

VALORACIÓN

- El diagnóstico puede confirmarse mediante la ecografía bidimensional. La ecografía Doppler de onda continua se emplea para diagnosticar la obstrucción.
- El ECG se encuentra alterado en el 75-95% de los pacientes: hipertrofia ventricular izquierda y ondas Q anómalas en las derivaciones inferiores y anterolaterales.
- En el momento del diagnóstico, y con una periodicidad anual, debería realizarse un registro Holter de 24 horas para detectar la existencia de arritmias letales (que son la causa principal de síncope o de muerte súbita en la miocardiopatía obstructiva).
- También está indicado realizar una prueba de esfuerzo con una periodicidad anual, que además puede proporcionar información pronóstica de la enfermedad.

DIAGNÓSTICO POR IMAGEN

- Radiografía de tórax: puede ser normal o puede observarse cardiomegalia.
- La ecografía bidimensional se emplea con fines diagnósticos. Los hallazgos patológicos encontrados son: la hipertrofia ventricular, una proporción entre el grosor del tabique y el grosor de la pared del ventrículo izquierdo >1,3:1 y el aumento de la fracción de eyección.
- La resonancia magnética posee utilidad diagnóstica cuando los estudios ecocardiográficos son técnicamente inadecuados. La RM también resulta beneficiosa para identificar HVI segmentaria no detectable mediante la ecocardiografía.

TRATAMIENTO

TRATAMIENTO NO FARMACOLÓGICO

Advierta al paciente del riesgo del consumo de alcohol. La ingesta alcohólica (incluso en pequeñas cantidades) aumenta la obstrucción del tracto de salida del ventrículo izquierdo. También debe instruirse a los pacientes para que eviten la deshidratación y el ejercicio intenso.

TRATAMIENTO GENERAL

- El tratamiento de la miocardiopatía hipertrófica va dirigido a bloquear el efecto de las catecolaminas (que pueden empeorar la obstrucción al flujo de salida del ventrículo izquierdo) así como evitar ciertos agentes que pueden empeorar la obstrucción (como los fármacos vasodilatadores o los diuréticos).
- Propranolol a dosis de 160-240 mg/día. Se cree que los efectos beneficiosos de los β-bloqueantes sobre el control de los síntomas (principalmente la disnea y el dolor torácico) y sobre la tolerancia al ejercicio son debidos en gran medida a la disminución de la frecuencia cardíaca, con la consiguiente prolongación diastólica y al aumento del llenado ventricular pasivo. Al disminuir la respuesta inotrópica, los β-bloqueantes también pueden reducir las demandas de oxígeno por parte del miocardio, así como el gradiente del flujo de salida durante el ejercicio (que se produce al aumentar el tono simpático).
- El verapamilo también reduce la obstrucción de salida del ventrículo izquierdo al mejorar el llenado y probablemente al disminuir la isquemia miocárdica. Se emplea principalmente como tratamiento de segunda elección en aquellos pacientes que no toleran los β-bloqueantes. En los pacientes con obstrucción sintomática debe emplearse con cautela y se recomienda su administración hospitalaria.
- En los paciente con ICC está indicada la infusión i.v. de solución salina, además de la administración de propranolol o verapamilo.
- La disopiramida es un fármaco antiarrítmico útil porque también ejerce un efecto inotrópico negativo que resulta en una mayor reducción del gradiente de salida.
- Paute profilaxis antibiótica ante una intervención quirúrgica.

- Evite el uso de digitálicos, diuréticos, nitratos y vasodilatadores.
- En los pacientes con miocardiopatía hipertrófica obstructiva sin respuesta al tratamiento médico se han descrito resultados prometedores en cuanto a la mejoría hemodinámica y sintomática con el empleo de marcapasos DDD.
- Los desfibriladores implantables son un arma terapéutica segura y eficaz en los pacientes con MCH que presentan tendencia a sufrir arritmias ventriculares. Se recomienda su empleo en aquellos pacientes con antecedentes de paro cardíaco o de taquicardia ventricular espontánea sostenida. La implantación de un marcapasos de doble cámara no se acompaña de una mejoría significativa de las medidas objetivas de las pruebas de esfuerzo.

PRONÓSTICO

La MCH no es una enfermedad estática. Algunos adultos pueden sufrir una leve disminución del grosor de la pared cardíaca mientras que otros (aproximadamente del 5 al 10%) evolucionan paradójicamente a una etapa terminal que recuerda a la miocardiopatía dilatada y que se caracteriza por el aumento de las cavidades, el adelgazamiento de la pared del VI y la disfunción diastólica. Los pacientes con MCH poseen un riesgo superior de sufrir muerte súbita, en especial aquellos casos sintomáticos desde la infancia. De modo aislado, el flujo de salida del ventrículo izquierdo en reposo también es un factor predictivo importante del riesgo de padecer una insuficiencia cardíaca sintomática grave o de sufrir un desenlace fatal. Los pacientes adultos presentan un riesgo menor si se encuentran asintomáticos, si sufren síntomas leves o si no presentan ninguno de los siguientes factores:

- Antecedentes familiares de muerte prematura por miocardiopatía hipertrófica.
- Taquicardia ventricular no sostenida en registros Holter.
- Gradiente importante del tracto de salida.
- Hipertrofia marcada (>20 mm).
- Aumento acusado de la aurícula izquierda.
- Respuesta anormal de la presión arterial durante el ejercicio.

DERIVACIÓN

- El tratamiento quirúrgico (miotomía-miectomía del septo basal) se reserva para aquellos pacientes con un gradiente de salida aumentado (≥50 mmHg) y síntomas graves de insuficiencia cardíaca que no responden al tratamiento médico. El riesgo de muerte súbita por arritmias no se modifica por la cirugía. Cuando la cirugía es realizada por cirujanos experimentados en centros de referencia, la tasa de mortalidad es < del 2% y numerosos pacientes son capaces de alcanzar de modo postoperatorio una capacidad para realizar ejercicio casi normal.
- La reducción no quirúrgica del tabique interventricular es un abordaje terapéutico controvertido que puede emplearse en los pacientes con MCH que no respondan al tratamiento farmacológico. La técnica consiste en la inyección de etanol en la rama perforante septal de la arteria coronaria descendente anterior izquierda, lo que produce un infarto de miocardio controlado del septo interventricular y por tanto reduce el gradiente del tracto de salida del ventrículo izquierdo. Este método puede acompañarse de una mejoría subjetiva y objetiva de la prueba de esfuerzo, pero se asocia con una incidencia elevada de bloqueo cardíaco, que a menudo requiere la colocación de un marcapasos permanente en cerca de un 25% de los pacientes.

OTRAS CONSIDERACIONES

COMENTARIOS

- Se deben practicar pruebas de detección selectiva a los familiares de primer grado mediante una ecocardiografía bidimensional, en especial si en la familia existen antecedentes de cuadros graves relacionados con la MCH. En todos los adolescentes deben realizarse pruebas de detección selectiva anuales desde los 12 a los 18 años. Se recomienda realizar estas pruebas cada 5 años a todos los familiares adultos de primer grado, ya que la hipertrofia puede no detectarse hasta la sexta década de la vida.
- En el futuro las pruebas de detección selectiva pueden consistir en la identificación de mutaciones en los genes que codifican las proteínas sarcoméricas.
- La tasa de mortalidad de la MCH es de aproximadamente un 1-2%.
- Es importante recordar que la MCH es una enfermedad principalmente no obstructiva (en reposo, el 75% de los pacientes no presentan un gradiente del tracto de salida considerable).
- Se debe instruir a los pacientes acerca de la necesidad de realizar profilaxis de la endocarditis bacteriana.

BIBLIOGRAFÍA RECOMENDADA

Maron BJ: Hypertrophic cardiomyopathy, a systematic review, *JAMA* 287:1308, 2002.

Maron MS et al: Effect of left ventricular outflow tract obstruction on clinical outcome in hypertrophic cardiomyopathy, *N Engl J Med* 348:295, 2003.

Nishimura RA, Holmes DR: Hypertrophic obstructive cardiomyopathy, *N Engl J Med* 350:1320, 2004.

Shamim W et al: Nonsurgical reduction of the interventricular septum in patients with hypertrophic cardiomyopathy, *N Engl J Med* 347:1326, 2002.

AUTOR: **FRED F. FERRI, M.D.**

INFORMACIÓN BÁSICA

DEFINICIÓN

Las miocardiopatías son un grupo de enfermedades que afectan principalmente al miocardio. Estos trastornos se caracterizan porque la disfunción miocárdica no está producida por la hipertensión, la aterosclerosis coronaria, la disfunción valvular o las alteraciones pericárdicas. Las miocardiopatías restrictivas se caracterizan por la disminución de la adaptabilidad ventricular, que suele ser secundaria a la infiltración miocárdica.

CÓDIGO CIE-9CM

425.4 Otras miocardiopatías primarias

EPIDEMIOLOGÍA Y DEMOGRAFÍA

Se trata de una miocardiopatía relativamente poco frecuente. Sus etiologías más comunes son la amiloidosis (fig. 1-160), la fibrosis miocárdica (tras cirugía a corazón abierto) y la radiación.

SÍNTOMAS Y SIGNOS

- Edema, ascitis, hepatomegalia, dilatación de las venas del cuello.
- Fatiga, debilidad (secundaria a la disminución del gasto cardíaco).
- A veces se observa el signo de Kussmaul.
- Soplos de regurgitación.
- Impulso apical prominente (en ocasiones).

ETIOLOGÍA

- Enfermedades infiltrativas y de depósito (enfermedades de almacenamiento del glucógeno, amiloidosis, sarcoidosis, hemocromatosis).
- Esclerodermia.
- Radiación.
- Fibroelastosis endocárdica.
- Fibrosis endomiocárdica.
- Idiopática.
- Toxicidad debida a la antraciclina.
- Enfermedad cardíaca carcinoide, metástasis.
- Miocardiopatía diabética.
- Miocardiopatía eosinofílica (endocarditis de Löffler).

DIAGNÓSTICO

DIAGNÓSTICO DIFERENCIAL

- Aterosclerosis coronaria.
- Disfunción valvular.
- Alteraciones pericárdicas.
- Enfermedad pulmonar crónica.
- Disnea psicógena.

VALORACIÓN

- Radiografía de tórax, ECG, ecocardiograma.
- Cateterización cardíaca, RM (en casos seleccionados).

DIAGNÓSTICO POR IMAGEN

- Radiografía de tórax:
  1. Cardiomegalia moderada.
  2. En ocasiones existen signos de ICC (congestión pulmonar vascular, efusión pleural).
- ECG:
  1. Voltaje reducido con cambios del segmento ST y de la onda T.
  2. En ocasiones se observan arritmias, desviación izquierda del eje y fibrilación auricular.
- Ecocardiograma: aumento del grosor de la pared y de las válvulas cardíacas (especialmente en los pacientes con amiloidosis).
- Cateterización cardíaca para distinguir la miocardiopatía restrictiva de la pericarditis constrictiva.
  1. Pericarditis constrictiva: suele afectar a ambos ventrículos y produce una meseta de presiones de llenado elevadas.
  2. Miocardiopatía restrictiva: el ventrículo izquierdo se afecta más que el derecho (PECP >PAD, PSAP >50 mmHg).
- La RM también puede resultar de utilidad para diferenciar la miocardiopatía restrictiva de la pericarditis constrictiva (en esta segunda patología el grosor pericárdico es >5 mm).

TRATAMIENTO

TRATAMIENTO NO FARMACOLÓGICO

Controle la ICC mediante la restricción de sodio.

TRATAMIENTO AGUDO

- La miocardiopatía secundaria a la hemocromatosis puede responder a flebotomías repetidas al disminuir el depósito cardíaco de hierro.
- La sarcoidosis puede beneficiarse del tratamiento esteroideo.
- Los esteroides y los fármacos citotóxicos pueden mejorar la supervivencia en los pacientes con miocardiopatía eosinofílica.
- No existe un tratamiento efectivo para la miocardiopatía restrictiva de otras etiologías.

TRATAMIENTO CRÓNICO

La causa del fallecimiento de estos pacientes suele ser la ICC o las arritmias. Por lo tanto, el tratamiento debe dirigirse al control de la ICC mediante la restricción de sodio en la dieta, la administración de diuréticos y el tratamiento de las arritmias potencialmente letales.

PRONÓSTICO

El pronóstico depende de la etiología de la miocardiopatía.

DERIVACIÓN

Considere el trasplante cardíaco en los pacientes sintomáticos que no responden al tratamiento y que padecen miocardiopatía restrictiva familiar o idiopática.

AUTOR: **FRED F. FERRI, M.D.**

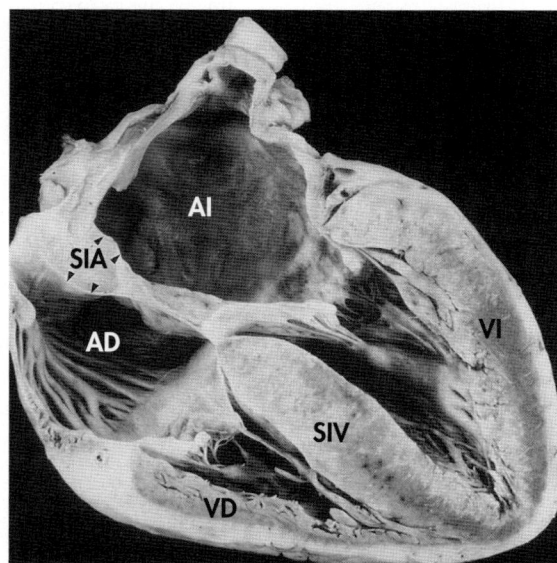

FIGURA 1-160   Amiloidosis cardíaca. Observe el engrosamiento del septo interventricular *(SIV)*, el septo interauricular *(SIA)*, la pared libre de los ventrículos izquierdo *(VI)* y derecho *(VD)*, así como la dilatación de la aurícula izquierda *(AI)*. AD: Aurícula derecha. (Por cortesía del Dr. William Edwards, Clínica Mayo, Rochester, MN. En Goldman L, Bennet JC [eds.]: *Cecil textbook of medicine*, 22.ª ed., Filadelfia, 2004, WB Saunders.)

INFORMACIÓN BÁSICA

DEFINICIÓN

La miocarditis es una enfermedad inflamatoria del miocardio.

CÓDIGOS CIE-9CM
429,0 Miocarditis inespecífica
391.2 Miocarditis reumática
422.91 Miocarditis viral (excepto virus Coxsackie)
074.23 Miocarditis por virus Coxsackie
422.92 Miocarditis bacteriana

EPIDEMIOLOGÍA Y DEMOGRAFÍA

- La incidencia de la miocarditis focal comunicada en autopsias es del 1 al 7% en pacientes asintomáticos.
- La miocarditis es una causa importante de muerte súbita inesperada (responsable de entre el 15 y el 20% de los casos) en adultos de <40 años de edad.

SÍNTOMAS Y SIGNOS

- Taquicardia persistente no proporcional con la fiebre.
- Sonidos S_1 y S_4 débiles a la auscultación.
- Soplo de insuficiencia mitral.
- Roce por fricción pericárdica si el proceso está asociado a pericarditis.
- Signos de insuficiencia biventricular (hipotensión, hepatomegalia, edema periférico, distensión de las venas del cuello, S_3).
- Los pacientes pueden presentarse con historia de síndrome similar a la gripe (fiebre, altralgia, malestar general).

ETIOLOGÍA

- Infección.
  1. Viral (Virus Coxackie B, CMV, ecovirus, poliovirus, adenovirus, parotiditis, VIH, VEB).
  2. Bacteriana (*Staphylococcus aureus*, *Clostridium perfringens*, difteria y otras infecciones bacterianas).
  3. Por micoplasma.
  4. Micótica (*Candida, Mucor, Aspergillus*).
  5. Parasitaria (*Trypanosoma cruzi*, *Trichinella, Echinococcus*, amebas, *Toxoplasma*).
  6. *Rickettsia rickettsii*.
  7. Por espiroquetas (*Borrelia burgdorferi*: carditis de Lyme).
- Fiebre reumática.
- Debida a fármacos o drogas (p. ej., cocaína, emetina, doxorrubicina, sulfamidas, isoniazida, metildopa, anfotericina B, tetraciclina, fenilbutazona, litio, 5-FU, fenotiazinas, interferón alfa, antidepresivos tricíclicos, ciclofosfamidas).
- Por toxinas (monóxido de carbono, etanol, toxina diftérica, plomo, arsenicales).
- Enfermedad colágeno-vascular (LES, esclerodermia, sarcoidosis, síndrome de Kawasaki).
- Sarcoidosis.
- Radiación.
- Postparto.

DIAGNÓSTICO

DIAGNÓSTICO DIFERENCIAL

- Miocardipatía.
- Infarto agudo de miocardio.
- Valvulopatías.

El diagnóstico diferencial del dolor torácico se describe en la sección II.

VALORACIÓN

- Antecedentes médicos: la presentación clínica de la miocarditis es inespecífica y puede consistir en fatiga, palpitaciones, disnea, molestia precordial o mialgias.
- La valoración del diagnóstico incluye examen radiográfico de tórax, ecocardiografía, cateterización cardíaca y biopsia endomiocárdica (en determinados pacientes).

PRUEBAS DE LABORATORIO

- La elevación de la troponina T (TnT) es indicativa de miocarditis en pacientes con sospecha clínica de padecer la enfermedad. Los niveles normales no descartan el diagnóstico.
- Elevación de la CK (con aumento de la fracción MB, LDH) y AST secundaria a necrosis miocárdica.
- Incremento de la VSG (no específica, pero que puede servir de referencia en el seguimiento de la evolución de la enfermedad y de la respuesta al tratamiento).
- Aumento del recuento leucocitario (elevación de los esosinófilos en caso de infección parasitaria).
- Títulación viral (aguda y en convalecencia).
- Título de aglutinina fría, antriestreptolisinas O (ASLO) y cultivos sanguíneos.
- Título de anticuerpos de la enfermedad de Lyme.

DIAGNÓSTICO POR IMAGEN

- Radiografía de tórax: aumento de tamaño de la silueta cardíaca.
- ECG: pueden registrarse taquicardia sinusal con cambios inespecíficos en la onda ST-T, defectos de conducción interventricular y bloqueo de la rama fascicular.
  1. La enfermedad de Lyme y la difteria producen todos los grados de bloqueo cardíaco.
  2. Pueden producirse cambios en el IM agudo con necrosis focal.
- Ecocardiograma:
  1. Cámaras dilatadas e hipocinéticas.
  2. Alteraciones del movimiento de la pared segmentaria.
- Cateterización cardíaca y angiografía:
  1. Para descartar la arteriopatía coronaria y la enfermedad valvular.
  2. Una biopsia endomiocárdica ventricular permite confirmar el diagnóstico aunque el resultado negativo de la misma no excluye la miocarditis. Estudios recientes muestran que la biopsia puede no ser necesaria, ya que la terapia de inmunosupresión basada en sus resultados suele ser ineficaz.

TRATAMIENTO

TRATAMIENTO NO FARMACOLÓGICO

- El tratamiento de sostén es la primera línea de actuación en pacientes con miocarditis.
- Restricción de la actividad física (para disminuir el trabajo cardíaco). El reposo en cama es recomendable durante la viremia.

TRATAMIENTO AGUDO

- Tratamiento de la causa subyacente (p. ej., usando antibióticos específicos para la infección bacteriana).
- Tratamiento de la ICC con diuréticos, inhibidores de la ECA y restricción de sal. Puede añadirse un β-bloqueador una vez alcanzada la estabilidad clínica. La digoxina ha de utilizarse con precaución y en dosis bajas.
- Si se presentan arritmias ventriculares, ha de tratarse con quinidina o procainamida.
- Uso de reductores de la precarga y la postcarga para tratar la descompensación cardíaca.
- Los glucocorticoides están contraindicados en las primeras fases de la miocarditis infecciosa. Su uso sólo puede estar justificado en ciertos pacientes con ICC intratable, toxicidad sistémica grave y arritmias graves que constituyan una amenaza para la vida del enfermo.
- Los fármacos inmunosupresores (prednisona con ciclosporina o azatioprina) no tienen efecto significativo alguno en el pronóstico de la miocarditis y no deben emplearse como tratamiento de rutina de la enfermedad. La inmunosupresión sí puede desempeñar alguna función en el tratamiento de la miocarditis originada por un proceso autoinmunitario (p. ej., LES, esclerodermia) y en pacientes con miocarditis de células gigantes idiopática.

PRONÓSTICO

En torno al 50% de los pacientes de miocarditis fallecen en el plazo de 5 años desde el diagnóstico. El pronóstico es mejor en los que presentan una miocarditis linfocítica «fulminante» (compromiso hemodinámico grave, inicio rápido de los síntomas o fiebre alta). Estos pacientes tienden a experimentar una recuperación completa con remisión total de la miocarditis en la repetición de la biopsia).

DERIVACIÓN

Si el paciente desarrolla una ICC no tratable, se ha de considerar la posibilidad de trasplante de corazón.

BIBLIOGRAFÍA RECOMENDADA

Wu LA et al: Current role of endomyocardial biopsy in the management of dilated cardiomyopathy and myocarditis, *Mayo Clin Proc* 76:1030, 2001.

AUTOR: **FRED F. FERRI, M.D.**

INFORMACIÓN BÁSICA

DEFINICIÓN

Sacudidas o contracciones repentinas breves e involuntarias, bien rítmicas o bien irregulares, de músculos aislados o de grupos de músculos. Puede producirse en reposo o como respuesta a una estimulación sensorial (táctil, auditiva o visual) y puede afectar a la contracción muscular activa (mioclonía positiva) o a la inhibición de la actividad muscular en curso (mioclonía negativa). La mioclonía no es una enfermedad en sí, sino más bien un síntoma que puede ser consecuencia de diversos trastornos.

CÓDIGO CIE-9CM
333.2 Mioclonía

EPIDEMIOLOGÍA Y DEMOGRAFÍA

INCIDENCIA: 1,3 casos/100.000 personas/año. La incidencia aumenta con la edad.
PREVALENCIA A LO LARGO DE LA VIDA: 8, 6/100.000 personas.

SÍNTOMAS Y SIGNOS

- Historia detallada de cualquier posible agente desencadenante o atenuante, como estímulos sensoriales, respuesta a estímulos bruscos o consumo de alcohol (puede aliviar la mioclonía esencial).
- La historia de síntomas neurológicos concomitantes (convulsiones, deterioro cognitivo, antecedentes familiares) aporta importantes pistas para el diagnóstico, como las que permiten distinguir la mioclonía epiléptica de la esencial.
- Los signos clínicos y la evolución varían en función del trastorno subyacente.
- Con frecuencia la exploración física es normal.
- Las contracciones mioclónicas pueden observarse durante la exploración y mantenerse durante el sueño.
- La distribución espacial de la mioclonía (unilateral o bilateral, focal o generalizada) proporciona pistas sobre la posible etiología.
- Se debe intentar establecer si la mioclonía es espontánea o se asocia a determinados desencadenantes.
- La valoración del paciente con los brazos extendidos puede detectar una mioclonía negativa (asterixis) en la encefalopatía metabólica.

ETIOLOGÍA

Existen cinco categorías etiológicas principales:
- Mioclonía fisiológica: con hipo, con sacudidas hípnicas, inducido por la ansiedad, inducido por el ejercicio o benigno infantil.
- Mioclonía esencial: variedades autosómicas dominantes y esporádicas.
- Mioclonía epiléptico: incluye trastornos degenerativos progresivos del sistema nervioso en los que la mioclonía puede producirse en asociación con demencia, ataxia y diversos tipos de convulsiones. Ejemplos de esta etiología son la ausencia mioclónica, los espasmos infantiles y el síndrome de Lennox-Gastaut.
- Mioclonía sintomática en epilepsias mioclónicas progresivas, incluye enfermedades en las que la mioclonía va acompañada de otros trastornos multisistémicos. Ejemplos de este tipo de proceso son enfermedades mitocondriales y de almacenamiento tales como la sialidosis de tipos I y II, la enfermedad de Gaucher de tipo 3, la gangliosidosis GM2, la epilepsia mioclónica con fibras rojas rasgadas (EMFRR), la lipofuscinosis ceroide y la enfermedad de Unverricht-Lundborg.
- Mioclonía sintomática sin convulsiones pronunciadas: un ejemplo son las demencias mioclónicas postraumáticas postipóxicas (p. ej., la enfermedad de Creutzfeldt-Jakob); trastornos de los ganglios basales como las enfermedades de Parkinson, Hungtinton y Wilson; mioclonías inducidas por fármacos; trastornos metabólicos sistémicos, como la uremia y la insuficiencia hepática, e infecciones virales.

DIAGNÓSTICO

DIAGNÓSTICO DIFERENCIAL

- Temblor: generalmente rítmico y oscilante y significativamente más lento que la mioclonía.
- Tics: con frecuencia más lentos que la mioclonía y esterotipados y repetitivos.
- Discinesias paroxísticas: episódicas y a menudo desencadenadas por un movimiento voluntario.
- Distonía: es característica en ella la posición sostenida, aunque en ocasiones se dan movimientos clónicos rápidos semejantes a los de la mioclonía.
- Mioclonía psicógena: en pacientes con trastornos de conversión.

VALORACIÓN

Dada la amplia variedad de enfermedades en las que pueden registrarse mioclonías, su valoración ha de realizarse de forma individualizada.

PRUEBAS DE LABORATORIO

- Química general (sodio; magnesio, dióxido de carbono, creatinina, prueba de función hepática y función renal, perfil toxicológico).
- Prueba del VIH.
- Punción lumbar (para detección de posibles encefalopatías virales o enfermedad de Cruetzfeldt-Jakob (ECJ).
- Pruebas genéticas (si se considera el diagnóstico de epilepsia mioclónica progresiva).
- EEG (para determinar si la mioclonía es o no epiléptico).

DIAGNÓSTICO POR IMAGEN

La RM permite detectar la hipersensibilidad de tipo T1 en el putamen en la degeneración hepatolenticular, o un patrón de alteraciones características en la ECJ con imágenes ponderadas en difusión.

TRATAMIENTO

TRATAMIENTO NO FARMACOLÓGICO

En los casos en los que la mioclonía sea consecuencia de una alteración metabólica subyacente, ha de plantearse la corrección de ese trastorno.

TRATAMIENTO AGUDO

- Los fármacos más utilizados son el clorazepam y el ácido valproico (AVP).

TRATAMIENTO CRÓNICO

- Mioclonía posthipóxica (síndrome de Lance:Adams). Clonazepam, AVP, levetiracetam.
- Epilepsia mioclónica progresiva: piracetam, VPA, clonazepam; la zonisamida podría resultar eficaz.
- Mioclonía esencial: clonazepam; buena respuesta a las dosis bajas de alcohol.
- Hipo intratable: baclofeno, amitriptilina, AVP.
- Mioclonía palatal: clonazepam, sumatriptán, toxina botulínica.
- La mioclonía positiva con frecuencia responde al tratamiento, en tanto que la terapia del negativo es muy limitada.

PRONÓSTICO

El pronóstico depende del trastorno neurológico subyacente responsable de la mioclonía.

DERIVACIÓN

A un neurólogo interesado en el estudio de los trastornos del movimiento.

OTRAS CONSIDERACIONES

COMENTARIOS

- La mioclonía debe considerarse como «la punta del iceberg» de un trastorno subyacente; es un síntoma más que una enfermedad.
- La mioclonía se da en una gran variedad de alteraciones y en ocasiones puede ser incapacitante.
- La mayor parte de los tratamientos actuales se centran en la administración de antiepilépticos, con resultados aceptables.

BIBLIOGRAFÍA RECOMENDADA

Agarwal P et al: Myoclonus, *Curr Opin Neurol* 16:515, 2003.
Brashear A: Approach to the hyperkinetic patient. In Biller J (ed): *Practical Neurology*, Philadelphia, 2002, Lippincott Williams and Wilkins.
Fahn S et al: Definition and classification of myoclonus, *Adv Neurol* 143:1, 1986.
Frucht S: Myoclonus. In Noseworthy J (ed): *Neurological Therapeutics, Principle and Practice*, London, 2003, Martin Dunitz.
Myoclonus Research Foundation: http://www.myoclonus.com.
NINDS Myoclonus fact sheet: http://www.ninds.nih.gov/health_and_medical/pubs/myoclonus_doc.htm.

AUTOR: **ACHRAF A. MAKKI, M.D., M.Sc.**

INFORMACIÓN BÁSICA

DEFINICIÓN

Los miomas uterinos son tumores benignos originados en células musculares. Son tumores nodulares separados, de tamaño y número variables, que pueden localizarse subserosos, intramucosos o submucosos en el útero, o en el cuello o el ligamento ancho o el pedículo.

SINÓNIMOS

Leiomiomas.
Fibromas.

CÓDIGO CIE-9 CM

218.9 Leiomiomas, fibromas

EPIDEMIOLOGÍA Y DEMOGRAFÍA

- Se calcula que está presente en al menos el 20% de las mujeres en edad fértil.
- Es el tumor benigno más frecuente.
- Más frecuente en mujeres negras que en blancas.
- Puede haber miomas asintomáticos en el 40-50% de las mujeres >40 años.
- Pueden ser únicos o múltiples.
- Se calcula que menos de la mitad de los miomas son sintomáticos.
- Con frecuencia se diagnostican por casualidad en una exploración de la pelvis.
- Hay una incidencia familiar aumentada.
- Pueden crecer en el embarazo y remitir en la menopausia.
- Causa poco frecuente de infertilidad primaria (<3% de las pacientes infértiles).
- Los miomas sintomáticos son la indicación primaria de cerca del 30% de las histerectomías.

SIGNOS Y SÍNTOMAS

- Útero aumentado de tamaño e irregular en la exploración pélvica.
- Síntomas de presentación:
  1. Menorragia.
  2. Dolor pélvico crónico (dismenorrea, dispareunia, presión pélvica).
  3. Dolor agudo (por torsión de un mioma pediculado, infarto y degeneración).
  4. Síntomas urinarios (polaquiuria por presión en la vejiga, obstrucción ureteral parcial o completa).
  5. Compresión en el recto-sigma con estreñimiento u obstrucción intestinal.
  6. Prolapso a través del cuello de los tumores submucosos pediculados.
  7. Dilatación venosa en extremidades inferiores.
  8. Policitemia.
  9. Ascitis.

ETIOLOGÍA

No se conoce por completo. Parece que los miomas surgen de una célula muscular lisa única en el miometrio. Cada mioma es monoclonal. Todas las células derivan de un miocito progenitor. La degeneración maligna de los miomas es muy rara (<0,5%).

DIAGNÓSTICO

DIAGNÓSTICO DIFERENCIAL

Leiomiosarcoma, tumor de ovario (maligno, benigno, endometrioma), masa inflamatoria, embarazo.

VALORACIÓN

- Exploración completa de la pelvis, exploración rectovaginal, citología de Papanicolau.
- Cálculo del tamaño del tumor en cm.
- Si hay hemorragia anormal o masa pélvica puede estar indicada la biopsia o legrado.
- Si hay síntomas urinarios marcados deben realizarse cistometría, cistoscopia para descartar lesiones vesicales, y UIV para descartar invasión de la vía urinaria.

PRUEBAS DE LABORATORIO

- Prueba de embarazo.
- Citología de Papanicolau.
- Hemograma y VSG.
- Sangre oculta en heces.

DIAGNÓSTICO POR IMAGEN

- La ecografía pélvica es útil (la transvaginal puede ser más precisa).
- Si se sospecha tumor maligno el útil la TC para programar el tratamiento
- En la histeroscopia se pueden observar directamente las alteraciones intrauterinas o los leiomiomas intramucosos que modifican la cavidad del útero.

TRATAMIENTO

El control se basa en los síntomas e incluye observación y seguimiento, demorando el tratamiento quirúrgico, el tratamiento médico o técnicas quirúrgicas irreversibles.

TRATAMIENTO NO QUIRÚRGICO

- Observación de la paciente y control periódico con exploraciones pélvicas para comprobar que el tumor no crece con rapidez.
- Los agonistas de la GnRH consiguen disminuir el volumen del útero de un 40-60%. Pueden producir hipoestrogenismo, pérdida reversible de masa ósea y sofocos. Hay que limitarlos a corto plazo y tratar el hipoestrogenismo con sustitución hormonal a dosis bajas.
- Se observa recuperación del tamaño en cerca del 50% de las mujeres unos meses después de interrumpir el tratamiento
- Indicaciones de GnRH:
  1. Conservación de la fertilidad en mujeres con miomas grandes antes de intentar el embarazo o previo a la miomectomía.
  2. Tratamiento de la anemia para normalizar la hb antes de la intervención quirúrgica.
  3. Mujeres cerca de la menopausia para evitar la cirugía.

  4. De forma preoperatoria en miomas grandes para facilitar la histerectomía vaginal, resección/ablación por histeroscopia o eliminación laparoscópica.
  5. Mujeres en las que está contraindicada la intervención quirúrgica.
  6. Indicaciones personales o médicas para retrasar la intervención quirúrgica.
- Los agentes progestágenos también pueden disminuir el tamaño del útero y producir amenorrea, permitiendo el tratamiento de la anemia con hierro con éxito limitado.
- Otros fármacos en investigación son:
  1. Danazol: inhibidor androgénico y multienzimático de la génesis de esteroides.
  2. Mifepristona: antiprogestágeno, parece que reduce el tamaño del mioma un 40-50% con amenorrea.
  3. Raloxifeno: SERM, tanto solo como con GnRHa reduce el volumen del mioma un 70% hasta un año, pero sólo en mujeres postmenopáusicas.
  4. Fadrozole: inhibidor de la aromatasa, se han comunicado disminuciones del volumen del mioma del 71% con su uso.

TRATAMIENTO QUIRÚRGICO

- Indicaciones.
  1. Hemorragia uterina anormal con anemia, refractaria al tratamiento hormonal.
  2. Dolor crónico con dismenorrea intensa, dispareunia o dolor/presión en hipogastrio.
  3. Dolor agudo, torsión o prolapso de mioma submucoso.
  4. Síntomas o signos urinarios como hidronefrosis.
  5. Crecimiento rápido del útero en premenopáusicas o cualquier aumento en postmenopáusicas.
  6. Infertilidad o abortos de repetición con mioma como único hallazgo.
  7. Útero aumentado de tamaño que produce síntomas por compresión o malestar.
- Técnicas:
  1. Histerectomía (técnica definitiva).
  2. Miomectomía abdominal (para conservar la fertilidad).
  3. Miomectomía vaginal de mioma submucoso pediculado prolapsado.
  4. Resección por histeroscopia.
  5. Miomectomía laparoscópica.
  6. Embolización del mioma.

COMPLICACIONES

- Degeneración roja.
- Leiomiosarcoma (<0,1%).

DERIVACIÓN

Consultar al ginecólogo si se sospecha malignidad.

BIBLIOGRAFÍA RECOMENDADA

DeWaay DJ et al: Natural history of uterine polyps and leiomyomata, *Obstet Gynecol* 100:3, 2002.
Olive DL, Lindheim SR, Pritts EA: Non-surgical management of leiomyoma, *Curr Opin Obstet Gynecol* 16(3):239, 2004.

AUTOR: **ARUNDATHI G. PRASAD, M.D.**

INFORMACIÓN BÁSICA

DEFINICIÓN

Las miopatías inflamatorias son enfermedades idiopáticas del músculo caracterizadas clínicamente por debilidad muscular y patológicamente por inflamación y desgarro de fibras musculares. Las tres más comunes son la dermatomiositis, la polimiositis y la miositis de cuerpos de inclusión. (v. también el epígrafe dedicado a esta última).

SINÓNIMO

Véase «Definición».

CÓDIGOS CIE-9CM

710.3 Dermatomiositis
710.4 Miositis
729.1 Mialgia y miositis inespecífica

EPIDEMIOLOGÍA Y DEMOGRAFÍA

Dermatomiositis (DM):
- Se da en niños y en adultos.
- Incidencia 1:100.000.
- Prevalencia, de 1 a 10 casos/millón en adultos y de 1 a 3,2 casos/millón en niños.
- Más frecuente en mujeres que en varones (2:1).
- La media de edad de diagnóstico es de 40 años. La media de edad de inicio en la infancia se sitúa entre los 5 y los 14 años.
- Aproximadamente el 15-20% de los pacientes con DM con más de 50% padecen enfermedades malignas asociadas.

Polimiositis (PM):
- Incidencia: 5 casos/millón al año.
- Edad >18 años.

Miositis de cuerpos de inclusión (MCI):
- Comprende entre el 15 y el 20% de las miopatías inflamatorias.
- Relación varón:mujer de 3:1.
- Es la miopatía más frecuente antes de los 50 años de edad.
- Algunas formas son de origen genético, lo que no sucede con la DM y la PM.

SÍNTOMAS Y SIGNOS

DM y PM:
- La mayor parte de los enfermos presentan un inicio subagudo, que perdura durante semanas o meses.
- Debilidad muscular proximal simétrica que afecta a los flexores del cuello, los hombros y la cintura pélvica.
- Dificultad para levantarse de las sillas, subir escaleras, alcanzar objetos que se encuentran por encima de la propia cabeza o peinarse.
- La afectación del músculo distal y la ocular no son frecuentes.

- La sensibilidad y los reflejos están preservados.
- La afectación del músculo cardíaco produce disfagia y disfonía.
- En la DM se registra con frecuencia dismotilidad esofágica.
- Estertores, disnea e insuficiencia respiratoria por fibrosis pulmonar asociada.
- En la DM pueden observarse alteraciones de la conducción cardíaca.
- Con frecuencia en la DM y ocasionalmente en la PM, se desarrolla enfermedad autoinmunitaria sistémica.
- Hallazgos cutáneos en la DM:
  1. Exantema en heliotropo en la parte superior de los párpados (fig. 1-161).
  2. Exantema eritematoso en la cara (fig. 1-161).
  3. Puede afectar también al dorso y los hombros (signo del chal), el cuello, el tórax (en forma de V), las rodillas y los codos.
  4. Fotosensibilidad.
  5. Pápulas de Gottron (pápulas violáceas en los espacios interfalángicos o metacarpofalángicos, los codos o las rodillas (v. fig. 1-162).
  6. Agrietamiento, engrosamiento e irregularidad de las uñas con telangiectasia periungueal (v. fig 1-162).
  7. Lesiones de «mano de mecánico»: con fisuras, hiperpigmentación, descamación e hiperqueratosis; también asociada a riesgo aumentado de enfermedad pulmonar intersticial.

MCI:
- Asimétrica.
- Debilidad preferentemente en el cuádriceps y los flexores de la muñeca o los dedos sin correlación con la debilidad registrada en otros músculos.
- Debilidad de la flexión del cuello y el músculo paraespinal.
- Los reflejos y la sensibilidad están preservados.
- Es habitual la disfagia.

ETIOLOGÍA

- DM: microangiopatía de mediación humoral.
- PM: desconocida:
  1. En función de los datos de biopsia, es posible que exista un proceso de histocompatibilidad principal inmunitaria mediada por células (MHC-1) dirigido contra las fibras musculares.
  2. Se ha propuesto una posible etiología viral tras la detección de autoanticuerpos contra el anticuerpo de la histidiltransferasa, anticuerpo anti-Jo-1 y partículas de reconocimiento de señal.

- MCI: etiología desconocida en casos esporádicos (la mayoría). Existe una forma autosómica recesiva de MCI, poco frecuente.

DIAGNÓSTICO

- Patrones característicos de debilidad muscular para cada tipo.
- La EMG y los estudios de conducción nerviosa han de ser coherentes con los signos miopáticos.
- Las pruebas de laboratorio pertinentes se enumeran más adelante.
- La biopsia requerida para establecer el diagnóstico debe confirmar la inflamación *antes* de iniciar el tratamiento: los rasgos miopáticos (variación en el tamaño de las fibras, segmentación de fibras, sustitución grasa del tejido muscular, y aumento del tejido conjuntivo endomisial) han de observarse, junto con los factores siguientes:
  1. DM: atrofia perifascicular deposición de complejo de ataque a membrana (CAM) a lo largo de los capilares.
  2. PM: infiltrados endomisiales, compuestos por células T CD8+ y macrófagos, que invaden fibras musculares no necróticas que expresan antígeno MCH-1.
  3. MCI: cuerpos de inclusión y vacuolas bordeadas: estos rasgos pueden no observarse a pesar de que la presentación sea clásica, por lo que los pacientes pueden ser erróneamente diagnosticados de PM.

DIAGNÓSTICO DIFERENCIAL

- Distrofias musculares.
- Mioneuropatía amiloide.
- Esclerosis lateral amiotrófica.
- Miastenia grave.
- Síndrome de Eaton-Lambert.
- Miopatías inducidas por fármacos (p. ej., quinidina, AINE, penicilamina, o inhibidores de la HMG coencima A reductasa).
- Amiotrofia diabética.
- Síndrome de Guillain-Barré.
- Hispertiroidismo o hipotiroidismo.
- Liquen plano.
- DM amiopática (exantema si debilidad).
- LES.
- Dermatitis atópica, de contacto o seborreica.
- Psoriasis.

PRUEBAS DE LABORATORIO

- La creatincinasa es la enzima muscular más sensible en las pruebas para detectar la fragmentación de fibras y puede hallarse elevada hasta 50 veces su valor normal en la DM y la PM. En la MCI suele estar sólo levemente elevada.

- La aldolasa, la AST, la ALT, la fosfatasa alcalina y la LDH pueden estar elevadas. Aunque no resulta específico, la VSG también lo está en la mayoría de los casos de DM y PM.
- En la miositis con enfermedad pulmonar intersticial asociada se observan anticuerpos anti-Jo-1, que no obstante no son específicos para DM y PM.
- Deben solicitarse valores de electrólitos, TSH, Ca y Mg, para excluir otras posibles causas de debilidad.
- ECG para evaluación de la afectación cardíaca.

DIAGNÓSTICO POR IMAGEN

- Radiografía de tórax para descartar la afectación pulmonar. Si se sospecha de enfermedad pulmonar intersticial, la TC de alta resolución del tórax puede resultar de ayuda.
- Fluoroscopia en vídeo o contraste de bario para detectar una posible disfunción superior del esófago en pacientes con disfagia y GM.

TRATAMIENTO

El objetivo terapéutico es el mantenimiento de la función y la prevención o minimización de posibles secuelas. Para la MCI no hay actualmente un tratamiento farmacológico eficaz; el que se comenta a continuación es válido para la DM y la PM. En general, los pacientes de DM parecen responder mejor que los de PM.

TRATAMIENTO NO FARMACOLÓGICO

- Agentes de protección solar con FPS de 15 o más en pacientes de DM.
- La fisioterapia ayuda a mejorar la deambulación y aumenta el tono y la fuerza musculares.
- Terapia ocupacional para fomentar la realización de actividades de la vida diaria.
- Logopedia para tratar la disfagia y los problemas de deglución.

TRATAMIENTO AGUDO

- Prednisona: 1-2 mg/kg diarios hasta 100 mg/día. la dosis continúa administrándose hasta que la fuerza del músculo mejora y/o las enzimas musculares han recuperado sus valores normales durante 4 semanas. A continuación, disminuir la dosis en 10 mg/mes hasta llegar a los 60 mg/día y, más tarde, reducir en 5 mg/mes. Cuando el paciente está estable, la prednisona en días alternos aen las mismas dosis puede reducir los efectos secundarios.

- Si el paciente no mejora con la prednisona o las enzimas comienzan a elevarse al reducir la dosis, pueden emplearse agentes inmunosupresores, tales como la globulina intravenosa (IgIV) o la ciclofosfamida. Para datos específicos de dosificación, véase «Tratamiento crónico».

TRATAMIENTO CRÓNICO

El objetivo es mantener la fuerza muscular mientras se reduce la dosis de esteroides.

- El tratamiento crónico con prednisona puede ser necesario durante años, aunque se han de incorporar otros agentes inmunosupresores para reducir los efectos secundarios a largo plazo de los esteroides.
- Azatiopriena en dosis de 2-3 mg/kg/día, reducida a 1 mg/kg/día después de que el esteroide se haya reducido. Disminuir la dosis a intervalos de 25 mg/mes. La dosis de mantenimiento es de 50 mg/día.
- Metotrexato en dosis de 7,5 a 10 mg/semana v.o., aumentando en intervalos de 2,5 mg/semana, hasta un total de 25 mg/semana.
- La IgIV, en dosis total de 2 g/kg, administrada a lo largo de 2-5 días, puede utilizarse antes que azatioprina/metotrexato. Si se produce una mejora tras la dosis inicial, ésta deberá repetirse si se hace evidente una recidiva clínica.
- En casos refractarios, la ciclofosfamida i.v. en dosis de 1 g/m² mensualmente × 6 es preferible a la dosificación oral. No obstante, esta dosis para la ciclofosfamida es de 1-3 mg/kg/día o de 2-4 mg/kg/día, en combinación con prednisona.

- Otros fármacos de posible administración son micofenolato, mofetil, ciclosporina e hidroxicloroquina.

PRONÓSTICO

- Una vez iniciado el tratamiento, las enzimas musculares deberían recuperar sus valores normales antes de que los síntomas mejoren.
- Durante las exacerbaciones, las enzimas se elevarán antes de que aparezcan los síntomas.
- Aproximadamente el 50% de los pacientes experimentan una remisión y abandonan el tratamiento en el plazo de 5 años. El resto presentan enfermedad activa, que requiere tratamiento continuado, o enfermedad inactiva, con atrofia muscular y contracturas permanentes.
- Entre los indicadores de mal pronóstico se cuentan los siguientes:
  1. Retraso en el diagnóstico.
  2. Edad avanzada.
  3. Enfermedad recalcitrante.
  4. Enfermedad maligna.
  5. Fibrosis pulmonar intersticial.
  6. Disfagia.
  7. Leucocitosis.
  8. Fiebre.
  9. Anorexia.
  10. La infección, la enfermedad maligna y las disfunciones cardíaca y pulmonar son las causas más habituales de muerte.

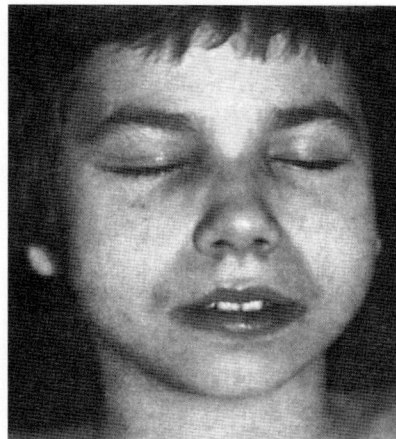

FIGURA 1-161 Exantema facial de dermatomiositis juvenil. Hay eritema sobre el puente de la nariz y las áreas malares, con decoloración violácea (heliotrópica) de la parte superior de los párpados. (De Behrman R.E.: *Nelson's textbook of pediatrics*, 16.ª ed., Filadelfia, 2000, WB Saunders.)

FIGURA 1-162 Dermatomiositis (pápulas de Gottron). Obsérvense las pápulas eritematosas sobre las articulaciones y las telangiectasias periungueales. (De Noble J. [ed.]: *Textbook of primary care medicine*, 2.ª ed. St. Louis, 1996, Mosby.)

Con tratamiento temprano se han comunicado tasas de supervivencia a 5 y 8 años del 80 y del 73%, respectivamente.

DERIVACIÓN

- La derivación a neurología o reumatología se ha de llevar a cabo para ayudar a establecer el diagnóstico e instaurar el tratamiento.
- La derivación a ORL para miotomía faríngea ha de considerarse antes de la implantación de una sonda de gastrostomía en pacientes de MCI.

OTRAS CONSIDERACIONES

COMENTARIOS

- *No* se debe instaurar un tratamiento antes de disponer de resultados de la biopsia muscular.
- Cuando se evalúa la respuesta al tratamiento, es preferible valorar la fuerza muscular a partir de las pruebas de enzimas musculares.

- La posible correlación de neoplasia maligna (ovario, pulmón, mama, GI) y miositis es digna de crédito, por lo que ha de someterse a seguimiento a los pacientes de más de 40 años de edad, en el momento del diagnóstico y cada 2-3 años con posterioridad.
- No parece existir asociación entre la dermatomiositis juvenil y los procesos malignos.
- El síndrome de solapamiento hace referencia a aquellos pacientes de dermatomiositis que también satisfacen los criterios diagnósticos de otros trastornos del tejido conjuntivo (p. ej., artritis reumatoide, escleroderma o LES).
- Si el paciente está siendo tratado con esteroides de forma crónica, es necesario asegurarse de controlar el posible desarrollo de:
  1. Diabetes (prueba de tolerancia a la glucosa oral o hemoglobina A1C).
  2. Osteopenia/osteoporosis (imagen DEXA cada 6 meses).
  3. Cataratas (valoración oftalmológica anual).

  4. Hipertensión.
  5. Los efectos secundarios psiquiátricos, incluyendo depresión y psicosis.
  6. Problemas de sueño (prescripción de medios de ayuda en función de las necesidades).
  7. Úlcera péptica (prescripción de antagonistas de H2 o inhibidor de la bomba de protones).

BIBLIOGRAFÍA RECOMENDADA

Amato AA, Griggs RC: Unicorns, dragons, polymyositis, and other mythological beasts, *Neurology* 61:288, 2003.

Callen JP: Dermatomyositis, *Lancet* 355(9197): 53, 2000.

Dalakas M: Controlled studies with high-dose intravenous immunoglobulin in the treatment of dermatomyositis, inclusion body myositis, and polymyositis, *Neurology* 51(6):S37, 1998.

http://www.neuro.wustl.edu/neuromuscular

Koler RA, Montemarano A: Dermatomyositis, *Am Fam Physician* 64(156):5, 2001.

AUTOR: GREGORY J. ESPER, M.D.

Miositis con cuerpos de inclusión 565

INFORMACIÓN BÁSICA

DEFINICIÓN

La miositis con cuerpo de inclusión (MCI) es una miopatía inflamatoria con características clínicas y anatomopatológicas propias.

CÓDIGO CIE-9 CM
710.8 Otras enfermedades difusas específicas del tejido conjuntivo

EPIDEMIOLOGÍA Y DEMOGRAFÍA

INCIDENCIA (EN EE.UU.): Es la tercera forma principal de miopatía inflamatoria idiopática (tras la polimiositis y dermatomiositis). Supone el 15-28% de las miopatías inflamatorias en EE.UU. y Canadá.
PREVALENCIA (EN EE.UU.): 4-9 casos/1.000.000 personas.
PREDOMINIO POR SEXOS: Hombre > mujer (3:1); más frecuente en la población blanca que en la negra.
DISTRIBUCIÓN POR EDADES: >50 años de edad; rara antes de los 30.
INCIDENCIA MÁXIMA: Quinta década.
GENÉTICA:
- Dos formas:
  1. Esporádica adquirida: mayoría de los casos (la que se expone aquí).
  2. Familiar: difiere de la adquirida en la edad de comienzo (infancia temprana), distribución de la debilidad muscular (respeta el cuádriceps) y hallazgos de biopsia (ausencia de inflamación y menos depósitos de amiloide). Está ligada al cromosoma 9 y puede presentar un patrón de herencia autosómico dominante o recesivo.
- Tipos HLA: DR_1*0301, DR_3*0101 (o DR_3*0202) y DQ_1*0201.

SÍNTOMAS Y SIGNOS

- Comienzo insidioso (>6 años desde el inicio de los síntomas hasta el diagnóstico).
- Debilidad muscular indolora y asimétrica y atrofia de los flexores de los dedos o muñeca (habitualmente el flexor largo del pulgar), extensores de la rodilla (cuádriceps) y extensores del pie. La debilidad afecta a otros músculos con el tiempo.
- Una síntoma frecuente es la dificultad para la deambulación y las caídas frecuentes (por inestabilidad de las rodillas causada por la debilidad del extensor de la rodilla.)
- Son frecuentes la fatiga y la disminución de la tolerancia al ejercicio.
- Disfagia (hasta el 60%).
- El aspecto clásico es el de los antebrazos delgados en la zona medial con atrofia de los cuádriceps.
- Puede observarse debilidad facial y cervical.

- Pérdida temprana de reflejos rotulianos.
- Hasta el 15% de los pacientes presentan otras enfermedades autoinmunitarias (lupus eritematoso sistémico, síndrome Sjögren, esclerodermia, neumonitis intersticial, psoriasis y sarcoidosis), diabetes y polineuropatía leve.
- En algunos artículos se señalan anomalías cardiovasculares.
- No está relacionada con neoplasias.
- Se han publicado criterios diagnósticos de MCI probable o definitiva basados en biopsia muscular, manifestaciones clínicas y hallazgos de laboratorio.

ETIOLOGÍA

- No bien conocida.
- Respuesta inmunitaria mediada por células: infiltración endomisial por células T citotóxicas CD8.
- Procesado anormal de las proteínas: acumulación de proteínas tipo Alzheimer (proteína prión, proteína β amiloide, proteína neuronal asociada al microtúbulo, proteína precursora amiloide, α-1-antiquimiotripsina, tau fosforilada, apolipoproteína E, ubiquitina y presenilina) en el interior de las fibras musculares degeneradas.
- Supresión de ADN mitocondrial.
- Estrés oxidativo inducido por óxido nítrico.
- Posible patogenia viral: inclusiones filamentosas similares a las nucleocápsides de mixovirus.

DIAGNÓSTICO

DIAGNÓSTICO DIFERENCIAL

- Esclerosis lateral amiotrófica.
- Polimiositis.
- Distrofia oculofaríngea.
- Miopatía sarcoide atrófica crónica.
- Miastenia gravis.
- Deficiencia de maltasa ácida.
- Poliradiculoneuropatía desmielinizante inflamatoria crónica.

VALORACIÓN

- Una buena anamnesis y exploración clínica demuestran el patrón característico de debilidad en un hombre mayor de 50 años.
- Electromiografía: cambios miopáticos activos (potenciales de fibrilación, ondas agudas positivas y potenciales de acción de unidad motora polifásicos de corta duración y baja amplitud). También pueden verse cambios miopáticos y neuropáticos mixtos.

- Estudios de conducción nerviosa: en algunos casos los estudios de conducción nerviosa sensitiva son anormales (si existe una neuropatía asociada).
- Biopsia muscular: fibras atróficas angulares pequeñas y denervadas. Infiltración endomisial por células T citotóxicas CD8. Vacuolas intracitoplasmáticas con reborde e inclusiones tubulofilamentosas citoplásmicas a la exploración con microscopio electrónico de la fibra muscular afectada.

PRUEBAS DE LABORATORIO

- CPK (normal a 3-5 veces superior a lo normal).
- Pruebas de función tiroidea para descartar enfermedad del tiroides.
- Antígeno antinuclear (ANA), factor reumatoide (FR), ADN de cadena doble (ADN-cd), velocidad de sedimentación globular (VSG), scl-70, anti-Ro y anti-La para descartar otras enfermedades autoinmunitarias.

TRATAMIENTO

TRATAMIENTO NO FARMACOLÓGICO

- Ejercicio: programa de entrenamiento isotónico para los músculos débiles.
- Evaluación nutricional en presencia de disfagia.
- Ortesis/prótesis para debilidad del tibial anterior y/o cuádriceps.
- Visitas de seguimiento.

TRATAMIENTO GENERAL

- Resistente al tratamiento.
- Se han empleado corticoides, ciclofosfamida, clorambucilo, azatioprina, ciclosporina, metrotexato y GGIV pero sin pruebas de su beneficio.
- GGIV puede aportar cierto beneficio a los pacientes con disfagia (Cherin P y cols.).
- Se ha utilizado interferón-β, pero son necesarios nuevos estudios (Chabot S y cols., Toepfer M y cols.).
- Oxandrolona (esteroide anabolizante sintético) mejora la potencia muscular pero es necesario ampliar el estudio (Rutkove SB y cols.).
- Por lo general se recomienda una pauta de prednisona (0,6 mg/kg) durante varios meses (Lotz y cols.).
- Si se acompaña de una enfermedad del tejido conjuntivo, hay que administrar una pauta de tratamiento inmunosupresor.

PRONÓSTICO

- La progresión de la enfermedad es muy lenta.
- La velocidad de deterioro de la potencia (según la miometría manual o la prueba muscular manual) es de 0,66-1,4% al mes.
- La velocidad de deterioro funcional desde el comienzo de los síntomas hasta que se hace necesario el uso de un andador varía según la edad al inicio de los síntomas (17 años y 3,2 años para una edad de inicio de 40-49 y 70-79, respectivamente).
- Pueden producirse períodos de estabilización (3-6 meses) en el 25-50% de los pacientes.

DERIVACIÓN

- Evaluación quirúrgica para biopsia muscular.
- Neurólogo o especialista neuromuscular.

OTRAS CONSIDERACIONES

COMENTARIOS

- Un fisioterapeuta debe evaluar el riesgo de caídas.
- Las determinaciones cuantitativas de la potencia muscular (miometría) deben emplearse para evaluar la respuesta al tratamiento y la actividad de la enfermedad.

BIBLIOGRAFÍA RECOMENDADA

Chabot S, Williams G, Yong VW: Microglial production of TNF-alpha is induced by activated T lymphocytes: involvement of VLA-4 and inhibition by interferon beta-1b, *J Clin Invest* 100:604, 1997.

Cherin P et al: Intravenous immunoglobulin for dysphagia of inclusion body myositis, *Neurology* 58:326, 2002.

Katirji B et al: *Neuromuscular Disorders in Clinical Practice.* Boston, 2002, Butterworth-Heinemann.

Lotz BP et al: Inclusion body myositis: observation in 40 patients, *Brain* 112:727, 1989.

Rutkove SB et al: A pilot randomized trial of oxandrolone in inclusion body myositis, *Neurology* 58:1081, 2002.

Tawil R, Griggs RC: Inclusion body myositis, *Curr Opin Rheumatol* 14:653, 2002.

Toepfer M et al: Expression of chemokines in normal muscle and inflammatory myopathies, *Neurology* 50:A413, 1998.

AUTOR: **MUSTAFA A. HAMMAD, M.D.**

INFORMACIÓN BÁSICA

DEFINICIÓN

La miotonía es un tipo de distrofia muscular en el que la relajación de un músculo después de la contracción se retrasa o se prolonga. El tipo más habitual de distrofia muscular con miotonía es la distrofia muscular, que se describe a continuación.

SINÓNIMO

Distrofia miotónica.

CÓDIGOS CIE-9CM
359.2 Trastornos miotónicos
728.85 Espasmo muscular

EPIDEMIOLOGÍA Y DEMOGRAFÍA

PREVALENCIA: De 3 a 5 casos/100.000 personas.

- Trastorno genético heredado como enfermedad autosómica dominante.
- Los síntomas suelen manifestarse durante la adolescencia o en la primera fase de la edad adulta. Se han descrito casos de distrofia miotónica infantil.

SÍNTOMAS Y SIGNOS

- Habitualmente la primera manifestación es la debilidad de la extremidad distal. En ocasiones asociada a rigidez muscular, calambres o dificultad en el reflejo de prehensión.
- La debilidad de extiende hasta afectar a todos los grupos musculares. La debilidad del músculo flexor del cuello, la atrofia del masetero y el temporal y la disartria son con frecuencia signos destacados.
- La percusión de un músculo produce una contracción lenta seguida de relajación prolongada. El «reflejo miotónico» se evalúa mejor percutiendo los músculos tenares y observando la flexión lenta seguida de relajación lenta del pulgar.
- A medida que la enfermedad progresa, la debilidad generalizada se hace más pronunciada y la miotonía se hace menos patente.
- Afectación extramuscular:
  Retraso mental de gravedad variable (puede no existir).
  Alopecia frontal (fig. 1-163).
  Cataratas.
  Diabetes mellitus.
  Hipogonadismo.
  Insuficiencia corticoadrenal.
  Miocardiopatía.
- La distrofia miotónica infantil se presenta como hipotonía extrema neonatal con deformidad en «boca de tiburón» (labio superior en forma de V invertida).

ETIOLOGÍA Y PATOGENIA

Trastorno genético codificado en el cromosoma 19 que da lugar a una inflamación continuada de la membrana muscular, que da lugar a contracción muscular prolongada.

DIAGNÓSTICO

DIAGNÓSTICO DIFERENCIAL

- Miotonía congénita (enfermedad de Thomsen).
  Puede ser autosómica dominante o recesiva (dos variedades distintas).
  La enfermedad queda limitada a los músculos y produce hipertrofia y rigidez tras el reposo. La función muscular se normaliza con el ejercicio. No hay debilidad. Los síntomas se exacerban con exposición al frío.
- Paramiotonía congénita.
  Enfermedad autosómica dominante.
  Debilidad y rigidez de los músculos faciales y de las extremidades superiores distales, especialmente –o exclusivamente- con exposición al frío.
- Distrofias musculares.
- Miopatías inflamatorias (polimiositis).
- Enfermedades musculares metabólicas.
- Síndromes miasténicos.
- Enfermedad de la neurona motora.

VALORACIÓN

- La historia y la exploración física suelen ser suficientes.
- Las enzimas musculares (CPK, aldolasa, AST) suelen presentar valores anómalos.
- EMG: características descargas miotónicas de tipo «bombardeo en picado».
- Biopsia muscular: atrofia fibrilar de tipo I, fibras en forma de anillo y aumento de la nucleación central.

TRATAMIENTO

- Fenitoína.
- Quinina.
- Quinidina.
- Procainamida.
- Acetazolamida.
- Consejo genético.
- Aparatos ortopédicos.

DERIVACIÓN

A neurología.

BIBLIOGRAFÍA RECOMENDADA

Rose M, Griggs R: Inherited muscle, neuromuscular, and neuronal disorders. In Goetz CG (ed): *Textbook of clinical neurology*, Philadelphia, 1999, WB Saunders.

AUTOR: **TOM J. WACHTEL, M.D.**

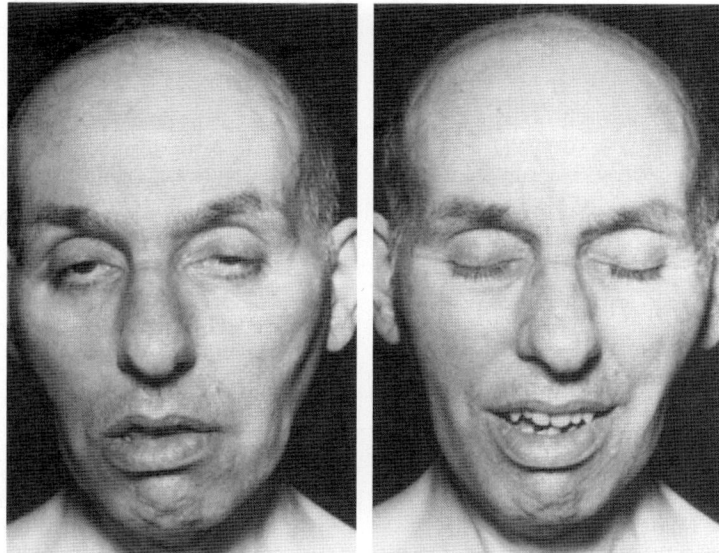

FIGURA 1-163 Distrofia miotónica con la típica facies miopática, calvicie frontal y mejillas hundidas. (De Dubowitz, V: *Muscle disorders in childhood*, Londres, 1995, WB Saunders).

INFORMACIÓN BÁSICA

DEFINICIÓN

- El mixoma auricular es una neoplasia benigna de origen mesenquimal y es el tumor primario más frecuente del corazón.

CÓDIGO CIE-9CM
212.7 Neoplasias benignas, cardíacas

EPIDEMIOLOGÍA Y DEMOGRAFÍA

- Los mixomas auriculares representan 50% de todos los tumores primarios cardíacos.
- Un 75% de los mixomas se originan en la aurícula izquierda en relación estrecha con la fosa oval. Hasta 15% de los mixomas se originan en la aurícula derecha y el 10% restante lo hacen en el ventrículo izquierdo o en múltiples zonas.
- La prevalencia de mixoma auricular son aproximadamente 75 casos por millón de autopsias.
- La edad media de los casos esporádicos son 56 años.
- La edad media de los casos familiares son 25 años.
- Un 70% de los casos esporádicos afectan a mujeres.

SÍNTOMAS Y SIGNOS

Los pacientes con mixomas auriculares se presentan con una de estas tres manifestaciones típicas:

- Obstrucción mecánica de la válvula (válvula tricúspide o mitral):
  1. Disnea de esfuerzo.
  2. Ortopnea.
  3. Disnea paroxística nocturna.
  4. Edema.
  5. Mareo, vértigo o síncope.
  6. Aumento de la presión venosa yugular.
  7. S1 alto, aumento de la intensidad del componente P2 de S2 por la hipertensión pulmonar.
  8. Soplos sistólicos de insuficiencia mitral o tricúspide, o soplos diastólicos por estenosis mitral o tricúspide, que dependerán de la cámara afectada por el mixoma.
  9. Tercer tono cardíaco, que se llama «plop por tumor».
  10. Fibrilación auricular con pulso irregularmente irregular.
- Embolización sistémica que se produce hasta en el 30% de los casos y puede producir:
  1. Accidentes cerebrales vasculares.
  2. Embolismo pulmonar.
  3. Embolismo paradójico.
- Síntomas constitucionales:
  1. Fiebre.
  2. Pérdida de peso.
  3. Artralgias.
  4. Fenómeno de Raynaud.

ETIOLOGÍA

- La mayor parte de los casos (90%) de mixoma auricular son esporádicos sin una causa conocida. El 10% restante de los casos tienen un patrón familiar autosómico dominante. Algunos pacientes con mixomas cardíacos familiares tienen «síndrome de Carney», que cursa con mixomas de otras localizaciones, pigmentación de la piel y tumores de origen endocrino.

DIAGNÓSTICO

DIAGNÓSTICO DIFERENCIAL

- Estenosis mitral.
- Insuficiencia mitral.
- Estenosis tricuspídea.
- Insuficiencia tricuspídea.
- Hipertensión pulmonar.
- Endocarditis.
- Vasculitis.
- Trombos en la aurícula izquierda.
- Embolismo pulmonar.
- Accidentes cerebrales vasculares.
- Enfermedades del colágeno vascular.
- Cardiopatía por carcinoide.
- Anomalía de Ebstein.

VALORACIÓN

Es necesario un elevado índice de sospecha para realizar el diagnóstico de mixoma auricular, porque la clínica se parece a muchos otros procesos cardiovasculares y pulmonares.

PRUEBAS DE LABORATORIO

Aunque no son muy específicos, los siguientes datos de laboratorio pueden estar alterados en los pacientes con mixomas auriculares:

- HC: anemia, policitemia, trombocitopenia.
- Velocidad de sedimentación globular, proteína C reactiva e inmunoglobulinas elevadas en general.
- ECG: los pacientes con mixomas auriculares pueden tener datos de hipertrofia de la AI o de la AD, fibrilación auricular, aleteo auricular, extrasístoles ventriculares, taquicardia ventricular o fibrilación ventricular.

DIAGNÓSTICO POR IMAGEN

- Ecocardiografía: es el procedimiento inicial de elección ante la sospecha de mixoma auricular.
- Radiografía de tórax: alteraciones de la silueta cardíaca y aumento de tamaño de las cavidades.
- Ecocardiografía transesofágica: puede detectar masas que no se visualizan en la ecocardiografía transtorácica.
- RM: ayuda a determinar el tamaño, la forma y las características del tumor.
- El cateterismo cardíaco no se necesita en general para establecer el diagnóstico de mixoma auricular, aunque en algunos casos se necesita para descartar enfermedad coronaria.

TRATAMIENTO

TRATAMIENTO NO FARMACOLÓGICO

Ninguno.

TRATAMIENTO AGUDO

- La resección quirúrgica es el tratamiento de elección.
- La cirugía se debe realizar rápido porque puede producirse la muerte súbita mientras se espera el procedimiento (v. «pronóstico»).

TRATAMIENTO CRÓNICO

Se encontraron arritmias postoperatorias y alteraciones de la conducción en el 26% de los pacientes, que se trataron de forma convencional.

PRONÓSTICO

- Los resultados de la cirugía indican una supervivencia del 95% a los 3 años de seguimiento.
- Hasta el 5% de los casos de mixoma auricular esporádicos recidivan en los primeros 6 años tras la cirugía.
- Hasta el 20% de los casos de mixoma familiar pueden recidivar tras la cirugía.
- Se ha descrito muerte súbita hasta en el 15% de los pacientes con mixoma auricular y la muerte se debe a una embolización coronaria o sistémica, o por la obstrucción del flujo sanguíneo en la válvula tricúspide o mitral.

DERIVACIÓN

- Se recomienda consultar con un cardiólogo en la valoración inicial si existen signos y síntomas de obstrucción valvular, embolización sistémica de origen cardíaco o ambos.
- Cuando las pruebas no invasivas demuestran el tumor cardíaco, se recomienda consultar con un cirujano cardiovascular para la resección quirúrgica rápida.

OTRAS CONSIDERACIONES

COMENTARIOS

Aunque la recidiva de un mixoma auricular tras la cirugía es rara, se deben realizar ecocardiografías anuales.

BIBLIOGRAFÍA RECOMENDADA

Bhan A et al: Surgical experience with intracardiac myxomas: long-term follow-up, *Ann Thorac Surg* 66:810, 1998.

Centofanti P et al: Primary cardiac tumors: early and late results of surgical treatment in 91 patients, *Ann Thorac Surg* 68:1235, 1999.

Pérez de Isla L et al: Diagnosis and treatment of cardiac myxomas by transesophageal echocardiography, *Am J Cardiol* 90(12):1419, 2002.

Pinede L, Duhaut P, Loire R: Clinical presentation of left atrial cardiac myxoma. A series of 112 consecutive patients, *Medicine* 80:159, 2001.

Pucci A et al: Histopathologic and clinical characterization of cardiac myxoma: review of 53 cases from a single institution, *Am Heart J* 140:134, 2000.

AUTORES: GAURAV CHOUDHARY, M.D., y **WEN-CHIH WU, M.D.**

INFORMACIÓN BÁSICA

DEFINICIÓN

Infección viral caracterizada por lesiones cutáneas aisladas con umbilicación central (fig. 1-164).

CÓDIGO CIE 9-CM
078.0 Molusco contagioso

EPIDEMIOLOGÍA Y DEMOGRAFÍA

- El molusco contagioso se extiende por autoinoculación, rascado o contacto con una lesión.
- Suele darse en niños de corta edad. Es también frecuente en adultos sexualmente activos y en pacientes infectados por el VIH.
- El período de incubación varía entre 4 y 8 semanas.
- La curación espontánea de pacientes inmunocompetentes puede producirse en el plazo de varios meses.

SÍNTOMAS Y SIGNOS

- La lesión individual aparece inicialmente como una pápula de color carne, firme y de superficie lisa, con posterior umbilicación central. Las lesiones aparecen a menudo agrupadas. El tamaño de cada una de ellas oscila entre 2 y 6 mm de diámetro.
- La distribución característica en niños incluye la cara, las extremidades y el tronco. Las membranas mucosas no se ven afectadas.
- La distribución en adultos suele afectar a las áreas genital y púbica.
- Como consecuencia de rascado o de reacción de hiperreactividad, pueden registrarse eritema y descamación en la periferia de las lesiones.
- No aparecen lesiones en las palmas de las manos ni en las plantas de los pies.

ETIOLOGÍA

Infección viral de las células epiteliales producida por un poxvirus.

DIAGNÓSTICO

El diagnóstico suele establecerse a partir de la apariencia clínica de las lesiones (distribución y umbilicación central). Puede recurrirse a una lente de aumento para observar la umbilicación central. Si es necesario, el diagnóstico puede confirmarse mediante extirpación de una lesión con una cureta y examen de su contenido sobre un portaobjetos, tras añadir hidróxido potásico y calentar ligeramente. La tinción con azul de toluidina permite identificar las inclusiones virales.

DIAGNÓSTICO DIFERENCIAL

- Verruga plana: sin umbilicación central; no forma cupular; forma irregular; puede afectar a las palmas de las manos y las plantas de los pies.
- Herpes simplex: las lesiones se hacen umbilicadas rápidamente.
- Varicela: hay ampollas y vesículas.
- Foliculitis: sin umbilicación central; presencia de pelo que puede perforar la pústula o pápula.
- Criptococosis cutánea en pacientes de SIDA: pueden observarse levaduras en gemación en el examen citológico de las lesiones.
- Carcinoma basocelular: no hay lesiones múltiples.

VALORACIÓN

Examen minucioso de las pápulas.

PRUEBAS DE LABORATORIO

Generalmente, no indicadas en niños. En todos los casos de molusco contagioso se recomiendan pruebas de detección de cualquier otra enfermedad de transmisión sexual.

DIAGNÓSTICO POR IMAGEN

No indicado.

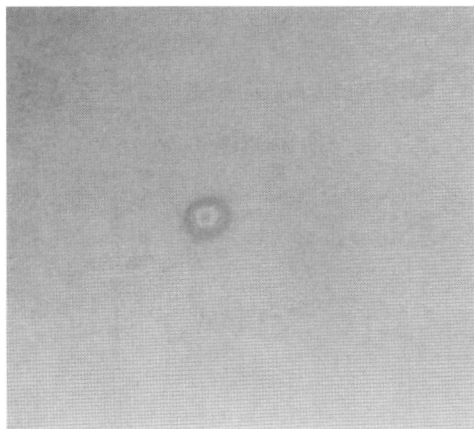

FIGURA 1-164 Molusco contagioso. (De Rakel R.E.: *Principles of Family Practice.* 6.ª ed., Filadelfia, 2002, WB Saunders.)

TRATAMIENTO

TRATAMIENTO NO FARMACOLÓGICO

Prevención de la autoinoculación por rascado o contacto con las lesiones.

TRATAMIENTO GENERAL

- El tratamiento debe ser individualizado en función del número de lesiones, estado inmune y edad y orientación sexual del paciente.
- La espera a la resolución espontánea puede ser conveniente en pacientes que presenten pocas lesiones, pequeñas, no irritadas y no extensivas. Las lesiones genitales han de tratarse en todos los pacientes sexualmente activos.
- En un reducido porcentaje de lesiones, puede ser adecuado el curetaje subsiguiente a tratamiento previo con crema de combinación de prilocaína al 2,5% y lidocaína al 2,5 (EMLA) como anestésico. El curetaje ha de evitarse en zonas sensibles desde el punto de vista cosmético, ya que pueden formarse cicatrices.
- Los tratamientos con nitrógeno líquido combinado con curetaje son efectivos en pacientes de edad avanzada que no presenten objeciones a experimentar cierta incomodidad durante su aplicación.
- La aplicación de cantaridina al 0,7% sobre lesiones individuales cubiertas con celo da lugar a la formación de ampollas en el plazo de 24 horas y a su posible desaparición sin formación de cicatrices. Esta pauta debe evitarse en lesiones faciales.
- Entre otras medidas terapéuticas se cuentan también el uso de gel al 0,025% o de crema al 0,1 de tretinoína al acostarse, uso diario de ácido salicílico al acostarse y el empleo de la laserterapia.
- La descamación con ácido tricloroacético repetida quincenalmente a lo largo de varias semanas resulta de utilidad en pacientes inmunocomprometidos con lesiones extensas.

PRONÓSTICO

La mayoría de los pacientes responden bien a las pautas terapéuticas aquí indicadas. En algunos pacientes inmunocompetentes puede registrarse remisión espontánea al cabo de 6 a 9 meses.

DERIVACIÓN

A dermatología cuando el diagnóstico es dudoso o en pacientes con lesiones extensas.

OTRAS CONSIDERACIONES

COMENTARIOS

El molusco contagioso genital en niños puede ser indicio de abusos sexuales.

AUTOR: **FRED F. FERRI, M.D.**

INFORMACIÓN BÁSICA

DEFINICIÓN

La mononucleosis es una infección sintomática causada por el virus de Epstein-Barr.

SINÓNIMO

Mononucleosis infecciosa (MI).

CÓDIGO CIE-9CM
075 Mononucleosis infecciosa

EPIDEMIOLOGÍA Y DEMOGRAFÍA

INCIDENCIA EN ESTADOS UNIDOS: 45 casos/100.000 personas/año.
PREDOMINIO POR SEXOS: La incidencia es la misma, pero la enfermedad se desarrolla antes en mujeres.
DISTRIBUCIÓN POR EDADES: Más común entre los 15 y los 24 años.

SÍNTOMAS Y SIGNOS

- Después de un período de incubación de entre 1 y 2 meses, puede haber un pródromo, con fiebre, escalofríos, malestar general y anorexia, a lo largo de varios días. A éste le sigue la clásica tríada, que incluye faringitis, fiebre y adenopatía. Aunque la fatiga y el malestar general pueden ser considerables, la faringitis suele ser el síntoma más grave. Son frecuentes los exudados.
- La linfadenopatía es más patente en la región cervical, aunque puede ser difusa.
- En ocasiones se produce esplenomegalia, generalmente durante la segunda semana de la enfermedad.
- El exantema no es habitual, si bien aparecen en caso todos los pacientes tratados con ampicilina.
- A veces, la MI se presenta con fiebre y adenopatía, sin faringitis. Aunque las complicaciones pueden llegar a ser graves, no son habituales y tienden a remitir por completo. Puede producirse afectación de los sistemas hematológico, pulmonar, cardíaco o nervioso. La rotura del bazo es una complicación poco frecuente. La MI es en general una enfermedad autolimitante, aunque los síntomas de fatiga y malestar pueden perdurar durante meses antes de desaparecer.

ETIOLOGÍA

La causa de la MI es la infección primaria por el virus de Epstein-Barr (VEB). La infección primaria durante la infancia produce síntomas escasos o nulos. En niños suele ser más frecuente en grupos de bajo nivel socioeconómico. La frecuencia de la MI al final de la adolescencia se atribuye al inicio de las relaciones sociales entre ambos sexos. Generalmente es necesario un estrecho contacto personal para que se produzca la transmisión, aunque el VEB se ha transmitido en ocasiones por transfusión sanguínea. En muchos casos el contagio se produce a través de la saliva al besarse.

DIAGNÓSTICO

DIAGNÓSTICO DIFERENCIAL

- Monocucleosis infecciosa heterófilo-negativa producida por citomegalovirus (CMV); aunque la presentación clínica puede ser similar, la infección por CMV es más habitual por transfusión.
- Causas bacterianas y virales de faringitis.
- Toxoplasmosis.
- Síndrome retroviral agudo por VIH, linfoma.

VALORACIÓN

Es conveniente realizar prueba de anticuerpos heterófilos (monospot) y hemograma completo.

PRUEBAS DE LABORATORIO

- Es frecuente la elevación de leucocitos, con linfocitosis relativa y neutropenia. Los linfocitos atípicos son el punto clave para el diagnóstico de MI, aunque no son patognomónicos. Es común la trombocitopenia moderada. La reducción del hematocrito puede ser signo de rotura esplénica. En la mayor parte de los casos se registran aumento de las enzimas hepatocelulares y de las crioglobulinas. Los anticuerpos heterófilos, medidos con la prueba de Monospot, pueden resultar positivos en la presentación o bien aparecer a lo largo del curso de la enfermedad. Si la sospecha clínica es elevada, la prueba debe repetirse si su resultado es negativo. Si este resultado continúa repitiéndose a lo largo de 8 semanas, son probables otras causas de MI. La prueba de Monospot suele mantenerse positiva durante un período de entre 3 y 6 meses, aunque puede perdurar durante un año.
- Se ha comunicado una prueba positiva con infección primaria por VIH.
- Además del anticuerpo heterófilo, los anticuerpos específicos del virus pueden desarrollarse como respuesta a la MI. la determinación de estos anticuerpos específicos del VEB rara vez es necesaria para el diagnóstico de la MI, aunque el diagnóstico precoz en casos negativos de Monospot puede establecerse por aislamiento de IgM en el antígeno de la cápside viral (ACV), que suele ser positivo durante la fase aguda de la enfermedad.

DIAGNÓSTICO POR IMAGEN

La radiografía de tórax no suele mostrar infiltrados. Puede aparecer un hemidiafragma elevado en casos de rotura del bazo.

TRATAMIENTO

TRATAMIENTO NO FARMACOLÓGICO

- El reposo como medida de apoyo es recomendado por algunos facultativos, aunque las consecuencias precisas de su cumplimiento no quedan claras.
- Esplenectomía si se produce rotura del bazo. Transfusiones en caso de anemia grave o trombocitopenia.

TRATAMIENTO AGUDO

- El tratamiento farmacológico no está indicado si la enfermedad no presenta complicaciones.
- El uso de esteroides se sugiere en casos en los que se registren trombocitopenia grave o anemia hemolítica, o bien obstrucción inminente de las vías respiratorias por aumento de tamaño de las amígdalas. Dosis de 60-80 mg diarios de prednisona por v.o. 3 días, reducidas progresivamente durante 1 o 2 semanas. No se conoce función alguna de antivirales como el aciclovir en el tratamiento de la MI.

TRATAMIENTO CRÓNICO

Se ha descrito una forma de MI crónica, extremadamente infrecuente, con fiebre persistente y otros hallazgos objetivos. Este cuadro ha de diferenciarse del síndrome de fatiga crónica, no relacionado con el VEB.

PRONÓSTICO

Lo normal es que los síntomas acaben por remitir.

DERIVACIÓN

Casos de gravedad superior a la media.

OTRAS CONSIDERACIONES

COMENTARIOS

La práctica de deportes de contacto debe evitarse durante el primer mes de la enfermedad, ya que puede producirse rotura del bazo, incluso en ausencia de esplenomegalia clínicamente detectable.

BIBLIOGRAFÍA RECOMENDADA

Auwaerter PG: Infectious mononucleosis: return to play, *Clin Sports Med* 23:485, 2004.
Crawford DH et al: Sexual history and Epstein-Barr virus infection, *J Infect Dis* 186:731, 2002.
Godshall SE, Kirchner JT: Infectious mononucleosis: complexities of a common syndrome, *Postgrad Med* 107:175, 2000.
Vidrih JA et al: Positive Epstein-Barr virus heterophile antibody tests in patients with primary immunodeficiency virus infection, *Am J Med* 111:192, 2001.

AUTOR: **MAURICE POLICAR, M.D.**

Mordeduras (humanas y por animales)

INFORMACIÓN BÁSICA

DEFINICIÓN

Una mordedura puede ser de origen animal o humano, accidental o intencionada.

CÓDIGO CIE-9CM
879.8 Mordedura, localización no especificada

EPIDEMIOLOGÍA Y DEMOGRAFÍA

- Las mordeduras causan el 1% de las consultas a la urgencia.
- En EE.UU. se producen cada año más de 1 millón de mordeduras a personas.
- Las mordeduras de perro son 85-90% del total y causan cada año 10-20 muertes en EE.UU.; las mordeduras de gato suponen el 10-20%. Es típico que el animal sea propiedad de la víctima.
- Las frecuencias de infección son máximas en las mordeduras de gato (30-50%), seguidas de las humanas (15-30%) y las de perro (5%).
- Las extremidades se afectan en el 75% de los casos.

SÍNTOMAS Y SIGNOS

- El aspecto de la mordedura es variable (punción, desgarro, avulsión).
- Puede encontrarse celulitis, linfangitis y adenopatías locales en las mordeduras infectadas.
- El paciente puede presentar fiebre y escalofríos.

ETIOLOGÍA

- Aumento del riesgo de infección: mordeduras humanas y de gato, lesiones por puñetazo, heridas articulares, punción, mordeduras en la cara y los labios, mordeduras que penetran el cráneo, mordeduras en inmunodeprimidos.
- Gérmenes que con más frecuencia infectan las mordeduras:
  1. *Pasteurella sp.*: responsables de la mayor parte de las infecciones en las primeras 24 horas en perros (*P. canis*) y gatos (*P. multocida, P. septica*).
  2. *Capnocytophaga carnimorsus* (denominada antes bacilo DF-2) es un germen gramnegativo responsable de infecciones tardías, en general tras mordeduras de perros.
  3. Gérmenes gramnegativos (*Pseudomonas, Haemophilus*) son frecuentes en mordeduras humanas.
  4. *Streptococcus sp., Staphylococcus aureus*.
  5. *Eikenella corrodens* en mordeduras humanas.

DIAGNÓSTICO

DIAGNÓSTICO DIFERENCIAL

- Mordedura de un animal rabioso (con frecuencia el ataque se produce sin provocación).
- Lesiones facticias.

VALORACIÓN

- Determinación del tiempo transcurrido desde la mordedura, estado de vacunación frente a la rabia del animal y enfermedades médicas de base que pudieran predisponer al paciente a sufrir infecciones (DM, inmunodeficiencia).
- Documentación del lugar de la mordedura, notificación a las autoridades pertinentes (policía, responsables veterinarios).

PRUEBAS DE LABORATORIO

- En general no se necesitan.
- Hto si se produce una pérdida importante de sangre.
- Cultivos de la herida (para aerobios y anaerobios) si existe evidencia de sepsis o el paciente es inmunodeprimido; los cultivos se deben obtener antes de irrigar la herida, pero tras una limpieza superficial.

DIAGNÓSTICO POR IMAGEN

La radiología está indicada ante la sospecha de penetración ósea o en presencia de una posible fractura o traumatismo importante; la radiología también resulta útil para detectar cuerpos extraños (cuando se sospechen).

TRATAMIENTO

TRATAMIENTO NO FARMACOLÓGICO

- Cuidado local con desbridamiento, limpieza enérgica e irrigación con salino; desbridamiento de los tejidos desvitalizados.
- Irrigación con alta presión para limpiar la herida por mordedura y eliminar todos los contaminantes (se puede emplear solución de salino en una jeringa de 30-35 ml con una aguja de 20 G o un catéter con una punta de jeringa situado 2-3 cm por encima de la herida).
- Evitar la exploración roma de la herida con sondas (aumenta el riesgo de infección).

TRATAMIENTO AGUDO

- No suturar las heridas de las manos o cualquier herida que parezca infectada.
- Las heridas por punción se deben dejar abiertas.

- Administrar tratamiento frente a la rabia e inmunoglobulina antitetánica (250-500 unidades i.m. en el miembro contralateral al toxoide) y toxoide (adultos o niños mayores de 5 años, 0,5 ml de DT i.m.; niños menores de 5 años 0,5 ml de DPT i.m.), según sea necesario.
- Emplear antibioterapia empírica en heridas de alto riesgo (mordeduras de gato, en las manos, en la cara, en áreas genitales, las que penetran huesos o articulaciones, mordeduras humanas, huésped inmunodeprimido): amoxicilina-clavulánico 500-875 mg cada 12 horas durante 7 días o cefuroxima 250-500 mg cada 12 horas durante 7 días.
- En pacientes hospitalizados, antibioterapia intravenosa de elección con cefoxitina 1-2 g cada 6 horas; ampicilina-sulbactam 1,5-3 g cada 6 horas; ticarcilina-clavulanato 3 g cada 6 horas; o ceftriaxona 1-2 g diarios.
- Tratamiento profiláctico de las personas mordidas por otras personas con VIH o hepatitis B (v. sección V).

PRONÓSTICO

- El pronóstico es favorable cuando se realiza tratamiento adecuado.
- Los factores pronósticos más importantes incluyen el tipo y profundidad de la herida, los compartimentos que penetra y la patogenicidad del inóculo bacteriano.
- Las punciones que se irrigan con dificultad, las mordeduras de carnívoro en regiones vitales (arterias, nervios, articulaciones) y el aplastamiento tisular que no se puede desbridar empeoran el pronóstico.
- En general, las mordeduras humanas se complican e infectan más que las animales.
- Casi el 50% de los bacilos gramnegativos anaerobios que se aíslan de las mordeduras humanas pueden ser resistentes a penicilina y positivos para beta-lactamasa.

DERIVACIÓN

- Hospitalización y antibioterapia i.v. para las mordeduras humanas infectadas; las mordeduras con lesiones articulares, nerviosas o tendinosas; y cuando una mordedura animal no responde al tratamiento oral.
- Cuando se realiza tratamiento ambulatorio, el paciente con mordeduras debe ser revalorado a las 48 horas para descartar infecciones.

BIBLIOGRAFÍA RECOMENDADA

Broder J et al: Human bites, *Am J Med* 22:10, 2004.
Presutti RJ: Prevention and treatment of dog bites, *Am Fam Physician* 63:1567, 2001.

AUTOR: **FRED F. FERRI, M.D.**

INFORMACIÓN BÁSICA

DEFINICIÓN

Lesiones derivadas de la mordedura de una serpiente a una persona.

CÓDIGO CIE-9CM

989.5 Intoxicación por veneno

EPIDEMIOLOGÍA Y DEMOGRAFÍA

- Cada año se producen en EE.UU. 45.000 mordeduras de serpiente. De las 8.000 causadas por especies venenosas, entre 9 y 15 causan la muerte (1,2%). Los niños, los ancianos y las personas en las que se retrasa el tratamiento sufren el máximo riesgo.
- En EE.UU. al menos se ha identificado una especie de serpiente venenosa en cada estado, salvo Alaska, Hawai y Maine. La mayor parte de estas serpientes venenosas forman parte de la familia de las crótalos, que incluye las serpientes de cascabel, las cabeza de cobre y las bocas de algodón. La familia *Elapidea*, en la que se incluye la serpiente de coral, supone el resto.

SÍNTOMAS Y SIGNOS

Además de las lesiones tisulares locales, el envenenamiento puede afectar a los sistemas neurológico, renal, digestivo, vascular y de la coagulación. Los síntomas y signos propios de cada especie incluyen:
CRÓTALOS (VÍBORAS): signos y síntomas:
- Señales de colmillos (v. «Diagnóstico»).
- Dolor en 5 minutos.
- Edema en 30 minutos.
- Eritema de la zona y los tejidos adyacentes asociado o no a linfangitis.

Si no se produce edema o eritema en 4-8 horas después de la mordedura confirmada de una serpiente de tipo crótalo, se puede asumir con seguridad que no se ha producido envenenamiento.
Las manifestaciones sistémicas incluyen:
- Paresetesias periorales, gusto metálico y sensación de hormigueo en dedos de manos y pies (sobre todo tras la picadura de la serpiente de cascabel).
- Fasciculaciones locales o generalizadas.
- Escalofríos, fiebre, hipotensión (por aumento de la permeabilidad vascular), náuseas, vómitos, cefalea, debilidad.
ELAPIDAE (SERPIENTES DE CORAL): signos y síntomas:
- Los síntomas locales son mucho menos llamativos (dolor y tumefacción tras la mordedura nulos o escasos).
Predominan los síntomas sistémicos, pero pueden retrasarse 1-5 horas.
Ejemplos son:
- Ptosis.
- Disfagia.
- Disartria.
- Salivación intensa.
- Pérdida de los RTP y depresión respiratoria (manifestaciones tardías).

DIAGNÓSTICO

DIAGNÓSTICO DIFERENCIAL

- Mordeduras de serpientes no venenosas.
- Picadura de escorpión.
- Picadura de insectos.
- Celulitis.
- Laceraciones o heridas por punción.
ADVERTENCIA: Las mordeduras de serpientes no venenosas suelen caracterizarse por cuatro hileras de pequeños arañazos (dientes del maxilar superior) separadas por dos hileras de arañazos (dientes del maxilar inferior). Estas heridas se distinguen de las producidas por las serpientes venenosas, que deben tener heridas de punción producidas por los colmillos, aunque existan marcas de otros dientes.

VALORACIÓN

Se estima que un 25% de las mordeduras de serpientes venenosas no producen envenenamiento, pero la observación resulta esencial en todos los casos sospechados.
- La valoración clínica y de laboratorio permiten determinar la gravedad del envenenamiento.
- Russell desarrolló en 1964 un sistema de clasificación no estandarizado para graduar la gravedad de estos envenenamientos:
Mínima: limitada al sitio de la mordedura, sin signos o síntomas sistémicos importantes, sin alteraciones de laboratorio.
Moderada: manifestaciones que superan el punto de la mordedura, pero ausencia de síntomas sistémicos con riesgo para la vida.
Severa: afectación extensa de los miembros, síntomas o signos sistémicos graves o alteraciones importantes de laboratorio (incluidas alteraciones en las pruebas de coagulación).
La determinación de la gravedad se basa en el signo, síntoma o alteración de laboratorio más grave. Está indicada una revaloración continua durante el período de observación porque la gradación puede modificarse.

PRUEBAS DE LABORATORIO

- Ante cualquier sospecha de envenenamiento, se debe solicitar HC (con frotis de sangre periférica y recuento plaquetario), detección selectiva de la CID (TP, TPT, fibrinógeno, productos de degradación de la fibrina, dímero-D), ECG y análisis de orina.
- Cuando la mordedura es grave, se debe medir: PFH, velocidad de sedimentación, electrólitos séricos, BUN, Cr, creatina cinasa (indicador de rabdomiólisis), gasometría arterial y tipo de sangre y pruebas cruzadas.
- Otros: plantearse estudio radiológico en pacientes con envenenamiento grave o >40 años que sufren una enfermedad cardiopulmonar de base; radiografía del lugar de la mordedura para detectar el col-

millo retenido (mala sensibilidad); TC craneal si riesgo de hemorragia intracraneal.

TRATAMIENTO

TRATAMIENTO AGUDO

SOBRE EL TERRENO: cuando se sospecha una mordedura de serpiente:
- Inmovilizar la parte afectada por debajo del nivel del corazón.
- Retirar cualquier objeto que comprima. Se ha defendido la presión local para las mordeduras de elápidos, sobre todo en Australia, como método para retrasar la absorción de neurotoxinas. Sin embargo, en EE.UU. son mucho más frecuentes los crotálidos y con frecuencia tienen un veneno que necrosa los tejidos, de forma que el daño aumentaría con la presión local. Por tanto, no se recomienda aplicar presión, como tampoco realizar incisión y aspiración sobre todo por parte de personas no entrenadas en el tratamiento de este tipo de mordeduras.
- NO aplicar hielo; mantener caliente a la víctima.
- Evitar el alcohol, los estimulantes (cafeína) o los fármacos que pueden suprimir el estado mental.
- Transportar de inmediato a la unidad médica más próxima y contactar con el centro de control de intoxicaciones.
EN EL HOSPITAL:
- Poner una vía intravenosa.
- Indagar sobre el momento de la mordedura y la descripción de la serpiente si es posible.
- Obtener una anamnesis médica, preguntar sobre alergias al suero de caballo a las personas tratadas previamente por picadura de serpiente.
- Registrar los signos vitales: PA, FC, R, FR.
- Inspeccionar el lugar de la mordedura para buscar signos de colmillos, síntomas locales.
- Medir el perímetro de la parte mordida en dos o más lugares proximales y compararlos con el miembro no afectado; repetir cada 15 a 20 minutos.
- Exploración neurológica.
- Valorar la gravedad de la mordedura y decidir si es preciso administrar un antídoto.
- Cuando la intoxicación es mínima, sin síntomas progresivos:
  1. Limpiar e inmovilizar la parte afectada.
  2. Vacunar frente al tétanos.
  3. Vigilar al paciente durante al menos 8-12 horas. Si tras este período no aparecen secuelas locales y sistémicas y los datos de laboratorio siguen siendo normales, el riesgo de envenenamiento importante es bajo y se puede dar de alta al paciente de la unidad de asistencia aguda.
- Los pacientes con síntomas progresivos (locales o sistémicos) y/o un envenenamiento moderado a grave deben ser candidatos al antídoto. La elevada incidencia de reacciones alérgicas es un argumento

en contra de su aplicación en casos menos graves.

- El antídoto consigue la máxima eficacia en las 4 horas siguientes a la mordedura y resulta menos eficaz cuando se retrasa más de 12 horas.

Cuando se decide emplear un antídoto:

- Preparar adrenalina 0,5-1 ml de solución al 0,1% para administrarla en caso de reacción de hipersensibilidad frente al antídoto (la administración profiláctica de antihistamínicos no resulta eficaz).
- La mayor parte de los centros disponen ya de antídotos basados en inmunoglobulinas de oveja para las mordeduras de crótalos (existe un poderoso y seguro antídoto para las mordeduras de elápides también de oveja, pero no se ha aprobado todavía en EE.UU.). Los antídotos de oveja son muy seguros, pero pueden necesitar una administración repetida por su corta semivida. Se realiza la infusión de una dosis intravenosa inicial de 4-6 viales (según el tamaño y la edad del paciente y la gravedad de la mordedura) en 60 minutos. Si el paciente no responde en 1 hora, se debe repetir la dosis de 4-6 viales. Además, los pacientes con recidiva coagulopática (fibrinógeno <50, plaquetas <25 K, INR >3 o TPT >50 s) necesitan dosis repetidas de dos viales cada 6 horas que se resuelve. Hasta 2/3 de los pacientes con coagulopatía inicial necesitan dosis para recaídas. Se puede obtener ayuda sobre los antídotos durante todo el día en el teléfono 877-377-3784.
- Los antídotos basados en suero de caballo están disponibles para las serpientes crótalo y elápidas (serpiente de coral), pero el riesgo de reacción de hipersensibilidad, como anafilaxia o enfermedad del suero, es muy superior (existen pruebas cutáneas, pero no se recomiendan porque no son del todo fiables y pueden retrasar la administración por fuera del tiempo de máxima eficacia). Se pueden ver las consideraciones sobre el tratamiento en «complicaciones». Las normas para la administración de antídotos basados en suero de caballo son:

- Para mordeduras de víbora:

Leve: 5 viales.
Moderada: 10 viales.
Severa: 15 viales.
Shock: 20 viales.

- Para serpientes de coral (distinta formulación):

3 viales, si los síntomas evolucionan, repetir otros 5 viales.

- Los zoos con serpientes exóticas deben mantener un suministro de antídotos específicos para las serpientes que tengan.

Otras consideraciones:

- La dosis inicial del antídoto se debe repetir hasta que se interrumpa la progresión de los síntomas, pero la observación de la zona de la picadura se debe mantener durante otras 48 horas.
- Los niños pueden necesitar más antídoto y se debe incrementar la dosis un 50%.
- La gestación no es una contraindicación para el antídoto.
- Vacunar frente al tétanos si no se ha recibido refuerzo en los últimos 5 años; si el paciente nunca se vacunó, administrar inmunoglobulina y toxoide.
- Controlar el dolor según demanda (paracetamol, codeína, meperidina).
- Evitar la sedación en la serpiente de cascabel Mojave, la serpiente de cascabel de espalda de diamante occidental y la serpiente de coral.
- Los antibióticos se reservan para los casos moderados a graves; utilizar coberturas de amplio espectro (que incluyan gramnegativos, como los derivados de quinolonas).

PRONÓSTICO

El pronóstico es bueno si se evalúan y tratan con rapidez.

DERIVACIÓN

A una unidad médica dotada de UCI para administración del antídoto.

OTRAS CONSIDERACIONES

COMPLICACIONES

La complicación más frecuente de las mordeduras tratadas es la enfermedad del suero, que aparece a los 7-14 días de la administración del antídoto y se caracteriza por fiebre, exantema, artralgias y adenopatías. Se puede tratar con prednisona 60 mg/día v.o. y posterior reducción de la dosis en 7-10 días. En fase aguda existe riesgo de reacción anafiláctica frente al antídoto, según se comentó antes. Esta reacción se produce a los 30 minutos de su administración y se trata con:

- Adrenalina i.v.
- Difenhidramina i.v.
- Hidrocortisona i.v.

Las lesiones también pueden deberse a:

- Colocación de un torniquete.
- Crioterapia.

Línea abierta de control nacional de venenos: (800) 222-1222.

BIBLIOGRAFÍA RECOMENDADA

Gold BS et al: Bites of venomous snakes, *N Engl J Med* 347:347, 2002.

Juckett G, Honcox JG: Venomous snakebites in the United States: management review and update, *Am Fam Physician* 65:1367, 2002.

The Medical Letter: A new snake antivenom, *Med Lett Drugs Ther* 43:55, 2001.

AUTORES: **JACK SCHWARZWALD, M.D.,** y **REBECCA A. GRIFFITH, M.D.**

INFORMACIÓN BÁSICA

DEFINICIÓN

Existen dos clases principales de artrópodos: los insectos y los arácnidos. En este capítulo nos centramos en la clase arácnida. Las picaduras de arácnidos incluyen las producidas por:
- Arañas.
- Escorpiones.
- Garrapatas.

CÓDIGOS CIE-9CM

E905.1 Arañas venenosas (viuda negra, araña parda, tarántula)
E905.2 Escorpiones
989.5 Mordeduras de serpientes, lagartos y arañas venenosas; parálisis por garrapatas
E906.4 Picadura de artrópodos no venenosos, picadura de insecto

EPIDEMIOLOGÍA Y DEMOGRAFÍA

- Arañas: ubicuas, sólo tres tipos pueden causar lesiones:
  1. Araña de la tela en embudo de Sydney: Australia.
  2. Viuda negra: todo el mundo (salvo Alaska).
  3. Reclusa parda: la más frecuente (sur y centro de EE.UU.).
- Escorpiones: en varios climas templados: África, parte central de América del sur, Oriente medio, India; dentro de los EE.UU. destaca en Texas, Nuevo México, California y Nevada.
- Garrapatas: bosques.

SÍNTOMAS Y SIGNOS

Arañas:
- Tela en embudo de Sydney: toxina atrataxina.
  1. Piloerección, espasmos musculares con taquicardia, HTA, aumento de la presión intracraneal y coma.
- Viuda negra: las hembras son tóxicas:
  1. Reacción inicial: tumefacción local, enrojecimiento (marcas de dos colmillos), que produce piloerección local, edema, urticaria, diaforesis, linfangitis.
  2. Dolor en el miembro que se extiende al resto del cuerpo (dolor torácico, abdominal).
- Reclusa parda.
  1. Picadura o quemazón menores.
  2. La herida puede volverse pruriginosa y roja con un centro blanco y una vesícula. Puede necrosarse, sobre todo en regiones con grasa. Deja escara, que se suelta y da lugar a una úlcera, que puede tardar meses en curar.

3. Síntomas sistémicos: fiebre, cefalea, escalofríos, molestias digestivas, hemólisis, necrosis tubular renal, posible CID.

Escorpiones:
- Picadura que produce estimulación simpática y parasimpática: HTA, bradicardia, vasoconstricción, edema pulmonar, disminución del flujo coronario, priapismo, inhibición de insulina.
- También se puede encontrar taquicardia, arritmias, vasodilatación, relajación bronquial, exceso de salivación, vómitos, sudoración, broncoconstricción.

Garrapatas: EE.UU., Europa, Asia.
- Muy pequeñas (<1 mm). Deben permanecer pegadas >36 horas para transmitir la enfermedad.
- Enfermedad de Lyme: la más frecuente.
  1. Precoz: eritema migratorio en el 60-80% de los casos.
  2. En 7-10 días síntomas constitucionales leves a moderados, lesiones secundarias cutáneas diseminadas, fiebre, adenopatías, síntomas constitucionales, parálisis facial, neuropatía periférica, meningitis linfocitaria, meningoencefalitis, síntomas cardíacos.

DIAGNÓSTICO

DIAGNÓSTICO DIFERENCIAL

Celulitis.
Urticaria.
Otras enfermedades por garrapatas:
- Babesiosis.
- Fiebre recidivante transmitida por garrapatas.
- Tularemia.
- Fiebre maculosa de las Montañas Rocosas.
- Ehrlichiosis.
- Fiebre por garrapatas de Colorado.
- Parálisis por garrapatas.

VALORACIÓN

Exploración física: exploración detallada de la piel para buscar marcas de colmillos, garrapatas adheridas o escaras negras.

TRATAMIENTO

Arañas:
- Tela en embudo de Sydney:
  1. Presión, inmovilización inmediata, soporte, antídoto.
- Viuda negra:
  1. No suele ser mortal. El tratamiento depende de la gravedad de los síntomas.
  2. Todos deben recibir oxígeno, vía i.v., monitor cardíaco, profilaxis del tétanos.

3. Tratamiento de soporte/sintomático.
4. Gluconato de calcio al 10% para los calambres musculares (discutido).
5. Antídoto sólo para las reacciones más graves por el riesgo de anafilaxia.
6. Dosis: un vial en 100 ml de salino al 0,9% durante 20-30 minutos.
7. Pruebas cutáneas antes de aplicarlo; administrar con antihistamínicos.
- Reclusa parda.
  1. Control del dolor, tétanos, tratamiento de soporte.
  2. No existe acuerdo sobre el mejor tratamiento, aunque algunos datos defienden al oxígeno hiperbárico.

Escorpiones:
- Líquidos, soporte, antídoto específico según especie (de base equina, riesgo de enfermedad del sueo): controvertido.

Garrapatas:
- Profiláctico: garrapata >36 horas: doxiciclina 200 mg dosis única.
- Enfermedad localizada precoz.
  1. Tratamiento de elección en niños: amoxicilina durante 10-14 días. Se prefiere doxiciclina en pacientes con una posible ehrlichiosis asociada.
  2. Diseminada precoz: el tratamiento depende de la clínica.
  3. Enfermedad tardía: puede necesitar tratamiento i.v. a largo plazo. Controvertido para la enfermedad neurológica (v. detalles en el capítulo sobre enfermedad de Lyme).

PRONÓSTICO

- Los pacientes con reacciones sistémicas deben ser remitidos a casa con un equipo de adrenalina de urgencias.
- Si reacción grave o anafilaxia, ingreso hospitalario y observación durante 48 horas para descartar problemas cardíacos, renales o neurológicos.

DERIVACIÓN

- En pacientes con reacciones sistémicas, remitir al alergólogo para inmunoterapia; la eficacia para prevenir la anafilaxia es del 95-98%.

BIBLIOGRAFÍA RECOMENDADA

Farhat D: Arachnidism, *Topics in Emergency Medicine* 22(2):1, 2000.
Hayes P: Current concepts: how can we prevent Lyme disease? *N Engl J Med* 348(24): 2424, 2003.

AUTOR: **GAIL O'BRIEN, M.D.**

Mordeduras y picaduras por insectos 575

INFORMACIÓN BÁSICA

DEFINICIÓN

La mayor parte de los insectos que pican son del orden Hymenoptera e incluyen distintos tipos de abejas (causa más frecuente de reacción), las avispas, distintos tipos de hormigas y la abeja de la miel africana «abeja asesina». Las arañas reclusas pardas, aunque no son insectos, son causa frecuente de picaduras. El efecto más frecuente de una picadura es un dolor local intenso, eritema inmediato y con frecuencia una pequeña zona de edema por inyección del veneno. Las reacciones alérgicas pueden ser locales o generalizadas, causando shock anafiláctico. La mayor parte de las reacciones se producen en las 6 horas siguientes a la picadura o mordedura, pero puede producirse una presentación tardía hasta 24 horas después.

SINÓNIMO

Alergia al veneno.

CÓDIGOS CIE-9CM
989.5 Picaduras (abejas, avispas)
989.5 Mordeduras (hormigas, araña reclusa parda)

EPIDEMIOLOGÍA Y DEMOGRAFÍA

PREVALENCIA (DE LAS PICADURAS DE ABEJA Y MORDEDURAS DE INSECTOS):
- Se ignora.
- Entre 0,4 y 4% de la población es alérgica al veneno de uno o más de los insectos que pican.
- La mayor parte de las reacciones anafilácticas se producen en las personas que más riesgo de exposición tienen, como los niños, los varones y las personas que trabajan al aire libre.
- Las mordeduras de las hormigas y las arañas reclusas pardas se asocian a menos riesgo de enfermedad sistémica.

INCIDENCIA (EN EE.UU.): Cada año entre 50 y 150 personas fallecen por anafilaxia secundaria a picadura de insecto; la anafilaxia se produce con mayor frecuencia entre 10 y 30 minutos después de la picadura. Las reacciones tardías son raras y sólo se producen en <0,3% de las picaduras.

SÍNTOMAS Y SIGNOS

Picaduras:
- Cutáneos: la piel es el lugar más frecuente de la reacción alérgica. Las manifestaciones incluyen enrojecimiento, urticaria, prurito y angioedema.
- Respiratorios: ronquera, dificultad para hablar, ahogamiento, dolor de garganta que puede progresar a estridor, edema laríngeo, laringoespasmo y broncoconstricción. Es la principal causa de muerte por anafilaxia.

- Cardiovasculares: las manifestaciones incluyen taquicardia, hipotensión, arritmias, que en algunos casos evolucionan a un shock hipovolémico profundo. Es raro el infarto de miocardio. Las manifestaciones cardíacas son la segunda causa principal de muerte en la anafilaxia.
- Otros síntomas: dolor abdominal, náuseas, vómitos y diarrea.

Hormigas y picaduras:
- Respuesta de ampollas que desaparecen en seguida y se siguen de la aparición de pústulas distribuidas de forma circular.

ETIOLOGÍA

Picaduras:
- La mayor parte de las reacciones sistémicas a las picaduras de insectos son reacciones alérgicas clásicas mediadas por IgE.
- Las reacciones se producen en pacientes sensibilizados previamente que han producido elevadas cantidades de anticuerpos IgE frente a los antígenos del veneno del insecto.
- La sensibilización frente al veneno de la avispa necesita sólo de unas pocas picaduras y se puede producir incluso tras una sola picadura.
- La sensibilización frente al veneno de abeja se produce sobre todo en personas que han sido picadas de forma repetida.

Mordeduras:
El veneno de la hormiga de fuego contiene proteínas tóxicas para la piel.

DIAGNÓSTICO

DIAGNÓSTICO DIFERENCIAL

- Picaduras: celulitis, mordeduras.
- Mordeduras: picaduras, celulitis.

VALORACIÓN

La anamnesis resulta esencial para el diagnóstico preciso y debe incluir el momento de la picadura o mordedura y el tipo de insecto (avispa, abeja, araña u hormiga), si se sabe.

PRUEBAS DE LABORATORIO

- Pruebas cutáneas, bien de punción cutánea o intradérmica con veneno de abeja o avispa.
- Determinación de IgE específica frente a veneno de abeja o avispa mediante pruebas radioalergoadsorbentes (RAST) o de otro tipo.

TRATAMIENTO

TRATAMIENTO AGUDO

Picadura:
- Eliminar el aguijón con un objeto plano, como una tarjeta de crédito, limpiar la herida y aplicar hielo.

- Tratamiento con antihistamínicos orales si reacción limitada. Los corticosteroides hay tópicos pueden aliviar algo la inflamación.
- Los pacientes con antecedentes de reacciones previas o picaduras múltiples en la boca o el cuello deben ser valorados en la urgencia.
- El tratamiento de los edemas más importantes y los síntomas sistémicos asociados con antihistamínicos i.m., corticosteroides i.v., adrenalina i.m. y líquidos i.v.

Mordedura:
- De soporte.
- Aplicación de hielo.

PRONÓSTICO

Picadura:
El pronóstico de una reacción limitada es excelente. Entre el 20 y 80% de los pacientes con una reacción generalizada ante una picadura no desarrollan este tipo de reacción sistémica en picaduras posteriores y no se dispone de evidencias de que la siguiente picadura se asocie de forma necesaria a una reacción más grave. Las razones de esta evolución variable incluyen el estado inmunitario del paciente en el momento de la picadura, la dosis de veneno inyectada y la localización.

Mordedura:
El pronóstico de la mordedura de araña de fuego es excelente. Las lesiones grandes por mordedura de araña reclusa parda pueden tardar meses en curarse.

TRATAMIENTOS COMPLEMENTARIOS

Los pacientes con antecedentes de alergia a una picadura deben llevar jeringas precargadas con adrenalina y antihistamínicos orales para tomárselos en caso de que sufran una nueva picadura. Se debe valorar la derivación a un alergólogo para inmunoterapia. El riesgo de anafilaxia posterior tras la inmunoterapia disminuye a <3%. La inmunoterapia con veneno durante 3-5 años consigue protección a largo plazo en la mayor parte de los casos.

BIBLIOGRAFÍA RECOMENDADA

Annila I: Bee venom allergy, *Clin Exp Allergy* 30(12):1682, 2000.
Ewan PW: ABC of allergies: venom allergy, *BMJ* 316(7141):1365, 1998.
Greco: Hymenoptera stings, *Top Emerg Med* 22(2):37, 2000.
Neugut AI et al: Anaphylaxis in the United States: an investigation into its epidemiology, *Arch Intern Med* 161(1):15, 2001.
Youlton L: Insect sting reactions, *Clin Exp Dermatol* 24(4):338, 2000.

AUTORES: ANNE W. MOULTON, M.D., y **JENNIFER JEREMIAH, M.D.**

INFORMACIÓN BÁSICA

DEFINICIÓN

La mucormicosis es una infección fúngica producida por hongos de la clase *Zygomycetes*, incluidos los órdenes *Mucorales* (géneros *Mucor, Rhizopus, Absidia, Cunninghamella, Mortierella, Saksenaea, Syncephalastrum, Apooiphysomyces* y *Thamnidium*) y *Entomophtorales* (géneros *Conidiobolus* y *Basidiobolus*).

CÓDIGO CIE-9CM
117.7 Mucormicosis

EPIDEMIOLOGÍA Y DEMOGRAFÍA

La infección por estos organismos ubicuos se produce en asociación con procesos subyacentes entre los que se cuentan la diabetes mellitus, el linfoma, los traumatismos o quemaduras graves, postoperatorios prolongados, mieloma múltiple, hepatitis, cirrosis, insuficiencia renal, tratamiento con esteroides, estados de inmunodeficiencia (p. ej., SIDA) o uso de vendajes contaminados. Los huéspedes inmunocompetentes pueden resultar contaminados en áreas de clima tropical.

SÍNTOMAS Y SIGNOS

- Puede presentarse un síndrome rinocerebral, rinoorbital-paranasal, con fiebre, dolor facial y orbital, cefalea y diplopia. Pérdida de visión, celulitis facial u orbital, anestesia facial, disfunción del nervio craneal, secreción nasal negra, epistaxis y convulsiones. En esta situación, los hallazgos físicos incluyen proptosis, quemosis, ulceraciones necróticas nasales, palatales o faríngeas, e infarto retiniano. Puede registrarse trombosis del seno cavernoso o de la arteria carótida interna.
- La mucormicosis pulmonar puede presentarse con neumonía, absceso pulmonar, infarto pulmonar, pleuresía, derrame pleural, hemoptisis, escalofríos y fiebre.
- La zigomicosis gastrointestinal se presenta con dolor abdominal, diarrea, hemorragia GI, úlceras, peritonitis e infarto intestinal.

- La zigomicosis cutánea se presenta con lesiones nodulares (implantación hematógena) o infección de heridas.
- La mucormicosis cardíaca es una forma de endocarditis.
- Artritis séptica y osteomielitis.
- Absceso cerebral.
- Zigomicosis diseminada (poco frecuente, pero generalmente mortal).
- Los hallazgos físicos dependen de la localización de la infección.

ETIOLOGÍA Y PATOGENIA

La causa de la mucormicosis es la infección por hongos de la clase *Zygomycetes* (v. «Definición»). Las defensas normales del huésped incluyen leucocitos y macrófagos pulmonares. La bajada de las defensas, cuantitativa (neutropenia) o cualitativa (tratamiento de la diabetes o con esteroides), puede predisponer a la infección.

DIAGNÓSTICO

DIAGNÓSTICO DIFERENCIAL

- Infección en las localizaciones citadas más arriba por agentes bacterianos (incluidos los causantes de TB y lepra), virales, fúngicos o protozoarios.
- Necrosis tisular no infecciosa (p. ej., por neoplasia, vasculitis o procesos degenerativos) de las localizaciones antes citadas.

VALORACIÓN

- La biopsia del tejido infectado con examen directo por microscopia óptica establece el diagnóstico en el plazo de pocos minutos en el caso de la infección nasofaríngea.
- Lavado broncoalveolar o broncoscopia con biopsia para frotis, cultivo y examen histológico.
- Pueden requerirse estudios radiográficos o de otras técnicas de imagen de las localizaciones sintomáticas antes de que se sospeche de posible infección o se obtengan muestras.

TRATAMIENTO

Anfotericina B administrada por vía i.v. en dosis diaria de 0,5 a 1,5 g/kg en infusión durante 2 a 4 horas hasta un total de 1 a 4 g. Los efectos secundarios pueden tratarse como se indica a continuación:

- Fiebre, escalofríos, cefalea, mialgias, náuseas y vómitos: premedicar con aspirina (650 mg v.o.), paracetamol (650 mg v.o.), difenhidramina (de 25 a 50 mg i.v.), hidrocortisona (de 25 a 50 mg i.v.) o meperidina (de 25 a 50 mg i.v.).
- La hipopotasemia y la hipomagnesemia se tratan mediante reposición de potasio y magnesio.
- La nefrotoxicidad y la acidosis tubular renal pueden atenuarse en cierta medida con 500 ml de infusión salina normal 30 minutos antes y después de cada dosis de anfotericina. En ocasiones es necesario reducir la dosis de anfotericina.
- La función renal y los electrólitos deben controlarse 2 veces por semana durante todo el ciclo de administración de anfotericina.
- Preparaciones lipídicas de anfotericina B (p. ej., complejo lipídico de anfotericina B, dispersión coloidal de anfotericina B o anfotericina B liposomial).
- Los efectos de la flucitosina, la rifampicina y la tetraciclina son objeto de controversia.
- Desbridamiento quirúrgico o resección radical.

PRONÓSTICO

- Infección de senos sin enfermedad subyacente: supervivencia del 75%.
- Infección de senos con diabetes: supervivencia del 60%.
- Infección de senos con enfermedad renal: supervivencia del 25%.
- La cirugía puede incrementar las tasas de supervivencia de un 5 a un 20%.
- El diagnóstico precoz mejora la supervivencia, así como el control de la enfermedad subyacente.

BIBLIOGRAFÍA RECOMENDADA

Meyers BR, Gurtman AC: Phycomycetes. In Gorbach SL, Bartlett JG, Blacklow NR (eds): *Infectious diseases,* ed 2, Philadelphia, 1998, WB Saunders.

AUTOR: **TOM J. WACHTEL, M.D.**

INFORMACIÓN BÁSICA

DEFINICIÓN

La narcolepsia es un trastorno neurológico crónico caracterizado por una somnolencia diurna excesiva y una desregulación de las características del sueño con movimientos oculares rápidos (REM). Los síntomas asociados a la desregulación del sueño REM comprenden la cataplejía, la parálisis del sueño y las alucinaciones durante la transición entre el sueño y el estado de alerta.

CÓDIGO CIE-9CM
347 Narcolepsia

EPIDEMIOLOGÍA Y DEMOGRAFÍA

PREVALENCIA: Aproximadamente 1 de cada 2.000 hombres y mujeres en EE.UU.

EDAD DE INICIO: Pico a los 15-30 años de edad (intervalo 10-55 años).

GENÉTICA:
- Asociado con subtipos específicos del antígeno leucocitario humano (HLA) (es decir, DQB1*0602).
- Existe un riesgo 20-40 veces superior de desarrollar narcolepsia si existe un miembro de la familia afectado.
- La tasa de concordancia entre monocigotos es 17-36%, lo cual indica una penetrancia incompleta con una contribución ambiental al proceso de enfermedad.

SÍNTOMAS Y SIGNOS

- Los impulsos irresistibles de dormir pueden producirse durante el día y dar lugar a pequeñas siestas que son refrescantes de forma temporal.
- Se produce cataplejía en el 60-100% de los narcolépticos, se define como una pérdida parcial o total del control muscular voluntario con conservación de la conciencia que es precipitado por una fuerte emoción. Éste es el síntoma más específico asociado a la narcolepsia.
- La parálisis del sueño, que se presenta en el 60-80% de los narcolépticos, es una pérdida de tono muscular durante la transición entre el sueño y el estado de alerta. Puede asociarse a alucinaciones aterradoras o vívidas que pueden ser interrumpidas por estímulos sensoriales.
- Las alucinaciones hipnagógicas (de la alerta al sueño) o hipnopómpicas (del sueño a la alerta) pueden producirse en el 60-80% de los pacientes.
- Se registra un sueño nocturno fragmentado en el 60-90% de los narcolépticos y puede confundirse con insomnio o con otros trastornos intrínsecos del sueño.

ETIOLOGÍA

La narcolepsia es un trastorno complejo sin etiología clara. Las investigaciones sugieren que un sistema hipocretina/orexina deficiente en el hipotálamo puede estar asociado al desarrollo de narcolepsia. Los niveles de hipocretina-1 en líquido cefalorraquídeo humano son bajos o no detectables en los narcolépticos; sin embargo, este hallazgo no es específico de la narcolepsia.

DIAGNÓSTICO

DIAGNÓSTICO DIFERENCIAL

Somnolencia diurna excesiva:
- Apnea del sueño.
- Tiempo de sueño inadecuado.
- Insomnio.
- Hipotiroidismo.
- Fármacos y alcohol.
- Convulsiones.
- Fragmentación del sueño (múltiples causas).

Cataplejía:
- Convulsiones.
- Insuficiencia cardiovascular.
- Psicógena (múltiples causas).

VALORACIÓN

- La historia clínica debería incluir preguntas relacionadas con la apnea del sueño, las convulsiones, la disociación de las características del sueño REM y una historia familiar detallada. También son útiles las preguntas relacionadas con otras disfunciones hipotalámicas como ganancia de peso inexplicada, anomalías endocrinológicas, alteraciones del ritmo circadiano y problemas del sistema nervioso autónomo.
- La polisomnografía nocturna seguida de una prueba múltiple de latencia del sueño es el estándar utilizado para el diagnóstico. Puede realizarse un diagnóstico clínico de narcolepsia con una historia clara de cataplejía y somnolencia diaria excesiva. Sin estas características, el diagnóstico depende de las pruebas del laboratorio del sueño.

PRUEBAS DE LABORATORIO

La determinación del subtipo de HLA y los niveles de hipocretina/orexina pueden ser útiles en casos de sospecha de narcolepsia no confirmada; sin embargo, actualmente no existe un estándar clínico mediante el cual se puedan interpretar estos resultados. Los casos complicados deberían ser derivados a instituciones con protocolos activos para la narcolepsia para una valoración y una recogida de datos más detalladas.

TRATAMIENTO

TRATAMIENTO NO FARMACOLÓGICO

Pueden realizarse siestas diarias programadas para los síntomas de somnolencia diurna excesiva y para combatir los impulsos irresistibles de dormir.

TRATAMIENTO CRÓNICO

Para la somnolencia diurna excesiva:
1. Modafinilo 200-600 mg v.o. por la mañana o dividido en dos dosis al día.
2. Metilfenidato 5-15 mg v.o. dos o tres veces al día.
3. Metilfenidato LS 18-54 mg v.o. por la mañana o dividido en dos dosis al día.
4. Dextroanfetamina 10-60 mg v.o. diarios.
5. Oxibato sódico (Xyrem); contactar con el Xyrem Success Program para información sobre su prescripción.

Para la cataplejía y los síntomas relacionados con el sueño REM:
1. Fluoxetina 20 mg v.o. diarios inicialmente.
2. Venlafaxina 25 mg v.o. diarios inicialmente.
3. Sertralina 25 mg v.o. diarios inicialmente.
4. Clomipramina 25 mg/día inicialmente.
5. Protriptilina 5 mg tres veces al día inicialmente.
6. Imipramina 25 a 50 mg/día inicialmente.
7. Desipramina 10 mg dos veces al día inicialmente.
8. Oxibato sódico (Xyrem); contactar con el Xyrem Success Program para información sobre su prescripción.

PRONÓSTICO

Se trata de un trastorno crónico del sueño sin períodos de remisión.

DERIVACIÓN

Debido a que este trastorno está siendo muy investigado, los pacientes deberían ser derivados a programas con especialistas del sueño que estudien, traten y realicen nuevos tratamientos según aparezcan.

OTRAS CONSIDERACIONES

La mayoría de los narcolépticos indican que el inicio de los síntomas se produce en la infancia o en la primera parte de la edad adulta. Con frecuencia los síntomas de narcolepsia comienzan con somnolencia diurna excesiva y progresan con el tiempo para incluir la desregulación del sueño REM (p. ej., la cataplejía, la parálisis del sueño, las alucinaciones hipnagógicas).

COMENTARIOS

La verdadera narcolepsia es una causa relativamente infrecuente de somnolencia diurna excesiva. Excepto la cataplejía, los síntomas de desregulación del sueño REM no son específicos de la narcolepsia. La parálisis del sueño, las alucinaciones hipnagógicas y la fase REM al inicio del sueño pueden aparecer como consecuencia de una privación de sueño.

BIBLIOGRAFÍA RECOMENDADA

Brooks SN, Guilleminault C: New insights into the pathogenesis and treatment of narcolepsy, *Curr Opin Pulm Med* 7(6):407, 2001.

Greenhill LL et al: Practice parameter for the use of stimulant medications in the treatment of children, adolescents, and adults, *J Am Acad Child Adolesc Psychiatry* 41(2 suppl):26S, 2002.

Hublin C et al: Epidemiology of narcolepsy, *Sleep* 17:S7, 1994.

Mignot E: Genetic and familial aspects of narcolepsy, *Neuorology* 50:S16, 1998.

Mignot E et al: The role of cerebrospinal fluid hypocretin measurement in the diagnosis of narcolepsy and other hypersomnias, *Arch Neurol* 59:1553, 2002.

Overeem S et al: Narcolepsy: clinical features, new pathophysiologic insights, and future perspectives, *J Clin Neurophysiol* 18(2):78, 2001.

Scammell TE: The neurobiology, diagnosis, and treatment of narcolepsy, *Ann Neurol* 53:154, 2003.

Thorpy M: Current concepts in the etiology, diagnosis and treatment of narcolepsy, *Sleep Med* 2:5, 2001.

Xyrem multicenter study group: A 12-month, open-label, multicenter extension trial of orally administered sodium oxybate for the treatment of narcolepsy, *Sleep* 26:31, 2003.

AUTOR: **JEFFREY S. DURMER, M.D., PH.D.**

INFORMACIÓN BÁSICA

DEFINICIÓN

Muerte celular en componentes del hueso: médula ósea grasa y tejidos mineralizados.

SINÓNIMOS

Osteonecrosis.
Necrosis avascular.

CÓDIGOS CIE-9CM

733.40 Necrosis aséptica
733.43 Necrosis aséptica del cóndilo femoral
733.42 Necrosis aséptica de la cabeza femoral
733.41 Necrosis aséptica de la cabeza humeral
733.44 Necrosis aséptica del astrágalo

EPIDEMIOLOGÍA Y DEMOGRAFÍA

- 15.000 casos anuales nuevos en EE.UU.
- Trastornos asociados:
  1. Tratamiento con corticosteroides: 35%.
  2. Alcoholismo: 22%.
  3. Idiopáticas y otros: 43%.
- Lugares afectados con mayor frecuencia:
  1. Cabeza femoral.
  2. Cóndilo femoral.
  3. Cabeza del húmero.
  4. Huesos navicular y semilunar de la muñeca.
  5. Astrágalo.

SÍNTOMAS Y SIGNOS

- Puede ser asintomática.
- Dolor en el área afectada exacerbado por el movimiento o la carga de pesos.
- Disminución de la amplitud de movimientos al progresar la enfermedad.
- Limitación funcional.

A

ETIOLOGÍA

La vía final común de los trastornos que alteran la irrigación del hueso afectado.

Estadios:

Estadio 0:
- Asintomático.
- Radiología normal.
- Sólo alteraciones histológicas (osteonecrosis silente).

Estadio 1:
- Asintomático o sintomático.
- Radiografía y TC normales.
- Gammagrafía, RM o ambas patológicas.

Estadio 2:
- Alteraciones de la radiografía, la TC o ambas, que incluyen esclerosis lineal, mineralización focal en cuentas, quistes; sin embargo, la arquitectura global del hueso afectado se conserva normal.

Estadio 3:
- Evidencias precoces de fracaso mecánico del hueso (fractura subcondral), pero la forma global se conserva intacta.

Estadio 4:
- Aplanamiento o colapso del hueso.

Estadio 5:
- Estrechamiento del espacio articular.

Estadio 6:
- Destrucción extensa del hueso.

DIAGNÓSTICO

DIAGNÓSTICO DIFERENCIAL

- En estadios avanzados, ninguno.
- Precoz: cualquier trastorno que curse con dolor musculoesquelético focal, incluidas la artritis, bursitis, tendinitis, miopatías, hueso neoplásico, alteraciones articulares, traumatismos, fracturas patológicas.

DIAGNÓSTICO POR IMAGEN
véase figura 1-165

1. Radiografía: insensible en fases precoces del cuadro. Los primeros cambios incluyen osteopenia difusa, áreas de radiolucencia con margen escleroso y esclerosis lineal. Posteriormente se ve una zona lucida subcondral (signo de la semiluna), que indica fractura subcondral. Los casos más evolucionados muestran hueso colapsado y aplanado con alteraciones del contorno. En fases tardías se ven cambios de artrosis.

2. Gammagrafía:
- Precoz: área «fría».
- Posteriormente: aumento de la captación del marcador por la remodelación.
- La sensibilidad en fases precoces de la enfermedad sólo es del 70% y la especificidad es mala.

3. TC: puede mostrar necrosis central y área de colapso antes de que se visualicen en la radiografía.

4. RM: la técnica más sensible para diagnosticar de forma precoz la necrosis aséptica. El primer signo es un margen de baja intensidad de señal. Un margen interno de señal alta asociada a una línea de baja señal es específico de la necrosis aséptica («signo de la doble línea»). La sensibilidad es del 75-100%.

TRATAMIENTO

PREVENCIÓN

- Tratamiento de los procesos etiológicos.
- Reducir el uso de corticosteroides.

TRATAMIENTO MÉDICO

- Reducir la carga de peso en las áreas afectadas.
- Aplicación de campos magnéticos en pulsos de forma externa (experimental aún).
- Vasodilatadores periféricos (como dihidroergotamina) (no demostrado).

TRATAMIENTO QUIRÚRGICO

- Descompresión central: eficacia 35-95% en fases precoces.
- Injertos óseos.
- Osteotomías.
- Sustitución articular.

PRONÓSTICO

- Cuando se diagnostica en fases precoces, el tratamiento es apropiado en todos los casos porque el 85-90% progresan a estadios más avanzados.
- La afectación contralateral es frecuente (30-70%).

BIBLIOGRAFÍA RECOMENDADA

Mazieres R: *Osteonecrosis:* In Klippel JH, Dieppe PA (eds): *Rhematology,* ed 2, St. Louis, 1998, Mosby.

AUTOR: **TOM J. WACHTEL**

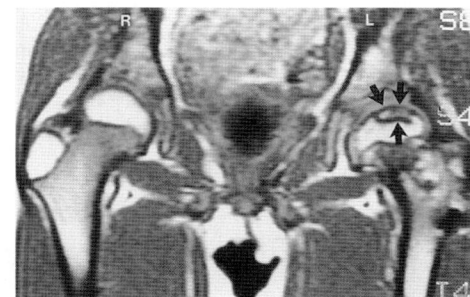

FIGURA 1-165   Necrosis aséptica de las caderas. A, La necrosis aséptica se puede producir por diversas causas, como traumatismos y uso de esteroides. En este paciente una imagen anteroposterior de la pelvis muestra un riñón trasplantado *(K)* en la fosa ilíaca derecha. El uso de esteroides ha condicionado que este paciente tenga una necrosis aséptica bilateral. Las cabezas femorales están algo aplanadas, irregulares y tienen un aumento de densidad. **B,** Necrosis aséptica en otro paciente demostrada con la RM como un área de menor intensidad de señal *(flechas)* en la cabeza femoral izquierda. Se trata de la técnica más sensible para detectar la necrosis aséptica precoz. (De Mettler FA [dir.]: *Primary care radiology*, Filadelfia, 2000, WB Saunders.)

INFORMACIÓN BÁSICA

DEFINICIÓN

La nefritis intersticial se refiere a un grupo de trastornos que afectan principalmente al intersticio y túbulos renales. Puede ser aguda o crónica.

SINÓNIMOS

Nefritis intersticial aguda (NIA).
Nefritis intersticial crónica (NIC).
Enfermedades tubulointersticiales.

CÓDIGOS CIE-9CM
583.9 Nefritis
580.89 Aguda
582.89 Crónica

EPIDEMIOLOGÍA Y DEMOGRAFÍA

- Aproximadamente el 1% de los pacientes estudiados por hematuria y proteinuria presenta nefritis intersticial.
- La nefritis intersticial supone el 25% de todos los casos de insuficiencia renal crónica.
- Hasta el 15% de las biopsias renales en pacientes con nefropatía presentan nefritis intersticial.
- La NIA por medicamentos es más frecuente en adultos.
- La NIA por infección es más frecuente en niños.

SÍNTOMAS Y SIGNOS

Nefritis intersticial aguda (NIA):
- Los pacientes suelen estar asintomáticos y presentan un deterioro brusco de la función renal.
- Es típico que aparezca varios días o semanas después de una infección o de una nueva medicación.
- Triada clásica: fiebre, erupción y artralgias.
- Dolor lumbar en el flanco.
- Hematuria macroscópica.
- Por lo general oliguria.
Nefritis intersticial crónica (NIC):
- Por lo general aparece con síntomas relacionados con la causa subyacente (p. ej., sarcoidosis, mieloma múltiple, nefropatía úrica).
- Síntomas de insuficiencia renal (p. ej., debilidad, náusea, prurito).
- Hipertensión.

ETIOLOGÍA

- La NIA suele estar causada por medicamentos, infecciones o se asocia a enfermedades inmunitarias o neoplasias.
- Los medicamentos más frecuentes son penicilina, meticilina, rifampicina, cefalosporinas, trimetoprim-sulfametoxazol, ciprofloxacina, AINE, tiazidas, furosemida, triamtereno, alopurinol, fenitoína, captopril y cimetidina.

- Infección (p. ej., *Streptococcus, Legionella, Corynebacterium diphteriae, Yersinia, Salmonella*, VIH, VEB, CMV, *Mycoplasma, Rickettsia* y *Mycobacterium tuberculosis*).
- Las causas autoinmunitarias de NIA son el síndrome de Sjögren, LES y granulomatosis de Wegener.
- Las causas frecuentes de NIC son la nefropatía poliquística, nefropatía úrica, nefropatía por analgésicos, sarcoidosis, mieloma múltiple, nefropatía por plomo, hipercalcemia y nefropatía balcánica.

DIAGNÓSTICO

La biopsia renal es el único método definitivo para establecer el diagnóstico de nefritis intersticial. Los restantes métodos de laboratorio proporcionan resultados sugerentes de nefritis intersticial.

DIAGNÓSTICO DIFERENCIAL

El diagnóstico diferencial comprende las causas enumeradas en «Etiología».

VALORACIÓN

Todo paciente con insuficiencia renal sin signos de uropatía prerrenal u obstructiva debe ser evaluado para descartar una nefritis intersticial. Esta evaluación comprende por lo general análisis de sangre y orina, radiografías y biopsia renal.

PRUEBAS DE LABORATORIO

- Hemograma con anemia y eosinofilia.
- Urea y creatinina elevadas son el primer indicio de nefritis intersticial.
- Electrólitos, calcio y fósforo.
- Ácido úrico.
- IgE elevada.
- Hematuria y piuria en orina.
- Eosinofiluria mediante tinción de Hansen indica nefritis intersticial alérgica.
- Proteinuria <3 g/24 hr.

DIAGNÓSTICO POR IMAGEN

- La ecografía renal muestra unos riñones de tamaño normal en la NIA y pequeños y contraídos en la NIC.
- Los hallazgos de la UIV son similares a los ecográficos.
- La biopsia renal en la NIA revela infiltración de células inflamatorias en el intersticio con edema intersticial y conservación de los glomérulos. En la NIC el tejido fibroso sustituye al infiltrado celular.

TRATAMIENTO

TRATAMIENTO NO FARMACOLÓGICO

- Dieta pobre en proteínas, potasio y sodio.
- Corrección de los trastornos electrolíticos subyacentes.
- Hidratación i.v. si hipercalcemia.

TRATAMIENTO AGUDO

- Corticoides 1 mg/kg/día en pacientes con NIA por fármacos que no responden a la retirada de la medicación en un plazo de 3 a 4 días. El tratamiento se mantiene durante 4 a 6 semanas.
- Ciclofosfamida 2 mg/kg/día se añade como segundo fármaco en pacientes que no responden a corticoides.
- El tratamiento combinado se mantiene durante 6 semanas.

TRATAMIENTO CRÓNICO

- Dirigido a la causa subyacente (p. ej., corticoides para sarcoidosis, EDTA en la nefropatía por plomo).
- Otras medidas terapéuticas como control de la presión sanguínea, reducción de la concentración de ácido úrico y calcio si está indicado.

PRONÓSTICO

- La mayoría de los casos de NIA se corrigen al retirar el medicamento o droga causante en un plazo de varios días.
- Es necesaria diálisis hasta en un tercio de los pacientes con NIA por medicamentos.
- La mayoría de los pacientes con NIC tiene un aclaramiento de creatinina <50 ml/min en el momento de presentación.
- Los pacientes con nefritis intersticial crónica presentan por lo general un deterioro progresivo de la función renal.

DERIVACIÓN

Los pacientes de los pacientes con insuficiencia renal aguda o crónica por nefritis intersticial deben ser enviados al nefrólogo.

OTRAS CONSIDERACIONES

COMENTARIOS

- No existen estudios aleatorizados con controles que comparen el tratamiento de la NIA con corticoides con otras terapias.
- Si la NIA se debe al uso de penicilina, el uso de otra penicilina o cefalosporina produce recurrencia.
- Los pacientes con nefritis intersticial crónica presentan por lo general una nefropatía avanzada sin tratamiento específico.

BIBLIOGRAFÍA RECOMENDADA

Kelly CJ, Neilson EG: Tubulointerstitial diseases. In Brenner BM, Rector FC (eds): Brenner & Rector's the kidney, ed 5, Philadelphia, 1996, WB Saunders.
Kodner CM, Kudrimoti A: Diagnosis and management of acute interstitial nephritis, Amer Acad of Fam Phys 67(12):2527, 2003.

AUTOR: **PETER PETROPOULOS, M.D.**

INFORMACIÓN BÁSICA

DEFINICIÓN

Tumor renal maligno derivado del blastoma metanéfrico primitivo. La mayoría de los tumores son unicéntricos, pero algunos son multifocales en uno o ambos riñones. Pueden existir anomalías asociadas.

SINÓNIMO

Tumor de Wilms.

CÓDIGO CIE-9CM
189.0 Nefroblastoma

EPIDEMIOLOGÍA Y DEMOGRAFÍA

- La media de presentación de la neoplasia pediátrica es de 41,5 meses de edad en niños y 46,9 meses de edad en niñas.
- Ligeramente más frecuente en niñas.
- La tasa de incidencia es de 7,9 casos/año/millón de niños de raza blanca con <15 años de edad (poco más de 500 casos nuevos/año en EE.UU.); la incidencia es el doble en los niños de raza negra.
- Síndromes asociados:
  1. Criptorquidia.
  2. Hipospadias.
  3. Hemihipertrofia con o sin síndrome de Beckwith-Wiedemann, aniridia.
  4. Síndrome de Denys-Drash (nefroblastoma, seudohermafroditismo, glomerulonefritis).
  5. Síndrome WAGR (tumor de Wilms, aniridia, malformaciones genitourinarias y retraso mental).
- El nefroblastoma familiar se presenta en 1,5% (con menor edad en el diagnóstico y tumores multifocales más frecuentes).

SÍNTOMAS Y SIGNOS

- El tumor de Wilms con frecuencia se descubre cuando uno de los padres advierte una masa mientras baña o viste al niño, con más frecuencia un niño con alrededor de 3 años de edad o durante una exploración física de rutina. La masa es unilateral, firme y no dolorosa y se localiza bajo el margen costal.
- Inflamación y/o dolor abdominales.
- Náusea.
- Vómitos.
- Estreñimiento.
- Pérdida de apetito.
- Fiebre de origen desconocido.
- Sudoración nocturna.
- Hematuria (menos frecuente que en las neoplasias renales adultas).
- Malestar general.
- Presión arterial elevada, que se desencadena cuando el tumor obstruye la arteria renal.
- Varicocele.
- Signos de los síndromes asociados.

ANATOMÍA PATOLÓGICA

- Pueden existir tres tipos celulares: blastomales, estromales y epiteliales. Es característica la diversidad estructural.
- Se muestra la anaplasia por la presencia de núcleos poliploides gigantes. El término *anaplasia focal* se utiliza para describir dichos hallazgos cuando están confinados dentro del tumor primario en el riñón.
- Estadios:

Estadio I: tumor limitado al riñón, cuya cápsula está intacta. El tumor se reseca completamente.

Estadio II: el tumor se extiende más allá del riñón pero se reseca completamente. No afectación peritoneal.

Estadio III: tumor residual limitado al abdomen tras la cirugía. No metástasis hematógenas.

Estadio IV: presencia de metástasis hematógenas.

Estadio V: afectación renal bilateral en el momento del diagnóstico inicial.

DIAGNÓSTICO

DIAGNÓSTICO DIFERENCIAL

- Otras neoplasias renales:
  1. Hipernefroma.
  2. Carcinoma de células transicionales.
  3. Linfoma.
  4. Sarcoma de células claras.
  5. Tumor rabdoide del riñón.
- Quiste renal.
- Otros tumores intraabdominales o retroperitoneales.

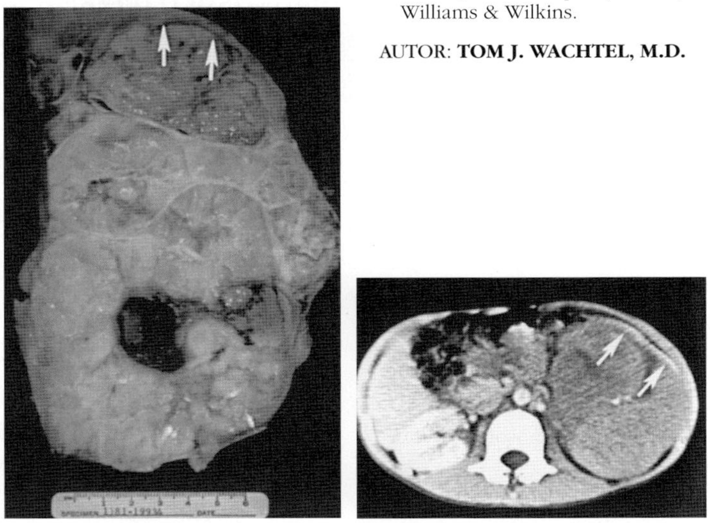

PRUEBAS DE LABORATORIO

- HC.
- Transaminasas (ALT, AST).
- Fosfatasa alcalina.
- NUS y creatinina.
- Calcio plasmático.
- Análisis de orina.

DIAGNÓSTICO POR IMAGEN

- Ecografía renal para confirmar la existencia de una masa sólida en un riñón.
- TC abdominal con contraste (fig. 1-166).
- Radiografía o TC de tórax.

TRATAMIENTO

- Resección quirúrgica y estadificación quirúrgica.
  1. Estadios I y II: cirugía seguida de quimioterapia.
  2. Estadios III y IV: cirugía seguida de radioterapia y quimioterapia.
- Los fármacos quimioterápicos utilizados en el tratamiento del tumor de Wilms incluyen la vincristina, la dactinomicina y la doxorrubicina.

PRONÓSTICO

- Estadio I: supervivencia del 95%.
- Estadio II: supervivencia del 91%.
- Estadio III: supervivencia del 91%.
- Estadio IV: supervivencia del 81%.
- El pronóstico es mejor para los pacientes cuya edad es <2 años.

BIBLIOGRAFÍA RECOMENDADA

Ebb DH et al: Solid tumors of childhood. In *Cancer, principles and practice of oncology,* ed 6, Philadelphia, 2001, Lippincott Williams & Wilkins.

AUTOR: **TOM J. WACHTEL, M.D.**

FIGURA 1-166   Tumor de Wilms. A, Muestra macroscópica con una masa de gran tamaño que comprime un pequeño margen de tejido renal normal *(flechas)*. **B,** TC renal. Un margen de tejido normal comprimido representa el parénquima renal residual normal *(flechas)*. (De Behrman RE: *Nelson textbook of pediatrics*, 16.ª ed., Filadelfia, 2000, WB Saunders.)

INFORMACIÓN BÁSICA

DEFINICIÓN

Las neoplasias cerebrales son tumores primarios (no metastásicos), que se originan en alguna de las muchas células del sistema nervioso central. Los subtipos específicos de tumor y su pronóstico dependerán de la célula de origen y del patrón de crecimiento.

SINÓNIMOS

Tumores cerebrales.
Tumores primarios del sistema nervioso central.

CÓDIGOS CIE-9CM
225.0 Neoplasia cerebral (benigna)
239.2 Neoplasia cerebral
(no especificada)

EPIDEMIOLOGÍA Y DEMOGRAFÍA

INCIDENCIA (EN EE.UU.): Se producen unos 8 casos por 100.000 habitantes y año. En 2002 los datos del Central Brain Tumor Registry estimaron unos 39.550 casos nuevos de tumores cerebrales benignos y malignos en EE.UU. Las neoplasias cerebrales primarias suponen aproximadamente el 2% de todos los cánceres, el 20% de los cánceres en los niños <15 años. Es la causa más frecuente de muerte por cáncer en niños menores de 15 años.
PREDOMINIO POR SEXOS: Varón/mujer = 3/2, salvo para los meningiomas que tienen una relación mujer/varón de 3/1.
DISTRIBUCIÓN POR EDADES: Varones >75 años; mujeres de 65 a 74 años.

GENÉTICA

La mayor parte de las neoplasias primarias del SNC son esporádicas; un 5% se asocian a síndromes hereditarios de predisposición a las neoplasias. Los más frecuentes son:
- Síndrome de Li-Fraumeni: mutación de p53 en el cromosoma 17q13: gliomas.
- Von Hippel-Lindau: VHL, cromosoma 3p25, hemangioblastoma.
- Esclerosis tuberosa: TSC1/TSC2 (cromosona 9p34/16p13): astrocitoma de células gigantes subependimario.
- Neurofibromatosis de tipo 1: NF1 cromosoma 17q11: neurofibroma, glioma del nervio óptico, meningioma.
- Neurofibromatosis de tipo 2: NFS cromosoma 22q12: schwanoma, meningioma, ependimoma.
- Retinoblastoma: pRB, cromosoma 13q: retinoblastoma.
- Síndrome de Gorlin: cromosoma 9q31: meduloblastoma desmoplásico.

SÍNTOMAS Y SIGNOS

- En general la localización, el tamaño y la velocidad de crecimiento determinan los síntomas y signos con desarrollo de síntomas y signos focales. La clínica puede variar, incluso dentro del mismo tipo histológico.
- La cefalea es un problema frecuente en los pacientes con tumores cerebrales y puede ser el síntoma inicial en el 20% de los casos y aparecen con el tiempo hasta en el 60%.
- Convulsiones en el 33% de los pacientes, sobre todo con metástasis cerebrales o gliomas de bajo grado.
- Los síntomas y signos de hidrocefalia e hipertensión intracraneal (cefalea, vómitos [sobre todo en niños], obnubilación, edema de papila).
- Los pacientes pueden consultar por cambios sutiles del comportamiento, alteraciones cognitivas o disfunción visuespacial.

ETIOLOGÍA

- La mayor parte de los casos son idiopáticos, aunque se han relacionado algunas alteraciones cromosómicas específicas con algunos tipos tumorales.
- La exposición a la radiación ionizante se ha relacionado con la génesis de los gliomas, meningiomas y tumores de vaina nerviosa. No se han encontrado evidencias concluyentes de relación entre los tumores del SNC y los traumatismos, la profesión, la dieta o los campos electromagnéticos.

DIAGNÓSTICO

- Tumores más frecuentes en la infancia: astrocitoma, meduloblastoma, ependimoma.
- Tumores más frecuentes en adultos: glioblastoma multiforme, astrocitoma anaplásico, meningioma.

DIAGNÓSTICO DIFERENCIAL

- Ictus.
- Absceso, quistes parasitarios.
- Enfermedades desmielinizantes: esclerosis múltiple, encefalomielitis postinfecciosa.
- Tumores metastásicos.
- Linfoma del sistema nervioso central primario.

PRUEBAS DE LABORATORIO

- La citología del LCR permite un diagnóstico anatomopatológico y también medir marcadores tumorales (en los tumores de la pineal).
- COMENTARIOS: nunca debe realizarse una PL si se sospecha una HIC.

DIAGNÓSTICO POR IMAGEN

- Un neurorradiólogo es capaz de diagnosticar el tipo tumoral con notable precisión, pero la mayor parte de los tumores deben ser biopsiados para conseguir una exactitud del 100%.
- La RM con contraste de gadolinio es muy sensible, aunque la TC es útil en presencia de calcificaciones o hemorragia.
- La espectroscopía por RM es útil para definir la composición metabólica de un área de interés y puede servir para contrastar áreas de progresión tumoral de la necrosis por radiación.
- La PET es útil para distinguir las lesiones neoplásicas (con un elevado metabolismo) de otras lesiones, como la desmielinización o la necrosis por radiación (con un metabolismo mucho menos activo). Puede servir como mapeo de áreas funcionales del cerebro antes de la cirugía o la radioterapia.
- La RM funcional se utiliza ahora en la planificación perioperatoria de los pacientes con lesiones en regiones vitales, como las responsables del lenguaje, el habla y el control motor.

ANATOMÍA PATOLÓGICA

- En último término, el diagnóstico exacto se realiza con el estudio histológico sólo.
- Existen varios sistemas de clasificación distintos. Típicamente el diagnóstico se realiza en función del estudio anatomopatológico según el tipo celular que predomina y la gradación según la presencia o ausencia de una serie de características histopatológicas convencionales.
- Los avances en la biología molecular están facilitando la clasificación genética, ya que tanto los oncogenes como los genes supresores influyen de forma fundamental en la patogenia de estos tumores.

TRATAMIENTO

TRATAMIENTO NO FARMACOLÓGICO

- La resección quirúrgica o reducción de masa tumoral es el tratamiento de elección inicial.
- La biopsia aislada se realiza si el tumor se sitúa en regiones elocuentes del cerebro o no accesibles; esta biopsia será fundamental para el diagnóstico histopatológico. La biopsia se puede realizar bajo control de TC o RM bajo control estereotáxico.
- Si el tumor es benigno (meningioma, neurinoma del acústico), no se suele realizar tratamiento adyuvante.

TRATAMIENTO AGUDO

- Los esteroides (como 4 mg de dexametasona v.o. cada 6 horas) pueden emplearse como medida temporal para reducir el edema. Además se pueden emplear esteroides tras la cirugía o durante la radioterapia.
- Los anticonvulsivantes se han empleado en el perioperatorio y para controlar las convulsiones secundarias a lesiones focales.

TRATAMIENTO CRÓNICO

- Según el tipo de tumor, puede ser necesaria la quimioterapia.
- La quimioterapia (con un solo fármaco o poliquimioterapia) se puede aplicar antes, durante o después de la cirugía y la

radioterapia (en los niños se suele emplear quimioterapia para retrasar la radioterapia).

- La radioterapia resulta útil para algunos tipos de tumores. La radioterapia convencional utiliza haces externos durante períodos de semanas, mientras que la radiocirugía estereotáxica emplea una dosis única elevada de radiación que se aplica en un área bien definida (en general < 1 cm).
- Los efectos a largo plazo de la radioterapia incluyen necrosis por radiación (sobre todo de la sustancia blanca), hialinización de los vasos sanguíneos, tumores secundarios (en general meningiomas, sarcomas y astrocitomas malignos). Los sensibilizadores a la radiación pueden aumentar el efecto terapéutico de la radioterapia.

PRONÓSTICO/FACTORES PRONÓSTICOS

- El diagnóstico histológico del tumor (OMS/sistema de gradación), incluye el número de mitosis, la proliferación endotelial capilar y la necrosis (NOTA: se puede producir una gran morbilidad por la localización tumoral, aunque la histología sea benigna).
- Edad del paciente y puntuación de rendimiento de Karnofsky tienen valor predictivo del pronóstico para todos los tipos histológicos de tumores cerebrales. Los pacientes pediátricos y adultos jóvenes tienen una supervivencia mejor. En general, la menor edad, el mejor nivel de rendimiento y el menor grado histológico se asocian a un pronóstico más favorable.
- Los episodios terminales se deben típicamente a la hipertensión intracraneal.

DERIVACIÓN

- Todos los casos deben ser valorados por un oncólogo y un neurocirujano.
- Los pacientes deben ser evaluados en fisioterapia y terapia ocupacional.
- Los niños deben ser sometidos a valoraciones neuropsicológicas y detección selectiva de las dificultades de aprendizaje.

BIBLIOGRAFÍA RECOMENDADA

Bittar RG: Presurgical motor and somatosensory cortex mapping with functional magnetic resonance imaging and position emission tomography, *J Neurosurg* 91:915, 1999.

Burton EC, Prados MD: Malignant gliomas, *Curr Opin Oncol* 1(5):459, 2000.

Cascino GD: Epilepsy and brain tumors: implications for treatment, *Epilepsia* 31 (Suppl 3):S37, 1990.

Chao ST: The sensitivity and specificity of FDG PET in distinguishing recurrent brain tumor from radionecrosis in patients treated with stereotactic radiosurgery, *Int J Cancer* 96:191, 2001.

Kleihues P: Pathology and genetics of tumors of the nervous system. In Kleihues P, Cavenee WK (eds): *International Agency for Research on Cancer,* Lyon, 2000, p. 22.

Wrensch M: Epidemiology of primary brain tumors: current concepts and review of the literature, *NeuroOncol* 4:278, 2002.

AUTOR: **NICOLE J. ULLRICH, M.D., PH.D.**

INFORMACIÓN BÁSICA

DEFINICIÓN

Las neoplasias de las glándulas salivales son tumores benignos o malignos de una glándula salival (parótida, submandibular, o sublingual).

SINÓNIMO

Estos tumores a menudo reciben un nombre de acuerdo con su tipo histológico (v. más abajo).

CÓDIGOS CIE-9CM

142.9 Neoplasia de la glándula salival
142.0 (Parótida)
142.1 (Submandibular)
142.2 (Sublingual)

EPIDEMIOLOGÍA Y DEMOGRAFÍA

INCIDENCIA: 1 a 2 casos/100.000 personas al año (1% de todos los tumores de cabeza y cuello).

DISTRIBUCIÓN:
- Glándula parótida, 85% (el 80% son benignas).
- Glándula submandibular, 10% (el 55% son benignas).
- Glándulas sublingual y menores, 5% (el 35% son benignas).

SÍNTOMAS Y SIGNOS

- Glándula parótida:
  1. Tumefacción indolora sobre el músculo masetero (bajo la articulación temporomandibular).
  2. Dolor.
  3. Parálisis del nervio facial.
  4. Adenopatías cervicales.
  5. Masa en la cavidad oral.
- Glándula submandibular: tumefacción bajo la porción anterior de la mandíbula.
- Glándula sublingual: tumefacción intraoral bajo la lengua, medial a la mandíbula.

DIAGNÓSTICO

ANATOMÍA PATOLÓGICA

Historia.

TUMORES BENIGNOS:
- Tumor mixto (en general, parotídeo).
- Adenolinfoma (tumor de Warthin).
- Adenoma.
- Hemangioma, linfangioma (en niños).
- Otros.

TUMORES MALIGNOS:
- Carcinoma mucoepidermoide.
- Carcinoma adenoide quístico.
- Adenocarcinoma.
- Tumor mixto maligno.
- Carcinoma de células escamosas.
- Otros.

Estadio (TNM):

T_0	Sin evidencia de tumor primario.
T_1	Tumor < 2 cm.
T_2	Tumor de 2 a 4 cm.
T_3	Tumor de 4 a 6 cm.
T_4	Tumor > 6 cm.

Todos subdivididos en:
- Sin extensión local.
- Con extensión local.

N_0	Sin adenopatías.
N_1	Adenopatía ipsilateral única <3 cm.
N_2	Adenopatía ipsilateral, contralateral o bilateral <6 cm.
N_3	Cualquier adenopatía >6 cm.
M_0	Sin metástasis a distancia.
M_1	Metástasis a distancia.

Estadio I	T_{1a} o $_{2a}N_0M_0$.
Estadio II	$T_{1b,2b,3a}N_0M_0$.
Estadio III	$T_{3b,4a}\ N_0M_0$ o cualquier T, excepto $_{4b}N_1M_0$.
Estadio IV	T_{4b} cualquier N cualquier M o cualquier T $N_{2,3}M_0$ o cualquier T, cualquier N_1M_1.

VALORACIÓN

Aspiración con aguja fina.
TC o RM.
Biopsia abierta (rara vez indicada).

TRATAMIENTO

Tumores malignos:
- La cirugía es la base del tratamiento; resección de la glándula y disección del cuello si existe afección glandular.
- Radioterapia postoperatoria.
- Quimioterapia.

Tumores benignos: cirugía de resección tumoral.

PRONÓSTICO DE LOS TUMORES MALIGNOS

Tasas de supervivencia a cinco años:
- Carcinoma mucoepidermoide: 75-95%.
- Carcinoma adenoide quístico: 40-80%.
- Adenocarcinoma: 20-75%.
- Tumor mixto maligno: 35-75%.
- Carcinoma de células escamosas: 25-60%.

BIBLIOGRAFÍA RECOMENDADA

Kaplan MJ, Johns ME: Malignant salivary neoplasms. In Cummings CW (ed): *Otolaryngology: head and neck surgery,* St Louis, 1992, Mosby.

AUTOR: **TOM J. WACHTEL, M.D.**

Neoplasias malignas de la vagina 585

INFORMACIÓN BÁSICA

DEFINICIÓN

Las neoplasias malignas de la vagina son una proliferación anormal del epitelio vaginal con células malignas por debajo de la membrana basal.

SINÓNIMOS

Carcinoma de células escamosas de la vagina.
Adenocarcinoma de vagina.
Melanoma de vagina.
Sarcoma de vagina.
Tumor sinus endodérmico.

CÓDIGO CIE-9CM
184.0 Vagina, neoplasia de vagina

EPIDEMIOLOGÍA Y DEMOGRAFÍA

PREVALENCIA: El cáncer de vagina es el segundo cáncer ginecológico menos frecuente. Supone el 2% de los tumores del tracto genital femenino.
INCIDENCIA: 0,42/100.000.
EDAD PROMEDIO AL DIAGNÓSTICO: Enfermedad sobre todo de la menopausia. Edad promedio al diagnóstico, 60 años.

SÍNTOMAS Y SIGNOS

- La mayor parte de los casos son asintomáticos.
- Los síntomas más frecuentes son la hemorragia vaginal posmenopáusica y flujo vaginal.

- Puede presentarse como dolor o presión en pelvis, dispareunia, mal olor o hemorragia postcoital.
- Puede presentarse en forma de lesión vaginal o citología de Papanicolau anormal.

ETIOLOGÍA

- No se conoce exactamente.
- Se cree que la neoplasia intraepitelial es un precursor del carcinoma de células escamosas de vagina.
- Se ha relacionado la utilización crónica de pesarios con neoplasias malignas de la vagina.
- La radiación pélvica previa puede ser un factor de riesgo.
- El adenocarcinoma de células claras se asocia a la exposición de dietilestilbestrol intrauterina.

DIAGNÓSTICO

DIAGNÓSTICO DIFERENCIAL

- Extensión desde otro carcinoma primario; más frecuente que vaginal primario.
- Vaginitis.

VALORACIÓN

- El diagnóstico es anatomopatológico por biopsia.
- Después de una citología de Papanicolau anormal debe realizarse colposcopia y biopsia.
- En el estadificación pueden utilizarse la cistoscopia, proctosigmoidoscopia, RX de tórax, urografía IV y enema de bario.
- La TC y RM se utilizan para valorar la diseminación.
- Estadios I-IV (fig. 1-167).

DIAGNÓSTICO POR IMAGEN

- RX de tórax, urografía IV y enema de bario para establecer el estadio.
- TC y RM son útiles para valorar la diseminación del tumor.

TRATAMIENTO

TRATAMIENTO NO FARMACOLÓGICO

- La radioterapia es el tratamiento fundamental.
- Los tumores en estadio I pequeños y limitados al tercio posterosuperior de la vagina pueden tratarse con cirugía radical.
- En otros estadios está indicada la radioterapia de pelvis, intersticial y/o intracavitaria.
- La quimioterapia se utiliza con la radioterapia en casos concretos.

PRONÓSTICO

La supervivencia a los 5 años oscila del 80% en el estadio I al 17% en estadio IV.

DERIVACIÓN

El cáncer de vagina deben tratarlo un oncólogo ginecológico y un radioterapeuta.

BIBLIOGRAFÍA RECOMENDADA

Kim H et al: Case report: magnetic resonance imaging of vaginal malignant melanoma, *J Comput Assist Tomogr* 27(3):357, 2003.
Stryker JA: Radiotherapy for vaginal carcinoma: a 23-year review, *Br J Radiol* 73 (875):1200, 2000.

AUTOR: **GIL FARKASH, M.D.**

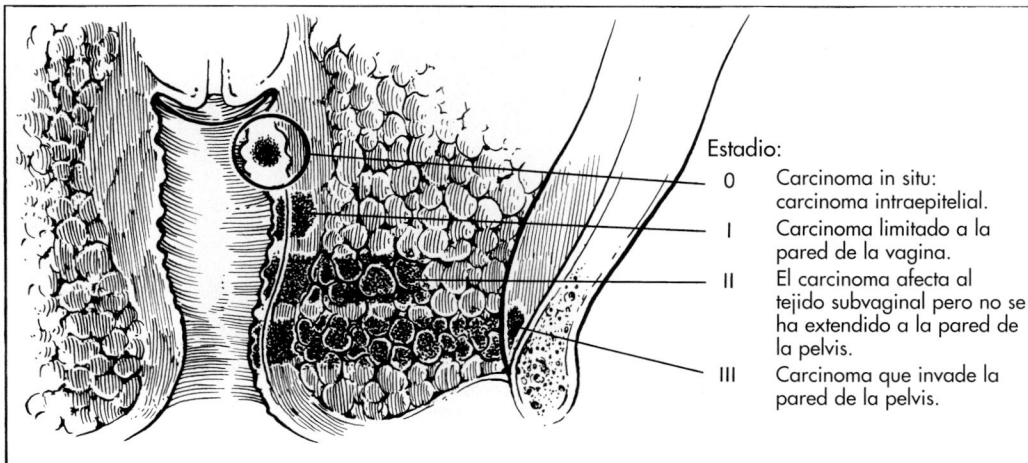

FIGURA 1-167   Sistema de estadificación del cáncer de vagina. La enfermedad metastásica que afecta a la vejiga o recto es estadio IV-a. Las metástasis fuera de la pelvis corresponden al estadio IV-b. (De Coperland LJ: *Textbook of Gynecology*, 2.ª ed., Filadelfia, 2000, WB, Saunders.)

Estadio:

0   Carcinoma in situ: carcinoma intraepitelial.

I   Carcinoma limitado a la pared de la vagina.

II   El carcinoma afecta al tejido subvaginal pero no se ha extendido a la pared de la pelvis.

III   Carcinoma que invade la pared de la pelvis.

INFORMACIÓN BÁSICA

DEFINICIÓN

Las neoplasias malignas del útero pueden ser endometriales (comentados en otro apartado) y sarcomas. El sarcoma uterino es una proliferación anormal de células procedentes del mesénquima o tejido conjuntivo, elementos de la pared del útero.

SINÓNIMOS

Leiomiosarcomas.
Sarcomas del estroma endometrial.
Tumores malignos mullerianos mixtos.
Adenosarcomas.

CÓDIGOS CIE-9CM

182-0 Tumor maligno del cuerpo del útero, excepto el istmo
182.1 Tumor maligno del cuerpo del útero, istmo
182.8 Tumor maligno del cuerpo del útero, otras localizaciones concretas del cuerpo del útero

EPIDEMIOLOGÍA Y DEMOGRAFÍA

PREVALENCIA: El sarcoma uterino supone el 4,3% de todos los cánceres de cuerpo del útero y es el tumor ginecológico más letal.
INCIDENCIA: 17,1 caso/1.000.000 de mujeres.
PROMEDIO DE EDAD AL DIAGNÓSTICO: La edad de diagnóstico es variable. El promedio es de 52 años.
FACTORES DE RIESGO: Similares al cáncer de endometrio.

SIGNOS Y SÍNTOMAS

- El síntoma más frecuente es la hemorragia anormal por vagina.
- Puede presentarse también como dolor pélvico o presión y masa pélvica a la exploración.
- Puede aparecer como un tumor sobresaliendo a través del cuello.
- El flujo vaginal puede ser otro síntoma.
- Crecimiento rápido del útero.

ETIOLOGÍA

- Se desconoce la etiología exacta.
- La radiación pélvica previa es un factor de riesgo para el sarcoma.
- Las mujeres negras tienen un riesgo más alto.

DIAGNÓSTICO

DIAGNÓSTICO DIFERENCIAL

Leiomioma.

VALORACIÓN

El diagnóstico es anatomopatológico por biopsia.

PRUEBAS DE LABORATORIO

Radiografía de tórax, TC y RM para valorar la extensión.

DIAGNÓSTICO POR IMAGEN

- La radiografía de tórax se hace de forma sistemática como prueba preoperatorio.
- La TC y la RM son buenas para valorar la extensión del tumor una vez diagnosticado.

TRATAMIENTO

TRATAMIENTO NO FARMACOLÓGICO

- Lo más importante es la resección quirúrgica.
- El grado y estadio del tumor afectan al pronóstico (fig. 1-168).
- La radioterapia coadyuvante puede mejorar el control de la enfermedad pélvica, pero no aumenta la supervivencia.
- La quimioterapia sólo ha conseguido respuestas parciales y a corto plazo.

PRONÓSTICO

- La supervivencia varía en los diferentes tipos de sarcoma, pero en general es corta.
- La supervivencia a los 5 años oscila entre el 48% de los leiomiosarcomas estadio I al 0% en estadio IV.
- La supervivencia a los 5 años en los tumores malignos mesodérmicos mixtos oscila del 36% en el estadio I al 6% en estadio IV.

DERIVACIÓN

Las neoplasias malignas del útero deben ser tratadas por un oncólogo ginecológico y un radioterapeuta.

BIBLIOGRAFÍA RECOMENDADA

Elima Y et al: Para-aortic lymph node metastasis in relation to serum CA 125 levels and nuclear grade in endometrial carcinoma, *Acta Obstet Gynecol Scond* 81(5):458, 2002.
Pitsm G et al: Stage II endometrial carcinoma: prognostic factors and risk classification in 170 patients, *Intern J Radiat Oncol Biol Physics* 53(4):862, 2002.

AUTOR: **GIL FARKASH, M.D.**

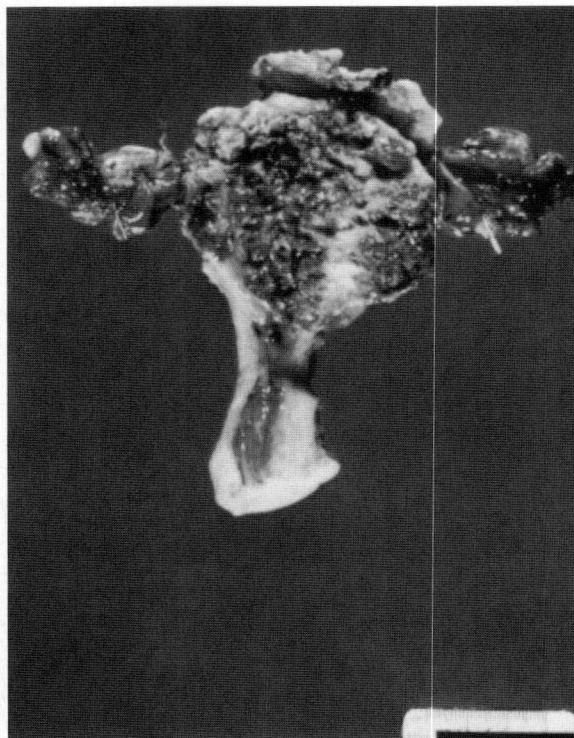

FIGURA 1-168 Adenocarcinoma grado 3 que muestra invasión miometral extensa. El tumor ha atravesado la serosa del útero y se extiende sobre el fundus y el ligamento ancho izquierdo. (De Coperland LJ: *Textbook of Gynecology*, 2.ª ed., Filadelfia, 2000, WB, Saunders.)

INFORMACIÓN BÁSICA

DEFINICIÓN

Una neoplasia pulmonar primaria es un cáncer que se origina en el tejido pulmonar. La Organización Mundial de la Salud distingue 12 tipos de neoplasias pulmonares malignas. Las principales son el *carcinoma epidermoide, adenocarcinoma, carcinoma de células pequeñas* y *carcinoma de células grandes*. No obstante, la diferencia crucial en el diagnóstico de cáncer de pulmón está entre el tipo de células pequeñas y el no de células pequeñas, porque el abordaje terapéutico es diferente. Características selectivas de las carcinomas pulmonares:

ADENOCARCINOMA: Representa el 35% de los carcinomas pulmonares; con frecuencia se localiza en la zona media del pulmón y periferia; las metástasis iniciales asientan en los linfáticos, frecuentemente asociado a cicatrices periféricas.

EPIDERMOIDE (CÉLULAS ESCAMOSAS): 20-30% de los cánceres de pulmón; localización central; metástasis por invasión local; frecuente cavitación y fenómenos obstructivos.

CÉLULAS PEQUEÑAS (CÉLULAS EN AVENA): 20% de los carcinomas pulmonares; localización central; metástasis a través de los linfáticos; asociado a lesiones del brazo corto del cromosoma 3; elevada tasa de cavitación.

CÉLULAS GRANDES: 15-20% de los carcinomas pulmonares; localizado con frecuencia en la periferia; metástasis a SNC y mediastino; velocidad de crecimiento rápida con metástasis tempranas.

BRONQUIOALVEOLAR: 5% de los carcinomas pulmonares; localizado con frecuencia en la periferia; puede ser bilateral; metástasis iniciales por los linfáticos, hematógenas e invasión local; no correlación con el hábito de fumar; cavitación infrecuente.

SINÓNIMO

Cáncer de pulmón.

CÓDIGO CIE-9CM
162.9 Neoplasia maligna de bronquios y pulmón, inespecificada

EPIDEMIOLOGÍA Y DEMOGRAFÍA

- El cáncer de pulmón es responsable de >30% de las muertes por cáncer en hombres y >25% en mujeres.
- El hábito de fumar está implicado en el 85% de los casos; la inhalación pasiva de humo del tabaco es responsable en el 20% de los casos aproximadamente.
- Existen >180.000 casos nuevos de cáncer de pulmón al año en EE.UU., la mayoría en >50 años (<4% en pacientes <40 años).

SÍNTOMAS Y SIGNOS

- Pérdida de peso, fatiga, fiebre, anorexia, disfagia.
- Tos, hemoptisis, disnea, sibilancias.
- Dolor en tórax, hombro y huesos.

- Síndromes paraneoplásicos:
  1. *Síndrome de Eaton-Lambert:* miopatía que afecta a grupos musculares proximales.
  2. Manifestaciones endocrinas: hipercalcemia, ACTH ectópica, SIHAD.
  3. Neurológicos: degeneración cerebelosa subaguda, neuropatía periférica, degeneración cortical.
  4. Osteomusculares: polimiositis, acropaquias, osteoartropatía pulmonar hipertrófica.
  5. Hematológicos o vasculares: tromboflebitis migratoria, trombosis marántica, anemia, trombocitosis o trombocitopenia.
  6. Cutáneos: acantosis nigricans, dermatomiositis.
- Derrame pleural (10% de los pacientes), neumonía recurrentes (secundarias a obstrucción), sibilancias localizadas.
- *Síndrome de la vena cava superior:*
  1. Obstrucción del retorno venoso de la vena cava superior causado con más frecuencia por carcinoma broncogénico o metástasis en ganglios paratraqueales.
  2. El paciente presenta habitualmente cefalea, náusea, vértigo, cambios visuales, síncope y dificultad respiratoria.
  3. La exploración física revela distensión de las venas torácicas y cervicales, edema de la cara y miembros superiores, plétora facial y cianosis.
- *Síndrome de Horner:* miosis, ptosis, anhidrosis facial por lesión de la médula espinal entre C8 y T1 secundaria a tumor de la cisura superior (carcinoma broncógeno del vértice pulmonar): el tumor de la cisura superior asociado a síndrome de Horner y dolor en el hombro ipsolateral se denomina *tumor «Pancoast»*.

ETIOLOGÍA

- Abuso del tabaco.
- Sustancias ambientales (p. ej., radón) e industriales (p. ej., radiación ionizante, asbesto, níquel, uranio, cloruro de vinilo, cromo, arsénico, polvo de carbón).

DIAGNÓSTICO

DIAGNÓSTICO DIFERENCIAL

- Neumonía.
- TB.
- Carcinoma metastásico en el pulmón.
- Absceso pulmonar.
- Enfermedad granulomatosa.
- Tumor carcinoide.
- Enfermedades por micobacterias y hongos.
- Sarcoidosis.
- Neumonía viral.
- Lesiones benignas que imitan neoplasia maligna torácica:
  1. Atelectasia lobar: neumonía, TB, enfermedad inflamatoria crónica, aspergilosis broncopulmonar alérgica.

  2. Nódulos pulmonares múltiples: embolia séptica, granulomatosis de Wegener, sarcoidosis, nódulos reumatoides, enfermedad por hongos, fístulas AV múltiples.
  3. Adenopatía mediastínica: sarcoidosis, TB primaria, enfermedad por hongos, linfoma, silicosis, neumoconiosis, por fármacos (p. ej., fenitoína, trimetadiona).
  4. Derrame pleural: ICC, neumonía con derrame paraneumónico, TB, neumonitis viral, ascitis, pancreatitis, enfermedad del colágeno vascular.

VALORACIÓN

Por lo general consiste en radiografía de tórax, TC torácica, PET y biopsia tisular.

PRUEBAS DE LABORATORIO

Realizar diagnóstico tisular. Existen varias técnicas:

- Biopsia de todo ganglio linfático sospechoso (p. ej., ganglio supraclavicular).
- Broncoscopia flexible: muestras por cepillado y biopsia de cualquier lesión endobronquial detectada.
- Aspiración con aguja transbronquial: con una aguja especial que se introduce a través del broncoscopio; esta técnica es útil para obtener muestras de masas mediastínicas o de ganglios linfáticos paratraqueales.
- Aspiración con aguja fina transtorácica guiada con fluoroscopia o TC para evaluar nódulos pulmonares.
- Mediastinoscopia y esternotomía anteromedial en sospecha de afectación mediastínica por el tumor.
- Biopsia pleural en pacientes con derrame pleural.
- Toracocentesis del derrame pleural y evaluación citológica del líquido obtenido: puede confirmar el diagnóstico.

DIAGNÓSTICO POR IMAGEN

- Radiografía de tórax: los hallazgos radiológicos son distintos según el tipo celular. En todos los casos puede haber derrame pleural, atelectasia lobar y adenopatía mediastínica.
- TC torácica: para evaluar extensión mediastínica y pleural en sospecha de neoplasia maligna pulmonar.
- Tomografía por emisión de positrones (PET) con 18F-fluordeoxiglucosa (18FDG-PET), un marcador metabólico de tejido maligno, es superior a la TC para la detección de metástasis mediastínicas y a distancia en cáncer de pulmón no de células pequeñas. Es útil para estadificación preoperatoria del cáncer de pulmón no de células pequeñas.

ESTADIFICACIÓN:
- La estadificación debe realizarse tras confirmar el diagnóstico:
  1. El sistema de estadificación internacional es el aceptado de forma generalizada para el cáncer de pulmón no de células pequeñas. En este sistema, el estadio 1 (N0 [sin afectación de ganglios

linfáticos]), estadio 2 (N1 [extensión a ganglios linfáticos broncopulmonares o hiliares ipsolaterales]) comprenden tumores localizados cuyo tratamiento de elección es la resección quirúrgica. El estadio 3 se subdivide en 3A (potencialmente resecable) y 3B. El tratamiento quirúrgico del estadio IIIA (N2 [afectación de ganglios mediastínicos ipsolaterales]) es controvertido. Sólo el 20% de la enfermedad N2 se considera enfermedad mínima (afectación de un solo ganglio) y técnicamente resecable. El estadio 4 indica enfermedad metastásica. El sistema de estadificación anatomopatológico emplea un sistema tumor/ganglios/metástasis.

2. En pacientes con cáncer de células pequeñas se emplea el sistema de estadificación creado por la Veterans Administration Lung Cancer Study Group (VALG). Este sistema comprende dos estadios:
   a. Estadio limitado: enfermedad confinada a los ganglios linfáticos regionales y a un hemitórax (excluyendo superficies pleurales).
   b. Estadio extendido: la enfermedad se extiende más allá de los límites del anterior.

3. Las técnicas de estadificación pretratamiento en pacientes con cáncer de pulmón son las siguientes, además de una anamnesis y exploración clínica completas:
   a. Radiografía de tórax (PA y lateral), ECG.
   b. Evaluación de laboratorio: hemograma, electrólitos, plaquetas, calcio, fósforo, glucosa, pruebas de función renal y hepática, GBA y pruebas cutáneas para TB.
   c. Pruebas de función pulmonar.
   d. TC torácica y PET: un estudio holandés reciente indica una reducción relativa del 51% de toracotomías inútiles en pacientes con sospecha de cáncer de pulmón no de células pequeñas si se realiza una evaluación preoperatoria con PET con 18FDG además de la evaluación habitual.
   e. Mediastinoscopia o mediastinotomía anterior en pacientes en los que la resección pulmonar podría ser curativa.
   f. Biopsia de toda lesión sospechosa accesible.
   g. TC hepática y cerebral; gammagrafía ósea en todos los pacientes con carcinoma de células pequeñas pulmonar y pacientes con cáncer pulmonar no de células pequeñas en los que se sospecha afectación de estos órganos.

h. Aspiración y biopsia de médula ósea en pacientes seleccionados con carcinoma de células pequeñas pulmonar. No se recomienda el análisis rutinario de la médula ósea en ausencia de LDH elevada o citopenia.

TRATAMIENTO

TRATAMIENTO NO FARMACOLÓGICO
- Soporte nutricional.
- Prohibición de fumar o de otras sustancia tóxicas para el pulmón.
- Suplemento de O_2.

TRATAMIENTO AGUDO
CARCINOMA NO DE CÉLULAS PEQUEÑAS:
- Cirugía:
  1. Esta indicada la resección quirúrgica en pacientes con enfermedad limitada (sin afectación de ganglios linfáticos mediastínicos, costillas, pleura o a distancia). Suponen el 15-30% de todos los casos.
  2. La evaluación preoperatoria comprende una revisión del estado cardíaco (p. ej., IM reciente, arritmias graves) y de la función pulmonar (para saber si el paciente puede tolerar la pérdida de tejido pulmonar). La neumonectomía es posible si el paciente tiene un $VEF_1 \geq 2$ L o si el VVM es >50% de la capacidad prevista.
  3. La quimioterapia preoperatoria podría estar indicada en pacientes con enfermedad más avanzada (estadio IIIA) candidatos a cirugía, porque aumenta la supervivencia media en pacientes con cáncer no de células pequeñas en comparación con la cirugía como técnica exclusiva.
- Tratamiento del carcinoma no de células pequeñas irresecable:
  1. La radioterapia puede utilizarse sola o combinada con quimioterapia; se emplea principalmente para el tratamiento de las metástasis en SNC y hueso, síndrome de la vena cava superior y atelectasia obstructiva; aunque la radioterapia torácica se considera por lo general el tratamiento de referencia para la enfermedad en estadio 3, tiene un efecto limitado en la supervivencia. La radioterapia paliativa debe retrasarse hasta que aparezcan síntomas, ya que si se aplica de forma inmediata, no se obtienen ventajas respecto al retraso y aumenta las complicaciones de la misma.
  2. Quimioterapia: existen varios protocolos combinados. Los fármacos de elección en la actualidad son paclitaxel más carboplatino o cisplatino; cis-

platino más vinorelbina; gemcitabina más cisplatino; carboplatino o cisplatino más docetaxel. Los resultados globales son desalentadores y ninguno de estos protocolos para el cáncer pulmonar no de células pequeñas es superior a los otros. Gefitinib, un inhibidor del receptor para el factor de crecimiento epidérmico (RFCE) tirosina cinasa, es un fármaco por vía oral empleado en ensayos clínicos para el cáncer pulmonar no de células pequeñas avanzado.
  3. La adición de quimioterapia a la radioterapia mejora la supervivencia en pacientes con cáncer pulmonar no de células pequeñas localmente avanzado irresecable. Sin embargo, el beneficio absoluto es relativamente escaso y debe sopesarse frente a la mayor toxicidad asociada a la adición de quimioterapia.

TRATAMIENTO DEL CÁNCER DE PULMÓN DE CÉLULAS PEQUEÑAS:
- Enfermedad en estadio limitado: el tratamiento de referencia es la radioterapia torácica con quimioterapia (cisplatino y etopósido).
- Enfermedad en estadio extendido: los tratamientos de referencia consisten en una combinación de quimioterapia (cisplatino o carboplatino más etopósido o una combinación de irinotecan y cisplatino).
- Irradiación craneal profiláctica en pacientes en remisión completa para reducir el riesgo de metástasis SNC.

PRONÓSTICO
- La supervivencia a 5 años de los pacientes con carcinoma no de células pequeñas cuando es resecable es del 30% aproximadamente.
- La supervivencia media en pacientes con enfermedad en estadio limitado y cáncer de células pequeñas es de 15 meses; en pacientes con enfermedad en estadio extendido es de 9 meses.

BIBLIOGRAFÍA RECOMENDADA
Kris MG et al: Efficacy of gefitinib, an inhibitor of the epidermal growth factor receptor tyrosine kinase, in symptomatic patients with non-small cell lung cancer, *JAMA* 290:2149, 2003.

Lardinois D et al: Staging of non-small cell lung cancer with integrated positron-emission tomography and computed tomography, *N Engl J Med* 348:2500, 2003.

Schiller JH et al: Comparison of four chemotherapy regimens for advanced non-small-cell lung cancer, *N Engl J Med* 346:92, 2002.

Spira A, Ettinger DS: Multidisciplinary management of lung cancer, *N Engl J Med* 350:379, 2004.

AUTOR: **FRED F. FERRI, M.D.**

INFORMACIÓN BÁSICA

DEFINICIÓN

Las neoplasias testiculares son cánceres primarios de origen testicular.

SINÓNIMOS

Tumor testicular
Cáncer testicular.

CÓDIGOS CIE-9CM

186.9 Neoplasia testicular
M906/3 (seminoma)
M9101/3 (carcinoma embrionario
o teratoma)
M9100/3 (coriocarcinoma)

EPIDEMIOLOGÍA Y DEMOGRAFÍA

- Incidencia: 2-3 casos/100.000 varones/año.
- 1-2% de todos los cánceres en varones.
- Edad: puede ocurrir a prácticamente cualquier edad, aunque es más frecuente en adultos jóvenes; edad media del carcinoma de células embrionarias: 30 años; edad media del seminoma: 36 años.

SÍNTOMAS Y SIGNOS

- Cualquier masa en el testículo debe ser considerada como un cáncer mientras no se demuestre lo contrario. Puede ser apreciada por el paciente, lo que lo lleva a acudir al médico, o puede ser hallada por un facultativo en la exploración física de rutina.
- No suele haber síntomas aparte de la tumefacción escrotal o testicular, a menos que el cáncer haya metastatizado. En ocasiones el paciente puede quejarse de hinchazón o pesadez escrotal.
- La palpación testicular debe realizarse con las dos manos. La transiluminación puede diferenciar una masa sólida (p. ej., cáncer) de una lesión llena de líquido (p. ej., hidrocele o espermatocele). La masa es indolora, de hecho menos sensible que el testículo normal.

ETIOLOGÍA Y ANATOMÍA PATOLÓGICA

- Criptorquidia (testículos sin descender) incluso aunque se corrija con orquiopexia.
- Anatomía patológica.

Tipo celular	Frecuencia %
Seminoma	42
Carcinoma de células embrionarias	26
Teratocarcinoma	26
Teratoma	5
Coriocarcinoma	1

Otros tipos raros:
Carcinoma del saco vitelino:
   Tumores mixtos de células germinales.
   Tumor carcinoide.
   Tumores de células de Sertoli.
   Tumores de células de Leydig.
   Linfoma.
Cáncer metastásico en los testículos:
- Sistema de estadificación TNM del cáncer testicular.

T0 Sin primario aparente.
T1 Sólo testicular (excluida la rete testis).
T2 Más allá de la túnica albugínea.
T3 Compromiso de la rete testis o el epidídimo.
T4 Cordón espermático:
    1. Cordón espermático.
    2. Escroto.
N0 Sin afección ganglionar.
N1 Compromiso de ganglios regionales ipsilaterales.
N2 Adenopatías contralaterales o bilaterales del abdomen o ingle.
N3 Adenopatías abdominales palpables o inguinales fijas.
N4 Adenopatías yuxtarregionales.
M0 Sin metástasis a distancia.
M1 Metástasis a distancia.

Los estadios clínicos son el estadio A, en el que el tumor está confinado al testículo y estructuras del cordón; estadio B, con el tumor confinado a los ganglios linfáticos retroperitoneales; y el estadio C, con el tumor afectando a las vísceras abdominales o enfermedad por encima del diafragma.

DIAGNÓSTICO

DIAGNÓSTICO DIFERENCIAL

- Espermatocele.
- Varicocele.
- Hidrocele.
- Epididimitis.
- Quiste epidermoide testicular.
- Tumores del epidídimo.

VALORACIÓN

Exploración física, pruebas de laboratorio, y diagnóstico por imagen (v. sección III, «Masa testicular»).

PRUEBAS DE LABORATORIO

- Gonadotropina coriónica humana sérica (hCG).
- Alfa-fetoproteína sérica (AFP).
Uno de estos marcadores tumorales, o ambos, estarán elevados en el 70% de los casos de cáncer testicular.
- La biopsia testicular está contraindicada.

DIAGNÓSTICO POR IMAGEN

- Ecografía.
- TC o RM de pelvis y abdomen.
- Radiografía de tórax.

TRATAMIENTO

- Exploración quirúrgica del testículo a través de una incisión inguinal con un clamp no traumático colocado sobre el cordón antes del examen testicular directo. Si la masa está confinada en el cuerpo del testículo, se realiza una orquiectomía.
- La disección de los ganglios linfáticos retroperitoneales en el estadio clínico A y estadio B bajo (ganglios linfáticos de menos de 6 cm de diámetro) proporciona la curación en el 70%.
- Quimioterapia: cisplatino, vinblastina, y bleomicina:
  1. No indicada en el estadio clínico A.
  2. Controvertida en el estadio B bajo.
  3. Piedra angular del tratamiento en los estadios B alto y C.
- La radioterapia en el seminoma de estadios A y B bajo proporciona curación en el 85% de los casos.
- Vigilancia postratamiento en los supervivientes de cáncer testicular (anual).
  1. Mantenimiento general.
  2. Estudio de fertilidad.
  3. Estado sexual.
  4. Exploración de la piel (riesgo elevado de nevus displásicos).
  5. Exploración testicular (3-4% de riesgo de un segundo cáncer testicular).
  6. Marcadores tumorales séricos (hCG, AFP).
  7. Radiografía de tórax (para detectar recidivas tardías).
  8. Complicaciones del cisplatino: hipertensión, hiperlipidemia, insuficiencia renal, hipomagnesemia, hipoacusia, acúfenos, neuropatía periférica, e infertilidad.

DERIVACIÓN

Al urólogo.

BIBLIOGRAFÍA RECOMENDADA

Rowland RG, Foster RS, Donohue JP: Testis tumors. In Gillenwater JY et al (eds): *Adult and pediatric urology,* vol 2, ed 3, St Louis, 1998, Mosby.
Vaughn D et al: Long-term medical care of testicular cancer survivors, *Ann Intern Med* 136:463, 2002.

AUTOR: **TOM J. WACHTEL, M.D.**

INFORMACIÓN BÁSICA

DEFINICIÓN

La neumonía aspirativa es una infección pulmonar producida por microorganismos bacterianos aspirados del espacio nasofaríngeo.

CÓDIGO CIE-9CM
507.0 Neumonía aspirativa

EPIDEMIOLOGÍA Y DEMOGRAFÍA

INCIDENCIA (EN EE.UU.):
- Pocos datos fiables.
- 20 al 35% de todas las neumonías.
- 5 al 15% de todas las neumonías adquiridas en la comunidad.

PREVALENCIA (EN EE.UU.): Datos no fiables.
PREDOMINIO POR SEXOS: Igual.
DISTRIBUCIÓN POR EDADES: Ancianos.
INCIDENCIA MÁXIMA: Pacientes ancianos en hospitales o residencias asistidas.

SÍNTOMAS Y SIGNOS

- Disnea, taquipnea, tos, expectoración, fiebre tras vómito o dificultad con la deglución.
- Estertores, roncus, con frecuencia difusos en todo el pulmón.

ETIOLOGÍA

Interacción compleja de etiologías, que varían desde neumonitis químicas (con frecuencia por ácido) tras una aspiración o contenidos gástricos estériles (que generalmente no requieren tratamiento antibiótico) hasta aspiración bacteriana.

NEUMONÍA POR ASPIRACIÓN ADQUIRIDA EN LA COMUNIDAD:
- Generalmente está causada por bacterias de la boca predominantemente anaerobias (estreptococos anaerobios y microaerofílicos, fusobacterias, bacilos anaerobios grampositivos que no forman esporas), *Bacteroides sp. (melaninogenicus, intermedius, oralis, ureolyticus), Haemophylus influenzae* y *Streptococcus pneumoniae*.
- Raramente causada por *Bacteroides fragilis* (de validez dudosa en estudios publicados) o *Eikenella corrodens*.
- Grupos de alto riesgo: ancianos, alcohólicos, usuarios de drogas i.v., pacientes confusos, aquéllos con trastornos esofágicos, convulsiones, mala dentadura, víctimas de infartos cerebrales o manipulaciones dentales recientes.

NEUMONÍA POR ASPIRACIÓN ADQUIRIDA EN EL HOSPITAL:
- Con frecuencia se produce en los pacientes ancianos y otros con disminución del reflejo faríngeo; aquéllos con sondas nasogástricas, obstrucción intestinal o ventilación asistida y especialmente aquellos expuestos a nebulizadores contaminados o dispositivos no estériles de succión.
- Grupos de alto riesgo: pacientes ingresados con enfermedad grave (especialmente pacientes en coma, acidosis, alcoholismo, uremia, diabetes mellitus, intubación nasogástrica o tratamiento antibiótico reciente, que con frecuencia están colonizados por bacilos gramnegativos aerobios); pacientes sometidos a anestesia; aquéllos con infartos cerebrales, demencia, trastornos de la deglución; ancianos y aquellos que reciben tratamiento antiácido o antagonistas de los receptores de H_2 (pero no sucralfato).
- Los pacientes hipóxicos que reciben O_2 concentrado tienen una disminución de la actividad ciliar, lo cual favorece la aspiración.
- Microorganismos responsables:
  1. Los anaerobios enumerados previamente, aunque en muchos estudios predominan los aerobios gramnegativos (60%) y los aerobios grampositivos (20%).
  2. *E. coli, P. aeruginosa, S. aureus, Klebsiella, Enterobacter, Serratia* y *Proteus sp., H. influenzae, S. pneumoniae, Legionella* y *Acinetobacter sp.* (neumonías esporádicas) en dos tercios de los casos.
  3. Hongos, incluido *Candida albicans*, en menos del 1%.

DIAGNÓSTICO

DIAGNÓSTICO DIFERENCIAL

- Otras neumonías necrotizantes o cavitadas (especialmente tuberculosis, neumonías gramnegativas).
- Véase «Tuberculosis pulmonar».

VALORACIÓN

- Radiografía de tórax.
- HC, hemocultivos.
- Tinción de Gram y cultivo de esputo.
- Considerar aspiración bronquial.

PRUEBAS DE LABORATORIO

- HC: con frecuencia existe leucocitosis.
- Tinción de Gram de esputo:
  1. Con frecuencia es útil cuando se prepara con cuidado inmediatamente después de obtener una muestra succionada o expectorada, valorado por un observador con experiencia.
  2. Sólo deberían analizarse las muestras con múltiples leucocitos y escasas o ninguna célula epitelial.
  3. A diferencia de las neumonías que no son por aspiración (p. ej., neumocócicas), puede haber múltiples microorganismos.
  4. Los bacilos largos y delgados sugieren anaerobios.
  5. El esputo debido a la neumonía por aspiración ácida puede no tener microorganismos.
  6. Los cultivos deben interpretarse en función de la morfología de los microorganismos visualizados.

DIAGNÓSTICO POR IMAGEN

- La radiografía de tórax con frecuencia muestra infiltrados parcheados bilaterales, difusos y en segmentos posteriores de los lóbulos superiores.
- Las neumonías por aspiración de varios días o más de evolución pueden mostrar necrosis (especialmente en las neumonías adquiridas en la comunidad debidas a anaerobios) e incluso cavitación con niveles hidroaéreos, lo cual indica la presencia de abscesos pulmonares.

TRATAMIENTO

TRATAMIENTO NO FARMACOLÓGICO

- Tratamiento de la vía respiratoria para evitar la aspiración repetida.
- Ventilación mecánica si es necesario.

TRATAMIENTO AGUDO

La aspiración aguda del contenido ácido gástrico sin bacterias puede no requerir tratamiento antibiótico; consultar con un experto en enfermedades infecciosas o en neumología.

PARA LA NEUMONÍA POR ASPIRACIÓN CAUSADA POR ANAEROBIOS ADQUIRIDA EN LA COMUNIDAD:
- Levofloxacino 500 mg al día o ceftriaxona 1 a 2 g/día.

ASPIRACIÓN EN RESIDENCIA ASISTIDA:
- Levofloxacino 500 mg al día o piperacilina-tazobactam 3.375 g cada 6 h o ceftazidima 2 g cada 8 h.

NEUMONÍA POR ASPIRACIÓN ADQUIRIDA EN EL HOSPITAL:
- Piperacilina-tazobactam 3.375 g i.v. cada 6 h o clindamicina 450-900 mg i.v. cada 8 h o cefoxitina 2 g i.v. cada 8 h.
- El conocimiento de la flora residente en el microambiente de la aspiración hospitalaria es esencial para la selección inteligente del antibiótico; consultar a las enfermeras de control de la infección o al epidemiólogo del hospital.
- La neumonía confirmada por *Pseudomonas* debería ser tratada con un fármaco β-lactámico antipseudomonas más un aminoglucósido hasta que las sensibilidades antimicrobianas confirmen que fármacos menos tóxicos pueden sustituir al aminoglucósido.
- No utilizar sólo metronidazol para los anaerobios.

PRONÓSTICO

Repetir la radiografía de tórax en 6 a 8 semanas.

DERIVACIÓN

Consultar con un experto en enfermedades infecciosas y/o en neumología en caso de pacientes con dificultad respiratoria, hipoxia, ventilación mecánica, neumonía en más de un lóbulo, necrosis o cavitación en la radiografía de tórax o que no responden al tratamiento antibiótico en 2 a 3 días.

BIBLIOGRAFÍA RECOMENDADA

Marik PE: Aspiration pneumonitis and aspiration pneumonia, *N Engl J Med* 344:665, 2001.

AUTOR: **BETH J. WUTZ, M.D.**

INFORMACIÓN BÁSICA

DEFINICIÓN

La neumonía bacteriana es una infección que afecta al parénquima pulmonar.

CÓDIGOS CIE-9CM

486.0 Neumonía, aguda
507.0 Neumonía aspirativa
482.9 Neumonía bacteriana
481 Neumonía neumocócica
482.1 Neumonía, por *Pseudomonas*
482.4 Neumonía, estafilocócica
428.0 Neumonía, por *Klebsiella*
482.2 Neumonía, por *Haemophilus influenzae*

EPIDEMIOLOGÍA Y DEMOGRAFÍA

- La incidencia de la neumonía adquirida en la comunidad es de 1/100 personas.
- La incidencia de neumonía nosocomial es de 8 casos/1.000 personas/año.
- Los médicos de atención primaria ven una media de 10 casos de neumonía al año.
- La tasa de ingreso hospitalario de la neumonía es de 15 a 20%.
- La mayoría de los casos de neumonía se producen en invierno y en los pacientes ancianos.

SÍNTOMAS Y SIGNOS

- Fiebre, taquipnea, escalofríos, taquicardia, tos.
- La presentación varía con la causa de la neumonía, la edad del paciente y la situación clínica:
  1. Los pacientes con neumonía estreptocócica generalmente presentan fiebre alta, escalofríos intensos, dolor torácico pleurítico, tos y producción copiosa de esputo purulento.
  2. Los ancianos o los huéspedes inmunodeprimidos pueden presentar inicialmente síntomas sólo mínimos (p. ej., febrícula, confusión); los síntomas respiratorios y no respiratorios aparecen con menos frecuencia en los pacientes ancianos con neumonía.
  3. Generalmente, la auscultación muestra crepitantes y disminución de los ruidos respiratorios.
  4. Existe matidez a la percusión si el paciente tiene derrame pleural.

ETIOLOGÍA

- *Streptococcus pneumoniae*.
- *Haemophilus influenzae*.
- *Legionella pneumophila* (1 a 5% de las neumonías del adulto).
- *Klebsiella, Pseudomonas, E. coli*.
- *Staphylococcus aureus*.
- La infección neumocócica es la responsable del 50 al 75% de las neumonías adquiridas en la comunidad, mientras que los microorganismos gramnegativos producen >80% de las neumonías nosocomiales.

- Los factores predisponentes son:
  1. EPOC: *H. influenzae, S. pneumoniae, Legionella*.
  2. Convulsiones: neumonía por aspiración.
  3. Huéspedes inmunodeprimidos: *Legionella*, microorganismos gramnegativos.
  4. Alcoholismo: *Klebsiella, S. pneumoniae, H. influenzae*.
  5. VIH: *S. pneumoniae*.
  6. Adictos a drogas i.v. con endocarditis bacteriana derecha: *S. aureus*.

DIAGNÓSTICO

DIAGNÓSTICO DIFERENCIAL

- Agudización de bronquitis crónica.
- Embolia o infarto pulmonar.
- Neoplasia pulmonar.
- Bronquiolitis.
- Sarcoidosis.
- Neumonitis por hipersensibilidad.
- Edema de pulmón.
- Lesión pulmonar inducida por fármacos.
- Neumonías virales.
- Neumonías fúngicas.
- Neumonías parasitarias.
- Neumonías atípicas.
- Tuberculosis.

VALORACIÓN

Evaluación de laboratorio y radiografía de tórax.

PRUEBAS DE LABORATORIO

- En los pacientes ingresados en el hospital, intentar obtener una muestra adecuada de esputo para tinción de Gram y cultivos.
  1. Con frecuencia una muestra de esputo expectorado es inadecuado debido al alto número de falsos positivos (debido a la contaminación por la flora oral) y de falsos negativos; una muestra puede considerarse adecuada si la tinción de Gram muestra >25 PMN y <10 células epiteliales por campo de bajo aumento.
  2. La inducción mediante aerosol con solución salina hipertónica (del 3 al 10%) puede aumentar el potencial diagnóstico del esputo.
  3. El uso de la fibrobroncoscopia para obtener una muestra de esputo se reserva generalmente para los pacientes con enfermedad grave que responden mal al tratamiento antimicrobiano inicial.
  4. La tinción de Gram del esputo puede mostrar lo siguiente:
Cocos grampositivos en forma de lanceta indican neumonía estreptocócica.
Microorganismos cocobacilares gramnegativos pequeños, pleomorfos, indican *H. influenzae*.

Bacilos gramnegativos encapsulados: *K. pneumoniae*.
- El recuento leucocitario está elevado, generalmente con desviación a la izquierda.
- Hemocultivos: positivos en aproximadamente el 20% de los casos con neumonía neumocócica.
- Pulsioximetría o GA: hipoxemia con presión parcial de oxígeno <60 mmHg basal es un criterio estándar para ingreso hospitalario.
- El análisis del esputo mediante inmunofluorescencia directa cuando se sospecha Legionella (p. ej., la tinción directa de anticuerpos inmunofluorescentes [DFA] es una prueba muy específica y rápida para detectar las legionelas en una muestra clínica).
- Pruebas serológicas de VIH en determinados pacientes.

DIAGNÓSTICO POR IMAGEN

Radiografía de tórax: los hallazgos varían con el estadio y el tipo de neumonía y la hidratación del paciente (fig. 1-169).
- Clásicamente, la neumonía neumocócica presenta un infiltrado segmentario.
- Los infiltrados difusos en la radiografía de tórax pueden encontrarse con *L. pneumophila, M. pneumoniae, P. jiroveci*, TB miliar, aspiración, aspergilosis.
- Una radiografía de tórax inicial también es útil para descartar la presencia de cualquier complicación (neumotórax, empiema, abscesos).

TRATAMIENTO

TRATAMIENTO NO FARMACOLÓGICO

- Evitar el consumo de tabaco.
- Oxígeno para mantener una presión parcial de oxígeno en sangre arterial >60 mmHg.
- Hidratación i.v., corrección de la deshidratación.
- Ventilación mecánica en los pacientes con insuficiencia respiratoria significativa.

TRATAMIENTO AGUDO

- El tratamiento antibiótico inicial debería estar basado en la evaluación clínica, radiológica y de laboratorio.
- Los macrólidos (azitromicina o claritromicina) o el levofloxacino están recomendados para el tratamiento ambulatorio empírico de la neumonía adquirida en la comunidad; puede añadirse cefotaxima o un betalactámico/inhibidor de las betalactamasas en pacientes con una presentación más grave que insisten en recibir tratamiento ambulatorio. La duración del tratamiento varía entre 7 y 14 días.

- En el contexto hospitalario, los pacientes ingresados en el servicio de medicina general pueden ser tratados empíricamente con una cefalosporina de segunda o tercera generación (ceftriaxona, ceftizoxima, defotaxima o defuroxima) más un macrólido (azitromicina o claritromicina) o doxiciclina. En lugar del macrólido o la doxiciclina puede utilizarse una quinolona antipseudomona (levofloxacino, moxifloxacino o gatifloxacino).
- En los pacientes ingresados en el hospital con riesgo de infecciones por *P. aeruginosa*, el tratamiento empírico debería consistir en un betalactámico antipseudomona (cefepima o piperacilina-tazobactam) *más* un aminoglucósido *más* una quinolona antipseudomona o un macrólido.

TRATAMIENTO CRÓNICO

El derrame-empiema paraneumónico puede tratarse mediante la colocación de un tubo intratorácico para su drenaje. Puede ser necesaria la instilación de fármacos fibrinolíticos (estreptocinasa, urocinasa) a través del tubo intratorácico en casos resistentes.

PRONÓSTICO

- La mayoría de los pacientes responden bien al tratamiento antibiótico.
- Son indicaciones de ingreso hospitalario:
  1. Hipoxemia (saturación de oxígeno <90% en situación basal).
  2. Inestabilidad hemodinámica.
  3. Incapacidad para tolerar el tratamiento
  4. Entidad coexistente activa que requiera ingreso hospitalario.

OTRAS CONSIDERACIONES

COMENTARIOS

Causas de neumonía de resolución lenta o nula:

- Dificultad para tratar infecciones: neumonía viral, *Legionella*, neumococos o estafilococos con respuesta alterada del huésped, TB, hongos.
- Neoplasia: pulmonar, linfoma, metástasis.
- ICC.

- Embolia pulmonar.
- Inmunológica o idiopática: granulomatosis de Wegener, síndromes eosinofílicos pulmonares, LES.
- Toxicidad por fármacos (p. ej., amiodarona).

BIBLIOGRAFÍA RECOMENDADA

Davidson R et al: Resistance to levofloxacin and failure of treatment of pneumococcal pneumonia, *N Engl J Med* 346:747, 2002.

Halm EA, Teirstein AS: Management of community-acquired pneumonia, *N Engl J Med* 347:2039, 2002.

AUTOR: **FRED F. FERRI, M.D.**

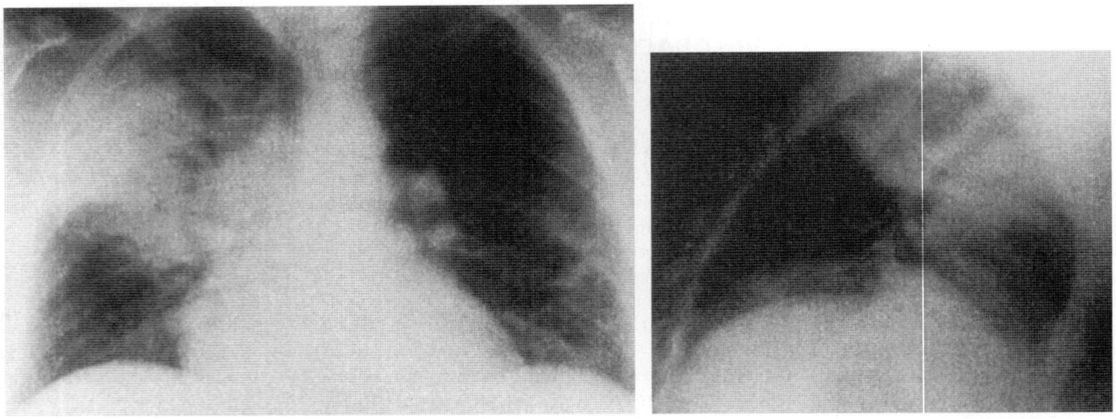

FIGURA 1-169   A, Radiografía de torax PA y B, lateral que muestran una neumonía del lóbulo superior derecho y un infiltrado parcheado en el lóbulo inferior izquierdo. Este patrón pueden producirlo varios microorganismos, incluidos *S. pneumoniae* y *H. influenzae*. (De Marx J [ed.]: *Rosen's Emergency medicine*, 5.ª ed., St. Louis, 2003, Mosby.)

INFORMACIÓN BÁSICA

DEFINICIÓN

Las neumonías eosinofílicas son un grupo de trastornos caracterizados por infiltrados en las radiografías de tórax, eosinofilia del parénquima pulmonar y eosinofilia de sangre periférica.

CÓDIGO CIE-9CM
518.3 Neumonía eosinofílica

EPIDEMIOLOGÍA Y DEMOGRAFÍA

Varía dependiendo de la causa específica de la neumonía.

SÍNTOMAS Y SIGNOS

- Por lo general, una combinación de fiebre, tos y disnea.
- Varía, dependiendo de la causa específica.

ETIOLOGÍA

EOSINOFILIA PULMONAR SIMPLE (SÍNDROME DE LÖFFLER):

- Infiltrados transitorios.
- Los síntomas varían desde asintomáticos a disnea y tos seca.
- Por lo general, idiopática.
- Puede ser secundaria a una infección parasitaria o a fármacos como la nitrofurantoína o penicilina.
- El tratamiento consiste en la eliminación del agente perjudicial.
- Si los síntomas son idiopáticos y graves, se debe administrar tratamiento con glucocorticoides.

NEUMONÍA EOSINOFÍLICA CRÓNICA:

- Enfermedad idiopática.
- Se presenta con tos productiva, disnea, malestar, pérdida de peso, sudoración nocturna y fiebre.
- Infiltrado pulmonar periférico progresivo.
- No siempre está presente la eosinofilia sanguínea.
- Diagnóstico por lavado broncoalveolar (LBA) o biopsia de pulmón.
- Recuperación espontánea en el 10% de los casos.
- El tratamiento con glucocorticoides es rápidamente eficaz.
- Las recidivas son frecuentes.

ASPERGILOSIS BRONCOPULMONAR ALÉRGICA:

- Reacción de hipersensibilidad al *Aspergilius*.
- Se presenta con más frecuencia en los pacientes con asma y atopia.
- Fiebre, síntomas seudogripales, mialgias y fatiga.
- Radiografía de tórax: infiltrados (a veces migratorios) y atelectasia.
- Eosinofilia sanguínea y en esputo.

- Diagnóstico por:
  1. Aislamiento de *Aspergillus* a partir de muestras de esputo múltiples.
  2. Prueba de piel positiva al antígeno de *Aspergillus*.
  3. IgE sérica elevada.
  4. Anticuerpos IgE e IgG específicos de *Aspergillus*.
- Tratamiento: corticosteroides sistémicos.

EOSINOFILIA PULMONAR TROPICAL:

- Aparición de asma, fiebre, eosinofilia sanguínea marcada.
- Infiltrados reticulonodulares basilares y alveolares.
- Posible etiología: filariasis.

VASCULITIS PULMONAR (GRANULOMATOSIS ALÉRGICA Y ANGEÍTIS):

- Vasculitis e inflamación granulomatosa necrosante que afecta a muchos sistemas orgánicos.
- Eosinofilia sanguínea y concentraciones elevadas de IgE.

SÍNDROME HIPEREOSINOFÍLICO:

- Una enfermedad con aumento de eosinófilos de causa desconocida.
- Los problemas cardíacos son las características clínicas predominantes.
- La afectación pulmonar produce fiebre, tos, pérdida de peso y dificultad respiratoria.
- Diagnóstico de exclusión.
- Debe realizarse ecocardiograma.
- Se debe tratar con esteroides si hay síntomas o anomalías cardíacas.

NEUMONÍA EOSINOFÍLICA AGUDA:

- Aparición aguda de tos, disnea, fiebre, taquipnea y estertores.
- Los pacientes suelen requerir respiración mecánica.
- Suele afectar a jóvenes.
- A menudo eosinofilia sanguínea.
- La radiografía de tórax muestra infiltrados alveolares.
- A menudo >20% de eosinófilos en el LBA.
- El tratamiento con glucocorticoides suele conducir a una rápida mejoría.
- Las recidivas son raras.
- Puede ser secundaria a drogas o tabaquismo.

DIAGNÓSTICO

- El diagnóstico puede variar dependiendo de la causa específica de la neumonía eosinofílica.
- Normalmente implica una combinación de radiografía de tórax, recuento de eosinófilos periféricos y LBA.

DIAGNÓSTICO DIFERENCIAL

- Tuberculosis.
- Brucelosis.
- Enfermedades fúngicas.
- Carcinoma broncogénico.
- Enfermedad de Hodgkin.
- Linfadenopatía inmunoblástica.
- Enfermedad pulmonar reumatoide.
- Sarcoidosis.

VALORACIÓN

Exploración física, pruebas de laboratorio y broncoscopia.

PRUEBAS DE LABORATORIO

- El recuento leucocitario suele ser normal.
- Hay a menudo un aumento de eosinófilos en sangre.
- El LBA revelará con frecuencia una elevación en el recuento de eosinófilos.

DIAGNÓSTICO POR IMAGEN

La radiografía de tórax puede mostrar una variedad de infiltrados dependiendo de la causa de la neumonía eosinófila.

TRATAMIENTO

- Varía en función de la causa de la neumonía.
- Debe eliminarse el agente agresor o tratar con el antibiótico apropiado.
- Los esteroides pueden ser útiles en muchos casos y suelen estar indicados; las dosis y duración del tratamiento dependen claramente de la etiología de los síntomas y de la respuesta al tratamiento que se manifiesta por la mejoría clínica, aclaramiento de las radiografías y resolución de la eosinofilia periférica.
- Asistencia respiratoria de soporte.

DERIVACIÓN

Puede ser necesario consultar con un neumólogo si se necesita un LBA para establecer el diagnóstico.

BIBLIOGRAFÍA RECOMENDADA

Allen JN et al: The eosinophilic pneumonias, *Sem Resp Crit Care Med* 23(2):127, 2002.

AUTORES: **JENNIFER CLARKE, M.D.**, y **CAROLYN J. O'CONNOR, M.D.**

INFORMACIÓN BÁSICA

DEFINICIÓN

La neumonía por *Mycoplasma* es una infección del parénquima pulmonar causada por *Mycoplasma pneumoniae*.

SINÓNIMOS

Neumonía atípica primaria.
Neumonía de Eaton.

CÓDIGO CIE-9CM
483 Neumonía por *Mycoplasma*.

EPIDEMIOLOGÍA Y DEMOGRAFÍA

INCIDENCIA (EN EE.UU.):

- Es difícil determinar la incidencia de forma precisa debido a la dificultad para diagnosticarla, pero es una causa frecuente de neumonía adquirida en la comunidad.
- Probablemente muchos casos se resuelven sin acudir a la consulta.
- La incidencia se estima en 1 caso/1.000 personas/año.
- Se estima que la incidencia al menos se triplica cada 5 años (aproximadamente) durante las epidemias.

PREVALENCIA (EN EE.UU.):

- Se estima que está presente en 1 de cada 5 pacientes hospitalizados por neumonía (generalmente es una enfermedad autolimitada, por lo que su verdadera prevalencia es desconocida).
- Se estima que causa el 7% de todas las neumonías y aproximadamente la mitad en aquéllos entre 5 y 20 años de edad.

PREDOMINIO POR SEXOS: Igual distribución.

DISTRIBUCIÓN POR EDADES:

- Afectados más frecuentemente: niños en edad escolar y adultos jóvenes (5 a 20 años de edad).
- También se presenta en adultos de mayor edad, especialmente los expuestos a un niño pequeño en el domicilio.
- Infecciones más graves en pacientes ancianos afectados.

INCIDENCIA MÁXIMA:

- Cierto aumento de la incidencia en otoño y comienzos del invierno.
- Parece más prevalente en climas templados.

GENÉTICA:

Predisposición familiar:

- No conocida.
- Puede ser más grave en los pacientes con anemia falciforme.

Infección neonatal: A esta enfermedad se le atribuye una dificultad respiratoria grave, en ocasiones requiere intubación.

SÍNTOMAS Y SIGNOS

- Faringitis no exudativa (frecuente).
- Roncus o estertores, sin signos de consolidación (frecuente) en las zonas pulmonares inferiores.
- Asociado a miringitis bullosa (quizá no sea más frecuente que en otras neumonías).
- Exantemas cutáneos en hasta un cuarto de los pacientes.
  1. Morbiliforme.
  2. Urticaria.
  3. Eritema nudoso (infrecuente).
  4. Eritema multiforme (infrecuente).
  5. Síndrome de Stevens-Johnson (infrecuente).
- Dolor muscular (<50% de los pacientes).
- En la exploración (y confirmado mediante pruebas diagnósticas):
  1. Mononeuritis o polineuritis.
  2. Mielitis transversa.
  3. Parálisis de nervios craneales.
  4. Meningoencefalitis.
- Adenopatías y esplenomegalia.
- Conjuntivitis.

ETIOLOGÍA

La infección se disemina mediante gotitas de las secreciones de las vías respiratorias.

DIAGNÓSTICO

DIAGNÓSTICO DIFERENCIAL

- *Chlamydia pneumoniae*.
- *C. psittaci*.
- *Legionella sp.*
- Varios virus.
- Fiebre Q.
- *Pneumococcus pneumoniae*.
- Dolor pleurítico.
- Embolia/infarto pulmonar.

VALORACIÓN

- Radiografía de tórax.
- Mediante la historia clínica y la exploración física.
- Pruebas de laboratorio.
- Evaluación guiada por los síntomas y los signos.

PRUEBAS DE LABORATORIO

- HC:
  1. Recuento leucocitario >10.000/mm³ en aproximadamente la cuarta parte de los pacientes.
  2. Recuento diferencial inespecífico.
  3. Leucopenia infrecuente.
- Crioaglutininas:
  1. Detectadas en aproximadamente la mitad de los pacientes.
  2. También pueden encontrarse en:
     a. Enfermedades linfoproliferativas.
     b. Gripe.
     c. Mononucleosis.
     d. Infecciones por adenovirus.
     e. Ocasionalmente, enfermedad de los legionarios.
  3. Títulos típicamente >1:64:
     a. Pueden ser detectables mediante una prueba en la cabecera del enfermo.
     b. Aparecen entre los días 5 y 10 de la enfermedad (por lo que pueden ser demostrables cuando el paciente es valorado por primera vez) y desaparecen en aproximadamente 1 mes.
- Hemólisis infrecuente.
- Pruebas de fijación de complemento en muestras pareadas de plasma (aumento de cuatro veces) en pacientes con neumonía e historia compatible:
  1. Consideradas diagnósticas.
  2. No específicas de la enfermedad.
- Cultivo del microorganismo a partir de muestras:
  1. La única prueba verdaderamente específica para la infección.
  2. Técnicamente difícil y realizada de forma fiable sólo por algunos laboratorios.
  3. Puede requerir semanas en conseguir resultados.
- Esputo:
  1. Con frecuencia no se produce esputo para analizar en el laboratorio.
  2. Cuando existe, las muestras teñidas con Gram muestran pólipos sin microorganismos.
- La infección ocasionalmente se complica con una pancreatitis o glomerulitis.
- La coagulación intravascular diseminada es una complicación infrecuente.
- Pueden existir signos electrocardiográficos de pericarditis o miocarditis.

DIAGNÓSTICO POR IMAGEN

- Predilección por la afectación de lóbulos inferiores (los lóbulos superiores se afectan en menos de la cuarta parte), con alteraciones radiológicas que con frecuencia no son proporcionales a las de la exploración física (fig. 1-170).
- En aproximadamente el 30% de los pacientes existen pequeños derrames pleurales.
- Los derrames pleurales de gran tamaño son infrecuentes.
- Infiltrados: parcheados, unilaterales y con una distribución segmentaria, aunque puede encontrarse afectación multilobular.
- En el 20 al 25% existen signos de adenopatías hiliares en las radiografías de tórax.
- Casos infrecuentes registrados:
  1. Absceso pulmonar asociado.
  2. Neumatoceles residuales.
  3. Colapso lobular.
  4. Síndrome del pulmón hiperlucente.

TRATAMIENTO

TRATAMIENTO AGUDO

- Se prefiere el tratamiento (10 a 14 días) con eritromicina (500 mg cuatro veces al día), azitromicina (500 mg diarios) o claritromicina (500 mg dos veces al día) o claritromicina (500 mg dos veces al día) a las tetraciclinas, especialmente en niños pequeños o mujeres en edad fértil.
- El tratamiento acorta la duración y la gravedad de los síntomas y puede acelerar la mejoría radiológica, pero la enfermedad es autolimitada.

TRATAMIENTO CRÓNICO

- El tratamiento antibiótico eficaz no elimina el microorganismo de las secreciones respiratorias, donde puede estar presente durante semanas.
- La respuesta plasmática de anticuerpos no necesariamente proporciona una inmunidad para toda la vida.
- No se producen síntomas crónicos, aunque puede haber recaídas clínicas de 7 a 10 días tras la respuesta inicial y puede asociarse a nuevas áreas de infiltración.

PRONÓSTICO

- La mejoría clínica es casi universal en 10 días.
- Los infiltrados generalmente desaparecen en 5 a 8 semanas.
- Las escasas muertes se atribuyen probablemente a enfermedades médicas subyacentes.

- La diseminación persona a persona puede minimizarse evitando toser sin protección, especialmente en zonas cerradas.

DERIVACIÓN

- No respuesta al tratamiento.
- Infección grave.
- Manifestaciones extrapulmonares graves.
- Afectación multilobular acompañada de compromiso respiratorio (muy infrecuente).

OTRAS CONSIDERACIONES

COMENTARIOS

La resolución radiológica se completa en 8 semanas en el 90% de los pacientes.

BIBLIOGRAFÍA RECOMENDADA

Falguera M et al: Nonsevere community-acquired pneumonia: correlation between cause and severity or comorbidity, *Arch Intern Med* 161(15):1866, 2001.

Hyde TB et al: Azithromycin prophylaxis during a hospital outbreak of *Mycoplasma pneumoniae* pneumonia, *J Infect Dis* 183(6):907, 2001.

Waites KG, Talkington DF: Mycoplasma pneumoniae and its role as a human pathogen, *Clin Microbiol Rev* 17(4):697, 2004.

AUTOR: **HARVEY M. SHANIES, M.D., PH.D.**

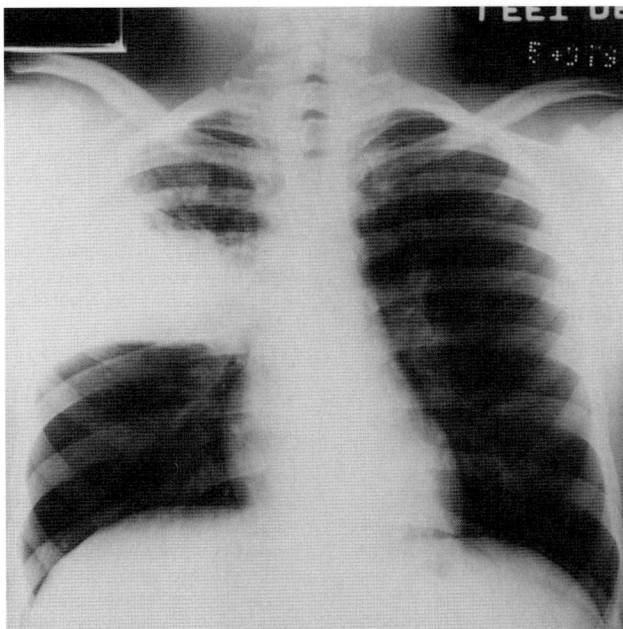

FIGURA 1-170   Opacificación localizada del espacio aéreo debida a *Mycoplasma pneumoniae*. (De Specht N [ed.]: *Practical guide to diagnostic imaging*, St. Louis, 1998, Mosby.)

INFORMACIÓN BÁSICA

DEFINICIÓN

La neumonía por *Pneumocystis jiroveci* es una infección respiratoria grave causada por el microorganismo fúngico o el protozoo *Pneumocystis jiroveci*.

CÓDIGOS CIE-9CM

136.3 Neumonía por *Pneumocystis jiroveci*

EPIDEMIOLOGÍA Y DEMOGRAFÍA

INCIDENCIA (EN EE.UU.):
- Se ve principalmente en el contexto del síndrome de inmunodeficiencia adquirida (SIDA).
- Aproximadamente 11 casos/100 pacientes-año entre los pacientes infectados por el VIH con recuentos de linfocitos CD4 <100/mm³.

PREDOMINIO POR SEXOS: Igual incidencia cuando se corrige según el estado de VIH.

DISTRIBUCIÓN POR EDADES:
- <2 años de edad.
- De 20 a 40 años de edad.

INCIDENCIA MÁXIMA: de 20 a 40 años (paralelo a la epidemia de SIDA).

GENÉTICA:

Infección neonatal:
- Infección oportunista más frecuente entre los niños infectados por VIH, aproximadamente el 30%.
- Presentación neonatal infrecuente.

SÍNTOMAS Y SIGNOS

- Fiebre, tos, disnea presente en casi todos los casos.
- Los pulmones con frecuencia presentan una auscultación normal, aunque ocasionalmente existen estertores.
- En los casos graves, cianosis y taquipnea importante.
- Hemoptisis infrecuente.
- Neumotórax espontáneo.

ETIOLOGÍA

- *Pneumocystis jiroveci*, reclasificado recientemente como un microorganismo fúngico.
- Reactivación de una infección latente.
- Afectación extrapulmonar infrecuente.

DIAGNÓSTICO

DIAGNÓSTICO DIFERENCIAL

- Otras infecciones respiratorias oportunistas:
  1. Tuberculosis.
  2. Histoplasmosis.
  3. Criptococosis.

- Infecciones no oportunistas:
  1. Neumonía bacteriana.
  2. Neumonía viral.
  3. Neumonía por micoplasma.
  4. Legionelosis.
- Se presenta prácticamente de forma exclusiva en el contexto de una depresión profunda de la inmunidad celular.

VALORACIÓN

- Radiografía de tórax.
- GA.
- Análisis del esputo en busca de quistes de PC y para descartar otros microorganismos.
- Broncoscopia con lavado broncoalveolar o biopsia pulmonar para diagnóstico si el análisis de esputo es negativo o dudoso.

PRUEBAS DE LABORATORIO

- Monitorización de GA.
- Lactato deshidrogenasa (LDH) elevada en la mayoría de los casos.
- Prueba de anticuerpos frente a VIH si no está clara la causa del estado de inmunodeficiencia.

DIAGNÓSTICO POR IMAGEN

La captación difusa en la gammagrafía pulmonar con galio es sugestiva pero no diagnóstica.

TRATAMIENTO

TRATAMIENTO NO FARMACOLÓGICO

- Suplementos de oxígeno.
- Ventilación mecánica si es necesaria.
- Toracotomía precoz si se desarrolla neumotórax.

TRATAMIENTO AGUDO

Para la sospecha o la NPC confirmada:
- Trimetoprim-sulfametoxazol (20 mg/kg de trimetoprim y 100 mg/kg de sulfametoxazol al día) v.o. o i.v.
- Pentamidina (4 mg/kg i.v. al día).
- Cualquier pauta más prednisona (40 mg v.o. dos veces al día):
  1. Si la presión arterial de oxígeno es <70 mmHg.
  2. Si la diferencia arterio-alveolar de presión de oxígeno es >35 mmHg.
  3. La dosis se reduce progresivamente hasta 20 mg dos veces al día tras 5 días y a 20 mg diarios tras 10 días.
- El tratamiento se mantiene durante 3 semanas.
- Se dispone de tratamientos alternativos para los pacientes que no toleran el tratamiento convencional:
  1. Dapsona/trimetoprim.
  2. Clindamicina/primaquina.
  3. Atovacuona.
- Los tratamientos alternativos deberían administrarse consultando con un médico experimentado en el tratamiento de la NPC.

TRATAMIENTO CRÓNICO

- Tras completar el tratamiento, debería mantenerse una profilaxis de por vida con trimetoprim-sulfametoxazol (un comprimido de dosis doble tres veces a la semana).
- Los pacientes que no toleren este tratamiento deberían ser tratados con dapsona (50 mg v.o. al día) más pirimetamina (50 mg v.o. a la semana) más leucovorina (25 mg v.o. a la semana).
- La pentamidina inhalada (300 mg al mes mediante nebulizador estándar) es menos eficaz y se reserva para los pacientes que no toleren otras formas de profilaxis.
- En todos los pacientes con infección por VIH con recuentos de linfocitos CD4 <200 a 250 /mm³ o <20% del recuento leucocitario total se realiza el mismo tratamiento debido a su elevado riesgo de NPC.

PRONÓSTICO

- Los pacientes deberían ser ingresados en el hospital a menos que la infección sea leve.
- Tras completar el tratamiento, es obligatorio realizar un seguimiento ambulatorio a largo plazo para proporcionar una prevención secundaria de NPC (v. «Tratamiento crónico») y tratar el síndrome de inmunodeficiencia subyacente.

DERIVACIÓN

Al neumólogo para realizar broncoscopia si no se puede confirmar el diagnóstico mediante el análisis de esputo.

OTRAS CONSIDERACIONES

COMENTARIOS

Todos los pacientes, especialmente aquéllos con infección grave o que no toleren el tratamiento convencional, deberían ser seguidos por un médico con experiencia en el tratamiento de la NPC y, si se considera apropiado, en el tratamiento a largo plazo de la infección por VIH o de otras enfermedades subyacentes.

BIBLIOGRAFÍA RECOMENDADA

Al Soub H et al: *Pneumocystis carinii* pneumonia in a patient without a predisposing illness: case report and review, *Scand J Infect Dis* 36(8):618, 2004.

Kaplan JE et al: Epidemiology of human immunodeficiency virus: associated opportunistic infections in the United States in the era of highly active antiretroviral therapy, *Clin Infect Dis* 30(suppl 1):S5, 2000.

Kazanjian PH et al: Increase in prevalence of *Pneumocystis carinii* mutations in patients with AIDS and *P carinii* pneumonia, in the United States and China, *J Infect Dis* 189(9):1684, 2004.

Russian DA, Levine SJ: *Pneumocystis carinii* pneumonia in patients without HIV infection, *Am J Med Sci* 321(1):56, 2001.

AUTOR: **JOSEPH R. MASCI, M.D.**

INFORMACIÓN BÁSICA

DEFINICIÓN

La neumonía viral es la infección del parénquima pulmonar causada por gran variedad de virus. Los virus más importantes se analizan en las siguientes secciones.

SINÓNIMOS

Neumonía no bacteriana.
Neumonía atípica.

CÓDIGO CIE-9CM

480.9 Neumonía viral

EPIDEMIOLOGÍA Y DEMOGRAFÍA

INCIDENCIA (EN EE.UU.):

- Virus de la gripe:
  1. El 10 al 20% de la población en zonas templadas infectadas durante las epidemias de 1 a 2 meses que se presentan anualmente durante los meses de invierno.
  2. Hasta el 50% de infectados durante las pandemias.
  3. La neumonía se desarrolla en un pequeño porcentaje de las personas infectadas.
- La incidencia de otras neumonías virales importantes no se conoce con precisión.

PREVALENCIA (EN EE.UU.):

- Con frecuencia está relacionada con el estado inmunitario de la población o la presencia de una epidemia.
- Huéspedes sanos (estimaciones):
  1. El 86% de los casos de neumonía que causan ingreso hospitalario en adultos americanos.
  2. El 16% de las neumonías pediátricas tratadas de forma ambulatoria.
  3. El 49% de los lactantes ingresados en el hospital por neumonía.
- Problema importante en los huéspedes con alteración de la inmunidad.

PREDOMINIO POR SEXOS:

- Generalmente ninguno.
- El sexo femenino puede predisponer a una enfermedad respiratoria más grave en la infección por el virus respiratorio sincitial (VRS).

DISTRIBUCIÓN POR EDADES:

Gripe
- Incidencia global máxima a los 5 años de edad.
- Disminuye al aumentar la edad.
- Las secuelas más importantes en aquéllos con enfermedades médicas crónicas, especialmente enfermedad cardiopulmonar.
- Ingresos hospitalarios más frecuentes en lactantes y adultos de >64 años de edad.
VRS:
- Niños pequeños (como la principal causa de neumonía).
- Se presenta a lo largo de la vida.

Adenovirus:
- Niños pequeños.
- Adultos, principalmente en colectivos militares.
Varicela:
- Aproximadamente el 16% de los adultos (no infectados en la infancia) que contraen la varicela.
- La varicela aguda durante el embarazo es más probable que se vea complicada por una neumonía grave.
- El 90% de los casos documentados de neumonías por varicela se producen en adultos (incidencia máxima de 20 a 60 años de edad).
Sarampión:
- Adultos jóvenes y niños mayores que recibieron una única vacuna (5% de tasa de fallos).
- El sarampión durante el embarazo es más probable que se complique por una neumonía.
- Las enfermedades cardiopulmonares subyacentes y la inmunodepresión predisponen a la neumonía grave como complicación del sarampión.
- Antes de disponer de la vacuna del sarampión, el 90% de las neumonías en <10 años.
- Actualmente más de un tercio de los pacientes de >14 años de edad en EE.UU.
- El 3 al 5% de los casos de sarampión se complican con una neumonía.
CMV:
- Neonatal hasta edad adulta.
- La inmunodepresión es el factor predisponente clave.

INCIDENCIA MÁXIMA:

Gripe:
- Meses de invierno para influenza A.
- Todo el año para influenza B.
- Los picos de neumonía se ven unas semanas después del brote de la infección.
VRS: Invierno y primavera.
Adenovirus: Endémica (militares).
Varicela: Primavera en las zonas templadas.
Sarampión: Todo el año.
CMV: Todo el año.

GENÉTICA:

Predisposición familiar:
- El contacto íntimo, no la genética, es importante en el contagio.
- Las anomalías congénitas y la inmunodepresión empeoran el curso de la neumonía por VRS.

Infección congénita:
- El CMV es la infección intrauterina más frecuente en EE.UU.
- La neumonía se produce ocasionalmente en lactantes con la infección congénita sintomática.

Infección neonatal:
- Neumonía grave por VRS.
- Neumonía por adenovirus.
  1. Tasa de mortalidad del 5 al 20%.
  2. Puede producir alteraciones funcionales residuales restrictivas u obstructivas.

- «Varicela neonatorum».
  1. Enfermedad visceral diseminada que incluye neumonía.
  2. Puede desarrollarse en neonatos cuyas madres desarrollaron varicela periparto.
- Neumonía por CMV:
  1. Generalmente mortal.
  2. Asociada a lesión cerebral grave en esta población.

SÍNTOMAS Y SIGNOS

GRIPE:
- Fiebre.
- Apariencia de malestar o letargo.
- Tos seca importante (raramente hemoptisis).
- Enrojecimiento cutáneo y membranas mucosas eritematosas.
- Estertores o roncus.

VRS:
- Fiebre.
- Taquipnea.
- Espiración prolongada.
- Sibilancias y estertores.

ADENOVIRUS:
- Ronquera.
- Faringitis.
- Taquipnea.
- Adenitis cervical.

SARAMPIÓN:
- Conjuntivitis.
- Rinorrea.
- Manchas de Koplik.
- Exantema.
- Neumonitis:
  1. Puede producirse como complicación en el 3 al 4% de los adolescentes y adultos jóvenes.
  2. Coincidente con el exantema.
  3. Puede también desarrollarse tras una aparente recuperación del sarampión.
- Fiebre.
- Tos seca.

VARICELA:
- Fiebre.
- Exantema maculopapular o vesicular:
  1. Formación de costras.
  2. Neumonía típica de 1 a 6 días tras la aparición del exantema.
  3. Neumonía acompañada de tos y ocasionalmente hemoptisis.
- Se detectan escasas alteraciones de la auscultación en la exploración pulmonar.

CMV:
- Fiebre.
- Tos paroxística.
- Hemoptisis ocasional.
- Adenopatías difusas cuando la neumonía se produce tras una transfusión.

ETIOLOGÍA

La infección viral puede producir una neumonía tanto en huéspedes inmunocompetentes como en inmunodeprimidos.

DIAGNÓSTICO

DIAGNÓSTICO DIFERENCIAL

- Neumonía bacteriana, la cual con frecuencia complica (es decir, puede presentarse a continuación o de forma simultánea) una neumonía viral (especialmente por virus de la gripe).
- Otras causas de neumonía atípica:
  1. *Mycoplasma.*
  2. *Chlamydia.*
  3. *Coxiella.*
  4. Enfermedad de los legionarios.
- SDRA.
- Signos e hipoxemia asociada que se confunden con émbolos pulmonares.

VALORACIÓN

- Puede obtenerse información sobre la cepa prevalente del virus de la gripe en los departamentos sanitarios locales o de los Centers for Disease Control and Prevention.
- Las pruebas diagnósticas virales generalmente no son necesarias una vez que el brote se ha definido.
- El virus de la gripe y otros pueden cultivarse a partir de las secreciones respiratorias durante los escasos días iniciales de la enfermedad (son necesarios medios y técnicas especiales).
- También pueden ser útiles los títulos serológicos pareados.
- Se dispone de pruebas de anticuerpos monoclonales para el virus de la gripe y otros virus respiratorios.

- La neumonía por virus de sarampión y por adenovirus generalmente se diagnostican clínicamente.
- La reacción en cadena de la polimerasa puede ser capaz de detectar e identificar rápidamente el ácido nucleico viral.
- Se requiere una biopsia pulmonar abierta para el diagnóstico definitivo de la neumonía por CMV.

PRUEBAS DE LABORATORIO

- La tinción de Gram del esputo (generalmente escaso) muestra típicamente escasos leucocitos polimorfonucleares y escasas bacterias.
- El recuento leucocitario puede variar entre leucopenia a una elevación modesta, generalmente sin una desviación a la izquierda.
- Ocasionalmente la neumonía por adenovirus tipo 7 se ha complicado con una coagulación intravascular diseminada.
- Las células gigantes multinucleadas en la preparación de Tzanck de una lesión vesiculosa a la que se retira el techo son útiles en el diagnóstico de varicela en un paciente con un infiltrado (también se encuentran en el herpes simple).
- La inmunodepresión grave se asocia a neumonía sintomática por CMV (generalmente la reactivación de una infección latente o en receptores previamente seronegativos a partir de un donante).
- La hipoxemia puede ser importante.
- Los cultivos pueden ser útiles en la identificación de los patógenos bacterianos que producen sobreinfecciones.
- Cuando se producen, los derrames paraneumónicos son exudados.

DIAGNÓSTICO POR IMAGEN

- La radiografía de tórax puede mostrar un espectro de hallazgos con infiltrados intersticiales mal definidos, parcheados o generalizados, que pueden asociarse a SDRA.
- Un infiltrado alveolar denso localizado sugiere una neumonía bacteriana superpuesta.
- Pueden desarrollarse nódulos pequeños calcificados como resto radiológico de la neumonía por varicela (fig. 1-171).

TRATAMIENTO

TRATAMIENTO NO FARMACOLÓGICO

GENERAL:
- Medidas para disminuir la transmisión persona a persona.
- Reposo en cama no estricto.
- Mantenimiento de una hidratación adecuada.
- Ventilación mecánica posible para neumonía o SDRA grave.

GRIPE:
- Para evitar la infección puede administrarse una vacuna anual profiláctica con cepas específicas del virus de la gripe (en los niños <13 años de edad debería emplearse la vacuna con sólo subvirus).
- Las vacunas vivas atenuadas contra la gripe administradas en gotas nasales pueden ser más eficaces que las vacunas virales inactivadas actualmente disponibles (en investigación).

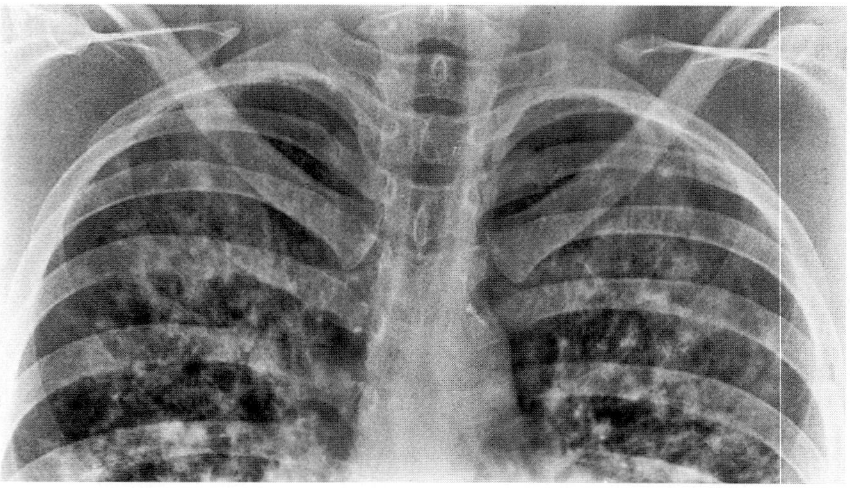

FIGURA 1-171   Neumonía por varicela. Proyección centrada en los lóbulos superiores que muestra múltiples nódulos mal definidos en ambos lóbulos superiores. (De McLoud TC: *Thoracic radiology: the requisites,* St. Louis, 1998, Mosby.)

VRS:

- Las técnicas de aislamiento para limitar la diseminación de las infecciones por VRS son importantes.
- Las inmunoglobulinas con un título elevado de anticuerpos neutralizadores de VRS son beneficiosas en el tratamiento.

ADENOVIRUS:

- La inoculación intestinal de los adenovirus respiratorios se ha utilizado con éxito para inmunizar a los soldados.
- Aunque no producen enfermedad en los receptores, los virus pueden acantonarse de forma crónica y pueden infectar a otros posteriormente.
- Estas vacunas no están disponibles para la población civil.

VARICELA:

- La vacuna viva atenuada de la varicela se ha utilizado con éxito en los ensayos clínicos.
- Debería administrarse inmunoglobulina específica para varicela-zoster dentro de los primeros 4 días de la exposición para prevenir o modificar la enfermedad en personas susceptibles.
- Las personas no inmunizadas expuestas a la varicela son potencialmente contagiosas entre los días 10 y 21 tras la exposición.

SARAMPIÓN:

- Se dispone de una vacuna eficaz contra el sarampión:
  1. La vacuna debería administrarse a los 15 meses.
  2. Debería administrarse una segunda dosis en el momento de la entrada al colegio.
- La vacuna viva atenuada o la γ-globulina puede evitar el sarampión en personas no vacunadas si se administra precozmente tras la exposición.
- La vitamina A administrada v.o. durante 2 días reduce la morbilidad y la mortalidad por sarampión en los niños expuestos.

- SRAG = coronavirus asociados:
  1. No se dispone de vacuna actualmente.
  2. El tratamiento combinado con lopinavir/ritonavir y ribavirina puede reducir la carga viral.

TRATAMIENTO AGUDO

GENERAL: Administrar antibióticos apropiados para las sobreinfecciones bacterianas.

GRIPE:

- Amantadina y rimantadina (no comercializado) para el virus de influenza A. El uso precoz puede acelerar la recuperación de la disfunción de las pequeñas vías respiratorias, pero no está claro si influye en el desarrollo o el curso de la neumonía.
- La amantadita también es eficaz de forma profiláctica durante el momento en que se administra.
- La ribavirina o la amantadina en aerosol tienen una función en la neumonía grave por virus de la gripe, pero no han sido aprobadas para esta indicación.

VRS: El aerosol de ribavirina es eficaz para la neumonía grave por VRS.

ADENOVIRUS: No existe un fármaco antiviral eficaz.

VARICELA:

- La neumonía por varicela puede tratarse con aciclovir i.v.
- En los adultos que desarrollan varicela debería considerarse el tratamiento con aciclovir, que puede evitar el desarrollo de neumonía.

SARAMPIÓN: No existe ningún fármaco antisarampionoso eficaz.

CMV:

- El aciclovir puede evitar la infección por CMV en los receptores de trasplantes.
- El ganciclovir y el foscarnet, con o sin globulina hiperinmune, se muestran prometedores en el tratamiento de la infección grave por CMV, incluida la neumonía, en los huéspedes inmunocomprometidos.

PRONÓSTICO

- El tratamiento de apoyo es útil.
- Pueden producirse fallecimientos durante la enfermedad aguda.
- Las alteraciones funcionales residuales pueden ser persistentes, desarrollar o predisponer a enfermedades respiratorias crónicas en fases posteriores de la vida.
- La sobreinfección bacteriana aumenta la morbilidad y la mortalidad tras la mayoría de las neumonías virales.

DERIVACIÓN

- Incertidumbre sobre el diagnóstico en un huésped inmunocomprometido.
- Síntomas o signos progresivos.
- Compromiso respiratorio grave, infiltrados difusos o desarrollo de SDRA.

OTRAS CONSIDERACIONES

COMENTARIOS

- La gripe se disemina mediante contacto íntimo y mediante las gotitas transmitidas por la tos, que caracteriza la enfermedad.
- El VRS se transmite de forma eficaz mediante fómites y contacto directo (escasamente por aerosoles).
- La varicela se transmite mediante contacto directo o mediante aerosoles.
- El sarampión se transmite mediante aerosoles y posiblemente mediante fómites.

BIBLIOGRAFÍA RECOMENDADA

Cheng VC et al: Medical treatment of viral pneumonia including SARS in immunocompetent adults, *J Infect* 49(4):262, 2004.

De Roux A et al: Viral community-acquired pneumonia in nonimmunocompromised adults, *Chest* 125(4):1343, 2004.

AUTORES: **HARVEY M. SHANIES, M.D., PH.D.,** y **JOSEPH R. MASCI, M.D.**

INFORMACIÓN BÁSICA

DEFINICIÓN

La neumonitis por hipersensibilidad (NH) comprende un grupo de enfermedades pulmonares caracterizadas por una inflamación del parénquima pulmonar de mecanismo inmunitario, secundario a una inhalación intensa o repetida de una sustancia orgánica o un producto químico inorgánico.

SINÓNIMOS

Alveolitos alérgica extrínseca (AAE).
Algunos ejemplos específicos:
- Pulmón del criador de aves.
- Pulmón del granjero.
- Pulmón de los trabajadores de la industria química.
- Pulmón del humidificador.
- Pulmón de la bañera caliente.
- Pulmón del usuario de la sauna.

CÓDIGO CIE-9CM
495.9 Neumonitis por hipersensibilidad

EPIDEMIOLOGÍA Y DEMOGRAFÍA

Toda persona expuesta al antígeno adecuado puede desarrollar la enfermedad. La lista de agentes identificados es amplia y comprende esencialmente microorganismos, proteínas animales o vegetales y productos químicos inorgánicos. Casi todos los agentes causales se han detectado en una amplia variedad de trabajos, lo que ha hecho que la enfermedad sea ahora menos frecuente que hace 20 años. En este momento, las exposiciones importantes tienen lugar en el domicilio (pájaros, humidificadores, mohos) y esta exposición residencial es más difícil de diagnosticar.

SÍNTOMAS Y SIGNOS

Variables, dependiendo de la frecuencia e intensidad de la exposición al antígeno.
- *Agudos:* fiebre, tos y disnea en las 4 a 6 horas siguientes a una exposición intensa, con una duración de 18 a 24 horas.
- *Subagudos:* comienzo insidioso de tos productiva, disnea de esfuerzo, anorexia y adelgazamiento, habitualmente debidos a una exposición importante y mantenida.
- *Crónicos:* tos gradualmente progresiva, disnea, malestar general y adelgazamiento, en general debidos a una exposición de baja intensidad o recidivante.

Exploración física: cianosis y «estertores crepitantes», posible fiebre.

ETIOLOGÍA

- Numerosos agentes ambientales, a menudo presentes en los lugares de trabajo.
- Fuentes habituales de antígenos: heno, silos, cereales o vegetales «mohosos», deyecciones o plumas de aves, productos químicos de bajo peso molecular (p. ej., isocianatos), productos farmacéuticos.

DIAGNÓSTICO

DIAGNÓSTICO DIFERENCIAL

Cuadros agudos:
Aspergilosis broncopulmonar aguda
Embolia pulmonar
Asma
Neumonía aspirativa
Neumonía recidivante
BONO
Sarcoidosis
Síndrome de Churg-Strauss
Granulomatosis de Wegener

Cuadros crónicos:
FPI
Bronquiectasias
Bronquitis crónica

VALORACIÓN

No existe una única prueba radiológica, fisiológica o inmunológica específica para el diagnóstico de la NH, que debe sospecharse en todo paciente con tos, disnea, fiebre y malestar general. Es esencial una anamnesis completa, centrada especialmente en las posibles exposiciones.
Criterios mayores:
1. Antecedentes de síntomas compatibles con NH que parecen empeorar horas después de la exposición al antígeno.
2. Confirmación de la exposición a una sustancia desencadenante mediante la anamnesis, el estudio del entorno, la prueba de precipitina sérica o el anticuerpo en el lavado broncoalveolar (BAL).
3. Alteraciones compatibles en la radiografía o en la TC del tórax.
4. Linfocitosis en el líquido del BAL (si se efectúa).
5. Alteraciones histológicas compatibles en la biopsia pulmonar (si se efectúa).
6. Prueba de provocación natural positiva (reproducción de los síntomas y de las alteraciones analíticas con la exposición al entorno sospechoso) o tras una provocación con inhalación controlada.
Criterios menores:
1. Estertores basales.
2. Disminución de la capacidad de difusión.
3. Hipoxemia arterial (en reposo o con ejercicio).

PRUEBAS DE LABORATORIO

- Los estudios analíticos sistemáticos no permiten hacer el diagnóstico, pero es típico el ascenso de la VSG, de la PCR y del recuento leucocitario; la IgG total está elevada y el FR suele ser positivo; el recuento de eosinófilos en la sangre periférica y la IgE sérica son normales.
- Pruebas de función pulmonar: es típico encontrar patrones ventilatorios restrictivos. Disminución del VEF1, de la CV, de la capacidad de difusión y de la distensibilidad estática.
- GSA: hipoxemia ligera.
- Prueba de precipitina sérica: sensible pero no específica de la NH (los pacientes asintomáticos pueden tener anticuerpos IgG en el suero).

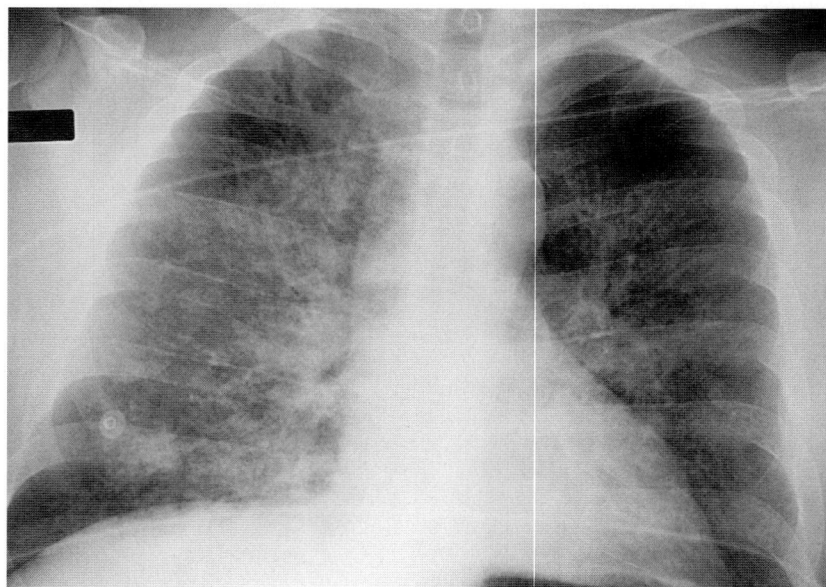

FIGURA 1-172 Radiografía de un paciente con neumonitis aguda por hipersensibilidad. Son evidentes los infiltrados intersticiales bilaterales, sobre todo en el lado derecho. Obsérvese la ausencia de derrame pleural, de adenopatías hiliares y de insuflación excesiva. (Tomada de Altman LV [dr.]: *Allergy in primary care*, Filadelfia, 2000, WB Saunders.)

- Pruebas cutáneas: no está clara su utilidad. Sin embargo, algunos creen que son un método seguro, eficaz y rápido para el diagnóstico y el seguimiento de los pacientes con NH. Su sensibilidad es similar a la de la prueba de precipitina, pero su especificidad es mayor.

DIAGNÓSTICO POR IMAGEN

Radiografía de tórax: inespecífica; puede ser normal en las fases iniciales.
- *Fase aguda/subaguda:* infiltrados intersticiales y alveolares bilaterales (fig. 1-172) de distribución homogénea o parcheada. Los vértices suelen aparecer respetados.
- *Fase crónica:* infiltrados reticulonodulares difusos y fibrosis. Puede desarrollarse un patrón en panal de abeja.

TC torácica de alta resolución: sin características patognomónicas, pero en las fases aguda y subaguda muestra patrones de espacios aéreos e intersticiales. En la fase crónica se observan un patrón en panal de abejas y bronquiectasias.

TRATAMIENTO

TRATAMIENTO NO FARMACOLÓGICO

Diagnóstico precoz y evitación del antígeno causal.

TRATAMIENTO AGUDO

- Los glucocorticoides aceleran la recuperación inicial del pulmón, pero pueden no ser eficaces a largo plazo.
- Prednisona, 0,5-1 mg/kg, en general durante 1 a 2 semanas, seguidos de disminución progresiva a lo largo de 4 semanas.

PRONÓSTICO

Véase la tabla 1-36.

DERIVACIÓN

- Broncoscopia: el BAL proporciona una información útil para el diagnóstico de la NH. Suele mostrar una intensa linfocitosis con predominio de los linfocitos CD8+ supresores. En las fases agudas predominan los neutrófilos, pero a medida que la enfermedad progresa a la forma crónica, el cociente entre CD4+ y CD8+ aumenta. En presencia de fibrosis, la cifra de neutrófilos asciende.
- Biopsia pulmonar: las manifestaciones histopatológicas de la NH son características pero no patognomónicas. Lo típico es encontrar bronquiolitis y neumonitis intersticial, con formación de granulomas.
- Prueba de inhalación en el laboratorio: sirve para demostrar una relación directa entre un antígeno sospechoso y la enfermedad; consiste en administrar un extracto del antígeno en cuestión con un nebulizador.

BIBLIOGRAFÍA RECOMENDADA

Ferran M, Roger A, Cruz MJ: Correspondence: usefulness of specific skin tests in the diagnosis of hypersensitivity pneumonitis.
Fraser et al: *Synopsis of diseases of the chest*, ed 2, 1994.
Patel AM, Ryu JH, Reed CE: Hypersensitivity pneumonitis: current concepts and further questions, *J Allergy Clin Immunol* 108:661, 2001.
Schuyler M, Cormier Y: The diagnosis of hypersensitivity pneumonitis, *Chest* 111:534, 1997.

AUTOR: **CAROLYN J. O'CONNOR, M.D.**

TABLA 1-36	Características fundamentales de las fases de la neumonitis por hipersensibilidad				
	Intervalo temporal	Manifestaciones clínicas	Hallazgos en la TC de alta resolución	Inmunopatología	Pronóstico
Aguda	4-48 horas	Fiebre, escalofríos, tos, disnea, malestar general	Infiltrados en vidrio esmerilado	Alveolitis, inmunocomplejos	Bueno
Subaguda	Varias semanas a 4 meses	Disnea, tos, brotes episódicos	Micromódulos, atrapamiento aéreo	Granulomas, bronquiolitis	Bueno
Crónica	4 meses a años	Disnea, tos, fatiga, adelgazamiento	Fibrosis +/-, panal de abejas, enfisema	Infiltración linfocítica y fibrosis, destrucción de espacios aéreos mediada por los neutrófilos	Malo

INFORMACIÓN BÁSICA

DEFINICIÓN

La neumopatía intersticial difusa comprende un grupo de trastornos que afectan al intersticio pulmonar, caracterizados por la inflamación de las estructuras alveolares y la fibrosis progresiva del parénquima pulmonar.

SINÓNIMO

Neumopatía intersticial.

CÓDIGOS CIE-9CM
136.3 Neumopatía intersticial aguda
515 Neumopatía intersticial crónica

EPIDEMIOLOGÍA Y DEMOGRAFÍA

- La incidencia de la neumopatía intersticial es de 5 casos/100.000 habitantes.
- Existen más de 100 patologías que pueden producir una neumopatía intersticial (v. «Etiología»).

SÍNTOMAS Y SIGNOS

- El paciente suele presentar un cuadro de disnea progresiva y tos no productiva. El resto de las manifestaciones clínicas dependen de la enfermedad de base.
- La exploración física revela los típicos estertores secos espiratorios (tipo velcro), cianosis, acropaquias e insuficiencia ventricular derecha.

ETIOLOGÍA

- Exposición laboral y ambiental: neumoconiosis, asbestosis, polvo orgánico, gases, vapores, beriliosis, silicosis.
- Neumopatías granulomatosas: sarcoidosis, infecciones (p. ej., fúngicas, micobacterianas).
- De origen farmacológico: bleomicina, busulfán, metotrexato, clorambucil, ciclofosfamida, BCNU (carmustina), sales de oro, cloruro de tetrazolio, amiodarona, tocainida, penicilina, zidovudina, sulfonamida.
- Neumonitis por radiación.
- Enfermedades del tejido conjuntivo: LES, artritis reumatoide, dermatomiositis.
- Fibrosis pulmonar idiopática: bronquiolitis obliterante, neumonitis intersticial, neumonitis intersticial descamativa (NID).
- Infecciones: neumonía viral, neumonía por *Pneumocystis*.
- Otras: granulomatosis de Wegener, síndrome de Goodpasture, granuloma eosinófilo, carcinomatosis linfangítica, uremia crónica, aspiración gástrica crónica, neumonitis por hipersensibilidad, neumonía lipoide, linfoma, granulomatosis linfoide.

DIAGNÓSTICO

DIAGNÓSTICO DIFERENCIAL

- ICC.
- Insuficiencia renal crónica.
- Carcinomatosis linfangítica.
- Sarcoidosis.
- Alveolitis alérgica.

VALORACIÓN

Radiografía de tórax, gasometría arterial (GA), pruebas de función pulmonar (PFP), broncoscopia con lavado bronquioalveolar, biopsia, pruebas de laboratorio:

- Pruebas de función pulmonar: Los hallazgos por lo general son consistentes con una enfermedad restrictiva (CV, CPT y capacidad de difusión reducidas).
- La broncoscopia con lavado bronquioalveolar puede resultar de utilidad para caracterizar la respuesta inflamatoria pulmonar. La población celular efectora en los pacientes con neumopatías intersticiales está integrada por dos tipos de células principales:
  1. Linfocitos (p. ej., sarcoidosis, beriliosis, silicosis, neumonitis por hipersensibilidad).
  2. Neutrófilos (p. ej., asbestosis, enfermedades del tejido conjuntivo-vasculares, fibrosis pulmonar idiopática).
- La biopsia pulmonar abierta o la biopsia transbronquial resultan de utilidad para identificar la enfermedad subyacente y excluir una etiología neoplásica. La biopsia transbronquial resulta menos invasiva pero proporciona menos tejido para analizar (este factor puede ser importante en los pacientes que presentan una afectación pulmonar irregular).

PRUEBAS DE LABORATORIO

- La información que aporta la gasometría arterial es limitada. En las fases iniciales de la enfermedad puede ser normal pero a medida que progresa pueden encontrarse signos de hipoxemia.
- Los anticuerpos citoplasmáticos antineutrófilo (ANCA-c) suelen ser positivos en la granulomatosis de Wegener.
- Los anticuerpos anti-membrana basal glomerular (anti-MBG) y anti-membrana basal pulmonar suelen ser positivos en los pacientes con síndrome de Goodpasture.

DIAGNÓSTICO POR IMAGEN

La radiografía de tórax puede ser normal en el 10% de los pacientes.

- El patrón en vidrio esmerilado suele ser un hallazgo precoz.
- El patrón reticular grueso suele observarse en etapas más avanzadas.
- Siempre debe descartarse la presencia de una ICC como el origen de los cambios intersticiales en la radiografía de tórax.
- En el diagnóstico diferencial de los patrones intersticiales deben incluirse: la fibrosis pulmonar, el edema pulmonar, la neumonía por *Pneumocystis jiroveci* (NPC), la tuberculosis (TB), la sarcoidosis, el granuloma eosinófilo, la neumoconiosis y la extensión linfangítica de un carcinoma.
- La gammagrafía con galio-67 no es una prueba fundamental en la evaluación de un paciente con una enfermedad pulmonar intersticial, ya que no es específica y un resultado negativo de la misma no excluye la enfermedad (p. ej., los pacientes con fibrosis pulmonar terminal pueden presentar una gammagrafía negativa).

TRATAMIENTO

TRATAMIENTO NO FARMACOLÓGICO

Recomiende abandonar el hábito tabáquico y evitar cualquiera de los agentes causantes (p. ej., la exposición ambiental).

TRATAMIENTO AGUDO

- Trate los episodios infecciosos con el tratamiento antibiótico adecuado.
- Paute oxigenoterapia a aquellos pacientes con hipoxemia importante.
- Los pacientes con sarcoidosis sintomática deben recibir tratamiento esteroideo.
- El tratamiento inmunosupresor se reserva para ciertas patologías (p. ej., la ciclofosfamida se emplea en el tratamiento de la granulomatosis de Wegener).
- Trate cualquier complicación que pueda presentarse (p. ej., neumotórax, embolismo pulmonar).

PRONÓSTICO

La tasa de mortalidad a los 5 años del diagnóstico es de un 50%.

DERIVACIÓN

- Derive al cirujano para realizar la biopsia pulmonar.
- Derive al neumólogo para realizar la broncoscopia con lavado bronquioalveolar (sólo a pacientes seleccionados).
- Considere el transplante pulmonar en pacientes seleccionados que presenten una enfermedad pulmonar intersticial (EPI) intratable.

OTRAS CONSIDERACIONES

COMENTARIOS

Aunque la prueba diagnóstica más rentable es la biopsia pulmonar, debe valorar cada caso de forma individual ya que puede no estar indicada en algunas ocasiones, como en los pacientes de edad avanzada.

AUTOR: FRED F. FERRI, M.D.

INFORMACIÓN BÁSICA

DEFINICIÓN

Un neumotórax espontáneo (NE) se define como el acúmulo de aire en el espacio pleural que colapsa el pulmón (fig. 1-173). Puede ser un NE primario (es decir, sin ninguna enfermedad pulmonar obvia subyacente) o secundario (es decir, con enfermedad pulmonar subyacente).

SINÓNIMOS

Neumotórax espontáneo primario.
Neumotórax espontáneo secundario.

CÓDIGOS CIE-9CM
512.0 Neumotórax espontáneo a tensión
512.8 Otros neumotórax espontáneos

EPIDEMIOLOGÍA Y DEMOGRAFÍA

- El NE primario se presenta en individuos sanos mientras que el NE secundario aparece en pacientes que tienen enfermedad pulmonar subyacente.
- Se producen aproximadamente 20.000 casos nuevos de neumotórax espontáneos al año en EE.UU.
- El NE es más frecuente en varones que en mujeres (6:1).
- La incidencia del NE primario es de 7,4/100.000 en varones y 1,2/100.000 en mujeres.
- La incidencia de NE secundario es de 6,3/100.000 en varones y 2,0/100.000 en mujeres.
- El NE se ve con frecuencia en varones jóvenes altos y delgados de 20 a 40 años de edad.
- El tabaquismo aumenta el riesgo de NE.

SÍNTOMAS Y SIGNOS

- Inicio súbito de dolor torácico pleurítico (90%).
- Disnea (80%).
- Taquicardia.
- Disminución de los ruidos respiratorios.
- Disminución del frémito táctil.
- Hiperresonancia.

ETIOLOGÍA

- En el NE primario, la rotura de bullas pequeñas generalmente localizadas cerca del vértice de los lóbulos superiores es una causa frecuente. Aunque es infrecuente, la música a alto volumen ha sido documentada recientemente como una nueva causa de NE primario.
- En el NE secundario, la EPOC es la causa más frecuente, pero puede también asociarse a neumonía, carcinoma broncogénico, mesotelioma, sarcoidosis, tuberculosis, fibrosis quística y muchas otras enfermedades pulmonares.

DIAGNÓSTICO

Se establece mediante la radiografía de tórax.

DIAGNÓSTICO DIFERENCIAL

- Pleuresía.
- Embolia pulmonar.
- Infarto de miocardio.
- Pericarditis.
- Asma.
- Neumonía.

VALORACIÓN

Incluye la gasometría arterial, la radiografía de tórax y, en algunos casos, TC torácico.

PRUEBAS DE LABORATORIO

La GA puede mostrar hipoxemia e hipocapnia secundaria a la hiperventilación.

DIAGNÓSTICO POR IMAGEN

- El neumotórax espontáneo generalmente se confirma mediante radiografía de tórax. Los hallazgos radiológicos incluyen:
  1. Línea pleural con ausencia de marcas vasculares periféricas a esta línea.
  2. Las proyecciones en espiración son mejores para delimitar la línea pleural del neumotórax.
  3. Las radiografías deberían realizarse con el paciente en bipedestación y no en decúbito.
- Puede realizarse una TC en los neumotórax sospechados pero difíciles de visualizar.

TRATAMIENTO

TRATAMIENTO NO FARMACOLÓGICO

- Los suplementos de oxígeno aumentan la velocidad de reabsorción del neumotórax.
- En el paciente asintomático con neumotórax <15% puede realizarse una observación cuidadosa, pero requiere una monitorización ambulatoria diaria estrecha.

TRATAMIENTO AGUDO

- Aspiración mediante un catéter i.v. de pequeño tamaño en el segundo espacio intercostal en la línea medioclavicular conectado a una llave de paso de tres vías y una jeringa de gran tamaño. Se aspira el aire hasta que se detecta resistencia, se produce un exceso de tos al paciente o se extraen >2,5 l. Inmediatamente tras la aspiración y de nuevo a las 24 h se realizan radiografías seriadas.
- La inserción de un tubo de tórax se ha recomendado para los pacientes con NE primario que no han respondido a la observación y la aspiración simple y para todos los pacientes con NE secundario.

- No existen conclusiones firmes sobre el tratamiento óptimo (aspiración simple frente a inserción de tubo de tórax) para el primer episodio de NE primario.

TRATAMIENTO CRÓNICO

- Para evitar las recurrencias de los NE primarios y secundarios, se ha utilizado el tubo de tórax con pleurodesis. Los fármacos esclerosantes instilados con frecuencia a través del tubo de tórax a la cavidad pleural son la minociclina 5 mg/kg en 50 ml de suero salino isotónico o la doxiciclina 500 mg en 50 ml de suero salino isotónico.
- También se ha utilizado el talco como esclerosante.
- La toracoscopia asistida o no por vídeo (TAV) está indicada en los pacientes que no han respondido a la succión mediante tubo de tórax durante 7 días, los pacientes que tienen fístulas broncopleurales persistentes y los pacientes que tienen neumotórax recurrentes tras la pleurodesis química.
- El momento de la cirugía mediante TAV en la prevención de la recurrencia del NE primario sigue siendo controvertido.
- La toracotomía abierta se realiza en los pacientes en los que fracasa la TAV.

PRONÓSTICO

- Aproximadamente el 25% de los pacientes con NE primario tendrán una recurrencia en 2 años.
- Las tasas de recurrencia tras el segundo y tercer episodios de neumotórax espontáneos son del 60 y 80% respectivamente, siendo la mayoría de las recurrencias en el mismo lado que el primer neumotórax.
- Es infrecuente la muerte por un NE primario. En los pacientes con NE secundario y EPOC, la mortalidad varía entre 1 y 16%.
- La tasa de recurrencia tras una toracotomía abierta es <2%.

DERIVACIÓN

Se recomienda la interconsulta a un especialista en neumología y un cirujano general.

OTRAS CONSIDERACIONES

COMENTARIOS

- La velocidad de absorción de aire pleural es de aproximadamente 1,25% al día.
- Los pacientes con SIDA e infección por *Pneumocystis jiroveci* tienen una alta incidencia de NE. El tratamiento requiere típicamente la colocación de un tubo de tórax y bien toracoscopia o bien toracotomía abierta.

BIBLIOGRAFÍA RECOMENDADA

Baumann MH et al: Pneumothorax, *Respirology* 9(2):137, 2004.

Baumann MH et al: Management of spontaneous pneumothorax: an American College of Chest Physicians Delphi consensus statement, *Chest* 119(2):590, 2001.

Deavanand A et al: Simple aspiration versus chest tube insertion in the management of primary spontaneous pneumothorax: a systematic review, *Respir Med* 98(7):579, 2004.

Morimoto T et al: Effects of timing of thoracoscopic surgery for primary spontaneous pneumothorax on prognosis and cost, *Am J Surg* 187(6):767, 2004.

Noppen M et al: Music: a new cause of primary spontaneous pneumothorax, *Thorax* 59(8):722, 2004.

Sahn SA, Heffner JE: Spontaneous pneumothorax, *N Engl J Med* 342(12)868, 2000.

AUTOR: **HEMCHAND RAMBERAN, M.D.**

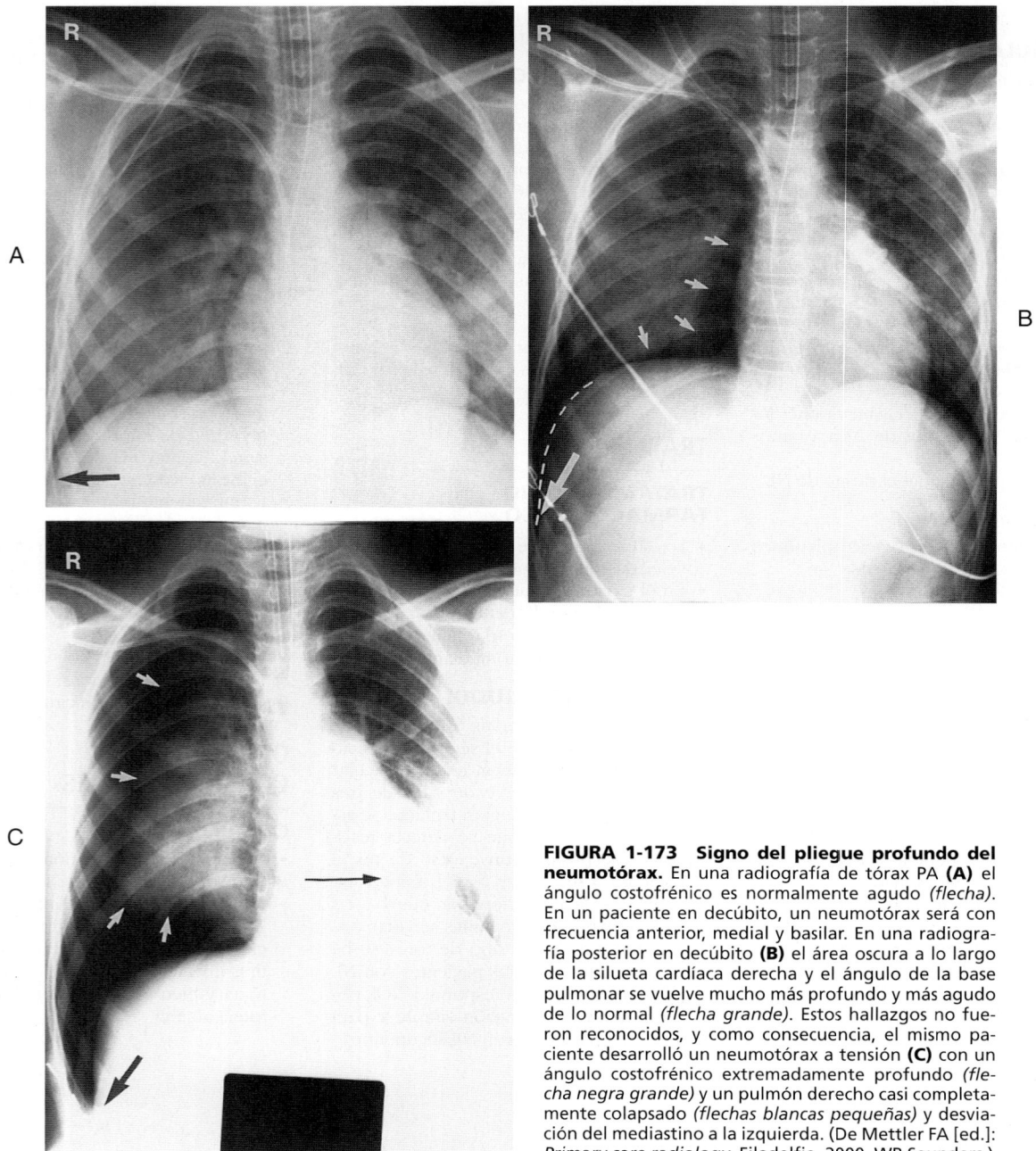

FIGURA 1-173 Signo del pliegue profundo del neumotórax. En una radiografía de tórax PA **(A)** el ángulo costofrénico es normalmente agudo *(flecha)*. En un paciente en decúbito, un neumotórax será con frecuencia anterior, medial y basilar. En una radiografía posterior en decúbito **(B)** el área oscura a lo largo de la silueta cardíaca derecha y el ángulo de la base pulmonar se vuelve mucho más profundo y más agudo de lo normal *(flecha grande)*. Estos hallazgos no fueron reconocidos, y como consecuencia, el mismo paciente desarrolló un neumotórax a tensión **(C)** con un ángulo costofrénico extremadamente profundo *(flecha negra grande)* y un pulmón derecho casi completamente colapsado *(flechas blancas pequeñas)* y desviación del mediastino a la izquierda. (De Mettler FA [ed.]: *Primary care radiology*, Filadelfia, 2000, WB Saunders.)

INFORMACIÓN BÁSICA

DEFINICIÓN

La neuralgia del trigémino es un síndrome caracterizado por paroxismos intolerables de dolor lacerante en la distribución de una o más ramas del nervio trigémino (V).

SINÓNIMO

Tic doloroso.

CÓDIGO CIE-9CM
350.1 Neuralgia del trigémino

EPIDEMIOLOGÍA Y DEMOGRAFÍA

INCIDENCIA (EN EE.UU.): 3-5/100.000.
PREVALENCIA (EN EE.UU.): 155/millón de personas.
PREDOMINIO POR SEXOS: Ligero predominio de las mujeres sobre los varones.
INCIDENCIA MÁXIMA: Edad media de 67 años.
GENÉTICA: Infrecuentemente familiar y posiblemente debido a una etiología genética subyacente (v. más abajo en «Etiología», bajo el epígrafe «Causas raras»).

SÍNTOMAS Y SIGNOS

- Cada ataque dura sólo segundos, aunque pueden agruparse.
- A menudo, los ataques se desencadenan por una leve estimulación de las zonas precipitantes, localizadas en la rama del V par que afecta. Tales precipitantes incluyen la palpación ligera, comer, beber, afeitarse y la exposición a corrientes de aire.

ETIOLOGÍA

- Se cree que el 80-90% de los casos se deben a la compresión de la raíz del nervio trigémino a nivel del ángulo pontocerebeloso por parte de asas arteriales o venosas aberrantes, y rara vez a un aneurisma sacular o una malformación arteriovenosa.
- Lesiones compresivas, como schwannomas, quistes epidermoides y meningiomas, típicamente también a nivel del ángulo pontocerebeloso.
- Compresión ósea del V par (p. ej., por un osteoma o deformidad debida a osteogénesis imperfecta).

- Trastornos desmielinizantes primarios: esclerosis múltiple (2-4% de los pacientes) y raramente enfermedad de Charcot-Marie-Tooth. En la esclerosis múltiple, suele existir una placa de desmielinización a nivel de la zona de entrada de la raíz del V par en el puente.
- Causas raras: (a) trastornos infiltrativos como depósitos carcinomatosos o amiloides en la raíz del V par, el propio nervio, o el ganglio; (b) se ha observado la aparición familiar en la enfermedad de Charcot-Marie-Tooth.

DIAGNÓSTICO

DIAGNÓSTICO DIFERENCIAL

- Patología dental.
- El diagnóstico diferencial de la cefalea y el dolor facial se describe en la Sección II.

VALORACIÓN

RM (TC con cortes finos de la fosa posterior si no se dispone de RM) en todos los pacientes para descartar masas o evidencias de desmielinización central, como en la esclerosis múltiple.

DIAGNÓSTICO POR IMAGEN

V. «Valoración».

TRATAMIENTO

TRATAMIENTO NO FARMACOLÓGICO

- En casos refractarios, opciones quirúrgicas, como gangliólisis percutánea por radiofrecuencias y descompresión microvascular.
- La radiocirugía con bisturí de radiación gamma es una alternativa cada vez más popular a la cirugía convencional en la neuralgia del trigémino.

TRATAMIENTO AGUDO

Ninguno, los episodios son demasiado breves.

TRATAMIENTO CRÓNICO

- La carbamazepina es el tratamiento de elección, proporcionando alivio al menos al 75% de los pacientes. Se comienza con 100 mg dos veces al día y se incrementa gradualmente la dosis en un régimen de tres veces al día.
- Si la carbamazepina no es tolerada o eficaz, emplear gabapentina, 400 mg v.o. tres veces al día. Las dosis de hasta 3.600 mg/día son bien toleradas. El topiramato, 25 mg antes de acostarse, aumentando gradualmente hasta 100 mg dos veces al día, también resulta eficaz.

PRONÓSTICO

Se producen remisiones espontáneas al cabo de meses o años.

DERIVACIÓN

Si el diagnóstico es dudoso o el tratamiento quirúrgico es necesario.

OTRAS CONSIDERACIONES

Incluso en pacientes con esclerosis múltiple, la compresión vascular puede ser la causa de los síntomas, por lo que pueden beneficiarse de una intervención quirúrgica.

COMENTARIOS

Puesto que la remisión puede ser prolongada, se recomienda la reducción gradual del fármaco a intervalos de un año.

BIBLIOGRAFÍA RECOMENDADA

Elias WJ and Burchiel KJ: Trigeminal neuralgia and other neuropathic pain syndromes of the head and face, *Curr Pain Headache Rep* 6(2):115, 2002.

Kitt CA et al. Trigeminal neuralgia: opportunities for research and treatment, *Pain* 85: 3, 2000

Loeser JD: Tic douloureux, *Pain Res Manag* 6(3):156, 2001.

Love S, Coakham HB: Trigeminal neuralgia: pathology and pathogenesis, *Brain* 124(Pt 12):2347, 2001.

Maesawa S et al: Clinical outcomes after stereotactic radiosurgery for idiopathic trigeminal neuralgia, *J Neurosurg* 94:16, 2001.

AUTOR: **U. SHIVRAJ SOHUR, M.D., PH.D.**

INFORMACIÓN BÁSICA

DEFINICIÓN

El neurinoma del acústico es una proliferación benigna de las células de Schwann que revisten la rama vestibular del octavo par craneal (PC VIII). Los síntomas suelen producirse por la compresión de la rama acústica de dicho PC VIII, el nervio facial (PC VII) y el nervio trigémino (PC V). La afectación de los nervios glosofaríngeo (PC IX) y vago (PC X) es menos frecuente. En los casos extremos la compresión del tronco del encéfalo puede obstruir el flujo de salida de líquido cefalorraquídeo (LCR) y aumentar la presión intracraneal (HIC).

SINÓNIMO

Schwanoma vestibular.

CÓDIGO CIE-9CM
225.1 Neurinoma del acústico

EPIDEMIOLOGÍA Y DEMOGRAFÍA

La incidencia anual es de 1 por 100.000 habitantes año. Puede ser ligeramente más frecuente en las mujeres. El tumor suele debutar en la quinta o sexta décadas.

SÍNTOMAS Y SIGNOS

- El más frecuente es una hipoacusia unilateral asociada o no a acúfenos. También pueden producirse alteraciones del equilibrio, vértigo, dolor facial (neuralgia del trigémino) y debilidad, dificultad para la deglución, sensación de ocupación o dolor en el oído afectado. Puede aparecer cefalea.
- Si existe una HIC, los pacientes pueden sufrir vómitos, fiebre o alteraciones visuales.
- La hipoacusia es el síntoma de presentación más frecuente y suele afectar a las frecuencias altas.

ETIOLOGÍA

La etiología se comprende de forma incompleta, aunque la exposición prolongada a traumatismos se ha relacionado. Los neurinomas bilaterales del acústico se pueden heredar como parte de la neurofibromatosis de tipo 2, como rasgo autosómico dominante. Esta enfermedad se asocia a un defecto en el cromosoma 22q1.

DIAGNÓSTICO

DIAGNÓSTICO DIFERENCIAL

Vértigo posicional benigno, enfermedad de Ménière, neuralgia del trigémino, enfermedades cerebelosas, hidrocefalia normotensiva, presbiacusia, tumores glómicos, insuficiencia vertebrobasilar, ototoxicidad de fármacos y otros tumores: meningiomas, gliomas, schwanomas del facial, hemangioma cavernoso, metástasis.

VALORACIÓN

Exploración física, análisis de laboratorio y estudios radiológicos.

EXPLORACIÓN FÍSICA

- Exploración neurológica detallada con especial atención a los pares craneales.
- Evaluación otoscópica para descartar otras causas de hipoacusia.

PRUEBAS DE LABORATORIO

- La audiometría es útil y con frecuencia muestra una hipoacusia asimétrica neurosensorial para altas frecuencias.
- Las proteínas del LCR pueden estar elevadas.

DIAGNÓSTICO POR IMAGEN

- La RM con gadolinio es la prueba preferida y puede detectar tumores de tan solo 2 mm de diámetro.
- La TC con contraste puede detectar tumores de 1 cm de diámetro o mayores (fig. 1-174).

TRATAMIENTO

Las decisiones terapéuticas se deben basar en el tamaño del tumor, la velocidad de crecimiento (los pacientes más viejos suelen tener tumores de crecimiento más lento), el grado de deficiencia neurológica, el deseo de conservar la audición, la esperanza de vida, la edad del paciente y el riesgo quirúrgico. Se puede emplear también un tratamiento combinado.

- La cirugía es el tratamiento definitivo. Las opciones de abordaje (fosa craneal media, translaberíntica o retromastoidea suboccipital) pueden variar en función del tamaño del tumor, del grado de audición residual que se desee y del riesgo quirúrgico que se pueda tolerar. A veces se realiza una resección parcial para reducir el riesgo de causar lesiones a estructuras vecinas. Se recomienda una monitorización intraoperatoria del nervio facial.
- La radioterapia (radioterapia estereotáxica, la radiocirugía estereotáxica o la radioterapia con haz de protones) resulta útil para tumores <3 cm de diámetro o en los que no se puede plantear la cirugía. La radioterapia tras la resección parcial se ha utilizado también para reducir las complicaciones.
- El control mediante RM cada 6-12 meses puede resultar adecuado para pacientes frágiles con tumores pequeños, pero el riesgo de sufrir una pérdida irrecuperable de la audición puede aumentar si se retrasa la cirugía. La edad sola no es una contraindicación de la cirugía.

PRONÓSTICO

Es posible conservar la audición en valores próximos a los previos a la cirugía en más de dos tercios de los pacientes con tumores pequeños o medianos.

DERIVACIÓN

Se recomienda la derivación precoz a un especialista en ORL o un neurocirujano acostumbrados a los tres abordajes posibles.

BIBLIOGRAFÍA RECOMENDADA

Kondziolka D et al: Long-term outcomes after radiosurgery for acoustic neuromas, *N Engl J Med* 339:1426, 1999.

Pitts LH, Jackler RK: Treatment of acoustic neuromas, *N Engl J Med* 339:1471, 1998.

Poen JC et al: Fractionated stereotactic radiosurgery and preservation of hearing in patients with vestibular schwannoma: a preliminary report, *Neurosurgery* 45(6):1299, 1999.

Schmidt RJ et al: The sensitivity of auditory brainstem response testing for the diagnosis of acoustic neuroma, *Arch Otolaryngol Head Neck Surg* 127(1):19, 2001.

AUTORES: **PAUL PIRRAGLIA, M.D.,** y **JAMES J. NG, M.D.**

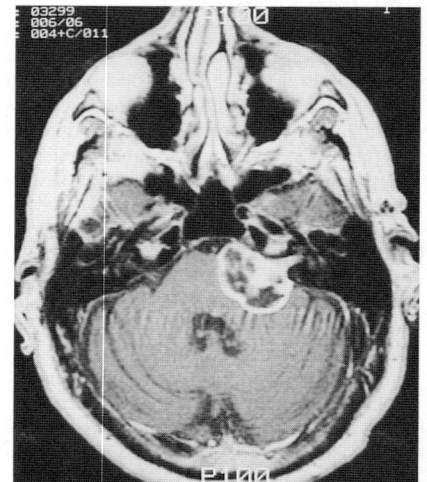

FIGURA 1-174 Schwanoma del acústico. RM potenciada en T1 axial y con contraste que muestra una masa que capta contraste de forma poco homogénea en el ángulo pontocerebeloso izquierdo con extensión al conducto auditivo interno izquierdo. Se observa desplazamiento del tronco del encéfalo. (De Specht N [dir.]: *practical guide to diagnostic imaging*, St. Louis, 1998, Mosby.)

INFORMACIÓN BÁSICA

DEFINICIÓN

La neuritis óptica es una inflamación del nervio óptico que produce una reducción de la función visual.

SINÓNIMOS

Papilitis óptica.
Neuritis retrobulbar.

CÓDIGO CIE-9CM
377.3 Neuritis óptica

EPIDEMIOLOGÍA Y DEMOGRAFÍA

INCIDENCIA (EN EE.UU.): Relativamente frecuente, 1-5/100.000 al año.
PREVALENCIA (EN EE.UU.): Frecuente en los pacientes con esclerosis múltiple (EM).
PREDOMINIO POR SEXOS: Femenino.
INCIDENCIA MÁXIMA: 20-49 años.
GENÉTICA: EM más frecuente en pacientes con determinados tipos de HLA.

SÍNTOMAS Y SIGNOS

- Se presenta con pérdida de visión aguda o subaguda (días) y con mayor frecuencia dolor o sensación de tensión con los movimientos del ojo afectado.
- Defecto relativo pupilar aferente (DRPA) (alternar la luz en ambos ojos-la pupila del ojo afectado se dilata con la luz directa).
- Disminución de la agudeza visual.
- Alteraciones del campo visual, con más frecuencia escotoma central.
- Desaturación de los colores, el rojo es el más afectado.
- Órbita y fondo de ojo normales; ocasionalmente existe edema papilar en la fase aguda (v. fig. 1-175).
- Tras varios meses la papila óptica puede volverse pálida.

ETIOLOGÍA

Una respuesta inflamatoria asociada a una infección, un trastorno mitocondrial o una enfermedad autoinmunitaria. En 10 años, se desarrolla una EM clínicamente definida en aproximadamente el 22% de los pacientes sin lesiones en la RM y en el 56% de las que tienen una o más lesiones típicas en la RM.

DIAGNÓSTICO

DIAGNÓSTICO DIFERENCIAL

- Inflamatoria: sarcoidosis, LES, Sjögren, Behçet, postinfecciosas, posvacunación.
- Infecciosa: sífilis, TB, Lyme, Bartonella, VIH.
- Isquémica: arteritis de células gigantes, neuropatías ópticas isquémicas anterior y posterior, papilopatía diabética, oclusión de una rama o de la arteria o la vena central de la retina.
- Mitocondrial: neuropatía óptica hereditaria de Leber.
- Lesión de masa: aneurisma, meningioma, glioma, metástasis.
- Migraña retiniana.
- Ocular: drusas, desprendimiento de retina, hemorragia vítrea, escleritis posterior, neruorretinitis, maculopatías y retinopatías.
- Papiledema agudo.

VALORACIÓN

La exploración neurológica, con especial atención a los pares craneales y el examen del fondo de ojo deberían ser normales.

PRUEBAS DE LABORATORIO

- Recomendables: HC, ANA, VSG, RPR.
- Considerar Ac VIH, título de Lyme, pruebas para sarcoidosis.

DIAGNÓSTICO POR IMAGEN

Se necesita una RM cerebral y de órbitas con gadolinio para descartar etiologías compresivas o infiltrativas. También puede valorarse el riesgo de desarrollar EM.

TRATAMIENTO

TRATAMIENTO NO FARMACOLÓGICO

Asegurar al paciente que en la mayoría de los casos existe una recuperación de la visión casi completa.

TRATAMIENTO AGUDO

No ha demostrado mejorar la recuperación de la función visual. La metilprednisolona 250 mg i.v. cada 6 h durante 3 días seguida de una pauta descendente de prednisona oral de 11 días acelera la recuperación y reduce la tasa de conversión a EM clínicamente definida a lo largo de 2 años. La metilprednisolona 1 g i.v. diaria durante 3 días seguida de una pauta descendente de prednisona es una opción alternativa.

TRATAMIENTO CRÓNICO

Ninguno, a menos que exista un alto riesgo de desarrollar EM, en este caso considerar un tratamiento modificador de la enfermedad. Véase la sección I, «Esclerosis múltiple».

PRONÓSTICO

El 90% recupera una visión normal o casi normal en 6 meses.

DERIVACIÓN

- Si el paciente tiene otros signos neurológicos, como proptosis, oftalmoplejía o arteria temporal dolorosa.
- Si el inicio es gradual y si la visión no mejora tras varias semanas.
- Si la visión se deteriora con la pauta descendente de corticoides.

OTRAS CONSIDERACIONES

COMENTARIOS

La NO bilateral, especialmente con mala recuperación, sugiere un diagnóstico alternativo a la EM, como la neuropatía óptica hereditaria de Leber o las neuropatías ópticas tóxicas. La pérdida bilateral aguda con cefalea grave o diplopia debería sugerir una apoplejía hipofisaria.

BIBLIOGRAFÍA RECOMENDADA

Beck R et al: The effect of corticosteroids for acute optic neuritis on the subsequent development of multiple sclerosis, *N Engl J Med* 329:1764, 1993.
Beck R et al: High and low risk profiles for the development of MS within 10 years after optic neuritis, *Arch Ophthalmol* 121(7):944, 2003.
Eggenber ER: Inflammatory optic neuropathies, *Ophthalmol Clin North Am* 14(1):73, 2001.
Hickman S et al: Management of acute optic neuritis, *Lancet* 360:1953, 2002.

AUTOR: **ALEXANDRA DEGENHARDT, M.D.**

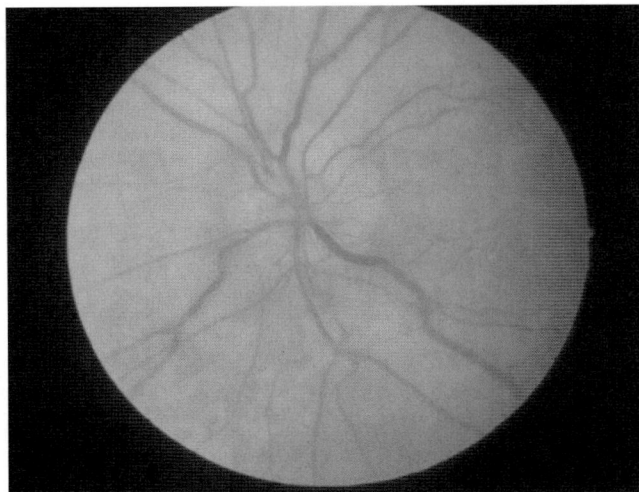

FIGURA 1-175 Un caso de neuritis óptica. El edema de la papila óptica apreciado aquí no está presente con frecuencia. Obsérvese que el resto del fondo de ojo es normal. (Por cortesía de J. Barton, M.D., Beth Israel Deaconess Medical Center, Boston.)

INFORMACIÓN BÁSICA

DEFINICIÓN

Los neuroblastomas son tumores de las neuronas simpáticas posganglionares que se originan típicamente en la médula suprarrenal o en la cadena o los ganglios simpáticos. Con frecuencia están presentes en el nacimiento, pero no se diagnostican hasta más tarde, cuando el niño muestra síntomas de la enfermedad. Es casi exclusivamente una enfermedad de la infancia.

CÓDIGO CIE-9CM
194.0 Neuroblastoma,
  lugar no especificado

EPIDEMIOLOGÍA Y DEMOGRAFÍA

INDICENCIA (EN EE.UU.): El 8-10% de todos los tumores sólidos de la infancia (tercer cáncer más frecuente de la infancia, tras la leucemia y los tumores cerebrales); 1/100.000 niños <15 años.
DISTRIBUCIÓN POR SEXOS: Relación varón:mujer de 1:1,3.
EDAD DE MÁXIMA INCIDENCIA: La edad media de inicio es de 18 meses; el 75% han comenzado a los 5 años; el 97% a los 10 años.
GENÉTICA: Se encuentran delecciones cromosómicas (pérdida de heterocigosidad) en casi la mitad de los tumores, localizadas con mayor frecuencia en los cromosomas 1p, 11q y 14q. La delección de 1p36 (que produce la amplificación y sobreexpresión del protooncogén N-myc) se asocia a un mal pronóstico. Existe un subgrupo pequeño con un patrón de herencia autosómico dominante.

SÍNTOMAS Y SIGNOS

- Masa abdominal, cervical o torácica. Aproximadamente 2/3 surgen en el abdomen; de ellos, 2/3 surgen en las glándulas suprarrenales. El 70-80% de los niños tienen afectación de los ganglios linfáticos regionales o metástasis a distancia en el momento de la presentación clínica.
- Medular/paramedular: pueden manifestarse por dolor de espalda, signos de compresión-paraplejía, retención fecal/urinaria.
- Síndrome de Horner (ptosis, miosis, anhidrosis).
- Torácico: dificultad respiratoria, disfagia, infecciones, tos crónica.
- Síntomas secundarios debidos a la enfermedad metastásica: dolor crónico, pancitopenia, equimosis periorbitaria, proptosis, pérdida de peso, fiebre, múltiples nódulos subcutáneos azulados, irritabilidad.

SÍNDROMES PARANEOPLÁSICOS

- Síndrome opsoclono-mioclono → «ojos y pies que bailan», sacudidas mioclónicas, y movimientos oculares caóticos en todas las direcciones; puede ser la presentación inicial antes del diagnóstico del tumor; presente en el 1-3% de los pacientes con neuroblastoma; de todos los pacientes con opsoclono-mioclono, el 20-50% tienen un neuroblastoma subyacente.
- Ataxia cerebelosa progresiva.
- Secreción anómala de péptido intestinal vasoactivo por parte del tumor, lo cual produce distensión abdominal y diarrea secretora.

DIAGNÓSTICO

DIAGNÓSTICO DIFERENCIAL

- Otros tumores infantiles pequeños, redondeados y de células azuladas, como el linfoma y el rabdomiosarcoma, el sarcoma de tejidos blandos y los tumores neuroectodérmicos primitivos (TNEP).
- Tumor de Wilms.
- Hepatoblastoma.

VALORACIÓN

- Exploración física general cuidadosa.
- Biopsia y resección del tumor cuando es posible.

PRUEBAS DE LABORATORIO

- Catecolaminas en orina de 24 horas → el 90-95% de los tumores secretan ácido homovanílico (HVA) y ácido vanilimandélico (VMA).
- Biopsia y aspirado de médula ósea → cariotipo, índice de ADN, número de copias de N-myc.

DIAGNÓSTICO POR IMAGEN

- Radiografía de tórax, radiografía abdominal, rastreo óseo, ecografía abdominal.
- TC torácico y abdominal.
- Gammagrafía corporal con MIBG-I[131] (metayodobencilguanidina) → captado por los neuroblastos.
- Gammagrafía ósea con MDP Tc-99 → visualización de lesiones y metástasis óseas líticas.

ESTADIFICACIÓN (SISTEMA INTERNACIONAL DE ESTADIFICACIÓN DEL NEUROBLASTOMA)

I.   Limitado a un órgano único.
IIA. Tumor localizado con resección macroscópica incompleta; ganglios linfáticos negativos.
IIB. Tumor localizado con resección macroscópica incompleta; ganglios linfáticos ipsilaterales positivos.
III. Extensión a través de la línea media, con o sin afectación de ganglios linfáticos.
IV.   Metástasis a distancia a ganglios linfáticos, hueso, médula ósea, hígado, piel.
IVs. Tumor primario localizado con diseminación limitada a piel, hígado y/o médula ósea; limitado a lactantes <1 año de edad.

TRATAMIENTO

TRATAMIENTO NO FARMACOLÓGICO

Garantizar al paciente que existe esperanza de recuperación con tratamiento agresivo.

TRATAMIENTO AGUDO

- En general, el tratamiento será determinado por varios factores, incluidas la edad en el diagnóstico, el estadio de la enfermedad, la localización del tumor primario y las metástasis y la histología del tumor.
- Cirugía, especialmente para los tumores de bajo riesgo.
- Radioterapia, con frecuencia reservada para los tumores no resecables o para los tumores que no responden a la quimioterapia.
- La quimioterapia con múltiples fármacos es un pilar fundamental (p. ej., cisplatino, etopósido, ciclofosfamida, carboplatino).
- Trasplante autólogo de médula ósea tras quimioterapia agresiva para la enfermedad en estadio IV o para pacientes que tienen un riesgo superior en función de la existencia de enfermedad diseminada o marcadores desfavorables como la amplificación de N-myc.
- Los nuevos tratamientos incluyen inmunoterapia mediante anticuerpos monoclonales y vacunas que intentan iniciar una reacción inmunitaria frente a la enfermedad y el empleo de fármacos que inducen apoptosis o tienen un efecto antiangiogénico sobre las células tumorales.

PRONÓSTICO

- Derivar inmediatamente a un equipo oncológico multidisciplinar.
- La supervivencia global es >40%. Los niños con menos de 1 año de edad tienen una tasa de curación de hasta el 90%.
- Asocian mal pronóstico la enfermedad en estadio IV (20% de supervivencia comparado con >95% en el estadio I), la edad >1 año al diagnóstico, el aumento del número de copias de N-myc, los tumores suprarrenales y la deleción crónica 1p.

BIBLIOGRAFÍA RECOMENDADA

Bown N: Neuroblastoma tumor genetics: clinical and biological aspects, *J Clin Path* 54(12):897, 2001.

Brodeur GM: Neuroblastoma. In Pizzo PA, Poplack DG (eds): *Principles and practice of pediatric oncology,* Philadelphia, 2002, Lippincott Williams Wilkins.

Marcus K et al: Primary tumor control in patients with stage 3/4 unfavorable neuroblastoma treated with tandem double autologous stem cell transplants, *J Pediatr Hematol Oncol* 25:934, 2003.

Russo C: Long-term neurologic outcome in children with oopsoclonus-myoclonus associated with neuroblastoma: a report from the Pediatric Oncology Group, *Med Pediatr Oncol* 28:284, 1997.

Schilling FH et al: Neuroblastoma screening at one year of age, *N Engl J Med* 346:1047, 2002.

Shimada H: International neuroblastoma pathology classification for prognostic evaluation of patients with peripheral neuroblastic tumors: a report from the Children's Cancer Group, *Cancer* 92:2451, 2001.

Woods WG et al: Screening of infants and mortality due to neuroblastoma, *N Engl J Med* 346:1041, 2002.

AUTOR: NICOLE J. ULLRICH, M.D., PH.D.

INFORMACIÓN BÁSICA

DEFINICIÓN

La neurofibromatosis (NF) es un trastorno neurocutáneo heredado de forma autosómica dominante. Existen dos tipos de neurofibromatosis: NF tipo 1 (NF1) y NF tipo 2 (NF2).

SINÓNIMOS

- La NF1 también se denomina enfermedad de Von Reckinghausen.
- La NF2 también se denomina neurofibromatosis acústica bilateral.

CÓDIGOS CIE-9CM
237.71 Tipo 1, von Recklinghausen
237.72 Tipo 2, acústica

EPIDEMIOLOGÍA Y DEMOGRAFÍA

- Incidencia de NF1 (1/3.000), NF2 (1/33.000).
- Prevalencia de NF1 (1/5.000), NF2 (210.000).
- La NF1 y la NF2 son autosómicas dominantes, con aproximadamente el 50% de los casos sin antecedentes familiares.
- Los dos trastornos afectan aproximadamente a 100.000 personas en EE.UU.
- Afecta igualmente a varones y mujeres.
- La NF1 puede asociarse a gliomas ópticos, astrocitomas, neurofibromas medulares, feocromocitomas y leucemia mieloide crónica.
- La NF2 puede asociarse a meningiomas, schwannomas medulares y cataratas.

SÍNTOMAS Y SIGNOS

- Las características comunes de la NF1 comprenden:
  1. Máculas café con leche (100% de los niños con 2 años de edad).
     a. Lesiones cutáneas hiperpigmentadas localizadas en cualquier parte del cuerpo excepto la cara, las palmas y las plantas.
     b. Aparecen precozmente y aumentan de tamaño y número durante la pubertad.
     c. Focales o difusas.
  2. Léntigos axilares e inguinales (70%).
  3. Neurofibromas cutáneos y subcutáneos múltiples (95%) (fig. 1-176).
     a. Firmes, con tamaños variables entre mm y cm.
     b. Variables en número, desde unos pocos a miles.
     c. Pueden ser sésiles, pedunculados, con formas regulares o irregulares.
  4. Nódulo de Lisch (hamartoma pequeño en el iris) en >90% de los casos adultos.
  5. Defectos visuales posiblemente relacionados con gliomas ópticos (2 al 5%).
  6. Problemas de neurodesarrollo (30 al 40%).

- Las características comunes de la NF2 comprenden:
  1. Pérdida auditiva y acúfenos relacionados con neuromas acústicos bilaterales (>90% de los adultos).
  2. Cataratas (81%).
  3. Cefalea.
  4. Marcha inestable.
  5. Neurofibromas cutáneos, pero menos que en la NF1.
  6. Máculas café con leche (1%).

ETIOLOGÍA

- La NF1 está causada por mutaciones de ADN localizadas en el brazo largo del cromosoma 17 responsables de la codificación de la proteína neurofibromina.
- La NF2 está causada por mutaciones de ADN localizadas en la mitad del brazo largo del cromosoma 22 responsables de la codificación de la proteína merlina.

DIAGNÓSTICO

- La NF1 se diagnostica si la persona tiene dos o más de las siguientes características:
  1. Seis o más máculas café con leche >5 mm en pacientes prepúberes y >15 mm en pacientes pospúberes.
  2. Dos o más neurofibromas de cualquier tipo o un neurofibroma plexiforme.
  3. Léntigos axilares o inguinales.
  4. Glioma óptico.
  5. Dos o más nódulos de Lisch (hamartomas del iris).
  6. Displasia del ala esfenoidea o adelgazamiento cortical de los huesos largos, con o sin seudoartrosis.
  7. Un familiar de primer grado (padre o madre, hermano o hijo) con NF1 según los criterios previos.
- La NF2 se diagnostica si el paciente cumple uno de los siguientes criterios:
  1. Masas bilaterales del octavo par craneal diagnosticadas mediante las pruebas de imagen adecuadas.
  2. Un familiar de primer grado con NF2 y bien una masa unilateral del octavo par craneal o dos de los siguientes: neurofibroma, meningioma, glioma, schwannoma u opacidad lenticular subcapsular posterior juvenil.

VALORACIÓN

El diagnóstico de neurofibromatosis generalmente es evidente. La valoración está dirigida por los síntomas clínicos en la NF1 y generalmente comprende evaluación mediante RM de la cabeza y la médula espinal en la NF2.

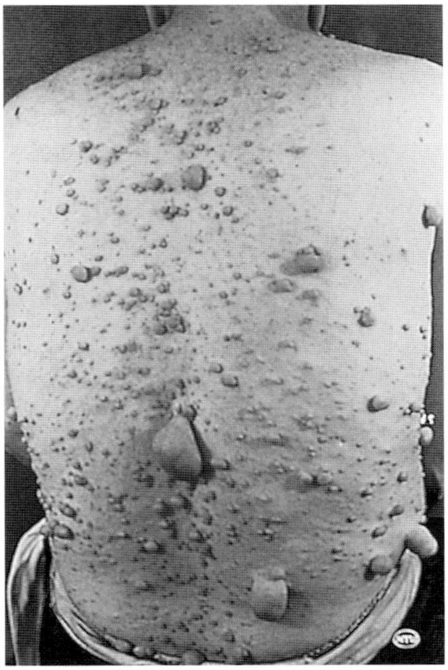

FIGURA 1-176   Nódulos. Masas sólidas, de gran tamaño (>1 cm), de implantación profunda en los tejidos dérmicos o subcutáneos. Estos nódulos son neurofibromas en un paciente con neurofibromatosis. (De Goldman L, Ausiello D [eds.]: *Cecil textbook of medicine*, 22.ª ed., Filadelfia, 2004, WB Saunders.)

PRUEBAS DE LABORATORIO

- Es posible realizar pruebas genéticas en los individuos que desean un diagnóstico prenatal para la NF1. No existe una única prueba estándar y se requieren múltiples determinaciones. Los resultados sólo pueden indicar si un individuo está afectado, pero no puede predecir la gravedad de la enfermedad.
- En la NF2, las pruebas de análisis de ligamiento proporcionan una seguridad >99% de que el individuo tiene NF2.

DIAGNÓSTICO POR IMAGEN

- La RM con gadolinio es el estudio de elección tanto en los pacientes con NF1 como en la NF2. La RM aumenta la detección de gliomas ópticos, tumores medulares, neuromas acústicos y «puntos brillantes» que se cree que representan los hamartomas.
- La RM medular se recomienda en todos los pacientes con NF2 para descartar tumores intramedulares.

TRATAMIENTO

El tratamiento se dirige principalmente a los síntomas y las complicaciones de la NF1 y la NF2.

TRATAMIENTO NO FARMACOLÓGICO

- Consejo sobre pronóstico, aspectos genéticos, psicológicos y sociales.
- Exploración con lámpara de hendidura por parte de un oftalmólogo para detectar cataratas y hamartomas.

- Pruebas de audición y evaluación de las patologías del lenguaje.

TRATAMIENTO AGUDO

- Generalmente no se realiza cirugía sobre los tumores cutáneos a menos que se requiera por motivos estéticos o si existe la sospecha de transformación maligna.
- Puede estar indicada la cirugía para los neurofibromas medulares o craneales, los gliomas o los meningiomas.
- Los neuromas acústicos pueden ser tratados mediante resección quirúrgica.

TRATAMIENTO CRÓNICO

- Puede estar indicada la radioterapia en los pacientes con NF1 con gliomas del nervio óptico.
- La radiocirugía estereotáctica mediante bisturí gamma puede ser una alternativa a la cirugía para los neuromas acústicos.

PRONÓSTICO

- El pronóstico varía según la gravedad de la afectación.
- No existe curación para la neurofibromatosis.

DERIVACIÓN

Para los pacientes con neurofibromatosis se requiere un equipo multidisciplinar de médicos de referencia, que incluya un neurocirujano, un otorrinolaringólogo, un dermatólogo, un neurólogo, un audiólogo, un experto en patología del lenguaje y un neuropsicólogo.

OTRAS CONSIDERACIONES

COMENTARIOS

- Friecrich Daniel von Recklinghausen describió primero sus casos en 1882, aunque ha habido registros similares desde el siglo XVII.
- El primer registro de NF2 en la literatura fue realizado por Wishart en 1822.
- Para información adicional, dirigirse a la National Neurofibromatosis Foundation (1411 Fifth Avenue, Suite 7-S, New Cork, NY 10010, 800-322-7838) o Neurofibromatosis Inc. (3401 Woodbridge Court, Mitchellville, MD 20716, 301-577-8984).

BIBLIOGRAFÍA RECOMENDADA

Evans DG, Sainio M, Baser NE: Neurofibromatosis type 2, *J Med Genet* 37(12):897, 2000.

Gutmann DH et al: The diagnostic evaluation and multidisciplinary management of neurofibromatosis 1 and neurofibromatosis 2, *JAMA* 278(1):51, 1997.

Karnes PS: Neurofibromatosis: a common neurocutaneous disorder, *Mayo Clin Proc* 73(11):1071, 1998.

Korf BP: Diagnosis and management of neurofibronatosum type 1, *Curr Neurol Neurosci Rep* 1(2):162, 2001.

Lakkis MM, Tennekoon GI: Neurofibronatosin type 1: 1 general overview, *J Neurosci Res* 62(6):755, 2000.

Young H, Hyman S, North K: Neurofibromatosis 1: clinical review and exception to the rates, *J Child Neurol* 17(8):588, 2002.

AUTOR: **PETER PETROPOULOS, M.D.**

INFORMACIÓN BÁSICA

DEFINICIÓN

El neuroma de Morton es un proceso inflamatorio fibrosante del nervio digital plantar, caracterizado por dolor en la planta del pie. También se describe como neuropatía plantar interdigital, con o sin neuroma plantar.

SINÓNIMOS

Metatarsalgia de Morton.
Dedo de Morton.
Neuroma interdigital.

CÓDIGO CIE-9-CM
355.6 Neuroma de Morton

EPIDEMIOLOGÍA Y DEMOGRAFÍA

- El neuroma de Morton afecta más frecuentemente al nervio digital plantar entre las cabezas del tercer y cuarto metatarsianos.
- También puede afectar al segundo y tercer metatarsianos, incluso simultáneamente.
- Generalmente afecta a personas que usan calzado de punta estrecha y tacón alto.
- El neuroma de Morton suele ser unilateral.
- Se registra con mayor frecuencia en mujeres que en varones.
- Puede afectar tanto a jóvenes como a personas mayores.

SÍNTOMAS Y SIGNOS

- El dolor se localiza generalmente en una región específica, que suele ser la planta del pie, entre el tercer y el cuarto metatarsianos y es habitualmente unilateral.
- Puede registrarse sensación de entumecimiento.
- El dolor se exacerba con el ejercicio y remite con reposo, pudiendo irradiar a los dedos y el tobillo.
- En la exploración se observa sensibilidad puntual y la palpación pone de manifiesto sensación de plenitud en el lugar en el que se sienten molestias.
- Un clic audible y doloroso, llamado signo de Mulder, se produce en pacientes afectados de neuroma de Morton tras comprimir y liberar el empeine.
- Los pacientes pueden presentar neuroma con lesiones silentes que no originen síntomas.

ETIOLOGÍA

- Se cree que el neuroma de Morton es producido por un engrosamiento del nervio debido a una lesión repetida.
- El hallazgo característico es la inflamación del nervio digital que, desde el punto de vista patológico, se asemeja a otros síndromes de atrapamiento (p. ej., la compresión del nervio mediano en el síndrome del túnel carpiano).

DIAGNÓSTICO

El diagnóstico del neuroma de Morton ha de establecerse exclusivamente sobre la base de criterios clínicos, ya que no existen pruebas de laboratorio ni radiológicas que sean específicas para este trastorno.

DIAGNÓSTICO DIFERENCIAL

- Neuropatía diabética.
- Neuropatía alcohólica.
- Neuropatía nutricional.
- Neuropatía tóxica.
- Osteoartritis.
- Traumatismo (p. ej., fractura).
- Artritis gotosa.
- Artritis reumática.

VALORACIÓN

Exclusión de otras causas, como las citadas en el diagnóstico diferencial.

PRUEBAS DE LABORATORIO

- Las pruebas de laboratorio no son específicas para el diagnóstico del neuroma de Morton.
- El HC y la VSG suelen ser normales.
- Glucosa sanguínea.
- Niveles de vitamina B_{12} y ácido fólico.

DIAGNÓSTICO POR IMAGEN

- Las pruebas radiográficas se realizan para excluir otras posibles causas de dolor en el pie (p. ej., fracturas, osteoartritis o artritis gotosa).
- La RM permite localizar un neuroma, aunque no suele ser necesaria para establecer el diagnóstico. También puede recurrirse a ella en pacientes con dolor recurrente tras escisión quirúrgica de un neuroma de Morton.
- La ecografía también se emplea para la localización de neuromas de Morton, siendo rara vez necesaria para establecer el diagnóstico.

TRATAMIENTO

TRATAMIENTO NO FARMACOLÓGICO

- El cambio del tipo de calzado es la primera línea de tratamiento.
- Uso de calzado abierto y plantillas diseñadas a medida y evitación de actividades que impliquen cargar con peso.
- Las almohadillas metatarsianas con soporte del arco plantar resultan de utilidad.
- Participación en tratamiento con ultrasonidos.

TRATAMIENTO AGUDO

- Si las medidas conservadoras no dan resultado, puede ser útil la inyección de hidrocortisona en la bolsa intermetatarsiana.

- Antiinflamatorios no esteroideos (p. ej., ibuprofeno, en dosis de 400 a 800 mg por v.o. 3 veces al día, o naproxeno, en dosis de 250 a 500 mg 2 veces al día).

TRATAMIENTO CRÓNICO

- Si los tratamientos no farmacológico y agudo no son lo suficientemente eficaces, la escisión quirúrgica del nervio resulta efectiva en un 95% de los casos.
- La cirugía puede llevarse a cabo en la consulta del médico, con anestesia local.
- El entumecimiento de la zona en la que el nervio se ha escindido suele ser un hallazgo frecuente.

PRONÓSTICO

- Los pacientes operados recuperan su actividad normal en un plazo de 3 a 6 semanas.
- En casos en los que el dolor persista después de la cirugía, es posible que exista un «neuroma de muñón de amputación».
- Aproximadamente el 80% de los pacientes que no ven remitir el dolor tras una primera intervención sí lo hacen después de la segunda.

DERIVACIÓN

Si se considera la posibilidad de intervención quirúrgica, está indicada la consulta con un podólogo o un cirujano ortopédico.

OTRAS CONSIDERACIONES

COMENTARIOS

- El Dr. Thomas Morton describió este síndrome en 1876.
- El neuroma de Morton se produce justo antes de que el nervio se bifurque en la zona metatarsiana para inervar los lados de los dos dedos adyacentes.

BIBLIOGRAFÍA RECOMENDADA

Bencardino J et al: Morton's neuroma: is it always symptomatic? *AJR Am J Roentgenol* 175(3):649, 2000.

Morscher E, Ulrich J, Dick W: Morton's intermetatarsal neuroma: morphology and histological substrate, *Foot Ankle Int* 21:558, 2000.

Wu J, Chin DT: Painful neuromas: a review of treatment modalities, *Ann Plast Surg* 43(6):661, 1999.

Wu KK: Morton's interdigital neuroma: a clinical review of its etiology, treatment and results, *J Foot Ankle Surg* 35(2):112, 1996.

Zanetti M et al: Morton neuroma: effect on MR imaging findings on diagnostic thinking and therapeutic decisions, *Radiology* 326:188, 1999.

AUTOR: **DENNIS J. MIKOLICH, M.D.**

INFORMACIÓN BÁSICA

DEFINICIÓN

Cualquier trastorno que afecte al sistema nervioso periférico, incluidas las raíces nerviosas, los plexos y los nervios periféricos individuales que tenga una base de herencia genética y ha sido o es capaz de ser transmitida a lo largo de las generaciones. Existen muchos tipos diferentes de neuropatías periféricas hereditarias, incluida la enfermedad de Dejerine-Sottas, las neuropatías metabólicas hereditarias, las neuropatías sensitivas y autonómicas hereditarias (NSAH) y las neuropatías motoras hereditarias, como la atrofia medular muscular (AMM). La mayoría de los trastornos se diagnostican en la lactancia o la infancia; por tanto, los médicos de adultos raramente ven a estos pacientes. Por este motivo, este capítulo analiza solamente las neuropatías motoras y sensitivas hereditarias que puede encontrar un médico de adultos.

SINÓNIMOS

Enfermedad de Charcot-Marie-Tooth (CMT), también conocida como neuropatía motora-sensitiva hereditaria (NMSH).
Neuropatía hereditaria con tendencia a parálisis recurrentes sensibles a la presión (PRSP).

CÓDIGOS CIE-9CM
CMT: 356.1
PRSP: 689

EPIDEMIOLOGÍA Y DEMOGRAFÍA

- Todas las CMT: aproximadamente 30 por cada 100.000.
- CMT tipo 1 (fisiopatología desmielinizante): 1 de cada 2.500.
- CMT tipo 2 (fisiopatología axonal): 7 de cada 1.000.
- CMT tipo 4 y CMT-X: infrecuentes (fisiopatología bien axonal o desmielinizante).
PRSP: 2-5 por cada 100.000.

SÍNTOMAS Y SIGNOS

CMT: muy variables:
- Edad de inicio más precoz para CMT-1 que para CMT-2, pero ambas pueden presentarse desde la infancia hasta la edad avanzada.
- Las manifestaciones de CMT-1 son típicamente más graves que las de CMT-2.
- Los pacientes gravemente afectados tienen debilidad distal grave y atrofia muscular con deformidades en la mano (que afectan de forma prominente a los interóseos) y en el pie (pie cavo, pies con arco alto, dedos de los pies en martillo).
- Los pacientes con afectación leve pueden tener sólo deformidades en los pies (pie cavo) con escasa o nula debilidad/pérdida de sensibilidad.
- Las piernas pueden afectarse más que los brazos y los pacientes presentarán alteraciones de la marcha (marcha en estepaje), que les hace tropezar y caer.

- Los síntomas sensitivos (parestesias, adormecimiento, disestesias) son infrecuentes a pesar de los signos de alteración de la sensibilidad.
- Disminución o ausencia de reflejos.
- Algunos pacientes pueden tener temblor postural de las extremidades superiores.
PRSP (también conocida como neuropatía tomaculosa):
- La edad de presentación es frecuentemente la adolescencia.
- El trastorno se caracteriza por mononeuropatías periféricas recurrentes con signos y síntomas acompañantes (parestesias y/o debilidad en las distribuciones anatómicas). Las más frecuentes son:
  1. Nervio mediano en la muñeca (síndrome del túnel carpiano).
  2. Nervio cubital en el codo (síndrome del nervio cubital).
  3. Plexopatías braquiales indoloras.
  4. Nervio cutáneo femoral lateral (meralgia parestésica).
  5. Nervio peroneo en la cabeza perineal.
- Puede asociarse a una polineuropatía generalizada.

ETIOLOGÍA

CMT: se han identificado más de 30 subgrupos y tienen varias alteraciones cromosómicas.
- La mutación más frecuente es la PMP-22, dando lugar al fenotipo desmielinizante de CMT 1A.
- Otras mutaciones son la P0 (desmielinizante) y las mutaciones de la cadena ligera de los neurofilamentos (fenotipo desmielinizante o axonal); véase más adelante.
- Información actualizada disponible en http://www.neuro.wustl.edu/neuromuscular.
PRSP: delección del cromosoma 17p11.2-12.

DIAGNÓSTICO

DIAGNÓSTICO DIFERENCIAL

CMT: otros trastornos genéticos, metabólicos y multisistémicos que comprenden:
- Ataxias espinocerebelosas.
- Ataxia de Friedreich.
- Leucodistrofias.
- Enfermedad de Refsum (elevación de ácido titánico plasmático).
- Atrofias medulares muscular distal y miopatías distales, las cuales pueden manifestarse con pie cavo y otras deformidades del pie.
- Polineuropatía desmielinizante inflamatoria crónica (PDIC).
PRSP:
- Amiotrofia neurálgica hereditaria (ANH), la cual típicamente es dolorosa más que indolora. Además, en la ANH no existen signos de polineuropatía generalizada.
- Neuropatía motora multifocal con bloqueo de la conducción (NMMBC-mediada por autoinmunidad).

- Neuropatía asociada a la insuficiencia renal.
- Neuropatía por plomo.

VALORACIÓN

CMT:
- La historia clínica es muy importante (lenta y gradual frente a aguda).
- Los antecedentes familiares con árbol familiar son esenciales. Considerar la exploración de múltiples miembros de la familia.
- Deberían obtenerse los antecedentes de exposición ambiental en caso de posible exposición a metales pesados.
- Los antecedentes de disestesias son infrecuentes y deberían promover la búsqueda de neuropatías adquiridas u otras neuropatías hereditarias (p. ej., enfermedad de Fabry).
- Las pruebas de laboratorio se enumeran más adelante.
PRSP: análisis genético tras la identificación de múltiples neuropatías por atrapamiento en el EMG y los estudios de conducción nerviosa.

PRUEBAS DE LABORATORIO

- Neurofisiología: el electromiograma (EMG) y los estudios de conducción nerviosa (ECN) deberían realizarse en primer lugar para determinar el tipo de fisiopatología: desmielinizante o axonal. Esto guiará el análisis genético.
- Los ECN en CMT-1 mostrarán una fisiología desmielinizante caracterizada por unas velocidades de conducción muy lentas, alrededor de 15-30 m/s con latencias distales prolongadas. Los trastornos desmielinizantes heredados pueden distinguirse de los adquiridos (p. ej., polineuropatía desmilinizante inflamatoria crónica o PDIC) por la presencia del bloqueo de conducción en los últimos.
- En la PRSP, se aprecian latencias distales prolongadas de forma difusa acompañadas de neuropatías por atrapamiento en los lugares frecuentes en los ECN.
- El EMG mostrará una reinervación caracterizada por potenciales de unidad motora (PUM) polifásicos de larga duración y gran amplitud con un reclutamiento de PUM reducido.
- Existen pruebas genéticas para algunos subtipos de CMT:
  1. CMT-1A: duplicación del PMP-22 en cromosoma 17p11.
  2. CMT-1B: mutación P0 en el cromosoma 1q22.
  3. CMT 2E: mutación puntual de la cadena ligera de neurofilamento (NF-L) en el cromosoma 8p21.
  4. CMT-X: conexina 32.
  5. PRSP: cromosoma 17p11.2-12, el cual incluye el gen PMP-22.
- Metales pesados en plasma.
- Anticuerpo anti-GM1 (positivo en NMMBC).
- La punción lumbar puede mostrar proteínas elevadas en LCR en la PDIC.

- Biopsia de nervio periférico:
  1. Desmielinización con anatomía patológica en bulbo de cebolla o engrosamientos focales de las vainas de mielina en la PRSP.
  2. Generalmente no indicada gracias al uso del electrodiagnóstico y los análisis de ADN.

DIAGNÓSTICO POR IMAGEN

- Radiografías simples de columna vertebral para evaluar la escoliosis.
- RM: indicada si existe pérdida disociada de sensibilidad (disfunción de columnas dorsales con función intacta del haz espinotalámico) o si existen signos de primera neurona motora (espasticidad, signo de Babinski, clonus, reflejos tendinosos aumentados).
- Descartar la afectación cerebral o las lesiones compresivas medulares que producen debilidad en brazos o piernas.
- Algunos trastornos desmielinizantes periféricos hereditarios (es decir, CMT-X) se asocian a alteraciones de la materia blanca intracerebral en la RM.
- Descartar la patología estructural, infecciosa o inflamatoria de la raíz nerviosa.

TRATAMIENTO

No existe cura conocida para ninguno de estos trastornos. El tratamiento es de apoyo.

TRATAMIENTO NO FARMACOLÓGICO

- Fisioterapia (FT) y terapia ocupacional (TO) para proporcionar asistencias con la marcha y la coordinación.
- La FT y TO proporcionarán también ayudas para la deambulación como las ortesis de tobillo y pie (OTP), bastones, andadores y posiblemente sillas de ruedas en función de la gravedad de la neuropatía.

- Férulas de muñeca para el síndrome del túnel carpiano asociado.
- Almohadillas para los codos para amortiguar el nervio cubital.
- Reforzamiento del tendón de Aquiles.
- Ejercicios de estiramiento.
- Analgésicos para el dolor asociado a la deformidad de los pies.
- Corrección quirúrgica de las deformidades de los pies por cirujanos ortopédicos si está indicada.

La vincristina puede empeorar la neuropatía existente. Por tanto si los pacientes desarrollan un cáncer y requieren quimioterapia, ellos y sus médicos deberían tenerlo en cuenta.

ASPECTOS QUIRÚRGICOS

- Los pacientes con PRSP probablemente no deberían someterse a descompresión quirúrgica del nervio mediano en la muñeca o del nervio cubital en el codo; estos nervios son sensibles a la manipulación. Se han comunicado malos resultados con la transposición del nervio cubital.
- Los anestesistas deberían tener en cuenta el diagnóstico de PRSP en los pacientes que se someten a cirugía para evitar las neuropatías por compresión durante las intervenciones quirúrgicas.

Consejo genético: debe realizarse de forma rutinaria al paciente y la familia cuando se establece el diagnóstico. Se afectan muchos aspectos de la vida del paciente y de su familia, como los siguientes:

- La descendencia futura del paciente y/o los padres o los hijos del paciente.
- Aspectos psicosociales como el funcionamiento social, el matrimonio, el empleo.
- Necesidades económicas.
- Posibilidad de obtener un seguro médico y de vida.

PRONÓSTICO

- CMT-lentamente progresiva y los pacientes tienden a continuar caminando hasta edades avanzadas. La esperanza de vida es normal. Los pacientes con afectación respiratoria (es decir, afectación del nervio frénico con paresia diafragmática) pueden tener una esperanza de vida más corta.
- PRSP-pronóstico benigno.
- Cuidado ambulatorio. Deberían realizarse visitas rutinarias de seguimiento inicialmente cada 6 meses y después cada 1-2 años.

DERIVACIONES

- Especialista en neurología y/o enfermedades neuromusculares.
- Podología para los problemas recurrentes en los pies, incluidos unos arcos apropiados.

OTRAS CONSIDERACIONES

EDUCACIÓN DEL PACIENTE/FAMILIA

Los pacientes pueden beneficiarse de los recursos de la Muscular Dystrophy Association (MDA).

BIBLIOGRAFÍA RECOMENDADA

Chance PF, Shapiro BE: Charcot-Marie-Tooth disease and related disorders. In Katirji B et al (eds): *Neuromuscular Disorders in Clinical Practice,* Boston, 2002, Butterworth-Heinemann.

Neuromuscular Disease Center: http://www.neuro.wustl.edu/neuromuscular.

Nelis E et al: Estimation of the mutation frequencies in Charcot-Marie-Tooth disease type 1 and hereditary neuropathy with liability to pressure palsies: a European collaborative study, *Eur J Hum Genet* 4(1):25, 1996.

AUTOR: **GREGORY ESPER, M.D.**

INFORMACIÓN BÁSICA

DEFINICIÓN

La nocardiosis es una infección causada por actinomicetos aerobios que se encuentran en el suelo y se caracterizan por la afectación de pulmón, tejidos blandos o SNC.

CÓDIGOS CIE-9CM
039 Infecciones actinomicéticas
039.9 Nocardiosis LNE, lugar no especificado

EPIDEMIOLOGÍA Y DEMOGRAFÍA

- *Nocardia sp.* se encuentran en el suelo con una localización universal.
- La nocardiosis se encuentra con más frecuencia en los pacientes comprometidos (p. ej., tratados con esteroides, con tratamiento inmunosupresor, con linfoma, leucemia, cáncer de pulmón y otras infecciones pulmonares primarias).
- Otras entidades subyacentes asociadas a la nocardiosis son el pénfigo vulgar, la enfermedad de Whipple, el síndrome de Good-Pasture, la enfermedad de Cushing, la cirrosis, la colitis ulcerosa y la artritis reumatoide.
- El uso de esteroides es un factor de riesgo independiente para desarrollar una nocardiosis.
- Cada año se diagnostican entre 500 y 1.000 casos nuevos en Estados Unidos.
- Aproximadamente el 2% de los pacientes con SIDA desarrollan una nocardiosis.
- Se presenta con mayor frecuencia en hombres que en mujeres (2:1).
- Adultos > niños.

SÍNTOMAS Y SIGNOS

- La inhalación de los microorganismos de *Nocardia* es la forma más frecuente de entrada y la neumonía es la presentación más frecuente, el 75% de los casos se manifiestan con fiebre, escalofríos, disnea y una tos productiva.
  1. La presentación puede ser aguda, subaguda o crónica.
  2. Debería sospecharse una nocardiosis si se forman abscesos en tejidos blandos o tumores en el SNC junto con la infección pulmonar.
  3. La infección pulmonar puede extenderse al pericardio, el mediastino y la vena cava superior.
- La enfermedad cutánea generalmente se produce mediante la inoculación directa del microorganismo como consecuencia de la punción cutánea por una espina o una esquirla, por cirugía, por el uso de catéteres i.v. o por arañazos o mordeduras de animales que se manifiestan por:
  1. Celulitis.
  2. Nódulos linfocutáneos que aparecen a lo largo de las vías linfáticas que drenan la herida infectada.

3. Micetoma (pie de Madura), una infección nodular profunda crónica que generalmente afecta a las manos o los pies y que puede producir destrucción de la piel, formación de fístulas y diseminarse a lo largo de los planos fasciales para infectar a la piel, el tejido subcutáneo y el hueso circundantes.
- El SNC se infecta en aproximadamente un tercio de todos los casos. Los abscesos cerebrales son el hallazgo anatomopatológico más frecuente.
- La diseminación de la nocardiosis puede infectar a otros tejidos y órganos como el riñón, el corazón, la piel y el hueso.

ETIOLOGÍA

- *Nocardia sp.* que producen infección en humanos con más frecuencia son:
  1. *N. asteroides* (que produce más del 80% de los casos de nocardiosis pulmonar).
  2. *N. brasiliensis* (que es la causa más frecuente de micetoma).
  3. *N. otitidiscaviarum.*
- *N. asteroides* tiene dos subgrupos:
  1. *N. farcinica.*
  2. *N. nova.*

DIAGNÓSTICO

El diagnóstico de nocardiosis requiere un alto índice de sospecha en el contexto clínico apropiado y se confirma mediante tinción bacteriológica y el crecimiento del microorganismo en cultivo.

DIAGNÓSTICO DIFERENCIAL

- No existen hallazgos patognomónicos que diferencien la neumonía de la nocardiosis de otras etiologías infecciosas del pulmón. Los diagnósticos que se manifiestan de forma similar y con frecuencia se confunden con la nocardiosis son:
  1. Tuberculosis.
  2. Absceso pulmonar.
  3. Tumor pulmonar.
  4. Otras causas de neumonía.
  5. Actinomicosis.
  6. Micosis.
  7. Celulitis.
  8. Coccidioidomicosis.
  9. Histoplasmosis.
  10. Aspergilosis.
  11. Sarcoma de Kaposi.

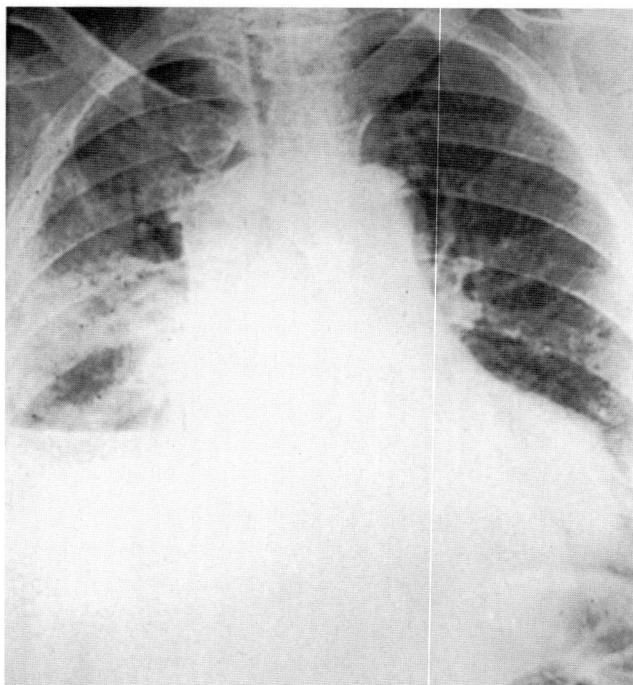

FIGURA 1-177 Neumonía por *Nocardia* en el lóbulo superior derecho en un receptor de trasplante renal. (De Gorbach SL: *Infectious diseases*, 2.ª ed., Filadelfia, 1998, WB Saunders.)

VALORACIÓN

Todos los pacientes con sospecha de nocardiosis requieren una identificación de laboratorio del microorganismo mediante la obtención de esputo en el caso de la neumonía, cultivos de las lesiones cutáneas infectadas en el micetoma o la enfermedad linfocutánea o la toma de muestras de cualquier material purulento (p. ej., absceso cerebral, absceso pulmonar y derrame pleural).

PRUEBAS DE LABORATORIO

- Las determinaciones sanguíneas no son muy sensibles en el diagnóstico de la nocardiosis.
- La tinción de Gram muestra filamentos grampositivos en forma de rosario de cuentas con múltiples ramificaciones.
- La tinción de metenamina plata de Gomori puede detectar el microorganismo.
- *Nocardia sp.* son ácido-alcohol resistentes con tinción de Ziehl-Neelsen modificada.
- *Nocardia* son microorganismos de crecimiento lento y las colonias pueden tardar en crecer hasta 2 a 3 semanas en los cultivos.

DIAGNÓSTICO POR IMAGEN

- La radiografía de tórax puede mostrar infiltrados, densidades, nódulos, masas cavitadas o abscesos múltiples (fig. 1-177).
- La TC cerebral está indicada en el contexto clínico apropiado para descartar los abscesos del SNC.

TRATAMIENTO

TRATAMIENTO NO FARMACOLÓGICO

- Tratamiento de apoyo con oxígeno en los pacientes con neumonía.
- Fisioterapia respiratoria.
- Está indicado el drenaje quirúrgico en caso de formación de cualquier absceso (p. ej., piel, pulmón o cerebro).

TRATAMIENTO AGUDO

- No existen estudios prospectivos aleatorizados hasta la actualidad que indiquen el tratamiento más eficaz para la nocardiosis. Sin embargo, las sulfonamidas se consideran el tratamiento de elección. Se administran de 6 a 10 g de sulfadiacina en 4 a 6 dosis orales.
- Trimetoprim-sulfametoxazol (160 mg/800 mg) administrado por vía oral cada 6 a 8 h.
- La amicacina ha sido el antibiótico i.v. de elección.
- El tratamiento farmacológico alternativo comprende:
  1. Minociclina de 100 a 200 mg dos veces al día.
  2. Eritromicina 500 mg cuatro veces al día y ampicilina 1 g cuatro veces al día para *N. nova*.
  3. Amoxicilina 500 mg y ácido clavulánico 125 mg tres veces al día.
  4. Ofloxacino 400 mg dos veces al día.
  5. Claritromicina 500 mg dos veces al día.

TRATAMIENTO CRÓNICO

- Aunque la duración óptima del tratamiento no ha sido determinada, generalmente se recomienda un tratamiento a largo plazo para todas las infecciones causadas por *Nocardia.*
- Los pacientes con celulitis y síndrome linfocutáneo son tratados durante 2 a 4 meses en función de si existe afectación ósea o no.
- Los micetomas se tratan mejor con antibióticos durante 6 a 12 meses, pero pueden requerir drenaje quirúrgico.
- La nocardiosis pulmonar y sistémica excepto la del SNC se trata durante 6 a 12 meses.
- La afectación del SNC se trata mediante drenaje y antibióticos durante 12 meses.
- Todos los pacientes inmunodeprimidos deberían recibir 12 meses de tratamiento antibiótico.

PRONÓSTICO

- Los pacientes con nocardiosis pulmonar tienen una tasa de mortalidad del 15 al 30%.
- La afectación del SNC conlleva una tasa de mortalidad >40%.
- Las lesiones cutáneas aisladas tienen una baja tasa de mortalidad.

DERIVACIÓN

Siempre que se sospeche el diagnóstico de nocardiosis está indicada la interconsulta al especialista en enfermedades infecciosas. En la nocardiosis pulmonar puede ser necesaria una evaluación y asistencia. En los pacientes con abscesos cerebrales únicos o múltiples está indicada la interconsulta a neurocirugía.

OTRAS CONSIDERACIONES

COMENTARIOS

- La tuberculosis y la nocardiosis pueden coexistir en el mismo paciente.
- La nocardiosis no se disemina entre animales.
- La nocardiosis no se transmite de persona a persona.
- La nocardiosis se distingue por su capacidad para diseminarse a cualquier órgano y por su tendencia a recidivar a pesar de un tratamiento antibiótico adecuado.

BIBLIOGRAFÍA RECOMENDADA

Boiron P et al: Nocardia, nocardiosis and mycetoma, *Med Mycol* 36(Suppl 1):26, 1998.
Lerner PI: Nocardiosis, *Clin Infect Dis* 22(6):891, 1996.
Torres HA et al: Nocardiosis in cancer patients, *Medicine* 81(5):388, 2002.
Wallace RJ et al: Taxonomy of *Nocardia* species, *Clin Infect Dis* 18:476, 1994.

AUTOR: **PETER PETROPOULOS, M.D.**

INFORMACIÓN BÁSICA

DEFINICIÓN

Un nódulo tiroideo es una anormalidad observada en la exploración física de la glándula tiroides; los nódulos pueden ser benignos (70%) o malignos.

CÓDIGO CIE-9CM
241.0 Nódulo, tiroideo

EPIDEMIOLOGÍA Y DEMOGRAFÍA

- Los nódulos tiroideos palpables afectan a un 4-7% de la población.
- Pueden observarse nódulos tiroideos en el 50% de las autopsias; sin embargo, sólo 1 de cada 10 es palpable.
- Existe malignización en el 5-30% de los nódulos palpables.
- La incidencia de nódulos tiroideos aumenta después de los 45 años de edad. Se observan con mayor frecuencia en mujeres.
- Los antecedentes de irradiación de cabeza y cuello aumentan el riesgo de cáncer de tiroides.
- Aumento de la probabilidad de que el nódulo sea maligno: nódulo aumentando de tamaño o >2 cm, linfadenopatía regional, fijación a tejidos adyacentes, edad <40 años, síntomas de invasión local (disfagia, ronquera, dolor de cuello, sexo masculino, antecedentes familiares de cáncer de tiroides o poliposis [síndrome de Gardner]).

SÍNTOMAS Y SIGNOS

- Un nódulo palpable, firme y no doloroso en la región tiroidea debe hacer sospechar un carcinoma. Signos de metástasis son la linfadenopatía regional y estridor inspiratorio.
- Pueden observarse signos y síntomas de tirotoxicosis en nódulos funcionantes.

ETIOLOGÍA

- Antecedentes de irradiación de cabeza y cuello.
- Antecedentes familiares de feocromocitoma, carcinoma de tiroides e hiperparatiroidismo (el carcinoma medular de tiroides es un componente de las MEN-II).

DIAGNÓSTICO

DIAGNÓSTICO DIFERENCIAL

- Carcinoma de tiroides.
- Bocio multinodular.
- Quiste del conducto tirogloso.
- Quiste epidermoide.
- Laringocele.
- Neoplasia de cuello no tiroidea.
- Quiste de la hendidura branquial.

VALORACIÓN

- La biopsia por aspiración con aguja fina (AAF) es el mejor procedimiento diagnóstico; su precisión puede ser del >90%, aunque está relacionada de forma directa con el grado de experiencia del médico y del citopatólogo que interpreta el aspirado.
- La biopsia por AAF es menos fiable en las lesiones quísticas tiroideas; debe considerarse la excisión quirúrgica en la mayoría de los quistes de tiroides no eliminados mediante la aspiración.
- En la sección III se describe la estrategia diagnóstica frente al nódulo tiroideo.

PRUEBAS DE LABORATORIO

- Deben obtenerse TSH, T4 y niveles séricos de tiroglobulina antes de la tiroidectomía en pacientes con carcinoma de tiroides confirmado mediante biopsia por AAF.
- La determinación de la calcitonina sérica en un momento cualquiera o tras la estimulación con pentagastrina es útil si se sospecha un carcinoma medular de tiroides, o en cualquier persona con antecedentes familiares de carcinoma medular de tiroides.
- Los autoanticuerpos tiroideos séricos (v. «Tiroiditis» en la sección I) son útiles ante la sospecha de una tiroiditis.

DIAGNÓSTICO POR IMAGEN

- En algunos pacientes se realiza una ecografía tiroidea para evaluar el tamaño del tiroides y la cantidad, composición (sólida vs. quística), y dimensiones del nódulo tiroideo; los nódulos tiroideos sólidos presentan una mayor incidencia de malignización, aunque los quísticos también pueden ser malignos.
- La introducción de la ecografía de alta resolución ha hecho posible detectar muchos nódulos no palpables (incidentalomas) en el tiroides (hallados en la autopsia en el 30-60% de los cadáveres). La mayoría de estas lesiones son benignas. En la mayoría de los pacientes con nódulos no palpables detectados de forma accidental en imágenes de tiroides, el simple seguimiento por palpación del cuello es suficiente.
- Imágenes tiroideas con pertecnetato marcado con tecnecio-99m:
  1. Clasifica los nódulos como hiperfuncionantes (calientes), normofuncionantes (templados), o no funcionantes (fríos); los nódulos fríos presentan una mayor incidencia de malignidad.
  2. Con esta técnica es difícil evaluar nódulos próximos al istmo tiroideo o en la periferia de la glándula.
  3. La presencia de tejido normal sobre un nódulo no funcionante podría enmascarar al nódulo, observándose como «templado» o normofuncionante.
- Tanto la gammagrafía como la ecografía proporcionan información acerca del riesgo de neoplasia maligna en base a las características del nódulo tiroideo, aunque su valor en la evaluación inicial de un nódulo tiroideo es limitado, ya que no proporciona un diagnóstico tisular definitivo.

TRATAMIENTO

TRATAMIENTO GENERAL

- Evaluación de los resultados de la AAF:
  1. Células normales: puede repetirse la biopsia durante la presente evaluación o reevaluar al paciente al cabo de 3-6 meses de tratamiento supresor (l-tiroxina, prescrita en dosis que suprimen los niveles de TSH a 0,1-0,5):
     a. La falta de regresión indica una elevada probabilidad de neoplasia maligna.
     b. Es preferible confiar en una nueva biopsia con aguja antes que en la cirugía de rutina en nódulos que no responden a la tiroxina.
  2. Células malignas: cirugía.
  3. Hipercelularidad: gammagrafía de tiroides:
     a. Nódulo caliente: tratamiento con yodo-131 si el paciente presenta hipertiroidismo.
     b. Nódulo templado o frío: cirugía (descartar adenoma folicular vs. carcinoma).

PRONÓSTICO

Varía en función de los resultados de la biopsia por AAF. V. «Carcinoma de tiroides» en la sección I en relación al pronóstico en pacientes con nódulos malignos diagnosticados mediante biopsia.

DERIVACIÓN

Derivación quirúrgica para biopsia por AAF.

OTRAS CONSIDERACIONES

COMENTARIOS

- La mayoría de los nódulos sólidos benignos crecen, por lo que un incremento del volumen nodular por si solo no es un fiable predictor de malignidad.
- La cirugía está indicada en nódulos duros o fijos, presencia de disfagia o ronquera, y masas sólidas de crecimiento rápido, independientemente de los resultados «benignos» de la AAF.
- Está indicado el tratamiento supresor postoperatorio de los nódulos tiroideos malignos. El uso de tratamiento supresor en nódulos solitarios benignos es controvertido.

BIBLIOGRAFÍA RECOMENDADA

Alexander EK et al: Natural history of benign solid and cystic thyroid nodules, *Ann Intern Med* 138:315, 2003.
Welker MJ, Orlov D: Thyroid nodules, *Am Fam Physician* 67:559, 2003.

AUTOR: **FRED F. FERRI, M.D.**

INFORMACIÓN BÁSICA

DEFINICIÓN

La obesidad se caracteriza por un exceso de grasa corporal definido como un índice de masa corporal (IMC) ≥ 30 kg/m^2. El sobrepeso se define como un IMC de 25 a 29,9 kg/m^2. Estas entidades son una consecuencia de un problema de desequilibrio entre la ingesta y el gasto de energía.

SINÓNIMO

Sobrepeso.

CÓDIGO CIE-9CM

278.0 Obesidad

EPIDEMIOLOGÍA Y DEMOGRAFÍA

- Aproximadamente 97 millones de adultos en EE.UU. y 310 millones de personas en todo el mundo tienen sobrepeso o son obesas.
- Los costes actuales de la obesidad en la población de EE.UU. se estiman entre el 5-8% del gasto sanitario total, lo cual equivale a 92,6-99,2 mil millones anuales (datos de 1998 normalizados para dólares de 2002).
- Desde 1960 a 1999, la prevalencia del exceso de peso (IMC ≥ 25 kg/m^2) aumentó desde el 44 al 61% de la población adulta y la prevalencia de obesidad (IMC ≥ 30 kg/m^2) se duplicó, desde 13 al 27%. Las estimaciones en 2003 sugieren que el 31% de la población de EE.UU. es actualmente obesa.
- En EE.UU. la progresión de la obesidad está 3-4 años por delante del problema en Europa.
- El Third National Health and Nutrition Examination Survey (NHANES III) estimó que el 13,7% de los niños y el 11,5% de los adolescentes tienen sobrepeso.
- El sobrepeso y la obesidad se definen como se ha indicado previamente en función de los datos epidemiológicos que muestran una mayor mortalidad con IMC superiores a 25 kg/m^2.
- En aquellas personas con IMC ≥ 30 kg/m^2, la mortalidad por cualquier causa aumenta un 50-100% respecto a las que tienen un IMC de 20-25 kg/m^2.
- Los individuos obesos tienen un riesgo aumentado de morbilidad/mortalidad debido a diabetes mellitus tipo 2, hipertensión, ECV, cáncer (especialmente cáncer de mama), apnea del sueño, artrosis y alteraciones de la piel.
- Los efectos de la obesidad sobre el pronóstico de salud parecen ser reversibles con la pérdida de peso.
- La obesidad es más prevalente en mujeres negras e hispanas comparado con los varones y las mujeres blancas. Se estima que aproximadamente el 50% de la población femenina negra es obesa.
- Las personas con bajos ingresos o bajo nivel educativo en EE.UU. tienen un 5% más de probabilidad de ser obesas que aquellas de niveles socioeconómicos más elevados.
- En 1993 el Deputy Assistant Secretary for Health (J. Michael McGinnis) y el que fue director de los Centers for Disease Control and Prevention (CDC) (William Foege) coescribieron un artículo en una revista, «Actual Causes of Death in the U.S.». Concluía que una combinación de factores dietéticos y patrones de actividad sedentaria son los responsables de al menos 300.000 muertes cada año y que la obesidad es la segunda causa de muerte prevenible en Estados Unidos.

SÍNTOMAS Y SIGNOS

- La obesidad es obvia en la exploración.
- La medición de la altura en metros y el peso en kilogramos determina el IMC.
- Se manifiesta un aumento del perímetro de cintura (>101,6 cm en varones y >88,9 cm en mujeres).
- La hipertensión está relacionada con la obesidad.
- Pueden existir síntomas de diabetes (p. ej., poliuria, polidipsia, retinopatía y neuropatía).
- El dolor y la inflamación articulares se asocian con artrosis y obesidad.
- Puede existir disnea.

ETIOLOGÍA

- La causa de la obesidad es multifactorial e implica factores sociales, culturales, conductuales, fisiológicos, metabólicos y genéticos.
- El apoyo a los factores genéticos proviene de los gemelos idénticos criados por separado y de los «genes de la obesidad» que codifican la hormona leptina, supresora del apetito.
- Los factores ambientales son un determinante principal de la obesidad con el trasfondo del exceso de ingesta calórica y la ausencia de actividad física. En los niños, el tiempo que pasan durmiendo o viendo la televisión se ha correlacionado directamente con la prevalencia de la obesidad.
- Los factores genéticos y ambientales ejercen sus efectos sobre el equilibrio de energía y la obesidad mediante los efectos sobre el comportamiento y la fisiología. No existe una asociación directa entre la genética y el peso corporal o la obesidad. La obesidad se desarrolla como consecuencia de la ingesta calórica excesiva, un gasto inadecuado de energía o de ambos.
- Durante las 2 últimas décadas, el consumo de grasa ha disminuido de forma paralela al aumento de la prevalencia de la obesidad tanto en EE.UU. como en Europa, y la disminución se acompaña de un aumento paralelo del consumo de hidratos de carbono, lo cual sugiere la función del exceso de hidratos de carbono en la dieta en el desarrollo de la obesidad.

DIAGNÓSTICO

- La determinación del IMC establece el diagnóstico de la obesidad según la definición previa y valora el riesgo individual de enfermedad.
- El IMC se define como el peso en kilogramos dividido entre el cuadrado de la talla en metros (P÷T^2).
- Las mediciones estrictas del IMC deben utilizarse con cuidado al hacer un diagnóstico de obesidad. Aunque el IMC se utiliza con frecuencia para definir la obesidad, no es un indicador muy preciso de composición de grasa corporal en niños, que están sometidos a cambios rápidos de peso, o en culturistas o atletas que tienen gran cantidad de tejido muscular.

DIAGNÓSTICO DIFERENCIAL

Es importante descartar trastornos médicos específicos en los pacientes obesos. Los trastornos hipotalámicos, el hipotiroidismo, el síndrome de Cushing, el insulinoma y el uso crónico de corticoides pueden causar obesidad.

VALORACIÓN

La valoración de un paciente obeso requiere típicamente determinaciones de laboratorio para valorar los riesgos y las complicaciones así como para descartar entidades médicas causales subyacentes.

PRUEBAS DE LABORATORIO

- Las pruebas de laboratorio no son específicas para el diagnóstico de la obesidad; sin embargo, se utilizan para identificar la diabetes y la hiperlipidemia asociadas con frecuencia al exceso de peso.
- En el contexto clínico apropiado, los estudios de función tiroidea (TSH, T$_4$ libre), la determinación del nivel matutino de cortisol y del nivel de insulina con péptido C descartarán hipotiroidismo, síndrome de Cushing e insulinoma como causas subyacentes de obesidad.

DIAGNÓSTICO POR IMAGEN

- Los estudios radiológicos no son específicos para el diagnóstico de la obesidad.
- Se dispone de varios métodos para determinar o calcular la grasa corporal total pero no ofrecen una ventaja significativa sobre el IMC.
  1. Agua corporal total.
  2. Potasio corporal total.
  3. Impedancia bioeléctrica.
  4. Absorciometría dual de energía mediante rayos X.
- La prueba de flotabilidad es el método más preciso para determinar la composición de grasa corporal total.

TRATAMIENTO

- El tratamiento está dirigido a la reducción del peso y a la modificación de los factores de riesgo (p. ej., diabetes, lípidos, hipertensión).
- Una vez que se toma una decisión conjunta entre paciente y médico para perder peso, el consenso de expertos recomienda como objetivo inicial la pérdida del 10% del peso basal, que debe perderse a una velocidad de 500 a 1.000 mg/sem a lo largo de un período de 6 a 12 m seguido de un mantenimiento del peso reducido a largo plazo.

TRATAMIENTO NO FARMACOLÓGICO

- Los tres principales elementos del tratamiento de reducción del peso son:
  1. Muchos estudios demuestran que los adultos obesos pueden perder aproximadamente 0,5 kg por semana disminuyendo su ingesta diaria en 500 a 1.000 kcal por debajo de la ingesta calórica necesaria para el mantenimiento de su peso actual.
  2. El aumento de la actividad física inicialmente caminando 30 min 3 veces/sem y gradualmente aumentando hasta andar rápidamente 45 min 5 días/sem. El objetivo final es al menos 30 min andando de forma moderada a intensa.
  3. También es necesario un tratamiento conductual.

TRATAMIENTO AGUDO

- Existen fármacos para el tratamiento de la obesidad aprobados actualmente como adyuvantes de la dieta y la actividad física para los pacientes con IMC ≥30 sin factores de riesgo concomitantes o enfermedades relacionadas con la obesidad y para los pacientes con IMC ≥27 con factores de riesgo concomitantes o enfermedades relacionadas con la obesidad.
- Los fármacos aprobados para el tratamiento de la obesidad son:
  1. Sibutramina 5-15 mg/día.
  2. Orlistat 120 mg 3 veces/día con o 1 hora después de comidas que contengan grasa, más un suplemento vitamínico diario.
  3. Benzofetamina 25-50 mg 1-3 veces/día.
  4. Fendimetracina 17,5-70 mg 2-3 veces/día o 105 mg de liberación mantenida/día.
  5. Fentermina 18,75 mg-37,5 mg/día.
  6. Resina de fentermina 15-30 mg/día.
  7. Dietilpropión 25 mg 3 veces/día o 75 mg de liberación manitenida/día.
- La benzofetamina, la fendimetracina, la fentermina y el dietilpropión están aprobados para su uso durante pocas semanas, generalmente 12 o menos. Sólo la sibutramina y el orlistat están aprobados para un uso a largo plazo. No se ha establecido la seguridad y la eficacia de los fármacos para perder peso con un uso superior a 2 años.

- Los fármacos se dividen en supresores del apetito (p. ej., sibutramina) y aquellos que disminuyen la absorción de los nutrientes (p. ej., orlistat).
- En 1997 tanto la dexfenfluramina como la fenfluramina fueron retirados del mercado debido a efectos secundarios como lesiones valvulares cardíacas e hipertensión pulmonar.
- Las contraindicaciones de la benzofetamina, la fendimetracina, la fentermina y el dietilpropión son la hipertensión, la enfermedad cardiovascular avanzada, el hipertiroidismo, el glaucoma y los antecedentes de abuso de sustancias.
- Los efectos secundarios de la sibutramina comprenden un aumento de la presión arterial y del pulso, sequedad de boca, cefalea, insomnio y estreñimiento. Los efectos secundarios del orlistat son las pérdidas con grasa, las ventosidades con emisión de sustancias y la defecación imperiosa.
- Otros fármacos en ensayos clínicos son el bupropión, el topiramato y la metformina.

TRATAMIENTO CRÓNICO

- La cirugía se considera en la obesidad clínicamente grave (IMC ≥ 40 o ≥ 35 con entidades comórbidas).
- La gastroplastia, la colocación de bandas gástricas, la partición gástrica y la derivación gástrica son las técnicas quirúrgicas que se realizan.

PRONÓSTICO

- La obesidad aumenta el riesgo de desarrollar hipertensión, hiperlipemia, diabetes mellitus tipo 2, cardiopatía isquémica, enfermedad cerebrovascular, artrosis, apnea del sueño y cáncer de endometrio, mama, próstata y colon.
- La obesidad acelera la progresión de aterosclerosis coronaria en varones jóvenes (intervalo de edad de 15 a 34 años).
- La mortalidad de todas las causas está aumentada en los pacientes obesos.

DERIVACIÓN

La obesidad se ve con frecuencia en atención primaria. Si se considera un tratamiento farmacológico, se recomienda la interconsulta a los médicos especializados en obesidad y con experiencia en el uso del fármaco. Además, es útil consultar a nutricionistas y terapeutas conductuales. La interconsulta a un cirujano general está indicada en los pacientes considerados para una intervención quirúrgica.

OTRAS CONSIDERACIONES

COMENTARIOS

- La Iniciativa de Educación sobre Obesidad del National Heart, Lung, and Blood Institute (NHLBI) en cooperación con el National Institute of Diabetes redactaron el Expert Panel on the Identification, Evaluation, and Treatment of Overweight and Obesity in Adults en mayo de 1995 y desde entonces han publicado recomendaciones clínicas para el tratamiento de la obesidad según las evidencias publicadas.
- Sólo aproximadamente 20% de los varones y mujeres adultos restringen realmente la ingesta calórica y aumentan la actividad física para controlar de forma consciente el peso corporal.
- Según aumenta el conocimiento de los procesos fisiológicos que rigen el mantenimiento del peso corporal, surgen tratamientos farmacológicos más nuevos, los cuales se dirigirán a las enzimas del metabolismo lipídico implicadas en la digestión, absorción, síntesis, almacenamiento y movilización de la grasa en el cuerpo humano.

BIBLIOGRAFÍA RECOMENDADA

Blanck HM et al: Use of non-prescription weight loss products: results from a multistate survey, *JAMA* 286:930, 2001.

Clinical Guidelines on the Identification, Evaluation, and Treatment of Overweight and Obesity in Adults. The Evidence Report. National Institute of Health, National Heart, Lung, and Blood Institute. *www.nhlbi.nih. gov/guidelines/obesity/ob_gdlns.pdf*

Executive Summary of the Clinical Guidelines on the Identification, Evaluation, and Treatment of Overweight and Obesity in Adults, *Arch Intern Med* 158(17):1855, 1867, 1998.

Korner J, Aronne LJ: Pharmacological approaches to weight reduction: Therapeutic targets, *J Clin End Metab* 89(6)2616, 2004.

Lyznicki JM et al: Obesity: assessment and management in primary care, *Am Fam Physician* 63:2185, 2001.

McTigue KM et al: The natural history of the development of obesity in a cohort of young US adults between 1981 and 1988, *Ann Intern Med* 136:857, 2002.

McTigue KM et al: Screening and interventions for obesity in adults: summary of the evidence for the U.S. Preventive Services Task Force, *Ann Intern Med* 139:933, 2003.

Speakman JR: Obesity: the integrated roles of environment and genetics, *J Nutr* 134:2090S, 2004.

Weil E et al: Obesity among adults with disabling conditions, *JAMA* 288:1265, 2002.

Wilson PW et al: Overweight and obesity as determinants of cardiovascular risk, *Arch Intern Med* 162:1867, 2002.

Yanovski SZ, Yanovski JA: Obesity: drug therapy, *N Engl J Med* 346(8):591, 2002.

AUTORES: **JASON IANNUCCILLI, M.D.** y **PETER PETROPOULOS, M.D.**

INFORMACIÓN BÁSICA

DEFINICIÓN

La onicomicosis se define como una infección fúngica persistente que afecta a las uñas de los pies y de las manos.

SINÓNIMOS

Tiña ungueal.
Tiña de la uña.

CÓDIGO CIE-9CM
110.1 Onicomicosis

EPIDEMIOLOGÍA Y DEMOGRAFÍA

- La onicomicosis se encuentra con mayor frecuencia en las personas con edades comprendidas entre 40 y 60 años.
- La onicomicosis se produce raramente antes de la pubertad.
- Incidencia: de 20 a 100 casos/1.000 personas.
- La infección de las uñas de los pies es de cuatro a seis veces más frecuente que la de las uñas de las manos.
- La onicomicosis afecta a los varones con mayor frecuencia que a las mujeres.
- Aparece con más frecuencia en pacientes con diabetes, enfermedad vascular periférica y cualquier trastorno que produzca una supresión del sistema inmunitario.
- El calzado oclusivo, el ejercicio físico seguido de duchas comunitarias y el secado incompleto de los pies predisponen al individuo a desarrollar onicomicosis.

SÍNTOMAS Y SIGNOS

- La onicomicosis hace que las uñas se vuelvan gruesas, frágiles, duras, deformadas y decoloradas (color amarillo a marrón). Finalmente, la uña puede liberarse, separarse del lecho ungueal y caer (fig. 1-178).
- La onicomicosis se asocia con frecuencia a la tiña del pie (pie de atleta).

ETIOLOGÍA

- Las causas más frecuentes de onicomicosis son los dermatofitos, las levaduras y los hongos no dermatofitos.
- El dermatofito *Trichophyton rubrum* es el responsable del 80% de todas las infecciones ungueales causadas por hongos.
- *Trichophyton interdigitale* y *Trichophyton mentagrophytes* son otros hongos que causan onicomicosis.
- La levadura *Candida albicans* es la responsable del 5% de los casos de onicomicosis.
- Los hongos no dermatofitos *Scopulariopsis brevicaulis* y *Aspergillus niger*, aunque infrecuentes, pueden también causar onicomicosis.
- La onicomicosis se clasifica según el patrón clínico de afectación del lecho ungueal. Los principales tipos son:
  1. Onicomicosis subungueal distal y lateral (OSDL).
  2. Onicomicosis superficial.
  3. Onicomicosis subungueal proximal.
  4. Onicomicosis del endónix.
  5. Onicomicosis distrófica total.

DIAGNÓSTICO

El diagnóstico de onicomicosis se basa en los hallazgos clínicos de las uñas y se confirma mediante microscopia directa y cultivo.

DIAGNÓSTICO DIFERENCIAL

- Psoriasis.
- Dermatitis de contacto.
- Liquen plano.
- Queratosis subungueal.
- Paroniquia.
- Infección (p. ej., *Pseudomonas*).
- Traumatismo.
- Enfermedad vascular periférica.
- Síndrome de las uñas amarillas.

VALORACIÓN

La valoración de la sospecha de onicomicosis se dirige a confirmar el diagnóstico mediante la visualización de las hifas con el microscopio o mediante el crecimiento del microorganismo en el cultivo.

PRUEBAS DE LABORATORIO

- Las pruebas sanguíneas no son específicas en el diagnóstico de onicomicosis.
- Preparación con KOH.
- Cultivos fúngicos en medio de Sabouraud.

DIAGNÓSTICO POR IMAGEN

- Los estudios de imagen no son muy específicos para el diagnóstico de onicomicosis.
- Si existe una infección y se considera la posibilidad de osteomielitis, una radiografía del área específica y una gammagrafía ósea pueden ayudar a establecer el diagnóstico.

TRATAMIENTO

TRATAMIENTO NO FARMACOLÓGICO

- La extracción quirúrgica de la placa ungueal es una opción de tratamiento; sin embargo, la tasa de recidivas es elevada.
- Prevención de la reinfección llevando calzados apropiados, evitando las duchas públicas y manteniendo los pies y las uñas limpias y secas.

TRATAMIENTO AGUDO

- Las cremas antifúngicas tópicas se utilizan para las infecciones ungueales superficiales iniciales:
  1. Crema de miconazol al 2% aplicada en la placa ungueal dos veces al día.
  2. Crema de clotrimazol al 1% dos veces al día.

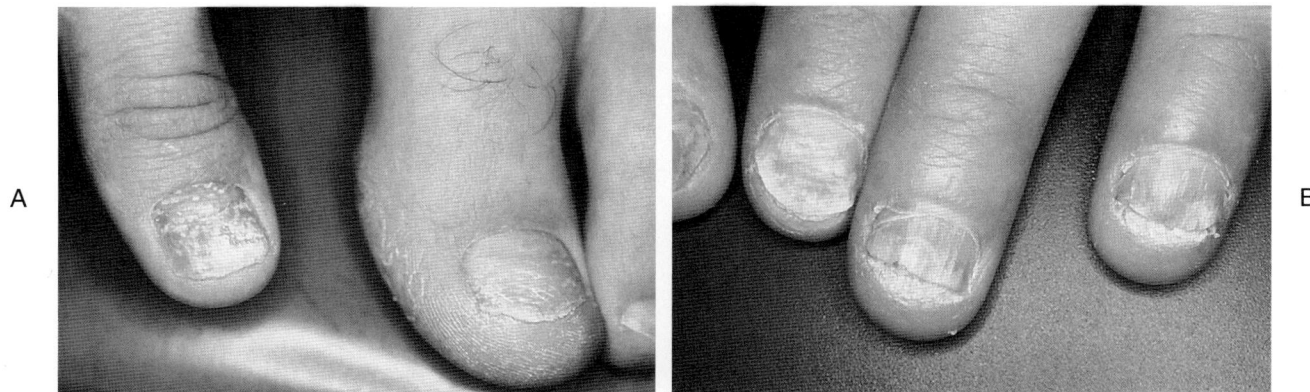

FIGURA 1-178   A, Onicomicosis blanca superficial. B, Onicomicosis subungueal distal.
(De Noble J [ed.]: *Textbook of primary care medicine*, 3.ª ed., St. Louis, 2002, Mosby.)

- Fármacos orales:
  1. *Itraconazol:*
     a. Para las uñas de los pies: 200 mg cuatro veces al día (3 meses).
     b. Para las uñas de las manos: 200 mg v.o. dos veces al día (7 días), seguido de 3 sem sin tratamiento, durante dos ciclos.
  2. *Terbinafina:*
     a. Para las uñas de los pies: 250 mg/día durante 3 meses.
     b. Para las uñas de las manos: 250 mg/día durante 6 sem.
  3. *Fluconazol:*
     a. Para las uñas de los pies: 150 a 300 mg una vez a la semana, hasta que la infección mejore.
     b. Para las uñas de las manos: 150 a 300 mg una vez a la semana hasta que la infección mejore.
- Todos los fármacos orales utilizados para la onicomicosis requieren un control periódico de las pruebas de función hepática.
- El itraconazol está contraindicado en los pacientes que toman cisaprida, astemizol, triazolam, midazolam y terfenadina. Las estatinas deberían suspenderse durante el tratamiento con itraconazol.
- El fluconazol está contraindicado en los pacientes que toman cisaprida y terfenadina.

- Los fármacos antifúngicos orales no deberían iniciarse durante el embarazo.
- El ciclopirox, un fármaco antifúngico tópico en forma de laca de uñas, está aprobado por la FDA para el tratamiento de la enfermedad leve a moderada que no afecta a la lúnula.

TRATAMIENTO CRÓNICO

Véase en «Tratamiento agudo».

PRONÓSTICO

- La remisión espontánea de la onicomicosis es infrecuente.
- Se registra una uña del pie sin enfermedad en aproximadamente el 25-50% de los pacientes tratados con los fármacos antifúngicos orales mencionados previamente.

DERIVACIÓN

- Está indicada la consulta al podólogo en los pacientes diabéticos para instruir adecuadamente sobre el cuidado de los pies, el calzado y para desbridamiento de la uña o extracción quirúrgica de la uña del pie.
- Está indicada la consulta al dermatólogo en pacientes resistentes al tratamiento o si se considera otro diagnóstico (p. ej., psoriasis).

OTRAS CONSIDERACIONES

COMENTARIOS

- El crecimiento de hongos en una uña infectada comienza típicamente al final de la uña y se disemina bajo la placa ungueal para infectar el lecho ungueal también.
- Es importante revisar la información relativa a las interacciones entre fármacos y las contraindicaciones antes de iniciar un tratamiento con fármacos antifúngicos orales.

BIBLIOGRAFÍA RECOMENDADA

Elewski BE, Hay RJ: Update on the management of onychomycosis: highlights of the Third International Summit on Cutaneous Antifungal Therapy, *Clin Infect Dis* 23:305, 1996.

Epstein E: How often does oral treatment of toenail onychomycosis produce a disease-free nail? an analysis of published data, *Arch Dermatol* 134(12):1551, 1998.

Gupta AK: The new oral antifungal agents for onychomycosis of the toenails, *J Eur Acad Dermatol Venereol* 13(1):1, 1999.

Rodgers P, Bassler M: Treating onychomycosis, *Am Fam Physician* 63:663, 2001.

Scher RK, Coppa LM: Advances in the diagnosis and treatment of onychomycosis, *Hosp Med* 34(4):11, 1998.

AUTOR: **DENNIS MIKOLICH, M.D.**

INFORMACIÓN BÁSICA

DEFINICIÓN

La orquitis es un proceso inflamatorio (generalmente infeccioso) que afecta a los testículos. La infección puede ser vírica o bacteriana y puede asociarse a una infección de otros órganos sexuales masculinos (próstata, epididimitis, vejiga) o de las vías urogenitales bajas o a enfermedades de transmisión sexual con frecuencia mediante diseminación hematógena. Causas frecuentes son:

- Víricas: Parotiditis-20% pospuberales; virus coxsackie B.
- Bacterianas: Diseminación piogénica a partir de una epididimitis contigua; las bacterias incluyen a *Escherichia coli*, *Klebsiella pneumoniae*, *Staphylococcus*, *Streptococcus*, *P. aeruginosa*, *Rickettsia*, *Brucella*.
- Otros:
  Asociada a VIH.
  CMV.
  Toxoplasmosis.
  Hongos:
  1. Criptococosis.
  2. Histoplasmosis.
  3. *Candida*.
  4. Blastomicosis.
  5. Micobacteria.

CÓDIGOS CIE-9CM
0.72 Parotiditis
098.13 Orquitis gonocócica aguda
095.8 Orquitis sifilítica
016.50 Orquitis tuberculosa, no
      especificada

EPIDEMIOLOGÍA Y DEMOGRAFÍA
PREDOMINIO POR SEXOS: Masculino.
MICROORGANISMO PREDOMINANTE: La principal causa de orquitis vírica es la parotiditis. El virus de la parotiditis raramente produce orquitis en varones prepuberales pero afecta a uno o ambos testículos en casi el 30% de los varones pospuberales.

SÍNTOMAS Y SIGNOS
- Dolor testicular, inflamación.
- Unilateral o bilateral.
- Puede asociar una epididimitis, una prostatitis, fiebre, edema escrotal, eritema, celulitis .
- Adenopatías inguinales.
- Náuseas, vómitos.
- Hidrocele agudo (bacteriana).
- Desarrollo infrecuente de abscesos, piocele en escroto, infarto testicular.
- Puede haber dolor en el cordón espermático.

DIAGNÓSTICO

Presentación clínica según se ha descrito previamente con posibles antecedentes de enfermedad vírica aguda o epididimitis concomitante.

DIAGNÓSTICO DIFERENCIAL
- Orquiepididimitis (gonocócica).
- Enfermedad autoinmunitaria.
- Vasculitis.
- Epididimiosis.
- Parotiditis, con o sin inflamación de las parótidas.
- Neoplasias.
- Hematoma.
- Torsión del cordón testicular.

PRUEBAS DE LABORATORIO
- HC con recuento diferencial.
- Análisis de orina.
- Título vírico (parotiditis).
- Cultivo de orina.
- Ecografía testicular para descartar absceso.

DIAGNÓSTICO POR IMAGEN
Ecografía si se sospecha absceso.

TRATAMIENTO

- Depende de la etiología.
- Vírica (parotiditis): observación.
- Bacteriana: tratamiento antibiótico empírico con tratamiento parenteral para el patógeno identificado, incluidos bacilos gramnegativos, estafilococos, estreptococos; las opciones de tratamiento son ceftriaxona (250 mg i.m. × 1) más doxiciclina (100 mg v.o. dos veces al día × 10 días), ofloxacino (300 mg v.o. dos veces al día × 10 días), ciprofloxacino (500 mg v.o. dos veces al día o 400 mg i.v. dos veces al día).
- Cirugía para los abscesos y los procesos biogénicos.

BIBLIOGRAFÍA RECOMENDADA
Cook JL, Dewbury K: The changes seen on high-resolution ultrasound in orchitis, *Clin Radiol* 55(1):13, 2000.

AUTOR: **DENNIS J. MIKOLICH, M.D.**

INFORMACIÓN BÁSICA

DEFINICIÓN

El orzuelo es un proceso inflamatorio agudo que afecta al párpado y que se origina en las glándulas de Meibomio (posteriores) o de Zeis (anteriores). Lo más frecuente es que sea infeccioso y suele deberse a *Staphylococcus aureus.*

CÓDIGOS CIE-9CM
373.11 Orzuelo externo
373.12 Orzuelo interno

EPIDEMIOLOGÍA Y DEMOGRAFÍA

INCIDENCIA (EN EE.UU.): Desconocida.
PREVALENCIA (EN EE.UU.): Desconocida.
PREDOMINIO POR SEXOS: Afecta a ambos sexos por igual.
DISTRIBUCIÓN POR EDADES: Puede ocurrir a cualquier edad.
INCIDENCIA MÁXIMA: Puede ocurrir a cualquier edad.
INFECCIÓN NEONATAL: Raro en el período neonatal.

SÍNTOMAS Y SIGNOS

- Presentación brusca con dolor y eritema en el párpado.
- Tumoración localizada y dolorosa a la palpación en el párpado (fig. 1-179).
- Puede asociarse a blefaritis.
- Orzuelo externo: apunta hacia la superficie cutánea del párpado y puede drenar espontáneamente.
- Orzuelo interno: puede apuntar hacia el lado conjuntival del párpado y producir inflamación de la conjuntiva.

ETIOLOGÍA

- El 75-95% de los casos se deben a *S. aureus.*
- En algunos casos, la causa es *Streptococcus pneumoniae,* otros estreptococos, gramnegativos intestinales o flora bacteriana mixta.

DIAGNÓSTICO

DIAGNÓSTICO DIFERENCIAL

- Absceso del párpado.
- Chalazion.
- Alergia o dermatitis de contacto con edema conjuntival.
- Dacriocistitis aguda.
- Infección por herpes simple.
- Celulitis del párpado.

PRUEBAS DE LABORATORIO

- En general, innecesarias.
- Si se practican incisión y drenaje, deberán enviarse muestras para cultivo bacteriológico.

DIAGNÓSTICO POR IMAGEN

No es necesario.

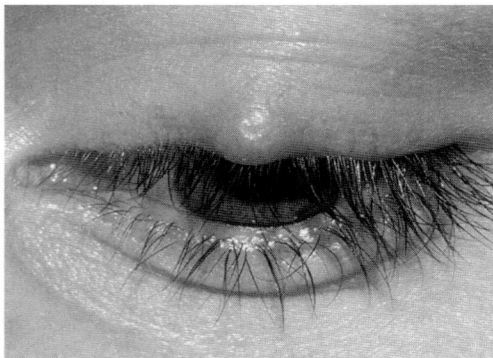

FIGURA 1-179   Orzuelo externo. (Tomada de Palay D [ed.]: *Ophtalmology for the primary care physician,* St. Louis, 1997, Mosby.)

TRATAMIENTO

TRATAMIENTO NO FARMACOLÓGICO

Suele responder a las compresas calientes.

TRATAMIENTO AGUDO

- No suele ser necesario un tratamiento general con antibióticos.
- En los casos rebeldes, puede ayudar un fármaco antiestafilocócico (p. ej., dicloxacilina 500 mg, v.o. 4 veces al día).
- Pomada oftálmica de eritromicina aplicada en el borde del párpado dos veces al día hasta la curación.
- Incisión y drenaje: rara vez son necesarios, pero deben considerarse en caso de infección progresiva.

TRATAMIENTO CRÓNICO

No es necesario.

PRONÓSTICO

- Suele aparecer de forma esporádica.
- Posible reactivación si la curación no es completa.

DERIVACIÓN

- Para valoración por un oftalmólogo si existe afectación de la agudeza visual o de los movimientos oculares o si el diagnóstico es dudoso.
- Para drenaje quirúrgico en los casos indicados.

OTRAS CONSIDERACIONES

COMENTARIOS

El orzuelo puede coexistir con dermatitis seborreica.

BIBLIOGRAFÍA RECOMENDADA

Kiratli HK, Akar Y: Multiple recurrent hordeola associated with selective IgM deficiency, *J AAPOS* 5(1):60, 2001.
Maldonado M, Juberias J, Moreno-Montanes J: Extensive corneal epithelial defect associated with internal hordeolum after uneventful laser in situ keratomileusis, *J Cataract Refract Surg* 28(9):1700, 2002.

AUTOR: **JOSEPH R. MASCI, M.D.**

INFORMACIÓN BÁSICA

DEFINICIÓN

La osteoartropatía hipertrófica (OAH) es un síndrome de acropaquias de los dedos, periostitis de los huesos largos y artritis. Puede ser primario o secundario a otras enfermedades subyacentes.

SINÓNIMOS

- Osteoartropatía hipertrófica primaria:
  1. Paquidermoperiostosis.
  2. Heredofamiliar.
  3. Acropaquia idiopática.
  4. Síndrome de Touraine-Solente-Golé.
- Osteoartropatía hipertrófica secundaria.

CÓDIGO CIE-9CM
731.2 Osteoartropatía hipertrófica

EPIDEMIOLOGÍA Y DEMOGRAFÍA

- La OAH primaria es una enfermedad familiar autosómica dominante que afecta a niños y jóvenes de 1 a 20 años.
- La OAH secundaria afecta típicamente a adultos y se asocia a otras enfermedades, tales como:
  1. Pulmonares: carcinoma bronquial, abscesos pulmonares, bronquiectasias, fibrosis quística, fibrosis pulmonar, mesotelioma, sarcoidosis.
  2. Gastrointestinales: carcinoma de esófago, cáncer de colon, enfermedad inflamatoria intestinal (enfermedad de Crohn, colitis ulcerosa) carcinoma hepatocelular, cirrosis hepática, amebiasis.
  3. Cardíacas: endocarditis infecciosa, cortocircuitos de derecha a izquierda, aneurisma aórtico.
  4. Timoma.
  5. Linfoma.
  6. Enfermedades del tejido conjuntivo.
  7. Acropaquia tiroidea.

SÍNTOMAS Y SIGNOS

- Es típico que la OAH comience de manera insidiosa con acropaquias en las manos y pies que se describen como «en forma de pala». Otros signos y síntoma son:
  1. Dolor y tumefacción articulares.
  2. Menor uso de los dedos de las manos.
  3. Alteraciones faciales, surcos cutáneos faciales groseros.
  4. Engrosamiento de brazos y piernas.
  5. Piel aceitosa, diaforesis, ginecomastia y acné.
- Los pacientes con OAH secundaria pueden presentar síntomas clínicos antes de que se detecte la enfermedad fundamental. Estos signos y síntomas son similares a los antes mencionados y se combinan con los propios de la enfermedad básica (p. ej., carcinoma bronquial, endocarditis infecciosa).

ETIOLOGÍA

Desconocida: se han propuesto etiologías inmunológicas, endocrinológicas y vasculares.

DIAGNÓSTICO

DIAGNÓSTICO DIFERENCIAL

- Otras causas de periostitis son la enfermedad de Paget, el síndrome de Reiter, la psoriasis, la sífilis, la artrosis, la artritis reumática y la osteomielitis.
- La osteoartropatía hipertrófica con los signos clásicos de acropaquias de los dedos justifica el estudio de todas las enfermedades a las que se asocia.

VALORACIÓN

Consiste sobre todo en análisis de sangre, estudio radiológico y gammagrafías óseas.

PRUEBAS DE LABORATORIO

- El hemograma, los electrólitos y el análisis de orina son, en general, normales, tanto en la OAH primaria como en la secundaria.
- La VSG está elevada en la OAH secundaria.
- Las pruebas de función hepática pueden ser anormales en los pacientes con OAH secundaria a alteraciones gastrointestinales.
- La fosfasata alcalina puede elevarse debido a la periostitis de los huesos largos.
- El análisis del líquido sinovial de los derrames pleurales demuestra un recuento leucocitario escaso y viscosidad, color y concentraciones de complemento normales.

DIAGNÓSTICO POR IMAGEN

- Las radiografías de los huesos largos revelan neoformación perióstica.
- Hay que hacer una radiografía de tórax para descartar un cáncer de pulmón.
- La gammagrafía ósea con tecnecio-99m demuestra captación en los huesos largos, en las falanges y en los espacios periarticulares.

TRATAMIENTO

TRATAMIENTO AGUDO

- El tratamiento de la OAH primaria es sintomático. El dolor articular se alivia con ácido acetilsalicílico (325 mg, v.o. cada 4-6 horas), salicilato (750 mg 2 veces al día, según las necesidades) ibuprofeno (400 a 800 mg, 3 veces al día según las necesidades), naproxeno (250 a 500 mg 2 veces al día según las necesidades) o indometacina (25 a 50 mg, 4 veces al día según las necesidades).

- En la OAH secundaria, el tratamiento de elección consiste en la erradicación de la enfermedad fundamental (p. ej., antibióticos en la endocarditis infecciosa, cirugía en el carcinoma bronquial).

TRATAMIENTO CRÓNICO

- En los pacientes con OAH secundaria rebelde a los AINE y al ácido acetilsalicílico se ha intentado la vagotomía con cierto éxito. Sin embargo, el tratamiento definitivo es la curación de la enfermedad subyacente.

PRONÓSTICO

- Es típico que los pacientes con OAH primaria desarrollen síntomas de dolores y tumefacción articular en la primera parte de sus vidas, pero después la enfermedad se hace silente.
- El pronóstico y la evolución de la enfermedad de los pacientes con OAH secundaria depende de la causa fundamental. El desarrollo insidioso de acropaquias indica un proceso infeccioso, mientras que su progresión rápida puede indicar una neoplasia maligna subyacente.

DERIVACIÓN

Cuando se sospecha el diagnóstico de OAH pero la causa es dudosa, debe consultarse a un reumatólogo.

OTRAS CONSIDERACIONES

COMENTARIOS

- La OAH puede indicar una enfermedad grave subyacente, por lo que debe hacerse un estudio completo. Las causas más frecuentes de OAH secundaria son las infecciones y los tumores malignos intratorácicos.

BIBLIOGRAFÍA RECOMENDADA

Ramakrishnan S, Das SK, Mishra K: A current perspective on clubbing and hypertrophic osteoarthropathy, *J Assoc Physicians India* 49:1106, 2001.

Viola JC, Jaffe S, Brent LH: Primary hypertrophic osteoarthropathy, *J Rheumatol* 27(6):1562, 2000.

AUTOR: **PETER PETROPOULOS, M. D.**

INFORMACIÓN BÁSICA

DEFINICIÓN

La osteocondritis disecante es un trastorno en el que una parte del cartílago y el hueso subcondral subyacente se separa de una superficie articular e incluso puede desprenderse.

SINÓNIMOS

Osteocondrosis.
Fractura de la cúpula del calcáneo: utilizado frecuentemente para describir la lesión del calcáneo.
Enfermedad de Panners (cóndilo humeral).

CÓDIGO CIE-9CM
732.7 Osteocondritis disecante

EPIDEMIOLOGÍA Y DEMOGRAFÍA

PREVALENCIA: 0,3 casos/1.000 personas.
EDAD DE MAYOR PREVALENCIA: Inicio a los 10 a 30 años de edad.
SEXO DE MAYOR PREVALENCIA: Razón varón:mujer de 3:1.
La articulación afectada con mayor frecuencia es la rodilla, con la superficie lateral del cóndilo femoral medial como el área afectada con mayor frecuencia. El cóndilo humeral, la cúpula del calcáneo, el hombro y la cadera pueden afectarse también.

SÍNTOMAS Y SIGNOS

- Dolor, rigidez e inflamación.
- Bloqueo intermitente si el fragmento se desprende.
- Ocasionalmente, cuerpo libre palpable.
- Dolor en el lugar de la lesión.
- Cuando la rodilla está afectada, signo de Wilson positivo (dolor con la extensión y rotación interna de la rodilla).
- Algunos casos asintomáticos.

ETIOLOGÍA

Desconocida.

DIAGNÓSTICO

DIAGNÓSTICO DIFERENCIAL

- Fractura aguda.
- Neoplasia.

DIAGNÓSTICO POR IMAGEN

- Radiología simple para confirmar el diagnóstico (fig. 1-180).
- «Proyección en túnel» útil en los casos de afectación de la rodilla.
- Signo típico: línea radiotransparente semilunar que rodea el fragmento oval del hueso (los hallazgos son variables, dependiendo del grado de curación y de estabilidad).

- La RM o la gammagrafía ósea generalmente no son necesarias para establecer el diagnóstico pero son útiles en la determinación del pronóstico y el tratamiento, especialmente en relación a la estabilidad de la lesión.

TRATAMIENTO

TRATAMIENTO AGUDO

- Observación cada 4 a 6 meses para los pacientes en los que la lesión es asintomática.
- Para los pacientes sintomáticos con inmadurez esquelética:
  1. Observación con un período inicial sin cargar peso durante 6 a 8 sem (en los casos de afectación de la rodilla).
  2. Cuando los síntomas remiten, se reanudan gradualmente las actividades.

PRONÓSTICO

- Los casos juveniles con epífisis abiertas tienen un pronóstico favorable.
- Los casos que se desarrollan tras la maduración esquelética tienen mayor probabilidad de desarrollar artrosis.

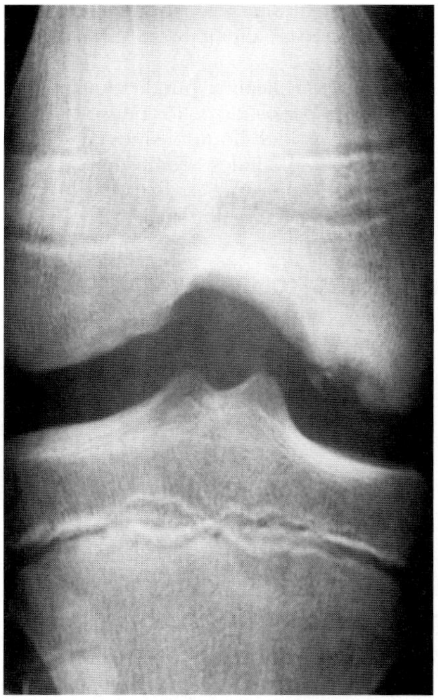

FIGURA 1-180 Osteocondritis disecante de la rodilla. La proyección en «túnel» con frecuencia es útil para visualizar el defecto. Este fragmento puede desprenderse y formar un cuerpo libre. Esta zona no debería confundirse con la irregularidad normal de la epífisis femoral distal en los niños pequeños.

- Los fragmentos de gran tamaño, especialmente aquellos en áreas de carga de peso, tienen un pronóstico más desfavorable, especialmente si afectan al cóndilo femoral lateral.
- La formación de cuerpos libres y la enfermedad articular degenerativa son más frecuentes cuando el trastorno se desarrolla tras los 20 años de edad.

INTERCONSULTA AL ORTOPEDA

- En la mayoría de los adultos con lesiones inestables.
- Si existe un cuerpo libre.
- Si el tratamiento sintomático ha fracasado.

OTRAS CONSIDERACIONES

COMENTARIOS

- Aunque el nombre sugiere inflamación, no se ha demostrado que sea significativa en este trastorno. «Lesión osteocondral» u «osteocondrosis disecante» pueden ser términos más apropiados para describir estos trastornos.
- Los traumatismos repetidos con necrosis isquémica son la causa más probable.
- El trastorno es con frecuencia bilateral, especialmente en la rodilla, lo cual podría sugerir la posibilidad de una base endocrina o genética.
- Este trastorno siempre debería considerarse en el paciente cuyo «esguince de tobillo» no mejora a lo largo del curso habitual de tratamiento.

BIBLIOGRAFÍA RECOMENDADA

Bramer JA et al: Increased external tibial torsion and osteochondritis dissecans of the knee, *Clin Orthop* 422:175, 2004.
Cain EL, Clancy WG: Treatment algorithm for osteochondral injuries of the knee, *Clin Sports Med* 20:321, 2001.
Hixon AL, Gibbs LM: Osteochondritis dissecans: a diagnosis not to miss, *Am Fam Physician* 61:151, 2000.
Kobaynsh, K, Burton KJ et al: Lateral compression injuries in the pediatric elbow. Panner's disease and osteochondritis dissecans of the capitellum, *J Am Acad Orthop Surg* 12:246, 2004.
Peh WC: Osteochondritis dissecans, *am J Orthop* 33(1):46, 2004.
Sanders RK, Crim JR: Osteochondral injuries, *Semin Ultrasound CT MRI* 22:352, 2001.

AUTOR: **LONNIE R. MERCIER, M.D.**

INFORMACIÓN BÁSICA

DEFINICIÓN

La osteomielitis es una infección aguda o crónica del hueso secundaria a una fuente hematógena o contigua de la infección o una inoculación directa traumática, la cual es generalmente bacteriana.

SINÓNIMO

Infección ósea.

> **CÓDIGOS CIE-9CM**
> 730.1 Osteomielitis crónica
> 730.2 Osteomielitis aguda o subaguda

EPIDEMIOLOGÍA Y DEMOGRAFÍA

PREDOMINIO POR SEXOS: Varones > mujeres.
DISTRIBUCIÓN POR EDADES: Todas las edades.

SIGNOS

OSTEOMIELITIS HEMATÓGENA: Generalmente se presenta en la tibia o el peroné (niños):
- Inflamación localizada: con frecuencia secundaria a un traumatismo con hematoma o celulitis acompañante.
- Fiebre de inicio brusco.
- Letargo.
- Irritabilidad.
- Dolor en el hueso afectado.

OSTEOMIELITIS VERTEBRAL: Generalmente hematógena.
- Fiebre: 50%.
- Dolor/hipersensibilidad localizados.
- Déficit neurológico: motor/sensitivo.

OSTEOMIELITIS POR CONTIGÜIDAD: INOCULACIÓN DIRECTA:
- Asociado a traumatismos, fracturas, fijaciones quirúrgicas.
- Infección crónica de la piel o los tejidos blandos.
- Fiebre, drenaje del punto quirúrgico.

OSTEOMIELITIS CRÓNICA:
- Dolor óseo.
- Drenaje por trayecto sinusal, úlcera que no cura.
- Fiebre crónica baja.
- Dolor crónico localizado.

ETIOLOGÍA

- *Staphylococcus aureus*.
- *S. aureus* (resistente a meticilina).
- *Pseudomonas aeruginosa*.
- Enterobacterias.
- *Streptococcus pyogenes*.
- *Enterococcus*.
- Micobacterias.
- Hongos.
- Estafilococos coagulasa negativos.
- *Salmonella* (en la anemia falciforme).

DIAGNÓSTICO

DIAGNÓSTICO DIFERENCIAL

- Absceso de Brodie.
- Enfermedad de Gaucher.
- Infarto óseo.
- Articulación de Charcot.
- Gota.
- Fractura.

VALORACIÓN

- VSG, proteína C reactiva.
- Hemocultivos.
- Cultivos óseos.
- Evaluación anatomopatológica de biopsia ósea en busca de cambios agudos/crónicos compatibles con necrosis o inflamación aguda.

DIAGNÓSTICO POR IMAGEN

- Exploración ósea mediante radiología.
- Gammagrafía ósea (fig. 1-181).
- Gammagraafía con galio.
- Gammagrafía con indio.
- RM (el estudio de imagen más preciso).
- Estudios Doppler: útiles en pacientes con enfermedad vascular periférica para determinar la idoneidad de la vascularización.

TRATAMIENTO

El desbridamiento quirúrgico en los casos con biopsia positiva orientará el tratamiento antibiótico. Éste variará según el tipo de osteomielitis. La duración del tratamiento es habitualmente de 6 sem para la osteomielitis aguda; la osteomielitis crónica necesitará un ciclo más largo de tratamiento.

- *S. aureus*: cefazolina i.v., nafcilina i.v., vancomicina i.v. (en pacientes alérgicos a la penicilina).
- *S. aureus* (resistente a meticilina): vancomicina i.v.
- *Streptococcus sp.*: cefazolina o ceftriaxona.
- *P. aeruginosa*: piperacilina más aminoglucósido o ceftazidima más aminoglucósido.
- Enterobacterias: ceftriaxona o fluorquinolona.
- Tratamiento con oxígeno hiperbárico: puede ser útil en el tratamiento de la osteomielitis crónica, especialmente con curación de herida asociada.
- Desbridamiento quirúrgico de todos los tejidos desvitalizados.
- Inmovilización del hueso afectado (yeso, tracción) si el hueso es inestable.
- Pueden ser necesarios injertos óseos mediante un colgajo vascularizado o abierto si el hueso restante no es adecuado.

BIBLIOGRAFÍA RECOMENDADA

Boutin RD et al: Update on imaging of orthopedic infections, *Orthop Clin North Am* 29:41, 1998.
Carek PJ et al: Diagnosis and management of osteomyelitis, *Am Fam Physician* 63:2413, 2001.

AUTORES: **GLENN G. FORT, M.D.** y **DENNIS J. MIKOLICH, M.D.**

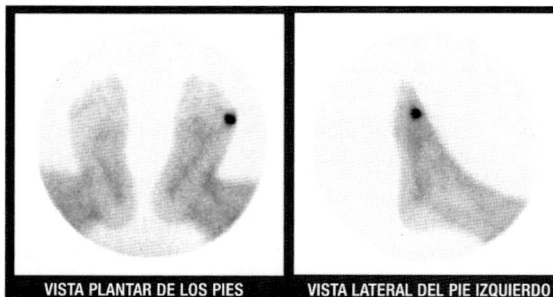

VISTA PLANTAR DE LOS PIES · VISTA LATERAL DEL PIE IZQUIERDO

FIGURA 1-181 Osteomielitis. Intensa acumulación de Tc-99m en la falange proximal del quinto dedo del pie izquierdo a las 4 horas tras la inyección. (De Specht N [ed.]: *Practical guide to diagnostic imaging*, St. Louis, 1998, Mosby.)

INFORMACIÓN BÁSICA

DEFINICIÓN

La osteonecrosis se define como la muerte de la médula ósea, la corteza y el hueso medular causada por la interrupción de la irrigación sanguínea al hueso.

SINÓNIMOS

Necrosis aséptica.
Necrosis avascular.
Necrosis isquémica.

CÓDIGO CIE-9CM

730.1 Osteonecrosis

EPIDEMIOLOGÍA Y DEMOGRAFÍA

- La osteonecrosis es la responsable del 10% de todas las cirugías de cadera realizadas anualmente en EE.UU.
- La osteonecrosis afecta con mayor frecuencia la cabeza femoral, seguido de la cabeza humeral, los cóndilos femorales y el fémur distal.
- Entre el 5-25% de los pacientes en tratamiento crónico con corticoides desarrollan una osteonecrosis.
- La incidencia de osteonecrosis en los alcohólicos es del 2-5%.
- La osteonecrosis se encuentra en el 10% de los pacientes con anemia falciforme.

SÍNTOMAS Y SIGNOS

- Pueden ser clínicamente silentes.
- Dolor en el hueso afectado (cadera, rodilla u hombro).
- Dolor en reposo o con el uso.
- Disminución de la movilidad de la articulación afectada.
- Dolor articular con la movilidad pasiva.

ETIOLOGÍA

La etiología de la osteonecrosis puede dividirse como sigue:
- No traumática:
  1. Idiopática.
  2. Alcohol.
  3. Hemoglobinopatía (p. ej., anemia falciforme).
  4. Trastornos del tejido conjuntivo (LES, artritis reumatoide, vasculitis, síndrome antifosfolípido).
  5. Uso de corticoides.
  6. Embarazo.
  7. Uso de estrógenos.
  8. Enfermedad de Gaucher.
  9. Disbarismo
  10. Radioterapia.
- Traumática:
  1. Fractura del cuello femoral.
  2. Séptica.

DIAGNÓSTICO

El diagnóstico de la necrosis avascular debería sospecharse en todo paciente en tratamiento con corticoides con dolor óseo localizado y con cualquiera de las entidades comórbidas antes mencionadas.

DIAGNÓSTICO DIFERENCIAL

El diagnóstico diferencial de la osteonecrosis se ha indicado bajo Etiología y comprende las hiperlipemias, la pancreatitis, el transplante renal, la enfermedad hepática crónica, la obesidad y la quimioterapia.

VALORACIÓN

La radiología es la piedra angular para la confirmación de la sospecha clínica de la osteonecrosis.

PRUEBAS DE LABORATORIO

HC, electrolitos, NUS, creatinina, PFH, VSG, ANA, FR, perfil lipídico y otras pruebas serológicas se utilizan como adyuvantes para apoyar el diagnóstico de necrosis avascular.

DIAGNÓSTICO POR IMAGEN

- Las radiografías simples ayudan a definir y clasificar el curso de la enfermedad. Se han desarrollado sistemas de estadificación para la osteonecrosis de la cabeza femoral.
  1. Estadio I: las radiografías iniciales son normales, pero la gammagrafía ósea es positiva.
  2. Estadio II: se detecta una radiotransparencia anómala.
  3. Estadio III: deformidad con colapso y esclerosis.
  4. Estadio IV: artrosis precoz.
- La gammagrafía ósea muestra una disminución de la captación en el punto afectado con un «signo de la rosquilla» y puede detectar la necrosis avascular antes que las radiografías simples.
- La RM es más sensible y específica que la gammagrafía ósea, especialmente cuando se busca la osteonecrosis de la cabeza femoral.
- Si no se dispone de RM, la TC del hueso afectado es eficaz.

TRATAMIENTO

El tratamiento de la osteonecrosis de la cadera puede dirigirse a tres estadios:
- Antes del colapso del hueso.
- Después del colapso del hueso.
- Tras la formación artrítica.

TRATAMIENTO NO FARMACOLÓGICO

- Inmovilización.
- No cargar peso mediante el uso de muletas.
- Ejercicios especiales de fortalecimiento muscular.

TRATAMIENTO AGUDO

- AINE, ibuprofeno 800 mg v.o. tres veces al día, naproxeno 500 mg dos veces al día o paracetamol 500 mg (2 comprimidos) v.o. cada 6 h para alivio sintomático.
- En las fracturas desplazadas de cadera, está indicada la reducción quirúrgica para intentar reperfundir la cabeza femoral.

TRATAMIENTO CRÓNICO

- En los pacientes con osteonecrosis en estadio I o II (antes del colapso del hueso), se intenta un tratamiento de descompresión del núcleo para evitar el colapso del hueso.
- En la osteonecrosis en estadio III (tras el colapso del hueso), ser requiere una hemiartroplastia o una sustitución articular total.
- En la osteonecrosis en estadio IV (instauración de artritis tras el colapso del hueso), generalmente se requiere una sustitución articular total.

PRONÓSTICO

- No existe tratamiento para evitar que se produzca la necrosis avascular en los pacientes predispuestos a la enfermedad.
- Los pacientes diagnosticados de necrosis avascular tienen un curso lentamente progresivo.
- Los pacientes con síntomas y que mediante radiología se les ha diagnosticado un estadio I o II (previo al colapso del hueso) pueden esperar que el colapso óseo se produzca entre 18 y 36 meses después en el lugar afectado.

DERIVACIÓN

Siempre que se sospeche clínicamente o se detecte radiológicamente un diagnóstico de necrosis avascular debería realizarse una interconsulta al reumatólogo o al ortopeda.

OTRAS CONSIDERACIONES

COMENTARIOS

- La patogenia de la osteonecrosis es secundaria a la disminución de la perfusión de los componentes del hueso, lo cual produce una necrosis. La interrupción de la irrigación sanguínea puede producirse bien por oclusión arterial o venosa, lesión vascular traumática o compresión extravascular.
- La forma en que cada causa específica (p. ej., alcohol, corticoides, LES) produce una interrupción vascular sigue siendo desconocida.
- En aproximadamente el 70% de todos los pacientes con fracturas de cadera desplazadas, existe una pérdida casi total de irrigación sanguínea a la cabeza femoral.

BIBLIOGRAFÍA RECOMENDADA

Assouline-Dayan Y, Chang C: Pathogenesis and natural history of osteonecrosis, *Semin Arthritis Rheum* 32(2):94, 2002.

Koo K-H et al: Preventing collapse in early osteonecrosis of the femoral head, *J Bone Joint Surg* 77B:870, 1995.

Pavelka K: Osteonecrosis, *Baillieres Best Pract Res Clin Rheumatol* 14(2):399, 2000.

AUTOR: **PETER PETROPOULOS, M.D.**

INFORMACIÓN BÁSICA

DEFINICIÓN

La osteoporosis se caracteriza por una disminución progresiva en la masa ósea que produce una mayor fragilidad ósea y un riesgo más elevado de fracturas. Existen los siguientes tipos:

OSTEOPOROSIS PRIMARIA: 80% de las mujeres y 60% de los varones con osteoporosis.

- Osteoporosis idiopática: patogenia desconocida; puede producirse en niños y en adultos jóvenes.
- Osteoporosis tipo I: puede producirse en mujeres posmenopáusicas (intervalo de edad: 51 a 75 años); caracterizada por una pérdida acelerada y desproporcionada de hueso trabecular y asociada a fracturas de cuerpos vertebrales y de la parte distal del antebrazo (efecto de la supresión de estrógenos).
- Osteoporosis tipo II (involutiva): se produce tanto en varones como en mujeres >70 años de edad; se caracteriza por una pérdida de hueso trabecular y cortical y se asocia a fracturas de la parte proximal del húmero y tibia, cuello femoral y pelvis.

OSTEOPOROSIS SECUNDARIA: 20% de las mujeres y 40% de los varones con osteoporosis; es la que se produce como manifestación frecuente de otras enfermedades, trastornos hereditarios del tejido conjuntivo o efectos secundarios de los fármacos (v. «Diagnóstico diferencial»).

CÓDIGO CIE-9CM
733.0 Osteoporosis

EPIDEMIOLOGÍA Y DEMOGRAFÍA

PREVALENCIA (EN EE.UU.):
- Aproximadamente 25 millones de hombres y mujeres.
- Dos veces más frecuente en mujeres.
- Produce 1,5 millones de fracturas anuales (70% mujeres).
- Fracturas relacionadas con osteoporosis en el 50% de las mujeres y el 20% de los varones >65 años de edad.
- Resultados: institucionalización, mortalidad y costes superiores a diez mil millones de dólares anuales.

FACTORES DE RIESGO:
- Edad: cada década posterior a los 40 años se asocia a un aumento del riesgo en cinco veces.
- Genética:
  1. Raza (blanca/asiática > negra > polinesia).
  2. Género (mujer > varón).
  3. Antecedentes familiares.
- Factores ambientales: mala nutrición, déficit de calcio, inactividad física, tratamientos (corticoides/heparina), tabaquismo, alcoholismo, traumatismos.

- Enfermedades crónicas: déficit de estrógenos, déficit de andrógenos, hipertiroidismo, hipercortisolismo, cirrosis, gastrectomía.

SÍNTOMAS Y SIGNOS

- Con mayor frecuencia silente sin signos ni síntomas.
- Desarrollo insidioso y progresivo de cifosis dorsal (joroba de viuda), pérdida de talla y dolor esquelético asociado típicamente a fractura, otros signos relacionados con otras entidades con un mayor riesgo de osteoporosis (v. «Factores de riesgo»).

ETIOLOGÍA

- Osteoporosis primaria: multifactorial como consecuencia de una combinación de factores que incluyen la nutrición, el pico de masa ósea, la genética, el grado de actividad física, la edad de la menopausia (espontánea frente a quirúrgica) y estado estrogénico.
- Osteoporosis secundaria: disminución asociada en la masa ósea como consecuencia de una causa identificada, incluyendo endocrinopatías-hipogonadismo, hipertiroidismo, hiperparatiroidismo, síndrome de Cushing, hiperprolactinemia, acromegalia, diabetes mellitus, enfermedad gastrointestinal, malabsorción, cirrosis biliar primaria, gastrectomía, malnutrición (incluida la anorexia nerviosa).

DIAGNÓSTICO

DIAGNÓSTICO DIFERENCIAL

- Neoplasia (mieloma múltiple, linfoma, leucemia, carcinoma metastático).
- Hiperparatiroidismo primario.
- Osteomalacia.
- Enfermedad de Paget.
- Osteogénesis imperfecta: tipos I, III y IV (v. también «Epidemiología y demografía» y «Etiología»).

VALORACIÓN

- Anamnesis y exploración física (el 20% de las mujeres con osteoporosis tipo I tienen una causa secundaria asociada), con evaluación adecuada de los factores de riesgo y las causas secundarias identificados.
- Diagnóstico de osteoporosis mediante la determinación de la densidad mineral ósea (DMO) (la DMO debería evaluar idealmente la cadera, la columna vertebral y la muñeca):
  1. Absorciometría de energía dual de rayos X (DEXA).
  2. Radiografía de energía simple.
  3. Radiografía periférica de energía dual.
  4. Absorciometría de fotón único.
  5. Absorciometría de doble fotón.
  6. TC cuantitativa.
  7. Absorciometría radiográfica.

PRUEBAS DE LABORATORIO

- Perfil bioquímico para evaluar la función renal y hepática, el hiperparatiroidismo primario y la malnutrición.
- HC para estado nutricional y mieloma.
- TSH para descartar la presencia de hipertiroidismo.
- Considerar la recogida de orina de 24 h para determinar calcio (exceso de pérdida esquelética, malabsorción/déficit de vitamina D), creatinina, sodio y cortisol libre (para detectar la enfermedad de Cushing oculta); no se requiere medir las hormonas calciotrópicas (PTH, calcitriol, calcitonina) a menos que esté indicado específicamente.
- Marcadores bioquímicos de remodelación ósea; pueden ser útiles para predecir la tasa de pérdida ósea y/o seguir la respuesta terapéutica; los marcadores bioquímicos específicos seriados (p. ej., en intervalos de 3 meses) pueden documentar la normalización como respuesta al tratamiento.
  1. Osteoporosis con alto recambio: niveles elevados de marcadores de resorción (lisil piridinolina [LP], desoxilisil piridinolina [DPD], n-telopéptido de los enlaces cruzados del colágeno [NTX], C-telopéptido de los enlaces cruzados del colágeno [PCIP]) y de marcadores de formación (osteocalcina [OCN], fosfatasa alcalina específica de hueso [BSAP], péptido de extensión carboxiterminal del procolágeno tipo I [PCIP]); pérdida ósea acelerada que responde mejor al tratamiento antiresortivo.
  2. Osteoporosis con recambio bajo-normal: niveles normales o bajos de los marcadores de resorción y formación (v. «osteoporosis de alto recambio» más arriba); pérdida ósea no acelerada; responde mejor a los fármacos que potencian la formación de hueso.

DIAGNÓSTICO POR IMAGEN

- La determinación de la DMO (v. «Valoración») debería realizarse en todas las mujeres con determinados factores de riesgo y/o causas secundarias asociadas; actualmente se están investigando los criterios aceptados de cribado.
  1. Normal: DMO <1 DE de la media de referencia en adultos jóvenes.
  2. Osteopenia: DMO <1 a 2,5 DE por debajo de la media de referencia en adultos jóvenes.
  3. Osteoporosis: DMO <2,5 DE por debajo de la media de referencia en adultos jóvenes.
- Para el paciente en tratamiento: DMO anual para seguir la respuesta al tratamiento.
- Exploración radiológica de la parte apropiada del esqueleto sólo para evaluar las fracturas osteoporosis clínicas.

TRATAMIENTO

TRATAMIENTO NO FARMACOLÓGICO

Prevención:
- Identificación y minimización de los factores de riesgo.
- Diagnóstico apropiado y tratamiento de las causas secundarias.
- Modificación conductual: nutrición adecuada (calcio dietético >800 mg/día, vitamina D 400 a 800 U/día), actividad física, estrategias de prevención de fracturas.

TRATAMIENTO AGUDO

- Suplementos de vitamina D: 400 U/día.
- Suplementos de calcio: 1.000 a 1.500 mg/día.
- Estrógenos (estrógenos conjugados equinos o equivalentes): 0,3 a 0,625 mg/día.
- Progesterona: continua (p. ej., 2,5 mg de acetato de medroxiprogesterona/día o equivalente) o cíclica (p. ej., 10 mg de acetato de medroxiprogesterona de los días 16 al 25 de cada mes o equivalente) coadministrados en mujeres no histerectomizadas.
- Alendronato (10 mg/día) o risedronato (5 mg/día) al despertarse, con 230 cm³ de agua con el estómago vacío y sin ingerir nada por vía oral durante al menos 30 min.
- Alendronato: 70 mg una vez a la semana para el tratamiento de la osteoporosis posmenopáusica y un comprimido de 35 mg para la prevención de la enfermedad en las mujeres posmenopáusicas.
- Calcitonina sintética de salmón: 100 U/día s.c. o 200 U/día intranasal.
- Raloxifeno: 60 mg al día.
- Risedronato: 35 mg una vez a la semana al despertarse, con 230 cm³ de agua con el estómago vacío y sin ingerir nada por vía oral durante al menos 30 min.
- Otros fármacos aprobados por la FDA (sin indicación para osteoporosis) utilizados para tratar la osteoporosis:
  1. Calcitriol.
  2. Etidronato.
  3. Tiazidas.
- La combinación de estrógenos/alendronato o estrógenos-progesterona/alendronato puede considerarse en pacientes individuales con tratamiento hormonal sustitutivo y osteoporosis identificada.
- DMO basal obtenida antes del inicio del tratamiento y 1 año después; la disminución del 2% o más debe llevar a un ajuste de dosis o a un cambio del tratamiento.
- Marcadores bioquímicos basales de remodelación considerados; en los pacientes identificados con osteoporosis de alto recambio deben repetirse las determinaciones a los 3 meses para documentar la vuelta de los marcadores a la normalidad.

TRATAMIENTO CRÓNICO

- Trastorno que dura toda la vida y que requiere atención a la modificación de la conducta durante toda la vida (nutrición, actividad física, estrategias de prevención de fracturas) y cumplimiento de la intervención farmacológica.
- Necesidad continua de eliminar los factores de alto riesgo siempre que sea posible y de diagnosticar y tratar óptimamente las causas secundarias de osteoporosis.

PRONÓSTICO

Objetivo del diagnóstico y tratamiento: identificación de las mujeres con riesgo, inicio de medidas preventivas para todas las mujeres durante toda la vida, instauración de las modalidades de tratamiento que producirán una disminución en el riesgo de fracturas y reducción de la morbilidad, mortalidad e institucionalización innecesaria, por lo tanto mejorando la calidad de la vida independiente y la productividad.

DERIVACIÓN

- Al endocrinólogo especialista en reproducción, al endocrinólogo, al ginecólogo o al reumatólogo si el diagnóstico y el tratamiento de la osteoporosis no resulta familiar.
- Si se requiere un tratamiento multidisciplinar, a otras especialidades según la presencia de fracturas agudas y/o trastornos secundarios asociados.

OTRAS CONSIDERACIONES

COMENTARIOS

Se dispone de información para el paciente en el American College of Obstetricians and Gynecologists.

BIBLIOGRAFÍA RECOMENDADA

Bone HG et al: Ten years' experience with alendronate for osteoporosis in postmenopausal women, *N Engl J Med* 350:12, 2004.

Fitzpatrick LA: Secondary causes of osteoporosis, *Mayo Clin Proc* 77:453, 2002.

Greenspan SL et al: Alendronate improves bone mineral density in elderly women with osteoporosis residing in long-term care facilities, *Ann Intern Med* 136:742, 2002.

Nelson H et al: Screening for postmenopausal osteoporosis: a review of the evidence for the US Preventive Task Force, *Ann Intern Med* 137:529, 2002.

NIH consensus development panel on osteoporosis prevention, diagnosis, and therapy, *JAMA* 285:785, 2001.

Peb WCG et al: Percutaneous vertebroplasty for severe osteoporotic vertebral body compression fractures, *Radiology* 223:121, 2002.

Reid IR et al: Intravenous zoledronic acid in postmenopausal women with low bone mineral density, *N Engl J Med* 346:653, 2002.

South-Paul JE: Osteoporosis: part I. Evaluation and assessment, *Am Fam Physician* 63(5):897, 2001.

South-Paul JE: Osteoporosis: part II. Nonpharmacologic and pharmacologic treatment, *Am Fam Physician* 63(6):1121, 2001.

U.S. Preventive Services Task Force: Screening for osteoporosis in postmenopausal women: recommendations and rationale, *Ann Intern Med* 137:526, 2002.

AUTOR: **DENNIS M. WEPPNER, M.D.**

INFORMACIÓN BÁSICA

DEFINICIÓN

La otitis externa es un término que comprende una variedad de entidades que producen inflamación y/o infección del canal auditivo externo (y/o pabellón auricular y membrana timpánica). Existen seis subtipos de otitis externa:

- Otitis externa aguda localizada (forúnculo).
- Otitis externa aguda bacteriana difusa (oreja de nadador).
- Otitis externa crónica.
- Otitis externa eczematosa.
- Otitis externa fúngica (otomicosis).
- Otitis externa invasiva o necrosante (v. fig. 1-182.).

SINÓNIMOS

Véase «Definición».

CÓDIGO CIE-9CM
38.10 Otitis externa

EPIDEMIOLOGÍA Y DEMOGRAFÍA

INCIDENCIA (EN EE.UU.):
- Entre los trastornos más frecuentes.
- Afecta del 3% al 10% de los pacientes que consultan por problemas otológicos.

PREVALENCIA (EN EE.UU.):
- La otitis externa difusa (oreja de nadador) se ve con más frecuencia en nadadores en climas cálidos y húmedos, situaciones que favorecen la retención de agua en el canal auditivo.
- La otitis externa necrosante es más frecuente en los ancianos, diabéticos y pacientes inmunodeprimidos.

PREDOMINIO POR SEXOS: Ninguno.

DISTRIBUCIÓN POR EDADES: .
- Se produce en todas las edades.
- Otitis externa necrosante: aparece típicamente en ancianos: edad media >65 años.

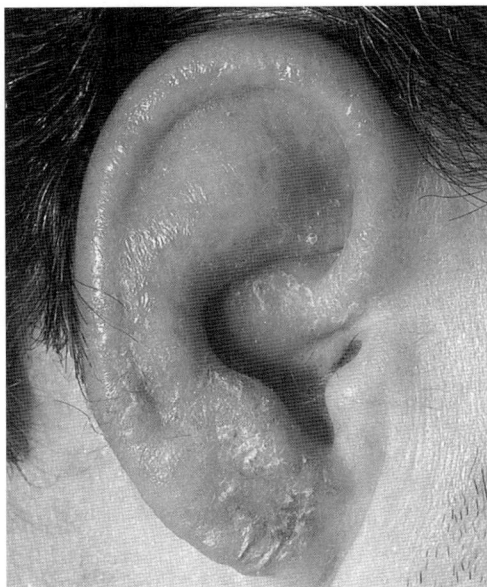

FIGURA 1-182 Otitis externa maligna. Infección grave de la oreja que se ha producido tras meses de inflamación crónica del pabellón auricular. (De Habif TP: *Clinical dermatology: a color guide to diagnosis and therapy*, 3.ª ed., St. Louis, 1996, Mosby.)

SÍNTOMAS Y SIGNOS

Los dos síntomas más frecuentes son la otalgia, que varía desde prurito a un dolor grave que se agudiza con el movimiento (p. ej., de masticación) y otorrea. Los pacientes pueden también experimentar plenitud auricular y pérdida auditiva secundaria a la inflamación con oclusión del canal. Con la otitis externa pueden aparecer síntomas más intensos, con o sin fiebre y adenopatías (anteriores al trago). También existen signos exclusivos de las diferentes formas de infección:

- Otitis externa aguda localizada (forúnculo):
  1. Se forma a partir de folículos pilosos infectados, generalmente en el tercio externo del canal auricular, formando pústulas y forúnculos.
  2. Los forúnculos son superficiales y puntiformes o profundos y difusos.
- Impétigo:
  1. A diferencia de los forúnculos, se trata de una infección de diseminación superficial del canal auricular que puede también implicar a la concha y el pabellón auricular.
  2. Comienza con un pequeña vesícula que se rompe, libera un líquido de color pajizo que se seca como una costra dorada.
- Erisipelas:
  1. Causadas por *Streptotoccus* del grupo A.
  2. Puede afectar a la concha y el canal auditivo.
  3. Puede afectar a la dermis y tejidos más profundos.
  4. Área de celulitis, con frecuencia con dolor grave.
  5. Escalofríos, fiebre, malestar general.
  6. Adenopatías regionales.
- Otitis externa eczematosa:
  1. Se origina a raíz de varios problemas dermatológicos que pueden afectar el canal auditivo externo.
  2. Prurito grave, eritema, descamación, formación de costras y posiblemente de fisuras.

- Otitis externa aguda difusa (oreja de nadador):
  1. Comienza con prurito y sensación de presión y plenitud en la oreja, que se vuelve progresivamente más dolorosa.
  2. Eritema y edema leves del canal auditivo externo, lo cual puede producir estrechamiento y oclusión del canal, produciendo pérdida auditiva.
  3. Secreciones serosas mínimas, las cuales pueden volverse profusas y purulentas.
  4. La membrana timpánica puede mostrarse opaca e infectada.
  5. Generalmente no existen síntomas sistémicos como fiebre o escalofríos.
- Otomicosis:
  1. Infección crónica superficial del canal auditivo y la membrana timpánica.
  2. En la infección fúngica primaria, el síntoma principal es el prurito intenso.
  3. En la infección secundaria (infección fúngica superpuesta a una infección bacteriana), el principal síntoma es el dolor.
  4. Crecimiento de hongos de diversas tonalidades.
- Otitis externa crónica:
  1. Canal seco y atrófico.
  2. Es típica la ausencia de cerumen.
  3. Prurito, con frecuencia grave, y molestias leves más que dolor.
  4. Ocasionalmente, secreción mucopurulenta.
  5. Con el tiempo, engrosamiento de las paredes del canal, lo cual produce estrechamiento de la luz.
- Otitis externa necrosante (también conocida como otitis externa maligna):
  1. Enrojecimiento, inflamación y dolor del canal auditivo.
  2. Hallazgo clásico de tejido de granulación en el suelo del canal y en la unión hueso-cartílago.
  3. Pequeña ulceración de tejido blando necrótico en la unión hueso-cartílago.
  4. Síntomas más frecuentes: dolor (con frecuencia grave) y otorrea.
  5. Disminución del drenaje purulento según avanza la infección.
  6. Parálisis del nervio facial, con frecuencia el primer y único defecto en los pares craneales.
  7. Posible afectación de otros pares craneales.

ETIOLOGÍA

- Otitis externa aguda localizada: *Staphylococcus aureus*.
- Impétigo:
  1. *S. aureus*.
  2. *Streptotoccus pyogenes*.
- Erisipelas: *S. pyogenes*.
- Otitis externa eczematosa:
  1. Dermatitis seborreica.
  2. Dermatitis atópica.
  3. Psoriasis.
  4. Neurodermatitis.
  5. Lupus eritematoso.
- Otitis externa aguda difusa:
  1. Natación.
  2. Climas cálidos, húmedos.

3. Audífonos muy ajustados.
4. Uso de tapones.
5. *Pseudomonas aeruginosa.*
6. *S. aureus.*
- Otomicosis:
  1. Uso prolongado de antibióticos tópicos y preparaciones de corticoides.
  2. *Aspergillus* (80-90%).
  3. *Candida.*
- Otitis eterna crónica: infección e inflamación persistente de bajo grado.
- Otitis externa necrosante (OEN):
  1. Complicación de otitis externa persistente.
  2. Se extiende a través de las fisuras de Santorini, pequeñas aperturas en la unión hueso-cartílago del canal auditivo, hacia la mastoides y la base del cráneo.
  3. *P. aeruginosa.*

DIAGNÓSTICO

DIAGNÓSTICO DIFERENCIAL

- Otitis media aguda.
- Miringitis bullosa.
- Mastoiditis.
- Cuerpos extraños.
- Neoplasias.

VALORACIÓN

Mediante la anamnesis y la exploración física.

PRUEBAS DE LABORATORIO

- Los cultivos del canal auditivo no son generalmente necesarios a menos que el paciente sea resistente al tratamiento.
- El recuento leucocitario es normal o ligeramente elevado.
- La VSG está con frecuencia bastante elevada en la otitis externa maligna.

DIAGNÓSTICO POR IMAGEN

- La TC es la mejor técnica para definir la afectación ósea y la extensión de la enfermedad en la otitis externa maligna.
- La RM es ligeramente más sensible en la evaluación de los cambios en los tejidos blandos.
- Las gammagrafías con galio son más específicas que las gammagrafías óseas en el diagnóstico de la OEN.
- Las gammagrafías de seguimiento son útiles en la determinación de la eficacia del tratamiento.

NOTA: La opinión de los expertos mantiene que la anamnesis y la exploración física son los mejores medios de diagnóstico. El dolor persistente que es constante e intenso debería sugerir OEN (especialmente en ancianos, diabéticos e inmunodeprimidos).

TRATAMIENTO

TRATAMIENTO NO FARMACOLÓGICO

- La limpieza y el desbridamiento del canal auricular con escobillones de algodón y peróxido de hidrógeno u otras soluciones antisépticas permiten una exploración auricular más detallada.
- Si la luz del canal está edematosa y es demasiado estrecha para permitir una limpieza adecuada, pueden servir una mecha de algodón o una tira de gasa insertados en el canal para conducir los tratamientos tópicos en el canal. Generalmente las mechas se retiran tras 2 días.
- El calor local es útil para tratar los forúnculos profundos.
- La incisión y drenaje están indicados en el tratamiento de los forúnculos superficiales puntiformes.

TRATAMIENTO AGUDO

Tratamientos tópicos:

- Un fármaco acidificante, como el ácido acético al 2%, inhibe el crecimiento de bacterias y hongos.
- Antibióticos (en forma de soluciones óticas u oftálmicas) o antifúngicos tópicos, con frecuencia combinados con un fármaco acidificante y una preparación esteroidea.
- Los siguientes son algunas de las preparaciones disponibles:
  1. Soluciones y suspensiones óticas de neomicina:
     a. Con polimixina B-hidrocortisona.
     b. Con hidrocortisona-tonzonio .
  2. Polimixina B-hidrocortisona.
  3. Soluciones óticas de quinolonas:
     a. Solución de ofloxacino al 0,3%.
     b. Ciprofloxacino al 0,3% con hidrocortisona.
  4. Soluciones oftálmicas de quinolonas:
     a. Ofloxacino al 0,3%.
     b. Ciprofloxacino al 0,3%.
  5. Soluciones oftálmicas de aminoglucósidos:
     a. Sulfato de gentamicina al 0,3%.
     b. Sulfato de tobramicina al 0,3%.
     c. Tobramicina al 0,3% y dexametasona al 0,1%.
  6. Solución ótica de cloranfenicol al 0,5% o solución oftálmica al 0,25%.
  7. Violeta de genciana (cloruro de metilrosanilina al 1-2%).
  8. Antifúngicos:
     a. Anfotericina B al 3%.
     b. Solución de clotrimazol al 1%.
     c. Tolnaftato al 1%.

- Las preparaciones tópicas debería aplicarse cuatro veces al día (dos veces al día en el caso de las quinolonas y los antifúngicos), generalmente durante 3 días tras la desaparición de los síntomas (10 a 14 días en total de media).

Antibióticos sistémicos:

- Reservados para los casos graves, con más frecuencia infecciones con *P. aeruginosa* o *S. aureus.*
- Tratamiento generalmente durante 10 días con ciprofloxacino 750 mg cada 12 h u ofloxacino 400 mg cada 12 h o con un fármaco antiestafilocócico (p. ej., dicloxacilina o cefalexina 500 mg cada 6 h).

Tratamiento para la OEN:

- Requiere un tratamiento prolongado de hasta 3 meses. El uso de tratamiento oral o parenteral depende del juicio clínico.
- Las quinolonas orales, el ciprofloxacino 750 mg cada 12 h o el ofloxacino 400 mg cada 12 h puede ser un tratamiento inicial apropiado o puede utilizarse para acortar el ciclo de tratamiento i.v.
- Los antipseudomonas intravenosos con o sin aminoglucósidos son también adecuados.
- Desbridamiento local.

Control del dolor:

- Puede requerir AINE u opiáceos.
- Corticoides tópicos para reducir el edema y la inflamación.

TRATAMIENTO CRÓNICO

- Los pacientes con tendencia a infecciones recurrentes deberían intentar identificar y evitar los precipitantes de la infección.
- Los nadadores deberían probar tapones óticos o gorros de baño con un buen ajuste y eliminar todo el exceso de agua de las orejas tras nadar.
- Tratamiento de las enfermedades sistémicas y dermatológicas subyacentes que predisponen a la infección.

PRONÓSTICO

Un tratamiento inadecuado de una otitis externa puede producir OEN y mastoiditis.

DERIVACIÓN

A un otorrinolaringólogo:

- OEN.
- Fracaso del tratamiento.
- Dolor intenso.

BIBLIOGRAFÍA RECOMENDADA

Holten KB, Gick J: Management of the patient with otitis externa, *J Fam Practice* 50(4):353, 2001.

Sander R: Otitis externa: a practical guide to treatment and prevention, *Am Fam Physician* 63(5):927, 2001.

AUTOR: **JANE V. EASON, M.D.**

INFORMACIÓN BÁSICA

DEFINICIÓN

La otitis media es la presencia de líquido en el oído medio acompañado de signos y síntomas de infección.

SINÓNIMOS

Otitis media supurativa aguda.
Otitis media purulenta.

CÓDIGOS CIE-9CM
382.9 Otitis media aguda o crónica
382.10 381.00 Otitis media con derrame

EPIDEMIOLOGÍA Y DEMOGRAFÍA

INCIDENCIA (EN EE.UU.):
- Afecta a pacientes de todas las edades, pero es principalmente una enfermedad de lactantes y niños pequeños.
- Se produce una vez en aproximadamente 75% de todos los niños.
- Se produce tres o más veces en un tercio de todos los niños a los 3 años de edad.
- El diagnóstico de otitis media aguda aumentó de 9,9 millones en 1975 a 25,5 millones en 1990.
- Desde 1975 a 1990, las visitas a consulta por otitis media aguda aumentaron tres veces en los niños <2 años, se duplicaron en los niños de 2 a 5 años de edad y casi se duplicaron en los niños de 6 a 10 años de edad.

PREDOMINIO POR SEXOS: Varones.

DISTRIBUCIÓN POR EDADES:
- Entre un 47-60% de todos los niños tienen su primer episodio de OM durante su primer año de vida, entre el 60-70% en su cuarto cumpleaños.
- La incidencia de la infección disminuye con la edad; en los adultos es infrecuente.

INCIDENCIA MÁXIMA:
- Entre los 6 y los 36 meses de edad.
- Segundo pico entre los 4 y 6 años de edad.
- Otoño, invierno, inicios de primavera.

GENÉTICA:
Predisposición familiar:
- Americanos nativos.
- Esquimales.
- Aborígenes australianos.
- Aquellos con antecedentes familiares importantes.

Infección congénita: Alta incidencia en niños nacidos con fisura palatina y otras anomalías craneofaciales.

SÍNTOMAS Y SIGNOS

- Presencia de líquido en el oído medio junto con signos y síntomas de inflamación local (figs. 1-183 y 1-184):
  1. Eritema con disminución del reflejo lumínico.
- El eritema de la membrana timpánica sin otras anomalías no es un criterio diagnóstico de otitis media aguda porque puede aparecer con cualquier inflamación del aparato digestivo superior, el llanto o tras sonar la nariz.

- Según progresa la infección, se produce un exudado en el oído medio (fase exudativa); el exudado rápidamente cambia de seroso a purulento (fase supurativa):
  1. Retracción y escasa motilidad de la membrana timpánica, la cual se abomba y se vuelve convexa.
- En cualquier momento de la fase supurativa la membrana timpánica puede romperse, liberando los contenidos del oído medio.
- Síntomas:
  1. Otalgia, que varía de molestia ligera a dolor intenso, se extiende hacia la región temporal.
  2. La congestión auricular y la pérdida auditiva pueden preceder o seguir a la otalgia.
  3. Otorrea.
  4. Vértigo.
  5. Nistagmo.
  6. Tinnitus.
  7. Fiebre.
  8. Letargo.
  9. Irritabilidad.
  10. Náuseas, vómitos.
  11. Anorexia.
- Tras un episodio de otitis media aguda:
  1. Persistencia del derrame durante semanas o meses (llamada otitis media secretora, serosa o no supurativa).
  2. Fiebre y otalgia generalmente ausentes.

  3. Posible pérdida auditiva (de 10 a 50 dB, con afectación predominante de las frecuencias bajas).

ETIOLOGÍA

- El factor etiológico más frecuente es una infección de vías respiratorias altas (con frecuencia vírica), que produce una inflamación y obstrucción de la trompa de Eustaquio. La colonización bacteriana de la nasofaringe junto con la alteración de la función de la trompa de Eustaquio dan lugar a la infección.
- En ocasiones puede desarrollarse como consecuencia de una diseminación hematógena o mediante una invasión directa desde la nasofaringe.
- Patógenos bacterianos más frecuentes:
  1. *Streptotoccus pneumoniae* causa el 40-50% de los casos y es el que con menos probabilidad curará sin tratamiento de los principales patógenos.
  2. *Haemophilus influenzae* causa 20%-30% de los casos.
  3. *Moraxella catarrhalis* causa un 10-15% de los casos.
  4. Con importancia progresivamente mayor, la infección causada por *S. pneumoniae* no sensibles a penicilina (CMI 0,1 μg/ml), varía entre el 8-34%. Aproximadamente 50% de los de SPNSP aislados tienen una sensibilidad intermedia a la penicilina (CMI de 0,1 a 1,0 mg/ml).

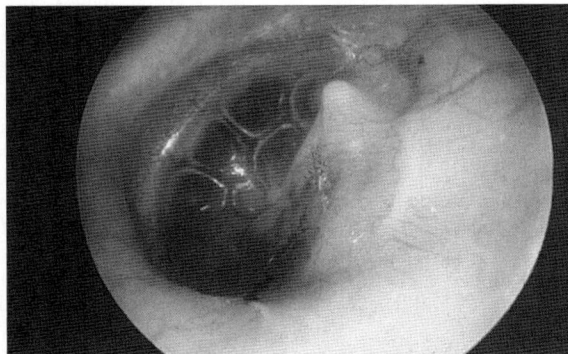

FIGURA 1-183   Otitis media con derrame en el oído izquierdo. Tímpano retraído, prominencia de la apófisis corta del martillo y burbujas de aire que se observan a través de la membrana timpánica. (De Behrman RE: *Nelson textbook of pediatrics*, 16.ª ed., Filadelfia, 1996, WB Saunders.)

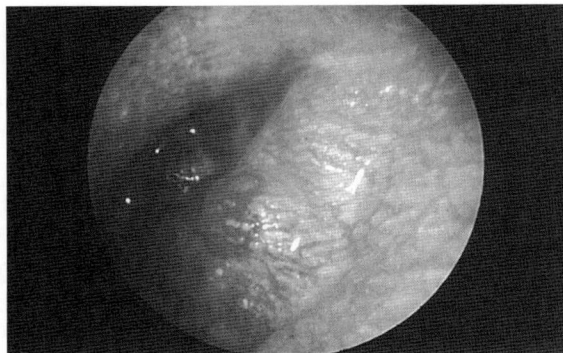

FIGURA 1-184   Otitis media aguda izquierda. (De Behrman RE: *Nelson textbook of pediatrics*, 16.ª ed., Filadelfia, 1996, WB Saunders.)

- Patógenos víricos:
  1. Virus respiratorio sincitial.
  2. Rinovirus.
  3. Adenovirus.
  4. Virus de la gripe.
- Otros:
  1. *Micoplasma pneumoniae*.
  2. *Chlamydia trachomatis*.

DIAGNÓSTICO

DIAGNÓSTICO DIFERENCIAL

- Otitis externa.
- Dolor referido.
  1. Boca.
  2. Nasofaringe.
  3. Amígdalas.
  4. Otras partes de las vías respiratorias altas.
- La Sección II describe el diagnóstico diferencial de las otitis.

VALORACIÓN

Mediante exploración otoscópica; la visualización adecuada de la membrana timpánica requiere la retirada del cerumen y los residuos.

- Timpanometría.
  1. Determina la distensibilidad de la membrana timpánica y la presión del oído medio.
  2. Detecta la presencia de líquido.
- Reflectometría acústica.
  1. Mide las ondas sonoras reflejadas por el oído medio.
  2. Útil en lactantes >3 meses de edad.
  3. Aumento en el sonido reflejado se correlaciona con la presencia de derrame.

PRUEBAS DE LABORATORIO

- Timpanocentesis.
  1. No necesaria en la mayoría de los casos porque la microbiología de los derrames del oído medio ha demostrado ser bastante constante.
  2. Puede estar indicada en:
     a. Pacientes graves.
     b. Pacientes que no responden al tratamiento en 48 a 72 h.
     c. Pacientes inmunodeprimidos.
- Cultivos de la nasofaringe: sensibles pero no específicos.
- Recuentos sanguíneos: generalmente muestran leucocitosis con elevación de polimorfonucleares.
- Radiografías simples de mastoides: generalmente no indicadas; mostrarán una opacidad en las celdas periantrales que puede extenderse a toda la mastoides.
- La TC o la RM pueden estar indicadas si se sospechan complicaciones graves (meningitis, absceso cerebral).

TRATAMIENTO

TRATAMIENTO AGUDO

Hidratación, evitar irritantes (p. ej., humo de tabaco), descongestionantes nasales sistémicos, humidificador de vapor frío.

Antimicrobianos:

NOTA: La mayoría de los casos no complicados de otitis media aguda se resuelven espontáneamente, sin complicaciones. Los estudios han demostrado un beneficio terapéutico limitado del tratamiento antibiótico. Sin embargo, cuando se opta por emplear tratamiento antibiótico:

- La amoxicilina sigue siendo el fármaco de elección para el tratamiento de primera línea de la otitis media aguda no complicada, a pesar de la prevalencia creciente de *S. pneumoniae* resistente a fármacos.
- El fracaso del tratamiento se define por la ausencia de mejoría clínica de los signos o síntomas tras 3 días de tratamiento.
- En caso de fracaso del tratamiento, en ausencia de un patógeno etiológico identificado, el tratamiento debería dirigirse a cubrir:
  1. *S. pneumoniae* resistente a fármacos.
  2. Cepas de *H. influenzae* y *M. catarrhalis* productoras de β-lactamasas .
- Los fármacos que cumplen estos criterios son la amoxicilina/ácido clavulánico, las cefalosporinas de segunda generación (p. ej., cefuroxima axetil, cefaclor), ceftriaxona (administrada i.m.). El cefaclor, la cefixima, el loracarbef y el ceftibuteno son activos frente a *H. influenzae* y *M. catarrhalis*, pero menos activos frente a los neumococos, especialmente las cepas resistentes a fármacos, que los enumerados previamente.
- Se han usado el TMP/SMX y los macrólidos como fármacos de primera y segunda línea, pero la resistencia neumocócica a estos fármacos está aumentando (hasta 25% de resistencia a TMP/SMX y hasta 10% de resistencia a la eritromicina).
- Existe resistencia cruzada entre estos fármacos y los β-lactámicos: por tanto, los pacientes con fracasos de la amoxicilina es más probable que presenten infecciones resistentes a TMP/SMX y macrólidos.
- Las fluorquinolonas más recuentes (grepafloxacino, levofloxacino, esparfloxacino) tienen una actividad potenciada frente a los neumococos comparados con los fármacos más antiguos (ciprofloxacino, ofloxacino).
- El tratamiento debería modificarse en función de los cultivos y las sensibilidades.
- Generalmente el ciclo del tratamiento es de 10 a 14 días.
- Seguimiento aproximadamente 4 sem tras la interrupción del tratamiento para verificar la resolución de todos los síntomas, la normalización de los hallazgos otoscópicos y la restauración de la audición normal.

NOTA: Los derrames pueden persistir durante 2 a 6 sem o más en muchos casos de otitis media tratada adecuadamente.

TRATAMIENTO QUIRÚRGICO

- No existen pruebas que apoyen la miringotomía ordinaria, pero en los casos graves proporciona un alivio rápido del dolor y acelera la resolución de la infección.

- Las secreciones purulentas retenidas en el oído medio producen un aumento de la presión que puede causar la diseminación de la infección a áreas contiguas. La miringotomía para descomprimir el oído medio es necesaria para evitar complicaciones.
- Las complicaciones incluyen la mastoiditis, la parálisis del nervio facial, la laberintitis, la meningitis y el absceso cerebral.
- Otras técnicas utilizadas para el drenaje del oído medio son la inserción de un tubo de ventilación y/o la mastoidectomía simple.

TRATAMIENTO CRÓNICO

- Miringotomía y colocación de tubos de timpanostomía en los derrames persistentes del oído medio que no responden a tratamiento médico durante ≥3 meses si son bilaterales o ≥6 meses si son unilaterales.
- La adenoidectomía, con o sin amigdalectomía, ha sido con frecuencia defendida como tratamiento de la otitis media recurrente, aunque las indicaciones de esta técnica son controvertidas.
- Las complicaciones crónicas incluyen las perforaciones de la membrana timpánica, el colesteatoma, la timpanosclerosis, la necrosis osicular, la laberintitos tóxica o supurativa y la supuración intracraneal.

DERIVACIÓN

- Al otorrinolaringólogo si:
  1. El tratamiento médico fracasa.
  2. El diagnóstico no está claro: los adultos con ≥1 episodio de otitis media deberían ser derivados para estudio ORL para descartar un proceso subyacente (p. ej., neoplasia).
  3. Aparece cualquiera de las complicaciones agudas o crónicas mencionadas previamente.

OTRAS CONSIDERACIONES

COMENTARIOS

Prevención:

- Las vacunas conjugadas con múltiples componentes prometen reducir los episodios recurrentes de otitis media aguda.
- Los lactantes con lactancia materna y artificial deben mantenerse en posición erguida.
- Evitar irritantes (p. ej., humo de tabaco).

BIBLIOGRAFÍA RECOMENDADA

American Academy of Pediatrics/American Academy of Family Physicians: Diagnosis and management of acute otitis media, *Pediatrics* 113(5):1451, 2004.

Rovers MM et al: Otitis media, *Lancet* 363(9407):465, 2004.

Zapalac JS et al: Suppurative complications of acute otitis media in the era of antibiotic resistance, *Arch Otolaryngol Head Neck Surg* 128(6):660, 2002.

AUTORES: **JANE V. EASON, M.D.** y **JOSEPH R. MASCI, M.D.**

INFORMACIÓN BÁSICA

DEFINICIÓN

La otosclerosis es una pérdida de audición de transmisión secundaria a la fijación del estribo que produce una pérdida auditiva gradual. Aproximadamente el 15% de los casos afectan sólo a un oído.

CÓDIGO CIE-9CM
387.9 Otosclerosis

EPIDEMIOLOGÍA Y DEMOGRAFÍA

INCIDENCIA (EN EE.UU.): Causa más frecuente de pérdida auditiva en adultos jóvenes.
PREVALENCIA (EN EE.UU.): 5 casos/1.000 personas.
PREDOMINIO POR SEXOS: Razón varón:mujer de 2:1.
DISTRIBUCIÓN POR EDADES: Los síntomas comienzan entre los 15 y los 30 años, con pérdida auditiva lentamente progresiva.
INCIDENCIA MÁXIMA: En la mediana edad.
GENÉTICA: La mitad de los casos siguen una herencia dominante.

SÍNTOMAS Y SIGNOS

- La membrana timpánica es normal en la mayoría de los casos (explorada mediante diapasón).
- La conducción ósea es mayor que la aérea.
- El Weber se lateraliza al oído afectado.

ETIOLOGÍA

- Enfermedad en la que se desarrolla un tipo vascular de hueso esponjoso.
- Desconocida.

DIAGNÓSTICO

DIAGNÓSTICO DIFERENCIAL

- Pérdida auditiva de cualquier causa: otosclerosis coclear, pólipos, granulomas, tumores, osteogénesis imperfecta, infecciones crónicas del oído, traumatismos.
- En la Sección III se describe un algoritmo clínico para evaluar la pérdida auditiva.
- La tabla 1-37 describe tipos frecuentes de pérdida auditiva de transmisión y neurosensorial.

VALORACIÓN

Audiometría.

PRUEBAS DE LABORATORIO

Ninguna, a menos que se sospeche infección.

DIAGNÓSTICO POR IMAGEN

RM con cortes específicos a través del oído interno.

TRATAMIENTO

TRATAMIENTO NO FARMACOLÓGICO

Audífonos sólo de forma temporal.

TRATAMIENTO CRÓNICO

Progresa a la sordera sin intervención quirúrgica.

PRONÓSTICO

Derivar al especialista ORL.

DERIVACIÓN

Al especialista ORL para cirugía si se sospecha una pérdida auditiva moderada.

OTRAS CONSIDERACIONES

COMENTARIOS

Es obligatoria una evaluación completa ORL en una persona joven o de edad media con pérdida auditiva a menos que la causa sea obvia (como traumatismo o infecciones repetidas).

BIBLIOGRAFÍA RECOMENDADA
Chole RA, McKenna M: Pathophysiology of otosclerosis, *Otol Neurotol* 22(2):249, 2001.

AUTOR: **FRED F. FERRI, M.D.**

TABLA 1-37 Tipos frecuentes de pérdida auditiva de transmisión y neurosensorial

Pérdida auditiva de transmisión	Pérdida auditiva neurosensorial
Otitis media con derrame	Presbiacusia (pérdida auditiva con la edad)
Perforación de la MT	Ototoxicidad
Timpanosclerosis	Enfermedad de Ménière
MT retraída (disfunción de la trompa de Eustaquio)	Pérdida idiopática
Problemas osiculares	Pérdida inducida por ruido
Otosclerosis	Fístula perilinfática
Cuerpo extraño en canal auditivo	Pérdida hereditaria (congénita)
Impactación de cerumen	Esclerosis múltiple
Tumor del canal auricular o del oído medio	Diabetes
Colesteatoma	Sífilis
	Neuroma del acústico

De Rakel RE (ed.): *Principles of family practice*, 6.ª ed., Filadelfia, 2002, WB Saunders.
MT, Membrana timpánica.

INFORMACIÓN BÁSICA

DEFINICIÓN

Los oxiuros son responsables de una infestación no invasiva del aparato digestivo. Su nombre científico es *Enterobius vermicularis*, un helminto de la familia de los nematodos.

SINÓNIMO

Enterobiasis.

CÓDIGO CIE-9CM
127.4 Enterobiasis

EPIDEMIOLOGÍA Y DEMOGRAFÍA

- El nematodo intestinal más frecuente con aproximadamente 30.000 casos/año en EE.UU.
- Distribución mundial, pero más frecuente en climas templados.
- Tasa de infección más alta en los niños en edad escolar.
- Los brotes aparecen en familias, personas institucionalizadas y varones homosexuales.

SÍNTOMAS Y SIGNOS

- La mayoría de las personas infestadas son asintomáticas.
- El prurito perianal es el síntoma más frecuente, con rascado que produce una excoriación y en ocasiones una infección secundaria.
- Raramente se produce insomnio, irritabilidad, anorexia y pérdida de peso.
- Se han descrito granulomas en varios órganos como consecuencia de la localización y muerte de los parásitos fuera del intestino.

ETIOLOGÍA Y PATOGENIA

Los humanos son el único huésped de este parásito. La infestación se produce por la vía fecal-oral; los huevos ingeridos eclosionan en el estómago y las larvas migran hasta el colon, donde maduran. Las hembras grávidas del parásito migran hacia la piel perianal por la noche, depositan sus huevos allí y mueren. Los huevos producen prurito; el rascado produce el depósito de huevos bajo las uñas de los dedos de las manos, desde donde pueden contaminar la comida o producir una autorreinfección.

DIAGNÓSTICO

DIAGNÓSTICO DIFERENCIAL

- Prurito perianal asociado a una mala higiene.
- Enfermedad hemorroidal y fisuras anales.
- Infecciones perineales por levaduras/hongos.
- La Sección II describe las causas de prurito anal.

VALORACIÓN

Identificación de los parásitos adultos o de los huevos (fig. 1-185) en cinta adhesiva transparente colocada sobre la piel perianal al levantarse de la cama (NOTA: cinco pruebas negativas consecutivas descartan el diagnóstico).

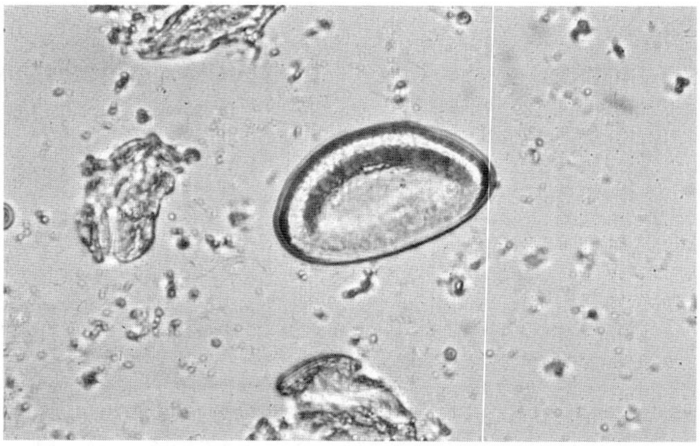

FIGURA 1-185 Huevo embrionado de *Enterobius vermicularis*. Obsérvese la larva del interior (40 × 10 µm). (De Gorbach SL, Barlett JG, Blacklow NR [eds.]: *Infectious diseases*, 2.ª ed., Filadelfia, 1998, WB Saunders.)

TRATAMIENTO

Dosis única de mebendazol o pamoato de pirantel repetido después de 2 a 3 semanas.

BIBLIOGRAFÍA RECOMENDADA

Hamer DH, Despommier DD: Intestinal nematodes. In Gorbach SL, Bartlett JG, Blacklow NR (eds): *Infectious diseases,* ed 2, Philadelphia, 1998. WB Saunders.

AUTOR: **TOM J. WACHTEL, M.D.**

INFORMACIÓN BÁSICA

DEFINICIÓN

El paludismo es una enfermedad producida por protozoos del género *Plasmodium* y es transmitida por la hembra del mosquito *Anopheles*. Se caracteriza por fiebre hética y con frecuencia se presenta con paroxismo palúdico clásico. Son cuatro las especies del género *Plasmodium* que habitualmente parasitan a los seres humanos:

- *P. falciparum.*
- *P. vivax.*
- *P. malariae.*
- *P. ovale.*

CÓDIGO CIE-9CM

084.6 Paludismo

EPIDEMIOLOGÍA Y DEMOGRAFÍA

En el mundo:
- De 300 a 500 millones de casos/año.
- De 1 a 3 millones de muertes/año.
- El 41% de la población mundial habita en zonas endémicas.

En Estados Unidos:
- Un total de 1.544 casos comunicados por los CDC en 1997.
- 567 fueron diagnósticados con *P. falciparum* como su agente causal.
- La mayoría de las infecciones se limitaron a:
  1. Población inmigrante.
  2. Personas que habían viajado o miembros de las fuerzas armadas que se habían desplazado a zonas endémicas.
- De manera ocasional, se registra transmisión por exposición a productos sanguíneos infectados.
- La transmisión congénita es posible.
- Se han comunicado casos de transmisión por mosquitos de especies locales.
- Existen especies de mosquito competentes como vectores:
  1. *A. albimanus,* en el este de EE.UU.
  2. *A. freeborni,* en el oeste de EE.UU.

Distribución geográfica:
- *P. falciparum*: África subsahariana, Papúa-Nueva Guinea, Islas Salomón, Haití, subcontinente indio.
- *P. vivax*: Centro y Sudamérica, norte de África, Oriente Medio, subcontinente indio.
- *P. vivax* y *P. falciparum*: Sudamérica, Asia oriental y Oceanía.
- *P. ovale*: África occidental.
- *P. malariae*: distribución mundial.

Ciclo vital del parásito (fig. 1-186).
- La infección humana se inicia con la picadura de la hembra del mosquito *Anopheles* (sólo las hembras son chupadoras de sangre) y la inoculación de los esporozoítos en la circulación sanguínea.
- A continuación, los esporozoítos migran al hígado e invaden los hepatocitos.
- En las células hepáticas los esporozoítos maduran hasta constituirse en esquizontes tisulares o en hipnozoítos latentes.
- Los esquizontes tisulares difunden la infección produciendo gran cantidad de merozoítos (de 10.000 a 30.000).

- Cada merozoíto es capaz de invadir un eritrocito y puede establecer en él su ciclo de reproducción asexual.
- Los ciclos asexuales producen y liberan entre 24 y 32 merozoítos en un plazo de entre 48 y 72 horas (*P. malariae*).
- Los hipnozoítos se observan solamente en casos recidivantes de paludismo por *P. vivax* o *P. ovale* y pueden permanecer en estado latente hasta períodos de entre 6 y 11 meses.
- En último término algunos de los parásitos intraeritrocíticos se desarrollan hasta formar gametocitos, las formas sexuales necesarias para completar el ciclo vital en el mosquito vector *Anopheles*.
- Cuando los gametocitos son absorbidos en una picadura por la hembra de *Anopheles*, se diferencian para formar gametos masculinos y femeninos.
- Son fertilizados en el intestino del mosquito para producir un zigoto diploide que a continuación madura para constituir el oocineto.
- Éste genera esporozoítos haploides por división meiótica.
- Los esporozoítos migran por último a las glándulas salivales del mosquito, dispuestos para la infección a humanos.

SÍNTOMAS Y SIGNOS

- La fiebre es el signo patognomónico del paludismo, también conocido como paroxismo palúdico, con frecuencia inicial diaria hasta que se produce la sincronización de la infección después de varias sema-

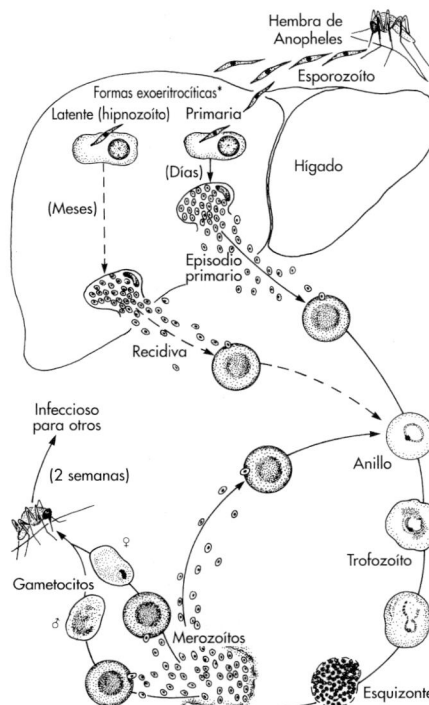

FIGURA 1-186 Ciclo vital de los plasmodios en humanos. * Las formas exoeritrocíticas también se llaman esquizontes tisulares. (De Gorbach, SL: *Infectious diseases*, 2.ª ed., Filadelfia, 1998, WB Saunders.)

nas, momento en el cual la fiebre puede presentarse transcurridos dos días (terciana), en la infección originada por *P. vivax*, *P. ovale* o *P. falciparum*, o tres días (cuartana), en la causada por *P. malariae*.
- El paroxismo palúdico clásico se caracteriza por:
  1. Fase fría: aparición repentina de sensación de frío asociada a escalofríos y temblores.
  2. Fase caliente: fiebre alta (~40 °C) asociada a estado de alteración.
  3. Fase de sudoración: el paciente experimenta una bajada de la fiebre.
- Síntomas no específicos son:
  1. Cefalea.
  2. Tos.
  3. Mialgia.
  4. Vómitos.
  5. Diarrea.
  6. Ictericia.

P. falciparum:
- Es la más patógena de las cuatro especies.
- Progresa rápidamente hasta valores altos de parasitemia.
- Es causa importante de muerte por paludismo.
- El paroxismo palúdico clásico suele no estar presente.
- El período de incubación tras la exposición es de 12 días (rango de entre 9 y 60 días).
- La citoadherencia y el reajuste de los eritrocitos desempeñan un papel destacado en la patogenia.
- El secuestro de eritrocitos en órganos vitales da lugar a complicaciones de consecuencias fatales.
- El paludismo cerebral es una temida complicación.
- Invade eritrocitos de todas las edades.
- No presenta hipnozoítos (fase intrahepática) ni recidivas.
- El frotis sanguíneo sólo presenta forma anular.
- El color del pigmento es negro.
- Los gametocitos presentan forma de plátano; si se observan en sangre, el frotis es diagnóstico.
- Se halla extendida la resistencia a la cloroquina.

P. vivax:
- Produce el tipo de paludismo conocido como fiebre terciana; la fiebre se sucede en días alternos.
- Para fijarse a los eritrocitos requieren de un receptor relacionado con alelos FYA o FYB antigénicos del grupo sanguíneo Duffy.
- Los individuos con fenotipo FyFy (predominante en África occidental) son resistentes a *P. vivax*.
- El período de incubación tras la exposición es de 14 días (rango comprendido entre 8 y 27 días).
- Los hipnozoítos pueden dar lugar a recidivas al cabo de años.
- Infecta sobre todo a reticulocitos.
- En frotis de sangre periférica se observan anillos grandes de forma irregular y trofozoítos, eritrocitos agrandados y gránulos de Schüffner (fig. 1-187).

- El color del pigmento es amarillo-pardo.
- El *P. vivax* de Papúa-Nueva Guinea presenta sensibilidad reducida a la cloroquina.
- Para erradicar los hipnozoítos se requiere primaquina.

P. ovale:

- Produce como el anterior el paludismo llamado fiebre terciana, con fiebre en días alternos.
- Se da predominantemente en el África tropical.
- El período de incubación tras la exposición es de 14 días (rango comprendido entre 8 y 27 días).
- Los hipnozoítos pueden dar lugar a recidivas al cabo de años.
- Infecta sobre todo a reticulocitos.
- Los eritrocitos infectados se observan como como formas ovales agrandadas que contienen anillos grandes o trofozoítos con gránulos de Schüffner.
- El color del pigmento es marrón oscuro.
- Para erradicar los hipnozoítos se requiere primaquina.
- No se han registrado casos de resistencia a cloroquina.

P. malariae:

- Produce el paludismo conocido como fiebre cuartana; la fiebre se presenta cada tercer día.
- Causa frecuente de infección palúdica crónica.
- Puede persistir durante 20 o 30 años después de abandonar la zona endémica.
- Está distribuido por todo el mundo.
- El período de incubación tras la exposición es de 30 días (rango comprendido entre 16 y 60 días).
- No presenta hipnozoítos (fase intrahepática).
- Puede mantenerse en la sangre durante años si no se trata de manera adecuada.
- La infección crónica puede producir complejo inmunosoluble, dando lugar a un síndrome nefrítico.
- Infecta predominantemente eritrocitos maduros.
- Formas de trofozoítos en banda o rectangulares se observan con frecuencia en el frotis de sangre periférica.
- El color del pigmento es marrón-negro.

Paludismo cerebral:

- Temida complicación de la infección por *P. falciparum.*
- Mortalidad ~20%.
- La patogenia no se conoce bien.
- El principal objeto de debate al respecto de esta patología es la isquemia derivada del secuestro de parásitos o citoquinas inducido por la(s) toxina (s) parasitaria(s).
- La principal manifestación son las convulsiones y los estados mentales alterados que conducen al coma.
- Pueden estar presentes hipoglucemia, acidosis láctica y niveles elevados de TNF-α.
- Estudios del LCR: no hay aumento del recuento leucocitario ni de proteínas; concentrado de lactato aumentado e incremento de la presión de apertura, especialmente en niños.

DIAGNÓSTICO

DIAGNÓSTICO DIFERENCIAL

- Fiebre tifoidea.
- Dengue.
- Fiebre amarilla.
- Hepatitis viral.
- Gripe.
- Brucelosis.
- Infección de las vías urinarias.
- Leishmaniosis.
- Tripanosomiasis.
- Enfermedades por rickettsias.
- Leptospirosis.

VALORACIÓN

- El diagnóstico clínico es lamentablemente impreciso.
- La localización de parásitos del paludismo en el frotis sanguíneo es esencial.
- Las nuevas técnicas de diagnóstico molecular se apuntan como opciones prometedoras.

PRUEBAS DE LABORATORIO

- Para identificar los parásitos del paludismo son necesarios frotis en capa gruesa y en capa fina.
- Los frotis en capa gruesa son más sensibles y constituyen la opción preferente para detectar parásitos.
- Los frotis en capa fina se emplean para diferenciación de especies y para estimar la densidad de parásitos.
- En las personas de las que se sospecha que pueden padecer paludismo y no presentan parásitos en sangre, se han de analizar frotis sanguíneos cada 12 o 24 horas durante 3 días consecutivos.

PREPARACIÓN DEL FROTIS SANGUÍNEO:

- Se ha de preparar con sangre reciente obtenida por punción de los dedos.
- El frotis en capa fina se jija en metanol antes de proceder a la tinción.
- El frotis en capa gruesa se tiñe sin fijar.
- En frotis debe teñirse con una solución de Giemsa al 3% (pH de 7,2) durante 30 o 45 minutos.
- La densidad de parásitos ha de estimarse por recuento del porcentaje de eritrocitos infectados, no por el número de parásitos, bajo una lente de inmersión en aceite sobre película fina.

ERRORES HABITUALES EN LA VALORACIÓN DE LOS FROTIS DE PALUDISMO:

- Plaquetas superpuestas a eritrocitos.
- Artefactos que dificultan la interpretación confundidos con parásitos.
- Preocupación por que se pierda un frotis positivo.

DIAGNÓSTICO MOLECULAR DEL PALUDISMO:

- Reacción en cadena de la polimerasa.
  1. Es útil para el diagnóstico preciso de la especie.
  2. Puede detectar parasitemias de bajo nivel.
  3. Es costosa y lleva tiempo.
  4. Requiere de especialización técnica.
- Capa blanca cuantitativa (CBC) .
  1. Esta prueba detecta material nuclear de parásitos mediante tinción con naranja de acridina.
  2. No permite diferenciar las especies de parásitos con precisión.
  3. No cuantifica la parasitemia.
- Pruebas Para Sight F y Malaria PF .
  1. Estas pruebas utilizan anticuerpos monoclonales para detectar la proteína rica en histidina HRP-2, específica de *P. falciparum.*
  2. Pueden detectar sólo la presencia de *P. falciparum.*
  3. Las infecciones pasadas pueden dificultar el diagnóstico.
- Prueba OptiMal.
  1. Esta prueba detecta la lactato-deshidrogenasa (LDH) de los parásitos.
  2. Puede distinguir las infecciones *falciparum* de las no *falciparum.*

TRATAMIENTO

TRATAMIENTO NO FARMACOLÓGICO

- MEDIDAS CONTRA LOS MOSQUITOS.
  1. Erradicación de las zonas de cría de mosquitos mediante fumigación química.
  2. Uso de mosquiteras adecuadas en zonas endémicas.
  3. Uso de prendas de vestir que protejan de las picaduras.

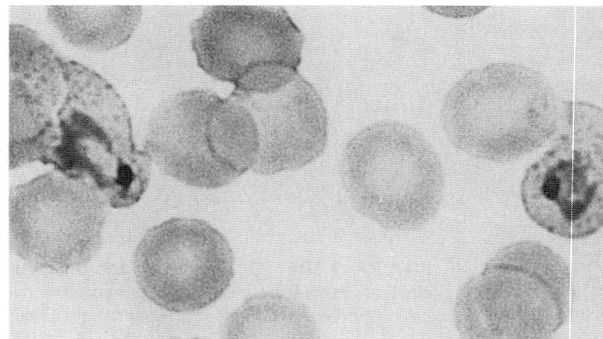

FIGURA 1-187 Frotis sanguíneo teñido con Giemsa en un caso de paludismo por *Plasmodium vivax.* Parásitos asexuales. Nótese que los parásitos son grandes y ameboides, que los eritrocitos infectados son las células de mayor tamaño del campo (dado que son reticulocitos), y que contienen numerosos puntos rosados (puntos de Schüffner) (×2.000). (De Klippel, JH y cols. [eds.]: *Internal medicine*, 5.ª ed., St. Louis, 1998, Mosby.)

4. Uso de insecticidas en spray (permetrina), cintas contra mosquitos o repelentes de insectos (dietiltoluamida).

TRATAMIENTO AGUDO

El diagnóstico definitivo de paludismo es esencial para establecer una quimioterapia antipalúdica.

PALUDISMO NO *FALCIPARUM*:

- 600 mg de cloroquina base (1.000 mg de fosfato de cloroquina) v.o. como dosis de carga; 6 horas más tarde 300 mg de cloroquina base (500 mg de la sal) y, después, 30 mg de la base (500 mg de la sal) a diario durante 2 días.
- En el caso de *P. vivax* y *P. ovale*, es necesario un tratamiento de 15 mg diarios de primaquina durante 14 días para erradicar las formas exoeritrocíticas y, en especial, los hipnozoítos responsables de las recidivas.
- Se ha de medir la G6PD antes de administrar primaquina.
- Se han documentado casos de resistencia a cloroquina en *P.vivax*: se ha de optar entonces por la quinina.

PALUDISMO *FALCIPARUM*:

- La cloroquina se ha de administrar con precaución cuando la enfermedad se ha adquirido en zonas sensibles a la cloroquina (la cloroquina es eficaz más rápidamente que la quinina).
- La base del tratamiento es el sulfato de quinina v.o. en dosis de 10 mg (sal)/kg (generalmente 650 mg) cada 8 horas, durante un período de entre 3 y 7 días, seguido de piremetamina con sulfadoxina, en dosis de 3 comprimidos (cada uno contiene 500 mg de sulgadoxina y 25 mg de primetamina), o doxiciclina en dosis de carga de 200 mg, con dosis posteriores de 100 mg, 2 veces al día durante 7 días, para erradicar las formas asexuales del parásito.

ALTERNATIVAS:

- Quinina seguida de 900 mg de clindamicina 3 veces al día × 5 días, o
- Mefloquina en dosis única de 1.250 mg, o
- Halofantina en dosis de 500 mg cada 6 horas × 3 dosis, repetidas 1 semana después, o
- Atovacuona en dosis de 1.000 mg día × 3 días, con 400 mg diarios de proguanilo × 3 días, o
- Atovacuona en dosis de 1.000 mg día × 3 días, con 100 mg 2 veces al día de proxiciclina × 3 días, o
- Artesunato en dosis de 4 mg/kg diarios × 3 días, con 1.250 mg de mefloquina en dosis única.

NOTA: La parasitemia puede aumentar paradójicamente en las primeras 24 o 36 horas, sin que ello signifique fracaso del tratamiento.

PALUDISMO *FALCIPARUM* GRAVE:

- Se trata de una urgencia médica.
- Es preferible someterlo a tratamiento en cuidados intensivos.
- Son importantes las medidas de mantenimiento de glucosa, lactato y ABG sanguíneos.
- El tratamiento se basa en una dosis de carga de gluconato de quinidina de 10 mg de sal/kg (hasta un máximo de 600 mg) en suero normal de infusión lenta, a lo largo de entre 1 y 2 horas, seguida de infusión continua de 0,2 mg/ kg/ min hasta que el paciente pueda tragar.
- Se requiere monitorización cardíaca para observación del intervalo QT.
- Como alternativa se plantea el artemeter en dosis de 3,2 mg/kg i.m., seguida de 1,6 mg/kg diarios × 3 días.
- La plasmaparesia es una opción si la parasitemia es >30% o en pacientes gestantes o ancianos afectados por paludismo grave.

PALUDISMO CON RESISTENCIA A MÚLTIPLES FÁRMACOS:

- Mefloquina en dosis única de 1.250 mg, o
- Halofantrina en 3 dosis de 500 mg cada 6 horas, repitiendo el ciclo después de 1 semana.
- Se suele preferir el tratamiento combinado.

PRONÓSTICO

FACTORES DE RIESGO DE MUERTE POR PALUDISMO:

- Fracaso de la quimioprofilaxis.
- Retraso en la búsqueda de asistencia médica.
- Diagnóstico erróneo.

COMPLICACIONES DEL PALUDISMO:

- Anemia.
- Acidosis.
- Hipoglucemia.
- Distrés respiratorio.
- Coagulación intravascular diseminada (CID).
- Fiebre hemoglobinúrica.
- Insuficiencia renal.
- Shock.

OTRAS CONSIDERACIONES

RESPUESTA DEL HUÉSPED:

- La respuesta inmune específica al paludismo confiere protección ante la parasitemia y la enfermedad, pero no ante la infección.
- En la población adulta de zonas endémicas es frecuente la parasitemia asintomática sin enfermedad (preinmunidad).
- La inmunidad es específica tanto de la especie como de la cepa del parásito infectante.
- No se llega a conseguir inmunidad ante todas las especies.
- El funcionamiento normal del bazo del huésped es un factor importante, tanto a efectos inmunológicos como en lo que respecta a la filtración a través de este órgano.
- Para que exista protección es necesaria la inmunidad, tanto humoral como celular.
- En individuos inmunizados se registra aumento policlonal de los niveles séricos de IgG, IgM e IgA.
- La presencia de anticuerpos contra la proteína PfEMP1 antigénicamente variable es importante para la protección en el caso de paludismo por *P. falciparum*.
- la IgG transferida de forma pasiva por individuos inmunizados ha demostrado actuar como factor protector.

- Los anticuerpos maternos confieren una relativa protección de los lactantes ante las formas graves de la enfermedad.
- Las alteraciones genéticas (drepanocitosis, talasemia y carencia de G6PD) confieren protección ante un posible desenlace mortal, ya que los parásitos no se desarrollan de forma eficaz en en tensiones de oxígeno bajas, lo que previene la elevación de la parasitemia.
- Los individuos que presenta eritrocitos con carencia de factor de Duffy son resistentes a la infección por *P. vivax*.
- Mecanismos de defensa inespecífico como las citoquinas (TNF-α, IL-1, 6, 8) también desempeñan un papel importante en la protección; causan fiebre (las temperaturas de 40 °C dañan a los parásitos adultos) y otros efectos patológicos.

PREVENCIÓN DEL PALUDISMO:

La profilaxis ha de plantearse 1 semana antes de viajar a una región endémica, continuando semanalmente durante la permanencia y 4 semanas después del regreso.

PALUDISMO NO *FALCIPARUM*:

Cloroquina base en dosis de 300 mg (500 mg de fosfato de cloroquina) v.o./semana.

PALUDISMO *FALCIPARUM*:

- Mefloquina en dosis de 250 mg (228 mg de base) v.o./semana, o
- Doxiciclina en dosis de 100 mg v.o./día, o
- Primaquina en dosis de 0,5 mg/kg/día, o
- Cloroquina (300 mg de base) con proguanilo (200 mg) v.o./día.

CONSIDERACIÓN ESPECIAL A:

- Viajeros habituales con estancias prolongadas en el extranjero.
- Niños de menos de 12 años.
- Huéspedes inmunocomprometidos.
- Mujeres gestantes.

VACUNACIÓN:

- Aún no se dispone de una vacuna eficaz y segura.
- Una vacuna de esporozoítos vivos atenuados se ha mostrado eficaz.
- Una vacuna obtenida con un péptido sintético (SPf66) se ha mostrado en cambio ineficaz.
- Se están desarrollando nuevas vacunas basadas en el ADN.

INFORMACIÓN SOBRE PALUDISMO:

- CDC Travelers' Health Hotline (877) 394-8747.
- CDC Travelers' Health Fax (888) 232-3299.
- CDC Malaria Epidemiology (770) 488-7788.
- Internet: http:// www.cdc.gov.

BIBLIOGRAFÍA RECOMENDADA

Djmide A et al: A molecular marker for chloroquine-resistant falciparum malaria, *N Engl J Med* 344(4):257, 2001.

Malaria surveillance: 1996-97, *MMWR Morb Mortal Wkly Rep* 50, 2001.

White P: The treatment of malaria, *N Engl J Med* 335:800, 1996.

Winstanley P: Modern chemotherapeutic options for malaria, *Lancet Infect Dis* 1:242, 2001.

AUTOR: **AMAR ASHRAF, M.D.**

INFORMACIÓN BÁSICA

DEFINICIÓN

La panarteritis nudosa es un síndrome vasculítico que afecta a las arterias de mediano y pequeño calibre, caracterizado histológicamente por una inflamación necrosante de la media arterial y por infiltración de células inflamatorias.

SINÓNIMOS

Periarteritis nudosa.
Arteritis necrosante.

CÓDIGO CIE-9CM

446.0 Panarteritis nudosa

EPIDEMIOLOGÍA Y DEMOGRAFÍA

- La incidencia es de 1:100.000 al año.
- La razón varón:mujer es de 2:1.
- Mayor incidencia en pacientes con antígeno de superficie de hepatitis B y virus de la hepatitis C.

SÍNTOMAS Y SIGNOS

- La presentación típica es subaguda, con inicio de los síntomas constitucionales a lo largo de semanas o meses.
- Pérdida de peso, náuseas, vómitos.
- Dolor o molestias testiculares.
- Mialgias, debilidad o dolor en las piernas.
- Neuropatía (mononeuritis múltiple), pie caído.
- Livedo reticular, ulceración de los dedos, dolor abdominal tras las comidas, hematemesis, hematoquecia, hipertensión, poliartritis asimétrica (que tiende a afectar a las grandes articulaciones de las extremidades inferiores); sólo en una minoría de pacientes se produce una auténtica sinovitis.
- Puede haber fiebre (la panarteritis nudosa con frecuencia es una causa de fiebre de origen desconocido) y puede variar entre febrículas intermitentes y fiebres elevadas con escalofríos.
- La taquicardia es frecuente y a menudo muy llamativa.

ETIOLOGÍA

- Desconocida.
- La PAN asociada al virus de la hepatitis B parece ser una enfermedad mediada por inmunocomplejos.

DIAGNÓSTICO

DIAGNÓSTICO DIFERENCIAL

Crioglobulinemia, LES, infecciones (p. ej., EBS, triquinosis, *Rickettsia*), linfoma.

VALORACIÓN

- La evaluación de laboratorio, la arteriografía y la biopsia de las arterias de pequeño o mediano calibre pueden confirmar el diagnóstico. Las manifestaciones clínicas son variables y dependen de las arterias afectadas y los órganos implicados (p. ej., la afectación renal se produce en >80% de los casos).
- La presencia de tres de los siguientes diez criterios permite el diagnóstico de panarteritis nudosa con una sensibilidad del 82% y una especificidad del 86%:
  1. Pérdida de peso >4 kg.
  2. Livedo reticular.
  3. Dolor o molestias testiculares.
  4. Mialgias, debilidad o dolor en las piernas.
  5. Neuropatía.
  6. Presión arterial diastólica >90 mmHg.
  7. Elevación de BUN o creatinina.
  8. Prueba positiva para el virus de la hepatitis B.
  9. Arteriografía con pequeños o grandes aneurismas y constricciones locales entre los segmentos dilatados.
  10. Biopsia de arteria de pequeño o mediano calibre que contiene leucocitos.

PRUEBAS DE LABORATORIO

- Elevación de BUN y creatinina, prueba positiva para el virus de la hepatitis B o C.
- Elevación de VSG y proteína C reactiva, anemia, elevación de plaquetas, eosinofilia, proteinuria, hematuria.

- La biopsia de arteria de pequeño o mediano calibre de los lugares sintomáticos (músculo, nervio) tiene una especificidad de >90%. Con frecuencia se realiza la biopsia del músculo gastrocnemio y el nervio safeno.
- Las determinaciones de ANA y FR son negativas; sin embargo, se pueden detectar títulos bajos, inespecíficos.

DIAGNÓSTICO POR IMAGEN

Puede realizarse una arteriografía en los pacientes con biopsias negativas o si no existen lugares sintomáticos. La angiografía visceral mostrará dilatación aneurismática de las arterias renales, mesentéricas o hepáticas.

TRATAMIENTO

TRATAMIENTO NO FARMACOLÓGICO

Dieta baja en sodio en los pacientes hipertensos.

TRATAMIENTO AGUDO

Prednisona 1 a 2 mg/kg/día; ciclofosfamida en los casos refractarios.

TRATAMIENTO CRÓNICO

Monitorización de las infecciones y potenciales complicaciones como trombosis, infarto o necrosis orgánica.

PRONÓSTICO

La supervivencia a 5 años es <20% en los pacientes no tratados. El tratamiento con corticoides aumenta la supervivencia hasta aproximadamente 50%. El uso de corticoides más fármacos inmunosupresores puede aumentar la supervivencia a los 5 años hasta >80%. Los signos de mal pronóstico son la afectación grave renal o GI.

DERIVACIÓN

Derivación quirúrgica para biopsia.

BIBLIOGRAFÍA RECOMENDADA

Stone JH: Polyarteritis nodosa, *JAMA* 288: 1632, 2002.

AUTOR: **FRED F. FERRI, M.D.**

INFORMACIÓN BÁSICA

DEFINICIÓN

La pancreatitis aguda es un proceso inflamatorio del páncreas con activación intrapancreática de enzimas que pueden también afectar al tejido peripancreático y/o sistemas orgánicos remotos.

CÓDIGO CIE-9CM
577.0 Pancreatitis aguda

EPIDEMIOLOGÍA Y DEMOGRAFÍA

- La pancreatitis aguda es con más frecuencia secundaria a la enfermedad de las vías biliares y al alcohol.
- La incidencia en las áreas urbanas es dos veces superior a la de las áreas rurales (20 casos/100.000 personas en las áreas urbanas).
- El 20% de los pacientes tiene una pancreatitis necrotizante; el resto tiene una pancreatitis intersticial.

SÍNTOMAS Y SIGNOS

- Dolor epigástrico y defensa abdominal; generalmente el dolor se desarrolla bruscamente y alcanza su intensidad máxima en 10 a 30 min, es muy intenso y dura varias horas sin mejoría.
- Sonidos intestinales hipoactivos (debido al íleo).
- Taquicardia, shock (debido a la disminución del volumen intravascular).
- Confusión (debido a las alteraciones metabólicas).
- Fiebre.
- Taquicardia, disminución de los sonidos respiratorios (atelectasias, derrames pleurales, SDRA).
- Ictericia (debido a la obstrucción o la compresión de la vía biliar).
- Ascitis (debido al desgarro del conducto pancreático, a un seudoquiste con escape de líquido).
- Masa abdominal palpable (seudoquiste, flemón, absceso, carcinoma).
- Signos de hipocalcemia (signo de Chvostek, signo de Trousseau).
- Signos de hemorragia intraabdominal (pancreatitis hemorrágica):
  1. Decoloración azul grisácea alrededor del ombligo (signo de Cullen).
  2. Decoloración azulada que afecta a los flancos (signo de Grey Turner).
- Nódulos subcutáneos dolorosos (causados por la necrosis de la grasa subcutánea).

ETIOLOGÍA

- En >90% de los casos: enfermedad de las vías biliares (cálculos o barro biliar) o alcohol.

- Fármacos (p. ej. tiazidas, furosemida, corticoides, tetraciclina, estrógenos, ácido valproico, metronidazol, azatioprina, metildopa, pentamidina, ácido etacrínico, procainamida, sulindaco, nitrofurantoína, inhibidores de la ECA, danazol, cimetidina, piroxicam, oro, ranitidina, sulfasalazina, isoniazida, paracetamol, cisplatino, opiáceos, eritromicina).
- Traumatismo abdominal.
- Cirugía.
- CPRE.
- Infecciones (predominantemente virales).
- Úlceras pépticas (úlcera duodenal penetrante).
- Páncreas divisum (fracaso congénito de la fusión del páncreas dorsal o ventral).
- Idiopática.
- Embarazo.
- Vascular (vasculitis, isquémica).
- Hiperlipoproteinemia (tipos I, IV y V).
- Hipercalcemia.
- Carcinoma de páncreas (primario o metastático).
- Insuficiencia renal.
- Pancreatitis hereditaria.
- Exposición ocupacional a sustancias químicas: metanol, cobalto, zinc, cloruro de mercurio, creosol, plomo, organofosfatos, naftalenos clorados.
- Otros: mordedura de escorpión, obstrucción en la región ampular (neoplasia, divertículos duodenales, enfermedad de Crohn), shock con hipotensión.

DIAGNÓSTICO

DIAGNÓSTICO DIFERENCIAL

- UP.
- Colangitis aguda, cólico biliar.
- Obstrucción intestinal alta.
- Apendicitis aguda precoz.
- Obstrucción vascular mesentérica.
- CAD.
- Neumonía (basal).
- Infarto de miocardio (pared inferior).
- Cólico renal.
- Aneurisma aórtico roto o disecante.

PRUEBAS DE LABORATORIO

Enzimas pancreáticas:
- La amilasa está aumentada, generalmente se eleva en los 3 a 5 días iniciales de pancreatitis aguda. Las determinaciones de isoamilasa (separación de los componentes isoenzimáticos de la célula pancreática de la amilasa) son útiles para diferenciar casos ocasionales de hiperamilasemia salival. El uso de la isoamilasa más que la amilasa plasmática total reduce el riesgo de diagnosticar erróneamente una pancreatitis y es preferido por algunos como prueba bioquímica inicial en los pacientes con sospecha de pancreatitis aguda.

- Las determinaciones de amilasa urinaria son útiles para diagnosticar pancreatitis aguda en los pacientes con plasma lipémico, para descartar una elevación de amilasa plasmática secundaria a una macroamilasemia y para diagnosticar una pancreatitis aguda en los pacientes cuya amilasa plasmática es normal.
- Los niveles plasmáticos de lipasa están elevados en la pancreatitis aguda; la elevación es menos transitoria que la amilasa plasmática; la evaluación concomitante de amilasa y lipasa plasmáticas aumenta la precisión diagnóstica de la pancreatitis aguda. Una razón lipasa/amilasa elevada sugiere una pancreatitis alcohólica.
- Los niveles plasmáticos de tripsina elevados son diagnósticos de pancreatitis (en ausencia de insuficiencia renal); la determinación se realiza mediante radioinmunoanálisis. Aunque no está disponible de forma ordinaria, el nivel plasmático de tripsina es el indicador de laboratorio más preciso de pancreatitis.
- La determinación de tripsinógeno-2 urinario (si está disponible) es útil en el servicio de urgencias como prueba de cribado de pancreatitis aguda en los pacientes con dolor abdominal; una tira reactiva negativa para tripsinógeno-2 descarta una pancreatitis aguda con un alto grado de probabilidad, mientras que una prueba positiva indica la necesidad de una evaluación posterior.

Pruebas adicionales:
- HC: muestra leucocitosis; el hematocrito puede estar inicialmente elevado debido a la hemoconcentración; un hematocrito disminuido puede indicar hemorragia o hemólisis.
- El BUN está elevado debido a la deshidratación.
- La elevación de la glucosa plasmática en un paciente previamente normal se correlaciona con el grado de mala función pancreática y puede estar asociado a un aumento de la liberación de glucógeno, catecolaminas y glucocorticoides y a una disminución de la liberación de insulina.
- Perfil hepático: AST y LDH están elevadas debido a la necrosis tisular; la bilirrubina y la fosfatasa alcalina pueden estar elevadas debido a la obstrucción del colédoco. Un aumento de tres veces o más en las concentraciones plasmáticas de ALT es un excelente indicador (95%) de pancreatitis biliar.
- El calcio plasmático está disminuido debido a la saponificación, la precipitación y la disminución de la respuesta de la PTH.
- GA: la Pao_2 puede estar disminuida debido a un SDRA, derrame(s) pleural(es); el pH puede estar disminuido debido a la acidosis láctica, la acidosis respiratoria y la insuficiencia renal.
- Electrólitos plasmáticos: el potasio puede estar aumentado secundario a la acidosis o la insuficiencia renal, el sodio puede estar aumentado debido a la deshidratación.

DIAGNÓSTICO POR IMAGEN

- La radiografía simple de abdomen es útil inicialmente para diferenciar otras entidades que pueden simular una pancreatitis (víscera perforada); puede mostrar un íleo localizado (asa centinela), calcificaciones pancreáticas (pancreatitis crónica), borramiento de la sombra del psoas izquierdo, dilatación del colon transverso, cálculos biliares calcificados.
- La radiografía de tórax puede mostrar elevación de uno o ambos hemidiafragmas, derrames pleurales, infiltrados basales, atelectasias laminares.
- La ecografía abdominal es útil en la detección de cálculos biliares (sensibilidad de 60-70% para detectar cálculos asociados a pancreatitis). También es útil para detectar seudoquistes pancreáticos; su principal limitación es la presencia de asas intestinales distendidas por delante del páncreas.
- La TC es superior a la ecografía para identificar pancreatitis y definir su extensión y también desempeña una función en el diagnóstico de seudoquistes (aparecen como un área bien definida rodeada por una cápsula de alta densidad); la fístula o la infección GI de un seudoquiste también puede identificarse por la presencia de gas en el seudoquiste. La TC secuencial con contraste es útil para la detección de la necrosis pancreática. La TC también puede servir para evaluar la gravedad de la pancreatitis.
- La colangiopancreatografía por resonancia magnética (CPRM) también es una modalidad diagnóstica útil si no se prevé una técnica quirúrgica.
- La CPRE no debería realizarse durante la fase aguda de la enfermedad a menos que sea necesario extraer una piedra impactada en la ampolla de Vater; los pacientes con pancreatitis grave o que empeora pero sin ictericia obstructiva (obstrucción biliar) no se benefician de una CPRE y papilotomía precoces.

TRATAMIENTO

TRATAMIENTO NO FARMACOLÓGICO

- Reposo intestinal evitando líquidos o sólidos v.o. durante la enfermedad aguda.
- Evitar el alcohol y cualquier fármaco asociado a pancreatitis.

TRATAMIENTO AGUDO

Medidas generales:
- Mantener un volumen intravascular adecuado mediante una hidratación i.v. vigorosa.

- El paciente debería permanecer en dieta absoluta hasta que haya mejorado clínicamente, esté estable y tenga sensación de hambre.
- La succión nasogástrica es útil en la pancreatitis grave para descomprimir el abdomen en los pacientes con íleo.
- Control del dolor: algunos analgésicos pueden producir espasmos del esfínter de Oddi. La meperidina puede producir una constricción menor que otros analgésicos; sin embargo, no existen pruebas claras en relación con esta afirmación y los metabolitos pueden causar efectos neurotóxicos significativos como convulsiones, mioclonos o temblor.
- Corregir las alteraciones metabólicas (p. ej., suplementar el calcio y el magnesio necesarios).
- Puede ser necesaria la NPT en la pancreatitis prolongada.

Medidas específicas:
- Los antibióticos i.v. no deberían utilizarse de forma preventiva; su uso se justifica si el paciente tiene signos de septicemia, absceso pancreático o pancreatitis secundaria a cálculos biliares. Un tratamiento antibiótico empírico debería cubrir:
  1. *B. fragilis* y otros anaerobios (cefotetano, cefoxitina, metronidazol o clindamicina más aminoglucósido).
  2. *Enterococcus* (ampicilina).
- El tratamiento quirúrgico tiene una función limitada en la pancreatitis aguda; está indicado en las siguientes situaciones:
  1. Pancreatitis inducida por cálculos biliares: colecistectomía cuando mejore la pancreatitis aguda .
  2. Úlcera péptica perforada.
  3. Resección o drenaje de focos necróticos o infectados.
- Identificación y tratamiento de las complicaciones:
  1. Seudoquiste: acumulación redonda o esferoidea de líquido, tejido, enzimas pancreáticas y sangre.
     a. Diagnosticado mediante TC o ecografía.
     b. Tratamiento: puede emplearse un drenaje percutáneo dirigido por TC o ecografía (dejando un catéter de pigtail en el lugar para lograr un drenaje continuo), pero la tasa de recurrencias es elevada; el abordaje conservador consiste en reevaluar el seudoquiste (con TC o ecografía) tras 6 a 7 semanas y drenarlo quirúrgicamente si el tamaño del seudoquiste no ha disminuido. Generalmente los seudoquistes <5 cm de diámetro son reabsorbidos sin intervención, mientras que aquellos >5 cm requieren una intervención quirúrgica después de que su pared haya madurado.

  2. Flemón: representa un edema pancreático. Puede diagnosticarse mediante TC o ecografía. El tratamiento es de soporte, porque generalmente se resuelve espontáneamente.
  3. Absceso pancreático: diagnosticado mediante TC (presencia de burbujas en el retroperitoneo); la tinción de Gram y los cultivos del líquido obtenido mediante aspiración percutánea guiada (APG) generalmente identifica un microorganismo bacteriano. El tratamiento es el drenaje quirúrgico (o con catéter) y antibióticos i.v. (imipenem-cilastatina es el fármaco de elección).
  4. Ascitis pancreática: generalmente causada por el escape de un seudoquiste o un desgarro en el conducto pancreático. La paracentesis muestra niveles elevados de amilasa y lipasa en el líquido pancreático; la CPRE puede mostrar la lesión. El tratamiento es la corrección quirúrgica si la ascitis exudativa debido a la pancreatitis grave no se resuelve espontáneamente.
  5. Hemorragia GI: producida por una gastritis alcohólica, por varices sangrantes, úlceras de estrés o CID.
  6. Insuficiencia renal: producida por la hipovolemia, que causa oliguria o anuria, necrosis cortical o tubular (shock, CID) o trombosis de la arteria o la vena renal.
  7. Hipoxia: causada por SDRA, derrame pleural o atelectasias.

PRONÓSTICO

El pronóstico varía con la gravedad de la pancreatitis; la mortalidad global en la pancreatitis aguda es de 5-10%; los siguientes son signos de mal pronóstico:
- Edad >55 años.
- Secuestro de líquidos >6.000 ml.
- Alteraciones analíticas en el ingreso: leucocitos >16.000, glucosa plasmática >200 mg/dl, LDH >350 UI/l, AST >250 UI/l.
- Alteraciones analíticas durante las 48 h iniciales: disminución del hematocrito >10% con hidratación o <30%, elevación del BUN >5 mg/dl, calcio plasmático <8 mg/dl, Po_2 arterial <60 mmHg y déficit de bases >4 mEq/l.

DERIVACIÓN

- La hospitalización está indicada en los casos moderados/graves de pancreatitis.
- Se requiere interconsulta a cirugía en sospecha de pancreatitis producida por cálculos biliares, úlcera péptica perforada o presencia de focos necróticos o infectados.

AUTOR: **FRED F. FERRI, M.D.**

INFORMACIÓN BÁSICA

DEFINICIÓN

La pancreatitis crónica es un proceso inflamatorio recurrente o persistente del páncreas caracterizado por dolor crónico y por insuficiencia pancreática exocrina y/o endocrina.

CÓDIGO CIE-9CM
577.1 Pancreatitis crónica

EPIDEMIOLOGÍA Y DEMOGRAFÍA

- La pancreatitis crónica se presenta en aproximadamente 5 a 10/100.000 personas en los países industrializados.
- La razón varón:mujer es de 5:1.

SÍNTOMAS Y SIGNOS

- Dolor en epigastrio y en HCI, que puede irradiar a la espalda.
- Dolor sobre el páncreas, defensa muscular.
- Pérdida de peso significativa.
- Heces voluminosas, malolientes, de apariencia grasa.
- Masa epigástrica (10% de los pacientes).
- Ictericia (5-10% de los pacientes).

ETIOLOGÍA

- Alcoholismo crónico.
- Obstrucción (estenosis ampular, tumor, traumatismo, pancreas divisum, páncreas anular).
- Pancreatitis hereditaria.
- Malnutrición grave.
- Idiopática.
- Hiperparatiroidismo no tratado (hipercalcemia).
- Mutaciones del gen regulador de la conductancia transmembrana de la fibrosis quística (CFTR) y el genotipo TF.
- Pancreatitis esclerosante: una forma de pancreatitis crónica caracterizada por ataques infrecuentes de dolor abdominal, estrechamiento irregular del conducto pancreático y edema del parénquima pancreático; estos pacientes tienen niveles elevados de inmunoglobulinas plasmáticas (IgG4).

DIAGNÓSTICO

DIAGNÓSTICO DIFERENCIAL

- Cáncer de páncreas.
- UP.
- Colelitiasis con obstrucción biliar.
- Malabsorción de otras etiologías.
- Pancreatitis aguda recurrente.

VALORACIÓN

Historia clínica médica centrada en la ingesta de alcohol, pruebas de laboratorio, diagnóstico por imagen.

PRUEBAS DE LABORATORIO

- La amilasa y la lipasa plasmáticas pueden estar elevadas (sin embargo, los niveles normales de amilasa no descartan el diagnóstico).
- Puede también existir hiperglucemia, glucosuria, hiperbilirrubinemia y fosfatasa alcalina plasmática elevada.
- La determinación de grasa en las heces de 72 h (realizada infrecuentemente) indica un exceso de grasa fecal.
- La prueba de bentiromida o la prueba de estimulación con secretina puede confirmar una insuficiencia pancreática.
- Los niveles plasmáticos elevados de IgG4 se encuentran en la pancreatitis esclerosante, pero no en otros trastornos del páncreas.

DIAGNÓSTICO POR IMAGEN

- Las radiografías simples de abdomen pueden indicar calcificaciones pancreáticas (95% de especificidad para pancreatitis crónica).
- La ecografía abdominal puede mostrar dilatación de conductos, seudoquistes, calcificaciones y presencia de ascitis.
- La TC abdominal es útil para la detección de calcificaciones, evaluar la dilatación de los conductos y descartar un cáncer de páncreas.
- La CPRE puede utilizarse para evaluar la presencia de conductos dilatados, estenosis, seudoquistes y cálculos intraductales.
- La aspiración con aguja fina (AAF) y la ecografía endoscópica (EE) son modalidades diagnósticas más novedosas.

TRATAMIENTO

TRATAMIENTO NO FARMACOLÓGICO

- Evitar el alcohol.
- Comidas frecuentes, de pequeña cantidad y bajas en grasas.

TRATAMIENTO AGUDO

- Evitar los opiáceos si es posible (pueden utilizarse los analgésicos simples o los AINE).
- Tratamiento de la esteatorrea con suplementos pancreáticos (p. ej., pancreolipasa titulada a demanda según la intensidad de la esteatorrea y la pérdida de peso del paciente).
- Octreótido 200 µg s.c. tres veces al día puede ser útil para el dolor secundario a pancreatitis crónica idiopática.
- Tratamiento de las complicaciones (p. ej., DM tipo 1).
- El tratamiento con glucocorticoides en los pacientes con pancreatitis esclerosante puede inducir una remisión clínica y una reducción significativa en las concentraciones de IgG4, inmunocomplejos y la subclase IgG4 de inmunocomplejos.

TRATAMIENTO CRÓNICO

- Puede ser necesaria una intervención quirúrgica para eliminar la enfermedad de las vías biliares y mejorar el flujo de la bilis al duodeno eliminando la obstrucción del conducto pancreático.
- La CPRE con esfinterectomía endoscópica y la extracción de litiasis es útil en pacientes seleccionados.
- Esfinteroplastia transduodenal o pancreaticoyeyunostomía en pacientes seleccionados. La cirugía también debería ser considerada en los pacientes con dolor intratable.

PRONÓSTICO

- La supervivencia a largo plazo es escasa (el 50% de los pacientes fallece en 10 años debido a pancreatitis crónica o neoplasia).
- El pronóstico es mejor en los pacientes con pancreatitis aguda recurrente debida a colelitiasis, hiperparatiroidismo o estenosis del esfínter de Oddi.

DERIVACIÓN

Derivar al especialista de aparato digestivo para CPRE, derivación a cirugía de determinados pacientes (v. «Tratamiento crónico»).

BIBLIOGRAFÍA RECOMENDADA

Hamano H et al: High serum IgG4 concentrations in patients with sclerosing pancreatitis, *N Engl J Med* 344:732, 2001.
Hollerbach S et al: Endoscopic ultrasonography and fine needle aspiration cytology for diagnosis of chronic pancreatitis, *Endoscopy* 33:824, 2001.

AUTOR: **FRED F. FERRI, M.D.**

INFORMACIÓN BÁSICA

DEFINICIÓN

Las paperas son una infección viral generalizada normalmente caracterizada por inflamación no supurativa y sensibilidad de una o ambas glándulas parótidas. Es producida por el virus de la parotiditis, un paramixovirus de la famila paramixoviridae.

CÓDIGO CIE-9CM
072.9 Paperas

EPIDEMIOLOGÍA Y DEMOGRAFÍA

INCIDENCIA (EN ESTADOS UNIDOS):
- En torno a 1.600 infecciones al año.
- Más de 150.000 casos al año, antes de la aprobación en 1967 de la vacuna de las paperas.

PREDOMINIO POR SEXOS: Varones = mujeres.

DISTRIBUCIÓN POR EDADES: El 75% de los casos se produce durante la adolescencia.

INCIDENCIA MÁXIMA: Al final del invierno y el principio de la primavera.

GENÉTICA:

Infección congénita:
- La infección durante los tres primeros meses de gestación se asocia a un elevado número de muertes fetales.
- La infección durante el segundo y el tercer trimestre de gestación no se relaciona con aumento de la mortalidad fetal.

Infección neonatal:
- Poco frecuente.
- Poco frecuente en lactantes de <1 año como consecuencia de la inmunidad pasiva conferida por transferencia placentaria de los anticuerpos maternos.

SÍNTOMAS Y SIGNOS

- Período prodrómico:
  1. Fiebre moderada.
  2. Malestar general.
  3. Anorexia.
  4. Cefalea.
- La inflamación y el dolor en las glándulas parótidas son a menudo los primeros signos de la infección:
  1. Evoluciona en un lado durante 2 o 3 días y, a continuación, el lado opuesto puede verse afectado.
  2. Las paperas son unilaterales en un 25% de los casos.
  3. La inflamación de las parótidas produce un dolor considerable, que genera trismo y dificultades en la masticación y en la pronunciación.
  4. El dolor se acentúa al comer o beber cítricos y otros alimentos ácidos.
  5. Durante la inflamación de las parótidas puede registrarse fiebre, de hasta 40 °C.
  6. La inflamación de las parótidas suele remitir en 1 semana.
- Afectación del SNC:
  1. Puede producirse desde una semana antes hasta 2 semanas después del inicio de las paperas, o incluso en su ausencia.

2. Meningitis:
   a. Se da en un porcentaje de entre el 1-10% de los afectados por paperas.
   b. Se registra con una frecuencia tres veces superior en varones que en mujeres.
   c. Síntomas: cefalea, fiebre, rigidez en la nuca y vómitos.
   d. La recuperación es completa, sin secuelas.
3. Encefalitis:
   a. Se puede producir en una primera fase, como consecuencia de la invasión viral directa de las neuronas, o más tarde, en torno a la segunda semana del inicio de las paperas, como consecuencia de un proceso desmielinizante postinfeccioso.
   b. Las paperas son responsables tan solo del 0,5% de las encefalitis virales.
   c. Síntomas: fiebre, alteraciones del nivel de consciencia, posibles convulsiones, paresia o parálisis y afasia. La fiebre puede llegar a los 40-41 °C.
   d. La cerebelitis y la hidrocefalia son complicaciones graves de la encefalitis por paperas.
   e. Puede dejar secuelas permanentes o producir la muerte.
4. Otras complicaciones neurológicas poco frecuentes:
   a. Ataxia cerebelosa.
   b. Mielitis transversa.
   c. Síndrome de Guillain-Barré.
   d. Parálisis facial.
- Epididimoorquitis:
  1. Es la complicación más frecuente, a parte de las referidas a las glándulas salivales, en varones adultos.
  2. Se produce en el 38% de los varones pospuberales que padecen paperas.
  3. Es más habitual que sea unilateral, aunque es bilateral en el 30% de los varones que presentan esta complicación.
  4. Puede preceder al desarrollo de las paperas.
  5. Puede ser la única manifestación de las paperas.
  6. Dos tercios de los casos se desarrollan durante la primera semana de la enfermedad.
  7. Una cuarta parte lo hace durante la segunda semana.
  8. Síntomas:
     a. Dolor intenso, inflamación e hipersensibilidad de los testículos y eritema escrotal.
     b. Fiebre y escalofríos.
  9. Meses o años después de la enfermedad, se registra cierto grado de atrofia testicular en el 50% de los casos.
  10. La esterilidad por orquitis bilateral es poco frecuente.
- Afectación del páncreas y los ovarios:
  1. Dolor abdominal.
  2. Fiebre.
  3. Vómitos.

4. Ooforitis:
   a. Se registra en el 5% de las mujeres pospuberales afectadas por paperas.
   b. Entre los síntomas se cuentan fiebre, náuseas, vómitos y dolor abdominal inferior.
   c. En ocasiones puede ser causa de disminución de la fertilidad y menopausia prematura.
- Deterioro renal transitorio:
  1. Frecuente.
  2. Se manifiesta con hematuria y poliuria.
- Afectación articular:
  1. La poliartritis migratoria es el tipo de afectación más frecuente.
  2. Afecta con escasa frecuencia a los adultos que padecen paperas.
  3. Rara en niños.
  4. Autolimitada, con remisión completa.
- Pancreatitis:
  1. Poco común como enfermedad grave.
  2. Molestias leves en el abdomen superior.
- Sordera:
  1. En la mayoría de los casos unilateral, y afectando sobre todo a las frecuencias altas; rara vez es bilateral.
  2. La mayoría de los pacientes se recuperan.
  3. Se ha comunicado una incidencia de sordera unilateral permanente de 1 de cada 20.000 casos.
  4. También se han comunicado casos de laberintitis e hidropesía linfática.
- Afectación miocárdica:
  1. Poco frecuente.
  2. De manera ocasional da lugar a miocarditis progresiva y en último término fatal con miocardiopatía dilatada.
  3. Arritmia refractaria e insuficiencia cardíaca congestiva.
  4. Afectación arterial coronaria.
- Implicación del ojo:
  1. Endotelitis corneal tras la parotiditis.

ETIOLOGÍA

- El virus se difunde por contacto directo, núcleo de gotitas respiratorias, fómites o secreciones a través de la nariz y la boca.
- Los pacientes son contagiosos desde 48 horas antes hasta 9 días después de la inflamación de las parótidas.

DIAGNÓSTICO

DIAGNÓSTICO DIFERENCIAL

- Otros virus que pueden producir paperas agudas:
  1. Parainfluenza de tipos 1 y 3.
  2. Virus Coxsackie.
  3. Influenza A.
  4. Citomegalovirus.
- Paperas supurativas:
  1. En la mayor parte de los casos causado por *Staphylococcus aureus*.
  2. Puede diferenciarse de las paperas comunes:
     a. Induración extrema, dolorimiento y eritema de la glándula.

b. Capacidad de secretar pus a través del conducto de Stensen o al masajear la glándula.
- Otras enfermedades que pueden cursar con aumento de tamaño o inflamación de las glándulas parótidas:
  1. Síndrome de Sjögren.
  2. Leucemia.
  3. Diabetes mellitus.
  4. Uremia.
  5. Malnutrición.
  6. Cirrosis.
- Fármacos que producen inflamación de las glándulas parótidas:
  1. Fenotiazinas.
  2. Fenilbutazona.
  3. Tiouracilo.
  4. Yoduros.
- Enfermedades que generan inflamación unilateral:
  1. Tumores.
  2. Quistes.
  3. Cálculos que producen obstrucción.
  4. Estenosis que producen obstrucción.

VALORACIÓN

- El diagnóstico se basa en la historia de exposición al virus y la observación de dolorimiento de la parótida, con síntomas constitucionales moderados o leves.
- El diagnóstico puede confirmarse por medio de diferentes pruebas serológicas o por aislamiento del virus.

PRUEBAS DE LABORATORIO

- El diagnóstico se confirma por incrementos del orden de cuatro veces entre suero agudo y suero convaleciente mediante fijación del complemento (FC), ELISA o pruebas de neutralización.
- El virus puede aislarse en la saliva, de 2 a 3 días antes hasta 4 o 5 días después del inicio de la enfermedad.
- El virus puede aislarse en el LCR de pacientes con meningitis durante los 3 primeros días en los que se aprecien hallazgos meníngeos. Medios más rápidos de confirmar las paperas en el LCR son el inmunoensayo de captura de anticuerpos IgM y el ensayo de PCR anidada.
- El virus puede detectarse en orina durante las 2 primeras semanas de infección.

- Recuento leucocitario:
  1. Puede ser normal.
  2. Posible leucopenia leve con linfocitosis relativa.
  3. Leucocitosis con desviación a la izquierda y con afectación de órganos distintos de las glándulas salivales (p. ej., meningitis, orquitis o pancreatitis).
- Amilasa sérica:
  1. Elevada en presencia de paperas.
  2. Puede mantenerse alta durante 2 o 3 semanas.
  3. Pueden diferenciarse los distintos tipos de paperas mediante análisis de isoenzimas o lipasa pancrática sérica.
- Meningitis por paperas:
  1. Recuento leucocitario del LCR comprendido entre 10 y 2.000 leucocitos/mm^3, con predominio de los linfocitos.
  2. En un porcentaje de pacientes comprendido entre el 20-25% hay predominio de las células polimorfonucleares.
  3. Las proteínas en el LCR presentan niveles normales o ligeramente elevados.
  4. Glucosa en el LCR baja, >40 mg/100 ml, en un porcentaje de pacientes comprendido entre el 6-30%.

TRATAMIENTO

TRATAMIENTO NO FARMACOLÓGICO

- Tratamiento de sostén.
- Hidratación y nutrición adecuadas.

TRATAMIENTO AGUDO

- Analgésicos y antipiréticos para aliviar el dolor y la fiebre.
- Analgésicos opiáceos, junto con reposo en cama, bolsas de hielo y un puente testicular para aliviar el dolor relacionado con la orquitis por paperas.
- Líquidos i.v. en pacientes con vómitos frecuentes, relacionados con pancreatitis o meningitis asociadas a paperas.

PRONÓSTICO

La mayor parte de los pacientes se recupera sin mayores incidencias.

OTRAS CONSIDERACIONES

COMENTARIOS

Prevención:
- Desde 1967 se dispone de una vacuna de virus de la parotiditis vivos atenuados.
  1. Generalmente se administra conjuntamente con la del sarampión y la rubéola.
  2. Debe administrarse a los 15 meses de edad y, más tarde, de nuevo entre los 5 y los 12 años.
  3. La seroconversión tiene lugar en prácticamente el 100% de los niños vacunados.
  4. Está contraindicada en mujeres gestantes y en pacientes inmunocomprometidos.
  5. Los pacientes con infección asintomática por VIH, en ausencia de inmunosupresión grave, pueden ser vacunados de paperas-sarampión-rubéola en condiciones seguras.
  6. Entre los efectos secundarios de la vacuna se cuentan los siguientes:
     a. Dolor local.
     b. Induraciones.
     c. Púrpura trombocitopénica.
     d. Síndrome de Guillain-Barré.
     e. Ataxia cerebelosa.
- Los pacientes infectados deber ser aislados hasta que remita la inflamación de las glándulas parótidas.
- Dado que el virus puede contagiarse antes del inicio de la inflamación, es posible que el aislamiento no sea de gran valor para limitar la difusión de la infección.

BIBLIOGRAFÍA RECOMENDADA

Centers for Disease Control and Prevention: Mumps surveillance—United States 1988-1993, *MMWR Morb Mortal Wkly Rep* 4A(No ss-3):1, 1995.

Gans H et al: Immune responses to measles and mumps vaccination of infants at 6, 9, 12 months, *J Infect Dis* 184(7):817, 2001.

Singh K, Sodhi PK: Mumps-induced corneal endothelitis, *Cornea* 23(4):400, 2004.

AUTOR: **VASANTHI ARUMUGAM, M.D.**

INFORMACIÓN BÁSICA

DEFINICIÓN

Bajo el término de parálisis cerebral (PC) se engloban una serie de trastornos del sistema nervioso central caracterizados por el control anómalo de los movimientos o de la postura. Se presentan en las etapas tempranas de la vida y no son el resultado de una enfermedad degenerativa o progresiva conocida.

SINÓNIMOS

Enfermedad de Little.
Encefalopatía estática congénita.
Parálisis espástica congénita.

CÓDIGOS CIE-9CM

343   Parálisis cerebral infantil
343.9 Parálisis cerebral infantil, no especificada

EPIDEMIOLOGÍA Y DEMOGRAFÍA

INCIDENCIA (EN LOS EE.UU.): 2-2,5 casos por cada 1.000 recién nacidos vivos.
PREDOMINIO POR SEXOS: Varones = mujeres.
DISTRIBUCIÓN POR EDADES: El diagnóstico suele realizarse a los 3-5 años.

SÍNTOMAS Y SIGNOS

- Monoplejía, diplejía, tetraplejía, hemiplejía.
- Con frecuencia existe hipotonía en el período neonatal que evoluciona a un estado hipertónico.
- Espasticidad.
- Atetosis.
- Retraso en el desarrollo motor.
- Hiperreflexia.
- Convulsiones.
- Retraso mental.

ETIOLOGÍA

Multifactorial: bajo peso al nacer, malformaciones congénitas, asfixia, embarazos múltiples, infección intrauterina, ictus neonatal, hiperbilirrubinemia.

DIAGNÓSTICO

Para realizar un diagnóstico clínico siempre debe constatarse la existencia de un déficit motor. La forma de presentación habitual es la de un neonato cuyo desarrollo motor no está acorde al que correspondería por su edad cronológica. Por la historia clínica se deduce que el niño no está perdiendo facultades. El diagnóstico de PC se alcanza sumando esta información a la obtenida tras realizar una exploración neurológica (que revela que el déficit motor es secundario a alteraciones cerebrales). Si la historia es variable, puede ser necesario realizar varias exploraciones.

DIAGNÓSTICO DIFERENCIAL

Otras causas de hipotonía neonatal: distrofias musculares, atrofia muscular espinal, síndrome de Down, lesiones de la médula espinal.

VALORACIÓN

- No es necesario realizar pruebas de laboratorio para alcanzar el diagnóstico, que se basa en la historia clínica y en la exploración física.
- El estudio del paciente puede resultar de utilidad para establecer el riesgo de recurrencias, poner en práctica programas de prevención o con fines médico-legales.

DIAGNÓSTICO POR IMAGEN

- Si la etiología no ha sido establecida con anterioridad (p. ej., mediante técnicas de imagen perinatales), se recomienda realizar estudios de neuroimagen.
- La RM es superior a la TC a la hora de aportar información etiológica o acerca del momento en el que se produjo la lesión que dio lugar a la PC.

PRUEBAS DE LABORATORIO

- Deben realizarse pruebas metabólicas y genéticas si en las sucesivas revisiones: 1) el niño presenta signos de deterioro o episodios de descompensación metabólica, 2) las técnicas de neuroimagen no proporcionan información etiológica, 3) se descubren antecedentes familiares de trastornos neurológicos infantiles asociados con PC o 4) las técnicas de neuroimagen revelan anomalías del desarrollo.
- Deben realizarse estudios de coagulación si en las técnicas de neuroimagen se descubren signos de ictus previos.
- Está indicado realizar un EEG en todo niño con PC y clínica sugerente de epilepsia. El EEG no está indicado con el fin de determinar la etiología de la PC.
- Deben realizarse pruebas para la detección selectiva de trastornos oftalmológicos, auditivos o del habla y del lenguaje. También deben evaluarse el estado nutricional, el ritmo de crecimiento y la función deglutoria.

TRATAMIENTO

TRATAMIENTO NO FARMACOLÓGICO

- En la mayor parte de los niños con PC se emplea la terapia física, la terapia ocupacional o la terapia del habla, aunque no existen suficientes estudios científicos que apoyen o rebatan su utilidad en el tratamiento de la parálisis cerebral.
- La terapia física contribuye a mantener o mejorar el rango de motilidad de las articulaciones, mejorar el estado de debilidad muscular, inhibir la respuesta muscular espástica y mejorar el desarrollo y la función motora.

- Para aumentar la longitud muscular y tendinosa se utilizan aparatos ortopédicos.

TRATAMIENTO AGUDO

Tratamiento de las convulsiones en caso de que éstas se presenten.

TRATAMIENTO CRÓNICO

- Tratamiento de las convulsiones, según de que tipo se trate. El tratamiento inicial de las convulsiones parciales es con carbamacepina o con oxcarbacepina. El tratamiento de las convulsiones generalizadas se realiza con dilantina y valproato.
- El baclofén por vía intratecal se emplea como tratamiento de la espasticidad. Las indicaciones comprenden la espasticidad de las extremidades superiores o inferiores que interfiera con su funcionamiento. Antes de implantar una bomba de baclofen intratecal, se deben valorar sus resultados mediante una prueba de administración mediante catéter intratecal.
- La toxina botulínica A también ha sido empleada en el tratamiento de la espasticidad. Puede administrarse mediante inyecciones intramusculares para producir una quemodenervación selectiva y reversible de la unión neuromuscular. La dosis depende de la preparación de la toxina, el tamaño del músculo, el número de uniones neuromusculares, y la altura y el peso del paciente. Se ha descrito el uso de dosis que oscilan entre las 2 y las 29 unidades/kg.
- El tratamiento quirúrgico de la espasticidad consiste en la rizotomía dorsal, los alargamientos tendinosos o las osteotomías.

DERIVACIÓN

Debe derivarse al paciente con espasticidad para instaurar medidas de terapia física y rehabilitadoras, que resultan especialmente útiles.

OTRAS CONSIDERACIONES

En los lactantes a término no suelen existir antecedentes de partos complicados.

BIBLIOGRAFÍA RECOMENDADA

Ashwal S et al: Practice parameter: diagnostic assessment of the child with cerebral palsy: report of the Quality Standards Subcommittee of the American Academy of Neurology and the Practice Committee of the Child Neurology Society, *Neurology* 62(6):851, 2004.
Koman LA, Smith BP, Shilt JS: Cerebral palsy, *Lancet* 363:1619, 2004.
Kuban KC, Leviton A: Cerebral palsy, *N Engl J Med* 330(3):188, 1994.
Nelson KB: The epidemiology of cerebral palsy in term infants, *Ment Retard Dev Disabil Res Rev* 8(3):146, 2002.

AUTOR: **MAITREYI MAZUMDAR, M.D.**

INFORMACIÓN BÁSICA

DEFINICIÓN

La parálisis de Bell es una debilidad idiopática, aislada, en general unilateral en la zona de distribución del séptimo par craneal (<1% de las parálisis faciales son bilaterales).

SINÓNIMO

Parálisis facial idiopática.

CÓDIGO CIE-9CM
351.0 Parálisis de Bell

EPIDEMIOLOGÍA Y DEMOGRAFÍA

INCIDENCIA: 13-34 casos/100.000 habitantes.

FACTORES DE RIESGO:
- La gestación (sobre todo el tercer trimestre y la semana postparto).
- Edad: 15-45 años.
- Diabetes (afecta a 5-10% de los pacientes).
- Viajes a regiones endémicas de la enfermedad de Lyme.

SÍNTOMAS Y SIGNOS

- Parálisis unilateral de los músculos faciales superiores e inferiores (cierre asimétrico del ojo, asimetría de las cejas o la sonrisa). Cuando se trata de cerrar el ojo, éste gira hacia arriba (fenómeno de Bell).
- Pérdida ipsilateral del gusto.
- Otalgia ipsilateral, en general 2-3 días antes de aparecer.
- Aumento o reducción de las lágrimas en un ojo.
- Hiperacusia.
- Parestesias faciales unilaterales subjetivas.
- En un 8% de los casos se asocian otras neuropatías craneales.

ETIOLOGÍA

- La mayor parte de los casos son idiopáticos.
- La causa es a menudo viral (herpes simple).
- El herpes zóster puede producir parálisis de Bell asociada a ampollas herpéticas que afectan al conducto auditivo externo o el área retroauricular (síndrome de Ramsay-Hunt).
- La parálisis de Bell puede ser una manifestación de la enfermedad de Lyme.

DIAGNÓSTICO

DIAGNÓSTICO DIFERENCIAL

- Neoplasias que afectan a la base del cráneo o la parótida.
- Procesos infecciosos bacterianos (meningitis, otitis media, osteomielitis de la base del cráneo).
- Ictus del tronco del encéfalo.
- Esclerosis múltiple.
- Sarcoidosis.
- Traumatismo craneal con fractura del hueso temporal.
- Otros: Guillain-Barré, carcinomatosis meníngea o meningitis leucémica, lepra, síndrome de Melkersson-Rosenthal.

VALORACIÓN

El diagnóstico de la parálisis de Bell es clínico y se confirma con una anamnesis orientada y la exploración neurológica.

PRUEBAS DE LABORATORIO

- Glucemia en ayunas para valorar diabetes.
- Plantearse realizar un HC, VDRL, VSG y ECA en pacientes seleccionados.
- Títulos de Lyme en áreas endémicas.

DIAGNÓSTICO POR IMAGEN

- RM con contraste para descartar neoplasias, pero sólo en pacientes con características o evolución atípica.
- Radiografía de tórax para descartar sarcoidosis o TB en pacientes seleccionados antes de administrar esteroides.

TRATAMIENTO

TRATAMIENTO NO FARMACOLÓGICO

- Tranquilizar al paciente de que la enfermedad posiblemente se debe a un virus que ha afectado al nervio, no a un ictus. También es importante informarle de que el pronóstico suele ser bueno.
- Evitar que se seque la córnea aplicando un esparadrapo al párpado superior para mantener la hendidura parpebral estrecha. La aplicación de ungüento oftálmico por la noche y lágrimas artificiales durante el día también evita el exceso de sequedad.

TRATAMIENTO AGUDO

- Aunque no se ha demostrado la utilidad de los corticosteroides, la mayor parte de los médicos aplican un ciclo breve de prednisona. El tratamiento combinado aciclovir-prednisona puede ser eficaz para mejorar la recuperación clínica.
- Si se administra, prednisona se debe iniciar a las 24-48 horas de aparecer los síntomas.
- Se desconoce la dosis óptima de esteroides. Se puede administrar prednisona en forma de comprimidos de 50 mg una vez al día durante 7 días sin ajustar la dosis o empezar con 80 mg e ir reduciéndola 5 mg/día hasta el final. Un ensayo aleatorizado y controlado sobre pacientes tratados con dosis altas de esteroides i.v. durante 72 horas frente a placebo demostró una mejoría significativa en la velocidad de recuperación y el tiempo en retomar la actividad laboral, pero no diferencias estadísticamente significativas en el resultado final.
- Se dispone de evidencias preliminares sobre la eficacia de metilcobalamina (forma activa de la vitamina B12) y el oxígeno hiperbárico, aunque todavía no se aceptan de forma general.
- La toxina botulínica puede ser útil para tratar las sincinesias y el espasmo hemifacial, dos de las secuelas tardías de la parálisis de Bell.

TRATAMIENTO CRÓNICO

Los pacientes deben ser controlados para detectar abrasiones corneales o ulceraciones o espasmo hemifacial. La fisioterapia, que incluye calor húmedo y masajes, puede resultar beneficiosa.

PRONÓSTICO

- Un 71% de los pacientes se recuperan por completo y el pronóstico mejora si la recuperación se produce en 3 semanas y cuando los síntomas iniciales son menos graves.
- La recuperación empieza en 3 semanas en el 85% de los casos, mientras que el resto mejoran algo en 3-6 meses.
- Se producen recaídas en el 5% de los casos de parálisis de Bell.

DERIVACIÓN

- El enrojecimiento o irritación persistente del ojo obligan a derivar al paciente al oftalmólogo.
- Se recomienda consultar con neurología si el diagnóstico no está claro o la evolución resulta atípica.

BIBLIOGRAFÍA RECOMENDADA

Benatar M, Edlow JA: The spectrum of cranial neuropathy in patients with Bell's palsy, *Arch Intern Med* 164:2283, 2004).

Grogan PM: Practice parameter: steroids, acyclovir, and surgery for Bell's palsy (an evidence-based review): report of the Quality Standards Subcommittee of the American Academy of Neurology, *Neurology* 56(7): 830, 2001.

Holland NJ, Weiner GM: Recent developments in Bell's palsy, *Br J Med* 329:553, 2004.

Jabor, MA, Gianoli, G: Management of Bell's palsy, *J La State Med Soc* 148:279, 1996.

Lagalla G et al: Influence of early high-dose steroid treatment on Bell's palsy evolution, *Neurol Sci* 23:107, 2002.

Mountain, RE, et al: The Edinburgh facial palsy clinic: a review of three years' activity, *J R Coll Surg Edinb* 39:275, 1994.

Peitersen, E: The natural history of Bell's palsy, *Am J Otol* 4:107, 1982.

AUTOR: **RICHARD ISAACSON, M.D.**

INFORMACIÓN BÁSICA

DEFINICIÓN

La parálisis supranuclear progresiva (PSP) es una enfermedad degenerativa progresiva del sistema nervioso central que afecta especialmente al tronco del encéfalo y los ganglios basales con oftalmoplejía supranuclear, rigidez, inestabilidad postural y deterioro cognitivo como características fundamentales.

SINÓNIMOS

Síndrome de Steele-Richardson-Olszewski. Oftalmoplejía supranuclear progresiva.

CÓDIGO CIE-9CM
333.0 Otras enfermedades degenerativas de los ganglios basales

EPIDEMIOLOGÍA Y DEMOGRAFÍA

- Máxima incidencia entre los 50 y los 70 años de edad.
- El inicio es casi siempre después de los 40 años de edad.
- La prevalencia ajustada a la edad es 1,3-6,4 casos por 100.000.
- No existe predilección por sexos.

SÍNTOMAS

- Los síntomas precoces frecuentes son la lentitud (bradicinesia) y la rigidez, así como las caídas.
- Las diferencias con la EP son más pronunciadas con la progresión. Sólo existe temblor en un 5-10% de los pacientes.
- La piedra angular en la exploración es la parálisis supranuclear de la mirada; los movimientos oculares conjugados están alterados, principalmente al intentar la mirada arriba y abajo.
- Rigidez de predominio axial que produce una extensión típica del cuello. Esto junto con la baja frecuencia de parpadeo y la contracción de la musculatura facial le da una apariencia característica de «sorpresa mantenida» (v. fig. 1-188).
- La rigidez de las extremidades es típicamente proximal a diferencia de la rigidez distal de la EP idiopática.

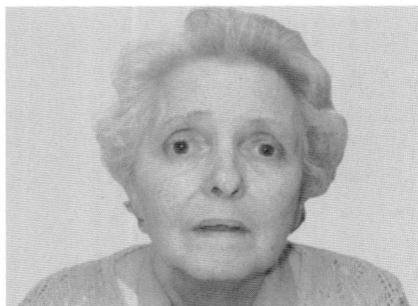

FIGURA 1-188 Paciente con PSP, con expresión de mirada fija, actividad excesiva en la región frontal y retracción del cuello. Lleva un cabestrillo al cuello para una fractura de muñeca, producida por una caída. (De Burn D, Lees A: Progressive supranuclear palsy: where are we now? *Lancet Neurol* 1:359, 2002.)

- La marcha es lenta y rígida, con inestabilidad postural importante que produce caídas sin aviso previo, con frecuencia hacia atrás.
- El deterioro cognitivo es frecuente y consta de lentitud mental, irritabilidad y aislamiento social.

ETIOLOGÍA

Se cree que la patogenia está relacionada con la acumulación de proteínas tau hiperfosforiladas en las neuronas y la glía en los ganglios basales y los núcleos del tronco del encéfalo.

DIAGNÓSTICO

DIAGNÓSTICO DIFERENCIAL

- Enfermedad de Parkinson: se diferencia de la PSP en que las caídas tempranas son notables, el temblor es infrecuente y existe escasa respuesta a la levodopa.
- Degeneración cortical ganglionar basal-se diferencia de la PSP en la presencia de signos sensitivos corticales y apraxia asimétrica de extremidades.
- Atrofia multisistémica: se diferencia de la PSP por la presencia de síntomas autonómicos y/o signos cerebelosos notables.
- Demencia con cuerpos de Lewy (DCL): en la PSP las alucinaciones visuales se producen típicamente sólo si están provocadas por el tratamiento dopaminérgico, mientras que en la DCL existen alucinaciones visuales notables que pueden ser espontáneas o provocadas.

VALORACIÓN

- El diagnóstico es principalmente clínico. El National Institute of Neurologic Disorders and Stroke (NINDS) proporciona los criterios de inclusión y exclusión. Los criterios obligatorios de exclusión son los siguientes:
  1. Antecedentes de encefalitis reciente.
  2. Déficit sensoriales corticales.
  3. Alucinaciones o delirios no relacionados con el tratamiento dopaminérgico.
  4. Demencia cortical de tipo Alzheimer.
- No existen pruebas diagnósticas de laboratorio en la actualidad.

PRUEBAS DE LABORATORIO

Si existen dudas sobre una encefalitis reciente, puede estar indicado el análisis de líquido cefalorraquídeo.

DIAGNÓSTICO POR IMAGEN

- Si existen características atípicas como síntomas o signos unilaterales, puede ser útil la RM cerebral para descartar lesiones estructurales.
- La neuroimagen convencional no es útil para diferenciar la PSP de los principales diagnósticos diferenciales. La neuroimagen funcional como la PET y la SPECT se muestra prometedora, pero no están todavía indicadas ni disponibles de forma habitual.

TRATAMIENTO

TRATAMIENTO NO FARMACOLÓGICO

- La fisioterapia, la terapia ocupacional y la logopedia/terapia para la deglución pueden ser útiles para los pacientes y los cuidadores.
- Los pacientes con disfagia significativa pueden requerir una gastrostomía de alimentación.

TRATAMIENTO AGUDO

Ninguno disponible.

TRATAMIENTO CRÓNICO

- La levodopa puede ser ligeramente útil en la rigidez y la bradicinesia que aparecen de forma precoz en la evolución de la enfermedad, pero pierde su eficacia rápidamente. Los agonistas de los receptores de la dopamina no suelen ser eficaces.
- Los inhibidores de la colinesterasa no han demostrado ser de ayuda para el deterioro cognitivo.

PRONÓSTICO

La supervivencia media tras el diagnóstico es <10 años.

DERIVACIÓN

Es apropiada la derivación a un neurólogo general o a un centro de trastornos del movimiento.

OTRAS CONSIDERACIONES

COMENTARIOS

- Una de las presentaciones más frecuentes son las caídas sin previo aviso, con frecuencia hacia atrás.
- La dificultad para mirar hacia abajo es un hallazgo exploratorio muy útil porque la parálisis de la mirada hacia arriba es frecuente con el envejecimiento normal.
- La respuesta escasa o no mantenida al tratamiento con levodopa sugiere otro diagnóstico alternativo a la enfermedad de Parkinson.

PREVENCIÓN

Ninguna conocida.

EDUCACIÓN SANITARIA DEL PACIENTE Y LA FAMILIA

Página web sobre todos los trastornos del movimiento con información sobre la enfermedad así como enlaces a grupos de apoyo y de debate: http://www.wemove.org.

BIBLIOGRAFÍA RECOMENDADA

Burn D, Lees A: Progressive supranuclear palsy: where are we now? *Lancet Neurol* 1:359, 2002.
Margery M: Lumping and splitting the Parkinson plus syndromes, *Neurol Clin* 19:3, 2001.
Pastor P, Tolosa E: Progressive supranuclear palsy: clinical and genetic aspects, *Curr Opin Neurol* 15:429, 2002.

AUTOR: **DAVID P. WILLIAMS, M.D.**

INFORMACIÓN BÁSICA

DEFINICIÓN

La paroniquia es una infección localizada o un absceso superficial del pliegue ungueal lateral y proximal. La paroniquia puede ser aguda o crónica.

CÓDIGO CIE-9CM
681.9 Paroniquia

EPIDEMIOLOGÍA Y DEMOGRAFÍA

- La paroniquia aguda afecta a los varones y las mujeres por igual.
- La paroniquia crónica es más frecuente en mujeres que en varones (9:1).
- La paroniquia aguda se presenta con mayor frecuencia en niños.
- La paroniquia crónica generalmente se presenta en la quinta o sexta décadas de la vida.
- La paroniquia es la infección más frecuente de la mano.

SÍNTOMAS Y SIGNOS

- La paroniquia aguda generalmente se manifiesta con inicio súbito de enrojecimiento, inflamación y dolor con formación de absceso o celulitis en el pliegue ungueal. Con frecuencia existe líquido con material purulento.
- La paroniquia crónica es insidiosa y se manifiesta con una inflamación y un eritema leves de los pliegues ungueales.
- La paroniquia aguda generalmente afecta sólo a un dedo.
- La paroniquia crónica puede afectar a más de un dedo.
- La paroniquia aguda generalmente afecta al dedo pulgar.
- La paroniquia crónica con frecuencia afecta al dedo medio.

ETIOLOGÍA

- Cualquier interrupción del sello entre el pliegue ungueal proximal y la placa ungueal puede causar una paroniquia.
- La paroniquia aguda es casi siempre de origen bacteriano (p. ej., *Staphylococcus aureus* [el más frecuente], *Streptococcus pyogenes*, *Streptococcus faecalis*, *Proteus sp.* y *Pseudomonas sp.* y anaerobios).
- La paroniquia crónica está causada con frecuencia por *Candida albicans* (70%) y los microorganismos bacterianos son responsables del restante 30%.
- Los traumatismos, el hábito de morderse las uñas, los padrastros, la diabetes y la exposición crónica al agua son frecuentes factores predisponentes de la paroniquia.

DIAGNÓSTICO

El diagnóstico de la paroniquia es claro en la exploración física.

DIAGNÓSTICO DIFERENCIAL

- Panadizo herpético.
- Granuloma piogénico.
- Verrugas virales.
- Gangliones.
- Carcinoma epidermoide.

VALORACIÓN

Generalmente no se requiere una valoración a menos que fracase el tratamiento.

PRUEBAS DE LABORATORIO

- Tinción de Gram y cultivo de cualquier drenaje purulento.
- El montaje con KOH puede mostrar seudohifas.

DIAGNÓSTICO POR IMAGEN

Radiografía del dedo si se considera la posibilidad de osteomielitis.

TRATAMIENTO

TRATAMIENTO NO FARMACOLÓGICO

- Para la paroniquia aguda sin drenaje purulento, las inmersiones en agua caliente tres o cuatro veces al día pueden ser útiles. Si existe pus, se requiere drenaje quirúrgico.
- Para la paroniquia crónica, evitar la inmersión crónica en agua o la exposición a la humedad.

TRATAMIENTO AGUDO

- Una cefalosporina de primera generación (p. ej., cefalexina, 250 a 500 mg cuatro veces al día) o una penicilina resistente a penicilinasas (p. ej., dicloxacilina, 250 a 500 mg cuatro veces al día) son generalmente los antibióticos de elección para la paroniquia aguda.
- Los antibióticos alternativos son la clindamicina y la amoxicilina-clavulanato potásico.
- El drenaje quirúrgico está indicado si se detecta exudado purulento.
- Se utiliza un bisturí del nº 11 para levantar el perioniquio lateral y el eponiquio proximal de la uña, lo cual facilita el drenaje.
- Si el pus se localiza bajo la uña, puede levantarse y resecarse el borde lateral de la uña del lecho ungueal.

TRATAMIENTO CRÓNICO

- Si no se encuentra ningún microorganismo fúngico, la tinción de yoduro (2 gotas dos veces al día) ayuda a mantener la uña y la piel seca.
- La paroniquia crónica causada por *Candida albicans* se trata con fármacos antifúngicos tópicos (p. ej., miconazol o ketoconazol aplicados tres veces al día).
- Los casos que no respondan pueden ser tratados con itraconazol o fluconazol pero debería realizarse tras consultar con dermatología y/o especialista en enfermedades infecciosas.
- Puede requerirse cirugía en casos refractarios.

PRONÓSTICO

- La mayoría de las paroniquias se resuelven en 7 a 10 días con tratamiento adecuado.
- La osteomielitis es una complicación potencial de la paroniquia.
- La paroniquia crónica no tratada conduce a un engrosamiento y decoloración con pérdida final de la uña.

DERIVACIÓN

La paroniquia crónica resistente al tratamiento médico tópico es mejor que sea derivada a dermatología y/o enfermedades infecciosas. Se consultará a un cirujano de la mano si se requiere drenaje del absceso o si se considera un tratamiento quirúrgico.

OTRAS CONSIDERACIONES

COMENTARIOS

- Las mujeres con paroniquia crónica causada por *Candida albicans* deberían ser también exploradas en busca de vaginitis candidiásica.
- El aparato digestivo, incluidos la boca y el intestino, son las fuentes habituales de *Candida albicans* en la paroniquia crónica.

BIBLIOGRAFÍA RECOMENDADA

Rich P: Nail disorders: diagnosis and treatment of infectious, inflammatory, and neoplastic conditions, *Med Clin North Am* 82:1171, 1998.

Rockwell PG: Acute and chronic paronychia, *Am Fam Physician* 63:1113, 2001.

AUTORES: **PETER PETROPOULOS, M.D.** y **DENNIS MIKOLICH, M.D.**

INFORMACIÓN BÁSICA

DEFINICIÓN

Se habla de presentación de nalgas cuando el eje longitudinal del feto queda situado de tal forma que el polo cefálico ocupa el fondo del útero. Existen tres tipos, cuyos porcentajes respectivos a término se recogen en paréntesis: franca (48-73%, caderas flexionadas, muslos extendidos); completa (4,6-11,5%, caderas y rodillas flexionadas); y de pies (12-38%, caderas extendidas).

CÓDIGO CIE-9CM
652.2 Presentación de nalgas sin mención de la versión

EPIDEMIOLOGÍA Y DEMOGRAFÍA

INCIDENCIA: Depende de la edad gestacional: 3-4% en general, pero 14% a las 29-32 semanas y 33% a las 21-24 semanas .

MORTALIDAD PERINATAL: 9-25%, lo que supone 3-5 veces más que en un parto a término en cefálica. Si se corrige en función del aumento asociado de las malformaciones congénitas y las complicaciones propias de la prematuridad, la morbimortalidad se aproxima a la de la presentación de vértex a término sea cual sea el tipo de parto.

SÍNTOMAS Y SIGNOS

- Mantener un elevado índice de sospecha.
- La ausencia de parte de presentación en la exploración vaginal.
- Los tonos cardíacos fetales se auscultan por encima del ombligo.
- Las maniobras de Leopold muestran una parte fetal móvil en el fondo uterino.

ETIOLOGÍA

- Alteraciones de la placentación (fúndica), alteraciones uterinas (fibroides, tabiques), masas pélvicas o anexiales, alteraciones del tono muscular fetal o malformaciones fetales.
- Trastornos asociados: trisomías 13, 18 y 21, síndrome de Potter, distrofia miotónica, prematuridad.

DIAGNÓSTICO

DIAGNÓSTICO DIFERENCIAL

Presentación de vértex, oblicua o transversa.

VALORACIÓN

- Si es posible, determinar las razones para la presentación de nalgas, los antecedentes de alteraciones uterinas, la edad gestacional o las malformaciones congénitas asociadas.
- Valorar el estado del feto, mediante monitorización continua de la frecuencia cardíaca fetal o ecografía.
- Valorar la pelvis para determinar la posibilidad de un parto vaginal.
- Valorar los riesgos para la seguridad de un parto vaginal o por cesárea.

DIAGNÓSTICO POR IMAGEN

Ecografía para valorar:
- Malformaciones fetales, como hidrocefalia.
- Localización de la placenta.
- Posición relativa de la cabeza respecto de la columna (valorar la hiperextensión).
- Estimación del peso fetal (2.500 a 3.800 g).
- Tipo de presentación de nalgas (franca, completa o de pies).

CRITERIOS PARA LA PRUEBA DE PARTO

- Peso fetal estimado de 2.000-3.800 g.
- Nalgas francas.
- Pelvis adecuada.
- Cabeza fetal flexionada.
- Monitorización fetal continua.
- Progresión normal del parto.
- Disponibilidad de camas para anestesia y capacidad de realizar una cesárea de forma inmediata.
- Consentimiento informado.
- Obstetra con formación en partos de nalgas por vía vaginal.

CRITERIOS PARA LA CESÁREA

- Peso fetal estimado <1.500 g o >4.000 g.
- Presentación de pies (riesgo de prolapso del cordón del 20%, en general al final del embarazo).
- Pelvis inadecuada.
- Cabeza fetal hiperextendida (riesgo de lesión medular del 21%).
- Estado fetal no tranquilizador.
- Progresión anormal del parto.
- Ausencia de obstetras con experiencia.

TRATAMIENTO

TRATAMIENTO AGUDO

- Parto vaginal en pacientes seleccionadas: permitir a la madre realizar fuerzas de expulsión para empujar al feto hasta que la escápula sea visible (evitando la tracción), con flexión y/o fórceps de Piper, parto de la cabeza fetal.
- Realizar una cesárea por los motivos antes mencionados.
- Versión cefálica externa, éxito 60-75% de los casos tras la 37.ª semana; contraindicada en el desprendimiento de placenta, en la placenta de inserción baja, en la hipertensión materna, en las incisiones uterinas previas, en las gestaciones múltiples y en el estado fetal poco tranquilizador.
- La relajación pélvica o cervical adecuada es esencial para el parto vaginal (necesidad de anestesia durante el parto con relajantes uterinos a mano [NTG, terbutalina]).

COMPLICACIONES

- Atrapamiento de la cabeza: causa fundamental de muerte (salvo en fetos anormales), 88 casos por 1.000 partos, se evita manteniendo la flexión de la cabeza fetal, empleando el fórceps de Piper o las incisiones de Dührssen. Antes de las 36 semanas, HC > AC, por lo que existe predisposición fetal. Los desgarros de la tienda del cerebelo se producen como consecuencia de la cabeza hiperextendida. Asociación a trisomía 21 en 3-5% de los casos. Se debe evitar la hiperextensión de la cabeza durante el parto.
- Prolapso del cordón: se suele producir al final del parto. La incidencia depende del tipo de presentación: franca (0,5%), completa (4-5%) y de pies (10%).
- Brazo en la nuca: brazo extendido por encima de la cabeza fetal. Se produce cuando se realiza una tracción inadecuada antes del parto de la escápula fetal. El tratamiento depende de conseguir que el brazo atrapado pase por delante de la cara del niño.

PRONÓSTICO

Si se corrigen las variables de confusión, como la prematuridad o las malformaciones congénitas asociadas (6,3% de los partos de nalgas frente a 2,4% en población general), el método del parto tiene menos importancia sobre el pronóstico fetal de lo que antes se creía.

DERIVACIÓN

Un obstetra con práctica en partos vaginales de presentaciones de nalgas es un requisito previo para tratar el parto vaginal, aunque se debe explicar a la paciente que la cesárea también tiene riesgos (como la hiperextensión de la cabeza fetal con las consiguientes lesiones medulares), que se pueden reducir, pero no eliminar.

OTRAS CONSIDERACIONES

COMENTARIOS

En general la mortalidad de la presentación de nalgas está 13 veces aumentada y la morbilidad 7 veces. Las principales razones son el aumento de las malformaciones congénitas, la hipoxia perinatal, las lesiones traumáticas durante el parto y la prematuridad.

No existen contraindicaciones para inducir el parto en la presentación de nalgas y el parto vaginal no está prohibido en una primigrávida.

AUTOR: **SCOTT J. ZUCCALA, D.O.**

INFORMACIÓN BÁSICA

DEFINICIÓN

La pediculosis es la infestación por piojos. Los humanos pueden infestarse con tres tipos de piojos: *Pediculus capitis* (piojo de la cabeza [fig. 1-189]), *Pediculus corporis* (piojo del cuerpo) y *Phthirus pubis* (piojo pubiano o ladilla). Los piojos se alimentan de sangre humana y depositan sus huevos (liendres) en los tallos pilosos (piojos de la cabeza y del pubis) y a lo largo de las costuras de la ropa (piojo del cuerpo). Las liendres generalmente eclosionan en 7 a 10 días. Los piojos son parásitos humanos obligados y no pueden sobrevivir fuera de sus huéspedes durante más de 7 a 10 días.

CÓDIGO CIE-9CM
132.9 Pediculosis

EPIDEMIOLOGÍA Y DEMOGRAFÍA
- Existen de 6 a 12 millones de casos de piojos de la cabeza en EE.UU. al año.
- La infestación del cuero cabelludo por piojos es más frecuente en niños (niñas > niños).
- La infestación de las pestañas se ve más frecuentemente en los niños y puede indicar abusos sexuales.
- La posibilidad de adquirir una pediculosis pubiana a partir de una exposición sexual con un compañero infestado es >90% (ETS más contagiosa conocida).
- La pediculosis corporal es más frecuente en situaciones de higiene escasa.

SÍNTOMAS Y SIGNOS
- El prurito con excoriación puede estar producido por una reacción de hipersensibilidad, una inflamación por la saliva o por el material fecal de los piojos.
- Las liendres pueden identificarse explorando los tallos pilosos.
- La presencia de liendres en la ropa indica pediculosis corporal.
- Pueden existir adenopatías (adenopatías cervicales con la pediculosis de la cabeza y adenopatías inguinales con la pediculosis pubiana).
- Los piojos de la cabeza se encuentran con más frecuencia en la parte posterior de la cabeza y el cuello, por detrás de las orejas.
- El rascado puede causar pústulas y costras.
- La pediculosis pubiana puede afectar al pelo que rodea al ano.

ETIOLOGÍA
Los piojos se transmiten mediante contacto personal íntimo o por el uso de objetos contaminados (p. ej., peines, ropa de vestir o de cama, sombreros).

DIAGNÓSTICO

DIAGNÓSTICO DIFERENCIAL
- Dermatitis seborreica.
- Sarna.
- Eczema.
- Otros: cilindros pilares, triconodosis (pelo nudoso), moniletrix.

VALORACIÓN
El diagnóstico se realiza viendo los piojos o sus liendres. Se recomienda peinar el pelo con un peine de púas finas porque la inspección visual del pelo y el cuero cabelludo puede dejar escapar más del 50% de las infestaciones.

PRUEBAS DE LABORATORIO
La exploración con luz de Wood es útil para realizar un cribado a un gran número de niños: las liendres vivas son fluorescentes, las liendres vacías tienen una fluorescencia gris, las liendres con piojos no eclosionados muestran una fluorescencia blanca.

TRATAMIENTO

TRATAMIENTO NO FARMACOLÓGICO
- Los pacientes con pediculosis corporal deberían deshacerse de sus ropas infestadas y mejorar su higiene.
- La eliminación de las liendres mediante peinado es un tratamiento adyuvante ampliamente recomendado pero no demostrado.
- Los objetos personales como peines y cepillos deberían ser sumergidos en agua caliente durante 15 a 30 min.
- Los contactos íntimos y los convivientes también deberían ser explorados en busca de la presencia de piojos.

TRATAMIENTO AGUDO
Se dispone de los siguientes productos para el tratamiento de los piojos:
- Permetrina: disponible sin receta médica (permetrina al 1%) o con receta médica (permetrina al 5%); debería aplicarse en el pelo y el cuero cabelludo y aclararse tras 10 min. Generalmente no se requiere repetir la aplicación en pacientes con pediculosis de la cabeza.
- Lindano al 1%, piretrina S: disponibles en forma de champús o lociones; se aplican al área afectada y se eliminan mediante lavado en 5 min; debería repetirse el tratamiento en 7 a 10 días para destruir las liendres que eclosionen.
- El malatión u organofosfato son eficaces para la pediculosis de la cabeza. Está disponible mediante prescripción médica. Su uso debería evitarse en los niños ≤2 años de edad.
- La infestación de las pestañas puede ser tratada mediante la aplicación de gelatina de petróleo frotada en las pestañas tres veces al día durante 5 a 7 días. La aplicación de champú para bebés en las pestañas y cejas tres o cuatro veces al día durante 5 días también es eficaz. El uso de las gotas de fluoresceína aplicadas en los párpados y las pestañas es también tóxico para los piojos.
- En los pacientes en los que previamente ha fracasado el tratamiento o en los que se produzca una resistencia a la crema de permetrina al 1%, un ciclo de 10 días de trimetoprim-sulfametoxazol (TMP-SMX) 8 mg/kg/día de trimetoprim en varias dosis diarias es un tratamiento eficaz para la infestación por piojos de la cabeza.
- La ivermectina, un fármaco antiparasitario, administrado en una dosis oral única de 200 µg/kg es eficaz para la pediculosis de la cabeza resistente a otros tratamientos (actualmente no está aprobado por la FDA para la pediculosis).

OTRAS CONSIDERACIONES

COMENTARIOS
- Los pacientes con pediculosis pubiana deberían notificar sus contactos sexuales. Los compañeros sexuales del último mes deberían ser tratados.
- Los padres de los pacientes también deberían ser informados de que la pediculosis de la cabeza (a diferencia de la pediculosis corporal) no indica una mala higiene.

BIBLIOGRAFÍA RECOMENDADA
Flinders DC, DeSchweinitz P: Pediculosis and scabies, *Am Fam Physician* 69:341, 2004.
Meinking TL et al: An observer-blinded study of 1% permethrin crème rinse with and without adjunctive combing in patients with head lice, *J Pediatr* 141:665, 2002.
Roberts RJ: Head lice, *N Engl J Med* 346:1645, 2002.

AUTOR: **FRED F. FERRI, M.D.**

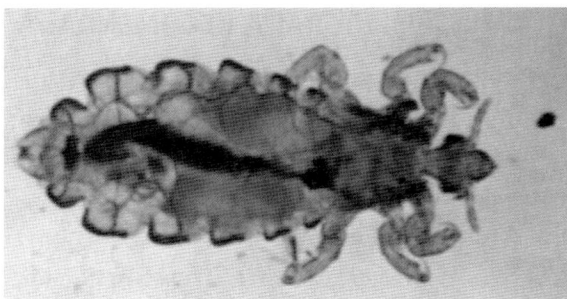

FIGURA 1-189 *Pediculus humanus* var. *capitis* (piojo de la cabeza). (De Mandell GL [ed.]: *Mandell, Douglas, and Bennett's principles and practice of infectious diseases*, 5.ª ed., Nueva York, 2000, Churchill Livingstone.)

INFORMACIÓN BÁSICA

DEFINICIÓN

La pedofilia es un trastorno sexual que implica impulsos y/o fantasías sexuales recurrentes, intensas y que producen malestar sobre niños prepúberes. Una persona debe tener al menos 16 años de edad y ser al menos 5 años mayor que el niño implicado. El comportamiento puede variar desde mirar, acariciar y masturbar hasta varios grados de penetración y coerción.

SINÓNIMOS

Pedofilia erótica.
Actos considerados abuso sexual o vejación infantiles.
Una de las parafilias.

CÓDIGO CIE-9CM
302.2 Pedofilia

EPIDEMIOLOGÍA Y DEMOGRAFÍA

PREVALENCIA (EN EE.UU.): el 12% de los varones y el 17% de las mujeres han comunicado haber sido objetos de tocamientos sexuales por una persona mayor cuando eran niños.

PREDOMINIO POR SEXOS:
- La mayoría de los perpetradores son varones: casi un 75% atraídos por el sexo femenino exclusivamente; casi un 25% atraídos por el sexo masculino exclusivamente; una pequeña minoría atraídos por los dos sexos.
- Las niñas sufren abusos sexuales 3 veces más que los niños; los niños y niñas procedentes de familias con bajos ingresos tienen una probabilidad 18 veces mayor de sufrir abusos sexuales.

DISTRIBUCIÓN POR EDADES: 1 de cada 7 ataques sexuales de preadolescentes se producen en los niños menores de 6 años de edad y un tercio son menores de 12 años.

INCIDENCIA MÁXIMA Generalmente se inicia en la adolescencia.

GENÉTICA: No se ha identificado ningún factor genético.

SÍNTOMAS Y SIGNOS

- Con frecuencia son tímidos, pasivos y tienen dificultades sociales e interpersonales.
- Es frecuente que haya sufrido abusos sexuales previamente.
- Excitación sexual por niños y niñas pequeños y por adultos con constitución similar a la infantil.
- No todos hacen realidad sus fantasías sexuales; en ocasiones pueden buscar ayuda antes de mantener relaciones sexuales con niños.
- Entre aquellos que finalmente abusan de niños, algunos «creen» que su comportamiento es bueno para el niño o bien recibido por él.

ETIOLOGÍA

- La experiencia personal con vejaciones previas puede ser importante, pero sólo una minoría de los niños que las sufren desarrollan pedofilia.
- Algunos expertos han señalado la influencia de factores de personalidad (es decir, estilos inadecuados de relación que radican en una familia disfuncional).
- Se han identificado niveles elevados de adrenalina y noradrenalina y respuestas reducidas del cortisol a las estimulaciones con metaclorofenilpiperacina en cohortes de pedófilos.

DIAGNÓSTICO

DIAGNÓSTICO DIFERENCIAL

- Psicosis: puede presentarse inicialmente con ideas o afirmaciones poco habituales que pueden raramente confundirse con una pedofilia; pero las afirmaciones o los comportamientos de los individuos psicóticos generalmente son desorganizados y de duración relativamente corta.
- Incesto: en ocasiones no está basado en la pedofilia, pero puede en su lugar ser el reflejo de una unidad familiar disfuncional.
- Comportamiento sexual parafílico en el contexto de otro trastorno como retraso mental, lesión cerebral o intoxicación por drogas.

VALORACIÓN

- La historia clínica es esencial para el diagnóstico; sin embargo, la mayoría de los pedófilos no son nada comunicativos incluso al responder preguntas directas por parte de un médico.
- Los niños que han sufrido abusos sexuales pueden desarrollar depresión y comportamientos agresivos, tienen una mayor frecuencia de trastornos por ansiedad y tienen problemas con los roles sexuales y el funcionamiento sexual apropiados para su edad.
- Debería obtenerse información colateral de miembros de la familia, posibles víctimas o de organizaciones legales y sociales; pero incluso entrevistadores experimentados pueden ser incapaces de diagnosticar una pedofilia de forma consistente.

PRUEBAS DE LABORATORIO

En ocasiones se recomienda realizar un perfil hormonal (testosterona total y libre, hormona luteinizante, hormona foliculoestimulante, prolactina y progesterona).

DIAGNÓSTICO POR IMAGEN

Útil solamente si el comportamiento pedófilo se considera una consecuencia de lesión del SNC (p. ej., traumatismo craneoencefálico o retraso mental), en estos casos una TC o una RM cerebral pueden documentar la extensión de una lesión anatómica.

TRATAMIENTO

TRATAMIENTO NO FARMACOLÓGICO

- Generalmente se obtiene tratamiento bajo coerción legal tras cargos por vejación infantil.
- Los abordajes conductuales se centran en el condicionamiento aversivo en el que un estímulo aversivo se empareja con la fantasía pedófila; cuando se mide el resultado por la repetición de cargos por vejación infantil, estos métodos tienen un éxito moderado.
- Terapia ambulatoria de grupo en ocasiones combinado con la administración de fármacos antiandrogénicos.
- Para las relaciones incestuosas adulto-niño no basadas en la pedofilia, se requiere una investigación y un tratamiento intensivos de los sistemas familiares.
- La pedofilia se considera un trastorno crónico. Por tanto, el tratamiento debería centrarse en la interrupción del comportamiento y en lograr un cambio conductual a largo plazo en la comunidad.
- Cualquier trastorno comórbido, como el alcoholismo o el trastorno del estado de ánimo, debería ser tratado también.

TRATAMIENTO AGUDO Y CRÓNICO

- Pueden requerirse períodos breves de ingreso hospitalario como precaución en los períodos de máximo estrés o riesgo.
- Castración química con compuestos antiandrogénicos; aunque la investigación sobre la dosis óptima y la eficacia de estos compuestos está aún en marcha, se considera que en general son seguros, eficaces y reversibles.
- Puede administrarse acetato de medroxiprogesterona v.o. (60 mg/día) o en forma i.m. de liberación prolongada (200 a 400 mg i.m. una vez a la semana).
- Los tratamientos que disminuyen la testosterona son el acetato de medroxiprogesterona o el acetato de leuprolida. Aunque estos fármacos suprimen la intensidad del impulso libidinoso, generalmente permiten una función eréctil.
- Algunos expertos defienden el uso de inhibidores selectivos de la recaptación de serotonina para suprimir el impulso sexual.

PRONÓSTICO

Los individuos no tratados que abusan de niños es muy probable que lo hagan de forma repetida.

DERIVACIÓN

- Derivar a un especialista en salud mental para tratamiento.
- Los médicos deberían conocer los requisitos para informar a la autoridad judicial.

BIBLIOGRAFÍA RECOMENDADA

Briken P, Hill A, Berner W: Pharmacotherapy of paraphilias with long-acting agonists of luteinizing hormone-releasing hormone: a systematic review, *J Clin Psychiatry* 64(8): 890, 2003.
Fagan PJ et al: Pedophilia, *JAMA* 288(19):2458, 2002.
Murray JB: Psychological profile of pedophiles and child molesters, *J Psychol* 134:211, 2000.

AUTORES: **MITCHELL D. FELDMAN, M.D., M.PHIL.** y **RIF S. EL-MALLAKH, M.D.**

INFORMACIÓN BÁSICA

DEFINICIÓN

- El pénfigo comprende un grupo de enfermedades crónicas autoinmunitarias que producen la formación de ampollas intraepidérmicas.
- El pénfigo tiene cuatro subtipos:
  1. Pénfigo vulgar (fig. 1-190).
  2. Pénfigo vegetante.
  3. Pénfigo foliáceo.
  4. Pénfigo eritematoso.
- El pénfigo vulgar es un trastorno cutáneo con formación de ampollas intraepidérmicas, cuya característica es que son fláccidas.

SINÓNIMO

Pénfigo.

CÓDIGO CIE-9CM
694.4 Pénfigo

EPIDEMIOLOGÍA Y DEMOGRAFÍA

- La incidencia es de 1/100.000.
- Más frecuente en los judíos Ashkenazi.
- Se presenta típicamente en la cuarta y quinta décadas de la vida.
- Varones = mujeres.
- Puede presentarse en los jóvenes.

SÍNTOMAS Y SIGNOS

- Historia clínica.
  1. Las lesiones de la mucosa oral se presentan típicamente las primeras, seguidas de una erupción ampollosa generalizada en escasos meses.
  2. Las lesiones son frágiles y se rompen fácilmente, dejando lesiones dolorosas al descubierto.
  3. Generalmente no pruriginoso.
- Signos:
  1. Distribución anatómica:
     a. Mucosa oral.
     b. Puede también afectar a la faringe, la laringe, la vagina, el pene, el ano y la mucosa conjuntival.
     c. Afectación cutánea generalizada.
  2. Configuración de las lesiones:
     a. Puede afectarse todo el epitelio escamoso estratificado.
  3. Morfología de la lesión:
     a. Bullas.
     b. Con frecuencia se presentan costras y erosiones al descubierto.

ETIOLOGÍA

El pénfigo vulgar, como todos los subtipos de pénfigo, es una enfermedad autoinmunitaria causada por la unión de autoanticuerpos a los antígenos de la capa epitelial de la piel.

DIAGNÓSTICO

El diagnóstico de pénfigo vulgar debería sospecharse en los pacientes con lesiones orales y ampollas fláccidas en la piel.

DIAGNÓSTICO DIFERENCIAL

- Penfigoide ampolloso (v. tabla 1-38).
- Penfigoide cicatricial.
- Enfermedad de Behçet.
- Eritema multiforme.
- Lupus eritematoso sistémico.
- Estomatitis aftosa.
- Dermatitis herpetiforme.
- Exantemas medicamentosos.

VALORACIÓN

La valoración de los pacientes con sospecha de pénfigo vulgar requiere pruebas específicas de laboratorio y análisis especiales histológicos y de inmunofluorescencia para establecer el diagnóstico.

PRUEBAS DE LABORATORIO

- Los autoanticuerpos pueden detectarse en el plasma mediante análisis de inmunofluorescencia indirecta.
- La biopsia cutánea muestra formación de bullas intraepidérmicas, también llamada acantolisis (pérdida de la adhesión celular entre las células epidérmicas).
- Los estudios de inmunofluorescencia directa e indirecta de la lesión muestran los depósitos de IgG y C3 en las capas epidérmicas de la piel.

DIAGNÓSTICO POR IMAGEN

La radiología no es útil en el diagnóstico del pénfigo vulgar.

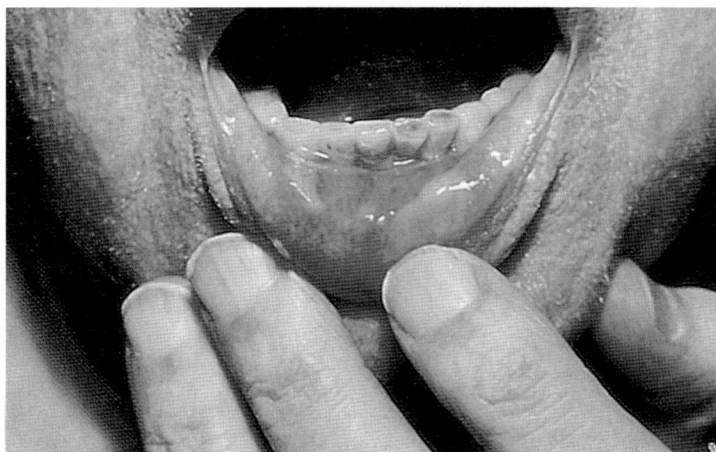

FIGURA 1-190 Pénfigo vulgar con lesiones orales y sin ampollas intactas. (Por cortesía del Departament of Dermatology, University of North Carolina at Chapel Hill. En Goldstein BG, Goldstein AO: *Practical dermatology*, 2.ª ed., St. Louis, 1997, Mosby.)

TABLA 1-38	**Diferencias entre pénfigo vulgar y penfigoide ampolloso**	
Características	**Pénfigo vulgar**	**Pénfigo ampolloso**
Edad	≥50 años	≥60 años
Localización	Mucosa oral, cara, tórax, ingle	Zonas de flexión, ingle, axila, con menor frecuencia orales
Hallazgos	Bullas fláccidas, ampollas intraepidérmicas, autoanticuerpos IgG	Bullas intactas, ampollas subepidérmicas, autoanticuerpos IgG y complemento
Tratamiento	Prednisona 40-60 mg/día, fármacos inmunodepresores; con frecuencia dependiente de esteroides de forma crónica	Prednisona 1 mg/kg/día o dosis superior inicialmente; reducir progresivamente la dosis a lo largo de meses o años
Pronóstico	>90% responden; significativos efectos secundarios de los esteroides	>90% responden; frecuentes remisiones y recurrencias

TRATAMIENTO

TRATAMIENTO NO FARMACOLÓGICO

- Utilizar jabones suaves.
- Humedecer las lesiones con solución de Burow.
- Puede emplearse una dieta blanda y lidocaína viscosa en los pacientes con lesiones orales.

TRATAMIENTO AGUDO

- En los casos leves, pueden utilizarse esteroides tópicos intralesionales (acetónido de triamcinolona 5 a 10 mg/ml) en las lesiones individuales.
- En los casos más graves, están indicados los corticoides sistémicos a dosis altas:
  1. Prednisona 200 a 400 mg/día durante 6 a 8 semanas, disminuir progresivamente la dosis hasta 15 mg/día.
  2. Los abordajes alternativos son la prednisona 80 a 120 mg v.o. al día aumentando la dosis rápidamente en 50% cada 7 días hasta que no aparezcan nuevas lesiones; después disminuir progresivamente la dosis durante un período de 6 meses.

TRATAMIENTO CRÓNICO

- Se intenta un tratamiento adyuvante para intentar disminuir la dosis de esteroides requerida.
  1. Azatioprina 100 a 150 mg al día junto con la prednisona.
  2. Ciclofosfamida 1 a 3 mg/kg/día.
  3. Dapsona 25 a 100 mg/día.
  4. Nicotinamida 500 mg v.o. al día más tetraciclina 1,5 a 3 g/día.
  5. Plasmaféresis.

PRONÓSTICO

- Antes del uso de los corticoides, aproximadamente el 75% de los pacientes fallecían debido al pénfigo.
- El tratamiento combinado de corticoides más adyuvantes ha disminuido las tasas de mortalidad hasta <10%.
- Los pacientes con pénfigo vulgar generalmente mueren debido a sepsis o a complicaciones del tratamiento.

DERIVACIÓN

Se recomienda la interconsulta a un dermatólogo para todo paciente con pénfigo vulgar.

OTRAS CONSIDERACIONES

COMENTARIOS

- El pénfigo vulgar, a diferencia del pénfigo ampolloso, se presenta raramente en los ancianos.
- Es importante diagnosticar el pénfigo vulgar en una fase precoz de su curso clínico.

BIBLIOGRAFÍA RECOMENDADA

Bickle K, Roark TR, Hsu S: Autoimmune bullous dermatoses: a review, *Am Fam Physician* 65(9):1861, 2002.

Brenner S, Sasson A, Sharon O: Pemphigus and infections, *Clin Dermatol* 20(2):114, 2002.

Stanley JR: Therapy of pemphigus vulgaris, Editorial, *Arch Dermatol* 135(1):76, 1999.

Toth GG, Jonkman MF: Therapy of pemphigus, *Clin Dermatol* 19(6):761, 2001.

AUTOR: **PETER PETROPOULOS, M.D.**

INFORMACIÓN BÁSICA

DEFINICIÓN

El penfigoide ampolloso es una enfermedad ampollosa subepidérmica de base autoinmunitaria, que afecta a ancianos.

SINÓNIMO

Dermatosis ampollosa autoinmunitaria subepidérmica.

CÓDIGO CIE-9CM
694.5 Penfigoide

EPIDEMIOLOGÍA Y DEMOGRAFÍA

- Se suelen ver en ancianos mayores de 70 años.
- Incidencia 10/millón.
- Igual prevalencia en varones y mujeres.
- No predilección racial.
- Es la más frecuente de las dermatosis ampollosas autoinmunitarias.

SÍNTOMAS Y SIGNOS

Anamnesis:
- El penfigoide ampolloso suele debutar como un exantema urticarial o eczematoso en las extremidades.
- Las ampollas se forman entre 1 semana y varios meses.

Exploración física:
- Distribución anatómica:
  1. Superficies flexoras de los brazos, piernas, ingle, axila y parte distal del abdomen.
  2. No afecta a la cabeza y el cuello.
  3. Rara la afectación de mucosas.

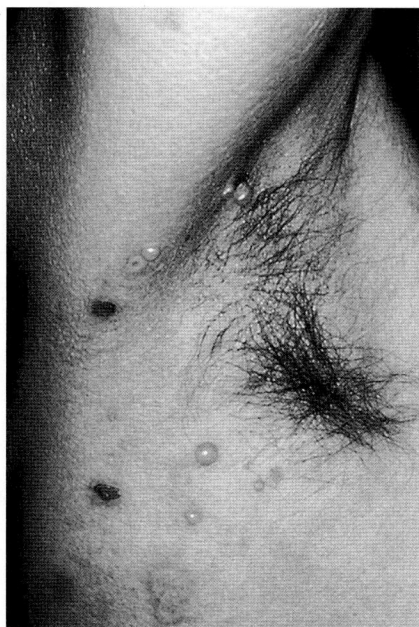

FIGURA 1-191 Penfigoide ampolloso. Obsérvense las ampollas intactas con erosiones en distribución distinta de las flexuras. (De Goldstein BG, Goldstein AO: *Practical dermatology*, 2ª ed., St. Louis, 1997, Mosby.)

- Configuración de las lesiones.
  1. Pueden localizarse en las extremidades o ser generalizadas.
  2. Las lesiones se agrupan de forma irregular, aunque a veces son serpiginosas (fig. 1-191).
- Morfología de las lesiones.
  1. Las ampollas miden entre 5 mm y 2 cm de diámetro.
  2. Contienen líquido claro o sanguinolento.
  3. Se originan en la piel normal o sobre base eritematosa.
  4. Se curan sin cicatriz si se denudan.

ETIOLOGÍA

El penfigoide ampolloso es una enfermedad autoinmunitaria con depósitos de IgG y/o C3 que reacciones con antígenos de la zona membrana basal.

DIAGNÓSTICO

Se debe plantear el diagnóstico de penfigoide ampolloso en cualquier anciano con ampollas pruriginosas.

DIAGNÓSTICO DIFERENCIAL

- Penfigoide cicatrizal.
- Herpes gestacional.
- Epidermólisis ampollosa adquirida.
- Lupus eritematoso sistémico.
- Eritema multiforme.
- Pénfigo.
- Erupciones medicamentosas.
- Penfigoide nodular.

VALORACIÓN

La clínica y las lesiones cutáneas características ayudan a realizar el diagnóstico de penfigoide ampolloso. La pruebas de laboratorio específicas, la tinción de la biopsia de piel y la inmunofluorescencia lo confirman.

PRUEBAS DE LABORATORIO

- Anticuerpos frente a la zona de membrana basal se detectan en el suero en el 70% de los pacientes con penfigoide ampolloso.
- La tinción de la biopsia cutánea con hematoxilina-eosina muestra ampollas subepidérmicas.
- La inmunofluorescencia directa e indirecta muestra presencia de inmunocomplejos de IgG y C3.
- La microscopia inmunoelectrónica también muestra depósitos inmunes en la zona de la membrana basal.

TRATAMIENTO

El tratamiento del penfigoide ampolloso depende del grado de afectación y la velocidad de progresión de la enfermedad.

TRATAMIENTO NO FARMACOLÓGICO

- Evitar el rascado.
- Utilizar jabones suaves y emolientes después del baño para evitar la sequedad de la piel.

TRATAMIENTO AGUDO

- Los corticosteroides sistémicos se consideran el tratamiento convencional de los penfigoides ampollosos más evolucionados:
  1. Prednisona 1 mg/kg/día es el fármaco recomendado en general y se mantiene hasta que se interrumpe la aparición de nuevas ampollas. La dosis se ajusta hasta 20-40 mg y posteriormente se reduce de forma gradual según la clínica.
- Los corticosteroides tópicos se han empleado en general en pacientes con penfigoide ampolloso localizado; sin embargo, recientemente se ha visto que este tratamiento es eficaz para las formas moderadas y graves de la enfermedad y mejor que los esteroides orales.
- Si los pacientes no pueden tomar esteroides, se puede administrar dapsona, nicotinamida y tetraciclina combinadas o azatioprina.

TRATAMIENTO CRÓNICO

- Se dispone de protocolos combinados de prednisona y azatioprina para tratamiento del penfigoide ampolloso.
- Se puede plantear la ciclofosfamida para reducir el uso prolongado crónico de esteroides.

PRONÓSTICO

Se calcula que la mortalidad es del 19% al año, del 6% a los 2 años y del 28-30% a los 3 años.

DERIVACIÓN

Si se sospecha un penfigoide ampolloso, se recomienda consultar con el dermatólogo para que ayude en las decisiones sobre diagnóstico, control y tratamiento.

OTRAS CONSIDERACIONES

COMENTARIOS

- El penfigoide ampolloso se ha asociado a diabetes, esclerosis múltiple, anemia perniciosa, artritis reumatoide, liquen plano, psoriasis y vitíligo.
- No se conoce que se transforme en un tumor maligno ni sea un signo dermatológico de tumores de este tipo.

BIBLIOGRAFÍA RECOMENDADA

Joly P et al: A comparison of oral and topical corticosteroids in patients with bullous pemphigoid, *N Engl J Med* 346:321, 2002.

Korman NJ: Bullous pemphigoid: the latest in diagnosis, prognosis and therapy, *Arch Dermatol* 134(9):1137, 1998.

AUTOR: **PETER PETROPOULOS, M.D.**

INFORMACIÓN BÁSICA

DEFINICIÓN

La pericarditis es la inflamación (o infiltración) del pericardio asociado a una amplia variedad de causas (v. «Etiología»).

CÓDIGO CIE-9CM
420.91 Pericarditis

EPIDEMIOLOGÍA Y DEMOGRAFÍA

- La incidencia de la pericarditis aguda es del 2-6%.
- La incidencia es superior en varones y en adultos comparado con los niños.
- La causa más frecuente (>40%) de la pericarditis constrictiva es la idiopática.
- El uso de fármacos trombolíticos ha reducido en gran medida la incidencia de la pericarditis posinfarto y el síndrome de Dressler.

SÍNTOMAS Y SIGNOS

- Dolor intenso y constante que se localiza en la pared anterior del tórax y que puede irradiarse a los brazos y la espalda; puede diferenciarse de la isquemia miocárdica en que el dolor se intensifica con la inspiración y se alivia en sedestación e inclinación hacia delante (el dolor de la isquemia miocárdica no es pleurítico).
- El roce de fricción pericárdico se escucha mejor con el paciente erguido e inclinado hacia delante y presionando el fonendoscopio firmemente contra el tórax; consta de tres sonidos cortos, ásperos:
  1. Componente sistólico.
  2. Componente diastólico.
  3. Componente diastólico tardío (asociado a contracción auricular).
- Si se observan los siguientes signos puede estar produciéndose un taponamiento cardíaco:
  1. Taquicardia.
  2. Presión arterial y presión de pulso bajas.
  3. Distensión de venas cervicales.
  4. Pulso paradójico.

ETIOLOGÍA

- Idiopática (posiblemente posviral).
- Infecciosa (viral, bacteriana, tuberculosa, fúngica, amebiana, toxoplasmosis).
- Enfermedad del colágeno vascular (LES, artritis reumatoide, esclerodermia, vasculitis, dermatomiositis).
- Síndrome lúpico inducido por fármacos (procainamida, hidralazina, fenitoína, isoniazida, rifampicina, doxorrubicina, mesalamina).
- IM agudo.
- Traumática o postraumática.
- Tras IM (síndrome de Dressler).
- Tras pericardiotomía.
- Tras irradiación mediastínica (p. ej., pacientes con enfermedad de Hodgkin).
- Uremia.
- Sarcoidosis.
- Neoplasias (primarias o metastásicas).
- Fuga del saco pericárdico de un aneurisma aórtico.

- Fiebre mediterránea familiar.
- Fiebre reumática.
- Infiltración leucémica.
- Otros: anticoagulantes, amiloidosis, TPI.

DIAGNÓSTICO

DIAGNÓSTICO DIFERENCIAL

- Angina de pecho.
- Infarto pulmonar.
- Aneurisma disecante.
- Alteraciones GI (p. ej., hernia de hiato, rotura esofágica).
- Neumotórax.
- Hepatitis.
- Colecistitis.
- Neumonía con pleuritis.

VALORACIÓN

ECG, pruebas de laboratorio y ecocardiografías.

PRUEBAS DE LABORATORIO

Las siguientes pruebas pueden ser útiles en situaciones de casos no claros:

- HC con recuento diferencial.
- Títulos virales (agudos y de convalecencia).
- VSG (no específico pero puede tener valor en el seguimiento de la enfermedad y la respuesta al tratamiento).
- ANA, factor reumatoide.
- PPD, títulos de ASLO.
- BUN, creatinina.
- Hemocultivos.
- Isoenzimas cardíacas (generalmente normales, pero pueden producirse ligeras desviaciones de CK-MB debido a la epicarditis asociada).

DIAGNÓSTICO POR IMAGEN

- Ecocardiograma para detectar y determinar la cantidad de derrame pericárdico; la ausencia de derrame no descarta el diagnóstico de pericarditis. Existe divergencia entre las presiones sistólicas del ventrículo derecho e izquierdo en el taponamiento cardíaco y la pericarditis constrictiva.
- ECG: varía con la fase evolutiva de la pericarditis.
  1. Fase aguda: elevaciones difusas del segmento ST (especialmente evidentes en las derivaciones precordiales), que pueden diferenciarse del IM agudo por:
     a. La ausencia de depresión recíproca del segmento ST en las derivaciones de orientación opuesta (puede verse depresión recíproca del segmento ST en aV_R y VI).
     b. Los segmentos ST elevados son cóncavos hacia arriba.
     c. La ausencia de ondas Q.
  2. Fase intermedia: vuelta del segmento ST a la línea basal e inversión de la onda T en las derivaciones que previamente mostraban elevación del segmento ST (fig. 1-192).

  3. Fase tardía: resolución de los cambios de la onda T.
- Radiografía de tórax.
  1. La silueta cardíaca aparece aumentada de tamaño si se ha acumulado más de 250 ml de líquido.
  2. Pueden verse calcificaciones alrededor del corazón en la pericarditis constrictiva.

TRATAMIENTO

TRATAMIENTO NO FARMACOLÓGICO

- Limitación de la actividad hasta que mejore el dolor.
- Educación sanitaria del paciente sobre las potenciales complicaciones (p. ej., taponamiento cardíaco, pericarditis constrictiva).

TRATAMIENTO AGUDO

- Tratamiento antiinflamatorio (AINE, [p. ej., naproxeno 500 mg dos veces al día, indometacina 25 a 50 mg tres veces al día]).
- Prednisona 30 mg dos veces al día para las formas graves de pericarditis aguda (antes de utilizar prednisona, debe descartarse pericarditis tuberculosa).
- Puede utilizarse la colchicina 0,6 mg dos veces al día como alternativa en los pacientes que no toleren AINE y corticoides.
- Considerar controlar la frecuencia ventricular con verapamil o diltiazem debido a la propensión de estos pacientes a la fibrilación auricular.
- Observación estrecha de los pacientes en busca de signos de taponamiento.
- Evitar los anticoagulantes (riesgo aumentado de hemopericardio).

TRATAMIENTO DE LA CAUSA SUBYACENTE:

1. Pericarditis bacteriana.
   a. Causada frecuentemente por estreptococos, meningococos, estafilococos, *Haemophilus*, bacterias gramnegativas, bacterias anaerobias.
   b. Tratamiento: antibióticos sistémicos y drenaje quirúrgico del pericardio.
2. Pericarditis fúngica.
   a. Causada por histoplasmosis, coccidioidomicosis, candidiasis, blastomicosis o aspergilosis.
   b. Tratamiento: anfotericina B i.v. y drenaje del espacio pericárdico (si es necesario).
3. Endocarditis tuberculosa.
   a. Tratamiento: fármacos antituberculosos durante un mínimo de 9 meses; el tratamiento precoz concomitante con corticoides puede disminuir la respuesta inflamatoria y mejorar el pronóstico.
   b. Puede ser necesaria la pericardiectomía de 2 a 4 semanas tras el inicio de los fármacos antituberculosos.
4. Enfermedad del colágeno vascular e idiopática: AINE, prednisona.
5. Urémica: diálisis.

COMPLICACIONES POTENCIALES DE LA PERICARDITIS:

1. Derrame pericárdico: el tiempo requerido para el desarrollo del derrame pericárdico es de gran importancia; si la frecuencia de acumulación es lenta, el pericardio puede distenderse gradualmente y acomodar un derrame abundante (hasta 1.000 ml), mientras que la acumulación rápida puede producir un taponamiento incluso con 200 ml de líquido.

2. Pericarditis crónica constrictiva:
   a. La exploración física muestra una distensión de las venas yugulares, signo de Kussmaul (aumento de la distensión venosa yugular durante la inspiración como consecuencia de un aumento del pulso venoso), chasquido pericárdico (sonido de llenado diastólico precoz que se escucha de 0,06 a 0,1 seg tras S_2), auscultación pulmonar normal, hepatomegalia dolorosa, edema maleolar, ascitis.
   b. Radiografía de tórax: campos pulmonares normales, corazón normal o ligeramente aumentado de tamaño, calcificación pericárdica.
   c. ECG: complejos QRS de bajo voltaje.
   d. Ecocardiograma: puede mostrar un engrosamiento del pericardio o puede ser normal.
   e. Cateterización cardíaca: contorno M o W del patrón venoso central producido por los senos sistólico (x) y diastólico (y) (esto lo diferencia del taponamiento cardíaco, que no muestra un descenso diastólico prominente; en la pericartidis crónica constrictiva también existe aumento de las presiones ventricular derecha y de la arteria pulmonar).
   f. Tratamiento: denudación o resección de ambas capas del pericardio constrictor.

3. Taponamiento cardíaco:
   a. Signos y síntomas: disnea, ortopnea, dolor interescapular.
   b. Exploración física: distensión de venas del cuello, sonidos cardíacos lejanos, diaforesis, taquipnea, taquicardia, signo de Ewart (área de matidez en el ángulo de la escápula izquierda producida por la compresión de los pulmones por el derrame pericárdico), pulso paradójico (disminución de >10 mm Hg en la presión sistólica durante la inspiración), hipotensión, disminución de la presión del pulso.
   c. Radiografía de tórax: cardiomegalia (la silueta cardíaca puede adquirir una configuración en botella de agua) con pulmones normales; la radiografía de tórax puede ser normal cuando se produce un taponamiento agudo rápidamente en ausencia de derrame pericárdico previo.
   d. El ECG muestra una disminución de la amplitud del complejo QRS, variación de la amplitud de la onda R de latido a latido (alternancia eléctrica). Esta es la consecuencia de la oscilación cardíaca en el saco pericárdico de latido a latido y se produce frecuentemente con los derrames neoplásicos.
   e. Ecocardiograma: detecta derrames de hasta 30 ml; puede también apreciarse un movimiento paradójico de la pared cardíaca.
   f. Cateterización cardíaca: igualamiento de las presiones en las cámaras cardíacas, elevación de la presión de la aurícula derecha con un seno x prominente pero sin un descenso y significativo.
   g. También puede utilizarse la RM para diagnosticar los derrames pericárdicos.
   h. El tratamiento del derrame pericárdico consiste en una pericardiocentesis inmediata preferiblemente mediante paracentesis con aguja guiada por ecocardiografía, fluoroscopia o TC; en los pacientes con derrames recurrentes (p. ej., neoplasias), puede ser necesaria la colocación de un catéter de drenaje percutáneo o un drenaje mediante ventana pericárdica a la cavidad pleural. El líquido aspirado debería enviarse para ser analizado (proteínas, LDH, citología, HC, tinción de Gram, tinción de Ziehl) y cultivos para micobacterias, hongos y cultivo y antibiograma bacteriano.

PRONÓSTICO

- Resolución completa del dolor y el resto de los síntomas y signos durante las 3 primeras semanas de tratamiento.
- Recurrencia en el 10-15% de los pacientes en los primeros 12 meses.
- Pericarditis recurrente en el 28% de los pacientes.
- La pericarditis aguda recurrente y el derrame pericárdico importante crónico idiopático sin taponamiento pueden responder al tratamiento con colchicina.
- La recurrencia de un derrame importante tras la pericardiocentesis es frecuente en los pacientes con derrame pericárdico crónico idiopático. En estos pacientes debería considerarse la pericardiectomía.

BIBLIOGRAFÍA RECOMENDADA

Goyle K, Walling A: Diagnosing pericarditis, *Am Fam Physician* 66:1695, 2002.

Spodick DH: Acute cardiac tamponade, *N Engl J Med* 349:7, 2003.

AUTOR: **FRED F. FERRI, M.D.**

PERICARDITIS, PATRÓN EVOLUTIVO

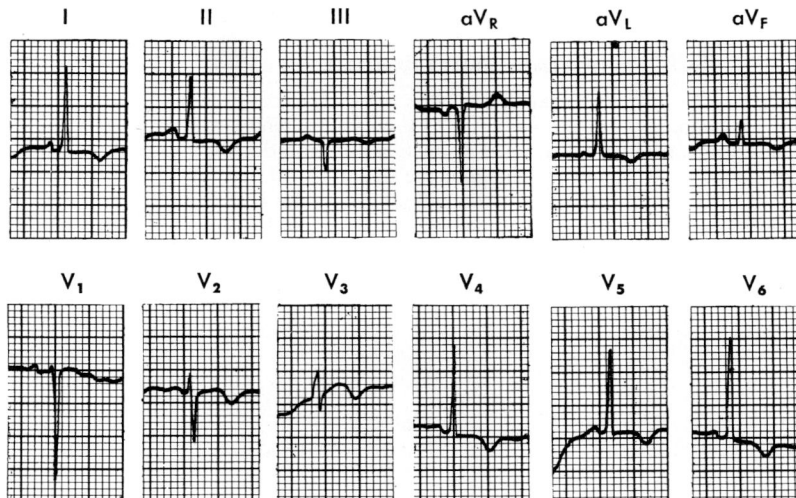

FIGURA 1-192 **Obsérvese la inversión difusa de la onda T en las derivaciones I, II, III, aV$_L$, aV$_F$ y V$_2$ a V$_6$.** (De Goldberg AL [ed.]: *Clinical electrocardiography*, 5.ª ed., St. Louis, 1994, Mosby.)

INFORMACIÓN BÁSICA

DEFINICIÓN

La peritonitis bacteriana espontánea (PBE) es una reacción inflamatoria del peritoneo secundaria a la presencia de bacterias u otros microorganismos. De forma más específica, la PBE se define como una infección del líquido ascítico sin un origen claro intraabdominal, tratable quirúrgicamente y que se presenta principalmente en pacientes con cirrosis hepática avanzada.

SINÓNIMO

Peritonitis primaria.

CÓDIGO CIE-9CM
567.2 Peritonitis

EPIDEMIOLOGÍA Y DEMOGRAFÍA

PREDOMINIO POR SEXOS: Varones > mujeres.

SÍNTOMAS Y SIGNOS

- Fiebre aguda con dolor abdominal o ascitis, náuseas, vómitos y diarrea acompañantes.
- En los pacientes cirróticos, la presentación puede ser sutil con febrícula (37,8 °C) con o sin alteraciones abdominales.
- En los pacientes con ascitis se requiere un alto grado de sospecha para su detección.
- Ictericia y encefalopatía.
- Deterioro del estado mental y/o de la función renal.

ETIOLOGÍA

- *Escherichia coli.*
- *Klebsiella pneumoniae.*
- *Streptococcus pneumoniae.*
- *Streptococcus sp.*, incluido *Enterococcus.*
- *Staphylococcus aureus.*
- Patógenos anaerobios: *Bacteriodes*, microorganismos *Clostridium.*
- Otros: fúngica, micobacteriana, viral.

DIAGNÓSTICO

El diagnóstico de la PBE se establece mediante un cultivo bacteriano positivo del líquido ascítico y un recuento absoluto elevado de los leucocitos polimorfonucleares (PMN) (≥250 células/mm³).

DIAGNÓSTICO DIFERENCIAL

- Apendicitis (en niños).
- Úlcera péptica perforada.
- Peritonitis secundaria.
- Absceso peritoneal.
- Absceso esplénico, hepático o pancreático.
- Colecistitis.
- Colangitis.

VALORACIÓN

La paracentesis y el análisis de líquido ascítico (v. «Pruebas de laboratorio») confirmarán el diagnóstico.

PRUEBAS DE LABORATORIO

El análisis del líquido ascítico muestra lo siguiente:
- Recuento de células polimorfonucleares (PMN): >250/mm³.
- Presencia de bacterias en la tinción de Gram.
- pH: <7,31.
- Ácido láctico: >32/dl.
- Proteínas: <1g/dl.
- Glucosa: >50 mg/dl.
- LDH: <225 mU/ml.
- Cultivo positivo del líquido peritoneal.
- Determinación del gradiente de albúmina plasma-ascitis: el gradiente de albúmina plasma-ascitis mide indirectamente la presión portal. La concentración de albúmina en el líquido ascítico y el plasma deben obtenerse el mismo día. Para obtener el gradiente, el valor del líquido ascítico se resta del valor plasmático. Si la diferencia (no la razón) es >1,1 g/dl, el paciente tiene hipertensión portal, con una precisión del 97%. Si la diferencia es <1,1 g/dl, no existe hipertensión portal. La gran mayoría de los pacientes con PBE tienen hipertensión portal secundaria a cirrosis.

DIAGNÓSTICO POR IMAGEN

- Ecografía abdominal: si existe dificultad clínica al realizar la paracentesis.
- TC: para descartar peritonitis secundaria (si está indicado) y para descartar la presencia de abscesos o masas.

TRATAMIENTO

TRATAMIENTO AGUDO

Cefotaxima 1 a 2 g i.v. cada 8 h o ceftriaxona 2 g i.v. cada 24 h en los pacientes con función renal normal; la duración del tratamiento generalmente es de 7 a 10 días. El tratamiento con quinolonas orales (ofloxacino 400 a 800 mg/día) o ciprofloxacino puede ser una alternativa aceptable en determinados pacientes.

PROFILAXIS

Administrar trimetoprim/sulfametoxazol a dosis diaria doble 5 días/semana o ciprofloxacino 750 mg/semana v.o. Ambos han demostrado disminuir la incidencia de PBE en los pacientes con cirrosis.

OTRAS CONSIDERACIONES

COMENTARIOS

- La insuficiencia renal es una causa muy importante de morbilidad en los pacientes cirróticos con PBE. El uso de la albúmina i.v. (1,5 g/kg en el momento del diagnóstico y 1 g/kg al tercer día) puede disminuir la tasa de insuficiencia renal y mortalidad en los pacientes con PBE.
- Los criterios para el diagnóstico de PBE requieren una paracentesis abdominal y un análisis del líquido ascítico antes de realizar un diagnóstico de PBE.
- El cultivo del líquido ascítico como si fuera sangre (introduciendo el líquido ascítico en botellas para hemocultivos en el momento de la extracción) ha demostrado aumentar significativamente la positividad del líquido ascítico en los cultivos.
- La laparotomía puede ser potencialmente mortal en la cirrosis terminal.
- Los hemocultivos positivos en un individuo con ascitis requiere descartar un origen peritoneal mediante paracentesis.

BIBLIOGRAFÍA RECOMENDADA

Garcia-Tsao G: Current management of the complications of cirrhosis and portal hypertension: variceal hemorrhage, ascites, and spontaneous bacterial peritonitis, *Gastroenterology* 120(3):726, 2001.

Navassa M et al: Randomized, comparative study of oral ofloxacin versus intravenous cefotoxin in spontaneous bacterial peritonitis, *Gastroenterology* 111:1011, 1996.

Runyon BA et al: The serum-ascites albumin gradient is superior to the exudates-transudate concept in the differential diagnosis of ascites, *Ann Intern Med* 117:215, 1992.

Sort P et al: Effects of intravenous albumin on renal impairment and mortality in patients with cirrhosis and SBP, *N Engl J Med* 341:403, 1999.

Such J, Runyon BA: Spontaneous bacterial peritonitis, *Clin Infect Disease* 27:669, 1998.

AUTORES: **JOSEPH F. GRILLO, M.D.** y **DENNIS J. MIKOLICH, M.D.**

INFORMACIÓN BÁSICA

DEFINICIÓN

La peritonitis se caracteriza por el inicio agudo de dolor abdominal grave secundario a la inflamación peritoneal.

La peritonitis secundaria es una peritonitis localizada (absceso) o difusa originada por un defecto en una víscera abdominal.

SINÓNIMOS

Abdomen agudo.
Abdomen quirúrgico.

CÓDIGO CIE-9CM
567.2 Peritonitis

EPIDEMIOLOGÍA Y DEMOGRAFÍA

Es una presentación clínica frecuente como consecuencia de diversas etiologías; por ejemplo, un 5-10% de la población tiene apendicitis aguda en algún momento de su vida.

SIGNOS

- Dolor abdominal agudo.
- Distensión abdominal y ascitis.
- Rigidez, defensa y signo de rebote abdominal.
- Fiebre, escalofríos.
- Agudización con el movimiento.
- Anorexia, náuseas y vómitos.
- Estreñimiento.
- Disminución de los ruidos intestinales.
- Hipotensión y bradicardia.
- Taquipnea, disnea.

ETIOLOGÍA

- Microbiología: las más frecuentes son las bacterias gramnegativas (*E. coli, Enterobacter, Klebsiella, Proteus*), las bacterias grampositivas (enterococos, estreptococos, estafilococos), los anaerobios (*bacteroides, clostridium*) y los hongos.
- Peritonitis aguda por perforación: perforación gastrointestinal, isquemia intestinal, peritonitis pélvica y otras formas.
- Peritonitis posquirúrgica: fuga anastomótica, perforación accidental y pérdida de vascularización.
- Peritonitis postraumática: tras traumatismo abdominal contuso o penetrante.

DIAGNÓSTICO

DIAGNÓSTICO DIFERENCIAL

- Posquirúrgico: absceso, sepsis, obstrucción intestinal, lesión de órganos internos.
- Gastrointestinal: víscera perforada, apendicitis, EII, colitis infecciosa, diverticulitis, colecistitis aguda, perforación de úlcera péptica, pancreatitis, obstrucción intestinal.
- Ginecológica: rotura de embarazo ectópico, EPI, rotura de quiste ovárico hemorrágico, torsión ovárica, leiomioma degenerativo.
- Urológico: nefrolitiasis, cistitis intersticial.
- Miscelánea: traumatismo abdominal, heridas penetrantes, infecciones secundarias a la diálisis intraperitoneal.

VALORACIÓN

- La peritonitis aguda es principalmente un diagnóstico clínico que se basa en la anamnesis del paciente y la exploración física.
- Las pruebas de laboratorio y de imagen (v. «Pruebas de laboratorio») ayudan a determinar la necesidad y el tipo de intervención.
- Si el paciente está hemodinámicamente inestable, debería realizarse una laparotomía diagnóstica inmediata en lugar de estudios diagnósticos auxiliares.

PRUEBAS DE LABORATORIO

- HC: leucocitosis, desviación izquierda, anemia.
- Bioquímica básica: alteraciones electrolíticas, alteración de la función renal.
- PFH: ascitis secundaria a enfermedad hepática, colelitiasis.
- Amilasa: pancreatitis.
- Hemocultivos: bacteriemia, sepsis.
- Cultivos peritoneales: etiología infecciosa.
- Gasometría arterial: acidosis respiratoria frente a metabólica.
- Análisis del líquido ascítico: exudado frente a transudado.
- Análisis de orina y cultivo: infección urinaria.
- Cultivos cervicales en busca de gonorrea y *Chlamydia*.
- hCG en orina/plasma.

DIAGNÓSTICO POR IMAGEN

- Radiología abdominal: gas libre secundario a perforación, dilatación del intestino delgado o grueso secundaria a obstrucción, identificación de fecalitos.
- Radiografía de tórax: elevación de diafragma, neumonía.
- Ecografía pélvica/abdominal: formación de abscesos, masa abdominal, embarazo intrauterino frente a ectópico, identificación de líquido libre sugerente de hemorragia o ascitis.
- TC: masas, ascitis.

TRATAMIENTO

TRATAMIENTO NO FARMACOLÓGICO

- Hidratación i.v. para corregir la deshidratación y la hipovolemia.
- Transfusión sanguínea para corregir la anemia secundaria a hemorragia.
- Descompresión nasogástrica, especialmente si existe obstrucción.
- Oxígeno: intubación si es necesario.
- Reposo en cama.

TRATAMIENTO AGUDO

- Cirugía para corregir la patología subyacente, como controlar una hemorragia, corregir una perforación, drenar un absceso, etc.
- Antibióticos de amplio espectro:
  1. Fármaco único: ceftriaxona 1 a 2 g i.v. cada 24 h, cefotaxima 1 a 2 g i.v. cada 4-6 h.
  2. Múltiples fármacos:
     a. Ampicilina 2 g i.v. cada 4-6 h; gentamicina 1,5 mg/kg/día; clindamicina 600 a 900 mg i.v. cada 8h.
     b. Ampicilina 2 g i.v. cada 4-6 h; gentamicina 1,5 mg/kg/día; metronidazol 500 mg i.v. cada 6-8 h.
- Control del dolor: morfina o meperidina según se necesite (no administrar hasta que se confirme el diagnóstico).

PRONÓSTICO

Dependiente de la etiología de la peritonitis, la edad del paciente, enfermedades médicas coexistentes y la duración del proceso antes de la presentación clínica.

DERIVACIÓN

Se requiere interconsulta a cirujano en todos los casos de peritonitis aguda.

BIBLIOGRAFÍA RECOMENDADA

Bosscha K, van Vroonhover TJ, van der Werken C: Surgical management of severe secondary peritonitis, *Br J Surg* 86(11):1371, 1999.

Marshall JC, Innes M: Intensive care management of intra-abdominal infection, *Crit Care Med* 31(8):2228, 2003.

Wittmann DH, Schein M, Condon RE: Management of secondary peritonitis, *Ann Surg* 224(1):10, 1996.

AUTOR: **ARUNDATHI G. PRASAD, M.D.**

INFORMACIÓN BÁSICA

DEFINICIÓN

La pielonefritis es una infección, generalmente bacteriana, de las vías urinarias altas.

SINÓNIMOS

Pielonefritis aguda.
Pionefrosis.
Ántrax renal.
Nefronía lobular.
Nefritis bacteriana aguda.

CÓDIGOS CIE-9CM
590.81 Pielonefritis
599.0 Infección urinaria
595.9 Cistitis

EPIDEMIOLOGÍA Y DEMOGRAFÍA

INCIDENCIA (EN EE.UU): Extremadamente frecuente.
PREDOMINIO POR SEXOS: Mujeres.
PREDOMINIO POR EDADES:
- Durante los años sexualmente activos de la mujer.
- En hombres, normalmente >50 años.

INCIDENCIA MÁXIMA: Véase «Incidencia».
GENÉTICA:
Infección congénita: Las anomalías estructurales congénitas pueden predisponer a infecciones a edades precoces.

SÍNTOMAS Y SIGNOS

- Fiebre.
- Rigidez.
- Escalofríos.
- Dolor en flanco.
- Disuria.
- Poliuria.
- Hematuria.
- Malestar general y apariencia tóxica.
- Náuseas y vómitos.
- Cefalea.
- Diarrea.
- Exploración física destacable.
  1. Dolor en ángulo costovertebral.
  2. Dolor intenso en flanco.

ETIOLOGÍA

- Bacilos gramnegativos como *E. coli* y *Klebsiella sp.* en más del 95% de los casos.
- Otros microorganismos gramnegativos menos frecuentes, especialmente si se ha realizado una técnica instrumental en el aparato urinario.
- Microorganismos gramnegativos resistentes o incluso hongos en pacientes ingresados en el hospital con catéteres permanentes.
- Microorganismos grampositivos como los enterococos.
- *Staphylococcus aureus*: su presencia en orina indica origen hematógeno.
- Virus: raramente, pero éstos están generalmente limitados a las vías bajas.

DIAGNÓSTICO

DIAGNÓSTICO DIFERENCIAL

- Nefrolitiasis.
- Apendicitis.
- Torsión o rotura de quiste ovárico.
- Glomerulonefritis aguda.
- EIP.
- Endometritis.
- Otras causas de abdomen agudo.
- Absceso perirrenal.
- Hidronefrosis.

VALORACIÓN

- En mujeres sexualmente activas no se requiere valoración.
- Infecciones que responden mal, especialmente con azoemia y bacteriemia franca.
  1. Ecografía renal.
  2. PIV.
  3. Para valorar la patología urológica subyacente como hidronefrosis.
- Estudios de imagen urológicos en todos los varones jóvenes y niños.
- Valoración prostática en varones de edad avanzada.

PRUEBAS DE LABORATORIO

- HC con recuento diferencial.
- Función renal.
- Hemocultivos.
- Urocultivos.
- Análisis de orina.
- Tinción gram de la orina.
- Ecografía renal urgente si obstrucción o sospecha de infección en espacio cerrado.
- La TC puede definir mejor la extensión de la acumulación del pus.
- Las TC helicoidales son excelentes para detectar cálculos.

TRATAMIENTO

TRATAMIENTO AGUDO

- Ingreso hospitalario en caso de:
  1. Pacientes con mal estado general.
  2. Infecciones complicadas.
  3. Diabetes.
  4. Sospecha de bacteriemia.
- Mantener a los pacientes bien hidratados.
- Los líquidos i.v. están indicados para aquellos incapaces de ingerir una adecuada cantidad de líquidos.
- Administrar antipiréticos como paracetamol cuando sea necesario.
- El tratamiento antibiótico debería iniciarse tras obtener cultivos y debería estar dirigido por los resultados del cultivo y el antibiograma.
  1. TMP-SMX oral (dos veces al día durante 10 días) o ciprofloxacino (500 mg vía oral dos veces al día durante 10 días): adecuado para los pacientes estables que pueden tolerar fármacos orales con microorganismos sensibles.
  2. TMP-SMX o ciprofloxacino i.v. para los pacientes con peor estado general.
  3. Ceftazidima 1 g i.v. cada 6-8 h.
  4. Añadir aminoglucósidos como la gentamicina (carga de 2 mg/kg i.v. seguido de 1 mg/kg i.v. cada 8 h ajustado para la función renal), aunque son nefrotóxicos, especialmente en diabéticos con azoemia.
  5. Vancomicina 1 g i.v. cada 12 h para cubrir los cocos grampositivos como los enterococos o los estafilococos.
  6. Ampicilina 1 a 2 g i.v. cada 4-6 h para cubrir los enterococos, pero se requiere un aminoglucósido para lograr sinergia.
  7. Ampicilina o amoxicilina oral: ya no son adecuadas para el tratamiento de las infecciones por gramnegativos debido a la resistencia.
- Drenaje inmediato con colocación de tubo de nefrostomía en caso de obstrucción.
- Drenaje quirúrgico de las grandes cantidades de pus para controlar la infección.
- Los pacientes diabéticos, así como aquellos con catéteres permanentes, tienen una tendencia especial a las infecciones complicadas y la formación de abscesos.

TRATAMIENTO CRÓNICO

- Reparar los problemas estructurales subyacentes, especialmente cuando existe compromiso de la función renal.
  1. Reflujo.
  2. Obstrucción.
  3. Debería considerarse la posibilidad de nefrolitiasis.
- Los pacientes con diabetes mellitus y catéteres urinarios permanentes tienen un riesgo especialmente elevado de infecciones graves y complicadas.
- Cuando sea posible, retirar los catéteres.

DERIVACIÓN

- Al cirujano: corrección quirúrgica de problemas urológicos subyacentes, como el reflujo y la hidronefrosis.
- Al pediatra: en niños pequeños, corrección inmediata del reflujo para evitar infecciones recurrentes así como la pérdida de función renal.
- Al internista: evaluación metabólica así como evaluación urológica intensivas y tratamiento de los pacientes con nefrolitiasis.

BIBLIOGRAFÍA RECOMENDADA

Benador D et al: Randomised controlled trial of three day versus 10 day intravenous antibiotics in acute pyelonephritis: effect on renal scarring, *Arch Dis Child* 84(3):241, 2001.

Foresman WH, Hulbert WC, Rabinowitz R: Does urinary tract ultrasonography at hospitalization for acute pyelonephritis predict vesicoureteral reflux? *J Urol* 165(6 pt 2):2232, 2001.

Vosti KL: Infections of the urinary tract in women: a prospective, longitudinal study of 235 women observed for 1-19 years, *Medicine* 81(5):369, 2002.

AUTOR: **JOSEPH J. LIEBER, M.D.**

INFORMACIÓN BÁSICA

DEFINICIÓN

La pitiriasis rosada es una erupción cutánea autolimitada frecuente de etiología desconocida.

CÓDIGO CIE-9CM
696.3 Pitiriasis rosada

EPIDEMIOLOGÍA Y DEMOGRAFÍA

- La mayoría de los casos de pitiriasis rosada se producen entre los 10 y los 35 años de edad; la edad media es de 23 años.
- La incidencia de la enfermedad es más elevada en otoño y primavera.
- La razón mujer:varón es de 1,5:1.

SÍNTOMAS Y SIGNOS

- La lesión inicial (placa heraldo) precede al exantema en aproximadamente 1 a 2 semanas; mide típicamente de 3 a 6 cm; tiene apariencia redonda u ovalada y con mayor frecuencia se localiza en el tronco.
- Le sigue la fase eruptiva 2 semanas después, con un pico tras 7 a 14 días.
- Las lesiones se localizan con mayor frecuencia en la zona abdominal inferior. Tienen una apariencia rosa asalmonada en blancos y una apariencia hiperpigmentada en negros.
- La mayoría de las lesiones tienen un diámetro de 4 a 5 mm; el centro tiene una apariencia en «papel de fumar»; el borde tiene un anillo descamativo característico (collarete).

- Las lesiones se presentan con distribución asimétrica y siguen las líneas de tensión del tronco (patrón en árbol de Navidad [fig. 1-193]).
- El número de lesiones varía entre unas pocas y cientos.
- La mayoría de los pacientes están asintomáticos; el prurito es el síntoma más frecuente.
- En aproximadamente el 25% de los casos existen antecedentes recientes de fatiga, cefalea, dolor de garganta y febrícula.

ETIOLOGÍA

Desconocida, posiblemente viral (picornavirus).

DIAGNÓSTICO

DIAGNÓSTICO DIFERENCIAL

- Tiña del cuerpo (puede descartarse mediante la exploración con hidróxido de potasio).
- Sífilis secundaria (ausencia de placa heraldo, pruebas serológicas positivas para sífilis).
- Psoriasis.
- Eczema numular.
- Erupción medicamentosa.
- Exantema viral.
- Eczema.
- Liquen plano.
- Tiña versicolor (las lesiones son de color más marrón y los bordes no son tan ovoideos).

VALORACIÓN

La presencia de la placa heraldo y el exantema característico son diagnósticos. La biopsia cutánea se reserva generalmente para los casos atípicos.

PRUEBAS DE LABORATORIO

Generalmente no son necesarias; pruebas serológicas para sífilis si está clínicamente indicado.

TRATAMIENTO

TRATAMIENTO NO FARMACOLÓGICO

La enfermedad es autolimitada y generalmente no requiere ninguna intervención terapéutica.

TRATAMIENTO AGUDO

- Utilizar una loción de calamina o antihistamínicos orales en los pacientes con prurito significativo.
- Utilizar prednisona en dosis descendente progresiva en 2 semanas en los pacientes con prurito grave.
- La exposición directa al sol o el uso de luz ultravioleta en la primera semana de erupción es beneficioso para reducir la gravedad de la enfermedad.

PRONÓSTICO

- Resolución completa espontánea del exantema en 4 a 8 semanas.
- Recurrencia infrecuente (<2% de los casos).

OTRAS CONSIDERACIONES

COMENTARIOS

Tranquilizar al paciente porque la enfermedad no es contagiosa y su curso clínico es benigno.

BIBLIOGRAFÍA RECOMENDADA

Stulberg D, Wolfrey J: Pityaris rosea, *Am Fam Physician*, 69:87, 2004.

AUTOR: **FRED F. FERRI, M.D.**

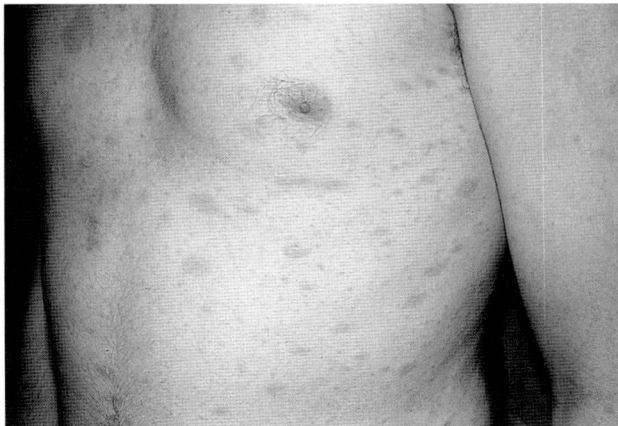

FIGURA 1-193   Pitiriasis rosada. Muestra el ejemplo de cómo la pitiriasis (collarete de pitiriasis fina con varias lesiones), la distribución y la forma de las lesiones (lesiones ovaladas con el eje longitudinal paralelo a las líneas de tensión cutáneas) y el color (rosa asalmonado) ayudan en el diagnóstico de la enfermedad dermatológica. (De Noble J [ed.]: *Textbook of primary care medicine*, 3.ª ed., St. Louis, 2001, Mosby.)

INFORMACIÓN BÁSICA

DEFINICIÓN

La pitiriasis versicolor es una infección fúngica de la piel causada por la levadura *Pityrosporum orbiculare* (*Malassezia furfur*).

CÓDIGO CIE-9CM
111.0 Pitiriasis versicolor

EPIDEMIOLOGÍA Y DEMOGRAFÍA

- Elevada incidencia en la adolescencia y adultos jóvenes.
- Más frecuente durante el verano (las lesiones hipopigmentadas son más evidentes si la piel está bronceada).

SÍNTOMAS Y SIGNOS

- La mayoría de las lesiones comienzan como múltiples máculas pequeñas y circulares de diferente color.
- Las máculas pueden ser más oscuras o más claras que la piel normal cincundante, descamándose al rascarse.
- El sitio de distribución más frecuente es el tronco.
- Las lesiones faciales son más frecuentes en el niño (la frente es la región facial más habitual).
- La erupción suele tener un inicio insidioso y asintomático.

- Las lesiones pueden ser hiperpigmentadas en negros.
- Las lesiones pueden ser poco notorias en personas de tez clara, especialmente durante el invierno.
- La mayoría de los pacientes advierten la erupción cuando las áreas afectas no se broncean (fig. 1-194).

ETIOLOGÍA

Esta infección está causada por las levaduras lipófilas *P. orbiculare* (forma redonda) y *P. ovale* (forma oval); estos microorganismos son habitantes normales de la flora cutánea; factores que favorecen su proliferación son la gestación, desnutrición, inmunosupresión, anticonceptivos orales y exceso de calor y humedad.

DIAGNÓSTICO

DIAGNÓSTICO DIFERENCIAL

- Vitíligo.
- Pitiriasis alba.
- Sífilis secundaria.
- Pitiriasis rosada.
- Dermatitis seborreica.

VALORACIÓN

El diagnóstico se basa en los hallazgos clínicos; la identificación de hifas y brotes de esporas (aspecto de fideos con albóndigas) mediante microscopia confirma el diagnóstico.

PRUEBAS DE LABORATORIO

El examen microscópico con hidróxido de potasio confirma el diagnóstico si era dudoso.

TRATAMIENTO

TRATAMIENTO NO FARMACOLÓGICO

La luz solar acelera la repigmentación de las áreas hipopigmentadas.

TRATAMIENTO AGUDO

- Tratamiento tópico: la suspensión de sulfuro de selenio al 2,5% aplicada diariamente 10 minutos durante 7 días consecutivos consigue tasas de curación del 80-90%.
- Los antifúngicos tópicos (p. ej., miconazol, ciclopirox, clotrimazol) también son eficaces aunque suelen ser caros.
- El tratamiento v.o. suele reservarse a casos resistentes. Fármacos eficaces son el ketoconazol, 200 mg al día durante 5 días, o una única dosis de 400 mg (tasa de curación >80%), fluconazol, 400 mg en una sola dosis (tasa de curación >70% a las 3 semanas del tratamiento), o itraconazol, 200 mg/día durante 5 días.

PRONÓSTICO

El pronóstico es bueno, produciéndose generalmente la muerte del hongo en las primeras 3-4 semanas de tratamiento; sin embargo, la recurrencia es frecuente.

OTRAS CONSIDERACIONES

COMENTARIOS

Debe informarse a los pacientes de que las áreas hipopigmentadas no desaparecerán de manera inmediata tras el tratamiento, pudiendo ser necesarios varios meses para que recobren su pigmentación.

AUTOR: **FRED F. FERRI, M.D.**

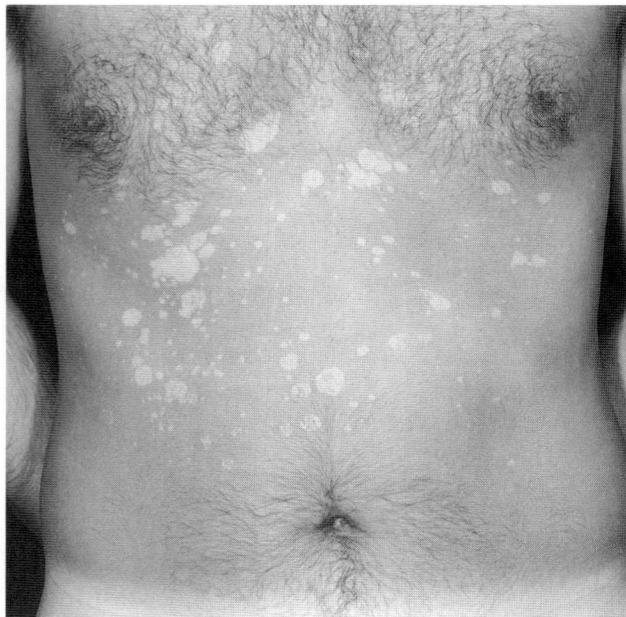

FIGURA 1-194   Clásica manifestación de la pitiriasis verticolor con parches blancos, ovales o circulares, sobre piel bronceada. (De Habif TB: *Clinical dermatology: a color guide to diagnosis and therapy*, 3.ª ed., St. Louis, 1996, Mosby.)

INFORMACIÓN BÁSICA

DEFINICIÓN

La placenta previa es la implantación de la placenta sobre el orificio interno. Se han definido cuatro grados de esta anomalía:

- Placenta previa total: el orificio interno está completamente cubierto.
- Placenta previa parcial: el orificio interno está cubierto parcialmente.
- Placenta previa marginal: el borde de la placenta está en el margen del orificio interno.
- Placenta de implantación baja: la placenta se implanta en el segmento inferior del útero, y aunque su borde no alcanza el orificio interno, está muy cerca de él.

Véase la fig. 1-195.

CÓDIGO CIE-9CM
641.1 Placenta previa

EPIDEMIOLOGÍA Y DEMOGRAFÍA

INCIDENCIA: 0,26-0,7% de los embarazos.

FACTORES DE RIESGO

Parto previo por cesárea (tras un parto de este tipo, el riesgo es del 1-4%; tras cuatro o más partos por cesárea, el riesgo se aproxima al 10%). La multiparidad también se ha asociado a la placenta previa.

SÍNTOMAS Y SIGNOS

La presentación clínica clásica de la placenta previa es la hemorragia vaginal indolora, generalmente en el segundo o tercer trimestre. Puede haber o no contracciones uterinas. En la exploración física, el útero está blando y sin dolor. El feto con frecuencia tiene presentación de nalgas, transversa o está alto. Generalmente no existe afectación del bienestar fetal.

ETIOLOGÍA

Indeterminada.

DIAGNÓSTICO

DIAGNÓSTICO DIFERENCIAL

- Placenta acreta.
- Placenta precreta.
- Placenta increta.
- Vasa previa.
- Desprendimiento de placenta.
- Traumatismo vaginal o cervical.
- Parto.
- Neoplasia local.

VALORACIÓN

- NO realizar una exploración vaginal digital.
- El diagnóstico de placenta previa raramente puede establecerse con firmeza sólo mediante exploración física. Puede realizarse una exploración con espéculo en el ámbito hospitalario para descartar una hemorragia local.
- Este diagnóstico no debería descartarse hasta que se haya excluido completamente su presencia mediante una evaluación integral que incluya una ecografía.

PRUEBAS DE LABORATORIO

- Puede utilizarse el hemograma completo (HC) para controlar la hemoglobina y el hematocrito.
- Preparación de Kleihauer-Betke de la sangre materna en todas las mujeres con Rh negativo e inmunoglobulina Rh cuando esté indicado.

DIAGNÓSTICO POR IMAGEN

- El método más simple, más preciso y más seguro de localización de la placenta es la ecografía transabdominal con imágenes de confirmación mediante ecografía transvaginal. La ecografía transperineal ha demostrado también ser eficaz en su detección.
- La resonancia magnética también ha demostrado ser eficaz en la detección de la placenta previa, aunque la ecografía sigue siendo el método preferido.

TRATAMIENTO

TRATAMIENTO NO FARMACOLÓGICO

- En los embarazos pretérminos sin hemorragia activa están indicados la observación estrecha y el tratamiento expectante. En aquellos con hemorragia activa es apropiado el tratamiento conservador que incluya transfusiones sanguíneas para las hemorragias graves. La mujer debería permanecer en el hospital hasta 48 h después de que se detenga la hemorragia.
- Debería prescribirse el reposo en cama, preferiblemente en el ámbito hospitalario.

TRATAMIENTO AGUDO

- Valoración inicial de los signos de compromiso hemodinámico o shock hemorrágico; acceso intravenoso de gran calibre con reanimación mediante líquidos cristaloides.
- Valorar el estado fetal y la edad gestacional mediante ecografía y monitorización continua de la frecuencia cardíaca fetal.
- Durante los episodios de hemorragia debería disponerse de sangre cruzada; si la hemorragia es grave, está indicada una cesárea a pesar de la inmadurez fetal.
- Puede considerarse un tratamiento tocolítico en aquellas mujeres con parto pretérmino, así como la administración de corticoides para potenciar la madurez pulmonar fetal.

TRATAMIENTO CRÓNICO

- En casi todos los casos de placenta previa es necesario un parto por cesárea.
- Debería preverse una hemorragia incontrolable tras la extracción de la placenta debido a la naturaleza escasamente contráctil del segmento uterino inferior. La necesidad de histerectomía para controlar la hemorragia debería ser analizada con la paciente antes del parto si es posible.

PRONÓSTICO

Debido a la naturaleza impredecible de la placenta previa, no todas las mujeres con placenta previa pueden recibir un tratamiento expectante.

DERIVACIÓN

Las mujeres afectadas y sus familias deberían conocer todos los signos y síntomas que requerirían un traslado inmediato al hospital. La posibilidad de histerectomía también debería analizarse durante las primeras fases del embarazo.

BIBLIOGRAFÍA RECOMENDADA

Baron F, Hill WC: Placenta previa, placenta abruptio, *Clin Obstet Gynecol* 41(3):527, 1998.

Faiz AS, Ananth CV: Etiology and risk factors for placenta previa: an overview and meta-analysis of observational studies, *J Matern Fetal Neonatal Med* 13(3):175, 2003.

AUTOR: **SONYA S. ABDEL-RAZEQ, M.D.**

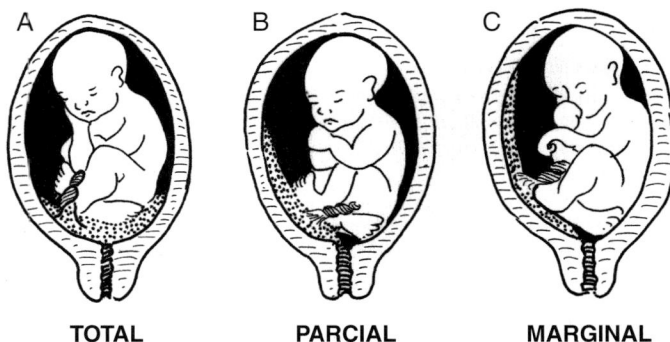

FIGURA 1-195 Varios tipos de placenta previa. A, El orificio cervical está completamente cubierto por la placenta. **B,** El orificio cervical está parcialmente cubierto por la placenta. **C,** La placenta se extiende al borde del orificio cervical. (De Rakel RE: *Textbook of family practice*, 6.ª ed., Filadelfia, 2002, WB Saunders.)

INFORMACIÓN BÁSICA

DEFINICIÓN

La policitemia vera es un trastorno mielo-proliferatifo crónico que se caracteriza principalmente por eritrocitosis (aumento de la masa eritrocitaria).

SINÓNIMOS

Policitemia primaria.
Enfermedad de Vazquez.

CÓDIGO CIE-9CM
238.4 Policitemia vera

EPIDEMIOLOGÍA Y DEMOGRAFÍA

INCIDENCIA/PREVALENCIA: 0,5 casos/ 100.000 personas; la edad media al inicio es de 60 años; los hombres se afectan más que las mujeres.

SÍNTOMAS Y SIGNOS

El paciente generalmente acude a la consulta médica debido a síntomas asociados con el aumento del volumen plasmático y de la viscosidad sanguínea o con la alteración de la función de las plaquetas:
- Alteración de la circulación cerebral que produce cefalea, vértigo, visión borrosa, sensación de inestabilidad, AIT, ACV.
- Fatiga, escasa tolerancia al ejercicio.
- Prurito, especialmente después del baño (causado por la producción excesiva de histamina).
- Hemorragia: epistaxis, hemorragia digestiva alta (aumento de la incidencia de UP).
- Malestar abdominal secundario a esplenomegalia; puede haber hepatomegalia.
- La hiperuricemia puede causar nefrolitiasis y artritis gotosa.

La exploración física puede mostrar:
- Plétora facial, congestión de la mucosa oral, complexión rubicunda.
- Aumento y tortusidad de las venas retinales.
- Esplenomegalia (encontrada en >75% de los pacientes).

DIAGNÓSTICO

DIAGNÓSTICO DIFERENCIAL

TABAQUISMO:
- La policitemia es secundaria a un aumento de la carboxihemoglobina, que produce una desviación izquierda en la curva de la disociación de la Hb.
- La evaluación de laboratorio muestra un aumento del hematocrito, de la masa eritrocitaria, del nivel de eritropoyetina y de la carboxihemoglobina.
- No existe esplenomegalia en la exploración física.

HIPOXEMIA (POLICITEMIA SECUNDARIA): Residir a gran altitud durante períodos prolongados, fibrosis pulmonar, lesiones cardíacas congénitas con cortocircuitos derecha-izquierda.

- La evaluación de laboratorio muestra una elevación de la saturación arterial de oxígeno y un nivel elevado de eritropoyetina.
- No existe esplenomegalia en la exploración física.

ESTADOS PRODUCTORES DE ERITROPOYETINA: Carcinoma de células renales, hematoma, hemangioma cerebral, miomas uterinos, riñones poliquísticos.
- El nivel de eritropoyetina está elevado en estos pacientes; la saturación de oxígeno arterial es normal.
- Puede existir esplenomegalia en las neoplasias con metástasis.

POLICITEMIA DE ESTRÉS (SÍNDROME DE GAISBÖCK, POLICITEMIA RELATIVA):
- La evaluación de laboratorio muestra una masa eritrocitaria, una saturación arterial de oxígeno y un nivel de eritropoyetina normales; el volumen del plasma está disminuido.
- No existe esplenomegalia en la exploración física.

HEMOGLOBINOPATÍAS ASOCIADAS A UNA ELEVADA AFINIDAD POR EL OXÍGENO: Existe una curva de disociación de la oxihemoglobina (P50) alterada.

VALORACIÓN

El nivel plasmático de eritropoyetina es la mejor prueba inicial para el diagnóstico de la policitemia vera. Un nivel bajo de eritropoyetina es altamente sugestivo de policitemia vera. Un nivel normal no excluye el diagnóstico. Si el nivel de eritropoyetina está elevado, obtener una TC abdominal y pélvica para descartar un carcinoma renal y otras causas de policitemia.

En los pacientes con nivel elevado de eritropoyetina, evaluar la eritrocitosis secundaria:
- Determinar la masa eritrocitaria mediante dilución isotópica empleando eritrocitos antólogos marcados con ^{51}Cr (prueba cara); un valor elevado descarta la policitemia de estrés.
- Medir la saturación arterial; un valor normal elimina la policitemia secundaria al tabaquismo.
- El diagnóstico de hemoglobinopatía con alta afinidad se descarta mediante una curva normal de disociación de la oxihemoglobina.

PRUEBAS DE LABORATORIO

- Recuento eritrocitario elevado (>6 millones/mm³), Hb elevada (>18 g/dl en varones, >16 mg/dl en mujeres), hematocrito elevado (>54% en varones, >49% en mujeres).
- Aumento de leucocitos (con frecuencia con basofilia); trombocitosis en la mayoría de los pacientes.
- Elevación de los niveles de fosfatasa alcalina leucocitaria, de vitamina B$_{12}$ plasmática y de ácido úrico.
- Nivel bajo de eritropoyetina plasmática.
- Aspiración de la médula ósea mostrando hiperplasia de la serie roja y ausencia de depósitos de hierro.

TRATAMIENTO

TRATAMIENTO NO FARMACOLÓGICO

La flebotomía para mantener un hematocrito <45% en varones y <42% en mujeres es la piedra angular del tratamiento.

TRATAMIENTO AGUDO

- Puede utilizarse hidroxiurea junto con la flebotomía para disminuir la incidencia de episodios trombóticos.
- El interferón α-2b también controla los valores eritrocitarios sin efectos secundarios significativos.
- El tratamiento mielosupresor con clorambucilo es eficaz pero no suele utilizarse por su potencial leucemógeno.

TRATAMIENTO CRÓNICO

- Educación sanitaria del paciente sobre la necesidad de control y tratamiento de por vida.
- Tratamiento adyuvante: del prurito, con antihistamínicos; control de la hiperuricemia con alopurinol, reducción de la hiperactividad gástrica con antiácidos o antagonistas H$_2$; aspirina a dosis bajas para tratar los síntomas vasomotores en los pacientes sin diátesis hemorrágica.

PRONÓSTICO

- La supervivencia media sin tratamiento es de 6 a 18 meses tras el diagnóstico; la flebotomía extiende el tiempo medio de supervivencia a 12 años.
- El pronóstico es peor en los pacientes >60 años de edad y aquellos con antecedentes de trombosis.

OTRAS CONSIDERACIONES

COMENTARIOS

El diagnóstico de policitemia vera generalmente requiere los tres siguientes criterios mayores o los dos primeros criterios mayores más dos criterios menores:
- Criterios mayores:
  1. Aumento de la masa eritrocitaria (>36 ml/kg en varones, >32 ml/kg en mujeres).
  2. Saturación arterial de oxígeno normal (>92%).
  3. Esplenomegalia.
- Criterios menores:
  1. Trombocitosis (>400.000/mm³).
  2. Leucocitosis (>12.000/mm³).
  3. Fosfatasa alcalina leucocitaria elevada (>100).
  4. Vitamina B$_{12}$ plasmática elevada (>900 pg/ml) o proteína ligadora de vitamina B$_{12}$ elevada (>2.200 pg/ml).

BIBLIOGRAFÍA RECOMENDADA

Landolfi R et al: Efficacy and safety of lower-dose aspirin in polycythemia vera, *N Engl J Med* 350(2):114, 2004.

AUTOR: **FRED F. FERRI, M.D.**

INFORMACIÓN BÁSICA

DEFINICIÓN

La polimialgia reumática es un trastorno de causa desconocida que afecta a los pacientes ancianos. Está caracterizada por una rigidez de hombros y caderas y una velocidad de sedimentación globular (VSG) elevada.

SINÓNIMO

Síndrome reumatoideo no artrítico.

CÓDIGO CIE-9CM
725.0 Polimialgia reumática

EPIDEMIOLOGÍA Y DEMOGRAFÍA

PREVALENCIA: 1 caso/135 personas >50 años de edad.
PREDOMINIO POR SEXOS: Razón mujeres:varones de 2:1.
DISTRIBUCIÓN POR EDADES: Infrecuente por debajo de los 50 años de edad; edad media al inicio: 70 años.

SÍNTOMAS Y SIGNOS

- Los síntomas son con frecuencia de inicio súbito pero a menudo están presentes durante meses antes de realizar el diagnóstico.
- El dolor en el cuello, el hombro, la zona lumbar y en los muslos son síntomas frecuentes.
- Es típica la rigidez matutina de 2 a 3 horas de duración y los pacientes con frecuencia tienen dificultades para levantarse de la cama.
- El malestar general, la pérdida de peso y la febrícula son síntomas constitucionales frecuentes y pueden sugerir inflamación sistémica.

- Los hallazgos físicos son generalmente limitados. Puede haber sinovitis en las articulaciones periféricas y también pueden ser responsables de los síntomas de la cintura proximal a pesar del hecho de que parecen de naturaleza «muscular».
- Puede existir dolor leve en los tejidos blandos.
- Puede haber manifestaciones distales en las extremidades (rodilla, muñeca, articulaciones metacarpofalángicas) en un 25-45% de los pacientes.
- Las arterias temporales deberían ser exploradas con cuidado debido a la importante relación entre la polimialgia reumática y la arteritis de células gigantes o temporal.

ETIOLOGÍA

Desconocida.

DIAGNÓSTICO

DIAGNÓSTICO DIFERENCIAL (tabla 1-39)

- Artritis reumatoide: el factor reumatoide es negativo en la polimialgia.
- Polimiositis: los estudios enzimáticos son negativos en la polimialgia.
- Fibromialgia.

VALORACIÓN

El diagnóstico de polimialgia reumática se sugiere por los siguientes hallazgos:
- Dolor y rigidez de la musculatura pectoral y pelviana.
- Paciente >50 años de edad.
- Rigidez matutina >1 h.
- Fuerza motora normal.
- Síntomas durante al menos 4 a 6 semanas.
- VSG elevada (>45).

- Respuesta clínica rápida al tratamiento con corticoides a dosis bajas.

PRUEBAS DE LABORATORIO
- Debe realizarse HC, VSG y factor reumatoide.
- Puede existir anemia leve.

TRATAMIENTO

TRATAMIENTO AGUDO

- Se administra prednisona 10 a 20 mg/día. La respuesta es con frecuencia tan drástica que puede utilizarse para confirmar el diagnóstico. Generalmente la mejoría se detecta en 24 a 48 h. Generalmente, si la dosis inicial de prednisona es de 20 mg/día, reducir 2,5 mg cada semana hasta 10 mg/día, después 1 mg/día cada mes si se tolera.
- Las dosis de los esteroides se reducen gradualmente a lo largo de las siguientes semanas tan pronto como los síntomas lo permitan, pero pueden requerirse dosis bajas (5 mg/día) durante 2 años.
- Pueden probarse los AINE en los casos leves.
- El tratamiento fisioterápico generalmente es innecesario.

OTRAS CONSIDERACIONES

COMENTARIOS

El pronóstico generalmente es favorable. En ocasiones se produce una recaída en varios años, pero responde de nuevo a la prednisona.

TABLA 1-39	Características diferenciales en la polimialgia reumática y trastornos similares				
Signos/síntomas	Polimialgia reumática	Arteritis de células gigantes	Artritis reumatoide	Dermatomiositis	Fibromialgia
Rigidez matutina >30 min	+	±	+*	±	Variable
Cefalea y/o molestias en cuero cabelludo	0	+	0	0	Variable
Dolor con el movimiento articular activo	+	0	+*	0	Inconstante
Articulaciones dolorosas	±	0	+*	0	Puntos dolorosos
Articulaciones inflamadas	±	±	+	0	0
Debilidad muscular	±†	0	+*	+	0
Anemia normocrómica	+	+	+	0	0
Elevación de la velocidad de sedimentación globular	+	+	+	±	0
Elevación de la creatina fosfocinasa	0	0	0	+	0
Factor reumatoide en plasma	0	0	70%	0	0
Alteraciones electromiográficas distintivas	0	0	0	+	0
Respuesta a antiinflamatorios no esteroideos	±	0	+	0	0

De Goldman L, Auisello D, (eds.): *Cecil textbook of medicine*, 22.ª ed., Filadelfia, 2004, WB Sauders.
0, Ausente; +, presente; ±, presente en una minoría de casos.
*Asociado a las articulaciones afectadas.
†El dolor inhibe el movimiento. Puede producirse una atrofia por desuso.

BIBLIOGRAFÍA RECOMENDADA

Cimmino MA, Macchioni P et al: Pulse steroid treatment of polymyalgia rheumatica, *Clin Exp Rheumatol* 22(3):381, 2004.

Clough JD: Polymyalgia rheumatica: not well understood, but important to consider, *Cleve Clin J Med* 71(6):446, 2004.

Cohen MD, Abril A: Polymyalgia rheumatica revisited, *Bull Rheum Dis* 50:1, 2001.

De Jager JP: Polymyalgia rheumatica and giant cell arteritis: avoiding management traps, *Aust Fam Physician* 30:643, 2001.

Mandell BF: Polymyalgia rheumatica: clinical presentation is key to diagnosis and treatment, *Cleve Clin J Med* 71(6):489, 2004.

Marti J, Anton E: Polymyalgia rheumatica complication influenza vaccination, *J Am Geriatr Soc* 52(8):1412, 2004.

Meskimen S, Cook TD, Blake RL: Management of giant cell arteritis and polymyalgia rheumatica, *Am Fam Physician* 61:2061, 2000.

Salvarani C et al: Polymyalgia rheumatica and giant-cell arteritis, *N Engl J Med* 347:261, 2002.

AUTOR: **LONNIE R. MERCIER, M.D.**

Polineuropatía diabética 665

INFORMACIÓN BÁSICA

DEFINICIÓN

La polineuropatía diabética (PND) es un trastorno insidioso, evolutivo y progresivo de los nervios periféricos (fibras largas, cortas y autonómicas) que es secundario a la diabetes y se caracteriza por la aparición de un cuadro de dolor distal simétrico, entumecimiento, hormigueo y/o disfunción autonómica. Otras neuropatías diabéticas pueden cursar con debilidad y dolor proximal y/o asimétrico.

SINÓNIMOS

Polineuropatía simétrica distal crónica, neuropatía diabética.

CÓDIGO CIE-9CM

250.6 Polineuropatía diabética

EPIDEMIOLOGÍA Y DEMOGRAFÍA

PREVALENCIA (EN EE.UU.): Se presenta en el 7,5% de los pacientes diabéticos en el momento del diagnóstico y en el 40% de los pacientes con diabetes tipo 2 a los 10 años del diagnóstico. En general se presenta en el 10%-64% de todos los pacientes diabéticos.

PREDOMINIO POR SEXOS: La polineuropatía diabética es más frecuente en los pacientes diabéticos varones que en las mujeres.

DISTRIBUCIÓN POR EDADES: La polineuropatía diabética se presenta con mayor frecuencia en pacientes de más de 50 años.

SÍNTOMAS Y SIGNOS

- La clínica comienza de modo bilateral en los pies, con un cuadro caracterizado por la aparición de hormigueo, parestesias, entumecimiento, opresión, sensación urente o de frío o calor, y que progresa lentamente hasta afectar las manos. Antes de que se afecten las manos, las alteraciones de las piernas suelen alcanzar hasta las rodillas. En los casos graves las alteraciones sensoriales pueden aparecer en la región anterior del tronco y en el vértice de la cabeza. Típicamente los síntomas empeoran por la noche.
- Algunos pacientes presentan dificultades para abrir tarros, girar llaves, golpear con fuerza el suelo con el pie, doblar los dedos de los pies, subir o bajar escaleras, levantarse desde la posición de sentado o tumbado, o levantar sus brazos por encima de los hombros y después bajarlos.
- La disfunción autonómica se presenta como un cuadro de sequedad cutánea, anhidrosis o hiperhidrosis, mala adaptación a la oscuridad, mayor sensibilidad a las luces brillantes, hipotensión postural, mareo, polaquiuria, incontinencia, diarrea nocturna, estreñimiento, vómitos, disfunción eréctil y problemas de eyaculación en los varones y anorgasmia en las mujeres.

- La exploración revela una disminución de la sensibilidad a los pinchazos, al tacto superficial, a la temperatura, a las vibraciones y de la sensibilidad propioceptiva, siguiendo un patrón en guante o calcetín, con ausencia de los reflejos aquíleos. También pueden observarse alteraciones de la marcha (ataxia sensorial), anhidrosis y arreactividad pupilar. En las etapas más avanzadas de la enfermedad puede existir debilidad muscular (de la musculatura distal).

OTRAS NEUROPATÍAS DIABÉTICAS

Generalizadas:

- Neuropatía hiperglucémica: cuadro caracterizado por hormigueo, hiperestesia y/o dolor en los pies de un paciente con un mal control de su nivel glucémico. El cuadro revierte con rapidez al normalizarse el nivel de glucemia.
- Neuritis insulínica: dolor intenso (que empeora por la noche) y difícil de controlar. Se observa en pacientes en tratamiento con insulina.
- Polineuropatía desmielinizante inflamatoria crónica (PDIC): es más frecuente en los pacientes con diabetes tipo I. Se diferencia de la PDIC idiopática en que en esta entidad los pacientes son de mayor edad, las alteraciones del equilibrio son mas frecuentes, la duración de los síntomas en el momento de la presentación es más larga, en los estudios de conducción nerviosa se observa una pérdida axonal secundaria más acusada y presenta una menor respuesta al tratamiento.

Focales:

- Neuropatías craneales: parálisis agudas e indoloras del tercer o sexto par craneal. Las parálisis del tercer par craneal son menos frecuentes que las del sexto par y la mitad de los pacientes refieren cefalea y dolor retroorbitario. La pupila se encuentra respetada debido a que la afectación isquémica es mayor en los fascículos centrales que en los periféricos. Los síntomas suelen desaparecer en 6 meses.
- Mononeuropatías somáticas: consisten en neuropatías focales de las extremidades causadas por el atrapamiento o la compresión de los nervios mediano en la muñeca (síndrome del túnel carpiano), cubital en el codo o peroneal común en la cabeza del peroné.
- Radiculopatía troncal diabética (radiculopatía toracoabdominal): los pacientes presentan una hiperestesia de contacto focal unilateral (que con el tiempo se bilateraliza) y un dolor en cinturón, urente y punzante en la misma localización (que empeora por la noche), debilidad focal de la musculatura de la pared abdominal anterior y pérdida de peso. Las alteraciones sensoriales siguen una distribución en dermatomos. La mayor parte de los casos se recuperan en un período de varios meses.

- Neuropatía radiculopléxica lumbosacra diabética (amiotrofia diabética o síndrome de Bruns-Garland): los pacientes presentan un cuadro de dolor intenso, unilateral y de aparición brusca en la región lumbar, la cadera o en la región anterior del muslo. A los pocos días o semanas aparece un cuadro de debilidad proximal asimétrica y de atrofia muscular (inicialmente unilateral, y luego se bilateraliza) junto a una pérdida de peso importante.

ETIOLOGÍA

- No se conoce por completo.
- Teoría de la vía del poliol: la elevación del nivel de glucemia se acompaña de un aumento de la glucosa en los nervios, que hiperactiva la vía del poliol y altera el transporte axoplasmático.
- Teoría de la hipoxia e isquemia microvascular: la hiperglucemia produce una hipertrofia de las células endoteliales de las paredes de los vasos sanguíneos así como daño capilar, que en último término conducen a la isquemia de la porción central del fascículo nervioso.
- Teoría de la glucosilación no enzimática: el aumento de las lipoproteínas de baja densidad (LDL) favorece la proliferación de músculo liso y la formación de ateromas.

DIAGNÓSTICO

DIAGNÓSTICO DIFERENCIAL

- Polineuropatía desmielinizante inflamatoria crónica idiopática (PDICI).
- Neuropatía amiloidea.
- Neuropatía vasculítica.
- Neuropatía sarcoidea.
- Neuropatía nutricional.
- Enfermedad tiroidea.
- Neuropatía tóxica.
- Neuropatía urémica.
- Neuropatía dolorosa idiopática.

VALORACIÓN

- Debe existir una historia clara que demuestre el patrón característico de alteraciones sensoriales simétricas en un paciente con diabetes establecida o con síntomas sugerentes de diabetes.
- La exploración física debe demostrar la ausencia de reflejos aquíleos así como la presencia de alteraciones sensoriales (todas o algunas de las descritas) siguiendo una distribución en calcetín y/o en guante.
- Los estudios de conducción nerviosa revelan una polineuropatía distal simétrica, predominantemente sensorial, con signos de daño axonal (respuestas de amplitud reducida).

- La electromiografía demuestra cambios en la musculatura distal con signos de denervación (ondas positivas pronunciadas y fibrilaciones) y de reinervación (potenciales motores polifásicos, de larga duración y de gran amplitud).

PRUEBAS DE LABORATORIO

- Electroforesis de proteínas séricas, electroforesis-inmunofijación.
- Antígeno antinuclear (ANA), factor reumatoide (FR), ADN bicatenario, velocidad de sedimentación globular (VSG), scl-70, anti-Ro y anti-La para descartar otras enfermedades autoinmunes.
- Pruebas de función tiroidea para descartar tiroidopatías.
- Hemograma completo, electrolitos séricos, Vitamina B_{12} y folatos.
- Glucemia en ayunas, hemoglobina A1c y/o prueba de tolerancia a la glucosa.

TRATAMIENTO

TRATAMIENTO NO FARMACOLÓGICO

- La medida más importante consiste en el control estricto de la glucemia desde el momento en el que se diagnostica la diabetes (en los diabéticos tipo I se reduce el riesgo de desarrollar la neuropatía en un 69%). La misma afirmación podría aplicarse a los diabéticos tipo II, aunque en esta población aún no se haya demostrado.

- Los pacientes deben acudir a revisiones periódicas frecuentes en las que se deben explorar los pies para descartar la presencia de úlceras y se debe suministrar información sobre el cuidado de los pies.

TRATAMIENTO GENERAL

El tratamiento va dirigido al alivio del dolor y de las parestesias:
- Gabapentina: 100-900 mg/8 horas.
- Amitriptilina, nortriptilina o imipramina: 10-150 mg al acostarse.
- Desipramina: 10-150 mg al acostarse.
- Oxcarbacepina: 150-600 mg/12 horas.
- Topiramato: 25-200 mg/12 horas.
- Lamotrigina: 25-200 mg/24 horas.
- Carbamacepina: 100-200 mg/8-12 horas.
- Si todos los fármacos anteriores resultan ineficaces pueden administrarse opiáceos (tramadol, hasta 400 mg al día).

PRONÓSTICO

La diabetes conlleva asociada complicaciones y una morbilidad importante. Los pacientes con neuropatía diabética periférica no tratada poseen una mayor morbilidad y mayores tasas de complicaciones que los pacientes sin neuropatía o aquellos con neuropatía tratada.

DERIVACIÓN

- Al neurólogo o al especialista en enfermedades neuromusculares para realizar pruebas neurofisiológicas.

- Al podólogo para realizar revisiones podológicas anuales.
- Al oftalmólogo para efectuar revisiones oftalmológicas anuales.

OTRAS CONSIDERACIONES

COMENTARIOS

Se debe considerar realizar una biopsia del nervio sural si desde etapas tempranas existe una neuropatía autonómica importante (amiloidea) o un patrón clínico multifocal agudo que sugiera una mononeuritis múltiple secundaria a una vasculitis.

BIBLIOGRAFÍA RECOMENDADA

Katirji B et al: *Neuromuscular Disorders in Clinical Practice*, Boston, 2002, Butterworth-Heinemann.

Llewelyn G: The diabetic neuropathies: types, diagnosis and management, *J Neurol Neurosurg Psychiatry* 74:ii15, 2003.

AUTOR: **MUSTAFA A. HAMMAD, M.D.**

INFORMACIÓN BÁSICA

DEFINICIÓN

La poliomielitis es una infección sintomática causada por el virus de la polio, la cual (en raras ocasiones) puede producir una parálisis.

SINÓNIMOS

Polio.
Parálisis infantil.

CÓDIGO CIE-9CM
045.9 Poliomielitis

EPIDEMIOLOGÍA Y DEMOGRAFÍA

INCIDENCIA (EN EE.UU.):
Aproximadamente 8 casos/año.
Todos los casos en EE.UU. y el hemisferio occidental están actualmente asociados a la vacuna (debido a la vacuna de la polio oral [VPO]).
DISTRIBUCIÓN POR EDADES: Casi siempre lactantes o niños pequeños.
GENÉTICA:
Infección neonatal: La mayoría de los casos se producen en lactantes sanos que reciben VPO o en sus contactos.

SÍNTOMAS Y SIGNOS

- Generalmente la exposición de un huésped no inmune al virus de la polio produce una infección asintomática.
- Un pequeño porcentaje de individuos pueden tener una de las tres presentaciones:
  1. Poliomielitis abortiva: enfermedad seudogripal.
     a. Fiebre.
     b. Malestar general.
     c. Cefalea.
     d. Dolor de garganta.
  2. Poliomielitis no paralítica: meningitis aséptica que se correlaciona con la invasión del SNC.
     a. Cefalea.
     b. Rigidez de nuca.
     c. Cambios en el estado mental.
  3. Poliomielitis paralítica.
     a. Afecta más frecuentemente a las regiones lumbares o bulbares.
     b. Tras la parálisis, un período de grado variable de recuperación, la mayoría de los cuales se producen en 2 a 6 meses.
     c. Parálisis debido a la afectación de las neuronas motoras de la médula espinal.
     d. Parálisis fláccida sin déficit sensitivos.
     e. Síndrome pospolio como secuela tardía, que puede presentarse muchos años después de la enfermedad aguda.

f. Deterioro funcional de los grupos musculares que se habían recuperado de la parálisis inicial, se cree que es la consecuencia del fracaso de la reinervación, que inicialmente fue capaz de restaurar la función de las áreas debilitadas o paralizadas.

ETIOLOGÍA

- Virus del género *Enterovirus*.
- Enfermedad clásica endémica y epidémica producida por el virus salvaje de la polio.
- Todos los casos en EE.UU. están actualmente producidos por un virus vivo atenuado en la VPO.
  1. Complicación extremadamente infrecuente que se produce en los receptores de la vacuna o en sus contactos.
  2. Parálisis debida a la lesión neuronal motora inferior producida por la infección viral.

DIAGNÓSTICO

DIAGNÓSTICO DIFERENCIAL

- Síndrome de Guillain-Barré.
- ACV.
- Compresión de la médula espinal.
- Otros enterovirus:
  1. Meningitis aséptica.
  2. Parálisis (infrecuente).

VALORACIÓN

- Aislamiento del virus:
  1. Frotis de heces o rectal.
  2. Frotis faríngeos.
  3. Raramente LCR.
- Determinaciones del título de anticuerpos en sueros pareados.

PRUEBAS DE LABORATORIO

LCR:
- Meningitis aséptica.
- Leucocitos elevados.
- Proteínas elevadas.
- Glucosa normal.

DIAGNÓSTICO POR IMAGEN

La RM puede mostrar una afectación del asta anterior de la médula espinal.

TRATAMIENTO

TRATAMIENTO NO FARMACOLÓGICO

- Mantenimiento de la respiración y la hidratación.
- Movilización precoz y ejercicios una vez que remite la fiebre.

TRATAMIENTO AGUDO

- Dirigido a reducir el dolor y el espasmo muscular.
- No existen fármacos que alteren el curso de la enfermedad.

TRATAMIENTO CRÓNICO

Fisioterapia.

PRONÓSTICO

- En las formas abortivas y no paralíticas, recuperación completa.
- Enfermedad paralítica:
  1. Grados variables de recuperación.
  2. El 80% generalmente en los primeros 6 meses tras la enfermedad.

DERIVACIÓN

Derivar siempre a un experto en enfermedades infecciosas. Los casos deberían ser comunicados a las agencias sanitarias públicas.

OTRAS CONSIDERACIONES

COMENTARIOS

- El riesgo de la enfermedad en los receptores de la VPO es aproximadamente de 1 en 2,5 millones.
- El uso de la vacuna de la polio inactivada (VPI) no se asocia a la enfermedad:
  1. No confiere inmunidad local (mucosa).
  2. No inmunizará a los contactos no vacunados.
  3. Requiere dosis de recuerdo.
  4. Se administra mediante inyección.
- Para disminuir la incidencia de polio asociada a la vacunación, se ha cambiado el calendario vacunal infantil habitual. Recientemente se ha modificado de nuevo una recomendación sobre el uso de un programa secuencial VPI-VPO. Actualmente se recomienda el uso exclusivo de VPI. El uso de la VPO se limita a las personas no vacunadas con planes de viajar de forma inminente (<4 semanas) a las áreas endémicas de polio.

BIBLIOGRAFÍA RECOMENDADA

Centers for Disease Control and Prevention: Poliomyelitis prevention in the United States: updated recommendations of the Advisory Committee on Immunization Practices (ACIP), *MMWR Morb Mortal Wkly Rep* 49(RR-05):1, 2000.
Silver JK, Aiello DD: What internists need to know about postpolio syndrome, *Cleve Clin J Med* 69:704, 2002.

AUTOR: **MAURICE POLICAR, M.D.**

INFORMACIÓN BÁSICA

DEFINICIÓN

Un pólipo del cuello uterino es una masa que crece a partir del cuello uterino o del canal endocervical. Los pólipos que se originan en el canal endocervical se denominan *pólipos endocervicales* y los que se originan del ectocervix se denominan *pólipos del cuello uterino*.

CÓDIGO CIE-9CM

622.7 Pólipo mucoso del cuello uterino

EPIDEMIOLOGÍA Y DEMOGRAFÍA

Los pólipos del cuello uterino son un hallazgo frecuente. Se encuentran aproximadamente en el 4% de todas las pacientes ginecológicas. Se presentan con mayor frecuencia en las mujeres perimenopáusicas y en las multíparas de entre 30 y 50 años. Los pólipos endocervicales son más frecuentes que los cervicales y casi siempre son lesiones benignas (fig. 1-196). La degeneración maligna de los pólipos es extremadamente infrecuente.

SÍNTOMAS Y SIGNOS

Los pólipos pueden ser múltiples o únicos y su tamaño puede variar desde los extremadamente pequeños (unos pocos mm) hasta los de gran tamaño (4 cm). Poseen una consistencia blanda, su superficie es lisa y son de color rojo-violáceo o rojo cereza. Sangran fácilmente al tacto. Los pólipos de gran tamaño pueden producir dilatación cervical. La infección de un pólipo del cuello uterino puede cursar con secreción vaginal.

ETIOLOGÍA

- Desconocida en la mayor parte de los casos.
- Inflamatoria.
- Traumática.
- Embarazo.

DIAGNÓSTICO

DIAGNÓSTICO DIFERENCIAL

- Pólipo endometrial.
- Mioma prolapsado.
- Productos de la concepción retenidos.
- Papiloma escamoso.
- Sarcoma.
- Neoplasia cervical maligna.

VALORACIÓN

Los pólipos suelen cursar de modo asintomático y por lo general son un hallazgo casual en una revisión ginecológica rutinaria. Los pólipos también se descubren en las mujeres que consultan por hemorragias intermenstruales o postcoitales o por presentar secreción vaginal abundante. Los pólipos suelen cursar de modo indoloro. A menos que la paciente presente un sangrado por el que solicite atención médica, los pólipos suelen pasar desapercibidos hasta que acude a su revisión ginecológica periódica para realizar una citología cervical.

TRATAMIENTO

TRATAMIENTO NO FARMACOLÓGICO

La extirpación quirúrgica simple puede realizarse en la misma consulta. El ginecólogo debe estar preparado ya que la lesión sangra con facilidad, lo que se controla mediante la aplicación de nitrato de plata o de solución de Monsel. La técnica más frecuente de extracción de un pólipo es mediante la sujeción de su base y la extirpación por torsión. Los pólipos también pueden ser eliminados mediante electrocauterio. Los pólipos de gran tamaño deben ser eliminados en quirófano, en régimen ambulatorio. La paciente debe evitar mantener relaciones sexuales, utilizar tampones o emplear irrigaciones vaginales hasta después de la primera revisión.

TRATAMIENTO AGUDO

Habitualmente no es preciso tomar ninguna medicación.

TRATAMIENTO CRÓNICO

La paciente es revisada en dos semanas para evaluar la cicatrización, a menos que existan signos de sangrado, en cuyo caso debe ser explorada con carácter urgente. En las revisiones ginecológicas periódicas se debe evaluar el cuello uterino de estas pacientes.

PRONÓSTICO

Al tratarse de lesiones casi siempre benignas no se precisa ningún otro tratamiento. Se deben realizar revisiones ginecológicas anuales para descartar que la lesión haya vuelto a crecer.

DERIVACIÓN

La paciente debe ser remitida al ginecólogo para la extirpación del pólipo.

OTRAS CONSIDERACIONES

COMENTARIOS

Antes de extirpar el pólipo debe realizarse un frotis de Papanicolaou. Si el frotis cervical es anormal, la causa más frecuente es la presencia del pólipo. Se realiza una exploración colposcópica en caso de ser necesaria. Hay que tener en cuenta que durante el embarazo la vascularización del cuello uterino se encuentra aumentada. En una paciente embarazada si los pólipos no crecen y poseen un aspecto benigno, la actitud debe ser conservadora y la extirpación se reserva tan sólo para aquellos pólipos que sangren.

BIBLIOGRAFÍA RECOMENDADA

Copeland L: *Textbook of gynecology,* ed 2, Baltimore, 1999, Saunders.
Endo H et al: Cervical polyp with eccrine syringofibroadenoma-like features, *Histopathology* 42(3):301, 2003.
Rupke S: Family practice forum: clinical medicine. Evaluation and management of cervical polyps, *Hosp Pract* 33(6):81, 1998.
Scott PM: Procedures in family practice. Performing cervical polypectomy, *JAAPA* 12(6):81, 1999.

AUTOR: **GEORGE T. DANAKAS, M.D.**

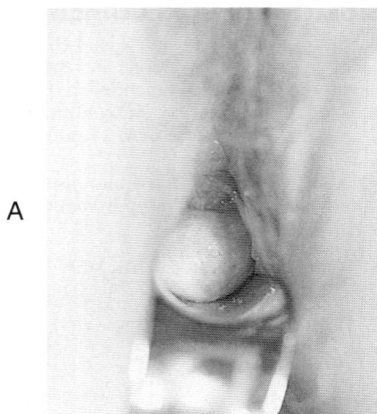

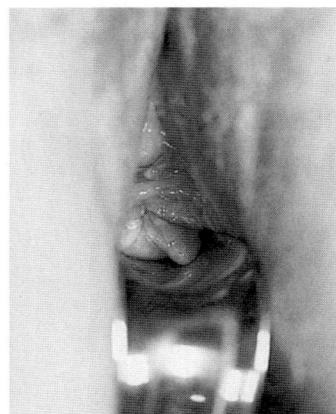

FIGURA 1-196   **A, Pólipo fibroide que protruye a través del orificio cervical externo. B, Pólipo endocervical de tamaño pequeño.** (De Symonds EM, Macpherson MBA: *Color atlas of obstetrics and gynecology*, St. Louis, 1994, Mosby.)

INFORMACIÓN BÁSICA

DEFINICIÓN

La poliquistosis renal es un trastorno hereditario sistémico caracterizado por la formación de quistes en la corteza y la médula de ambos riñones (fig. 1-197).

SINÓNIMO

Enfermedad poliquística renal autosómica dominante (EPRAD).

CÓDIGOS CIE-9CM

753.1 Riñón poliquístico, tipo no especificado
753.13 Riñón poliquístico, autosómico dominante

EPIDEMIOLOGÍA Y DEMOGRAFÍA

- Se presenta en 1/400-1/1.000 personas.
- Incidencia: 6.000 casos nuevos al año.
- Aproximadamente 500.000 personas con EPRAD en EE.UU.
- Se presenta en todas las edades.
- Es responsable del 10% de la enfermedad renal terminal.
- Asociado a quistes hepáticos (50-70%), quistes pancreáticos (10%), quistes esplénicos (5%) y quistes aracnoideos en el SNC (5%).
- También se asocia a aneurismas cerebrales (20%); el 6% de los pacientes con aneurismas en forma de baya tienen poliquistosis renal.
- Aumento de la incidencia de enfermedad diverticular y prolapso de la válvula mitral.

SÍNTOMAS Y SIGNOS

- Generalmente se presenta en la tercera o cuarta décadas de la vida.
- Dolor (abdominal, en los flancos o en la espalda).
- Masa palpable en flanco.
- Hipertensión.
- Cefalea.
- Nicturia.
- Hematuria.
- Nefrolitiasis (20%).
- Infección urinaria.

ETIOLOGÍA

- Aproximadamente el 90% de los casos se heredan de forma autosómica dominante.
- Se producen mutaciones espontáneas en el 10% de los casos.
- El gen anómalo en la mayoría de los casos se ha localizado en el brazo corto del cromosoma 16. En la minoría de los pacientes el defecto se localiza en el cromosoma 4.
- Todos los quistes se desarrollan a partir de segmentos tubulares preexistentes y sólo una pequeña proporción de las neuronas (1%) sufren transformación quística.

DIAGNÓSTICO

Se considera que una persona tiene una poliquistosis renal si se detectan tres o más quistes en ambos riñones y existe un miembro de la familia con EPRAD.

DIAGNÓSTICO DIFERENCIAL

- Quistes simples.
- Poliquistosis renal autosómica recesiva en niños.
- Esclerosis tuberosa.
- Síndrome de von Hippel-Lindau.
- Enfermedad quística renal adquirida.

VALORACIÓN

La valoración para establecer el diagnóstico de EPRAD incluye una historia familiar detallada y bien una ecografía o bien una TC abdominal para visualizar los quistes renales bilaterales.

PRUEBAS DE LABORATORIO

- La hemoglobina y el hematocrito están elevados debido a un aumento de la secreción de eritropoyetina en los quistes renales funcionantes. Esto también explica la anemia relativamente leve encontrada en los pacientes con EPRAD e insuficiencia renal.
- Pueden existir las anomalías electrolíticas que se ven con frecuencia en cualquier paciente con insuficiencia renal.
- El BUN y la creatinina pueden estar elevados.
- El análisis de orina puede mostrar hematuria microscópica, cilindros de leucocitos en la pielonefritis o proteinuria (raramente >1 g/24 h).
- Aumento del nivel de eritropoyetina.
- Los pacientes con una importante historia familiar de EPRAD y sin quistes detectables mediante los estudios de imagen pueden someterse a un análisis de ligamiento genético.

DIAGNÓSTICO POR IMAGEN

- La ecografía abdominal renal es la prueba diagnóstica más fácil y más rentable para los quistes renales. La ecografía renal puede detectar quistes desde 1 a 1,5 CM
- La TC abdominal es más sensible que la ecografía y puede detectar quistes de hasta 0,5 CM
- Ambos estudios pueden detectar quistes hepáticos, esplénicos y pancreáticos asociados.
- La RM es más sensible que la ecografía y puede contribuir a diferenciar los carcinomas de células renales de los quistes simples.

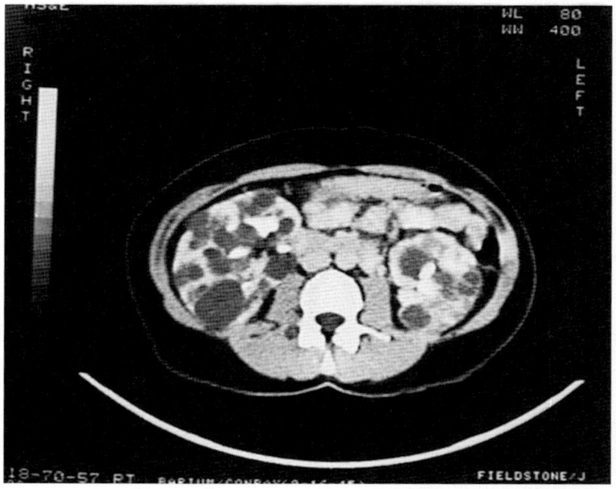

TRATAMIENTO

TRATAMIENTO NO FARMACOLÓGICO

- La nefrolitiasis se trata de forma similar mediante hidratación i.v. o v.o. Si las litiasis persisten en su lugar, puede realizarse litotricia o nefrolitotomía percutánea.
- El tratamiento antihipertensivo se inicia con restricción salina, pérdida de peso y caminar diariamente.
- Se recomienda evitar los deportes de contacto físico.

TRATAMIENTO AGUDO

- Las infecciones renales deberían ser tratadas con antibióticos que penetren el quiste (p. ej., trimetoprim-sulfametoxazol 1 comprimido v.o. dos veces al día o ciprofloxacinno 250 mg v.o. dos veces al día).

FIGURA 1-197   Tomografía de la poliquistosis renal autosómica dominante. Quistes renales. (De Stein JH [ed.]: *Internal medicine*, 5.ª ed., St. Louis, 1998, Mosby.)

- Los inhibidores de la enzima convertidora de angiotensina (p. ej., captopril 25 mg dos o tres veces al día, lisinopril 10 mg v.o. al día, fosinopril 10 mg v.o. al día o enalapril 10 mg al día) son eficaces en el tratamiento de la hipertensión asociada a la EPRAD.
- Los antagonistas de los canales del calcio (p. ej., nifedipino 30 a 90 mg v.o. al día o felodipino 5 a 10 mg v.o. al día) pueden utilizarse con o sin los inhibidores de la ECA en el tratamiento de la hipertensión.
- Pueden añadirse alfabloqueantes o diuréticos como tratamiento adyuvante para la hipertensión.
- El objetivo es una presión arterial <130/85 mmHg para los pacientes con enfermedad renal. Si existe >1 g de proteínas urinarias en 24 h, el objetivo de la presión arterial es <125/75 mmHg.

TRATAMIENTO CRÓNICO

- Diálisis en la insuficiencia renal terminal.
- Trasplante renal.
- Descompresión quística en los pacientes con dolor intratable producido por el aumento de tamaño de los quistes.

PRONÓSTICO

- Aproximadamente la mitad de los pacientes con EPRAD progresarán a insuficiencia renal.
- La hematuria macroscópica generalmente es autolimitada.

- Las complicaciones de la EPRAD son:
  1. Insuficiencia renal terminal.
  2. Infección de los quistes e infecciones urinarias.
  3. Pielonefritis.
  4. Nefrolitiasis.
  5. Anomalías electrolíticas.
  6. Rotura de aneurismas cerebrales.
  7. Dolor intratable debido al aumento de tamaño de los quistes.

DERIVACIÓN

Debería realizarse una interconsulta al nefrólogo en los pacientes con insuficiencia renal, hipertensión difícil de controlar, infecciones recurrentes o litiasis renales. También puede consultarse al urólogo sobre pacientes con nefrolitiasis, episodios recurrentes de hematuria macroscópica o para considerar nefrectomía previa al trasplante.

OTRAS CONSIDERACIONES

COMENTARIOS

- Un quiste se considera presente si tiene un diámetro >2 mm.
- Los antecedentes familiares positivos de EPRAD se encuentran en aproximadamente el 60% de los casos. La ecografía renal realizada en los padres de los pacientes muestra EPRAD en aproximadamente el 30% de los casos.

- Hasta un 25% de los pacientes pueden no tener quistes antes de los 30 años de edad.
- No se recomienda realizar cribado de aneurismas cerebrales en los pacientes con EPRAD a menos que existan antecedentes familiares de aneurismas cerebrales o un miembro de la familia con una rotura de aneurisma cerebral.

BIBLIOGRAFÍA RECOMENDADA

Beebe DK: Autosomal dominant polycystic kidney disease, *Am Fam Physician* 53(3): 925, 1996.

Chapman AB, Johnson AM, Gabow PA: Intracranial aneurysms in patients with autosomal dominant polycystic kidney disease: how to diagnose and who to screen, *Am J Kidney Dis* 22:526, 1993.

Gabow PA: Autosomal dominant polycystic kidney disease, *N Engl J Med* 329(5):332, 1993.

Gibson P, Watson ML: Managing the patient with polycystic kidney disease, *Practitioner* 246(1638):450, 2002.

Welling LW, Grantham JJ: Cystic and developmental diseases of the kidney. In Brenner BM, Rector FC: *Brenner & Rector's the kidney*, ed 5, Philadelphia, 1996, WB Saunders.

Wilson PD: Polycystic kidney disease, *N Engl J Med* 350:2, 2004.

AUTOR: **PETER PETROPOULOS, M.D.**

INFORMACIÓN BÁSICA

DEFINICIÓN

Es una enfermedad desmielinizante crónica de las raíces de los nervios espinales y de los nervios periféricos, caracterizada por alteraciones sensoriales y debilidad muscular.

TRASTORNOS RELACIONADOS

- Neuropatía motora multifocal con bloqueo de la conducción.
- Síndrome de Lewis-Sumner.
- Neuropatía sensitiva y motora desmielinizante adquirida multifocal (NSMDAM).

CÓDIGO CIE-9CM

357.8 Neuropatía inflamatoria y tóxica, otras (polineuropatía desmielinizante inflamatoria crónica)

EPIDEMIOLOGÍA Y DEMOGRAFÍA

PREVALENCIA: 1-1,9/100.000 habitantes.
PREDOMINIO POR SEXOS: Mayor frecuencia en varones.
DISTRIBUCIÓN POR EDADES: Más frecuente entre la quinta y séptima décadas de la vida, aunque también puede presentarse durante la infancia.

SÍNTOMAS Y SIGNOS

- La enfermedad se inicia gradualmente, a lo largo de semanas, meses o años.
- Los síntomas pueden ser sensitivos (parestesias, dolor neuropático y entumecimiento de los pies y las manos) y motores (debilidad).
- En las fases avanzadas de la enfermedad puede observarse inestabilidad postural, alteraciones de la marcha y debilidad de los músculos proximales.
- Durante la exploración de la sensibilidad es más frecuente observar alteraciones en el sentido de la vibración o de la posición articular que en la sensación del tacto ligero, los pinchazos, o la temperatura.
- La debilidad muscular suele ser distal y simétrica, aunque ocasionalmente puede ser asimétrica y más proximal que distal.
- Los reflejos suelen encontrarse reducidos o ausentes.
- Las alteraciones de los nervios craneales así como las alteraciones intestinales o vesicales son extremadamente infrecuentes.
- La disfunción autonómica es rara pero puede presentarse.

ETIOLOGÍA

La PDIC puede presentarse de forma primaria (idiopática) o asociada a diversos trastornos sistémicos:

- La variedad idiopática es la más frecuente (lo más probable es que se trate de un fenómeno autoinmunitario).
- La enfermedad sistémica asociada con mayor frecuencia con la PDIC es una gammapatía monoclonal de significado desconocido (GMSD).
- En ocasiones puede identificarse una discrasia de células plasmáticas como la macroglobulinemia de Waldenström, el mieloma múltiple o el mieloma osteosclerótico.
- Recientemente se ha descubierto una asociación con la diabetes mellitus.
- La PDIC puede presentarse en el contexto de la infección por los virus de la inmunodeficiencia humana (VIH), la hepatitis B o la hepatitis C.

DIAGNÓSTICO

DIAGNÓSTICO DIFERENCIAL

- El síndrome de Guillain-Barré (SGB): el curso del SGB dura un máximo de cuatro semanas, mientras que la PDIC evoluciona generalmente a lo largo de más de 8 semanas.
- Neuropatía diabética: los estudios electrodiagnósticos muestran las alteraciones axonales de la neuropatía diabética.
- Mononeuritis múltiple.
- La gammapatía monoclonal de significado desconocido, las discrasias de células plasmáticas, el mieloma osteoesclerótico y la infección por el VIH no forman parte del diagnóstico diferencial pero debido a que pueden coexistir, deben descartarse en todos los casos.

VALORACIÓN

Estudios de conducción nerviosa y electromiográficos, en los que se observan signos de desmielinización primaria (con o sin pérdida axonal secundaria).

PRUEBAS DE LABORATORIO

- Punción lumbar:
  1. Se aprecia un aumento de los niveles de proteínas en el LCR (resulta especialmente útil si los niveles son >100 mg/dl).
  2. La pleocitosis es mínima o ausente (<10 leucocitos).
- Electroforesis de proteínas séricas y electroforesis de inmunofijación para identificar la proteína M.
- Electroforesis de proteínas en orina.
- Pruebas serológicas para descartar infección por el VIH o los virus de las hepatitis.

- Glucemia en ayunas o prueba de tolerancia a la glucosa.
- Si existe una gammapatía monoclonal, se debe realizar una biopsia de médula ósea para descartar la existencia de un mieloma o de otra discrasia de células plasmáticas.

DIAGNÓSTICO POR IMAGEN

Estudio de los huesos largos para descartar el mieloma osteoesclerótico.

TRATAMIENTO

TRATAMIENTO NO FARMACOLÓGICO

- Terapia física y ocupacional.
- Prótesis de tobillo si existe una excesiva debilidad durante la dorsiflexión del mismo.

TRATAMIENTO AGUDO

- Las tres modalidades terapéuticas principales de la PDIC comprenden los esteroides orales a dosis elevadas, las inmunoglobulinas intravenosas (Ig i.v.) y el intercambio de plasma (IP).
- El beneficio de estas formas de tratamiento ha sido probado en ensayos clínicos controlados y aleatorizados pero su eficacia relativa todavía no ha sido evaluada.
- El paciente debe conocer estas tres modalidades terapéuticas y la elección de una de ellas depende de sus preferencias, de la tolerancia de los potenciales efectos secundarios y del coste (el tratamiento con las Ig i.v. y el IP es extremadamente caro).
- Las Ig i.v. suelen administrarse a una dosis de 2 g/kg repartida en 3-5 días. En dos tercios de los pacientes se observa una mejoría inicial. Si la respuesta ha sido sólo parcial o no se ha observado una mejoría significativa, se recomienda repetir otro ciclo de Ig i.v. en 1-2 meses. Si la nueva administración se acompaña de una nueva mejoría, puede ser necesario repetir la infusión de Ig i.v. con una periodicidad mensual para mantener la respuesta.
- El IP suele efectuarse a días alternos durante aproximadamente 4-6 semanas. Al igual que las Ig i.v., el intercambio de plasma puede repetirse de modo regular si se demuestra un beneficio terapéutico.
- La prednisona oral suele iniciarse a dosis de aproximadamente 1 mg/kg. Una vez alcanzada una dosis elevada, debe mantenerse hasta observar una respuesta clínica, lo que suele ocurrir en 4-8 semanas. Tras este período la dosis puede reducirse gradualmente. La meta es mantener una respuesta clínica con la menor dosis posible administrada a días alternos.

TRATAMIENTO CRÓNICO

- Las Ig i.v., el IP o la prednisona deben administrarse por lo general de modo crónico para mantener una respuesta clínica. La frecuencia y la dosis deben determinarse de modo individual.
- La azatioprina, el mofetil micofenolato, el metotrexato, la ciclosporina o la ciclofosfamida pueden emplearse cuando sea necesario reducir la dosis de mantenimiento de los esteroides o la frecuencia de administración de las Ig i.v. o del IP.

PRONÓSTICO

- Tras la administración de un tratamiento inmunosupresor agresivo, el pronóstico en cuanto a la recuperación funcional es bastante variable, aunque la mayor parte de los pacientes (70-80%) sólo sufrirá una incapacidad leve (dificultad para realizar algunas actividades, pero manteniendo la independencia funcional).
- Aproximadamente el 15-30% de los pacientes sufrirán una incapacidad moderada (es decir, precisarán asistencia importante para realizar las actividades cotidianas o asistencia ambulatoria).
- Con relación a la neuropatía, no existen signos claros de que el pronóstico difiera entre los pacientes con las formas idiopáticas de PDIC y los pacientes con las formas asociadas con proteínas monoclonales.

- El pronóstico general (sin tener en cuenta la neuropatía) puede ser peor en los pacientes con mieloma múltiple.
- El pronóstico es mejor en los pacientes más jóvenes, en las mujeres y en aquellos casos que cursan en brotes (mejor que los que cursan de forma monofásica).

DERIVACIÓN

- Al neurólogo (a ser posible con experiencia en el tratamiento de pacientes con enfermedades neuromusculares).
- Terapia física.
- Terapia ocupacional.
- Al hematólogo para descartar y tratar si procede la discrasia de células plasmáticas asociada.

OTRAS CONSIDERACIONES

COMENTARIOS

- Los estudios electrofisiológicos (de conducción nerviosa) resultan fundamentales al ser los que poseen la mayor sensibilidad y especificidad para el diagnóstico de la PDIC.
- El estudio del LCR obtenido mediante punción lumbar resulta sumamente útil, en especial si se encuentra una proteinorraquia importante sin pleocitosis asociada.

PREVENCIÓN

No se conoce ninguna medida preventiva.

EDUCACIÓN DEL PACIENTE/FAMILIA

La PDIC es una enfermedad crónica y a menudo de por vida. Suele caracterizarse por largos períodos de inactividad en los que se disfruta de una mejoría significativa. Con un tratamiento adecuado los pacientes pueden recuperar su nivel de actividad previo. Sin embargo, es frecuente que la enfermedad recidive. La administración crónica de esteroides es una de las principales causas de morbilidad en los pacientes con PDIC.

BIBLIOGRAFÍA RECOMENDADA

Adams R, Victor M: *Principles of Neurology,* New York, 1993, McGraw-Hill.

Bouchard C et al: Clinicopathologic findings and prognosis of chronic inflammatory demyelinating polyneuropathy, *Neurology* 52:498, 1999.

Noseworthy J et al: *Neurological Therapeutics Principles and Practice,* London and New York, 2003, Martin Dunitz.

Van Doorn PA et al: Intravenous immunoglobulin treatment in patients with chronic inflammatory demyelinating polyneuropathy, *Arch Neurol* 48:217, 1991.

AUTOR: **GENNA GEKHT, M.D.**

INFORMACIÓN BÁSICA

DEFINICIÓN

La preeclampsia comprende la tríada de hipertensión, proteinuria y edema que se desarrolla tras la semana veinte de gestación. La preeclampsia leve se define como una presión arterial <140/90 mmHg. La preeclampsia grave se asocia a una presión >160/110 mmHg, una proteinuria >5 g en orina de 24 h, oliguria (<400 ml/24 h), alteraciones cerebrales o visuales, dolor epigástrico, edema de pulmón, trombocitopenia, disfunción hepática o retraso del crecimiento intrauterino grave.

SINÓNIMOS

Hipertensión inducida por el embarazo.
Toxemia del embarazo.

CÓDIGO CIE-9CM
642.6 Preeclampsia

EPIDEMIOLOGÍA Y DEMOGRAFÍA

INCIDENCIA: Del 10-14% en primigestantes, del 5,7-7,3% en multigestantes.
FACTORES DE RIESGO: La incidencia y la gravedad aumentan con las gestaciones múltiples, las enfermedades renales o del colágeno vascular. Extremos de la edad reproductiva, <20 o >35 años de edad, obesidad, afroamericanas, trombofilia, preeclampsia previa.
GENÉTICA: Correlación positiva con los antecedentes familiares maternos y paternos.

SÍNTOMAS Y SIGNOS

- Inflamación generalizada o edema en partes no declives, posiblemente manifestado como una rápida ganancia de peso (>1,8 kg/sem) incluso en ausencia de edemas.
- Auscultación de estertores pulmonares.
- Dolor en hipocondrio derecho (síndrome HELLP o hematoma hepático subcapsular).
- Hiperreflexia o clonus.
- Hemorragia vaginal (desprendimiento de placenta).
- Compromiso fetal agudo o crónico manifestado como restricción del crecimiento intrauterino o taquicardia fetal con desaceleraciones tardías, respectivamente.
- Amplia variedad de síntomas atribuibles a disfunción multiorgánica que implica alteraciones hepáticas, hematológicas, renales, pulmonares y del SNC.
- Posibilidad de enfermedad grave a pesar de lecturas «normales» de la presión arterial, por lo que debe mantenerse un elevado índice de sospecha en las situaciones de alto riesgo.

ETIOLOGÍA

- La etiología exacta o la sustancia tóxica es desconocida.

- Teorías:
  1. Desequilibrio entre el tromboxano A_2 (vasoconstrictor y agregante plaquetario) y la prostaciclina (vasodilatador).
  2. Invasión trofoblástica anómala de las arterias espirales.
  3. Aumento de la sensibilidad a la angiotensina II en las paredes musculares de las arterias.
  4. El exceso de tirosina cinasa soluble 1 similar a fms (SFlT-1), la cual se une al factor de crecimiento placentario (PlGF) y al factor de crecimiento vascular endotelial (VEGF), puede tener una función patogénica.

DIAGNÓSTICO

DIAGNÓSTICO DIFERENCIAL

- Hígado graso agudo del embarazo.
- Apendicitis.
- Cetoacidosis diabética.
- Enfermedad de la vesícula biliar.
- Gastroenteritis.
- Glomerulonefritis.
- Síndrome hemolítico-urémico.
- Encefalopatía hepática.
- Hiperemesis gravídica.
- Trombocitopenia idiopática.
- Púrpura trombocitopénica trombótica.
- Nefrolitiasis.
- Pielonefritis.
- UP.
- LES.
- Hepatitis viral.

VALORACIÓN

- Dos determinaciones de la presión arterial en decúbito lateral con una diferencia de 6 h, con una presión absoluta >140/90 mmHg o un aumento de 30 mmHg de presión sistólica o de 15 mmHg de diastólica respecto a la basal, un aumento en la presión arterial media (PAM) de 200 mmHg o una PAM >105 mmHg.
- La evaluación de la proteinuria definida por >0,1 g/l en tira reactiva o >300 mg de proteínas en orina de 24 h.
- Evaluación del estado fetal en busca de signos de restricción del crecimiento intrauterino, oligohidramnios, alteración en el flujo Doppler de la arteria umbilical o uterina o compromiso agudo, como un desprendimiento de placenta.
- Debido a la naturaleza insidiosa de la enfermedad con potencial afectación de múltiples órganos, debe realizarse una evaluación completa de la preeclampsia en cualquier mujer embarazada que presente alteraciones del SNC o síntomas GI tras la 20.ª semana de gestación.
- Evaluación de entidades asociadas como la coagulación intravascular diseminada, la disfunción hepática o el hematoma subcapsular.

PRUEBAS DE LABORATORIO

- Pacientes de alto riesgo: debe obtenerse una valoración basal de la función renal (proteínas y aclaramiento de creatinina en orina de 24 h), plaquetas, BUN, creatinina, PFH y ácido úrico en la primera visita prenatal.
- El HC (hemoglobina, hematocrito, plaquetas) puede mostrar signos de contracción de volumen o síndrome HELLP.
- Las PFH (AST, ALT, LDH) son útiles en la evaluación del síndrome HELLP o para descartar diferencias importantes.
- La hiperuricemia o el aumento de la creatinina puede indicar una disminución de la función renal.
- Deberían comprobarse el TP, la TTP y el fibrinógeno para descartar coagulación intravascular diseminada.
- El frotis de sangre periférica puede mostrar una anemia hemolítica microangiopática.
- Los niveles de complemento pueden utilizarse para diferenciarla de una agudización de una enfermedad del colágeno vascular.
- Los niveles elevados de SFlT-1 y los niveles bajos de PlGF predicen el desarrollo posterior de preeclampsia.

DIAGNÓSTICO POR IMAGEN

- TC cerebral si presentación atípica de eclampsia, posibilidad de hemorragia intracerebral o estado poscrítico prolongado.
- Ecografía fetal para evaluar la existencia de CIR, el líquido amniótico y la placenta.
- Ecografía hepática materna si sospecha de hematoma subcapsular.

TRATAMIENTO

TRATAMIENTO NO FARMACOLÓGICO

Reposo en cama en decúbito lateral izquierdo.

TRATAMIENTO AGUDO

El parto es el tratamiento de elección y la única curación de la enfermedad. Debe considerarse el contexto de la edad gestacional del feto, la gravedad de la preeclampsia y la probabilidad de una inducción satisfactoria y la fiabilidad de la paciente.

- Administrar una dosis de carga de sulfato de magnesio 6 g i.v., con un mantenimiento de 2 a 3 g o una dosis de carga de fenitoína 10 a 15 mg/kg y después 200 mg i.v. cada 8 h comenzando 12 h tras la dosis de carga.
- Pueden utilizarse la hidralazina 10 mg i.v., el hidrocloruro de labetalol de 20 a 40 mg i.v. y el nifedipino 20 mg s.l. para el control agudo de la presión arterial.
- Se requiere una monitorización fetal continua.

- La epidural es la anestesia de elección para el tratamiento del dolor en el parto o la cesárea.
- Todas las pacientes sometidas a una inducción del parto deberían recibir tratamientos anticonvulsivantes independientemente de la gravedad de la enfermedad.

TRATAMIENTO CRÓNICO

- Preeclampsia leve en gestante <37 semanas: observación estrecha por si empeora la situación materna o fetal, con parto ≥37 semanas con cuello uterino favorable o a las 40 semanas independientemente del estado del cuello.
- Preeclampsia grave: parto en caso de compromiso materno o fetal, trabajo de parto o >34 semanas; en las semanas 28 a 34 considerar esteroides con monitorización estrecha y en <24 semanas considerar interrupción del embarazo.
- La metildopa es el fármaco de elección para el control crónico de la presión arterial durante el embarazo.

PRONÓSTICO

La preeclampsia es una enfermedad progresiva e impredecible; el tratamiento expectante debe ser realizado con precaución. Hasta un 20% de las pacientes que tienen convulsiones son normotensas.

DERIVACIÓN

Está indicado el tratamiento obstétrico debido a la naturaleza insidiosa de la enfermedad y la transferencia de todos los casos <34 semanas a dependencias de nivel asistencial terciario.

OTRAS CONSIDERACIONES

COMENTARIOS

- En las pacientes con alto riesgo pueden considerarse la aspirina a dosis bajas 81 mg al día y los suplementos de calcio 1.500 mg al día para disminuir el riesgo de recidiva.
- Comenzar tras el primer trimestre.

BIBLIOGRAFÍA RECOMENDADA

Creasy RT, Resnik R: *Maternal-fetal medicine,* ed 4, Philadelphia, 1999, WB Saunders.

Duley L et al: Antiplatelet drugs for prevention of pre-eclampsia and its consequences: systematic review, *BMJ* 322:329, 2001.

Esplin MS et al: Paternal and maternal components of the predisposition to preeclampsia, *N Engl J Med* 344:867, 2001.

Lain KY, Roberts JM: Contemporary concepts of the pathogenesis and management of preeclampsia, *JAMA* 287:3183, 2002.

Levine RJ et al: Circulating angiogonic factors and risk of preeclampsia, *N Enl J Med* 350:672, 2004.

Skjaerven R et al: The interval between pregnancies and the risk of preeclampsia, *N Engl J Med* 346:33, 2002.

AUTOR: **SCOTT J. ZUCCALA, D.O.**

INFORMACIÓN BÁSICA

DEFINICIÓN

El priapismo es una erección persistente, generalmente dolorosa, asociada o no a la estimulación sexual.

CÓDIGO CIE-9CM
607.3 Priapismo

EPIDEMIOLOGÍA Y DEMOGRAFÍA

- No se dispone de incidencia y prevalencia debido a su relativa infrecuencia.
- Puede afectar a los varones de cualquier edad, incluido a los niños.

SÍNTOMAS Y SIGNOS

- En el priapismo idiopático la erección inicial se asocia a una excitación sexual prolongada. Se registran episodios transitorios previos con frecuencia. La erección afecta sólo a los cuerpos cavernosos. La detumescencia no se produce de forma espontánea.
- En el priapismo secundario no se requiere excitación sexual. En todo lo demás el cuadro clínico es el mismo que en el priapismo idiopático.
- La tabla 1-40 compara la erección normal con el priapismo.

ETIOLOGÍA

Idiopática: excitación sexual prolongada.
Causas asociadas o secundarias:
- Drepanocitosis.
- Diabetes.
- Leucemia.
- Infiltración peneana por tumor sólido.

Iatrogénica:
- NPT que incluya una emulsión grasa.
- Tratamiento anticoagulante.
- Fenotiacinas.
- Trazodona.
- Tratamiento con inyección intracorpórea para la impotencia.
- Sildenafilo.

FISIOPATOLOGÍA

- Priapismo de bajo flujo: la erección prolongada produce un edema de las trabéculas cavernosas, lo cual produce una secuencia de estasis, trombosis, oclusión venosa, fibrosis, cicatrización y posiblemente impotencia.
- Priapismo de alto flujo: rotura de arterias cavernosas que produce una fístula arteriocavernosa.

DIAGNÓSTICO

VALORACIÓN

Ninguna si se conoce la presencia de causas subyacentes. En caso contrario deberían descartarse.

TRATAMIENTO

Objetivo: lograr la detumescencia con conservación de la potencia.
1. Tratamientos médicos:
   - Paquetes de hielo.
   - Enemas de agua helada.
   - Enemas de agua caliente.
   - Vendaje compresivo.
   - Sedantes.
   - Analgésicos.
   - Fármacos antiespasmo/anticolinérgicos.
   - Estrógenos.
   - Anticoagulantes.
   - Procaína.
   - Nitrato de amilo.
   - Anestesia local o general.
   - Ketamina (2 mg/kg).
2. En el paciente con drepanocitosis: hidratación intravenosa, alcalinización, transfusión o exanguinotransfusión, oxígeno.
3. Aspiración de cuerpos cavernosos seguido de inyección de un agonista α-adrenérgico (p. ej., fenilefrina 50 µg).
4. Cirugía:
   - Derivación cavernosoesponjosa.
   - Derivación glande-cavernosa.
   - Derivación cavernosafena.
   - En la situación menos frecuente del priapismo de alto flujo (diagnosticado por el hallazgo de sangre arterial roja brillante en la aspiración), se recomienda embolización arterial o ligadura quirúrgica.

PRONÓSTICO

La impotencia está asociada a la duración del priapismo y las 36 h constituyen un umbral importante.

DERIVACIÓN

Al urólogo.

BIBLIOGRAFÍA RECOMENDADA

Benson GS, Boileau MA: Priapism. In Gillenwater JY et al (eds): *Adult and pediatric urology*, St Louis, 1996, Mosby.

AUTOR: **TOM J. WACHTEL, M.D.**

TABLA 1-40   Comparación de la erección normal y el priapismo

Factor	Erección normal	Priapismo
Porción implicada del pene	Cuerpos cavernosos, cuerpo esponjoso y glande	Cuerpos cavernosos
Causa	Vasodilatación de las arterias peneanas	Obstrucción del flujo venoso de salida
		Alteración del mecanismo neuroarterial (desequilibrio entre éste y la actividad adrenérgica)
		Aumento de la viscosidad
Deseo sexual	Presente	Ausente
Dolor	Ausente	Presente
Duración	Minutos a horas	Horas a días

De Nseyo UO (ed.): *Urology for primary care physicians*, Filadelfia 1999, WB Saunders.

INFORMACIÓN BÁSICA

DEFINICIÓN

Los prolactinomas son tumores monoclonales que secretan prolactina.

CÓDIGO CIE-9CM
253.1 Síndrome de Forbes-Albright

EPIDEMIOLOGÍA Y DEMOGRAFÍA

INCIDENCIA: Tumor hipofisario más frecuente; prácticamente el 30% de todos los adenomas hipofisarios secretan suficiente prolactina como para causar hiperprolactinemia.
PREDOMINIO POR SEXOS: Los microadenomas son más frecuentes en las mujeres; los macroadenomas son más frecuentes en los varones.

SÍNTOMAS Y SIGNOS

VARONES: Disminución del vello facial y corporal, testículos pequeños; pueden también tener un descenso de la libido, impotencia y retraso de la pubertad (producida por la disminución de la testosterona de forma secundaria a la inhibición de la secreción de gonadotropinas).
MUJERES: La exploración física puede ser normal; la anamnesis puede mostrar amenorrea, galactorrea, oligomenorrea y anovulación.
AMBOS SEXOS: Pueden producirse defectos del campo visual y cefalea en función del tamaño del tumor y de su expansión.

ETIOLOGÍA

Adenomas hipofisarios secretores de prolactina: microadenomas (<10 mm de diámetro) o macroadenomas (>10 mm de diámetro).

DIAGNÓSTICO

DIAGNÓSTICO DIFERENCIAL

La hiperprolactinemia puede estar causada por:
- Fármacos: fenotiacinas, metildopa, reserpina, inhibidores de la MAO, andrógenos, progesterona, cimetidina, antidepresivos tricíclicos, haloperidol, meprobamato, clordiazepóxido, metoclopramida, verapamil, amoxapina, cocaína, anticonceptivos orales.
- Cirrosis hepática, insuficiencia renal, hipotiroidismo primario.
- Tumores con secreción ectópica de prolactina (hipernefroma, carcinoma broncogénico).
- Enfermedades infiltrantes de la hipófisis (sarcoidosis, histiocitosis).
- Traumatismo craneoencefálico, lesión de la pared torácica, lesión de la médula espinal.
- Enfermedad del ovario poliquístico, embarazo, estimulación de los pezones.
- Hiperprolactinemia idiopática, estrés, ejercicio.

VALORACIÓN

- El diagnóstico del prolactinoma se establece mediante la demostración de un nivel plasmático elevado de prolactina (tras descartar otras causas de hiperprolactinemia) y de signos radiológicos de adenoma hipofisario.
  1. Los niveles normales medios de prolactina son 8 ng/ml en mujeres y 5 ng/ml en varones.
  2. Los niveles >300 ng/ml son prácticamente diagnósticos de prolactinoma.
  3. Los niveles de prolactina pueden variar con el momento del día, el estrés, el ciclo de sueño y la ingesta. Pueden obtenerse determinaciones más precisas 2 o 3 horas tras despertarse, antes de la ingesta y cuando el paciente no está sometido a estrés.
  4. Se recomiendan determinaciones seriadas en los pacientes con elevaciones leves de prolactina.
- La prueba de estimulación con TRF puede ser útil en casos dudosos. La respuesta normal es un aumento en los niveles plasmáticos de prolactina en un 100% 1 h después de la perfusión de TRF; la incapacidad para demostrar un aumento en el nivel de prolactina sugiere una lesión hipofisaria.
- Todos los pacientes con prolactinomas deben realizarse la prueba del campo visual. Se recomienda evaluación serial, particularmente durante el embarazo en pacientes con macroadenomas.

PRUEBAS DE IMAGEN

- La RM con gadolinio es la técnica de elección en la valoración radiológica de la enfermedad hipofisaria.
- En ausencia de RM, se logra un mejor diagnóstico radiológico con una TC de alta resolución y cortes coronales especiales en la región hipofisaria.

TRATAMIENTO

TRATAMIENTO NO FARMACOLÓGICO

Debería evitarse el embarazo y la lactancia, porque pueden favorecer el crecimiento del tumor.

TRATAMIENTO AGUDO

- El tratamiento de los prolactinomas depende de su tamaño y de la invasión del quiasma óptico y otras estructuras vitales, la presencia o ausencia de disfunción gonadal y los deseos del paciente en relación a la fertilidad.
- Se prefiere un tratamiento médico cuando la fertilidad es una consideración importante:
  1. Bromocriptina: la dosis inicial es de 0,625 al acostarse durante la primera semana. Después de 1 semana, añadir una dosis de 1,25 mg por la mañana. Gradualmente se aumenta la dosis en 1,25 mg/sem hasta alcanzar una dosis de 5 a 10 mg/día; la bromocriptina disminuye el tamaño del tumor y generalmente reduce los niveles de prolactina hasta el nivel normal cuando la prolactina plasmática inicial es <500 ng/ml. Los efectos secundarios de la bromocriptina son las náuseas, el estreñimiento, los mareos y la congestión nasal. La bromocroptina parece ser segura durante el embarazo.
  2. Cabergolina es un agonista dopaminérgico de mayor duración de acción que es más caro pero que puede ser más eficaz y mejor tolerado que la bromocriptina; la dosis inicial es de 0,25 mg dos veces a la semana.
- Resección transesfenoidal: opción en una paciente infértil que no puede tolerar la bromocriptina o la cabergolina o cuando el tratamiento médico es ineficaz. La tasa de éxito depende de la localización del tumor (completamente intraselar), la experiencia del neurocirujano y el tamaño del tumor (<10 mm de diámetro); la tasa de recidivas puede alcanzar el 80% en 5 años. Las complicaciones posibles de la cirugía transesfenoidal son la diabetes insípida transitoria, el hipopituitarismo, la rinorrea de LCR y las infecciones (meningitis, infección de la herida).
- La irradiación de la hipófisis es útil como tratamiento adyuvante de los macroadenomas (>10 mm de diámetro) y en pacientes con hipersecreción persistente después de la cirugía. Complicaciones potenciales comprenden la lesión de nervios craneales, la radionecrosis y las alteraciones cognitivas.
- La radiocirugía estereotáxica (cuchillo gamma) se ha popularizado como modalidad de tratamiento de los prolactinomas. Se administra una dosis elevada de radiación ionizante al tumor mediante múltiples fuentes. Su ventaja es la mínima irradiación a los tejidos circundantes. La proximidad del tumor al quiasma óptico limita esta modalidad terapéutica.

TRATAMIENTO CRÓNICO

- Los pacientes en tratamiento médico requieren una determinación periódica de los niveles de prolactina. Puede hacerse un intento de reducción de la dosis de bromocriptina o de cabergolina después de que el nivel de prolactina ha sido normal durante 2 años. Debe obtenerse una RM de la hipófisis para descartar un aumento del tamaño del tumor 6 meses tras el inicio de la pauta de reducción progresiva de la dosis.

- Se recomienda evaluar y controlar la función hipofisaria después de la cirugía transesfenoidal.

PRONÓSTICO

- La cirugía transesfenoidal logrará la curación de casi el 50-75% de los pacientes con microadenomas y del 10-20% de los pacientes con macroadenomas.
- Casi un 20% de los microprolactinomas se resuelven durante el tratamiento con agonistas de la dopamina a largo plazo.

OTRAS CONSIDERACIONES

COMENTARIOS

Los pacientes deben ser controlados durante varios años tras la cirugía, porque hasta un 50% de los microadenomas y prácticamente el 90% de los macroadenomas pueden recurrir.

BIBLIOGRAFÍA RECOMENDADA

Leung A, Pacaud D: Diagnosis and management of galactorrhea, *Am Fam Physician* 70:543, 2004.

Schlechte JA: Prolactinoma, *N Engl J Med* 349:2035, 2003.

AUTOR: **FRED F. FERRI, M.D.**

INFORMACIÓN BÁSICA

DEFINICIÓN

El prolapso de la válvula mitral (PVM) es la prominencia posterior de las valvas posterior e interior de la válvula en la sístole. El síndrome de prolapso de la válvula mitral define un conjunto de PVM y de síntomas asociados (p. ej., disfunción a autónoma o palpitaciones) o de alteraciones físicas de otros tipo (p. ej., tórax en embudo).

SINÓNIMO

Síndrome de clic-soplo.

CÓDIGOS CIE-9CM
424.0 Trastornos de la válvula mitral
394.9 Otras enfermedades de la válvula mitral y otras enfermedades no especificadas

EPIDEMIOLOGÍA Y DEMOGRAFÍA

- El PVM puede registrarse mediante ecocardiografía bidimensional en el 4% de la población general (en mujeres > en hombres).
- Se observa un aumento de la incidencia en trastornos tiroideos autoinmunitarios, síndrome de Ehlers-Danlos, síndrome de Marfan, seudoxantoma elástico, tórax en embudo, anorexia nerviosa y bulimia.

SÍNTOMAS Y SIGNOS

- Frecuentemente afecta a mujeres jóvenes con diámetro torácico anteroposterior estrecho, y bajos niveles de peso y presión arterial.
- Clic medio o tardío, que se aprecia mejor en la punta.
- Soplo mesodiastólico o diastólico tardío en crescendo.
- Hallazgos acentuados en bipedestación.
- La mayor parte de los pacientes con PVM son asintomáticos; los síntomas (si existen) consisten fundamentalmente en dolor torácico y palpitaciones.
- Las alteraciones neurológicas (p. ej., ataques isquémicos transitorios [AIT] o ictus) son poco habituales.
- Los pacientes pueden también referir ansiedad, fatiga y disnea.

ETIOLOGÍA

- Degeneración mixomatosa del tejido conjuntivo de la válvula mitral.
- Deformidad congénita de la válvula mitral y sus estructuras de sostén.
- Secundaria a otras lesiones (p. ej., síndrome de Ehlers-Danlos, seudoxantoma elástico).

DIAGNÓSTICO

DIAGNÓSTICO DIFERENCIAL

- Otras anomalías valvulares.
- Pericarditis constrictiva.
- Aneurisma ventricular.

VALORACIÓN

- Antecedentes médicos y exploración física.
- La valoración se centra esencialmente en exploración ecocardiográfica en pacientes con clic o soplo sistólico en una auscultación atenta.

DIAGNÓSTICO POR IMAGEN

La ecocardiografía muestra las valvas anterior y posterior que protruyen hacia atrás en la sístole.

TRATAMIENTO

TRATAMIENTO NO FARMACOLÓGICO

Se debe evitar el consumo de estimulantes (cafeína, nicotina), en pacientes que tengan palpitaciones.

TRATAMIENTO AGUDO

- El uso de antiarrítmicos para prevenir la muerte súbita en pacientes con PVM no complicado no es aconsejable: puede ensayarse la administración de β-bloqueadores en pacientes sintomáticos (p. ej., con palpitaciones o dolor torácico); en ellos se reduce la frecuencia cardíaca, con lo que disminuye también la tensión sobre las valvas prolapsadas de la válvula.
- La profilaxis antibiótica contra la endocarditis infecciosa cuando el paciente se somete a procedimientos GI, GU o dentales sólo está indicada cuando se presenta PVM con soplo sistólico y signos ecocardiográficos de insuficiencia mitral (v. Sección V).

TRATAMIENTO CRÓNICO

Monitorización para control de posibles complicaciones:
- Endocarditis bacteriana (riesgo de tres a ocho veces superior al de la población general).
- AIT o ictus secundarios a fenómenos de embolia (por trombos de fibrina y plaquetarios); el riesgo en pacientes jóvenes es de <0,05%/año.
- Arritmias cardíacas (generalmente supraventriculares).
- Muerte súbita (poco frecuente y casi siempre debida a arritmias ventriculares).
- Insuficiencia mitral (la complicación más habitual del PVM).

PRONÓSTICO

La incidencia de complicaciones en el PVM es muy baja (<1%/año) y en general se asocia a un aumento del grosor de la valva mitral >5 mm; los pacientes jóvenes (<45 años) que no presentan soplo sistólico mitral o insuficiencia mitral en la ecocardiografía Doppler mantienen un riesgo bajo de desarrollar complicaciones.

DERIVACIÓN

La derivación a cirugía puede ser necesaria en pacientes que desarrollan insuficiencia mitral progresivamente sintomática.

OTRAS CONSIDERACIONES

COMENTARIOS

- Recientes estudios sugieren que la prevalencia del PVM y su propensión a producir síntomas y complicaciones graves se ha sobreestimado en el pasado.
- Los pacientes asintomáticos con PVM e insuficiencia mitral leve o nula pueden someterse a evaluación con una periodicidad de entre 3 y 5 años. Los pacientes de alto riesgo han de ser valorados cada año.

BIBLIOGRAFÍA RECOMENDADA
Bouknight DP, O'Rourke RA: Current management of mitral valve prolapse, Am Fam Physician 61:3343, 2000.
Freed LA: Prevalence and clinical outcome of mitral valve prolapse, N Engl J Med 341:1, 1999.
Gilon D et al: Lack of evidence of an association between MVP and stroke in young patients, N Engl J Med 341:8, 1999.

AUTOR: **FRED F. FERRI, M.D.**

INFORMACIÓN BÁSICA

DEFINICIÓN

El *prolapso uterino* es la salida del útero al canal vaginal o fuera de él. En el *prolapso de primer grado*, se ve el cervix cuando se presiona el periné. En el *prolapso uterino de segundo grado*, el cervix está prolapsado a través del introito vaginal, quedando el fundus dentro de la pelvis. En el *prolapso uterino de tercer grado (prolapso completo)*, el útero entero está fuera del introito.

SINÓNIMOS

Prolapso genital.
Útero caído.
Descenso del útero.
Prolapso de órganos pélvicos.

CÓDIGOS CIE-9CM
618.1 Útero caído
618.8 Prolapso de órganos pélvicos

EPIDEMIOLOGÍA Y DEMOGRAFÍA

Es más prevalente en mujeres multíparas postmenopáusicas.
FACTORES DE RIESGO:
- Embarazo.
- Parto.
- Parto vaginal.
- Obesidad.
- Tos crónica.
- Estreñimiento.
- Tumores pélvicos.
- Ascitis.
- Ejercicio físico intenso.
- Raza blanca.

GENÉTICA: Incidencia aumentada en mujeres con espina bífida oculta.

SÍNTOMAS Y SIGNOS

- Presión en pelvis.
- Sensación de descenso.
- Dolor en ambas ingles.
- Dolor en sacro.
- Dificultad para el coito.
- El útero sobresale a través de la vagina.
- Secreción discreta (manchado).
- Ulceración.
- Hemorragia.
- Explorar a la paciente en posición ginecológica, sentada y de pie, antes, durante y después de maniobra de Valsalva.
- Es posible que el cervix esté erosionado o ulcerado en la zona de roce.

ETIOLOGÍA

- Partos vaginales y aumentos crónicos de la presión intraabdominal que producen separación, laceración y denervación del sistema de apoyo vaginal.
- Debilidad del apoyo pélvico por atrofia hipoestrogénica.
- Algunos casos por debilidad congénita del sistema de apoyo pélvico.
- El prolapso uterino neonatal suele coincidir con defectos medulares congénitos.

DIAGNÓSTICO

DIAGNÓSTICO DIFERENCIAL

- En ocasiones, cervix elongado; el cuerpo del útero permanece sin descender.
- El diagnóstico se basa en la anamnesis y la exploración física. Actualmente hay un solo sistema de clasificación del prolapso uterino aceptado internacionalmente, la clasificación del prolapso de órganos pélvicos (POPQ). Véanse los cuadros 1-14 y 1-15.

VALORACIÓN

- Si hay erosión o ulceración del cervix, si está indicado debe realizarse citología de Papanicolaou y biopsia cervical.
- Si los síntomas urinarios son importantes, está indicada la valoración urodinámica para descartar cistoureterocele, cistocele, enterocele o rectocele.

PRUEBAS DE LABORATORIO

Cultivo de orina.

DIAGNÓSTICO POR IMAGEN

Ecografía si hay que evaluar miomas concomitantes.

TRATAMIENTO

TRATAMIENTO NO FARMACOLÓGICO

- Medidas profilácticas:
  1. Diagnóstico y tratamiento de los trastornos crónicos respiratorios y digestivos.
  2. Corrección del estreñimiento.
  3. Orientación sobre control del peso, nutrición y deshabituación tabáquica.
  4. Enseñanza de ejercicios pélvicos.

CUADRO 1-14	**Estadios del prolapso de órganos pélvicos según la exploración POPQ**
Estadio 0	No hay prolapso.
Estadio I	Prolapso más distal más de 1 cm por encima del anillo del himen.
Estadio II	Punto más distal 1 cm o menos por encima del anillo del himen.
Estadio III	Punto más distal más de 1 cm por debajo del anillo del himen, pero no más allá de 2 cm de la longitud total de la vagina >1 cm pero <+(TVL-2) cm.
Estadio IV	Eversión vaginal completa.

De Pemberton J (ed.): *The pelvic floor*, Filadelfia, 2002, WB Saunders.

CUADRO 1-15	**Puntos de referencia para POPQ**

Punto A Tres cm por encima del himen en la pared anterior de la vagina (Aa) o en la posterior (Ap). El punto Aa corresponde más o menos a la unión vesicouretral. Estos puntos pueden variar de -3 cm (sin prolapso) a +3 cm (prolapso máximo).
Punto B El segmento de la vagina situado más inferior entre el punto A y el vértice de la vagina. A diferencia del punto A no es fijo, pero es lo mismo que A si este es el que más sobresale. En el prolapso máximo es igual al punto C.
Punto C La parte más distal del cervix o bóveda vaginal.
Punto D El fornix posterior, que se omite en mujeres histerectomizadas.
Hiato genital De la línea media del meato uretral externo al anillo inferior del himen.
Cuerpo perineal Del anillo inferior del himen al centro del orificio anal.
Longitud de la vagina Debe medirse con la vagina sin estirar.

De Pemberton J (ed.): *The pelvic floor*, Filadelfia, 2002, WB Saunders.

- Tratamiento con pesarios:
  1. Tipo anillo: es útil en los prolapsos de primer y segundo grado.
  2. El pesario de Gellhorn se prefiere en los prolapsos más avanzados.
  3. Utilizar pesarios junto con sustitución hormonal a menos que esté contraindicado.
  4. Puede estar indicada la perineorrafia con anestesia local para sujetar el pesario si el estrecho vaginal está muy relajado.

TRATAMIENTO AGUDO

- Pacientes que tienen síntomas con poca frecuencia: inserción de un tampón o diafragma para alivio temporal si va a haber bipedestación prolongada.
- Prolapso uterino neonatal: reducción digital o utilización de un pesario pequeño.

TRATAMIENTO CRÓNICO

- La sustitución hormonal en la menopausia mantiene la firmeza de los tejidos, la elasticidad de la vagina y mejora la duración de la reparación quirúrgica.

- El estándar de tratamiento es la histerectomía vaginal.
- El vértice vaginal debe estar bien sujeto, pero no hay que hacer sistemáticamente una fijación profiláctica del ligamento sacroespinoso.
- Si hay un enterocele oculto, debe realizarse una culdoplastia de McCall.
- Si está contraindicada la histerectomía vaginal, se lleva a cabo una histerectomía abdominal; el vértice de la vagina debe estar bien sujeto.
- La colpocleisis se considera en pacientes ancianas sexualmente inactivas y en pacientes con riesgo alto para intervención quirúrgica; se puede hacer rápidamente con anestesia local y sedación ligera si es necesario.
- En mujeres sintomáticas que desean un embarazo: se recomienda control con pesarios o ejercicios musculares pélvicos; si es necesaria la corrección quirúrgica, la fijación transvaginal del sacroespinoso es el mejor método.
- Otras opciones quirúrgicas son la suspensión y la cervicopexia sacra.

PRONÓSTICO

Sin tratamiento, el prolapso uterino empeora progresivamente.

DERIVACIÓN

Al ginecólogo/urólogo si es necesario colocar un pesario o hacer una intervención quirúrgica.

OTRAS CONSIDERACIONES

COMENTARIOS

La intervención quirúrgica está contraindicada en el prolapso asintomático o discreto porque los beneficios de la intervención son inferiores a los riesgos.

BIBLIOGRAFÍA RECOMENDADA

Glass RH, Curtis MG, Hopkins MP: *Glass' office gynecology,* ed 5, Baltimore, 1999, Lippincott Williams & Wilkins.
Thaker R: Management of uterine prolapse, *BMJ* 324:1258, 2002.

AUTOR: **ARUNDATHI G. PRASAD, M.D.**

INFORMACIÓN BÁSICA

DEFINICIÓN

La prostatitis es la inflamación de la glándula prostática. Existen cuatro categorías principales:

- Prostatitis bacteriana aguda.
- Prostatitis bacteriana crónica.
- Prostatitis no bacteriana.
- Prostatodinia.

CÓDIGOS CIE-9CM
601.0 Prostatitis (aguda)
601.1 Prostatitis (crónica)
099.54 Prostatitis (por clamidias)

EPIDEMIOLOGÍA Y DEMOGRAFÍA

- Un 50% de los varones experimentan síntomas de prostatitis en su vida.
- La prostatitis bacteriana aguda es infrecuente.
- La prevalencia relativa de las otras tres entidades entre los varones con síntomas prostáticos inflamatorios es:
  1. 5-10% prostatitis bacteriana crónica.
  2. 10-65% prostatitis no bacteriana.
  3. 30-80% prostatodinia.
- Las cifras son imprecisas porque la prostatitis no bacteriana y la prostatodinia son muy difíciles de diferenciar.

SÍNTOMAS Y SIGNOS

PROSTATITIS BACTERIANA AGUDA:
- Inicio súbito o rápidamente progresivo de:
  1. Disuria.
  2. Poliaquiuria.
  3. Urgencia miccional.
  4. Nicturia.
  5. Dolor perineal que puede irradiarse a la espalda, el recto o el pene.
- Puede haber hematuria o exudado uretral purulento.
- Ocasionalmente la evolución se complica por una retención urinaria.
- Fiebre, escalofríos y signos de sepsis pueden también ser parte del cuadro clínico.
- En el tacto rectal la próstata es dolorosa de forma típica.

PROSTATITIS BACTERIANA CRÓNICA:
- Puede ser asintomática cuando la infección está limitada a la próstata.
- Puede presentarse como un aumento en la gravedad de los síntomas basales de hipertrofia prostática benigna.
- Cuando también existe cistitis, puede referirse poliaquiuria, urgencia miccional y disuria.
- La hematuria puede ser un motivo de consulta.
- En los varones ancianos, puede observarse un inicio reciente de incontinencia urinaria.

PROSTATITIS NO BACTERIANA Y PROSTATODINIA:
- Se manifiestan de forma similar con síntomas de irritación vesical (episodios de poliaquiuria, urgencia miccional, disuria, aumento en la nicturia) y malestar perineal.
- Los síntomas pueden ser de gravedad variable, pero tienden a ser más problemáticos en la prostatodinia.

ETIOLOGÍA

PROSTATITIS BACTERIANA AGUDA:
- Infección aguda de la glándula prostática generalmente por gramnegativos:
  1. Asociada generalmente a una cistitis.
  2. Consecuencia del ascenso de las bacterias por la uretra.
- Ocasionalmente la vía de la infección es hematógena o una diseminación linfática de las bacterias rectales.
- La entidad se ve en varones jóvenes o de mediana edad.

PROSTATITIS BACTERIANA CRÓNICA:
- Con frecuencia asintomática.
- Agudización de los síntomas de hipertrofia prostática benigna causados por el mismo mecanismo que en la prostatitis bacteriana aguda.

PROSTATITIS NO BACTERIANA:
- Comprende los síntomas de inflamación prostática asociados a la presencia de leucocitos en las secreciones prostáticas sin microorganismos identificables.
- La infección por clamidias puede estar implicada en la etiología en algunos casos.

PROSTATODINIA:
- Comprende los síntomas de inflamación prostática con escasos leucocitos o ausencia de los mismos en las secreciones prostáticas.
- Se cree que la causa de los síntomas es el espasmo en el cuello vesical o la uretra.

DIAGNÓSTICO

DIAGNÓSTICO DIFERENCIAL

- Hipertrofia prostática benigna con síntomas de las vías urinarias bajas.
- Cáncer de próstata.
- Véase también el diagnóstico diferencial de la hematuria.

VALORACIÓN

- Tacto rectal:
  1. Próstata dolorosa más sugestiva de prostatitis bacteriana aguda.
  2. Próstata aumentada de tamaño frecuente en la prostatitis bacteriana aguda.
  3. Próstata normal compatible con prostatitis bacteriana crónica y prostatitis no bacteriana y típica en la prostatodinia.
- La expresión de las secreciones prostáticas (ESP) mediante masaje prostático está contraindicada en la prostatitis bacteriana aguda pero es apropiada en las otras tres situaciones.

PRUEBAS DE LABORATORIO

- Análisis de orina.
- Cultivo y antibiograma de orina.
- Los estudios de localización bacteriana pueden realizarse pero son incómodos y poco prácticos en la mayoría de las situaciones clínicas.
- Recuento celular y cultivo de las secreciones prostáticas.
- El rendimiento de un cultivo urinario puede aumentar si la muestra se obtiene tras un masaje prostático.
- El PSA no se utiliza para diagnosticar la prostatitis; sin embargo, un aumento rápido sobre la línea basal debería hacer considerar la posibilidad de una prostatitis incluso en ausencia de síntomas. En estos casos, es adecuado realizar un PSA de seguimiento tras el tratamiento de la prostatitis.
- HC y hemocultivos si existe fiebre, escalofríos o signos de sepsis.
- Si existe hematuria, considerar realizar una valoración para descartar una neoplasia urológica si la hematuria no cede tras el tratamiento de la prostatitis.

TRATAMIENTO

PROSTATITIS BACTERIANA AGUDA:
Tratamiento antibiótico guiado por el cultivo durante 4 semanas (comenzando unos días con antibióticos intravenosos si la infección es grave o el paciente tiene bacteriemia).

PROSTATITIS BACTERIANA CRÓNICA:
- Trimetoprim-sulfametoxazol es la primera elección, durante 4 semanas si el microorganismo es sensible.
- El tratamiento de segunda elección para los casos de fracaso del tratamiento o de microorganismos resistentes al TMP-SMX es con una fluorquinolona.
- Al paciente con infección refractaria o con múltiples recaídas se le puede ofrecer un tratamiento supresor a largo plazo.

PROSTATITIS NO BACTERIANA Y PROSTATODINIA:
- No existe un tratamiento específico.
- Los antibióticos no son eficaces.
- Puede considerarse realizar una prueba terapéutica con un bloqueante alfaadrenérgico (terazosina, doxazosina o tamsulosina).
- Debería descartarse cualquier patología vesical subyacente mediante cistoscopia y tratarla si es identificada.

BIBLIOGRAFÍA RECOMENDADA

Fowler JE: Prostatitis. In Gillenwater JY et al (eds): *Adult and pediatric urology,* St Louis, 1996, Mosby.

McNaughton Collins M, MacDonald R, Wilt TJ: Diagnosis and treatment of chronic abacterial prostatitis: a systemic review, *Ann Intern Med* 133:367, 2000.

AUTOR: **TOM J. WACHTEL.**

INFORMACIÓN BÁSICA

DEFINICIÓN

El prurito anal es un prurito crónico intenso del ano y la piel perianal.

CÓDIGO CIE-9CM
698.0 Prurito anal

EPIDEMIOLOGÍA Y DEMOGRAFÍA

- Puede afectar a cualquier edad.
- Se produce en un 1-5% de la población.
- Predominio de varones sobre mujeres de 4:1.

SÍNTOMAS Y SIGNOS

- Prurito anal.
- Fisuras anales.
- Hemorroides.
- Excoriaciones.
- Oxiuros.
- Incontinencia fecal.

ETIOLOGÍA

ENFERMEDADES ANORRECTALES Y CONTAMINACIÓN FECAL:

- Diarrea.
- Incontinencia anal.
- Hemorroides.
- Fisuras.
- Fístulas.
- Prolapso rectal.
- Neoplasias: enfermedad de Bowen, cáncer epidermoide, enfermedad de Paget perianal.

INFECCIONES:

- Fúngicas: candidiasis, dermatofitos.
- Parasitarias: oxiuros, sarna.
- Bacterianas: *Staphylococcus aureus*, eritrasma.
- Linfogranuloma venéreo.
- Granuloma inguinal.
- Chancroide.
- Molluscum contagioso.
- Tricomoniasis.
- Venéreas: herpes, gonococia, sífilis, papilomavirus humano.

IRRITANTES LOCALES:

- Humedad, obesidad, transpiración excesiva.
- Jabones, productos de higiene.
- Papel higiénico: perfumado, teñido.
- Ropa interior: tejidos irritantes, detergentes.
- Cremas anales, supositorios.
- Dietéticos: café, cerveza, alimentos ácidos.
- Fármacos: aceite mineral, ácido ascórbico, succinato de hidrocortisona sódica, quinina, colchicina.

ENFERMEDADES DERMATOLÓGICAS:

- Psoriasis.
- Dermatitis atópica.
- Dermatitis seborreica.

En la Sección II también se describen las diferentes causas del prurito anal.

DIAGNÓSTICO

DIAGNÓSTICO DIFERENCIAL

- Alergias.
- Ansiedad.
- Trastornos dermatológicos.
- Infecciones.
- Parásitos.
- Diabetes mellitus.
- Hepatopatía crónica.
- Neoplasia.
- Proctalgia fugaz.

VALORACIÓN

- Anamnesis detallada sobre hábito intestinal, higiene, uso de productos perfumados y antecedentes farmacológicos.
- Inspección del área perineal.
- Posible biopsia para descartar neoplasia.
- Inspección microscópica de las lesiones de rascado.
- Colposcopia del periné.

PRUEBAS DE LABORATORIO

- Perfil bioquímico.
- Análisis de orina.
- Cultivos.
- Heces para descartar huevos y parásitos.
- Prueba de Graham.
- Prueba de tolerancia oral a la glucosa, si es necesaria.

TRATAMIENTO

TRATAMIENTO NO FARMACOLÓGICO

- Evitar la ropa y la ropa interior ceñida y no porosa.
- Evitar o restringir el café, la cerveza, los cítricos, los tomates, el chocolate y el té.
- Limpieza de la zona anal tras las deposiciones con una toallita o un pañuelo húmedo y evitar los perfumes y los tintes en el papel higiénico y los jabones.
- Evitar la transpiración excesiva.
- Tratamiento agresivo de los escapes o la incontinencia fecales para evitar manchar la piel perianal.

TRATAMIENTO AGUDO

- Minimizar las deposiciones blandas y frecuentes con antidiarreicos y fibra si es necesario.
- Uso de una crema de hidrocortisona al 1% de forma restringida dos veces al día durante la fase aguda de prurito anal pero no durante >2 semanas para evitar la atrofia.
- Tratamiento de los factores predisponentes, como los parásitos, la diabetes, la hepatopatía, las hemorroides y otras infecciones.

TRATAMIENTO CRÓNICO

- Posibles complicaciones: excoriación e infección bacteriana secundaria; deben ser tratadas de forma agresiva.
- Prurito de larga evolución e intratable: buena respuesta a la inyección intracutánea de azul de metileno y otros fármacos, inyección de corticoides.

PRONÓSTICO

- Generalmente buenos resultados con resolución total de los síntomas.
- En algunos pacientes, síntomas persistentes y recurrentes.

DERIVACIÓN

Al especialista en enfermedades colorrectales si las medidas conservadoras fracasan.

BIBLIOGRAFÍA RECOMENDADA

Fardi A, Rath W: Infections of the perianal region, *Gynakoloe* 34(10):907, 2001.

Gerdom LE, Dixon D, DiPalma JA: Hemorrhoids, genital warts and other perianal complaints, *JAAPA* 14(9):37, 2001.

Pfenninger JL, Zainea GG: Common anorectal conditions: part I: symptoms and complaints, *Am Fam Physician* 63(12):2391, 2001.

Watson AJ, Loudon M: Diagnosing minor anorectal conditions, *Practitioner* 245(1627): 790, 2001.

Yamada T, Alpers DH, Laine L: *Textbook of gastroenterology*, ed 3, Baltimore, 1999, Lippincott Williams & Wilkins.

AUTOR: **MARIA A. CORIGLIANO, M.D.**

INFORMACIÓN BÁSICA

DEFINICIÓN

El prurito vulvar es un prurito intenso de los genitales externos femeninos.

SINÓNIMO

Vulvodinia.

CÓDIGO CIE-9CM
698.1 Prurito de los órganos genitales

EPIDEMIOLOGÍA Y DEMOGRAFÍA

- Trastorno femenino que puede afectar a las mujeres de cualquier edad.
- Niñas pequeñas: generalmente causado por una infección.
- Mujeres posmenopáusicas: afectación frecuente debido al estado hipoestrogénico.

SÍNTOMAS Y SIGNOS

Prurito o quemazón intensos y constantes de la vulva.

ETIOLOGÍA

- Aproximadamente un 50% están causados por una infección moniliásica o una tricomoniasis.
- Otras causas infecciosas son el herpes simple, los condilomas acuminados y el molusco contagioso.
- Otras causas:
  1. Infestaciones por sarna, pediculosis pubis y oxiuros.
  2. Dermatosis como la distrofia hipertrófica, el líquen escleroso, el líquen plano y la psoriasis.
  3. Neoplasias como la enfermedad de Bowen, la enfermedad de Paget y el carcinoma epidermoide.
  4. Dermatitis alérgica o química causada por tintes de la ropa o el papel higiénico, detergentes, geles anticonceptivos, fármacos vaginales, duchas o jabones.
  5. Atrofia vulvar o vaginal.
- El prurito grave está probablemente causado por la degeneración y la inflamación de las fibras nerviosas terminales.
- El prurito más intenso se produce con las lesiones hiperplásicas.
- Niñas (75%): prurito inespecífico, liquen escleroso, infecciones bacterianas, infecciones por levaduras e infestación por oxiuros.

DIAGNÓSTICO

DIAGNÓSTICO DIFERENCIAL

- Vulvitis.
- Vaginitis.
- Liquen escleroso.
- Hiperplasia de células escamosas.
- Oxiuros.
- Cáncer de vulva.
- Siringoma de la vulva.

VALORACIÓN

- Inspección de la vulva, vagina y área perianal para descartar infección, fisuras, úlceras, induración o placas gruesas.
- Se debe descartar tricomoniasis, candidiasis, alergia, déficit vitamínicos, diabetes.

PRUEBAS DE LABORATORIO

- Preparación en fresco de suero salino y KOH del exudado vaginal.
- Prueba de Graham para descartar oxiuros.
- Cultivos vaginales.
- Biopsia cuando sea necesario.

TRATAMIENTO

TRATAMIENTO NO FARMACOLÓGICO

- Mantener la vulva limpia y seca.
- Vestir ropa interior blanca de algodón.
- Evitar perfumes y cremas corporales sobre la zona vulvar debido a que pueden producir irritación.
- Reducir el estrés.
- Aplicar fomentos húmedos con solución de acetato de aluminio (solución de Burrow) con frecuencia.
- Evitar el café y las bebidas con cafeína, el chocolate, los tomates.
- Los baños de asiento pueden ser útiles.

TRATAMIENTO AGUDO

Debe tratarse el problema subyacente:
- Infección por levaduras: cualquier crema vaginal o fluconazol 150 mg dosis única.
- Tricomoniasis o *Gardnerella vaginalis*: metronidazol 500 mg o 375 mg v.o. dos veces al día durante 7 días.
- Infección urinaria: tratamiento del microorganismo específico.
- Tratamiento sustitutivo con estrógenos si la atrofia es la causa del prurito.

- Oxiuros: mebendazol 100 mg un comprimido en el diagnóstico y repetir en 1 a 2 semanas; también tratar al resto de la familia >2 años de edad.
- Hiperplasia de células escamosas: aplicación tópica de corticoides.
  1. Puede utilizarse uno de los corticoides de alta o mediana potencia (acetónido de fluocinolona al 0,025% o 0,01% o acetónido de triamcinolona al 0,01%) para aliviar el prurito.
  2. Frotar en la vulva dos o tres veces al día durante 4 a 6 semanas.
  3. Una vez que se ha controlado el prurito, puede suspenderse el corticoide fluorado y cambiar por un preparado de hidrocortisona.
- Liquen escleroso: testosterona tópica al 2% en vaselina extendido mediante masaje en el tejido vulvar dos o tres veces al día; el gel de propionato de clobetasol al 0,05% tres veces al día 5 días es muy eficaz.
- Tratamiento con modificadores de la respuesta inmunitaria.

TRATAMIENTO CRÓNICO

- Si no se alivia mediante tratamientos tópicos: inyección intradérmica de triamcinolona (10 mg/ml diluida en suero salino 2:1), se administra 0,1 ml de la suspensión a intervalos de 1 cm y se aplica un masaje suave en el tejido.
- Si los síntomas no se controlan aún: inyección s.c. de 0,1 ml de alcohol absoluto a intervalos de 1 cm

PRONÓSTICO

Generalmente se controla con medidas conservadoras y corticoides tópicos.

DERIVACIÓN

A un ginecólogo para valoración más detallada si las medidas conservadoras no alivian el cuadro clínico.

BIBLIOGRAFÍA RECOMENDADA

Copeland L: *Textbook of gynecology,* ed 2, Philadelphia, 1999, WB Saunders.

Foster DC: Vulvar disease, *Obstet Gynecol* 100(1):145, 2002.

Gerdsen R et al: Periodic genital pruritus caused by syringoma of the vulva, *Acta Obstet Gynecol Scand Suppl* 81(4):369, 2002.

Mead P: *Protocols for infectious diseases in obstetrics and gynecology,* ed 2, Cambridge, Mass, 2000, Blackwell Science.

Palk SC, Merritt DF, Mallory SB: Pruritus vulvae in prepubertal children, *J Am Acad Dermatol* 44(5):795, 2001.

AUTOR: **MARIA A. CORIGLIANO, M.D.**

INFORMACIÓN BÁSICA

DEFINICIÓN

Estado en el que la realidad externa está distorsionada por delirios y/o alucinaciones (un delirio es una creencia falsa y fija y una alucinación es una percepción falsa auditiva, visual, olfatoria, táctil o gustativa).

SINÓNIMOS

La psicosis es un hallazgo clave en muchas enfermedades mentales, como el trastorno psicótico breve, el trastorno delirante, el trastorno esquizoafectivo, la esquizofrenia, el trastorno esquizofreniforme o el trastorno psicótico compartido.

EPIDEMIOLOGÍA Y DEMOGRAFÍA

La demografía de la psicosis depende del trastorno subyacente.

SIGNOS Y SÍNTOMAS

Anamnesis:
- Antecedentes de cualquiera de las etiologías.
- Uso de posibles fármacos que la inducen.
- Uso de sustancias ilícitas.
- Funcionamiento alterado.
- Estancia en UCI >5 días.

Exploración física:
- Si se asocia a un trastorno del estado del ánimo, los delirios/alucinaciones generalmente son coherentes con el estado de ánimo (p. ej., las alucinaciones auditivas en un paciente deprimido le dicen lo terrible que es como persona).
- Patrón de pensamiento alterado, desorganizado, que generalmente se manifiesta como lenguaje desorganizado (incluyendo ensalada de palabras, bloqueo de pensamiento, rimas, sonidos metálicos).
- Ausencia de discernimiento sobre los problemas.
- El comportamiento es extraño o impredecible; el paciente puede responder claramente a los estímulos internos.
- Signos de enfermedad de Parkinson, demencia.

ETIOLOGÍA

- Fisiopatológicamente, una interacción entre:
  1. Hiperactividad dopaminérgica (especialmente en los sistemas mesolímbicos, nigroestriados y mesocorticales).
  2. Factores ambientales, sociales/de la infancia.
  3. Predisposición genética.
- Trastorno mental subyacente:
  1. Esquizofrenia.
  2. Depresión mayor.
  3. Trastorno psicótico breve.
  4. Trastorno delirante.
  5. Trastorno esquizoafectivo.
  6. Esquizofrenia.
  7. Trastorno esquizofreniforme.
  8. Trastorno psicótico compartido.
- Trastorno de personalidad subyacente:
  1. Límite.
  2. Paranoide.
  3. Esquizoide.
  4. Esquizotípico.
- Trastorno médico subyacente:
  1. VIH/SIDA.
  2. Enfermedad de Parkinson.
  3. Corea de Huntington.
  4. Lepra.
  5. Paludismo.
  6. Sarcoidosis.
  7. LES.
  8. Enfermedad por priones.
  9. Hipoglucemia.
  10. Estado posparto.
  11. Episodio cardiovascular.
  12. Epilepsia del lóbulo temporal.
  13. Neoplasia cerebral.
- Fármacos: esteroides sistémicos, antiepilépticos, fármacos antiparkinsonianos, algunos fármacos quimioterápicos, escopolamina.
- Demencia subyacente: Alzheimer, demencia de cuerpos de Lewy.
- Drogas (generalmente con su uso crónico; puede ser por intoxicación o abstinencia):
  1. LSD.
  2. Fenciclidina.
  3. Cocaína.
  4. Éxtasis líquido (gammahidroxibutirato) (abstinencia).
  5. Alcohol.
  6. Anfetaminas.
  7. Marihuana.
- Lesiones cerebrales traumáticas.
- Estancia en UCI: hipoxia, gasto cardíaco reducido, infección, fármacos, privación de sueño, alteración del ciclo diurno, supresión/sobrecarga sensorial, dolor.
- Estrés emocional.

DIAGNÓSTICO

VALORACIÓN

Cualquier valoración debería dirigirse a evaluar mejor la etiología y dependerá de la situación clínica.

PRUEBAS DE LABORATORIO

Considerar comprobar la glucosa, la serología para VIH, RPR, la TSH, cribado toxicológico, PL.

DIAGNÓSTICO POR IMAGEN

Considerar radiografía de tórax (sarcoidosis), TC/RM cerebrales.

TRATAMIENTO

TRATAMIENTO NO FARMACOLÓGICO

- Tratamiento cognitivo conductual.
- Entrenamiento en habilidades sociales/conductuales.
- Entrenamiento para autocontrol de la enfermedad.
- Las estrategias previamente mencionadas se prefieren a las técnicas psicoanalíticas dada la relativa incapacidad para el pensamiento abstracto y la ausencia de discernimiento en los pacientes psicóticos.
- Intervención familiar, que incluye educación y estrategias para reducir la expresión emocional.
- Consejo médico para el abuso de sustancias.

TRATAMIENTO AGUDO

- Haloperidol (recordar que prolonga el intervalo QT).
- Lorazepam.
- Suspender fármacos inductores si existen.

TRATAMIENTO CRÓNICO

Antipsicóticos atípicos (han disminuido la incidencia de discinesias tardías frente a los antipsicóticos más antiguos); incluso han demostrado ser eficaces en pacientes demenciados y con enfermedad de Huntington.

MEDICINA COMPLEMENTARIA Y ALTERNATIVA

Tratamiento electroconvulsivante para la psicosis aguda exclusivamente.

PRONÓSTICO

El pronóstico varía según la etiología de la psicosis. En general, cuanto más largo y grave es el episodio psicótico, peor es el pronóstico.

DERIVACIÓN

El paciente debería ser ingresado para la estabilización aguda si tiene una psicosis activa para evitar que se dañe a sí mismo o dañe a otros, así como para asegurar la administración de los fármacos.

BIBLIOGRAFÍA RECOMENDADA

AllPsych Online: http://www.allpsych.com
Patkar AA, Mago R, Masand PS: Psychotic symptoms in patients with medical disorders, *Curr Psychiatry Rep* 6(3), 2004.

AUTOR: **RACHAEL LUCATORTO, M.D.**

INFORMACIÓN BÁSICA

DEFINICIÓN

La psicosis de Korsakoff es un trastorno del aprendizaje y la memoria, desproporcionado respecto a las funciones cognitivas, relacionado con una deficiencia de tiamina. Afecta con más frecuencia a los alcohólicos y puede ir acompañado de encefalopatía de Wernicke (v. esta entrada).

SINÓNIMOS

Síndrome de Korsakoff.
Síndrome Wernicke-Korsakoff.
Psicosis polineurítica alcohólica.

CÓDIGO CIE-9CM
291.1 Síndrome amnésico alcohólico

EPIDEMIOLOGÍA Y DEMOGRAFÍA

- Antes afectaba con más frecuencia a alcohólicos, pero está disminuyendo en los últimos años.
- Ligeramente más frecuente en el hombre.
- La edad de comienzo se distribuye de forma homogénea entre los 30 y 70 años.

SÍNTOMAS Y SIGNOS

- Deterioro de la capacidad para recordar información nueva.
- Se dice que se conserva la memoria remota, pero en casi todos los casos está alterada si se realizan pruebas minuciosas.
- Puede haber confabulaciones.

ETIOLOGÍA

Deficiencia de tiamina, sobre todo en alcohólicos o en grupos con malnutrición, aunque puede ser iatrogénica por infusión prolongada de líquidos con dextrosa sin reposición de tiamina.

DIAGNÓSTICO

DIAGNÓSTICO DIFERENCIAL

- Ictus, traumatismo o tumor que afecta los lóbulos temporales o el hipocampo.
- Anoxia cerebral.
- Amnesia global transitoria.
- Demencia.

VALORACIÓN

Hay que mantener un grado de sospecha alto en todos los alcohólicos y en otros estados de malnutrición.

PRUEBAS DE LABORATORIO

- Piruvato sérico alto.
- Transcetolasa eritrocitaria o en sangre total disminuida; recuperación de la normalidad en 24 horas con reposición de tiamina.

DIAGNÓSTICO POR IMAGEN

La RM puede mostrar lesiones diencefálicas y mesencefálicas en fase aguda, pero no existe un método de imagen definitivo para el diagnóstico.

TRATAMIENTO

TRATAMIENTO NO FARMACOLÓGICO

Puede ser necesario un ambiente supervisado.

TRATAMIENTO AGUDO

- Tiamina 100 mg i.v. o i.m. de inmediato.
- La administración de tiamina durante la fase aguda de Wernicke (trastornos de los movimientos extraoculares, confusión y ataxia) puede prevenir el desarrollo de la psicosis de Korsakoff.

TRATAMIENTO CRÓNICO

- Es imposible predecir en fase aguda el grado de recuperación de un paciente concreto, aunque la gran mayoría presenta deficiencias duraderas. Por este motivo hay que tomar con precaución las decisiones sobre institucionalización a largo plazo.
- El tratamiento crónico con tiamina (por lo general 5 mg al día) es la norma.

PRONÓSTICO

El paciente debe vivir a menudo en un ambiente protegido durante el resto de su vida.

DERIVACIÓN

- Un neurólogo debe evaluar al paciente.
- Pueden resultar útiles las pruebas neuropsicológicas.

OTRAS CONSIDERACIONES

COMENTARIOS

- Es probable que esta enfermedad esté infradiagnosticada.
- Hay que administrar tiamina si se sospecha esta enfermedad.
- Una causa evitable es la administración prolongada de líquidos i.v. con dextrosa sin suplemento de tiamina.

BIBLIOGRAFÍA RECOMENDADA

Cook CC: Prevention and treatment of Wernicke-Korsakoff syndrome, *Alcohol Alcohol Suppl* 35(suppl):19, 2000.
Gallucci M et al: Wernicke encephalopathy: MR findings in five patients, *Am J Roentgenol* 155(6):1309, 1990.
Zubaran C, Fernandes JG, Rodnight R: Wernicke-Korsakoff syndrome, *Postgrad Med J* 78(855):27, 1997.

AUTOR: **DANIEL MATTSON, M.D., M.SC. (MED.)**

INFORMACIÓN BÁSICA

DEFINICIÓN

La psitacosis es una infección sistémica causada por *Chlamydia psittaci*.

SINÓNIMO

CÓDIGO CIE-9CM
073.9 Psitacosis

EPIDEMIOLOGÍA Y DEMOGRAFÍA

INCIDENCIA (EN EE.UU.):
- 45 casos registrados en 1996.
- La verdadera incidencia posiblemente es más elevada porque las infecciones pueden ser subclínicas.
- Incidencia superior entre los propietarios de mascotas y las personas que trabajan en contacto con pájaros.

PREVALENCIA (EN EE.UU.):
- Baja entre los humanos.
- Entre el 5-8% de los pájaros son portadores del microorganismo.

PREDOMINIO POR SEXOS: Distribución igual por sexos.

DISTRIBUCIÓN POR EDADES: Más frecuente en adultos.

INCIDENCIA MÁXIMA: De 30 a 60 años de edad.

SÍNTOMAS Y SIGNOS

- Período de incubación de 5 a 15 días.
- Infección subclínica.
- Inicio brusco o insidioso.
- Síntomas más frecuentes:
  1. Fiebre.
  2. Mialgias.
  3. Escalofríos.
  4. Tos.
- Síndrome clínico más frecuente: neumonía atípica con fiebre, cefalea, tos seca y una radiografía de tórax bastante más alterada que la exploración física.
- Varía desde una enfermedad leve hasta la insuficiencia respiratoria y la muerte, aunque esto es extremadamente infrecuente.
- Otras presentaciones clínicas:
  1. Síndrome mononucleósico.
  2. Forma tifoidea.
- Signos más frecuentes:
  1. Fiebre.
  2. Eritema faríngeo.
  3. Estertores.
  4. Hepatomegalia.
- Signos menos frecuentes:
  1. Somnolencia.
  2. Confusión.
  3. Bradicardia relativa.
  4. Roce pleural.
  5. Adenopatías.
  6. Esplenomegalia.
  7. Manchas de Horder (exantema maculopapular rosado que blanquea).

- Además de los pulmones, afectación de otros órganos específicos:
  1. Pericarditis.
  2. Miocarditis.
  3. Endocarditis.
  4. Hepatitis.
  5. Articulaciones.
  6. Riñones (glomerulonefritis).
  7. SNC.

ETIOLOGÍA

- *Chlamydia psittacci* es una bacteria intracelular obligada.
- La infección generalmente se disemina por vía respiratoria a partir de los pájaros infectados.
- Existe antecedente de exposición a pájaros en el 85% de los pacientes.
- Las cepas de pavos y pájaros psitácidos son los más virulentos para los humanos.
- Las vacas, las cabras y las ovejas se afectan ocasionalmente.

DIAGNÓSTICO

DIAGNÓSTICO DIFERENCIAL

- *Legionella*.
- *Mycoplasma*.
- *Chlamydia pneumoniae* (cepa TWAR).
- Infecciones respiratorias virales.
- Neumonía de origen bacteriano.
- Fiebre tifoidea.
- Hepatitis viral.
- Meningitis aséptica.
- Fiebre de origen desconocido.
- Mononucleosis.

VALORACIÓN

- HC, pruebas de función renal y hepática.
- Serología de *Chlamydia*.
- Radiografía de tórax.
- Inmunotinción especial de las secreciones respiratorias.

PRUEBAS DE LABORATORIO

- El recuento leucocitario es normal o está ligeramente elevado.
- Son frecuentes las alteraciones leves de la función hepática (50%).
- Los hemocultivos son casi siempre negativos.
- Estudios de las secreciones respiratorias:
  1. Anticuerpos mediante inmunofluorescencia directa (DFA) de las secreciones respiratorias con anticuerpos monoclonales frente a los antígenos de clamidias.
  2. Antígeno de LPS (lipopolisacáridos) de clamidias mediante enzimoinmunoanálisis (EIA).
  3. Reacción en cadena de la polimerasa (PCR).
- Estudios serológicos:
  1. Anticuerpos de fijación del complemento.
  2. Microinmunofluorescencia.
  3. Posibilidad de resultados falsos negativos y reacción cruzada con otras especies de clamidias con ambas técnicas.

DIAGNÓSTICO POR IMAGEN

- La radiología de tórax es anómala en 50-90% con variedad de patrones.
- Los derrames pleurales son frecuentes.

TRATAMIENTO

TRATAMIENTO NO FARMACOLÓGICO

Suplementos de oxígeno según sea necesario.

TRATAMIENTO AGUDO

- Tetraciclina (500 mg v.o. cuatro veces al día) *o*
- Doxiciclina (100 mg v.o. dos veces al día) *o*
- Eritromicina (500 mg v.o. cuatro veces al día): menos eficaz.

TRATAMIENTO CRÓNICO

En los casos infrecuentes de endocarditis, la combinación de sustitución valvular y un ciclo prolongado de antibióticos puede ser el tratamiento de elección.

PRONÓSTICO

- La mortalidad es baja (0,7%).
- Factores de mal pronóstico:
  1. Edad avanzada.
  2. Leucopenia.
  3. Hipoxemia grave.
  4. Insuficiencia renal.
  5. Confusión.
  6. Afectación pulmonar multilobar.
- Posible reinfección.

DERIVACIÓN

- Al experto en enfermedades infecciosas:
  1. Neumonía atípica complicada o afectación de otros órganos.
  2. Sospecha de un brote.
- Al neumólogo para broncoscopia diagnóstica.

OTRAS CONSIDERACIONES

COMENTARIOS

- Los pacientes hospitalizados no requieren precauciones de aislamiento específicas.
- Debería informarse de cualquier caso confirmado o sospecha de psitacosis a las autoridades sanitarias públicas.

BIBLIOGRAFÍA RECOMENDADA

Centers for Disease Control and Prevention: Compendium of measures to control *Chlamydia psittaci* and pet birds (avian chlamydiosis), 1998, *MMWR* 47(RR-10):1, 1998.

Elliott JH: Psittacosis: a flu-like syndrome, *Aust Fam Physician* 30(8):739, 2001.

AUTOR: **MICHELE HALPERN, M.D.**

INFORMACIÓN BÁSICA

DEFINICIÓN

La psoriasis es una enfermedad crónica de la piel que se caracteriza por una proliferación excesiva de queratinocitos, lo cual causa la formación de placas engrosadas descamativas, prurito y cambios inflamatorios en la epidermis y la dermis. Las diferentes formas de psoriasis son la guttata, la pustulosa y la artritis.

CÓDIGOS CIE-9CM
696.0 Psoriasis, artritis, artropática
696.1 Psoriasis, cualquier tipo excepto artropática

EPIDEMIOLOGÍA Y DEMOGRAFÍA

- La psoriasis afecta al 1-3% de la población mundial. La mayoría de los pacientes tienen una psoriasis limitada que afecta a <5% de la superficie corporal.
- Existe una fuerte asociación entre la psoriasis y el HLA B13, B17 y B27 (psoriasis pustulosa).
- La edad de máxima incidencia al inicio es bimodal (adolescentes y a los 60 años de edad).
- Los varones y las mujeres se afectan de forma equivalente.

SÍNTOMAS Y SIGNOS

- La lesión psoriásica primaria es una pápula eritematosa cubierta por una descamación escasamente adherida. Al rascar estas escamas aparecen varios puntos hemorrágicos (signo de Auspitz).
- La psoriasis crónica en placas generalmente se manifiesta con placas simétricas, muy bien delimitadas, eritomatosas y con escamas blanquecinas que afectan principalmente a los pliegues interglúteos, los codos, el cuero cabelludo, las uñas de las manos y los pies y las rodillas (fig. 1-198, *A*). Esta forma es la responsable del 80% de los casos de psoriasis.
- La psoriasis también puede desarrollarse en el lugar de cualquier traumatismo (quemadura solar, rascado). Esto se conoce como fenómeno de Koebner.
- La afectación ungueal es frecuente (punteado de la lámina ungueal) y causa hiperqueratosis y onicodistrofia con onicolisis (fig. 1-198, *B*).
- El prurito es variable.
- La afectación articular puede implicar sacroileitis y espondilitis.
- La psoriasis guttata generalmente está precedida por una faringitis estreptocócica y se manifiesta con múltiples lesiones puntiformes en las extremidades y el tronco (fig. 1-198, *C*).

ETIOLOGÍA

- Desconocida.
- Agrupación familiar (transmisión genética de forma dominante con penetrancia variable).
- Un tercio de las personas afectadas tienen antecedentes familiares.

DIAGNÓSTICO

DIAGNÓSTICO DIFERENCIAL

- Dermatitis de contacto.
- Dermatitis atópica.
- Dermatitis de estasis.
- Tiña.
- Dermatitis numular.
- Candidiasis.
- Micosis fungoide.
- LES cutáneo.
- Sífilis secundaria y terciaria.
- Exantema medicamentoso.

VALORACIÓN

- El diagnóstico es clínico.
- Raramente se requiere biopsia cutánea.

PRUEBAS DE LABORATORIO

Generalmente no son necesarias para el diagnóstico.

TRATAMIENTO

TRATAMIENTO NO FARMACOLÓGICO

- Generalmente mejora tomando el sol.
- Eliminar factores desencadenantes (p. ej., estrés, determinados fármacos [p. ej., litio, betabloqueantes, antipalúdicos]).
- Los pacientes con psoriasis generalmente se benefician de un baño diario en agua caliente seguido de la aplicación de una crema o una pomada hidratantes. El uso regular de un hidratante emoliente limita la evaporación de agua de la piel y permite que el estrato córneo se hidrate.

TRATAMIENTO GENERAL

Las opciones terapéuticas varían según la extensión de la enfermedad.

- Los pacientes con enfermedad limitada (<20% del cuerpo) pueden ser tratados con:
  1. Esteroides tópicos: sus desventajas son remisiones breves, el precio y la disminución del efecto con el uso continuado. El ácido salicílico puede ser elaborado por el farmacéutico en concentraciones del 2-10% y utilizado con un corticoide para disminuir la descamación.
  2. Calcipotrieno: un análogo de la vitamina D, eficaz para la psoriasis en placa moderada; los adultos deberían peinarse, aplicarse la solución en las lesiones y frotar, evitando la piel no afectada; sus desventajas son su elevado precio y la posibilidad de quemaduras e irritaciones cutáneas. No debería ser utilizado junto con el ácido salicílico porque el calcipotrieno se inactiva por la naturaleza ácida de aquél.
  3. Los productos alquitranados pueden utilizarse por la noche y son más eficaces cuando se combinan con la luz UVB (pauta de Goeckerman).
  4. Antralina: útil para las placas crónicas, puede producir tinción púrpura/marrón; se emplea mejor con la luz UVB.
  5. Los retinoides como el tazaroteno al 0,05 o 0,1% en crema o gel son eficaces para disminuir el grosor de las placas pero son caros y producen irritaciones.

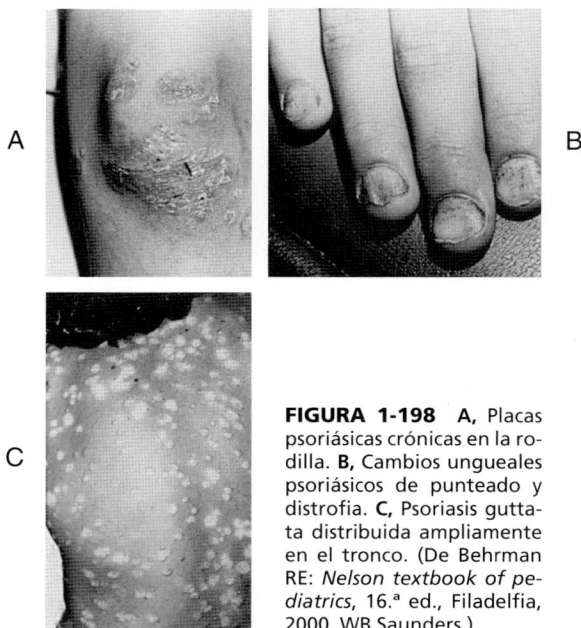

FIGURA 1-198 A, Placas psoriásicas crónicas en la rodilla. **B,** Cambios ungueales psoriásicos de punteado y distrofia. **C,** Psoriasis guttata distribuida ampliamente en el tronco. (De Behrman RE: *Nelson textbook of pediatrics*, 16.ª ed., Filadelfia, 2000, WB Saunders.)

6. Otras medidas útiles son el vendaje con esparadrapo u oclusivo, los UVB, los agentes lubricantes y los corticoides intralesionales.

- Opciones terapéuticas para las personas con enfermedad generalizada (que afecta a >20% del cuerpo):
  1. Exposición a la luz UVB tres veces a la semana.
  2. El PUVA oral (psoraleno más ultravioleta A) administrado dos o tres veces por semana es eficaz para la enfermedad generalizada. Sin embargo, se requieren muchas sesiones de tratamiento, lo cual requiere múltiples visitas a consulta y puede producir fototoxicidad, como eritema y formación de vesículas y un aumento del riesgo de cáncer cutáneo.
- Entre los tratamientos sistémicos está el metotrexato 25 mg semanales para la psoriasis grave. El etetrinato (un retinoide sintético) es más eficaz para la psoriasis pustulosa palmoplantar. La dosis es de 0,5 a 1 mg/kg/día. Puede producir alteraciones en las enzimas hepáticas y lipídicas y es teratogénico.
- La ciclosporina también es eficaz en la psoriasis grave; sin embargo, las recaídas son frecuentes.
- La psoriasis crónica en placas puede ser tratada con alefacept, una proteína recombinante que se dirige de forma selectiva a los linfocitos T. El tratamiento con alefacept durante 12 semanas (0,025, 0,075 o 0,150 mg/kg del peso corporal i.v. a la semana) puede inducir una mejoría significativa. Algunos pacientes también experimentan una respuesta clínica sostenida tras interrumpir el tratamiento. Este fármaco es muy caro (un ciclo de 12 semanas cuesta >8.000 dólares americanos). El tratamiento con etanercept, un antagonista del factor de necrosis tumoral (TNF), durante 24 semanas, puede también lograr una reducción de la gravedad de la psoriasis en placas. El efalizumab, un anticuerpo monoclonal humanizado que inhibe la activación de las células T, también ha demostrado producir una mejoría significativa en la psoriasis en placas en un período de tratamiento de 24 semanas.

PRONÓSTICO

El curso clínico de la psoriasis es crónico y la enfermedad puede ser resistente al tratamiento.

DERIVACIÓN

- Se recomienda derivar al dermatólogo a todos los pacientes con enfermedad generalizada.
- Puede ser necesario el ingreso hospitalario en la psoriasis difusa grave o que responde mal al tratamiento. La pauta de Goeckerman combina la aplicación diaria de brea con exposición a UVB y puede lograr remisiones prolongadas.

OTRAS CONSIDERACIONES

COMENTARIOS

La psoriasis produce una incapacidad más emocional que física en la mayoría de los pacientes. Puede estar indicado el asesoramiento médico y psicológico, especialmente cuando afecta a pacientes jóvenes.

BIBLIOGRAFÍA RECOMENDADA

Gordon KB et al: Efalizumab for patients with moderate to severe plaque psoriasis, *JAMA* 290:3073, 2003.

Lebwohl M et al: A novel targeted T-cell modulator, efalizumab, for plaque psoriasis, *N Engl J Med* 349:2004, 2003.

Leonardi CL et al: Etanercept as monotherapy in patients with psoriasis, *N Engl J Med* 349: 2014, 2003.

AUTOR: **FRED F. FERRI, M.D.**

INFORMACIÓN BÁSICA

DEFINICIÓN

La pubertad precoz se define como el desarrollo sexual que se produce antes de los 8 años en los varones y antes de los 9 años en las mujeres.

SINÓNIMO

Pubertas praecox.

CÓDIGO CIE-9CM
259.1 Pubertad precoz

EPIDEMIOLOGÍA Y DEMOGRAFÍA

INCIDENCIA: Estimada entre 1:5.000 y 1:10.000.
PREDOMINIO POR SEXOS: Mujeres > varones para la variante idiopática; para las otras causas, según la etiología subyacente.
GENÉTICA: Se conoce la genética de algunas de las etiologías de la pubertad precoz.

SÍNTOMAS Y SIGNOS

- En mujeres: desarrollo mamario, desarrollo de vello pubiano, aceleración del crecimiento y menarquia.
- En varones: aumento del tamaño testicular y de la longitud del pene, desarrollo del vello pubiano, aceleración del crecimiento, desarrollo muscular, acné, cambios en la voz y erecciones peneanas.

ETIOLOGÍA

- Idiopática o verdadera: diagnóstico de exclusión.
- Patología del SNC: tumores, hidrocefalia, quistes ventriculares, lesiones benignas.
- Hipotiroidismo grave.
- Lesión cefálica postraumática.
- Trastornos genéticos: neurofibromatosis, esclerosis tuberosa, síndrome de McCune-Albright, hiperplasia suprarrenal congénita.
- Tumores gonadales.
- Tumores no gonadales: hepatoblastoma.
- Exposición a los esteroides sexuales exógenos.

DIAGNÓSTICO

DIAGNÓSTICO DIFERENCIAL

- Diagnósticos más frecuentes a considerar: telarquia prematura y adrenarquia prematura.

- Pubertad precoz dependiente de la hormona liberadora de gonadotropinas (GnRH): idiopática, tumores del SNC, hamartomas hipotalámicos, neurofibromatosis, esclerosis tuberosa, hidrocefalia, lesiones cefálicas postagudas, quistes ventriculares, lesiones tras infección del SNC.
- Pubertad precoz independiente de GnRH: hiperplasia suprarrenal congénita, tumores adrenocorticales (varones), síndrome de McCune-Albright (mujeres), tumores gonadales, tumores con secreción ectópica de hCG (corioblastoma, hepatoblastoma), exposición a esteroides sexuales exógenos, hipotiroidismo grave.

VALORACIÓN

La anamnesis y exploración física detalladas son esenciales para determinar si el paciente tiene una pubertad precoz verdadera. Debe prestarse especial atención al crecimiento, el desarrollo, el orden de aparición de las características sexuales secundarias, el desarrollo puberal en los miembros de la familia, los tratamientos farmacológicos, los síntomas neurológicos, el estadio de Tanner, la exploración abdominal y neurológica. La Sección III, en «Pubertad precoz», describe un abordaje clínico a este trastorno.

PRUEBAS DE LABORATORIO

- La prueba de GnRH ayudará a determinar si es de causa dependiente o independiente.
- Estudios de hormonas sexuales: LH, FSH, hCG, testosterona (varones), estrógenos (mujeres).
- T_4, TSH.

DIAGNÓSTICO POR IMAGEN

- TC o RM cerebrales para evaluar la patología del SNC.
- Considerar ecografía pélvica en mujeres para evaluar la presencia de quistes/tumores.
- Técnicas de imagen abdominal con TC si se sospecha patología intraabdominal.

TRATAMIENTO

TRATAMIENTO NO FARMACOLÓGICO

- Una buena comunicación con los padres es esencial para la atención.

- Puede ser necesario el apoyo psicológico para el niño en relación a la autoimagen y los problemas con la aceptación por su grupo de amigos.

TRATAMIENTO AGUDO

No existe tratamiento agudo para la pubertad precoz.

TRATAMIENTO CRÓNICO

El tratamiento depende de la etiología de la pubertad precoz:
- Para la pubertad precoz verdadera y algunas lesiones del SNC, el tratamiento de elección es leuprolida 0,25 a 0,3 mg/kg con un mínimo de 7,5 mg i.m. cada 4 semanas.
- Para otras lesiones del SNC y tumores extragonadales, el tratamiento depende del tipo de lesión, su localización y el pronóstico global del problema subyacente.
- Para el hipotiroidismo grave, el tratamiento con hormona tiroidea logrará la regresión del desarrollo sexual. El niño tendrá su desarrollo puberal adecuado posteriormente.
- Para la pubertad precoz masculina familiar independiente de gonadotropinas, puede emplearse el ketoconazol a dosis de 600 mg/día dividido en tres dosis o una combinación de testolactona y espironolactona.

PRONÓSTICO

- Para la pubertad precoz verdadera y algunas lesiones del SNC, el pronóstico a largo plazo es generalmente muy bueno. Cuando se instaura el tratamiento farmacológico, se continúa hasta que llega el momento adecuado para el desarrollo puberal posterior. Entonces se interrumpe, lo cual permite que el niño progrese hacia la pubertad.
- En otros casos, el pronóstico a largo plazo depende del de la causa subyacente.

DERIVACIÓN

- La valoración inicial puede realizarse por el médico de atención primaria.
- Está indicada la derivación a un endocrinólogo de la mayoría de los niños porque necesitarán tratamiento y control a largo plazo.

BIBLIOGRAFÍA RECOMENDADA

Root AW: Precocious puberty, *Pediatr Rev* 21(1):10, 2000.

AUTOR: **BETH J. WUTZ, M.D.**

INFORMACIÓN BÁSICA

DEFINICIÓN

La púrpura de Schönlein-Henoch (PSH) es una vasculitis sistémica de los vasos pequeños caracterizada por una púrpura palpable en las zonas declives (nalgas, piernas), hemorragias gastrointestinales y otros síntomas tales como artralgias, artritis y afectación renal.

SINÓNIMOS

Púrpura anafilactoide.
Púrpura alérgica.

CÓDIGO CIE-9CM

287.0 Púrpura de Henoch-Schönlein

EPIDEMIOLOGÍA Y DEMOGRAFÍA

La PSH es la vasculitis más frecuente en los niños y jóvenes. Su incidencia anual es de 14 casos/100.000 habitantes. Se observa sobre todo en niños de 4 a 15 años, pero también puede afectar a adolescentes mayores y adultos jóvenes. La relación entre varones y mujeres es 2:1. Alcanza su máxima incidencia en primavera, pero puede haber casos durante todo el año.

SÍNTOMAS Y SIGNOS

- Púrpura palpable en las áreas declives, sobre todo en las extremidades inferiores (fig. 1-199) y zonas sometidas a presión, como la cintura.
- Edema subcutáneo.
- Artralgias y artritis en el 80% de los pacientes.
- Los síntomas GI afectan a alrededor de la tercera parte de los pacientes y los más frecuentes son náuseas, vómitos, diarrea, dolores cólicos, dolor abdominal, hematoquecia y melena.
- Ocasionalmente, se presenta después de una infección respiratoria alta.
- La afectación renal se encuentra en hasta el 80% de los niños mayores y suele aparecer en el primer mes de la enfermedad. Menos del 5% de los casos progresa hacia una insuficiencia renal terminal.

ETIOLOGÍA

La etiología propuesta es la exposición a un antígeno desencadenante, que induciría la formación de anticuerpos. A continuación, se produciría un depósito de complejos antígeno-anticuerpo (inmunocomplejos) en las paredes de las arteriolas y capilares de la piel, el mesangio renal y el aparato GI. El depósito más frecuente es de IgA. Los antígenos desencadenantes propuestos son fármacos, alimentos, vacunación y enfermedades víricas de las vías respiratorias altas o de otras localizaciones. Existen indicios serológicos y anatomopatológicos que indican una asociación entre el parvovirus B19 y la PSH. Esta asociación explicaría los casos que no responden a los corticosteroides ni a otros tratamientos inmunosupresores.

DIAGNÓSTICO

El diagnóstico se basa en las manifestaciones clínicas, de las que las más frecuentes son las cutáneas. La púrpura palpable se observa en el 70% de los pacientes adultos y es menos pronunciada en los niños, en los que las molestias GI son más frecuentes. La biopsia cutánea revela una vasculitis leucocitoclástica. La presencia de dos de los cuatro criterios siguientes del American College of Rheumatology proporcionan una sensibilidad diagnóstica del 87,1%, con una especificidad del 87,7%:

- Púrpura palpable no relacionada con trombocitopenia.
- Edad <20 años cuando aparece el primer síntoma.
- Angina o isquemia intestinal.
- Infiltración de las paredes de las arteriolas por granulocitos en la biopsia.

DIAGNÓSTICO DIFERENCIAL

Otras formas de vasculitis leucocitoclástica cutánea:

- Poliarteritis nudosa.
- Meningococemia.
- Púrpura trombocitopénica.

VALORACIÓN

Anamnesis, exploración física, pruebas de laboratorio para descartar otros diagnósticos y biopsia cutánea.

PRUEBAS DE LABORATORIO

- Electrólitos, BUN y creatinina.
- Análisis de orina.
- Hemograma.
- Tiempo de protrombina, fibrinógeno y productos de degradación de la fibrina.
- Hemocultivos.

Las alteraciones analíticas no son específicas de la PSH. Pueden encontrarse leucocitosis y eosinofilia; la concentración de IgA es alta en alrededor del 50% de los pacientes. Puede haber glomerulonefritis, que se manifiesta con hematuria microscópica, proteinuria y cilindros hemáticos.

DIAGNÓSTICO POR IMAGEN

Los estudios de imagen no ayudan al diagnóstico de la PSH. La arteriografía o la angiografía con resonancia magnética pueden ayudar a distinguirla de la poliarteritis nudosa.

TRATAMIENTO

- Si existe afectación renal o GI grave, se administrará 1 mg/kg de prednisona v.o., aunque su eficacia no está clara.
- Los corticosteroides y azatioprina pueden ser beneficiosos en los casos de glomerulonefritis rápidamente progresiva. También se ha propuesto el tratamiento pulsátil con metilprednilsolona en los pacientes con glomerulonefritis, vasculitis mesentérica o afectación pulmonar.
- AINE para las artralgias y artritis.

TRATAMIENTO NO FARMACOLÓGICO

Medidas generales, con alivio del dolor y nutrición e hidratación adecuadas.

PRONÓSTICO

- El pronóstico es excelente y la mayoría de los pacientes se recuperan de forma espontánea en 4 semanas.
- Alrededor del 5% de los pacientes desarrolla una nefropatía terminal. La insuficiencia renal crónica es la morbilidad más frecuente a largo plazo.
- Las complicaciones GI son infarto mesentérico, perforación e invaginación.
- Puede haber recidivas.

DERIVACIÓN

- En caso de complicaciones renales o gastrointestinales.
- En los síndromes clínicos graves.

BIBLIOGRAFÍA RECOMENDADA

Ballinger S: Henoch-Schonlein purpura, *Curr Opin Rheumatol* 15:591, 2003.
Dillon MJ: Henoch-Schönlein purpura (treatment and outcome), *Cleve Clin J Med* 69(Suppl 2):SII 121, 2002.

AUTOR: **DOMINICK TAMMARO, M.D.**

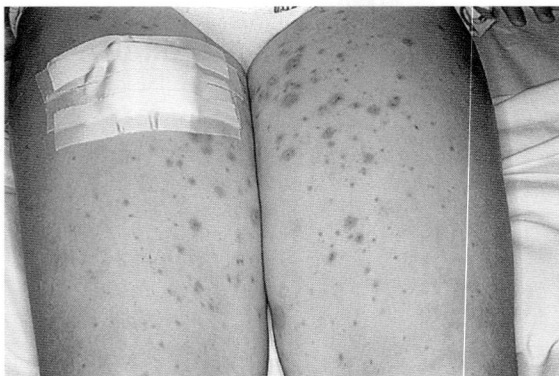

FIGURA 1-199 **Púrpura de Schönlein-Henoch de los miembros inferiores en un niño.** (Por cortesía del Medical College of Georgia, División de Dermatología. Tomada de Goldstein B [ed.]: *Practical dermatology*, 2.ª ed., St. Louis, 1997, Mosby.)

INFORMACIÓN BÁSICA

DEFINICIÓN

La púrpura trombocitopénica idiopática (PTI) es un trastorno autoinmunitario caracterizado por una cifra baja de plaquetas y hemorragia mucocutánea.

SINÓNIMO

Púrpura trombocitopénica autoinmunitaria.

CÓDIGO CIE-9CM
287.3 Púrpura trombocitopénica idiopática (PTI)

EPIDEMIOLOGÍA Y DEMOGRAFÍA

PREVALENCIA: 5 a 10 casos/100.000 personas.
INCIDENCIA: 100 casos/1 millón de personas/año.
PREDOMINIO POR SEXOS: El 72% de los pacientes >10 años son mujeres; en la infancia niño = niña.
DISTRIBUCIÓN POR EDADES: Niños entre 2 y 4 años y mujeres jóvenes (70% <40 años).

SÍNTOMAS Y SIGNOS

Las manifestaciones de la PTI son diferentes en la infancia y en los adultos.
- Los niños suelen tener un comienzo súbito de hematomas y petequias por trombocitopenia grave.
- En los adultos el comienzo suele ser insidioso, con un antecedente de púrpura prolongada. Muchos pacientes son diagnosticados de forma accidental en un análisis de sangre por otro motivo.
- La exploración física puede ser completamente normal.
- Los pacientes con trombocitopenia grave pueden presentar petequias, púrpura, epistaxis o sangre oculta en heces por hemorragia digestiva.
- La esplenomegalia es infrecuente y su presencia debe alertar al médico de la posibilidad de otras etiologías para la trombocitopenia.
- La presencia de rasgos dismórficos (anomalías óseas o auditivas) pueden indicar una enfermedad congénita como causa de la trombocitopenia.

ETIOLOGÍA

Aumento de la destrucción de las plaquetas por autoanticuerpos contra antígenos de la membrana plaquetaria.

DIAGNÓSTICO

DIAGNÓSTICO DIFERENCIAL

- Trombocitopenia falsa (por aglutininas EDTA-dependientes o frío-dependientes).
- Infecciones virales (p. ej., VIH, mononucleosis, rubéola).
- Medicamentos (p. ej., heparina, quinidina, sulfamidas).
- Hiperesplenismo por hepatopatía.
- Trastornos mielodisplásicos y linfoproliferativos.
- Embarazo, hipotiroidismo.
- LES, PTT, síndrome hemolítico-urémico.
- Trombocitopenias congénitas (p. ej., síndrome de Fanconi, anomalía de May-Hegglin, síndrome de Bernard-Soulier).

PRUEBAS DE LABORATORIO

- Hemograma, recuento de plaquetas y extensión periférica: menor número de plaquetas pero de tamaño normal o mayor del normal. Hematíes y leucocitos con morfología normal.
- Pueden realizarse pruebas adicionales para descartar otras etiologías cuando exista indicación clínica (p. ej., VIH, ANA, TSH, enzimas hepáticas, análisis de médula ósea).
- El análisis directo de los anticuerpos unidos a las plaquetas tiene un valor predictivo positivo aproximado del 80-83%. Un resultado negativo no permite descartar el diagnóstico.

DIAGNÓSTICO POR IMAGEN

TC del abdomen en pacientes con esplenomegalia para descartar otros trastornos que causan trombocitopenia.

TRATAMIENTO

TRATAMIENTO NO FARMACOLÓGICO

- Reducir al mínimo la actividad para evitar las lesiones o los hematomas (p. ej., evitar deportes de contacto).
- Evitar medicamentos que aumentan el riesgo de hemorragia (p. ej., aspirina y otros AINE).

TRATAMIENTO AGUDO

- El tratamiento varía según la cifra de plaquetas, edad del paciente y estado hemorrágico.
- Es necesaria la observación y monitorización frecuente de la cifra de plaquetas en pacientes asintomáticos con >30.000 plaquetas/mm³.
- Metilprednisolona a 30 mg/kg/día i.v. durante 20 a 30 min (dosis máx de 1 g/día durante 2 a 3 días) más gammaglobulina i.v. (1 g/kg/día durante 2 a 3 días) y transfusión de plaquetas en pacientes con síntomas neurológicos, hemorragia interna o sometidos a cirugía urgente.
- Prednisona 1 a 2 mg/kg/día hasta que se normalice la cifra de plaquetas con reducción progresiva de la dosis en adultos con <20.000 plaquetas/mm³ y en aquellos con <50.000 plaquetas/mm³ y hemorragia mucosa significativa. La tasa de respuesta oscila entre el 50-75% y la mayoría se consigue en las 3 primeras semanas.
- Gammaglobulinas a dosis altas (IgG 0,4 g/kg/día i.v. durante 3 a 5 días consecutivos) o glucocorticoides a dosis altas por vía parenteral (metilprednisolona 30 mg/kg/día) en niños con <20.000 plaquetas/mm³ y hemorragia relevante o adultos con trombocitopenia o hemorragia grave.
- Rituximab, un anticuerpo monoclonal contra el antígeno CD_{20}, ha demostrado su utilidad en pacientes con PTI resistentes al tratamiento convencional y puede evitar una hemorragia grave o incluso mortal.
- Transfusión de plaquetas sólo en los casos de hemorragia con riesgo para la vida.
- La esplenectomía puede estar indicada en adultos con <30.000 plaquetas/mm³ después de 6 semanas de tratamiento farmacológico o después de 6 meses si se necesitan más de 10 a 20 mg de prednisona diarios para mantener una cifra de plaquetas >30.000 /mm³. En los niños la esplenectomía se reserva para la trombocitopenia persistente (>1 año) y con hemorragia clínicamente significativa. Antes de la esplenectomía hay que administrar las vacunas apropiadas (vacuna neumocócica en adultos y niños, vacuna contra *H. influenzae* y contra meningococo en niños).

TRATAMIENTO CRÓNICO

Monitorización frecuente de la cifra de plaquetas y de los síntomas en pacientes con PTI crónica para detectar y evitar una hemorragia significativa. Una pauta de ciclofosfamida, vincristina y prednisona (CVP) resulta parcialmente efectivo en la PTI crónica.

PRONÓSTICO

- Más del 80% de los niños logran una remisión completa en pocas semanas.
- En adultos, la evolución es crónica y sólo el 5% consigue una remisión espontánea.
- La causa principal de muerte por PTI es la hemorragia intracraneal (1% de los niños, 5% de los adultos).

BIBLIOGRAFÍA RECOMENDADA

Cheng Y et al: Initial treatment of immune thrombocytopenic purpura with high dose dexamethasone, *N Engl J Med* 349:831, 2003.
Cines DB, Blanchette VS: Immune thrombocytopenic purpura, *N Engl J Med* 346:995, 2002.
Shanafelt TD et al: Rituximab for immune cytopenia in adults: idiopathic thrombocytopenic purpura, autoimmune hemolytic anemia, and Evans syndrome, *Mayo Clin Proc* 78:1340, 2003.
Zheng X et al: Remission of chronic TTP after treatment with cyclophosphamide and rituximab, *Ann Intern Med* 138:105, 2003.

AUTOR: FRED F. FERRI, M.D.

INFORMACIÓN BÁSICA

DEFINICIÓN

La púrpura trombocitopénica trombótica (PTT) es un raro trastorno caracterizado por trombocitopenia (a menudo acompañada de púrpura) y anemia hemolítica microangiopática; también pueden existir un deterioro neurológico, disfunción renal y fiebre.

CÓDIGO CIE-9CM

446.6 Púrpura trombocitopénica trombótica

EPIDEMIOLOGÍA Y DEMOGRAFÍA

- La PTT afecta principalmente a mujeres entre los 10 y los 50 años de edad.
- La frecuencia es de 3,7 casos/año/millón de personas.

SÍNTOMAS Y SIGNOS

- Púrpura (secundaria a la trombocitopenia).
- Ictericia, palidez (secundaria a la hemólisis).
- Hemorragia de mucosas.
- Fiebre.
- Nivel fluctuante de consciencia (secundario a la oclusión trombótica de los vasos cerebrales).

ETIOLOGÍA

- La causa exacta de la PTT sigue sin conocerse. Estudios recientes revelan que existe una agregación plaquetaria como consecuencia de anomalías en el factor von Willebrand circulante, causadas por una lesión endotelial.
- Muchos fármacos, como el clopidogrel, penicilina, antineoplásicos, anticonceptivos orales, quinina y ticlopidina, se han asociado a la PTT. Otras causas precipitantes incluyen agentes infecciosos, gestación, neoplasias malignas, trasplante alogénico de médula ósea y trastornos neurológicos.

DIAGNÓSTICO

DIAGNÓSTICO DIFERENCIAL

- CID (coagulación intravascular diseminada).
- Hipertensión maligna.
- Vasculitis.
- Eclampsia o preeclampsia.
- Síndrome hemolítico urémico (observado típicamente en el niño, a menudo después de una infección vírica).
- Gastroenteritis como consecuencia de un serotipo de *Escherichia coli* productora de serotoxina.
- Medicaciones: clopidogrel, ticlopidina, penicilina, agentes quimioterapéuticos antineoplásicos, anticonceptivos orales.

VALORACIÓN

- Una historia integral, la exploración física y las pruebas de laboratorio suelen confirmar el diagnóstico.
- Esta enfermedad comienza a menudo como una enfermedad gripal a la que siguen anomalías clínicas y de laboratorio.

PRUEBAS DE LABORATORIO

- Anemia y trombocitopenia graves.
- BUN y creatinina elevados.
- Evidencia de hemólisis: elevación de los reticulocitos, bilirrubina indirecta, LDH, haptoglobina reducida.
- Uroanálisis: hematuria (hematíes y cilindros de hematíes en el sedimento urinario) y proteinuria.
- Frotis periférico: hematíes fuertemente fragmentados (esquistocitos).
- Sin evidencias de laboratorio de CID (FDP [productos de la degradación del fibrinógeno] y fibrinógeno normales).

TRATAMIENTO

TRATAMIENTO AGUDO

- Retirar los agentes potencialmente lesivos.
- Plasmaféresis con sustitución del plasma por plasma fresco congelado (PFC); el criosobrenadante puede sustituir al PFC en pacientes que no responden a este tratamiento. En general se sustituye diariamente el plasma hasta que la hemólisis haya cesado y el recuento plaquetario se haya normalizado.
- Los corticoides (prednisona, 1-2 mg/kg/día) pueden ser eficaces en solitario en pacientes con enfermedad leve, además de que pueden administrarse concomitantemente con la plasmaféresis con sustitución del plasma por PFC.

- Se ha empleado la vincristina en pacientes refractarios a la plasmaféresis.
- El uso de antiplaquetarios (AAS [ácido acetilsalicílico], dipiridamol) es controvertido.
- Las infusiones de plaquetas están contraindicadas, excepto en pacientes con trombocitopenia grave y hemorragia documentada.
- En casos refractarios se realiza una esplenectomía.

TRATAMIENTO CRÓNICO

- La PTT recidivante puede tratarse con sustitución de plasma.
- Se han observado remisiones de PTT crónica que no responde al tratamiento después del tratamiento con ciclofosfamida y el anticuerpo monoclonal rituximab.
- En algunos centros se ha empleado la esplenectomía en pacientes en remisión para reducir la frecuencia de recidivas de PTT.

PRONÓSTICO

- La supervivencia de los pacientes con PTT supera el 80% con el tratamiento de sustitución del plasma.
- Las recidivas afectan al 20-40% de los pacientes con remisión de su PTT.

DERIVACIÓN

Derivación quirúrgica para someter a esplenectomía a pacientes seleccionados (v. «Tratamiento agudo» y «Tratamiento crónico»).

OTRAS CONSIDERACIONES

COMENTARIOS

La microangiopatía trombótica también puede asociarse a la administración de ciclosporina y mitomicina C, así como a la infección por VIH.

BIBLIOGRAFÍA RECOMENDADA

Bennett CL et al: Thrombotic thrombocytopenic purpura associated with clopidogrel, *N Engl J Med* 342:1773, 2000.

Chen DK et al: Thrombotic thrombocytopenic purpura associated with ticlopidine use, *Arch Intern Med* 159:311, 1999.

Elliot MA, Nichols WL: Thrombotic thrombocytopenic purpura and hemolytic uremic syndrome, *Mayo Clin Proc* 76:1154, 2001.

Kojouri K et al: Quinine-associated thrombotic thrombocytopenic purpura-hemolytic uremic syndrome: frequency, clinical features, and long-term outcomes, *Ann Intern Med* 135:1047, 2001.

AUTOR: **FRED F. FERRI, M.D.**

INFORMACIÓN BÁSICA

DEFINICIÓN

Las quemaduras consisten en lesiones térmicas (por llamas, rescoldos o cigarrillos) y también por sustancias químicas, electricidad o radiación.

SINÓNIMO

Lesiones térmicas.

CÓDIGOS CIE-9CM
942-949 (según región % de quemaduras)

EPIDEMIOLOGÍA Y DEMOGRAFÍA

PREVALENCIA (EN EE.UU.): 2 millones de personas cada año, de las que 70-80.000 necesitan ingreso hospitalario.
PREDOMINIO POR SEXOS: Relación varón:mujer 2:1.
DISTRIBUCIÓN POR EDADES: Primeros años de la vida y después 20-29 años.

SÍNTOMAS Y SIGNOS

- Las quemaduras se definen por su tamaño y profundidad.
- *Quemaduras de primer grado (superficiales):* afectan a la epidermis sólo y son rojas y dolorosas.
- *Quemaduras de segundo grado:* afectan a la dermis y cursan con ampollas, húmedas y rojas con discriminación entre dos puntos intacta (*quemaduras de espesor parcial: superficial*) o rojas y blancas en las que sólo se conserva el sentido de la presión (*espesor parcial profundo*).
- *Quemaduras de tercer grado (espesor completo):* se extienden por toda la dermis con destrucción de los folículos pilosos y las glándulas sudoríparas. La piel está quemada, pálida, *indolora* y coriácea. Estas quemaduras se producen por llamas, escaldaduras por inmersión, sustancias químicas y daño por alto voltaje.
- La «regla de los 9» es útil para valorar con rapidez la extensión de la quemadura. Esta regla se emplea para calcular la superficie total quemada (STQ) de las quemaduras de segundo y tercer grado.

DIAGNÓSTICO

CLASIFICACIÓN

Quemaduras mayores: quemaduras de espesor parcial >25% de STQ (o 20% en menores de 10 años o mayores de 50); quemaduras de espesor completo >10% de STQ; quemaduras que atraviesan articulaciones grandes o afectan a las manos, cara, pies o periné; quemaduras eléctricas o químicas; lesiones complicadas por inhalación o que afectan a pacientes de alto riesgo (edades extremas de la vida/enfermedades asociadas).

Quemaduras moderadas: quemaduras de espesor parcial >15-25% de la STQ (o 10% en niños y ancianos); quemaduras de espesor completo >2-10% de STQ y que no afectan a las zonas especificadas en las quemaduras mayores.
Quemaduras menores: quemaduras de espesor parcial <15% de STQ o de espesor completo <2% de STQ.

VALORACIÓN

El diagnóstico se basa en los hallazgos clínicos.

PRUEBAS DE LABORATORIO

- HC, electrólitos, BUN, creatinina, glucosa.
- Gasometría arterial seriada y carboxihemoglobina ante la sospecha de inhalación de humo.
- Análisis de orina, mioglobina en orina y CPK si es posible rabdomiólisis.

DIAGNÓSTICO POR IMAGEN

Radiografía de tórax y broncoscopia si sospecha de inhalación de humo.

TRATAMIENTO

Las quemaduras menores se pueden tratar de forma ambulatoria, mientras que las moderadas y mayores deben ser tratadas en unidades especializadas en quemaduras según los principios que se recogen a continuación.

TRATAMIENTO AGUDO

- Mantener la vía respiratoria: controlar las lesiones por inhalación e intubar a los pacientes con sospecha de edema de la vía respiratoria (suele aparecer a las 12-24 horas), O_2 suplementario.
- Retirar las joyas y la ropa y poner una o dos vías periféricas intravenosas de gran calibre (si STQ >20%).
- Reanimación con líquidos con lactato de Ringer a 2-4 ml/kg por % de STQ cada 24 horas administrando la mitad de la dosis de líquido calculada en las primeras 8 horas; se puede ajustar en función de la diuresis hasta 0,5-1 ml/kg/h.
- Sonda de Foley y sonda NG (el 20% de los pacientes desarrollan un íleo).
- Actualizar vacuna del tétanos.
- Control del dolor.
- Profilaxis de las úlceras de estrés en pacientes de alto riesgo.
- Los antibióticos profilácticos no se recomiendan; sin embargo, los quemados deben considerarse inmunodeprimidos.
- Los quemados por alto voltaje deben ser controlados con ECG, por el aumento del riesgo de arritmias.

TRATAMIENTO DE LAS HERIDAS POR QUEMADURA

Quemaduras de primer grado (como las quemaduras solares) se pueden tratar con compresas frías, antihistamínicos, emolientes y en ocasiones una dosis de esteroides que se ajuste con rapidez.

Quemaduras de segundo y tercer grado:
- Lavar la piel quemada con agua o salino fríos (1-5 °C; sumergir unos 30 minutos si se puede) y aclarar con jabón suave.
- Desbridamiento con bisturí de las ampollas rotas (salvo en palmas y plantas).
- Existen varios abordajes de los vendajes para las quemaduras tras la limpieza y desbridamiento.
  1. Aplicar capas delgadas de ungüento antibiótico (sulfadiacina argéntica se puede emplear, salvo alergia a las sulfamidas o quemaduras faciales) y cubrirlas con un vendaje no adhesivo (p. ej., una gasa empapada en vaselina) seguido de un vendaje estéril. Lavar la herida y cambiar los vendajes cuando se empapen.
  2. Aplicar una gasa empapada en salino con un vendaje de 4 × 4 y una venda absorbente voluminosa, como Kerlex. Reevaluar en 5-7 días.
  3. Aplicar un vendaje oclusivo y retirar en 7-10 días.
- Cuidado especializado, como resección y autoinjerto para las quemaduras de segundo grado profundas y de tercer grado.

PRONÓSTICO

- Las lesiones respiratorias, la sepsis y la insuficiencia multiorgánica pueden complicar las quemaduras graves.
- Se pueden producir cicatrices en muchas quemaduras de segundo grado y en todas las de tercer grado.

DERIVACIÓN

Las quemaduras mayores y algunas moderadas deben ser remitidas a un centro especializado en quemaduras para desbridamiento quirúrgico, valoración de injerto y rehabilitación.

OTRAS CONSIDERACIONES

COMENTARIOS

Los quemados deben ser revalorados con frecuencia porque la exploración puede cambiar de forma significativa en las primeras 24-72 horas.

BIBLIOGRAFÍA RECOMENDADA

Edlich R, Moghtader J: Thermal burns. In Rosen P (ed): *Emergency medicine: concepts and clinical practice*, ed 4, vol 1, St Louis, 1998, Mosby.
Sheridan R: *Burn Care: Results of Technical and Organizational Progress*, JAMA 290(6):719, 2003.
Sheridan R: Burns. *Criti Care Med* 30(11)S; S500, 2002.

AUTORES: **MICHAEL P. JOHNSON, M.D.** y **MICHELLE STOZEK, M.D.**

INFORMACIÓN BÁSICA

DEFINICIÓN

El quiste de Baker se refiere a una bursa poplítea rellena de líquido en el margen medial de la fosa poplítea.

SINÓNIMO

Quiste poplíteo.

CÓDIGO CIE-9CM
727.51 Quiste de Baker (rodilla)

EPIDEMIOLOGÍA Y DEMOGRAFÍA

- Los quistes poplíteos aparecen a cualquier edad.
- La incidencia se ignora.
- Entre el 2-6% de todos los pacientes con sospecha clínica de TVP padecen en realidad un quiste de Baker sintomático.
- Aproximadamente un 5% de las RM de la rodilla muestra quistes de Baker.

SÍNTOMAS Y SIGNOS

- Dolor en el espacio poplíteo.
- Tumefacción de la rodilla.
- Edema de la pierna.
- Prominencia de la fosa poplítea.
- Disminución de la amplitud de movimientos de la rodilla.
- «Atasco» de la rodilla.
- Signo de Foucher: el quiste se pone duro al extender la rodilla y blando al flexionarla.
- Dolores de tipo neuropático lancinantes que se irradian desde la rodilla por la parte posterior de la pierna.
- Trombosis venosa profunda (TVP).

ETIOLOGÍA

- Se cree que los quistes de Baker representan la distensión por líquido del saco de la bursa que separa el tendón del semimembranoso del vientre medial del gastrocnemio.

- En los niños se cree que los quistes de Baker son secundarios a traumatismos e irritación de la rodilla.
- En adultos los quistes de Baker se suelen asociar a alteraciones patológicas en la articulación de la rodilla:
  1. Artritis reumatoide.
  2. Artrosis de la rodilla.
  3. Desgarros en el menisco.
  4. Condromalacia femororotuliana.
  5. Fracturas.
  6. Gota.
  7. Seudogota.
  8. Infecciones (tuberculosis).

DIAGNÓSTICO

Los quistes de Baker, igual que la trombosis venosa profunda, son muy difíciles de diagnosticar con la clínica solo. De hecho ambos procesos se parecen con frecuencia y en ocasiones se llama a los quistes de Baker *síndrome seudotromboflebítico.*

DIAGNÓSTICO DIFERENCIAL

- TVP.
- Aneurismas poplíteos.
- Abscesos.
- Tumores.
- Adenopatías.
- Varices.
- Ganglión.

VALORACIÓN

Ante la sospecha de quiste poplíteo se deben realizar estudios de imagen para descartar otras causas.

PRUEBAS DE LABORATORIO

Las pruebas sanguíneas no son muy específicas para el diagnóstico de quiste de Baker.

DIAGNÓSTICO POR IMAGEN

- Radiografía simple (proyecciones AP y lateral) pueden mostrar calcificaciones en un tumor sólido o en la región posterior del menisco.
- La ecografía es una técnica sencilla y rentable, que descarta otras patologías de la fosa posterior.
- La RM de la rodilla identifica la patología articular asociada (artrosis, desgarro del menisco).
- Los estudios venosos no invasivos descartan TVP.

TRATAMIENTO

El tratamiento trata de corregir la patología de base que llevó a la formación del quiste poplíteo.

TRATAMIENTO NO FARMACOLÓGICO

- Reposo.
- Evitar la actividad extenuante.
- Inmovilización de la rodilla, posiblemente necesaria en algunos casos.

TRATAMIENTO AGUDO

- Se pueden emplear AINE, ibuprofeno 400-800 mg v.o. cada 8 horas o naproxeno 250-500 mg v.o. cada 12 horas para el tratamiento de los quistes de Baker producidos por la AR, la gota y la seudogota.
- La inyección intraarticular o del quiste con corticosteroides, como acetónido de triamcinolona 40 mg es una opción.

TRATAMIENTO CRÓNICO

- Las intervenciones quirúrgicas para corregir la causa de base o el quiste incluyen:
  1. Cirugía artroscópica para eliminar fragmentos sueltos de cartílago.
  2. Meniscectomía total o parcial.
  3. Resección abierta del quiste (fig. 1-200).

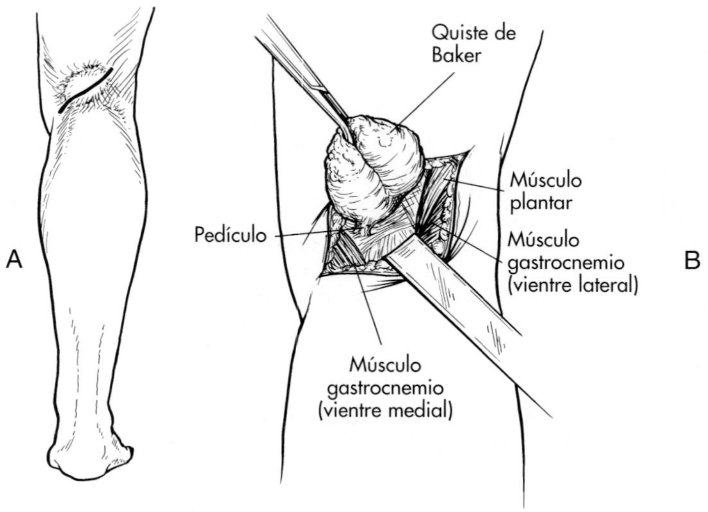

FIGURA 1-200   Resección de un quiste de Baker en la línea media. A, Incisión cutánea. **B,** Tras ser expuesto, se pinza el pedículo, se liga, se divide y se invierte. (Reproducida y modificada de Meyerding HW, Van Demark GE: *JAMA* 122:858, 1943.)

PRONÓSTICO

- El quiste de Baker puede resolverse de forma espontánea sin tratamiento.
- Las complicaciones del quiste de Baker son:
  1. Rotura.
  2. TVP.
  3. Atrapamiento nervioso.

DERIVACIÓN

Como los quistes de Baker suelen ser secundarios a una causa reumatológica de base, se recomienda consultar con un reumatólogo.

OTRAS CONSIDERACIONES

COMENTARIOS

- Los quistes poplíteos fueron descritos en 1877 por Baker en relación con patología articular de la rodilla.
- El quiste de Baker y la TVP se pueden asociar. Es obligado descartar el diagnóstico de TVP antes de dar de alta al paciente en la urgencia, el hospital o la consulta.
- Cuando existen lesiones de menisco, los quistes de Baker se suelen originar en el asta posterior del menisco medial, en presencia o no de un desgarro.

BIBLIOGRAFÍA RECOMENDADA

Drescher MJ, Smally AJ: Thrombophlebitis and pseudothrombophlebitis in the ED, *Am J Emerg Med* 15(7):683, 1997.

Handy JR: Popliteal cysts in adults: a review, *Semin Arthritis Rheum* 31(2):108, 2001.

Stone KR et al: The frequency of Baker's cysts associated with meniscal tears, *Am Sports Med* 24(5):670, 1996.

Torreggiani WC et al: The imaging spectrum of Baker's (Popliteal) cysts, *Clin Radiol* 57(8): 681, 2002.

AUTOR: **PETER PETROPOULOS, M.D.**

INFORMACIÓN BÁSICA

DEFINICIÓN

La rabdomiólisis es la disolución o desintegración del músculo, lo que causa la lisis de las membranas y la pérdida de los constituyentes musculares, dando lugar a la excreción de mioglobina a través de la orina. Puede producirse un daño renal como consecuencia de la obstrucción tubular causada por la mioglobina, así como por la hipovolemia.

CÓDIGO CIE-9CM
728.89 Rabdomiólisis

EPIDEMIOLOGÍA Y DEMOGRAFÍA
PREDOMINIO POR EDADES: Rara en el niño.

SÍNTOMAS Y SIGNOS
- Dolor muscular variable.
- Debilidad.
- Rigidez muscular.
- Fiebre.
- Alteración del nivel de conciencia.
- Tumefacción muscular.
- Malestar.
- Orina oscura.

ETIOLOGÍA
- Sobreesfuerzo (inducida por el ejercicio).
- Lesión por electricidad.
- Inducida por fármacos (estatinas, combinaciones de estatinas con fibratos, anfetaminas, haloperidol).
- Síndrome compartimental.
- Politraumatismo.
- Hipertermia maligna.
- Isquemia de miembros.
- Reperfusión tras procedimientos de revascularización por isquemia.
- Disección quirúrgica extensa (espinal).
- Isquemia por torniquete.
- Posición estática prolongada durante la cirugía.
- Miositis infecciosa e inflamatoria.
- Miopatías metabólicas.
- La hipovolemia y la acidificación urinaria son causas precipitantes importantes en el desarrollo de la insuficiencia renal aguda.
- El rasgo drepanocítico es una característica predisponente.

DIAGNÓSTICO

DIAGNÓSTICO DIFERENCIAL

La Sección III, «Elevación de creatincinasa», describe un algoritmo clínico para la evaluación de la elevación de la CPK.

PRUEBAS DE LABORATORIO
- Cribado de la mioglobinuria con una simple tira reactiva de orina con ortotoluidina o benzidina.
- BUN, creatinina.
- CPK elevada (fig. 1-201).
- Hiperpotasemia.
- Hipocalcemia.
- Hiperfosfatemia.
- Mioglobina urinaria elevada.
- Cilindros granulares pigmentados.
- Hiperuricemia.

TRATAMIENTO

TRATAMIENTO AGUDO
- Reposición rápida de un alto volumen de líquidos i.v. con manitol, para inducir la diuresis y prevenir la insuficiencia renal aguda.
- Tratamiento de los desequilibrios electrolíticos.
- La alcalinización de la orina es controvertida pero parece útil en modelos de investigación.

PRONÓSTICO

La enfermedad es fácilmente tratable, aunque son necesarios un diagnóstico y tratamiento precoces para evitar la insuficiencia renal, que aparece en el 30% de los casos.

OTRAS CONSIDERACIONES

COMENTARIOS
En la figura 3-148 se describe un algoritmo clínico para la evaluación de los calambres y dolores musculares.

BIBLIOGRAFÍA RECOMENDADA
Brown CV et al: Preventing renal failure in patients with rhabdomyolisis: do bicarbonate and mannitol make a difference? *J Trauma* 56(6):1191, 2004.
Garcia-Valdecasas-Campelo E et al: Acute rhabdomyolysis associated with cerivastatin therapy, *Arch Intern Med* 161:893, 2001.
Gunal AI et al: Early and vigorous fluid resuscitation prevents acute renal failure in the crush victims of catastrophic earthquakes, *J Am Soc Nephrol* 15(7):1862, 2004.
Halachanova V, Sansone RA, McDonald S: Delayed rhabdomyolysis after ecstasy use, *Mayo Clin Proc* 76:112, 2001.
Sauret JM et al: Rhabdomyolysis, *Am Fam Physician* 65:907, 2002.
Wappler F et al: Evidence for susceptibility to malignant hyperthermia in patients with exercise-induced rhabdomyolysis, *Anesthesiology* 94:95, 2001.
Wolfe SM: Dangers of rosuvastatin identified before and after FDA approval, *Lancet* 363(9427):2189, 2004.

AUTOR: **LONNIE R. MERCIER, M.D.**

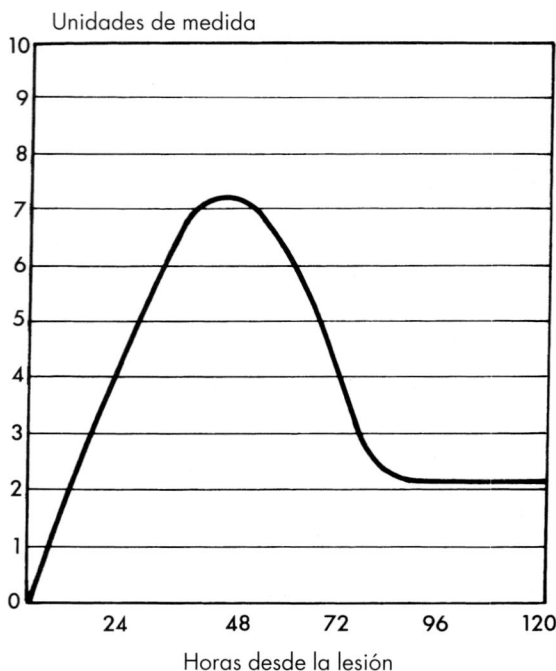

FIGURA 1-201 Curva típica de eliminación de CPK. (De Rosen P [ed.]: *Emergency medicine*, 4.ª ed., St. Louis, 1998, Mosby.)

INFORMACIÓN BÁSICA

DEFINICIÓN

La rabia es una enfermedad mortal causada por el virus de la rabia y transmitida al ser humano mediante la mordedura de un animal infectado.

SINÓNIMO

Hidrofobia.

CÓDIGO CIE-9CM
071 Rabia

EPIDEMIOLOGÍA Y DEMOGRAFÍA

INCIDENCIA (EN LOS EE.UU.): Aproximadamente 2 casos/año.
PREDOMINIO POR SEXOS: Varones (70% de los casos).
PREDOMINIO POR EDADES: <16 años y >55 años.

SÍNTOMAS Y SIGNOS

- Período de incubación de 10 a 90 días:
  1. Más corto si las mordeduras se producen en la cara.
  2. Más prolongado si son las extremidades las afectadas.
- Pródromos:
  1. Fiebre.
  2. Cefalea.
  3. Malestar.
  4. Dolor o anestesia en el sitio de exposición.
  5. Faringitis.
  6. Síntomas gastrointestinales.
  7. Síntomas psiquiátricos.
- Período neurológico agudo, con pruebas objetivas de afección del SNC:
  1. Extrema hiperactividad y conducta extravagante alternando con períodos de relativa calma.
  2. Alucinaciones.
  3. Desorientación.
  4. Convulsiones.
  5. Puede aparecer parálisis.
  6. Espasmo de la faringe y la laringe, acompañado de dolor intenso al beber.
  7. Miedo provocado por la visión del agua.
  8. Parálisis.
  9. Coma.
- Posible fallecimiento por parada respiratoria.

ETIOLOGÍA

- Virus de la rabia.
- Los casos en EE.UU. se asocian a:
  1. Murciélagos.
  2. Mapaches.
  3. Zorros.
  4. Mofetas.

- En 8 de los 32 casos observados en los EE.UU. desde 1980, existían antecedentes de exposición a murciélagos sin mordedura o arañazo alguno.
- Los casos importados suelen asociarse a perros.
- Adquisición infrecuente:
  1. A través de trasplantes de órganos.
  2. A través de la transmisión en aerosoles en personal de laboratorio y espeleólogos.

DIAGNÓSTICO

DIAGNÓSTICO DIFERENCIAL

- Delirium tremens.
- Tétanos.
- Histeria.
- Trastornos psiquiátricos.
- Otras encefalopatías víricas.
- Síndrome de Guillain-Barré.
- Poliomielitis.

VALORACIÓN

- Anticuerpos de la rabia:
  1. Suero.
  2. LCR.
- Aislamiento vírico:
  1. Saliva.
  2. LCR.
  3. Suero.
- Anticuerpos fluorescentes frente a la rabia: biopsia cutánea del área hirsuta del cuello.
- Inclusiones eosinofílicas características (cuerpos de Negri) en neuronas infectadas.

PRUEBAS DE LABORATORIO

Véase «Valoración».

TRATAMIENTO

TRATAMIENTO NO FARMACOLÓGICO

- Aislamiento del paciente para prevenir la transmisión a otros.
- Tratamiento de soporte (aunque no se ha demostrado que altere el pronóstico excepto en tres casos en que los pacientes habían recibido profilaxis antes del inicio de los síntomas).

TRATAMIENTO AGUDO

- No existe tratamiento beneficioso.
- Se pone el énfasis en la profilaxis de los individuos potencialmente expuestos tan pronto como sea posible tras una exposición:
  1. Lavado minucioso de la herida.
  2. Tanto la inmunización activa como pasiva es más eficaz en las primeras 72 h tras la exposición.

- Vacunas:
  1. Vacuna en células diploides humanas (HDCV) o vacuna en células diploides de mono rhesus (RVA), 1 ml i.m. (deltoides) en los días 0, 3, 7, 14, y 28.
  2. Globulina humana hiperinmune antirrábica (RIG) 20 UI/kg, administrada a personas no vacunadas previamente. Si es anatómicamente factible, la dosis completa debería infiltrarse alrededor de las heridas, y el volumen restante, administrarse i.m. en un sitio anatómicamente distante de la administración de la vacuna.
- Profilaxis preexposición con HDCV o RVA (1 ml i.m. en los días 0, 7, y 21 o 28) en personas con alto riesgo de adquisición:
  1. Veterinarios.
  2. Personal de laboratorio que trabaja con el virus de la rabia.
  3. Espeleólogos.
  4. Visitantes a zonas endémicas.

PRONÓSTICO

Casi siempre mortal.

DERIVACIÓN

- Al especialista en enfermedades infecciosas.
- A las autoridades sanitarias locales.

OTRAS CONSIDERACIONES

COMENTARIOS

- La mayoría de los casos en EE.UU están causados por:
  1. Mordeduras de animales salvajes (murciélagos).
  2. Mordeduras de perros fuera de los EE.UU.
  3. Algunas exposiciones desconocidas.
- En casos raros la transmisión puede deberse al contacto de mucosas con el virus aerosolizado.

BIBLIOGRAFÍA RECOMENDADA

CDC: Investigation of rabies infections in organ donor and transplant recipients—Alabama, Arkansas, Oklahoma, and Texas, *MMWR* 53:586, 2004.

Hankins DG, Rosekrans JA: Overview, prevention, and treatment of rabies, *Mayo Clin Proc* 79:671, 2004.

National Association of State Public Health Veterinarians, Inc.: Compendium of animal rabies prevention and control, 2001, *MMWR* 50(RR-8):1, 2001.

Plotkin SA: Rabies, *Clin Infect Dis* 30:4, 2000.

AUTOR: **MAURICE POLICAR, M.D.**

INFORMACIÓN BÁSICA

DEFINICIÓN

El raquitismo es una enfermedad sistémica de la lactancia e infancia en la que la mineralización del hueso en crecimiento es deficiente, como consecuencia de un metabolismo anormal del calcio, del fósforo o de la vitamina D. La *osteomalacia* es la enfermedad homóloga en el adulto. La *osteodistrofia renal* es un término empleado para describir una enfermedad parecida en pacientes con nefropatía crónica. Ciertas formas de este trastorno pueden responder sólo a altas dosis de vitamina D, siendo denominadas raquitismo resistente a la vitamina D (RRVD).

CÓDIGOS CIE-9CM

268.0 Raquitismo activo
275.3 Raquitismo resistente a la vitamina D
588.0 Raquitismo renal (osteodistrofia renal)
268.2 Osteomalacia

SÍNTOMAS Y SIGNOS

El niño con raquitismo clásico suele desarrollar ciertas anomalías específicas:

• Ablandamiento de los huesos del cráneo (craneotabes) en los estadios iniciales de este trastorno.
• Aumento del tamaño de las costillas a nivel de las articulaciones condrocostales, dando lugar al «rosario raquítico».
• Deformidades de miembros y tumefacción epifisaria (fig. 1-202).
• Altura por debajo de los límites normales.
• Irritabilidad y fatigabilidad fácil.
• Deformidad en «pecho de paloma» e indentación de la parrilla costal a nivel de la inserción del diafragma, referida a veces como surco de Harrison; posible reducción del volumen torácico, causando una disminución de la ventilación pulmonar.

Los hallazgos físicos en el adulto con osteomalacia son más sutiles:

• Posible malestar y dolor óseo.
• Muchos pacientes que supuestamente padecen osteoporosis también pueden tener osteomalacia.

ETIOLOGÍA

• Estados deficitarios:
  1. El verdadero RRVD clásico es raro en la sociedad occidental.
  2. La absorción de vitamina D, sin embargo, puede estar bloqueada en ciertos trastornos gastrointestinales.
  3. Otros trastornos semejantes también pueden impedir la absorción de calcio y fósforo, aunque en ausencia de estas otras enfermedades, las deficiencias de calcio y fósforo son también raras.
• Anomalías de los túbulos renales, adquiridas o hereditarias, que pueden causar defectos de resorción y dar lugar a raquitismo y osteomalacia; los síndromes incluyen al RRVD clásico (probablemente la forma de raquitismo más frecuentemente observada en medicina general).
• Insuficiencia renal crónica:
  1. Puede producir raquitismo renal u osteodistrofia renal.
  2. Da lugar a la retención de fósforo.

DIAGNÓSTICO

DIAGNÓSTICO DIFERENCIAL

• Osteoporosis.
• Hiperparatiroidismo.
• Hipertiroidismo.

PRUEBAS DE LABORATORIO

• Precisan de un alto grado de interés, puesto que muchas de las enfermedades son tan parecidas que sólo un estudio de laboratorio complejo puede establecer el diagnóstico.
• BUN, creatinina, fosfatasa alcalina, calcio, y fósforo en cualquier paciente con sospecha de padecer una enfermedad metabólica ósea.

DIAGNÓSTICO POR IMAGEN

• En el raquitismo:
  1. Cambios radiográficos característicos en los extremos de los huesos largos en crecimiento, causados por la ausencia de calcificación de la matriz cartilaginosa.
  2. Son típicos el ensanchamiento e irregularidad del cartílago fisario.
• Radiografías en el adulto con osteomalacia:
  1. Más sutiles y a menudo se confunden con la osteoporosis.
  2. Posibles seudofracturas (zonas de Looser) donde las arterias principales cruzan el hueso.
  3. Deformidades de los cuerpos vertebrales por insuficiencia a la compresión.

TRATAMIENTO

• Debido a la compleja naturaleza de muchos de estos trastornos, deberá consultarse el tratamiento a un endocrinólogo y a un nefrólogo.
• Es raro que se necesite una intervención ortopédica.
• El tratamiento quirúrgico está indicado en la epifisiolisis de la cabeza del fémur, que es bastante frecuente en el raquitismo renal.
• La deformidad puede requerir férulas.

BIBLIOGRAFÍA RECOMENDADA

Abrams SA: Nutritional rickets: an old disease returns, *Nutr Rev* 60(4):111, 2002.
Allgrove J: Is nutritional rickets returning? *Arch Dis Child* 89(8):699, 2004.
Ashraf S, Mughal MZ: The prevalence of rickets among non-Caucasian children, *Arch Dis Child* 87(3):263, 2002.
Eliot MM: The control of rickets, *Am J Public Health* 94(8):1321, 2004.
Fulop M, Mackay M: Renal tubular acidosis, Sjogren Syndrome and bone disease, *Arch Intern Med* 164(8):905, 2004.
Joiner TA et al: Primary care pediatrician knowledge of nutritional rickets, *J Natl Med Assoc* 94(11):971, 2002.
Tortolani PJ, McCarthy EF, Sponseller PD: Bone mineral density deficiency in children, *J Am Acad Orthop Surg* 10(1):57, 2002.

AUTOR: **LONNIE R. MERCIER, M.D..**

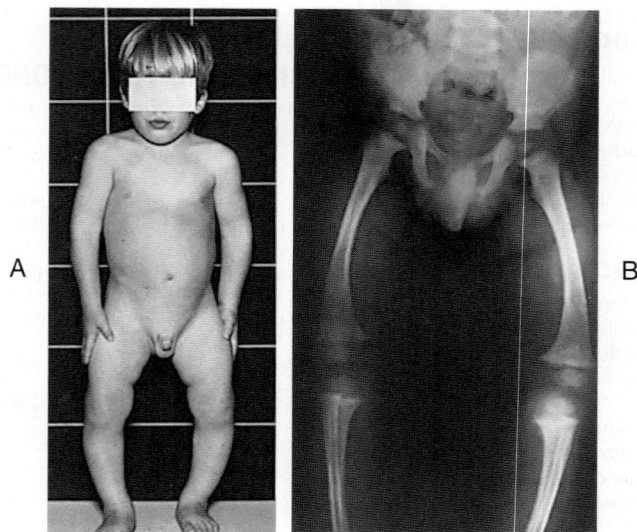

FIGURA 1-202   A, Aspecto clínico, y B, radiográfico de un niño con raquitismo hipofosfatémico ligado al cromosoma X. Apréciese el impresionante arqueamiento de las piernas, visible tanto en los fémures como en las tibias, con genu varo. (Por cortesía de la Dra. Sara B. Arnaud. De Bikle DB: Osteomalacia and rickets. En Wyngaarden JB, Smith LH Jr, Bennett JB [eds.]: *Cecil textbook of medicine*, 19.ª ed., Filadelfia, 1992, WB Saunders.)

INFORMACIÓN BÁSICA

DEFINICIÓN

La reacción transfusional hemolítica es una hemólisis intravascular aguda causada por la incompatibilidad en el sistema ABO. Está causada por Ig fijadoras de complemento y anticuerpos IgG frente a hematíes de los grupos A y B. Las reacciones transfusionales hemolíticas también pueden estar causadas por sistemas antigénicos menores; sin embargo, suelen ser menos graves. En las reacciones transfusionales serológicas retardadas, es infrecuente la hemólisis con hemoglobinemia; en estas reacciones retardadas, las únicas manifestaciones pueden ser el desarrollo de una prueba de Coombs recientemente positiva y fiebre.

CÓDIGO CIE-9CM
999.8 Otra reacción transfusional

EPIDEMIOLOGÍA Y DEMOGRAFÍA

La hemólisis intravascular aguda afecta a <1 de cada 50.000 transfusiones.

SÍNTOMAS Y SIGNOS
(tabla 1-50)

- Hipotensión.
- Dolor en el sitio de infusión.
- Fiebre, taquicardia, dolor de pecho o espalda, disnea.

- A menudo se producen reacciones graves en pacientes quirúrgicos bajo anestesia, incapaces de manifestar cualquier signo de alerta.

ETIOLOGÍA

La mayoría de las reacciones hemolíticas fatales están causadas por errores burocráticos y muestras mal etiquetadas.

DIAGNÓSTICO

DIAGNÓSTICO DIFERENCIAL

- Contaminación bacteriana de la sangre.
- Hemoglobinopatías.

VALORACIÓN

La transfusión debe interrumpirse de manera inmediata. Debe notificarse al banco de sangre, además de que la bolsa de transfusión del donante debe devolverse al banco de sangre junto con una muestra postransfusión extraída en fresco.

PRUEBAS DE LABORATORIO

- Prueba de Coombs positiva, elevados BUN, creatinina, y bilirrubina.
- Hemoglobinuria (orina de color del vino tinto), hemoglobinemia (plasma rosado).
- Hematócrito reducido, haptoglobina sérica reducida.

TRATAMIENTO

TRATAMIENTO NO FARMACOLÓGICO

- Interrumpir la transfusión de manera inmediata. Analizar la sangre anticoagulada del receptor para detectar la presencia de hemoglobina libre en el plasma.
- Monitorizar los signos vitales.

TRATAMIENTO AGUDO

- Hidratación i.v. vigorosa para mantener un flujo urinario de >100 ml/h hasta que la hipotensión se corrija y la hemoglobinuria desaparezca. Puede ser necesario administrar furosemida i.v. para mantener un flujo renal adecuado.
- La adición de manitol puede prevenir el daño renal (controvertido).
- Monitorizar para detectar la posible presencia de CID.
- El uso de corticoides i.v. es controvertido.

PRONÓSTICO

La mortalidad supera el 50% en reacciones transfusionales graves.

OTRAS CONSIDERACIONES

COMENTARIOS

La hemólisis causada por sistemas antigénicos menores suele ser menos grave y puede retrasarse a los 5-10 días de la transfusión.

AUTOR: **FRED F. FERRI, M.D.**

TABLA 1-41 Signos y síntomas de reacciones adversas agudas a la transfusión sanguínea

Reacción	Fiebre	Escalofríos/ rigidez	Náuseas/ vomitos	Molestias/ dolor torácico	Rubor facial	Sibilancias/ disnea	Dolor dorsal/ lumbar	Molestias en el sitio de infusión	Hipotensión
Hemolítica aguda	X	X	X	X	X	X	X	X	X
Febril no hemolítica	X	X		X	X				
Hemólisis no inmune									
Lesión pulmonar aguda	X			X		X			X
Alérgica									
Complicaciones de la transfusión masiva									
Anafilaxia	X	X	X	X	X	X	X	X	X
Infusión pasiva de citocinas	X	X	X						
Hipovolemia						X			
Sepsis bacteriana	X	X	X				X	X	X
Émbolo de aire			X			X			

De Goldman L. Bennett JC (eds.): *Cecil textbook of medicine*, 21.ª ed., Filadelfia, 2000, WB Saunders.

INFORMACIÓN BÁSICA

DEFINICIÓN

La retinitis pigmentaria es una degeneración generalizada del pigmento retiniano asociada a una gran variedad de patrones de herencia y que provoca la pérdida de visión. El patrón recesivo simple es el más grave. Puede asociarse a ciertos síndromes neurológicos raros.

CÓDIGO CIE-9CM
362.74 Retinitis pigmentaria, distrofia retiniana pigmentaria

EPIDEMIOLOGÍA Y DEMOGRAFÍA

PREVALENCIA (EN LOS EE.UU.): 1 de cada 4.000 personas.
PREDOMINIO POR SEXOS: Depende de la herencia.
PREDOMINIO POR EDADES: 60 años.
INCIDENCIA MÁXIMA:
- Forma recesiva: en la década de los 20 años.
- Forma dominante: en la década de los 40 años.

GENÉTICA:
- 19% dominante.
- 19% recesiva.
- 8% ligada al cromosoma X.
- 46% sin relación genética conocida (mutaciones).
- 8% etiología sin determinar.

SÍNTOMAS Y SIGNOS
- Depósito de pigmento retiniano en la periferia media y centro de la retina, con un nervio óptico pálido y estenosis de vasos sanguíneos (fig. 1-203).
- Posibles cataratas y edema macular.
- Reducción de la visión nocturna y periférica.

ETIOLOGÍA
En general hereditaria.

DIAGNÓSTICO

DIAGNÓSTICO DIFERENCIAL
- Sífilis.
- Antiguas cicatrices inflamatorias.
- Antiguas hemorragias.
- Diabetes.
- Retinopatías tóxicas (fenotiacinas, cloroquina).

VALORACIÓN
- Estudios electrofisiológicos.
- Estudios de adaptación a la oscuridad.
- Campimetría.

PRUEBAS DE LABORATORIO
- En general innecesarias.
- VDRL, glucosa (pacientes seleccionados).

DIAGNÓSTICO POR IMAGEN
- En general innecesario.
- La velocidad de reducción de la visión en diferentes grupos no puede determinarse de forma precisa; la velocidad de reducción es mayor en pacientes con mutaciones.

TRATAMIENTO

TRATAMIENTO CRÓNICO
- No existe un tratamiento probadamente eficaz.
- En ocasiones las vitaminas E o A pueden ser de ayuda.

PRONÓSTICO
La enfermedad puede ser leve o grave, pero si se cree que el paciente va a progresar a la ceguera total, serán importantes el asesoramiento y la educación precoz.

DERIVACIÓN
Al oftalmólogo para confirmar el diagnóstico.

OTRAS CONSIDERACIONES

COMENTARIOS
- La apariencia de «tela de araña» en la degeneración macular no debe confundirse con el pigmento «extra» que a veces se observa en personas de piel oscura.
- Puede obtenerse material para la educación del paciente a través de la Retinitis Pigmentosa Foundation Fighting Blindness, 1401 Mt. Royal Avenue, 4th Floor, Baltimore, MD 21217.
- Se encuentran en estudio el trasplante de pigmento retiniano fetal y los implantes de chips informáticos.

BIBLIOGRAFÍA RECOMENDADA

Berson E et al: Disease progression in patients with dominant retinitis pigmentosa and rhodopsin mutations, *Invest Ophthalmol Vis Sci* (43)9:3027, 2002.
Chow AY et al: The artificial silicon retina microchip for the treatment of vision loss from retinitis pigmentosa, *Arch Ophthalmol* 122(4):460, 2004.
Holopigiam K et al: Local cone and rod system function in patients with retinitis pigmentosa, *Invest Ophthal Vis Sci* 43(3):779, 2001.
Radtke ND et al: Vision change after sheet transplant of fetal retina with retinal pigment epithelium to a patient with retinitis pigmentosa, *Arch Ophthalmol* 122(8):1159, 2004.

AUTOR: MELVYN KOBY, M.D.

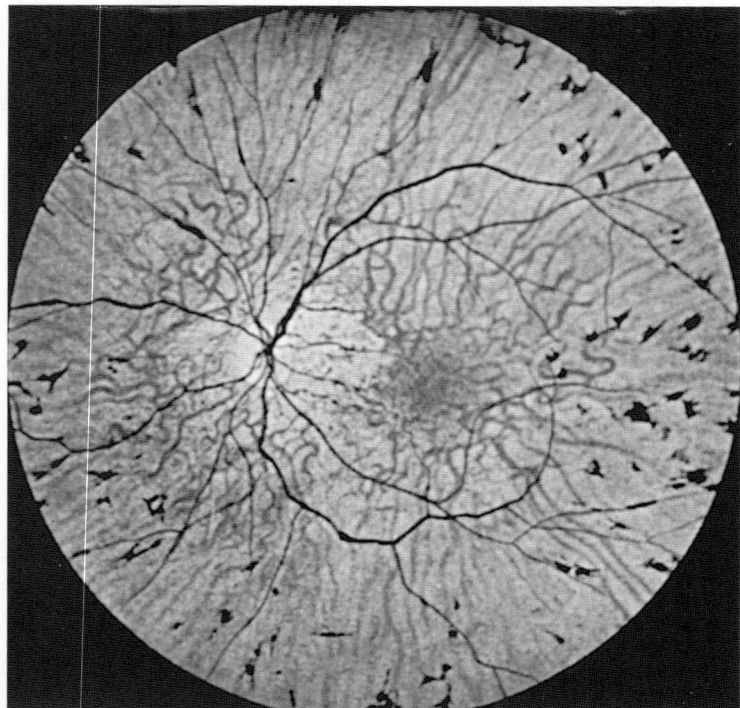

FIGURA 1-203 Retinitis pigmentaria. (De Behrman RE [ed.]: *Nelson textbook of pediatrics,* Filadelfia, 1996, WB Saunders.)

INFORMACIÓN BÁSICA

DEFINICIÓN

El retinoblastoma es una neoplasia congénita hereditaria, altamente maligna, que procede de las capas neurales de la retina.

CÓDIGO CIE-9CM
190.5 Retinoblastoma, neoplasia maligna ocular, retina

EPIDEMIOLOGÍA Y DEMOGRAFÍA

INCIDENCIA (EN LOS EE.UU.): 1 de cada 23.000 a 34.000 nacimientos.
PREDOMINIO POR EDADES: 8 meses.
INCIDENCIA MÁXIMA:
- 6 a 13 meses.
- El 72% se diagnostica a los 3 años de edad.
- El 90% se diagnostica a los 4 años de edad.

GENÉTICA:
- Mutación génica o gen autosómico dominante gen con una penetración del 80-95%.
- 5% mutaciones.

SÍNTOMAS Y SIGNOS
- Pupilas blancas (fig. 1-204).
- Masas retinianas blancas y elevadas.
- Estrabismo.
- Glaucoma.
- Uveítis.
- Masas y opacidad en el vítreo.

ETIOLOGÍA
Genética.

DIAGNÓSTICO

DIAGNÓSTICO DIFERENCIAL

Exploración ocular:
- Estrabismo.
- Desprendimiento de retina.
- Uveítis.
- Otros tumores.
- Glaucoma.
- Endoftalmitis.
- Cataratas.
- Infección.

VALORACIÓN

Examen oftalmológico.

DIAGNÓSTICO POR IMAGEN
- RM: puede mostrar calcificaciones en la retina.
- Ecografía: buena definición de la masa.

TRATAMIENTO

TRATAMIENTO NO FARMACOLÓGICO

El tratamiento depende de la localización y estadio del tumor una vez diagnosticado:
- Enucleación de un solo ojo.
- Radioterapia externa.
- Quimioterapia con inyecciones locales en el vítreo.
- Braquiterapia con placas radiactivas y crioterapia.
- Enucleación quirúrgica del ojo.
- Radioterapia y quimioterapia.

PRONÓSTICO

En general, tratado por un oftalmólogo/oncólogo.

DERIVACIÓN

Al oftalmólogo/oncólogo.

OTRAS CONSIDERACIONES

COMENTARIOS
- Con un tratamiento precoz y agresivo, muchos pacientes pueden sobrevivir.
- Alta incidencia de un tumor secundario en supervivientes, en comparación con la población general.
- Alta incidencia de cáncer de pulmón, de vejiga y de otros cánceres epiteliales.

BIBLIOGRAFÍA RECOMENDADA

Brichand B et al: Combined chemotherapy and local treatment in the management of intra ocular retinoblastoma, *Med Pediatr Oncol* 38(6):411, 2002.

Butros LJ et al: Delayed diagnosis of retinoblastoma analysis of degree, cause, and potential consequences, P*ediatric* 109(3):E45, 2002.

De Potter, P: Current treatment of retinoblastoma, *Curr Opin Ophthalmol* 13(5):331, 2002.

Lee V et al: Globe conserving treatment of the only eye in bilateral retinoblastoma, *Br J Ophthalmol* 87(11):1374, 2003.

Schouten-Van Meeteren AY et al: Overview: chemotherapy for retinoblastoma: an expanding area of clinical research, *Med Pediatr Oncol* 38(6):428, 2002.

Sussman DA et al: Comparison of retinoblastoma reduction for chemotherapy vs external beam radiotherapy, *Arch Ophthalmol* 121(7): 979, 2003.

AUTOR: **MELVYN KOBY, M.D.**

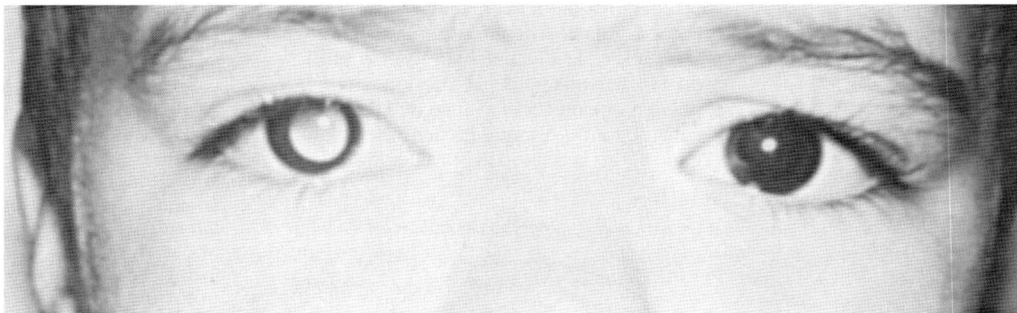

FIGURA 1-204 Leucocoria. Reflejo papilar blanco en un niño con retinoblastoma. (De Behrman RE [ed.]: Nelson textbook of pediatrics, Filadelfia, 1996, WB Saunders.)

INFORMACIÓN BÁSICA

DEFINICIÓN

La retinopatía diabética es un trastorno de la retina asociado a la diabetes y que consta de microaneurismas, hemorragias puntuales, exudados de color blanco amarillento, hemorragias en llama, y proliferación neovascular, pudiendo finalmente conducir a la ceguera (fig. 1-205).

SINÓNIMOS

RDNP: retinopatía diabética no proliferativa.
RDP: retinopatía diabética proliferativa (avanzada).

> **CÓDIGOS CIE-9CM**
> 250.5   Diabetes con manifestaciones oftalmológicas
> 362.1   Retinopatía, diabética, de fondo
> 362.02 Retinopatía, diabética, proliferativa

EPIDEMIOLOGÍA Y DEMOGRAFÍA

INCIDENCIA (EN LOS EE.UU.):
- Afecta a 11 millones de personas.
- Causa importante de ceguera en personas de 20 a 70 años.
- 5.000 nuevos casos cada año.

PREVALENCIA (EN LOS EE.UU.): La prevalencia de la retinopatía aumenta con la duración de la diabetes. Detectada en el 18% de las personas diagnosticadas de diabetes de 3-4 años de duración y hasta en el 80% de los diabéticos con un diagnóstico de 15 años o más.
PREDOMINIO POR SEXOS: Varones.
PREDOMINIO POR EDADES: 30 o más años de edad.
INCIDENCIA MÁXIMA: Comienza a los 10 años del inicio de la diabetes.
GENÉTICA: La diabetes suele ser hereditaria. En la diabetes de tipo I el 80% presenta retinopatía antes de los 30 años de edad, y el 30% padece una retinopatía que pone en riesgo la visión.

SÍNTOMAS Y SIGNOS

- Véase «Definición».
- Microaneurismas.
- Hemorragias.

- Exudados.
- Edema macular.
- Neovascularización.
- Desprendimiento de retina.
- Hemorragias en el vítreo.
- En casos precoces el paciente puede no quejarse de molestias visuales.

ETIOLOGÍA

Asociada a diabetes mellitus.

DIAGNÓSTICO

DIAGNÓSTICO DIFERENCIAL

- Examen de retina: descartar retinopatía de fondo, microaneurismas, exudado, edema macular, hemorragia retiniana, proliferación neovascular sobre la superficie retiniana.
- Enfermedades inflamatorias retinianas.
- Tumor.
- Traumatismo.
- Enfermedad vascular arteriosclerótica.
- Hipertensión.
- Oclusión venosa o arterial.

VALORACIÓN

- Angiografía con fluoresceína.
- Exámenes retinianos frecuentes.

PRUEBAS DE LABORATORIO

Las apropiadas para la diabetes mellitus.

TRATAMIENTO

TRATAMIENTO NO FARMACOLÓGICO

- Buen control de la diabetes, presión arterial y otros problemas médicos.
- Tratamiento con láser si está indicado.
- Tratamiento con láser si hay enfermedad proliferativa o edema macular.
- Fotocoagulación de áreas neovasculares.
- El ejercicio, la dieta, así como el control de la glucemia y de la presión arterial pueden enlentecer el avance de la retinopatía de fondo, aunque no tiene efecto alguno sobre la retinopatía proliferativa.

TRATAMIENTO AGUDO

- Tratamiento con láser.
- Vitrectomía.
- Reparación del desprendimiento de retina.
- Control médico de la enfermedad y sus complicaciones, así como de enfermedades asociadas (hipertensión, etc.).

TRATAMIENTO CRÓNICO

- Puede ser necesario un tratamiento repetido con láser.
- Dieta y ejercicio. Buen control médico de la enfermedad.

PRONÓSTICO

- Debe realizarse un examen de retina en todas las revisiones médicas. Derivación si se observa alguna anormalidad.
- Exploración ocular anual de rutina en todo paciente con diabetes.
- El pronóstico mejora con un diagnóstico y tratamiento precoces.

DERIVACIÓN

Derivar al oftalmólogo de forma inmediata si se observan anomalías retinianas, para instaurar rápidamente el tratamiento.

OTRAS CONSIDERACIONES

COMENTARIOS

- El tratamiento precoz con láser de las retinopatías grave no proliferativa y proliferativa puede minimizar las complicaciones y la pérdida de visión.
- Puede obtenerse material educativo para el paciente de la American Academy of Ophthalmology (655 Beach Street, San Francisco, CA 94109-1336) y de la American Diabetes Association (1-800-232-3472).

BIBLIOGRAFÍA RECOMENDADA

Aiello LP et al: Systemic considerations in the management of diabetic retinopathy, *Am J Ophthal* 131(5):760, 2001.
Klein R et al: The association of atherosclerosis, vascular risk factors, and retinopathy in adults with diabetes, *Ophthalmology* 109(7):1225, 2002.
Raman V et al: Retinopathy screening in children and adolescents with diabetes, *Am NY Acad Sci* 958:387, 2002.
Roy MS, et al: The prevalence of diabetic retinopathy among adult type 1 diabetic persons in the US, *Arch Ophthalmol* 122(4):546, 2004.
Sjolie AK, Moller F: Medical management of diabetic retinopathy, *Diabet Med* 21(7):666, 2004.

AUTOR: **MELVYN KOBY, M.D.**

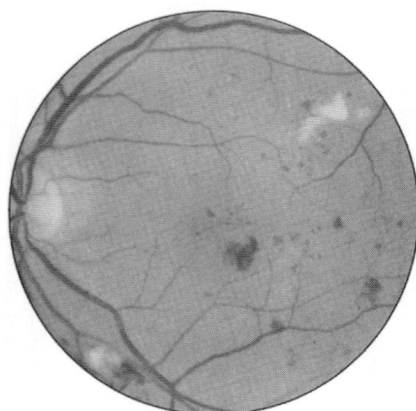

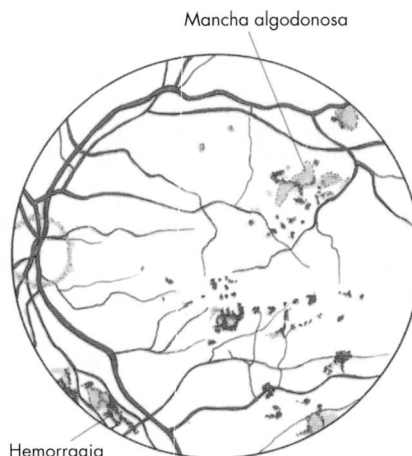

Mancha algodonosa

Hemorragia

FIGURA 1-205 Retinopatía diabética de fondo. Apréciense las hemorragias en forma de llama y manchas puntuales, manchas algodonosas y microaneurismas. (De Barkaukas VH y cols.: *Health and physical assessment*, 2.ª ed, St. Louis, 1998, Mosby.)

INFORMACIÓN BÁSICA

DEFINICIÓN

La rinitis alérgica es una respuesta de hipersensibilidad mediada por IgE frente a alergenos inhalados que provoca estornudos, rinorrea, prurito nasal y congestión.

SINÓNIMOS

Fiebre del heno.
Rinitis mediada por IgE.

CÓDIGO CIE-9CM
477.9 Rinitis alérgica

EPIDEMIOLOGÍA Y DEMOGRAFÍA

- La rinitis alérgica afecta aproximadamente al 10-20% de la población de los EE.UU.
- La edad media de inicio son los 8-12 años.
- La prevalencia de rinitis alérgica en pacientes que acuden a atención primaria con síntomas nasales se estima es de un 30-60%.

SÍNTOMAS Y SIGNOS

- Color pálido o violáceo de la mucosa de los cornetes, causado por ingurgitación venosa (esto puede distinguirlo del eritema presente en la rinitis vírica).
- Pólipos nasales.
- Hiperplasia linfoide a nivel de la orofaringe posterior con aspecto de empedrado.
- Eritema faríngeo, inyección conjuntival y escleral.
- Rinorrea clara.
- Síntomas: en general comprenden estornudos, congestión nasal, tos, goteo posnasal, pérdida o alteración del olfato y sensación de oídos taponados.

ETIOLOGÍA

- Pólenes en primavera, ambrosía en otoño, gramíneas en verano.
- Polvo, ácaros, alergenos animales.
- Humo o cualquier irritante.
- Perfumes, detergentes, jabones.
- Emociones, cambios en la presión atmosférica o en la temperatura.

DIAGNÓSTICO

DIAGNÓSTICO DIFERENCIAL

- Infecciones (sinusitis; rinitis vírica, bacteriana o fúngica).
- Rinitis medicamentosa (cocaína, goteo nasal simpaticomimético).
- Rinitis vasomotora (p. ej., secundaria a contaminantes aéreos).
- Obstrucción del tabique (p. ej., tabique desviado, pólipos nasales, neoplasias nasales).
- Enfermedades sistémicas (p. ej., granulomatosis de Wegener, hipotiroidismo [raro]).

VALORACIÓN

- La estrategia inicial deberá determinar si los pacientes deben someterse a pruebas diagnósticas o recibir un tratamiento empírico.
- La valoración a menudo es necesaria si el diagnóstico es evidente. Una historia clínica detallada es útil para identificar al alergeno responsable.
- Ciertos pacientes con rinitis alérgica no controlada con el tratamiento estándar pueden beneficiarse de las pruebas de alergia mediante medidas de evitación del alergeno o como guía de la inmunoterapia. Las pruebas de alergia pueden consistir en pruebas cutáneas o RAST. Las pruebas in vitro también pueden evaluar niveles de anticuerpos IgE específicos. En general, las pruebas cutáneas muestran una sensibilidad mayor que las séricas. Las pruebas in vitro deben considerarse en los pocos pacientes a los que les dan miedo las pruebas cutáneas, en quienes toman una medicación que interfiere con las pruebas cutáneas, o en quienes muestran un dermografismo generalizado.
- El examen de frotis nasales para evidenciar la presencia de neutrófilos con que descartar una etiología infecciosa y la presencia de eosinófilos (sugestiva de alergia) puede ser de utilidad en determinados pacientes.
- El recuento de eosinófilos en sangre periférica no es útil en el diagnóstico de la alergia.

TRATAMIENTO

TRATAMIENTO NO FARMACOLÓGICO

- Mantener un entorno libre de alergenos cubriendo los colchones y almohadas con forros a prueba de alergenos, retirar alfombras, eliminar productos animales, y retirar aquellos elementos que acumulen polvo.
- El uso de purificadores de aire y filtros del polvo es de ayuda.
- Mantener la humedad ambiental por debajo del 50% para evitar la aparición de ácaros y moho.
- Utilizar aparatos de aire acondicionado, especialmente en el dormitorio.
- Retirar a las mascotas de las casas de pacientes con sospecha de sensibilidad a alergenos animales.

TRATAMIENTO AGUDO

- Determinar si el paciente se queja de inflamación de los cornetes (mejor tratada con descongestionantes) u obstrucciones por moco (tratadas de forma eficaz con antihistamínicos).

- La mayoría de los antihistamínicos de primera generación pueden provocar una sedación considerable y síntomas anticolinérgicos. Son preferibles los antihistamínicos de segunda generación (loratadina, fexofenadina, cetirizina, desloratadina) puesto que no poseen ningún efecto anticolinérgico importante o efectos sedantes; sin embargo, son más caros.
- El montelukast, un antagonista del receptor de leucotrienos usado frecuentemente en el asma, también es eficaz en la rinitis alérgica. La dosis habitual en adultos es de 10 mg al día.
- La azelastina es un antihistamínico en aerosol nasal eficaz frente a la rinitis alérgica estacional.
- Los corticoides tópicos nasales son muy eficaces y muchos los eligen como tratamiento de primera línea de la rinitis alérgica en el adulto. Debe instruirse al paciente sobre su uso adecuado e informarle de que la mejoría podría no producirse hasta, al menos, 1 semana del inicio del tratamiento. Los inhalantes normalmente disponibles son:
  1. Dipropionato de beclometasona: una o dos inhalaciones en cada fosa nasal dos veces al día.
  2. Fluticasona: inicialmente dos inhalaciones en cada fosa nasal cada día o una inhalación en cada fosa dos veces al día, reduciéndolas a una inhalación en cada fosa nasal al día en función de la respuesta.
  3. Flunisolida: inicialmente dos inhalaciones en cada fosa nasal dos veces al día.
  4. Budesonida: dos inhalaciones en cada fosa nasal dos veces al día o cuatro inhalaciones en cada fosa cada mañana.

TRATAMIENTO CRÓNICO

- Cromolín sódico: una inhalación en cada fosa nasal tres a cuatro veces al día puede servir como profilaxis (estabilizador de los mastocitos).
- La inmunoterapia suele reservarse para pacientes que responden mal a los tratamientos referidos anteriormente.

PRONÓSTICO

La mayoría de los pacientes experimentan una mejoría importante con la evitación de los alergenos y el uso adecuado de la medicación.

DERIVACIÓN

Pruebas de alergia en pacientes con síntomas graves que no responden al tratamiento o si el diagnóstico es incierto.

BIBLIOGRAFÍA RECOMENDADA

Gendo K, Larson EB: Evidence-based diagnostic strategies for evaluating suspected allergic rhinitis, *Ann Intern Med* 140:278, 2004.
Rinne J et al: Early treatment of perennial rhinitis with budesonide or cetirizine and its effect on long-term outcome, *J Allergy Clin Immunol* 109:426, 2002.

AUTOR: **FRED F. FERRI, M.D.**

INFORMACIÓN BÁSICA

DEFINICIÓN

La rosácea es un trastorno cutáneo crónico caracterizado por pápulas y pústulas que afectan a la cara y se asocian a calor y eritema.

SINÓNIMO

Acné rosácea.

CÓDIGO CIE-9CM

695.3 Rosácea

EPIDEMIOLOGÍA Y DEMOGRAFÍA

- La rosácea afecta a 1 de cada 20 estadounidenses.
- A menudo comienza entre los 30 y los 50 años de edad.
- Más frecuente en personas de origen céltico; sin embargo, esta enfermedad puede pasarse por alto en los no blancos puesto que la pigmentación cutánea da lugar a una presentación atípica.
- Relación mujeres:varones de 3:1.

SÍNTOMAS Y SIGNOS

- Eritema facial, presencia de pápulas, pústulas y telangiectasias.
- El calor y rubor faciales excesivos son las principales quejas iniciales.
- En general no existe prurito.
- No existen comedones (a diferencia del acné).
- Es más probable que sean mujeres quienes muestren síntomas mentonianos y malares, mientras que en los varones es la nariz la que se ve afectada con mayor frecuencia.
- Los signos oculares (inyección conjuntival, ardor, picazón, lagrimeo, blefaritis, tumefacción, y enrojecimiento) aparecen en >20% de los pacientes.

ETIOLOGÍA

- Desconocida.
- Las bebidas calientes, el alcohol, y la exposición solar pueden acentuar el eritema al provocar la vasodilatación a nivel de la piel.
- Los ataques también pueden deberse a reacciones medicamentosas (p. ej., simvastatina, inhibidores de la ECA, vasodilatadores, corticoides fluorinados), estrés, calor o frío extremos, bebidas fuertes.

DIAGNÓSTICO

DIAGNÓSTICO DIFERENCIAL

- Exantema farmacológico.
- Acné vulgar.
- Dermatitis de contacto.
- LES.
- Rubor carcinoide.
- Rubor facial idiopático.
- Dermatitis seborreica.
- Sarcoidosis facial.
- Fotodermatitis.
- Mastocitosis.

VALORACIÓN

El diagnóstico se basa en los hallazgos clínicos. Características que diferencian el acné y la rosácea son la presencia de telangiectasias y eritema difuso profundo, así como la ausencia de comedones en la rosácea.

PRUEBAS DE LABORATORIO

No indicadas.

TRATAMIENTO

TRATAMIENTO NO FARMACOLÓGICO

- Evitar el alcohol, la exposición solar excesiva y las bebidas calientes de cualquier tipo.
- Se recomienda usar un jabón suave e hidratante: deben evitarse irritantes cutáneos locales.
- Confirmar al paciente que la rosácea no se relaciona en absoluto con una mala higiene.

TRATAMIENTO GENERAL

- Se emplean varios tipos de fármacos en el tratamiento de la rosácea, como la familia del metronidazol, la de las tetraciclinas, y el ácido azelaico.
- El tratamiento tópico con gel acuoso de metronidazol aplicado dos veces al día es eficaz como tratamiento inicial de los casos leves o tras la administración de antibióticos v.o. Una nueva fórmula de metronidazol al 1% aplicada una vez al día favorece la colaboración del paciente. La loción de clindamicina y la sulfacetamida también pueden ser eficaces.
- Antibióticos sistémicos: tetraciclina, 250 mg cuatro veces al día, hasta que los síntomas se atenúen, reduciendo entonces la dosis de forma gradual; la doxiciclina, 100 mg dos veces al día, también resulta eficaz.
- La minociclina, 50-100 mg una vez al día, debe usarse sólo en casos resistentes, ya que esta medicación es cara.

- La isotretinoína, 0,5-1 mg/kg/día divididos en dos dosis durante 15-20 semanas, puede emplearse en la rosácea papular y pustular refractaria; el uso de retinoides puede, sin embargo, empeorar el eritema y las telangiectasias.
- El tratamiento con láser es una opción ante las telangiectasias progresivas o el rinofima.
- El eritema y el rubor pueden responder a bajas dosis de clonidina (0,05 mg dos veces al día).
- Otra modalidad terapéutica tópica frente a las formas pustular y papular de rosácea es el empleo de ácido azelaico, disponible en forma de crema al 20% o como gel al 15%. El ácido azelaico es, al menos, tan eficaz como el metronidazol tópico, aunque puede ser más irritante.

PRONÓSTICO

- La rosácea a menudo es recurrente y resistente al tratamiento inicial. Son frecuentes los períodos de remisión y recidivas.
- El progreso de la rosácea es variable. Los estadios típicos incluyen:
  1. Rubor facial.
  2. Eritema y/o edema y síntomas oculares.
  3. Pápulas y pústulas.
  4. Rinofima.

OTRAS CONSIDERACIONES

COMENTARIOS

- Los pacientes con casos resistentes pueden estar infestados por el ácaro *Demodex folliculorum* o padecer una tiña (el diagnóstico puede confirmarse mediante el examen con hidróxido potásico); el papel de *D. folliculorum* en la rosácea no está claro. En ocasiones, estos ácaros pueden encontrarse en grandes cantidades en las lesiones; sin embargo, tal cantidad no disminuye, en general, con el tratamiento.
- La rosácea puede ser el origen de estigmas emocionales y sociales, sobre todo porque mucha gente asocia la rosácea y el rinofima con el alcoholismo.
- Se recomienda la rápida consulta al oftalmólogo en pacientes con sospecha de afección ocular.

BIBLIOGRAFÍA RECOMENDADA

Rosacea: a common, yet commonly overlooked condition, *Am Fam Physician* 66:435, 2002.

AUTOR: **FRED F. FERRI, M.D.**

INFORMACIÓN BÁSICA

DEFINICIÓN

La roséola es una enfermedad vírica benigna que afecta a lactantes y se caracteriza por fiebre alta, seguida de un exantema.

SINÓNIMOS

Exantema súbito.
Sexta enfermedad.
Roséola infantil.

CÓDIGO CIE-9CM
057.8 Roséola

EPIDEMIOLOGÍA Y DEMOGRAFÍA

- Casi un tercio de todos los lactantes padecen roséola antes de los de 2 años de edad.
- Más del 90% de los niños mayores de 2 años de edad es seropositivo para el virus causante de la roséola.
- La roséola se contagia de persona a persona, pero se desconoce cómo.
- No se sabe lo contagiosa que puede ser la roséola.
- No existe predilección por ningún sexo o época del año.

SÍNTOMAS Y SIGNOS

- Típicamente el niño presenta una fiebre alta, en general de hasta 40 °C, que dura 3-5 días.
- La fiebre puede asociarse a rinorrea, irritabilidad, y fatiga.
- Aparece un exantema durante las primeras 48 h de defervescencia, principalmente en la cara, cuello, tronco, brazos y piernas.
- La erupción es un exantema maculopapular ligeramente rosáceo que palidece a la palpación.
- Este exantema suele desaparecer en 48 h.
- Anorexia.
- Convulsiones.
- Adenopatías cervicales.

ETIOLOGÍA

- La roséola está causada por el herpesvirus 6 humano.
- El período de incubación oscila entre 5 y 15 días.

DIAGNÓSTICO

El diagnóstico de roséola suele realizarse gracias al cuadro clínico descrito anteriormente.

DIAGNÓSTICO DIFERENCIAL

- Sarampión.
- Rubéola.
- Quinta enfermedad.
- Erupción farmacológica.
- Mononucleosis.
- Todas las causas de fiebre (p. ej., otitis media, neumonía, e infecciones urinarias).
- Meningitis.
- Otras causas de convulsiones.

VALORACIÓN

- Si no es seguro el diagnóstico de roséola en un lactante febril, se realizará un estudio diagnóstico de la fiebre para descartar otras causas infecciosas.
- La decisión de valorar la fiebre es una cuestión de buen juicio clínico.

PRUEBAS DE LABORATORIO

- Recuento sanguíneo completo diferencial.
- Velocidad de sedimentación globular (VSG).
- Hemocultivos.
- Análisis y cultivos de orina.
- Cultivos de heces si existe diarrea.
- Punción lumbar.

DIAGNÓSTICO POR IMAGEN

Radiografía de tórax para descartar una neumonía.

TRATAMIENTO

TRATAMIENTO NO FARMACOLÓGICO

- Tratamiento de apoyo.
- Mantener la hidratación mediante la ingesta de líquidos puros: agua, zumo de fruta, limonada, etc.
- Mojar con una esponja y agua tibia si presenta fiebre.

TRATAMIENTO AGUDO

- Paracetamol, 10-15 mg/kg por dosis a intervalos de 4 h para la fiebre.
- Ibuprofeno, 5-10 mg/kg por dosis a intervalos de 6 h (dosis máxima de 600 mg).

TRATAMIENTO CRÓNICO

La roséola es una enfermedad vírica de corta duración: el tratamiento crónico no suele darse.

PRONÓSTICO

- La roséola es, en general, una enfermedad benigna y autolimitada que suele durar aproximadamente 1 semana.
- Aunque raras, pueden aparecer complicaciones como:
  1. Convulsiones febriles.
  2. Meningitis.
  3. Encefalitis.
  4. Neumonitis.
  5. Hepatitis.

DERIVACIÓN

La consulta a un especialista debe realizarse disciplinadamente si aparece cualquiera de las complicaciones anteriormente mencionadas (p. ej., al neurólogo si existen convulsiones).

OTRAS CONSIDERACIONES

COMENTARIOS

- Los niños con fiebre y exantema no deben ir a la guardería.
- El herpesvirus 6 humano se llama así debido a que se trata del sexto herpesvirus descubierto tras el herpes simple 1 (HSV-1), el HSV-2, el citomegalovirus (CMV), el virus de Epstein-Barr (VEB) y el virus de la varicela zóster (VVZ).
- La roséola se denomina sexta enfermedad debido a que es uno de los seis exantemas que aparecen en la infancia. Los otros cinco exantemas incluidos en esta clasificación son el sarampión, la escarlatina, la rubéola, la enfermedad de Dukes y el eritema infeccioso (quinta enfermedad).

BIBLIOGRAFÍA RECOMENDADA

Asano Y et al: Clinical features of infants with primary human herpesvirus 6 infection (exanthem subitum, roseola infantum), *Pediatrics* 93:104, 1994.
Dockrell DH, Smith TF, Paya C: Human herpesvirus 6, *Mayo Clin Proc* 74:163, 1999.
Stoeckle MY: The spectrum of human herpesvirus 6 infection: from roseola infantum to adult disease, *Annu Rev Med* 51:423, 2000.

AUTOR: **DENNIS MIKOLICH, M.D.**

INFORMACIÓN BÁSICA

DEFINICIÓN

La rotura del tendón de Aquiles se refiere a la pérdida de continuidad del tendón de Aquiles, en general por desgaste.

CÓDIGO CIE-9CM
845.09 Rotura del tendón de Aquiles

EPIDEMIOLOGÍA Y DEMOGRAFÍA

DISTRIBUCIÓN POR EDADES: 30-55 años.

SÍNTOMAS Y SIGNOS

Las lesiones se suelen producir durante una actividad que determina un gran estrés sobre el tendón. Se suele notar un «pop» súbito seguido de debilidad y tumefacción.

- El paciente camina con el pie plano y no puede caminar sobre los talones.
- Aparecen dolor y hemorragia en el punto de la lesión y se suele palpar un surco, pero puede quedar oculto por un coágulo en organización si se retrasa la exploración.
- Aunque la flexión plantar activa se suele perder, en ocasiones queda algo de actividad de este tipo por la acción de los músculos del compartimiento posterior.
- La prueba de Thompson suele ser positiva. Esta prueba mide la flexión plantar del pie mientras se comprime la pantorrilla con el paciente arrodillado sobre una silla; reflejos plantares del pie normales con la compresión de la pantorrilla, pero el movimiento falta cuando el tendón de Aquiles está roto.
- Se reconoce una flexión dorsal pasiva excesiva del pie en el lado lesionado (fig. 1-206).

ETIOLOGÍA

- La hipovascularización relativa predispone a la rotura de los tendones en varios de ellos (Aquiles, bicipital y supraespinoso).
- Al envejecer, la irrigación del tendón se compromete aún más.
- Los traumatismos repetidos que determinan degeneración de esta zona crítica con debilidad.
- La rotura del tendón de Aquiles se suele producir a 2,5-5 cm de la inserción del mismo en el calcáneo.
- Los acontecimientos causales más frecuentes de la rotura incluyen: dorsiflexión súbita del pie en flexión plantar (caer desde una altura) o propulsarse hacia delante de forma súbita con el peso en el antepié.

DIAGNÓSTICO

DIAGNÓSTICO DIFERENCIAL

- Rotura incompleta (parcial) del tendón de Aquiles.
- Rotura parcial del músculo gemelo, en general de su cabeza medial (que antes se incluía como «rotura del tendón plantar»).

VALORACIÓN

- El diagnóstico de rotura del tendón de Aquiles suele resultar evidente desde el punto de vista clínico.
- Si se sospecha una lesión ósea, están indicadas radiografías simples.
- Otros estudios suelen resultar innecesarios.

TRATAMIENTO

- Es necesaria una derivación precoz para la reparación quirúrgica abierta término-terminal.
- Si la cirugía está contraindicada, se puede aplicar una férula corta para la pierna con el pie en equino para que se cure.
- En los casos de rotura no tratada, suele estar indicada la reconstrucción.
- La fisioterapia resulta útil tras la reparación para recuperar fuerza y flexibilidad.

PRONÓSTICO

- El pronóstico de recuperación tras la cirugía de una rotura aguda es bueno, pero no son raras las recaídas independientemente del tratamiento.

- El tendón de Aquiles debe protegerse de esfuerzos excesivos durante 1 año.
- Los resultados de la reparación de una rotura no tratada son peores que cuando se realiza una reparación primaria.
- El regreso al trabajo con poca carga de peso puede realizarse en 2-4 semanas.

BIBLIOGRAFÍA RECOMENDADA

Bhandari M et al: Treatment of acute Achilles tendon rupture: a systematic overview and metaanalysis, *Clin Orthop* (400):190, 2002.

Kocher MS et al: Operative versus nonoperative management of acute achilles tendon rupture: expected-value decision analysis, *Am J Sports Med* 30(6):783, 2002.

Maffulli N, Kader D: Tendinopathy of tendo Achillis, *J Bone Joint Surg Br* 84(1):1, 2002.

Mazzone MF, McCue T: Common conditions of the Achilles tendon, *Am Fam Physician* 65(9):1805, 2002.

Roberts C, Deliss L: Acute rupture of tendo Achillis, *J Bone Joint Surg Br* 84(4):620, 2002.

Schepsis AA, Jones H, Haas AL: Achilles tendon disorders in athletes, *Am J Sports Med* 30(2):287, 2002.

Wallace RG, Traynor IE et al. Combined conservative and orthotic management of acute ruptures of the Achilles tendon. *J Bone Joint Surg* 86A:1198, 2004.

Wong J, Barrass V, Maffulli N: Quantitative review of operative and nonoperative management of Achilles tendon ruptures, *Am J Sports Med* 30(4):565, 2002.

AUTOR: **LONNIE R. MERCIER, M.D.**

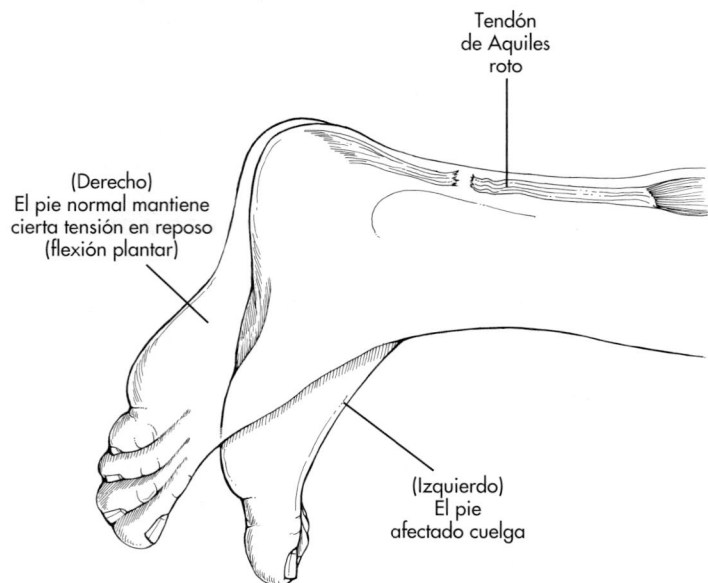

FIGURA 1-206 **Observación de una rotura del tendón de Aquiles.** Se pide al paciente que se tumbe en decúbito prono sobre la mesa de exploración con los pies colgando por un extremo. La pierna intacta conserva la flexión plantar inherente, mientras que en el lado afectado el pie cuelga recto por la gravedad. (De Scudieri G [ed.]: *Sports medicine: principles of primary care*, St. Louis, 1997, Mosby.)

INFORMACIÓN BÁSICA

DEFINICIÓN

La rubéola es una enfermedad leve causada por el virus de la rubéola, que sin embargo puede causar trastornos congénitos graves mediante la transmisión al feto por parte de la madre gestante infectada.

CÓDIGOS CIE-9CM
056.9 Rubéola
771.0 (Congénita)
V04.3 (Vacunación)

EPIDEMIOLOGÍA Y DEMOGRAFÍA

- Antes de la vacunación (es decir, antes de 1969):
  28 casos observados por cada 100.000 habitantes al año, 8 de los cuales afectaron a personas mayores de 15 años.
  Cuatro casos de síndrome de rubéola congénita por cada 100.000 nacidos vivos.
- Después de la vacunación en masa (es decir, después de 1980) la mayoría de los casos han afectado a personas no inmunizadas, con menos de 1 caso/100.000 personas/año (adquirida y congénita).
- En la actualidad, el 10-20% de las mujeres en edad de procrear son susceptibles.
- El mayor riesgo de desarrollar complicaciones a largo plazo por una infección congénita se produce durante el primer trimestre de gestación; tanto el riesgo de infección congénita como el de complicaciones a largo plazo caen durante el segundo trimestre, y aunque el riesgo de infección congénita aumenta durante el tercer trimestre, no existe riesgo de complicaciones a largo plazo en este punto.

SÍNTOMAS Y SIGNOS

Infección adquirida.
- Incubación: 14-21 días.
- Pródromos: 1-5 días; fiebre baja, cefalea, malestar, anorexia, conjuntivitis leve, coriza, faringitis, tos, y adenopatías cervicales, suboccipitales y postauriculares.
- Erupción: 1-5 días.
  1. Enantema: máculas palatinas.
  2. Exantema: erupción de manchas que comienzan en la cara y cuello, diseminándose entonces al tronco y los miembros.
- Esplenomegalia y hepatitis ocasionales (coincidiendo con el exantema).
- Complicaciones: artritis (15%, mayoritariamente en mujeres adultas), trombocitopenia, miocarditis, neuritis óptica, encefalitis (todas menos del 0,1%).

Infección congénita.
- Sordera: 85%.
- Retraso del crecimiento intrauterino: 70%.
- Cataratas: 35%.
- Retinopatía: 35%.
- Conducto arterioso abierto: 30%.
- Hipoplasia de la arteria pulmonar: 25%.
- Muerte intrauterina: 20%.
- Retraso mental: 10-20%.
- Meningoencefalitis: 10-20%.
- Trastorno de conducta: 10-20%.
- Hepatoesplenomegalia: 10-20%.
- Radiolucencias óseas: 10-20%.
- Diabetes mellitus (tipo 1): 10-20% a los 35 años de edad.
- Otros defectos cardíacos congénitos: 2-5%.

ETIOLOGÍA Y ETIOPATOGENIA

Infección adquirida.
- La puerta de entrada vírica la constituyen las vías respiratorias altas.
- La replicación vírica acontece en los ganglios linfáticos, entonces se produce una diseminación hematógena a muchos órganos, incluyendo la placenta, si existe.
- Los complejos inmunológicos pueden ser la causa del exantema y de la artritis.

Infección congénita.
- El feto resulta infectado a través de la placenta durante la infección materna adquirida.
- El daño celular en el feto se produce por la citólisis de las células fetales, principalmente a causa de una vasculitis fetal o por inflamación y lesión mediadas inmunológicamente.

DIAGNÓSTICO

DIAGNÓSTICO DIFERENCIAL

Síndrome de rubéola adquirida.
- Otras infecciones víricas causadas por enterovirus, adenovirus, parvovirus B-19 humano, sarampión.
- Escarlatina.
- Reacción alérgica.
- Enfermedad de Kawasaki.

Síndrome de rubéola congénita.
- La sífilis congénita, toxoplasmosis, herpes simple, citomegalovirus, y enterovirus pueden dar lugar a un cuadro similar.

VALORACIÓN

Infección adquirida.
- Pruebas serológicas (inhibición de la hemaglutinación, pruebas de neutralización, pruebas de fijación del complemento, aglutinación pasiva, inmunoanálisis enzimático [EIA], análisis de inmunoabsorción ligado a enzimas [ELISA]).
- Los anticuerpos IgM (mediante EIA) se detectan de forma precoz: de la segunda a la cuarta semanas.

- Los anticuerpos IgG (mediante ELISA) pueden medirse en fase aguda (a los 7 días del comienzo del exantema) y fase de convalecencia (14 días después).

Infección congénita.
- Cultivo vírico (de la rinofaringe).
- Estudios serológicos: la detección de IgM frente al virus de la rubéola mediante EIA constituye el método de elección (a partir de que el neonato cumple los 5 meses de edad).

INMUNIZACIÓN

Existen cuatro vacunas que proporcionan inmunidad persistente en el 92% de los vacunados. Indicaciones:
- Todos los niños de 12 meses o más (como parte de la vacuna sarampión-parotiditis-rubéola).
- Mujeres pospúberes.
  1. Vacunación si desconocen si están inmunizadas (aconsejar que no se queden embarazadas durante los primeros 3 meses tras la vacunación).
  2. Cribado serológico premarital para valorar la inmunidad frente a la rubéola.
  3. Cribado serológico prenatal o anteparto de la rubéola.
  4. Vacunación posparto de aquellas mujeres susceptibles.
  5. Cribado serológico de trabajadoras con probable exposición a la rubéola (p. ej., maestras, empleadas de guarderías, trabajadoras sanitarias).

Contraindicaciones:
- Gestación.
- Administración reciente de inmunoglobina o transfusión sanguínea (desde 2 semanas antes hasta 3 meses después).
- Inmunodeficiencia (excepto SIDA).

Reacciones adversas:
- Fiebre, exantema o linfadenopatía: 5-15%.
- Artralgias: 0,5% en niños; 25% en adultos.
- Neuropatía periférica transitoria (rara).

TRATAMIENTO

- No se conoce un tratamiento antivírico eficaz.
- Tratar cada problema congénito de manera adecuada.

BIBLIOGRAFÍA RECOMENDADA

Rakowsky A, Sever JL: Rubella. In Gorbach SL, Bartlett JG, Blacklow NR (eds): *Infectious diseases,* ed 2, Philadelphia, 1998, WB Saunders.

U.S. Department of Health: Control and prevention of rubella: evaluation and management of suspected outbreaks, rubella in pregnant women, and surveillance for congenital rubella syndrome, *MMWR* 50(RR-12):1, 2001.

AUTOR: **TOM J. WACHTEL, M.D.**

INFORMACIÓN BÁSICA

DEFINICIÓN

La salmonelosis es una infección causada por uno de los diferentes serotipos de Salmonella.

SINÓNIMOS

Tifoide.
Fiebre tifoidea.
Fiebre entérica.

CÓDIGO CIE-9CM
003.0 Salmonelosis

EPIDEMIOLOGÍA Y DEMOGRAFÍA

INCIDENCIA (EN EE.UU.):
- Se estima 1 millón de casos/año de salmonelosis no tifoidea.
- Aproximadamente, se comunican unos 500 casos de infección por *Salmonella typhi* cada año.
- Epidemia más extensa: 200.000 personas que ingirieron leche contaminada.

PREDOMINIO POR EDADES:
- <20 años de edad.
- >70 años de edad.
- Altas tasas de infección en lactantes, en especial en neonatos.

INCIDENCIA MÁXIMA: Verano y otoño.

GENÉTICA:

Infección neonatal: Altamente susceptible a la infección por *Salmonella* no tifoidea.

SÍNTOMAS Y SIGNOS

- Infecciones:
  1. Localizadas en el tracto GI (gastroenteritis).
  2. Sistémicas (fiebre tifoidea).
  3. Localizadas fuera del tracto GI.
- Gastroenteritis:
  1. Responsable de la mayoría de enfermedades en el ser humano.
  2. Período de incubación: en general, de 12 a 48 horas
  3. Náuseas.
  4. Vómitos.
  5. Diarrea.
  6. Abdomen agudo.
  7. Fiebre.
  8. Bacteriemia:
     a. Infrecuente.
     b. Afecta principalmente al huésped inmunocomprometido o a personas con enfermedades subyacentes.
  9. Autolimitada, con una duración de 3 o 4 días.
  10. Colonización del tracto GI que persiste durante meses, en especial en personas tratadas con antibióticos.
- Fiebre tifoidea:
  1. Período de incubación de pocos días a varios meses, en general, varias semanas.
  2. Fiebre prolongada.
  3. Mialgias.
  4. Cefalea.
  5. Tos.
  6. Faringitis.
  7. Malestar.
  8. Anorexia.
  9. Dolor abdominal.
  10. Hepatoesplenomegalia.
  11. Diarrea o estreñimiento al comienzo del curso clínico de la enfermedad.
  12. Manchas de color rosa (lesiones desvaídas, maculopapulares, que palidecen) observadas a veces en el tórax o el abdomen.
- Enfermedad no tratada:
  1. Fiebre que dura 1-2 meses.
  2. Principal complicación de la enfermedad no tratada: hemorragia GI por perforación, a partir de la ulceración de las placas de Peyer a nivel del íleon (fig. 1-207).
  3. Complicaciones raras:
     a. Alteraciones del estado mental.
     b. Shock.
  4. Tasa de recidivas de aproximadamente un 10%.
- Infecciones fuera del tracto GI:
  1. Pueden acontecer prácticamente en cualquier localización.
  2. Raras.
  3. En general afectan a pacientes con enfermedades subyacentes.
  4. Las infecciones endovasculares están causadas por la siembra en placas ateroscleróticas o aneurismas.
  5. La endocarditis es una rara complicación.
  6. Abscesos hepáticos o esplénicos en pacientes con enfermedades subyacentes en tales órganos.
  7. Infecciones de las vías urinarias en pacientes con esquistosomiasis o tuberculosis renal.
  8. *Salmonella* es una causa frecuente de meningitis por gramnegativos en neonatos.
  9. La osteomielitis en el niño con hemoglobinopatía puede estar causada por estos microorganismos.

ETIOLOGÍA

- Existen más de 2.000 serotipos de *Salmonella*, pero sólo unos pocos causan enfermedad en humanos.
- Algunos de los que sólo se hallan en el ser humano con la causa de la fiebre entérica.
  1. *S. typhi.*
  2. *S. paratyphi.*
- Algunos responsables de gastroenteritis y aislados con frecuencia en carne y pollo crudos, así como en huevos crudos o poco cocinados.
  1. *S. tiphimurium.*
  2. *S. enteritidis.*

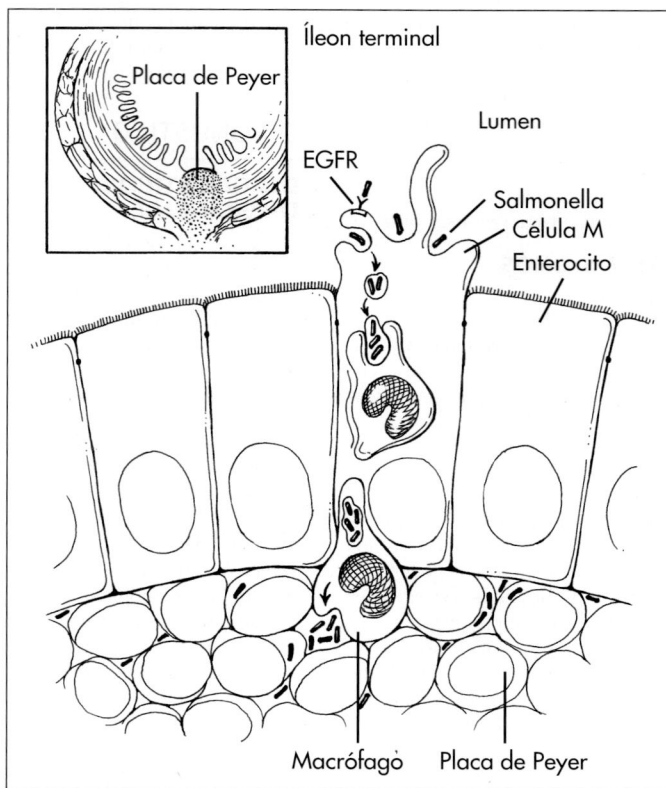

FIGURA 1-207 *Salmonella typhi* **invade las células M a través de los pliegues de la membrana y vías dependientes del receptor del EGF (factor de crecimiento epidérmico).** Los macrófagos procedentes de la placa de Peyer aceptan a las *S. typhi* en estrecha asociación con las células M. *S. typhi* se replica en las placas de Peyer, entrando entonces en el sistema linfático, dando lugar a una bacteriemia. La replicación en las placas de Peyer causa hipertrofia, seguida de necrosis, lo que puede dar lugar a una perforación intestinal. (De Stein JH [ed.]: *Internal medicine*, 5.ª ed., St. Louis, 1998, Mosby.)

- *S. cholerae-suis* es un microorganismo prototípico que causa enfermedad extraintestinal no tifoidea.
- Transmisión en general por la ingesta de alimentos o bebidas contaminados.
- Brotes de gastroenteritis relacionados con pollo, carne y productos lácteos contaminados.
- La fiebre tifoidea es una enfermedad sistémica causada por serotipos exclusivamente humanos.
  1. Adquisición por la ingesta de alimentos o agua contaminados por otras personas.
  2. La mayoría de los casos en EE.UU. son:
     a. Adquiridos durante viajes al extranjero.
     b. Adquiridos por la ingesta de comida preparada por portadores crónicos, muchos de los cuales habían adquirido el microorganismo fuera de los EE.UU.

DIAGNÓSTICO

DIAGNÓSTICO DIFERENCIAL

- Otras causas de fiebre prolongada:
  1. Paludismo.
  2. Tuberculosis.
  3. Brucelosis.
  4. Absceso hepático amebiano.
- Otras causas de gastroenteritis:
  1. Bacteriana: *Shigella, Yersinia, Campylobacter.*
  2. Vírica: virus de Norwalk, rotavirus.
  3. Parasitaria: *Amoeba histolytica, Giardia lamblia.*
  4. Tóxica: *E. coli* enterotoxígena, *Clostridium difficile.*

VALORACIÓN

- Fiebre tifoidea:
  1. Hemocultivos, cultivos de heces y orina; repetir si inicialmente son negativos.
  2. Es más probable que los hemocultivos sean positivos al comienzo del curso clínico.
  3. Es más probable que los cultivos de heces y orina sean positivos en la segunda y tercera semanas de la enfermedad.
  4. Buena rentabilidad de los cultivos de biopsias de médula ósea:
     a. El 90% positivos.
     b. En general innecesarios.
  5. La serología mediante prueba de Widal es útil de forma retrospectiva, y muestra la multiplicación por cuatro de los títulos en la convalecencia.
- Gastroenteritis: cultivo de heces.
- Infección extraintestinal localizada:
  1. Hemocultivos.
  2. Cultivos del sitio de infección.

PRUEBAS DE LABORATORIO

- Es común la neutropenia.
- Las transaminasas pueden estar elevadas.
- Cultivo del microorganismo: sangre, líquidos corporales, muestras de biopsia.

DIAGNÓSTICO POR IMAGEN

- Las radiografías óseas pueden ser sugestivas de osteomielitis.
- TC o ecografía abdominal:
  1. Puede revelar abscesos hepáticos o esplénicos.
  2. Puede revelar un aneurisma aórtico.

TRATAMIENTO

TRATAMIENTO NO FARMACOLÓGICO

Hidratación adecuada y reposición de electrólitos en personas con diarrea.

TRATAMIENTO AGUDO

- Fiebre tifoidea:
  1. Ciprofloxacino, 500 mg v.o. dos veces al día o 400 mg i.v. dos veces al día durante 14 días.
  2. Ceftriaxona, 2 g i.v. al día durante 14 días.
  3. Si es sensible, puede cambiarse el tratamiento por TMP/SMX, 1-2 comprimidos DS v.o. dos veces al día, o amoxicilina, 2 g v.o. cada 8 horas hasta completar 14 días.
  4. Dexametasona, 3 mg i.v. inicialmente, seguida de 1 mg i.v. cada 6 horas en 6 dosis en pacientes con shock o alteración del estado mental.
- Gastroenteritis:
  1. En general no está indicado en la gastroenteritis en solitario, ya que esta enfermedad suele ser autolimitada.
  2. Puede prolongar el estado de portador.
  3. Tratamiento profiláctico en pacientes con alto riesgo de complicaciones por bacteriemia:
     a. Neonatos.
     b. Pacientes con hemoglobinopatías.
     c. Pacientes con aterosclerosis.
     d. Pacientes con aneurismas.
     e. Pacientes con prótesis.
     f. Pacientes inmunocomprometidos.
  4. El tratamiento puede ser oral o parenteral, con los mismos regímenes empleados para la fiebre tifoidea, pero sólo durante 48-72 horas.
- Las infecciones intravasculares requieren 6 semanas de tratamiento parenteral.

TRATAMIENTO CRÓNICO

- Es posible el estado de portador en pacientes con fiebre tifoidea.
- Más frecuente en personas >60 años de edad y en personas con litiasis biliar.
- El sitio de colonización habitual es la vesícula biliar.

- Debe considerarse el tratamiento en pacientes con cultivos fecales persistentes y en manipuladores de alimentos.
- Regímenes propuestos para la erradicación del estado portador:
  1. Ciprofloxacino, 500 mg v.o. dos veces al día durante 4 semanas.
  2. SMX/TMP, uno o dos comprimidos DS v.o. dos veces al día durante 6 semanas (si es sensible).
  3. Amoxicilina, 2 g v.o. cada 8 horas durante 6 semanas (si es sensible).
- Puede ser necesaria una colecistectomía en portadores con litiasis biliar que no responden al tratamiento médico.
- Ciclo prolongado de tratamiento v.o. o de por vida en:
  1. Pacientes con SIDA e infección crónica.
  2. Pacientes con SIDA y recidivas tras el tratamiento.

PRONÓSTICO

- Fiebre tifoidea:
  1. Los pacientes tratados suelen responder al tratamiento; existe un pequeño porcentaje de portadores crónicos.
  2. Los pacientes sin tratar pueden presentar complicaciones serias.
- Gastroenteritis:
  1. En general autolimitada.
  2. Puede ser recurrente o persistente en pacientes con SIDA.

DERIVACIÓN

- Si la gastroenteritis es persistente o recurrente.
- Si existen pruebas de infección extraintestinal.
- Por fiebre tifoidea.
- Para los portadores crónicos.

OTRAS CONSIDERACIONES

COMENTARIOS

- No deben emplearse quinolonas en niños o mujeres gestantes.
- Deben declararse las infecciones a las agencias sanitarias locales.

BIBLIOGRAFÍA RECOMENDADA

Benenson S y cols.: The risk of vascular infections in adult patients with nontyphi Salmonella bacteremia, Am J Med 110(1):60, 2001.
Outbreaks of multi-drug resistant Salmonella typhimurium associated with veterinary facilities. MMWR 50(33):701, 2001.
Soravia-Dunand VA y cols.: Aortitis due to Salmonella: report of 10 cases and comprehensive review of the literature, Clin Infect Dis 29:862, 1999.

AUTOR: **MAURICE POLICAR, M.D.**

INFORMACIÓN BÁSICA

DEFINICIÓN

El sarampión es un exantema infantil, producido por un ARN-virus denominado *Morbillivirus*, perteneciente a la familia Paramixoviridae.

CÓDIGOS CIE-9CM
055.9 Sarampión
055.0 Encefalitis
055. 1 Neumonía
V04.2 Vacunación

EPIDEMIOLOGÍA Y DEMOGRAFÍA

- Antes de la introducción de una vacuna eficaz en 1963, el sarampión era una de las enfermedades infantiles más frecuentes y en los países en vías de desarrollo, en los que afecta a la mayoría de los niños de menos de 5 años, permanece como causa importante de mortalidad infantil.
- Treinta millones de casos al año en el mundo.
- En los países desarrollados, ocasionalmente se producen brotes de sarampión en adolescentes y adultos jóvenes que no han sido inmunizados (incidencia de 0 a 110/100.000 personas/año).

SÍNTOMAS Y SIGNOS

- Incubación: de 10 a 14 días (hasta 3 semanas en adultos).
- Pródromo: de 2 a 4 días; malestar general, fiebre, rinorrea, conjuntivitis, tos.
- Fase de exantema: de 7 a 10 días.
  La fiebre va en aumento y alcanza un máximo de 40-40,5 °C cuando brota el exantema, que persiste durante 5 o 6 días. La fiebre disminuye en el plazo de 24 horas.
  Exantema: una erupción maculopapular eritematosa se inicia en los oídos, progresa por la frente y el cuello (fig. 1-208) y, a continuación, se extiende a la cara, el tronco, las extremidades superiores, las nalgas y las extremidades inferiores, por este orden. Después de 3 días el exantema remite, según la misma secuencia, adquiriendo un tono pardo cobrizo y, a continuación, se inicia la descamación.
  Enantema: las manchas de Koplik son pápulas blancas de 1 a 2 mm de diámetro sobre una base eritematosa. Aparecen primeramente en la mucosa oral en oposición a los molares 2 días antes de la aparición del exantema y se extiende a lo largo de 24 horas hasta afectar a la mayor parte de las mucosas oral y labial inferiores. Desaparece al cabo de 3 días.
  Otros síntomas y signos: malestar, anorexia, vómitos, diarrea, dolor abdominal, faringitis, linfadenopatía y, ocasionalmente, esplenomegalia.

- Se dan casos de sarampión atípico (en personas vacunadas).
  Incubación: de 110 a 14 días.
  Pródromo: de 1 a 3 días, con fiebre alta y cefalea.
  Exantema: exantema maculopapular, urticante o petequial, que se inicia en localizaciones periféricas y evoluciona hacia el centro.
- El término sarampión modificado se aplica al padecido por pacientes que han recibido globulina sérica inmune y desarrollan una enfermedad leve.
- Complicaciones (en el 30% de los casos):
  Otitis media.
  Laringitis, traqueítis.
  Neumonía (responsable del 90% de las muertes por sarampión).
  Encefalitis con letargia, irritabilidad y convulsiones; el 60% de los afectados se recupera por completo, el 25% presenta secuelas neurológicas (retraso mental, hemiplejía, paraplejía, epilepsia, sordera) y el 15% restante muere.
  Miocarditis, pericarditis y hepatitis.
  Las complicaciones son más comunes en pacientes inmunocomprometidos o que padecen SIDA.

ETIOLOGÍA Y PATOGENIA

- El virus del sarampión se transmite por vía respiratoria a través de gotitas expulsadas con la tos.
- Inicialmente infecta el epitelio respiratorio; el paciente se hace virémico durante la fase prodrómica y el virus se disemina a la piel, las vías respiratorias y otros órganos.
- El aclaramiento viral se alcanza por inmunidad celular.

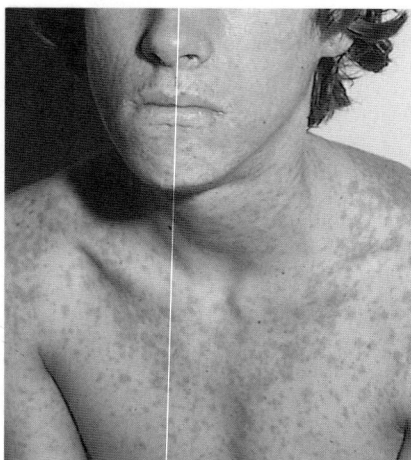

FIGURA 1-208 Sarampión. (De Zitelli BJ, Davis HW: *Atlas of pediatric physical diagnosis*, 3.ª ed., St. Louis, 1997, Mosby.)

DIAGNÓSTICO

DIAGNÓSTICO DIFERENCIAL

- Otras infecciones virales por enterovirus, adenovirus, parvovirus B-19 humano y virus de la rubéola.
- Escarlatina.
- Reacción alérgica.
- Enfermedad de Kawasaki.

VALORACIÓN

Conocimiento del brote, la historia y los hallazgos físicos (las manchas de Koplik son diagnósticas), pruebas de laboratorio.

PRUEBAS DE LABORATORIO

- HC, leucopenia.
- ELISA para anticuerpos del sarampión, que aparecen poco después del brote del exantema y alcanzan un nivel máximo de 3 a 4 semanas más tarde.
- El análisis del LCR en los casos de encefalitis puede poner de manifiesto pleocitosis (linfocitos) y proteínas elevadas.

DIAGNÓSTICO POR IMAGEN

Radiografía de tórax si existe sospecha de neumonía.

TRATAMIENTO

- De sostén.
- Vitamina A.
- Ribavirina en caso de neumonía grave por sarampión.

PREVENCIÓN

- Inmunización pasiva: 0,25 ml/kg i.m. de inmunoglobulina humana dentro de los 6 primeros días desde la exposición. La dosis se ha de duplicar en personas inmunocomprometidas.
- Inmunización activa (v. Sección V, tabla 5-6).

BIBLIOGRAFÍA RECOMENDADA

Bernstein DI, Schiff GM: Measles. In Gorbach SL, Bartlett JG, Blacklow NR (eds): *Infectious diseases,* ed 2, Philadelphia, 1998, Saunders.
Epidemiology of measles—United States, *MMWR* 48:749, 1998.
Measles, *Clin Evid Concise* 7:55-56, 2002.

AUTOR: **TOM J. WACHTEL, M.D.**

INFORMACIÓN BÁSICA

DEFINICIÓN

La sarcoidosis es una enfermedad granulomatosa sistémica crónica de origen desconocido, caracterizada histológicamente por la presencia de granulomas no caseificantes inespecíficos.

SINÓNIMO

Sarcoide de Boeck.

CÓDIGO CIE-9CM
135.0 Sarcoidosis

EPIDEMIOLOGÍA Y DEMOGRAFÍA

- Incidencia en los EE.UU.: 10,9/100.000 blancos, 35,5/100.000 negros.
- Elevada incidencia en mujeres y pacientes de 20 a 40 años.
- Se presenta con mayor frecuencia en invierno y comienzos de primavera.

SÍNTOMAS Y SIGNOS

- Las características clínicas varían a menudo en función del estadio de la enfermedad y del grado de compromiso orgánico; los pacientes pueden estar asintomáticos, aunque la radiografía de tórax mostrará signos compatibles con la sarcoidosis (v. «Diagnóstico por imagen»). Cerca del 50% de los pacientes con sarcoidosis se diagnostican por hallazgos casuales en la radiografía de tórax.
- Manifestaciones frecuentes:
  1. Manifestaciones pulmonares: tos seca y no productiva, disnea, molestias torácicas.
  2. Síntomas constitucionales: fatiga, pérdida de peso, anorexia, malestar.
  3. Molestias visuales: visión borrosa, malestar ocular, conjuntivitis, iritis, uveítis.
  4. Manifestaciones dermatológicas: eritema nudoso, máculas, pápulas, nódulos subcutáneos, hiperpigmentación, lupus pernio.
  5. Alteraciones miocárdicas: arritmias, miocardiopatía.
  6. Esplenomegalia, hepatomegalia.
  7. Manifestaciones reumatológicas: se han comunicado artralgias hasta en el 40% de los pacientes.
  8. Manifestaciones neurológicas y otras: parálisis de pares craneales, diabetes insípida, afección meníngea, tumefacción parotídea, lesiones hipotálamicas e hipofisarias, adenopatías periféricas.

DIAGNÓSTICO

DIAGNÓSTICO DIFERENCIAL

- Tuberculosis.
- Linfoma.
- Enfermedad de Hodgkin.
- Metástasis.
- Neumoconiosis.
- Aumento del tamaño de las arterias pulmonares.
- Mononucleosis infecciosa.
- Carcinomatosis linfangítica.
- Hemosiderosis idiopática.
- Carcinoma de células alveolares.
- Eosinofilia pulmonar .
- Neumonitis por hipersensibilidad.
- Alveolitis fibrosante.
- Colagenopatías.
- Infección parasitaria.
- La Sección II describe el diagnóstico diferencial de la enfermedad pulmonar granulomatosa y una clasificación de los trastornos granulomatosos.

VALORACIÓN

- Radiografía de tórax y biopsia. El estudio de laboratorio inicial deberá incluir un recuento sanguíneo completo, bioquímica sérica, análisis de orina y prueba de la tuberculina. También debe realizarse un ECG en todo paciente con sarcoidosis.
- La biopsia debe obtenerse de tejidos accesibles con sospecha de afección por sarcoidosis (conjuntivas, piel, ganglios linfáticos); la broncoscopia con biopsia transbronquial es el procedimiento de elección en pacientes sin ningún otro sitio fácilmente accesible.

PRUEBAS DE LABORATORIO

Anomalías de laboratorio:
- Hipergammaglobulinemia, anemia, leucopenia.
- Alteraciones en la PFH.
- Hipercalcemia, hipercalciuria (secundaria al aumento de la absorción GI), metabolismo de la vitamina D anormal y producción elevada de calcitriol por el granuloma sarcoideo).
- Anergia cutánea frente a *Trichophyton*, *Candida*, parotiditis y tuberculina.
- Enzima convertidora de la angiotensina (ECA): elevada en aproximadamente el 60% de los pacientes con sarcoidosis; inespecífica y, en general, inútil en el seguimiento del curso clínico de la enfermedad.

DIAGNÓSTICO POR IMAGEN

- Radiografía de tórax (fig. 1-209): son frecuentes las adenopatías de ganglios hiliares y paratraqueales; también pueden existir cambios parenquimatosos, dependiendo del estadio de la enfermedad (estadio 0, radiografía normal; estadio I, adenopatías hiliares bilaterales; estadio II, estadio I más infiltrado pulmonar; estadio III, infiltrado pulmonar sin adenopatía; estadio IV, fibrosis extensa con evidencia de lesiones en «panal de abejas», retracción hiliar, bullas, quistes y enfisema).
- PFP (espirometría y capacidad de difusión pulmonar del dióxido de carbono): puede ser normal o revelar un patrón restrictivo y/o obstructivo.
- Estudio con galio-67: se localizará en áreas de infiltrados granulomatosos; sin embargo, es inespecífico. El signo del «oso panda» (localización en las glándulas lacrimales y salivales), asemejándose a la cara del oso panda) sugiere una sarcoidosis.

TRATAMIENTO

TRATAMIENTO GENERAL

- Los corticoides (tabla 1-42) siguen siendo la piedra angular del tratamiento si éste es necesario (p. ej., prednisona, 40 mg al día durante 8-12 semanas, con reducción gradual de la dosis hasta llegar a los 10 mg administrados en días alternos a lo largo de 8-12 meses); debe considerarse la administración de corticoides en pacientes con síntomas graves (p. ej., disnea, dolor torácico), hipercalcemia, afección ocular, del SNC, o cardíaca, y enfermedad pulmonar progresiva. Los pacientes con neumopatía intersticial se benefician con el tratamiento con corticoides v.o. durante 6-24 meses.
- Los pacientes con enfermedad progresiva refractaria a los corticoides pueden tratarse con metotrexato, 7,5-15 mg una vez a la semana, o con azatioprina.
- La hidroxicloroquina es eficaz frente a las lesiones cutáneas crónicas y desfigurantes.
- Los AINE son útiles frente a los síntomas musculoesqueléticos y al eritema nudoso.
- Rehabilitación pulmonar en pacientes con insuficiencia respiratoria significativa.

PRONÓSTICO

- La mayoría de los pacientes con sarcoidosis presenta una remisión espontánea en menos de 2 años y no precisa tratamiento. Su curso clínico puede seguirse mediante una evaluación clínica periódica, radiografías de tórax y PFP.
- Los negros presentan tasas elevadas de compromiso pulmonar, un peor pronóstico a largo plazo y recidivas más frecuentes.

- Los factores pronóstico adversos en la sarcoidosis incluyen una edad de inicio >40 años, afección cardíaca, neurosarcoidosis, fibrosis pulmonar progresiva, hipercalcemia crónica, uveítis crónica, compromiso de la mucosa nasal, nefrocalcinosis y la presencia de lesiones óseas quísticas y lupus pernio.

DERIVACIÓN

La exploración oftalmológica está indicada en todos los pacientes con sospecha de sarcoidosis, puesto que se observan hallazgos oculares (iridociclitis, uveítis, conjuntivitis y queratopatía) en >25% de los casos documentados.

OTRAS CONSIDERACIONES

COMENTARIOS

Aproximadamente el 15-20% de los pacientes con afección pulmonar progresan hacia un deterioro pulmonar irreversible (bronquiectasias, cavitación, fibrosis progresiva, neumotórax e insuficiencia respiratoria). La muerte por insuficiencia pulmonar afecta al 5-7% de los pacientes con sarcoidosis.

BIBLIOGRAFÍA RECOMENDADA

Paramothayan S, Jones PW: Corticosteroid therapy in pulmonary sarcoidosis, JAMA. 287:1301, 2002.
Thomas KW, Hunninghake GW: Sarcoidosis, JAMA 289:3300, 2003.
Wu JJ, Schiff KR: Sarcoidosis, Am Fam Physician 70:312, 2004.

AUTOR: **FRED F. FERRI, M.D.**

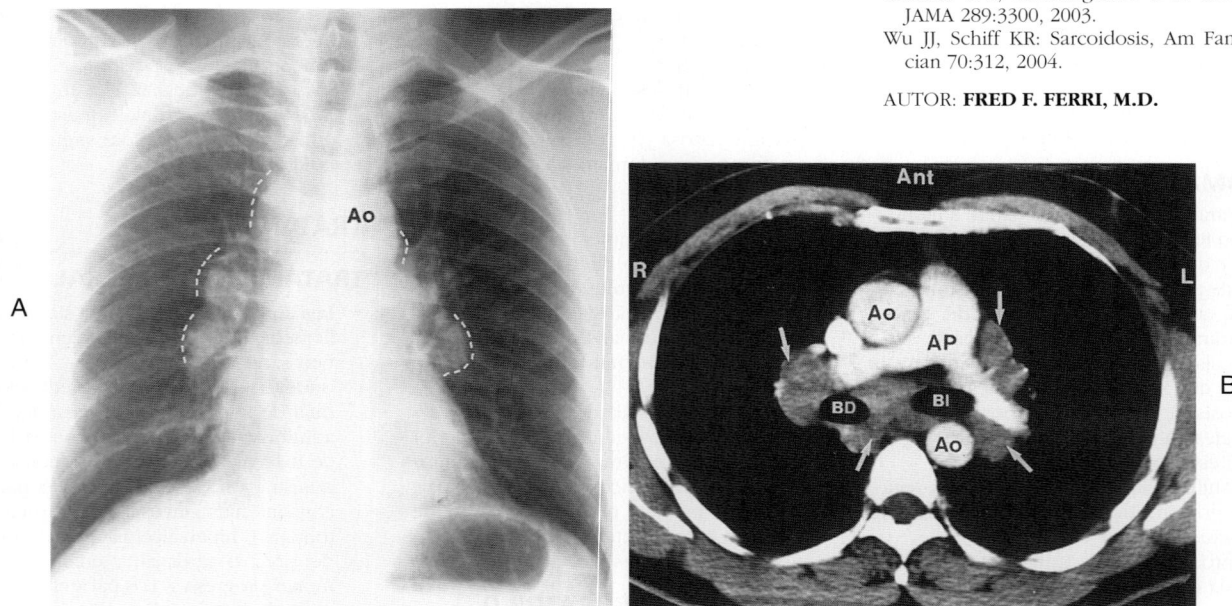

FIGURA 1-209   Sarcoide. Se observa una linfadenopatía acusada (*líneas punteadas*) en ambas regiones hiliares en la región paratraqueal derecha **(A)**. La TC axial con contraste de la región superior del tórax **(B)** muestra con claridad la aorta ascendente y descendente *(Ao)*, así como la arteria pulmonar *(AP)* y la vena cava superior. También se observan los bronquios principales derecho e izquierdo. Las flechas señalan la extensa linfadenopatía. *BI*, Bronquio izquierdo; *BD*, bronquio derecho. (De Mettler FA [ed.]: *Primary care radiology*, Filadelfia, 2000, WB Saunders.)

TABLA 1-42	**Indicaciones del uso de corticoides en la sarcoidosis**
Trastorno	**Tratamiento**
Iridociclitis	Colirio con corticoides Depósito subconjuntival de cortisona
Uveítis posterior	Prednisona v.o.
Afección pulmonar	Raramente se recomienda la administración de corticoides en el estadio I; en general se emplean si el infiltrado permanece estático o empeora a lo largo de un período de 3 meses o si el paciente está asintomático
Obstrucción de las vías respiratorias altas	Es infrecuente la indicación de corticoides i.v.
Lupus pernio	La prednisona v.o. reduce las lesiones desfigurantes
Hipercalcemia	Responde bien a los corticoides
Afección cardíaca	Suelen recomendarse los corticoides si el paciente padece arritmias o alteraciones de la conducción
Compromiso del SNC	La respuesta es mejor en pacientes con síntomas agudos
Afección de las glándulas lacrimales/salivales	Se recomiendan corticoides si existen alteraciones de la función, no para la tumefacción glandular
Quistes óseos	Se recomiendan corticoides si son sintomáticos

De Andreoli TE (ed.): *Cecil essentials of medicine*, 5.ª ed., Filadelfia, 2001, WB Saunders.
SNC, Sistema nervioso central.

INFORMACIÓN BÁSICA

DEFINICIÓN

El sarcoma de Kaposi (SK) es una neoplasia vascular más frecuente en pacientes con SIDA. Puede dividirse en los cuatro tipos siguientes:

1. *Sarcoma de Kaposi clásico:* más frecuente en hombres ancianos de los países del este de Europa y Mediterráneo. Consiste inicialmente en máculas y pápulas violáceas con el desarrollo ulterior de placas y nódulos rojo/moradas. El crecimiento es lento y la mayoría de los pacientes fallecen por otras causas.
2. *Sarcoma de Kaposi epidémico o relacionado con el SIDA:* más frecuente en hombres homosexuales. Las lesiones suelen ser multifocales y diseminadas. Puede acompañarse de linfadenopatía.
3. *Sarcoma de Kaposi endémico:* por lo general afecta a niños y adultos africanos. Existe una forma agresiva con linfadenopatía que afecta sobre todo a los niños africanos.
4. *Sarcoma de Kaposis relacionado con inmundepresión* o *trasplante:* relacionado por lo general con la quimioterapia.

CÓDIGO CIE-9CM
173.9 Neoplasia maligna de la piel

EPIDEMIOLOGÍA Y DEMOGRAFÍA

- SK relacionado con el SIDA afecta a >35% de los casos de SIDA.
- Mayor incidencia en hombres homosexuales.

SÍNTOMAS Y SIGNOS

- SK relacionado con el SIDA: placas y/o nódulos rojo/morado u oscuros multifocales y diseminados en las superficies cutáneas o mucosas (fig. 1-210).
- Linfadenopatía generalizada en el momento del diagnóstico en >50% de los pacientes con SK relacionado con el SIDA; las lesiones iniciales tienen color

de óxido y más tarde progresan a nódulos o placas rojos o morados.
- Las zonas afectadas con más frecuencia son la cara, tronco, cavidad oral y extremidades superiores e inferiores.

ETIOLOGÍA

Se ha identificado un virus herpes (VHH-8, virus herpes relacionado con sarcoma de Kaposi VHSK) en pacientes con la mayoría de las formas de SK y se cree que podría ser la causa. Puede transmitirse por vía sexual (homosexual, heterosexual) y por otras formas de contacto no sexual como transmisión materno-infantil (frecuente en países africanos).

DIAGNÓSTICO

DIAGNÓSTICO DIFERENCIAL

- Dermatitis por estasia.
- Granuloma piógeno.
- Hemangiomas capilares.
- Tejido de granulación.
- Hiperpigmentación postinflamatoria.
- Linfoma cutáneo.
- Melanoma.
- Dermatofibroma.
- Hematoma.
- Prurigo nodular.

El diagnóstico diferencial de las lesiones cutáneas en pacientes con infección VIH se describe en la Sección III.

VALORACIÓN

Por lo general, el diagnóstico puede basarse en el aspecto clínico; la biopsia de tejido confirma el diagnóstico.

PRUEBAS DE LABORATORIO

VIH en pacientes con sospecha de SIDA.

TRATAMIENTO

TRATAMIENTO NO FARMACOLÓGICO

La observación es una opción razonable en pacientes con enfermedad lentamente progresiva.

TRATAMIENTO GENERAL

- La biopsia escisional supone a menudo un tratamiento adecuado en las lesiones únicas y recurrencias resecadas en el sarcoma de Kaposi clásico.
- La crioterapia con nitrógeno líquido puede lograr una respuesta completa en el 80% de las lesiones.
- La quimioterapia intralesional con vinblastina es útil en las lesiones nodulares >1 cm de diámetro. La inyección intralesional de interferón alfa-2b es efectiva y se tolera bien.
- La radioterapia es efectiva en el SK no relacionado con SIDA y en masas tumorales grandes que interfieren con la función normal.
- El tratamiento sistémico con interferón es también efectivo en el SK relacionado con SIDA y se emplea a menudo combinado con AZT.
- Puede emplearse quimioterapia sistémica (vinblastina, bleomicina, doxorrubicina y dacarbazina) para la enfermedad rápidamente progresiva y para el SK clásico y endémico africano.
- Etopósido oral es efectivo también y produce menor mielosupresión que vinblastina.
- Paclitaxel es efectivo también en pacientes con SK avanzado y supone una terapia de segunda línea excelente.

PRONÓSTICO

- El pronóstico es malo en el SK relacionado con SIDA. La muerte se produce a menudo por otros trastornos del SIDA.
- El pronóstico es mejor en el SK cutáneo africano y sarcoma clásico (los pacientes fallecen por otras causas).

OTRAS CONSIDERACIONES

COMENTARIOS

El sarcoma de Kaposi relacionado con inmunosupresión suele desaparecer al acabar, reducir o modificar el tratamiento inmunosupresor en la mayoría de los pacientes. De forma similar en los pacientes VIH el sarcoma de Kaposi responde al mismo tiempo que disminuye el ARN VIH en el suero y aumenta la cifra de CD4.

BIBLIOGRAFÍA RECOMENDADA

Grossma Z et al: Absence of Kaposi sarcoma among Ethiopian immigrants to Israel despite high seroprevalence of human herpesvirus 8, *Mayo Clin Proc* 77:905, 2002.

Sarid R et al: Virology, pathogenetic mechanisms, and associated diseases of Kaposi sarcoma-associated herpesvirus (human herpesvirus 8), *Mayo Clin Proc* 77:941, 2002.

Webster-Cyriaque J: Development of Kaposi's sarcoma in a surgical wound, *N Engl J Med* 346:1207, 2002.

AUTOR: **FRED F. FERRI, M.D.**

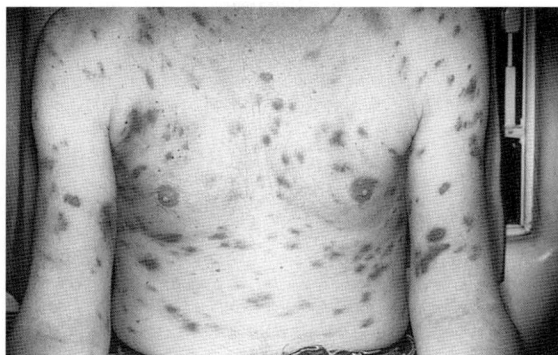

FIGURA 1-210 Sarcoma de Kaposi. Lesiones avanzadas. Obsérvense las placas y nódulos hemorrágicos diseminados. (De Noble J [ed.]: *Textbook of primary care medicine*, 2.ª ed., St. Louis, 1995, Mosby.)

INFORMACIÓN BÁSICA

DEFINICIÓN

La sarna es una enfermedad contagiosa causada por el ácaro *Sarcoptes scabiei.*

CÓDIGO CIE-9CM

133.0 Escabiosis

EPIDEMIOLOGÍA Y DEMOGRAFÍA

- La escabiosis suele adquirirse al dormir en la cama de los individuos infestados.
- Suele asociarse a condiciones de pobreza, siendo también común en hospitales y asilos.

SÍNTOMAS Y SIGNOS

- Las lesiones primarias se producen cuando el ácaro hembra excava en el interior del estrato córneo, depositando huevos a lo largo del camino que va dejando atrás; los túneles (lineales o serpiginosos) acaban en una diminuta pápula o vesícula.
- Las lesiones primarias suelen encontrarse en los espacios interdigitales de las manos, muñecas, glúteos, escroto, pene, mamas, axilas y rodillas.
- Las lesiones secundarias se deben al rascado o la infección.
- Es frecuente el prurito intenso, especialmente nocturno: está causado por la sensibilidad adquirida frente al ácaro o sus deposiciones, y suele aparecer a las 1-4 semanas de la infestación inicial.
- El examen de la piel puede revelar madrigueras, pequeñas vesículas, excoriaciones, pápulas inflamatorias.
- Pueden observarse lesiones extensas y con costra (sarna noruega o costrosa) en pacientes ancianos e inmunocomprometidos.

ETIOLOGÍA

La escabiosis humana está causada por el ácaro *Sarcoptes scabiei,* var. *hominis* (fig. 1-211).

DIAGNÓSTICO

DIAGNÓSTICO DIFERENCIAL

- Pediculosis.
- Dermatitis atópica.
- Picadura de pulga.
- Dermatitis seborreica.
- Dermatitis herpetiforme.
- Dermatitis de contacto.
- Eczema numular.
- Sífilis.
- Otras infestaciones por insectos.

VALORACIÓN

El diagnóstico se realiza gracias al cuadro clínico y la detección de los ácaros, sus huevos o sus heces.

PRUEBAS DE LABORATORIO

- Identificación microscópica del ácaro, sus heces o sus huevos: puede colocarse una gota de aceite mineral sobre la lesión bajo sospecha antes de su obtención; los raspados se transfieren directamente a un portaobjetos de vidrio; se añade una gota de hidróxido potásico y se cubre con un cubreobjetos.
- Es raro que se necesite una biopsia cutánea para llegar al diagnóstico.

TRATAMIENTO

TRATAMIENTO NO FARMACOLÓGICO

Deben lavarse la ropa y las toallas usadas durante las 48 horas anteriores al tratamiento.

TRATAMIENTO AGUDO

- Después de un baño o ducha calientes, La loción de lindano debe aplicarse a todas las superficies cutáneas por debajo del cuello (puede aplicarse a la cara si se encuentra infestada); debe retirarse con un lavado a las 8-12 horas de la aplicación. Repetir la aplicación una semana más tarde suele ser suficiente para erradicar la infestación.
- El prurito suele remitir a las 24-48 horas de iniciar el tratamiento, pero puede durar hasta 2 semanas; los antihistamínicos v.o. son eficaces para reducir el prurito posterior a la escabiosis.
- Las cremas de corticoides pueden acelerar la resolución de la dermatitis eczematosa secundaria.
- Si el paciente se encuentra en una unidad de atención posterior, será importante educar a los pacientes, personal, familia, y visitantes habituales acerca de la sarna y de la necesidad de una colaboración total en el tratamiento. Debe administrarse un escabicida a todos los pacientes, personal y visitantes habituales, estén o no sintomáticos; los familiares de los miembros del personal y visitantes sintomáticos también deberán recibir tratamiento.
- La crema de permetrina al 5% también es eficaz con, en general, un único tratamiento; debe aplicarse con un masaje de la piel desde la cabeza hasta las plantas de los pies; retirar a las 8-14 horas mediante lavado. Si existen ácaros vivos a los 14 días, deberá realizarse el tratamiento de nuevo.
- Una única dosis (150-200 mg/kg en comprimidos de 6 mg) de ivermectina, un antihelmíntico, es tan eficaz como el lindano tópico para el tratamiento de la sarna. Se trata del mejor tratamiento de la sarna costrosa generalizada.

PRONÓSTICO

Los casos refractarios suelen afectar a huéspedes inmunocomprometidos o pacientes con enfermedades cutáneas subyacentes.

OTRAS CONSIDERACIONES

COMENTARIOS

- El lindano es potencialmente neurotóxico y no debe usarse en lactantes y mujeres gestantes (la permetrina es segura y eficaz en estos casos).
- Los compañeros sexuales deben ser informados y tratados.

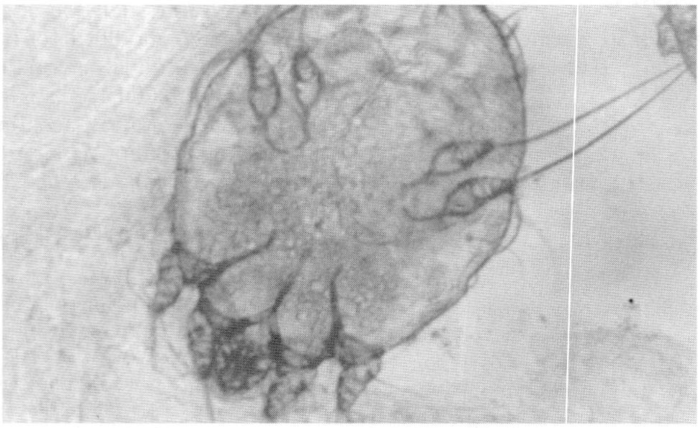

BIBLIOGRAFÍA RECOMENDADA

Fawcett RS: Ivermectin use in scabies, Am Fam Physician 68:1089, 2003.

Flinders DC, DeSchweinitz P: Pediculosis and scabies, Am Fam Physician 341:8, 2004.

AUTOR: **FRED F. FERRI, M.D.**

FIGURA 1-211   Arador de la sarna en una preparación en fresco. (De Mandell GL: *Mandell, Douglas, and Bennett's principles and practice of infectious diseases,* 5ª ed., Nueva York, 2000, Churchill Livingstone.)

INFORMACIÓN BÁSICA

DEFINICIÓN

El saturnismo se refiere a las anomalías multisistémicas debidas a una exposición excesiva al plomo.

CÓDIGO CIE-9CM
984.0 Saturnismo

EPIDEMIOLOGÍA Y DEMOGRAFÍA

- El saturnismo es más frecuente en los niños entre 1 y 5 años (17.000 casos/ 100.000 personas). Las tasas más altas se dan en negros, nivel socioeconómico bajo y niños urbanos.
- En 1991 los Centers for Disease Control and Prevention bajaron la concentración segura en sangre total a <10 µg/dl (hasta 1991 se consideraba aceptable una concentración en sangre de hasta 25 µg/dl).
- Se estima que >15% de los preescolares en EE.UU. presenta una concentración sanguínea >15 µg/dl.

SÍNTOMAS Y SIGNOS

- Los hallazgos varían según el grado de toxicidad. La exploración puede ser normal en pacientes con toxicidad leve.
- Al inicio puede haber mialgias, irritabilidad, cefalea y fatiga generalizada.
- En la toxicidad grave puede haber calambres abdominales, estreñimiento, pérdida de peso, temblor, parestesias y neuritis periférica, convulsiones y coma.
- La neuropatía motora es frecuente en los niños con saturnismo y también son frecuentes los trastornos de aprendizaje.

ETIOLOGÍA

Exposición repetida crónica a la pintura que contiene plomo, tuberías, baterías, cerámica, soldadura con plomo.

DIAGNÓSTICO

DIAGNÓSTICO DIFERENCIAL

- Polineuropatías de otras causas.
- Trastorno de ansiedad, trastorno por defecto de atención.
- Malabsorción, abdomen agudo.
- Anemia por deficiencia de hierro.

VALORACIÓN

Cribado de laboratorio: todos los niños estadounidenses se consideran en riesgo de saturnismo por lo que deben evaluarse de forma rutinaria, comenzando al año de edad en los de bajo riesgo y a los 6 meses en los de riesgo alto.

PRUEBAS DE LABORATORIO

- Concentración de plomo en sangre venosa: concentración normal <10 µg/dl; una concentración entre 50 y 70 µg/dl indica toxicidad moderada; una concentración >70 µg/dl se asocia a intoxicación grave.
- Anemia leve con punteado basófilo en la extensión periférica.
- Concentración de zinc en protoporfirinas o concentración de protoporfirina eritrocitaria libre elevada.
- Es posible detectar un aumento del contenido de plomo en sangre con exposición previa de alto nivel en pacientes con saturnismo de origen laboral mediante determinación del plomo en orina tras premedicación con EDTA cálcico u otra sustancia quelante.

DIAGNÓSTICO POR IMAGEN

- No suelen ser necesarias técnicas de diagnóstico por imagen.
- Una radiografía simple del abdomen permite ver partículas de plomo en el intestino.
- Pueden observarse «líneas de plomo» en las radiografías de los huesos largos.

TRATAMIENTO

TRATAMIENTO NO FARMACOLÓGICO

- Aportar una cantidad adecuada de calcio, hierro, zinc y proteínas en la dieta.
- Información a la familia sobre la exposición al plomo y posibles efectos perjudiciales para la salud.

TRATAMIENTO AGUDO

- En niños con una concentración sanguínea de 10 a 19 µg/dl los CDC no recomiendan intervención farmacológica (consulte Tratamiento no farmacológico).
- En niños con una concentración sanguínea entre 20-44 µg/dl los CDC recomiendan el control del caso por un trabajador social cualificado, control clínico, evaluación ambiental y control del riesgo por plomo. Puede estar indicado el tratamiento quelante en niños en los que no baja la concentración con estas medidas.

El tratamiento quelante está indicado en niños con una concentración sanguínea de 45 µg/dl:

- Succimer (DMSA), 10 mg/kg v.o. cada 8 horas durante 5 días y a continuación cada 12 horas durante 2 semanas en pacientes con concentración entre 45 y 70 µg/dl.
- Edetato cálcico disódico (EDTA) y dimercaprol (BAL) son efectivos en pacientes con toxicidad grave.
- Está indicado el uso conjunto de EDTA y DMSA en niños con una concentración sanguínea >70 µg/dl.
- También puede emplearse D-penicilamina, pero no está aprobada por la FDA para esta indicación.

TRATAMIENTO CRÓNICO

- Reducir la exposición, eliminar cualquier fuente potencial de plomo.
- Corregir la deficiencia de hiero y cualquier otra deficiencia nutricional.
- Repetir el análisis de sangre a los 7 a 21 días tras el tratamiento quelante.

PRONÓSTICO

Los pacientes con toxicidad leve a moderada mejoran por lo general sin ningún defecto residual. La presencia de encefalopatía en el momento del diagnóstico es un signo de mal pronóstico. Los defectos neurológicos pueden ser persistentes en estos pacientes. Parece que el tratamiento quelante ralentiza la progresión de la insuficiencia renal en pacientes con una carga de plomo corporal levemente elevada.

DERIVACIÓN

Si la exposición al plomo está relacionada con el trabajo, hay que comunicarlo a la United States Occupational Safety and Health Administration (OSHA).

OTRAS CONSIDERACIONES

COMENTARIOS

- Incluso una concentración sanguínea de plomo <10 µg/dl se relaciona de forma inversa con la puntuación de CI en los niños de 3 a 5 años de edad.
- Se recomienda el cribado de los familiares de la persona afectada.
- En niños con una concentración sanguínea ≤45 µg/dl el tratamiento con succimer no mejora la puntuación en las pruebas de estado cognitivo, conducta o función neuropsicológica.
- El saturnismo puede retrasar el crecimiento y el desarrollo puberal en las niñas.
- La exposición ambiental al plomo de baja intensidad puede acelerar una insuficiencia renal progresiva en pacientes sin diabetes con insuficiencia renal crónica. La terapia quelante repetida puede mejorar la función renal y ralentizar la progresión de la insuficiencia renal.

BIBLIOGRAFÍA RECOMENDADA

Canfield RL et al: Intellectual impairment in children with blood lead concentrations below 10 mcg/deciliter, *N Engl J Med* 348:1517, 2003.

Lin JL et al: Environmental lead exposure and progression of chronic renal diseases in patients without diabetes, *N Engl J Med* 348:277, 2003.

Selevan SG et al: Blood lead concentration and delayed puberty in girls, *N Engl J Med* 348:1527, 2003.

AUTOR: **FRED F. FERRI, M.D.**

INFORMACIÓN BÁSICA

DEFINICIÓN

La secreción inadecuada de hormona antidiurética (SIHAD) es un síndrome caracterizado por la secreción excesiva de HAD en ausencia de estímulos osmóticos normales o fisiológicos (aumento de la osmolaridad sérica, disminución del volumen plasmático, hipotensión).

CÓDIGO CIE-9CM

276.9 Secreción inadecuada de hormona antidiurética

EPIDEMIOLOGÍA Y DEMOGRAFÍA

Cerca del 50% de las hiponatremias detectadas en el ámbito hospitalario están causadas por SIHAD.

SÍNTOMAS Y SIGNOS

- Por lo general el paciente está normovolémico o hipervolémico sin edema.
- Puede haber delirio, letargo y convulsiones si la hiponatremia es grave o de inicio brusco.
- Las manifestaciones de la enfermedad subyacente pueden ser evidentes (p. ej., fiebre por una infección o cefalea y defectos del campo visual por una masa intracraneal).
- Si la hiponatremia es pronunciada pueden estar disminuidos los reflejos y la respuesta extensora plantar.

ETIOLOGÍA

- Neoplasia: pulmón, duodeno, páncreas, cerebro, timo, vejiga, próstata, mesotelioma, linfoma, sarcoma de Ewing.
- Neumopatías: neumonía, TB, bronquiectasias, enfisema, estatus asmático.
- Patología intracraneal: traumatismo, neoplasia, infecciones (meningitis, encefalitis, absceso cerebral), hemorragia, hidrocefalia.
- Período postoperatorio: estrés quirúrgico, respiradores con presión positiva, anestésicos.

- Medicamentos: clorpropamida, diuréticos tiazídicos, vasopresina, desmopresina, oxitocina, quimioterapia (vincristina, vinblastina, ciclofosfamida), carbamazepina, fenotiazinas, IMAO, antidepresivos tricíclicos, opiáceos, nicotina, clofibrato, haloperidol, ISRS.
- Otros: porfiria intermitente aguda, síndrome de Guillain-Barré, mixedema, psicosis, delirium tremens, deficiencia de ACTH (hipopituitarismo).

DIAGNÓSTICO

DIAGNÓSTICO DIFERENCIAL

- Hiponatremia asociada a hipervolemia (ICC, cirrosis, síndrome nefrótico).
- Hiponatremia ficticia (hiperglucemia, proteínas anormales, hiperlipidemia).
- Hiponatremia asociada a hipovolemia (p. ej., quemaduras, pérdida digestiva de líquidos).

VALORACIÓN

- Demostración mediante evaluación de laboratorio (v. Pruebas de laboratorio) de secreción excesiva de HAD en ausencia de estímulos osmóticos o fisiológicos apropiados.
- Demostración de una función tiroidea, adrenal y cardíaca normal.
- Ausencia de uso reciente o actual de diuréticos.

PRUEBAS DE LABORATORIO

- Hiponatremia.
- Osmolaridad urinaria >osmolaridad sérica.
- Sodio urinario por lo general >30 mEq/l.
- Urea y creatinina normales (indican una función renal normal y ausencia de deshidratación).
- Descenso del ácido úrico.

DIAGNÓSTICO POR IMAGEN

Radiografía de tórax para descartar neoplasia o infección.

TRATAMIENTO

TRATAMIENTO NO FARMACOLÓGICO

Restricción de líquidos entre 500 y 800 ml/día.

TRATAMIENTO AGUDO

En situaciones de emergencia (convulsiones, coma), el SIHAD puede tratarse con una combinación de solución salina hipertónica (infusión lenta de 250 ml de ClNa al 3%) y furosemida para aumentar el sodio sérico y provocar una diuresis de orina más diluida que el plasma. La velocidad de corrección depende del grado de hiponatremia y de si es aguda o crónica. Por lo general el sodio sérico debe corregirse sólo a la mitad del defecto en las primeras 24 horas, aumentando el sodio sérico <0,5 mEq/l/h.

TRATAMIENTO CRÓNICO

- Puede ser necesario mantener la restricción de líquido de forma indefinida según la etiología subyacente. En pacientes con SIHAD crónico se recomienda una determinación mensual de los electrólitos.
- Demeclociclina 300 a 600 mg v.o. dos veces al día puede ser útil en pacientes con SIHAD crónico (p. ej., secundario a neoplasia), pero debe utilizarse con precaución en pacientes con hepatopatía. Sus efectos colaterales son ID nefrógena y fotosensibilidad. Además, es muy cara.

PRONÓSTICO

- El pronóstico varía según la causa. El pronóstico general es bueno cuando el SIHAD está causado por una infección.
- La morbilidad y mortalidad son altas (>40%) cuando la concentración de sodio sérico es <110 mEq/l.

DERIVACIÓN

Ingreso hospitalario según la gravedad de los síntomas y el grado de hiponatremia.

OTRAS CONSIDERACIONES

COMENTARIOS

- El uso de suero salino hipertónico (3%) está contraindicado en pacientes con ICC, síndrome nefrótico o cirrosis.
- Una corrección demasiado rápida de la hiponatremia puede provocar desmielinización y daño permanente en el SNC.

AUTOR: **FRED F. FERRI, M.D.**

INFORMACIÓN BÁSICA

DEFINICIÓN

La septicemia es una enfermedad sistémica causada por una infección bacteriana generalizada y caracterizada por la evidencia de infección, fiebre o hipotermia, hipotensión y pruebas de compromiso orgánico final.

SINÓNIMOS

Sepsis
Síndrome séptico.
Síndrome de respuesta inflamatoria sistémica
Shock séptico.

CÓDIGOS CIE-9CM
038.9 Sepsis
038.40 Sepsis, bacteriemia por gramnegativos
038.1 Sepsis, *Staphylococcus*

EPIDEMIOLOGÍA Y DEMOGRAFÍA

INCIDENCIA (EN EE.UU.):
- La incidencia exacta se desconoce.
- Aproximadamente 300.000 casos de bacteriemia gramnegativa en pacientes hospitalizados cada año.
- Complica una minoría de casos de bacteriemia y puede aparecer en ausencia de bacteriemia documentada.

PREDOMINIO POR SEXOS: Varones = mujeres.

PREDOMINIO POR EDADES:
- Período neonatal.
- Pacientes >70 años.

GENÉTICA:
Predisposición familiar: Gran variedad de estados inmunodeficientes congénitos y otros trastornos hereditarios pueden predisponer a la septicemia.
Infección neonatal: La incidencia es alta en el período neonatal.

SÍNTOMAS Y SIGNOS
- Fiebre o hipotermia.
- Hipotensión.
- Taquicardia.
- Taquipnea.
- Alteración del estado mental.
- Diátesis hemorrágica.
- Exantemas cutáneos.
- Síntomas que reflejan el sitio primario de infección: vías urinarias, tracto GI, SNC, vías respiratorias.

ETIOLOGÍA
- Infección diseminada con gran variedad de bacterias:
  1. Bacterias gramnegativas.
  2. *E. coli.*
  3. *Klebsiella* spp.
  4. *Pseudomonas aeruginosa.*
  5. *Proteus* spp.
  6. *Staphylococcus aureus.*
  7. *Streptococcus* spp.
  8. *Neisseria meningitidis.*
- Infecciones menos comunes:
  1. Micóticas.
  2. Víricas.
  3. Rickettsiosis.
  4. Parasitarias.
- Activación de cascadas de la coagulación, complemento y cinina con liberación de varios mediadores endógenos vasoactivos.
- Factores predisponentes del huésped:
  1. Estado médico general.
  2. Edad.
  3. Tratamiento inmunosupresor.
  4. Cirugía reciente.
  5. Granulocitopenia.
  6. Hipoesplenismo.
  7. Diabetes.
  8. Instrumentación.

DIAGNÓSTICO

DIAGNÓSTICO DIFERENCIAL
- Shock cardiogénico.
- Pancreatitis aguda.
- Embolia pulmonar.
- Vasculitis sistémica.
- Ingesta de tóxicos.
- Hipotermia por exposición.
- Insuficiencia hepática fulminante.
- Enfermedades vasculares del colágeno.

VALORACIÓN
- La evaluación debe centrarse en la identificación de un patógeno específico y en la localización del sitio de la infección primaria.
- Deben estudiarse minuciosamente las alteraciones hemodinámicas, metabólicas y de la coagulación.
- Puede ser necesaria la monitorización intensiva, incluyendo el empleo de catéteres centrales o de Swan-Ganz.

PRUEBAS DE LABORATORIO
- Hemocultivos, examen y cultivo de esputo, orina, drenaje de heridas, heces, LCR.
- Recuento sanguíneo completo diferencial, perfil de coagulación.
- Bioquímica de rutina, PFH.
- GSA (gasometría arterial).
- Uroanálisis.

DIAGNÓSTICO POR IMAGEN
- Radiografía de tórax.
- Otros estudios radiográficos y con radioisótopos de acuerdo con las sospechas acerca del sitio de infección primaria.

TRATAMIENTO

TRATAMIENTO NO FARMACOLÓGICO
- Oxigenación tisular: mantener la saturación de oxígeno lo más alta posible; ventilación mecánica precoz.
- Drenar la infección focal, si es posible.

TRATAMIENTO AGUDO
- Control de la presión arterial:
  1. Hidratación i.v.
  2. Tratamiento con presores (p. ej., dopamina) si la presión arterial media de 70-75 mmHg no puede mantenerse sólo con la hidratación.
- Corrección de la acidosis:
  1. Bicarbonato i.v.
  2. Ventilación mecánica.
- Antibióticos:
  1. Dirigidos hacia las fuentes más probables de infección.
  2. En general deben cubrir un amplio espectro de bacterias grampositivas y gramnegativas.
  3. Regímenes típicos:
     a. Frente a la septicemia adquirida en el hospital (pendiente de los resultados del cultivo): vancomicina más ceftazidima, imipenem, aztreonam, quinolonas o un aminoglucósido. La monoterapia con los fármacos adecuados parece ser tan eficaz como el tratamiento combinado en huéspedes inmunocompetentes.
     b. Frente a la infección adquirida en la comunidad en ausencia de granulocitopenia: el tratamiento anterior o monoterapia con una cefalosporina de tercera generación.
     c. Frente a la infección en el huésped granulocitopénico: el tratamiento anterior o uno con cobertura dual frente a gramnegativos (p. ej., cefalosporina y aminoglucósido).

4. Tratamiento biológico: recientemente ha sido aprobado el uso de la drotrecogina alfa, una forma de la vitamina C activada creada por ingeniería genética, en pacientes con sepsis grave; cuando se combina con el tratamiento convencional puede producirse una reducción de la mortalidad.

5. Se ha debatido mucho el papel de los corticoides en el tratamiento agudo de la septicemia. Aunque la mayoría de los ensayos clínicos bien diseñados no han demostrado ningún beneficio, los datos recientes sugieren que los pacientes con una insuficiencia adrenal relativa pueden beneficiarse del tratamiento con dosis bajas de hidrocortisona (50 mg i.v. cada 6 h) y fludrocortisona (50 mg al día v.o.) administradas conjuntamente durante 7 días. Los últimos datos sugieren que las dosis fisiológicas de corticoides con una reducción gradual subsiguiente pueden mejorar la supervivencia en algunos pacientes sin insuficiencia adrenal demostrada.

TRATAMIENTO CRÓNICO

- Ajustar el tratamiento antibiótico en base a los resultados de los cultivos.
- En general, continuar el tratamiento durante un mínimo de 2 semanas.

PRONÓSTICO

Todos los pacientes con sospecha de septicemia deben hospitalizarse bajo monitorización y cuidados de enfermería intensivos.

DERIVACIÓN

- A un especialista en enfermedades infecciosas.
- A un médico con experiencia en cuidados intensivos.

OTRAS CONSIDERACIONES

COMENTARIOS

La mortalidad asciende rápidamente si no se instituye antibioterapia de forma inmediata y si no se tratan los trastornos metabólicos de forma agresiva.

BIBLIOGRAFÍA RECOMENDADA

Angus DC and Wax RS: Epidemiology of sepsis: an update, Crit Care Med 29(7 Suppl):S109, 2001.

Annane D y cols.: Effect of treatment with low doses of hydrocortisone and fludrocortisone on mortality in patients with septic shock, JAMA 288:862, 2002.

Balk RA: Severe sepsis and septic shock: definitions, epidemiology, and clinical manifestations, Crit Care Clin 16(2):179, 2000.

Minneci PC y cols.: Meta-analysis: the effect of steroids on survival and shock during sepsis depends on the dose, Ann Intern Med 141(1):47, 2004.

Paul M y cols.: Beta lactam monotherapy versus beta lactam-aminoglycoside combination therapy for sepsis in immunocompetent patients: systematic review and meta-analysis of randomized trials, BMJ 328(7441):668, 2004.

AUTOR: **JOSEPH R. MASCI, M.D.**

INFORMACIÓN BÁSICA

DEFINICIÓN

La seudogota es uno de los patrones clínicos asociados a una sinovitis inducida por cristales que es consecuencia del depósito de cristales de pirofosfato cálcico dihidratado (PPCD) en el cartílago hialino y el fibrocartílago articulares. El depósito en el cartílago se denomina *condrocalcinosis*.

SINÓNIMOS

Enfermedad por depósito de cristales de pirofosfato cálcico dihidratado (PPCD).
Condrocalcinosis.
Artropatía por pirofosfato.

CÓDIGO CIE-9CM
275.4 Condrocalcinosis

EPIDEMIOLOGÍA Y DEMOGRAFÍA

PREVALENCIA:
- Desconocida.
- Probablemente similar a la gota (3/1.000 personas).
- La condrocalcinosis está presente en >20% de las personas a los 80 años de edad, pero la mayoría están asintomáticas.

PREDOMINIO POR SEXOS: Razón mujer:varón de aproximadamente 1,5:1.
DISTRIBUCIÓN POR EDADES: 60 a 70 años de edad al inicio.

SÍNTOMAS Y SIGNOS

- Los síntomas son similares a aquéllos con artritis gotosa con brotes agudos y artritis crónica.
- La rodilla es la articulación más frecuentemente afectada.
- Inflamación, rigidez y aumento de temperatura en la articulación afectada.

ETIOLOGÍA

- Desconocida.
- Con frecuencia asociada a diferentes entidades médicas, como el hiperparatiroidismo y la amiloidosis.

DIAGNÓSTICO

DIAGNÓSTICO DIFERENCIAL

- Artritis gotosa.
- Artritis reumatoide.
- Artrosis.
- Articulación neuropática.

La Sección II describe el diagnóstico diferencial de la artritis aguda monoarticular y oligoarticular y las artritis inducidas por cristales. En la Sección III se describe un algoritmo para evaluar las artralgias, «Artralgia uni u oligoarticular».

VALORACIÓN

- Presentación clínica variable.
- El diagnóstico depende de la identificación de los cristales de PPCD.

- Con frecuencia se utilizan los criterios diagnósticos de la enfermedad por depósito de cristales de PPCD (seudogota) revisados por la American Rheumatism Association:
  1. Criterios.
     I. Demostración de los cristales de PPCD (obtenidos mediante biopsia, autopsia o líquido sinovial aspirado) por medios definitivos (p. ej., «huella digital» característica en la técnica de difracción de rayos X en polvo cristalino o mediante análisis químico).
     II. a) Identificación de cristales monoclínicos y/o triclínicos con escasa o nula birrefringencia débil positiva mediante microscopia compensada de luz polarizada.
         b) Presencia de calcificaciones típicas en las radiografías.
     III. a) Artritis aguda, especialmente en las rodillas o en otras grandes articulaciones, con o sin hiperuricemia concomitante.
          b) Artritis crónica, especialmente en las rodillas, caderas, muñecas, carpo, codo, hombro y articulaciones metacarpofalángicas, especialmente si se acompaña de agudizaciones; las siguientes características son útiles para diferenciar la artritis crónica de la artrosis:
          1. Localización infrecuente por ejemplo, muñeca, MCF, codo, hombro.
          2. Apariencia radiológica de la lesión: por ejemplo, estrechamiento del espacio articular radiocarpiano o femororrotuliano, especialmente si es aislado (rótula «envuelta» por el fémur).
          3. Formación de quistes subcondrales.
          4. Gravedad de la degeneración-progresiva, con colapso del hueso subcondral (microfracturas) y fragmentación, con formación de cuerpos radiodensos intraarticulares.
          5. Formación de osteofitos: variable e inconstante.
          6. Calcificaciones tendinosas, especialmente en tendón de Aquiles, tríceps, obturadores.
  2. Categorías:
     Definitiva: debe cumplir los criterios I o II a) más b).
     Probable: debe cumplir los criterios IIa) o II b).
     Posible: los criterios IIIa) o b) deberían alertar al clínico sobre la posibilidad de depósito subyacente de PPCD.

PRUEBAS DE LABORATORIO

Análisis de los cristales del líquido sinovial aspirado para demostrar los cristales romboidales de pirofosfato cálcico.

DIAGNÓSTICO POR IMAGEN

Radiografías simples para mostrar lo siguiente:
- Calcificación punteada en bandas paralela a los márgenes del hueso subcondral.
- Depósito de cristales en meniscos, sinovial y tejido ligamentoso; el cartílago triangular de la muñeca y la sínfisis del pubis se afectan con frecuencia.

TRATAMIENTO

TRATAMIENTO NO FARMACOLÓGICO

Medidas generales como calor, reposo y elevación según sea necesario.

TRATAMIENTO AGUDO

- AINE (como para la gota).
- Colchicina.
- Aspiración/inyección de corticoides.

PRONÓSTICO

Ocasionalmente pueden producirse lesiones estructurales en la articulación y se requiere artroplastia en casos infrecuentes.

DERIVACIÓN

Al ortopeda en caso de cambios destructivos en las articulaciones.

OTRAS CONSIDERACIONES

COMENTARIOS

Como en el caso de la gota, las crisis agudas pueden ser desencadenadas por diferentes circunstancias quirúrgicas o médicas.

BIBLIOGRAFÍA RECOMENDADA

Agudelo CA, Wise CM: Crystal-associated arthritis in the elderly, *Rheum Dis Clin North Am* 26:527, 2000.

Canhao H et al: Cross-sectional study of 50 patients with calcium pyrophosphate dihydrate crystal arthropathy, *Clin Rheumatol* 20:119, 2001.

Halverson PB, Derfus BA: Calcium crystal-induced inflammation, *Curr Opin Rheumatol* 13:221, 2001.

Mader B: Calcium pyrophosphate dihydrate deposition disease of the wrist, *Clin Rheumatol* 23(1):95, 2004.

Rosenthal AK: Crystal arthropathies and other unpopular rheumatic diseases, *Curr Opin Rheumatol* 16(3):262, 2004.

Sagarin MJ: Pseudogout, *Emerg Med* 18:373, 2000.

AUTOR: **LONNIE R. MERCIER, M.D.**

INFORMACIÓN BÁSICA

DEFINICIÓN

La shigelosis es una enfermedad inflamatoria intestinal causada por una de las diferentes *Shigella sp.* Es la causa más frecuente de disentería bacilar en los EE.UU.

SINÓNIMO

Disentería bacilar.

CÓDIGO CIE-9CM
004.9 Shigelosis

EPIDEMIOLOGÍA Y DEMOGRAFÍA

INCIDENCIA (EN EE.UU.): Aproximadamente 15.000 casos/año.
PREDOMINIO POR SEXOS: Varones homosexuales con alto riesgo.
PREDOMINIO POR EDADES: Niños de corta edad.
INCIDENCIA MÁXIMA: Verano.
GENÉTICA:
Infección neonatal: Rara aunque grave.

SÍNTOMAS Y SIGNOS

- Posiblemente asintomática.
- Enfermedad leve que, en general, es autolimitada, remitiendo en pocos días.
- Fiebre.
- Diarrea acuosa.
- Diarrea sanguinolenta.
- Disentería (abdomen agudo, tenesmo y numerosas heces de escaso volumen con sangre, moco y pus).
- Enfermedad descendente a lo largo del tracto intestinal, que refleja la infección del intestino delgado en primer lugar, y del colon posteriormente.
- La enfermedad grave es más frecuente en el niño y el anciano, así como fuera de EE.UU.
- Complicaciones de la enfermedad grave:
  1. Convulsiones.
  2. Megacolon.
  3. Perforación intestinal.
  4. Muerte.
- Las manifestaciones extraintestinales son raras.
- Bacteriemia descrita en pacientes con SIDA.
- Síndrome urémico hemolítico: suele ocurrir cuando la enfermedad inicial parece estar remitiendo.
- Artritis reactiva, en ocasiones como parte de un síndrome de Reiter.

ETIOLOGÍA

- *Shigella:*
  1. *S. flexneri.*
  2. *S. dysenteriae.*
  3. *S. sonnei.*
  4. *S. boydii.*
- *S. sonnei* es la especie aislada con mayor frecuencia en EE.UU., y en general causa una diarrea acuosa leve.
- Se cree que la transmisión persona a persona es la vía más frecuente. Se han producido brotes entre varones homosexuales debido al contacto directo o indirecto oral-anal.
- Los alimentos o agua contaminados pueden transmitir la enfermedad.
- Un brote reciente tuvo lugar en una piscina infantil frecuentada por niños de corta edad.

DIAGNÓSTICO

DIAGNÓSTICO DIFERENCIAL

- Puede imitar a cualquier gastroenteritis bacteriana o vírica.
- La disentería también causada por *Entamoeba histolytica.*
- La diarrea sanguinolenta puede parecerse a una enfermedad causada por *E. coli* enterotoxígena.

PRUEBAS DE LABORATORIO

- Los leucocitos totales pueden estar bajos, normales o altos.
- Deben cultivarse las heces a partir de muestras frescas, puesto que el rendimiento mejora al procesar las muestras inmediatamente después de la defecación.
- Se dispone de serología, pero rara vez es de utilidad.
- La reacción en cadena de la polimerasa puede ser diagnóstica.
- La preparación de leucocitos fecales puede mostrar leucocitos.

DIAGNÓSTICO POR IMAGEN

Las radiografías abdominales pueden sugerir un megacolon o perforación en casos raros y graves.

TRATAMIENTO

TRATAMIENTO NO FARMACOLÓGICO

- Hidratación adecuada.
- Reposición de electrólitos.

TRATAMIENTO AGUDO

Antibióticos:
- Para acortar el curso clínico de la enfermedad.
- Para limitar la transmisión de la enfermedad.
- SMX/TMP, un comprimido DS v.o. dos veces al día durante 5 días.
- Ciprofloxacino, 500 mg v.o. dos veces al día durante 5 días.

PRONÓSTICO

- La mayoría de las enfermedades son autolimitadas.
- La enfermedad grave puede ser mortal.

DERIVACIÓN

De la enfermedad grave o las complicaciones.

OTRAS CONSIDERACIONES

COMENTARIOS

- *Shigella* es una causa del «síndrome intestinal gay».
- La enfermedad empeora con fármacos que reducen la motilidad intestinal.
- Los manipuladores de alimentos, cuidadores de niños, y el personal sanitario deben documentar un cultivo fecal negativo tras el tratamiento.

BIBLIOGRAFÍA RECOMENDADA

Centers for Disease Control and Prevention: Shigelia sonnei outbreak among men who have sex with men, San Francisco, California, 200-2001, MMWR, 50:922, 2001.

Centers for Disease Control and Prevention, Shigellosis outbreak associated with an unchlorinated fill-and-drain wading pool, Iowa, 2001, MMWR, 50:797, 2001.

Rebarber A y cols.: Shigellosis complicating preterm premature rupture of membranes resulting in congenital infection and preterm delivery, Obstet Gynecol 100:1063, 2002.

AUTOR: **MAURICE POLICAR, M.D.**

INFORMACIÓN BÁSICA

DEFINICIÓN

La sialoadenitis es una inflamación de las glándulas salivales.

CÓDIGO CIE-9CM
527.2 Sialoadenitis

EPIDEMIOLOGÍA Y DEMOGRAFÍA

Las más afectadas son las glándulas parótidas y submaxilares (fig. 1-212).

SÍNTOMAS Y SIGNOS

- Dolor y tumefacción de las glándulas salivales afectada.
- Dolor que aumenta con las comidas.
- Eritema, sensibilidad en el orificio glandular.
- Supuración desde el orificio glandular.
- Induración y fóveas cutáneas con afección de los planos espaciales masetérico y submandibular en casos graves.

ETIOLOGÍA

- La obstrucción ductal suele ser secundaria a un tapón de moco causado por la estasis de la saliva, a su vez debido a un aumento de la viscosidad, lo que también favorece la infección.

- La mayoría de los microorganismos infecciosos son *Staphylococcus aureus*, *Pseudomonas*, *Enterobacter*, *Klebsiella*, *Enterococcus*, *Proteus* y *Candida* spp.
- El síndrome de Sjögren, traumatismo, radioterapia, quimioterapia, deshidratación y las enfermedades crónicas son factores predisponentes.

DIAGNÓSTICO

DIAGNÓSTICO DIFERENCIAL

- Neoplasia de las glándulas salivales.
- Estenosis ductal.
- Sialolitiasis.
- Reducción de la secreción salival secundaria a medicaciones (p. ej., amitriptilina, difenhidramina, anticolinérgicos).

VALORACIÓN

- En general innecesaria.
- Ecografía o TC en pacientes que no responden al tratamiento médico (v. «Diagnóstico por imagen»).

PRUEBAS DE LABORATORIO

- En general no indicadas.
- Recuento sanguíneo completo diferencial para revelar una posible leucocitosis con desplazamiento a la izquierda.

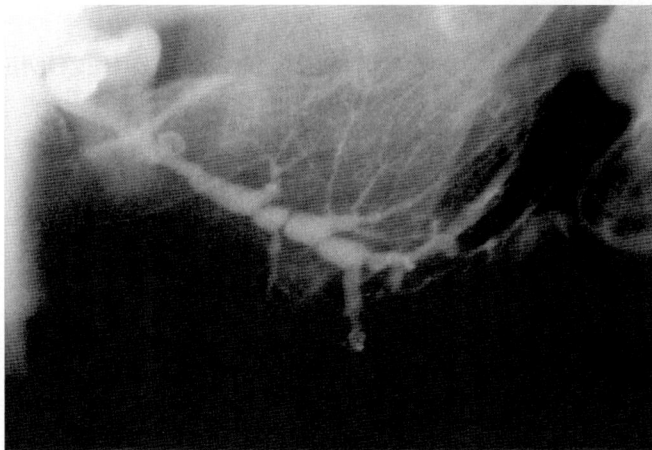

FIGURA 1-212 Sialografía de un paciente con sialoadenitis crónica que muestra patrones «en ristra de chorizos» y una dilatación ductal masiva. (De Blitzer CE, Lawson W, Reino A: Sialoadenitis. En Johnson JT, Yu VL [eds.]: *Infectious diseases and antimicrobial therapy of the ears, nose, and throat*, Filadelfia, 1997, WB Saunders.)

DIAGNÓSTICO POR IMAGEN

- Pueden ser necesarias una ecografía o TC en pacientes que no responden al tratamiento médico.
- No debe realizarse una sialografía durante la fase aguda.

TRATAMIENTO

TRATAMIENTO NO FARMACOLÓGICO

- Masaje de la glándula: puede drenar el pus y reducir la presión en cierto grado.
- Rehidratación.
- Apósitos calientes.
- Irrigaciones de la cavidad oral.

TRATAMIENTO AGUDO

- Amoxicilina-clavulanato, 500-875 mg, o cefuroxima, 250-500 mg, dos veces al día durante 10 días. La clindamicina es la alternativa de elección en pacientes alérgicos a la penicilina.
- Pueden administrarse antibióticos i.v. (p. ej., cefoxitina, nafcilina) en casos graves.

PRONÓSTICO

Recuperación completa, a menos que el paciente padezca una obstrucción subyacente (p. ej., estenosis ductal, tumor o cálculos).

DERIVACIÓN

- Al otorrinolaringólogo en casos que no remiten a pesar del tratamiento antibiótico adecuado.
- Para la incisión y drenaje de las glándulas salivales, que pueden ser necesarios en casos resistentes.

OTRAS CONSIDERACIONES

COMENTARIOS

La prevención de la deshidratación reducirá el riesgo de sialoadenitis.

AUTOR: **FRED F. FERRI, M.D.**

INFORMACIÓN BÁSICA

DEFINICIÓN

La sialolitiasis consiste en la presencia de depósitos intraluminales duros en el sistema ductal de una glándula salival.

SINÓNIMOS

Litiasis de glándulas salivales.
Cálculos salivales.

CÓDIGO CIE-9CM

527.5 Sialolitiasis

EPIDEMIOLOGÍA Y DEMOGRAFÍA

Afecta principalmente a pacientes entre la quinta y octava décadas de vida y, con mayor frecuencia, a la glándula submaxilar (80%); sólo el 14% se aloja en una glándula parótida.

SÍNTOMAS Y SIGNOS

- Síntomas: dolor posprandial cólico y tumefacción de una glándula salival. Tiende a presentar un curso de remisiones/recidivas.
- Signos: tumefacción y sensibilidad de una glándula salival. El cálculo puede apreciarse durante la palpación del suelo de la boca (fig. 1-213).

ETIOLOGÍA

- Se desconoce la causa. Los factores contribuyentes incluyen a la estasis de la saliva, la sialoadenitis (inflamación de una glándula salival) y la inflamación o lesión ductal.
- El cálculo salival se compone fundamentalmente de fosfato y carbonato cálcicos, a menudo combinados con pequeñas proporciones de magnesio, zinc, sales de amonio y desechos/materiales orgánicos.

DIAGNÓSTICO

DIAGNÓSTICO DIFERENCIAL

- Linfadenitis.
- Tumor de glándula salival.
- Infección bacteriana (*Staphylococcus* o *Streptococcus*), vírica (parotiditis) o micótica (sialoadenitis) de la glándula salival.
- Inflamación no infecciosa de la glándula salival (p. ej., síndrome de Sjögren, sarcoidosis, linfoma).
- Estenosis del conducto salival.
- Absceso dental.

DIAGNÓSTICO POR IMAGEN

- Radiografía simple.
- Sialografía.

TRATAMIENTO

- Líquidos calientes sobre el área.
- Antibióticos si existe una sialoadenitis bacteriana asociada.
- Dieta blanda: evitar cítricos y especias.
- Extracción manual del cálculo asociada en ocasiones a un ensanchamiento incisional del orificio glandular.
- Extirpación quirúrgica de la glándula salival por retención hiliar de cálculos.

DERIVACIÓN

Al otorrinolaringólogo.

BIBLIOGRAFÍA RECOMENDADA

Kane WJ, McCaffrey TV: Sialolithiasis. En Cummings CW (ed): Otolaryngology: head and neck surgery, ed 2, St Louis, 1992, Mosby.

AUTOR: **TOM J. WACHTEL, M.D.**

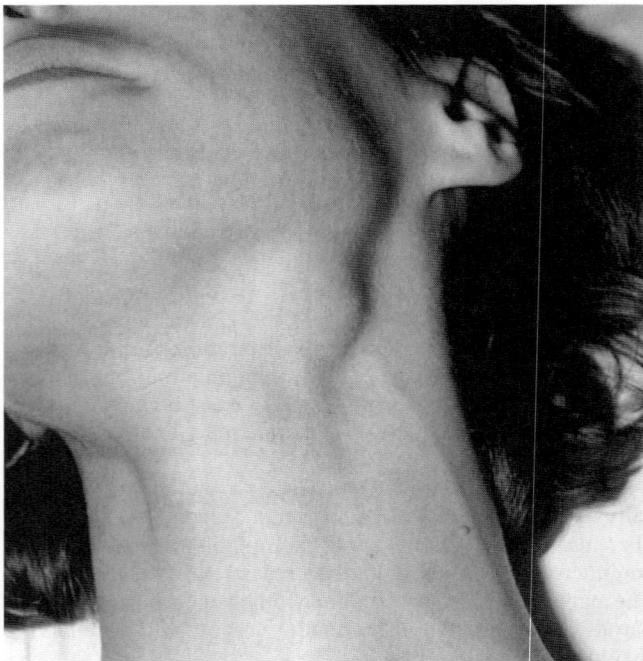

FIGURA 1-213   Paciente con un gran cálculo y obstrucción de la glándula submaxilar izquierda. (De Blitzer CE, Lawson W, Reino A: Sialoadenitis. En Johnson JT, Yu VL [eds.]: *Infectious diseases and antimicrobial therapy of the ears, nose, and throat,* Filadelfia, 1997, WB Saunders.)

INFORMACIÓN BÁSICA

DEFINICIÓN

La sífilis es una enfermedad treponémica de transmisión sexual, aguda y crónica, caracterizada por una lesión cutánea primaria, una erupción secundaria que afecta a piel y mucosas, largos períodos de latencia, y lesiones tardías a nivel de la piel, hueso, vísceras, SNC y sistema cardiovascular.

SINÓNIMO

Lúes.

CÓDIGO CIE-9CM

097.9 Sífilis, adquirida inespecífica

EPIDEMIOLOGÍA Y DEMOGRAFÍA

- Generalizada, afecta principalmente a personas de 20-35 años. Las diferencias raciales en la incidencia se relacionan con factores sociales. Suele ser más prevalente en áreas urbanas. La incidencia anual estimada es de 90.000 casos en EE.UU. Se produjo un incremento en la incidencia a finales de la década de 1980 y en la década de 1990, probablemente relacionada con la drogadicción y prostitución. Este incremento afectó principalmente a grupos de bajo nivel socioeconómico.
- La transmisión es imprecisa y variable. Transmisible durante las lesiones primarias, secundarias y latentes hasta en los primeros 4 años de latencia. La transmisión congénita más probable se produce durante la sífilis materna precoz. El tratamiento adecuado con penicilina acaba con la infectividad en 24-48 horas

SÍNTOMAS Y SIGNOS

SÍFILIS PRIMARIA: La lesión característica es un chancro indoloro a nivel de los genitales, boca, o ano; pueden aparecer lesiones primarias atípicas. Suele aparecer a las 3 semanas de la exposición e involucionar de manera espontánea.

SÍFILIS SECUNDARIA:
- Lesiones mucocutáneas localizadas o difusas, además de linfadenopatías generalizadas. Es frecuente que existan síntomas constitucionales, síntomas semejantes a los de la gripe. Puede comenzar a las 4-6 semanas de la aparición de la lesión primaria. Las manifestaciones pueden remitir de 1 semana a 12 meses.
- El 60-80% de los casos presenta lesiones maculopapulares en palmas y plantas.
- Se forman pápulas intertriginosas, condilomas planos, en áreas de fricción y humedad, como la vulva.
- El 21-58% presenta lesiones mucocutáneas o mucosas (faringitis, amigdalitis, lesiones en «parche mucoso» sobre las mucosas oral y genital).

LATENTE PRECOZ (<1 AÑO): En general asintomática.

LATENTE TARDÍA (>1 AÑO):
- Caracterizada por gomas (lesiones nodulares y ulcerosas) que afectan a la piel, mucosas, sistema esquelético y vísceras.

- Las manifestaciones de la sífilis cardiovascular incluyen aortitis, aneurisma o regurgitación aórtica.
- La neurosífilis puede ser sintomática o no. Pueden aparecer tabes dorsal, sífilis meningovascular, parálisis generalizada o demencia. También pueden observarse iritis, coroidorretinitis y leucoplasia.

ETIOLOGÍA

- *Treponema pallidum*, una espiroqueta.
- Diseminado durante el acto sexual o vía intrauterina.

DIAGNÓSTICO

DIAGNÓSTICO DIFERENCIAL

- Otras enfermedades genitoulcerosas como el herpes, chancroide.
- Véase la Sección III donde se muestra un algoritmo clínico para la evaluación de la enfermedad ulcerosa genital.

VALORACIÓN

La confirmación se realiza principalmente mediante diagnóstico de laboratorio.

PRUEBAS DE LABORATORIO

- Microscopia de campo oscuro del líquido de las lesiones para detectar treponemas.
- Pruebas serológicas, tanto no treponémicas (VDRL, RPR) como treponémicas (FTA, MHA).
- Punción lumbar para realizar una VDRL del LCR de pacientes con evidencias de sífilis latente.

TRATAMIENTO

TRATAMIENTO AGUDO

- Precoz (primaria, secundaria, latente precoz): penicilina G benzatina, 2,4 millones de U i.m. × 1, o doxiciclina, 100 mg v.o. dos veces al día × 14 días.
- Tardío (latente tardía, cardiovascular, goma): penicilina G benzatina, 2,4 millones de U i.m. a la semana × 3 semanas, o doxiciclina, 100 mg v.o. dos veces al día × 4 semanas.
- Neurosífilis: penicilina G cristalina acuosa, 18-24 millones de U/día, administrados en 3-4 millones de U i.v. cada 4 horas × 10-14 días, o penicilina procaína, 2,4 millones de U i.m./día, más probenecid, 500 mg v.o. cuatro veces al día, ambos durante 10-14 días.
- Sífilis congénita: penicilina G cristalina acuosa, 50.000 U/kg/dosis i.v. cada 12 horas × 7 primeros días de vida, y después cada 8 horas, durante un total de 10 días, o penicilina G procaína 50.000 U/kg/dosis i.m./día × 10 días.
- Pacientes alérgicos a la penicilina con sífilis primaria o secundaria: doxiciclina, 100 mg v.o. dos veces al día × 14 días, o tetraciclina, 500 mg v.o. cuatro veces al día × 14 días, o ceftriaxona, 1 g i.m. o i.v.

× 8-10 días, o azitromicina, 2 g v.o. de forma inmediata (sólo datos preliminares).
- Sífilis latente en pacientes alérgicos a la penicilina: doxiciclina, 100 mg v.o. dos veces al día, o tetraciclina, 500 mg cuatro veces al día durante 28 días.
- Las tetraciclinas están contraindicadas en el embarazo. Si está embarazada y es alérgica a la penicilina deberá desensibilizarse.

PRONÓSTICO

- Repetir las pruebas cuantitativas no treponémicas a los 3, 6 y 12 meses. La gestación precisa pruebas mensuales hasta el parto.
- Si los títulos se multiplican por cuatro, si los títulos iniciales no se dividen entre cuatro en el curso de un año, o si persisten los signos, puede estar indicado el retratamiento. Emplear el régimen terapéutico de la sífilis tardía.
- Las mujeres gestantes sin un descenso de los títulos a la cuarta parte en un período de 3 meses necesitan volver a ser tratadas.
- Los casos deben declararse al servicio de salud local o estatal para su derivación, seguimiento y notificación a la pareja.

DERIVACIÓN

- Gestante y posible sífilis congénita.
- Gestante y alérgica la penicilina, con la necesidad de ser desensibilizada.
- Sífilis latente tardía con compromiso serio del SNC, cardiovascular o de otro sistema orgánico.

OTRAS CONSIDERACIONES

COMENTARIOS

- Puede aparecer una reacción de Jarisch-Herxheimer (fiebre, mialgia, taquicardia, hipotensión) en las primeras 24 horas de tratamiento.
- Un tercio de los pacientes sin tratamiento desarrollan secuelas en el SNC y/o cardiovasculares.
- Hasta el 80% de aquellas personas tratadas durante las últimas fases siguen siendo seropositivas de forma indefinida.
- Las pruebas treponémicas siguen siendo positivas incluso con un tratamiento adecuado.

BIBLIOGRAFÍA RECOMENDADA

Centers for Disease Control and Prevention: Primary and secondary syphilis—United States, 1999, MMWR Morb Mortal Wkly Rep 50(7):113, 2001.

Centers for Disease Control and Prevention: 2002 sexually transmitted diseases treatment guidelines, MMWR Morb Mortal Wkly Rep 51(RR-6), 2002.

Golden MR, Marra CM, Holmes KK: Update on syphilis: resurgence of an old problem, JAMA 290(11):1510, 2003.

AUTOR: **MARIA A. CORIGLIANO, M.D.**

INFORMACIÓN BÁSICA

DEFINICIÓN

La silicosis es una neumopatía atribuible a la inhalación de sílice (dióxido de silicio) en forma cristalina (cuarzo) o en forma de cristobalita o tridimita.

SINÓNIMO

Neumoconiosis causada por sílice.

CÓDIGOS CIE-9CM

502 Silicosis, ocupacional
503 Neumoconiosis causada por otros polvos inorgánicos

EPIDEMIOLOGÍA Y DEMOGRAFÍA

- Enfermedad ocupacional que afecta a varones y mujeres en la recogida, molienda, procesado o empleo de rocas o arena con contenido en sílice.
- Se estima que 1 millón de estadounidenses están expuestos.

SÍNTOMAS Y SIGNOS

- Disnea.
- Tos.
- Sibilancias.
- Radiografía de tórax anormal en personas asintomáticas.

ETIOPATOGENIA

- Las partículas de sílice son fagocitadas por los macrófagos alveolares que, a su vez, liberan oxidantes que causan la lesión y muerte celulares, atraen a fibroblastos y activan a los linfocitos, incrementando la presencia de inmunoglobulinas en el espacio alveolar.
- Se produce la hiperplasia de las células epiteliales alveolares.
- Se acumula colágeno en el intersticio.
- También se acumulan neutrófilos y segregan enzimas proteolíticas, que dan lugar a la destrucción tisular y el enfisema.
- El polvo de sílice también puede ser carcinogénico (no está probado).
- La exposición a la silicosis predispone a la tuberculosis.
- Algunos pacientes desarrollan nódulos pulmonares silicóticos reumatoides y pueden presentar síntomas artríticos de la artritis reumatoide (síndrome de Caplan). También se ha asociado la esclerodermia a la silicosis.

DIAGNÓSTICO

DIAGNÓSTICO DIFERENCIAL

- Otras neumoconiosis, beriliosis, enfermedad por metales pesados, asbestosis.
- Sarcoidosis.
- Tuberculosis.
- Neumopatía intersticial.
- Neumonitis por hipersensibilidad.
- Cáncer de pulmón.
- Granulomatosis de células de Langerhans (histiocitosis X).
- Vasculitis pulmonar granulomatosa.

VALORACIÓN

- Antecedentes de exposición ocupacional.
- Radiografía de tórax (fig. 1-214).

Silicosis crónica:
- Hallazgos característicos: opacidades redondas y de pequeño tamaño en el parénquima pulmonar.
- Linfadenopatía hiliar con calcificaciones en «cáscara de huevo».
- Placas pleurales (infrecuentes)

Silicosis acelerada (fibrosis masiva progresiva):
- Lesiones parenquimatosas de gran tamaño, resultado de la coalescencia de pequeños nódulos.

Silicosis aguda:
- Campos pulmonares con aspecto de vidrio esmerilado.
- TC de tórax.
- Pruebas de función pulmonar.

Combinación de cambios obstructivos y restrictivos con o sin reducción de la capacidad de difusión:
- Broncoscopia con biopsia pulmonar en casos dudosos.

CURSO CLÍNICO

SILICOSIS CRÓNICA:
- Puede no progresar en ausencia de más exposiciones.
- Silicosis acelerada: insuficiencia respiratoria progresiva y cor pulmonale.

SILICOSIS AGUDA: Curso clínico letal por insuficiencia respiratoria de varios meses o pocos años de duración.

TRATAMIENTO

- Prevención (higiene industrial).
- Tratamiento de la tuberculosis asociada si existe.
- Medidas de apoyo (oxígeno, broncodilatadores).
- Trasplante de pulmón.

BIBLIOGRAFÍA RECOMENDADA

Becklake MR: Silicosis. En Murray JF, Nadel JA (eds): Textbook of respiratory medicine, ed 2, Philadelphia, 1994, WB Saunders.

AUTOR: **TOM J. WACHTEL, M.D.**

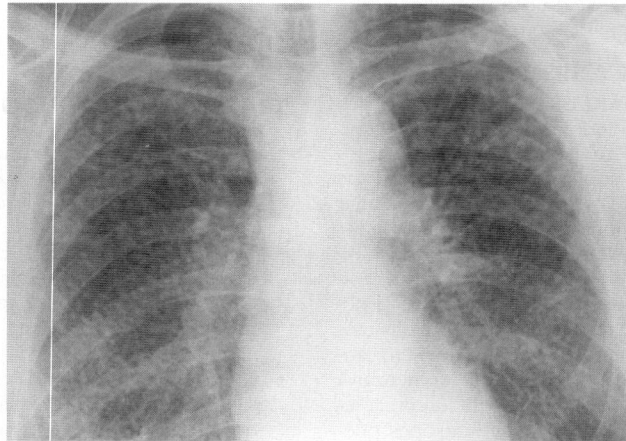

FIGURA 1-214   Silicosis simple. Existen múltiples nódulos de pequeño tamaño (2-4 mm) distribuidos por ambos campos pulmonares con predominio en los lóbulos superiores. (De McLoud TC: *Thoracic radiology: the requisites*, St. Louis, 1998, Mosby.)

INFORMACIÓN BÁSICA

DEFINICIÓN

El síncope es la pérdida transitoria de conciencia debida a una reducción aguda y global del flujo sanguíneo cerebral.

CÓDIGO CIE-9CM
720.2 Síncope

EPIDEMIOLOGÍA Y DEMOGRAFÍA

- El síncope es el responsable del 3-5% de las visitas al servicio de urgencias.
- El 30% de la población adulta experimentará al menos un episodio sincopal a lo largo de su vida.
- La incidencia del síncope es mayor en varones ancianos y mujeres jóvenes.

SÍNTOMAS Y SIGNOS

- Presión arterial: si está baja, considerar una hipotensión ortostática; si difiere en ambos brazos (diferencia >20mmHg), considerar un robo de la arteria subclavia o un aneurisma disecante. (NOTA: La presión arterial y la frecuencia cardíaca deben registrarse en decúbito supino y bipedestación.) Si se produce una caída en la PA (presión arterial) sin cambios en la FC (frecuencia cardíaca), el paciente podría estar tomando un β-bloqueante o sufrir una neuropatía autonómica.
- Pulso: si el paciente presenta taquicardia, bradicardia o un ritmo irregular, considerar una arritmia.
- Corazón: si existen soplos que sugieran una EA (estenosis aórtica) o una ESIH (estenosis subaórtica idiopática hipertrófica), considerar un síncope secundario a obstrucción del flujo de salida del ventrículo izquierdo; si existen ingurgitación yugular y soplos cardíacos distales, considerar un taponamiento cardíaco.
- Presión del seno carotídeo: puede ser diagnóstica si reproduce los síntomas y se han excluido otras causas; una pausa >3 segundos o una caída de la PA sistólica >50 mmHg sin síntomas, o <30 mmHg con síntomas cuando se aplica una presión sobre cada seno de forma independiente durante <5 segundos se considera anormal. Esta prueba debe evitarse en pacientes con soplos carotídeos o enfermedad cerebrovascular; debe disponerse de monitorización ECG, vía i.v. y atropina mientras se aplica la presión sobre el seno carotídeo.

ETIOLOGÍA

- Síncope mediado neuralmente.
  1. Psicofisiológico (desequilibrio emocional, trastornos de pánico, histeria).
  2. Reflejo visceral (micción, defecación, ingesta de alimentos, tos, contracción ventricular; neuralgia del glosofaríngeo).
  3. Presión del seno carotídeo.
  4. Reducción del retorno venoso causada por maniobra de Valsalva.
- Hipotensión ortostática.
  1. Hipovolemia.
  2. Fármacos vasodilatadores

3. Neuropatía autonómica (diabetes, amiloide, enfermedad de Parkinson, atrofia multisistémica).
  4. Feocromocitoma.
  5. Síndrome carcinoide.
- Cardíaca:
1. Gasto cardíaco reducido:
    a. Obstrucción al flujo de salida ventricular (estenosis aórtica, miocardiopatía hipertrófica).
    b. Obstrucción al flujo pulmonar (embolia pulmonar, estenosis pulmonar, hipertensión pulmonar primaria).
    c. IM con insuficiencia de bombeo.
    d. Taponamiento cardíaco.
    e. Estenosis mitral.
    f. Reducción del retorno venoso (mixoma auricular, trombo valvular).
    g. β-bloqueantes.
  2. Arritmias o asistolia:
    a. Taquicardia extrema (>160 a 180 lpm).
    b. Bradicardia grave (<30 a 40 lpm).
    c. Síndrome de disfunción sinusal.
    d. Bloqueo AV (segundo o tercer grado).
    e. Taquicardia o fibrilación ventricular.
    f. Síndrome del intervalo QT prolongado.
    g. Funcionamiento anormal del marcapasos.
    h. Medicaciones psicotrópicas y β-bloqueantes.
  3. Otras causas.
    a. Hipoxia.
    b. Hipoglucemia.
    c. Anemia.
    d. Hiperventilación.

DIAGNÓSTICO

DIAGNÓSTICO DIFERENCIAL

1. Convulsiones (v. «Valoración»).
2. El AIT vertebrobasilar suele manifestarse con diplopía, vértigo y ataxia, aunque sin pérdida de conciencia. Es improbable que episodios sincopales aislados sin síntomas neurológicos se deban a un AIT.
3. Drogas/alcohol.
4. Estrés psicológico.

VALORACIÓN

La historia es decisiva para el diagnóstico de la etiología del síncope y podría sugerir un diagnóstico susceptible de ser evaluado con pruebas directas:
- Pérdida súbita de conciencia: considerar arritmias cardíacas.
- Pérdida gradual de conciencia: considerar una hipotensión ortostática, síncope vasopresor, hipoglucemia.
- Historia de aura antes de la pérdida de conciencia (PDC) o confusión prolongada (>1 minuto), la amnesia o letargia tras la PDC sugiere una crisis epiléptica más que un síncope.
- Actividad del paciente en el momento del síncope:
  1. Micción, tos, defecación: considerar un síncope secundario a un retorno venoso reducido.
  2. Al girar la cabeza o mientras se afeitaba: considerar un síndrome del seno carotídeo.

3. Esfuerzo físico en un paciente con soplo: considerar una estenosis aórtica.
  4. Ejercicio con los brazos: pensar en un síndrome de robo de la arteria subclavia.
  5. Al ponerse de pie: pensar en una hipotensión ortostática.
- Fenómenos asociados:
  1. Dolor torácico: considerar IM, embolia pulmonar.
  2. Palpitaciones: considerar arritmias.
  3. La incontinencia (urinaria o fecal) y el morderse la lengua se asocian a crisis epiléptica o síncope.
  4. La agitación breve y transitoria después de una PDC puede representar una mioclonía por hipoperfusión cerebral global y no crisis epilépticas. Sin embargo, una actividad muscular tónico/clónica sostenida sugiere con mayor fuerza una crisis epiléptica.
  5. Los síntomas o signos neurológicos focales apuntan a un fenómeno neurológico como una crisis epiléptica con déficit residuales (p. ej., parálisis de Todd) o a una lesión isquémica cerebral.
  6. Estrés psicológico: el síncope puede ser vasovagal.
- Revisar la medicación actual, especialmente fármacos antihipertensivos y psicotrópicos.

PRUEBAS DE LABORATORIO

Los análisis de sangre de rutina raramente proporcionan una información útil, debiendo realizarse sólo si la historia clínica y la exploración física lo aconsejan. Las siguientes son pruebas que se solicitan con frecuencia.
- Debe considerarse la prueba de embarazo en mujeres en edad de procrear.
- Recuento sanguíneo completo para descartar una anemia, infección.
- Electrólitos, BUN, creatinina, magnesio, calcio para descartar alteraciones electrolíticas y evaluar el estado hídrico.
- Glucemia.
- Deben determinarse isoenzimas cardíacas si el paciente refiere una historia de dolor torácico antes del episodio sincopal.
- GSA para descartar un émbolo pulmonar, hiperventilación (si se sospecha).
- Evaluar los niveles de fármacos y alcohol si se sospecha una intoxicación.

DIAGNÓSTICO POR IMAGEN

- La ecocardiografía es útil en pacientes con soplo cardíaco para descartar EA, ESIH o mixoma auricular.
- Si se sospecha una crisis epiléptica, pueden ser de utilidad la TC y/o la RM de cabeza, así como un EEG.
- Si existen signos de traumatismo craneoencefálico o signos neurológicos en la exploración física, pueden ser de ayuda la TC o la RM.
- Si se sospecha una embolia pulmonar, deberá obtenerse una imagen de ventilación-perfusión.
- Si se sospechan arritmias, será conveniente realizar una monitorización Holter de 24 horas y el ingreso en una unidad de telemetría. En general, la monitorización

Holter rara vez es de utilidad, revelando una causa de síncope en <3% de los casos. Los registradores de sucesos que pueden activarse después de un episodio sincopal para recabar información acerca del ritmo cardíaco durante los 4 minutos precedentes aportan una información diagnóstica inestimable en pacientes con síncope inexplicado.

- Los monitores cardíacos implantables que funcionan como registradores de sucesos permanentes o los cardioversores-desfibriladores implantables, que se colocan subcutáneamente en la región pectoral con el paciente bajo anestesia local, son de utilidad en pacientes con síncope cardíaco.
- Los estudios electrofisiológicos pueden estar indicados en pacientes con cardiopatía estructural y/o síncope recurrente.
- ECG para descartar arritmias; puede ser diagnóstico en el 5-10% de los pacientes.

PRUEBA DE LA MESA BASCULANTE

- Útil para apoyar un diagnóstico de síncope mediado neuralmente. Los pacientes mayores de 50 años deberían someterse a una prueba de estrés antes de la prueba de la mesa basculante. Los resultados positivos prohibirían realizar la prueba de la mesa basculante.
- Indicada en pacientes con episodios recurrentes de síncope inexplicado, así como en pacientes con ocupaciones de alto-riesgo (p. ej., pilotos, conductores de autobús) (fig. 1-215). Esta prueba también es útil para identificar a pacientes con una respuesta bradicárdica notable que puedan beneficiarse de la implantación de un marcapasos permanente.
- Se realiza manteniendo al paciente en bipedestación sobre una mesa basculante con apoyo para los pies. El ángulo de la mesa basculante oscila entre 60 y 80 grados. La duración de la postura de bipedestación durante la prueba varía de 25 a 45 minutos.
- La característica identificativa del síncope mediado neuralmente es la grave hipotensión asociada a una bradicardia paroxística desencadenada por un estímulo específico. El diagnóstico del síncope mediado neuralmente será probable si la prueba basculante en bipedestación reproduce estos cambios hemodinámicos en <15 minutos y provoca un presíncope o síncope.

EVALUACIÓN PSIQUIÁTRICA

- Puede estar indicada en pacientes jóvenes sin cardiopatía que padecen síncopes recurrentes con frecuencia y otros síntomas somáticos.
- El trastorno de ansiedad generalizado, el trastorno doloroso y la depresión mayor predisponen a los pacientes a reacciones mediadas neuralmente que pueden dar lugar a un síncope.
- La dependencia al alcohol y otras drogas también puede conducir al síncope.

TRATAMIENTO

TRATAMIENTO NO FARMACOLÓGICO

- Asegurar una hidratación adecuada; considerar el uso de medias de compresión gradual y comprimidos de sal.
- Eliminar medicaciones que puedan inducir hipotensión.

TRATAMIENTO AGUDO

- Varía con la etiología subyacente del síncope (p. ej., marcapasos en pacientes con síncope secundario a un bloqueo cardíaco completo).
- El síncope causado por hipotensión ortostática se trata con reposición de líquidos en pacientes con depleción del volumen intravascular. También debe considerarse el uso de la midodrina para promover el retorno venoso a través de una vasoconstricción mediada adrenérgicamente y de la fludrocortisona por sus efectos mineralcorticoides al incrementar el volumen intravascular.

PRONÓSTICO

El pronóstico varía con la edad del paciente y la etiología del síncope. En general:
- Pronóstico benigno (morbilidad muy baja en 1 año) en pacientes:
  1. Edad <30 años y con síncope no cardíaco.
  2. Edad <70 años y síncope vasovagal/psicógeno o síncope de origen desconocido.
- Mal pronóstico (altas mortalidad y morbilidad) en pacientes con síncope cardíaco.

- Los pacientes con los siguientes factores de riesgo presentan una alta mortalidad a 1 año: ECG anormal, historia de arritmias ventriculares, historia de ICC.

DERIVACIÓN

Ingreso hospitalario de pacientes ancianos sin historia previa de síncope o con síncope de etiología desconocida, así como de pacientes con sospecha de síncope cardíaco.

OTRAS CONSIDERACIONES

COMENTARIOS

- La Sección III, «Síncope», describe un algoritmo de abordaje del paciente.
- La etiología del síncope se identifica en <50% de los casos durante la evaluación inicial.
- Una historia y exploración física meticulosas son los medios más productivos para establecer un diagnóstico en pacientes con síncope.

BIBLIOGRAFÍA RECOMENDADA

Fenton AM y cols.: Vasovagal syncope, Ann Intern Med 133:722, 2000.

Kapoor WIV: Syncope, N Engl J Med 343:1856, 2000.

Menozzi C y cols.: Mechanism of syncope in patients with heart disease and negative electrophysiologic test, Circulation 105:2741, 2002.

Soteriades ES y cols.: Incidence and prognosis of syncope, N Engl J Med 347:878, 2002.

AUTOR: **SEAN I. SAVITZ, M.D.**

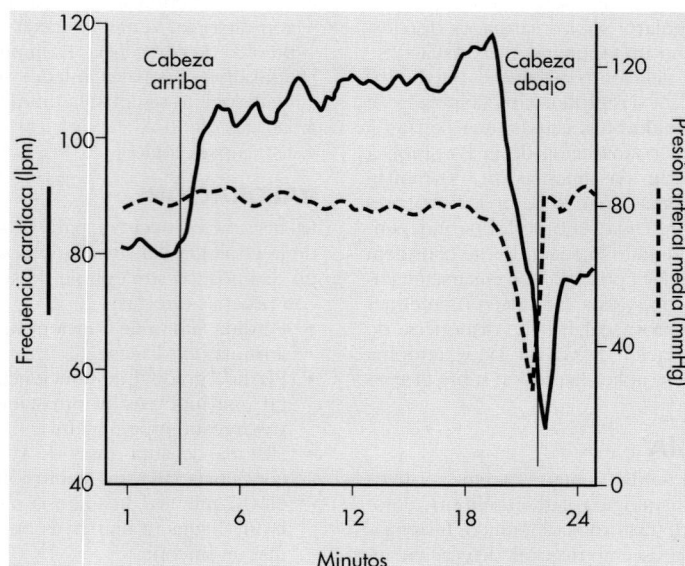

FIGURA 1-215 Prueba basculante cabeza arriba realizada en una mujer de 18 años con historia de síncope asociado a dolor, precedido de un pródromo de mareo, visión borrosa y diaforesis. Un pródromo semejante precedió al síncope durante la prueba. Aprécciense los descensos precipitados, casi simultáneos, de la frecuencia cardíaca y la presión después de una elevación inicial de la frecuencia cardíaca. Los signos vitales volvieron a la normalidad rápidamente después de bajar la cabeza. (Por cortesía de Robert F. Sprung, Universidad de Utah. En Goldman L, Ausiello D [eds.]: *Cecil textbook of medicine*, 22ª ed., Filadelfia, 2004, WB Saunders.)

INFORMACIÓN BÁSICA

DEFINICIÓN

El síndrome carcinoide es un conjunto de síntomas caracterizado por las alteraciones vasomotoras paroxísticas, la diarrea y el broncoespasmo. Está producido por la acción de las aminas y los péptidos (la serotonina, la bradicinina y la histamina) producidos por los tumores originados de las células neuroendocrinas.

SINÓNIMOS

Síndrome de rubor.
Síndrome argentafinoma.

CÓDIGO CIE-9CM
259.2 Síndrome carcinoide

EPIDEMIOLOGÍA Y DEMOGRAFÍA

INCIDENCIA: Los tumores carcinoides son un hallazgo ocasional en el 0,5-0,75% de las autopsias.

SÍNTOMAS Y SIGNOS

- Enrojecimiento cutáneo (75-90%):
  1. El paciente suele presentar episodios de enrojecimiento cutáneo de tono rojo-violáceo de comienzo en la cara, con extensión al cuello y a la región superior del tronco.
  2. Los episodios de enrojecimiento duran de unos pocos minutos a unas horas (los episodios de rubor de mayor duración suelen asociarse con carcinoides bronquiales).
  3. Los episodios de rubefacción pueden ser desencadenados por las emociones, el alcohol o los alimentos, o pueden presentarse espontáneamente.
  4. El enrojecimiento cutáneo puede acompañarse de taquicardia, hipotensión y mareo.
- Diarrea (>70%): a menudo asociada con hinchazón abdominal y borborigmos.
- Broncoespasmo intermitente (25%): caracterizado por episodios de disnea grave y sibilancias.
- Teleangiectasias faciales.
- Lesiones cardíacas carcinoides: regurgitación tricuspídea.

ETIOLOGÍA

- El síndrome carcinoide está producido por neoplasias originadas en las células neuroendocrinas.
- Los tumores carcinoides se encuentran principalmente en los siguientes órganos: el apéndice (40%), el intestino delgado (20%, el 15% en el íleon), el recto (15%), los bronquios (12%), el esófago, el estómago, el colon (10%), el ovario, las vías biliares o el páncreas (3%).
- Los tumores carcinoides no suelen producir el síndrome carcinoide a menos que existan metástasis hepáticas o si el tumor primario no afecta al aparato digestivo.

DIAGNÓSTICO

DIAGNÓSTICO DIFERENCIAL

El síndrome carcinoide debe distinguirse del enrojecimiento idiopático. Los pacientes con enrojecimiento idiopático con mayor frecuencia suelen ser mujeres, de menor edad y con un cuadro sintomático de mayor duración. Las palpitaciones, el síncope y la hipotensión se presentan con mayor frecuencia en los pacientes con enrojecimiento idiopático.

PRUEBAS DE LABORATORIO

- En la Sección III se describe un algoritmo para el diagnóstico y el tratamiento de los tumores carcinoides.
- El marcador bioquímico del síndrome carcinoide es el aumento en la orina de 24 horas del ácido 5-hidroxindolacético (5-HIIA), un metabolito de la serotonina (5-hidroxitriptamina).
- La concentración de este metabolito puede encontrarse elevada tras la ingesta de ciertos alimentos (como el plátano, la piña, la berenjena, el aguacate o la nuez) o la toma de ciertas medicaciones (como el acetaminofén, la cafeína, la guaifenesina o la reserpina). Por tanto, antes de determinar los niveles de ácido 5-HIIA debe evitarse la ingesta de dichos fármacos y alimentos.
- Las pruebas de función hepática son un método inexacto para el diagnóstico de la afectación del hígado.

DIAGNÓSTICO POR IMAGEN

- La radiografía de tórax resulta de utilidad para el diagnóstico de los carcinoides bronquiales.
- La TC abdominal o la tomografía hepatoesplénica con radionucleidos son útiles para detectar las metástasis hepáticas (que son palpables en el 50% de los casos).
- La somatostatina marcada con yodo 123 (123-ISS) puede detectar tumores endocrinos carcinoides con receptores de somatostatina.
- La tomografía con octeótrido radiomarcado puede visualizar lesiones previamente no diagnosticadas o metástasis.

TRATAMIENTO

TRATAMIENTO NO FARMACOLÓGICO

La ingesta de alcohol debe evitarse (ya que puede precipitar un episodio de rubor).

TRATAMIENTO GENERAL

- La resección quirúrgica del tumor puede ser curativa si el tumor se encuentra localizado, o paliativa, con períodos asintomáticos prolongados, en caso de existir metástasis. Sin embargo, la manipulación quirúrgica del tumor puede producir alteraciones vasomotoras y broncoespasmo graves (crisis carcinoide).
- La embolización percutánea y la ligadura de la arteria hepática puede reducir la masa tumoral del hígado y es una forma de tratamiento paliativo en los tumores con metástasis hepáticas.
- Quimioterapia citotóxica: La quimioterapia combinada con 5-fluorouracilo y estreptozotocina puede emplearse en pacientes con tumores carcinoides recurrentes o no resecables. Sin embargo, su tasa de éxito es limitada.
- Control de las manifestaciones clínicas:
  1. La diarrea suele responder al tratamiento con difenoxilato y atropina.
  2. El enrojecimiento puede controlarse mediante la combinación de antagonistas de los receptores H_1 y H_2 (p. ej., la difenhidramina v.o., a dosis de 25-50 mg/6 horas y la ranitidina a dosis de 150 mg/12 horas).
  3. El análogo de la somatostatina (SMS 201-995) resulta eficaz para el control de los episodios de enrojecimiento y la diarrea en la mayor parte de los pacientes.
  4. El broncoespasmo puede tratarse con aminofilina y/o albuterol.
- Suplementos nutritivos: el tratamiento con niacina resulta útil para prevenir la pelagra, ya que el tumor emplea el triptófano de la dieta para sintetizar serotonina, lo que produce una deficiencia nutricional en algunos pacientes.
- La administración subcutánea de análogos de la somatostatina (octeótrido, 150 µg/8 horas) resulta de utilidad para el control de los síntomas a largo plazo en aquellos pacientes con neoplasias no resecables.
- Está indicado realizar ecocardiografías y pruebas de detección de ICC en aquellos pacientes con tumores no resecables, ya que puede producirse fibrosis endocárdica con afectación principalmente del endocardio, las cuerdas y las válvulas del lado derecho del corazón, dando lugar a un cuadro de ICC derecha.

PRONÓSTICO

- El pronóstico depende de la localización del tumor y del estadio en el que se encuentre.
- Los tumores carcinoides apendiculares y rectales poseen un bajo potencial de malignidad y raramente producen el síndrome carcinoide. Las metástasis son poco frecuentes si el diámetro de la lesión primaria es <2 cm.

AUTOR: **FRED F. FERRI, M.D.**

INFORMACIÓN BÁSICA

DEFINICIÓN

- El síndrome conmocional comprende los síntomas neurológicos persistentes que son consecuencia de una lesión cerebral traumática o una contusión leve.
- La contusión puede definirse como una alteración aguda, inducida por un traumatismo, de la función mental que dura menos de 24 horas, con o sin pérdida precedente de conciencia.
- La contusión se gradúa mediante la escala de la Colorado Medicine Society (tabla 1-43) como sigue a continuación:
  1. Contusión de grado 1 (leve): sin pérdida de conciencia (PC), sin amnesia postraumática pero con confusión.
  2. Contusión de grado 2 (moderada): sin PC, pero con amnesia postraumática y confusión.
  3. Contusión de grado 3 (grave): PC de cualquier duración junto con amnesia y confusión postraumáticas.

CÓDIGO CIE-9CM
310.2 Síndrome conmocional

EPIDEMIOLOGÍA Y DEMOGRAFÍA

- La incidencia del SPC es de 27/100.000.
- Aproximadamente el 15% de los pacientes con lesión cerebral traumática leve tendrá síntomas neurológicos persistentes 1 año después de la lesión.
- Se ve con mayor frecuencia en varones que en mujeres.
- Generalmente se ve en los jóvenes de 20 a 30 años de edad.

SÍNTOMAS Y SIGNOS

- Los pacientes con SPC generalmente presentan síntomas neurológicos sin déficit neurológicos focales en la exploración. Los síntomas comienzan en unos pocos días tras la lesión cerebral y el 15% de los pacientes tienen síntomas persistentes 1 año después.
- Los síntomas incluyen:
  1. Cefalea (tipo migrañoso).
  2. Dolor cervical.
  3. Mareo y vértigo.
  4. Parestesias.
  5. Dificultad en la concentración y la memoria.
  6. Insomnio.
  7. Irritabilidad.

ETIOLOGÍA

- El SPC por definición está causado por una lesión cerebral traumática debida a caídas, accidentes de vehículos a motor, deportes de contacto y otros.
- Los hallazgos post mórtem muestran lesiones axonales difusas como hallazgo anatomopatológico principal junto con pequeñas hemorragias petequiales y edema local.

- Se cree que la lesión axonal difusa produce una alteración de los neurotransmisores y posiblemente de las manifestaciones clínicas.

DIAGNÓSTICO

Una historia detallada, una exploración neurológica sin focalidad y las pruebas neurológicas normales establecerán el diagnóstico de síndrome conmocional.

DIAGNÓSTICO DIFERENCIAL

- Cefalea (vascular o tensional).
- Hematoma epidural.
- Hematoma subdural.
- Fractura de cráneo.
- Enfermedad discal de la columna cervical.
- «Latigazo» cervical.
- Epilepsia.
- Accidente cerebrovascular.
- Depresión.
- Ansiedad.

TABLA 1-43   Guías y recomendaciones sobre contusiones

Las lesiones cerebrales agudas se dividen generalmente en dos categorías:
1. Lesiones cerebrales difusas-contusiones y lesiones axonales difusas.
2. Lesiones cerebrales focales-todas las fracturas y lesiones intracraneales.

No es necesario tener una pérdida de conciencia para tener una contusión[*]. Existen varias escalas que gradúan la gravedad de la contusión; una que se utiliza con frecuencia es la siguiente:

ESCALA DE LA COLORADO MEDICAL SOCIETY

Grado	Confusión	Amnesia	Pérdida de conciencia
I	+	−	−
II	+	+	−
III	+	+	+

Criterios para la vuelta a la actividad

Los criterios para la vuelta a la actividad están basados en la prevención del síndrome del segundo impacto. Este síndrome está caracterizado por una pérdida de autorregulación del flujo sanguíneo cerebral, que se manifiesta como un incremento rápido de la presión intracraneal tras una segunda lesión cerebral antes de producirse la recuperación completa de la lesión cerebral inicial. La vuelta a los deportes de contacto está basada en el grado de la lesión.

RECOMENDACIONES PARA LA VUELTA A LOS DEPORTES DE CONTACTO TRAS UNA CONTUSIÓN†

Grado	Tiempo mínimo para la vuelta	Tiempo asintomático‡
I	20 minutos	En la exploración
II	1 semana	1 semana
III	1 mes	1 semana

RECOMENDACIONES PARA LA VUELTA A LOS DEPORTES DE CONTACTO TRAS CONTUSIONES REPETIDAS

Grado	Tiempo mínimo para la vuelta	Tiempo asintomático‡
I (segunda vez)	2 semanas	1 semana
II (segunda vez)	1 mes	1 semana
I (3 3), II (3 2), III (3 2)	Finalizar la temporada	1 semana

De Behrman RE: *Nelson textbook of pediatrics*, 16.ª ed. Filadelfia, 2000, WB Saunders.
[*]En los estudios con animales existen pruebas de que se producen cambios microscópicos en el cerebro tras una contusión. Éstos pueden no ser visibles en los estudios de imagen, por lo que el clínico debe confiar en la anamnesis y la exploración neuropsicológica para seguir el progreso de un paciente. En los jugadores de fútbol universitarios que sufren la primera contusión, las pruebas neuropsicológicas se normalizaron en 5 días y los síntomas de cefalea y memoria se resolvieron en 10 días.
Los efectos crónicos de las lesiones repetitivas en el boxeo son la atrofia cortical y el cavum septum pellucidum (identificados radiológicamente). Se debate si esto también ocurre en otros deportes en los que son frecuentes los traumatismos craneoencefálicos (fútbol americano, hockey, lucha libre) o en los que se utiliza la cabeza como parte del juego (fútbol). Sin embargo, parece no haber peligro en que los jugadores jóvenes de fútbol golpeen el balón ocasionalmente con la cabeza.
†Los deportes de contacto suponen situaciones en los que es posible el contacto, incluido en el entrenamiento.
‡Un deportista sintomático no debería volver a jugar un deporte de contacto independientemente del diagnóstico inicial. Los deportistas con lesiones cerebrales focales son excluidos de los deportes de contacto de forma indefinida. Los pacientes con lesión cervical pueden volver a los deportes de contacto cuando tengan un rango de movimiento, fuerza y sensibilidad totales y sin dolor, y una lordosis normal de la columna cervical.

VALORACIÓN

Un paciente con SPC merece una valoración para descartar otras causas de síntomas neurológicos tras una lesión cerebral traumática.

PRUEBAS DE LABORATORIO

Los análisis de sangre no son muy específicos en el diagnóstico del SPC.

DIAGNÓSTICO POR IMAGEN

- La TC cerebral es normal.
- La RM cerebral con frecuencia es normal pero puede mostrar hemorragias petequiales o contusiones cerebrales.
- El EEG es normal.
- Los potenciales evocados son normales.
- Las pruebas neuropsicológicas pueden mostrar dificultades en la concentración, memoria y función ejecutiva pero no son muy específicas del SPC.

TRATAMIENTO

El síndrome conmocional debe reconocerse como un problema fisiológico y psicológico y tratado de acuerdo con esto.

TRATAMIENTO NO FARMACOLÓGICO

- Calor.
- Tratamiento fisioterápico.
- Evitar el alcohol, los opiáceos y la privación del sueño.

TRATAMIENTO AGUDO

- Las cefaleas pueden tratarse con AINE, ibuprofeno 800 mg tres veces al día o naproxeno 500 mg dos veces al día.
- El dolor cervical puede tratarse de forma similar.

TRATAMIENTO CRÓNICO

- Psicoterapia.
- Tratamiento conductista.
- Rehabilitación vocacional.
- La depresión puede tratarse con ISRS pero puede no responder tan bien como los pacientes con depresión sin SPC.

PRONÓSTICO

- La mayoría de los pacientes tras una lesión cerebral traumática leve mejoran sin ningún déficit residual.
- Las pruebas neurofisiológicas pueden ser anómalas, pero generalmente mejoran durante los primeros 6 meses tras la lesión.
- Si está relacionado con deportes de contacto, véase la tabla 1-43.
- Los factores predictivos del desarrollo de síndrome conmocional persistente (>1 año) son los siguientes:
  1. Sexo femenino.
  2. Litigio en curso.
  3. Nivel socioeconómico bajo.
  4. Cefaleas previas.
  5. Lesión cerebral traumática leve previa.
  6. Enfermedades psiquiátricas previas.

DERIVACIÓN

Los pacientes con síndrome conmocional pueden beneficiarse de consultar a psicólogos, psiquiatras y neurólogos.

OTRAS CONSIDERACIONES

COMENTARIOS

- El SPC comienza unos pocos días tras la lesión. El reconocimiento de la depresión y el tratamiento de los síntomas dolorosos pueden ayudad a prevenir el desarrollo de síndrome conmocional persistente (>1 año).
- La gravedad de la caída, la duración de la inconsciencia y la amnesia ayudan a valorar la gravedad de la lesión axonal.
- Los intentos para determinar la función de los factores psicológicos y neurológicos en el SPC son importantes pero muy difíciles.

BIBLIOGRAFÍA RECOMENDADA

Alexander MP: Mild traumatic brain injury: pathophysiology, natural history, and clinical management, *Neurology* 45:1253, 1995.

Evans RW: The postconcussive syndrome: 130 years of controversy, *Semin Neurol* 14:32, 1994.

Koshner DS: Concussion in sports: minimizing the risk for complications, *Am Fam Physician* 64:1007, 2001.

Marguiles S: The postconcussion syndrome after mild head trauma: Is brain damage overdiagnosed? Part 1, *J Clin Neuroses* 7(5): 400, 2000.

Mittenberg S, Strauman S: Diagnosis of mild head injury and the postconcussion syndrome, *J Head Trauma Rehabil* 15(2):783, 2000.

AUTOR: **PETER PETROPOULOS, M.D.**

INFORMACIÓN BÁSICA

DEFINICIÓN

El síndrome de Budd-Chiari (SBC) es una enfermedad rara caracterizada por la obstrucción del flujo venoso hepático en cualquier lugar entre las pequeñas venas hepáticas y la unión entre la vena cava inferior y la aurícula derecha. El SBC primario se define por la obstrucción endoluminal que se ve en las trombosis o las redes. El SBC secundario se debe a la invasión no vascular (tumores malignos o masas de parásitos) o la compresión extrínseca (tumor, absceso, quiste).

SINÓNIMOS

Trombosis de la vena hepática.
Hepatocavopatía obliterativa.
Obstrucción al flujo de salida venosa hepático.

CÓDIGO CIE-9CM
453.0 Síndrome de Budd-Chiari

EPIDEMIOLOGÍA Y DEMOGRAFÍA

El SBC es un trastorno poco frecuente. Los síntomas y signos varían en función de la geografía. La trombosis de la VCI sigue una evolución indolente con mayor frecuencia en el lejano Oriente y se complica más veces con un hepatocarcinoma. Las mujeres se veb más afectadas. La edad promedio son 35 años, aunque también se ven afectados jóvenes y ancianos. En EE.UU., el SBC se asocia con más frecuencia a síndromes mieloproliferativos primarios, estados de hipercoagulabilidad de base, membranas en la VCI y tumores. Los factores de base que pueden contribuir al SBC se reconocen en el 75% de los casos y es bastante frecuente encontrar más de una causa en el mismo enfermo.

SÍNTOMAS Y SIGNOS

Variables según el grado, la localización y la agudeza de la obstrucción y la existencia de circulación colateral.

- Fulminante/aguda (infrecuente): dolor intenso en el cuadrante superior derecho del abdomen, fiebre, náuseas, vómitos, ictericia, hepatomegalia, ascitis, marcado aumento de las aminotransferasas séricas y disminución de los factores de la coagulación y encefalopatía. Es esencial un reconocimiento y tratamiento rápidos para que el paciente sobreviva.
- Subaguda/crónica (más frecuente): molestias abdominales vagas, progresión gradual a hepatomegalia, hipertensión portal asociada o no a cirrosis, ascitis de aparición tardía, edema de los miembros inferiores, varices esofágicas, esplenomegalia, coagulopatía, síndrome hepatorrenal y, en pocos casos, encefalopatía.
- Asintomático, que se descubre por casualidad.

ETIOLOGÍA

Síndrome mieloproliferativo: se descubre con frecuencia en los casos de SBC inicialmente idiopático, el 20-53%:
- Policitemia vera.
- Trombocitemia esencial.
- Mielofibrosis.

Estados de hipercoagulabilidad: pueden coexistir con otras causas, hasta en el 31%.
- Deficiencia de proteína C.
- Deficiencia de proteína S.
- Deficiencia de antitrombina III.
- Resistencia a la proteína C activada/factor V Leiden mutado.
- Mutación del gen de protrombina.
- Mutación de la metilen-tetrahidrofolato reductasa.
- Síndrome por anticuerpos frente a los fosfolípidos.
- Homocisteinemia.
- Gestación.
- Anticonceptivos orales.
- Drepanocitosis.

Infecciones:
- Abscesos hepáticos.
- Filariasis.
- Esquistosomiasis.
- Hidatidosis.
- Sífilis.
- Tuberculosis.
- Aspergilosis.

Tumores malignos <5%:
- Carcinoma suprarrenal.
- Ovárico.
- Broncogénico.
- Carcinoma renal.
- Hepatocarcinoma.
- Leiomiosarcoma.
- Cáncer metastásico.

Otros:
- Sarcoide.
- Enfermedad de Behçet.
- Hemoglobinuria paroxística nocturna.
- Membrana en la VCI/red congénita.
- Traumatismo abdominal.
- Colitis ulcerosa.
- Enfermedad celíaca.
- Tratamiento con dacarbacina.
- Idiopática.

DIAGNÓSTICO

DIAGNÓSTICO DIFERENCIAL

- Hígado de shock/hepatitis isquémica.
- Hepatitis viral.
- Hepatitis tóxica.
- Enfermedad venooclusiva hepática (síndrome de obstrucción sinusoidal).
- Hepatitis alcohólica.
- Colecistitis.
- Cirrosis cardíaca (insuficiencia cardíaca congestiva crónica derecha).

Insuficiencia triscuspídea.
Mixoma de la aurícula derecha.
Pericarditis constrictiva.
- Cirrosis alcohólica.
- Cirrosis de otra naturaleza.

Enfermedad de Wilson.
Hemocromatosis.

Deficiencia de α-1 antitripsina.
Autoinmunitaria.

VALORACIÓN

Anamnesis, exploración física, pruebas de laboratorio y diagnóstico por imagen.

PRUEBAS DE LABORATORIO

Valoración de las lesiones y la función hepática:
- Aminotransferasas séricas, tiempo de protrombina, albúmina, bilirrubina.

Pruebas diagnósticas (según la anamnesis).
- HC, biopsia de médula ósea, panel para la hepatitis viral, α-1 antitripsina, hierro sérico, saturación de transferrina, fosfatasa alcalina, ceruloplasmina, detección selectiva de tóxicos, anticuerpos frente al músculo liso, anticuerpos antimitocondriales y anticuerpos frente al ADN de doble cadena. Las pruebas para los estados de hipercoagulabilidad (sobre todo proteína C y S y deficiencia de antitrombina) pueden ser difíciles de interpretar, porque muchas concentraciones están alteradas por la disfunción hepática. Los estudios familiares pueden ser la única forma de reconocer un trastorno de hipercoagulabilidad primario. El estudio de líquido ascítico muestra una elevación del gradiente entre la albúmina del suero y de la ascitis, lo que se parece a las alteraciones de los pacientes con enfermedades cardíacas.

DIAGNÓSTICO POR IMAGEN

- Ecografía con Doppler color y pulsado: sensibilidad diagnóstica >75%; prueba de primera línea.
- RM con gadolinio: mejor que la TC con contraste; segunda prueba de elección.
- Venografía: prueba de comparación, pero es invasiva y está indicada sólo para guiar intervenciones percutáneas o quirúrgicas, confirmar en clásico patrón en tela de araña producido por el flujo venoso colateral y buscar SBC en los casos de alta sospecha clínica, en los que las pruebas diagnósticas iniciales han sido negativas.
- Biopsia hepática: no es necesaria para diagnosticar un SBC, pero puede servir en enfermos cirróticos en los que el diagnóstico no está claro y en cuyo diagnóstico diferencial se incluye el síndrome de obstrucción sinusoidal, la cirrosis de otras causas y los tumores malignos. Hay que destacar que el SBC de larga evolución se caracteriza por grandes nódulos regenerativos hepáticos, que no se pueden distinguir en la radiología de un hepatocarcinoma.

TRATAMIENTO

TRATAMIENTO ASINTOMÁTICO

- Tratamiento de la enfermedad de base.
- La anticoagulación puede mejorar el pronóstico.

TRATAMIENTO AGUDO
- Medidas de soporte.
- Angioplastia y endoprótesis, trombólisis in situ o resección de las redes en la VCI para descomprimir la circulación portal, combinadas todas con anticoagulación, pueden estar indicadas en el SBC agudo de pacientes con situación estable.
- TIPSS (derivación con endoprótesis portosistémica intrahepática transyugular) puede ser una opción para la descompresión. aunque puede suponer un riesgo especialmente importante en pacientes con SBC por la elevada prevalencia de trombosis de la vena hepática.
- Puede estar indicado el trasplante hepático en el SBC fulminante o en pacientes que no responden a los tratamientos previos.

TRATAMIENTO CRÓNICO
- Anticoagulación de por vida.
- Tratamiento del síndrome mieloproliferativo o de otro tipo de base.

- Tratamiento de la disfunción hepática y las complicaciones secundarias a la hipertensión portal.
- Las intervenciones invasivas se deben reservar para enfermos sintomáticos que no mejoran con tratamiento médico.
- Trasplante hepático.
- La trombosis de la derivación es una complicación frecuente.

PRONÓSTICO
El pronóstico es variable y depende de múltiples factores, como el tiempo que se tarda en diagnosticarlo y tratarlo, la etiología, la agudeza, el tipo de intervención y la situación del paciente en el momento de tratarlo. En general el riesgo de descompresión y muerte es máximo en los primeros 1-2 años tras el diagnóstico, y se dice que los enfermos que superan estos 2 años tienen una supervivencia excelente a los 10 años.

DERIVACIÓN
Las presentaciones fulminantes deben ser remitidas de forma inmediata a un centro capaz de realizar trasplantes hepáticos. Todos los casos se benefician de la consulta con un hepatólogo, hematólogo, radiólogo intervencionista y cirujano especialista en patología hepatobiliar.

BIBLIOGRAFÍA RECOMENDADA

Janssen HLA et al: Budd Chiari syndrome: a review by an expert panel, *J Hepatol* 38(3):364, 2003.

Menon KVN, Shah V, Kamath PS: The Budd-Chiari syndrome, *N Engl J Med* 350(6):578, 2004.

Valla DC: The diagnosis and management of the Budd-Chiari syndrome: consensus and controversies, *Hepatology* 38(4):793, 2003.

AUTOR: **JENNIFER R. HUR, M.D.**

INFORMACIÓN BÁSICA

DEFINICIÓN

El síndrome de Churg-Strauss (SCS) consiste en un cuadro de vasculitis sistémica acompañado de asma grave, hipereosinofilia y vasculitis necrotizante con granulomas eosinófilos extravasculares.

SINÓNIMOS

Angitis alérgica y granulomatosis.

CÓDIGO CIE-9CM
446.4 Angitis, granulomatosis alérgica

EPIDEMIOLOGÍA Y DEMOGRAFÍA

- El síndrome de Churg-Strauss fue descrito por primera vez por Churg y Strauss en 1951 tras revisar varias autopsias identificadas previamente como casos de poliarteritis nodosa.
- El síndrome de Churg-Strauss es un trastorno poco frecuente cuya incidencia global es de 2,4-4 casos/millón de habitantes.
- En la Clínica Mayo se diagnosticaron 90 casos a lo largo de un período de 19 años (desde 1976 hasta 1995).
- En la tasa de incidencia no se observa un predominio por sexos, aunque algunos estudios han demostrado una incidencia ligeramente superior en los varones.
- El SCS suele presentarse entre los 14 y los 75 años, con una edad media de 50 años, aunque se han descrito casos en la población pediátrica en niños de hasta 4 años.

SÍNTOMAS Y SIGNOS

El cuadro clínico del SCS consta típicamente de tres fases que se superponen parcialmente:

1. Fase prodrómica o fase alérgica. Se caracteriza por la aparición de un cuadro de asma grave en la edad adulta, con o sin rinitis alérgica (70%), sinusitis, cefalea, tos y sibilancias. Esta fase puede durar varios años.
2. Fase eosinofílica. Caracterizada por la eosinofilia periférica y la infiltración eosinofílica de los pulmones y del aparato GI, que da lugar a un cuadro de tos, fiebre, anorexia, pérdida de peso, diaforesis, malestar general, náuseas, vómitos, dolor abdominal y diarrea.
3. Fase vasculítica. Puede afectar a cualquier órgano como el corazón (el órgano más frecuentemente afectado), el pulmón, los nervios periféricos, el riñón, los nódulos linfáticos, el músculo, el SNC y la piel. Entre las posibles manifestaciones de esta fase se encuentran el dolor torácico, la disnea, la hemoptisis, la poliartralgia migratoria, las mialgias, la neuropatía periférica (mononeuritis múltiple), la inflamación articular, las erupciones cutáneas y los signos de ICC.

ETIOLOGÍA

- La etiología del síndrome de Churg-Strauss es desconocida. Se ha propuesto la existencia de una respuesta de hipersensibilidad alérgica frente a un alergeno desconocido en la que los eosinófilos y la IgE jugarían un papel patogénico directo.
- El Instituto Nacional de la Salud (NIH) ha investigado la relación entre el tratamiento del asma y el desarrollo del SCS y ha descubierto que los síntomas del SCS suelen aparecer durante el período de disminución gradual o de interrupción del tratamiento corticoideo oral. La aparición de la vasculitis se descubrió al reducir la dosis de los esteroides y no se desencadenaba por los antagonistas de los receptores de leucotrienos, como había sido descrito con anterioridad.
- La aparición de casos de SCS con cuadros asmáticos graves tras tratamientos de vacunación o desensibilización ha llevado a diversos autores a la conclusión de que la estimulación inmunológica masiva o inespecífica debe ser empleada con precaución en los pacientes con asma no controlado.
- Aunque el SCS comparte analogías y a veces se asocia con la poliarteritis nodosa (PAN) o la granulomatosis de Wegener (GW), se diferencia en los siguientes aspectos:
  1. La vasculitis del síndrome de Churg-Strauss no afecta únicamente a las arterias de pequeño calibre sino también a las venas y a las vénulas.
  2. El síndrome de Churg-Strauss, a diferencia de la PAN, afecta principalmente al pulmón. Otros órganos que pueden verse afectados son el corazón, el aparato GI, el SNC, el riñón y la piel.
  3. La afectación renal es mucho menos frecuente en el SCS que en la GW. Las lesiones pulmonares de la GW suelen afectar a las vías respiratorias altas, mientras que las lesiones pulmonares del SCS se encuentran en el parénquima pulmonar periférico.
  4. El estudio histopatológico de los tejidos afectados por el SCS revela una vasculitis necrotizante junto a una infiltración granulomatosa extravascular compuesta por eosinófilos.

DIAGNÓSTICO

American College of Rheumatology (ACR) ha establecido los criterios diagnósticos del síndrome de Churg-Strauss. Para establecer el diagnóstico se deben encontrar al menos cuatro de los seis criterios que se exponen a continuación:
- Asma.
- Eosinofilia superior al 10% en un recuento leucocitario.
- Mononeuropatía o polineuropatía.
- Infiltrados pulmonares migratorios.
- Alteraciones de los senos paranasales.
- Eosinófilos extravasculares.

La presencia de cuatro o más criterios proporciona una sensibilidad del 85% y una especificidad del 99,7%. La ACR establece que la combinación de asma y eosinofilia en un paciente con vasculitis posee un 90% de sensibilidad y un 99% de especificidad para el diagnóstico de SCS.

DIAGNÓSTICO DIFERENCIAL

- Poliarteritis nodosa.
- Granulomatosis de Wegener.
- Sarcoidosis.
- Síndrome de Loeffler.
- Púrpura de Henoch-Schönlein.
- Aspergilosis broncopulmonar alérgica.
- Artritis reumatoide.
- Vasculitis leucocitoclástica.

VALORACIÓN

- Si se tiene la sospecha clínica, la confirmación diagnóstica del síndrome de Churg-Strauss precisa de análisis de sangre, estudios radiológicos y biopsias.

PRUEBAS DE LABORATORIO

- El hemograma completo con recuento diferencial puede poner de manifiesto uno de los criterios diagnósticos: la eosinofilia (5.000 a 10.000 eosinófilos/mm^3).
- La VSG suele encontrarse elevada y sirve como marcador de la inflamación.
- Los niveles de BUN/creatinina pueden encontrarse elevados, lo que indica la afectación renal.
- En el análisis de orina se observan hematuria y proteinuria.
- El hallazgo en el estudio de proteínas en orina de 24 horas de más de 1 g/día, constituye un signo de mal pronóstico.
- Los ANCA (anticuerpos citoplasmáticos antineutrófilos), aunque no son diagnósticos del SCS, se encuentran en el 70% de los pacientes y muestran por lo general un patrón de tinción perinuclear.
- Las deposiciones pueden presentar sangre oculta debido a la afectación entérica durante la fase eosinofílica.
- La elevación de los niveles de AST, ALT y CPK pueden indicar afectación hepática o muscular (miocardio o músculo esquelético).
- El FR y los ANA pueden ser positivos.
- La biopsia confirma el diagnóstico. La vasculitis necrotizante y los granulomas necrotizantes extravasculares, generalmente con infiltrados eosinofílicos, son sugestivos del SCS. El hallazgo más específico del SCS es la presencia de eosinófilos en los tejidos extravasculares.

DIAGNÓSTICO POR IMAGEN

- Las radiografías de tórax presentan alteraciones en el 37-77% de los casos, entre las que se incluyen los infiltrados migratorios asimétricos dispersos, los signos de enfermedad pulmonar intersticial o los infiltrados nodulares (fig. 1-216). En el 29% de los casos se encuentran derrames pleurales de pequeño tamaño.
- Las lesiones pulmonares del SCS no presentan cavitación, a diferencia de las le-

siones características de la granulomatosis de Wegener.
- Las radiografías de los senos paranasales pueden poner de manifiesto la existencia de opacificación sinusal.
- La angiografía se reserva para algunos pacientes con isquemia mesentérica o afectación renal.

TRATAMIENTO

TRATAMIENTO NO FARMACOLÓGICO

Administre oxigenoterapia en las exacerbaciones asmáticas graves.

TRATAMIENTO AGUDO

- El tratamiento de primera elección son los esteroides. La dosis inicial de prednisona (1 mg/kg/día) debe mantenerse durante 1-2 meses. Tras la resolución clínica de la vasculitis, la dosis de prednisona se debe reducir en 1 año hasta llegar a los 10 mg/día.
- Las alteraciones de la función renal son poco frecuentes y cuando se presentan responden bien al tratamiento esteroideo y raramente progresan a la insuficiencia renal.
- La respuesta positiva al tratamiento se acompaña de la disminución de los niveles de eosinófilos y de la VSG. Los niveles de anticuerpos citoplasmáticos antineutrófilos no se correlacionan de un modo fiable con la actividad de la enfermedad.

TRATAMIENTO CRÓNICO

- La combinación de ciclofosfamida y esteroides se reserva para los pacientes con afectación multiorgánica y factores de mal pronóstico.
- Una gran parte de los pacientes con síntomas asmáticos persistentes precisarán tratamiento crónico esteroideo incluso aunque la vasculitis haya desaparecido.

PRONÓSTICO

- Las remisiones clínicas de la enfermedad se consiguen en más del 90% de los pacientes. En el 26% de los casos pueden presentarse recidivas.
- El pronóstico a largo plazo es bueno en los pacientes tratados. La tasa de supervivencia a los 5 y 7 años es del 80 y el 50%, respectivamente. A pesar de la eficacia del tratamiento del síndrome de Churg-Strauss, el asma no suele desaparecer y el daño isquémico de los nervios periféricos puede ser permanente.
- La tasa de supervivencia a los 5 años de los pacientes con síndrome de Churg-Strauss no tratado es del 25%.
- La mortalidad se debe a la vasculitis progresiva que no responde al tratamiento, a la enfermedad miocárdica (causante del 50% de los fallecimientos) y a la afectación grave del aparato GI (isquemia mesentérica, pancreatitis, etc.).

- Los factores que indican un mal pronóstico son los siguientes:
    1. Insuficiencia renal.
    2. Proteinuria >1 g/día.
    3 Afectación GI.
    4. Afectación cardíaca.
    5. Afectación del SNC (<25%) en forma de infarto o hemorragia cerebral.
    6. Pérdida de peso de más del 10% del peso corporal.
    7. Edad >50 años.

DERIVACIÓN

Si sospecha que un paciente pueda padecer el síndrome de Churg-Strauss, derívelo a un neumólogo para su diagnóstico y tratamiento.

OTRAS CONSIDERACIONES

COMENTARIOS

- El diagnóstico del síndrome de Churg-Strauss con frecuencia es pasado por alto en las fases iniciales, debido a que el asma, la rinitis o la sinusitis son patologías muy frecuentes y a que estos síntomas pueden preceder muchos años al inicio de la vasculitis (una media de 3-8 años, aunque se han descrito casos en los que transcurrieron hasta 30 años).
- El síndrome de Churg-Strauss se diferencia de otras vasculitis por la presencia casi constante de un cuadro asmático, que suele preceder al resto de los síntomas.
- El asma asociado al SCS se diferencia del asma alérgico común en que por lo general es de inicio tardío y presenta un grado de eosinofilia muy superior al observado generalmente en el asma alérgico. El asma del SCS se asocia con lesiones pulmonares parenquimatosas muy específicas y los pacientes no suelen poseer antecedentes familiares de alergia o asma.

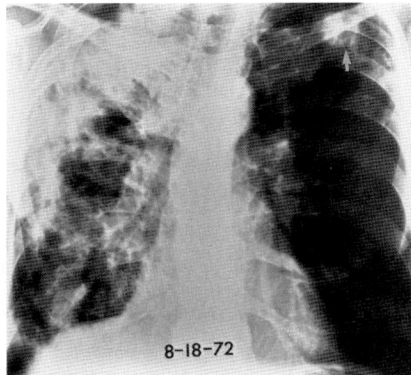

FIGURA 1-216 Vasculitis alérgica y granulomatosis. Radiografía AP del tórax de un paciente asmático donde se observan consolidaciones periféricas en el pulmón derecho y un nódulo *(flecha)* en el lóbulo superior izquierdo. (De McLoud TC [ed.]: *Thoracic radiology, the requisites,* St. Louis, 1998, Mosby.)

- Hasta el 77% de los pacientes precisa esteroides orales para controlar el asma durante la fase prodrómica de la enfermedad.
- Aproximadamente el 50% de los pacientes experimenta una mejoría o una disminución espectacular de los síntomas asmáticos poco tiempo antes o justo coincidiendo con el inicio de la fase vasculítica.
- Los pacientes con frecuencia sufren síntomas constitucionales (pérdida de peso, fiebre o malestar general) antes de que se haga evidente la afectación de órganos específicos.
- La afectación de los nervios periféricos debido a la vasculitis de los vasa vasorum se manifiesta frecuentemente como un cuadro de mononeuritis múltiple. Los pacientes pueden sufrir la caída brusca de la muñeca o del pie junto con alteraciones sensitivas en la distribución de uno o más nervios distales.
- La mayor parte de los pacientes con afectación GI presentan síntomas. Se han descrito casos de gastroenteritis, abdomen agudo, colecistitis, hemorragia, perforación intestinal e isquemia mesentérica.
- El 40-70% de los pacientes con SCS presenta afectación cutánea, que se manifiesta como un cuadro de púrpura palpable, petequias y/o nódulos cutáneos.
- A diferencia del SCS, en el síndrome hipereosinofílico idiopático (HES) la eosinofilia no suele responder al tratamiento esteroideo; en la biopsia no se encuentran signos de vasculitis sistémica ni granulomas y es frecuente la fibrosis endomiocárdica.
- La mayor parte de los pacientes con SCS responden al tratamiento esteroideo y no precisan tratamiento con fármacos citotóxicos.

BIBLIOGRAFÍA RECOMENDADA

Abril A, Calamia KT, Cohen MD: The Churg Strauss syndrome (allergic granulomatous angiitis): review and update, *Semin Arthritis Rheum* 33:106, 2003.

Conron M, Beynon HL: Churg-Strauss syndrome, *Thorax* 55(10):870, 2000.

Masi AT et al: American College of Rheumatology 1990 criteria for the classification of Churg-Strauss syndrome, *Arthritis Rheum* 33:1094, 1990.

Noth I, Strek ME, Leff AL: Churg-Strauss syndrome, *Lancet* 361(9357):587, 2003.

Vogel P, Schissel D: Churg-Strauss syndrome (allergic granulomatosis), eMedicine Journal 2(10), 2001. (http://www.emedicine.com).

Watts RA, Scott DG, Lane SE: Epidemiology of Wegener's granulomatosis, microscopic polyangiitis, and Churg-Strauss syndrome, *Cleve Clin J Med* 69(Suppl 2):SII84, 2002.

AUTORES: **JASON IANNUCCILLI, M.D.** y **PETER PETROPOULOS, M.D.**

INFORMACIÓN BÁSICA

DEFINICIÓN

El síndrome de colon irritable (SCI) es un trastorno funcional crónico que se manifiesta por la alteración del hábito intestinal, dolor abdominal y meteorismo recurrente.

SINÓNIMOS

Colon irritable.
Colon espástico.

CÓDIGO CIE-9CM

564.1 Síndrome de colon irritable

EPIDEMIOLOGÍA Y DEMOGRAFÍA

- El SCI afecta al 20% de la población en países industrializados y es responsable de >50% de las consultas digestivas. La prevalencia mundial en adultos es del 12%. La incidencia aumenta durante la adolescencia y es máxima en la tercera y cuarta décadas.
- Proporción mujer/hombre 2:1.
- Alrededor del 50% de los pacientes presenta trastornos psiquiátricos, siendo el más frecuente la ansiedad.

SÍNTOMAS Y SIGNOS

- Las manifestaciones del SCI son el dolor abdominal y los trastornos de la defecación, que pueden ser heces blandas por lo general tras las comidas y durante la mañana, alternando con episodios de estreñimiento.
- Por lo general, la exploración clínica es normal.
- Puede haber dolor a la palpación y distensión abdominal inespecíficos.

ETIOLOGÍA

- Desconocida.
- La fisiopatología consiste en alteración de la motilidad digestiva y aumento de la sensibilidad intestinal.
- Factores de riesgo: ansiedad, depresión, antecedente de abuso sexual en la infancia y abuso doméstico en mujeres.

DIAGNÓSTICO

DIAGNÓSTICO DIFERENCIAL

- EII.
- Diverticulitis.
- Neoplasia de colon.
- Endometriosis.
- PUD.
- Enfermedad hepatobiliar.
- Pancreatitis crónica.

VALORACIÓN

La evaluación diagnóstica se dirige principalmente a descartar los trastornos enumerados en el diagnóstico diferencial. Es importante identificar las «banderas rojas» de otras enfermedades, como pérdida de peso, hemorragia rectal, inicio en personas mayores de 50 años, fiebre, dolor nocturno, antecedente familiar de neoplasia. Los criterios para el diagnóstico de SCI son: más de 3 meses de síntomas *incluyendo* dolor abdominal que mejora con la defecación *o* dolor acompañado de un cambio en el hábito intestinal en el 25% de los casos, caracterizado por dos de los siguientes puntos:

- Distensión abdominal.
- Consistencia anormal.
- Defecación anormal (p. ej., esfuerzo, sensación de evacuación incompleta).
- Frecuencia anormal.
- Moco en las heces.

PRUEBAS DE LABORATORIO

- El análisis de sangre es normal en general. La presencia de anemia debe alertar sobre la posibilidad de una neoplasia de colon o EII.
- En pacientes con diarrea crónica puede estar indicado el análisis de las heces para detectar huevos o parásitos.

DIAGNÓSTICO POR IMAGEN

- Las radiografías de tránsito en intestino delgado y el enema con bario son normales y no son necesarias para el diagnóstico.
- La endoscopia digestiva baja es normal por lo general excepto por la presencia de espasmos.

TRATAMIENTO

TRATAMIENTO NO FARMACOLÓGICO

- Hay que animar al paciente a que siga una dieta rica en fibra y a evitar los alimentos que empeoran los síntomas. También resulta útil evitar la cafeína y los excesos dietéticos.
- También se recomienda la terapia conductista, sobre todo en los pacientes más jóvenes, porque las tensiones psicosociales pueden desencadenar un SCI.
- Hay que insistir en la importancia del ejercicio regular y de la ingestión adecuada de líquidos.

TRATAMIENTO GENERAL

- La clave del tratamiento del SCI es la dieta rica en fibra. Hay que evitar el uso de laxantes porque los síntomas son crónicos.

- En algunos pacientes puede ser necesario un suplemento con fibra en forma de psyllium, 1 cucharada sopera dos veces al día o de policarbófilo de calcio, 2 pastillas una a cuatro veces al día, seguidas de 250 ml de agua.
- Hay que informar a los pacientes de que al comienzo de tomar un suplemento de fibra puede aumentar el meteorismo, pero que suele desaparecer en 2 a 3 semanas. Es importante que los pacientes tomen la fibra de forma regular y no sólo a su voluntad.
- Los antiespasmódicos-anticolinérgicos pueden ser útiles en los casos resistentes (p. ej., diciclomina 10 a 20 mg hasta tres veces al día).
- Los pacientes con ansiedad pueden beneficiarse del uso de sedantes y anticolinérgicos como clordiazepóxido-clidinio o ISRS. Los antidepresivos tricíclicos en dosis bajas son efectivos también en algunos pacientes con SCI.
- Loperamida es efectiva para la diarrea. Alosetrón, un antagonista de los receptores para serotonina tipo 3 retirado previamente por riesgo de estreñimiento intenso y colitis isquémica, ha sido reintroducido con disponibilidad limitada. Sólo está indicado en mujeres con SCI crónico con predominio de la diarrea que no responden al tratamiento convencional y no causado por trastornos anatómicos o metabólicos. La dosis inicial es de 1 mg al día.
- Tegaserod, un agonista parcial de la 5-HT, aumenta la motilidad digestiva y puede emplearse para aliviar los síntomas en pacientes en los que predomina el estreñimiento. La dosis habitual es de 2 a 6 mg v.o. dos veces al día antes de las comidas. Está contraindicado en pacientes con insuficiencia renal avanzada, hepatopatía moderada a grave, adherencias intestinales o antecedentes de obstrucción intestinal.

PRONÓSTICO

Más del 60% de los pacientes responden bien al tratamiento en los 12 primeros meses. Sin embargo, el SCI es un trastorno crónico con recaídas y requiere un tratamiento prolongado.

DERIVACIÓN

Se recomienda la derivación al especialista en digestivo en pacientes con hemorragia rectal, fiebre, diarrea nocturna, anemia, pérdida de peso o inicio de los síntomas después de los 40 años.

Síndrome de colon irritable

OTRAS CONSIDERACIONES

COMENTARIOS

- Hay que informar a los pacientes sobre el mantenimiento de una dieta rica en fibra y eliminación de los factores desencadenantes que pueden precipitar crisis de SCI. Hay que reafirmarles en que este trastorno no produce cáncer.
- Los criterios ROME modificados definen el SCI como:

A. Presencia de dolor o malestar abdominal continuo o recurrente durante ≥12 semanas que no se justifica por anomalías estructurales o bioquímicas y

B. Presencia de al menos dos de los siguientes:
   1. Dolor que mejora con la defecación.
   2. Su inicio se asocia a un cambio en la frecuencia de evacuación intestinal.
   3. Su inicio está relacionado con un cambio en la forma de las heces.

BIBLIOGRAFÍA RECOMENDADA

Mertz HR: Irritable bowel syndrome, *N Engl J Med* 349:22, 2003.
Viera AJ et al: Management of irritable bowel syndrome, *Am Fam Physician* 66:1867, 2002.

AUTOR: FRED F. FERRI, M.D.

INFORMACIÓN BÁSICA

DEFINICIÓN

El síndrome de dificultad respiratoria aguda (SDRA) es una forma de edema pulmonar no cardiogénico secundario a una lesión alveolar aguda. Se caracteriza por lesiones pulmonares infiltrativas difusas agudas con edema intersticial y alveolar, hipoxemia grave e insuficiencia respiratoria. La definición del SDRA incluye los siguientes 3 componentes:

1. Un cociente entre Pao_2 y Fio_2 ≤200 independientemente del nivel de PEEP.
2. Detección de infiltrados pulmonares bilaterales en la radiografía de tórax frontal.
3. Presión de enclavamiento de la arteria pulmonar (PECP) ≤18 mmHg o ausencia de evidencia clínica de aumento de la presión auricular izquierda según la radiografía de tórax u otros datos clínicos.

La característica fundamental del SDRA, la hipoxemia refractaria, se debe a la formación de un edema alveolar rico en proteínas tras la lesión de la integridad de la barrera alveolo-capilar pulmonar.

SINÓNIMO

Síndrome de dificultad respiratoria del adulto.

CÓDIGO CIE-9CM

518.82 Síndrome de dificultad respiratoria agudo

EPIDEMIOLOGÍA Y DEMOGRAFÍA

En EE.UU. se producen 125.000-150.000 casos de SDRA/año.

La incidencia es 1,5-8,3 casos/100.000 habitantes y año.

Un 50% de los pacientes que sufre un SDRA lo hace en las primeras 24 horas posteriores al acontecimiento que lo desencadena.

SÍNTOMAS Y SIGNOS

- Signos y síntomas:
  1. Disnea.
  2. Dolor torácico.
  3. Tos.
  4. Ansiedad.
- Exploración física:
  1. Taquipnea.
  2. Taquicardia.
  3. Hipertensión.
  4. Crepitaciones en ambos campos pulmonares.
  5. Puede aparecer fiebre si la causa de base es una infección.

ETIOLOGÍA

- Sepsis (>40% de los casos).
- Aspiración: semiahogamiento, aspiración de contenido gástrico (>30% de los casos).
- Traumatismo (>20% de los casos).

- Transfusiones múltiples, hemoderivados.
- Fármacos (p. ej., sobredosis de morfina, metadona o heroína; reacción a la nitrofurantoína).
- Inhalación nociva (p. ej., cloro gaseoso, alta concentración de O_2).
- Tras la reanimación.
- Circulación extracorpórea.
- Neumonía.
- Quemaduras.
- Pancreatitis.
- Los antecedentes de consumo crónico de alcohol aumentan de forma significativa el riesgo de desarrollo de SDRA en pacientes críticos.

DIAGNÓSTICO

DIAGNÓSTICO DIFERENCIAL

- Edema pulmonar cardiogénico.
- Neumonitis viral.
- Linfangitis carcinomatosa.

VALORACIÓN

La búsqueda de la causa debe centrarse en la detección de causas tratables (p. ej., infecciones como sepsis o neumonía).

- Gasometría arterial.
- Monitorización hemodinámica.
- Lavado broncoalveolar (pacientes seleccionados).

PRUEBAS DE LABORATORIO

- Gasometría arterial:
  1. Inicialmente: grados variables de hipoxemia, en general resistente al aporte de oxígeno.
  2. Alcalosis respiratoria, menor Pco_2.

3. Incremento del gradiente alveolo-arterial.
4. Hipercapnia al progresar la enfermedad.
- Lavado broncoalveolar:
  1. El hallazgo más importante es un incremento de los polimorfonucleares.
  2. La presencia de eosinofilia tiene implicaciones terapéuticas porque estos pacientes responden a corticoides.
- Hemo y urocultivos.

DIAGNÓSTICO POR IMAGEN

Exploración mediante radiografía simple de tórax (fig. 1-217):

- La radiografía inicial puede ser normal durante las primeras horas posteriores al acontecimiento desencadenante.
- Se suelen ver infiltrados intersticiales bilaterales en 24 horas, que suelen ser más llamativos en las bases y la periferia.
- En estadios evolucionados se ve «blanqueamiento» de ambos campos pulmonares.
- La TC torácica muestra consolidación difusa con broncogramas aéreos, bullas, derrame pleural. Puede observarse también neumomediastino y neumotórax.

TRATAMIENTO

TRATAMIENTO NO FARMACOLÓGICO

Monitorización hemodinámica.

- La monitorización hemodinámica puede usarse para la valoración inicial del SDRA (para descartar un edema pulmonar cardiogénico) y su tratamiento posterior. Sin embargo, estudios recientes han demostrado que el manejo clínico con uso pre-

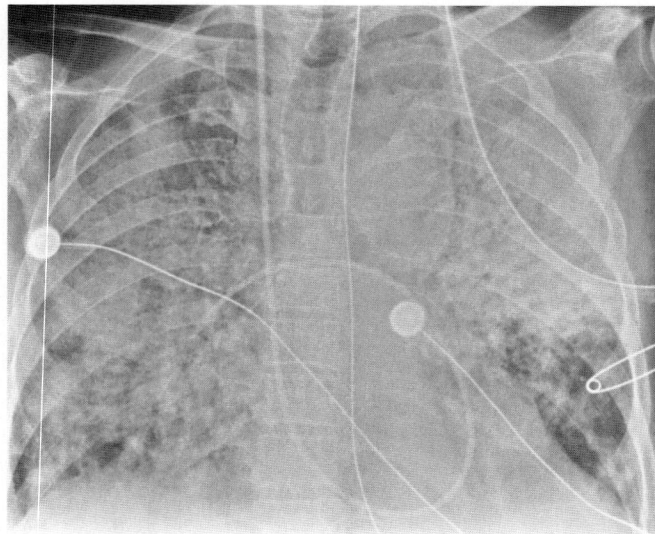

FIGURA 1-217   SDRA. Radiografía AP de una anciana que muestra consolidación difusa con broncogramas aéreos. El tamaño del corazón es normal y no se observa derrame pleural. (De McLoud TC: *Thoracic radiology: the requisites*, St. Louis, 1998, Mosby.)

coz de catéteres en la arteria pulmonar de los pacientes con SDRA no afecta de forma significativa a la mortalidad o la morbilidad.

- Aunque no existe un perfil hemodinámico diagnóstico de SDRA, la presencia de edema de pulmón, de alto gasto cardíaco y de una baja presión de enclavamiento capilar pulmonar (PECP) son típicas de SDRA.
- Es importante recordar que la sobrecarga de volumen intravascular parcialmente tratada y el edema pulmonar flash pueden mostrar las mismas características hemodinámicas del SDRA; las presiones de llenado pueden estar aumentadas cuando aumenta la presión intratorácica o se administran líquidos; la función cardíaca se reduce en presencia de acidosis, hipoxemia u otros factores asociados a la sepsis.

Soporte ventilatorio: en general es necesaria la ventilación mecánica para mantener un intercambio de gases adecuado (v. sección III, fig. 3-200). Se recomienda un volumen corriente bajo y una estrategia de ventilador con baja frecuencia de meseta para evitar las lesiones secundarias al ventilador. En general se prefiere inicialmente el modo de control-ayuda con los siguientes parámetros de ventilador:

- FiO_2 1 (hasta que se pueda usar un valor menor para conseguir una oxigenación adecuada). Cuando sea posible, reducir la toxicidad del oxígeno manteniendo una FiO_2 <60%.
- Volumen corriente: ajustar el volumen corriente inicial a 5-6 ml/kg de peso corporal y tratar de mantener la presión de meseta <30 mmHg.
- PEEP 5 cmH_2O o superior (para aumentar el volumen pulmonar y mantener abiertos los alvéolos). Se debe aplicar PEEP en pequeños incrementos de 3-5 cmH_2O (hasta un máximo de 15 cmH_2O) para conseguir una saturación arterial aceptable ($\geq$0,9) con valores de FiO_2 no tóxicos (<0,6) y presiones de meseta de la vía respiratoria aceptables (>30-35 cm H_2O). Es importante recordar que un aumento de la PEEP puede reducir el gasto cardíaco y, aunque mejore la PaO_2, traducirse en un efecto negativo sobre la oxigenación tisular (cuyos principales determinantes son la Hb, la saturación porcentual y el gasto cardíaco).
- Flujo inspiratorio: 60 l/min.

- Frecuencia ventilatoria: suelen ser necesarias frecuencias ventilatorias altas de 20-25 respiraciones/min en los pacientes con SDRA porque tienen un aumento del espacio muerto fisiológico y un menor volumen pulmonar. Se debe controlar a los pacientes para que no atrapen demasiado gas intratorácico («auto-PEEP» o «PEEP intrínseca»), lo que puede reducir el gasto cardíaco.

TRATAMIENTO AGUDO

Identificar y tratar los trastornos precipitantes:

- Hemo y urocultivos y ciclo de antibioterapia de prueba en la sospecha de sepsis (no se recomienda administrar antibióticos de forma rutinaria a todos los pacientes con SDRA).
- Pronta reparación de las fracturas óseas en los pacientes con traumatismos graves.
- Reposo intestinal y reanimación con cristaloides en la pancreatitis.
- Control de los líquidos: el tratamiento hemodinámico y el manejo de los líquidos en los pacientes con SDRA es específico para cada caso; en general se recomienda administrar cristaloides si se observa una tendencia a la disminución de la PECP con reducción del índice cardíaco, que se traduce en uremia prerrenal, oliguria y taquicardia relativa; por otro lado, si la PECP aumenta y se asocia a escasos o nulos cambios en el índice cardíaco, se deberá iniciar el tratamiento con diuréticos y usar bajas dosis de dopamina (2-4 μg/kg/min) para mantener la natriuresis y el flujo renal adecuado.
- Colocación del paciente: los cambios de posición pueden mejorar la oxigenación al mejorar la distribución de la perfusión hacia las regiones ventiladas del pulmón; se debe tratar de recolocar al paciente (en decúbito lateral) cuando tenga una hipoxemia que no responde a otras intervenciones médicas. Colocar a los pacientes con insuficiencia respiratoria aguda en decúbito prono mejora su oxigenación, pero no su supervivencia.
- Corticoides: no se recomienda su uso rutinario en el SDRA; los corticoides pueden resultar beneficiosos en pacientes con muchos eosinófilos en el lavado broncoalveolar; se deben descartar infecciones sistémicas o tratarlas de forma adecuada antes de administrarlos.
- Soporte nutricional: es necesario el soporte nutricional, administrado preferiblemente por vía enteral, para mantener la presión oncótica coloidal adecuada y el volumen intravascular. La inclusión de ácido eicosapentanoico del aceite de pescado puede resultar beneficiosa para mejorar las necesidades de ventilación y la duración del ingreso hospitalario de los pacientes con SDRA.

- Traqueostomía: la traqueostomía es necesaria en pacientes que necesitan >2 semanas de ventilación mecánica; se debe comentar la opción de traqueostomía con el paciente (si está alerta y orientada) y con los miembros de su familia/representante legal, cuando lleve 5-7 días de soporte ventilatorio.
- En todos los pacientes con SDRA está indicado algún tipo de profilaxis frente a la TVP.
- Profilaxis de las úlceras de estrés con suspensión de sucralfato (por sonda NG) o inhibidores de la bomba de protones i.v. (IBP) o bloqueantes H_2 i.v.
- El uso de surfactante sigue siendo controvertido. Los pacientes que lo reciben mejoran más el intercambio gaseoso en las primeras 24 horas que los enfermos que reciben tratamiento convencional solo; sin embargo, el uso de surfactante exógeno no mejora la supervivencia.

PRONÓSTICO

- El pronóstico del SDRA varía en función de la causa de base. El pronóstico es peor en los pacientes con una hepatopatía crónica, disfunción de órganos distintos del pulmón, sepsis o edad avanzada.
- Los valores aumentados de la fracción de espacio muerto ([$PaCO_2$ - $PeCO_2$]/$PaCO_2$) (el normal es <0,3) se asocian a un aumento del riesgo de muerte.
- La mortalidad global oscila entre el 32 y el 45%. La mayor parte de las muertes se atribuyen a sepsis o disfunción multiorgánica más que a causas respiratorias primarias.

DERIVACIÓN

Derivación quirúrgica para traqueostomía (v. «Tratamiento agudo»).

BIBLIOGRAFÍA RECOMENDADA

Piantadosi CA, Schwartz DA: The acute respiratory distress syndrome, *Ann Intern Med* 141:460, 2004.

Spragg RG et al: Effect of recombinant surfactant Protein C-based surfactant on the acute respiratory distress syndrome. *N Engl J Med* 351:884, 2004.

The National Heart, Lung, and Blood Institute ARDS Clinical Trials Network, Higher versus Lower Positive End-Expiratory pressures in patients with the Acute Respiratory Distress Syndrome, *N Engl J Med* 351:327, 2004.

Udobi KF et al: Acute respiratory distress syndrome, *Am Fam Physician* 67:315, 2003.

AUTOR: **FRED F. FERRI, M.D.**

INFORMACIÓN BÁSICA

DEFINICIÓN

El síndrome de disfunción sinusal es un grupo de alteraciones del ritmo cardíaco caracterizadas por anomalías del nodo sinusal, como 1) bradicardia sinusal, 2) parada sinusal o bloqueo de salida, 3) combinaciones de defectos de conducción sinoauricular o auriculoventricular y 4) taquiarritmias supraventriculares. Estas anomalías pueden coexistir en un mismo paciente, de modo que el paciente puede presentar episodios de bradicardia y taquicardia.

SINÓNIMO

Síndrome de bradicardia-taquicardia.

CÓDIGO CIE-9CM

427.81 Síndrome de disfunción sinusal

EPIDEMIOLOGÍA Y DEMOGRAFÍA

- En el niño: asociado a cardiopatía congénita.
- En el adulto: típicamente asociado a cardiopatía isquémica, aunque puede aparecer en un corazón normal.

SÍNTOMAS Y SIGNOS

- Mareo, síncope, palpitaciones.
- Embolia arterial (p. ej., ictus) asociada a fibrilación auricular.
- La exploración física puede ser normal o revelar anomalías (p. ej., soplos o galopes cardíacos) asociadas a la cardiopatía subyacente.

ETIOLOGÍA

- Fibrosis o infiltración grasa que afecta al nódulo sinusal, nódulo auriculoventricular, haz de His, o sus ramas.
- Además, pueden identificarse cambios inflamatorios o degenerativos de los nervios y ganglios que rodean al nódulo sinusal, así como otros cambios esclerodegenerativos.

DIAGNÓSTICO

DIAGNÓSTICO DIFERENCIAL

- Bradicardia: bloqueo auriculoventricular.
- Taquicardia: fibrilación auricular.
- Aleteo auricular.
- Taquicardia auricular paroxística.
- Taquicardia sinusal.
- Síncope (v. «Síncope» en la Sección I).

VALORACIÓN

- ECG.
- Monitorización ambulatoria del ritmo cardíaco.
- ECG ambulatorio de 24 horas (Holter) (fig. 1-218).
- Registrador de sucesos.
- Pruebas electrofisiológicas, como el tiempo de recuperación del nódulo sinusal y el tiempo de conducción sinoauricular.

TRATAMIENTO

- Colocación de un marcapasos permanente si presenta sintomatología.
- El tratamiento farmacológico de la taquicardia (p. ej., con digital o bloqueantes de canales de calcio) puede empeorar o desencadenar la bradicardia, por lo que puede llegar a ser la razón de la necesidad de un marcapasos.

DERIVACIÓN

Al cardiólogo.

BIBLIOGRAFÍA RECOMENDADA

Zipes DP. Olgin JE: Sick sinus syndrome. En Braunwald E (ed): Heart disease: a textbook of cardiovascular medicine, ed 6, Philadelphia. 2001, WB Saunders.

AUTOR: **TOM J. WACHTEL, M.D.**

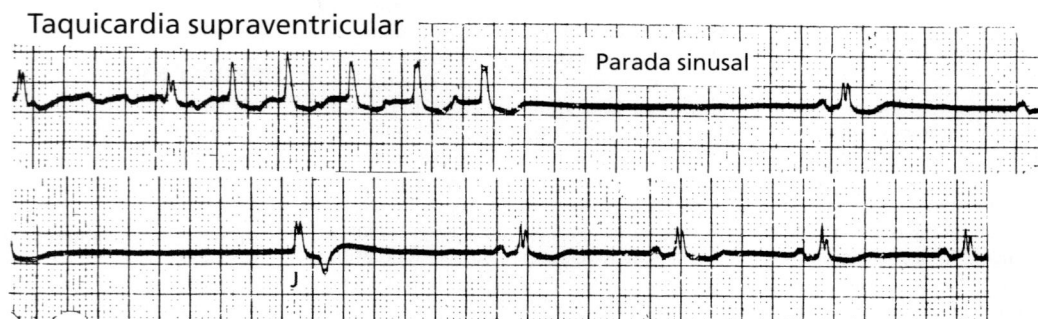

FIGURA 1-218 **Síndrome de bradicardia-taquicardia (disfunción sinusal).** Esta tira de ritmo muestra una taquicardia con complejos estrechos (probablemente un aleteo auricular) seguida de una parada sinusal, un ritmo de escape de la unión AV *(J)* y el ritmo sinusal. (De Goldberger AL: *Clinical electrocardiography,* 5.ª ed., St. Louis, 1994, Mosby.)

INFORMACIÓN BÁSICA

DEFINICIÓN

El síndrome de Down es un trastorno caracterizado por retraso mental y defectos multiorgánicos. Está causado por una anomalía cromosómica (trisomía del cromosoma 21).

SINÓNIMO

Trisomía del cromosoma 21.

CÓDIGO CIE-9CM
758.0 Síndrome de Down

EPIDEMIOLOGÍA Y DEMOGRAFÍA

INCIDENCIA (EN EE.UU.): 1 de cada 800 nacimientos.
PREVALENCIA (EN EE.UU.): 300.000 personas.
PREDOMINIO POR SEXOS: La proporción entre varones y mujeres es de 1,3:1,0.
DISTRIBUCIÓN POR EDADES: Del nacimiento a la madurez.
INCIDENCIA MÁXIMA: Recién nacidos.
GENÉTICA: No disyunción cromosómica que causa la trisomía del cromosoma 21.

SÍNTOMAS Y SIGNOS (V. FIG. 1-219)

- Microcefalia.
- Aplanamiento del occipucio y de la cara.
- Inclinación palpebral superior con epicanto.
- Manchas de Brushfield en el iris.
- Cuello ancho y fornido.
- Pies, manos y dedos pequeños.
- Pliegue palmar único.
- Hipotonía.
- Estatura corta.
- Se asocia con cardiopatías congénitas, malformaciones del aparato GI, cataratas, hipotiroidismo y displasia de caderas.

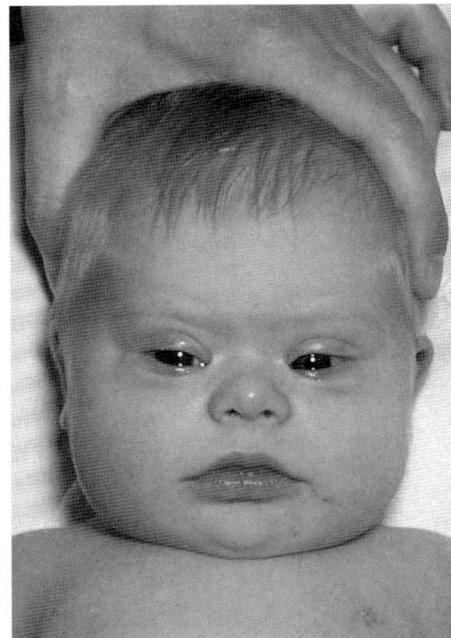

- Cerca de la mitad de los niños con síndrome de Down nacen con una cardiopatía congénita. Las más frecuentes son los defectos del tabique interauricular o los defectos del tabique interventricular.
- El hipotiroidismo congénito primario persistente aparece en 1 de cada 141 casos de síndrome de Down (en la población general aparece en 1 de cada 4.000 habitantes).
- La frecuencia de aparición de las alteraciones oftalmológicas aumenta con el crecimiento. Más del 80% de los niños de entre 5 y 12 años presenta trastornos que requieren un seguimiento o su corrección, como son los defectos refractivos, el estrabismo o las cataratas.

ETIOLOGÍA

La no disyunción del cromosoma 21.

DIAGNÓSTICO

- El diagnóstico citogénico prenatal se realiza mediante amniocentesis o biopsia de las vellosidades coriónicas.
- El uso combinado de pruebas de detección selectivas séricas y la ecografía fetal en búsqueda de un pliegue nucal engrosado alcanza una tasa de detección del 80%, con un 5% de falsos positivos.
- Cariotipo cromosómico posnatal.

TRATAMIENTO

- El tratamiento consiste en el seguimiento de los estados comórbidos como la obesidad, el hipotiroidismo, la leucemia, la pérdida de audición y la enfermedad valvular cardíaca.
- Se deben realizar pruebas de detección selectiva de enfermedad tiroidea al nacer, a los 6 meses, y a partir de entonces con una periodicidad anual.
- Prevenga la obesidad con una dieta baja en calorías y con un alto contenido en fibra.
- Vigile la aparición de alteraciones hematológicas.
- Registre las respuestas auditivas troncoencefálicas en todos los recién nacidos y valore la presencia de pérdida de audición en los niños con otitis media crónica.
- Realice un ecocardiograma a todo recién nacido. Los adolescentes deben someterse a una exploración cardiológica para descartar un prolapso de la válvula mitral.
- Realice una exploración oftalmológica a los 6 meses de edad para descartar la pre-

FIGURA 1-219 Síndrome de Down. Obsérvense el hundimiento del puente nasal, los pliegues epicantales, la inclinación mongoloide de las hendiduras palpebrales, la baja implantación de las orejas y la macroglosia. (De Zitelli BJ, Davis HW: *Atlas of pediatric physical diagnosis*, 3.ª ed., St. Louis, 1997, Mosby.)

sencia de cataratas congénitas y revisiones anuales por la posibilidad de desarrollar defectos refractivos o estrabismo.
- Exploraciones odontológicas periódicas.
- Exploración ginecológica a las mujeres sexualmente activas o con problemas menstruales.
- Los trastornos dermatológicos como la foliculitis pueden ser problemáticos en los adolescentes y para su solución se requiere una higiene cuidadosa y la aplicación de antibióticos tópicos.

DERIVACIÓN

Los centros que tratan a pacientes con síndrome de Down emplean listas para anticiparse a la aparición de los numerosos problemas que pueden presentarse.

OTRAS CONSIDERACIONES

COMENTARIOS

- Las pruebas de detección selectiva para descartar la subluxación atlanto-axoidea son controvertidas.
- La mayor parte de los pacientes desarrollan cambios neuropatológicos típicos de la enfermedad de Alzheimer. Los síntomas de presentación comprenden las convulsiones, los cambios de personalidad, los signos neurológicos focales y la apatía. Si sospecha una enfermedad de Alzheimer, realice pruebas de detección selectiva de enfermedades tratables como la depresión o el hipotiroidismo.
- El síndrome de Down es el responsable de un tercio de los casos de retraso mental moderado-profundo.
- El rango de autonomía de los pacientes con síndrome de Down es muy amplio, pero todos presentan una disminución del cociente intelectual en la primera década de la vida.
- La deficiencia en la producción del lenguaje en relación con otras áreas de desarrollo a menudo produce un trastorno importante.
- Los niños con síndrome de Down presentan más problemas psiquiátricos y conductuales que el resto de los niños, pero menos problemas que otros pacientes con retraso mental.
- Aunque el incremento de la edad materna es un factor de riesgo, la mayor parte de las madres con hijos con síndrome de Down son menores de 35 años.

BIBLIOGRAFÍA RECOMENDADA

Roizen NJ: Medical care and monitoring for the adolescent with Down syndrome, *Adolesc Med* 13(2):345, 2002.
Roizen NJ, Patterson D: Down's syndrome, *Lancet* 361(9365):1281, 2003.
Torfs CP, Christianson RE: Anomalies in Down syndrome individuals in a large population-based registry, *Am J Med Genet* 77(5):431, 1998.

AUTOR: **MAITREYI MAZUMDAR, M.D.**

INFORMACIÓN BÁSICA

DEFINICIÓN

El síndrome de Ehlers-Danlos (SED) se refiere a un grupo de trastornos del tejido conjuntivo heredados, clínicamente variables y genéticamente heterogéneos. El SED se caracteriza por hiperextensibilidad cutánea, fragilidad cutánea, laxitud articular e hiperextensibilidad articular. El esquema de clasificación revisado y los criterios diagnósticos (1998) se enumeran más adelante.

CÓDIGO CIE-9CM
756.83 Síndrome de Ehlers-Danlos

EPIDEMIOLOGÍA Y DEMOGRAFÍA

Se calcula que la prevalencia del SED es de alrededor de 1 por cada 5.000 nacimientos, aunque es algo superior en los afroamericanos. Los tipos I, II y III son los más prevalentes. Los tipos I y II representan alrededor del 80% de los casos notificados. En la mayoría de los casos la transmisión es autosómica dominante excepto para los tipos V y IX (ligado a X) y X y VIIC (autosómicos recesivos).

SÍNTOMAS Y SIGNOS

- Clásico (SED I y II): hiperextensibilidad («signo de Gorling»: capacidad para tocar la nariz con la punta de la lengua), fácil formación de cicatrices patológicas y de hematomas («cicatrices como papel de fumar»), piel lisa y aterciopelada, esferoides subcutáneos (pequeños nódulos firmes similares a quistes) a lo largo de las espinillas o de los antebrazos.
- Hipermovilidad (SED III): hipermovilidad articular y algo de hipermovilidad cutánea con o sin piel muy lisa.
- Vascular (SED IV): piel fina y translúcida con venas visibles; aparición de hematomas marcados; nariz fina; acrogeria; rotura espontánea de arterias medias y grandes y de órganos huecos, especialmente intestino grueso y útero.
- Cifoescoliótico (SED VI): caracterizado por hipermovilidad articular, escoliosis progresiva; fragilidad ocular y posible rotura del globo, prolapso de la válvula mitral y dilatación aórtica.
- Artrocalasia (SED VII A y B): hipermovilidad articular predominante con subluxaciones, luxación congénita de la cadera, hiperextensibilidad cutánea y fragilidad tisular.

- Dermatosparaxis (SED VIIC): fragilidad cutánea grave con disminución de la elasticidad, aparición de hematomas, hernias.
- Tipos no clasificados:
  1. SED V: características clásicas.
  2. SED VIII: características clásicas y enfermedad periodontal.
  3. SED IX: características clásicas.
  4. SED X: características clásicas leves, prolapso de la válvula mitral.
  5. SED XI: inestabilidad articular.

ETIOLOGÍA

Defectos del colágeno en las matrices extracelulares de múltiples tejidos (piel, tendones, vasos sanguíneos y vísceras) subyacen a todas las formas de SED. SED I y II se asocian con defectos en el colágeno de tipo V, que se corresponden con mutaciones de los genes COL5A. En el SED IV participa un déficit de colágeno de tipo III y varios estudios sugieren que las mutaciones del gen COL3A1 conducen a este déficit. SED VIIA y VIIB se deben a un defecto en el colágeno de tipo I, causado por mutaciones en los genes COL1A1 y COL1A2.

DIAGNÓSTICO

El diagnóstico se basa exclusivamente en los criterios clínicos. Es importante identificar a los pacientes con SED de tipo IV debido a las graves consecuencias de la enfermedad.

DIAGNÓSTICO DIFERENCIAL

Se limita generalmente a los tipos de SED. Algunos individuos con síndrome de Marfan presentan laxitud articular. Algunos pacientes con osteogénesis imperfecta presentan laxitud articular y fácil aparición de hematomas. Es más probable que los pacientes con hipermovilidad articular sin cambios cutáneos presenten hipermovilidad articular familiar. Los pacientes con cutis laxa autosómica dominante presentan redundancia cutánea y pérdida de elasticidad, pero no presentan fácil aparición de hematomas o fragilidad tisular.

VALORACIÓN

El diagnóstico se basa exclusivamente en los criterios clínicos.

PRUEBAS DE LABORATORIO

- Se realizan ensayos bioquímicos limitados y análisis génicos para determinar defectos moleculares conocidos.
- Las radiografías simples pueden revelar nódulos calcificados a lo largo de las es-

pinillas o los antebrazos que se corresponden con los esferoides subcutáneos.
- El ecocardiograma puede identificar prolapso de la válvula mitral y dilatación aórtica.

TRATAMIENTO

- Todos los pacientes deberían recibir consejo genético sobre el modo de herencia de su SED y el riesgo de tener niños con SED.
- El tratamiento de la mayoría de los problemas cutáneos y articulares debería ser conservador y preventivo. La hipermovilidad y el dolor de las articulaciones en el SED no suelen requerir intervención quirúrgica. Es útil el tratamiento físico para fortalecer los músculos. Puede realizarse reparación quirúrgica y tensión de los ligamentos articulares pero con frecuencia los ligamentos no soportan las suturas. Debería considerarse la intervención quirúrgica en función del individuo.
- El tipo vascular requiere una atención quirúrgica especial debido al aumento de la friabilidad de los tejidos. Debería aconsejarse a las mujeres con SED de tipo IV que evitaran el embarazo.
- Debería aconsejarse a los pacientes que evitaran los deportes de contacto y tratarse estrictamente la hipertensión.

PRONÓSTICO

El pronóstico varía en función del tipo de SED.

DERIVACIÓN

Derivación a cardiología, cirugía ortopédica y cirugía general, y tratamiento físico según necesidad.

BIBLIOGRAFÍA RECOMENDADA

Pepin M et al: Clinical and genetic features of Ehlers-Danlos syndrome type IV, the vascular type, *N Engl J Med* 342:673, 2000.

Pyeritz R: Ehlers-Danlos syndrome, *N Engl J Med* 342(10):730, 2000.

Pyeritz RE: Ehlers-Danlos syndromes. En Goldman L, Bennett JC (eds): *Cecil textbook of medicine*, ed 21, vol 1, Philadelphia, 2000, WB Saunders.

Shapiro, JR: Heritable disorders of structural proteins, *Kelley's textbook of rheumatology*, ed 6, Philadelphia, 2001, WB Saunders.

AUTOR: **IRIS TONG, M.D.**

INFORMACIÓN BÁSICA

DEFINICIÓN

El síndrome de fatiga crónica (SFC) se caracteriza por la existencia de cuatro o más de los siguientes síntomas, que deben estar presentes al mismo tiempo durante al menos 6 meses:

- Déficit de memoria o de concentración.
- Dolor de garganta.
- Dolor a la palpación cervical o de los nódulos linfáticos axilares.
- Mialgias.
- Dolor en múltiples articulaciones.
- Cefaleas nuevas.
- Sueño no reparador.
- Malestar después de realizar esfuerzos.

SINÓNIMOS

Gripe del yuppie.
Síndrome de Epstein-Barr crónico.

CÓDIGOS CIE-9CM
780.7 Síndrome de fatiga crónica
300.8 Neurastenia

EPIDEMIOLOGÍA Y DEMOGRAFÍA

INCIDENCIA (EN EE.UU.): 100-300 casos/100.000 habitantes.
DISTRIBUCIÓN POR EDADES: Adultos jóvenes y pacientes de edad media.
PREDOMINIO POR SEXOS: Mujeres > varones.

SÍNTOMAS Y SIGNOS

- No existen signos específicos del SFC.
- La exploración física puede resultar útil para identificar signos de fibromialgia y otros procesos reumatológicos que pueden coexistir con el SFC.

ETIOLOGÍA

- La etiología del SFC es desconocida.
- Muchos expertos sospechan que una enfermedad vírica puede desencadenar ciertas respuestas inmunitarias responsables del cuadro sintomático. La mayor parte de los pacientes a menudo refieren que la clínica se inició con síntomas gripales.
- Los primeros casos indican un posible papel del virus de Epstein-Barr, pero estudios posteriores han descartado dicha teoría.

DIAGNÓSTICO

DIAGNÓSTICO DIFERENCIAL

- Depresión psicosocial, distimia, ansiedad y otras enfermedades psiquiátricas.
- Enfermedades infecciosas (EBS, enfermedad de Lyme, enfermedades fúngicas, mononucleosis, VIH, hepatitis crónica B o C, TB o parasitosis crónicas).
- Enfermedades autoinmunitarias: LES, miastenia gravis, esclerosis múltiple, tiroiditis, AR.
- Enfermedades endocrinas: hipotiroidismo, hipopituitarismo, insuficiencia adrenal, síndrome de Cushing, diabetes mellitus, hiperparatiroidismo, embarazo o hipoglucemia reactiva.
- Neoplasia maligna oculta.
- Toxicomanía.
- Enfermedades sistémicas: insuficiencia renal crónica, EPOC, enfermedad cardiovascular, anemia, alteraciones electrolíticas, enfermedades hepáticas.
- Otras: descanso insuficiente, apnea del sueño, narcolepsia, fibromialgia, sarcoidosis, medicaciones, exposición a agentes tóxicos, granulomatosis de Wegener.
- En la Sección II se describe el diagnóstico diferencial de la fatiga crónica.

VALORACIÓN

Como el SFC es un diagnóstico clínico y los síntomas suelen ser subjetivos, la historia clínica y la exploración física resultan fundamentales para excluir otras causas de fatiga. Se debe realizar una exploración completa del estado mental. Las alteraciones presentes deben ser exploradas en mayor detalle mediante los estudios neurológicos, psicológicos o psiquiátricos adecuados. En la Sección III se expone un algoritmo para estudiar a los pacientes con astenia.

PRUEBAS DE LABORATORIO

- No hay pruebas de laboratorio específicas para el diagnóstico del SFC. Las pruebas de laboratorio son útiles inicialmente para descartar otras enfermedades que pueden simular o pueden asociarse al SFC:
  1. Pruebas de laboratorio de detección selectiva: hemograma completo, VSG, ALT, nivel de proteínas totales, albúmina, globulina, fosfatasa alcalina, calcio, fósforo, glucosa, BUN, creatinina, electrólitos, TSH y urianálisis.
  2. Las pruebas serológicas para diagnosticar la infección por el virus de Epstein-Barr, *Candida albicans*, herpesvirus humano tipo 6, así como las pruebas de detección de anomalías en la inmunidad celular, no resultan de utilidad y son costosas, por lo que no se recomienda su empleo.
- Dependiendo de la historia y de la exploración física pueden estar indicadas otras pruebas (p. ej., la detección de ANA o del FR en los pacientes que refieren molestias articulares o presentan alteraciones en la exploración física; o estudios serológicos en las áreas en las que la enfermedad de Lyme sea endémica).

DIAGNÓSTICO POR IMAGEN

Las técnicas de imagen no suelen estar indicadas salvo que la historia clínica y la exploración física indiquen alteraciones específicas (p. ej., radiografía de tórax en los pacientes en los que se sospeche TB o sarcoidosis).

TRATAMIENTO

TRATAMIENTO NO FARMACOLÓGICO

- La formación y el asesoramiento contribuyen a que las metas y las expectativas del paciente sean realistas.
- Los grupos de apoyo (v. «Tratamiento crónico») resultan de utilidad.
- Se debe tranquilizar a los pacientes acerca del carácter benigno de la enfermedad y transmitirles que la mayor parte de los casos mejoran con el tiempo.
- En la mayor parte de los pacientes resulta beneficioso iniciar un programa de ejercicio supervisado para conservar y potenciar la fuerza, a la vez que contribuye al alivio de los síntomas.

TRATAMIENTO AGUDO

El tratamiento suele ser paliativo. Las siguientes medicaciones pueden resultar de utilidad:

- Antidepresivos: la elección del antidepresivo depende del efecto secundario deseado. Los pacientes con dificultades para conciliar el sueño o con síntomas similares a la fibromialgia pueden beneficiarse de los antidepresivos tricíclicos a baja dosis (10 mg de doxepina o 25 mg de amitriptilina al acostarse). Cuando no se desea el efecto sedante pueden emplearse ISRS a dosis baja (20 mg de paroxetina al día), que a menudo alivian la fatiga y los síntomas asociados.
- Los AINE pueden administrarse con el fin de aliviar el dolor articular, las mialgias y la cefalea.
- La monoterapia con fludrocortisona para el tratamiento de la hipotensión mediada neuralmente no es más eficaz que el placebo.
- El tratamiento con hidrocortisona a dosis baja mejora la calidad de vida, pero sus efectos secundarios son frecuentes y su uso no está recomendado.

Los tratamientos «alternativos» (las hierbas medicinales, los complejos multivitamínicos, o los suplementos nutricionales) son muy populares entre algunos pacientes con el SFC, aunque por lo habitual no resultan de gran utilidad.

TRATAMIENTO CRÓNICO

En la mayor parte de los pacientes el tratamiento psiquiátrico es una ayuda para hacer frente a la enfermedad.

PRONÓSTICO

La recuperación al año es moderada-completa en el 22-60% de los pacientes con SFC.

OTRAS CONSIDERACIONES

COMENTARIOS

Los síntomas de los pacientes con SFC son lo suficientemente incapacitantes como para reducir las actividades diarias en más de un 50% en ausencia de otros trastornos médicos conocidos.

BIBLIOGRAFÍA RECOMENDADA

Koelle DM et al: Markers of viral infection in monozygotic twins discordant for chronic fatigue syndrome, *Clin Infect Dis* 35:518, 2002.

AUTOR: **FRED F. FERRI, M.D.**

INFORMACIÓN BÁSICA

DEFINICIÓN

El síndrome de Felty (SF) se define por la tríada artritis reumatoide (AR), esplenomegalia y granulocitopenia. Esta definición necesita alguna modificación según una serie de revisiones posteriores sobre el tema. La característica del SF es una granulocitopenia persistente e idiopática, que se define por recuentos de neutrófilos <2.000/mm³. La magnitud de la esplenomegalia es muy variable y se modifica con el tiempo. Es una manifestación extraarticular de la AR seropositiva en la cual las infecciones sistémicas y locales de repetición son la principal causa de morbimortalidad.

CÓDIGO CIE-9CM
714.1 Síndrome de Felty

EPIDEMIOLOGÍA Y DEMOGRAFÍA

- El SF afecta a menos del 1% de los enfermos con AR.
- Un 60-80% son mujeres.
- Se reconoce entre la quinta y séptima décadas de la vida en pacientes que padecen una AR de 10 años de evolución o más.
- Es más probable que los pacientes con SF refieran antecedentes familiares de AR y HLA-DR4.
- Es raro en afroamericanos (baja frecuencia de HLA-DR4).

SÍNTOMAS Y SIGNOS

- En raras ocasiones aparecen esplenomegalia y granulocitopenia antes de la artritis.
- La afectación articular suele ser más grave en los pacientes con SF comparados con otros enfermos con AR; sin embargo, un tercio sufren una sinovitis relativamente inactiva con aumento de la VSG.
- El grado de esplenomegalia varía y puede ser detectable sólo con estudios radiológicos.
- El grado de esplenomegalia no guarda correlación con el grado de granulocitopenia.
- Los pacientes con SF tiene una mayor frecuencia de manifestaciones extraarticulares (nódulos, pérdida de peso, síndrome de Sjögren, etc.) que otros enfermos con AR.
- Aproximadamente un 25% de los pacientes sufre úlceras refractarias en las piernas, que se asocian a menudo a hiperpigmentación de la tibia anterior.
- Es frecuente una hepatomegalia leve (hasta el 68%).
- Los pacientes con SF tienen 20 veces más frecuencia de infecciones que otros enfermos con AR.
- En general se produce una respuesta adecuada a los antibióticos apropiados.

ETIOLOGÍA

La patogenia del SF es posiblemente multifactorial y no se ha encontrado una explicación clara.

Los mecanismos propuestos para la granulocitopenia incluyen:

- Secuestro esplénico y destrucción periférica de los granulocitos por complejos inmunitarios y anticuerpos frente a los neutrófilos.
- Alteraciones de la granulopoyesis en la médula ósea como consecuencia de una menor producción de citocinas, presencia de inhibidores o supresión inmunitaria humoral o mediada por células.
- Marginación excesiva.

DIAGNÓSTICO

DIAGNÓSTICO DIFERENCIAL

- Lupus eritematoso sistémico.
- Reacciones farmacológicas.
- Síndromes mieloproliferativos.
- Linfoma/tumores malignos reticuloendoteliales.
- Cirrosis hepática con hipertensión portal.
- Sarcoidosis.
- Tuberculosis.
- Amiloidosis.
- Infecciones crónicas.

VALORACIÓN

Exploración física y estudios de laboratorio.

PRUEBAS DE LABORATORIO

- Hemograma completo con recuento diferencial en busca de:
  1. Granulocitopenia.
  2. Anemia leve a moderada.
  3. Trombocitopenia leve.
- VSG.
- Biopsia de médula ósea, que en la mayor parte de los pacientes mostrará una hiperplasia mieloide con exceso de precursores inmaduros de los granulocitos («parada madurativa»).
- Factor reumatoide: positivo en el 98% de los casos, en general en concentraciones altas.
- ANA: positivos en el 67%.
- Anticuerpos frente a la histona: positivo en el 83%.
- HLA-DR4: positivo en el 95%.
- Anticuerpos frente al citoplasma de los neutrófilos (77%).
- Inmunoglobulinas: concentraciones más altas que en los pacientes con AR.
- Complemento: concentraciones más bajas que en los pacientes con AR.

DIAGNÓSTICO POR IMAGEN

La ecografía o la TC pueden resultar útiles para diagnosticar la esplenomegalia.

TRATAMIENTO

No se dispone de un tratamiento eficaz de forma uniforme para el SF.

TRATAMIENTO AGUDO

Esplenectomía:
- Tratamiento convencional desde 1932.

- Revierte de forma aguda las alteraciones hematológicas.
- Las infecciones existentes se resuelven tras la operación por aumento de los recuentos de granulocitos.
- Un 25-30% tendrá granulocitopenia de repetición, pero los recuentos suelen ser más altos que antes de la esplenectomía.
- La mejoría de la frecuencia de infecciones de repetición es variable y no guarda correlación con la mejora hematológica.
- En general se reserva para pacientes con granulocitopenias graves (<1.000/mm³) e infecciones graves de repetición.

Litio:
- Estimula la granulocitopoyesis.
- Existen pocas evidencias de utilidad a largo plazo o de que reduzca de forma concluyente la frecuencia de infecciones.
- Se emplea como tratamiento a corto plazo mientras se espera respuesta a otras intervenciones.

Testosterona parenteral: eficacia limitada por la toxicidad, sobre todo en mujeres.

Corticoides.
- Los pulsos son una alternativa para el incremento a corto plazo de los neutrófilos.
- La infección devastadora es la principal barrera para el uso de corticoides.

Fármacos antirreumáticos: fármacos de segunda línea, pueden mejorar la granulocitopenia del SF:
- Inyecciones de sales de oro: buena respuesta hematológica en el 20%, el 60% respuesta parcial.
- Penicilamina: controvertida, nunca debe ser la primera opción en el SF.
- Metotrexato: puede reducir la frecuencia de infecciones, pero todavía no está bien demostrado.

G-CSF recombinante:
- Mejora el recuento de neutrófilos, pero no la artritis o la anemia del SF.
- Puede ser un tratamiento adyuvante útil durante las infecciones graves o antes de la cirugía.

Otros inmunosupresores: ciclofosfamida, ciclosporina, azatioprina, leflunomida, TNF-α: experiencia limitada.

DERIVACIÓN

- Al reumatólogo para tratamiento de la AR.
- Al hematólogo para tratamiento de la granulocitopenia.

BIBLIOGRAFÍA RECOMENDADA

Bowman SJ: Hematological manifestations of rheumatoid arthritis, *Scand J Rheumatol* 31(5):251, 2002.

Campion G et al: The Felty's syndrome: a case-matched study of clinical manifestations and outcome, serologic features, and immunogenetic associations, *Medicine (Baltimore)* 69(2):69, 1990.

Losenstein ED et al: Felty's and pseudo-Felty's syndromes, *Semin Arthritis Rheum* 21(3):129, 1991.

Spivak JL: Felty's syndrome: an analytical study, *John Hopkins Med* 141(3):156, 1977.

AUTORES: **ETSUKO AOKI, M.D.** y **REBECCA A. GRIFFITH, M.D.**

INFORMACIÓN BÁSICA

DEFINICIÓN

El síndrome de Gardner es una variante de poliposis adenomatosa familiar (PAF), con importantes manifestaciones extraintestinales y que se transmite de forma autosómica dominante. Se caracteriza por:

- Pólipos intestinales de tipo adenomatoso.
- Tumores de partes blandas.
- Osteomas.

CÓDIGO CIE-9CM
211.3 Síndrome de Gardner

EPIDEMIOLOGÍA Y DEMOGRAFÍA

- La PAF representa menos del 1% de los cánceres colorrectales.
- Todo el tubo digestivo puede desarrollar pólipos, pero la capacidad de malignizarse es máxima en el colon. Los pacientes afectados por síndrome de Gardner desarrollan cientos a miles de pólipos adenomatosos colorrectales.
- Los pólipos aparecen a una edad media de 16 años.
- El cáncer se desarrolla en el 7% de los individuos a los 21 años, el 50% a los 39 años y el 90% a los 45 años.
- El riesgo de otros cánceres también está aumentado: un 10% desarrolla tumores desmoides y un 10% cáncer periampular duodenal. El riesgo de tumores cerebrales (meduloblastoma), angiofibroma nasofaríngeo, tumores tiroideos, suprarrenales y pancreáticos y de hepatoblastoma infantil también está aumentado.

SÍNTOMAS

Variabilidad del fenotipo entre los individuos y las familias con la misma mutación. Las alteraciones de partes blandas y óseas pueden preceder a la enfermedad intestinal.

- Hipertrofia congénita del epitelio pigmentario de la retina (es el primer signo con frecuencia).
- Alteraciones dentales, dientes supernumerarios o que no salen.
- Lesiones de partes blandas: quistes sebáceos o epidermoides, fibromas, lipomas, tumores desmoides.
- Alteraciones en el cráneo, la mandíbula y los huesos largos.
- Masa abdominal, sangre oculta en heces.

ETIOLOGÍA

- Se debe a mutaciones del gen de la poliposis adenomatosa de colon (PAC) en el cromosoma 5q21; se han descrito 300 mutaciones. La localización de la mutación puede explicar las prominentes manifestaciones extraintestinales que distinguen el síndrome de Gardner de otras variantes de PAF.
- Las mutaciones espontáneas son responsables del 20-30% de los casos de PAF.

DIAGNÓSTICO

En los pacientes con antecedentes familiares, el diagnóstico se confirma por la presencia de >100 pólipos adenomatosos en el colon, >3 lesiones pigmentadas en el fondo de ojo o con pruebas genéticas.

DIAGNÓSTICO DIFERENCIAL

- PAF.
- Síndrome de Turcot.
- Poliposis colónica adenomatosa atenuada.
- Síndrome de Peutz-Jeghers.
- Poliposis juvenil.
- Poliposis MYH.

VALORACIÓN

Anamnesis, exploración física, pruebas de laboratorio y diagnóstico por imagen.

PRUEBAS DE DETECCIÓN SELECTIVA/ LABORATORIO

Se debe ofrecer la detección selectiva a los familiares de primer grado de individuos afectados que tengan >10 años de edad y a los individuos con >100 adenomas colorrectales.

PRUEBAS DE TRUNCADO DE LA PROTEÍNA (PTP):

- Estudio genético que consiste en un ensayo con proteínas séricas sintetizadas in vitro.
- Capaz de identificar una mutación en el 80% de las familias con PAF. Para asegurarse de que la mutación de una familia se puede identificar, primero se debe estudiar al miembro con una PAF conocida.
- Si el individuo afectado tiene resultados positivos, se podrá estudiar a los miembros de la familia y esta prueba distingue con una seguridad del 100% a los individuos afectados de los no afectados. Si la prueba es negativa en el individuo afectado, la detección selectiva de la familia no servirá para determinar el estado de enfermedad.
- Si no existe una historia familiar conocida, resulta dudosa la necesidad de detección selectiva del paciente dudoso. Un resultado positivo confirma el diagnóstico, pero el negativo no lo descarta.
- Otras pruebas genéticas (secuenciación, ligazón, pruebas de polimorfismo de conformación de cadenas únicas) pueden plantearse si la PTP no aporta información.

NOTA: El asesoramiento genético se debe realizar previa obtención de un consentimiento informado firmado.

EXPLORACIÓN FÍSICA ANUAL: Valorar lesiones extraintestinales (nódulos tiroideos, masa abdominal, etc.) y realizar pruebas hematológicas regulares.

HIPERTROFIA CONGÉNITA DEL EPITELIO PIGMENTARIO DE LA RETINA: Las lesiones se producen en algunas familias y son un indicador fiable de la afectación en ellas.

DIAGNÓSTICO POR IMAGEN

SIGMOIDOSCOPIA:

- Los familiares con una mutación identificada en PAC con pruebas genéticas positivas deben realizarse una sigmoidoscopia anual desde los 12 años; si los resultados genéticos son negativos, sigmoidoscopia a los 25 años.
- Familias con una mutación de PAC no identificada; los miembros de la familia deben realizarse una sigmoidoscopia anual desde los 12 años, cada 2 años desde los 25 años, cada 3 años desde los 35 años y después según las normas generales a partir de los 50 años.

ENDOSCOPIA DIGESTIVA ALTA (QUE INCLUYA LA AMPOLLA DE VATER): La detección selectiva de pólipos gástricos y duodenales debe empezar cuando se detectan pólipos en el colon y se debe repetir cada 2-4 años. Si se encuentran pólipos en la vía digestiva alta se deberá repetir cada año.

ECOGRAFÍA: Se deben estudiar los hijos de padres afectados una vez al año (desde la lactancia hasta los 7 años) mediante la determinación de las concentraciones de alfa-fetoproteína y ecografía hepática para descartar un hepatoblastoma.

TRATAMIENTO

- Colectomía recomendada cuando la sigmoidoscopia ve pólipos.
- Detección selectiva regular en el resto de la vía digestiva y de las manifestaciones extraintestinales después de la colectomía.

PRONÓSTICO

El riesgo de sufrir un cáncer de colon y recto en los pacientes no tratados es del 100%. La frecuencia de muchas otras neoplasias también está elevada.

DERIVACIÓN

- Digestivo para sigmoidoscopia.
- Cirugía para colectomía profiláctica cuando se detecten pólipos.
- Asesoramiento genético.

OTRAS CONSIDERACIONES

- Sulindac (AINE no selectivo) y celecoxib (inhibidor de COX-2) han conseguido que regresen los pólipos en pacientes con PAF. Celecoxib está aprobado por la FDA para esta indicación. No está claro si se modifica el riesgo de cáncer. No debe sustituir a la resección del colon para prevenir el cáncer.
- Se han inducido y estimulado tumores desmoides con técnicas quirúrgicas y uso de ACO.

BIBLIOGRAFÍA RECOMENDADA

Cruz-Correa M, Giardiello FM: Diagnosis and management of hereditary colon cancer, *Gastroenterol Clin North Am* 31(2):537, 2002.

Giardiello FM, Brensinger JD, Petersen GM: American Gastroenterologic Association Practice Guidelines: AGA technical review on hereditary colorectal cancer and genetic testing, *Gastroenterology* 121(1):198, 2001.

AUTOR: **SUDEEP K. AULAKH, M.D., F.R.C.P.C.**

INFORMACIÓN BÁSICA

DEFINICIÓN

Se trata de tics repentinos, breves, intermitentes involuntarios o movimientos semivoluntarios (tics motores) o sonidos (tics fónicos o vocales) que imitan fragmentos de la conducta normal.

El síndrome de Gilles de la Tourette es un trastorno hereditario caracterizado por múltiples tics motores y vocales que cambian durante el curso clínico de la enfermedad. El inicio tiene lugar antes de los 18 años.

SINÓNIMO

Trastorno de los tics motores-verbales.

CÓDIGO CIE-9CM

307.23 Trastorno de Gilles de la Tourette

EPIDEMIOLOGÍA Y DEMOGRAFÍA

PREVALENCIA (EN EE.UU.): Desconocida. Se estima que oscila entre el 0,7 y el 5%.
SEXO: Relación varones:mujeres de 3:1.
EDAD: Edad de inicio típica a los 2-15 años. La media está entre los 5 y 7 años.

SÍNTOMAS Y SIGNOS

La exploración neurológica es normal:
- Tics vocales (aclaramiento de la voz, frases cortas repetitivas, p. ej., «desde luego», palabrotas [coprolalia]).
- Los tics motores pueden ser simples (p. ej., guiño de ojos, muecas, sacudidas de la cabeza) o complejos (p. ej., gestos). Los tics aumentan, disminuyen y cambian con el tiempo. A menudo pueden suprimirse durante cortos períodos. Habitualmente están precedidos por una urgencia para realizar el tic.
- A menudo el ST se asocia a una variedad de síntomas conductuales, con mayor frecuencia TDAH y TOC (trastorno obsesivo-compulsivo). La incidencia de TOC en pacientes con ST es >30% y alcanza su máximo a medida que los tics comienzan a retroceder. El 50-75% de los pacientes con ST cumplen los criterios de TDAH y a menudo es esto lo que trae al paciente a la consulta médica.

ETIOLOGÍA

El ST es, al menos en parte, genético. Existe una fuerte historia familiar de TOC y/o ST en pacientes con tics, y los estudios de gemelos dan muestras de la importancia de los factores genéticos. Sin embargo, no se han identificado genes candidatos por el momento. En base a los efectos beneficiosos de los antagonistas de la dopamina, se cree que ésta es uno de los principales neurotransmisores implicados.

DIAGNÓSTICO

DIAGNÓSTICO DIFERENCIAL

- Corea de Sydenham: ocurre tras una infección por estreptococos del grupo A.
- PANDAS: trastornos neuropsiquiátricos autoinmunes pediátricos asociados a infección estreptocócica.
- Trastornos de tics esporádicos: tienden a ser bien motores, bien vocales, pero no ambos a la vez.
- Traumatismo craneoencefálico.
- Intoxicación por fármacos: existen muchos fármacos que se sabe inducen o exacerban el trastorno de tics, incluyendo el metilfenidato, anfetaminas, pemolina, anticolinérgicos y antihistamínicos.
- Encefalitis postinfecciosa.
- Trastornos hereditarios: incluyen a la enfermedad de Huntington, Hallervorden Spatz y neuroacantocitosis. Todas ellas deben presentar otras anomalías en la exploración neurológica.

VALORACIÓN

Observación clínica e historia para confirmar el diagnóstico.

PRUEBAS DE LABORATORIO

No hay pruebas de laboratorio definitivas.

DIAGNÓSTICO POR IMAGEN

La TC y RM de encéfalo son normales e innecesarias en ausencia de una exploración neurológica anormal.

TRATAMIENTO

TRATAMIENTO NO FARMACOLÓGICO

Multidisciplinar: padres, educadores, psicólogos, cuidadoras.

TRATAMIENTO AGUDO

Pueden emplearse bloqueantes de la dopamina para reducir la gravedad de los tics de forma aguda (p. ej., haloperidol, 0,25 mg v.o. antes de acostarse, inicialmente).

TRATAMIENTO CRÓNICO

Los tics sólo precisan tratamiento si interfieren con la función psicosocial, educativa y ocupacional de una persona.

TRATAMIENTO DE LOS TICS:
- Clonidina: muchos la eligen como fármaco de primera línea debido a sus escasos efectos colaterales a largo plazo. Comenzar con 0,05 mg y reducir de forma lenta y gradual hasta 0,45 mg al día (necesita una dividirse en tres o cuatro veces al día). También puede ayudar con los síntomas del TDAH.
- Guanfacina, otro agonista alfa semejante a la clonidina, pero que puede administrarse una vez al día. La dosis de inicio habitual es de 0,5 mg, ajustándose a 1-3 mg al día.
- Tetrabenacina-dopamina: fármaco depletor que no está disponible actualmente en los EE.UU. Evita muchos de los efectos colaterales de los neurolépticos.
- Antipsicóticos atípicos como la ziprasidona y la olanzapina. Poseen menos efectos colaterales que los neurolépticos típicos.
- Bloqueantes de la dopamina: neurolépticos. Deben evitarse mientras no se hayan agotado otras alternativas. Muchos facul-

tativos emplean la pimocida antes que el haloperidol, ya que se cree que tiene menos efectos colaterales. Puede prolongar el intervalo QT, por lo que requiere una monitorización estrecha del ECG. Dosis de inicio habitual de 0,5-1 mg antes de acostarse, ajustándose a 2-4 mg/día. Otro fármaco es la flufenacina.

TRATAMIENTO DEL TDAH:
A menudo es preciso tratar este trastorno antes del tratamiento de los tics. Algunos de estos estimulantes pueden incrementar la frecuencia e intensidad de los tics, por lo que puede ser necesario combinarlos con depletores de la dopamina:
- Dextroanfetamina.
- Metilfenidato.

TRATAMIENTO DEL TOC:
Los ISRS, como la fluoxetina, son los más eficaces.

PRONÓSTICO

- En los últimos años de la adolescencia, la intensidad y frecuencia de los tics disminuyen.
- Un tercio de los pacientes logrará una remisión significativa. Aunque la remisión completa y permanente es rara.
- Un tercio presentarán tics «no incapacitantes», leves y persistentes.

DERIVACIÓN

Al neurólogo para confirmar el diagnóstico inicial.

OTRAS CONSIDERACIONES

- Debe ponerse énfasis en que los tics no necesitan tratamiento salvo que interfieran en la vida del individuo.
- La coprolalia, uno de los síntomas más reconocible y preocupantes, está presente en menos de la mitad de los pacientes con síndrome de Tourette, apareciendo típicamente pocos años después del inicio de la enfermedad.

COMENTARIOS

Pueden obtenerse medios de educación al paciente de la Tourette's Syndrome Association (TSA), 4240 Bell Blvd., Bayside, NY, 11361-2864.

BIBLIOGRAFÍA RECOMENDADA

Jankovic J: Tourette's syndrome, N Engl J Med 345:1184, 2001.
Jankovic J: Tics and Tourette's syndrome. En Jankovic J, Tolosa E (eds): Parkinson's disease and movement disorders, Philadelphia, 2002, Lippincott Williams & Wilkins.
Jimenez Jimenez FJ, Garcia-Ruiz DJ: Pharmacological options for the treatment of Tourette's disorder, Drugs 61(15):2007, 2001.
Marcus D, Kurlan R: Tics and its disorders. En Hurtig H, Stern M (eds): Neurologic clinics: movement disorders, 19:3, 2001.

AUTOR: **CINDY ZADIKOFF, M.D.**

INFORMACIÓN BÁSICA

DEFINICIÓN

El síndrome de Goodpasture se caracteriza por la recidiva idiopática de hemorragia alveolar y glomerulonefritis rápidamente progresiva. También se puede definir por la tríada de glomerulonefritis, hemorragia pulmonar y anticuerpos frente a la membrana basal.

CÓDIGO CIE-9CM
446.2 Síndrome de Goodpasture

EPIDEMIOLOGÍA Y DEMOGRAFÍA

- El síndrome de Goodpasture afecta sobre todo a varones jóvenes, fumadores.
- La relación varón:mujer es 6:1.
- El síndrome de Goodpasture supone el 5% de los casos de glomerulonefritis rápidamente progresiva.
- Un 80% de los pacientes son positivos para HLA-BR2.

SÍNTOMAS Y SIGNOS

- Disnea, tos y hemoptisis.
- Palidez cutánea, fiebre, artralgias (pueden ser leves o faltar por completo en el momento de presentación inicial).

ETIOLOGÍA

Presencia de depósitos de anticuerpos frente a la membrana basal glomerular (MBG) en los riñones y el pulmón con la consiguiente hemorragia pulmonar y glomerulonefritis.

DIAGNÓSTICO

DIAGNÓSTICO DIFERENCIAL

- Granulomatosis de Wegener.
- LES.
- Vasculitis necrosante sistémica.
- Glomerulonefritis idiopática rápidamente progresiva.
- Enfermedad pulmonar renal inducida por fármacos (penicilamina).

VALORACIÓN

Estudios de laboratorio, diagnóstico radiológico, inmunofluorescencia de la biopsia renal.

PRUEBAS DE LABORATORIO

- Presencia de anticuerpos frente a la MBG circulantes en suero.
- Ausencia de complejos inmunes circulantes, frente a neutrófilos, frente al citoplasma y crioglobulinas.
- Análisis de orina que muestra hematuria microscópica y proteinuria.
- Aumento de BUN y creatinina por la glomerulonefritis rápidamente progresiva.
- La inmunofluorescencia de la biopsia renal muestra depósitos lineales de anticuerpos frente a la MBG, a menudo asociados a depósitos de C3.
- Anemia por deficiencia de hierro (secundaria a pérdida de sangre y secuestro de hierro en los pulmones).

DIAGNÓSTICO POR IMAGEN

Radiografía de tórax: infiltrados alveolares algodonosos, evidencia de hemorragia pulmonar (fig. 1-220).

TRATAMIENTO

TRATAMIENTO AGUDO

- Intercambio de plasma.
- Inmunosupresores como prednisona (1 mg/kg/día) y ciclofosfamida (2 mg/kg/día).
- Soporte de diálisis en pacientes con fracaso renal.

PRONÓSTICO

La hemorragia pulmonar con riesgo vital y las lesiones glomerulares irreversibles son la principal causa de muerte.

DERIVACIÓN

- Derivación quirúrgica para la biopsia renal para decidir el tratamiento.
- Derivación de los pacientes con insuficiencia renal para un centro de diálisis.
- Se debe plantear el trasplante renal en pacientes con insuficiencia renal terminal.

AUTOR: **FRED F. FERRI, M.D.**

A
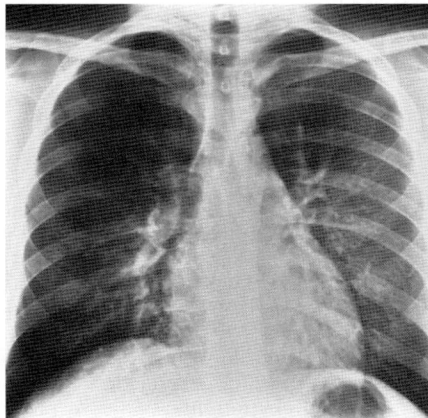
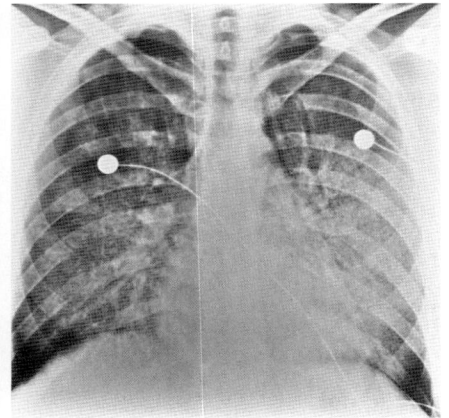
B

FIGURA 1-220 Síndrome de Goodpasture. Radiografías AP de tórax con varios días de diferencia que muestran consolidación del pulmón izquierdo **(A)**, que progresa a daño alveolar difuso (consolidación) **(B)**. (De McLoud TC [ed.]: *Thoracic radiology: the requisites*, St. Louis, 1998, Mosby.)

INFORMACIÓN BÁSICA

DEFINICIÓN

El síndrome de Guillain-Barré (SBG) es una poliradiculoneuropatía aguda de mecanismo inmunitario (afecta a las raíces nerviosas y los nervios periféricos), con afectación predominante de tipo motor. La debilidad motora máxima se produce a las 4 semanas del inicio del proceso.

SINÓNIMOS

Polineuropatía aguda.
Parálisis ascendente.
Polineuritis postinfecciosa.

CÓDIGO CIE-9CM
357.0 Guillain-Barré

EPIDEMIOLOGÍA Y DEMOGRAFÍA

INCIDENCIA: 0,6-1,9 casos/100.000 personas y año sin variaciones geográficas. La incidencia aumenta con la edad. Se observa un ligero máximo de incidencia entre la adolescencia tardía y los primeros años adultos. Predominio ligero en varones (1,25:1).
FACTORES PREDISPONENTES: Infecciones virales (VIH, CMV, VEB, gripe) y bacterianas (*Campylobacter jejuni, Mycoplasma pneumoniae*); enfermedades sistémicas (linfoma de Hodgkin, vacunaciones).

SÍNTOMAS Y SIGNOS

- Debilidad simétrica, que inicialmente afecta a los músculos proximales y posteriormente afecta tanto a los proximales como a los distales; dificultad para caminar, levantarse de una silla o subir escaleras.
- Ausencia o depresión de los reflejos de forma bilateral.
- Parestesias/disestesias/anestesias mínimas a moderadas en guante o calcetín y/o lumbalgia.
- Dolor (por afectación de las raíces nerviosas posteriores), en ocasiones prominente.
- Alteraciones autónomas (bradi o taquiarritmias, hipo o hipertensión).
- Insuficiencia respiratoria (por debilidad de los músculos intercostales/bulbares).
- Paresia del facial, oftalmoparesia, disfagia (secundarias a afectación de pares craneales).

ETIOLOGÍA

Desconocida. Se reconoce una enfermedad infecciosa previa 1-4 semanas antes de la clínica neurológica en el 66% de los casos. Ataque humoral o mediado por células a la mielina de los nervios periféricos, las células de Schwann y en ocasiones también afectación axonal.

DIAGNÓSTICO

DIAGNÓSTICO DIFERENCIAL

- Neuropatías periféricas tóxicas (intoxicación por metales pesados, como el plomo, el talio, el arsénico; medicamentos como vincristina, disulfiram; intoxicación por organofosforados; hexacarburo o neuropatía del esnifador de pegamento).
- Neuropatías periféricas no tóxicas: porfiria aguda intermitente; polineuropatía de la vasculitis; infecciones (difteria, poliomielitis, enfermedad de Lyme), parálisis por garrapatas.
- Trastornos de la unión neuromuscular: miastenia grave, botulismo, picadura de serpiente.
- Miopatías; como la polimiositis, la miopatía necrosante aguda por fármacos.
- Trastornos metabólicos, como hipermagnesemia, hipopotasemia, hipofosfatemia.
- Trastornos agudos del sistema nervioso central, como trombosis de la arteria basilar con infarto del tronco del encéfalo, encefalomielitis del tronco del encéfalo, mielitis transversa o compresión medular.
- Parálisis histérica o simulación.

VALORACIÓN

1. Descartar otras causas según la clínica, la exploración y los resultados de laboratorio.
2. Punción lumbar (puede ser normal en las primeras 1-2 semanas de la enfermedad):
   - Los hallazgos típicos incluyen aumento de las proteínas en el LCR con pocos leucocitos mononucleares (disociación albuminocitológica) en el 80-90% de los casos. El aumento de la celularidad del LCR es algo esperado en los casos asociados a la seroconversión de VIH.
3. EMG/NCS: puede ser normal en los primeros 10-14 días de enfermedad. El primer trastorno electrodiagnóstico es la prolongación o ausencia de los reflejos H.

PRUEBAS DE LABORATORIO

- HC puede mostrar leucocitosis precoz con desviación izquierda. Los electrólitos sirven para descartar causas metabólicas.
- Determinación de metales pesados, detección selectiva de porfiria en la orina, creatincinasa, concentraciones de VIH, estudios neurorradiológicos cerebrales y medulares si dudas del diagnóstico.

TRATAMIENTO

TRATAMIENTO NO FARMACOLÓGICO

- Vigilancia estrecha de la función respiratoria (medir de forma frecuente la capacidad vital, la fuerza inspiratoria negativa y realizar aseo pulmonar) porque la insuficiencia respiratoria es la complicación fundamental del SGB.

- Frecuentes cambios de posición del paciente para evitar las úlceras por presión.
- Prevención del tromboembolismo con medias de compresión y heparina s.c. (5.000 U cada 12 horas) en pacientes que no pueden caminar.
- Apoyo emocional y asesoramiento social.

TRATAMIENTO AGUDO

- Infusión de inmunoglobulinas i.v. (i.v. Ig 0,4 g/kg/día durante 5 días). Se deben medir siempre las concentraciones de IgA sérica antes de la infusión para evitar la anafilaxia en los pacientes con deficiencia.
- Intercambio precoz de plasma (TPE o plasmaféresis: 200-250 ml/kg en 5 sesiones días alternos), que se debe iniciar a los 7 días de aparecer los síntomas, es útil para prevenir las complicaciones paralíticas en los pacientes con enfermedad de progresión rápida. Está contraindicada en los pacientes con enfermedad cardiovascular (IM reciente, angina inestable), sepsis activa o disfunción autónoma.
- La ventilación mecánica puede ser necesaria si la CVF es <12-15 ml/kg, la capacidad vital se reduce con rapidez o es <1.000 ml, la fuerza inspiratoria negativa es <-20 cmH_2O, PaO_2 <70, el paciente tiene dificultades graves para eliminar las secreciones o sufre aspiraciones.

TRATAMIENTO CRÓNICO

- Soporte ventilatorio: puede ser necesario en el 10-20% de los pacientes. Aporte adecuado de líquidos/electrólitos y nutrición necesarios, sobre todo en paciente con disautonomía o disfunción bulbar.
- Cuidado agresivo de enfermería para evitar las infecciones por decúbito, la impactación fecal y las parálisis nerviosas por presión.
- Vigilancia y tratamiento de la disfunción autónoma (bradiarritmias o taquiarritmias, hipotensión ortostática, hipertensión sistémica, alteraciones de la sudoración).
- Tratamiento de la lumbalgia y las disestesias con dosis bajas de antidepresivos tricíclicos, gabapentina, etc.
- Prevención de las úlceras de estrés en paciente sometidos a soporte ventilatorio.
- Terapia ocupacional y fisioterapia, que debe incluir dispositivos de ayuda.

PRONÓSTICO

- La mortalidad aproximada es del 5-10%. Un estudio reciente demostró que el 62% se recupera por completo, el 14% sufre una debilidad leve, el 9% una debilidad moderada, el 4% queda confinado a la cama o ligado al respirador y el 8% muere en 1 año.
- Los factores predictores de mala evolución incluyen la incapacidad de caminar de forma independiente al año; la edad >60 años; los antecedentes de diarrea; una infección reciente por CMV; una evolución fulminante o rápidamente progresiva; la dependencia del respirador;

reducción de las amplitudes motoras (<20% de la normal); o ausencia de excitabilidad de los nervios o NCS.

DERIVACIÓN

La traqueostomía puede ser necesaria en pacientes que necesitan soporte ventilatorio prolongado. Se puede necesitar de forma temporal una gastrostomía endoscópica percutánea.

OTRAS CONSIDERACIONES

COMENTARIOS

Se puede obtener información sobre educación de los pacientes en la Guillain-Barré Foundation International, apartado de correos 262, Wynnewood PA 19096.

BIBLIOGRAFÍA RECOMENDADA

Gorson KC, Ropper AH: Guillain-Barré syndrome (acute inflammatory demyelinating neuropathy) and related disorders. In: Katirji B et al. (eds): *Neuromuscular disorders in clinical practice.* Boston, 2002, Butterworth-Heinemann.

Kuwabara S: Guillain-Barré syndrome: epidemiology, pathophysiology and management, *Drugs* 64:597, 2004.

AUTOR: **EROBOGHENE E. UBOGU, M.D.**

INFORMACIÓN BÁSICA

DEFINICIÓN

El síndrome de Horner consiste en una tríada clínica compuesta por ptosis ipsolateral, miosis y, a veces, anhidrosis facial. Estos signos físicos se deben a la interrupción de la vía simpática cervical a lo largo de su trayecto desde el hipotálamo al ojo. La alteración de cualquiera de las tres neuronas que participan en la vía (central, preganglionar o posganglionar) puede producir un síndrome de Horner.

SINÓNIMO

Paresia oculosimpática.

CÓDIGO CIE-9CM
337.9 Síndrome de Horner

EPIDEMIOLOGÍA Y DEMOGRAFÍA

- Puede ser congénito.
- Se asocia a enfermedades vasculares y a neoplasias.

SÍNTOMAS Y SIGNOS

- La ptosis se debe a la pérdida del tono simpático de los músculos del párpado.
- La miosis es consecuencia de la pérdida de la actividad simpática dilatadora de la pupila (fig. 1-221). La pupila afectada reacciona con normalidad a la luz y a la acomodación. La anisocoria es mayor en la oscuridad.
- La anhidrosis es variable y depende de la localización de la lesión en la vía simpática. Puede ocurrir en las lesiones que afectan a las neuronas centrales o preganglionares.
- El lado afectado puede mostrar hiperemia conjuntival o facial, debida a la pérdida de la actividad vasoconstrictora simpática.

- En el síndrome de Horner congénito, el iris del lado afecto puede no estar pigmentado, con la consiguiente heterocromía del iris, en la que el lado afectado conserva un color azul-grisáceo.

ETIOLOGÍA

Las lesiones que afectan a cualquiera de las neuronas de la vía simpática pueden producir un síndrome de Horner.
Causas mecánicas:
- Siringomielia.
- Traumatismos.
- Tumores benignos.
- Tumores malignos (tiroides, tumor de Pancoast).
- Tumores metastáticos.
- Adenopatías.
- Neurofibromatosis.
- Costilla cervical.
- Espondilosis cervical.
Causas vasculares (isquemia, hemorragia o MAV):
- Lesiones troncoencefálicas; habitualmente, oclusión de la arteria cerebelosa posteroinferior, aunque casi cualquier vaso puede ser el responsable (arterias vertebral, medular lateral superior, media o inferior, cerebelosa superior o inferoanterior).
- Aneurisma o disección de la carótida interna. Las lesiones de otros vasos importantes (arterias carótida, subclavia, aorta ascendente) también pueden producir un síndrome de Horner.
- Cefalea en brotes, jaqueca.
Otras causas:
- Congénito.
- Desmielinización (esclerosis múltiple).
- Infección (TB apical, herpes zóster).
- Neumotórax.
- Iatrógeno (angiografía, catéter de la yugular interna o la subclavia, sonda torácica, cirugía, anestesia epidural).
- Radiación.

DIAGNÓSTICO

DIAGNÓSTICO DIFERENCIAL

Causas de anisocoria (pupilas desiguales).
- Variante de la normalidad.
- Uso de midriáticos.
- Prótesis ocular.
- Catarata unilateral.
- Iritis.
Los trastornos que producen ptosis se describen en la Sección II.

VALORACIÓN

Historia clínica, exploración física y diagnóstico por imagen.

DIAGNÓSTICO POR IMAGEN

- TC de tórax para descartar tumores pulmonares.
- RM de cabeza y cuello para identificar las lesiones que afectan a la vía simpática central y cervical.
- Ecografía, TC, angiografía o angiografía con RM para valorar los vasos de la cabeza y el cuello.

TRATAMIENTO

El tratamiento depende de la causa fundamental.

PRONÓSTICO

El pronóstico depende de la causa fundamental. El síndrome de Horner es una forma de presentación poco frecuente de los tumores malignos. En un estudio, el 60% de los casos fueron idiopáticos.

DERIVACIÓN

- Consulta oftalmológica para confirmar el diagnóstico. Prueba con cocaína tópica: la ausencia de dilatación pupilar tras la aplicación de una gota de colirio de cocaína confirma la presencia de denervación simpática. Prueba de hidroxianfetamina tópica: permite distinguir las lesiones simpáticas centrales y preganglionares de las posganglionares.
- Cirugía vascular en las enfermedades de la carótida.
- Al oncólogo en los casos de tumor de Pancoast.

AUTORES: **MARK J. FAGAN, M. D.** y **SUDEEP K. AULAKH, M.D., F.R.C.P.C.**

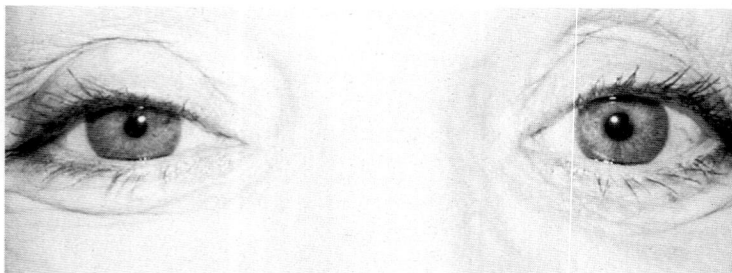

FIGURA 1-221   Síndrome de Horner. Ptosis leve (1 a 2 mm) y pupila más pequeña (con luz ambiental) en el lado derecho afectado. (De Palay D [ed.]: *Ophtalmology for the primary care physician*, St. Louis, 1997. Mosby.)

Síndrome de inmunodeficiencia adquirida

INFORMACIÓN BÁSICA

DEFINICIÓN

El síndrome de inmunodeficiencia adquirida (SIDA) es un trastorno producido por la infección por el virus de la inmunodeficiencia humana de tipo 1 (VIH-1) y caracterizada por un progresivo deterioro del sistema inmunitario celular, con infecciones y tumores malignos secundarios.

CÓDIGO CIE-9CM
042.9 SIDA, no especificado

EPIDEMIOLOGÍA Y DEMOGRAFÍA

INCIDENCIA (EN EE.UU.):
- 27,1 casos/100.000 habitantes.
- Varía mucho según la localización.
- El 85% de los casos se producen en grandes ciudades.

PREVALENCIA (EN EE.UU.): 62 casos/100.000 habitantes.

PREDOMINIO POR SEXOS: Varones el 84%; mujeres el 16% (hasta 1998).
Un 40% de los casos nuevos comunicados en EE.UU. en 1999 se produjeron en mujeres.

DISTRIBUCIÓN POR EDADES: 80% entre 20 y 40 años.

INCIDENCIA MÁXIMA: Véase Incidencia.

GENÉTICA:
- Predisposición familiar: aunque no existe una predisposición genética demostrada, los pacientes con deleciones del gen CCR5 son inmunes a la infección por virus tróficos por los macrófagos (el virus predominante en la transmisión sexual).
- Infección congénita:
  1. Transmisible de una madre infectada al feto intraútero en hasta el 30% de los embarazos.
  2. Ausencia de malformaciones congénitas específicas asociadas a la infección; es posible el bajo peso al nacimiento y los abortos espontáneos.
- Infección neonatal: transmisión posible al neonato durante el parto o tras el mismo mediante la lactancia.

SÍNTOMAS Y SIGNOS

- Hallazgos inespecíficos: fiebre, pérdida de peso, anorexia.
- Síndromes específicos:
  1. Se observan en asociación a infecciones oportunistas y tumores malignos, que se denominan enfermedades indicadoras (v. cuadro 1-16).
  2. Más frecuentes:
  Infecciones respiratorias (neumonía por *Pneumocystis jiroveci*, TB, neumonía bacteriana, infecciones por hongos). Infecciones del SNC (toxoplasmosis, meningitis por criptococo, TB). Digestivas (criptosporidiosis, isosporiasis, citomegalovirus); las secciones II y III describen los gérmenes asociados a diarrea en pacientes con SIDA. Infecciones oculares (citomegalovirus, toxoplasmosis). Sarcoma de Kaposi (visceral o cutáneo) o linfoma (ganglionar o extraganglionar).
- Posiblemente asintomático.
- El diagnóstico de SIDA se establece cuando el análisis de subtipos de linfocitos T muestre que CD4 <200 o <14% del total de linfocitos en presencia de una infección demostrada por VIH, incluso en pacientes sin otras infecciones.
- Las diversas manifestaciones de la infección por VIH se describen en la Sección II.

ETIOLOGÍA

- Producido por la infección por virus de la inmunodeficiencia humana de tipo 1 (VIH-1).
- Se transmite por contacto heterosexual u homosexual masculino, por compartir jeringas (para consumo de drogas i.v.), por transfusión de sangre o hemoderivados contaminados o de una madre infectada a su feto o neonato, según se describió antes.

DIAGNÓSTICO

DIAGNÓSTICO DIFERENCIAL

- Otras enfermedades consuntivas que imitan las características inespecíficas del SIDA:
  1. TB.
  2. Neoplasias.
  3. Infecciones diseminadas por hongos.
  4. Síndromes malabsortivos.
  5. Depresión.
- Otros trastornos asociados a demencia o desmielinización que producen una encefalopatía, mielopatía o neuropatía.

VALORACIÓN

Evaluación rápida de los síntomas respiratorios, del SNC o digestivos.

PRUEBAS DE LABORATORIO

- Estudio de anticuerpos frente a VIH.
- Análisis de subtipos de linfocitos T: se realizan para determinar el grado de deficiencia inmunitaria.
- Estudio de carga viral: para planificar el tratamiento antiviral a largo plazo, se debe plantear el genotipo o el estudio de sensibilidad del fenotipo en los pacientes que no responden al tratamiento.
- Estudio del LCR: para descartar meningitis.
- Pruebas serológicas de la sífilis, la hepatitis B, la hepatitis C y la toxoplasmosis.
- Pruebas de resistencia genotípica: se utilizan para valorar las resistencias primarias en pacientes que no han recibido tratamiento y las resistencias secundarias en los que no responden al mismo.
- Exploración ocular: para descartar una retinitis por CMV en pacientes con recuentos de CD <50 células/mm^3.
- Antígeno del criptococo: parte de la valoración de pacientes con SIDA y recuentos de CD4 inferiores a 100 células/mm^3 que tienen fiebre, neumonía difusa o síntomas de meningitis.

CUADRO 1-16 Procesos incluidos en la definición de SIDA del AIDS Surveillance de 1993

Cáncer cervical, infiltrante[+]	Linfoma de tipo Burkitt (o término equivalente)
Candidiasis bronquial, traqueal o pulmonar	Linfoma primario cerebral
Candidiasis, esofágica	Micobacterias de otras especies o no identificadas, diseminadas
Coccidioidomicosis, diseminada o extrapulmonar	o extrapulmonares
Criptococosis, extrapulmonar	*Mycobacterium tuberculosis*, de cualquier localización
Criptosporidiasis, intestinal crónica (>1 mes de evolución)	(pulmonar[+] o extrapulmonar)
Encefalopatía, relacionada con VIH	Neumonía intersticial linfoide asociada o no a hiperplasia
Enfermedad citomegálica (distinta del hígado, bazo o ganglios)	pulmonar linfoide*
Herpes simple, úlceras crónicas (>1 mes de evolución); o	Neumonía por *Pneumocystis jiroveci*
bronquitis, neumonitis o esofagitis	Neumonía, repetida
Histoplasmosis, diseminada o extrapulmonar	Retinitis por citomegalovirus (con pérdida de la visión)
Infección diseminada o extrapulmonar por complejo	Sarcoma de Kaposi
Mycobacterium avium intracellulare o *Mycobacterium*	Septicemia de repetición por *Salmonella*
kansasii	Síndrome de caquexia de la infección por VIH
Infecciones bacterianas, múltiples o repetidas*	Toxoplasmosis cerebral
Isoporiasis, intestinal crónica (>1 mes de duración)	
Leucoencefalopatía multifocal progresiva	

---

*Niños menores de 13 años.
[+]Se incorporó en la definición de caso de 1993 para adolescentes y adultos.

DIAGNÓSTICO POR IMAGEN

- La TC cerebral para encefalopatía y complicaciones focales del SNC (toxoplasmosis, linfoma).
- Gammagrafía pulmonar con galio para el diagnóstico de la neumonía por *Pneumocystis jiroveci*.
- Radiografía de tórax basal.

TRATAMIENTO

TRATAMIENTO NO FARMACOLÓGICO

- Mantener una ingesta adecuada de calorías.
- Apoyar una buena higiene oral, cuidado dental regular.

TRATAMIENTO AGUDO

El tratamiento agudo de las infecciones oportunistas y los tumores malignos se revisa en este texto dentro de los trastornos específicos asociados al SIDA.

TRATAMIENTO CRÓNICO

En todos los pacientes infectados por VIH, pero sobre todo en los que cumplen criterios de SIDA:

- Tratamiento preventivo frente a la neumonía por *Pneumocystis jiroveci* y la tuberculosis (v. capítulos específicos de esta obra). Con la introducción de los modernos antirretrovirales, muchos pacientes han recuperado en gran medida su función inmunitaria celular. Queda claro que es posible no realizar tratamiento preventivo para *Pneumocystis jiroveci* y el complejo *Mycobacterium avium* ni tratamiento supresor de las infecciones por citomegalovirus o criptococo cuando los recuentos de CD4 ascienden por encima de 200 durante los últimos 6 meses.
- Tratamiento antirretroviral con combinaciones de derivados de los nucleósidos: zidovudina (AZT), didanosina (DDI), zalcitabina (DDC), lamivudina (3TC), estavudina (D4T), abacavir además de los inhibidores de las proteasas (saquinavir, indinavir, nelfinavir, agenerasa, ritonavir/lopinavir, atazanavir), inhibidores de la transcripatasa inversa no nucleósidos (nevirapina, delarvidina, efavirenz) o el nucleótido tenofovir según las recomendaciones actuales en función del estadio clínico y los estudios de carga viral. Es frecuente el uso del inhibidor de proteasas ritonavir, en dosis bajas, combinado con otros inhibidores de proteasas para obtener concentraciones más mantenidas de los fármacos. Véanse las tablas 1-44 a 1-48.
- En la sección III, figura 3-70 se recoge el abordaje de los pacientes infectados por VIH con diarrea crónica, los pacientes VIH con infección aguda y la valoración de los síntomas respiratorios en estos enfermos. El abordaje de los pacientes con sospecha de lesión del SNC también se recoge en la Sección III.

- El estudio de la resistencia genotípica se debe plantear en pacientes que no responden al tratamiento antirretroviral. Sin embargo, es frecuente que la causa de este fracaso virológico sea una falta de cumplimiento terapéutico.

DERIVACIÓN

Todos los pacientes con SIDA deben ser remitidos a un médico experto y con conocimeintos sobre el tratamiento de esta enfermedad y sus complicaciones.

BIBLIOGRAFÍA RECOMENDADA

Hermsen ED, Wynn HE, McNabb J: Discontinuation of prophylaxis for HIV-associated opportunistic infections in the era of highly active antiretroviral therapy, *Am J Health Syst Pharm* 61(3):245, 2004.

Kantor R et al: Evolution of resistance to drugs in HIV-1-infected patients failing antiretroviral therapy, *AIDS* 18(11):1503, 2004.

Klein MB et al: The impact of initial highly active antiretroviral therapy on future treatment sequences in HIV infectiion, *AIDS* 18(14):1895, 2004.

Monier PL, Wilcox R: Metabolic complications associated with the use of highly active antiretroviral therapy in HIV-1-infected adults, *Am J Med Sci* 328(1):48, 2004.

Volberding PA: Initiating HIV therapy: timing is critical, controversial, *Postgrad Med* 115(2):15, 2004.

Wang C et al: Mortality in HIV-seropositive versus—seronegative persons in the era of highly active antiretroviral therapy: implications for when to initiate therapy, *J Infect Dis* 190(6):1046, 2004.

AUTOR: **JOSEPH R. MASCI, M.D.**

TABLA 1-44   Inhibidores de la transcriptasa inversa de tipo nucleósido aprobados

Fármaco	Nombre comercial	Biodisponibilidad oral (%)	Semivida en suero (h)	Semivida intracelular de trifosfato (h)	Eliminación	Dosis*	Disponibilidad	Principales efectos secundarios‡
Zidovudina	Retrovir	63	1,1	3-4	Glucuronidación hepática. Excreción renal	Adultos: 200 mg v.o. cada 8 horas o 300 mg v.o. cada 12 horas Pediátrica: 90-180 mg/m² v.o. cada 6-12 horas, hasta la dosis para adultos	Comprimidos de 300 mg Cápsulas de 100 mg Sirope de 10 mg/ml Solución de 10 mg/ml para infusión intravenosa.	Cefalea Insomnio Intolerancia digestiva Fatiga Anemia Neutropenia Miositis
Didanosina	Videx EC	40	1,5	8-24	Metabolismo celular	Adultos de 60 kg o más: 400 mg v.o. diarios; comprimidos tamponados o cápsulas con cubierta entérica 200 mg v.o. cada 12 horas; comprimidos tamponados	Comprimidos masticables de 25, 50, 100 o 150 mg	Diarrea Molestias abdominales Náuseas Neuropatía periférica Pancreatitis
					Excreción renal	Adultos <60 kg: 250 mg v.o. diarios; comprimidos tamponados o comprimidos con cubierta entérica o cápsulas con cubierta entérica 125 mg v.o. cada 12 horas; comprimidos tamponados	Envases en polvo de 100, 167 o 250 mg	
						Pediátrico: 90-150 mg/m² v.o. cada 12 horas de solución, hasta la dosis para adultos	Solución de 10 mg/ml	
Zalcitabina	Hivid	87	1,2	2,6	Excreción renal	Adultos: 0,75 mg v.o. cada 8 horas	Comprimidos de 0,375 o 0,75 mg	Neuropatía periférica Pancreatitis Úlceras orales
Estavudina	Zerit	86	1,1	3	Excreción renal	Adultos ≥60 kg: 40 mg v.o. cada 12 horas Adultos <60 kg: 30 mg v.o. cada 12 horas Pediátrico: 1 mg/kg cada 12 horas, hasta la dosis para adultos	Cápsulas de 15, 20, 30 o 40 mg Solución de 1 mg/ml	Neuropatía periférica
Lamivudina	Epivir	86	2,5	11-14	Excreción renal	Adultos: 150 mg v.o. cada 12 horas 300 mg v.o. diarios Pediátrico: 4 mg/kg v.o. cada 12 horas, hasta la dosis para adultos	Comprimidos de 150 o 300 mg Solución de 10 mg/ml	Cefalea Fatiga
Abacavir	Ziagen	83	1,5	3,3	Glucoronidación y carboxilación hepática	Adultos: 300 mg v.o. cada 12 horas Pediátrico: 8 mg/kg v.o. cada 12 horas, hasta la dosis para adultos	Comprimidos de 300 mg Solución de 20 mg/ml	Reacción de hipersensibilidad
Zidovudina + lamivudina	Combivir†					Adulto: un comprimido v.o. cada 12 horas	Comprimidos con 300 mg de zidovudina y 150 mg de lamivudina	
Zidovudina + lamivudina + abacavir	Trizivir	—	—	—	—	Adulto: un comprimido v.o. cada 12 horas	Comprimidos con 300 mg de zidovudina, 150 mg de lamivudina y 300 mg de abacavir	Reacción de hipersensibilidad (por abacavir)

Adaptada de Mandell GL: *Mandell, Douglas and Bennett's principles and practice of infectious diseases*, 5.ª ed., Nueva York, 2000, Churchill Livingstone.
*La dosis neonatal puede ser significativamente distinta de la pediátrica que se describe aquí.
†Las propiedades farmacocinéticas, los efectos adversos y las interacciones farmacológicas son similares a las de lamivudina y zidovudina usadas por separado.
‡Todos los inhibidores de la transcriptasa inversa de tipo nucleósido se pueden asociar a la infrecuente aparición de acidosis láctica mortal y hepatomegalia con esteatosis.

TABLA 1-44 Inhibidores de la transcriptasa inversa de tipo nucleósido aprobados *(cont.)*

Fármaco	Nombre comercial	Biodispo-nibilidad oral (%)	Semivida en suero (h)	Eliminación	Dosis*	Disponibilidad	Principales efectos secundarios‡
Nevirapina	Viramune	>90	>24	Citocromo P-450 hepático	Adultos: 200 mg v.o. diarios durante 14 días y después 200 mg v.o. cada 12 horas si no aparece exantema Pediátrica: 120 mg/m² v.o. diarios durante 14 días y luego aumentar hasta 120-200 mg/m² v.o. cada 12 horas si no aparece exantema, hasta la dosis para adultos	Comprimidos de 200 mg	Exantema Aumento de las transaminasas hepáticas
Delavirdina	Rescriptor	85	5,8	Citocromo P-450 hepático	Adultos: 400 mg v.o. cada 8 horas	Comprimidos de 100 o 200 mg	Exantema Vértigo
Efavirenz	Sustiva		>24	Citocromo P-450 hepático	Adultos: 600 mg v.o. cada 24 horas	Cápsulas de 50, 100, 200 o 600 mg	Cefalea Exantema

*Las dosis neonatales pueden diferenciarse de forma significativa de las pediátricas que se recogen aquí.

TABLA 1-45 Inhibidores de la proteasa aprobados

Fármaco	Nombre comercial	Biodispo-nibilidad oral (%)	Semivida en suero (h)	Eliminación	Dosis*	Disponibilidad	Principales efectos secundarios†
Saquinavir (cápsula de gel blanda)	Fortovase		1-2	Citocromo P-450 hepático	Adultos: 1.200 mg v.o. cada 8 horas	Cápsulas en gel blandas de 200 mg	Náuseas Diarrea Molestias abdominales
Saquinavir (cápsula dura)	Invirase	4	1-2	Citocromo P-450 hepático	Adultos: cuando se combina con ritonavir, 400-600 mg v.o. cada 12 horas Cuando se combina con ritonavir, 1.000/100 mg SQV/RTV v.o. cada 12 horas o 400/4.000 mg SQV/RTV v.o. cada 12 horas	Cápsulas duras de 200 mg	Náuseas Diarrea Molestias abdominales
Ritonavir	Norvir	70	3,2	Citocromo P-450 hepático	Adultos: 300 mg v.o. cada 12 horas con aumento de la dosis en 1-2 semanas hasta 600 mg v.o. cada 12 horas Pediátrica: 250 mg/m² de solución v.o. cada 12 horas con aumento de la dosis en 1-2 semanas hasta 400 mg/m² v.o. cada 12 horas, hasta la dosis para adultos	Cápsulas de 100 mg Solución de 80 mg/ml	Náuseas, vómitos Diarrea Molestias abdominales Parestesias circumorales o periféricas Fatiga Alteraciones gustativas Hipercolesterolemia Hipertrigliceridemia Aumento de las transaminasas hepáticas
Indinavir	Crixivan	60-65	1,8	Citocromo P-450 hepático	Adultos: 800 mg v.o. cada 8 horas. Cuando se combina con ritonavir, 400/400 mg o 800/100 mg o 800/200 mg IDV/RTV v.o. cada 12 horas	Cápsulas de 200 o 400 mg	Náuseas Molestias abdominales Litiasis renal Hiperbilirrubinemia Diarrea
Nelfinavir	Viracept	20-80	3,5-5	Citocromo P-450 hepático	Adultos: 750 mg v.o. cada 8 horas. Pediátrico: 20-30 mg/kg v.o. cada 8 horas, hasta la dosis para adultos	Comprimidos de 250 mg Polvo de 50 mg/g	Náuseas y vómitos Exantema
Amprenavir	Agenerase		9	Citocromo P-450 hepático	Adultos: comprimidos de 1.200 mg v.o. cada 12 horas Cuando se combina con ritonavir, 600/100 mg APV/RTV v.o. cada 12 horas o 1.200/200 mg APV/RTV v.o. diarios Pediátrico: cápsula de 20 mg/kg v.o. cada 12 horas o 15 mg/kg v.o. cada 8 horas, hasta la dosis para adultos; solución 22,5 mg/kg v.o. cada 12 horas o 17 mg/kg v.o. cada 8 horas hasta 2.800	Cápsulas de 50 o 150 mg Solución de 15 mg/ml	
Lopinavir/ ritonavir	Kaletra	No deter-minada	5-6	Citocromo P-450 hepático	3 cápsulas 2 veces diarias	Cápsulas en gel blandas 133,3 mg de lopinavir y 33,3 mg de ritonavir	Diarrea, pancreatitis
Atazanavir	Reyataz	No deter-minada	7	Hepático	400 mg v.o. diarios. Cuando se administra con ritonavir, 300/100 mg ATZ/RTV v.o. diarios	Cápsulas de 100, 150 o 200 mg	Hiperbilirrubinemia

Adaptada de Mandell GL: *Mandell, Douglas and Bennett's Principles and practice of infectious diseases*, 5.ª ed., Nueva York, 2000, Churchill Livingstone.
*La dosis neonatal puede ser significativamente distinta de la pediátrica que se describe aquí.
†Todos los inhibidores de las proteasas se asocian a hiperglucemia y cambios en la distribución de la grasa corporal. También se pueden asociar a raros episodios de hemorragia en enfermos hemofílicos.

TABLA 1-46   Inhibidores de la transcriptasa inversa de tipo nucleótido aprobados

Fármaco	Nombre comercial	Biodisponibilidad oral (%)	Semivida en suero (h)	Eliminación	Dosis	Disponibilidad	Principales efectos adversos
Tenofovir	Viread	25	—	Renal	300 mg/día	Comprimidos de 300 mg	Náuseas, vómitos, diarrea

TABLA 1-47   Tratamiento de las infecciones oportunistas en pacientes con infección por VIH

Enfermedad clínica	Fármaco	Dosis	Vía	Intervalo	Duración
Neumonía por *Pneumocystis*	Trimetoprima con sulfametoxazol *o*	5 mg/kg con 25 mg/kg	v.o., i.v.	Cada 8 horas	21 días
	Trimetoprima más dapsona *o*	300 mg 100 mg	v.o. v.o.	Cada 18 horas Una vez al día	21 días
	Pentamidina *o*	3-4 mg/kg	i.v. (i.m.)	Una vez al día	21 días
	Atovaquona *o*	750 mg	v.o.	Cada 12 horas	21 días
	Clindamicina más primaquina *o*	300-450 mg 15 mg	v.o., i.v. v.o.	Cada 6 horas Una vez al día	21 días
	Trimetrexato más leucovorín	45 mg/m^2 20 mg/m^2	i.v. v.o., i.v.	Cada 24 horas Cada 6 horas	21 días
	Prednisona (tratamiento adyuvante de los episodios graves)	40 mg	v.o.	Cada 12 horas*	21 días
Neumonía por *Pneumocystis* (mantenimiento)	Trimetoprima más sulfametoxazol *o*	1 comprimido de potencia sencilla o doble	v.o.	Cada 24 horas	Toda la vida¶
	Dapsona	100 mg	v.o.	Cada 24 horas	Toda la vida
Toxoplasmosis	Sulfadiacina más pirimetamina más leucovorín *o*	1-2 g 100 mg† 10-25 mg	v.o. v.o. v.o., i.v.	Cada 6 horas Una vez al día Una vez al día	Toda la vida Toda la vida Toda la vida
	Clindamicina más pirimetamina	450-600 mg 50-100 mg†	v.o. v.o.	Cada 6 horas Una vez al día	Toda la vida Toda la vida
Criptosporidiasis	Paromomicina	1 g	v.o.	Cada 12 horas	Toda la vida
Microsporidiosis	Albendazol	400 mg	v.o.	Cada 12 horas	Toda la vida
Isosporiasis	Trimetoprima con sulfametoxazol *seguido de*	160 mg 800 mg	v.o., i.v.	Cada 6 horas	10 días
	Trimetoprima más sulfametoxazol	160 mg 800 mg	v.o.	Cada 12 horas	14 días
Candidiasis					
Oral	Fluconazol	100-200 mg	v.o., i.v.	Cada 24 horas	5-10 días
Esofágica	Fluconazol	100-400 mg	v.o., i.v.	Cada 24 horas	14-21 días
Vaginal	Fluconazol	150 mg	v.o.	—	una dosis
Coccidioidomicosis (pulmonar)	Anfotericina B *seguido de*	0,5-1 mg/kg	i.v.	Cada 24 horas	≥56 días
	Itraconazol *seguido de*	300 mg 200 mg	v.o. v.o.	Cada 12 horas Cada 12 horas	3 días toda la vida
	Fluconazol	400-800 mg	v.o.	Cada 24 horas	toda la vida
Infección por criptococos	Anfotericina B con flucitosina *seguido de*	0,7 mg/kg con 25 mg/kg	i.v. v.o.	Cada 24 horas Cada 6 horas	≥14 días ≥14 días
	Fluconazol *seguido de*	400 mg	v.o.	Cada 24 horas	8 semanas
	Fluconazol	200 mg	v.o.	Cada 24 horas	Toda la vida
Histoplasmosis	Anfotericina B *seguido de*	0,5-1 mg/kg	i.v.	Cada 24 horas	≥28-56 días
	Itraconazol	200 mg	v.o.	Cada 24 horas	Toda la vida
Herpes simple	Aciclovir *o*	200 mg	v.o.	5/día	10-14 días
	Famciclovir *o*	125-250 mg	v.o.	Cada 12 horas	10-14 días
	Valaciclovir	500 mg	v.o.	Cada 12 horas	10-14 días
Virus varicela-zóster					
Dermatomos	Aciclovir *o*	800 mg	v.o.	5/día	7-10 días
	Famciclovir *o*	500 mg	v.o.	Cada 8 horas	7-10 días
	Valaciclovir	1.000 mg	v.o.	Cada 8 horas	7-10 días
Diseminado	Aciclovir	10-12 mg/kg	i.v.	Cada 8 horas	7-14 días

Adaptada de Mandell GL: *Mandell, Douglas and Bennett's principles and practice of infectious diseases*, 5.ª ed., Nueva York, 2000, Churchill Livingstone.
*Prednisona 40 mg cada 12 horas durante 5 días, seguida de 20 mg cada 12 horas durante 5 días y de 20 mg diarios durante 11 días.
†Tras una dosis única de carga de 200 mg de pirimetamina.
‡Con probenecid, según se describe en el prospecto del envase.
§Con 50 mg de piridoxina v.o. diarios.
¶En pacientes que tienen respuesta mantenida a la TARGA (v. texto criterios de interrupción del tratamiento de mantenimiento).

TABLA 1-47   **Tratamiento de las infecciones oportunistas en pacientes con infección por VIH** *(cont.)*

Enfermedad clínica	Fármaco	Dosis	Vía	Intervalo	Duración
Citomegalovirus	Ganciclovir	5 mg/kg	i.v.	Cada 12 horas	14-21 días
	seguido de				
	Ganciclovir	5 mg/kg	i.v.	Cada 24 horas	Toda la vida¶
	o				
	Foscarnet	60 mg/kg	i.v.	Cada 8 horas	14-21 días
	seguido de				
	Foscarnet	90-120 mg/kg	i.v.	Cada 24 horas	Toda la vida
	o				
	Implante de ganciclovir	—	—	Cada 6-9 meses	Toda la vida¶
	o				
	Cidofovir	5 mg/kg	i.v.	Cada semana	2 semanas
	seguido de	5 mg/kg	i.v.	Cada 2 semanas	Toda la vida¶
Mycobacterium tuberculosis	Isoniazida	300 mg	v.o., i.m.	Cada 24 horas	Al menos 6 meses
	y				
	Rifampicina	600 mg	v.o., i.m.	Cada 24 horas	Al menos 6 meses
	y				
	Etambutol	15-25 mg/kg	v.o.	Cada 24 horas	Depende de la sensibilidad
	y				
	Piracinamida	15-25 mg/kg	v.o.	Cada 24 horas	2 semanas
Complejo *Mycobacterium avium*	Claritromicina	500 mg	v.o.	Cada 12 horas	Toda la vida¶
	Etambutol	15 mg/kg	v.o.	Cada 24 horas	Toda la vida
Bartonella sp. (*Rochalimaea*)	Eritromicina	500 mg	v.o.	Cada 6 horas	12 semanas o más
	y				
	Doxiciclina	100 mg	v.o.	Cada 12 horas	12 semanas o más

De Mandell GL: *Mandell, Douglas and Bennett's principles and practice of infectious diseases*, 5.ª ed., Nueva York, 2000, Churchill Livingstone.
*Prednisona 40 mg cada 12 horas durante 5 días, seguida de 20 mg cada 12 horas durante 5 días y de 20 mg diarios durante 11 días.
†Tras una dosis única de carga de 200 mg de pirimetamina.
‡Con probenecid, según se describe en el prospecto del envase.
§Con 50 mg de piridoxina v.o. diarios.
¶En pacientes que tienen respuesta mantenida a la TARGA (v. texto criterios de interrupción del tratamiento de mantenimiento).

TABLA 1-48   **Profilaxis de las infecciones oportunistas relacionadas con el virus de la inmunodeficiencia humana**

Patógeno	Indicación de la profilaxis	Primera elección	Alternativas	Comentarios
Pneumocystis	CD4+ <200/mm³	Trimetoprima-sulfametoxazol 1 DS diaria o SS	Dapsona 50 mg/día + pirimetamina 50 mg/semana	Los comprimidos SS son eficaces y pueden resultar menos tóxicos que los DS
	Fiebre persistente y no explicada		Dapsona sola (100 mg/día)	La pentamidina en aerosol debe ser administrada con un nebulizador Respirgard
	Candidiasis orofaríngea crónica		Pentamidina en aerosol	
Complejo *Mycobacterium avium*	CD4+ <100/mm³	Claritromicina, 500 mg 2 veces/día	Azitromicina (1.200 mg a la semana) Rifabutina 300 mg/día	Rifabutina aumenta el metabolismo hepático de otros fármacos
Toxoplasma	Falta de consenso	Trimetoprima-sulfametoxazol 1 DS diaria	—	Pirimetamina sola no es eficaz
Mycobacterium tuberculosis	PPD >5 mm «alto riesgo»	Sensible: isoniazida 300 mg durante 9 meses Resistente: ¿?	Rifampicina 600 mg o rifabutina 300 mg y piracinamida (15-25 mg/kg/día durante 2 meses)	Para cepas resistentes, se usan regímenes de dos fármacos, que combinan rifampicina, piracinamida o una quinolona
Candida	Múltiples recidivas	Fluconazol, 200 mg diarios.		Incluye piridoxina, 500 mg/día en los regímenes que contienen isoniacida. Sólo se recomienda si las recaídas son graves o frecuentes
Herpes simple	Múltiples recidivas	Aciclovir, 200 mg diarios 3-4 veces/día Famciclovir 125 mg v.o. 2 veces/día Valaciclovir 500 mg v.o. 2 veces/día	Itraconazol 100 mg/día —	
Citomegalovirus	Ninguno	—	—	No se recomienda ganciclovir oral en este momento.
Pneumococcus	Todos los pacientes	Pneumovax	—	Parece que trimetoprima-sulfametoxazol, claritromicina y azitromicina previenen la enfemedad
Gripe	Todos los pacientes	Vacuna de la gripe	—	

De Mandell GL: *Mandell, Douglas and Bennett's principles and practice of infectious diseases*, 5.ª ed., Nueva York, 2000, Churchill Livingstone.
DS, Potencia doble; SS, potencia sencilla; PPD, derivado proteico purificado.
*Para los pacientes que reciben TARGA puede ser necesario un ajuste de la dosis.

INFORMACIÓN BÁSICA

DEFINICIÓN

El síndrome de Klinefelter es una enfermedad congénita caracterizada por un patrón cromosómico 47,XXY, hipogonadismo y esterilidad.

SINÓNIMO

47,XXY hipogonadismo.

CÓDIGO CIE-9CM
758.7 Síndrome de Klinefelter

EPIDEMIOLOGÍA Y DEMOGRAFÍA

INCIDENCIA: 1 de cada 500 hombres (cromosopatía sexual más frecuente).
GENÉTICA: El complemento mosaico más frecuente es 46,XY/47,XXY. Existen casos de cariotipo 47,XXY y en ocasiones 48,XXYY; 48,XXXY o 49,XXXXY. Las manifestaciones son de distinta gravedad. Se cree que el mosaicismo de los cromosomas sexuales es el responsable de la presentación variable. Se han detectado casos de fertilidad, aunque excepcionales, en hombres con síndrome de Klinefelter.

SÍNTOMAS

TRÍADA CLÁSICA: Testículos firmes pequeños, azoospermia y ginecomastia.
Prepuberal: Testículos pequeños, con un volumen gonadal <1,5 ml como consecuencia de la pérdida de células germinales antes de la pubertad.
Pospuberal: Ginecomastia (crecimiento de grasa periductal) con testículos pequeños, firmes del tamaño de un guisante. El crecimiento exagerado de las extremidades inferiores disminuye la relación coronilla:pubis/pubis:suelo (fig. 1-222). Tienen menos fuerza, menor capacidad de una barba o bigote completo, esterilidad y con frecuencia presentan un menor desarrollo intelectual y una conducta antisocial.

ETIOLOGÍA

- Los mecanismos propuestos son: falta de disyunción durante la meiosis y mitosis y ausencia de anafase durante la mitosis o meiosis.
- Razón: edad materna:
  1. La incidencia de síndrome de Klinefelter sube desde un 0,6% cuando la edad de la madre es inferior a 35 años al 5,4% cuando la edad materna supera los 45 años.
  2. Es interesante recordar que el cromosoma X extra tiene un origen paterno o materno con la misma frecuencia.

DIAGNÓSTICO

- Elevación muy acusada de la concentración de FSH.
- Testosterona plasmática total disminuida en el 50 al 60% de los pacientes.

- La concentración de testosterona libre es baja.
- El estradiol plasmático aumenta y estimula la elevación de la concentración de globulina transportadora de testosterona con el consiguiente descenso de la proporción testosterona/estradiol, lo que podría ser la causa de la ginecomastia.

PRUEBAS DE LABORATORIO

- Testosterona sérica normal o baja.
- Globulina transportadora de hormonas sexuales elevada.
- Elevación de la globina transportadora de hormonas sexuales (suprime todavía más la testosterona libre).
- Estradiol normal o alto (como consecuencia de un aumento de la conversión periférica de testosterona en estradiol).
- La biopsia testicular demuestra azoospermia, hiperplasia de las células de Leydig, hialinización y fibrosis de los túbulos seminíferos. Los mosaicos pueden presentar zonas localizadas de espermatogénesis y, de manera excepcional, puede haber esperma en el eyaculado. El cromosoma X extra es el factor clave en el control de la espermatogénesis, así como en la alteración de la función neuronal que ocasiona las anomalías de conducta relacionadas con un descenso del CI.
- Frotis bucal: un solo cuerpo de cromatina sexual.

VARÓN PREPUBERAL: La concentración de gonadotropinas es normal.
VARÓN POSPUBERAL: La concentración de gonadotropinas está elevada incluso si la concentración de testosterona es normal.

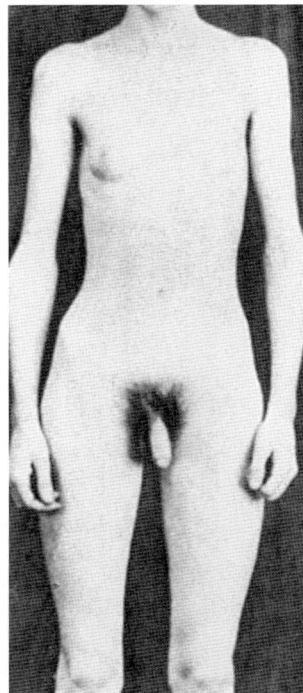

FIGURA 1-222 Síndrome de Klinefelter. (De Harrison JH y cols.: *Campbell's urology,* 4.ª ed., Filadelfia, 1979, WB Saunders.)

ENFERMEDADES RELACIONADAS:

Neoplasias: Cáncer de mama (20 veces más que en hombres XY y el 20% de la tasa en mujeres), leucemia no linfática, linfomas, síndromes de displasia medular, neoplasias extragonadales de células germinales.
Enfermedades autoinmunitarias: Tiroiditis linfática crónica, arteritis de Takayasu, taurodontismo (molares aumentados de tamaño), prolapso mitral, varices venosas, asma, bronquitis, osteoporosis, pruebas de tolerancia a la glucosa anormales, diabetes.

TRATAMIENTO

Alrededor de tres aspectos del síndrome de Klinefelter:
1. Hipogonadismo: reposición de andrógeno en forma de testosterona.
2. Ginecomastia: cirugía estética.
3. Problemas psicosociales: tratamiento con andrógeno y apoyo educativo.
4. Después de un consejo genético completo se han utilizado inyecciones de esperma intracitoplasmático (IEIC) para tratar la esterilidad con éxito limitado.

OTRAS CONSIDERACIONES

COMENTARIOS

- El tratamiento con andrógeno no debe realizarse en el caso de retraso mental grave.
- Además, hay que descartar un cáncer de próstata antes de comenzar o seguir con el tratamiento con andrógeno.
- El tratamiento con andrógeno no mejora la esterilidad, ya que puede suprimir la espermatogénesis en el interior de los testículos.
- Otras causas de hipogonadismo primario:
  1. Distrofia muscular miotónica.
  2. Síndrome de las células de Sertoli.
  3. Síndrome de Kartagener.
  4. Anorquia.
  5. Hipogonadismo adquirido.
- Riesgo 50 veces superior de cáncer de mama en esta población.

BIBLIOGRAFÍA RECOMENDADA

Manning MA, Hoyme HE: Diagnosis and management of the adolescent boy with Klinefelter syndrome, *Adolescent Medicine State of the Art Reviews* 13(2):367, 2002.

Palermo GD et al: Births after intracytoplasmic sperm insertion of sperm obtained by testicular extraction from men with non-mosaic Klinefelter's syndrome, *N Engl J Med* 338:588, 1998.

Smyth CM, Bremner WJ: Klinefelter syndrome, *Arch Intern Med* 158:1309, 1998.

AUTOR: **PHILIP J. ALIOTTA, M.D., M.S.H.A.**

INFORMACIÓN BÁSICA

DEFINICIÓN

Consumo de grandes cantidades de calcio y álcalis como consecuencia de la tríada hipercalcemia, alcalosis metabólica e insuficiencia renal.

CÓDIGO CIE-9CM
275.42 Síndrome de la leche y alcalinos

EPIDEMIOLOGÍA Y DEMOGRAFÍA

A prinicipios del siglo xx el síndrome de la leche y alcalinos se asoció a un régimen antiácido creado por F.W. Sippy, que incluía grandes cantidades de calcio y bicarbonato. Con el desarrollo de tratamientos más eficaces y menos tóxicos, el síndrome prácticamente desapareció. No obstante, desde la década de 1980 se ha producido un ligero resurgir de la enfermedad, como consecuencia del uso excesivo de productos con alto contenido en calcio destinados a prevenir la osteoporosis y el uso de bicarbonato sódico en vez de bicarbonato alumínico en pacientes con insuficiencia renal crónica.

SÍNTOMAS Y SIGNOS

Los síntomas son variables, pudiéndose oscilar entre el estado asintómatico (con diagnóstico establecido por detección accidental de hipercalcemia e insuficiencia renal) y la hipercalcemia sintomática, con náuseas, vómitos, anorexia, fatiga, dolor abdominal vago, nefrolitiasis y estreñimiento. En casos crónicos pueden registrarse poliuria y polidipsia.

ETIOLOGÍA

Consumo excesivo de suplementos de bicarbonato cálcico, con dosis de entre 2,5 y 20 g/día.

DIAGNÓSTICO

DIAGNÓSTICO DIFERENCIAL

Hipercalcemia debida a hiperparatiroidismo o neoplasia maligna.

PRUEBAS DE LABORATORIO

- Calcio plasmático elevado (se han comunicado oscilaciones dentro de amplios márgenes).
- Insuficiencia renal.
- Elevación del bicarbonato plasmático y del pH arterial.
- La PTH, normalmente suprimida, puede estar elevada, en especial si se evalúa después de iniciar el tratamiento.
- Nivel de fosfato variable.

TRATAMIENTO

TRATAMIENTO NO FARMACOLÓGICO

La hemodiálisis está indicada en pacientes con insuficiencia renal significativa.

TRATAMIENTO AGUDO

- Interrupción del consumo de suplementos de bicarbonato cálcico.
- Hidratación y administración de furosemida si hay hipercalcemia significativa.
- Control de la hipocalcemia de rebote por elevación de la PTH con el tratamiento.

- Educación del paciente sobre la toma de suplementos de calcio adecuados.

PRONÓSTICO

La hipercalcemia y los síntomas remiten con la interrupción del consumo de suplementos de calcio y el tratamiento específico de aquélla. Los pacientes que inicialmente se presentan con insuficiencia renal pueden mantener cierto grado residual de esta alteración.

DERIVACIÓN

La diferenciación con respecto al hiperparatiroidismo puede resultar compleja y requerir la asistencia de un endocrinólogo. La derivación a un especialista en nutrición no suele ser necesaria, ya que el exceso de calcio procede de suplementos nutricionales y no de factores dietéticos.

OTRAS CONSIDERACIONES

COMENTARIOS

La historia detallada de los suplementos nutricionales y los fármacos sin receta que se han consumido suelen aportar importantes pistas.

BIBLIOGRAFÍA RECOMENDADA

Abreo K et al: The milk-alkali syndrome: a reversible form of acute renal failure, *Arch Intern Med* 153:1005, 1993.

Beall DP, Scofield RH: Milk-alkali syndrome associated with calcium carbonate consumption, *Medicine* 74:89, 1995.

Sippy BW: Gastric and duodenal ulcer: medical cure by an efficient removal of gastric juice corrosion, *JAMA* 64:1625, 1915.

AUTOR: **MICHELLE A. STOKEZ, M.D.**

INFORMACIÓN BÁSICA

DEFINICIÓN

El síndrome de la vena cava superior es un conjunto de síntomas causados por la compresión de una masa mediastínica sobre la vena cava superior (VCS) o las venas que drenan a ésta.

CÓDIGO CIE-9CM

453.2 (Trombosis de la vena cava)

EPIDEMIOLOGÍA Y DEMOGRAFÍA

Se corresponden con las del cáncer de pulmón (en especial, el carcinoma de células pequeñas) y el linfoma: v. «Neoplasias pulmonares primarias» y «Linfoma no-Hodgkin» en la Sección I.

SÍNTOMAS Y SIGNOS

Síntomas:
- Disnea.
- Dolor torácico.
- Tos.
- Disfagia.
- Cefalea.
- Síncope.
- Trastornos visuales.

Signos:
- Distensión venosa en la pared torácica.
- Distensión de las venas del cuello.
- Edema facial.
- Tumefacción de los miembros superiores.
- Cianosis.

ETIOLOGÍA

- Cáncer de pulmón (el 80% de todos los casos, de los que la mitad son cánceres de células pequeñas).
- Linfoma (15%).
- Tuberculosis.
- Bocio.
- Aneurisma de la aorta (arteriosclerótico o sifilítico).
- Trombosis de la VCS.
  1. Primaria: asociada a un catéter venoso central.
  2. Secundaria: como complicación del síndrome de la VCS asociada a una de las causas arriba mencionadas.

DIAGNÓSTICO

DIAGNÓSTICO DIFERENCIAL

Este síndrome es suficientemente característico como para descartar otros diagnósticos. El diagnóstico diferencial se centra en las etiologías subyacentes enumeradas anteriormente.

VALORACIÓN

- Radiografía de tórax.
- Flebografía.
- TC o RM de tórax.
- Ecografía.
- Citología de esputo.
- Broncoscopia.
- Mediastinoscopia.
- Toracotomía.

TRATAMIENTO

Aunque los procedimientos invasivos como la mediastinoscopia o la toracotomía se asocian a un riesgo de hemorragia mayor de lo habitual, en general es necesario un diagnóstico tisular antes de iniciar el tratamiento.

La radioterapia empírica de urgencia está indicada en situaciones críticas como la insuficiencia respiratoria o signos del sistema nervioso central asociados a elevada presión intracraneal.

- Tratamiento de la neoplasia maligna subyacente:
  1. Radioterapia.
  2. Quimioterapia.
- Tratamiento anticoagulante o fibrinolítico en pacientes que no responden al tratamiento oncológico en la primera semana o si se ha identificado un trombo obstructivo.
- Diuréticos.
- Corticoides.

DERIVACIÓN

A un cirujano torácico, neumólogo y/u oncólogo.

BIBLIOGRAFÍA RECOMENDADA

Markman M: Diagnosis and management of superior vena cava syndrome, Cleveland Clin J Med 66:59, 1999.

AUTOR: **TOM J. WACHTEL, M.D.**

INFORMACIÓN BÁSICA

DEFINICIÓN

El síndrome de las piernas inquietas es trastorno sensitivo-motor con cuatro características fundamentales: 1) una sensación incómoda o necesidad urgente de mover las piernas, 2) las molestias empeoran al final del día o por la noche, 3) las molestias empeoran con el reposo y 4) las molestias mejoran con el movimiento de la(s) pierna(s) afectadas. Existen dos formas de SPI: primaria (familiar) y secundaria (adquirida). La mayoría de quienes padecen SPI (>85%) presenta movimientos periódicos de las piernas durante el sueño (MPPS) que también pueden interrumpirlo.

SINÓNIMOS

Acromelalgia.
Anxietas tibialis.
Síndrome de Wittmaack Ekbom.

CÓDIGO CIE-9CM

780.52-5 Síndrome de las piernas inquietas

EPIDEMIOLOGÍA Y DEMOGRAFÍA

PREVALENCIA: El 8-12%.
DEMOGRAFÍA: Desde los 2 años (el paciente más joven: 8 semanas de edad).
- <18 años: desconocida.
- 18-29 años: el 3%.
- 30-79 años: el 10%.
- ≥ 80 años: el 20%.
- La prevalencia aumenta con la edad (probablemente con el incremento del SPI secundario, que afecta por igual a varones y mujeres).
- Los síntomas pueden empeorar con la edad y extenderse a los brazos.
- Los datos de prevalencia están incompletos en otras razas que no sean la blanca.
- El SPI primario se hereda con carácter autosómico dominante, muestra anticipación genética y exhibe una relación mujeres:varones de 6:4.

SÍNTOMAS Y SIGNOS

- Las molestias sensitivas suelen afectar a una o ambas extremidades inferiores durante el reposo:
  1. «Gusanos» o «bichos» bajo la piel.
  2. Sensación de presión bajo la piel.
  3. Dolor muscular pulsátil.
  4. «Dolores crecientes».
  5. Necesidad urgente e irresistible de mover la(s) pierna(s) sintomática(s).
- Otras muchas formas de describir los síntomas de las piernas por parte de los pacientes: en aumento, ardor, que abrasa, tirante, como agua que fluye, sin poder dejar de moverlas, y a menudo «indescriptible».
- Alivio sintomático transitorio o mejoría al mover las piernas, frotarlas, presionarlas, al caminar, o al calentarlas (baño o paños calientes).

- Interrupción del sueño como consecuencia del malestar de las piernas, MPPS, y necesidad urgente de moverse o caminar.
- Casi siempre hay movimiento de las piernas durante el sueño, lo que pueden referir el cónyuge o un padre como movimientos constantes por la noche. Estos movimientos son estereotípicos, y la agitación rítmica de piernas y tobillos durante <5 segundos puede hacer que el paciente se despierte durante el sueño.
- El examen físico es normal en la SPI primaria, aunque puede revelar una neuropatía, radiculopatía o mielopatía leves en la SPI secundaria.
- Son quejas frecuente la somnolencia excesiva durante el día, el insomnio y los síntomas ocasionales en las piernas de día en reposo.

ETIOLOGÍA

- Un probable mecanismo se relaciona con la desregulación dopaminérgica a nivel de la médula espinal o en regiones superiores del sistema nervioso central.
- SPI primaria (50-60%).
- La SPI secundaria se asocia a déficit de hierro, gestación, insuficiencia renal, donación de sangre reiterada, neuropatía, radiculopatía, mielopatía y enfermedades reumatológicas.
- Los síntomas pueden precipitarse con ciertos fármacos (ISRS y antidepresivos tricíclicos), la cafeína, el alcohol y la privación del sueño.

DIAGNÓSTICO

DIAGNÓSTICO DIFERENCIAL

- Trastorno de los movimientos periódicos de las extremidades (MPE): movimientos repetitivos de los miembros (extremidades inferiores > superiores) durante el sueño; no existen molestias sensitivas o necesidad urgente de mover los miembros durante los períodos de reposo; asociado con interrupciones del sueño y somnolencia excesiva de día; típicamente, el paciente lo ignora, pero su compañero de cama puede referir agitación o patadas durante el sueño.
- Neuropatía periférica, radiculopatía, mielopatía, u otra lesión del SNC (p. ej., ictus).
- Ansiedad y trastornos del estado de ánimo.
- Narcolepsia.
- Trastorno de conducta en fase REM.
- Parasomnias (p. ej., sonambulismo, vigilia confusional, golpes en la cabeza).
- Apnea del sueño obstructiva.
- Deficiencia de hierro.
- Acatisia inducida por neurolépticos.
- Discinesias durante la vigilia.
- Calambres nocturnos de las piernas con o sin arteriopatía periférica.

VALORACIÓN

- La historia clínica es típicamente diagnóstica, con una sensibilidad y especificidad >90%.
- Antecedentes familiares de SPI, dolores en aumento, o sonambulismo.
- Polisomnografía con electrodos en brazos y piernas.
- Registro ambulatorio de la actividad de las piernas a lo largo de varias noches con registros del sueño.
- Estudio del hierro sérico incluyendo TIBC (capacidad total de fijación de hierro), ferritina y recuento sanguíneo completo.
- EMG (electromiografía) para detectar neuropatía, radiculopatía, o mielopatía, si se sospechan.
- RM del sistema nervioso central para detectar mielopatía o ictus, si se sospechan.

TRATAMIENTO

- Los fármacos dopaminérgicos se encuentran en primera línea (pueden dividirse de dos a tres veces al día):
  1. Ropinirol: dosis inicial de 0,25 mg; dosis media de 2 mg; máximo, 12 mg/día.
  2. Pramipexol: inicio, 0,125 mg; dosis media, 0,375 mg; máximo, 5 mg/día.
  3. Pergolida: inicio, 0,05 mg; dosis media, 0,5 mg; máximo, 3 mg/día.
  4. Levodopa/carbidopa: inicio con 25/100; máximo, 3-4 dosis.
  5. Levodopa/carbidopa de liberación continua: inicio con 25/100; máximo, 50/200.
- Antiepilépticos:
  1. Gabapentina: inicio, 300 mg; máximo, 3.600 mg/día.
  2. Carbamazepina: inicio, 200 mg; máximo 1.200 mg/día.
  3. Levetiracetam: inicio, 250 mg; máximo, 2.000 mg/día.
  4. Topiramato: inicio, 25 mg; máximo, 200 mg/día.
- Opiáceos:
  1. Tramadol: inicio, 25 mg; máximo, 400 mg/día.
  2. Hidromorfona: inicio, 2 mg; máximo, 24 mg/día.
  3. Propoxifeno HCl: inicio, 65 mg; máximo, 195 mg/día.
  4. Oxicodona de liberación prolongada: inicio, 10 mg; máximo, 30 mg/día.
  5. Oxicodona: inicio, 5 mg; máximo, 120 mg/día.
- Combinaciones opiáceos/analgésicos:
  1. Hidrocodona/paracetamol: inicio, 5/500 mg; máximo, 6 dosis/día.
  2. Oxicodona/paracetamol: inicio, 10/325 mg; máximo, 8 dosis/día.
- Benzodiazepinas:
  1. Temazepam: inicio, 15 mg; máximo, 30 mg/dosis.
  2. Clonazepam: inicio, 0,25 mg; máximo, 3 mg/dosis.

- Suplemento de hierro:
  1. Fumarato ferroso v.o.: 324 mg al día (más vitamina C para potenciar la absorción).
  2. Hierro sacarosa o dextrano (hierro i.v.): síganse los protocolos publicados.

PRONÓSTICO

Crónico y progresivo.

OTRAS CONSIDERACIONES

- Hasta el 40% de los adultos con SPI refieren el inicio de síntomas en la infancia.
- En el niño con trastorno de déficit de atención e hiperactividad (TDAH), hasta el 40% pueden presentar SPI y MPPS no detectados.

- Algunos pacientes pueden padecer más síntomas sensitivos que motores (MPPS) o viceversa.
- Los dopamiméticos de acción corta (levodopa/carbidopa) pueden causar síntomas que aparecen de forma tardía por la noche o durante el día siguiente (aceleración). Esto podría requerir dosis adicionales o un cambio en la medicación.

BIBLIOGRAFÍA RECOMENDADA

Allen RP y cols.: Restless legs syndrome: diagnostic criteria, special considerations and epidemiology. A report from the restless legs syndrome diagnosis and epidemiology workshop at the National Institutes of Health, Sleep Med 4:101, 2003.

Allen RP, Earley CJ: Defining the phenotype of the restless legs syndrome (RLS) using age-of-symptom-onset, Sleep Med 1:11, 2000.

Earley CJ: Restless legs syndrome, N Engl J Med 348:2103, 2003.

Happe S, Trenkwalder C: Role of dopamine receptor agonists in the treatment of restless legs syndrome, CNS Drugs 18:27, 2004.

Phillips B y cols.: Epidemiology of restless legs symptoms in adults, Arch Intern Med 160:2137, 2000.

Walters AS y cols.: A questionnaire study of 138 patients with restless legs syndrome: the 'Night-Walkers' survey, Neurology 46:92, 1996.

Winkelmann J y cols.: Complex segregation analysis of restless legs syndrome provides evidence for an autosomal dominant mode of inheritance in early age at onset families, Ann Neurol 52:297, 2002.

AUTOR: **J. S. DURMER, M.D., Ph.D.**

INFORMACIÓN BÁSICA

DEFINICIÓN

El síndrome de Marfan es un trastorno hereditario del tejido conjuntivo relacionado con el esqueleto, el sistema cardiovascular, los ojos, los pulmones y el sistema nervioso central.

CÓDIGO CIE-9CM
759.82 Síndrome de Marfan

EPIDEMIOLOGÍA Y DEMOGRAFÍA

PREVALENCIA: 1 caso/10.000 personas.
- Ambos sexos son igualmente afectados por este síndrome autosómico dominante.
- Aproximadamente un 30% de los casos corresponden a una nueva mutación.

SÍNTOMAS Y SIGNOS

Criterios diagnósticos para el síndrome de Marfan (fig. 1-223):
- Esqueleto:
  Hipermovilidad articular, estatura elevada, tórax en embudo, cifosis torácica reducida, escoliosis, aracnodactilia, dolicostenomelia, tórax en quilla y erosión de las vértebras sacrolumbares por ectasia dural†.
- Ojo:
  Miopía, desprendimiento de retina, globo elongado, desplazamiento del cristalino†.
- Sistema cardiovascular:
  Prolapso de la válvula mitral, endocarditis, arritmia, anillo mitral dilatado, insuficiencia mitral, prolapso de la válvula tricúspide, insuficiencia aórtica, disección aórtica†, dilatación de la raíz aórtica†.
- Pulmones:
  Ampollas apicales, neumotórax espontáneo.
- Piel y tegumentos:
  Hernias inguinales, hernias por incisión, estrías atróficas.
- Sistema nervioso central:
  Trastorno por déficit de atención, hiperactividad, discrepancia verbal y de actuación, ectasia dural, meningocele pélvico anterior†.
  Si los antecedentes familiares son positivos con un pariente cercano afectado por síndrome de Marfan, las manifestaciones deben estar presentes en el esqueleto y en uno de los demás sistemas orgánicos, y el diagnóstico ha de confirmarse por análisis de ligamiento o detección de mutaciones.
  Si los antecedentes familiares son negativos o desconocidos, el paciente puede presentar manifestaciones esqueléticas, cardiovasculares y de otros sistemas en, al menos, una de las manifestaciones señaladas con †.

Las manifestaciones se enumeran para cada sistema orgánico en orden de especificidad creciente para el síndrome de Marfan; aunque ninguna de ellas lo es exclusivamente de esta enfermedad, las indicadas con † son las más específicas.

ETIOLOGÍA

Los causantes de la enfermedad son las mutaciones en el gen que codifica la fibrilina 1, el principal constituyente de las microfibrillas, que forman la base estructural de las fibras elásticas. Todas las manifestaciones del síndrome de Marfan pueden explicarse en función de las carencias en las microfibrillas.

DIAGNÓSTICO

DIAGNÓSTICO DIFERENCIAL

Cada una de las manifestaciones del síndrome puede obedecer a otras causas; no obstante, si se satisfacen los criterios diagnósticos, la enfermedad queda diagnosticada.

VALORACIÓN

- Ecocardiografía para determinar:
  Prolapso de la válvula mitral.
  Insuficiencia mitral.
  Prolapso de la válvula tricúspide.
  Insuficiencia aórtica.
  Dilatación de la raíz aórtica.
- Radiografía de tórax.
- Ecocardiografía transesofágica, TC de tórax, RM de tórax o aortografía para detectar una posible disección aórtica.
- Radiografía de tórax para detectar ampollas apicales pulmonares.
- Examen oftalmológico a cargo de un especialista.

TRATAMIENTO

- Monitorización regular cardíaca y de la aorta mediante exploración física y ecocardiografía.
- Profilaxis de la endocarditis.
- Limitación de la práctica de deportes de contacto, ejercicios con pesas y sobreesfuerzos en general.
- Administración de β-bloqueantes.
- La administración temprana de inhibidores de la enzima convertidora de angiotensina en pacientes jóvenes con síndrome de Marfan e insuficiencia valvular puede reducir la necesidad de recurrir a cirugía de la válvula mitral.
- Asesoramiento genético.
- Monitorización de la aorta durante la gestación (por aumento del riesgo de disección).

BIBLIOGRAFÍA RECOMENDADA

Pyertiz ER: Marfan's syndrome. In Braunwald E (ed): *Heart disease: a textbook of cardiovascular medicine,* ed 6, Philadelphia, 2001, WB Saunders.

Yetman AT et al: Comparison of outcome of the Marfan syndrome in patients diagnosed at age 6 years versus those diagnosed at age >6 years of age, *Am J Cardiol* 91:102, 2003.

AUTOR: **TOM J. WACHTEL, M.D.**

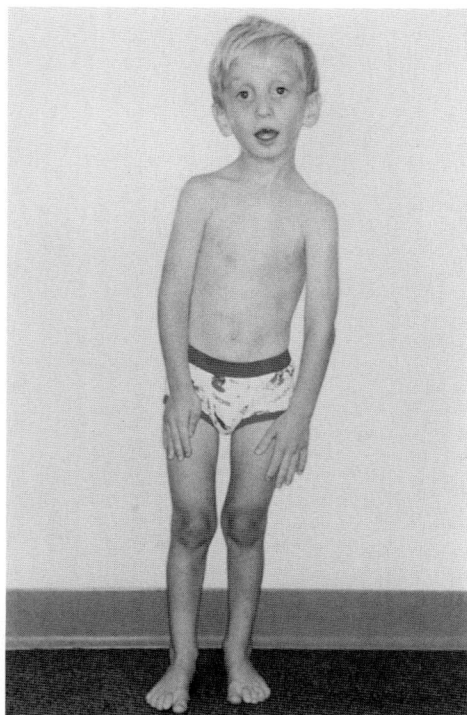

FIGURA 1-223 Síndrome de Marfan. Obsérvense la facies alargada, el edema palpebral, la dolicostenomelia aparente y la escoliosis moderada. (De Behrman RE: *Nelson's Textbook of pediatrics,* Filadelfia, 1996, WB Saunders.)

INFORMACIÓN BÁSICA

DEFINICIÓN

El síndrome de Meigs se caracteriza por la presencia de un tumor ovárico sólido benigno, con ascitis e hidrotórax derechos que desaparecen tras la extirpación del tumor.

CÓDIGOS CIE-9CM
620.2 Masa ovárica (inespecífica)
220.0 Lesión ovárica benigna
789.5 Ascitis
511.9 Derrame pleural

EPIDEMIOLOGÍA Y DEMOGRAFÍA

- Se produce en <1% de los fibromas ováricos (asociado a aproximadamente el 0,004% de los tumores de ovario).
- Se registra con mayor frecuencia en la etapa media de la vida (media de edad aproximada, 48 años).

SÍNTOMAS Y SIGNOS

- Masa pélvica asintomática a la exploración bimanual.
- Dolor pélvico intermitente (torsión intermitente).
- Sensibilidad pélvica aguda.
- Sensibilidad abdominal aguda.
- Masa pélvica abdominal.
- Distensión abdominal.
- Onda líquida.
- Matidez móvil.
- «Signo del charco».
- Hiperresonancia o matidez a la percusión torácica; ausencia de frémito táctil y vocal.
- Ruidos respiratorios bronquiales ausentes o altos, estertores, desplazamiento del mediastino, desviación traqueal.
- Pérdida de peso y emaciación.

ETIOLOGÍA

- No conocida de forma específica.
- Generalmente asociada a «fibromas edematosos» (o a otros tumores ováricos sólidos benignos) de más de 10 cm.
- Es posible que un fibroma grande con tallo estrecho presente un drenaje inadecuado: cuando se asocia a torsión intermitente, produce trasudación de reflujo a la cavidad peritoneal; la ascitis peritoneal acumulada pasa a continuación a la cavidad pleural derecha a través de los vasos linfáticos (conducto torácico sobrecargado) o por conmutación pleural abdominal (es decir, por el hiato de Bochdalek).

DIAGNÓSTICO

DIAGNÓSTICO DIFERENCIAL

- Tumor maligno ovárico abdominal.
- Trastornos ginecológicos diversos:
  1. Útero: tumor endometrial, sarcoma, liomioma (síndrome seudo-Meigs).
  2. Trompa de Falopio: hidrosálpinx, salpingitis granulomatosa, tumor maligno de las trompas de Falopio.
  3. Ovario: tumor benigno, mucinoso, endometrioide, de células claras, tumor de Brenner, de granulosa, de estroma, disgerminoma, fibroma, tumor metastásico.
- Causas no ginecológicas (tumor o patología de los tractos gastrointestinal o genitourinario) o masa pélvica:
  1. Ascitis.
  2. Obstrucción de la vena porta.
  3. Obstrucción de la vena cava inferior (VCI).
  4. Hipoproteinemia.
  5. Obstrucción del conducto torácico.
  6. TB.
  7. Amiloidosis.
  8. Pancreatitis.
  9. Neoplasia.
  10. Hipestimulación ovárica.
  11. Derrame pleural.
  12. Insuficiencia cardíaca congestiva.
  13. Tumor maligno.
  14. Enfermedad del colágeno-vascular.
  15. Pancreatitis.
  16. Cirrosis.

VALORACIÓN

- Afección clínica caracterizada por la presencia de masa ovárica, ascitis y derrame pleural en el lado derecho.
- Tumor maligno y otras posibles causas a considerar de masa pélvica, ascitis y derrame pleural (v. «Diagnóstico diferencial»).
- Historia previa de saciedad, pérdida de peso con aumento del contorno abdominal, distensión, dolor abdominal intermitente, disnea, tos no productiva.

PRUEBAS DE LABORATORIO

- Hemograma completo para descartar un proceso inflamatorio.
- Marcadores tumorales para valorar la posible neoplasia maligna (CA-125, Hcg, AFP, CEA).
- Perfil químico/de prueba de floculación de látex (PFL) para valorar la afectación metabólica o hepática.

DIAGNÓSTICO POR IMAGEN

- Ecografía pélvica (valoración con Doppler de flujo de color de masas anejas) para evaluar la patología de la pelvis (TC o RM si la etiología es indeterminada).
- Radiografía de tórax.
- Gases en sangre arterial si existe compromiso respiratorio.

TRATAMIENTO

TRATAMIENTO NO FARMACOLÓGICO

- Consentimiento informado y preparación del paciente para una posible laparotomía de estadificación (histerectomía abdominal total con salpingo-ooforectomía, omentectomía, posible resección intestinal, linfadenectomía periaórtica).
- Preparación intestinal si se considera la posible presencia de un tumor maligno.

TRATAMIENTO AGUDO

En función de la presentación clínica, el tamaño de la masa pélvica, la cantidad de ascitis y el derrame pleural:

- Si la masa pélvica es <10 cm y la ascitis/derrame pleural son mínimos: se debe considerar la laparoscopia abierta diagnóstica (posible laparotomía de exploración) y la salpingooforectomía con extirpación del fibroma (tumor) ovárico.
- Si la masa pélvica es de >10 cm y la ascitis/derrame pleural son moderados: se debe considerar la pleurocentesis si existe compromiso respiratorio (citología: tinción para bacilos acidorresistentes, AFB) y laparotomía de exploración con salpingo-ooforectomía y extirpación del fibroma (tumor) ovárico.
- Tratamiento del tumor pélvico, GI o GU, según las indicaciones.

TRATAMIENTO CRÓNICO

- Resolución de la ascitis y el derrame pleural derecho después de la extirpación del fibroma ovárico.
- No se ha de proceder a seguimiento a largo plazo del fibroma ovárico benigno.

PRONÓSTICO

Es previsible una evolución excelente y un nivel máximo de supervivencia.

DERIVACIÓN

A ginecología u oncología ginecológica para evaluación y tratamiento, en especial si se considera o se confirma la presencia de un tumor maligno.

BIBLIOGRAFÍA RECOMENDADA

Abramov Y et al: The role of inflammatory cytokines in Meigs' syndrome, *Obstet Gynecol* 99(5 Pt 2):917, 2002.

Buttin BM et al: Meigs' syndrome with an elevated CA 125 from benign Brenner tumors, *Obstet Gynecol* 98(5 Pt 2):980, 2001.

Meigs JV, Cass JW: Fibroma of the ovary with ascites and hydrothorax: with a report of seven cases, *Am J Obstet Gynecol* 33:249, 1937.

AUTOR: **DENNIS M. WEPPNER, M.D.**

INFORMACIÓN BÁSICA

DEFINICIÓN

Un pólipo hamartomatoso es un tumor intestinal benigno que puede contener todos los componentes de la mucosa intestinal. En la poliposis gastrointestinal coexisten múltiples pólipos de este tipo en el aparato digestivo y también existen, generalmente, manifestaciones asociadas.

Los síndromes reconocidos con frecuencia son el síndrome de Peutz-Jeghers, el síndrome de poliposis juvenil, la enfermedad de Cowden, el síndrome de Bannagan-Ruvalcaba-Riley y el síndrome de Cronkhite-Canada. Otros síndromes hereditarios de poliposis hamartomatosa menos conocidos son el síndrome de poliposis hereditaria mixta, la ganglineuromatosis y la neurofibromatosis intestinal (variante del síndrome de Von Recklinghausen), el síndrome de la familia Devon, el síndrome de nevus de células basales y la esclerosis tuberosa (puede afectar al aparato digestivo).

CÓDIGOS CIE-9CM
759.6 (Síndrome de Peutz-Jeghers)
211.3 (Síndrome de Cronkhite-Canada)

SÍNTOMAS Y SIGNOS

Síndrome de Peutz-Jeghers:
- Transmisión: autosómica dominante con penetrancia incompleta.
- Expresión de la enfermedad:
  1. Hamartomas en estómago, intestino delgado y grueso con bandas de músculo liso en la lámina propia.
  2. Lesiones pigmentadas alrededor de la boca (labios y mucosa oral), nariz, manos, pies, genitales y área perineal.
  3. Tumores ováricos.
  4. Tumores testiculares de células de Sertoli.
  5. Pólipos de las vías respiratorias.
  6. Cáncer de páncreas.
  7. Cáncer de mama.
  8. Pólipos de las vías urinarias.
- Riesgo vital acumulado de cáncer:
  1. Cáncer de colon: el 39%.
  2. Cáncer de estómago: el 29%.
  3. Cáncer de intestino delgado: el 13%.
  4. Cáncer de páncreas: el 36%.
  5. Cáncer de mama: el 54%.
  6. Cáncer de ovario: el 10%.

  7. Tumor de células de Sertoli: el 9%.
  8. Riesgo global de cáncer: el 93%.
- Manifestación clínica:
  1. Obstrucción, invaginación gastrointestinal, hemorragia digestiva.
  2. Véanse los capítulos sobre las neoplasias más relevantes para sus signos y síntomas.

Síndrome de poliposis juvenil:
- Transmisión: autosómica dominante.
- Expresión de la enfermedad:
  1. Pólipos solitarios juveniles, 10 o más en el recto o a lo largo del aparato digestivo; los pólipos son lisos y están recubiertos por un epitelio normal.
  2. Coexisten diferentes anomalías congénitas en el 20%.
- El riesgo acumulado de cáncer está aumentado (puede ser de hasta el 50%).
- Manifestación clínica:
  1. Obstrucción intestinal.
  2. Invaginación.
  3. Hemorragia digestiva.

Enfermedad de Cowden:
- Transmisión: autosómica dominante, infrecuente.
- Expresión de la enfermedad:
  1. Poliposis intestinal juvenil.
  2. Hamartomas orocutáneos.
  3. Enfermedad fibroquística de la mama y cáncer de mama.
  4. Bocio y cáncer de tiroides.
  5. Tricolemomas (pápulas) faciales en el 83%.
- Riesgo acumulado de cáncer:
  1. GI: el mismo que la población general.
  2. Tiroides: el 3 al 10%.
  3. Mama: el 25 al 50%.

Síndrome de Bannagan-Ruvalcaba-Riley:
- Transmisión: autosómica dominante, infrecuente.
- Expresión de la enfermedad:
  1. Poliposis intestinal juvenil.
  2. Macrocefalia.
  3. Retraso del desarrollo.
  4. Máculas pigmentadas en el pene.
  5. Riesgo acumulado de cáncer desconocido.

Síndrome de Cronkhite-Canada:
- Transmisión: adquirida.
- Edad de inicio: edad media de la vida.
- Expresión de la enfermedad.
  1. Poliposis gastrointestinal juvenil difusa el 50-95% de los casos).

  2. Diarrea crónica y enteropatía pierde-proteínas (toda la mucosa intestinal puede estar inflamada), la cual produce dolor abdominal, pérdida de peso y varias complicaciones por desnutrición.
  3. Uñas distróficas.
  4. Alopecia.
  5. Hiperpigmentación.
- Riesgo acumulado de cáncer: el mismo que la media de la población.

DIAGNÓSTICO

El diagnóstico se sugiere en muchos casos por los antecedentes familiares y se confirma mediante colonoscopia y los signos descritos previamente.

TRATAMIENTO

TRATAMIENTO GENERAL

Síndrome de Peutz-Jeghers:
- Colonoscopias con polipectomías.
- Cribado del cáncer de mama, cáncer testicular, posiblemente del cáncer de ovario.

Síndrome de poliposis juvenil:
- Colonoscopias con polipectomías si sólo hay pólipos colónicos escasos.
- Colectomía total si existen numerosos pólipos.
- Esofagogastroscopias y polipectomías.

Enfermedad de Cowden: cribado riguroso de cáncer de mama o mastectomía simple bilateral profiláctica con reconstrucción.

Síndrome de Cronkhite-Canada: el síndrome progresivo de malabsorción es la piedra angular de este síndrome y no existe tratamiento específico para el mismo. La alimentación enteral o parenteral es fundamental en el tratamiento y puede lograr una remisión.

BIBLIOGRAFÍA RECOMENDADA

Itzkowitz SH: Colonic polyps and polyposis syndromes. In Feldman M, Friedman L, Sleisinger MH (eds): *Gastrointestinal and liver disease,* ed 7, Philadelphia, 2002, WB Saunders.

AUTOR: **TOM J. WACHTEL, M.D.**

INFORMACIÓN BÁSICA

DEFINICIÓN

El síndrome de Ramsay Hunt es una infección localizada por herpes zóster que afecta al séptimo par craneal y a los ganglios geniculados, causando hipoacusia, vértigo y parálisis del nervio facial.

SINÓNIMOS

Herpes zóster ótico.
Zóster geniculado.
Ganglionitis geniculada herpética.

CÓDIGO CIE-9CM

053.11 Síndrome de Ramsay Hunt

EPIDEMIOLOGÍA Y DEMOGRAFÍA

PREDOMINIO POR SEXOS: Idéntica distribución por sexos.
PREDOMINIO POR EDADES:
- Generalmente aumenta con la edad.
- Rara en la infancia.

SÍNTOMAS Y SIGNOS

- Vesículas características:
  1. En el pabellón auricular.
  2. En el conducto auditivo externo.
  3. En la distribución del nervio facial y, en ocasiones, adyacentes a los pares craneales.
- Parálisis facial del lado afectado.

ETIOLOGÍA

Reactivación de una infección latente por el virus de la varicela zóster con posterioridad a una varicela primaria (en general en la infancia).

DIAGNÓSTICO

- En general, al reconocer las características clínicas detalladas anteriormente.
- Cultivo vírico y/o examen microscópico de muestras tomadas de vesículas activas.

DIAGNÓSTICO DIFERENCIAL

- Herpes simple.
- Otitis externa.
- Impétigo.
- Infección enterovírica.
- Parálisis de Bell de otra etiología.
- Neurinoma acústico (antes de la aparición de las lesiones cutáneas).
- El diagnóstico diferencial de la cefalea y el dolor facial se describe en la Sección II.

VALORACIÓN

Si el diagnóstico es dudoso, debería intentarse confirmar la infección por el virus de la varicela zóster.

PRUEBAS DE LABORATORIO

- Cultivo vírico de muestras del líquido vesicular y del raspado de la base de las vesículas.
- Prueba de Tzanck, que puede revelar células gigantes multinucleadas.
- Tinción por inmunofluorescencia directa del raspado.

DIAGNÓSTICO POR IMAGEN

La RM puede mostrar un realce de los nervios facial y vestibulococlear antes de la aparición de vesículas.

TRATAMIENTO

TRATAMIENTO AGUDO

- Algunos autores recomiendan prednisona (40 mg v.o. durante 2 días; 30 mg durante 7 días; disminuyendo gradualmente la dosis a continuación).
- El aciclovir (800 mg v.o. cinco veces al día durante 10 días), famciclovir (500 mg tres veces al día durante 7 días), o valaciclovir (1 g cada 8 horas durante 7 días) pueden acelerar la curación.
- Deben usarse analgésicos si están indicados.

TRATAMIENTO CRÓNICO

- La amitriptilina es eficaz en algunos casos de dolor postherpético.
- Los analgésicos narcóticos pueden ser necesarios en ocasiones.

PRONÓSTICO

Son infrecuentes las recidivas.

DERIVACIÓN

Al otorrinolaringólogo: pacientes con parálisis facial persistente para una potencial descompresión quirúrgica del nervio facial.

OTRAS CONSIDERACIONES

COMENTARIOS

Deben considerarse estados de inmunodeficiencia, especialmente la infección por el virus de la inmunodeficiencia humana (VIH) en:
- Pacientes jóvenes.
- Casos graves.
- Pacientes con antecedentes de conductas de riesgo específico.

BIBLIOGRAFÍA RECOMENDADA

Furuta Y y cols.: Varicella-zoster virus DNA level and facial paralysis in Ramsay Hunt Syndrome, Ann Otol Rhino/ Laryngol 113(9):700, 2004.
Hato N y cols.: Ramsay Hunt syndrome in children. Ann Neurol 48(2):254, 2000.
Ko JY, Sheen TS, Hsu MM: Herpes zoster oticus treated with acyclovir and prednisolone: clinical manifestations and analysis of prognostic factors. Clin Otolaryngol 25(2):139, 2000.

AUTOR: **JOSEPH R. MASCI, M.D.**

INFORMACIÓN BÁSICA

DEFINICIÓN

El síndrome de Reiter pertenece a las espondiloartropatías seronegativas, así denominadas debido a que el factor reumatoide no está presente en estas formas de artritis inflamatoria. El síndrome de Reiter es una poliartritis asimétrica que afecta principalmente a las extremidades inferiores con uno o más de los siguientes:

- Uretritis.
- Cervicitis.
- Disentería.
- Enfermedad ocular inflamatoria.
- Lesiones mucocutáneas.

SINÓNIMOS

Enfermedad de Reiter.
Artritis reactiva.
Espondiloartropatía seronegativa.

CÓDIGO CIE-9CM
099.3 Síndrome de Reiter

EPIDEMIOLOGÍA Y DEMOGRAFÍA

INCIDENCIA (EN EE.UU.): 0,0035% anual en varones <50 años .
PREDOMINIO POR SEXOS: Varones.
PREDOMINIO POR EDADES: 20 a 40 años
INCIDENCIA MÁXIMA: Más común en la tercera década.
GENÉTICA:
Predisposición familiar: Fuertemente asociado al HLA-B27 (63-96%).

SÍNTOMAS Y SIGNOS

- Poliartritis:
  1. Afecta a rodilla y tobillo.
  2. Frecuentemente asimétrica.
- Dolor en el talón y tendinitis del tendón de Aquiles, en especial en la inserción del tendón de Aquiles.
- Fascitis plantar.
- Derrames profusos.
- Dactilitis o «dedo (del pie) salchicha».
- Uretritis.
- Uveítis o conjuntivitis; la uveítis puede progresar a la ceguera sin tratamiento.
- Queratodermia blenorrágica:
  1. Lesiones hiperqueratósicas en las plantas de los pies, dedos de los pies, pene, manos.
  2. Se parece mucho a la psoriasis.
- Regurgitación aórtica semejante a la observada en la espondilitis anquilosante.

ETIOLOGÍA

- Está bien descrito un síndrome de Reiter epidémico tras brotes de disentería.

- Las personas HLA-B27 positivas, genéticamente susceptibles, presentan riesgo de desarrollar un síndrome de Reiter tras la infección por ciertos patógenos:
  1. *Salmonella.*
  2. *Shigella.*
  3. *Yersinia enterocolitica.*
  4. *Chlamydia trachomatis.*
  5. Se sospecha un mecanismo de mimetismo molecular.
- Se ha descrito un complejo sintomático indistinguible del síndrome de Reiter asociado a la infección por VIH.

DIAGNÓSTICO

DIAGNÓSTICO DIFERENCIAL

- Espondilitis anquilosante.
- Artritis psoriásica.
- Artritis reumatoide.
- Artritis-tenosinovitis gonocócica.
- Fiebre reumática.

VALORACIÓN

- Examen radiológico de las articulaciones afectadas.
- Examen y cultivo del líquido sinovial.
- Examen minucioso de los ojos y la piel.
- Cultivos de gonococos (uretral, cervical, heces).

PRUEBAS DE LABORATORIO

- VSG elevada aunque inespecífica.
- No existen pruebas de laboratorio específicas para diagnosticar el síndrome de Reiter.

DIAGNÓSTICO POR IMAGEN

Radiografías simples:
- Osteopenia yuxtaarticular en las articulaciones afectadas.
- Erosiones y estrechamiento del espacio articular en la enfermedad más avanzada.
- Periostitis y formación reactiva de nuevo hueso en las inserciones del tendón de Aquiles y de la fascia plantar.
- Sacroileítis:
  1. Unilateral o bilateral.
  2. Indistinguible de la espondilitis anquilosante.
- Osteofitos formando puentes intervertebrales.

TRATAMIENTO

TRATAMIENTO NO FARMACOLÓGICO

Fisioterapia para mantener la amplitud de movimiento de la espalda y otras articulaciones.

TRATAMIENTO AGUDO

Los ataques se tratan con AINE, como la indometacina (25-50 mg v.o. tres veces al día).

- La infección entérica o uretral deberá tratarse con una cobertura antibiótica adecuada.
- La uveítis deberá tratarse con colirio con corticoides de acuerdo con el oftalmólogo.
- La tendinitis del tendón de Aquiles y la fascitis plantar deberán tratarse con inyecciones de metilprednisolona (40-80 mg).
- La sulfasalacina (2 a 3 g v.o. tres veces al día) puede ser eficaz.
- Es esencial la monitorización minuciosa de lo siguiente:
  1. Toxicidad GI.
  2. Hipersensibilidad.
  3. Supresión de la médula ósea.
- La enfermedad persistente o incontrolada debe tratarse con fármacos citotóxicos (metotrexato, azatioprina) de acuerdo con un reumatólogo.

TRATAMIENTO CRÓNICO

La mejor forma de tratar la enfermedad crónica se consigue en equipo, con la colaboración de un reumatólogo u otro médico experimentado, además de un fisioterapeuta.

PRONÓSTICO

- Las recidivas son frecuentes, incluso con tratamiento.
- Secuelas a largo plazo:
  1. Poliartritis persistente.
  2. Dolor de espalda crónico.
  3. Dolor del talón.
  4. Iridociclitis progresiva.
  5. Regurgitación aórtica.

DERIVACIÓN

- Al oftalmólogo si se sospecha uveítis.
- Al reumatólogo si la artritis y la tendinitis no mejoran rápidamente tras un ciclo de AINE.

OTRAS CONSIDERACIONES

COMENTARIOS

- La infección por HIV se asocia con casos especialmente graves de síndrome de Reiter.
- Se recomiendan las pruebas del VIH, sobre todo si se identifican factores de riesgo como actividad sexual sin protección o consumo de drogas por vía parenteral.

BIBLIOGRAFÍA RECOMENDADA

Al-Arfaj A: Profile of Reiter's disease in Saudi Arabia, Clin Exp Rheumatol 19(2):184, 2001.

AUTOR: **DEBORAH L. SHAPIRO, M.D.**

INFORMACIÓN BÁSICA

DEFINICIÓN

El síndrome de Reye es una tríada posinfecciosa que comprende encefalopatía, degeneración grasa del hígado y elevación de las transaminasas.

CÓDIGO CIE-9CM
331.81 Síndrome de Reye

EPIDEMIOLOGÍA Y DEMOGRAFÍA

- Durante la década de 1970 se comunicaron de 300 a 600 casos anuales en los EE.UU.
- Desde mediados de la década de 1980, después de conocerse la asociación entre la aspirina y el síndrome de Reye, la tasa anual cayó a menos de 20 casos.
- Relación estacional con brotes de gripe y varicela.
- Edad: raro en personas mayores de 18 años; el pico de edad (en EE.UU.) se encuentra entre los 6 y los 8 años.
- Tasa de mortalidad: el 25-50%.

SÍNTOMAS Y SIGNOS

Poco después de la recuperación de una infección vírica (gripe o varicela) el niño afebril comienza a vomitar de forma intratable. A menudo existe hepatomegalia. Los vómitos pueden dar lugar a deshidratación. En ocasiones existen síntomas de hipoglucemia. Al cabo de 2 días, los síntomas de encefalopatía dominan el cuadro clínico (letargia, confusión, estupor, coma, convulsiones, postura de decorticación o descerebración) (tabla 1-49).

ETIOLOGÍA

- Asociación temporal con la gripe y la varicela.

- Asociación epidemiológica con la aspirina u otros salicilatos usados para tratar la infección vírica.
- Posible asociación con la aflatoxina y pesticidas.
- Anatomía patológica.

Hígado: sin inflamación; el hallazgo más impactante es el infiltrado microvesicular hepatocítico panlobular en la microscopia óptica y la lesión mitocondrial en la microscopia electrónica.

Encéfalo: sin inflamación; existe edema cerebral y degeneración anóxica.

- Etiopatogenia: no se conoce por completo, aunque la disfunción mitocondrial se encuentra en el origen del problema.

DIAGNÓSTICO

DIAGNÓSTICO DIFERENCIAL

- Errores congénitos del metabolismo.
Deficiencia de carnitina.
Deficiencia de ornitinatranscarbamilasa.
Otros.
- Intoxicación por salicilatos o amiodarona.
- Intoxicación por *Blighia sapida*.
- Encefalopatía hepática de cualquier etiología.

VALORACIÓN

De acuerdo con la definición de casos del CDC, deben considerarse las siguientes situaciones como un caso de síndrome de Reye:

- Encefalopatía no inflamatoria aguda documentada por:
Alteración del nivel de conciencia y, si se dispone de ello, estudio del líquido cefalorraquídeo con ≤8 leucocitos por mm³ o
Muestra histológica que demuestre edema cerebral sin inflamación perivascular o meníngea.

- Hepatopatía documentada bien por una biopsia hepática o autopsia considerada diagnóstica de síndrome de Reye, bien por una elevación del triple o más de los niveles de aspartatoaminotransferasa sérica, alaninaaminotransferasa sérica o amoníaco sérico y
- Ninguna otra explicación razonable de las alteraciones cerebrales y hepáticas.

PRUEBAS DE LABORATORIO

- Transaminasas elevadas (ALT y AST).
- Niveles de amoníaco elevados.
- Elevación ocasional de CPK, LDH y bilirrubina, así como una prolongación del tiempo de protrombina.
- Hipoglucemia ocasional (en pacientes menores de 4 años).
- El líquido cefalorraquídeo es normal o contiene <8 leucocitos/ml.
- Es raro que esté indicada la biopsia hepática (en lactantes o en casos recurrentes).

TRATAMIENTO

- De apoyo.
- Manitol, glicerol, o hiperventilación frente al edema cerebral, si existe.
- Interferón alfa (experimental).
- Prevención.
Vacuna de la gripe.
Vacuna de la varicela.
Evitar la aspirina en niños, en especial durante epidemias de gripe y varicela.

BIBLIOGRAFÍA RECOMENDADA

Gellin BG, LaMontagne JR: Reye's syndrome. En Gorbach SL, Bartlett JG, Blacklow NR (eds): Infectious diseases, ed 2, Philadelphia, 1998, WB Saunders.
Reye syndrome—United States, 1985, MMWR 35:66, 1986.

AUTOR: **TOM J. WACHTEL, M.D.**

TABLA 1-49	**Estadificación clínica del síndrome de Reye**
Grado	**Síntomas en el momento de la admisión**
I	En general silente, **letárgico** y somnoliento, con vómitos, evidencia de laboratorio de disfunción hepática
II	Letargia profunda, **confusión**, delirio, agresividad, hiperventilación, hiperrefléxico
III	Obtundido, **coma ligero**, convulsiones, rigidez por decorticación, reacción pupilar a la luz intacta
IV	Convulsiones coma que se hace profundo, **rigidez de descerebración**, pérdida de los reflejos oculocefálicos, pupilas fijas
V	Coma, pérdida de reflejos tendinosos profundos, parada respiratoria, pupilas dilatadas y fijas, encefalograma isoeléctrico y alternante de **flaccidez/descerebración**

De Behrman RE: *Nelson textbook of pediatrics,* 5.ª ed., Filadelfia, 1996, WB Saunders.

INFORMACIÓN BÁSICA

DEFINICIÓN

El síndrome de robo de la arteria subclavia es una oclusión o estenosis grave de la arteria subclavia proximal que da lugar a una reducción del flujo anterógrado o retrógrado de la arteria vertebral ipsilateral y síntomas neurológicos referidos a la circulación posterior.

SINÓNIMO

Estenosis u oclusión de la arteria subclavia (o innominada) proximal.

CÓDIGO CIE-9CM

435.2 Síndrome de robo de la arteria subclavia

EPIDEMIOLOGÍA Y DEMOGRAFÍA

- Semejantes a las de otras manifestaciones de aterosclerosis (enfermedad de las arterias coronarias, enfermedad cerebrovascular o vasculopatía periférica).
- Afecta a personas de mediana edad (varones algo más jóvenes que las mujeres, de media) con factores de riesgo arteriosclerótico, como antecedentes familiares, tabaquismo, diabetes mellitus, hiperlipidemia, hipertensión, estilo de vida sedentario.

SÍNTOMAS Y SIGNOS

Síntomas:
- Muchos pacientes son asintomáticos.
- Síntomas isquémicos en miembros superiores: fatiga, dolor con el ejercicio, frialdad, entumecimiento de la extremidad afectada.
- El 25% de los pacientes con robo de la arteria subclavia unilateral manifiesta síntomas neurológicos. Éstos incluyen breves episodios de:
  1. Vértigo.
  2. Diplopía.
  3. Reducción de la visión.
  4. Oscilopsia.
  5. Marcha inestable.

Estos episodios se provocan sólo de forma ocasional por el ejercicio del miembro superior isquémico (robo de la arteria subclavia clásico). Es más frecuente el robo de la arteria subclavia izquierda que el de la derecha, aunque este último es más grave.
- Es raro el ictus de la circulación posterior relacionado con el robo de la arteria subclavia.
- La estenosis de la arteria innominada puede causar la reducción del flujo de la arteria carótida derecha y síntomas cerebrovasculares de la circulación cerebral anterior, aunque es infrecuente.

Hallazgos físicos:
- Pulso retrasado y de escasa amplitud (de la muñeca o antecubital) en el miembro superior afectado.
- Presión arterial reducida en la extremidad superior afectada.
- Soplo supraclavicular.

NOTA: El inflado del manguito del esfigmomanómetro aumentará el soplo si procede de una estenosis de una arteria vertebral estenosis y se reducirá si se origina en la estenosis de una arteria subclavia.

ETIOLOGÍA Y ETIOPATOGENIA

Etiología:
- Aterosclerosis.
- Arteritis (enfermedad de Takayasu y arteritis de la temporal).
- Embolia de la arteria subclavia o innominada.
- Costilla cervical.
- Uso crónico de una muleta.
- Ocupacional (lanzadores de pelota base y cricket).

Etiopatogenia: la arteria vertebral se origina en la arteria subclavia. Para que se produzca el robo de la arteria subclavia, la oclusión deberá ser proximal a la salida de la arteria vertebral. En el lado derecho, sólo una corta distancia separa la bifurcación de la arteria innominada y la salida de la arteria vertebral, lo que explica por qué esta enfermedad afecta con menor frecuencia al lado derecho. La oclusión de la arteria innominada debe afectar al flujo de la arteria carótida derecha.

DIAGNÓSTICO

- Véanse «Historia», «Hallazgos físicos» y «Diagnóstico por imagen».
- Deben valorarse las arterias carótidas en todos los casos al menos de forma no invasiva.

DIAGNÓSTICO DIFERENCIAL

- AIT (e ictus) de la circulación posterior .
- Isquemia de miembros superiores:
  1. Estenosis/oclusión de la arteria subclavia distal.
  2. Síndrome de Raynaud.
  3. Síndrome de la salida del tórax.

DIAGNÓSTICO POR IMAGEN

- Estudios no invasivos del flujo arterial de la extremidad superior.
- Ecografía Doppler de las arterias vertebral, subclavia e innominada.
- Arteriografía.

TRATAMIENTO

- En la mayoría de los pacientes esta enfermedad es benigna y no precisa otro tratamiento más que la modificación de los factores de riesgo y aspirina Los síntomas tienden a mejorar con el tiempo a medida que se desarrolla la circulación colateral.
- La reconstrucción vascular quirúrgica requiere una toracotomía; puede estar indicada en la estenosis de la arteria innominada o si la isquemia del miembro superior resulta incapacitante.

BIBLIOGRAFÍA RECOMENDADA

Caplan LR: Large-vessel occlusive disease of the posterior circulation. En Caplan LR (ed): Stroke: a clinical approach, ed 2, New York, 1993, Butterworth-Heinemann.

AUTOR: **TOM J. WACHTEL, M.D.**

INFORMACIÓN BÁSICA

DEFINICIÓN

El síndrome de Sheehan es un estado de hipopituitarismo debido a un infarto hipofisario secundario a hemorragia posparto o shock, y que provoca la pérdida total o parcial de las hormonas de la adenohipófisis (es decir, ACTH, FSH, LH, GH, prolactina, TSH) y las funciones de sus órganos diana.

CÓDIGO CIE-9CM
253.2 Síndrome de Sheehan

EPIDEMIOLOGÍA Y DEMOGRAFÍA

INCIDENCIA: 1 caso/10.000 partos (quizás más raro en EE.UU.).
PREDOMINIO POR SEXOS: Afecta sólo a mujeres.
FACTORES DE RIESGO:
- Shock hipovolémico.
- Diabetes mellitus de tipo I (insulinodependiente) (secundaria a enfermedad microvascular).
- Anemia falciforme (secundaria a oclusión de los pequeños vasos hipofisarios).
INICIO DE LOS SÍNTOMAS: Lapso medio de 5-7 años entre el inicio de los síntomas y el diagnóstico de la enfermedad.

SÍNTOMAS Y SIGNOS
- Fracaso de la lactancia.
- Infertilidad.
- Fracaso en la recuperación de la menstruación tras el parto.
- Fracaso del crecimiento del vello púbico o axilar tras su afeitado.
- Despigmentación cutánea (incluyendo la aréola).
- Involución rápida de las mamas.
- Superinvolución del útero.
- Hipotiroidismo.
- Insuficiencia corticoadrenal.
- Diabetes insípida (rara).

ETIOLOGÍA
- Puede existir un compromiso del suministro sanguíneo al sistema sinusoidal hipofisario de baja presión con la hemorragia posparto o el shock, lo que da lugar a un infarto hipofisario y/o necrosis.
- Se ha formulado la hipótesis de que factores liberados localmente puedan mediar en el espasmo vascular del suministro sanguíneo hipofisario.

- La gravedad de la hemorragia posparto no siempre se correlaciona con la presencia de síndrome de Sheehan.

DIAGNÓSTICO

DIAGNÓSTICO DIFERENCIAL
- Infecciones crónicas.
- VIH.
- Sarcoidosis.
- Amiloidosis.
- Enfermedad reumatoide.
- Hemocromatosis.
- Carcinoma metastásico.
- Hipofisitis linfocitaria.

VALORACIÓN
- Debe investigarse la deficiencia de la glándula diana por medio de la medida de los niveles de ACTH, FSH, LH, TSH (que puede encontrarse normal o baja), y T_4. También deben medirse el cortisol y el estradiol (que pueden estar bajos).
- Las pruebas de provocación de reservas hormonales hipofisarias (p. ej., prueba de metirapona, prueba de tolerancia a la insulina y prueba de cosintropina): las respuestas normal, subnormal o retrasada pueden sugerir la presencia de islas de células hipofisarias que ya no disponen del apoyo de la circulación portal hipotalámica.
- Medida del IGF-I para cribar la deficiencia de GH: niveles subnormales sugieren una disminución de la GH.
- Con frecuencia se observa un deterioro de la respuesta de prolactina a la TRH o una estimulación antagonista de la dopamina.
- Durante la gestación deben realizarse ajustes en la interpretación de los niveles hormonales y de las respuestas a diferentes estímulos debido a los cambios fisiológicos normales.

DIAGNÓSTICO POR IMAGEN
- Técnica de elección: RM de la hipófisis:
  1. Silla turca parcial o totalmente vacía.
  2. Descarta masas.
- TC de la hipófisis cuando no se dispone de RM o está contraindicada.

TRATAMIENTO

TRATAMIENTO AGUDO
- La forma aguda puede ser mortal, y cursa con hipotensión, taquicardia, incapacidad de lactar e hipoglucemia.

- Se precisa un alto grado de sospecha ante cualquier mujer que haya sufrido hemorragia posparto y shock.
- Al principio deben administrarse corticoides i.v. y reposición de líquidos.
- El diagnóstico se confirma con una valoración endocrinológica completa, como se ha comentado previamente.
- La hormona tiroidea se repone en forma de L-tiroxina en dosis de 0,1-0,2 mg diarios.

TRATAMIENTO CRÓNICO
- En la enfermedad de inicio tardío (síntomas de hipopituitarismo generalizado, como oligomenorrea o amenorrea, cambios atróficos vaginales y pérdida de libido): deben realizarse un estudio endocrinológico completo y reponer las hormonas necesarias.
- Con síntomas de insuficiencia adrenal: deben administrarse corticoides:
  1. Puede administrarse una dosis de mantenimiento de acetato de cortisona o prednisona.
  2. Puesto que la producción de cortisol no depende enteramente de la ACTH, rara vez es necesaria la reposición de de mineralcorticoides.
  3. Deben administrarse dosis de estrés de glucocorticoides durante la cirugía, o durante el trabajo del parto y el parto.

PRONÓSTICO

Aquellas pacientes con un diagnóstico precoz y una correcta reposición hormonal pueden esperar un pronóstico favorable, incluyendo nuevos embarazos.

DERIVACIÓN

Las pacientes deben acudir anualmente a la consulta del endocrinólogo.

BIBLIOGRAFÍA RECOMENDADA

Dejagter S y cols.: Sheehan's syndrome: differential diagnosis in the acute phase, J Intern Med 244(3):261, 1998.
Kovacs K: Sheehan's syndrome, Lancet 361(9356):520, 2003.

AUTOR: **BETH J. WUTZ, M.D.**

INFORMACIÓN BÁSICA

DEFINICIÓN

El síndrome del shock tóxico es una enfermedad febril aguda que provoca una disfunción multisistémica y suele estar causada por una exotoxina bacteriana. Las características de la enfermedad también incluyen hipotensión, vómitos, mialgia, diarrea acuosa, colapso vascular y erupción cutánea eritematosa similar a la quemadura solar, que se descama durante la recuperación.

CÓDIGO CIE-9CM
040.89 Síndrome del shock tóxico

EPIDEMIOLOGÍA Y DEMOGRAFÍA

- Incidencia máxima a partir de informes de casos: de 14 casos/100.000 mujeres con menstruación/año en 1980; ha caído a 1 caso/100.000 personas.
- Ocurre con mayor frecuencia entre los 10 y 30 años de edad, en mujeres jóvenes blancas con menstruación.
- Tasa de letalidad del 3%.

ETIOLOGÍA

- SST asociado a menstruación: el 45% de los casos asociados a uso de tampones, diafragmas o esponjas vaginales.
- SST no asociado a menstruación: 55% de los casos asociados a sepsis puerperal, endometritis poscesárea, mastitis, infecciones cutáneas o de heridas, picaduras de insectos, enfermedad inflamatoria pélvica, y fiebre postoperatoria.
- Agente causal: infección por *S. aureus* en una persona susceptible (el 10% de la población carece de niveles suficientes de anticuerpos antitoxina), con la liberación del mediador de la enfermedad TSST-1 (exotoxina).
- Otros agentes etiológicos: estreptococos coagulasa-negativos productores de enterotoxinas B o C, y estreptococos β-hemolíticos del grupo A productores de exotoxina A.

SÍNTOMAS Y SIGNOS

- Fiebre (≥38,9 °C).
- Erupción eritrodermatosa macular difusa que se descama a las 1-2 semanas del inicio de la enfermedad en supervivientes.
- Hipotensión ortostática.
- Síntomas gastrointestinales: vómitos, diarrea, dolor abdominal.
- Síntomas constitucionales: mialgia, cefalea, fotofobia, rigidez, alteración sensorial, conjuntivitis, artralgia.
- Síntomas respiratorios: disfagia, hiperemia faríngea, lengua de fresa.
- Síntomas genitourinarios: flujo vaginal, hiperemia vaginal, dolor de anejos.
- Insuficiencia orgánica.
- Hipotensión grave e insuficiencia renal aguda.
- Insuficiencia hepática.

- Síntomas cardiovasculares: CID, edema pulmonar, SDRA, endomiocarditis, bloqueo cardíaco.

DIAGNÓSTICO

DIAGNÓSTICO DIFERENCIAL

- Intoxicación alimentaria estafilocócica.
- Shock séptico.
- Síndrome ganglionar mucocutáneo.
- Escarlatina.
- Fiebre manchada de las Montañas Rocosas.
- Meningococemia.
- Necrolisis epidérmica tóxica.
- Síndrome de Kawasaki.
- Leptospirosis.
- Enfermedad del legionario.
- Síndrome urémico hemolítico.
- Síndrome de Stevens-Johnson.
- Síndrome de la piel escaldada.
- Eritema multiforme.
- Fiebre reumática aguda.

VALORACIÓN

Síndrome de amplio espectro con deterioro multisistémico y sintomatología variable, aunque aguda, que incluye lo siguiente:
1. Fiebre ≥38,1 °C.
2. Exantema descamativo clásico (1-2 semanas) .
3. Hipotensión/PAS (presión arterial sistólica) ortostática de 90 o menos.
4. Síncope.
5. Cultivos faríngeos/LCR negativos.
6. Pruebas serológicas negativas para la fiebre manchada de las Montañas Rocosas, rubéola y leptospirosis.
7. Compromiso clínico de tres o más de los siguientes:
   a. Cardiopulmonar: SDRA, edema pulmonar, endomiocarditis, bloqueo AV de segundo o tercer grado.
   b. SNC: alteración sensorial sin signos neurológicos focales.
   c. Hematológico: trombocitopenia (<100.000 plaquetas).
   d. Hígado: resultados elevados en la PFH.
   e. Renal: >5/HPF (campo de gran aumento), urocultivos negativos, azoemia, y creatinina del doble de lo normal.
   f. Afección de mucosas: vagina, orofaringe, conjuntiva.
   g. Musculoesquelético: mialgias, CPK del doble de lo normal.
   h. GI: vómitos, diarrea.

PRUEBAS DE LABORATORIO

- Cultivo global (cérvix/vagina, garganta, fosas nasales, orina, sangre, LCR, heridas) de *Staphylococcus*, *Streptococcus* u otros microorganismos patógenos.
- Electrólitos para detectar hipopotasemia, hiponatremia.

- Recuento sanguíneo completo diferencial y perfil de coagulación para detectar anemia (normocítica/normocrómica), trombocitopenia, leucocitosis, coagulopatía y bacteriemia.
- Perfil bioquímico para detectar reducción de proteínas, AST elevada, ALT elevada, hipocalcemia, BUN/creatinina elevada, hipofosfatemia, LDH elevada, CPK elevada.
- Análisis de orina para detectar leucocitos (>5/HPF), proteinemia, microhematuria.
- GSA para valorar la función respiratoria y el estado ácido-base.
- Pruebas serológicas de fiebre manchada de las Montañas Rocosas, rubéola y leptospirosis.

DIAGNÓSTICO POR IMAGEN

- Radiografía de tórax para evaluar el edema pulmonar.
- ECG para evaluar arritmias.
- Ecografía/TC/RM si se sospecha un absceso pélvico o un ATO (absceso tuboovárico).

TRATAMIENTO

TRATAMIENTO NO FARMACOLÓGICO

- Para un pronóstico óptimo: Alto índice de sospecha y tratamiento precoz agresivo y de apoyo en la UCI.
- Reposición de líquidos agresiva (mantenimiento de la volemia, GC [gasto cardíaco], PAS).
- Búsqueda minuciosa de una infección o foco localizado: incisión y drenaje, desbridación, retirada del tampón o esponja vaginal.
- Monitorización hemodinámica central, catéter de Swan-Ganz y vía arterial para la vigilancia del estado hemodinámico y la respuesta al tratamiento.
- Catéter de Foley para monitorizar la producción horaria de orina.
- Pantalones MAST (pantalones militares antishock) como posible medida transitoria.
- Tratamiento ventilatorio agudo si existe un compromiso respiratorio grave.
- Diálisis renal frente al deterioro renal grave.
- Intervención quirúrgica en situaciones indicadas (esto es, ruptura de ATO, absceso de herida, mastitis).

TRATAMIENTO AGUDO

- Solución cristaloide isotónica (solución salina normal) para la reposición de volumen según la regla «7-3».
- Reposición de electrólitos (K+, Ca+).
- Concentrado de hematíes/reposición de factor de coagulación/plasma fresco congelado para tratar la anemia o D&C (dilatación y curetaje).
- Tratamiento vasopresor frente a la hipotensión refractaria a la reposición de lí-

quidos (es decir, dopamina comenzando a 2-5 µg/kg/minuto).

- Infusión de naloxona (esto es, 0,5 mg/kg/h) para mejorar la PAS al bloquear los efectos de las endorfinas endógenas.
- Tratamiento antibiótico parenteral; antibiótico resistente a la β-lactamasa (meticilina, nafcilina u oxacilina) inicio precoz.
- Antibiótico de amplio espectro adicional si existe sospecha de sepsis concomitante.
- Adición de tetraciclina si se considera una fiebre manchada de las Montañas Rocosas.

TRATAMIENTO CRÓNICO

- Paciente gravemente enfermo: puede requerir una hospitalización prolongada y tratamiento de apoyo con recuperación gradual y/o secuelas por compromiso orgánico grave (SDRA o insuficiencia renal que precisa diálisis).
- Mayoría de los pacientes: recuperación completa.
- Complicaciones de inicio precoz (en 2 semanas):
    1. Descamación cutánea.
    2. Alteración de la sensación digital.
    3. Lengua denudada.
    4. Parálisis de las cuerdas vocales.
    5. NTA.
    6. SDRA.

- Complicaciones de inicio tardío (tras 8 semanas):
    1. Ruptura/pérdida de uñas.
    2. Alopecia.
    3. Secuelas del SNC.
    4. Deterioro renal.
    5. Disfunción cardíaca.
- SST recurrente:
    1. Más frecuente en casos relacionados en SST menstrual.
    2. Menos común en pacientes tratados con antibióticos antiestafilocócicos resistentes a la β-lactamasa.
    3. Pacientes con historia de SST: si hay signos y síntomas sospechosos, existirá un alto índice de sospecha y bajo umbral para poner en marcha una evaluación y tratamiento.

PREVENCIÓN

- Evitar usar tampones o usar sólo tampones de baja absorción (<4 horas in situ), alternándolos con compresas.
- Educación de los pacientes en relación a los signos y síntomas de SST.
- Evitar tampones en pacientes con historia de SST.

PRONÓSTICO

- Recuperación completa de la mayoría de pacientes.
- Tratamiento a largo plazo de complicaciones de inicio precoz o tardío en una minoría de pacientes.

DERIVACIÓN

- Para un enfoque multidisciplinar, implicando al médico de familia, ginecólogo, internista, especialista en enfermedades infecciosas y otros especialistas en atención de de apoyo.
- A un hospital de nivel terciario.

OTRAS CONSIDERACIONES

COMENTARIOS

Información para pacientes disponible en el American College of Gynecologists and Obstetricians.

BIBLIOGRAFÍA RECOMENDADA

Davis D y cols.: Toxic shock syndrome: case report of a postpartum female and a literature review, J Emerg Med 16(4):607, 1998.

Hajjeh RA y cols.: Toxic shock syndrome in the United States: surveillance update, 1979-1996, Emerg Infect Dis J 5(6), 1999.

Issa NC y cols.: Staphylococcal toxic shock syndrome: suspicion and prevention are keys to control, Postgrad Med 110(4):55, 2001. Miche CA, Shah V: Managing toxic shock syndrome. Nursing Times 99(5):26, 2003.

AUTOR: **DENNIS M. WEPPNER, M.D.**

INFORMACIÓN BÁSICA

DEFINICIÓN

El síndrome de Sjögren (SS) es un trastorno autoinmune caracterizado por la infiltración de linfocitos y células plasmáticas, así como por la destrucción de las glándulas salivales y lacrimales, con la subsiguiente reducción de las secreciones lacrimal y salival.

- *Primario:* la boca seca (xerostomía) y los ojos secos (xeroftalmía) aparecen como entidades aisladas.
- *Secundario:* Asociado a otros trastornos.

SINÓNIMO

Síndrome sicca.

CÓDIGO CIE-9CM
710.2 Síndrome de Sjögren

EPIDEMIOLOGÍA Y DEMOGRAFÍA

INCIDENCIA/PREVALENCIA: 1/2.500 personas; el SS secundario es igual de frecuente y puede afectar a un tercio de los pacientes con LES y a casi el 20% de los pacientes con AR.
PREDOMINIO POR EDADES: Incidencia máxima en la sexta década.
PREDOMINIO POR SEXOS: Mujeres > varones.

SÍNTOMAS Y SIGNOS

- Boca y labios secos (queilosis), eritema lingual (fig. 1-224), y de otras superficies mucosas, caries dental.
- Ojos secos (inyección conjuntival, brillo apagado y reflejo irregular de la luz en la córnea).
- Posible aumento de tamaño y disfunción de las glándulas salivales, con la subsiguiente dificultad para la masticación y deglución de la comida, así como para hablar sin tener que beber agua continuamente.

- Puede existir una púrpura (no trombocitopénica, hiperglobulinémica y vasculítica) .
- Evidencia de enfermedades asociadas (p. ej., AR u otras enfermedades del tejido conectivo, linfoma, hipotiroidismo, EPOC, neuropatía del trigémino, hepatopatía crónica, polimiopatía).

ETIOLOGÍA

Trastorno autoinmune.

DIAGNÓSTICO

DIAGNÓSTICO DIFERENCIAL

- Sequedad relacionada con la medicación (p. ej., anticolinérgicos).
- Disfunción de glándulas exocrinas relacionada con el envejecimiento.
- Respiración por la boca.
- Ansiedad.
- Otras: sarcoidosis, hipofunción salival primaria, lesión radioinducida, amiloidosis.

VALORACIÓN

La valoración comprende la demostración de los siguientes criterios diagnósticos del síndrome de Sjögren primario o secundario:
PRIMARIO:
- Síntomas y signos objetivos de sequedad ocular:
  1. Prueba de Schirmer: <8 mm de humidificación en 5 minutos.
  2. Tinción positiva con rosa de Bengala o fluoresceína de la córnea y la conjuntiva para demostrar una queratoconjuntivitis seca.
- Síntomas y signos objetivos de boca seca:
  1. Flujo parotídeo reducido, demostrado con cápsulas de Lashley u otros métodos.
  2. Biopsia anormal de una glándula salival menor (*focus score* >2, basado en la media de cuatro lóbulos valorables).
- Evidencia de un trastorno sistémico autoinmune:

1. Títulos elevados de factor reumatoide >1:320.
2. Títulos elevados de ANA >1:320.
3. Presencia de anticuerpos anti-SS A (Ro) o anti-SS B (La).

SECUNDARIO:
- Signos y síntomas característicos de SS (descritos en «Síntomas y signos»).
- Características clínicas suficientes como para diagnosticar una AR, LES, polimiositis o esclerodermia.

PRUEBAS DE LABORATORIO

- Pueden existir ANA (>60% de los pacientes), autoanticuerpos anti-SS A y anti-SS B.
- Otras alteraciones de laboratorio pueden ser una VSG elevada, anemia (normocrómica, normocítica), estudios de función hepática anormales, niveles séricos de microglobina β_2 elevados, factor reumatoide.
- El diagnóstico definitivo de SS puede realizarse con la biopsia de una glándula salival.

TRATAMIENTO

TRATAMIENTO NO FARMACOLÓGICO

- Reposición suficiente de líquidos.
- Higiene oral adecuada para reducir la incidencia de caries.

TRATAMIENTO AGUDO

- Usar lágrimas artificiales con frecuencia.
- La pilocarpina, 5 mg v.o. cuatro veces al día, es útil en la lucha contra la sequedad. Una emulsión oftálmica de ciclosporina al 0,05% también puede resultar eficaz en el ojo seco. La dosis recomendada es de una gota, dos veces al día, en cada ojo.
- La cevimelina, fármaco colinérgico con actividad muscarínica agonista, 30 mg v.o. tres veces al día, resulta eficaz en el tratamiento de la boca seca en pacientes con síndrome de Sjögren.

TRATAMIENTO CRÓNICO

Consultas dentales y oftalmológicas periódicas para la detección de complicaciones.

OTRAS CONSIDERACIONES

COMENTARIOS

Puede observarse una sintomatología inusual en el SS asociado a polimialgia reumática, síndrome de fatiga crónica, FOD (fiebre de origen desconocido) y miositis inflamatoria.

BIBLIOGRAFÍA RECOMENDADA

Kassan SS, Moutsopoulos HM: Clinical manifestations and early diagnosis of Sjogren syndrome, Arch Intern Med 164:1275, 2004.

AUTOR: **FRED F. FERRI, M.D.**

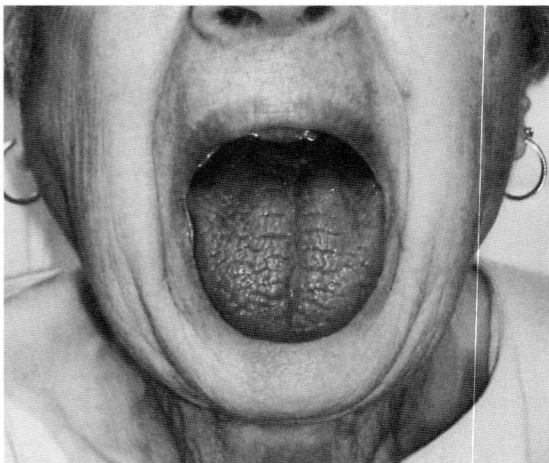

FIGURA 1-224 **«Lengua de cocodrilo» en un paciente con SS.** (De Noble J: *Primary care medicine*, 3.ª ed., St. Louis, 2001, Mosby.)

Síndrome de Stevens-Johnson

INFORMACIÓN BÁSICA

DEFINICIÓN

El síndrome de Stevens-Johnson (SJS) es una forma vesiculoampollosa grave de eritema multiforme que afecta a la piel, boca, ojos y genitales.

SINÓNIMOS

Herpes iris.
Síndrome mucocutáneo febril.

CÓDIGO CIE-9CM
695.1 Síndrome de Stevens-Johnson

EPIDEMIOLOGÍA Y DEMOGRAFÍA

- El SJS afecta predominantemente a niños y adultos jóvenes.
- Relación varones:mujeres de 2:1.

SÍNTOMAS Y SIGNOS

- La erupción cutánea se precede, en general, de vagos síntomas inespecíficos como fiebre baja y fatiga, 1-14 días antes de las lesiones cutáneas. Suele existir tos. La fiebre puede ser alta durante las fases activas.
- Las ampollas suelen afectar a las conjuntivas, mucosa de la boca, fosas nasales y regiones genitales.
- Las úlceras córneas pueden ocasionar la ceguera.
- La estomatitis ulcerosa da lugar a costras hemorrágicas.
- Las lesiones diana atípicas y planas, o las máculas purpúricas pueden distribuirse sobre el tronco o ser generalizadas (fig. 1-225).
- El dolor de las lesiones orales puede comprometer la ingesta de líquidos y causar deshidratación.

- El esputo mucopurulento y viscoso, así como las lesiones orales, pueden interferir en la respiración.

ETIOLOGÍA

- Los fármacos (p. ej., fenitoína, penicilinas, fenobarbital, sulfamidas) son la causa más frecuente.
- Las infecciones de vías respiratorias altas (p. ej., *Mycoplasma pneumoniae*) y las del herpes simple también se han visto implicadas en el SJS.

DIAGNÓSTICO

DIAGNÓSTICO DIFERENCIAL

- Eritema tóxico (fármacos o infección).
- Pénfigo.
- Penfigoide.
- Urticaria.
- Fiebres hemorrágicas.
- Enfermedad del suero.
- Síndrome de la piel escaldada estafilocócica.
- Síndrome de Behçet.

VALORACIÓN

- El diagnóstico suele basarse en el cuadro clínico y en el aspecto característico de las lesiones.
- La biopsia cutánea suele reservarse para los casos en que las lesiones clásicas estén ausentes y el diagnóstico sea dudoso.

PRUEBAS DE LABORATORIO

Recuento sanguíneo completo diferencial, cultivos en casos de sospecha de infección.

DIAGNÓSTICO POR IMAGEN

La radiografía de tórax puede mostrar cambios parcheados en pacientes con compromiso pulmonar.

TRATAMIENTO

TRATAMIENTO NO FARMACOLÓGICO

- Retirada de cualquier fármaco potencialmente precipitante.
- Cuidado minucioso de la piel para prevenir infecciones secundarias.

TRATAMIENTO AGUDO

- Tratamiento de las enfermedades asociadas, (p. ej., aciclovir para la infección por herpes simple, eritromicina para la infección por micoplasmas).
- Antihistamínicos para el prurito.
- Tratamiento de las ampollas con frío, compresas húmedas de Burow.
- Alivio de los síntomas orales con enjuagues de lidocaína.
- Dieta líquida o blanda con muchos líquidos para asegurar una hidratación adecuada.
- Tratamiento de infecciones secundarias con antibióticos.
- Corticoides: su uso sigue siendo controvertido; si se usan, prednisona, 20-30 mg dos veces al día hasta que desaparezcan las lesiones, reduciendo la dosis de forma gradual a partir de entonces.
- Corticoides tópicos: pueden emplearse para tratar pápulas y placas; sin embargo, no deben aplicarse en áreas de erosión.
- Vitamina A: puede emplearse frente a la hiposecreción lacrimal.

PRONÓSTICO

- El pronóstico varía con la gravedad de la enfermedad. Suele ser bueno en pacientes con enfermedad limitada; sin embargo, la mortalidad puede alcanzar el 10% en pacientes con afección extensa.
- Las lesiones orales pueden persistir durante varios meses.
- Pueden observarse cicatrices y anomalías corneales en el 20% de los pacientes.

DERIVACIÓN

- Se recomienda el ingreso hospitalario en una unidad de quemados en casos graves.
- La afección uretral puede precisar una cateterización.
- El compromiso ocular debe ser monitorizado por un oftalmólogo.

OTRAS CONSIDERACIONES

COMENTARIOS

El riesgo de recidiva del SJS es de un 30-40%.

AUTOR: **FRED F. FERRI, M.D.**

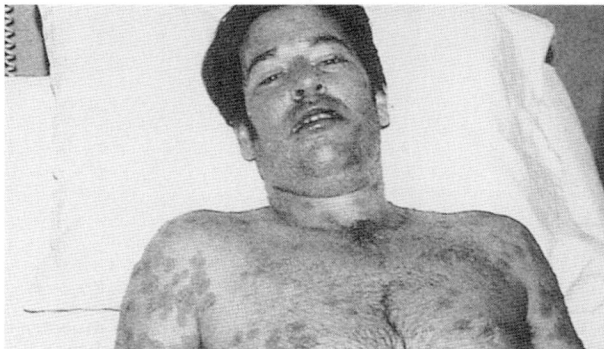

FIGURA 1-225 Síndrome de Stevens-Johnson. (De Stein JH: *Internal medicine*, 5.ª ed., St. Louis, 1998, Mosby.)

INFORMACIÓN BÁSICA

DEFINICIÓN

El síndrome de Turner representa un patrón de malformaciones caracterizado por baja estatura, hipofunción ovárica, piel redundante en la nuca y cúbito valgo, según lo describió Turner en 1938. Ford y cols. identificaron una asociación con el cariotipo 45,X en 1959.

SINÓNIMOS

Todos obsoletos:
Síndrome de Ullrich-Turner.
Síndrome de Bonnevie-Ullrich-Turner.

CÓDIGO CIE-9CM
758.6 Síndrome de Turner

EPIDEMIOLOGÍA Y DEMOGRAFÍA

INCIDENCIA: 1 caso en cada 2.500-5.000 nacidos vivos.

SÍNTOMAS Y SIGNOS

- El fenotipo de Turner es reconocible en cualquier punto del desarrollo.
- En abortos espontáneos, la anormalidad cromosómica sexual detectada con mayor frecuencia (cariotipo 45,X) se identifica en el 75% de los individuos afectados y es responsable del 20% de tales casos.
- En los fetos se sospecha a causa de manifestaciones ecográficas como el engrosamiento de los pliegues nucales, higromas quísticos nucales evidentes, o cierta reducida longitud femoral en el segundo trimestre.
- En lactantes:
  1. En el nacimiento puede mostrar piel nucal redundante (pterygium colli) y edema en el dorso de manos y pies.
  2. Pliegues cantales que reflejan hipoplasia mediofacial y existencia de piel redundante en la región orbitaria.
  3. Los pezones se encuentran muy separados.
  4. Corazón y sistema cardiovascular: soplo de estenosis aórtica o de válvula aórtica bicúspide, o reducción de los pulsos femorales, sugestivos de coartación aórtica.
  5. Ecografía renal: ectopia renal, con riñón pélvico o riñones en herradura.
- En niños mayores:
  1. Crecimiento lineal lento.
  2. Baja estatura: puede mejorarse con tratamiento con hormona del crecimiento (fig. 1-226).
  3. Menstruación retrasada o ausente: caracteres sexuales secundarios posiblemente normalizados con tratamiento estrogénico sustitutorio.

4. La inteligencia a menudo es normal, aunque con frecuencia se observa retraso en la percepción espacial o en la integración motora visual; es raro un verdadero retraso mental.

ETIOLOGÍA

- Fenotipo causado por la ausencia del segundo cromosoma sexual, sea X o Y.
- Cariotipo 45,X en cerca del 50% de las personas afectadas.
- Otras aberraciones cromosómicas (el 40% de los casos): isocromosoma Xq (46, X,i[Xq]) o mosaicismo (XX/X).
- Con las deleciones del brazo corto (o «p») del cromosoma X: baja estatura pero escasa hipofunción ovárica.
- Deleciones que afectan a Xq13-q27: insuficiencia ovárica.
- En general, deficiencia de la contribución paterna al cromosoma sexual, lo que refleja una falta de disyunción paterna.

DIAGNÓSTICO

DIAGNÓSTICO DIFERENCIAL

- Síndrome de Noonan, trastorno de herencia autosómica dominante también caracterizado por piel nucal redundante, hipoplasia mediofacial, pliegues cantales, defectos estenóticos de válvulas cardíacas y afección tanto de varones como de mujeres; también presentan cariotipos normales.
- Otras enfermedades a considerar en el diagnóstico diferencial de la piel redundante, asociadas o no a edema:
  1. Síndrome hidantoínico fetal (piel nucal redundante, hipoplasia mediofacial, hipoplasia digital distal).
  2. Trastornos cariotípicos (trisomía del 21, tetrasomía 12p en mosaico).
  3. Linfedema congénito (edema de Milroy).

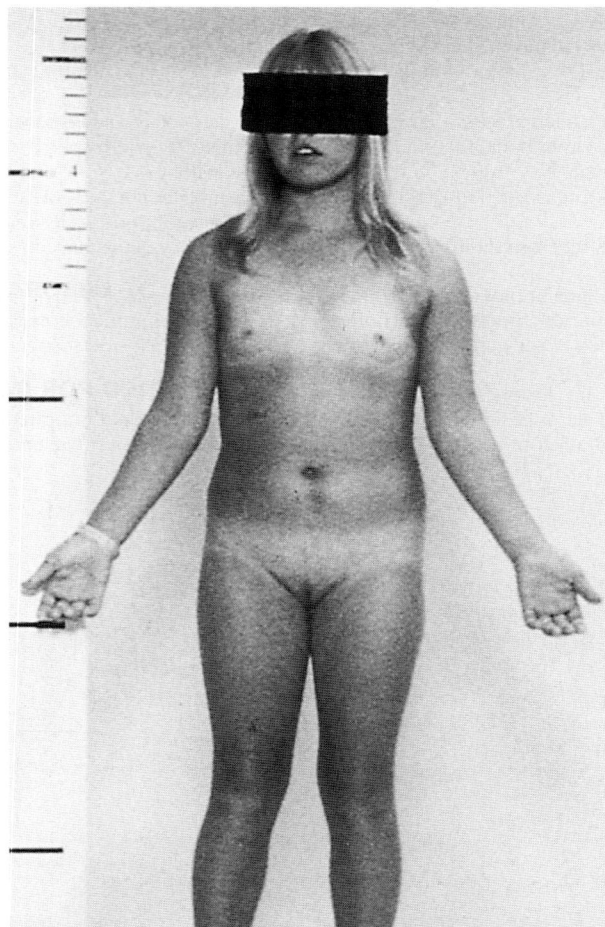

FIGURA 1-226   Mujer de 17 años con síndrome de Turner, que muestra una baja estatura, escaso desarrollo sexual y elevados ángulos brazo-antebrazo. La paciente también presenta piel redundante en el cuello. (De Mishell D [ed.]: *Comprehensive gynecology*, 3.ª ed. St. Louis, 1997, Mosby.)

VALORACIÓN

- Cariotipo con bandeado Giemsa para confirmar el diagnóstico clínico.
- Una vez el diagnóstico se ha establecido: consulta cardiológica para evaluación de anomalías valvulares o coartación aórtica.
- Ecografía renal.
- Evaluaciones endocrinas en pacientes mayores con baja estatura o amenorrea.
- Psicometría para documentar dificultades de aprendizaje conocidas o bajo sospecha.

PRUEBAS DE LABORATORIO

- Como se ha dicho, cariotipo Giemsa de rutina en linfocitos periféricos para confirmar la impresión clínica en todos los presuntos casos de síndrome de Turner.
- Reconocimiento de problemas médicos asociados, como hipogonadismo hipergonadotrópico o tiroiditis autoinmune, para la evaluación periódica de tales áreas potenciales.

DIAGNÓSTICO POR IMAGEN

- Ecocardiografía.
- Ecografía renal.
- Ecografía abdominal para evaluar el tamaño y la morfología de ovarios y útero.
- RM de encéfalo (especialmente en casos de deterioro neurológico conocido o sospechado).
- Radiografía (para la evaluación de anomalías carpianas/metacarpianas, sinostosis radiocubital).
- Edad ósea (para la evaluación de la baja estatura).

TRATAMIENTO

El reconocimiento del compromiso multisistémico del síndrome de Turner requiere el trabajo de varios especialistas en conjunción con el médico de atención primaria para maximizar y mejorar el pronóstico, además de minimizar las pruebas innecesarias o redundantes.

TRATAMIENTO NO FARMACOLÓGICO

Tratamiento médico general guiado por los estándares médicos normales, con especial atención a la identificación de problemas relacionados con la edad, como retrasos del desarrollo, dificultades de aprendizaje, crecimiento lento o amenorrea.

TRATAMIENTO AGUDO

Tratamiento específico centrado en el problema médico específico (p. ej., disfunción cardíaca o renal).

TRATAMIENTO CRÓNICO

- Tratamiento estrogénico de sustitución en la temprana adolescencia.
- Cierto beneficio con el tratamiento con hormona de crecimiento recombinante humana.

DERIVACIÓN

- Al genetista: diagnóstico clínico, diagnóstico diferencial, asesoramiento de riesgo de recurrencia, pruebas citogenéticas.
- Al endocrinólogo (pediátrico): evaluación de la baja estatura, tratamiento sustitutivo con estrógenos u hormona del crecimiento.
- Al cardiólogo.

OTRAS CONSIDERACIONES

COMENTARIOS

- Aunque los últimos estudios son optimistas en cuanto al pronóstico, las comunicaciones previas estaban condicionadas por observaciones retrospectivas, informes de casos y sesgos de determinación, lo que contribuía a una, en general, mala interacción entre el médico y la paciente.
- Las personas afectadas y sus familiares con frecuencia se benefician de las experiencias de otras personas y de grupos de apoyo genético. La Turner Syndrome Association en Internet: http://www.turner-syndrome-us.org) y la Alliance of Genetic Support Groups en Internet: http://medhelp.org/www/agsg. htm) son recursos de gran interés.

BIBLIOGRAFÍA RECOMENDADA

Conniff C: Turner's syndrome, Adolesc Med 13(2):359, 2002.
Elsheikh M y cols.: Turner's syndrome in adulthood, Endocr Rev 23(1):120, 2002.

AUTOR: **LUTHER K. ROBINSON, M.D.**

INFORMACIÓN BÁSICA

DEFINICIÓN

El síndrome de vaciamiento gástrico rápido se refiere a la constelación de síntomas posprandiales que aparecen como consecuencia del vaciado rápido del contenido gástrico al intestino delgado. Se observa en pacientes sometidos a tratamiento quirúrgico de la enfermedad péptica ulcerosa.

SINÓNIMO

Síndrome posgastrectomía.

CÓDIGO CIE-9CM

564.2 Síndromes poscirugía gástrica

EPIDEMIOLOGÍA Y DEMOGRAFÍA

Incidencia: el síndrome de vaciamiento gástrico rápido se presenta en el 10% de todos los pacientes sometidos a cirugía gástrica.

- Vagotomía y piloroplastia (8,5 al 20%).
- Vagotomía y antrectomía (4 al 27%).
- Gastrectomía subtotal (10 al 40%).
- Vagotomía de las células parietales (3 al 5%).
- La incidencia entre los varones y las mujeres es similar.

SÍNTOMAS Y SIGNOS

Vaciado precoz:
- Los síntomas comienzan 1 hora después de la ingesta de alimentos.
- Durante los períodos de ayuno los pacientes se encuentran asintomáticos.
- Náuseas, vómitos, eructos.
- Plétora epigástrica, dolor cólico intestinal y diarrea.
- Mareo, sofocos, diaforesis y síncope.
- Palpitaciones y taquicardia.

Vaciado tardío:
- Los síntomas aparecen 1-3 horas después de la ingesta.
- Diaforesis.
- Irritabilidad.
- Dificultades de concentración.
- Temblor.

ETIOLOGÍA

El síndrome de vaciamiento gástrico rápido se presenta casi exclusivamente en los pacientes que han sido sometidos a cirugía gástrica.

- Los síntomas sistémicos se creen debidos a la hipovolemia producida por el movimiento rápido de los líquidos desde el espacio intravascular hasta la luz intestinal.
- El aumento de sustancias vasoactivas puede jugar un papel patogénico.
- Los síntomas de vaciado tardío se cree que son debidos a la hipoglucemia reactiva.

DIAGNÓSTICO

El diagnóstico del síndrome de vaciamiento gástrico rápido suele realizarse tras obtener una historia clínica detallada en un paciente con antecedentes de cirugía gástrica previa. Las pruebas de sobrecarga de glucosa oral o las técnicas radiográficas ayudan al diagnóstico.

DIAGNÓSTICO DIFERENCIAL

- Insuficiencia pancreática.
- Enfermedad intestinal inflamatoria.
- Síndromes de asa aferente.
- Reflujo biliar posquirúrgico.
- Obstrucción intestinal.
- Fístula gastroentérica.

VALORACIÓN

El diagnóstico generalmente es clínico. En ciertas situaciones (por ejemplo, en un paciente con los síntomas típicos pero sin antecedentes de cirugía gástrica) está indicado realizar un estudio que incluya una prueba de sobrecarga con glucosa oral y técnicas de imagen.

PRUEBAS DE LABORATORIO

Prueba de sobrecarga con glucosa oral:
- Tras la ingesta de 50 g de glucosa oral realice mediciones seriadas de la frecuencia cardíaca, el nivel de glucemia y la prueba del examen de hidrógeno en el aliento cada 15 minutos durante 6 horas.
- El aumento de la frecuencia cardíaca en más de 12 pulsaciones por minuto junto al aumento del hidrógeno en el aliento proporcionan una sensibilidad del 94% y una especificidad superior al 92%. En las tres cuartas partes de los pacientes con la variante tardía del síndrome la glucemia es menor de 3,3 mmol/l.

DIAGNÓSTICO POR IMAGEN

- El estudio del tracto gastrointestinal superior aporta información anatómica.
- La gammagrafía revela el vaciamiento gástrico rápido y puede resultar de utilidad en los pacientes que presentan clínica de este síndrome pero sin antecedentes de cirugía gástrica previa.

TRATAMIENTO

TRATAMIENTO NO FARMACOLÓGICO

- Modificaciones dietéticas:
  1. Divida la ingesta calórica en 6 pequeñas tomas repartidas a lo largo del día.
  2. Limite la ingesta de líquidos con las comidas (intente evitar la ingesta de líquidos 30 minutos antes de las comidas).
  3. Reduzca el consumo de carbohidratos y evite los azúcares simples.
  4. Aumente el consumo de fibras en la dieta o aporte suplementos de fibras.
  5. Evite la ingesta de leche y/o productos lácteos.

TRATAMIENTO AGUDO

- Si las modificaciones dietéticas no son efectivas se puede administrar acarbosa por vía oral a una dosis de 50 mg cada día.
- La octeotrida por vía subcutánea (25-50 µg, administrados 30 minutos antes de las comidas) resulta efectivo para reducir los síntomas del síndrome de vaciamiento gástrico rápido.
- La pectina y la goma guar se emplean para aumentar la viscosidad del contenido de la luz intestinal y aliviar los síntomas del vaciado rápido y la absorción.

TRATAMIENTO CRÓNICO

- La cirugía está indicada en los pacientes con síntomas graves que no responden a las modificaciones dietéticas o al tratamiento agudo.
- Los procedimientos quirúrgicos que pueden aplicarse en este cuadro son la reconstrucción pilórica, la transformación de una anastomosis tipo Billroth I en un Billroth II, y la reconstrucción en Y de Roux.

PRONÓSTICO

- El síndrome de vaciamiento gástrico rápido mejora con el tiempo. Aproximadamente el 1-2% de los pacientes permanecerá sintomático meses después del tratamiento quirúrgico.
- Las modificaciones dietéticas constituyen un tratamiento efectivo en la mayor parte de los casos.

DERIVACIÓN

- Ante la sospecha de un síndrome de vaciamiento gástrico rápido se recomienda derivar al paciente a un especialista en enfermedades del aparato digestivo.
- Si el tratamiento médico no resulta eficaz, derive al paciente a un servicio de cirugía general.

OTRAS CONSIDERACIONES

COMENTARIOS

- La mayoría de los pacientes suele presentar la variante temprana del síndrome de vaciamiento gástrico rápido o una combinación de los síntomas tempranos y tardíos. Los pacientes que únicamente presentan síntomas de la variante tardía son poco frecuentes.

- La octeotrida presenta un efecto inhibitorio sobre la liberación de la insulina y de otras sustancias vasoactivas liberadas por el intestino. También actúa disminuyendo el vaciamiento gástrico.

BIBLIOGRAFÍA RECOMENDADA

Hasler WL: Dumping syndrome, *Current Treat Options Gastroenterol* 5(2):139, 2002.

Imhof A et al: Reactive hypoglycemia due to late dumping syndrome: successful treatment with acarbose, *Swiss Med Wkly* 131(5-6):81, 2001.

Li-Ling J, Irving M: Therapeutic value of octreotide for patients with severe dumping syndrome: a review of randomized controlled trials, *Postgrad Med J* 77(909):441, 2001.

Vecht J, Masclee AAM, Lamers CBHW: The dumping syndrome: current insights into pathophysiology, diagnosis and treatment, *Scand J Gastroenterol* 32 (223):21, 1997.

AUTOR: **HEMCHAND RAMBERAN, M.D.**

INFORMACIÓN BÁSICA

DEFINICIÓN

El síndrome de Wolf-Parkinson-White es una anomalía electrocardiográfica asociada a despolarización ventricular precoz después del impulso auricular, que predispone a las personas afectadas a padecer taquicardias.

SINÓNIMO

Síndrome de preexcitación.

CÓDIGOS CIE-9CM
426.7 Síndrome de Wolf-Parkinson-White
426.81 Síndrome de Lown-Ganong-
      Levine

EPIDEMIOLOGÍA Y DEMOGRAFÍA

- Prevalencia: 1,5 casos/1.000 habitantes.
- Prevalencia más alta en varones y disminuye con la edad.
- La mayoría de los pacientes con síndrome WPW tiene el corazón normal, pero se han descrito asociaciones con prolapso de la válvula mitral, miocardiopatías y anomalía de Ebstein.

SÍNTOMAS Y SIGNOS

Taquicardias paroxísticas:
- El 10% de los pacientes con WPW de 20-40 años de edad.
- El 35% de los pacientes de WPW de >60 años.

El tipo de taquicardia es:
- Taquicardia por reentrada a 150-250 latidos/minuto (80%).
- Fibrilación auricular (15%).
- Flúter auricular (5%).
- Taquicardia ventricular: poco frecuente.
- Muerte súbita rara (<1/1.000 casos).

FISIOPATOLOGÍA

- Existencia de vías accesorias (fascículos de Kent).
- Si la vía accesoria puede conducir de forma retrógrada, son posible dos vías paralelas de conducción AV, una de ellas sujeta a retraso a través del nódulo AV y la otra sin retraso a través de la vía accesoria. El complejo QRS resultante es un latido de fusión con onda «delta» que representa la activación ventricular a través de la vía accesoria (fig. 1-227).
- Las taquicardias aparecen cuando como consecuencia de períodos refractarios distintos, la conducción es anterógrada en una vía (habitualmente la vía normal) y retrógrada en la otra (habitualmente la vía accesoria). Algunos pacientes (5-10%) con síndrome de WPW tienen múltiples vías accesorias.

DIAGNÓSTICO

El ECG se caracteriza por (fig. 1-228):
- Intervalo PR <120 mseg.
- Complejo QRS >120 mseg con comienzo de subida lenta y mal definida (onda delta).
- Cambios en ST-T.

Variantes:
- Síndrome de Lown-Ganong-Levine: vía aurículo hisiana con intervalo PR corto y complejo QRS normal (sin onda delta).
- Vías accesorias auriculofasciculares: duplicación del nódulo AV, con ECG de base normal.

TRATAMIENTO

- No se trata en ausencia de taquicardias.
- Sintomático de las taquicardias.
- Episodio agudo: adenosina, verapamilo o diltiazem para acabar un episodio de taquicardia recíproca.
- La digital no debe utilizarse porque reduce la refractariedad de la vía accesoria y acelera la taquicardia. En caso de alteración hemodinámica debe utilizarse la cardioversión.
- Prevención:
  Ensayos empíricos o pruebas electrofisiológicas en serie con fármacos:
  1. Quinidina y propanolol.
  2. Procainamida y verapamilo.
  3. Amiodarona.
  4. Sotalol.
  Ablación eléctrica o quirúrgica de la vía accesoria.

BIBLIOGRAFÍA RECOMENDADA

Gollob MH et al: Identification of a gene responsible for familial Wolff- Parkinson-White syndrome, *N Engl J Med* 366:1823, 2001.

Olgin JE, Zipes DP: Preexcitation syndrome. In Braunwald E (ed): *Heart disease: a textbook of cardiovascular medicine,* ed 6, vol 2, Philadelphia, 2001, WB Saunders.

Pappone C et al: A randomized study of prophylactic catheter ablation in asymptomatic patients with the WPW syndrome, *N Engl J Med* 349:1803, 2003.

AUTOR: **TOM J. WATCHEL, M.D.**

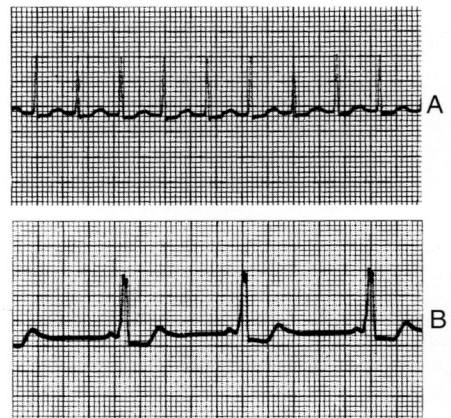

WPW: ritmo sinusal

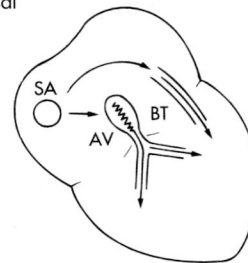

Derivación II

Onda delta

FIGURA 1-227 En el síndrome de Wolf-Parkinson-White una vía accesoria conecta las aurículas y los ventrículos. (De Goldberger AL [ed.]: *Clinical electrocardiography: a simplified approach*, 6.ª ed., St. Louis, 1999, Mosby.)

FIGURA 1-228 **A,** TSV en niño con síndrome de Wolf-Parkinson-White (WPW). Obsérvense los complejos QRS normales durante la taquicardia. **B,** Después aparecen las características del WPW (intervalo PR corto, onda delta y QRS anchos). (De Behrman RE: *Nelson textbook of pediatrics*, 16.ª ed., Filadelfia, 2000, WB Saunders.)

INFORMACIÓN BÁSICA

DEFINICIÓN

El síndrome de Zollinger-Ellison es una hipergastrinemia producida por un tumor (gastrinoma) de células de los islotes no beta, pancreático o extrapancreático que da lugar a enfermedad péptica.

SINÓNIMO

Gastrinoma.

CÓDIGO CIE-9CM
251.5 Síndrome de Zollinger-Ellison

EPIDEMIOLOGÍA Y DEMOGRAFÍA

- La incidencia es desconocida, pero se cree que el 0,1% de las úlceras duodenales se deben a ZE.
- Aparecen ambos sexos y a cualquier edad (más frecuente entre los 30-50 años).
- Dos tercios de los gastrinomas son esporádicos, y un tercio se asocia a neoplasia endocrina múltiple tipo I (MEN-1), trastorno genético autosómico dominante en el que también hay hiperparatiroidismo y tumores hipofisarios.
- Cerca del 60% de los gastrinomas son malignos.

SÍNTOMAS Y SIGNOS

- La gran mayoría de los pacientes (95%) presenta síntomas de úlcera péptica (v. Sección I).
- El 60% de los pacientes tiene síntomas correspondientes a enfermedad por reflujo gastroesofágico (ver Sección I).
- Un tercio de los pacientes con ZE tiene diarrea, y con menos frecuencia esteatorrea.

En las siguientes circunstancias hay que sospechar síndrome de ZE:
- Úlceras distales a la primera porción del duodeno.
- Úlceras pépticas múltiples.
- Tratamiento ineficaz de la enfermedad ulcerosa péptica con las dosis de fármacos habituales.
- Úlcera péptica y diarrea.
- Antecedentes familiares de úlcera péptica.
- Pacientes con antecedentes personales o familiares de tumores de hipófisis o paratiroides.

- Úlcera péptica y litiasis en el tracto urinario.
- Pacientes con úlcera péptica negativos para *H. pylori* y sin antecedentes de utilización de AINE.

ETIOLOGÍA

- Las manifestaciones fisiopatológicas del síndrome de ZE se relacionan con los efectos de la hipergastrinemia. La gastrina estimula la secreción ácida gástrica, que a su vez es responsable de la formación de úlceras duodenales y de diarrea. La gastrina también fomenta la hipertrofia de las células mucosas epiteliales y la consiguiente hiperplasia de células parietales.
- Los gastrinomas habitualmente son tumores pequeños (0,1-2 cm), pero en ocasiones miden >20 cm.
- El 60% de los gastrinomas son malignos, y metastatizan principalmente en el hígado y los ganglios linfáticos. La histología no es un buen indicador de la biología de los gastrinomas.
- El 60% de los pacientes con MEN-1 tiene gastrinomas.
- El 10% de los pacientes con síndrome de ZE tiene hiperplasia de células de los islotes en lugar de gastrinomas; en el 10-20% de los pacientes con gastrinoma no se puede localizar el tumor por su pequeño tamaño.

DIAGNÓSTICO

DIAGNÓSTICO DIFERENCIAL

- Enfermedad ulcerosa péptica (v. Sección I).
- Enfermedad por reflujo gastroesofágico (v. Sección I).
Diarrea (v. Sección III, «Diarrea aguda» y «Diarrea crónica»).

VALORACIÓN

- Diagnóstico de úlcera péptica.
  Tránsito GD (puede mostrar pliegues gástricos marcados).
  Endoscopia.
- Secreción gástrica ácida.
- Concentración de gastrina sérica (en ayunas) >150 pg/ml (causas de falsos positivos: anemia perniciosa, insuficiencia renal, síndrome del antro retenido, diabetes mellitus, artritis reumatoide).

- Prueba de provocación de gastrina.
  Estimulación con secretina.
  Estimulación con calcio.
  Estimulación con comida estándar.
- Localización del gastrinoma.
  Arteriografía.
  Ecografía abdominal.
  TC abdominal.
  RM abdominal.
  Determinación selectiva de gastrina en ramas de la vena porta.
  Medir octreótido.

TRATAMIENTO

- Resección quirúrgica del gastrinoma (el 90% de los gastrinomas se pueden localizar, y el resultado es una curación global del 40%).
- Gastrectomía total o vagotomía (paliativa en algunos casos).
- Tratamiento médico.
  Inhibidores de la bomba de protones (omeprazol o lansoprazol).
  Somatostatina u octreótido.
  Quimioterapia en las metástasis del gastrinoma con estreptozocina, 5-FU y doxorrubicina.

PRONÓSTICO

Supervivencia a los 5 años:
- Dos tercios del total de pacientes.
- El 20% con metástasis hepáticas.
- El 90% sin metástasis hepáticas.

DERIVACIÓN

Al gastroenterólogo.

BIBLIOGRAFÍA RECOMENDADA

McGuigan JE: Zollinger-Ellison syndrome. In Feldman M, Scharschmidt BF, Sleisenger MH (eds): *Sleisenger & Fordtran's gastrointestinal and liver disease*, ed 6, St Louis, 1998, WB Saunders.
Norten JA et al: Surgery to cure Zollinger-Ellison syndrome, *N Engl J Med* 341:635, 1999.

AUTOR: **TOM J. WACHTEL, M.D.**

INFORMACIÓN BÁSICA

DEFINICIÓN

El síndrome del estrecho torácico es el término empleado para describir una enfermedad que se manifiesta en las extremidades superiores y que se cree debida a una compresión neurovascular a la salida del tórax. En base al punto de compresión se han descrito tres tipos: 1) síndrome de la costilla cervical y el escaleno, en el que unos músculos escalenos anormales o la presencia de una costilla cervical pueden causar compresión; 2) síndrome costoclavicular, en el que la compresión puede producirse bajo la clavícula, y 3) síndrome de hiperabducción, en el que la compresión puede afectar al área subcoracoidea.

CÓDIGO CIE-9CM

353.0 Síndrome del estrecho torácico.

EPIDEMIOLOGÍA Y DEMOGRAFÍA

PREVALENCIA: Varía según la fuente; presencia de costillas cervicales en el 0,5-1% de la población (el 50% bilaterales), aunque la mayoría son asintomáticas.
PREDOMINIO POR EDADES: Raro antes de los 20 años de edad.
PREDOMINIO POR SEXOS: Mujeres > varones (3,5:1).

SÍNTOMAS Y SIGNOS

- Los síntomas y signos se relacionan con el grado de afección de cada una de las diferentes estructuras que se encuentran a nivel de la primera costilla.
- Es rara una verdadera afección venosa o arterial.
- El diagnóstico suele realizarse al considerar un dolor neural que afecta al brazo, lo que sugeriría el compromiso del plexo braquial:
  1. *Compresión arterial:* palidez, parestesias, pulsos disminuidos, frialdad, gangrena digital, y soplo o masa supraclavicular .
  2. *Compresión venosa:* edema y dolor; trombosis que causa una dilatación venosa superficial en torno a los hombros.
  3. *Compresión neural* «verdadera»: signos en tronco inferior (C8, T1) con debilidad intrínseca y reducción de la sensibilidad de los dedos y región cubital del antebrazo.
  4. Posible sensibilidad dolorosa supraclavicular.
  5. Las pruebas de provocación (de Adson, de Wright): pueden reproducir el dolor, aunque su utilidad es discutible.

ETIOLOGÍA

- Costilla cervical congénita o extensión fibrosa de una costilla cervical (fig. 1-229).
- Inserción anormal de músculo escaleno.
- Caída de hombros por hipotonía generalizada o traumatismo.
- Estrechamiento del espacio costoclavicular como consecuencia de una presión ejercida en sentido posteroinferior (a veces observada en personas que portan mochilas con mucho peso).
- Trombosis venosa aguda con el ejercicio (trombosis de esfuerzo).
- Anomalías óseas de la primera costilla.
- Bandas fibromusculares anormales.
- Consolidación viciosa de fractura clavicular.

DIAGNÓSTICO

DIAGNÓSTICO DIFERENCIAL

- Síndrome del túnel carpiano.
- Radiculopatía cervical.
- Neuritis braquial.
- Compresión del nervio cubital.
- Distrofia simpática refleja.
- Tumor de la cisura pulmonar superior (de Pancoast).

VALORACIÓN

Excepto en trastornos venosos o arteriales, no existen pruebas diagnósticas fiables que confirmen el diagnóstico.

DIAGNÓSTICO POR IMAGEN

- Arteriografía o flebografía si existen fuertes sospechas clínicas de patología vascular.
- Radiografía de columna cervical para descartar una discopatía cervical.
- Radiografía de tórax para descartar tumor pulmonar.
- EMG, estudios de velocidad de conducción nerviosa para descartar un síndrome del túnel carpiano, radiculopatía cervical.

TRATAMIENTO

TRATAMIENTO AGUDO

- Cabestrillo para mitigar el dolor.
- Fisioterapia más ejercicios de fortalecimiento de la cintura escapular.
- Reeducación postural.
- AINE.

PRONÓSTICO

- Cirugía: en general eficaz en trastornos vasculares.
- Tratamiento no quirúrgico: a menudo eficaz en pacientes con dolor como síntoma principal.

DERIVACIÓN

A la consulta de cirugía vascular si existe afección venosa o arterial.

OTRAS CONSIDERACIONES

COMENTARIOS

- El síndrome del estrecho torácico probablemente es una enfermedad infrecuente.
- Este diagnóstico a menudo comprende una amplia variedad de síntomas clínicos.
- Existe una discrepancia considerable respecto a cuál es la frecuencia de este trastorno.

BIBLIOGRAFÍA RECOMENDADA

Kaymak B, Ozcakar L: Complex regional pain syndrome in thoracic outlet syndrome, Br J Sports Med 38:364, 2004.

Pascarelli EF, Hsu YP: Understanding work-related upper extremity disorders: clinical findings in 485 computer users, musicians and others, J Occup Rehab 11:1, 2001.

Sheth RN, Belzberg AJ: Diagnosis and treatment of thoracic outlet syndrome, Neurosurg Clin North Am 12:295, 2001.

Wehbe MA, Leinberry CF: Current trends in treatment of thoracic outlet syndrome, Hand Clin 20:119, 2004.

AUTOR: **LONNIE R. MERCIER, M.D.**

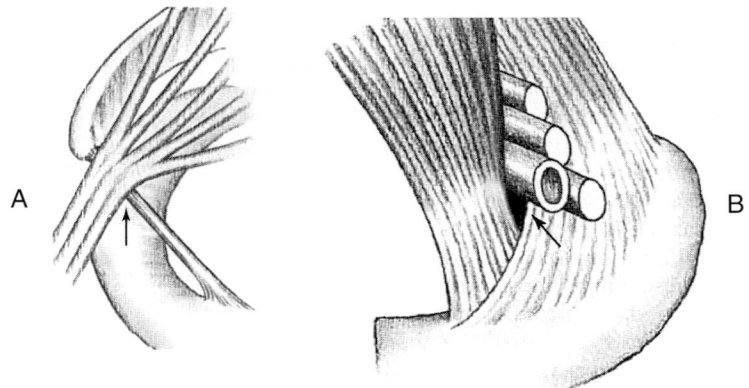

FIGURA 1-229 A, Compresión causada por una costilla cervical *(flecha)*. B, Inserciones anormales del músculo escaleno que pueden causar compresión en la región cervicobraquial *(flecha)*. (De Mercier LR: *Practical orthopedics,* 5.ª ed., St. Louis, 2000, Mosby.)

Síndrome del intervalo QT prolongado

INFORMACIÓN BÁSICA

DEFINICIÓN

El síndrome del QT largo es una anomalía electrocardiográfica caracterizada por un intervalo QT corregido mayor de 0,44 segundos asociado a un mayor riesgo de presentar arritmias ventriculares con riesgo mortal.

SINÓNIMOS

Formas congénitas:
- Síndrome Jervell y Lange-Nielsen (asociado a sordera).
- Síndrome Romano-Ward (asociado a audición normal).

Formas esporádicas de síndrome del intervalo QT prolongado (no familiar).

CÓDIGO CIE-9CM
427.9 Disrritmia cardíaca inespecífica

EPIDEMIOLOGÍA Y DEMOGRAFÍA

- Familiar asociado a sordera: autosómico recesivo.
- Familiar asociado a audición normal: autosómico dominante (incidencia desconocida).

SÍNTOMAS Y SIGNOS

- Síncope causado por taquicardia ventricular.
- Muerte súbita.
- ECG anormal (QT prolongado) en parientes asintomáticos conocidos. Fórmula de Bazett: QTc5QT/√RR. El QT calculado debe ser <440 mseg. Si el paciente tiene fibrilación auricular se toma la media del intervalo QTc más largo y más corto.
- Hallazgo ECG casual.

ETIOLOGÍA

- Anomalía de la repolarización cardíaca.
- Causa congénita (anomalía en cromosoma 3 o cromosoma 7).
- Causas adquiridas:
Medicamentos (quinidina, procainamida, sotalol, amiodarona, disopiramida, fenotiazinas, antidepresivos tricíclicos, quinolonas, astemizol o cisaprida junto a ketoconazol o eritromicina y antipalúdicos), sobre todo en pacientes con asma o que toman fármacos para bajar el potasio.

Hipopotasemia, hipomagnesemia.
Dieta con proteína líquida.
Lesiones SNC.
Prolapso de la válvula mitral.

DIAGNÓSTICO

DIAGNÓSTICO DIFERENCIAL

Véase «Síncope».
Criterios diagnósticos del síndrome del intervalo QT prolongado.
Criterios ECG:

QT corregido >480 mseg	3 puntos.
QT corregido 460 a 480 mseg	2 puntos.
QT corregido 450 a 460 mseg (hombres)	1 punto.
Torsades des pointes	2 puntos.
Onda T alternante	1 punto.
Onda T hendida en 3 derivaciones	1 punto.
Bradicardia	0,5 puntos.
Antecedentes.	
Síncope con estrés	2 puntos.
Síncope sin estrés	1 punto.
Sordera congénita	0,5 puntos.
Antecedente familiar de QT largo	1 punto.
Muerte cardíaca inexplicable en familiar de primer grado <30 años	0,5 puntos.

Puntuación total ≥4: síndrome del intervalo QT prolongado definitivo.
Puntuación total 2 a 3: probabilidad intermedia.
Puntuación total ≤1: probabilidad baja.

VALORACIÓN

En familiares de pacientes con síndrome del intervalo QT prolongado conocido o en pacientes jóvenes con síncope:
- Una prueba de esfuerzo puede prolongar el intervalo QT o causar onda T alternante.
- Monitorización ECG prolongada con diferentes estímulos dirigida a aumentar las catecolaminas (realizarla en un lugar donde pueda aplicarse reanimación).
- Prolongación del intervalo QT provocada por epinefrina (prueba de esfuerzo QT con infusión de epinefrina).
- Análisis genético:
LQT1 locus del gen del canal de potasio KCNQ1.
LQT2 locus del gen del canal de potasio KCNH2.
LQT33 locus del gen del canal de potasio SCN5A.

TRATAMIENTO

- Formas esporádicas asintomáticas sin arritmias ventriculares complejas: no tratamiento.
- Estratificación del riesgo:
Riesgo alto (<50% de complicaciones cardíacas). QTc >500 mseg y LQT1 o LQT2 o varón con LQT3.
Riesgo moderado (30 al 50%): QTc >500 mseg en mujer con LQT3 o L, QTc . <500 mseg en hombre con LQT3 o en mujer con LQT2 o 3.
Riesgo bajo (<30%): QTc <500 mseg y LQT1 y/o hombre LQT2.
- Recomendaciones generales:
Evitar deportes de competición.
β-bloqueantes a dosis máxima tolerada.
Consulta con el cardiólogo en todos los casos. Puede ser recomendable colocar un marcapasos o un implante desfibrilador.

BIBLIOGRAFÍA RECOMENDADA

Ackerman MJ et al: Epinephrine-induced QT interval prolongation: a gene-specific paradoxical response in congenital long QT syndrome, *Mayo Clin Proc* 77:413, 2002.

Al-Khatib SM et al: What clinicians should know about the QT interval, *JAMA* 289:2120, 2003.

De Bruin ML, Hoes AW, Leufkens HGM: QTc-prolonging drugs and hospitalizations for cardiac arrhythmias, *Am J Cardiol* 91:59, 2003.

Montanez Aetal: Prolonged QTc interval and risks of total and cardiovascular mortality and sudden death in the general population, *Arch Intern Med* 164:943, 2004.

Nemec J et al: Catecholamine-induced T-wave lability in congenital long qt syndrome, *Mayo Clin Proc* 78:40, 2003.

Priori SG et al: Risk stratification in the long-QT syndrome, *N Engl J Med* 348:1866, 2003.

Roden DM: Drug-induced prolongation of the QT interval, *N Engl J Med* 350:1013, 2004.

Wehrens HXT: Novel insights in the congenital long QT syndrome, *Ann Intern Med* 137;981, 2002.

AUTOR: **TOM J. WACHTEL, M.D.**

INFORMACIÓN BÁSICA

DEFINICIÓN

El síndrome del intestino corto es un síndrome de malabsorción producido por una resección extensa del intestino delgado.

SINÓNIMO

Intestino corto.

CÓDIGO CIE-9CM

579.3 (Malabsorción posquirúrgica)

EPIDEMIOLOGÍA Y DEMOGRAFÍA

- Paralelas a la de la enfermedad de Crohn (v. «Enfermedad de Crohn» en la Sección I), la cual es la causa más frecuente del síndrome en el adulto.
- En el niño, las dos terceras partes de los intestinos cortos se relacionan con anomalías congénitas (atresia intestinal, gastrosquisis, vólvulo, aganglionosis) y un tercio se relaciona con enterocolitis necrosante.
- Prevalencia: se estima que existen de 10.000 a 20.000 casos en EE.UU.

SÍNTOMAS Y SIGNOS

- Diarrea y esteatorrea.
- Pérdida de peso.
- Anemia relacionada con la absorción de hierro o vitamina B12.
- Diátesis hemorrágica relacionada con malabsorción de vitamina K.
- Osteoporosis/osteomalacia relacionada con malabsorción de vitamina D y calcio.
- Hiponatremia, hipopotasemia.
- Hipovolemia.
- Otros estados deficitarios de macronutrientes o micronutrientes.

ETIOLOGÍA

- Resección intestinal extensa como tratamiento de enfermedades mencionadas previamente (v. «Epidemiología»).
- Etiopatogenia (fig. 1-230).
  El intestino humano mide de 3 a 8 m de longitud. La resección de hasta la mitad del intestino delgado no provoca una alteración de la absorción de nutrientes, con lo que la mayoría de los pacientes pueden mantener un equilibrio nutricional mediante la ingesta si poseen más de 100 cm de yeyuno. De forma parecida, 100 cm de yeyuno intacto pueden mantener un equilibrio normal de agua, sodio y potasio en condiciones normales. La presencia de un colon intacto puede compensar la pérdida de una parte del intestino delgado.

Funciones locales específicas:
- El calcio, magnesio, fósforo, hierro y vitaminas se absorben en el duodeno y yeyuno proximal.

- La vitamina B12 y los ácidos biliares se absorben en el íleon. La resección de más de 60 cm de íleon causa una malabsorción de vitamina B12. La pérdida de más de 100 cm da lugar a una malabsorción de lípidos (por la pérdida de ácidos biliares).
- La pérdida de hormonas gastrointestinales puede afectar a la motilidad intestinal.
- También puede producirse un sobrecrecimiento bacteriano, especialmente si se ha perdido la válvula ileocecal.

DIAGNÓSTICO

Presencia de una pérdida de macronutrientes y/o micronutrientes en un paciente con antecedentes de resección intestinal.

DIAGNÓSTICO DIFERENCIAL

Puesto que los antecedentes de una resección intestinal importante suelen conocerse, no hay un diagnóstico diferencial. Si se desconoce la historia deberán considerarse todas las causas de pérdida de peso, malabsorción y diarrea (v. capítulos respectivos).

TRATAMIENTO

Resección extensa del intestino delgado con colectomía (<100 cm de yeyuno).
- Tratamiento: nutrición parenteral de larga duración (NPT). Algunos pacientes pueden pasar a la la ingesta v.o. después de 1 o 2 años de NPT. En pacientes yeyunostomizados, la excesiva pérdida de líquidos puede reducirse con bloqueantes H_2, inhibidores de la bomba de protones u octreótida. Se administran suplementos de micronutrientes.

Resección extensa del intestino delgado con colectomía parcial (en general, pacientes con enfermedad de Crohn).
- Tratamiento: es posible la ingesta v.o. en todos los pacientes con >100 cm de yeyuno. Además de la deficiencia de vitamina B12, estos pacientes a menudo sufren diarrea. Considerar una malabsorción de lactosa y un sobrecrecimiento bacteriano, tratados, respectivamente, con restricción de lactosa y antibióticos (tetraciclinas, 250 mg tres veces al día, o metronidazol, 500 mg tres veces al día durante 2 semanas). También pueden estar indicados antidiarreicos inespecíficos (p. ej., loperamida o codeína). Debe monitorizarse la pérdida de micronutrientes.

COMPLICACIONES

- Cálculos renales de oxalato.
- Cálculos biliares de colesterol.
- D-Lactacidosis.

PRONÓSTICO

Depende directamente de la extensión de la resección intestinal, y en la enfermedad de Crohn de la enfermedad subyacente.

BIBLIOGRAFÍA RECOMENDADA

Westergaard H: Short bowel syndrome. En Feldman M, Scharschmidt BF, Sleisenger MH (eds): Gastrointestinal and liver disease, ed 6, Philadelphia, 1998, WB Saunders.

AUTOR: **TOM J. WACHTEL, M.D.**

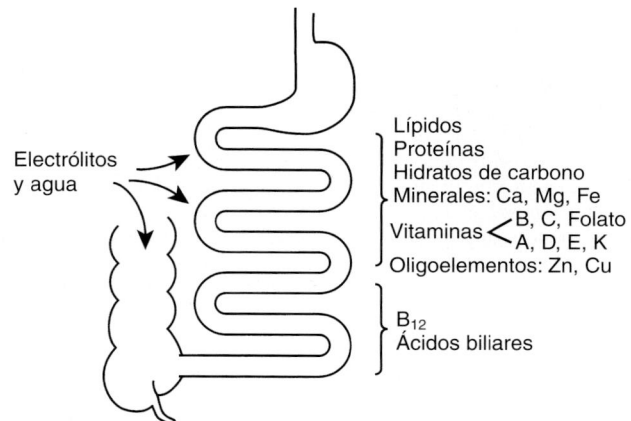

FIGURA 1-230   Áreas específicas de absorción de constituyentes dietarios y secreciones del tracto gastrointestinal. Los macronutrientes y micronutrientes se absorben fundamentalmente a nivel del yeyuno proximal. Los ácidos biliares y la vitamina B12 sólo se absorben en el íleon. Los electrólitos y el agua se absorben tanto en el intestino delgado como en el grueso. (De Feldman M, Scharschmidt BF, Sleisenger MH [eds.]: *Sleisenger and Fordtran's gastrointestinal and liver disease: pathophysiology, diagnosis, and management,* 6.ª ed., Filadelfia, 1998, WB Saunders.)

INFORMACIÓN BÁSICA

DEFINICIÓN

El síndrome del manguito de los rotadores abarca un espectro de enfermedades que afectan a los tendones del manguito de los rotadores (principalmente al supraespinoso), desde simples distensiones y tendinitis hasta una ruptura completa con artropatía por desgarro del manguito.

SINÓNIMOS

Síndrome de compresión.
Síndrome del arco doloroso.
Trastorno interno de la articulación subacromial.
Síndrome supraespinoso.

> **CÓDIGOS CIE-9CM**
> 726.10 Síndrome del manguito de los rotadores
> 727.61 Ruptura del manguito de los rotadores

EPIDEMIOLOGÍA Y DEMOGRAFÍA

PREVALENCIA: El 5-10% de la población general.
PREDOMINIO POR EDADES: Infrecuente en menores de 20 años.
PREDOMINIO POR SEXOS: Más frecuente en varones que en mujeres.

SÍNTOMAS Y SIGNOS

- Dolor, a menudo nocturno.
- Sensibilidad dolorosa del manguito de los rotadores.
- Dolor referido al deltoides, en especial con la abducción de 70 a 120 grados («arco doloroso») (fig. 1-231).
- Debilidad en la abducción o hacia la flexión.

- Aumento del dolor al realizar actividades por encima de la cabeza.
- Atrofia en casos de desgarro antiguo completo .
- Prueba «del brazo caído» positiva (debilidad de la abducción contra la presión hacia abajo a 90°).

ETIOLOGÍA

- Microtraumatismos de repetición.
- Acromion de forma anormal.
- Inestabilidad del hombro.
- Empeoramiento del proceso por movimientos de lanzamiento por encima de la cabeza.

DIAGNÓSTICO

DIAGNÓSTICO DIFERENCIAL

- Inestabilidad del hombro.
- Artrosis.
- Radiculopatía cervical.
- Necrosis avascular.
- Atrapamiento del nervio supraescapular.

VALORACIÓN

- En la tendinitis crónica, características clínicas semejantes a las observadas en la ruptura parcial.
- Incluso con una ruptura completa, pueden presentar una amplitud de movimiento del hombro activa y completa.

DIAGNÓSTICO POR IMAGEN

- Radiografía simple.
- La ecografía puede ser útil, aunque sólo en el diagnóstico de desgarros moderadamente extensos.

- RM para evaluar desgarros de todo parte del espesor, tendinitis crónica y otras causas de dolor en el hombro.
- Desde la aparición de la RM raramente se emplea la artrografía.

TRATAMIENTO

TRATAMIENTO AGUDO

- Reposo, evitando cualquier actividad por encima de la cabeza.
- Hielo o calor para aliviar el dolor.
- Programa de estiramientos y fortalecimiento minuciosamente supervisado.
- Medicación: AINE, infiltración subacromial de corticoides (una o dos veces a intervalos de 2 semanas).

PRONÓSTICO

- Todas las formas son susceptibles de responder al tratamiento no quirúrgico.
- Incluso muchos desgarros completos del manguito ocasionan un dolor mínimo y escasa pérdida de función.

DERIVACIÓN

Consulta ortopédica en aquellos casos que no responden al tratamiento médico o en los que se sospecha un desgarro del manguito de los rotadores.

OTRAS CONSIDERACIONES

COMENTARIOS

- Existen discrepancias considerables en relación a la probabilidad de recuperación una vez se ha producido una ruptura significativa del manguito de los rotadores.
- Las indicaciones de cirugía varían entre los diferentes cirujanos.
- La infiltración está contraindicada en presencia de infección local.

BIBLIOGRAFÍA RECOMENDADA

Biberthaler P y cols.: Microcirculation associated with degenerative rotator cuff lesions, J. Bone Joint Surg 85A:475, 2003.

Gorski JM, Schwartz LH: Shoulder impingement presenting as neck pain, J Bone Joint Surg 85:635, 2003.

Green A: Chronic massive rotator cuff tears: evaluation and management, J Am Acad Orthop Surg 11:321, 2003.

Tashjian RZ y cols.: The effect of comorbidity on self-assessed function in patients with chronic rotator cuff tears, J Bone Joint Surg 86A:355, 2004.

Teefey SA y cols.: Detection and quantification of rotator cuff tears, J Bone Joint Surg 86A:708, 2004.

Wendelboe AM y cols.: Associations between body mass index and surgery for rotator cuff tendinitis, J Bone Joint Surg 86A:743, 2004.

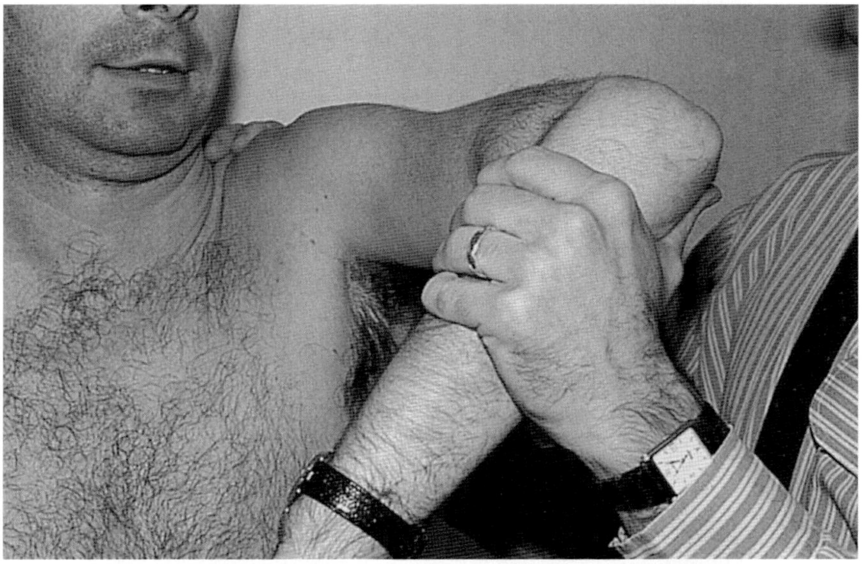

FIGURA 1-231   Las lesiones del manguito de los rotadores a menudo se acompañan de la compresión dolorosa del húmero, subluxado hacia arriba, sobre el acromion. Que esto es causa de dolor lo demuestran las pruebas de compresión, por ejemplo, la rotación interna y abducción del hombro forzadas y pasivas, como puede observarse aquí. (De Klippel J, Dieppe P, Ferri F [eds.]: *Primary care rheumatology,* London, 1999, Mosby.)

AUTOR: **LONNIE R. MERCIER, M.D.**

INFORMACIÓN BÁSICA

DEFINICIÓN

El síndrome del ovario poliquístico (SOP) en su forma completa asocia ovarios poliquísticos, amenorrea, hirsutismo y obesidad.

SINÓNIMO

Síndrome de Stein-Leventhal.

CÓDIGO CIE-9CM

256.4 Síndrome del ovario poliquístico

EPIDEMIOLOGÍA Y DEMOGRAFÍA

PREVALENCIA: El 3% en mujeres adolescentes y adultas:

- Los síntomas generalmente comienzan alrededor de la menarquia y el diagnóstico con frecuencia se realiza durante la adolescencia o la primera parte de la edad adulta.
- Riesgo aumentado de cánceres de endometrio y ovario.

SÍNTOMAS Y SIGNOS

- Oligomenorrea o amenorrea.
- Hemorragia uterina disfuncional.
- Infertilidad.
- Hirsutismo.
- Acné.
- Obesidad (sólo el 40%).
- Resistencia a la insulina (diabetes mellitus tipo 2).

ETIOLOGÍA Y PATOGENIA

- El SOP es probablemente un trastorno genético, pero en la mayoría de los casos no existen antecedentes familiares claros. Todavía no se ha esclarecido si la transmisión es autosómica o ligada a X.
- Las concentraciones plasmáticas elevadas de LH y el aumento de la razón LH:FSH plasmáticas son la consecuencia de una secreción elevada de GnRH hipotalámica o menos probablemente a una alteración hipofisaria primaria. Esto produce una desregulación de la secreción de andrógenos y un aumento de los andrógenos intraováricos, lo cual produce en el ovario una atresia folicular, interrupción de la maduración, ovarios poliquísticos y anovulación. La hiperinsulinemia es un factor contribuyente al hiperandrogenismo ovárico, independientemente del exceso de LH. Se ha postulado una función de los receptores del factor de crecimiento insulínico (IGF) para la asociación de SOP y diabetes.

DIAGNÓSTICO

Clínico:

- El SOP es la causa más frecuente de anovulación crónica con presencia de estrógenos. Una prueba de supresión de progesterona positiva establece la presencia de estrógenos. Se administra medroxiprogesterona 10 mg diarios durante 5 días y se produce una hemorragia si existen estrógenos.

- La presencia de oligomenorrea, hirsutismo, obesidad y la documentación de ovarios poliquísticos establece el diagnóstico.

DIAGNÓSTICO DIFERENCIAL

Causas de amenorrea:
- Primarias (no habitual en SOP).
Trastornos genéticos (síndrome de Turner).
Alteraciones anatómicas (p. ej., himen imperforado).
- Secundarias.
Embarazo.
Funcionales (causa desconocida, anorexia nerviosa, estrés, ejercicio excesivo, hipertiroidismo, hipotiroidismo menos frecuentemente, disfunción suprarrenal, disfunción hipofisaria, enfermedad sistémica grave, fármacos como los anticonceptivos orales, estrógenos o agonistas dopaminérgicos).
Alteraciones del aparato genital (tumor uterino, cicatrices endometriales, tumor ovárico).

PRUEBAS DE LABORATORIO

Glucosa plasmática en ayunas para descartar diabetes.
Razón LH/FSH elevada >2,5.
Elevación de los niveles de prolactina en el 25%.
Andrógenos elevados (testosterona, DHEA-S).

DIAGNÓSTICO POR IMAGEN

La ecografía (o TC) de la pelvis muestra la presencia de un aumento del tamaño del ovario de dos a cinco veces con una túnica albugínea engrosada, hiperplasia tecal y 20 o más folículos subcapsulares de 1 a 15 mm de diámetro (fig. 1-232).

TRATAMIENTO

El objetivo es interrumpir el ciclo hormonal anómalo autoperpetuado:

- Reducción de la secreción ovárica de andrógenos mediante resección laparoscópica en cuña.
- Reducción de la secreción ovárica de andrógenos mediante el uso de anticonceptivos orales o análogos de LHRH.
- Reducción de peso para todas las mujeres obesas con SOP.
- Estimulación de FSH con clomifeno, HMG o LHRH pulsátil.
- Administración de urofolitrofina (FSH pura).
- Las glitazonas pueden mejorar la ovulación y el hirsutismo en el síndrome del ovario poliquístico.
Elección del tratamiento:
- El tratamiento del hirsutismo sin riesgos de embarazo comprende los anticonceptivos orales, los glucocorticoides, los análogos de LHRH o la espironolactona (un antiandrógeno).
- Puede lograrse un embarazo con clomifeno (solo o con glucocorticoides, hCG o bromocriptina), HMG, urofolitropina, LHRH pulsátil o resección ovárica en cuña. (La metformina puede inducir la ovulación.)

DERIVACIÓN

Ginecólogo o endocrinólogo.

BIBLIOGRAFÍA RECOMENDADA

Azziz R et al: Troglitazone improves ovulation and hirsutism in the polycystic ovary syndrome: a multicenter, double blind, placebo-controlled trial, *J Clin Endocrinol Metab* 86:1626, 2001.
Lord JM et al: Metformin in polycystic ovary syndrome: Systematic review and meta-analysis, *Br Med J* 327:951, 2003.
Marx TL, Mehta AE: Polycystic ovary syndrome: pathogenesis and treatment over the short and long term, *Cleve Clin J Med* 70:31, 2003.
Richardson MR: Current perspectives in polycystic ovary syndrome, *Am Fam Physician* 68:697, 2003.

AUTOR: **TOM J. WACHTEL, M.D.**

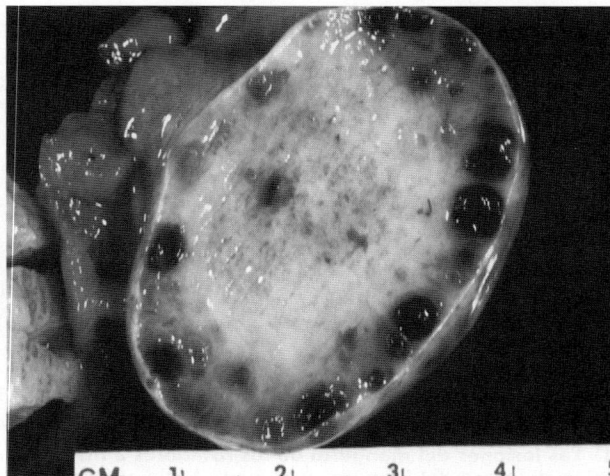

FIGURA 1-232 Sección sagital de un ovario poliquístico que muestra un gran número de quistes foliculares y un engrosamiento del estroma. (De Mishell DR: *Comprehensive gynecology*, 3.ª ed., St. Louis, 1997, Mosby.)

INFORMACIÓN BÁSICA

DEFINICIÓN

Forma de neuropatía por compresión del nervio mediano en el antebrazo proximal causada principalmente por el músculo pronador redondo. Ocasionalmente, sólo se afecta la rama motora del interóseo anterior, lo cual produce a veces una presentación clínica separada muy específica.

SINÓNIMO

Síndrome de Kiloh-Nevin (síndrome del interóseo anterior).

CÓDIGOS CIE-9CM
354.1 Atrapamiento del nervio interóseo
354.9 Mononeuritis de la extremidad
     superior

EPIDEMIOLOGÍA Y DEMOGRAFÍA

- Varones = mujeres.
- Más frecuente en el brazo dominante.
- Infrecuente (<1% de los trastornos por atrapamiento del nervio interóseo).

SÍNTOMAS Y SIGNOS

- Molestias y fatiga en el antebrazo, a menudo como consecuencia de la pronación repetitiva.
- Inicio insidioso.
- Las parestesias nocturnas no son típicas.
- Puede existir un adormecimiento vago en la mano, principalmente en el dedo pulgar e índice.
- Puede existir dolor y aumento de tamaño del pronador redondo.
- El signo de Tinel puede ser positivo en el lugar de la compresión.
- Aunque no existen pruebas fiables de provocación, las parestesias dolorosas pueden ocasionalmente estar producidas por la pronación forzada del antebrazo contra resistencia.
- La alteración motora es infrecuente.
- Síndrome del nervio interóseo anterior.
- Dolor y debilidad en antebrazo.
- El paciente puede ser incapaz de formar un círculo cuando intente juntar el dedo índice con el pulgar debido a su incapacidad para flexionar las falanges distales de ambos dedos.
- La sensibilidad de la mano no se ve afectada.

ETIOLOGÍA

- Compresión anatómica localizada.
- Traumatismos.
- Corte o flebotomía traumática.

DIAGNÓSTICO

DIAGNÓSTICO DIFERENCIAL

- Síndrome del túnel del carpo.
- Síndrome discal cervical con radiculopatía.
- Rotura de tendón.
- Tendinitis.

VALORACIÓN

- Los estudios diagnósticos pueden ser útiles; están indicados si los síntomas persisten durante más de 4-6 semanas o si se sospecha debilidad motora.
- Radiología simple para descartar alteraciones óseas que produzcan una compresión.

TRATAMIENTO

- Reposo, sostén del antebrazo, cabestrillo.
- Ejercicios de estiramiento, fisioterapia.
- AINE.

DERIVACIÓN

Derivación quirúrgica en los casos de fracaso del tratamiento médico o cuando exista debilidad motora.

OTRAS CONSIDERACIONES

COMENTARIOS

El pronóstico de recuperación es bueno. Cuando está indicada, la intervención quirúrgica es la más eficaz si el diagnóstico puede establecerse con firmeza mediante pruebas objetivas.

BIBLIOGRAFÍA RECOMENDADA

Cain EL et al: Elbow injuries in throwing athletes: a current concepts review, *Am J Sports Med* 31(4):621, 2003.
Rehak DC: Pronator syndrome, *Clin Sports Med* 20(3):531, 2001.

AUTOR: **LONNIE R. MERCIER, M.D.**

INFORMACIÓN BÁSICA

DEFINICIÓN

El *síndrome del seno carotídeo* (SSC) se presenta en pacientes con hipersensibilidad del seno carotídeo y cursa con sensación de mareo, presíncope o síncope. La hipersensibilidad del seno carotídeo se define como la respuesta exagerada a la estimulación carotídea que se acompaña de hipotensión y/o bradicardia.

SINÓNIMO

Síncope del seno carotídeo.

CÓDIGOS CIE-9CM

337.0 Neuropatía autonómica periférica idiopática
Síncope o síndrome del seno carotídeo

EPIDEMIOLOGÍA Y DEMOGRAFÍA

- La hipersensibilidad del seno carotídeo representa el 10-20% de los episodios sincopales y presincopales.
- La hipersensibilidad del seno carotídeo se asocia con frecuencia con la aterosclerosis.
- La incidencia aumenta con la edad.
- Los varones se encuentran afectados más frecuentemente que las mujeres (2:1).
- El síndrome del seno carotídeo no suele observarse en pacientes menores de 50 años.

SÍNTOMAS Y SIGNOS

- Mareo o presíncope.
- Síncope.
- El cuadro suele precederse de un cortejo prodrómico (náuseas, calor, palidez y/o sudoración).
- La clínica aparece generalmente tras movimientos bruscos del cuello o por el uso de prendas o collares apretados.

La prueba del masaje del seno carotídeo (MSC) practicada correctamente a la cabecera del paciente es diagnóstica. Esta maniobra puede suscitar tres tipos de respuestas en el paciente adecuado (v. Diagnóstico).

1. El masaje del seno carotídeo (MSC) debe realizarse con el paciente en decúbito supino a la vez que se controla la presión arterial mediante tensiómetro de manguito y la frecuencia cardíaca mediante el ECG.
2. El MSC debe realizarse únicamente sobre una arteria cada vez.
3. El MSC debe realizarse durante 5 segundos aproximadamente.
4. La presencia de soplos carotídeos o de antecedentes de AIT o ACV recientes son una contraindicación relativa para realizar un MSC.
5. Las complicaciones del MSC (alteraciones visuales o paresias transitorias) aparecen en menos del 1% de los pacientes.

ETIOLOGÍA

- Idiopática.
- Tumores de cabeza y cuello (p. ej., neoplasias tiroideas).
- Linfadenopatías de gran tamaño.
- Tumores del cuerpo carotídeo.
- Cirugía cervical previa.

DIAGNÓSTICO

- El diagnóstico del SSC se realiza cuando tras el MSC aparece un cuadro de hipersensibilidad del seno carotídeo sin que puedan identificarse otras causas del cuadro sincopal.
- El MSC puede suscitar tres tipos de respuestas que son diagnósticas de hipersensibilidad del seno carotídeo:
  1. Respuesta cardioinhibitoria: el MSC produce asistolia durante al menos 3 segundos a la vez que se reproducen todos los síntomas que aparecen de modo espontáneo. Los síntomas ceden cuando el MSC se realiza tras la administración de atropina.
  2. Respuesta vasodepresora: el MSC se acompaña de un cuadro caracterizado por 1) la disminución de la presión arterial sistólica de 50 mmHg o de 30 mmHg en presencia de síntomas neurológicos, 2) la ausencia de respuesta asistólica y 3) la persistencia de los síntomas neurológicos tras la administración de atropina.
  3. Respuesta mixta: el MSC se acompaña de ambos tipos de respuestas.

DIAGNÓSTICO DIFERENCIAL

Debe realizarse el diagnóstico diferencial con todas las causas de síncope como, por ejemplo, las taquiarritmias y bradiarritmias cardíacas, las valvulopatías cardíacas, la miocardiopatía obstructiva, los accidentes cerebrovasculares, las convulsiones, la toxicidad medicamentosa, la disfunción autonómica, la ortostasis/hipovolemia, la tos, la micción, la hipoxemia y la hipoglucemia.

VALORACIÓN

La historia clínica y la exploración física determinan qué pruebas deben realizarse para excluir otras causas de síncope. Según los hallazgos, deberán solicitarse análisis de sangre, estudios cardíacos no invasivos (Holter, ecocardiograma, ECG, prueba de inclinación, prueba del tapiz rodante), estudios cardíacos invasivos (pruebas electrofisiológicas), EEG o TC.

TRATAMIENTO

TRATAMIENTO NO FARMACOLÓGICO

Deben evitarse los factores desencadenantes como los movimientos bruscos del cuello o la aplicación de presión en el cuello por medio de prendas de ropa o collares apretados, al afeitarse o al girar rápido la cabeza.

TRATAMIENTO AGUDO

El tratamiento depende del tipo de respuesta suscitada por el MSC (p. ej, respuesta cardioinhibitoria, vasodepresora o mixta) y de los síntomas presentes (v. Tratamiento crónico). El tratamiento agudo no suele ser necesario ya que la mayor parte de los pacientes suelen encontrarse estables desde el punto de vista hemodinámico, aunque pueden presentar complicaciones por caídas (p. ej., fracturas de cadera o laceraciones) o bien presentar síncopes verdaderos sin lesiones.

TRATAMIENTO CRÓNICO

Se acepta por lo general que en la hipersensibilidad del seno carotídeo asintomática (ya sea del tipo cardioinhibitorio o vasodepresor) no es necesaria la implantación de un marcapasos.

Se debe determinar la contribución relativa de los reflejos cardioinhibitorio y vasodepresor al SSC antes de indicar la implantación de un marcapasos permanente.

En los pacientes con SSC y respuesta cardioinhibitoria al MSC:
- Está indicada la implantación de un marcapasos permanente de doble cámara.
- Existe controversia acerca de si el marcapasos debe implantarse tras el primer episodio sincopal o tras las recurrencias.

En los pacientes con SSC y respuesta vasodepresora al MSC:
- Instaure medidas para mantener la presión arterial sistólica:
  1. Fármacos simpaticomiméticos (la efedrina se ha empleado con éxito pero presenta numerosos efectos secundarios, como p. ej., las palpitaciones o los temblores).
  2. La fludrocortisona, de efectos mineralocorticoides, también ha sido empleada, pero su eficacia es limitada.
  3. La medias de compresión elásticas hasta la rodilla o el muslo resultan de utilidad para mantener la presión arterial sistólica.
  4. La denervación del seno carotídeo se reserva para aquellos pacientes que no responden a las modalidades terapéuticas mencionadas con anterioridad.

En los pacientes con SSC y respuesta mixta al MSC:
- Los marcapasos permanentes de doble cámara y la atropinización pueden tratar de modo eficaz la respuesta bradicárdica pero no modifican de manera importante la hipotensión. La respuesta vasodepresora debe tratarse como se ha mencionado con anterioridad.

PRONÓSTICO

El SSC se presenta en pacientes de edad avanzada y se manifiesta por cuadros de caída o síncopes que a menudo se acompañan de lesiones. Hasta el 50% de los pacientes sintomáticos presentará un curso recidivante. Las recurrencias disminuyen en el grupo en el que está indicado implantar un marcapasos permanente. La tasa de supervivencia de los casos idiopáticos no es diferente a la de la población general.

DERIVACIÓN

La derivación a un servicio de cardiología está indicada si considera necesaria la implantación de un marcapasos.

OTRAS CONSIDERACIONES

COMENTARIOS

- El tipo de respuesta más frecuente al MSC en esta población es la cardioinhibitoria, seguida de la mixta, y por último la vasodepresora.
- El pronóstico depende de la etiología subyacente.

BIBLIOGRAFÍA RECOMENDADA

Goldschlanger N: Etiologic considerations in the patient with syncope and apparently normal heart, *Arch Intern Med* 163:151, 2003.

Kapoor WN: Current evaluation and management of syncope, *Circulation* 106(13):1606, 2002.

Kenny RA, Richardson DA: Carotid sinus syndrome and falls in older adults, *Am J Geriatr Cardiol* 10(2):97, 2001.

Puggioni E: Results and complications of the carotid sinus massage performed according to the "Methods of Symptoms," *Am J Cardio* 89:599, 2002.

AUTORES: **PRANAV M. PATEL, M.D.** y **WEN-CHIH WU, M.D.**

INFORMACIÓN BÁSICA

DEFINICIÓN

El síndrome del túnel carpiano es una neuropatía debida al atrapamiento del nervio mediano en la muñeca (fig. 1-233). Es la neuropatía por atrapamiento más frecuente de la extremidad superior.

CÓDIGO CIE-9CM
354.0 Síndrome del túnel carpiano

EPIDEMIOLOGÍA Y DEMOGRAFÍA

DISTRIBUCIÓN POR EDADES: La enfermedad es más frecuente de los 30 a los 60 años (el cuadro es bilateral hasta en el 50% de los pacientes).
PREDOMINIO POR SEXOS: La incidencia es de 2 a 5 veces superior en las mujeres.

SÍNTOMAS Y SIGNOS

- Dolor nocturno.
- En ocasiones se observa la afectación sensorial en el territorio de inervación del nervio mediano (a menudo sólo se ven afectados el dedo índice y el corazón).
- Signo de Tinel positivo: la percusión sobre la superficie flexora de la muñeca en la región correspondiente al nervio mediano produce parestesias que irradian desde la muñeca hacia la mano.
- Prueba de Phalen positiva: los síntomas se reproducen tras mantener la muñeca en flexión espontánea durante 1 minuto.
- Prueba de compresión carpal: los síntomas se reproducen cuando el explorador mantiene presionado el túnel carpiano del paciente durante 30 segundos.

- En los casos de larga evolución puede observarse atrofia de la eminencia tenar.

ETIOLOGÍA

- La mayor parte de los casos son idiopáticos.
- Lesiones ocupantes de espacio en el túnel carpiano (tenosinovitis, gangliones, músculos aberrantes).
- El cuadro a menudo se presenta asociado con el hipertiroidismo o los cambios hormonales del embarazo.
- Las flexoextensiones repetidas de la muñeca por motivos laborales pueden ser un factor de riesgo.
- Traumatismos de la muñeca.

DIAGNÓSTICO

DIAGNÓSTICO DIFERENCIAL

- Radiculopatía cervical.
- Tendinitis crónica.
- Oclusión vascular.
- Distrofia simpática refleja.
- Osteoartritis.
- Otras artritis.
- Otras neuropatías por atrapamiento.

DIAGNÓSTICO POR IMAGEN

Los estudios radiológicos pueden resultar de utilidad para establecer la etiología o descartar otras causas.

ESTUDIOS ELECTRODIAGNÓSTICOS

Las pruebas de velocidad de la conducción nerviosa y las pruebas electromiográficas son útiles para establecer la etiología y descartar otros síndromes.

TRATAMIENTO

TRATAMIENTO AGUDO

- Eliminar los traumatismos repetitivos.
- Férulas o vendajes.
- AINE.
- Inyecciones en el canal carpiano, en la región cubital del tendón del músculo palmar largo, sobre el pliegue de flexión de la muñeca (evitar el nervio mediano).
- Los corticoides orales a dosis bajas (p. ej., 20 mg de prednisolona/día durante 2 semanas, seguido de 10 mg/día durante otras 2 semanas) también son eficaces para el alivio sintomático en pacientes seleccionados.
- Ejercicios de estiramiento.

PRONÓSTICO

El pronóstico es variable. Algunos casos se resuelven de manera espontánea. Las inyecciones locales proporcionan una mejoría transitoria y los síntomas recurren en la mayor parte de los pacientes. El síndrome del túnel carpiano es frecuente en el tercer trimestre del embarazo, pero en la mayor parte de los casos los síntomas mejoran, a menudo de forma espectacular, tras el parto. El cuadro puede recidivar en sucesivos embarazos. La cirugía no está indicada en las mujeres embarazadas por la posibilidad de una resolución espontánea.

DERIVACIÓN

Los pacientes deben derivarse para valorar un tratamiento quirúrgico cuando no respondan al tratamiento médico o cuando existan signos de debilidad motora. La cirugía suele conseguir resultados excelentes con una reincorporación a la vida normal en 4-6 semanas.

BIBLIOGRAFÍA RECOMENDADA

Dias JJ, Burke FD et al: Carpal Tunnel Syndrome and work, *J Hand Surg* 29:329, 2004.
Geoghegan JM, Clark DI et al: Risk factors in carpal tunnel syndrome, *J Hand Surg* 29:315, 2004.
Gerritsen AM et al: Splinting vs surgery in the treatment of carpal tunnel syndrome, *JAMA* 288:1245, 2002.
Goodyear-Smith F, Arroll B: What can family physicians offer patients with carpal tunnel syndrome other than surgery? A systematic review of nonsurgical management, *Ann Fam Med* 2:267, 2004.
Hui AC, Wong SM et al: Long-term outcome of carpal tunnel syndrome after conservative treatment, *Int J Clin Pract* 58:337, 2004.
Katz JN, Simmons BP: Carpal tunnel syndrome, *N Engl J Med* 346:1807, 2002.
Lee DH, Claussen GC, Oh S: Clinical nerve conduction and needle electromyography studies, *J Am Acad Orthop Surg* 12:276, 2004.
Shum C et al: The role of fleyor tenosynovectomy in the operative treatment of carpal tunnel syndrome, *J Bone Joint Surg* 84(A):221, 2002.
Vjera AJ: Management of carpal tunnel syndrome, *Am Fam Physician* 68:265, 2003.

AUTOR: **LONNIE R. MERCIER, M.D.**

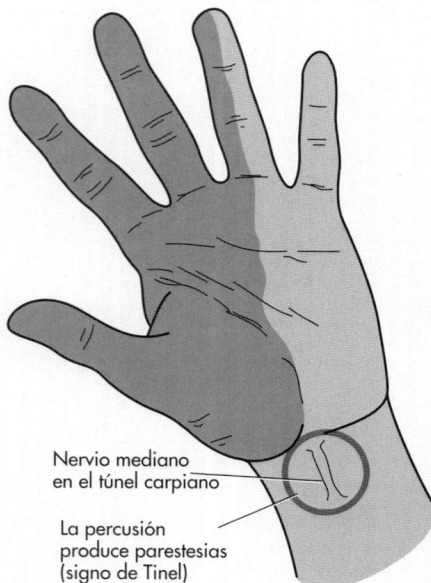

SÍNDROME DEL TÚNEL CARPIANO

Nervio mediano en el túnel carpiano

La percusión produce parestesias (signo de Tinel)

**FIGURA 1-233
Distribución del dolor y/o las parestesias (áreas oscuras-sombreadas) tras la compresión del nervio mediano en la muñeca (túnel carpiano).** (De Arnett FC: Rheumatoid artritis. In Andreoli TE [ed.]: *Cecil essentials of medicine,* 4.ª ed., Filadelfia, 1997, WB Saunders.)

INFORMACIÓN BÁSICA

DEFINICIÓN

Compresión del nervio cubital por detrás del codo (cúbito).

SINÓNIMO

Parálisis cubital tardía.

CÓDIGO CIE-9CM
354.2 Síndrome del túnel cubital.

EPIDEMIOLOGÍA Y DEMOGRAFÍA

PREDOMINIO POR SEXOS: Varones = mujeres.

SÍNTOMAS Y SIGNOS

- Parestesias y entumecimiento a lo largo de la distribución del nervio cubital (dedos anular y meñique).
- Signo de Tinel positivo en el codo.
- Prueba de flexión del codo positiva (la flexión del codo con la muñeca extendida durante 30 segundos reproduce los síntomas).
- La sensibilidad del extremo del dedo meñique puede encontrarse disminuida.

- El nervio cubital puede subluxarse con el movimiento del codo o mediante manipulación.
- Si existe una lesión ósea antigua puede existir cubitus valgus.
- Debilidad de los músculos interóseos con atrofia en los casos crónicos (fig. 1-234).

ETIOLOGÍA

- Presión directa.
- Deformidad en cubitus valgus.
- Subluxación del nervio cubital.
- Estiramiento excesivo durante el movimiento de lanzamiento de objetos.
- Sinovitis del codo.
- Hipertrofia muscular local.

DIAGNÓSTICO

DIAGNÓSTICO DIFERENCIAL

- Epicondilitis medial.
- Inestabilidad del codo medial.
- Síndrome del túnel carpiano.
- Síndrome discal cervical con síntomas radiculares en el brazo.
- Compresión del nervio cubital en la muñeca (canal de Guyon).

VALORACIÓN

El diagnóstico suele ser clínico.

DIAGNÓSTICO POR IMAGEN

- El estudio radiográfico puede resultar de utilidad para establecer la etiología o descartar otras causas.
- Estudios electrodiagnósticos: las pruebas de conducción nerviosas y la electromiografía resultan útiles para establecer el diagnóstico y descartar otros síndromes.

TRATAMIENTO

TRATAMIENTO GENERAL

- Evite la compresión del nervio.
- Coderas.
- Evite la flexión prolongada del codo (evitar hablar por teléfono con el codo doblado).

PRONÓSTICO

- El pronóstico es variable.
- Los casos leves-moderados se recuperan bien si la actividad desencadenante del cuadro puede ser eliminada. Si se ha llegado a producir atrofia muscular, la recuperación de la fuerza puede ser incompleta a pesar del tratamiento.
- El tratamiento médico puede mantenerse mientras se logren controlar los síntomas y no aparezcan trastornos motores.

DERIVACIÓN

Al cirujano en los casos en los que el tratamiento médico haya fracasado o existan síntomas de deterioro motor.

BIBLIOGRAFÍA RECOMENDADA

Grana W: Medial epicondylitis and cubital tunnel syndrome in the throwing athlete, *Clin Sports Med* 20(3):541, 2001.

Kato H et al: Cubital tunnel syndrome associated with medial elbow ganglia and osteoarthritis of the elbow, *J Bone Joint Surg* 84(A):1413, 2002.

Lee DH, Claussen GC, Oh S: Clinical nerve conduction and needle electroonyography studies, *J Am Acad Orthop Surg* 12:276, 2004.

Park GY, Kim JM, Lee SM: The ultrasonographic and electro-diagnostic findings of ulnar neuropathy at the elbow, *Arch Phys Med Rehabil* 85:1000, 2004.

Sasaki J et al: Ultrasonographic assessment of ulnar collateral ligament and medial elbow laxity in college baseball players, *J Bone Joint Surg* 84(A):525, 2002.

AUTOR: **LONNIE R. MERCIER, M.D.**

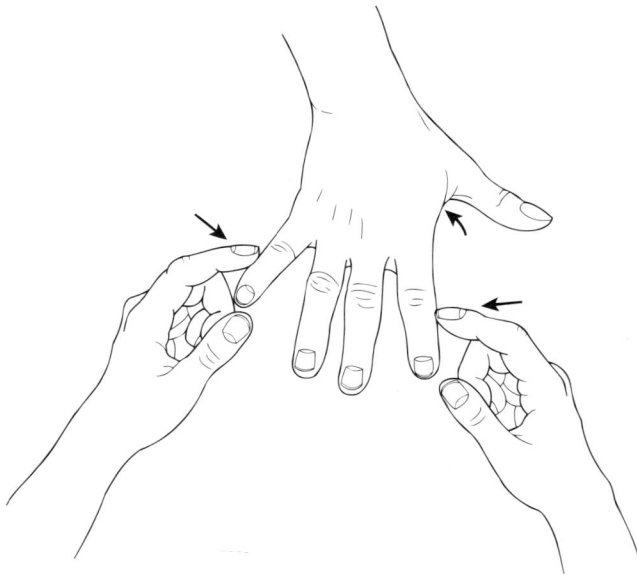

FIGURA 1-234 Exploración de la debilidad motora cubital intrínseca (el paciente debe intentar la apertura en abanico de los dedos contra resistencia). Si se sospecha una lesión del nervio cubital siempre debe buscar la existencia de atrofia del primer interóseo dorsal *(flecha curva)*. (De Mercier LR: *Practical orthopedics*, 5.ª ed., St. Louis, 2000, Mosby.)

INFORMACIÓN BÁSICA

DEFINICIÓN

El síndrome del túnel del tarso es una rara neuropatía por atrapamiento que se desarrolla como consecuencia de la compresión del nervio tibial posterior en el túnel formado por el retináculo flexor, por detrás del maléolo medial del tobillo (fig. 1-235).

CÓDIGO CIE-9CM
355.5 Síndrome del túnel del tarso

EPIDEMIOLOGÍA Y DEMOGRAFÍA

PREVALENCIA: Desconocida.
PREDOMINIO POR SEXOS: Mujeres = varones.

SÍNTOMAS Y SIGNOS

- Síntomas neuríticos a lo largo de la trayectoria del nervio tibial posterior en la planta y el talón.
- Tumefacción a nivel del túnel del tarso.
- Posible signo de Tinel positivo.
- Posible reproducción de los síntomas con la eversión sostenida de la parte posterior del pie o la compresión del túnel.
- Infrecuentes cambios sensitivos y motores.

ETIOLOGÍA

Lesiones que ocupan espacio (ganglios, varicosidades, lipomas, hipertrofia sinovial).

DIAGNÓSTICO

DIAGNÓSTICO DIFERENCIAL

- Fascitis plantar.
- Neuropatía periférica.
- Radiculopatía proximal.
- Tendinitis local.
- Vasculopatía periférica.
- Neuroma de Morton.

ELECTRODIAGNÓSTICO

El electrodiagnóstico es, con frecuencia, inconcluyente. Puede observarse un retraso de la conducción sensitiva o una mayor latencia motora.

TRATAMIENTO

- AINE.
- Inmovilización durante 4-6 semanas con ortesis de tobillo o pie escayolado.
- Cuña u ortesis en el medio del talón para minimizar la eversión de éste.
- Inyección local de corticoides en el túnel (evitando el nervio tibial posterior) si persisten los síntomas.

DERIVACIÓN

Para la descompresión quirúrgica, si es necesaria. Los resultados de la cirugía son variables, a menos que se identifique una lesión compresiva evidente.

BIBLIOGRAFÍA RECOMENDADA

Aldridge T: Diagnosing heel pain in adults, Am Fam Physician 70:332, 2004.

Gorter K y cols.: Variation in diagnosis and management of common foot problems by GPs, Fam Pract 18(6):569, 2001.

Labib SA y cols.: Heel pain triad (HPT): the combination of plantar fasciitis, posterior tibial tendon dysfunction and tarsal tunnel syndrome, Foot Ankle Int 23(3):212, 2002.

Mizel MS y cols.: Evaluation and treatment of chronic ankle pain, Instr Course Lect 53:311, 2004.

Mondelli M, Morana P, Padua L: An electrophysiological severity scale in tarsal tunnel syndrome, Acta Neurol Scand 109:284, 2004.

Pecina M: Diagnostic tests for tarsal tunnel syndrome, J Bone Joint Surg Am 84-A(9):1714, 2002.

AUTOR: **LONNIE R. MERCIER, M.D.**

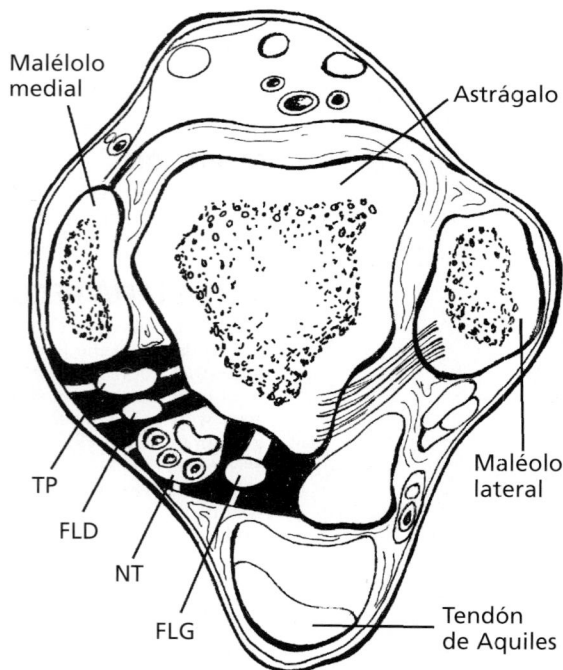

FIGURA 1-235   Anatomía del síndrome del túnel del tarso. Vista transversa del tobillo. *FLD,* Flexor largo de los dedos; *FLG,* tendón del flexor largo del dedo grueso; *NT,* nervio tibial (contorno sencillo), arteria tibial posterior, venas; *TP,* tendón del tibial posterior. Los tendones y elementos neurovasculares están incluidos en septos fibrosos individuales que conectan al periostio con la fascia profunda. (De Canoso J: *Rheumatology in primary care,* Filadelfia, 1997, WB Saunders.)

INFORMACIÓN BÁSICA

DEFINICIÓN

El síndrome HELLP es una variante grave de la preeclampsia. HELLP es el acrónimo de *hemolysis, elevated liver function y low platelet* count (hemólisis, elevación de las pruebas de función hepática y plaquetopenia). Es la microangiopatía más frecuente del embarazo. Existen tres tipos del síndrome, que dependen del grado de trombocitopenia materna como indicador principal de la gravedad de la enfermedad:
Clase 1: 50.000 plaquetas/mm³.
Clase 2: >50.000 a 100.000 plaquetas/mm³.
Clase 3: >100.000 plaquetas/mm³.

CÓDIGOS CIE-9CM
642.50 HELLP, episodio de tratamiento
642.51 HELLP, parto
642.52 HELLP, parto con complicaciones puerperales
642.53 HELLP, complicaciones anteparto
642.54 HELLP, complicaciones puerperales

EPIDEMIOLOGÍA Y DEMOGRAFÍA

- De las mujeres con preeclampsia grave, el 6% desarrolla una alteración indicativa de síndrome HELLP, el 12% presenta dos alteraciones y alrededor del 10% muestra las tres características del síndrome.
- El síndrome HELLP, como la preeclampsia, es raro antes de la 20.ª semana de gestación.
- La tercera parte de todos los casos ocurre después del parto, y de estas pacientes, sólo se había diagnosticado la preeclampsia antes del parto en el 80%.

FACTORES DE RIESGO: Mujeres mayores de 35 años, raza blanca, multíparas.
TASA DE RECURRENCIA: El 3 al 25%.

SÍNTOMAS Y SIGNOS

- Los criterios analíticos definitivos no se han validado aún de manera prospectiva.
- Los criterios más utilizados son: hemólisis, definida por el hallazgo de una extensión anormal de sangre periférica con esquistocitos, deshidrogenasa láctica (LDH) >600 UI y bilirrubina total >1,2 mg/dl; elevación de enzimas hepáticas como aspartato aminotransferasa (AST) sérica A 70 U/l y LDH >600 U/l, recuento plaquetario inferior a 100.000/mm³.
- Aunque muchas mujeres con síndrome HELLP son asintomáticas, el 80% refiere dolor en el hipocondrio derecho y el 50% muestra una ganancia de peso excesiva y un edema que empeora.

ETIOLOGÍA

Como en otras microangiopatías, se ha propuesto una patogenia central para el síndrome HELLP, consistente en una disfunción endotelial que incrementaría la activación de la cascada de la coagulación intravascular.

DIAGNÓSTICO

DIAGNÓSTICO DIFERENCIAL

Apendicitis, colelitiasis, úlcera péptica, enteritis, hepatitis, pielonefritis, lupus eritematoso diseminado, púrpura trombótica trombocitopénica/síndrome hemolítico urémico, hígado graso agudo del embarazo.

VALORACIÓN

Como el síndrome HELLP es una enfermedad que se diagnostica por los resultados analíticos, la valoración inicial se detalla a continuación.

PRUEBAS DE LABORATORIO

- Ante una sospecha de síndrome HELLP, la valoración inicial debe consistir en un hemograma completo (HC) para valorar las plaquetas, un análisis de orina, determinaciones séricas de creatinina, LDH, ácido úrico, concentraciones de bilirrubina indirecta y total y AST/ALT.
- Los análisis de tiempo de protrombina, tiempo de cefalina, fibrinógeno y productos de degradación de la fibrina se reservan para las pacientes con recuentos plaquetarios inferiores a 100.000/mm³.

DIAGNÓSTICO POR IMAGEN

No ayuda al diagnóstico.

TRATAMIENTO

El tratamiento depende de la edad gestacional, de la gravedad del síndrome HELLP y del estado de la gestante. La prioridad fundamental es la estabilización de la embarazada.

TRATAMIENTO AGUDO

- Valoración completa de la edad gestacional. Hay que monitorizar el estado del feto con pruebas no estresantes, pruebas de tensión de las contracciones, perfil biofísico o combinaciones de ellas.
- El estado de la gestante se valora mediante la anamnesis, la exploración física y las pruebas de laboratorio.
- Como profilaxis de las convulsiones se administra sulfato de magnesio, cualquiera que sea el valor de la presión arterial.

- La presión arterial se controla con fármacos tales como hidralazina o labetalol.
- El estado del volumen materno y la diuresis se controlan con una sonda de Foley permanente.

TRATAMIENTO CRÓNICO

- En los embarazos superiores a 34 semanas y en los síndromes HELLP de clase I, el objetivo es el parto por vía vaginal o abdominal en las 24 horas siguientes.
- Ante un parto prematuro está indicada la administración de corticoides para estimular la maduración pulmonar.
- En algunos estudios se observó una reducción transitoria de la gravedad del síndrome con dosis altas de esteroides, que produjeron aumento de la diuresis y mejoría del recuento plaquetario y de las pruebas de función hepática.
- Uso juicioso de los hemoderivados, sobre todo en las pacientes que necesitan una intervención quirúrgica.
- La paciente debe permanecer estrechamente vigilada durante las 48 horas siguientes al parto, intervalo durante el que deben comenzar a mejorar los parámetros analíticos.

PRONÓSTICO

La historia natural de esta enfermedad es un deterioro rápido del estado general que obliga a una estrecha vigilancia del estado de la gestante y del feto.

DERIVACIÓN

Las pacientes pretérmino con síndrome HELLP deben ser sometidas a estabilización hemodinámica y trasladadas a un centro asistencial terciario. Las pacientes a término podrán tratarse en el hospital local, dependiendo de la disponibilidad de servicios obstétricos, neonatales y de banco de sangre.

OTRAS CONSIDERACIONES

No todas las mujeres con síndrome HELLP tienen hipertensión o proteinuria.

BIBLIOGRAFÍA RECOMENDADA

Egerman RS, Sibai BM: HELLP syndrome, *Clin Obstet Gynecol* 42(2):381, 1999.
Magann EF, Martin JN: Twelve steps to optimal management of HELLP syndrome, *Clin Obstet Gynecol* 42(3):532, 1999.
Norwitz ER, Hsu CD, Repke JT: Acute complications of preeclampsia, *Clin Obstet Gynecol* 45(2):308, 2002.

AUTOR: **SONYA S. ABDEL-RAZEQ, M.D.**

INFORMACIÓN BÁSICA

DEFINICIÓN

El síndrome hemolítico urémico es un cuadro agudo caracterizado por anemia hemolítica, trombocitopenia e insuficiencia renal grave.

CÓDIGO CIE-9CM

283.11 Síndrome hemolítico urémico

EPIDEMIOLOGÍA Y DEMOGRAFÍA

- El SHU afecta sobre todo a niños menores de 10 años.
- Su incidencia es de 2,6 casos/100.000 en los menores de 5 años.
- En las personas mayores de 18 años, la incidencia es de 0,97/100.000.
- Puede ser epidémico y es más frecuente en los meses de verano.
- Es la causa más frecuente de insuficiencia renal en los niños.
- En EE.UU. se producen entre 300 y 700 casos nuevos al año.

SÍNTOMAS Y SIGNOS

- En el 90% de los casos el SHU va precedido de diarrea.
- Diarrea con sangre (75%).
- Dolor abdominal.
- Vómitos.
- Fiebre.
- Irritabilidad, letargo y convulsiones (10%).
- Hipertensión.
- Palidez.
- Anuria u oliguria.

ETIOLOGÍA

Parece que la generación de trombina (probablemente debida a una trombogénesis acelerada) y la inhibición de la fibrinólisis conducen a la formación de microtrombos arteriolares y capilares en el riñón, que son la causa de la lesión renal.
En los niños:

- La causa principal del SHU es *E. coli* serotipo O157:H7.
- La infección se adquiere al comer carne poco cocinada, sobre todo hamburguesas.

Otras causas del SHU en niños y adultos son:

- Fármacos (ciclosporina, mitomicina, tacrolimus, ticlopidina, clodiprogel, cisplatino, quinina, penicilina, penicilamina, anticonceptivos orales y quinina utilizada para el tratamiento de los calambres musculares).
- Infección (*Salmonella, Shigella, Yersinia, Campylobacter*, virus coxsackie, rubéola, influenza, virus de Epstein-Barr).
- Toxinas.

- Embarazo (en general, durante el puerperio) y anticonceptivos orales.
- Microangiopatía trombótica asociada al VIH.
- Infección neumocócica.

DIAGNÓSTICO

La tríada de trombocitopenia, insuficiencia renal aguda y anemia hemolítica microangiopática establece el diagnóstico de SHU.

DIAGNÓSTICO DIFERENCIAL

- El diagnóstico diferencial es muy amplio y abarca a todas las causas de diarrea con o sin sangre, ya que los síntomas GI suelen preceder a la tríada del SHU.
- Púrpura trombótica trombocitopénica.
- Coagulación intravascular diseminada.
- Hemólisis por prótesis valvular.
- Hipertensión maligna.
- Vasculitis.

VALORACIÓN

La valoración en los casos de sospecha de SHU consiste en análisis de sangre y cultivos de heces.

PRUEBAS DE LABORATORIO

- Hemograma con hemoglobina <10 g/dl.
- La extensión de sangre periférica muestra las características de la anemia hemolítica microangiopática, con esquistocitos, equinocitos y células en casco.
- Trombocitopenia (recuento plaquetario generalmente <60.000/mm³).
- Reticulocitosis.
- Elevación de LDH.
- Heptoglobina baja.
- Bilirrubina indirecta elevada.
- BUN y creatinina elevadas.
- Análisis de orina con proteinuria, hematuria microscópica y piuria.
- Los cultivos de heces son positivos para *E. coli* O157:H7 en más del 90% de los casos cuando se hacen durante la primera semana de la enfermedad. Después de la primera semana, sólo son positivos en la tercera parte de los casos.

DIAGNÓSTICO POR IMAGEN

Los estudios de imagen no son muy útiles en el diagnóstico del SHU.

TRATAMIENTO

El tratamiento del SHU es sobre todo de sostén.

TRATAMIENTO NO FARMACOLÓGICO

- Transfusiones de sangre si la anemia es intensa.
- No deben administrarse antibióticos que no están indicados para el tratamiento de *E. coli* O157:H7.
- Corrección de los trastornos electrolíticos.

TRATAMIENTO AGUDO

Control de la hipertensión.

TRATAMIENTO CRÓNICO

En la insuficiencia renal anúrica u oligúrica puede ser necesaria la diálisis.

PRONÓSTICO

- Los adultos con SHU tienen peor pronóstico que los niños.
- La tasa de mortalidad es del 5%.
- La morbilidad consiste en:
  1. Proteinuria (31%).
  2. Insuficiencia renal (31%).
  3. Hipertensión (6%).

DERIVACIÓN

- Si se aísla la bacteria *E. coli* 157:H7, deberá comunicarse al servicio de salud pública local.
- En los pacientes con SHU se recomienda la consulta con especialistas en Hematología y Nefrología.

OTRAS CONSIDERACIONES

COMENTARIOS

- El síndrome hemolítico-urémico fue descrito por Gasser y colaboradores en 1955.
- Los niños con cultivos positivos para *E. coli* O157:H7 no deben volver al colegio o a la guardería hasta transcurridas dos semanas consecutivas con coprocultivos negativos para el microorganismo.
- *E. coli* O157:H7 puede transmitirse de persona a persona, por lo que se recomienda respetar las precauciones universales y el lavado de manos para prevenir la propagación de la infección.

BIBLIOGRAFÍA RECOMENDADA

Begue RE, Mehta D, Blecker U: *Escherichia coli* and the hemolytic-uremic syndrome, *South Med J* 91(9):798, 1998.

Boyce TG, Swerdlow DL, Griffin PM: *Escherichia coli* O157:H7 and the hemolytic-uremic syndrome, *N Engl J Med* 333(6):364, 1995.

Chandler WL et al: Prothrombotic coagulation abnormalities preceding the hemolytic-uremic syndrome, *N Engl J Med* 346:23, 2002.

Gordjani N et al: Hemolytic uremic syndromes in childhood, *Semin Thromb Hem* 23(3):281, 1997.

Medina PJ, Sipolis JM, George JN: Drug-associated thrombotic thrombocytopenic purpura-hemolytic uremic syndrome, *Curr Opin Hematol* 8:286, 2001.

AUTORES: **PETER PETROPOULOS, M.D.** y **DENNIS J. MIKOLICH, M.D.**

INFORMACIÓN BÁSICA

DEFINICIÓN

El síndrome hepatorrenal (SHR) es un cuadro de intensa vasoconstricción renal debido a la pérdida de la autorregulación de riñón como complicación de una hepatopatía grave. Los criterios para su diagnóstico son:

1. Concentración de creatinina sérica >1,5 mg/dl o aclaramiento de creatinina en 24 horas <40 ml/minuto.
2. Ausencia de shock, infección o pérdida de líquidos, así como de un tratamiento simultáneo con fármacos nefrotóxicos.
3. Ausencia de mejoría de la función renal (disminución de la creatinina sérica a <1,5 mg/dl) tras la interrupción de los diuréticos y un ensayo con expansores del plasma.
4. Ausencia de proteinuria (<500 mg/día) o de hematuria (<50 hematíes/campo de gran aumento).
5. Ausencia de signos ecocardiográficos de nefropatía obstructiva o de nefropatía parenquimatosa.
6. Concentración de sodio en orina <10 mmol/l.

Existen dos tipos de síndrome hepatorrenal:
Tipo 1: alteración progresiva de la función renal definida por la elevación al doble de una creatinina sérica inicial superior a 2,5 mg/dl en <2 semanas.
Tipo 2: alteración estable o lentamente progresiva de la función real que no cumple los criterios anteriores.

SINÓNIMOS

Nefropatía hepática.
Insuficiencia renal oligúrica de la cirrosis.

CÓDIGO CIE-9CM
572.4 Síndrome hepatorrenal

EPIDEMIOLOGÍA Y DEMOGRAFÍA

La probabilidad de SHR en los pacientes con cirrosis es del 18% en 1 año y del 39% en 5 años.

SÍNTOMAS Y SIGNOS

- Habitualmente existen signos de cirrosis: ictericia, angiomas en araña, esplenomegalia, ascitis, fetor hepático, edema de los pies.
- Encefalopatía hepática: temblor con aleteo (asterixis), coma.
- Taquicardia y pulso saltón.
- Oliguria.

ETIOLOGÍA

Como exacerbación de la hepatopatía terminal, el SHR puede manifestarse después de una reducción del volumen sanguíneo efectivo (p. ej., paracentesis, hemorragia digestiva, diuréticos) o en ausencia de factores desencadenantes.

DIAGNÓSTICO

DIAGNÓSTICO DIFERENCIAL

- La uremia prerrenal responde bien a una expansión mantenida del plasma (diuresis rápida tras la expansión del volumen).
- Necrosis tubular aguda: sodio urinario <30, excreción fraccionada de sodio (EFNa) >1,5%, cociente creatinina urinaria/plasmática <30, cociente osmolalidad urinaria/plasmática = 1; el sedimento urinario muestra cilindros y restos celulares; la expansión mantenida del plasma no induce una respuesta significativa.

VALORACIÓN

En los pacientes con hepatopatía y uremia aguda y oliguria deben hacerse un estudio analítico para diferenciar el SHR de la necrosis tubular aguda y una prueba con sobrecarga de volumen para diferenciar el SHR de la uremia prerrenal si el EFNa es menor del 1%.

PRUEBAS DE LABORATORIO

- Electrólitos, BUN, creatinina y osmolalidad séricos, análisis de orina, sodio, creatinina y osmolalidad urinarios.
- Cálculo de la EFNa.
- En el SHR: sodio urinario <10 mEq/l, EFNa <1%; cociente de creatinina urinaria/plasmática > 30; cociente de la osmolalidad urinaria/plasmática >1,5; el sedimento urinario es anodino.

DIAGNÓSTICO POR IMAGEN

La ecografía renal podría estar indicada si se sospecha obstrucción renal.

TRATAMIENTO

TRATAMIENTO NO FARMACOLÓGICO

Evitación de los factores predisponentes.

TRATAMIENTO AGUDO

- La sobrecarga de volumen (para aumentar la presión arterial media) seguida de una paracentesis de gran volumen (para aumentar el gasto cardíaco y reducir la presión venosa renal) puede ser útil para distinguir el SHR de la uremia prerrenal en los pacientes con EFNa <1%. En los casos de uremia prerrenal el ascenso de la presión de perfusión renal y del flujo sanguíneo renal produce una diuresis rápida; la sobrecarga de volumen puede hacerse administrando una solución de 100 g de albúmina en 500 ml de suero salino isotónico.
- El único tratamiento eficaz del SHR es el trasplante hepático; en algunas unidades de hepatología se utiliza la ornipresina para evitar un mayor deterioro de la función renal en los pacientes en lista de espera para trasplante. En general, la dopamina y las prostaglandinas son ineficaces en el tratamiento de los pacientes con síndrome hepatorrenal.

- Los análogos de la vasopresina pueden mejorar la perfusión renal por inversión de la vasodilatación esplácnica, que es la clave del SHR. En un estudio reciente en el que se utilizó un goteo continuo i.v. de noradrenalina en combinación con albúmina y furosemida, se obtuvieron resultados esperanzadores. En dicho estudio se logró invertir el SHR en 10 de 12 pacientes.
- El tratamiento del síndrome hepatorrenal con vasoconstrictores durante 5 a 15 días en un intento de reducir la creatinina sérica a <1,5 mg/dl consiste en:
  1. Administración de uno de los siguientes fármacos o combinaciones de ellos:
     a. Norepinefrina (0,5 a 3,0 mg/hora i.v.).
     b. Midodrina (7,5 mg v.o., 3 veces al día, aumentando a 12,5 mg 3 veces al día en caso necesario) combinada con octreótido (100 microgramos s.c., 3 veces al día, aumentando a 3 veces al día según las necesidades).
     c. Terlipresina (0,2 a 2,0 mg i.v. cada 2-12 horas).
  2. Administración concomitante de albúmina (1 g/kg i.v. al día, seguido de 20 a 40 g al día).

PRONÓSTICO

La tasa de mortalidad es mayor del 80%; el único tratamiento eficaz es el trasplante hepático.

DERIVACIÓN

Derivación para el trasplante hepático cuando esté indicado (v. Comentarios).

OTRAS CONSIDERACIONES

COMENTARIOS

El trasplante hepático puede estar indicado en pacientes con colangitis esclerosante, hepatitis crónica con cirrosis o cirrosis biliar primaria que, por lo demás, estén sanos (edad preferiblemente inferior a 65 años). Las contraindicaciones al trasplante hepático son el SIDA, la mayoría de los tumores malignos metastáticos, el abuso de sustancias activo, la sepsis no controlada y las enfermedades cardíacas o pulmonares no controladas.

BIBLIOGRAFÍA RECOMENDADA

Duvoux C et al: Effects of noradrenalin and albumin in patients with type 1 hepatorenal syndrome: a pilot study, *Hepatology* 36:374, 2002.
Gines P et al: Management of cirrhosis and ascites, *N Engl J Med* 350:1646, 2004.

AUTOR: **FRED F. FERRI, M.D.**

INFORMACIÓN BÁSICA

DEFINICIÓN

El síndrome hipereosinófilo (SHE) comprende un grupo de trastornos de causa desconocida, caracterizados por una producción excesiva y mantenida de eosinófilos con alteraciones funcionales orgánicas.

SINÓNIMO

Síndrome de hipereosinofilia idiopática.

CÓDIGO CIE-9CM
288.3 Síndrome hipereosinófilo

EPIDEMIOLOGÍA Y DEMOGRAFÍA

- El SHE suele afectar a pacientes de 20 a 50 años de edad.
- Es más frecuente en varones que en mujeres (9:1).

SÍNTOMAS Y SIGNOS

- La presentación clínica de los pacientes con SHE puede oscilar desde el hallazgo incidental de una eosinofilia en una extensión de sangre periférica a la aparición brusca de síntomas cardíacos o neurológicos.
- Las *manifestaciones cardíacas* (58%) consisten en disnea, ortopnea, signos y síntomas de insuficiencia cardíaca congestiva y soplos de insuficiencia mitral o tricúspide.
  1. Los síntomas se deben a la infiltración del endocardio por eosinófilos que producen necrosis del tejido con trombosis posterior y, por último, cicatrización y fibrosis.
  2. El proceso patológico puede producir una miocardiopatía restrictiva, una miocardiopatía dilatada o una valvulopatía cardíaca.
- Las *manifestaciones neurológicas* (54%) pueden ser de 3 tipos:
  1. Trombosis y embolias (embolias cardíacas o trombosis vasculares locales).
  2. Alteraciones funcionales del SNC con confusión, pérdida de memoria, ataxia, signos de lesión de la neurona motora superior, signos de Babinski, convulsiones y alteraciones de la conducta. La causa se desconoce.
  3. Neuropatía periférica, que puede ser simétrica o asimétrica y con deficiencias sensitivas o mixtas sensitivas y motoras.
- Las *manifestaciones pulmonares* (40%) consisten en tos crónica, persistente y no productiva, dificultad respiratoria y disnea de esfuerzo.
- Las *manifestaciones cutáneas* (56%) suelen consistir en urticaria, angioedema o pápulas y nódulos eritematosos y pruriginosos.
- Las *manifestaciones gastrointestinales* (23%) consisten fundamentalmente en diarrea, aunque también pueden encontrarse gastritis, colitis, pancreatitis y hepatitis.
- Las *manifestaciones oculares* (23%) parecen debidas a microembolias que provocan alteraciones visuales (p. ej., visión borrosa).

ETIOLOGÍA

- No se conoce la causa del SHE.
- Parece que se trata de un conjunto de muchas enfermedades.

DIAGNÓSTICO

Los criterios para el diagnóstico del SHE son:
- Eosinofilia persistente con >1.500 eosinófilos/mm³ durante más de 6 meses.
- Exclusión de otras causas de eosinofilia (p. ej., parásitos, alergias).
- Signos y síntomas de alteraciones funcionales de órganos y aparatos (p. ej., corazón, hígado, pulmón).

DIAGNÓSTICO DIFERENCIAL

El diagnóstico diferencial abarca a todas las causas de eosinofilia en sangre periférica, es decir, infecciones parasitarias (filariasis, esquistosomiasis, ascariasis, triquinosis, etc.), coccidioidomicosis, enfermedad por arañazo de gato, asma, síndrome de Churg-Strauss, rinitis alérgica, dermatitis atópica, reacciones a fármacos, aspergilosis, neumonía eosinofílica, neumonitis por hipersensibilidad, VIH, gastroenteritis eosinofílica, enfermedad inflamatoria intestinal.

VALORACIÓN

El estudio de un paciente en el que se sospecha un SHE debe excluir las causas de eosinofilia periférica mencionadas en el diagnóstico diferencial.

PRUEBAS DE LABORATORIO

- Hemograma con recuento de eosinófilos; a menudo, el recuento total de leucocitos oscila entre 10.000 y 30.000/mm³ con una eosinofilia del 30 al 70%.
- Velocidad de sedimentación globular (VSG).
- Electrólitos, BUN, creatinina.
- Pruebas de función hepática.
- Análisis de orina.
- Análisis de VIH.
- Huevos y parásitos en heces, 3 muestras.
- Pruebas serológicas de infecciones parasitarias (p. ej., *Strongyloides*).
- Concentración total de IgE.
- Factor reumatoide.
- Aspirado y biopsia de médula ósea.
- Aspirado duodenal.
- ECG.

DIAGNÓSTICO POR IMAGEN

- La radiografía de tórax puede ser normal o mostrar infiltrados, derrames o cicatrización fibrosa.
- TC de tórax, abdomen y pelvis.
- El ecocardiograma permite valorar la función ventricular, la patología valvular, incluida la insuficiencia, y la formación de trombos.

TRATAMIENTO

No suele instaurarse tratamiento, salvo que existan signos de afectación orgánica y, en ese caso, se adapta al control de las alteraciones viscerales específicas.

TRATAMIENTO NO FARMACOLÓGICO

En los pacientes con hipereosinofilia pero sin afectación orgánica, se recomiendan ecocardiogramas seriados cada 6 meses.

TRATAMIENTO AGUDO

- En los pacientes con afectación visceral el tratamiento inicial consiste en prednisona, 1 mg/kg/día, o 60 mg/día en el adulto.
- La respuesta se valora por el control de los síntomas y el recuento de eosinófilos en sangre periférica.
- La dosis pueden reducirse, pasando la prednisona a días alternos cuando el recuento de eosinófilos se normaliza.

TRATAMIENTO CRÓNICO

- En los pacientes que no responden a los corticoides puede intentarse la administración de hidroxiurea, 1 a 2 g/día.
- El objetivo de la hidroxiurea es reducir el recuento leucocitario total a <10.000/mm³.
- Si la enfermedad sigue progresando, otras alternativas posibles son vincristina, etopósido, interferón α, ciclosporina y leucoféresis.
- En los pacientes con SHE se utiliza a menudo la anticoagulación con warfarina, antiplaquetarios o ambos.
- Si todas estas medidas fracasan, deberá considerarse el trasplante de médula ósea.

PRONÓSTICO

- Antes de la introducción de los estudios de imagen del corazón (eco) y de la cirugía cardíaca (prótesis valvulares), el pronóstico de los pacientes con SHE era malo, con una supervivencia media de 9 meses y una supervivencia a los 3 años del 12%.
- La muerte suele deberse a insuficiencia cardíaca congestiva, endocarditis valvular y embolias sistémicas.
- Los pacientes que responden a los corticoides (reducción del recuento de eosinófilos a límites normales) tienen mejor pronóstico que los que no lo hacen.
- En la actualidad se describen supervivencias de 5, 10 y 15 años.

DERIVACIÓN

El SHE es una enfermedad rara y complicada que requiere un enfoque multidisciplinario. En los casos clínicos adecuados deben solicitarse consultas cardiológicas, neurológicas, pulmonares, oftalmológicas y hematológicas.

OTRAS CONSIDERACIONES

COMENTARIOS

Aún queda mucho por conocer sobre el SHE. La etiología y el mecanismo exacto de la lesión orgánica causada por los eosinófilos siguen siendo desconocidos y se está investigando para tratar de encontrar respuestas a éstas y a otras cuestiones.

BIBLIOGRAFÍA RECOMENDADA

Ackerman SJ: *Hematology basic principles and practice*, ed 3, New York, 2000, Churchill Livingstone.

Brito-Babapulle F: The eosinophilias, including the idiopathic hypereosinophilic syndrome, *Br J Haematol* 121:203, 2003.

Weller PF, Bubley GJ: The idiopathic hypereosinophilic syndrome, *Blood* 83(10):2749, 1994.

Weller PF, Dvorak AM: The idiopathic hypereosinophilic syndrome, *Arch Dermatol* 132(5):583, 1996.

AUTOR: **DENNIS MIKOLICH, M.D.**

INFORMACIÓN BÁSICA

DEFINICIÓN

Las directrices del National Cholesterol Education Program de EE.UU. determinan la presencia del síndrome metabólico en función de tres de alguno de los factores siguientes:

- Obesidad abdominal: circunferencia de cintura >102 cm en varones y >88 en mujeres.
- Hipertrigliceridemia: ≥150 mg/dl (1,69 mmol/l).
- Colesterol LDL bajo: <40 mg/dl (1,04 mmol/l) en varones y <50mg/dl (1,29 mmol/l) en mujeres.
- Presión arterial alta: ≥130/85 mmHg.
- Nivel elevado de glucosa en ayunas: ≥110 mg/dl (6,1 mmol/l).

SINÓNIMOS

Síndrome X.
Síndrome de resistencia a la insulina.
Síndrome de dislipidemia por obesidad.

CÓDIGO CIE-9CM

277.7 Síndrome X dismetabólico

EPIDEMIOLOGÍA Y DEMOGRAFÍA

- Afecta al 22% de la población adulta en EE.UU.
- La prevalencia aumenta con la edad y el cuadro afecta a más del 40% de los individuos en la población >60 años.
- Aumento de la prevalencia en las mujeres en relación con los hombres (2:1).
- Entre otros factores de riesgo se cuentan elementos de orden étnico, como la pertenencia a la población de origen mexicano, el bajo estatus económico, la falta de ejercicio físico, la dieta rica en carbohidratos, en consumo de alcohol y tabaco, la menopausia, el índice de masa corporal alto y los antecedentes familiares.

SÍNTOMAS Y SIGNOS

- Hipertensión, hiperglucemia y obesidad, tal como se ha indicado.
- Los pacientes con síndrome metabólico presentan un riesgo significativamente aumentado de padecer arteriopatía coronaria y diabetes.
- Se asocia con numerosos trastornos relacionados con la obesidad, tales como hígado adiposo, enfermedad renal crónica, microalbuminuria, síndrome de ovario poliquístico y apnea del sueño obstructiva.

ETIOLOGÍA

- La obesidad abdominal se asocia con resistencia a la insulina e hiperinsulinemia.
- La insulina puede hacer aumentar la presión arterial por incremento de la actividad del sistema nervioso simpático, reducción de la producción de óxido nítrico y regulación al alza de los receptores de la angiotensina II.
- Los andrógenos pueden desempeñar alguna función en el desarrollo de obesidad y resistencia a la insulina.

- Los factores genéticos predisponen en ocasiones al desarrollo del síndrome metabólico.
- Los niveles elevados de marcadores inflamatorios y citocinas (IL-6 y CRP) se han asociado a la resistencia a la insulina y el síndrome metabólico.
- La carencia de adiponectina se ve implicada en el desarrollo de resistencia a la insulina.

DIAGNÓSTICO

DIAGNÓSTICO DIFERENCIAL

- Otras formas de obesidad (síndrome de Cushing, hipotiroidismo).
- Otras formas de hiperlipidemia (hiperlipidemia familiar combinada, hipercolesterolemia familiar, disbetalipoproteinemia, hipotiroidismo).
- Otras formas de hipertensión (feocromocitoma, hiperaldosteronismo, síndrome de Cushing).
- Otras formas de diabetes (de tipo I, insuficiencia pancreática).

VALORACIÓN

- Historia con atención a los síntomas de arteriopatía coronaria (angina) y diabetes.
- Exploración física completa, incluyendo estatura, peso, circunferencia de cintura y presión arterial.

PRUEBAS DE LABORATORIO

- Perfil lipídico en ayunas (colesterol total, colesterol LDL, colesterol HDL y triglicéridos).
- Glucosa en ayunas.

TRATAMIENTO

TRATAMIENTO NO FARMACOLÓGICO

- Modificaciones de la dieta orientadas a la pérdida de peso.
- Aumento de la actividad física.

TRATAMIENTO FARMACOLÓGICO

- Tratamiento de la hipertensión (v. «Hipertensión»):
  1. PA sistólica de 120 a 139 mmHg o PA diastólica de 80 a 89 mmHg: se recomiendan modificaciones de los hábitos de vida para la prevención de patologías cardiovaculares.
  2. PA de más de 130/80: considérese la administración de inhibidores de la enzima convertidora de angiotensina o de diuréticos tiazídicos como tratamiento de primera línea.
- Tratamiento de la hiperlipidemia:
  1. Como prevención secundaria se recomiendan niveles séricos de colesterol LDLde <100 mg/dl (2,6 mmol/l); no obstante, en estudios recientes se han registrado mejores resultados con un objetivo más ambicioso de <80 mg/dl (2,1 mmol/l). Como pre-

vención primaria se recomienda un objetivo para el colesterol LDL de <130 mg/dl (3,4 mmol/l) para pacientes que presenten 2 factores de riesgo de cardiopatía coronaria. Generalmente se suelen emplear inhibidores de la HMG CoA reductasa (estatinas) como agentes de primera línea.
  2. Los pacientes con niveles altos de triglicéridos (>2.000 mg/dl) pueden beneficiarse de la adición al tratamiento de un fibrato. Debe descartarse el hipotiroidismo y normalizarse los niveles de glucosa.
- Tratamiento de la diabetes:
  1. El objetivo para la glucosa sanguínea en ayunas ha de ser de <130 mg/dl.
  2. La metformina y las tiazolidinedionas se emplean como pauta de primera línea para mejorar la sensibilidad a la insulina.
- Tratamiento de los factores de riesgo cardiovascular:
  1. Tratamiento con aspirina en pacientes con arteriopatía coronaria.
  2. Los riesgos pueden reducirse con pérdida de peso, ejercicio, control de la presión arterial y tratamiento de la hiperlipidemia.

DERIVACIÓN

- Al especialista en nutrición, para el correspondiente asesoramiento dietético.
- A programas de pérdida de peso y práctica de ejercicio.
- Al endocrinólogo, si existen dificultades para alcanzar los objetivos terapéuticos.

BIBLIOGRAFÍA RECOMENDADA

Cannon CP et al: Intensive versus moderate lipid lowering with statins after acute coronary syndromes, *N Engl J Med* 350:1495, 2004.

Chobanian AV et al: The seventh report of the joint national committee on prevention, detection, evaluation, and treatment of high blood pressure: the JNC 7 report, *JAMA* 289:2560, 2003.

Executive summary of the third report of the national cholesterol education program (NCEP) expert panel on detection, evaluation, and treatment of high blood cholesterol in adults (adult treatment panel III), *JAMA* 287:2486, 2001.

Grundy SM et al: Definition of metabolic syndrome: report of the National Heart, Lung, and Blood Institute/American Heart Association conference on scientific issues related to definition, *Circulation* 109:433, 2004.

Pearson TA et al: AHA guidelines for primary prevention of cardiovascular disease and stroke: 2002 update: consensus panel guide to comprehensive risk reduction for adult patients without coronary or other atherosclerotic vascular diseases. American Heart Association Science Advisory and Coordinating Committee, *Circulation* 106:388, 2002.

AUTORES: **MARK F. FAGAN, M.D.** y **GEETA GOPALAKRISHNAN, M.D.**

Síndrome miasténico de Eaton-Lambert

INFORMACIÓN BÁSICA

DEFINICIÓN

El síndrome miasténico de Eaton-Lambert (SMLE) es un trastorno de la transmisión neuromuscular causado por anticuerpos dirigidos contra los canales de calcio P/Q sensibles a voltaje presinápticos en las terminales nerviosas motoras y vegetativas. Hay dos formas: paraneoplásico (más frecuente) y no paraneoplásico (autoinmunitario).

SINÓNIMO

Síndrome Eaton-Lambert.

CÓDIGO CIE-9 CM
199.1 Neoplasia maligna sin especificación de localización, otra

EPIDEMIOLOGÍA Y DEMOGRAFÍA

INCIDENCIA (EN EE.UU.): Incierta; se estima en 5 casos/1 millón de personas/año.
PREVALENCIA (EN EE.UU.): Incierta; se calcula en 1 por 100.000.
PREDOMINIO POR SEXOS: Hombre > mujer en proporción 2:1.
INCIDENCIA MÁXIMA: Sexta década.

SÍNTOMAS Y SIGNOS

- Debilidad con disminución o abolición de los reflejos de estiramiento muscular.
- Más afectados los músculos proximales de la extremidad.
- Los músculos bulbares y oculares están afectados con menos frecuencia.
- Mejora transitoria de la fuerza con ejercicio breve.
- Disfunción vegetativa frecuente (boca seca en el 75%, disfunción sexual, visión borrosa, estreñimiento, ortostatismo, etc.).

ETIOLOGÍA

- Anticuerpos contra los canales de calcio P/Q sensibles a voltaje presinápticos presentes en la mayoría de los pacientes. La reducción del flujo de entrada de calcio provoca un descenso en la liberación de acetilcolina en las terminales nerviosas motoras y vegetativas.
- Las formas paraneoplásicas, asociadas a cáncer de pulmón de células pequeñas (CPCP), están presentes en el 50-75% de los pacientes. Alrededor del 1-3% de los pacientes con CPCP presenta SMLE.
- Formas autoinmunitarias, habitualmente en pacientes con otras enfermedades autoinmunitarias, en el 10-30%.

DIAGNÓSTICO

DIAGNÓSTICO DIFERENCIAL

Miastenia gravis, polimiositis, miopatías primarias, miopatías carcinomatosas, polimialgia reumática, botulismo, síndrome Guillain-Barré.

VALORACIÓN

Confirmar el diagnóstico por los hallazgos electrodiagnósticos característicos (EMG/ECN): amplitudes motoras reducidas con estudios sensitivos normales; descenso <10% de las amplitudes motoras tras estimulación nerviosa repetitiva lenta (ENR) a 2-3 Hz, con aumento >100% de la ENR rápida (20-30 Hz) o inmediatamente después de 10 segundos de ejercicio máximo (facilitación postejercicio).

PRUEBAS DE LABORATORIO

Comprobar los títulos de anticuerpos canal de calcio P/Q (comercializado).

DIAGNÓSTICO POR IMAGEN

Cribado de neoplasia subyacente. La presentación con SMLE puede preceder al diagnóstico de CPCP hasta en 5 años. Puede ser necesaria una radiografía/TC de tórax cada 6-12 meses para el cáncer de pulmón de células pequeñas.

TRATAMIENTO

TRATAMIENTO NO FARMACOLÓGICO

Tratamiento sintomático de la disfunción vegetativa.

TRATAMIENTO AGUDO

- Anticolinesterásicos (piridostigmina, 30-60 mg/4-6 horas) pueden conseguir cierta mejoría.
- Clorhidrato de guanidina: comenzar con 5-10 mg/kg/día, hasta 30 mg/kg/día en intervalos de 3 días.
- Plasmaféresis (200-250 ml/kg durante 10-14 días) o gammaglobulina intravenosa (2 g/kg durante 2 a 5 días) consiguen a menudo una mejoría temporal significativa.
- Prednisona, 1-1,5 mg/kg/día con descenso gradual de la dosis durante meses para conseguir la dosis mínima efectiva.
- Azatioprina puede administrarse sola o en combinación con prednisona. Llegar hasta 2,5 mg/kg/día. Si no se tolera puede administrarse en su lugar ciclofosfamida hasta 3 mg/kg/día.

- 3,4-diaminopiridina, 10-20 mg v.o. cuatro veces al día (máximo 100 mg/día) puede mejorar la fuerza muscular y reducir los síntomas vegetativos hasta en el 85% de los pacientes en series sin controles. Disponible en Europa, pero limitada a estudios de investigación en EE.UU.

TRATAMIENTO CRÓNICO

Tratar la neoplasia maligna subyacente si es el caso.

PRONÓSTICO

- Debilidad progresiva que altera la movilidad si no se corrige.
- Puede producirse una remisión clínica con tratamiento inmunosupresor crónico en el 43% de los casos.
- Posible mejora sustancial con tratamiento adecuado de la neoplasia maligna subyacente.

DERIVACIÓN

A un neurólogo (recomendado) por la escasa frecuencia de esta enfermedad y los riesgos relacionados con algunos tratamientos. Enviar a centros especializados para tratamiento con 3,4-DAP en EE.UU. Derivación quirúrgica para reducir el tamaño del tumor en las formas paraneoplásicas.

OTRAS CONSIDERACIONES

COMENTARIOS

- Los síntomas vegetativos prominentes (ojos secos, boca seca, impotencia, ortostatismo) son con frecuencia la pista para el diagnóstico en el contexto clínico apropiado.
- Muchos fármacos pueden empeorar la debilidad, por lo que sólo deben usarse si son estrictamente necesarios, como succinilcolina, d-tubocurarina, quinina, quinidina, procainamida, antibióticos aminoglucósidos, β-bloqueantes y calcioantagonistas.

BIBLIOGRAFÍA RECOMENDADA

Dropcho EJ: Remote neurologic manifestations of cancer, *Neurol Clin* 20:85, 2002.
Maddison P, Newsom-Davis J: Lambert-Eaton myasthenic syndrome. In: Katirji B et al (eds): *Neuromuscular disorders in clinical practice*, Boston, 2002, Butterworth-Heinemann.
Sanders DB: The Lambert-Eaton myasthenic syndrome diagnosis and treatment, *Ann N Y Acad Sci* 998:500, 2003.

AUTOR: **EROBOGHENE E. UBOGU, M.D.**

INFORMACIÓN BÁSICA

DEFINICIÓN

Los síndromes mielodisplásicos (SMD) conforman un grupo de trastornos clonales adquiridos que afectan a las células madre hematopoyéticas y se caracterizan por citopenia con médula ósea hipercelular y distintas anomalías en las líneas celulares hematopoyéticas. En los SMD se produce maduración hematopoyética anómala (displásica). La celularidad medular está aumentada, lo que refleja una hematopoyesis eficaz; no obstante, la maduración inadecuada da lugar a citopenias periféricas. La mielodisplasia comprende diferentes síndromes heterogéneos. La clasificación franco-americano-británica de los síndromes mielodisplásicos incluye los siguientes: anemia refractaria, anemia refractaria sideroblástica, anemia refractaria con exceso de blastos, leucemia mielomonocítica crónica y anemia refractaria con exceso de blastos en transformación.

SINÓNIMOS

Preleucemia.
Síndrome dismielopoyético.

CÓDIGO CIE-9CM
238.7 Síndrome mielodisplásico

EPIDEMIOLOGÍA Y DEMOGRAFÍA

INCIDENCIA (EN EE.UU.): aproximadamente 82 casos/100.000 personas/año.
DISTRIBUCIÓN POR EDADES: Más frecuente en pacientes de edad avanzada, con una media de >65 años.

SÍNTOMAS Y SIGNOS

- Pueden presentarse esplenomegalia, palidez cutánea, hemorragia mucosa y equimosis.
- Los pacientes se presentan a menudo con fatiga.
- Son frecuentes fiebre, infección y disnea.

ETIOLOGÍA

Desconocida. Sin embargo, la exposición a radiaciones, quimioterápicos, benceno y otros compuestos orgánicos se asocia con la mielodisplasia.

DIAGNÓSTICO

DIAGNÓSTICO DIFERENCIAL

- Displasias hereditarias (p. ej., anemia de Franconi, síndrome de Diamond-Blackfan).

- Carencia de vitamina B12/folato.
- Exposición a agentes tóxicos (fármacos, alcohol, quimioterapia).
- Insuficiencia renal.
- Irradiación.
- Enfermedad autoinmunitaria.
- Infecciones (TB, infecciones virales).
- Hemoglobinuria nocturna paroxística.

VALORACIÓN

- La valoración diagnóstica incluye pruebas de laboratorio y examen de la médula ósea.
- Un enfoque esquemático de la valoración de los pacientes con posible síndrome mielodisplásico se describe en la Sección III.

PRUEBAS DE LABORATORIO

- Anemia con VCM variable (normal o aumentado).
- Recuento reticulocitario reducido (en relación con el grado de anemia).
- Neutrófilos hipogranulares o agranulares.
- Trombocitopenia o recuento plaquetario normal.
- Pueden hallarse plaquetas hipogranulares.
- Médula ósea hipercelular, con frecuentes alteraciones cromosómicas clonales.

DIAGNÓSTICO POR IMAGEN

La TC abdominal puede poner de manifiesto hepatoesplenomegalia.

TRATAMIENTO

TRATAMIENTO NO FARMACOLÓGICO

Transfusión de eritrocitos en casos de anemia sintomática grave.

TRATAMIENTO AGUDO

- Generalmente, los resultados de la quimioterapia son desalentadores.
- El papel de los factores de crecimiento mieloide (factores estimuladores de colonias de granulocitos y macrófagos) y de la inmunoterapia no están bien definidos. En un ensayo reciente, el 34 % de los pacientes tratados con globulina antitimocítica (40 mg/kg durante 4 días), se hizo independiente de transfusión. La respuesta se relacionó también con un aumento de la supervivencia estadísticamente significativo.
- El trasplante alogénico de células madre puede considerarse en pacientes de <60 años, por ser el procedimiento establecido con potencial de curación.

TRATAMIENTO CRÓNICO

Control de posibles infecciones, hemorragias y complicaciones de la anemia.

PRONÓSTICO

- La tasa de curación en pacientes jóvenes sometidos a trasplante de células madre alogénicas se sitúa entre el 30 y el 50%.
- El riesgo de trasformación en leucemia mielógena aguda varía en función del porcentaje de blastos de la médula ósea. La edad avanzada, el sexo masculino y la deleción de los cromosomas 5 y 7 se asocian con un mal pronóstico.
- De acuerdo con el International Myelodisplastic Syndrome Risk Analysis Worlkshop, las variables más importantes para el desenlace de la enfermedad son las alteraciones citogenéticas específicas, el porcentaje de blastos en la médula ósea y el número de líneas hematopoyéticas implicadas en la citopenia.

DERIVACIÓN

Todos los pacientes con SMD has de ser derivados a la consulta de hematología.

OTRAS CONSIDERACIONES

COMENTARIOS

- En algunos pacientes, la administración de eritropoyetina (epoetina alfa) por vía s.c. 3 veces a la semana puede resultar eficaz para el aumento de la Hb y la consiguiente disminución de la necesidad de proceder a transfusión de eritrocitos.
- La lenalidomida, un nuevo análogo de la talidomida, ha mostrado actividad hematológica en pacientes con síndrome mielodisplásico de perfil bajo que no responde a la eritropoyetina o que no es probable que se beneficien del tratamiento convencional.
- En pacientes que presenten alteraciones citogenéticas asociadas con mal pronóstico, se ha de considerar el tratamiento agresivo con quimioterapia en dosis elevadas y trasplante de células madre.
- Aproximadamente el 50% de las muertes producidas por el síndrome mielodisplásico es consecuencia de citopenia asociada a insuficiencia de la médula ósea.

BIBLIOGRAFÍA RECOMENDADA

List A et al: Efficacy of lenalidomide in myelodysplastic syndromes, *N Engl J Med* 352:549, 2005.
Molldrem JJ et al: Antithymocyte globulin for treatment of the bone marrow failure associated with myelodysplastic syndromes, *Ann Intern Med* 137:156, 2002.

AUTOR: **FRED E. FERRI, M.D.**

INFORMACIÓN BÁSICA

DEFINICIÓN

El síndrome nefrótico se caracteriza por una elevada excreción de proteínas en orina (>3,5 g/1,73 m³/24 h), edema periférico y anomalías metabólicas (hipoalbuminemia, hipercolesterolemia).

CÓDIGO CIE-9CM

581.9 Síndrome nefrótico

EPIDEMIOLOGÍA Y DEMOGRAFÍA

- El síndrome nefrótico se presenta predominantemente en niños con edades de 2 a 6 años (2 casos nuevos/100.000 personas/año) y en adultos de todas las edades (3 a 4 casos nuevos/100.000 personas/año).
- La glomerulonefritis membranosa es la causa más frecuente de síndrome nefrótico.

SÍNTOMAS Y SIGNOS

- Edema periférico.
- Ascitis, anasarca.
- Hipertensión.
- Derrame pleural.
- Los pacientes típicamente presentan edema periférico grave, disnea de esfuerzo y aumento del perímetro abdominal secundario a ascitis. Existe una considerable ganancia de peso en la mayoría de los pacientes.

ETIOLOGÍA

- Idiopática (puede ser secundaria a las siguientes enfermedades glomerulares: enfermedad de cambios mínimos sin trastornos, nefrosis lipoidea], esclerosis glomerular focal y segmentaria, nefropatía membranosa, nefropatía glomerular membranoproliferativa).
- Asociada a enfermedades sistémicas (diabetes mellitus, LES, amiloidosis). La amiloidosis y las disproteinemias deberían ser consideradas en los pacientes mayores de 40 años.
- La mayoría de los niños con síndrome nefrótico tiene enfermedad de cambios mínimos (esta forma también se asocia a alergia, antiinflamatorios no esteroideos y enfermedad de Hodgkin).
- Enfermedad glomerular focal: puede asociarse a infección por VIH, abuso de heroína. Una forma más grave de síndrome nefrótico asociado a la progresión rápida a la insuficiencia renal terminal en meses puede también presentarse en pacientes seropositivos para VIH y se conoce como «glomerulopatía colapsante».
- Nefropatía membranosa: puede presentarse con el linfoma de Hodgkin, carcinomas, LES, tratamiento con oro.
- Glomerulonefropatía membranoproliferativa: con frecuencia asociada a infecciones de las vías respiratorias superiores.

DIAGNÓSTICO

DIAGNÓSTICO DIFERENCIAL

- Otros estados edematosos (ICC, cirrosis).
- Enfermedad renal primaria (p. ej., glomerulonefritis focal, glomerulonefritis membranoproliferativa). La tabla 1-50 resume las enfermedades renales primarias que se presentan como síndrome nefrótico idiomático.
- Carcinoma, infecciones.
- Hipertensión maligna.
- Poliarteritis nudosa.
- Enfermedad del suero.
- Toxemia del embarazo.

VALORACIÓN

- La valoración diagnóstica consta de una historia familiar y una historia de uso de fármacos o de exposición a toxinas y unas pruebas de laboratorio. La biopsia renal generalmente se realiza en individuos con proteinuria persistente en los que la etiología de la proteinuria no está clara.

PRUEBAS DE LABORATORIO

- El análisis de orina muestra proteinuria. La presencia de hematuria, cilindros celulares y piuria sugiere síndrome nefrótico. En los pacientes con síndrome nefrótico también se encuentran cuerpos lipídicos ovales (células epiteliales con ésteres de colesterol) en la orina.
- La excreción de orina de 24 horas es >3,5 g/1,73 m³/24 horas
- Las alteraciones de la bioquímica sanguínea comprenden la albúmina plasmática <3 g/dl, un descenso de las proteínas totales, una elevación del colesterol y de la glucosa plasmáticos, azoemia.
- Las pruebas adicionales en los pacientes con síndrome nefróticos dependiendo de la historia y la exploración física son la determinación de ANA, inmunoelectroforesis plasmática y urinaria, C3, C4, CH-50, LDH, enzimas hepáticas, fosfatasa alcalina, cribado de hepatitis B y C y VIH.

DIAGNÓSTICO POR IMAGEN

- Ecografía renal.
- Radiografía de tórax.

TRATAMIENTO

TRATAMIENTO NO FARMACOLÓGICO

- Reposo en cama según tolerancia, evitar fármacos nefrotóxicos, dieta baja en grasas, restricción de líquidos en los pacientes con hiponatremia; ingesta normal de proteínas a menos que la pérdida urinaria de proteínas supere los 10 g/24 horas (algunos pacientes pueden requerir proteínas dietéticas adicionales para evitar el equilibro negativo de nitrógeno y una malnutrición proteica significativa).
- Se ha observado una mejoría en la excreción de proteínas urinarias y en los cambios lipídicos plasmáticos con una dieta baja en grasas con proteínas de soja que proporciona 0,7 g de proteínas/kg/día. Sin embargo, debido al elevado riesgo de malnutrición, muchos nefrólogos recomiendan una ingesta normal de proteínas.
- Restricción estricta de sodio para ayudar al tratamiento del edema periférico.
- Monitorización estrecha de los pacientes para vigilar el desarrollo de trombosis venosa profunda y trombosis de la vena renal debido al estado de hipercoagulabilidad secundario a la pérdida de antitrombina III y otras proteínas implicadas en el mecanismo de coagulación.

TRATAMIENTO AGUDO

- La furosemida es útil para el edema grave.
- Generalmente está indicado el uso de inhibidores de la ECA para reducir la proteinuria, incluso en pacientes normotensos.
- El tratamiento anticoagulante debería administrarse mientras los pacientes tengan proteinuria nefrótica, un nivel de albúmina <20 g/l o ambos.

El pilar principal es el tratamiento de la enfermedad subyacente:

- La enfermedad de cambios mínimos generalmente responde a prednisona 1 mg/kg/día. Pueden producirse recaídas cuando se interrumpen los esteroides. En estos individuos pueden ser útiles la ciclofosfamida y el clorambucil.
- Glomerulosclerosis focal y segmentaria: también se recomienda el tratamiento con esteroides. Sin embargo, la tasa de respuesta es aproximadamente del 35 al 40% y la mayoría de los pacientes progresa a enfermedad renal terminal en 3 años.
- Glomerulonefritis membranosa: prednisona 2 mg/kg/día puede ser útil para inducir la remisión. Pueden añadirse fármacos citotóxicos si existe mala respuesta a la prednisona.
- Glomerulonefritis membranoproliferativa: la mayoría de los pacientes son tratados con terapia esteroidea y fármacos antiplaquetarios. A pesar del tratamiento, la mayoría progresará a enfermedad renal terminal en 5 años.

TRATAMIENTO CRÓNICO

- Los pacientes deberían ser monitorizados para detectar la azoemia y recibir tratamiento agresivo para la hipertensión y la hiperlipidemia. La furosemida es útil para el edema grave. Pueden ser necesarios los anticoagulantes para los episodios tromboembólicos. Debería considerarse la anticoagulación preventiva en los pacientes con glomerulonefritis membranosa.
- La vitamina D oral es útil en el tratamiento de la hipocalcemia (debido a la pérdida de vitamina D).

DERIVACIÓN

Se recomienda consultar al nefrólogo en todos los casos de síndrome nefrótico.

AUTOR: **FRED F. FERRI, M.D.**

TABLA 1-50   Resumen de enfermedades renales primarias que se manifiestan con síndrome nefrótico

	Síndrome nefrótico de cambios mínimos (SNCM)	Esclerosis focal y segmentaria	Nefropatía membranosa	GLOMERULONEFRITIS MEMBRANOPROLIFERATIVA	
				Tipo I	Tipo II
Frecuencia					
Niños	75%	10%	<5%	10%	10%
Adultos	15%	15%	50%	10%	10%
Manifestaciones clínicas					
Edad (años)	2-6; algunos adultos	2-10; algunos adultos	40-50	5-15	5-15
Sexo	2:1 varones	1,3:1 varones	2:1 varones	Varones-mujeres	Varones-mujeres
Síndrome nefrótico	100%	90%	80%	60%	60%
Proteinuria asintomática	0	10%	20%	40%	40%
Hematuria	10-20%	60-80%	60%	80%	80%
Hipertensión	10%	20% precoz	Infrecuente	35%	35%
Tasa de progresión a insuficiencia renal	No progresa	10 años	50% en 10-20 años	10-20 años	5-15 años
Entidades asociadas	¿Alergia? Enfermedad de Hodgking, generalmente ninguna	Ninguna	Trombosis de la vena renal, cáncer, LES, hepatitis B	Ninguna	Lipodistrofia parcial
Hallazgos de laboratorio	Manifestaciones del síndrome nefrótico ↑ BUN en 15-30%	Manifestaciones de síndrome nefrótico ↑ BUN en 20%-40%	Manifestaciones del síndrome nefrótico	C1, C4, C3-C9 bajos	C1, C4 normales, C3-C9 bajos
Inmunogenética	HLA-B8, B12 (3,5)†	No establecida	HLA-DRW3 (12-32)†	No establecida	Factor nefrítico C3
Anatomía patológica renal					
Microscopia óptica	Normal	Lesiones escleróticas focales	Engrosamiento de la MBG, espículas	MBG engrosada, proliferación	Lobulación
Inmunofluorescencia	Negativa	IgM, C3 en lesiones	IgG granular fina, C3	IgG granular, C3	Sólo C3
Microscopia electrónica	Fusión de podocitos	Fusión de podocitos	Depósitos subepiteliales	Depósitos mesangiales y subendoteliales	Depósitos densos
Respuesta a esteroides	90%	15%-20%	Pueden enlentecer la progresión	No establecida	No establecida

Modificada de Goldman L, Ausiello D (eds.): *Cecil textbook of medicine*, 22.ª ed., Filadelfia, 2004, WB Saunders.
*Frecuencia aproximada como causa de síndrome nefrótico idiomático. Aproximadamente el 10% de los síndromes nefróticos del adulto son debidos a varias enfermedades que generalmente se presentan con glomerulonefritis aguda.
†Riesgo relativo.
↑Elevado; *BUN*, nitrógeno ureico en sangre; *C*, complemento; *MBG*, membrana basal glomerular; *hepatitis B*, virus de la hepatitis B; *HLA*, antígeno leucocitario humano; *Ig*, inmunoglobulina; *LES*, lupus eritematoso sistémico.

INFORMACIÓN BÁSICA

DEFINICIÓN

El síndrome neuroléptico maligno es un trastorno caracterizado por hipertermia, rigidez muscular, disfunción autonómica y depresión/fluctuación del estado de alerta que evoluciona a lo largo de 24-72 horas. Se produce como reacción idiosincrásica adversa con mayor frecuencia frente a antagonistas del receptor de dopamina (especialmente el receptor D2/4) o por la retirada brusca de un fármaco o un agonista dopaminérgico, como los fármacos antiparkinsonianos.

CÓDIGO CIE-9CM
333.92 Síndrome neuroléptico maligno

EPIDEMIOLOGÍA Y DEMOGRAFÍA

INCIDENCIA (EN EE.UU.): Incidencia anual del 0,07-0,15% en la población psiquiátrica. La incidencia ha disminuido desde el 12,2 al 1,4% en la década de los años ochenta debido a un mejor reconocimiento de los signos precoces, un menor umbral para suspender los neurolépticos típicos y un uso más frecuente de los fármacos atípicos.
DISTRIBUCIÓN POR SEXOS: Más de dos tercios de los pacientes son varones.
DISTRIBUCIÓN POR EDADES: Adultos jóvenes y de edad media.
FACTORES PREDISPONENTES:
- Antagonistas dopaminérgicos de elevada potencia.
- Preparaciones depot de larga duración de acción o utilización de múltiples fármacos.
- Enfermedad cerebral preexistente.

SÍNTOMAS Y SIGNOS
- Rigidez muscular (hipertonía, signo de la rueda dentada o rigidez en «tubo de plomo»).
- Hipertermia (38,6 a 42,3 °C, generalmente <40 °C).
- Síntomas autonómicos: diaforesis, sialorrea, palidez cutánea, incontinencia urinaria.
- Taquicardia, taquipnea.
- Presión arterial lábil (hipertensión o hipotensión postural).
- Cambios del estado mental (agitación, catatonia, fluctuación del nivel de conciencia, embotamiento).

ETIOLOGÍA
- Desconocida. Puede producirse una alteración de la termorregulación en el hipotálamo y en la corteza límbica como consecuencia de una ausencia relativa de actividad dopaminérgica (hipótesis del bloqueo dopaminérgico central: la más aceptada).
- Los fármacos neurolépticos tienen diferentes potencias para inducir SNM:
  1. Neurolépticos típicos: alta potencia-haloperidol; media potencia-clorpromacina, flufenacina; baja potencia-levomepromacina, loxapina.
  2. Neurolépticos atípicos: baja potencia-risperidona, olanzapina, clozapina, quetiapina.

DIAGNÓSTICO

DIAGNÓSTICO DIFERENCIAL
- Golpe de calor, estados inducidos por fármacos y por sobredosis (abuso de éxtasis, de fenciclidina), tirotoxicosis, feocromocitoma, síndrome de serotonina.
- Hipertermia maligna, catatonia, psicosis aguda con agitación.
- Infecciones del sistema nervioso central o sistémicas, incluida la sepsis.

VALORACIÓN
Historia farmacológica detallada.

PRUEBAS DE LABORATORIO
- Elevación de la creatinfosfocinasa (CPK) (en el 71% de los pacientes, con un valor medio de 3.700 U/l).
- Mioglobina urinaria.
- Leucocitosis, generalmente de 10.000 a 40.000/mm³.
- Electrólitos y función renal.
- Gases arteriales.
- Niveles farmacológicos.

DIAGNÓSTICO POR IMAGEN
Ninguno específico de esta enfermedad.

TRATAMIENTO

TRATAMIENTO NO FARMACOLÓGICO
- Suspender todos los fármacos neurolépticos y reiniciar cualquier fármaco dopaminérgico recientemente suspendido.
- Medidas de soporte respiratorio; medidas de soporte nutricional en casos de disfagia y coma.
- Control cuidadoso del equilibrio hídrico con hidratación adecuada (intravenosa en casos graves).
- Enfriamiento activo (manta para enfriar y antipiréticos).
- Atención entrenada de enfermería para evitar las úlceras de decúbito en los pacientes encamados.

TRATAMIENTO AGUDO
- Benzodiazepinas intravenosas (p. ej., diazepam 2-10 mg, con dosis diaria total de 10-60 mg) para relajar los músculos y controlar la agitación.
- Bromocriptina, un agonista de los receptores dopaminérgicos, es el pilar fundamental del tratamiento de los pacientes con síndrome neuroléptico maligno. Las dosis iniciales de 2,5 a 10 mg se administran i.v. cada 8 horas y se incrementa en 5 mg/día hasta que se aprecia mejoría clínica. El fármaco debería continuarse durante al menos 10 días después de controlar el síndrome y después se disminuye la dosis lentamente.
- La amantadina, un antagonista de los receptores NMDA con posibles propiedades dopaminérgicas, administrada por vía oral a dosis de 100-200 mg v.o. dos veces al día, ha demostrado reducir la mortalidad en comparación con tratamiento de soporte exclusivamente.
- El tratamiento con dantroleno también es eficaz. Inicialmente, se puede administrar a los pacientes 0,25 mg/kg i.v. cada 6-12 horas, seguido de una dosis de mantenimiento de hasta 3 mg/kg/día. Tras 2 a 3 días se puede administrar por vía oral (25 a 600 mg/día en dosis divididas). El tratamiento con dantroleno oral (50-600 mg/día) puede continuarse durante varios días posteriormente.
- Tratamiento electroconvulsivo con bloqueo neuromuscular en casos refractarios a tratamiento farmacológico. No debería utilizarse la succinilcolina porque puede producir hiperpotasemia y arritmias cardíacas en pacientes con rabdomiólisis o disautonomía.

TRATAMIENTO CRÓNICO
- Actualmente la tasa de mortalidad es del 5-10% a pesar de las medidas terapéuticas previas. Pueden producirse secuelas graves en otro 20%. Se produce una recuperación completa en >70% de los pacientes. Las tasas de mortalidad han disminuido desde el 15-25% debido a un reconocimiento más precoz, un tratamiento farmacológico agresivo y las medidas de soporte.
- Los factores que afectan de forma adversa a la mortalidad son el desarrollo de insuficiencia renal y la temperatura central >40 °C.
- Soporte respiratorio, nutricional y tratamiento físico en casos más graves.

PRONÓSTICO
Vigilar estrechamente las complicaciones futuras del tratamiento farmacológico.

DERIVACIÓN
Si la situación del paciente es crítica, debe ser tratado preferiblemente en una UCI médica/neurológica.

OTRAS CONSIDERACIONES

COMENTARIOS
La detección y el diagnóstico precoz mejoran el pronóstico. El tratamiento es una emergencia médica.

BIBLIOGRAFÍA RECOMENDADA

Buckley PF, Sajatovic M, Adityanjee. Neuroleptic malignant syndrome. In Katirji B et al: *Neuromuscular disorders in clinical practice*. Boston, 2002, Butterworth-Heinemann.

Chandran GJ, Mikler JR, Keegan DL: Neuroleptic malignant syndrome: case report and discussion, *CMAJ* 169:439, 2003.

Sueman VL: Clinical management of neuroleptic malignant syndrome, *Psychiatr Q* 72(4):825, 2001.

Ty EB, Rothner AD: Neuroleptic malignant syndrome in children and adolescents, *J Child Neurol* 16(3):157, 2001.

AUTOR: **EROBOGHENE E. UBOGU, M.D.**

INFORMACIÓN BÁSICA

DEFINICIÓN

El síndrome antifosfolípido (SAF) se caracteriza por trombosis venosa o arterial asociada o no a abortos Y presencia de anticuerpos antifosfolípidos (aPL). Los aPL son anticuerpos frente a los fosfolípidos o las proteínas ligadas a los fosfolípidos aniónicos. Se han caracterizado 4 tipos de aPL:

- Pruebas serológicas falsas positivas para sífilis.
- Anticoagulantes lúdicos.
- Anticuerpos frente a cardiolipina.
- Anticuerpos frente a la $\beta2$ glucoproteína-1.

El síndrome se denomina SAF primario cuando aparece solo y secundario cuando se asocia a LES, otros trastornos reumatológicos o determinadas infecciones o medicamentos. El SAF puede afectar a todos los sistemas orgánicos y cursa con trombosis arterial y venosa, abortos de repetición y trombocitopenia.

CÓDIGO CIE-9CM

795.79 Síndrome por anticuerpos antifosfolípidos.

EPIDEMIOLOGÍA Y DEMOGRAFÍA

- El 1-5% de los sujetos sanos tienen anticuerpos anticardiolipina y anticoagulante lúdico.
- El 12-30% de los pacientes con lupus eritematoso sistémico tienen anticuerpos anticardiolipina y el 15-34% anticuerpos frente al coagulante lúdico.
- Existen algunas familias positivas para SAF, y los estudios del HLA han sugerido que existe una asociación con HLA DR7, DR4 y Dqw7 más Drw53.
- Otros factores de riesgo: LES u otras enfermedades del colágeno vascular de base; otros trastornos autoinmunitarios, como la artritis reumatoide, el síndrome de Sjögren, el síndrome de Behçet y la PTI; inducido por fármacos; y SIDA.
- La mayoría de los individuos son sanos y no tienen trastornos médicos de base.
- Varios estudios han analizado la presencia de aPL en pacientes con enfermedad cerebro y cardiovascular, encontrando una prevalencia de anticuerpos superior a la esperada.

SÍNTOMAS Y SIGNOS

Los trastornos asociados y los efectos sobre los distintos sistemas del SAF incluyen:

- **Trombosis:** los pacientes con SAF tienen riesgo de sufrir trombosis arteriales y venosas, aunque son más frecuentes las segundas que suponen la manifestación inicial hasta en el 30% de los pacientes con SAF. De todos los pacientes con trombosis venosa, entre el 5 y el 20% tienen aPL. La localización más frecuente de la trombosis venosa profunda es la pantorrilla, pero también se puede producir en las venas renales, hepáticas, axilares, subclavias, cavas y retinianas. La localización más frecuente de las trombosis arteriales son los vasos cerebrales, pero también son frecuentes a nivel de las arterias coronarias, renales, mesentéricas y de las derivaciones arteriales. Las trombosis de repetición son frecuentes en el SAF.

- **Sistema nervioso central:** ictus, AIT, migraña, demencia multinfarto, epilepsia, trastornos del movimiento, mielopatía transversa, depresión y síndrome de Guillain-Barré.

- **Pulmonares:** embolismo e infartos pulmonares, HTN pulmonar, SDRA, hemorragia alveolar intrapulmonar, síndrome posparto caracterizado por fiebre, dolor torácico de tipo pleurítico, disnea e infiltrados pulmonares parcheados con derrame en la radiografía simple.

- **Cardiológicos:** endocarditis de Libman-Sacks, trombosis intracardíaca, CC, IM.

- **Digestivos:** dolor abdominal, hemorragia digestiva secundaria a la isquemia, infarto esplénico o pancreático, trombosis de la vena hepática, síndrome de Budd-Chiari (segunda causa más frecuente de este síndrome).

- **Renales:** proteinuria, fracaso renal agudo, HTN, infarto renal, trombosis de arteria o vena renal, síndrome hemolítico tras el parto.

- **Hematológicos:** trombocitopenia, anemia hemolítica.

- **Endocrinológicos:** enfermedad de Addison secundaria a hemorragia suprarrenal y, con menos frecuencia, a trombosis.

- **Cutáneos:** livedo reticular, necrosis cutánea, úlceras cutáneas, gangrena de los dedos.

- **Obstétricos:** abortos espontáneos de repetición (secundarios a trombosis e isquemia de los vasos placentarios).

- **SAF catastrófico:** trombosis difusas con lesiones viscerales.

ETIOLOGÍA

- Los aPL reaccionan con los fosfolípidos de carga negativa.
- Los posibles mecanismos de la trombosis incluyen efectos de aPL sobre las membranas plaquetarias, las células endoteliales y los componentes de la coagulación, como protrombina y las proteínas C y S.
- Recientemente se ha demostrado que los prefosfolípidos no son inmunogénicos y que una proteína transportadora ($\beta2$-glucoproteína 1) puede ser el inmunógeno clave en el SAF.

DIAGNÓSTICO

Los criterios diagnósticos de SAF incluyen al menos un criterio clínico y uno de laboratorio:

- *Clínico:*
  1. Trombosis venosa, arterial o de pequeños vasos. *O*
  2. Morbilidad durante la gestación definida como:

- Muerte fetal de >10 semanas de gestación. *O*
- Partos prematuros antes de las 34 semanas de gestación secundarios a eclampsia, preeclampsia o insuficiencia placentaria grave. *O*
- Tres o más abortos espontáneos consecutivos no explicados antes de las 10 semanas de gestación.

- *Laboratorio:*
  1. Anticuerpos de tipo IgG, IgM o ambos frente a la cardiolipina en títulos intermedios o altos *O*
  2. Presencia de actividad de anticoagulante lúdico en dos o más ocasiones, separadas al menos 6 semanas.

DIAGNÓSTICO DIFERENCIAL

- Otros estados de hipercoagulabilidad (hereditarios o adquiridos).
- Hereditarios: deficiencias de ATIII o proteínas C o S, factor V Leiden, mutación del gen de la protrombina.
- Adquiridos: trombopatía inducida por heparina, síndromes mieloproliferativos, cáncer, hiperviscosidad.
- Homocisteinemia.
- Síndrome nefrótico.

VALORACIÓN

Antecedentes de trombosis, abortos o ambos y pruebas de laboratorio.

PRUEBAS DE LABORATORIO

Las pruebas de laboratorio están indicadas en:

- Pacientes con un LES o enfermedad del colágeno vascular de base con trombosis.
- Pacientes con TVP recidivante, familiar o juvenil o trombosis en localizaciones poco frecuentes (mesentérica o cerebral).
- Posiblemente en pacientes con lupus o trastornos parecidos al lupus en situaciones de alto riesgo (cirugía, inmovilización prolongada, gestación).

Las pruebas patológicas incluyen:

- Resultados falsos positivos para la sífilis (RPR/VDRL).
- Actividad anticoagulante lúpica demostrada por la prolongación del apTT y que no se corrige con el estudio de mezcla 1:1.
- Presencia de anticuerpos anticardiolipina (el ELISA es la prueba más sensible y específica [>80%]).
- Presencia de anticuerpos frente a la $\beta2$-glucoproteína 1.

PRONÓSTICO

Datos limitados sobre la historia natural de los pacientes no tratados. Los pacientes con SAF tienen riesgo de trombosis de repetición. La trombosis arterial inicial se suele seguir de complicaciones arteriales y la trombosis venosa inicial de complicaciones venosas. El SAF catastrófico se asocia a una elevada mortalidad, próxima al 50%. La incidencia de SAF catastrófico es del 0,8% entre los pacientes con SAF.

Síndrome por anticuerpos antifosfolípidos

TRATAMIENTO

TRATAMIENTO AGUDO

- Tratamiento del SAF: aPL positivos y complicaciones trombóticas mayores o episodios trombóticos recidivantes.
  - Anticoagulación inicial con heparina y después tratamiento de por vida con warfarina, INR 3-4.
  - Un análisis prospectivo de 147 pacientes (Khamashta MA y cols., 1995) en el que se comparó el tratamiento de intensidad intermedia y alta (INR >3) o de baja intensidad (INR <3) con warfarina frente a aspirina demostró que:
    - Parece que la aspirina sólo no aporta beneficios sobre las manifestaciones trombóticas del SAF.
    - El tratamiento de baja intensidad con warfarina (INR <3) asociado o no a dosis bajas de aspirina redujo la frecuencia de trombosis del 30 al 23% anual.
    - El tratamiento de alta intensidad con warfarina (INR >3) redujo el riesgo de trombosis del 30% anual a 1,3%.
  - Un estudio aleatorizado reciente doble ciego (Crowther y cols., 2003) sobre 114 pacientes con SAF que fueron asignados de forma aleatorizada para recibir tratamiento con warfarina hasta conseguir un INR de 2-3 frente a 3-4 demostró que:

- No existen diferencias en la frecuencia de hemorragias o trombosis y el tratamiento de intensidad moderada con warfarina puede resultar apropiado en pacientes con SAF.
- La profilaxis en aPL+: los pacientes asintomáticos con alteraciones de laboratorio y sin trombosis previas:
  - Es cuestionable la eficacia de ASA (81 mg).
  - No se administra profilaxis de rutina.
  - Profilaxis antitrombosis para la cirugía mayor, la inmovilización prolongada y la gestación.
  - Evitar los anticonceptivos orales en mujeres con aPL+.

Gestantes:
- Los pacientes con anticuerpos aPL positivos sin antecedentes de trombosis no placentarias (p. ej., TVP) o las pacientes con anticuerpos aPL positivos con antecedentes de <3 abortos espontáneos:
  - ASA 81 mg en el momento de la concepción y heparina s.c. 10.000 UI cada 12 horas en el momento de una gestación intrauterina viable demostrada (aproximadamente 7 semanas de gestación).
  - Se debe controlar un TPT en mitad del intervalo, que debe ser normal o similar al basal previo al tratamiento.
- Pacientes con un diagnóstico de SAF y que deben estar en anticoagulación crónica:

- Se debe interrumpir la warfarina por sus efectos teratógenos.
- ASA 81 mg y heparina s.c. hasta conseguir un TPT 1,5-2 veces el control.
- IVIG y prednisona se han usado con éxito tras el fracaso de la aspirina y la heparina.

TRATAMIENTO CRÓNICO

Las alteraciones cerebrales del lupus pueden guardar relación más con la trombosis que con la inflamación y pueden responder mejor a la anticoagulación que a la inmunosupresión.

BIBLIOGRAFÍA RECOMENDADA

Crowther MA et al: A comparison of two intensities of warfarin for the prevention of recurrent thrombosis in patients with the antiphospholipid antibody syndrome, *N Engl J Med* 359(12):1133, 2003.

Khamashta MA et al: The management of thrombosis in the antiphospholipid-antibody syndrome, *N Engl J Med* 332(15):993, 1995.

Levine JS et al: The antiphospholipid syndrome, *N Engl J Med* 346:752, 2002.

Ruiz-Irastorza G et al: Bleeding and recurrent thrombosis in definite antiphospholipid syndrome, *Arch Intern Med* 162:1164, 2002.

AUTOR: **IRIS TONG, M.D.**

INFORMACIÓN BÁSICA

DEFINICIÓN

El síndrome pospolio (SPP) es una enfermedad de la neurona motora inferior caracterizado por debilidad progresiva crónica de inicio tardío, calambres musculares, dolor articular y fatiga (fatigabilidad muscular o generalizada) que se produce varias décadas tras la recuperación de una infección aguda por poliomielitis.

SINÓNIMO

Atrofia muscular progresiva pospoliomielitis.

CÓDIGO CIE-9CM
138 Efectos tardíos de la poliomielitis aguda

EPIDEMIOLOGÍA Y DEMOGRAFÍA

INCIDENCIA (EN EE.UU.): De 250.000 a 640.000 personas sobrevivieron a la poliomielitis aguda en la epidemia de 1940 y 1950. De ellas, del 28,5 al 64% desarrollaron SPP.

INCIDENCIA MÁXIMA: Se produce entre los 8 a los 71 años (media 36 años) posteriores a la infección aguda por poliomielitis.

FACTORES DE RIESGO:
- Parálisis aguda grave.
- Inicio de la infección aguda en adolescentes o adultos.
- Menor recuperación y mayor actividad física durante los años intermedios.

SÍNTOMAS Y SIGNOS

- «Muro» poliomielítico: fatiga generalizada que se produce con una mínima actividad.
- Debilidad y atrofia lentamente progresivas, asimétricas, proximal, distal o parcheada, que afecta principalmente a los músculos que previamente padecen por la infección aguda.
- Fatiga muscular focal (disminución de la resistencia).
- Sensibilidad dolorosa a la palpación muscular, dolor (malestar), fasciculaciones y calambres.
- Disfunción de la musculatura bulbar (disfasia, disartria, afonía y con menor frecuencia debilidad facial).
- Intolerancia al frío e inestabilidad vasomotora.
- Insuficiencia respiratoria, apnea del sueño y alteraciones del sueño.
- Criterios diagnósticos (fijados por la Postpolio Task Force en 1997):
  1. Episodio confirmado de infección por poliomielitis aguda con pérdida neuronal motora residual documentada por una historia, una exploración neurológica y unos estudios electromiográficos típicos.
  2. Estabilidad neurológica y funcional tras la recuperación del episodio agudo durante un período que generalmente es superior a los 15 años.
  3. Inicio insidioso de debilidad muscular, atrofia o fatiga (fatigabilidad muscular o debilidad generalizada) nuevas.
  4. Exclusión de otras entidades que pueden manifestarse como un SPP.

ETIOLOGÍA

- Controvertida.
- Trabajo excesivo de un músculo débil (hipótesis más ampliamente mantenida): muchos años de uso muscular excesivo produce un estrés metabólico excesivo en las restantes neuronas motoras que ya se habían ramificado para inervar las fibras musculares denervadas desde la infección aguda. Esto produce una degradación gradual de aquellas terminales nerviosas que están inervando a los músculos denervados.
- Vulnerabilidad de las astas anteriores: debido a la infección aguda previa o preexistente desde el nacimiento.
- Formación de tejido cicatricial en las astas anteriores: forma un «locus resistentiae minoris» (área de escasa resistencia) o un «foco inflamatorio latente» que podría producir nuevos síntomas en cualquier momento.
- Infección crónica persistente por poliovirus.
- Mecanismo persistente mediado por el sistema inmunitario: apoyado por la presencia de bandas oligoclonales en el LCR y de infiltración linfocitaria de los músculos y la médula espinal de algunos pacientes.

DIAGNÓSTICO

DIAGNÓSTICO DIFERENCIAL

- Esclerosis lateral amiotrófica.
- Radiculopatía cervical y lumbosacra.
- Atrofia muscular medular del adulto.
- Amiotrofia diabética.
- Neuropatía motora multifocal con bloqueo de la conducción.
- Polineuropatía desmielinizante inflamatoria crónica.
- Neuropatías por atrapamiento.
- Miopatías inflamatorias y metabólicas.
- Vasculitis.
- Miopatías asociadas a enfermedades del tejido conjuntivo.

VALORACIÓN

- Anamnesis y exploración física adecuadas que demuestren el patrón característico de debilidad en un individuo con antecedentes de enfermedad aguda por poliomielitis.
- Electromiografía: denervación y reinervación crónica en curso. Puede haber potenciales de fibrilación y fasciculaciones en músculos sintomáticos. El EMG de fibra única puede mostrar un aumento de la irritabilidad y bloqueos. Sin embargo, dichos hallazgos no pueden diferenciar el SPP de un paciente asintomático con poliomielitis previa.
- Estudios de conducción nerviosa: disminución de la amplitud de los potenciales de acciones musculares compuestos con latencias y velocidades de conducción distales normales. Los potenciales de acción de los nervios sensitivos son normales.
- Biopsia muscular: agrupamiento de tipos de fibras (denervación remota), atrofia de miofibras (pérdida reciente permanente de inervación motora) y miofibras con moléculas de adhesión de células neurales (N-CAM) (denervación).
- Punción lumbar: el LCR puede mostrar una elevación inespecífica de proteínas y bandas oligoclonales.
- Estudios de imagen (RM, TC, Rx): para descartar enfermedad medular, como la espondilosis o la estenosis medular o la radiculopatía.

PRUEBAS DE LABORATORIO

- Creatinfosfocinasa (CPK) (ligeramente elevada en muchos pacientes).
- Pruebas de función tiroidea para descartar enfermedad tiroidea que produzca miopatía.
- Antígeno antinuclear (ANA), factor reumatoide (FR), ADN de doble cadena (ds-ADN), velocidad de sedimentación globular (VSG), scl-70, anti-Ro y anti-La para descartar otras enfermedades autoinmunes.
- Debería considerarse el cribado de metales pesados.
- Estudios plasmáticos estándar (hemograma completo y electrólitos).

TRATAMIENTO

TRATAMIENTO NO FARMACOLÓGICO

- El tratamiento es de apoyo y se centra en la reducción del agotamiento físico.
- Fatiga generalizada:
  1. Conservación de la energía (alternar las actividades físicas con períodos frecuentes de descanso y siesta), pérdida de peso y dispositivos de asistencia (ortesis, bastones, uso intermitente de sillas de ruedas).
  2. Puede considerarse el uso de amantadina, piridostigmina, amitriptilina, fluoxetina y remolina.
- Debilidad nueva: ejercicio aeróbico que no produzca fatiga y ejercicios isométricos o isocinéticos (intervalos cortos, descansos frecuentes y realizado a días alternos). Debería participar un fisioterapeuta.
- Insuficiencia respiratoria: ventilación nocturna no invasiva con presión positiva. Algunos pacientes pueden requerir traqueostomía y ventilación permanente.
- Disfagia: logopedia para enseñar técnicas adecuadas de deglución e ingesta.
- Dolor musculoesquelético (dolor articular o muscular) e inestabilidad articular: alternancia de las actividades con períodos de descanso y cambios del estilo de vida, disminución del estrés mecánico con abrazaderas y sillas de ruedas. Pue-

den utilizarse los antiinflamatorios no esteroideos, el calor y los masajes.
- Deberían administrarse vacunas frente a la neumonía y la gripe.
- Abandono del tabaco.

TRATAMIENTO GENERAL

- Anticolinesterásicos (piridostigmina): un ensayo abierto registró una mejoría de la fatiga con piridostigmina (Trojan y cols. 1995). Los datos preliminares de un ensayo cruzado doble ciego y controlado con placebo sugirieron una mejoría subjetiva de la fatiga y la fuerza en las extremidades superiores con el mismo fármaco (Seizert y cols. 1994).

PRONÓSTICO

- Progresión lenta con una disminución media de la fuerza de aproximadamente un 1 a un 2% al año.

DERIVACIÓN

- Evaluación quirúrgica para biopsia muscular.
- Al neurólogo o al especialista en enfermedades neuromusculares para realizar las pruebas neurofisiológicas.
- Terapeutas físicos y ocupacionales y fisioterapeutas.

OTRAS CONSIDERACIONES

COMENTARIOS

- El riesgo de caídas debería ser valorado por un fisioterapeuta.
- Debería utilizarse un abordaje interdisciplinario en el tratamiento de estos pacientes, que incluya al médico de atención primaria; fisioterapeuta; neurólogo; neumólogo; psiquiatra; terapeutas físicos, ocupacionales y respiratorios; enfermería y trabajador social.

BIBLIOGRAFÍA RECOMENDADA

Katirji B et al: *Neuromuscular Disorders in Clinical Practice*. Boston, 2002, Butterworth-Heinemann.

Nollet F, de Visser M: Postpolio syndrome, *Arch Neurol* 61(7):1142, 2004.

Seizert BP, Speier JL, Canine JK: Pyridostigmine effect on strength, endurance, and fatigue in post-polio patients (abstract), *Arch Phys Med Rehabil* 75:1049, 1994.

Trojan DA, Cashman NR: An open trial of pyridostigmine in post-poliomyelitis syndrome, *Can J Neurol Sci* 22(3):223, 1995.

AUTOR: **MUSTAFA A. HAMMAD, M.D.**

INFORMACIÓN BÁSICA

DEFINICIÓN

El síndrome premenstrual (SPM) es una recurrencia durante la fase lútea del ciclo menstrual de alteraciones somáticas, afectivas y conductuales que son de gravedad suficiente como para afectar de forma adversa a las relaciones interpersonales o para interferir con las actividades normales.

CÓDIGO CIE-9CM
625.4 Síndromes de tensión premenstrual

EPIDEMIOLOGÍA Y DEMOGRAFÍA

- Se cree que el SPM es extremadamente prevalente y afecta de forma intermitente a aproximadamente un tercio de todas las mujeres premenopáusicas.
- Los casos graves se producen en aproximadamente 2-10% de las mujeres con SPM.
- Aquellas que solicitan tratamiento para el SPM están generalmente en la 4.ª o 5.ª décadas de la vida.
- La historia natural del SPM no ha sido claramente establecida.

SÍNTOMAS Y SIGNOS

- Síntomas variados y potencialmente incapacitantes.
- Asociado a >150 síntomas psicológicos, físicos y conductuales.
- Razón más frecuente para solicitar tratamiento: síntomas emocionales.
- Síntomas emocionales más frecuentes: depresión, irritabilidad, ansiedad, labilidad anímica, ira, tendencia al llanto, tristeza, sensibilidad excesiva, tensión nerviosa.
- Síntomas físicos más frecuentes: cefalea, abotargamiento, calambres, tensión mamaria, migrañas, fatiga, ganancia de peso, dolores múltiples, palpitaciones.
- Síntoma conductual más frecuente: búsqueda insaciable de alimentos.
- Otros síntomas conductuales: aumento del apetito, aumento de la ingesta de alcohol, disminución de la motivación, disminución de la eficiencia, evitación de actividades, permanencia en casa, cambios del sueño, cambios de la libido, olvidos frecuentes, disminución de la concentración.

ETIOLOGÍA

- La etiología sigue siendo poco conocida.
- Debido a la naturaleza multifactorial-multiorgánica del SPM, es improbable que exista una única causa etiológica.

DIAGNÓSTICO

DIAGNÓSTICO DIFERENCIAL

- Es un diagnóstico de exclusión, por lo que deben descartarse otros trastornos médicos o psicológicos.

- Trastornos más frecuentes: depresión o ansiedad, enfermedad tiroidea.

VALORACIÓN

- Anamnesis.
- Exploración física.
- Pruebas de laboratorio para descartar diagnósticos alternativos.
- Si la ausencia de diagnósticos alternativos confirma el diagnóstico del SPM, se utiliza el registro de la temperatura corporal basal para determinar si la paciente está ovulando:
  1. Si no está ovulando, no es un SPM.
  2. Si está ovulando, los síntomas deberían registrarse durante al menos dos ciclos para determinar si se producen en la fase lútea.
  3. Si los síntomas no se producen en la fase lútea, no es un SPM y se requieren más estudios.
     a Si los síntomas se producen en la fase folicular, la paciente tiene una agudización premenstrual de otro trastorno.
     b. Si los síntomas no se producen en la fase folicular, se confirma el diagnóstico de SPM.

PRUEBAS DE LABORATORIO

- No se dispone de ninguna para confirmar de forma específica el diagnóstico de SPM.
- Pruebas de función tiroidea para descartar enfermedad tiroidea.

TRATAMIENTO

TRATAMIENTO NO FARMACOLÓGICO

- Individualización del plan de tratamiento para maximizar la respuesta terapéutica.
- Intervención psicosocial:
  1. Ecuación sanitaria.
  2. Tratamiento del estrés.
  3. Cambios ambientales.
  4. Descanso y sueño adecuados.
  5. Ejercicio regular.
- Recomendaciones nutricionales:
  1. Comidas equilibradas y regulares.
  2. Cantidades adecuadas de proteínas, fibra e hidratos de carbono complejos; dieta baja en grasas.
  3. Evitar las comidas que tienen alto contenido en sal y azúcares simples; pueden promover la retención de agua, la ganancia de peso y el malestar físico.
  4. Evitar las bebidas con cafeína; los efectos estimulantes de la cafeína pueden empeorar la tensión, la irritabilidad y el insomnio.
  5. Evitar el alcohol y las drogas ilegales; pueden empeorar la labilidad emocional.
  6. Suplementos de calcio (1.000 mg/día para las mujeres de 19 a 50 años de edad, 1.300 mg/día para las niñas de 14 a 18 años de edad) para reducir los síntomas físicos y emocionales.

  7. Magnesio (360 mg/día) para reducir la retención de agua y el efecto negativo asociado al SPM.
  8. Piridoxina (vitamina B_6) 50 mg dos veces al día para mejorar la depresión, la fatiga, la irritabilidad y la capacidad diurética natural, se observa neurotoxicidad con dosis más elevadas.

TRATAMIENTO AGUDO

SUPRESIÓN DE LA OVULACIÓN:

- Anticonceptivos orales: un comprimido al día.
- Anticonceptivos orales de progestina solamente: un comprimido al día.
- Progesterona oral micronizada: 100 mg por la mañana y 200 mg por la noche en los días 17 al 28 del ciclo menstrual.
- Supositorios de progestina: de 200 a 400 mg dos veces al día en los días 17 al 28 del ciclo menstrual.
- Anticonceptivos orales que contienen arosperenona/etinil estradiol: muy eficaz para reducir los síntomas físicos.
- Medroxiprogesterona (depot): 150 mg i.m. cada 3 meses.
- Implantes de levonorgestrel: inserción quirúrgica cada 5 años.
- Estradiol transdérmico: uno o dos parches de 100 µg cada 3 días.
- Danazol: 100 a 200 mg/día (la ovulación no se suprime con esta dosis).
- Agonistas de la hormona liberadora de gonadotropinas (GnRH): diariamente mediante pulverizador intranasal o mensualmente mediante inyección depot.

SUPRESIÓN DE LOS SÍNTOMAS FÍSICOS:

- Espironolactona: 25 a 50 mg dos veces al día en los días 14 a 28 del ciclo menstrual.
- Ácido mefenámico:
  1. Para la retención de líquidos: 250 mg tres veces al día en los días 14 a 28 del ciclo menstrual.
  2. Para el dolor: 500 mg tres veces al día en los días 19 a 28 del ciclo.
- Bromocriptina: 5 mg/día en los días 10 a 26 del ciclo.
- Danazol: 200 mg/día en los días 19 a 28 del ciclo.
- Naproxeno: 550 mg dos veces al día en los días 17 a 28 del ciclo; naproxeno: 500 mg dos veces al día en los días 17 a 28 del ciclo.

SUPRESIÓN DE LOS SÍNTOMAS PSICOLÓGICOS:

- Nortriptilina: 50 a 125 mg/día.
- Fluoxetina: 20 mg/día o 90 mg semanales (este fármaco tiene indicaciones para el tratamiento disfórico premenstrual).
- Buspirona: 10 mg dos o tres veces al día en los días 16 a 28 del ciclo, después disminuir progresivamente la dosis del fármaco .
- Alprazolam: 25 mg tres veces al día en los días 16 a 28 del ciclo, después disminuir progresivamente la dosis del fármaco.
- Clonidina: 0,1 mg dos veces al día.
- Naltrexona: 0,25 mg/día en los días 9 a 18 del ciclo.
- Atenolol: 50 mg/día.

- Paroxetina: 20 mg/día.
- Sertralina: 50 a 100 mg/día .
- Nefazodona: dosis inicial 100 mg dos veces al día; tras 1 semana aumentar a 150 mg dos veces al día.
- Propranolol: 20 a 40 mg dos veces al día.
- Verapamil: 100 a 320 mg cuatro veces al día.

TRATAMIENTO CRÓNICO

- El tratamiento es principalmente de ensayo y error, con el objetivo de proporcionar un tratamiento eficaz con la opción más segura y simple.
- Para los SPM graves e intratables: histerectomía con doble ooforectomía; administrar una prueba con tratamiento con GnRH o danazol antes de la cirugía.
- El tratamiento sustitutivo con estrógenos se recomienda tras la intervención para reducir el riesgo de osteoporosis, enfermedad cardíaca y atrofia genitourinaria.

PRONÓSTICO

Mejoría de los síntomas en el 90% de las mujeres después de un tiempo.

DERIVACIÓN

- Para consejo a un psicólogo o psiquiatra si se descubre un trastorno psiquiátrico subyacente (terapia cognitivo-conductual).
- A un ginecólogo si se considera el tratamiento quirúrgico.

OTRAS CONSIDERACIONES

COMENTARIOS

Se dispone de material educativo para pacientes a través de las librerías y compañías farmacéuticas.

BIBLIOGRAFÍA RECOMENDADA

Brown C: A new monophasic oral contraceptive containing drospirenone: effect on premenstrual symptoms, *J Reprod Med* 47(1):14, 2002.

Dimmock PW et al: Efficacy of selective serotonin-reuptake inhibitors in premenstrual syndrome: a systematic review, *Lancet* 356:1131, 2000.

Miner C, Brown E: Weekly luteal-phase dosing with enteric-coated fluoxetine 90 mg in premenstrual dysphoric disorder: a randomized, double blind, placebo-controlled clinical trial, *Clin Therapeut* 24(3):417, 2002.

Pearlstein T: Selective serotonin reuptake inhibitors for premenstrual dysphoric disorder: the emerging gold standard? *Drugs* 62(13):1869, 2002.

Thys-Jacobs S et al: Calcium carbonate and the premenstrual syndrome: effects on premenstrual and menstrual symptoms, *Am J Obstet Gynecol* 179:444, 1998.

Wyatt K: Premenstrual syndrome, *Clin Evid* 7:338, 2002.

Wyatt KM et al: Efficacy of vitamin B-6 in the treatment of premenstrual syndrome: systematic review, *BMJ* 318:1375, 1999.

AUTOR: **GEORGE T. DANAKAS, M.D.**

INFORMACIÓN BÁSICA

DEFINICIÓN

El síndrome respiratorio agudo grave (SRAG) es una enfermedad respiratoria causada por un coronavirus denominado coronavirus asociado al SRAG (CoV-SRAG).

CRITERIOS CLÍNICOS:

A. Enfermedad respiratoria asintomática o leve.
B. Enfermedad respiratoria moderada:
   1. Temperatura >38 °C*, y
   2. Una o más características clínicas de enfermedad respiratoria (p. ej., tos, disnea o hipoxia).
C. Enfermedad respiratoria grave:
   1. Temperatura >38 °C)*, y.
   2. Una o más características clínicas de enfermedad respiratoria (p. ej., tos, disnea, o hipoxia), y
      a. Pruebas radiográficas de neumonía, o
      b. Síndrome de dificultad respiratoria, o
      c. Hallazgos en la autopsia compatibles con neumonía o síndrome de dificultad respiratoria sin causa identificable.
Criterios epidemiológicos.
- Viaje (incluyendo el tránsito aeroportuario) a menos de 10 días del inicio de los síntomas hacia un área con transmisión de SRAG actual o previamente documentada o bajo sospecha.
- Contacto íntimo† a menos de 10 días del inicio de los síntomas con una persona con SRAG conocida o bajo sospecha.
Criterios de laboratorio:
- Confirmado:
   1. Detección de anticuerpos frente al coronavirus asociado al SRAG (CoV-SRAG) en una muestra de suero, o

---

*Es preferible una temperatura documentada >38 °C. Sin embargo, debe echarse mano del juicio clínico en aquellos pacientes en los que no se ha documentado una temperatura >38 °C. Factores que pueden considerarse son la propia alusión a la fiebre por parte del paciente, el uso de antipiréticos, la presencia de enfermedades o tratamientos inmunosupresores, la falta de acceso a la atención médica o la incapacidad de obtener una medida de la temperatura. Las autoridades deben considerar estos factores para clasificar a los pacientes que no cumplen estrictamente con los criterios clínicos definitorios.

†El contacto íntimo se define como el haber cuidado o vivido con una persona con SRAG conocido, o el tener una alta probabilidad de contacto con secreciones respiratorias y/o líquidos corporales de un paciente con SRAG conocido. Ejemplos de contacto íntimo son besos y abrazos, compartir cubiertos y vasos, conversación a distancias cortas (<91 cm), exploración física y cualquier otro contacto físico directo entre personas. El contacto íntimo no incluye actividades como caminar al lado de una persona o sentarse al lado en una sala de espera u oficina durante un período breve.

---

2. Detección de ARN de CoV-SRAG mediante RT-PCR confirmada por una segunda prueba de PCR, empleando una segunda porción de la muestra y un conjunto diferente de cebadores para PCR, o
3. Aislamiento del CoV-SRAG.
- Negativo:
   1. Ausencia de anticuerpos frente al CoV-SRAG en una muestra sérica en fase de convalecencia, obtenida a >28 días del inicio de los síntomas‡.
Sin determinar.
   1. Pruebas de laboratorio no realizadas o incompletas.
Clasificación de los casos§.
- Caso probable: cumple los criterios clínicos de enfermedad respiratoria grave de etiología desconocida y los criterios epidemiológicos de exposición; criterios de laboratorio confirmados o sin determinar.
- Caso sospechoso: cumple los criterios clínicos de enfermedad respiratoria moderada de etiología desconocida, así como los criterios epidemiológicos de exposición; criterios de laboratorio confirmados o sin determinar.
Criterios de exclusión:
Un caso se SRAG sospechoso o probable puede descartarse si:

---

‡La OMS ha especificado que el período de vigilancia en China debe comenzar el 1 de noviembre; los primeros casos reconocidos en Hong Kong, Singapur y Hanoi (Vietnam) tuvieron su inicio en febrero de 2003. La fecha de Toronto está relacionada con la aparición de un caso de SRAG confirmado en el laboratorio correspondiente a un residente en EE.UU. que había viajado a esa ciudad; la fecha de Taiwán se relaciona con las recomendaciones del CDC publicadas respecto a los viajes.

§La última fecha de inicio de la enfermedad fue a los 10 días (es decir, un período de incubación) de la retirada de una alerta de viaje del CDC. El viaje del paciente debió de haberse producido durante o antes de la fecha de la alerta.

Los estudios para el diagnóstico de laboratorio de la infección por CoV-SRAG incluyen el análisis de inmunoabsorción ligado a enzimas, la inmunofluorescencia indirecta, y la reacción en cadena de la polimerasa con transcripción inversa (RT-PCR) sobre muestras recogidas de manera apropiada (fuente: CDC. *Guidelines for collection of specimens from potential cases of SARS*. Disponible en http://www.cdc.gov/ncidod/sars/specimen_collection_sars2.htm). La ausencia de anticuerpos frente al CoV-SRAG en el suero obtenido a <28 días del inicio de la enfermedad‡, una prueba de PCR negativa, o un cultivo vírico negativo no excluyen la infección por CoV-SRAG, y no se consideran resultados de laboratorio definitivos. En tales casos, es necesario obtener una muestra de suero de convalecencia a >28 días de la enfermedad para identificar una infección por CoV-SRAG‡. Todas las pruebas diagnósticas del SRAG se encuentran bajo estudio.

- Un diagnóstico alternativo puede explicar por completo la enfermedadǁ.
- La muestra sérica en fase de convalecencia (esto es, obtenida >28 días tras el inicio de los síntomas) es negativa para los anticuerpos frente al CoV-SRAG‡.
- Se declaró el caso en base al contacto con un caso de referencia que posteriormente fue descartado como SRAG, a condición de que no existan otros criterios epidemiológicos de exposición.

CÓDIGO CIE-9CM
No disponibles

EPIDEMIOLOGÍA Y DEMOGRAFÍA

- La enfermedad fue identificada por primera vez en Asia en febrero de 2003, diseminándose en los meses siguientes a más de 2 docenas de países en América, Europa y Asia, afectando a más de 8.000 pacientes y causando más de 750 muertes. En julio de 2003 no se declararon más casos, por lo que se consideró que los brotes de SRAG se habían contenido en todo el mundo.
- La mayoría de los casos de SRAG declarados en EE.UU. fueron consecuencia de la exposición en países extranjeros con transmisión de SRAG en la comunidad, con escaso contagio secundario a contactos íntimos, como familiares y personal sanitario.
- El período de incubación es de 2-10 días.
- Están documentadas la transmisión aérea del virus del SRAG y su adquisición en laboratorio.

SÍNTOMAS Y SIGNOS

- Manifestaciones precoces: fiebre, mialgias y cefalea. La fiebre es a menudo alta y se asocia a escalofríos o rigidez. La fiebre puede estar ausente en pacientes ancianos.
- Aparece una tos seca y no productiva a los 2-4 días del inicio de la fiebre.
- Puede aparecer diarrea hasta en el 25% de los casos.
- La disnea y la hipoxemia siguen a la tos, pudiendo precisar intubación en casi el 20% de los pacientes.

---

‡No se aplica a las muestras de suero recogidas antes del 11 de julio de 2003. Los resultados de las muestras séricas recogidas antes del 11 de julio de 2003 y a los 22-28 días del inicio de los síntomas son aceptables y no requieren la colección de una nueva muestra a >28 días del inicio de los síntomas.

§Podrían identificarse una infección asintomática por CoV-SRAG o manifestaciones clínicas al margen de las respiratorias a medida que se sepa más de la infección por el CoV-SRAG.

ǁFactores que pueden considerarse para asignar un diagnóstico alternativo incluyen la fuerza de los criterios epidemiológicos de exposición del SRAG, la especificidad de las pruebas diagnósticas y la compatibilidad de la sintomatología y el curso clínico de la enfermedad con un diagnóstico alternativo.

- Puede producirse un curso bifásico de la enfermedad con una mejoría inicial seguida de un deterioro en algunos pacientes.

ETIOLOGÍA

Coronavirus asociado al SRAG.

DIAGNÓSTICO

DIAGNÓSTICO DIFERENCIAL

- Neumonía por *Legionella*.
- Gripe A y B.
- Virus respiratorio sincitial.
- Síndrome respiratorio agudo grave (SRAG).

VALORACIÓN

- Las pruebas diagnósticas iniciales en pacientes con sospecha de SRAG incluyen la radiografía de tórax, oximetría de pulso, hemocultivos, tinción de Gram, cultivo de esputo y pruebas de patógenos víricos respiratorios, fundamentalmente los virus de la gripe A y B, así como el virus respiratorio sincitial. También debe considerarse recoger muestras para pruebas frente a antígenos urinarios de *Legionella* y neumococos.

PRUEBAS DE LABORATORIO

Cuándo realizar pruebas de SRAG:

- En ausencia de transmisión documentada de SRAG, no debe considerarse realizar pruebas diagnósticas del coronavirus asociado a SRAG (CoV-SRAG) a menos que el médico y el servicio de salud tengan un alto índice de sospecha de SRAG (p. ej., paciente hospitalizado con neumonía y con una posible exposición al SRAG durante un viaje, sin otra explicación a su neumonía).
- Las muestras respiratorias deben recogerse tan pronto como sea posible en el curso clínico de la enfermedad. La probabilidad de detectar la mayoría de virus disminuye de manera acusada a >72 horas del inicio de los síntomas.
- Pueden recolectarse tres tipos de muestras para el aislamiento vírico o bacteriano, así como para la PCR. Incluyen: 1) lavados/aspirados nasofaríngeos, 2) torundas nasofaríngeas o 3) torundas orofaríngeas. Los aspirados nasofaríngeos constituyen las muestras de elección para la detección de los virus respiratorios, siendo el método de colección preferido en niños <2 años.
- Colección del lavado bronquioalveolar, aspirado traqueal, toracocentesis: si se obtienen estas muestras, la mitad deben centrifugarse, fijando el residuo celular en formalina. El resto de líquido no centrifugado debe colocarse en viales estériles con tapa exterior y junta tórica interior. Si no se dispone de juntas tóricas deberán cerrarse bien y sellarse con parafilm.
- Las muestras séricas agudas deben recogerse y procesarse lo más pronto posible. Si el paciente cumple con la definición del caso deberán recogerse muestras de convalecencia y procesarse no antes de 29 días del inicio de la fiebre.
- Las pruebas de laboratorio del CoV-SRAG se basan tanto en la detección del virus o productos víricos, como en la detección de la respuesta de anticuerpos frente a la infección vírica.
- El aislamiento en células Vero E6 y la microscopia electrónica juegan un papel decisivo en la identificación precoz del CoV-SRAG; sin embargo, estos métodos no están disponibles en el diagnóstico de rutina, puesto que carecen de sensibilidad, además de que el cultivo vírico requiere un nivel III de bioseguridad.
- Los métodos actuales de detección del CoV-SRAG incluyen la reacción en cadena de la polimerasa con transcripción inversa (RT-PCR) para la detección del ARN vírico y el inmunoanálisis enzimático (EIA) para la detección de anticuerpos frente al CoV-SRAG. La RT-PCR en tiempo real es altamente sensible, detectando entre 1 y 10 copias de transcripción de ARN por reacción, y utiliza conjuntos de cebadores y sondas de tres sitios independientes en el genoma del CoV-SRAG para asegurar una detección específica del CoV-SRAG.
- La serología es la técnica de referencia para el diagnóstico de la infección por CoV-SRAG. El EIA de SRAG emplea un lisado de células Vero E6 infectadas por el CoV-SRAG como antígeno. El cribado serológico con EIA de SRAG ha demostrado niveles bajos de anticuerpos frente al CoV-SRAG o indetectables en la población general. No se ha observado una reacción cruzada en los estudios de validación con muestras séricas que contienen anticuerpos frente a otros coronavirus humanos.
- La RT-PCR en tiempo real del CDC ha demostrado sensibilidad y especificidad en la detección del CoV-SRAG. Sin embargo, como sucede con todos los estudios de PCR, puede dar resultados tanto falsos positivos como falsos negativos. Los resultados falsos positivos se deben a la contaminación con ADN amplificado anteriormente durante el procesado de las muestras o la preparación de la reacción de amplificación. También puede producirse una contaminación cruzada entre muestras del paciente durante su recogida, transporte, almacenamiento y procesado.
- La detección de anticuerpos frente al CoV-SRAG mediante EIA constituye una técnica menos ambigua para el diagnóstico de la infección por CoV-SRAG que la RT-PCR, aunque a menudo los anticuerpos no son detectables al inicio del curso clínico de la enfermedad o cuando el paciente está inmunosuprimido y no puede producir una buena respuesta de anticuerpos. Una seroconversión de negativo a positivo, o la multiplicación por cuatro de los títulos de anticuerpos de las muestras séricas agudas a las de convalecencia, confirman una infección reciente.
- Cuando una infección previa resultase extremadamente rara, un resultado serológico positivo también se considerará indicativo de infección aguda por CoV-SRAG en un paciente con enfermedad parecida al SRAG. Aunque muchos pacientes con SRAG desarrollan anticuerpos frente al CoV-SRAG en menos de 8-10 días, algunos pacientes no tienen resultados positivos hasta más de 28 días del inicio de la enfermedad.
- En pacientes con anticuerpos negativos en muestras recogidas a <28 días del inicio de la enfermedad, deberá analizarse una nueva muestra de suero recogida a >28 días del inicio. Los resultados de anticuerpos negativos a los 28 días del inicio de la enfermedad pueden servir para descartar la infección por CoV-SRAG.
- Las pruebas de laboratorio en el estudio inicial también deben incluir un recuento sanguíneo completo diferencial, recuento plaquetario, enzimas hepáticas, LDH y CPK. Las anomalías de laboratorio habituales en el SRAG incluyen trombocitopenia, linfopenia, LDH elevada y elevación de la CPK, ALT, AST.

DIAGNÓSTICO POR IMAGEN

- Radiografía de tórax: infiltrados focales parcheados o consolidación de distribución periférica.
- La radiografía de tórax puede ser normal hasta en un 25% de los pacientes.
- En general no existe derrame pleural.

TRATAMIENTO

TRATAMIENTO NO FARMACOLÓGICO

- De apoyo.
- Casi el 25% de los casos requiere asistencia ventilatoria.
- Apoyo nutricional.

TRATAMIENTO GENERAL AGUDO

- Actualmente no existe un tratamiento específico frente al SRAG.
- En general se instituyen antibióticos de amplio espectro (quinolonas o macrólidos) mientras se esperan los resultados de laboratorio.
- El empleo de corticoides (metilprednisolona, 40 mg dos veces al día o dosis de hasta 2 mg/kg/día) es controvertido, aunque puede ser beneficioso en pacientes con hipoxemia significativa e infiltrados pulmonares progresivos.
- En un estudio preliminar, no controlado, de pacientes con SRAG, el uso de interferón alfacon-1 más corticoides resultó beneficioso.

PRONÓSTICO

- La tasa de mortalidad es del 3-12%.
- La tasa de mortalidad es más alta en ancianos y pacientes inmunocomprometidos, y más baja en el grupo de edad pediátrica.

DERIVACIÓN

- Se recomienda la consulta a especialistas en enfermedades infecciosas y pulmonares.
- Es obligatoria la declaración a las autoridades sanitarias.

OTRAS CONSIDERACIONES

- La información disponible relacionada con la diseminación del SRAG sugiere que sólo los pacientes sintomáticos transmiten el virus a otros. Las siguientes medidas de control de la infección están recomendadas para pacientes con sospecha de SRAG que residen en viviendas.
  1. Los pacientes con SRAG deben limitar el contacto fuera del hogar y no deben acudir al trabajo, escuela, guardería, u otras áreas públicas hasta 10 días después de la resolución de la fiebre, siempre que los síntomas respiratorios estén ausentes o mejorando. Durante este tiempo deben observarse medidas de precaución para el control de la infección, como las descritas a continuación, para minimizar la potencial transmisión.
  2. Todos los miembros de un mismo hogar con un paciente con SRAG deben seguir minuciosamente las recomendaciones de higiene manual (p. ej., lavado de manos frecuente o empleo de lociones de manos con base alcohólica), especialmente tras el contacto con líquidos corporales (p. ej., secreciones respiratorias, orina, o heces).
  3. Debe pensarse en el uso de guantes desechables para cualquier contacto con líquidos corporales de un paciente con SRAG. Sin embargo, los guantes no pretenden reemplazar a la adecuada higiene manual. Inmediatamente después de cualquier actividad que implique el contacto con líquidos corporales, deberán tirarse los guantes, lavándose las manos a continuación. Nunca deben lavarse o reutilizarse los guantes.
  4. Debe aconsejarse a cada paciente con SRAG que cubra su boca y nariz con un pañuelo cuando tosa o estornude. Si es posible, los pacientes con SRAG deberían llevar una mascarilla quirúrgica durante el contacto íntimo con personas no infectadas, con el objeto de prevenir la diseminación de gotitas infecciosas. Si el paciente con SRAG no puede llevar mascarilla, serán las personas que viven con él quienes las lleven cuando su contacto con el paciente es estrecho.
  5. Debe evitarse compartir cubiertos, toallas y ropa de cama con pacientes con SRAG, aunque tales objetos podrán ser usados por otras personas después de su limpieza habitual (p. ej., lavado con jabón y agua caliente). Las superficies contaminadas por líquidos corporales deben limpiarse con desinfectantes domésticos de acuerdo con las instrucciones del fabricante; deben llevarse guantes durante esta tarea.
  6. Los desperdicios contaminados con líquidos corporales de pacientes SRAG, como pañuelos y mascarillas, pueden tirarse a la basura normal.
  7. Los miembros del hogar y otros contactos íntimos de pacientes con SRAG deben someterse a una vigilancia activa por parte de los servicios sanitarios locales.
  8. Los miembros del hogar y otros contactos íntimos de pacientes con SRAG deben estar alerta ante una posible fiebre (esto es, tomarse la temperatura dos veces al día) o síntomas respiratorios, y, si aparecen, acudir inmediatamente al médico. Antes de la consulta, su servicio de asistencia sanitaria deberá estar informado de que esta persona tiene un contacto estrecho con un paciente con SRAG de modo que pueda organizarse la asistencia, si es necesario, para prevenir la transmisión a otras personas en el recinto sanitario. Los miembros del hogar y otros contactos íntimos de pacientes con SRAG deben seguir las mismas precauciones recomendadas para los pacientes con SRAG.
  9. Durante ese tiempo, en ausencia de fiebre o síntomas respiratorios, no es necesario que los miembros del hogar y otros contactos íntimos de pacientes con SRAG limiten sus actividades fuera de casa.

COMENTARIOS

- Las personas que pudiesen haber estado expuestas al SRAG deben estar vigilantes ante una posible fiebre (es decir, tomarse la temperatura dos veces al día) y síntomas respiratorios durante los 10 días posteriores a la exposición. Durante ese tiempo, en ausencia de fiebre o síntomas respiratorios, no es necesario que las personas que hubiesen podido exponerse a pacientes con SRAG limiten sus actividades fuera de casa, así que pueden ir a trabajar, a la escuela, a la guardería, a misa, o a otras zonas públicas.
- Las personas expuestas deberán notificar inmediatamente la aparición de fiebre o síntomas respiratorios a su servicio de asistencia sanitaria.
- Las personas sintomáticas expuestas al SRAG deben tomar las siguientes precauciones de control de infección:
  1. Si aparecen fiebre o síntomas respiratorios, deberá limitar su actividad fuera del hogar y no ir al trabajo, a la escuela, a la guardería, a misa, o a otras zonas públicas. Además, deberá tomar medidas de control de la infección en el hogar para minimizar el riesgo de transmisión, y seguir tomándose la temperatura dos veces al día.
  2. Si los síntomas mejoran o remiten en menos de 72 horas tras el inicio de los síntomas, podrá, tras consultar a las autoridades sanitarias locales, volver al trabajo, a la escuela, a la guardería, a misa, o a otras zonas públicas, y podrán cesar las medidas de control de infección. .
  3. En personas que cumplen o van a cumplir la definición de caso de sospecha de SRAG (p. ej., desarrollan fiebre y síntomas respiratorios), las medidas de control de la infección deberán continuar hasta el décimo día tras la resolución de la fiebre, siempre que los síntomas respiratorios estén ausentes o mejorando.
  4. Si la enfermedad no progresa hasta encajar en la definición de casos, aunque el paciente presenta fiebre persistente o síntomas respiratorios que no remiten, deberán continuar las medidas de control de la infección durante 72 horas más, período tras el cual deberá realizarse una evaluación clínica. Si la enfermedad avanza hacia su adecuación a la definición de casos, deberán continuar las medidas de control de la infección como se describió anteriormente. Si no se cumplen los criterios de definición de casos, las medidas de control de la infección podrán interrumpirse tras consultar a las autoridades sanitarias locales y al médico responsable.
- Las personas que cumplen o van a cumplir la definición de casos de sospecha de SRAG (p. ej., desarrollan fiebre y síntomas respiratorios) o aquellos que no cumplen con la definición de casos, pero presentan fiebre persistente fiebre o síntomas respiratorios que no remiten a las 72 horas del inicio de los síntomas deberán someterse a pruebas de infección por coronavirus asociado al SRAG.

BIBLIOGRAFÍA RECOMENDADA

Ksiazek TG y cols.: A novel coronavirus associated with severe acute respiratory syndrome, N Engl J Med 348:1953, 2003.

Lim PL y cols.: Laboratory-acquired SARS, N. Engl J Med 350:1740, 2004.

Loutfy MR y cols.: Interferon alfacon-1 plus corticosteroids in severe acute respiratory syndrome, JAMA 290:3222, 2003.

MMRW: Severe acute respiratory syndrome—Taiwan, 2003, MMWR 52:20, 2003.

Peiris JS y cols.: The severe acute respiratory syndrome, N Engl J Med 349:2431, 2003.

Poutanen SM y cols.: Identification of severe acute respiratory syndrome in Canada, N Engl J Med 348:20, 2004.

Sampathkumar P y cols.: SARS: epidemiology, clinical presentation, management, and infection control measures, Mayo Clin Proc 78:882, 2003.

Yu, IT y cols.: Evidence of airborne transmission of SARS virus, N Engl J Med 350:1731, 2004.

AUTOR: **FRED F. FERRY, M.D.**

INFORMACIÓN BÁSICA

DEFINICIÓN

El síndrome serotoninérgico (SS) se refiere a un grupo de síntomas consecuentes a un incremento de la actividad de la serotonina (5-hidroxitriptamina) a nivel del sistema nervioso central. El síndrome serotoninérgico es un trastorno inducido por fármacos que se caracteriza por un cambio del estado mental, y la alteración de la actividad neuromuscular y la función autonómica.

CÓDIGO CIE-9CM
333.99 Síndrome serotonina

EPIDEMIOLOGÍA Y DEMOGRAFÍA

- La incidencia del síndrome serotoninérgico es desconocida.
- El síndrome serotoninérgico afecta a varones y mujeres de 20-70 años.
- El síndrome serotoninérgico suele afectar a pacientes que reciben dos o más fármacos serotoninérgicos.
- El uso concomitante de un inhibidor selectivo de la recaptación de serotonina (ISRS) con un inhibidor de la monoaminooxidasa (IMAO) supone el riesgo más elevado de desarrollar un SS.
- La combinación de ISRS con otros fármacos serotoninérgicos (p. ej., triptofán) o fármacos con propiedades serotoniérgicas (p. ej., litio, meperidina) también pueden dar lugar a un SS.

SÍNTOMAS Y SIGNOS

- Los síntomas suelen comenzar minutos u horas después del inicio de un nuevo tratamiento psicofarmacológico o después de la administración de un segundo fármaco serotoninérgico.
- Confusión, agitación, hipomanía.
- Fiebre, taquicardia y taquipnea.
- Náuseas, vómitos, dolor abdominal y diaforesis.
- Diarrea, temblores, tiritona y convulsiones.
- Ataxia, mioclonía e hiperreflexia.

ETIOLOGÍA

- Se cree que la hiperestimulación de receptores serotoninérgicos del tronco del encéfalo y la médula espinal a causa del bloqueo de la recaptación de serotonina y catecolaminas constituye el mecanismo subyacente que da lugar a los síntomas neuromusculares y autonómicos observados en el SS.
- Los psicofármacos, en particular la fluoxetina y la sertralina, coadministrados con IMAO (p. ej., tranilcipromina y fenelzina) son objeto de citas en la literatura como causas frecuentes de SS.

DIAGNÓSTICO

El diagnóstico del SS se basa en la clínica. No existen pruebas de laboratorio específicas del SS. La base del diagnóstico es un alto índice de sospecha junto a una historia detallada de la medicación.

DIAGNÓSTICO DIFERENCIAL

Síndrome neuroléptico maligno, drogadicción (p. ej., cocaína, anfetaminas), tormenta tiroidea, infección, retirada de alcohol y opiáceos.

VALORACIÓN

- Deben excluirse otras causas descritas en el diagnóstico diferencial para llegar al diagnóstico de SS. De este modo, todos los pacientes deben tener pruebas hematológicas y estudios de imagen para descartar etiologías infecciosas, tóxicas y metabólicas.
- Se realizan pruebas de laboratorio adicionales para excluir complicaciones del SS (p. ej., insuficiencia renal secundaria a rabdomiólisis).

PRUEBAS DE LABORATORIO

- Recuento sanguíneo completo diferencial para descartar sepsis.
- Electrólitos, BUN y creatinina para descartar acidosis e insuficiencia renal.
- Cribado toxicológico de sangre y orina.
- Pruebas de función tiroidea.
- CPK e isoenzimas.
- Cultivos de orina y sangre.
- ECG, puesto que la alteración del ritmo ventricular es una complicación potencialmente letal.

DIAGNÓSTICO POR IMAGEN

Las técnicas de imagen no son muy específicas en el diagnóstico del SS, de modo que sólo se solicitan para excluir otras causas con sintomatología parecida a la del SS.

TRATAMIENTO

No existe un antídoto específico para el exceso de serotonina.

TRATAMIENTO NO FARMACOLÓGICO

- La retirada del fármaco constituye la base del tratamiento.
- El tratamiento es de apoyo: mantenimiento de la oxigenación y presión arterial, y monitorización del estado respiratorio.
- Mantas frías en pacientes con hipertermia.
- Intubación mecánica en pacientes incapaces de proteger sus vías respiratorias como consecuencia de la alteración de su estado mental o crisis convulsivas.

TRATAMIENTO AGUDO

- La ciproheptadina, en comprimidos de 4 mg, se administra en dosis de 4-8 mg cada 1-4 horas (hasta un total de 32 mg en adultos, 12 mg en niños) hasta conseguir una respuesta terapéutica.

- Se han empleado benzodiazepinas –lorazepam 1-2 mg i.v. cada media hora– de forma eficaz en el tratamiento de la rigidez muscular, mioclonía y complicaciones convulsivas. El diazepam constituye una alternativa.
- La metisergida también ha demostrado ser eficaz.
- El propanolol posee propiedades de bloqueo serotoninérgico y se administran 1-3 mg cada 5 minutos hasta un total de 0,1 mg/kg.

TRATAMIENTO CRÓNICO

En pacientes que no requieren ingreso hospitalario pueden administrarse criproheptadina, lorazepam o propanolol en una dosis v.o. a demanda bajo una estrecha supervisión.

PRONÓSTICO

- El síndrome serotoninérgico supone una situación de riesgo vital si no se diagnostica de forma precoz.
- Un diagnóstico precoz y la retirada de la medicación da lugar a una mejoría de los síntomas en menos de 24 horas
- Las convulsiones, rabdomiólisis, hipertermia, arritmias ventriculares, parada respiratoria y coma son complicaciones del SS.

DERIVACIÓN

Todos los casos de SS secundario a medicaciones psicotrópicas deben derivarse a un psiquiatra.

OTRAS CONSIDERACIONES

COMENTARIOS

- Esta contraindicado el empleo de ISRS e IMAO.
- El uso de ISRS y otros fármacos serotoninérgicos no constituye una contraindicación absoluta; sin embargo, se recomienda la inmediata retirada de la medicación si aparece algún síntoma que sugiera un SS.
- El síndrome serotoninérgico se observa, en general, en pacientes tratados por depresión, trastornos bipolares, trastorno obsesivo-compulsivo, trastorno por déficit de la atención y enfermedad de Parkinson.

BIBLIOGRAFÍA RECOMENDADA

Carbone JR: The neuroleptic malignant and serotonin syndromes, Emerg Med Clin North Am 18(2):317, 2000.

Gillman PK: The serotonin syndrome and its treatment, J Psychopharmacol 13(1):100, 1999.

Mason PJ, Morris VA, Balcezak TJ: Serotonin syndrome presentation of 2 cases and review of the literature, Medicine 79(4):201, 2000.

AUTOR: **PETER PETROPOULOS, M.D.**

INFORMACIÓN BÁSICA

DEFINICIÓN

Del latín: *pilus* = pelo y *nidus* = nido. Un *sinus pilonidal* es un pequeño trayecto desde la superficie de la piel que se encuentra con mayor frecuencia en el pliegue interglúteo y en la región sacrococcígea (también en la zona interdigital, el ombligo, la pared torácica y el cuero cabelludo). Suele representar a un folículo piloso distendido. El *absceso pilonidal agudo* (pus y pared de grasa edematosa) es la consecuencia de la rotura de un folículo infectado en la grasa. Un *absceso pilonidal crónico* se produce cuando un folículo infectado se rompe directamente en los tejidos que lo rodean y su pared está formada por tejido fibroso. El *quiste pilonidal* se desarrolla a partir de un absceso crónico de larga duración cuando crece un revestimiento epitelial fino y liso desde la superficie de la piel al interior de la cavidad.

SINÓNIMO

Enfermedad de Jeep.

CÓDIGO CIE-9CM
685.1 Quiste pilonidal

EPIDEMIOLOGÍA Y DEMOGRAFÍA

INCIDENCIA: 26 casos/100.000 personas.
PREDOMINIO POR SEXOS: Varón > mujer (2,2:1).
EDAD MEDIA DE PRESENTACIÓN: 21 años.
GENÉTICA: La teoría sobre el origen congénito está actualmente discutida.
FACTORES DE RIESGO:
- Sexo masculino.
- Raza caucásica.
- Obesidad.
- Estilo de vida sedentario.
- Ocupación laboral que requiere una sedestación prolongada.
- Hirsutismo local.
- Mala higiene.
- Actividad con elevada sudoración.

SÍNTOMAS Y SIGNOS

- Puede manifestarse como fositas o hendiduras asintomáticas en el área sacrococcígea.
- Dolor tras la actividad física o la sedestación prolongada.
- Absceso pilonidal agudo en el 20% de los pacientes con enfermedad pilonidal.
- Se manifiesta por calor, dolor y fluctuación inmediatamente lateral a la línea media sobre el sacro que puede exudar pus a través de la fóvea media.
- Absceso pilonidal crónico en el 80% de los pacientes con enfermedad pilonidal.
- Supuración, dolor, inflamación y calor agudos.
- Raramente, una reacción sistémica: ocasionalmente fiebre, leucocitosis y malestar general.

ETIOLOGÍA

- Actualmente se cree que es adquirido más que congénito.
- Penetración del pelo desprendido del periné o la cabeza en los folículos sebáceos o pilosos en el área sacrococcígea.
- La penetración está facilitada por la fricción del área sacrococcígea.
- La infección por los microorganismos de la piel conduce al absceso pilonidal.

DIAGNÓSTICO

DIAGNÓSTICO DIFERENCIAL

- Absceso perianal que surge de la cripta posterior de la línea media.
- Hidradenitis supurativa.
- Ántrax.
- Forúnculo.
- Osteomielitis.
- Fístula anal.
- Seno coccígeo.

VALORACIÓN

- El diagnóstico se basa en la historia clínica y la exploración física.
- Las fositas de la línea media se encuentran detrás del ano, suprayacentes al sacro y el cóccix.
- Con frecuencia se ven pelos rotos protruyendo de las fositas de la línea media.
- Insertar una sonda en el seno pilonidal dirigida distalmente al ano.
- Una fístula anal complicada puede angularse antes de llegar a un absceso retrorrectal; suele descubrirse el punto de origen en la exploración de la cavidad anal.

PRUEBAS DE LABORATORIO

HC.

DIAGNÓSTICO POR IMAGEN

TC en casos recurrentes avanzados.

TRATAMIENTO

TRATAMIENTO NO FARMACOLÓGICO

Prevención de las agudizaciones:
1. Higiene local.
2. Evitar la sedestación prolongada.
3. Reducción de peso.

TRATAMIENTO AGUDO

- La técnica de elección para el primer episodio de absceso agudo: incisión simple y drenaje de forma ambulatoria.
- Tasa de curación del 76% después de 18 meses.
- Antibióticos: generalmente no están indicados a menos que el paciente presente una entidad médica como cardiopatía reumática o esté inmunodeprimido.

TRATAMIENTO CRÓNICO

Tratamiento programado de la enfermedad pilonidal:
1. Cirugía mínima:
   a. Retirar el pelo de las fositas de la línea media y afeitar las nalgas.
   b. Se puede utilizar un cepillo de cerdas finas con anestesia local para limpiar las fositas y cualquier inicio lateral de tejido de granulación y pelo.
   c. Mantener la zona limpia.
2. Fistulotomía y curetaje:
   a. Se emplea cuando la cirugía mínima no controla los episodios de supuración.
   b. Pasar la sonda para observar el seno pilonidal y abrir el trayecto quirúrgicamente.
   c. Raspar el tejido de granulación en la base del seno y resecar los bordes de la piel.
   d. Mantener la herida abierta con granulación meticulosamente limpia y permitir la cicatrización.
   e. Si no se produce la cicatrización completa, utilizar un injerto cutáneo o un colgajo de avance.
3. Marsupialización:
   a. Éste es el tratamiento de elección para la enfermedad pilonidal crónica.
   b. Se realiza una resección amplia de la región pilonidal, incluida toda la piel y el tejido subcutáneo afectado hasta la fascia presacra.
   c. La herida se deja abierta para permitir la marsupialización o se cierra con una técnica primaria.
   d. Administrar antibióticos durante 24 h (sobre todo los dirigidos contra *Staphylococcus* y *Bacteroides*).
4. Otras técnicas:
   a. Resección y cierre.
   b. Resección e injerto cutáneo.
   c. Técnica de Bascom (resección del folículo y drenaje lateral).
   d. Injertos: Z-plastia, colgajo romboidal, colgajo de adelantamiento V-Y, colgajo musculocutáneo de glúteo mayor.

PRONÓSTICO

- Tasa de recurrencia de la resección (la técnica más definitiva): del 1 al 6%.
- La incidencia de carcinoma epidermoide en un seno pilonidal crónico recurrente es infrecuente, <1%.

DERIVACIÓN

- A urgencias para incisión y drenaje del absceso agudo.
- Al cirujano para un tratamiento programado o un tratamiento de la enfermedad crónica o recurrente.

OTRAS CONSIDERACIONES

COMENTARIOS

Debido a la significativa morbilidad posible, las técnicas quirúrgicas programadas indicadas se realizan sólo después de que se hayan ponderado cuidadosamente los riesgos frente a los potenciales beneficios.

BIBLIOGRAFÍA RECOMENDADA

Church JM: Pilonidal cyst: cause and treatment, *Dis Colon Rectum* 43(8):1146, 2000.
Hull TL, Wu J: Pilonidal disease, *Surg Clin North Am* 82(6):1169, 2002.

AUTOR: **ARUNDATHI G. PRASAD, M.D.**

INFORMACIÓN BÁSICA

DEFINICIÓN

La sinusitis es la inflamación de las mucosas que revisten uno o más senos paranasales. Los diferentes cuadros son:

- Sinusitis aguda: infección que dura <30 días, con una resolución completa de los síntomas.
- Infección subaguda: dura de 30 a 90 días, con una resolución completa de los síntomas.
- Infección aguda recurrente: episodios de infección aguda que duran <30 días, con resolución de los síntomas, que recidivan después de un intervalo de, al menos, 10 días.
- Sinusitis crónica: inflamación que dura >90 días, con síntomas de vías respiratorias altas persistentes.
- Sinusitis bacteriana aguda superpuesta a una sinusitis crónica: nuevos síntomas que afectan a pacientes con síntomas residuales de infecciones previas. Con el tratamiento, los nuevos síntomas remiten, aunque los residuales no.

CÓDIGOS CIE-9CM

473.9 Sinusitis (accesoria) (nasal) (hiperplásica) (no purulenta) (purulenta) (crónica)
461.9 Sinusitis aguda

SINÓNIMO

Rinosinusitis: la sinusitis se acompaña casi siempre de una inflamación de la mucosa nasal; por lo que éste es ahora el término preferido.

EPIDEMIOLOGÍA Y DEMOGRAFÍA

INCIDENCIA (EN EE.UU.): Parece correlacionarse con la incidencia de infecciones de vías respiratorias altas .
INCIDENCIA MÁXIMA: Otoño, invierno, primavera: de septiembre a marzo.

SÍNTOMAS Y SIGNOS

- A menudo, los pacientes relatan antecedentes de una enfermedad reciente de vías respiratorias altas con una subsiguiente cierta mejoría, tras lo que se produce una recidiva.
- Secreciones mucopurulentas en las fosas nasales:
  1. Supuración purulenta nasal y posnasal que dura >7-10 días.
  2. Tirantez, presión o dolor facial.
  3. Obstrucción nasal.
  4. Cefalea.
  5. Reducción del sentido del olfato.
  6. Secreciones faríngeas purulentas, que suben con la tos y a menudo empeoran por la noche.
- Eritema, tumefacción y sensibilidad sobre el seno infectado en una pequeña proporción de pacientes:
  1. El diagnóstico no puede ser descartado por la mera ausencia de tales hallazgos.
  2. Estos hallazgos no son frecuentes, y no se correlacionan con el número de aspirados sinusales positivos.
- Fiebre baja intermitente en cerca de la mitad de los adultos con sinusitis bacteriana aguda.
- El dolor dental constituye una queja frecuente en el caso de que el seno maxilar se vea involucrado.
- Celulitis periorbitaria y lagrimeo excesivo en la sinusitis etmoidal:
  1. Extensión orbitaria de la infección: quemosis, proptosis, deterioro de los movimientos extraoculares.
- Características de sinusitis aguda en el niño con infección de vías respiratorias altas:
  1. Persistencia de síntomas.
  2. Tos.
  3. Dificultad respiratoria.
- Síntomas de sinusitis crónica (pueden estar o no presentes):
  1. Supuración nasal o posnasal.
  2. Fiebre.
  3. Dolor o presión facial.
  4. Cefalea.
- Se observa una sinusitis nosocomial típicamente en pacientes con sondas nasogástricas o intubación nasotraqueal.

ETIOLOGÍA

- Cada uno de los cuatro senos paranasales está conectado con la cavidad nasal mediante conductos estrechos (ostia), de 1 a 3 mm de diámetro; éstos drenan directamente a la nariz a través de los cornetes. Los senos están revestidos de una mucosa ciliada (mucoperióstseo).
- Infección vírica aguda:
  1. Infección catarral o gripal.
  2. Edema de mucosa e inflamación de senos.
  3. Reducción del drenaje de secreciones viscosas/obstrucción de los orificios sinusales.
  4. Atrapamiento subsiguiente de bacterias:
     a. Multiplicación de bacterias.
     b. Infección bacteriana secundaria.
- Otros factores predisponentes:
  1. Tumores.
  2. Pólipos.
  3. Cuerpos extraños.
  4. Atresia congénita de coanas.
  5. Otras entidades que causan obstrucción del drenaje sinusal.
  6. Alergias.
  7. Asma.
- Infecciones dentales que conducen a la sinusitis maxilar.
- Detección de virus en solitario o en combinación con bacterias (en el 16% de los casos):
  1. Rinovirus.
  2. Coronavirus.
  3. Adenovirus virus de la parainfluenza.
  4. Virus respiratorio sincitial.
  5. Los principales patógenos bacterianos de la sinusitis son Streptococcus pneumoniae, Haemophilus influenzae no tipificable y *Moraxella catarrhalis*.
- En los casos restantes se identifica a *Streptococcus pyogenes, Staphylococcus aureus*, estreptococos α-hemolíticos, e infecciones anaeróbicas mixtas *(Peptostreptococcus, Fusobacterium, Bacteroides, Prevotella).*
- La infección es polimicrobiana en cerca de un tercio de los casos.
- Se observan infecciones por anaerobios con mayor frecuencia en casos de sinusitis crónica y en casos asociados a infección dental; los anaerobios son patógenos improbables en la sinusitis infantil.
- Cada vez se aislan patógenos micóticos con mayor frecuencia en pacientes inmunocomprometidos:
  1. *Aspergillus.*
  2. *Pseudallescheria.*
  3. *Sporothrix.*
  4. Feohifomicosis.
  5. Hialohifomicosis.
  6. Zigomicetos.
- Infecciones nosocomiales: afectan a pacientes con tubos nasogástricos, intubación nasotraqueal, fibrosis quística, inmunocomprometidos:
  1. *S. aureus.*
  2. *Pseudomonas aeruginosa.*
  3. *Klebsiella pneumoniae.*
  4. *Enterobacter* spp.
  5. *Proteus mirabilis.*
- Microorganismos típicamente aislados en la sinusitis crónica:
  1. S. aureus.
  2. S. pneumoniae.
  3. *H. influenzae.*
  4. *P. aeruginosa.*
  5. Anaerobios.

DIAGNÓSTICO

DIAGNÓSTICO DIFERENCIAL

- Enfermedad de la articulación temporomandibular.
- Cefalea migrañosa.
- Cefalea en racimos.
- Infección dental.
- Neuralgia del trigémino.

VALORACIÓN

- En el huésped sano normal, los senos paranasales deberían ser estériles. Aunque las estructuras contiguas fuesen colonizadas por bacterias y éstas contaminasen los senos, el revestimiento mucociliar actuaría eliminándolas.
- Método diagnóstico de referencia: recuperación de una alta densidad bacteriana ($\geq 10^4$ unidades formadoras de colonias/ml) en un seno paranasal en el contexto de un paciente con una historia de infecciones de vías respiratorias altas y síntomas que persisten de 7 a 10 días. La aspiración del seno es el mejor método para obtener cultivos; sin embargo, debe ser efectuada por un otorrinolaringólogo, por lo que no es un método práctico para el médico de atención primaria. Por consiguiente, la mayoría de los diagnós-

ticos se basan en la historia clínica y la sintomatología, posiblemente apoyadas por estudios radiológicos.

1. Radiografías de senos de cuatro proyecciones:
   a. La opacificación completa y los niveles hidroaéreos son los hallazgos más específicos el 85% y el 80% de media, respectivamente).
   b. El engrosamiento de la mucosa posee poca especificidad (40-50%).
   c. La ausencia de los tres hallazgos previos posee una sensibilidad estimada del 90%.
   d. En general, las radiografías estándares tienen una utilidad diagnóstica limitada, aunque las placas negativas constituyen una fuerte prueba en contra del diagnóstico.
2. TC:
   a. Mucha mayor sensibilidad que las radiografías simples para detectar una enfermedad sinusal aguda.
   b. Recomendada en pacientes que requieren una intervención quirúrgica, incluyendo la aspiración del seno; se trata de una técnica útil para ayudar a orientar el tratamiento.
3. Transiluminación:
   a. Empleada para el diagnóstico de las sinusitis frontal y maxilar.
   b. Colocar el transiluminador en la boca o contra la mejilla para valorar los senos maxilares, bajo la porción media del reborde supraorbitario para estudiar los senos frontales.
   c. La ausencia de transmisión de la luz indica que el seno está lleno de líquido.
   d. La borrosidad (reducción de la transmisión de la luz) es menos útil para el diagnóstico de infección.
4. Endoscopia:
   a. Empleada para observar secreciones procedentes de los orificios de los senos infectados.
   b. Los cultivos obtenidos mediante endoscopia a menudo se contaminan por la flora nasal; no pueden compararse a la punción del seno.
5. Punción sinusal:
   a. Técnica de referencia para obtener cultivos de senos.
   b. En general reservada a fracasos del tratamiento, sospecha de extensión intracraneal y sinusitis nosocomial.

TRATAMIENTO

TRATAMIENTO NO FARMACOLÓGICO

- Para facilitar el drenaje del seno:
- Humidificación del aire con vaporizadores (para generar vapor) o humidificadores (niebla fría).
- Aplicación de calor, toallas húmedas sobre la cara.
- Sorber bebidas calientes.
- Hidratación.

TRATAMIENTO AGUDO

- Drenaje sinusal:
   1. Vasoconstrictores nasales, como gotas de fenilefrina al 0,25 o al 0,5%.
   2. Los descongestionantes tópicos no deben usarse durante más de unos pocos días debido al riesgo de congestión de rebote.
   3. Descongestionantes sistémicos.
   4. Corticoides nasales o sistémicos, como la beclometasona nasal, ciclo corto de prednisona oral.
   5. Irrigación nasal, con solución salina normal o hipertónica (la solución salina puede actuar como vasoconstrictor leve del flujo sanguíneo nasal).
   6. El uso de antihistamínicos no ha demostrado beneficio alguno y su efecto desecante sobre las mucosas puede generar costras, que bloquean los ostia sinusales interfiriendo, de este modo, con el drenaje sinusal.
- Analgésicos, antipiréticos.

Tratamiento antimicrobiano:
- La mayoría de los casos de sinusitis aguda poseen una etiología vírica y remiten en 2 semanas sin antibióticos.
- Las recomendaciones terapéuticas actuales favorecen el tratamiento sintomático de aquéllos con síntomas leves.
- Los antibióticos deberán reservarse para quienes padecen aquellos síntomas moderados o graves que se corresponden con los criterios diagnósticos de sinusitis.
- El tratamiento antibiótico suele ser empírico, dirigido contra los patógenos habituales:
   1. Los antibióticos de primera línea incluyen a la amoxicilina, eritromicina, TMP/SMX.
   2. Los antibióticos de segunda línea incluyen a los nuevos macrólidos: claritromicina, azitromicina, amoxicilina/clavulanato, cefuroxima axetilo, cefprozilo, cefaclor, loracarbef, ciprofloxacino, levofloxacino, clindamicina, metronidazol y otros.
   3. En pacientes con sinusitis aguda no complicada, los fármacos de primera línea, más baratos, parecen ser tan eficaces como los de segunda línea.
- Pueden ser necesarios la hospitalización y antibióticos i.v. en las infecciones más graves y en aquellos pacientes con sospecha de complicaciones intracraneales. Pueden estar indicados antibióticos de más amplio espectro en casos graves, de modo que abarquen a los SARM, *Pseudomonas* y hongos patógenos.

La duración del tratamiento suele ser de 10 a 14 días, aunque algunos han obtenido éxitos con regímenes más cortos.

Cirugía:
- Indicado el drenaje quirúrgico:
   1. Si se sospechan complicaciones intracraneales u orbitarias.
   2. En muchos casos de sinusitis frontal y esfenoidal.
   3. En la sinusitis crónica resistente al tratamiento médico.
- Es imperativa la desbridación quirúrgica en el tratamiento de la sinusitis fúngica.

Complicaciones:
- Sin tratamiento, la sinusitis puede dar lugar a numerosas y serias complicaciones que pueden poner en riesgo la vida.
- Las complicaciones intracraneales incluyen a la meningitis, absceso cerebral, y empiemas epidural y subdural.
- Las secuelas intracraneales son más frecuentes con las infecciones frontales y etmoidales.
- Las complicaciones extracraneales incluyen a la celulitis orbitaria, ceguera, absceso orbitario, osteomielitis.
- Las secuelas extracraneales se observan con mayor frecuencia en la sinusitis etmoidal.

TRATAMIENTO CRÓNICO

- Antibióticos de amplio espectro que cubran tanto a aerobios como a anaerobios.
- La duración del tratamiento no está establecida con claridad: entre 3 y 6 semanas.
- Tratamiento complementario: una o más de las opciones enumeradas anteriormente.
- Puede ser necesaria una intervención quirúrgica en pacientes que no responden al tratamiento.

PRONÓSTICO

Son necesarios un diagnóstico y tratamiento adecuados para evitar las diferentes secuelas que podrían aparecer sin el tratamiento apropiado.

DERIVACIÓN

- Al especialista en enfermedades infecciosas si el tratamiento inicial fracasa.
- Al otorrinolaringólogo si:
   1. Se produce un fracaso del tratamiento.
   2. Se sospecha una infección micótica.
   3. Se sospechan complicaciones intracraneales u orbitarias.

BIBLIOGRAFÍA RECOMENDADA

Brook I: Bacteriology of acute and chronic frontal sinusitis, Arch Otolaryngol Head Neck Surg 128(5):583, 2002.

Jiang RS, Lin JF, Hsu CY: Correlation between bacteriology of the middle meatus and ethmoid sinus in chronic sinusitis, J Laryngol Otgol 116(6):443, 2002.

AUTOR: **JANE V. EASON, M.D.**

INFORMACIÓN BÁSICA

DEFINICIÓN

La siringomielia es una enfermedad espinal caracterizada por la formación de cavidades llenas de líquido en el interior de la médula espinal, y que a veces se extienden al tronco del encéfalo.

CÓDIGO CIE-9CM
336.0 Siringomielia

EPIDEMIOLOGÍA, SÍNTOMAS Y SIGNOS

- Con frecuencia, existen antecedentes de lesión durante el parto.
- El inicio suele ser insidioso, con síntomas que a menudo no comienzan hasta la tercera o cuarta década.
- La columna cervical es el área que se afecta con mayor frecuencia:
  1. Pueden aparecer atrofia manual intrínseca, debilidad y pérdida sensitiva anestésica.
  2. Esta última puede favorecer quemaduras y otras lesiones inadvertidas en la mano.
  3. Puede existir una pérdida de sensación de dolor y temperatura, aunque el sentido del tacto está preservado en el miembro superior.
  4. Las pruebas de punción no desencadenan dolor, aunque el paciente a menudo percibe la agudeza del objeto.
  5. Pueden desarrollar una articulación de Charcot en el hombro o codo.
- Reflejos ausentes en la extremidad superior.
- En la extremidad inferior hay espasticidad e hiperreflexia.
- Es frecuente la escoliosis.
- También pueden observarse nistagmo y síndrome de Horner.
- En muchos casos llegan a aparecer cambios cutáneos tróficos.

ETIOLOGÍA

- La causa es desconocida, aunque se cree que se debe a la obstrucción de la salida del cuarto ventrículo, a menudo asociada a una malformación de Chiari I, que da lugar al desvío de líquido hacia la médula espinal central.
- Las siringes, con la edad, pueden ser el resultado de un traumatismo o un tumor intramedular.

DIAGNÓSTICO

DIAGNÓSTICO DIFERENCIAL

- ELA (esclerosis lateral amiotrófica).
- EM (esclerosis múltiple).
- Tumor de médula espinal.
- Tabes dorsal.
- Atrofia muscular espinal progresiva.

DIAGNÓSTICO POR IMAGEN

- Las radiografías suelen revelar un ensanchamiento del conducto raquídeo en la región implicada.
- A menudo existen anomalías óseas en la base del cráneo y en los segmentos espinales C1-C2.
- Se recomiendan la mielografía, RM (fig. 1-236) y otros estudios por imagen.

TRATAMIENTO

Drenaje y reparación quirúrgica de cualquier anomalía ósea, a menudo con laminectomía de descompresión en C1-C2.

PRONÓSTICO

- Esta enfermedad avanza lentamente en la mayoría de los casos, aunque el curso clínico puede ser bastante variable, desde la muerte en pocos meses hasta una lenta incapacitación en varios años: la progresión puede detenerse en cualquier momento.
- La intervención quirúrgica a menudo detiene el avance, aunque con frecuencia no da lugar a ninguna mejoría en los hallazgos neurológicos.

DERIVACIÓN

A neurocirugía si se sospecha el diagnóstico.

BIBLIOGRAFÍA RECOMENDADA

Kimura R y cols.: Syringomyelia caused be cervical spondylosis, Acta Neurochir 146:175, 2004.

Klekamp J: The pathophysiology of syringomyelia: historical overview and current concepts, Acta Neurochir 144(7):649, 2002.

Riente L, Frigelli S, Delle SA: Neuropathic shoulder arthropathy associated with syringomyelia and Arnold-Chiari malformation (type I), J Rheumatol 29(3):638, 2002.

Silber JS, Vaccaro AR, Green B: Summary statement: chronic long-term sequelae after spinal cord injury: post-traumatic spinal deformity and post-traumatic myelopathy associated with syringomyelia, Spine 26(24 Suppl):S128, 2001.

Vannemreddy SS, Rowed DW, Bharatwal N: Posttraumatic syringomyelia: predisposing factors, Br J Neurosurg 16(3):276, 2002.

AUTOR: **LONNIE R. MERCIER, M.D.**

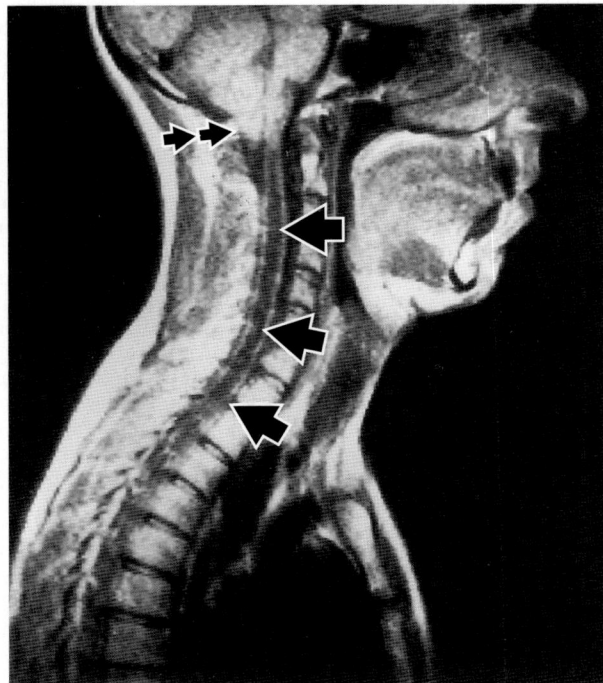

FIGURA 1-236   Resonancia magnética mediosagital de una malformación de Arnold-Chiari *(flechas negras pequeñas)* y siringomielia *(tres flechas negras grandes)* en un varón de 31 años. Obsérvese cómo las amígdalas cerebelosas se extienden por debajo del borde posterior del agujero occipital *(estructura oscura inmediatamente por debajo de la flecha negra)*. La siringe se extiende desde la médula hacia el interior de la columna torácica. (De Andreoli TE (ed.): *Cecil essentials of medicine*, 4.ª ed., Filadelfia, 1997, WB Saunders.)

INFORMACIÓN BÁSICA

DEFINICIÓN

La cocaína es un alcaloide derivado de la planta de la coca (*Erythroxylon coca*), autóctona de Sudamérica, que contiene aproximadamente un 0,5-1% de cocaína. La droga produce modificaciones fisiológicas y conductuales cuando se administra por vía oral, intranasal, intravenosa o por inhalación tras ser fumada. La cocaína ejerce potentes efectos farmacológicos sobre las neuronas dopaminérgicas, noradrenérgicas o serotoninérgicas del SNC: altera y bloquea el transporte de la membrana celular e impide la recaptación.

SINÓNIMOS

Hidrocloruro de cocaína: solución tópica (aprobado por la FDA como anestésico tópico).
Base libre: solución acuosa de hidrocloruro de cocaína convertido a un estado base más volátil tras la adición de álcali, que extrae la base de cocaína en un residuo o precipitado.
Crack: forma fumable, potente y purificada. Produce efectos parecidos a los que se producen tras la administración intravenosa.
Nombres empleados en el argot de la calle: Bernice, Bernies, C, Cadillac o champán de las drogas, Carrie, Cecil, Charlie, coca, polvo, dinamita, copo, Gin, niña, oro en polvo, oro verde, jet, polvo de estrellas, paraíso, droga de proxenetas, copo de nieve, embeleso, niña blanca.
Dama líquida: alcohol + cocaína.
Speedball: heroína + cocaína.
Argot empleado para denominar las cantidades consumidas: un tiro (de 2 a 200 mg), un esnife, una raya, una dosis, una cucharilla (aproximadamente 1 g).

CÓDIGO CIE-9CM
304.2 Cocainismo

EPIDEMIOLOGÍA Y DEMOGRAFÍA

El National Household Survey on Drug Abuse de 1993 estimó que en 1992 la cifra de americanos consumidores de cocaína ascendía a 4,5 millones (de los que 1,3 millones la consumían al menos una vez al mes). En 1998 este panorama no había cambiado significativamente. Entre 1993 y 1994, los consumidores de cocaína y heroína por vía intravenosa formaban un nuevo y numeroso grupo de población infectada por el virus de la inmunodeficiencia humana (VIH) en varias áreas metropolitanas.
En 1999 el número de americanos que reconocían haber probado la cocaína al menos en una ocasión era de 25 millones, de los cuales 3,7 la habían consumido el año anterior y 1,5 millones seguían siendo consumidores en la actualidad. Según los médicos forenses la sobredosis por cocaína es la causa de muerte más frecuente relacionada con las drogas.

SÍNTOMAS Y SIGNOS

FASE I:
- SNC: euforia, agitación, cefalea, vértigo, calambres, bruxismo, temblor espontáneo.
- Náuseas, vómitos, fiebre, hipertensión, taquicardia.

FASE II:
- SNC: aletargamiento, reflejos tendinosos profundos hiperreactivos, convulsiones (estatus epiléptico).
- Descarga simpática: taquicardia, hipertensión, hipertermia.
- Incontinencia.

FASE III:
- SNC: parálisis flácida, coma, pupilas en midriasis fija, arreflexia.
- Edema pulmonar.
- Paro cardiopulmonar.

La dependencia psíquica se manifiesta por el hábito, la paranoia o las alucinaciones («insectos de la cocaína»).

Sistema nervioso central: isquemia e infarto cerebral, espasmo arterial cerebral, vasculitis cerebral, trombosis vascular cerebral, hemorragia subaracnoidea, hemorragia intraparenquimatosa, convulsiones, atrofia cerebral, alteraciones del movimiento.

Corazón: isquemia e infarto miocárdico agudo, arritmias y muerte súbita, miocarditis y miocardiopatía dilatada, endocarditis infecciosa, rotura aórtica.

Pulmones: (en los fumadores de cocaína en forma de crack) lesiones por inhalación: Perforación del cartílago y del tabique nasal, úlceras orofaríngeas. Enfermedades mediadas por un mecanismo inmunitario: neumonitis por hipersensibilidad, bronquiolitis obliterante; lesiones y hemorragia vascular pulmonar, infarto pulmonar, edema pulmonar secundario a la insuficiencia del ventrículo izquierdo, neumomediastino y neumotórax.

Aparato gastrointestinal: úlcera y perforación gastroduodenal, infarto y/o perforación intestinal, colitis.

Riñones: insuficiencia renal aguda secundaria a la rabdomiólisis y la mioglobinuria, infarto renal, glomeruloesclerosis segmentaria focal.

Obstetricia: desprendimiento placentario prematuro, recién nacido de bajo peso, prematuridad y microcefalia.

Psiquiatría: ansiedad, depresión, paranoia, delirio, psicosis e ideación suicida.

ETIOLOGÍA

La velocidad de absorción de la cocaína al ser consumida por diferentes rutas es variable:
- Aspirada por la nariz/esnifada: 2,5 minutos.
- Fumada: <30 segundos.
- Masticada: de 2 a 5 minutos.
- A través de mucosas: <20 minutos.
- Inyectada (ruta intravenosa): <30 segundos.

DIAGNÓSTICO

DIAGNÓSTICO DIFERENCIAL

- Abuso de metanfetamina («speed»).
- Abuso de metilendioxianfetamina («éxtasis»).
- Abuso de catión («khat»).
- Abuso de la dietilamida del ácido lisérgico (LSD).

VALORACIÓN

Exploración física y pruebas de laboratorio.

PRUEBAS DE LABORATORIO

- Pruebas de detección selectiva de tóxicos en orina: la cocaína sufre metabolismo hepático a las dos horas de ser consumida y produce dos metabolitos principales: la benzoilecgonina y el metiléster de ecgonina, que son eliminados por la orina. Los metabolitos pueden identificarse en la orina a los 5 minutos de su administración i.v. y hasta 48 horas después de su ingesta por vía oral.
- Sangre: hemograma completo, electrolitos, glucosa, BUN, creatinina, calcio.
- Gasometría.
- ECG.
- Niveles séricos de creatinina cinasa y troponina.

TRATAMIENTO

No existe ningún antídoto específico y en la actualidad ningún tratamiento es eficaz de modo aislado en el manejo del abuso y la dependencia a la cocaína. Además, la cocaína de la calle puede mezclarse con adulterantes, contaminantes y otras sustancias. La amantadina puede resultar eficaz en el tratamiento de los pacientes cocainómanos que presentan síntomas graves por el síndrome de abstinencia. Del mismo modo, la bromocriptina, otro agonista dopaminérgico (administrada por v.o. a dosis de 1,5 mg/8 horas) puede aliviar algunos de los síntomas asociados con la interrupción brusca del consumo.

TRATAMIENTO GENERAL AGUDO

La intoxicación aguda por cocaína requiere la puesta en práctica de medidas terapéuticas avanzadas y medidas de soporte vital. Ante la sospecha de que el paciente se trate de un «portador», se debe realizar una radiografía abdominal para detectar la presencia de condones rellenos de cocaína en el intestino. En caso de encontrarse presentes, se debe provocar su eliminación con carbón vegetal y aceite mineral, con el paciente hospitalizado y bajo estrecha vigilancia en la UCI.

TRATAMIENTO ESPECÍFICO

INHALACIÓN: Limpieza de las fosas nasales.
AGITACIÓN:
- Determine el nivel de glucemia.
- Diazepam v.o. (15-20 mg) o por vía i.v. en los casos de agitación grave.

HIPERTERMIA:
- Determine la temperatura rectal, la CK, los electrólitos.
- Controle la temperatura de forma continua con la ayuda de una sonda rectal. Intente reducir la temperatura hasta los 37,95 °C en 30-45 minutos.

RABDOMIÓLISIS:
- Hidratación intensa con una producción urinaria de al menos 2 ml/kg.
- Para la rabdomiólisis resistente a la hidratación administre manitol o bicarbonato.

CONVULSIONES (ESTATUS EPILÉPTICO):
- Diazepam i.v. (5-10 mg a lo largo de 2-3 minutos; la dosis puede repetirse cada 10-15 minutos).
- Lorazepam i.v. (2-3 mg a lo largo de 2-3 minutos, pudiendo repetir la dosis).
- Fenitoína i.v. (dosis de choque de 15-18 mg/kg, a una velocidad que no supere los 25-50 mg/minuto, bajo monitorización cardíaca).
- Fenobarbital i.v. (dosis de choque de 10-15 mg/kg a una velocidad de 25 mg/minuto. Si las convulsiones no ceden pueden administrarse otros 5 mg/kg adicionales en 30-45 minutos).
- Para las convulsiones que no responden a los tratamientos mencionados:
  Pancuronio i.v. (0,1 ml/kg).
  Anestesia general con halotano.

En ambos casos se requiere control mediante EEG para determinar la actividad convulsiva cerebral.

HIPERTENSIÓN:
- Considere tomar una vía arterial para obtener registros continuos de la presión arterial (PA).
- Nifedipino sublingual (10 mg).
- Labetalol i.v. (10-80 mg).
- Propranolol i.v. (1 mg/minuto, hasta 6 mg).
- La administración de fentolamina puede ser necesaria para contrarrestar los efectos adrenérgicos.
- Si la presión diastólica es >120 mmHg: Hidrocloruro de hidralacina (25 mg), i.m. o i.v., pudiendo repetir la dosis en 1 hora.
- En los casos de hipertensión no controlada o de encefalopatía hipertensiva: nitroprusiato sódico, comenzando a una dosis de 0,5 μg/kg/minuto, sin exceder de 10 μg/kg/minuto.

DOLOR TORÁCICO:
- Radiografía de tórax, ECG, enzimas cardíacas.
- Benzodiazepinas si agitación.
- AAS y nitroglicerina si dolor isquémico.
- La ACTP posiblemente resulte más eficaz que la trombólisis en el tratamiento del IM asociado al consumo de cocaína.

ARRITMIAS VENTRICULARES:
- Los fármacos antiarrítmicos deben emplearse con precaución si se ha consumido cocaína hace poco tiempo, debido a sus efectos arritmogénicos y convulsivantes.
- Propranolol i.v. (1 mg/minuto, hasta una dosis de 6 mg).
- Lidocaína i.v. (dosis inicial de 1,5 mg/kg en bolo, seguido de la infusión i.v.). Existe controversia acerca de su potencial efecto convulsivante.
- Las arritmias ventriculares pueden ser resistentes a la lidocaína e incluso a la cardioversión.
- Se está investigando el papel del $NaHCO_3^-$ en las alteraciones de la conducción y del ritmo mediadas por la cocaína.

DERIVACIÓN

Una vez que el paciente se haya recuperado de la sobredosis considere la psicoterapia y/o la terapia conductual.

BIBLIOGRAFÍA RECOMENDADA

Lange RA, Hillis LD: Cardiovascular complications of cocaine use, *N Engl J Med* 345:351, 2001.

AUTOR: **SAJEEV HANDA, M.D.**

INFORMACIÓN BÁSICA

DEFINICIÓN

Los antidepresivos tricíclicos (ATC) son aminas secundarias o terciarias con capacidad variable para inhibir la recaptación de neurotransmisores (norepinefrina, dopamina y serotonina), además de tener un efecto anticolinérgico, antihistamínico y sedante. Estas propiedades son importantes a la hora de considerar su prescripción y de tratar una sobredosis intencionada o accidental.

SINÓNIMO

Intoxicación o envenenamiento por antidepresivos tricíclicos.

CÓDIGO CIE-9CM
969.0

EPIDEMIOLOGÍA Y DEMOGRAFÍA

- Los ATC constituyen la causa más frecuente muerte por sobredosis de fármacos con receta en los EE.UU.
- ATC disponibles: amitriptilina, imipramina, desipramina, nortriptilina, doxepina, amoxapina, clomipramina, protriptilina y otros.

SÍNTOMAS Y SIGNOS

Cardiovasculares:
- Retraso de la conducción intraventricular (prolongación del QRS).
- Taquicardia sinusal.
- Bloqueo auriculoventricular.
- Prolongación del intervalo QT.
- Taquicardia ventricular.
- Taquicardia de complejos anchos sin ondas P.
- Hipotensión refractaria (la causa de muerte más frecuente por SD ATC).
- Arritmias tardías o muerte súbita (además de lo anterior, lo que ocurre durante las primeras 24-48 horas: pueden producirse problemas tardíos hasta 5 días después de la sobredosis).

Sistema nervioso central:
- Coma.
- Delirio.
- Mioclonía.
- Convulsiones.

Otras:
- Hipertermia.
- Íleo.
- Retención urinaria.
- Complicaciones pulmonares (p. ej., neumonitis por aspiración).
- Se produce una sobredosis con riesgo vital con la ingesta de más de 1 g de ATC. En pacientes que llegan al hospital, la mayoría de las muertes suceden en las primeras 24 h; la ausencia de síntomas iniciales puede ser engañosa.

ETIOPATOGENIA

Mecanismos de toxicidad cardiovascular de los antidepresivos tricíclicos (tabla 1-51) Toxicidad del SNC.
- Se cree que el bloqueo colinérgico causa hipertermia, íleo, retención urinaria, dilatación pupilar, delirio y coma.
- No se comprende totalmente el mecanismo de la mioclonía y las convulsiones.

DIAGNÓSTICO

DIAGNÓSTICO DIFERENCIAL

La cardiotoxicidad de los ATC puede confundirse con la intoxicación por fármacos que causan prolongación del QRS. Éstos incluyen a los antiarrítmicos de clase Ia (disopiramida, procainamida, quinidina), Ic (encainida, flecainida, propafenona), cocaína, propanolol, quinina, cloroquina, neurolépticos, propoxifeno y digoxina. Otras causas de prolongación del QRS incluyen a la hiperpotasemia, cardiopatía isquémica, miocardiopatía y disfunción del sistema de conducción cardíaco.

VALORACIÓN

- Sintomatología.
- Conocimiento de la sobredosis.
- Niveles séricos del fármaco (una concentración de ATC >1 µg/ml pone en peligro la vida, y una concentración de ATC >3 µg/ml a menudo es mortal).
- Recuento sanguíneo completo basal, tiempo de protrombina, BUN, creatinina y electrólitos.

TRATAMIENTO

ACTITUD

Medidas iniciales:
- Hospitalización con monitorización cardíaca, así como monitorización de signos vitales y temperatura.
- Establecer una vía intravenosa.
- Administrar carbón activado con sorbitol.
- El lavado gástrico con tubo de gran diámetro no ha demostrado ser beneficioso.
- La ipecacuana está contraindicada.
- ECG de 12 derivaciones.
- Si no hay muestras de cardiotoxicidad durante las primeras 6 horas de observación, no será necesario seguir con la monitorización; si existen pruebas de cardiotoxicidad, la monitorización deberá continuar durante 24 horas después de que los signos de toxicidad hayan remitido.

Tratamiento de complicaciones específicas de la toxicidad por ATC: véase la tabla 1-52 Cuando el paciente se encuentre médicamente estable, deberá realizarse una evaluación psiquiátrica.

BIBLIOGRAFÍA RECOMENDADA

Glauser J: Tricyclic antidepressant poisoning, Cleve Clin J Med 67:704, 2000.

Pentel PR, Keyler DE, Haddad LM: Tricyclic antidepressants. En Haddad LM, Shannon MW, Winchester JF (eds): Clinical management of poisoning and drug overdose, ed 3, Philadelphia, 1998, WB Saunders.

AUTOR: **TOM J. WACHTEL, M.D.**

TABLA 1-51   Mecanismo de toxicidad cardiovascular de los antidepresivos tricíclicos

Efecto tóxico	Mecanismo
Retrasos de la conducción, arritmias	
Prolongación del QRS bloqueo auriculoventricular	Canal de sodio cardíaco → despolarización lenta del nodo auriculoventricular, fibras de His-Purkinje y miocardio ventricular
Taquicardia sinusal	Bloqueo colinérgico, inhibición de la recaptación de norepinefrina
Taquicardia ventricular	
Monomórfica	Inhibición del canal de sodio cardíaco → reentrada
Torsades de pointes	Inhibición del canal de potasio cardíaco → repolarización prolongada
Bradicardia ventricular	Deterioro de la automaticidad cardíaca
Hipotensión	
Vasodilatación	Bloqueo del receptor alfa-adrenérgico vascular
Contractilidad cardíaca reducida	Inhibición del canal de sodio cardíaco → deterioro del acoplamiento excitación-contracción

TABLA 1-52   Tratamiento de las complicaciones de la toxicidad de los antidepresivos tricíclicos

Efecto tóxico	Tratamiento
Cardiovascular	
Prolongación del QRS	$NaHCO_3$ hipertónico si la prolongación del QRS es acusada o progresiva; no está claro si se necesita tratamiento en ausencia de hipotensión o arritmias
Hipotensión	Expansión de volumen intravascular, $NaHCO_3$
	Vasopresores (norepinefrina) o inotrópicos (dopamina)
	Corregir la hipertermia, acidosis, convulsiones
	Considerar apoyo mecánico
Taquicardia ventricular	$NaHCO_3$, lidocaína, estimulación rápida
	Corregir la hipotensión, hipotermia, acidosis, convulsiones
Torsades de pointes	Estimulación rápida
Bradicardia ventricular	Cronotrópico (epinefrina), marcapasos
Taquicardia sinusal	Rara vez se necesita tratamiento
Bloqueo auriculoventricular de segundo o tercer grado de tipo II	Marcapasos
Hipertensión	Antihipertensivos de titulación rápida (nitroprusiato)
Sistema nervioso central	
Delirio	Restricciones, benzodiazepinas
	Bloqueo neuromuscular por la hipertermia, acidosis
Convulsiones	Benzodiazepinas
	Bloqueo neuromuscular por la hipertermia, acidosis
Coma	Intubación, ventilación si es necesaria
Otros	
Hipertermia	Control de las convulsiones, agitación
	Medidas de enfriamiento
Acidosis	$NaHCO_3$
	Corregir la hipotensión, hipoventilación

INFORMACIÓN BÁSICA

DEFINICIÓN

El consumo agudo o crónico de digitálicos puede dar lugar a signos y síntomas de intoxicación. La toxicidad puede presentarse aunque los niveles plasmáticos del fármaco se encuentren dentro del rango terapéutico.

SINÓNIMOS

Glucósidos cardíacos: los fármacos disponibles con fines clínicos son la digoxina y la digitoxina.

CÓDIGO CIE-9CM
972.1 Sobredosis por digitálicos

FARMACOCINÉTICA

- La sobredosis por digitálicos se relaciona con los niveles de mantenimiento (no con los picos máximos de los niveles plasmáticos). Los niveles de digoxina se vuelven constantes a las 6 horas de la toma del fármaco.
BIODISPONIBILIDAD: 1) Digoxina, alrededor del 80% y 2) digitoxina, alrededor del 100%.
VOLUMEN DE DISTRIBUCIÓN: 1) Digoxina: 5-7 l/kg, (2) digitoxina: 0,6 l/kg.
SEMIVIDA: 1) Digoxina: 36 horas, 2) digitoxina: 5-7 días.
EXCRECIÓN: 1) Digoxina: principalmente renal, 2) digitoxina: principalmente hepática.
NIVEL TERAPÉUTICO: 1) Digoxina: 0,8-2 ng/ml, 2) digitoxina: 10-30 ng/ml.

EPIDEMIOLOGÍA Y DEMOGRAFÍA

- La sobredosis por digitálicos se produce en el 5% de los pacientes en tratamiento con este fármaco.
- Los factores que potencian su toxicidad son: la edad avanzada, la insuficiencia renal, las enfermedades pulmonares o cardíacas, los fármacos que interfieren con su eliminación (la amiodarona, la quinidina, el verapamilo, el diltiazem, el captopril, la espironolactona, la ciclosporina, la eritromicina, la claritromicina, las tetraciclinas, la indometacina), la ingesta simultánea de otros fármacos cardiotóxicos (como los β-bloqueantes, los bloqueantes de los canales del calcio, los antidepresivos tricíclicos), la hipopotasemia, la hipomagnesemia, la hipercalcemia, la hipoxemia, el hipotiroidismo y la depleción de volumen.

SÍNTOMAS Y SIGNOS

La sobredosis por digitálicos afecta al sistema nervioso central, el aparato gastrointestinal y el sistema cardiovascular. La fatiga y la debilidad son dos síntomas frecuentes.
SISTEMA CARDIOVASCULAR:
Cualquier tipo de arritmia. Las observadas con mayor frecuencia son el aumento del automatismo y los retrasos de la conducción.
APARATO GASTROINTESTINAL:
Anorexia, náuseas, vómitos, diarrea, dolor abdominal.
SNC:
Cefalea, mareo, alteraciones visuales (escotomas, visión borrosa, trastornos en la visión de colores, disminución de la agudeza visual), alucinaciones, delirio.

ETIOLOGÍA

Los glucósidos cardíacos inhiben de modo reversible la función de la bomba sodio-potasio ATP-asa, lo que aumenta la contractilidad miocárdica. La toxicidad produce:
- **Bloqueo AV** por ejercer los siguientes efectos sobre el nódulo AV:
1. Disminución de la velocidad de conducción.
2. Aumento del período refractario.
- **Extrasístoles y taquiarritmias** por producir los siguientes efectos sobre la aurícula y los ventrículos:
1. Aumento del automatismo.
2. Aumento de la excitabilidad.
1. Disminución de la velocidad de conducción.
4. Disminución del período refractario.

DIAGNÓSTICO

DIAGNÓSTICO DIFERENCIAL

- β-bloqueantes.
- Bloqueantes de los canales del calcio.
- Clonidina.
- Antidepresivos cíclicos.
- Encainida y flecainida.
- Procainamida.
- Propoxifeno.
- Quinidina.
- Plantas productoras de glucósidos similares a los digitálicos (la dedalera, la adelfa, el lirio de los valles).

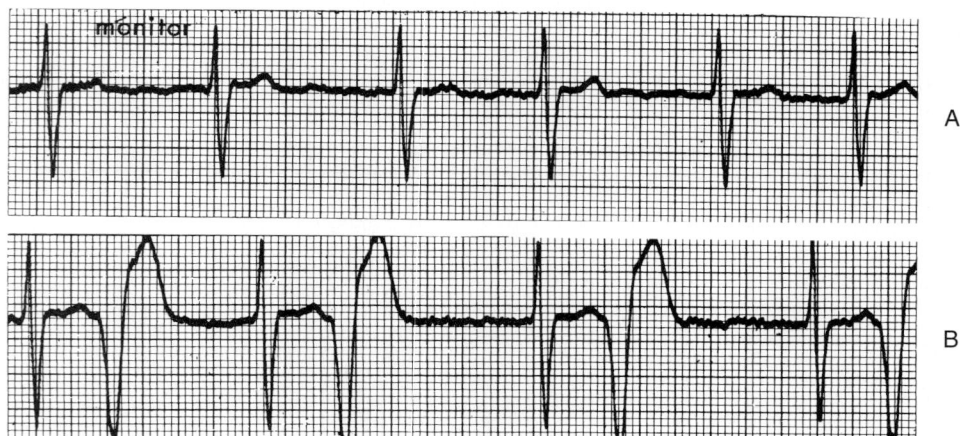

FIGURA 1-237 Bigeminismo ventricular en un caso de sobredosis por digitálicos. La ectopia ventricular es uno de los signos más frecuentes de la sobredosis por digitálicos. **A)** Fibrilación auricular. **B)** Cada complejo QRS normal es seguido por un latido ventricular prematuro (LVP). (De Goldberger AL [ed.]: *Clinical electrocardiography*, 5.ª ed., St. Louis, 1994, Mosby.)

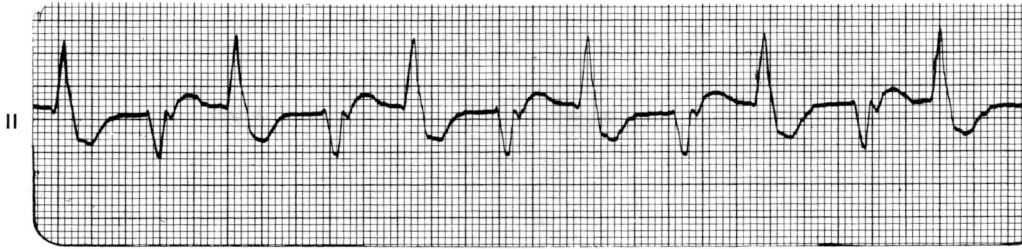

FIGURA 1-238   Este trazado electrocardiográfico corresponde a una arritmia de un paciente con sobredosis por digitálicos. Se trata de un tipo especial de taquicardia ventricular (taquicardia bidireccional) con complejos QRS que alternan de dirección de latido a latido. No se observan ondas P. (De Goldberger AL [ed.]: *Clinical electrocardiography*, 5.ª ed., St. Louis, 1994, Mosby.)

VALORACIÓN

Historia clínica, exploración física, pruebas de laboratorio.

PRUEBAS DE LABORATORIO

- Mida los niveles de digoxina o digitoxina (aunque en los casos de ingesta aguda, los niveles puede que no se correlacionen con la gravedad de la intoxicación).
- Electrólitos, BUN, creatinina, magnesio, calcio.
- ECG (v. figs. 1-237 y 1-238).

TRATAMIENTO

TRATAMIENTO NO FARMACOLÓGICO

- Cerciórese de que la vía respiratoria es adecuada.
- Controle el ECG durante las 12-24 horas posteriores a la ingesta.

TRATAMIENTO AGUDO
DE LA TOXICIDAD:

- Toxicidad aguda: administre carbón activado si la ingesta se ha producido hace menos de 1 hora. En caso de intoxicación por digitoxina pueden ser necesarias múltiples dosis (debido a la importante circulación enterohepática). Si la intoxicación aguda masiva se presenta antes de 1 hora tras la ingesta, considere realizar un vaciamiento gástrico.
- Trate la hiperpotasemia, la hipopotasemia o la hipomagnesemia. Durante la intoxicación aguda los pacientes pueden sufrir una hiperpotasemia que empeora aún más el bloqueo AV.
- Administre fragmentos Fab de anticuerpos específicos antidigoxina:
  1. Se trata de anticuerpos específicos que se unen a la digoxina y en menor proporción a la digitoxina y a otros glucósidos cardíacos.
  2. La respuesta inicial suele observarse en 30 minutos y la resolución completa suele producirse en 4 horas.

3. Indicaciones: hiperpotasemia ($\geq$5 mEq/l), arritmias que pongan en peligro la vida del paciente, ingesta masiva (ingesta aguda $\geq$10 mg de digoxina o un nivel sérico de digoxina $\geq$10 ng/ml a las 6 horas de la ingesta), ingesta junto a otros fármacos cardiotóxicos o plantas que contengan glucósidos cardíacos.
4. Dosis: 1 vial (38 mg) de fragmentos Fab se une a 0,5 mg de digoxina o digitoxina.
   a. En una **ingesta aguda** de digoxina: número de viales = [mg de digoxina ingerida x 0,8]/0,5. En una **ingesta crónica:** número de viales = [(nivel sérico de digoxina en ng/ml) x peso en kg] / 100.
   b. En una **ingesta aguda** de digitoxina: Número de viales = (mg de digitoxina ingerida) / 0,5. En una **ingesta crónica:** número de viales = ([nivel sérico de digitoxina en ng/ml] $\times$ peso en kg)/1000.
   c. Si desconoce la cantidad ingerida o los niveles séricos del fármaco, trate de modo empírico:
- En una intoxicación aguda: administre 10 viales y repita en caso de que sea necesario.
- En una intoxicación crónica: administre 6 viales.
5. Tras la administración de los fragmentos Fab, los niveles de digoxina se encuentran falsamente elevados. Un método exacto de medir los niveles de digoxina libre es mediante el inmunoensayo de polarización fluorescente de ultrafiltrado libre de proteínas.
6. Los complejos inactivos se excretan por la orina. La semivida de los inmunocomplejos es de 15 a 20 horas. En la insuficiencia renal considere realizar un intercambio plasmático (a las 3 horas) para eliminar los complejos Fab-digoxina. En teoría los complejos pueden disociarse antes de su excreción.
7. Si planea emplear este fármaco en embarazadas, tenga en cuenta que pertenece al grupo C.

8. Efectos adversos del tratamiento: el fármaco puede revertir los efectos terapéuticos de la digoxina y exacerbar la insuficiencia cardíaca y aumentar la respuesta ventricular en los pacientes con fibrilación auricular previamente controlada. Puede producir hipopotasemia, reacciones de hipersensibilidad y enfermedad del suero.
9. La hemodiálisis y la hemoperfusión no resultan de utilidad debido a la extensa unión tisular y al gran volumen de distribución.

COMPLICACIONES:
Hiperpotasemia:
- Bicarbonato sódico.
- Glucosa e insulina.
- Sulfonato sódico de poliestireno (kayexalato).
- No administre calcio ya que puede empeorar las arritmias ventriculares.

Bradicardia y paro cardíaco:
- Atropina.
- Marcapasos temporal si es sintomática.

Taquicardia ventricular y supraventricular: .
- Lidocaína o fenitoína: disminuyen el automatismo ventricular sin reducir de manera importante la conducción del nódulo AV.
- Evite la quinidina, el bretilio, la procainamida y el verapamilo, ya que pueden aumentar las arritmias ventriculares o el bloqueo del nódulo AV.
- La cardioversión electiva está contraindicada ya que puede precipitar la fibrilación ventricular.

PRONÓSTICO

- Bueno si se instaura un tratamiento precoz.
- La tasa de mortalidad es mayor en la intoxicación crónica que en la aguda.

BIBLIOGRAFÍA RECOMENDADA

Marx JA: *Rosen's emergency medicine: concepts and clinical practice*, ed 5, St Louis, 2002, Mosby.

AUTOR: **SUDEEP K. AULAKH, M.D., F.R.C.P.C.**

INFORMACIÓN BÁSICA

DEFINICIÓN

Aparición brusca de un calor intenso que comienza en el cuello o en la cara o bien en el tórax y progresa hacia el cuello y la cara, asociado a menudo a sudoración profusa, ansiedad y palpitaciones.

CÓDIGO CIE-9CM
627.2. Estados menopáusicos o del climaterio femenino, sintomáticos

EPIDEMIOLOGÍA Y DEMOGRAFÍA

- Los sofocos afectan al 75% de las mujeres posmenopáusicas.
- La mayoría comienzan 1 a 2 años antes de la menopausia y ceden después de 2 años.
- 15% de las mujeres refiere sofocos de duración superior a 15 años.

SÍNTOMAS Y SIGNOS

- Durante el episodio vasomotor puede observarse sudoración profusa y enrojecimiento de la piel.
- Durante el sofoco puede haber palpitaciones e hiperrreflexia.
- La duración típica del sofoco es de 1 a 5 minutos.
- Cada sofoco se asocia a aumento de la temperatura, de la frecuencia cardíaca y del flujo sanguíneo a la cara y las manos.
- Los episodios de sofocos durante el sueño son frecuentes y se conocen como «sudores nocturnos».
- La frecuencia de los sofocos es muy variable. Una tercera parte de las mujeres sufre más de 10 sofocos al día.

ETIOLOGÍA

- Disfunción de los centros de termorreguladores encefálicos debida a las modificaciones de las concentraciones de estrógenos en la menopausia.
- Uso de tamoxifeno.
- Insuficiencia ovárica provocada por la quimioterapia.
- Tratamiento de ablación androgénica por carcinoma de próstata.

DIAGNÓSTICO

DIAGNÓSTICO DIFERENCIAL

- Síndrome carcinoide.
- Trastorno de ansiedad.

- Enrojecimientos idiomáticos.
- Linfoma (sudores nocturnos).
- Hipertiroidismo.
- Hiperhidrosis.

VALORACIÓN

El objeto de la valoración de los sofocos es excluir los cuadros enumerados en el diagnóstico diferencial.

PRUEBAS DE LABORATORIO

FSH, LH.
TSH.

TRATAMIENTO

TRATAMIENTO NO FARMACOLÓGICO

- Las intervenciones conductuales tales como entrenamiento de relajación y respiración acompasada logran reducir los síntomas en algunas mujeres.
- Podría ser beneficiosa la reducción de la cafeína, el alcohol, el tabaco y los alimentos especiados.

TRATAMIENTO GENERAL

- El tratamiento sustitutivo con estrógenos produce una reducción del 80 al 90% de los sofocos. Sin embargo, los estrógenos están contraindicados en muchas mujeres y otras temen utilizarlos. Antes de iniciar la administración de estrógenos deben considerarse los riesgos potenciales y los efectos secundarios en todas las pacientes. Cuando se utilizan, lo mejor es administrarlos en dosis bajas (p. ej., estrógeno equino conjugado, 0,45 mg o 0,3 mg más 1,5 mg de medroxiprogesterona). También existe un anillo intravaginal que contiene acetato de estradiol, se cambia cada 3 meses y está aprobado para el tratamiento de los síntomas vasomotores de las mujeres histerectomizadas. Proporciona estrógenos tanto locales como sistémicos.
- Acetato de megestrol, un fármaco gestágeno que constituye una alternativa más segura que los estrógenos en las mujeres con antecedentes de cáncer de mama o de útero y en los varones tratados con ablación androgénica por cáncer de próstata. La dosis habitual es de 20 mg 2 veces al día.

- Se ha descrito que el antidepresivo venlaxefina posee una efectividad del 60% con respecto a la reducción de los sofocos y constituye una modalidad terapéutica alternativa en las mujeres inestables o que no quieren tomar estrógenos. La dosis inicial es de 37,5 mg, una vez al día, que se incrementa según la tolerancia hasta un máximo de 300 mg/día. Otros antidepresivos como los ISRS fluoxetina o paroxetina también se han utilizado para tratar los sofocos, pero su eficacia parece menor que la de venlaxefina. Un estudio reciente demostró que paroxetina es un fármaco eficaz para disminuir los sofocos en los varones tratados con ablación androgénica.
- El antiepiléptico gabapentina (300-1.200 mg/día) es otra alternativa no hormonal para tratar los sofocos y puede usarse solo o combinado con venlaxefina.
- El antidehipertensivo clonidina también es eficaz en la reducción de la frecuencia de los sofocos. Sus efectos adversos son sequedad de boca, sedación y mareos.
- La vitamina E (800 UI/día) puede ser eficaz en pacientes con síntomas leves que no interfieren con el sueño o el funcionamiento diario.
- La proteína de la soja (en forma de extractos de soja que contienen estrógenos derivados de la plata [fitoestrógenos]) es otro remedio usado con frecuencia, pero los estudios clínicos no han confirmado claramente su eficacia.
- Existen varias clases de remedios de herboristería que las pacientes suelen utilizar sin grandes beneficios. Las plantas mas utilizadas son *Cimicifuga racemosa*, *Angelica sinensis* y la prímula nocturna.

BIBLIOGRAFÍA RECOMENDADA

Fitzpatrick LA, Santen RJ: Hot flashes: the old and the new, what is really true? *Mayo Clin Proc* 77:1155, 2002.

Loprinzi CL et al: Pilot evaluation of Gabapentin for treating hot flashes, *Mayo Clin Proc* 77:1159, 2002.

Loprinzi Cl et al: Pilot evaluation of paroxetine for treating hot flashes in men, *Mayo Clin Proc* 79(10):1247, 2004.

Shanafelt TD et al: Pathophysiology and treatment of hot flashes, *Mayo Clin Proc* 77:1207, 2002.

Women's Health Initiative Investigators: Risks and benefits of estrogen plus progestin in healthy postmenopausal women: principal results from the Women's Health initiative randomized controlled trial, *JAMA* 288:321, 2002.

Sikon A, Thacker HL: Treatment options for menopausal hot flashes, *Cleveland Clinic J Med* 71:578, 2004.

AUTOR: **FRED F. FERRI, M.D.**

INFORMACIÓN BÁSICA

DEFINICIÓN

El término suicidio se refiere a los intentos exitosos o no de matarse a uno mismo.

SINÓNIMO

Autodestrucción.

CÓDIGO CIE-9CM
Clasificado según el método (p. ej., envenenamiento)

EPIDEMIOLOGÍA Y DEMOGRAFÍA

INCIDENCIA (EN EE.UU.):
El suicidio es la 11.ª causa de muerte y la 7.ª causa de pérdida de años de vida potencial en los EE.UU.

- 10,42 casos/100.000 personas; el 1,4% de todas las muertes.
- 18,7/100.000 varones.
- 4,4/100.000 mujeres.

PREDOMINIO POR EDADES:
- Aumenta con la edad (p. ej., 13,1 casos/100.000 personas de 15-24 años de edad, 16,9 casos/100.000 personas de 65-74 años, y 23,5 casos/100.000 personas de 75-84 años).
- Los ancianos presentan un riesgo de llevar a término el suicidio mayor que otros grupos de edad en todo el planeta. Los varones blancos >85 años presentan una tasa especialmente elevada.
- Es la tercera causa de muerte en personas de 15-24 años de edad.

INCIDENCIA MÁXIMA: >65 años de edad

GENÉTICA:
- Los factores biológicos pueden incrementar el riesgo de suicidio de forma directa (p. ej., al aumentar la impulsividad) o indirectamente (p. ej., al predisponer a una enfermedad mental).
- Los antecedentes familiares de suicidio se asocian a una conducta suicida.
- Los ensayos pediátricos sugieren que los ISRS se asocian a un mayor riesgo de conducta suicida.

SÍNTOMAS Y SIGNOS

Los métodos empleados en intentos de suicidio (frustrados) difieren de los usados en suicidios consumados.

- En >70% de los suicidios frustrados se empleó una sobredosis. Los cortes en las muñecas u otras partes del cuero son la segunda forma más frecuente.
- Cerca del 60% de los suicidios consumados se llevan a término con armas de fuego. El ahorcamiento es el segundo método más frecuente en los suicidios consumados. La asfixia (p. ej., con monóxido de carbono) y la sobredosis también constituyen formas relativamente habituales de consumar el suicidio.
- Suelen estar presentes varios factores de riesgo concomitantes, como una enfermedad psiquiátrica, como depresión o ansiedad, edad media o avanzada, raza blanca, sexo masculino, un divorcio o separación reciente, drogadicción comórbida (especialmente en una intoxicación), historia previa de intentos de suicidio, de un plan mortal (p. ej., armas de fuego o ahorcamiento), historia de violencia y antecedentes familiares de suicidio. Una enfermedad física crónica concomitante incrementa drásticamente el riesgo de suicidio (p. ej., el riesgo de suicidio entre pacientes con SIDA o diálisis renal es casi 30 veces superior al de la población general).

ETIOLOGÍA

- Las personas con un trastorno mental o drogadicción son responsables de >90% de todos los suicidios.
- La concurrencia de una o más enfermedades (p. ej., depresión y alcoholismo) aumenta considerablemente el riesgo de suicidio.
- Los ensayos pediátricos sugieren que los ISRS se asocian a un mayor riesgo de conducta suicida.
- La desesperación es un fuerte predictor de un suicidio potencial.

DIAGNÓSTICO

DIAGNÓSTICO DIFERENCIAL

- Algunos trastornos se asocian a una conducta autolesiva no suicida. El trastorno de personalidad limítrofe, por ejemplo, se manifiesta con automutilación sin intento de suicidio. Los trastornos de la alimentación son nocivos e incluso letales, aunque rara vez el objetivo es la muerte.
- Algunas conductas suicidas pretenden ser un «grito de socorro». En estas situaciones, las personas planean su suicidio de modo que sean descubiertas antes de haberse causado una lesión importante.

VALORACIÓN

- El médico debe preguntar de forma directa si existe una ideación suicida. Aproximadamente la mitad o los dos tercios de las personas que cometen suicidio visitan al médico 1 mes antes de quitarse la vida.
- Un intento de suicidio explícito, la desesperación y un plan bien ideado indican un alto riesgo. Los médicos pueden usar la regla nemotécnica SAL: ¿El método es específico (*Specific*)? ¿Dispone de él (*Available*)? ¿Es letal (*Lethal*)?
- La concurrencia de múltiples trastornos psiquiátricos, drogadicción, y múltiples problemas físicos aumenta el riesgo.
- La ideación suicida encubierta afecta principalmente a pacientes con dolencias físicas múltiples y vagas, depresión, ansiedad o drogadicción.

TRATAMIENTO

TRATAMIENTO NO FARMACOLÓGICO

- Intervención inmediata principal: ubicar al paciente en un entorno seguro (en general, hospitalización en una unidad de psiquiatría o una unidad médica bajo observación continua).
- A largo plazo: psicoterapia dirigida frente a aquellos factores que subyacen a la decisión de suicidarse o frente a factores de riesgo que contribuyen a la conducta suicida.
- Tratamiento de la drogadicción (p. ej., AA [Alcohólicos Anónimos], NA [Narcóticos Anónimos]) si existe.

TRATAMIENTO AGUDO

- Las benzodiazepinas son útiles para reducir la ansiedad extrema y la disforia en pacientes suicidas; sin embargo, estos fármacos son depresivos y deberán usarse sólo si el paciente se encuentra en un entorno seguro.
- Pueden emplearse antipsicóticos si existe una psicosis (p. ej., voces que le dicen al paciente que se lesione).
- Los eutimizantes y antidepresivos deben instaurarse en la etapa aguda, aunque pueden administrarse después de un período de latencia de 2 semanas.

TRATAMIENTO CRÓNICO

- El tratamiento debe centrarse en la enfermedad subyacente (p. ej., antidepresivos para la depresión, ansiolíticos o antidepresivos frente a la ansiedad, continuar el tratamiento de la drogadicción en su caso, o psicoterapia para la autoestima crónicamente baja y la desesperación).
- En ancianos, la soledad y discapacidad médica son importantes razones para el suicidio y, por consiguiente, los principales objetivos de la intervención.

PRONÓSTICO

- Un primer intento de suicidio es el mejor predictor de un suicidio consumado (es decir, los pacientes que han intentado suicidarse una vez presentan mayor riesgo de consumar el suicidio en el futuro).
- Las enfermedades asociadas al suicidio (p. ej., depresión, dolencias físicas) suelen ser crónicas y recurrentes.

DERIVACIÓN

Los pacientes con ideación suicida activa e intentos de suicidio deben remitirse a un especialista en salud mental.

BIBLIOGRAFÍA RECOMENDADA

Gaynes BN y cols.: U.S. Preventive Services Task Force. Screening for suicide risk in adults: a summary of the evidence for the U.S. Preventive Services Task Force, Ann Intern Med 140(10):822, 2004.

Gunnell D, Ashby D: Antidepressants and suicide: what is the balance of benefit and harm? BMJ 329(7456):34, 2004.

Mann JJ: A current perspective of suicide and attempted suicide, Ann Intern Med 136:302, 2002.

AUTOR: **MITCHELL D. FELDMAN, M.D., M.Phil.**

INFORMACIÓN BÁSICA

DEFINICIÓN

La tabes dorsal es una forma de neurosífilis terciaria que afecta a las columnas dorsales de la médula espinal y a nervios periféricos, caracterizada por dolor, especialmente en abdomen y piernas; ataxia sensitiva; fuerza normal; disfunción autonómica y pupilas de Argyll-Robertson.

SINÓNIMOS

Esclerosis espinal posterior.
Neurosífilis tabética.
Mieloneuropatía sifilítica.

CÓDIGO CIE-9CM

094.0 Tabes dorsal, ataxia, locomotora

EPIDEMIOLOGÍA Y DEMOGRAFÍA

INCIDENCIA (EN EE.UU.): Rara, aunque en aumento con el VIH/SIDA.
PREVALENCIA (EN EE.UU.): Rara; más frecuente con la epidemia de VIH/SIDA. El 10% de los casos de sífilis no tratados desarrolla neurosífilis, de los cuales, el 2-5% pueden desarrollar tabes dorsal. La prevalencia relativa de tabes dorsal es escasa, en comparación con la era preantibiótica.
PREDOMINIO POR SEXOS: Varones.
INCIDENCIA MÁXIMA: 15-20 años después de la infección inicial.

SÍNTOMAS Y SIGNOS

- Pupila de Argyll-Robertson en el 50% (la pupila reacciona mal a la luz, aunque bien a la acomodación).
- Pérdida de posición y vibración en tobillos (marcha con base de sustentación amplia; incapacidad para andar en la oscuridad: ataxia sensitiva).
- Pérdida de sensación del dolor profundo, que da lugar a úlceras profundas en los pies.
- Artropatía degenerativa, especialmente en rodillas, causada por una neuropatía grave (articulaciones de Charcot).
- Fuerza normal con arreflexia en piernas.
- Dolores relampagueantes en piernas.

- Dolores viscerales intermitentes graves, como gastrointestinales, laríngeos (crisis viscerales).
- Disfunción autonómica (incontinencias urinaria y fecal).

ETIOLOGÍA

Infecciosa (*Treponema pallidum*).

DIAGNÓSTICO

DIAGNÓSTICO DIFERENCIAL

- Deficiencia de vitamina B_{12} (degeneración combinada subaguda de la médula espinal).
- Deficiencia de vitamina E.
- Abuso crónico de óxido nitroso.
- Neoplasia de médula espinal (que afecta al conus medullaris).
- Enfermedad de Lyme.

VALORACIÓN

A través de la historia neurológica y exploración.

PRUEBAS DE LABORATORIO

- Punción lumbar para las pruebas VDRL y FTA-ABS. Pueden aparecer títulos VDRL falsos positivos en el LCR por una punción traumática. Una pleocitosis mononuclear (>5 células/μl) con elevación de proteínas en el LCR apoyan el diagnóstico.
- VDRL sérica. Puede ser normal en el 25-30% de los pacientes. La microaglutinación sérica de *Treponema pallidum* (MHA-TP) o la prueba de absorción de anticuerpos treponémicos fluorescentes (FTA-ABS) será necesaria si existe una alta sospecha clínica.
- Una VDRL sérica falsa positiva puede observarse en la enfermedad de Lyme, trepanomatosis no venéreas, herpes simple genital, gestación, LES, cirrosis alcohólica, esclerodermia y enfermedad mixta del tejido conectivo.

DIAGNÓSTICO POR IMAGEN

Innecesario si se confirma el diagnóstico.

TRATAMIENTO

TRATAMIENTO AGUDO

Penicilina procaína, 2-4 millones de U i.m. al día, junto con 500 mg de probenecid v.o. cuatro veces al día, durante 14 días, o penicilina G acuosa, 3-4 millones de U i.v. cada 4 h durante 10-14 días. Si existe alergia a la penicilina, doxiciclina, 200 mg v.o. dos veces al día durante 4 semanas.
Muchos de los síntomas (artropatía neuropática, dolores relampagueantes) persisten tras el tratamiento.

TRATAMIENTO CRÓNICO

- Fisioterapia.
- Los analgésicos, carbamazepina, gabapentina o corticoides pueden mitigar el dolor «relampagueante».
- Tratamiento de apoyo (silla de ruedas, aseo personal, etc.).

PRONÓSTICO

Se requiere un seguimiento estrecho. Repetir la punción lumbar cada 6 meses hasta que la pleocitosis del LCR se normalice. Si la pleocitosis no se normaliza en 6 meses o el LCR sigue siendo anormal a los 2 años, repetir el tratamiento.
Más indicaciones del tratamiento: si los títulos se multiplican por cuatro o si títulos >1:32 no se reducen a la cuarta parte en 12-24 meses.

DERIVACIÓN

Sustitución articular en casos moderados.

BIBLIOGRAFÍA RECOMENDADA

Centers for Disease Control and Prevention: 2002 sexually transmitted diseases treatment guidelines, *MMWR Morb Mortal Wkly Rep* 51(RR-6), 2002.

Conde-Sendin MA et al: Current clinical spectrum of neurosyphilis in immunocompetent patients, *Eur Neurol* 52:29, 2004.

Solbrig MV, Healy JF, Jay CA: Infections of the nervous system. In Bradley WG, Daroff RB, Fenichel GM, Marsden CD: *Neurology in clinical practice. The neurological disorders. Vol II,* Boston, 2000, Butterwoth-Heinemann.

AUTOR: **EROBOGHENE E. UBOGU, M.D.**

INFORMACIÓN BÁSICA

DEFINICIÓN

Las talasemias constituyen un grupo heterogéneo de trastornos de la síntesis de hemoglobina que poseen en común el déficit de síntesis de una o más cadenas polipeptídicas de la hemoglobina humana normal, dando lugar a una anormalidad cuantitativa de la hemoglobina así producida. No se producen cambios cualitativos como los observados en otras hemoglobinopatías (p. ej., drepanocitosis).

SINÓNIMOS

Anemia mediterránea.
Anemia de Cooley.

CÓDIGO CIE-9CM
282.4 Talasemia

EPIDEMIOLOGÍA Y DEMOGRAFÍA

- La talasemia es el trastorno genético más frecuente en todo el mundo.
- La mayor concentración de talasemia alfa se halla en el sudeste asiático y la costa occidental de África. Por ejemplo, en Tailandia la prevalencia es del 5-10%. También es común en negros, con una prevalencia de aproximadamente el 5%.
- La prevalencia de la talasemia beta a nivel mundial es de aproximadamente un 3%; en ciertas regiones de Italia y Grecia la prevalencia alcanza el 15-30%. Esta elevada prevalencia puede observarse en estadounidenses de origen italiano o griego.
- La distribución de la talasemia en Europa y África es idéntica a la del paludismo, lo que sugiere que las personas talasémicas son más resistentes al parásito, lo cual les proporciona una ventaja evolutiva respecto a la supervivencia.

CLASIFICACIÓN

TALASEMIA BETA:
- Talasemia beta (+) (síntesis subóptima de beta-globina).
- Talasemia beta (0) (ausencia total de síntesis de beta-globina).
- Talasemia delta-beta (ausencia total de la síntesis tanto de delta-globina como de beta-globina).
- Hemoglobina Lepore (síntesis de pequeñas cantidades de delta-beta-globina fusionada y ausencia total de delta-globina y beta-globina).
- Persistencia hereditaria de hemoglobina fetal (PHHF) (síntesis elevada de hemoglobina F, además de reducción o ausencia de delta-globina y beta-globina).

TALASEMIA ALFA:
- Portador silente (presentan tres genes de alfa-globina).
- Rasgo de talasemia alfa (dos genes de alfa-globina).
- Enfermedad de la hemoglobina H (un gen de alfa-globina).
- Hidropesía fetal (sin genes de alfa-globina).
- Hemoglobina Constant Sprint (cadena de alfa-globina elongada).

HEMOGLOBINOPATÍAS TALASÉMICAS:
Hb Terre Haute, Hb Quong Sze, HbE, Hb Knossos.

SÍNTOMAS Y SIGNOS

TALASEMIA BETA:
- Talasemia beta heterocigótica (talasemia menor): anemia ausente o leve, microcitosis e hipocromía, hemólisis leve manifestada por una ligera reticulocitosis y esplenomegalia.
- Talasemia beta homocigótica (talasemia mayor): anemia hemolítica intensa; dependencia de transfusiones; deformidades óseas (cráneo y huesos largos); hepatomegalia; esplenomegalia; sobrecarga de hierro que conduce a una miocardiopatía, diabetes mellitus e hipogonadismo: retraso del crecimiento; cálculos de pigmentos biliares; susceptibilidad a la infección.
- Talasemia intermedia causada por la combinación de talasemias beta y alfa, o de talasemia beta y Hb Lepore: se asemeja a la talasemia mayor, aunque es más suave.

TALASEMIA ALFA:
- Portador silente: sin síntomas.
- Rasgo talasémico alfa: sólo microcitosis.
- Enfermedad de la hemoglobina H: hemólisis moderadamente grave con microcitosis y esplenomegalia.
- La pérdida de los cuatro genes de alfa-globina es incompatible con la vida (parto de feto hidrópico muerto). NOTA: La gestación con hidropesía fetal se asocia a una alta incidencia de toxemia.

ETIOPATOGENIA

- Talasemia beta: la reducción de la síntesis de beta-globina provoca una redundancia de cadenas de alfa-globina (cuerpos de Heinz), las cuales son citotóxicas y causan una hemólisis intramedular y una eritropoyetina ineficaz. Se han identificado más de 100 mutaciones. La hemoglobina fetal puede estar elevada.
- Talasemia alfa: son varias las mutaciones que pueden dar lugar a una insuficiente cantidad de cadenas alfa-globina dispuestas a combinarse con globinas no alfa.

DIAGNÓSTICO

DIAGNÓSTICO DIFERENCIAL

En general el diagnóstico es sencillo; debe descartarse una deficiencia de hierro en presencia de microcitosis; si no existe deficiencia de hierro, la causa de la microcitosis probablemente sea una talasemia.

PRUEBAS DE LABORATORIO

TALASEMIA BETA:
- Microcitosis (VCM: 55-80 fl).
- ADE (amplitud de distribución eritrocitaria) normal.
- Frotis: hematíes nucleados, anisocitosis, poiquilocitosis, policromatofilia, cuerpos de Pappenheimer y Howell-Jolly.
- Electroforesis de la hemoglobina: reducción o ausencia de hemoglobina A, hemoglobina fetal elevada, incremento variable de la cantidad de hemoglobina A_2.
- Marcadores de hemólisis: bilirrubina indirecta y LDH elevadas, haptoglobina reducida.

TALASEMIA ALFA:
- Microcitosis en ausencia de deficiencia de hierro.
- La electroforesis de la hemoglobina es normal, excepto por la presencia de hemoglobina H en la enfermedad de la hemoglobina H.

TRATAMIENTO

- Talasemia menor: sin más tratamiento que evitar la administración de hierro en caso de un diagnóstico incorrecto de deficiencia de hierro.
- Talasemia beta mayor (enfermedad de la hemoglobina H):
  1. Transfusión cuando sea necesaria, además de quelación de hierro con desferrioxamina (mediante administración i.v. o s.c., 8-12 h por las noches, 5-6 días a la semana, a dosis de 2-6 g/día mediante una bomba de infusión portátil).
  2. Esplenectomía en caso de que exista hiperesplenismo.
  3. Trasplante de médula ósea.
  4. La hidroxiurea puede incrementar los niveles de hemoglobina F.

DERIVACIÓN

Al hematólogo.

BIBLIOGRAFÍA RECOMENDADA

Olivieri NF: The beta-thalassemias, *N Engl J Med* 341:99, 1999.

AUTOR: **TOM J. WACHTEL, M.D.**

INFORMACIÓN BÁSICA

DEFINICIÓN

El taponamiento cardíaco es un trastorno que puede poner en riesgo la vida del paciente. Se produce por la compresión (aguda o crónica) del corazón debida al acúmulo de líquido, sangre, pus o gas en el interior del saco pericárdico, lo que impide la dilatación y el llenado de los ventrículos durante la diástole.

CÓDIGO CIE-9CM
423.9 Trastornos pericárdicos inespecíficos

SÍNTOMAS Y SIGNOS

El taponamiento cardíaco agudo (p. ej., tras heridas penetrantes, iatrogénico o disección aórtica) se caracteriza por la tríada de Beck:
1. Hipotensión arterial.
2. Elevación de la presión venosa central.
3. Corazón pequeño y tranquilo.
El taponamiento cardíaco crónico cursa con:
1. Fricción pericárdica (en ocasiones).
2. Taquipnea.
3. Taquicardia (excepto en los pacientes urémicos o hipotiroideos).
4. Elevación de la distensión venosa yugular (seno x descendente profundo con ausencia de seno y descendente) con distensión venosa periférica en la frente y el cuero cabelludo.
5. Pulso paradójico (definido como un descenso en la presión arterial sistólica inspiratoria igual o superior a 10 mmHg durante la respiración normal).
6. Ruidos cardíacos atenuados.
7. Hipotensión absoluta o relativa.

ETIOLOGÍA

Taponamiento cardíaco agudo:
1. Traumatismo penetrante.
2. Disección aórtica.
3. Rotura miocárdica tras tratamiento de un IM con heparina y/o agentes trombolíticos.
4. Iatrogenia (inserción de vías centrales y de marcapasos, tras cirugía de derivación coronaria).
Acumulación crónica de efusión pericárdica que resulta en un taponamiento cardíaco:
1. Tumores malignos (p. ej., de pulmón, de mama o linfomas).
2. Pericarditis vírica (p. ej., por el coxsackievirus o el VIH).
3. Uremia.
4. Bacteriana, fúngica o tuberculosa.
5. Mixedema (raro).
6. Enfermedad del colágeno (p. ej., el LES, la AR o la esclerodermia).
7. Radiación.

DIAGNÓSTICO

DIAGNÓSTICO DIFERENCIAL

EPOC, pericarditis constrictiva, miocardiopatía restrictiva, infarto ventricular derecho y embolia pulmonar pueden producir un cuadro de elevación de la presión venosa yugular, hipotensión arterial y pulso paradójico.

VALORACIÓN

El diagnóstico del taponamiento cardíaco es clínico y puede realizarse a la cabecera del enfermo si se observan los signos físicos mencionados con anterioridad. El ecocardiograma confirma el diagnóstico clínico. El diagnóstico etiológico precisa pruebas de laboratorio específicas (v. «Pruebas de laboratorio»).

PRUEBAS DE LABORATORIO

Los electrólitos, el BUN, la Cr, la VSG, las pruebas de función tiroidea, los ANA, el FR, el PPD, los hemocultivos, los anticuerpos antivirales y el análisis y cultivo del líquido pericárdico ayudan a la hora de identificar o excluir una posible etiología de la efusión que ha dado lugar al taponamiento.
- Los hallazgos encontrados en el ECG de 12 derivaciones son sugestivos pero no diagnósticos:
  1. Bajo voltaje (complejos QRS de <de 5 mm de amplitud en las derivaciones de extremidades y de < de 10 mm de amplitud en las derivaciones torácicas).
  2. En la pericarditis aguda: depresión del intervalo PR o elevación difusa del segmento ST.
  3. Alternancia eléctrica (amplitudes alternantes de los complejos QRS en cualquiera o en todas las derivaciones).
  4. Taquicardia sinusal.

DIAGNÓSTICO POR IMAGEN

- La información aportada por la radiografía torácica no es muy específica. El tamaño cardíaco puede ser normal en el taponamiento agudo o encontrarse aumentado (configuración en bolsa de agua) en las efusiones que se forman lentamente. Para que la silueta cardíaca comience a verse alterada deben haberse acumulado como mínimo 200 ml de líquido.
- El ecocardiograma puede detectar efusiones de tan solo 20 ml y puede sugerir un taponamiento fisiológico (el colapso auricular y ventricular derecho durante la diástole).
- La cateterización del lado derecho del corazón y la medición de la presión intrapericárdica confirman el diagnóstico.
- Los hallazgos típicos son la igualación de las presiones diastólicas, generalmente entre 15-30 mmHg (presión de la arteria pulmonar = presión diastólica del ventrículo derecho = presión auricular derecha = presión intrapericárdica).

TRATAMIENTO

TRATAMIENTO NO FARMACOLÓGICO

El taponamiento cardíaco debe ser tratado con carácter urgente. Evite los fármacos que reduzcan la precarga y empeoren el taponamiento (p. ej., los nitratos o los diuréticos).
  Las efusiones pericárdicas de tamaño importante sin compromiso hemodinámico pueden ser manejadas de manera conservadora con un seguimiento estrecho, tratando la causa subyacente y realizando controles ecocardiográficos.

TRATAMIENTO AGUDO

- Las formas agudas de taponamiento mencionadas (v. «Etiología») suelen precisar la eliminación urgente del líquido pericárdico, bien sea por medio de un catéter o a través de una pericardiotomía quirúrgica.
- En caso de parada cardíaca, se debe proporcionar soporte hemodinámico por medio de expansores de volumen (sangre, solución salina o dextrano) y administrar agentes inotrópicos o vasopresores.
- Se debe evitar la ventilación con presión positiva y la diuresis.

TRATAMIENTO CRÓNICO

- Depende de la etiología.
- El tratamiento semiagudo incluye:
  1. Colocación de un catéter para proceder a la pericardiocentesis del lado derecho del corazón. El catéter puede mantenerse en posición intrapericárdica durante 48 horas para permitir el drenaje continuo hasta proceder a realizar un tratamiento definitivo o hasta que se inicie el tratamiento etiológico (p. ej., la diálisis en los pacientes con uremia o la administración de levotiroxina en los pacientes con mixedema).
- A continuación se mencionan otras técnicas de drenaje quirúrgico:
  1. Drenaje pericárdico subxifoideo.
  2. Pericardiectomía parcial para lograr el drenaje del líquido pericárdico en el hemitórax izquierdo.
  3. Pericardiectomía total.

PRONÓSTICO

El pronóstico del taponamiento cardíaco depende de la causa subyacente.

DERIVACIÓN

- Si sospecha el taponamiento cardíaco por el cuadro clínico, remita al paciente al cardiólogo.
- Considere también derivar al paciente al cirujano cardiotorácico.

OTRAS CONSIDERACIONES

COMENTARIOS

El cuadro agudo puede producirse tras la acumulación de tan sólo 200 ml, mientras que en el cuadro crónico, el saco pericárdico puede albergar hasta 5 litros de líquido antes de que se produzca el taponamiento.

BIBLIOGRAFÍA RECOMENDADA

Aikat S, Ghaffari S: A review of pericardial diseases: clinical, ECG and hemodynamic features and management, *Clev Clin J Med* 67(12):903, 2000.
Sagrista-Sauleda J, Angel J, Sanchez A et al: Effusive, constrictive pericarditis, *N Eng J Med* 350(5):469, 2004.
Spodick DH: Acute cardiac tamponade, *N Engl J Med* 349(7):684, 2003.
Spodick DH: Pathophysiology of cardiac tamponade, *Chest* 113(5):1372, 1998.

AUTORES: **PRANAV M. PATEL, M.D.** y **WEN-CHIH WU, M.D.**

INFORMACIÓN BÁSICA

DEFINICIÓN

La taquicardia auricular multifocal es una arritmia supraventricular moderadamente rápida (de 100-140 lpm), con ondas P que presentan al menos tres morfologías diferentes.

SINÓNIMOS

Ritmo auricular caótico; el término «migración del marcapasos» se emplea para una arritmia similar asociada con una frecuencia cardíaca normal o baja.

CÓDIGO CIE-9CM
427.89 Taquicardia auricular multifocal

EPIDEMIOLOGÍA Y DEMOGRAFÍA

Las mismas de la enfermedad pulmonar crónica (obstructiva o restrictiva), de la que la arritmia puede ser una complicación.

SÍNTOMAS Y SIGNOS

Síntomas:
- Palpitación.
- Aturdimiento.
- Síncope.
- Síntomas de enfermedad pulmonar subyacente.
- Hallazgos clínicos asociados a la enfermedad pulmonar subyacente.

ETIOLOGÍA

- Mecanismo exacto desconocido.
- Entre las alteraciones asociadas se cuentan hipoxia, hipercarbia, acidosis, trastornos en los electrólitos y toxicidad por digital.

DIAGNÓSTICO

DIAGNÓSTICO DIFERENCIAL

- Fibrilación auricular.
- Flúter auricular.
- Taquicardia sinusal.
- Taquicardia auricular paroxística.
- Extrasístoles.

VALORACIÓN

- ECG (v. fig. 1-239).
- Pruebas de función pulmonar.
- Electrólitos.
- Gasometría arterial.
- Niveles de digoxina (si el paciente está siendo tratado con digoxina).

TRATAMIENTO

- Se ha de mejorar la disfunción pulmonar o metabólica siempre que sea posible.
- Bloqueantes del calcio.
- β-bloqueantes, si no están contraindicados por enfermedad pulmonar obstructiva.
- Si la arritmia es asintomática, puede permanecer sin tratamiento.

BIBLIOGRAFÍA RECOMENDADA

Myerburg RJ, Kloosterman EM, Castellanos A: Recognition, clinical assessment, and management of arrhythmias and conduction disturbances. In Fuster V et al (eds): *Hurst's: the heart, arteries, and veins,* ed 10, New York, 2001, McGraw-Hill.

AUTOR: **TOM J. WACHTEL, M.D.**

TAQUICARDIA AURICULAR MULTIFOCAL

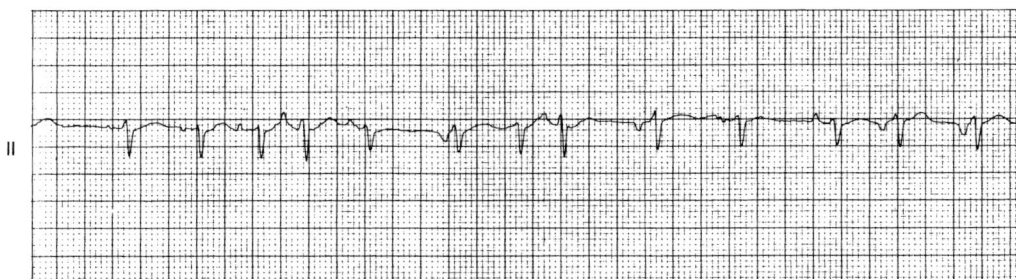

FIGURA 1-239   Las ondas P muestran formas variables o intervalos PR variables, o ambos. (De Goldberger, AL: *Clinical electrocardiography,* 5.ª ed., St. Louis, 1994, Mosby.)

INFORMACIÓN BÁSICA

DEFINICIÓN

La taquicardia auricular paroxística (TAP) es un grupo de arritmias que generalmente se originan como un ritmo de reentrada desde el nodo AV y se caracterizan por un inicio súbito y un final abrupto.

SINÓNIMOS

TSV.
Taquicardia supraventricular.

CÓDIGO CIE-9CM

427.0 Taquicardia auricular paroxística

SÍNTOMAS Y SIGNOS

- El paciente generalmente está asintomático.
- El paciente puede detectarse un latido cardíaco «rápido».
- La taquicardia persistente puede precipitar ICC o hipotensión durante un IM agudo.

ETIOLOGÍA

- Síndromes de preexcitación (síndrome de Wolff-Parkinson-White [WPW]).
- Defecto del tabique auricular.
- IM agudo.

DIAGNÓSTICO

VALORACIÓN

ECG:
- Existe un ritmo absolutamente regular con una frecuencia de 150-220 lpm.
- Pueden verse o no ondas P (la presencia de ondas P depende de la relación de la despolarización atrial y ventricular).
- Los complejos QRS anchos (>0,12 seg) con empastamiento inicial (onda delta) durante el ritmo sinusal y el PR corto (≤0,12 seg) son característicos del síndrome de WPW; este síndrome es la consecuencia de una vía AV accesoria (haz de Kent) que preexcita el músculo ventricular antes de lo que cabría esperar si el impulso alcanzara los ventrículos por el sistema normal de conducción; las arritmias asociadas al WPW son TSV de complejo estrecho, fibrilación auricular y fibrilación ventricular; la digoxina y el verapamilo deberían evitarse porque pueden producir una aceleración de la arritmia a través de la vía accesoria. La ablación de las vías accesorias mediante catéter de radiofrecuencia (realizado junto con la exploración electrofisiológica diagnóstica) es un tratamiento seguro y eficaz de los pacientes con síndrome de WPW.

TRATAMIENTO

TRATAMIENTO NO FARMACOLÓGICO

- La maniobra de Valsalva en decúbito supino es la forma más eficaz de terminar una TSV; el masaje del seno carotídeo (tras descartar una enfermedad carotídea oclusiva) también se utiliza con frecuencia para provocar impulsos vagales eferentes.
- La desfibrilación sincronizada con corriente continua se utiliza si el paciente muestra signos de shock cardiogénico, angina o ICC.

TRATAMIENTO AGUDO

- La adenosina, un nucleósido endógeno, es útil para el tratamiento de la TSV paroxística, especialmente la asociada al WPW; muchos la consideran el tratamiento de primera elección de casi todos los episodios de TSV que no responden a las maniobras vagales; la dosis es de 6 mg administrados mediante bolo rápido i.v.; la taquicardia generalmente termina en unos pocos segundos; si es necesario, puede repetirse un bolo i.v. de 12 mg. Son contraindicaciones el bloqueo AV de segundo o tercer grado, el síndrome del seno coronario (SSC), la fibrilación auricular y la taquicardia ventricular. La adenosina puede producir broncoespasmo en asmáticos. Los pacientes tratados con teofilina (un antagonista competitivo de los receptores de adenosina) son generalmente refractarios al tratamiento. El dipiridamol potencia el efecto de la adenosina; por tanto los pacientes que reciben dipiridamol deberían comenzar con dosis más bajas.

- Verapamilo 5-10 mg i.v. se administra en 5 min, si no tiene efecto, puede repetirse en 30 min.
  1. El verapamilo debería utilizarse con precaución en los pacientes con TSV asociada a hipotensión.
  2. La inyección lenta de cloruro cálcico (10 ml de una solución al 10% administrado en 5-8 min antes de la administración de verapamilo) disminuye el efecto hipotensor sin comprometer su efecto antiarrítmico.
- Repetir el masaje carotídeo tras el verapamilo i.v. si persiste la TSV.
- El metoprolol (5 mg/2 min i.v. hasta 15 mg) o el esmolol (500 μg/kg en bolo i.v., después 50 μg/kg/min) puede ser eficaz en el tratamiento de la TSV.
- Digitalización i.v. (0,75-1 mg en carga i.v. lenta) si los otros fármacos no son eficaces.
  1. Repetir masaje carotídeo 30 min más tarde; si no tiene éxito, administrar 0,25 mg adicionales de digoxina i.v. y repetir el masaje del seno carotídeo 1 h más tarde.
  2. La digoxina debería evitarse en los pacientes con síndrome de WPW y taquicardia con QRS estrecho (riesgo aumentado de fibrilación auricular durante la taquicardia de reentrada AV).

PRONÓSTICO

La mayoría de los pacientes responden bien, con resolución de la taquicardia auricular paroxística con tratamiento (v. «Tratamiento agudo»):

DERIVACIÓN

La ablación por radiofrecuencia es la técnica de elección en los pacientes con vías accesorias y episodios sintomáticos recurrentes.

OTRAS CONSIDERACIONES

COMENTARIOS

Las vías accesorias se presentan en el 0,1-0,3% de la población general.

AUTOR: **FRED F. FERRI, M.D.**

INFORMACIÓN BÁSICA

DEFINICIÓN

Es un temblor principalmente postural y de acción que es bilateral y que tiende a progresar lentamente con el paso de los años en ausencia de otras anomalías neurológicas.

CÓDIGO CIE-9CM
333.1 Temblor esencial

EPIDEMILOGÍA Y DEMOGRAFÍA

Alrededor de 415/100.000 personas mayores de 40 años.
Sin predominio de género o raza.

SÍNTOMAS Y SIGNOS

- Los pacientes se quejan de temblor que es más molesto a la hora de escribir o sujetar algo, como un periódico, o cuando se intenta beber de una taza. Empeora con el estrés emocional y al beber líquidos.
- Temblor de 4-12 Hz, temblor bilateral postural y de acción de las extremidades superiores.
- Puede afectar también a la cabeza, la voz, el tronco y las piernas. Normalmente tiene la misma amplitud durante toda la acción, como llevar una taza a la boca. No se observan otras anomalías neurológicas en la exploración. Los pacientes suelen notar una mejoría con pequeñas cantidades de alcohol.

ETIOLOGÍA

A menudo es una enfermedad hereditaria, autosómica dominante; se encuentran con frecuencia casos esporádicos sin antecedentes familiares.

DIAGNÓSTICO

DIAGNÓSTICO DIFERENCIAL

- Enfermedad de Parkinson: el temblor es normalmente asimétrico, especialmente al principio de la enfermedad y es en su mayoría un temblor de reposo. Los pacientes con enfermedad de Parkinson presentarán también un aumento del tono, una disminución de la expresión facial, lentitud de movimientos y una marcha arrastrando los pies.

- Temblor cerebeloso: un temblor de intención que aumenta al final de un movimiento dirigido al objetivo (como la prueba dedo-nariz). Otras anomalías neurológicas asociadas incluyen ataxia, disartria y dificultad con una marcha en tándem.
- Inducido por fármacos: hay muchos fármacos que aumentan el temblor normal, fisiológico. Éstos incluyen cafeína, nicotina, litio, levotiroxina, broncodilatadores β-adrenérgicos, valproato e ISRS.
- Enfermedad de Wilson: temblor de aleteo que es más pronunciado con los hombros en abducción, los codos flexionados y los dedos apuntando entre sí. Suelen existir otras anomalías neurológicas como disartria, distonía y anillos de Keyser Fleischer en la exploración oftálmica.

VALORACIÓN

- Todas las técnicas de imagen son normales (RM, TC) y suelen ser innecesarias a menos que se asocien otras anomalías neurológicas.
- Debe comprobarse la TSH.
- En los pacientes menores de 40 años con otras anomalías neurológicas, debe estudiarse la ceruloplasmina, Cu y Cu en orina de 24 h para descartar la enfermedad de Wilson.

TRATAMIENTO

No es necesario tratar el temblor esencial a menos que afecte a las funciones. Los pacientes necesitan comprender que los tratamientos sólo tienen una eficacia del 40-70%.

TRATAMIENTO NO FARMACOLÓGICO

Reducción del estrés. Debe disminuirse el consumo de cafeína. Cantidades pequeñas de alcohol en reuniones sociales tienden a ser beneficiosas.

TRATAMIENTO AGUDO

Se puede tomar una dosis de propanolol (20-40 mg) como preparativo para acontecimientos específicos.

TRATAMIENTO CRÓNICO

Agentes de primera línea.
- Propranolol: dosis inicial habitual de 30 mg. Dosis terapéutica habitual de 160-320 mg. Debe utilizarse con prudencia en aquellos pacientes con asma, depresión, enfermedad cardíaca y diabetes.

- Primidona: dosis inicial habitual de 12,5-25 mg por hora. Dosis terapéutica habitual entre 62,5-750 mg por día. Cuando se comienza la medicación, al principio la sedación y náuseas son los mayores efectos secundarios.

Otros agentes.
- Neurontina: 400 mg al acostarse, la dosis terapéutica habitual es de 1.200-3.600 mg.
- Topomax: 25 mg al acostarse, puede aumentarse la dosis hasta 400 mg.
- Alprazolam: 0,75-2,75 mg.

TRATAMIENTO QUIRÚRGICO

Estimulación cerebral profunda talámica contralateral al lado del temblor.

PRONÓSTICO

Debería tranquilizarse a los pacientes ya que la enfermedad no se asocia con otras incapacidades neurológicas; sin embargo, con el tiempo puede volverse incapacitante desde el punto de vista funcional.

DERIVACIÓN

Es una enfermedad que el médico de atención primaria suele poder tratar; sin embargo, si el paciente no responde al tratamiento de primera línea, entonces debería derivarse al paciente a especialistas para otros ensayos con fármacos y otras posibles opciones quirúrgicas.

OTRAS CONSIDERACIONES

El temblor esencial es el más frecuente de todos los trastornos del movimiento.

BIBLIOGRAFÍA RECOMENDADA

Deuschel G, Volkmann J: Tremors: Differential diagnosis, pathophysiology, and therapy. In Jankovic J, Tolosa E (eds): *Parkinson's disease and movement disorders*, ed 4, 2002, pp. 270-291.
Louis ED: Essential tremor, *N Engl J Med* 345(12):887, 2001.
Zesiewicz TA et al: Phenomenology and treatment of tremor disorders. In Hurtig H, Stern M (eds): *Neurologic clinics: Movement disorders* 19:3, 2001, pp. 651-680.

AUTOR: **CINDY ZADIKOFF, M.D.**

INFORMACIÓN BÁSICA

DEFINICIÓN

La tenosinovitis de De Quervain es un trastorno inflamatorio estenosante del primer compartimento retinacular dorsal que contiene los tendones de los músculos abductor largo del pulgar (ALP) y extensor corto del pulgar (ECP).

SINÓNIMOS

Tenosinovitis estenosante de la apófisis estiloides radial.
Tenovaginitis estenosante del primer compartimento dorsal.

CÓDIGO CIE-9CM
727.04 Tenosinovitis estiloides radial

EPIDEMIOLOGÍA Y DEMOGRAFÍA

- Mayor predominio en el sexo femenino (10:1).
- Suele presentarse entre los 30-50 años.
- Se asocia a la artritis reumatoide.
- Se observa en ciertas profesiones (p. ej., en el personal de oficinas, en los trabajadores de cadenas de montaje o en los que realizan trabajos manuales).

SÍNTOMAS Y SIGNOS

- Dolor sobre la apófisis estiloides radial.
- Inflamación.
- Prueba de Finkelstein positiva (fig. 1-240): Consiste en la extensión de los tendones del ALP y del ECP tras sujetar el pulgar con el resto de los dedos y desviar la muñeca de modo pasivo hacia el lado cubital. La aparición de dolor se considera un signo positivo.
- Crepitación.

ETIOLOGÍA

- La enfermedad suele deberse al uso repetitivo o al uso excesivo de las manos.

DIAGNÓSTICO

- El diagnóstico de la tenosinovitis de De Quervain se basa en la siguiente tríada clínica:
  1. Dolor a la palpación sobre la apófisis estiloides radial.
  2. Inflamación en el primer compartimento retinacular dorsal.
  3. Prueba de Finkelstein positiva (fig. 1-240).
- El diagnóstico se confirma si tras la inyección de 1,5 cc de xilocaína al 1% en el saco tenosinovial desaparecen los tres signos físicos.

DIAGNÓSTICO DIFERENCIAL

- Síndrome del túnel carpiano.
- Osteoartritis.
- Gota.
- Tenosinovitis infiltrativa.
- Radiculopatía.
- Neuropatía compresiva (p. ej., de la rama superficial del nervio radial o «síndrome de la pulsera»).
- Infección (p. ej., tuberculosa, bacteriana).

VALORACIÓN

Si se sospecha una tenosinovitis de De Quervain, deben realizarse pruebas de laboratorio y un estudio radiológico que excluya otras causas de dolor de la muñeca y de la mano.

PRUEBAS DE LABORATORIO

- La VSG suele encontrarse normal en los pacientes con tenosinovitis de De Quervain. Si se encuentra elevada, debe descartarse una etiología infecciosa o infiltrativa.
- Debe realizarse un aspirado y estudiar el material obtenido bajo el microscopio polarizado para descartar la presencia de gota.
- Debe realizarse una tinción de Gram y un cultivo con el material aspirado para descartar una etiología infecciosa.

DIAGNÓSTICO POR IMAGEN

Las exploraciones radiológicas de la mano pueden mostrar signos de osteoartritis de la primera articulación carpo-metacarpiana que pueden simular una tenosinovitis de De Quervain.

TRATAMIENTO

TRATAMIENTO NO FARMACOLÓGICO

- Descanso.
- Férulas.
- Fisioterapia.

TRATAMIENTO AGUDO

- La infiltración de esteroides (20-40 mg de acetónido de triamcinolona) y de xilocaína al 1% alivia el dolor de manera efectiva.
- Si el paciente rechaza la infiltración pueden administrarse AINE como el ibuprofeno (800 mg/8 h) o el naproxeno (500 mg/12 h).

TRATAMIENTO CRÓNICO

El tratamiento quirúrgico suele reservarse para los pacientes que no responden a los AINE ni a las infiltraciones de esteroides.

PRONÓSTICO

- Aproximadamente el 90% de los pacientes consiguen un alivio sintomático con una o varias infiltraciones de esteroides.
- Las infiltraciones de esteroides presentan las siguientes complicaciones:
  1. Infección.
  2. Ruptura tendinosa.
- La cirugía logra el control de los síntomas en el 90% de los pacientes.
- La complicaciones asociadas con la cirugía comprenden:
  1. La lesión del nervio radial.
  2. Parestesia (~10%).
  3. Neuroma.

DERIVACIÓN

En los pacientes con tenosinovitis de De Quervain que requieran infiltraciones está indicado la valoración por parte de un reumatólogo o de un traumatólogo.

BIBLIOGRAFÍA RECOMENDADA

Chin DH, Jones NF: Repetitive motion hand disorder, *J Calif Dent Assoc* 30(2):149, 2002.
Saldana TS: Trigger digit: diagnosis and treatment, *J Am Acad Orthop Surg* 9(4):246, 2001.

AUTOR: **PETER PETROPOULOS, M.D.**

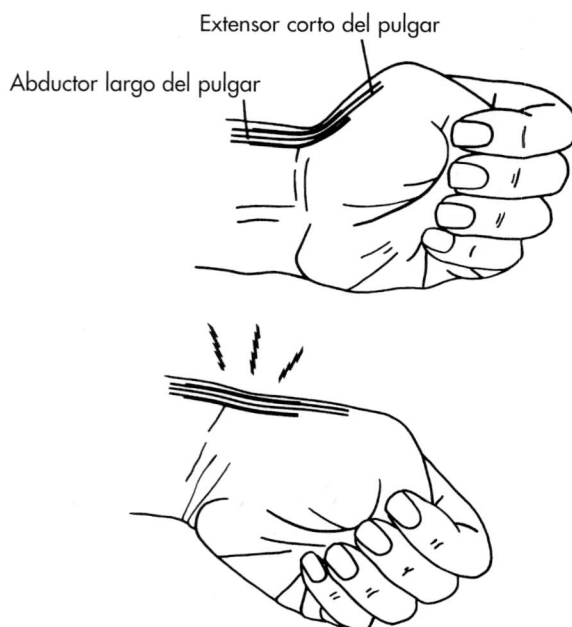

FIGURA 1-240 La prueba de Finkelstein es positiva en la sinovitis estenosante de De Quervain. La desviación cubital de la muñeca produce dolor en el compartimento dorsal que contiene al extensor corto del pulgar y al abductor largo del pulgar. (De Noble J [ed.]: *Textbook of primary care medicine*, 2.ª ed., St. Louis, 1996, Mosby.)

Extensor corto del pulgar

Abductor largo del pulgar

INFORMACIÓN BÁSICA

DEFINICIÓN

El tétanos es una enfermedad con riesgo vital que se manifiesta con rigidez y espasmos musculares; está causada por una neurotoxina (tetanospasmina) producida por *Clostridium tetani*.

CÓDIGO CIE-9CM
037 Tétanos

EPIDEMIOLOGÍA Y DEMOGRAFÍA

INCIDENCIA (EN LOS EE.UU.): 48-64 casos al año desde 1986.
PREDOMINIO POR EDADES: >60 años de edad.
GENÉTICA:
Infección neonatal:
- Rara en los EE.UU.
- Entre las principales causas de mortalidad neonatal en muchas regiones del mundo (causada por la infección del muñón umbilical).

SÍNTOMAS Y SIGNOS

- Trismo («oclusión de la boca»).
- Risa sardónica (sonrisa peculiar), mueca característica debida a la contracción de los músculos faciales.
- Espasmos musculares generalizados que producen un dolor intenso y, a veces, compromiso respiratorio y muerte.
- Músculos abdominales rígidos, brazos flexionados y piernas extendidas.
- Disfunción autonómica varios días después del inicio de la enfermedad.
- Principal causa de muerte: fluctuaciones en la frecuencia cardíaca y presión arterial.
- En general, ausencia de fiebre.
- Tétanos localizado:
  1. Rigidez de músculos próximos a la lesión.
  2. Debilidad como consecuencia de la lesión de motoneuronas inferiores.
  3. Puede ser autolimitada y remitir de manera espontánea.
  4. Más a menudo progresa a un tétanos generalizado.
  5. Tétanos cefálico:
     a. Puede ocurrir con lesiones en la cabeza.
     b. Puede manifestarse como una disfunción de pares craneales.

ETIOLOGÍA

- *C. tetani* es un bacilo grampositivo y esporulante que reside principalmente en el suelo.

- La mayoría de los casos están causados por pinchazos y laceraciones.
- La toxina es elaborada por los microorganismos presentes en la herida contaminada.
- Los síntomas locales están causados por la inhibición de neurotransmisores en sitios presinápticos.
  1. A lo largo de los 2-14 días siguientes, la toxina viaja por las neuronas hasta el SNC, donde actúa sobre neuronas inhibitorias impidiendo la liberación de neurotransmisores.
  2. La actividad motora, sin oposición alguna, da lugar a contracciones musculares tónicas.

DIAGNÓSTICO

DIAGNÓSTICO DIFERENCIAL

- Envenenamiento por estricnina.
- Reacción distónica causada por neurolépticos.
- Infección local (dental o del músculo masetero) que provoca el trismo.
- Hipocalcemia grave.
- Histeria.

VALORACIÓN

- Un cultivo positivo de la herida no es de ayuda en el diagnóstico.
- Es posible aislar el microorganismo en pacientes que no padecen la enfermedad.

PRUEBAS DE LABORATORIO

- En general, recuento sanguíneo y bioquímica normales.
- Toxicología de suero y orina para descartar un envenenamiento por estricnina.

TRATAMIENTO

TRATAMIENTO NO FARMACOLÓGICO

- Monitorización en una UCI hospitalaria: mantener el entorno en penumbra y sin ruido.
- Intubación o traqueostomía en el laringospasmo grave.
- Desbridación de la herida.

TRATAMIENTO AGUDO

- Inmunoglobulina tetánica humana (IgTH) 500 U mediante inyección i.m.
- Toxoide tetánico (TT) 0,5 ml i.m. en un sitio diferente.

- Metronidazol, 500 mg i.v. cada 6 h, o penicilina G acuosa, 1 millón de U i.v. cada 4 h durante 10 días.
- Diazepam i.v. para controlar los espasmos musculares.
- Bloqueo neuromuscular si es necesario.

TRATAMIENTO CRÓNICO

- Tratamiento de apoyo.
- Posible ventilación mecánica.
- Mínimos estímulos externos.
- Control de la frecuencia cardíaca y la presión arterial:
  1. Labetalol para la hiperactividad simpática.
  2. Marcapasos para la bradicardia sostenida.
- Fisioterapia una vez remiten los espasmos.

PRONÓSTICO

Recuperación total en semanas o meses si se evitan las complicaciones.

DERIVACIÓN

- A urgencias.
- A un especialista en enfermedades infecciosas.

OTRAS CONSIDERACIONES

COMENTARIOS

- Esta enfermedad puede ser prevenida.
- Pueden administrarse dosis de TT de recuerdo cada 10 años para mantener el estado inmunológico.
- Debe administrarse tanto una inmunización pasiva como activa (IgTH + TT) en pacientes con heridas proclives al tétanos que no hayan sido inmunizadas de forma adecuada en los últimos 5 años.
- Un estudio reciente en los EE.UU. mostró que sólo el 72% de las personas >6 años presentaban niveles protectores de anticuerpos.

BIBLIOGRAFÍA RECOMENDADA

Hsu SS et al: Tetanus in the emergency department: a current review, *J Emerg Med* 20(4):357, 2001.
McQuillam GM et al: Serologic immunity to diphtheria and tetanus in the United States, *Ann Intern Med* 136:660, 2002.

AUTOR: MAURICE POLICAR, M.D.

INFORMACIÓN BÁSICA

DEFINICIÓN

La tetralogía de Fallot (TDF) es una deformidad cardíaca congénita que comprende las siguientes cuatro características:
- Defecto del tabique ventricular (DTV).
- Estenosis infundibular que da lugar a la obstrucción del tracto de salida del ventrículo derecho (VD).
- Cabalgamiento aórtico.
- Hipertrofia del ventrículo derecho (HVD) Véase figura 1-241.

CÓDIGO CIE-9CM
745.2 Tetralogía de Fallot

EPIDEMIOLOGÍA Y DEMOGRAFÍA

- La TDF es la malformación cardíaca congénita diagnosticada con mayor frecuencia después del año de edad.
- La TDF es responsable de casi el 10% de todos los casos de cardiopatía congénita.
- La TDF afecta aproximadamente a 3.000 neonatos/año.

SÍNTOMAS Y SIGNOS

- De las principales cuatro características de la TDF, la estenosis infundibular que da lugar a la obstrucción del flujo de sa-

lida y el DTV son los principales defectos que conducen a:
1. Cortocircuito derecha-izquierda e hipoxemia.
2. Hemodinámica del VD alterada.
3. Flujo sanguíneo pulmonar reducido.
- Los anteriores conceptos fisiopatológicos dan lugar posteriormente a manifestaciones comunes de TDF, como:
1. Cianosis secundaria a presión elevada en el VD por estenosis infundibular, que da lugar al cortocircuito de sangre desoxigenada que va del VD al ventrículo izquierdo a través de un DTV, sorteando, de este modo, los pulmones.
2. Disnea de esfuerzo.
3. Dedos en palillo de tambor.
4. Niño que se acuclilla después del ejercicio, incrementando la resistencia vascular sistémica, reduciendo consecuentemente el cortocircuito derecha-izquierda.
5. Peso al nacimiento y velocidad de crecimiento bajos.
6. Impulso palpable del VD.
7. *Thrill* sistólico a lo largo del borde esternal izquierdo.
8. Segundo ruido cardíaco único, componente P2 inaudible.
9. Soplo de eyección sistólica por obstrucción al flujo de salida del VD.

ETIOLOGÍA
Desconocida.

DIAGNÓSTICO

El diagnóstico de TDF se sospecha en cualquier neonato, lactante o niño que manifiesta cianosis y soplo cardíaco.

DIAGNÓSTICO DIFERENCIAL

- Asma.
- DTV aislado.
- Atresia pulmonar.
- Ductus arteriosus abierto.
- Estenosis aórtica.
- Neumotórax.

VALORACIÓN

La valoración inicial de la TDF, como la de cualquier cardiopatía, requiere una historia y exploración física detalladas, junto con una ecocardiografía, radiografía de tórax, ECG y pruebas de laboratorio fundamentales.

PRUEBAS DE LABORATORIO

- Recuento sanguíneo completo con policitemia debida a cianosis de larga duración.
- ABG con hipoxemia, pH y pCO_2 normales.
- Oximetría de pulso.
- El ECG suele demostrar una HVD, definida como una desviación del eje derecho >90 grados, además de una onda R mayor que la S en la derivación V1. Aumento de tamaño de la aurícula derecha con una amplitud máxima de la onda P >2,5 mm en las derivaciones inferiores, o una porción inicial de la onda P >1,5 mm en la derivación V1.

DIAGNÓSTICO POR IMAGEN

- La radiografía de tórax revela un corazón en forma de bota, frecuentemente descrito como «corazón en zueco»; y un VD prominente con vascularidad pulmonar reducida.
- La ecocardiografía muestra un DTV con un tracto estenótico del flujo de salida del VD y una aorta cabalgante.
- La cateterización y angiografía cardíacas son de ayuda para determinar la gravedad del cortocircuito derecha-izquierda, la localización del DTV y la evaluación anatómica del tracto de salida del VD de la arteria pulmonar, y de la arteria coronaria.

TRATAMIENTO

TRATAMIENTO NO FARMACOLÓGICO

- Oxígeno.
- La posición rodilla-pecho en ataques hipoxémicos ayuda a reducir el retorno venoso e incrementa la resistencia vascular sistémica, reduciendo de este modo el cortocircuito derecha-izquierda.

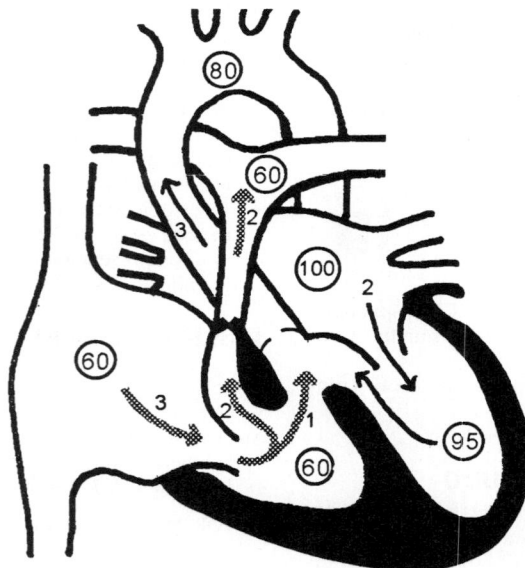

FIGURA 1-241 Fisiología de la tetralogía de Fallot (TDF). Los números rodeados de un círculo representan saturaciones de oxígeno. Los números próximos a las flechas representan volúmenes de flujo sanguíneo (en l/min/m²). La saturación auricular (venosa mixta) de oxígeno está reducida, secundaria a la hipoxemia sistémica. Tres l/min/m² de sangre desaturada entran en la aurícula derecha y atraviesan la válvula tricúspide. Dos litros fluyen a través del tracto de salida del ventrículo derecho hacia los pulmones, mientras que un l pasa de derecha a izquierda a través del DTV hacia la aorta ascendente. De este modo, el flujo sanguíneo pulmonar es de dos tercios del normal (Qp:Qs de 0,7:1). La sangre que regresa a la aurícula izquierda está completamente saturada. Sólo 2 l de flujo sanguíneo cruzan la válvula mitral. La saturación de oxígeno en el ventrículo izquierdo puede reducirse ligeramente debido al cortocircuito derecha-izquierda a través del DTV. Dos litros de sangre saturada del ventrículo izquierdo, mezclada con un 1 de sangre desaturada del ventrículo derecho, se eyectan hacia la aorta ascendente. La saturación de la aorta se reduce, y el gasto cardíaco es normal. (De Behrman RE: *Nelson textbook of pediatrics*, 16.ª ed., Filadelfia, 2000, WB Saunders.)

TRATAMIENTO AGUDO GENERAL

El tratamiento agudo de cualquier lactante o niño con TDF con cianosis y dificultad respiratoria se dirige a incrementar la resistencia vascular sistémica y reducir el cortocircuito derecha-izquierda (p. ej., fenilefrina, 0,1-0,5 µg/kg/min i.v). Los beta-bloqueantes i.v. (p. ej., propanolol, 0,15-0,25 mg/kg en bolo i.v. lento) se emplean para reducir la contractilidad del tracto de salida del VD, mientras que la morfina s.c. puede usarse para reducir el retorno venoso.

TRATAMIENTO CRÓNICO

- La reparación paliativa incluye procedimientos que aumentan el flujo sanguíneo pulmonar, reduciendo, de este modo, el cortocircuito derecha-izquierda. Ejemplos de procedimientos paliativos son el procedimiento de Blalock-Taussig, en el que se crea un cortocircuito entre la arteria subclavia y la arteria pulmonar, anastomosis de Waterston, que une a la aorta ascendente con la arteria pulmonar izquierda, y la anastomosis de Potts, que une a la aorta descendente con la arteria pulmonar izquierda.
- La reparación quirúrgica completa tiene buen pronóstico y comprende el cierre del DTV con un parche de Dacron y la corrección de la obstrucción del tracto de salida del VD. Se recomienda en casi todos los pacientes con TDF.

PRONÓSTICO

- Casi todos los pacientes con TDF se someterán a una reparación quirúrgica paliativa o completa antes de llegar a la edad adulta.
- Menos del 3% de los pacientes con TDF alcanzan los 40 años de edad sin haberse sometido a cirugía.

- La supervivencia tras la reparación quirúrgica completa de la TDF es excelente, siempre que la obstrucción del tracto de salida del VD haya sido corregida y se haya cerrado el DTV. La mayoría de los adultos tienen una vida sin restricciones encontrándose asintomáticos.
- El 85% de los pacientes sometidos a reparación quirúrgica de TDF sobreviven >36 años.
- Pueden producirse complicaciones postoperatorias precoces y tardías, que suelen manifestarse como taquicardias auriculares y ventriculares, así como una reducción de la tolerancia al ejercicio por insuficiencia del VD. Esta última suele ser secundaria a insuficiencia pulmonar crónica y/o obstrucción residual en el tracto de salida del VD.

DERIVACIÓN

- Lactantes y niños con cardiopatía cianótica deben derivarse a un cardiólogo pediátrico para una evaluación diagnóstica más minuciosa. Una vez diagnosticada la TDF, los pacientes deben ser derivados a centros con experiencia en reparación quirúrgica paliativa y completa.
- Los pacientes adultos con TDF reparada deben ser tratados conjuntamente con el cardiólogo.

OTRAS CONSIDERACIONES

- La tetralogía de Fallot fue descrita y publicada por vez primera por el médico francés Etienne Fallot en 1888.
- El primer tratamiento quirúrgico de la TDF fue llevado a cabo por el Dr. Alfred

Blalock en la Johns Hopkins University en 1945.

COMENTARIOS

- La gravedad de la obstrucción del tracto de salida del ventrículo derecho es el principal determinante de los síntomas y el pronóstico.
- Existen anomalías cardíacas concomitantes en casi el 40% de los pacientes con TDF, incluyendo conducto arterioso abierto, defecto del tabique auricular (DTA), DTV múltiples, ausencia de una arteria pulmonar, y defectos completos del tabique AV.
- Los niños con TDF requieren profilaxis frente a la EBSA (endocarditis bacteriana subaguda) antes de cualquier procedimiento dental o cirugía del intestino o vejiga.

BIBLIOGRAFÍA RECOMENDADA

Braunwald *Heart disease: a textbook of cardiovascular medicine*, ed 6, Philadelphia, 2001, WB Saunders.

Hirsch JC, Mosca RS, Bove EL: Complete repair of tetralogy of Fallot in the neonate: results in the modern era, *Ann Surg* 232(4), 2000.

Nollert G et al: Long-term survival in patients with repair of tetralogy of Fallot: 36-year follow-up of 490 survivors of the first year after surgical repair, *J Am Coll Cardiol* 30:1374, 1997.

Therrien J, Marx GR, Gatzoulis MA: Late-problems in tetralogy of Fallot—recognition, management and prevention, *Cardiol Clin* 20(3), 2002.

AUTORES: GAURAV CHOUDHARY, M.D., y **WEN-CHIH WU, M.D.**

INFORMACIÓN BÁSICA

DEFINICIÓN

La tiña crural es una infección dermatofítica de la ingle.

SINÓNIMOS

Prurito del jockey.
Tiña.

> **CÓDIGO CIE-9CM**
> 110.3 Tiña crural

EPIDEMIOLOGÍA Y DEMOGRAFÍA

- Más frecuente durante el verano.
- Los varones se afectan con mayor frecuencia que las mujeres.

SÍNTOMAS Y SIGNOS

- Las placas eritematosas tienen forma de media luna y un borde descamativo.
- La inflamación aguda tiende a descender por la cara interna del muslo y suele respetar el escroto; en casos graves el hongo puede extenderse a los glúteos.

- El prurito puede ser intenso.
- Pueden existir pápulas y pústulas.
- Un signo diagnóstico importante es el borde bien definido que va avanzando, tendiendo a aclarar el centro (fig. 1-242).

ETIOLOGÍA

- Dermatofitos de los géneros *Trichophyton*, *Epidermophyton* y *Microsporum*. *T. rubrum* y *E. floccosum* son los agentes etiológicos más comunes.
- Transmisión por contacto directo (p. ej., personas y animales infectados). Deben evaluarse los pies del paciente como posible fuente de infección, ya que la tiña crural se asocia a menudo a la tiña del pie.

DIAGNÓSTICO

DIAGNÓSTICO DIFERENCIAL

- Intértrigo.
- Psoriasis.
- Dermatitis seborreica.

- Eritrasma.
- Candidiasis.
- Pitiriasis versicolor.

VALORACIÓN

El Diagnóstico se basa en la sintomatología y la identificación microscópica de hifas empleando hidróxido potásico.

PRUEBAS DE LABORATORIO

- Examen microscópico.
- En general los cultivos son innecesarios.

TRATAMIENTO

TRATAMIENTO NO FARMACOLÓGICO

- Mantener el área infectada limpia y seca.
- Es preferible usar calzoncillos «bóxer» en lugar de «slip».

TRATAMIENTO AGUDO

- Los polvos desecantes (p. ej., nitrato de miconazol) pueden ser útiles en pacientes con transpiración excesiva.
- Existen varios antifúngicos tópicos: miconazol, terbinafina, nitrato de sulconazol, dipropionato de betametasona/clotrimazol.
- El tratamiento antifúngico v.o. suele reservarse para casos que no responden a los fármacos tópicos. Medicaciones eficaces son el itraconazol, 100 mg/día durante 2-4 semanas, ketoconazol, 200 mg al día, fluconazol, 200 mg al día, y la terbinafina, 250 mg al día.

PRONÓSTICO

La mayoría de los casos responden rápidamente al tratamiento, con una resolución completa en 2-3 semanas.

BIBLIOGRAFÍA RECOMENDADA

Hainer BL: Dermatophyte infections, *Am Fam Physician* 67:101, 2003.

AUTOR: **FRED F. FERRI, M.D.**

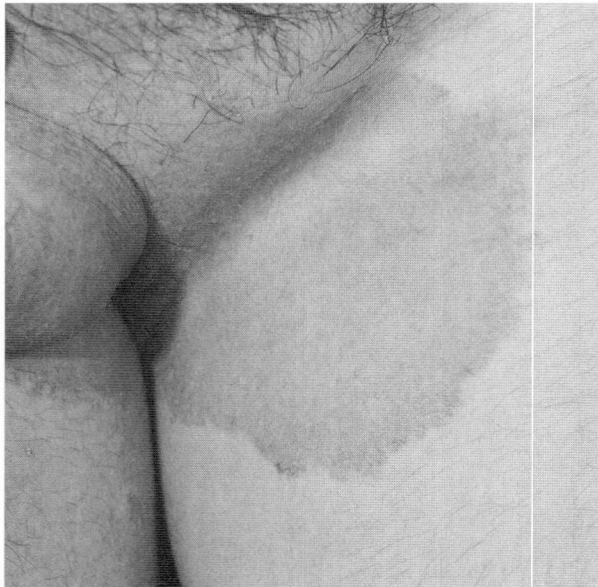

FIGURA 1-242 Tiña crural. Placa semilunar con borde descamativo y bien definido. (De Habif TB: *Clinical dermatology: a color guide to diagnosis and therapy*, ed 3, St. Louis, 1996, Mosby.).

INFORMACIÓN BÁSICA

DEFINICIÓN

La tiña del cuerpo es una micosis fúngica dermatofítica causada por los géneros *Trichophyton* o *Microsporum*.

SINÓNIMOS

Tiña.
Tinea corporis.
Tinea circinata.

CÓDIGO CIE-9CM
110.5 Tiña del cuerpo

EPIDEMIOLOGÍA Y DEMOGRAFÍA

- Esta enfermedad es más frecuente en climas templados.
- No existe predominio por edad o sexo.

SÍNTOMAS Y SIGNOS

- Típicamente aparece como una lesión o múltiples lesiones con un borde descamativo que avanza; el borde está ligeramente elevado, eritematoso y puede ser pustuloso.
- El área central se vuelve hipopigmentada y menos descamativa a medida que el borde avanza de forma centrífuga (fig. 1-243).
- Principalmente se afectan tronco y piernas.
- El prurito es variable.
- Es importante recordar que el uso reciente de corticoides puede alterar de forma significativa el aspecto de las lesiones.

ETIOLOGÍA

Trichophyton rubrum es el patógeno más habitual.

DIAGNÓSTICO

DIAGNÓSTICO DIFERENCIAL

- Pitiriasis rosada.
- Eritema multiforme.
- Psoriasis.
- LES.
- Sífilis.
- Eczema numular.
- Eczema.
- Granuloma anular.
- Enfermedad de Lyme.
- Pitiriasis versicolor.
- Dermatitis de contacto.

VALORACIÓN

El diagnóstico suele realizarse basándose en la clínica. Puede confirmarse por visualización directa mediante microscopia de un pequeño fragmento de escama en preparación en fresco y solución de hidróxido de potasio; los dermatofitos aparecen como filamentos ramificados y traslúcidos (hifas) con líneas de separación a intervalos irregulares.

PRUEBAS DE LABORATORIO

- Examen microscópico de las hifas.
- En general es innecesario el cultivo micótico.
- La biopsia está indicada sólo si el diagnóstico es dudoso y el paciente no responde al tratamiento.

TRATAMIENTO

TRATAMIENTO NO FARMACOLÓGICO

Las áreas afectas deben mantenerse limpias y secas.

TRATAMIENTO AGUDO

- Existen varias cremas eficaces; el área de aplicación debe incluir la piel normal, alrededor de 2 cm más allá del área afectada:
  1. Crema de miconazol al 2% aplicada dos veces al día durante 2 semanas.
  2. Crema de clotrimazol al 1% aplicada y masajeada suavemente sobre las áreas afectadas y áreas circundantes dos veces al día hasta 4 semanas.
  3. Crema de naftifina al 1% aplicada todos los días.
  4. Econazol al 1% todos los días.
- El tratamiento sistémico se reserva a casos graves y dura, en general, hasta 4 semanas; fármacos habituales:
  1. Ketoconazol, 200 mg al día.
  2. Fluconazol, 200 mg al día.
  3. Terbinafina, 250 mg al día.

PRONÓSTICO

La mayoría de los casos remiten sin secuelas en menos de 3-4 semanas de tratamiento.

DERIVACIÓN

Derivación dermatológica en pacientes con infecciones persistentes o recurrentes.

BIBLIOGRAFÍA RECOMENDADA

Friedlander SF et al: Terbinafine in the treatment of trichophytin tinea capitis, *Pediatrics* 109:602, 2002.
Hainer BL: Dermatophyte infections, *Am Fam Physician* 67:101, 2003.
Weinstein A, Berman B: Topical treatment of common superficial tinea infections, *Am Fam Physician* 65:2095, 2002.

AUTOR: **FRED F. FERRI, M.D.**

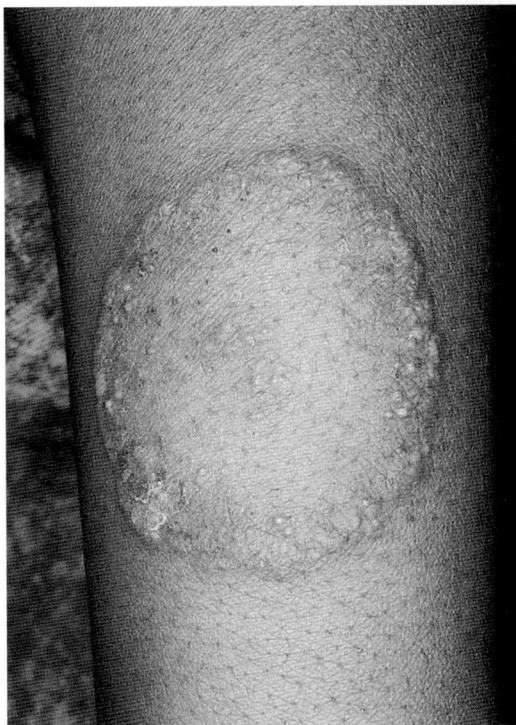

FIGURA 1-243   Lesión anular (tiña del cuerpo). Obsérvese el borde descamativo, eritematoso y elevado con el aclaramiento central. (De Noble J y cols.: *Textbook of primary care medicine*, 3.ª ed., St. Louis, 2001, Mosby.)

INFORMACIÓN BÁSICA

DEFINICIÓN

La tiña del pie es una infección dermatofítica del pie.

SINÓNIMO

Pie de atleta.

CÓDIGO CIE-9CM
110.4 Tiña del pie

EPIDEMIOLOGÍA Y DEMOGRAFÍA

- Infección dermatofítica más habitual.
- Incidencia elevada en climas cálidos y húmedos. El calzado oclusivo es un factor contribuyente.
- La aparición es rara antes de la adolescencia.
- Más frecuente varones adultos.

SÍNTOMAS Y SIGNOS

- La sintomatología típica es variable, desde placas descamativas y eritematosas (v. fig. 1-244) y ampollas aisladas hasta la maceración interdigital.
- La infección suele comenzar en los espacios interdigitales de los pies. La mayoría de las infecciones se observan en los espacios interdigitales o en las plantas.
- El cuarto o quinto dedo es el que se afecta con mayor frecuencia.
- El prurito es frecuente, más intenso al quitar los zapatos y calcetines.

- La infección por *T. rubrum* a menudo se manifiesta con una distribución en mocasín que afecta a las plantas y regiones laterales de los pies.

ETIOLOGÍA

Infección dermatofítica causada por *T. rubrum*, *T. mentagrophytes* o, con menor frecuencia, *E. floccosum*.

DIAGNÓSTICO

DIAGNÓSTICO DIFERENCIAL

- Dermatitis de contacto.
- Infección de espacios interdigitales del pie.
- Eczema.
- Psoriasis.
- Queratolisis exfoliativa.
- Dermatosis plantar juvenil.

VALORACIÓN

- El diagnóstico suele basarse en la observación clínica.
- Las pruebas de laboratorio, cuando se llevan a cabo, suelen consistir en el examen micológico de una preparación con hidróxido potásico (KOH) mediante microscopia óptica para confirmar la presencia de dermatofitos.

PRUEBAS DE LABORATORIO

- El examen microscópico de una escama o de la cubierta de una ampolla con KOH al 10% bajo luz de baja o media intensidad evidenciará las hifas.

- Rara vez se indica el cultivo micológico para diagnosticar una tiña del pie.
- La biopsia se reserva para casos en que el diagnóstico sea dudoso después de las pruebas o si no responden al tratamiento.

TRATAMIENTO

TRATAMIENTO NO FARMACOLÓGICO

- Mantener el área infectada limpia y seca. Airear los pies usando sandalias cuando sea posible.
- Usar calcetines de algodón 100% en lugar de calcetines de nailon para reducir la humedad.
- Las áreas más susceptibles de sufrir infección deben secarse por completo antes de cubrirse de ropa.

TRATAMIENTO AGUDO

- Crema de butenafina al 1%, aplicada dos veces al día durante 1 semana o una vez al día durante 4 semanas, es eficaz en la tiña del pie interdigital.
- La crema de ciclopirox al 0,77%, aplicada dos veces al día durante 4 semanas, también resulta eficaz.
- La crema de clotrimazol al 1% es un tratamiento EFP (sin receta médica). Debe aplicarse sobre el área afecta y área circundante dos veces al día durante hasta 4 semanas.
- La crema de naftifina al 1%, aplicada una vez al día, o el gel, aplicado dos veces al día, durante 4 semanas, también consigue una tasa de curación significativamente alta.
- Si se emplean preparaciones tópicas, el área de aplicación deberá incluir la piel normal, alrededor de 2 cm más allá del área afecta.
- Las zonas de maceración pueden tratarse con solución de Burow durante 10-20 minutos dos veces al día, seguida de la elevación de los pies.
- Pueden emplearse fármacos orales (fluconazol, 150 mg una vez a la semana durante 4 semanas) en combinación con fármacos tópicos en casos resistentes.

OTRAS CONSIDERACIONES

El tratamiento combinado con antifúngicos y corticoides (clotrimazol/betametasona) sólo debe usarse si se confirma el diagnóstico de micosis y hay una inflamación importante.

BIBLIOGRAFÍA RECOMENDADA

Weinstein A, Berman B: Topical treatment of common superficial tinea infections, *Am Fam Physician* 65:2095, 2002.

AUTOR: **FRED F. FERRI, M.D.**

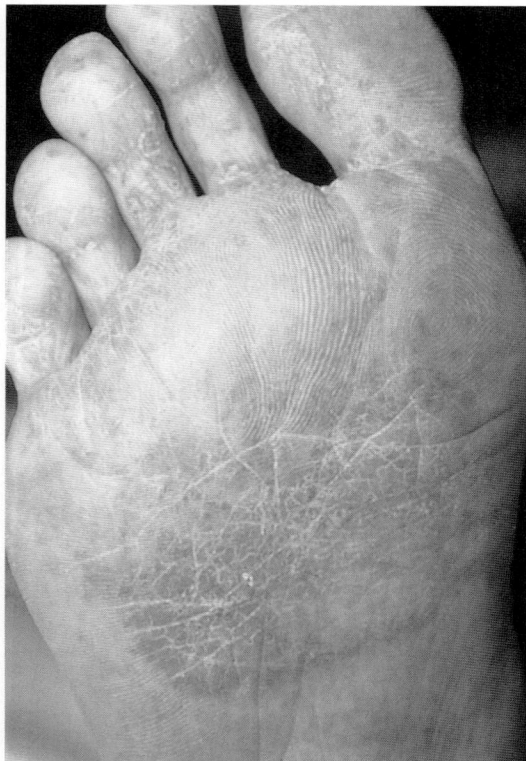

FIGURA 1-244   Tiña del pie. (De Goldstein BG, Goldstein AO: *Practical dermatology*, 2.ª ed., St. Louis, 1997, Mosby.).

INFORMACIÓN BÁSICA

DEFINICIÓN

La tiroiditis es una enfermedad inflamatoria del tiroides. Se trata de una enfermedad polifacética con una etiología variada, diferentes características clínicas (dependiendo del estadio), y diferente histopatología. La tiroiditis puede subdividirse en tres tipos comunes (de Hashimoto, dolorosa, indolora) y dos formas raras (supurativa, de Riedel). Para mayor confusión, existen varios sinónimos de cada forma, y no existe una clasificación de aceptación internacional de la enfermedad tiroidea autoinmune.

SINÓNIMOS

Tiroiditis de Hashimoto: tiroiditis linfocítica crónica, tiroiditis autoinmune crónica, bocio linfadenoide.
Tiroiditis subaguda dolorosa: tiroiditis subaguda, tiroiditis de células gigantes, tiroiditis de De Quervain, tiroiditis granulomatosa subaguda, tiroiditis seudogranulomatosa.
Tiroiditis posparto indolora: tiroiditis linfocítica subaguda, tiroiditis posparto.
Tiroiditis esporádica indolora: tiroiditis esporádica silente, tiroiditis linfocítica subaguda.
Tiroiditis supurativa: tiroiditis supurativa aguda, tiroiditis bacteriana, tiroiditis inflamatoria microbiana, tiroiditis piógena.
Tiroiditis de Riedel: tiroiditis fibrosa.

CÓDIGOS CIE-9CM
245.2 Tiroiditis de Hashimoto
245.1 Tiroiditis subaguda
245.9 Tiroiditis silente
245.0 Tiroiditis supurativa
245.3 Tiroiditis de Riedel

SÍNTOMAS Y SIGNOS

- Tiroiditis de Hashimoto: los pacientes pueden presentar signos de hipertiroidismo (taquicardia, diaforesis, palpitaciones, pérdida de peso) o hipotiroidismo (fatiga, ganancia de peso, reflejos retardados) dependiendo del estadio de la enfermedad. En general se produce un aumento de tamaño difuso y firme de la glándula tiroides; la glándula tiroides también puede tener un tamaño normal (forma atrófica con hipotiroidismo clínico).
- Dolorosa subaguda: tiroides tremendamente sensible y aumentado de tamaño, fiebre; inicialmente existen signos de hipertiroidismo; pueden aparecer posteriormente signos de hipotiroidismo.
- Tiroiditis indolora: las características clínicas son semejantes a las de la tiroiditis subaguda, excepto por la ausencia de sensibilidad dolorosa en el tiroides.
- Supurativa: el paciente se encuentra febril con dolor intenso en el cuello, sensibilidad focal en la porción afecta del tiroides, eritema de la piel superpuesta.
- De Riedel: masa dura de crecimiento lento en la cara anterior del cuello; a menudo confundida con un cáncer de tiroides; pueden existir signos de hipotiroidismo en estadios avanzados.

ETIOLOGÍA

- De Hashimoto: trastorno autoinmune que comienza con la activación de linfocitos T CD4 (colaboradores) específicos frente a antígenos tiroideos. El factor etiológico de la activación de estas células es desconocido.
- Dolorosa subaguda: posiblemente posvírica; en general se produce tras una enfermedad respiratoria; no se considera una forma de tiroiditis autoinmune.
- Tiroiditis indolora: con frecuencia aparece tras el parto.
- Supurativa: etiología infecciosa, generalmente bacteriana, aunque también se han visto implicados hongos y parásitos; a menudo aparece en huéspedes inmunocomprometidos o tras una lesión penetrante en el cuello.
- De Riedel: infiltración fibrosa del tiroides; etiología desconocida.
- Inducida por fármacos: litio, interferón alfa, amiodarona, interleucina 2.

DIAGNÓSTICO

DIAGNÓSTICO DIFERENCIAL

- La fase hipertiroidea de las tiroiditis de Hashimoto, subaguda, o silente pueden confundirse con la enfermedad de Graves.
- La tiroiditis de Riedel puede confundirse con un carcinoma de tiroides.
- La tiroiditis subaguda dolorosa puede confundirse con infecciones de la orofaringe y tráquea, o con la tiroiditis supurativa.
- El hipertiroidismo facticio puede parecerse a la tiroiditis silente.

VALORACIÓN

- La valoración diagnóstica incluye pruebas de laboratorio e imagen para descartar otras enfermedades que pudieran simular una tiroiditis (v. «Diagnóstico diferencial»), además de para diferenciar las diferentes formas de tiroiditis.
- La historia clínica puede ser de ayuda para la diferenciación de los distintos tipos de tiroiditis (p. ej., la aparición tras el parto sugiere una tiroiditis silente [indolora posparto]; la aparición tras una infección respiratoria vírica sugiere una tiroiditis subaguda; los antecedentes de lesión penetrante en el cuello apuntan a una tiroiditis supurativa).

PRUEBAS DE LABORATORIO

- TSH, T_4 libre: pueden ser normales o indicativas de hipertiroidismo, dependiendo del estadio de la tiroiditis.
- Recuento leucocitario diferencial: se produce una elevación de los leucocitos con desplazamiento a la izquierda en las tiroiditis subaguda y supurativa.
- Anticuerpos antimicrosómicos: detectados en >90% de los pacientes con tiroiditis de Hashimoto y en el 50-80% de los pacientes con tiroiditis silente.

- Los niveles séricos de tiroglobulina están elevados en pacientes con tiroiditis subaguda y silente; esta prueba es inespecífica, aunque puede ser útil en la monitorización del curso clínico de la tiroiditis subaguda, así como para distinguir la tiroiditis silente del hipertiroidismo facticio (niveles bajos o ausentes de tiroglobulina sérica).

DIAGNÓSTICO POR IMAGEN

La captación de yodo radiactivo en 24 h (CYR) es útil para distinguir la enfermedad de Graves (CYR elevada) de la tiroiditis (CYR normal o baja).

TRATAMIENTO

TRATAMIENTO AGUDO

- Tratar la fase hipotiroidea con levotiroxina, 25-50 µg/día, al inicio y monitorizar la TSH sérica inicialmente cada 6-8 semanas.
- Control de los síntomas de hipertiroidismo con beta-bloqueantes (p. ej., propanolol, 20-40 mg v.o. cada 6 h).
- Control del dolor en pacientes con tiroiditis subaguda empleando AINE. Puede administrarse prednisona, 20-40 mg al día, si los AINE son insuficientes, aunque debe reducirse gradualmente a lo largo de varias semanas.
- Emplear antibióticos i.v. y drenar el absceso (si existe) en pacientes con tiroiditis supurativa.

PRONÓSTICO

- Tiroiditis de Hashimoto: el pronóstico a largo plazo es favorable; la mayoría de los pacientes recuperan su función tiroidea.
- Tiroiditis subaguda dolorosa: el hipotiroidismo permanente afecta al 10% de los pacientes.
- Tiroiditis indolora: el 6% de los pacientes presentan hipotiroidismo permanente.
- Tiroiditis supurativa: en general se produce una recuperación completa tras el tratamiento.
- Tiroiditis de Riedel: se produce hipotiroidismo cuando la infiltración fibrosa afecta a todo el tiroides.

DERIVACIÓN

Derivación quirúrgica en pacientes con compresión de las estructuras del cuello adyacentes, y en algunos pacientes con tiroiditis supurativa.

BIBLIOGRAFÍA RECOMENDADA

Pearce EN et al: Thyroiditis, *N Engl J Med* 348:2646, 2003.

AUTOR: **FRED F. FERRI, M.D.**

INFORMACIÓN BÁSICA

DEFINICIÓN

La torsión testicular es la torsión del cordón espermático que da lugar a un cese del flujo sanguíneo testicular, isquemia e infarto si no se trata (fig. 1-245).

SINÓNIMO

Torsión del cordón espermático.

> **CÓDIGO CIE-9CM**
> 608.2 Torsión testicular

EPIDEMIOLOGÍA Y DEMOGRAFÍA

- Afecta a 1:4.000 varones.
- Dos tercios de todos los casos afectan a varones entre los 12-18 años, aunque puede ocurrir a cualquier edad, incluyendo la edad prenatal.

SÍNTOMAS Y SIGNOS

- La secuencia típica comienza con un inicio súbito de dolor hemiescrotal, posteriormente tumefacción, náuseas y vómitos sin fiebre o síntomas urinarios.
- En un 10% se produce una tumefacción testicular indolora.

- Uno de cada tres pacientes manifiesta haber sufrido episodios previos de dolor escrotal de remisión espontánea.
- En el neonato, debe sospecharse una torsión testicular en pacientes con tumefacción hemiescrotal indolora y de color anormal.
- En casos raros, la torsión puede afectar a un testículo no descendido. En tales situaciones se palpa un hemiescroto vacío, además de un bulto doloroso en el área inguinal.

ETIOLOGÍA

La torsión testicular puede aparecer sin anormalidad subyacente alguna, aunque es más probable cuando la túnica vaginal se extiende hacia arriba sobre el cordón espermático (deformidad en badajo de campana).

DIAGNÓSTICO

DIAGNÓSTICO DIFERENCIAL (V. TAMBIÉN SECCIÓN II)

- Torsión de los anejos testiculares.
- Tumor testicular.
- Epididimitis.

- Hernia inguinoescrotal incarcerada.
- Orquitis.
- Espermatocele.
- Hidrocele.

VALORACIÓN

El diagnóstico suele basarse en la historia y la exploración física.

DIAGNÓSTICO POR IMAGEN

- Imágenes escrotales con radionucleidos (tecnecio-99m): testículo frío.
- Estetoscopio ultrasónico Doppler (fluxometría Doppler).

TRATAMIENTO

Desrotación quirúrgica del cordón espermático seguida de la fijación testicular bilateral con suturas no absorbibles.

PRONÓSTICO

- Existe una tasa de salvación testicular del 80% si la destorsión se realiza en las primeras 12 h.
- Después de 24 h, cabrá esperar un infarto testicular irreversible.
- Puesto que el testículo contralateral puede verse afecto (proceso inmunológico), si se retrasa el tratamiento y el retorno del flujo sanguíneo no se produce tras la destorsión, algunos recomiendan la orquiectomía del testículo infartado.

DERIVACIÓN

Al urólogo.

BIBLIOGRAFÍA RECOMENDADA

Kogan S y cols.: Spermatic cord torsion. En Gillenwater JY et al (eds): *Adult and pediatric urology,* ed 3, St Louis, 1996, Mosby.

AUTOR: **TOM J. WACHTEL, M.D.**

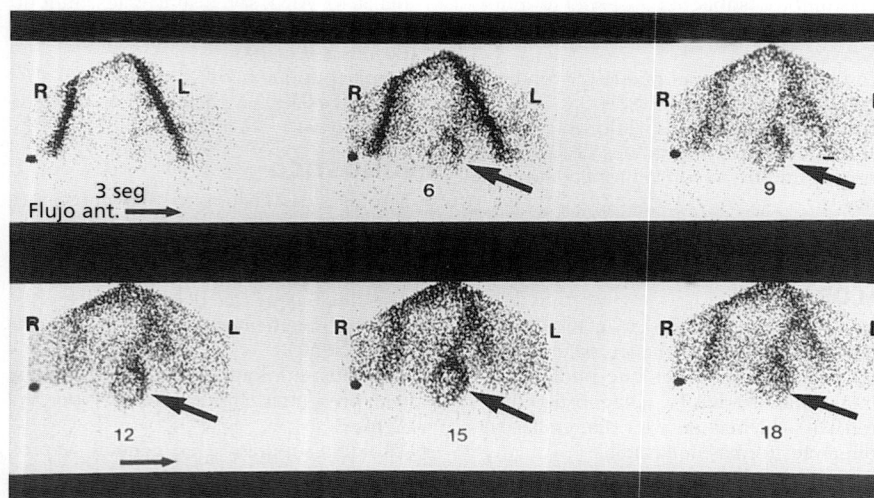

FIGURA 1-245   Torsión testicular. La evaluación del flujo sanguíneo al testículo se ha realizado administrando un bolo i.v. de una sustancia radiactiva. Los vasos ilíacos derecho e izquierdo se identifican con claridad, obteniéndose imágenes secuenciales cada 3 seg. Aquí, se observa un aumento de flujo en el borde del testículo izquierdo *(flechas),* y no existe ningún flujo central. Éste es el aspecto de una torsión testicular en la que la torsión se ha mantenido durante aproximadamente 24 horas. (De Mettler FA [ed.]: *Primary care radiology,* Filadelfia, 2000, WB Saunders.)

INFORMACIÓN BÁSICA

DEFINICIÓN

La tortícolis es una contracción o contractura de los músculos del cuello que hace que la cabeza se incline hacia un lado. Suele acompañarse de la rotación del mentón hacia el lado opuesto con flexión (fig. 1-246). Suele tratarse de un síntoma de algún trastorno subyacente. Este término se emplea a menudo de forma incorrecta en casos en que la tortícolis puede ser simplemente posicional.

SINÓNIMO

Cuello torcido.

CÓDIGO CIE-9CM
723.5   Tortícolis espástica (intermitente)
754.1   Muscular congénita
(esternocleidomastoideo)
300.11 Histérica
714.0   Reumatoide
333.83 Espasmódica

SÍNTOMAS Y SIGNOS

- Tortícolis muscular congénita:
  1. Masa de tejidos blandos palpable a nivel del esternocleidomastoideo poco después del nacimiento.
  2. La masa declina de forma gradual, dejando un esternocleidomastoideo acortado y contraído.
  3. Cabeza característicamente inclinada hacia el lado de la masa y rotada en sentido opuesto.
  4. Asimetría facial y otros cambios que persisten en la edad adulta.

- Tortícolis espasmódica:
  1. «Espasmos» en la musculatura cervical; pueden ser bilaterales e incontrolables.
  2. Cabeza a menudo inclinada hacia el lado afecto.
- En otros casos, hallazgos dependientes de la etiología.

ETIOLOGÍA

Se han atribuido a la tortícolis más de 50 causas diferentes:
- Acortamiento fibrótico localizado de causa desconocida que afecta al esternocleidomastoideo, que lleva a denominar a esta enfermedad tortícolis muscular congénita.
- Tortícolis espasmódica: de etiología incierta, posiblemente una variante de distonía muscular deformante.
- Infección, especialmente faringitis, amigdalitis, absceso retrofaríngeo.
- Causas raras variadas: deformidades musculoesqueléticas congénitas, traumatismo, inflamación por artritis reumatoide, trastornos vestibulares, tumor en la fosa posterior, siringomielia, neuritis del nervio espinal accesorio, y reacciones a fármacos.

DIAGNÓSTICO

DIAGNÓSTICO DIFERENCIAL

- En general se trata de separar a cada trastorno de los demás.
- Trastornos posicionales adquiridos (p. ej., trastornos oculares, hernia discal aguda).

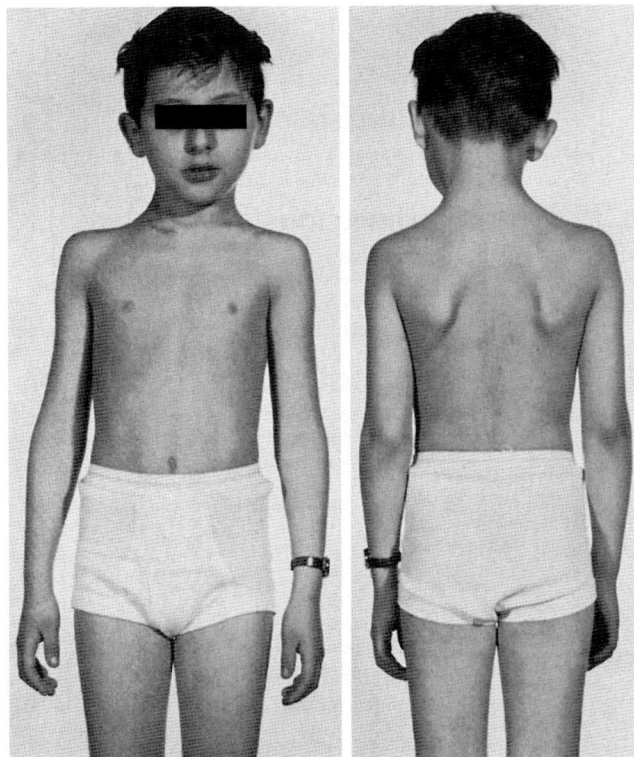

FIGURA 1-246 Tortícolis. En este niño, el músculo esternocleidomastoideo derecho está contraído. (De Brinker MR, Miller MD: *Fundamentals of orthopaedics,* Filadelfia, 1999, WB Saunders.)

VALORACIÓN

- La valoración depende de la situación clínica.
- Las pruebas de laboratorio no suelen ser de ayuda, a menos que se sospeche una infección o enfermedad reumatológica.
- La Sección II describe el diagnóstico diferencial para la evaluación y tratamiento del dolor de cuello.
- Cualquier niño con una tortícolis que aumenta de forma gradual debe someterse a una exploración ocular completa.

DIAGNÓSTICO POR IMAGEN

- Radiografías en casos de traumatismo para descartar anomalías congénitas.
- RM en determinados casos.
- Electrodiagnóstico: sólo indicados en casos raros para descartar causas neurológicas.

TRATAMIENTO

- Tortícolis muscular congénita: ejercicios de estiramiento suaves llevados a cabo por un progenitor.
- Tortícolis espasmódica: fisioterapia, psicoterapia, collarín cervical, biorretroalimentación y control del dolor.
- Otras formas: tratadas de acuerdo con la etiología.

PRONÓSTICO

- La mayoría de los pacientes con tortícolis muscular congénita responden bien al tratamiento conservador.
- La tortícolis espasmódica a menudo es resistente al tratamiento conservador normal.
- El pronóstico de otras formas de tortícolis depende de su etiología.

DERIVACIÓN

- La tortícolis a menudo requiere un enfoque multidisciplinar, a menos que la etiología sea obvia.
- En general, los niños no precisan ningún estudio específico; sin embargo, se recomienda la consulta ortopédica.

BIBLIOGRAFÍA RECOMENDADA

Braun V, Richter HP: Selective peripheral denervation for spasmodic torticollis: 13 year experience with 155 patients, *J Neurosurg* 97:207, 2002.

Konrad C, Vollmer-Haase J et al: Orthopedic and neurologic complications of cervical dystonia-review of the literature, *Acto Neurol Scand* 109:369, 2004.

McGuire KJ et al: Torticollis in children: can dynamic computed tomography determine severity and treatment, *J Pediatr Orthop* 22:766, 2002.

Parikh SN, Crawford AH, Choudhary S: Magnetic resonance imaging in the evaluation of infantile torticollis, *Orthopedics* 27:509, 2004.

AUTOR: **LONNIE R. MERCIER, M.D.**

INFORMACIÓN BÁSICA

DEFINICIÓN

La tos ferina es una infección bacteriana prolongada de las vías respiratorias altas que se caracteriza por paroxismos de tos intensa.

CÓDIGO CIE-9CM
033.9 Tos ferina

EPIDEMIOLOGÍA

INCIDENCIA (EN EE.UU.): Aproximadamente 5.000 casos nuevos/año (fig. 1-247).
DISTRIBUCIÓN POR EDADES:
- 50% en niños <1 año de edad.
- 20% en niños >15 años de edad.

INCIDENCIA MÁXIMA:
- Infancia.
- Generalmente afecta a niños <1 año de edad.

SÍNTOMAS Y SIGNOS

- Generalmente comienza con un pródromo de 1-2 semanas que simula un catarro común.
- A continuación de esta fase inicial, se detecta un aumento en la producción de moco.
- La producción aumentada de moco se sigue de una tos intensa, paroxística, que termina con una inspiración ruidosa.
- En algunos niños, se produce cianosis y anoxia.
- Cuando se prolonga, se produce un agotamiento e incluso una apnea franca.
- La tos ferina se caracteriza por el hallazgo de una tos intensa con una linfocitosis importante.

- Es posible una mejoría durante la última fase.
- La fiebre alta puede ser un indicador de neumonía bacteriana secundaria, la cual puede ser una complicación tardía de la tos ferina.

ETIOLOGÍA

Bacilo gramnegativo, *Bordetella pertussis*, que se adhiere a los cilios humanos.

DIAGNÓSTICO

DIAGNÓSTICO DIFERENCIAL

- Crup.
- Epiglotitis.
- Aspiración de cuerpo extraño.
- Neumonía bacteriana.

VALORACIÓN

- Hemocultivos.
- Radiografía de tórax.
- Cultivos bacterianos, generalmente de la nasofaringe.
- Tinción inmunofluorescente de las secreciones nasofaríngeas.
- ELISA para detectar anticuerpos frente a la tos ferina.

PRUEBAS DE LABORATORIO

HC, el cual generalmente muestra una importante linfocitosis.
1. Hasta 18.000 leucocitos.
2. 70-80% de linfocitos.

DIAGNÓSTICO POR IMAGEN

La radiografía de tórax tiene valor cuando se sospecha una neumonía bacteriana.

TRATAMIENTO

TRATAMIENTO AGUDO

- Tratamiento intensivo de apoyo:
  1. Hidratación adecuada.
  2. Control de las secreciones.
  3. Mantenimiento de la vía respiratoria.
- Los antibióticos están indicados incluso a pesar de que su capacidad para alterar el curso natural de la enfermedad es controvertida.
  1. Eritromicina 50 mg/kg/día durante 14 días. La bibliografía reciente indica que una pauta de 7 días puede ser tan eficaz como un ciclo de 14 días.
  2. Aunque no está demostrado, para los paroxismos graves, potencialmente mortales, se administra dexametasona 1 mg/kg/día en 4 dosis.
  3. Ceftriaxona 75 mg/kg/día en 2 dosis para una cobertura amplia de las neumonías bacterianas secundarias.
  4. Nafcilina o vancomicina cuando se sospecha una neumonía estafilocócica.
- La vacuna es eficaz en la prevención de la enfermedad: se recomienda una vacunación universal para todos los niños <7 años de edad.
- Se recomienda la eritromicina para todos los contactos íntimos del domicilio: TMP/SMX en dos dosis orales diarias para los que no toleran la eritromicina.
- Los esteroides sistémicos y los nebulizados reducen la duración de la estancia hospitalaria y mejoran los síntomas.
- Un estudio pequeño demostró que la adrenalina nebulizada mejora los síntomas en 30 minutos, pero no encontró diferencias a las 2 h.

PRONÓSTICO

La mejor prevención son los programas aceptados de vacunación.

DERIVACIÓN

A un lugar dotado de cuidados intensivos en las infecciones potencialmente mortales:
1. Neumólogo.
2. Especialista en enfermedades infecciosas.

BIBLIOGRAFÍA RECOMENDADA

He Q et al: Whooping cough caused by *Bordetella pertussis* and *Bordetella para-pertussis* in an immunized population, *JAMA* 280:635, 1998.
MMWR: Pertussis—United States 1997-2000, *MMWR* 51-4, 73-75, 2002.
Tanaka M et al: Trends in pertussis among infants in the United States, 1980–1999, *JAMA* 290:2968, 2003.
Yaari E et al: Clinical manifestations of *Bordetella pertussis* infection in immunized children and young adults, *Chest* 115:1254, 1999.

AUTOR: **JOSEPH J. LIEBER, M.D.**

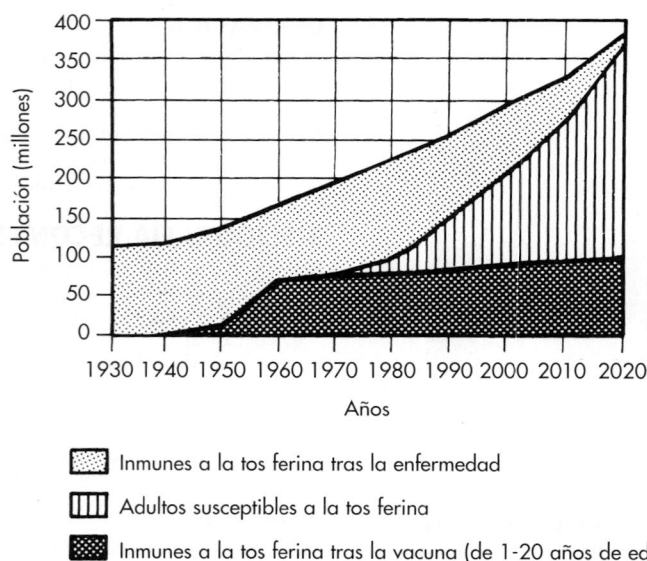

FIGURA 1-247 **Proyección de la epidemiología de la tos ferina en Estados Unidos hasta el año 2020 con el uso continuado de las vacunas actuales de tos ferina de células completas.** (Modificada de Bass JW, Stephenson SR: *Pediatr Infect Dis J* 6:141, 1987.)

Inmunes a la tos ferina tras la enfermedad
Adultos susceptibles a la tos ferina
Inmunes a la tos ferina tras la vacuna (de 1-20 años de edad)

INFORMACIÓN BÁSICA

DEFINICIÓN

La toxiinfección alimentaria bacteriana es una enfermedad producida por un alimento contaminado por bacterias, toxinas bacterianas o ambas.

CÓDIGO CIE-9CM
Véanse enfermedades específicas

EPIDEMIOLOGÍA Y DEMOGRAFÍA

INCIDENCIA (EN EE.UU.):
- Frecuencia estimada de 6-80 millones de casos anuales.
- La mayor parte de las causas identificables son bacterianas.

DISTRIBUCIÓN POR EDAD: Depende del germen específico.

INCIDENCIA MÁXIMA: Depende del germen específico.
- Verano *Staphylococcus aureus, Salmonella, Shigella.*
- Verano y otoño: *Clostridium botulinum, Vibrio parahemolyticus.*
- Primavera y otoño: *Campylobacter jejuni.*
- Invierno: *Clostridium perfringens, Yersinia.*

INFECCIÓN NEONATAL: Rara, pero grave en el caso de *Shigella.*

SÍNTOMAS Y SIGNOS

- Cualquier combinación de síntomas digestivos y fiebre.
- Los gérmenes específicos se pueden sospechar en función del período de incubación y los síntomas predominantes, aunque se solapan mucho.

1. Período de incubación corto (1-6 horas) indica que se ha ingerido una toxina preformada; no invasiva.
   a. *S. aureus:* náuseas, vómitos profusos y cólico abdominal frecuente; posible diarrea, pero la fiebre es rara; en general se resuelve en 24 horas; los alimentos implicados en los brotes incluyen carnes, mayonesa y pasteles con crema.
   b. *B. cereus:* dos formas, una de incubación corta (emética) (que se caracteriza por vómitos y dolor cólico abdominal en casi todos los pacientes, diarrea en la tercera parte de los mismos y pocos casos de fiebre) y otra de incubación larga (diarreica). Enfermedad en general leve, que se suele resolver en 12 horas; el arroz no conservado en nevera es el responsable más frecuente.

2. Período de incubación moderado (8-16 horas): implica la producción in vivo de la toxina; no invasiva.
   a. *C. perfringens:* dolor cólico abdominal intenso con diarrea acuosa frecuente; la fiebre y los vómitos son raros; los síntomas se suelen resolver en 24 horas; los brotes guardan relación de forma invariable con carne o pollo cocinado, que se enfría sin conservación en nevera; la mayor parte de los casos se producen en otoño e invierno.
   b. *B. cereus:* forma diarreica (de incubación larga) que suele empezar con diarrea, dolor cólico abdominal y en ocasiones vómitos. La fiebre es rara y se suele resolver en 24 horas. El alimento responsable suele ser el arroz frito.

3. Período de incubación largo (>16 horas): algunos casos mediados por toxinas y otros invasivos.
   a. Los gérmenes productores de toxinas son:
      1) *C. botulinum:* se debe plantear cuando la enfermedad diarreica coincide o antecede a una parálisis; la gravedad de la enfermedad depende de la cantidad de toxina ingerida; son características las parálisis de pares craneales que progresan a una parálisis descendente; no suele aparecer fiebre; en general se asocia a alimentos enlatados de forma casera.
      2) *E. coli* enterotoxigénica (ECET): la causa más frecuente de la diarrea del viajero; tras 1-2 días de incubación, aparece dolor cólico abdominal con diarrea abundante; los vómitos y la fiebre son raros; se suele resolver en 3-4 días. El vehículo suele ser agua no embotellada o ensaladas o hielos contaminados.
      3) *E. coli* enterohemorrágica (ECEH): puede producir graves dolores cólicos abdominales con diarrea acuosa, que en ocasiones se vuelve hemorrágica; las bacterias (cepa O157:H7) no son invasivas; no se produce fiebre. La enfermedad se puede complicar con un síndrome hemolítico-urémico; se asocia a carne de ternera contaminada.

   4) *V. cholerae:* puede variar desde una enfermedad autolimitada leve a la forma mortal del cólera; cursa con diarrea, náuseas y vómitos, dolor cólico abdominal y calambres musculares, sin fiebre; los casos graves evolucionan a shock y muerte en horas; los supervivientes muestran resolución de los síntomas en 1 semana; los casos descritos en EE.UU. son importados o secundarios a la ingesta de alimentos importados.
   b. Gérmenes invasivos son:
      1) *Salmonella:* asociada sobre todo a cepas no tifoideas; período de incubación de 12-48 horas; son típicos las náuseas, vómitos, diarrea y cólico abdominal; es posible la fiebre; brotes de gastroenteritis relacionados con la ingesta de aves, carne o productos lácteos contaminados.
      2) *Shigella:* es posible la infección asintomática, pero algunas personas con diarrea acuosa y fiebre pueden evolucionar a una diarrea sanguinolenta con disentería; la enfermedad leve suele ser autolimitada y se resuelve en pocos días, mientras que la enfermedad grave puede asociarse a complicaciones; la transmisión se produce de persona a persona, aunque también pueden asociarse los alimentos o el agua contaminados.
      3) *C. jejuni:* el patógeno bacteriano que con más frecuencia se transmite a través del alimento; el período de incubación dura 1 día y después aparecen pródromos con fiebre, cefalea y mialgias, seguido de una fase intestinal que se caracteriza por diarrea, asociada a fiebre, malestar y dolor abdominal; la diarrea puede ser leve a profusa y sanguinolenta; en general se resuelve en unos 7 días, pero es posible que recidive. Se asocia a carne y aves poco cocinadas, lácteos no pasteurizados y a la ingesta de aguas de cauces no tratados sanitariamente.
      4) *Y. enterocolítica* e *Y. pseudotuberculosis:* causas poco frecuentes de enteritis en los EE.UU.; se afectan más los niños que los

adultos; cursa con fiebre, dolor abdominal y diarrea de 1-3 semanas de evolución; algunos casos se asocian a adenitis mesentérica, que se confunde con una apendicitis aguda; los alimentos o el agua contaminados son los responsables habituales.

5) *V. parahemolyticus:* en EE.UU. la mayor parte de los brotes de los estados costeros o en los cruceros durante los meses de verano; período de incubación en general <1 día, seguido de una diarrea acuosa explosiva en la mayor parte de los casos; pueden aparecer con frecuencia náuseas, vómitos, dolor cólico abdominal y cefalea; la fiebre es menos frecuente; suele resolverse en 1 semana; guarda relación con la ingesta de marisco.

6) *E. coli* enteroinvasiva (ECEI): una causa rara de enfermedad en EE.UU.; elevada incidencia de fiebre y diarrea sanguinolenta; puede parecerse a la disentería bacilar.

7) *V. vulnificus:* puede producir enfermedad grave y con frecuencia mortal en hepatópatas crónicos; los síntomas digestivos faltan en general, pero puede observarse fiebre, escalofríos, hipotensión y lesiones cutáneas hemorrágicas; los enfermos con una hepatopatía o que tienen mayor riesgo de sufrirla deben evitar la ingesta de ostras crudas.

ETIOLOGÍA

Se clasifican clásicamente como inflamatorias (invasivas) o no inflamatorias:

- No inflamatorias: *B. cereus, S, aureus, C. botulinum, E. coli* enterotoxigénica (ECET) y *E. coli* enterohemorrágica (ECEH); gérmenes productores de toxina que no son invasivos; no se reconocen leucocitos en las heces.
- Inflamatorias: *Campylobacter, E. coli* enteroinvasiva (ECEI), *Salmonella, Shigella, V. parahemolyticus* y *Yersinia*; causa enfermedad por invasión del tejido intestinal; se reconocen leucocitos en las heces.

DIAGNÓSTICO

DIAGNÓSTICO DIFERENCIAL

Gastroenteritis producida por virus (Norwalk o rotavirus), parásitos (*Amoeba histolytica, Giardia lamblia*) o toxinas (ciguatoxina, toxinas de los hongos, metales pesados).

PRUEBAS DE LABORATORIO

- Estudiar las heces para buscar leucocitos y acotar el diagnóstico diferencial:
  1. Enviar muestras de heces para cultivo y determinación de huevos y parásitos.
  2. Enviar muestras de heces para determinar toxina de *C. difficile* en los pacientes con uso de antibióticos actual o previo.
  3. NOTA: Algunos patógenos no se reconocen en los coprocultivos convencionales; el laboratorio debe ser avisado de forma expresa si se sospecha *Yersinia, C. botulinum, Vibrio* o *E. coli* enterohemorrágica (O157:H7).
  4. Encontrar *B. cereus, C. perfringens* o *E. coli* en las heces tiene poco valor, porque pueden formar parte de la flora normal del intestino.
- Si se sospecha un botulismo, se deben remitir los alimentos, el suero y las heces para medir la toxina.
- Son necesarios hemocultivos en todos los pacientes con fiebre.

TRATAMIENTO

TRATAMIENTO NO FARMACOLÓGICO

Una rehidratación adecuada es la parte fundamental del tratamiento.

TRATAMIENTO AGUDO

- La gastroenteritis producida por los siguientes gérmenes no necesita tratamiento antibiótico: *B. cereus, S. aureus, C. perfringens, V. parahemolyticus, Yersinia* y *E. coli* enterohemorrágica y enteroinvasiva.
- La causa más frecuente de diarrea del viajero es *E. coli* enterotoxigénica. Aunque suele ser una enfermedad autolimitada, los antibióticos pueden acortar su evolución.
  1. SMX/TMP un comprimido de potencia doble (DS) cada 12 horas durante 3 días.
  2. Ciprofloxacino 500 mg v.o. cada 12 horas durante 3 días.
- La base fundamental del tratamiento del cólera es el aporte de líquidos. Los antibióticos se deben administrar para reducir la eliminación del germen y la duración de la enfermedad.
  1. Doxiciclina 100 mg v.o. cada 12 horas durante 3 días.
  2. SMX/TMP un comprimido DS cada 12 horas durante 3 días.
- No está indicado el tratamiento para la gastroenteritis por *Salmonella*. Los pacientes con alto riesgo de sufrir una bacteriemia deben ser tratados durante 48-72 horas (v. «Salmonelosis»).
- Aunque la shigellosis suele ser autolimitada, los antibióticos acortan la duración de la enfermedad y pueden limitar su transmisión (v. «Shigelosis»).

- Los pacientes con una diarrea moderada a grave por *Campylobacter* pueden beneficiarse del tratamiento.
  1. Eritromicina 500 mg v.o. cada 6 horas durante 5 días.
  2. Ciprofloxacino 500 mg v.o. cada 12 horas durante 5 días.
- La sepsis por *V. vulnificus* debe ser tratada con:
  1. Doxiciclina 100 mg i.v. cada 12 horas durante 2 semanas.
  2. Ceftazidima 2 g i.v. cada 8 horas durante 2 semanas.
- Ante la sospecha de botulismo, se debe administrar rápidamente antitoxina (v. «Botulismo»).

TRATAMIENTO CRÓNICO

Los pacientes con infecciones por *Salmonella* pueden convertirse en portadores y necesitar tratamiento (v. «salmonellosis»).

PRONÓSTICO

- La mayor parte de las infecciones son autolimitadas y no necesitan tratamiento.
- En los inmunodeprimidos o pacientes con enfermedades de base, pueden aparecer complicaciones graves.
- Los síndromes postinfecciosos son importantes en algunas infecciones:
  1. Síndrome de Reiter: *Salmonella, Shigella, Campylobacter, Yersinia*; más frecuentes en huéspedes susceptibles desde el punto de vista genético (HLA-B27+).
  2. Síndrome de Guillain-Barré: *Campylobacter.*

DERIVACIÓN

Cuando sea algo más que una enfermedad leve.

OTRAS CONSIDERACIONES

COMENTARIOS

- Claramente infradiagnosticada e infranotificada.
- Todos los casos deben ser notificados a los responsables de salud locales.

BIBLIOGRAFÍA RECOMENDADA

Centers for Disease Control and Prevention: Diagnosis and management of foodborne illnesses: a primer for physicians, *MMWR Recomm Rep* 50(RR-2):1, 2001.

AUTOR: **MAURICE POLICAR, M.D.**

INFORMACIÓN BÁSICA

DEFINICIÓN

La toxoplasmosis es una infección causada por el parásito protozoario *Toxoplasma gondii*.

CÓDIGO CIE-9CM
130.9 Toxoplasmosis

EPIDEMIOLOGÍA Y DEMOGRAFÍA

INCIDENCIA (EN LOS EE.UU.):
- Aumenta con la edad.
- Aumenta con ciertas actividades.
  1. Trabajadores de mataderos.
  2. Dueños de gatos.
- Aumenta en ciertas zonas geográficas: alta prevalencia de gatos.
- 3-70% de los adultos sanos.

PREDOMINIO POR SEXOS: Distribución idéntica por sexos.

PREDOMINIO POR EDADES:
- Lactantes (infección congénita).
- La prevalencia aumenta con la edad.

INCIDENCIA MÁXIMA: Climas templados.

GENÉTICA:

Infección congénita:
- La incidencia y gravedad varían con el trimestre de gestación durante el que la madre adquirió la infección.
  1. 10-25% (primer trimestre).
  2. 30-54% (segundo trimestre).
  3. 60-65% (tercer trimestre).
- La infección congénita que aparece en el primer trimestre es la más grave.
- El 89-100% de las infecciones del tercer trimestre son asintomáticas.
- El riesgo fetal no se correlaciona con los síntomas maternos.

SÍNTOMAS Y SIGNOS

- Adquirida (huésped inmunocompetente).
  1. 80-90% asintomáticas.
  2. Adenopatía (en general cervical).
  3. Fiebre.
  4. Mialgias.
  5. Malestar.
  6. Faringitis.
  7. Exantema maculopapular.
  8. Hepatoesplenomegalia.
  9. Coriorretinitis rara.
- Adquirida (en pacientes con SIDA).
  1. 89% de casos sintomáticos.
     a. Encefalitis.
     b. Masas intracerebrales.
  2. Neumonitis.
  3. Coriorretinitis.
  4. Otros órganos finales.
- Adquirida (pacientes inmunocomprometidos).
  1. Encefalitis.
  2. Miocarditis (especialmente en pacientes con trasplante de corazón).
  3. Neumonitis.
- Infección ocular en el huésped inmunocompetente.
  1. Infección congénita.
  2. Visión borrosa.
  3. Fotofobia.
  4. Dolor.
  5. Pérdida de visión central si se afecta la mácula.
  6. Retinitis necrosante focal.
  7. Típicamente se manifiesta en la segunda o tercera décadas.
- Congénita.
  1. Se debe a una infección aguda adquirida por la madre 6-8 semanas antes de la concepción o durante la gestación.
  2. En general, madre asintomática.
  3. Sin signos de enfermedad.
  4. Coriorretinitis.
  5. Ceguera.
  6. Epilepsia.
  7. Retraso psicomotor o mental.
  8. Calcificaciones intracraneales.
  9. Hidrocefalia.
  10. Microcefalia.
  11. Encefalitis.
  12. Anemia.
  13. Trombocitopenia.
  14. Hepatoesplenomegalia.
  15. Linfadenopatía.
  16. Ictericia.
  17. Exantema.
  18. Neumonitis.
  19. La mayoría de los lactantes infectados están asintomáticos en el momento del nacimiento.

ETIOLOGÍA

- *Toxoplasma gondii*.
  1. Protozoario intracelular ubicuo.
  2. Presente en todo el planeta.
  3. El gato es el huésped definitivo.
- Infección humana.
  1. Ingesta de oocistos diseminados por los gatos.
  2. Ingesta de carne con quistes tisulares.
  3. Transmisión vertical.

DIAGNÓSTICO

DIAGNÓSTICO DIFERENCIAL

- Linfadenopatía.
  1. Mononucleosis infecciosa.
  2. Mononucleosis CMV.
  3. Enfermedad por arañazo de gato.
  4. Sarcoidosis.
  5. Tuberculosis.
  6. Linfoma.
  7. Cáncer metastásico.
- Masas cerebrales en huéspedes inmunocomprometidos.
  1. Linfoma.
  2. Tuberculosis.
  3. Absceso bacteriano.
- Neumonitis en huéspedes inmunocomprometidos.
  1. Neumonía por *Pneumocystis* jiroveci.
  2. Tuberculosis.
  3. Micosis.
- Coriorretinitis.
  1. Sífilis.
  2. Tuberculosis.
  3. Histoplasmosis (huésped competente).
  4. CMV.
  5. Sífilis.
  6. Herpes simple.
  7. Micosis.
  8. Tuberculosis (paciente con SIDA).
- Miocarditis.
  1. Rechazo de órganos en receptores de trasplantes de corazón.
- Infección congénita.
  1. Rubéola.
  2. CMV.
  3. Herpes simple.
  4. Sífilis.
  5. Listeriosis.
  6. Eritroblastosis fetal.
  7. Sepsis.

VALORACIÓN

- Infección aguda, huésped inmunocompetente.
  1. Recuento sanguíneo completo.
  2. Serología de *Toxoplasma* (IgG, Ig) en muestras hematológicas seriadas a intervalos de 3 semanas.
  3. Biopsia de ganglio linfático si el diagnóstico es dudoso.
- Huésped inmunocomprometido.
  1. Síntomas del SNC.
     a. TC o RM cerebral si existen síntomas del SNC.
     b. Punción lumbar, si es segura.
     c. Biopsia cerebral si no existe respuesta al tratamiento empírico.
  2. Síntomas oculares.
     a. Funduscopia.
     b. Estudios serológicos.
     c. Rara vez, punción vítrea.
  3. Síntomas pulmonares.
     a. Radiografía de tórax.
     b. Lavado broncoalveolar.
     c. Biopsia pulmonar transbronquial o abierta.
  4. Miocarditis.
     a. Enzimas cardíacas.
     b. Electrocardiograma.
     c. Biopsia endomiocárdica para un diagnóstico definitivo.
- Toxoplasmosis en la gestación.
  1. Cribado materno inicial con IgM e IgG.
     a. Si es negativo, la madre tiene riesgo de infección aguda y debe ser reevaluada cada mes.
     b. Si son positivas tanto la IgG como la IgM, obtener ELISA IgA e IgE, prueba de aglutinación diferencial.
     c. ELISA IgA e IgE, prueba de aglutinación diferencial elevada en la infección aguda.
     d. Ig alta durante 1 o más años.
     e. Repetir IgG 3-4 semanas después para determinar si los títulos son estables.
  2. Infección materna aguda no excluida o documentada.
     a. Muestreo de sangre fetal (para cultivo, Ig, IgA, IgE).
     b. PCR del líquido amniótico.
  3. Ecografía fetal cada semana si se documenta una infección materna.

- Toxoplasmosis congénita.
  1. Histología placentaria.
  2. IgM o IgA específica en la sangre del lactante.

PRUEBAS DE LABORATORIO

- Estudios de anticuerpos.
  1. Es necesaria más de una prueba para establecer el diagnóstico de toxoplasmosis aguda.
  2. Anticuerpos IgM.
     a. Aparecen 5 días después de la infección.
     b. Máximo a las 2 semanas.
     c. Cae hasta un nivel bajo o desaparece en 2 meses.
     d. Puede persistir a un nivel bajo durante un año o más.
  3. Anticuerpos no mesurables.
     a. Toxoplasmosis ocular.
     b. Reactivación.
     c. Huéspedes inmunocomprometidos.
  4. ELISA IgA, ELISA IgE, y ASAGA IgE.
     a. Pruebas más sensibles.
     b. Desaparecen más rápidamente que la Ig, estableciendo el diagnóstico de infección aguda.
  5. Anticuerpos IgG.
     a. Aparecen a las 1-2 semanas de la infección.
     b. Máximo a las 6-8 semanas.
     c. Declina gradualmente a lo largo de meses o años.

DIAGNÓSTICO POR IMAGEN

- Radiografía de tórax si se sospecha un compromiso pulmonar.
- TC o RM cerebral si se sospecha una encefalitis.

TRATAMIENTO

TRATAMIENTO NO FARMACOLÓGICO

- Casos seleccionados de infección ocular.
  1. Fotocoagulación.
  2. Vitrectomía.
  3. Lensectomía.
- Casos seleccionados de infección cerebral congénita.
  1. Derivación ventricular.

TRATAMIENTO AGUDO

- Infección aguda, huésped inmunocomprometido.
  1. Sin tratamiento, a menos que existan síntomas graves y persistentes, o lesión de un órgano vital.
- Infección aguda, huésped inmunocomprometido, sin SIDA.
  1. Tratar incluso si está asintomático.
  2. Duración.
     a. Hasta 4-6 semanas después de la resolución de todos los signos y síntomas.
     b. En general 6 meses o más.

- Infección reactivada, huésped inmunocomprometido, no SIDA.
  1. Tratar si está sintomático.
- Infección aguda o reactivada, SIDA.
  1. Tratar en todos los casos.
  2. Ciclo de inducción.
     a. 3-6 semanas.
     b. Tratamiento de mantenimiento continuado de por vida.
  3. Tratamiento empírico.
     a. SIDA con IgG positiva.
     b. Múltiples lesiones con realce en anillo en la TC o RM cerebral.
     c. Respuesta observada el día 7 en el 71% y el día 14 en el 91%.
- Infección ocular.
  1. Tratar en todos los casos.
  2. Tratamiento continuado durante 1 mes o más si es necesario.
  3. Respuesta observada en el 70% en 10 días.
  4. Volver a tratar si es necesario.
  5. Los corticoides pueden estar indicados.
  6. Tratamiento quirúrgico en casos seleccionados.
- Regímenes terapéuticos.
  1. Pirimetamina, 100-200 mg de dosis de carga una vez v.o., seguida de 25 mg v.o. una vez al día (50-75 mg en el SIDA) *más*
  2. Leucovorina, 12-20 mg v.o. al día *más*
  3. Sulfadiacina 1-1,5 g v.o. cada 6 h.
- Infección aguda en el embarazo.
  1. Tratar de manera inmediata.
  2. Riesgo de infección fetal reducido en un 60% con el tratamiento.
     a. Primer trimestre.
        i. Espiramicina, 3 g v.o. al día, divididos en dos a cuatro dosis.
        ii. Sulfadiacina, 4 g v.o. al día, divididos en cuatro dosis.
     b. Segundo y tercer trimestre.
        i. Sulfadiacina, como antes, *más*
        ii. Pirimetamina, 25 mg v.o. al día. *más*
        iii. Leucovorina, 5-15 mg v.o. al día.
        i.v. Espiramicina como antes.
- Infección congénita.
  1. Sulfadiacina, 50 mg/kg v.o. dos veces al día *más*
  2. Pirimetamina, 2 mg/kg v.o. durante 2 días, seguidos de 1 mg/kg v.o., tres veces a la semana *más*
  3. Leucovorina, 5-20 mg v.o. tres veces a la semana.
  4. Duración mínima del tratamiento: 12 meses.

TRATAMIENTO CRÓNICO

- Tratamiento de mantenimiento en pacientes con SIDA debido al alto riesgo (80%) de relapso.
  1. Pirimetamina, 25 mg v.o. al día.
  2. Sulfadiacina, 500 mg v.o. cuatro veces al día.
  3. Leucovorina, 10-20 mg v.o. al día.

PRONÓSTICO

- Pronóstico:
  1. Excelente en el huésped inmunocompetente.
  2. Bueno en la infección ocular (aunque las recidivas son frecuentes).
- Tratamiento de infección aguda en la gestación:
  1. Reduce la incidencia y gravedad de la toxoplasmosis congénita.
- Tratamiento de la infección congénita:
  1. Mejoría de la función intelectual.
  2. Regresión de las lesiones retinianas.
- SIDA:
  1. 70-95% de respuesta al tratamiento.

DERIVACIÓN

- A un experto en enfermedades infecciosas.
  1. Huéspedes inmunocomprometidos.
  2. Mujeres gestantes.
  3. Dificultad para establecer un diagnóstico o decidir el tratamiento.
- A un experto en enfermedades infecciosas pediátricas:
  1. Infección congénita.
- Al obstetra:
  1. Madre gestante seronegativa.
  2. Seroconversión aguda.
- Al oftalmólogo:
  1. Infección congénita.
  2. Cualquier caso de infección ocular.

OTRAS CONSIDERACIONES

COMENTARIOS

- La prevención de la toxoplasmosis es más importante en las mujeres gestantes seronegativas y huéspedes inmunocomprometidos.
- Instrucciones del paciente:
  1. Cocinar la carne a 66 °C.
  2. Cocinar los huevos.
  3. No beber leche no pasteurizada.
  4. Lavar las manos a conciencia después de manipular carne cruda.
  5. Lavar las superficies de la cocina que entran en contacto con la carne cruda.
  6. Lavar la fruta y las verduras.
  7. Evitar el contacto con materiales potencialmente contaminados con heces de gato.

BIBLIOGRAFÍA RECOMENDADA

Beazley DM, Egerman RS: Toxoplasmosis, *Semin Perinatol* 22(4):332, 1998.

Boyer KM: Diagnostic testing for congenital toxoplasmosis, *Pediatr Infect Dis J* 20(1):59, 2001.

Jones JL et al: Congenital toxoplasmosis: a review, *Obstet Gynecol Surv* 56(50):296, 2001.

Montoya JG, Liesenfeld O: Toxoplasmosis, *Lancet* 363(9425):1965, 2004.

AUTOR: **MICHELE HALPERN, M.D.**

INFORMACIÓN BÁSICA

DEFINICIÓN

La traqueítis bacteriana es una enfermedad infecciosa aguda que afecta a la tráquea y vías respiratorias de gran calibre. La inflamación de la tráquea puede deberse a una gran cantidad de estímulos inhalados, pero la infección bacteriana es una enfermedad con riesgo vital asociada a secreciones purulentas y viscosas, además de a un edema subglótico.

SINÓNIMOS

Traqueobronquitis bacteriana.
Crup seudomembranoso.
Laringotraqueobronquitis membranosa.

CÓDIGO CIE-9CM
464.10 Traqueítis

EPIDEMIOLOGÍA Y DEMOGRAFÍA

INCIDENCIA (EN EE.UU.):
- Infrecuente.
- Puede ser la causa más frecuente de obstrucción aguda de las vías respiratorias altas que requiere ingreso en una UCI pediátrica.

PREDOMINIO POR SEXOS: Niños > niñas en una serie.

PREDOMINIO POR EDADES:
- 1 mes a 8 años.
- Casi todos <13 años (la mayoría <3 años).

INCIDENCIA MÁXIMA: Tres cuartas partes de los casos comunicados en invierno.

GENÉTICA: El síndrome de Down es un posible factor predisponente.

Infección congénita: Algunos casos observados en aquellos con anomalías anatómicas de las vías respiratorias altas.

SÍNTOMAS Y SIGNOS
- Tos de crup o «metálica».
- Estridor inspiratorio (frecuente).
- Sibilancias (inusuales).
- Fiebre (a menudo >38,9 °C).
- Expectoración de secreción purulenta y viscosa.
  1. Una minoría de los pacientes expectoran gránulos con «forma de arroz».
  2. La mayoría de los pacientes son incapaces de movilizar la secreción.
     a. Se condensa.
     b. Forma seudomembranas.

ETIOLOGÍA
- *Staphylococcus aureus.*
- *Haemophilus influenzae.*
- Infección estreptocócica β-hemolítica.
- Secundaria a infecciones víricas de las vías respiratorias.
  1. Gripe primaria.
  2. VSR.
  3. Parainfluenza.
- En muchos casos sigue al sarampión.
  1. En especial si se acompaña de infiltrados en la radiografía de tórax.
  2. A veces, pronóstico fatal.
  3. Asociada a una intubación endotraqueal prolongada.

DIAGNÓSTICO

DIAGNÓSTICO DIFERENCIAL
- Crup vírico.
- Epiglotitis.
- Difteria.
- Infección por herpes simple necrosante en ancianos.
- CMV en pacientes inmunocomprometidos.
- Aspergilosis invasiva en pacientes inmunocomprometidos.

VALORACIÓN
- Laringoscopia directa.
  1. Secreciones típicas.
     a. Puede formar seudomembranas.
     b. Obstrucción de vías respiratorias.
  2. La epiglotis normal descarta una epiglotitis.
  3. Posible edema subglótico.

PRUEBAS DE LABORATORIO
- El recuento leucocitario es elevado.
- En el diferencial, el desplazamiento a la izquierda es casi universal.
- La tinción de Gram y el cultivo de secreciones traqueales confirma el diagnóstico.
- Los hemocultivos son positivos en una minoría.

DIAGNÓSTICO POR IMAGEN
- Estudio radiológico lateral del cuello:
  1. Epiglotitis normal.
  2. Densidad difusa o aspecto de «vela goteante» de la mucosa traqueal:
     a. Secreciones.
     b. Pseudomembranas.
- Radiografías de tórax:
  1. No diagnósticas.
  2. No deben realizarse en pacientes con dificultad respiratoria aguda, porque puede producirse una obstrucción súbita, grave o fatal, de la vía respiratoria.
- Frecuentes infiltrados neumónicos.
- Atelectasia.
  1. Infrecuente.
  2. Puede afectar a todo un pulmón.

TRATAMIENTO

TRATAMIENTO NO FARMACOLÓGICO
- Mantenimiento agresivo de las vías respiratorias abiertas.
  1. Laringoscopia o broncoscopia empleadas en el diagnóstico y tratamiento para retirar las seudomembranas.
  2. Succión de secreciones productivas y adhesivas desde la mucosa friable subyacente.
     a. Pueden extenderse desde las cuerdas vocales hasta la carina principal.
     b. Instrumentos rígidos con conductos más grandes para una succión más eficaz.
- Prevención de la obstrucción completa de vías respiratorias de gran calibre.

1. Intubación nasotraqueal.
2. Humidificación del gas inspirado.
3. Instilación de suero salino y succión frecuentes.
4. Algunos prefieren la intubación con anestesia general, realizada en quirófano.
- Necesaria la ventilación asistida.
- Tratamiento incial en la UCI.

TRATAMIENTO AGUDO
- Tratamiento antibiótico.
  1. Comenzar de manera inmediata.
  2. Continuar durante 2 semanas.
- Tratamiento inicial.
  1. *H. influenzae* productor de β-lactamasa.
  2. Estafilococos productores de β-lactamasa.
- El tratamiento oral suele ser suficiente después de 5 o 6 días de administración i.v.

PRONÓSTICO
- La mayoría de los pacientes son extubados a los 5-6 días del inicio del tratamiento antibiótico.
- Se observa encefalopatía anóxica en el 7% de los supervivientes.

DERIVACIÓN
Sospecha diagnóstica.

OTRAS CONSIDERACIONES

COMENTARIOS
- Los lactantes tienen alto riesgo de obstrucción de las vías respiratorias debido al pequeño calibre de sus vías respiratorias altas.
- Se cree que la presencia de neumonía y la etiología estafilocócica empeoran el pronóstico.
- Complicaciones observadas:
  1. Síndrome del shock tóxico.
  2. Estridor postextubación persistente.
  3. Neumotórax.
  4. Volutrauma.

BIBLIOGRAFÍA RECOMENDADA

Ahmed QA, Niederman MS: Respiratory infection in the chronically critically ill patient, *Clin Chest Med* 22(10):71, 2001.

Bernstein T, Brilli R, Jacobs B: Is bacterial tracheitis changing? A 14-month experience in a pediatric intensive care unit, *Clin Infect Dis* 27:458, 1998.

Stroud RH, Friedman NR: An update on inflammatory disorders of the pediatric airway: epiglottitis, croup and tracheitis, *Am J Otolaryngol* 22(40):268, 2001.

Stuchell B, Chinnis A, Davis S: Case report: bacterial tracheitis in an adult female, *WV Med J* 99(4):154, 2003.

Takanami I: Life-threatening stridor due to membranous tracheitis as a rare complication of endotracheal intubation: report of a case, *Surg Today* 33(4):285, 2003.

AUTORES: HARVEY M. SHANIES, M.D., PH.D., y **JOSEPH R. MASCI, M.D.**

INFORMACIÓN BÁSICA

DEFINICIÓN

Episodios depresivos recurrentes en otoño e invierno que se alternan con episodios no depresivos en primavera y verano. En los últimos 2 años, se han producido dos episodios de depresión mayor que muestran una relación estacional sin que hayan existido episodios no estacionales a lo largo de dicho período.

CÓDIGO CIE-9CM
296.30 Trastorno afectivo estacional

EPIDEMIOLOGÍA Y DEMOGRAFÍA

- El clima, la vulnerabilidad genética y los factores socioculturales son determinantes. El riesgo de cambios de humor estacionales se asocia con claridad a las latitudes más septentrionales. Se estima que la prevalencia de TAE es de un 0,5-1,5% en las poblaciones del norte de Europa, aunque incluso un 10-20% de tales poblaciones refieren episodios recidivantes más moderados compatibles con un TAE subsindrómico.
- Como en otros trastornos depresivos, las mujeres lo sufren desproporcionadamente más que los varones.

SÍNTOMAS Y SIGNOS

- Los síntomas del trastorno afectivo estacional (TAE) pueden ser idénticos a los de otros episodios depresivos, aunque tienden a incluir características asociadas a una depresión mayor atípica, como poca vitalidad, irritabilidad, ganancia de peso y sobrealimentación.
- La duración media de los síntomas es de 5 meses, generalmente comenzando en noviembre.

ETIOLOGÍA

- Las explicaciones del TAE tienden a centrarse en modelos biológicos. La menor duración del día y la reducción de la exposición solar experimentada por la gente que vive en las latitudes más septentrionales durante el invierno se cree constituyen el principal desencadenante del TAE.
- Se ha implicado a varios neurotransmisores en el TAE, como la dopamina, serotonina, y noradrenalina. Gran parte de las investigaciones actuales se centran en el papel de la serotonina en la mediación de los cambios afectivos estacionales.

DIAGNÓSTICO

La valoración diagnóstica es semejante a la de la depresión mayor, aunque enfocada en la naturaleza estacional de los síntomas.

DIAGNÓSTICO DIFERENCIAL

- Trastorno depresivo mayor.
- Depresión menor o trastorno de ajuste.
- Trastorno afectivo bipolar.
- Valorar el consumo de drogas (sobre todo el alcohol).
- Enfermedad médica o medicaciones que pueden contribuir a la depresión (p. ej., trastornos endocrinos, enfermedad neurológica).

VALORACIÓN

- Como en el caso de la depresión mayor, deben considerarse etiologías médicas, que se descartarán gracias a la sintomatología. Considerar el estudio endocrinológico, especialmente de la función tiroidea; pueden realizarse estudios del sueño y un cribado toxicológico.
- Guía de entrevista estructurada para la escala de Hamilton de la depresión, versión «trastornos afectivos estacionales» (SIGH-SAD) usada en investigación.

PRUEBAS DE LABORATORIO

Las que indiquen los síntomas.

DIAGNÓSTICO POR IMAGEN

En general no indicado.

TRATAMIENTO

TRATAMIENTO NO FARMACOLÓGICO

- La fototerapia se basa en el principio de que la exposición a luz artificial de intensidad semejante a la de la luz solar prevendrá los cambios biológicos que median el TAE durante el invierno.
- Se han realizado al menos 20 ensayos aleatorizados que comparan la fototerapia con el placebo en el tratamiento del TAE. Algunos de estos ensayos han demostrado la eficacia de la fototerapia, mientras que otros han sido incapaces de demostrar un beneficio mayor que el placebo.

- La fototerapia en el TAE suele emplear de 2.500 a 10.000 lx mediante cajas de luz comerciales o unidades portátiles. Se recomienda comenzar la fototerapia en las primeras 2 semanas desde el inicio de los síntomas y mantenerla durante los meses invernales. Se instruye al paciente para que se siente aproximadamente a medio metro de la caja de luz de 30 minutos a varias horas, una o dos veces al día, durante 1 semana como mínimo.

TRATAMIENTO AGUDO

No es necesario, a menos que el paciente tenga tendencias suicidas; puede ser necesaria la hospitalización inmediata si existen ideación e intentos suicidas.

TRATAMIENTO CRÓNICO

No existen pruebas concluyentes, a partir de los ensayos aleatorizados, que apoyen el empleo de ISRS en el tratamiento del TAE.

DERIVACIÓN

La derivación al psiquiatra puede ser de ayuda para confirmar el diagnóstico. Recomendada en pacientes de alto riesgo y suicidas.

OTRAS CONSIDERACIONES

Los pacientes con TAE pueden quejarse de que comen demasiado, especialmente alimentos ricos en hidratos de carbono.

BIBLIOGRAFÍA RECOMENDADA

Levitt AJ, Lam RW, Levitan R: A comparison of open treatment of seasonal major and minor depression with light therapy, *J Affect Dis* 71(1-3):243, 2002.

Magnussen A: An overview of epidemiological studies on seasonal affective disorder, *Acta Psychiatr Scand* 101(3):176, 2000.

Rosenthal NE: Diagnosis and treatment of seasonal affective disorder, *JAMA* 270(22):2717, 1995.

Wileman SM et al: Light therapy for seasonal affective disorder in primary care: randomised controlled trial, *Br J Psychiatry* 178:311, 2001.

AUTOR: **MITCHELL D. FELDMAN, M.D., M.Phil.**

INFORMACIÓN BÁSICA

DEFINICIÓN

Incapacidad de aprender nueva información o recordarla. La alteración afecta a la capacidad funcional personal, social o profesional. Este trastorno no debe ser secundario a un delirium o demencia.

SINÓNIMOS

Síndrome de Wernicke-Korsakoff.
Amnesia.

CÓDIGO CIE-9CM
780.9 Amnesia (retrógrada); alteraciones de memoria por pérdida o falta
Códigos DSM-IV-TR
294 Trastorno amnésico por ... [indicar la causa médica de base]
294.8 Trastorno amnésico, NOS

EPIDEMIOLOGÍA Y DEMOGRAFÍA

- No se dispone de datos sobre la incidencia real o el riesgo a lo largo de la vida.
- La amnesia global transitoria suele producirse a partir de los 50 años.
- Defecto genético del metabolismo de la tiamina descrito en algunos pacientes.

SÍNTOMAS

Anamnesis.
- El diagnóstico depende de la anamnesis.
- La incapacidad de aprender o recordar información nueva es la principal característica de este trastorno.
- La prueba Mini Mental State resulta útil. Los pacientes son incapaces de recordar acontecimientos ocurridos durante la entrevista pueden tener una capacidad de reconocimiento de números normal y son capaces de seguir la conversación.
- Los pacientes son incapaces de recordar acontecimientos posteriores al inicio de la amnesia.
- Los individuos pueden aprender tareas motoras nuevas, pero no recuerdan las experiencias de aprendizaje.
- La amnesia suele tener componentes anterógrados y retrógrados.

ETIOLOGÍA

- Traumatismo craneal.
- Focos de infarto o tumores focales.
- Encefalitis por virus herpes simple.
- Anoxia cerebral.
- Síndrome de Korsakoff (deficiencia de tiamina).
- Intoxicación por monóxido de carbono.
- La amnesia transitoria se puede deber a una conmoción, intoxicación aguda, convulsiones, amnesia global transitoria y tras una TEC.

DIAGNÓSTICO

DIAGNÓSTICO DIFERENCIAL

- Demencia.
- Delirium.
- Depresión mayor.
- Tendencia al olvido benigna de la ancianidad.

VALORACIÓN

- Anamnesis completa y estudio del estado mental.
- Pruebas neuropsicológicas.

DIAGNÓSTICO POR IMAGEN

- Ausencia de características diagnósticas o específicas del trastorno amnésico en los estudios radiológicos.
- La RM cerebral indica una atrofia específica de las estructuras diencefálicas en el síndrome de Korsakoff.

TRATAMIENTO

TRATAMIENTO NO FARMACOLÓGICO

- La rehabilitación cognitiva para facilitar la recuperación de las lesiones cerebrales puede ser útil.
- Supervisión vital para asegurar un cuidado adecuado a largo plazo.

TRATAMIENTO AGUDO

Tratamiento inicial con tiamina, fármacos antivirales o aspirina, según la etiología de base.

TRATAMIENTO CRÓNICO

No se conocen tratamientos eficaces del trastorno amnésico que reviertan o mejoren las deficiencias de memoria.

PRONÓSTICO

La amnesia puede ser crónica o transitoria, según la etiología.

DERIVACIÓN

Derivar para estudios neuropsicológicos.

OTRAS CONSIDERACIONES

COMENTARIOS

En el síndrome de Korsakoff es más importante la amnesia anterógrada (alteraciones en la adquisición de información nueva) que la retrógrada (recuerdo de la información anterior).

PREVENCIÓN

Altas dosis de vitaminas para prevenir el síndrome de Wernicke-Korsakoff.

EDUCACIÓN DEL PACIENTE/FAMILIA

Relevos en el cuidado y ayudas domiciliarias para los familiares responsables del cuidado.

BIBLIOGRAFÍA RECOMENDADA

Oscar-Berman M et al: Comparisons of Korsakoff and non-Korsakoff alcoholics on neuropsychological tests of prefrontal brain functioning, *Alcohol Clin Exp Res* 28(4):667, 2004.

Vik PW et al: Cognitive impairment in substance abuse, *Psychiatr Clin North Am* 27(1):97, 2004.

AUTOR: **MITCHELL D. FELDMAN, M.D., M.PHIL.**

INFORMACIÓN BÁSICA

DEFINICIÓN

El trastorno bipolar es un proceso episódico, recidivante y con frecuencia progresivo, en el cual el individuo afectado experimenta al menos un episodio de manía caracterizado por al menos 1 semana de síntomas continuos con estado de ánimo elevado, expansivo o irritable asociado a tres o cuatro de los siguientes:
- Menor necesidad de sueño.
- Grandiosidad.
- Habla presurosa.
- Fuga de ideas objetiva o subjetiva.
- Distraibilidad.
- Aumento de la actividad con un objetivo.
- Comportamientos problemáticos.

Muchos pacientes con trastorno bipolar experimentarán también uno o más episodios de depresión mayor durante su vida o tienen síntomas de episodios depresivos mezclados con los maníacos (episodio mixto).

SINÓNIMOS

Depresión-manía.
Psicosis cicloide.

CÓDIGO CIE-9CM

296.4-6 Manía circular, depresión circular, mixta circular

EPIDEMIOLOGÍA Y DEMOGRAFÍA

INCIDENCIA (EN EE.UU.): Aproximadamente el 1,5% de la población.
PREVALENCIA (EN EE.UU.): 0,4-1,6%.
PREDOMINIO POR SEXOS: Afecta por igual a ambos sexos.
DISTRIBUCIÓN POR EDADES: Trastorno que dura toda la vida y debuta entre los 14-30 años.
INCIDENCIA MÁXIMA: Principios de la tercera década.
GENÉTICA:
- La tasa de concordancia entre los gemelos monocigóticos es 0,7-0,8 y en los dicigóticos 0,2.
- El riesgo de trastorno afectivo en la descendencia con un padre afectado de trastorno bipolar es del 27-29%, mientras que si se afectan los dos aumenta al 50-74%.
- La heredabilidad se estima en 0,85.
- Aunque no se han reconocido mutaciones causales específicas, se han descrito locus genéticos candidatos en los cromosomas 4, 5, 8, 18 y 21, entre otros.

SÍNTOMAS Y SIGNOS

- Manía asociada a activación psicomotora, que en general tiene un objetivo, aunque no siempre es productiva.
- Estado de ánimo aumentado y con frecuencia lábil.
- Fuga de ideas, con habla presurosa, rápida y alta.
- Psicosis con delirios, alucinaciones y trastorno del pensamiento formal en algunos casos.
- Los episodios depresivos recuerdan a la depresión mayor (v. «Depresión mayor»); sin embargo, el retraso suele se extremo.
- Es posible catatonía en casos graves.

ETIOLOGÍA

- Desconocida.
- Hipótesis:
  1. Alteraciones en la función del receptor y la membrana.
  2. Alteraciones de AMPc, de las MAP cinasas, de la proteincinasa C y de la vía de transmisión de señales glicina sintasa cinasa-3.
  3. Alteraciones en las vías de supervivencia de las células.

DIAGNÓSTICO

DIAGNÓSTICO DIFERENCIAL

- Es frecuente la manía secundaria a trastornos médicos (hipertiroidismo, SIDA, ictus, síndrome de Cushing).
- La aparición después de los 50 años debe sugerir manía secundaria.
- Existen cuadros menos graves, y posiblemente diferentes, el trastorno bipolar de tipo II y la ciclotimia.
- La asociación a trastorno por abuso de sustancias o dependencia de las mismas puede confundir la valoración y el tratamiento.
- El estudio transversal de un paciente con manía aguda se puede confundir con una psicosis esquizofreniforme o paranoide.

VALORACIÓN

- Anamnesis.
- Exploración física.
- Valoración del estado mental.
- Cuestionario del trastorno del estado de ánimo (MDQ).

PRUEBAS DE LABORATORIO

Dada la elevada frecuencia de manías secundarias, es necesario un estudio inicial para descartar patologías en todos los sistemas orgánicos principales (bioquímica, recuento celular completo, análisis de orina, velocidad de sedimentación).

DIAGNÓSTICO POR IMAGEN

- Plantearse estudios radiológicos cerebrales si hay aparición tardía o alteraciones en la exploración neurológica.
- Los estudios neurorradiológicos pueden mostrar aumento de tamaño de los ventrículos o zonas hiperintensas en la sustancia blanca.

TRATAMIENTO

TRATAMIENTO NO FARMACOLÓGICO

- Psicoterapia cognitivo-conductual o psicoeducativa centrada en la familia para ayudar a los pacientes a afrontar las consecuencias de su enfermedad, mejorar el cumplimiento del tratamiento farmacológico e identificar posibles factores desencadenantes en el entorno.
- Terapia con luz luminosa en latitudes norte para individuos que muestran un patrón estacional de depresión invernal.
- «Regularización» del estilo de vida.

TRATAMIENTO AGUDO

- Fármacos de primera línea para la manía aguda: litio, 1.500-1.800 mg/día (0,8-1,2 mEq/l); valproato 1.000-1.500 mg/día (50-125 µg/ml); carbamazepina 600- 800 mg/día (4-12 µg/ml).
- Complementos útiles al tratamiento agudo: olanzapina 10-20 mg/día; risperidona 2-4 mg/día; quetiapina 350-700 mg/día; ziprasidona 40-60 mg/día y aripiprazol 10-30 mg/día y benzodiazepinas, como lorazepam 1-2 mg cada 4 horas, clonazepam 1-2 mg cada 4 horas.
- Los antidepresivos tradicionales pueden inducir episodios maníacos y agravar la manía en los episodios mixtos.
- La lamotrigina puede conseguir efecto antidepresivo agudo.

TRATAMIENTO CRÓNICO

- El objetivo del tratamiento a largo plazo es prevenir la recaída o recidiva episódica.
- Los mejores fármacos para la profilaxis de la manía son litio, valproato y olanzapina (posiblemente también resulte beneficioso carbamazepina/oxacarbazepina).
- Los mejores fármacos para la profilaxis de la depresión son lamotrigina y litio.
- El papel de los antipsicóticos atípicos en el mantenimiento no está claro.
- El uso prolongado de antidepresivos suele desestabilizar al paciente y asociarse a recidivas más frecuentes.

PRONÓSTICO

- La evolución es variable.
- Más del 90% de los pacientes que sufren un episodio de manía tienen riesgo de sufrir otros.
- Los episodios maníacos o depresivos no controlados generan más episodios («la enfermedad genera enfermedad»).
- El riesgo de intentos de suicidio es del 29% y el de suicidios consumados del 15-20%. Se ha demostrado que el tratamiento con litio reduce de forma específica este riesgo de suicidio.
- Las consecuencias psicosocioeconómicas de la manía y la depresión pueden ser graves y discapacitantes.

DERIVACIÓN

- Si se plantea el uso de antidepresivos.
- Si el paciente tiene una manía grave, ciclos rápidos o ideas suicidas, o se trata de un episodio bipolar mixto.

BIBLIOGRAFÍA RECOMENDADA

Belmaker RH: Bipolar disorder, *N Engl J Med* 351(5):476, 2004.
Berns GS, Nemeroff CB: The neurobiology of bipolar disorder, *Am J Med Genet* 123C(1):76, 2003.
Geddes J: Bipolar disorder, *Evidence-Based Mental Health* 6(4):101, 2003.
Jones S: Psychotherapy of bipolar disorder: a review, *J Affect Disord* 80(2-3):101, 2004.
Mathew CA, Reus VI: Genetic linkage in bipolar disorder, *CNS Spectr* 8(12):891, 2003.

AUTOR: VICTOR I. REUS, M.D.

INFORMACIÓN BÁSICA

DEFINICIÓN

Las crisis de ausencia constituyen un trastorno no convulsivo generalizado caracterizado por episodios de pérdida de conciencia (típicamente ≤10 seg) asociados a una punta generalizada de 3 Hz y un patrón EEG de ondas lentas, seguidos de un retorno súbito y total de la conciencia.

SINÓNIMO

Petit mal (obsoleto).

CÓDIGO CIE-9CM

345.0 Epilepsia no convulsiva generalizada

EPIDEMIOLOGÍA Y DEMOGRAFÍA

INCIDENCIA (EN LOS EE.UU.): 11 casos/100.000 personas de entre 1-10 años de edad, rara después de los 14 años.
PREVALENCIA (EN LOS EE.UU.): Responsable del 2-15% de todos los casos de epilepsia infantil.
PREDOMINIO POR EDADES: 4-8 años.
INCIDENCIA MÁXIMA: 6-7 años.
GENÉTICA: Clara predisposición genética; modo de herencia sin determinar.

SÍNTOMAS Y SIGNOS

- Es normal observar hallazgos entre crisis en niños con ausencias típicas.
- Durante la crisis, el paciente suele parecer despierto, aunque interrumpe su actividad de forma abrupta y no recuerda o responde a estímulos.
- Los episodios más prolongados pueden asociarse a automatismos, pudiendo confundirse con trastornos convulsivos parciales complejos.
- En aproximadamente un 40% de los pacientes pueden observarse crisis tónico-clónicas.

ETIOLOGÍA

- Idiopática con un presunto origen genético.
- Las crisis de ausencia también pueden observarse en algunos síndromes epilépticos generalizados como las crisis de ausencia juveniles o la epilepsia mioclónica juvenil.

- Datos experimentales: las crisis se producen por una alteración de la regulación de descargas talámicas rítmicas.

DIAGNÓSTICO

DIAGNÓSTICO DIFERENCIAL

- Trastornos convulsivos parciales complejos.
- Ensoñaciones.
- Apatía psicogénica.

VALORACIÓN

- El EEG constituye la herramienta más poderosa para identificar este tipo de epilepsia.
- En la inmensa mayoría de las personas no tratadas, una hiperventilación vigorosa durante 3-5 minutos provoca hallazgos característicos en el EEG.

DIAGNÓSTICO POR IMAGEN

No son necesarios con la sintomatología típica.

TRATAMIENTO

TRATAMIENTO NO FARMACOLÓGICO

Evitar la privación del sueño y la hiperventilación.

TRATAMIENTO AGUDO

No indicado en personas con crisis típicas.

TRATAMIENTO CRÓNICO

- Los fármacos de elección son la etosuximida o el valproato sódico.
- La etosuximida no suprime las crisis tónico-clónicas. Por consiguiente, el valproato sódico es el fármaco de elección en pacientes con crisis de ausencia y convulsiones tónico-clónicas.
- La dosis inicial de etosuximida en niños es de 10-15 mg/kg/día con una dosis de mantenimiento de 15-40 mg/kg/día, divididos en dos o tres administraciones diarias. Puede provocar efectos colaterales gastrointestinales, por lo que es mejor tomarla con las comidas.

- Las dosis pediátricas habituales de ácido valproico son de 15-60 mg/kg/día (dos-cuatro veces al día). Puede causar hepatotoxicidad y discrasias sanguíneas.
- La lamotrigina también resulta eficaz, pero no ha sido aprobada por la FDA para el tratamiento de las crisis de ausencia.
- Puesto que la mayoría de los pacientes se recobran de sus crisis de manera espontánea, puede retirarse el tratamiento anticonvulsivo en general cuando el paciente no ha sufrido crisis durante al menos 2 años.

PRONÓSTICO

- El pronóstico es favorable en las crisis de ausencia infantiles típicas sin otros tipos de epilepsia.
- Excelente respuesta a la medicación.
- Remisión de las crisis con la edad en el 70-90% de los pacientes.

DERIVACIÓN

Si existen dudas acerca del diagnóstico o el tratamiento.

OTRAS CONSIDERACIONES

COMENTARIOS

- Las crisis de ausencia pueden confundirse con las trastornos convulsivos parciales complejos en base a su descripción clínica. El EEG es esencial para realizar esta distinción.
- La administración de anticonvulsivantes (especialmente la carbamazepina o la fenitoína) a pacientes con crisis de ausencia típicas puede exacerbar las crisis.

BIBLIOGRAFÍA RECOMENDADA

Mattson RH: Overview: idiopathic generalized epilepsies, *Epilepsia* 44(2):2, 2003.
Panayiotopoulos CP: Treatment of typical absence seizures and related epileptic syndromes, *Paediatr Drugs* 3(5):379, 2001.

AUTOR: **JOHN E. CROOM, M.D., Ph.D.**

INFORMACIÓN BÁSICA

DEFINICIÓN

Los trastornos convulsivos generalizados tónico-clónicos (TCGTC) están marcados por una actividad neuronal hipersincrónica paroxística que afecta a ambos hemisferios cerebrales y da lugar a una pérdida de conciencia con contracciones musculares tónicas, seguidas de contracciones clónicas rítmicas. La crisis puede comenzar focalmente en una región o hemisferio cerebral y generalizarse de forma subsiguiente o secundaria.

SINÓNIMO

Grand mal (obsoleto).

CÓDIGO CIE-9CM

345.1 Epilepsia convulsiva generalizada

EPIDEMIOLOGÍA Y DEMOGRAFÍA

INCIDENCIA (EN LOS EE.UU.): 50-70 casos/100.000 personas/año, con mayores tasas en la primera infancia y en personas >65 años.
PREVALENCIA (EN LOS EE.UU.): Aproximadamente 6,5 casos/1.000 personas para todos los tipos de epilepsia.
PREDOMINIO POR SEXOS: Ligeramente más en varones que en mujeres.
GENÉTICA: Existe una predisposición genética en las epilepsias generalizadas idiopáticas; el modo de transmisión varía con cada síndrome epiléptico.

SÍNTOMAS Y SIGNOS

- En general, examen neurológico normal. Pueden observarse déficit focales en pacientes con lesiones subyacentes que causan las crisis.
- La secuencia de fenómenos motores durante la crisis incluye típicamente una contracción muscular tónica generalizada que evoluciona a sacudidas clónicas.
- Típicamente asociada a una confusión postictal que dura incluso varias horas.
- Puede asociarse a mordiscos en la lengua, mejillas o labios, y/o a incontinencia urinaria.

ETIOLOGÍA

- Las convulsiones son un síntoma de una anormalidad subyacente que afecta al SNC, no una enfermedad.
- La etiología de las crisis tónico-clónicas generalizadas puede dividirse en causas idiopáticas, sintomáticas o criptogénicas.
- En los TCGTC idiopáticos, se ha postulado una base hereditaria. Incluyen algunos síndromes epilépticos como la epilepsia mioclónica juvenil y el síndrome de Lennox-Gastaut.
- Los TCGTC sintomáticos son el resultado de una causa subyacente, como errores congénitos del metabolismo, alteraciones metabólicas adquiridas o tóxicas, infección del SNC, tumores, o traumatismo.
- Las crisis criptogénicas son aquéllas sin una presunta etiología genética o sin una causa subyacente clara.

DIAGNÓSTICO

DIAGNÓSTICO DIFERENCIAL

- Síncope.
- Fenómenos psicogénicos.
- La Sección II describe el diagnóstico diferencial de la epilepsia.

VALORACIÓN

Crisis de nueva aparición: historia clínica y exploración minuciosas para determinar la etiología subyacente.

PRUEBAS DE LABORATORIO

- Glucosa y electrólitos séricos.
- Otros estudios sanguíneos y punción lumbar si lo indican la historia y la exploración.
- EEG: es la herramienta diagnóstica más valiosa para identificar el tipo de epilepsia y predecir la probabilidad de recidivas.

DIAGNÓSTICO POR IMAGEN

- En general innecesario en aquellos casos de TCGTC idiopáticos bien documentados.
- RM: método de elección si la historia, exploración o EEG sugieren un inicio parcial (focal).

TRATAMIENTO

TRATAMIENTO NO FARMACOLÓGICO

Evitar la privación del sueño o precipitantes ambientales (p. ej., epilepsia fotosensible).

TRATAMIENTO AGUDO

- Las crisis individuales de <5 min de duración no suelen requerir intervención farmacológica aguda.
- Véase «Estado epiléptico» en la sección I para el tratamiento de las crisis recidivantes o prolongadas.

TRATAMIENTO CRÓNICO

- Una única crisis con un factor desencadenante identificable y fácilmente corregible (p. ej., hiponatremia) no justifica el empleo de anticonvulsivantes a largo plazo.
- Si existe un riesgo significativo de recidivas (tabla 1-53) o más de una crisis no provocada, estará indicado el tratamiento.
- El valproato sódico, la fenitoína y la carbamazepina suelen ser los fármacos de primera línea en el adulto.
- Nuevos fármacos como la lamotrigina, el topiramato y el levetiracetam pueden ser mejor tolerados.
- En cada paciente, la elección del anticonvulsivante está influida por factores como la eficacia, coste, efectos adversos, facilidad de administración y tipo de síndrome epiléptico.

PRONÓSTICO

- Varía con la etiología subyacente.
- Pronóstico excelente en la mayoría de los pacientes con crisis tónico-clónicas generalizadas.

DERIVACIÓN

Si existen dudas acerca del diagnóstico o el tipo de epilepsia, o si las crisis no responden al tratamiento anticonvulsivante. También se derivará a la paciente si está pensando en quedarse embarazada.

OTRAS CONSIDERACIONES

PRECAUCIÓN

El EEG es normal hasta en el 50% de los pacientes; por tanto, el diagnóstico se realiza fundamentalmente con la historia clínica. En general, una única crisis no se trata con anticonvulsivantes crónicos a menos que el paciente presente un síndrome epiléptico del que se sabe que la recidiva es alta.

COMENTARIOS

Puede recabarse información para la educación del paciente en la Epilepsy Foundation, 4351 Garden City Drive, Landover, MD 20785; teléfono: (800) 332-1000; dirección de Internet: www.epilepsyfoundation.org.

BIBLIOGRAFÍA RECOMENDADA

Browne TR, Holmes GL: Epilepsy, *N Engl J Med* 344:1145, 2001.
Chang BS, Lowenstein DH: Mechanisms of Disease: Epilepsy, *N Engl J Med* 349:1257, 2003.

AUTOR: **JOHN E. CROOM, M.D., Ph.D.**

TABLA 1-53 **Riesgo de recidiva tras una primera crisis tónico-clónica**	
Alta	**Baja**
Hallazgos neurológicos anormales	Convulsión febril en un niño
Retraso mental	Estado epiléptico febril (niño)
Signos EEG anormales	Estados metabólicos y tóxicos transitorios
Sacudidas mioclónicas, ausencias, o crisis atónicas	Epilepsia rolándica benigna
Lesiones encefálicas estructurales	Epilepsia postraumática inmediatamente después de un traumatismo craneoencefálico no grave
Antecedentes familiares de epilepsia	
Ancianos	

De Johnson RT, Griffin JW: *Current therapy in neurologic disease*, 5.ª ed., St. Louis, 1997, Mosby.
EEG, Electroencefalograma.

INFORMACIÓN BÁSICA

DEFINICIÓN

En los trastornos convulsivos parciales, el inicio de la actividad eléctrica anormal se origina en una determinada región o lóbulo cerebral. Las manifestaciones clínicas pueden comprender síntomas sensitivos, motores, autonómicos o psíquicos. La conciencia puede estar preservada (trastornos convulsivos parciales simples) o deteriorada (trastornos convulsivos parciales complejos).

SINÓNIMOS

Convulsiones relacionadas con una zona concreta.
Epilepsia focal.
Los términos obsoletos incluyen:
Crisis motoras menores.
Crisis jacksonianas.
Crisis psicomotora.

CÓDIGOS CIE-9CM
345.4 Epilepsia parcial, con deterioro de la conciencia
345.5 Epilepsia parcial, sin deterioro de la conciencia

EPIDEMIOLOGÍA Y DEMOGRAFÍA

INCIDENCIA (EN EE.UU.): 20 casos/100.000 personas a los 65 años de edad, incrementándose de manera pronunciada a partir de esa edad.
PREVALENCIA (EN EE.UU.): 6,5 casos/1.000 personas para todos los tipos de epilepsia.
PREDOMINIO POR SEXOS: Ligeramente más en varones que en mujeres.
GENÉTICA: La mayoría son adquiridas, aunque se han identificado varios síndromes hereditarios.

SÍNTOMAS Y SIGNOS

- Varían desde déficit neurológicos normales a focales, dependiendo de la causa subyacente.
- La sintomatología es variada y depende del sitio desde donde se originan las descargas eléctricas anormales.
- Los síntomas de los trastornos convulsivos parciales simples pueden ser motores o sensitivos; trastorno del lenguaje; alucinaciones olfatorias, visuales o auditivas; sensaciones viscerales, o miedo o pánico.
- En los trastornos convulsivos parciales complejos, existe una pérdida o reducción de la consciencia. Ésta puede estar precedida de un aura (trastornos convulsivos parciales simples). Pueden existir automatismos o alteraciones de la conducta asociados.
- Puede existir una «marcha» o progresión de los síntomas relativamente rápida, de segundos a minutos, a medida que el foco convulsivo se extiende a lo largo del córtex.

ETIOLOGÍA

- Las convulsiones son un síntoma de una anormalidad subyacente que afecta al SNC, no una enfermedad.
- Las crisis de inicio parcial pueden estar causadas por trastornos subyacentes, como el ictus, tumores, infecciones, traumatismo, malformaciones vasculares o factores genéticos.

DIAGNÓSTICO

DIAGNÓSTICO DIFERENCIAL

- Migraña.
- AIT.
- Presíncope.
- Fenómenos psicogénicos.
- La sección II describe el diagnóstico diferencial de la epilepsia.

VALORACIÓN

Puesto que los trastornos convulsivos parciales son manifestaciones de un trastorno focal subyacente del SNC que debe identificarse lo más pronto posible, las técnicas de imagen, preferiblemente la RM, son esenciales.

PRUEBAS DE LABORATORIO

El EEG constituye la herramienta más poderosa para la localización del foco convulsivo.

DIAGNÓSTICO POR IMAGEN

- RM con contraste: modalidad de elección debido a su alta sensibilidad en el ictus, tumores, abscesos, atrofia y malformaciones vasculares.
- TC sin contraste si se sospecha una hemorragia.

TRATAMIENTO

TRATAMIENTO NO FARMACOLÓGICO

Evitar la privación del sueño.

TRATAMIENTO AGUDO

- Las crisis individuales de <5 min de duración no suelen requerir intervención farmacológica aguda.
- Para el tratamiento de las crisis recidivantes o prolongadas, véase «Estado epiléptico» en la Sección I.

TRATAMIENTO CRÓNICO

- Tanto la carbamazepina como la fenitoína suelen ser fármacos de primera línea.
- El valproato sódico también puede ser eficaz.
- Nuevos fármacos como la lamotrigina, oxcarbazepina, levetiracetam, y topiramato pueden ser mejor tolerados.
- En cada paciente, la elección del anticonvulsivante está influida por factores como la eficacia, coste, efectos adversos y facilidad de administración.

PRONÓSTICO

- Determinado por la causa subyacente.
- Aproximadamente el 70% de los pacientes se controlan con medicación.

DERIVACIÓN

Si se duda acerca del diagnóstico o el paciente no responde a la medicación, derivar a un neurólogo o especialista en epilepsias para una mejor evaluación. Además, algunos tipos de trastornos convulsivos parciales, especialmente la epilepsia del lóbulo temporal, son susceptibles de resección quirúrgica.

OTRAS CONSIDERACIONES

COMENTARIOS

- Puede recabarse información para la educación del paciente en la Epilepsy Foundation of America, 4351 Garden City Drive, Landover, MD 20785; teléfono: (800) 332-1000 dirección de Internet: www.epilepsyfoundation.org.
- Se trata del tipo de epilepsia más subdiagnosticado, y sin embargo el más común en el adulto.

BIBLIOGRAFÍA RECOMENDADA

Chabolla DR: Characteristics of the epilepsies, *Mayo Clin Proc* 77:981, 2002.
Wiebe S et al: A randomized controlled trial of surgery for temporal-lobe epilepsy, *N Engl J Med* 345:311, 2001.

AUTOR: **JOHN E. CROOM, M.D., Ph.D.**

INFORMACIÓN BÁSICA

DEFINICIÓN

Alteración del funcionamiento corporal que no sigue los patrones anatómicos o fisiológicos de los trastornos de los sistemas nerviosos central o periférico, y que se presenta por lo general en el contexto de una situación de estrés. Los pacientes no controlan los síntomas voluntariamente (lo que distingue esta entidad de los trastornos facticios o de simulación).

SINÓNIMO

Trastorno somatoforme (el trastorno de conversión pertenece a este grupo mayor de enfermedades).

CÓDIGO CIE-9CM
V61.10

EPIDEMIOLOGÍA Y DEMOGRAFÍA

- Es el trastorno somatoforme más frecuente.
- La incidencia estimada es de 5-10 casos/100.000 habitantes en la población general y de 20-100 casos/100.000 en los pacientes hospitalizados.
- Puede afectar a cualquier edad, incluso en la infancia.
- Más frecuente en las mujeres que en los varones (la proporción varía de 2:1 a 5:1).
- La frecuencia es superior en las áreas rurales y entre las clases de nivel educativo y nivel socioeconómico más bajo.
- Entre los factores predisponentes se encuentran los trastornos del eje I (la depresión y la ansiedad son los más frecuentes) y del eje II (los más comunes son la personalidad histriónica, la pasiva-dependiente y la pasiva-agresiva).

SÍNTOMAS Y SIGNOS

- La presentación puede ser muy variada pero suelen existir síntomas o signos seudoneurológicos.
- Los síntomas o los signos no suelen correlacionarse con patrones de enfermedades orgánicas conocidas, pero tienen correlación con la concepción del paciente de su propia enfermedad.
- Síntomas motores: las alteraciones de la marcha, la debilidad, la parálisis y los movimientos involuntarios, como las convulsiones.
- Alteraciones sensitivas: la anestesia (en especial de las extremidades), la ceguera y la sordera.
- Síntomas viscerales: los vómitos psicógenos, el síncope, la retención urinaria, la diarrea y el pseudoembarazo.
- Todos los síntomas mencionados se presentan en el contexto de una situación de estrés psicológico.

- Puede durar de horas a años.
- Para establecer el diagnóstico no es preciso que se encuentren presentes las características «clásicas» como la *belle indiference* (los pacientes no parecen verse afectados por sus síntomas o signos) o la existencia de ganancias secundarias.

ETIOLOGÍA

- Interacción compleja entre factores neurológicos y psicológicos.
- Estudios recientes realizados con técnicas de imagen cerebrales funcionales y estructurales sugieren la existencia de defectos en el procesamiento de las señales motoras y sensitivas así como una comunicación inadecuada con las órdenes de ejecución.

DIAGNÓSTICO

DIAGNÓSTICO DIFERENCIAL

- El diagnóstico diferencial puede ser muy extenso, en función de los síntomas y signos de presentación.
- Miastenia gravis.
- Enfermedades neurológicas (esclerosis múltiple, neoplasias del SNC, síndrome de Guillain-Barré, esclerosis lateral amiotrófica, enfermedad de Parkinson).
- Lupus eritematoso sistémico.
- Compresión de la médula espinal.
- Hemorragia intracerebral.
- Distonía de origen farmacológico.
- VIH (síntomas iniciales del SIDA).
- Se deben descartar otras enfermedades psiquiátricas (depresión mayor, trastornos de estrés postraumático, trastornos facticios, simulación, trastornos de somatización).

VALORACIÓN

A través de la historia clínica y la exploración física.

PRUEBAS DE LABORATORIO

- No existe ninguna prueba diagnóstica específica y ninguno de los hallazgos asociados son patognomónicos.
- Para descartar otras etiologías pueden precisarse otros procedimientos o pruebas de laboratorio (es decir, el EEG en caso de convulsiones, el EMG en las parálisis de las motoneuronas inferiores, o el tambor para valorar el nistagmo optocinético en los casos de ceguera).

DIAGNÓSTICO POR IMAGEN

Las técnicas a emplear dependen de los signos y síntomas presentes.

TRATAMIENTO

TRATAMIENTO NO FARMACOLÓGICO

- Se han descrito casos de éxito terapéutico obtenido a través de una relación médico-enfermo larga y afectuosa, así como un abordaje del problema de manera no confrontacional y segura.
- Los médicos deben rechazar la retención de los síntomas no prestando atención a los signos o síntomas anormales.
- La terapia física y la ocupacional pueden resultar de utilidad para «reentrenar» al paciente en la adopción de conductas normales.
- La psicoterapia debe servir para facilitar formas adecuadas de afrontar el estrés.

TRATAMIENTO AGUDO

- Estudios recientes no han demostrado ningún beneficio adicional de la hipnosis, aunque existe numerosa información acerca del papel de ayuda psicoterapéutica de la hipnosis inducida por barbitúricos.
- Los antidepresivos pueden resultar útiles para tratar los estados emocionales comórbidos o los trastornos de ansiedad.

TRATAMIENTO CRÓNICO

Véanse los apartados anteriores.

PRONÓSTICO

El seguimiento a largo plazo resulta esencial (alrededor del 25% de los pacientes con trastorno de conversión sufrirán más de un episodio).

OTRAS CONSIDERACIONES

COMENTARIOS

- Factores indicativos de buen pronóstico: Aparición brusca, presencia de factores causantes de estrés psicológico al inicio de los síntomas, evolución corta entre el diagnóstico y el tratamiento, nivel de inteligencia alto, ausencia de otras enfermedades médicas o psiquiátricas, afonía como síntoma de presentación y ausencia de litigios activos por indemnizaciones.
- Factores indicativos de mal pronóstico: Incapacidad grave, síntomas de larga duración, edad >40 años al inicio de los síntomas, convulsiones y parálisis como síntomas de presentación.

BIBLIOGRAFÍA RECOMENDADA

Krem MM: Motor conversion disorders reviewed from a neuropsychiatric perspective, *J Clin Psychiatry* 65(6):783, 2004.
Hurwitz TA: Somatization and conversion disorder, *Can J Psychiatry* 49(3):172, 2004.

AUTOR: **MEREDITH HELLER, M.D.**

INFORMACIÓN BÁSICA

DEFINICIÓN

El trastorno de estrés postraumático (TEPT) es un trastorno por ansiedad que surge cuando un individuo ha sido testigo o ha experimentado una circunstancia potencialmente mortal o gravemente dañina durante la cual se sintió desamparado u horrorizado. El individuo continúa experimentando el episodio en la forma de reviviscencias (vuelve a vivir el trauma), recuerdos intrusivos, sueños o reactividad fisiológica o malestar psicológico como respuesta a indicadores que simbolizan el episodio. Estas respuestas están asociadas a un estado de alerta excesiva y persistente (p. ej., hipervigilancia, alarma exagerada, alteraciones del sueño, irritabilidad y dificultad de concentración) y evitación (tanto física como cognitiva) de los estímulos asociados con el episodio traumático.

SINÓNIMOS

Corazón de soldado.
Síndrome de Effort.
Shock por granada.
Corazón irritable.
Síndrome del superviviente.
Síndrome del campo de concentración.
Reacción exagerada de estrés (DSM-I, publicado en 1952).

> **CÓDIGOS CIE-9CM**
> 308.3 Síndrome por estrés
>   postraumático, agudo
> 309.81 Síndrome por estrés
>   postraumático, crónico

EPIDEMIOLOGÍA Y DEMOGRAFÍA

PREVALENCIA (EN EE.UU.):
- El TEPT es uno de los trastornos psiquiátricos más frecuentes, con una prevalencia vital estimada de 7,8%.
- La prevalencia estimada en las poblaciones de alto riesgo (p. ej., veteranos de combate o víctimas de delitos violentos) asciende hasta el 58%.

PREDOMINIO POR SEXOS: 5-6% de los varones y 10-14% de las mujeres; más del 50% de los casos en mujeres están relacionados con una agresión sexual.

DISTRIBUCIÓN POR EDADES: No se han identificado factores predisponentes relacionados con la edad.

INCIDENCIA MÁXIMA: El TEPT no puede diagnosticarse hasta al menos 1 mes tras el episodio traumático.

GENÉTICA: Los estudios con gemelos han demostrado la importante función de la vulnerabilidad genética en el desarrollo del TEPT relacionado con las situaciones de combate. No existen estudios comparables para los traumas civiles.

SÍNTOMAS Y SIGNOS

- La reexperimentación de los episodios traumáticos en forma de sueños, reviviscencias y recuerdos intrusivos tiende a ser el criterio diagnóstico más importante.
- Tras un episodio grave potencialmente mortal, síntomas de desrealización, despersonalización, desprendimiento, disociación o aturdimiento, junto con un importante aumento en la ansiedad y la alerta.
- En 3 meses, signos de alerta excesiva, ansiedad persistentes y recuerdos dolorosos o reexperimentación del episodio traumático en la mayoría de los pacientes; los síntomas pueden ser incapacitantes.

ETIOLOGÍA

- Por definición, el paciente debe haber estado expuesto a un episodio traumático que implicó una muerte real o amenaza de la misma o una lesión grave. Es más probable que los episodios que implican violencia interpersonal den lugar a un TEPT que los episodios como los accidentes de vehículos a motor y las catástrofes naturales.
- La probabilidad de desarrollar un TEPT varía con la gravedad, la duración y la proximidad del trauma experimentado.
- Los antecedentes personales o familiares de trastornos psiquiátricos y las experiencias traumáticas previas se asocian a un mayor riesgo de desarrollar un TEPT.
- La gravedad de la lesión física es un factor predictivo más débil del desarrollo de TEPT que el malestar psicológico; la duración del malestar es el factor más importante.
- Los desastres de origen humano producen reacciones más intensas que los desastres naturales.
- Los síntomas están medidados, en parte, por el sistema nervioso autónomo y el sistema hipotálamo-hipofisario-suprarrenal (HHS). La investigación sugiere que los pacientes con TEPT tienen una retroalimentación negativa exagerada del HHS por los glucocorticoides.

DIAGNÓSTICO

DIAGNÓSTICO DIFERENCIAL

- Los trastornos de ajuste se distinguen del TEPT en que el estrés precipitante es menos catastrófico y la reacción psicológica es menos específica.
- El TEPT se asocia con elevadas tasas de depresión, trastornos por ansiedad y abuso de sustancias. En general, aproximadamente el 80% de las personas con TEPT tienen un trastorno psiquiátrico de forma comórbida.
- La reacción aguda de estrés dura típicamente <48 h; el trastorno por estrés agudo comienza durante o poco después del episodio precipitante (en 4 semanas) y debe durar al menos 48 h.
- Trastorno límite de la personalidad y trastorno disociativo de la identidad.

VALORACIÓN

- El diagnóstico del TEPT se basa en una anamnesis detallada.
- Existen numerosos cuestionarios de autorregistro e instrumentos diagnósticos estructurados; principalmente útiles en la investigación.
- Las pruebas de laboratorio y de imagen no están suficientemente validadas o reproducidas como para ser clínicamente útiles.

TRATAMIENTO

TRATAMIENTO NO FARMACOLÓGICO

- En la mayoría de los casos, el tratamiento del TEPT debería ser multidimensional, con educación sanitaria y apoyo del paciente, tratamiento cognitivo-conductual y psicofarmacoterapia.
- El tratamiento cognitivo-conductual es el tratamiento no farmacológico de elección.
- El tratamiento grupal es con frecuencia útil para muchas víctimas de TEPT, especialmente veteranos de guerra.

TRATAMIENTO AGUDO

- Sintomático y generalmente dirigido a aliviar el estrés.
- Benzodiazepinas para reducir los síntomas de ansiedad.
- Antidepresivos sedantes para tratar el insomnio inicial y suprimir las pesadillas; a dosis bajas también pueden aliviar la ansiedad diurna.

TRATAMIENTO CRÓNICO

- Los ISRS son el tratamiento farmacológico de elección para el TEPT. La sertralina y la paroxetina destacan por haber sido valorados en ensayos controlados aleatorizados multicéntricos de gran tamaño y doble ciego.
- Otros antidepresivos (ATC e IMAO) son útiles también para reducir los síntomas asociados al TEPT.
- Diagnosticar y tratar el uso comórbido de sustancias y otros problemas psiquiátricos.

Abordajes alternativos:
- Reprocesamiento de desensibilización del movimiento ocular (RDMO); los resultados de los ensayos controlados han mostrado resultados variables.

- Los antagonistas β-adrenérgicos y la clonidina pueden ser útiles en el tratamiento de la agresión y otros síntomas psicofisiológicos de alerta.

PRONÓSTICO

- Las tasas de recuperación son más altas en los primeros 12 meses tras el inicio de los síntomas.
- La duración media de los síntomas es de 36 meses en aquellos que realizan tratamiento y de 64 meses en aquellos que nunca lo realizan.
- Hasta la mitad de los pacientes experimentan síntomas crónicos.

- Factores predictivos de evolución crónica:
  1. Función psiquiátrica premórbida.
  2. Respuesta aguda al estrés (p. ej., individuos que experimentan un trastorno por estrés agudo inmediatamente tras el trauma evolucionan mejor a largo plazo).

DERIVACIÓN

Debido a que la intervención precoz mejora el pronóstico, debe derivarse para psicoterapia tan pronto como se realice el diagnóstico.

BIBLIOGRAFÍA RECOMENDADA

Davidson J: Recognition and treatment of posttraumatic stress disorder, *JAMA* 286:584, 2001.

Grinage BD: Diagnosis and management of post-traumatic stress disorder, *Am Fam Physician* 68(12):2409, 2003.

Schoenfeld FB, Marmar CR, Neylan TC: Current concepts in pharmacotherapy for post-traumatic stress disorder, *Psychiatr Serv* 55(5):519, 2004.

Yehuda R: Post-traumatic stress disorder, *N Engl J Med* 346:108, 2002.

AUTOR: **MITCHELL D. FELDMAN, M.D., M.PHIL.**

INFORMACIÓN BÁSICA

DEFINICIÓN

Una crisis de ansiedad es un episodio relativamente breve y súbito de miedo o aprensión intensos, con frecuencia asociado a un sentimiento de desastre inminente y otros síntomas físicos molestos e inquietantes. Las crisis de ansiedad pueden aparecer sin previo aviso («súbitamente») o tras un indicio (es decir, desencadenada por un objeto o situación particular) y puede presentarse en varios trastornos diferentes relacionados con la ansiedad (p. ej., fobias, ansiedad social, TOC). El trastorno por ansiedad se diagnostica tras dos crisis de ansiedad sin desencadenante previo seguido de al menos 1 mes (o más) de preocupación significativa sobre posibles crisis futuras y sobre sus implicaciones o un cambio importante en el comportamiento en relación con estas crisis. La agorafobia es la ansiedad sobre y la evitación de los lugares o situaciones en los que la capacidad para escapar está limitada, puede suponer una vergüenza o en la que no se podría disponer de ayuda en caso de tener una crisis de ansiedad.

SINÓNIMOS

Ataques de ansiedad.
Ataques de pánico.
Ataque de nervios.

CÓDIGOS CIE-9CM

F 41.0 Trastorno de pánico sin agorafobia (DSM-IV: 300.01)
F 40.01 Trastorno de pánico con agorafobia (DSM-IV:300.21)

EPIDEMIOLOGÍA Y DEMOGRAFÍA

INCIDENCIA (EN EE.UU.): 1% incidencia de crisis de pánico durante 1 mes.
PREVALENCIA (EN EE.UU.):
- Prevalencia vital de crisis de ansiedad del 15%.
- Trastorno por pánico mucho más infrecuente, con una prevalencia vital de 1,5-3,5%; la cronicidad del trastorno está reflejada por una tasa similar de prevalencia en 1 año de 1-2%.
- La agorafobia es relativamente infrecuente; 0,3-1% de prevalencia vital. El 30-50% de los pacientes diagnosticados con trastorno por ansiedad tienen también agorafobia.

PREDOMINIO POR SEXOS:
- Las mujeres se afectan con mayor frecuencia (>85% de la población clínica).
- El trastorno por ansiedad es dos veces más frecuente en las mujeres.

- El trastorno por ansiedad con agorafobia es tres veces más frecuente en las mujeres.

DISTRIBUCIÓN POR EDADES:
- La edad de inicio es típicamente de la última fase de la adolescencia hasta la mitad de la cuarta década de la vida. Inicio más precoz en varones (24 años) que en mujeres (28 años).
- Es infrecuente el inicio después de los 45 años de edad y debería hacer sospechar una etiología diferente.

INCIDENCIA MÁXIMA:
- Trastorno crónico con curso fluctuante.
- Se han observado dos picos de incidencia, el primero entre los 15-24 años de edad y un pico entre los 35-44 años de edad.

GENÉTICA:
- El riesgo de desarrollar un trastorno por ansiedad en los familiares de primer grado de los individuos con trastorno por ansiedad es de 4-7 veces superior que el de la población general.
- Hallazgos en los estudios de gemelos: aproximadamente un 60% de los factores contribuyentes de la ansiedad son genéticos.

SÍNTOMAS Y SIGNOS

Trastorno por ansiedad:
- Comienzan con una crisis de ansiedad o con miedo y ansiedad relacionados con la anticipación de una futura crisis de ansiedad o sus implicaciones.
- Presentación clínica típica: períodos inesperados, sin desencadenante, de ansiedad y miedo intensos con cambios fisiológicos asociados (p. ej., palpitaciones, sudoración, temblores, disnea, dolor torácico, malestar digestivo, sensación de desmayo, desrealización, parestesias).
- Visitas a urgencias o al médico ocasionadas con frecuencia por los síntomas físicos.

Agorafobia:
- Consultas al médico infrecuentes.
- Las actividades están generalmente autolimitadas por la evitación de situaciones públicas donde el paciente puede experimentar una crisis de ansiedad y sería incapaz de salir fácilmente, como las siguientes:
  1. Zonas públicas con aglomeración de personas (grandes almacenes, transportes públicos, parroquia).
  2. Interacciones individuales (peluquería, reuniones de vecinos).
- Se produce una ansiedad significativa al exponerse a estas situaciones o por la anticipación de la exposición.

ETIOLOGÍA

Hipótesis (NOTA: Existen suficientes datos para apoyar cada modelo):
1. Descontrol central de la alerta autonómica (localizada típicamente en el locus ceruleus); pueden inducirse síntomas similares químicamente con yohimbina, cafeína o colecistoquinina (CCK).
2. Hiperreacción cognitiva (es decir, «malinterpretación catastrófica») ante estímulos fisiológicos relativamente leves y/o benignos que posteriormente desencadenan una verdadera cascada autonómica.
3. Alteración de la función de un mecanismo de alarma de sofocación central; algunos signos de alcalosis respiratoria compensada. Puede ser inducido experimentalmente con lactato sódico o dióxido de carbono.

DIAGNÓSTICO

DIAGNÓSTICO DIFERENCIAL

Trastornos médicos.
- Endocrinopatías.
  1. Hipertiroidismo.
  2. Hiperparatiroidismo.
  3. Feocromocitoma.
  4. Hipoglucemia.
- Enfermedades cardíacas y respiratorias.
  1. Arritmias.
  2. Infarto de miocardio.
  3. EPOC.
  4. Asma.
- Epilepsia.
- Trastornos psiquiátricos.
  1. Fobias (p. ej., fobia específica o fobia social).
  2. Trastorno obsesivo-compulsivo (desencadenado por la exposición al objeto de la obsesión).
  3. Trastorno por estrés postraumático (desencadenado por un recuerdo de un factor estresante).

Fármacos (teofilina, esteroides) y drogas de uso recreativo (cocaína, anfetamina, cafeína) y supresión de fármacos (alcohol, barbitúricos, benzodiazepinas).

VALORACIÓN
- Presentación en urgencias: síntomas cardíacos, respiratorios o neurológicos.
- Historia clínica y exploración física para descartar un trastorno médico concomitante o asociado al consumo de sustancias.

NOTA: El trastorno por ansiedad y la agorafobia no son diagnósticos de exclusión, pero generalmente se requiere descartar otras entidades.

PRUEBAS DE LABORATORIO

- Perfil tiroideo.
- Determinaciones de electrolitos, incluido el calcio.
- Cribado toxicológico.
- ECG.
- Casos agudos: posible monitorización y determinación de enzimas cardíacas para descartar arritmias o isquemia.

DIAGNÓSTICO POR IMAGEN

- Para la disfunción del lóbulo temporal (p. ej., lesiones temporales o como manifestaciones críticas o intercríticas de epilepsia del lóbulo temporal): TC o RM cerebral y/o EEG en algunos pacientes.
- Monitorización con Holter para descartar arritmias ocultas o episódicas.
- Radiografía de tórax, GA o pruebas de función pulmonar si se sospecha compromiso respiratorio.

TRATAMIENTO

TRATAMIENTO NO FARMACOLÓGICO

El tratamiento cognitivo-conductual (TCC) es generalmente muy eficaz, con resultados más importantes en la reestructuración cognitiva (es decir, desafiar la malinterpretación catastrófica de los síntomas somáticos) y las exposiciones interoceptivas (es decir, la recreación y el tratamiento de las sensaciones somáticas temidas). La importancia del efecto del TCC es mayor que el de la farmacoterapia, y los niveles de abandono y las tasas de recaída son menores.

TRATAMIENTO AGUDO

- Benzodiazepinas, especialmente alprazolam: muy eficaz en la situación aguda.
- Alprazolam a dosis baja para los pacientes con crisis de ansiedad infrecuentes y períodos intercríticos asintomáticos (0,25-0,5 mg v.o. o sublingual a demanda).
- Iniciar con un inhibidor selectivo de la recaptación de serotonina o un fármaco similar y reducir progresivamente la benzodiazepina en la 2.ª-3.ª semana.

TRATAMIENTO CRÓNICO

- Fármacos preferidos: antidepresivos con una acción significativa de inhibición de la recaptación de serotonina. Generalmente se inicia con una dosis baja y se titula la dosis en sentido creciente. La duración mínima del tratamiento es de 6-8 meses pero muchos pacientes necesitan tomar fármacos de forma indefinida.
  1. Imipramina (100-300 mg/día).
  2. ISRS: paroxetina (10-60 mg/día), sertralina (50-200 mg/día), citalopram (20-60 mg/día) y fluoxetina (5-80 mg/día).
- La combinación de TCC más ISRS ha demostrado buenos efectos a largo plazo pero no es notablemente mejor que el TCC aislado. La combinación de TCC más benzodiazepina no proporciona ningún beneficio añadido y puede socavar los efectos del TCC (las exposiciones interoceptivas son menos eficaces si el paciente está tomando benzodiazepinas).

PRONÓSTICO

- Curso típico crónico con fluctuación significativa (es frecuente tener períodos largos de remisión).
- La presencia de agorafobia se asocia con un curso más crónico.
- Hallazgos en los estudios de seguimiento a largo plazo: 6-10 años tras el tratamiento, el 30% en remisión, el 40-50% mejoró con síntomas residuales y el resto sin cambios o peor.

DERIVACIÓN

Se requiere derivar al paciente si:

- No responde a un inhibidor de la recaptación de serotonina.
- El tratamiento cognitivo-conductual es el tratamiento de elección.

BIBLIOGRAFÍA RECOMENDADA

American Psychiatric Association: *Diagnostic and statistical manual of mental disorders,* 4th ed. Washington DC, 1994, American Psychiatric Association Press.

American Psychiatric Association: Practice guideline for the treatment of patients with panic disorder. Work group on panic disorder. American Psychiatric Association, *Am J Psychiatry* 155(suppl5):1, 1998.

Gould RA et al: Meta-analysis of treatment outcome for panic disorder, *Clin Psychol Rev* 15(8):819, 1995.

Pollack MH: New advances in the management of anxiety disorders, *Psychopharmacol Bull* 36(4suppl3):79, 2002.

AUTORES: **JASON M. SATTERFIELD, PH.D.,** y **MITCHELL D. FELDMAN, M.D., M.PHIL.**

INFORMACIÓN BÁSICA

DEFINICIÓN

El trastorno de personalidad dependiente (TPD) se caracteriza por la necesidad desmesurada y generalizada de ser cuidado, lo que conduce a una personalidad sumisa y dependiente, con miedo de separación. El TPD aparece en adultos jóvenes y dificulta o deteriora de modo importante múltiples aspectos de la vida. Para diagnosticar esta entidad los pacientes deben cumplir cinco o más de los siguientes criterios:

1. Dificultad para tomar decisiones rutinarias (p. ej., el color de la camisa que llevará a trabajar) si no se cuenta con el asesoramiento y la confianza del resto.
2. Necesidad de que otras personas asuman la responsabilidad en la mayor parte de los aspectos principales de su vida.
3. Dificultad para expresar disconformidad con el resto por miedo a perder su apoyo o aprobación. Distíngase del miedo real a recibir una pena merecida.
4. Dificultad para iniciar o completar proyectos por la falta de confianza en las capacidades de uno mismo, más que por una falta de motivación o de energía.
5. Realizar numerosos ofrecimientos para recibir el apoyo o la aprobación de los otros. Por ejemplo, ofreciéndose voluntario para llevar a cabo tareas desagradables.
6. Sentimiento de indefensión o disgusto frente a la soledad por miedo exagerado de ser incapaz de cuidar de sí mismo.
7. Búsqueda urgente de una nueva relación en la que encontrar apoyo cuando termina una relación anterior.
8. Preocupación irreal de ser abandonado y tener que cuidar de uno mismo.

CÓDIGO CIE-9CM

301.6. Trastorno de la personalidad por dependencia

EPIDEMIOLOGÍA Y DEMOGRAFÍA

PREVALENCIA: Este trastorno afecta al 0,5% de la población general. Los rasgos de dependencia (no el cuadro completo) son uno de los síntomas más frecuentes de los pacientes no hospitalizados que acuden a las clínicas de salud mental.
PREDOMINIO POR SEXOS: En el ámbito clínico es más frecuente en mujeres (2:1). Algunos estudios indican que en la población general no existe un predomino por sexos.

SÍNTOMAS Y SIGNOS

- Aparición temprana y curso crónico. El deterioro suele ser leve.
- En la toma de la historia clínica delegan sus respuestas de modo excesivo en su pareja o en sus progenitores.
- Indecisión ante la toma de decisiones rutinarias (p. ej., que ropa ponerse) si no reciben el apoyo suficiente.

- Dependencia de los progenitores o del cónyuge para decidir el lugar de residencia, la vida laboral, las actividades de ocio o las amistades.
- Necesidad de recibir ayuda por parte de otras personas inadecuada en relación a la edad o a la situación.
- Consienten opiniones inaceptables, ceden ante peticiones irrazonables, y no se enfadan ni se decepcionan por miedo a ofender a la persona sin la cual creen que no podrían vivir. Como resultado, se establece una relación muy desequilibrada.
- Están convencidos de que no son capaces de manejarse de modo independiente y se presentan a sí mismos como ineptos o se denigran frente a los demás. Con el apoyo y la confianza adecuados es probable que puedan desenvolverse correctamente.
- Debido a la dependencia de otros para llevar a cabo tareas rutinarias, a menudo no se preocupan por independizarse, perpetuando el trastorno.
- Pueden tolerar abuso sexual, físico o verbal; aunque esta conducta sólo es indicativa de la existencia de un TPD cuando puede demostrarse que la persona posee otras opciones.
- El círculo social se limita a las pocas personas de las que se depende.

ETIOLOGÍA

- En la actualidad se desconoce el papel de la carga genética o de la vulnerabilidad neurobiológica.
- Las enfermedades físicas crónicas o los trastornos por ansiedad de separación pueden predisponer al TPD.

DIAGNÓSTICO

DIAGNÓSTICO DIFERENCIAL

- Dependencia y cambios de personalidad como consecuencia de un trastorno del Eje I, como los trastornos del humor, la ansiedad social, los trastornos de pánico y la agorafobia.
- Dependencia que surge como consecuencia de un trastorno médico general.
- Los trastornos comórbidos del Eje I más frecuentes, como el trastorno depresivo mayor y otros trastornos del humor, los trastornos de ansiedad (como la fobia social) y los trastornos de adaptación.
- Los trastornos comórbidos de personalidad más frecuentes como el histriónico, el evasivo y el limítrofe. Cada uno de estos trastornos se caracteriza por presentar rasgos de dependencia. El TPD se distingue por su conducta predominantemente dependiente, reactiva y sumisa:
  1. Limítrofe: también teme al abandono pero reacciona ante el mismo con ira antes que mediante el intento urgente de encontrar un sustituto para mantener la relación de dependencia.

  2. Histriónico: También presenta una gran necesidad de sentirse apoyado y se acompaña de rasgos de dependencia; pero su conducta es extravagante, demandando atención de forma activa y no dócil ni humilde.
  3. Evasivo: También experimenta intensos sentimientos de incompetencia pero evita el contacto hasta que está seguros de contar con la confianza de la otra parte antes de buscar un contacto de forma activa.

VALORACIÓN

- Historia clínica: la información colateral resulta esencial para establecer la presencia de un patrón interpersonal antiguo en múltiples campos de la vida del paciente.
- Exploración física.
- Exploración del estado mental.

PRUEBAS DE LABORATORIO

Se deben practicar las pruebas necesarias para descartar causas médicas de los cambios de personalidad.

DIAGNÓSTICO POR IMAGEN

Se deben efectuar las técnicas necesarias para descartar causas médicas de los cambios de personalidad.

TRATAMIENTO

TRATAMIENTO NO FARMACOLÓGICO

- No existen estudios aleatorizados que hayan evaluado los diversos tratamientos.
- La psicoterapia psicodinámica y la psicoterapia conductual cognitiva sirven para reducir la ansiedad y controlarla de un mejor modo, así como para ayudar al paciente para que desarrolle sentimientos de competencia y de reafirmación personal.

TRATAMIENTO AGUDO

Las benzodiazepinas se emplean para tratar los brotes de mayor ansiedad.

TRATAMIENTO CRÓNICO

- ISRS y buspirona para controlar la ansiedad.
- ISRS para tratar la depresión comórbida, la fobia social, otros trastornos de ansiedad y la agorafobia.

PRONÓSTICO

- La gravedad es variable y el curso es crónico.
- El deterioro suele ser leve.
- Los pacientes poseen un riesgo superior de sufrir depresión mayor, fobia social y otros trastornos de ansiedad.

DERIVACIÓN

- Cuando se decide instaurar psicoterapia o farmacoterapia.
- Si el trastorno interfiere con las actividades cotidianas del paciente.

OTRAS CONSIDERACIONES

COMENTARIOS

- Los pacientes con TPD temen que la enfermedad les deje indefensos al ser abandonados por los demás.
- Este miedo frente a la indefensión y al abandono simultáneos intensifica el sentimiento de necesidad y puede dar lugar a que el paciente solicite atención médica urgente.
- Si el personal médico no responde como el paciente quisiera, puede desencadenarse un arrebato de ira.
- La atención médica también puede transformarse en un medio con el que satisfacer las necesidades de dependencia. Como resultado, algunos de estos pacientes pueden prolongar la enfermedad de un modo consciente o inconsciente en su propio beneficio.

- Los profesionales médicos a menudo responden a esta extrema dependencia con un sentimiento de aversión y evasión o bien pueden comprometerse en exceso, lo que conduce al agotamiento.
- Pautas de tratamiento:
  1. La estrategia general consiste en proporcionar confianza y eliminar el miedo a ser abandonados.
  2. Las estrategias específicas incluyen la planificación de visitas frecuentes, el cuidado no contingente (es decir, programar revisiones con independencia del estado en el que se encuentre el paciente).
  3. Establecer límites reales y firmes en cuanto a su disponibilidad tan pronto como sea posible en el tratamiento.
  4. Incorporar a otros miembros del equipo sanitario como medida de apoyo.

  5. Animar al paciente para que desarrolle sistemas adicionales de apoyo «externos».

BIBLIOGRAFÍA RECOMENDADA

Feder A, Robbins SW, Ostermeyer B: Personality disorders. In Feldman MD, Christensen JF (eds): *Behavioral Medicine in Primary Care*, 2003, New York, McGraw Hill.

Shea MT et al: Associations in the course of personality disorders and Axis I disorders over time, *J Abnorm Psychol* 113(4):499, 2004.

Ward RK: Assessment and management of personality disorders, *Am Fam Physician* 70(8):1505, 2004.

AUTORES: **JOHN Q. YOUNG, M.D., M.P.P.,** y **CRAIG VAN DYKE, M.D.**

Trastorno de personalidad histriónica

INFORMACIÓN BÁSICA

DEFINICIÓN

El trastorno de personalidad histriónica es un trastorno de la personalidad del grupo B con un patrón persistente de labilidad emocional excesiva y conducta de demanda de atención que suele iniciarse al comienzo de la edad adulta.

SINÓNIMOS

Trastorno histérico de la personalidad.
Trastorno psicoinfantil de la personalidad.
Trastorno de la personalidad (inespecífico).

CÓDIGO CIE-9CM

301.5 Trastorno de personalidad histriónica (código CIE-9 y DSM-IV)

EPIDEMIOLOGÍA Y DEMOGRAFÍA

PREVALENCIA (EN EE.UU.):
- Se diagnostica con mayor frecuencia en mujeres; siendo raro en los varones.
- Prevalencia: 2-3% para el trastorno de personalidad histriónica; 10-13% para los trastornos de la personalidad (no especificados).

PREDOMINIO POR SEXOS: Predomina en las mujeres. Se cree que son los factores culturales (conducta de demanda de atención y descaro sexual no aceptables en la mujer) los que hacen que se diagnostique con mayor frecuencia en ellas.

DISTRIBUCIÓN POR EDADES: Suele comenzar al principio de la edad adulta.

PRESENTACIÓN CLÍNICA

Se caracteriza por 5 o más de las siguientes manifestaciones:

1. El paciente se siente incómodo en las situaciones en las que no es el centro de la atención.
2. La interacción con los demás suele caracterizarse por una conducta sexualmente seductora o provocativa inadecuada.
3. Expresión emocional rápidamente cambiante y superficial.
4. Uso constante de la apariencia física para llamar la atención sobre sí mismo.
5. Forma de hablar excesivamente impresionista y carente de detalles.
6. Auto-dramatización, teatralidad y expresión exagerada de las emociones.

7. El paciente es sugestionable (es decir, fácilmente influenciable por los demás o por las circunstancias).
8. Considera que las relaciones son más íntimas de lo que realmente son.

ETIOLOGÍA

No se conoce la etiología; se han propuesto contribuciones de vivencias infantiles y de componentes genéticos.

DIAGNÓSTICO

DIAGNÓSTICO DIFERENCIAL

- Trastorno limítrofe de la personalidad.
- Trastorno antisocial de la personalidad.
- Trastorno narcisista de la personalidad.
- Trastorno dependiente de la personalidad.
- Cambio de la personalidad secundario a una enfermedad médica general.
- Los síntomas pueden desarrollarse asociados a un abuso crónico de sustancias.

VALORACIÓN

- No hay una prueba formal para establecer el diagnóstico.
- El aspecto general del paciente, su conducta, sus antecedentes y la evaluación psicológica bastan para hacer el diagnóstico, utilizando los criterios DSM-IV.

TRATAMIENTO

TRATAMIENTO NO FARMACOLÓGICO

- El tratamiento de elección es la psicoterapia individual a largo plazo.
- Los pacientes con este trastorno suelen ser difíciles de tratar.
- Como en la mayoría de los demás trastornos de personalidad, los pacientes sólo buscan tratamiento cuando el estrés u otros factores situacionales de sus vidas anulan su capacidad de funcionamiento y afrontamiento.
- Sin embargo, y a diferencia de otras personas con trastornos de personalidad, estos pacientes buscan con mucha mayor rapidez tratamiento y exageran sus síntomas y dificultades de funcionamiento.
- Los pacientes tienden a tener mayores necesidades emocionales y a menudo se niegan a dar por finalizado el tratamiento.

TRATAMIENTO AGUDO

- Como en la mayoría de los trastornos de personalidad, no existe indicación para un tratamiento farmacológico, salvo ante un diagnóstico específico concurrente del Eje I como, por ejemplo, depresión.
- Hay que tener cuidado cuando se prescriben medicamentos a un paciente con un trastorno histriónico de personalidad, pues existe la posibilidad de que el paciente lo utilice con fines autodestructivos o para otros comportamientos dañinos.

PRONÓSTICO

- Las estrategias terapéuticas no deben centrarse en el cambio de la personalidad a largo plazo, sino más bien en el alivio a corto plazo de las dificultades vitales del paciente.
- Al comenzar el tratamiento, debe quedar claro que es poco probable que el paciente «se cure».

DERIVACIÓN

El tratamiento debe quedar a cargo fundamentalmente de profesionales de la salud mental.

OTRAS CONSIDERACIONES

COMENTARIOS

Hay que valorar periódicamente la posibilidad de suicidio y no deben ignorarse ni menospreciarse las amenazas de suicidio y de automutilación.

EDUCACIÓN DEL PACIENTE/FAMILIA

En general, no se recomiendan la terapia de grupo ni familiar, ya que los pacientes con este trastorno suelen desviar la atención hacia ellos mismos y exageran cualquier acción y reacción.

BIBLIOGRAFÍA RECOMENDADA

Horowitz MJ: Personality disorder diagnosis, *Am J Psychiatry* 155:1464, 1998.
Internet Mental Health: http://www.mental-health.com.
National Library of Medicine, National Institutes of Health: http://www.nlm.nih.gov.
Stanley B et al: Are suicide attempters who self-mutilate a unique population? *Am J Psychiatry* 158:427, 2001.

AUTOR: **PRIYA DESAI, M.D., M.S.P.H.**

INFORMACIÓN BÁSICA

DEFINICIÓN

El trastorno de personalidad narcisista se caracteriza por un patrón de grandiosidad, necesidad de admiración y ausencia de empatía que comienza al principio de la edad adulta y causa dificultades o alteraciones significativas en múltiples áreas de funcionamiento. El individuo debe cumplir cinco o más de los siguientes criterios:

1. Sentimiento grandioso de autoimportancia. Por ejemplo, la persona puede exagerar sus logros y su talento o esperar que se le reconozca como superior sin que existan logros proporcionados.
2. Abstracción por fantasías de éxito, poder, inteligencia, belleza ilimitados o por un amor ideal.
3. Consideración de sí mismo como alguien «especial» y único y que sólo debería relacionarse con otras personas e instituciones especiales o altamente consideradas.
4. Requerimiento de una admiración excesiva.
5. Sentimiento de merecer gran respeto. Por ejemplo, esperar de forma no razonable un tratamiento especialmente favorable o un cumplimiento automático de sus expectativas.
6. Actitud explotadora en las relaciones interpersonales.
7. Ausencia de empatía-no dispuesto a reconocer o identificarse con los sentimientos o las necesidades de los demás.
8. Con frecuencia envidia a los demás o cree que los demás le envidian a él.
9. Muestra comportamientos arrogantes o altivos.

CÓDIGO CIE-9CM

301.81 Trastorno narcisista de la personalidad

EPIDEMIOLOGÍA Y DEMOGRAFÍA

PREVALENCIA: Menos del 1% de la población general. Las estimaciones varían entre 2-16% de la población clínica.
PREDOMINIO POR SEXOS: Diagnosticado con más frecuencia en varones (hasta 3:1).
DISTRIBUCIÓN POR EDADES: 3.ª y 4.ª décadas de la vida.

SÍNTOMAS

- Los pacientes experimentan un sentimiento subyacente de inferioridad e incapacidad que tiene su origen en la primera infancia.
- Con frecuencia está relacionado con el fracaso de los padres o de los sustitutos paternos para impartir un sentimiento de «autovalía».
- Para evitar estas creencias y sus dolorosos afectos asociados, los pacientes buscan convencerse a sí mismos y a otros de que son especiales, los mejores, con talentos inusuales. Esto conduce a las fantasías y los comportamientos de grandio-

sidad y a una excesiva necesidad de admiración.
- Son extremadamente conscientes de su categoría, de su posición en la jerarquía y de si ocupan un nivel «superior» o «inferior».
- La vulnerabilidad de su autoestima hace que estos pacientes sean extremadamente sensibles a las «críticas», la «derrota» o la «percepción de debilidad», lo cual a su vez puede hacerles sentir humillados, degradados y vacíos.
- Estos pacientes reaccionan a los desaires percibidos bien con una grandiosidad y una búsqueda de admiración más intensa o bien con desdén y rabia. Ambos enfoques buscan reforzar el sentimiento sobre sí mismos mediante la devaluación o la crítica de la otra persona.
- Las experiencias de autodescrédito conducen a un abandono social o a un ánimo deprimido o a una humildad fingida que protege la grandiosidad.
- Las relaciones interpersonales son típicamente superficiales y limitadas debido a los problemas derivados de los sentimientos de merecer gran respeto, la necesidad de admiración y la indiferencia relativa por los sentimientos de los demás.
- Aunque la ambición y la confianza puede conducir a grandes logros, el funcionamiento profesional puede desbaratarse debido a la intolerancia a las críticas.

ETIOLOGÍA

- En este momento, los conocimientos son limitados sobre la función de la carga genética y la vulnerabilidad neurobiológica en la etiología.
- Las hipótesis imperantes se centran en un desarrollo alterado del yo como «valioso» debido a una afirmación y una calidez insuficientes por parte de los padres o los sustitutos paternos.

DIAGNÓSTICO

DIAGNÓSTICO DIFERENCIAL

- La manía y la hipomanía, las cuales se caracterizan por una evolución y alteraciones episódicas.
- La distimia y el episodio depresivo mayor, los cuales producen ánimo deprimido y sentimientos de minusvalía sin críticas o sin que se perciban desaires.
- La euforia inducida por sustancias, especialmente el abuso de cocaína.
- Los trastornos histriónico, límite, antisocial y paranoide de la personalidad comparten características comunes y con frecuencia se presentan de forma comórbida.
- Los cambios de personalidad debidos a una enfermedad médica general, incluidos los procesos del SNC en las regiones fronto-temporales del cerebro.

VALORACIÓN

- Anamnesis: la información colateral es esencial para establecer la presencia del patrón interpersonal de larga duración en múltiples áreas de la vida del paciente.
- Exploración física.
- Exploración del estado mental.

PRUEBAS DE LABORATORIO

Aquellas pruebas necesarias para descartar causas médicas de cambios de personalidad.

DIAGNÓSTICO POR IMAGEN

Se realizarán las pruebas necesarias para descartar causas médicas de cambios de personalidad.

TRATAMIENTO

TRATAMIENTO NO FARMACOLÓGICO

- No existen ensayos aleatorizados que valoren el tratamiento.
- Tratamiento cognitivo conductual para ayudar a los pacientes a controlar la rabia, manejar las críticas percibidas y desarrollar habilidades sociales.
- Psicoterapia psicodinámica para ayudar a los pacientes a desarrollar un sentimiento más fuerte de autovalía.

TRATAMIENTO AGUDO

Benzodiazepinas o antipsicóticos a dosis bajas para controlar la rabia.

TRATAMIENTO CRÓNICO

- ISRS si existe depresión comórbida.
- Estabilizadores del ánimo si hay trastorno bipolar comórbido.
- Tratamiento del abuso de sustancias si existe dependencia comórbida.

PRONÓSTICO

- La gravedad es variable y el curso es crónico. La mayoría de los pacientes obtienen un mejor funcionamiento en la quinta y posteriores décadas de la vida y cuando el pesimismo sustituye a la grandiosidad. Con frecuencia la dificultad para mantener relaciones íntimas dura toda la vida.
- Tienen un mayor riesgo de trastorno depresivo mayor y de abuso o dependencia de sustancias (especialmente cocaína).

DERIVACIÓN

- Si se considera la farmacoterapia.
- Si se altera el funcionamiento del paciente.

OTRAS CONSIDERACIONES

COMENTARIOS

- La enfermedad amenaza la imagen de superioridad de estos pacientes.
- Para defenderse de esta amenaza, los pacientes pueden minimizar síntomas o negar la presencia de enfermedad.
- Dado que buscan recaptar la categoría de idealización y admiración, los pacientes demandarán con frecuencia un tratamiento especial por los médicos con mayor experiencia y renombre.
- Para defenderse de sentirse inferiores, estos pacientes pueden infravalorar, criticar o cuestionar el comportamiento o las credenciales del médico tratante.
- Los sentimientos de grandiosidad y de merecimiento de respeto del paciente pueden ser extremadamente irritantes.

- Recomendaciones para el tratamiento:
  1. Ser respetuoso y no enfrentarse al sentimiento del paciente de ser especial.
  2. Ayudar al paciente a utilizar el talento autopercibido al servicio de su tratamiento.
  3. No personalizar la infravaloración del paciente, sino comprender las críticas como un intento de manejar su propia e intensa inseguridad.
  4. Apelar al narcisismo del paciente. Por ejemplo, explicar el plan de acción elegido como el mejor cuidado posible: el tipo de atención que merece un paciente como él. En otras palabras, estar de acuerdo con el paciente en que él «es merecedor» de un cuidado adecuado.
  5. Validar las preocupaciones del paciente sobre la enfermedad y la capacidad de responder a los desafíos.

BIBLIOGRAFÍA RECOMENDADA

Feder A, Robbins SW, Ostermeyer B: Personality disorders. In Feldman MD, Christensen JF (eds): *Behavioral medicine in primary care,* New York, 2003, McGraw Hill.

Shea MT et al: Associations in the course of personality disorders and Axis I disorders over time, *J Abnorm Psychol* 113(4):499, 2004.

Ward RK: Assessment and management of personality disorders, *Am Fam Physician* 70(8):1505, 2004.

AUTORES: **JOHN Q. YOUNG, M.D., M.P.P.,** y **CRAIG VAN DYKE, M.D.**

INFORMACIÓN BÁSICA

DEFINICIÓN

El trastorno de personalidad paranoide (TPP) se caracteriza por un patrón de desconfianza generalizada y sospecha de los demás que hace que la persona considere malévolas sus intenciones. El TPP comienza en la adultez temprana y causa un malestar y alteración significativos en múltiples ámbitos de funcionamiento. Los individuos deben cumplir cuatro o más de los siguientes criterios:

1. Sospecha, sin justificación, de que los demás les están explotando, dañando o engañando.
2. Preocupación por dudas infundadas sobre la lealtad o la honradez de sus amigos o socios.
3. Ser reacio a confiar en otros debido a un temor injustificado de que la información será utilizada en contra de ellos de una forma maliciosa.
4. Inferir afirmaciones degradantes o amenazantes de comentarios o hechos benignos.
5. Guardar rencor durante largos períodos de tiempo. Por ejemplo, los pacientes con TPP no perdonan insultos o desaires percibidos o reales.
6. Percibir ataques a su persona que no son evidentes para los demás. Reacciona o contraataca rápidamente con ira.
7. Sospechas recurrentes, sin justificación, sobre la fidelidad del cónyuge o pareja.

CÓDIGO CIE-9CM

301.0 Trastorno paranoide de la personalidad

EPIDEMIOLOGÍA Y DEMOGRAFÍA

PREVALENCIA: 0,5-4,4% en la población general, 10-30% en los pacientes psiquiátricos ingresados y 2-10% en las unidades ambulatorias de salud mental.
PREDOMINIO POR SEXOS: Diagnosticado con más frecuencia en los varones en las muestras clínicas.
GENÉTICA: Aumento de la prevalencia de TPP en familiares de los sujetos con esquizofrenia y trastorno delirante, tipo paranoide.

SÍNTOMAS

- Los signos de TPP en la infancia comprenden tendencia a la soledad, escasas relaciones de grupo, ansiedad social, bajo rendimiento escolar, hipersensibilidad, pensamientos y lenguaje peculiares y fantasías idiosincrásicas.
- De niños, estos pacientes han podido parecer «raros» o «excéntricos» y han sido objetivo de burlas.
- Sus excesivas sospechas con frecuencia les conducen a discusiones abiertas y quejas constantes o bien a una reserva callada, hostil.
- Estos pacientes mantienen una distancia interpersonal y pueden rechazar contestar preguntas personales diciendo que la información «no es asunto de nadie».

- Malinterpretan acciones benignas por parte de los demás como ataques con mala intención. Los pacientes con TPP pueden, por ejemplo, interpretar un error honesto como un intento deliberado de dañarles, un comentario chistoso casual como un ataque personal grave, un cumplido como una crítica velada y una oferta de ayuda como un juicio de fracaso.
- Las relaciones íntimas están alteradas por la excesiva vigilancia de las amenazas y la cautela asociada. Pueden parecer «fríos». Las sospechas pueden causar celos patológicos en los que los pacientes con TPP reúnen pruebas circunstanciales para apoyar su argumento de traición.
- Para protegerse a sí mismos de la percibida malicia por parte de los demás, estos pacientes con frecuencia mantienen un alto grado de control sobre las relaciones y las interacciones, preguntando constantemente sobre el paradero, las intenciones o las acciones de los demás.
- Con frecuencia son inflexibles y críticos con los demás pero tienen grandes dificultades para aceptar las críticas ellos mismos.
- Dada la ausencia de confianza en los demás, los pacientes con TPP tienen una necesidad excesiva de autosuficiencia y autonomía.
- Son rápidos en contraatacar y pueden ser litigantes.
- Pueden unirse a «cultos» o grupos que comparten su sistema de creencias paranoides.
- En respuesta al estrés, pueden experimentar episodios psicóticos muy breves (de minutos a horas).

ETIOLOGÍA

- Hasta el momento, existe un limitado conocimiento sobre la función de la carga genética y la vulnerabilidad neurobiológica.
- Sin embargo, la prevalencia aumentada en las familias con sujetos con esquizofrenia y trastorno delirante de tipo paranoide sugiere una posible participación de la genética.

DIAGNÓSTICO

DIAGNÓSTICO DIFERENCIAL

- Esquizofrenia de tipo paranoide, trastorno delirante de tipo paranoide y trastorno del estado de ánimo con síntomas psicóticos: requieren la presencia de síntomas psicóticos persistentes como los delirios y las alucinaciones. Para hacer un diagnóstico adicional de TPP, el trastorno de personalidad debe estar presente antes del inicio de los síntomas psicóticos y debe persistir cuando los síntomas psicóticos están en remisión.
- Paranoia inducida por sustancias, especialmente en el abuso o dependencia de cocaína o metanfetaminas.

- Cambios de personalidad debido a un trastorno médico general que afecta al sistema nervioso central.
- Rasgos paranoides asociados a una discapacidad sensitiva. Por ejemplo, alteración de la audición.
- Aumento del riesgo de trastorno depresivo mayor, trastorno obsesivo-compulsivo, agorafobia y abuso o dependencia de sustancias.
- Los trastornos de personalidad concurrentes más frecuentes son el esquizotípico, el esquizoide, el narcisista, por evitación y límite:
  1. El trastorno de personalidad esquizotípico comprende el pensamiento mágico y las experiencias perceptivas inusuales.
  2. Los trastornos de personalidad esquizoide y límite no tienen una ideación paranoide destacada.
  3. El trastorno de personalidad por evitación incluye un temor de sufrir vergüenza.
  4. El trastorno narcisista de personalidad incluye un temor a que se muestren «defectos» o «inferioridades» ocultos.

VALORACIÓN

- Historia clínica: la información colateral es esencial para establecer la presencia de un patrón interpersonal de larga duración en múltiples aspectos de la vida del paciente.
- Exploración física.
- Exploración del estado mental.

PRUEBAS DE LABORATORIO

Aquellas pruebas necesarias para descartar causas médicas de los cambios de la personalidad.

DIAGNÓSTICO POR IMAGEN

Aquellas pruebas necesarias para descartar causas médicas de los cambios de la personalidad.

TRATAMIENTO

TRATAMIENTO NO FARMACOLÓGICO

- No existen ensayos aleatorizados que valoren el tratamiento.
- Tratamiento cognitivo conductual para ayudar a controlar la ira del paciente, manejar las críticas percibidas y desarrollar habilidades sociales.
- Psicoterapia psicodinámica para ayudar al paciente a desarrollar la capacidad de confiar.

TRATAMIENTO AGUDO

Benzodiazepinas o antipsicóticos a dosis bajas para controlar la hostilidad y la paranoia.

TRATAMIENTO CRÓNICO

- Tratamiento antipsicótico a dosis bajas. Aumentar la dosis con pequeños incrementos para minimizar el riesgo de efectos secundarios.

Trastorno de personalidad paranoide

- ISRS si hay depresión, trastorno obsesivo-compulsivo o agorafobia coexistentes.
- Tratamiento del abuso de sustancias si dependencia coexistente.

PRONÓSTICO

- La gravedad es variable y el curso es crónico. Con frecuencia la dificultad para mantener relaciones íntimas dura toda la vida.
- Tienen un mayor riesgo de trastorno depresivo mayor, trastorno obsesivo compulsivo, agorafobia y abuso y dependencia de sustancias.
- En algunos casos, el TPP puede ser un antecedente psicótico del trastorno delirante de tipo paranoide.

DERIVACIÓN

- Si se contempla la posibilidad de tratamiento farmacológico o psicoterápico.
- Si el funcionamiento del paciente está alterado.

OTRAS CONSIDERACIONES

COMENTARIOS

- La enfermedad agudiza el sentimiento de vulnerabilidad de estos pacientes.
- La comunicación de información personal al médico desafía su abordaje reservado y autoprotector de los demás y con frecuencia aumentará el temor de estos pacientes de que el médico les causará daño.
- El encuentro con el médico intensifica la vigilancia excesiva. Como consecuencia, comportamientos inocuos o incluso abiertamente útiles del médico pueden ser percibidos como una amenaza.
- Al percibir una amenaza, estos pacientes con frecuencia se enfrentarán y desafiarán al médico sobre sus motivaciones y sus razones para el diagnóstico y el tratamiento. No son infrecuentes los conflictos y las discusiones.
- Por tanto, el establecimiento de una alianza con el paciente puede ser un desafío.
- Al enfrentarse con un paciente como éste, los médicos pueden reaccionar a la defensiva de forma comprensible ante la sospecha o la distancia infundadas y no responder a las inquietudes del paciente. Ambas respuestas aumentan la ansiedad y la paranoia del paciente.
- Recomendaciones de tratamiento:
  1. Transmitir el propósito de «no hacer daño».
  2. Atajar los temores y las preocupaciones del paciente, sin importar lo irracionales que sean, de forma clara, directa y detallada.
  3. Recordar que detrás de la hostilidad del paciente subyacen temores que son reales para él.
  4. Mantener una distancia profesional y neutral.
  5. Responder con demasiada calidez y amigabilidad intensificará la paranoia.
  6. Dar al paciente una información detallada y objetiva sobre el plan terapéutico.
  7. Dar al paciente el máximo control posible, incluida una participación máxima en cada decisión.
  8. No personalizar la hostilidad y la sospecha del paciente, sino comprender su desconfianza como un intento de manejar sus propios temores intensos.

BIBLIOGRAFÍA RECOMENDADA

Feder A, Robbins SW, Ostermeyer B: Personality disorders. In Feldman MD, Christensen JF (eds): *Behavioral medicine in primary care,* New York, 2003, McGraw Hill.

Shea MT et al: Associations in the course of personality disorders and Axis I disorders over time, *J Abnorm Psychol* 113(4):499, 2004.

Ward RK: Assessment and management of personality disorders, *Am Fam Physician* 70(8):1505, 2004.

AUTORES: **JOHN Q. YOUNG, M.D., M.P.P.,** y **CRAIG VAN DYKE, M.D.**

INFORMACIÓN BÁSICA

DEFINICIÓN

El trastorno depresivo mayor es un síndrome episódico frecuente. Para diagnosticar un trastorno depresivo mayor es preciso que se encuentren presentes durante un período de 2 semanas cinco de los nueve síntomas que se consideran criterios diagnósticos. Uno de estos nueve síntomas debe ser el humor depresivo persistente (presente la mayor parte del día, casi todos los días) o la anhedonia generalizada (la pérdida de interés en los placeres de la vida). Otros síntomas comprenden los trastornos del sueño (el insomnio o el hipersomnio), la pérdida/aumento de apetito, la pérdida/ganancia de peso, la fatiga, el retraso psicomotor, la agitación, la dificultad para la concentración, el sentimiento de culpa o de baja autoestima, los pensamientos recurrentes acerca de la muerte o la ideación suicida.

SINÓNIMOS

Trastorno afectivo unipolar.
Melancolía.
Enfermedad maníaco-depresiva de tipo depresivo.
Episodio depresivo.

CÓDIGOS CIE-9CM
296.2 Trastorno depresivo mayor, episodio único
296.3 Trastorno depresivo mayor, recidivante
311 Trastorno depresivo no especificado

EPIDEMIOLOGÍA Y DEMOGRAFÍA

INCIDENCIA (EN EE.UU.): 10% de los varones y 20% de las mujeres.
PREVALENCIA (EN EE.UU.): La prevalencia es del 3% de hombres, 4,5-9,3% de mujeres, 1% de niños. En pacientes con otros trastornos concurrentes es del 20-40%.
PREDOMINIO POR SEXOS: 2 mujeres: 1 varón. Antes de la pubertad no existe predominio por sexos.
DISTRIBUCIÓN POR EDADES: De los 25 a los 44 años. El 5% se presenta en adolescentes.
INCIDENCIA MÁXIMA: Entre los 30-40 años. Durante el puerperio se presenta en el 13% de las mujeres.
GENÉTICA:
- Existen indicios claros sobre la existencia de un predominio familiar.
- La prevalencia es 2-3 veces superior entre los familiares de primer grado de pacientes con depresión mayor.
- En gemelos homocigotos existe una concordancia de alrededor del 50%.
- No se ha establecido la existencia de un patrón hereditario.

SÍNTOMAS Y SIGNOS

- La exploración clínica se ve facilitada si se organizan los síntomas principales en cuatro categorías: 1) humor depresivo, 2) anhedonia, 3) síntomas físicos (trastornos del sueño, alteraciones del apetito, fatiga, cambios psicomotores), y 4) síntomas psicológicos (dificultad para concentrarse, falta de decisión, sentimientos de culpa, baja autoestima o desesperanza).
- Un episodio vital estresante, por lo general una pérdida importante, a menudo precede y desencadena el episodio depresivo.
- Sin embargo, la presencia o la ausencia de factores precipitantes identificables es irrelevante para el diagnóstico de depresión mayor.
- Los pacientes a menudo presentan síntomas somáticos como el dolor, la fatiga, el insomnio, el vértigo o síntomas gastrointestinales.
- En cerca del 15% de los pacientes puede asociarse un pensamiento delirante congruente con el humor (de temas paranoides y melancólicos).
- Puede asociarse con ideación suicida activa o pasiva.
- En la población adolescente la mala conducta puede ser un problema importante.
- En la población anciana el trastorno depresivo mayor a menudo es diagnosticado erróneamente como si se tratara de signos de envejecimiento.

ETIOLOGÍA

- El trastorno depresivo mayor comprende un grupo heterogéneo de trastornos causados probablemente por una variedad de factores etiológicos.
- Tanto la esfera genética como la familiar juegan un papel etiológico, aunque ninguna de ellas se considera un factor determinante.
- La depresión a menudo es desencadenada por un factor estresante de importancia, en especial si se relaciona con una pérdida importante.
- Se han identificado numerosos marcadores biológicos, de origen endocrino o en el sistema nervioso central, aunque ninguno se considera un agente causal.

DIAGNÓSTICO

DIAGNÓSTICO DIFERENCIAL

- Pueden observarse síntomas similares a los que se aparecen en la depresión en otros trastornos mentales, como los trastornos de ansiedad, los trastornos somatoformes o los trastornos obsesivo-compulsivos, las toxicomanías y los trastornos de personalidad.
- Resulta fundamental distinguir entre un episodio depresivo que ocurre en el contexto de una trastorno depresivo mayor y un episodio depresivo en el contexto de un trastorno bipolar.
- Aproximadamente el 10-15% de las depresiones están producidas por una enfermedad médica general. Las enfermedades sistémicas asociadas con una prevalencia elevada de depresión son la enfermedad de Alzheimer, la enferme-dad de Parkinson, el accidente cerebro-vascular, la insuficiencia renal terminal, las cardiopatías (la enfermad coronaria en especial), la infección por el VIH y el cáncer.
- Algunas enfermedades pueden presentarse como si de una depresión se tratara como por ejemplo el hipotiroidismo, el hipertiroidismo y la neurosífilis.
- El trastorno disfórico premenstrual.
- En los pacientes ancianos la depresión a menudo coexiste con demencia.

VALORACIÓN

- Se debe obtener una historia clínica detallada.
- Exploración física: no existe ningún signo diagnóstico físico específico de depresión.
- Exploración del estado mental.
- El empleo de la prueba de detección selectiva de dos temas puede facilitar el diagnóstico de depresión.
- El cuestionario de salud del paciente (PHQ-9) posee una elevada sensibilidad y especificidad en el diagnóstico de el trastorno depresivo mayor (v. http://www.depression-primarycare.org).

PRUEBAS DE LABORATORIO

- No existen pruebas de laboratorio que proporcionen un diagnóstico de certeza de la depresión.
- Para descartar otras enfermedades sistémicas importantes pueden efectuarse las siguientes pruebas:
  1. Bioquímica de rutina.
  2. Hemograma completo con recuento diferencial.
  3. Estudios de función tiroidea.
  4. Niveles de vitamina B_{12}.

DIAGNÓSTICO POR IMAGEN

Si el cuadro se presenta de forma atípica (p. ej., asociado con una cefalea grave de nueva aparición, con signos neurológicos focales o con trastornos sensoriales o cognitivos), está indicado realizar las siguientes pruebas:
- EEG (el enlentecimiento difuso indica la presencia de una encefalopatía metabólica).
- Técnicas de imagen cerebrales (TC o RM).

TRATAMIENTO

TRATAMIENTO NO FARMACOLÓGICO

- Existen indicios racionales de que la terapia conductual cognitiva es igual de eficaz que la medicación antidepresiva para lograr una reducción importante o la remisión de la depresión.
- La psicoterapia interpersonal y la psicoterapia solucionadora de problemas poseen tasas de éxito del 50-60%.
- Tras doce semanas, la psicoterapia y el tratamiento farmacológico son igual de efectivos.

TRATAMIENTO AGUDO

- A la hora de elegir un tratamiento antidepresivo se deben tener en cuenta las enfermedades médicas o psiquiátricas concurrentes, la respuesta a tratamientos previos, el coste del tratamiento, así como sus efectos secundarios.
- Los antidepresivos son eficaces en cerca del 60-70% de los casos.
- Los inhibidores selectivos de la recaptación de serotonina (ISRS) suelen ser los fármacos de primera elección.
- Durante la fase aguda el tratamiento se mantiene de 6 a 12 semanas con el fin de aminorar o eliminar los signos y síntomas depresivos.
- Tras la remisión total de los síntomas, el tratamiento debe mantenerse de 4 a 9 meses.
- En los pacientes que no responden al tratamiento de primera elección debe administrarse un fármaco de otra categoría.
- La terapia electroconvulsiva sigue siendo el método más eficaz para tratar a los pacientes con depresión que no responden al tratamiento.

TRATAMIENTO CRÓNICO

El riesgo de una recaída supera el 90% en los pacientes que han sufrido tres o más episodios depresivos. En estos casos se recomienda mantener un tratamiento profiláctico de modo continuo.

PRONÓSTICO

- El trastorno depresivo mayor es un trastorno recidivante caracterizado en la mayor parte de los pacientes por episodios que se repiten a lo largo de toda la vida.
- Los síntomas físicos pronostican una respuesta favorable a la intervención biológica.
- Más del 60% de los pacientes que han padecido un episodio depresivo sufrirán recidivas.
- La duración media de un episodio sin tratamiento es de 6-12 meses.

DERIVACIÓN

- Si no se observa respuesta al tratamiento.
- Si el paciente presenta ideaciones suicidas o psicóticas.

OTRAS CONSIDERACIONES

COMENTARIOS

- Se deben tomar en serio todas las amenazas de suicidio. Utilice la regla nemotécnica EDM: ¿es un método Específico?, ¿se encuentra Disponible?, ¿es Mortal?
- Es imprescindible descartar un trastorno afectivo bipolar antes de iniciar un tratamiento con un fármaco antidepresivo.
- Muchos pacientes y familiares se muestran reacios a aceptar el diagnóstico de depresión por el estigma que conlleva asociado.
- Los métodos de detección de dos preguntas son igual de efectivos que los más largos. Una respuesta positiva a cualquiera de las siguientes dos preguntas es motivo suficiente para iniciar una evaluación diagnóstica que descarte una depresión:
  1. ¿En las últimas dos semanas se ha sentido triste, deprimido o desolado?
  2. ¿En las últimas dos semanas ha mostrado poco interés o poco placer por hacer cosas?

BIBLIOGRAFÍA RECOMENDADA

Cole S et al: Depression. In MD Feldman, JF Christensen (eds): *Behavioral Medicine in Primary Care: A Practical Guide*, ed 2, New York, 2003, Lange Medical Books/McGraw-Hill.

Gilbody S et al: Educational and organizational interventions to improve the management of depression in primary care: a systematic review, *JAMA* 289:3145, 2003.

Kessler R et al: The epidemiology of major depressive disorder: results from the National Comorbidity Survey Replication (NCS-R), *JAMA* 289:3095, 2003.

Treatment for Adolescents with Depression Study Team: Fluoxetine, cognitive-behavioral therapy, and their combination for adolescents with depression: Treatment for Adolescents with Depression Study (TADS) randomized controlled trial, *JAMA* 292(7):807, 2004.

U.S. Preventive Services Task Force: Screening for depression: recommendations and rationale, *Ann Intern Med* 136:760, 2002.

Whooley MA, Simon GE: Managing depression in medical outpatients, *N Engl J Med* 343:1842, 2000.

AUTOR: **MITCHELL D. FELDMAN, M.D., M.PHIL.**

INFORMACIÓN BÁSICA

DEFINICIÓN

La 4.ª edición del *Diagnostic and Statistical Manual of Mental Disorders* clasifica el síndrome disfórico premenstrual (SDPM) como un «trastorno depresivo no especificado» y requiere como criterios definitorios la presencia de cinco o más de los siguientes síntomas en la mayoría de los ciclos menstruales del año anterior:

- Los síntomas deberían estar presentes la mayor parte del tiempo durante la última semana de la fase lútea, remitir unos pocos días después del inicio de la fase folicular y estar ausentes durante la semana después de la menstruación, siendo 1), 2), 3) o 4) al menos uno de los síntomas:
  1. Ánimo muy deprimido, sentimiento de desesperanza o pensamientos de autodesprecio.
  2. Ansiedad, tensión importantes, sentimientos de estar «con los nervios de punta» o «en el límite».
  3. Importante labilidad afectiva (p. ej., sentimientos súbitos de tristeza o tendencia al llanto o aumento de la sensibilidad al rechazo).
  4. Ira o irritabilidad persistente e importante o aumento de los conflictos interpersonales.
  5. Disminución del interés en actividades habituales (p. ej., trabajo, escuela, amigos, aficiones).
  6. Sentimientos subjetivos de dificultad de concentración.
  7. Letargo, fácil fatigabilidad o importante ausencia de energía.
  8. Importantes cambios en apetito, ingesta excesiva o búsqueda de una comida específica.
  9. Hipersomnia o insomnio.
  10. Sentimientos subjetivos de estar desbordada o fuera de control.
  11. Otros síntomas físicos, como tensión o inflamación mamarias, cefaleas, dolores articulares o musculares, sensación de «abotargamiento» o ganancia de peso.
- Las alteraciones interfieren de forma considerable con el trabajo o la escuela o con las actividades sociales habituales y en las relaciones con los demás (p. ej., evitación de las actividades sociales, disminución de la producción y eficiencia en el trabajo o la escuela).
- Las alteraciones no son meramente una agudización de los síntomas de otro trastorno, como un trastorno depresivo mayor, un trastorno por ansiedad, un trastorno distímico o un trastorno de personalidad (aunque puede superponerse a cualquiera de ellos).

- Los primeros tres criterios deben ser confirmados mediante registros diarios prospectivos durante al menos dos ciclos sintomáticos consecutivos (el diagnóstico puede realizarse provisionalmente antes de esta confirmación).

NOTA: En las mujeres que menstrúan, la fase lútea corresponde al período entre la ovulación y el inicio de la menstruación y la fase folicular comienza con la menstruación. En las mujeres que no menstrúan (p. ej., mujeres que han sido sometidas a histerectomía), la determinación de las fases lútea y folicular puede requerir la determinación de las hormonas reproductoras circulantes.

CÓDIGO CIE-9CM

625.4 Síndrome disfórico premenstrual

EPIDEMIOLOGÍA Y DEMOGRAFÍA

- El SDPM afecta al 3-10% de las mujeres en edad reproductiva.
- Los factores genéticos desempeñan una función significativa (aumento de la incidencia en gemelas monocigotas y en mujeres cuyas madres tuvieron SDPM).
- Un 30-76% de las mujeres con SDPM tienen antecedentes vitales de depresión.

SÍNTOMAS Y SIGNOS

- La exploración física puede ser completamente normal.
- Puede haber ánimo deprimido, taquicardia y sudoración debido a trastornos comórbidos (p. ej., trastorno por ansiedad, depresión mayor).
- Los síntomas se presentan durante la última mitad del ciclo menstrual (la fase lútea) y están ausentes desde el primer día de la menstruación hasta la ovulación (fase folicular).

ETIOLOGÍA

Desconocida. Se cree que el déficit de serotonina y la sensibilidad alterada en el sistema serotoninérgico en respuesta a las fluctuaciones físicas hormonales en el ciclo menstrual desempeñan una función.

DIAGNÓSTICO

DIAGNÓSTICO DIFERENCIAL

- Síndrome premenstrual.
- Síndrome distímico.
- Trastorno de personalidad.
- Trastorno por ansiedad.
- Trastorno depresivo mayor.
- Hipertiroidismo.
- Síndrome del ovario poliquístico.
- Abuso de drogas o alcohol.
- Síndrome del intestino irritable.
- Endometriosis.

VALORACIÓN

- El diagnóstico está basado en la obtención de una historia clínica detallada y en descartar la presencia de trastornos físicos o psiquiátricos. No existen pruebas diagnósticas objetivas.
- El diagnóstico debería confirmarse mediante una lista de síntomas de forma prospectiva durante dos ciclos menstruales consecutivos. Los instrumentos diagnósticos utilizados con frecuencia son el Calendario de experiencias premenstruales (v. referencia de Mortola y cols.) y el Diario del síndrome premenstrual (v. Referencia de Endicott J.).

PRUEBAS DE LABORATORIO

- Generalmente no se necesita ninguna.
- Si el diagnóstico no está claro, pueden solicitarse una TSH plasmática para descartar problemas tiroideos, un HC para descartar anemia y un perfil químico para valorar los electrólitos.

TRATAMIENTO

TRATAMIENTO NO FARMACOLÓGICO

- En algunas pacientes puede ser útil la reducción de la ingesta de cafeína, azúcares refinados o sodio.
- El aumento del ejercicio aeróbico, el abandono del tabaquismo, la restricción alcohólica y el sueño regular son con frecuencia beneficiosos.
- La reducción y el tratamiento del estrés disminuirá la gravedad de los síntomas.

TRATAMIENTO GENERAL

- Los inhibidores selectivos de la recaptación de serotonina (ISRS) son los fármacos de primera línea para el tratamiento del SDPM. Los fármacos y las dosis frecuentemente utilizados son la fluoxetina 10 mg al día, la sertralina 50 mg al día, la paroxetina 10 mg al día y el citalopram 20 mg al día. Muchas pacientes requerirán una titulación hasta dosis significativamente más altas para lograr un beneficio terapéutico. Estos fármacos pueden administrarse de forma continua durante el ciclo menstrual o sólo cuando las pacientes experimentan los síntomas. La administración intermitente o en la fase lútea implica iniciar el tratamiento en el momento de la ovulación e interrumpirlo al comienzo de la menstruación.
- Los fármacos de segunda línea son las benzodiazepinas (alprazolam 0,25 mg tres veces al día a demanda) y los antidepresivos tricíclicos (clomipramina 25 mg al día como dosis inicial).
- La intervención hormonal con inyecciones i.m. mensuales de leuprolida ha demostrado ser eficaz en algunas pacientes, sin embargo, debería reservarse sólo para las pacientes que no responden a los fármacos de primera y segunda línea.

- También se utilizan los suplementos nutricionales (vitamina B_6 hasta 100 mg/día, vitamina E hasta 600 UI/día, carbonato cálcico hasta 1.200 mg/día y magnesio hasta 500 mg/día) y son eficaces en la reducción de los síntomas en algunas pacientes.
- Puede considerarse la ovariectomía en casos refractarios graves.

COMENTARIOS

Las pacientes deberían completar un ciclo de tratamiento durante al menos dos ciclos menstruales antes de cambiar a otras opciones terapéuticas.

BIBLIOGRAFÍA RECOMENDADA

American Psychiatric Association: *Diagnostic and statistical manual of mental disorders,* ed 4. Washington, DC, 1994, American Psychiatric Association.
Bhatia SC, Bhatia SK: Diagnosis and treatment of premenstrual dysphoric disorder, *Am Fam Physician* 66:1239, 2002.
Endicott J: Severe premenstrual dysphoria: differential diagnosis and treatment, *J Am Med Womens Assoc* 53(4):170, 1998.
Grady-Weliky TA: Premenstrual dysphoric disorder, *N Engl J Med* 348:433, 2003.
Kaur G, Gonsalves L, Thacker H: Premenstrual dysphoric disorder: a review for the treating practitioner, *Cleve Clin J Med* 71:303, 2004.
Mortola JF et al: Diagnosis of premenstrual syndrome by a simple, prospective, and reliable instrument: the calendar of premenstrual experiences, *Obstet Gynecol* 76:302, 1990.

AUTOR: **FRED F. FERRI, M.D.**

INFORMACIÓN BÁSICA

DEFINICIÓN

El trastorno dismórfico corporal (TDC) es un trastorno somatoforme caracterizado por la preocupación por un defecto del aspecto físico menor o imaginado y que genera importantes alteraciones en la función social o profesional. Aunque el trastorno dismórfico corporal se asocia a patologías como la anorexia nerviosa o la depresión, el diagnóstico se debe realizar ante una preocupación no explicada por otros trastornos mentales.

SINÓNIMOS

Dismorfofobia.
Dismorfia corporal.

CÓDIGO CIE-9CM

306.9 Disfunción psicofisiológica no especificada
DSM-IV: 300.7

EPIDEMIOLOGÍA Y DEMOGRAFÍA

- Afecta al 1-2% de la población.
- Incidencia entre los pacientes sometidos a cirugía estética: 2-7%.
- Se inicia en general durante la adolescencia y primeros años adultos.
- Igual prevalencia entre mujeres y hombres.
- No se conoce predisposición genética.

SÍNTOMAS

- Los pacientes se preocupan en exceso (obsesión) por un defecto menor o percibido de su aspecto. Cualquier parte de su cuerpo puede servir de foco de preocupación, aunque la piel, el pelo, el olor corporal y la forma o tamaño de la nariz son los más frecuentes.
- El paciente suele tener un aspecto físico normal; si existe un defecto, la reacción del enfermo es desproporcionada para su gravedad.
- Pueden adoptar comportamientos compulsivos, como mirarse con frecuencia al espejo, acicalarse en exceso, maquillarse, pellizcarse la piel y medir o palpar de forma repetida el defecto percibido buscando constantemente que se les tranquilice sobre el mismo.
- La mayor parte de los pacientes sufren alteraciones en su capacidad funcional.

ETIOLOGÍA

Desconocida, aunque los trastornos mentales asociados al TDC incluyen depresión mayor, trastorno obsesivo-compulsivo (TOC), trastorno por ansiedad generalizada, agorafobia, tricotilomanía y trastornos alimentarios.

DIAGNÓSTICO

DIAGNÓSTICO DIFERENCIAL

- Con frecuencia no se reconoce ni diagnostica porque el paciente se niega a notificar los síntomas.
- El TDC comparte muchas características con el TOC.
- En la clínica hasta el 60% de los enfermos con TDC sufren una depresión mayor.
- Anorexia nerviosa.
- Trastorno obsesivo-compulsivo.
- Ansiedad D/O.
- Fobia social.
- Hipocondria.

VALORACIÓN

- Se debe descartar una etiología orgánica con MMSE.
- El Body Dysmorphic Disorder Examnination Self-Report se usa en los ensayos clínicos.

TRATAMIENTO

TRATAMIENTO NO FARMACOLÓGICO

Terapia cognitivo-conductual (sobre todo exposición y prevención de la respuesta).

TRATAMIENTO AGUDO

Precauciones/hospitalización si hay ideas de suicidio activas.

TRATAMIENTO CRÓNICO

- Inhibidores selectivos de la recaptación de serotonina (ISRS) en dosis altas.
- Otros fármacos (neurolépticos, ATC, anticonvulsivantes) no son tan beneficiosos.
- La terapia cognitivo-conductual se recomienda como tratamiento aislado o asociada a ISRS.

PRONÓSTICO

Tratamiento ambulatorio.

DERIVACIÓN

Derivar a valoración psiquiátrica si se sospecha este diagnóstico.

OTRAS CONSIDERACIONES

COMENTARIOS

- Los elogios y los intentos de tranquilizarle casi nunca reducen el miedo o disgusto del paciente ante su aspecto.
- Los pacientes suelen tener una esperanza poco realista de mejora con la cirugía plástica y la cirugía consigue poco alivio.
- Casi un tercio de los enfermos con TDC tratan de suicidarse.

EDUCACIÓN DEL PACIENTE/FAMILIA

- Plantearse realizar la terapia con los miembros de la familia, el cónyuge u otras personas importantes para el sujeto.
- Central para el trastorno dismórfico corporal: http://www.BDDCentral.com.

BIBLIOGRAFÍA RECOMENDADA

American Psychiatric Association: *Diagnostic and Statistical Manual of Mental Disorders,* ed 4, Washington, DC, American Psychiatric Association, 1994.
Buhlman U et al: Selective processing of emotional information in body dysmorphic disorder, *J Anxiety Disord* 16(3):289, 2002.
Guggenheim FG: Somatoform disorders. In Sadock BJ, Sadock VA (eds): *Kaplan & Sadock's Comprehensive Textbook of Psychiatry,* vol. 1, Philadelphia, 2000, Lippincott Williams & Wilkins.
HealthyPlace.Com Eating Disorders Community: http://www.healthyplace.com/Communities/Eating_Disorders/peacelove-hope/bdd.html
Phillips KA: Body dysmorphic disorder: clinical aspects and treatment strategies, *Bull Menninger Clin* 62(4 Suppl A):A33, 1998.

AUTORES: **JENNIFER ROHR GILLETT, M.D., M.P.H.,** y **MITCHELL D. FELDMAN, M.D., M.PHIL.**

INFORMACIÓN BÁSICA

DEFINICIÓN

El trastorno facticio es aquél en el cual el individuo se produce de forma intencionada signos o síntomas de enfermedad. Esto se puede conseguir 1) mintiendo, 2) simulando (p. ej., echando gotas de sangre en la orina) o 3) provocándose de verdad una enfermedad (inyectándose bacterias o medicamentos). El principal objetivo es alcanzar el estado de paciente y el enfermo puede tratar de conseguir que se le realicen pruebas invasivas para el diagnóstico, cirugías y tratamientos. El síndrome de Munchausen es la forma más grave del trastorno físico facticio y cursa con mentiras exageradas (seudología fantástica), sociopatía, vagabundeo de un hospital del país a otro y vida continua como enfermo.

SINÓNIMOS

Trastorno facticio.
Síndrome de Munchausen.
Munchausen por poderes.
Discapacidad deliberada.
Síndrome de adicción al hospital.
Enfermedad artefactual.
Pacientes con problemas en peregrinación.
Dermatitis artefactada.
Enfermedad subrepticia.

CÓDIGO CIE-9CM
300.19 Trastorno facticio

EPIDEMIOLOGÍA Y DEMOGRAFÍA

INCIDENCIA (EN EE.UU.): Desconocida.
PREVALENCIA (EN EE.UU.): Desconocida, pero considerable en las enfermedades específicas. Por ejemplo, un 3,3% de los pacientes con fiebre de origen desconocido sufren un trastorno facticio.
PREDOMINIO POR SEXOS: La relación varón:mujer para el síndrome de Munchausen es 2:1, pero para el trastorno facticio distinto del Munchausen es 1:2.
DISTRIBUCIÓN POR EDADES: 30-40 años.
INCIDENCIA MÁXIMA: 20-30 años.
GENÉTICA: No se conoce predisposición genética.

SÍNTOMAS Y SIGNOS

- Falsas quejas o lesiones o síntomas autoprovocados sin una clara ganancia secundaria. El aspecto intencional de la enfermedad suele resultar evidente, como por ejemplo inyecciones de bacterias para producirse una infección o toma de medicamentos para generar alteraciones.
- La presentación puede ser aguda y muy espectacular, aunque también puede ser un problema crónico o de repetición.
- La valoración suele ser negativa para las etiologías orgánicas naturales.
- La clínica es atípica para la historia natural de la enfermedad (p. ej., una infección que no responde a los ciclos múltiples de antibióticos adecuados).

ETIOLOGÍA

- Los antecedentes de enfermedades importantes en la infancia, de malos tratos o abusos sexuales parecen predisponer.
- Los trastornos de la personalidad y los factores psicodinámicos suelen tener importancia.

DIAGNÓSTICO

El diagnóstico se realiza por 1) observación directa de la elaboración, 2) presencia de síntomas o signos que se contradicen con los datos de laboratorio, 3) respuesta no fisiológica al tratamiento, 4) presencia de evidencias físicas de manipulación (jeringas) y 5) patrones repetidos de agravamiento de la enfermedad (justo antes del alta).

DIAGNÓSTICO DIFERENCIAL

- Simulación: existe una clara ganancia secundaria (económica o evitar tareas no deseadas).
- Trastornos somatoformes o hipocondría: estos trastornos se producen de forma inconsciente y no intencionada.
- Comportamientos autolesivos se ven en muchas otras enfermedades psiquiátricas (trastorno límite de la personalidad, psicosis, intentos de suicidio fallidos, como se ven en la depresión); en estos casos el paciente confiesa su intencionalidad de causarse daño y describe los factores que lo han motivado; la principal intención es causarse daño a sí mismo y no conseguir el papel de enfermo, como sucede en el trastorno facticio.
- También puede existir un síndrome de Munchausen por poderes en el cual la madre (en el 86% de los casos) u otros cuidadores generan una enfermedad a un niño (un 52% de ellos entre 3-13 años) para conseguir atención médica. Las motivaciones pueden ser complejas y pueden incluir un litigio frente al cónyuge en casos de separación. Las madres suelen tener antecedentes de trastorno somatoformo, facticio o de la personalidad.

VALORACIÓN

- Depende de los síntomas asociados.
- No existen pruebas específicas para el síndrome de Munchausen, aunque el Minnesota Multiphasic Personality Inventory (MMPI) puede mostrar alteraciones de la personalidad con tendencias somatoformes.
- El diagnóstico se realiza cuando se pilla al paciente en una mentira o cuando se produce las lesiones. El diagnóstico se suele basar en la incapacidad de la valoración orgánica de demostrar una enfermedad orgánica natural plausible. Una pista importante es el fracaso de los tratamientos convencionales o incluso más agresivos para conseguir mejorar el cuadro.

PRUEBAS DE LABORATORIO

- Suelen demostrar faltas de consistencia.

- Las alteraciones de laboratorio pueden reflejar el comportamiento facticio de base (p. ej., hipopotasemia en un paciente que toma furosemida de forma subrepticia).

TRATAMIENTO

TRATAMIENTO NO FARMACOLÓGICO

Dos opciones esenciales:
- Confrontación no punitiva. El médico de atención primaria y el psiquiatra deben reunirse juntos con el enfermo y decirle: «Usted tiene que estar sufriendo mucho por tener que hacerse daño, como nos parece que ha estado haciendo. Nos gustaría ayudarle a afrontar su tensión de una forma más adaptativa y que inicie un tratamiento psiquiátrico».
- Evitar la confrontación abierta con el paciente, pero dotarle de una forma que le permita recuperarse sin dar la cara. Por ejemplo, el doble vínculo terapéutico se podría conseguir diciendo: «Existen dos opciones, una que tenga un problema médico al que tendría que responder bien con la próxima intervención que vamos a realizarle y la segunda que sufra un trastorno facticio. Su respuesta nos permitirá resolver las dudas».

El síndrome de Munchausen es la forma más grave y resulta casi imposible tratarlo, salvo en lo que respecta a las medidas para evitar más pruebas invasivas y enfermedad iatrogénica.

TRATAMIENTO AGUDO

El tratamiento de las enfermedades psiquiátricas asociadas puede ser útil. El uso de antidepresivos o la psicoterapia puede mejorar el trastorno facticio.

PRONÓSTICO

- Se ignora la evolución final.
- Tras confrontarse con su comportamiento, los pacientes pueden dejar de realizarlo, pero es frecuente que busquen otro hospital o médico en la variante Munchausen. Otros enfermos con trastorno facticio inician la psicoterapia, sobre todo cuando se les permiten opciones para no dar la cara y se evita la humillación de la confrontación (v. antes).
- Es frecuente que se realicen estudios médicos extensos y cirugías exploradoras.

DERIVACIÓN

Siempre se debe remitir al psiquiatra cuando se realice este diagnóstico.

BIBLIOGRAFÍA RECOMENDADA

Feldman MD, Brown RM: Munchausen by proxy in an international context, *Child Abuse Negl* 26:509, 2002.
Krahn LE, Li H, O'Connor MK: Patients who strive to be ill: patients with factitious physical disorder, *Am J Psychiatry* 160:1163, 2003.
Turner J, Reid S: Munchausen's syndrome, *Lancet* 359:346, 2002.

AUTOR: **STUART EISENDRATH, M.D.**

INFORMACIÓN BÁSICA

DEFINICIÓN

El trastorno limítrofe de la personalidad (TLP) se caracteriza por un patrón de inestabilidad en las relaciones interpersonales, en la imagen del yo, en la regulación de los afectos y el control de los impulsos, que genera un malestar subjetivo importante o alteraciones de la capacidad funcional. El individuo debe cumplir 5 de los siguientes criterios o más:

1. Esfuerzos desesperados por evitar el abandono real o imaginario.
2. Relaciones personales inestables o intensas caracterizadas por la alternancia entre la idealización y la devaluación extremas.
3. Trastorno de la identidad caracterizado por una imagen del yo inestable.
4. Impulsividad en al menos dos áreas que pueden resultar lesivas (gastos excesivos, sexo, abuso de sustancias, picoteo de alimentos, conducción imprudente).
5. Comportamiento, gestos o amenazas de suicidio recurrentes o comportamiento automutilante.
6. Inestabilidad afectiva por una marcada reactividad del estado de ánimo.
7. Sentimientos crónicos de vacío.
8. Ira inadecuada e intensa o dificultades para controlarla.
9. Ideación paranoide transitoria en circunstancias de estrés o síntomas disociativos graves.

CÓDIGO CIE-9CM
301.83 Personalidad límite

EPIDEMIOLOGÍA Y DEMOGRAFÍA

PREVALENCIA: Afecta al 1-2% de la población general y hasta el 10% de los pacientes psiquiátricos ambulatorios.
PREDOMINIO POR SEXO: Mujeres (3:1).
PREDOMINIO POR EDAD: Entre 20-30 años.
GENÉTICA: 5 veces más riesgo si un familiar de primer grado sufre un TLP. Se encuentra una mayor prevalencia de trastornos del estado de ánimo y por abuso de sustancias entre los familiares de primer grado de enfermos con TLP.
FACTORES DE RIESGO: Asociado a malos tratos o abandono físico o emocional o abusos sexuales durante la infancia.

SÍNTOMAS

- Los pacientes experimentan un sentimiento recurrente de soledad y vacío.
- Emociones intensas con dificultad para recuperar el estado emocional de base.
- Todo o nada, estilo cognitivo que se representa por un fenómeno conocido como «disyunción», en el cual el paciente considera a las situaciones o las personas como siempre buenas o siempre malas.

- Dificultades para mantener la realización de objetivos a largo plazo: antecedentes de múltiples relaciones tormentosas y trabajos diversos.
- Reacciones de ira, pánico, desesperación ante abandono real o percibido; puede cursar con idea suicida o de automutilación en respuesta a un estrés reciente.
- Intentos de bloquear la experiencia de dolor, que puede inducir sentimientos de desrealización, despersonalización, cambios del estado de consciencia y/o breves reacciones psicóticas con delirios y alucinaciones.
- Uso de sustancias, juego patológico, gastos excesivos, picoteo y/o automutilación aparecen como una forma de huir de un afecto excesivamente doloroso.
- Algunos enfermos desarrollan síntomas psicóticos.

ETIOLOGÍA

- Interacción entre la adversidad psicosocial y factores genéticos.
- Hipótesis:
  1. Genética: aumento del riesgo en familiares de primer grado de enfermos con TLP.
  2. Biológica: alteraciones del sistema límbico y de otras regiones del cerebro que producen una falta de regulación emocional. Parecen existir alteraciones en la función de la serotonina.
  3. Ambientales: antecedentes de malos tratos o abandono en la infancia.

DIAGNÓSTICO

DIAGNÓSTICO DIFERENCIAL

- Trastornos de personalidad narcisista o histriónica que comparten algunos rasgos.
- Distimia y otros trastornos depresivos: existe una estabilidad de los síntomas afectivos ausente en el TLP.
- Trastorno bipolar: los cambios del estado de ánimo del TLP suelen ser desencadenados por estímulos estresantes y se mantienen menos tiempo que en el trastorno bipolar.
- Abuso o dependencia de sustancias: con frecuencia induce un comportamiento impulsivo y lábil desde el punto de vista emocional.
- Trastorno por estrés postraumático: los pacientes con TLP suelen tener antecedentes de traumas, pero no evitan el estímulo temido o vuelven a experimentarlo, como los enfermos con TEPT.
- Los casos leves de esquizofrenia se pueden parecer superficialmente al TLP.
- Es frecuente el alcoholismo.

VALORACIÓN

- Anamnesis (con frecuencia es útil obtener información adicional de la familia y amigos).
- Exploración física.
- Exploración del estado mental.

DIAGNÓSTICO POR IMAGEN

La RM funcional y estructural muestra alteraciones en la amígdala y el hipocampo. La PET demuestra alteraciones metabólicas en la corteza prefrontal. No se recomienda realizar estudios radiológicos como parte de la valoración rutinaria.

TRATAMIENTO

TRATAMIENTO NO FARMACOLÓGICO

- Pocos ensayos aleatorizados han analizado las intervenciones psicosociales para el TLP.
- La terapia conductual dialéctica (TCD), una variación de la terapia cognitivo-conductual (TCC), cuenta con el máximo apoyo empírico procedente de ensayos aleatorizados. El objetivo de la TCD es ayudar a los pacientes a controlar sus impulsos y brotes de ira y desarrollar habilidades sociales.
- Es preciso definir la estructura y ajustar unos límites firmes.

TRATAMIENTO AGUDO

Antipsicóticos en dosis bajas para controlar la impulsividad, breves episodios psicóticos.

TRATAMIENTO CRÓNICO

- ISRS si coexiste un trastorno del estado de ánimo. La fluoxetina puede ser útil para reducir la ira.
- Antipsicóticos en dosis bajas.
- Estabilizadores del estado de ánimo (litio, valproato, carbamacepina).
- Los medicamentos tienen una eficacia baja a moderada y resultan más eficaces para mejorar los síntomas de impulsividad, la inestabilidad del estado de ánimo o la tendencia autodestructiva.

MEDICINA ALTERNATIVA Y COMPLEMENTARIA

No se dispone de evidencia sobre su eficacia en el TLP.

PRONÓSTICO

- La evolución es variable. El período de máxima inestabilidad se produce en adultos jóvenes, pero la mayor parte de los pacientes consigue una estabilidad mayor en la función social y profesional en etapas posteriores de la vida, aunque siguen teniendo dificultades para mantener sus relaciones sentimentales.

- No se dispone de evidencias de progresión a la esquizofrenia, pero los enfermos muestran una elevada incidencia de episodios de depresión mayor.

DERIVACIÓN

- Si se plantea usar farmacoterapia.
- Si el paciente muestra graves limitaciones de la funcionalidad diaria o tendencias suicidas.

OTRAS CONSIDERACIONES

COMENTARIOS

Normas para el tratamiento médico de los pacientes con TLP:

- Plantearse visitas frecuentes, breves y programadas para los pacientes con TLP

que las necesitan, las exigen o muestran somatización.
- Validar los sentimientos del paciente que afirma desear controlar su conducta.
- Ser práctico, evitando la expresión de emociones extremas.
- Permanecer alerta ante el riesgo de suicidio y valorarlo de forma frecuente.
- Desarrollar una sensación de competencia, pero reconocer de forma abierta los errores menores.
- Mantener un umbral bajo para consultar al psiquiatra.

PREVENCIÓN

La tendencia suicida se debe controlar de forma activa y constante.

BIBLIOGRAFÍA RECOMENDADA

American Psychiatric Association practice guidelines for the treatment of patients with BPD:

http://www.psych.org/psych_pract/treatg/pg/borderline_revisebook_index.cfm.

Gross R et al: Borderline personality disorder in primary care, *Arch Intern Med* 162:53, 2002.

Lieb K et al: Borderline personality disorder, *Lancet* 364(9432):453, 2004.

Livesley WJ: A practical approach to the treatment of patients with borderline personality disorder, *Psychiatr Clin North Am* 23:1, 2000.

AUTORES: **MITCHELL D. FELDMAN, M.D., M.PHIL.,** y **MICHELE MONTANDON, M.D.**

INFORMACIÓN BÁSICA

DEFINICIÓN

El trastorno obsesivo-compulsivo (TOC) implica obsesiones recurrentes (pensamientos, impulsos o imágenes intrusivos e inapropiados) y/o compulsiones (comportamientos o actos mentales realizados en respuesta a las obsesiones o aplicación rígida de las normas) que consumen >1 h/día o causan un importante trastorno o malestar. Los síntomas son percibidos como excesivos e irracionales.

CÓDIGO CIE-9CM

F42.8 Trastorno obsesivo-compulsivo (DSM-IV 300.3)

EPIDEMIOLOGÍA Y DEMOGRAFÍA

PREVALENCIA VITAL (EN E.E.U.U.): 2,5% de los adultos.
PREDOMINIO POR SEXOS: Aproximadamente la misma distribución entre ambos.
DISTRIBUCIÓN POR EDADES:
- La moda de edad de inicio para las mujeres es entre 20-29 años.
- La moda de edad de inicio para los varones es entre 6-15 años.

INCIDENCIA MÁXIMA: La media de edad al inicio es de 19,6 años.
EVOLUCIÓN DE LA ENFERMEDAD:
- El trastorno es crónico fluctuante.
- Los síntomas empeoran típicamente con el estrés.
- El 15% tiene un deterioro progresivo mientras que un 5% muestra un curso episódico con escasa afectación entre los episodios.

GENÉTICA:
- No existe ningún patrón genético claro.
- La tasa de concordancia es más elevada en gemelos monocigotos (33%) frente a dicigotos (7%).
- La tasa del trastorno es también más elevada en los familiares de primer grado de los individuos con TOC y trastorno de Tourette que en la población general.

SÍNTOMAS Y SIGNOS

- Ideas, pensamientos, impulsos o imágenes persistentes y recurrentes, obsesivos, intrusivos y egodistónicos, que son percibidos como extraños a uno mismo y ajenos a su control.
- Experimentación frecuente de obsesiones relacionadas con la contaminación (p. ej., cuando utilizan el teléfono), duda excesiva (p. ej., ¿estaba la puerta cerrada?), organización (la necesidad de un orden particular), impulsos violentos (p. ej., gritar obscenidades en la iglesia) o imágenes sexuales intrusivas.
- Las obsesiones que posiblemente llevan a los comportamientos compulsivos pretenden mejorar temporalmente la ansiedad causada por las obsesiones (p. ej., lavado de manos repetido, comprobación, reorganización) o las tareas mentales (p. ej., contar, repetir frases).
- Las obsesiones y las compulsiones casi siempre se acompañan de una gran ansiedad y malestar subjetivos. Ambos se ven como excesivos e irracionales.

ETIOLOGÍA

- Existen pruebas importantes de la etiología neurobiológica.
- El TOC puede iniciarse tras una enfermedad infecciosa del SNC (p. ej., encefalitis de Von Economo, corea de Sydenham).
- El TOC puede seguir a un traumatismo cefálico o a otros trastornos neurológicos premórbidos como la hipoxia en el nacimiento y el síndrome de Tourette.
- Se cree que las vías serotoninérgicas son importantes en algunos comportamientos rituales instintivos y que la disfunción de estas vías posiblemente dan lugar al TOC.

DIAGNÓSTICO

DIAGNÓSTICO DIFERENCIAL

- El trastorno de personalidad obsesivo-compulsivo (TPOC) es un estilo de personalidad maladaptativo definido por la rigidez excesiva, la necesidad de ordenar/controlar, la preocupación por los detalles y el perfeccionismo excesivo. A diferencia del TOC, el TPOC es egosintónico.
- Otros trastornos psiquiátricos en los que se producen pensamientos obsesivos o intrusivos (p. ej., trastorno dismórfico corporal, fobias, trastorno por estrés postraumático).
- Otros trastornos en los que se aprecian comportamientos compulsivos o alteraciones del control de los impulsos (p. ej., tricotilomanía, juego compulsivo, parafilias).
- La depresión mayor, la hipocondriasis y los trastornos por ansiedad grave con predominio de obsesiones o compulsiones; sin embargo, en estos trastornos los pensamientos no producen ansiedad o son extremos de una preocupación normal.
- Los delirios o la psicosis, que pueden confundirse con pensamientos obsesivos; a diferencia del TOC, estos individuos no creen que sus obsesiones sean irreales y pueden probablemente cumplir criterios de otro trastorno del espectro psicótico que justifica las obsesiones completamente (p. ej., esquizofrenia).
- Los tics y movimientos estereotipados que parecen compulsivos pero no están dirigidos por el deseo de neutralizar una obsesión.

VALORACIÓN

- La historia clínica cuidadosa conduce al diagnóstico.
- Exploración neurológica para descartar un síndrome de Tourette u otro trastorno con tics concomitantes.
- En adolescentes y niños: análisis psicológico para mostrar dificultades para el aprendizaje.

PRUEBAS DE LABORATORIO

No están indicadas pruebas específicas.

DIAGNÓSTICO POR IMAGEN

- No están indicados estudios específicos.
- Ha habido estudios en los que se observan anomalías reversibles en los estudios de PET.

TRATAMIENTO

TRATAMIENTO NO FARMACOLÓGICO

- El retraso medio entre el inicio de los síntomas y el tratamiento es de 17 años.
- El inicio del tratamiento ayudará al 50% de los pacientes a lograr una remisión parcial en los primeros 6 meses.
- El tratamiento cognitivo-conductual (especialmente la exposición con prevención de la respuesta) tiene éxito en el 70% de los pacientes pero casi un 25% de los pacientes dejan del tratamiento debido a la ansiedad inicial que crean las exposiciones. Los mejores resultados se logran con las obsesiones de contaminación y las compulsiones de lavado.

TRATAMIENTO FARMACOLÓGICO

- Antidepresivos con bloqueo de la recaptación de serotonina, como la fluoxetina, la clomipramina, la fluvoxamina, la paroxetina, la sertralina y el citalopram; las dosis óptimas se encuentran típicamente en el último tramo del intervalo de prescripción.
- En sólo un 15% no se obtiene respuesta.
- Tratamiento indefinido.
- Aumento del tratamiento.
- La combinación de la terapia cognitiva-conductual y farmacológica logra típicamente resultados superiores.
- Los pacientes con psicosis comórbida y/o trastornos por tics pueden beneficiarse de la adición de un neuroléptico.
- El clonazapam a demanda puede ser útil en los pacientes con ansiedad extrema o en aquellos con antecedentes de trastornos convulsivos.
- Se dispone de intervenciones quirúrgicas (p. ej., cingulotomía) para los casos más extremos y refractarios.

DERIVACIÓN

- Si no está clara la distinción de otros trastornos psiquiátricos, especialmente el trastorno delirante.
- Si el paciente es resistente al tratamiento farmacológico y/o solicita terapia cognitivo-conductual.
- Si el tratamiento con antidepresivos es problemático.

BIBLIOGRAFÍA RECOMENDADA

Ackerman DL, Greenland S: Multivariate meta-analysis of controlled drug studies for obsessive-compulsive disorder, *J Clin Psychopharmacol* 22:309, 2002.

Goodman WK: Obsessive compulsive disorder: Diagnosis and treatment, *J Clin Psychiatry* 60(suppl 18):27, 1999.

McDonough M, Kennedy N: Pharmacological management of obsessive-compulsive disorder: a review for clinicians, *Harv Rev Psychiatry* 10:127, 2002.

AUTORES: JASON M. SATTERFIELD, PH.D., y **MITCHELL D. FELDMAN, M.D., M.PHIL.**

INFORMACIÓN BÁSICA

DEFINICIÓN

El trastorno por déficit de atención con hiperactividad (TDAH) es un trastorno crónico de la atención/concentración, la hiperactividad/impulsividad o ambos. Los síntomas deben aparecer desde la primera infancia, durar al menos 6 meses y producir alteraciones funcionales en múltiples aspectos.

SINÓNIMO

Trastorno por falta de atención, hiperactividad (TFAH).

CÓDIGO CIE-9CM
CIE-9: 314.XX; CIE-10: F90.X

EPIDEMIOLOGÍA Y DEMOGRAFÍA

INCIDENCIA MÁXIMA: El diagnóstico se suele establecer en escolares (6-9 años).
PREVALENCIA: 3-9% de los escolares y 2-5% de los adultos.
PREDOMINIO POR SEXOS: En los niños, predominio en varones con una relación 2-4:1. En los adultos la relación se aproxima a 1:1 (la diferencia entre los sexos puede reflejar sesgos de derivación).
DISTRIBUCIÓN POR EDADES: Deben aparecer algunos síntomas antes de los 7 años de edad. Los síntomas (sobre todo la hiperactividad) tienden a disminuir con la edad. Más del 70% siguen cumpliendo los criterios en la adolescencia y se estima que el 40-65% lo hacen también cuando son adultos.
GENÉTICA: Importante componente poligénico. Los familiares de primer grado de enfermos con TDAH tienen 5 veces más riesgo de padecer este cuadro que los controles. Los estudios sugieren que pueden participar varios genes, incluidos los asociados a la transmisión y metabolismo de la dopamina.
FACTORES DE RIESGO: Entre los posibles factores de riesgo ambientales/epidemiológicos destacan la exposición a tabaco o drogas dentro del útero o la hipoxia, el bajo peso al nacimiento, la prematuridad, las complicaciones del embarazo, la exposición al plomo, la disfunción familiar o el bajo nivel socioeconómico.

SÍNTOMAS Y SIGNOS

- Tres tipos:
  1. Predominio de la falta de atención: dificultad para organizar, planificar, recordar, concentrarse, iniciar y completar tareas. Los síntomas pueden no aparecer cuando se realizan las actividades preferidas.
  2. Predominio de la hiperactividad/impulsividad: inquieto/polvorilla, parlanchín, intrusivo/disruptivo, desinhibido, impaciente.
  3. Combinado.

- En general se diagnostica en la escuela primaria cuando se afecta el rendimiento y no se toleran los problemas de comportamiento. Se suelen derivar para valoración los niños con bajo rendimiento escolar, problemas en las relaciones con familiares o compañeros o faltas de disciplina.
- Los adultos con adicción a drogas o de otro tipo, que cometen múltiples infracciones de tráfico o que tienen muchos fracasos en la vida deben ser estudiados.
- Hasta un 50% de los pacientes pueden tener alteraciones asociadas, como otros trastornos psiquiátricos (trastorno desafiante-opositor, trastornos de conducta, depresión, ansiedad), problemas de aprendizaje, abuso de sustancias y comportamientos delictivos.

ETIOLOGÍA

Existen evidencias importantes a favor de una herencia genética. Otras teorías incluyen alteraciones del metabolismo de las catecolaminas cerebrales, alteraciones estructurales cerebrales y factores ambientales (v. antes).

DIAGNÓSTICO

DIAGNÓSTICO DIFERENCIAL

Es difícil distinguir este proceso de muchos otros porque los síntomas se solapan y a menudo coexiste con otras enfermedades.

- Médicas: alteraciones visuales/auditivas, convulsiones, traumatismo craneal, trastornos del sueño, interacciones farmacológicas, retraso mental, retraso del desarrollo, alteraciones tiroideas, toxicidad de plomo.
- Psiquiátricas: depresión, trastorno bipolar, ansiedad, trastorno obsesivo-compulsivo, trastorno de conducta, trastorno por estrés postraumático, abuso de sustancias, trastorno por personalidad antisocial, síndrome de Tourette, tics.
- Psicosociales: falta de acoplamiento entre la capacidad y el entorno de aprendizaje, disfunción familiar, malos tratos/abandono.

VALORACIÓN

- Diagnóstico clínico mediante una serie de visitas a la consulta o una valoración ampliada y multidisciplinar en equipo.
- La entrevista clínica debe incluir la valoración de los síntomas y la influencia que tienen sobre las relaciones y el trabajo/escuela; la historia del desarrollo; los antecedentes psiquiátricos personales y familiares incluido el abuso de sustancias; los antecedentes sociales, incluida la disfunción familiar y los antecedentes médicos.
- Exploración física detenida para encontrar posibles causas médicas para los síntomas, enfermedades asociadas y contraindicaciones del tratamiento.

- Muchos pacientes no muestran síntomas en la consulta y pueden referir sus síntomas en exceso o con déficit. Por tanto, en el diagnóstico será esencial la información de otras fuentes (padres, compañeros, maestros).
- Las escalas de autovaloración y los cuestionarios específicos de síntomas estandarizados de otras fuentes ayudan al diagnóstico y también a valorar la respuesta al tratamiento.
- No existe una prueba diagnóstica aislada para confirmar este diagnóstico. Se deben realizar pruebas de laboratorio o radiológicas sólo si lo indica la anamnesis o la exploración física.
- Las pruebas complementarias (CI/pruebas de rendimiento, valoración del lenguaje y de la salud mental) pueden estar indicadas según la clínica y a veces obligan a derivar al paciente.

TRATAMIENTO

TRATAMIENTO NO FARMACOLÓGICO

- Los datos de comparación entre la eficacia de la terapia conductual o educacional y el tratamiento farmacológico son limitados. La opinión predominante recomienda una aproximación multimodal en la cual se utilizan tratamientos no farmacológicos para las enfermedades asociadas o los comportamientos que no responden a los fármacos.
- Se recomiendan intervenciones educativas, sobre todo si existen discapacidades de aprendizaje. Los niños con TDAH pueden recibir una educación adaptada según indica el Plan 504 o la Individuals with Disabilities Education Act.
- Las intervenciones conductuales (determinación de objetivos y sistemas de recompensa) muestran una eficacia a corto plazo y son aprobadas por la mayoría de las organizaciones nacionales (como las American Academy of Pediatrics, American Medical Association). Parece que el control del tiempo y las capacidades organizativas son útiles (aunque no se han estudiado).
- La psicoterapia (cognitivo-conductual, de grupo, de habilidades sociales, entrenamiento de los padres) puede resultar beneficiosa, sobre todo si coexiste una enfermedad psiquiátrica.
- Existen muchos grupos de apoyo que aportan educación y otros recursos (p. ej., Children and Adolescents with AD/HD, National ADD Association, American Academy of Child and Adolescent Psychiatry).

TRATAMIENTO AGUDO

- La mayoría de los estudios sobre el tratamiento del TDAH se han realizado en niños y los datos sobre adultos son limitados.

- La base fundamental del tratamiento son los fármacos, sobre todo estimulantes y atomoxetina. En la segunda línea se incluyen antidepresivos y agonistas alfa.
- Estimulantes:
  1. Liberación/inhibición de la recaptación de dopamina y noradrenalina.
  2. Incluyen metilfenidato de acción corta o larga, combinaciones de dextroanfetamina/anfetamina. No se recomienda ya pemolina por la toxicidad hepática.
  3. No producen euforia ni generan adicción cuando se toman según las indicaciones.
  4. Mejoran la capacidad cognitiva, la atención, la impulsividad/hiperactividad y las capacidades de conducir. Efectos limitados sobre el rendimiento académico, el aprendizaje y los problemas emocionales.
  5. Efectos secundarios leves, reversibles y dependientes de la dosis, que incluyen anorexia, pérdida de peso, alteraciones del sueño, aumento de la presión arterial/frecuencia cardíaca, nerviosismo/irritabilidad, cefalea, aparición o agravamiento de los tics motores y reducción de la velocidad de crecimiento (aunque no de la talla final). No empeoran las convulsiones en pacientes con anticonvulsivantes adecuados. Puede observarse un rebote de los síntomas al retirar el medicamento.
  6. Todos son igual de eficaces; sin embargo, no todos los pacientes mejoran con estimulantes. Los pacientes que no responden a uno pueden hacerlo a otro.
- Atomoxetina:
  1. Inhibidor selectivo de la recaptación de noradrenalina aprobado para uso en >6 años.
  2. No se ha estudiado la eficacia y seguridad a largo plazo.
  3. Efectos secundarios: molestias digestivas, alteraciones del sueño, reducción del apetito, mareo, efectos secundarios de tipo sexual en varones, coste, ajuste prolongado de la dosis.
- Antidepresivos (bupropión, imipramina, nortriptilina):
  1. Pueden resultar útiles en pacientes con enfermedades psiquiátricas asociadas.
  2. Los estudios para comparar su eficacia frente a los estimulantes no han sido concluyentes.
  3. Efectos secundarios: arritmias, efectos anticolinérgicos, disminución del umbral para las convulsiones.
- Agonistas alfa (clonidina, guanfacina):
  1. Pueden reducir los síntomas, pero no son tan eficaces como los estimulantes.
  2. Efectos secundarios: sedación, cefalea, bradicardia, hipotensión.
- El uso de medicamentos, sobre todo estimulantes (que están incluidos dentro de la Controlled Substance Act), obliga a una monitorización frecuente.

MEDICINA ALTERNATIVA Y COMPLEMENTARIA

Los tratamientos de medicina alternativa y complementaria incluyen modificaciones de la dieta (poco azúcar, Kaiser-Permanente, Feingold), suplementos de hierbas, vitaminas o minerales, terapia visual, biorretroalimentación con EEG y otros. No se ha demostrado que ninguno resulte beneficioso de forma general en ensayos aleatorizados, pero se están realizando estudios controlados.

PRONÓSTICO

- Aunque los síntomas pueden cambiar con el tiempo, muchos enfermos con TDAH tienen un proceso crónico, que necesita tratamiento toda la vida.
- Los pacientes tienen un riesgo aumentado de mal rendimiento académico, menor estado socioeconómico, dificultades laborales y de relación, conductas de alto riesgo y enfermedades psiquiátricas asociadas.

DERIVACIÓN

- El diagnóstico se complica por los trastornos psiquiátricos de difícil tratamiento asociados, los trastornos del desarrollo o el retraso mental.
- Falta de respuesta adecuada a los estimulantes/atomoxetina.

OTRAS CONSIDERACIONES

COMENTARIOS

Algunos autores consideran que el TDAH es el extremo final del espectro de comportamiento normal. Se plantea preocupación ante un diagnóstico y tratamiento excesivos, sobre todo con psicoestimulantes. Por tanto, se deben seguir de forma estricta los criterios diagnósticos del DSM-IV, confirmar los síntomas con otras fuentes y derivar a un especialista los casos complicados o dudosos.

PREVENCIÓN

Los pacientes tienen riesgo de sufrir accidentes y adoptar conductas de alto riesgo. Se debe poner énfasis en la detección selectiva y la educación para reducir estos riesgos.

EDUCACIÓN DEL PACIENTE/FAMILIA

Cumplimiento de la medicación y control de sustancias controladas, importancia de las terapias conductuales/ambientales, existencia de grupos de apoyo y otros recursos (p. ej., Children and Adults with Attention Deficit/Hyperactivity Disorder; http://www.chadd.org; Attention Deficit Disorders Association; http://www.add.org; Parents Helping Parents; http://www.php.org).

BIBLIOGRAFÍA RECOMENDADA

American Academy of Pediatrics: Clinical practice guideline: diagnosis and evaluation of the child with attention deficit/hyperactivity disorder, *Pediatrics* 105:1158, 2000.

Connors CK: *Conners' Parent and Teacher Rating Scales,* North Tonawanda, NY, 1997, Multi-Health Systems Inc.

Joshi SV: Psychostimulants, atomoxetine, and alpha-agonists in the treatment of ADHD. In Steiner H (ed.): *Handbook of mental health interventions in children and adolescents: an integrated developmental approach,* San Francisco, 2004, Jossey-Bass.

MTA Cooperative Group: A 14-month randomized clinical trial of treatment strategies for attention deficit/hyperactivity disorder, *Arch Gen Psychiatry* 56:1073, 1999.

National Initiative for Children's Healthcare Quality AD/HD Practitioner's Toolkit: http://www.nichq.org.

Pliszka SR, Texas Consensus Conference Panel on Medication Treatment of Childhood Attention Deficit/Hyperactivity Disorder: the Texas children's medication algorithm project: report of the Texas consensus of conference panel on medication treatment of childhood attention-deficit/hyperactivity disorder, *J Am Acad Child Adolesc Psychiatry* 39:908, 2000.

Wilens TE, Faraone SV, Biederman J: Attention deficit/hyperactivity disorder in adults, *JAMA* 292:619, 2004.

AUTOR: **ANASTASIA MISAKIAN, M.D.**

INFORMACIÓN BÁSICA

DEFINICIÓN

El trastorno por somatización se refiere a un patrón de dolencias somáticas múltiples y recurrentes que comienzan antes de los 30 años de edad y persisten varios años. Los pacientes se quejan de dolor en numerosas localizaciones (un mínimo de cuatro), síntomas gastrointestinales (mínimo de dos), síntomas sexuales o reproductivos y un síntoma seudoneurológico. Estos síntomas no pueden explicarse por ninguna enfermedad médica, o bien exceden a la discapacidad que cabría esperar de una enfermedad médica concomitante.

SINÓNIMOS

Síndrome de Briquet.
Síntomas físicos no orgánicos.
Síntomas sin explicación médica.
Síntomas somáticos funcionales.

CÓDIGO CIE-9CM

300.81 Trastorno por somatización

EPIDEMIOLOGÍA Y DEMOGRAFÍA

PREVALENCIA (EN LOS EE.UU.): Tasas, durante toda la vida, del 0,25-2% en mujeres, <0,2% en varones.
PREDOMINIO POR SEXOS:
- Las mujeres resultan afectadas con mayor frecuencia en los EE.UU. con una relación 10:1.
- Los varones de otras culturas (p. ej., Grecia y Puerto Rico) se ven afectados con mayor frecuencia.
PREDOMINIO POR EDADES: El inicio tiene lugar antes de los 30 años, generalmente en la adolescencia.
INCIDENCIA MÁXIMA: Típicamente antes de los 25 años de edad.
GENÉTICA:
- Pueden estar implicados factores genéticos y ambientales.
- Alto riesgo de consumo de drogas o trastorno de personalidad antisocial asociados.

SÍNTOMAS Y SIGNOS

- Con mayor frecuencia los pacientes pertenecen a grupos socioeconómicos bajos.
- El inicio suele comenzar en la adolescencia; el curso clínico está marcado por dolores, frecuentemente incapacitantes, y molestias físicas frecuentes y sin explicación.
- Es habitual que el paciente se someta a numerosas pruebas y acuda a muchos médicos. El foco sintomático rota periódicamente, acudiendo a la consulta de nuevos médicos a causa de las nuevas dolencias.
- A menudo el paciente presenta un trastorno psiquiátrico comórbido, los más frecuentes: ansiedad generalizada, trastorno de pánico o depresión.

ETIOLOGÍA

- Se cree es la expresión física del sufrimiento psicológico; parece existir una predisposición psicológica.
- Puede que sea más frecuente en personas sin suficiente capacidad verbal o intelectual para comunicar su angustia psicológica, personas con alexitimia (incapacidad para describir estados emocionales), o personas de un entorno cultural que considera la angustia emocional como una debilidad indeseable.
- Algunos aspectos de la conducta de somatización podrían haber sido aprendidos de padres somatizantes.

DIAGNÓSTICO

DIAGNÓSTICO DIFERENCIAL

- Trastorno somatoforme indiferenciado (CIE-10 F45.1, DSM-IV 300.81): una o más dolencias físicas que no pueden explicarse por enfermedades médicas durante al menos 6 meses (NOTA: La somatización es más grave y menos frecuente).
- Trastorno de conversión: existe una alteración o pérdida de la función motora voluntaria o sensitiva sin causa física demostrable, relacionada con estrés psicológico o conflicto (NOTA: Si se queja de múltiples dolencias, el diagnóstico de conversión no llega a realizarse).
- Trastorno doloroso: se distingue del trastorno por somatización porque este último se caracteriza por múltiples síntomas no dolorosos.
- Síndrome de Munchausen (trastorno facticio) y simulación: la base psicológica de las quejas en el trastorno por somatización no es consciente, como sí sucede con el trastorno facticio (de Munchausen), donde el objetivo es estar en el papel de un paciente, o con la simulación, en la que los síntomas también se producen de forma consciente para obtener algún beneficio secundario.

VALORACIÓN

- Descartar enfermedades médicas.
- Si se sospecha una somatización ante una historia de dolencias repetidas, múltiples e inexplicables, se recomienda comedirse en la solicitud de pruebas.

PRUEBAS DE LABORATORIO

No se necesitan.

DIAGNÓSTICO POR IMAGEN

No se necesitan.

TRATAMIENTO

TRATAMIENTO NO FARMACOLÓGICO

- Legitimar las quejas del paciente; si no se hace, con frecuencia aumentan las dolencias y la discapacidad asociada.
- Minimizar la investigación diagnóstica y el tratamiento sintomático. Sólo realizar pruebas o técnicas invasivas si existen signos evidentes.
- Establecer objetivos terapéuticos factibles. Los pacientes pueden beneficiarse de ser conscientes de que, aunque no puedan curarse, serán bien atendidos.
- Tratar los trastornos psiquiátricos coexistentes, como la depresión y la ansiedad.

TRATAMIENTO AGUDO

- En cada visita, realizar una breve exploración física sobre el área del motivo de consulta.
- Elogiar amablemente cualquier mejora en el rendimiento más que centrarse en los síntomas.
- Indagar en los acontecimientos recientes y preguntar al paciente cómo los está llevando.
- Transmitir empatía con el sufrimiento y las dificultades psicosociales del paciente.
- Ningún tratamiento farmacológico específico ha demostrado ser claramente eficaz, aunque ciertos fármacos, como la gabapentina y la hierba de San Juan, han demostrado su utilidad en algunos estudios.
- Los antidepresivos pueden ser útiles para tratar la ansiedad y depresión concomitantes.

TRATAMIENTO CRÓNICO

- Procurar que un profesional de atención primaria atienda al paciente.
- Evitar la confrontar al paciente con el origen psicológico de sus síntomas.
- Asegurar un seguimiento regular (p. ej., a intervalos de 2-4 semanas independientemente de los síntomas; es decir, mantener la regularidad incluso aunque los síntomas mejoren, de modo que el paciente no tenga que generar nuevos síntomas para mantener su relación con el médico).
- Evitar procedimientos diagnósticos invasivos o caros, a menos que existan signos evidentes de una nueva enfermedad, no cualquier síntoma.
- Diagnosticar y tratar trastornos del estado de ánimo y ansiedad.
- Los grupos de terapia cognitivo-conductual han resultado de ayuda en pacientes con síntomas somáticos inexplicables, pudiendo mejorar su vida de forma espectacular.

PRONÓSTICO

Enfermedad crónica con frecuentes exacerbaciones.

DERIVACIÓN

Puede derivarse a psicoterapia si el paciente está abierto a discutir temas psicológicos. A menudo, sin embargo, estas personas no lo ven necesario, ya que se centran en sus síntomas somáticos.

BIBLIOGRAFÍA RECOMENDADA

De Gucht V, Fischler B: Somatization: A critical review of conceptual and methodological issues, *Psychosomatics* 43:1, 2002.

Kroenke K, Swindle R: Cognitive-behavioral therapy for somatization and symptom syndromes: a critical review of controlled clinical trials, *Psychother Psychosom* 69:205, 2000.

Muller T et al: Treatment of somatoform disorders with St. John's wort: a randomized, double-blind and placebo-controlled trial, *Psychosom Med* 66(4):538, 2004.

AUTOR: **STUART J. EISENDRATH, M.D.**

INFORMACIÓN BÁSICA

DEFINICIÓN

Los trastornos autistas son un espectro de trastornos del desarrollo caracterizados por alteraciones de determinados ámbitos de la conducta. En general se producen alteraciones del desarrollo del lenguaje, la comunicación y la interacción social recíproca además de un repertorio de conductas restringido que aparecen antes de los 3 años de edad.

SINÓNIMOS

Autismo.
Autismo infantil precoz.
Autismo infantil.
Autismo de Kanner.
Trastorno del desarrollo pervasivo.

CÓDIGO CIE-9CM
F84.0 Trastorno autista (codificado en DSM-IV 299.0 Trastorno autista)

EPIDEMIOLOGÍA Y DEMOGRAFÍA

PREVALENCIA (EN EE.UU.): 3-6/1.000 para los trastornos autistas (2-5/10.000 en el caso del autismo puro).
PREDOMINIO POR SEXOS: La relación varón:mujer es 3-4:1.
DISTRIBUCIÓN POR EDADES: Enfermedad para toda la vida.
INCIDENCIA MÁXIMA: Antes de los 3 años de edad.
GENÉTICA:
- Se ignora la base genética; el riesgo para el hermano de un individuo afectado aumenta un 3%.
- Concordancia del 60% para el autismo clásico en gemelos monocigóticos.

SÍNTOMAS Y SIGNOS

- Marcada alteración de la comprensión y el uso de la comunicación verbal y no verbal (posiblemente refleja un profundo trastorno de la interacción social).
- Conducta o lenguaje estereotipados.
- Son típicos una sobrecarga sensitiva y evitación de los estímulos nuevos.

ETIOLOGÍA

- La mayor parte de los casos no se asocian a un trastorno médico.
- Existe un aumento significativo de los trastornos convulsivos (25%) y el retraso mental.
- El autismo se asocia a veces a otros trastornos neurológicos (encefalitis, esclerosis tuberosa, fenilcetonuria, X frágil y otros), lo que indica que se debe a una alteración neuronal inespecífica.
- No parece existir relación entre las vacunas infantiles y el desarrollo del autismo.

DIAGNÓSTICO

DIAGNÓSTICO DIFERENCIAL

- Síndrome de Rett: afecta a niñas y cursa con desaceleración del crecimiento, pérdida de capacidades motoras adquiridas previamente y falta de coordinación.
- Trastorno por desintegración de la infancia: desarrollo normal hasta los 2 años y después regresión.
- Esquizofrenia de inicio infantil: aparece tras un período de desarrollo normal.
- Síndrome de Asperger: falta de las alteraciones del desarrollo del lenguaje propias del autismo.
- Síntomas aislados del autismo: cuando aparecen aislados, se definen como trastornos (mutismo selectivo, trastorno del lenguaje expresivo, trastorno mixto del lenguaje receptivo/expresivo o trastorno por movimientos estereotipados).

VALORACIÓN

- Descartar una enfermedad médica de base.
- Los instrumentos diagnósticos basados en cuestionarios y escalas de observación (como la Autism Diagnostic Interview) pueden ser útiles.

PRUEBAS DE LABORATORIO

- Detección de la fenilcetonuria (se realiza en el momento del parto en EE.UU.).
- Análisis cromosómico para descartar X frágil en niños y niñas (las portadoras pueden tener síntomas leves).
- Prueba de CI para determinar la capacidad funcional del niño.

DIAGNÓSTICO POR IMAGEN

- EEG para diagnosticar un trastorno convulsivo asociado (un EEG normal no permite descartar este tipo de trastorno).
- TC o RM craneales para descartar esclerosis tuberosa.
- Posible BAER para descartar alteraciones auditivas.

TRATAMIENTO

TRATAMIENTO NO FARMACOLÓGICO

- Importancia de un programa de entrenamiento conductual que sea constante en el hogar y la escuela.
- Las necesidades educativas se deben centrar en el desarrollo del lenguaje y social.
- La mayor parte de los niños necesitan un entorno muy estructurado.
- Tiene gran valor educar a padres y profesores.

TRATAMIENTO AGUDO

- Haloperidol u otros neurolépticos de alta potencia para reducir la agresión y las estereotipias. Los neurolépticos atípicos, como risperidona, también reducen la agresividad y la irritabilidad.
- Los neurolépticos atípicos, como risperidona, reducen la agresividad y la irritabilidad, además de mejorar otros síntomas conductuales.
- Los inhibidores selectivos de la recaptación de serotonina pueden ser útiles en niños con depresión asociada o comportamientos obsesivos o rituales muy marcados. No se dispone de evidencias sobre que un ISRS sea mejor que los demás.
- Se ha descrito que buspirona reduce la agresividad, la hiperactividad y las conductas repetitivas.
- Ácido valproico y carbamacepina son mejores que difenilhidantoína o fenobarbital para el control de las convulsiones en estos pacientes.

TRATAMIENTO CRÓNICO

- Uso prolongado de todos los medicamentos empleados en el tratamiento agudo.
- La farmacoterapia sólo es paliativa, no curativa.
- Riesgo de discinesia tardía con el uso crónico de neurolépticos.
- Dosis elevadas de vitamina B_6 y magnesio (un ligero efecto de mejora).

PRONÓSTICO

- La mayor parte de los niños (70%) necesitan algún tipo de ayuda como adultos, no podrán trabajar ni tampoco conseguirán un ajuste social adecuado.
- Un 10% (sobre todo los de CI normal y que consiguen hablar antes de los 5 años) tendrían un pronóstico razonablemente bueno.
- Los niños con síndrome de Asperger pueden tener un pronóstico muy bueno a pesar de los síntomas.

DERIVACIÓN

Puede ser necesaria ayuda para realizar el diagnóstico, para el tratamiento, para enseñar a los padres o también intervenir en el sistema escolar.

COMENTARIOS

Un centro dedicado al estudio del autismo es http://www.ucdmc.ucdavis.edu/mindinstitute/.

BIBLIOGRAFÍA RECOMENDADA

Goldson E: Autism spectrum disorders: An overview, *Adv Pediatrics* 51:63, 2004.
Muhle R, Trentacoste SV, Rapic I: The genetics of autism, *Pediatrics* 113(5):472, 2004.
Research Units on Pediatric Psychopharmacology Autism Network: Risperidone in children with autism and serious behavioral problems, *N Engl J Med* 347:314, 2002.

AUTOR: **MITCHELL D. FELDMAN, M.D.**

INFORMACIÓN BÁSICA

DEFINICIÓN

Los tres trastornos de la eyaculación con importancia clínica son la insuficiencia eyaculatoria, la eyaculación retrógrada y la eyaculación precoz. La insuficiencia eyaculatoria es la falta de producción de emisión seminal. La eyaculación retrógrada es un flujo de la emisión hacia atrás, hacia la vejiga. La eyaculación precoz es la incapacidad para controlar la eyaculación durante el tiempo suficiente para permitir la penetración y el acto sexual adecuados.

SINÓNIMOS

Trastorno de la eyaculación.
Disfunción sexual.
Trastorno eréctil del hombre.
Eyaculación temprana o rápida.

CÓDIGOS CIE-9CM

606.9 Esterilidad masculina inespecífica
608.9 Trastorno inespecífico de los órganos genitales masculinos
302.72 Trastorno eréctil del hombre
302.74 Inhibición del orgasmo masculino (psicosexual)
302.75 Eyaculación precoz (psicosexual)

EPIDEMIOLOGÍA Y DEMOGRAFÍA

La insuficiencia eyaculatoria y la eyaculación retrógrada son trastornos observados con enfermedades que afectan al sistema nervioso o como resultado de anomalías genitourinarias anatómicas. Más frecuentemente, los trastornos que acaban en disfunción eréctil (es decir, la incapacidad para lograr o mantener una erección) pueden acabar en insuficiencia eyaculatoria. La disfunción eréctil aumenta con la edad y afecta al 80% de los hombres en la década de los ochenta años. La eyaculación precoz es un problema funcional frecuente observado en la mayoría de las veces en hombres jóvenes. Hasta el 38% de los hombres en Estados Unidos presentan eyaculación precoz.

SÍNTOMAS Y SIGNOS

Varían según el trastorno:

- Insuficiencia eyaculatoria: no sale eyaculado; los síntomas y signos físicos pueden ser normales o pueden revelar disfunción del sistema nervioso (p. ej., lesión de la médula espinal) o anomalía anatómica (p. ej., obstrucción ductal); acaba en esterilidad. Si la insuficiencia eyaculatoria es secundaria a disfunción eréctil (es decir, la incapacidad para lograr o mantener una erección), es importante la diferenciación entre la etiología psicógena y orgánica. La tumescencia nocturna del pene es normal en los trastornos psicógenos. En la disfunción eréctil, es importante la evaluación para determinar signos y síntomas de endocrinopatías.

- Eyaculación retrógrada: no sale eyaculado con el orgasmo y en el posterior vaciado de la vejiga se observa orina turbia; la exploración física suele ser normal, pero puede revelar disfunción del sistema nervioso autónomo o anomalía genitourinaria anatómica; acaba en esterilidad.

- Eyaculación precoz: la eyaculación se produce rápidamente tras la excitación; la exploración física es normal.

ETIOLOGÍA

- Lesiones anatómicas: obstrucción ductal, prostatectomía abierta o transuretral, intervenciones uretrales o vesicales, anomalías congénitas uretrales, anomalía vascular.

- Trastornos neurológicos: lesión de la médula espinal, lesiones corticales, neuropatías periféricas.

- Endocrinopatías: trastorno tiroideo, hipogonadismo, prolactinemia, diabetes.

- Medicaciones/abuso de sustancias: antihipertensivos, antidepresivos, antipsicóticos, antihistamínicos, nicotina, alcohol, marihuana.

- Factores psicológicos: depresión, ansiedad, trastornos psicóticos, factores estresantes sociales.

DIAGNÓSTICO

VALORACIÓN

- Historia clínica, exploración física y análisis de laboratorio.
- En ocasiones, técnicas de imagen.

HISTORIA CLÍNICA

- General: debe evaluarse la historia medicamentosa (antihipertensivos, antidepresivos, antipsicóticos, antihistamínicos, nicotina, etc.), el abuso de sustancias (alcohol, marihuana, opiáceos, etc.) y la historia medicamentosa pasada.

- Genitourinaria: deben evaluarse los antecedentes de intervenciones, infecciones y anomalías genitourinarias. Deben valorarse posibles síntomas de disminución de la libido, disfunción eréctil, tumescencia nocturna del pene y cronometraje y cantidad de la eyaculación.

- Neurológica: deben evaluarse los antecedentes de lesión de la médula espinal, lesiones corticales y neuropatías periféricas. Deben valorarse posibles síntomas de cambios en la función sensitiva o motora.

- Endocrinológica: deben evaluarse los antecedentes de trastorno tiroideo, hipogonadismo, prolactinemia y diabetes. Deben valorarse posibles cambios en el peso, palpitación, temblor, fatiga, masa en el cuello, disminución de la libido, disfunción eréctil, secreción mamaria, cefaleas, problemas visuales, poliuria y polidipsia.

- Cardiovascular: deben evaluarse los antecedentes de coronariopatía, arritmias o enfermedad vascular periférica.

- Psicológica: deben evaluarse los antecedentes de depresión, ansiedad y trastornos psicóticos. Deben valorarse posibles factores estresantes sociales y antecedentes psicosexuales.

EXPLORACIÓN FÍSICA

- Psicológica: debe explorarse el estado mental del paciente y la relación con la pareja.

- Neurológica: deben valorarse posibles déficit sensitivos o motores.

- Genitourinaria: deben analizarse posibles anomalías anatómicas, el tamaño testicular y la exploración prostática.

- Cardiovascular: deben valorarse la presión arterial, el pulso periférico, la frecuencia y el ritmo cardíacos.

- Otra: debe valorarse una posible galactorrea, déficit del campo visual y bocio.

PRUEBAS DE LABORATORIO

- Debería analizarse la orina postorgásmica para detectar posibles espermatozoides, fructosa y para determinar la viscosidad, para diferenciar la insuficiencia eyaculatoria de la eyaculación retrógrada. Debe analizarse para detectar una posible infección urinaria o prostática.

- Glucemia en ayunas, TSH, testosterona y prolactina.

DIAGNÓSTICO POR IMAGEN

- La ecografía o vasografía transrectal puede mostrar vesículas seminales o conductos eyaculatorios dilatados si existe obstrucción.

- Estudios con Doppler para valorar el índice de presión pene-brazo (valoración de la pérdida de presión arterial sistólica entre el brazo y el pene).

- Deberían considerarse las inyecciones intracorporales de prostaglandina E1 para distinguir las etiologías vasculares de las no vasculares. Los pacientes con etiologías no vasculares consiguen erecciones.

TRATAMIENTO

TRATAMIENTO NO FARMACOLÓGICO

- Insuficiencia eyaculatoria: estimulación vibratoria o eléctrica de la emisión.
- Eyaculación retrógrada: puede recuperarse esperma viable de la vejiga.
- Eyaculación precoz: terapia sexual.

TRATAMIENTO GENERAL

- Insuficiencia eyaculatoria: si es posible, deberían eliminarse los fármacos perjudiciales. El sildenafilo o el vardenafilo 1 hora antes de la actividad sexual puede ayudar en caso de disfunción eréctil. Deben evitarse los nitratos con esta clase de fármacos. También pueden considerarse las inyecciones intracavernosas de vasodilatadores (papaverina, alprostadilo o prostaglandina E1). En caso de hipogonadismo, debe considerarse la sustitución con testosterona; en caso de hipotiroidismo, debe considerarse la sustitución con tiroxina; y en caso de diabetes, son importantes el control de la glucemia y la valoración del riesgo cardiovascular.

- Eyaculación retrógrada: los simpaticomiméticos α-adrenérgicos como seudoefedrina, efedrina o fenilpropanolamina pueden convertir la eyaculación retrógrada en anterógrada.
- Eyaculación prematura: los medicamentos psicotrópicos como sertralina, fluoxetina y clomipramina han mostrado que pueden retrasar la eyaculación precoz. También se han utilizado los anestésicos tópicos como lidocaína en crema. El sildenafilo o el vardenafilo 1 hora antes de la actividad sexual puede ayudar en caso de eyaculación precoz. Deben evitarse los nitratos con esta clase de fármacos.

TRATAMIENTO QUIRÚRGICO

Corrección de las anomalías anatómicas como eliminación de la obstrucción o mejora de la competencia del esfínter uretral interno.

DERIVACIÓN

Todos los problemas de esterilidad y sospecha de problemas anatómicos deberían derivarse a un urólogo. En algunos pacientes debería considerarse la psicoterapia profesional y la terapia sexual. Debería considerarse el ingreso en endocrinología en caso de tirotoxicosis, prolactinemia, diabetes e hipogonadismo.

BIBLIOGRAFÍA RECOMENDADA

Levine SB: Marital sexual dysfunction: ejaculation disturbance, *Ann Intern Med* 84(5):575, 1976.

Master VA, Turek PJ: Ejaculation physiology and dysfunction, *Urol Clin North Am* 28(2):363, 2001.

Miller TA: Diagnostic evaluation of erectile dysfunction, *Am Fam Physician* 611:95, 2000.

Murphy JB, Lipshultz LI: Abnormalities of ejaculation, *Urol Clin North Am* 14(3):583, 1987.

AUTORES: **MICHAEL PICCHIONI, M.D.,** y **GEETHA GOPALAKRISHNAN, M.D.**

INFORMACIÓN BÁSICA

DEFINICIÓN

La tricoleucemia es una neoplasia linfoide caracterizada por la proliferación de células B maduras con proyecciones citoplásmicas prominentes (pelos).

SINÓNIMO

Reticuloendoteliosis leucémica.

CÓDIGO CIE-9CM
202.4 Tricoleucemia

EPIDEMIOLOGÍA Y DEMOGRAFÍA

PREVALENCIA: Afecta sobre todo a hombres entre 40-60 años. Alrededor del 2% de todos los casos de leucemia son del tipo células pilosas.
PREDOMINIO POR SEXOS: Proporción hombre/mujer 4:1.

SÍNTOMAS Y SIGNOS

- Habitualmente, esplenomegalia (presente en >90% de los casos) secundaria a infiltración por células tumorales.
- Palidez, equimosis y signos de infección si la pancitopenia es intensa.
- Debilidad, letargo y fatiga.
- También son frecuentes las infecciones (por un descenso de la resistencia secundario a neutropenia) y facilidad para los hematomas (secundaria a trombocitopenia).

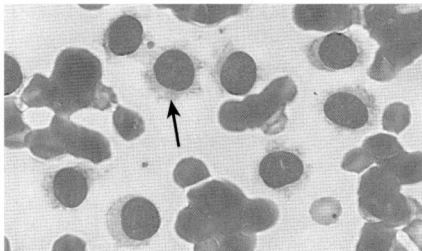

FIGURA 1-248 Tricoleucemia. Obsérvese en los linfocitos con proyecciones citoplasmáticas como pelos que rodean el núcleo. (Tomada de Rodak BF: *Diagnostic hematology*, Filadelfia, 1995, WB Saunders.)

ETIOLOGÍA

Enfermedad neoplásica del sistema reticuloendotelial de etiología desconocida.

DIAGNÓSTICO

DIAGNÓSTICO DIFERENCIAL

- Otras formas de leucemia.
- Linfoma.
- Síndrome viral.

VALORACIÓN

El diagnóstico se confirma mendiante una anamnesis completa, la exploración física y las pruebas de laboratorio.

PRUEBAS DE LABORATORIO

- Es frecuente una pancitopenia que afecta a los hematíes, neutrófilos y plaquetas; suele haber anemia leve a grave.
- Las células pilosas (fig. 1-248) pueden suponer el 5-80% de las células en sangre periférica. Las proyecciones citoplasmáticas corresponden a membranas plasmáticas redundantes.
- Las células leucémicas se tiñen con tinción de fosfatasa ácida tartrato-resistente (TRAP).
- La punción de la médula ósea puede resultar «seca» (por un aumento de la reticulina en la médula ósea).

TRATAMIENTO

TRATAMIENTO NO FARMACOLÓGICO

Aproximadamente el 8-10% de los pacientes están asintomáticos y presentan una esplenomegalia leve con citopenia también leve. Se detectan en una evaluación de laboratorio ordinaria y no requieren tratamiento inicial. Sin embargo, hay que vigilarlos con frecuencia para detectar el avance de la enfermedad.

TRATAMIENTO AGUDO

- Los fármacos de elección son los análogos de purina: 2-clor-2 desoxiadenosina o 2-desoxicoformicina. Inducen remisiones completas hasta en el 85% de los pacientes y respuestas parciales en el 5-25%.
- 2-clor-2 desoxiadenosina (CdA), 0,14 mg/kg/día durante 7 días tiene una toxicidad mínima y es capaz de inducir una respuesta completa duradera con una sola pauta terapéutica.
- Interferón-α produce una remisión parcial en el 30-70% de los pacientes y una remisión completa, a menudo de corta duración, en el 5-10% de los pacientes.
- La inmunotoxina BL 22 recombinante anti-CD 22 puede lograr una remisión completa en pacientes con tricoleucemia resistente al tratamiento con análogos de las purinas.

TRATAMIENTO CRÓNICO

Hay que monitorizar a los pacientes mediante exploración y pruebas de laboratorio periódicas para detectar el avance de la enfermedad.

PRONÓSTICO

El pronóstico ha mejorado con los nuevos fármacos. Aproximadamente el 90% de los pacientes tratados consiguen una respuesta parcial o completa.

DERIVACIÓN

Se recomienda enviar al hematólogo a todos los pacientes.

OTRAS CONSIDERACIONES

COMENTARIOS

El diagnóstico de tricoleucemia pasa desapercibido en ocasiones y lo realiza más tarde el anatomopatólogo tras la extirpación del bazo con fines diagnósticos.

BIBLIOGRAFÍA RECOMENDADA

Kreitman RJ et al: Efficacy of the anti-CD 22 recombinant immunotoxin BL 22 in chemotherapy resistant hairy-cell leukemia, *N Engl J Med* 345:241, 2001.

AUTOR: **FRED F. FERRI, M.D.**

INFORMACIÓN BÁSICA

DEFINICIÓN

La triquinosis es una infección causada por una de las diferentes *Trichinella sp.*

CÓDIGO CIE-9CM
124 Triquinosis

EPIDEMIOLOGÍA Y DEMOGRAFÍA

INCIDENCIA (EN LOS EE.UU.): <100 casos/año.
GENÉTICA:
Infección congénita:
- Parto súbito de feto muerto en mujeres gestantes infectadas.
- Infección vertical del feto.

SÍNTOMAS Y SIGNOS

- Síntomas:
  1. Pueden variar significativamente dependiendo del momento de la ingesta de carne contaminada y de la cantidad de gusanos.
  2. La mayoría de las personas están asintomáticas.
- Fase entérica:
  1. Se correlaciona con la penetración de las larvas ingeridas en la mucosa intestinal.
  2. Puede durar de 2 a 6 semanas.
  3. Náuseas y diarrea leve transitorias.
  4. Dolor abdominal.
  5. Diarrea o estreñimiento.
  6. Vómitos.
  7. Malestar.
  8. Fiebre baja.
- Fase migratoria o parenteral:
  1. En el intestino, maduración y apareamiento.
  2. Larvas neonatas:
     a. Penetran en los vasos linfáticos y sanguíneos.
     b. Migran a los músculos donde penetran en las células musculares, aumentan de tamaño, se enrollan y desarrollan una pared quística.
  3. Los pacientes pueden manifestar:
     a. Fiebre.
     b. Mialgias.
     c. Edema periorbitario o facial.
     d. Cefalea.
     e. Exantema cutáneo.
     f. Otros síntomas causados por la penetración en los tejidos de las larvas migrantes recién nacidas.
  4. Máxima intensidad de los síntomas a las 2-3 semanas de la infección, a partir de lo cual disminuyen.

- Complicaciones graves.
  1. Lesión encefálica por inflamación granulomatosa u oclusión de arterias.
  2. Afección cardíaca.
  3. Puede causar la muerte.

ETIOLOGÍA

- El nematodo responsable de esta enfermedad es un parásito intracelular obligado que pertenece al género *Trichinella*.
- Se trata de uno de los parásitos más ubicuos a nivel mundial, pudiendo encontrarse en casi todos los animales de sangre caliente.
- La infección en el ser humano se produce por la ingesta de carne contaminada cruda o parcialmente cocinada y que contiene quistes viables.
- La mayoría de los casos se relacionan en la actualidad con el consumo de carne poco elaborada de cerdo o de caza (oso, jabalí, puma y morsa).

DIAGNÓSTICO

DIAGNÓSTICO DIFERENCIAL

- Cada sintomatología tiene su propio diagnóstico diferencial.
- La enfermedad precoz puede asemejarse a una gastroenteritis.
- Los síntomas tardíos pueden confundirse con:
  1. Sarampión.
  2. Dermatomiositis.
  3. Glomerulonefritis.

VALORACIÓN

- El análisis de anticuerpos séricos suele ser positivo aproximadamente 2 semanas tras la infección.
- La biopsia muscular se emplea para detectar las larvas en el tejido muscular si el diagnóstico no es claro; se realiza mejor colocando el tejido entre dos portaobjetos.

PRUEBAS DE LABORATORIO

- Hemograma completo: leucocitosis con eosinofilia acusada.
- VSG: en general, normal.
- Frecuente elevación de enzimas musculares (esto es, CPK, aldolasa).

DIAGNÓSTICO POR IMAGEN

Las radiografías de tejidos blandos pueden mostrar paredes quísticas calcificadas.

TRATAMIENTO

TRATAMIENTO NO FARMACOLÓGICO

Reposo en cama por las mialgias.

TRATAMIENTO AGUDO

- Tiabendazol para tratar a aquellas personas durante las primeras 24 h tras la ingesta de carne contaminada, a dosis de 25 mg/kg/día durante 1 semana.
- Salicilatos para reducir las molestias musculares.
- Esteroides en pacientes gravemente enfermos.
- Un estudio reciente demostró una mejoría clínica de la miositis significativamente con mayor frecuencia en pacientes tratados con tiabendazol o mebendazol frente a aquéllos tratados con fluconazol o placebo.

PRONÓSTICO

- La mayoría de los síntomas disminuyen con el tiempo.
- Informes de secuelas a largo plazo:
  1. Mialgias.
  2. Cefalea.
- En ocasiones, causa la muerte.

DERIVACIÓN

Diagnóstico incierto.

OTRAS CONSIDERACIONES

COMENTARIOS

- Prevención cocinando la carne a conciencia.
- Es insuficiente ahumar, curar o secar la carne.
- La congelación a temperaturas específicadas mata las larvas de *T. spiralis* en la carne de cerdo.
- *T. nativa* es una especie resistente a la congelación que permanece viable tras el congelado durante meses o años, y que se ha asociado a infección por el consumo de carne de oso.

BIBLIOGRAFÍA RECOMENDADA

Centers for Disease Control and Prevention (CDC): Trichinellosis associated with bear meat—New York and Tennessee, *MMWR* 53(27):606, 2004.
Moorhead A et al: Trichinellosis in the United States, 1991-1996: declining but not gone, *Am J Trop Med Hyg* 60:66, 1999.
Watt G et al: Blinded, placebo-controlled trial of antiparasitic drugs for trichinosis myositis, *J Infect Dis* 182:371, 2000.

AUTOR: **MAURICE POLICAR, M.D.**

INFORMACIÓN BÁSICA

DEFINICIÓN

La tromboangitis obliterante (enfermedad de Buerger) es una enfermedad inflamatoria de arterias de pequeño y mediano calibre de las extremidades superiores e inferiores.

SINÓNIMOS

Enfermedad de Buerger.
Gangrena presenil.

CÓDIGO CIE-9CM

443.1 Tromboangitis obliterante (enfermedad de Buerger)

EPIDEMIOLOGÍA Y DEMOGRAFÍA

- Desde 1950, la incidencia de tromboangitis obliterante ha caído de manera significativa.
- La prevalencia de tromboangitis obliterante es mayor en Japón, India, y sudeste asiático, si se compara con la de los EE.UU.
- La tromboangitis obliterante es rara en mujeres.
- Esta enfermedad afecta típicamente a menores de 50 años, sobre todo en varones fumadores.

SÍNTOMAS Y SIGNOS

- Parestesias, frialdad, úlceras cutáneas, gangrena, junto con dolor en reposo o al caminar (claudicación).
- Repleción capilar prolongada con rubor.
- Úlceras cutáneas necróticas en los extremos distales de los dedos.
- Tromboflebitis migratoria patognomónica.

ETIOLOGÍA

- Desconocida.
- La característica destacable es la estrecha asociación entre el tabaquismo y la exacerbación de la enfermedad. Si se consigue la abstinencia al tabaco, el curso de la tromboangitis será favorable. Si continúa el tabaquismo, la enfermedad progresará, conduciendo a la gangrena y amputaciones de los dedos pequeños.
- Algunos creen en una predisposición genética, puesto que la prevalencia es mayor en el lejano oriente.

DIAGNÓSTICO

DIAGNÓSTICO DIFERENCIAL

La tromboangitis obliterante debe distinguirse de la vasculopatía periférica arteriosclerótica mediante los criterios mencionados en «Valoración».

VALORACIÓN

El diagnóstico de tromboangitis obliterante se realiza en base a:

- Criterios clínicos:
  1. Vasculopatía periférica que afecta predominantemente a varones antes de los 50 años de edad.
  2. En general, afecta a brazos y piernas, y no únicamente a las extremidades inferiores como sucede en la arteriosclerosis.
  3. Se observa sólo en fumadores de tabaco, con mejoría en aquellos que lo dejan.
  4. Se asocia a tromboflebitis migratoria.
  5. Sin otros factores de riesgo (p. ej., diabetes, colesterol, o hipertensión).
- Criterios angiográficos (v. «Diagnóstico por imagen»).
- Criterios anatomopatológicos: trombo inflamatorio fresco en el interior de arterias o venas de pequeño y mediano calibre, además de la presencia de células gigantes alrededor del trombo.

DIAGNÓSTICO POR IMAGEN

- Los estudios vasculares no invasivos ayudan a distinguir la enfermedad oclusiva proximal, característica de la arteriosclerosis, de la enfermedad distal típica de la tromboangitis obliterante.
- Los signos angiográficos de la tromboangitis obliterante incluyen:
  1. Afección de vasos distales de pequeño y mediano calibre.
  2. Las oclusiones son segmentarias, múltiples, lisas y ahusadas.
  3. La circulación colateral muestra un aspecto de «raíz de árbol» o «patas de araña».
  4. Se afectan tanto las extremidades superiores como las inferiores.

TRATAMIENTO

TRATAMIENTO NO FARMACOLÓGICO

Dejar el tabaco es la única forma de parar el avance de la enfermedad. Los tratamientos médico y quirúrgico serán inútiles si el paciente sigue fumando. La exacerbación de las úlceras isquémicas está directamente relacionada con el consumo de tabaco.

TRATAMIENTO AGUDO

- El objetivo del tratamiento médico es mitigar el dolor isquémico y curar las úlceras isquémicas. Si el paciente no deja el tabaco por completo, las medidas médicas no serán de ninguna ayuda.
- El tratamiento vasodilatador con prostaglandinas i.v. o intraarterial reduce algo el dolor, pero no altera el curso clínico de la enfermedad.

- La anestesia epidural y el oxígeno hiperbárico poseen un efecto vasodilatador, habiéndose demostrado que ayudan a mitigar el dolor de las úlceras isquémicas.

TRATAMIENTO CRÓNICO

- Los procedimientos quirúrgicos de derivación y simpatectomía, como sucede con el tratamiento médico, no serán eficaces a menos que el paciente deje el tabaco.
- La derivación quirúrgica puede ser difícil a causa de que las oclusiones de la tromboangitis obliterante son distales. No obstante, si se realiza con éxito, puede dar lugar a una rápida curación de las úlceras isquémicas.
- La simpatectomía permite una elevación del flujo al reducir la vasoconstricción de los vasos distales, además de que ha demostrado un efecto coadyuvante en la curación y remisión del dolor de las úlceras isquémicas.
- Deberá realizarse una desbridación de las úlceras necróticas si es necesario.
- Con frecuencia es necesaria la amputación de los dedos gangrenados; sin embargo, raramente es necesaria la amputación por debajo o por encima de la rodilla.

PRONÓSTICO

El curso de la tromboangitis obliterante puede cambiar dramáticamente con el abandono del tabaquismo. Si el paciente sigue fumando, la exacerbación recurrente de las úlceras isquémicas, la necrosis y la gangrena, que dé lugar a la amputación de los pequeños dedos, será inevitable.

DERIVACIÓN

Se recomienda la consulta de cirugía vascular en cualquier fumador joven con claudicación y úlceras isquémicas, especialmente si están afectadas tanto las extremidades superiores como las inferiores.

OTRAS CONSIDERACIONES

COMENTARIOS

El abandono del tabaquismo es obligado. En personas que dejan de fumar, el pronóstico mejora de manera acusada.

BIBLIOGRAFÍA RECOMENDADA

Olin JW: Thromboangiitis obliterans (Buerger's disease), *N Engl J Med* 343(12):864, 2000.

AUTOR: **PETER PETROPOULOS, M.D.**

INFORMACIÓN BÁSICA

DEFINICIÓN

La tromboflebitis superficial es una trombosis inflamatoria de las venas subcutáneas.

SINÓNIMO

Flebitis.

CÓDIGO CIE-9CM

451.0 Tromboflebitis, superficial

EPIDEMIOLOGÍA Y DEMOGRAFÍA

- El 20% de los casos de tromboflebitis superficial se asocia a una trombosis venosa profunda oculta.
- La incidencia de la tromboflebitis relacionada con catéteres es de 100:100.000.

SÍNTOMAS Y SIGNOS

- La vena subcutánea es palpable, sensible; se observa un cordón sensible, además de eritema y edema de la piel superpuesta y tejido subcutáneo.
- La induración, rubor, y sensibilidad dolorosa se localizan a lo largo del trayecto de la vena. Esta disposición lineal, más que circular, es útil para distinguir la tromboflebitis de otras enfermedades (celulitis, eritema nudoso).
- No existe una tumefacción significativa del miembro (la tromboflebitis superficial no suele producir tumefacción del miembro).
- Puede existir fiebre baja. La fiebre alta y los escalofríos sugieren una flebitis séptica.

ETIOLOGÍA

- Traumatismo de varices preexistentes.
- Canulación intravenosa (causa más frecuente).

- Cáncer abdominal (p. ej., carcinoma de páncreas).
- Infección (*Staphylococcus* es el patógeno más frecuente).
- Estado de hipercoagulabilidad.
- TVP.

DIAGNÓSTICO

DIAGNÓSTICO DIFERENCIAL

- Linfangitis.
- Celulitis.
- Eritema nudoso.
- Paniculitis.
- Sarcoma de Kaposi.

VALORACIÓN

Pruebas de laboratorio para descartar una etiología infecciosa y diagnóstico por imagen para descartar una trombosis venosa profunda en casos sospechosos.

PRUEBAS DE LABORATORIO

Recuento sanguíneo completo diferencial, hemocultivos, cultivo del extremo del catéter i.v. (si es secundaria a una canulación intravenosa).

DIAGNÓSTICO POR IMAGEN

- Ecografía o flebografía seriada en pacientes con sospecha de trombosis venosa profunda.
- TC abdominal en pacientes con sospecha de neoplasia maligna (síndrome de Trousseau: tromboflebitis migratoria recidiva).

TRATAMIENTO

TRATAMIENTO NO FARMACOLÓGICO

- Compresas calientes y húmedas.
- No es necesario limitar la actividad; sin embargo, si existe una tromboflebitis extensa, el reposo en cama con la pierna elevada limitará la trombosis y mejorará los síntomas.

TRATAMIENTO AGUDO

- AINE para mitigar los síntomas.
- Tratamiento de la tromboflebitis séptica con antibióticos eficaces frente a *Staphylococcus*.
- Ligadura y división de la vena superficial afecta a nivel de la unión con las venas profundas para evitar la propagación del coágulo hacia el sistema venoso profundo.

PRONÓSTICO

Mejoría clínica en 7-10 días.

DERIVACIÓN

Derivación quirúrgica en casos seleccionados (v. «Tratamiento agudo»).

OTRAS CONSIDERACIONES

COMENTARIOS

- Los pacientes con cultivos positivos deberán ser evaluados y tratados por endocarditis.
- La tromboflebitis séptica es más frecuente en adictos a drogas por vía parenteral.

AUTOR: **FRED F. FERRI, M.D.**

INFORMACIÓN BÁSICA

DEFINICIÓN

La trombosis de la vena porta es la oclusión trombótica de la vena porta.

SINÓNIMO

Pielotrombosis.

CÓDIGOS CIE-9CM

452 Trombosis de la vena porta
572.1 Trombosis séptica de la vena porta

EPIDEMIOLOGÍA Y DEMOGRAFÍA

Se produce con la misma frecuencia en niños (máxima incidencia: 6 años de edad) y en adultos (máxima incidencia: 40 años de edad).

SÍNTOMAS Y SIGNOS

Hemorragia digestiva alta (hematemesis y/o melenas) producida por varices esofágicas. Si existe dolor abdominal, debería sospecharse una trombosis de la vena mesentérica (v. «Trombosis venosa mesentérica» en la sección I).

ETIOLOGÍA Y FISIOPATOLOGÍA

En niños: sepsis umbilical (fisiopatología desconocida).
En adultos:
1. Estados de hipercoagulabilidad:
   - Síndrome antifosfolípido.
   - Neoplasia (causa frecuente).
   - Hemoglobinuria paroxística nocturna.
   - Enfermedades mieloproliferativas.
   - Anticonceptivos orales.
   - Policitemia vera.
   - Embarazo.
   - Déficit de proteínas S o C.
   - Anemia falciforme.
   - Trombocitosis.
2. Enfermedades inflamatorias.
   - Enfermedad de Crohn.
   - Pancreatitis.
   - Colitis ulcerosa.
3. Complicaciones de intervenciones médicas.
   - Diálisis ambulatoria.
   - Quimioembolización.
   - Trasplante hepático.
   - Hepatectomía parcial.

- Escleroterapia.
- Esplenectomía.
- Derivación portosistémica transyugular intrahepática.
4. Infecciones.
   - Apendicitis.
   - Diverticulitis.
   - Colecistitis.
5. Varios.
   - Cirrosis (causa frecuente).
   - Cáncer de vejiga.
Fisiopatología: la trombosis de la vena porta produce una hipertensión portal, lo cual induce la aparición de varices esofágicas y gastrointestinales. El hígado, irrigado por la arteria hepática, mantiene una función normal.

DIAGNÓSTICO

DIAGNÓSTICO DIFERENCIAL

Las causas de hemorragia digestiva alta se enumeran en la sección II.

VALORACIÓN

- La esofagogastroscopia muestra varices esofágicas.
- La ecografía abdominal (fig. 1-249) o la RM pueden mostrar la trombosis de la vena porta.

TRATAMIENTO

- Escleroterapia o colocación de bandas en varices.
- Derivación quirúrgica mesocava o esplenorrenal.

DERIVACIÓN

Al gastroenterólogo, cirujano o ambos.

BIBLIOGRAFÍA RECOMENDADA

Schafter DF, Sorrell MF: Vascular diseases of the liver. In Feldman M et al (eds): *Gastrointestinal and liver disease*, ed 6, Philadelphia, 1998, WB Saunders.

AUTOR: **TOM J. WACHTEL, M.D.**

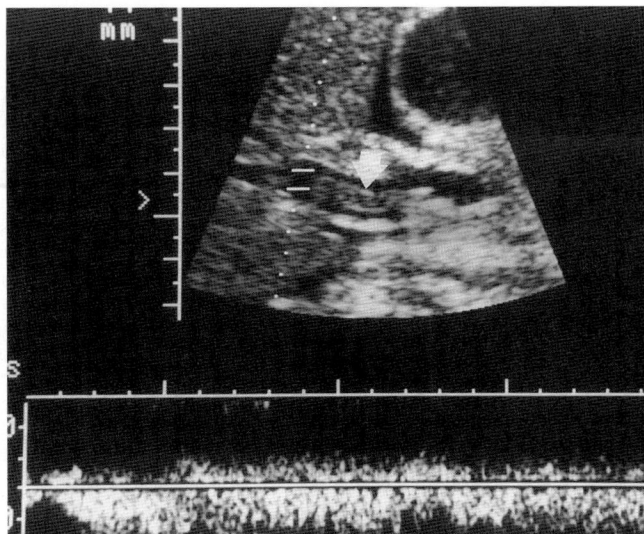

FIGURA 1-249 Trombo en la vena porta visible en la ecografía con Doppler pulsado. Existe un trombo ecogénico *(flecha)* en la luz de la vena porta. El trazado Doppler indica flujo en la vena porta. (De Sabiston D: *Textbook of surgery,* 15.ª ed., Filadelfia, 1997, WB Saunders.)

INFORMACIÓN BÁSICA

DEFINICIÓN

La trombosis de la vena renal es la oclusión trombótica de una o ambas venas renales.

CÓDIGO CIE-9CM
453.3 Trombosis de la vena renal

EPIDEMIOLOGÍA Y DEMOGRAFÍA

- Incidencia desconocida, probablemente se trate de una enfermedad subdiagnosticada.
- Puede ocurrir a cualquier edad, sin preferencia por ningún sexo.
- La epidemiología está ligada a la causa subyacente.

SÍNTOMAS Y SIGNOS

Trombosis aguda bilateral de las venas renales:
- Dolor en región lumbar y bilateral en flancos.
- Insuficiencia renal aguda.

Trombosis aguda unilateral de la vena renal:
- Dolor en flanco.
- Reducción de la función renal.
- Hematuria.
- Aumento de la cantidad de proteinuria si se asocia a síndrome nefrótico.

Trombosis crónica unilateral de la vena renal:
- Puede ser silente.
- Émbolos pulmonares y hemólisis.
- Dolor lumbar.
- Trombosis venosa profunda en extremidades inferiores.
- Edema.
- Glucosuria.
- Acidosis hiperclorémica.
- Varicocele izquierda (si la vena renal izquierda se encuentra trombosada).
- Venas abdominales dilatadas.

ETIOLOGÍA Y ETIOPATOGENIA

- Compresión extrínseca por un tumor o masa retroperitoneal.

- Invasión de la vena renal o vena cava inferior por un tumor (casi siempre un cáncer de células renales).
- Traumatismo.
- Estados de hipercoagulabilidad.
- Deshidratación.
- Glomerulopatías (glomerulonefritis membranosa, glomerulonefritis semilunar, LES, amiloidosis) en especial en presencia de síndrome nefrótico cuando la seroalbúmina está por debajo de los 2 g/dl.
- NOTA: Por razones desconocidas, la nefropatía diabética no suele asociarse a trombosis de la vena renal incluso aunque exista síndrome nefrótico predeterminado.

Ha habido controversia acerca de si la asociación de la trombosis de la vena renal con el síndrome nefrótico es sólo una complicación de éste o si la trombosis de la vena renal que se produce en el contexto de una presión elevada de la vena renal (p. ej., en la insuficiencia cardíaca congestiva, pericarditis constrictiva o compresión extrínseca) puede causar proteinuria de forma independiente. Las pruebas actuales apuntan a que la trombosis de la vena renal no causa un síndrome nefrótico.

DIAGNÓSTICO

DIAGNÓSTICO DIFERENCIAL

El diagnóstico de la trombosis de la vena renal no supone ninguna consideración diferencial. El diagnóstico diferencial es el de la proteinuria. Debe sospecharse una trombosis de la vena renal si la proteinuria empeora o si la función renal empeora en un paciente con glomerulonefritis. También deberá tenerse en cuenta en pacientes con émbolos pulmonares y sin trombosis venosa profunda en miembros inferiores.

VALORACIÓN

Sospecha clínica (v. «Diagnóstico diferencial») y diagnóstico por imagen.

DIAGNÓSTICO POR IMAGEN

- Ecografía abdominal.
- RM abdominal.
- Arteriografía renal (radiografías seriadas durante la fase venosa).
- Flebografía selectiva de la vena renal (deben obtenerse imágenes de la vena cava inferior antes de introducir el catéter en ella, puesto que podría desprender coágulos, si es que existen).
- La biopsia renal puede estar indicada si existen evidencias de nefritis (p. ej., sedimento urinario activo).

TRATAMIENTO

- Anticoagulación en la trombosis aguda de la vena renal para prevenir los émbolos pulmonares, mejorar la función renal y reducir la proteinuria.
- El tratamiento trombolítico o la trombectomía quirúrgica también han demostrado su eficacia.
- La importancia de la anticoagulación en la trombosis crónica de la vena renal es dudosa, excepto en los pacientes nefróticos con glomerulonefritis membranosa e hipoalbuminemia profunda, en los que la anticoagulación profiláctica prolongada puede resultar beneficiosa, incluso aunque no se haya demostrado la existencia de una trombosis de la vena renal.

PRONÓSTICO

Probable empeoramiento de la glomerulonefritis subyacente por la trombosis aguda de la vena renal; el efecto de la trombosis crónica de la vena renal no está claro.

BIBLIOGRAFÍA RECOMENDADA
Yudd M, Llach F: Renal vein thrombosis. In Brenner BM (ed): *The kidney,* ed 5, Philadelphia, 2000, WB Saunders.

AUTOR: **TOM J. WACHTEL, M.D.**

INFORMACIÓN BÁSICA

DEFINICIÓN

La trombosis del seno cavernoso (TSC) es un cuadro poco frecuente, caracterizado por la trombosis del seno cavernoso y la inflamación de las estructuras anatómicas adyacentes (los nervios craneales III, IV, V [ramas oftálmica y maxilar] y VI, y la arteria carótida interna) a partir de infecciones faciales o de los senos paranasales.

SINÓNIMO

Trombosis o tromboflebitis del seno venoso intracraneal.

CÓDIGO CIE-9CM

325   Flebitis y tromboflebitis del seno venoso intracraneal

EPIDEMIOLOGÍA Y DEMOGRAFÍA

- La trombosis del seno cavernoso es una patología poco frecuente en la era postantibiótica.
- En la era preantibiótica, la tasa de mortalidad asociada a la trombosis del seno cavernoso era del 80-100%.
- Con el diagnóstico precoz y la antibioticoterapia la tasa de mortalidad ha descendido a menos del 20%.
- La tasa de morbilidad también se ha reducido del 50-70% al 22% gracias a la mejora de los métodos diagnósticos y terapéuticos.

SÍNTOMAS Y SIGNOS

- La presentación clínica de la TSC puede ser variada. En la literatura se han descrito formas agudas o fulminantes y subagudas o indolentes.
- Los signos más frecuentes de la TSC se relacionan con las estructuras anatómicas que se ven afectadas en el interior del seno cavernoso, principalmente los nervios craneales III-VI. También cursa con síntomas relacionados con la obstrucción del drenaje venoso orbitario y ocular.
- La clínica se caracteriza por la aparición aguda de edema periorbitario unilateral, cefalea, fotofobia y proptosis.

Otros síntomas y signos frecuentes:
- Ptosis.
- Quemosis.
- Parálisis de los nervios craneales (III, IV, V, VI):
  1. La parálisis del sexto par es la más frecuente.
  2. Las alteraciones sensitivas de las ramas oftálmica y maxilar del quinto par craneal son frecuentes. Pueden existir alteraciones sensitivas periorbitarias y pérdida del reflejo corneal.

La congestión venosa retiniana puede acompañarse de hemorragias retinianas, disminución de la agudeza visual y ceguera:
- Puede existir fiebre, taquicardia y sepsis.
- En ocasiones cursa con cefalea y rigidez de nuca.
- La pupila puede encontrarse midriática y los reflejos pupilares son lentos.

La infección puede extenderse al seno cavernoso contralateral a las 24-48 horas de la aparición del cuadro.

ETIOLOGÍA

- La etiología más frecuente de la TSC es la extensión por contigüidad de una infección sinusal (esfenoidal, etmoidal o frontal) o del tercio medio de la cara. Con menor frecuencia el foco primario de infección se encuentra en un absceso dentario, las fosas nasales, las amígdalas, el paladar blando, el oído medio o la órbita (celulitis orbitaria).
- El sistema venoso de los senos paranasales, con numerosas anastomosis y carente de válvulas, permite la extensión retrógrada de las infecciones hasta el seno cavernoso a través de las venas oftálmicas superior e inferior.
- El agente etiológico infeccioso más frecuente es *Staphylococcus aureus* (aparece en el 50-60% de los casos).
- El segundo germen aislado con mayor frecuencia es *Streptococcus*.
- Los bacilos gramnegativos y los anaerobios también pueden producir trombosis del seno cavernoso.
- *Aspergillus fumigatus* y el agente de la mucormicosis son dos causas poco frecuentes de TSC.

DIAGNÓSTICO

- El diagnóstico de la trombosis del seno cavernoso se sospecha por la clínica y se confirma mediante técnicas de imagen.
- Los signos de sospecha son la proptosis, la ptosis, la quemosis y las parálisis de nervios craneales de inicio unilateral y que progresan hasta afectar el ojo contralateral.

DIAGNÓSTICO DIFERENCIAL

- Celulitis orbitaria.
- Aneurisma de la arteria carótida interna.
- ACV.
- Migraña.
- Blefaritis alérgica.
- Exoftalmos tiroideo.
- Tumor cerebral.
- Meningitis.
- Mucormicosis.
- Traumatismos.

VALORACIÓN

La trombosis del seno cavernoso se sospecha por la clínica y se confirma mediante las pruebas de laboratorio y las técnicas de imagen.

PRUEBAS DE LABORATORIO

- Para identificar el foco primario de infección se debe realizar un hemograma completo, VSG, hemocultivos y cultivos sinusales.
- Para descartar una meningitis puede ser necesario practicar una punción lumbar.

DIAGNÓSTICO POR IMAGEN

- Las radiografías de senos pueden resultar de utilidad para diagnosticar una sinusitis esfenoidal. Los hallazgos típicos son la opacificación, la esclerosis y los niveles aire-líquido.
- La TC realizada con contraste puede poner de manifiesto la sinusitis, el engrosamiento de la vena oftálmica superior y los defectos de llenado irregulares en el interior del seno cavernoso. Sin embargo, la exploración puede ser normal en las fases iniciales de la enfermedad.
- La RM con parámetros de flujo y el venograma con resonancia magnética son técnicas más sensibles que la TC, por lo que se consideran las técnicas de imagen de elección para diagnosticar la trombosis del seno cavernoso. Los hallazgos comprenden la deformidad de la arteria carótida interna en el interior del seno cavernoso y una señal hiperintensa en el interior de todos los senos trombosados, en todas las secuencias de pulsos.
- Puede practicarse una angiografía cerebral, pero es una técnica invasiva y poco sensible.
- La venografía orbitaria es una técnica de difícil ejecución pero resulta un método excelente para diagnosticar la trombosis del seno cavernoso.

TRATAMIENTO

TRATAMIENTO NO FARMACOLÓGICO

La mejor forma de evitar la trombosis del seno cavernoso consiste en el reconocimiento del foco primario de infección (es decir, la celulitis facial o las infecciones sinusales o del oído medio) y en el inicio precoz del tratamiento.

TRATAMIENTO AGUDO

- Antibioticoterapia intravenosa de amplio espectro hasta identificar el germen causante:
  1. Nafcilina i.v. (1,5 g/4 h).
  2. Cefotaxima i.v. (1,5-2 g/4 h).
  3. Metronidazol i.v. (dosis de carga: 15 mg/kg, seguida de 7,5 mg/kg/6 h).
- La vancomicina puede sustituirse por la nafcilina si se sospecha que el cuadro pueda estar producido por *Staphylococcus aureus* a la meticilina resistente o por *Streptococcus pneumoniae* resistentes.
- La elección del tratamiento depende del foco primario de infección y de las posibles complicaciones asociadas como el absceso cerebral, la meningitis o el empiema subdural.
- La anticoagulación con heparina es un tema controvertido. Los estudios retrospectivos muestran resultados contradictorios. Esta decisión debería adoptarse tras realizar una interconsulta al subespecialista oportuno.
- El tratamiento esteroideo también resulta controvertido y no es recomendado por numerosos autores.

TRATAMIENTO CRÓNICO

- El drenaje quirúrgico con esfenoidoto-mía está indicado si el foco primario de infección es el seno esfenoidal.
- La antibioticoterapia intravenosa suele mantenerse por períodos prolongados (3-4 semanas) en la mayor parte de los pacientes con TSC. El tratamiento se mantiene durante 6-8 semanas si aparecen complicaciones como la supuración intracraneal.
- Todos los pacientes deben ser vigilados durante el período de tratamiento para descartar la aparición de complicaciones infecciosas, sepsis mantenida o émbolos sépticos.

PRONÓSTICO

- La trombosis del seno cavernoso puede poner en peligro la vida del paciente, ya que a pesar del empleo de antibióticos se trata de una enfermedad infecciosa rápidamente progresiva con unas tasas de morbilidad y mortalidad elevadas.

- Las complicaciones de la TSC no tratada comprenden la extensión de la trombosis a otros senos venosos durales, la trombosis carotídea con sus ACV asociados, el empiema subdural, los abscesos cerebrales o la meningitis. La embolización séptica puede afectar los pulmones produciendo cuadros de síndrome de dificultad respiratoria agudo (SDRA), abscesos pulmonares, empiemas o neumotórax.
- En los pacientes tratados pueden observarse las siguientes complicaciones: debilidad oculomotora, ceguera, insuficiencia hipofisaria y hemiparesias.

DERIVACIÓN

Tras sospechar el diagnóstico, considere el cuadro como una urgencia médica. Derive al paciente al especialista adecuado en función del foco infeccioso primario (es decir, a la consulta de ORL, oftalmología o enfermedades infecciosas).

OTRAS CONSIDERACIONES

COMENTARIOS

El diagnóstico y la interpretación de la sintomatología resultan más sencillos si se tiene en cuenta que el seno cavernoso se sitúa inmediatamente por encima y por fuera del seno esfenoidal, que a su través discurren los nervios craneales III, IV, V y VI, y que drena la región medial de la cara a través de las venas oftálmicas superior e inferior.

BIBLIOGRAFÍA RECOMENDADA

Cannon ML et al: Cavernous sinus thrombosis complicating sinusitis, *Pediatr Crit Care Med* 5(1):86, 2004.
Ebright JR et al: Septic thrombosis of the cavernous sinuses, *Arch Intern Med* 161:2671, 2001.

AUTORES: **JASON IANNUCCILL, M.D.** y **PETER PETROPOULOS, M.D.**

INFORMACIÓN BÁSICA

DEFINICIÓN

La trombosis venosa mesentérica (TVM) es una oclusión trombótica del sistema venoso mesentérico que afecta a los troncos mayores y a las ramas menores y da lugar a infarto intestinal en su forma aguda.

CÓDIGO CIE-9CM
557.0 Trombosis venosa mesentérica

EPIDEMIOLOGÍA Y DEMOGRAFÍA

Entre el 5-15% de los pacientes con infarto mesentérico agudo presentan trombosis venosa mesentérica, proceso que es ligeramente más frecuente en varones que en mujeres. La edad típica de presentación oscila entre los 50-60 años.

SÍNTOMAS Y SIGNOS

TVM aguda:
- Síntomas: dolor abdominal en el 90% de los pacientes, siendo característico el hecho de su desproporción respecto de los hallazgos físicos. En el 50% de los casos se registran náuseas y vómitos y en otro 50% hemorragia intestinal (oculta), siendo el porcentaje del 15% para las hemorragias masivas.
- Hallazgos físicos:
  Primera fase: sensibilidad abdominal, reducción de los ruidos intestinales, distensión abdominal.
  Posteriores: defensa muscular y sensibilidad de rebote, fiebre y shock séptico.

TVM subaguda:
- Síntomas: dolor abdominal inespecífico durante semanas o meses.
- Hallazgos físicos: ninguno.

TVM crónica:
- Síntomas: hemorragia en el tracto GI superior por varices sangrantes.
- Hallazgos físicos: ninguno, salvo los propios de la pérdida de sangre, si ésta es significativa.

ETIOLOGÍA Y PATOGENIA

Estados de hipercoagulabilidad (v. «Estado de hipercoagulabilidad», en la Sección I):
- Trombosis venosa profunda periférica.
- Neoplasias.

- Carencias de antitrombina III, proteína C o proteína S.
- Anticoagulante de lupus (anticuerpo antifosfolipídico).
- Uso de antoconceptivos orales, embarazo.
- Policitemia vera.
- Trombocitosis.
- Hemoglobinuria nocturna paroxística.

Hipertensión portal:
- Cirrosis.

Inflamación:
- Pancreatitis.
- Peritonitis (p. ej., por apendicitis, diverticulitis o víscera perforada).
- Enfermedad intestinal inflamatoria.
- Absceso pélvico o intraabdominal.
- Cáncer intraabdominal.

Estado postoperatorio o traumatismo:
- Traumatismo abdominal cerrado.
- Estados postoperatorios (cirugía abdominal).

La trombosis puede indicarse en las ramas mesentéricas menores (p. ej., en los estados de hipercoagulabilidad) y propagarse a los troncos mesentéricos mayores, o bien comenzar en venas grandes (p. ej., en casos de cirrosis, cáncer intraabdominal o cirugía) y extenderse distalmente. Si el drenaje colateral es inadecuado, el intestino parece congestionado, edematoso, cianótico y con hemorragias y puede llegar a infartarse.

DIAGNÓSTICO

DIAGNÓSTICO DIFERENCIAL

Todas las demás causas de dolor abdominal (p. ej., peritonitis, obstrucción intestinal, pancreatitis,, úlcera péptica, gastritis, enfermedad intestinal inflamatoria, víscera perforada). También se ha de considerar el diagnóstico diferencial de la hemorragia GI.

VALORACIÓN

Pruebas de laboratorio y diagnóstico por imagen.

PRUEBAS DE LABORATORIO

- HC: leucocitosis.
- Electrólitos: la acidosis metabólica (láctica) es indicativa de infarto intestinal.
- Amilasa elevada.

- Pruebas para estados de hipercoagulabilidad.

DIAGNÓSTICO POR IMAGEN

- Radiografía abdominal simple: íleo, ascitis, dilatación intestinal, engrosamiento de la pared intestinal, separación de asa y defectos de repleción lacunares marginales.
- TC abdominal (diagnóstica en un 90% de los casos) para diagnóstico de engrosamiento de la pared intestinal, dilatación venosa y trombo venoso.
- Arteriografía, si la TC no es diagnóstica.

En ocasiones, el diagnóstico se establece por laparotomía.

TRATAMIENTO

- Tratamiento anticoagulante o trombolítico.
- Laparotomía si se sospecha de posible infarto intestinal.
  Segmento isquémico corto: resección.
  Segmento isquémico largo:
  1. No viable: resección o cierre.
  2. Viable: papaverina intraarterial y/o trombectomía seguida de una intervención de «segunda observación».
- El tratamiento de la TVM crónica es el mismo que el de la hipertensión portal.

PRONÓSTICO

- La mortalidad de la trombosis venosa mesentérica aguda oscila entre el 20-50% de los casos.
- Tasa de recidiva, entre el 15-25%.

BIBLIOGRAFÍA RECOMENDADA

Brandt LJ, Smithline AE: Ischemic lesions of the bowel. In Feldman M, Scharsachmidt BF, Sleisenger MH (eds): *Gastrointestinal and liver disease*, ed 6, Philadelphia, 1998, WB Saunders.

Kumar S, Sarr MG, Kemeth PS: Mesenteric venous thrombosis, *N Engl J Med* 345:1683, 2002.

AUTOR: **TOM J. WACHTEL, M.D.**

INFORMACIÓN BÁSICA

DEFINICIÓN

La trombosis venosa profunda (TVP) es el desarrollo de trombos en las venas profundas de las extremidades o la pelvis.

SINÓNIMO

Tromboflebitis venosa profunda.

CÓDIGOS CIE-9CM

451.1   Trombosis de vasos profundos de las extremidades inferiores

451.83   Trombosis de venas profundas de las extremidades superiores

541.9   Trombosis venosa profunda de localización inespecífica

EPIDEMIOLOGÍA Y DEMOGRAFÍA

- La incidencia anual en la población urbana es de 1,6 casos/1.000 personas.
- El riesgo de tromboembolia recurrente es mayor en varones que en mujeres.

SÍNTOMAS Y SIGNOS

- Dolor y tumefacción de la extremidad afecta.
- En la TVP de la extremidad inferior, dolor de la pierna con la dorsiflexión del pie (signo de Homan).
- La exploración física puede ser poco notoria.

ETIOLOGÍA

La etiología a menudo es multifactorial (estasis prolongada, trastornos de la coagulación, traumatismo de la pared vascular). Los siguientes son factores de riesgo de TVP:
- Inmovilización prolongada (≥3 días).
- Estado postoperatorio.
- Traumatismo pélvico y de extremidades inferiores.
- Píldoras anticonceptivas, tratamiento estrogénico de altas dosis; el estrógeno conjugado equino, pero no el esterificado, se asocia a un riesgo elevado de TVP; el estrógeno más progestina se asocia al doble de riesgo de trombosis venosa.
- Cáncer visceral (pulmón, páncreas, tubo digestivo, tracto GU).
- Edad ≥60 años.
- Historia de enfermedad tromboembólica.
- Trastornos hematológicos (p. ej., deficiencia de antitrombina III, deficiencia de proteína C, deficiencia de proteína S, deficiencia del cofactor II de la heparina, síndrome de las plaquetas «pegajosas», Mutación G20210A de la protrombina, anticoagulante lúpico, disfibrinogenemias, anticuerpos anticardiolipina, hiperhomocistinemia, homocistinuria concomitante, altos niveles de factores VIII, XI, y mutación del factor V de Leiden).
- Gestación y puerperio precoz.
- Obesidad, ICC.
- Cirugía, fractura, o lesión que afecta al segmento inferior de la pierna o la pelvis.
- Cirugía que requiere >30 minutos de anestesia.
- Cirugía ginecológica (especialmente cirugía ginecológica oncológica).
- Viaje reciente (en las últimas 2 semanas, de >4 h de duración).
- Tabaquismo y obesidad abdominal.
- Catéter venoso central o inserción de marcapasos.
- Trombosis venosa superficial, venas varicosas.

DIAGNÓSTICO

DIAGNÓSTICO DIFERENCIAL

- Síndrome posflebítico.
- Tromboflebitis superficial.
- Quiste de Baker roto.
- Celulitis, linfangitis, tendinitis aquílea.
- Hematoma.
- Lesión en músculo o tejidos blandos, fractura de estrés.
- Venas varicosas, linfedema.
- Insuficiencia arterial.
- Absceso.
- Claudicación.
- Estasis venosa.

VALORACIÓN

El diagnóstico clínico de la TVP es impreciso. El dolor, la sensibilidad, la tumefacción o los cambios de color no son específicos de la TVP. La ecografía de compresión es el estudio inicial de preferencia para el diagnóstico de la TVP. Una prueba inicial negativa deberá repetirse a los 5 días (si la sospecha clínica de TVP persiste) para detectar la propagación de cualquier trombosis hacia las venas proximales. La ecografía integral es una prueba más amplia, que examina las venas profundas desde el ligamento inguinal hasta el maléolo. La literatura reciente indica que puede ser seguro suspender la anticoagulación después de resultados negativos en la ecografía dúplex integral de pacientes no embarazadas con un episodio sospechoso de TVP sintomática en la pierna.

PRUEBAS DE LABORATORIO

- Las pruebas de laboratorio no son específicas de la TVP. El tiempo de protrombina basal (CNI [cociente normalizado internacionalmente]) TTP y recuento plaquetario deberán obtenerse antes de iniciar la anticoagulación.
- El análisis de dímero D por ELISA puede ser útil en el tratamiento de una presunta TVP. La combinación de un estudio inicial de dímero D normal junto con una ecografía de compresión venosa normal es útil para excluir una TVP y, en general, evita la necesidad de repetir la ecografía a los 5-7 días. Los últimos ensayos indican que la TVP puede ser descartada en pacientes en los que, desde un punto de vista clínico, la TVP es improbable y tienen una prueba de dímero D negativa. La ecografía integral puede omitirse con seguridad en tales pacientes.
- Las pruebas de laboratorio en pacientes jóvenes con TVP, en pacientes con trombosis recurrente sin causa evidente, y en aquéllos con antecedentes familiares de trombosis deberán incluir proteína S, proteína C, fibrinógeno, niveles de antitrombina III, anticoagulante lúpico, anticuerpos anticardiolipina, factor V de Leiden, factor VIII, factor IX y niveles plasmáticos de homocisteína.

DIAGNÓSTICO POR IMAGEN

- La ecografía de compresión suele ser la técnica inicial de preferencia, puesto que se trata de un estudio no invasivo que puede reperirse de forma seriada (útil para monitorizar una presunta TVP aguda); ofrece una buena sensibilidad para la detección de trombosis venosa proximal (en la vena poplítea o femoral). Sus desventajas son la mala visualización de las venas ilíacas y pélvicas profundas, y su pobre sensibilidad en la detección de trombos aislados o no oclusivos en las venas surales.
- La flebografía con contraste es la técnica de referencia para el estudio de la TVP en las extremidades inferiores. Sin embargo, es invasiva y dolorosa. Otros inconvenientes son el alto riesgo de flebitis, nuevas trombosis, insuficiencia renal y reacción de hipersensibilidad a los medios de contraste; también ofrece una mala visualización de la vena femoral profunda, así como de la vena ilíaca interna y sus ramas.
- La imagen directa del trombo por RM (IDTRM) es una prueba no invasiva y precisa para el diagnóstico de la TVP. Las limitaciones actuales son su coste y la falta de disponibilidad generalizada.

TRATAMIENTO

TRATAMIENTO NO FARMACOLÓGICO

- Reposo inicial en cama durante 1-4 días, seguido de una recuperación gradual de la actividad normal.
- Educación del paciente en lo relativo al tratamiento anticoagulante y sus riesgos asociados.

TRATAMIENTO AGUDO

- El tratamiento tradicional consiste en heparina i.v. no fraccionada durante 4-7 días, seguida de warfarina. La heparina de bajo peso molecular enoxaparina también resulta eficaz en el tratamiento inicial de la TVP y permite el tratamiento ambulatorio. La dosis recomendada es de 1 mg/kg cada 12 h, manteniéndola durante un mínimo de 5 días hasta alcanzar una CNI terapéutica (2-3) con la warfarina. El fondaparinux, una vez al día, análogo sintético de la heparina, es también tan eficaz y seguro como la enoxaparina, dos veces al día, en el tratamiento inicial de pacientes con TVP sintomática. El tratamiento con warfarina debe instaurarse cuando sea adecuado (en general en las 72 h tras el inicio de administración de heparina). Se recomienda una dosis de carga de warfarina de 5 mg en pacientes hospitalizados, puesto que provoca una anticoagulación menos excesiva que la dosis de 10 mg; la dosis más baja también evita el desarrollo de un potencial estado de hipercoagulabilidad causado por un descenso acusado de los niveles de proteína C durante las primeras 36 h del tratamiento con warfarina. En pacientes ambulatorios, un nomograma de warfarina con dosis de carga de 10 mg puede ser más eficaz para alcanzar una CNI terapéutica.

- La heparina de bajo peso molecular, en caso de emplearse, deberá solaparse con la warfarina durante al menos 5 días y hasta que la CNI sea mayor de 2 durante dos días consecutivos.
- La exclusión del tratamiento ambulatorio de la TVP incluye a pacientes con alto riesgo potencial de complicaciones (p. ej., hemoglobina <7, recuento plaquetario <75.000, prueba de guayacol positiva en heces, ACV o cirugía no cutánea recientes, falta de colaboración).
- Se recomienda la inserción de un filtro en la vena cava inferior para prevenir la embolia pulmonar en pacientes con contraindicaciones a la anticoagulación.
- El tratamiento trombolítico (estreptocinasa) puede emplearse en casos raros (a menos que esté contraindicado) en pacientes con trombosis venosa iliofemoral extensa y bajo riesgo de hemorragia.

TRATAMIENTO CRÓNICO

- El tratamiento de intensidad convencional con warfarina es más eficaz que el de baja intensidad en la prevención a largo plazo de la TVP recurrente. El régimen de warfarina de baja intensidad no reduce el riesgo de hemorragia clínica significativa.
- La duración óptima del tratamiento coagulante varía con la causa de la TVP y los factores de riesgo del paciente:
  1. El tratamiento de 3-6 meses es, en general, satisfactorio en pacientes con factores de riesgo reversibles (grupo de bajo riesgo).
  2. Se recomienda la anticoagulación durante al menos 6 meses en pacientes con trombosis venosa idiopática o factores de riesgo médicos de TVP (grupo de riesgo intermedio).
  3. Es necesaria la anticoagulación indefinida en pacientes con TVP asociada a cáncer activo; la anticoagulación a largo plazo también está indicada en pacientes con trombofilia hereditaria (p. ej., deficiencia de proteína C o S), anticuerpos antifosfolípido, y en aquellos con episodios recurrentes de TVP idiopática (grupo de alto riesgo).

- La medida del dímero D tras la retirada de la anticoagulación oral puede ser de utilidad para estimar el riesgo de recidivas. Los pacientes con una primera TVP espontánea y niveles de dímero D <250 µg/ml tras la retirada de la anticoagulación oral presentan un bajo riesgo de recidiva de TVP.

OTRAS CONSIDERACIONES

COMENTARIOS

- Si se emplea heparina, existe riesgo de trombocitopenia inducida por heparina (más con la fraccionada que con la HBPM [heparina de bajo peso molecular]). Debe obtenerse un recuento plaquetario inicialmente, repitiéndolo cada 3 días mientras dure el tratamiento con heparina.
- Se recomienda la profilaxis de la TVP en todos los pacientes de riesgo (p. ej., heparina de bajo peso molecular [enoxaparina, 30 mg s.c. dos veces al día] después de un traumatismo, tras la cirugía de cadera y rodilla; enoxaparina, 40 mg s.c. al día, tras la cirugía abdominal en pacientes de riesgo de TVP moderado o alto; medias elásticas de compresión creciente solas o en combinación con botas de compresión neumática intermitente tras la neurocirugía).
- El ximelagatrán es un inhibidor oral directo de la trombina. Para la profilaxis del tromboembolismo venoso, la administración de ximelagatrán, 24 mg v.o. dos veces al día, a la mañana siguiente de una artroplastia total de rodilla es bien tolerada y tan eficaz, al menos, como la de warfarina, aunque no precisa monitorización de la coagulación o ajuste de la dosis.
- El fondaparinux, análogo sintético de la heparina, también puede emplearse en la prevención de la TVP después de una cirugía de fractura de cadera, sustitución de cadera, o sustitución de rodilla. La dosis inicial es de 2,5 mg administrados cada 6-8 h tras la operación, continuando diariamente. El riesgo de hemorragia es semejante al de la enoxaparina; sin embargo, es más eficaz en la prevención de la TVP.
- El riesgo de tromboembolismo venoso recurrente en portadores heterocigóticos del factor V Leiden y de un primer tromboembolismo venoso espontáneo es semejante al de las personas no portadoras de factor V Leiden; por consiguiente, los pacientes heterocigóticos deberían recibir una tromboprofilaxis secundaria durante un período de tiempo semejante al de los pacientes sin factor V Leiden.

- Aproximadamente un 20-50% de los pacientes con TVP desarrollan un síndrome postrombótico caracterizado por edema en la pierna, ectasia venosa, induración cutánea y ulceración.
- Es razonable hacer ejercicio después de una TVP, puesto que mejora la flexibilidad de la pierna afecta y no incrementa los síntomas en pacientes con síndrome postrombótico.

BIBLIOGRAFÍA RECOMENDADA

Baarslag et al: Prospective study of color duplex ultrasonography compared with contrast venography in patients suspected of having deep venous thrombosis of the upper extremities, *Ann Intern Med* 136:865, 2002.

Bates SM, Ginsberg JS: Treatment of deep-vein thrombosis, *N Engl J Med* 351:268, 2004.

Berquist D et al: Duration of prophylaxis against venous thromboembolism with enoxaparin after surgery for cancer, *N Engl J Med* 346:975, 2002.

Eichinger S et al: D-Dimer levels and risk of recurrent venous thromboembolism, *JAMA* 290:1071, 2003.

Francis CW et al: Ximelagatran versus warfarin for the prevention of venous thromboembolism after total knee arthroplasty, *Ann Intern Med* 137:648, 2002.

Fraser DG et al: Diagnosis of lower-limb deep venous thrombosis: a prospective blinded study of magnetic resonance direct thrombus imaging, *Ann Intern Med* 136:89, 2002.

Kahn SR et al: Acute effects of exercise in patients with previous DVT: impact of the postthrombotic syndrome, *Chest* 123:399, 2003.

Kelly et al: Plasma D-Dimers in the diagnosis of venous thromboembolism, *Arch Intern Med* 162:747, 2002.

Kovacs MJ et al: Comparison of 10-mg and 5mg warfarin initiation nomograms together with low-molecular-weight heparin for outpatient treatment of acute venous thromboembolism. A randomized, double-blind, controlled trial, *Ann Intern Med* 138:714, 2003.

Kraaijenhagen RA et al: Simplification of the diagnostic management of suspected deep vein thrombosis, *Arch Intern Med* 162:907, 2002.

Meyer G et al: Comparison of low-molecular-weight heparin and warfarin for the secondary prevention of venous thromboembolism in patients with cancer, *Arch Intern Med* 162:1729, 2002.

Schulman S et al: Secondary prevention of venous thromboembolism with the oral direct thrombin inhibitor ximelagran, *N Engl J Med* 349:1713, 2003.

Stevens SM et al: Withholding anticoagulation after a negative result on duplex ultrasonography for suspected symptomatic deep venous thrombosis, *Ann Intern Med* 140:985, 2004.

Wells PS et al: Evaluation of d-dimer in the diagnosis of suspected deep vein thrombosis, *N Engl J Med* 349:1227, 2003.

AUTOR: FRED F. FERRI, M.D.

INFORMACIÓN BÁSICA

DEFINICIÓN

La tuberculosis (TB) miliar es una infección de diseminación hematógena, causada por la bacteria *Mycobacterium tuberculosis*, y que a menudo se caracteriza por el aspecto de semillas de mijo en la exploración. La enfermedad extrapulmonar puede afectar prácticamente a cualquier órgano.

SINÓNIMO

TB diseminada.

CÓDIGO CIE-9CM
018.94 Tuberculosis miliar

EPIDEMIOLOGÍA Y DEMOGRAFÍA

INCIDENCIA (EN EE.UU.): >38% de los pacientes con SIDA y TB presentan una enfermedad diseminada, a menudo con sitios activos pulmonares y extrapulmonares concomitantes. (V. «Tuberculosis pulmonar» en la sección I.)

PREVALENCIA (EN EE.UU.):
- Sin determinar.
- Prevalencia más alta:
  1. Pacientes con SIDA.
  2. Minorías.
  3. Niños.
  4. Personas nacidas en el extranjero.
  5. Ancianos.

PREDOMINIO POR SEXOS:
- Sin predilección específica.
- Predominio de varones en el SIDA, asilos y prisiones, reflejado por una incidencia desproporcionada de TB en varones.

PREDOMINIO POR EDADES: Predominantemente entre los 24-45 años.

INCIDENCIA MÁXIMA: Pacientes VIH-positivos, independientemente de la edad.

SÍNTOMAS Y SIGNOS

- Véase también «Etiología».
- Síntomas comunes:
  1. Fiebre alta intermitente.
  2. Sudoración nocturna.
  3. Pérdida de peso.
- Pueden predominar los síntomas referidos a sistemas orgánicos individuales:
  1. Meninges.
  2. Pericardio.
  3. Hígado.
  4. Riñón.
  5. Hueso.
  6. Tracto GI.
  7. Ganglios linfáticos.
  8. Espacios serosos:
     a. Pleural.
     b. Pericárdico.
     c. Peritoneal.
     d. Articular.
  9. Piel.
  10. Pulmón: tos, disnea.
- Posible insuficiencia adrenal causada por la infección de la glándula suprarrenal.
- Pancitopenia:
  1. Con fiebre y pérdida de peso o

2. Sin otros síntomas o signos localizados o
3. Únicamente con esplenomegalia.
- Hepatitis tuberculosa:
  1. Hígado sensible.
  2. Enzimas obstructivas (fosfatasa alcalina) elevadas desproporcionadamente respecto a mínimas enzimas hepatocelulares (AST, ALT) y bilirrubina.
- Meningitis tuberculosa:
  1. Cefalea de inicio gradual.
  2. Mínimos signos meníngeos.
  3. Malestar.
  4. Fiebre baja (puede estar ausente).
  5. Estupor súbito o coma.
  6. Parálisis del VI par craneal.
- Pericarditis tuberculosa:
  1. Derrames que se asemejan a una pleuresía tuberculosa.
  2. Taponamiento cardíaco.
- Tuberculosis esquelética:
  1. Artritis de grandes articulaciones (con derrames parecidos a los de la pericarditis tuberculosa).
  2. Lesiones óseas (fundamentalmente costales).
  3. Enfermedad de Pott:
     a. Espondilitis tuberculosa especialmente a nivel de la columna dorsal inferior.
     b. Absceso tuberculoso paraespinal.
     c. Posible absceso del psoas.
     d. Frecuente compresión de la médula espinal (a menudo aliviada con corticoides).
- TB genitourinaria:
  1. TB renal:
     a. Necrosis papilar.
     b. Destrucción de la pelvis renal.
     c. Constricción del tercio superior de los uréteres.
     d. Hematuria.
     e. Piuria con cultivos bacterianos engañosos.
     f. Función renal preservada.
  2. Orquitis o epididimitis tuberculosas:
     a. Masa escrotal.
     b. Absceso drenante.
  3. TB prostática crónica.
- TB gastrointestinal:
  1. Diarrea.
  2. Dolor.
  3. Obstrucción.
  4. Hemorragia.
  5. Especialmente común en el SIDA.
  6. Lesiones intestinales:
     a. Úlceras circunferenciales.
     b. Estenosis cortas.
     c. Granulomas calcificados.
     d. Adenitis caseosa mesentérica tuberculosa.
     e. Absceso, pero rara formación de fístulas.
     f. A menudo difícil de distinguir de la enfermedad intestinal granulomatosa (enfermedad de Crohn).
- Peritonitis tuberculosa:
  1. El líquido se asemeja a una pleuresía tuberculosa.
  2. Mantoux a menudo negativo.
  3. Abdomen doloroso.

4. Consistencia peritoneal pastosa, a menudo con ascitis.
5. La biopsia peritoneal está indicada para el diagnóstico.
- Linfadenitis tuberculosa (escrófula):
  1. Puede afectar a todos los grupos ganglionares.
  2. Adenopatías habituales:
     a. Cervicales.
     b. Supraclaviculares.
     c. Axilares.
     d. Retroperitoneales.
  3. Suele necesitarse una biopsia para el diagnóstico.
  4. Puede ser necesaria la resección quirúrgica de los ganglios.
  5. Especialmente frecuente en el SIDA.
- TB cutánea:
  1. Infección cutánea por autoinoculación o diseminación.
  2. Nódulos o abscesos.
  3. Tubercúlides (posiblemente reacciones alérgicas).
  4. Eritema nudoso.
- Sintomatología variada:
  1. Laringitis tuberculosa.
  2. Otitis tuberculosa.
  3. TB ocular:
     a. Tubérculos coroideos.
     b. Iritis.
     c. Uveítis.
     d. Epiescleritis.
  4. TB suprarrenal.
  5. TB mamaria.

ETIOLOGÍA

- Véase también «Tuberculosis pulmonar» en la Sección I.
- *Mycobacterium tuberculosis* (Mtb), bacilo de crecimiento lento, aeróbico, no esporulante y no móvil.
- El ser humano es el único reservorio de Mtb.

Etiopatogenia:
  1. Los BAAR (bacilos ácido-alcohol resistentes) son ingeridos por los macrófagos alveolares, para ser transportados después a los ganglios linfáticos regionales donde la diseminación se contiene.
  2. Algunos BAAR alcanzan el torrente sanguíneo y se diseminan de forma extensa.
  3. Como consecuencia, puede aparecer una enfermedad diseminada activa inmediata o tras un período de latencia.
  4. Durante el período de latencia, los mecanismos inmunológicos dependientes de los linfocitos T contienen la infección en granulomas hasta que se produce una reactivación como consecuencia de la inmunosupresión u otros factores indefinidos en conjunción con una TB pulmonar reactivada o en solitario.
- Puede producirse una TB miliar como consecuencia de lo siguiente:
  1. Infección primaria: la incapacidad para contener la infección primaria conduce a una diseminación hematógena y una enfermedad diseminada progresiva.

2. En la TB crónica tardía y en aquéllos con edad avanzada o inmunidad deficiente, puede producirse una siembra hematológica continua que dé lugar a una enfermedad diseminada.

DIAGNÓSTICO

DIAGNÓSTICO DIFERENCIAL

- Sitios comunes de posible diseminación asociados a miríadas de posibilidades en el diagnóstico diferencial.
- Linfoma.
- Fiebre tifoidea.
- Brucelosis.
- Otros tumores.
- Colagenopatía-vasculopatía.

VALORACIÓN

- La evaluación inmediata es crucial.
- Esputo para tinción BAAR y cultivo.
- Radiografía de tórax.
- PPD (derivado proteico purificado de la tuberculina).
- Análisis y cultivo de líquidos según el caso:
  1. Esputo.
  2. Sangre: especialmente útil en pacientes con SIDA.
  3. Orina.
  4. LCR.
  5. Pleural.
  6. Pericárdico.
  7. Peritoneal.
  8. Aspirados gástricos.
- Se recomienda la biopsia de cualquier tejido para establecer un diagnóstico inmediato:
  1. Es preferible, y más accesible, la biopsia bronquial.
  2. Médula ósea.
  3. Ganglio linfático.
  4. Masa escrotal, si existe.
  5. Cualquier otro sitio implicado.
  6. Un granuloma o BAAR positivo en la muestra de biopsia es diagnóstico.
- Diagnóstico por imagen según el caso.

PRUEBAS DE LABORATORIO

- Cultivo y análisis de líquido según se describió anteriormente.
- Un frotis de esputo negativo a menudo es positivo semanas más tarde en el cultivo.
- El recuento sanguíneo completo suele ser normal.
- La VSG suele estar elevada.

DIAGNÓSTICO POR IMAGEN

- Radiografía de tórax (puede ser positiva o no) (v. «Tuberculosis pulmonar» en la Sección I.)
- TC o RM del encéfalo:
  1. Tuberculoma.
  2. Aracnoiditis basilar.
- Estudios intestinales baritados.

TRATAMIENTO

TRATAMIENTO NO FARMACOLÓGICO

- Reposo en cama durante la fase aguda del tratamiento.
- Dieta hipercalórica e hiperproteica para revertir la desnutrición y mejorar la respuesta inmunológica frente a la TB.
- Aislamiento en habitaciones con presión negativa con renovación y circulación de altos volúmenes de aire (usando el personal sanitario respiradores con filtros de $0,5\text{-}1\ \mu m$):
  1. Hasta que sean negativos tres frotis BAAR de esputo, si coexiste una enfermedad pulmonar.
  2. Aislamiento innecesario en infecciones tuberculosas en espacios cerrados.

TRATAMIENTO AGUDO

- Véase «Tuberculosis pulmonar» en la Sección I.
- El tratamiento debe iniciarse de manera inmediata. No esperar a un diagnóstico definitivo.
- La respuesta a la quimioterapia es más rápida en los focos de TB diseminada que en la tuberculosis pulmonar cavitaria.
- Tratamiento durante 6 meses con isoniacida más rifampicina más pirazinamida:
  1. Con frecuencia es necesario el tratamiento de 12 meses frente a la TB ósea y renal.
  2. A menudo se necesita un tratamiento prolongado en la TB del SNC y pericardio.
  3. Con frecuencia es necesario un tratamiento prolongado en todas las TB diseminadas en niños.
- La colaboración (acatamiento rígido del régimen terapéutico) es el principal determinante del éxito.
  1. Se recomienda TOD (tratamiento bajo observación directa) en todos los pacientes.
  2. Es obligado el TOD supervisado en pacientes poco colaboradores.
- Los corticoides constituyen a menudo un tratamiento complementario en la enfermedad miliar fulminante con hipoxemia y CID.

TRATAMIENTO CRÓNICO

- En general no indicado más allá del tratamiento descrito anteriormente.
- Es necesario un tratamiento prolongado supervisado por un experto en enfermedades infecciosas en algunas infecciones complicadas por microorganismos resistentes.

PRONÓSTICO

- Seguimiento mensual por parte de un médico experimentado en el tratamiento de la TB.

- Confirmar las pruebas de sensibilidad, cambiando el tratamiento de manera consecuente. (V. «Tuberculosis pulmonar» en la Sección I.)

DERIVACIÓN

- A un experto en enfermedades infecciosas en:
  1. Pacientes VIH-positivos.
  2. Pacientes con sospecha de TB resistente a fármacos.
  3. Pacientes previamente tratados por TB.
  4. Pacientes cuya fiebre no ha disminuido y cuyo esputo (si es positivo) no se vuelve negativo en 2-4 semanas.
  5. Pacientes con tuberculosis pulmonar o extrapulmonar masiva.
- Al neumólogo, ortopeda o gastroenterólogo para exploración o biopsias.

OTRAS CONSIDERACIONES

COMENTARIOS

- Todos los contactos (especialmente los contactos íntimos domésticos y niños) deben someterse a prueba de Mantoux para detectar conversiones a >3 meses de la exposición.
- Aquéllos con Mantoux positivo deben ser evaluados ante una posible TB activa, recibiendo tratamiento o profilaxis.

BIBLIOGRAFÍA RECOMENDADA

American Thoracic Society: Diagnostic standards and classification of tuberculosis in adults and children, *Am J Respir Crit Care Med* 161:1376, 2000.

Del-Giudice P et al: Unusual cutaneous manifestations of miliary tuberculosis, *Clin Infect Dis* 30(1):201, 2000.

Goto S et al: A successfully treated case of disseminated tuberculosis-associated hemophagocytic syndrome and multiple organ dysfunction syndrome, *Am J Kidney Dis* 38(4):E19, 2001.

High WA et al: Cutaneous miliary tuberculosis in two patients with HIV infection, *J Am Acad Dermatol* 50(suppl5):S110, 2004.

Kuo PH et al: Severe immune hemolytic anemia in disseminated tuberculosis with response to antituberculosis therapy, *Chest* 119(6):1961, 2001.

Mert A et al: Spontaneous pneumothorax: a rare complication of miliary tuberculosis, *Ann Thorac Cardiovasc Surg* 7(1):45, 2001.

Small P, Fujiwara P: Management of tuberculosis in the United States, *N Engl J Med* 345:189, 2001.

Van den Bos F et al: Tuberculosis meningitis and miliary tuberculosis in young children, *Trop Med Int Health* 9(2):309, 2004.

AUTOR: **GEORGE O. ALONSO, M.D.**

INFORMACIÓN BÁSICA

DEFINICIÓN

La tuberculosis (TB) pulmonar es una infección del pulmón y, en ocasiones, de estructuras circundantes, causada por la bacteria *Mycobacterium tuberculosis*.

CÓDIGO CIE-9CM
011.9 Tuberculosis pulmonar

EPIDEMIOLOGÍA Y DEMOGRAFÍA

INCIDENCIA (EN EE.UU.):
- Aproximadamente 7 casos/100.000 personas, la más baja conocida a lo largo de la historia.
- >90% de nuevos casos cada año por infecciones previas reactivadas.
- 9% de nuevas infecciones.
- Sólo el 10% de los pacientes con conversiones PPD (porcentaje mayor [8%/año] en pacientes VIH-positivos) desarrollarán TB, la mayoría en 1-2 años.
- Dos tercios de todos los nuevos casos afectan a minorías étnicas.
- El 80% de los nuevos casos infantiles se producen en minorías étnicas.
- Sucede con mayor frecuencia en regiones geográficas y poblaciones con alta prevalencia de SIDA:
  1. Negros y latinoamericanos urbanos entre los 25-45 años de edad.
  2. Comunidades pobres y hacinadas.
- Casi el 36% de los nuevos casos se producen en inmigrantes recién llegados.

PREVALENCIA (EN EE.UU.):
- Se estima en 10 millones de personas infectadas.
- Varía ampliamente entre grupos poblacionales.

PREDOMINIO POR SEXOS:
- Sin predilección por ningún sexo.
- Predominio en varones con SIDA, asilos, y prisiones, lo que se refleja en una alta incidencia en varones.

PREDOMINIO POR EDADES:
- 24-45 años de edad.
- Casos infantiles comunes en minorías étnicas.
- Epidemias en asilos de ancianos.

INCIDENCIA MÁXIMA:
- Infancia.
- Adolescencia.
- Gestación.
- Ancianos.
- Pacientes VIH-positivos, independientemente de la edad, con alto riesgo.

GENÉTICA:
- Las poblaciones con baja resistencia nativa generalizada se infectan de forma intensa cuando se exponen inicialmente a la TB.
- Después de la desaparición de aquellos con menor resistencia nativa, la incidencia y prevalencia de TB tiende a declinar.

SÍNTOMAS Y SIGNOS
- Véase «Etiología».
- Tuberculosis pulmonar primaria generalmente asintomática.
- Reactivación de tuberculosis pulmonar:
  1. Fiebre.
  2. Sudoración nocturna.
  3. Tos.
  4. Hemoptisis.
  5. Escasa expectoración no purulenta.
  6. Pérdida de peso.
- Tuberculosis pulmonar primaria progresiva: igual que la reactivación de la tuberculosis pulmonar.
- Pleuresía tuberculosa:
  1. Dolor torácico pleurítico.
  2. Fiebre.
  3. Disnea.
- Es rara la hemoptisis masiva, asfixiante y fatal secundaria a la erosión de la arteria pulmonar en el interior de una cavidad (aneurisma de Rasmussen).
- Exploración torácica:
  1. Inespecífica.
  2. En general subestima la extensión de la enfermedad.
  3. El murmullo vesicular se acentúa tras la tos.

ETIOLOGÍA
- Mycobacterium tuberculosis (Mtb), bacilo de crecimiento lento, aeróbico, no esporulante y no móvil, con pared celular rica en lípidos.
  1. No se tiñe.
  2. Produce niacina.
  3. Reduce el nitrato.
  4. Produce catalasa termolábil.
  5. Con la tinción de Mtb, tinciones ácido y ácido-alcohol resistentes según el método de Ziehl-Neelsen, tienen aspecto de cilindros encadenados, rojos y ligeramente doblados, de 2-4 μm de longitud (bacilos ácido-alcohol resistentes [BAAR]), sobre un fondo azul.
  6. Reacción en cadena de la polimerasa (PCR) para detectar <10 microorganismos/ml en esputo (en comparación con el requisito de encontrar 10.000 microorganismos/ml en el frotis de BAAR).
  7. Cultivo:
     a. Crecimiento en medios sólidos (Löwenstein-Jensen; Middle-brook 7H11) en 2-6 semanas.
     b. Crecimiento en medios líquidos (BACTEC, empleando una fuente de carbono radiactivo para la detección precoz del crecimiento) a menudo en 9-16 días.
     c. Mejora en una atmósfera con dióxido de carbono al 5-10%.
  8. Tipificación del ADN (basada en el polimorfismo de la longitud de fragmentos de restricción [RFLP]):
     a. Facilita la identificación inmediata de cepas de Mtb en cultivos de crecimiento precoz.
     b. Es posible que existan falsos negativos si el crecimiento es subóptimo.

9. El ser humano es el único reservorio de Mtb.
10. Transmisión:
    a. Facilitada por la exposición estrecha a la tos de alta velocidad (sin la protección de mascarillas o respiradores adecuados) de un paciente con esputo BAAR-positivo y lesiones cavitarias, el cual emite gotitas aerosolizadas que contienen BAAR, y que son inhaladas directamente hacia los alveolos.
    b. Ocurre en prisiones, asilos y hospitales.
- Etiopatogenia:
  1. Los BAAR son ingeridos por los macrófagos alveolares, para ser transportados después a los ganglios linfáticos regionales donde la diseminación se contiene.
  2. Algunos BAAR alcanzan el torrente sanguíneo y se diseminan de forma extensa.
  3. La TB primaria (neumonitis mínima y asintomática de los campos pulmonares medios o bajos, con linfadenopatía hiliar) es fundamentalmente una infección intracelular, en la que los microorganismos se multiplican de forma continuada durante 2-12 semanas tras la exposición primaria, hasta que la hipersensibilidad mediada por células (detectada por la reacción cutánea positiva al derivado proteico purificado de la tuberculina [PPD]) madura, con la subsiguiente contención de la infección.
  4. Los BAAR locales y diseminados son de este modo contenidos por las respuestas inmunológicas mediadas por linfocitos T:
     a. Reclutamiento de monocitos.
     b. Transformación de los linfocitos con secreción de linfocinas.
     c. Activación de macrófagos e histiocitos.
     d. Organización en granulomas, donde los microorganismos pueden sobrevivir en el interior de los macrófagos (células gigantes de Langhans), pero donde su multiplicación prácticamente cesa (95%) y desde donde la diseminación es imposible.
  5. Enfermedad pulmonar primaria progresiva:
     a. Puede seguir de forma inmediata a la fase asintomática.
     b. Infiltrados pulmonares necrosantes.
     c. Bronconeumonía tuberculosa.
     d. TB endobronquial.
     e. TB intersticial.
     f. Lesiones pulmonares miliares generalizadas.
  6. Pleuresía tuberculosa posprimaria con derrame pleural:
     a. Se desarrolla poco después de la infección primaria, aunque a menudo antes de la conversión a la positividad del Mantoux.

b. Se debe a la siembra pleural desde una lesión pulmonar periférica o por la ruptura de un ganglio linfático hacia el espacio pleural.

c. Puede producir un gran (a veces hemorrágico) derrame (con células polimorfonucleares de forma precoz, rápidamente reemplazadas por linfocitos), frecuentemente sin infiltrados pulmonares.

d. En general remite sin tratamiento.

e. Anticipa un alto riesgo de enfermedad clínica subsiguiente, por lo que debe diagnosticarse y tratarse de forma precoz (biopsia y cultivo pleurales) para prevenir una futura TB catastrófica.

f. Puede dar lugar a una infección extrapulmonar diseminada.

7. Reactivación de tuberculosis pulmonar:

a. Se produce meses a años después de una TB primaria.

b. Afecta preferentemente a los segmentos apicales posteriores de los lóbulos superiores y a los segmentos superiores de los lóbulos inferiores.

c. Asociada a necrosis y cavitación del pulmón afecto, hemoptisis, fiebre crónica, sudoración nocturna, pérdida de peso.

d. Se produce la diseminación en el propio pulmón mediante la tos e inhalación.

8. Reinfección tuberculosa:

a. Puede confundirse con una reactivación tuberculosa.

b. Ruptura de focos caseosos y cavidades, que pueden dar lugar a una diseminación endobronquial.

9. Mtb tanto en la TB primaria progresiva como en la reactivación tuberculosa pulmonar.

a. Lesiones intracelulares (macrófagos) (en las que se produce una multiplicación lenta).

b. Lesiones caseosas cerradas (con multiplicación lenta).

c. Cavidades extracelulares abiertas (con multiplicación rápida).

d. La isoniacida y la rifampicina son bactericidas en los tres sitios.

e. La pirazinamida es especialmente activa en el entorno ácido del macrófago.

f. Es posible una enfermedad por reactivación extrapulmonar.

10. Progresión local rápida y diseminación en niños con enfermedad devastadora antes de producirse la conversión PPD.

11. La mayoría de los síntomas (fiebre, pérdida de peso, anorexia) y la destrucción tisular (necrosis caseosa) se deben a las citocinas y respuestas inmunológicas mediadas por células.

12. Mtb no tiene endotoxinas o exotoxinas importantes.

13. La formación de granulomas está relacionada con el factor de necrosis tumoral (TNF) segregado por macrófagos activados.

DIAGNÓSTICO

DIAGNÓSTICO DIFERENCIAL

- Neumonía necrosante (anaerobios, gram-negativos).
- Histoplasmosis.
- Coccidioidomicosis.
- Melioidosis.
- Neumopatías intersticiales (raro).
- Cáncer.
- Sarcoidosis.
- Silicosis.
- Paragonimiasis.
- Neumonías raras:
  1. *Rhodococcus equi* (cavitación).
  2. *Bacillus cereus* (50% hemoptisis).
  3. *Eikenella corrodens* (cavitación).

VALORACIÓN

- Esputo para tinción BAAR.
- Radiografía de tórax.
- PPD:
  1. Una conversión reciente a la positividad en menos de 3 meses tras la exposición es altamente sugestiva de infección reciente.
  2. Un único Mantoux positivo no es de utilidad diagnóstica.
  3. Un Mantoux negativo nunca descarta una TB aguda.
  4. Debemos saber que el Mantoux positivo no refleja un «fenómeno de recuerdo» (un Mantoux positivo anterior puede haberse negativizado años más tarde, y volver a ser positivo sólo tras un segundo Mantoux repetido; repetir el segundo PPD al cabo de una semana), que, de este modo, podría parecer una conversión de la prueba cutánea.
  5. La reacción PPD positiva se determina del siguiente modo:
     a. Induración a las 72 h de una inyección intradérmica de 0,1 ml de 5 UT (unidades de tuberculina) PPD.
     b. 5 mm de induración si es VIH-positivo, contacto estrecho con TB activa, lesiones torácicas fibróticas.
     c. 10 mm de induración si pertenece a grupos de alto riesgo médico (enfermedad o tratamiento inmunosupresores, insuficiencia renal, gastrectomía, silicosis, diabetes), grupo de alto riesgo nacido en el extranjero (sudeste asiático, Latinoamérica, África, la India), grupos socioeconómicos bajos, adicto a drogas i.v., reclusos, trabajador sanitario.
     d. 15 mm de induración si el riesgo es bajo.
  6. Las pruebas de anergia antigénica (empleando parotiditis, *Candida*, toxoide tetánico) pueden identificar a pacientes verdaderamente anérgicos al PPD y a estos antígenos, aunque a menudo los resultados son confusos. No recomendadas.
  7. Los pacientes con TB pueden ser selectivamente anérgicos sólo al PPD.

8. Un Mantoux positivo indica infección previa, pero no confirma por sí mismo la existencia de una enfermedad activa.

PRUEBAS DE LABORATORIO

- Esputo para tinción BAAR y cultivo:
  1. Esputo inducido si el paciente no tiene tos productiva.
- Esputo obtenido por broncoscopia si existe alta sospecha de TB con un esputo expectorado BAAR-negativo:
  1. Un frotis BAAR-positivo es esencial antes o poco después del tratamiento para asegurar un crecimiento posterior que permita el diagnóstico definitivo y realizar pruebas de sensibilidad.
  2. Considérese una biopsia pulmonar si el esputo resulta negativo, especialmente si los infiltrados son sobre todo intersticiales.
- En un esputo BAAR-negativo puede crecer posteriormente Mtb.
- Los aspirados gástricos son fiables, especialmente en pacientes VIH-negativos.
- Recuento sanguíneo completo:
  1. Valores variables:
     a. Leucocitos: bajos, normales o elevados (incluyendo una reacción leucémica: >50.000).
     b. Con frecuencia, anemia normocítica normocrómica.
  2. Rara vez es de utilidad diagnóstica.
- La VSG suele estar elevada.
- Toracocentesis:
  1. Derrame exudativo:
     a. Proteínas elevadas.
     b. Glucosa reducida.
     c. Leucocitos elevados (primero polimorfonucleares, sustituidos después por linfocitos).
     d. Puede ser hemorrágico.
  2. El líquido pleural suele ser BAAR-negativo.
  3. La biopsia pleural es a menudo diagnóstica: puede ser necesario repetirla para el diagnóstico.
  4. Cultivo de la biopsia pleural para BAAR.
- La biopsia de la médula ósea es a menudo diagnóstica en casos difíciles de diagnosticar, en especial los de tuberculosis miliar.

DIAGNÓSTICO POR IMAGEN

- Radiografía de tórax:
  1. Infección primaria caracterizada por nódulos pulmonares periféricos calcificados acompañados de adenopatías hiliares calcificadas.
  2. Reactivación de tuberculosis pulmonar:
     a. Necrosis.
     b. Cavitación (en especial sobre en las proyecciones lordóticas apicales).
     c. Fibrosis y retracción hiliar.
     d. Bronconeumonía.
     e. Infiltrados intersticiales.
     f. Patrón miliar.
     g. Mucho de lo anterior también puede acompañar a la TB primaria progresiva.

3. Pleuresía tuberculosa:
   a. Derrame pleural, a menudo con acúmulo rápido y masivo.
4. La actividad de la TB no se establece con una sola radiografía de tórax.
5. Las radiografías de tórax seriadas constituyen excelentes indicadores de progresión o regresión.

TRATAMIENTO

TRATAMIENTO NO FARMACOLÓGICO

- Reposo en cama durante la fase aguda del tratamiento.
- Dieta hipercalórica e hiperproteica para revertir la desnutrición y mejorar la respuesta inmunológica frente a la TB.
- Aislamiento en habitación con presión negativa y reciclado de grandes volúmenes de aire, mientras el personal sanitario porta respiradores protectores adecuados con filtro de 0,5-1 μm, hasta que sean negativos tres frotis BAAR de esputo.

TRATAMIENTO AGUDO

- La colaboración (acatamiento rígido del régimen terapéutico) es el principal determinante del éxito:
  1. Tratamiento de observación directa (TOD) supervisado recomendado para todos los pacientes y obligado en pacientes no colaboradores.
- Régimen adulto preferido: TOD.
  1. Isoniazida (INH), 15 mg/kg (máximo, 900 mg) + rifampicina, 600 mg + etambutol (EMB), 30 mg/kg (máximo, 2.500 mg) + pirazinamida (PZA) (2 g [<50 kg]; 2,5 g [51-74 kg]; 3 g [>75 kg]) tres veces a la semana durante 6 meses.
  2. Regímenes TOD alternativos, más complicados.
- La rifapentina, un derivado de la rifampicina con una semivida sérica más prolongada, demostró ser tan eficaz administrándose semanalmente (con isoniacida semanal) como los regímenes convencionales frente a la tuberculosis pulmonar sensible a fármacos en pacientes no infectados por el VIH.
- Tratamiento diario de ciclo corto: adulto:
  1. Paciente VIH-negativo: un total de 6 meses de tratamiento (2 meses con INH, 300 mg + rifampicina, 600 mg + ETB, 15 mg/kg [máximo, 2.500 mg]) + PZA (1,5 g [<50 kg]; 2 g [51-74 kg]; 2,5 g [>75 kg]) diario y hasta que el frotis sea negativo y la sensibilidad se confirme; a partir de entonces, INH + rifampicina de forma diaria durante 4 meses.
  2. Pacientes VIH-positivos: un total de 9 meses de tratamiento (2 meses con INH + rifampicina + EMB + PZA diarios hasta que el frotis sea negativo y la sensibilidad se confirme; a partir de entonces, INH + rifampicina al día durante 7 meses).
  3. Continuar el tratamiento al menos 3 meses después de la conversión de los cultivos a la negatividad.

- Resistencia a fármacos (a menudo múltiple [TBMR]) incrementada por:
  1. Tratamiento previo.
  2. Adquisición de la TB en países en vías de desarrollo.
  3. Gente sin hogar.
  4. SIDA.
  5. Reclusos.
  6. Adictos a drogas i.v.
  7. Contacto conocido con TBMR.
- Nunca añadir un solo fármaco a un régimen que haya fracasado.
- Nunca tratar la TB con menos de dos o tres fármacos, o de dos a tres nuevos fármacos adicionales.
- Monitorizar la toxicidad clínica (fundamentalmente la hepatitis):
  1. El paciente y el médico deben ser conscientes de que la anorexia, náuseas, dolor en el cuadrante superior derecho, y un malestar inexplicado requerirán la interrupción inmediata del tratamiento.
  2. Evaluación de PFH:
     a. Elevación mínima de AST/ALT sin síntomas, generalmente transitoria y no significativa desde un punto de vista clínico.
- Tratamiento profiláctico sólo en caso de conversión PPD (infección sin enfermedad):
  1. Debe asegurarse de que la radiografía de tórax es negativa y el paciente no muestra síntomas de TB.
  2. INH, 300 mg al día durante 6-12 meses; al menos 12 meses si es VIH-positivo.
  3. Grupos más importantes:
     a. VIH-positivos.
     b. Contacto estrecho con TB activa.
     c. Conversión reciente.
     d. Antigua TB en la radiografía de tórax.
     e. Adicto a drogas i.v.
     f. Factor de riesgo médico.
     g. País extranjero de alto riesgo.
     h. Sin hogar.
- Suele administrarse profilaxis inmediata a los niños si han tenido contacto reciente con una TB activa (incluso si el niño es Mantoux-negativo), repitiéndose el Mantoux a los 3 meses (manteniendo la INH si el PPD se vuelve positivo o interrumpiendo la administración de INH si sigue siendo negativo).
- Si el PPD es crónico y estable (varios años) se administrará INH como profilaxis sólo si el paciente es <35 años.
  1. La toxicidad de la INH puede ser mayor que su beneficio.
  2. Decisión individualizada.
- No está claro el tratamiento preventivo en sospecha de microorganismos resistentes a la INH.

TRATAMIENTO CRÓNICO

- En general no indicado más allá del tratamiento descrito anteriormente.
- Tratamiento prolongado, supervisado por un experto en enfermedades infecciosas, en muy escasas infecciones complicadas causadas por microorganismos resistentes.

PRONÓSTICO

- Seguimiento mensual por parte de un médico experimentado en el tratamiento de la TB.
- Confirmar las pruebas de sensibilidad y alterar el tratamiento de manera consecuente.
- Muestras frecuentes de esputo hasta que el cultivo sea negativo.
- Confirmar la regresión en la radiografía de tórax a los 2-3 meses.

DERIVACIÓN

- A un experto en enfermedades infecciosas en:
  1. Pacientes VIH-positivos.
  2. Pacientes con sospecha de TB resistente a fármacos.
  3. Pacientes previamente tratados por TB.
  4. Pacientes cuya fiebre no haya menguado y su esputo no se haya vuelto negativo en 2-4 semanas.
  5. Pacientes con tuberculosis pulmonar o extrapulmonar masiva.
- A un neumólogo para una broncoscopia o biopsia pleural.

OTRAS CONSIDERACIONES

COMENTARIOS

- Todos los contactos (especialmente los contactos íntimos domésticos y niños) deben someterse a un Mantoux para detectar conversiones durante los 3 meses siguientes a la exposición.
- Aquellos con Mantoux positivo deben ser evaluados por una posible TB activa, recibiendo tratamiento o profilaxis.

BIBLIOGRAFÍA RECOMENDADA

Benator D et al: Rifapentine and isoniazid once a week versus rifampicin and isoniazid twice a week for treatment of drug susceptible pulmonary tuberculosis in HIV-negative patients: a randomized clinical trial, *Lancet* 360(9332):528, 2002.

Espinal MA et al: Infectiousness of *mycobacterium tuberculosis* in HIV-1-infected patients with tuberculosis: a prospective study, *Lancet* 355(9200):275, 2000.

Kanaya AM, Glidden DV, Chambers HF: Identifying pulmonary tuberculosis in patients with negative sputum smear results, *Chest* 120(2):349, 2001.

Karcic AA et al: An elderly woman with chronic knee pain and abnormal chest radiography, *Postgrad Med* 77(911):600, 2001.

Mulder K: Tuberculosis: a case history, *Lancet* 358(9283):776, 2001.

Salazar GE et al: Pulmonary tuberculosis in children in a developing country, *Pediatrics* 108(2):448, 2001.

Small P, Fujiwara P: Management of tuberculosis in the United States, *N Engl J Med* 345:189, 2001.

Tudo G et al: Detection of unsuspected cases of nosocomial transmission of tuberculosis by use of a molecular typing method, *Clin Infect Dis* 33(4):453, 2001.

AUTOR: **GEORGE O. ALONSO, M.D.**

INFORMACIÓN BÁSICA

DEFINICIÓN

La tularemia es una zoonosis causada por un cocobacilo intracelular gram-negativo facultativo pequeño llamado *Francisella tularensis*. Las manifestaciones clínicas varían desde una enfermedad asintomática hasta el shock séptico y la muerte.

CÓDIGO CIE-9CM
021.9 Tularemia

EPIDEMIOLOGÍA Y DEMOGRAFÍA

INCIDENCIA (EN EE.UU.): Incidencia global más elevada en Arkansas, Missouri, y Oklahoma. También se observa en Canadá, México, Europa, Turquía, Israel, China y Japón.
PREDOMINIO POR SEXOS: Varones.
PREDOMINIO POR EDADES: Ocurre a cualquier edad.
INCIDENCIA MÁXIMA: De junio a agosto, así como en diciembre.
HALLAZGOS FÍSICOS:
- El período de incubación es de 3-5 días aunque puede oscilar entre 1-21 días.
- Signos y síntomas iniciales más habituales:
  1. Fiebre.
  2. Escalofríos.
  3. Cefalea.
  4. Malestar.
  5. Anorexia.
  6. Fatiga.
  7. Tos.
  8. Mialgias.
  9. Molestias torácicas.
  10. Vómitos.
  11. Dolor abdominal.
  12. Diarrea.
  13. Conjuntivitis.
  14. Linfadenitis.

SÍNDROME CLÍNICO

1. Glandular ulceroso y glandular: responsable del 75-80% de los casos. Fiebre y una única lesión papuloulcerosa eritematosa con escara central, acompañada por linfadenopatía dolorosa.
2. Oculoglandular: es el responsable del 1-2% de los casos. Conjuntivas inflamadas y dolorosas con numerosos nódulos amarillentos y úlceras puntuales. Conjuntivitis purulenta con linfadenopatía regional. Puede aparecer perforación corneal.
3. Orofaríngea y gastrointestinal: Responsable del 1-4% de los casos. Faringitis aguda con membranas exudativas asociada a linfadenopatía cervical. Lesión intestinal ulcerosa asociada a linfadenopatía mesentérica, diarrea, dolor abdominal náuseas, vómitos y hemorragia GI.
4. Tularemia pulmonar: ocurre a menudo en ancianos y posee una alta mortalidad. Los síntomas incluyen tos no productiva, disnea o dolor torácico pleurítico.

5. Tularemia tifoidea: 10% de todos los casos de tularemia. Rara en los EE.UU. Los síntomas incluyen fiebre alta continua, signos de endotoxemia, y cefalea intensa. La mortalidad puede alcanzar el 30%.

COMPLICACIONES

1. Coagulación intravascular.
2. Insuficiencia renal.
3. Rabdomiólisis.
4. Ictericia.
5. Hepatitis.
6. Meningitis.
7. Encefalitis.
8. Pericarditis.
9. Peritonitis.
10. Osteomielitis.
11. Ruptura esplénica.
12. Tromboflebitis.
13. Miositis y septicemia.

ETIOLOGÍA

1. Causada por una infección por *F. tularensis*.
2. Dos variedades de *F. tularensis*: Tipo A y Tipo B. El Tipo A produce una enfermedad grave en el ser humano. El Tipo B causa una infección subclínica más leve.
3. Transmitida por garrapatas, tábanos y mosquitos. También adquirida por inhalación e ingesta.
4. También se producen casos por la exposición a animales (conejos silvestres, ardillas, aves, ovejas, castores, ratas almizcleras, perros y gatos domésticos) o productos animales.
5. Es posible adquirirla en el laboratorio.
6. Etiopatogenia: después de la inoculación cutánea, el microorganismo se multiplica localmente en 2-5 días, después de lo cual produce una pápula eritematosa dolorosa o pruriginosa. Esta pápula crece rápidamente y forma una úlcera con una base negra. Las bacterias se diseminan hacia los ganglios linfáticos regionales produciendo linfadenopatía, pudiendo alcanzar órganos a distancia por la bacteriemia.

DIAGNÓSTICO

DIAGNÓSTICO DIFERENCIAL

1. Rickettsiosis.
2. Infecciones por meningococos.
3. Enfermedad por arañazo de gato.
4. Mononucleosis infecciosa.
5. Neumonía atípica.
6. Faringitis por estreptococos del grupo A.
7. Fiebre tifoidea.
8. Micosis-esporotricosis.
9. Carbunco.
10. Infecciones cutáneas bacterianas.

VALORACIÓN

1. Recuento sanguíneo completo.
2. Radiografía de tórax.

3. Cultivos de sangre, ganglio linfático, líquido pleural, heridas, esputo, y aspirado gástrico.
4. Detección de antígenos en orina.
5. PCR.
6. Serología.

PRUEBAS DE LABORATORIO

1. Recuento leucocitario elevado y VSG normal o elevada.
2. Rara vez observada en biopsias tisulares o frotis teñidos con Gram.
3. Anticuerpos frente a *F. tularensis* determinados mediante aglutinación en tubo, microaglutinación, hemaglutinación y ELISA; el diagnóstico serológico definitivo precisa que los títulos se multipliquen por cuatro o más entre las muestras aguda y convaleciente.
4. Reacción en cadena de la polimerasa (PCR) para facilitar un diagnóstico precoz.

DIAGNÓSTICO POR IMAGEN

Radiografía de tórax para detectar infiltrados parcheados bilaterales, infiltrado parenquimatoso lobar, lesión cavitaria, derrame pleural o enfisema.

TRATAMIENTO

TRATAMIENTO AGUDO

Tratamiento inmediato para limitar la extensión de la enfermedad aguda y las complicaciones.
- Estreptomicina, 10 mg/kg i.m. cada 12 h (la dosis diaria no debe superar los 2 g) o gentamicina, 3-5 mg/kg cada 8 h.
- Tetraciclina, 500 mg v.o. cuatro veces al día, o doxiciclina, 100 mg v.o. dos veces al día, o cloranfenicol, 25-60 mg/kg cada 6 h (sin superar los 6 g).
- Las quinolonas ofrecen nuevas alternativas para el tratamiento de la tularemia.
- Combinación de antibióticos necesaria para la meningitis tularémica: cloranfenicol más estreptomicina.

Los tratamientos quirúrgicos están limitados al drenaje de los ganglios linfáticos con absceso y a la colocación de un tubo de drenaje en los empiemas.

PRONÓSTICO

La tasa de mortalidad la infección grave no tratada (neumonía tularémica y tularemia tifoidea) puede ser de hasta el 30%. La mortalidad global asociada a la tularemia es del 2-4% con un tratamiento adecuado. Tras la tularemia suele existir una inmunidad de por vida.

PRONÓSTICO

Seguimiento ambulatorio.

PREVENCIÓN

1. Educar al público para no entrar en contacto con animales enfermos o muertos.
2. Usar repelentes de insectos.

3. Extraer rápidamente las garrapatas.
4. Beber sólo agua potable.
5. Cocinar suficientemente la carne de caza.
6. Se ha desarrollado una vacuna de la tularemia, aunque no se comercializa en los EE.UU.; sin embargo, puede disponerse de ella a través del Centers for Disease Control and Prevention (CDC). Se recomienda la vacunación de personas de alto riesgo que trabajan con grandes cantidades de microorganismos en cultivos.
7. Evitar desollar animales salvajes, especialmente conejos; llevar guantes mientras se manipulan los cadáveres de los animales.
8. No beber de fuentes u otras aguas contaminadas por animales muertos.

9. Los pacientes hospitalizados con tularemia no necesitan un aislamiento especial. Las medidas de precaución estándares frente a secreciones contaminadas son suficientes para el drenaje de las heridas.
10. El personal de laboratorio debe estar al tanto del peligro potencial.

DERIVACIÓN

A un especialista en enfermedades infecciosas en casos sospechosos.

OTRAS CONSIDERACIONES

- Alertar al laboratorio de microbiología de la posibilidad de tularemia.

- No emplear doxiciclina o tetraciclinas en niños o mujeres gestantes.
- Debido a su naturaleza altamente contagiosa con inóculos pequeños, se considera a la tularemia como un agente que podría ser usado por terroristas. Está clasificada como agente biológico crítico de categoría a por el CDC.

BIBLIOGRAFÍA RECOMENDADA

Chocarro A, Gonzalez A, Garcia I: Treatment of tularemia with ciprofloxacin, *Clin Infect Dis* 31:623, 2000.
Cronquist SD: Tularemia: the disease and weapon, *Dermatol Clin* 22(3):313, 2004.
Jensen WA, Kirsch CM: Tularemia, *Semina Respir Infect* 18(3):146, 2003.

AUTOR: **VASANTHI ARUMUGAM, M.D.**

INFORMACIÓN BÁSICA

DEFINICIÓN

Los tumores malignos óseos primarios son infiltrantes y anaplásicos y tienen la capacidad de ocasionar metástasis. La mayoría se originan en la médula ósea (mieloma), pero pueden hacerlo en el hueso, el cartílago, la grasa o el tejido fibroso. La leucemia y el linfoma quedan excluidos de este comentario.

FIBROSARCOMA Y LIPOSARCOMA: Muy infrecuentes y parecidos a los tumores originados en los tejidos blandos.

OSTEOSARCOMA: Un tumor maligno óseo primario poco frecuente que se caracteriza por células tumorales que producen osteoide o hueso. Se han descrito varias variedades: sarcoma parostal, sarcoma periosteal, forma multicéntrica y forma telangiectásica.

CONDROSARCOMA: Tumor del cartílago, maligno, que puede ser primario o secundario por transformación de una exóstosis osteocartilaginosa o un encondroma benignos.

SARCOMA DE EWING: Tumor maligno de histogénesis incierta.

MIELOMA MÚLTIPLE: Proliferación neoplásica de células plasmáticas.

SINÓNIMOS

Mieloma múltiple:
1. Mieloma de células plasmáticas.
2. Plasmocitoma.

CÓDIGOS CIE-9CM

203.0 Mieloma múltiple
170.9 Neoplasias, óseas (periostio), malignas primarias
M9180/3 Osteosarcoma
N9220/3 Condrosarcoma
M9260/3 Sarcoma de Ewing

EPIDEMIOLOGÍA Y DEMOGRAFÍA

MIELOMA MÚLTIPLE:
- El tumor óseo más frecuente.
- Edad de aparición en general >40 años.
- Relación varón:mujer 2:1.

OSTEOSARCOMA:
- Promedio de edad en el debut: 10-20 años.
- Varones > mujeres.
- El sarcoma parostal afecta a ancianos.

CONDROSARCOMA.
- Edad de aparición: 40-60 años.
- Relación varón:mujer 2:1.

SARCOMA DE EWING.
- Edad de aparición: 10-15 años.

SÍNTOMAS

MIELOMA MÚLTIPLE:
- Debuta como proceso sistémico o, en menos casos, como lesión «solitaria».
- Las manifestaciones precoces: anorexia, pérdida de peso y dolor óseo; la mayor parte de los casos debutan con lumbalgia que con frecuencia lleva a diagnosticar una lesión ósea destructiva.
- Otros sistemas orgánicos se pueden acabar afectando, lo que determina más dolor óseo, anemia, insuficiencia renal, infecciones bacterianas o varias de éstas, en general como consecuencia de las disproteinemias típicas de este trastorno.

- Posible amiloidosis secundaria, que ocasiona insuficiencia cardíaca o síndrome nefrótico.

OSTEOSARCOMA:
- Se origina sobre todo en las metáfisis.
- El 50-60% se originan junto a la rodilla.
- Posible dolor y tumefacción, pero el paciente está sano por lo demás.
- El osteosarcoma asociado a la enfermedad de Paget se manifiesta con un súbito agravamiento del dolor óseo.

CONDROSARCOMA:
- El tumor suele afectar a la pelvis, la parte proximal del fémur y la cintura escapular.
- Tumefacción dolorosa.

SARCOMA DE EWING:
- Masa dolorosa en partes blandas presente con frecuencia.
- Posiblemente aumento del calor local.
- Se suele afectar el tercio medio de un hueso largo (algo que le diferencia de otros tumores).
- Pérdida de peso, fiebre y letargo.

DIAGNÓSTICO

DIAGNÓSTICO DIFERENCIAL

- Osteomielitis.
- Metástasis óseas.

La edad del paciente y los rasgos radiológicos iniciales suelen determinar los siguientes pasos diagnósticos.

PRUEBAS DE LABORATORIO

- Ligero aumento de la fosfatasa alcalina en el osteosarcoma.
- En el sarcoma de Ewing, como indicios de reacción sistémica se encuentra anemia, leucocitosis y elevación de la velocidad de sedimentación.
- En el mieloma múltiple:
  1. Proteínas de Bence Jones en la orina.
  2. Anemia y elevación de la velocidad de sedimentación.
  3. Característica disproteinemia en la electroforesis de las proteínas del suero.
  4. Característica diagnóstica: pico del patrón electroforético que sugiere gammapatía monoclonal.
  5. Formación de pilas de células en sangre periférica.
  6. Es frecuente la hipercalcemia, pero la fosfatasa alcalina suele ser normal.

DIAGNÓSTICO POR IMAGEN

- El osteosarcoma clásico penetra en muchos casos la cortical de forma precoz:
  1. El hueso afectado puede mostrar una respuesta blástica (densa), lítica (lucida) o mixta.
  2. Puede encontrarse un patrón perpendicular en sol naciente agresivo como consecuencia de la reacción perióstica y es frecuente encontrar triángulos de Codman periféricos.
  3. Los límites del tumor están poco definidos.
- Las calcificaciones moteadas en una lesión destructiva y radiolúcida suelen indicar condrosarcoma.

- El sarcoma de Ewing se caracteriza por cambios destructivos moteados con formación de nuevo hueso periosteal. Este último puede disponerse en varias capas y adoptar el patrón típico en «capas de cebolla».
- Los hallazgos radiológicos típicos del mieloma múltiple incluyen una lesión «perforada» de límites bien definidos.
  1. Son frecuentes las lesiones múltiples.
  2. Puede encontrarse en muchos casos una osteoporosis difusa como único hallazgo.
  3. Frecuentes fracturas patológicas.

TRATAMIENTO

La valoración y tratamiento de los tumores malignos óseos son complicadas. Los estudios para diagnóstico y el tratamiento deben ser supervisados por un ortopeda especialista en cáncer y un oncólogo.

PRONÓSTICO

- En los últimos 20 años se ha producido una mejoría espectacular en los protocolos de tratamiento del osteosarcoma con regímenes de múltiples fármacos adyuvantes (poliquimioterapia) y cirugía conservadora del miembro.
- Es importante un diagnóstico precoz porque la mayor parte de los tumores no habrán metastatizado en el momento de la presentación inicial.
- Se han descrito en algunas series supervivencias del 70% a los 5 años.
- El pronóstico del mieloma múltiple sigue siendo malo a pesar de los recientes tratamientos.
  1. Las remisiones completas son infrecuentes.
  2. La supervivencia con una lesión solitaria puede ser prolongada, aunque la mayor parte de los enfermos mueren tras una mediana de 3 años.
- El pronóstico del sarcoma de Ewing ha mejorado con una combinación de quimioterapia, resección local y radioterapia.
- Los condrosarcomas no son sensibles a la quimioterapia o radioterapia y el pronóstico dependerá del grado del tumor y la capacidad de resecarlo adecuadamente.

BIBLIOGRAFÍA RECOMENDADA

Heyman D et al: Bisphosphonates: new therapeutic agents for the treatment of bone tumors, *Trends Mol Med* 10(7):337, 2004.

Martinez MA et al: Ewings sarcoma: histopathological and immunohistochemical study, *Orthopedics* 26:723, 2003.

Meyer JS, Mackenzie W: Malignant bone tumors and limb-salvage surgery in children, *Pediatr Radiol* 34(8):606, 2004.

Wittig JC et al: Osteosarcoma: a multidisciplinary approach to diagnosis and treatment, *Am Fam Physician* 65:1123, 2002.

Zeytoonian T et al: Distal lower extremity sarcomas: frequency of occurrence and patient survival rate, *Foot Ankle Int* 25(5):325, 2004.

AUTOR: **LONNIE R. MERCIER, M.D.**

INFORMACIÓN BÁSICA

DEFINICIÓN

Los tumores benignos del ovario son clínicamente indistinguibles de sus contrapartidas malignas. Por tanto todas las masas anexiales persistentes deben considerarse malignas hasta que se demuestre lo contrario. Los tumores no malignos son los siguientes:

- Quiste germinal de inclusión.
- Quiste folicular.
- Quiste del cuerpo lúteo.
- Luteoma del embarazo.
- Quistes de la teca luteínica.
- Ovarios escleroquísticos.
- Endometrioma.

Los tumores neoplásicos derivados del epitelio celómico son los siguientes:

- Tumores quísticos: cistoma seroso, cistoma mucinoso, formas mixtas.
- Tumores con sobrecrecimiento estromal: fibroma, adenofibroma, tumor de Brenner.

Los tumores derivados de las células germinales son los dermoides (teratomas quísticos benignos).

CÓDIGO CIE-9CM
220 Neoplasia benigna de ovario

EPIDEMIOLOGÍA Y DEMOGRAFÍA

- Años reproductivos:
  1. Neoplasias ováricas benignas más frecuentes: cistoadenoma seroso y teratoma quístico benigno.
  2. Masa anexial más frecuente: quiste funcional.
- El riesgo de malignidad aumenta después de los 40 años.
- Lactantes: las masas anexiales son generalmente quistes foliculares secundarios a la estimulación hormonal materna que involuciona durante los primeros meses de la vida.
- Infancia:
  1. Las masas anexiales son infrecuentes.
  2. El 8% son malignas.
  3. Casi siempre disgerminomas o teratomas (origen en las células germinales).
  4. La frecuencia de malignidad está inversamente relacionado con la edad.
- Adolescencia:
  1. La masa anexial más frecuente es el quiste funcional.
  2. El tumor ovárico neoplásico más frecuente es el teratoma quístico benigno.

3. Los tumores anexiales sólidos/quísticos son infrecuentes y casi siempre son disgerminomas o teratomas malignos.

SÍNTOMAS Y SIGNOS

- Generalmente asintomáticos.
- Dolor/presión pélvicos.
- Dispareunia.
- Dolor abdominal que varía de leve a la irritación peritoneal grave.
- Aumento del perímetro abdominal/distensión.
- Masa anexial en la exploración pélvica.
- Niños: masa abdominal/rectal.

ETIOLOGÍA

- Fisiológica.
- Endometriosis.
- Desconocida.

DIAGNÓSTICO

DIAGNÓSTICO DIFERENCIAL

- Torsión ovárica.
- Neoplasia: ovario, trompa de Falopio, colon.
- Mioma uterino.
- Absceso diverticular/diverticulitis.
- Absceso apendicular/apendicitis (especialmente en niños).
- Absceso tuboovárico.
- Quiste paraovárico.
- Vejiga distendida.
- Riñón pélvico.
- Embarazo ectópico.
- Quiste/neoplasia retroperitoneal.

VALORACIÓN

- Anamnesis y exploración física completas.
- Exploración pélvica/rectovaginal para demostrar una masa firme, irregular, móvil.
- Laparoscopia/laparotomía para establecer el diagnóstico.

PRUEBAS DE LABORATORIO

- Prueba de embarazo.
- Marcadores tumorales en plasma:
  1. Antígeno 125 (CA 125).
  2. α-fetoproteína (AFP) (tumor del seno endodérmico, teratoma inmaduro).
  3. β-Gonadotropina coriónica humana (hCG).
  4. Deshidrogenasa láctica (LDH) (disgerminoma).

DIAGNÓSTICO POR IMAGEN

Ecografía:
- Puede diferenciar una masa anexial de otras masas pélvicas.
- Las características que aumentan el riesgo de malignidad son el componente sólido, las papilas, los tabiques múltiples/tabique grueso único, la ascitis, el intestino enmarañado, la bilateralidad, los límites irregulares.
- TC con contraste o PIV.
- Colonoscopia/enema de bario, si sintomático.

TRATAMIENTO

TRATAMIENTO NO FARMACOLÓGICO

Repetir la exploración pélvica en 4 a 6 sem en mujeres premenopáusicas.

TRATAMIENTO AGUDO

Indicaciones de cirugía:
- Masa anexial palpable posmenopáusica o premenarquia.
- Masa anexial con características ecográficas sospechosas.
- Mujer premenopáusica con quiste persistente >5 cm.
- Cualquier masa anexial >10 cm.
- Sospecha de torsión o rotura.

TRATAMIENTO CRÓNICO

- Depende del diagnóstico.
- Posible supresión de la formación de nuevos quistes mediante anticonceptivos orales.

PRONÓSTICO

Depende del diagnóstico.

DERIVACIÓN

- Si se sospecha malignidad.
- Si se requiere cirugía.

BIBLIOGRAFÍA RECOMENDADA

Copeland LJ, Jarrell JF: *Textbook of gynecology*, ed 2, Philadelphia, 1999, WB Saunders.

Dayal M, Barnhart KT: Noncontraceptive benefits and therapeutic uses of the oral contraceptive pill, *Semin Reprod Med* 19(4):295, 2001.

Doret M, Raudrant D: Functional ovarian cysts and the need to remove them, *Euro J Obstet Gynecol Reprod Biol* 100(1):1, 2001.

Kurjak A, Kupesic S, Simunic V: Ultrasonic assessment of the peri- and postmenopausal ovary, *Maturitas* 41(4):245, 2002.

AUTOR: **GEORGE T. DANAKAS, M.D.**

INFORMACIÓN BÁSICA

DEFINICIÓN

Los tumores esofágicos se definen como tumores benignos y malignos que se originan en el esófago. Alrededor del 15% de los tumores esofágicos se originan en el cuello del esófago, un 50% en el tercio medio del esófago y un 35% en el tercio inferior. El 85% de los tumores esofágicos son carcinomas epidermoides (se originan en el epitelio escamoso). Los adenocarcinomas se originan en el epitelio cilíndrico en el esófago distal, que se ha vuelto displásico de manera secundaria a un reflujo gástrico crónico.

CÓDIGOS CIE-9CM
150.8 Cáncer de esófago, NEC
150.9 Cáncer de esófago, NOS
230.1 Carcinoma in situ de esófago

EPIDEMIOLOGÍA Y DEMOGRAFÍA

Los carcinomas del epitelio esofágico, tanto epidermoide como adenocarcinoma, son de lejos los tumores más frecuentes e importantes del esófago. Las neoplasias benignas son mucho menos frecuentes e incluyen el leiomioma, papiloma y pólipos fibrovasculares. La prevalencia del carcinoma esofágico varía ampliamente en las diferentes partes del mundo, desde 7,6 casos por 100.000 personas en EE.UU. hasta 130 casos por 100.000 personas en China. Con frecuencia se produce dentro del denominado «cinturón del cáncer esofágico» asiático, que se extiende desde la costa sur del Mar Caspio hasta el Norte de China, con determinados focos de alta incidencia en Finlandia, Irlanda, Sudeste de África y Noroeste de Francia. En EE.UU., se detectan 13.900 nuevos casos y 13.000 muertes cada año, convirtiéndolo en la séptima causa de muerte por cáncer entre los hombres. El cáncer esofágico es más frecuente en negros que en blancos y tiene una razón hombres:mujeres de 3:1. Suele desarrollarse en la séptima y octava décadas de la vida y constituye una enfermedad asociada con un nivel socioeconómico bajo. El diagnóstico de cáncer esofágico en más del 50% de los pacientes se produce en un estadio avanzado (irresecable o enfermedad metastásica).

SÍNTOMAS Y SIGNOS

- Disfagia: inicialmente se presenta con las comidas sólidas y gradualmente con semisólidos y líquidos; estos últimos signos suelen indicar enfermedad incurable con un tumor que afecta a más del 60% de la circunferencia esofágica y se presenta en el 74% de los pacientes.
- Pérdida de peso: muchos de los pacientes presentan pérdida de peso normalmente de corta duración. La pérdida de peso >10% de la masa corporal es un factor predictivo independiente de mal pronóstico.
- Ronquera: indica afectación del nervio laríngeo recurrente.
- Odinofagia: síntoma infrecuente.
- Adenopatía cervical: suele afectar a los ganglios linfáticos supraclaviculares.
- Tos seca: indica afectación de la tráquea.
- Neumonía por aspiración: causada por el desarrollo de una fístula entre el esófago y la tráquea.
- Hemoptisis masiva o hematemesis: se debe a la invasión de las estructuras vasculares.
- La enfermedad avanzada se extiende al hígado, pulmones y pleura.
- Hipercalcemia: normalmente asociada con carcinoma epidermoide debido a la secreción de un péptido tumoral similar a la hormona paratiroidea.

ETIOLOGÍA

Parece que la patogenia de los tumores esofágicos se debe al daño oxidativo recurrente crónico por cualquiera de los siguientes agentes etiológicos enumerados a continuación que causan inflamación, esofagitis, aumento del recambio celular y finalmente, inicio del proceso carcinogénico. Agentes etiológicos:

- Consumo excesivo de alcohol: representa el 80-90% de los tumores esofágicos en EE.UU. y el whisky se ha asociado con una mayor incidencia que el vino o la cerveza.
- Tabaquismo: el uso combinado de tabaco y alcohol aumenta el riesgo de manera notable.
- Otros carcinógenos ingeridos:
  Nitratos (convertidos en nitritos): Sur de Asia, China.
  Opiáceos fumados: Norte de Irán.
  Toxinas fúngicas en verduras en vinagre.
- Daño de la mucosa:
  Exposición a largo plazo a té muy caliente.
  Ingestión de lejía.
- Estenosis inducidas por radiación.
- Acalasia crónica: la incidencia es siete veces mayor.
- Susceptibilidad del huésped secundaria a lesiones precancerosas:
  Síndrome de Plummer-Vinson (Paterson-Kelly): glositis con déficit de hierro.
  Hiperqueratosis congénita y fóveas en palmas de las manos y plantas de los pies.
- ERGE crónica que conduce a esófago de Barrett y adenocarcinoma (los blancos se afectan más que los negros).
- Posible asociación con esprue celíaco o déficit alimentarios de molibdeno, zinc, vitamina A.

DIAGNÓSTICO

DIAGNÓSTICO DIFERENCIAL

- Acalasia del esófago.
- Esclerodermia del esófago.
- Espasmo esofágico difuso.
- Anillos y membranas esofágicos.

EXPLORACIÓN FÍSICA

- Control del peso.
- Los hallazgos suelen limitarse a los ganglios linfáticos cervicales y supraclaviculares.
- Signos de consolidación pulmonar debida a neumonía por aspiración.

PRUEBAS DE LABORATORIO

Hemograma completo, análisis químicos, enzimas hepáticas.

DIAGNÓSTICO POR IMAGEN

- El esofagograma de doble contraste identifica con eficacia las lesiones esofágicas grandes (fig. 1-250).
- A diferencia de los leiomiomas esofágicos benignos que causan estenosis esofágica con conservación del patrón mucoso normal, los carcinomas esofágicos causan cambios ulcerativos irregulares en la mucosa asociados con infiltración más profunda.
- El esofagograma puede pasar por alto los tumores más pequeños, por lo que se recomienda la esofagoscopia.
- La esofagoscopia se realiza para visualizar el tumor y obtener confirmación histopatológica. Además, suele llevarse a cabo una ecografía endoscópica para determinar la profundidad de la invasión tumoral.
- Esta población también tiene riesgo de tumores de la cabeza, cuello y pulmones; por tanto, también debería realizarse una inspección endoscópica de la laringe, tráquea y bronquios.
- Un tercio de las veces, las biopsias endoscópicas no pueden obtener tejido maligno, por lo que debería realizarse habitualmente una exploración citológica de cepillados del tumor.
- También es obligatoria la exploración del fundus gástrico a través de retroflexión del endoscopio.
- Deberían realizarse TC de tórax y abdomen para determinar la extensión de la diseminación tumoral al mediastino, ganglios linfáticos paraaórticos e hígado.

TRATAMIENTO

TRATAMIENTO AGUDO

RESECCIÓN QUIRÚRGICA:
- La resección quirúrgica del carcinoma epidermoide y adenocarcinoma del tercio inferior del esófago se realiza en la mayoría de los centros si no hay diseminación metastásica.
- Se espera que menos del 20% de los pacientes que sobreviven a una resección total sobrevivan después de 5 años. Suele utilizarse estómago o colon para la sustitución esofágica.

POSIBLES COMPLICACIONES QUIRÚRGICAS: Fístulas anatómicas (normalmente con interposición colónica, abscesos subfrénicos); las complicaciones respiratorias son menos frecuentes debido a los avances en las técnicas quirúrgicas, el tratamiento respiratorio, la hiperalimentación y el soporte anestésico durante la cirugía. Las complicaciones cardiovasculares son de lejos las más frecuentes e incluyen IM, ACV y EP.

RADIOTERAPIA:
- Los carcinomas epidermoides son más radiosensibles que el adenocarcinoma y la radiación consigue un buen control local y es una modalidad paliativa excelente para los síntomas obstructivos. Suele emplearse para los tumores del tercio superior del esófago, a menudo también para los tumores del tercio medio.

- Alrededor del 40% de los tumores no pueden destruirse incluso después de 6.000 rad.
- También es eficaz la radioterapia paliativa para las metástasis óseas.
- La monoterapia dio como resultado regresión tumoral significativa en el 15-25% de los pacientes y la quimioterapia de combinación que incluía cisplatino consiguió una reducción tumoral significativa en el 30-60% de los pacientes.

COMPLICACIONES DE LA RADIOTERAPIA:
- Las complicaciones más temidas son estenosis esofágica, fibrosis pulmonar inducida por la radiación, mielitis transversa.
- La miocardiopatía inducida por radiación y los cambios cutáneos se producen con menos frecuencia debido a las técnicas modernas.
- La mucositis, la toxicidad GI y la mielosupresión son frecuentes.
- La nefrotoxicidad, la ototoxicidad y la neurotoxicidad pueden aparecer con el uso de cisplatino.

QUIMIOTERAPIA DE COMBINACIÓN, RADIOTERAPIA Y TRATAMIENTO QUIRÚRGICO:
- No se ha encontrado que la quimioterapia de combinación se asocie con una mejor supervivencia, sin embargo, muchos centros utilizan quimioterapia preoperatoria para muchos pacientes con cáncer esofágico.

- En los pacientes con tumores que no pueden resecarse quirúrgicamente, se han utilizado intervenciones paliativas como dilatación endoscópica repetida, colocación endoscópica de sonda de alimentación o prótesis de polivinilo para derivar tumores.

PRONÓSTICO
- Cirugía: tasa de supervivencia a los 5 años del 48% en los estadios I y II, del 20% en los estadios avanzados.
- Radioterapia: tasa de supervivencia a los 5 años entre el 6-20%.
- Quimioterapia: tasa de respuesta a un agente único del 15-38%; tasa de respuesta a la combinación del 80%.
- Modalidad combinada: tasa de respuesta del 18%.
- Los pacientes con enfermedad en el estadio IV reciben quimioterapia paliativa con una supervivencia media inferior a 1 año.

BIBLIOGRAFÍA RECOMENDADA

Enzinger PC, Mayer RJ: Esophageal cancer, *N Engl J Med* 349:2241, 2003.

Shaheen N et al: Gastroesophageal reflux, Barrett esophagus, and esophageal cancer: clinical applications, *JAMA* 287(15):1982, 2002.

AUTORES: LYNN MCNICOLL, M.D., y **MADHAVI YERNENI, M.D.**

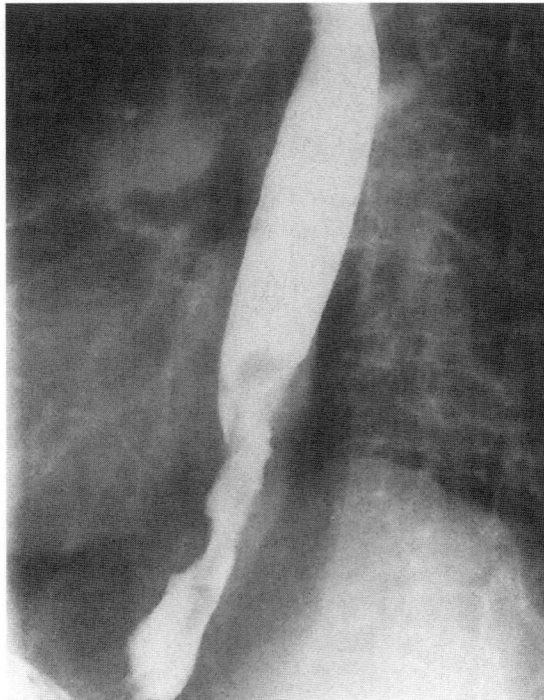

FIGURA 1-250 **La papilla de bario demuestra los hallazgos clásicos en el cáncer del tercio distal del esófago.** (De Nobel J [ed.]: *Primary care medicine,* 2.ª ed., St. Louis, 1996, Mosby.)

INFORMACIÓN BÁSICA

DEFINICIÓN

La úlcera péptica (UP) es una ulceración del estómago o el duodeno como consecuencia de un desequilibrio entre los factores protectores de la mucosa y varios mecanismos que lesionan la mucosa (v. «Etiología»).

SINÓNIMOS

Úlcera duodenal (UD).
Úlcera gástrica (UG).

CÓDIGOS CIE-9CM
536.8 Úlcera péptica
531.3 Úlcera péptica, estómago, aguda
531.7 Úlcera péptica, estómago, crónica
532.3 Úlcera péptica, duodeno, aguda
532.7 Úlcera péptica, duodeno, crónica

EPIDEMIOLOGÍA Y DEMOGRAFÍA

- Incidencia: 250.000 a 500.000 (200.000 a 400.000 UD; 50.000 a 100.000 UG) anuales; la razón úlcera duodenal:gástrica es de 4:1.
- Localización anatómica: >90% de UDs se localizan en la primera porción del duodeno la UG se localiza más frecuentemente en la curvatura menor cerca de la incisura angular.

SÍNTOMAS Y SIGNOS

- La exploración física es con frecuencia poco llamativa.
- El paciente puede tener dolor epigástrico, taquicardia, palidez, hipotensión (debido a la pérdida de sangre aguda o crónica), náuseas y vómitos (si el canal pilórico está obstruido), abdomen en tabla y signo de rebote (si hay perforación) y hematemesis o melenas (con una úlcera hemorrágica).

ETIOLOGÍA

Con frecuencia multifactorial; los siguientes son factores que lesionan frecuentemente la mucosa:
- Infección por *Helicobacter pylori*.
- Fármacos (AINE, glucocorticoides).
- Píloro o EEI incompetente.
- Ácidos biliares.
- Alteración de la secreción duodenal proximal de bicarbonato.
- Disminución del flujo sanguíneo a la mucosa gástrica.
- Ácido secretado por las células parietales y pepsina secretada en forma de pepsinógeno por las células principales.
- Consumo de cigarrillos.
- Alcohol.

DIAGNÓSTICO

DIAGNÓSTICO DIFERENCIAL

- ERGE.
- Síndrome de colelitiasis.
- Pancreatitis.
- Gastritis.
- Dispepsia no ulcerosa.
- Neoplasia (carcinoma gástrico, linfoma, carcinoma de páncreas).
- Angina de pecho, IM, pericarditis.
- Aneurisma disecante.
- Otros: obstrucción alta del intestino delgado, neumonía, absceso subfrénico, fase inicial de la apendicitis.

VALORACIÓN

- Historia clínica completa y exploración física para descartar otros diagnósticos. Las modalidades diagnósticas comprenden la endoscopia o el tránsito gastroduodenal. La endoscopia es invasiva y más cara; sin embargo, se prefiere por los siguientes motivos:
  1. Es la más precisa (aproximadamente 90-95%).
  2. Útil para identificar úlceras superficiales o muy pequeñas.
  3. Esencial para diagnosticar úlceras gástricas (el 1-4% de las úlceras gástricas diagnosticadas como benignas por los tránsitos gastroduodenales son finalmente diagnosticadas como carcinoma gástrico).
  4. Ventajas adicionales sobre los tránsitos gastrointestinales:
     - Biopsia de las úlceras de aspecto sospechoso.
     - Electrocauterización de úlceras hemorrágicas.
     - Determinación del pH gástrico en la sospecha de gastrinoma (p. ej., paciente con úlceras múltiples).
     - Diagnóstico de esofagitis, gastritis, duodenitis.
     - Biopsia endoscópica para *H. pylori*.

PRUEBAS DE LABORATORIO

- La evaluación habitual de laboratorio es generalmente poco destacable.
- Puede existir anemia en los pacientes con hemorragia GI significativa.
- Se recomienda el análisis de *H. pylori* mediante biopsia endoscópica, la prueba de urea en aliento, la prueba de detección de antígenos en heces (antígeno de *H. pylori* en heces) o una prueba de anticuerpos específicos:
  1. Las pruebas serológicas para detectar los anticuerpos de *H. pylori* son fáciles y baratas; sin embargo, la presen-

cia de anticuerpos indica infección previa pero no necesariamente actual. Los anticuerpos frente a *H. pylori* pueden permanecer elevados de meses a años tras el aclaramiento de la infección; por tanto los niveles de anticuerpos deben interpretarse según los síntomas del paciente y otros resultados de pruebas (p. ej., UP en el tránsito intestinal).
  2. La prueba de urea en aliento refleja una infección activa. El paciente ingiere una pequeña cantidad de urea marcada con carbono 13 (^{13}C) o carbono 14. Si existe ureasa (producida por el microorganismo), la urea se hidroliza y el paciente espira dióxido de carbono marcado que después es recogido y medido. Esta prueba es más cara y no está disponible tan fácilmente. El uso de inhibidores de la bomba de protones 2 semanas antes de la prueba de urea en aliento puede interferir con los resultados.
  3. La evaluación histológica de las muestras de biopsia endoscópica es actualmente el patrón oro para el diagnóstico preciso de la infección por *H. pylori*.
  4. La prueba del antígeno en heces es tan precisa como la prueba de urea en aliento para el seguimiento de los pacientes tratados por *H. pylori*. Esta prueba detecta la presencia de infección mediante la determinación de la excreción fecal de antígenos de *H. pylori*. Un resultado negativo de la prueba de antígeno en heces 8 sem tras completar el tratamiento indentifica a los pacientes en los que la erradicación de *H. pylori* no fue satisfactoria.
- Sólo en casos específicos está indicada una evaluación adicional de laboratorio (p. ej., nivel de amilasa en sospecha de pancreatitis, nivel plasmático de gastrina en sospecha de síndrome de Zollinger-Ellison [Z-E]).

DIAGNÓSTICO POR IMAGEN

Los estudios convencionales de tránsito gastrointestinal con bario identifican aproximadamente el 70-80% de las UP; la precisión puede aumentarse hasta aproximadamente el 90% mediante doble contraste.

TRATAMIENTO

TRATAMIENTO NO FARMACOLÓGICO

- Dejar de fumar; el consumo de cigarrillos aumenta el riesgo de UP, disminuye la tasa de curación y aumenta la frecuencia de recidiva.

- Evitar los AINE y el alcohol.
- Se ha demostrado que las dietas especiales *no están relacionadas* con el desarrollo y curación de las úlceras; sin embargo, se deben evitar las comidas que producen síntomas.

TRATAMIENTO AGUDO

La erradicación de *H. pylori*, cuando está presente, puede lograrse mediante varias pautas:

1. Inhibidores de la bomba de protones (IBP) dos veces al día (p. ej., omeprazol 20 mg dos veces al día o lansoprazol 30 mg dos veces al día) *más* claritromicina 500 mg dos veces al día *y* amoxicilina 1.000 mg dos veces al día durante 7-10 días.
2. IBP dos veces al día *más* amoxicilina 500 mg dos veces al día *más* metronidazol 500 mg durante 7-10 días.
3. IBP dos veces al día *más* claritromicina 500 mg dos veces al día *y* metronidazol 500 mg dos veces al día durante 7 días.
4. Ensayos recientes indican que una cuádruple terapia de 1 día de duración puede ser tan eficaz como una pauta de 7 días de triple terapia. La pauta de cuádruple terapia consiste en dos comprimidos de 262 mg de subsalicilato de bismuto cuatro veces al día, un comprimido de 500 mg de metronidazol cuatro veces al día, 2 g de amoxicilina en suspensión cuatro veces al día y dos cápsulas de 30 mg de lansoprazol.
5. Sal de bismuto cuatro veces al día *más* tretraciclina 500 mg cuatro veces al día *y* metronidazol 500 mg cuatro veces al día durante 14 días**.**
6. Un tratamiento de 14 días con tres antibióticos (amoxicilina 1 g dos veces al día, claritromicina 250 mg dos veces al día y metronidazol 400 mg dos veces al día) más lansoprazol 30 mg dos veces al día o bien ranitidina 300 mg dos veces al día es una opción eficaz y más barata para los pacientes de más de 55 años de edad sin antecedentes de UP.

Los pacientes con UP y pruebas negativas para *H. pylori* deberían ser tratados con fármacos antisecretores:

- Antagonistas de los receptores de la histamina tipo 2 (ARH_2): cimetidina, ranitidina, famotidina y nizatidina son todos eficaces; generalmente se administran en dosis dividida o por la noche.
- Inhibidores de la bomba de protones (IBP): pueden también inducir una curación rápida; generalmente se administran 30 min antes de las comidas.

Los antiácidos y el sucralfato son también fármacos eficaces para el tratamiento y la prevención de la UP.

TRATAMIENTO CRÓNICO

El tratamiento de mantenimiento en los pacientes con úlcera duodenal está indicado en las siguientes situaciones:

- Fumadores persistentes.
- Úlceras recurrentes.
- Tratamiento crónico con AINE, glucocorticoides.
- Pacientes ancianos o debilitados.
- Úlcera agresiva o complicada (p. ej., perforación, hemorragia).
- Hemorragias asintomáticas.

El tratamiento con misoprostol (100 mg cuatro veces al día con alimentos, aumentar a 200 mg si se tolera bien) es útil para la prevención de úlceras gástricas inducidas por AINE; está contraindicado en mujeres en edad fértil debido a sus propiedades abortivas. Los inhibidores de la bomba de protones son también eficaces para curar las úlceras y mantener la remisión en los pacientes con tratamientos a largo plazo con AINE.

PRONÓSTICO

- La tasa de recidiva de la UP no tratada es aproximadamente del 60% (>70% en fumadores). El tratamiento disminuye la tasa de recidiva en casi un 30%.
- Los pacientes con úlceras recurrentes deberían ser tratados de nuevo durante 8 semanas más y después iniciar un tratamiento de mantenimiento con ARH_2, IBP, sucralfato o antiácidos.
- Una úlcera se considera refractaria al tratamiento si no se demuestra curación tras 8 semanas en las úlceras duodenales o 12 semanas en las úlceras gástricas. En estos pacientes se prefiere una inhibición máxima del ácido (p. ej., esomeprazol 40 mg dos veces al día) que continuar el tratamiento con los fármacos estándar.
- La erradicación de *H. pylori* (cuando está presente) está indicada en todos los pacientes. Una prueba de antígeno en heces negativa para *H. pylori* 6 semanas tras el tratamiento confirma de forma precisa la curación de la infección con una sensibilidad razonable en sujetos sanos previamente seropositivos.

- También debería considerarse el cribado del síndrome de Zollinger-Ellison (Z-E) en pacientes con úlceras múltiples recurrentes; en los pacientes con Z-E, el nivel plasmático de gastrina es >1.000 pg/ml y la producción basal de ácido es generalmente >15 mEq/h.
- Actualmente la cirugía para las úlceras refractarias se realiza sólo raramente; consiste en una vagotomía supraselectiva para las úlceras duodenales o la extirpación de la úlcera con antrectomía o hemogastrectomía sin vagotomía para las úlceras gástricas.

DERIVACIÓN

- Derivar al especialista de aparato digestivo a los pacientes que requieren endoscopia.
- Derivar al cirujano a los pacientes con úlceras que no curan a pesar de un tratamiento médico adecuado.

OTRAS CONSIDERACIONES

COMENTARIOS

- A los pacientes con úlceras gástricas debería repetírseles la endoscopia tras 4 a 6 semanas de tratamiento para documentar la curación y realizar una citología exfoliativa para descartar un carcinoma gástrico.
- Tras el tratamiento endoscópico de las úlceras pépticas hemorrágicas, la hemorragia reaparece en hasta un 20% de los pacientes. La administración intravenosa de IBP mediante perfusión continua reduce sustancialmente el riesgo de hemorragia recidivante.

BIBLIOGRAFÍA RECOMENDADA

Graham DY et al: Ulcer prevention in long-term users of nonsteroidal anti-inflammatory drugs, *Arch Intern Med* 162:169, 2002.

Lai KC et al: Lansoprazole for the prevention of recurrences of ulcer complications from long-term low-dose aspirin use, *N Engl J Med* 346:2033, 2002.

Lara LF et al: One day quadruple therapy compared with 7-day triple therapy for helicobacter pylori infection, *Arch Intern Med* 163:2079, 2003.

AUTOR: FRED F. FERRI, M.D.

INFORMACIÓN BÁSICA

DEFINICIÓN

Una ulceración corneal consiste en la pérdida de tejido de la superficie corneal y/o de las capas más profundas de la córnea. Se produce por traumatismos, infecciones, degeneraciones, el uso de las lentes de contacto, o por otras causas.

SINÓNIMOS

Queratitis infecciosa con ulceración.
Queratitis bacteriana con ulceración.
Queratitis vírica con ulceración.
Queratitis fúngica con ulceración.

CÓDIGO CIE-9CM
370.0 Ulceración corneal, sin especificar

EPIDEMIOLOGÍA Y DEMOGRAFÍA

INCIDENCIA (EN LOS EE.UU.): El oftalmólogo general ve de promedio 4-6 casos al mes.
PREVALENCIA (EN LOS EE.UU.): Se trata de una patología frecuente.
PREDOMINIO POR SEXOS: Afecta a ambos sexos por igual.
DISTRIBUCIÓN POR EDADES: No existe predominio por edad.

SÍNTOMAS Y SIGNOS

- Lesión infiltrativa, localizada, bien delimitada, con un área de supuración estromal focal, oval (fig. 1-251), de coloración blanco-amarillenta, acompañada de secreción mucopurulenta espesa y edema. El ojo suele encontrarse rojo, posee un aspecto inflamado y se observa infiltración en la córnea adyacente.
- El cuadro generalmente es doloroso y se acompaña de edema e infección conjuntival.
- Las úlceras estériles neurotróficas no cursan con dolor.

ETIOLOGÍA

- Complicación del uso de las lentes de contacto, traumatismos, o enfermedades como la queratitis por el virus del herpes simple o la queratoconjuntivitis seca. A menudo se producen en el contexto de enfermedades del colágeno o del exoftalmos tiroideo grave.
- Infecciones víricas (que suelen ser contagiosas).

DIAGNÓSTICO

DIAGNÓSTICO DIFERENCIAL

- Infecciones bacterianas virulentas: *Pseudomonas*, neumococos y otros microorganismos.
- Infecciones bacterianas menos virulentas: *Moraxella, Staphylococcus, α-Streptococcus.*
- Infecciones víricas (virus del herpes simple u otros).
- Úlceras en los usuarios de lentes de contacto.

VALORACIÓN

- Exploración en la lámpara de hendidura tras la tinción con fluoresceína.
- El aspecto a menudo es típico.
- En los usuarios de lentes de contacto resulta fundamental un diagnóstico correcto.
- Tenga en cuenta la presencia de cirugía ocular previa o de corrección visual con láser.

PRUEBAS DE LABORATORIO

Estudios microscópicos y cultivo del material obtenido por raspado.

TRATAMIENTO

TRATAMIENTO NO FARMACOLÓGICO

- Compresas calientes.
- Lente de contacto terapéutica.

- Oclusión ocular.
- Abandonar el uso de lentes de contacto.
- Eliminar las secreciones palpebrales.

TRATAMIENTO GENERAL

- Tratamiento antibiótico y antivírico intensivo.
- AINE.
- Trifluridina/gatifloxacino.

TRATAMIENTO AGUDO

- Las ulceraciones corneales deben considerarse una urgencia oftalmológica.
- Infección bacteriana: cefazolina o gentamicina subconjuntival. También puede administrarse tratamiento tópico con gatifloxacino.
- Infecciones fúngicas: hospitalización y aplicación tópica de agentes antifúngicos.
- Infección herpética: trifluridina y tratamiento oral.

PRONÓSTICO

Si el paciente no responde con rapidez (en menos de 24 horas) al tratamiento antibiótico, lo ideal es derivar al paciente al oftalmólogo.

OTRAS CONSIDERACIONES

- Debe interrumpirse el uso de las lentes de contacto.
- Los pacientes con úlceras corneales siempre deben derivarse al oftalmólogo.
- Las ulceraciones corneales nunca deben tratarse con anestésicos tópicos ni con esteroides.

COMENTARIOS

No emplee esteroides tópicos ya que pueden agravar las úlceras herpéticas, fúngicas, o de otras etiologías, con riesgo de perforación corneal. Los antibióticos pueden retrasar la respuesta y dar lugar a un sobrecrecimiento de patógenos no bacterianos (hongos y amebas).

BIBLIOGRAFÍA RECOMENDADA

Price FW: New pieces for the puzzle: nonsteroidal anti-inflammatory drugs and corneal ulcers, *J Cataract Refract Surg* 26(9):1263, 2000.
Schaefer F et al: Bacterial keratitis: a prospective clinical and microbiological study, *Br J Ophthalmol,* 85(7):42, 2001.
Stretton S, Gopinathan U, Willcox MD: Corneal ulceration in pediatric patients: a brief overview of progress in topical treatment, *Paediatr Drugs* 4(2):95, 2002.
Varaprasathan G et al: Trends in the etiology of infectious corneal ulcers at the F. I. Proctor Foundation, *Cornea* 23(4):360, 2004.

AUTOR: **MELVYN KOBY, M.D.**

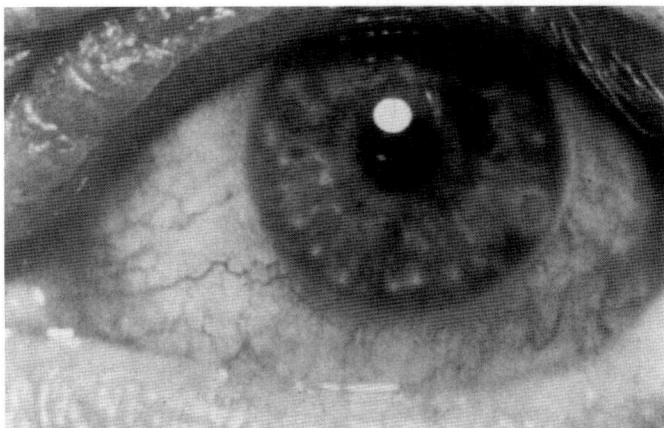

FIGURA 1-251 Ulceración corneal de localización periférica. (De Marx JA [ed.]: *Rosen's emergency medicine,* 5.ª ed., St. Louis, 2002, Mosby.)

INFORMACIÓN BÁSICA

DEFINICIÓN

Las úlceras por decúbito (úlceras por presión) son lesiones cutáneas y/o de los tejidos subyacentes que se producen como resultado del efecto de las fuerzas de presión, fricción, o cizallamiento que suelen tener lugar sobre las prominencias óseas como el sacro o los talones.

SINÓNIMOS

Úlcera por presión.
Escara por decúbito.
Escaras de la cara.
Decubitis.

CÓDIGO CIE-9CM
707.X Úlceras por decúbito

EPIDEMIOLOGÍA Y DEMOGRAFÍA

Las úlceras por presión aparecen en el 5-10% de todos los pacientes que reciben cuidados sanitarios (en los hospitales, las residencias de ancianos, o en el hogar) y conllevan asociadas una morbimortalidad importantes. El dolor es un síntoma presente en dos tercios de los pacientes con úlceras por presión en fase II o más avanzada. Las complicaciones asociadas con las úlceras por presión son, entre otras, la celulitis, la osteomielitis, los abscesos y la sepsis. La tasa de mortalidad anual es del 40%.

SÍNTOMAS Y SIGNOS

Las úlceras por presión se clasifican según su profundidad y el tipo de tejido dañado.

Etapa I   Eritema que no palidece sobre una piel intacta o piel blanda y depresible.
Etapa II   Pérdida cutánea de grosor parcial que afecta a la epidermis y/o la dermis.
Etapa III Pérdida cutánea de grosor total con lesión o necrosis del tejido subcutáneo que puede extenderse hasta la fascia o el músculo subyacentes, pero sin afectarlos.
Etapa IV   Pérdida cutánea de grosor total con destrucción extensa y daño asociado del músculo, el hueso o las estructuras de sostén (p. ej., los tendones o la cápsula articular).

ETIOLOGÍA

- Presión prolongada continua que a menudo se asocia a una movilidad reducida o defectuosa.
- Fuerzas de fricción o de cizallamiento sobre la piel.

DIAGNÓSTICO

DIAGNÓSTICO DIFERENCIAL

- Úlcera por estasis venosa.
- Úlcera arterial.
- Úlcera diabética.
- Cáncer de piel.
- Celulitis.

VALORACIÓN

En la descripción de toda úlcera deben incluirse aspectos como el estadio en el que se encuentra, la zona y el tamaño. En las úlceras en etapa III y IV también debe describirse el aspecto del lecho ulceroso (es decir, la presencia de epitelización, tejido de granulación, tejido necrótico o escaras). Igualmente se debe valorar la presencia de exudados (el tipo y la cantidad), el aspecto de los bordes de la herida (es decir, el socavamiento, los tractos sinusales, la tunelación o las fístulas), cualquier signo de infección o la existencia de dolor. Por último, deben evaluarse los factores de riesgo y etiológicos de las úlceras por presión.

PRUEBAS DE LABORATORIO

Los cultivos de las úlceras por decúbito no son útiles para identificar la causa de los factores de riesgo o las complicaciones de las mismas (p. ej., los abscesos o la osteomielitis), por lo que no están indicados. La ecografía tampoco ha demostrado su eficacia.

DIAGNÓSTICO POR IMAGEN

Si se sospecha la presencia de una osteomielitis, puede confirmarse mediante una RM o una tomografía ósea.

TRATAMIENTO

PREVENCIÓN

- Identifique a los pacientes de alto riesgo por medio de escalas de riesgo estandarizadas, como la escala de Bradon.
- En los casos de alto riesgo, realice revisiones periódicas del estado cutáneo e instruya sobre el correcto cuidado de la piel.
- Reduzca la exposición cutánea a la humedad, incluyendo la orina o las deposiciones.
- Evite que la piel se reseque o agriete en exceso.
- Disminuya la presión cutánea por medio de cambios posturales y de dispositivos que alivien la presión (p. ej., colchones de espuma, colchones inflables, almohadas, o cuñas de espuma para los pacientes encamados o inmovilizados en silla).
- En los pacientes encamados o inmovilizados en silla, emplee superficies de apoyo adecuadas para impedir una «presión excesiva» (definida como la presencia de menos de 2,5 cm entre el paciente y la superficie de apoyo, medido introduciendo una mano por debajo de la superficie y valorando el grosor que existe entre la misma y el paciente).
- Disminuya las fuerzas de fricción y cizallamiento.

TRATAMIENTO

- Las úlceras deben curarse cada vez que se cambie el vendaje y el tejido necrótico debe desbridarse con prontitud, ya que retrasa la cicatrización de la herida.
- La irrigación de la herida no debe realizarse con presiones superiores a 15 kg/cm² y el mejor método es a través de un angiocatéter de 18 G.

- No hay ningún producto o vendaje de elección, pero se recomienda usar los que mantengan húmedo el lecho de la úlcera y la aíslen de la orina y las deposiciones.
- Evite los fármacos citotóxicos para las células epiteliales (p. ej., el yodo, los yodóforos, el hipoclorito sódico, el peróxido de hidrógeno, el ácido acético y el alcohol).
- Reduzca la presión con colchones de espuma, superficies de apoyo dinámico (p. ej., colchones inflables) y los cambios posturales frecuentes (p. ej., cada 2 h).
- El oxígeno hiperbárico, los ultrasonidos, la radiación ultravioleta y la radiación de baja energía son medidas ineficaces o no han sido evaluadas lo suficiente como para demostrar su eficacia.
- Los factores de crecimiento, aunque son una alternativa prometedora, se consideran un tratamiento de segunda elección cuando los tratamientos tradicionales han resultado ineficaces.
- Corrija las carencias nutricionales.
- Reduzca al mínimo la incontinencia urinaria o fecal.
- Emplee elementos de valoración estandarizados (p. ej., el PUSH) para controlar la cicatrización de la herida con una periodicidad semanal.

PRONÓSTICO

La mayoría de las úlceras por presión pueden evitarse si se realiza una valoración sistemática de los factores de riesgo y se practican las medidas preventivas oportunas. La mayoría de ellas se curan si se instauran las medidas terapéuticas adecuadas.

DERIVACIÓN

- Al fisioterapeuta y al terapeuta ocupacional con el fin de mejorar los cambios posturales en la cama o en la silla.
- Las heridas con tejido necrótico deben derivarse al médico, a la enfermera, o al fisioterapeuta con experiencia en realizar desbridados enérgicos.
- Las úlceras extensas en estadios III y IV que no respondan al tratamiento convencional deben derivarse al cirujano plástico para su tratamiento quirúrgico.

BIBLIOGRAFÍA RECOMENDADA

Bergstrom A: prospective study on pressure sore risk among institutionalized elderly, *JAGS* 747, 1992.
Lyder C: Pressure ulcer prevention and management, *JAMA* 289(2):223, 2003.
National Pressure Ulcer Advisory Panel 9 (NPUAP): Pressure Ulcer Scale for Healing (PUSH), PUSH tool version 3.0 http://www.npuap.org/push3-0.htm
Pressure ulcers in adults: prediction and prevention, Clinical practice guideline No 3; Treatment of pressure ulcers, Clinical practice guideline No 4, AHCPR Publication No 92-0047 & 95-0652, Rockville, Md, 1994, US Department of Health and Human Services, Public Health Service, Agency for Health Care Policy and Research.
Thomas DR: The promise of topical growth factors in healing pressure ulcers, *Ann of Int Med* 139(8):694, 2003.

AUTOR: **DAVID R. GIFFORD, M.D., M.P.H.**

INFORMACIÓN BÁSICA

DEFINICIÓN

La uretritis es un síndrome clínico bien caracterizado que se manifiesta con disuria, secreción uretral o ambas cosas.

CÓDIGOS CIE-9CM
597.80 Uretritis, inespecífica
098.20 Gonocócica

EPIDEMIOLOGÍA Y DEMOGRAFÍA

- La causa específica más importante de uretritis aguda es *Neisseria gonorrhoeae*, que produce UG. La uretritis por otras causas se conoce como uretritis no gonocócica (UNG).
- La uretritis no gonocócica es dos veces más frecuente que la UG en EE.UU. La UNG es la ETS más frecuente en varones y supone 6.000.000 de consultas al año. La UNG se diagnostica más en grupos con nivel socioeconómico más alto. La UG es la uretritis aguda más frecuente en varones homosexuales que en heterosexuales.
- El gonococo es un diplococo gramnegativo, con forma de riñón y bordes planos. La uretra es la localización más frecuente en los hombres. En heterosexuales, la faringe está infectada en el 7% y en homosexuales en el 40%, y en estos últimos el recto está infectado en el 25%. Una relación esporádica con una pareja infectada tiene un riesgo de transmisión del 20% en hombres; las parejas femeninas de un varón infectado contraen la infección el 80% de las veces.

SÍNTOMAS Y SIGNOS

SÍNTOMAS DE URETRITIS GONOCÓCICA: La secreción uretral y la disuria son los síntomas más frecuentes. Existe picor uretral. La afectación de la próstata puede producir polaquiuria, urgencia miccional y nicturia. Puede afectar al epidídimo por extensión por los deferentes y producir epididimitis aguda.
PERÍODO DE INCUBACIÓN: 3-7 días. Sin tratamiento, la uretritis dura 3-7 semanas, y el 95% de los varones están asintomáticos a los 3 meses. La UG es asintomática hasta en el 60% de los contactos.

SIGNOS DE URETRITIS GONOCÓCICA: Secreción amarillo-marronácea, edema del meato, dolor uretral a la palpación. En la proctitis gonocócica se observa rectorragia con pus. Puede haber periuretritis que produce estenosis uretral. La infección se puede diseminar. En raras ocasiones se producen hepatitis, miocarditis, endocarditis y meningitis.

DIAGNÓSTICO

DIAGNÓSTICO DIFERENCIAL

- UNG.
- Virus del herpes simple.

PRUEBAS DE LABORATORIO

- Debe realizarse un frotis de la uretra con alginato de calcio o rayón con mango metálico (las torundas de algodón son bactericidas) de 2 a 4 horas después de la micción para evitar el arrastre de las bacterias en el chorro.
- Cultivo de faringe y recto cuando esté indicado.
- Tinción de Gram. Se utiliza el medio modificado de Thayer-Martin.
- En el frotis de la uretra, la observación de un número discreto de PMN demuestra uretritis. La ausencia de PMN indica que no hay uretritis. Si además de los PMN se observan diplococos intracelulares gramnegativos, se confirma el diagnóstico de gonococia.

TRATAMIENTO

TRATAMIENTO NO FARMACOLÓGICO

CONTROL DE LOS HÁBITOS: Evitar las relaciones sexuales hasta que se haya resuelto y las parejas estén diagnosticadas y tratadas.

TRATAMIENTO AGUDO

DE LA UG NO COMPLICADA URETRAL, CERVICAL Y RECTAL: 125 mg de ceftriaxona i.m. + 100 mg de doxiciclina/12 horas durante 7 días. Alternativa: 500 mg de ciprofloxacino v.o o un día; 400 mg de ofloxacino v.o. un día (seguidos de 7 días de 100 mg de doxiciclina v.o./12 h).

- En las infecciones gonocócicas no complicadas, las pautas de un medicamento utilizando fluorquinolonas, cefalosporinas o espectinomicina son muy eficaces y seguras.
- La resistencia a las penicilinas, sulfamidas y tetraciclinas actualmente está muy extendida.
- El tratamiento simultáneo de las infecciones gonocócicas y por clamidias se basa en la teoría y en opiniones de expertos más que en resultados de ensayos clínicos.

DE LA EPIDIDIMITIS: 250 mg de ceftriaxona i.m. seguida de 100 mg de doxiciclina v.o./12 h durante 10 días. Tratamiento alternativo: 300 mg de ofloxacino v.o./12 h durante 10 días.

TRATAMIENTO CRÓNICO

URETRITIS POSTGONOCÓCICA (UPG): La reinfección es la causa más frecuente de recidiva. Es obligatorio repetir frotis y cultivo de uretra, faringe y recto (donde se pueda). La persistencia de PMN en ausencia de diplococos intracelulares Gram negativos indica uretritis posgonocócica. Esto sucede cuando se trata la UG con una pauta ineficaz frente a las clamidias; es una UNG después de una UG. Se debe tratar como UNG. Si se observa *N. gonorrhoeae* en el frotis o el cultivo, está indicado su tratamiento.

OTRAS CONSIDERACIONES

COMENTARIOS

- PRECAUCIÓN: Las tetraciclinas y fluorquinolonas están *contraindicadas* en el embarazo. La infección por *Chlamydia* en el embarazo puede tratarse con 500 mg de amoxicilina v.o./8 horas durante 7 días o con 450 mg de clindamicina v.o./8 horas durante 10 días.
- *Hay que hacer cultivos postratamiento.*

BIBLIOGRAFÍA RECOMENDADA
Centers for Disease Control and Prevention: 2002 sexually transmitted diseases treatment guidelines, *MMWR Morb Mortal Wkly Rep* 51(RR-6), 2002.

AUTOR: **PHILIP J. ALIOTTA, M.D., M.S.H.A.**

INFORMACIÓN BÁSICA

DEFINICIÓN

La uretritis no gonocócica es la inflamación uretral producida por alguno de varios microorganismos.

CÓDIGOS CIE-9CM
099.40 No gonocócica
099.41 Por clamídeas

EPIDEMIOLOGÍA Y DEMOGRAFÍA

- La frecuencia en las consultas de ETS es del 50%.
- La UNG afecta sobre todo a varones de clase socioeconómica alta, con más frecuencia heterosexuales.
- La UNG tiene una morbilidad más alta que la UG.

ETIOLOGÍA

- El agente etiológico más frecuente es *Chlamydia* spp., un parásito intracelular obligado que contiene ARN y ADN y se replica por fisión binaria. Produce del 20 al 50% de todos los casos de UNG. Existen dos especies:
  1. *Chlamydia psitacci.*
  2. *Chlamydia tracomatis*, con sus 15 serotipos:
     a. Los serotipos A-C producen tracoma hiperendémico que produce ceguera.
     b. Los serotipos D-K producen infecciones del tracto genital.
     c. Los serotipos L1- L3 producen linfogranuloma venéreo.
- Otras causas de UNG: *Ureaplasma urealyticum* produce el 15-30% de los casos, *Trichomona vaginalis* y virus del herpes simple. En el 20% de los casos de UNG no se identifica la causa.
- En el 28% de los contactos de mujeres con infección cervical por clamídeas hay infección asintomática.

PERÍODO DE INCUBACIÓN: 2-35 días.
SÍNTOMAS: Disuria, exudado uretral blanquecino o transparente y picor uretral. La aparición de los síntomas en la UNG es menos aguda que en la UG.

SIGNOS: Exudado uretral blanquecino o transparente, edema del meato y eritema. Las mujeres infectadas tienen piuria y la enfermedad puede parecer un síndrome uretral agudo.
COMPLICACIONES: La epididimitos en varones heterosexuales puede relacionarse con prostatitis no bacteriana, proctitis en homosexuales y síndrome de Reiter.

DIAGNÓSTICO

DIAGNÓSTICO DIFERENCIAL

- UG.
- Virus del herpes simple.
- Tricomoniasis.

PRUEBAS DE LABORATORIO

- Debe demostrarse la presencia de uretritis y excluir la infección por *N. gonorrhoeae*.
- La presencia de PMN en el frotis uretral confirma el diagnóstico de uretritis. Al ser *Chlamydia* un parásito intracelular del epitelio columnar, la mejor muestra para cultivo es una toma con torunda intrauretral de una zona a 2-4 cm dentro de la uretra. Este microorganismo solo crece en cultivos celulares, que son caros.
- Se han desarrollado técnicas nuevas útiles para el diagnóstico: hibridación de ácido nucleico, inmunoabsorción (ELISA), e inmunofluorescencia directa.
- Para el cultivo se utiliza una torunda terminada en Dacron; hay que evitar las torundas de alginato de calcio y de algodón.

TRATAMIENTO

Se hace un tratamiento sindrómico debido a la imposibilidad de diferenciar las posibles causas de UNG, con los medicamentos eficaces frente los agentes etiológicos más frecuentes.

- Se recomienda: 100 mg de doxiciclina v.o. cada 12 horas durante 7 días.
- Otros fármacos: 500 mg de tetraciclina v.o. cada 6 horas durante 7 días.
- Regímenes alternativos: 1 g de azitromicina en dosis única, 500 mg de eritromicina v.o. cada 6 horas durante 7 días, 300 mg de ofloxacino v.o. cada 12 horas 7 días.

En mujeres embarazadas:
- Tanto la amoxicilina como la eritromicina son eficaces para conseguir la curación microbiológica.
- La clindamicina y la eritromicina tienen un efecto similar en la tasa de curaciones.
- Una dosis única de azitromicina es más eficaz para eliminar *C. trachomatis* que un ciclo de 7 días de eritromicina.

En varones y mujeres no embarazadas:
- Con las pautas multidosis de tetraciclina y macrólidos se consigue la curación microbiológica de al menos el 95% de los pacientes.
- La eritromicina a dosis diarias de 2 gramos es igual de eficaz.
- El ciprofloxacino es menos eficaz que la doxiclina en el tratamiento de la infección por *C. trachomatis*.
- La dosis única de azitromicina es igual de eficaz que la pauta de 7 días de doxiclina para eliminar *C. trachomatis*.

OTRAS CONSIDERACIONES

COMENTARIOS

- PRECAUCIONES: Las tetraciclinas y las fluorquinolonas están *contraindicadas* en el embarazo. La infección por *Chlamydia* en el embarazo puede tratarse con 500 mg de amoxicilina v.o. cada 8 horas durante 7 días o con 450 mg de clindamicina v.o. cada 8 horas durante 10 días.
- *Hay que hacer cultivo postratamiento.*

BIBLIOGRAFÍA RECOMENDADA

Centers for Disease Control and Prevention: 2002 sexually transmitted diseases treatment guidelines, *MMWR Morb Mortal Wkly Rep* 51(RR-6), 2002.

Gaydos CA et al: *Chlamydia trachomatis* infections in female military recruits, *N Engl J Med* 339:739, 1998.

AUTOR: **PHILIP J. ALIOTTA, M.D., M.S.H.A.**

INFORMACIÓN BÁSICA

DEFINICIÓN

La urolitiasis es la presencia de cálculos en la vía urinaria. Los cinco tipos más frecuentes de cálculos urinarios son los de oxalato cálcico (>50%), fosfato cálcico (10-20%), ácido úrico (8%), estruvita (15%) y cistina (3%).

SINÓNIMOS

Nefrolitiasis.
Cólico renal.

CÓDIGO CIE-9CM

592.9 Cálculos urinarios

EPIDEMIOLOGÍA Y DEMOGRAFÍA

- Entre 250.000 y 750.000 americanos al año sufren urolitiasis.
- La proporción varón:mujer es 4:1. Después de la sexta década es de 1,5:1.
- La incidencia máxima de nefrolitiasis sintomática es en verano (como resultado del aumento de la humedad y de la temperatura con mayor riesgo de deshidratación y orina concentrada).
- Los cálculos de oxalato de calcio o de oxalato de calcio mezclado con fosfato de calcio suponen el 70% de las urolitiasis.

SINTOMAS Y SIGNOS

Los cálculos pueden ser asintomáticos o pueden producir los siguientes signos y síntomas si son obstructivos:
- Aparición brusca de dolor en vacío.
- Náuseas y vómitos.
- Paciente moviéndose continuamente para intentar calmar el dolor (los pacientes con abdomen agudo habitualmente están quietos porque el movimiento exacerba el dolor).
- El dolor puede irradiarse a los testículos o los labios (progresión del cálculo por el uréter).
- Si hay una infección sobreañadida el dolor se acompaña de fiebre y escalofríos.
- El dolor puede irradiarse hacia la parte anterior del abdomen y producir íleo intestinal.

ETIOLOGÍA

- Aumento de la absorción de calcio en el intestino delgado: hipercalciuria absortiba tipo I (independiente de la ingesta de calcio).
- La nefrolitiasis por hipercalciuria idiopática es el diagnóstico más frecuente en pacientes con cálculos de calcio; se diagnostica sólo si no hay hipercalcemia ni causa conocida de hipercalciuria.
- Aumento de la síntesis de vitamina D (secundaria a pérdida renal de fósforo: hipercalciuria absortiba tipo III).
- Alteración de la función tubular renal con reabsorción inadecuada de calcio y por tanto hipercalciuria.
- Las mutaciones heterocigóticas en el gen NPT2a producen hipofosfatemia y pérdida de fosfato por la orina.
- Hiperparatiroidismo con hipercalcemia.
- Aumento de la uricemia (por trastorno metabólico o exceso en la dieta).
- Diarrea crónica (enfermedad inflamatoria intestinal) con aumento de la absorción de oxalato.
- Acidosis tubular renal tipo I (túbulo distal) (<1% de los cálculos de calcio).
- Tratamiento crónico con hidroclorotiacidas.
- Infecciones crónicas por bacterias productoras de ureasa (*Proteus, Providencia, Pseudomonas, Klebsiella*). Estas bacterias producen concentraciones elevadas de amonio que forman cristales de estruvita o de fosfato de amoniomagnesio.
- Excreción anormal de cistina.
- Quimioterapia en neoplasias.

DIAGNÓSTICO

DIAGNÓSTICO DIFERENCIAL

- Infecciones del tracto urinario.
- Pielonefritis.
- Diverticulitis.
- EIP.
- Enfermedades del ovario.
- Facticia (toxicómanos).
- Apendicitis.
- Obstrucción del intestino delgado.

- Gestación ectópica.
- En la Sección II se describe el diagnóstico diferencial de la uropatía obstructiva.

VALORACIÓN

- Pruebas de laboratorio y diagnóstico por imagen. Se pueden analizar los cálculos obtenidos.
- En la Sección III se describe el algoritmo de evaluación clínica de la nefrolitiasis.
- En el cuadro 1-17 se describen los antecedentes importantes en la urolitiasis.

PRUEBAS DE LABORATORIO

- Análisis de orina: puede haber hematuria; sin embargo, su ausencia no excluye la litiasis. El pH urinario es útil para identificar el tipo de cálculo (pH >7 se asocia a cálculos de estruvita, y pH <5 se observa generalmente en litiasis de ácido úrico o de cistina).
- Debe realizarse urinocultivo en todos los pacientes.
- La bioquímica debe incluir determinación de calcio, electrolitos, fósforo y ácido úrico sérico.
- Otras pruebas: la recogida de orina de 24 horas para determinar la excreción de calcio, ácido úrico, fosfato, oxalato y citrato se reserva para los pacientes con litiasis de repetición.

DIAGNÓSTICO POR IMAGEN

- En la RX simple de abdomen se pueden observar cálculos radiopacos (calcio, ácido úrico).
- La ecografía renal puede ser útil.
- La PIV muestra el tamaño y localización del cálculo, así como el grado de obstrucción.
- La TC helicoidal sin contraste se hace sin inyectar contraste y permite observar los cálculos (identificados por el «signo del halo» en la pared edematosa del uréter alrededor de la litiasis). Es rápida, precisa (sensibilidad 15-100%, especificidad 94-96%) e identifica fácilmente todos los cálculos en todas las zonas. Cada vez se utiliza más esta exploración para la valoración inicial del cólico renal.

CUADRO 1-17	**Antecedentes personales importantes en la urolitiasis**

Enfermedades relacionadas con alteraciones del metabolismo del calcio: hiperparatiroidismo primaria, enfermedad de Wilson, riñón en esponja, osteoporosis, inmovilización, sarcoidosis, metástasis osteolíticas, plasmocitoma, tumores neuroendocrinos, enfermedad de Paget
    Antecedentes dietéticos: consumo excesivo de purinas, exceso de calcio, leche y alcalinos, exceso de oxalato, exceso de sodio, ingesta insuficiente de cítricos
    Fármacos: uricosúricos, diuréticos, analgésicos, vitaminas C y D, antiácidos (sobre todo agentes que se unen al fósforo), acetazolamida, bloqueantes de los canales del calcio, triamterene, teofilina, inhibidores de la proteasa (indinavir), sulfamidas
Enfermedades asociadas a alteraciones del metabolismo del oxalato: hiperoxaluria primaria tipos I y II, enfermedad de Crohn, colitis ulcerosa, derivaciones intestinales (sobre todo yeyunoileal), resección de íleon
Enfermedades asociadas a alteraciones del metabolismo de las purinas
    Trastornos metabólicos intrínsecos: anemia, neoplasias (sobre todo leucemia), intoxicación, infarto de miocardio, radiación, quimioterapia citotóxica
    Deficiencia enzimática: gota primaria, síndrome de Lesch-Nyham
    Excreción alterada: insuficiencia renal, acidosis metabólica
    Antecedentes de infecciones: bacterias (especialmente *Proteus* y *Klebsiella*), cuadros febriles por afectación de tracto urinario superior y fechas si ingresó en el hospital.

De Nseyo UO (ed.): *Urology for primary care physicians*, Filadelfia, 1999, WB Saunders.

TRATAMIENTO

TRATAMIENTO NO FARMACOLÓGICO

- Aumento de la ingesta de agua u otros líquidos (el doble de lo habitual si el paciente no tiene antecedentes de IC o sobrecarga de líquidos).
- Ingesta diaria de calcio normal. Si no se consume suficiente calcio, no se une al oxalato de la dieta; llega más oxalato al colon, lo absorbe la sangre y se excreta en forma de oxalato de calcio, pudiendo producir litiasis cálcica.
- Restricción de sodio (para disminuir la excreción de calcio), 1 g/kg/día de proteínas en la dieta (para disminuir la excreción de ácido úrico, calcio y oxalato).
- Aumento de la fibra (puede disminuir el tiempo de tránsito intestinal y aumentar la unión de calcio con disminución subsiguiente del calcio urinario).

TRATAMIENTO AGUDO

- Control del dolor (está indicada la utilización de narcóticos por la intensidad del dolor).
- Tratamiento orientado al tipo de cálculo:
  1. Cálculos de ácido úrico: control de la hiperuricosuria con 100-300 mg de alopurinol/día; aumentar el pH urinario con tabletas de 10 mEq de citrato de potasio/8 horas.
  2. Cálculos de calcio:
     a. 25-50 mg de HCTZ/6 horas en pacientes con hipercalciuria de absorción tipo I.
     b. Disminuir la absorción intestinal de calcio con 10 g/día de fosfato de celulosa en pacientes con hipercalciuria de reabsorción tipo I.
     c. Ortofosfatos para inhibir la síntesis de vitamina B en pacientes con hipercalciuria de reabsorción tipo III.
     d. Suplementos de citrato de potasio en pacientes con nefrolitiasis de calcio pobres en citrato.
     e. Restricción de purina en la dieta o alopurinol en pacientes con cálculos de calcio e hiperuricosuria.

3. Cálculos de estruvita:
   a. la mayor parte de los cálculos son grandes y producen obstrucción y hemorragia.
   b. Generalmente son necesarias la litotricia y la nefrolitotomía percutánea.
   c. Puede ser útil el tratamiento de larga duración con antibióticos frente a las bacterias más frecuentes del tracto urinario para prevenir la recidiva.
4. Cálculos de cistina: hidratación y alcalinización de la orina hasta >6,5 de pH, se pueden utilizar la penicilamina y la tiopronina para disminuir la formación de cistina; también es útil el captopril y tiene menos efectos secundarios.

- Tratamiento quirúrgico en pacientes con dolor intenso resistente al tratamiento y en pacientes con fiebre mantenida, náuseas o imposibilidad de orinar.
  a. Extracción de cálculos por ureteroscopia.
  b. Ondas de choque extracorpóreas (litotricia) en la mayor parte de los cálculos renales.
- En 1997 la American Urological Association redactó las siguientes normas para el tratamiento de los cálculos urinarios.
  1. Litiasis <1 cm de diámetro en uréter proximal: litotricia, nefroureterolitotomía percutánea y ureteroscopia.
  2. Cálculos >1 cm de diámetro en uréter proximal: litotricia, nefroureterolitotomía percutánea y ureteroscopia. Puede considerarse la colocación de una endoprótesis si el cálculo produce obstrucción importante.
  3. Cálculos <1 cm en uréter distal: la mayoría se eliminan espontáneamente. Se pueden tratar con litotricia y ureteroscopia.
  4. Cálculos >1cm de diámetro en uréter distal: observación, litotricia, ureteroscopia (después de fragmentar el cálculo).
- En la Sección III se describe la actitud ante los cálculos ureterales.

TRATAMIENTO CRÓNICO

Mantener una hidratación adecuada y restricciones en la dieta (v. «Tratamiento agudo»).

PRONÓSTICO

- >50% de los pacientes eliminan el cálculo en las primeras 48 horas.
- La litiasis recidiva en cerca del 50% de los pacientes en un plazo de 5 años si no se trata médicamente.

DERIVACIÓN

Hay que derivar a Urología las litiasis complicadas o recidivantes; la mayoría de los pacientes con litiasis renales o ureterales no complicadas puede controlarse de forma ambulatoria, mientras que los pacientes con vómitos persistentes, sospecha de infección del tracto urinario, dolor resistente a los analgésicos orales, o cálculo obstructivo en pacientes con riñón único deben ingresar en el hospital.

OTRAS CONSIDERACIONES

COMENTARIOS

- En los pacientes con cálculos de estruvita está indicada la identificación precoz y el tratamiento enérgico.
- La alcalinización de la orina (pH >7,5 con penicilamina) es útil en pacientes con litiasis de cistina recurrentes.
- En la sección III se describe un algoritmo de control de los cálculos ureterales.

BIBLIOGRAFÍA RECOMENDADA

Borghi L et al: Comparison of two diets for the prevention of recurrent stones in idiopathic hypercalciuria, *N Engl J Med* 346:77, 2002.

Prie D et al: Nephrolithiasis and osteoporosis associated with hypophosphatemia caused by mutations in the type 2a sodium-phosphate cotransporter, *N Engl J Med* 347:983, 2002.

Worster A et al: The accuracy of noncontrast helical computed tomography versus intravenous pyelography in the diagnosis of suspected acute urolithiasis: a meta-analysis, *Ann Intern Med* 40:280, 2002.

AUTOR: **FRED F. FERRI, M.D.**

INFORMACIÓN BÁSICA

DEFINICIÓN

La urticaria es una erupción pruriginosa que afecta a la epidermis y las partes superiores de la dermis, consecuencia de vasodilatación capilar localizada con trasudación de líquido rico en proteínas en el tejido circundante, y con presencia de urticaria.

CÓDIGO CIE-9CM
708.8 Otras urticarias inespecíficas

EPIDEMIOLOGÍA Y DEMOGRAFÍA

- Al menos el 20% de la población sufre un episodio de urticaria en su vida.
- La incidencia aumenta en pacientes atópicos.
- La etiología de la urticaria crónica (de duración superior a 6 semanas) sólo se confirma en el 5-20% de los casos.

SÍNTOMAS Y SIGNOS

- Presencia de placas elevadas, eritematosas o blancas no excavadas que cambian de tamaño y forma con el tiempo; generalmente duran unas horas y desaparecen sin dejar rastro.
- Configuración anular con palidez central (fig. 1-252).

ETIOLOGÍA

- Alimentos (marisco, huevos, fresas, frutos secos).
- Medicamentos (penicilina, aspirina, sulfamidas).
- Enfermedades sistémicas (LES, enfermedad del suero, enfermedad tiroidea autoinmune, policitemia vera).
- Aditivos alimentarios (salicilatos, benzoatos, sulfitos).
- Infecciones (víricas, fúngicas, bacterianas crónicas).
- Estímulos físicos (urticaria por presión, secundaria a ejercicio físico, solar, por frío).
- Inhalantes (esporas de moho, caspa de animal, polen).
- Urticaria de contacto (no inmunológica) (orugas, plantas).
- Otras: angioedema hereditario, urticaria pigmentosa, embarazo, urticaria por frío, tintes capilares, productos químicos, saliva, cosméticos, penfigoide, estrés.

DIAGNÓSTICO

DIAGNÓSTICO DIFERENCIAL

- Eritema multiforme.
- Eritema marginado.
- Eritema infeccioso.
- Vasculitis urticariante.
- Herpes gestacional.
- Erupción medicamentosa.
- Picaduras de insecto múltiples.
- Penfigoide ampolloso.

VALORACIÓN

- Es útil distinguir entre urticaria aguda y crónica; hay que hacer una anamnesis centrada en varios factores etiológicos antes de lanzarse a hacer pruebas de laboratorio.
- En la Sección III se describe la actitud ante la urticaria crónica.

PRUEBAS DE LABORATORIO

- Hemograma completo.
- Huevos y parásitos en heces si se sospecha infección parasitaria.
- Pruebas de función hepática, ANA, TSH, VSG y recuento de eosinófilos sólo están indicados en pacientes concretos.
- En pacientes con angioedema aislado determinar C_4.
- La biopsia de piel es útil en pacientes con fiebre, artralgias y aumento de la VSG.

TRATAMIENTO

TRATAMIENTO NO FARMACOLÓGICO

- Eliminar los posibles agentes etiológicos (suspender la aspirina y otros medicamentos no esenciales), restringir la dieta (eliminar los tomates, frutos secos, huevos, marisco).

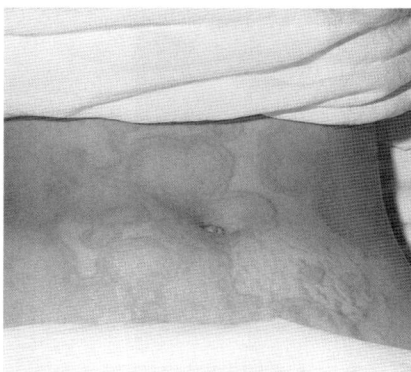

FIGURA 1-252 Urticaria. Obsérvese el aclaramiento central que le da una configuración anular. (De Noble J y cols.: *Textbook of primary care medicine*, 3.ª ed., St. Louis, 2001, Mosby.)

- Debe intentarse eliminar las levaduras en pacientes con urticaria crónica (la sensibilidad a *Candida albicans* puede ser un factor en pacientes con urticaria crónica).

TRATAMIENTO AGUDO

- Antihistamínicos orales: se prefiere los no sedantes (10 mg loratadina o de cetirizina al día) frente a los antihistamínicos de primera generación (hidroxicina, difendidramina).
- Doxepina (antidepresivo tricíclico) que bloquea los receptores H_1 y H_2, 25-75 mg por la noche pueden ser eficaces en pacientes con urticaria crónica.
- Los corticoides orales deben reservarse para los casos refractarios (prednisona 20 mg/día o cada 12 horas).
- Pueden añadirse antagonistas de los receptores H_2 (cimetidina, ranitidina, famotidina) a los de H_1 en casos refractarios.

TRATAMIENTO CRÓNICO

- Utilizar antihistamínicos no sedantes, doxepina y/o corticoides orales (v. «Tratamiento agudo»).
- El inmunosupresor ciclosporina a dosis bajas (2,5-3 mg/kg/día) ha demostrado ser eficaz y ahorra corticoides en la urticaria crónica.
- No hay datos suficientes para recomendar la utilización de antagonistas de los leucotrienos (zafirlukast, montelukast) en pacientes con urticaria crónica.

PRONÓSTICO

- La mayor parte de los casos de urticaria se solucionan en 6 semanas.
- Sólo el 25% de los pacientes con antecedentes de urticaria crónica se curan por completo después de 5 años.

OTRAS CONSIDERACIONES

COMENTARIOS

El tratamiento tópico (baños de avena o almidón) puede ser útil en determinados pacientes; sin embargo generalmente no es eficaz.

BIBLIOGRAFÍA RECOMENDADA

Kaplan AP: Chronic urticaria and angioedema, *N Engl J Med* 346:157, 2002.
Miller BA: Urticaria and angioedema: A practical approach, *Am Fam Physician* 69:1123, 2004.

AUTOR: **FRED F. FERRI, M.D.**

INFORMACIÓN BÁSICA

DEFINICIÓN

La uveítis es la inflamación del tracto uveal, que consta del iris, el cuerpo ciliar y la coroides. Puede afectar también a estructuras cercanas como la esclerótica, la retina y el humor vítreo.

SINÓNIMOS

Uveítis anterior.
Uveítis posterior.
Uveítis aguda o crónica.
Uveítis granulomatosa o no granulomatosa.

CÓDIGO CIE-9CM
364.3 Iridociclitis inespecífica, uveítis

EPIDEMIOLOGÍA Y DEMOGRAFÍA

INCIDENCIA (EN EE.UU.): Frecuente; los oftalmólogos con muchos pacientes ven dos casos o más a la semana.
PREVALENCIA (EN EE.UU.): 17/100.000.
PREDOMINIO DE SEXO: No.
PREDOMINIO DE EDAD: 38 años.
INCIDENCIA MÁXIMA: En la mediana edad o más; es rara la uveítis en la infancia; igual en niños que en niñas; 25% idiopática y 75% secundaria a toxoplasmosis, artritis reumatoide juvenil, pars planitis, toxocariosis canina o enfermedad de Behçet.

SÍNTOMAS Y SIGNOS

- Fotofobia.
- Visión borrosa.
- Pupila irregular.
- Córnea opacificada.
- Células anormales y «llamaradas» en cámara anterior y humor vítreo.
- Hemorragia retiniana, cubierta vascular (fig. 1-253).
- Inyección conjuntival.
- Enrojecimiento ciliar.
- Precipitados en la córnea.
- Vítreo opaco.
- Inflamación retiniana.
- Nódulos en iris.
- Glaucoma.
- Artritis reumatoide.
- Escleritis.
- Síntomas generales relacionados con la etiología.

DIAGNÓSTICO

DIAGNÓSTICO DIFERENCIAL

- Glaucoma.
- Conjuntivitis.
- Desprendimiento de retina.
- Retinopatía.
- Queratitis.
- Escleritis.
- Episcleritis.

VALORACIÓN

- Asociada a artritis, sífilis, tuberculosis, enfermedad granulomatosa, colagenosis, vasculitis, alergias, SIDA, sarcoide, enfermedad de Behçet, histoplasmosis, toxoplasmosis y toxocariasis canina.
- Exploración con lámpara de hendidura, oftalmoscopia indirecta.

PRUEBAS DE LABORATORIO

- Hemograma.
- Pruebas de laboratorio específicas para las causas inflamatorias ya citadas en «Valoración» (ANA, VSG, VDRL, Ag HLA-B27, título de anticuerpos de Lyme).
- Campimetría.

DIAGNÓSTICO POR IMAGEN

- Rx de tórax si se sospecha sarcoidosis, tuberculosis o histoplasmosis.
- Rx de sacroilíacas si se sospecha espondilitis anquilosante.

TRATAMIENTO

TRATAMIENTO NO FARMACOLÓGICO

- Tratar la enfermedad subyacente.
- Tratar la fotofobia y el dolor local.

TRATAMIENTO AGUDO

- Gotas cicloplejicas (ciclopentolato) o agentes cicloplejicos (hidrobromato de homatropina 1 gota/3-4 horas respetando el sueño) y corticoides tópicos (acetato de prednisona al 1%, 1 gota/hora durante el día, cuando sea necesario por la noche hasta respuesta favorable, después/4-6 horas); evitar los corticoides tópicos en la uveítis infecciosa.
- Antibióticos si se sospecha infección.
- Corticoides sistémicos cuando estén indicados en la enfermedad subyacente.
- Antimetabolitos cuando estén indicados.

TRATAMIENTO CRÓNICO

- Corticoides y cicloplejicos tópicos.
- Tratar la causa subyacente.

PRONÓSTICO

Derivar urgentemente al oftalmólogo para diagnóstico y tratamiento.

DERIVACIÓN

- Los problemas oculares deben ser controlados por un oftalmólogo.
- La enfermedad subyacente debe tratarla el médico de atención primaria.

OTRAS CONSIDERACIONES

COMENTARIOS

- En el 90% de los casos el trastorno es idiopático.
- Se encuentran causas asociadas en cerca del 10% de los casos, habitualmente crónicas y recidivantes.
- Con la enfermedad y el tratamiento aparecen glaucoma crónico, cataratas, degeneración retiniana y otros problemas oftalmológicos graves.

BIBLIOGRAFÍA RECOMENDADA

Chang JH, Wakefield D: Uveitis: a global perspective, *Ocul Immunol Inflamm* 80(6):672, 2002.
Gardiner AM et al: Correlation between visual function and visual ability in patients with uveitis, *Br J Ophthmol* 86(9):993, 2002.
Kadayifcilar S, Eldem B, Tumer B: Uveitis in childhood, *J Pediatr Ophthalmol Strabismus* 40(6):335, 2003.

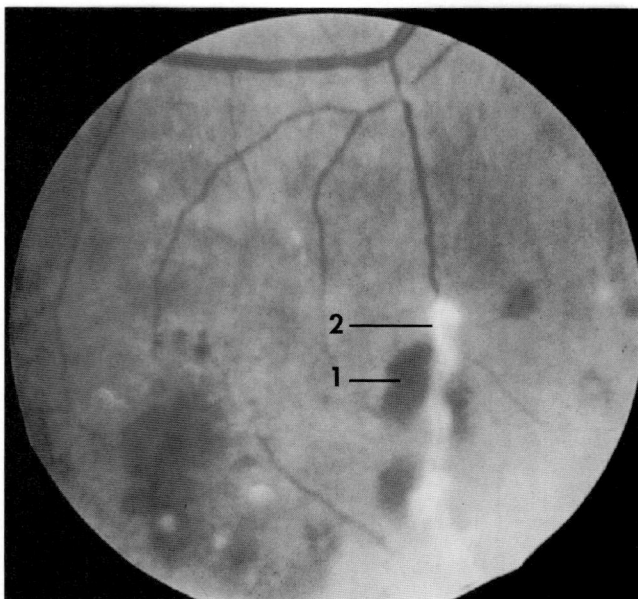

FIGURA 1-253 Uveítis sarcoidea posterior que muestra hemorragia retiniana (1) y rectificación vascular (2). (Palay D [ed.]: *Ophtalmology for the primary care physician,* St. Louis, 1997, Mosby).

AUTOR: **MELVYN KOBY, M.D.**

INFORMACIÓN BÁSICA

DEFINICIÓN

El vaginismo es el espasmo involuntario de los músculos vaginales, del introito y/o elevadores del ano, que impide la penetración o produce dolor en la relación.

CÓDIGOS CIE-9CM
300.11 Vaginismo histérico
306.51 Vaginismo psicógeno o funcional
625.1 Vaginismo reflejo

EPIDEMIOLOGÍA Y DEMOGRAFÍA

PREVALENCIA: Afecta a cerca de 1:200 mujeres.
INCIDENCIA: Se calcula entre el 11,7-42% de las mujeres que consultan por disfunción sexual.
FACTORES DE RIESGO: Traumas sexuales previos como incesto o violación.
PREDOMINIO DE SEXO: Afecta exclusivamente a las mujeres.

SÍNTOMAS Y SIGNOS
- Miedo al dolor en el coito.
- Dispareunia.
- Disfunción orgásmica.

ETIOLOGÍA
- Respuesta condicionada aprendida al dolor vaginal real o imaginario sufrido (exploración traumática con espéculo, incesto, violación).
- Vaginitis.
- EPI.
- Endometriosis.
- Alteraciones anatómicas.
- Vaginitis atrófica.
- Erosiones en la mucosa.
- Lubricación insuficiente.
- Vulvitis focal.
- Membranas del himen dolorosas.
- Cicatrices secundarias a episiotomía.
- Trastornos cutáneos.
- Alergias tópicas.
- Neuralgia postherpética.

DIAGNÓSTICO

VALORACIÓN
- Anamnesis (incluyendo antecedentes sexuales).
- Exploración pélvica cuidadosa.
- Terapia conductual.

TRATAMIENTO

TRATAMIENTO NO FARMACOLÓGICO
- Descondicionar respuesta utilizando técnicas de dilatación progresiva autoadministradas con dedos o dilatadores.
- Terapia conductual o psicosexual.

TRATAMIENTO AGUDO
- La aplicación local de toxina botulínica alivia los espasmos musculares asociados al vaginismo, permitiendo las relaciones sexuales.
  1. Actúa impidiendo la transmisión neuromuscular, produciendo debilidad muscular.
  2. Se consideraba un tratamiento experimental del vaginismo.
- Debe averiguarse la causa a través de la anamnesis y explicarla a la paciente para que entienda los mecanismos de los espasmos musculares.
- Debe motivarse a la paciente para que desee una penetración vaginal no dolorosa para un coito placentero, inserción de tampones o exploración ginecológica.
- La paciente (y su pareja) deben aceptar con paciencia el proceso de desensibilización sistemática y orientación.

PRONÓSTICO

El porcentaje de pacientes tratadas con éxito es alto.

DERIVACIÓN

Al ginecólogo o sexólogo.

OTRAS CONSIDERACIONES

COMENTARIOS
- Puede descubrir abusos sexuales en la infancia o una aversión a la sexualidad en general.
- American Association of Sex Educators, Counselors and Therapists, 11 Dupont Circle, NW, Washington, DC, 20036.
- Sex Information and Education Council of the U.S. (SIECUS), 85th Avenue, Nueva York, NY 10022.

BIBLIOGRAFÍA RECOMENDADA

Brin MF, Vapnek JM: Treatment of vaginismus with botulinum toxin injections, *Lancet* 349:252, 1997.

Heim LJ: Evaluation and differential diagnosis of dyspareunia, *Am Fam Physician* 63(8):1535, 2001.

McGuire H, Hawton K: Interventions for vaginismus. [update of Cochrane Database Syst Rev. 2001;(2):CD001760; PMID:11406006]. Cochrane Database of Systematic Reveiws (1):CD001760, 2003.

Phillips NA: Female sexual dysfunction evaluation and treatment, *Am Fam Physician* 62(1):127, 2000.

AUTOR: **BETH J. WUTZ, M.D.**

INFORMACIÓN BÁSICA

DEFINICIÓN

La vaginosis bacteriana (VB) es un exudado vaginal fino, grisáceo, homogéneo y maloliente que es el resultado de un cambio en la flora vaginal, en la que predominan los lactobacilos, por concentraciones altas de bacterias anaerobias.

NOMENCLATURA PREVIA

Antes de 1955: vaginitis inespecífica.
1955: vaginitis por *Haemophilus vaginalis*.
1963: vaginitis por *Corynebacterium vaginalis*.
1980: vaginitis por *Gardnerella vaginalis*.
1990: vaginosis bacteriana.

CÓDIGO CIE-9CM
616.10 Vaginitis bacteriana

EPIDEMIOLOGÍA Y DEMOGRAFÍA

- Infección vaginal más frecuente.
- En los estudios de Thomason y cols., la VB se encuentra en:
  1. 16% de las pacientes privadas.
  2. 10-25% de las pacientes en clínicas obstétricas.
  3. 38-64% de las pacientes en consultas de ETS.
- En la uretra de las parejas masculinas se acantonan *Gardnerella*, *Mycoplasma* y *Mobiluncus;* sin embargo.
  1. Las parejas masculinas son asintomáticas.
  2. No mejora la curación después de tratar a la pareja masculina infectada.
  3. La abstinencia sexual o la utilización de preservativos mientras la paciente hace el tratamiento puede mejorar el porcentaje de curación y disminuir las recidivas.

SÍNTOMAS Y SIGNOS

- El 50% de las pacientes son asintomáticas.
- Flujo oscuro o grisáceo (leucorrea), fino y maloliente que se adhiere a las paredes de la vagina.
- Olor intenso, «a pescado» que aumenta tras las relaciones o la menstruación.
- Prurito (sólo el 13%).

ETIOLOGÍA Y PATOGENIA

- En el 40-50% de las secreciones vaginales se detecta *Gardnerella vaginalis*.
  1. Aumento del pH de la vagina por disminución del hidrógeno producido por lactobacilos.
  2. Predominan los anaerobios y producen aminas.
- Las aminas, al alcalinizarse con el semen, sangre menstrual, duchas alcalinas o al añadir KOH al 10%, se volatilizan y producen el olor desagradable.
- En la VB:
  1. La concentración de *Bacteroides* es mil veces superior a la concentración habitual.
  2. *G. vaginalis* se multiplica × 100.
  3. *Peptostretococcus* × 10.

4. Está aumentada la concentración de *Mycoplasma hominis* y *Enterobacteriacea*.

ASOCIACIÓN CON OTROS TRASTORNOS

La vaginosis bacteriana se ha relacionado con EPI, cistitis, celulitis posthisterectomía de la vagina, aborto séptico, parto pretérmino, rotura prematura de membranas, amnionitis, corioamnionitis y endometritis postparto. Actualmente hay datos de que en mujeres aumenta el riesgo de adquirir VIH.

DIAGNÓSTICO

Criterios del grupo de Seattle:
- La detección de tres de los cuatro signos siguientes diagnostica correctamente el 90%, con <10% de falsos positivos:
  1. Flujo fino, homogéneo, grisáceo y maloliente que se adhiere a las paredes de la vagina.
  2. pH >4,5.
  3. Prueba de KOH positiva.
  4. Células en preparación en fresco.
- No hay que hacer cultivos.
- La citología de Papanicolau no identifica *G. vaginalis*.
- La tinción de Gram de la secreción vaginal revela células clave *(clue cells)* y bacterias mixtas anómalas (fig. 1-254).

TRATAMIENTO

PAUTAS RECOMENDADAS (IGUAL EFICACIA)

1. 500 mg de Metronidazol v.o/12 horas durante 7 días.
2. Gel de metronidazol al 0,75% en vagina/12 horas durante 5 días.
3. Crema de clindamicina al 2%/6 horas durante 7 días.

PAUTAS ALTERNATIVAS (DE MENOR EFICACIA PARA LA VB)

1. Óvulos de clindamicina 100 g por la noche durante 3 días.

2. 300 mg de clindamicina v.o./12 horas durante 7 días (produce diarrea).
3. 750 mg de metronidazol v.o. al día durante 7 días.
4. Dosis única de 2 g de metronidazol v.o. (más recaídas).

Debe advertirse a los pacientes que no consuman alcohol mientras toman metronidazol hasta 24 horas después.

TRATAMIENTO EN EL EMBARAZO

Debe tratarse a las embarazadas con VB comprobada porque se relaciona con parto pretérmino, corioamniotitis y rotura prematura de membranas.

PAUTAS RECOMENDADAS

1. 250 mg de metronidazol v.o./8 horas durante 7 días.
2. 300 mg de clindamicina v.o./12 horas durante 7 días.
- Con los datos disponibles no se recomienda el tratamiento tópico durante el embarazo.
- En múltiples estudios y metaanálisis no se ha podido demostrar relación entre la administración de metronidazol durante el embarazo y efectos teratogénicos en el recién nacido.

VB RECIDIVANTE:
- La utilización de preservativos puede disminuir el riesgo de recidiva.
- El tratamiento de la pareja masculina es controvertido. Debe considerarse si hay vaginitis recidivantes o sospecha de infección del tracto genital superior.

BIBLIOGRAFÍA RECOMENDADA
Koumans EH, Kendrick JS, CDC Bacterial Vaginosis Working Group: Preventing adverse sequelae of bacterial vaginosis: A public health program and research agenda, *Sex Transm Dis* 28(5):292, 2001.
Mitchell H: Vaginal discharge-causes, diagnosis, and treatment, *BMJ* 328(7451):1306, 2004.

AUTOR: **ARUNDATHI G. PRASAD, M.D.**

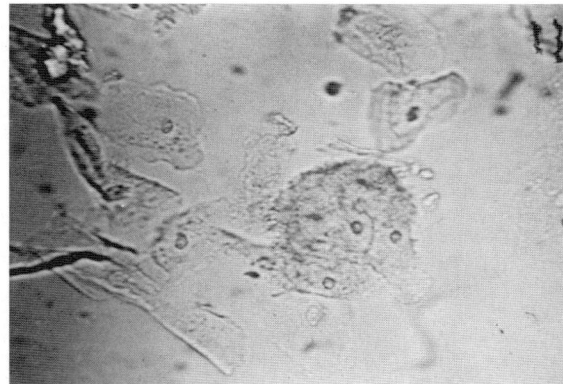

FIGURA 1-254 Células clave características de la vaginosis bacteriana, células escamosas cuyos bordes están oscurecidos por las bacterias. (De Carlson K [ed.]: *Primary care of women*, St. Louis, 1995, Mosby.)

INFORMACIÓN BÁSICA

DEFINICIÓN

La varicela es una virosis frecuente, caracterizada por el inicio agudo de un cuadro febril acompañado de una erupción vesicular generalizada.

CÓDIGO CIE-9CM
052.9 Varicela

EPIDEMIOLOGÍA Y DEMOGRAFÍA

- La varicela es una enfermedad sumamente contagiosa. Más del 90% de los contactos no vacunados resultan infectados.
- El período de incubación varía de 9 a 21 días.
- La incidencia máxima es durante la primavera.
- El grupo de edad más afectado es el comprendido entre los 5-10 años.
- El período infeccioso comienza dos días antes del inicio de los síntomas clínicos y dura hasta que todas las lesiones se encuentran en la fase costrosa.
- Tras un episodio de varicela la mayor parte de los pacientes desarrolla inmunidad de por vida. La protección obtenida tras la vacunación antivaricélica es de 6 años aproximadamente.

SÍNTOMAS Y SIGNOS

- Los hallazgos son variables a lo largo del curso de la enfermedad. Los síntomas iniciales son fiebre, escalofríos, dolor de espalda, malestar generalizado y cefalea.
- Los síntomas suelen ser más graves en los adultos.
- Las lesiones iniciales suelen aparecer en el tronco (distribución centrípeta) y en ocasiones en la cara. Consisten principalmente en pápulas rojas de 3-4 mm con un contorno irregular y una vesícula transparente sobre su superficie (poseen un aspecto similar al de las gotas de rocío sobre un pétalo de rosa).
- Esta etapa se acompaña generalmente de un prurito intenso.
- La aparición de lesiones nuevas suele interrumpirse alrededor del cuarto día para pasar a la fase de formación de costras alrededor del sexto día.
- Las lesiones suelen extenderse a la cara y a las extremidades (extensión centrífuga).
- Los pacientes generalmente presentan a la vez lesiones en diferentes estadios.
- Las costras suelen desprenderse en 5-14 días.
- La fiebre más elevada se observa durante la fase de erupción de las vesículas. La temperatura vuelve a los valores normales tras la desaparición de las mismas.
- Durante la exploración física pueden encontrarse signos indicativos de posibles complicaciones (p. ej., infecciones cutáneas bacterianas, complicaciones neurológicas, neumonía, hepatitis).

- El cuadro puede acompañarse (en especial en los adultos) de un síndrome constitucional leve (p. ej., anorexia, mialgias, cefaleas, agitación).
- Si el rascado es intenso pueden observarse excoriaciones.

ETIOLOGÍA

El virus de la varicela-zóster (VVZ) es un herpes virus humano tipo III que puede producir cuadros de varicela o de herpes zóster (el herpes zóster es una reactivación de la varicela).

DIAGNÓSTICO

DIAGNÓSTICO DIFERENCIAL

- Otras infecciones víricas.
- Impétigo.
- Sarna.
- Erupción medicamentosa.
- Urticaria.
- Dermatitis herpetiforme.
- Viruela.

VALORACIÓN

El diagnóstico se basa en la historia clínica y en la exploración física.

PRUEBAS DE LABORATORIO

- Las pruebas de laboratorio no suelen ser necesarias.
- El hemograma puede revelar leucopenia con trombocitopenia.
- Los niveles de anticuerpos antivaricela (la elevación significativa de los niveles de anticuerpos IgG antivaricela), la biopsia cutánea o la prueba de Tzanck sólo se emplean en los casos donde el diagnóstico no sea claro.

TRATAMIENTO

TRATAMIENTO NO FARMACOLÓGICO

- Alivio sintomático con lociones antipruriginosas.
- Desaconsejar el rascado para evitar excoriaciones e infecciones cutáneas superficiales.
- Para la higiene corporal deben emplearse jabones suaves; las manos deben lavarse a menudo.

TRATAMIENTO AGUDO

- Tratar la fiebre y las mialgias con acetaminofén. Evitar la aspirina por el mayor riesgo de producir un síndrome de Reye.
- En los pacientes sanos mayores de 13 años, para disminuir la duración y la gravedad del cuadro, puede administrarse aciclovir v.o. (20 mg/kg/6 horas durante 5 días) tan pronto como se presenten los primeros signos de la enfermedad (dentro de las primeras 24 horas). Antes de iniciar este tratamiento en las mujeres se debe comprobar que no estén emba-

razadas. Los pacientes inmunodeprimidos deben tratarse con aciclovir i.v. (500 mg/m² o 10 mg/kg/8 horas) durante 7-10 días.
- La inmunoglobulina antivaricela-zóster (IGVZ) es un método efectivo para prevenir la varicela en los individuos susceptibles. La dosis es de 12,5 U/kg por vía i.m. (hasta un máximo de 625 U). La dosis puede repetirse tres semanas más tarde en caso de que persista la exposición. La IGVZ debe administrarse tan pronto como sea posible después de la supuesta exposición.
- La vacuna de la varicela está disponible para la población pediátrica y para los adultos. La inmunidad dura al menos 6 años. La vacuna de virus vivos atenuados no debe administrarse a los pacientes infectados por el VIH o con inmunodepresión de otra etiología.
- El prurito de la varicela puede controlarse con la administración de antihistamínicos (p. ej., hidroxicina a dosis de 25 mg/6 horas) o con lociones antipruriginosas (p. ej., calamina).
- No está indicado emplear de forma habitual antibióticos por v.o. Su administración debe reservarse a aquellos pacientes con infección secundaria o con lesiones infectadas (los microorganismos implicados con mayor frecuencia son *Streptococcus sp.* y *Staphylococcus sp.*).

PRONÓSTICO

- En los adultos y en los niños inmunocompetentes la evolución suele ser benigna.
- El sistema inmunitario de los lactantes que contraen la varicela es incapaz de controlar la infección, por lo que deben recibir la inmunoglobulina antivaricela-zóster o la γ–globulina (en caso de no disponer de IGVZ).

DERIVACIÓN

Los pacientes inmunodeprimidos con varicela o los que presentan complicaciones neurológicas o neumonía deben ser hospitalizados para instaurar un tratamiento con aciclovir i.v.

OTRAS CONSIDERACIONES

COMENTARIOS

- La IGVZ puede obtenerse en el Centro de Hematología de la Cruz Roja más cercano o en el Centers for Disease Control and Prevention, en Atlanta, Georgia.
- La inmunización frente a la varicela debe administrarse a la población que no haya sufrido la enfermedad. La pauta para los adultos y adolescentes (de más de 13 años) es de dos dosis de 0,5 ml, separadas con intervalos de 4-8 semanas entre cada una de ellas.

AUTOR: **FRED F. FERRI, M.D.**

INFORMACIÓN BÁSICA

DEFINICIÓN

Las varices son dilataciones del sistema venoso subcutáneo como consecuencia de incompetencia valvular.

SINÓNIMOS

Insuficiencia venosa crónica.
Cambios dérmicos por estasis.

CÓDIGO CIE-9CM
454.9 Varices

EPIDEMIOLOGÍA Y DEMOGRAFÍA

PREVALENCIA:
- Cerca del 30% de los adultos, con más frecuencia al aumentar la edad.
- Aumento de la incidencia durante el embarazo, sobre todo en madres de más edad.

GENÉTICA:
- Tendencia familiar.
- Datos de herencia dominante, recesiva y multifactorial.

PREDOMINIO POR SEXO: Mujeres > varones.

FACTORES DE RIESGO:
- Edad avanzada.
- Bipedestación prolongada.
- Embarazo.
- Obesidad.
- Toma de anticonceptivos orales.

SÍNTOMAS Y SIGNOS

- Venas tortuosas visibles en territorios de la safena interna (más frecuente), safena externa o ambos.
- Dolor sordo, quemazón o calambres en los músculos de la pierna.
- Empeoramiento en la bipedestación, temperatura cálida y menstruación.
- Dilataciones localizadas.
- Dilatación tortuosa de venas superficiales.
- Dermatitis, hiper/hipo pigmentación, edema, eczema.
- Úlceras varicosas, en ocasiones con infección superficial.

ETIOLOGÍA

- En condiciones normales, el flujo venoso va del sistema venoso superficial al profundo a través de los vasos perforantes.
- Mejor consideradas por «hipertensión venosa».
- La incompetencia valvular en las perforantes de las extremidades inferiores revierte el flujo desde el sistema venoso de alta presión al sistema superficial de baja presión, produciendo dilatación de las venas superficiales, edema y dolor.

- En raras ocasiones se asocia a trombosis venosa profunda.
- Se exacerba con la ropa ceñida.

DIAGNÓSTICO

DIAGNÓSTICO DIFERENCIAL

Otras situaciones que pueden producir estasis venosa superficial, además de la incompetencia valvular son:
- Enfermedad arterial oclusiva.
- Diabetes.
- Trombosis venosa profunda.
- Neuropatías periféricas.
- Infecciones poco frecuentes.
- Cáncer.

VALORACIÓN

- Diagnóstico clínico fundamentalmente: prueba de Trendelenburg.
- Estudios arteriales para descartar insuficiencia arterial antes de empezar el tratamiento de la insuficiencia venosa.

PRUEBAS DE LABORATORIO

No son útiles.

DIAGNÓSTICO POR IMAGEN

Ecodoppler:
- Patrón oro para la evaluación de las varices.
- Cuantifica el flujo venoso con observación directa.
- Permite la identificación anatómica precisa de la fuente del reflujo.
- En ocasiones la venografía ascendente y la varicografía en varices de localización poco frecuente o en recidivas después del tratamiento quirúrgico.

TRATAMIENTO

TRATAMIENTO NO FARMACOLÓGICO

- Elevación de la pierna y reposo.
- Medias de compresión gradual: utilizarlas por la mañana antes de que se acumule el edema y quitarlas al irse a la cama.
- Perder peso.
- Evitar ropa ceñida.

TRATAMIENTO AGUDO

- En la dermatitis de estasis: corticoides tópicos.
- Tratamiento de la infección secundaria con los antibióticos adecuados.

TRATAMIENTO CRÓNICO

- Escleroterapia: inyección de solución de tetradecil sulfato de sodio al 1-3% u oleato de etanolamida al 5%.
- Intervención quirúrgica: en las siguientes situaciones:
  1. Persistencia de las varices con tratamiento conservador.
  2. Fracaso de la escleroterapia.
  3. Hemorragia previa o posible en varices ulceradas.
  4. Dolor incapacitante.
  5. Motivos estéticos.
- Las técnicas quirúrgicas son (pueden combinarse con la escleroterapia):
  1. Ligadura de la vena safena.
  2. Ligadura de las venas perforantes incompetentes.
  3. Extracción de la vena safena con o sin extracción de colaterales.
  4. «Miniflebectomías» ambulatorias: extracción de las varices colaterales con safenectomía.
  5. Tratamiento actual: obliteración endovenosa por radiofrecuencia (diatermia) o láser como alternativa a la safenectomía.

COMPLICACIONES:
- Hemorragia.
- Tromboflebitis.
- Atrofia blanca.
- Eczema varicoso.
- Lipodermatosclerosis.
- Úlceras venosas.

PRONÓSTICO

Trastorno crónico que puede controlarse adecuadamente con la combinación de tratamiento compresivo y quirúrgico.

DERIVACIÓN

- Al dermatólogo para las complicaciones de la dermatitis.
- Al cirujano si no se controla de forma conservadora o en varices complicadas.

BIBLIOGRAFÍA RECOMENDADA

Bradbury A et al: What are the symptoms of varicose veins? Edinburgh Vein Study cross sectional population survey, *BMJ* 318:353, 1999.

Crane J, Cheshire N: Recent developments in vascular surgery, *BMJ* 327(7420):911, 2003.

Hagen MD, Johnson ED: What treatments are effective for varicose veins? *J Fam Pract* 52(4):329, 2003.

AUTOR: **ARUNDATHI G. PRASAD, M.D.**

INFORMACIÓN BÁSICA

DEFINICIÓN

Las verrugas son neoplasias epidérmicas benignas producidas por el virus del papiloma humano (VPH).

SINÓNIMOS

Verrugas vulgares.
Verrugas planas.
Condilomas acuminados.
Verrugas plantares.
Verrugas en mosaico.

CÓDIGOS CIE-9CM

0.78.10 Verrugas víricas
0.79.19 Verrugas venéreas (genitales externos)

EPIDEMIOLOGÍA Y DEMOGRAFÍA

- Las verrugas vulgares aparecen con más frecuencia en niños y adultos jóvenes.
- Las verrugas anogenitales son más frecuentes en pacientes jóvenes, sexualmente activos. Las verrugas genitales son la ETS vírica más frecuente en EE.UU. Tienen el virus hasta 24 millones de americanos.
- Las verrugas vulgares duran mucho tiempo y son más frecuentes en inmunodeprimidos (linfoma, sida, inmunosupresión).
- Las verrugas plantares aparecen con mayor frecuencia en los puntos de máxima presión (sobre la cabeza de los metatarsos o en los talones).

SÍNTOMAS Y SIGNOS

- Las verrugas vulgares (fig. 1-255) tienen una apariencia inicial de pápula color carne con superficie rugosa; después toman forma hiperqueratósica con puntos negros en la superficie (capilares trombosados); pueden ser únicas o múltiples y son más frecuentes en las manos.
- Las verrugas ocultan las líneas normales de la piel (característica importante par el diagnóstico). Las prolongaciones cilíndricas de la verruga pueden unirse entre sí formando el patrón en mosaico.
- Las verrugas planas generalmente son rosas o amarillentas, discretamente elevadas y se encuentran con frecuencia en la frente, dorso de las manos boca y zona de la barba; frecuentemente se forman en zonas traumatizadas (arañazos); se diagnostican erróneamente muchas veces (sobre todo en la cara) y se tratan inadecuadamente con corticoides tópicos.
- Las verrugas filiformes tienen forma de dedo con varias proyecciones; generalmente están cerca de la boca, barba y regiones periorbitaria y paranasal.
- Las verrugas plantares están poco elevadas y tienen una superficie rugosa; pueden producir dolor al andar; al involucionar se pueden observar pequeñas hemorragias (producidas por capilares trombosados).

- Las verrugas genitales generalmente son rosa pálido con proyecciones y una base ancha. Pueden confluir en el área perineal y formar masas en forma de coliflor.
- Las verrugas genitales del epitelio cervical pueden sufrir cambios subclínicos que se observan en la citología de Papanicolau o en la colposcopia.

ETIOLOGÍA

- Infección por virus del papiloma humano (VPH); se han identificado >60 tipos de ADN viral. La transmisión de las verrugas es por contacto directo.
- Las verrugas genitales habitualmente se deben a VPH tipos 6 u 11.

DIAGNÓSTICO

DIAGNÓSTICO DIFERENCIAL

- Molluscum contagiosum.
- Condilomas planos.
- Acrocordón o queratosis seborreica.
- Nevos epidérmicos.
- Queratosis actínica hipertrófica.
- Carcinoma espinocelular.
- Fibroqueratoma digital adquirido.
- Virus varicela zoster en pacientes con sida.
- Fibroma infantil digital recidivante.
- Callos plantares (pueden confundirse con verrugas plantares).

VALORACIÓN

- Generalmente, el diagnóstico es clínico.
- Debe hacerse una biopsia de las lesiones.

PRUEBAS DE LABORATORIO

Colposcopia con biopsia en pacientes con cambios en las células escamosas del cervix.

TRATAMIENTO

TRATAMIENTO NO FARMACOLÓGICO

- Debe hacerse hincapié en la importancia de la utilización de preservativos para disminuir el contagio de las verrugas genitales.
- La observación es una medida aceptable en el control de las verrugas, puesto que muchas desaparecen sin tratamiento con el tiempo.
- Las verrugas plantares indoloras no se tratan.

TRATAMIENTO GENERAL

- Verrugas vulgares:
  1. Aplicación de ácido salicílico al 17% tópico. Empapar la zona en agua tibia cinco minutos y secar. Aplicar una capa fina una o dos veces al día hasta 12 semanas, sin manchar la piel sana. Vendar.
  2. El nitrógeno líquido y la coagulación eléctrica son también métodos habituales de eliminación.
  3. En lesiones grandes o resistentes puede utilizarse la disección roma.
  4. La oclusión con cinta adhesiva es también eficaz en el tratamiento de las verrugas vulgares. Se corta para tapar las verrugas y se deja seis días. A los seis días se retira, se mojan las verrugas y se liman con piedra pómez. 12 horas después se pone de nuevo cinta adhesiva. Se puede repetir este tratamiento hasta que desaparezcan las verrugas.
- Verrugas filiformes: se tratan con resección quirúrgica.
- Verrugas planas: generalmente son más difíciles de tratar.

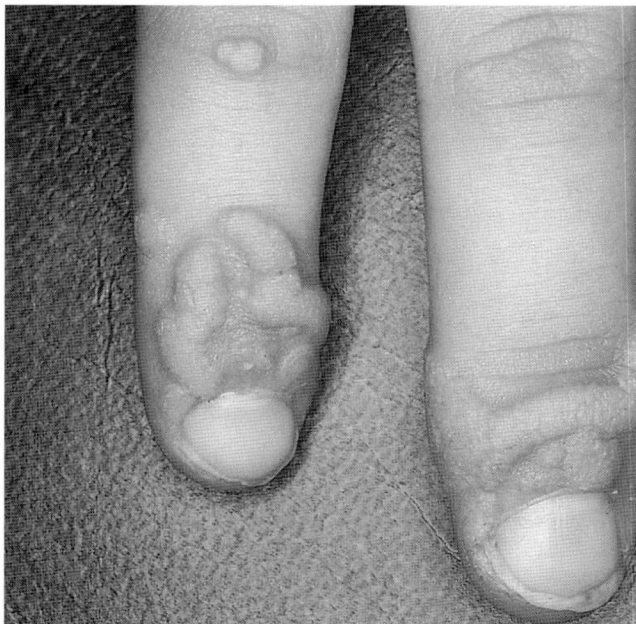

FIGURA 1-255 Verruga vulgar vírica. Estas pápulas con frecuencia sufren cambios en la superficie verrugosa. (De Callen JP: *Color atlas of dermatology*, 2.ª ed., Filadelfia, 2000, WB Saunders.)

1. Puede ser eficaz la rema de tretinoína sobre la zona afectada aplicada por la noche durante varias semanas.
2. Aplicación de nitrógeno líquido.
3. Electrocoagulación.
4. También es eficaz la crema de 5-fluorouracilo una o dos veces al día durante 3-5 semanas. Puede quedar hiperpigmentación.

- Verrugas plantares:
  1. Tratamiento con ácido salicílico. Remojar la verruga en agua tibia durante 5 minutos, retirar el tejido blando y secar. Hacerlo una o dos veces al día, máximo 12 semanas. El uso de apósitos de ácido salicílico al 40% es también un tratamiento seguro que no deja cicatrices; es especialmente útil en el tratamiento de las verrugas en mosaico que ocupan una zona grande.
  2. La disección roma es una modalidad de tratamiento rápida y eficaz.
  3. Las verrugas plantares y recidivantes pueden tratarse con láser; sin embargo, deja heridas abiertas que tardan 4-6 semanas en granular.
  4. La bleomicina intralesional es eficaz, pero se utiliza cuando fracasan el resto de los tratamientos.

- Verrugas genitales:
  1. Pueden tratarse con eficacia con resina de podofilina al 20% en un compuesto con tintura de benzoína, aplicado con un aplicador con punta de algodón (por el médico) y dejando secar. Puede repetirse el tratamiento una vez a la semana.

2. El podofilox (condilox gel al 0,5%) puede aplicarlo el paciente. Los efectos secundarios locales son dolor, quemazón e inflamación.
3. La crioterapia con nitrógeno líquido aplicado con sonda o aerosol es eficaz en el tratamiento de las verrugas genitales más pequeñas.
4. El láser de dióxido de carbono puede ser eficaz en el tratamiento de las verrugas genitales primarias o recidivantes (curación del 90%).
5. La crema de imiquimod al 5% es un modificador de la respuesta inmunológica, aplicado por el paciente, eficaz en el tratamiento de las verrugas genitales externas y perianales (eliminación completa de las verrugas perianales en >70% de las mujeres y >30% de los hombres en 4-16 semanas). Deben evitarse las relaciones sexuales mientras la crema está en la piel. Se aplica tres veces a la semana por la noche y se deja 6-10 horas en la piel.

- La aplicación de ácido tricloroacético (ATCA) o ácido dicloroacético es también eficaz en las verrugas genitales externas. Debe aplicarse una pequeña cantidad sólo en las verrugas y dejarla secar, quedando una «escarcha» blanca. Este tratamiento puede repetirse una vez a la semana si hace falta.

PRONÓSTICO

- Las verrugas se pueden tratar eficazmente con cualquiera de los métodos expuestos, con resolución completa en la mayor parte de los casos; sin embargo, las recidivas son frecuentes.

- La infección por virus del papiloma humano se relaciona con carcinomas cervicales y lesiones precancerosas en mujeres.
- El carcinoma anal de células escamosas se relaciona también con las verrugas genitales.

DERIVACIÓN

- Al dermatólogo si las verrugas son resistentes al tratamiento.
- Al cirujano en algunos casos.
- Información sobre ETS a los pacientes con verrugas genitales.

OTRAS CONSIDERACIONES

COMENTARIOS

- Las verrugas subungueales y periungueales generalmente son más resistentes al tratamiento. Se recomienda derivar al dermatólogo para crioterapia los casos resistentes.
- No es necesario explorar a las parejas sexuales para controlar las verrugas genitales, puesto que no hay datos para afirmar que la reinfección influya.

BIBLIOGRAFÍA RECOMENDADA

Focht DR III et al: The efficacy of duct tape vs cryotherapy in the treatment of verruca vulgaris, *Arch Pediatr Adolesc Med* 156:971, 2002.
Gibbs S et al: Local treatment for cutaneous warts: systematic review, *BMJ* 325:461, 2002.

AUTOR: **FRED F. FERRI, M.D.**

INFORMACIÓN BÁSICA

DEFINICIÓN

La viruela está causada por el virus del mismo nombre, un virus con ADN miembro del género *Orthopoxvirus*. Se trata de un virus humano del que no se conoce ningún reservorio fuera de la especie humana. La infección natural se produce después de la implantación del virus en las mucosas orofaríngea o respiratoria.

CÓDIGOS CIE-9CM
050.9 Viruela sin especificar
V01.3 Exposición a la viruela
050.1 *Variola minor* (alastrim)
050.0 *Variola major*

EPIDEMIOLOGÍA Y DEMOGRAFÍA

- La viruela fue erradicada a nivel mundial en 1977. Los últimos casos de viruela, por exposiciones en el laboratorio, se produjeron en 1978. Las amenazas del bioterrorismo han devuelto el interés sobre el virus de la viruela.
- La vacunación habitual frente a la viruela finalizó en 1972.
- La viruela se contagia de persona a persona por gotitas de saliva infectadas que exponen a aquellas personas susceptibles que tienen un contacto frente a frente con la persona enferma.
- Las personas con viruela son más infecciosas durante la primera semana de enfermedad, cuando está presente la mayor cantidad de virus en la saliva; sin embargo, existe cierto riesgo de transmisión mientras no hayan caído todas las costras.
- El período de incubación es de cerca de 12 días (rango: 7-17 días) tras la exposición.
- La vestimenta y la ropa de cama también pueden diseminar el virus. Es necesario tomar precauciones especiales para estar seguros de que toda la ropa de cama y del paciente se han lavado convenientemente con lejía y agua caliente. Desinfectantes como la lejía y el amonio cuaternario pueden emplearse para limpiar las superficies contaminadas.

SÍNTOMAS Y SIGNOS

- Los síntomas iniciales incluyen fiebre alta, fatiga, cefalea y dolor de espalda. Aparece a los 2-3 días un exantema característico, más destacado en la cara, brazos y piernas (fig. 1-256).
- El exantema comienza con lesiones planas y eritematosas que progresan al mismo ritmo. El exantema sigue un patrón centrífugo.
- Las lesiones son firmes a la palpación, en forma de cúpula o umbilicadas. Se llenan de pus y comienzan a formar costra en la segunda semana.

- Las costras van progresando hasta desprenderse y caer al cabo de 3-4 semanas. La despigmentación persiste en la base de las lesiones cutáneas durante los 3-6 meses posteriores al fin de la enfermedad. La cicatrización suele ser más extensa en la cara.
- En asociación con el exantema puede aparecer fiebre, cefalea, malestar general, vómitos, y dolor abdominal cólico.
- La *variola major* puede provocar una toxemia rápidamente letal en algunos pacientes.
- Las complicaciones de la viruela incluyen la deshidratación, neumonía, blefaritis, conjuntivitis, y úlceras corneales.

ETIOLOGÍA

La viruela está causada por el virus de la viruela. Existen al menos dos cepas de este virus, la más virulenta se conoce como *variola major* y la menos virulenta, como *variola minor* (alastrim).

DIAGNÓSTICO

DIAGNÓSTICO DIFERENCIAL

- Exantema de otras enfermedades víricas (p. ej., varicela hemorrágica, sarampión, virus Coxsackie).
- El dolor abdominal puede parecer una apendicitis.
- Meningococemia.
- Picaduras de insectos.
- Impétigo.
- Dermatitis herpetiforme.
- Pénfigo.
- Urticaria papular.

VALORACIÓN Y PRUEBAS DE LABORATORIO

- Los estudios de laboratorio requieren instalaciones de contención alta (NB-4 [Nivel de Bioseguridad 4]).
- Puede emplearse la microscopia electrónica del raspado de las vesículas para distinguir las partículas del virus de la viruela de las de los virus varicela zóster o herpes simple. Para la obtención del líquido vesicular o pustular puede ser necesario abrir las lesiones con el borde romo de un escalpelo. Puede emplearse una torunda de algodón para recoger el líquido.
- Si no se dispone de microscopia electrónica, puede emplearse el microscopio óptico para observar las partículas del virus de la viruela (cuerpos de Guarnieri) con la tinción de Giemsa.
- Las técnicas de reacción en cadena de la polimerasa (PCR) y de análisis de polimorfismos de la longitud de fragmentos de restricción pueden identificar la viruela de forma rápida.

PRUEBAS DE IMAGEN

Radiografía de tórax en pacientes con sospecha de neumonía.

TRATAMIENTO

TRATAMIENTO NO FARMACOLÓGICO

- Tratamiento de apoyo.
- Hidratación i.v. en casos graves.
- Cualquier caso con sospecha de viruela debe ubicarse bajo un aislamiento estricto, tanto respiratorio como de contacto.

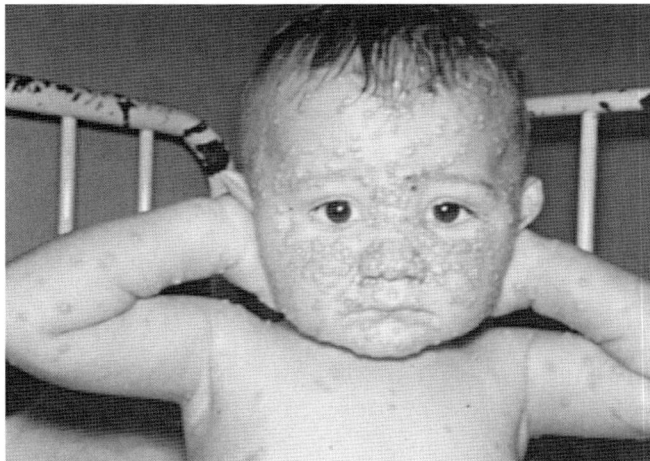

FIGURA 1-256   Aparición del exantema de la viruela al 6.º o 7.º día. Todas las lesiones se encuentran en el mismo estadio de desarrollo. (De Gorbach SL: *Infectious diseases,* 2.ª ed., Filadelfia, 1998, WB Saunders.)

TRATAMIENTO AGUDO

- No existe un tratamiento para la viruela. La vacunación administrada en los primeros 3-4 días puede prevenir o mejorar significativamente la enfermedad subsiguiente. Puede administrarse inmunoglobulina anti-vaccinia para el tratamiento de las complicaciones de la vacuna o al mismo tiempo que la vacuna en personas para las que la vacuna está, por lo demás, contraindicada.
- El tratamiento de apoyo puede ser beneficioso (p. ej., líquidos i.v, paracetamol para el dolor o la fiebre).
- Los antibióticos sólo están indicados si se producen infecciones bacterianas secundarias. Deberán usarse antimicrobianos resistentes a la penicilinasa si las lesiones de viruela se sobreinfectan.
- Debe considerarse la administración de idoxuridina tópica en las lesiones corneales.

PRONÓSTICO

- La mortalidad de la *variola major* es del 20-50%. La *variola minor* posee una tasa de mortalidad del 1%.
- Después de la viruela grave, se observan lesiones cavitarias (sobre todo en la cara) hasta en el 80% de los supervivientes.
- El 1% de los pacientes padecen panoftalmitis y ceguera por queratitis vírica o infección ocular secundaria.
- Se observa artritis por infección vírica a nivel de la metáfisis de los huesos largos en el 2% de los niños.

DERIVACIÓN

Son obligadas la consulta a un especialista en enfermedades infecciosas y la notificación a las autoridades sanitarias locales en todos los casos de viruela.

OTRAS CONSIDERACIONES

- El virus de la viruela es frágil, por lo que en el caso de que se produjese la aerosolización del virus, todos los virus se inactivarían o disiparían en 1-2 días. Los edificios expuestos a la liberación inicial del aerosol no tendrían que ser descontaminados. En el momento en que se identificasen los primeros casos, típicamente 2 semanas después de la liberación, los virus ya habrían desaparecido de los edificios. Los pacientes infectados, sin embargo, serán capaces de diseminar el virus y, posiblemente, de contaminar superficies mientras estén enfermos. Los desinfectantes hospitalarios estándares como los amonios cuaternarios son eficaces en la eliminación de los virus sobre las superficies, debiendo usarse para desinfectar las habitaciones de los pacientes hospitalizados u otras superficies contaminadas. En el medio hospitalario, la ropa de los pacientes deberá autoclavarse o ser lavada con agua caliente y lejía. Los desechos infecciosos deberán meterse en bolsas de riesgo biológico y autoclavarse antes de su incineración.
- Los pacientes sintomáticos con sospecha o confirmación de viruela son capaces de diseminar el virus. Debe ubicarse a los pacientes en aislamiento médico para evitar la diseminación del virus. Además, la gente que ha tenido un contacto íntimo con pacientes de viruela deben vacunarse de inmediato y someterse a una vigilancia estrecha para detectar cualquier síntoma de la enfermedad.

COMENTARIOS

- En personas expuestas a la viruela, la vacuna puede reducir la gravedad o incluso prevenir la enfermedad si se administra en los primeros 4 días tras la exposición.
- La vacuna de la viruela contiene otro virus vivo llamado vaccinia. La vacuna no contiene virus de la viruela.
- La vacunación primaria confiere inmunidad total frente a la viruela en más del 95% de las personas durante unos 10 años.

BIBLIOGRAFÍA RECOMENDADA

Breman JG, Henderson DA: Diagnosis and management of smallpox, *N Engl J Med* 346:1300, 2002.

Frey SE et al: Clinical responses to undiluted and diluted smallpox vaccine, *N Engl J Med* 346:1265, 2002.

Henderson DA et al: Smallpox as a biological weapon, *JAMA* 281:2127, 1999. www.bt. cdc.gov/Agent/Smallpox/SmallpoxGen.asp

AUTOR: **FRED F. FERRI, M.D.**

INFORMACIÓN BÁSICA

DEFINICIÓN

El virus de la inmunodeficiencia humana tipo 1 (VIH) produce una infección crónica que culmina, generalmente después de varios años, en el síndrome de inmunodeficiencia adquirida (SIDA).

SINÓNIMO

Síndrome de inmunodeficiencia adquirida (SIDA), cuando un paciente con infección por el VIH cumple unos criterios diagnósticos específicos (v. «Síndrome de inmunodeficiencia adquirida» en la sección I).

CÓDIGO CIE-9CM
044.9 VIH, no especificado

EPIDEMIOLOGÍA Y DEMOGRAFÍA

INCIDENCIA (EN EE.UU):
- No existen datos completos sobre incidencia.
- La mayor incidencia ocurre en las áreas metropolitanas con población superior a 500.000 habitantes.

PREVALENCIA (EN EE.UU.): Se calcula en 1-2 millones de casos.

PREDOMINIO POR SEXOS:
- Adultos: el cálculo más reciente es del 74% de varones y 24% de mujeres, pero está cambiando hacia un mayor número de mujeres.
- Niños: igual en ambos sexos.

DISTRIBUCIÓN POR EDADES: El 80% de los casos ocurre entre los 20-40 años.

INCIDENCIA MÁXIMA: 30-50 años.

GENÉTICA:

Predisposición familiar: Aunque no existe una predisposición genética comprobada, las personas con deleciones del gen CCR5 son inmunes a la infección por el virus con tropismo por los macrófagos (el virus predominante en la transmisión sexual).

Infecciones congénitas:
- El 80% de los casos infantiles se debe a una infección perinatal, que puede producirse dentro del útero, durante el parto o después del nacimiento a través de la leche materna.
- No existen anomalías congénitas específicas asociadas a la infección pro el VIH, aunque sí un mayor riesgo de aborto espontáneo y de bajo peso al nacer.

Infección neonatal:
- Puede producirse durante el parto o a través de la lactancia materna.
- Típicamente asintomática.

SÍNTOMAS Y SIGNOS

- Los síntomas y signos varían según la fase de la enfermedad.
- En la infección aguda:
  1. Puede producirse una enfermedad autolimitada similar a la mononucleosis que se caracteriza por fiebre, molestias de garganta, adenopatías, cefalea y una erupción similar a la roséola.
  2. En una minoría de casos aparece una meningitis aséptica franca, parálisis de Bell o neuropatía periférica.

- En fases más avanzadas de la infección, tras un largo intervalo asintomático, aparecen síntomas inespecíficos tales como adenopatías, adelgazamiento, diarrea y alteraciones cutáneas del tipo de dermatitis seborreica, herpes zóster localizado o infecciones por hongos.
- Enfermedad avanzada: se caracteriza por las infecciones y las neoplasias malignas asociadas al síndrome de inmunodeficiencia adquirida (v. las enfermedades concretas).
- En la sección II se describen los síndromes reumáticos de la infección por el VIH.
- Algunos estudios indican que, en la mujer, la infección por el VIH se asocia a cargas víricas menores para grados comparables de inmunosupresión en comparación con los varones. Además, por término medio, los recuentos de linfocitos CD4 de las mujeres podrían ser mayores en el momento en que se diagnostica el SIDA.
- Otra consideración especial en las mujeres infectadas por el VIH es la elevada incidencia de coinfección por el virus del papiloma humano (VPH), con el riesgo de cáncer cervical que ello conlleva. Incluso aunque la citología vaginal sea normal, deberá repetirse a los 6 meses y, a partir de ese momento, una vez al año.

ETIOLOGÍA

- Retrovirus ARN (fig. 1-257).
- Se transmite por contacto sexual, por agujas compartidas, transfusiones de sangre o de la madre al hijo durante el embarazo, el parto o la lactancia.
- Las dianas primarias de la infección son los linfocitos CD4.
- Afectación directa del SNC: se manifiesta por encefalopatía, mielopatía o neuropatía en los casos avanzados.
- Insuficiencia renal, trastornos reumatológicos, trombocitopenia o anomalías cardíacas.

DIAGNÓSTICO

DIAGNÓSTICO DIFERENCIAL

- Infección aguda: mononucleosis infecciosa y otras infecciones víricas respiratorias.
- Síntomas tardíos: similares a los producidos por otras enfermedades causantes de caquexia como neoplasias, TB, infecciones micóticas diseminadas, malabsorción o depresión.
- Encefalopatía del VIH: se puede confundir con enfermedad de Alzheimer y otras causas de demencia crónica (la alteración cognitiva de la infección por el VIH se describe en la Sección II); mielopatía y neuropatía posiblemente parecidas a las de otras enfermedades desmielinizantes como la esclerosis múltiple.

VALORACIÓN

El diagnóstico se establece por análisis voluntarios de anticuerpos frente al virus, que pueden hacerse en laboratorios de salud pública o en servicios privados.

PRUEBAS DE LABORATORIO

Anticuerpos frente al VIH detectados con una técnica de dos pasos:
- ELISA como prueba sensible para la detección selectiva.
- Confirmación de las pruebas positivas con ELISA con una técnica de inmunotransferencia Western blot más específica.
- En todos los pacientes deben hacerse recuentos de CD4 y PCR del ARN del VIH.
- El recuento de CD4 es un marcador del estado inmunitario en el momento en que se hace.
- La PCR del ARN del VIH (carga vírica) es un factor de predicción de la progresión de la enfermedad.

La figura 1-258 muestra la respuesta inmunitaria a la infección por el VIH.

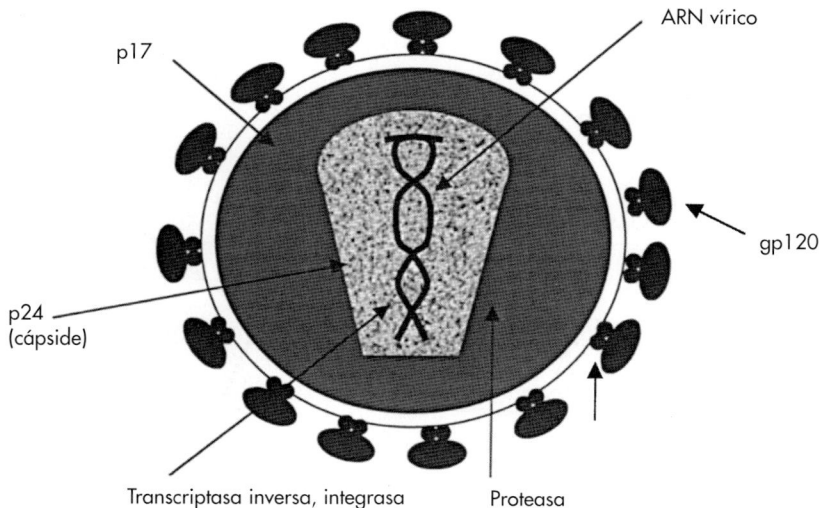

FIGURA 1-257 Localizaciones de las proteínas y los ácidos nucleicos víricos en el virión del VIH-1. (Tomada de Mandell GL [ed.]: *Mandell, Douglas, and Bennett's principles and practice of infectious diseases,* 5.ª ed. Nueva York, Churchill Livingstone.)

TRATAMIENTO

TRATAMIENTO NO FARMACOLÓGICO

Mantenimiento de una nutrición adecuada.

TRATAMIENTO AGUDO

- Tratamiento agudo de las infecciones oportunistas y las neoplasias (v. las enfermedades asociadas al SIDA, «neumonía por *Pneumocystis jiroveci*», «criptococosis», «tuberculosis», «toxoplasmosis», en otras partes de este texto).
- Síndrome agudo por el VIH:
  1. Terapia antirretroviral de combinación consistente en uno o más (habitualmente dos) fármacos nucleósidos (zidovudina [AZT], didanosina [DDI], zalcitabina [DDC], lamivudina [3TC], abacavir, tenofovir) con un inhibidor de la proteasa (lopinavir, indinavir, saquinavir, nelfinavir) o inhibidores no nucleósidos de la transcriptasa inversa (nevirapina, delavirdina, efavirenz). Los inhibidores de la proteasa, sobre todo lopinavir, suelen administrarse en combinación con ritonavir en dosis bajas para potenciar las concentraciones del fármaco. Un nuevo inhibidor de la proteasa, atazanavir, se ha asociado a una incidencia de anomalías de los lípidos y de resistencia a la insulina relativamente menor que la de los demás inhibidores de la proteasa.
  2. En la actualidad se están valorando las dosis recomendadas de estos fármacos y sus combinaciones específicas.

TRATAMIENTO CRÓNICO

- En los pacientes con infección crónica no tratada con anterioridad debe considerarse un tratamiento que dependerá del recuento de CD4, de la probabilidad de progresión de la enfermedad (carga vírica) y de la capacidad para observar el tratamiento antirretrovírico de combinación. Deben consultarse las directrices actuales del VIH del Department of Health and Human Services de EE.UU. (http://www.aidsinfo.nih.gov/guidelines/).
  1. Los pacientes con recuentos CD4 <200 células/mm³ deben recibir tratamiento, cualquiera que sea su carga vírica.
  2. Los que tienen recuentos de CD4 >350 células/mm³ deben mantenerse en general en observación sin tratamiento; sin embargo, si la carga vírica es extraordinariamente elevada, deberá considerarse la conveniencia de instaurar un tratamiento.
  3. Los beneficios del tratamiento en los pacientes con recuentos de CD4 de 200 a 350 células/mm³ son dudosos, pero la mayoría de los autores lo recomienda.
  4. Las directrices actuales recomiendan el uso de lamivudina 1 zidovudina o tenofovir o estavudina 1 lopinavir/ritonavir o efavirenz como protocolos antirretrovíricos iniciales de elección. Sin embargo, existen muchos protocolos y fármacos alternativos.
- En todos los pacientes debe hacerse un estudio de resistencia genotípica cuando se inicia la asistencia médica.
- Los protocolos antirretrovíricos posteriores dependerán de la experiencia anterior con antirretrovíricos y de los resultados de los estudios genotípicos.
- Los pacientes con recuentos de linfocitos CD4 <200/mm³ deben recibir un tratamiento preventivo de la neumonía por *Pneumocystis jiroveci* (NPC) (v. «Neumonía por *Pneumocystis jiroveci*»).
- La valoración de la diarrea crónica en los pacientes con VIH se describe en la Sección III, «El paciente con infección por el VIH, Enfermedad aguda».
- En la tabla 1-47 se describe la profilaxis primaria de las infecciones oportunistas en los adultos y adolescentes con infección por el VIH. Los criterios para interrumpir y reiniciar la profilaxis anti-oportunistas en los adultos con infección por el VIH se describen en la sección I, «Síndrome de inmunodeficiencia adquirida».
- La infección por el VIH de la mujer embarazada plantea problemas y consideraciones especiales. El tratamiento antirretrovírico adecuado y en el momento oportuno administrado tanto a la madre como al recién nacido reduce de manera espectacular el riesgo de transmisión perinatal del virus. Hay que ofrecer un tratamiento antirretrovírico a todas las mujeres embarazadas con nuevo diagnóstico de infección por el VIH; este tratamiento debe iniciarse al final del primer trimestre, debe comprender zidovudina cuando sea posible y debe mantenerse hasta el parto. El objetivo de este tratamiento consiste en lograr una carga vírica indetectable en la mujer con cargas víricas persistentes >1.000 copias/ml a pesar de un antirretrovírico adecuado. La cesárea podría reducir aún más el riesgo de transmisión. También debe administrarse zidovudina (AZT) al recién nacido durante las primeras 6 semanas de vida y evitar por completo la lactancia materna. No debe usarse efavirenz, debido a sus posibles efectos teratógenos.

PRONÓSTICO

- Asistencia continuada con frecuentes valoraciones médicas y análisis de las subpoblaciones de linfocitos T.
- Asistencia a largo plazo centrada en un tratamiento antirretrovírico actualizado y profilaxis de la NPC y otras infecciones oportunistas, así como en la detección precoz de las complicaciones (v. la Sección III).

DERIVACIÓN

A un médico experto en el tratamiento de la infección por el VIH y sus complicaciones.

OTRAS CONSIDERACIONES

COMENTARIOS

La quimioprofilaxis del VIH tras la exposición profesional se describe en las tablas 5-29 y 5-30 de la Sección V.

BIBLIOGRAFÍA RECOMENDADA

Kantor R et al: Evolution of resistance to drugs in HIV-1-infected patients failing antiretroviral therapy, AIDS 18(11):1503, 2004.

Klein MB et al: The impact of initial highly active antiretroviral therapy on future treatment sequences in HIV infection, AIDS 18(14):1895, 2004.

Monier PL, Wilcox R: Metabolic complications associated with the use of highly active antiretroviral therapy in HIV-1-infected adults, Am J Med Sci 328(1):48, 2004.

Volberding PA: Initiating HIV therapy: timing is critical, controversial, *Postgrad Med* 115(2):15, 2004.

Watts DH: Management of human immunodeficiency virus infection in pregnancy, *N Engl J Med* 346(24):1879, 2002.

Yeni PG: Antiretroviral treatment for adult HIV infection in 2002: updated recommendations of the International AIDS Society–USA panel, *JAMA* 288:222, 2002.

AUTOR: **JOSEPH R. MASCI, M.D.**

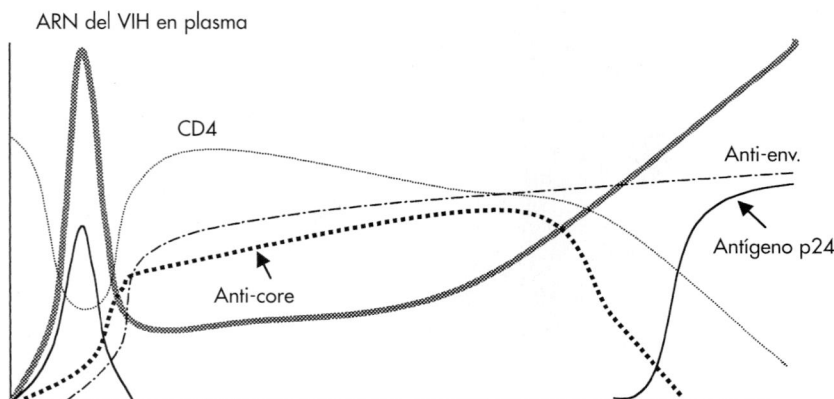

FIGURA 1-258 Evolución de la infección por el virus de la inmunodeficiencia humana. (Tomada de Mandell GL [ed.]: *Mandell, Douglas , and Bennett's principles and practice of infectious diseases,* 5.ª ed. Nueva York, Churchill Livingstone.)

ARN del VIH en plasma

CD4

Anti-env.

Antígeno p24

Anti-core

INFORMACIÓN BÁSICA

DEFINICIÓN

El vitíligo es la pérdida adquirida de pigmentación de la epidermis, que histológicamente se caracteriza por ausencia de melanocitos en la epidermis.

CÓDIGO CIE-9CM

709.1 Vitíligo

EPIDEMIOLOGÍA Y DEMOGRAFÍA

- Prevalencia: 1% de la población.
- Antecedentes familiares en el 25-30% de los casos.
- Puede empezar a cualquier edad, pero en la mitad de los pacientes el comienzo es por debajo de los 20 años.

SÍNTOMAS Y SIGNOS

- Lesiones hipopigmentadas y despigmentadas (fig. 1-259) más en zonas expuestas al sol, áreas intertriginosas, genitales y sobre prominencias óseas (vitíligo tipo A).
- Las zonas periorificiales también están afectadas con frecuencia.
- Las lesiones suelen ser simétricas.
- En ocasiones las lesiones son lineales o en seudodermatomo (vitíligo tipo B).
- Las lesiones de vitíligo pueden aparecer en zonas de traumatismo (fenómeno de Koebner).
- El cabello en las zonas afectadas puede ser blanco.
- Los bordes de la lesión habitualmente están bien delimitados, y cuando se observa un anillo de hiperpigmentación, se llama *vitíligo tricrómico*.
- El término *vitíligo marginal inflamatorio* se utiliza para describir lesiones con bordes elevados.
- Inicialmente la enfermedad está limitada, pero las lesiones suelen extenderse al cabo de los años.

- El vitíligo tipo B es más frecuente en niños.
- El vitíligo puede empezar en torno a nevos pigmentados, produciendo un halo (nevo de Sutton); en estos casos el nevo central con frecuencia evoluciona y desparece con el tiempo.

ETIOLOGÍA Y PATOGENIA

Hay tres teorías fisiopatológicas:
- Teoría autoinmune (anticuerpos frente a los melanocitos).
- Teoría neural (mediador neuroquímico que destruye los melanocitos de forma selectiva).
- Proceso autodestructivo en el que los melanocitos no son capaces de defenderse de los precursores de melanina tóxicos.

Aunque el vitíligo se considera una enfermedad adquirida, el 25-30% es familiar; el modo de transmisión es desconocido (poligénico o autosómico dominante con penetrancia incompleta y expresión variable).

Trastornos asociados:
- Alopecia areata.
- Diabetes mellitus tipo I.
- Insuficiencia suprarrenal.
- Hiper o hipotiroidismo.
- Candidiasis mucocutánea.
- Anemia perniciosa.
- Síndromes autoinmunes poliglandulares.
- Melanoma.

DIAGNÓSTICO

DIAGNÓSTICO DIFERENCIAL (OTROS TRASTORNOS HIPOPIGMENTARIOS)

Adquiridos:
- Producidos por compuestos químicos.
- Halo del nevus.
- Hipomelanosis guttata idiomática.
- Lepra.

- Leucoderma asociada a melanoma.
- Pitiriasis alba.
- Hipopigmentación postinflamatoria.
- Tiña versicolor.
- Síndrome de Vogt-Koyanagi (vitíligo, uveítis y sordera).

Congénitos:
- Albinismo parcial (piebaldismo).
- Albinismo total.
- Nevo anémico.
- Nevo depigmentado.
- Esclerosis tuberosa.

VALORACIÓN

- Exploración física.
- El examen con luz de Wood puede resaltar las lesiones en pacientes de piel clara.

TRATAMIENTO

- Indicado fundamentalmente por motivos estéticos cuando la depigmentación produzca problemas emocionales o sociales. La hipopigmentación es más llamativa en pieles oscuras.
- Agentes de maquillaje cosmético o tintes.
- Lociones autobronceadoras (dihidroxiacetona).
- Repigmentación (mediante migración de melanocitos de los folículos pilosos; la piel con poco pelo responde mal al tratamiento).
- PUVA (fototerapia con psoralenos): administración oral o tópica de psoralenos seguida de fototerapia con UVA (150-200 sesiones a lo largo de 1-2 años).
- Psoralenos y sol.
- Corticoides tópicos de mediana potencia (cremas de triamcinolona al 0,1% o desonida al 0,05% cuatro veces al día durante 3-4 meses).
- Inyección intralesional de corticoides.
- Corticoides sistémicos (5 mg de betametasona/6 horas dos días consecutivos a la semana durante 2-4 meses).
- Depigmentación total (en caso de vitíligo extenso) con monobencil éter al 20% o hidroquinona. Es un procedimiento permanente, y los pacientes van a necesitar protección solar durante toda la vida.

BIBLIOGRAFÍA RECOMENDADA

Habif TP: Vitiligo. In Habif TP (ed): *Clinical dermatology*, ed 3, St Louis, 1996, Mosby.

AUTOR: **TOM J. WACHTEL, M.D.**

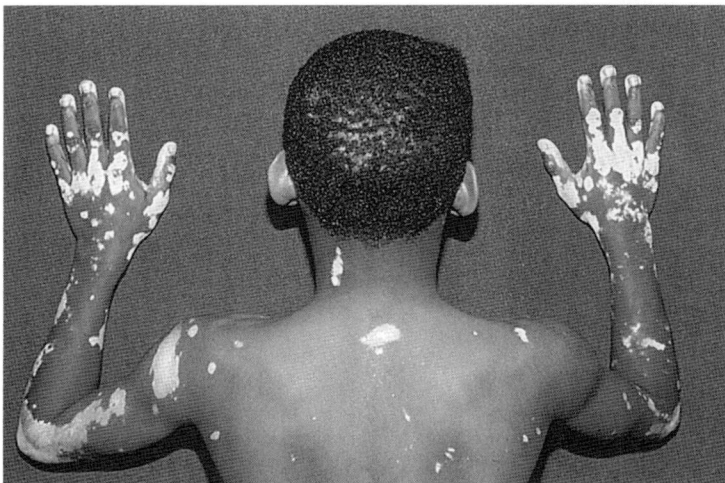

FIGURA 1-259 **Áreas de vitíligo múltiples, bien delimitadas, simétricas y depigmentadas.** (De Behrman RE: *Nelson textbook of pediatrics*, Filadelfia, 1996, WB Saunders.)

INFORMACIÓN BÁSICA

DEFINICIÓN

La vulvovaginitis bacteriana es una inflamación que afecta a la vagina y sólo en casos raros a la vulva, producida por bacterias anaerobias y aerobias.

SINÓNIMOS

Vaginosis bacteriana.
Gardnerella vaginalis.
Haemophilus vaginalis.
Corynebacterium vaginalis.

CÓDIGO CIE-9CM

616.10 Vulvovaginitis

EPIDEMIOLOGÍA Y DEMOGRAFÍA

- Infección vaginal más prevalente en mujeres en edad fértil en EE.UU.
- 32-64% de las pacientes que acuden a consulta de ETS.
- 12-25% en otras consultas.
- 10-26% en pacientes obstétricas.
- Puede asociarse a complicaciones en el embarazo: rotura prematura de membranas, trabajo de parto y parto pretérmino.
- Microorganismos aislados con frecuencia en endometritis poscesárea y posparto.

SÍNTOMAS Y SIGNOS

- >50% de las mujeres pueden ser asintomáticas.
- Olor desagradable a pescado en cerca del 50-70% de las pacientes. El olor se exacerba después de las relaciones sexuales o en la menstruación.
- Aumento del flujo vaginal.
- Puede haber picor e irritación vaginal.

ETIOLOGÍA

- Infección polimicrobiana sinergista que se caracteriza por el sobrecrecimiento de bacterias normales de la vagina.
- Anaerobios: *Bacteroides sp., Peptostreptococcus sp., Mobiluncus sp.*
- Anaerobios facultativos: *G. vaginalis, Mycoplasma hominis.*
- Concentración de bacterias anaerobias aumentada de 100 a 1.000 veces.
- No se encuentran lactobacilos o su presencia es muy reducida.

DIAGNÓSTICO

DIAGNÓSTICO DIFERENCIAL

- Vaginitis fúngica.
- Vaginitis por *Trichomonas.*
- Vaginitis atrófica.
- Cervicitis.

VALORACIÓN

- Exploración pélvica.
- Exploración con espéculo.
- Extensión del flujo vaginal en suero fisiológico y KOH al 10%.
- Criterios de Amsel para el diagnóstico:
  1. pH <4,5.
  2. Células clave (células epiteliales cubiertas de bacterias) en extensión en suero fisiológico.
  3. Prueba del olor positiva en KOH al 10%.
  4. Flujo homogéneo, blanco y adherente.
- En la Sección III «Leucorrea» se describe la evaluación del flujo.

TRATAMIENTO

TRATAMIENTO AGUDO

- 500 mg de metronidazol v.o./12 horas durante 7 días, 90% de curaciones.
- 2 g de metronidazol v.o en un día, 67-92% de curaciones.
- 5 g de gel de metronidazol intravaginal/12 horas durante 5 días.
- 5 g de crema de clindamicina al 2% intravaginal una vez al día durante 7 días.
- 300 mg de clindamicina v.o./12 horas durante 7 días en el embarazo.

TRATAMIENTO CRÓNICO

300 mg de clindamicina v.o./12 horas durante 7 días; resultados similares a los conseguidos con metronidazol.
Relacionado con complicaciones en el embarazo.

- 250 mg de metronidazol v.o./12 horas durante 7 días.
- 300 mg de clindamicina v.o./12 horas durante 7 días.
- Buena higiene: evitar las duchas, geles agresivos de baño, baños de burbujas; ropa interior de algodón.

PRONÓSTICO

- Volver a evaluar si no se soluciona con tratamiento.
- Recidivas bastante frecuentes.

DERIVACIÓN

Derivar al ginecólogo si recidiva o en pacientes embarazadas con vaginosis bacteriana.

OTRAS CONSIDERACIONES

COMENTARIOS

El tratamiento de la pareja sexual no ha demostrado ninguna eficacia.

BIBLIOGRAFÍA RECOMENDADA

Centers for Disease Control and Prevention: 2002 Guidelines for treatment of sexually transmitted diseases, *MMWR, Morb Mortal Wkly Rep,* 51 (RR-6), 2002.
Mead P, Hager WD, Faro S: *Protocols for infectious diseases in obstetrics and gynecology,* ed 2, New York, 2000, Blackwell Science.

AUTOR: **JULIE ANNE SZUMIGALA, M.D.**

Vulvovaginitis fúngica (vaginitis por *Candida*)

INFORMACIÓN BÁSICA

DEFINICIÓN

La vulvovaginitis fúngica es la inflamación de la vulva y la vagina producida por *Candida sp.*

SINÓNIMO

Vulvovaginitis por monilias.

CÓDIGO CIE-9CM

112.1 Vulvovaginitis por monilias

EPIDEMIOLOGÍA Y DEMOGRAFÍA

- Segunda causa más frecuente de infección vaginal.
- Cerca de 13 millones de afectadas en 1990
- El 75% de las mujeres sufre al menos un episodio en la edad fértil, y el 40-50% tiene un segundo episodio.
- El 20-40% de las mujeres con cultivo positivo es asintomático.

SÍNTOMAS Y SIGNOS

- Prurito vulvar y vaginal intenso.
- Edema y eritema en la vulva.
- Flujo vaginal espeso con aspecto de requesón.
- Fragmentos blanquecinos adheridos a la pared de la vagina.

ETIOLOGÍA

- *Candida albicans* es la causa del 80-95% de las infecciones vaginales fúngicas.
- *Candida tropicalis* y *Torulopsis glabrata* (*Candida glabrata*) son las cándidas no albicans que producen vaginitis con más frecuencia.

FACTORES PREDISPONENTES DEL HUÉSPED

- Embarazo.
- Anticonceptivos orales.
- Diabetes mellitus.
- Antibióticos.
- Inmunodepresión.
- Ropa interior poco ventilada, de nailon, con aumento de temperatura y humedad perineal.

DIAGNÓSTICO

DIAGNÓSTICO DIFERENCIAL

- Vaginosis bacteriana.
- Vaginitis por *Trichomonas*.
- Vaginitis atrófica.

- En la sección II se describe el diagnóstico diferencial del flujo y las infecciones vaginales.

VALORACIÓN

- Exploración pélvica.
- Exploración con espéculo.
- Hifas o esporas en preparación de KOH al 10% (positiva en el 50-70% de las mujeres con infección por levaduras).
- En la sección III, «Leucorrea», se describe la evaluación del flujo.

PRUEBAS DE LABORATORIO

Cultivo, sobre todo en las recidivas, para identificación.

TRATAMIENTO

TRATAMIENTO AGUDO

- Porcentaje de curación con los derivados de los azoles: 85-90%; pocos datos sobre las ventajas de uno sobre los otros.
- No diferencias significativas en los síntomas persistentes con tratamiento oral o vaginal.
- El fluconazol oral se asocia a náuseas, cefalea y dolor abdominal.
- Con crema de polieno (nistatina) y supositorios, la curación es del 75-80%.
- Supositorios con 200 mg de miconazol, un supositorio × 3 o crema vaginal al 2% una aplicación intravaginal al día × 7.
- Cotrimazol, comprimidos intravaginales de 200 mg, uno al día × 3, o 100 mg, una al día durante 7 días, o crema al 1% intravaginal, una vez al día × 7.
- Butoconazol, crema al 2%, una aplicación intravaginal al día × 3.
- Terkonazol, supositorios de 80 mg o crema vaginal al 0,8%, un supositorio o una aplicación intravaginal al día × 3, o crema al 0,4%, una aplicación intravaginal al día × 7.
- Gynecazole: una aplicación intravaginal × 1.
- Tioconazol pomada al 6,5%, una aplicación intravaginal × 1.
- Fluconazol 150 mg v.o. × 1.

TRATAMIENTO CRÓNICO (CUATRO O MÁS EPISODIOS SINTOMÁTICOS/AÑO)

- Resistencia o recidiva.
  1. Ciclo de 14 a 21 días con cualquiera de las pautas de 7 días descritas en «Tratamiento agudo».

  2. Fluconazol 150 mg v.o. × 1.
  3. Ketoconazol 200 mg v.o. /12 horas × 5-14 días.
  4. Itraconazol 200 mg v.o./24 horas × 3 días.
  5. Ácido bórico cápsulas intravaginales de 600 mg 12 horas × 14 días.
- Pautas profilácticas.
  1. Cotrimazol, un comprimido de 500 mg intravaginal al mes.
  2. Ketoconazol, 200 mg v.o. /12 horas × 5 días al mes.
  3. Fluconazol, 150 mg v.o al mes.
  4. Miconazol comprimidos vaginales de 100 mg × 2 a la semana.

PRONÓSTICO

- Cerca del 40% de las mujeres adultas sufren más de un episodio de vulvovaginitis fúngica en su vida.
- Si los síntomas no desaparecen por completo con el tratamiento, o si reaparecen en 2-3 meses, está indicada la evaluación.
- Puede se necesaria la reexploración y el cultivo.
- Los cultivos positivos sin síntomas no se tratan. Aproximadamente el 30% de las mujeres albergan en la vagina *Candida* spp. y otras especies.

DERIVACIÓN

Al ginecólogo en caso de recidiva.

OTRAS CONSIDERACIONES

COMENTARIOS

- No se recomienda el tratamiento de la pareja sexual.
- No hay pruebas de que el tratamiento del varón compañero sexual de la mujer mejore la infección de ésta o disminuya las recidivas.

BIBLIOGRAFÍA RECOMENDADA

Marazzo J: Vulvovaginal candidiasis, *Clin Concise* 7:346, 2002.
Nyirjesy P: Chronic vulvovaginal candidiasis, *Am Fam Physician* 63:687, 2001.
Spinius A et al: Effect of antibiotic use on the prevalence of symptomatic vulvovaginal candidiasis, *Am J Obstet Gynecol* 180:14, 1999.

AUTOR: **JULIE ANNE SZUMIGALA, M.D.**

INFORMACIÓN BÁSICA

DEFINICIÓN

La vulvovaginitis por déficit de estrógenos es la irritación o inflamación de la vulva y la vagina por adelgazamiento progresivo y cambios atróficos secundarios al déficit de estrógenos (fig. 1-260) .

SINÓNIMO

Vaginitis atrófica.

CÓDIGO CIE-9CM
616.10 Vulvovaginitis

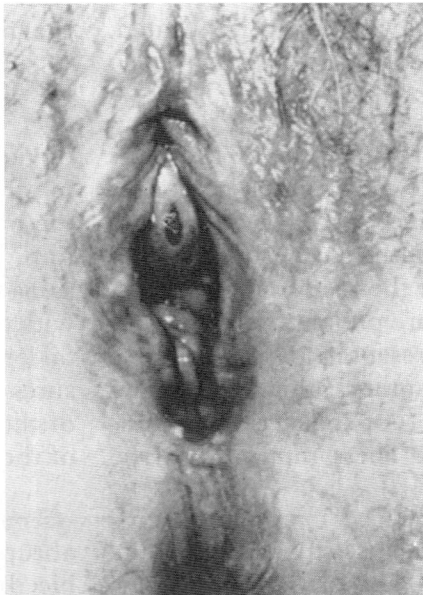

FIGURA 1-260 Atrofia postmenopáusica avanzada de la vulva en mujer de 72 años. (De Symonds EM, Mcpherson MBA: *Color atlas of obstetrics and gynecology*, St. Louis, 1994, Mosby.)

EPIDEMIOLOGÍA Y DEMOGRAFÍA

- Se observa con más frecuencia en mujeres postmenopáusicas.
- Media de edad de la menopausia: 52 años.
- En 1990 había 36 millones de mujeres de 50 años o más.

SÍNTOMAS Y SIGNOS

- Adelgazamiento del vello pubiano, labios mayores y menores.
- Disminución de las secreciones de las glándulas vestibulares con sequedad vaginal.
- Regresión de la grasa subcutánea.
- Picor vulvar y vaginal.
- Dispareunia.
- Disuria y polaquiuria.
- Secreción vaginal escasa *(spotting)*.

ETIOLOGÍA

Déficit de estrógenos.

DIAGNÓSTICO

DIAGNÓSTICO DIFERENCIAL

- Vulvovaginitis infecciosa.
- Hiperplasia de células escamosas.
- Liquen escleroso.
- Neoplasias vulvar.
- Neoplasias de vagina.
- Neoplasias endometriales y cervicales.

VALORACIÓN

- Exploración pélvica.
- Exploración con espéculo.
- Citología de Papanicolau.
- Si hay hemorragia, posible biopsia endometrial.

PRUEBAS DE LABORATORIO

FSH y estradiol: generalmente, estradiol <15 pg y FSH >40m UI/ml después de la menopausia.

TRATAMIENTO

TRATAMIENTO AGUDO

- Premarin 0,625 mg v.o. al día.
- Parches de estraderm de 0,05 mg dos veces a la semana.
- Si conserva el útero:
    1. Estrógeno + 2,5 mg provera v.o al día, o
    2. Estrógeno + 10 mg de Provera v.o durante 10 días al mes.
- Crema de estrógenos conjugados intravaginal. Crema vaginal de estradiol al 0,01%:
  2-4 g/día × 2 sem, después
  1-2 g/día × 2 semanas y después
  1-2 g x3 días a la semana.
- Vagifen (comprimidos vaginales de estradiol) 25 mg intravaginal al día durante 2 semanas, y después 2 veces a la semana. Puede no notarse el efecto completo hasta las 12 semanas de tratamiento.
- Crema vaginal de estrógenos conjugados: 2-4 g al día (3 sem y 1 de descanso) durante 3-5 meses.

TRATAMIENTO CRÓNICO

Véase «Tratamiento agudo». Una vez aliviados los síntomas puede suspenderse la crema vaginal de estrógenos.

PRONÓSTICO

Con el tratamiento deben mejorar los síntomas. Si se conserva el útero hay que vigilar la hemorragia vaginal.

DERIVACIÓN

Al ginecólogo si hay hemorragia vaginal.

BIBLIOGRAFÍA RECOMENDADA

Bornstein J et al: The classic approach to diagnosis of vulvovaginitis: a critical analysis, *Infect Dis Obstet Gynecol* 9(2):105, 2001.

AUTOR: **JULIE ANNE SZUMIGALA, M.D.**

INFORMACIÓN BÁSICA

DEFINICIÓN

La vulvovaginitis por *Trichomonas* es la inflamación de la vulva y la vagina producida por *Trichomonas* spp.

SINÓNIMO

Trichomonas vaginalis.

CÓDIGO CIE-9CM

131.01 Vulvovaginitis por tricomonas

EPIDEMIOLOGÍA Y DEMOGRAFÍA

- Se adquiere por contacto sexual.
- Diagnosticada en:
  1. 50-70% de las prostitutas.
  2. 5-15% de mujeres en consultas de ginecología.
  3. 7-32% de las mujeres en consultas de ETS.
  4. 5% de las mujeres en consultas de planificación familiar.

SÍNTOMAS Y SIGNOS

- Flujo vaginal abundante, amarillo y maloliente y prurito vaginal intenso.
- Picor vulvar.
- Disuria.
- Dispareunia.
- Intenso eritema de la mucosa vaginal.
- Petequias cervicales (cuello en fresa).

- Asintomática en el 50% de las mujeres y el 90% de los hombres.

ETIOLOGÍA

Parásito unicelular llamado tricomona.

FACTORES DE RIESGO

- Múltiples parejas sexuales.
- Antecedentes de ETS previas.

DIAGNÓSTICO

DIAGNÓSTICO DIFERENCIAL (TABLA 1-54)

- Vaginosis bacteriana.
- Vulvovaginitis fúngica.
- Cervicitis.
- Vulvovaginitis atrófica.

VALORACIÓN

- Exploración pélvica.
- Exploración con espéculo.
- En el frotis salino se observan las tricomonas en movimiento: sensibilidad del 70%.
- Flujo con pH aumentado (>5).
- El cultivo es el método más sensible disponible en el mercado.
- Muchas células inflamatorias en el frotis con suero fisiológico.
- En la Sección III se describe la evaluación del flujo vaginal.

PRUEBAS DE LABORATORIO

- Cultivo (medios modificados de Diamond): 90% de sensibilidad.
- Pruebas inmunoenzimáticas directas.
- Prueba de anticuerpos monoclonales conjugados con fluoresceína.
- Citología de Papanicolau detecta el 40%.

TRATAMIENTO

TRATAMIENTO NO FARMACOLÓGICO

Utilización de preservativos.

TRATAMIENTO FARMACOLÓGICO

Tinidazol, dosis única oral de 2 gramos, en ambos sexos.

TRATAMIENTO AGUDO

Metronidazol, 2 g v.o. × 1 o 500 mg v.o. dos veces al día × 7 días.

TRATAMIENTO CRÓNICO

- Metronidazol gel: no recomendado por no llegar a concentraciones terapéuticas.
- Metronidazol (retirado): 500 mg v.o./12 horas × 7 días.
- Tratamiento de las recidivas: metronidazol 2 g/día v.o. × 3-5 días.
- Alergia, intolerancia o reacciones adversas: no hay alternativas al metronidazol. En pacientes alérgicos puede intentarse la desensibilización.
- Embarazo:.
  1. Se relaciona con complicaciones (rotura prematura de membranas).
  2. Metronidazol 2 g v.o. × 1 día.

PRONÓSTICO

La infección por tricomonas se considera ETS; por tanto hay que tratar a la pareja.

DERIVACIÓN

Al ginecólogo en caso de recidiva o embarazo.

BIBLIOGRAFÍA RECOMENDADA

Workowski KA, Levine WC: Sexually transmitted diseases treatment guidelines, *MMWR Recomm Rep* 51:1, 2002.

AUTOR: **JULIE ANNE SZUMIGALA, M.D.**

TABLA 1-54	**Diagnóstico diferencial de la vaginitis**		
Características del flujo vaginal	Vaginitis por *C. albicans*	Vaginitis por *T. vaginalis*	Vaginosis bacteriana
pH	4,5	>5,0	>5,0
«Requesón» blanco	Habitualmente	No	No
Olor con KOH	No	Sí	Sí
Células clave	No	No	Habitualmente
Tricomonas móviles	No	Habitualmente	No
Levaduras	Sí	No	No

De Goldman I, Ausiello D (eds.): *Cecil textbook of medicine*, 22.ª ed., Filadelfia, 2004, WB Saunders.

INFORMACIÓN BÁSICA

DEFINICIÓN

La vulvovaginitis prepuberal es una inflamación de la vulva y la vagina.

CÓDIGO CIE-9CM
616.10 Vulvovaginitis

EPIDEMIOLOGÍA Y DEMOGRAFÍA

- Problema ginecológico más frecuente en mujeres antes de la menarquia.
- Las niñas son sensibles a las irritaciones y traumatismos por la ausencia de vello pubiano y grasa labial protectora y la falta de estrógenos con mucosa vaginal atrófica.
- Los síntomas de la vulvovaginitis e irritación del introito y flujo suponen el 80-90% de todas las consultas ginecológicas.
- En el 75% de las niñas con vulvovaginitis la etiología es inespecífica.
- En la mayor parte de las vulvovaginitis en niñas se irrita la vulva en primer lugar, con afectación secundaria del tercio inferior de la vagina.

SÍNTOMAS Y SIGNOS

- Dolor vulvar, disuria y prurito:
  1. El flujo no es un síntoma principal.
  2. El flujo vaginal cuando lo hay puede ser maloliente o sanguinolento.

ETIOLOGÍA

- Infecciones.
  1. Bacterianas.
  2. Por protozoos.
  3. Micóticas.
  4. Víricas.
- Trastornos endocrinos.
- Adherencias labiales.
- Higiene deficiente.
- Abuso sexual.
- Alergia.

- Traumatismos.
- Cuerpos extraños.
- Masturbación.
- Estreñimiento.
- En la Sección II se describe el diagnóstico diferencial del flujo vaginal en niñas.

DIAGNÓSTICO

DIAGNÓSTICO DIFERENCIAL

- Leucorrea fisiológica.
- Cuerpo extraño.
- Vaginosis bacteriana.
- Gonococia.
- Vulvovaginitis fúngica.
- Vulvovaginitis por *Tricomonas*.
- Abuso sexual.
- Oxiuros.

VALORACIÓN

- Exploración genital y pelviana.
- Exploración con espéculo.
- Exploración rectal.
- Frotis del flujo en suero fisiológico y KOH.
- En la Sección III, «Leucorrea» se describe la valoración del flujo.

PRUEBAS DE LABORATORIO

- Análisis de orina para descartar IVU y diabetes.
- Cultivo, incluido ETS.

TRATAMIENTO

TRATAMIENTO NO FARMACOLÓGICO

- Evitar la ropa ajustada.
- Higiene del periné.
- Evitar los irritantes químicos.
- Confianza.

TRATAMIENTO AGUDO

- *Streptococcus* β grupo A y *S. pneumoniae:* penicilina V potásica 125-250 mg v.o./6 horas × 10 días.
- *Chlamidya trachomatis:* eritromicina, 50 mg/kg/día v.o. × 10 días:
  1. Niñas >8 años, añadir doxiciclina 100 mg v.o./12 horas × 7 días.
- *Neisseria gonorrhoeae:* ceftriaxona 125 mg i.m. × 1 día:
  1. Niñas >8 años, añadir doxiciclina 100 mg v.o./12 horas × 7 días.
- *Staphylococcus aureus:* amoxicilina clavulánico 20-40 mg/kg/día v.o. × 7-10 días.
- *Haemophilus influenzae:* amoxicilina 20-40 mg/kg/día v.o. × 7 días.
- *Trichomona:* metronidazol 125 mg (15 mg/kg/día) v.o./8 horas × 7-10 días.
- Oxiuros: comprimidos masticables de 100 mg de mebendazol, repetir a las 2 semanas.
- Aglutinación labial: resolución espontánea o crema de estrógenos tópica durante 7-10 días.

TRATAMIENTO CRÓNICO

Ver «Derivación».

PRONÓSTICO

Educación:
- Niñas pequeñas: higiene.
- Adolescentes: prevención del embarazo y «sexo sin riesgos».

DERIVACIÓN

- Al ginecólogo.
- Al pediatra.

BIBLIOGRAFÍA RECOMENDADA

Van Neer PA, Korver CR: Constipation presenting as recurrent vulvovaginitis in prepubertal children, *J Am Acad Dermatol* 43(4):718, 2000.

AUTOR: **JULIE ANNE SZUMIGALA, M.D.**

Diagnóstico diferencial

ABORTO RECIDIVANTE

CIE-9MC 761.8

Anomalías anatómicas congénitas.
Bridas (sinequias uterinas).
Fibromas uterinos.
Endometriosis.
Anomalías endocrinas (insuficiencia de la fase lútea, hipotiroidismo, diabetes mellitus no controlada).
Anomalías cromosómicas parentales.
Infecciones maternas (infección cervical por *Mycoplasma, Ureaplasma, Chlamydia*).
Exposición a dietilestilbestrol, exposición a metales pesados.
Trombocitosis.
Inmunidad alogénica, autoinmunidad, anticoagulante lúpico.

ACIDOSIS LÁCTICA

CIE-9MC 276.2

HIPOXIA TISULAR

Shock (hipovolémico, cardiogénico, endotóxico).
Insuficiencia respiratoria (asfixia).
Insuficiencia cardíaca congestiva grave.
Anemia intensa.
Intoxicación por monóxido de carbono o cianuro.

ASOCIADA CON TRASTORNOS SISTÉMICOS

Enfermedades neoplásicas (p. ej., leucemia, linfoma).
Insuficiencia hepática o renal.
Sepsis.
Diabetes mellitus.
Actividad comicial.
Flora intestinal anómala.
Alcalosis.
VIH.

SECUNDARIA A FÁRMACOS O TOXINAS

Salicilatos.
Etanol, metanol, etilenglicol.
Fructosa o sorbitol.
Biguanidas (fenformina, metformina [por lo general, aparece en pacientes con insuficiencia renal]).
Isoniazida.
Estreptozocina.
Inhibidores nucleosídicos de la transcriptasa inversa (zidovudina, didanosina, estavudina).

TRASTORNOS HEREDITARIOS

Deficiencia de G6PD y otros.

ACIDOSIS METABÓLICA

CIE-9MC 276.2

ACIDOSIS METABÓLICA CON HIATO ANIÓNICO AUMENTADO (ACIDOSIS HA)

Acidosis láctica.
Cetoacidosis (diabetes mellitus, cetoacidosis alcohólica).
Uremia (insuficiencia renal crónica).
Ingestión de toxinas (paraaldehído, metanol, salicilato, etilenglicol).
Dieta rica en grasas (acidosis leve).

ACIDOSIS METABÓLICA CON HA NORMAL (ACIDOSIS HIPERCLORÉMICA)

Acidosis tubular renal (incluida acidosis de deficiencia de aldosterona).
Pérdida intestinal de HCO_3^- (diarrea, fístula pancreática).
Inhibidores de la anhidrasa carbónica (p. ej., acetazolamida).

Acidosis por dilución (como resultado de la infusión rápida de suero salino isotónico sin bicarbonato).
Ingestión de ácidos exógenos (cloruro de amonio, metionina, cistina, cloruro cálcico).
Ileostomía.
Ureterosigmoidostomía.
Fármacos: amilorida, triamtireno, espironolactona, β-bloqueantes.

ACIDOSIS RESPIRATORIA

CIE-9MC 276.2

Neumopatía (EPOC, neumonía grave, edema pulmonar, fibrosis intersticial).
Obstrucción de la vía respiratoria (cuerpo extraño, broncoespasmo grave, laringoespasmo).
Trastornos de la caja torácica (neumotórax, tórax inestable, cifoescoliosis).
Defectos de los músculos respiratorios (miastenia grave, hipopotasemia, distrofia muscular).
Defectos del sistema nervioso periférico (esclerosis lateral amiotrófica, poliomielitis, síndrome de Guillain-Barré, botulismo, tétanos, intoxicación por organofosforados, lesión de la medula espinal).
Depresión del centro respiratorio (anestesia, opiáceos, sedantes, embolia o trombosis de la arteria vertebral, aumento de la presión intracraneal).
Fallo del ventilador mecánico.

ACROPAQUIAS

CIE-9MC 781.5 ACROPAQUIAS

EPOC.
Neoplasia pulmonar (pulmón, pleura).
Otras neoplasias (digestiva, hepática, Hodgkin, timo, sarcoma osteogénico).
Proceso infeccioso pulmonar (empiema, absceso, bronquiectasias, tuberculosis, neumonitis crónica).
Proceso infeccioso extrapulmonar (endocarditis bacteriana subaguda, tuberculosis intestinal, disentería bacteriana o amebiana, sepsis de injerto arterial).
Neumoconiosis.
Asbestosis.
Fibrosis quística.
Sarcoidosis.
Cardiopatía congénita cianótica.
Endocrina (enfermedad de Graves, hiperparatiroidismo).
Enfermedad intestinal inflamatoria.
Enfermedad celíaca.
Hepatopatía crónica, cirrosis (sobre todo biliar y juvenil).
Malformaciones arteriovenosas pulmonares.
Idiopáticas.
Acropaquias tiroideas.
Hereditarias (paquidermoperiostosis).
Traumatismos crónicos (operarios de martillos neumáticos, maquinistas).

AEROFAGIA (ERUCTOS)

CIE-9MC 787.3

Trastornos por ansiedad.
Ingestión rápida de la comida.
Bebidas carbonatadas.
Lactantes (sobre todo si la lactancia se realiza en horizontal).
Comer o beber en posición supina.
Mascar chicle.
Prótesis dentales mal ajustadas, aparatos de ortodoncia.
Hernia de hiato, gastritis, dispepsia no ulcerosa.
Colelitiasis, colecistitis.
Ingestión de legumbres, cebollas, pimientos.

AGEUSIA Y ANOSMIA[1]

CIE-9MC 781.1 TRASTORNOS DEL OLFATO Y EL GUSTO

AGEUSIA

Local: radioterapia.

Sistémica: cáncer, insuficiencia renal, insuficiencia hepática, deficiencia nutricional (vitamina B12, zinc), síndrome de Cushing, hipotiroidismo, diabetes mellitus, infecciones (gripe), fármacos (antirreumáticos y antiproliferativos).

Neurológica: parálisis de Bell, disautonomía familiar, esclerosis múltiple.

ANOSMIA

Local: rinitis alérgica, sinusitis, pólipos nasales, asma bronquial.

Sistémica: insuficiencia renal, insuficiencia hepática, deficiencia nutricional (vitamina B12), síndrome de Cushing, hipotiroidismo, diabetes mellitus, infecciones (hepatitis viral, gripe), fármacos (aerosoles nasales, antibióticos).

Neurológica: traumatismo craneal, esclerosis múltiple, enfermedad de Parkinson, tumor cerebral frontal.

ALCALOSIS METABÓLICA

CIE9-276.3

CON RESPUESTA AL CLORO

Vómitos.
Aspiración nasogástrica (NG).
Diuréticos.
Alcalosis posthipercápnica.
Pérdidas por las heces (abuso de laxantes, fibrosis quística, adenoma velloso).
Transfusión masiva de sangre.
Administración exógena de álcalis.

SIN RESPUESTA AL CLORO

Estados de exceso de corticoides (síndrome de Cushing, hiperaldosteronismo primario, mineralcorticismo secundario [regaliz, tabaco de mascar]).
Hipomagnesemia.
Hipopotasemia.
Síndrome de Bartter.

ALCALOSIS RESPIRATORIA

CIE-9MC 276.3

Hipoxemia (neumonía, embolia pulmonar, atelectasia, vida a elevada altitud).
Fármacos (salicilatos, xantenos, progesterona, epinefrina, tiroxina, nicotina).
Trastornos del sistema nervioso central (SNC) (tumor, accidente cerebrovascular [ACVA], traumatismo, infecciones).
Hiperventilación psicógena (ansiedad, histeria).
Encefalopatía hepática.
Sepsis por gramnegativos.
Hiponatremia.
Recuperación rápida de una acidosis metabólica.
Ventilación asistida.

ALGIAS Y DOLORES DIFUSOS[21]

CIE-9MC 719.49

Artralgias/mialgias posvirales.
Reumatismo bilateral de los tejidos blandos.
Síndromes de sobreuso.
Fibrositis.
Hipotiroidismo.
Osteopatía metabólica.
Síndrome paraneoplásico.
Miopatía (polimiositis, dermatomiositis).
Artritis reumatoide.
Síndrome de Sjögren.
Polimialgia reumática.
Hipermovilidad.
Artralgias/mialgias benignas.
Síndrome de fatiga crónica.
Hipofosfatemia.

ALOPECIA[12,25]

CIE-9MC 704.00 ALOPECIA NO ESPECIFICADA
704.01 ALOPECIA ANDROGÉNICA
704.01 ALOPECIA AREATA
757.4 ALOPECIA CONGÉNITA
316 ALOPECIA PSICÓGENA

ALOPECIA CICATRICIAL

Congénita (aplasia cutánea).
Tiña de la cabeza con inflamación (querión).
Foliculitis bacteriana.
Lupus eritematoso discoide.
Liquen plano pilar.
Foliculitis decalvante.
Neoplasia.
Traumatismo.

ALOPECIA NO CICATRICIAL

Tratamiento cosmético.
Tiña de la cabeza.
Enfermedad estructural del tallo del pelo.
Tricotilomanía (arrancarse el pelo).
Parada anágena.
Parada telógena.
Alopecia areata.
Alopecia androgénica.

ALTERACIONES DE LA MARCHA

CIE-9MC 781.2 ALTERACIONES DE LA MARCHA

Parkinsonismo.
Artropatía degenerativa (cadera, espalda, rodilla).
Esclerosis múltiple.
Traumatismo, dolor del pie.
ACVA.
Lesiones cerebelosas.
Infecciones (tabes, encefalitis, meningitis).
Ataxia sensitiva.
Distonía, parálisis cerebral, trastornos neuromusculares.
Anomalías metabólicas.

AMENORREA

CIE-9MC 626.0

EMBARAZO

MENOPAUSIA PRECOZ

DISFUNCIÓN HIPOTALÁMICA: Defecto de síntesis o de liberación de la LHRH, anorexia nerviosa, estrés, ejercicio.

DISFUNCIÓN HIPOFISARIA: Neoplasia, hemorragia posparto, cirugía, radioterapia.

DISFUNCIÓN OVÁRICA: Disgenesia gonadal, deficiencia de 17-α-hidroxilasa, insuficiencia ovárica prematura, poliquistosis ovárica, tumores del estroma gonadal.

ANOMALÍAS UTEROVAGINALES

Congénitas: Himen imperforado, cuello uterino imperforado, vagina ausente o imperforada, agenesia mulleriana.

Adquiridas: Destrucción del endometrio por legrado (síndrome de Asherman), obliteración del cuello uterino o la vagina por lesión traumática, histerectomía.

OTROS

Metabolopatías (hígado, riñón), malnutrición, pérdida rápida de peso, obesidad exógena, anomalías endocrinas (síndrome de Cushing, enfermedad de Graves, hipotiroidismo).

AMNESIA

CIE-9MC 292.83 INDUCIDA POR FÁRMACOS
300.12 HISTÉRICA
780.9 RETRÓGRADA
437.7 TRANSITORIA GLOBAL

Enfermedades degenerativas (p. ej., Alzheimer, enfermedad de Huntington).
ACVA (sobre todo si afecta al tálamo, prosencéfalo basal e hipocampo).
Traumatismo craneal.
Posquirúrgica (p. ej., cirugía de los cuerpos mamilares, lobectomía temporal bilateral).
Infecciones (encefalitis por herpes simple, meningitis).
Síndrome de Wernicke-Korsakoff.
Hipoxia cerebral.
Hipoglucemia.
Neoplasias del SNC.
Enfermedad de Creutzfeldt-Jakob.
Fármacos (p. ej., midazolam y otras benzodiazepinas).
Psicosis.
Simulación.

AMPOLLAS SUBEPIDÉRMICAS

CIE-9MC 919.2

Quemaduras.
Porfiria cutánea tardía.
Penfigoide ampolloso.
Reacción medicamentosa ampollosa.
Reacción por picadura de artrópodos.
Necrosis epidérmica tóxica.
Dermatitis herpetiforme.
Erupción polimorfa por la luz.
Porfiria mixta.
Lupus eritematoso.
Epidermólisis ampollosa.
Seudoporfiria.
Reacción aguda de injerto contra el huésped.
Enfermedad por IgA lineal.
Vasculitis leucocitoclástica.
Necrosis por presión.
Urticaria pigmentosa.
Amiloidosis.

ANAFILAXIA[18]

CIE-MC 995.0

PULMONAR

Edema laríngeo.
Epiglotitis.
Aspiración de cuerpo extraño.
Embolia pulmonar.
Asfixia.
Hiperventilación.

CARDIOVASCULAR

Infarto de miocardio.
Arritmia.
Shock hipovolémico.
Parada cardíaca.

SNC

Reacción vasovagal.
ACVA.
Trastorno comicial.
Sobredosis medicamentosa.

ENDOCRINA

Hipoglucemia.
Feocromocitoma.
Síndrome carcinoide.
Catamenial (anafilaxia inducida por progesterona).

PSIQUIÁTRICA

Síndrome de disfunción de las cuerdas vocales.
Enfermedad de Münchausen.
Ataque de pánico/globo histérico.

OTRAS

Angioedema hereditario.
Urticaria por frío.
Urticaria idiopática.
Mastocitosis.
Enfermedad del suero.
Síndrome de fuga capilar idiopática.
Exposición a sulfitos.
Intoxicación escombroide (atún, pescado azul, caballa).

ANEMIA CON RETICULOCITOPENIA[1]

CIE-9MC 285.9

ANEMIA MICROCÍTICA (VCM <80)

Ferropenia.
Talasemia minor.
Anemia sideroblástica.
Saturnismo.

ANEMIA MACROCÍTICA (VCM >100)

Anemias megaloblásticas.
Deficiencia de folatos.
Deficiencia de vitamina B12.
Anemia megaloblástica inducida por fármacos.
Macrocitosis no megaloblástica.
Hepatopatía.
Hipotiroidismo.

ANEMIA NORMOCÍTICA (VCM 80-100)

Ferropenia precoz.
Anemia aplásica.
Trastornos mieloptísicos.
Endocrinopatías.
Anemia de las enfermedades crónicas.
Uremia.
Deficiencia nutricional mixta.

ANEMIA MEDICAMENTOSA[15]

```
CIE-9MC 283.0
```

FÁRMACOS QUE PUEDEN INTERFERIR CON LA ERITROPOYESIS AL INDUCIR SUPRESIÓN O APLASIA DE LA MÉDULA ÓSEA

Alcohol.
Fármacos antineoplásicos.
Fármacos antitiroideos.
Antibióticos.
Hipoglucemiantes orales.
Fenilbutazona.
Azidotimidina (AZT).

FÁRMACOS QUE INTERFIEREN CON LA ABSORCIÓN O UTILIZACIÓN DE LA VITAMINA B12, EL FOLATO O EL HIERRO

Óxido nitroso.
Fármacos anticomiciales.
Fármacos antineoplásicos.
Isoniazida, cicloserina A.

FÁRMACOS CAPACES DE ESTIMULAR LA HEMÓLISIS

Mecanismo inmunitario:
Penicilinas.
Quinina.
Alfa-metildopa.
Procainamida.
Mitomicina C.
Estrés oxidativo:
Antipalúdicos.
Sulfonamidas.
Ácido nalidíxico.

FÁRMACOS QUE PUEDEN PRODUCIR O FAVORECER LA HEMORRAGIA

Aspirina.
Alcohol.
Fármacos antiinflamatorios no esteroideos.
Corticoides.
Anticoagulantes.

ANEMIA MEGALOBLÁSTICA[33]

```
CIE-9MC 281.0 ANEMIA PERNICIOSA
         281.1 DEFICIENCIA DE VITAMINA B12
         281.2 DEFICIENCIA DE FOLATO
         281.3 DEFICIENCIA DE VITAMINA B12 Y FOLATO
         281.4 DEFICIENCIA PROTEICA O DE
               AMINOÁCIDOS
         281.8 NUTRICIONAL
         281.9 NO ESPECIFICADA
```

DEFICIENCIA DE COBALAMINA (CBL)

Deficiencia nutricional de Cbl (ingesta insuficiente de Cbl): Vegetarianos, veganos, lactantes o madres con anemia perniciosa.
Anomalías intragástricas (proteólisis inadecuada de la Cbl alimentaria): Gastritis atrófica, gastrectomía parcial con hipoclorhidria.
Pérdida/atrofia de la mucosa gástrica oxíntica (deficiencia de moléculas de FI): Gastrectomía total o parcial, anemia perniciosa (AP), destrucción por cáusticos (lejía).
Anomalías en la luz del intestino delgado:
Proteasa pancreática inadecuada (proteólisis insuficiente de la Cbl de los alimentos, Cbl no transferida al FI).
- Insuficiencia de la proteasa pancreática: insuficiencia pancreática.

- Inactivación de la proteasa pancreática: síndrome de Zollinger-Ellison.
Desplazamiento de la Cbl luminal (unión inadecuada de la Cbl al FI).
- Por bacterias: síndromes de estasis (asas ciegas, bolsas de diverticulosis, estenosis, fístulas, anastomosis), alteración de la movilidad intestinal (esclerodermia, seudoobstrucción), hipogammaglobulinemia.
- Por *Diphyllobothrium latum.*
Trastornos de la mucosa ileal/receptores del FI (falta de unión del complejo FI-Cbl a los receptores del FI):
Ausencia o disminución de los receptores del FI: derivación ileal/resección/fístula.
Arquitectura/función anómalas de la mucosa: esprue tropical/no tropical, enfermedad de Crohn, ileítis tuberculosa, infiltración por linfomas, amiloidosis.
Defectos del complejo FI-receptor o posteriores: síndrome de Imerslund-Graesbeck, deficiencia de TC II.
Efectos medicamentosos (K de liberación lenta, biguanidas, colestiramina, colchicina, neomicina, PAS).
TRASTORNOS DEL TRANSPORTE PLASMÁTICO DE LA CBL (FALTA DE APORTE DEL COMPLEJO TC II-CBL A LOS RECEPTORES DE TC II)
Deficiencia congénita de TC II, unión defectuosa del complejo TC II-CBL a los receptores de TC II (infrecuente).
TRASTORNOS METABÓLICOS (CBL NO UTILIZADA POR LAS CÉLULAS)
Errores enzimáticos congénitos (infrecuente).
Trastornos adquiridos: (Oxidación de la Cbl a cob[III]alamina) inhalación de N_2O.

DEFICIENCIA DE FOLATO
Causas nutricionales:
Disminución de la ingesta dietética: pobreza y hambre (asociados con kwashiorkor, marasmo), personas ingresadas en instituciones (hospitales psiquiátricos/asilos), enfermedad debilitante crónica/ leche de cabra (baja en folatos), dietas especiales (adelgazamiento), técnicas de cocinado culturales/étnicas (destrucción del folato alimentario) o hábitos (ausencia de consumo de alimentos ricos en folatos).
Disminución de la ingesta dietética y aumento de las necesidades.
- Fisiológico: embarazo y lactancia, prematuridad, primera infancia.
- Patológico: enfermedad hematológica intrínseca (enfermedad hemolítica autoinmunitaria), fármacos, paludismo; hemoglobinopatías (SS, talasemia), defectos de la membrana eritrocitaria (esferocitosis hereditaria, hemoglobinopatía paroxística nocturna); hemopoyesis anómala (leucemia/linfoma, síndrome mielodisplásico, metaplasia mieloide agnogénica con mielofibrosis); infiltración por enfermedad oncológica; dermatológica (psoriasis).
Malabsorción de folato:
Con mucosa intestinal normal:
- Algunos fármacos (controvertido).
- Malabsorción congénita del folato (infrecuente).
Con anomalías de la mucosa: esprue tropical y no tropical, enteritis regional.
Captación celular defectuosa del folato: anemia aplásica familiar (infrecuente).
Utilización celular inadecuada:
Antagonistas del folato (metotrexato).
Deficiencias enzimáticas hereditarias que afectan al folato.
Fármacos (múltiples efectos sobre el metabolismo del folato):
Alcohol, sulfasalazina, triamtireno, pirimetamina, trimetoprima-sulfametoxazol, difenilhidantoína, barbitúricos.

OTRAS ANEMIAS MEGALOBLÁSTICAS (NO CAUSADAS POR DEFICIENCIA DE CBL NI DE FOLATO)
Trastornos congénitos de la síntesis de ADN (infrecuente):
Aciduria orótica, síndrome de Lesch-Nyhan, anemia diseritropoyética congénita.

Trastornos adquiridos de la síntesis de ADN:
Megaloblastosis con respuesta a la tiamina (infrecuente).
Tumor maligno (eritroleucemia, anemias sideroblásticas refractarias, todos los fármacos antineoplásicos que inhiben la síntesis del ADN).
Tóxicos (alcohol).

ANERGIA CUTÁNEA[33]

> CIE-9MC 279.9

INMUNOLÓGICA

Adquirida (SIDA, leucemia aguda, carcinoma, LLC, linfoma de Hodgkin, linfoma no Hodgkin).

INFECCIONES

Bacterianas (neumonía bacteriana, brucelosis).
Infecciones micóticas diseminadas.
Micobacterianas (lepra lepromatosa, tuberculosis).
Virales (varicela, hepatitis, gripe, mononucleosis, sarampión, paperas).

MEDICACIONES INMUNOSUPRESORAS

Corticoides sistémicos.
Metotrexato, ciclofosfamida.
Rifampicina.

OTRAS

Cirrosis alcohólica, cirrosis biliar, sarcoidosis, enfermedad reumática.
Diabetes, enfermedad de Crohn, anemia de células falciformes.
Quemaduras, malnutrición, ancianos, cirugía.

ANEURISMAS DE LA AORTA TORÁCICA

> CIE-9MC 441.2

Traumatismo.
Infección.
Inflamatoria (sífilis, enfermedad de Takayasu).
Colagenosis vascular (artritis reumatoide, espondilitis anquilosante).
Ectasia anuloaórtica (síndrome de Marfán, Síndrome de Ehlers-Danlos).
Congénitos.
Coartación.
Necrosis quística de la media.

ANISOCORIA

> CIE-9MC 379.41

Fármacos midriáticos o mióticos.
Prótesis ocular.
Inflamación (queratitis, iridociclitis).
Infecciones (herpes zóster, sífilis, meningitis, encefalitis, tuberculosis, difteria, botulismo).
Hemorragia subdural.
Trombosis del seno cavernoso.
Neoplasia intracraneal.
Aneurisma cerebral.
Glaucoma.
Enfermedades degenerativas del SNC.
Isquemia en el territorio de la carótida interna.
Polineuritis tóxica (alcohol, plomo).
Síndrome de Adie.
Síndrome de Horner.
Diabetes mellitus (DM).
Traumatismo.
Congénita.

ANOREXIA EN LACTANTES Y NIÑOS[17]

> CIE-9MC 783.0 ANOREXIA
>   307.59 ANOREXIA DE ORIGEN PSICÓGENO

ENFERMEDAD ORGÁNICA

Infección (aguda o crónica).
Neurológica:
Enfermedad degenerativa congénita.
Lesión hipotalámica.
Aumento de la presión intracraneal (incluido por tumor cerebral).
Trastornos de la deglución (neuromusculares).
Digestiva:
Lesiones orales (p. ej., aftas o herpes simple).
Reflujo gastroesofágico.
Obstrucción (sobre todo con distensión gástrica o intestinal).
Enfermedad intestinal inflamatoria.
Enfermedad celíaca.
Estreñimiento.
Cardíaca:
Insuficiencia cardíaca congestiva (sobre todo asociada con lesiones cianóticas).
Metabólica:
Insuficiencia renal y/o acidosis tubular renal.
Insuficiencia hepática.
Metabolopatía congénita.
Saturnismo.
Nutricional:
Marasmo.
Ferropenia.
Deficiencia de zinc.
Fiebre.
Artritis reumatoide.
Fiebre reumática.
Fármacos:
Morfina.
Digitálicos.
Antimetabolitos.
Metilfenidato.
Anfetaminas.
Varios:
Restricción prolongada de la alimentación oral, con inicio en el período neonatal.
Lupus eritematoso sistémico.
Tumor.

FACTORES PSICOLÓGICOS

Ansiedad, miedo, depresión, manía (influencia límbica sobre el hipotálamo).
Evitación de los síntomas asociados con las comidas (dolor abdominal, diarrea, distensión, tenesmo, síndrome de vaciamiento gástrico precoz).
Anorexia nerviosa.
Pérdida de peso excesiva y aversión a la comida en deportistas, anorexia nerviosa simulada.

ANOVULACIÓN

> CIE-9MC 628.0

Anorexia y bulimia.
Ejercicio extenuante.
Pérdida de peso/malnutrición.
Síndrome de la silla turca vacía.
Trastornos hipofisarios (infarto, infección, traumatismo, irradiación, cirugía, microadenomas, macroadenomas).
Hipopituitarismo idiopático.
Inducida por fármacos
Disfunción tiroidea (hipotiroidismo, hipertiroidismo).

Enfermedades sistémicas (p. ej., hepatopatía).
Hiperfunción suprarrenal (síndrome de Cushing, hiperplasia suprarrenal congénita).
Poliquistosis ovárica.
Deficiencia aislada de gonadotropinas.

ANTEBRAZO Y MANO DOLOROSOS

CIE-9MC 959.3 LESIÓN ANTEBRAQUIAL
959.4 LESIÓN DE LA MANO

Epicondilitis.
Tenosinovitis.
Artrosis.
Síndrome del túnel cubital.
Síndrome del túnel del carpo.
Traumatismo.
Herpes zóster.
Insuficiencia vascular periférica.
Infección (celulitis, absceso).

ARTRALGIA DE LA CADERA EN LA PARTE LATERAL DEL MUSLO[25]

CIE-9MC 959.6   LESIÓN DE LA CADERA
719.95   TRASTORNO DE LA ARTICULACIÓN
DE LA CADERA
843.9   ESGUINCE DE CADERA

AGUDO
Herpes zóster.
Tendinitis iliotibial.
Fractura impactada del cuello femoral.
Neuropatía del cutáneo femoral lateral (meralgia parestésica).
Radiculopatía: L4-5.
Fractura trocantérea por avulsión (trocánter mayor).
Bursitis trocantérea.
Fractura trocantérea.

SUBAGUDO Y CRÓNICO
Neuropatía del cutáneo femoral lateral (meralgia parestésica).
Osteomielitis.
Neuralgia postherpética.
Radiculopatía: L4-5.
Tumores.

ARTRALGIA DE LA PARTE POSTERIOR DE LA CADERA, EL MUSLO Y LAS NALGAS[25]

CIE-9MC 719.4 AÑADIR EL 5.º DÍGITO
0 LOCALIZACIÓN NO ESPECIFICADA
1 REGIÓN DEL HOMBRO
2 TERCIO SUPERIOR DEL BRAZO (CODO, HÚMERO)
3 ANTEBRAZO (RADIO, MUÑECA, CÚBITO)
4 MANO
5 REGIÓN PÉLVICA Y MUSLO
6 PIERNA (PERONÉ, RÓTULA, TIBIA)
7 TOBILLO Y/O PIE

AGUDA
Distensión de los músculos glúteos.
Herpes zóster.
Bursitis isquiática.
Fractura isquiática o sacra.
Osteomalacia (seudofractura).
Neuropatía isquiática.
Radiculopatía L5-S1.

SUBAGUDA Y CRÓNICA
Distensión de los músculos glúteos.
Bursitis isquiática.
Estenosis del conducto raquídeo lumbar.
Artrosis de cadera.
Osteítis deformante (enfermedad de Paget).
Osteomielitis.
Osteocondromatosis.
Osteomalacia (seudofractura).
Neuralgia postherpética.
Radiculopatía L5-S1.
Tumores.

ARTRALGIAS DE LA PARTE ANTERIOR DE LA CADERA, MEDIAL DEL MUSLO Y LA RODILLA[25]

CIE-9MC 719.4 AÑADIR EL 5.º DÍGITO
0 LOCALIZACIÓN NO ESPECIFICADA
1 REGIÓN DEL HOMBRO
2 TERCIO SUPERIOR DEL BRAZO (CODO, HÚMERO)
3 ANTEBRAZO (RADIO, MUÑECA, CÚBITO)
4 MANO
5 REGIÓN PÉLVICA Y MUSLO
6 PIERNA (PERONÉ, RÓTULA, TIBIA)
7 TOBILLO Y/O PIE

AGUDA
Fiebre reumática aguda.
Distensión de los músculos aductores.
Necrosis avascular.
Artropatía microcristalina.
(Seudo) Aneurisma de la arteria femoral.
Fractura (del cuello cervical o intertrocantérea).
Hemartrosis.
Hernia.
Herpes zóster.
Bursitis iliopectínea.
Tendinitis del iliopsoas.
Linfadenitis inguinal.
Osteomalacia.
Osteoporosis transitoria dolorosa de la cadera.
Artritis séptica.

SUBAGUDA Y CRÓNICA
Distensión de los músculos aductores.
Amiloidosis.
Fiebre reumática aguda.
Aneurisma de la arteria femoral.
Hernia (inguinal o femoral).
Bursitis iliopectínea.
Tendinitis del iliopsoas.
Linfadenopatía inguinal.
Osteocondromatosis.
Osteomielitis.
Osteítis deformante (enfermedad de Paget).
Osteomalacia (seudofractura).
Neuralgia postherpética.
Sinovitis estéril (p. ej., artritis reumatoide, psoriásica, lupus eritematoso sistémico).

ARTRITIS, FIEBRE Y EXANTEMA[6]

EL CÓDIGO CIE-9MC VARÍA SEGÚN EL DIAGNÓSTICO ESPECÍFICO

Rubéola, parvovirus B-19.
Gonococemia, meningococemia.
Sífilis secundaria, borreliosis de Lyme.

Fiebre reumática aguda del adulto, enfermedad de Still del adulto, enfermedad de Kawasaki del adulto.
Urticaria vasculítica.
Sarcoidosis aguda.
Fiebre mediterránea familiar.
Hiperinmunoglobulinemia D y síndrome de fiebre periódica.

ARTRITIS DEL ESQUELETO AXIAL

> CIE-9MC 720.0 ARTRITIS REUMATOIDE VERTEBRAL
> 696.0 ARTRITIS PSORIÁSICA
> 715.9 ARTRITIS DEGENERATIVA SIN ESPECIFICAR
> 720.0 ESPONDILITIS ANQUILOSANTE

Artritis reumatoide.
Artritis psoriásica.
Síndrome de Reiter.
Espondilitis anquilosante.
AR juvenil.
Enfermedad degenerativa del núcleo pulposo.
Espondilosis deformante.
Hiperostosis esquelética idiopática difusa (HEID).
Alcaptonuria.
Infección.

ARTRITIS MONOARTICULAR Y OLIGOARTICULAR[2]

> CIE-9MC 715.3 ARTRITIS LOCALIZADA
> 711.9 ARTRITIS INFECCIOSA
> 716.6 ARTRITIS MONOARTICULAR
> AÑADIR EL 5.º DÍGITO A LO ANTERIOR, EN
> FUNCIÓN DE LA LOCALIZACIÓN DE LA ARTRITIS
> 0 LOCALIZACIÓN NO ESPECIFICADA
> 1 REGIÓN DEL HOMBRO
> 2 TERCIO SUPERIOR DEL BRAZO
> 3 ANTEBRAZO
> 4 MANO
> 5 REGIÓN PÉLVICA Y MUSLO
> 6 TERCIO INFERIOR DE LA PIERNA
> 7 TOBILLO Y/O PIE
> 8 OTRAS LOCALIZACIONES, EXCEPTO
> LA COLUMNA VERTEBRAL

Artritis séptica (*S. aureus, Neisseria gonorrhoeae*, meningococos, estreptococos, *S. pneumoniae*, bacilos entéricos gramnegativos).
Artritis microcristalinas (gota, seudogota, oxalato cálcico, hidroxiapatita y otros cristales básicos de calcio y fosfato).
Lesión articular traumática.
Hemartrosis.
Brote monoarticular u oligoarticular de una artropatía reumática poliarticular (artritis reumatoide, artritis psoriásica, síndrome de Reiter, LES).

ARTRITIS PEDIÁTRICA[17]

> CIE-9MC 711.9 ARTRITIS INFECCIOSA
> 714.30 CRÓNICA JUVENIL O NO ESPECIFICADA
> 714.31 REUMATOIDE JUVENIL POLIARTICULAR
> AGUDA
> 714.32 REUMATOIDE JUVENIL OLIGOARTICULAR
> 714.33 REUMATOIDE JUVENIL MONOARTICULAR

ENFERMEDADES REUMÁTICAS DE LA INFANCIA

Fiebre reumática aguda.
Lupus eritematoso sistémico.
Espondilitis anquilosante juvenil.
Polimiositis y dermatomiositis.
Vasculitis.
Esclerodermia.
Artritis psoriásica.

Enfermedad mixta del tejido conjuntivo y síndromes de solapamiento.
Enfermedad de Kawasaki.
Síndrome de Behçet.
Fiebre mediterránea familiar.
Síndrome de Reiter.
Distrofia simpática refleja.
Fibromialgia (fibrositis).

ENFERMEDADES INFECCIOSAS

Artritis bacteriana.
Artritis viral o posviral.
Artritis fúngica.
Osteomielitis.
Artritis reactiva.

ENFERMEDADES NEOPLÁSICAS

Leucemia.
Linfoma.
Neuroblastoma.
Tumores óseos primarios.

TRASTORNOS NO INFLAMATORIOS

Traumatismo.
Síndromes de necrosis avascular.
Osteocondrosis.
Epifisiólisis de la cabeza femoral.
Discitis.
Disfunción femororrotuliana (condromalacia rotuliana).
Sinovitis tóxica de la cadera.
Síndromes de sobreuso.

SÍNDROMES GENÉTICOS O CONGÉNITOS

TRASTORNOS HEMATOLÓGICOS

Anemia de células falciformes.
Hemofilia.

ENFERMEDAD INTESTINAL INFLAMATORIA

OTROS

Dolores del crecimiento.
Artralgias psicógenas (reacciones por conversión).
Síndrome de hipermovilidad.
Sinovitis vellonodular.
Artritis por cuerpo extraño.

ARTRITIS POLIARTICULAR

> CIE-9MC 715.09 ARTRITIS GENERALIZADA, MÚLTIPLES
> LOCALIZACIONES
> 716.89 ARTRITIS, MÚLTIPLES LOCALIZACIONES
> 714.31 REUMATOIDE JUVENIL, POLIARTICULAR,
> AGUDA

Artritis reumatoide, poliartritis juvenil (reumatoide).
LES, otras enfermedades del tejido conjuntivo, eritema nudoso, reumatismo palindrómico, policondritis recidivante.
Artritis psoriásica, espondilitis anquilosante.
Sarcoidosis.
Artritis de Lyme, endocarditis bacteriana, infección por *Neisseria gonorrhoeae*, fiebre reumática, enfermedad de Reiter.
Enfermedad por depósito de cristales.
Hipersensibilidad al suero o a fármacos.
Hepatitis B, VIH, rubéola, paperas.
Otras: enfermedad del suero, leucemias, linfomas, artropatía enteropática, enfermedad de Whipple, síndrome de Behçet, púrpura de Schoenlein-Henoch, fiebre mediterránea familiar, osteoartropatía pulmonar hipertrófica.

SECCIÓN II

ARTRITIS Y DEBILIDAD MUSCULAR[8]

EL CÓDIGO CIE-9MC VARÍA SEGÚN EL DIAGNÓSTICO ESPECÍFICO

Artritis reumatoide.
Espondilitis anquilosante.
Polimiositis.
Dermatomiositis.
LES, esclerodermia, enfermedad mixta del tejido conjuntivo.
Sarcoidosis.
Artritis asociada al VIH.
Enfermedad de Whipple.

ARTRITIS Y EXANTEMA[6]

EL CÓDIGO CIE-9MC VARÍA SEGÚN EL DIAGNÓSTICO ESPECÍFICO

Urticaria crónica.
Urticaria por vasculitis.
LES.
Dermatomiositis.
Polimiositis.
Artritis psoriásica.
Artritis reactiva.
Sarcoidosis crónica.
Enfermedad del suero.
Síndrome de Sweet.
Lepra.

ARTRITIS Y LESIONES OCULARES[6]

EL CÓDIGO CIE-9MC VARÍA SEGÚN EL DIAGNÓSTICO ESPECÍFICO

LES.
Síndrome de Sjögren.
Síndrome de Behçet.
Sarcoidosis.
Endocarditis bacteriana subaguda.
Enfermedad de Lyme.
Granulomatosis de Wegener.
Arteritis de células gigantes.
Arteritis de Takayasu.
Artritis reumatoide, AR juvenil.
Esclerodermia.
Enfermedad intestinal inflamatoria.
Enfermedad de Whipple.
Espondilitis anquilosante.
Artritis reactiva.
Artritis psoriásica.

ARTRITIS Y NÓDULOS SUBCUTÁNEOS[6]

EL CÓDIGO CIE-9MC VARÍA SEGÚN EL DIAGNÓSTICO ESPECÍFICO

Artritis reumatoide.
Gota
Seudogota (infrecuente).
Sarcoidosis.
Amiloidosis por cadenas ligeras (primaria, mieloma múltiple).
Fiebre reumática aguda (FRA).
Hemocromatosis.
Enfermedad de Whipple.
Reticulohistiocitosis multicéntrica.

ARTRITIS Y PÉRDIDA DE PESO[6]

EL CÓDIGO CIE-9MC VARÍA SEGÚN EL DIAGNÓSTICO ESPECÍFICO

Artritis reumatoide grave.
Artritis reumatoide con vasculitis.
Artritis reactiva.
Artritis reumatoide o artritis psoriásica o espondilitis anquilosante con amiloidosis.
Cáncer.
Artritis enteropática (enfermedad de Crohn, colitis ulcerosa).
Infección por VIH.
Enfermedad de Whipple.
Síndrome de asa ciega.
Esclerodermia con sobrecrecimiento bacteriano intestinal.

ARTRITIS Y SOPLO CARDÍACO[6]

EL CÓDIGO CIE-9MC VARÍA SEGÚN EL DIAGNÓSTICO ESPECÍFICO

Endocarditis bacteriana subaguda (EBS).
Mixoma cardíaco.
Espondilitis anquilosante.
Artritis reactiva.
Fiebre reumática aguda.
Artritis reumatoide (AR).
LES con endocarditis de Libman-Sacks.
Policondritis recidivante.

ASCENSO DE UN HEMIDIAFRAGMA

**CIE-9MC 519.4 ALTERACIÓN DIAFRAGMÁTICA
519.4 PARÁLISIS DIAFRAGMÁTICA
756.6 EVENTRACIÓN DIAFRAGMÁTICA CONGÉNITA**

Neoplasia (carcinoma broncógeno, neoplasia mediastínica, lesión intrahepática).
Tiroides subesternal.
Proceso infeccioso (neumonía, empiema, tuberculosis, absceso subfrénico, absceso hepático).
Atelectasia.
Idiopática.
Eventración.
Disfunción del nervio frénico (mielitis, miotonía, herpes zóster).
Traumatismo del nervio frénico o del diafragma (p. ej., cirugía).
Aneurisma aórtico.
Masa intraabdominal.
Infarto pulmonar.
Pleuritis.
Radioterapia.
Fractura costal.

ASCITIS

**CIE-9MC 789.5 ASCITIS SIN ESPECIFICAR
197.6 ASCITIS CANCEROSA (MALIGNA)
457.8 ASCITIS QUILOSA**

Hipoalbuminemia: síndrome nefrótico, gastroenteropatía pierde proteínas, inanición.
Cirrosis.
Congestión hepática: insuficiencia cardíaca congestiva, pericarditis constrictiva, insuficiencia tricuspídea, obstrucción de la vena hepática (síndrome de Budd-Chiari), obstrucción de la vena cava inferior o de la vena porta.
Infecciones peritoneales: TB y otras infecciones bacterianas, enfermedades fúngicas, parásitos.
Neoplasias: neoplasias hepáticas primarias, metástasis al hígado o peritoneo, linfomas, leucemias, metaplasia mieloide.

Obstrucción linfática: tumores mediastínicos, traumatismo del conducto torácico, filariasis.

Enfermedad ovárica: síndrome de Meigs, estruma ovárico.

Pancreatitis crónica o seudoquiste: ascitis pancreática.

Fuga biliar: ascitis biliar.

Obstrucción o traumatismo urinarios: ascitis urinaria.

Mixedema.

Ascitis quilosa.

ASMA PEDIÁTRICO[4]

**CIE-9MC 493.0 EMPLEAR EL 5.º DÍGITO
0 SIN MENCIÓN DEL ESTADO ASMÁTICO
1 CON ESTADO ASMÁTICO**

INFECCIONES

Bronquiolitis (VSR).

Neumonía.

Crup.

Tuberculosis, histoplasmosis.

Bronquiectasias.

Bronquiolitis obliterante.

Bronquitis.

Sinusitis.

ANATÓMICA, CONGÉNITA

Fibrosis quística.

Anillos vasculares.

Discinesia ciliar.

Defecto inmunitario de linfocitos B.

Insuficiencia cardíaca congestiva.

Laringotraqueomalacia.

Tumor, linfoma.

Fístula traqueoesofágica de tipo H.

Fístula traqueoesofágica reparada.

Reflujo gastroesofágico.

VASCULITIS POR HIPERSENSIBILIDAD

Aspergilosis broncopulmonar alérgica.

Alveolitis alérgica, neumonitis por hipersensibilidad.

Síndrome de Churg-Strauss.

Panarteritis nudosa.

OTRAS

Aspiración de cuerpo extraño.

Tromboembolia pulmonar.

Tos psicógena.

Sarcoidosis.

Displasia broncopulmonar.

Disfunción de cuerdas vocales.

ATAXIA

**CIE-9MC 781.3 ATAXIA SIN ESPECIFICAR
303.0 ALCOHÓLICA, AGUDA
303.9 ALCOHÓLICA, CRÓNICA
334.3 CEREBELOSA
331.89 CEREBRAL
334.0 FRIEDREICH
300.11 HISTÉRICA**

Isquemia arterial vertebrobasilar.

Neuropatía diabética.

Tabes dorsal.

Deficiencia de vitamina B12.

Esclerosis múltiple y otras enfermedades desmielinizantes.

Meningomielopatía.

Neoplasias, hemorragia, absceso e infarto cerebelosos.

Nutricional (encefalopatía de Wernicke).

Síndromes paraneoplásicos.

Parainfecciosas: síndrome de Guillain-Barré, ataxia aguda de la infancia y de adultos jóvenes.

Toxinas: fenitoína, alcohol, sedantes, organofosforados.

Enfermedad de Wilson (degeneración hepatolenticular).

Hipotiroidismo.

Miopatía.

Degeneración cerebelosa y espinocerebelosa: ataxia/telangiectasia, ataxia de Friedreich.

Lesiones del lóbulo frontal: tumores, trombosis de la arteria cerebral anterior, hidrocefalia.

Destrucción laberíntica: neoplasia, lesión, inflamación, compresión.

Histeria.

SIDA.

ATELECTASIA

CIE-9MC 518.0

Neoplasia pulmonar (primaria o metastásica).

Infección (neumonía, TB, fúngica, histoplasmosis).

Postoperatoria (lóbulos inferiores).

Sarcoidosis.

Impactación mucoide.

Cuerpo extraño.

Postinflamatoria (síndrome del lóbulo medio).

Neumotórax.

Derrame pleural.

Neumoconiosis.

Fibrosis intersticial.

Bullas.

Masa mediastínica o adyacente.

AUMENTO DE PESO

**CIE-9MC 783.1 GANANCIA ANÓMALA DE PESO
278.00 OBESIDAD**

Sedentarismo.

Sobrecarga de líquidos.

Interrupción del hábito de fumar.

Trastornos endocrinos (hipotiroidismo, hiperinsulinismo asociado a DM de inicio en la edad adulta, síndrome de Cushing, hipogonadismo, insulinoma, hiperprolactinemia, acromegalia).

Medicaciones (suplementos nutricionales, anticonceptivos orales, glucocorticoides, etc.).

Trastornos de ansiedad con ingesta compulsiva.

Síndrome de Laurence-Moon-Biedl, síndrome de Prader-Willi, otras enfermedades congénitas.

Lesión hipotalámica (infrecuente, <100 casos publicados en la literatura médica).

AUMENTO DEL HIATO ANIÓNICO

CIE-9MC 276.9

Uremia.

Cetoacidosis (diabética, inanición, alcohólica).

Acidosis láctica.

Intoxicación por etilenglicol.

Sobredosis de salicilatos.

Intoxicación por metanol.

BLANQUEAMIENTO UNGUEAL (UÑAS DE TERRY)

CIE-9MC 703.8

Malnutrición.

Traumatismo.

Hepatopatía (cirrosis, insuficiencia hepática).

Diabetes mellitus.

Hipertiroidismo.

Idiopático.

BLOQUEO DE RAMA IZQUIERDA DEL FASCÍCULO

CIE-9MC 426.3

Cardiopatía isquémica.
Anomalías electrolíticas (p. ej., hiperpotasemia).
Miocardiopatía.
Idiopático.
Hipertrofia del ventrículo izquierdo.
Embolia pulmonar.
Traumatismo cardíaco.
Endocarditis bacteriana.

BLOQUEO DEL NÓDULO AURICULOVENTRICULAR[13]

CIE-9MC 426.10 BLOQUEO DEL NÓDULO AV (INCOMPLETO, PARCIAL)
426.0 BLOQUEO DEL NÓDULO AV (COMPLETO)

Fibrosis idiopática (enfermedad de Lenegre).
Procesos esclerodegenerativos (p. ej., enfermedad de Lev con calcificación de los anillos mitral y aórtico).
Procedimiento de ablación por radiofrecuencia del nódulo AV.
Medicaciones (p. ej., digoxina, betabloqueantes, antagonistas del calcio, antiarrítmicos de clase III).
IM agudo de la pared inferior.
Miocarditis.
Infecciones (endocarditis, enfermedad de Lyme).
Enfermedades infiltrativas (p. ej., hemocromatosis, sarcoidosis, amiloidosis).
Traumatismos (incluidos procedimientos quirúrgicos cardíacos).
Colagenosis vasculares.
Enfermedades de la raíz aórtica (p. ej., espondilitis).
Anomalías electrolíticas (p. ej., hiperpotasemia).

BOCIO

CIE-9MC 240.9 BOCIO SIN ESPECIFICAR
241.9 BOCIO ADENOMATOSO
246.1 BOCIO CONGÉNITO
240.9 BOCIO NO TÓXICO DIFUSO
241.1 BOCIO NO TÓXICO MULTINODULAR
240.0 BOCIO SIMPLE
242.1 BOCIO TIROTÓXICO

Tiroiditis.
Bocio tóxico multinodular.
Enfermedad de Graves.
Medicaciones (propiltiouracilo, metimazol, sulfonamidas, sulfonilureas, etionamida, amiodarona, litio, etc.).
Deficiencia de yodo.
Sarcoidosis, amiloidosis.
Síntesis defectuosa de hormonas tiroideas.
Resistencia a las hormonas tiroideas.

BRADICARDIA SINUSAL[13]

CIE-9MC 427.89

Idiopática.
Procesos degenerativos (p. ej., Enfermedad de Lev, enfermedad de Lenegre).
Medicaciones:
Betabloqueantes.
Algunos antagonistas del calcio (diltiazem, verapamilo).
Digoxina (si el tono vagal está elevado).
Antiarrítmicos de la clase I (p. ej., procainamida).
Antiarrítmicos de la clase III (amiodarona, sotalol).
Clonidina.
Carbonato de litio.

Isquemia e infarto agudos de miocardio:
Oclusión o espasmo de las arterias coronarias derecha o circunfleja izquierda.
Elevación del tono vagal (p. ej., deportistas).

CADERA DOLOROSA INFANTIL[23]

CIE-9MC 959.6 LESIÓN DE CADERA
719.95 TRASTORNOS DE LA ARTICULACIÓN DE LA CADERA
843.9 ESGUINCE DE CADERA

TRAUMATISMO

Fracturas de la cadera o la pelvis.
Lesiones por sobreuso.

INFECCIÓN

Artritis séptica.
Osteomielitis.

INFLAMACIÓN

Sinovitis transitoria.
Artritis reumatoide juvenil.
Fiebre reumática.

NEOPLASIA

Leucemia.
Sarcoma osteogénico o de Ewing.
Metástasis.

TRASTORNOS HEMATOLÓGICOS

Hemofilia.
Anemia de células falciformes.

OTROS

Enfermedad de Legg-Calvé-Perthes.
Epifisiólisis de la cabeza femoral.

CALAMBRES NOCTURNOS DE LAS PIERNAS

CIE-9MC 729.82 CALAMBRES MUSCULARES

Neuropatía diabética.
Medicaciones.
Anomalías electrolíticas (hipopotasemia, hiponatremia, hipocalcemia, hiperpotasemia, hipofosfatemia).
Alcalosis respiratoria.
Uremia.
Hemodiálisis.
Lesión nerviosa periférica.
ELA.
Alcoholismo.
Calambres por calor.
Deficiencia de vitamina B12.
Hipertiroidismo.
Contracturas.
TVP.
Hipoglucemia.
Insuficiencia vascular periférica.
Quiste de Baker.

CALCIFICACIÓN EN LA RADIOGRAFÍA DE TÓRAX

CIE-9MC 722.92

Neoplasia pulmonar (primaria o metastásica).
Silicosis.
Fibrosis pulmonar idiopática.
Tuberculosis.
Histoplasmosis.

Varicela diseminada.
Estenosis mitral terminal.
Hiperparatiroidismo secundario.

CARCINOMATOSIS PERITONEAL[12]

CIE-9MC 197.6

TRASTORNOS PRIMARIOS DEL PERITONEO: MESOTELIOMA

DISEMINACIÓN METASTÁSICA DESDE:
Estómago.
Colon.
Páncreas.
Carcinoide.
OTROS ÓRGANOS INTRAPERITONEALES:
Ovario.
Seudomixoma peritoneal.
TUMORES PRIMARIOS EXTRAABDOMINALES:
Mama.
Pulmón.
NEOPLASIAS MALIGNAS HEMATOLÓGICAS:
Linfoma.

CARDIOMEGALIA[13]

CIE-9MC 429.3 CARDIOMEGALIA IDIOPÁTICA
746.89 CARDIOMEGALIA CONGÉNITA
402.0 CARDIOMEGALIA MALIGNA
402.1 CARDIOMEGALIA BENIGNA

DILATACIÓN DE LAS CAVIDADES CARDÍACAS

Sobrecarga crónica de volumen:
Insuficiencia mitral o aórtica.
Cortocircuito izquierda-derecha (conducto arterioso permeable, defecto del tabique interventricular, fístula arteriovenosa).
Miocardiopatía:
Isquémica.
No isquémica.
Sobrecarga de presión descompensada:
Estenosis aórtica.
Hipertensión.
Estados de alto gasto:
Anemia grave.
Tirotoxicosis.
Bradicardia:
Bradicardia sinusal grave.
Bloqueo cardíaco completo.

AURÍCULA IZQUIERDA

Insuficiencia del VI de cualquier causa.
Valvulopatía mitral.
Mixoma.

VENTRÍCULO DERECHO

Sobrecarga crónica de volumen.
Insuficiencia tricuspídea o pulmonar.
Cortocircuito izquierda-derecha (defecto del tabique interauricular).
Sobrecarga de presión descompensada:
　　Estenosis pulmonar.
　　Hipertensión arterial pulmonar:
　　　　Primaria.
　　　　Secundaria (EP, EPOC).
　　Enfermedad venooclusiva pulmonar.

AURÍCULA DERECHA

Insuficiencia del VD de cualquier causa.
Valvulopatía tricuspídea.
Mixoma.
Anomalía de Ebstein.

CARDIOMEGALIA MULTICAMERAL

Miocardiopatía hipertrófica.
Acromegalia.
Obesidad mórbida.

ENFERMEDAD PERICÁRDICA

Derrame pericárdico con o sin taponamiento.
Pericarditis constrictiva con derrame.
Quiste pericárdico, derrame loculado.

SEUDOCARDIOMEGALIA

Grasa epicárdica.
Deformidad de la pared torácica (tórax en embudo, síndrome del dorso recto).
Bajos volúmenes pulmonares.
Radiografía AP de tórax.
Tumor o quiste mediastínico.

CAUSAS DE OCLUSIÓN DE LA ARTERIA RENAL

CIE-9MC 593.81

Fibrilación auricular.
Angiografía o colocación de endoprótesis.
Cirugía de la aorta abdominal.
Traumatismo.
Aneurisma/disección de la arteria renal.
Vasculitis.
Trombosis en un paciente con displasia fibromuscular.
Aterosclerosis.
Embolia séptica.
Tromboembolia de un trombo mural.
Tromboembolia de un mixoma auricular.
Tromboembolia por estenosis mitral.
Tromboembolia por una prótesis valvular.
Carcinoma de células renales.

CAUSAS DE TROMBOSIS DE LA VENA RENAL

CIE-9MC 453.3

Síndrome nefrótico.
Carcinoma de células renales.
Compresión por aneurisma aórtico.
Linfadenopatía.
Fibrosis retroperitoneal.
Tratamiento estrogénico.
Embarazo.
Carcinoma de células renales con invasión venosa.
Deshidratación grave.

CEFALEA[11]

CIE-9MC 784.0 CEFALEA NO ESPECIFICADA
307.81 CEFALEA TENSIONAL
346.2 CEFALEA EN BROTES
346.9 CEFALEA, MIGRAÑA
784.0 CEFALEA VASCULAR

Vascular: migraña, cefaleas en brotes, arteritis de la temporal, hipertensión, trombosis del seno cavernoso.
Musculoesquelética: Distensión muscular cervical y del hombro, distensión de los músculos extra y/o intraoculares, espondilosis cervical, artritis temporomandibular.
Infecciones: meningitis, encefalitis, absceso cerebral, sepsis, sinusitis, osteomielitis, parotiditis, mastoiditis.
Neoplasia cerebral.
Hematoma subdural.
Hemorragia/infarto cerebral.
Seudotumor cerebral.
Hidrocefalia normotensiva.

Pospunción lumbar.

Aneurisma cerebral, malformaciones arteriovenosas.

Postraumática.

Problemas dentales: absceso, periodontitis, prótesis dentales mal ajustadas.

Neuralgia del trigémino, neuralgia del glosofaríngeo.

Otitis y otras enfermedades otológicas.

Glaucoma y otras enfermedades oftalmológicas.

Metabólica: uremia, inhalación de monóxido de carbono, hipoxia.

Feocromocitoma, hipoglucemia, hipotiroidismo.

Inducida por el esfuerzo: cefalea benigna por ejercicio, tos, cefalea poscoital.

Fármacos: alcohol, nitratos, antihistamínicos.

Enfermedad de Paget del cráneo.

Emocional, psiquiátrica.

CEFALEAS Y DOLOR FACIAL[33]

**CIE-9MC 784.0 CEFALEA SIN ESPECIFICAR
784.0 DOLOR FACIAL**

CEFALEAS VASCULARES

Migraña con cefaleas y características neurológicas poco evidentes:
-Migraña sin aura (migraña «común»).

Migraña con cefaleas y características neurológicas evidentes:
-Con síntomas neurológicos transitorios:
Migraña con aura típica («migraña clásica»).
Migraña sensorial, basilar y *hemipléjica.*
-Con características neurológicas prolongadas o permanentes («migraña complicada»):
Migraña oftalmopléjica.
Infarto migrañoso.

Migraña sin cefaleas, pero con características neurológicas evidentes (equivalentes migrañosos):
-Migraña abdominal.
-Vértigo paroxístico benigno infantil.
-Aura migrañosa sin cefalea («auras aisladas», acompañantes migrañosos transitorios).

Cefaleas en brotes:
Cefalea en brotes episódica («cefalea en brotes cíclica»).
Cefalea en brotes crónica.
Jaqueca paroxística crónica.

Otras cefaleas vasculares:
Cefaleas de vasodilatación reactiva (fiebre, inducidas por fármacos, postictal, hipoglucemia, hipoxia, hipercapnia, hipertiroidismo).
Cefaleas asociadas a hipertensión arterial:
-Hipertensión grave crónica (diastólica 120 mmHg).
-Hipertensión grave paroxística (feocromocitoma, algunas cefaleas poscoitales).
Cefaleas causadas por arteritis craneal:
-Arteritis de células gigantes («arteritis de la temporal»).
-Otras vasculitis.

CEFALEAS ASOCIADAS A ESPASMOS MUSCULARES DEMOSTRABLES

Cefalea causada por espasmos musculares posturales o perilesionales:
-Cefaleas por una postura mantenida o alterada (p. ej., un trabajo en proximidad, conducción).
-Cefaleas asociadas a espondilosis cervical y otras enfermedades de la columna cervical.
-Síndrome de disfunción por dolor miofascial (cefalea o dolor facial asociados a trastornos dentales, mandibulares y estructuras relacionadas o «síndrome de la ATM».
Cefaleas causadas por contracción muscular psicofisiológica («cefaleas por contracción muscular» o cefaleas tensionales asociadas a trastornos de los músculos pericraneales).

CEFALEAS Y DOLOR FACIAL SIN BASE FÍSICA DEMOSTRABLE

Cefaleas de etiología incierta:
-«Cefaleas tensionales» (cefalea tensional no asociada a trastornos de los músculos pericraneales).
-Algunas formas de cefalea postraumática.
Cefaleas psicógenas (p. ej., hipocondríaca, de conversión, delirante, simulación).
Dolor facial de etiología incierta («dolor facial atípico»).

CEFALEAS COMBINADAS TENSIONAL-MIGRAÑA

Migraña episódica sobreimpuesta a cefaleas tensionales crónicas.
Cefaleas diarias crónicas:
-Asociadas a analgésicos y/o sobreuso de ergotamina («cefaleas por rebote»).
-No asociadas al sobreuso de fármacos.

CEFALEAS Y DOLORES CRANEALES CAUSADOS POR ENFERMEDADES OCULARES, OTOLÓGICAS, NASALES, SINUSALES, DENTALES O CRANEALES

CEFALEAS CAUSADAS POR INFLAMACIÓN MENÍNGEA

Hemorragia subaracnoidea.
Meningitis y meningoencefalitis.
Otras (p. ej., carcinomatosis meníngea).

CEFALEAS ASOCIADAS A ELEVACIÓN DE LA PRESIÓN INTRACRANEAL («CEFALEAS POR TRACCIÓN»)

Aumento de la presión intracraneal:
Masas intracraneales (neoplasia, hematoma, absceso, etc.).
Hidrocefalia.
Hipertensión intracraneal benigna.
Trombosis de senos venosos.
Disminución de la presión intracraneal:
Cefaleas pospunción lumbar.
Cefaleas hipolicuorreicas espontáneas.

CEFALEAS Y DOLORES CRANEALES CAUSADOS POR NEURALGIAS CRANEALES

Supuesta irritación de nervios superficiales
Neuralgia occipital.
Neuralgia supraorbitaria.
Supuesta irritación de nervios intracraneales
Neuralgia del trigémino (tic doloroso).
Neuralgia del glosofaríngeo.

CEGUERA GERIÁTRICA

CIE-9MC 369.4

Cataratas.
Glaucoma.
Retinopatía diabética.
Degeneración macular.
Traumatismo.
ACVA.
Cicatriz corneal.

CEGUERA INFANTIL[20]

EL CÓDIGO CIE-9MC VARÍA SEGÚN EL TRASTORNO ESPECÍFICO

CONGÉNITA

Hipoplasia o aplasia del nervio óptico.
Coloboma óptico.
Hidrocefalia congénita.
Hidranencefalia.

Porencefalia.
Microencefalia.
Encefalocele, sobre todo occipital.
Anomalía del disco en flor de dondiego (morning glory).
Aniridia.
Microftalmía anterior.
Anomalía de Peter.
Membrana pupilar persistente.
Glaucoma.
Cataratas.
Cuerpo vítreo primario persistente.

FACOMATOSIS

Esclerosis tuberosa.
Neurofibromatosis (asociación especial con un glioma óptico).
Síndrome de Sturge-Weber.
Enfermedad de von Hippel-Lindau.

TUMORES

Retinoblastoma.
Glioma óptico.
Meningioma perióptico.
Craneofaringioma.
Glioma cerebral.
Tumores posteriores e intraventriculares complicados por hidrocefalia.
Seudotumor cerebral.

ENFERMEDADES NEURODEGENERATIVAS

Tesaurismosis cerebral.
Gangliosidosis, sobre todo la enfermedad de Tay-Sachs (idiocia familiar amaurótica infantil), variante de Sandhoff, gangliosidosis generalizada.
Otras lipidosis y lipofuscinosis por ceroides, sobre todo las idiocias familiares amauróticas de inicio tardío, como las de Jansky-Bielschowsky y de Batten-Mayou-Spielmeyer-Vogt.
Mucopolisacaridosis, sobre todo los síndromes de Hurler y Hunter.
Leucodistrofias (trastornos de desmielinización), sobre todo la leucodistrofia metacromática y la enfermedad de Canavan.
Esclerosis desmielinizante (enfermedades mielinoclásticas), sobre todo la enfermedad de Schilder y la neuromielitis óptica de Devic.
Tipos especiales: enfermedad de Dawson, enfermedad de Leigh, síndrome de Bassen-Kornweig, enfermedad de Refsum.
Degeneraciones retinianas: retinitis pigmentaria y sus variantes, tipo congénito de Leber.
Atrofias ópticas: tipo autosómico recesivo congénito, tipos autosómicos dominantes infantil y congénito, enfermedad de Leber y atrofias asociadas con ataxias hereditarias (tipos de Behr, Marie y de Sanger-Brown).

PROCESOS INFECCIOSOS

Encefalitis, sobre todo en los síndromes de infección prenatal causados por *Toxoplasma gondii*, citomegalovirus, virus de la rubéola, *Treponema pallidum* y herpes simple.
Meningitis, aracnoiditis.
Coriorretinitis.
Endoftalmitis.
Queratitis.

TRASTORNOS HEMATOLÓGICOS

Leucemia con afectación del sistema nervioso central.

TRASTORNOS VASCULARES Y CIRCULATORIOS

Colagenosis vasculares.
Malformaciones arteriovenosas: hemorragia intracerebral, hemorragia subaracnoidea.
Oclusión central de la retina.

TRAUMATISMOS

Contusión o avulsión de los nervios ópticos, el quiasma, el globo o la córnea.
Contusión o laceración cerebral.
Hemorragia intracerebral, subaracnoidea o subdural.

FÁRMACOS Y TOXINAS

OTROS:
Retinopatía de la prematuridad.
Esclerocórnea.
Reacción de conversión.
Neuritis óptica.
Osteopetrosis.

CERVICALGIA[25]

CIE-9MC 723.1 DOLOR CERVICAL (NO POR TRASTORNO DISCAL)
959.09 LESIÓN CERVICAL

ENFERMEDADES INFLAMATORIAS

Artritis reumatoide (AR).
Espondiloartropatías.
AR juvenil.

ENFERMEDADES NO INFLAMATORIAS

Artrosis cervical.
Dolor cervical de origen discal.
Hiperostosis esquelética idiopática difusa.
Fibromialgia o dolor miofascial.

CAUSAS INFECCIOSAS

Meningitis.
Osteomielitis.
Discitis infecciosa.

NEOPLASIAS

Primaria.
Metastásica.

DOLOR REFERIDO

Dolor de la articulación temporomandibular.
Dolor cardíaco.
Irritación diafragmática.
Origen digestivo (úlcera gástrica, vesícula biliar, páncreas).

CIANOSIS

CIE-9MC 782.5 CIANOSIS SIN ESPECIFICAR
770.8 CIANOSIS NEONATAL

Cardiopatía congénita con cortocircuito derecha-izquierda.
Embolia pulmonar.
Hipoxia.
Edema pulmonar.
Neumopatía (anomalías de la difusión del oxígeno y de la ventilación alveolar.
Hemoglobinopatías.
Disminución del gasto cardíaco.
Vasoespasmo.
Obstrucción arterial.
Fístulas arteriovenosas pulmonares.
Elevación hemidiafragmática.
Neoplasias (carcinoma broncógeno, neoplasia mediastínica, lesión intrahepática).
Tiroides subesternal.
Proceso infeccioso (neumonía, empiema, tuberculosis, absceso subfrénico, absceso hepático).

Atelectasia.
Idiopática.
Eventración.
Disfunción del nervio frénico (mielitis, miotonía, herpes zóster).
Traumatismo del nervio frénico o del diafragma (p. ej., cirugía).
Aneurisma de aorta.
Masa intraabdominal.
Infarto pulmonar.
Pleuritis.
Radioterapia.
Fractura costal.
Síndrome de la vena cava superior.

COILONIQUIA

CIE-9MC 703.8

Traumatismo.
Ferropenia.
LES.
Hemocromatosis.
Enfermedad de Raynaud.
Síndrome onicorrotuliano.
Idiopática.

COJERA

CIE-9MC 781.2 ANOMALÍA DE LA MARCHA
719.75 ANOMALÍA DE LA MARCHA DEBIDA A ALTERACIÓN ARTICULAR DE LA CADERA, NALGAS O FÉMUR
719.76 ANOMALÍA DE LA MARCHA DEBIDA A ALTERACIÓN ARTICULAR DE LA PIERNA
719.77 ANOMALÍA DE LA MARCHA DEBIDA A ALTERACIÓN ARTICULAR DEL TOBILLO Y/O PIE
300.11 TRASTORNO HISTÉRICO DE LA MARCHA

Artropatía degenerativa, osteocondrosis disecante, condromalacia rotuliana.
Traumatismo de las extremidades, discos vertebrales o caderas.
Zapatos mal ajustados, cuerpo extraño en el zapato, desigualdad de la longitud de las piernas.
Astilla en el pie.
Infección articular (artritis séptica, osteomielitis), artritis viral.
Dolor abdominal (p. ej., apendicitis, hernia incarcerada), torsión testicular.
Poliomielitis, trastornos neuromusculares, síndrome de Guillain-Barré, esclerosis múltiple.
Enfermedad de Osgood-Schlatter.
Enfermedad de Legg-Calvé-Perthes.
Simulada, síndrome de somatización.
Neoplasia (local o metastásica).
Otras: discitis, periostitis, anemia de células falciformes, hemofilia.

COJERA INFANTIL[20]

CIE-9MC 781.2 ANOMALÍA DE LA MARCHA

PRIMERA INFANCIA (1-3 AÑOS)

Infección:
  Artritis séptica:
    -Cadera.
    -Rodilla.
  Osteomielitis.
  Discitis.
Traumatismo oculto:
  Fractura.
Neoplasia.

INFANCIA (4-10 AÑOS)

Infección:
  Artritis séptica:
    -Cadera.
    -Rodilla.
  Osteomielitis.
  Discitis.
  Sinovitis transitoria de la cadera.
Enfermedad de Legg-Calvé-Perthes.
Coalición tarsiana.
Trastorno reumatológico:
  Artritis reumatoide juvenil.
Traumatismo.
Neoplasia.

ADOLESCENCIA (≥11 AÑOS)

Epifisiólisis de la cabeza femoral.
Trastorno reumatológico:
  Artritis reumatoide juvenil.
Traumatismo.
Coalición tarsiana.
Luxación de cadera (displasia del desarrollo de la cadera).
Neoplasia.

COLESTASIS[12]

CIE-9MC 574.71

EXTRAHEPÁTICA

Coledocolitiasis.
Estenosis de las vías biliares.
Colangiocarcinoma.
Carcinoma pancreático.
Pancreatitis crónica.
Estenosis de la papila duodenal.
Cáncer de la ampolla de Vater.
Colangitis esclerosante primaria.
Quiste colédoco.
Parásitos (p. ej., ascaris, clonorquis).
SIDA.
Colangiografía.
Atresia biliar.
Linfadenopatía portal.
Síndrome de Mirizzi.

INTRAHEPÁTICA

Hepatitis viral.
Hepatitis alcohólica.
Inducido por fármacos.
Síndromes de ductopenia.
Cirrosis biliar primaria.
Colestasis intrahepática recurrente benigna.
Enfermedad de Byler.
Colangitis esclerosante primaria.
Síndrome de Alagille.
Sarcoidosis.
Linfoma.
Postoperatoria.
Nutrición parenteral total.
Deficiencia de alfa-1-antitripsina.

COLITIS ISQUÉMICA NO OCLUSIVA[18]

CIE-9MC 557.1

DISMINUCIÓN AGUDA DEL FLUJO SANGUÍNEO COLÓNICO INTRAMURAL

Obstrucción de vasos de pequeño calibre:
Colagenosis vascular.
Vasculitis, diabetes.
Anticonceptivos orales.
Hipoperfusión no oclusiva:
Hemorragia.
ICC, IM, arritmias.
Sepsis.
Fármacos vasoconstrictores: vasopresina, ergotamínicos.
Aumento de la viscosidad: policitemia, anemia de células falciformes, trombocitosis.

AUMENTO DE LA DEMANDA CON UN FLUJO SANGUÍNEO MARGINAL

Aumento de la movilidad:
Masa, estenosis.
Estreñimiento.
Aumento de la presión intraluminal:
Obstrucción intestinal.
Colonoscopia.
Enema de bario.

COMA

CIE-9MC 780.01

Vascular: hemorragia, trombosis, embolia.
Infecciones del SNC: meningitis, encefalitis, absceso cerebral.
Neoplasias cerebrales con herniación.
Lesión craneal: hematoma subdural, conmoción cerebral, contusión cerebral.
Fármacos: opiáceos, sedantes, hipnóticos.
Ingestión o inhalación de toxinas: CO, alcohol, plomo.
Trastornos metabólicos.
Hipoxia.
Trastornos acidobásicos.
Hipoglucemia, hiperglucemia.
Insuficiencia hepática.
Trastornos electrolíticos.
Uremia.
Hipotiroidismo.
Hipotermia, hipertermia.
Hipotensión, hipertensión maligna.
Postictal.

COMA CON TOMOGRAFÍA COMPUTARIZADA NORMAL[1]

CIE-9MC 780.01

TRASTORNOS MENÍNGEOS

Hemorragia subaracnoidea (infrecuente).
Meningitis bacteriana.
Encefalitis.
Empiema subdural.

TOXINAS ENDÓGENAS

Fármacos sedantes y barbitúricos.
Anestésicos y γ-hidroxibutirato[*].
Alcoholes.
Estimulantes:
 Fenciclidina[†].
Cocaína y anfetamina[‡].

Fármacos psicotropos:
 Antidepresivos tricíclicos.
 Fenotiazinas.
 Litio.
Anticomiciales.
Opioides.
Clonidina[§].
Penicilinas.
Salicilatos.
Anticolinérgicos.
Monóxido de carbono, cianuro y metahemoglobinemia.

TOXINAS/DEFICIENCIAS/TRASTORNOS ENDÓGENOS

Hipoxia e isquemia.
Hipoglucemia.
Hipercalcemia.
Osmolares:
 Hiperglucemia.
 Hiponatremia.
 Hipernatremia.
Insuficiencia orgánica.
 Encefalopatía hepática.
 Encefalopatía urémica.
 Insuficiencia pulmonar (narcosis por dióxido de carbono).

CONVULSIONES

Estado postictal prolongado.
Estupor espiga-onda.

HIPOTERMIA O HIPERTERMIA

Isquemia troncoencefálica.
Ictus de la arteria basilar.
Hemorragia troncoencefálica o cerebelosa.
Conversión o simulación.

---

[*]Anestésico general, similar al ácido γ-hidroxibutírico; usado como droga y para musculación. Inicio y recuperación rápidos, a menudo con espasmos mioclónicos y confusión. Coma profundo (2-3 h; escala de coma de Glasgow = 3), con signos vitales conservados.
[†]Coma asociado con signos colinérgicos: lagrimación, salivación, broncorrea e hipertermia.
[‡]Coma tras convulsiones o estado convulsivo (es decir, un estado postictal prolongado).
[§]Fármaco antihipertensivo con actividad mediada por el sistema de receptores de opiáceos; sobredosis frecuente cuando se usa para tratar la abstinencia de opioides.

COMA PEDIÁTRICO[28]

CIE-9MC 780.01

ANOXIA

Asfixia perinatal.
Intoxicación por monóxido de carbono.
Crup/epiglotitis.
Aspiración de meconio.

INFECCIÓN

Hemólisis.
Hemorragia.
Hidropesía fetal.
Infección.
Meningoencefalitis.
Sepsis.
Encefalitis postinmunización.

AUMENTO DE LA PRESIÓN INTRACRANEAL

Anoxia.
Errores metabólicos congénitos.
Encefalopatía tóxica.
Síndrome de Reye.

SECCIÓN II

Traumatismo craneal/hemorragia intracraneal.
Hidrocefalia.
Tumores de la fosa posterior.

ENCEFALOPATÍA HIPERTENSIVA

Coartación aórtica.
Nefritis.
Vasculitis.
Feocromocitoma.

ISQUEMIA

Hipoplasia cardíaca izquierda.
Lesiones con cortocircuito.
Estenosis aórtica.
Insuficiencia cardiovascular (cualquier causa).

CAUSAS PURPÚRICAS

Coagulación intravascular diseminada.
Síndrome hemolítico-urémico.
Leucemia.
Púrpura trombótica.

HIPERCAPNIA

Fibrosis quística.
Displasia broncopulmonar.
Anomalías pulmonares congénitas.

NEOPLASIA

Meduloblastoma.
Glioma troncoencefálico.
Tumores de la fosa posterior.

FÁRMACOS/TOXINAS

Sedación materna.
Alcohol.
Cualquier droga.
Plomo.
Salicilismo.
Arsénico.
Pesticidas.

ANOMALÍAS ELECTROLÍTICAS

Hipernatremia (diarrea, deshidratación, intoxicación salina).
Hiponatremia (SIADH, síndrome adrenogenital, gastroenteritis).
Hiperpotasemia (insuficiencia renal, salicilismo, androgenitalismo).
Hipopotasemia (diarrea, hiperaldosteronismo, salicilismo, CAD).
Hipocalcemia (deficiencia de vitamina D, hiperparatiroidismo).
Acidosis grave (sepsis, lesión por frío, salicilismo, CAD).

HIPOGLUCEMIA

Lesión o estrés perinatal.
Diabetes.
Alcohol.
Salicilismo.
Hiperinsulinemia.
Iatrogénica.

POSCONVULSIVO

Causas renales:
Nefritis.
Hipoplasia renal.
Causas hepáticas:
Hepatitis aguda.
Insuficiencia hepática fulminante.
Errores metabólicos congénitos.
Atresia de la vía biliar.

CONSOLIDACIÓN ALVEOLAR

CIE-9MC 514

Infección.
Neoplasia (carcinoma broncoalveolar, linfoma).
Aspiración.
Traumatismo.
Hemorragia (Wegener, Goodpasture, diátesis hemorrágica).
SRAG.
ICC.
Insuficiencia renal.
Neumonía eosinófila.
Bronquiolitis obliterante.
Proteinosis alveolar pulmonar.

CONVULSIONES

CIE-9MC 780.39

Síncope.
Abuso/abstinencia de alcohol.
AIT.
Migraña hemiparésica.
Trastornos psiquiátricos.
Hipersensibilidad del seno carotídeo.
Hiperventilación, contención prolongada de la respiración.
Hipoglucemia.
Narcolepsia.
Trastornos del movimiento (tics, hemibalismo).
Hiponatremia.
Tumor cerebral (primario o metastásico).
Tétanos.
Estricnina, intoxicación por fenciclidina.

CONVULSIONES PEDIÁTRICAS[2]

**CIE-9MC 780.39 CONVULSIONES PEDIÁTRICAS
779.0 CONVULSIONES EN EL NEONATO**

PRIMER MES DE VIDA

Primer día:
Hipoxia.
Fármacos.
Traumatismos.
Infección.
Hiperglucemia.
Hipoglucemia.
Deficiencia de piridoxina.
Días 2-3:
Infección.
Abstinencia de drogas.
Hipoglucemia.
Hipocalcemia.
Malformación del desarrollo.
Hemorragia intracraneal.
Error congénito del metabolismo.
Hiponatremia o hipernatremia.
Día >4:
Infección.
Hipocalcemia.
Hiperfosfatemia.
Hiponatremia.
Malformación del desarrollo.
Abstinencia de drogas.
Error congénito del metabolismo.
1-6 MESES:
Los previos.

6 MESES-3 AÑOS

Convulsiones febriles.
Lesión perinatal.
Infección.
Toxinas.
Traumatismos.
Trastornos metabólicos.
Enfermedad degenerativa cerebral.

>3 AÑOS

Idiopáticas.
Infección.
Traumatismo.
Enfermedad degenerativa cerebral.

COREOATETOSIS[25]

**CIE-9MC 275.1 SÍNDROME DE COREOATETOSIS AGITANTE
333.5 COREOATETOSIS PAROXÍSTICA**

ENFERMEDADES SISTÉMICAS

Lupus eritematoso sistémico.
Policitemia.
Tirotoxicosis.
Fiebre reumática.
Cirrosis hepática (degeneración hepatocerebral adquirida).
Diabetes mellitus.
Enfermedad de Wilson.

ENFERMEDADES CEREBRALES DEGENERATIVAS PRIMARIAS

Corea de Huntington.
Atrofias olivopontocerebelosas.
Neuroacantocitosis.

ENFERMEDADES CEREBRALES FOCALES

Hemicorea.
Ictus.
Tumor.
Malformación arteriovenosa.

COREOATETOSIS INDUCIDAS POR FÁRMACOS

Fármacos antiparkinsonianos
Levodopa.
Anticomiciales
Fenitoína.
Carbamazepina.
Fenobarbital.
Gabapentina.
Valproato.
Fármacos psicoestimulantes
Cocaína.
Anfetaminas.
Metanfetamina.
Dextroanfetamina.
Metilfenidato.
Pemolina.
Fármacos psicotropos
Litio.
Antidepresivos tricíclicos.
Anticonceptivos orales
Cimetidina.

CREPITANTES PULMONARES

CÓDIGO CIE-9MC NO DISPONIBLE

Neumonía.
Insuficiencia ventricular izquierda.
Asbestosis, silicosis, enfermedad pulmonar intersticial.

Bronquitis crónica.
Alveolitis (alérgica, fibrosante).
Neoplasia.

DEBILIDAD AGUDA EMERGENTE[23]

CIE-9MC 780.7

Trastornos desmielinizantes (Guillain-Barré, polineuropatía desmielinizante inflamatoria crónica).
Miastenia grave.
Infecciosa (poliomielitis, difteria).
Tóxica (botulismo, parálisis por garrapatas, toxinas paralíticas de moluscos, pez globo, tritones).
Metabólica (hipopotasemia familiar o adquirida, hipofosfatemia, hipermagnesemia).
Intoxicación por metales (arsénico, talio).
Porfiria.

DEBILIDAD GRADUAL

CIE-9MC 780.7

Depresión.
Simulación
Anemia.
Hipotiroidismo.
Medicaciones (p. ej., sedantes, antidepresivos, opiáceos).
ICC.
Insuficiencia renal.
Insuficiencia hepática.
Insuficiencia respiratoria.
Alcoholismo.
Deficiencias nutricionales.
Trastornos de la placa motora.
Trastornos de los ganglios basales.
Lesiones de la primera motoneurona.

DEBILIDAD MUSCULAR

CIE-9MC 728.9

Mala forma física.
Reducción del gasto cardíaco (p. ej., estenosis mitral, insuficiencia mitral).
Uremia, insuficiencia hepática.
Anomalías electrolíticas (hipopotasemia, hiperpotasemia, hipofosfatemia, hipercalcemia), hipoglucemia.
Inducida por fármacos (p. ej., miopatía por estatinas).
Distrofias musculares.
Miopatía esteroidea.
Miopatía alcohólica.
Miastenia grave, síndrome de Eaton-Lambert.
Infecciones (poliomielitis, botulismo, VIH, hepatitis, difteria, parálisis por garrapatas, neurosífilis, brucelosis, tuberculosis, triquinosis).
Anemia perniciosa, otras anemias, beriberi.
Enfermedades psiquiátricas (depresión, síndrome de somatización).
Intoxicación por organofosforados o arsénico.
Miopatías inflamatorias (p. ej., colagenosis vasculares, artritis reumatoide, sarcoidosis).
Endocrinopatías (p. ej., insuficiencia suprarrenal, hipotiroidismo), neuropatía diabética.
Otras: enfermedad de la motoneurona, miopatía mitocondrial, L-triptófano (eosinofilia-mialgia), rabdomiólisis, glucogenosis, lipidosis.

SECCIÓN II

DEBILIDAD MUSCULAR, MOTONEURONA INFERIOR FRENTE A MOTONEURONA SUPERIOR[35]

CIE-9MC 728.9

SEGUNDA MOTONEURONA

Debilidad, por lo general grave.
Atrofia muscular marcada.
Fasciculaciones.
Disminución de los reflejos musculares de estiramiento.
Ausencia de clono.
Flacidez.
Ausencia de signo de Babinski.
Asimetría, puede afectar sólo a una extremidad al principio y generalizarse a medida que progresa la enfermedad.

PRIMERA MOTONEURONA

Debilidad, por lo general menos grave.
Mínima atrofia muscular por falta de uso.
Ausencia de fasciculaciones.
Aumento de los reflejos musculares de estiramiento.
Puede aparecer clono.
Espasticidad.
Signo de Babinski.
A menudo alteración inicial sólo de los movimientos finos.
En las extremidades los únicos músculos con debilidad, o con mayor debilidad que los demás, pueden ser: tríceps, extensores de la muñeca y dedos de las manos, interóseos, iliopsoas, isquiotibiales, flexores dorsales, pronadores y supinadores del pie.

DÉFICIT DE GLUCOCORTICOIDES[12]

CIE-9MC 255.4

Causas independientes de la ACTH.
Tuberculosis.
Autoinmunitaria (idiopática).
Otras causas infrecuentes:
   Infección fúngica.
   Hemorragia suprarrenal.
   Metástasis.
   Sarcoidosis.
   Amiloidosis.
   Adrenoleucodistrofia.
   Adrenomieloneuropatía.
   Infección por VIH.
   Hiperplasia suprarrenal congénita.
   Medicaciones (p. ej., ketoconazol).
Causas dependientes de la ACTH.
Supresión hipotálamo-hipofiso-suprarrenal:
   Exógena:
      Glucocorticoides.
      ACTH.
   Endógena: curación del síndrome de Cushing.
Lesiones hipotalámico-hipofisarias:
   Neoplasias:
      Tumor hipofisario primario.
      Tumor metastásico.
   Craneofaringioma.
   Infección:
      Tuberculosis.
      Actinomicosis.
      Nocardiosis.
   Sarcoidosis.
   Traumatismo craneal.
   Deficiencia aislada de ACTH.

DÉFICIT NEUROLÓGICO FOCAL[23]

CIE-9MC 436 ACVA
435.9 AIT

TRAUMÁTICO: INTRACRANEAL, INTRAESPINAL

Hematoma subdural.
Hemorragia intraparenquimatosa.
Hematoma epidural.
Necrosis hemorrágica traumática.

INFECCIOSO

Absceso cerebral.
Abscesos subdural y epidural.
Meningitis.

NEOPLÁSICO

Tumores primarios del sistema nervioso central.
Metástasis.
Siringomielia.

VASCULAR

Trombosis.
Embolia.
Hemorragia espontánea: malformación arteriovenosa, aneurisma, hipertensión.

METABÓLICO

Hipoglucemia.
Deficiencia de vitamina B12
Poscomicial.
Hiperosmolar no cetósico.

OTROS

Migraña.
Parálisis de Bell.
Psicógeno.

DÉFICIT NEUROLÓGICO MULTIFOCAL[23]

CIE-9MC 436 ACVA
435.9 AIT

Encefalitis diseminada aguda: posviral o postinmunización.
Encefalitis infecciosas: poliovirus, enterovirus, arbovirus, herpes zóster, virus de Epstein-Barr.
Encefalomielitis granulomatosa: sarcoidosis.
Autoinmunitario: lupus eritematoso sistémico.
Otros: degeneraciones espinocerebelosas familiares.

DELIRIO[23]

CIE-9MC 780.09 DELIRIO SIN ESPECIFICAR
293.0 DELIRIO AGUDO

FÁRMACOS

Ansiolíticos (benzodiazepinas).
Antidepresivos (p. ej., amitriptilina, doxepina, imipramina).
Fármacos cardiovasculares (p. ej., metildopa, digital, reserpina, propranolol, procainamida, captopril, disopiramida).
Antihistamínicos.
Cimetidina.
Corticoides.
Antineoplásicos.
Drogas (alcohol, cannabis, anfetaminas, cocaína, alucinógenos, opioides, sedantes-hipnóticos, fenciclidina).

TRASTORNOS METABÓLICOS

Hipercalcemia.
Hipercapnia.
Hipoglucemia.
Hiponatremia.
Hipoxia.

TRASTORNOS INFLAMATORIOS

Sarcoidosis.
LES.
Arteritis de células gigantes.

INSUFICIENCIA ORGÁNICA

Encefalopatía hepática.
Uremia.

TRASTORNOS NEUROLÓGICOS

Enfermedad de Alzheimer.
ACVA.
Encefalitis (incluido VIH).
Encefalopatías.
Epilepsia.
Enfermedad de Huntington.
Esclerosis múltiple.
Neoplasias.
Hidrocefalia normotensiva.
Enfermedad de Parkinson.
Enfermedad de Pick.
Enfermedad de Wilson.

TRASTORNOS ENDOCRINOS

Enfermedad de Addison.
Enfermedad de Cushing.
Panhipopituitarismo.
Enfermedad paratiroidea.
Psicosis posparto.
Psicosis menstrual recidivante.
Corea de Sydenham.
Enfermedad tiroidea.

DEFICIENCIAS

Ácido nicotínico.
Tiamina, Vitamina B12, folato.

DELIRIO EN EL PACIENTE DE DIÁLISIS[23]

CIE-9MC 293.0 DELIRIO AGUDO
293.9 ENCEFALOPATÍA DIALÍTICA

ORGÁNICO

Accidente cerebrovascular (sobre todo hemorragia).
Hematoma subdural.
Absceso intracerebral.
Tumor cerebral.

METABÓLICO

Síndrome de desequilibrio.
Uremia.
Efectos farmacológicos.
Meningitis.
Encefalopatía hipertensiva.
Hipotensión.
Estado postictal.
Hiper o hiponatremia.
Hipercalcemia.
Hipermagnesemia.
Hipoglucemia.
Hiperglucemia grave.
Hipoxemia.
Demencia dialítica.

DEPLECIÓN DE VOLUMEN[1]

CIE-9MC 276.5

Pérdidas digestivas:
    Altas: hemorragia, aspiración nasogástrica, vómitos.
    Bajas: hemorragia, diarrea, fístula intestinal o pancreática, drenaje por sonda.
Pérdidas renales:
Hidrosalinas: diuréticos, diuresis osmótica, diuresis postobstructiva, necrosis tubular aguda (fase de recuperación), nefropatía pierde sal, insuficiencia suprarrenal, acidosis tubular renal.
Pérdida de agua: diabetes insípida.
Pérdidas cutáneas y respiratorias:
    Sudoración, quemaduras, pérdidas insensibles.
Secuestro sin pérdida externa de líquidos:
    Obstrucción intestinal, peritonitis, pancreatitis, rabdomiólisis, hemorragia interna.

DERRAME PERICÁRDICO

CIE-9MC 420.90

Pericarditis.
Uremia.
Mixedema.
Neoplasias (leucemia, linfoma, metástasis).
Hemorragia (traumatismo, aneurisma torácico fisurado).
LES, enfermedad reumatoide.
Infarto de miocardio.

DERRAME PERITONEAL[16]

CIE-9MC 792.9

TRASUDADOS

Aumento de la presión hidrostática o disminución de la presión oncótica plasmática.
Insuficiencia cardíaca congestiva.
Cirrosis hepática.
Hipoproteinemia.

EXUDADOS

Aumento de la permeabilidad capilar o disminución de la reabsorción linfática.
Infecciones (tuberculosis, peritonitis bacteriana espontánea o secundaria).
Neoplasias (hepatoma, carcinoma metastásico, linfoma, mesotelioma).
Traumatismos.
Pancreatitis.
Peritonitis biliar (p. ej. vesícula biliar rota).

DERRAME QUILOSO

Lesión u obstrucción del conducto torácico.
Traumatismo.
Linfoma.
Carcinoma.
Tuberculosis.
Infección parasitaria.

DERRAME PLEURAL

CIE-9MC 511.9 DERRAME PLEURAL SIN ESPECIFICAR

EXUDATIVO

Neoplasias: carcinoma broncógeno, carcinoma de mama, mesotelioma, linfoma, carcinoma ovárico, mieloma múltiple, leucemia, síndrome de Meigs.

Infecciones: neumonía viral, neumonía bacteriana, *Mycoplasma*, Tuberculosis, enfermedades fúngicas y parasitarias, extensión desde un absceso subfrénico.

Traumatismos.

Colagenosis vasculares: LES, artritis reumatoide, esclerodermia, panarteritis, granulomatosis de Wegener.

Infarto pulmonar.

Pancreatitis.

Poscardiotomía/síndrome de Dressler.

Lupus eritematoso inducido por fármacos (hidralazina, procainamida).

Poscirugía abdominal.

Rotura esofágica.

Derrame crónico debido a insuficiencia congestiva.

TRASUDATIVO

ICC.

Cirrosis hepática.

Síndrome nefrótico.

Hipoproteinemia de cualquier causa.

Síndrome de Meigs.

DESVIACIÓN DEL EJE DERECHO[19]

EL CÓDIGO CIE-9MC VARÍA CON EL DIAGNÓSTICO ESPECÍFICO

Variación de la normalidad.

Hipertrofia ventricular derecha.

Bloqueo fascicular posterior izquierdo.

Infarto de miocardio lateral.

Embolia pulmonar.

Dextrocardia.

Verticalización cardíaca por desplazamientos mecánicos o enfisema.

DESVIACIÓN DEL EJE IZQUIERDO[19]

CIE-9MC 426.3 BLOQUEO DE RAMA IZQUIERDA DEL FASCÍCULO
426.2 HEMIBLOQUEO DE RAMA IZQUIERDA DEL FASCÍCULO
429.3 HIPERTROFIA VENTRICULAR IZQUIERDA

Variación de la normalidad.

Bloqueo del fascículo anterior izquierdo (hemibloqueo).

Bloqueo de la rama izquierda del fascículo.

Hipertrofia ventricular izquierda.

Desplazamiento mecánicos que horizontalizan el corazón, elevación del diafragma, embarazo, ascitis.

Algunas formas de taquicardia ventricular.

Defectos de la almohadilla endocárdica y otras cardiopatías congénitas.

DIARREA EN EL PACIENTE CON ALIMENTACIÓN POR SONDA NASOGÁSTRICA[12]

CIE-9MC 564.4

CAUSAS HABITUALES NO RELACIONADAS CON LA ALIMENTACIÓN POR SNG

Elixires con sorbitol.

Antiácidos con magnesio.

Pérdida de la flora intestinal por antibióticos.

Colitis seudomembranosa.

POSIBLES CAUSAS RELACIONADAS CON LA ALIMENTACIÓN POR SNG

Cantidad insuficiente de fibra para formar la masa fecal.

Fórmulas con alto contenido lipídico (en presencia de un síndrome de malabsorción lipídica).

Contaminación bacteriana de los productos enterales y de los sistemas de administración (no está documentada la asociación causal con la diarrea).

Incremento rápido del flujo (después de inactividad prolongada del aparato digestivo).

CAUSAS CUYA RELACIÓN CON LA ALIMENTACIÓN POR SNG ES IMPROBABLE

Hiperosmolalidad de la fórmula (no se ha demostrado que sea la causa de la diarrea).

Lactosa (ausente de casi todas las fórmulas de alimentación enteral).

DIPLOPÍA BINOCULAR

CIE-MC 368.2

Parálisis de nervios craneales (III, IV, VI).

Oftalmopatía tiroidea.

Miastenia grave.

Estrabismo no compensado.

Traumatismo orbitario con fractura por estallido.

Seudotumor orbitario.

Trombosis del seno cavernoso.

DISCINESIA TARDÍA[11]

CIE-9MC 781.3 DISCINESIA
300.11 DISCINESIA HISTÉRICA
333.82 DISCINESIA OROFACIAL
307.9 DISCINESIA PSICÓGENA

DIAGNÓSTICO DIFERENCIAL

Medicaciones (antidepresivos, anticolinérgicos, anfetaminas, litio, l-dopa, fenitoína).

Neoplasias cerebrales.

Prótesis dentales mal ajustadas.

Enfermedad de Huntington.

Distonías idiopáticas (tics, blefaroespasmo, envejecimiento).

Enfermedad de Wilson.

Síndrome extrapiramidal (postanóxico o postencefalítico).

Distonía torsional.

DISCOLORACIÓN AMARILLENTA UNGUEAL

CIE-9MC 703.8

Tabaquismo.

Síndrome nefrótico.

Infecciones crónicas (tuberculosis, sinusitis).

Bronquiectasias.

Linfedema.

Enfermedad de Raynaud.

Artritis reumatoide.

Derrames pleurales.

Tiroiditis.

Inmunodeficiencia.

DISCORDANCIA DE LA LONGITUD DE LAS PIERNAS[20]

CIE-9MC 736.81 DISCORDANCIA ADQUIRIDA DE LA LONGITUD DE LAS PIERNAS
755.30 DISCORDANCIA CONGÉNITA DE LA LONGITUD DE LAS PIERNAS

CONGÉNITA

Deficiencia local femoral proximal.

Coxa vara.

Hemiatrofia-hemihipertrofia (anisomelia).

Displasia del desarrollo de la cadera.

DEL DESARROLLO

Enfermedad de Legg-Calvé-Perthes.

NEUROMUSCULAR

Poliomielitis.
Parálisis cerebral (hemiplejía).

INFECCIOSA

Osteomielitis piógena con lesión de la fisis.

TRAUMATISMO

Lesión de la fisis con cierre prematuro.
Sobrecrecimiento.
Consolidación defectuosa (acortamiento).

TUMORAL

Destrucción de la fisis.
Lesión de la fisis inducida por radiación.
Sobrecrecimiento.

DISCROMÍAS CUTÁNEAS[31]

CIE-9MC 709.00 ANOMALÍAS DE LA PIGMENTACIÓN

PARDAS

Generalizada: hipófisis, suprarrenales, hepatopatía, tumor productor de ACTH (p. ej., carcinoma pulmonar de células de avena).
Localizadas: nevos, neurofibromatosis.

BLANCAS

Generalizada: albinismo.
Localizadas: vitíligo, síndrome de Raynaud.

ROJAS (ERITEMA)

Generalizada: fiebre, policitemia, urticaria, exantemas virales.
Localizada: inflamación, infección, síndrome de Raynaud.

AMARILLA

Generalizada: hepatopatía, nefropatía crónica, anemia.
Generalizada (excepto la esclerótica): hipotiroidismo, mayor ingestión de verduras con caroteno.
Localizada: hematoma en resolución, infección, insuficiencia vascular periférica.

AZUL

Labios, boca, lechos ungueales: enfermedades cardiovasculares y pulmonares, enfermedad de Raynaud.

DISFAGIA

CIE-9MC 787.2

Obstrucción esofágica: neoplasia, cuerpo extraño, acalasia, estenosis, espasmo, membrana esofágica, divertículo, anillo de Schatzki.
Esofagitis péptica con estenosis, estenosis de Barret.
Compresión esofágica externa: neoplasias (neoplasia tiroidea, linfoma, tumores mediastínicos), bocio, aneurisma aórtico, osteofitos vertebrales, arteria subclavia derecha aberrante (disfagia lusoria).
Hernia de hiato, enfermedad por reflujo gastroesofágico.
Lesiones orofaríngeas: faringitis, glositis, estomatitis, neoplasias.
Histeria: globo histérico.
Trastornos neurológicos y/o neuromusculares: parálisis bulbar, miastenia grave, ELA, esclerosis múltiple, parkinsonismo, ACVA, neuropatía diabética.
Toxinas: intoxicación, botulismo, tétanos, disfagia posdiftérica.
Enfermedades sistémicas: esclerodermia, amiloidosis, dermatomiositis.
Esofagitis por *Candida* y herpes.
Presbiesófago.

DISFONÍA

CIE-9MC 784.49

Rinitis alérgica.
Infecciones (laringitis, epiglotitis, traqueítis, crup).
Pólipos de cuerdas vocales.
Esfuerzos vocales.
Irritantes (humo del tabaco).
Traumatismo de las cuerdas vocales (intubación, cirugía).
Afectación neoplásica de las cuerdas vocales (primaria o metastásica).
Anomalías neurológicas (esclerosis múltiple, ELA, parkinsonismo).
Anomalías endocrinas (pubertad, menopausia, hipotiroidismo).
Otras (sinequias o quistes laríngeos, psicógena, anomalías de la tensión muscular).

DISFUNCIÓN DE LA OVULACIÓN[18]

CIE-9MC 628.0 CICLO ANOVULATORIO
626.5 DOLOR CON LA OVULACIÓN

ANOVULACIÓN HIPERANDROGÉNICA

Síndrome de poliquistosis ovárica.
Hiperplasias suprarrenales congénitas de aparición tardía.
Hipertecosis ovárica.
Tumores ováricos productores de andrógenos.
Tumores suprarrenales productores de andrógenos.
Síndrome de Cushing.

ANOVULACIÓN HIPOESTROGÉNICA (ETIOLOGÍA HIPOTALÁMICA O HIPOFISARIA)

Estados hipoestrogénicos hipogonadotrópicos:
Reversible:
Amenorreas hipotalámicas funcionales:
    Trastornos de la alimentación (anorexia nerviosa, pérdida excesiva de peso).
    Exceso de entrenamiento deportivo.
Neoplásica:
    Craneofaringioma.
    Compresión del tallo hipofisario.
Enfermedades infiltrativas:
    Histiocitosis X.
    Sarcoidosis.
Hipofisitis.
Adenomas hipofisarios:
    Hiperprolactinemia.
    Galactorrea euprolactinémica.
Endocrinopatías:
    Hipotiroidismo/hipertiroidismo.
    Enfermedad de Cushing.
Irreversible:
    Síndrome de Kallmann.
    Deficiencia aislada de gonadotropina (origen hipotalámico o hipofisario).
    Panhipopituitarismo/insuficiencia hipofisaria:
        -Síndrome de Sheehan, apoplejía hipofisaria.
        -Irradiación o ablación hipofisarias.
Estados hipoestrogénicos hipergonadotrópicos:
Estados fisiológicos:
    Menopausia.
    Perimenopausia.
Insuficiencia ovárica prematura.
Relacionados con causas inmunitarias.
    Inducidos por radiación/quimioterapia.
Disgenesia ovárica.
Síndrome de Turner.
46XX con mutaciones del X.
Síndrome de insensibilidad a los andrógenos.

OTROS

Endometriosis.
Defecto de la fase lútea.

DISFUNCIÓN DEL ORGASMO[10]

CIE-9MC 302.73 DISFUNCION PSICOSEXUAL CON ORGASMO FEMENINO INHIBIDO
302.74 DISFUNCION PSICOSEXUAL CON ORGASMO MASCULINO INHIBIDO

Anorgasmia: estimulación o aprendizaje inadecuados.
Lesión medular.
Esclerosis múltiple.
Neuropatía alcohólica.
Esclerosis lateral amiotrófica.
Accidente medular.
Traumatismo medular.
Lesión nerviosa periférica.
Cirugía pélvica radical.
Hernia de disco lumbar.
Hipotiroidismo.
Enfermedad de Addison.
Enfermedad de Cushing.
Acromegalia.
Hipopituitarismo.
Fármacos (p. ej., inhibidores selectivos de la recaptación de serotonina, β-bloqueantes).
Psicógena.

DISFUNCIÓN ERÉCTIL ORGÁNICA[28]

CIE-9MC 607.84

Anomalías neurógenas: neuropatía nerviosa somática, anomalías del sistema nervioso central.
Causas psicógenas: depresión, ansiedad por el rendimiento sexual, conflicto conyugal.
Causas endocrinas: hiperprolactinemia, hipogonadismo hipogonadotrópico, insuficiencia testicular, exceso estrogénico.
Traumatismo: fractura pélvica, cirugía prostática, fractura del pene.
Enfermedad sistémica: diabetes mellitus, insuficiencia renal, cirrosis hepática.
Medicaciones: diuréticos, antidepresivos, bloqueantes de los receptores H_2, hormonas exógenas, alcohol, antihipertensivos, abuso de nicotina, finasterida, etc.
Anomalías orgánicas: enfermedad de Peyronie.

DISFUNCIÓN MEDULAR

CIE-9MC 336.9 COMPRESIÓN DE LA MÉDULA ESPINAL
336.9 ENFERMEDAD DE LA MÉDULA ESPINAL SIN ESPECIFICAR
742.9 ENFERMEDAD CONGÉNITA DE LA MÉDULA ESPINAL
281.1 DEGENERACIÓN DE LA MÉDULA ESPINAL POR ANEMIA DEBIDA A DEFICIENCIA DE VITAMINA B12
336.8 ATROFIA AGUDA DE LA MÉDULA ESPINAL
336.10 ATROFIA DE LA MÉDULA ESPINAL EN EL ADULTO

Traumatismo.
Esclerosis múltiple.
Mielitis transversa.
Neoplasias (primarias, metástasis).
Siringomielia.
Absceso epidural espinal.
Mielopatía por VIH.
Discitis.
Hematoma epidural espinal.
Infarto de la médula espinal.
Malformación arteriovenosa de la médula espinal.
Hemorragia subaracnoidea.

DISNEA

CIE-9MC 786.00

Obstrucción de la vía respiratoria alta: traumatismo, neoplasia, epiglotitis, edema laríngeo, retracción lingual, laringoespasmo, parálisis en aproximación de las cuerdas vocales, aspiración de cuerpo extraño.
Obstrucción de la vía respiratoria baja: neoplasia, EPOC, asma, aspiración de cuerpo extraño.
Infección pulmonar: neumonía, absceso, empiema, tuberculosis, bronquiectasia.
Hipertensión pulmonar.
Embolia/infarto pulmonar.
Neumopatía parenquimatosa.
Congestión vascular pulmonar.
Cardiopatía: cardiopatía arteriosclerótica, lesiones valvulares, arritmias cardíacas, miocardiopatía, derrame pericárdico, cortocircuitos cardíacos.
Lesiones ocupantes de espacio: neoplasia, hernia de hiato de gran tamaño, derrames pleurales.
Enfermedad de la pared torácica: cifoescoliosis grave, fracturas costales, compresión esternal, obesidad mórbida.
Disfunción neurológica: síndrome de Guillain-Barré, botulismo, poliomielitis, lesión medular.
Enfermedad pulmonar intersticial: sarcoidosis, colagenosis vascular, neumonía intersticial descamativa, neumonitis de Hamman-Rich, etcétera.
Neumoconiosis: silicosis, beriliosis, etc.
Mesotelioma.
Neumotórax, hemotórax, derrame pleural.
Inhalación de toxinas.
Intoxicación por fármacos colinérgicos.
Síndrome carcinoide.
Hematológica: anemia, policitemia, hemoglobinopatías.
Tirotoxicosis, mixedema.
Compresión diafragmática por distensión abdominal, absceso subfrénico o ascitis.
Resección pulmonar.
Anomalías metabólicas: uremia, coma hepático, CAD.
Sepsis.
Atelectasia.
Psiconeurosis.
Parálisis diafragmática.
Embarazo.

DISOCIACIÓN ELECTROMECÁNICA

CÓDIGO CIE-9MC NO DISPONIBLE

Hipovolemia.
Hipoxia.
Hiperpotasemia.
Acidosis.
Taponamiento cardíaco.
Neumotórax a tensión.
Embolia pulmonar.
Sobredosis de drogas.
Hipotermia.

DISPAREUNIA[10]

CIE9-MC 625.0 DISPAREUNIA
608.89 DISPAREUNIA MASCULINA
302.76 DISPAREUNIA PSICÓGENA

DEL INTROITO

Vaginismo.
Himen rígido o imperforado.
Problemas del clítoris.

Vulvovaginitis.
Atrofia vaginal: hipoestrogenismo.
Distrofia vulvar.
Infección de las glándulas de Bartolino o Skene.
Lubricación inadecuada.
Cicatrización posquirúrgica.

DE LA PARTE MEDIA DE LA VAGINA

Uretritis.
Trigonitis.
Cistitis.
Vagina corta.
Cicatrices postoperatorias.
Lubricación inadecuada.

PROFUNDA

Endometriosis.
Infección pélvica.
Retroversión uterina.
Enfermedades ováricas.
Digestiva.
Traumatológica.
Anomalía del tamaño o forma del pene.

DISTENSIÓN ABDOMINAL

CIE-9MC 787.3

OBSTRUCCIÓN NO MECÁNICA

Exceso de gas intraluminal.
Infección intraabdominal.
Traumatismo.
Irritación retroperitoneal (cólico renal, neoplasias, infecciones, hemorragia).
Insuficiencia vascular (trombosis, embolia).
Ventilación mecánica.
Infección extraabdominal (sepsis, neumonía, empiema, osteomielitis vertebral).
Anomalías metabólicas/tóxicas (hipopotasemia, uremia, saturnismo).
Irritación química (úlcera perforada, bilis, pancreatitis).
Inflamación peritoneal.
Dolor intenso, analgésicos.

OBSTRUCCIÓN MECÁNICA

Neoplasias (intraluminales, extraluminales).
Bridas, endometriosis.
Infección (absceso intraabdominal, diverticulitis)
Colelitiasis.
Cuerpo extraño, bezoares.
Embarazo.
Hernias.
Vólvulos.
Estenosis en anastomosis quirúrgicas, estenosis por radioterapia.
Fecalitos.
Enfermedad intestinal inflamatoria.
Obstrucción de la desembocadura gástrica.
Hematoma.
Otras: parásitos, síndrome de la arteria mesentérica superior (AMS), neumatosis intestinal, páncreas anular, enfermedad de Hirschsprung, invaginación, meconio.

DISTENSIÓN VENOSA YUGULAR

CIE-9MC 459.89 AUMENTO DE LA PRESIÓN VENOSA

Insuficiencia cardíaca derecha.
Taponamiento cardíaco.
Pericarditis constrictiva.
Bocio.
Neumotórax a tensión.

Hipertensión pulmonar.
Miocardiopatía (restrictiva).
Síndrome de la vena cava superior.
Maniobra de Valsalva.
Mixoma de la aurícula derecha.
EPOC.

DISURIA

CIE-9MC 788.1 DISURIA
306.53 DISURIA PSICÓGENA

Infección urinaria.
Deficiencia de estrógenos (en mujeres posmenopáusicas).
Vaginitis.
Infección genital (p. ej., herpes, condiloma).
Cistitis intersticial.
Irritación química (p. ej., aerosoles desodorantes, duchas),
Estenosis del meato.
Síndrome de Reiter.
Neoplasia vesical.
Etiología digestiva (diverticulitis, enfermedad de Crohn).
Disfunción vesical o de la acción del esfínter.
Ántrax uretral.
Fibrosis crónica postraumática.
Radioterapia.
Prostatitis.
Uretritis (gonocócica, por clamidias).
Síndrome de Behçet.
Síndrome de Stevens-Johnson.

DOLOR ABDOMINAL DE LA FOSA ILÍACA DERECHA

CIE-9MC 789.63

Intestinal: apendicitis aguda, enteritis regional, hernia incarcerada, diverticulitis cecal, obstrucción intestinal, úlcera perforada, ciego perforado, diverticulitis de Meckel.
Aparato reproductor: embarazo ectópico, quiste ovárico, torsión de quiste ovárico, salpingitis, absceso tuboovárico, rotura de folículo de De Graaf, endometriosis, vesiculitis seminal.
Renal: litiasis renal y ureteral, neoplasias, pielonefritis.
Vascular: aneurisma aórtico fisurado.
Absceso del psoas.
Traumatismo.
Colecistitis.

DOLOR ABDOMINAL DE LA FOSA ILÍACA IZQUIERDA

CIE-9MC 789.64

Intestinal: diverticulitis, obstrucción intestinal, úlcera perforada, enfermedad intestinal inflamatoria, perforación del colon descendente, hernia inguinal, neoplasias, apendicitis.
Aparato reproductor: embarazo ectópico, quiste ovárico, torsión de quiste ovárico, absceso tuboovárico, rotura del folículo de De Graaf, endometriosis, vesiculitis seminal.
Renal: nefro o ureterolitiasis, pielonefritis, neoplasias.
Vascular: aneurisma aórtico fisurado.
Absceso del psoas.
Traumatismo.

DOLOR ABDOMINAL DEL HIPOCONDRIO DERECHO

CIE-9MC 789.61

Biliar: litiasis, infección, inflamación, neoplasia.
Hepático: hepatitis, absceso, congestión hepática, neoplasia, traumatismo.

Gástrico: EUP, estenosis pilórica, neoplasia, gastritis alcohólica, hernia de hiato.

Pancreático: pancreatitis, neoplasia, cálculo en el conducto pancreático o en la ampolla.

Renal: litiasis, infección, inflamación, neoplasia, rotura renal.

Pulmonar: neumonía, infarto pulmonar, pleuritis derecha.

Intestinal: apendicitis retrocecal, obstrucción intestinal, impactación fecal alta, diverticulitis.

Cardíaco: isquemia miocárdica (sobre todo de la pared inferior), pericarditis.

Cutáneo: herpes zóster.

Traumatismo.

Síndrome de Fitz-Hugh-Curtis (perihepatitis).

DOLOR ABDOMINAL DEL HIPOCONDRIO IZQUIERDO

CIE-9MC 789.32

Gástrico: EUP, gastritis, estenosis pilórica, hernia de hiato.

Pancreático: pancreatitis, neoplasias, litiasis en el conducto pancreático o en la ampolla.

Cardíaco: IM, angina de pecho.

Esplénico: esplenomegalia, bazo roto, absceso esplénico, infarto esplénico.

Renal: litiasis, pielonefritis, neoplasias.

Pulmonar: neumonía, empiema, infarto pulmonar.

Vascular: aneurisma aórtico roto.

Cutáneo: herpes zóster.

Traumatismo.

Intestinal: impactación fecal alta, perforación de colon, diverticulitis.

DOLOR ABDOMINAL DEL LACTANTE[23]

CIE-9MC 789.67

Gastroenteritis aguda.
Apendicitis.
Invaginación.
Vólvulo.
Divertículo de Meckel.
Otros:
  Cólico.
  Traumatismo.

DOLOR ABDOMINAL DIFUSO

CIE-9MC 789.67

Apendicitis precoz.
Aneurisma de aorta.
Gastroenteritis.
Obstrucción intestinal.
Diverticulitis.
Peritonitis.
Insuficiencia o infarto mesentéricos.
Pancreatitis.
Enfermedad intestinal inflamatoria.
Colon irritable.
Adenitis mesentérica.
Metabólicas: toxinas, saturnismo, uremia, sobredosis de fármacos, cetoacedosis diabética (CAD), intoxicación por metales pesados.
Crisis drepanocítica.
Neumonía (infrecuente).
Traumatismos.
Infección del tracto urinario, enfermedad pélvica inflamatoria (EPI).
Otras: porfiria intermitente aguda, tabes dorsal, panarteritis nudosa, púrpura de Schoenlein-Henoch, insuficiencia suprarrenal.

DOLOR ABDOMINAL DURANTE EL EMBARAZO[23]

CIE-9MC 789.67

GINECOLÓGICO (EDAD GESTACIONAL ENTRE PARÉNTESIS)

Aborto	(<23 sem; 80% <12 sem)
Aborto séptico	(<20 sem)
Embarazo ectópico	(<14 sem)
Rotura de quiste del cuerpo lúteo	(<12 sem)
Torsión ovárica	(Sobre todo <24 sem)
Enfermedad pélvica inflamatoria	(<12 sem)
Corioamnionitis	(>16 sem)
Desprendimiento prematuro de placenta	(>16 sem)

NO GINECOLÓGICO

Apendicitis	(Cualquier momento)
Colecistitis	(Cualquier momento)
Hepatitis	(Cualquier momento)
Pielonefritis	(Cualquier momento)
Preeclampsia	(>20 sem)

DOLOR ABDOMINAL EN LA ADOLESCENCIA[23]

CIE-9MC 789.67

Gastroenteritis aguda.
Apendicitis.
Enfermedad intestinal inflamatoria.
Enfermedad ulcerosa péptica.
Colecistitis.
Neoplasias.
Otros.
Dolor abdominal funcional.
Enfermedad pélvica inflamatoria.
Embarazo.
Pielonefritis.
Nefrolitiasis.
Traumatismos.

DOLOR ABDOMINAL EN LA INFANCIA[23]

CIE-9MC 789.67

Gastroenteritis aguda.
Apendicitis.
Estreñimiento.
Colecistitis aguda.
Obstrucción intestinal.
Pancreatitis.
Neoplasias.
Obstrucción intestinal inflamatoria.
Otros:
  Dolor abdominal funcional.
  Pielonefritis.
  Neumonía.
  Cetoacedosis diabética.
  Intoxicación por metales pesados.
  Crisis drepanocítica.
  Traumatismos.

DOLOR ABDOMINAL EPIGÁSTRICO

CIE-9MC 789.66

Gástrico: enfermedad ulcerosa péptica (EUP), obstrucción de la desembocadura gástrica, úlcera gástrica.

Duodenal: EUP, duodenitis.

Biliar: colecistitis, colangitis.

Hepático: hepatitis.

Pancreático: pancreatitis.

Intestinal: obstrucción alta del intestino delgado, apendicitis precoz.
Cardíaco: angina, IM, pericarditis.
Pulmonar: neumonía, pleuritis, neumotórax.
Absceso subfrénico.
Vascular: aneurisma disecante, isquemia mesentérica.

DOLOR ABDOMINAL MAL LOCALIZADO[23]

CIE-9MC 789.60

EXTRAABDOMINAL

Metabólico:
CAD, porfiria intermitente aguda, hipertiroidismo, hipotiroidismo, hipercalcemia, hipopotasemia, uremia, hiperlipidemia, hiperparatiroidismo.
Hematológico:
Crisis drepanocítica, leucemia o linfoma, púrpura de Schoenlein-Henoch.
Infeccioso:
Mononucleosis infecciosa, fiebre maculosa de las Montañas Rocosas, síndrome de inmunodeficiencia adquirida (SIDA), faringitis estreptocócica (pediátrica), herpes zóster.
Drogas y toxinas:
Intoxicación por metales pesados, picadura de araña viuda negra, síndromes de abstinencia, ingestión de setas.
Dolor referido:
Pulmonar: neumonía, embolia pulmonar, neumotórax.
Cardíaco: angina, infarto de miocardio, pericarditis, miocarditis.
Genitourinario: prostatitis, epididimitis, orquitis, torsión testicular.
Musculoesquelético: hematoma de la vaina del músculo recto.
Funcional:
Trastorno de somatización, simulación, hipocondría, síndrome de Münchausen.

INTRAABDOMINAL

Apendicitis precoz, gastroenteritis, peritonitis, pancreatitis, aneurisma de la aorta abdominal, insuficiencia o infarto mesentéricos, obstrucción intestinal, vólvulo, colitis ulcerosa.

DOLOR ABDOMINAL PERIUMBILICAL

CIE-MC 789.65

Intestinal: obstrucción o gangrena del intestino delgado, apendicitis precoz.
Vascular: trombosis mesentérica, aneurisma disecante de aorta.
Pancreático: pancreatitis.
Metabólico: uremia, CAD.
Traumatismo.

DOLOR ABDOMINAL SUPRAPÚBICO

CIE-9MC 789.85

Intestinal: obstrucción o gangrena del colon, diverticulitis, apendicitis.
Aparato reproductor: embarazo ectópico, rotura de folículo de De Graaf, torsión de quiste ovárico, EPI, salpingitis, endometriosis, rotura de endometrioma.
Cistitis, rotura de la vejiga urinaria.

DOLOR CERVICAL Y BRAQUIAL

CIE-9MC 723.1 DOLOR CERVICAL
847.0 ESGUINCE CERVICAL
959.09 LESIÓN CERVICAL
959.2 LESIÓN DE LOS BRAZOS
840.9 ESGUINCE DE LOS BRAZOS

Síndrome de los discos cervicales.
Traumatismo, distensión musculoesquelética.

Síndrome del manguito de los rotadores.
Tendinitis bicipital.
Artritis glenohumeral.
Artritis acromioclavicular.
Síndrome del estrecho torácico.
Tumor de Pancoast.
Infección (celulitis, absceso).
Angina de pecho.

DOLOR DE ESPALDA

CIE-9MC 724.5 DOLOR DE ESPALDA (POSTURAL)
724.2 LUMBALGIA
307.89 DOLOR DE ESPALDA PSICÓGENO
724.8 RIGIDEZ DE ESPALDA
847.9 ESGUINCE DE LA ESPALDA, LOCALIZACIÓN NO ESPECIFICADA
724.6 DOLOR DE ESPALDA SACROILÍACO

Traumatismo: lesión ósea, articular o ligamentosa.
Mecánico: embarazo, obesidad, fatiga, escoliosis.
Degenerativo: artrosis.
Infecciones: osteomielitis, absceso subaracnoideo o espinal, tuberculosis, meningitis, neumonía basal.
Metabólico: osteoporosis, osteomalacia.
Vascular: aneurisma aórtico fisurado, hemorragia/infarto subaracnoideo o espinal.
Neoplásico: mieloma, enfermedad de Hodgkin, carcinoma pancreático, metástasis de cáncer de mama, próstata o pulmón.
Digestivo: úlcera perforada, pancreatitis, colelitiasis, enfermedad intestinal inflamatoria.
Renal: hidronefrosis, litiasis, neoplasias, infarto renal, pielonefritis.
Hematológico: crisis drepanocítica, hemólisis aguda.
Ginecológico: neoplasias del útero u ovario, dismenorrea, salpingitis, prolapso uterino.
Inflamatorio: espondilitis anquilosante, artritis psoriásica, síndrome de Reiter.
Esguince lumbosacro.
Psicógeno: simulación, histeria, ansiedad.
Endocrino: hemorragia o infarto suprarrenal.

DOLOR DE GARGANTA[30]

CIE-9MC 426 FARINGITIS
075 MONONUCLEOSIS
472.1 FARINGITIS CRÓNICA
487.1 FARINGITIS GRIPAL
074.0 FARINGITIS POR VIRUS COXSACKIE

SIN ÚLCERAS FARÍNGEAS

Faringitis viral.
Faringitis alérgica.
Mononucleosis infecciosa.
Faringitis estreptocócica.
Faringitis gonocócica.
Sinusitis con goteo posnasal.

CON ÚLCERAS FARÍNGEAS

Herpangina.
Herpes simple.
Candidiasis.
Infección por fusoespiroquetas (angina de Vincent).

DOLOR DE LA CARA POSTERIOR DEL TOBILLO

CIE-9MC 729.5

Tendinitis aquílea.
Bursitis retrocalcánea.
Bursitis retroaquílea.

SECCIÓN II

Infección (osteomielitis, artritis séptica, celulitis) del pie.
Insuficiencia vascular periférica.
Fractura.
Artrosis.
Gota, seudogota.
Neuropatía.
Tumor.

DOLOR DE LAS PIERNAS DURANTE EL EJERCICIO

CIE-9MC CALAMBRES MUSCULARES

Síndrome de sobrecarga tibial medial.
Arteriosclerosis obliterante.
Neurógeno (compresión o isquemia medular).
Claudicación venosa.
Quiste poplíteo.
TVP.
Tromboangitis obliterante.
Quistes adventiciales.
Síndrome de compresión de la arteria poplítea.
Síndrome de McArdle.

DOLOR DEL MEDIOPIÉ

CIE-MC 719.47

CARA MEDIAL

Tendinitis del tibial posterior.
Tendinitis del flexor largo de los dedos.
Tendinitis del flexor largo del dedo gordo.
Infección (osteomielitis, artritis séptica, celulitis) del pie.
Insuficiencia vascular periférica.
Fractura.
Artrosis.
Gota, seudogota.
Neuropatía.
Tumor.

CARA LATERAL

Tendinitis del peroneo largo.
Tendinitis del peroneo corto.
Infección (osteomielitis, artritis séptica, celulitis) del pie.
Insuficiencia vascular periférica.
Fractura.
Artrosis.
Gota, seudogota.
Neuropatía.
Tumor.

DOLOR ESCROTAL[25]

CIE-9MC 878.2 LESIÓN ESCROTAL TRAUMÁTICA
608.9 TRASTORNO ESCROTAL NO ESPECIFICADO
608.4 CELULITIS ESCROTAL
608.83 HEMORRAGIA ESCROTAL NO TRAUMÁTICA
608.4 NÓDULO ESCROTAL INFLAMATORIO

Torsión:
  Apéndices.
  Cordón espermático.
Infección:
  Orquitis.
  Absceso.
  Epididimitis.
Neoplasia:
  Benigna.
  Maligna.
Hernia incarcerada.
Traumatismo.

Hidrocele.
Espermatocele.
Varicocele.

DOLOR FACIAL

CIE-9MC 784.0

Infección, absceso.
Neuralgia postherpética.
Traumatismo, neuralgia postraumática.
Neuralgia del trigémino.
Cefalea en brotes, cefalea facial.
Neuralgia del ganglio geniculado.
Ansiedad, síndrome de somatización.
Neuralgia del glosofaríngeo.
Carotidinia.

DOLOR INGUINAL EN EL PACIENTE ACTIVO[34]

CIE-9MC 959.1 LESIÓN INGUINAL
848.8 DOLOR INGUINAL

MUSCULOESQUELÉTICO

Necrosis avascular de la cabeza femoral.
Fractura con avulsión (trocánter menor, espina ilíaca anterosuperior, espina ilíaca anteroinferior).
Bursitis (iliopectínea, trocantérea).
Compresión de los nervios ilioinguinal o iliofemoral.
Síndrome del músculo grácil.
Desgarro muscular (aductores, iliopsoas, recto del abdomen, grácil, sartorio, recto femoral).
Miositis osificante de los músculos de la cadera.
Osteítis del pubis.
Artrosis de la cabeza femoral.
Epifisiólisis de la cabeza femoral.
Fractura por estrés de la cabeza o cuello femorales y del pubis.
Sinovitis.

RELACIONADO CON UNA HERNIA

Avulsión del músculo oblicuo interno en el tendón conjunto.
Defecto de la inserción del músculo recto del abdomen.
Hernia inguinal directa.
Hernia del anillo femoral.
Hernia inguinal indirecta.
Debilidad del conducto femoral.

UROLÓGICO

Epididimitis.
Fractura testicular.
Hidrocele.
Litiasis renal.
Uretritis posterior.
Prostatitis.
Cáncer testicular.
Torsión testicular.
Infección urinaria.
Varicocele.

GINECOLÓGICO

Embarazo ectópico.
Quiste de ovario.
Enfermedad pélvica inflamatoria.
Torsión ovárica.
Vaginitis.

ADENOPATÍAS INGUINALES

DOLOR OCULAR

CIE-9MC 379.91

Cuerpo extraño.
Herpes zóster.
Traumatismo.
Conjuntivitis.
Iritis.
Iridociclitis.
Uveítis.
Blefaritis.
Triquiasis.
Celulitis/absceso orbitarios o periorbitarios.
Sinusitis.
Cefalea
Glaucoma.
Dacrioadenitis.
Neuralgia del trigémino.
Aneurisma cerebral.
Neoplasia cerebral.
Entropión.
Neuritis retrobulbar.
Luz UV.
Sequedad ocular.
Irritación o inflamación por colirios, polvo, cosméticos, etc.

DOLOR ÓSEO

CODIGO CIE-9MC NO DISPONIBLE

Traumatismo.
Neoplasia (primaria o metastásica).
Osteoporosis con fractura por compresión.
Enfermedad de Paget del hueso.
Infección (osteomielitis, artritis séptica).
Osteomalacia.
Síndrome viral.
Anemia de células falciformes.
Ansiedad.

DOLOR PÉLVICO CRÓNICO[7]

CIE-9MC 625.9 DOLOR PÉLVICO FEMENINO
789.09 DOLOR PÉLVICO MASCULINO

TRASTORNOS GINECOLÓGICOS

Dismenorrea primaria.
Endometriosis.
Adenomiosis.
Bridas.
Fibromas.
Síndrome del ovario retenido tras histerectomía.
Ligadura previa de trompas.
Infección pélvica crónica.

TRASTORNOS MUSCULOESQUELÉTICOS

Síndrome de dolor miofascial.

TRASTORNOS DIGESTIVOS

Síndrome del colon irritable.
Enfermedad intestinal inflamatoria.

TRASTORNOS URINARIOS

Cistitis intersticial.
Uretritis no bacteriana.

DOLOR PÉLVICO DE ORIGEN GENITAL[23]

CIE-9MC 625.9 DOLOR PÉLVICO FEMENINO
789.09 DOLOR PÉLVICO MASCULINO

IRRITACIÓN PERITONEAL

Embarazo ectópico roto.
Rotura de quiste ovárico.
Absceso tuboovárico roto.
Perforación uterina.

TORSIONES

Quiste o tumor ovárico.
Fibroma pediculado.

HEMORRAGIA O INFARTO INTRATUMORALES

Quiste ovárico.
Tumor ovárico sólido.
Leiomioma uterino.

INFECCIÓN

Endometritis.
Enfermedad pélvica inflamatoria.
Cervicitis o vaginitis por *Trichomonas*.
Absceso tuboovárico.

RELACIONADO CON EL EMBARAZO

Primer trimestre:
Embarazo ectópico.
Aborto.
Hematoma del cuerpo lúteo.
Final del embarazo:
Problemas placentarios.
Preeclampsia.
Parto prematuro.

OTROS

Endometriosis.
Cuerpos extraños.
Adherencias pélvicas.
Neoplasias pélvicas.
Dismenorrea primaria.

DOLOR RECTAL

CIE-9MC 569.42

Fisura anal.
Hemorroide trombosada.
Absceso anorrectal.
Cuerpos extraños.
Impactación fecal.
Endometriosis.
Neoplasias (primarias o metastásicas).
Enfermedad pélvica inflamatoria.
Inflamación de los nervios sacros.
Compresión de los nervios sacros.
Prostatitis.
Otros: proctalgia fugaz, anomalías uterinas, miopatías, coccigodinia.

DOLOR TESTICULAR

CIE-9MC 608.9

Torsión testicular.
Traumatismo.
Epididimitis.
Orquitis.
Neoplasias.

Urolitiasis.
Hernia inguinal.
Infección (celulitis, absceso, foliculitis).
Ansiedad.

DOLOR TORÁCICO INFANTIL[4]

CIE-9MC 786.50 DOLOR TORÁCICO NO ESPECIFICADO
786.59 PRESIÓN TORÁCICA
786.52 DOLOR TORÁCICO PLEURÍTICO

MUSCULOESQUELÉTICO (FRECUENTE)

Traumatismo (accidental, maltrato).
Ejercicio, lesión por sobreuso (esguince, bursitis).
Costocondritis (síndrome de Tietze).
Herpes zóster (cutáneo).
Pleurodinia.
Fibrositis.
Costilla deslizada.
Crisis vasooclusiva de la anemia de células falciformes.
Osteomielitis (infrecuente).
Tumor primario o metastásico (infrecuente).

PULMONAR (FRECUENTE)

Neumonía.
Pleuritis.
Asma.
Tos crónica.
Neumotórax.
Infarto (anemia de células falciformes).
Cuerpo extraño.
Embolia (infrecuente).
Hipertensión pulmonar (infrecuente).
Tumor (infrecuente).

DIGESTIVO (MENOS FRECUENTE)

Esofagitis (reflujo gastroesofágico).
Cuerpo extraño esofágico.
Espasmo esofágico.
Colecistitis.
Absceso subdiafragmático.
Perihepatitis (síndrome de Fitz-Hugh-Curtis).
Enfermedad ulcerosa péptica.

CARDÍACO (MENOS FRECUENTE)

Pericarditis.
Síndrome pospericardiotomía.
Endocarditis.
Prolapso de la válvula mitral.
Estenosis aórtica o subaórtica.
Arritmias.
Síndrome de Marfán (aneurisma aórtico disecante).
Anomalía arterial coronaria.
Enfermedad de Kawasaki.
Cocaína, ingestión de simpaticomiméticos.
Angina (hipercolesterolemia familiar).

IDIOPÁTICO (FRECUENTE)

Ansiedad, hiperventilación.
Trastorno de pánico.

OTRO (MENOS FRECUENTE)

Compresión de la médula espinal o de las raíces nerviosas.
Trastorno patológico relacionado con la mama.
Enfermedad de Castleman (neoplasia de los ganglios linfáticos).

DOLOR TORÁCICO (NO PLEURÍTICO)[8]

CIE-9MC 786.50 DOLOR TORÁCICO NO ESPECIFICADO
786.59 MOLESTIAS TORÁCICAS

Cardíaco: isquemia/infarto de miocardio, miocarditis.
Esofágico: espasmo, esofagitis, úlcera, neoplasia, acalasia, divertículos, cuerpo extraño.
Dolor referido desde estructuras digestivas subdiafragmáticas.
Gástrico y duodenal: hernia de hiato, neoplasia, EUP.
Vesícula biliar y vías biliares: colecistitis, colelitiasis, cálculo impactado, neoplasia.
Pancreático: pancreatitis, neoplasia.
Aneurisma aórtico disecante.
Dolor originado de las estructuras cutáneas, mamarias y musculoesqueléticas: herpes zóster, mastitis, espondilosis cervical.
Tumores mediastínicos: linfoma, timoma.
Pulmonar: neoplasia, neumonía, embolia/infarto pulmonar.
Psiconeurosis.
Dolor torácico asociado al prolapso de la válvula mitral.

DOLOR TORÁCICO PLEURÍTICO

CIE-9MC 786.52 DOLOR TORÁCICO PLEURÍTICO

Cardíaco: pericarditis, pospericardiotomía/síndrome de Dressler.
Pulmonar: neumotórax, hemotórax, embolia/infarto, neumonía, empiema, neoplasia, bronquiectasias, neumomediastino, tuberculosis, derrame carcinomatoso.
Digestivo: absceso hepático, pancreatitis, rotura esofágica, enfermedad de Whipple con pericarditis o pleuritis asociadas.
Absceso subdiafragmático.
Dolor originado de los tejidos cutáneos y musculoesqueléticos: costocondritis, traumatismo de la pared torácica, fractura costal, fibrositis intersticial, miositis, distensión del músculo pectoral, herpes zóster, tumores óseos y de los tejidos blandos.
Colagenosis vasculares con pleuritis.
Psiconeurosis.
Fiebre mediterránea familiar.

ECG DE BAJO VOLTAJE

CIE-9MC 794.31

Hipotiroidismo.
Obesidad.
Derrame pericárdico.
Anasarca.
Derrame pleural.
Neumotórax.
Amiloidosis.
Estenosis aórtica.

EDEMA DE LAS EXTREMIDADES INFERIORES

CIE-9MC 782.3

ICC derecha.
Cirrosis hepática.
Nefrosis.
Mixedema.
Linfedema.
Embarazo.
Masa abdominal: neoplasia, quiste.
Compresión venosa por un aneurisma abdominal.
Varices.
Celulitis bilateral.
Tromboflebitis bilateral.
Trombosis de la vena cava, trombosis venosa.
Fibrosis retroperitoneal.

EDEMA GENERALIZADO

CIE-9MC 782.3 EDEMA NO ESPECIFICADO

Insuficiencia cardíaca congestiva (ICC).
Cirrosis.
Síndrome nefrótico.
Embarazo.
Idiopático.
Síndrome nefrítico agudo.
Mixedema.
Medicaciones (AINE, estrógenos, vasodilatadores).

EDEMA PEDIÁTRICO[17]

CIE-9MC 782.3 EDEMA NO ESPECIFICADO

CARDIOVASCULAR

Insuficiencia cardíaca congestiva.
Trombos o émbolos agudos.
Vasculitis de numerosos tipos.

RENAL

Síndrome nefrótico.
Glomerulonefritis de numerosos tipos.
Insuficiencia renal terminal.

ENDROCRINO O METABÓLICO

Enfermedad tiroidea.
Inanición.
Angioedema hereditario.

IATROGÉNICO

Fármacos (diuréticos y esteroides).
Sobrecarga hídrica o salina.

HEMATOLÓGICO

Anemia hemolítica del recién nacido.

DIGESTIVO

Cirrosis hepática.
Enteritis pierde proteínas.
Linfangiectasia.
Fibrosis quística.
Enfermedad celíaca.
Enteritis de numerosos tipos.

ANOMALÍAS LINFÁTICAS

Congénitas (disgenesias gonadales).
Adquiridas.

EDEMA UNILATERAL DE LA PIERNA[23]

CIE-9MC 782.3

DOLOROSO

TVP.
Síndrome posflebítico.
Rotura de quiste poplíteo.
Rotura del músculo gastrocnemio.
Celulitis.
Absceso del psoas o de otra localización.

INDOLORO

TVP.
Síndrome posflebítico.
Otras causas de insuficiencias venosa (después de obtener vena safena, varices).
Obstrucción linfática/linfedema (carcinoma, linfoma, sarcoidosis, filariasis, fibrosis retroperitoneal).

ELEVACIONES NO ISQUÉMICAS DEL SEGMENTO ST

CIE-9MC 794.31

Repolarización precoz.
Pericarditis aguda.
Hipertrofia de ventrículo izquierdo.
Patrón variante de la normalidad.
Bloqueo de la rama izquierda del fascículo.
Embolia pulmonar.
Hiperpotasemia.
Poscardioversión.

EMBOLIA ARTERIAL[23]

CIE-9MC 444.22 EMBOLIA ARTERIAL DE LAS EXTREMIDADES INFERIORES
444.21 EMBOLIA ARTERIAL DE LAS EXTREMIDADES SUPERIORES

Infarto miocárdico con trombos murales.
Fibrilación auricular.
Miocardiopatías.
Válvulas cardíacas protésicas.
ICC.
Endocarditis.
Aneurisma ventricular izquierdo.
Mixoma auricular izquierdo.
Síndrome del seno enfermo.
Embolia paradójica a partir de una trombosis venosa.
Aneurismas de vasos de gran calibre.
Úlceras ateromatosas de vasos de gran calibre.

ENCEFALOPATÍA METABÓLICA[33]

CIE-9MC 291.2 ENCEFALOPATÍA ALCOHÓLICA
572.2 ENCEFALOPATÍA HEPÁTICA
251.2 ENCEFALOPATÍA HIPOGLUCÉMICA
349.82 ENCEFALOPATÍA TÓXICA
984.9 ENCEFALOPATÍA POR PLOMO
293.9 ENCEFALOPATÍA

Deficiencia de sustratos: hipoxia/isquemia, intoxicación por monóxido de carbono, hipoglucemia.
Deficiencia de cofactores: tiamina, vitamina B12, piridoxina (administración de INH).
Trastornos electrolíticos: hiponatremia, hipercalcemia, narcosis por monóxido de carbono, diálisis, hipermagnesemia, síndrome de desequilibrio.
Endocrinopatías: CAD, coma hiperosmolar, hipotiroidismo, exceso de corticoides suprarrenales, hiperparatiroidismo.
Toxinas endógenas: hepatopatía, uremia, porfiria.
Toxinas exógenas: sobredosis medicamentosa (sedantes/hipnóticos, etanol, opioides, salicilatos, antidepresivos tricíclicos), abstinencia a drogas, toxicidad de medicaciones terapéuticas, toxinas industriales (p. ej., organofosforados, metales pesados), sepsis.
Golpe de calor.
Epilepsia (postictal).

ENFERMEDAD CEREBROVASCULAR ISQUÉMICA[35]

CIE-9MC 437.9

TRASTORNOS VASCULARES

Enfermedad ateroembólica de vasos de gran calibre.
Enfermedad lagunar.
Embolia arterioarterial.
Disección de las arterias carótida o vertebral.
Displasia fibromuscular.
Migraña.

Trombosis venosa.
Radiación.
Complicaciones de la arteriografía.
Oclusiones arteriales intracraneales múltiples progresivas.

TRASTORNOS INFLAMATORIOS

Arteritis de células gigantes.
Panarteritis nudosa.
Lupus eritematoso sistémico.
Angitis granulomatosa.
Enfermedad de Takayasu.
Arteritis asociada con anfetaminas, cocaína o fenilpropanolamina.
Sífilis, mucormicosis.
Síndrome de Sjögren.
Síndrome de Behçet.

TRASTORNOS CARDÍACOS

Cardiopatía reumática.
Trombo mural.
Arritmias.
Prolapso de la válvula mitral.
Válvula cardíaca protésica.
Endocarditis.
Mixoma.
Embolia paradójica.

TRASTORNOS HEMATOLÓGICOS

Púrpura trombocitopénica trombótica.
Anemia de células falciformes.
Estados de hipercoagulabilidad.
Policitemia.
Trombocitosis.
Leucocitosis.
Anticoagulante lúpico.

ENFERMEDAD DE TRANSMISIÓN SEXUAL EN LA REGIÓN ANORRECTAL[23]

CIE-9MC 569.49 ALTERACIONES ANORRECTALES

ULCERATIVAS

Linfogranuloma venéreo.
Virus herpes simple.
Sífilis precoz (primaria).
Chancroide *(Haemophilus ducreyi).*
Citomegalovirus.
Idiopática (por lo general, VIH positiva).

NO ULCERATIVAS

Condiloma acuminado.
Gonorrea.
Clamidias *(Chlamydia trachomatis).*
Sífilis.

ENFERMEDAD TUBULOINTERSTICIAL AGUDA[12]

CIE-9MC 584.5

FÁRMACOS

Antibióticos: penicilinas, cefalosporinas, rifampicina.
Sulfonamidas: cotrimoxazol, sulfametoxazol.
AINE: derivados del ácido propiónico.
Otros: fenitoína, tiazidas, alopurinol, cimetidina, ifosfamida.

INFECCIONES

Invasión del parénquima renal.
Reacción a infecciones sistémicas: estreptocócicas, difteria, hanta-virus.

ENFERMEDADES SISTÉMICAS

Mecanismo inmunitario: lupus, riñón transplantado, crioglobuline-mias.
Metabólicas: urato, oxalato.
Neoplásicas: enfermedades linfoproliferativas.

IDIOPÁTICA

ENFERMEDADES AMPOLLOSAS

CIE-9MC 694.9 DERMATOSIS AMPOLLOSAS
    694.5 PENFIGOIDE AMPOLLOSO
    694.4 PÉNFIGO VULGAR
    694.4 PÉNFIGO FOLIÁCEO

Penfigoide ampolloso.
Pénfigo vulgar.
Pénfigo foliáceo.
Pénfigo paraneoplásico.
Penfigoide cicatricial.
Eritema multiforme.
Dermatitis herpetiforme.
Herpes gestacional.
Impétigo.
Liquen plano erosivo.
Dermatosis ampollosa por IgA lineal.
Epidermólisis ampollosa adquirida.

ENFERMEDADES DESMIELINIZANTES[35]

CIE-9MC 341.9

ESCLEROSIS MÚLTIPLE

Formas recidivante y crónica progresiva.
Esclerosis múltiple aguda.
Neuromielitis óptica (enfermedad de Devic).

ESCLEROSIS CEREBRAL DIFUSA

Encefalitis periaxial difusa de Schilder.
Esclerosis concéntrica de Baló.

ENCEFALOMIELITIS DISEMINADA AGUDA

Secundaria a: sarampión, varicela, rubéola, gripe, paperas.
Secundaria a la vacunación de la rabia o de la viruela.

ENCEFALITIS HEMORRÁGICA NECROSANTE

Leucoencefalitis hemorrágica.

LEUCODISTROFIAS

Leucodistrofia globoide de Krabbe.
Leucodistrofia metacromática.
Adrenoleucodistrofia.
Adrenomieloneuropatía.
Leucodistrofia de Pelizaeus-Merzbacher.
Enfermedad de Canavan.
Enfermedad de Alexander.

ENFERMEDADES PAPULOESCAMOSAS[12]

CIE-9MC 709.8

Psoriasis.
Pitiriasis roja pilar.
Pitiriasis rosada.
Liquen plano.
Liquen nítido.
Sífilis secundaria.
Pitiriasis liquenoide.
Parapsoriasis.

Micosis fungoide.
Dermatofitosis.
Tiña versicolor.

ENFERMEDADES VESICULOAMPOLLOSAS[12]

CIE-9MC 709.8

ENFERMEDADES MEDIADAS DE FORMA INMUNOLÓGICA

Penfigoide ampolloso.
Herpes gestacional.
Penfigoide de las mucosas.
Epidermólisis ampollosa adquirida.
Dermatitis herpetiforme.
Pénfigo (vulgar, foliáceo, paraneoplásico).

ENFERMEDADES POR HIPERSENSIBILIDAD

Eritema multiforme menor.
Eritema multiforme mayor (síndrome de Stevens-Johnson).
Necrólisis epidérmica tóxica.

ENFERMEDADES METABÓLICAS

Porfiria cutánea tardía.
Seudoporfiria.
Ampollas diabéticas.

TRASTORNOS GENÉTICOS HEREDITARIOS

Epidermólisis ampollosa.
  Simple.
  De la unión.
  Distrófica.

ENFERMEDADES INFECCIOSAS

Impétigo.
Síndrome de escaldadura cutánea estafilocócica.
Herpes simple.
Varicela.
Herpes zóster.

ENTESOPATÍA

CÓDIGO CIE-9MC NO DISPONIBLE

Viremia o bacteriemia.
Espondilitis anquilosante.
Artritis psoriásica.
Inducida por fármacos (quinolonas, etretinato).
Artritis reactiva.
Hiperostosis esquelética idiopática difusa (HEID).
Síndrome de Reiter.

EPILEPSIA

CIE-9MC 345.9 EPILEPSIA NO ESPECIFICADA

Crisis psicógenas.
Ataque isquémico transitorio.
Hipoglucemia.
Síncope.
Narcolepsia.
Migraña.
Vértigo paroxístico.
Arritmias.
Reacción medicamentosa.

EPISTAXIS

CIE-9MC 784.7

Traumatismo.
Medicaciones (pulverizadores nasales, AINE, anticoagulantes, anti-plaquetarios).
Pólipos nasales.
Uso de cocaína.
Coagulopatía (hemofilia, hepatopatía, CID, trombocitopenia).
Trastornos sistémicos (hipertensión, uremia).
Infecciones.
Malformaciones anatómicas.
Rinitis.
Pólipos nasales.
Neoplasias locales (benignas y malignas).
Desecación.
Cuerpo extraño.

ESCROTO AGUDO

CIE-9MC 608.9

Torsión testicular.
Epididimitis.
Neoplasia testicular.
Orquitis.

ESPLENOMEGALIA

CIE-9MC 789.2 ESPLENOMEGALIA SIN ESPECIFICAR
      289.51 CONGESTIVA CRÓNICA
      759.0 CONGÉNITA
      789.2 ORIGEN DESCONOCIDO

Cirrosis hepática.
Afectación neoplásica: LMC, LLC, linfoma, mieloma múltiple.
Infecciones bacterianas: tuberculosis, endocarditis infecciosa, fiebre tifoidea, absceso esplénico.
Infecciones virales: mononucleosis infecciosa, hepatitis viral, VIH.
Enfermedad de Gaucher y otras lipidosis.
Sarcoidosis.
Infecciones parasitarias (paludismo, kala-azar, histoplasmosis).
Anemias hemolíticas hereditarias y adquiridas.
Púrpura trombocitopénica idiopática (PTI).
Colagenosis vasculares: LES, artritis reumatoide (síndrome de Felty), panarteritis nudosa.
Enfermedad del suero, reacción de hipersensibilidad a fármacos.
Quistes y tumores benignos esplénicos: hemangioma, linfangioma.
Trombosis de las venas esplénica o porta.
Policitemia vera, metaplasia mieloide.

ESTEATOHEPATITIS

CIE-9MC 571.8

Alcoholismo.
Obesidad.
Diabetes mellitus.
Nutrición parenteral.
Medicaciones (estrógenos en altas dosis, amiodarona, corticoides, metotrexato, nifedipino).
Derivación yeyunoileal.
Abetalipoproteinemia.
Enfermedad de Wilson, enfermedad de Weber-Christian.

ESTEATOSIS HEPÁTICA

CIE9-MC 571.8

Obesidad.
Alcoholismo.
Diabetes mellitus.
Esteatosis hepática del embarazo.
Medicamentos (tetraciclina, ácido valproico, glucocorticoides, amiodarona, estrógenos, metotrexato).
Síndrome de Reye.
Enfermedad de Wilson.
Esteatosis no alcohólica.

ESTOMATITIS AMPOLLOSA

CIE-9MC 528.0

Eritema multiforme.
Liquen plano erosivo.
Penfigoide ampolloso.
LES.
Pénfigo vulgar.
Penfigoide de las mucosas.

ESTREÑIMIENTO

CIE-9MC 564.0

Obstrucción intestinal.
Impactación fecal.
Diverticulosis.
Neoplasia digestiva.
Hernia femoral estrangulada.
Íleo biliar.
Estenosis tuberculosa.
Bridas.
Ameboma.
Vólvulo.
Invaginación.
Enfermedad intestinal inflamatoria.
Hematoma de la pared intestinal, secundario a traumatismo o anticoagulantes.
Hábitos dietéticos inadecuados: dieta con poca fibra, ingestión inadecuada de líquidos.
Cambios de la rutina diaria: viaje, ingreso hospitalario, inactividad física.
Trastornos abdominales agudos: cólico renal, salpingitis, cólico biliar, apendicitis, isquemia.
Hipercalcemia o hipopotasemia, uremia.
Síndrome del colon irritable, embarazo, anorexia nerviosa, depresión.
Trastornos anales dolorosos: hemorroides, fisura, estenosis.
Disminución del peristaltismo intestinal: ancianos, lesiones medulares, mixedema, diabetes, esclerosis múltiple, parkinsonismo y otros trastornos neurológicos.
Fármacos: codeína, morfina, antiácidos con aluminio, verapamilo, anticomiciales, anticolinérgicos, disopiramida, colestiramina, alosetrón, suplementos de hierro.
Enfermedad de Hirschsprung, íleo meconial, atresia congénita en lactantes.

ESTRÍAS UNGUEALES

CIE-9MC 703.8

Psoriasis.
Alopecia areata.
Traumatismo.
Dermatitis atópica.
Vitíligo.

ESTRIDOR PEDIÁTRICO[4]

CIE-9MC 786.1 ESTRIDOR
   748.3 ESTRIDOR LARÍNGEO CONGÉNITO

RECIDIVANTE

Crup alérgico (espasmódico).
Infecciones respiratorias infantiles con estenosis anatómica asintomática de las vías respiratorias de gran calibre.
Laringomalacia.

PERSISTENTE

Obstrucción laríngea:
   Laringomalacia.
   Papilomas, otros tumores.
   Quistes y laringoceles.
   Membranas laríngeas.
   Parálisis bilateral del músculo cricoaritenoideo posterior.
   Cuerpo extraño.
Enfermedades traqueobronquiales:
   Traqueomalacia.
   Membranas traqueales subglóticas.
Tumores endotraqueales o endobronquiales.
Estenosis traqueal subglótica.
Congénita.
Adquirida.
Masas extrínsecas.
Masas mediastínicas.
Anillo vascular.
Enfisema lobular.
Quistes broncógenos.
Hipertrofia tiroidea.
Cuerpo extraño esofágico.
Fístulas traqueoesofágicas.
Otros.
Reflujo gastroesofágico.
Macroglosia, síndrome de Pierre Robin.
Síndrome de maullido de gato.
Estridor histérico.
Hipocalcemia.

EXANTEMAS[25]

CIE-9MC 782.1

Sarampión.
Rubéola.
Eritema infeccioso (quinta enfermedad).
Roséola.
Varicela.
Enterovirus.
Adenovirus.
Virus de Epstein-Barr.
Enfermedad de Kawasaki.
Dermatitis exfoliativa estafilocócica.
Escarlatina.
Meningococemia.
Fiebre maculosa de las Montañas Rocosas.

EXCESO DE VOLUMEN[1]

EL CÓDIGO CIE-9MC VARÍA SEGÚN EL CÓDIGO ESPECÍFICO

RETENCIÓN RENAL PRIMARIA DE SODIO (AUMENTO DEL VOLUMEN EFECTIVO CIRCULANTE)

Insuficiencia renal, síndrome nefrítico, glomerulonefritis aguda.
Hiperaldosteronismo primario.
Síndrome de Cushing.
Hepatopatía.

RETENCIÓN RENAL SECUNDARIA DE SODIO (DISMINUCIÓN DEL VOLUMEN EFECTIVO CIRCULANTE)

Insuficiencia cardíaca.
Hepatopatía.
Síndrome nefrótico (enfermedad de cambios mínimos).
Embarazo.

EXUDADO URETRAL Y DISURIA

> **CIE-9MC 788.7 EXUDADO URETRAL**
> **599.9 EXUDADO URETRAL HEMÁTICO**
> **788.1 DISURIA**

Uretritis (gonocócica, por clamidias, por tricomonas).
Cistitis.
Prostatitis.
Vaginitis (candidiásica, química).
Estenosis meatal.
Cistitis intersticial.
Traumatismo (cuerpo extraño, masturbación, equitación o ciclismo).

FATIGA

> **CIE-9MC 780.7 FATIGA NO ESPECIFICADA**
> **300.5 FATIGA PSICÓGENA**
> **780.71 SÍNDROME DE FATIGA CRÓNICA**

Depresión.
Ansiedad, estrés emocional.
Sueño inadecuado.
Actividad física prolongada.
Embarazo y período posparto.
Anemia.
Hipotiroidismo.
Medicaciones (β-bloqueantes, ansiolíticos, antidepresivos, antihistamínicos sedantes, clonidina, metildopa).
Infecciones virales o bacterianas.
Síndrome de apnea del sueño.
Dieta.
Insuficiencia renal, ICC, EPOC, hepatopatía.

FIBROSIS DE LA MÉDULA ÓSEA[12]

> **CIE-9MC 289.9**

TRASTORNOS MIELOIDES

Mielofibrosis con metaplasia mieloide.
Cáncer metastásico.
Leucemia mieloide crónica.
Síndrome mielodisplásico.
Trastorno mieloide atípico.
Leucemia megacariocítica aguda.
Otras leucemias mieloides agudas.
Síndrome de plaquetas grises.

TRASTORNOS LINFOIDES

Tricoleucemia.
Mieloma múltiple.
Linfoma.

TRASTORNOS NO HEMATOLÓGICOS

Trastornos del tejido conjuntivo.
Infecciones (tuberculosis, kala-azar).
Raquitismo por deficiencia de vitamina D.
Osteodistrofia renal.

FIEBRE A LA VUELTA DE VIAJES Y EN INMIGRANTES[25]

> **EL CÓDIGO CIE-9MC VARÍA SEGÚN EL TRASTORNO ESPECÍFICO**

Diagnóstico diferencial de algunas enfermedades febriles sistémicas seleccionadas que deben considerarse en personas que vuelven de viajes y en inmigrantes*.

FRECUENTES

Infección respiratoria alta (todo el mundo).
Gastroenteritis (todo el mundo) [transmitida por alimentos, el agua o por vía orofecal].
Fiebre intestinal, incluida la fiebre tifoidea (todo el mundo) [alimentos, agua].
Infección urinaria (todo el mundo) [contacto sexual].
Reacciones a fármacos [antibióticos, fármacos profilácticos, otros] {exantema frecuente}.
Paludismo (trópicos, áreas limitadas de zonas templadas [mosquitos].
Arbovirus (África, trópicos) [mosquitos, garrapatas, ácaros].
Dengue (Asia, Caribe, África) [mosquitos].
Hepatitis viral (todo el mundo).
Hepatitis A (todo el mundo) [alimentos, orofecal].
Hepatitis B (todo el mundo, sobre todo Asia, África Subsahariana) [contacto sexual] {período de incubación prolongado}.
Hepatitis C (todo el mundo) [sangre o contacto sexual].
Hepatitis E (Asia, norte de África, México, ¿otros?) [alimentos, agua].
Tuberculosis (todo el mundo) [transmitida por el aire y la leche] {período prolongado hasta la fase de infección sintomática}.
Enfermedades de transmisión sexual (todo el mundo) [contacto sexual].

MENOS FRECUENTES

Filariasis (Asia, África, Suramérica) [picaduras de insectos] {período de incubación prolongado, eosinofilia}.
Sarampión (países en vías de desarrollo) [transmitido por el aire] {personas susceptibles}.
Absceso amebiano (todo el mundo) [comida].
Brucelosis (todo el mundo) [leche, queso, alimentos, contacto con animales].
Listeriosis (todo el mundo) [transmitida por alimentos] {meningitis}.
Leptospirosis (todo el mundo) [contacto con animales, agua dulce] {ictericia, meningitis}.
Estrongiloidiasis (áreas cálidas y tropicales) [contacto con el suelo] {eosinofilia}.
Toxoplasmosis (todo el mundo) [carne poco cocinada].

INFRECUENTES

Fiebre recidivante (parte occidental del continente americano, Asia, norte de África) [garrapatas, piojos].
Fiebres hemorrágicas (todo el mundo) [transmitidas por artrópodos y por otros medios].
Fiebre amarilla (trópicos) [mosquitos] {hepatitis}.
Fiebre hemorrágica con síndrome renal (Europa, Asia, Norteamérica) [orina de roedores] {alteración renal}.
Síndrome pulmonar por hantavirus (Norteamérica occidental, ¿otros?) [orina de roedores] {síndrome de dificultad respiratoria}.
Fiebre de Lassa (África) [deyecciones de roedores, interpersonal] {elevada tasa de mortalidad}.
Otras: chikungunya, valle del Rift, Ébola-Marburg, etc. (varios) [picaduras de insectos, deyecciones de roedores, aerosoles, interpersonal] {a menudo grave}.
Infecciones por rickettsias [erupciones y escaras].
Leishmaniasis visceral (Oriente Medio, Mediterráneo, África, Asia, Suramérica) [picadura de moscas] {período de incubación prolongado}.

Esquistosomiasis aguda (África, Asia, Suramérica, Caribe) [agua dulce].

Enfermedad de Chagas (América del Sur y Central) [picadura de redúvidos] {a menudo asintomática}.

Tripanosomiasis africana (África) [picadura de la mosca tse-tse] {síndromes neurológicos, enfermedad del sueño}.

Bartonelosis (Suramérica) [picadura de *Phlebotomus*] {nódulos cutáneos}.

Infección por el VIH/SIDA (todo el mundo) [contacto sexual y con sangre].

Triquinosis (todo el mundo) [comida poco cocinada] {eosinofilia}.

Peste (llanuras templadas y tropicales) [exposición a animales y pulgas].

Tularemia (todo el mundo) [contacto con animales, pulgas, aerosoles] {úlceras, adenopatías}.

Carbunco (todo el mundo) [contacto con animales y productos animales] {úlceras}.

Enfermedad de Lyme (Norteamérica, Europa) [picadura de garrapatas] {artritis, meningitis, anomalías cardíacas}.

---

*Los diagnósticos cuyos síntomas particulares son indicativos se muestran en cursiva. La exposición a las regiones del mundo con mayor probabilidad de ser significativas para el diagnóstico se muestran entre (paréntesis). Los vectores, conductas de riesgo y fuentes asociadas con la adquisición aparecen entre [corchetes]. Las características clínicas especiales se indican entre {llaves}.

FIEBRE E ICTERICIA

> **CIE-9MC 789.6 FIEBRE**
> **782.4 ICTERICIA**

Colecistitis.
Absceso hepático (piógeno, amebiano).
Colangitis ascendente.
Pancreatitis.
Paludismo.
Neoplasias (hepática, pancreática, vías biliares, metastásicas).
Mononucleosis.
Hepatitis viral.
Sepsis.
Babesiosis.
VIH *(Cryptosporidium)*.
Ascariasis biliar.
Síndrome del shock tóxico.
Infección por *Yersinia*, leptospirosis, fiebre amarilla, dengue, fiebre recidivante.

FIEBRE Y EXANTEMA

> **CIE-9MC 782.1 EXANTEMA**
> **57.9 EXANTEMA VIRAL**
> **789.6 FIEBRE**

Hipersensibilidad medicamentosa: penicilina, sulfonamidas, tiazidas, anticomiciales, alopurinol.
Infección viral: sarampión, rubéola, varicela, eritema infeccioso, roséola, infección por enterovirus, hepatitis viral, mononucleosis infecciosa, infección aguda por el VIH.
Otras infecciones: meningococemia, estafilococemia, escarlatina, fiebre tifoidea, bacteriemia por *Pseudomonas*, fiebre maculosa de las Montañas Rocosas, enfermedad de Lyme, sífilis secundaria, endocarditis bacteriana, babesiosis, brucelosis, listeriosis.
Enfermedad del suero.
Eritema multiforme.
Eritema marginado.
Eritema nudoso.
LES.
Dermatomiositis.
Vasculitis alérgica.
Pitiriasis rosada.
Herpes zóster.

FLATULENCIA Y METEORISMO[30]

> **CIE-9MC 787.3**

Ingestión de hidratos de carbono no absorbibles.
Ingestión de bebidas carbonatadas.
Malabsorción: insuficiencia pancreática, enfermedad biliar, enfermedad celíaca, sobrecrecimiento bacteriano en el intestino delgado.
Deficiencia de lactasa.
Síndrome del colon irritable.
Trastornos por ansiedad.
Toxiinfección alimentaria, giardiasis.

FOTODERMATOSIS[12]

> **CIE-9MC 692.72**

Erupción polimorfa por la luz.
Dermatitis actínica crónica.
Urticaria solar.
Fototoxicidad y fotoalergia.
Porfirias.

FOTOSENSIBILIDAD

> **CIE-9MC 692.72**

Urticaria solar.
Reacción fotoalérgica.
Reacción fototóxica.
Erupción polimorfa por la luz.
Porfiria cutánea tardía.
LES.
Inducida por fármacos (p. ej., tetraciclinas).

GALACTORREA[25]

> **CIE-9MC 611.6**

Lactancia prolongada.
Fármacos (INH, fenotiazinas, derivados de la reserpina, anfetaminas, espironolactona y antidepresivos tricíclicos).
Factores estresantes graves (cirugía, traumatismo).
Hipotiroidismo.
Tumores hipofisarios.

GINECOMASTIA

> **CIE-9MC 611.1 GINECOMASTIA NO PUERPERAL**

Fisiológica (pubertad, neonatos, envejecimiento).
Fármacos (estrógenos y sus precursores, digitálicos, testosterona y andrógenos exógenos, clomifeno, cimetidina, espironolactona, ketoconazol, amiodarona, IECA, isoniazida, fenitoína, metildopa, metoclopramida, fenotiazina).
Hiperprolactinemia (prolactinoma).
Hepatopatía.
Enfermedad suprarrenal.
Tirotoxicosis.
Aumento de la producción de estrógenos (tumor productor de hCG, tumor testicular, carcinoma broncógeno).
Hipogonadismo secundario.
Insuficiencia gonadal primaria (traumatismo, castración, orquitis viral, enfermedad granulomatosa).
Defectos de la síntesis de andrógenos.
Deficiencia de testosterona.
Síndrome de Klinefelter.

GRANULOMAS HEPÁTICOS[1]

CIE-9MC 572.8

INFECCIONES

Bacterianas y por espiroquetas: tuberculosis e infecciones por micobacterias atípicas, tularemia, brucelosis, lepra, sífilis, enfermedad de Whipple, listeriosis.
Virales: mononucleosis, CMV.
Por rickettsias: fiebre Q.
Fúngica: coccidioidomicosis, histoplasmosis, infecciones criptocócicas, actinomicosis, aspergilosis, nocardiosis.
Parasitarias: esquistosomiasis, clonorquiasis, toxocariasis, ascariasis, toxoplasmosis, amebiasis.

TRASTORNOS HEPATOBILIARES

Cirrosis biliar primaria, hepatitis granulomatosa, derivación yeyunoileal.

TRASTORNOS SISTÉMICOS

Sarcoidosis, granulomatosis de Wegener, enfermedad intestinal inflamatoria, enfermedad de Hodgkin, linfoma.

FÁRMACOS/TOXINAS

Berilio, sustancias parenterales extrañas (almidón, talco, silicona, etc.), fenilbutazona, α-metildopa, procainamida, alopurinol, fenitoína, nitrofurantoína, hidralazina.

HALITOSIS

CIE-9MC 784.9

Tabaquismo.
Alcoholismo.
Boca seca (respiración oral, ingesta inadecuada de líquidos).
Alimentos (cebolla, ajo, carnes, nueces).
Enfermedad oral o nasal (infecciones, cáncer, inflamación).
Medicaciones (antihistamínicos, antidepresivos).
Trastornos sistémicos (diabetes, uremia).
Trastornos digestivos (divertículos esofágicos, hernia de hiato, enfermedad por reflujo gastroesofágico, acalasia).
Sinusitis.
Trastornos pulmonares (bronquiectasias, neumonía, neoplasias, tuberculosis).

HEMARTROSIS

**CIE-9MC 848.9 HEMARTROSIS (ESGUINCE)
NO ESPECIFICADO**

Traumatismo.
Tratamiento con anticoagulantes.
Trombocitopenia, trombocitosis.
Trastornos hemorrágicos (p. ej., enfermedad de Von Willebrand).
Artropatía de Charcot.
Idiopático.
Otros: sinovitis vellonodular pigmentada, hemangioma, sinovioma, fístula arteriovenosa, aneurisma roto.

HEMATURIA

CIE-9MC 599.7 HEMATURIA BENIGNA (ESENCIAL)

Puede usarse la regla nemotécnica TICS:
T (traumatismo): contusión renal, inserción de una sonda de Foley o de un cuerpo extraño en la uretra, ejercicio prolongado e intenso, vaciamiento muy rápido de una vejiga sobredistendida.
(tumor): hipernefroma, tumor de Wilms, carcinoma papilar de la vejiga, neoplasias prostáticas y uretrales.
(toxinas): turpentina, fenoles, sulfonamidas y otros antibióticos, ciclofosfamida, AINE.

I (infecciones): glomerulonefritis, tuberculosis, cistitis, prostatitis, uretritis, *Schistosoma haematobium*, fiebre amarilla, paludismo.
(inflamaciones): síndrome de Goodpasture, periarteritis, posradioterapia.
C (cálculos): renales, ureterales, vesicales, uretrales.
(quistes, en inglés *cysts*): quistes simples, poliquistosis renal.
(anomalías congénitas): hemangiomas, aneurimas, malformación arteriovenosa,
S (cirugía, en inglés *surgery*): procedimientos invasivos, prostatectomía, cistoscopia.
(anemia de células falciformes, en inglés *sickle cell disease,* y otros trastornos hematológicos): hemofilia, trombocitopenia, anticoagulantes.
Otros: hemorragia genital, simulada (drogadictos).

HEMATURIA CLASIFICADA POR EDAD Y SEXO

**CIE-9MC 599.7 HEMATURIA BENIGNA (ESENCIAL)
OTROS CÓDIGOS PARA LA HEMATURIA
VARÍAN SEGÚN SU CAUSA**

0-20 AÑOS

Infecciones urinarias agudas.
Glomerulonefritis aguda.
Anomalías congénitas obstructivas del tracto urinario.
Traumatismo genital.

20-40 AÑOS

Infección urinaria aguda.
Traumatismo genital.
Urolitiasis.
Cáncer vesical.

40-60 AÑOS (MUJERES)

Infección urinaria aguda.
Cáncer vesical.
Urolitiasis.

40-60 AÑOS (VARONES)

Infección urinaria aguda.
Cáncer vesical.
Urolitiasis.

≥60 AÑOS (MUJERES)

Infección urinaria aguda.
Cáncer vesical.
Traumatismo o irritación vaginales.
Urolitiasis.

≥60 AÑOS (VARONES)

Infección urinaria aguda.
Hiperplasia prostática benigna.
Cáncer vesical.
Urolitiasis.
Traumatismo.

HEMIPARESIA/HEMIPLEJÍA

**CIE-9MC 436.0 FLÁCIDA, ADQUIRIDA POR ACVA AGUDO
436.1 ESPÁSTICA, ADQUIRIDA POR ACVA AGUDO**

ACVA.
Ataque isquémico transitorio.
Neoplasia cerebral.
Esclerosis múltiple u otro trastorno desmielinizante.
Infección del SNC.
Migraña.
Hipoglucemia.
Hematoma subdural.
Vasculitis.

Parálisis de Todd.
Hematoma epidural.
Metabólica (estado hiperosmolar, desequilibrio electrolítico).
Trastornos psiquiátricos.
Trastornos congénitos.
Leucodistrofias.

HEMÓLISIS INTRAVASCULAR

CIE-9MC 283.2

Infecciones.
Hemólisis por ejercicio (p. ej., caminatas prolongadas).
Hemólisis valvular.
Anemia hemolítica microangiopática.
Agentes osmóticos y químicos.
Lesiones térmicas.
Crioaglutininas.
Venenos (serpientes, arañas).
Hemoglobinuria paroxística nocturna (HPN).

HEMÓLISIS Y HEMOGLOBINURIA

CIE-9MC 773.2 HEMÓLISIS
791.2 HEMOGLOBINURIA

Traumatismo a los eritrocitos (válvulas cardíacas protésicas, caminatas y traumatismos graves, quemaduras extensas).
Infecciones (paludismo, *Bartonella*, *Clostridium welchii*).
Picadura de la araña reclusa parda.
Transfusiones de sangre incompatible.
Síndrome hemolítico urémico.
Púrpura trombocitopénica trombótica (PTT).
Hemoglobinuria paroxística nocturna (HPN).
Fármacos (penicilinas, quinidida, metildopa, sulfonamidas, nitrofurantoína).
Deficiencias enzimáticas de los eritrocitos (p. ej., favismo).

HEMOPTISIS

CIE-9MC 786.3

CARDIOVASCULAR

Embolia/infarto pulmonar.
Insuficiencia ventricular izquierda.
Estenosis mitral.
Fístula AV.
Hipertensión grave.
Erosión de un aneurisma aórtico.

PULMONAR

Neoplasia (primaria o metastásica).
Infección.
Neumonía: *Streptococcus pneumoniae*, *Klebsiella pneumoniae*, *Staphylococcus aureus*, *Legionella pneumophila*.
Bronquiectasias.
Absceso.
Tuberculosis.
Bronquitis.
Infecciones fúngicas (aspergilosis, coccidioidomicosis).
Infecciones parasitarias (amebiasis, ascariasis, paragonimiasis).
Vasculitis: granulomatosis de Wegener, síndrome de Churg-Strauss, púrpura de Schoenlein-Henoch.
Síndrome de Goodpasture.
Traumatismos (biopsia con aguja, cuerpo extraño, cateterismo cardíaco derecho, tos intensa y prolongada).
Fibrosis quística, enfisema bulloso.
Secuestro pulmonar.
Fístula arteriovenosa pulmonar.
LES.

Hemosiderosis pulmonar idiopática.
Fármacos: aspirina, anticoagulantes, penicilamina.
Hipertensión pulmonar.
Fibrosis mediastínica.

OTRAS

Epistaxis, traumatismos.
Hemorragia laríngea (laringitis, neoplasia laríngea).
Trastornos hematológicos (anomalías de la coagulación, CID, trombocitopenia).

HEMORRAGIA ALVEOLAR[25]

CIE-9MC 770.3

Trastornos hemorrágicos (coagulopatías, trombocitopenia).
Síndrome de Goodpasture (enfermedad por anticuerpos antimembrana basal).
Vasculitis de Wegener.
Vasculitis mediada por inmunocomplejos.
Hemosiderosis pulmonar idiopática.
Fármacos (penicilamina).
Contraste de linfangiografía.
Estenosis mitral.

HEMORRAGIA DIGESTIVA ALTA

CIE-9MC 578.9

(CON ORIGEN PROXIMAL AL LIGAMENTO DE TREITZ)

Lesiones orales o faríngeas: Deglución de sangre de la nariz o la orofaringe.
Deglución de hemoptisis.
Esofágica: Varices, úlcera, esofagitis, desgarro de Mallory-Weiss, carcinoma, traumatismo.
Gástrica: Úlcera péptica (incluidas las úlceras de Cushing y Curling), gastritis, angiodisplasia, neoplasias gástricas, hernia de hiato, divertículo gástrico, seudoxantoma elástico, síndrome de Rendu-Osler-Weber.
Duodenal: Úlcera péptica, duodenitis, angiodisplasia, fístula aortoduodenal, divertículo duodenal, tumores duodenales, carcinoma de la ampolla de Vater, parásitos (p. ej., anquilostoma), enfermedad de Crohn.
Biliar: Hematobilia (p. ej., lesión hepática penetrante, neoplasia maligna hepatobiliar, papilotomía endoscópica).

HEMORRAGIA DIGESTIVA ALTA PEDIÁTRICA[2]

CIE-9MC 578.9

<3 MESES

Deglución de sangre materna.
Gastritis.
Úlcera de estrés.
Diátesis hemorrágica.
Cuerpo extraño (sonda nasogástrica).
Malformación vascular.
Duplicación.

<2 AÑOS

Esofagitis.
Gastritis.
Úlcera.
Estenosis pilórica.
Síndrome de Mallory-Weiss.
Malformación vascular.
Duplicación.

<5 AÑOS

Esofagitis.
Gastritis.
Úlcera.
Varices esofágicas.
Cuerpo extraño.
Síndrome de Mallory-Weiss.
Hemofilia.
Malformaciones vasculares.

5-18 AÑOS

Esofagitis.
Gastritis.
Úlcera.
Varices esofágicas.
Síndrome de Mallory-Weiss.
Enfermedad intestinal inflamatoria.
Hemofilia.
Malformaciones vasculares.

HEMORRAGIA DIGESTIVA BAJA

CIE-9MC 578.9

(CON ORIGEN DISTAL AL LIGAMENTO DE TREITZ)

Intestino delgado:

Isquemia intestinal (trombosis mesentérica, embolia, vasculitis, traumatismo).
Neoplasia del intestino delgado: leiomiomas, carcinoides.
Telangiectasia hemorrágica hereditaria (síndrome de Rendu-Osler-Weber).
Divertículo de Meckel y otros divertículos del intestino delgado.
Fístula aortoentérica.
Hemangiomas intestinales: nevo azul en tetina de goma, hemangiomas intestinales, nevos vasculares cutáneos.
Pólipos hamartomatosos: síndrome de Peutz-Jeghers (pólipos intestinales, pigmentación mucocutánea).
Infecciones del intestino delgado: enteritis tuberculosa, enteritis necrosante.
Vólvulo.
Invaginación.
Linfoma del intestino delgado, sarcoma, sarcoma de Kaposi.
Ileítis por radiación.
Malformación arteriovenosa del intestino delgado.
Enfermedad intestinal inflamatoria.
Panarteritis nudosa.
Otros: fístulas pancreatoentérica, púrpura de Schoenlein-Henoch, síndrome de Ehlers-Danlos, lupus eritematoso sistémico, amiloidosis, metástasis de melanoma.

Colon:

Carcinoma (sobre todo del colon izquierdo).
Diverticulosis.
Enfermedad intestinal inflamatoria.
Colitis isquémica.
Pólipos del colon.
Anomalías vasculares: angiodisplasia, ectasia vascular.
Colitis por radiación.
Colitis infecciosa.
Colitis urémica.
Fístula aortoentérica.
Linfoma del intestino grueso.
Hemorroides.
Fisura anal
Traumatismo, cuerpo extraño.
Úlcera rectal/cecal solitaria.
Corredores de fondo.

HEMORRAGIA DIGESTIVA BAJA PEDIÁTRICA[2]

CIE-9MC 578.9

<3 MESES

Deglución de sangre materna.
Colitis infecciosa.
Alergia a la leche.
Diátesis hemorrágica.
Invaginación.
Vólvulo del intestino medio.
Divertículo de Meckel.
Enterocolitis necrosante.

<2 AÑOS

Fisura anal.
Colitis infecciosa.
Alergia a la leche.
Colitis.
Invaginación.
Divertículo de Meckel.
Pólipo.
Duplicación.
Síndrome hemolítico urémico.
Enfermedad intestinal inflamatoria.
Enterocolitis seudomembranosa.

<5 AÑOS

Colitis infecciosa.
Fisura anal.
Pólipo.
Invaginación.
Divertículo de Meckel.
Púrpura de Schoenlein-Henoch.
Síndrome hemolítico urémico.
Enfermedad intestinal inflamatoria.
Enterocolitis seudomembranosa.

5-18 AÑOS

Colitis infecciosa.
Enfermedad intestinal inflamatoria.
Enterocolitis seudomembranosa.
Pólipo.
Síndrome hemolítico-urémico.
Hemorroides.

HEMORRAGIA POSMENOPÁUSICA

CIE-9MC 627.1

Tratamiento hormonal sustitutorio.
Neoplasia (uterina, ovárica, cervical, vaginal, vulvar).
Vaginitis atrófica.
Infección vaginal.
Pólipo.
Extragenital (digestiva, urinaria).
Tamoxifeno.
Traumatismo.

HEMORRAGIA UNGUEAL EN ASTILLA

CIE-9MC 703.8

Endocarditis bacteriana subaguda.
Traumatismo.
Neoplasias malignas.
Anticonceptivos orales.
Embarazo.
LES.
Síndrome antifosfolípido.
Psoriasis.
Artritis reumatoide.
Enfermedad ulcerosa péptica.

HEMORRAGIA UTERINA ANÓMALA[10]

CIE-9MC 626.9

EMBARAZO

Amenaza de aborto.
Aborto incompleto.
Aborto completo.
Embarazo molar.
Embarazo ectópico.
Retención de los productos de la concepción.

OVULATORIA

Vulva: infección, laceración, tumor.
Vagina: infección, laceración, tumor, cuerpo extraño.
Cuello uterino: pólipos, erosión cervical, cervicitis, carcinoma.
Útero: fibromas (los fibromas submucosos son los que causan hemorragias anómalas con más probabilidad), pólipos, adenomiosis, endometritis, dispositivo intrauterino, endometrio atrófico.
Complicaciones del embarazo: embarazo ectópico, amenaza de aborto, aborto incompleto o completo, retención de los productos de la concepción.
Coagulopatía.
Hemorragia intermenstrual.
Enfermedad de Halban (cuerpo lúteo persistente).
Menorragia.
Enfermedad pélvica inflamatoria.

ANOVULATORIA

Causas fisiológicas:
    Pubertad.
    Perimenopáusica.
Causas patológicas:
    Insuficiencia ovárica (FSH superior a 40 UI/ml).
    Hiperandrogenismo.
    Hiperprolactinemia.
    Obesidad.
    Disfunción hipotalámica (poliquistosis ovárica); proporción LH/FSH mayor de 2 a 1.
    Hiperplasia.
    Carcinoma endometrial.
    Tumores productores de estrógenos.
    Hipotiroidismo.

HEMORRAGIA VAGINAL DURANTE EL EMBARAZO[7]

CIE-9MC 626.6 HEMORRAGIA VAGINAL ANÓMALA

PRIMER TRIMESTRE

Hemorragia de la implantación.
Aborto:
Amenaza de aborto.
Completo.
Incompleto.
Diferido.
Embarazo ectópico.
Neoplasia.
Mola hidatiforme.
Cuello uterino.

TERCER TRIMESTRE

Placenta previa.
Desprendimiento prematuro de placenta.
Parto prematuro.
Coriocarcinoma.

HEPATITIS CRÓNICA[22]

**CIE-9MC 571.40 HEPATITIS NO INFECCIOSA CRÓNICA
070.22 HEPATITIS B CRÓNICA
070.44 HEPATITIS C CRÓNICA**

Hepatitis viral crónica:
    Hepatitis B.
    Hepatitis C.
    Hepatitis D.
Hepatitis autoinmunitaria y síndromes variantes.
Hemocromatosis hereditaria.
Enfermedad de Wilson.
Deficiencia de α-antitripsina.
Esteatosis hepática y esteatohepatitis no alcohólica.
Hepatopatía alcohólica.
Hepatopatía inducida por fármacos.
Granulomas hepáticos.
    Infecciosos.
    Inducidos por fármacos.
    Neoplásicos.
    Idiopáticos.

HEPATOMEGALIA

CIE-9MC 789.1

ICTERICIA FRECUENTE

Hepatitis infecciosa.
Hepatitis tóxica.
Carcinoma: hígado, páncreas, vías biliares, metástasis hepática.
Cirrosis.
Obstrucción del conducto colédoco.
Hepatitis alcohólica.
Cirrosis biliar.
Colangitis.
Hemocromatosis con cirrosis.

ICTERICIA INFRECUENTE

ICC.
Amiloidosis.
Absceso hepático.
Sarcoidosis.
Mononucleosis infecciosa.
Infiltración grasa alcohólica.
Esteatohepatitis no alcohólica.
Linfoma.
Leucemia.
Síndrome de Budd-Chiari.
Mielofibrosis con metaplasia mieloide.
Hiperlipoproteinemia familiar de tipo 1.
Otras: amebiasis, hepatopatía hidatídica, esquistosomiasis, kala-azar (*Leishmania donovani*), síndrome de Hurler, enfermedad de Gaucher, kwashiorkor.

HEPATOPATÍA GRANULOMATOSA

CIE-9MC 572.8

Sarcoidosis.
Granulomatosis de Wegener.
Vasculitis.
Enfermedad intestinal inflamatoria.
Granulomatosis alérgica.
Eritema nudoso.
Infecciones (fúngica, viral, parasitaria).
Cirrosis biliar primaria.
Linfoma.
Enfermedad de Hodgkin.
Fármacos (p. ej., alopurinol, hidralazina, sulfonamidas, penicilinas).
Toxinas (sulfato de cobre, berilio).

HERMAFRODITISMO[4]

CIE-9MC 752.7 HERMAFRODITISMO CONGÉNITO

SEUDOHERMAFRODITISMO FEMENINO

Exposición a andrógenos:
  Origen fetal:
    Deficiencia de 21-hidroxilasa (P450 c21).
    Deficiencia de 11β-hidroxilasa (P450, c11).
    Deficiencia de 3β-hidroxiesteroide deshidrogenasa II (3β-HSD II).
    Deficiencia de aromatasa (P450arom).
  Origen materno:
    Tumor ovárico virilizante.
    Tumor suprarrenal virilizante.
    Fármacos androgénicos.
  Origen no determinado:
    Asociado a defectos genitourinarios y digestivos.

SEUDOHERMAFRODITISMO MASCULINO

Defectos de la diferenciación testicular:
  Síndrome de Denys-Drash (mutación del gen WT1).
  Síndrome WAGR (tumor de **W**ilms, **a**niridia, malformación **g**enitourinaria, **r**etraso mental).
  Deleción de 11p13.
  Síndrome camptomélico (gen autosómico en 17q24.3- q25.1) y mutación SOX 9.
  Disgenesia gonadal XY pura (síndrome de Swyer).
    Mutación del gen SRY.
    Causa desconocida.
  Agenesia gonadal XY.
Deficiencia de hormonas testiculares:
  Aplasia de células de Leydig.
  Mutación del receptor de LH.
  Hiperplasia suprarrenal lipoidea, deficiencia de (P450 scc); mutación de la proteína StAR (proteína reguladora aguda esteroidogénica).
  Deficiencia de 3β-HSDII.
  Deficiencia de 17-hidroxilasa/17, 20-liasa (P450 c17).
  Síndrome del conducto de Müller persistente:
    Mutaciones génicas, sustancia inhibidora mülleriana (SIM).
    Defectos del receptor de la SIM.
Defecto de la acción de los andrógenos:
  Mutaciones de la 5α-reductasa II.
  Defectos del receptor androgénico:
    Síndrome de insensibilidad completa a los andrógenos.
    Síndrome de insensibilidad parcial a los andrógenos.
    (Síndrome de Reifenstein y otros).
    Síndrome de Smith-Lemli-Opitz:
      Defecto de la conversión del 7-deshidrocolesterol a colesterol.

HERMAFRODITISMO VERDADERO

XX.
XY.
Quimeras XX/XY.

HIDROCEFALIA

CIE-9MC 331.4

Traumatismo craneal.
Neoplasia cerebral (primaria o metastásica).
Tumor de la médula espinal.
Infarto cerebeloso.
Meningitis exudativa o granulomatosa.
Hemorragia cerebelosa.
Hemorragia subaracnoidea.
Estenosis del acueducto.
Quiste coloide del tercer ventrículo.
Malformación rombencefálica.
Encefalitis viral.
Metástasis leptomeníngeas.

HIPERCALCEMIA

CIE-9MC 275.42 HIPERCALCEMIA

Neoplasias malignas: aumento de la reabsorción ósea mediante factores activadores de los osteoclastos, secreción de sustancias parecidas a la PTH, prostaglandina E2, erosión directa por las células tumorales, factores de crecimiento transformador, actividad estimuladora de colonias. La hipercalcemia es frecuente en las siguientes neoplasias:
  Tumores sólidos: mama, pulmón, páncreas, riñón, ovario.
  Cánceres hematológicos: mieloma, linfosarcoma, linfoma T del adulto, linfoma de Burkitt.
Hiperparatiroidismo: aumento de la reabsorción ósea, absorción digestiva y renal; etiología:
  Hiperplasia paratiroidea, adenoma.
  Hiperparatiroidismo o insuficiencia renal con hiperparatiroidismo secundario:
    Trastornos granulomatosos: aumento de la absorción digestiva (p. ej., sarcoidosis).
    Enfermedad de Paget: aumento de la reabsorción ósea, observada sólo durante períodos de inmovilización.
    Intoxicación por vitamina D, síndrome de leche y alcalinos; aumento de la absorción digestiva.
    Tiazidas: aumento de la absorción renal.
Otras causas: hipercalcemia hipocalciúrica familiar, tirotoxicosis, insuficiencia suprarrenal, inmovilización prolongada, intoxicación por vitamina A, recuperación de una insuficiencia renal aguda, administración de litio, feocromocitoma, LES diseminado.

HIPERCAPNIA PERSISTENTE[33]

CIE-9MC 786.09

Hipercapnia con pulmones normales: trastornos del SNC (ACVA, parkinsonismo, encefalitis), alcalosis metabólica, mixedema, hipoventilación alveolar primaria, lesiones medulares.
Enfermedades de la pared torácica (p. ej., cifoescoliosis, espondilitis anquilosante).
Trastornos neuromusculares: (p. ej., miastenia grave, síndrome de Guillain-Barré, esclerosis lateral amiotrófica, distrofia muscular, poliomielitis).
EPOC.

HIPERFOSFATEMIA

CIE-9MC 275.3

Administración excesiva de fosfato.
Ingesta oral o administración i.v. excesivas.
Laxantes con fosfatos (comprimidos de fosfato, enemas de fosfato).
Disminución de la excreción renal de fosfato.
Insuficiencia renal aguda o crónica.
Hipoparatiroidismo o seudohipoparatiroidismo.
Acromegalia, tirotoxicosis.
Tratamiento con bifosfonatos.
Calcinosis tumoral.
Anemia de células falciformes.
Desplazamiento transcelular al exterior de las células.
Quimioterapia de linfomas o leucemias, síndrome de lisis tumoral, hemólisis.
Acidosis.
Rabdomiólisis, hipertermia maligna.
Artefacto: hemólisis in vitro.
Seudohiperfosfatemia: hiperlipidemia, paraproteinemia, hiperbilirrubinemia.

HIPERHIDROSIS[4]

CIE-9MC 780.8 HIPERHIDROSIS

CORTICAL

Emocional.
Disfunción neurovegetativa familiar.
Eritrodermia ictiosiforme congénita.
Epidermólisis ampollosa.
Síndrome onicorrotuliano.
Síndrome de Jadassohn-Lewandowsky.
Paquioniquia congénita.
Queratodermia palmoplantar.

HIPOTALÁMICA

Fármacos:
Antipiréticos.
Eméticos.
Insulina.
Meperidina.
Ejercicio
Infección:
Defervescencia.
Enfermedad crónica.
Metabólica:
Debilidad.
Diabetes mellitus.
Hiperpituitarismo.
Hipertiroidismo.
Hipoglucemia.
Obesidad.
Porfiria.
Embarazo.
Raquitismo.
Escorbuto infantil.
Cardiovascular:
Insuficiencia cardíaca.
Shock.
Vasomotora:
Lesión por frío.
Fenómeno de Raynaud.
Artritis reumatoide.
Neurológica:
Absceso.
Disfunción autonómica familiar.
Postencefalítica.
Tumor.
Otras:
Síndrome de Chédiak-Higashi.
Compensadora.
Fenilcetonuria.
Feocromocitoma.
Vitíligo.
Bulbar:
Sudación gustatoria fisiológica.
Encefalitis.
Granulosis roja nasal.
Siringomielia.
Lesión del tronco simpático torácico.
Medular:
Transección medular.
Siringomielia.
Variaciones del flujo sanguíneo:
Síndrome de Malluci.
Fístula arteriovenosa.
Síndrome de Klippel-Trenaunay.
Tumor glómico.
Síndrome de nevo azul en tetina de goma.

HIPERMAGNESEMIA

CIE-9MC 275.2

Insuficiencia renal (disminución del FG).
Disminución de la excreción renal secundaria a la depleción salina.
Abuso de antiácidos y laxantes con magnesio en pacientes con insuficiencia renal.
Endocrinopatías (deficiencia de mineralcorticoides o de hormona tiroidea).
Aumento de la destrucción tisular (rabdomiólisis).
Redistribución: CAD aguda, feocromocitoma.
Otros: litio, hipovolemia, hipercalcemia hipocalciúrica familiar.

HIPERPIGMENTACIÓN[5]

CIE-9MC 709.00

Enfermedad de Addison*.
Ingesta de arsénico.
Tumores productores de ACTH o MSH (p. ej., carcinoma pulmonar de células de avena)*.
Inducida por fármacos (es decir, antipalúdicos, algunos fármacos citotóxicos).
Hemocromatosis (diabetes «bronceada»).
Síndrome de malabsorción (enfermedad de Whipple y esprue celíaco).
Melanoma.
Inyección de melanotropina*.
Feocromocitoma.
Porfirias (porfiria cutánea tardía y porfiria mixta).
Embarazo.
Esclerosis sistémica progresiva y trastornos relacionados.
Tratamiento con PUVA (administración de psoraleno) para la psoriasis y el vitíligo*.

(*ACTH*, hormona adrenocorticotropa; *MSH*, melanotropina; *PUVA*, psoraleno más ultravioleta A).
*Acentuación en las superficies expuestas al sol.

HIPERPOTASEMIA

CIE-9MC 276.7

Seudohiperpotasemia:
Muestra hemolisada.
Trombocitosis intensa.
Leucocitosis intensa.
Puño cerrado durante la flebotomía.
Ingesta excesiva de potasio (a menudo en casos de alteración de la excreción):
Tratamiento de reposición de potasio.
Dieta rica en potasio.
Sustitutos de sal con potasio.
Sales potásicas de los antibióticos.
Disminución de la excreción renal:
Diuréticos ahorradores de potasio (p. ej., espironolactona, triamtireno, amilorida).
Insuficiencia renal.
Deficiencia de mineralcorticoides.
Hipoaldosteronismo hiporreninémico (DM).
Insensibilidad tubular a la aldosterona (p. ej., LES, mieloma múltiple, anemia de células falciformes.
ATR de tipo 4.
IECA.
Administración de heparina.
AINE.
Trimetoprima-sulfametoxazol.
β-bloqueantes.
Pentamidina.

Redistribución (liberación celular excesiva):

Acidemia (cada disminución de 0,1 del pH aumenta el potasio sérico en 0,4-0,6 mEq/l). La acidosis láctica y la cetoacidosis causan una mínima redistribución.

Deficiencia de insulina.

Fármacos (p. ej., suxametonio, concentración muy elevada de digital, arginina, bloqueantes β-adrenérgicos.

Hipertonicidad.

Hemólisis.

Necrosis tisular, rabdomiólisis, quemaduras.

Parálisis periódica hiperpotasémica.

HIPERTENSIÓN PORTAL[1]

CIE-9MC 572.3

AUMENTO DE LA RESISTENCIA AL FLUJO

Presinusoidal:
Oclusión venosa portal o esplénica (trombosis, tumor).
Esquistosomiasis.
Fibrosis hepática congénita.
Sarcoidosis.
Sinusoidal:
Cirrosis (todas las causas).
Hepatitis alcohólica.
Postsinusoidal:
Enfermedad venooclusiva.
Síndrome de Budd-Chiari.
Pericarditis constrictiva.

AUMENTO DEL FLUJO SANGUÍNEO PORTAL

Esplenomegalia no debida a hepatopatía.
Fístula arterioportal.

HIPERTRICOSIS[7]

**CIE-9MC 704.1 HIPERTRICOSIS SIN ESPECIFICAR
757.4 HIPERTRICOSIS**

FÁRMACOS

Fenitoína.
Estreptomicina.
Hexaclorobenzeno.
Penicilamina.
Diazóxido.
Minoxidil.
Ciclosporina.

ENFERMEDADES SISTÉMICAS

Hipotiroidismo.
Anorexia nerviosa.
Malnutrición.
Porfiria.
Dermatomiositis.

IDIOPÁTICA

HIPERTROFIA DE LAS GLÁNDULAS SALIVALES

CIE-9MC 527.1

Neoplasia.
Sialolitiasis.
Infección (paperas, infección bacteriana, HIV, tuberculosis).
Sarcoidosis.
Idiopática.
Acromegalia.
Anorexia/bulimia.

Pancreatitis crónica.
Medicaciones (p. ej., fenilbutazona).
Cirrosis.
Diabetes mellitus.

HIPERVENTILACIÓN PERSISTENTE[33]

CIE-9MC 786.01

Fibrosis pulmonar.
Acidosis metabólica (p. ej., diabetes, uremia).
Trastornos del SNC (lesiones mesencefálicas y pontinas).
Coma hepático.
Intoxicación por salicilatos.
Fiebre.
Sepsis.
Psicógena (p. ej., ansiedad).

HIPO[18]

CIE-9MC 786.8

HIPO TRANSITORIO

Excitación o emoción repentinas.
Distensión gástrica.
Obstrucción esofágica.
Ingestión de alcohol.
Variación brusca de temperatura.

HIPO PERSISTENTE O CRÓNICO

Tóxico/metabólico: uremia, DM, hiperventilación, hipocalcemia, hipopotasemia, hiponatremia, gota, fiebre.
Fármacos: benzodiazepinas, esteroides, α-metildopa, barbitúricos.
Cirugía/anestesia general.
Trastornos torácicos/diafragmáticos: neumonía, cáncer de pulmón, asma, pleuritis, pericarditis, infarto de miocardio, aneurisma aórtico, esofagitis, obstrucción esofágica, hernia o irritación diafragmáticas.
Trastornos abdominales: úlcera o cáncer gástricos, enfermedad hepática o hepatobiliar, enfermedad intestinal inflamatoria, obstrucción intestinal, absceso intraabdominal o subfrénico, infección o cáncer prostáticos.
Trastornos del sistema nervioso central: traumáticos, infecciosos, vasculares, estructurales.
Trastornos otológicos, nasales y faríngeos: faringitis, laringitis, tumor, irritación del conducto auditivo.
Trastornos psicógenos.
Trastornos idiopáticos.

HIPOACUSIA SÚBITA[23]

CIE-9MC 388.2

Infecciosa: paperas, sarampión, gripe, herpes simple, herpes zóster, CMV, mononucleosis, sífilis.
Vascular: macroglobulinemia, anemia de células falciformes, enfermedad de Berger, leucemia, policitemia, embolia grasa, estados de hipercoagulabilidad.
Metabólica: diabetes, embarazo, hiperlipoproteinemia.
Conductiva: impactación de cerumen, cuerpos extraños, otitis media, otitis externa, barotraumatismo, traumatismo.
Medicaciones: aminoglucósidos, diuréticos de asa, antineoplásicos, salicilatos, vancomicina.
Neoplasias: neurinoma del acústico, neoplasia metastásica.

HIPOCALCEMIA

CIE-9MC 275.41

Insuficiencia renal: hipocalcemia causada por:
Aumento de los depósitos de calcio en el hueso y los tejidos blandos secundario al aumento de la concentración de PO_423 sérico.
Disminución de la producción de 1,25-dihidroxivitamina D.
Pérdida excesiva de 25-OHD (síndrome nefrótico).
Hipoalbuminemia: cada disminución de la albúmina sérica (g/l) disminuye la calcemia en 0,8 mg/dl, pero no afecta al calcio libre (ionizado).
Deficiencia de vitamina D:
Malabsorción (causa más frecuente).
Ingesta inadecuada.
Disminución de la producción de 1,25-dihidroxivitamina D (raquitismo dependiente de vitamina D, insuficiencia renal).
Disminución de la producción de 25-OHD (hepatopatía parenquimatosa).
Catabolismo acelerado de la 25-OHD (fenitoína, fenobarbital).
Resistencia de los órganos objetivo a la 1,25-dihidroxivitamina D.
Hipomagnesemia: hipocalcemia causada por:
Disminución de la secreción de PTH.
Inhibición del efecto óseo de la PTH.
Pancreatitis, hiperfosfatemia, metástasis osteoblásticas: la hipocalcemia es secundaria al aumento de los depósitos de calcio (hueso, abdomen).
Seudohipoparatiroidismo: trastorno autosómico recesivo caracterizado por talla baja, huesos metacárpicos cortos, obesidad y retraso mental; la hipocalcemia es secundaria a la resistencia de los órganos objetivo a la PTH.
Hipoparatiroidismo idiopático, extirpación quirúrgica de las glándulas paratiroides (p. ej., cirugía cervical).
«Síndrome del hueso hambriento»: transporte rápido del calcio plasmático al hueso tras la extirpación de un tumor paratiroideo.
Sepsis.
Transfusión sanguínea masiva (como resultado de la presencia de EDTA en la sangre).

HIPOCAPNIA

CIE-9MC 786.01

Hiperventilación.
Neumonía, neumonitis.
Fiebre, sepsis.
Medicaciones (salicilatos, agonistas β-adrenérgicos, progesterona, metilxantinas).
Enfermedad pulmonar (asma, fibrosis intersticial).
Embolia pulmonar.
Insuficiencia hepática.
Acidosis metabólica.
Gran altitud.
ICC.
Embarazo.
Dolor.
Lesiones del SNC.

HIPOFOSFATEMIA

CIE-9MC 275.3

Disminución de la ingesta (inanición prolongada [alcohólicos], hiperalimentación o infusión i.v. sin fosfato).
Malabsorción.
Antiácidos quelantes de fosfato.
Pérdida renal:
ATR.
Síndrome de Fanconi, raquitismo resistente a la vitamina D.
NTR (fase diurética).
Hiperparatiroidismo (primario o secundario).

Hipofosfatemia familiar.
Hipopotasemia, hipomagnesemia.
Expansión aguda de volumen.
Glucosuria, hipercalciuria idiopática.
Acetazolamida.
Desplazamiento transcelular al interior de las células:
Abstinencia alcohólica.
CAD (fase de recuperación).
Infusión de glucosa-insulina o catecolaminas.
Esteroides anabolizantes.
Nutrición parenteral total.
Sobredosis de teofilina.
Hipertermia grave; recuperación de la hipotermia.
Síndrome del «hueso hambriento».

HIPOGONADISMO

CIE-9MC 256.3 FEMENINO
257.2 MASCULINO
256.3 OVÁRICO
253.4 HIPOFISARIO
257.2 TESTICULAR

HIPOGONADISMO HIPERGONADOTRÓPICO

Resistencia hormonal (andrógenos, insensibilidad a la LH).
Defectos gonadales (p. ej., síndrome de Klinefelter, distrofia miotónica).
Inducido por fármacos (p. ej., espironolactona, citotoxinas).
Alcoholismo, inducido por radiación.
Orquitis por paperas.
Defectos anatómicos, castración.

HIPOGONADISMO HIPOGONADOTRÓPICO

Lesiones hipofisarias (neoplasias, granulomas, infarto, hemocromatosis, vasculitis).
Inducido por fármacos (p. ej., glucocorticoides).
Hiperprolactinemia.
Trastornos genéticos (síndrome de Laurence-Moon-Biedl, Prader-Willi).
Pubertad retrasada.
Otros: enfermedades crónicas, deficiencia nutricional, síndrome de Kallmann, deficiencia idiopática aislada de LH o FSH.

HIPOMAGNESEMIA

CIE-9MC 275.2

Digestiva y nutricional:
Absorción digestiva defectuosa (malabsorción).
Ingesta dietética inadecuada (p. ej., alcohólicos).
Tratamiento parenteral sin magnesio.
Diarrea crónica, adenoma velloso, aspiración nasogástrica prolongada, fístulas (intestino delgado, biliar).
Pérdidas renales excesivas:
Diuréticos.
ATR.
Fase diurética de la NTA.
Trastornos endocrinos (CAD, hiperaldosteronismo, hipertiroidismo, hiperparatiroidismo), SIADH, síndrome de Bartter, hipercalciuria, hipopotasemia.
Cisplatino, alcohol, ciclosporina, digoxina, pentamidina, manitol, anfotericina B, foscarnet, metotrexato.
Antibióticos (gentamicina, ticarcilina, carbenicilina).
Redistribución: hipoalbuminemia, cirrosis, administración de insulina y glucosa, teofilina, epinefrina, pancreatitis aguda, circulación extracorpórea.
Otros: sudoración, quemaduras, ejercicio prolongado, lactancia, síndrome del «hueso hambriento».

HIPOPIGMENTACIÓN

CIE-9MC 709.00

Vitíligo.
Pitiriasis versicolor.
Dermatitis atópica.
Leucodermia química.
Hipomelanosis idiopática.
Sarcoidosis.
LES.
Esclerodermia.
Albinismo oculocutáneo.
Fenilcetonuria.
Hipopigmentación nevoide.

HIPOPOTASEMIA

CIE-9MC 276.8

Desplazamiento celular (redistribución) y mecanismos indeterminados.
Alcalosis (cada aumento de 0,1 del pH disminuye el potasio sérico en 0,4-0,6 mEq/l).
Administración de insulina.
Tratamiento con vitamina B12 para las anemias megaloblásticas, leucemias agudas.
Parálisis periódica hipopotasémica: trastorno familiar infrecuente manifestado por ataques recurrentes de parálisis flácida e hipopotasemia.
Agonistas β-adrenérgicos (p. ej., terbutalina), descongestivos, broncodilatadores, teofilina, cafeína.
Intoxicaciones: bario, tolueno, verapamilo, cloroquina.
Corrección de la intoxicación por digoxina con fragmentos de anticuerpos antidigoxina.
Aumento de la excreción renal.
    Fármacos:
        Diuréticos, incluidos los inhibidores de la anhidrasa carbónica (p. ej., acetazolamida).
        Anfotericina B.
        Altas dosis de penicilina, nafcilina, ampicilina o carbenicilina sódicas.
        Cisplatino.
        Aminoglucósidos.
        Corticoides, mineralcorticoides.
        Foscarnet sódico.
    ATR: distal (tipo 1) o proximal (tipo 2).
    Cetoacedosis diabética (CAD), ureterostomía.
    Deficiencia de magnesio.
    Diuresis postobstrucción, fase diurética de la NTA.
    Diuresis osmótica (p. ej., manitol).
    Síndrome de Bartter: hiperplasia de las células yuxtaglomerulares que provoca un aumento de la renina y la aldosterona, alcalosis metabólica, hipopotasemia, debilidad muscular y tetania (aparece en adultos jóvenes).
    Aumento de la actividad mineralcorticoidea (hiperaldosteronismo primario o secundario), síndrome de Cushing.
    Alcalosis metabólica crónica por pérdida de líquido gástrico (aumento de la secreción renal de potasio).
Pérdida digestiva.
    Vómitos, aspiración nasogástrica:
        Diarrea.
        Abuso de laxantes.
        Adenoma velloso.
        Fístulas.
        Ingesta dietética inadecuada (p. ej., anorexia nerviosa).
        Pérdida cutánea (hiperhidrosis).
        Ingesta dietética elevada de sodio, consumo excesivo de regaliz.

HIPOSECRECIÓN DE LAS GLÁNDULAS SALIVALES

CIE-9MC 527.7

Medicaciones (antihistamínicos, antidepresivos, neurolépticos, antihipertensivos).
Deshidratación.
Ansiedad.
Síndrome de Sjögren.
Sarcoidosis.
Paperas.
Amiloidosis.
Trastornos del SNC.
Radiación de la cabeza y el cuello.

HIPOTENSIÓN POSTURAL

CIE-9MC 458.0

Medicaciones antihipertensivas (sobre todo β-bloqueantes, diuréticos, IECA).
Hipovolemia (hemorragia, deshidratación).
Disminución del gasto cardíaco (pericarditis constrictiva, estenosis aórtica).
Disfunción neurovegetativa periférica (DM, Guillain-Barré).
Hipotensión ortostática idiopática.
Disfunción neurovegetativa central (síndrome de Shy-Drager).
Venopatía periférica.
Insuficiencia suprarrenal.

HIRSUTISMO

CIE-9MC 704.1

Idiopático: familiar, posible aumento de la sensibilidad a los andrógenos.
Menopausia.
Síndrome de poliquistosis ovárica.
Fármacos: andrógenos, esteroides anabolizantes, metiltestosterona, minoxidil, diazóxido, fenitoína, glucocorticoides, ciclosporina.
Hiperplasia suprarrenal congénita.
Tumor suprarrenal virilizante.
Tumor ovárico virilizante: arrenoblastoma, tumor de células hiliares.
Adenoma hipofisario.
Síndrome de Cushing.
Hipotiroidismo (congénito y juvenil).
Acromegalia.
Feminización testicular.

HOMBRO DOLOROSO

CIE-9MC 952.2 LESIÓN DEL HOMBRO
       718.81 INESTABILIDAD DEL HOMBRO
       726.19 INESTABILIDAD LIGAMENTOSA
         O MUSCULAR DEL HOMBRO
       840.9 DISTENSIÓN DEL HOMBRO SIN ESPECIFICAR

CON SIGNOS LOCALES EN EL HOMBRO

Traumatismos: contusión, fractura, distensión muscular, traumatismo medular.
Artrosis, artritis, artritis reumatoide, espondilitis anquilosante.
Bursitis, sinovitis, tendinitis, tenosinovitis.
Necrosis aséptica (avascular).
Infección local: artritis séptica, osteomielitis, absceso, herpes zóster, tuberculosis.

SIN SIGNOS LOCALES EN EL HOMBRO

Enfermedades cardiovasculares: cardiopatía isquémica, pericarditis, aneurisma aórtico.
Absceso subdiafragmático, absceso hepático.

Colelitiasis, colecistitis.
Lesiones pulmonares: carcinoma bronquial apical, pleuritis, neumotórax, neumonía.
Lesiones digestivas: enfermedad ulcerosa péptica, neoplasia gástrica, esofagitis péptica.
Lesiones pancreáticas: carcinoma, cálculos, pancreatitis.
Anomalías del SNC: neoplasias, anomalías vasculares.
Esclerosis múltiple.
Siringomielia.
Polimiositis, dermatomiositis.
Psicógeno.
Polimialgia reumática.
Embarazo ectópico.

HOMBRO DOLOROSO SEGÚN LA LOCALIZACIÓN

CIE-9MC 952.2 LESIÓN DEL HOMBRO
726.19 INESTABILIDAD LIGAMENTOSA
O MUSCULAR DEL HOMBRO
840.8 LUXACIÓN DEL HOMBRO

PARTE SUPERIOR (C4)

Origen cervical.
Acromioclavicular.
Esternoclavicular.
Diafragmático.

SUPEROLATERAL (C5)

Tendinitis del manguito de los rotadores.
Compresión nerviosa.
Capsulitis adhesiva.
Artritis glenohumeral.

ANTERIOR

Tendinitis y rotura bicipital.
Desgarro del rodete glenoideo.
Capsulitis adhesiva.
Artritis glenohumeral.
Osteonecrosis.

AXILAR

Neoplasias (tumor de Pancoast, mediastínica).
Herpes zóster.

ICTERICIA

CIE-9MC 782.4 ICTERICIA SIN ESPECIFICAR
576.8 ICTERICIA OBSTRUCTIVA
277.4 TRASTORNOS DE LA EXCRECIÓN
DE LA BILIRRUBINA

PREDOMINIO DE LA BILIRRUBINA DIRECTA (CONJUGADA)

Obstrucción extrahepática.
Anomalías del conducto colédoco: cálculos, neoplasia, estenosis, quiste, colangitis esclerosante.
Metástasis de carcinoma.
Carcinoma pancreático, seudoquiste.
Carcinoma ampular.
Enfermedad hepatocelular: hepatitis, cirrosis.
Fármacos: estrógenos, fenotiazinas, captopril, metiltestosterona, labetalol.
Ictericia colestásica del embarazo.
Trastornos hereditarios: síndrome de Dubin-Johnson, síndrome de Rotor.
Colestasis intrahepática benigna recurrente.

PREDOMINIO DE LA BILIRRUBINA INDIRECTA (NO CONJUGADA)

Hemólisis: anemias hemolíticas hereditarias y adquiridas.
Producción ineficaz de la médula ósea.
Alteración de la conjugación hepática: cloranfenicol.
Ictericia neonatal.
Trastornos hereditarios: síndrome de Gilbert, síndrome de Crigler-Najjar.

ICTUS[33]

CIE-9MC 436 ICTUS AGUDO

Hipoglucemia.
Sobredosis o intoxicación por fármacos.
Reacción histérica de conversión.
Hiperventilación.
Encefalopatía metabólica.
Migraña.
Síncope.
Amnesia global transitoria.
Convulsiones.
Vértigo vestibular.

ICTUS EN ADULTOS JÓVENES, ETIOLOGÍA[1]

CIE-9MC 436

Factores cardíacos (defecto del tabique interauricular, prolapso de la válvula mitral, orificio oval permeable).
Factores inflamatorios (LES, panarteritis nudosa).
Infecciones (endocarditis, neurosífilis).
Fármacos y drogas (cocaína, heroína, anticonceptivos orales, descongestivos).
Disección arterial.
Factores hematológicos (CID, PTT, deficiencias de proteína C, proteína S y antitrombina III).
Migraña.
Angiopatía posparto.
Otros: aterosclerosis prematura, displasia fibromuscular.

ICTUS PEDIÁTRICO[20]

CIE-9MC 436 ICTUS AGUDO

CARDIOPATÍA

Congénita:
Estenosis aórtica.
Estenosis mitral, prolapso mitral.
Defectos del tabique ventricular.
Conducto arterioso permeable.
Cardiopatía congénita cianótica con cortocircuito derecha-izquierda.
Adquirida:
Endocarditis (bacteriana, LES).
Enfermedad de Kawasaki.
Miocardiopatía.
Mixoma auricular.
Arritmia.
Embolia paradójica por un orificio oval permeable.
Fiebre reumática.
Válvula cardíaca protésica.

ANOMALÍAS HEMATOLÓGICAS

Hemoglobinopatías:
Anemia de células falciformes (SS).
Anemia de células falciformes (SC).
Policitemia.
Leucemia/linfoma.

Trombocitopenia.
Trombocitosis.
Coagulopatías:
  Deficiencia de proteína C.
  Deficiencia de proteína S.
  Factor V de Leiden.
  Deficiencia de antitrombina III.
  Anticoagulante lúpico:
    Uso de anticonceptivos orales.
    Embarazo y período posparto.
    Coagulación intravascular diseminada.
    Hemoglobinuria paroxística nocturna.
    Enfermedad intestinal inflamatoria (trombosis).

TRASTORNOS INFLAMATORIOS

Meningitis:
  Viral.
  Bacteriana.
  Tuberculosis.
Infección sistémica:
  Viremia.
  Bacteriemia.
  Infecciones locales de la cabeza y el cuello.
Inflamación inducida por fármacos:
  Anfetaminas
  Cocaína.
Enfermedades autoinmunitarias:
  Lupus eritematoso sistémico.
  Artritis reumatoide juvenil.
  Arteritis de Takayasu.
  Enfermedad mixta del tejido conjuntivo.
  Panarteritis nudosa.
  Vasculitis primaria del SNC.
  Sarcoidosis.
  Síndrome de Behçet.
  Granulomatosis de Wegener.

ENFERMEDADES METABÓLICAS ASOCIADAS A ICTUS

Homocistinuria.
Seudoxantoma elástico.
Enfermedad de Fabry.
Deficiencia de sulfito oxidasa.
Trastornos mitocondriales:
  Síndrome MELAS (encefalomiopatía mitocondrial, acidosis láctica e ictus).
  Síndrome de Leigh.
Deficiencia de ornitina trascarbamilasa.

PROCESOS VASCULARES INTRACEREBRALES

Rotura de aneurisma.
Malformación arteriovenosa.
Displasia fibromuscular.
Enfermedad de Moyamoya.
Cefalea migrañosa.
Vasoespasmo posthemorragia subaracnoidea.
Telangiectasia hemorrágica hereditaria.
Síndrome de Sturge-Weber.
Disección de la arteria carótida.
Posvaricela.

TRAUMATISMOS Y OTRAS CAUSAS EXTERNAS

Maltrato infantil.
Traumatismo craneal/cervical.
Traumatismo oral.
Embolia placentaria.
Tratamiento mediante oxigenación con membrana extracorpórea.

ÍLEO PARALÍTICO[23]

CIE-9MC 560.1

Traumatismo abdominal.
Infección (retroperitoneal, pélvica, intratorácica).
Laparotomía.
Metabolopatía (hipopotasemia).
Cólico renal.
Lesión osteoarticular (fractura costal, fractura vertebral).
Medicaciones (p. ej., opiáceos).

IMPOTENCIA[24]

CIE-9MC 302.72 PSICOSEXUAL
607.84 ORGÁNICA
997.99 ORGÁNICA POSPROSTATECTOMÍA

Psicógena.
Endocrina: hiperprolactinemia, DM, síndrome de Cushing, hipo o hipertiroidismo, anomalía del eje hipotálamo-hipofiso-testicular.
Vascular: insuficiencia arterial, fístula venosa, malformación arteriovenosa, traumatismo local.
Medicaciones.
Neurógena: neuropatía neurovegetativa o sensitiva, traumatismo o tumor medular, ACVA, esclerosis múltiple, epilepsia del lóbulo temporal.
Enfermedad sistémica: insuficiencia renal, EPOC, cirrosis hepática, distrofia miotónica,
Enfermedad de Peyronie.
Prostatectomía.

INCONTINENCIA ANAL[23]

CIE-9MC 787-6

TRAUMÁTICA

Lesión neural quirúrgica.
Lesión de la médula espinal.
Traumatismo obstétrico.
Lesión esfinteriana.

NEUROLÓGICA

Lesiones de la médula espinal.
Demencia.
Neuropatía neurovegetativa (p. ej., diabetes mellitus).
Obstétricas: elongación del nervio pudendo durante la cirugía.
Enfermedad de Hirschsprung.

EFECTO DE MASA

Carcinoma del conducto anal.
Carcinoma rectal.
Cuerpo extraño.
Impactación fecal.
Hemorroides.

MÉDICA

Prolapso.
Enfermedad inflamatoria.
Diarrea.
Abuso de laxantes.

PEDIÁTRICA

Congénita.
Meningocele.
Mielomeningocele.
Espina bífida.
Después de cirugía correctora para ano imperforado.
Agresión sexual.
Encopresis.

INFECCIÓN POR EL VIH, ANOMALÍAS EN LA RADIOGRAFÍA DE TÓRAX[23]

CIE-9MC 042 INFECCIÓN SINTOMÁTICA POR EL VIH
V08 INFECCIÓN ASINTOMÁTICA POR EL VIH

INFILTRACIÓN INTERSTICIAL DIFUSA

Pneumocystis jiroveci.
Citomegalovirus.
Mycobacterium tuberculosis.
Complejo *Mycobacterium avium.*
Histoplasmosis.
Coccidioidomicosis.
Neumonitis intersticial linfoide.

CONSOLIDACIÓN FOCAL

Neumonía bacteriana.
Mycoplasma pneumoniae.
Pneumocystis jiroveci.
Mycobacterium tuberculosis.
Complejo *Mycobacterium avium.*

LESIONES NODULARES

Sarcoma de Kaposi.
Mycobacterium tuberculosis.
Complejo *Mycobacterium avium.*
Lesiones fúngicas.
Toxoplasmosis.

LESIONES CAVITADAS

Pneumocystis jiroveci.
Mycobacterium tuberculosis.
Infección bacteriana.

DERRAME PLEURAL

Sarcoma de Kaposi.
(Un derrame pequeño puede asociarse a cualquier infección).

ADENOPATÍA

Sarcoma de Kaposi.
Linfoma.
Mycobacterium tuberculosis.
Cryptococcus.

NEUMOTÓRAX

Sarcoma de Kaposi.

INFECCIÓN POR EL VIH, DETERIORO COGNITIVO[22]

CIE-9MC 042 INFECCIÓN SINTOMÁTICA POR EL VIH

ESTADIO PRECOZ O INTERMEDIO DE LA ENFERMEDAD POR EL VIH

Depresión.
Alcoholismo y consumo de drogas.
Deterioro cognitivo inducido por medicación.
Encefalopatías metabólicas.
Deterioro cognitivo relacionado con el VIH.

ENFERMEDAD AVANZADA POR EL VIH (CD4$^+$ <100/MM^3)

Infecciones oportunistas del SNC.
Neurosífilis.
Linfoma del SNC.
Leucoencefalopatía multifocal progresiva.
Depresión.
Encefalopatías metabólicas.
Deterioro cognitivo inducido por medicación.
Ictus.
Demencia por VIH.

INFECCIÓN POR EL VIH, ENFERMEDAD DEL APARATO DIGESTIVO INFERIOR[22]

CIE-9MC 042 INFECCIÓN SINTOMÁTICA POR EL VIH

CAUSAS DE ENTEROCOLITIS

Bacterias:
Campylobacter jejuni y otras especies.
Salmonella spp.
Shigella flexneri.
Aeromonas hydrophila.
Plesiomonas shigelloides.
Yersinia enterocolitica.
Vibrio spp.
Complejo *Mycobacterium avium.*
Mycobacterium tuberculosis.
Escherichia coli (enterotoxígena, enteroadhesiva).
Sobrecrecimiento bacteriano.
Clostridium difficile (toxina).
Parásitos:
Cryptosporidium parvum.
Orden Microsporida *(Enterocytozoon bieneusi, Septata intestinalis).*
Isospora belli.
Entamoeba histolytica.
Giardia lamblia.
Cyclospora cayetanensis.
Virus:
Citomegalovirus.
Adenovirus.
Calicivirus.
Astrovirus.
Picobirnavirus.
Virus de la inmunodeficiencia humana.
Hongos:
Histoplasma capsulatum.

CAUSAS DE PROCTITIS

Bacterias:
Chlamydia trachomatis.
Neisseria gonorrhoeae.
Treponema pallidum.
Virus:
Herpes simple.
Citomegalovirus.

INFECCIÓN POR EL VIH, ENFERMEDAD ESOFÁGICA

EL CÓDIGO CIE-9MC VARÍA SEGÚN EL DIAGNÓSTICO ESPECÍFICO

Infección por *Candida.*
Infección por citomegalovirus.
Aftas.
Herpes simple.

INFECCIÓN POR EL VIH, ENFERMEDAD PULMONAR[22]

CIE-9MC 042 INFECCIÓN SINTOMÁTICA POR EL VIH

MICOBACTERIAS

M. tuberculosis.
M. kansasii.
Complejo *M. avium.*
Otras micobacterias no tuberculosas.

OTRAS BACTERIAS

Streptococcus pneumoniae.
Staphylococcus aureus.
Haemophilus influenzae.
Enterobacteriaceae.
Pseudomonas aeruginosa.
Moraxella catarrhalis.
Streptococcus del grupo A.
Nocardia spp.
Rhodococcus equi.
Chlamydia pneumoniae.

HONGOS

Pneumocystis jiroveci.
Cryptococcus neoformans.
Histoplasma capsulatum.
Coccidioides immitis.
Aspergillus spp.
Blastomyces dermatitidis.
Penicillium marneffei.

VIRUS

Citomegalovirus.
Virus herpes simple.
Adenovirus.
Virus sincitial respiratorio.
Virus de la gripe.
Virus parainfluenza.

OTROS

Toxoplasma gondii.
Strongyloides stercoralis.
Sarcoma de Kaposi.
Linfoma.
Cáncer de pulmón.
Neumonitis intersticial linfocítica.
Neumonitis intersticial inespecífica.
Bronquiolitis obliterante con neumonía organizada.
Hipertensión pulmonar.
Enfermedad enfisematosa o bullosa.
Neumotórax.
Insuficiencia cardíaca congestiva.
Lesión alveolar difusa.
Embolia pulmonar.

INFECCIÓN POR EL VIH, HEPATOPATÍA[22]

CIE-9MC 042 INFECCIÓN SINTOMÁTICA POR EL VIH

VIRUS

Hepatitis A.
Hepatitis B.
Hepatitis C.
Hepatitis D (con VHB).
Virus de Epstein-Barr.
Citomegalovirus.
Virus herpes simple.
Adenovirus.
Virus de la varicela-zóster.

MICOBACTERIAS

Complejo *Mycobacterium avium.*
Mycobacterium tuberculosis.

HONGOS

Histoplasma capsulatum.
Cryptococcus neoformans.
Coccidioides immitis.
Candida albicans.

Pneumocystis jiroveci.
Penicillium marneffei.

PROTOZOOS

Toxoplasma gondii.
Cryptosporidium parvum.
Microsporida spp.
Schistosoma.

BACTERIAS

Bartonella henselae (púrpura hepática).

NEOPLASIAS MALIGNAS

Sarcoma de Kaposi (VHH-8).
Linfoma no Hodgkin.
Carcinoma hepatocelular.

MEDICACIONES

Zidovudina.
Didanosina.
Ritonavir.
Otros inhibidores de la proteasa del VIH-1.
Fluconazol.
Antibióticos macrólidos.
Isoniazida.
Rifampicina.
Trimetoprima-sulfametoxazol.

INFECCIÓN POR EL VIH, LESIONES ANORRECTALES[23]

CIE-9MC 042 INFECCIÓN SINTOMÁTICA POR EL VIH
V08 INFECCIÓN ASINTOMÁTICA POR EL VIH

TRASTORNOS FRECUENTES

Fisura anal.
Absceso y fístula.
Hemorroides.
Prurito anal.
Enfermedad pilonidal.

ETS FRECUENTES

Gonorrea.
Chlamydia.
Herpes.
Chancroide.
Sífilis.
Condilomas acuminados.

TRASTORNOS ATÍPICOS

Infecciosos: tuberculosis, CMV, actinomicosis, criptococosis.
Neoplásicos: linfoma, sarcoma de Kaposi, carcinoma epidermoide.
Otros: idiopáticos y úlceras.

INFECCIÓN POR EL VIH, MANIFESTACIONES CUTÁNEAS[18]

CIE-9MC 042 INFECCIÓN SINTOMÁTICA POR EL VIH
V08 INFECCIÓN ASINTOMÁTICA POR EL VIH

INFECCIÓN BACTERIANA

Angiomatosis bacilar: numerosos nódulos angiomatosos asociados a fiebre, escalofríos y pérdida de peso.
Staphylococcus aureus: foliculitis, ectima, impétigo, impétigo ampolloso, forúnculos, ántrax.
Sífilis: puede aparecer de diversas formas (primaria, secundaria, terciaria); el chancro puede hacerse doloroso debido a infección secundaria.

INFECCIÓN FÚNGICA

Candidiasis: mucosas (oral, vulvovaginal), con menor frecuencia intertrigo o paroniquia candidiásicos.

Criptococosis: pápulas o nódulos muy parecidos al molusco contagioso; otras formas son las pústulas, pápulas purpúricas y placas vegetantes.

Dermatitis seborreica: descamación y eritema en las zonas pilosa (cejas, cuero cabelludo, tórax y región púbica).

INFESTACIONES POR ARTRÓPODOS

Sarna: prurito con o sin exantema, que suele ser generalizado, pero puede limitarse a un solo dedo.

INFECCIÓN VIRAL

Herpes simple: lesión vesiculosa en grupos: perianal, genital, orofacial; puede ser diseminado.

Herpes zóster: vesículas dolorosas con distribución por dermatomas, que pueden ulcerarse o diseminarse.

VIH: las máculas y pápulas eritematosas aisladas en la parte superior del tronco, palmas y plantas son los signos cutáneos más característicos de la infección aguda por el VIH.

Virus del papiloma humano: verrugas genitales (pueden hacerse extensas de forma infrecuente).

Sarcoma de Kaposi (virus herpes): máculas o pápulas eritematosas; aumentan de tamaño con ritmo variable; nódulos o placas violáceas; en ocasiones son dolorosas.

Molusco contagioso: pápulas umbilicadas aisladas, de forma habitual en la cara, cuello y regiones intertriginosas (axila, ingle, nalgas).

NO INFECCIOSAS

Reacciones medicamentosas: más frecuentes y graves en los pacientes con VIH.

Deficiencias nutricionales: aparecen sobre todo en niños y pacientes con diarrea crónica; manifestaciones cutáneas difusas, en función de la deficiencia.

Psoriasis: lesiones descamativas; difusa o localizada; puede asociarse a artritis.

Vasculitis: erupción purpúrica palpable (puede parecerse a una embolia séptica).

INFECCIÓN POR EL VIH, MANIFESTACIONES OCULARES[33]

CIE-9MC 042 INFECCIÓN SINTOMÁTICA POR EL VIH
V08 INFECCIÓN ASINTOMÁTICA POR EL VIH

PÁRPADOS

Molusco contagioso.
Sarcoma de Kaposi.

CÓRNEA/CONJUNTIVA

Queratoconjuntivitis seca.
Queratitis ulcerativa bacteriana/fúngica.
Herpes simple.
Herpes zóster oftálmico.
Microvasculopatía conjuntival.
Sarcoma de Kaposi.

RETINA, COROIDES Y CUERPO VÍTREO

Microvasculopatía.
Endoftalmitis.
Retinitis por citomegalovirus.
Necrosis retiniana aguda.
Sífilis.
Toxoplasmosis.
Coroidopatía por *Pneumocystis*.
Criptococosis.
Infección micobacteriana.
Linfoma intraocular.
Candidiasis.
Histoplasmosis.

FÁRMACOS ASOCIADOS A TOXICIDAD OCULAR

Rifabutina.
Didanosina.

NEUROOFTÁLMICAS

Edema del disco óptico.
Neuropatía óptica primaria o secundaria.
Parálisis de nervios craneales.

ORBITARIAS

Linfoma.
Infección.
Seudotumor.

INFECCIONES RELACIONADAS CON GARRAPATAS

CIE-9MC 082.0 FIEBRE MACULOSA DE LAS MONTAÑAS ROCOSAS
066.1 FIEBRE POR GARRAPATAS DE COLORADO
088.82 BABESIOSIS
082.8 EHRLIQUIOSIS
088.81 ENFERMEDAD DE LYME

Enfermedad de Lyme.
Fiebre maculosa de las montañas rocosas.
Babesiosis.
Tularemia.
Fiebre Q.
Fiebre por garrapata de Colorado.
Ehrliquiosis.
Fiebre recidivante.

INFERTILIDAD FEMENINA[12]

CIE-9MC 628.9

ENFERMEDADES DE LA TROMPA DE FALOPIO

EPI o infección puerperal.
Anomalías congénitas.
Endometriosis.
Secundaria a peritonitis pasada de origen no genital.
Amenorrea y anovulación.
Trastornos anovulatorios leves.

FACTORES CERVICALES Y UTERINOS

Leiomiomas y pólipos.
Anomalías uterinas.
Sinequias intrauterinas (síndrome de Asherman).
Destrucción de las glándulas endocervicales (posquirúrgica o postinfecciosa).

FACTORES VAGINALES

Ausencia congénita de vagina.
Himen imperforado.
Vaginismo.
Vaginitis.

FACTORES INMUNOLÓGICOS

Anticuerpos inmovilizadores del esperma.
Anticuerpos aglutinantes del esperma.

FACTORES NUTRICIONALES Y METABÓLICOS

Trastornos tiroideos.
Diabetes mellitus.
Trastornos nutricionales graves.

INFERTILIDAD MASCULINA[12]

CIE-9MC 606.9

DISMINUCIÓN DE LA PRODUCCIÓN DE ESPERMATOZOIDES

Varicocele.
Insuficiencia testicular.
Trastornos endocrinos.
Criptorquidia.
Estrés, tabaquismo, cafeína, nicotina, drogas.

OBSTRUCCIÓN DUCTAL

Epididimaria (postinfecciosa).
Ausencia congénita del conducto deferente.
Conducto eyaculatorio (postinfecciosa).
Posvasectomía.

INCAPACIDAD DE DEPOSITAR EL ESPERMA EN LA VAGINA

Trastornos eyaculatorios.
Hipospadias.
Problemas sexuales (es decir, impotencia), médicos o psicológicos.

ANOMALÍAS DEL SEMEN

Infección.
Volumen anómalo.
Viscosidad anómala.
Anomalía de la movilidad espermática.

FACTORES INMUNOLÓGICOS

Anticuerpos inmovilizadores del esperma.
Anticuerpos aglutinantes del esperma.

INFLAMACIÓN ARTICULAR

CIE-9MC 719.0 AÑADIR EL 5.º DÍGITO
    0 LOCALIZACIÓN NO ESPECIFICADA
    1 REGIÓN DEL HOMBRO
    2 TERCIO SUPERIOR DEL BRAZO (CODO, HÚMERO)
    3 ANTEBRAZO (RADIO, MUÑECA, CÚBITO)
    4 MANO
    5 REGIÓN PÉLVICA Y MUSLO
    6 PIERNA (PERONÉ, RÓTULA, TIBIA)
    7 TOBILLO Y/O PIE

Traumatismo.
Artrosis.
Gota.
Artritis piógena.
Seudogota.
Artritis reumatoide.
Síndrome viral.

INSOMNIO[30]

CIE-9MC 780.52 INSOMNIO SIN ESPECIFICAR
    307.42 INSOMNIO CRÓNICO ASOCIADO A ANSIEDAD O DEPRESIÓN
    780.51 INSOMNIO CON APNEA DEL SUEÑO

Trastorno de ansiedad, insomnio psicofisiológico.
Depresión.
Fármacos (p. ej., cafeína, anfetaminas, cocaína), trastorno del sueño dependiente de hipnóticos.
Dolor, fibromialgia.
Higiene inadecuada del sueño.
Síndrome de las piernas inquietas.
Apnea obstructiva del sueño.
Bruxismo del sueño.

Enfermedad médica (p. ej., enfermedad por reflujo gastroesofágico, asma relacionado con el sueño, parkinsonismo y trastornos de los movimientos.
Narcolepsia.
Otros: movimientos periódicos de las piernas durante el sueño, apnea del sueño central, trastorno de la conducta durante la fase REM.

INSUFICIENCIA RENAL, CAUSAS INTRÍNSECAS O PARENQUIMATOSAS[33]

CIE-9MC 584. AGUDA, USAR EL 4.º DÍGITO
    5 CON NECROSIS TUBULAR AGUDA
    6 CON NECROSIS CORTICAL
    7 CON NECROSIS MEDULAR
    8 CON OTRAS ALTERACIONES ANATOMOPATOLÓGICAS RENALES NO ESPECIFICADAS
    9 INSUFICIENCIA RENAL SIN ESPECIFICAR
    585. INSUFICIENCIA RENAL CRÓNICA

ANOMALÍAS DE LA VASCULATURA

Arterias renales: aterosclerosis, tromboembolia, arteritis.
Venas renales: trombosis.
Microvasculatura: vasculitis, microangiopatía trombótica.

ANOMALÍAS DE LOS GLOMÉRULOS (GLOMERULONEFRITIS AGUDA)

Enfermedad antimembrana basal glomerular (síndrome de Goodpasture).
Glomerulonefritis por inmunocomplejos: LES, postinfecciosa, idiopática, membranoproliferativa.

ANOMALÍAS DEL INTERSTICIO (NEFRITIS INTERSTICIAL AGUDA)

Fármacos (p. ej., antibióticos, AINE, diuréticos, anticomiciales, alopurinol).
Pielonefritis infecciosa.
Infiltrativa: linfoma, leucemia, sarcoidosis.

ANOMALÍAS DE LOS TÚBULOS

Obstrucción física (ácido úrico, oxalato, cadenas ligeras).
Necrosis tubular aguda:
    Isquémica.
Tóxica (antibióticos, quimioterapia, inmunosupresores, contrastes radiológicos, metales pesados, mioglobina, eritrocitos hemolisados).

INSUFICIENCIA RENAL, CAUSAS POSRENALES[33]

CIE-9MC 584. AGUDA, USAR EL 4.º DÍGITO
    5 CON NECROSIS TUBULAR AGUDA
    6 CON NECROSIS CORTICAL
    7 CON NECROSIS MEDULAR
    8 CON OTRAS ALTERACIONES ANATOMOPATOLÓGICAS RENALES NO ESPECIFICADAS
    9 INSUFICIENCIA RENAL SIN ESPECIFICAR
    585. INSUFICIENCIA RENAL CRÓNICA

URÉTER Y PELVIS RENAL

Obstrucción intrínseca:
    Coágulos sanguíneos.
Cálculos.
Papilas desprendidas: diabetes, anemia de células falciformes, nefropatía por analgésicos.
Inflamatoria: masas de hongos.
Obstrucción extrínseca:

Neoplasia maligna.
Fibrosis retroperitoneal.
Iatrogénica: ligadura ureteral inadvertida.

VEJIGA URINARIA

Hipertrofia o neoplasia maligna prostática.
Vejiga neurógena.
Coágulos sanguíneos.
Cáncer vesical.
Cálculos.

URETRAL

Estenosis.
Válvulas congénitas.

INSUFICIENCIA RENAL, CAUSAS PRERRENALES[33]

> **CIE-9MC 584. AGUDA, USAR EL 4.º DÍGITO**
> **5 CON NECROSIS TUBULAR AGUDA**
> **6 CON NECROSIS CORTICAL**
> **7 CON NECROSIS MEDULAR**
> **8 CON OTRAS ALTERACIONES**
> **ANATOMOPATOLÓGICAS RENALES**
> **NO ESPECIFICADAS**
> **9 INSUFICIENCIA RENAL SIN ESPECIFICAR**
> **585. INSUFICIENCIA RENAL CRÓNICA**

DISMINUCIÓN DEL GASTO CARDÍACO

ICC.
Arritmias.
Constricción o taponamiento pericárdicos.
Embolia pulmonar.

HIPOVOLEMIA

Pérdidas digestivas (vómitos, diarrea, aspiración nasogástrica).
Hemorragia (traumatismo, cirugía digestiva).
Pérdidas renales (diuréticos, deficiencia de mineralcorticoides, diuresis postobstructiva).
Pérdidas cutáneas (quemaduras).

REDISTRIBUCIÓN DE VOLUMEN (DISMINUCIÓN DEL VOLUMEN DE SANGRE EFECTIVO)

Estados de hipoalbuminemia (cirrosis, nefrosis).
Secuestro de líquidos en el «tercer» espacio (isquemia intestinal, peritonitis, pancreatitis).
Vasodilatación periférica (sepsis, vasodilatadores, anafilaxia).

ALTERACIÓN DE LA RESISTENCIA VASCULAR RENAL

Aumento de la resistencia vascular aferente (AINE, hepatopatía, sepsis, hipercalcemia, ciclosporina).
Disminución del tono arteriolar eferente (IECA).

INSUFICIENCIA RESPIRATORIA CON HIPOVENTILACIÓN[25]

> **CIE-9MC 518.81 INSUFICIENCIA RESPIRATORIA**

CAPACIDAD RESPIRATORIA ANÓMALA (TRABAJO RESPIRATORIO NORMAL)

Depresión aguda del sistema nervioso central:
Varias causas.
Síndromes de hipoventilación central crónica:
Síndrome de obesidad-hipoventilación.
Síndrome de apnea del sueño.
Hipotiroidismo.
Síndrome de Shy-Drager (síndrome de atrofia multisistémica).

Síndromes de parálisis tóxica aguda:
Botulismo.
Tétanos.
Ingestión o picaduras tóxicas.
Intoxicación con organofosforados.
Trastornos neuromusculares (agudos y crónicos):
Miastenia grave.
Síndrome de Guillain-Barré.
Fármacos.
Esclerosis lateral amiotrófica.
Distrofias musculares.
Polimiositis.
Lesión de la médula espinal.
Parálisis traumática del nervio frénico.

TRABAJO PULMONAR ANÓMALO

Enfermedad pulmonar obstructiva crónica:
Bronquitis crónica.
Bronquitis asmática.
Enfisema.
Asma y síndromes de hiperreactividad bronquial aguda.
Obstrucción de la vía respiratoria alta.
Enfermedades pulmonares intersticiales.

TRABAJO EXTRAPULMONAR ANÓMALO

Trastornos crónicos de la caja torácica.
Cifoescoliosis grave.
Tras toracoplastia.
Tras lesión de la caja torácica.
Traumatismos y quemaduras agudas de la caja torácica.
Neumotórax.
Fibrosis y derrames pleurales.
Procesos abdominales.

INSUFICIENCIA TESTICULAR[9]

> **CIE-9MC 257.1 INSUFICIENCIA TESTICULAR**

PRIMARIA

Síndrome de Klinefelter (XXY).
XYY.
Síndrome de los testículos ausentes (torsión intrauterina o posnatal).
Síndrome de Noonan.
Varicocele.
Distrofia miotónica.
Orquitis (paperas, gonorrea).
Criptorquidia.
Exposición a químicos.
Irradiación testicular.
Lesión medular.
Insuficiencia poliglandular.
Oligospermia o azoospermia idiopáticas.
Aplasia de células germinales (síndrome de células de Sertoli aisladas).
Insuficiencia testicular idiopática.
Torsión testicular.
Traumatismo testicular.
Dietilestilbestrol (exposición intrauterina por uso materno durante el embarazo).
Tumor testicular con radioterapia, quimioterapia o cirugía (disección ganglionar retroperitoneal u orquiectomía) posteriores.

SECUNDARIA

Pubertad retrasada.
Síndrome de Kallmann.
Deficiencia aislada de gonadotropina.
Síndrome de Prader-Labhart-Willi.
Síndrome de Laurence-Moon-Biedl.
Irradiación del sistema nervioso central.

Panhipopituitarismo prepuberal.
Panhipopituitarismo pospuberal.
Hipogonadismo secundario a hiperprolactinemia.
Síndrome adrenogenital.
Hepatopatía crónica.
Insuficiencia renal crónica/uremia.
Hemocromatosis.
Síndrome de Cushing.
Malnutrición.
Obesidad masiva.
Anemia de células falciformes.
Hiper/hipotiroidismo.
Uso de esteroides anabolizantes.

INSUFICIENCIA VENTRICULAR

CIE-9MC 429.9 DISFUNCIÓN VENTRICULAR

INSUFICIENCIA VENTRICULAR IZQUIERDA

Hipertensión sistémica.
Valvulopatía cardíaca (estenosis aórtica, insuficiencia aórtica, insuficiencia mitral).
Miocardiopatía, miocarditis.
Endocarditis bacteriana.
Infarto de miocardio.
Estenosis subaórtica hipertrófica idiopática.

INSUFICIENCIA VENTRICULAR DERECHA

Valvulopatía cardíaca (estenosis mitral).
Hipertensión pulmonar.
Endocarditis bacteriana del lado derecho.
Infarto ventricular derecho.

INSUFICIENCIA BIVENTRICULAR

Insuficiencia ventricular izquierda.
Miocardiopatía.
Miocarditis.
Arritmias.
Anemia.
Tirotoxicosis.
Fístula arteriovenosa.
Enfermedad de Paget.
Beri-beri

ISQUEMIA MESENTÉRICA NO OCLUSIVA[23]

**CIE-9MC 557.0 EMBOLIA O INFARTO ARTERIALES
MESENTÉRICOS
557.1 INSUFICIENCIA ARTERIAL MESENTÉRICA
CRÓNICA
902.39 LESIÓN VENOSA MESENTÉRICA**

Estados de bajo flujo producidos por enfermedad cardiovascular (ICC, shock cardiogénico, tras circulación extracorpórea, arritmias).
Shock séptico.
Inducidos por fármacos (cocaína, vasopresores, intoxicación con alcaloides del cornezuelo).

ISQUEMIA MIOCÁRDICA[33]

**CIE-9MC 414.8 ISQUEMIA (CRÓNICA)
411.89 ISQUEMIA AGUDA SIN IM**

Coronariopatía obstructiva aterosclerótica.
Coronariopatía no aterosclerótica:
  Espasmo arterial coronario.
  Anomalías congénitas de las arterias coronarias:
    -Origen anómalo de las arterias coronarias a partir de la arteria pulmonar.

-Origen aberrante de las arterias coronarias a partir de la aorta o de otra arteria coronaria.
    -Fístula arteriovenosa coronaria.
    -Aneurisma de las arterias coronarias.
Trastornos adquiridos de las arterias coronarias:
  Embolia arterial coronaria.
  Disección:
    -Quirúrgica.
    -Durante una angioplastia coronaria percutánea.
    -Disección aórtica.
    -Espontánea (p. ej., durante el embarazo).
  Compresión extrínseca:
    -Tumores.
    -Granulomas.
    -Amiloidosis.
  Colagenosis vascular:
    -Panarteritis nudosa.
    -Arteritis de la temporal.
    -Artritis reumatoide.
    -Lupus eritematoso sistémico.
    -Esclerodermia.
  Otros trastornos:
    -Radiación.
    -Traumatismo.
    -Enfermedad de Kawasaki.
  Sífilis.
Trastornos hereditarios:
  Seudoxantoma elástico.
  Gargolismo
  Progeria.
  Homocistinuria.
  Oxaluria primaria.
Causas «funcionales» de isquemia miocárdica en ausencia de coronariopatía anatómica:
  Síndrome X.
  Miocardiopatía hipertrófica.
  Miocardiopatía dilatada.
  Puentes musculares.
  Cardiopatía hipertensiva.
  Hipertensión pulmonar.
  Valvulopatía cardíaca: estenosis aórtica, insuficiencia aórtica.

LESIÓN CAVITARIA EN LA RADIOGRAFÍA DE TÓRAX[14]

**CIE-9MC 793.1 ANOMALÍA DE LOS CAMPOS PULMONARES
EN LA RADIOGRAFÍA DE TÓRAX**

INFECCIONES NECROSANTES

Bacterias: anaerobios, *Staphylococcus aureus*, bacterias intestinales gramnegativas, *Pseudomonas aeruginosa*, *Legionella* spp., *Haemophilus influenzae*, *Streptococcus pyogenes*, *Streptococcus pneumoniae* (¿?), *Rhodococcus*, *Actinomyces*.
Micobacterias: *Mycobacterium tuberculosis*, *Mycobacterium kansasii*, MAI.
Microorganismos de tipo bacteriano: género *Nocardia*.
Hongos: *Coccidioides immitis*, *Histoplasma capsulatum*, *Blastomyces hominis*, género *Aspergillus*, género *Mucor*.
Parasitarias: *Entamoeba histolytica*, *Echinococcus*, *Paragonimus westermani*.

INFARTO CAVITADO

Infarto aséptico (con o sin infección sobreañadida).
Contusión pulmonar.

EMBOLIA SÉPTICA

S. aureus, anaerobios, otros.

VASCULITIS

Granulomatosis de Wegener, periarteritis.

NEOPLASIAS

Carcinoma broncógeno, carcinoma metastásico, linfoma.

OTRAS LESIONES

Quistes, ampollas, bullas o neumatocele con o sin colección de líquido.
Secuestro.
Empiema con nivel hidroaéreo.
Bronquiectasias.

LESIÓN INFLAMATORIA DE LA MAMA[10]

CIE-9MC 611.0 MASTITIS AGUDA
610.1 MASTITIS QUÍSTICA CRÓNICA
771.5 MASTITIS INFECCIOSA NEONATAL
778.7 MASTITIS NO INFECCIOSA NEONATAL

Mastitis (*S. aureus, estreptococo betahemolítico*).
Traumatismo.
Cuerpo extraño (suturas, implantes mamarios).
Granuloma (TB, fúngico).
Necrosis grasa tras biopsia.
Necrosis o infarto (tratamiento anticoagulante, embarazo).
Neoplasia maligna mamaria.

LESIÓN INTRACRANEAL

CIE-9MC 348.8

Tumor (primario o metastásico).
Absceso.
Ictus.
Hemorragia intracraneal.
Angioma.
Esclerosis múltiple (lesión inicial única).
Granuloma.
Encefalitis herpética.
Artefacto.

LESIONES DE LA VULVA[10]

CIE-9MC 625.8 MASA VULVAR
098.0 ÚLCERA VULVAR GONOCÓCICA
091.0 ÚLCERA VULVAR SIFILÍTICA
616.51 ENFERMEDAD DE BEHÇET
624.0 LEUCOPLASIA
624.8 DISPLASIA
233.3 CARCINOMA
616.9 LESIÓN INFLAMATORIA
624.4 CICATRIZ VULVAR (ANTIGUA)
624.1 ATROFIA VULVAR

LESIÓN ERITEMATOSA

Infección/infestación:
Infección fúngica:
  Candida.
  Tiña crural.
  Intertrigo.
  Pitiriasis versicolor.
Sarcoptes scabiei.
Eritrasma: *Corynebacterium minutissimum.*
Granuloma inguinal: *Calymmatobacterium granulomatis.*
Foliculitis: *Staphylococcus aureus.*
Hidradenitis supurada.
Síndrome de Behçet.

Inflamación:
Vulvitis reactiva.
Irritación química:
  Detergente.
  Colorantes.
  Perfume.
  Espermicida.
  Lubricantes.
  Aerosoles higiénicos.
  Podofilina.
  5-FU tópico.
  Saliva.
  Violeta de Genciana.
  Semen.
Traumatismo mecánico: rascado.
Adenitis vestibular.
Vulvodinia esencial.
Psoriasis.
Dermatitis seborreica.
Neoplasia:
Neoplasia vulvar intraepitelial (VIN):
  Displasia leve.
  Displasia moderada.
  Displasia grave.
  Carcinoma in situ.
Distrofia vulvar.
Enfermedad de Bowen.
Cáncer invasivo:
  Carcinoma epidermoide.
  Melanoma maligno.
  Sarcoma.
  Carcinoma basocelular.
  Adenocarcinoma.
  Enfermedad de Paget.
  Indiferenciado.

LEUCOPLASIA

Distrofia vulvar:
  Liquen escleroso.
  Distrofia vulvar.
  Hiperplasia vulvar.
  Distrofia mixta.
VIN.
Vitíligo.
Albinismo parcial.
Intertrigo.
Tratamiento con radioterapia.

LESIÓN PIGMENTADA

Lentigo.
Nevos (mola).
Neoplasia (v. Neoplasias a continuación).
Hiperpigmentación reactiva.
Queratosis seborreica.
Pediculosis púbica.

LESIÓN ULCEROSA

Infección:
Herpes simple.
Vaccinia.
Treponema pallidum.
Granuloma inguinal.
Piodermitis.
Tuberculosis.
No infecciosa:
Enfermedad de Behçet.
Enfermedad de Crohn
Pénfigo.
Penfigoide.
Hidradenitis supurada (v. Neoplasias, a continuación).

Neoplasias:

Carcinoma basocelular.
Carcinoma epidermoide.
Tumor vulvar <1 cm:
   Condiloma acuminado.
   Molusco contagioso.
   Inclusión epidérmica.
   Quiste vulvar.
   Conducto mesonéfrico.
   VIN.
   Hemangioma.
   Hidradenoma.
   Neurofibroma.
   Siringoma.
   Tejido mamario accesorio.
   Acrocordón.
   Endometriosis.
   Enfermedad de Fox-Fordyce.
   Sinus pilonidal.
Tumor vulvar >1 cm:
   Quiste o absceso de Bartolino.
   Linfogranuloma venéreo.
   Fibroma.
   Lipoma.
   Carcinoma verrugoso.
   Carcinoma epidermoide.
   Hernia.
   Edema.
   Hematoma.
   Acrocordón.
   Quistes epidérmicos.
   Neurofibromatosis.
   Tejido mamario accesorio.

LESIONES ERITEMATOSAS DE LA MUCOSA ORAL[8]

> CIE-9MC 528.3 ABSCESO ORAL
>   528.9 ENFERMEDAD ORAL (TEJIDOS BLANDOS)
>   528.8 HIPERPLASIA (LENGUA)

Alergia.
Eritroplasia.
Candidiasis.
Lengua geográfica.
Estomatitis areata migrans.
Gingivitis de células plasmáticas.
Pénfigo vulgar.

LESIONES EROSIVAS PUNTEADAS DE LA MUCOSA ORAL[8]

> CIE-9MC 528.3 ABSCESO ORAL
>   528.9 ENFERMEDAD ORAL (TEJIDOS BLANDOS)
>   528.8 HIPERPLASIA (LENGUA)

Lesión viral: herpes simple, virus coxsackie (A, B, A16), herpes zóster.
Estomatitis aftosa.
Enfermedad de Sutton (aftas gigantes).
Síndrome de Behçet.
Síndrome de Reiter.
Neutropenia.
Gingivoestomatitis ulcerativa necrosante aguda.
Reacción medicamentosa.
Enfermedad intestinal inflamatoria.
Alergia por contacto.

LESIONES ÓSEAS, LOCALIZACIONES PREFERENTES[32]

> CIE-9MC 170.0 CRÁNEO Y CARA
>   170.1 MANDÍBULA
>   170.2 COLUMNA VERTEBRAL
>   170.3 COSTILLAS, ESTERNÓN, CLAVÍCULA
>   170.4 ESCÁPULA, HUESOS LARGOS
>   DE LA EXTREMIDAD SUPERIOR
>   170.5 HUESOS CORTOS DE LA EXTREMIDAD
>   SUPERIOR
>   170.6 HUESOS PÉLVICOS, SACRO, CÓCCIX
>   170.7 HUESOS LARGOS DE LA EXTREMIDAD
>   INFERIOR
>   170.8 HUESOS CORTOS DE LA EXTREMIDAD
>   INFERIOR
>   170.9 CÁNCER ÓSEO DE LOCALIZACIÓN
>   NO ESPECIFICADA
>   198.5 CÁNCER ÓSEO METASTÁSICO

EPÍFISIS

Condroblastoma.
Tumor de células gigantes (tras la fusión de la placa de crecimiento).
Histiocitosis de células de Langerhans.
Condrosarcoma de células claras.
Osteosarcoma.

METÁFISIS

Sarcoma paraóseo.
Condrosarcoma.
Fibrosarcoma.
Fibroma no osificante.
Tumor de células gigantes (antes de la fusión de la placa de crecimiento).
Quiste óseo unicameral.
Quiste óseo aneurismático.

DIÁFISIS

Mieloma.
Tumor de Ewing.
Sarcoma de células reticulares.

METADIAFISARIO

Fibrosarcoma.
Displasia fibrosa.
Encondroma.
Osteoma osteoide.
Condromiofibroma.

LESIONES PIGMENTADAS DE LA MUCOSA ORAL[8]

> CIE-9MC 528.3 ABSCESO ORAL
>   528.9 ENFERMEDAD ORAL (TEJIDOS BLANDOS)
>   528.8 HIPERPLASIA (LENGUA)

Pigmentación racial.
Mácula melanótica oral.
Síndrome de Peutz-Jeghers.
Neurofibromatosis.
Síndrome de Albright.
Enfermedad de Addison.
Cloasma.
Reacción medicamentosa: quinacrina, minociclina, clorpromazina, busulfán.
Tatuaje por amalgama.
Línea de plomo.
Melanosis del fumador.
Nevos.
Melanoma.

LESIONES PULMONARES

> **CIE-9MC 518.3 INFILTRADO PULMONAR**
> **518.89 NÓDULO PULMONAR**
> **508.9 TRASTORNO PULMONAR DEBIDO A UN AGENTE EXTERNO NO ESPECIFICADO**
> **861.20 LESIÓN PULMONAR SIN ESPECIFICAR**

Tuberculosis.
Neumonía por *Legionella*.
Neumonía por *Mycoplasma*.
Neumonía viral.
Pneumocystis jiroveci.
Neumonitis por hipersensibilidad.
Neumonía por aspiración.
Enfermedad fúngica (aspergilosis, histoplasmosis).
SRAG asociado a neumonía.
Psitacosis.
Sarcoidosis.
Embolia séptica.
Cáncer metastásico.
Émbolos pulmonares múltiples.
Nódulos reumatoides.

LEUCOCORIA

> **CIE-9MC 379.90**

Catarata.
Desprendimiento de retina.
Retinoblastoma.
Telangiectasia retiniana.
Membrana vascularizada retrocristalina.
Vitreorretinopatía exudativa familiar.

LEUCOPLASIAS DE LA MUCOSA ORAL[8]

> **CIE-9MC 528.3 ABSCESO ORAL**
> **528.9 ENFERMEDAD ORAL (TEJIDOS BLANDOS)**
> **528.8 HIPERPLASIA (LENGUA)**

Leucoplasia.
Leucoplasia vellosa blanca.
Carcinoma epidermoide.
Liquen plano.
Estomatitis nicotínica.
Disqueratosis intraepitelial benigna.
Nevo esponjoso blanco.
Leucoedema.
Enfermedad de Darier-White.
Paquioniquia congénita.
Candidiasis.
Alergia.
LES.

LEUCORREA[10]

> **CIE-9MC 629.9**

Exudado fisiológico: moco cervical, trasudado vaginal, bacterias, células epiteliales escamosas.
Variación personal.
Embarazo.
Respuesta sexual.
Variación con el ciclo menstrual.
Infección.
Cuerpo extraño: tampón, capuchón cervical, otros.
Neoplasias.
Fístulas.
DIU.
Ectropión cervical.

Espermicidas.
Causas no genitales: incontinencia urinaria, fístulas urinarias, enfermedad de Crohn, fístula rectovaginal.

LEUCORREA EN NIÑAS PREPÚBERES

> **CIE-9MC 623.5 LEUCORREA**

Irritativa (baño de burbujas, arena).
Mala higiene perineal.
Cuerpo extraño.
Enfermedad sistémica asociada (estreptococos del grupo A, varicela).
Infecciones:
Escherichia coli con cuerpo extraño.
Shigella.
Yersinia.
Infecciones (considerar agresiones sexuales).
Chlamydia trachomatis.
Neisseria gonorrhoeae.
Trichomonas vaginalis.
Tumor (infrecuente).

LÍNEAS BLANCAS HORIZONTALES UNGUEALES (LÍNEAS DE BEAU)

> **CIE-9MC 703.8**

Malnutrición.
Idiopáticas.
Traumatismos.
Enfermedades sistémicas prolongadas.
Pénfigo.
Enfermedad de Raynaud.

LINFADENOPATÍA[12]

> **CIE-9MC 785.6**

GENERALIZADO

SIDA.
Linfoma: enfermedad de Hodgkin, linfoma no Hodgkin.
Leucemias, reticuloendoteliosis.
Mononucleosis infecciosa, CMV y otras infecciones virales.
Infección cutánea difusa: forunculosis generalizada, múltiples picaduras de garrapatas.
Infecciones parasitarias: toxoplasmosis, filariasis, leishmaniasis, enfermedad de Chagas.
Enfermedad del suero.
Colagenosis vasculares (AR, LES).
Dengue (infección por arbovirus).
Sarcoidosis y otras enfermedades granulomatosas.
Fármacos (INH, derivados de la hidantoína, fármacos antitiroideos y antileprosos).
Sífilis secundaria.
Hipertiroidismo, lipidosis.

LOCALIZADO

Ganglios cervicales:
Infecciones de la cabeza, cuello, oídos, senos paranasales, cuero cabelludo y faringe.
Mononucleosis.
Linfoma.
Tuberculosis.
Neoplasia maligna de la cabeza y el cuello.
Rubéola.
Ganglios escalenos/supraclaviculares:
Linfoma.
Neoplasia pulmonar.
Infección bacteriana o fúngica del tórax o retroperitoneo.
Neoplasia maligna digestiva.

Ganglios axilares:
Infecciones de las manos y brazos.
Enfermedad por arañazo de gato.
Neoplasias (linfoma, melanoma, carcinoma de mama).
Brucelosis.
Ganglios epitrocleares:
Infecciones de la mano.
Linfoma.
Tularemia.
Sarcoidosis, sífilis secundaria (suele ser bilateral).
Ganglios inguinales:
Infecciones de la pierna o el pie, foliculitis (vello púbico).
Linfogranuloma venéreo, sífilis.
Linfoma.
Neoplasia maligna pélvica.
Pasteurella pestis.
Ganglios hiliares:
Sarcoidosis.
Tuberculosis.
Carcinoma de pulmón.
Infecciones fúngicas sistémicas.
Ganglios mediastínicos:
Sarcoidosis.
Linfoma.
Neoplasia pulmonar.
Tuberculosis.
Mononucleosis.
Histoplasmosis.
Ganglios abdominales/retroperitoneales:
Linfoma.
Tuberculosis.
Neoplasia (ovario, testículo, próstata y otras neoplasias malignas).

LIVEDO RETICULARIS

CÓDIGO CIE-9MC NO DISPONIBLE

Émbolos (endocarditis bacteriana subaguda, mixoma de la aurícula izquierda, émbolos de colesterol).
Trombocitemia o policitemia.
Síndrome de anticuerpos antifosfolípido.
Crioglobulinemia, criofibrinogenemia.
Vasculitis leucocitoclástica.
LES, artritis reumatoide, dermatomiositis.
Pancreatitis.
Fármacos (quinina, quinidina, amantadina, catecolaminas).
Fisiológica (piel marmórea).
Congénita.

MANO DOLOROSA E HINCHADA[6]

EL CÓDIGO CIE-9MC VARÍA SEGÚN EL DIAGNÓSTICO ESPECÍFICO

Traumatismo.
Gota.
Seudogota.
Celulitis.
Linfangitis.
TVP de la extremidad superior.
Tromboflebitis.
Artritis reumatoide.
Sinovitis simétrica seronegativa en remisión con edema punteado.
Polimialgia reumática.
Enfermedad mixta del tejido conjuntivo.
Esclerodermia.
Rotura de la bolsa olecraniana.
Síndrome de Metzger (neoplasia).
Mano hinchada del drogadicto.
Distrofia simpática refleja.
Fascitis eosinófila.

Anemia de células falciformes (síndrome de mano-pie).
Lepra.
Simulado (síndrome de la goma elástica).

MASA CERVICAL[25]

CIE-9MC 784.2

ANOMALÍAS CONGÉNITAS

Quiste del conducto tirogloso.
Anomalías bronquiales.
Teratomas.
Ránula.
Quistes dermoides.
Hemangioma.
Laringoceles.
Higroma quístico.

ETIOLOGÍAS INFLAMATORIAS NO NEOPLÁSICAS

Foliculitis.
Adenopatía secundaria a un absceso periamigdalino.
Absceso retrofaríngeo o parafaríngeo.
Infecciones de las glándulas salivales.
Infecciones virales (mononucleosis, VIH, CMV).
Tuberculosis.
Enfermedad por arañazo de gato.
Toxoplasmosis.
Actinomicosis.
Micobacterias atípicas.
Trombosis de la vena yugular.

NEOPLASIAS (PRIMARIA O METASTÁSICA)

Lipoma.

MASA DE LOS ANEJOS UTERINOS[23]

EL CÓDIGO CIE-9MC VARÍA SEGÚN EL TRASTORNO ESPECÍFICO

Ovario (neoplasias, endometriosis, quiste funcional).
Trompa de Falopio (embarazo ectópico, neoplasias, absceso tubo-ovárico, hidrosalpinx, quiste paratubárico).
Útero (fibroma, neoplasias).
Retroperitoneo (neoplasias, hematoma o absceso de la pared abdominal).
Tracto urinario (riñón pélvico, distensión vesical, quiste del uraco).
Enfermedad intestinal inflamatoria.
Neoplasia del aparato digestivo.
Diverticulosis.
Apendicitis.
Asa intestinal con heces.

MASA MAMARIA

CIE-9MC 611.72

Mamas fibroquísticas.
Tumores benignos (fibroadenoma, papiloma).
Mastitis (mastitis bacteriana aguda, mastitis crónica).
Neoplasia maligna.
Necrosis grasa.
Hematoma.
Ectasia ductal.
Adenosis mamaria.

MASA PÉLVICA

CIE-9MC 789.39

Quiste ovárico hemorrágico.
Quiste ovárico simple (folicular o del cuerpo lúteo).
Carcinoma ovárico, carcinoma de la trompa de Falopio, carcinoma colorrectal, metástasis, carcinoma de próstata, carcinoma vesical, linfoma, enfermedad de Hodgkin.
Cistoadenoma, teratoma, endometrioma.
Leiomioma.
Leiomiosarcoma.
Diverticulitis, absceso diverticular.
Absceso anexial, absceso tuboovárico
Embarazo ectópico, embarazo intrauterino.
Quiste paraovárico.
Hidrosalpinx.

MASAS O ENSANCHAMIENTO DEL MEDIASTINO EN LA RADIOGRAFÍA DE TÓRAX

CIE-9MC 785.6 ADENOPATÍA
519.3 OTRA ENFERMEDAD MEDIASTÍNICA NO CLASIFICADA BAJO OTROS CÓDIGOS
793.2 DESPLAZAMIENTO (RX DE TÓRAX)

Linfoma: enfermedad de Hodgkin y linfoma no Hodgkin.
Sarcoidosis.
Vascular: aneurisma aórtico, ectasia o tortuosidad de la aorta o los vasos braquiocefálicos.
Carcinoma: pulmón, esófago.
Divertículos esofágicos.
Hernia de hiato.
Acalasia.
Tracto de salida de la arteria pulmonar prominente: hipertensión pulmonar, embolia pulmonar, cortocircuitos derecha-izquierda.
Traumatismos: hemorragia mediastínica.
Neumomediastino.
Linfadenopatía causada por silicosis y otras neumoconiosis.
Leucemias.
Infecciones: tuberculosis, viral (infrecuente), *Mycoplasma* (infrecuente), fúngicas, tularemia.
Tiroides subesternal.
Timoma.
Teratoma.
Quiste broncógeno.
Quiste pericárdico.
Neurofibroma, neurosarcoma, ganglioneuroma.

MASAS SUPRARRENALES[33]

CIE-9MC 194.0 CARCINOMA CORTICOSUPRARRENAL
255.8 HIPERPLASIA SUPRARRENAL

MASAS SUPRARRENALES UNILATERALES

Lesiones funcionales:
Adenoma suprarrenal.
Carcinoma suprarrenal.
Feocromocitoma.
Hiperaldosteronismo primario de tipo adenomatoso.
Lesiones no funcionales:
Incidentaloma suprarrenal.
Ganglioneuroma.
Mielolipoma.
Hematoma.
Adenolipoma.
Metástasis.

MASAS SUPRARRENALES BILATERALES

Lesiones funcionales:
Síndrome de Cushing dependiente de ACTH.
Hiperplasia suprarrenal congénita.
Feocromocitoma.
Síndrome de Conn de variedad hiperplásica.
Enfermedad suprarrenal micronodular.
Hipertrofia suprarrenal bilateral idiopática.
Lesiones no funcionales:
Infección (tuberculosis, micosis).
Infiltración (leucemia, linfoma).
Depósito (amiloidosis).
Hemorragia.
Metástasis bilaterales.

MENINGITIS CRÓNICA[23]

CIE-9MC 322.2

Tuberculosis.
Infección fúngica del SNC.
Sífilis terciaria.
Neoplasia del SNC.
Encefalopatías metabólicas.
Esclerosis múltiple.
Hematoma subdural crónico.
Cerebritis por LES.
Encefalitis.
Sarcoidosis.
AINE.
Síndrome de Behçet.
Defectos anatómicos (traumáticos, congénitos, postoperatorios).
Angitis granulomatosa.

MICROCEFALIA[4]

CIE-9MC 742.1 MICROCEFALIA

PRIMARIA (GENÉTICA)

Familiar (autosómica recesiva).
Autosómica dominante.
Síndromes:
    Down (trisomía 21).
    Edward (trisomía 18).
    Maullido de gato (5 p-).
    Cornelia de Lange.
    Rubinstein-Taybi.
    Smith-Lemli-Opitz.

SECUNDARIA (NO GENÉTICA)

Radiación.
Infecciones congénitas:
    Citomegalovirus.
    Rubéola.
    Toxoplasmosis.
Fármacos:
    Alcohol fetal.
    Hidantoína fetal.
Meningitis/encefalitis.
Malnutrición.
Metabólica.
Hipertermia.
Encefalopatía hipóxica-isquémica.

MICROPENE[24]

CIE-9MC 752.69 AGENESIA O ATRESIA DE PENE
607.89 ATROFIA DE PENE
752.64 MICROPENE (CONGÉNITO)

HIPOGONADISMO HIPOGONADOTRÓPICO (DEFICIENCIAS HIPOTALÁMICAS O HIPOFISARIAS)

Síndrome de Kallmann: autosómico dominante; asociado a hiposmia.

Síndrome de Prader-Willi: hipotonía, retraso mental, obesidad, manos y pies pequeños.

Síndrome de Rud: hiposomía, ictiosis, retraso mental.

Síndrome de De Morsier (displasia septoóptica): hipopituitarismo, hipoplasia de los discos ópticos, ausencia del septum pellucidum.

HIPOGONADISMO HIPERGONADOTRÓPICO

Defecto testicular primario: trastornos de la diferenciación testicular o errores congénitos de la síntesis de testosterona.

Síndrome de Klinefelter.

Otras polisomías X (es decir, XXXXY, XXXY).

Síndrome de Robinow: enanismo braquimesomiélico, dismorfia facial.

INSENSIBILIDAD PARCIAL A LOS ANDRÓGENOS

IDIOPÁTICO

Morfogenésis defectuosa del pene.

MIDRIASIS

CIE-9MC 379.43 MIDRIASIS PERSISTENTE NO DEBIDA A MIDRIÁTICOS

Coma.

Medicaciones (cocaína, atropina, epinefrina, etc.).

Glaucoma.

Aneurisma cerebral.

Traumatismo ocular.

Traumatismo craneal.

Atrofia óptica.

Neoplasia cerebral.

Iridociclitis.

MIELOPATÍA Y MIELITIS[33]

**CIE-9MC 722.70 MIELOPATÍA POR TRASTORNO DEL DISCO INTERVERTEBRAL, SIN ESPECIFICAR
336.9 MIELOPATÍA NO DEBIDA A TRASTORNO DEL DISCO INTERVERTEBRAL, SIN ESPECIFICAR**

INFLAMATORIA

Infecciosa: espiroquetas, tuberculosis, zóster, rabia, VIH, poliomielitis, rickettsias, fúngica, parasitaria.

No infecciosa: mielitis transversa idiopática, esclerosis múltiple.

TÓXICA/METABÓLICA

DM, anemia perniciosa, hepatopatía crónica, pelagra, arsénico.

COMPRESIÓN TRAUMÁTICA

Neoplasia espinal, espondilosis cervical, absceso epidural, hematoma epidural.

VASCULAR

Malformación arteriovenosa, LES, panarteritis nudosa, aneurisma aórtico disecante.

AGENTES FÍSICOS

Lesión eléctrica, radiación.

NEOPLÁSICA

Tumores de la médula espinal, mielopatía paraneoplásica.

MIOPATÍAS INFECCIOSAS

CIE-9MC 359.8

VIH.

Miositis viral.

Triquinosis.

Toxoplasmosis.

Cisticercosis.

MIOPATÍAS INFLAMATORIAS

CIE-9MC 359.9

LES, artritis reumatoide.

Sarcoidosis.

Síndrome paraneoplásico.

Polimiositis, dermatomiositis.

Panarteritis nudosa.

Enfermedad mixta del tejido conjuntivo.

Esclerodermia.

Miositis con cuerpos de inclusión.

Síndrome de Sjögren.

Cimetidina, D-penicilamina.

MIOPATÍAS TÓXICAS[1]

CIE-9MC 359.4

Inflamatorias: cimetidina, D-penicilamina.

No inflamatorias necrosantes o vacuolares: fármacos hipocolesterolemiantes, cloroquina, colchicina.

Necrosis muscular aguda y mioglobinuria: fármacos hipocolesterolemiantes, alcohol, cocaína.

Hipertermia maligna: halotano, etileno, otros, suxametonio.

Mitocondrial: zidovudina.

Pérdida de miosina: fármacos bloqueantes neuromusculares no despolarizantes, glucocorticoides.

MIOSIS

CIE-9MC 379.42 MIOSIS PERSISTENTE NO DEBIDA A MIÓTICOS

Medicaciones (p. ej., morfina, pilocarpina).

Neurosífilis.

Congénita.

Iritis.

Lesión pontina del SNC.

Infecciones del SNC.

Trombosis del seno cavernoso.

Inflamación/irritación de la córnea o la conjuntiva.

MIOSITIS INFLAMATORIA[1]

CIE-9MC 729.1

INFECCIOSA

Miositis viral:

Retrovirus (VIH, HTLV-I).

Enterovirus (echo, coxsackie).

Otros virus (gripe, hepatitis A y B, virus de Epstein-Barr).

Bacteriana: piomiositis.

Parásitos: triquinosis, cisticercosis.

Hongos: candidiasis.

IDIOPÁTICA

Miositis granulomatosa (sarcoidosis, células gigantes).

Miositis eosinófila.

Síndrome de eosinofilia-mialgia.

TRASTORNOS ENDOCRINOS/METABÓLICOS

Hipotiroidismo.

Hipertiroidismo.

Hipercortisolismo.

Hiperparatiroidismo.

Hipoparatiroidismo.

Hipocalcemia.

Hipopotasemia.

MIOPATÍAS METABÓLICAS

Deficiencia de miofosforilasa (enfermedad de McArdle).
Deficiencia de fosfofructocinasa.
Deficiencia de mioadenilato desaminasa.
Deficiencia de maltasa ácida.
Lipidosis.
Rabdomiólisis aguda.

MIOPATÍAS INDUCIDAS POR FÁRMACOS

Alcohol.
D-penicilamina.
Zidovudina.
Colchicina.
Cloroquina, hidroxicloroquina.
Hipolipemiantes.
Ciclosporina.
Cocaína, heroína, barbitúricos.
Corticoides.

TRASTORNOS NEUROLÓGICOS

Distrofias musculares.
Miopatías congénitas.
Enfermedad de la motoneurona.
Síndrome de Guillain-Barré.
Miastenia grave.

MONONEUROPATÍA

CIE-9MC 355.9

Herpes zóster.
Herpes simple.
Vasculitis.
Traumatismo, compresión.
Diabetes.
Postinfecciosa o inflamatoria.

MUERTE SÚBITA EN EL DEPORTISTA JOVEN

EL CÓDIGO CIE-9MC VARÍA SEGÚN EL DIAGNÓSTICO ESPECÍFICO

Miocardiopatía hipertrófica.
Anomalías de las arterias coronarias.
Miocarditis.
Rotura de aneurisma aórtico (síndrome de Marfán).
Arritmias.
Estenosis de la válvula aórtica.
Asma.
Traumatismo (cerebral, cardíaco).
Consumo de drogas y alcohol.
Golpe de calor.
Sarcoidosis cardíaca.
Arteriopatía coronaria aterosclerótica.
Miocardiopatía dilatada.

MUERTE SÚBITA INFANTIL[4]

EL CÓDIGO CIE-9MC VARÍA SEGÚN EL DIAGNÓSTICO ESPECÍFICO

SÍNDROME DE MUERTE SÚBITA DEL LACTANTE Y FORMAS «IMITADORAS»

Síndrome de muerte súbita del lactante.
Síndromes con intervalo QT prolongado.
Errores congénitos del metabolismo.
Maltrato infantil.
Miocarditis.
Cardiopatía congénita dependiente del conducto arterioso.

CARDIOPATÍA CONGÉNITA CORREGIDA O NO OPERADA

Estenosis aórtica.
Tetralogía de Fallot.
Trasposición de los grandes vasos (corrección auricular postoperatoria).
Prolapso de la válvula mitral.
Síndrome del corazón izquierdo hipoplásico.
Síndrome de Eisenmenger.

ARTERIOPATÍA CORONARIA

Origen anómalo.
Trayecto anómalo.
Enfermedad de Kawasaki.
Periarteritis.
Disección arterial.
Síndrome de Marfán.
Infarto de miocardio.

MIOCARDIOPATÍA

Miocarditis.
Miocardiopatía hipertrófica.
Miocardiopatía dilatada.
Displasia ventricular derecha arritmógena.

ANOMALÍA DEL SISTEMA DE CONDUCCIÓN/ARRITMIA

Síndromes de intervalo QT prolongado.
Fármacos proarrítmicos.
Síndromes de preexcitación.
Bloqueo cardíaco.
Conmoción cardíaca.
Fibrilación ventricular idiopática.
Tumor cardíaco.

OTROS

Hipertensión pulmonar.
Embolia pulmonar.
Golpe de calor.
Cocaína.
Anorexia nerviosa.
Trastornos electrolíticos.
Síndrome de muerte súbita del lactante.

NÁUSEAS Y VÓMITOS

CIE-9MC 787.01

Infecciones (virales, bacterianas).
Obstrucción intestinal.
Metabólicos (uremia, anomalías electrolíticas, CAD, acidosis, etc.).
Dolor intenso.
Ansiedad, miedo.
Trastornos psiquiátricos (bulimia, anorexia nerviosa).
Embarazo.
Medicaciones (AINE, eritromicina, morfina, codeína, aminofilina, fármacos quimioterápicos, etc.).
Abstinencia de drogas, alcohol.
Traumatismo craneal.
Enfermedades vestibulares o del oído medio.
Cefalea migrañosa.
Neoplasias del SNC.
Enfermedad por radiación.
Enfermedad ulcerosa péptica.
Carcinoma digestivo.
Síndrome de Reye.
Trastornos oculares.
Traumatismo abdominal.

NECROSIS ISQUÉMICAS ÓSEAS Y CARTILAGINOSAS[12]

CIE-9MC 733.90

ENDOCRINA/METABÓLICA

Alcoholismo.
Tratamiento con glucocorticoides.
Enfermedad de Cushing.
Diabetes mellitus.
Hiperuricemia.
Osteomalacia.
Hiperlipidemia.

ENFERMEDADES POR DEPÓSITO (P. EJ., ENFERMEDAD DE GAUCHER)

Hemoglobinopatías (p. ej., anemia de células falciformes).
Traumatismo (p. ej., luxación, fractura).
Infección por el VIH.
Trastornos disbáricos (p. ej., enfermedad descompresiva).
Colagenosis vasculares.
Radiación.
Pancreatitis.
Trasplante de órganos.
Hemodiálisis.
Quemaduras.
Coagulación intravascular.
Idiopática, familiar.

NEFROPATÍA TUBULOINTERSTICIAL[12]

CIE-9MC 584.5

Necrosis tubular aguda isquémica y tóxica.
Nefritis intersticial alérgica.
Nefritis intersticial secundaria a colagenosis vascular relacionada con inmunocomplejos (p. ej., LES, Sjögren).
Enfermedades granulomatosas (sarcoidosis, uveítis).
Lesión tubular relacionada con pigmentos (mioglobinuria, hemoglobinuria).
Hipercalcemia con nefrocalcinosis.
Obstrucción tubular (fármacos como el indinavir, ácido úrico en el síndrome de lisis tumoral).
Riñón del mieloma o nefropatía por cilindros.
Nefritis intersticial relacionada con infecciones: *Legionella*, *Leptospira*.
Enfermedades infiltrativas (p. ej., linfoma).

NEOPLASIAS METASTÁSICAS

CIE-9MC 198.5 HUESO Y MÉDULA ÓSEA
198.3 CEREBRO Y MÉDULA ESPINAL
197.7 HÍGADO
197.0 PULMÓN

Al hueso	Al cerebro	Al hígado	Al pulmón
Mama	Pulmón	Colon	Mama
Pulmón	Mama	Estómago	Colon
Próstata	Melanoma	Páncreas	Riñón
Tiroides	Tracto genitourinario	Mama	Testículo
Riñón	Colon	Linfomas	Estómago
Vejiga	Senos paranasales	Bronquios	Tiroides
Endometrio	Sarcoma	Pulmón	Melanoma
Cuello uterino	Piel	Sarcoma	
Melanoma	Tiroides	Coriocarcinoma	
		Riñón	

NEUMONÍA RECIDIVANTE

CIE-9MC 482.9 NEUMONÍA BACTERIANA
480.9 NEUMONÍA VIRAL
484.1 NEUMONÍA FÚNGICA
485 NEUMONÍA SEGMENTARIA

Obstrucción mecánica por una neoplasia.
Aspiración crónica (alimentación por sonda, alcoholismo, ACVA, trastornos neuromusculares, trastornos convulsivos, incapacidad para toser.
Bronquiectasias.
Cifoescoliosis.
EPOC, ICC, asma, silicosis, fibrosis pulmonar, fibrosis quística.
Tuberculosis pulmonar, sinusitis crónica.
Inmunodepresión (VIH, corticoides, leucemia, quimioterapia, esplenectomía).

NEUROPATÍAS DOLOROSAS[35]

CIE-9MC 355.9 NEUROPATÍA SIN ESPECIFICAR
357.5 ALCOHÓLICA
357.8 CRÓNICA PROGRESIVA O RECIDIVANTE
356.2 SENSITIVA CONGÉNITA
356.0 DE DEJERINE-SOTTAS
356.60 POLINEUROPATÍA DIABÉTICA DE TIPO II
356.61 POLINEUROPATÍA DIABÉTICA DE TIPO I

MONONEUROPATÍAS

Neuropatía compresiva (túnel del carpo, meralgia parestésica).
Neuralgia del trigémino.
Neuropatía isquémica.
Panarteritis nudosa.
Mononeuropatía diabética.
Herpes zóster.
Plexopatía idiopática y braquial familiar.

POLINEUROPATÍAS

Diabetes mellitus.
Neuropatía sensitiva paraneoplásica.
Neuropatía nutricional.
Mieloma múltiple.
Amiloidosis.
Neuropatía sensitiva de herencia dominante.
Tóxica (arsénico, talio, metronidazol).
Neuropatía asociada al SIDA.
Enfermedad de Tangier.
Enfermedad de Fabry.

NISTAGMO

CIE-9MC 379.50 NISTAGMO SIN ESPECIFICAR
386.11 POSICIONAL BENIGNO
386.2 POSICIONAL CENTRAL
379.59 CONGÉNITO

Medicaciones (meperidina, barbitúricos, fenitoína, fenotiazinas, etc.).
Esclerosis múltiple.
Congénito.
Neoplasias (cerebelosa, troncoencefálica, cerebral).
Lesiones laberínticas o vestibulares.
Infecciones del SNC.
Atrofia óptica.
Otros: malformación de Arnold-Chiari, siringobulbia, coriorretinitis, quistes meníngeos.

SECCIÓN II

NÓDULO PULMONAR SOLITARIO

CIE-9MC 518.89

Carcinoma broncógeno.
Granuloma por histoplasmosis.
Granuloma tuberculoso.
Granuloma por coccidioidomicosis.
Carcinoma metastásico.
Adenoma bronquial.
Quiste broncógeno.
Hamartoma.
Malformación arteriovenosa.
Otros: fibroma, nódulo linfático intrapulmonar, hemangioma esclerosante, secuestro broncopulmonar.

OBSTRUCCIÓN DE LA VÍA RESPIRATORIA PEDIÁTRICA[17]

**CIE-9MC 496 OBSTRUCCIÓN POR BRONCOESPASMO
934.9 OBSTRUCCIÓN POR CUERPO EXTRAÑO
478.75 OBSTRUCCIÓN POR LARINGOESPASMO
506.9 OBSTRUCCIÓN POR INHALACIÓN
DE HUMOS O VAPORES**

CAUSAS CONGÉNITAS

Dismorfia craneofacial.
Hemangioma.
Hendidura/membrana laríngea.
Laringoceles, quistes.
Laringomalacia.
Macroglosia.
Estenosis traqueal.
Anillo vascular.
Parálisis de cuerdas vocales.

CAUSAS INFECCIOSAS ADQUIRIDAS

Laringotraqueobronquitis aguda.
Epiglotitis.
Papilomatosis laríngea.
Crup membranoso (traqueítis bacteriana).
Mononucleosis.
Absceso retrofaríngeo.
Crup espasmódico.
Difteria.

CAUSAS NO INFECCIOSAS ADQUIRIDAS

Anafilaxia.
Aspiración de cuerpo extraño.
Hipotonía supraglótica.
Quemadura térmica/química.
Traumatismo.
Parálisis de cuerdas vocales.
Edema angioneurótico.

OBSTRUCCIÓN DEL INTESTINO DELGADO[23]

**CIE-9MC 751.1 OBSTRUCCIÓN CONGÉNITA DEL INTESTINO
DELGADO
560.81 OBSTRUCCIÓN DEL INTESTINO DELGADO
POR BRIDAS**

INTRÍNSECA

Congénita (atresia, estenosis).
Inflamatoria (Crohn, enteritis por radiación).
Neoplasias (metastásicas o primarias).
Invaginación.
Traumática (hematoma).

EXTRÍNSECA

Hernias (internas y externas).
Adherencias.
Vólvulo.
Masas compresivas (tumores, abscesos, hematomas).

INTRALUMINAL

Cuerpo extraño.
Cálculos biliares.
Bezoares.
Bario.
Infestación por *Ascaris*.

OCLUSIÓN ARTERIAL[13]

**CIE-9MC 444.22 OCLUSIÓN ARTERIAL DE LAS
EXTREMIDADES INFERIORES
444.21 OCLUSIÓN ARTERIAL DE LAS
EXTREMIDADES SUPERIORES**

Tromboembolia (post-IM, estenosis mitral, valvulopatía reumática, fibrilación auricular, mixoma auricular, endocarditis marásmica, endocarditis bacteriana, endocarditis de Libman-Sacks).
Ateroembolia (microémbolos compuestos de colesterol, calcio y plaquetas procedentes de placas ateroscleróticas proximales).
Trombosis arterial (lesión endotelial, alteración del flujo sanguíneo arterial, traumatismo, aterosclerosis grave, vasculitis aguda).
Vasoespasmo.
Traumatismo.
Estados de hipercoagulabilidad.
Otras (irradiación, fármacos, infecciones, necrosante).

OFTALMOPLEJÍA[1]

**CIE-9MC 378.9 OFTALMOPLEJÍA SIN ESPECIFICAR
378.52 SÍNDROME DE ATAXIA CEREBELOSA
376.22 EXOFTÁLMICA**

BILATERAL

Botulismo.
Miastenia grave.
Encefalopatía de Wernicke.
Polineuropatía craneal aguda.
Ictus troncoencefálico.

UNILATERAL

Carótida-posterior (3.er nervio craneal, aneurisma comunicante con afectación pupilar).
Diabética-idiopática (3.er o 6.º nervio craneal, se respeta la pupila).
Miastenia grave.
Ictus troncoencefálico.

OJO ROJO

CIE-9MC 379.93

Conjuntivitis infecciosa (bacteriana, vírica).
Conjuntivitis alérgica.
Glaucoma agudo.
Queratitis (bacteriana, vírica).
Iritis.
Traumatismo.

OJO SECO

CIE-9MC 375.15

Lentes de contacto.
Fármacos (antihistamínicos, clonidina, betabloqueantes, ibuprofeno, escopolamina).

Queratoconjuntivitis seca.
Traumatismo.
Causas ambientales (aire acondicionado en paciente con lentes de contacto).

OLOR DE ALIENTO

CIE-9MC 784.9 HALITOSIS

Dulce, afrutado: CAD, cetosis por inanición.
A pescado, rancio: uremia (trimetilaminas).
A amoníaco: uremia (amoníaco).
A pescado, a trébol: fetor hepático (insuficiencia hepática).
Fétido, feculento: obstrucción intestinal, divertículo.
Fétido, pútrido: enfermedades nasales/sinusales (infección, cuerpo extraño, cáncer), infecciones respiratorias (empiema, absceso pulmonar, bronquiectasias).
Halitosis: amigdalitis, gingivitis, infecciones respiratorias, angina de Vincent, reflujo gastroesofágico, acalasia.
Canela: TB pulmonar.

ONICÓLISIS

CIE-9MC 703.8

Infección.
Traumatismo.
Psoriasis.
Trastornos del tejido conjuntivo.
Sarcoidosis.
Hipertiroidismo.
Amiloidosis.
Deficiencias nutricionales.

ORINA ROJA[26]

EL CÓDIGO CIE-9MC VARÍA SEGÚN EL DIAGNÓSTICO ESPECÍFICO

CON TIRA REACTIVA POSITIVA

Hematuria.
Hemoglobinuria: análisis de orina negativo.
Mioglobinuria: análisis de orina negativo.

CON TIRA REACTIVA NEGATIVA

Fármacos:
Ácido aminosalicílico.
Deferoxamina mesilato.
Ibuprofeno.
Fenacetina.
Fenolftaleína.
Fensuximida.
Rifampicina.
Laxantes antraquinónicos.
Doxorrubicina.
Metildopa.
Fenazopiridina.
Fenotiazina.
Fenitoína.
Colorantes:
Colorantes azólicos.
Eosina.
Alimentos:
Remolacha, bayas, maíz.
Rodamina B.
Metabólica:
Porfirinas.
Serratia marcescens (síndrome del pañal rojo).
Cristaluria por uratos.

OTALGIA[30]

CIE-9MC 388.70 OTALGIA
388.72 OTALGIA REFERIDA

Otitis media.
Otitis media serosa.
Eustaquitis.
Otitis externa.
Barotraumatismo otítico.
Mastoiditis.
Cuerpo extraño.
Impactación de cerumen.
Otalgia referida, como en la disfunción de la ATM, problemas dentales y tumores.

PALPITACIONES[30]

CIE-9MC 785.1 PALPITACIONES

Ansiedad.
Anomalías electrolíticas (hipopotasemia, hipomagnesemia).
Ejercicio.
Hipertiroidismo.
Cardiopatía isquémica.
Ingestión de drogas estimulantes (cocaína, anfetaminas, cafeína).
Medicaciones (digoxina, β-bloqueantes, antagonistas del calcio, hidralazinas, diuréticos, minoxidil).
Hipoglucemia en la DM de tipo 1.
Prolapso de la válvula mitral.
Síndrome de Wolf-Parkinson-White (WPW).
Síndrome del seno enfermo.

PANCITOPENIA[33]

CIE-9MC 284.8

PANCITOPENIA CON MÉDULA ÓSEA HIPOCELULAR

Anemia aplásica adquirida.
Anemia aplásica constitucional.
Exposición a agentes químicos o físicos, incluidas las radiaciones ionizantes y los fármacos quimioterápicos.
Algunas neoplasias malignas hematológicas, incluidas la mielodisplasia y la leucemia aleucémica.

PANCITOPENIA CON CELULARIDAD NORMAL O AUMENTADA DE ORIGEN HEMATOPOYÉTICO

Algunas neoplasias malignas hematológicas, incluidas la mielodisplasia y algunas leucemias, linfomas y mielomas.
Hemoglobinuria paroxística nocturna.
Hiperesplenismo.
Deficiencias de vitamina B12 y folato.
Infección grave.

PANCITOPENIA CON SUSTITUCIÓN DE LA MÉDULA ÓSEA

Metástasis tumoral en la médula ósea.
Enfermedades metabólicas de almacenamiento.
Osteopetrosis.
Mielofibrosis.

PAPILEDEMA

CIE-9MC 377.00 PAPILEDEMA SIN ESPECIFICAR
377.02 CON DISMINUCIÓN DE LA PRESIÓN OCULAR
377.01 CON AUMENTO DE LA PRESIÓN INTRACRANEAL
377.03 CON TRASTORNO RETINIANO

Infecciones del SNC (viral, bacteriana, fúngica).
Medicaciones (litio, cisplatino, corticoides, tetraciclina, etc.).

Traumatismo craneal.
Neoplasia del SNC (primaria o metastásica).
Seudotumor cerebral.
Trombosis del seno cavernoso.
LES.
Sarcoidosis.
Hemorragia subaracnoidea.
Retención de dióxido de carbono.
Malformación de Arnold-Chiari y otras malformaciones congénitas o del desarrollo.
Lesiones orbitarias.
Oclusión de la vena central de la retina.
Encefalopatía hipertensiva.
Anomalías metabólicas.

PARADA CARDÍACA NO TRAUMÁTICA[23]

CIE-9MC 427.5 PARADA CARDÍACA SIN ESPECIFICAR

Cardíaca (arteriopatía coronaria, miocardiopatías, anomalías estructurales, valvulopatías, arritmias).
Respiratoria (obstrucción de la vía respiratoria superior, hipoventilación, embolia pulmonar, asma, exacerbación de la EPOC, edema pulmonar).
Circulatoria (neumotórax a tensión, taponamiento cardíaco, EP, hemorragia, sepsis).
Anomalías electrolíticas (hipo o hiperpotasemia, hipo o hipermagnesemia, hipocalcemia).
Medicaciones (antidepresivos tricíclicos, digoxina, teofilina, antagonistas del calcio).
Consumo de drogas (cocaína, heroína, anfetaminas).
Toxinas (monóxido de carbono, cianuro).
Ambiental (ahogamiento/casi ahogamiento, electrocución, fulguración, hipo o hipertermia, serpientes venenosas).

PARÁLISIS DE CUERDA VOCAL

CIE-9MC 478.30 SIN ESPECIFICAR
478.31 UNILATERAL PARCIAL
478.32 UNILATERAL COMPLETA
478.33 BILATERAL PARCIAL
478.34 BILATERAL COMPLETA

Neoplasia: primaria o metastásica (p. ej., pulmón, tiroides, paratiroides, mediastino).
Cirugía cervical (paratiroides, tiroides, endarterectomía carotídea, columna vertebral cervical).
Idiopática.
Infección viral, bacteriana o fúngica.
Traumatismo (intubación, lesión cervical penetrante).
Cirugía cardíaca.
Artritis reumatoide.
Esclerosis múltiple.
Parkinsonismo.
Neuropatía tóxica.
ACVA.
Anomalías del SNC: hidrocefalia, malformación de Arnold-Chiari, mielomeningocele.

PARÁLISIS FACIAL[25]

CIE-9MC 351 PARÁLISIS FACIAL (VII NERVIO)

INFECCIÓN

Bacteriana: otitis media, mastoiditis, meningitis, enfermedad de Lyme.
Viral: herpes zóster, mononucleosis, varicela, rubéola, paperas, parálisis de Bell.
Micobacteriana: tuberculosis, meningitis, lepra.
Otros: sífilis, paludismo.

TRAUMATISMO

Fractura del hueso temporal, laceración facial.
Cirugía.

NEOPLASIA

Maligna: carcinoma epidermoide, carcinoma basocelular, tumores adenoquísticos, leucemia, neoplasias parotídeas, tumores metastásicos.
Benignas: neurinoma del nervio facial, schwannoma vestibular, colesteatoma congénito.

INMUNOLÓGICA

Síndrome de Guillain-Barré, panarteritis nudosa.
Reacción al antisuero tetánico.

METABÓLICA

Embarazo.
Hipotiroidismo.
DM.

PARÁLISIS PERIÓDICA HIPERPOTASÉMICA

CIE-9MC 344.9

Insuficiencia renal crónica.
Insuficiencia renal con suplemento excesivo de potasio.
Diuréticos ahorradores de potasio.
Endocrinopatías (hipoaldosteronismo, insuficiencia suprarrenal.

PARÁLISIS PERIÓDICA HIPOPOTASÉMICA

CIE-9MC 344.9

Diarrea crónica (abuso de laxantes, esprue, adenoma velloso).
Diuréticos que producen consumo de potasio.
Medicaciones (anfotericina B, corticoides).
Ingestión crónica de regaliz.
Tirotoxicosis.
Acidosis tubular renal.
Síndrome de Conn.
Síndrome de Barter.
Intoxicación por bario.

PARAPLEJÍA

CIE-9MC 344.1 PARAPLEJÍA ADQUIRIDA
343.0 PARAPLEJÍA CONGÉNITA
438.50 PARAPLEJÍA POR EFECTO TARDÍO DE UN ACVA

Traumatismo: heridas penetrantes a la corteza motora, fractura-luxación de la columna vertebral con compresión de la médula espinal o de la cola de caballo, prolapso discal, lesiones eléctricas.
Neoplasias: región parasagital, vértebras, meninges, médula espinal, cola de caballo, enfermedad de Hodgkin, linfoma no Hodgkin, depósitos leucémicos, neoplasias pélvicas.
Esclerosis múltiple y otros trastornos desmielinizantes.
Compresión mecánica de la médula espinal, la cola de caballo o el plexo lumbosacro: enfermedad de Paget, cifoescoliosis, herniación de discos intervertebrales, espondilosis, espondilitis anquilosante, artritis reumatoide, aneurisma aórtico.
Infecciones: absceso espinal, sífilis, tuberculosis, poliomielitis, lepra.
Trombosis del seno sagital superior.
Polineuritis: síndrome de Guillain-Barré, diabetes, alcohol, beriberi, metales pesados.
Distrofias musculares heredofamiliares.
ELA.
Trastornos congénitos y familiares: siringomielia, mielomeningocele, mielodisplasia.
Histeria.

PARAPLEJÍAS ESPÁSTICAS

CIE-9MC 344.1

Espondilosis cervical.
Ataxia de Friedreich.
Esclerosis múltiple.
Tumor de la médula espinal.
VIH.
Sífilis terciaria.
Deficiencia de vitamina B12.
Ataxias espinocerebelosas.
Siringomielia.
Malformaciones arteriovenosas de la médula espinal.
Adrenoleucodistrofia.

PARESTESIAS

CIE-9MC 782.0

Esclerosis múltiple.
Deficiencias nutricionales (tiamina, vitamina B12, ácido fólico).
Compresión de la médula espinal o de nervios periféricos.
Medicaciones (p. ej., INH, litio, nitrofurantoína, oro, cisplatino, hidralazina, dapsona, disulfiram, cloranfenicol).
Químicos tóxicos (p. ej., plomo, arsénico, cianuro, mercurio, organofosforados).
DM.
Mixedema.
Alcohol.
Sarcoidosis.
Neoplasias.
Infecciones (VIH, enfermedad de Lyme, herpes zóster, lepra, difteria).
Síndrome de Charcot-Marie-Tooth y otras neuropatías hereditarias.
Neuropatía de Guillain-Barré.

PÉRDIDA DE PESO

CIE-9MC 783.2 PÉRDIDA ANÓMALA DE PESO

Neoplasia maligna.
Trastornos psiquiátricos (depresión, anorexia nerviosa).
DM de inicio reciente.
Malabsorción.
EPOC.
SIDA.
Uremia, hepatopatía.
Tirotoxicosis, feocromocitoma, síndrome carcinoide.
Enfermedad de Addison.
Parásitos intestinales.
Enfermedad ulcerosa péptica.
Enfermedad intestinal inflamatoria.
Modas alimentarias.
Síndrome posgastrectomía.

PÉRDIDA DE VISIÓN AGUDA E INDOLORA

CIE-9MC 368.11 PÉRDIDA DE VISIÓN AGUDA

Oclusión arterial retiniana.
Neuritis óptica.
Oclusión venosa retiniana.
Hemorragia vítrea.
Desprendimiento de retina.
Degeneración macular exudativa.
ACVA.
Neuropatía óptica isquémica.
Simulada.
Síndrome de somatización, reacción por ansiedad.

PÉRDIDA DE VISIÓN AGUDA Y DOLOROSA

CIE-9MC 368.11 PÉRDIDA DE VISIÓN AGUDA

Glaucoma agudo de ángulo cerrado.
Úlcera corneal.
Uveítis.
Endoftalmitis.
Simulada.
Síndrome de somatización.
Traumatismo.

PÉRDIDA DE VISIÓN CRÓNICA PROGRESIVA

CIE-9MC 369.9 PÉRDIDA DE VISIÓN SIN ESPECIFICAR

Cataratas.
Degeneración macular.
Neoplasia cerebral.
Error de refracción.
Glaucoma de ángulo abierto.

PÉRDIDA DE VISIÓN MONOCULAR TRANSITORIA

CIE-9MC 369.9

Tromboembolia.
Vasculitis.
Migraña (vasoespasmo).
Reacción por ansiedad.
Tumor del SNC.
Arteritis de la temporal.
Esclerosis múltiple.

PERFORACIÓN ESOFÁGICA[23]

CIE-9MC 530.4 PERFORACIÓN NO TRAUMÁTICA
862.22 LESIÓN TRAUMÁTICA

Traumatismo.
Quemaduras por cáusticos.
Iatrogénica.
Cuerpos extraños.
Rotura espontánea (síndrome de Boerhaave).
Rotura postoperatoria de una anastomosis.

PIE DOLOROSO

EL CÓDIGO CIE-9MC VARÍA SEGÚN EL DIAGNÓSTICO ESPECÍFICO

Traumatismo (fracturas, esguinces musculoesqueléticos y ligamentosos).
Inflamación (fascitis plantar, tendinitis o bursitis aquíleas, apofisitis calcánea).
Insuficiencia arterial, fenómeno de Raynaud, tromboangitis obliterante.
Gota, seudogota.
Espolón calcáneo.
Infección (celulitis, absceso, linfangitis, gangrena).
Úlcera por decúbito.
Paroniquia, uña encarnada.
Tromboflebitis, síndrome posflebítico.

PIROSIS E INDIGESTIÓN[30]

CIE-9MC 787.1 PIROSIS
536.8 DISPEPSIA

Esofagitis por reflujo.
Gastritis.
Dispepsia no ulcerosa.
Trastorno digestivo funcional (trastorno por ansiedad, estrés social/ambiental).
Exceso de gas intestinal (ingestión de alimentos flatulentos, estasis digestiva, estreñimiento).
Atrapamiento de gas (hepatitis o síndrome de la flexura esplénica).
Neoplasias (adenocarcinoma gástrico o esofágico, linfoma).
Enfermedad de la vesícula biliar.

POLINEUROPATÍA[35]

CIE-9MC 357.9

DE PREDOMINIO MOTOR

Síndrome de Guillain-Barré.
Porfiria.
Difteria.
Plomo.
Neuropatía sensivomotora hereditaria de los tipos I y II.
Neuropatía paraneoplásica.

DE PREDOMINIO SENSITIVO

Diabetes.
Amiloidosis.
Lepra.
Enfermedad de Lyme.
Neuropatía paraneoplásica.
Deficiencia de vitamina B12.
Neuropatía sensitiva hereditaria de los tipos I-IV.

DE PREDOMINIO NEUROVEGETATIVO

Diabetes.
Amiloidosis.
Neuropatía alcohólica.
Disautonomías familiares.

MIXTA SENSITIVOMOTORA

Enfermedades sistémicas: insuficiencia renal, hipotiroidismo, acromegalia, artritis reumatoide, panarteritis nudosa, lupus eritematoso sistémico, mieloma múltiple, macroglobulinemia, efecto remoto de una neoplasia maligna.
Medicaciones: isoniazida, nitrofurantoína, etambutol, cloranfenicol, cloroquina, vincristina, vinblastina, dapsona, disulfiram, difenilhidantoína, cisplatino, L-triptófano.
Toxinas ambientales: N-hexano, metil N-butil cetona, acrilamida, disulfuro de carbono, monóxido de carbono, hexaclorofeno, organofosforados.
Deficiencias: malabsorción, alcoholismo, deficiencia de vitamina B12, enfermedad de Refsum, leucodistrofia metacromática.

POLINEUROPATÍA MEDICAMENTOSA[35]

CIE-9MC 357.6

FARMACOS ONCOLÓGICOS

Vincristina.
Procarbazina.
Cisplatino.
Misonidazol.
Metronidazol.
Taxol.

FÁRMACOS ANTIINFECCIOSOS

Isoniazida.
Nitrofurantoína.
Dapsona.
ddC (didesoxicitidina).
ddI (didesoxiinosina).

FÁRMACOS CARDIOLÓGICOS

Hidralazina.
Perhexilina maleato.
Procainamida.
Disopiramida.

FÁRMACOS REUMATOLÓGICOS

Sales de oro.
Cloroquina.

FÁRMACOS NEUROLÓGICOS Y PSIQUIÁTRICOS

Difenilhidantoína.
Glutetimida.
Metacualona.

OTROS

Disulfiram.
Vitaminas: megadosis de piridoxina.

POLINEUROPATÍA SIMÉTRICA[35]

CIE-9MC 357.9

NEUROPATÍAS ADQUIRIDAS

Tóxicas:
    Fármacos.
    Toxinas industriales.
    Metales pesados.
    Drogas
Metabólicas/endocrinas:
    Diabetes.
    Insuficiencia renal crónica.
    Hipotiroidismo.
    Polineuropatía de las enfermedades graves.
Deficiencia nutricional:
    Deficiencia de vitamina B12.
    Alcoholismo.
    Deficiencia de vitamina E.
Paraneoplásicas:
    Carcinoma.
    Linfoma.
Discrasia de células plasmáticas:
    Formas típica, atípica y solitaria del mieloma.
    Amiloidosis sistémica primaria.
Polineuropatías desmielinizantes inflamatorias crónicas idiopáticas.
Polineuropatías asociadas con autoanticuerpos contra los nervios periféricos.
Síndrome de inmunodeficiencia adquirida.

NEUROPATÍAS HEREDITARIAS

Neuropatías con marcadores bioquímicos:
Enfermedad de Refsum.
Enfermedad de Bassen-Kornzweig.
Enfermedad de Tangier.
Leucodistrofia metacromática.
Enfermedad de Krabbe.
Adrenomieloneuropatía.
Enfermedad de Fabry.
Neuropatías sin marcadores bioquímicos ni afectación sistémica:
Neuropatía motora hereditaria.
Neuropatía sensitiva hereditaria.
Neuropatía sensivomotora hereditaria.

POLIURIA

CIE-9MC 788.42

Diabetes mellitus.
Diabetes insípida.
Polidipsia primaria (ingesta compulsiva de agua).
Hipercalcemia.
Hipopotasemia.
Uropatía postobstructiva.
Fase diurética de la insuficiencia renal.
Fármacos: diuréticos, cafeína, alcohol, litio.
Rasgo falciforme o anemia de células falciformes, pielonefritis crónica (incapacidad de concentrar la orina).
Ansiedad, clima frío.

PRECOCIDAD SEXUAL[36]

CIE-9MC 259.1

PUBERTAD PRECOZ VERDADERA

Reactivación prematura del generador de pulsos de LHRH.

PRECOCIDAD SEXUAL INCOMPLETA

(Independiente de la gonadotropina hipofisaria).
Varones:
Tumor secretor de gonadotropina coriónica.
Tumor de células de Leydig.
Testotoxicosis familiar.
Hiperplasia suprarrenal congénita virilizante.
Tumor suprarrenal virilizante.
Adrenarquia prematura.
Mujeres:
Tumor de células granulosas (los quistes foliculares pueden manifestarse de forma parecida).
Quiste folicular.
Tumor suprarrenal feminizante.
Telarquia prematura.
Adrenarquia prematura.
Hiperplasia suprarrenal congénita virilizante de inicio tardío.
En ambos sexos:
Síndrome de McCune-Albright.
Hipotiroidismo primario.

PROLONGACIÓN DEL INTERVALO QT[19]

CIE-9MC 794.31

Fármacos:
    Antiarrítmicos de la clase I (p. ej., disopiramida, procainamida, quinidina).
    Antiarrítmicos de la clase III.
    Antidepresivos tricíclicos.
    Fenotiazinas.
    Astemizol.
    Terfenadina.
    Adenosina.
    Antibióticos (p. ej., eritromicina y otros macrólidos).
    Fármacos antifúngicos.
    Pentamidina, cloroquina.
Cardiopatía isquémica.
Enfermedad cerebrovascular.
Fiebre reumática.
Miocarditis.
Prolapso de la válvula mitral.
Anomalías electrolíticas.
Hipocalcemia.
Hipotiroidismo.
Dietas de proteínas líquidas.
Insecticidas organofosforados.
Síndrome del intervalo QT prolongado congénito.

PROPTOSIS[27]

CIE-9MC 376.30

Tirotoxicosis.
Seudotumor orbitario.
Tumor del nervio óptico.
Fístula AV del seno cavernoso, trombosis del seno cavernoso.
Celulitis.
Metástasis orbitaria.

PROTEINURIA

CIE-9MC 791.0

Síndrome nefrótico debido a nefropatías primarias.
Hipertensión maligna.
Neoplasias malignas: mieloma múltiple, leucemias, enfermedad de Hodgkin.
ICC.
Diabetes mellitus.
LES, artritis reumatoide.
Anemia de células falciformes.
Síndrome de Goodpasture.
Paludismo.
Amiloidosis, sarcoidosis.
Lesiones tubulares: cistinosis.
Funcional (tras ejercicio intenso).
Pielonefritis.
Embarazo.
Pericarditis constrictiva.
Trombosis de la vena renal.
Nefropatías tóxicas: metales pesados, fármacos.
Nefritis por radiación.
Proteinuria ortostática (postural).
Proteinuria benigna: fiebre, exposición al calor o al frío.

PRURITO

CIE-9MC 698.9 PRURITO SIN ESPECIFICAR
697.0 PRURITO ANAL
698.1 PRURITO DE LOS ÓRGANOS GENITALES

Sequedad cutánea.
Erupción medicamentosa, exposición a la fibra de vidrio.
Sarna.
Trastornos mieloproliferativos: micosis fungoide, linfoma de Hodgkin, mieloma múltiple, policitemia vera.
Hepatopatía colestásica.
Trastornos endocrinos: DM, enfermedad tiroidea, carcinoide, embarazo.
Carcinoma: mama, pulmón, gástrico.
Insuficiencia renal crónica.
Ferropenia.
SIDA.
Neurosis.
Síndrome de Sjögren.

PRURITO ANAL[23]

CIE-9MC 697.0

IRRITACIÓN FECAL

Mala higiene.
Trastornos anorrectales (fisura, fístula, hemorroides, acrocordón, sinus perianales).
Comidas picantes, cítricos, cafeína, colchicina, quinidina.

DERMATITIS DE CONTACTO

Fármacos anestésicos, corticoides tópicos, jabón perfumado.

TRASTORNOS DERMATOLÓGICOS

Psoriasis, seborrea, liquen simple o escleroso.

TRASTORNOS SISTÉMICOS

Insuficiencia renal crónica, mixedema, DM, tirotoxicosis, policitemia vera, enfermedad de Hodgkin.

ENFERMEDADES DE TRANSMISIÓN SEXUAL

Sífilis, herpes simple, virus del papiloma humano.

OTROS AGENTES INFECCIOSOS

Oxiuros.
Sarna.
Infección bacteriana, infección viral.

PSICOSIS[25]

CIE-9MC 298.9 PSICOSIS SIN ESPECIFICAR
298.90 PSICOSIS AFECTIVA
291.0 PSICOSIS ALCOHÓLICA
290.41 PSICOSIS AGUDA ARTERIOSCLERÓTICA

PRIMARIA

Relacionada con la esquizofrenia[*].
Depresión mayor.
Demencia.
Trastorno bipolar.

SECUNDARIA

Consumo de drogas[†].
Abstinencia de drogas[‡].
Toxicidad farmacológica[§].
Síndrome de Charles Bonnet.
Infecciones (neumonía).
Desequilibrio electrolítico.
Sífilis.
Insuficiencia cardíaca congestiva.
Enfermedad de Parkinson.
Traumatismo del lóbulo temporal.
Psicosis posparto.
Hipotiroidismo/hipertiroidismo.
Hipomagnesemia.
Epilepsia.
Meningitis.
Encefalitis.
Absceso cerebral.
Encefalopatía herpética.
Hipoxia.
Hipercapnia.
Hipoglucemia.
Deficiencia de tiamina.
Estados postoperatorios.

[*]Incluye esquizofrenia, trastorno esquizofreniforme, psicosis reactiva breve.
[†]Incluye hipnóticos, glucocorticoides, marihuana, fenciclidina, atropina, fármacos dopaminérgicos (p. ej., amantadina, bromocriptina, l-dopa) e inmunosupresores.
[‡]Incluye alcohol, barbitúricos y benzodiazepinas.
[§]Incluye digital, teofilina, cimetidina, anticolinérgicos, glucocorticoides, y fármacos catecolaminérgicos.

PTOSIS

CIE-9MC 374.30 PTOSIS SIN ESPECIFICAR
743.61 CONGÉNITA
374.61 MECÁNICA
374.32 MIOGÉNICA
374.31 PARALÍTICA

Parálisis del III nervio craneal.
Miastenia grave.
Síndrome de Horner.
Ptosis senil.

PUBERTAD RETRASADA[24]

CIE-9MC 259.0

CONCENTRACIONES SÉRICAS NORMALES O BAJAS DE GONADOTROPINAS

Retraso constitucional del crecimiento y el desarrollo
Trastornos hipotalámicos y/o hipofisarios:
  Deficiencia aislada de hormona del crecimiento.
  Deficiencia aislada de Gn-RH.
  Deficiencia aislada de LH y/o FSH.
  Deficiencias múltiples de hormonas adenohipofisarias.
  Asociadas a anomalías congénitas: síndrome de Kallmann, síndrome de Prader-Willi, síndrome de Laurence-Moon-Biedl, ataxia de Friedrich
  Traumatismo.
  Postinfección.
  Hiperprolactinemia.
  Postirradiación.
  Enfermedad infiltrativa (histiocitosis).
  Tumor.
  Hipofisitis autoinmunitaria.
  Idiopática.
Funcional:
  Trastornos endocrinos o sistémicos crónicos.
  Trastornos emocionales.
  Drogas: cannabis.

CONCENTRACIONES SÉRICAS AUMENTADAS DE GONADOTROPINAS

Anomalías gonadales:
  Congénitas:
    Disgenesia gonadal.
    Síndrome de Klinefelter.
    Anorquia bilateral.
    Síndrome del ovario resistente.
    Distrofia miotónica en varones.
    Deficiencia de 17-hidroxilasa en mujeres.
    Galactosemia.
  Adquirida:
    Insuficiencia gonadal bilateral debida a traumatismo o infección, o tras cirugía, irradiación o quimioterapia.
    Ooforitis: aislada o con otros trastornos autoinmunitarios.
Trastornos uterinos o vaginales:
  Ausencia de útero y/o vagina.
  Feminización testicular: insensibilidad completa o incompleta a los andrógenos.

PUNTEADO UNGUEAL

CIE-9MC 703.8

Psoriasis.
Alopecia areata.
Síndrome de Reiter.
Traumatismos.
Idiopático.

PÚRPURA

CIE-9MC 287.2 PÚRPURA SIN ESPECIFICAR
287.0 AUTOINMUNITARIA
287.0 SCHOENLEIN-HENOCH
287.3 TROMBOCITOPÉNICA IDIOPÁTICA
446.6 TROMBOCITOPÉNICA

TROMBÓTICA

Traumatismo.
Émbolos sépticos, émbolos ateromatosos.
CID.

Trombocitopenia.
Meningococemia.
Fiebre maculosa de las Montañas Rocosas.
Síndrome hemolítico urémico.
Infección viral: echo, coxsackie.
Escorbuto.
Otras: mixoma de la aurícula izquierda, crioglobulinemia, vasculitis, púrpura hiperglobulinémica.

QUISTES HEPÁTICOS[33]

CIE-9MC 751.62 QUISTE HEPÁTICO CONGÉNITO
122.8 HIDATIDOSIS HEPÁTICA

QUISTES HEPÁTICOS CONGÉNITOS

Parenquimatosos: quiste solitario, poliquistosis.
Ductales: dilatación localizada, dilataciones quísticas múltiples de los conductos intrahepáticos (enfermedad de Caroli).

QUISTES HEPÁTICOS ADQUIRIDOS

Quistes inflamatorios: quistes de retención, quiste hidatídico, quiste amebiano.
Quiste neoplásico.
Púrpura hepática.

REABSORCIÓN ÓSEA[32]

CIE-9MC 733.90 TRASTORNOS ÓSEOS

TERCIO DISTAL DE LA CLAVÍCULA

Hiperparatiroidismo.
Artritis reumatoide.
Esclerodermia.
Osteólisis postraumática.
Progeria.
Picnodisostosis.
Displasia cleidocraneal.

CARA INFERIOR DE LAS COSTILLAS

Impresión vascular, asociada a coartación aórtica, pero no limitada a ella.
Hiperparatiroidismo.
Neurofibromatosis.

TUBEROSIDADES FALÁNGICAS

Esclerodermia.
Fenómeno de Raynaud.
Vasculopatía.
Congelación, quemaduras eléctricas.
Psoriasis.
Tabes dorsal.
Hiperparatiroidismo.

REABSORCIÓN GENERALIZADA

Paraplejía.
Miositis osificante.
Osteoporosis.

RESPIRACIÓN RUIDOSA[31]

CIE-9MC 786.09 DISNEA
786.09 RONQUIDOS, SIBILANCIAS
786.1 ESTRIDOR

Infección: infección respiratoria alta, absceso periamigdalino, absceso retrofaríngeo, epiglotitis, laringitis, traqueítis, bronquitis, bronquiolitis.

Irritantes y alergenos: hiperreactividad de la vía respiratoria, asma (enfermedad reactiva de la vía respiratoria), rinitis, edema angioneurótico.
Compresión extrínseca de la vía respiratoria: quistes o cuerpos extraños esofágicos, neoplasias, linfadenopatías.
Malformaciones y anomalías congénitas: anillos vasculares, sinequias laríngeas, laringomalacia, traqueomalacia, hemangiomas de la vía respiratoria superior, estenosis de la vía respiratoria, fibrosis quística.
Anomalías adquiridas (en cualquier punto de la vía respiratoria): pólipos nasales, hipertrofia adenoidea y/o amigdalina, cuerpo extraño, tumores intraluminales, bronquiectasias.
Trastornos neurológicos: parálisis de las cuerdas vocales.

RETENCIÓN AGUDA DE ORINA

CIE-9MC 788.20

Obstrucción mecánica: litiasis uretral, cuerpo extraño, estenosis uretral, hipertrofia benigna de próstata, carcinoma prostático, prostatitis, traumatismo con formación de hematoma.
Vejiga neurógena.
Enfermedad neurológica (esclerosis múltiple, parkinsonismo, tabes dorsal, ACVA).
Lesión medular.
Neoplasia del SNC (primaria o metastásica).
Anestesia espinal.
Instrumentación del tracto urinario bajo.
Medicaciones (antihistamínicos, antidepresivos, opiáceos, anticolinérgicos).
Cirugía abdominal o pélvica.
Toxicidad alcohólica.
Embarazo.
Ansiedad.
Encefalitis.
Dolor postoperatorio.
Encefalitis.
Espina bífida oculta.

RETRASO DEL CRECIMIENTO

CIE-9MC 783.4

MALABSORCIÓN

Alergia a las proteínas de la leche de vaca.
Fibrosis quística.
Enfermedad celíaca.
Atresia biliar.

INGESTA CALÓRICA INSUFICIENTE

Negligencia paterna.
Dificultades con la alimentación (lesión del SNC, reflujo grave, anomalías de la motricidad oral.
Uso de preparados con fórmulas diluidas.
Escasez alimentaria (pobreza).

AUMENTO DE LAS NECESIDADES

Hipertiroidismo.
Cardiopatías congénitas.
Neoplasias malignas.
Nefropatía o hepatopatía.
VIH.

UTILIZACIÓN INADECUADA

Tesaurismosis.
Trastornos de los aminoácidos.
Trisomías 13, 21, 18.

RETRASO DEL VACIAMIENTO GÁSTRICO[1]

CIE-9MC 536.8 TRASTORNO DE LA MOVILIDAD GÁSTRICA

OBSTRUCCIÓN MECÁNICA

Úlcera duodenal o del conducto pilórico.
Estenosis pilórica.
Tumor del tercio distal del estómago.

OBSTRUCCIÓN FUNCIONAL (GASTROPARESIA)

Fármacos: anticolinérgicos, betaadrenérgicos, opiáceos.
Desequilibrios electrolíticos: hipopotasemia, hipocalcemia, hipomagnesemia.
Trastornos metabólicos: DM, hipoparatiroidismo, hipotiroidismo, embarazo.
Vagotomía.
Infecciones virales.
Trastornos neuromusculares (distrofia miotónica, neuropatía vegetativa, esclerodermia, polimiositis).
Marcapasos gástrico (es decir, taquigastria).
Tumores troncoencefálicos.
Enfermedad por reflujo gastroesofágico.
Trastornos psiquiátricos: anorexia nerviosa, vómitos psicógenos.
Idiopática.

REUMATISMO PALINDRÓMICO[6]

CIE-9MC 719.3 EMPLEAR EL 5.º DÍGITO
0. LOCALIZACIÓN NO ESPECIFICADA
1. REGIÓN DEL HOMBRO
2. BRAZO (CODO, HÚMERO)
3. ANTEBRAZO (RADIO, MUÑECA, CÚBITO)
4. MANO (CARPO, METACARPO, DEDOS)
5. REGIÓN PÉLVICA Y MUSLO
6. PIERNA
7. TOBILLO Y PIE
8. OTROS
9. MÚLTIPLE

Artritis por reumatismo palindrómico.
Reumatismo palindrómico esencial.
Sinovitis microcristalina (gota, depósito de pirofosfato cálcico, seudogota, periartritis).
Borreliosis de Lyme, fases 2 y 3.
Sarcoidosis.
Enfermedad de Whipple.
Fiebre reumática aguda.
Artritis reactiva (infrecuente).

RODILLA DOLOROSA[25]

CIE-9MC 844.1 ESGUINCE DEL LIGAMENTO COLATERAL MEDIAL
844.2 ESGUINCE DE LIGAMENTOS CRUZADOS
716.96 INFLAMACIÓN DE LA RODILLA
959.7 LESIÓN DE LA RODILLA
718.86 INESTABILIDAD DE LA RODILLA
836.1 DESGARRO DEL MENISCO LATERAL
836.0 DESGARRO DEL MENISCO MEDIAL
844.8 ESGUINCE ROTULIANO
719.56 RIGIDEZ DE RODILLA
719.06 TUMEFACCIÓN DE LA RODILLA

DIFUSO

Articular.
Anterior.
Bursitis prerrotuliana.
Entesopatía del tendón rotuliano.
Condromalacia rotuliana.
Artrosis femororrotuliana.
Lesión de los ligamentos cruzados.
Síndrome del pliegue medial.

MEDIAL

Bursitis de la pata de ganso.
Osteonecrosis espontánea.
Artrosis.
Desgarro del menisco medial.
Bursitis del ligamento colateral medial.
Dolor referido desde la cadera y L3.
Fibromialgia.

LATERAL

Síndrome de la cintilla iliotibial.
Quiste meniscal.
Desgarro del menisco lateral.
Ligamento colateral.
Tenosinovitis peronea.

POSTERIOR

Quiste poplíteo (quiste de Baker).
Tendinitis.
Aneurismas, gangliones, sarcoma.

RUBEFACCIÓN[24]

CIE-9MC 782.62

Rubefacción fisiológica: menopausia, ingestión de glutamato monosódico (síndrome del restaurante chino), ingestión de bebidas calientes.
Fármacos: alcohol (con o sin disulfiram, metronidazol o clorpropamida), ácido nicotínico, diltiazem, nifedipino, levodopa, bromocriptina, vancomicina, nitrato de amilo.
Trastornos neoplásicos: síndrome carcinoide, síndrome por vipoma, carcinoma medular de tiroides, mastocitosis sistémica, leucemia mielocítica crónica basófila, carcinoma de células renales.
Ansiedad.
Rubefacción agnogénica.

SECRECIÓN ECTÓPICA DE ACTH[12]

CIE-9MC 255.0

Carcinoma pulmonar de células pequeñas.
Tumores endocrinos de origen intestinal.
Carcinoide tímico.
Tumor de los islotes de Langerhans.
Carcinoma medular de tiroides.
Carcinoide bronquial.
Feocromocitoma.
Tumores ováricos.

SEUDOINFARTO[19]

CÓDIGO CIE-9MC NO DISPONIBLE

Tumores cardíacos primarios y secundarios.
Miocardiopatía (sobre todo hipertrófica y dilatada).
Enfermedad de Chagas.
Deformidad torácica.
EPOC (sobre todo enfisema).
Infección por el VIH.
Hiperpotasemia.
Bloqueo fascicular anterior izquierdo.
Bloqueo de la rama izquierda del fascículo.
Hipertrofia ventricular izquierda.
Miocarditis y pericarditis.
Variante de la normalidad.

Neumotórax.
Escasa progresión de la onda R, cambios rotacionales y colocación de las derivaciones.
Embolia pulmonar.
Traumatismo torácico (no penetrante).
Síndrome de Wolf-Parkinson-White.
Causas infrecuentes: pancreatitis, amiloidosis, sarcoidosis, esclerodermia.

SEUDOOBSTRUCCIÓN INTESTINAL[33]

CIE-9MC 560.1 OBSTRUCCIÓN INTESTINAL ADINÁMICA
564.9 TRASTORNO INTESTINAL FUNCIONAL

«PRIMARIA» (SEUDOOBSTRUCCIÓN INTESTINAL IDIOPÁTICA)

Miopatía de víscera hueca:
   Familiar.
   Esporádica.
Neuropática:
   Anomalía del plexo mientérico.
   Con normalidad del plexo mientérico.

SECUNDARIA

Esclerodermia.
Mixedema.
Amiloidosis.
Distrofia muscular.
Hipopotasemia.
Insuficiencia renal crónica.
Diabetes mellitus.
Toxicidad farmacológica por:
   Anticolinérgicos.
   Narcóticos opiáceos
Síndrome de Ogilvie.

SHOCK CARDIOGÉNICO

CIE-9MC 785.51

Infarto de miocardio.
Arritmias.
Derrame/taponamiento pericárdico.
Traumatismo torácico.
Valvulopatía cardíaca.
Miocarditis.
Miocardiopatía.
Insuficiencia cardíaca congestiva terminal.

SIBILANCIAS

CIE-9MC 786.09

Asma.
EPOC.
Enfermedad pulmonar intersticial.
Infecciones (neumonía, bronquitis, bronquiolitis, epiglotitis).
Asma cardíaca.
Enfermedad por reflujo gastroesofágico con aspiración.
Aspiración de cuerpo extraño.
Embolia pulmonar.
Anafilaxia.
Obstrucción de la vía respiratoria (neoplasia, bocio, edema o hemorragia por un traumatismo, aneurisma, anomalías congénitas, estenosis, espasmo).
Síndrome carcinoide.

SIBILANCIAS INFANTILES[4]

CIE-9MC 786.09 SIBILANCIAS

Hiperreactividad de la vía respiratoria.
Asma atópica.
Hiperreactividad de la vía respiratoria asociada a infección.
Asma inducida por el ejercicio.
Asma inducida por salicilatos y poliposis nasal.
Bronquitis asmática.
Otras reacciones por hipersensibilidad:
   Neumonitis por hipersensibilidad.
   Eosinofilia tropical.
   Larva migratoria visceral.
   Aspergilosis broncopulmonar alérgica.
Aspiración:
   Cuerpo extraño.
   Alimentos, saliva, contenidos gástricos.
   Hendidura laringotraqueoesofágica.
   Fístula traqueoesofágica de tipo H.
   Descoordinación o debilidad muscular faríngea.
Fibrosis quística.
Discinesia ciliar primaria.
Insuficiencia cardíaca.
Bronquiolitis obliterante.
Compresión extrínseca de las vías respiratorias:
   Anillo vascular.
   Ganglio linfático hipertrófico.
   Tumor mediastínico.
   Quistes pulmonares.
Traqueobroncomalacia.
Masas endobronquiales.
Reflujo gastroesofágico.
Hemosiderosis pulmonar.
Secuelas de displasia broncopulmonar.
Cierre glótico «histérico».
Tabaquismo, otras agresiones ambientales.

SÍNDROME DE ACINESIA/RIGIDEZ[1]

CÓDIGO CIE-9MC NO DISPONIBLE

Parkinsonismo (idiopático, inducido por fármacos).
Catatonia (psicosis).
Parálisis supranuclear progresiva.
Atrofia multisistémica (Síndrome de Shy-Drager, atrofia olivopontocerebelosa).
Enfermedad por cuerpos de Lewy difusos.
Toxinas (MPTP, manganeso, monóxido de carbono).
Enfermedad de Huntington y otros trastornos neurodegenerativos hereditarios).

SÍNDROME NEFRÍTICO AGUDO[1]

CIE-9MC 580.89

CON HIPOCOMPLEMENTEMIA

Glomerulonefritis postinfecciosa aguda.
Glomerulonefritis membranoproliferativa.
LES.
Endocarditis bacteriana subaguda.
Absceso visceral en nefritis por derivación.
Crioglobulinemia.

CON NORMOCOMPLEMENTEMIA

Nefropatía por IgA.
Glomerulonefritis idiopática rápidamente progresiva.
Enfermedad antimembrana basal glomerular.
Panarteritis nudosa.
Glomerulonefritis de Wegener.
Púrpura de Schoenlein-Henoch.
Síndrome de Goodpasture.

SÍNDROMES PARANEOPLÁSICOS ENDOCRINOS[33]

EL CÓDIGO CIE-9MC VARÍA SEGÚN EL TRASTORNO ESPECÍFICO

Hipercalcemia.
Síndrome de secreción inadecuada de hormona antidiurética.
Hipoglucemia.
Síndrome de Zollinger-Ellison.
Secreción ectópica de gonadotropina coriónica humana.
Síndrome de Cushing.

SÍNDROMES PARANEOPLÁSICOS NO ENDOCRINOS[33]

EL CÓDIGO CIE-9MC VARÍA SEGÚN EL TRASTORNO ESPECÍFICO

CUTÁNEOS
Dermatomiositis.
Acantosis nigricans.
Síndrome de Sweet.
Eritema gyratum repens.
Paniculitis nodular sistémica (enfermedad de Weber-Christian).

RENALES
Síndrome nefrótico.
Diabetes insípida nefrógena.

NEUROLÓGICOS
Degeneración cerebelosa subaguda.
Leucoencefalopatía multifocal progresiva.
Neuropatía motora subaguda.
Neuropatía sensitiva.
Polineuropatía aguda ascendente (síndrome de Guillain-Barré).
Síndrome miasténico (síndrome de Eaton-Lambert).

HEMATOLÓGICOS
Anemia hemolítica microangiopática.
Tromboflebitis migratoria (síndrome de Trousseau).
Anemia de las enfermedades crónicas.

REUMATOLÓGICOS
Polimialgia reumática.
Osteoartropatía pulmonar hipertrófica.

SOBRECARGA DE HIERRO

**CIE-9MC 790.6 NIVEL ANÓMALO DE HIERRO SÉRICO
275 TRASTORNO DEL METABOLISMO DEL HIERRO**

Hemocromatosis hereditaria.
Suplemento crónico de hierro (v.o., i.m., transfusiones).
Esteatohepatitis no alcohólica.
Hepatitis viral crónica.
Hepatopatía alcohólica.
Anemias crónicas (p. ej., anemia sideroblástica, talasemia mayor).
Porfiria cutánea tardía.

SOPLOS CARDÍACOS

EL CÓDIGO CIE-9MC VARÍA SEGÚN EL TRASTORNO ESPECÍFICO

SISTÓLICO
Insuficiencia mitral.
Insuficiencia tricuspídea.
Defecto del tabique interventricular.
Estenosis aórtica.
Estenosis subaórtica hipertrófica idiopática.
Estenosis pulmonar.
Soplo funcional infantil.
Coartación aórtica.
Prolapso de la válvula mitral.

DIASTÓLICO
Insuficiencia aórtica.
Mixoma auricular.
Estenosis mitral.
Estenosis de las ramas de la arteria pulmonar.
Estenosis tricuspídea.
Soplo de Graham Steell (soplo diastólico menguante que se ausculta en la hipertensión pulmonar grave).
Insuficiencia pulmonar.
Insuficiencia mitral grave.
Soplo de Austin Flint (soplo diastólico que se ausculta en la insuficiencia aórtica grave).
Defecto grave del tabique interventricular y conducto arterioso permeable.

CONTINUO
Conducto arterioso persistente.
Fístula AV pulmonar.

TALALGIA PLANTAR[21]

CIE-9MC 729.5

PIEL
Queratosis.
Verrugas.
Úlcera.
Fisura.

TEJIDO CONJUNTIVO
Grasa:
Atrofia.
Paniculitis.
Tejido conjuntivo denso:
Fascitis inflamatoria.
Fibromatosis.
Entesopatía.
Bursitis.
Hueso (calcáneo):
Fractura por estrés.
Enfermedad de Paget.
Quiste/tumor óseo benigno.
Tumor óseo maligno.
Metabolopatía ósea (osteopenia).
Nervio:
Túnel del tarso.
Compresión nerviosa plantar.
Radiculopatía de la raíz nerviosa S1.
Neuropatía periférica dolorosa.

INFECCIÓN
Dermatomicosis.
Osteomielitis aguda.
Absceso plantar.

OTROS
Cuerpo extraño.
Seudoartrosis de una fractura del calcáneo.
Psicógena.
Idiopática.

TALLA ALTA[24]

CIE-9MC 253.0 SOBREPRODUCCIÓN DE HORMONA DEL CRECIMIENTO, GIGANTISMO

CONSTITUCIONAL (FAMILAR O GENÉTICA): CAUSA MÁS FRECUENTE

CAUSAS ENDOCRINAS

Exceso de hormona del crecimiento: gigantismo.
Precocidad sexual (niños altos, adultos bajos):
Precocidad sexual verdadera.
Seudoprecocidad sexual.
Deficiencia de andrógenos:
Síndrome de Klinefelter.
Anorquia bilateral.

CAUSAS GENÉTICAS

Síndrome de Klinefelter.
Síndromes XYY, XXYY.

OTROS SÍNDROMES Y TRASTORNOS

Gigantismo cerebral o síndrome de Sotos: frente prominente, hipertelorismo, paladar ojival, dolicocefalia, retraso mental, manos y pies grandes y erupción prematura de los dientes. Macrosomía al nacer, con el mayor crecimiento en los primeros 4 años de vida.
Síndrome de Marfán: trastorno de los tejidos mesodérmicos, subluxación del cristalino, aracnodactilia y aneurisma aórtico.
Homocistinuria: mismo fenotipo que en el síndrome de Marfán.
Obesidad: talla alta en la fase de lactancia, infancia y adolescencia.
Lipodistrofia total: manos y pies grandes, pérdida generalizada de la grasa subcutánea, diabetes mellitus resistente a la insulina y hepatomegalia.
Síndrome de Beckwith-Wiedemann: talla alta neonatal, onfalocele, macroglosia e hipoglucemia neonatal.
Síndrome de Weaver-Smith: crecimiento intrauterino excesivo, retraso mental, megalocefalia, diámetro bifrontal ensanchado, hipertelorismo, macrotia, micrognatia, camptodactilia, pulgares ensanchados y limitación de la extensión de codos y rodillas.
Síndrome de Marshall-Smith: crecimiento intrauterino excesivo, retraso mental, escleróticas azules, retraso del crecimiento y dentición precoz.

TELANGIECTASIA

CIE-9MC 448.9

Fármacos anticonceptivos orales.
Embarazo.
Rosácea.
Varices.
Traumatismos.
Inducida por fármacos (corticoides sistémicos o tópicos).
Telangiectasias aracniformes.
Cirrosis hepática.
Mastocitosis.
LES, dermatomiositis, esclerosis sistémica.

TELANGIECTASIA UNGUEAL

CIE-9MC 703.8

Artritis reumatoide.
Esclerodermia.
Traumatismo.
LES.
Dermatomiositis.

TEMBLOR

**CIE-9MC 781.0 TEMBLOR SIN ESPECIFICAR
333.1 TEMBLOR ESENCIAL BENIGNO
333.1 TEMBLOR FAMILIAR**

TEMBLOR EN REPOSO

Parkinsonismo.
Neoplasias del SNC.
Discinesia tardía.

TEMBLOR POSTURAL (PRESENTE DURANTE EL MANTENIMIENTO DE UNA POSTURA)

Temblor senil esencial.

TEMBLOR DE INTENCIÓN (PRESENTE CON EL MOVIMIENTO)

Ansiedad.
Medicaciones (broncodilatadores, cafeína, corticoides, litio, etc.).
Trastornos endocrinos (hipertiroidismo, feocromocitoma, carcinoide).
Abstinencia de drogas.

TENDINOPATÍA[23]

CIE-9MC 727.9

FACTORES INTRÍNSECOS

Factores anatómicos:
Alineación defectuosa.
Debilidad o desequilibrio musculares.
Inflexibilidad muscular.
Disminución de la vascularización.
Factores sistémicos:
Trastornos inflamatorios (p. ej., LES).
Embarazo.
Tendinopatía inducida por quinolonas.
Factores relacionados con la edad:
Degeneración tendinosa.
Aumento de la rigidez tendinosa.
Calcificación tendinosa.
Disminución de la vascularización.

FACTORES EXTRÍNSECOS

Carga mecánica repetitiva:
Duración excesiva.
Frecuencia excesiva.
Intensidad excesiva.
Mala técnica.
Factores del puesto de trabajo.
Problemas de equipación:
Calzado.
Superficie sobre la que se practica el deporte.
Factores de la equipación (p. ej., tamaño de la raqueta).
Equipación protectora.

TÉTANOS[23]

CIE-9MC 037

Abdomen agudo.
Picadura de araña viuda negra.
Absceso dental.
Luxación de mandíbula.
Reacción distónica.
Encefalitis.
Traumatismo craneal.
Síndrome de hiperventilación.
Hipocalcemia.

Meningitis.

Absceso periamigdalino.

Rigidez muscular fluctuante progresiva (síndrome del hombre rígido).

Psicógeno.

Rabia.

Sepsis.

Hemorragia subaracnoidea.

Estado epiléptico.

Intoxicación por estricnina.

Síndrome de la articulación temporomandibular.

TORSADES DE POINTES[19]

CÓDIGO CIE-9MC NO DISPONIBLE

Antiarrítmicos de los que se sabe que prolongan el intervalo QT (p. ej., quinidina, procainamida, amiodarona, disopiramida, sotalol).

Antidepresivos tricíclicos y fenotiazinas.

Antagonistas de los receptores de la histamina (H1) (p. ej., astemizol, terfenadina).

Fármacos antivirales, antifúngicos y antibióticos.

Hipocinemia.

Hipomagnesemia.

Intoxicación por insecticidas.

Bradiarritmias.

Síndrome del intervalo QT prolongado congénito.

Hemorragia subaracnoidea.

Cloroquina, pentamidina.

Consumo de cocaína.

TOS

CIE-9MC 786.2

Proceso infeccioso (viral, bacteriano).

Postinfecciosa.

«Tos del fumador».

Rinitis (alérgica, vasomotora, postinfecciosa).

Asma.

Exposición a irritantes (vapores nocivos, humo, aire frío).

Inducida por fármacos (sobre todo IECA, β-bloqueantes).

Enfermedad por reflujo gastroesofágico.

Enfermedad pulmonar intersticial.

Neoplasias pulmonares.

Linfomas, neoplasias mediastínicas.

Bronquiectasias.

Cardíaca (ICC, edema pulmonar, estenosis mitral, inflamación pericárdica).

Aspiración recidivante.

Inflamación laríngea, pleural, diafragmática, mediastínica.

Fibrosis quística.

Ansiedad.

Otros: embolia pulmonar, inhalación de cuerpo extraño, aneurisma aórtico, divertículo de Zenker, osteofitos, tiroides subesternal, tiroiditis, polimialgia reumática.

TRASTORNOS CON MOVIMIENTOS HIPERCINÉTICOS[27]

CIE-9MC 314.8 SÍNDROME HIPERCINÉTICO
275.1 COREOATETOSIS
335.5 HEMIBALISMO
333.7 DISTONÍA POR FÁRMACOS
333.6 DISTONÍA IDIOPÁTICA

Corea, coreoatetosis: inducida por fármacos, corea de Huntington, corea de Sydenham.

Discinesia tardía (p. ej., fenotiazinas).

Hemibalismo (ACVA lacunar cerca de los núcleos subtalámicos en los ganglios basales, metástasis, toxoplasmosis [en el SIDA]).

Distonía (idiopática, familiar, inducida por fármacos [proclorperazina, metoclopramida]), enfermedad de Wilson.

Insuficiencia hepática.

Tirotoxicosis.

LES, policitemia.

TRASTORNOS GRANULOMATOSOS[29]

CIE-9MC 446.4 GRANULOMATOSIS
288.1 ENFERMEDAD GRANULOMATOSA

INFECCIONES

Hongos:

Histoplasma.

Coccidioides.

Blastomyces.

Sporothrix.

Aspergillus.

Cryptococcus.

Protozoos:

Toxoplasma.

Leishmania.

Metazoos:

Toxocara.

Schistosoma.

Espiroquetas:

Treponema pallidum.

T. pertenue.

T. carateum.

Micobacterias:

M. tuberculosis.

M. leprae.

M. kansasii.

M. marinum.

M. avium.

Vacuna del bacilo Calmette-Guérin (BCG).

Bacterias:

Brucella.

Yersinia.

Otras infecciones:

Arañazo de gato.

Linfogranuloma.

NEOPLASIAS

Carcinoma.

Reticulosis.

Pinealoma.

Disgerminoma.

Seminoma.

Sarcoma de células reticulares.

Granuloma nasal maligno.

SUSTANCIAS QUÍMICAS

Berilio.

Zirconio.

Sílice.

Almidón.

ALTERACIONES INMUNOLÓGICAS

Sarcoidosis.

Enfermedad de Crohn.

Cirrosis biliar primaria.

Granulomatosis de Wegener.

Arteritis de células gigantes.

Enfermedad de Peyronie.

Hipogammaglobulinemia.

Lupus eritematoso sistémico.

Granulomatosis linfomatoide.
Histiocitosis X.
Hepatopatía granulomatosa.
Enfermedad por inmunocomplejos.
Síndrome de Melkersson-Rossenthal.
Granulomatosis alérgica de Churg-Strauss.

DEFECTOS DE LA OXIDASA LEUCOCITARIA

Enfermedad granulomatosa crónica de la infancia.

ALVEOLITIS ALÉRGICA EXTRÍNSECA

Pulmón de granjero.
Enfermedad del avicultor.
Cultivador de hongos.
Suberosis (polvo del corcho).
Bagazosis.
Descortezadores de arces.
Cortadores de pimentón.
Semilla del café.
Pulmón de spatlese.

OTROS TRASTORNOS

Enfermedad de Whipple.
Fiebre de origen desconocido.
Radioterapia.
Quimioterapia oncológica.
Paniculitis.
Chalazión.
Quiste sebáceo.
Dermoide.
Lesión por espina de erizo de mar.

TROMBOCITOPENIA

> **CIE-9MC 287.3 CONGÉNITA O PRIMARIA**
> **287.4 SECUNDARIA**
> **287.5 TROMBOCITOPENIA SIN ESPECIFICAR**

AUMENTO DE LA DESTRUCCIÓN

Inmunológica:
Fármacos: quinina, quinidina, digital, procainamida, diuréticos tiazídicos, sulfonamidas, fenitoína, aspirina, penicilina, heparina, oro, meprobamato, fenilbutazona, antiinflamatorios no esteroideos (AINE), metildopa, cimetidina, furosemida, INH, cefalosporinas, clorpropamida, arseniales orgánicos, cloroquina, inhibidores de los receptores de la glucoproteína IIb/IIIa plaquetaria, ranitidina, indometacina, carboplatino, ticlopidina, clopidogrel.
Púrpura trombocitopénica idiopática (PTI).
Reacción transfusional: transfusión de plaquetas con activador del plasminógeno en receptores sin activador del plasminógeno-1.
Incompatibilidad maternofetal.
Colagenosis vasculares (p. ej., lupus eritematoso sistémico [LES]).
Anemia hemolítica autoinmunitaria.
Trastornos linforreticulares (p. ej., LLC).
No inmunológica:
Prótesis valvulares cardíacas.
Púrpura trombocitopénica trombótica (PTT).
Sepsis.
CID.
Síndrome hemolítico urémico (SHU).
Hemangioma cavernoso gigante.

DISMINUCIÓN DE LA PRODUCCIÓN

Anomalía de la médula ósea.
Infiltración de la médula ósea (p. ej., leucemia, linfoma, fibrosis).
Supresión de la médula ósea (p. ej., quimioterapia, alcohol, radiación).
Trastornos hereditarios.
Síndrome de Wiskott-Aldrich: trastorno ligado al X caracterizado por trombocitopenia, eccema e infecciones de repetición.

Anomalía de May-Hegglin: aumento de los megacariocitos, pero trombopoyesis ineficaz.
Deficiencias vitamínicas (p. ej., vitamina B12, ácido fólico).

SECUESTRO ESPLÉNICO, HIPERESPLENISMO

POR DILUCIÓN, COMO RESULTADO DE UNA TRANSFUSIÓN MASIVA

TROMBOCITOSIS

> **CIE-9MC 289.9 TROMBOCITOSIS ESENCIAL**

Ferropenia.
Posthemorrágica.
Neoplasias (aparato digestivo).
LMC.
Policitemia vera.
Mielofibrosis con metaplasia mieloide.
Infecciones.
Tras esplenectomía.
Posparto.
Hemofilia.
Pancreatitis.
Cirrosis.
Idiopática.

TROMBOSIS VENOSA MESENTÉRICA[23]

> **CIE-9MC 557.0**

Estados de hipercoagulabilidad (deficiencia de proteínas C o S, deficiencia de antitrombina III, factor V de Leyden, neoplasia maligna, policitemia vera, anemia de células falciformes, homocistinemia, anticoagulante lúpico, anticuerpos anticardiolipinas).
Traumatismo (lesión venosa quirúrgica, traumatismo abdominal, postesplenectomía).
Trastornos inflamatorios (pancreatitis, diverticulitis, apendicitis, colangitis).
Otros: ICC, insuficiencia renal, hipertensión portal, enfermedad descompresiva.

TUMEFACCIÓN DE UNA EXTREMIDAD

> **CIE-9MC 729.81 TUMEFACCIÓN DEL BRAZO O LA MANO**
> **729.81 TUMEFACCIÓN DE LA PIERNA O EL PIE**

Traumatismo.
Picadura de insectos.
Absceso.
Linfedema.
Tromboflebitis.
Lipoma.
Neurofibroma.
Síndrome posflebítico.
Miositis osificante.
Nefrosis, cirrosis, ICC.
Hipoalbuminemia.
Varices.

TUMEFACCIÓN ESCROTAL

> **CIE-9MC 608.86**

Hidrocele.
Varicocele.
Neoplasia.
Epididimitis aguda.
Orquitis.
Traumatismo.
Hernia.

Torsión del cordón espermático.
Torsión epididimaria.
Torsión testicular.
Picadura de insectos.
Foliculitis.
Quiste sebáceo.
Trombosis de la vena espermática.
Otros: linfedema, dermatitis, necrosis grasa, púrpura de Schoenlein-Henoch, edema escrotal idiopático.

TUMEFACCIÓN PAROTÍDEA[3]

CIE-9MC 527.2 PAROTIDITIS ALÉRGICA
72.9 PAROTIDITIS INFECCIOSA
527.8 OBSTRUCCIÓN DE LA GLÁNDULA SALIVAL
527.5 OBSTRUCCIÓN LITIÁSICA DE LA GLÁNDULA SALIVAL
527.8 ESTENOSIS DE LA GLÁNDULA SALIVAL
527.3 ABSCESO DE LA GLÁNDULA SALIVAL
235.1 NEOPLASIA DE LA GLÁNDULA SALIVAL

INFECCIOSA

Paperas.
Parainfluenza.
Gripe.
Infección por citomegalovirus.
Infección por virus coxsackie.
Coriomeningitis linfocitaria.
Infección por virus echo.
Supurada (bacteriana).
Infección por *Actinomyces*.
Infección por micobacterias.
Enfermedad por arañazo de gato.

NO INFECCIOSA

Hipersensibilidad farmacológica (tiouracilo, fenotiazinas, tiocianato, yoduros, cobre, isoprenalina, plomo, mercurio, fenilbutazona).
Sarcoidosis.
Tumores, mixta.
Hemangioma, linfangioma.
Sialectasia.
Síndrome de Sjögren.
Síndrome de Mikulicz (esclerodermia, enfermedad mixta del tejido conjuntivo, lupus eritematoso sistémico).
Parotiditis idiopática recidivante.
Neumoparotiditis.
Traumatismo.
Sialolitiasis.
Cuerpo extraño.
Fibrosis quística.
Malnutrición (marasmo, cirrosis alcohólica).
Deshidratación.
Diabetes mellitus.
Macroglobulinemia de Waldeström.
Síndrome de Reiter.
Amiloidosis.

TUMEFACCIÓN NO PAROTÍDEA

Hipertrofia del músculo masetero.
Linfadenopatía.
Tumefacción reumatoide de la articulación mandibular.
Tumores mandibulares.
Hiperostosis cortical infantil.

TUMEFACCIÓN POPLÍTEA

CIE-9MC 459.2 OBSTRUCCIÓN VENOSA
747.4 ANOMALÍA VENOSA DE VASOS DE LA EXTREMIDAD INFERIOR
442.3 ANEURISMA ARTERIAL
904.41 LESIÓN ARTERIAL
447.8 SÍNDROME COMPRESIVO
727.51 QUISTE DE BAKER
451.2 FLEBITIS DE LA EXTREMIDAD INFERIOR
727.67 ROTURA DEL TENDÓN AQUÍLEO

Flebitis (superficial).
Linfadenitis.
Traumatismo: fractura de la tibia o el peroné, contusión, neuroma traumático.
TVP.
Rotura de varices.
Quiste de Baker.
Absceso poplíteo.
Osteomielitis.
Rotura tendinosa.
Aneurisma de la arteria poplítea.
Neoplasia: lipoma, sarcoma osteogénico, neurofibroma, fibrosarcoma.

TUMORES ESPINALES[12]

CIE-9MC 299.7

EXTRADURALES

Metástasis.
Tumores óseos primarios originados en la columna vertebral.

INTRADURALES EXTRAMEDULARES

Meningiomas.
Neurofibromas.
Schwannomas.
Lipomas.
Quistes aracnoideos.
Quistes epidermoides.
Metástasis.

INTRAMEDULARES

Ependimoma.
Glioma.
Hemangioblastoma.
Lipoma.
Metástasis.

ÚLCERAS DE LAS PIERNAS[25]

CIE-9MC 440.23 EXTREMIDADES INFERIORES, ARTERIOSCLERÓTICAS
707.1 EXTREMIDADES INFERIORES, CRÓNICAS
707.1 EXTREMIDADES INFERIORES, NEURÓGENAS
250.70 EXTREMIDADES INFERIORES, CRÓNICAS POR DIABETES MELLITUS DE TIPO II
250.71 EXTREMIDADES INFERIORES, CRÓNICAS POR DIABETES MELLITUS DE TIPO I

VASCULAR

Arterial: arteriosclerosis, tromboangitis obliterante, malformación arteriovenosa, embolia de colesterol.
Venosa: varices superficiales, perforantes incompetentes, TVP, anomalías linfáticas.

VASCULITIS HEMATOLÓGICA

Anemia de células falciformes, talasemia, policitemia vera, leucemia, enfermedad por crioaglutininas.
Macroglobulinemia, deficiencia de proteínas C y S, crioglobulinemia, anticoagulante lúpico, síndrome antifosfolípido.

INFECCIOSAS

Hongos: blastomicosis, coccidioidomicosis, histoplasmosis, esporotricosis.
Bacterias: forúnculo, ectima, émbolos sépticos.
Protozoos: leishmaniasis.

METABÓLICAS

Necrobiosis lipoidea diabética.
Penfigoide ampolloso localizado.
Gota, calcinosis cutánea, enfermedad de Gaucher.

TUMORES

Carcinoma basocelular, carcinoma epidermoide, melanoma.
Micosis fungoide, sarcoma de Kaposi, metástasis.

TRAUMATISMO

Quemaduras, lesiones por frío, dermatitis por radiación.
Picaduras de insectos.
Simulada, exceso de presión.

NEUROPÁTICAS

Úlceras tróficas diabéticas.
Tabes dorsal, siringomielia.

FÁRMACOS

Warfarina, extravasación de colchicina i.v., metotrexato, halógenos, ergotismo, hidroxiurea.

PANICULITIS

Enfermedad de Weber-Christian.
Necrosis grasa pancreática, deficiencia de alfa-antitripsinasa.

ÚLCERAS GENITALES[1]

CIE-9MC 054.10 HERPES GENITAL
         91.0 SÍFILIS GENITAL
         078.11 CONDILOMA ACUMINADO
         099.0 CHANCROIDE
         099.2 GRANULOMA INGUINAL
         099.1 LINFOGRANULOMA VENÉREO
         629.8 ÚLCERA GENITAL FEMENINA
         608.89 ÚLCERA GENITAL MASCULINA

Herpes genital.
Sífilis.
Chancroide.
Linfogranuloma venéreo.
Granuloma inguinal.
Condiloma acuminado.
Lesión neoplásica.
Traumatismo.

UROPATÍA OBSTRUCTIVA[33]

CIE-9MC 599.6

CAUSAS INTRÍNSECAS

Intraluminales:

Depósito intratubular de cristales (ácido úrico, sulfamidas).
Litiasis.
Tejido papilar.
Coágulos sanguíneos.

Intramurales:

Funcional.
Uréter (disfunción ureteropélvica o ureterovesical).
Vejiga (neurógena): defecto o traumatismo de la médula espinal, diabetes, esclerosis múltiple, enfermedad de Parkinson, accidentes cerebrovasculares.
Disfunción del cuello vesical.

Anatómicas:

Tumores.
Infección, granuloma.
Estenosis.

CAUSAS EXTRÍNSECAS

Originadas en el sistema reproductor:

Próstata: hipertrofia benigna o cáncer.
Útero: embarazo, tumores, prolapso, endometriosis.
Ovario: absceso, tumor, quistes.

Originadas en el sistema vascular:

Aneurismas (aorta, vasos ilíacos).
Arterias aberrantes (unión ureteropélvica).
Venosas (venas ováricas, uréter retrocavo).

Originadas en el aparato digestivo: enfermedad de Crohn, pancreatitis, apendicitis, tumores.

Originadas en el espacio retroperitoneal:

Inflamaciones.
Fibrosis.
Tumores, hematomas.

VACIAMIENTO GÁSTRICO RÁPIDO

CIE-9MC 536.8 TRASTORNO DE LA MOVILIDAD GÁSTRICA

Insuficiencia pancreática.
Síndrome de vaciamiento gástrico precoz.
Úlcera péptica.
Enfermedad celíaca.
Fármacos procinéticos.
Enfermedad de Zollinger-Ellison.

VARIACIONES DEL TAMAÑO TESTICULAR[9]

CIE-9MC 608.3 ATROFIA TESTICULAR
         608.89 MASA TESTICULAR
         257.2 HIPOGONADISMO

TESTÍCULO PEQUEÑO

Disfunción hipotálamo-hipofisaria.
Deficiencia de gonadotropina.
Deficiencia de hormona del crecimiento.
Variante de la normalidad.
Hipogonadismo primario.
Destrucción autoinmunitaria, quimioterapia, criptorquidia, irradiación, síndrome de Klinefelter, orquitis, síndrome de regresión testicular, torsión, traumatismo.

TESTÍCULO GRANDE

Resto de tejido suprarrenal.
Compensador.
Síndrome del X frágil.
Idiopático.
Tumor.

VASCULITIS[25]

ENFERMEDADES QUE IMITAN A VASCULITIS

EL CÓDIGO CIE-9MC VARÍA CON LA ENFERMEDAD ESPECÍFICA

ENFERMEDAD EMBÓLICA

Endocarditis infecciosa o caquéctica.
Trombo cardíaco mural.
Mixoma auricular.
Síndrome de embolia de colesterol.

ALTERACIÓN NO INFLAMATORIA DE LA PARED VASCULAR

Aterosclerosis.
Displasia fibromuscular arterial.
Efectos farmacológicos (vasoconstrictores, anticoagulantes).
Radiación.
Enfermedad genética (neurofibromatosis, síndrome de Ehlers-Danlos).
Amiloidosis.
Linfoma maligno intravascular.

COAGULACIÓN DIFUSA

Coagulación intravascular diseminada.
Púrpura trombocitopénica trombótica.
Síndrome hemolítico urémico.
Deficiencias de las proteínas C y S, mutación del factor V/Leiden.
Síndrome antifosfolípido.

VASCULITIS, CLASIFICACIÓN[23]

CIE-9MC 447.6

ENFERMEDAD DE VASOS DE GRAN CALIBRE

Arteritis:
Arteritis de células gigantes.
Arteritis de Takayasu.
Arteritis asociada al síndrome de Reiter, espondilitis anquilosante.

ENFERMEDAD DE VASOS DE MEDIANO Y PEQUEÑO CALIBRE

Panarteritis nudosa:
Primaria (idiopática).
Asociada a virus (hepatitis B o C, CMV, VIH, herpes zóster).
Asociada a tumores malignos (tricoleucemia).
Fiebre mediterránea familiar.
Vasculitis granulomatosa:
Granulomatosis de Wegener.
Granulomatosis linfomatoide.
Enfermedad de Behçet.
Enfermedad de Kawasaki (síndrome ganglionar linfático mucocutáneo).

ENFERMEDAD CON PREDOMINIO DE VASOS DE PEQUEÑO CALIBRE

Vasculitis por hipersensibilidad (vasculitis leucocitoclástica):
Púrpura de Schoenlein-Henoch.
Crioglobulinemia mixta.
Enfermedad del suero.
Vasculitis asociada a enfermedades del tejido conjuntivo (LES, síndrome de Sjögren).
Vasculitis asociada a síndromes específicos:
　Cirrosis biliar primaria.
　Enfermedad de Lyme.

Hepatitis crónica activa.
Vasculitis inducida por fármacos.
Síndrome de Churg-Strauss.
Síndrome de Goodpasture.
Eritema nudoso.
Paniculitis.
Enfermedad de Buerger (tromboangitis obliterante).

VEJIGA NEURÓGENA[26]

CIE-9MC 396.54

SUPRATENTORIAL

ACVA.
Enfermedad de Parkinson.
Enfermedad de Alzheimer.
Parálisis cerebral.

MÉDULA ESPINAL

Lesión medular.
Estenosis del conducto raquídeo.
Síndrome medular central.
ELA.
Esclerosis múltiple.
Mielodisplasia.

NEUROPATÍA PERIFÉRICA

Diabetes.
Alcohol.
Zóster.
Sífilis.

VÉRTIGO

CIE-9MC 780.4 VÉRTIGO SIN ESPECIFICAR
**　　　　　　386.11 POSICIONAL PAROXÍSTICO BENIGNO**
**　　　　　　386.2 ORIGEN CENTRAL**
**　　　　　　386.10 PERIFÉRICO**
**　　　　　　386.12 VESTIBULAR (NEURONITIS)**

PERIFÉRICO

Otitis media.
Laberintitis aguda.
Neuronitis vestibular.
Vértigo posicional benigno.
Enfermedad de Meniérè.
Fármacos ototóxicos: estreptomicina, gentamicina.
Lesiones del octavo nervio craneal: neurinoma del acústico, meningioma, mononeuropatía, carcinoma metastásico.
Mastoiditis.

SNC O SISTÉMICO

Insuficiencia arterial vertebrobasilar.
Tumor de la fosa posterior u otros tumores cerebrales.
Infarto/hemorragia de la corteza cerebral, cerebelo o tronco del encéfalo.
Migraña basilar.
Metabólico: fármacos, hipoxia, anemia, fiebre.
Hipotensión/hipertensión grave.
Esclerosis múltiple.
Infecciones del SNC: viral, bacteriana.
Epilepsia del lóbulo temporal.
Malformación de Arnold-Chiari, siringobulbia.
Psicógeno: hiperventilación, histeria.

VESÍCULAS Y ÚLCERAS ORALES[1]

CIE-9MC 528.9

Estomatitis aftosa.
Infección primaria por herpes simple.
Estomatitis de Vincent.
Sífilis.
Virus coxsackie A (herpangina).
Hongos (histoplasmosis).
Síndrome de Behçet.
Lupus eritematoso sistémico.
Síndrome de Reiter.
Enfermedad de Crohn.
Eritema multiforme.
Pénfigo.
Penfigoide.

VÓMITOS

CIE-9MC 787.03

Trastornos digestivos:
Obstrucción: esofágica, pilórica, intestinal.
Infecciones: enteritis viral o bacteriana, hepatitis viral, toxiinfección alimentaria, gastroenteritis.
Pancreatitis.
Apendicitis.
Cólico biliar.
Peritonitis.
Perforación intestinal.
Gastroparesia diabética.
Otros: gastritis, enfermedad ulcerosa péptica, enfermedad del colon irritable, neoplasias digestivas.
Fármacos: morfina, digital, citotóxicos, bromocriptina.
Dolor intenso: infarto de miocardio, cólico renal.
Trastornos metabólicos: uremia, acidosis/alcalosis, hiperglucemia, CAD, tirotoxicosis.
Traumatismo: contusiones testiculares y epigástricas.
Vértigo.
Síndrome de Reye.
Aumento de la presión intracraneal.
Trastornos del SNC: traumatismo, hemorragia, infarto, neoplasia, infección, encefalopatía hipertensiva, migraña.
Enfermedad por radiación.
Náuseas y vómitos del embarazo, hiperemesis gravídica.
Cinetosis.
Bulimia, anorexia nerviosa.
Psicógenos: trastornos emocionales, imágenes u olores desagradables.
Tos intensa.
Pielonefritis.
Síndrome de Boerhaave.
Intoxicación por monóxido de carbono.

VÓMITOS PEDIÁTRICOS[17]

CIE-9MC 787.03

LACTANCIA

Aparato digestivo.
Congénitos:
Regurgitación (acalasia, reflujo gastroesofágico).
Atresia: estenosis (fístula traqueoesofágica, diafragma prepilórico, atresia intestinal).
Duplicación.
Vólvulo (errores de la rotación y fijación, divertículo de Meckel).
Bridas congénitas.
Enfermedad de Hirschsprung.
Íleo meconial (fibrosis quística), tapón de meconio.

Adquiridos:
Gastroenteritis infecciosa aguda, toxiinfección alimentaria (estafilocócica, por clostridios).
Estenosis pilórica.
Gastritis, duodenitis.
Invaginación.
Hernia incarcerada: inguinal, interna secundaria a bridas antiguas.
Intolerancia a las proteínas de la leche de vaca, alergia alimentaria, gastroenteritis eosinófila.
Deficiencia de disacaridasa.
Enfermedad celíaca: se presenta tras la introducción del gluten en la dieta; riesgo hereditario.
Íleo adinámico: el mediador de muchas causas no digestivas.
Enterocolitis necrosante neonatal.
Enfermedad granulomatosa crónica con obstrucción de la desembocadura gástrica.
De causa no digestiva:
Infecciosa: otitis, obstrucción urinaria, neumonía, infección respiratoria alta, sepsis, meningitis.
Metabólica: aminoaciduria y aciduria orgánica, galactosemia, fructosemia, síndrome adrenogenital, acidosis tubular renal, cetoacidosis diabética, síndrome de Reye.
Sistema nervioso central: traumatismo, tumor, infección, síndrome diencefálico, rumia, respuestas neurovegetativas (dolor, shock).
Medicaciones: anticolinérgicos, aspirina, alcohol, reacción idiosincrásica (p. ej., codeína).

INFANCIA

Aparato digestivo:
Úlcera péptica: los vómitos suponen una presentación frecuente en los niños menores de 6 años.
Traumatismo: hematoma duodenal, pancreatitis traumática, perforación intestinal.
Pancreatitis: paperas, traumatismo, fibrosis quística, hiperparatiroidismo, hiperlipidemia, acidemias orgánicas.
Enfermedad de Crohn.
Seudoobstrucción intestinal idiopática.
Síndrome de la arteria mesentérica superior.
De causa no digestiva:
Sistema nervioso central: vómitos cíclicos, migraña, anorexia nerviosa, bulimia.

XEROFTALMÍA[25]

CIE-9MC 372.53 XEROFTALMÍA

Medicaciones:
Antidepresivos tricíclicos: amitriptilina, doxepina.
Antihistamínicos: difenhidramina, clorfeniramina, prometazina y numerosos anticatarrales y descongestivos.
Anticolinérgicos: antieméticos como la escopolamina, antiespasmódicos como el cloruro de oxibutinina.
Anomalías de la función palpebral:
Trastornos neuromusculares.
Envejecimiento.
Tirotoxicosis.
Anomalías de la producción lagrimal:
Hipovitaminosis A.
Síndrome de Stevens-Johnson.
Trastornos familiares con afectación de las secreciones sebáceas.
Anomalías de la superficie corneal.
Cicatrización por lesiones previas e infección por herpes simple.

XEROSTOMÍA[25]

CIE-9MC 527.7

Medicaciones:
Antidepresivos tricíclicos: amitriptilina, doxepina.
Antihistamínicos: difenhidramina, clorfeniramina, prometazina y numerosos anticatarrales y descongestivos.

Anticolinérgicos: antieméticos como la escopolamina, antiespasmódicos como el cloruro de oxibutinina.

Deshidratación:

Debilidad.

Fiebre.

Poliuria:

Ingesta de alcohol.

Arritmia.

Diabetes.

Irradiación previa de la cabeza y el cuello.

Enfermedades sistémicas:

Síndrome de Sjögren.

Sarcoidosis.

Amiloidosis.

Infección por el virus de la inmunodeficiencia humana (VIH).

Enfermedad del injerto contra el huésped.

BIBLIOGRAFÍA

1. Andreoli TE, editor: *Cecil essentials of medicine,* ed 5, Philadelphia, 2001, WB Saunders.
2. Barkin RM, Rosen P: *Emergency pediatrics: a guide to ambulatory care,* ed 5, St Louis, 1998, Mosby.
3. Baude AI: *Infectious diseases and medical microbiology,* ed 2, Philadelphia, 1986, WB Saunders.
4. Behrman RE: *Nelson textbook of pediatrics,* ed 16, Philadelphia, 2000, WB Saunders.
5. Callen JP: *Color atlas of dermatology,* ed 2, Philadelphia, 2000, WB Saunders.
6. Canoso J: *Rheumatology in primary care,* Philadelphia, 1997, WB Saunders.
7. Carlson KJ: *Primary care of women,* ed 2, St Louis, 2000, Mosby.
8. Conn R: *Current diagnosis,* ed 9, Philadelphia, 1997, WB Saunders.
9. Copeland LJ: *Textbook of gynecology,* ed 2, Philadelphia, 2000, WB Saunders.
10. Danakas G, editor: *Practical guide to the care of the gynecologic/obstetric patient,* St Louis, 1997, Mosby.
11. Goldberg RJ: *The care of the psychiatric patient,* ed 22, St Louis, 1998, Mosby.
12. Goldman L, Ausiello D: *Cecil textbook of medicine,* ed 21, Philadelphia, 2004, WB Saunders.
13. Goldman L, Braunwauld E, editors: *Primary cardiology,* Philadelphia, 1998, WB Saunders.
14. Gorbach SL: *Infectious diseases,* ed 2, Philadelphia, 1998, WB Saunders.
15. Harrington J: *Consultation in internal medicine,* ed 2, St Louis, 1997, Mosby.
16. Henry JB: *Clinical diagnosis and management by laboratory methods,* ed 20, Philadelphia, 2001, WB Saunders.
17. Hoekelman R: *Primary pediatric care,* ed 3, St Louis, 1997, Mosby.
18. Kassirer J, editor: *Current therapy in adult medicine,* ed 4, St Louis, 1998, Mosby.
19. Khan MG: *Rapid ECG interpretation,* Philadelphia, 2003, WB Saunders.
20. Kliegman R: *Practical strategies in pediatric diagnosis and therapy,* Philadelphia, 1996, WB Saunders.
21. Klippel J, editor: *Practical rheumatology,* London, 1995, Mosby.
22. Mandell GL: *Mandell, Douglas, and Bennett's principles and practice of infectious diseases,* ed 5, New York, 2000, Churchill Livingstone.
23. Marx J, editor: *Rosen's emergency medicine: concepts and clinical practice,* ed. 5, St Louis, 2002, Mosby.
24. Moore WT, Eastman RC: *Diagnostic endocrinology,* ed 2, St Louis, 1996, Mosby.
25. Noble J, editor: *Primary care medicine,* ed 3, St Louis, 2001, Mosby.
26. Nseyo UO: *Urology for primary care physicians,* Philadelphia, 1999, WB Saunders.
27. Palay D, editor: *Ophthalmology for the primary care physician,* St Louis, 1997, Mosby.
28. Rakel RE: *Principles of family practice,* ed 6, Philadelphia, 2002, WB Saunders.
29. Schwarz MI: *Interstitial lung disease,* ed 2, St Louis, 1993, Mosby.
30. Seller RH: *Differential diagnosis of common complaints,* ed 4, Philadelphia, 2000, WB Saunders.
31. Siedel HM, editor: *Mosby's guide to physical examination,* ed 4, St Louis, 1999, Mosby.
32. Specht N: *Practical guide to diagnostic imaging,* St Louis, 1998, Mosby.
33. Stein JH, editor: *Internal medicine,* ed 5, St Louis, 1998, Mosby.
34. Swain R, Snodgrass: *Phys Sportmed* 23:56, 1995.
35. Wiederholt WC: *Neurology for non-neurologists,* ed 4, Philadelphia, 2000, WB Saunders.
36. Wilson JD: *Williams textbook of endocrinology,* ed 9, Philadelphia, 1998, WB Saunders.

Algoritmos clínicos

POR FAVOR, OBSERVE que estos algoritmos están diseñados para ayudar al médico en la evaluación y tratamiento de los pacientes. No pueden aplicarse a todos los pacientes con una enfermedad concreta y no pretenden sustituir el criterio individual del médico.

ACIDOSIS METABÓLICA

CIE-9MC 276.2

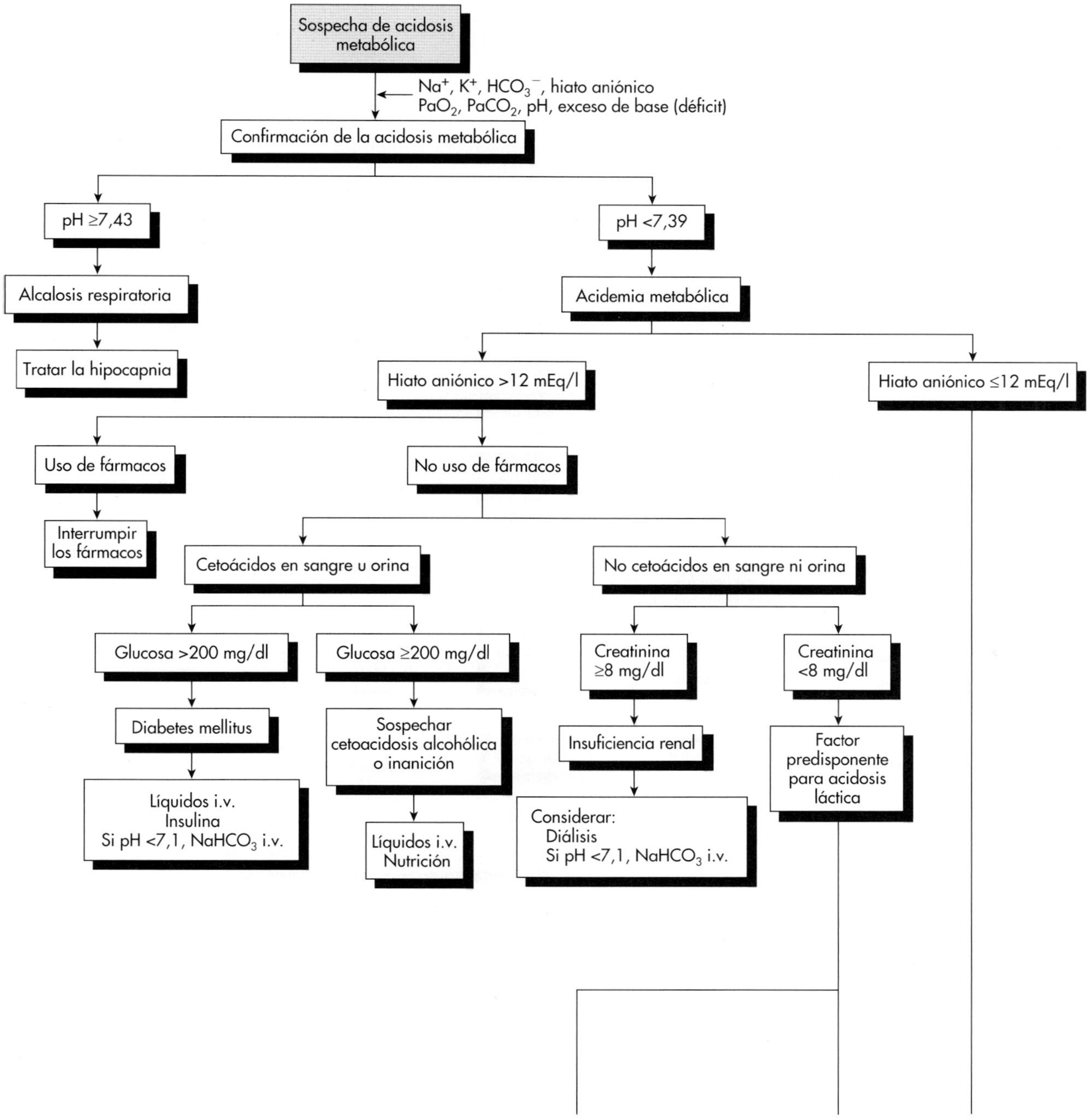

FIGURA 3-1 Sospecha de acidosis metabólica. (De Greene HL, Johnson WP, Lemke D [eds.]: *Decision making in medicine,* 2.ª ed., St. Louis, 1998, Mosby.)

Continúa

SECCIÓN III

ACIDOSIS METABÓLICA *(cont.)*

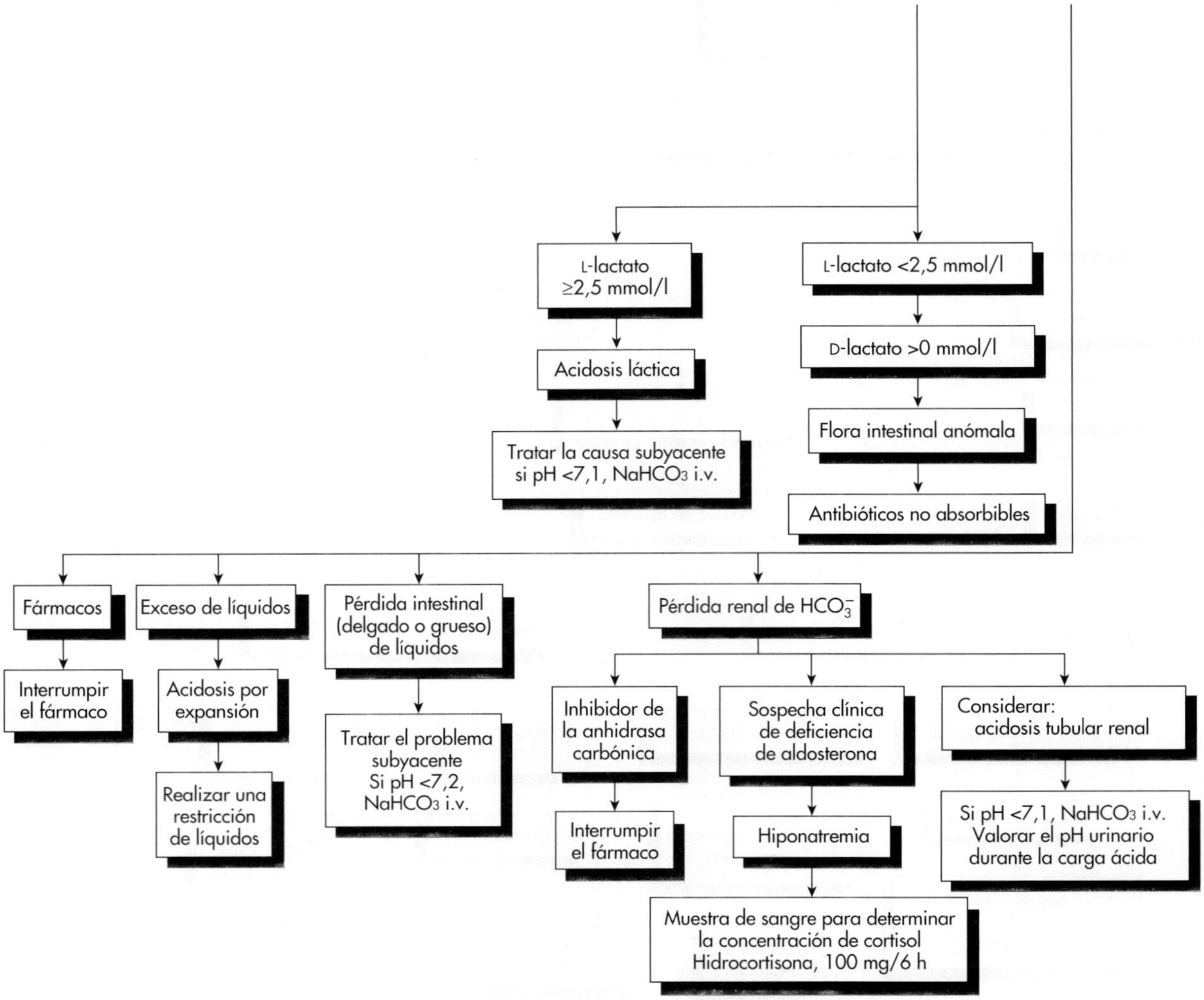

FIGURA 3-1 *(cont.)* Sospecha de acidosis metabólica. (De Greene HL, Johnson WP, Lemke D [eds.]: *Decision making in medicine,* 2.ª ed., St. Louis, 1998, Mosby.)

ACÚFENOS

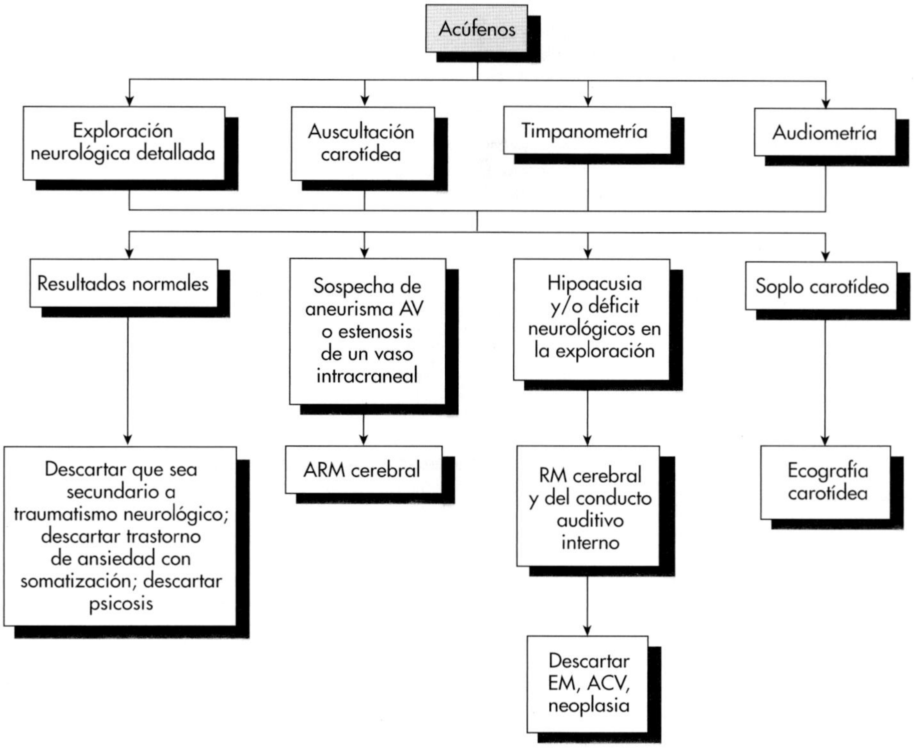

FIGURA 3-2 Evaluación de los acúfenos. *ACV,* Accidente cerebrovascular; *ARM,* angiorresonancia magnética; *AV,* auriculoventricular; *EM,* esclerosis múltiple; *RM,* resonancia magnética. (De Ferri FF: *Ferri's best test: a practical guide to clinical laboratory medicine and diagnostic imaging,* Filadelfia, 2004, Elsevier Mosby.)

CUADRO 3-1   Acúfenos

Diagnóstico por imagen	Pruebas de laboratorio
Prueba de elección	***Prueba de elección***
Ninguna	Ninguna
Pruebas auxiliares	***Pruebas auxiliares***
Ecografía Doppler carotídea	HC
RM cerebral y de los conductos auditivos internos	Perfil lipídico
ARM cerebral	

De Ferri FF: *Ferri's best test: a practical guide to clinical laboratory medicine and diagnostic imaging,* Filadelfia, 2004, Elsevier Mosby.
ARM, Angiorresonancia magnética; *HC,* hemograma completo; *RM,* resonancia magnética.

ALCALOSIS METABÓLICA

Sospecha de alcalosis metabólica

Na$^+$, K$^+$, Cl$^-$, HCO$_3^-$,
PaO$_2$, PaCO$_2$, pH, exceso de bases (déficit)

Alcalosis metabólica confirmada

pH >7,43

pH <7,39

Alcalemia metabólica

Acidemia respiratoria

Hipoxemia

Ausencia
de hipoxemia

Tratar la causa de la hipercapnia

Ajustar la FiO$_2$

Cl$^-$ urinario ≤10 mmol/l

Cl$^-$ urinario >15 mmol/l

Vómitos,
aspiración
nasogástrica

Diuréticos

Hipermineralcorticismo
primario

Hipopotasemia
grave

Insuficiencia renal
más tratamiento
con alcalinos

Hipovolemia

Hipervolemia

KCl i.v.

Interrumpir el fármaco

Esteroides
exógenos

Enfermedad de Cushing
o hiperaldosteronismo
primario

Hipovolemia

Hipervolemia

Suero salino
fisiológico, KCl

Interrumpir el fármaco

Tratar la causa
subyacente

Considerar:
diálisis

Considerar
HCl i.v. 0,2 mol/l

Espironolactona,
25-100 mg v.o.
Considerar: repleción
de K$^+$ y Mg^{++},
acetazolamida 500 mg

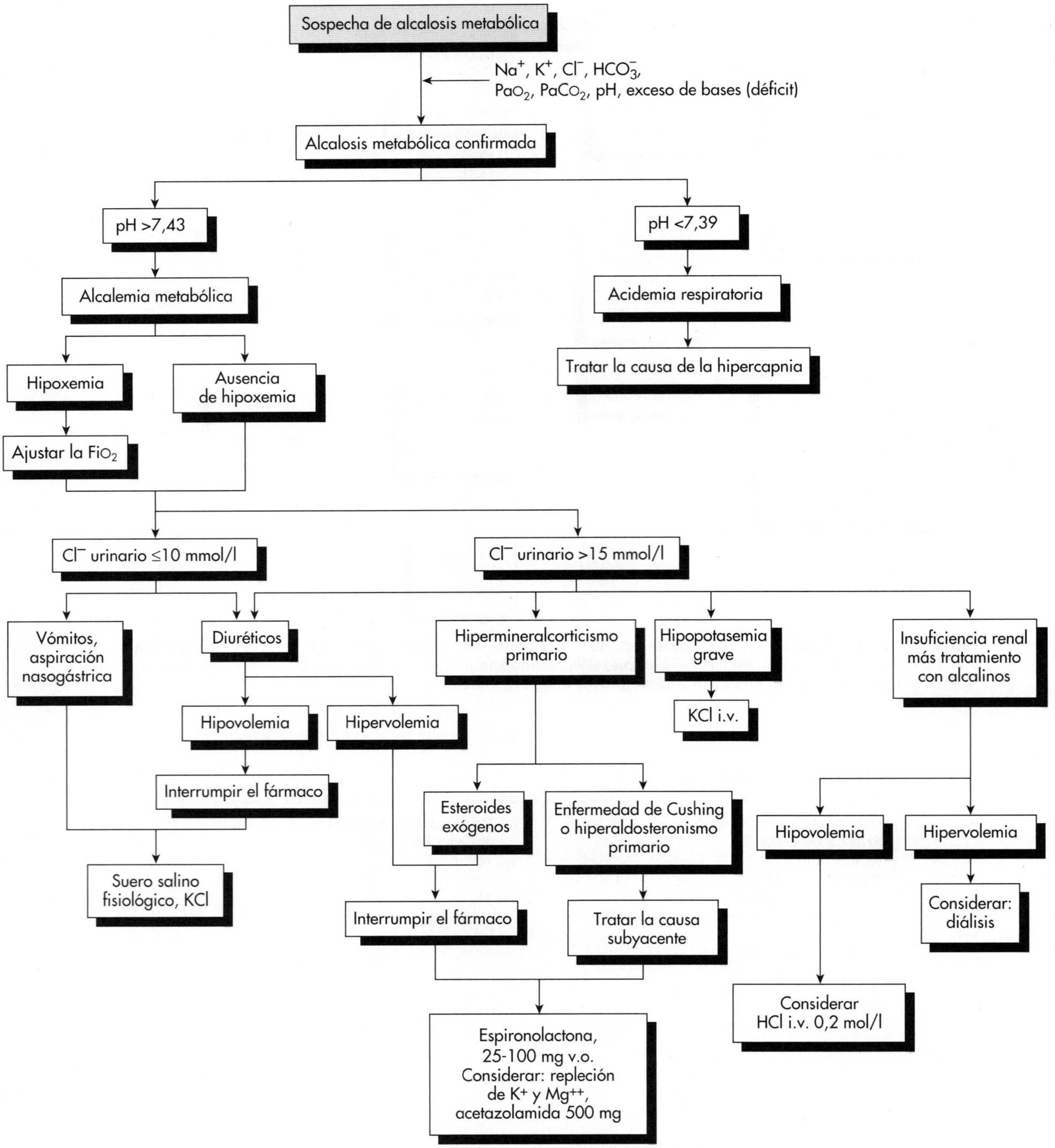

FIGURA 3-3   Sospecha de alcalosis metabólica. (De Greene HL, Johnson WP, Lemke D [eds.]: *Decision making in medicine,* 2.ª ed., St. Louis, 1998, Mosby.)

ALCOHOLISMO

Paso I: Preguntar sobre el consumo de alcohol
Consumo
Semanal
En cada ocasión
Preguntas CAGE (1 punto por cada respuesta afirmativa):
¿Ha pensado alguna vez que debería reducir (*Cut down*) su ingesta de alcohol?
¿Le ha molestado (*Annoyed*) que la gente critique su forma de beber?
¿Se ha sentido mal o culpable (*Guilty*) por su forma de beber?
¿Alguna vez lo primero que ha hecho al despertarse es beber para calmarse o para eliminar la resaca (*Eye opener*)?

Varones: >14 episodios de bebida/semana o >4 por ocasión
Mujeres: >7 episodios de bebida/semana o >3 por ocasión
o
Puntuación CAGE ≥1

Paso II: Valorar los problemas relacionados con el alcohol

De riesgo:
Beber por encima de la cantidad recomendada o en situaciones de alto riesgo
Antecedentes personales o familiares de problemas relacionados con el alcohol
Problemas actuales relacionados con el alcohol:
Puntuación CAGE de 1-2 (en años previos)
Evidencia de problemas médicos o conductuales relacionados con el alcohol

Pueden ser dependientes del alcohol:
Puntuación CAGE ≥3 o ≥1 en los siguientes casos:
Preocupado con la bebida
Incapaz de parar cuando empieza
Bebe para evitar los síntomas de abstinencia
Tolerancia

Paso III: Aconsejar una acción adecuada
Determinar las preocupaciones médicas de la bebida
Acordar un plan de acción:

En riesgo o actual:
Recomendar la interrupción
Establecer un objetivo

Dependientes de alcohol:
Recomendar la abstinencia
Derivar al especialista

Paso IV: Controlar el progreso del paciente
Todos los pacientes:
Considerar el programa de visitas individuales o llamadas telefónicas de seguimiento
Revisar el progreso y reforzar los esfuerzos en cada visita de seguimiento

Pacientes derivados para tratamiento del alcoholismo:
Revisar las actualizaciones del tratamiento especializado
Controlar la depresión y ansiedad

FIGURA 3-4   Detección selectiva y breve intervención en los problemas relacionados con el alcohol en la práctica clínica. (De Goldman L, Ausiello D [eds.]: *Cecil textbook of medicine,* 22.ª ed., Filadelfia, 2004, WB Saunders.)

ALOPECIA

ICD-9CM 704.00

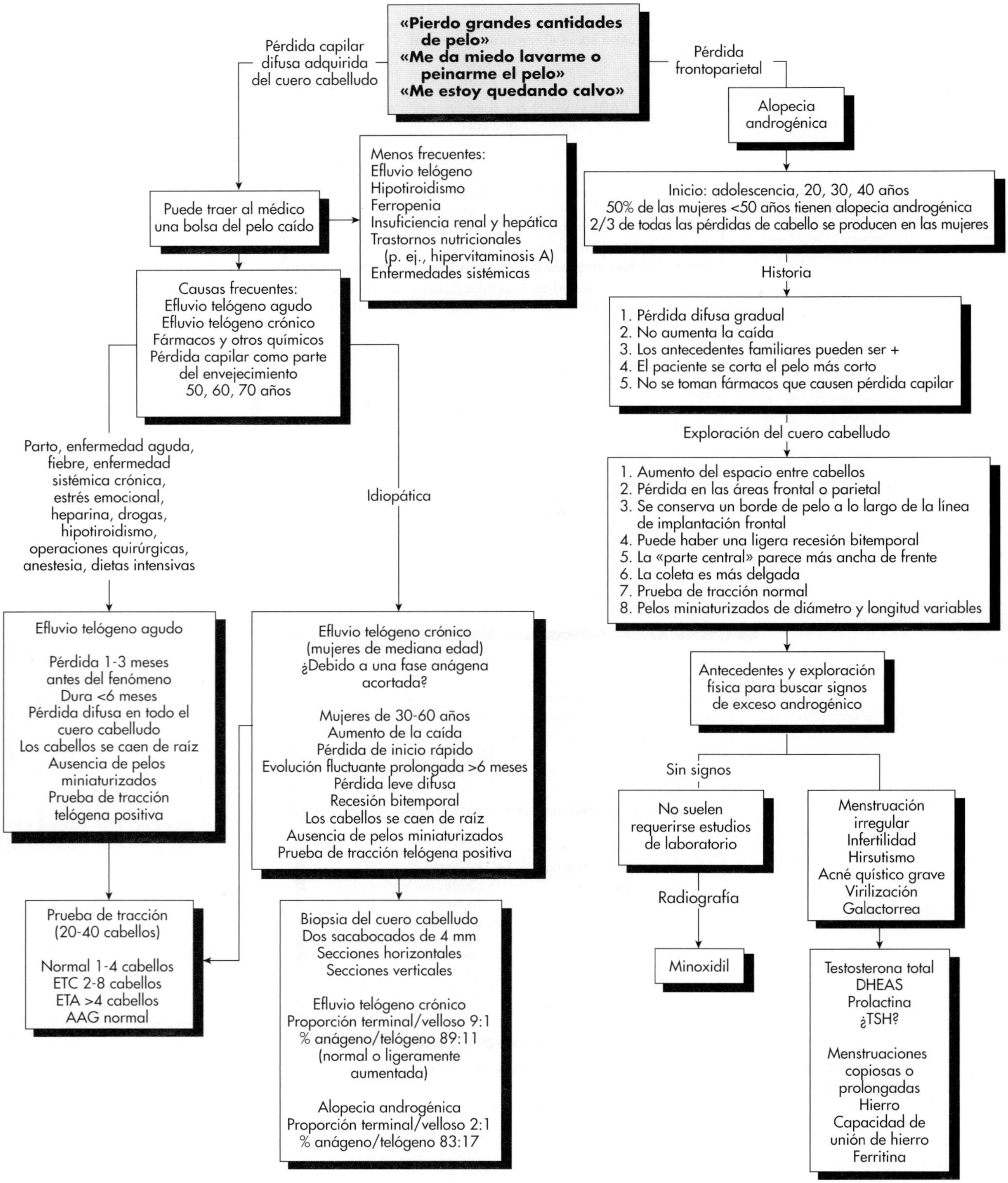

Pérdida capilar
difusa adquirida
del cuero cabelludo

**«Pierdo grandes cantidades
de pelo»
«Me da miedo lavarme o
peinarme el pelo»
«Me estoy quedando calvo»**

Pérdida
frontoparietal

Alopecia
androgénica

Menos frecuentes:
Efluvio telógeno
Hipotiroidismo
Ferropenia
Insuficiencia renal y hepática
Trastornos nutricionales
(p. ej., hipervitaminosis A)
Enfermedades sistémicas

Puede traer al médico
una bolsa del pelo caído

Inicio: adolescencia, 20, 30, 40 años
50% de las mujeres <50 años tienen alopecia androgénica
2/3 de todas las pérdidas de cabello se producen en las mujeres

Causas frecuentes:
Efluvio telógeno agudo
Efluvio telógeno crónico
Fármacos y otros químicos
Pérdida capilar como parte
del envejecimiento
50, 60, 70 años

Historia

1. Pérdida difusa gradual
2. No aumenta la caída
3. Los antecedentes familiares pueden ser +
4. El paciente se corta el pelo más corto
5. No se toman fármacos que causen pérdida capilar

Exploración del cuero cabelludo

Parto, enfermedad aguda,
fiebre, enfermedad
sistémica crónica,
estrés emocional,
heparina, drogas,
hipotiroidismo,
operaciones quirúrgicas,
anestesia, dietas intensivas

Idiopática

1. Aumento del espacio entre cabellos
2. Pérdida en las áreas frontal o parietal
3. Se conserva un borde de pelo a lo largo de la línea
de implantación frontal
4. Puede haber una ligera recesión bitemporal
5. La «parte central» parece más ancha de frente
6. La coleta es más delgada
7. Prueba de tracción normal
8. Pelos miniaturizados de diámetro y longitud variables

Efluvio telógeno agudo

Pérdida 1-3 meses
antes del fenómeno
Dura <6 meses
Pérdida difusa en todo el
cuero cabelludo
Los cabellos se caen de raíz
Ausencia de pelos
miniaturizados
Prueba de tracción
telógena positiva

Efluvio telógeno crónico
(mujeres de mediana edad)
¿Debido a una fase anágena
acortada?

Mujeres de 30-60 años
Aumento de la caída
Pérdida de inicio rápido
Evolución fluctuante prolongada >6 meses
Pérdida leve difusa
Recesión bitemporal
Los cabellos se caen de raíz
Ausencia de pelos miniaturizados
Prueba de tracción telógena positiva

Antecedentes y exploración
física para buscar signos
de exceso androgénico

Sin signos

No suelen
requerirse estudios
de laboratorio

Menstruación
irregular
Infertilidad
Hirsutismo
Acné quístico grave
Virilización
Galactorrea

Prueba de tracción
(20-40 cabellos)

Normal 1-4 cabellos
ETC 2-8 cabellos
ETA >4 cabellos
AAG normal

Biopsia del cuero cabelludo
Dos sacabocados de 4 mm
Secciones horizontales
Secciones verticales

Efluvio telógeno crónico
Proporción terminal/velloso 9:1
% anágeno/telógeno 89:11
(normal o ligeramente
aumentada)

Alopecia androgénica
Proporción terminal/velloso 2:1
% anágeno/telógeno 83:17

Radiografía

Minoxidil

Testosterona total
DHEAS
Prolactina
¿TSH?

Menstruaciones
copiosas o
prolongadas
Hierro
Capacidad de
unión de hierro
Ferritina

FIGURA 3-5   Evaluación y tratamiento de la alopecia. *AAG*, Alopecia androgénica; *ETA*, efluvio telógeno agudo; *ETC*, efluvio telógeno crónico. (De Habif TA: *Clinical dermatology*, 4.ª ed., St. Louis, 2004, Mosby.)

AMENORREA PRIMARIA

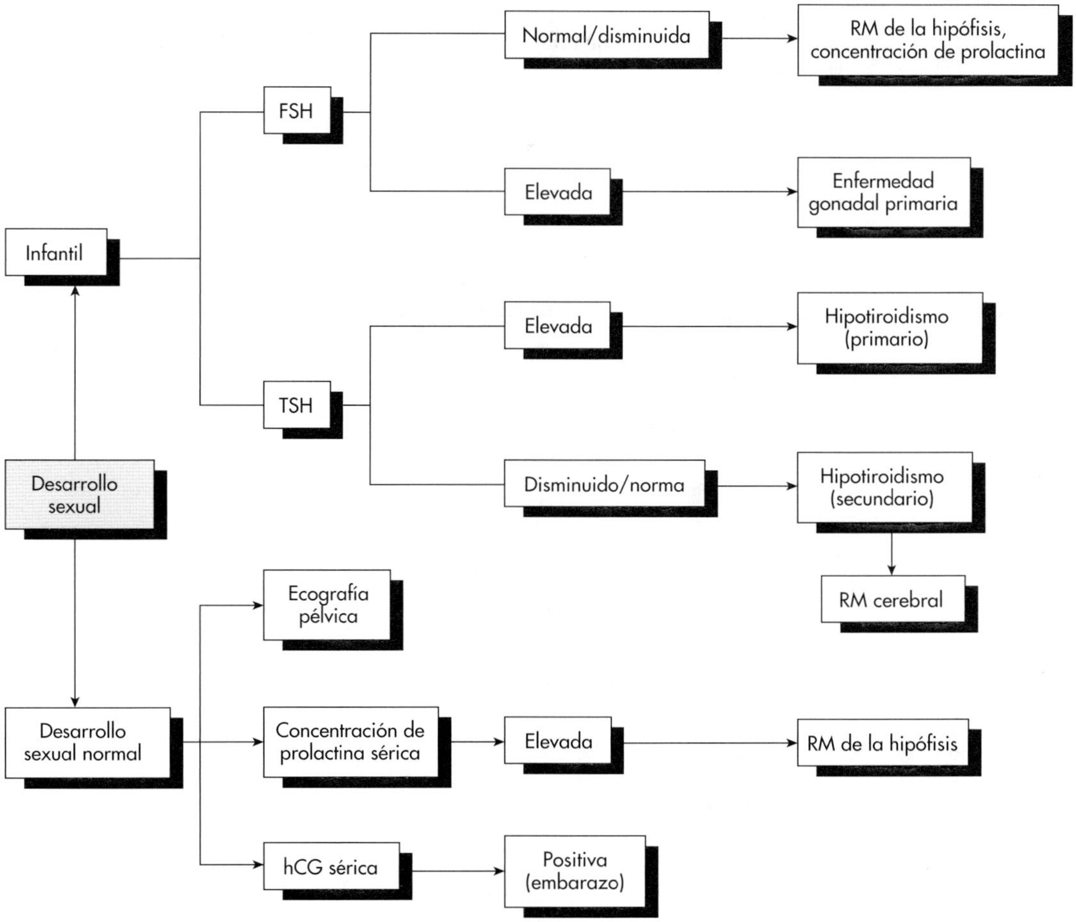

FIGURA 3-6 **Evaluación de la amenorrea primaria.** *FSH*, Hormona foliculoestimulante; *RM*, resonancia magnética; *TSH*, tirotropina. (De Ferri FF: *Ferri's best test: a practical guide to clinical laboratory medicine and diagnostic imaging,* Filadelfia, 2004, Elsevier Mosby.)

CUADRO 3-2   **Amenorrea primaria**

Diagnóstico por imagen	**Pruebas de laboratorio**
Pruebas de elección	*Pruebas de elección*
RM de la hipófisis/hipotálamo con gadolinio si se sospecha una lesión hipotalámica/hipofisaria	FSH Prolactina TSH
Pruebas auxiliares	*Pruebas auxiliares*
Ecografía pélvica	hCG sérica

De Ferri FF: *Ferri's best test: a practical guide to clinical laboratory medicine and diagnostic imaging,* Filadelfia, 2004, Elsevier Mosby.
FSH, Hormona foliculoestimulante; *RM,* resonancia magnética; *TSH,* tirotropina.

AMENORREA SECUNDARIA

CIE-9MC 626.0

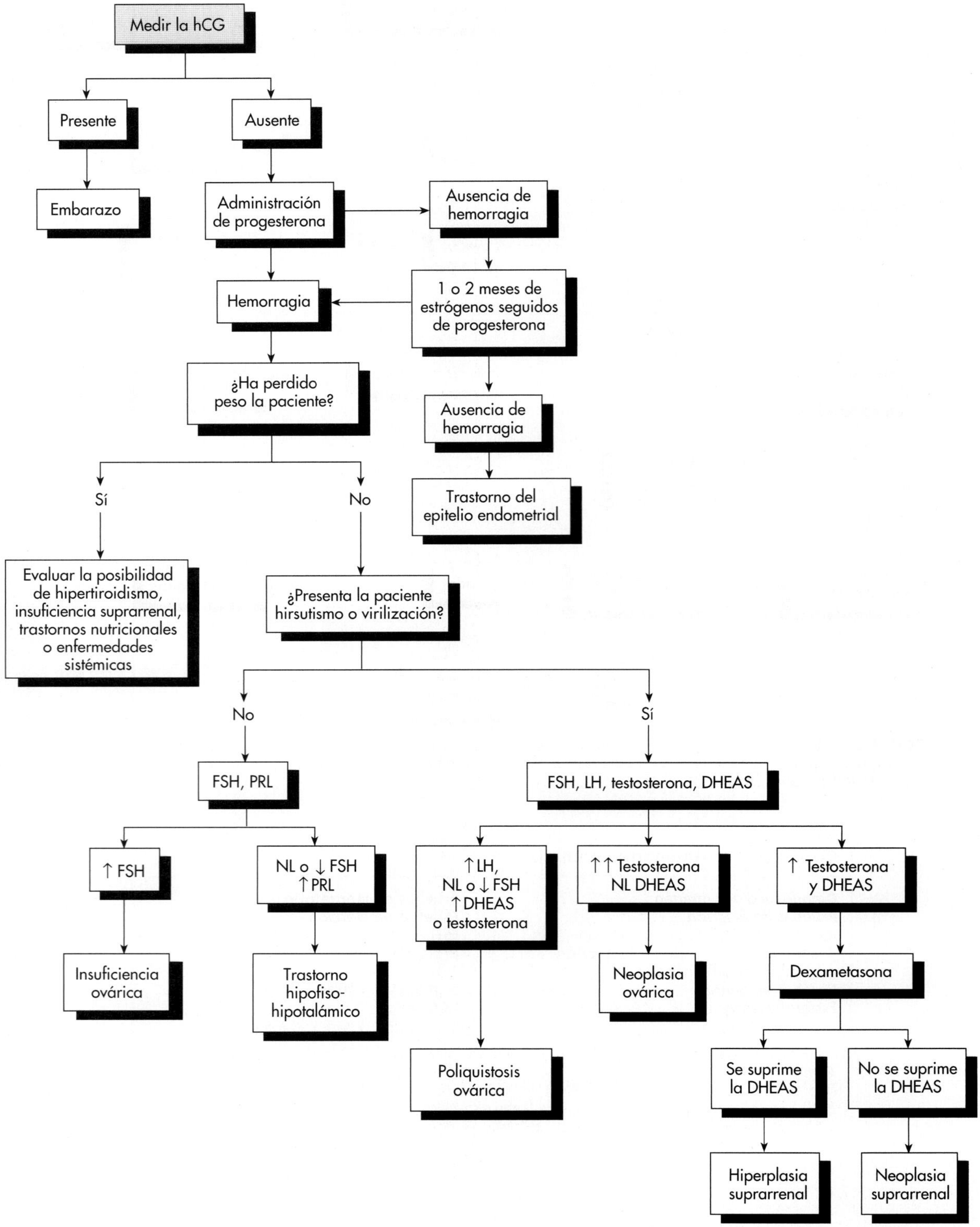

FIGURA 3-7 Evaluación de la amenorrea secundaria. *DHEAS*, Deshidroepiandrosterona sulfato; *hCG*, gonadotropina coriónica humana; *LH*, hormona luteinizante; *NL*, normal; *PRL*, prolactina; ↑, aumentado; ↑↑, muy aumentado; ↓, disminuido. (De Andreoli TE [ed.]: *Cecil essentials of medicine,* 5.ª ed., Filadelfia, 2001, WB Saunders.)

AMILOIDOSIS

CIE-9MC 277.3

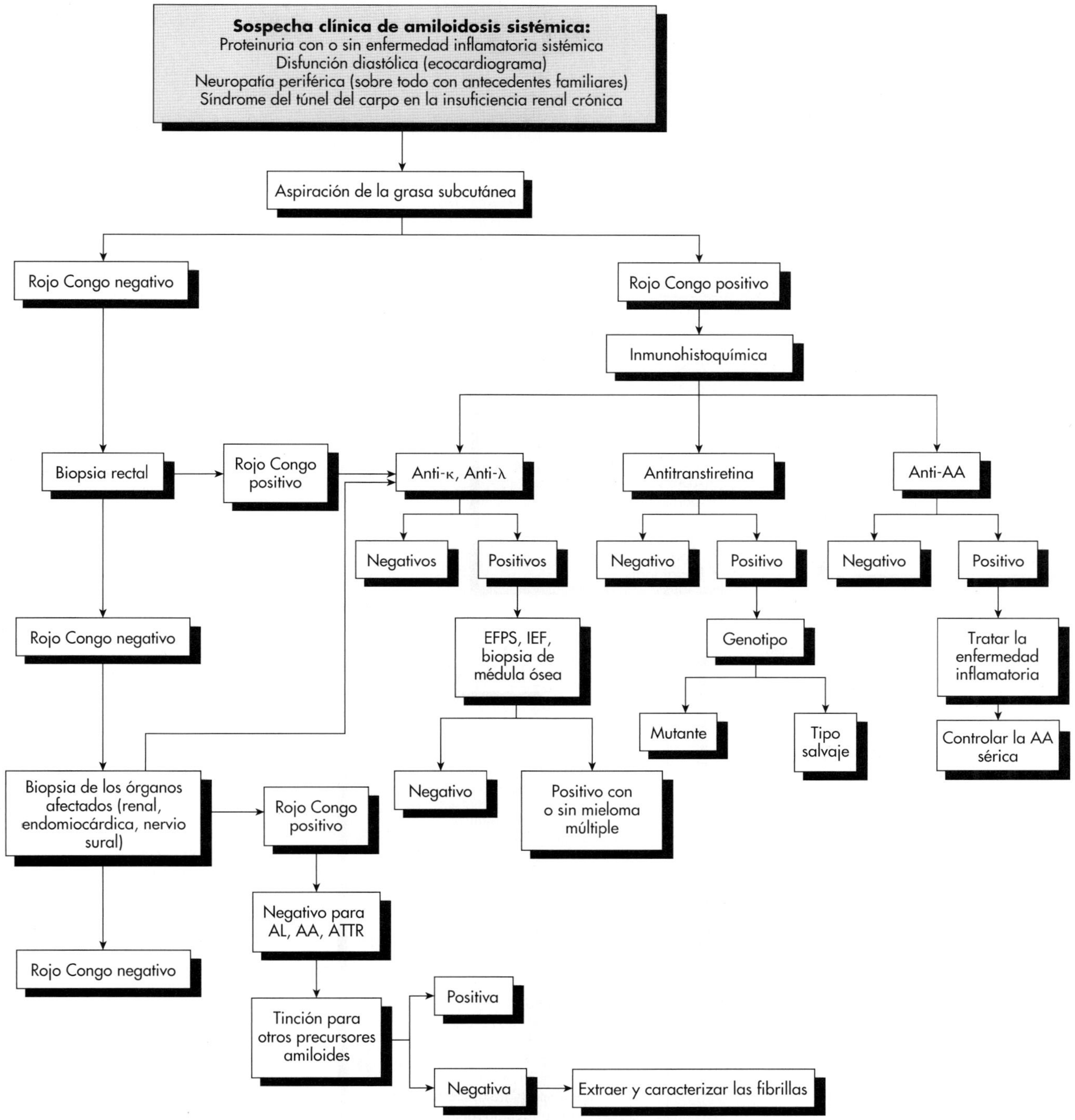

Sospecha clínica de amiloidosis sistémica:
Proteinuria con o sin enfermedad inflamatoria sistémica
Disfunción diastólica (ecocardiograma)
Neuropatía periférica (sobre todo con antecedentes familiares)
Síndrome del túnel del carpo en la insuficiencia renal crónica

Aspiración de la grasa subcutánea

Rojo Congo negativo

Rojo Congo positivo

Inmunohistoquímica

Biopsia rectal

Rojo Congo positivo

Anti-κ, Anti-λ

Antitransiretina

Anti-AA

Negativos

Positivos

Negativo

Positivo

Negativo

Positivo

Rojo Congo negativo

EFPS, IEF, biopsia de médula ósea

Genotipo

Tratar la enfermedad inflamatoria

Mutante

Tipo salvaje

Controlar la AA sérica

Negativo

Positivo con o sin mieloma múltiple

Biopsia de los órganos afectados (renal, endomiocárdica, nervio sural)

Rojo Congo positivo

Rojo Congo negativo

Negativo para AL, AA, ATTR

Tinción para otros precursores amiloides

Positiva

Negativa

Extraer y caracterizar las fibrillas

FIGURA 3-8   Enfoque del paciente con una posible amiloidosis sistémica. *EFPS,* Electroforesis de las proteínas séricas; *EIF,* electroinmunoforesis. (De Goldman L, Ausiello D [eds.]: *Cecil textbook of medicine,* 22.ª ed., Filadelfia, 2004, WB Saunders.)

SECCIÓN III

ANEMIA

CIE-9MC 285.9 Anemia sin especificar

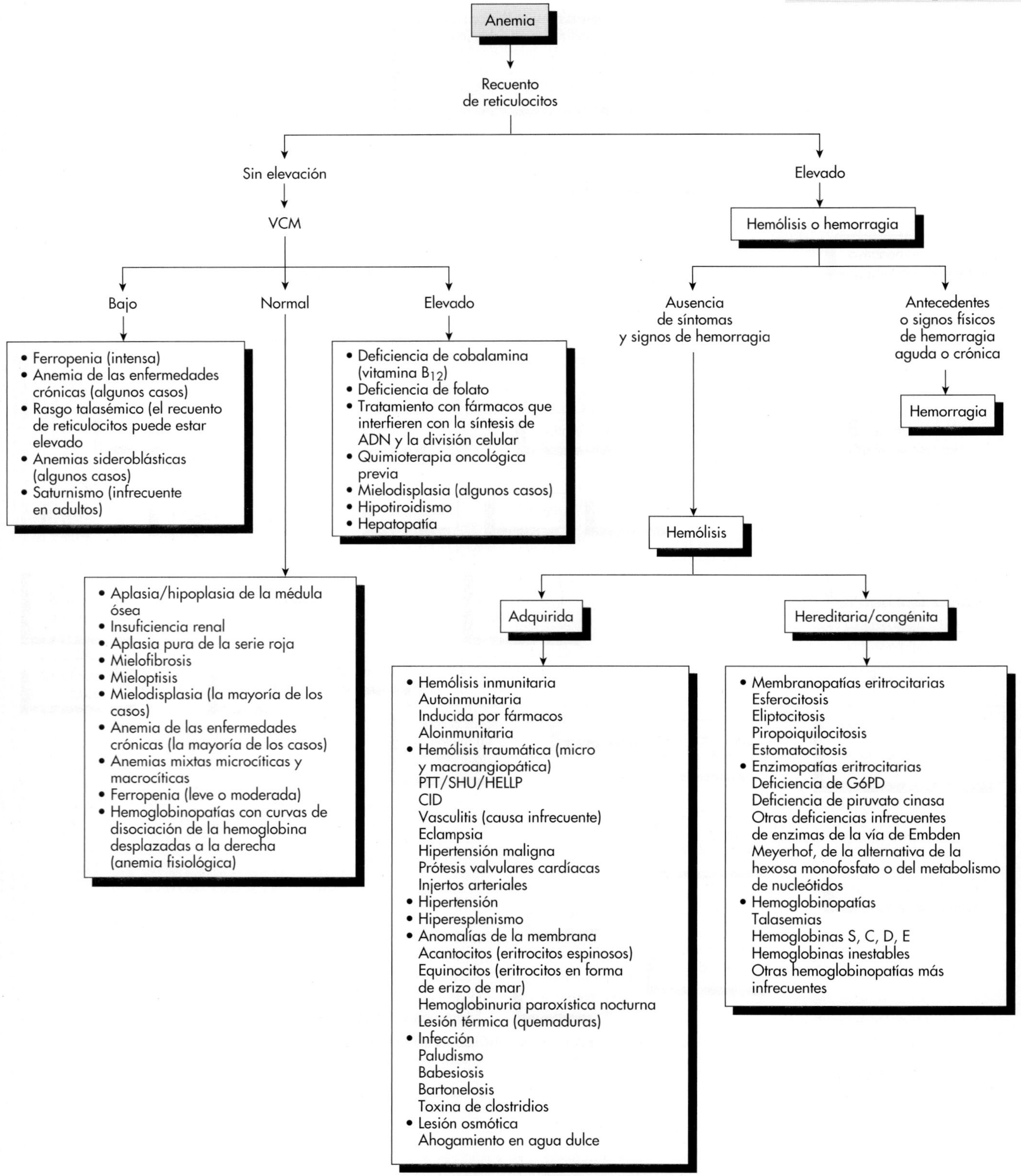

FIGURA 3-9 Algoritmo para el diagnóstico de las anemias. *CID*, Coagulación intravascular diseminada; *HELLP*, *h*epatomegalia, elevación de las pruebas hepáticas (*l*iver), plaquetopenia (*l*ow *p*latelets); *PTT*, púrpura trombótica trombocitopénica; *SHU*, síndrome hemolítico urémico; *VCM*, volumen corpuscular medio. (De Goldman L, Ausiello D [eds.]: *Cecil textbook of medicine,* 22.ª ed., Filadelfia, 2004, WB Saunders.)

ANEMIA CON RETICULOCITOSIS

CIE-9MC 790.99

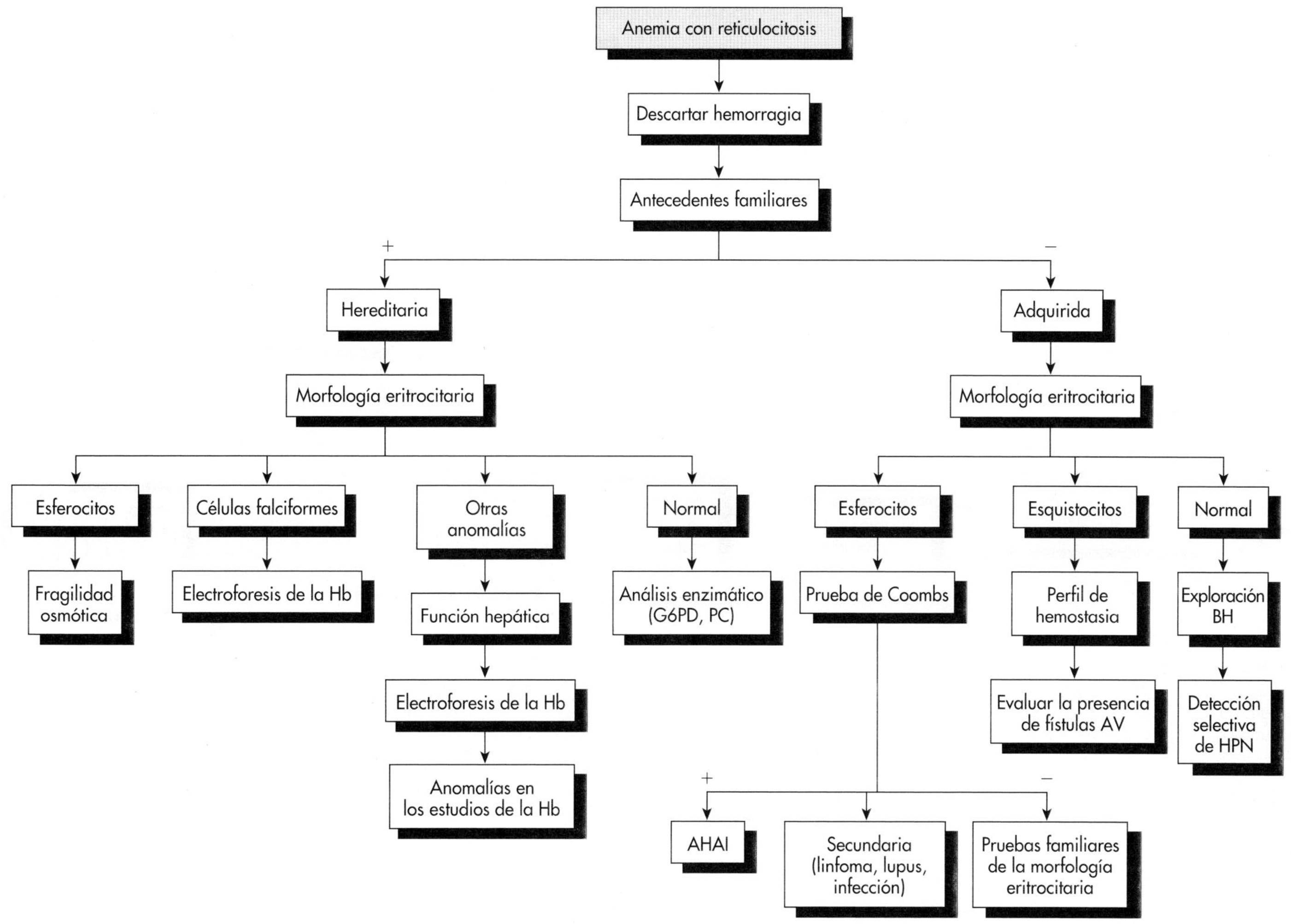

FIGURA 3-10 Evaluación de los pacientes con anemia hemolítica. *AHAI*, Anemia hemolítica autoinmunitaria idiopática; *AV*, arteriovenoso; *BH*, bazo e hígado; *Hb*, hemoglobina; *HPN*, hemoglobinuria paroxística nocturna; *PC*, piruvato cinasa;. (De Stein JH: *Internal medicine*, 5.ª ed., St. Louis, 1997, Mosby.)

ANEMIA MACROCÍTICA

CIE-9MC 281.9

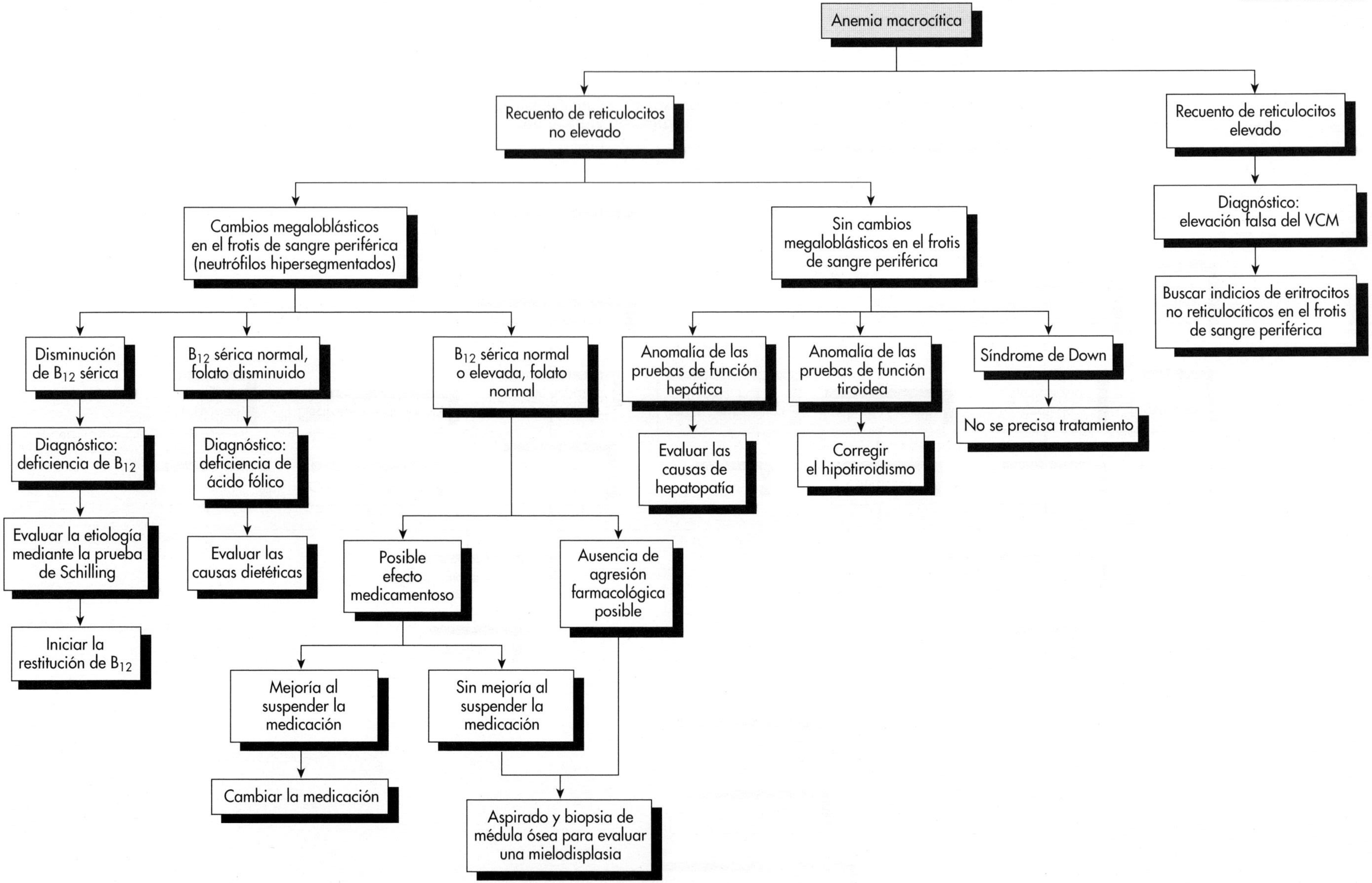

Anemia macrocítica

Recuento de reticulocitos elevado
- Recuento de reticulocitos elevado
- Diagnóstico: elevación falsa del VCM
- Buscar indicios de eritrocitos no reticulocíticos en el frotis de sangre periférica

Recuento de reticulocitos no elevado

Sin cambios megaloblásticos en el frotis de sangre periférica
- Síndrome de Down → No se precisa tratamiento
- Anomalía de las pruebas de función tiroidea → Corregir el hipotiroidismo
- Anomalía de las pruebas de función hepática → Evaluar las causas de hepatopatía

Cambios megaloblásticos en el frotis de sangre periférica (neutrófilos hipersegmentados)

B$_{12}$ sérica normal o elevada, folato normal
- Ausencia de agresión farmacológica posible
- Posible efecto medicamentoso
  - Sin mejoría al suspender la medicación → Aspirado y biopsia de médula ósea para evaluar una mielodisplasia
  - Mejoría al suspender la medicación → Cambiar la medicación

B$_{12}$ sérica normal, folato disminuido → Diagnóstico: deficiencia de ácido fólico → Evaluar las causas dietéticas

Disminución de B$_{12}$ sérica → Diagnóstico: deficiencia de B$_{12}$ → Evaluar la etiología mediante la prueba de Schilling → Iniciar la restitución de B$_{12}$

FIGURA 3-11 FIGURA 3-19 Diagnóstico diferencial de la anemia macrocítica. (De Rakel RE [ed.]: *Principles of family practice*, 6.ª ed., Filadelfia, 2002, WB Saunders.)

ANEMIA MICROCÍTICA

CIE-9MC 282.4

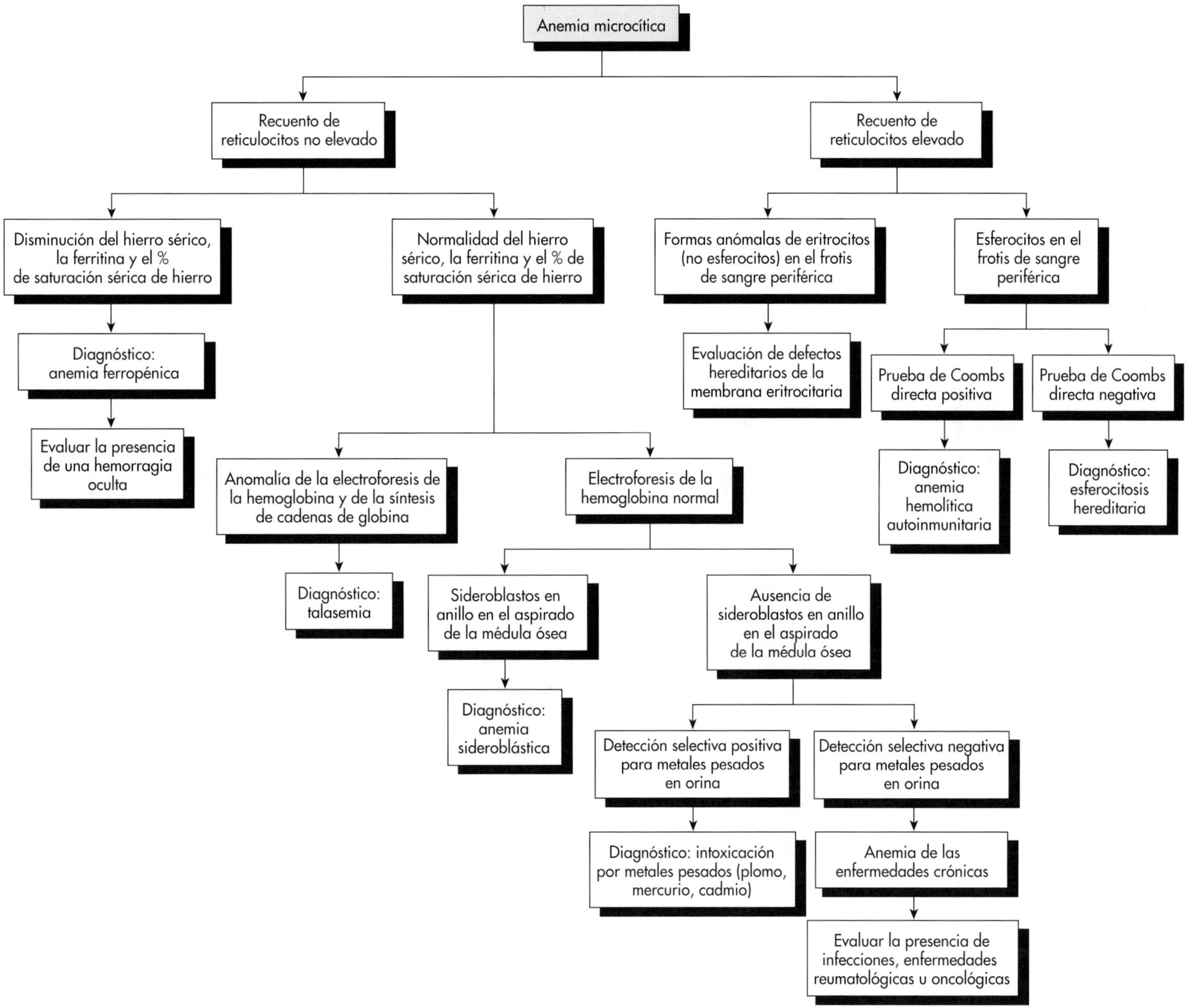

FIGURA 3-12 Diagnóstico diferencial de la anemia microcítica. (De Rakel RE [ed.]: *Principles of family practice*, 6.ª ed., Filadelfia, 2002, WB Saunders.)

SECCIÓN III

ANISOCORIA

CIE-9MC 379.41

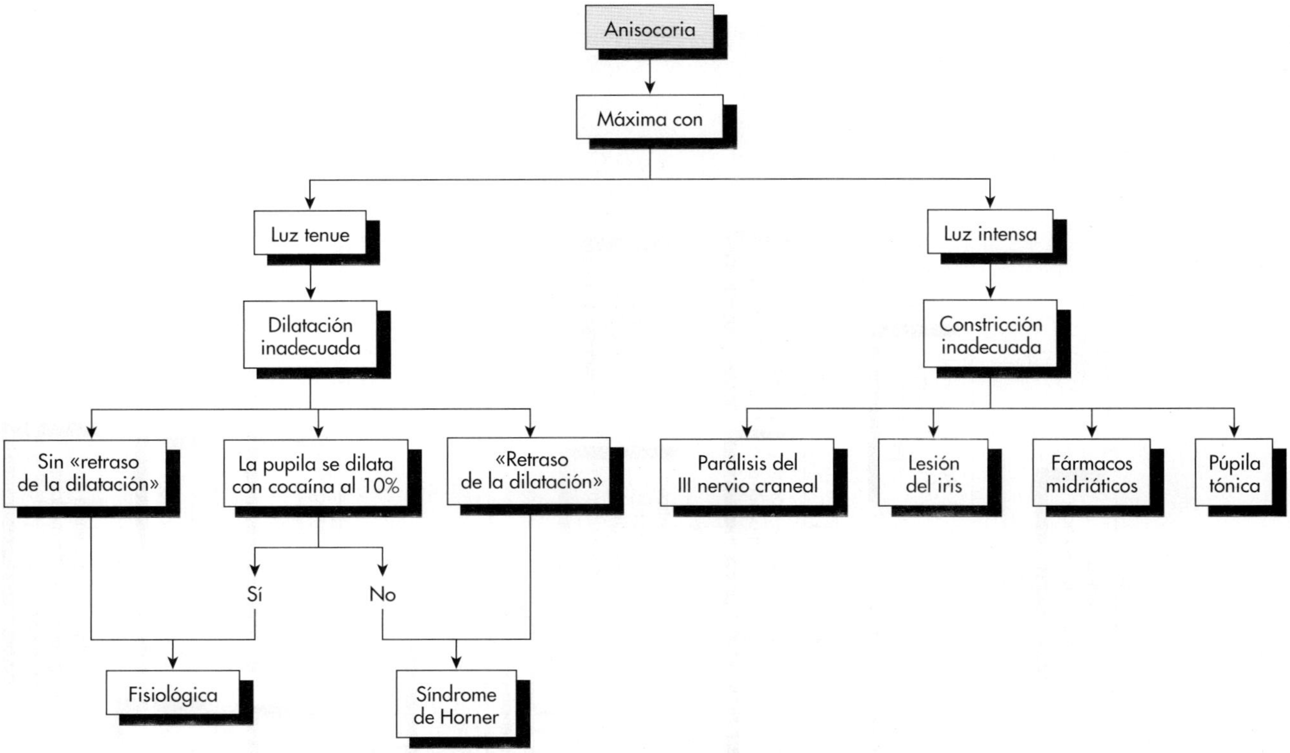

FIGURA 3-13 Algoritmo para la actuación ante la asimetría pupilar (anisocoria). (De Andreoli TE [ed.]: *Cecil essentials of medicine,* 5.ª ed., Filadelfia, 2001, WB Saunders.)

ANOREXIA

CIE-9MC 783.0

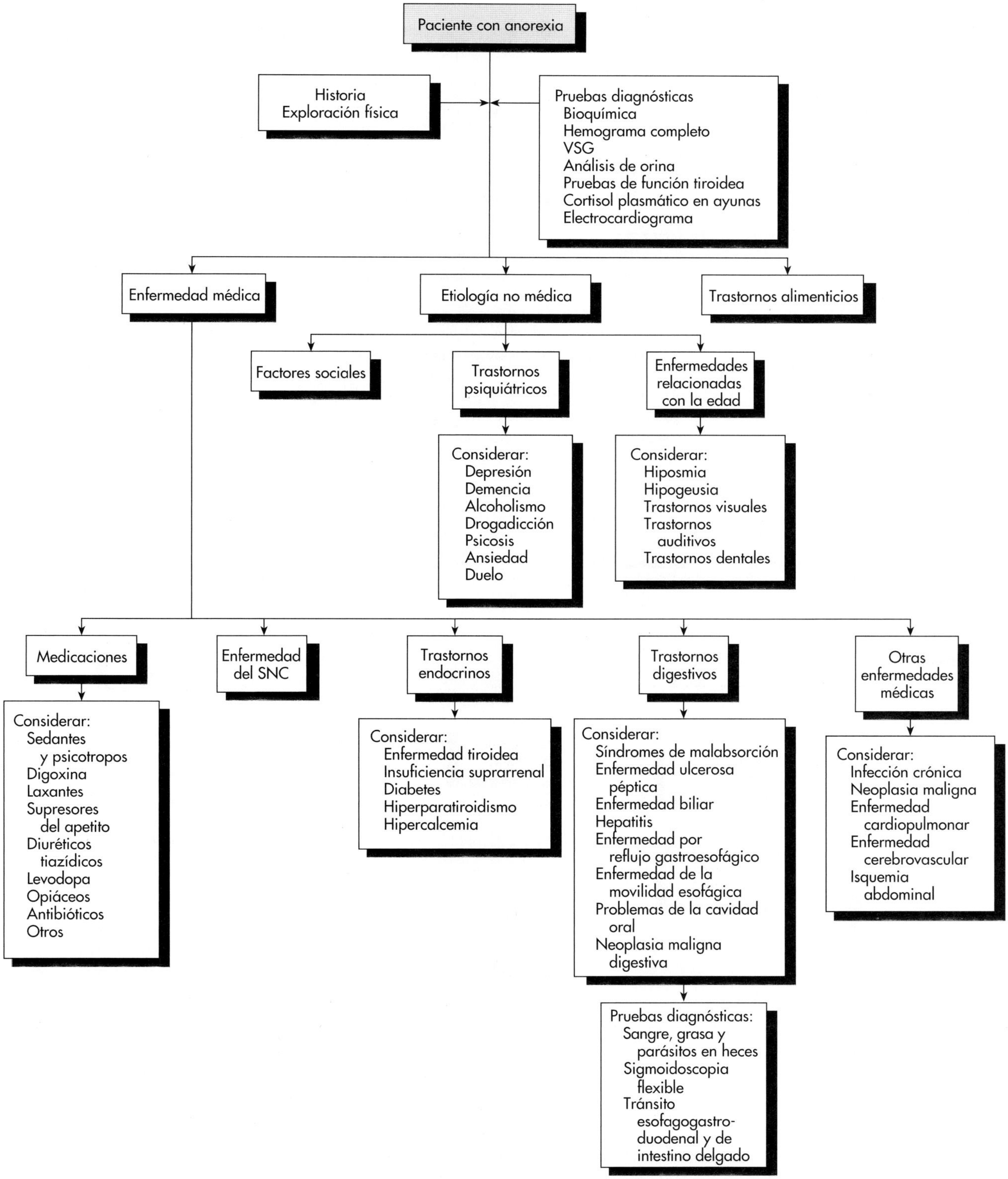

FIGURA 3-14 Evaluación de la anorexia. *SNC*, Sistema nervioso central; *VSG*, velocidad de sedimentación globular. (De Greene HL, Johnson WP, Lemcke D [eds.]: *Decision making in medicine,* 2.ª ed., St. Louis, 1998, Mosby.)

ARTRALGIA UNI U OLIGOARTICULAR

CIE-9MC 719.40 Artralgia, localización sin especificar
719.41 Artralgia, región del hombro
719.42 Artralgia, brazo
719.43 Artralgia, antebrazo
719.44 Artralgia, mano
719.45 Artralgia, región pélvica y muslo
719.46 Artralgia, pierna
719.47 Artralgia, tobillo y/o pie

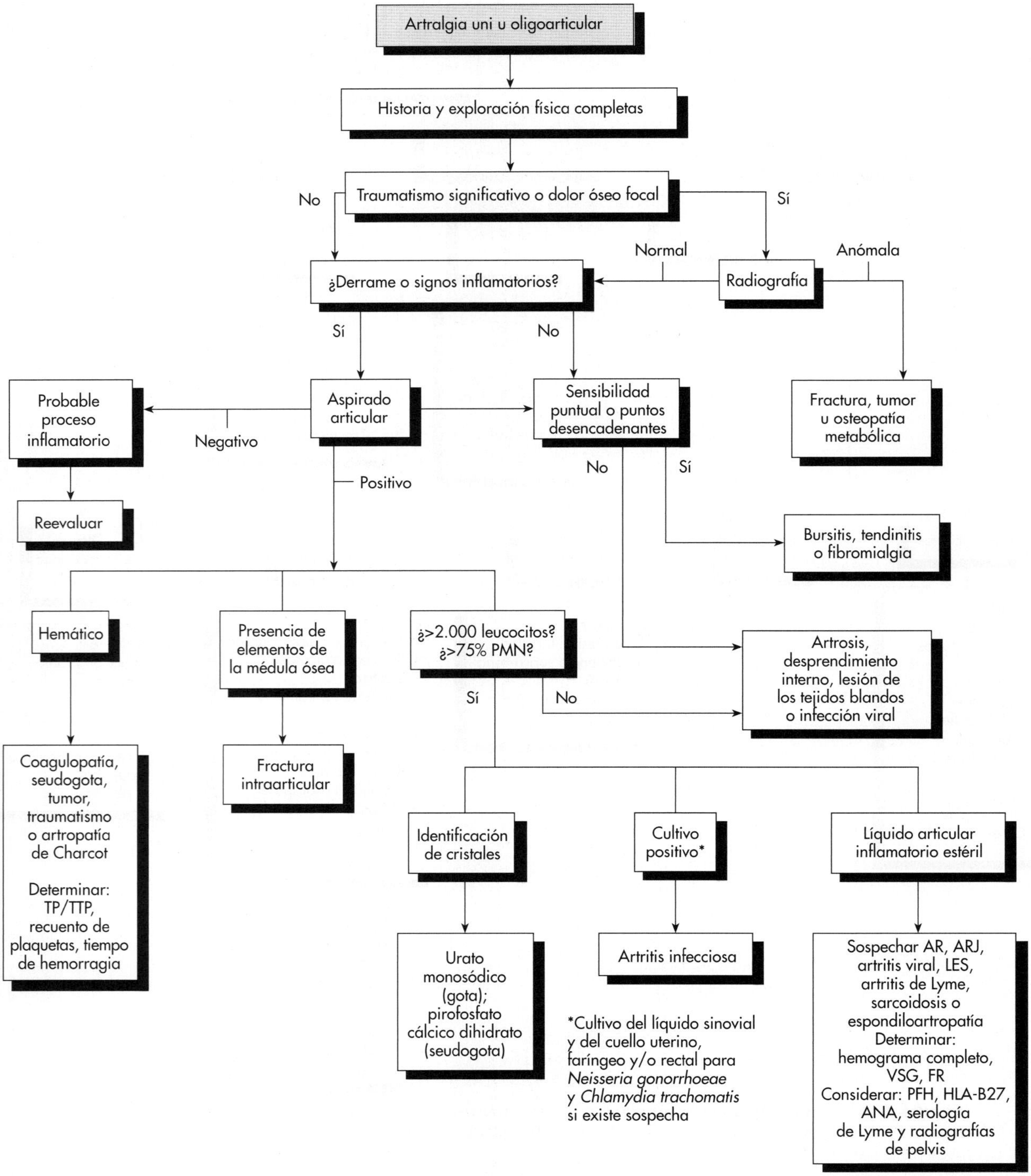

FIGURA 3-15   Enfoque diagnóstico de la artralgia oligoarticular. *ANA*, Anticuerpos antinucleares; *AR*, artritis reumatoide; *ARJ*, artritis reumatoide juvenil; *FR*, factor reumatoide; *LES*, lupus eritematoso sistémico; *PFH*, pruebas de función hepática; *PMN*, neutrófilos polimorfonucleares; *TP*, tiempo de protrombina; *TTP*, tiempo de tromboplastina parcial; *VSG*, velocidad de sedimentación globular. (Modificada del American College of Rheumatology Ad Hoc Committee on Clinical Guidelines: *Arthritis Rheum* 39:1, 1996.)

ASCITIS

CIE-9MC 789.5 Ascitis sin especificar
197.6 Ascitis cancerosa
  (maligna) M8000/6
457.8 Quilosa
014.0 Tuberculosa

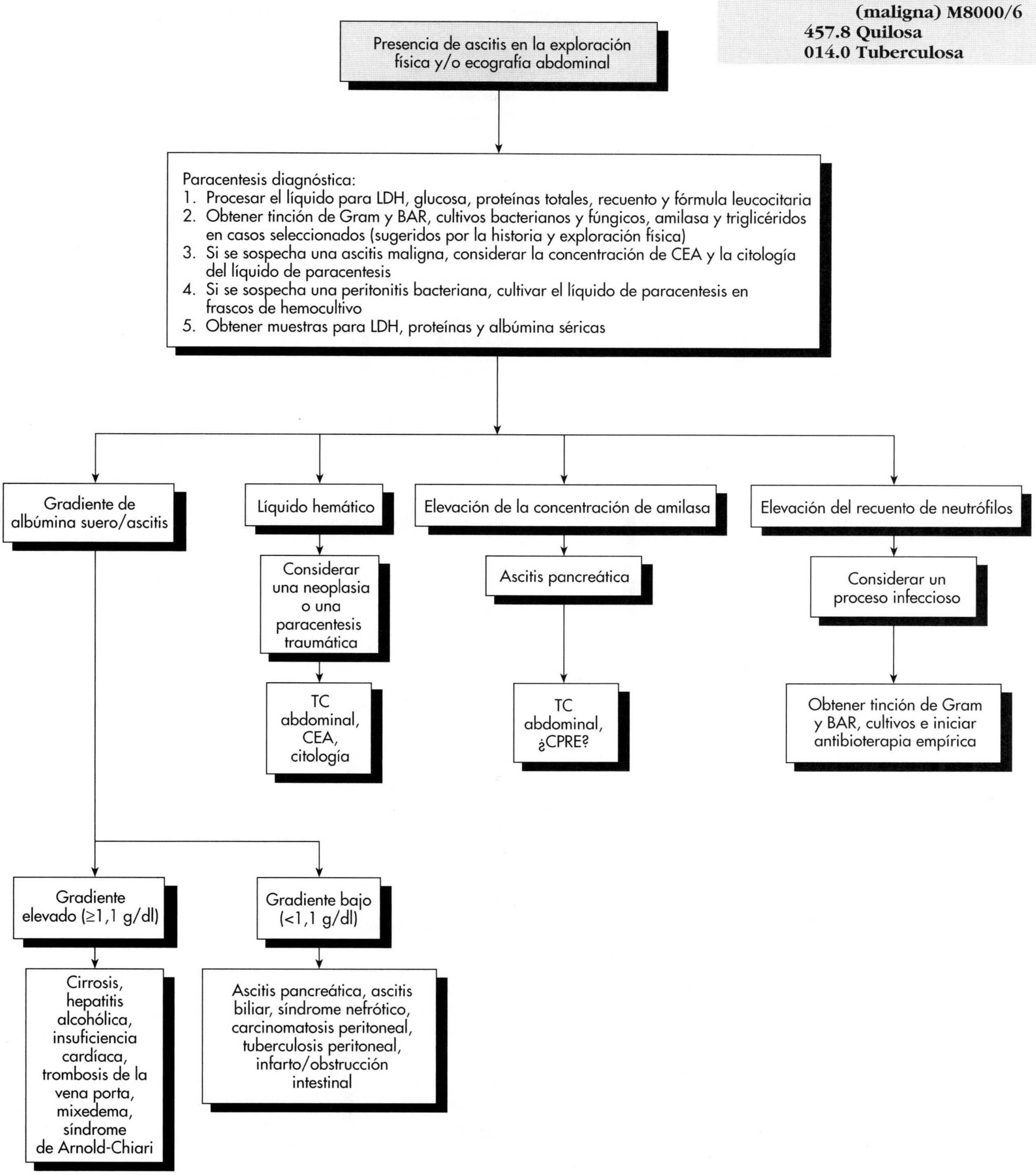

Presencia de ascitis en la exploración física y/o ecografía abdominal

Paracentesis diagnóstica:
1. Procesar el líquido para LDH, glucosa, proteínas totales, recuento y fórmula leucocitaria
2. Obtener tinción de Gram y BAR, cultivos bacterianos y fúngicos, amilasa y triglicéridos en casos seleccionados (sugeridos por la historia y exploración física)
3. Si se sospecha una ascitis maligna, considerar la concentración de CEA y la citología del líquido de paracentesis
4. Si se sospecha una peritonitis bacteriana, cultivar el líquido de paracentesis en frascos de hemocultivo
5. Obtener muestras para LDH, proteínas y albúmina séricas

Gradiente de albúmina suero/ascitis

Líquido hemático

Elevación de la concentración de amilasa

Elevación del recuento de neutrófilos

Considerar una neoplasia o una paracentesis traumática

Ascitis pancreática

Considerar un proceso infeccioso

TC abdominal, CEA, citología

TC abdominal, ¿CPRE?

Obtener tinción de Gram y BAR, cultivos e iniciar antibioterapia empírica

Gradiente elevado (≥1,1 g/dl)

Gradiente bajo (<1,1 g/dl)

Cirrosis, hepatitis alcohólica, insuficiencia cardíaca, trombosis de la vena porta, mixedema, síndrome de Arnold-Chiari

Ascitis pancreática, ascitis biliar, síndrome nefrótico, carcinomatosis peritoneal, tuberculosis peritoneal, infarto/obstrucción intestinal

SECCIÓN III

FIGURA 3-16   Evaluación de la ascitis. *BAR*, Bacilo acidorresistente; *CEA*, antígeno carcinoembrionario; *CPRE*, colangiopancreatografía retrógrada endoscópica; *LDH*, lactato deshidrogenasa; *TC*, tomografía computarizada.

ASMA, TRATAMIENTO DE URGENCIA Y HOSPITALARIO

CIE-9MC 493.9 Asma sin especificar
493.1 Asma intrínseco
493.0 Asma extrínseco

Valoración inicial
Historia, exploración física (auscultación, uso de músculos accesorios, frecuencia cardíaca y respiratoria), FEM o VEMS, saturación de oxígeno y otras pruebas según esté indicado

VEMS o FEM ≥50%
- β2-agonistas inhalatorios mediante inhalador o nebulizador dosimétricos, hasta 3 dosis en la primera hora
- Oxígeno para lograr una saturación de O_2 ≥90%
- Corticoides sistémicos orales si no hay una respuesta inmediata o si el paciente tomó esteroides orales recientes

**VEMS o FEM ≥50%
(exacerbación grave)**
- β2-agonistas inhalatorios en altas dosis y anticolinérgicos mediante nebulización cada 20 minutos o de forma continua durante 1 hora
- Oxígeno para lograr una saturación de O_2 ≥90%
- Corticoides sistémicos orales

Parada respiratoria inminente o real
- Intubación y ventilación mecánica con O_2 al 100%
- β2-agonistas y anticolinérgicos nebulizados
- Corticoides i.v.

Ingresar en la unidad hospitalaria de cuidados intensivos

Repetir la valoración
Síntomas, exploración física, FEM, saturación de O_2, otras pruebas necesarias

Exacerbación moderada
VEMS o FEM del 50-80% del predicho o de la mejor cifra personal
Exploración física: síntomas moderados
- β2-agonistas inhalatorios de corta acción cada 60 min
- Corticoides sistémicos
- Continuar el tratamiento 1-3 horas, siempre que haya mejoría

Exacerbación grave
VEMS o FEM <50% del predicho o de la mejor cifra personal
Exploración física: síntomas graves en reposo, uso de músculos accesorios, retracción torácica
Antecedentes: paciente de alto riesgo
Ausencia de mejoría tras el tratamiento inicial
- β2-agonistas inhalatorios de corta acción cada hora o continuos + anticolinérgicos inhalatorios
- Oxígeno
- Corticoides sistémicos

Buena respuesta
- VEMS o FEM ≥70%
- Respuesta mantenida 60 minutos tras el último tratamiento
- Ausencia de disnea
- Exploración física: normal

Respuesta incompleta
- VEMS o FEM ≥50% pero <70%
- Síntomas leves o moderados

Respuesta mala
- VEMS o FEM <50%
- $PaCO_2$ ≥42 mmHg
- Exploración física: síntomas graves, somnolencia, confusión

Decisión individualizada sobre la hospitalización

Alta domiciliaria
- Continuar el tratamiento con β2-agonistas inhalatorios
- Ciclo de corticoides sistémicos orales
- Educación del paciente
  Revisar el uso de medicinas
  Revisar/iniciar un plan de acción
  Seguimiento médico estrecho

Ingreso en planta del hospital
- β2-agonistas inhalatorios + anticolinérgicos inhalatorios
- Corticoides sistémicos (orales o intravenosos)
- Oxígeno
- Monitorizar el VEMS o el FEM, la saturación de oxígeno y el pulso

Ingreso en la unidad de cuidados intensivos
- β2-agonistas inhalatorios cada hora o continuos + anticolinérgicos inhalatorios
- Corticoides i.v.
- Oxígeno
- Posible intubación y ventilación mecánica

Alta domiciliaria
- Continuar el tratamiento con β2-agonistas inhalatorios
- Ciclo de corticoides orales sistémicos
- Educación del paciente
  Revisar el uso de medicinas
  Revisar/iniciar un plan de acción
  Seguimiento médico estrecho

FIGURA 3-17 Tratamiento de las exacerbaciones asmáticas: atención en urgencias y hospitalaria. *FEM*, Flujo espiratorio máximo; *VEMS*, volumen espiratorio máximo en 1 segundo. (Del National Asthma Education and Prevention Program: *Guidelines for the diagnosis and management of asthma,* NIH Pub No 97-4051A, Bethesda, Md, 1997, National Institutes of Health, National Heart, Lung, and Blood Institute.)

ASMA, TRATAMIENTO DOMICILIARIO

CIE-9MC 493.9 Asma sin especificar
493.1 Asma intrínseco
493.0 Asma extrínseco

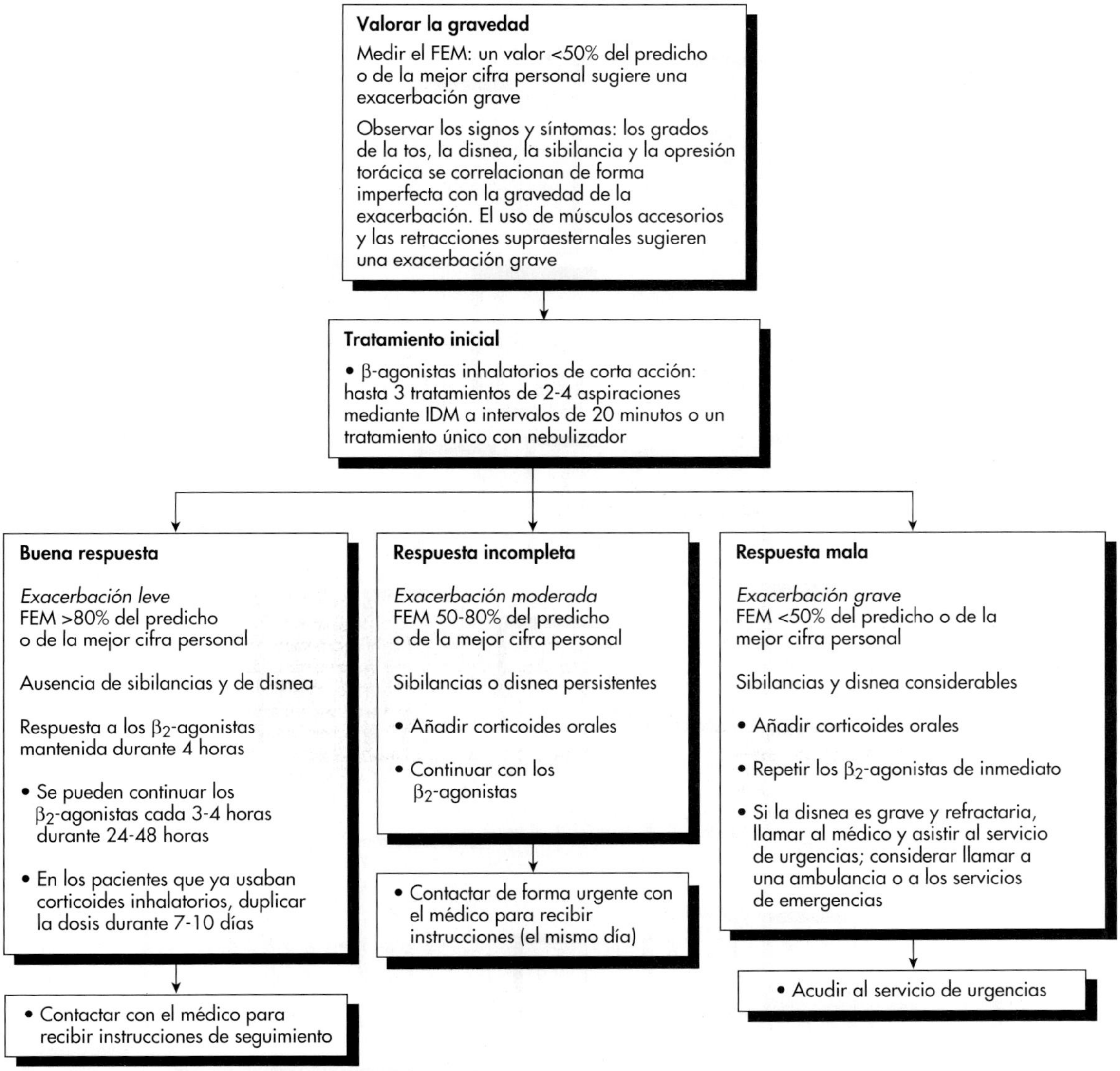

Valorar la gravedad

Medir el FEM: un valor <50% del predicho o de la mejor cifra personal sugiere una exacerbación grave

Observar los signos y síntomas: los grados de la tos, la disnea, la sibilancia y la opresión torácica se correlacionan de forma imperfecta con la gravedad de la exacerbación. El uso de músculos accesorios y las retracciones supraesternales sugieren una exacerbación grave

Tratamiento inicial

• β-agonistas inhalatorios de corta acción: hasta 3 tratamientos de 2-4 aspiraciones mediante IDM a intervalos de 20 minutos o un tratamiento único con nebulizador

Buena respuesta

Exacerbación leve
FEM >80% del predicho o de la mejor cifra personal

Ausencia de sibilancias y de disnea

Respuesta a los β$_2$-agonistas mantenida durante 4 horas

• Se pueden continuar los β$_2$-agonistas cada 3-4 horas durante 24-48 horas

• En los pacientes que ya usaban corticoides inhalatorios, duplicar la dosis durante 7-10 días

Respuesta incompleta

Exacerbación moderada
FEM 50-80% del predicho o de la mejor cifra personal

Sibilancias o disnea persistentes

• Añadir corticoides orales

• Continuar con los β$_2$-agonistas

Respuesta mala

Exacerbación grave
FEM <50% del predicho o de la mejor cifra personal

Sibilancias y disnea considerables

• Añadir corticoides orales

• Repetir los β$_2$-agonistas de inmediato

• Si la disnea es grave y refractaria, llamar al médico y asistir al servicio de urgencias; considerar llamar a una ambulancia o a los servicios de emergencias

• Contactar de forma urgente con el médico para recibir instrucciones (el mismo día)

• Acudir al servicio de urgencias

• Contactar con el médico para recibir instrucciones de seguimiento

FIGURA 3-18   Tratamiento domiciliario del asma aguda. *FEM,* Flujo espiratorio máximo; *IDM,* inhalador dosimétrico. (Modificada del National Asthma Education and Prevention Program, National Heart, Lung, and Blood Institute, Expert Panel Report 2: *Guidelines for the diagnosis and management of asthma,* NIH Pub No 97-4051, July 1997.)

SECCIÓN III

ASPIRACIÓN DEL CONTENIDO GÁSTRICO

CIE-9MC 507.0

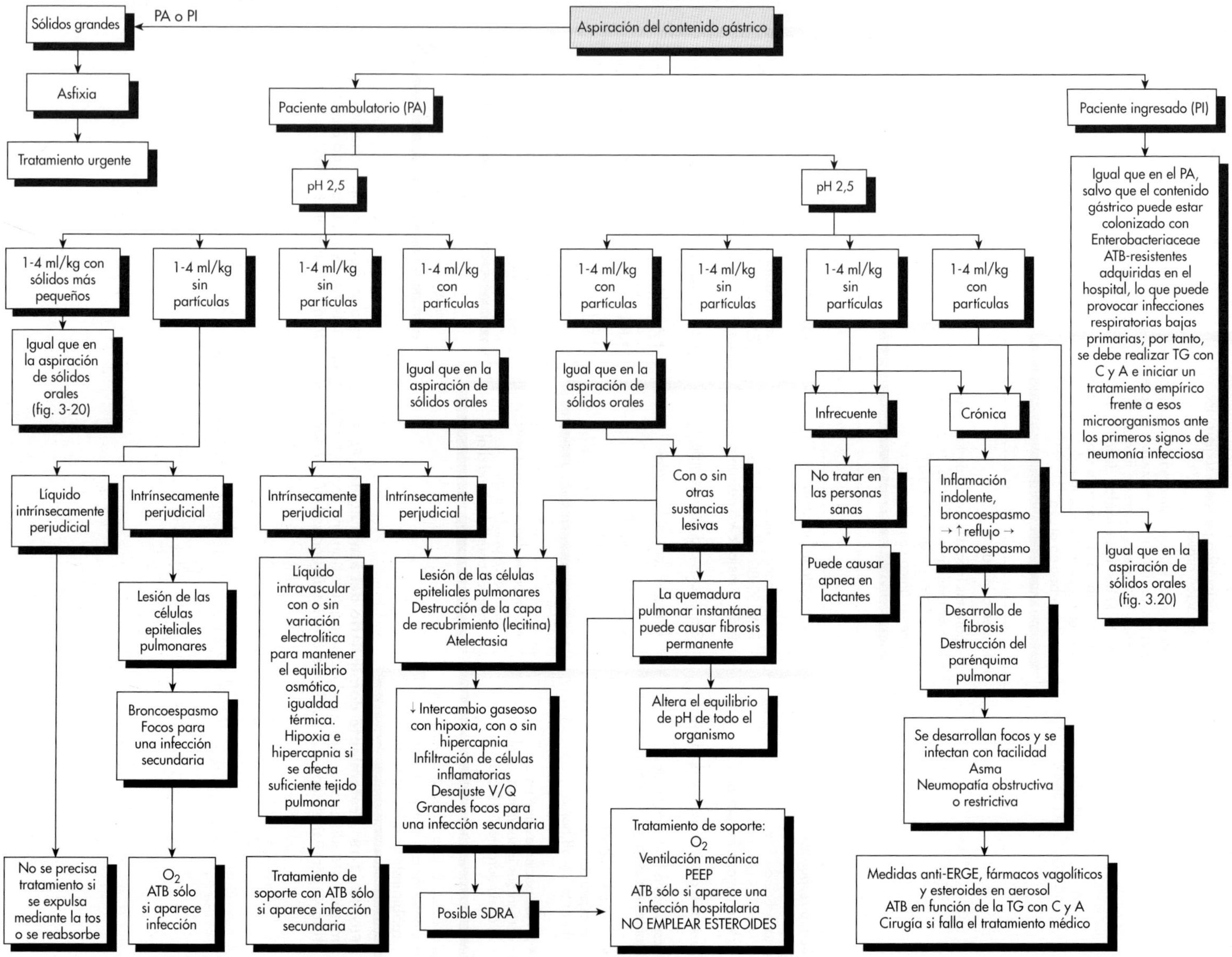

FIGURA 3-19 **Tratamiento de la aspiración del contenido gástrico.** *ATB,* Antibióticos; *C y A,* cultivo y antibiograma; *ERGE,* enfermedad por reflujo gastroesofágico; *PEEP,* presión teleespiratoria positiva; *SDRA,* síndrome de dificultad respiratoria aguda; *TG,* tinción de Gram; *V/Q,* ventilación/perfusión. (De Kassirer J [ed.]: *Current therapy in adult medicine,* 4.ª ed., St. Louis, 1998, Mosby.)

ASPIRACIÓN DEL CONTENIDO ORAL

CIE-9MC 507.0

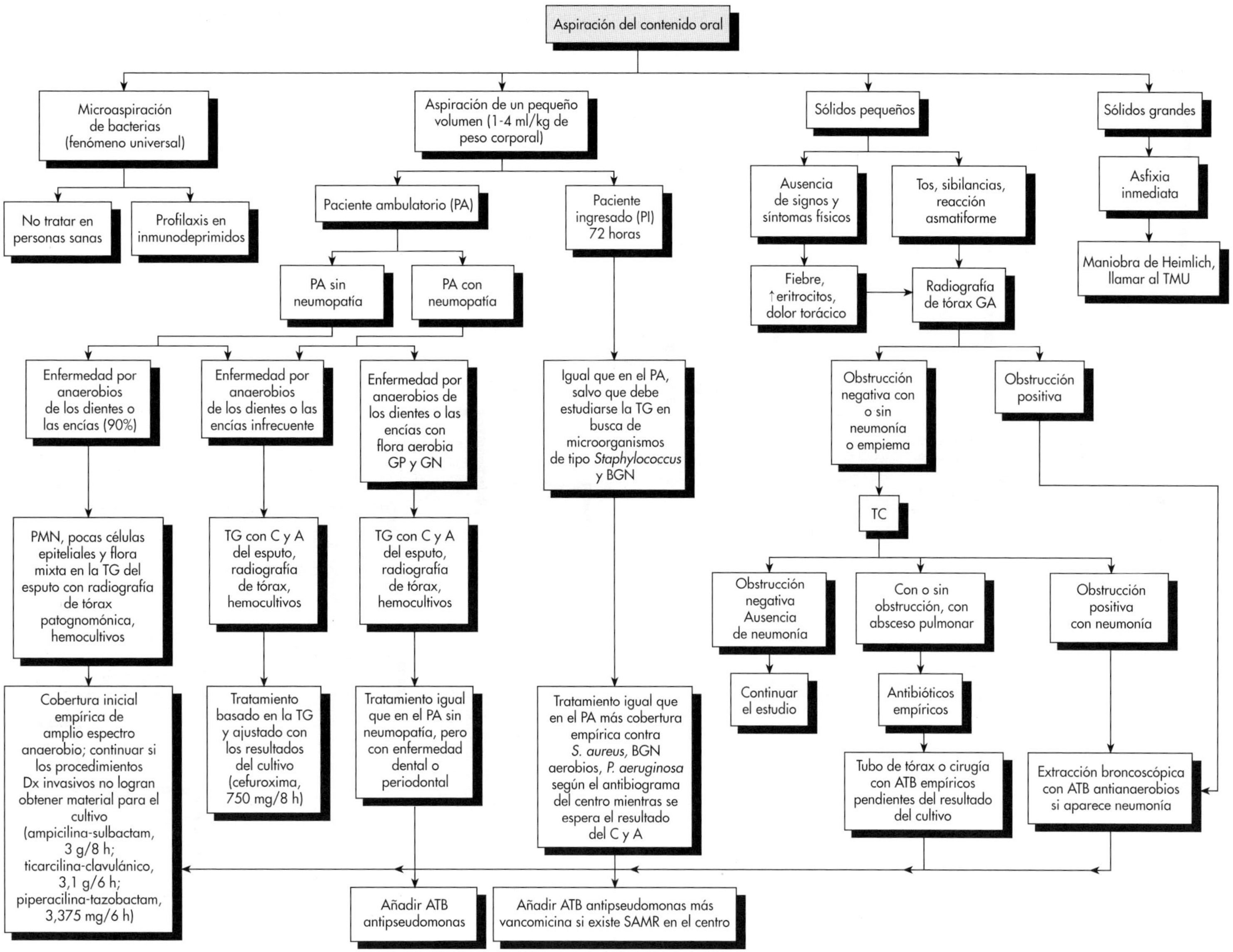

FIGURA 3-20 Tratamiento de la aspiración del contenido oral. *ATB*, Antibióticos; *BGN*, bacilos gramnegativos; *C y A*, cultivo y antibiograma; *Dx*, diagnóstico; *GA*, gasometría arterial; *GN*, gramnegativa; *GP*, grampositiva; *PMN*, leucocitos polimorfonucleares; *SAMR*, *Staphylococcus aureus* meticilín-resistente; *TC*, tomografía computarizada; *TG*, tinción de Gram; *TMU*, técnico de medicina de urgencias. (De Kassirer J [ed.]: *Current therapy in adult medicine*, 4.ª ed., St. Louis, 1998, Mosby.)

ASTENIA

CIE-9MC 780.7 Astenia generalizada

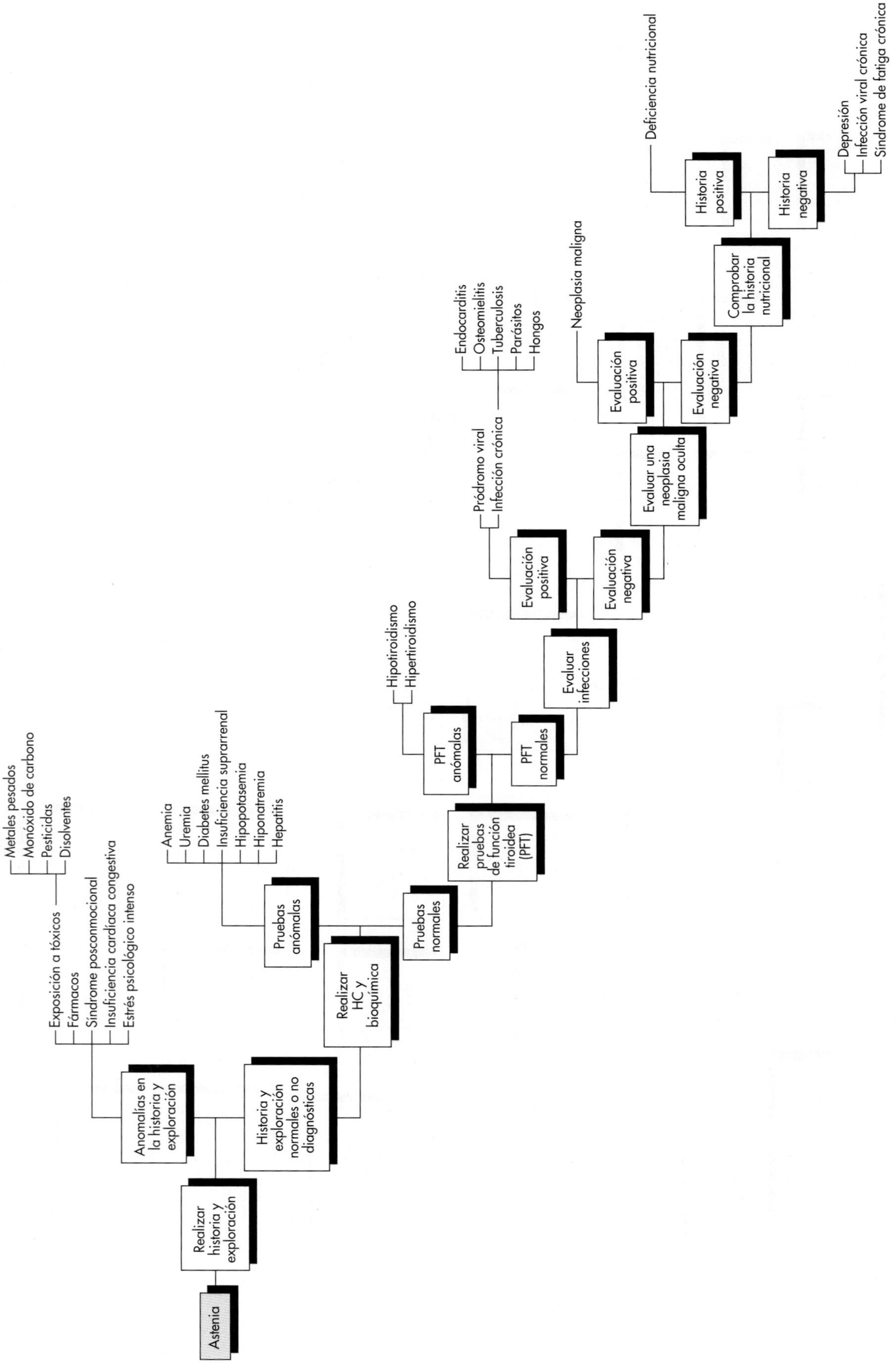

FIGURA 3-21 Evaluación de la astenia. *HC*, Hemograma completo. (De Healey PM: *Common medical diagnosis: an algorithmic approach*, 3.ª ed., Filadelfia, 2000, WB Saunders.)

Metales pesados
Monóxido de carbono
Pesticidas
Disolventes

Exposición a tóxicos
Fármacos
Síndrome posconmocional
Insuficiencia cardíaca congestiva
Estrés psicológico intenso

Anomalías en la historia y exploración

Realizar historia y exploración

Astenia

Historia y exploración normales o no diagnósticas

Anemia
Uremia
Diabetes mellitus
Insuficiencia suprarrenal
Hipopotasemia
Hiponatremia
Hepatitis

Pruebas anómalas

Realizar HC y bioquímica

Pruebas normales

Realizar pruebas de función tiroidea (PFT)

Hipotiroidismo
Hipertiroidismo

PFT anómalas

PFT normales

Evaluar infecciones

Pródromo viral
Infección crónica

Evaluación positiva

Evaluación negativa

Endocarditis
Osteomielitis
Tuberculosis
Parásitos
Hongos

Neoplasia maligna

Evaluar una neoplasia maligna oculta

Evaluación positiva

Evaluación negativa

Comprobar la historia nutricional

Deficiencia nutricional

Historia positiva

Historia negativa

Depresión
Infección viral crónica
Síndrome de fatiga crónica

ATAQUES ISQUÉMICOS TRANSITORIOS

CIE-9MC 435.9 Isquemia cerebral transitoria no especificada

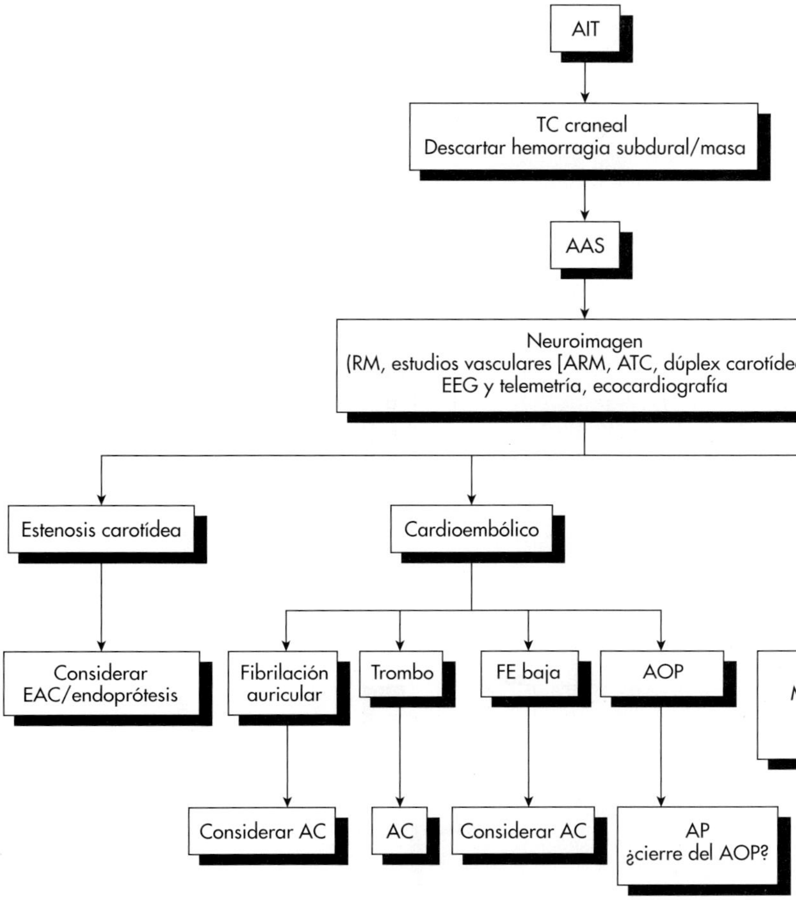

FIGURA 3-22 Ataque isquémico transitorio. *AAS*, Ácido acetilsalicílico; *AC*, anticoagulación; *AOP*, agujero oval permeable; *AP*, antiplaquetarios; *ARM*, angiorresonancia magnética; *ATC*, angioTC; *EAC*, endarterectomía carotídea; *FE*, fracción de eyección; *PA*, presión arterial.

AUMENTO DE PESO

CIE-9MC 783.1 Aumento anómalo de peso
278.00 Obesidad

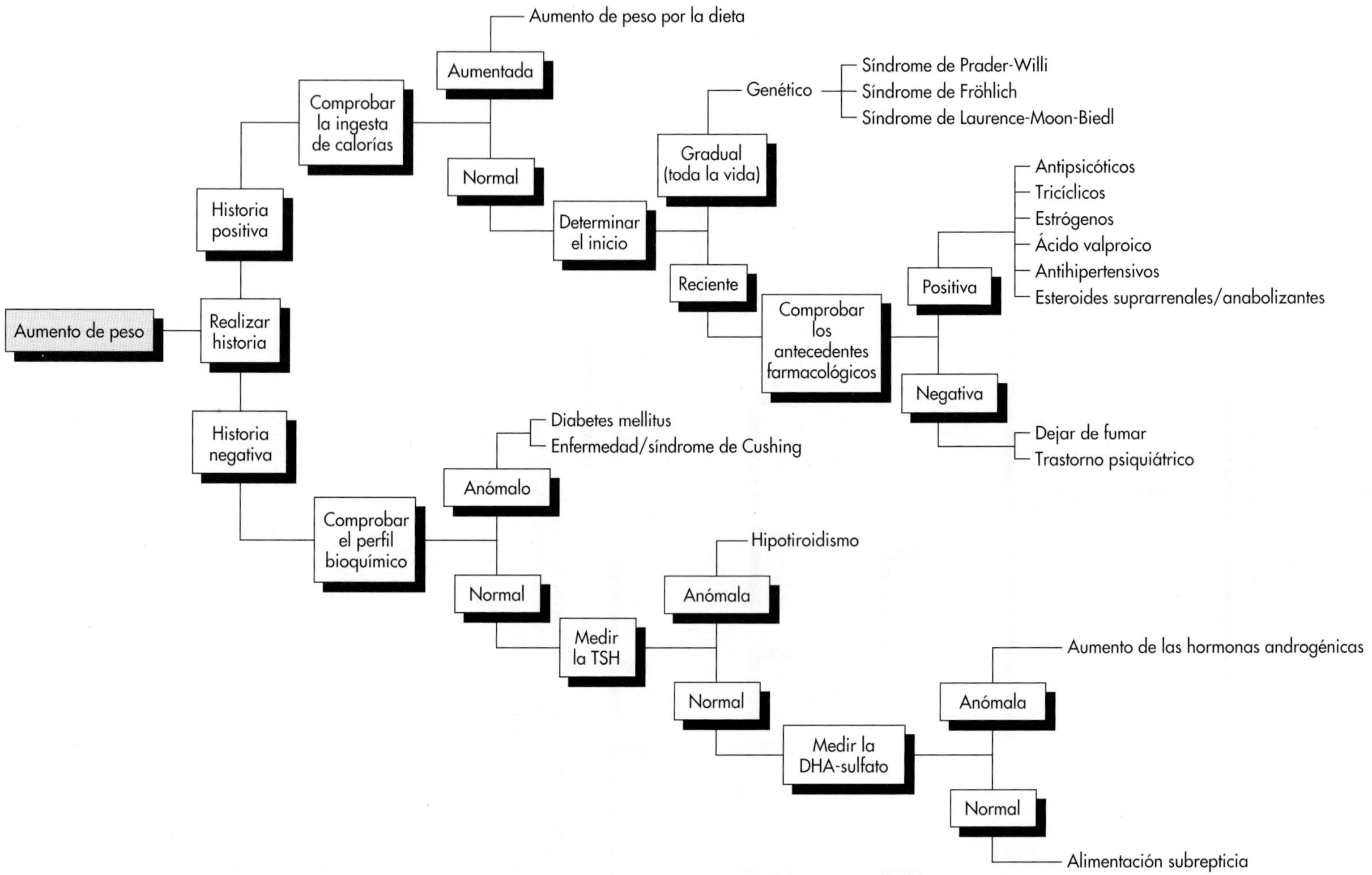

FIGURA 3-23 Aumento de peso. *DHA,* Deshidroepiandrosterona; *TSH,* tirotropina. (De Healey PM: *Common medical diagnosis: an algorithmic approach,* 3.ª ed., Filadelfia, 2000, WB Saunders.)

BRADICARDIA

CIE-9MC 427.89 **Bradicardia sin especificar**
427.81 **Bradicardia crónica**
770.8   **Bradicardia neonatal**
427.89 **Bradicardia postoperatoria**
337   **Bradicardia refleja**
427.89 **Bradicardia sinusal**

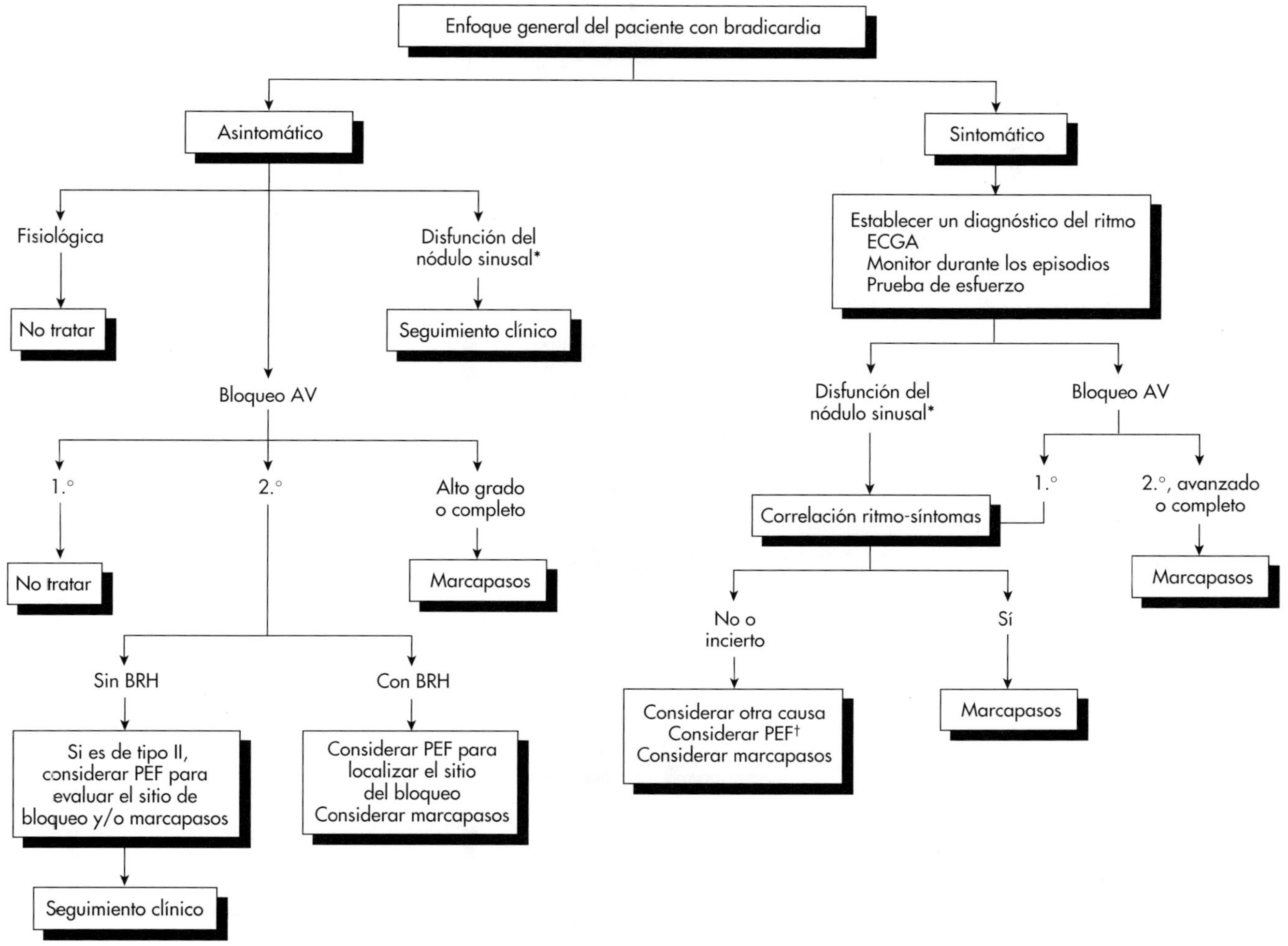

*Incluye el síndrome bradicardia-taquicardia.
†La PEF incluye los estudios de función del nódulo sinusal y la inducción de arritmia ventricular.

FIGURA 3-24   Enfoque general del paciente con bradicardia. *AV*, Auriculoventricular; *BRF*, bloqueo de rama del fascículo; *Dx*, diagnóstico; *ECGA*, electrocardiografía ambulatoria; *EEF*, estudio electrofisiológico; 1.°, primer grado; 2.°, segundo grado. (De Goldman L, Braunwald E [eds.]: *Primary cardiology,* Filadelfia, 1998, WB Saunders.)

SECCIÓN III

CALAMBRES Y DOLORES MUSCULARES

CIE-9MC 729.82

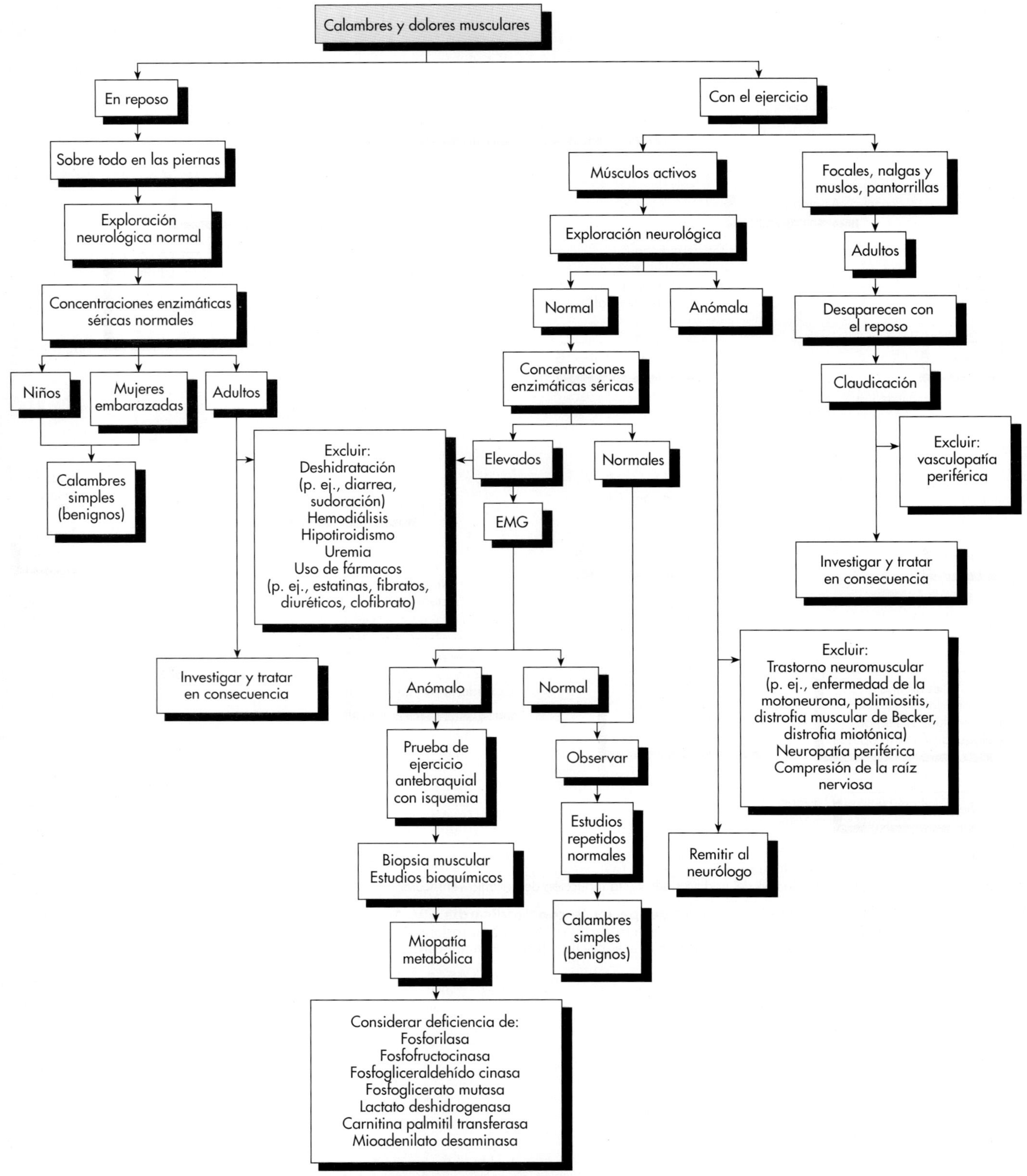

```
                        Calambres y dolores musculares

            En reposo                                    Con el ejercicio

       Sobre todo en las piernas              Músculos activos      Focales, nalgas y
                                                                    muslos, pantorrillas
        Exploración                          Exploración
        neurológica normal                   neurológica                 Adultos

       Concentraciones enzimáticas                                  Desaparecen con
       séricas normales                    Normal      Anómala       el reposo

    Niños   Mujeres      Adultos         Concentraciones              Claudicación
            embarazadas                  enzimáticas séricas

                                                                              Excluir:
           Calambres                    Elevados   Normales                   vasculopatía
           simples                                                            periférica
           (benignos)
                                          EMG
                                                                          Investigar y tratar
                                                                          en consecuencia
```

Excluir:
Deshidratación
(p. ej., diarrea,
sudoración)
Hemodiálisis
Hipotiroidismo
Uremia
Uso de fármacos
(p. ej., estatinas, fibratos,
diuréticos, clofibrato)

Investigar y tratar
en consecuencia

```
             Anómalo        Normal

          Prueba de
          ejercicio       Observar
          antebraquial
          con isquemia
                         Estudios
                         repetidos
        Biopsia muscular  normales
        Estudios bioquímicos
                         Calambres
          Miopatía       simples
          metabólica     (benignos)
```

Excluir:
Trastorno neuromuscular
(p. ej., enfermedad de la
motoneurona, polimiositis,
distrofia muscular de Becker,
distrofia miotónica)
Neuropatía periférica
Compresión de la raíz
nerviosa

Remitir al
neurólogo

Considerar deficiencia de:
Fosforilasa
Fosfofructocinasa
Fosfogliceraldehído cinasa
Fosfoglicerato mutasa
Lactato deshidrogenasa
Carnitina palmitil transferasa
Mioadenilato desaminasa

FIGURA 3-25   Evaluación de los calambres y dolores musculares. *EMG,* Electromiografía. (De Greene HL, Johnson WP, Lemke D [eds.]: *Decision making in medicine,* 2.ª ed., St. Louis, 1998, Mosby.)

CÁNCER DE LA VULVA

CIE-9MC 184.4 Neoplasia de la vulva

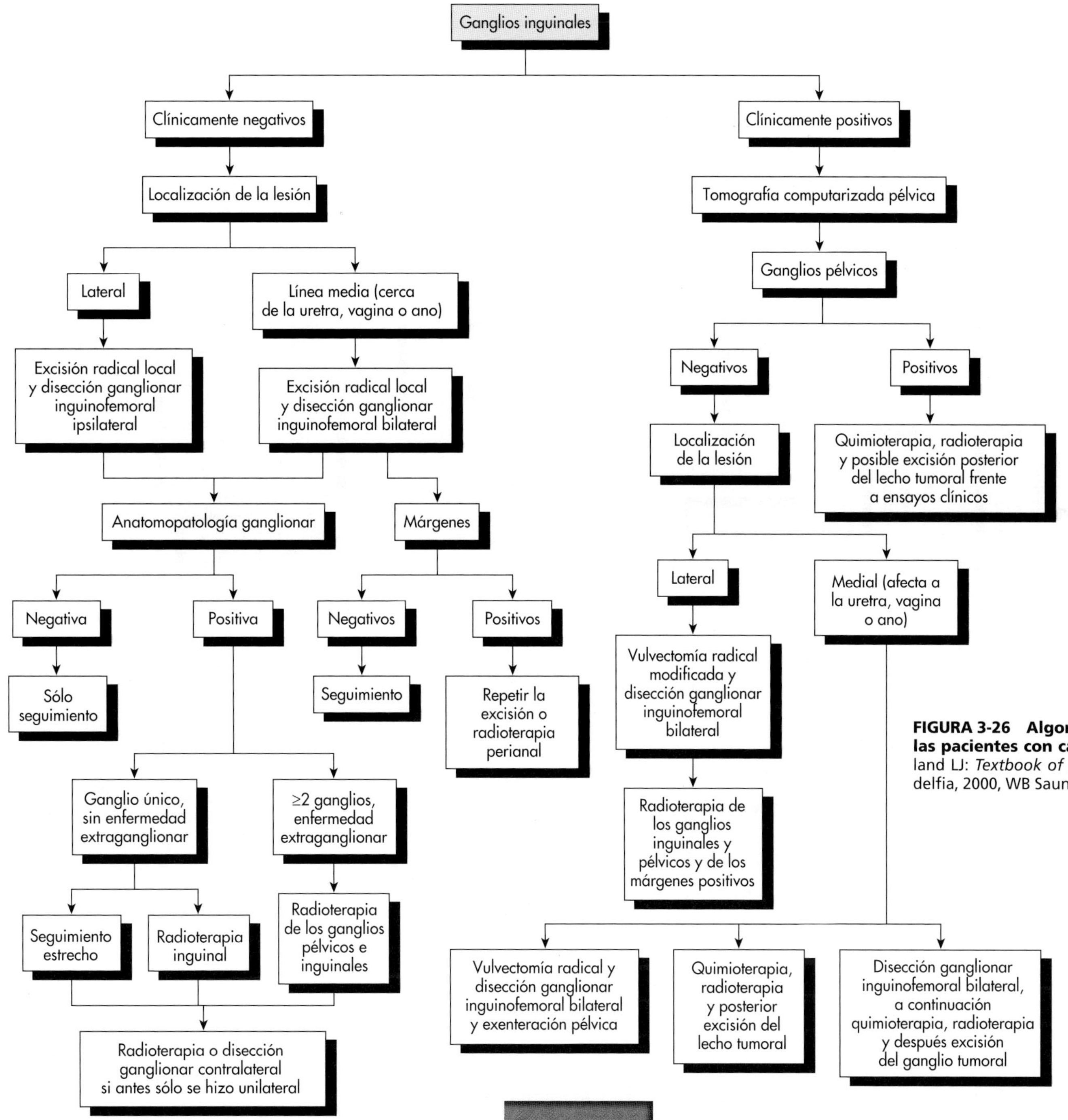

FIGURA 3-26 Algoritmo terapéutico para las pacientes con cáncer vulvar. (De Copeland LJ: *Textbook of gynecology*. 2.ª ed., Filadelfia, 2000, WB Saunders.)

SECCIÓN III

CÁNCER DE PRÓSTATA

CIE-9MC 185

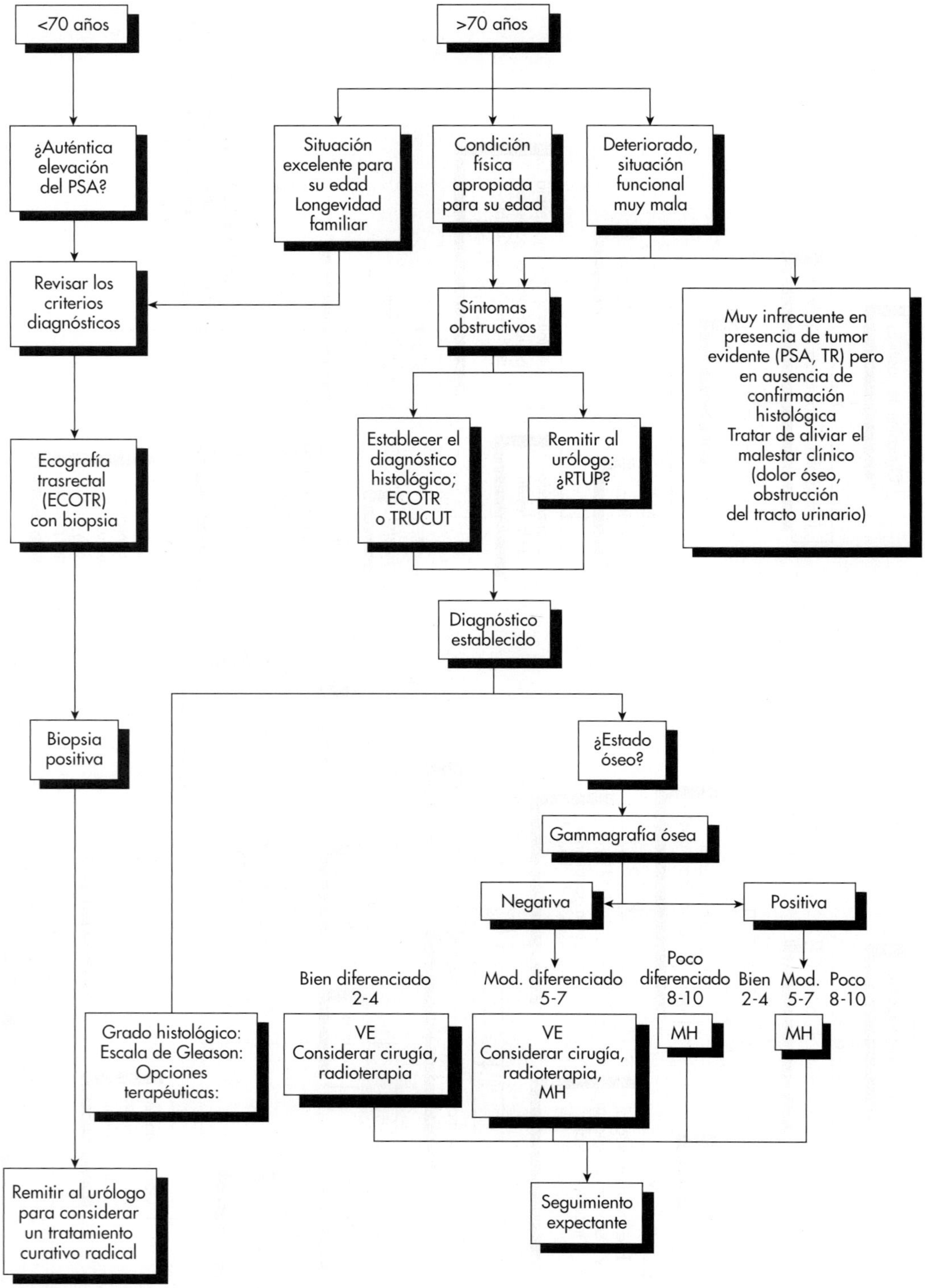

FIGURA 3-27 Valoración y tratamiento de un paciente con sospecha de cáncer de próstata en función del tacto rectal y el PSA. *MH*, Manipulación hormonal; *PSA*, antígeno prostático específico; *VE*, vigilancia expectante. (Modificada de Tallis RC, Fillit HM [eds.]: *Brocklehurst's textbook of geriatric medicine and gerontology,* 6.ª ed., Londres, 2003, Churchill Livingstone.)

CARDIOMEGALIA EN LA RADIOGRAFÍA DE TÓRAX

CIE-9MC	
429.3	**Cardiomegalia idiopática**
746.89	**Cardiomegalia congénita**
402.0	**Cardiomegalia hipertensiva maligna**
402.1	**Cardiomegalia hipertensiva benigna**
402.11	**Cardiomegalia hipertensiva con insuficiencia cardíaca congestiva**

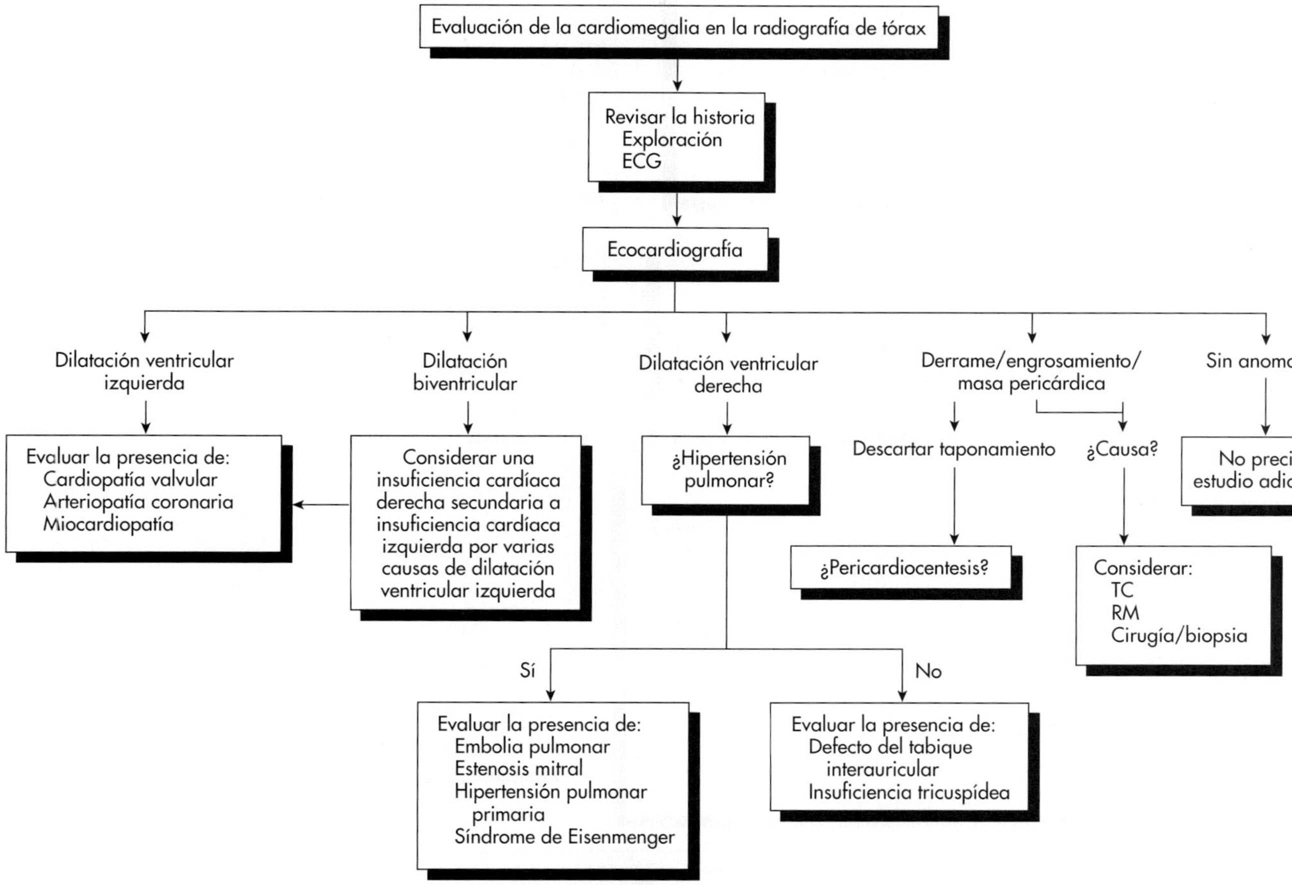

FIGURA 3-28 Enfoque del paciente con cardiomegalia. Cuando se detecta una cardiomegalia en la radiografía de tórax, deben revisarse la historia y la exploración física y realizar un electrocardiograma (ECG) antes de obtener un estudio ecocardiográfico Doppler bidimensional. La cardiomegalia puede explicarse por una dilatación ventricular izquierda, biventricular o ventricular derecha, o bien por anomalías pericárdicas. Asimismo, el ecocardiograma puede mostrar que es falsa. Es infrecuente que las anomalías auriculares aisladas, sobre todo de la aurícula izquierda, causen alteraciones en la radiografía de tórax, pero no provocarán una verdadera cardiomegalia. En función de los hallazgos ecocardiográficos, las pruebas adicionales pueden ayudar a aclarar la causa de la cardiomegalia confirmada por ecocardiografía. *RM*, Resonancia magnética; *TC*, tomografía computarizada. (De Goldman L, Branwald E [eds.]: *Primary cardiology*, Filadelfia, 1998, WB Saunders.)

SECCIÓN III

CETOACIDOSIS DIABÉTICA/ESTADO HIPERGLUCÉMICO HIPEROSMOLAR

CIE-9MC 250.1 Cetoacidosis diabética
250.2 Estado hiperglucémico hiperosmolar

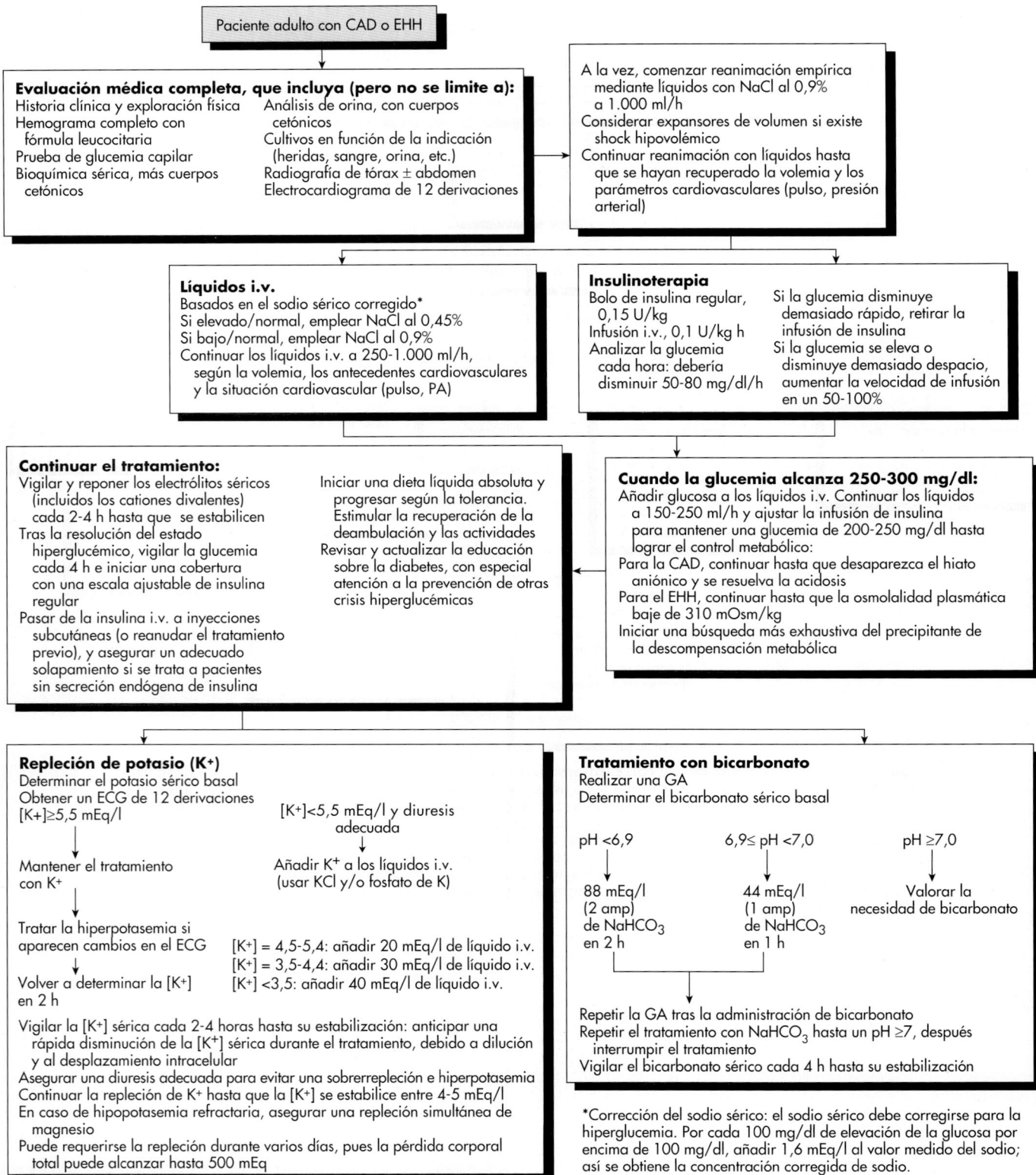

Paciente adulto con CAD o EHH

Evaluación médica completa, que incluya (pero no se limite a):
Historia clínica y exploración física
Hemograma completo con
  fórmula leucocitaria
Prueba de glucemia capilar
Bioquímica sérica, más cuerpos
  cetónicos
Análisis de orina, con cuerpos
  cetónicos
Cultivos en función de la indicación
  (heridas, sangre, orina, etc.)
Radiografía de tórax ± abdomen
Electrocardiograma de 12 derivaciones

A la vez, comenzar reanimación empírica
  mediante líquidos con NaCl al 0,9%
  a 1.000 ml/h
Considerar expansores de volumen si existe
  shock hipovolémico
Continuar reanimación con líquidos hasta
  que se hayan recuperado la volemia y los
  parámetros cardiovasculares (pulso, presión
  arterial)

Líquidos i.v.
Basados en el sodio sérico corregido*
Si elevado/normal, emplear NaCl al 0,45%
Si bajo/normal, emplear NaCl al 0,9%
Continuar los líquidos i.v. a 250-1.000 ml/h,
  según la volemia, los antecedentes cardiovasculares
  y la situación cardiovascular (pulso, PA)

Insulinoterapia
Bolo de insulina regular,
  0,15 U/kg
Infusión i.v., 0,1 U/kg h
Analizar la glucemia
  cada hora: debería
  disminuir 50-80 mg/dl/h
Si la glucemia disminuye
  demasiado rápido, retirar la
  infusión de insulina
Si la glucemia se eleva o
  disminuye demasiado despacio,
  aumentar la velocidad de infusión
  en un 50-100%

Continuar el tratamiento:
Vigilar y reponer los electrólitos séricos
  (incluidos los cationes divalentes)
  cada 2-4 h hasta que se estabilicen
Tras la resolución del estado
  hiperglucémico, vigilar la glucemia
  cada 4 h e iniciar una cobertura
  con una escala ajustable de insulina
  regular
Pasar de la insulina i.v. a inyecciones
  subcutáneas (o reanudar el tratamiento
  previo), y asegurar un adecuado
  solapamiento si se trata a pacientes
  sin secreción endógena de insulina
Iniciar una dieta líquida absoluta y
  progresar según la tolerancia.
Estimular la recuperación de la
  deambulación y las actividades
Revisar y actualizar la educación
  sobre la diabetes, con especial
  atención a la prevención de otras
  crisis hiperglucémicas

Cuando la glucemia alcanza 250-300 mg/dl:
Añadir glucosa a los líquidos i.v. Continuar los líquidos
  a 150-250 ml/h y ajustar la infusión de insulina
  para mantener una glucemia de 200-250 mg/dl hasta
  lograr el control metabólico:
Para la CAD, continuar hasta que desaparezca el hiato
  aniónico y se resuelva la acidosis
Para el EHH, continuar hasta que la osmolalidad plasmática
  baje de 310 mOsm/kg
Iniciar una búsqueda más exhaustiva del precipitante de
  la descompensación metabólica

Repleción de potasio (K⁺)
Determinar el potasio sérico basal
Obtener un ECG de 12 derivaciones
$[K^+] \geq 5,5$ mEq/l

Mantener el tratamiento
con K⁺

Tratar la hiperpotasemia si
aparecen cambios en el ECG

Volver a determinar la [K⁺]
en 2 h

$[K^+] < 5,5$ mEq/l y diuresis
  adecuada

Añadir K⁺ a los líquidos i.v.
  (usar KCl y/o fosfato de K)

$[K^+]$ = 4,5-5,4: añadir 20 mEq/l de líquido i.v.
$[K^+]$ = 3,5-4,4: añadir 30 mEq/l de líquido i.v.
$[K^+]$ <3,5: añadir 40 mEq/l de líquido i.v.

Vigilar la [K⁺] sérica cada 2-4 horas hasta su estabilización: anticipar una
  rápida disminución de la [K⁺] sérica durante el tratamiento, debido a dilución
  y al desplazamiento intracelular
Asegurar una diuresis adecuada para evitar una sobrerrepleción e hiperpotasemia
Continuar la repleción de K⁺ hasta que la [K⁺] se estabilice entre 4-5 mEq/l
En caso de hipopotasemia refractaria, asegurar una repleción simultánea de
  magnesio
Puede requerirse la repleción durante varios días, pues la pérdida corporal
  total puede alcanzar hasta 500 mEq

Tratamiento con bicarbonato
Realizar una GA
Determinar el bicarbonato sérico basal

pH <6,9

6,9≤ pH <7,0

pH ≥7,0

88 mEq/l
(2 amp)
de NaHCO₃
en 2 h

44 mEq/l
(1 amp)
de NaHCO₃
en 1 h

Valorar la
necesidad de bicarbonato

Repetir la GA tras la administración de bicarbonato
Repetir el tratamiento con NaHCO₃ hasta un pH ≥7, despúes
  interrumpir el tratamiento
Vigilar el bicarbonato sérico cada 4 h hasta su estabilización

*Corrección del sodio sérico: el sodio sérico debe corregirse para la
hiperglucemia. Por cada 100 mg/dl de elevación de la glucosa por
encima de 100 mg/dl, añadir 1,6 mEq/l al valor medido del sodio;
así se obtiene la concentración corregida de sodio.

**FIGURA 3-29 Tratamiento de la cetoacedosis diabética (CAD) y del estado hiperglucémico hiperosmolar
(EHH).** *CAD*, Cetoacidosis diabética; *ECG*, electrocardiograma; *EHH*, estado hiperglucémico hiperosmolar; *GA*, gasometría arterial. (De Goldman L, Ausiello D [eds.]: *Cecil textbook of medicine*, 22.ª ed., Filadelfia, 2004, WB Saunders.)

CIANOSIS

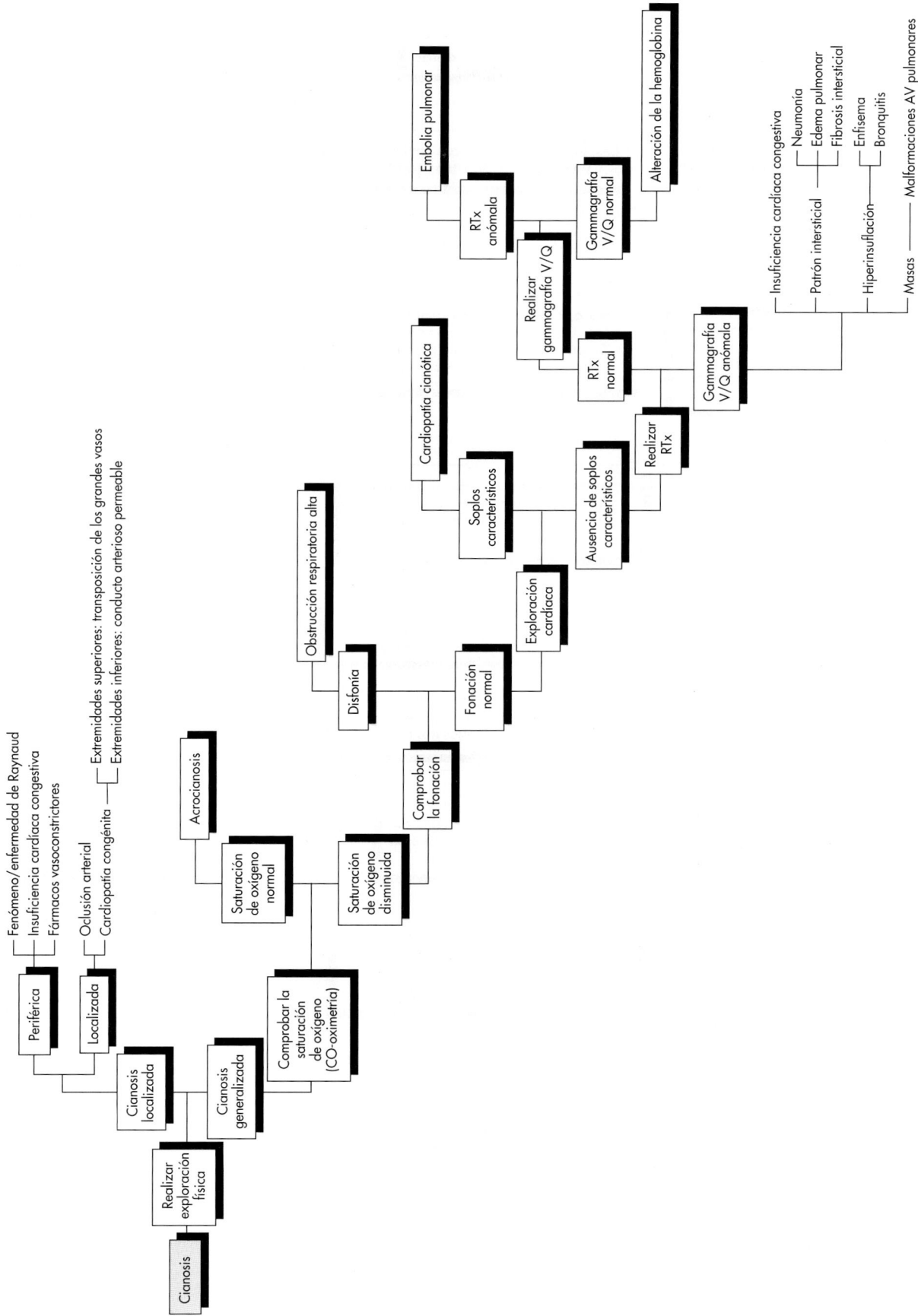

FIGURA 3-30 Cianosis. *AV*, Arteriovenosas; *RTx*, radiografía de tórax; *V/Q*, ventilación-perfusión. (De Healey PM: *Common medical diagnosis: an algorithmic approach*, 3.ª ed., Filadelfia, 2000, WB Saunders.)

CONTROL DEL DOLOR

CIE-9MC no disponible

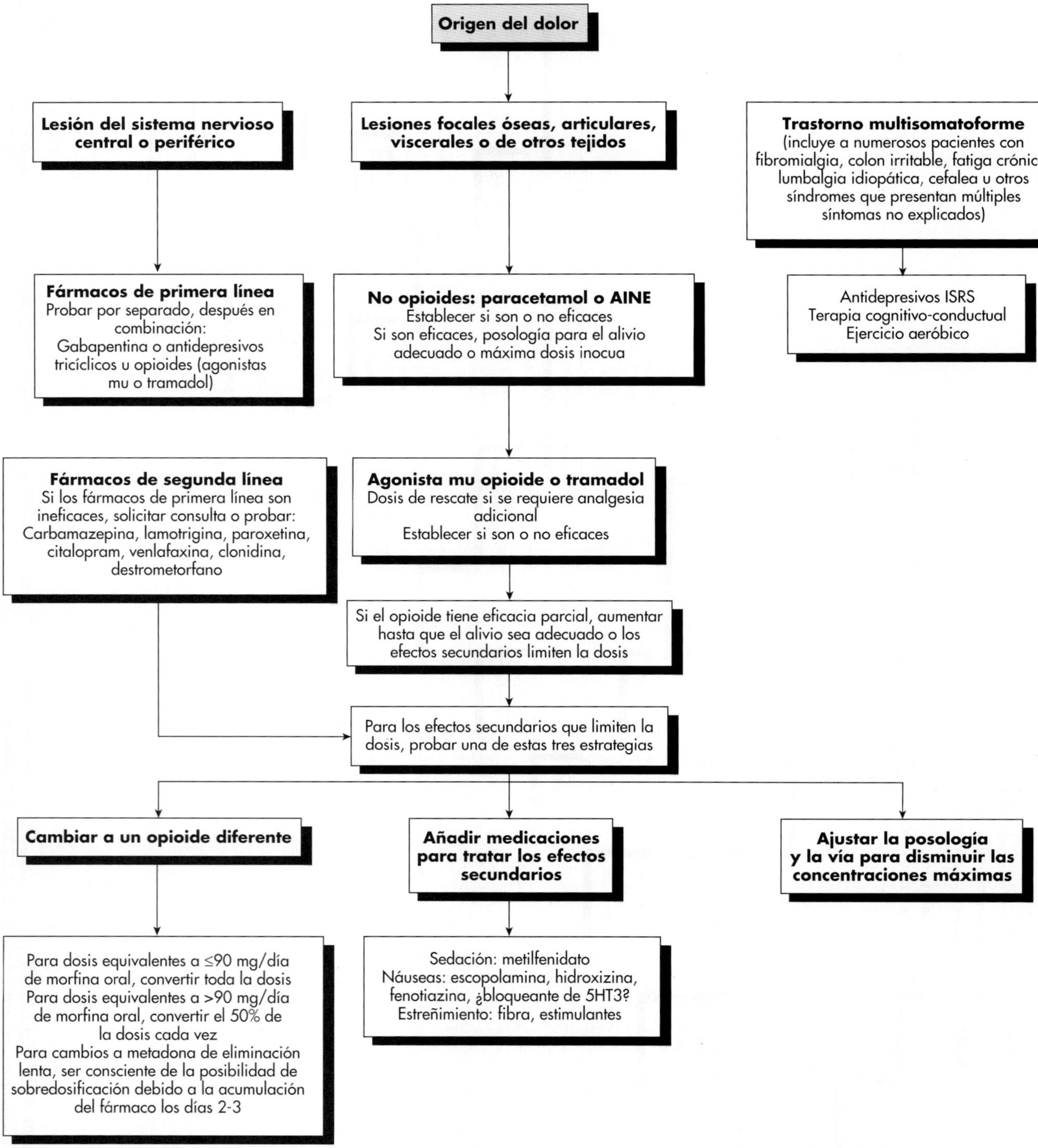

Origen del dolor

Lesión del sistema nervioso central o periférico

Lesiones focales óseas, articulares, viscerales o de otros tejidos

Trastorno multisomatoforme
(incluye a numerosos pacientes con fibromialgia, colon irritable, fatiga crónica, lumbalgia idiopática, cefalea u otros síndromes que presentan múltiples síntomas no explicados)

Fármacos de primera línea
Probar por separado, después en combinación:
Gabapentina o antidepresivos tricíclicos u opioides (agonistas mu o tramadol)

No opioides: paracetamol o AINE
Establecer si son o no eficaces
Si son eficaces, posología para el alivio adecuado o máxima dosis inocua

Antidepresivos ISRS
Terapia cognitivo-conductual
Ejercicio aeróbico

Fármacos de segunda línea
Si los fármacos de primera línea son ineficaces, solicitar consulta o probar:
Carbamazepina, lamotrigina, paroxetina, citalopram, venlafaxina, clonidina, destrometorfano

Agonista mu opioide o tramadol
Dosis de rescate si se requiere analgesia adicional
Establecer si son o no eficaces

Si el opioide tiene eficacia parcial, aumentar hasta que el alivio sea adecuado o los efectos secundarios limiten la dosis

---

Para los efectos secundarios que limiten la dosis, probar una de estas tres estrategias

---

Cambiar a un opioide diferente

Añadir medicaciones para tratar los efectos secundarios

Ajustar la posología y la vía para disminuir las concentraciones máximas

---

Para dosis equivalentes a ≤90 mg/día de morfina oral, convertir toda la dosis
Para dosis equivalentes a >90 mg/día de morfina oral, convertir el 50% de la dosis cada vez
Para cambios a metadona de eliminación lenta, ser consciente de la posibilidad de sobredosificación debido a la acumulación del fármaco los días 2-3

Sedación: metilfenidato
Náuseas: escopolamina, hidroxizina, fenotiazina, ¿bloqueante de 5HT3?
Estreñimiento: fibra, estimulantes

FIGURA 3-31   Algoritmo para el tratamiento del dolor. *AINE*, Antiinflamatorios no esteroideos; *COX*, ciclooxigenasa; *ISRS*, inhibidores selectivos de la recaptación de serotonina. (De Goldman L, Ausiello D [eds.]: *Cecil textbook of medicine*, 22.ª ed., Filadelfia, 2004, WB Saunders.)

DEBILIDAD MUSCULAR

CIF-9MC 782.9

SECCIÓN III

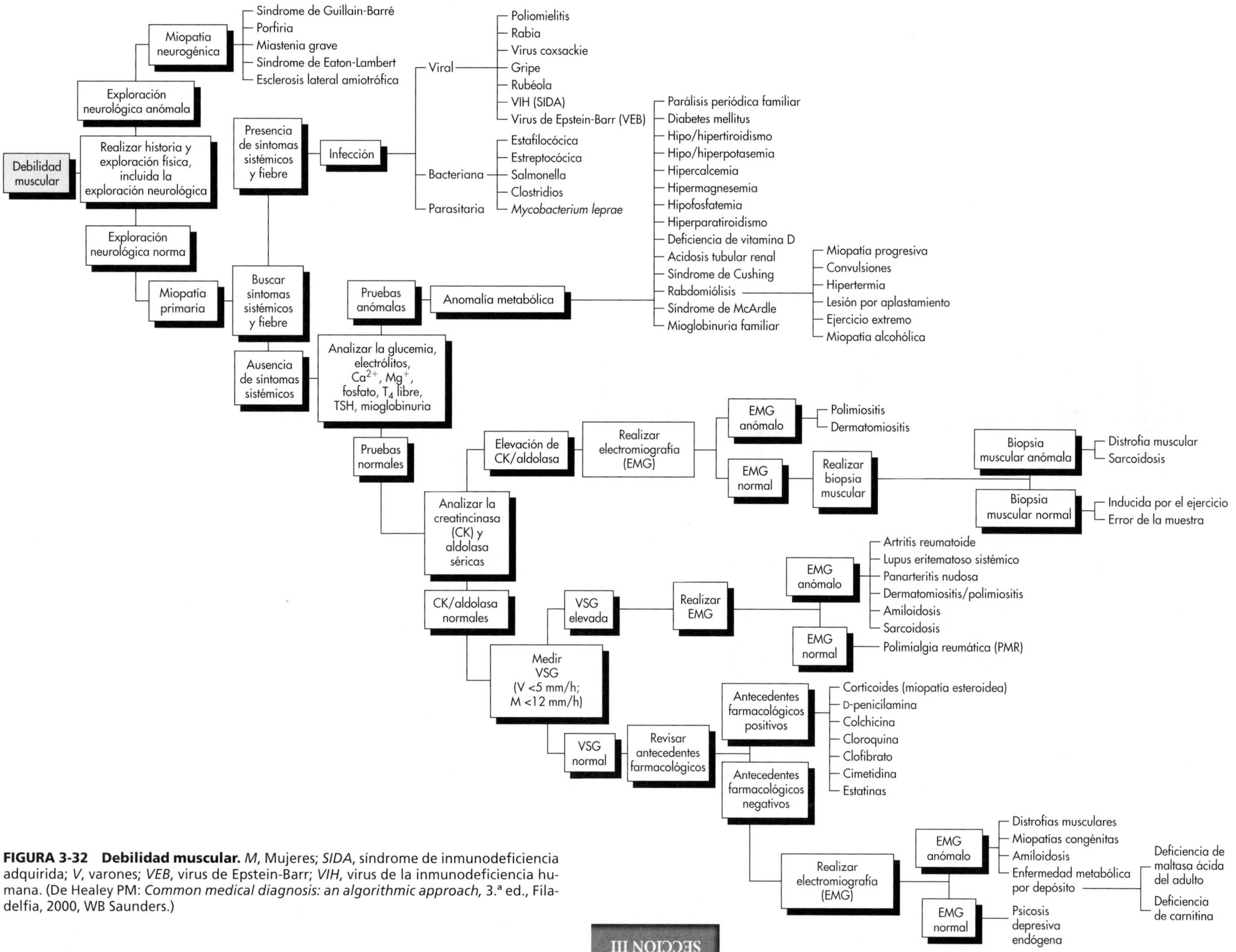

FIGURA 3-32 **Debilidad muscular.** *M*, Mujeres; *SIDA*, síndrome de inmunodeficiencia adquirida; *V*, varones; *VEB*, virus de Epstein-Barr; *VIH*, virus de la inmunodeficiencia humana. (De Healey PM: *Common medical diagnosis: an algorithmic approach*, 3.ª ed., Filadelfia, 2000, WB Saunders.)

DELIRIO

CIE-9MC 293.0

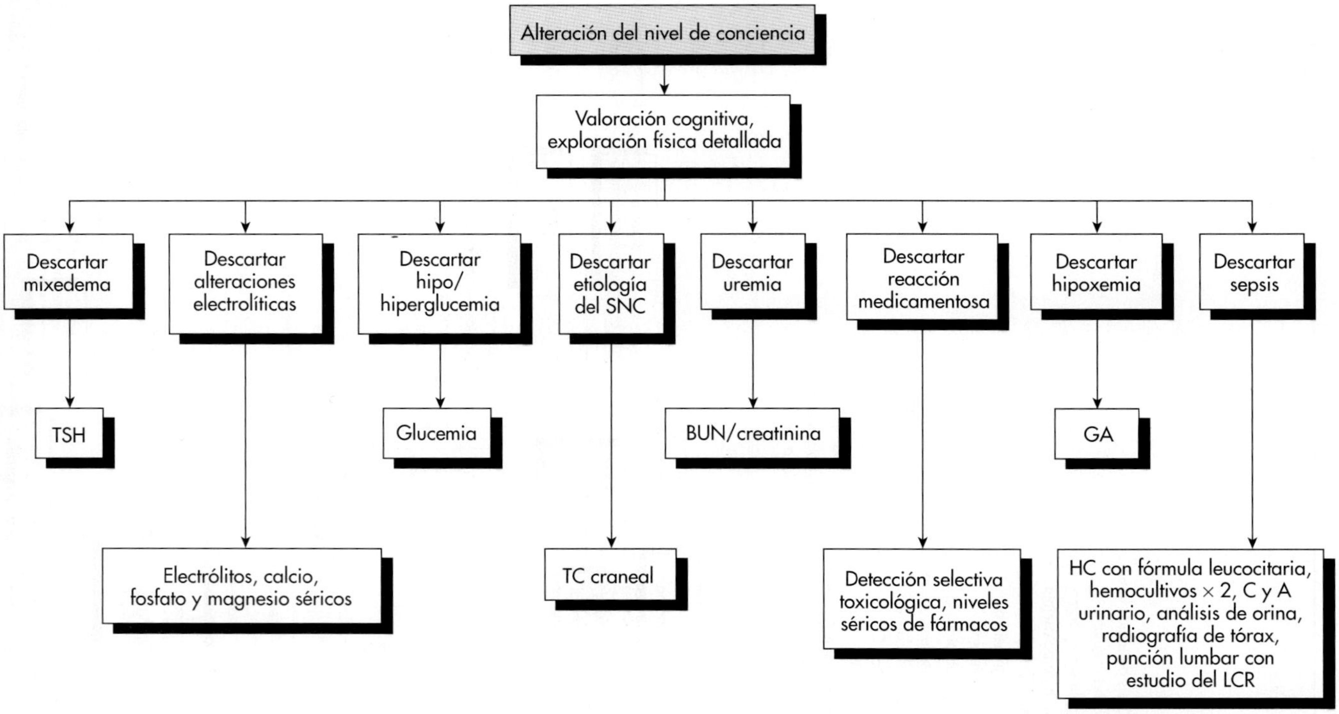

FIGURA 3-33 Delirio. *BUN*, Nitrógeno ureico sanguíneo; *CyA*, cultivo y antibiograma; *GA*, gasometría arterial; *HC*, hemograma completo; *LCR*, líquido cefalorraquídeo; *SNC*, sistema nervioso central; *TC*, tomografía computarizada; *TSH*, tirotropina.

DELIRIO EN EL PACIENTE GERIÁTRICO

CIE-9MC 293.0	Delirio agudo
292.81	Delirio inducido por drogas
293.1	Delirio subagudo
293.81	Delirio orgánico transitorio
293.82	Delirio orgánico transitorio con alucinaciones

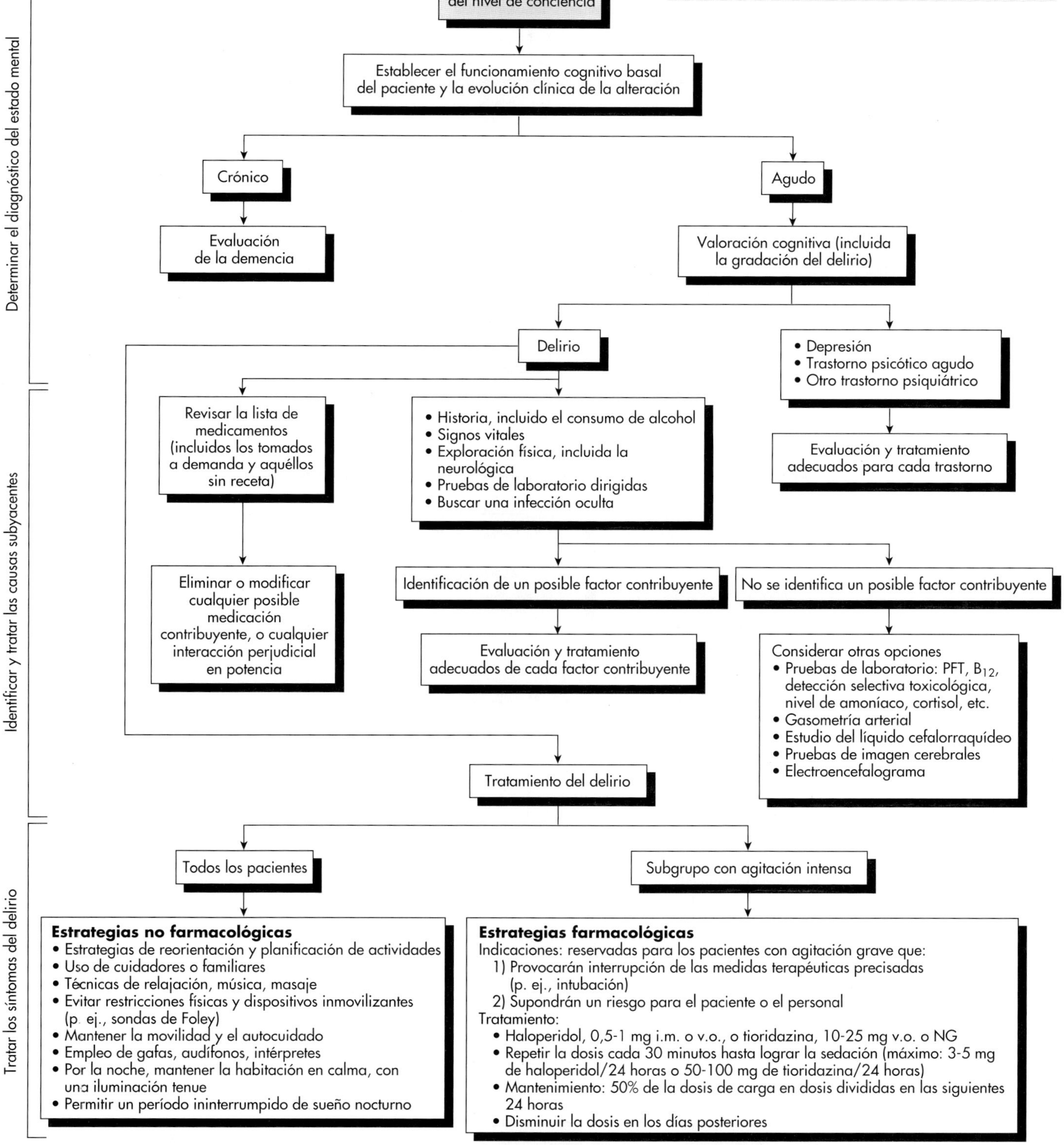

Determinar el diagnóstico del estado mental

Sospecha de alteración del nivel de conciencia

Establecer el funcionamiento cognitivo basal del paciente y la evolución clínica de la alteración

Crónico → Evaluación de la demencia

Agudo → Valoración cognitiva (incluida la gradación del delirio)

Delirio

- Depresión
- Trastorno psicótico agudo
- Otro trastorno psiquiátrico

Evaluación y tratamiento adecuados para cada trastorno

Identificar y tratar las causas subyacentes

Revisar la lista de medicamentos (incluidos los tomados a demanda y aquéllos sin receta)

- Historia, incluido el consumo de alcohol
- Signos vitales
- Exploración física, incluida la neurológica
- Pruebas de laboratorio dirigidas
- Buscar una infección oculta

Eliminar o modificar cualquier posible medicación contribuyente, o cualquier interacción perjudicial en potencia

Identificación de un posible factor contribuyente

No se identifica un posible factor contribuyente

Evaluación y tratamiento adecuados de cada factor contribuyente

Considerar otras opciones
- Pruebas de laboratorio: PFT, B_{12}, detección selectiva toxicológica, nivel de amoníaco, cortisol, etc.
- Gasometría arterial
- Estudio del líquido cefalorraquídeo
- Pruebas de imagen cerebrales
- Electroencefalograma

Tratamiento del delirio

Tratar los síntomas del delirio

Todos los pacientes

Subgrupo con agitación intensa

Estrategias no farmacológicas
- Estrategias de reorientación y planificación de actividades
- Uso de cuidadores o familiares
- Técnicas de relajación, música, masaje
- Evitar restricciones físicas y dispositivos inmovilizantes (p. ej., sondas de Foley)
- Mantener la movilidad y el autocuidado
- Empleo de gafas, audífonos, intérpretes
- Por la noche, mantener la habitación en calma, con una iluminación tenue
- Permitir un período ininterrumpido de sueño nocturno

Estrategias farmacológicas
Indicaciones: reservadas para los pacientes con agitación grave que:
1) Provocarán interrupción de las medidas terapéuticas precisadas (p. ej., intubación)
2) Supondrán un riesgo para el paciente o el personal
Tratamiento:
- Haloperidol, 0,5-1 mg i.m. o v.o., o tioridazina, 10-25 mg v.o. o NG
- Repetir la dosis cada 30 minutos hasta lograr la sedación (máximo: 3-5 mg de haloperidol/24 horas o 50-100 mg de tioridazina/24 horas)
- Mantenimiento: 50% de la dosis de carga en dosis divididas en las siguientes 24 horas
- Disminuir la dosis en los días posteriores

SECCIÓN III

FIGURA 3-34 **Algoritmo para la evaluación de una sospecha de alteración del nivel de conciencia en un paciente anciano.** *i.m.,* Intramuscular; *NG,* nasogástrico; *PFT,* pruebas de función tiroidea; *v.o.,* vía oral. (De Goldman L, Ausiello D [eds.]: *Cecil textbook of medicine,* 22.ª ed., Filadelfia, 2004, WB Saunders.)

DEMENCIA

CIE-9MC 290.10	Demencia presenil
290.0	Demencia senil
437.0	Demencia arteriosclerótica

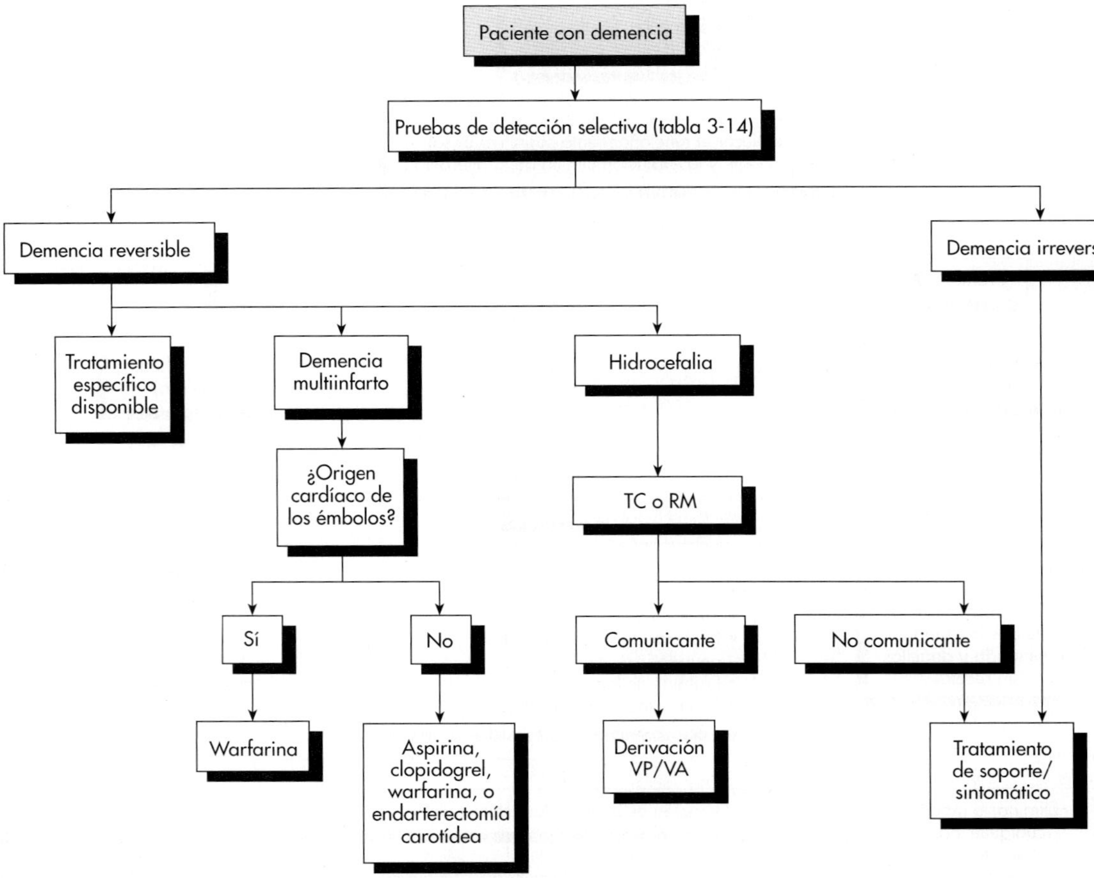

FIGURA 3-35 Tratamiento de la demencia. *VA*, Ventriculoauricular; *VP*, ventriculoperitoneal.

TABLA 3-1 **Pruebas de detección selectiva para el diagnóstico de demencia**

Prueba	Fundamento	Comentarios
Análisis sanguíneos		
Hemograma completo	Valorar el estado nutricional general	
Nivel sérico de B_{12}	Excluir una deficiencia de vitamina B_{12}	Considerar una prueba de Schilling si el nivel de B_{12} es bajo
TSH + T4 libre *o* TSH + ITL	Excluir un hipotiroidismo primario y secundario	
Serología de VIH	Excluir una infección por el VIH	Realizar sólo si está indicada; requiere consentimiento del paciente
Líquido cefalorraquídeo		
Recuento celular/proteinorraquia	Excluir una meningitis crónica	Realizar sólo si está indicada
Citología	Excluir una meningitis carcinomatosa	Realizar sólo si está indicada
VDRL	Excluir una neurosífilis	Realizar sólo si está indicada; comprobar AHTP y serología de VIH si el VDRL del LCR es positivo
TC/RM cerebrales		
	Identificar infartos y alteraciones de la sustancia blanca; excluir la presencia de neoplasias, enfermedades desmielinizantes e hidrocefalia; la localización de la atrofia puede sugerir el diagnóstico (p. ej., la atrofia parahipocámpica en la enfermedad de Alzheimer, o la frontotemporal en la enfermedad de Pick)	
Electroencefalograma		
	Excluir encefalopatías metabólicas; útil si se sospechan una enfermedad de Creutzfeldt-Jakob o un estado epiléptico	Realizar sólo si está indicada
Evaluación neuropsicológica		
	Ayuda a caracterizar el patrón de deterioro cognitivo, lo que puede servir para clasificar la demencia; descartar una seudodemencia por depresión	

De Johnson RT, Griffin JW: *Current therapy in neurologic disease,* 5.ª ed., St. Louis, 1997, Mosby.
AHTP, Análisis de hemaglutinación de *Treponema pallidum*; *ITL*, índice de tiroxina libre; *LCR*, líquido cefalorraquídeo; *RM*, resonancia magnética; *T4*, tiroxina; *TC*, tomografía computarizada; *TSH*, tirotropina; *VDRL*, prueba del Venereal Disease Research Laboratory; *VIH*, virus de la inmunodeficiencia humana.

DEPRESIÓN

CIE-9MC 296.2 Trastorno depresivo mayor, episodio uno

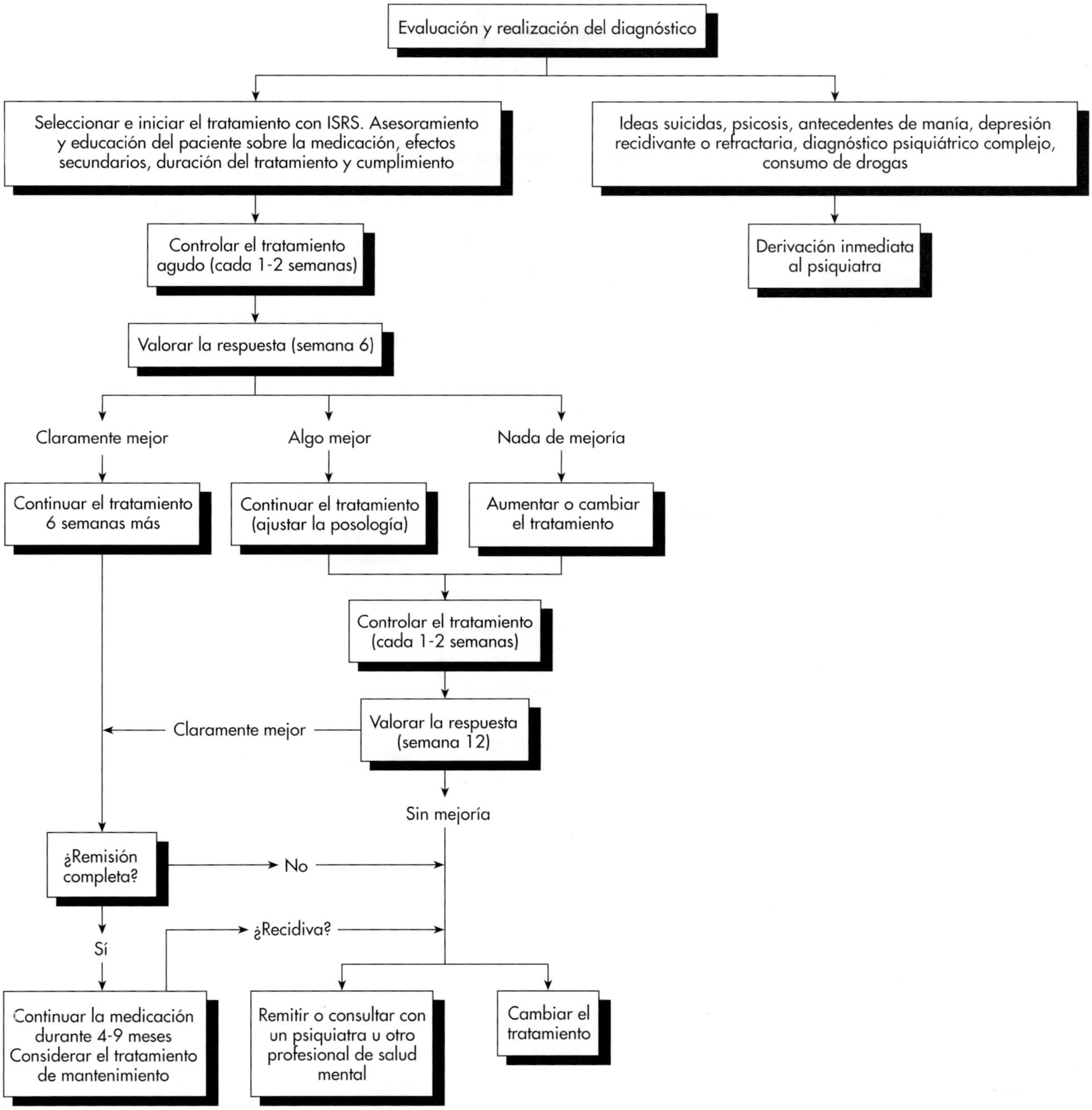
Evaluación y realización del diagnóstico
Seleccionar e iniciar el tratamiento con ISRS. Asesoramiento y educación del paciente sobre la medicación, efectos secundarios, duración del tratamiento y cumplimiento
Ideas suicidas, psicosis, antecedentes de manía, depresión recidivante o refractaria, diagnóstico psiquiátrico complejo, consumo de drogas
Controlar el tratamiento agudo (cada 1-2 semanas)
Derivación inmediata al psiquiatra
Valorar la respuesta (semana 6)
Claramente mejor
Algo mejor
Nada de mejoría
Continuar el tratamiento 6 semanas más
Continuar el tratamiento (ajustar la posología)
Aumentar o cambiar el tratamiento
Controlar el tratamiento (cada 1-2 semanas)
Claramente mejor
Valorar la respuesta (semana 12)
Sin mejoría
¿Remisión completa?
No
Sí
¿Recidiva?
Continuar la medicación durante 4-9 meses Considerar el tratamiento de mantenimiento
Remitir o consultar con un psiquiatra u otro profesional de salud mental
Cambiar el tratamiento

FIGURA 3-36 Directrices para el tratamiento de la depresión en atención primaria. *ISRS*, Inhibidores selectivos de la recaptación de serotonina; NOTA: El momento de la valoración (semanas 6 y 12) se basa en muy pocos datos. Puede ser necesario revisar el plan terapéutico antes en los pacientes que no respondan. (De AHCPR Quick Reference Guide of Clinicians, No. 5: Depression in primary care: *Detection, diagnosis and treatment,* 1993; y American Psychiatric Association: *Diagnostic and statistical manual of mental disorders,* 4.ª ed., Washington, DC, 1994, American Psychiatric Association.)

DERRAME ARTICULAR

CIE-9MC 719.0

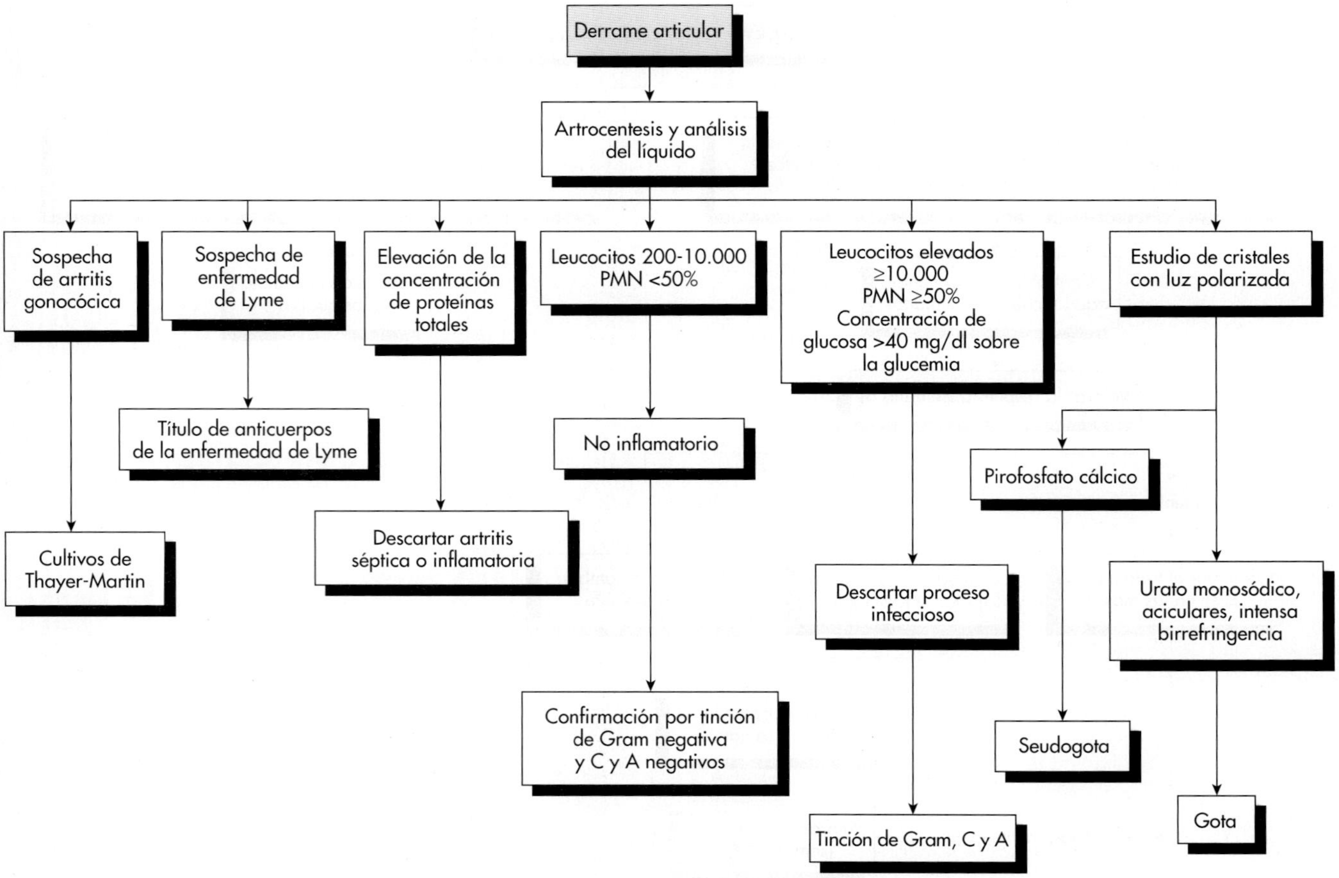

FIGURA 3-37 Derrame articular. *C y A*, Cultivo y antibiograma.

DERRAME PLEURAL

CIE-9MC 511.9 Derrame pleural sin especificar

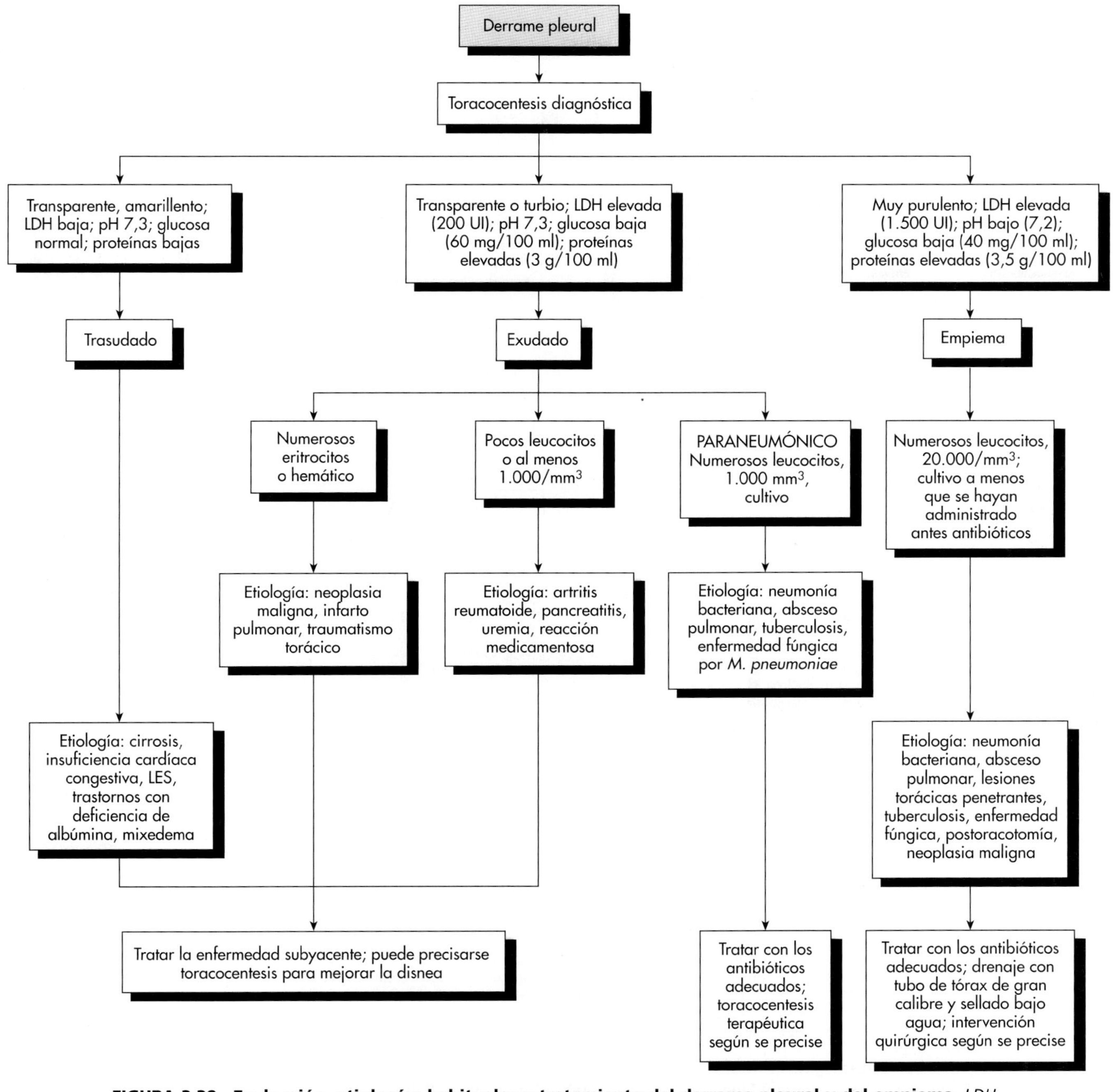

Derrame pleural

Toracocentesis diagnóstica

Transparente, amarillento; LDH baja; pH 7,3; glucosa normal; proteínas bajas

Transparente o turbio; LDH elevada (200 UI); pH 7,3; glucosa baja (60 mg/100 ml); proteínas elevadas (3 g/100 ml)

Muy purulento; LDH elevada (1.500 UI); pH bajo (7,2); glucosa baja (40 mg/100 ml); proteínas elevadas (3,5 g/100 ml)

Trasudado

Exudado

Empiema

Numerosos eritrocitos o hemático

Pocos leucocitos o al menos 1.000/mm^3

PARANEUMÓNICO Numerosos leucocitos, 1.000 mm^3, cultivo

Numerosos leucocitos, 20.000/mm^3; cultivo a menos que se hayan administrado antes antibióticos

Etiología: neoplasia maligna, infarto pulmonar, traumatismo torácico

Etiología: artritis reumatoide, pancreatitis, uremia, reacción medicamentosa

Etiología: neumonía bacteriana, absceso pulmonar, tuberculosis, enfermedad fúngica por M. pneumoniae

Etiología: cirrosis, insuficiencia cardíaca congestiva, LES, trastornos con deficiencia de albúmina, mixedema

Etiología: neumonía bacteriana, absceso pulmonar, lesiones torácicas penetrantes, tuberculosis, enfermedad fúngica, postoracotomía, neoplasia maligna

Tratar la enfermedad subyacente; puede precisarse toracocentesis para mejorar la disnea

Tratar con los antibióticos adecuados; toracocentesis terapéutica según se precise

Tratar con los antibióticos adecuados; drenaje con tubo de tórax de gran calibre y sellado bajo agua; intervención quirúrgica según se precise

SECCIÓN III

FIGURA 3-38 Evaluación, etiologías habituales y tratamiento del derrame pleural y del empiema. *LDH*, Lactato deshidrogenasa; *LES*, lupus eritematoso sistémico. (De Kassirer J [ed.]: *Current therapy in adult medicine*, 4.ª ed., St. Louis, 1998, Mosby.)

DETECCIÓN SELECTIVA O EVALUACIÓN DE UNA MASA PALPABLE DE LA MAMA

CIE-9MC 611.72 Masa o tumefacción mamaria, no puerperal

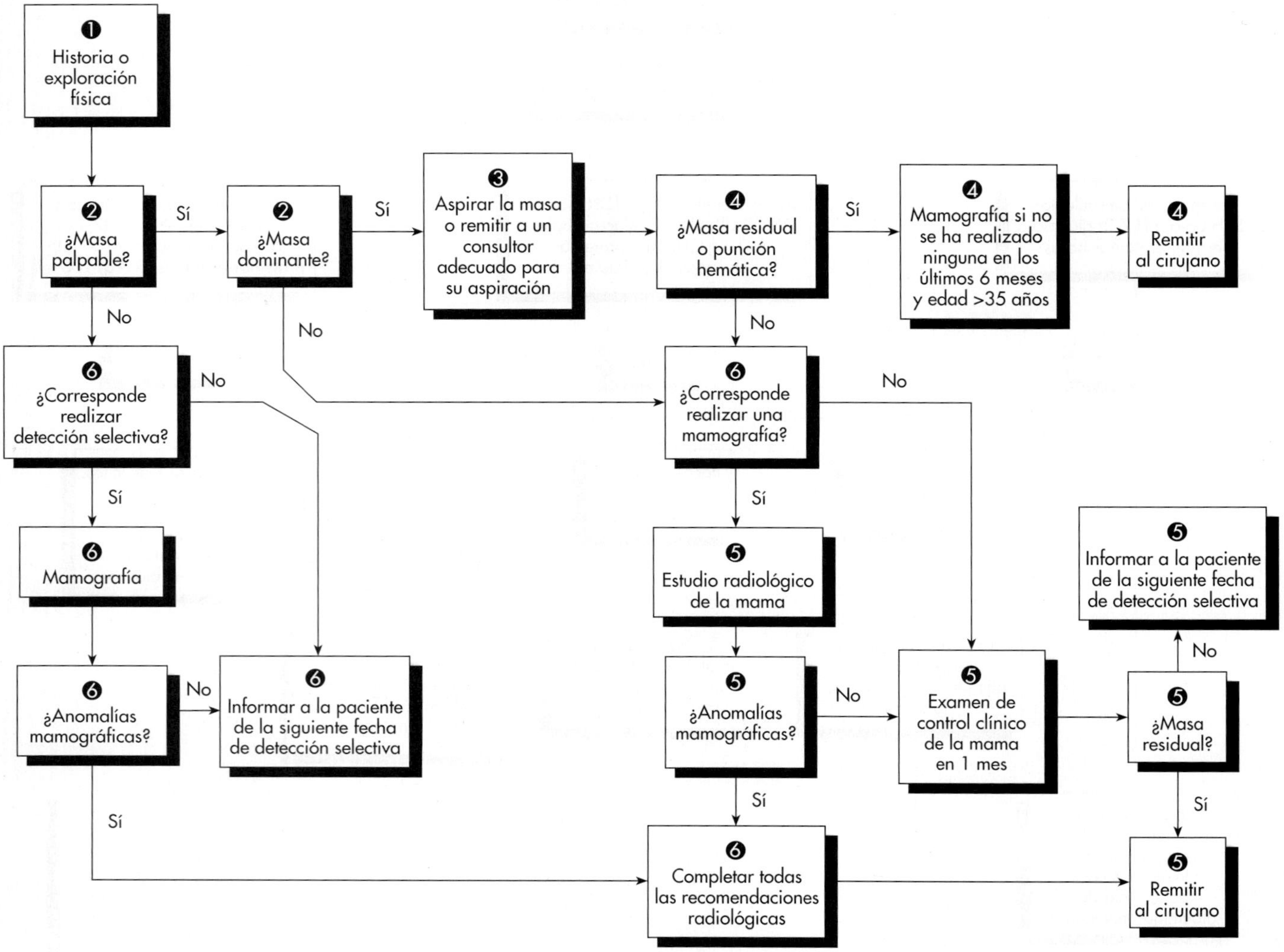

FIGURA 3-39 **Detección selectiva y valoración del cáncer de mama.** (Tomada del Institute for Clinical Systems Integration, Minneapolis: *Postgrad Med* 100:182, 1996.)

1. **Historia y exploración física*.** La valoración primaria se inicia con una historia destinada a detectar y caracterizar cualquier síntoma relacionado con la mama. También se debe realizar una valoración de los factores de riesgo identificados, incluida una edad de la paciente superior a los 50 años, cualquier antecedente personal de cáncer de mama, o de hiperplasia en biopsias de mama previas y antecedentes de cáncer de mama en familiares de primer grado (madre, hermana, hija). La exploración física debe incluir la inspección de la mama para buscar cualquier indicio de ulceración o cambio de contorno y la inspección del pezón en busca de enfermedad de Paget. La palpación se debe realizar con la paciente de pie y en decúbito supino para determinar la presencia de cualquier masa palpable.

2. **¿Masa palpable? ¿Masa dominante?** Una masa dominante consiste en una lesión palpable discreta y claramente diferente del parénquima adyacente. Si se identifica una masa palpable, habrá que determinar si se trata de una masa dominante (es decir, bien delimitada), en cuyo caso requiere una valoración inmediata. El médico de atención primaria debe intentar aspirar cualquier masa dominante, dado que ello puede poner de manifiesto un quiste simple, en cuyo caso la aspiración completa el proceso de valoración.

3. **Aspirar la masa o remitir para aspiración.** La aspiración de una masa palpable dominante debe realizarla el médico de atención primaria o el consultor apropiado. La piel de la mama se prepara con alcohol. A continuación, con la lesión inmovilizada mediante la mano no dominante, se dirige una aguja del calibre 18-256, montada en una jeringuilla de 10 ml, a la porción central de la masa, y se realiza un único intento de aspiración. Se considera que la aspiración de un quiste simple es satisfactoria cuando se obtenga líquido no hemático y la resolución completa de la masa dominante. El líquido acuoso típico se puede desechar. Sin embargo, el líquido sanguinolento o de una viscosidad inusual debe recogerse para examen citológico.

Fig. 3-39, *(cont.)*

4. **¿Masa residual o punción hemática? Mamografía si no se ha realizado en los últimos 6 meses. Remitir al cirujano.** Si la masa permanece tras el intento de aspiración o se aspira sangre franca durante el proceso, no es posible descartar la presencia de un proceso maligno. Las pacientes con masa residual o punción hemática deben ser remitidas a un cirujano para una posible biopsia. Antes de la remisión hay que hacer una mamografía a cualquier paciente mayor de 35 años de edad que no haya sido sometida a esta exploración en los 6 meses previos. En pacientes de 35 años o menores, la realización de cualquier otro estudio de diagnóstico por imagen de la mama debe dejarse al criterio del cirujano o del radiólogo.

5. **¿Corresponde realizar una mamografía para detección selectiva? Estudio radiológico de la mama. Seguimiento clínico de la mama. Remitir al cirujano.** Si la exploración física demuestra una masa palpable no claramente discreta ni dominante, hay que documentar su tamaño, localización y carácter antes del examen de control. Debe realizarse una mamografía de detección selectiva si no se ha hecho dentro del intervalo recomendado. Si no se requiere la mamografía o ésta demuestra ausencia de anomalías, está indicado el examen de seguimiento al cabo de 1 mes. Si se identifica cualquier masa residual, la paciente debe ser remitida al cirujano para una posible biopsia. Las pacientes que presenten masas palpables no dominantes persistentes que no se resuelvan antes de 1 mes, así como aquéllas con masas quísticas recidivantes, deben ser remitidas para evaluación quirúrgica. Si no se detectan masas en el momento del examen de control, la paciente debe ser informada de la fecha apropiada para someterse al próximo examen de detección selectiva, de acuerdo con los intervalos recomendados.

6. **Mamografía de detección selectiva y resultados.** Una vez completada la exploración física, hay que determinar la necesidad de una mamografía de detección selectiva sistemática. Si se lleva a cabo, el radiólogo debe proporcionar los resultados al médico de atención primaria para que los comunique a la paciente. Si se detecta cualquier anomalía, el radiólogo tiene la responsabilidad de completar los estudios adicionales necesarios para la total caracterización radiográfica de la lesión. El radiólogo debe comprobar que se han realizado todas las proyecciones adicionales recomendadas, los estudios de seguimiento y las exploraciones ecográficas antes de la remisión al cirujano. Sin embargo, el médico de atención primaria que solicitó la mamografía debe revisar los resultados de estos estudios para conocer la opinión del radiólogo y confirmar que se han realizado todas las pruebas recomendadas por el mismo. Si el radiólogo recomendó la necesidad de una consulta quirúrgica, el médico de atención primaria tiene la responsabilidad de que ésta se lleve a efecto.

NOTA: *Nunca se subrayará demasiado la relevancia de la comunicación entre el consultor quirúrgico y el médico de atención primaria. Los resultados de la biopsia deben comunicarse al cirujano y al médico de atención primaria y, lo que es fundamental, las pacientes que no requieran una biopsia después de la consulta quirúrgica deben ser incorporadas de nuevo al proceso de detección selectiva habitual. Este proceso debe supervisarlo el médico de atención primaria. Así pues, es absolutamente necesario que el médico de atención primaria conozca el momento en el que la paciente se reincorpora a la población sometida a detección selectiva habitual. Si aparecen nuevos síntomas durante el intervalo hasta la detección selectiva, la paciente debe ser evaluada por el médico de atención primaria utilizando el proceso de valoración que se establece en esta guía.*

---

*Las directrices sanitarias del ICSI están diseñadas para proporcionar a los médicos una base analítica para la valoración y el tratamiento de sus pacientes. No pretenden sustituir al juicio clínico del médico ni establecer un protocolo para todas las pacientes con un trastorno concreto. Una directriz pocas veces es el único método para valorar un problema. Además, las directrices son «documentos vivos», probablemente imperfectos y sometidos a revisión y reelaboración anuales.

El ICSI es una organización con fines no lucrativos que proporciona servicios para mejorar la calidad de la atención sanitaria a 20 grupos médicos afiliados a Health Partners en las regiones central y meridional de Minnesota y en el oeste de Wisconsin. Las directrices se diseñan mediante un proceso en el que participan en todos sus pasos médicos, enfermeras y otros profesionales sanitarios; los destinatarios de la atención sanitaria participan en las decisiones finales. Para solicitar alguna de las más de 40 directrices diseñadas por el ICSI, se debe contactar con ICSI Publications Fulfillment Center, a la atención del grupo ARDEL, 6518 Walker St., Suite 150, Minneapolis, MN 55426; 612-927-6707.

DETERMINACIÓN DE ANTICUERPOS ANTINUCLEARES

CIE-9MC 795.79

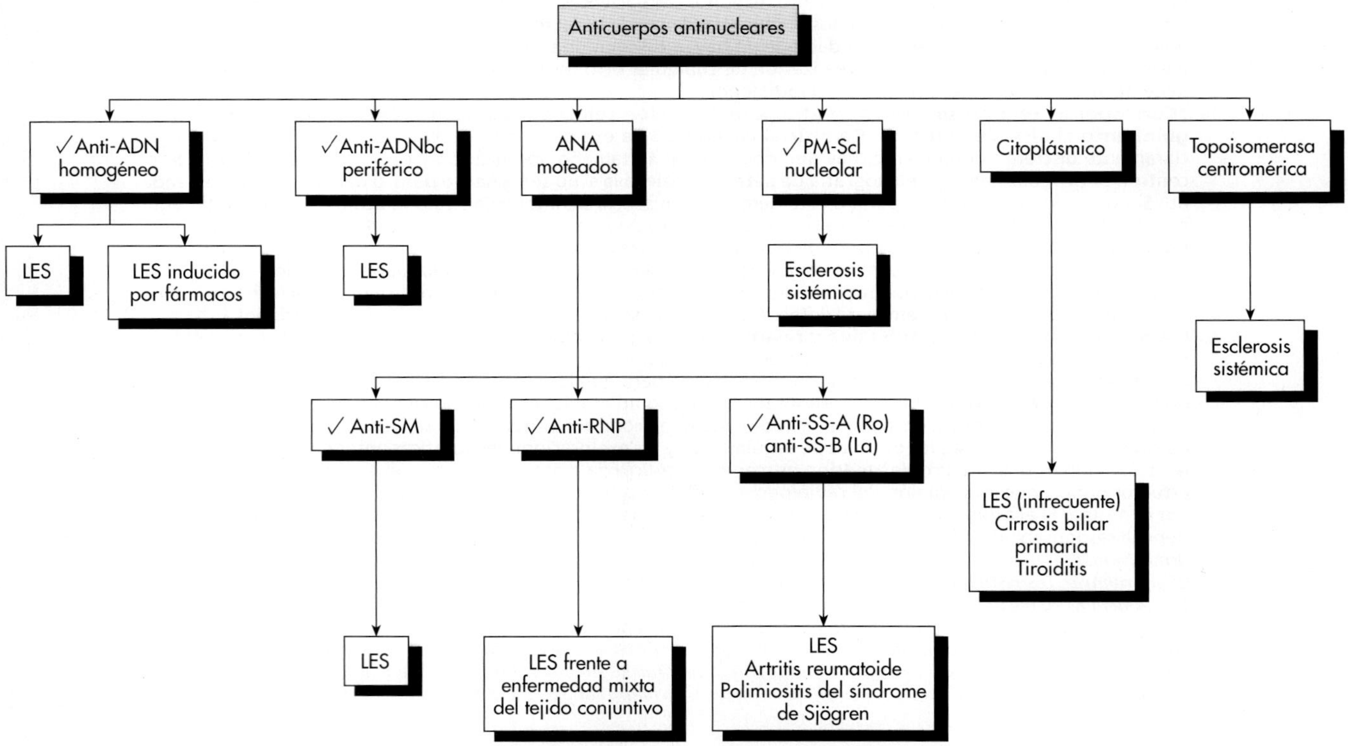

```
                          ┌─────────────────────────┐
                          │ Anticuerpos antinucleares│
                          └─────────────────────────┘
```

| ✓ Anti-ADN homogéneo | ✓ Anti-ADNbc periférico | ANA moteados | ✓ PM-Scl nucleolar | Citoplásmico | Topoisomerasa centromérica |

✓ Anti-ADN homogéneo
- LES
- LES inducido por fármacos

✓ Anti-ADNbc periférico
- LES

ANA moteados
- ✓ Anti-SM
  - LES
- ✓ Anti-RNP
  - LES frente a enfermedad mixta del tejido conjuntivo
- ✓ Anti-SS-A (Ro) anti-SS-B (La)
  - LES
  - Artritis reumatoide
  - Polimiositis del síndrome de Sjögren

✓ PM-Scl nucleolar
- Esclerosis sistémica

Citoplásmico
- LES (infrecuente)
- Cirrosis biliar primaria
- Tiroiditis

Topoisomerasa centromérica
- Esclerosis sistémica

FIGURA 3-40   Pruebas diagnósticas y diagnósticos a considerar en función de los patrones de anticuerpos antinucleares. *ANA*, Anticuerpos antinucleares; *LES*, lupus eritematoso sistémico. (De Carlson KJ y cols.: *Primary care of women*, 2.ª ed., St. Louis, 2002, Mosby.)

DIABETES INSÍPIDA

CIE-9MC 253.5

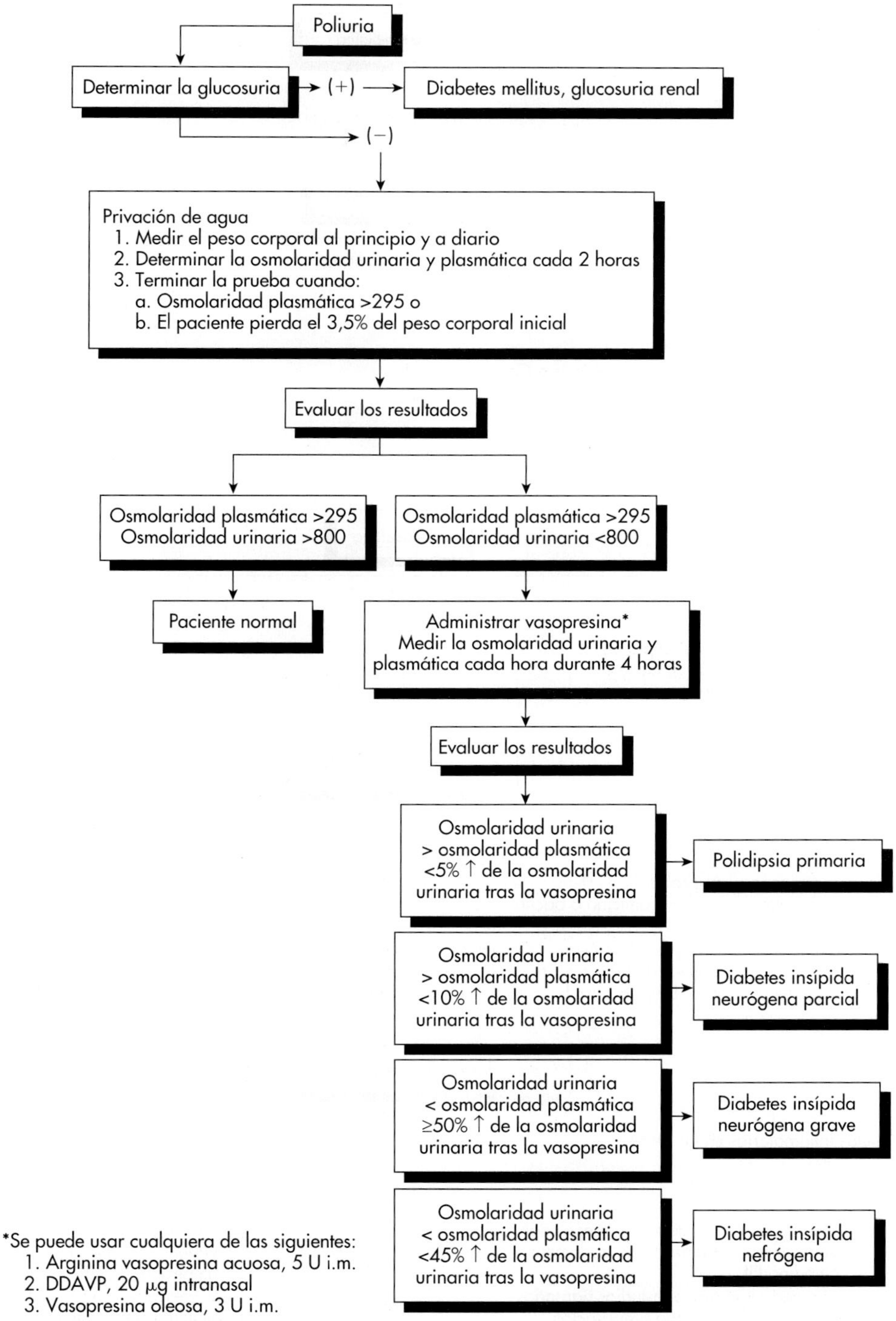

FIGURA 3-41 Algoritmo diagnóstico de la diabetes insípida. (De Ferri F: *Practical guide to the care of the medical patient,* 6.ª ed., St. Louis, 2004, Mosby.)

DIARREA AGUDA

CIE-9MC 787.91

1. Exploración física

Hidratar según se precise

2. Estudio de las heces

Células inflamatorias

Positivas: sugiere enfermedad de la mucosa
a. EII
b. Infecciones bacterianas invasivas (como por
   Shigella spp., *Salmonella* spp., amebiasis o *Campylobacter*)
Negativas: sugiere gastroenteritis viral, toxinas (*Staphylococcus*,
   Escherichia coli, *Aeromonas* o *Plesiomonas* spp.),
   diarrea medicamentosa o EII

Huevos y parásitos

Sangre: si positiva, considerar:

a. EII
b. Infecciones bacterianas:
   Salmonella spp.
   Shigella spp.
   Amebiasis
   Campylobacter
   Toxina de *Clostridium difficile*
   E. coli O157:H7

3. Coprocultivo

Resultado positivo

Tratar de forma adecuada, excepto en las
infecciones por *Salmonella,* en las que
el tratamiento puede prolongar el estado de portador

Resultado negativo

V. el paso 5 en la fig. 3-43

4. Sigmoidoscopia flexible

Mucosa anómala

a. Seudomembranas: comprobar la existencia de toxina de *C. difficile*:
   tratar con metronidazol, vancomicina o bacitracina
b. Ulceraciones/granularidad
   (1) Sólo proctitis: cultivo para *Chlamydia trachomatis, Neisseria gonorrhoeae;* tinción de Gram
       y cultivos de uretra y faringe; biopsia como el paso (2)
   (2) Más extensa: cultivo; biopsia para buscar amebas, granulomas o hallazgos inespecíficos de EII

Mucosa normal

Coprocultivo negativo

5. Esperar los resultados de los cultivos

Células inflamatorias en las heces

EII probable

a. Enfermedad grave: descartar megacolon tóxico;
   hemocultivos; radiografía de abdomen; tratar
   como una EII
b. Enfermedad no grave: estudios baritados
   o colonoscopia tras una preparación
   cuidadosa y delicada

Ausencia de células inflamatorias en las heces

a. Si la historia es la adecuada, con viajes a
   las áreas endémicas, o si el paciente tiene
   hipogammaglobulinemia, evaluar un aspirado
   duodenal en busca de *Giardia*
b. Interrumpir todos los fármacos, suspender los productos
   lácteos, descartar una malabsorción, observar
   y tratamiento sintomático; si los síntomas persisten o
   recidivan, realizar estudios baritados o colonoscopia

FIGURA 3-42 Pasos diagnósticos en la valoración de la diarrea aguda. *EII,* Enfermedad intestinal inflamatoria; *SCI,* síndrome del colon irritable. (De Stein JH [ed.]: *Internal medicine,* 5.ª ed., St. Louis, 1998, Mosby.)

DIARREA CRÓNICA

CIE-9MC 787.91

1. Pasos diagnósticos 1 a 4 como en la fig. 3-42

   a. Resultados diagnósticos para diarrea infecciosa (infrecuentes en la diarrea crónica, salvo para *Clostridium difficile* tras antibióticos), enfermedad intestinal inflamatoria, o diarrea medicamentosa franca

   b. Resultados no diagnósticos; por lo general sin células inflamatorias en las heces

2. Volumen de las heces

   a. Volumen pequeño: por lo general en la diarrea infecciosa o inflamatoria (considerar colonoscopia), pero también puede observarse en los síndromes de malabsorción y en el síndrome del colon irritable

   b. Volumen grande: sugiere síndromes de malabsorción, diarrea secretoria o abuso de laxantes

3. Tinción de las heces con Sudán

Positiva

Sugiere síndrome de malabsorción, insuficiencia pancreática, insuficiencia de sales biliares o enfermedad de la mucosa

Negativa

V. paso 4

4. Dieta absoluta

La diarrea continúa

   a. Diarrea secretora: osmolalidad fecal = $(Na^+ + K^+)$ fecal $\times 2$

   b. Aspiración nasogástrica

     (1) La diarrea se detiene

       (a) Síndrome de Zollinger-Ellison: análisis gástrico, gastrina, estimulación con secretina

       (b) Abuso de laxantes: v. paso 5

     (2) La diarrea continúa

       (a) Diarrea secretora: VIP plasmático, calcitonina, 5-HIAA urinario, ecografía abdominal, tomografía computarizada y/o angiografía mesentérica selectiva para identificar un posible tumor

       (b) Abuso de laxantes: v. paso 5

La diarrea se detiene

   a. Síndromes de malabsorción: osmolalidad fecal > osmolalidad plasmática

   b. Ingestión de laxantes: v. paso 5

   c. Cloridorrea congénita

     (1) Electrólitos fecales: concentración de cloruro mayor que la suma de concentraciones de sodio y potasio en el agua fecal

     (2) Ausencia de hiato osmótico fecal

5. Detección de abuso de laxantes

   a. Pruebas de detección selectiva

     (1) Historia detallada

     (2) Sigmoidoscopia y biopsia para melanosis del colon

     (3) Enema de bario: «colon catártico» dilatado e hipomóvil

   b. Pruebas específicas

     (1) Pruebas de detección selectiva urinaria para sena

     (2) Pruebas cromatográficas para bisacodilo

     (3) Pruebas fecales para sulfato y fosfato

     (4) Concentración de magnesio en el agua fecal (espectrofotometría de absorción atómica)

6. Estudios radiológicos

Realizar estudios baritados sólo tras haber completado el estudio y cultivo de las heces y los estudios que requieran mediciones cuantitativas de las mismas

FIGURA 3-43   Enfoque diagnóstico del paciente con diarrea crónica. *5-HIAA*, Ácido 5-hidroxiindolacético; *VIP*, péptido intestinal vasoactivo. (Modificada de Stein JH [ed.]: *Internal medicine*, 5.ª ed., St. Louis, 1998, Mosby.)

SECCIÓN III

DIARREA CRÓNICA EN PACIENTES CON INFECCIÓN POR EL VIH

CIE-9MC 787.1 Diarrea crónica

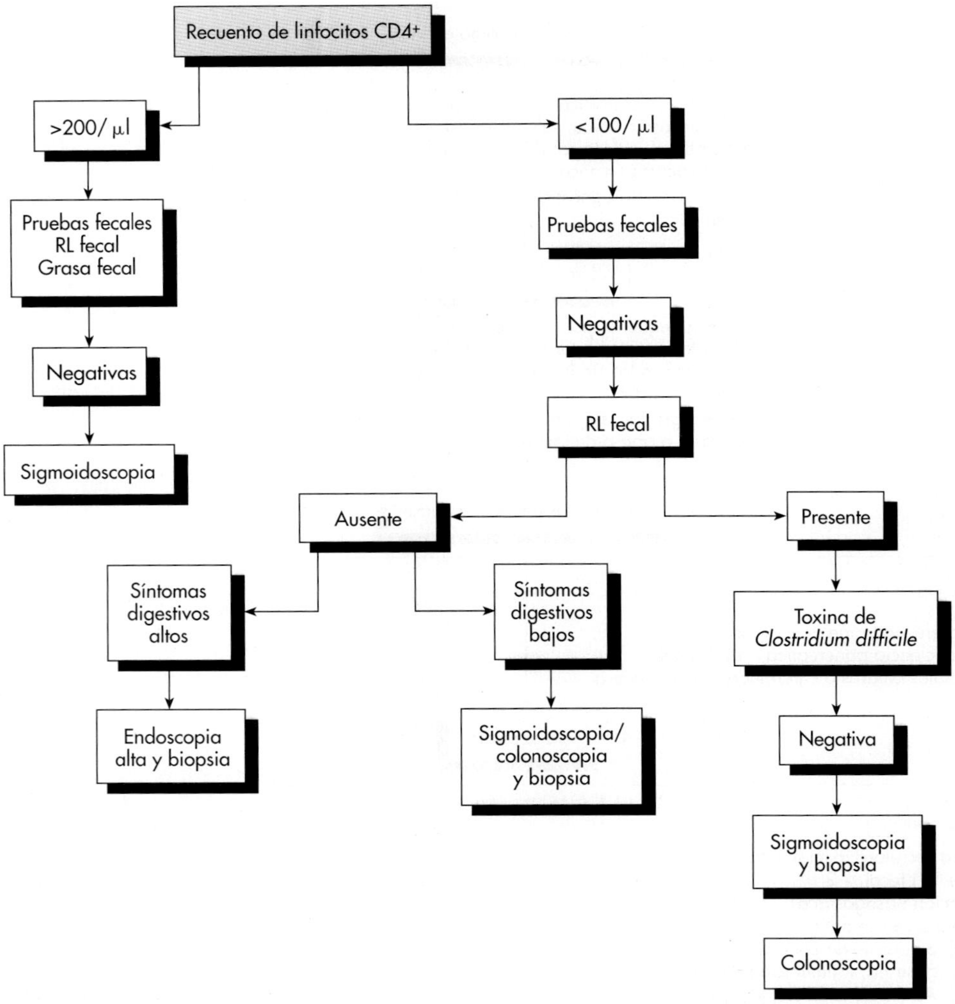

FIGURA 3-44   Enfoque para la evaluación de la diarrea crónica en pacientes con infección por el VIH. *RL*, Recuento leucocitario. (De Wilcox CM: *Gastrointest Dis Today* 5:9, 1996.)

TABLA 3-2   Patógenos digestivos frecuentes asociados con la infección por el VIH

Patógeno	Linfocitos CD4+/μl	Volumen y frecuencia de las heces	Dolor abdominal	Pérdida de peso	Fiebre	Leucocitos fecales
Citomegalovirus*	<100	Leve a moderado	++	++	++	+
Criptosporidiosis	<100	Moderado a intenso	−	++	−	−
Microsporidiosis	<100	Leve a moderado	−	+	−	−
Complejo *Mycobacterium avium*†	<100	Leve a moderado	+	+++	+++	−

De Wilcox CM: *Gastrointest Dis Today* 5:9, 1996.
*Puede haber síntomas de proctitis cuando se afecta el colon distal.
†La presentación típica consta de fiebre y emaciación: la diarrea suele ser secundaria.
+++, Muy frecuente; ++, frecuente; + puede aparecer; −, ausente.

DIFICULTADES CON LA LACTANCIA

CIE-9MC 676.8

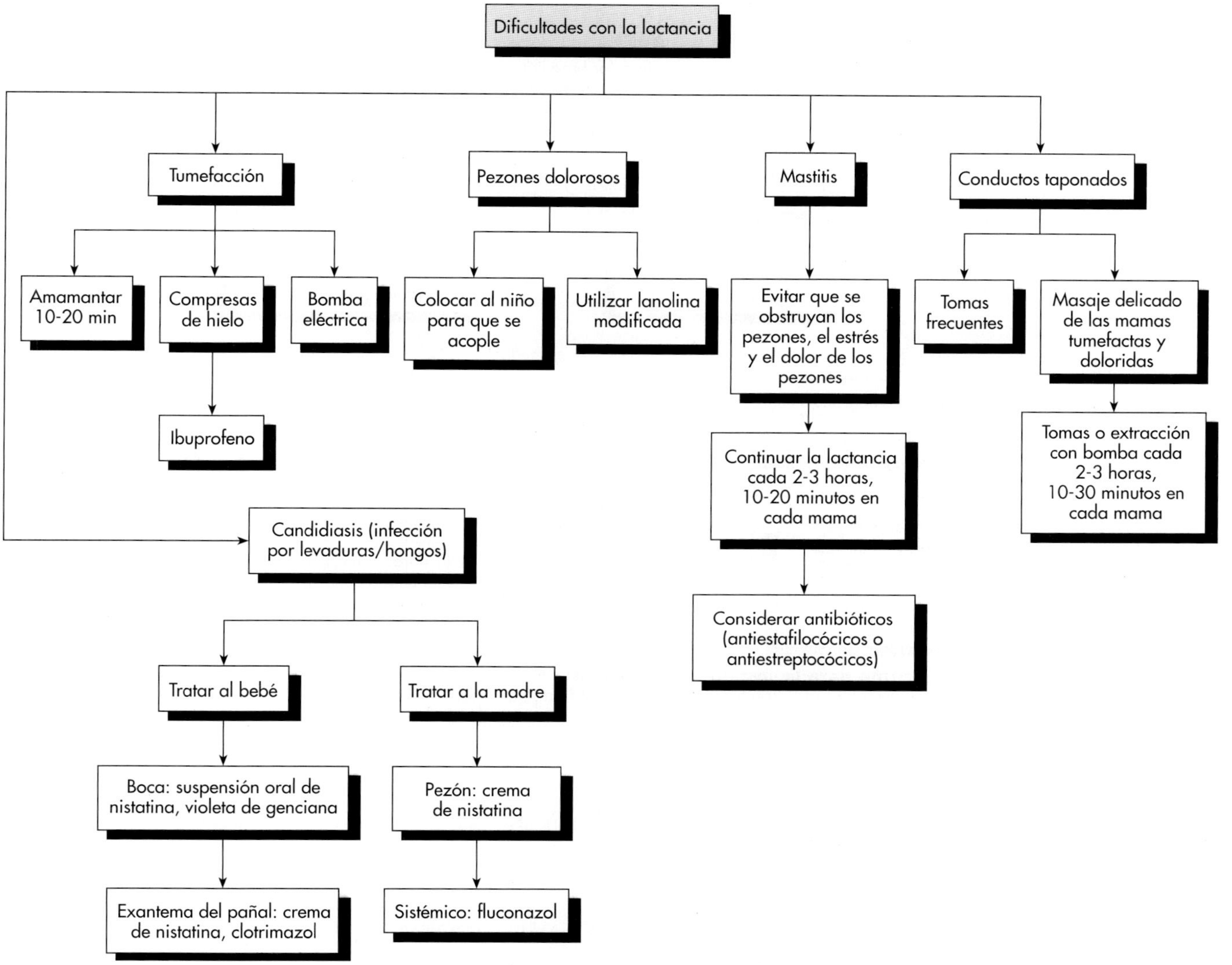

```
                    ┌─────────────────────────┐
                    │ Dificultades con la     │
                    │ lactancia               │
                    └─────────────────────────┘
```

Dificultades con la lactancia
├── Tumefacción
│   ├── Amamantar 10-20 min
│   ├── Compresas de hielo
│   │   └── Ibuprofeno
│   └── Bomba eléctrica
├── Pezones dolorosos
│   ├── Colocar al niño para que se acople
│   └── Utilizar lanolina modificada
├── Mastitis
│   └── Evitar que se obstruyan los pezones, el estrés y el dolor de los pezones
│   └── Continuar la lactancia cada 2-3 horas, 10-20 minutos en cada mama
│   └── Considerar antibióticos (antiestafilocócicos o antiestreptocócicos)
└── Conductos taponados
    ├── Tomas frecuentes
    └── Masaje delicado de las mamas tumefactas y doloridas
        └── Tomas o extracción con bomba cada 2-3 horas, 10-30 minutos en cada mama

Candidiasis (infección por levaduras/hongos)
├── Tratar al bebé
│   └── Boca: suspensión oral de nistatina, violeta de genciana
│   └── Exantema del pañal: crema de nistatina, clotrimazol
└── Tratar a la madre
    └── Pezón: crema de nistatina
        └── Sistémico: fluconazol

FIGURA 3-45   Tratamiento de las dificultades con la lactancia. (De Zuspan FP [ed.]: *Handbook of obstetrics, gynecology, and primary care*, St. Louis, 1998, Mosby.)

SECCIÓN III

DISCOPATÍA CERVICAL

CIE-9MC 722.4 **Disco cervical intervertebral degenerativo**
722.71 **Disco cervical intervertebral degenerativo con mielopatía**

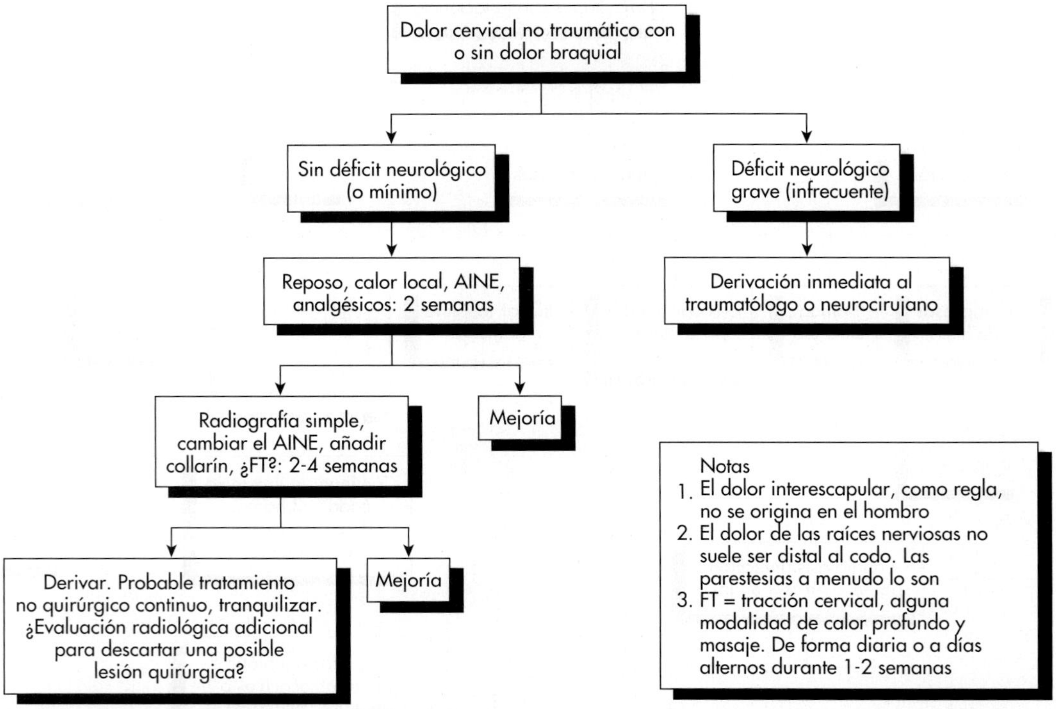

Dolor cervical no traumático con o sin dolor braquial

Sin déficit neurológico (o mínimo)

Déficit neurológico grave (infrecuente)

Reposo, calor local, AINE, analgésicos: 2 semanas

Derivación inmediata al traumatólogo o neurocirujano

Radiografía simple, cambiar el AINE, añadir collarín, ¿FT?: 2-4 semanas

Mejoría

Derivar. Probable tratamiento no quirúrgico continuo, tranquilizar. ¿Evaluación radiológica adicional para descartar una posible lesión quirúrgica?

Mejoría

Notas
1. El dolor interescapular, como regla, no se origina en el hombro
2. El dolor de las raíces nerviosas no suele ser distal al codo. Las parestesias a menudo lo son
3. FT = tracción cervical, alguna modalidad de calor profundo y masaje. De forma diaria o a días alternos durante 1-2 semanas

FIGURA 3-46 Algoritmo para la sospecha de discopatía cervical. *AINE*, Antiinflamatorios no esteroideos; *FT*, fisioterapia. (De Mercier LR [ed.]: *Practical orthopaedics*, 4.ª ed., St. Louis, 1995, Mosby.)

DISECCIÓN AÓRTICA

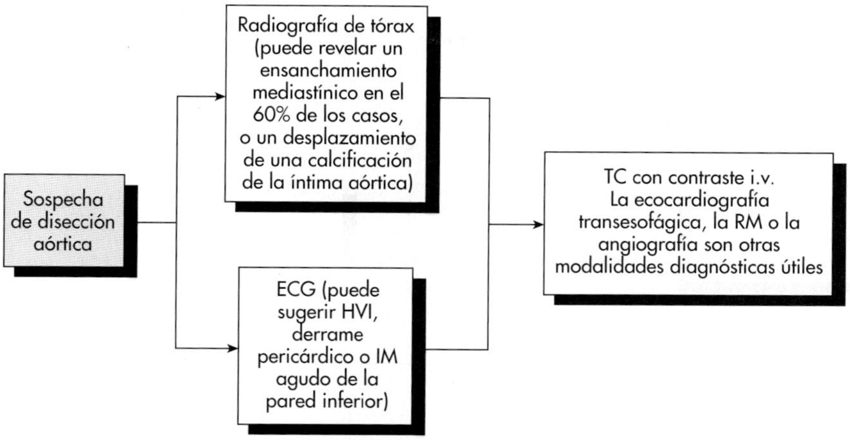

FIGURA 3-47   Disección aórtica. *HVI*, Hipertrofia ventricular izquierda; *IM*, infarto de miocardio; *i.v.*, intravenoso; *RM*, resonancia magnética; *TC*, tomografía computarizada. (De Ferri FF: *Ferri's best test: a practical guide to clinical laboratory medicine and diagnostic imaging,* Filadelfia, 2004, Elsevier Mosby.)

CUADRO 3-3   Disección aórtica

Diagnóstico por imagen
Prueba de elección
TC (sensibilidad del 83-100%; la TC aórtica suele estar disponible con facilidad
  y se realiza como modalidad diagnóstica inicial ante la sospecha de disección
  aórtica)
Pruebas auxiliares
RM (sensibilidad del 90-100%; también puede detectar insuficiencia aórtica y derrame
  pericárdico)
Aortografía (sensibilidad del 80-90%; emplea contraste i.v.; permite visualizar las arterias
  coronarias)

Pruebas de laboratorio
Prueba de elección
Ninguna
Pruebas auxiliares
Hemograma completo
BUN, creatinina

De Ferri FF: *Ferri's best test: a practical guide to clinical laboratory medicine and diagnostic imaging,* Filadelfia,
  2004, Elsevier Mosby.
BUN, Nitrógeno ureico sanguíneo; *RM*, resonancia magnética; *TC*, tomografía computarizada.

DISFAGIA

CIE-9MC 787.2

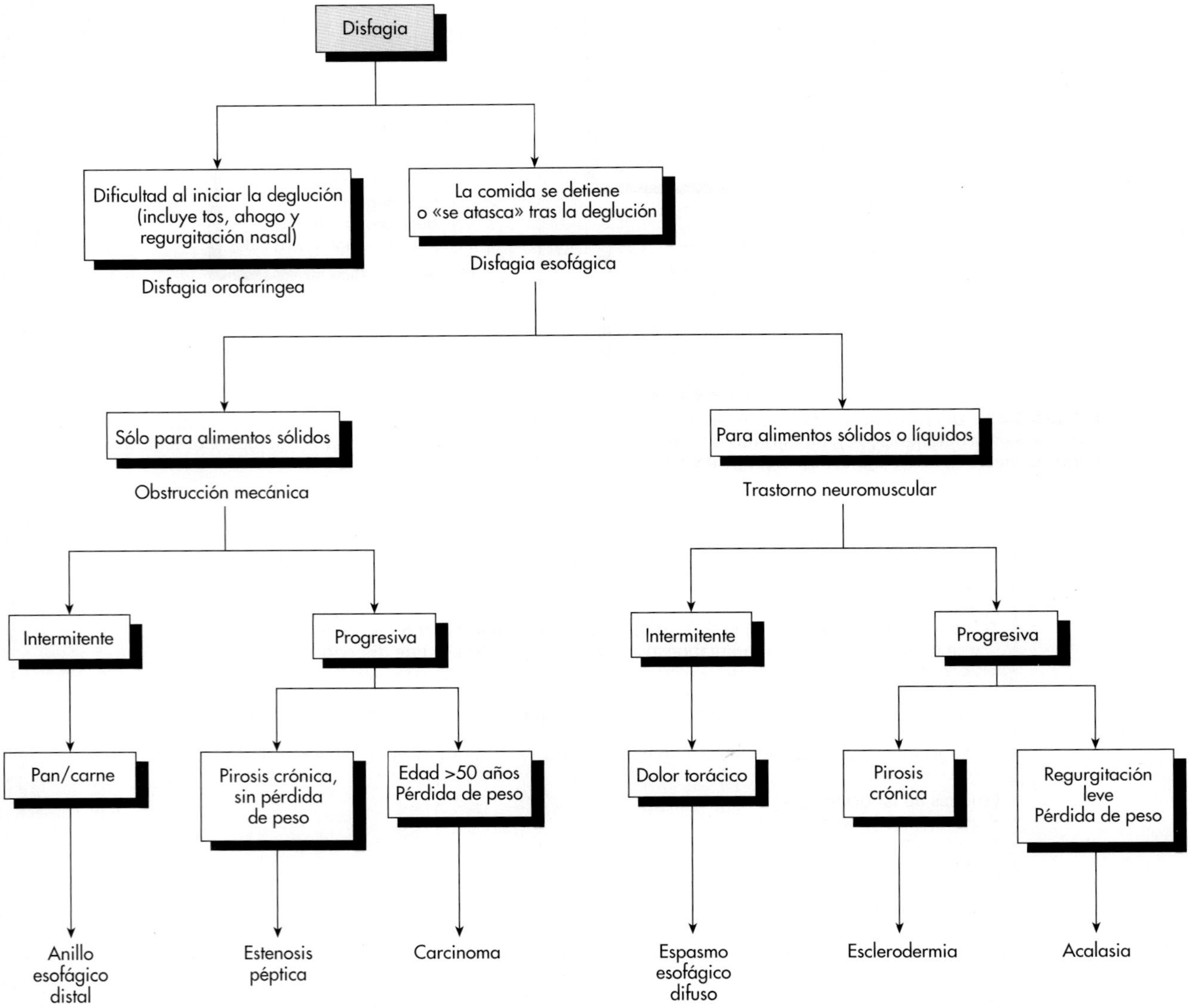

FIGURA 3-48 Diagnóstico diferencial de la disfagia. (De Andreoli TE [ed.]: *Cecil essentials of medicine,* 5.ª ed., Filadelfia, 2001, WB Saunders.)

DISFUNCIÓN SEXUAL

CIE-9MC 309.2 Trastorno sexual (psicosexual)
V41.7 Problema de la función sexual

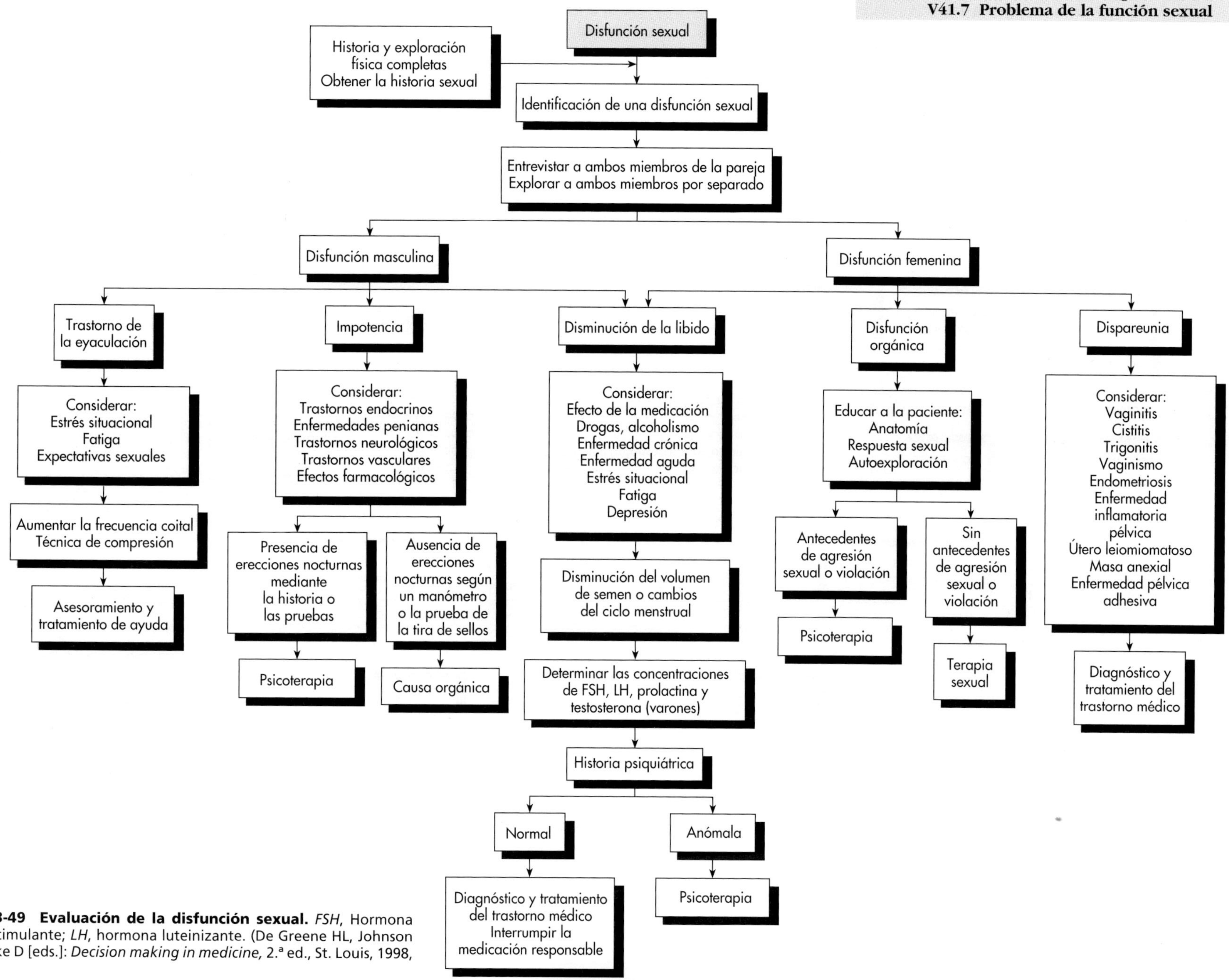

FIGURA 3-49 Evaluación de la disfunción sexual. *FSH,* Hormona foliculoestimulante; *LH,* hormona luteinizante. (De Greene HL, Johnson WP, Lemcke D [eds.]: *Decision making in medicine,* 2.ª ed., St. Louis, 1998, Mosby.)

SECCIÓN III

DISNEA

CIE-9MC 786.09 Disnea
518.82 Disnea aguda

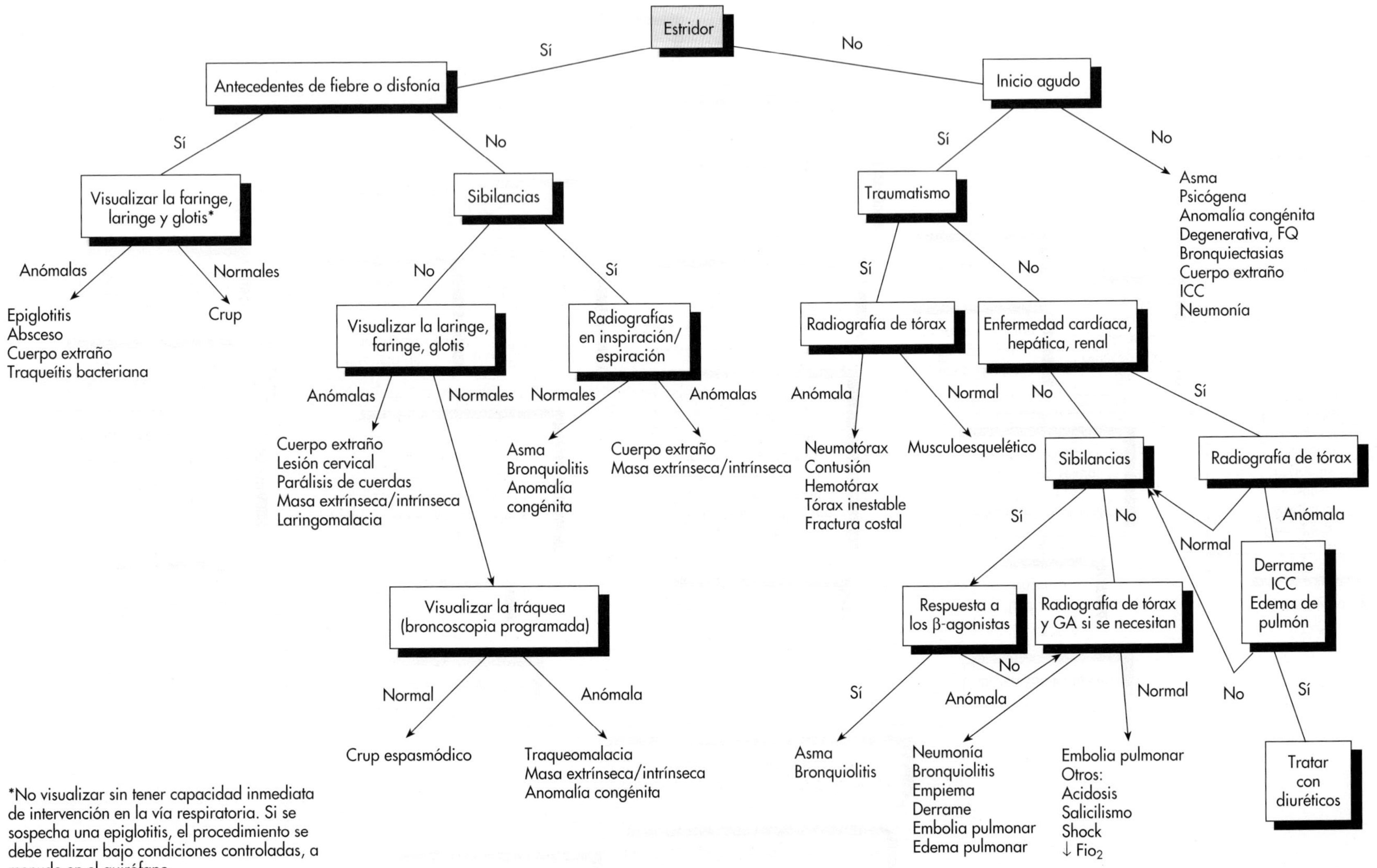

Estridor

Sí:

Antecedentes de fiebre o disfonía

- **Sí:** Visualizar la faringe, laringe y glotis*
  - Anómalas:
    - Epiglotitis
    - Absceso
    - Cuerpo extraño
    - Traqueítis bacteriana
  - Normales: Crup

- **No:** Sibilancias
  - **Sí:** Radiografías en inspiración/espiración
    - Normales:
      - Asma
      - Bronquiolitis
      - Anomalía congénita
    - Anómalas:
      - Cuerpo extraño
      - Masa extrínseca/intrínseca
  - **No:** Visualizar la laringe, faringe, glotis
    - Anómalas:
      - Cuerpo extraño
      - Lesión cervical
      - Parálisis de cuerdas
      - Masa extrínseca/intrínseca
      - Laringomalacia
    - Normales: Visualizar la tráquea (broncoscopia programada)
      - Normal: Crup espasmódico
      - Anómala:
        - Traqueomalacia
        - Masa extrínseca/intrínseca
        - Anomalía congénita

No:

Inicio agudo

- **No:**
  - Asma
  - Psicógena
  - Anomalía congénita
  - Degenerativa, FQ
  - Bronquiectasias
  - Cuerpo extraño
  - ICC
  - Neumonía

- **Sí:** Traumatismo
  - **Sí:** Radiografía de tórax
    - Anómala:
      - Neumotórax
      - Contusión
      - Hemotórax
      - Tórax inestable
      - Fractura costal
    - Normal: Musculoesquelético
  - **No:** Enfermedad cardíaca, hepática, renal
    - **Sí:** Radiografía de tórax
      - Anómala: Derrame / ICC / Edema de pulmón
        - Sí: Tratar con diuréticos
        - No: → Sibilancias
      - Normal: → Sibilancias
    - **No:** Sibilancias
      - **Sí:** Respuesta a los β-agonistas
        - Sí:
          - Asma
          - Bronquiolitis
        - No: Radiografía de tórax y GA si se necesitan
          - Anómala:
            - Neumonía
            - Bronquiolitis
            - Empiema
            - Derrame
            - Embolia pulmonar
            - Edema pulmonar
          - Normal:
            - Embolia pulmonar
            - Otros:
              - Acidosis
              - Salicilismo
              - Shock
              - ↓ Fio$_2$
      - **No:** Radiografía de tórax y GA si se necesitan

*No visualizar sin tener capacidad inmediata de intervención en la vía respiratoria. Si se sospecha una epiglotitis, el procedimiento se debe realizar bajo condiciones controladas, a menudo en el quirófano.

FIGURA 3-50 Disnea. *FQ,* Fibrosis quística; *GA,* gasometría arterial; *ICC,* insuficiencia cardíaca congestiva. (De Barkin RM, Rosen P: *Emergency pediatrics,* St. Louis, 1999, Mosby.)

DISNEA AGUDA

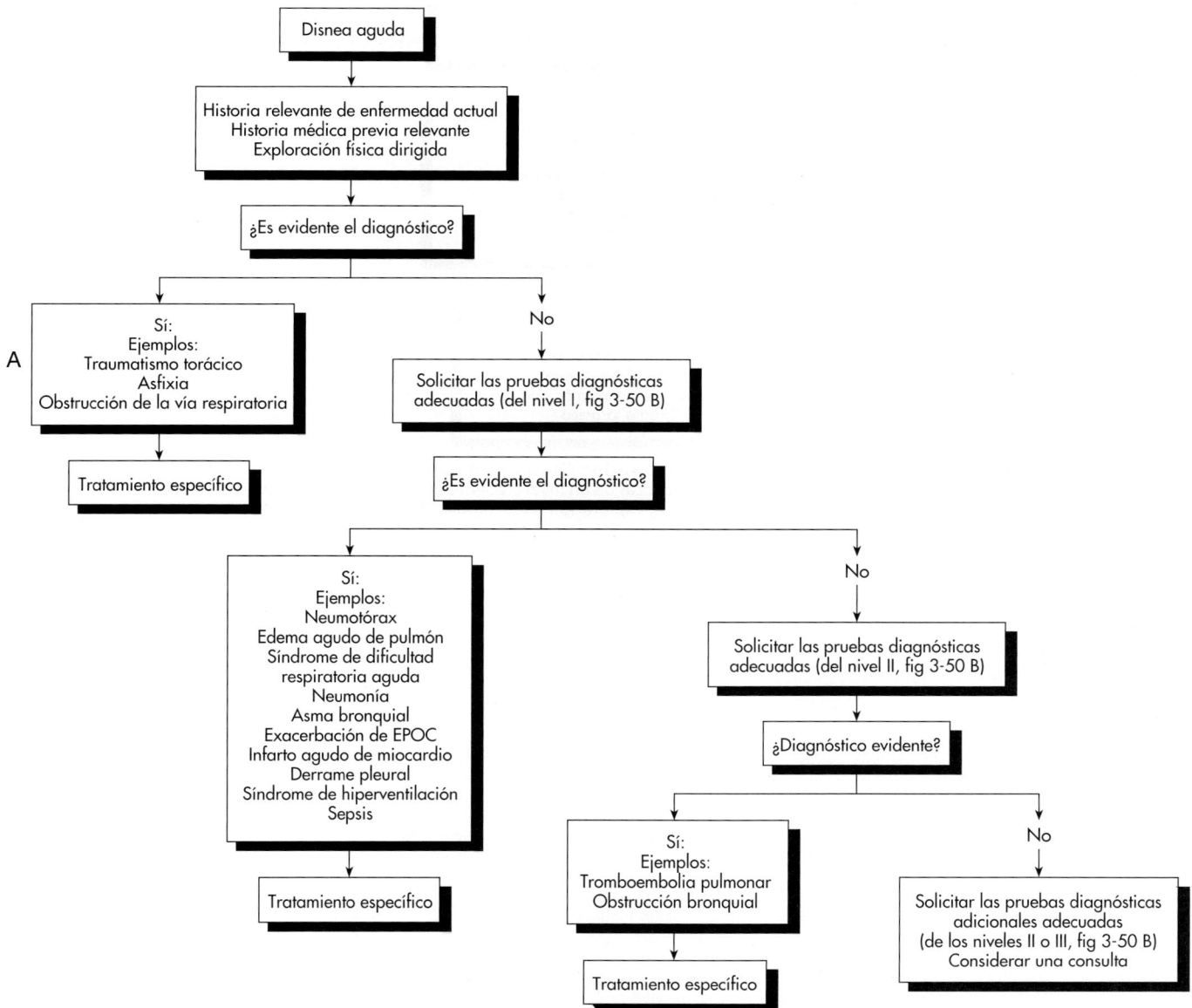

```
                    ¿Cuál es la duración de la disnea?

           Aguda (urgente)                    Crónica (subaguda)

      Seguir el algoritmo de la          Seguir el algoritmo de la disnea
           disnea aguda                          crónica
                                                (fig. 3-53)
```

```
                    Disnea aguda

           Historia relevante de enfermedad actual
             Historia médica previa relevante
               Exploración física dirigida

                ¿Es evidente el diagnóstico?

    Sí:                              No
    Ejemplos:
    Traumatismo torácico        Solicitar las pruebas diagnósticas
    Asfixia                     adecuadas (del nivel I, fig 3-50 B)
    Obstrucción de la vía
    respiratoria
                                   ¿Es evidente el diagnóstico?

    Tratamiento específico

            Sí:                                      No
            Ejemplos:
            Neumotórax
            Edema agudo de pulmón          Solicitar las pruebas diagnósticas
            Síndrome de dificultad         adecuadas (del nivel II, fig 3-50 B)
            respiratoria aguda
            Neumonía
            Asma bronquial                    ¿Diagnóstico evidente?
            Exacerbación de EPOC
            Infarto agudo de miocardio
            Derrame pleural           Sí:                          No
            Síndrome de hiperventilación    Ejemplos:
            Sepsis                    Tromboembolia pulmonar
                                      Obstrucción bronquial   Solicitar las pruebas diagnósticas
                                                              adicionales adecuadas
            Tratamiento específico                            (de los niveles II o III, fig 3-50 B)
                                      Tratamiento específico  Considerar una consulta
```

A

SECCIÓN III

FIGURA 3-51   A, Evaluación del paciente con disnea. *EPOC,* Enfermedad pulmonar obstructiva crónica. (De Stein J [ed.]: *Internal medicine,* 5.ª ed., St. Louis, 1998, Mosby.)

Continúa

DISNEA AGUDA *(cont.)*

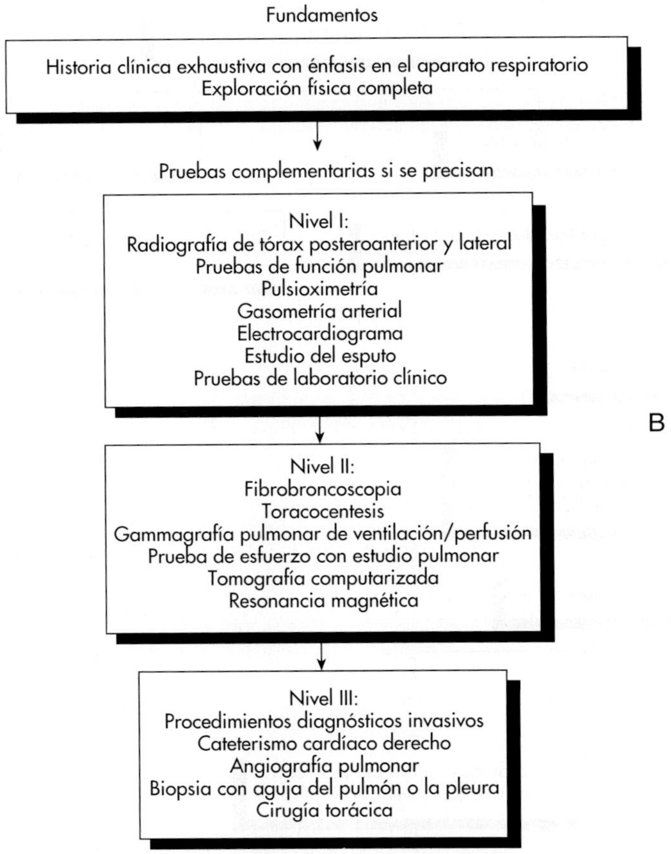

Fundamentos

Historia clínica exhaustiva con énfasis en el aparato respiratorio
Exploración física completa

Pruebas complementarias si se precisan

Nivel I:
Radiografía de tórax posteroanterior y lateral
Pruebas de función pulmonar
Pulsioximetría
Gasometría arterial
Electrocardiograma
Estudio del esputo
Pruebas de laboratorio clínico

B

Nivel II:
Fibrobroncoscopia
Toracocentesis
Gammagrafía pulmonar de ventilación/perfusión
Prueba de esfuerzo con estudio pulmonar
Tomografía computarizada
Resonancia magnética

Nivel III:
Procedimientos diagnósticos invasivos
Cateterismo cardíaco derecho
Angiografía pulmonar
Biopsia con aguja del pulmón o la pleura
Cirugía torácica

FIGURA 3-51 *(cont.)* B, **La historia clínica y la exploración física son el fundamento para el diagnóstico de una enfermedad respiratoria.** Las pruebas diagnósticas de un nivel creciente de complejidad e invasividad se realizan si son necesarias para complementar a la historia y exploración física iniciales. (De Stein J [ed.]: *Internal medicine,* 5.ª ed., St. Louis, 1998, Mosby.)

DISNEA CRÓNICA

Disnea crónica

Historia clínica completa
Exploración física exhaustiva
Solicitar las pruebas adecuadas para
el diagnóstico o la confirmación
(del nivel I, fig. 3-50, B)

¿Diagnóstico evidente?

Sí:
Ejemplos:
Asma bronquial
Enfermedad pulmonar obstructiva crónica
Derrame o fibrosis pleural
Enfermedad pulmonar infiltrativa difusa
Atelectasia
Anemia grave
Cifoescoliosis
Parálisis diafragmática

Tratamiento específico

No

Solicitar las pruebas diagnósticas
adecuadas (del nivel II, fig. 3-50, B)

¿Diagnóstico evidente?

Sí:
Ejemplos:
Insuficiencia cardíaca congestiva
Estenosis mitral
Enfermedad neuromuscular
Hipertensión pulmonar
Cáncer de pulmón
Tromboembolia pulmonar
Obesidad
Mala forma física

No

Solicitar las pruebas diagnósticas
adicionales adecuadas
(del nivel II o III, fig. 3-50, B)
Iniciar un tratamiento de prueba
o específico
Considerar una prueba de esfuerzo
con estudio pulmonar
Considerar una disnea psicógena
Considerar una consulta

¿Diagnóstico evidente?

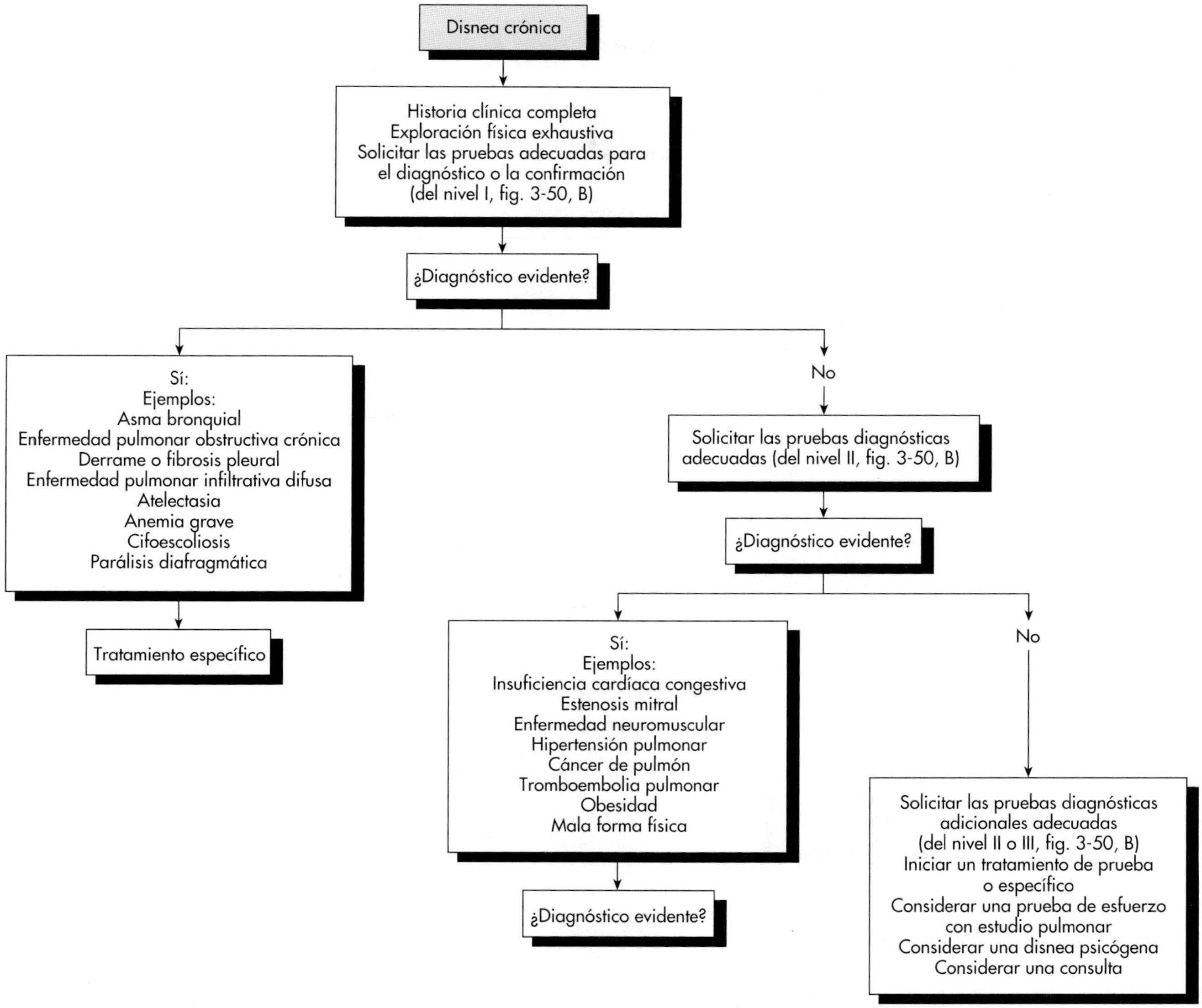

FIGURA 3-52   Disnea crónica. (De Stein J [ed.]: *Internal medicine,* 5.ª ed., St. Louis, 1998, Mosby.)

SECCIÓN III

DISPEPSIA

CIE-9MC 563.3 Dispepsia atónica
536.8 Dispepsia y otras alteraciones no
especificadas del funcionamiento
del estómago
306.4 Dispepsia psicógena

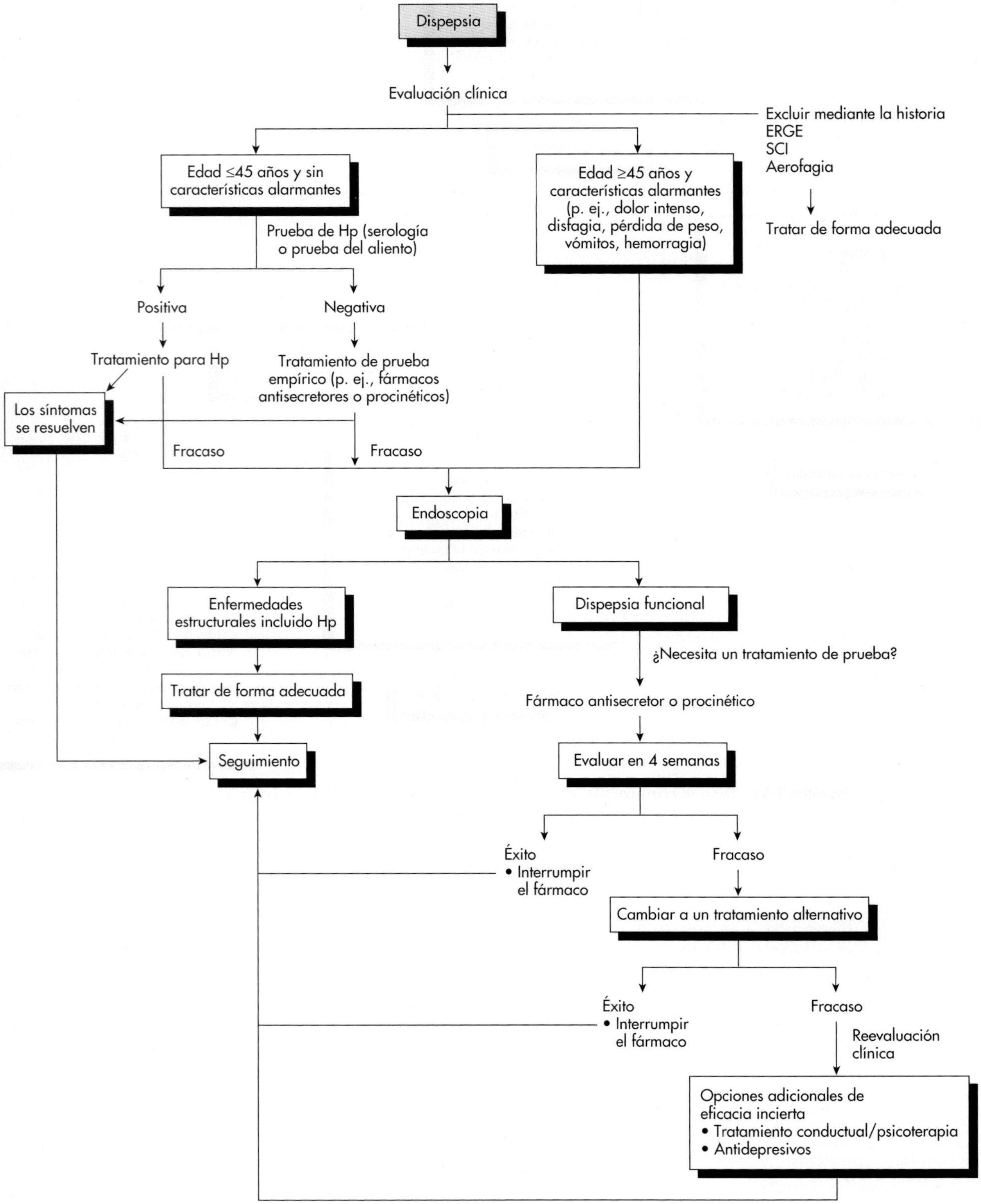

FIGURA 3-53   Algoritmo para la evaluación de la dispepsia. *ERGE*, Enfermedad sintomática por reflujo gastroeso-fágico; *Hp*, *Helicobacter pylori*; *SCI*, síndrome del colon irritable. (De Goldman L, Ausiello D [eds.]: *Cecil textbook of medicine*, 22.ª ed., Filadelfia, 2004, WB Saunders.)

DISURIA Y/O EXUDADO URETRAL/VAGINAL

CIE-9MC 788.1 Disuria
788.7 Exudado uretral
623.5 Leucorrea

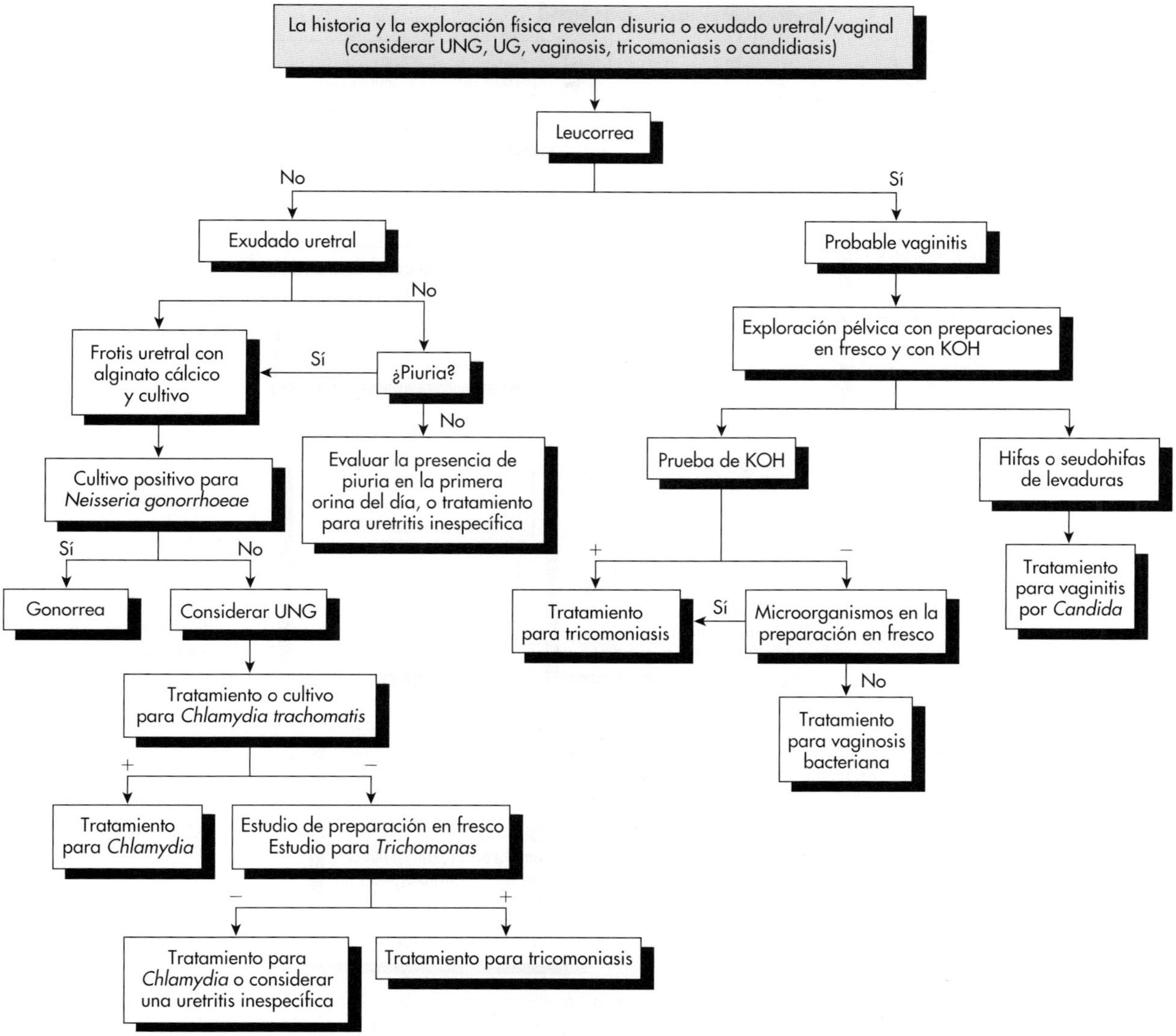

FIGURA 3-54   Evaluación de los pacientes con disuria y/o exudado uretral o vaginal. *KOH*, Hidróxido potásico; *UG*, uretritis gonocócica; *UNG*, uretritis no gonocócica. (De Nseyo UO [ed.]: *Urology for primary care physicians,* Filadelfia, 1999, WB Saunders.)

SECCIÓN III

DOLOR DE ESPALDA

Evaluación inicial, sobre todo signos vitales y hallazgos clínicos

Inestable

Estable
Los «signos de alerta» en la historia deberían ampliar el diagnóstico diferencial (v. tabla 3-3)

Monitor cardíaco
Acceso intravenoso
Oxigenoterapia
Bolo de líquido (20 ml/kg)
Antibióticos si hay indicación
ECG
Radiografía de tórax

Cama sin monitorización
Analgesia
Indicaciones de pruebas de imagen

El diagnóstico diferencial se basa en la historia y la exploración física iniciales

El diagnóstico diferencial se basa en la historia y la exploración física iniciales

Lumbalgia aguda con déficit neurológicos
Realizar RM
Suministrar analgesia
Descartar un síndrome de la cola de caballo
Ingresar ante la incapacidad de caminar o de realizar las AVD
Seguimiento neuroquirúrgico
Reposo en cama 2-4 días

Síndrome de la cola de caballo
RM urgente
Consulta/derivación neuroquirúrgica inmediata
Si se debe a un carcinoma, 100 mg de dexametasona
Consulta urgente con oncología para radio o quimioterapia

Lumbalgia aguda sin déficit neurológicos
Realizar radiografías simples si está indicado
Analgesia: AINE mejor que opiáceos
Reposo en cama limitado durante 1-2 días
Programa de ejercicios

Disección aórtica
Bloqueo β seguido de antihipertensivos i.v.
Consulta quirúrgica urgente
Derivación si es preciso
Pruebas diagnósticas
Angiografía
Ecocardiografía transesofágica
TC helicoidal

AAA roto o en expansión
Reanimación con líquidos
Cirugía urgente si el paciente está inestable
Pruebas diagnósticas si está estable pero sintomático
Ecografía portátil
TC helicoidal

Absceso epidural u osteomielitis vertebral
Obtener hemograma completo y VSG
Obtener RM (ambas)
Gammagrafía (osteomielitis)
Consulta traumatológica y neuroquirúrgica urgente
Antibióticos antiestafilocócicos de amplio espectro

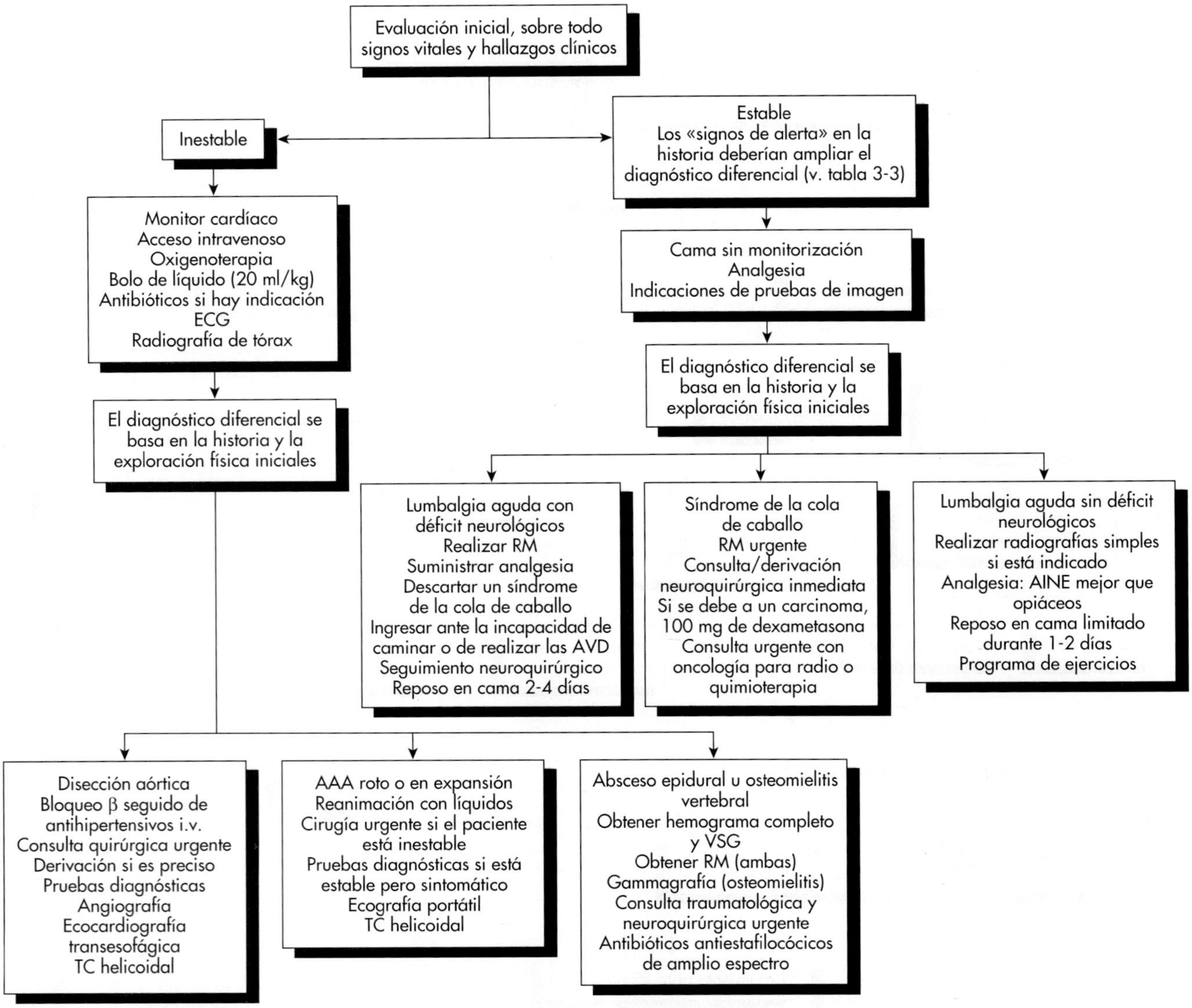

FIGURA 3-55   Tratamiento de la lumbalgia aguda. *AAA,* Aneurisma de la aorta abdominal; *AINE,* antiinflamatorios no esteroideos; *AVD,* actividades de la vida diaria; *ECG,* electrocardiograma; *i.v.,* intravenoso; *TC,* tomografía computarizada; *VSG,* velocidad de sedimentación globular. (De Marx JA [ed.]: *Rosen's emergency medicine,* 5.ª ed., St. Louis 2002, Mosby.)

TABLA 3-3   **Signos de alerta sobre posibles trastornos graves**

Posible fractura	Posible tumor o infección	Posible síndrome de la cola de caballo
Traumatismo grave, como un accidente de tráfico o una caída desde una altura	Edad mayor de 50 o menor de 20 años	Anestesia en silla de montar
Traumatismo leve o incluso levantar un peso considerable (en pacientes ancianos o con posible osteoporosis)	Antecedentes de cáncer	Disfunción vesical de inicio reciente, como retención urinaria, polaquiuria o incontinencia por rebosamiento
	Síntomas constitucionales, como fiebre o escalofríos recientes o pérdida de peso inexplicada	Déficit grave o progresivo en las extremidades inferiores
	Factores de riesgo para una infección espinal: infección bacteriana reciente (p. ej., infección urinaria), consumo de drogas intravenosas, o inmunodepresión (por esteroides, trasplante o virus de la inmunodeficiencia humana)	
	Dolor que empeora en decúbito supino; dolor nocturno grave	

DOLOR NEUROPÁTICO

CIE-9MC 729.2

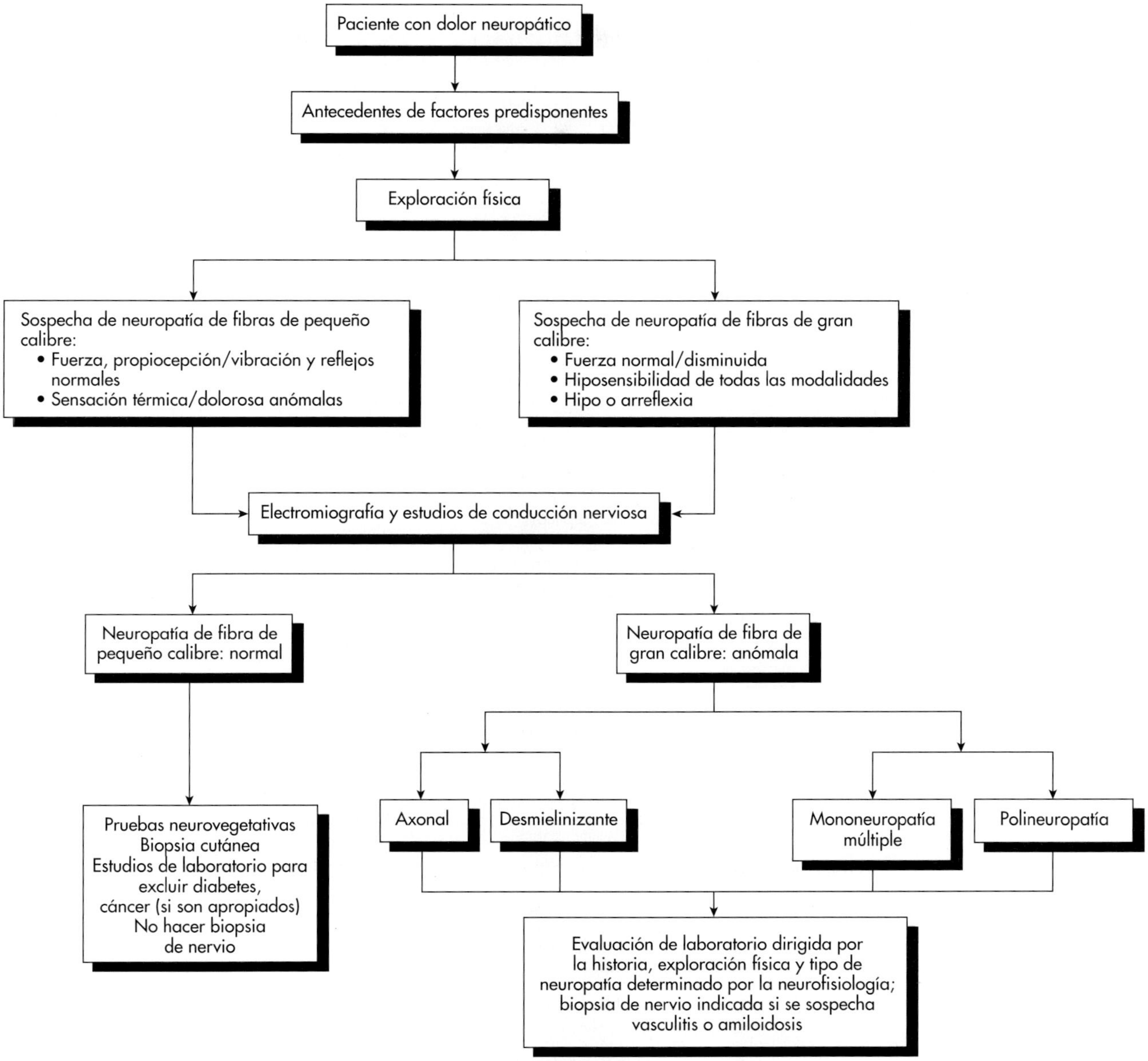

Paciente con dolor neuropático

Antecedentes de factores predisponentes

Exploración física

Sospecha de neuropatía de fibras de pequeño calibre:
- Fuerza, propiocepción/vibración y reflejos normales
- Sensación térmica/dolorosa anómalas

Sospecha de neuropatía de fibras de gran calibre:
- Fuerza normal/disminuida
- Hiposensibilidad de todas las modalidades
- Hipo o arreflexia

Electromiografía y estudios de conducción nerviosa

Neuropatía de fibra de pequeño calibre: normal

Neuropatía de fibra de gran calibre: anómala

Pruebas neurovegetativas
Biopsia cutánea
Estudios de laboratorio para excluir diabetes, cáncer (si son apropiados)
No hacer biopsia de nervio

Axonal

Desmielinizante

Mononeuropatía múltiple

Polineuropatía

Evaluación de laboratorio dirigida por la historia, exploración física y tipo de neuropatía determinado por la neurofisiología; biopsia de nervio indicada si se sospecha vasculitis o amiloidosis

FIGURA 3-56   Dolor neuropático.

SECCIÓN III

DOLOR PÉLVICO EN LA MUJER EN EDAD FÉRTIL

---

1. Historia y exploración abdominal rápidas

- **Si abdomen quirúrgico:** considerar consulta precoz obstétrica/ginecológica/quirúrgica
  - Rotura (embarazo ectópico, quiste, absceso)
  - Torsión (anexial, fibroma)
  - Perforación (uterina)
  - Apendicitis

2. Signos vitales

- **Si inestable:** establecer una vía venosa y administrar bolo de líquido
  Hto por centrifugación, grupo sanguíneo y pruebas cruzadas según se precise
  - Rotura (embarazo ectópico, quiste)
  - Séptica (aborto, absceso)
  - Placenta (previa, desprendimiento prematuro)

3. Historia y exploración física completas, realizar exploración pélvica

- **Si aborto evidente:** consulta con el obstetra y considerar ecografía
  - Aborto (incompleto, séptico)

- **Si embarazo tardío:** realizar exploración pélvica
  Comprobar la auscultación cardíaca fetal
  Considerar ecografía seguida de consulta obstétrica/ginecológica
  - Placenta previa o desprendimiento prematuro
  - Contracciones prematuras

4. Pruebas de laboratorio (prueba de embarazo, HC, AOmicro)

- **Si embarazada:** considerar ecografía seguida de consulta obstétrica/ginecológica
  - Comprobar gestación intrauterina viable
  - Descartar embarazo ectópico, aborto, problemas placentarios
  - Descartar líquido intraperitoneal libre, formación de abscesos

- **Si no embarazada:** considerar ecografía y consulta obstétrica/ginecológica/quirúrgica
  - Descartar problemas quirúrgicos ginecológicos
  - Rotura de quiste ovárico, hemorragia
  - Rotura de absceso tuboovárico
  - Torsión anexial o de fibroma
  - Perforación uterina

  - Considerar problemas ginecológicos no quirúrgicos
  - EPI, adherencias pélvicas, endometriosis, neoplasias, problemas menstruales

  - Descartar problemas de cirugía general
  - Apendicitis y complicaciones
  - Otros, problemas digestivos, GU, vasculares, de cirugía traumatológica
  - Considerar problemas no quirúrgicos no ginecológicos
  - Enfermedades sistémicas

FIGURA 3-57 **Evaluación y tratamiento del dolor pélvico agudo en mujeres en edad fértil.** *AOmicro,* Análisis microscópico de orina; *EPI,* enfermedad pélvica inflamatoria; *GU,* genitourinario; *HC,* hemograma completo; *Hto,* hematocrito. (De Marx JA (ed): *Rosen's emergency medicine,* 5.ª ed., St. Louis, 2002, Mosby.)

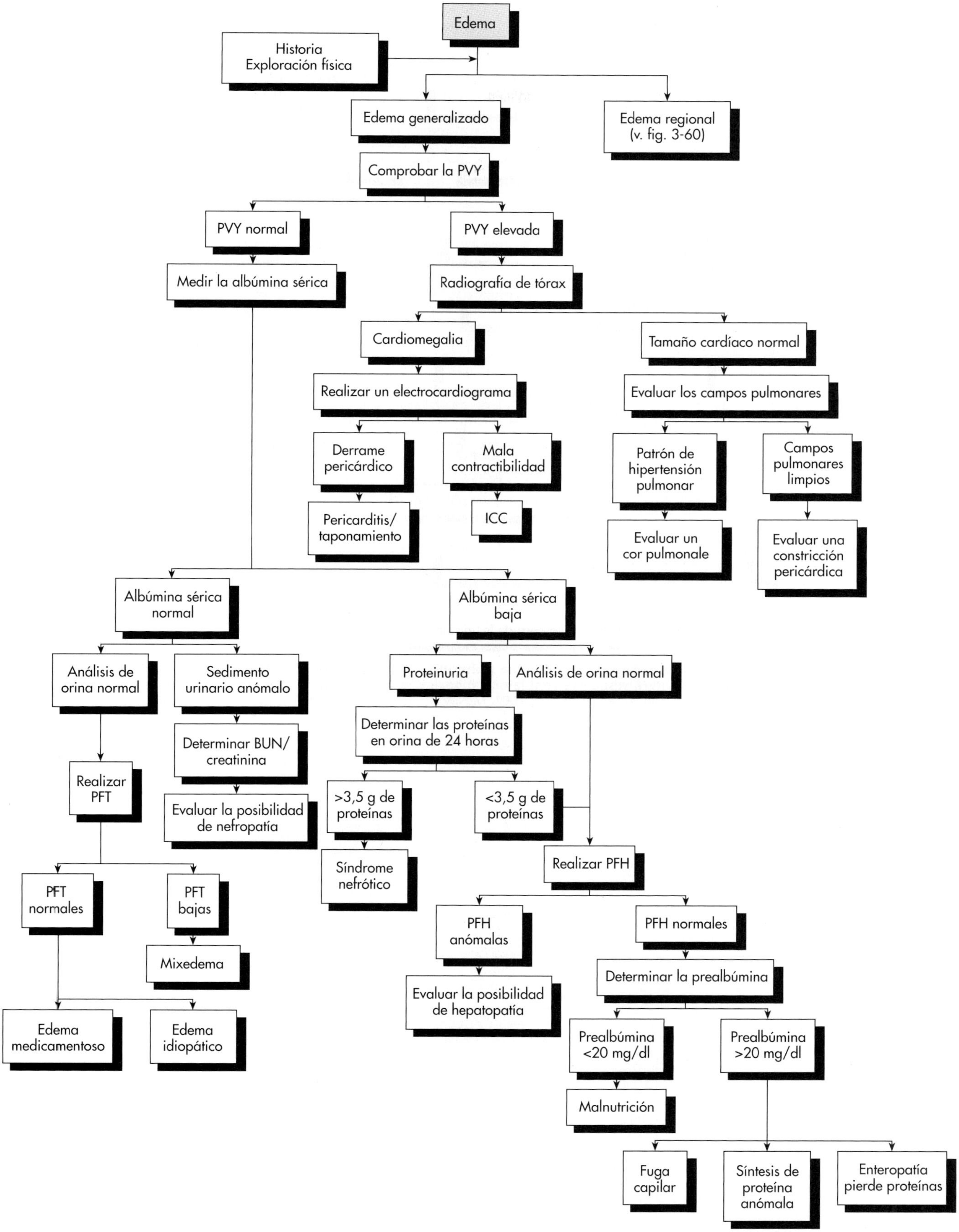

EDEMA GENERALIZADO

FIGURA 3-58 Evaluación del edema generalizado. *BUN*, Nitrógeno ureico sanguíneo; *ICC*, insuficiencia cardíaca congestiva; *PFH*, pruebas de función hepática; *PFT*, pruebas de función tiroidea. (De Greene HL, Johnson WP, Lemcke D [eds.]: *Decision making in medicine*, 2.ª ed., St. Louis, 1998, Mosby.)

SECCIÓN III

EDEMA PULMONAR DE LAS GRANDES ALTURAS

CIE-9MC 289	Mal de altura agudo
993.2	Efectos de la gran altitud

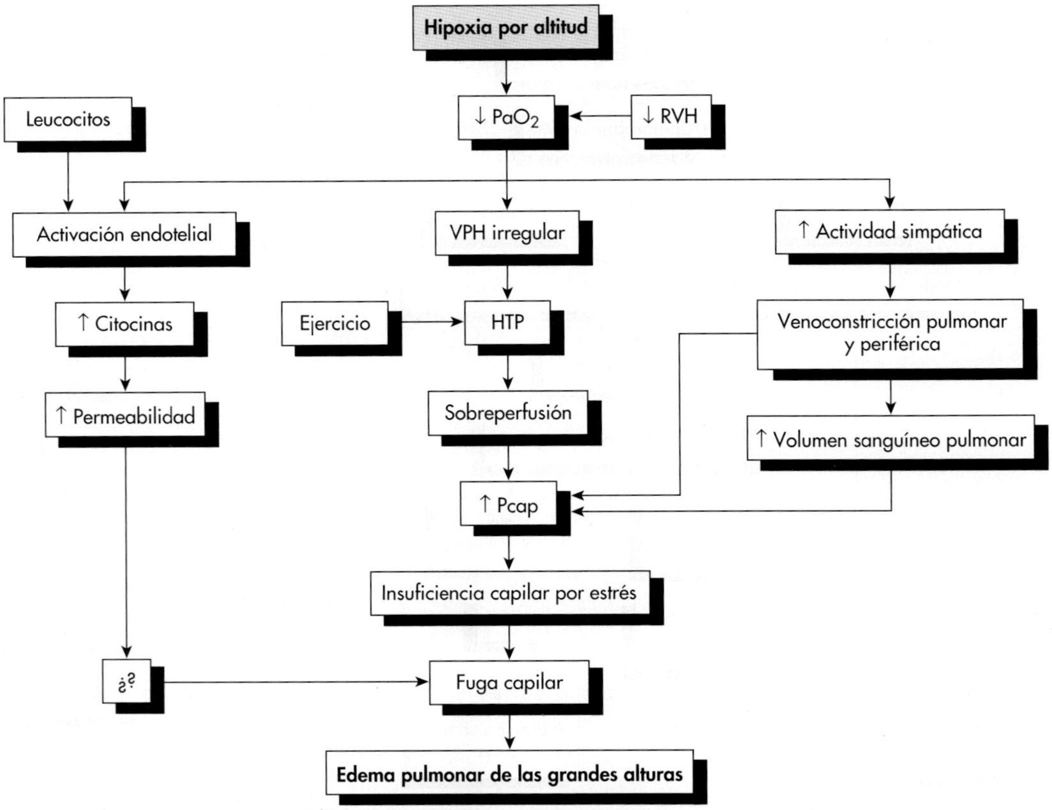

FIGURA 3-59   Fisiopatología propuesta del edema pulmonar de las grandes alturas. *HTP*, hipertensión pulmonar; *Pcap*, presión capilar; *RVH*, respuesta ventilatoria hipóxica; *VPH*, vasoconstricción pulmonar hipóxica. (De Auerbach PS: *Wilderness medicine*, 4.ª ed., St. Louis, 2001, Mosby.)

EDEMA REGIONAL

CIE-9MC 782.3	Edema de las extremidades inferiores
629.8	Edema genital femenino
608.86	Edema genital masculino
376.33	Edema orbitario
518.4	Edema agudo de pulmón
514	Edema pulmonar crónico
782.3	Edema de etiología desconocida

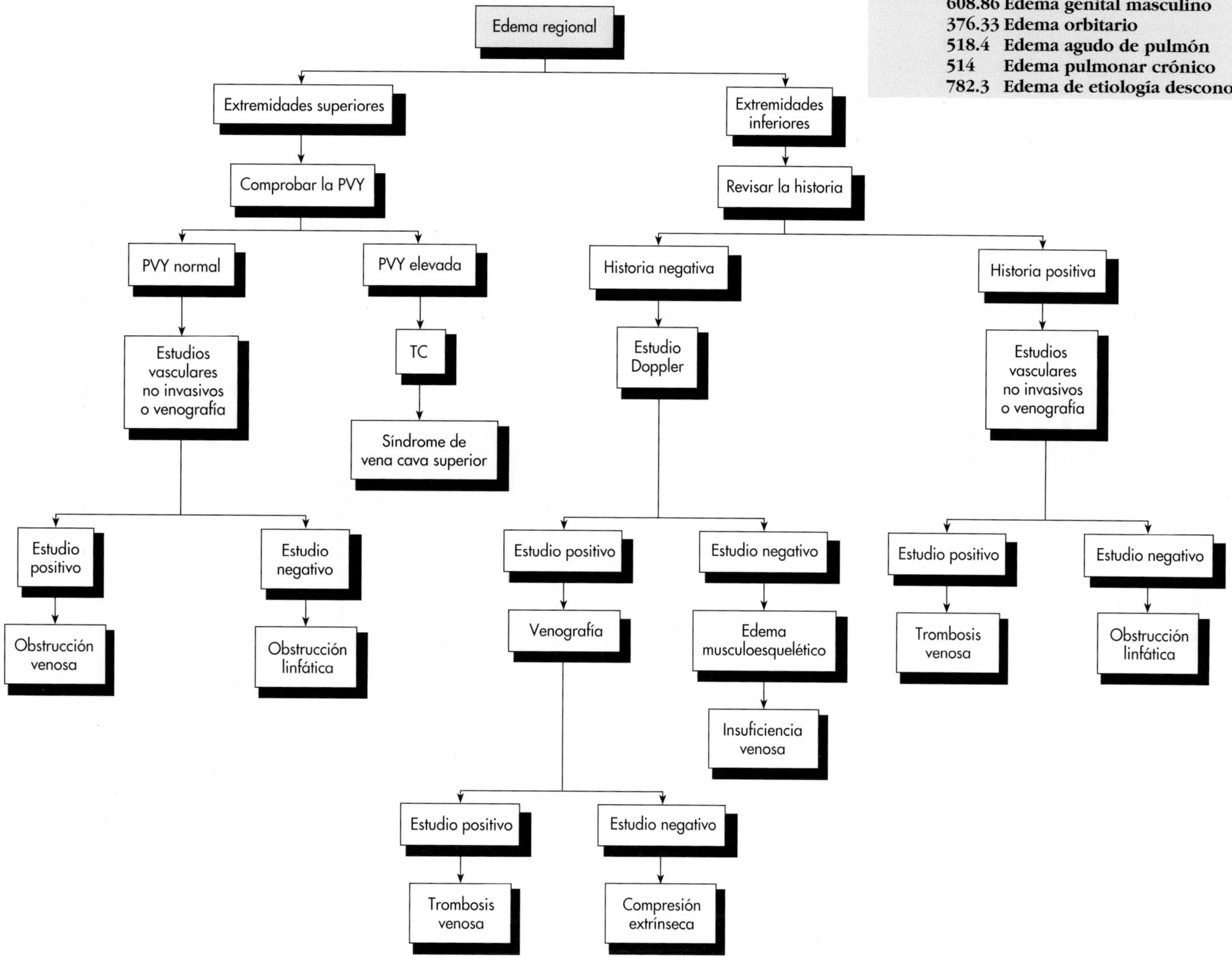

FIGURA 3-60 Evaluación del edema regional. *PVY,* Presión venosa yugular; *RTx,* radiografía de tórax; *TC,* tomografía computarizada. (De Greene HL, Johnson WP, Lemcke D [eds.]: *Decision making in medicine,* 2.ª ed., St. Louis, 1998, Mosby.)

ELEVACIÓN DE ALT/AST

CIE-9MC 573.9

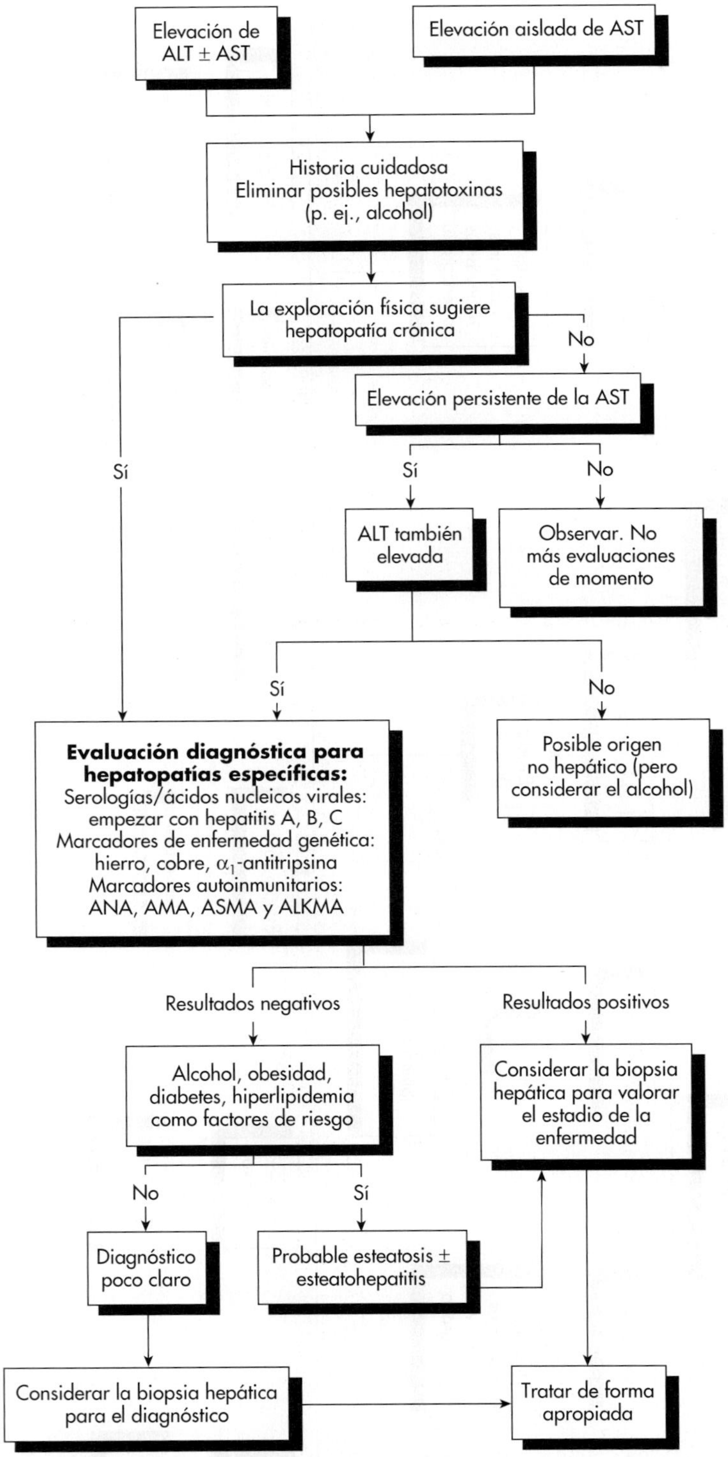

FIGURA 3-61 Enfoque para la evaluación de unas concentraciones séricas elevadas de forma aislada de alanina aminotransferasa (ALT) y/o aspartato aminotransferasa (AST) en un paciente asintomático. *ALKMA*, Anticuerpos microsómicos antihígado/riñón; *AMA*, anticuerpos antimitocondriales; *ANA*, anticuerpos antinucleares; *ASMA*, anticuerpos antimúsculo liso. (De Goldman L, Ausiello D [eds.]: *Cecil textbook of medicine,* 22.ª ed., Filadelfia, 2004, WB Saunders.)

ELEVACIÓN DE LA BILIRRUBINA

CIE-9MC 782.4

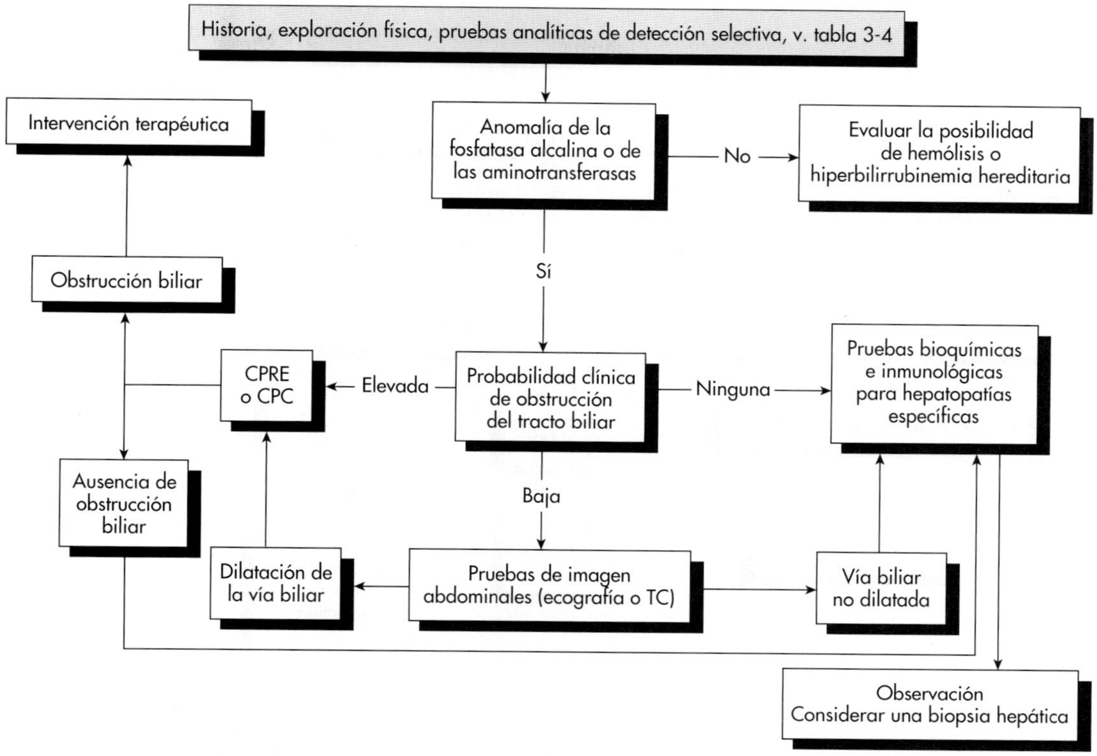

FIGURA 3-62 Algoritmo diagnóstico para la evaluación de la hiperbilirrubinemia y otras anomalías analíticas y/o signos y síntomas sugerentes de hepatopatía. *CPC*, Colangiografía percutánea; *CPRE*, colangiopancreatografía retrógrada endoscópica; *TC*, tomografía computarizada. (De Goldman L, Ausiello D [eds.]: *Cecil textbook of medicine*, 22.ª ed., Filadelfia, 2004, WB Saunders. Modificada de Lidofsky SD, Scharschmidt BF: Jaundice, *en* Feldman M, Scharschmidt BF, Sleisenger MH [eds.] *Gastrointestinal and liver disease*, 6.ª ed., Filadelfia, 1998, WB Saunders.)

TABLA 3-4 Ictericia obstructiva frente a hepatopatía colestásica

Característica	Sugiere ictericia obstructiva	Sugiere hepatopatía parenquimatosa
Historia	Dolor abdominal	Anorexia, malestar general, mialgias, sugerentes de pródromo viral
	Fiebre, escalofríos	Exposición infecciosa conocida
	Cirugía biliar previa	Receptor de hemoderivados, consumo de drogas intravenosas
	Edad más avanzada	Exposición a hepatotoxinas conocidas
	Heces acólicas	Historia familiar de ictericia
Exploración física	Fiebre elevada	Ascitis
	Sensibilidad dolorosa abdominal	Otros estigmas de hepatopatía (p. ej., venas abdominales
	Masa abdominal palpable	prominentes, ginecomastia, angiomas aracniformes, asterixis,
	Cicatriz abdominal	encefalopatía, anillos de Kayser-Fleischer)
Pruebas de laboratorio	Predominio de elevación de la bilirrubina	Predominio de la elevación de las aminotransferasas séricas
	y la fosfatasa alcalina séricas	Tiempo de protrombina prolongado que no se corrige con
	Tiempo de protrombina normal o que se	la administración de vitamina K
	normaliza con la administración de vitamina K	Análisis de sangre indicativos de hepatopatías específicas
	Elevación de la amilasa sérica	

De Goldman L, Ausiello D (eds.): *Cecil textbook of medicine*, 22.ª ed., Filadelfia, 2004, WB Saunders.

ELEVACIÓN DE LA CREATINCINASA

CIE-9MC V72.6

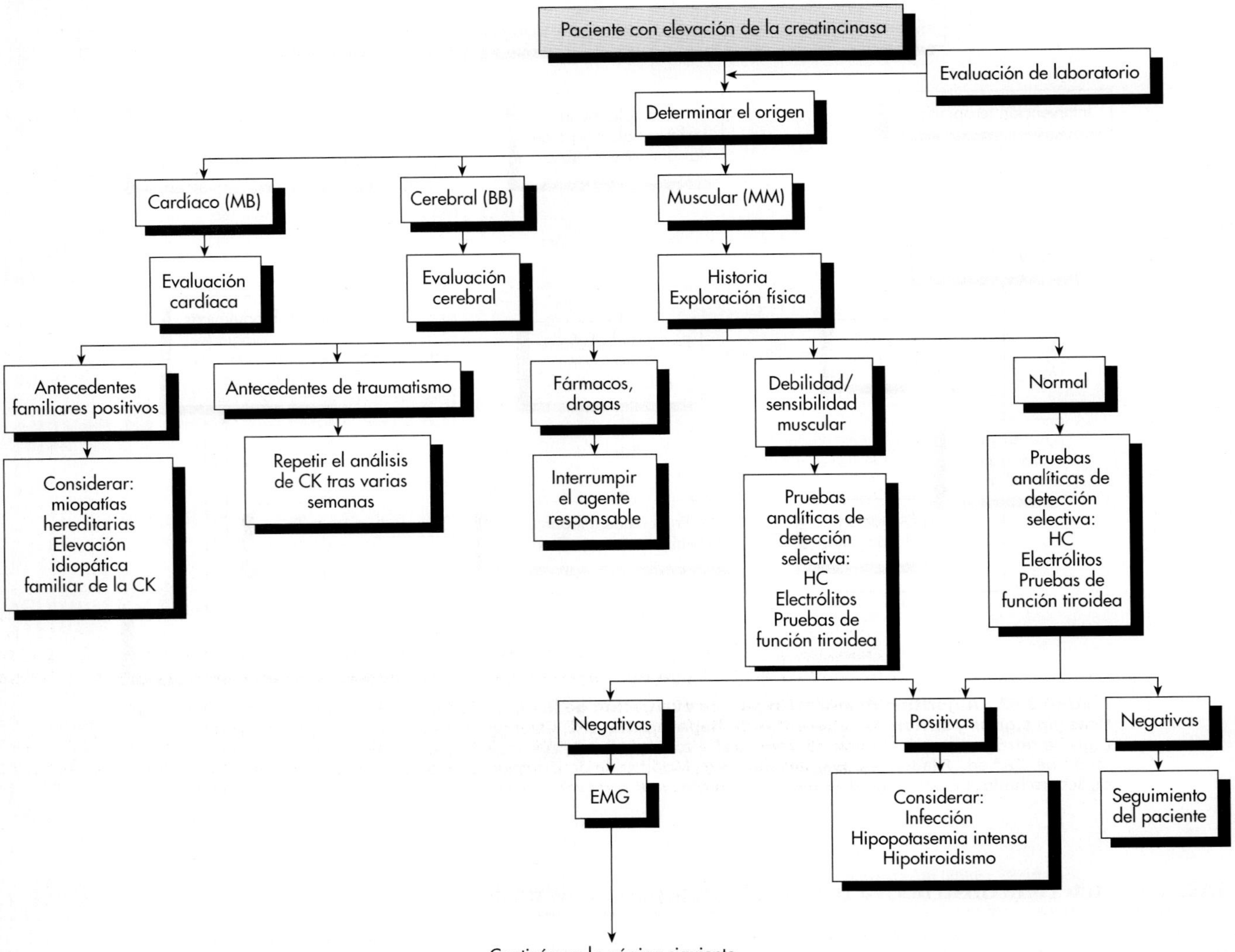

Paciente con elevación de la creatincinasa

Evaluación de laboratorio

Determinar el origen

Cardíaco (MB)

Cerebral (BB)

Muscular (MM)

Evaluación cardíaca

Evaluación cerebral

Historia Exploración física

Antecedentes familiares positivos

Antecedentes de traumatismo

Fármacos, drogas

Debilidad/ sensibilidad muscular

Normal

Considerar: miopatías hereditarias Elevación idiopática familiar de la CK

Repetir el análisis de CK tras varias semanas

Interrumpir el agente responsable

Pruebas analíticas de detección selectiva: HC Electrólitos Pruebas de función tiroidea

Pruebas analíticas de detección selectiva: HC Electrólitos Pruebas de función tiroidea

Negativas

Positivas

Negativas

EMG

Considerar: Infección Hipopotasemia intensa Hipotiroidismo

Seguimiento del paciente

Continúa en la página siguiente

FIGURA 3-63   Evaluación de la elevación de la creatincinasa. *CK*, Creatincinasa; *EMG*, electromiografía; *HC*, hemograma completo. (De Greene HL, Johnson WP, Lemcke D [eds.]: *Decision making in medicine,* 2.ª ed., St. Louis, 1998, Mosby.)

Continúa

ELEVACIÓN DE LA CREATINCINASA *(cont.)*

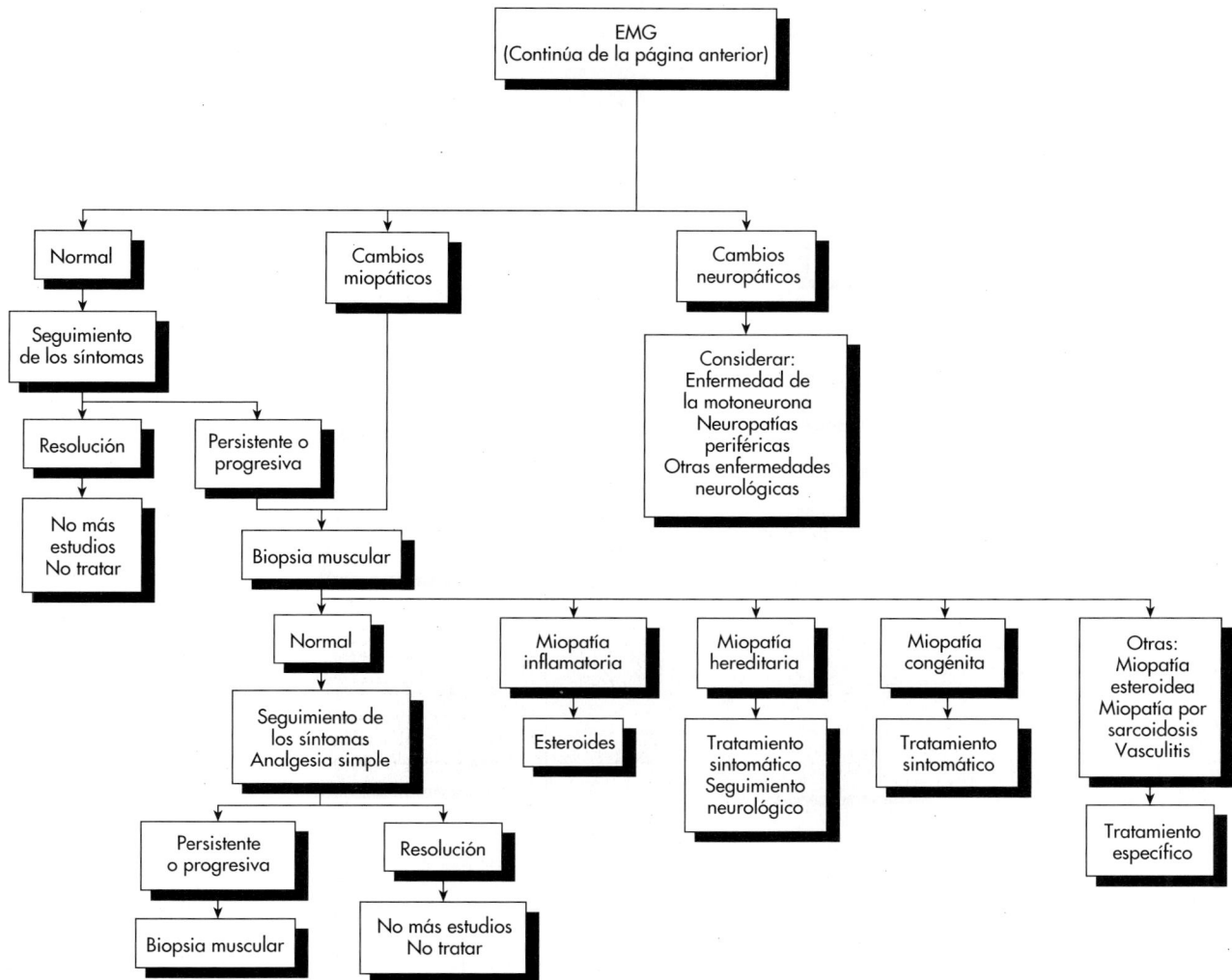

```
                        ┌──────────────────────────┐
                        │           EMG            │
                        │ (Continúa de la página    │
                        │         anterior)         │
                        └──────────────────────────┘
```

Normal	Cambios miopáticos	Cambios neuropáticos

Normal → Seguimiento de los síntomas → Resolución → No más estudios / No tratar; Persistente o progresiva

Cambios miopáticos → Biopsia muscular

Cambios neuropáticos → Considerar: Enfermedad de la motoneurona / Neuropatías periféricas / Otras enfermedades neurológicas

Biopsia muscular:
- Normal → Seguimiento de los síntomas / Analgesia simple → Persistente o progresiva → Biopsia muscular; Resolución → No más estudios / No tratar
- Miopatía inflamatoria → Esteroides
- Miopatía hereditaria → Tratamiento sintomático / Seguimiento neurológico
- Miopatía congénita → Tratamiento sintomático
- Otras: Miopatía esteroidea / Miopatía por sarcoidosis / Vasculitis → Tratamiento específico

FIGURA 3-63 *(cont.)*

ELEVACIÓN DE LA FOSFATASA ALCALINA

CIE-9MC 790.4

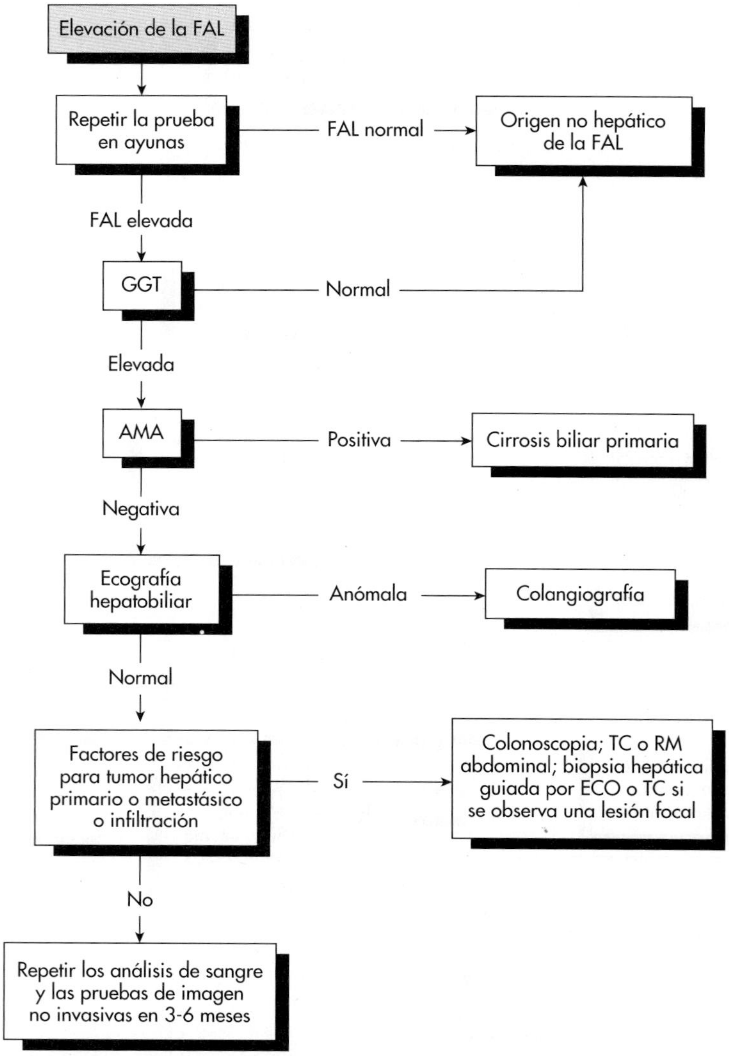

FIGURA 3-64 Enfoque del paciente asintomático con una elevación aislada de la concentración de la fosfatasa alcalina (FAL) sérica. *AMA*, Anticuerpos antimitocondriales; *ECO*, ecografía; *GGT*, γ-glutamil transpeptidasa; *RM*, resonancia magnética; *TC*, tomografía computarizada. (De Goldman L, Ausiello D [eds.]: *Cecil textbook of medicine*, 22.ª ed., Filadelfia, 2004, WB Saunders.)

Elevaciones de las pruebas de función hepática 1075

ELEVACIONES DE LAS PRUEBAS DE FUNCIÓN HEPÁTICA

CIE-9MC 573.9

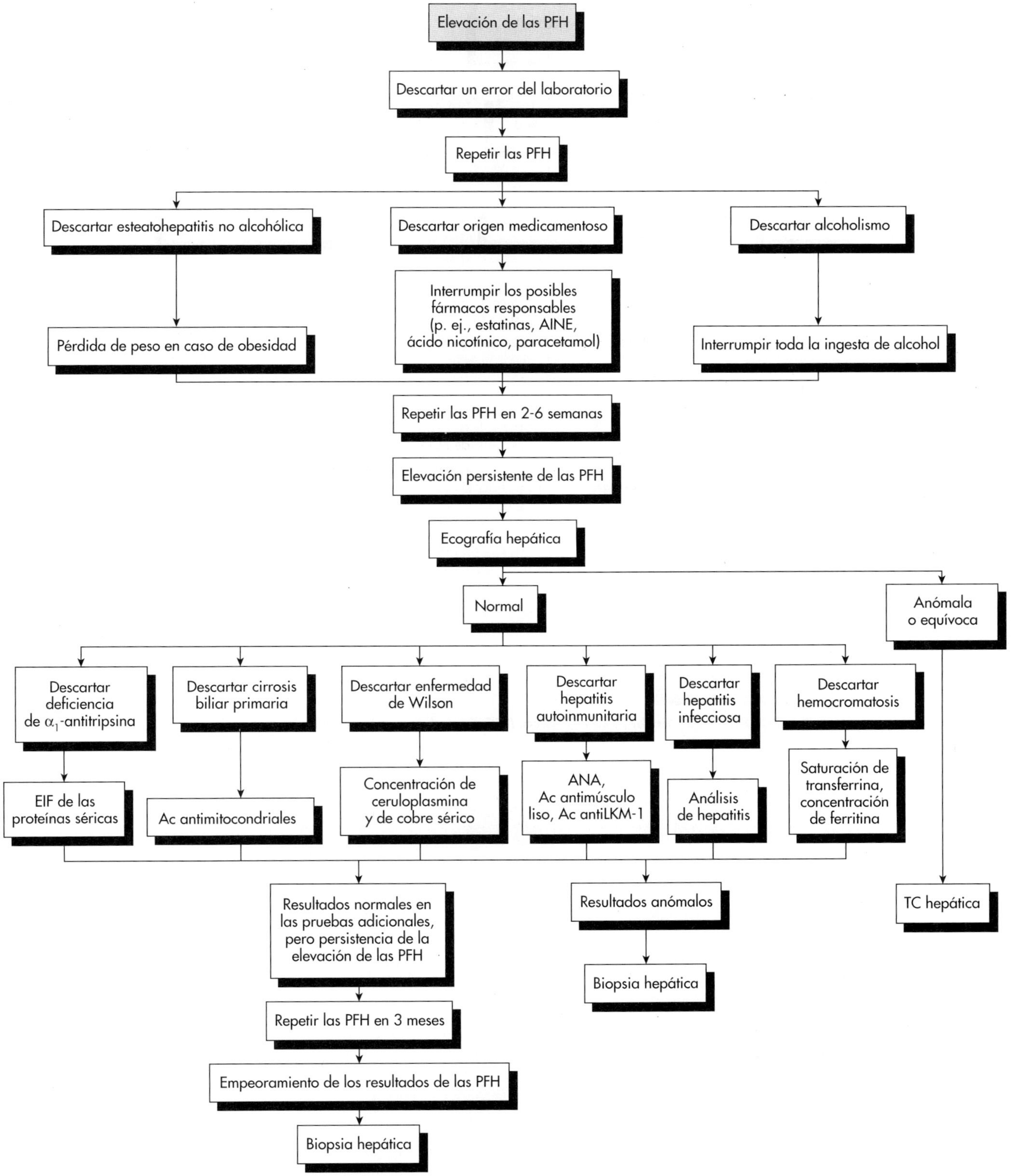

FIGURA 3-65 Elevaciones de las pruebas de función hepáticas. *Ac*, Anticuerpo; *AINE*, antiinflamatorios no esteroideos; *ANA*, anticuerpos antinucleares; *IEF*, inmunoelectroforesis; *LKM*, microsoma de hígado y riñón; *PFH*, pruebas de función hepática; *TC*, tomografía computarizada.

EMBARAZO ECTÓPICO

CIE-9MC 633.01

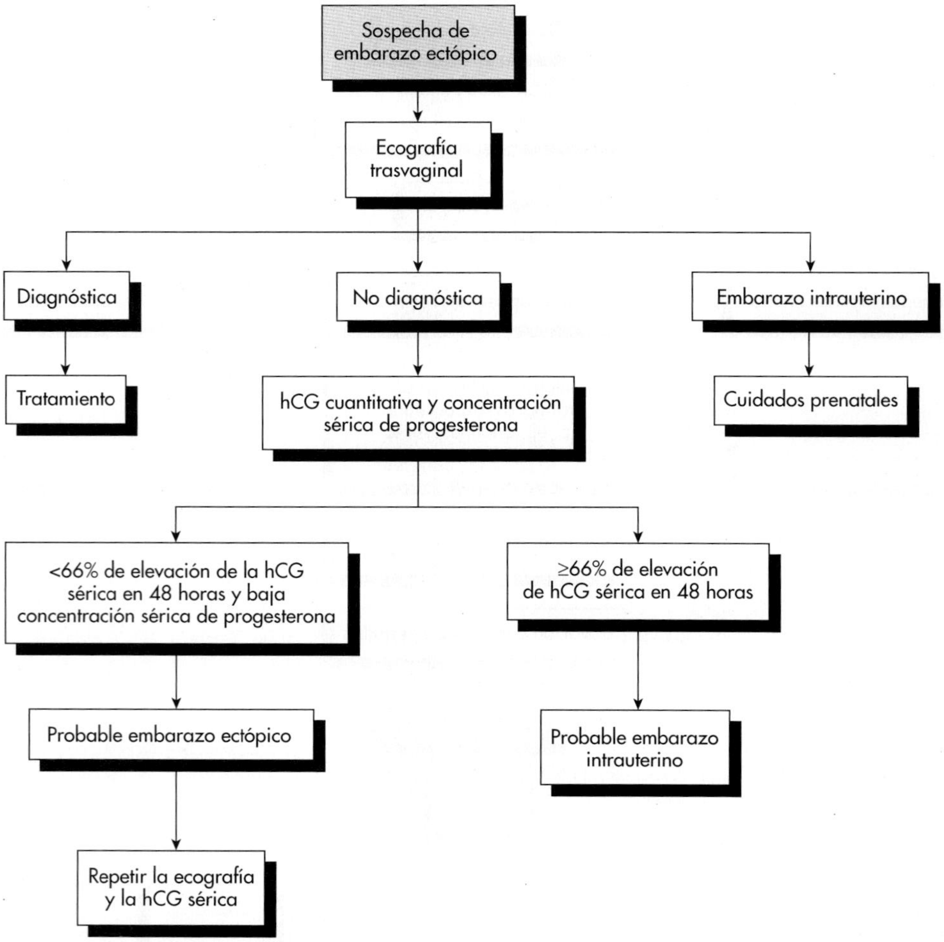

FIGURA 3-66 Embarazo ectópico. *hCG*, Gonadotropina coriónica humana.

EMBOLIA PULMONAR

CIE-9MC 415.1

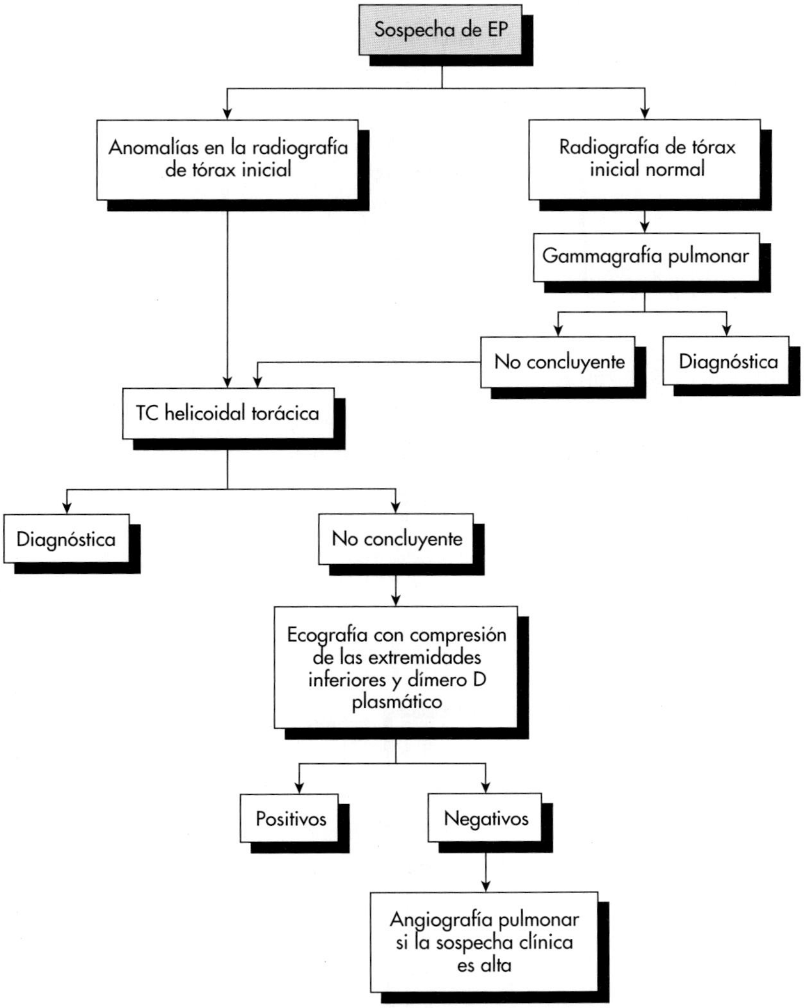

FIGURA 3-67 Embolia pulmonar. *EP*, embolia pulmonar; *TC*, tomografía computarizada.

EMPLEO DE ANTICONCEPTIVOS ORALES

CIE-9MC v25.01 Prescripción o empleo de anticonceptivos orales

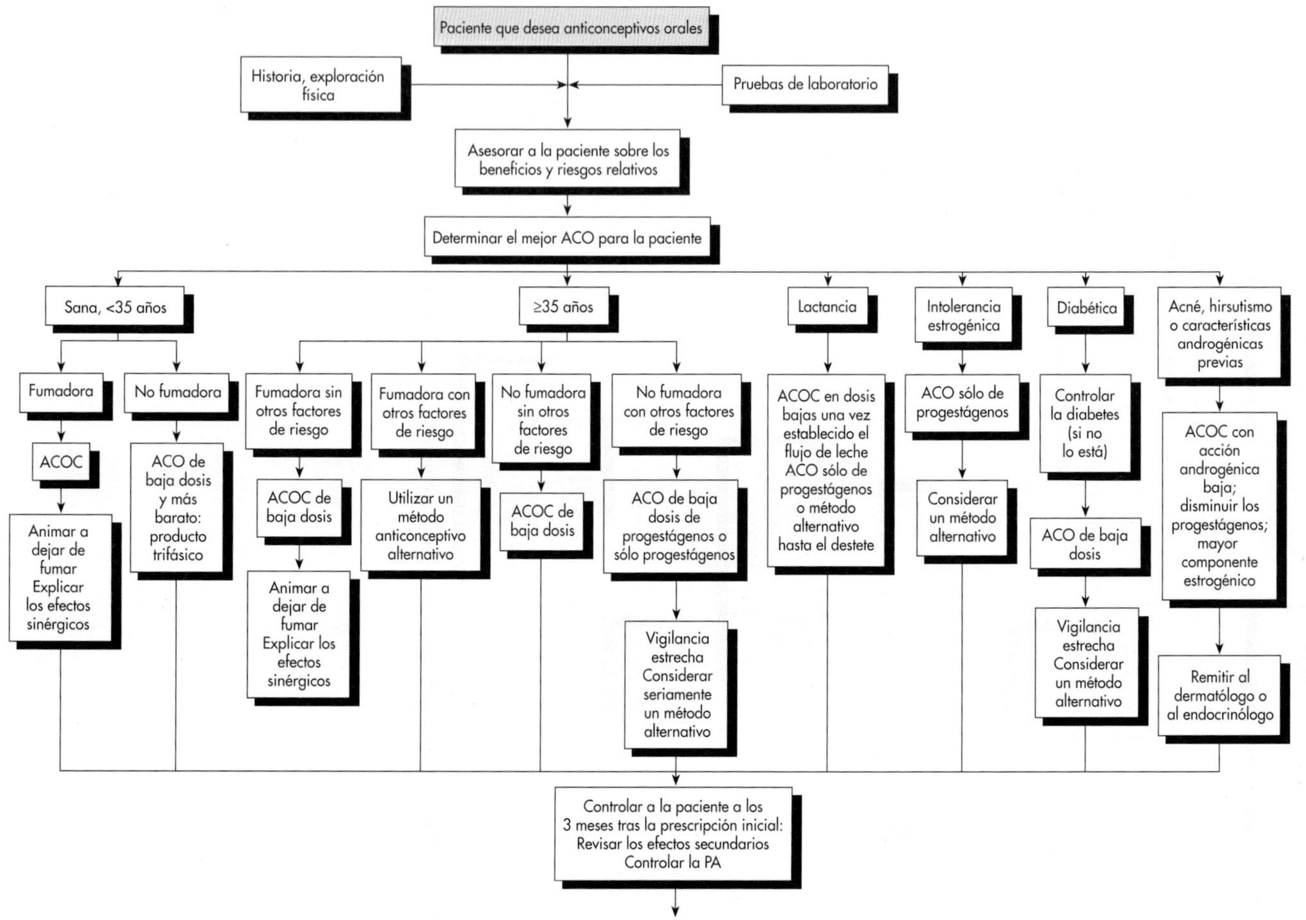

FIGURA 3-68 Uso de anticonceptivos. *ACO,* Anticonceptivo oral; *ACOC,* anticonceptivos orales combinados; *ACV,* accidente cerebrovascular; *HG,* hemorragia grave; *PA,* presión arterial. (De Robles TA: Use of oral contraceptives. En Greene HL, Johnson WP, Lemcke D [eds.]: *Decision making in medicine,* 2.ª ed., St. Louis, 1998, Mosby.)

Continúa

EMPLEO DE ANTICONCEPTIVOS ORALES *(cont.)*

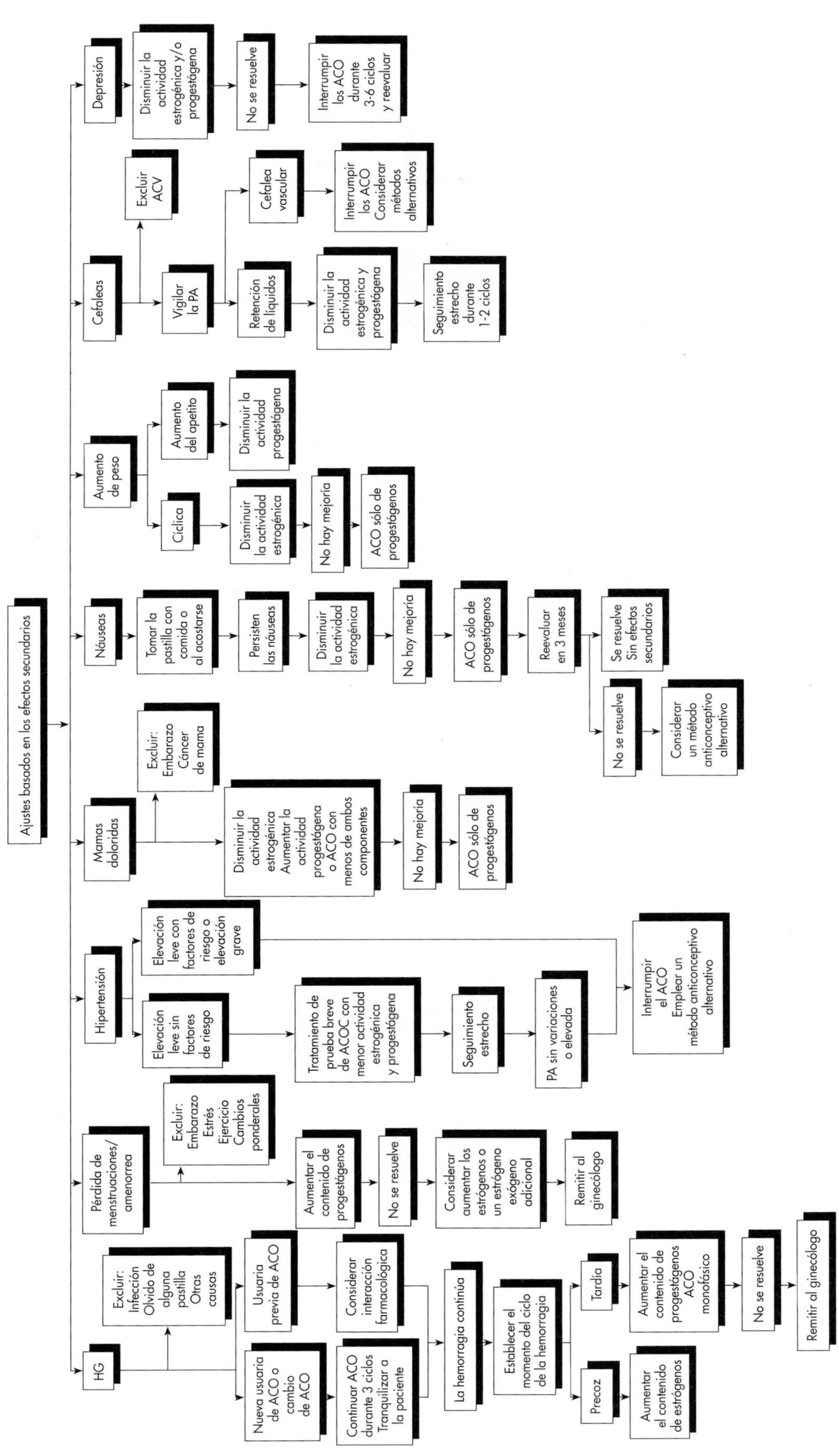

Ajustes basados en los efectos secundarios

Depresión
→ Disminuir la actividad estrogénica y/o progestágena
→ No se resuelve
→ Interrumpir los ACO durante 3-6 ciclos y reevaluar

Cefaleas
→ Excluir ACV
→ Vigilar la PA
→ Cefalea vascular → Interrumpir los ACO Considerar métodos alternativos
→ Retención de líquidos → Disminuir la actividad estrogénica y progestágena → Seguimiento estrecho durante 1-2 ciclos

Aumento de peso
→ Aumento del apetito → Disminuir la actividad progestágena
→ Cíclica → Disminuir la actividad estrogénica → No hay mejoría → ACO sólo de progestágenos

Náuseas
→ Tomar la pastilla con comida o al acostarse → Persisten las náuseas → Disminuir la actividad estrogénica → No hay mejoría → ACO sólo de progestágenos → Reevaluar en 3 meses
→ Se resuelve Sin efectos secundarios
→ No se resuelve → Considerar un método anticonceptivo alternativo

Mamas doloridas
→ Excluir: Embarazo Cáncer de mama
→ Disminuir la actividad estrogénica Aumentar la actividad progestágena o ACO con menos de ambos componentes → No hay mejoría → ACO sólo de progestágenos

Hipertensión
→ Elevación leve con factores de riesgo o elevación grave
→ Elevación leve sin factores de riesgo → Tratamiento de prueba breve de ACOC con menor actividad estrogénica y progestágena → Seguimiento estrecho → PA sin variaciones o elevada → Interrumpir el ACO Emplear un método anticonceptivo alternativo

Pérdida de menstruaciones/ amenorrea
→ Excluir: Embarazo Estrés Ejercicio Cambios ponderales
→ Aumentar el contenido de progestágenos → No se resuelve → Considerar aumentar los estrógenos o un estrógeno exógeno adicional → Remitir al ginecólogo

HG
→ Excluir: Infección Olvido de alguna pastilla Otras causas
→ Usuaria previa de ACO → Considerar interacción farmacológica
→ Nueva usuaria de ACO o cambio de ACO → Continuar ACO durante 3 ciclos Tranquilizar a la paciente
→ La hemorragia continúa → Establecer el momento del ciclo de la hemorragia
→ Tardía → Aumentar el contenido de progestágenos ACO monofásico → No se resuelve → Remitir al ginecólogo
→ Precoz → Aumentar el contenido de estrógenos

FIGURA 3-68 *(cont.)*

SECCIÓN III

ENDOCARDITIS INFECCIOSA

CIE-9MC 421.0	**Endocarditis infecciosa**
996.61	**Endocarditis de válvula protésica**

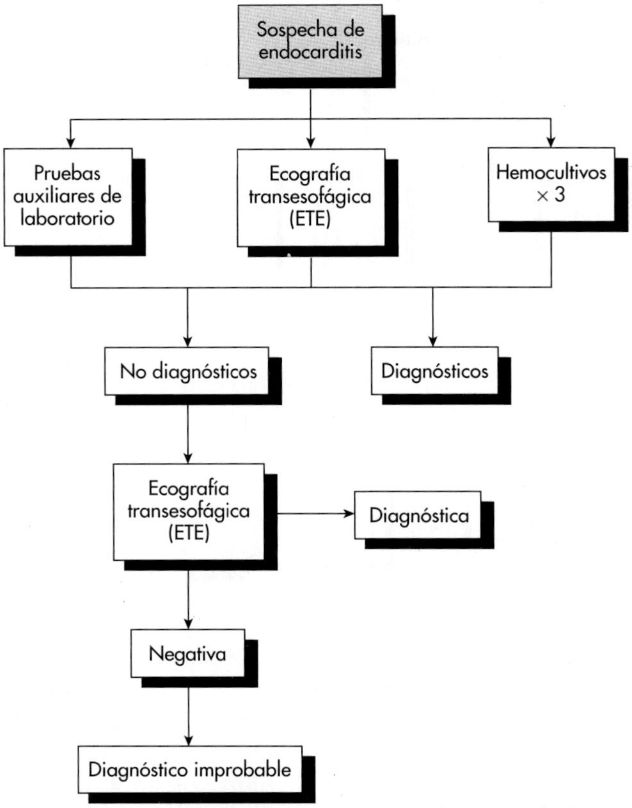

FIGURA 3-69   Evaluación de la endocarditis infecciosa. (De Ferri FF: *Ferri's best test: a practical guide to clinical laboratory medicine and diagnostic imaging*, Filadelfia, 2004, Elsevier Mosby.)

CUADRO 3-4   Endocarditis infecciosa

Diagnóstico por imagen
Prueba de elección
• Ecocardiografía transesofágica (ETE)
Pruebas auxiliares
• Ecografía transtorácica si no se dispone de ETE con facilidad o el paciente no coopera

Pruebas de laboratorio
Prueba de elección
• Hemocultivos × 3
Pruebas auxiliares
• Hemograma completo con fórmula leucocitaria
• VSG (inespecífica)
• Análisis de orina

ENFERMEDAD AGUDA EN EL PACIENTE INFECTADO POR EL VIH

CIE-9MC 789.1

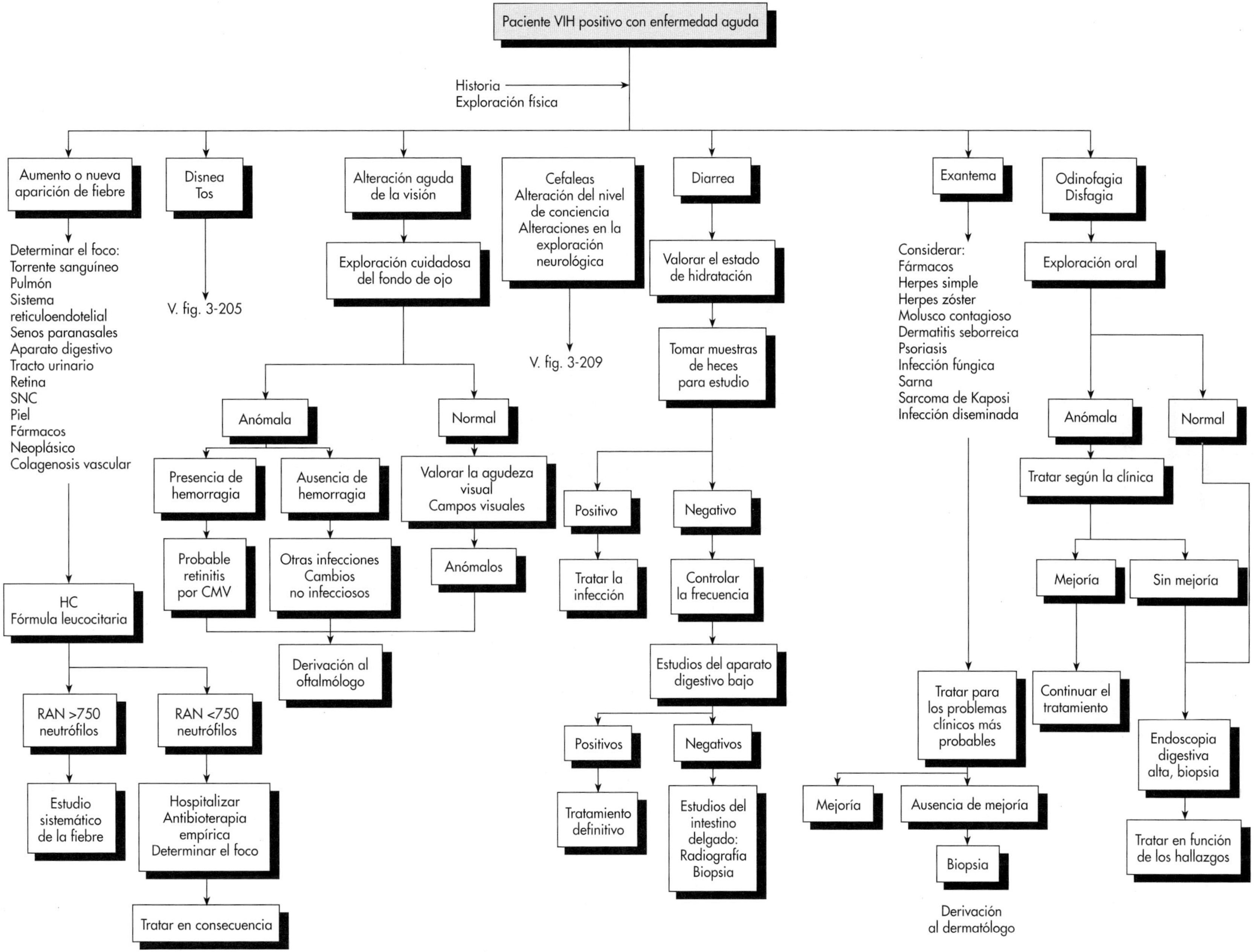

Paciente VIH positivo con enfermedad aguda

Historia
Exploración física

Aumento o nueva aparición de fiebre

Determinar el foco:
Torrente sanguíneo
Pulmón
Sistema reticuloendotelial
Senos paranasales
Aparato digestivo
Tracto urinario
Retina
SNC
Piel
Fármacos
Neoplásico
Colagenosis vascular

HC
Fórmula leucocitaria

RAN >750 neutrófilos → Estudio sistemático de la fiebre

RAN <750 neutrófilos → Hospitalizar Antibioterapia empírica Determinar el foco → Tratar en consecuencia

Disnea Tos

V. fig. 3-205

Alteración aguda de la visión

Exploración cuidadosa del fondo de ojo

Normal → Valorar la agudeza visual Campos visuales → Anómalos

Anómala → Ausencia de hemorragia → Otras infecciones Cambios no infecciosos → Derivación al oftalmólogo

Presencia de hemorragia → Probable retinitis por CMV

Cefaleas
Alteración del nivel de conciencia
Alteraciones en la exploración neurológica

V. fig. 3-209

Diarrea

Valorar el estado de hidratación

Tomar muestras de heces para estudio

Negativo → Controlar la frecuencia → Estudios del aparato digestivo bajo

Negativos → Estudios del intestino delgado: Radiografía Biopsia

Positivos → Tratamiento definitivo

Positivo → Tratar la infección

Exantema

Considerar:
Fármacos
Herpes simple
Herpes zóster
Molusco contagioso
Dermatitis seborreica
Psoriasis
Infección fúngica
Sarna
Sarcoma de Kaposi
Infección diseminada

Tratar para los problemas clínicos más probables

Mejoría

Ausencia de mejoría → Biopsia

Derivación al dermatólogo

Odinofagia Disfagia

Exploración oral

Normal

Anómala → Tratar según la clínica

Sin mejoría

Mejoría → Continuar el tratamiento

Endoscopia digestiva alta, biopsia → Tratar en función de los hallazgos

FIGURA 3-70 Paciente VIH positivo con enfermedad aguda. *CMV,* Citomegalovirus; *HC,* hemograma completo; *RAN,* recuento absoluto de neutrófilos; *SNC,* sistema nervioso central. (De Greene HL, Johnson WP, Lemcke D [eds.]: *Decision making in medicine,* 2.ª ed., St Louis, 1998, Mosby.)

SECCIÓN III

ENFERMEDAD DE PARKINSON

CIE-9MC 332.0 Enfermedad de Parkinson idiopática
332.1 Enfermedad de Parkinson secundaria

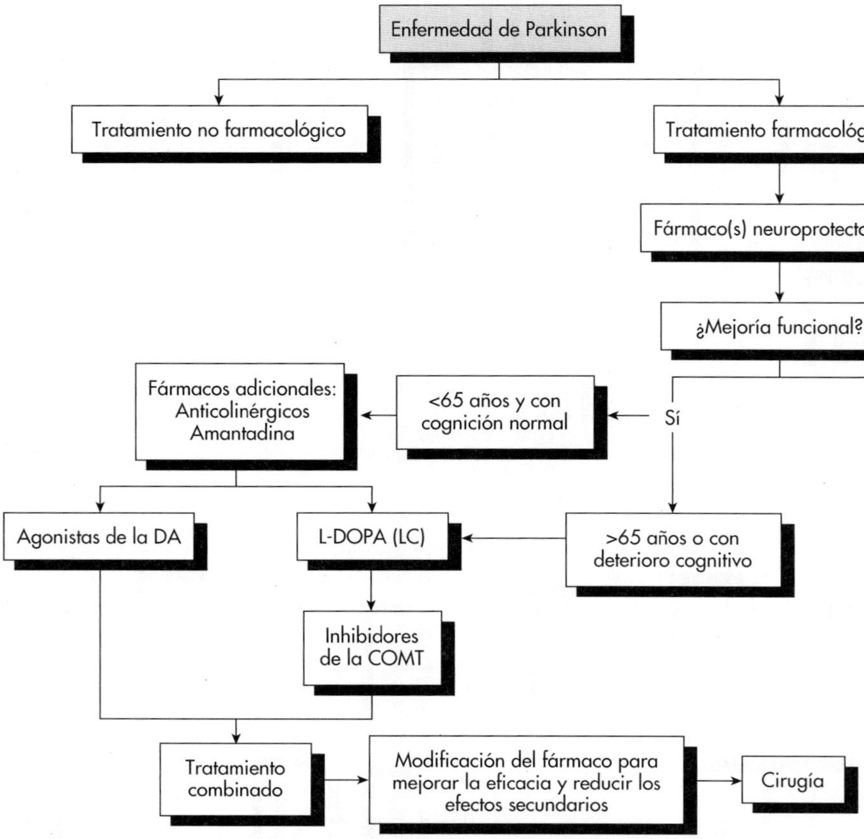

Enfermedad de Parkinson
Tratamiento no farmacológico
Tratamiento farmacológico
Fármaco(s) neuroprotector(es)
¿Mejoría funcional?
Sí
No
<65 años y con cognición normal
Fármacos adicionales: Anticolinérgicos Amantadina
>65 años o con deterioro cognitivo
Agonistas de la DA
L-DOPA (LC)
Inhibidores de la COMT
Tratamiento combinado
Modificación del fármaco para mejorar la eficacia y reducir los efectos secundarios
Cirugía

FIGURA 3-71 Representación esquemática de la estrategia terapéutica para los pacientes con parkinsonismo. *COMT*, Catecol-O-metiltransferasa; *DA*, dopamina; *LC*, liberación controlada. (De Goldman L, Ausiello D [eds.]: *Cecil textbook of medicine,* 22.ª ed., Filadelfia, 2004, WB Saunders.)

ENFERMEDAD PULMONAR OBSTRUCTIVA CRÓNICA

CIE-9MC 496	EPOC
492.8	Enfisema

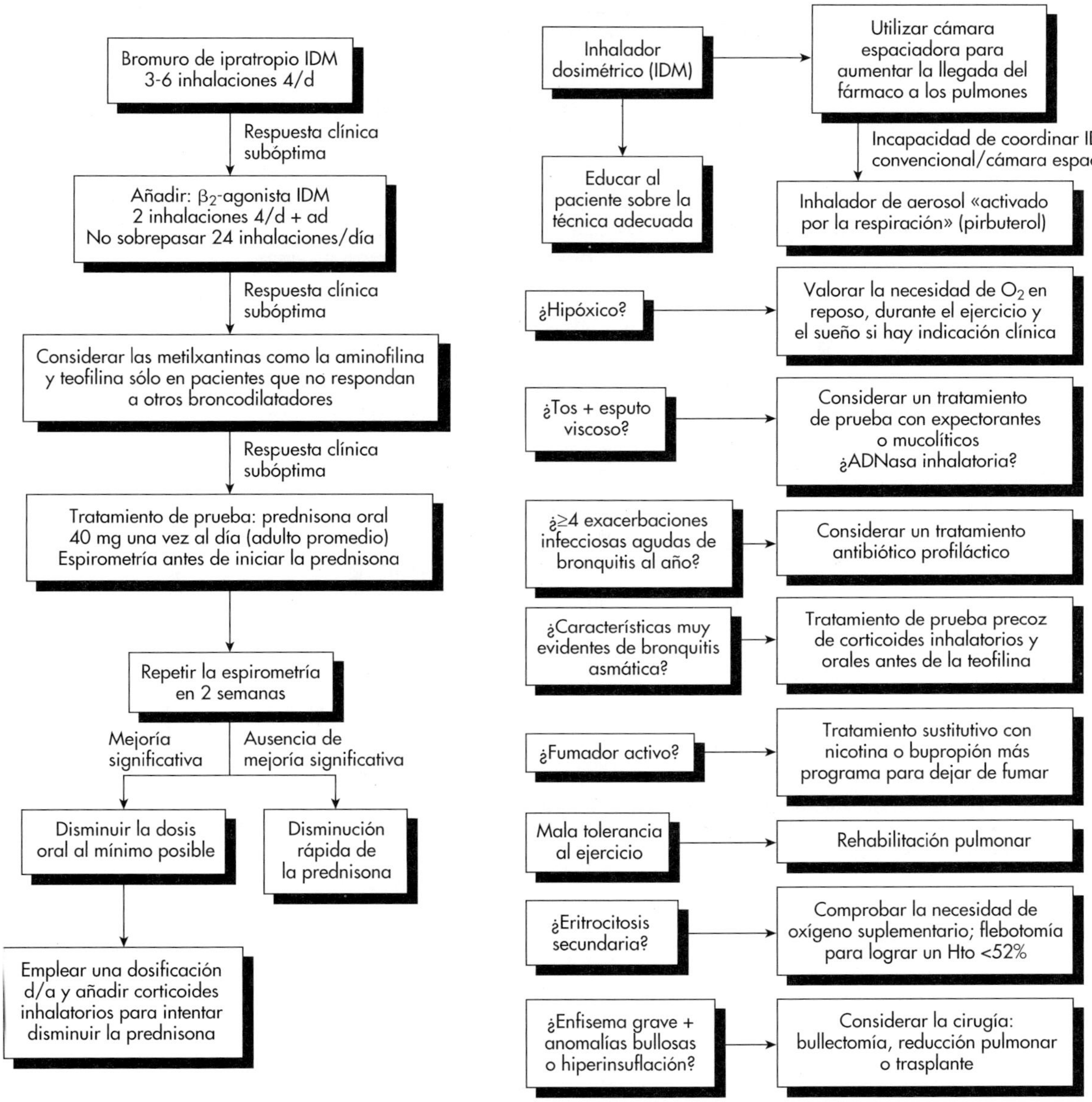

Bromuro de ipratropio IDM
3-6 inhalaciones 4/d

Respuesta clínica
subóptima

Añadir: β_2-agonista IDM
2 inhalaciones 4/d + ad
No sobrepasar 24 inhalaciones/día

Respuesta clínica
subóptima

Considerar las metilxantinas como la aminofilina
y teofilina sólo en pacientes que no respondan
a otros broncodilatadores

Respuesta clínica
subóptima

Tratamiento de prueba: prednisona oral
40 mg una vez al día (adulto promedio)
Espirometría antes de iniciar la prednisona

Repetir la espirometría
en 2 semanas

Mejoría
significativa

Ausencia de
mejoría significativa

Disminuir la dosis
oral al mínimo posible

Disminución
rápida de
la prednisona

Emplear una dosificación
d/a y añadir corticoides
inhalatorios para intentar
disminuir la prednisona

Inhalador
dosimétrico (IDM)

Utilizar cámara
espaciadora para
aumentar la llegada del
fármaco a los pulmones

Incapacidad de coordinar IDM
convencional/cámara espaciadora

Educar al
paciente sobre la
técnica adecuada

Inhalador de aerosol «activado
por la respiración» (pirbuterol)

¿Hipóxico?

Valorar la necesidad de O_2 en
reposo, durante el ejercicio y
el sueño si hay indicación clínica

¿Tos + esputo
viscoso?

Considerar un tratamiento
de prueba con expectorantes
o mucolíticos
¿ADNasa inhalatoria?

¿≥4 exacerbaciones
infecciosas agudas de
bronquitis al año?

Considerar un tratamiento
antibiótico profiláctico

¿Características muy
evidentes de bronquitis
asmática?

Tratamiento de prueba precoz
de corticoides inhalatorios y
orales antes de la teofilina

¿Fumador activo?

Tratamiento sustitutivo con
nicotina o bupropión más
programa para dejar de fumar

Mala tolerancia
al ejercicio

Rehabilitación pulmonar

¿Eritrocitosis
secundaria?

Comprobar la necesidad de
oxígeno suplementario; flebotomía
para lograr un Hto <52%

¿Enfisema grave +
anomalías bullosas
o hiperinsuflación?

Considerar la cirugía:
bullectomía, reducción pulmonar
o trasplante

FIGURA 3-72   Guía de gestión sanitaria: farmacoterapia y enfoques terapéuticos generales para la enfermedad pulmonar obstructiva crónica (EPOC). *4/d*, Cuatro veces al día; *ad*, a demanda; *ADNasa*, desoxirribonucleasa; *d/a*, a días alternos; *Hto*, hematocrito. (Modificada de Noble J: *Primary care medicine*, 3.ª ed., St. Louis, 2001, Mosby.)

ENFERMEDADES PULMONARES INTERSTICIALES LABORALES

CIE-9MC 515

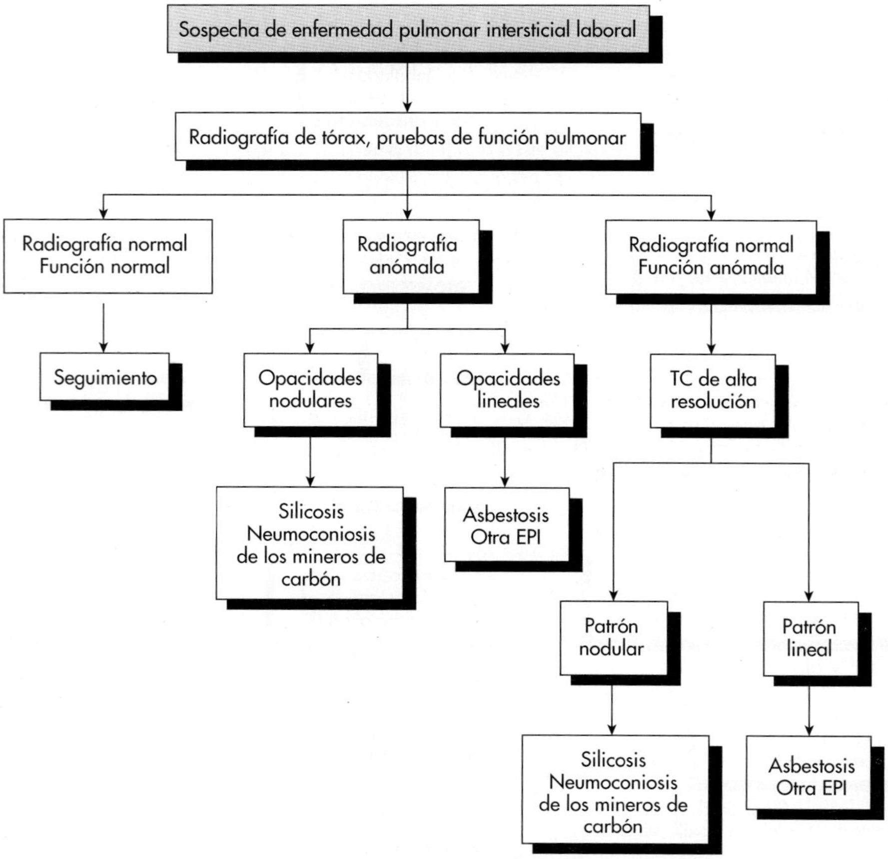

FIGURA 3-73 Enfoque diagnóstico de las enfermedades pulmonares intersticiales (EPI) laborales. *TC*, Tomografía computarizada. (De Goldman L, Ausiello D [eds.]): *Cecil textbook of medicine*, 22.ª ed., Filadelfia, 2004, WB Saunders.)

Enuresis y disfunción miccional pediátricas 1085

ENURESIS Y DISFUNCIÓN MICCIONAL PEDIÁTRICAS

CIE-9MC 788.30

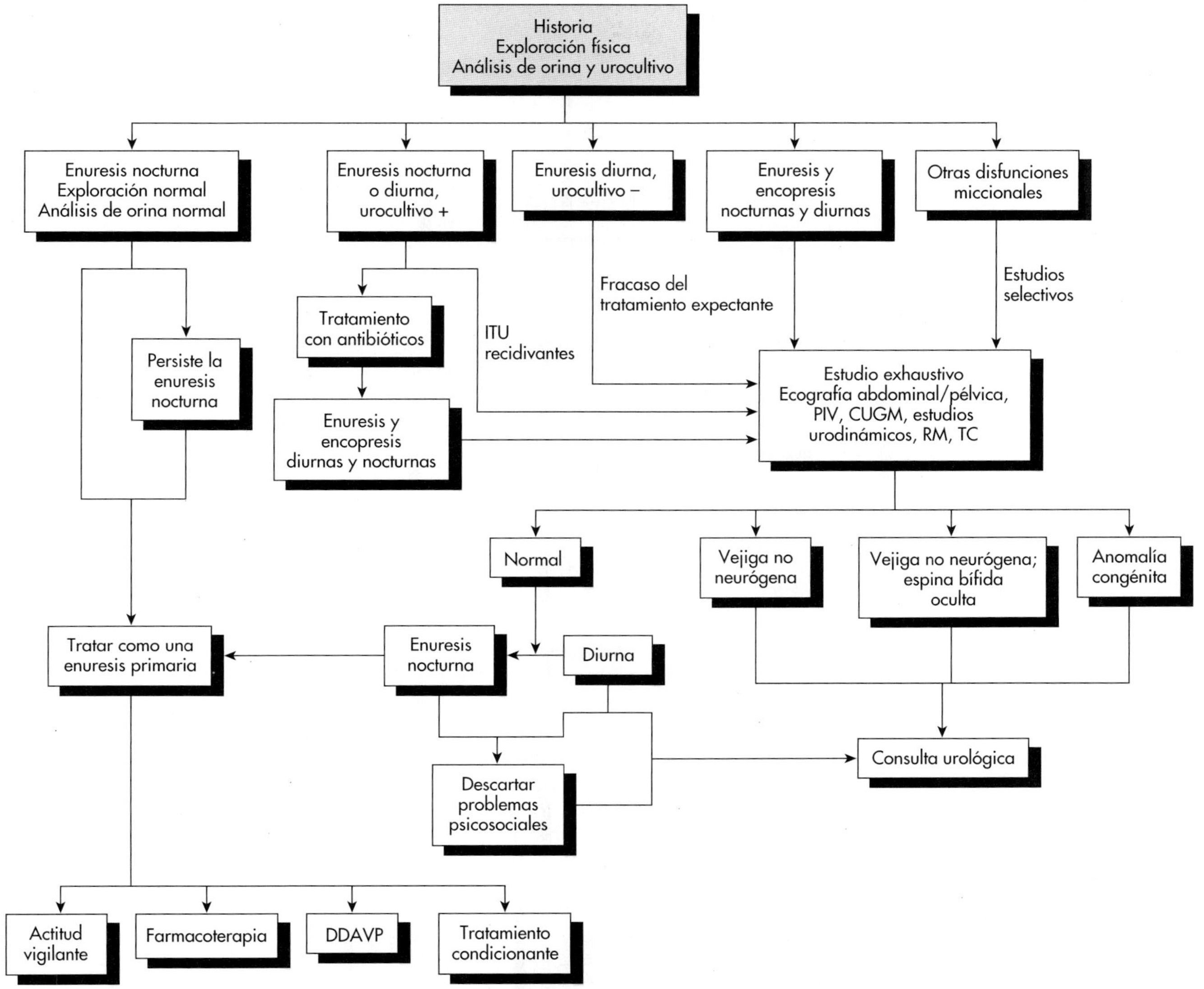

FIGURA 3-74 Algoritmo para el tratamiento de la enuresis y la disfunción miccional pediátricas. *CUGM*, Cistouretrografía miccional; *DDAVP*, desmopresina acetato; *ITU*, infección del tracto urinario; *PIV*, pielografía intravenosa; *RM*, resonancia magnética; *TC*, tomografía computarizada. (De Nseyo UO [ed.]: *Urology for primary care physicians*, Filadelfia, 1999, WB Saunders.)

SECCIÓN III

ENVENENAMIENTO POR PLANTAS Y ANIMALES MARINOS

CIE-9MC 989.5

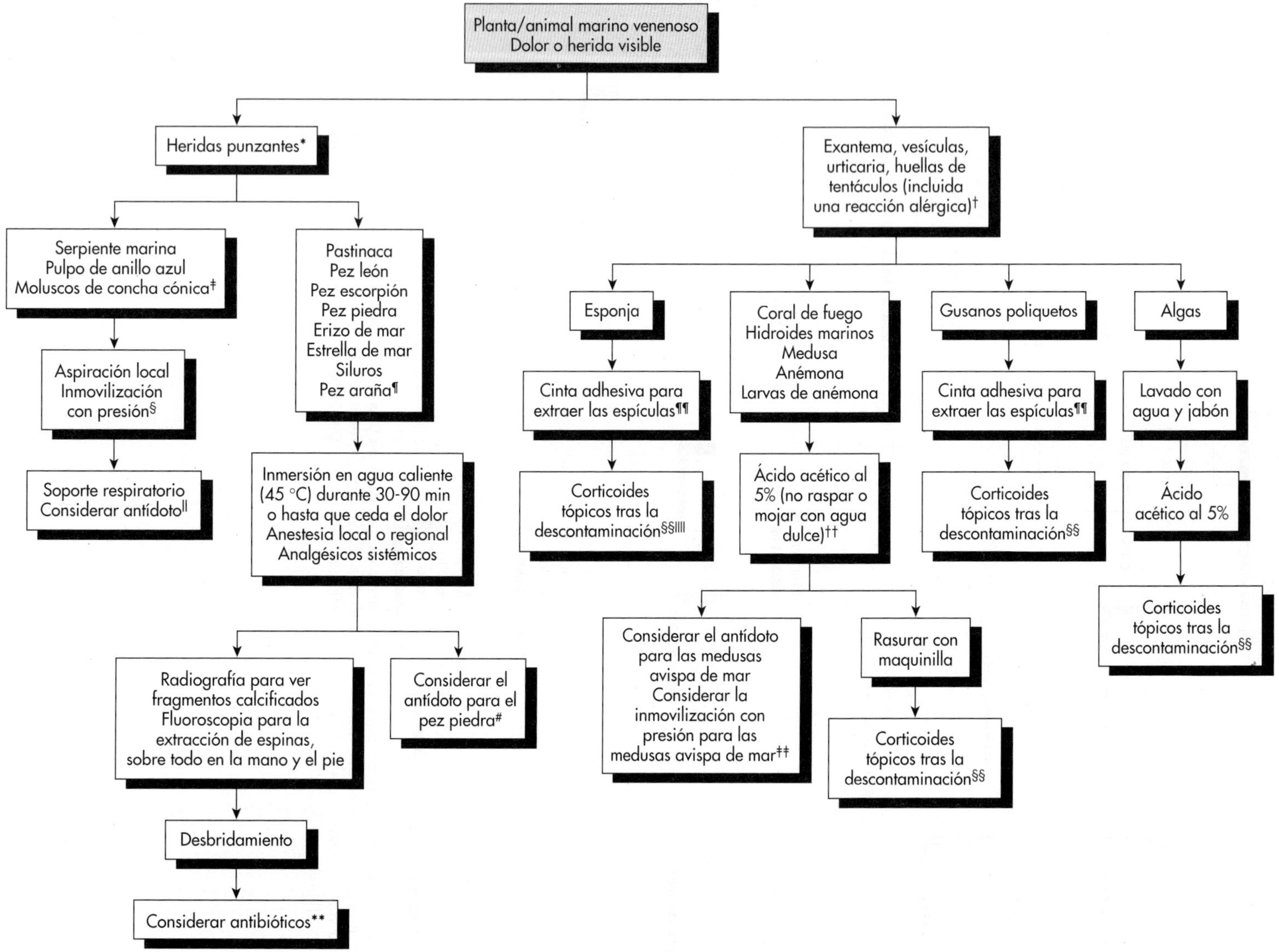

Planta/animal marino venenoso
Dolor o herida visible

Exantema, vesículas, urticaria, huellas de tentáculos (incluida una reacción alérgica)†

Algas

Lavado con agua y jabón

Ácido acético al 5%

Corticoides tópicos tras la descontaminación§§

Gusanos poliquetos

Cinta adhesiva para extraer las espículas¶¶

Corticoides tópicos tras la descontaminación§§

Coral de fuego
Hidroides marinos
Medusa
Anémona
Larvas de anémona

Ácido acético al 5% (no raspar o mojar con agua dulce)††

Rasurar con maquinilla

Corticoides tópicos tras la descontaminación§§

Considerar el antídoto para las medusas avispa de mar
Considerar la inmovilización con presión para las medusas avispa de mar‡‡

Esponja

Cinta adhesiva para extraer las espículas¶¶

Corticoides tópicos tras la descontaminación§§|||||

Heridas punzantes*

Pastinaca
Pez león
Pez escorpión
Pez piedra
Erizo de mar
Estrella de mar
Siluros
Pez araña¶

Inmersión en agua caliente (45 °C) durante 30-90 min o hasta que ceda el dolor
Anestesia local o regional
Analgésicos sistémicos

Considerar el antídoto para el pez piedra#

Radiografía para ver fragmentos calcificados
Fluoroscopia para la extracción de espinas, sobre todo en la mano y el pie

Desbridamiento

Considerar antibióticos**

Serpiente marina
Pulpo de anillo azul
Moluscos de concha cónica‡

Aspiración local
Inmovilización con presión§

Soporte respiratorio
Considerar antídoto||

FIGURA 3-75 Algoritmo para el enfoque de la intoxicación por plantas y animales marinos. (De Auerbach PS: *Wilderness medicine*, 4.ª ed., St. Louis, 2001, Mosby.)

*Una laceración deprimida, sobre todo de la extremidad inferior, con bordes cianóticos sugiere una herida por pastinaca. Múltiples pinchazos en un patrón aleatorio con o sin discoloración púrpura o fragmentos retenidos son típicos de las púas de los erizos de mar. Tras la mordedura de una serpiente marina suelen apreciarse de una a ocho (por lo general dos) marcas de colmillos. Una sola herida punzante isquémica con un halo eritematoso y tumefacción rápida sugiere una intoxicación por el pez escorpión. Las heridas por aguijones del pez león suelen acompanarse de ampollas. Los pinchazos indoloros con parálisis sugieren una mordedura de un pulpo de anillo azul. La localización de una picadura de moluscos de concha cónica es puntiforme, dolorosa y de aspecto isquémico.

†Los habones y las reacciones eritematosas son inespecíficas. Un desarrollo rápido (en 24 horas) de necrosis cutánea sugiere una picadura de anémona. Las «huellas de tentáculos» con marcas cruzadas o un aspecto escarchado son patognomónicas de las medusas avispa de mar (*Chironex fleckeri*). Pueden producirse lesiones oculares o intraorales por tentáculos fragmentados de hidroides o celentéreos. Las reacciones alérgicas deben tratarse con rapidez.

‡El veneno de la serpiente marina causa debilidad, parálisis respiratoria, mioglobinuria, mialgias, visión borrosa, vómitos y disfagia. El pulpo de anillo azul inyecta tetrodotoxina, que provoca una parálisis neuromuscular rápida.

§Si está *inmediatamente* disponible (lo que suele ser infrecuente), se puede aplicar aspiración local sin incisión, mediante un aparato desatascador. En cuanto sea posible, se debe retener el veneno localizado con una goma oclusiva o por constricción venosa-linfática proximal o (de forma preferible) con la técnica de inmovilización por presión, en la que se comprime una compresa directamente sobre la herida mediante una banda elástica que debería efectuar una presión en toda la extremidad de 9,33 kPa (70 mmHg) o menos. No se recomienda la incisión y aspiración.

‖El soporte ventilatorio precoz tiene la máxima influencia sobre el pronóstico. La dosis mínima inicial de antídoto para la serpiente marina es de 1-3 viales. Pueden requerirse hasta 10 viales.

¶Las heridas oscilan desde grandes laceraciones (pastinacas) a pinchazos diminutos (pez piedra). La persistencia del dolor tras la inmersión en agua caliente sugiere una picadura de pez piedra o un fragmento de espina retenido. El sitio del pinchazo puede identificarse mediante la inyección forzada de lidocaína al 1-2% u otro anestésico local sin epinefrina cerca de la herida y la observación de la salida del líquido. No se debe intentar exprimir las espinas de los erizos de mar si se encuentran en la herida. El tinte de las espinas ya extraídas de los erizos de mar desaparecerá (se absorberá) en 24-36 horas.

#La dosis inicial de antitoxina para el pez piedra es de un vial por cada dos heridas punzantes.

**Los antibióticos escogidos deberían cubrir *Staphylococcus*, *Streptococcus* y microorganismos de origen marino, como *Vibrio.*

††El ácido acético al 5% (vinagre) es un buen descontaminante multiuso y se indica en las picaduras de las medusas avispa de mar. Las alternativas, en función de la región geográfica y las especies autóctonas de medusa, son el alcohol isopropílico, el bicarbonato (bicarbonato sódico), el amoníaco, la papaína y los preparados que contengan esas sustancias.

‡‡La dosis inicial de antitoxina contra las medusas avispa de mar es de una ampolla i.v. o tres ampollas i.m.

§§Si existe inflamación grave, deben administrarse corticoides sistémicos (dosis inicial de 60-100 mg de prednisona o su equivalente) y disminuir la dosis en un período de 10-14 días.

‖‖Una alternativa es aplicar y quitar materiales comercializados de exfoliación facial.

¶¶Una alternativa es aplicar y quitar materiales comercializados de exfoliación facial, tras lavados tópicos con 30 ml de ácido acético al 5% (vinagre) diluidos en 1 l de agua durante 15-30 minutos varias veces al día, hasta que las lesiones empiecen a resolverse. Se debe prever la descamación superficial en 3-6 semanas.

EPIGLOTITIS

CIE-9MC 464.30

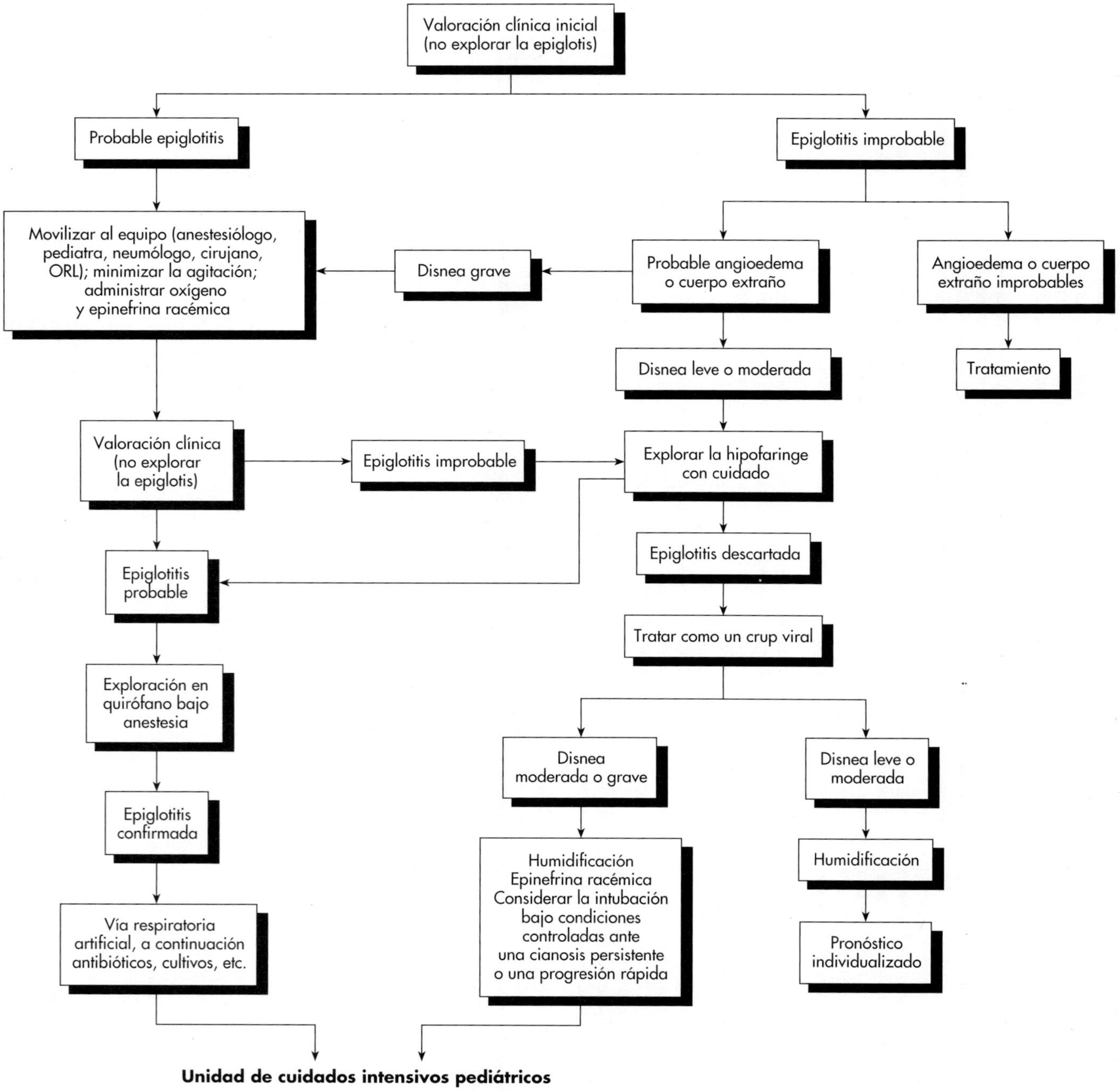

Unidad de cuidados intensivos pediátricos

FIGURA 3-76 **Valoración y tratamiento óptimos de la obstrucción de la vía respiratoria alta causada por una epiglotitis o un crup grave. La atención debe individualizarse para reflejar los recursos y asuntos logísticos de cada centro concreto.** *ORL*, Otorrinolaringólogo. (De Barkin RM, Rosen P: *Emergency pediatrics,* St. Louis, 1999, Mosby.)

ERITROCITOSIS ADQUIRIDA

CIE-9MC 289.0 Policitemia adquirida

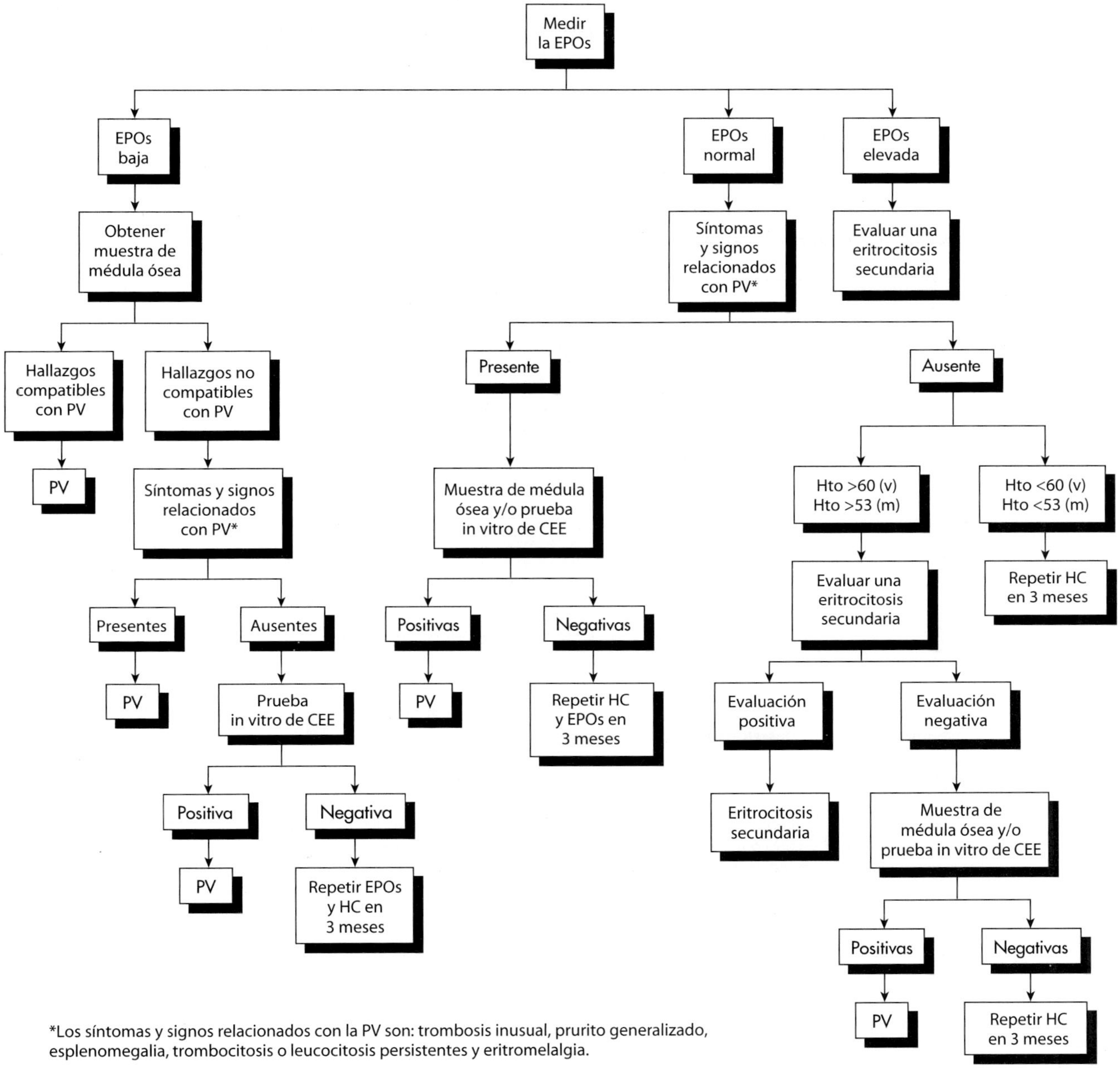

FIGURA 3-77   Enfoque diagnóstico de la eritrocitosis adquirida. *CEE*, Colonias eritroides endógenas (espontáneas); *EPOs*, concentración de eritropoyetina sérica; *HC*, hemograma completo; *Hto*, hematocrito; *m*, mujeres; *PV*, policitemia vera; *v*, varones. (De Goldman L, Ausiello D [eds.]: *Cecil textbook of medicine*, 22.ª ed., Filadelfia, 2004, WB Saunders.)

*Los síntomas y signos relacionados con la PV son: trombosis inusual, prurito generalizado, esplenomegalia, trombocitosis o leucocitosis persistentes y eritromelalgia.

SECCIÓN III

ESCOLIOSIS

CIE-9MC 737.30	Escoliosis idiopática
737.39	Escoliosis paralítica
754.2	Escoliosis congénita
724.3	Escoliosis ciática
737.43	Asociada con neurofibromatosis

DETECCIÓN SELECTIVA DE LA ESCOLIOSIS

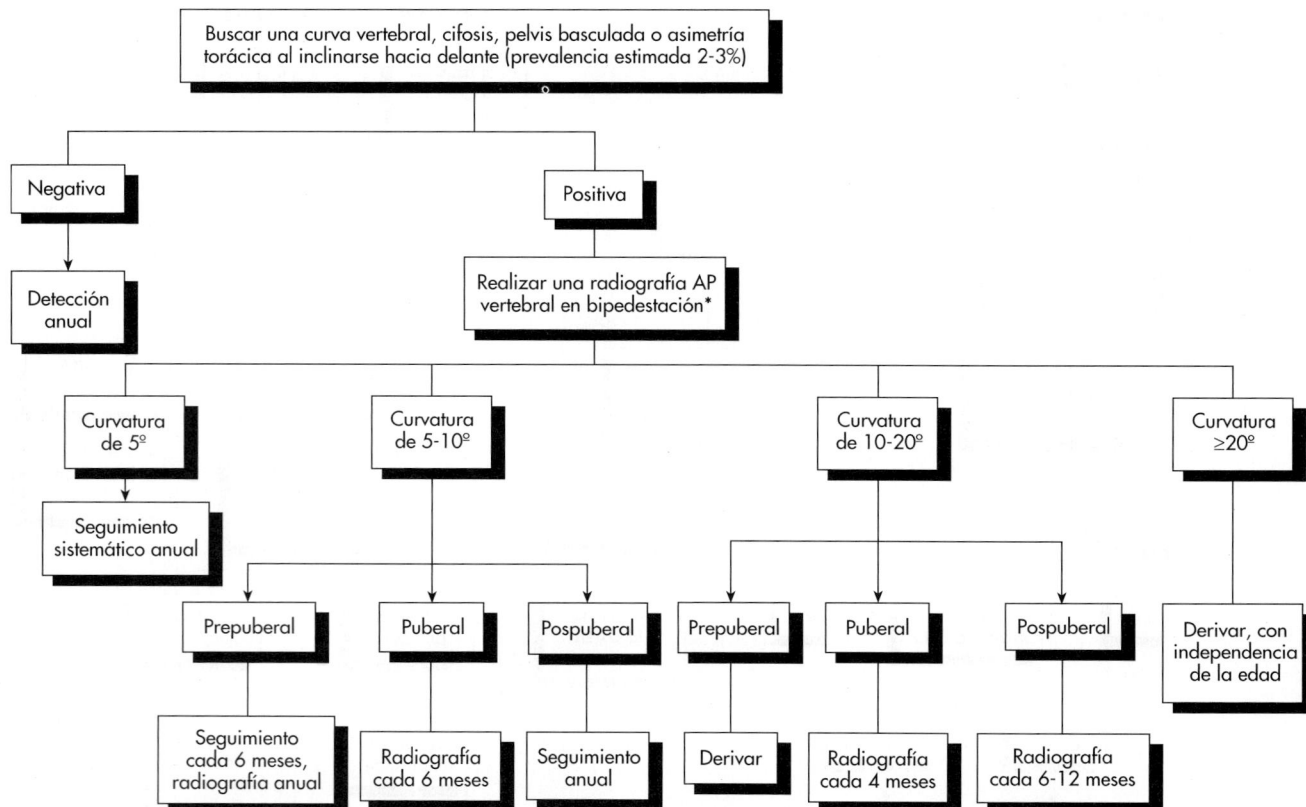

Buscar una curva vertebral, cifosis, pelvis basculada o asimetría torácica al inclinarse hacia delante (prevalencia estimada 2-3%)

Negativa

Detección anual

Positiva

Realizar una radiografía AP vertebral en bipedestación*

Curvatura de 5º

Seguimiento sistemático anual

Curvatura de 5-10º

Curvatura de 10-20º

Curvatura ≥20º

Prepuberal

Puberal

Pospuberal

Prepuberal

Puberal

Pospuberal

Derivar, con independencia de la edad

Seguimiento cada 6 meses, radiografía anual

Radiografía cada 6 meses

Seguimiento anual

Derivar

Radiografía cada 4 meses

Radiografía cada 6-12 meses

*Método de Cobb de medición angular

1. Identificar la vértebra más baja cuya base se incline hacia la concavidad de la curva
2. Trazar una línea perpendicular a la prolongación de su cara inferior
3. Identificar la vértebra más alta cuya base se incline hacia la concavidad de la curva y trazar una perpendicular a la prolongación de su cara superior
4. Medir el ángulo de intersección = ángulo de escoliosis

FIGURA 3-78 Detección selectiva y seguimiento de la escoliosis. *AP*, Anteroposterior. (De Driscoll C [ed.]: *The family practice desk reference*, 3.ª ed., St. Louis, 1996, Mosby.)

ESPLENOMEGALIA

CIE-9MC	789.2	**Esplenomegalia sin especificar**
	289.51	**Esplenomegalia congestiva crónica**
	759.0	**Esplenomegalia congénita**
	789.2	**Esplenomegalia de etiología desconocida**

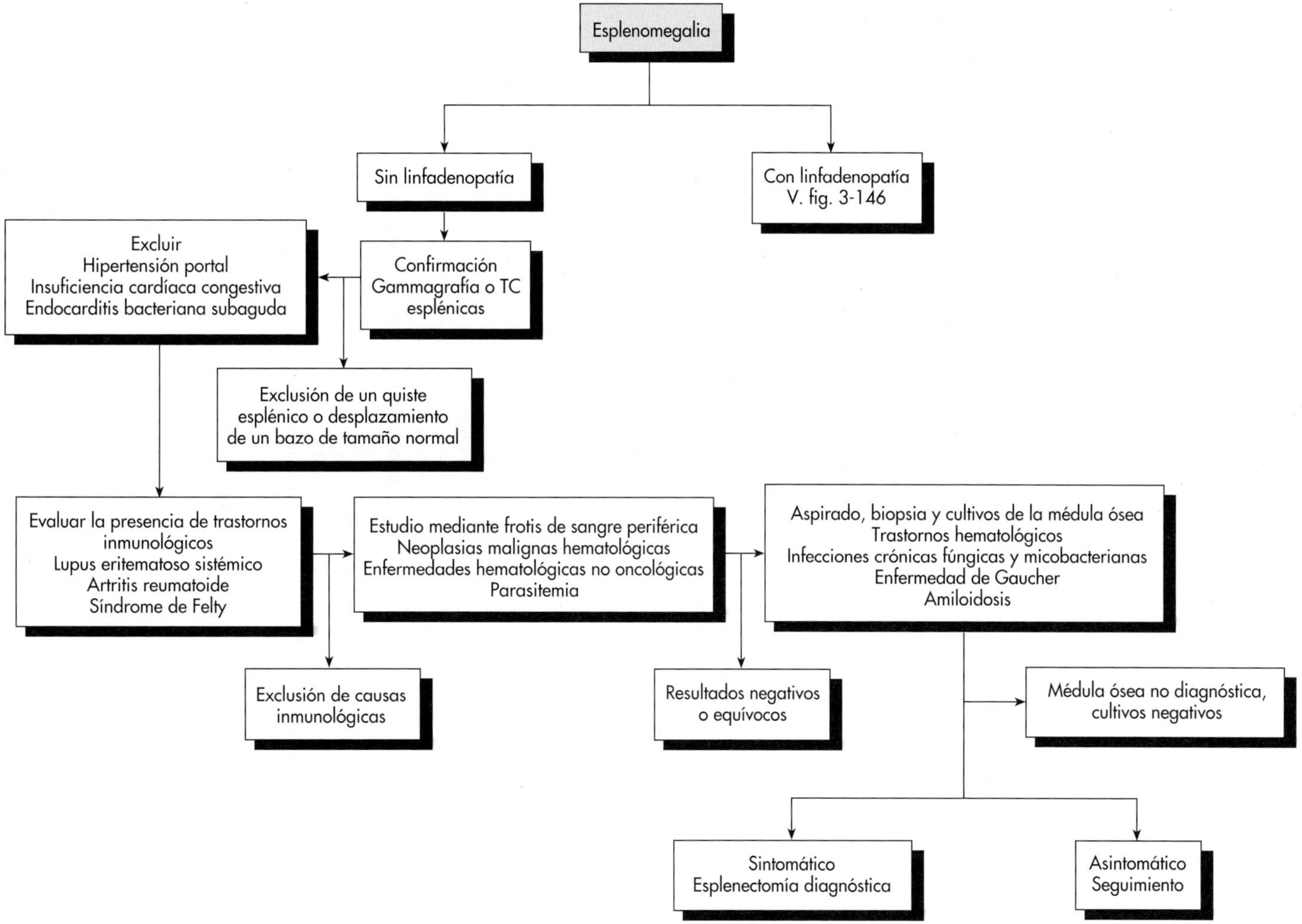

FIGURA 3-79   Enfoque clínico del paciente con esplenomegalia. *TC*, Tomografía computarizada. (De Stein JH [ed.]: *Internal medicine*, 5.ª ed., St. Louis, 1998, Mosby.)

ESPONDILOARTROPATÍA, DIAGNÓSTICO

Presencia de:
- ¿Artritis inflamatoria o asimétrica o de predominio en las extremidades inferiores?
  y/o
- ¿Dolor de espalda de inicio insidioso de >3 meses de duración asociado a rigidez matutina y mejoría con la actividad?

No → Espondiloartropatía improbable

Sí → ¿Existen signos de psoriasis o de enfermedad intestinal inflamatoria?

No → ¿Existe algún dato de los siguientes?
- Signos radiológicos de sacroileítis
- Entesopatía
- Dactilitis (dedos en salchicha)
- Dolor en las nalgas (bilateral o alternante)
- Uretritis, cervicitis o diarrea aguda dentro del mes del inicio de la artritis
- Antecedentes familiares de espondiloartropatía
- Iritis
- HLA B27 (+)

Sí → Considerar artritis enteropática o psoriásica

No → Espondiloartropatía improbable

Sí → Probable espondiloartropatía

¿Existen signos de espondilitis?
- Dolor vertebral inflamatorio y limitación de los movimientos o
- Sacroileítis radiográfica o
- Anquilosis vertebral

No → Probable artritis reactiva/síndrome de Reiter

Sí → Probable espondilitis anquilosante

¿Existen signos de infección por Chlamydia? (es decir, elevación del título de anticuerpos anticlamidias)

No → Artritis reactiva/síndrome de Reiter

Sí → Artritis reactiva asociada a Chlamydia

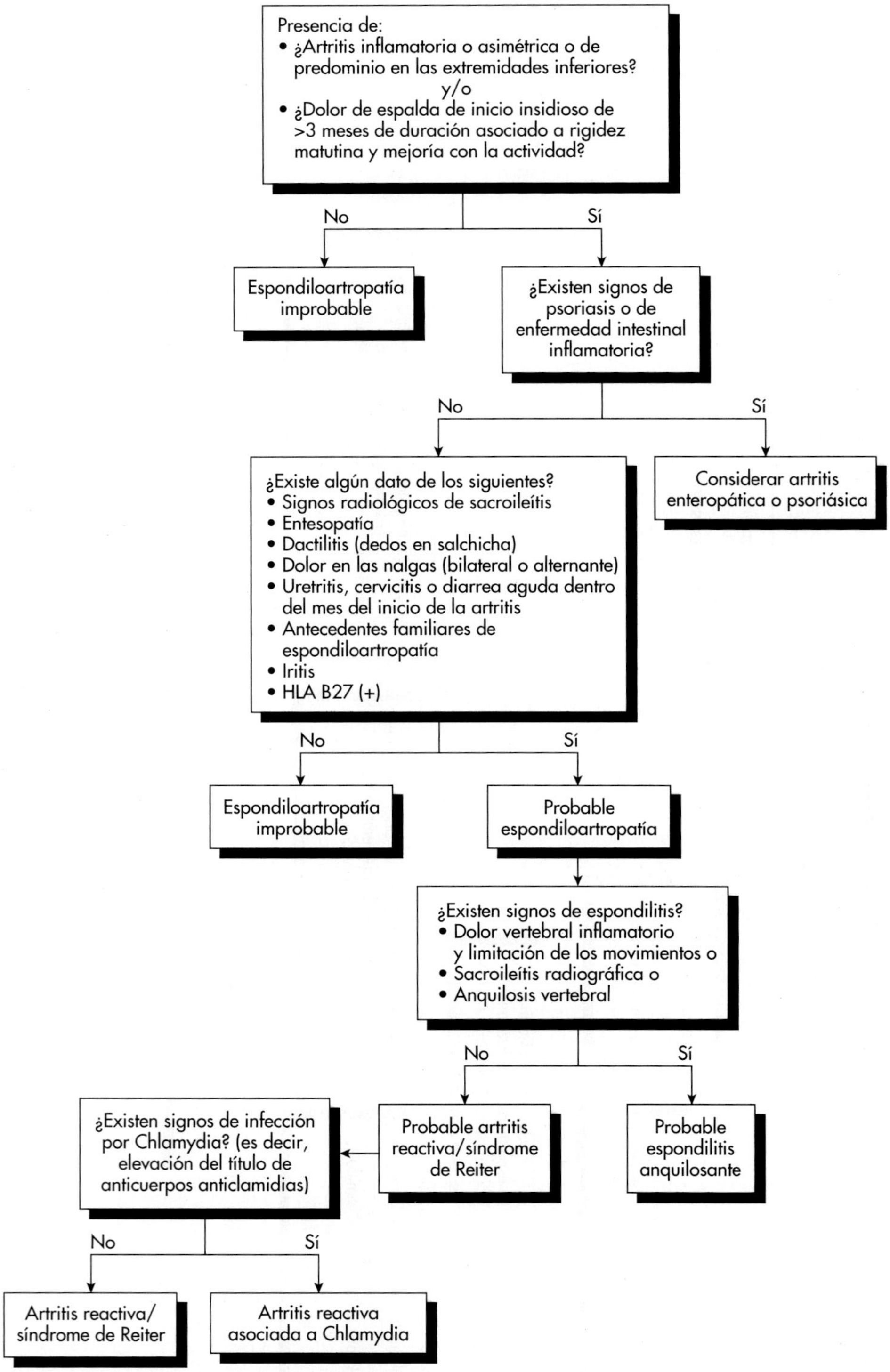

FIGURA 3-80 Algoritmo para el diagnóstico de las espondiloartropatías. (De Goldman L, Ausiello D: *Cecil textbook of medicine*, 22.ª ed., Filadelfia, 2004, WB Saunders.)

ESPONDILOARTROPATÍA, TRATAMIENTO

CIE-9MC 720.7

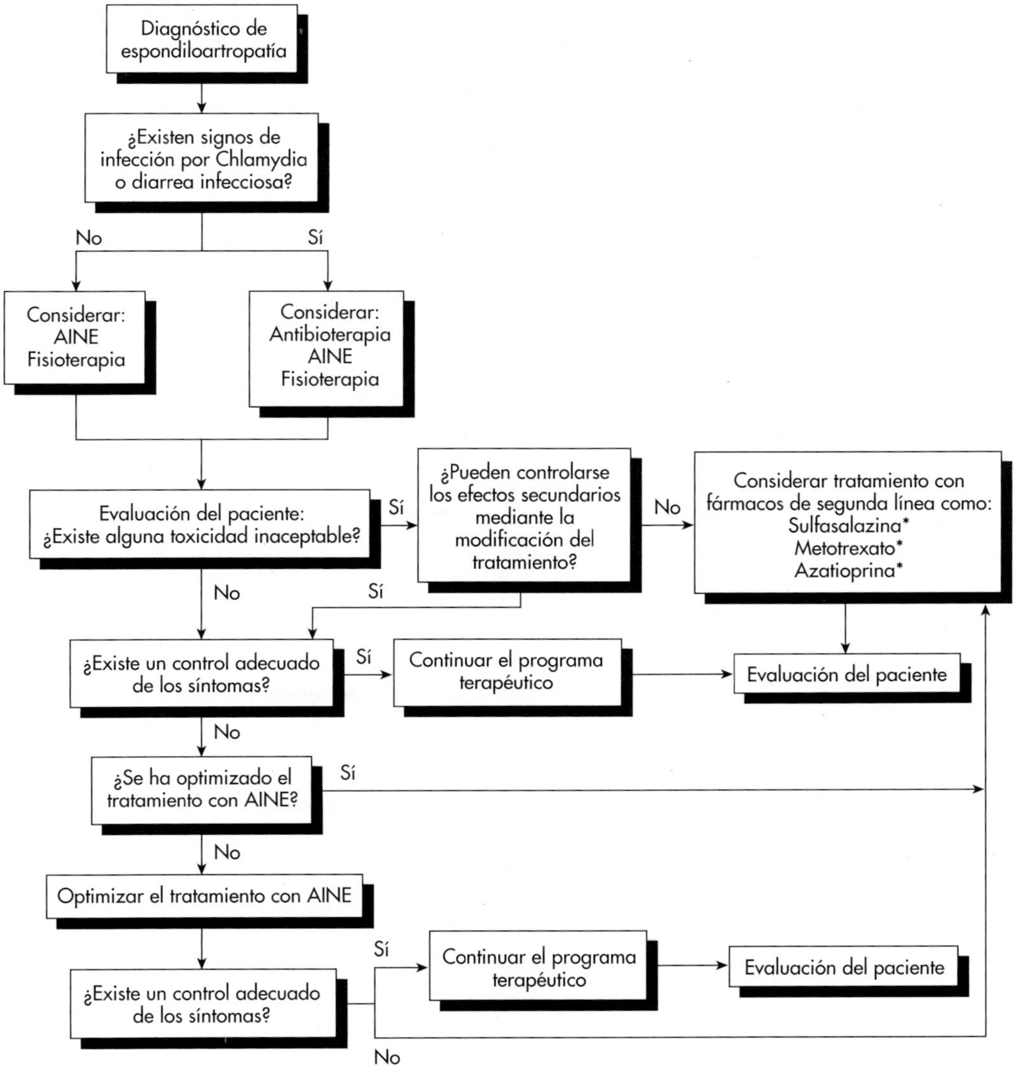

*No autorizado por la FDA para el tratamiento de las espondiloartropatías.

FIGURA 3-81   Algoritmo terapéutico para los pacientes con espondiloartropatía. *AINE*, Antiinflamatorios no esteroideos; *FDA*, Food and Drug Administration. (De Goldman L, Ausiello D: *Cecil textbook of medicine*, 22.ª ed., Filadelfia, 2004, WB Saunders.)

SECCIÓN III

ESPONDILOSIS CERVICAL

CIE-9MC 721.0

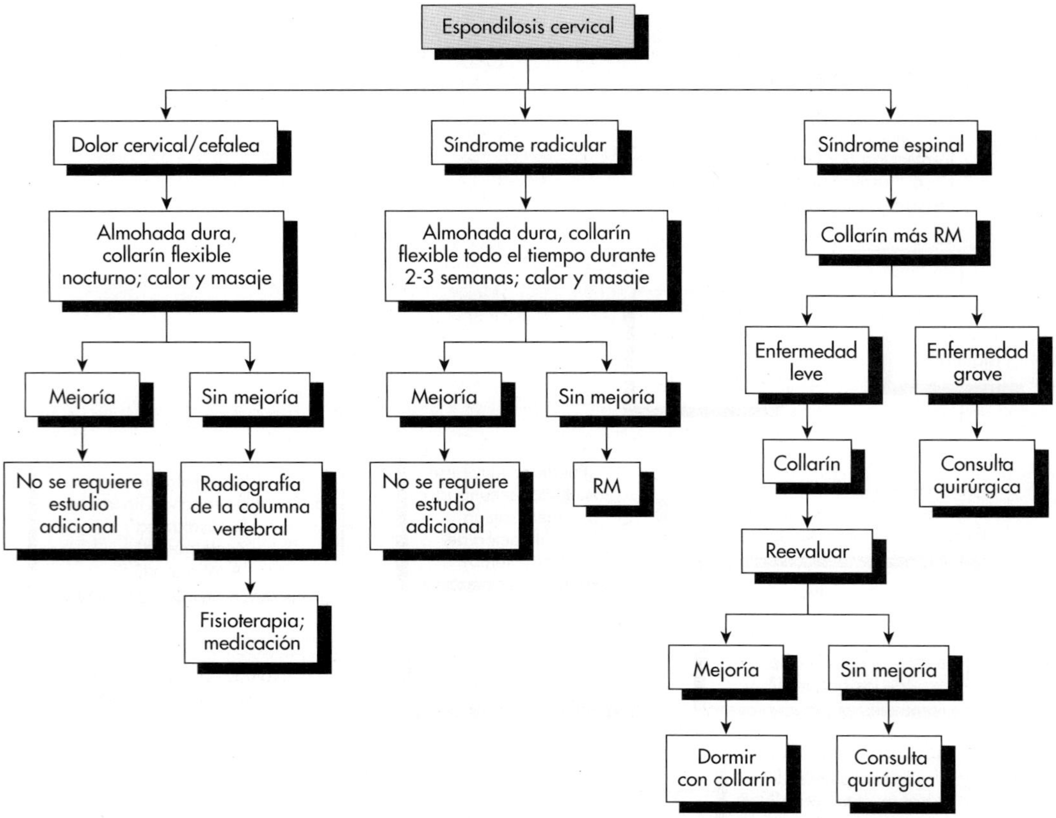

FIGURA 3-82 Algoritmo para el tratamiento de la espondilosis cervical. *RM*, Resonancia magnética. (De Ronthal M, Rachlin JR: Cervical spondylosis. En Johnson RT, Griffin JW [eds.]: *Current therapy in neurologic disease,* 5.ª ed., St. Louis, 1997, Mosby.)

ESTRABISMO

CIE-9MC 378.9

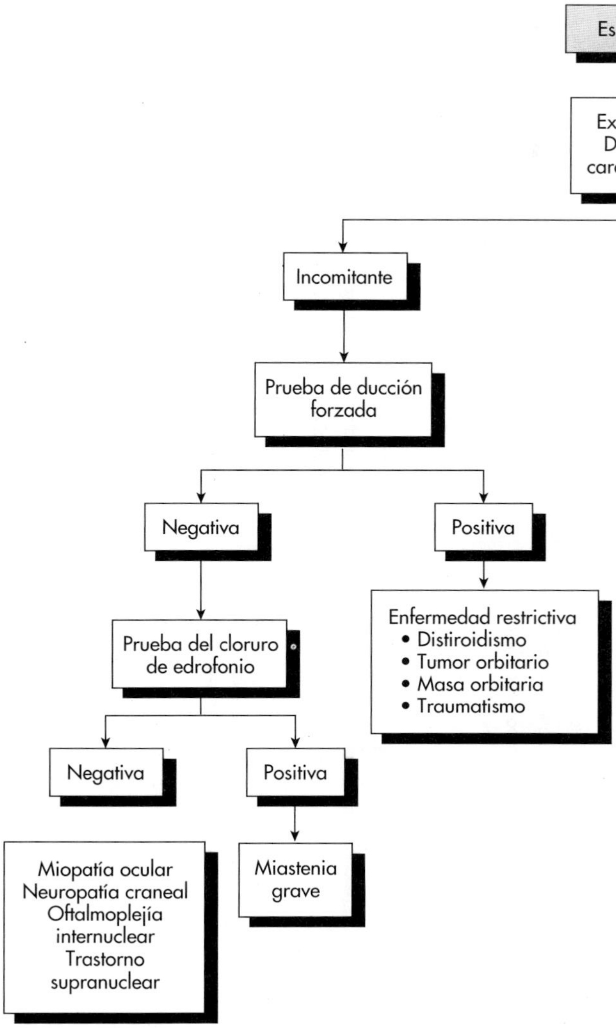

FIGURA 3-83 Pruebas diagnósticas que ayudan a diferenciar entre las causas habituales de estrabismo. (De Goldman L, Ausiello D [eds.]: *Cecil textbook of medicine,* 22.ª ed., Filadelfia, 2004, WB Saunders.)

ESTREÑIMIENTO

CIE-9MC 564.0

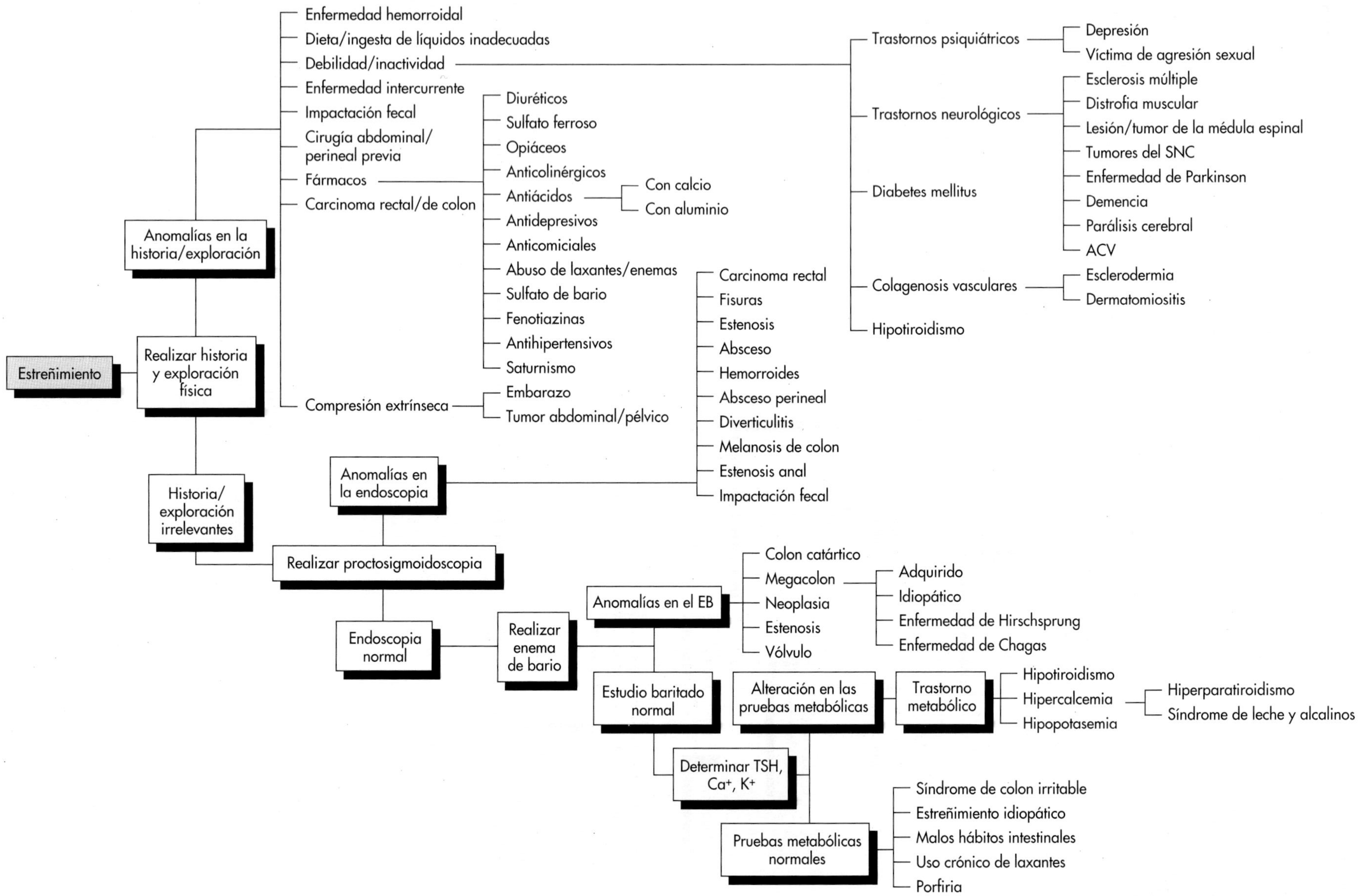

FIGURA 3-84 Estreñimiento. *ACV*, Accidente cerebrovascular; *EB*, enema de bario; *SNC*, sistema nervioso central; *TSH*, tirotropina. (De Healey PM: *Common medical diagnosis: an algorithmic approach*, 3.ª ed., Filadelfia, 2000, WB Saunders.)

EVALUACIÓN DEL EXUDADO DEL PEZÓN*

CIE-9MC 611.79

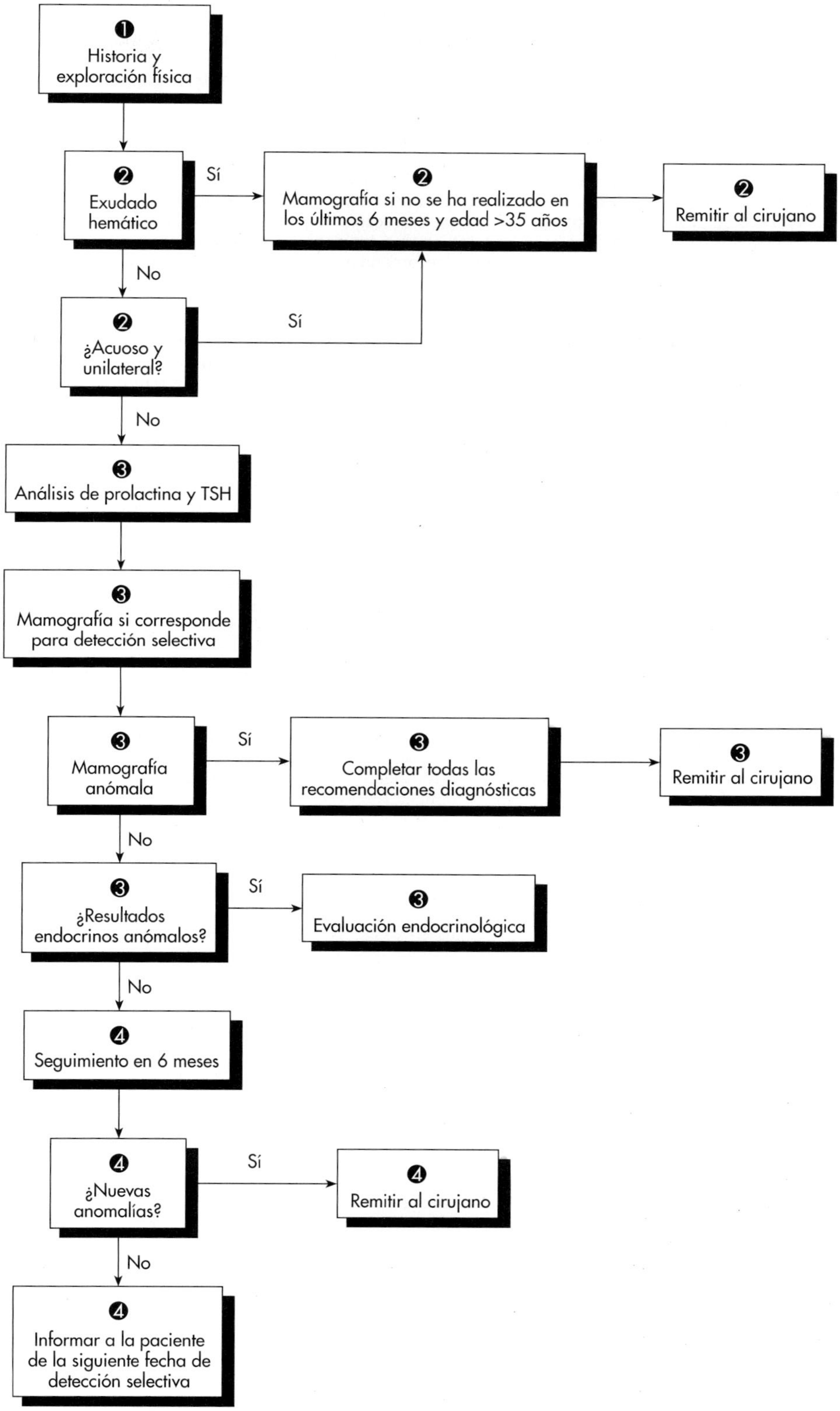

❶ Historia y exploración física

❷ Exudado hemático

→ Sí → ❷ Mamografía si no se ha realizado en los últimos 6 meses y edad >35 años → ❷ Remitir al cirujano

↓ No

❷ ¿Acuoso y unilateral?

→ Sí →

↓ No

❸ Análisis de prolactina y TSH

❸ Mamografía si corresponde para detección selectiva

❸ Mamografía anómala

→ Sí → ❸ Completar todas las recomendaciones diagnósticas → ❸ Remitir al cirujano

↓ No

❸ ¿Resultados endocrinos anómalos?

→ Sí → ❸ Evaluación endocrinológica

↓ No

❹ Seguimiento en 6 meses

❹ ¿Nuevas anomalías?

→ Sí → ❹ Remitir al cirujano

↓ No

❹ Informar a la paciente de la siguiente fecha de detección selectiva

*Sin masa palpable.

FIGURA 3-85   Detección selectiva y evaluación del cáncer de mama. (Del Institute for Clinical Systems Integration, Minneapolis: *Postgrad Med* 100:182, 1996.)

FIGURA 3-85 *(cont.)*

1. **HISTORIA Y EXPLORACIÓN FÍSICA*.** Las pacientes con exudado del pezón deben ser valoradas mediante historia y exploración física centradas en las mamas. La historia se dirige a detectar y caracterizar cualquier otro síntoma relacionado con la mama. También deben valorarse los factores de riesgo identificados, entre ellos la edad superior a 50 años, cualquier antecedente personal de cáncer de mama, de hiperplasia en biopsia de mama previa o antecedentes de cáncer de mama en familiares de primer grado (madre, hermana, hija). La exploración física debe incluir inspección de la mama en busca de cualquier signo de ulceración o cambios en el contorno e inspección del pezón para detectar una enfermedad de Paget. La palpación debe realizarse con la paciente de pie y en decúbito supino para determinar la presencia de cualquier masa palpable.

2. **¿¿Exudado hemático?** Si el exudado parece claramente sanguinolento, la paciente debe ser remitida al cirujano para valoración. En el momento de la derivación hay que hacer una mamografía de la glándula afectada si la paciente es mayor de 35 años y no se le ha realizado ninguna en los 6 meses anteriores. De modo similar, las pacientes con exudado acuoso unilateral también deben ser remitidas al cirujano para valoración y posible biopsia.

3. **Pruebas endocrinas. Mamografía.** Si el exudado parece claramente lácteo o es bilateral, hay que realizar determinaciones séricas de prolactina y tirotropina (TSH) para descartar la presencia de un origen endocrinológico de los síntomas. En esta misma visita, se debe realizar también una mamografía si corresponde en función de la detección selectiva mamográfica periódica según los intervalos recomendados. La paciente con alteraciones mamográficas requiere una valoración radiológica adicional para caracterizar mejor la lesión y debe ser remitida después al cirujano si fuera necesario. Antes de tal remisión, debe comprobarse que se han hecho todas las proyecciones adicionales recomendadas, los estudios ecográficos y los seguimientos. Si la mamografía parece normal, hay que revisar los resultados de las determinaciones de TSH y prolactina. Si los resultados son anómalos, se procederá a la valoración apropiada para aclarar la etiología, bien por parte del médico de atención primaria o por un endocrinólogo.

4. **Resultados del seguimiento a los 6 meses.** Si los resultados de la mamografía y la detección selectiva endocrinológica son normales, la paciente debe volver para control a los 6 meses, con el fin de comprobar que no se han producido cambios específicos en el carácter del exudado, como la aparición de hemorragia franca o enfermedad de Paget, lo que justificaría la valoración quirúrgica. Si en la visita de control no se observan anomalías palpables o visibles, la paciente debe reintegrarse al programa de detección selectiva habitual, con estudios en los intervalos recomendados.

---

*Las directrices sanitarias del ICSI están diseñadas para proporcionar a los médicos una base analítica para la valoración y el tratamiento de sus pacientes. No pretenden sustituir al juicio clínico del médico ni establecer un protocolo para todas las pacientes con un trastorno concreto. Una directriz pocas veces es el único método para valorar un problema. Además, las directrices son «documentos vivos», probablemente imperfectos y sometidos a revisión y reelaboración anuales.

El ICSI es una organización con fines no lucrativos que proporciona servicios para mejorar la calidad de la atención sanitaria a 20 grupos médicos afiliados a Health Partners en las regiones central y meridional de Minnesota y en el oeste de Wisconsin. Las directrices se diseñan mediante un proceso en el que participan en todos sus pasos médicos, enfermeras y otros profesionales sanitarios; los destinatarios de la atención sanitaria participan en las decisiones finales. Para solicitar alguna de las más de 40 directrices diseñadas por el ICSI, se debe contactar con ICSI Publications Fulfillment Center, a la atención del grupo ARDEL, 6518 Walker St., Suite 150, Minneapolis, MN 55426; 612-927-6707.

CIE-9MC	411.89	Insuficiencia coronaria aguda
	411.8	Insuficiencia coronaria crónica
	411.1	Insuficiencia coronaria o síndrome intermedio

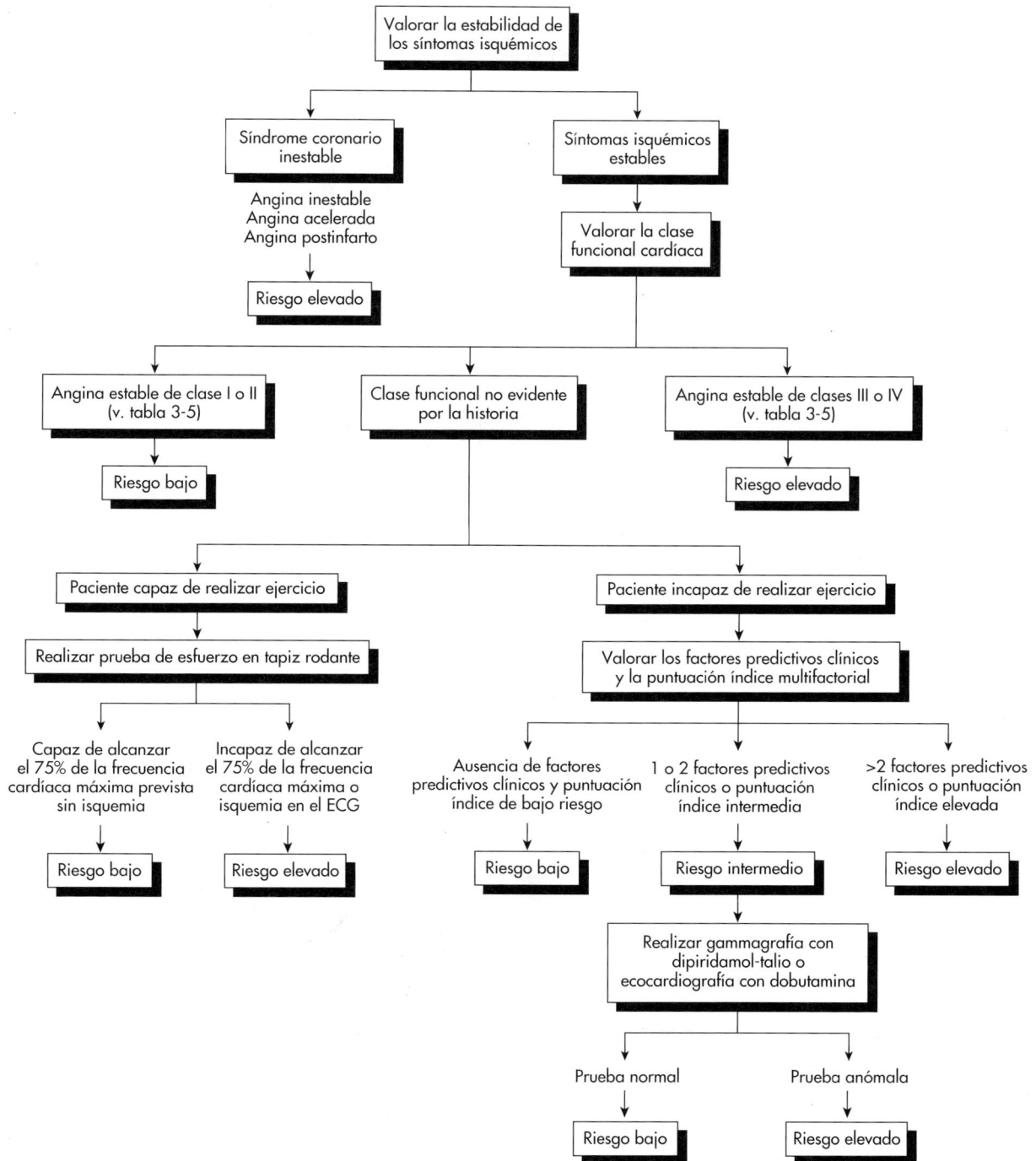

FIGURA 3-86   Evaluación preoperatoria de los pacientes con coronariopatía conocida o sospechada. (De Goldman L, Braunwald E [eds.]: *Primary cardiology*, Filadelfia, 1998, WB Saunders.)

TABLA 3-5   Clasificación funcional de la Nueva York Heart Association

Clase I	Sin limitación	La actividad física habitual no causa síntomas
Clase II	Limitación leve	Asintomático en reposo La actividad física habitual causa síntomas
Clase III	Limitación marcada	Asintomático en reposo La actividad menor de la habitual causa síntomas
Clase IV	Incapacidad para realizar cualquier actividad física	Síntomas en reposo

SECCIÓN III

EVALUACIÓN RADIOLÓGICA DE LA MAMA

CIE-9MC V76.10

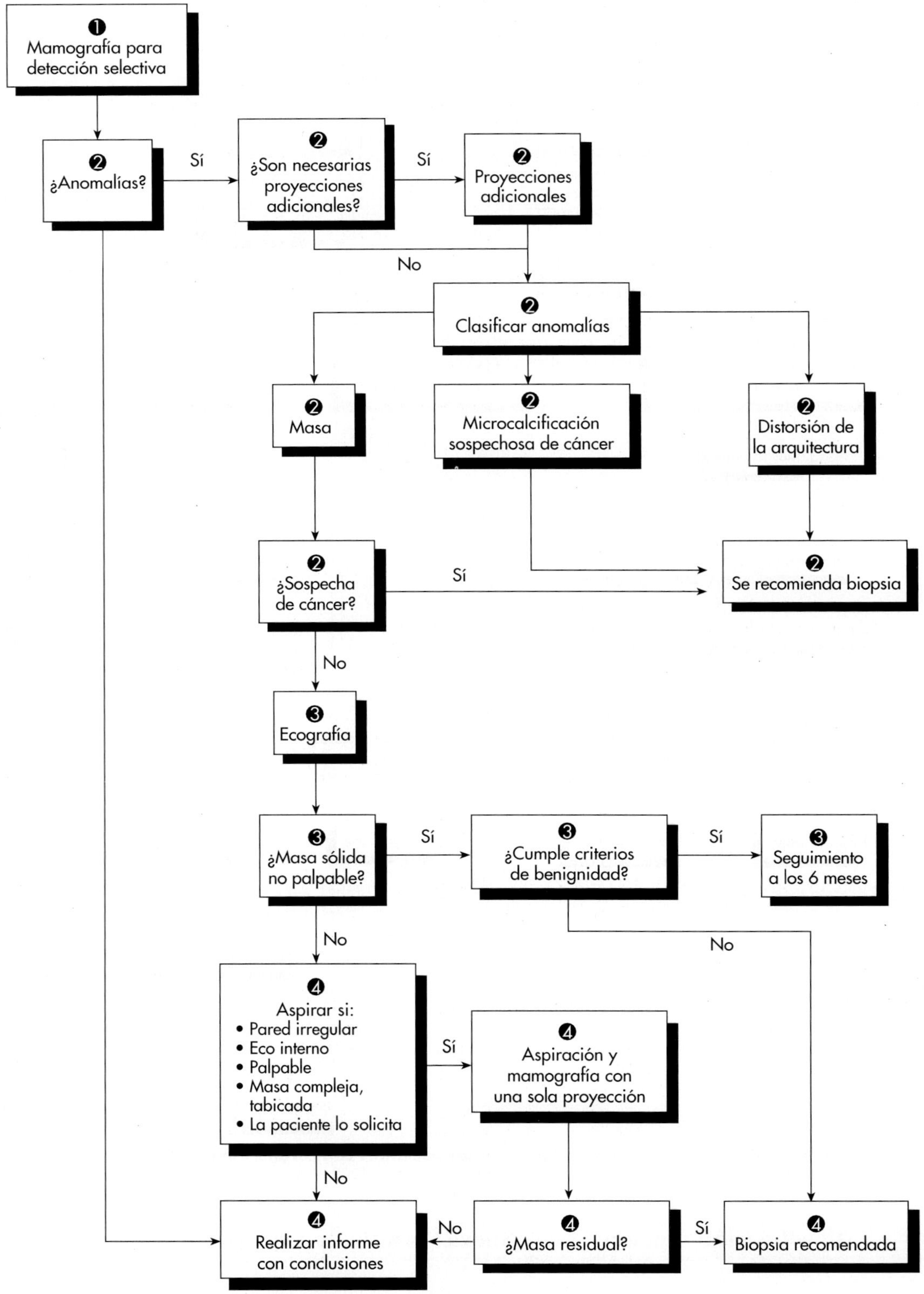

FIGURA 3-87 Detección selectiva y evaluación del cáncer de mama. (Del Institute for Clinical Systems Integration, Minneapolis: *Postgrad Med* 100:182-187, 1996.)

FIGURA 3-87 *(cont.)*

1. **Detección selectiva mamográfica*.** Las pacientes suelen ser enviadas al radiólogo para realizar la detección selectiva mamográfica. Sin embargo, en ocasiones las pacientes son remitidas para mamografía diagnóstica en función de síntomas o signos en la exploración de la mama. Si se aprecia alguna anomalía mamográfica, se recomienda una valoración completa bajo la dirección del radiólogo, que es el responsable de completar la valoración radiológica, de forma que pueda proporcionar rápidamente la mejor caracterización posible de la anomalía al médico de atención primaria que ordenó el estudio original. Cualquier recomendación de remisión al cirujano para una posible biopsia debe hacerse de forma directa al médico de atención primaria, quien posee la responsabilidad última de tal remisión.

2. **Mamografía anormal. Clasificación de las anomalías. ¿Sospecha de cáncer?** Si el radiólogo observa alguna anomalía en la mamografía, decidirá si se requieren más imágenes mamográficas para completar el proceso de valoración, como repetir el estudio de la mama afectada a los 6 meses para documentar la estabilidad de una lesión de bajo riesgo probablemente benigna. Como alternativa, pueden ser necesarias la imagen con compresión, la ampliación, o ambas, para caracterizar mejor las lesiones mamarias indeterminadas. Estos estudios adicionales deben realizarse en presencia del radiólogo para reducir el riesgo de tener que llamar de nuevo a la paciente si se requieren más estudios para valorar la misma lesión.
   Una vez realizadas estas proyecciones, todas y cada una de las anomalías detectadas en cada lesión independiente de la mama estudiada deben ser clasificadas en función de la naturaleza de la alteración. El radiólogo debe clasificar la lesión como microcalcificación sospechosa, distorsión de la arquitectura o masa de tejido blando. Si se identifica una lesión con microcalcificaciones que sugieran cáncer, se recomendará la biopsia. Es el médico de atención primaria quien debe remitir al cirujano para realizar la biopsia. Si se identifica una masa de tejido blando en la mamografía, debe ser estudiada más a fondo para determinar el riesgo relativo de malignidad. Cualquier lesión sospechosa con microcalcificaciones, distorsión de la arquitectura o crecimiento, en comparación con la mamografía previa, también requiere remisión al cirujano para una posible biopsia.

3. **Resultados de la ecografía.** Si la masa no sugiere cáncer de forma evidente, hay que realizar una ecografía para aclarar si se trata de una lesión sólida. Una masa sólida debe caracterizarse más a fondo de acuerdo con tres criterios sugestivos de benignidad:
   • Tamaño inferior a 15 mm.
   • Tres o menos lobulaciones.
   • Más del 50% del margen de la lesión aparece bien circunscrito en una proyección.
   Las pacientes con lesiones que cumplan los tres criterios pueden ser observadas y valoradas más adelante a intervalos de 6 meses. Cualquier lesión que no cumpla los tres criterios de benignidad debe ser clasificada como indeterminada y se considerará la biopsia. De modo similar, cualquier masa sólida palpable debe ser remitida al cirujano para una posible biopsia abierta. Por último, toda lesión aparecida desde la última mamografía de detección selectiva debe ser considerada para biopsia.

4. **Aspiración y resultados.** Si la ecografía de la masa de tejido blando demuestra que se trata de una lesión quística, el quiste debe clasificarse de acuerdo con los criterios enumerados en el algoritmo: pared irregular en la ecografía, ecos internos, aspecto complejo tabicado y carácter palpable del quiste demostrado mediante ecografía. La positividad de cualquiera de estos criterios representa una indicación para la aspiración del quiste bajo guía ecográfica. También se debe proporcionar aspiración si la paciente lo solicita.
   Tras la aspiración del quiste, hay que hacer una mamografía con una sola proyección para confirmar la resolución completa de la lesión. Si ésta es lo bastante compleja, se puede realizar una neumografía del quiste. Si queda cualquier masa residual o la neumografía del quiste muestra alteraciones, se debe recomendar la biopsia. Por otra parte, si la masa es un quiste simple que no cumple ninguno de los criterios enumerados anteriormente, la paciente se debe reintegrar al proceso de detección selectiva, y se comunicará el fin de la evaluación al profesional sanitario que solicitó las pruebas.

---

*Las directrices sanitarias del ICSI están diseñadas para proporcionar a los médicos una base analítica para la valoración y el tratamiento de sus pacientes. No pretenden sustituir al juicio clínico del médico ni establecer un protocolo para todas las pacientes con un trastorno concreto. Una directriz pocas veces es el único método para valorar un problema. Además, las directrices son «documentos vivos», probablemente imperfectos y sometidos a revisión y reelaboración anuales.

El ICSI es una organización con fines no lucrativos que proporciona servicios para mejorar la calidad de la atención sanitaria a 20 grupos médicos afiliados a Health Partners en las regiones central y meridional de Minnesota y en el oeste de Wisconsin. Las directrices se diseñan mediante un proceso en el que participan en todos sus pasos médicos, enfermeras y otros profesionales sanitarios; los destinatarios de la atención sanitaria participan en las decisiones finales. Para solicitar alguna de las más de 40 directrices diseñadas por el ICSI, se debe contactar con ICSI Publications Fulfillment Center, a la atención del grupo ARDEL, 6518 Walker St., Suite 150, Minneapolis, MN 55426; 612-927-6707.

SECCIÓN III

EVALUACION Y TRATAMIENTO DEL BOCIO

CIE-9MC	240.9	Bocio sin especificar
	240.0	Bocio simple
	241.9	Bocio adenomatoso
	246.1	Bocio congénito
	242.1	Bocio uninodular con tirotoxicosis
	242.2	Bocio multinodular con tirotoxicosis

```
                    ┌─────────────────────┐
                    │ Historia, exploración│
                    │    física (EF)       │
                    │ Identificación de bocio│
                    │   Difuso o nodular   │
                    └─────────────────────┘
                              │
   ┌──────────────┐   ┌─────────────────────┐   ┌──────────────┐
   │ ↑ T4 libre,  │◄──│   T4 libre, TSH     │──►│ TSH elevada  │
   │   ↓ TSH      │   │ Ecografía (si no están│  │ Eutiroideo o │
   │ Hipertiroideo│   │claros el tamaño y la │  │ hipotiroideo │
   └──────────────┘   │     extensión)      │   └──────────────┘
         │            └─────────────────────┘          │
   ┌──────────────┐             │             ┌──────────────────┐
   │ Tratamiento: │             │             │ Tratamiento con T4│
   │  fármacos    │             │             │Controlar la T4   │
   │antitiroideos,│             │             │libre y la TSH    │
   │ YRA, cirugía │             │             │Tamaño del bocio  │
   └──────────────┘             │             │mediante la EF    │
                                │             └──────────────────┘
```

T_4 libre, TSH normal

Bocio difuso — Ausencia de signos obstructivos

Tratamiento con T_4 — Controlar la T_4 libre y la TSH — Tamaño del bocio mediante la EF

Bocio multinodular, TSH baja-normal — Ausencia de obstrucción y de nódulo dominante

T_4 libre, TSH, EF cada 6-12 meses — No tratar con T_4

Bocio multinodular — TSH moderada-normal

Mínimos signos obstructivos

Tratamiento de prueba de supresión con T_4 limitado 6 meses — Con frecuencia no hay mejoría — Suspender la T_4 si no disminuye el tamaño

Signos obstructivos significativos — TC o RM para determinar el tamaño y confirmar la obstrucción

Ausencia de signos obstructivos — Nódulo dominante

Biopsia del nódulo

Cirugía

Benigno: supresión con T_4 limitada a 6-12 meses — Con frecuencia no disminuye el tamaño — Repetir la biopsia del nódulo

Maligno

Cirugía

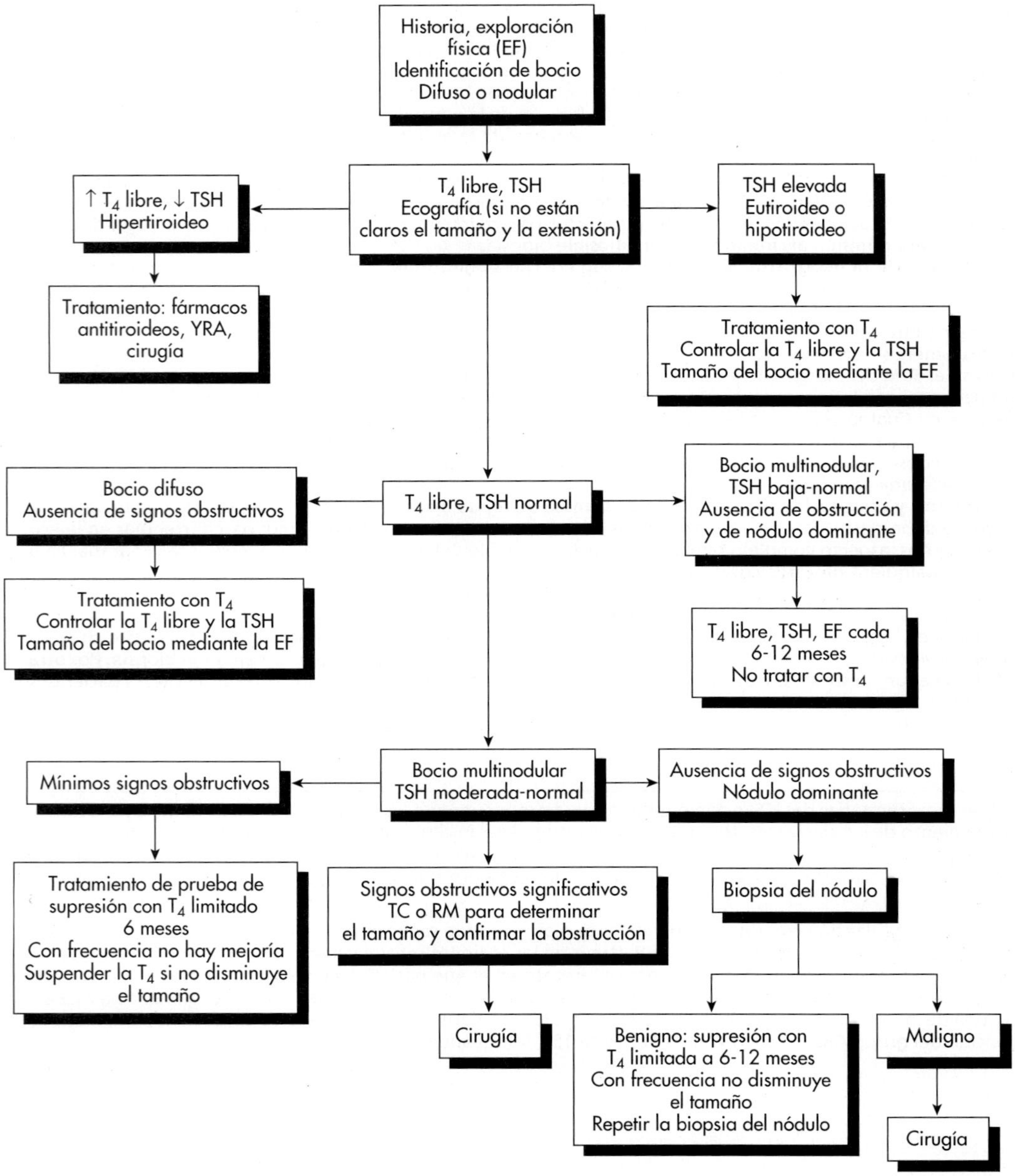

FIGURA 3-88 Evaluación y tratamiento de los pacientes con bocio difuso y nodular no tóxico y estado tiroideo indeterminado. *RM*, Resonancia magnética; *TC*, tomografía computarizada; *TSH*, tirotropina; *YRA*, yodo radiactivo. (De Goldman L, Ausiello D [eds.]: *Cecil textbook of medicine*, 22.ª ed., Filadelfia, 2004, WB Saunders.)

EXUDADO URETRAL

CIE-9MC 788.7

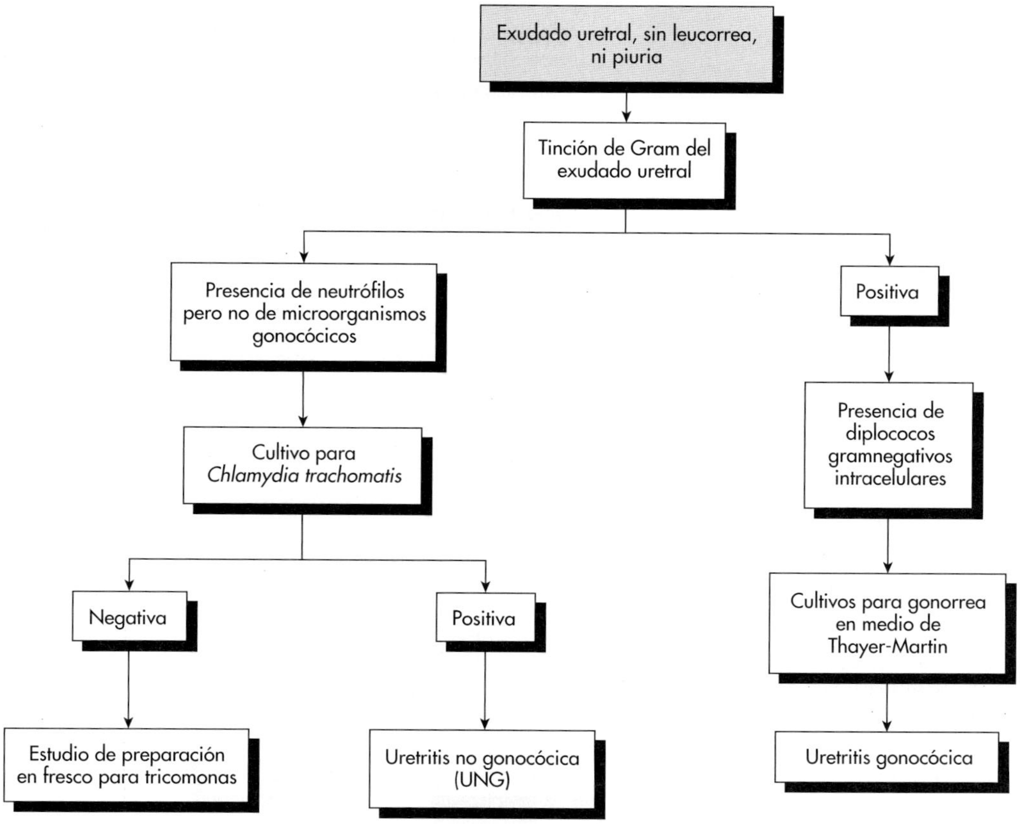

FIGURA 3-89 Exudado uretral.

FEOCROMOCITOMA

CIE-9MC 194.0

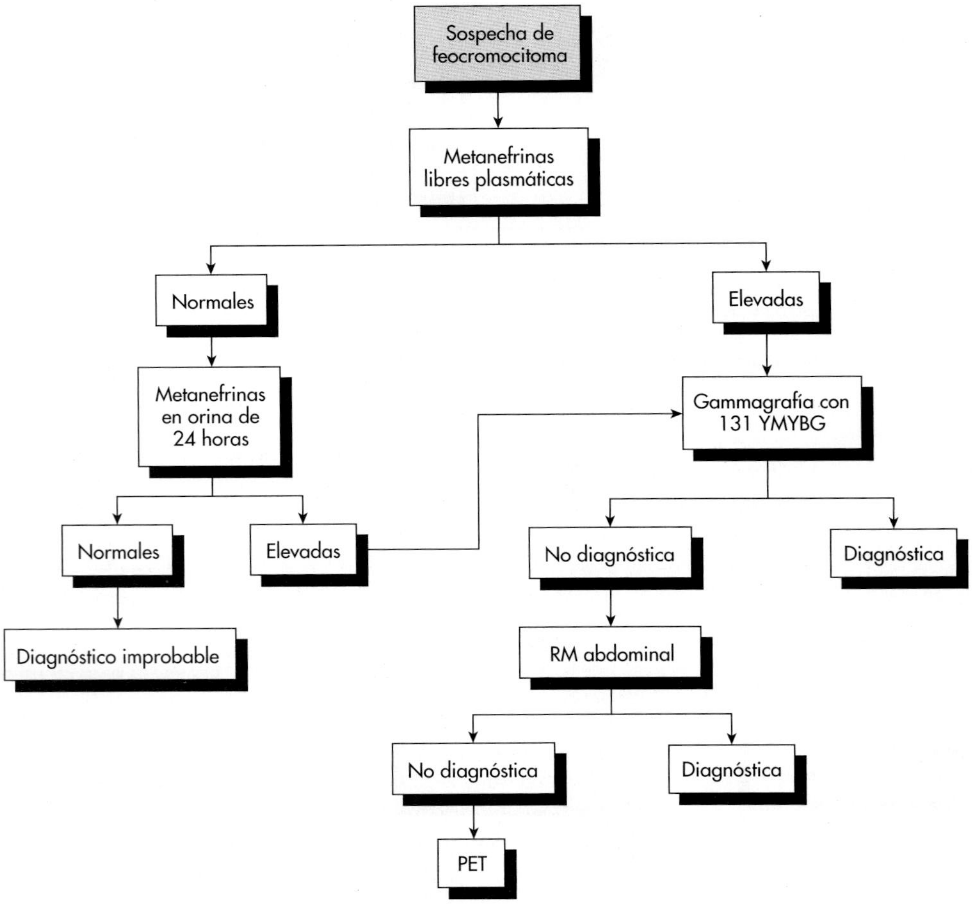

FIGURA 3-90 Feocromocitoma. *PET*, Tomografía por emisión de positrones; *RM*, resonancia magnética; *YMYBG*, yodo metayodobenzilguanidina.

FIEBRE DE ORIGEN DESCONOCIDO

CIE-9MC 780.6 Fiebre de origen desconocido

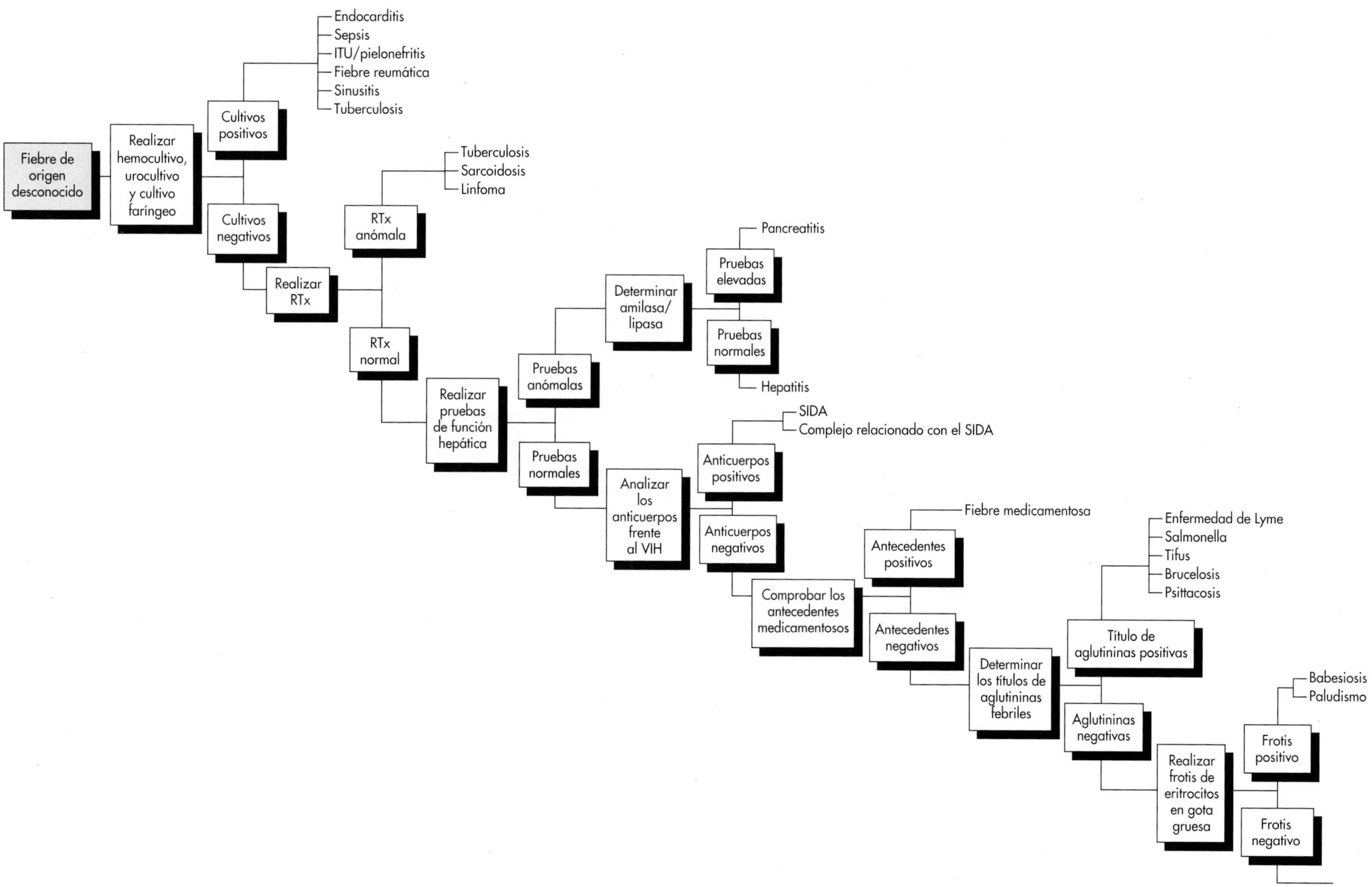

FIGURA 3-91 Enfoque del paciente con fiebre de origen desconocido. *ANA*, Anticuerpos antinucleares; *ITU*, infección del tracto urinario; *RTx*, radiografía de tórax; *SIDA*, síndrome de inmunodeficiencia adquirida; *TC*, tomografía computarizada; *VIH*, virus de la inmunodeficiencia humana; *VSG*, velocidad de sedimentación globular. (De Healey PM: *Common medical diagnosis: an algorithmic approach,* 3.ª ed., Filadelfia, 2000, WB Saunders.)

FIEBRE DE ORIGEN DESCONOCIDO *(cont.)*

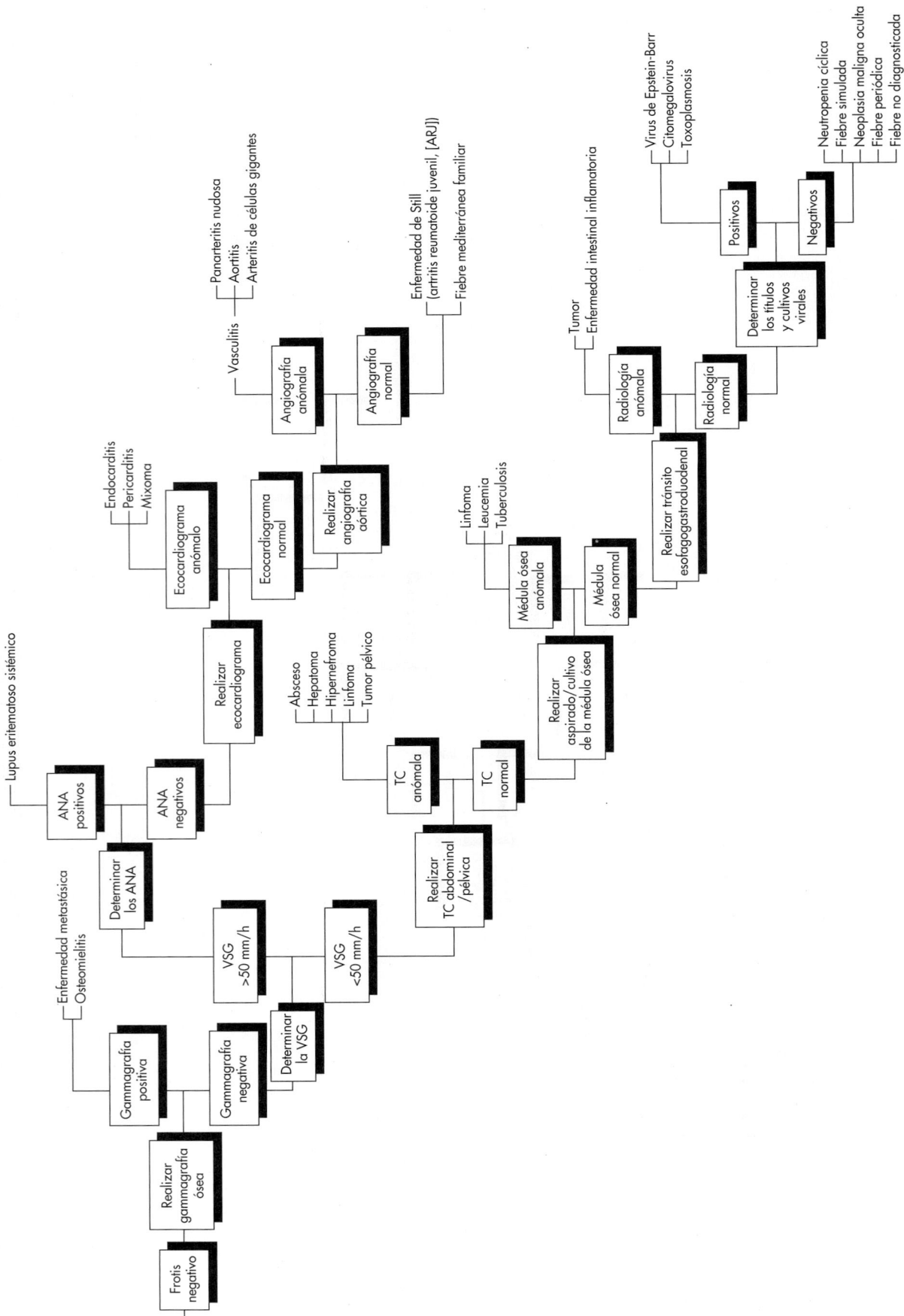

FIGURA 3-91 (cont.). *ANA,* Anticuerpos antinucleares; *ITU,* infección del tracto urinario; *RTx,* radiografía de tórax; *SIDA,* síndrome de inmunodeficiencia adquirida; *TC,* tomografía computarizada; *VIH,* virus de la inmunodeficiencia humana; *VSG,* velocidad de sedimentación globular. (De Healey PM: *Common medical diagnosis: an algorithmic approach,* 3.ª ed., Filadelfia, 2000, WB Saunders.)

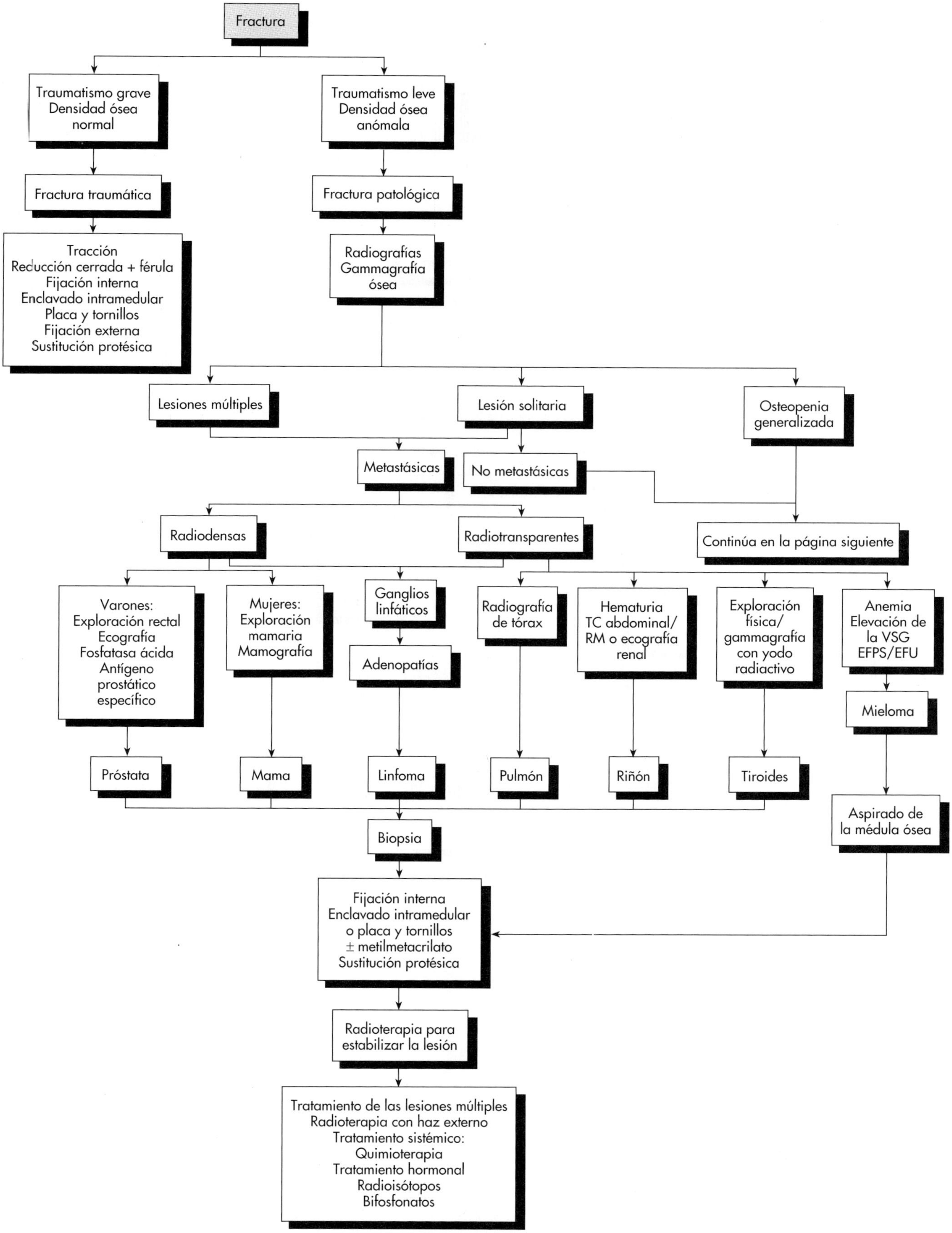

FRACTURA ÓSEA

FIGURA 3-92 Fractura ósea. *EFPS*, Electroforesis de proteínas séricas; *EFU*, electroforesis urinaria; *RM*, resonancia magnética; *TC*, tomografía computarizada; *VSG*, velocidad de sedimentación globular. (De Greene HL, Johnson WP, Lemcke D [eds.]: *Decision making in medicine,* 2.ª ed., St. Louis, 1998, Mosby.)

FRACTURA ÓSEA *(cont.)*

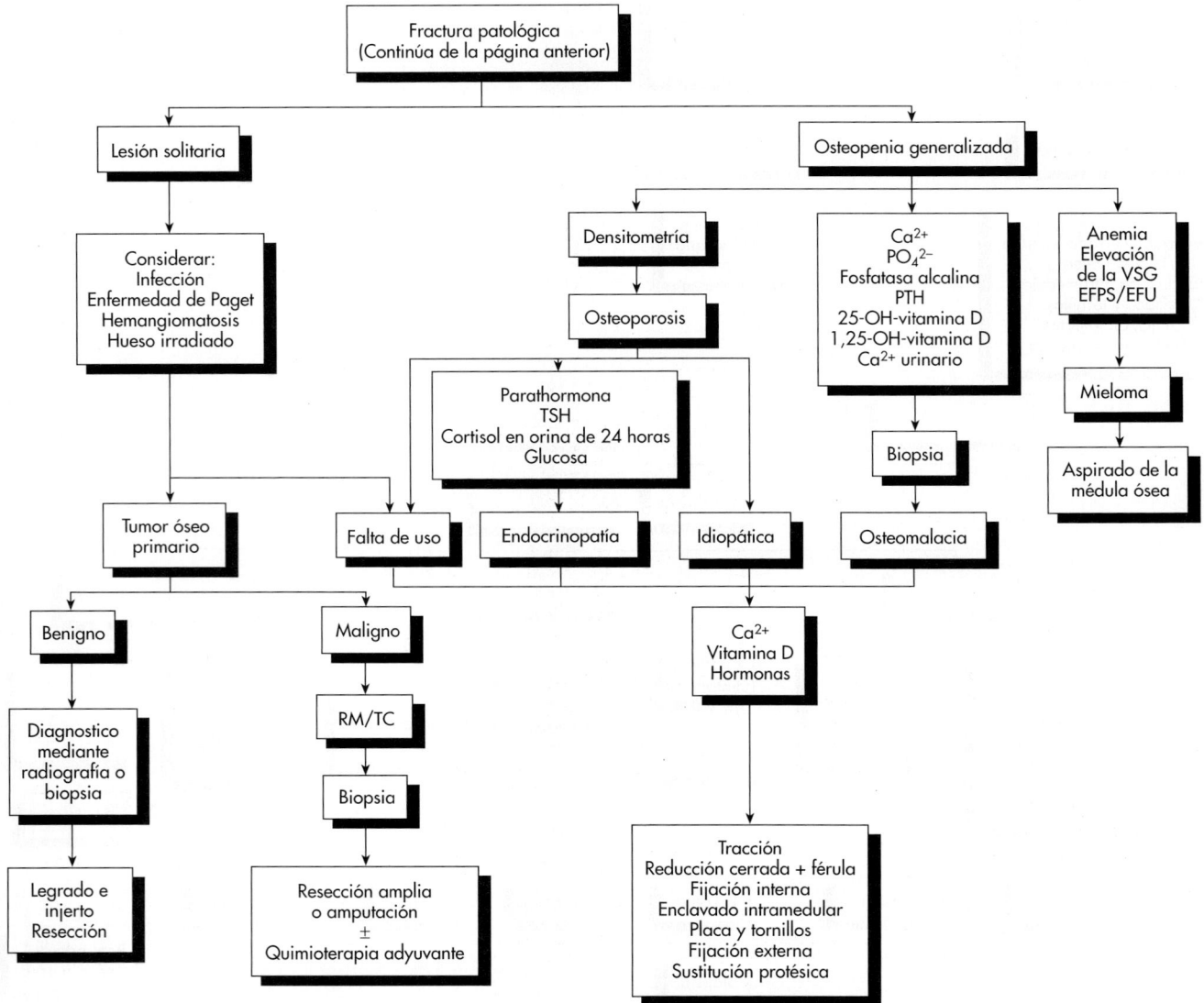

Fractura patológica
(Continúa de la página anterior)

Lesión solitaria

Osteopenia generalizada

Considerar:
Infección
Enfermedad de Paget
Hemangiomatosis
Hueso irradiado

Densitometría

Ca^{2+}
PO_4^{2-}
Fosfatasa alcalina
PTH
25-OH-vitamina D
1,25-OH-vitamina D
Ca^{2+} urinario

Anemia
Elevación
de la VSG
EFPS/EFU

Osteoporosis

Mieloma

Parathormona
TSH
Cortisol en orina de 24 horas
Glucosa

Biopsia

Aspirado de la
médula ósea

Tumor óseo
primario

Falta de uso

Endocrinopatía

Idiopática

Osteomalacia

Benigno

Maligno

Ca^{2+}
Vitamina D
Hormonas

Diagnostico
mediante
radiografía o
biopsia

RM/TC

Biopsia

Legrado e
injerto
Resección

Resección amplia
o amputación
±
Quimioterapia adyuvante

Tracción
Reducción cerrada + férula
Fijación interna
Enclavado intramedular
Placa y tornillos
Fijación externa
Sustitución protésica

FIGURA 3-92 *(cont.)*

GINECOMASTIA

CIE-9MC 611.1 Ginecomastia no puerperal

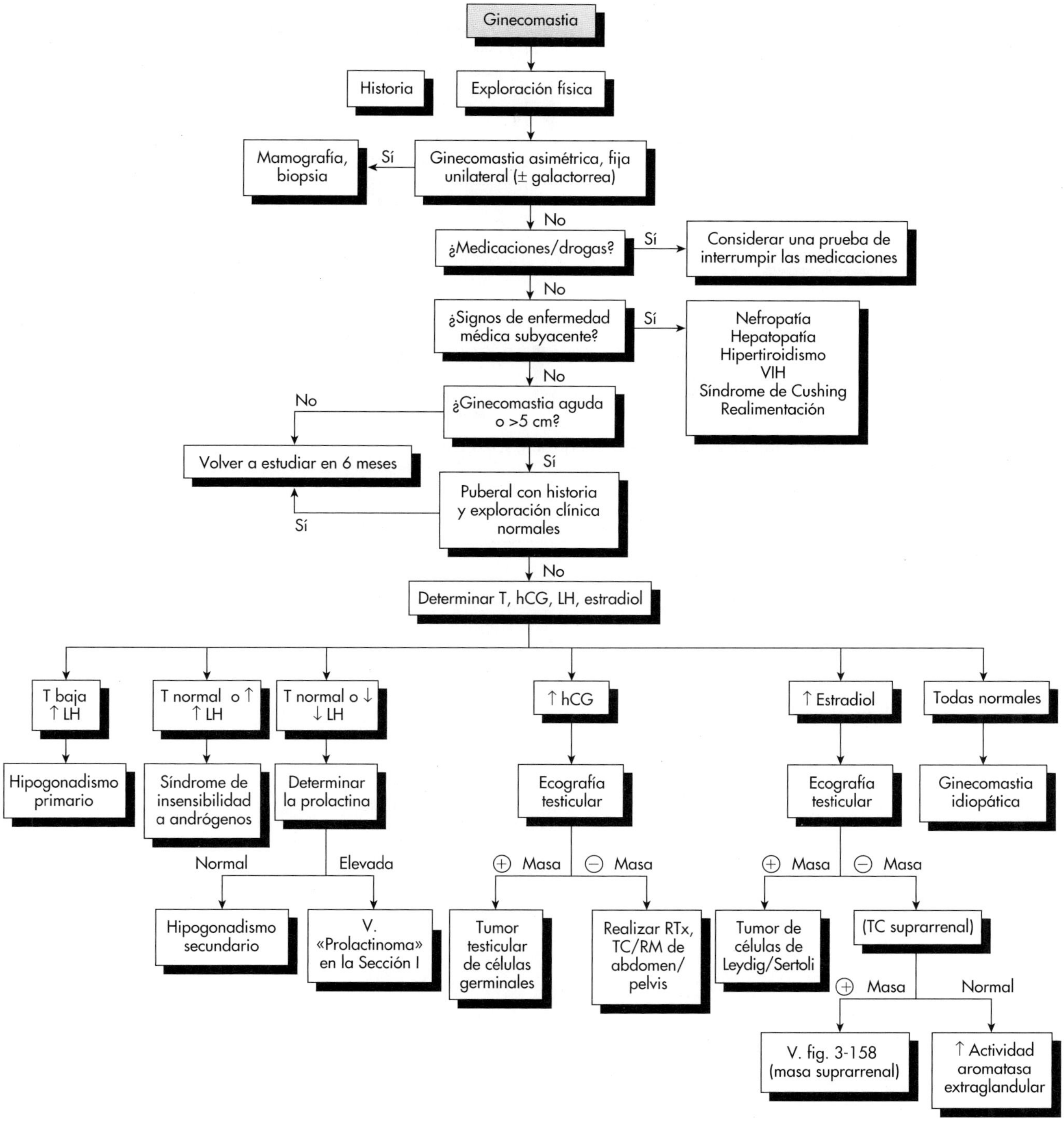

FIGURA 3-93 Evaluación de la ginecomastia. *hCG*, Gonadotropina coriónica humana; *LH*, hormona luteinizante; *RM*, resonancia magnética; *T*, testosterona; *TC*, tomografía computarizada; *VIH*, virus de la inmunodeficiencia humana. (De Noble J: *Primary care medicine,* 3.ª ed., St. Louis, 2001, Mosby.)

GOTA

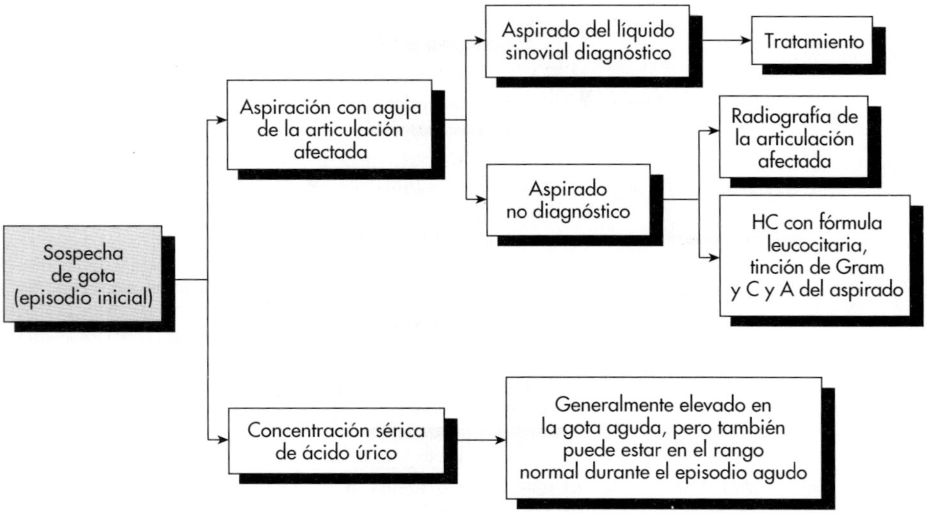

FIGURA 3-94 Evaluación ante la sospecha de gota. *C y A,* Cultivo y antibiograma; *HC,* hemograma completo. (De *Ferri's best test: a practical guide to clinical laboratory medicine and diagnostic imaging,* Filadelfia, 2004, Elsevier Mosby.)

CUADRO 3-5 **Gota**

Diagnóstico por imagen
Prueba de elección
Ninguna
Pruebas auxiliares
Radiografía simple de la articulación afectada ante un diagnóstico incierto

Pruebas de laboratorio
Pruebas de elección
Estudio del aspirado del líquido sinovial de la articulación afectada en busca de cristales de urato (aciculares y birrefringentes)
Pruebas auxiliares
Concentración sérica de ácido úrico
HC con fórmula leucocitaria, VSG si se sospecha un proceso infeccioso
Tinción de Gram y C y A del aspirado del líquido sinovial

De Ferri FF: *Ferri's best test: a practical guide to clinical laboratory medicine and diagnostic imaging,* Filadelfia, 2004, Elsevier Mosby.
C y A, Cultivo y antibiograma; *HC,* hemograma completo; *VSG,* velocidad de sedimentación globular.

HEMATURIA ASINTOMÁTICA

CIE-9MC 599.7

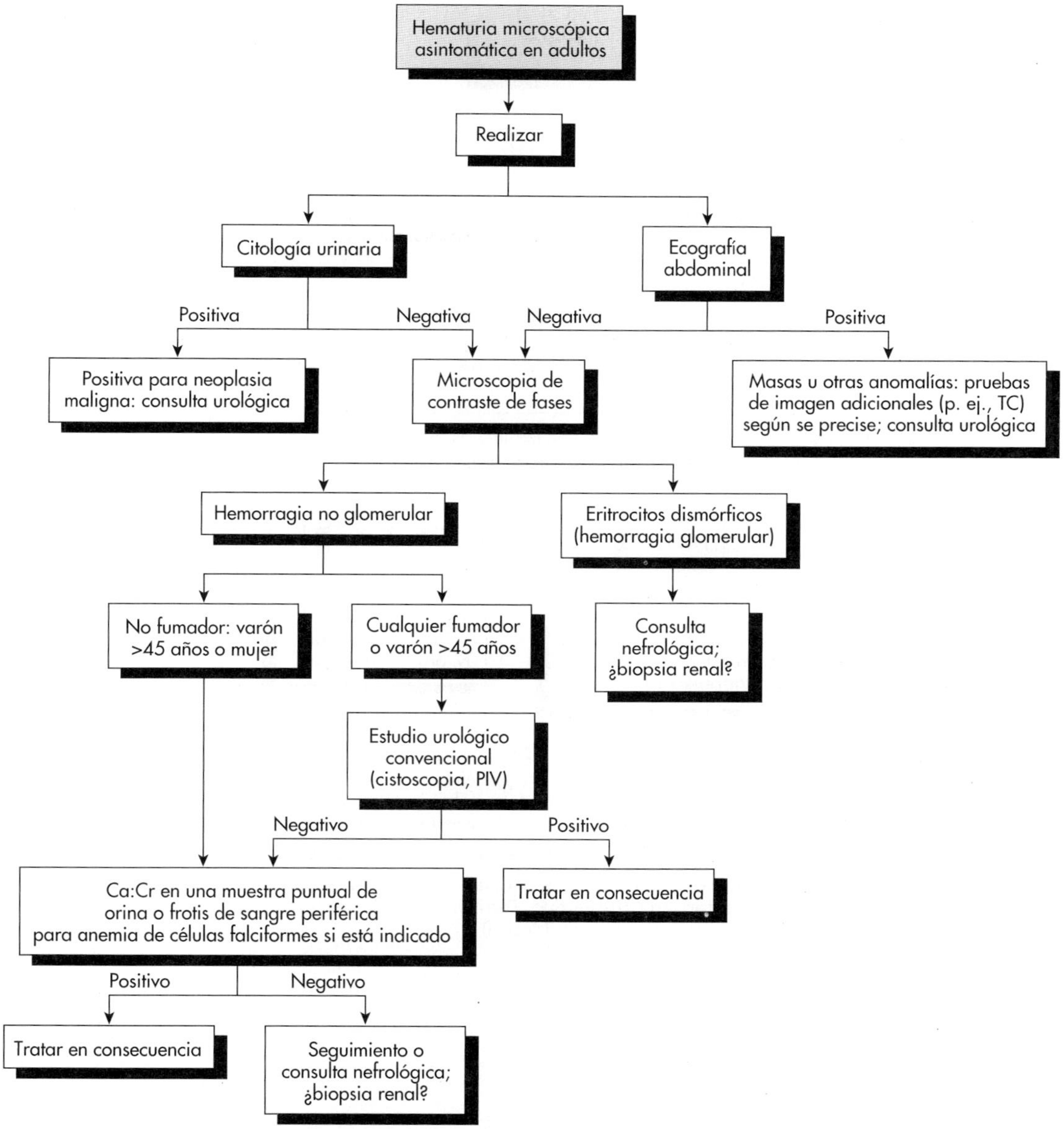

FIGURA 3-95 Algoritmo sugerido para la evaluación de la hematuria microscópica asintomática en adultos. Estos pacientes no deben tener síntomas atribuibles a la hematuria y un análisis de orina negativo, salvo para los eritrocitos. Los adultos con hematuria macroscópica requieren una evaluación urológica completa. *Ca:Cr*, Proporción calcio:creatinina; *PIV*, pielografía intravenosa. (De Nseyo UO [ed.]: *Urology for primary care physicians*, Filadelfia, 1999, WB Saunders.)

HEMOCROMATOSIS

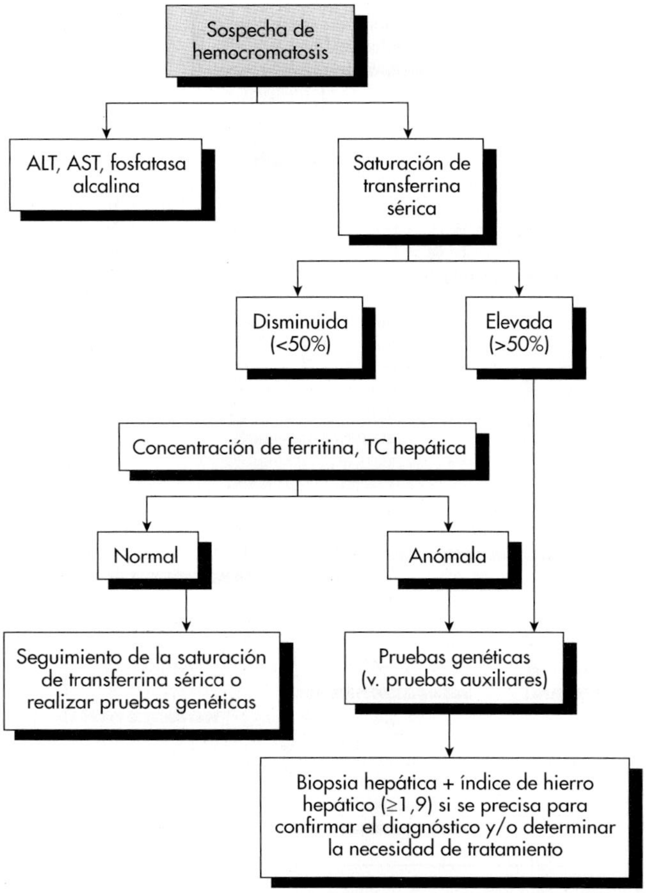

FIGURA 3-96 Evaluación de una posible hemocromatosis. *ALT*, Alanina aminotransferasa; *AST*, aspartato aminotransferasa; *TC*, tomografía computarizada. (De Ferri FF: *Ferri's best test: a practical guide to clinical laboratory medicine and diagnostic imagine,* Filadelfia, 2004, Elsevier Mosby.)

CUADRO 3-6 **Hemocromatosis**

Diagnóstico por imagen
Prueba de elección
Ninguna
Pruebas auxiliares
La TC o RM hepáticas sin contraste son útiles para excluir otras causas de elevación de las enzimas hepáticas. Las pruebas de imagen hepáticas pueden revelar un aumento de densidad del tejido hepático y también son útiles para la detección selectiva del hepatoma (mayor riesgo en pacientes con cirrosis)

Pruebas de laboratorio
Pruebas de elección
La saturación de transferrina plasmática es la mejor prueba de detección selectiva
La ferritina plasmática también es un buen indicador de los depósitos corporales totales de hierro, pero puede estar elevada en muchas otras enfermedades (p. ej., inflamación, neoplasias malignas)
La medición del índice de hierro hepático (concentración de hierro hepático/edad) en la biopsia hepática puede confirmar el diagnóstico
Pruebas auxiliares
ALT, AST, fosfatasa alcalina
Pruebas genéticas (fenotipo HFE para las mutaciones C282Y y H63D)

De Ferri FF: *Ferri's best test: a practical guide to clinical laboratory medicine and diagnostic imaging,* Filadelfia, 2004, Elsevier Mosby.
ALT, Alanina aminotransferasa; *AST*, aspartato aminotransferasa; *RM*, resonancia magnética; *TC*, tomografía computarizada.

HEMOPTISIS

CIE-9MC 786.3

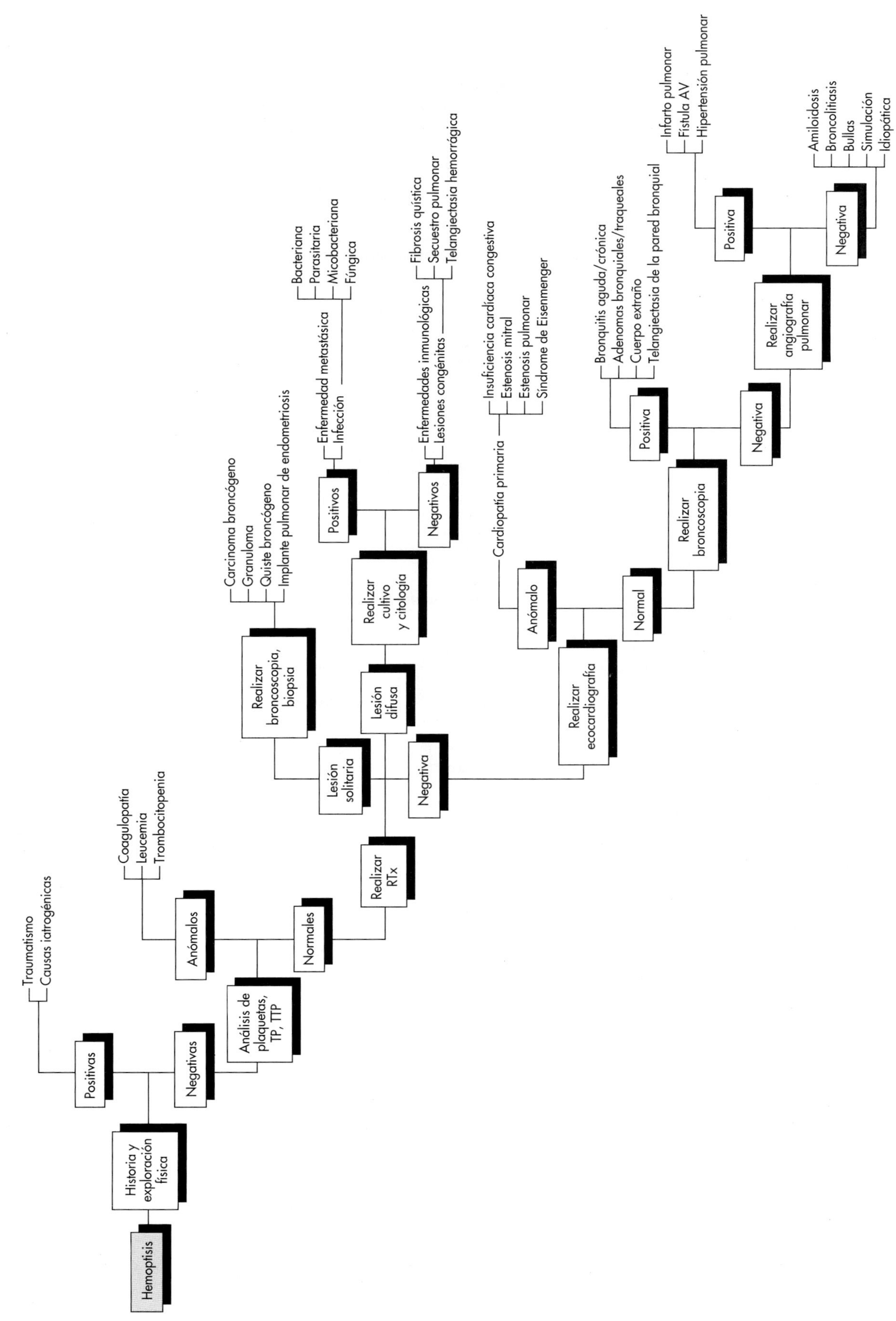

FIGURA 3-97 Evaluación de la hemoptisis. *AV,* Arteriovenosa; *RTx* radiografía de tórax; *TP,* tiempo de protrombina; *TTP,* tiempo de tromboplastina parcial. (De Healey PM: *Common medical diagnosis: an algorithmic approach,* 3.ª ed., Filadelfia, 2000, WB Saunders.)

HEMORRAGIA DIGESTIVA

CIE-9MC 578.9

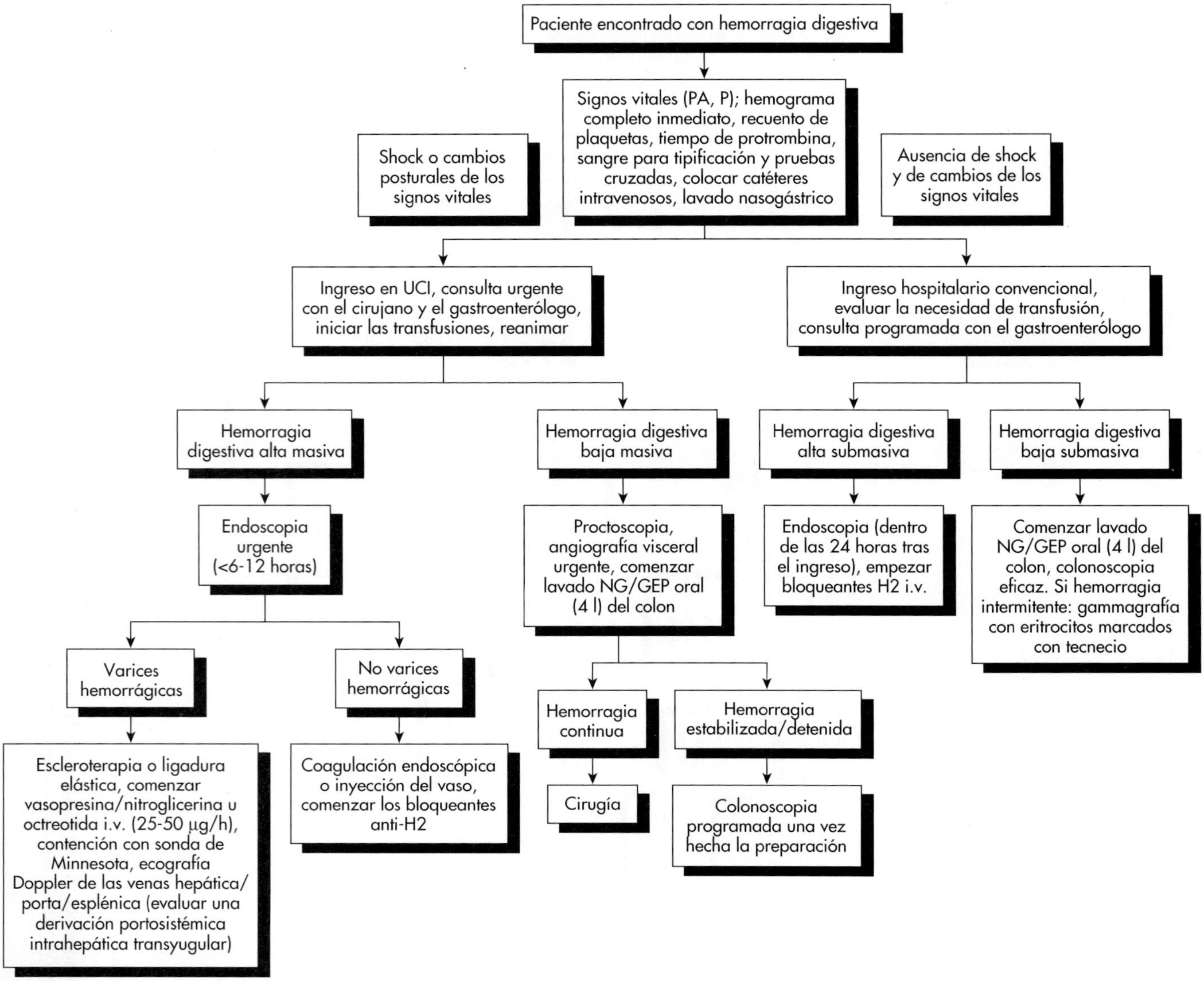

FIGURA 3-98 Enfoque del paciente con hemorragia digestiva. *D*, Digestiva; *GEP*, gastrostomía endoscópica percutánea; *i.v.*, intravenoso; *NG*, nasogástrica; *P*, peso; *PA*, presión arterial; *UCI*, unidad de cuidados intensivos. (De Goldman L, Ausiello D [eds.]: *Cecil textbook of medicine,* 22.ª ed., Filadelfia, 2004, WB Saunders.)

HEMORRAGIA EN LA FASE PRECOZ DEL EMBARAZO

CIE-9MC 641.9 Hemorragia vaginal
sin especificar durante
el embarazo

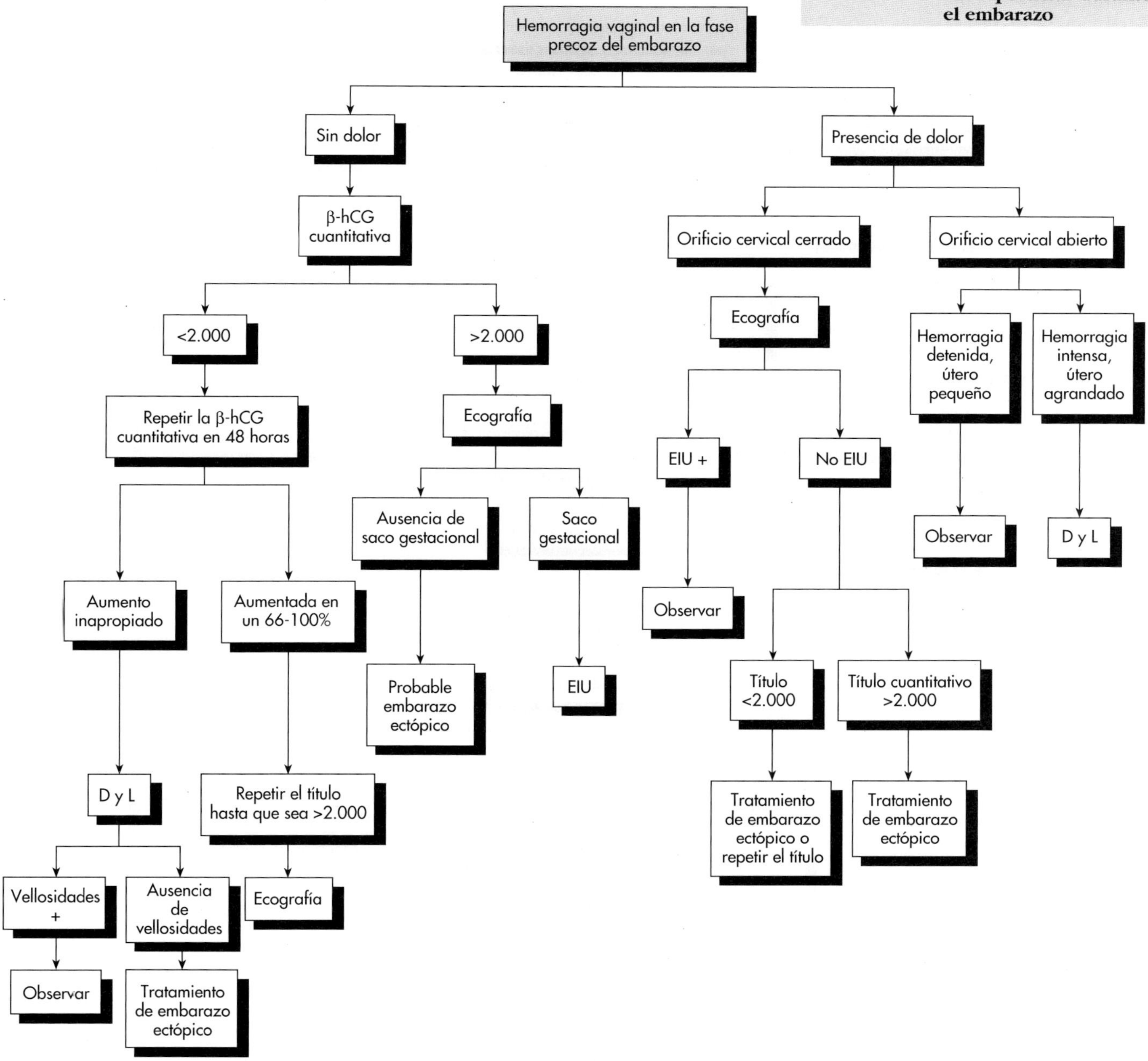

FIGURA 3-99 Diagnóstico de la hemorragia en la fase temprana del embarazo. β-hCG, gonadotropina co-riónica humana β; D y L, dilatación y legrado; EIU, embarazo intrauterino. (De Carlson KJ y cols.: Primary care of wo-men, 2.ª ed., St. Louis, 2002, Mosby.)

SECCIÓN III

HEMORRAGIA VAGINAL

CIE-9MC 623.8 Hemorragia vaginal sin
especificar

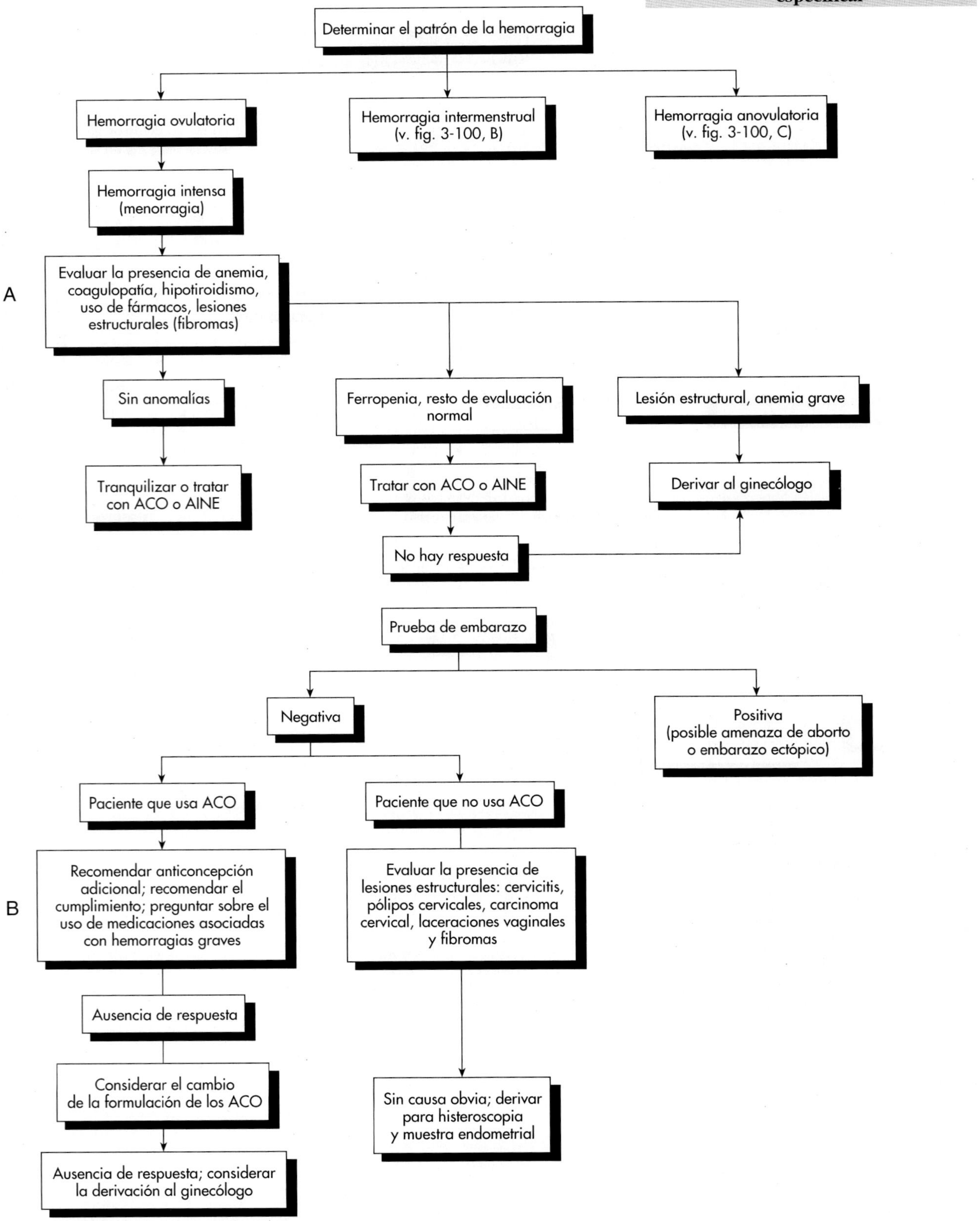

Determinar el patrón de la hemorragia

Hemorragia ovulatoria

Hemorragia intermenstrual
(v. fig. 3-100, B)

Hemorragia anovulatoria
(v. fig. 3-100, C)

Hemorragia intensa
(menorragia)

A

Evaluar la presencia de anemia,
coagulopatía, hipotiroidismo,
uso de fármacos, lesiones
estructurales (fibromas)

Sin anomalías

Ferropenia, resto de evaluación
normal

Lesión estructural, anemia grave

Tranquilizar o tratar
con ACO o AINE

Tratar con ACO o AINE

Derivar al ginecólogo

No hay respuesta

Prueba de embarazo

Negativa

Positiva
(posible amenaza de aborto
o embarazo ectópico)

Paciente que usa ACO

Paciente que no usa ACO

B

Recomendar anticoncepción
adicional; recomendar el
cumplimiento; preguntar sobre el
uso de medicaciones asociadas
con hemorragias graves

Evaluar la presencia de
lesiones estructurales: cervicitis,
pólipos cervicales, carcinoma
cervical, laceraciones vaginales
y fibromas

Ausencia de respuesta

Considerar el cambio
de la formulación de los ACO

Sin causa obvia; derivar
para histeroscopia
y muestra endometrial

Ausencia de respuesta; considerar
la derivación al ginecólogo

**FIGURA 3-100   A, Evaluación de una hemorragia ovulatoria. B, Evaluación de una hemorragia intermens-
trual.** *ACO,* Anticonceptivos orales; *AINE,* antiinflamatorios no esteroideos. (De Appleby J, Henderson M, Wathen PI:
Intern Med Sept:17, 1996.)

HEMORRAGIA VAGINAL *(cont.)*

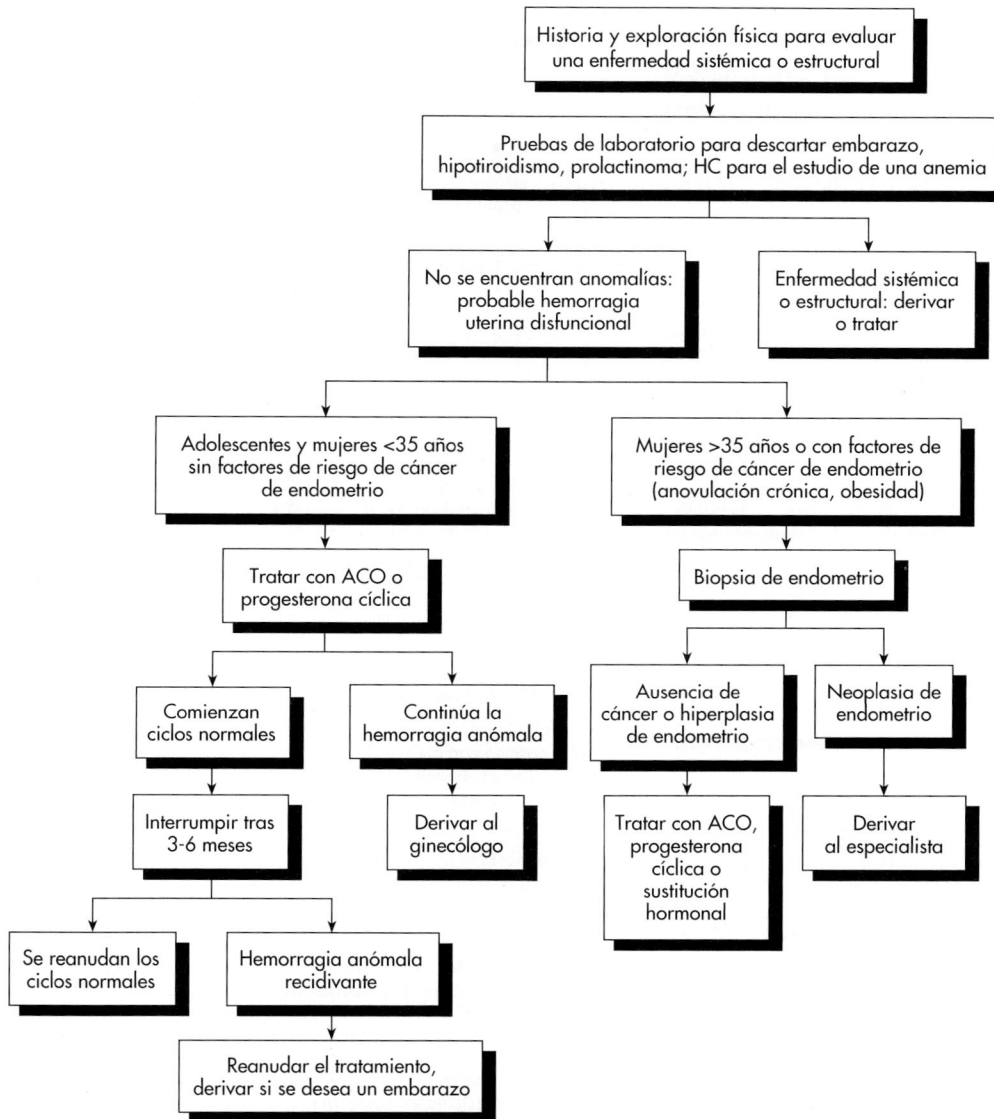

FIGURA 3-100 *(cont.)* C, **Evaluación de una hemorragia anovulatoria.** *ACO,* Anticonceptivos orales; *HC,* hemograma completo. (De Appleby J, Henderson M, Wathen PI: *Intern Med* Sept:17, 1996).

HEPATITIS VIRAL

Sospecha de hepatitis viral aguda basada en:
- Historia, exploración física, situación epidemiológica
- Elevación de la actividad aminotransferasa sérica (ALT, AST)

Obtener serologías virales:
- IgM antiVHA
- HBsAg e IgM antiHBc
- AntiVHC (IAE o RIBA)

| IgM antiVHA positiva | IgM antiHBc positiva, con o sin HBsAg | AntiVHC positiva | Serologías negativas |

Diagnóstico:
Infección aguda por hepatitis A

Diagnóstico:
Infección aguda por hepatitis B

Diagnóstico:
Infección aguda por VHC o exacerbación de una infección crónica por VHC

Considerar etiologías no virales (p. ej., isquemia, toxinas) u otras etiologías infecciosas (p. ej., CMV, VEB)

Considerar la posibilidad de infección por VHE si se ha viajado hace poco al extranjero

Volver a medir antiVHC en 3-6 meses

Sospecha de coinfección con VHD basada en:
- Factores de riesgo (p. ej., ADVP)
- Signos clínicos de hepatitis grave
Medir antiVHD

Medir HBsAg y ALT/AST en 6-9 meses

HBsAg positivo con o sin aminotransferasas anómalas

AntiVHD positivo

Diagnóstico:
Coinfección VHB/VHD

Diagnóstico:
Infección crónica por VHB

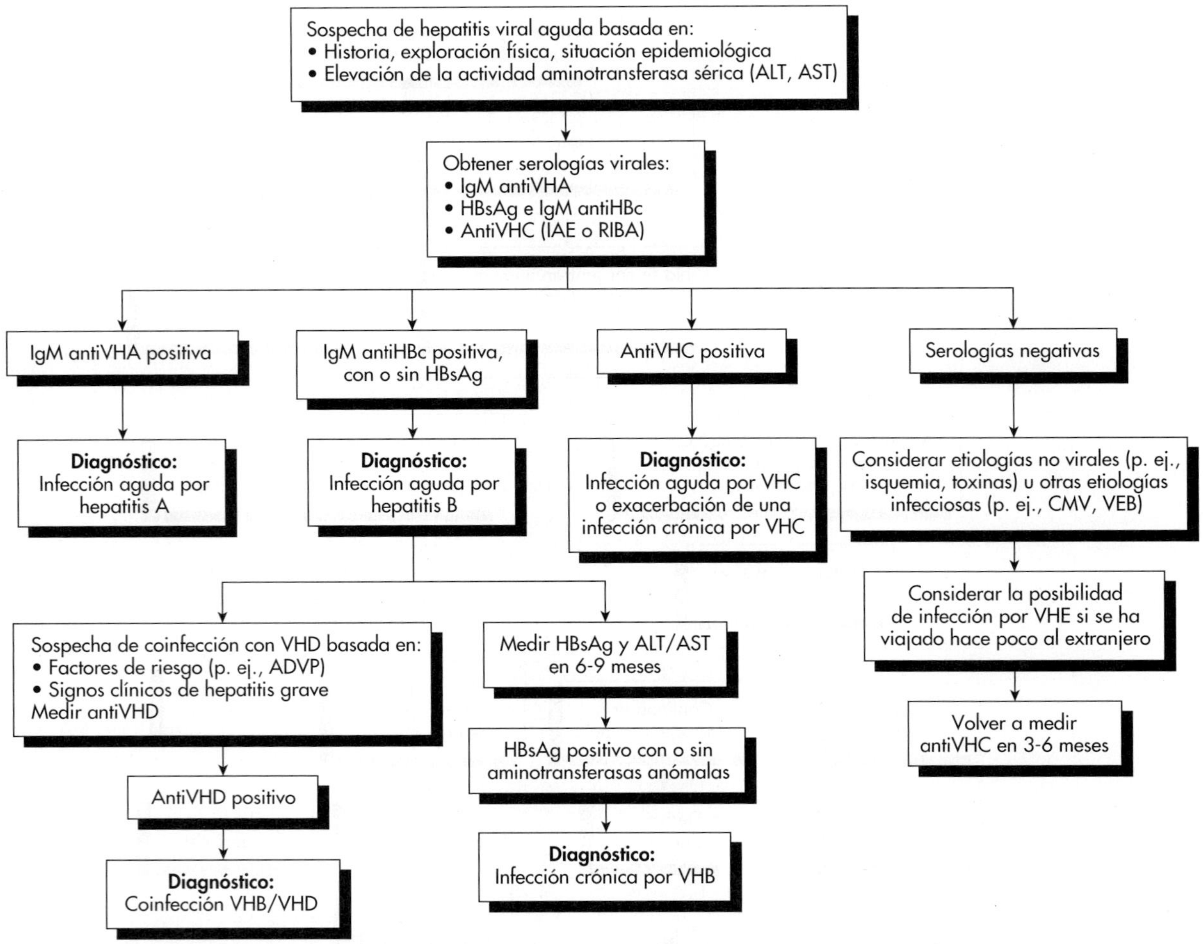

FIGURA 3-101   Diagrama de flujo que muestra el uso de las pruebas serológicas específicas para el diagnóstico de la hepatitis aguda en relación con el contexto clínico y epidemiológico. Las coinfecciones y sobreinfecciones de los pacientes con hepatitis crónica B o C deberían considerarse siempre como casos que no se ajustan bien al cuadro clínico o serológico. *ADVP,* Adicción a drogas por vía parenteral; *CMV,* citomegalovirus; *IAE,* inmunoanálisis enzimático; *RIBA,* análisis de inmunotransferencia recombinante; *VEB,* virus de Epstein-Barr; *VHB,* virus de la hepatitis B; *VHC,* virus de la hepatitis C; *VHD,* virus de la hepatitis D; *VHE,* virus de la hepatoencefalomielitis. (De Mandell GL: *Mandell, Douglas, and Bennett's principles and practice of infectious diseases,* 5.ª ed., Nueva York, 2000, Churchill Livingstone.)

HEPATOMEGALIA

CIE-9MC 789.1

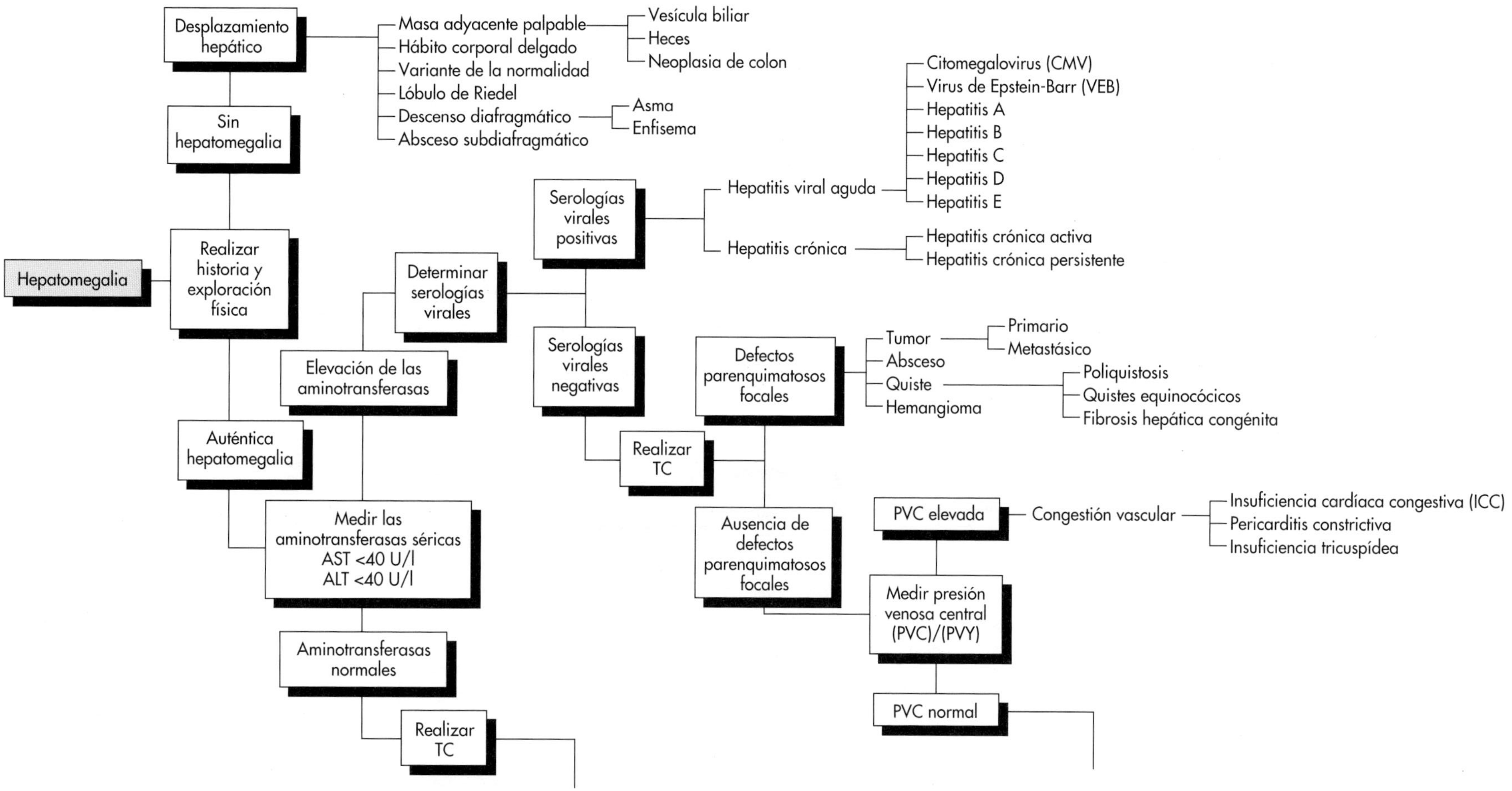

FIGURA 3-102 Hepatomegalia. *ALT,* Alanina aminotransferasa; *AST,* aspartato aminotransferasa; *PVY,* presión venosa yugular; *TC,* tomografía computarizada; (De Healey PM: *Common medical diagnosis: an algorithmic approach,* 3.ª ed, Filadelfia, 2000, WB Saunders.)

Continúa

1120 Hepatomegalia

HEPATOMEGALIA *(cont.)*

FIGURA 3-102, *(cont.)*

HERPES ZÓSTER/NEURALGIA POSTHERPÉTICA

CIE-9MC 053.9

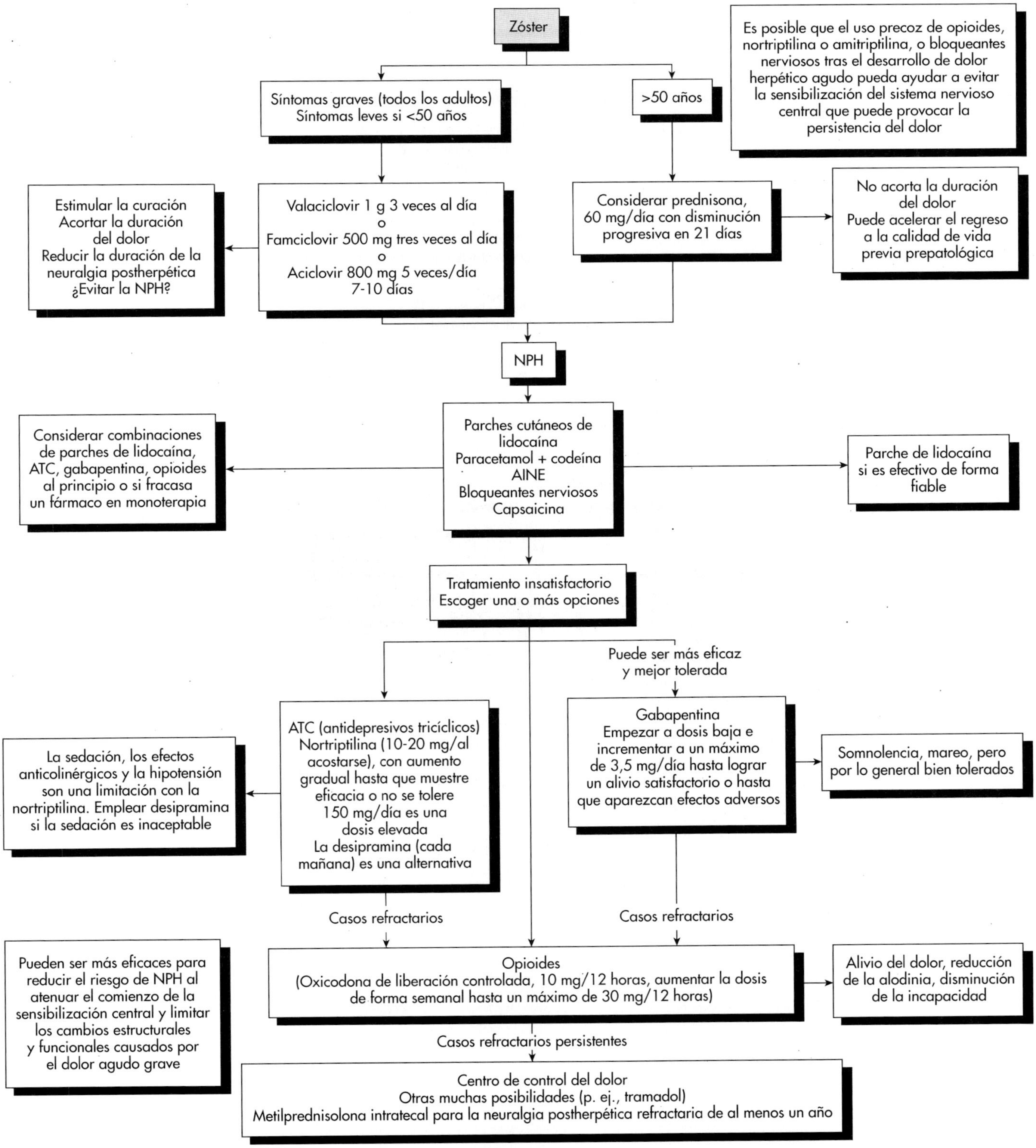

Zóster

Síntomas graves (todos los adultos)
Síntomas leves si <50 años

>50 años

Es posible que el uso precoz de opioides, nortriptilina o amitriptilina, o bloqueantes nerviosos tras el desarrollo de dolor herpético agudo pueda ayudar a evitar la sensibilización del sistema nervioso central que puede provocar la persistencia del dolor

Estimular la curación
Acortar la duración
del dolor
Reducir la duración de la
neuralgia postherpética
¿Evitar la NPH?

Valaciclovir 1 g 3 veces al día
o
Famciclovir 500 mg tres veces al día
o
Aciclovir 800 mg 5 veces/día
7-10 días

Considerar prednisona, 60 mg/día con disminución progresiva en 21 días

No acorta la duración
del dolor
Puede acelerar el regreso
a la calidad de vida
previa prepatológica

NPH

Considerar combinaciones de parches de lidocaína, ATC, gabapentina, opioides al principio o si fracasa un fármaco en monoterapia

Parches cutáneos de lidocaína
Paracetamol + codeína
AINE
Bloqueantes nerviosos
Capsaicina

Parche de lidocaína si es efectivo de forma fiable

Tratamiento insatisfactorio
Escoger una o más opciones

Puede ser más eficaz
y mejor tolerada

La sedación, los efectos anticolinérgicos y la hipotensión son una limitación con la nortriptilina. Emplear desipramina si la sedación es inaceptable

ATC (antidepresivos tricíclicos)
Nortriptilina (10-20 mg/al acostarse), con aumento gradual hasta que muestre eficacia o no se tolere
150 mg/día es una dosis elevada
La desipramina (cada mañana) es una alternativa

Gabapentina
Empezar a dosis baja e incrementar a un máximo de 3,5 mg/día hasta lograr un alivio satisfactorio o hasta que aparezcan efectos adversos

Somnolencia, mareo, pero por lo general bien tolerados

Casos refractarios

Casos refractarios

Pueden ser más eficaces para reducir el riesgo de NPH al atenuar el comienzo de la sensibilización central y limitar los cambios estructurales y funcionales causados por el dolor agudo grave

Opioides
(Oxicodona de liberación controlada, 10 mg/12 horas, aumentar la dosis de forma semanal hasta un máximo de 30 mg/12 horas)

Alivio del dolor, reducción de la alodinia, disminución de la incapacidad

Casos refractarios persistentes

Centro de control del dolor
Otras muchas posibilidades (p. ej., tramadol)
Metilprednisolona intratecal para la neuralgia postherpética refractaria de al menos un año

FIGURA 3-103 Tratamiento del herpes zóster y de la neuralgia postherpética. *AINE*, Antiinflamatorios no esteroideos; *ATC*, antidepresivos tricíclicos; *NPH*, neuralgia postherpética. (De Habif TA: *Clinical dermatology,* 4.ª ed., St. Louis, 2004, Mosby.)

SECCIÓN III

HIPERALDOSTERONISMO

CIE-9MC 255.1 Hiperaldosteronismo primario

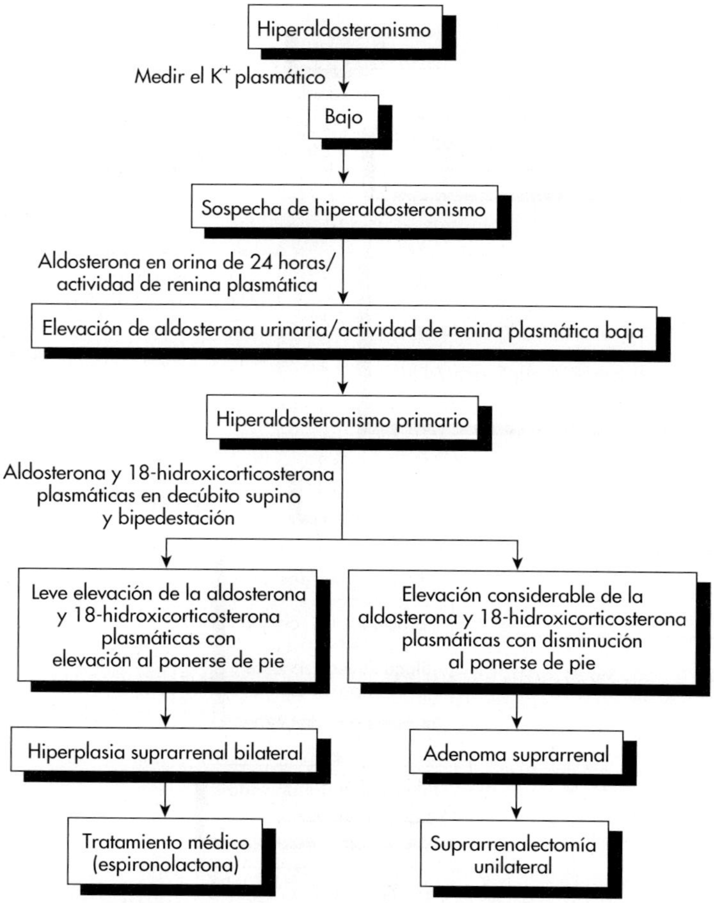

FIGURA 3-104 Diagrama de flujo para evaluar a un paciente con sospecha de hiperaldosteronismo primario. (De Andreoli TE [ed.]: *Cecil essentials of medicine,* 5.ª ed., Filadelfia, 2001, WB Saunders.)

HIPERCALCEMIA

Hipercalcemia

Evaluación para descartar cáncer (considerar radiografía de tórax, PSA, fosfatasa alcalina, gammagrafía ósea)

Positiva

Negativa

Concentración sérica de hormona paratiroidea

A

Elevada
- Hiperparatiroidismo primario
  a. Adenoma
  b. Hiperplasia, adenomas endocrinos múltiples
  c. Recuperación de una necrosis tubular aguda

Baja
- Tiazidas
- Toxicidad por vitamina A
- Toxicidad por vitamina D
- Síndrome de leche y alcalinos
- Inmovilización
- Tirotoxicosis
- Enfermedad de Paget
- Trastornos granulomatosos

Hipercalcemia

Tratar la neoplasia maligna subyacente

Rehidratación con suero salino fisiológico

Calcitonina, 4-8 μg/kg/12 h i.m. o i.v.

Plicamicina 25 μg/kg i.v.; puede repetirse en 48 horas

Bifosfonatos

Etidronato 7,5 mg/kg/día i.v. durante 7 días

B

Pamidronato

Ca^{2+} <13,5 mg/dl

Ca^{2+} >13,5 mg/dl

60 mg i.v. en 24 horas

90 mg i.v. en 24 horas

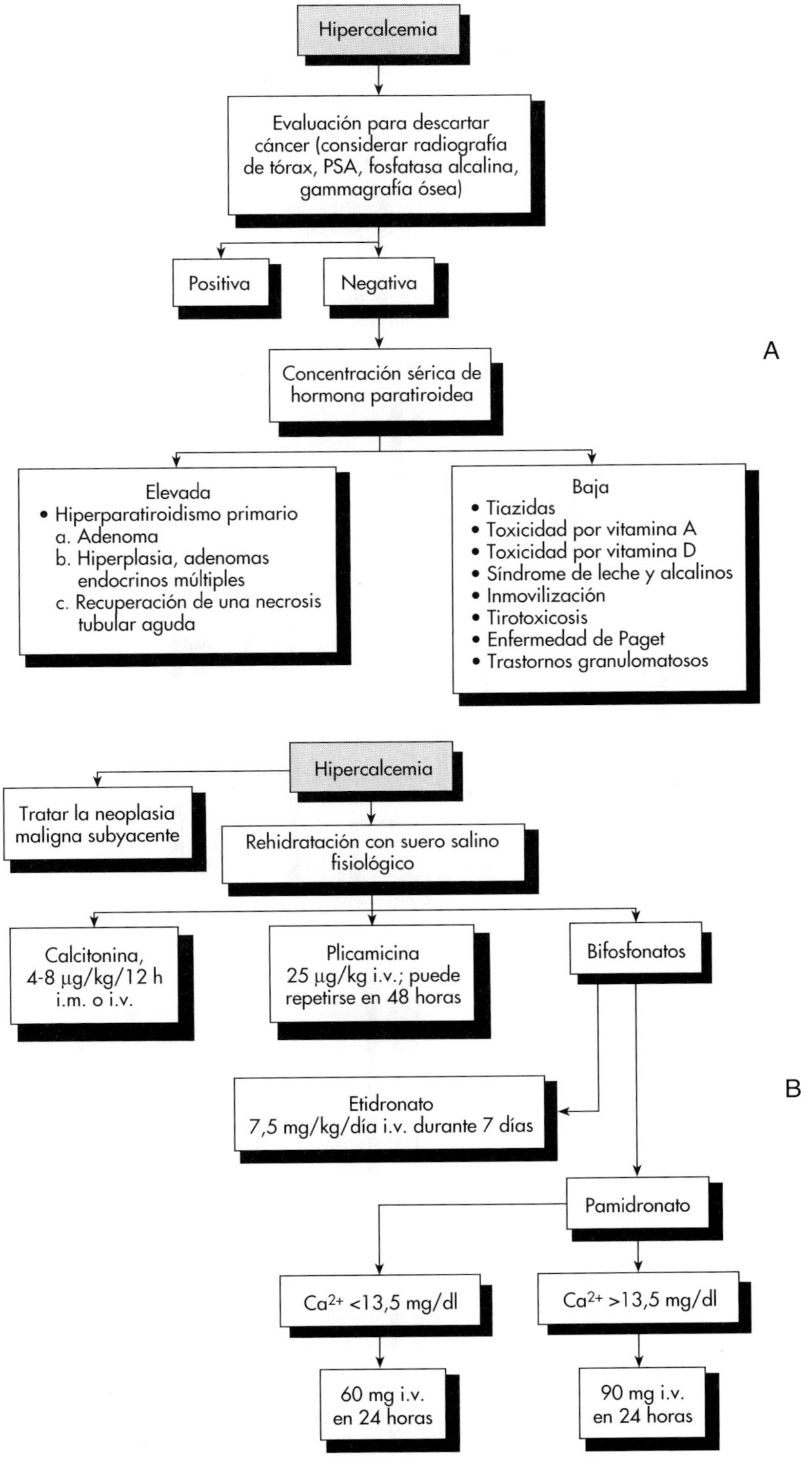

FIGURA 3-105 A, Evaluación de la hipercalcemia. *PSA*, Antígeno prostático específico. **B, Tratamiento de la hipercalcemia.** *i.m.*, Intramuscular; *i.v.*, intravenoso. (De Noble J [ed.]: *Primary care medicine,* 3.ª ed., St. Louis, 2001, Mosby.) (De Wachtel TJ, Stein MD: *Practical guide to the care of the ambulatory patient,* 2.ª ed., St. Louis, 2000, Mosby.)

HIPERFOSFATEMIA

CIE-9MC 275.3

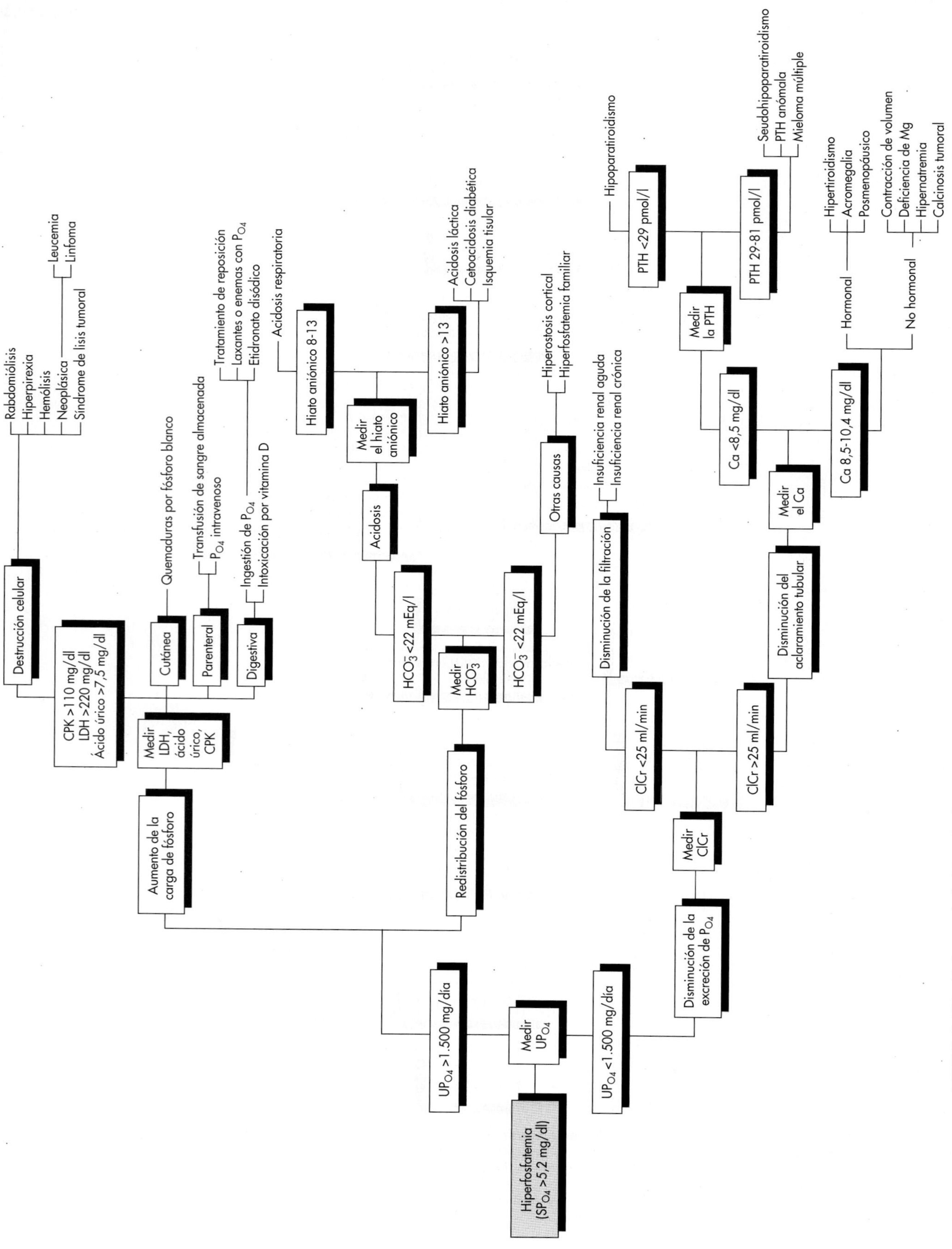

FIGURA 3-106 Enfoque de la hiperfosfatemia. *RM*, Resonancia magnética; *T*, tiroxina; *TC*, tomografía computarizada; *TSH*, tirotropina. (De Healey PM: *Common medical diagnosis: An algorithmic approach*, 3.ª ed., Filadelfia, 2000, WB Saunders.)

HIPERMAGNESEMIA

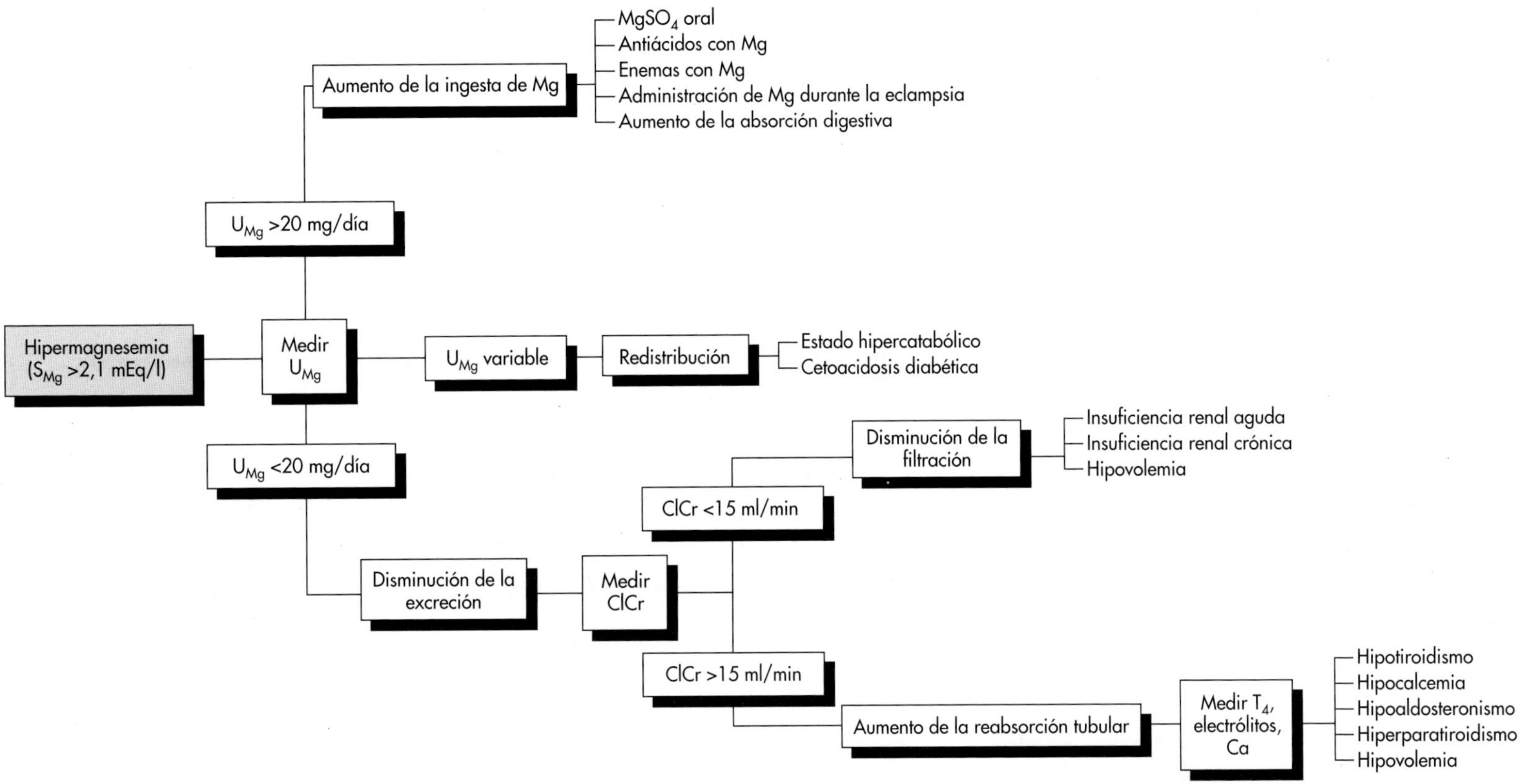

FIGURA 3-107 Hipermagnesemia. *ClCr*, Aclaramiento de creatinina; *MgSO₄*, sulfato de magnesio. (De Healey PM: *Common medical diagnosis: an algorithmic approach*, 3.ª ed., Filadelfia, 2000, WB Saunders.)

SECCIÓN III

HIPERNATREMIA

CIE-9MC 276.0

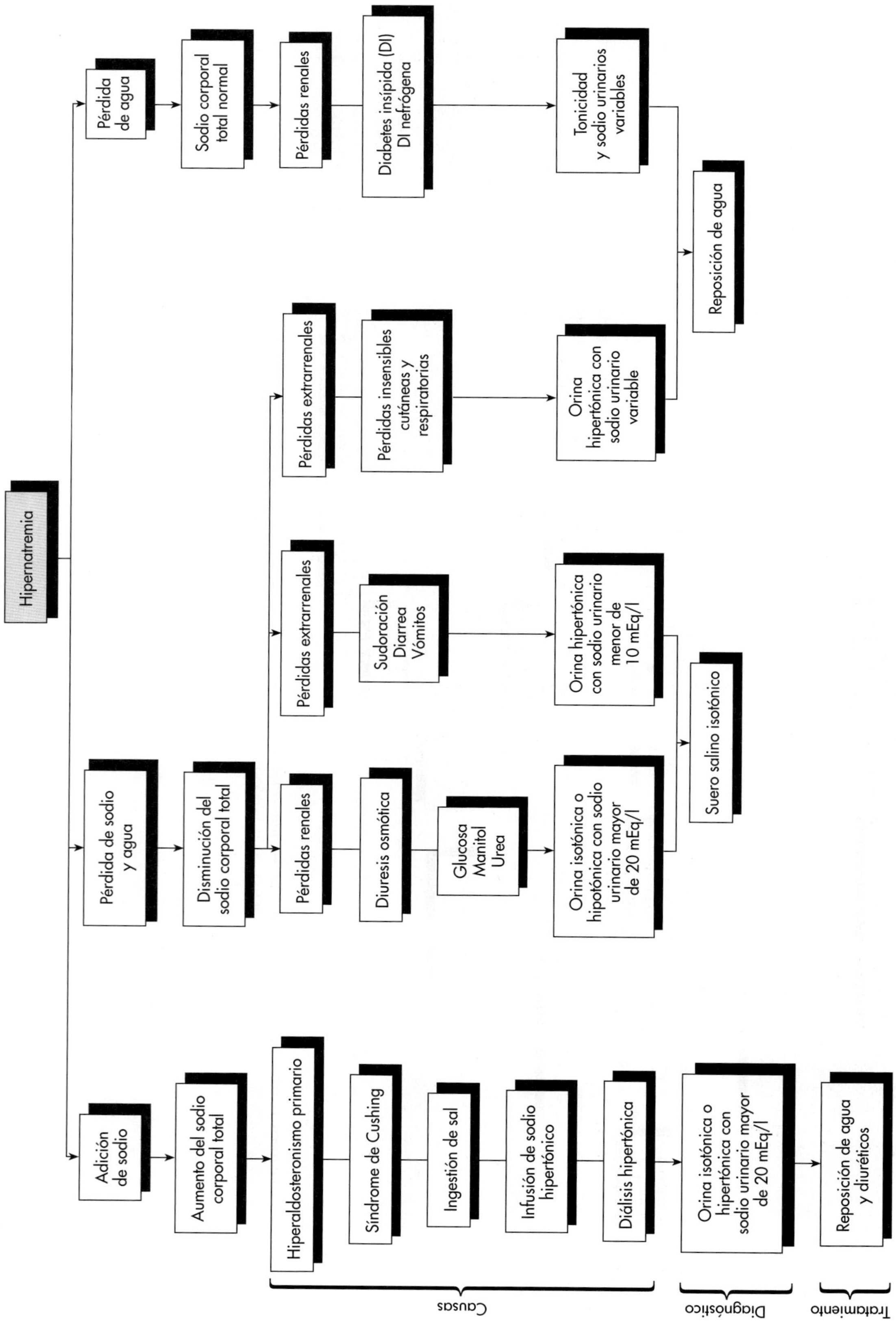

Hipernatremia

Pérdida de agua
- Sodio corporal total normal → Pérdidas renales → Diabetes insípida (DI) DI nefrógena → Tonicidad y sodio urinarios variables

Pérdida de sodio y agua
- Disminución del sodio corporal total
  - Pérdidas extrarrenales → Pérdidas insensibles cutáneas y respiratorias → Orina hipertónica con sodio urinario variable
  - Pérdidas extrarrenales → Sudoración Diarrea Vómitos → Orina hipertónica con sodio urinario menor de 10 mEq/l
  - Pérdidas renales → Diuresis osmótica → Glucosa Manitol Urea → Orina isotónica o hipotónica con sodio urinario mayor de 20 mEq/l

→ Reposición de agua

→ Suero salino isotónico

Adición de sodio
- Aumento del sodio corporal total
  - Hiperaldosteronismo primario
  - Síndrome de Cushing
  - Ingestión de sal
  - Infusión de sodio hipertónico
  - Diálisis hipertónica
  → Orina isotónica o hipertónica con sodio urinario mayor de 20 mEq/l
  → Reposición de agua y diuréticos

Causas · Diagnóstico · Tratamiento

FIGURA 3-108 **Evaluación y tratamiento de la hipernatremia.** (De Marx J et al [eds.]: *Rosen's emergency medicine: concepts and clinical practice*, 6.ª ed., St. Louis, 2004, Mosby.)

HIPERPLASIA BENIGNA DE PRÓSTATA

CIE-9MC 600 Hiperplasia benigna de próstata

Paciente que consulta por síntomas miccionales

Escala de síntomas de la AUA (AUASS) (completarla antes de la historia y la exploración física) (v. Sección I)

Historia

Indicaciones para intervención urológica inmediata: Retención urinaria, insuficiencia renal, hematuria macroscópica, infecciones urinarias recurrentes, cálculos vesicales

- Medicaciones (diuréticos, anticolinérgicos, α-adrenérgicos: efectos secundarios)
- Instrumentación o procedimiento transuretral previos; cirugía pélvica previa
- Enfermedad neurológica/diabetes

EXPLORACIÓN FÍSICA
- Exploración GU dirigida: espalda, abdomen, genitales externos
- Exploración neurológica dirigida
- TR

ESTUDIOS DIAGNÓSTICOS PERTINENTES
- Función renal
- Análisis de orina
- PSA sérico
- Citología urinaria si los síntomas urinarios son sobre todo irritativos

Síntomas leves (molestias leves) AUASS >7

Síntomas moderados (molestias moderadas) AUASS >13

Síntomas intensos (molestias intensas) AUASS >19

OPCIONES TERAPÉUTICAS*

OBSERVACIÓN o dosis bajas de α-bloqueantes, sobre todo con síntomas leves o moderados

*Opciones terapéuticas en ausencia de 1) indicaciones de consulta/ intervención urológica urgente y/o 2) TR o PSA anómalos

TRATAMIENTO MÉDICO
- Iniciar α-bloqueantes con o sin finasterida para los síntomas y tamaño prostático moderados (<30 g)
- Iniciar la finasterida con o sin α-bloqueantes para los síntomas intensos y un tamaño prostático grande (≥40 g)

Fracasos

CIRUGÍA
Síntomas asociados a indicación(es) de consulta/intervención urológica urgente: ITUP, RTUP, PROSTATECTOMÍA ABIERTA o MÍNIMAMENTE INVASIVA (es decir, láser, vaporización eléctrica, hipertermia, microondas)

SECCIÓN III

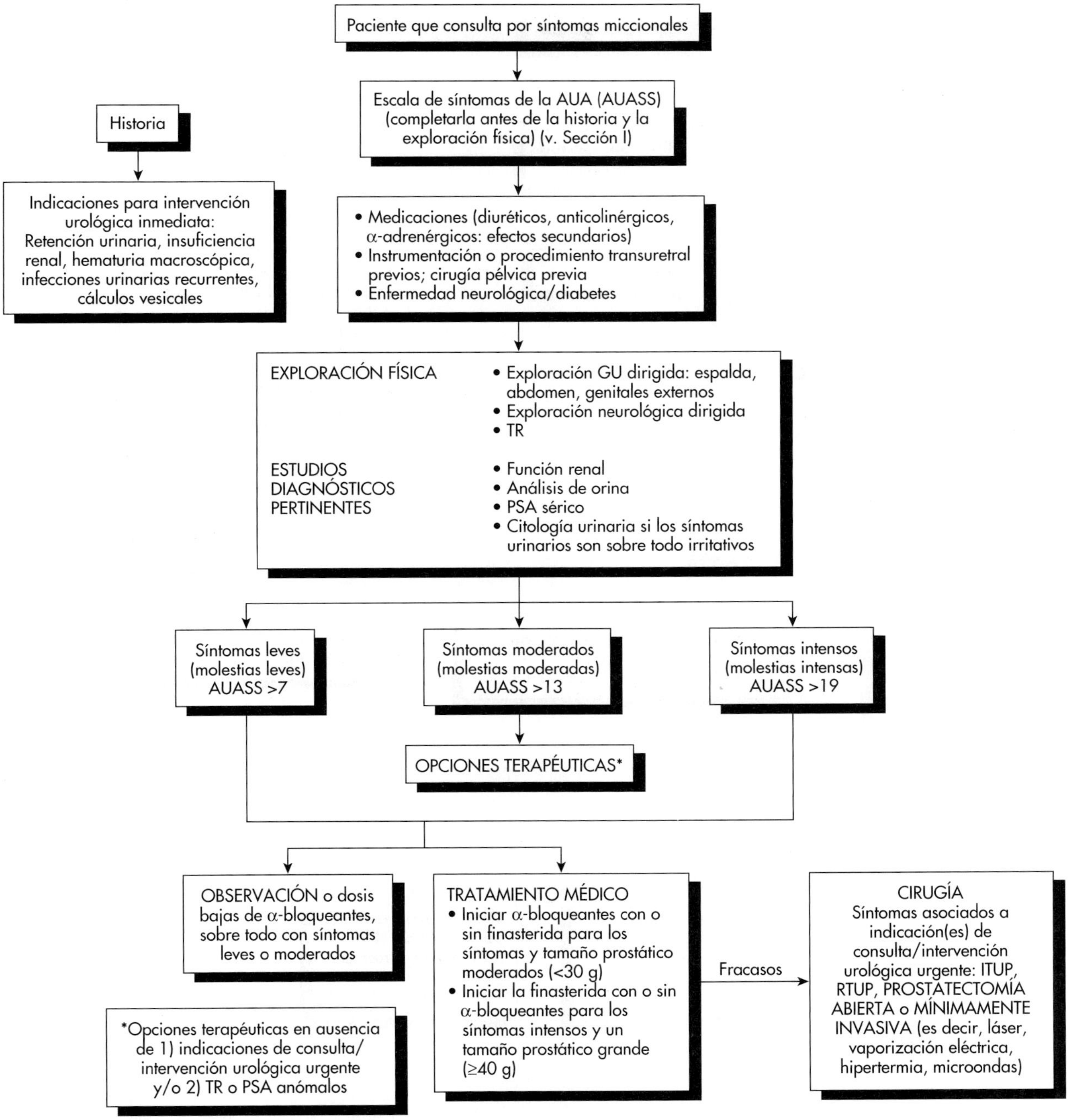

FIGURA 3-109   Vía clínica para los pacientes con hipertrofia benigna prostática. *AUA*, American Urological Association; *GU*, genitourinario; *ITUP*, incisión transuretral de la próstata; *PSA*, antígeno prostático específico; *RTUP*, resección transuretral de la próstata; *TR*, tacto rectal. (De Nseyo UO [ed.]: *Urology for primary care physicians,* Filadelfia, 1999, WB Saunders.)

HIPERPOTASEMIA, ENFOQUE DIAGNÓSTICO

CIE-9MC 276.7

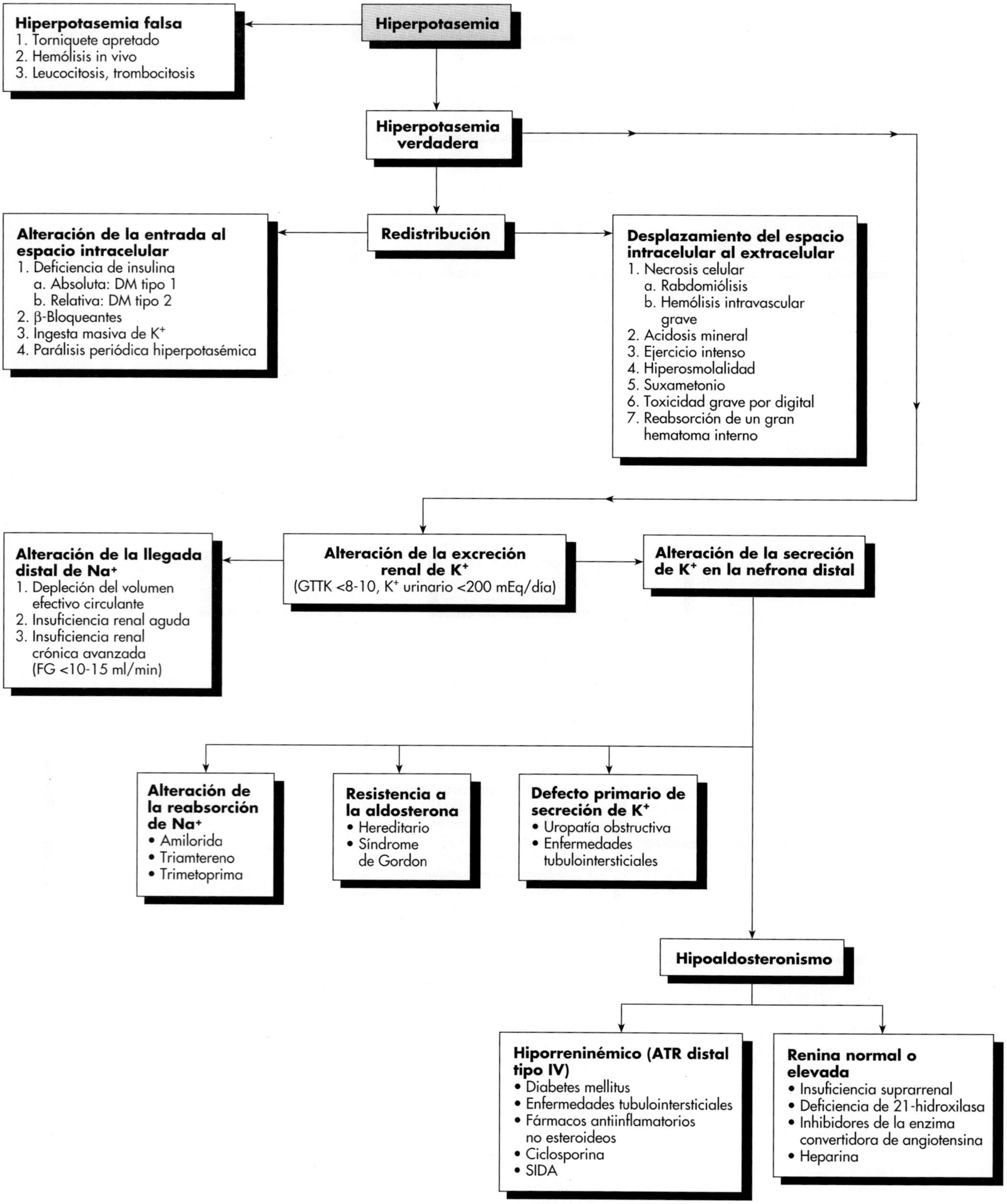

Hiperpotasemia

Hiperpotasemia falsa
1. Torniquete apretado
2. Hemólisis in vivo
3. Leucocitosis, trombocitosis

Hiperpotasemia verdadera

Redistribución

Alteración de la entrada al espacio intracelular
1. Deficiencia de insulina
   a. Absoluta: DM tipo 1
   b. Relativa: DM tipo 2
2. β-Bloqueantes
3. Ingesta masiva de K$^+$
4. Parálisis periódica hiperpotasémica

Desplazamiento del espacio intracelular al extracelular
1. Necrosis celular
   a. Rabdomiólisis
   b. Hemólisis intravascular grave
2. Acidosis mineral
3. Ejercicio intenso
4. Hiperosmolalidad
5. Suxametonio
6. Toxicidad grave por digital
7. Reabsorción de un gran hematoma interno

Alteración de la llegada distal de Na$^+$
1. Depleción del volumen efectivo circulante
2. Insuficiencia renal aguda
3. Insuficiencia renal crónica avanzada (FG <10-15 ml/min)

Alteración de la excreción renal de K$^+$
(GTTK <8-10, K$^+$ urinario <200 mEq/día)

Alteración de la secreción de K$^+$ en la nefrona distal

Alteración de la reabsorción de Na$^+$
• Amilorida
• Triamtereno
• Trimetoprima

Resistencia a la aldosterona
• Hereditario
• Síndrome de Gordon

Defecto primario de secreción de K$^+$
• Uropatía obstructiva
• Enfermedades tubulointersticiales

Hipoaldosteronismo

Hiporreninémico (ATR distal tipo IV)
• Diabetes mellitus
• Enfermedades tubulointersticiales
• Fármacos antiinflamatorios no esteroideos
• Ciclosporina
• SIDA

Renina normal o elevada
• Insuficiencia suprarrenal
• Deficiencia de 21-hidroxilasa
• Inhibidores de la enzima convertidora de angiotensina
• Heparina

FIGURA 3-110 Enfoque diagnóstico de la hiperpotasemia. *ATR*, Acidosis tubular renal; *DM*, diabetes mellitus; *FG*, filtrado glomerular; *GTTK*, gradiente transtubular de potasio; *SIDA*, síndrome de inmunodeficiencia adquirida. (De Andreoli TE [ed.]: *Cecil essentials of medicine*, 4.ª ed., Filadelfia, 1997, WB Saunders.)

HIPERPOTASEMIA, EVALUACIÓN Y TRATAMIENTO

Potasio sérico >5,2 mEq/l

Descartar un error de laboratorio
1. Repetir de inmediato la concentración sérica de potasio (obtener una muestra heparinizada)
2. Obtener un ECG basal y vigilar las alteraciones de hiperpotasemia
   a. Ondas T picudas y en tienda de campaña
   b. Aplanamiento de las ondas P
   c. Bloqueos AV e intraventriculares
   d. Arritmias ventriculares

Verdadera hiperpotasemia asociada a alteraciones del ECG o manifestaciones clínicas

Monitorización continua del ECG del paciente

Interrumpir toda ingesta de potasio (v.o., i.v.,)

Administrar calcio i.v. u otros fármacos antihiperpotasémicos

Interrumpir todas las medicaciones asociadas en potencia con hiperpotasemia (p. ej., IECA, TMP/SMX, diuréticos ahorradores de potasio)

Obtener pruebas de laboratorio de causas adicionales: magnesio, calcio, BUN, creatinina, electrólitos, GA (ante la sospecha de acidosis)

Corregir la causa subyacente de la hiperpotasemia:
1. Diálisis en la insuficiencia renal
2. Corrección de la deficiencia de magnesio
3. Mineralcorticoides exógenos en caso de su deficiencia
4. Corrección de la acidosis (si existe)

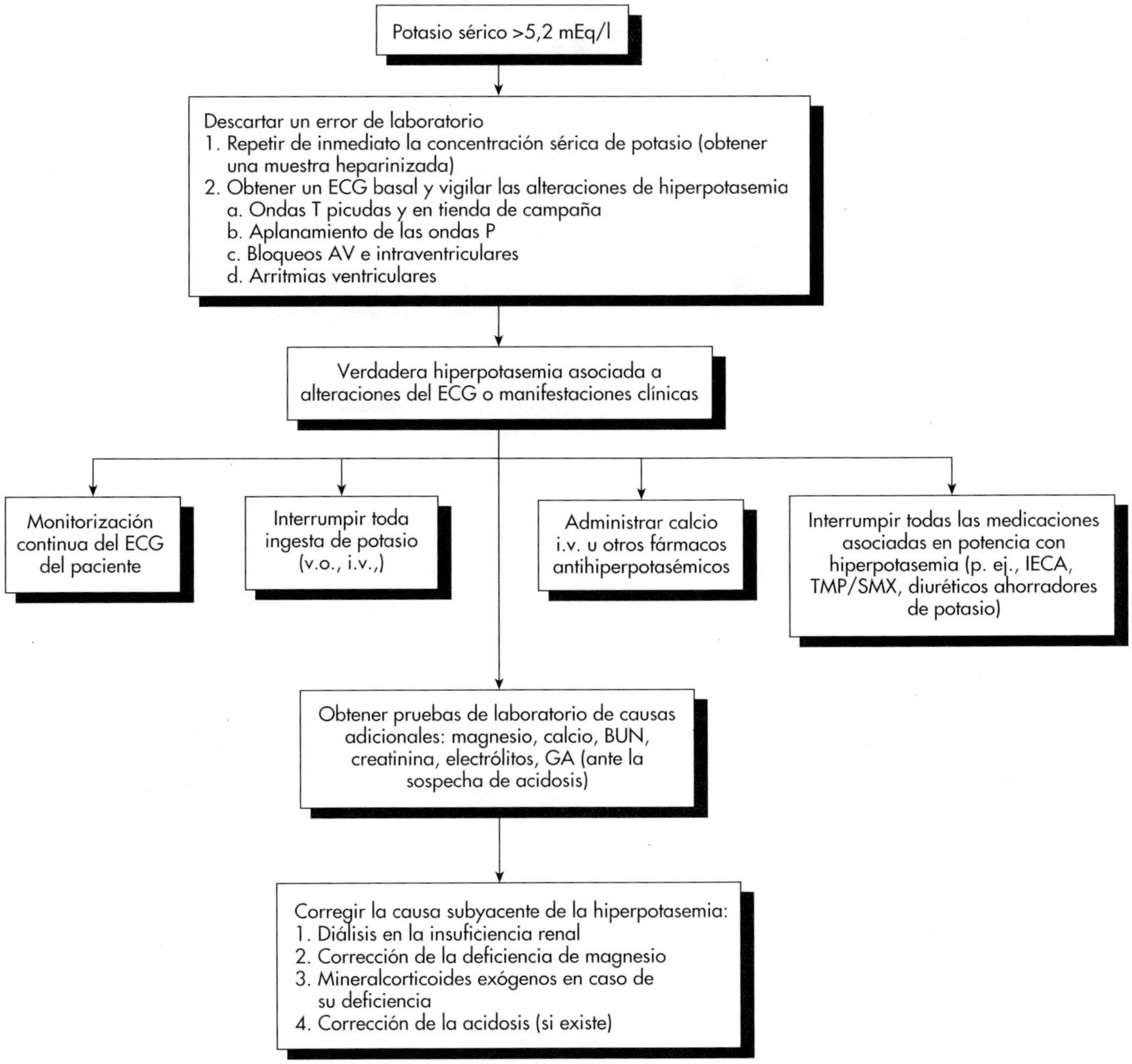

FIGURA 3-111   Evaluación y tratamiento de la hiperpotasemia. *AV,* Auriculoventricular; *BUN,* nitrógeno ureico sanguíneo; *ECG,* electrocardiograma; *GA,* gasometría arterial; *IECA,* inhibidores de la enzima convertidora de angiotensina; *i.v.,* intravenoso; *TMP/SMX,* trimetoprima-sulfametoxazol; *v.o.,* vía oral. (De Ferri F: *Practical guide to the care of the medical patient,* 6.ª ed., St. Louis, 2004, Mosby.)

HIPERPROLACTINEMIA

```
┌──────────────────┐      ┌──────────┐      ┌──────────────────┐
│ Paciente         │─────▶│ Historia │─────▶│ Prolactina sérica│
│ sintomático      │      └──────────┘      └──────────────────┘
└──────────────────┘
```

Alteraciones menstruales   Fármacos
Infertilidad
Galactorrea   ┌────────────────────┐   >50 ng/ml   <50 ng/ml
Disminución de la libido   │ Exploración física │
Pubertad retrasada   └────────────────────┘   Repetir 2 veces
Cefaleas
Diplopia   Pared torácica
                           Tiroides
┌──────────────────┐   Masa selar
│ Paciente   │
│ asintomático   │
└──────────────────┘   T₄, TSH y creatinina séricas

¿Macroprolactinemia?   Normales

                                                      TC o RM

1. Normal: hiperprolactinemia idiopática
2. Microprolactinoma
3. Masa >1 cm, prolactina >200 µg/l:
   macroprolactinoma
4. Masa >1 cm, prolactina <100 µg/l:
   seudoprolactinoma
5. Masa o infiltrado supraselar

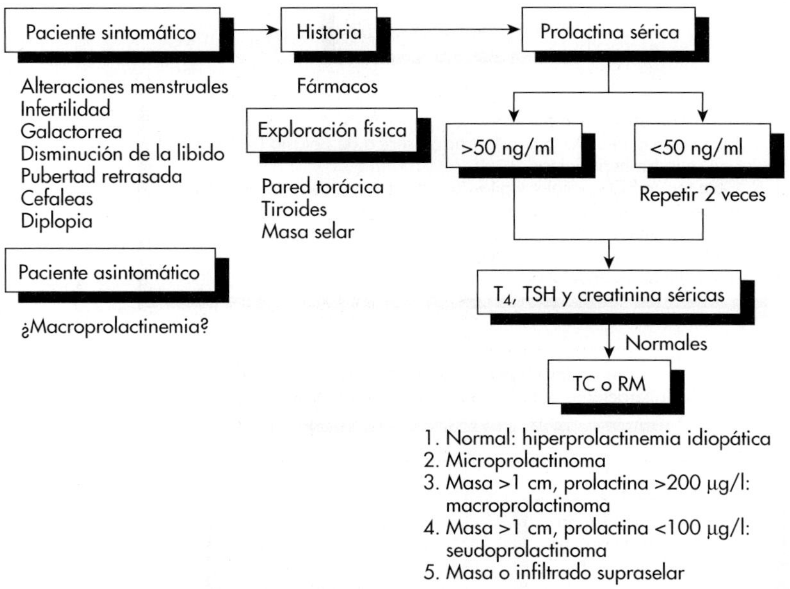

FIGURA 3-112   Enfoque de la hiperprolactinemia. *RM,* Resonancia magnética; *T,* tiroxina; *TC,* tomografía computarizada; *TSH,* tirotropina. (De Copeland LJ: *Textbook of gynecology,* 2.ª ed., Filadelfia, 2000, WB Saunders.)

HIPERTENSIÓN, CAUSAS SECUNDARIAS

CIE-9MC 401.1 **Hipertensión esencial benigna**
401.0 **Hipertensión esencial maligna**
642 **Hipertensión como complicación del embarazo**
405.01 **Hipertensión maligna secundaria a estenosis de la arteria renal**
437.2 **Encefalopatía hipertensiva**

Características clínicas habituales de los pacientes con hipertensión secundaria
- Inicio súbito de la hipertensión (<25 años, >60 años)
- Episodios de crisis hipertensivas
- Empeoramiento repentino del control de la presión arterial
- Falta de respuesta a la prescripción médica

Pistas clínicas para el diagnóstico específico

Soplo abdominal alto	Hipopotasemia	Hipertensión paroxística	Trastornos del sueño	Pulsos de las piernas disminuidos o retrasados
• Irradiación lateral • Sistólico-diastólico • Historia continua de enfermedad aterosclerótica Empeoramiento de la función renal durante el tratamiento con IECA	• Dificultad para mantener el K⁺ sérico con tratamiento de reposición	• Hiperhidrosis • Palpitaciones • Cefalea	• Ronquidos • Somnolencia diurna • Obesidad de la parte superior del cuerpo	

Descartar hipertensión vasculorrenal (v. Sección I)

Descartar hiperaldosteronismo (v. Sección I)

Descartar feocromocitoma (v. Sección I)

Descartar apnea obstructiva del sueño (v. Sección I)

Descartar coartación aórtica

Baja probabilidad → Renograma con captopril o ecografía dúplex o angiografía por RM

Alta probabilidad → Angiografía renal selectiva

(+) Angiografía renal selectiva

(−) Tratamiento farmacológico Observación estrecha

(−)

(+) Angioplastia/endoprótesis

(Si no tiene éxito)

Repetir la angioplastia ± tratamiento farmacológico

Revascularización quirúrgica ± tratamiento farmacológico

Tratamiento farmacológico

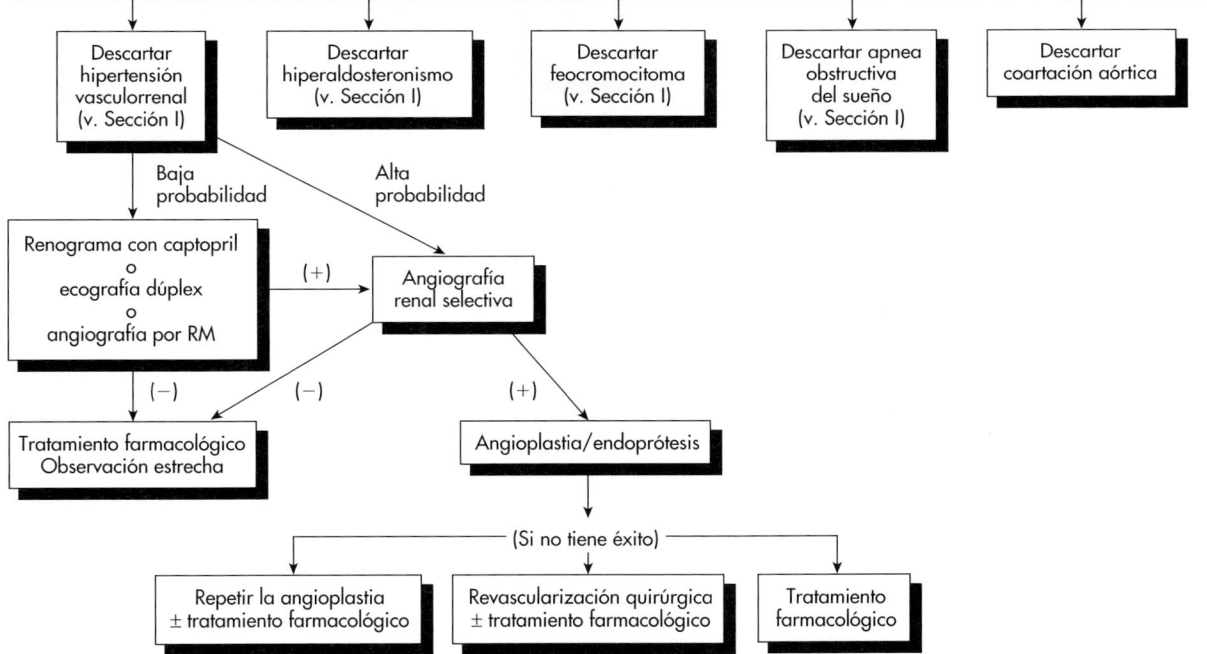

FIGURA 3-113 **Algoritmo para identificar a los pacientes de cara a la evaluación de las causas secundarias de hipertensión.** *IECA*, Inhibidores de la enzima convertidora de angiotensina; *K⁺*, potasio. (De Goldman L, Ausiello D [eds.]: *Cecil textbook of medicine,* 22.ª ed., Filadelfia, 2004, WB Saunders.)

SECCIÓN III

HIPERTIROIDISMO

CIE-9MC 242.9

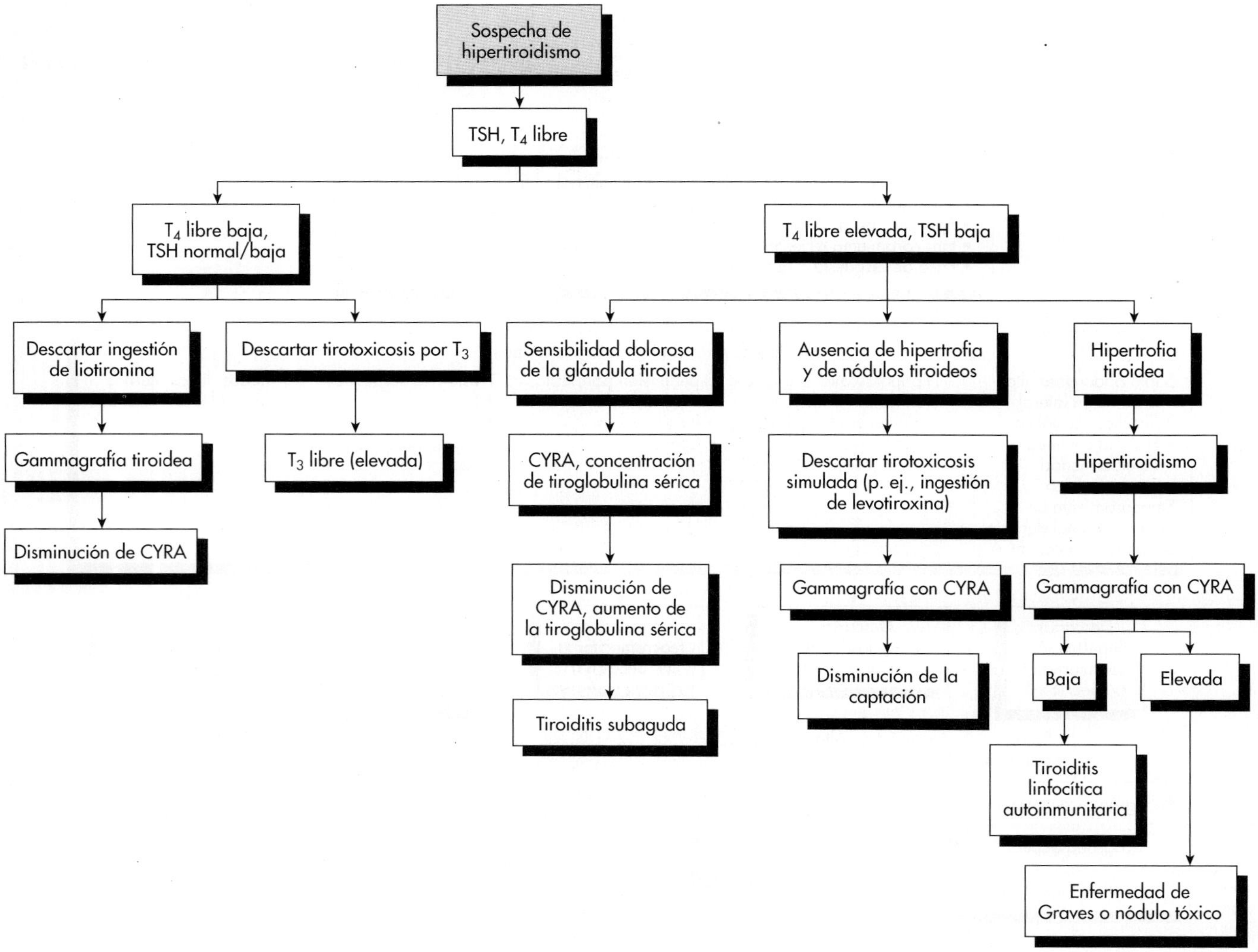

FIGURA 3-114 Hipertiroidismo. *CYRA*, Captación de yodo radiactivo; *TSH*, tirotropina.

HIPOACUSIA

CIE-MC 389.00 Hipoacusia conductiva
389.10 Hipoacusia neurosensorial

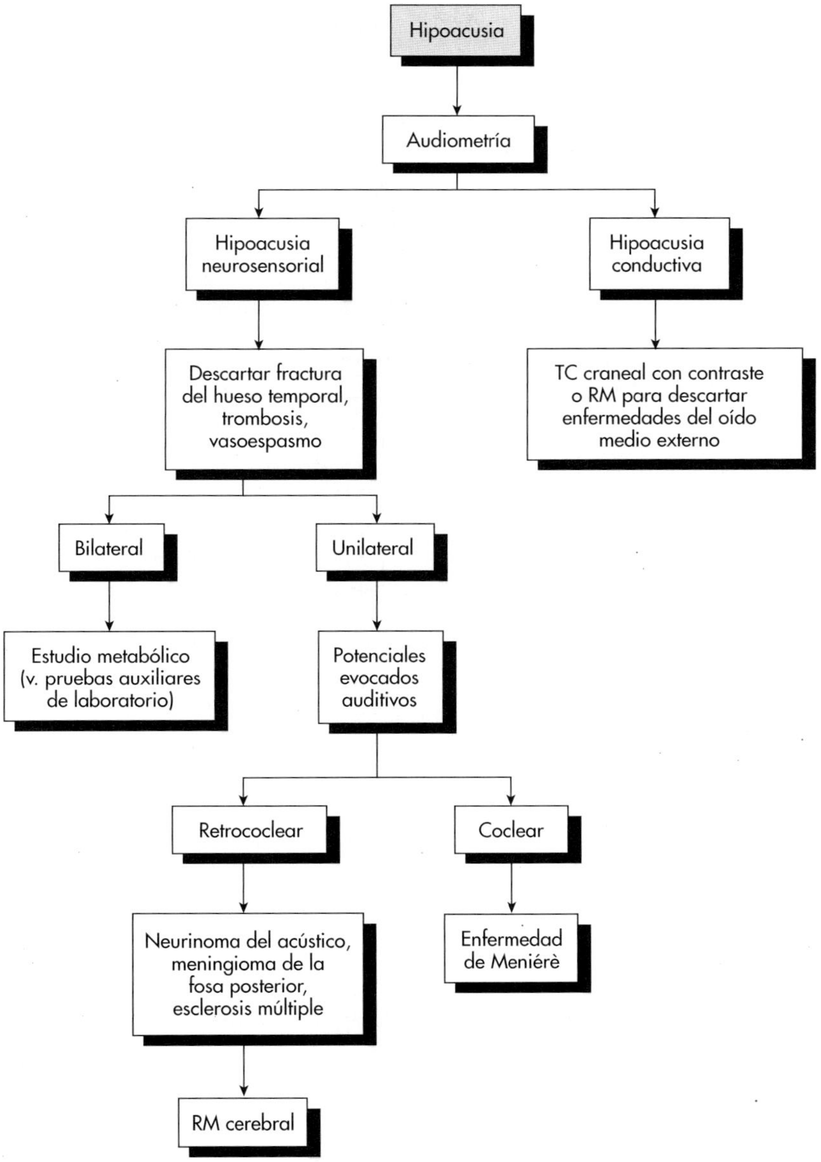

FIGURA 3-115   Evaluación de la hipoacusia. *RM*, Resonancia magnética; *TC*, tomografía computarizada. (De Ferri FF: *Ferri's best test: a practical guide to clinical laboratory medicine and diagnostic imaging*, Filadelfia, 2004, Elsevier Mosby.)

CUADRO 3-7 **Hipoacusia**

Diagnóstico por imagen	**Pruebas de laboratorio**
Prueba de elección	*Prueba de elección*
Ninguna	Ninguna
Pruebas auxiliares	*Pruebas auxiliares*
RTC craneal con contraste o RM con contraste	HC
TC del hueso temporal sin contraste	ALT, AST
	ANA, VDRL
	TSH

De Ferri FF: *Ferri's best test: a practical guide to clinical laboratory medicine and diagnostic imaging. ALT*, Alanina aminotransferasa; *ANA*, anticuerpos antinucleares; *AST*, aspartato aminotransferasa; *HC*, hemograma completo; *TC*, tomografía computarizada; *TSH*, tirotropina; *VDRL*, prueba del Venereal Disease Research Laboratory.

HIPOCALCEMIA

CIE-9MC 275.41

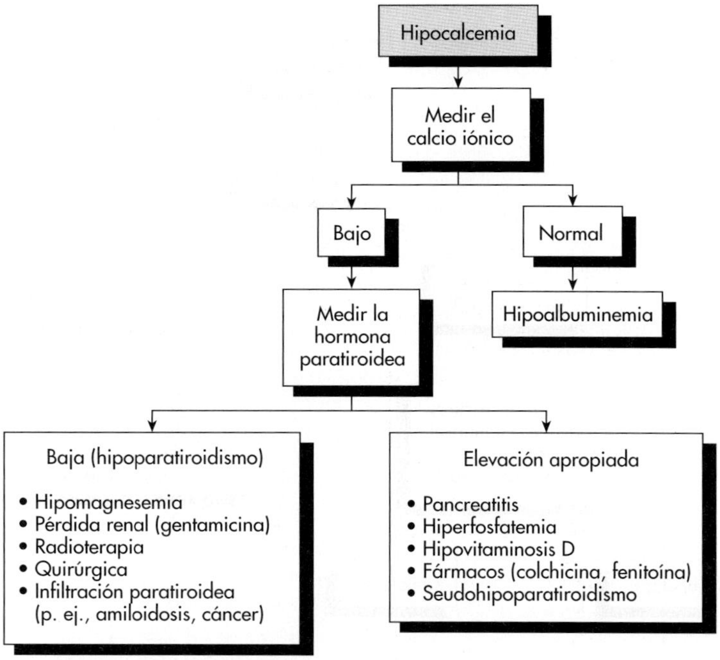

FIGURA 3-116   Evaluación de la hipocalcemia. (De Wachtel TJ, Stein MD: *Practical guide to the care of the ambulatory patient*, 2.ª ed., St. Louis, 2000, Mosby.)

HIPOFOSFATEMIA

CIE-9MC 275.3

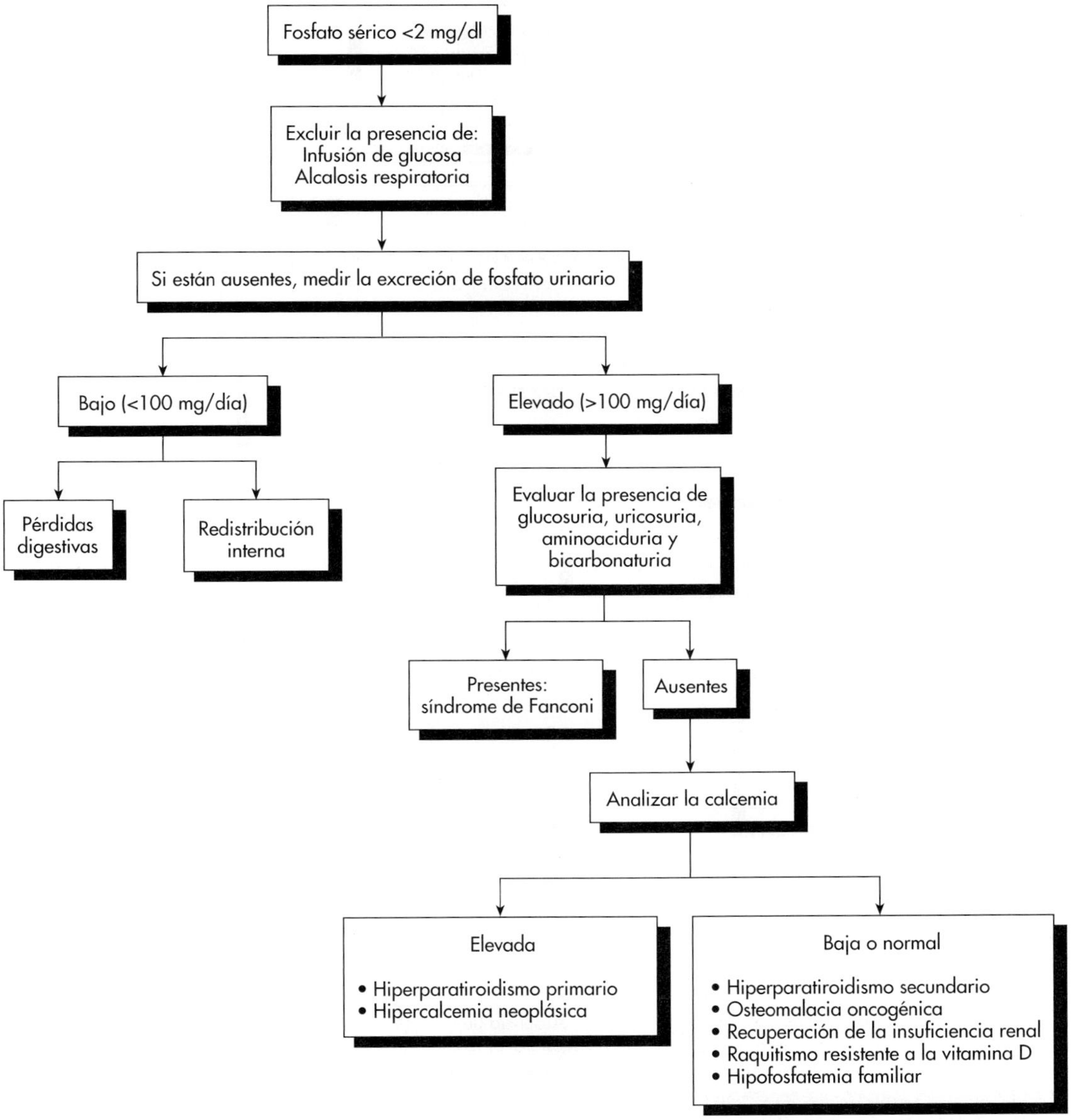

```
                    Fosfato sérico <2 mg/dl
                              │
                              ▼
                    Excluir la presencia de:
                     Infusión de glucosa
                     Alcalosis respiratoria
                              │
                              ▼
            Si están ausentes, medir la excreción de fosfato urinario
                              │
              ┌───────────────┴───────────────┐
              ▼                               ▼
      Bajo (<100 mg/día)              Elevado (>100 mg/día)
              │                               │
      ┌───────┴───────┐                       ▼
      ▼               ▼              Evaluar la presencia de
  Pérdidas      Redistribución       glucosuria, uricosuria,
  digestivas      interna             aminoaciduria y
                                        bicarbonaturia
                                           │
                                  ┌────────┴────────┐
                                  ▼                 ▼
                             Presentes:         Ausentes
                         síndrome de Fanconi        │
                                                    ▼
                                           Analizar la calcemia
                                                    │
                                  ┌─────────────────┴─────────────────┐
                                  ▼                                   ▼
                               Elevada                          Baja o normal
```

Elevada
- Hiperparatiroidismo primario
- Hipercalcemia neoplásica

Baja o normal
- Hiperparatiroidismo secundario
- Osteomalacia oncogénica
- Recuperación de la insuficiencia renal
- Raquitismo resistente a la vitamina D
- Hipofosfatemia familiar

FIGURA 3-117   Estudio diagnóstico de la hipofosfatemia. (De Stein JH [ed.]: *Internal medicine,* 5.ª ed., St. Louis, 1998, Mosby.)

HIPOGLUCEMIA

Positiva con ayuno
supervisado
Glucosa <40 mg/dl
Síntomas de hipoglucemia
Insulina ≥6 μU/ml

Péptido C ≥0,2 nmol (0,6 ng/ml)
Análisis negativo para sulfonilurea mediante HPLC
Proinsulina >30% mediante el método de columna
Proinsulina >22 pM por análisis directo

Análisis positivo para sulfonilurea
mediante HPLC

Péptido C <0,2 nmol (0,6 ng/ml)
Análisis negativo para sulfonilurea
mediante HPLC
o
Péptido C >0,2 nmol
AI positivos
IPC libre bajo

No confirmado mediante EMCG

Confirmado mediante
EMCG
Uso de sulfonilurea
para simulación

Insulinoma

Uso de insulina para
simulación

Arteriografía pancreática selectiva

Adenoma localizado

Ausencia de localización

Cirugía con ecografía intraoperatoria,
enucleación del adenoma o resección limitada
si se encuentra el tumor
No realizar resección si no se encuentra el tumor

Respuesta

Considerar
tratamiento
de prueba con
diazóxido

Lesión localizada en estudios
repetidos o fracaso del tratamiento
médico

Cirugía con ecografía intraoperatoria:
resección limitada si se localiza el tumor; considerar una
pancreatectomía subtotal en caso de hipoglucemia grave

Ausencia de
respuesta al diazóxido

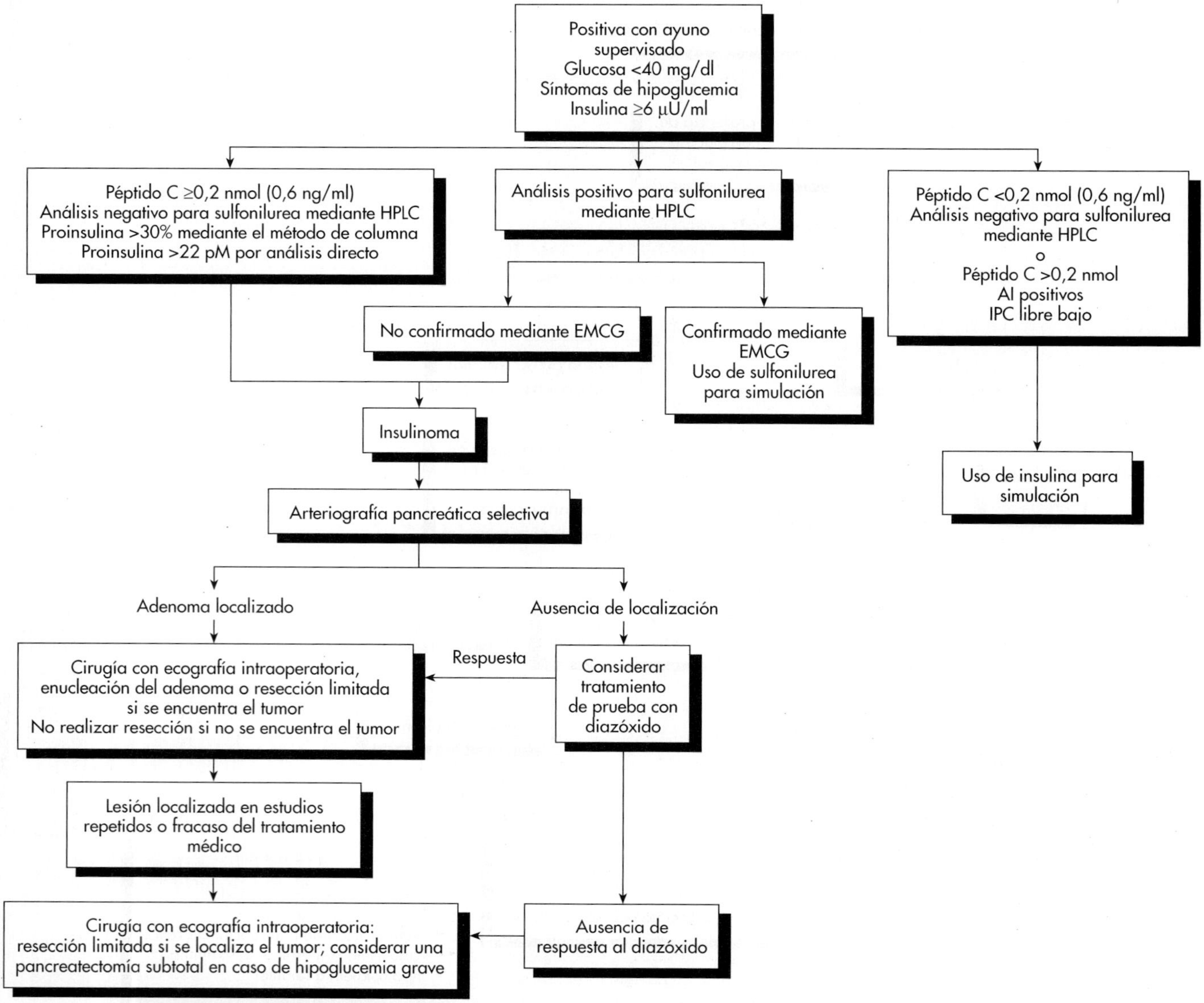

FIGURA 3-118   Evaluación diagnóstica de los pacientes con hipoglucemia documentada y elevación de la insulina. *AI,* Anticuerpos antiinsulina; *EMCG,* espectrometría de masas por cromatografía de gases; *HPLC,* cromatografía líquida de alta presión; *IPC,* inmunorreactividad para el péptido C. (De Moore WT, Eastman RC: *Diagnostic endocrinology,* 2.ª ed., St. Louis, 1996, Mosby.)

HIPOGONADISMO

CIE-9MC 256.3 Hipogonadismo femenino
257.2 Hipogonadismo masculino

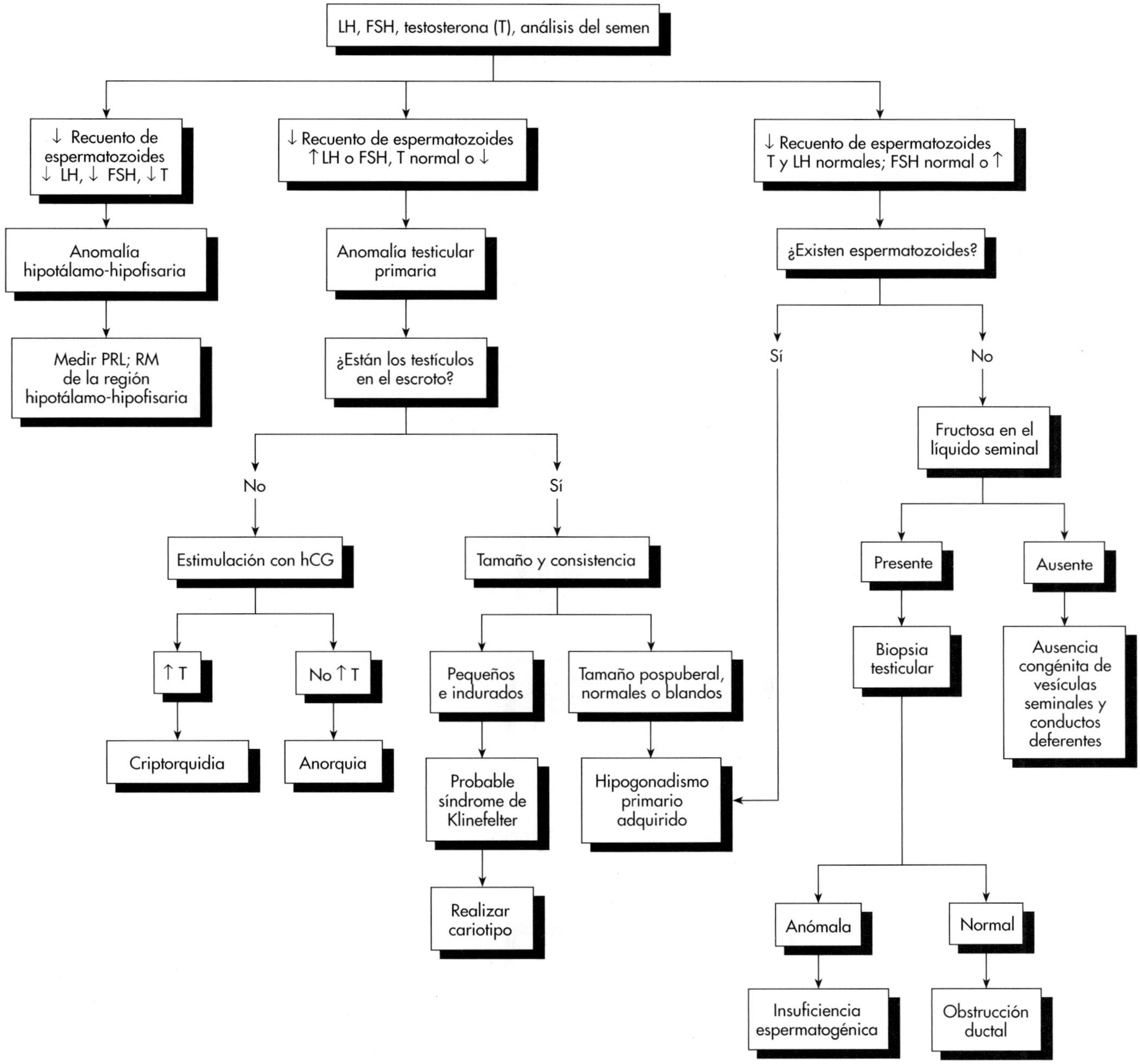

FIGURA 3-119   Evaluación de laboratorio del hipogonadismo. *FSH*, Hormona foliculoestimulante; *hCG*, gonadotropina coriónica humana; *LH*, hormona luteinizante; *PRL*, prolactina; *RM*, resonancia magnética; ↑, elevado; ↓, bajo. (De Andreoli TE [ed.]: *Cecil essentials of medicine,* 5.ª ed., Filadelfia, 2001, WB Saunders.)

SECCIÓN III

HIPOMAGNESEMIA

CIE-9MC 275.2

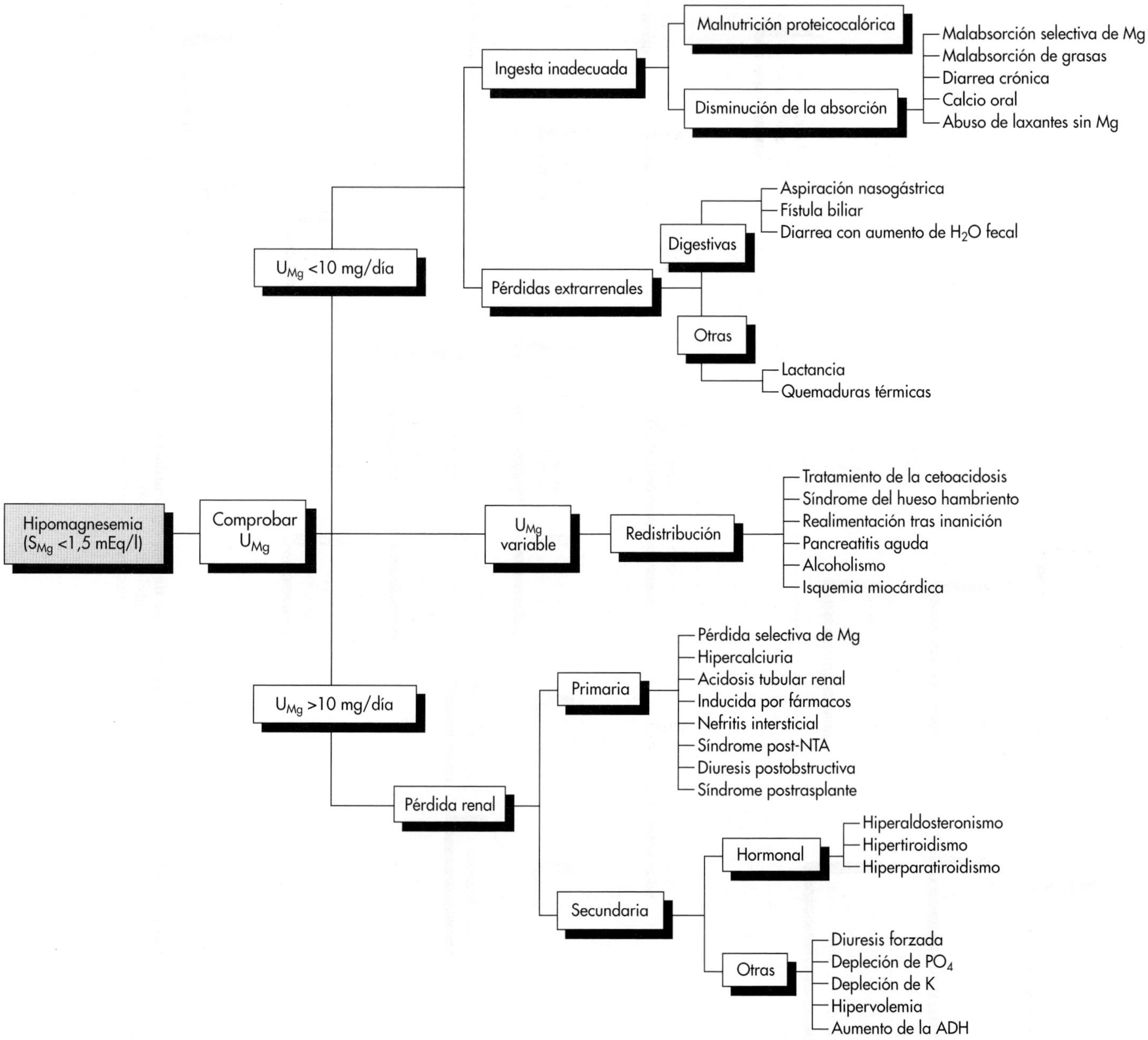

FIGURA 3-120 Hipomagnesemia. *ADH,* Hormona antidiurética; *post-NTA,* posnecrosis tubular aguda. (De Healy PM: *Common medical diagnosis: an algorithmic approach,* 3.ª ed., Filadelfia, 2000, WB Saunders.)

Hipomagnesemia (S_{Mg} <1,5 mEq/l)

Comprobar U_{Mg}

U_{Mg} <10 mg/día

U_{Mg} >10 mg/día

Ingesta inadecuada

Malnutrición proteicocalórica
- Malabsorción selectiva de Mg
- Malabsorción de grasas
- Diarrea crónica
- Calcio oral
- Abuso de laxantes sin Mg

Disminución de la absorción

Pérdidas extrarrenales

Digestivas
- Aspiración nasogástrica
- Fístula biliar
- Diarrea con aumento de H_2O fecal

Otras
- Lactancia
- Quemaduras térmicas

U_{Mg} variable

Redistribución
- Tratamiento de la cetoacidosis
- Síndrome del hueso hambriento
- Realimentación tras inanición
- Pancreatitis aguda
- Alcoholismo
- Isquemia miocárdica

Pérdida renal

Primaria
- Pérdida selectiva de Mg
- Hipercalciuria
- Acidosis tubular renal
- Inducida por fármacos
- Nefritis intersticial
- Síndrome post-NTA
- Diuresis postobstructiva
- Síndrome postrasplante

Secundaria

Hormonal
- Hiperaldosteronismo
- Hipertiroidismo
- Hiperparatiroidismo

Otras
- Diuresis forzada
- Depleción de PO_4
- Depleción de K
- Hipervolemia
- Aumento de la ADH

HIPONATREMIA

CIE-9MC 276.1

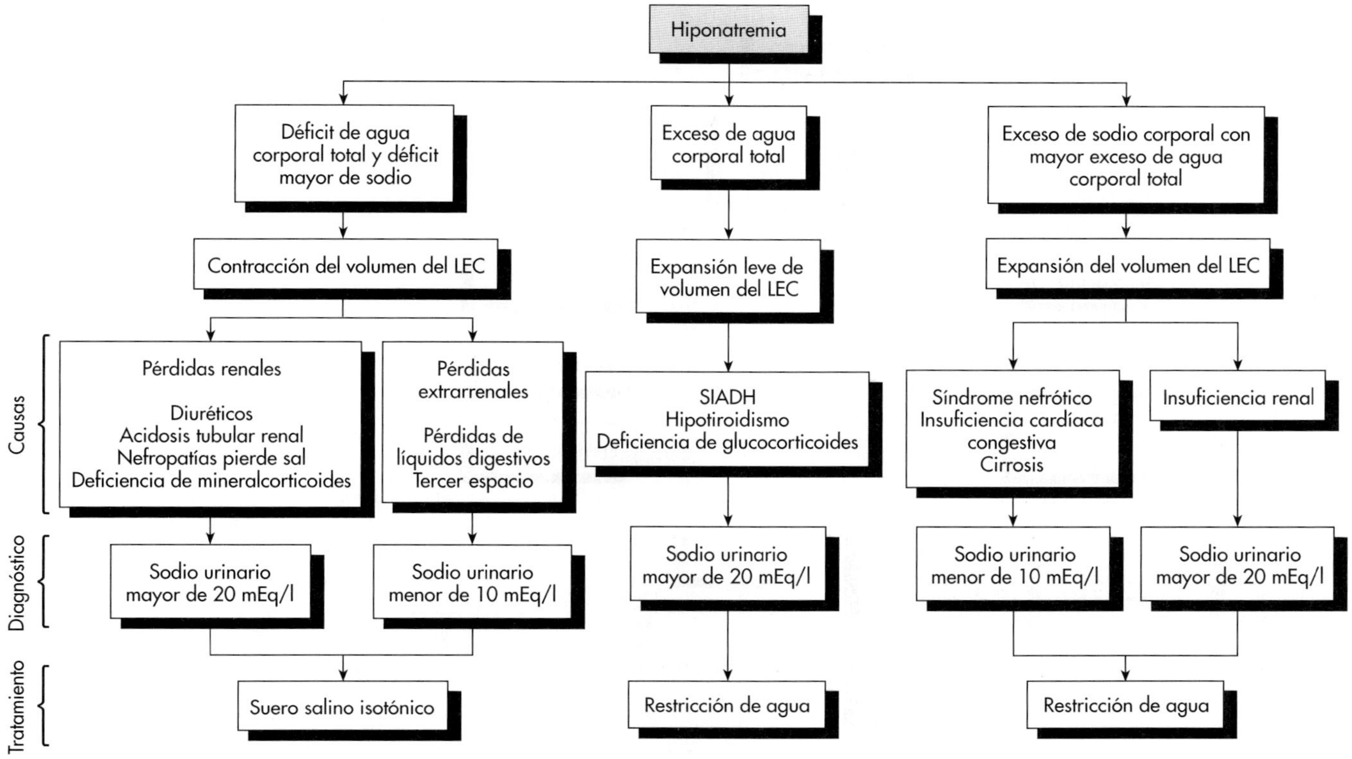

FIGURA 3-121 Evaluación y tratamiento de la hiponatremia leve asintomática. *LEC*, Líquido extracelular; *SIADH*, síndrome de secreción inadecuada de hormona antidiurética. (De Marx J y cols [eds.]: *Rosen's emergency medicine: concepts and clinical practice,* 5.ª ed., St. Louis, 2002, Mosby.)

HIPOPOTASEMIA

CIE-9MC 276.8

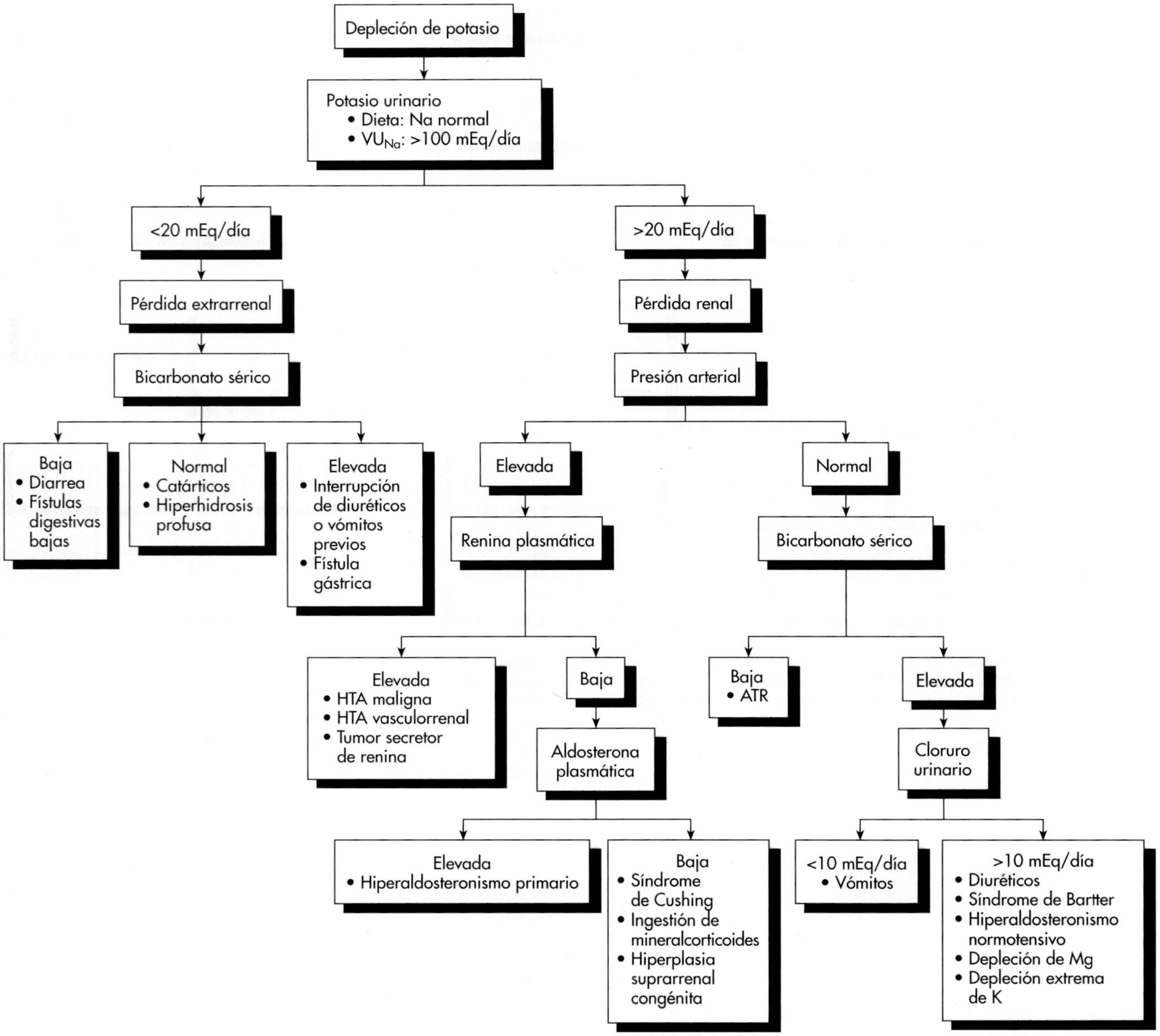

FIGURA 3-122 Enfoque diagnóstico de la hipopotasemia. Debido a que la pérdida renal de potasio puede mejorar durante la restricción de sodio, la menor excreción de potasio es indicativa de pérdidas extrarrenales sólo cuando la dieta (y por tanto, la orina) es rica en sodio. *HTA*, hipertensión arterial; *ATR*, Acidosis tubular renal; *VU$_{Na}$*, volumen urinario de sodio. (De Stein JH [ed.]: *Internal medicine,* 5.ª ed., St. Louis, 1998, Mosby.)

HIPOTENSIÓN

CIE-9MC 458.9 Hipotensión sin especificar
458.1 Hipotensión crónica
458.2 Hipotensión iatrogénica
458.0 Hipotensión ortostática o postural

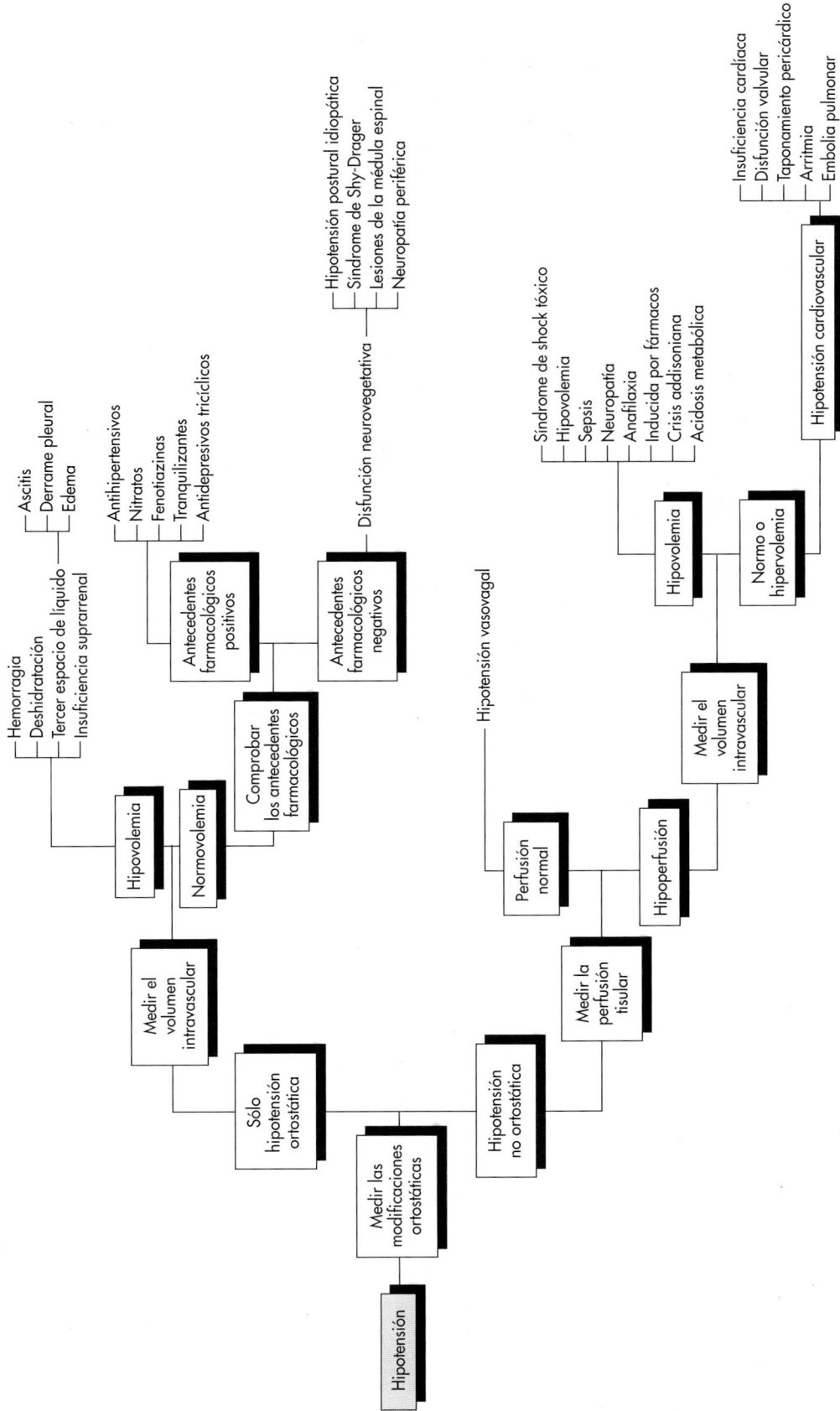

Hemorragia
Deshidratación
Tercer espacio de líquido
Insuficiencia suprarrenal

Ascitis
Derrame pleural
Edema

Antihipertensivos
Nitratos
Fenotiazinas
Tranquilizantes
Antidepresivos tricíclicos

Hipotensión postural idiopática
Síndrome de Shy-Drager
Lesiones de la médula espinal
Neuropatía periférica

Hipovolemia

Normovolemia

Antecedentes farmacológicos positivos

Comprobar los antecedentes farmacológicos

Antecedentes farmacológicos negativos

Disfunción neurovegetativa

Medir el volumen intravascular

Sólo hipotensión ortostática

Hipotensión vasovagal

Perfusión normal

Hipoperfusión

Medir la perfusión tisular

Hipotensión no ortostática

Medir las modificaciones ortostáticas

Hipotensión

Síndrome de shock tóxico
Hipovolemia
Sepsis
Neuropatía
Anafilaxia
Inducida por fármacos
Crisis addisoniana
Acidosis metabólica

Hipovolemia

Normo o hipervolemia

Medir el volumen intravascular

Insuficiencia cardíaca
Disfunción valvular
Taponamiento pericárdico
Arritmia
Embolia pulmonar

Hipotensión cardiovascular

FIGURA 3-123   Hipotensión. (De Healey PM: *Common medical diagnosis: an algorithmic approach*, 3.ª ed., Filadelfia, 2000, WB Saunders.)

SECCIÓN III

HIPOTIROIDISMO

CIE-9MC 244

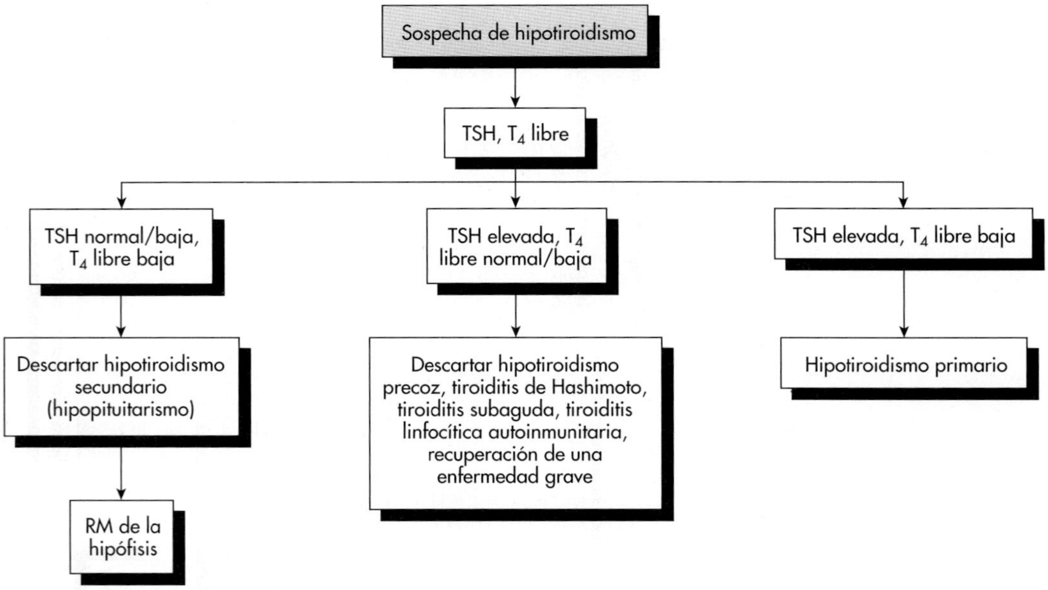

FIGURA 3-124 Hipotiroidismo. *RM*, Resonancia magnética; *TSH*, tirotropina.

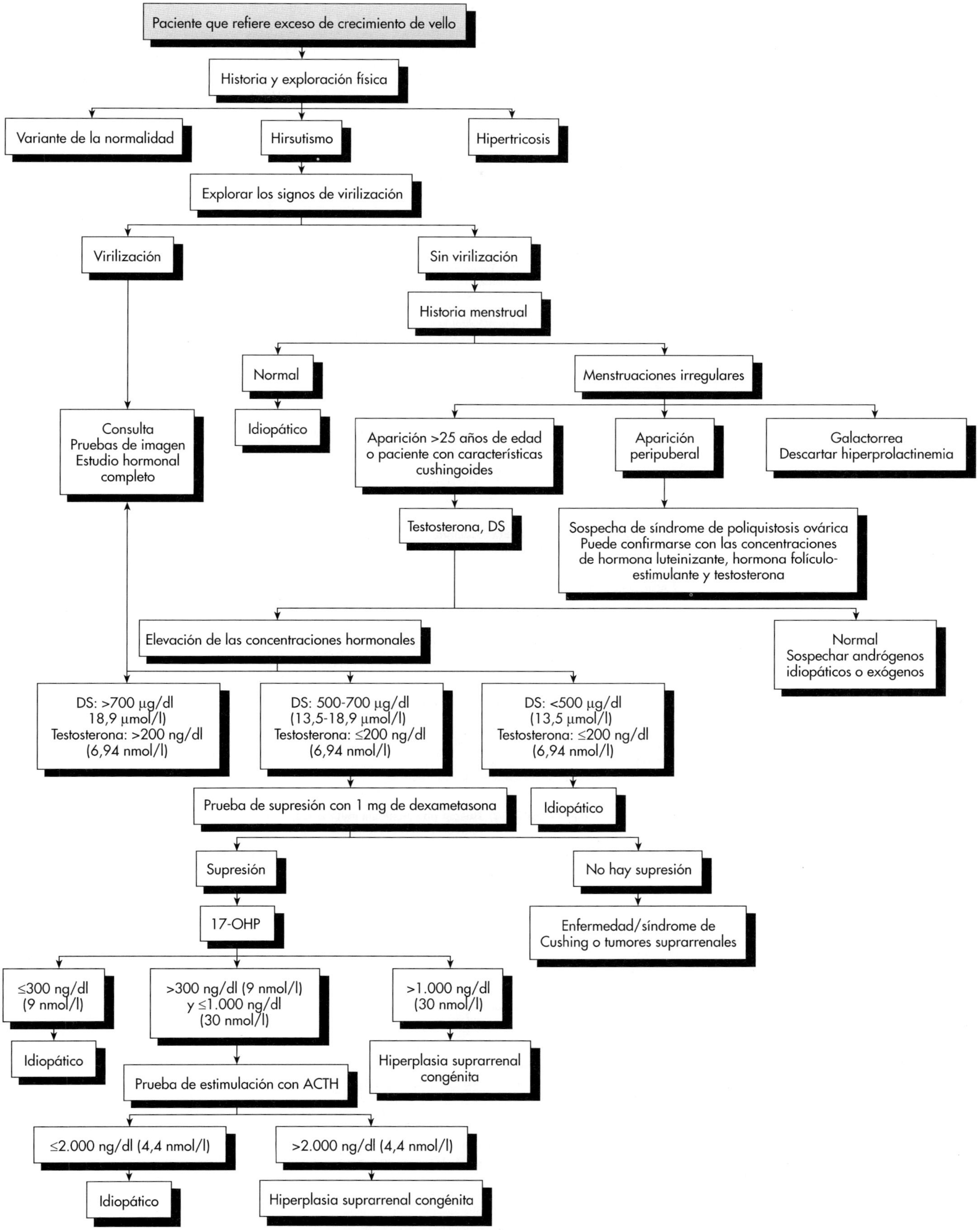

Paciente que refiere exceso de crecimiento de vello

Historia y exploración física

Variante de la normalidad

Hirsutismo

Hipertricosis

Explorar los signos de virilización

Virilización

Sin virilización

Historia menstrual

Normal

Idiopático

Menstruaciones irregulares

Consulta
Pruebas de imagen
Estudio hormonal
completo

Aparición >25 años de edad
o paciente con características
cushingoides

Aparición
peripuberal

Galactorrea
Descartar hiperprolactinemia

Testosterona, DS

Sospecha de síndrome de poliquistosis ovárica
Puede confirmarse con las concentraciones
de hormona luteinizante, hormona folículo-
estimulante y testosterona

Elevación de las concentraciones hormonales

Normal
Sospechar andrógenos
idiopáticos o exógenos

DS: >700 µg/dl
18,9 µmol/l)
Testosterona: >200 ng/dl
(6,94 nmol/l)

DS: 500-700 µg/dl
(13,5-18,9 µmol/l)
Testosterona: ≤200 ng/dl
(6,94 nmol/l)

DS: <500 µg/dl
(13,5 µmol/l)
Testosterona: ≤200 ng/dl
(6,94 nmol/l)

Prueba de supresión con 1 mg de dexametasona

Idiopático

Supresión

No hay supresión

17-OHP

Enfermedad/síndrome de
Cushing o tumores suprarrenales

≤300 ng/dl
(9 nmol/l)

>300 ng/dl (9 nmol/l)
y ≤1.000 ng/dl
(30 nmol/l)

>1.000 ng/dl
(30 nmol/l)

Idiopático

Prueba de estimulación con ACTH

Hiperplasia suprarrenal
congénita

≤2.000 ng/dl (4,4 nmol/l)

>2.000 ng/dl (4,4 nmol/l)

Idiopático

Hiperplasia suprarrenal congénita

SECCIÓN III

FIGURA 3-125 Algoritmo que muestra la evaluación y tratamiento del hirsutismo. *ACTH*, Hormona adreno-corticotropa; *DS*, deshidroepiandrosterona; *17-OHP*, 17-hidroprogesterona. (De Gilchrist VJ, Hecht BR: *Am Fam Physician* 52:1837, 1995.)

HOMEOSTASIS ACIDOBÁSICA

CIE-9MC **276.2 Acidosis láctica**
276.2 Acidosis metabólica
276.2 Acidosis respiratoria
276.3 Alcalosis respiratoria
276.3 Alcalosis metabólica

EVALUACIÓN ACIDOBÁSICA

OBTENER: a) Gasometría arterial
b) Electrólitos

Comprobar la validez
a) El CO_2 en los electrólitos deber ser unos 2 mEq/l superior que el HCO_3^- en la gasometría arterial
b) Si es necesario, emplear la ecuación de Henderson

Obtener un diagnóstico mínimo

Observar el pH

Acidemia — HCO_3 — ↓ Acidosis metabólica
P_{CO_2} — ↑ Acidosis respiratoria

Alcalemia — HCO_3 — ↑ Alcalosis metabólica
P_{CO_2} — ↓ Alcalosis respiratoria

Determinar si es simple o mixta mediante:
1) Aplicación de la compensación

RESPIRATORIA

ACIDOSIS
Aguda: 1 mEq/l HCO_3^- por cada 10 mmHg CO_2
0,8 nEq [H^+] por cada 1 mmHg CO_2
Crónica: 3,5 mEq/l HCO_3^- por cada 10 mmHg CO_2

ALCALOSIS
Aguda: 2 mEq/l HCO_3^- por cada 10 mmHg CO_2
0,8 nEq [H^+] por cada 1 mmHg CO_2
Crónica: 5 mEq/l HCO_3^- por cada 10 mmHg CO_2

METABÓLICA

ACIDOSIS: $P_{CO_2} = 1,5 (HCO_3^-) + 8 \pm 2$ o $\Delta P_{CO_2} = 1,2 (\Delta HCO_3^-) \pm 2$

ALCALOSIS: $\Delta P_{CO_2} = 0,6 \ \Delta HCO_3^-$ o $P_{CO_2} = 0,9 (HCO_3^-) + 9$

2) Determinar el hiato aniónico

$HA = Na^+ - [HCO_3^- + Cl^-]$
(normal = 10 ± 2 [6-14])

3) Buscar una alcalosis metabólica con el Δ del hiato aniónico

a) $\Delta HA = HA_{calculado} - HA_{normal}$
b) $HCO_3^- + \Delta HA = $ «HCO_3^- inicial»
c) Un valor elevado de forma anómala del «HCO_3^- inicial» indica alcalosis metabólica

$$[H^+] = \frac{24 \times CO_2}{HCO_3^-}$$

Estimar la concentración del ion hidrógeno a partir del pH

Δ 0,3

pH	7,1	7,2	7,3	7,40	7,5	7,6	7,7
			x 1,25		x 0,8		
[H^+]	78	60	50	40	32	26	20

Una variación del pH de 0,3 duplica o reduce a la mitad la [H^+]. En límites estrechos, una variación de 0,01 del pH equivale a una modificación de 1 nEq/l de [H^+].

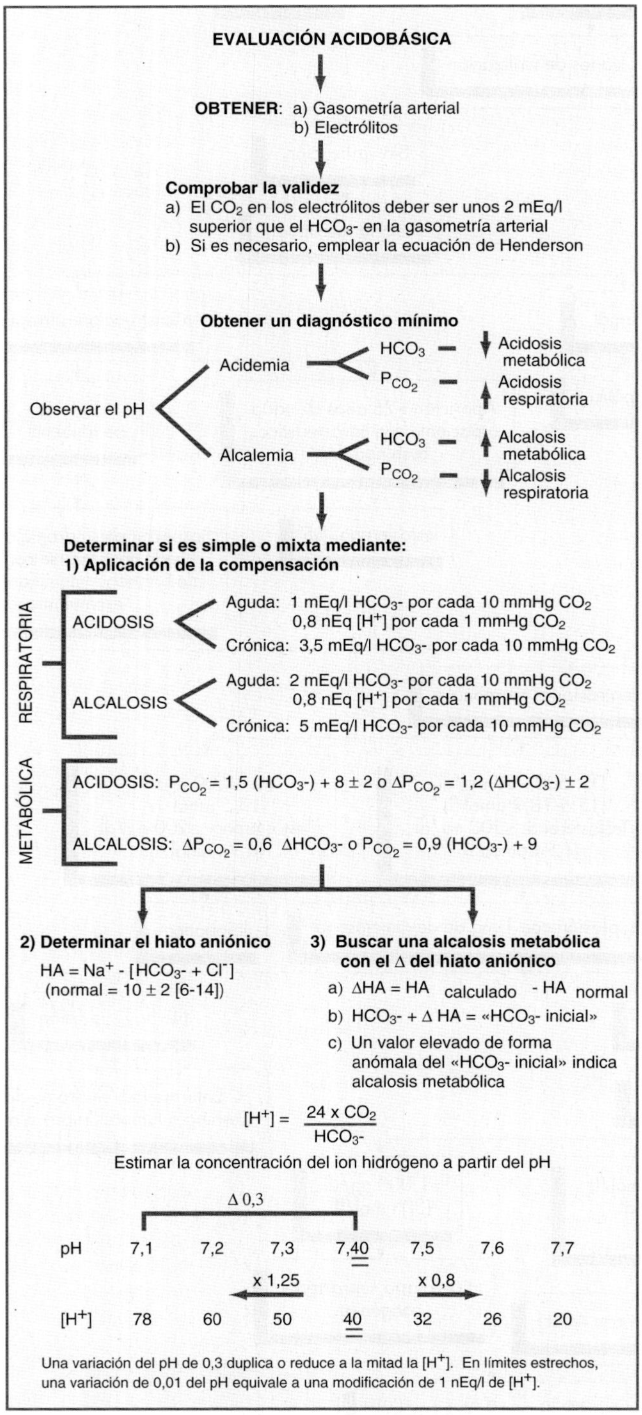

FIGURA 3-126   Esquema para valorar la homeostasis acidobásica. (De Andreoli TE [ed.]: *Cecil essentials of medicine,* 4.ª ed., Filadelfia, 1997, WB Saunders.)

ICTERICIA NEONATAL

CIE-9MC 774.6   **Ictericia neonatal sin especificar**
773.1   **Reacción ABO perinatal**
774.1   **Hemólisis perinatal**
773.0   **Reacción Rh perinatal**
751.61   **Obstrucción congénita de la vía biliar**

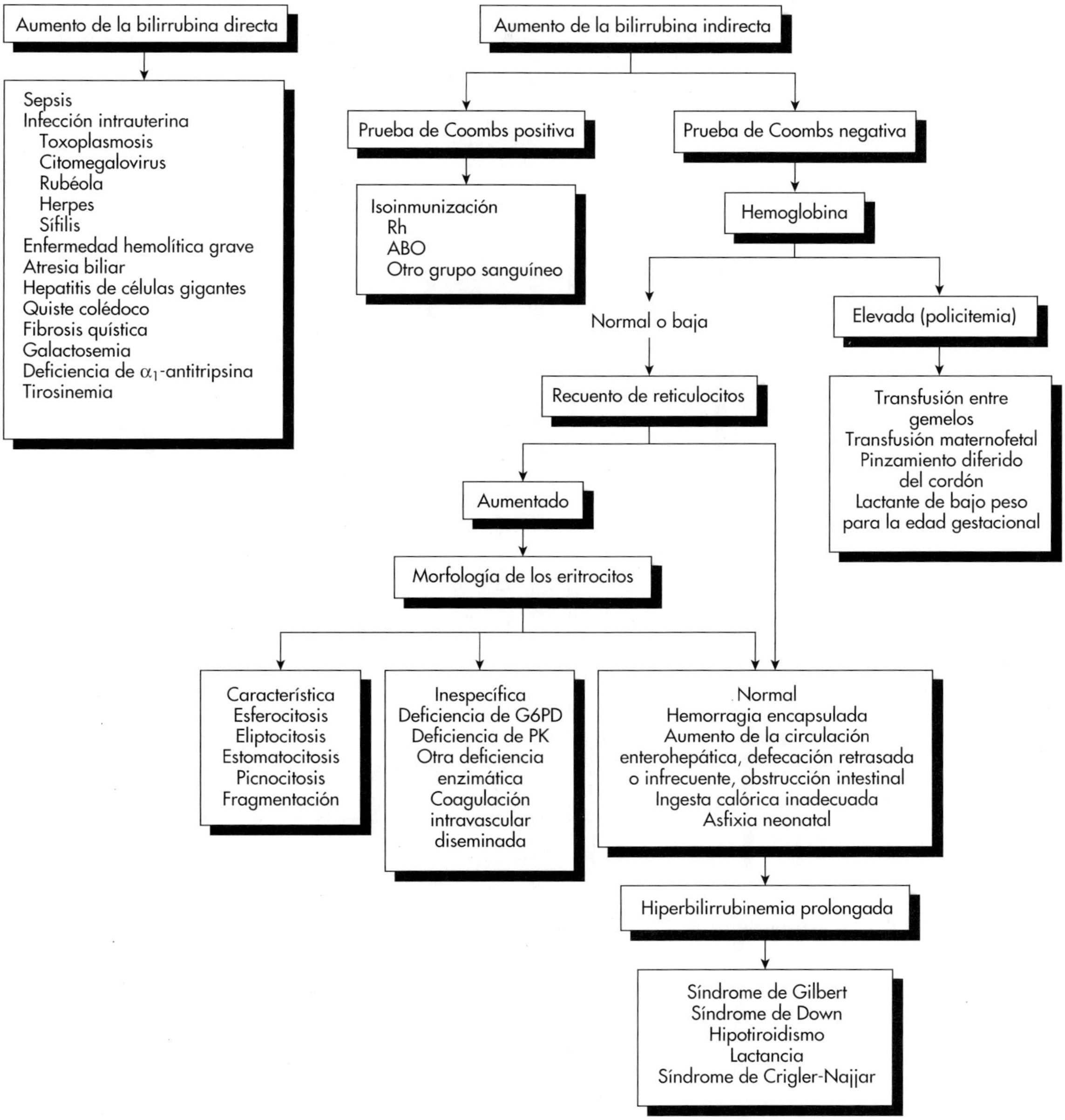

Aumento de la bilirrubina directa

Sepsis
Infección intrauterina
  Toxoplasmosis
  Citomegalovirus
  Rubéola
  Herpes
  Sífilis
Enfermedad hemolítica grave
Atresia biliar
Hepatitis de células gigantes
Quiste colédoco
Fibrosis quística
Galactosemia
Deficiencia de α_1-antitripsina
Tirosinemia

Aumento de la bilirrubina indirecta

Prueba de Coombs positiva

Isoinmunización
  Rh
  ABO
  Otro grupo sanguíneo

Prueba de Coombs negativa

Hemoglobina

Normal o baja

Elevada (policitemia)

Recuento de reticulocitos

Transfusión entre
gemelos
Transfusión maternofetal
Pinzamiento diferido
del cordón
Lactante de bajo peso
para la edad gestacional

Aumentado

Morfología de los eritrocitos

Característica
Esferocitosis
Eliptocitosis
Estomatocitosis
Picnocitosis
Fragmentación

Inespecífica
Deficiencia de G6PD
Deficiencia de PK
Otra deficiencia
  enzimática
Coagulación
  intravascular
  diseminada

Normal
Hemorragia encapsulada
Aumento de la circulación
enterohepática, defecación retrasada
o infrecuente, obstrucción intestinal
Ingesta calórica inadecuada
Asfixia neonatal

Hiperbilirrubinemia prolongada

Síndrome de Gilbert
Síndrome de Down
Hipotiroidismo
Lactancia
Síndrome de Crigler-Najjar

FIGURA 3-127   **Enfoque esquemático del diagnóstico de la ictericia neonatal.** *G6PD,* Glucosa-6-fosfato deshidrogenasa; *PK,* piruvato cinasa. (De Oski FA: Differential diagnosis of jaundice. En Taeusch HW, Ballard RA, Avery MA [eds.]: *Schaffer and Avery's diseases of the newborn,* 6.ª ed., Filadelfia, 1991, WB Saunders.)

SECCIÓN III

ICTERICIA Y ENFERMEDAD HEPATOBILIAR

CIE-9MC 782.4 Ictericia sin especificar
277.4 Trastornos de la excreción de la bilirrubina
576.8 Ictericia obstructiva

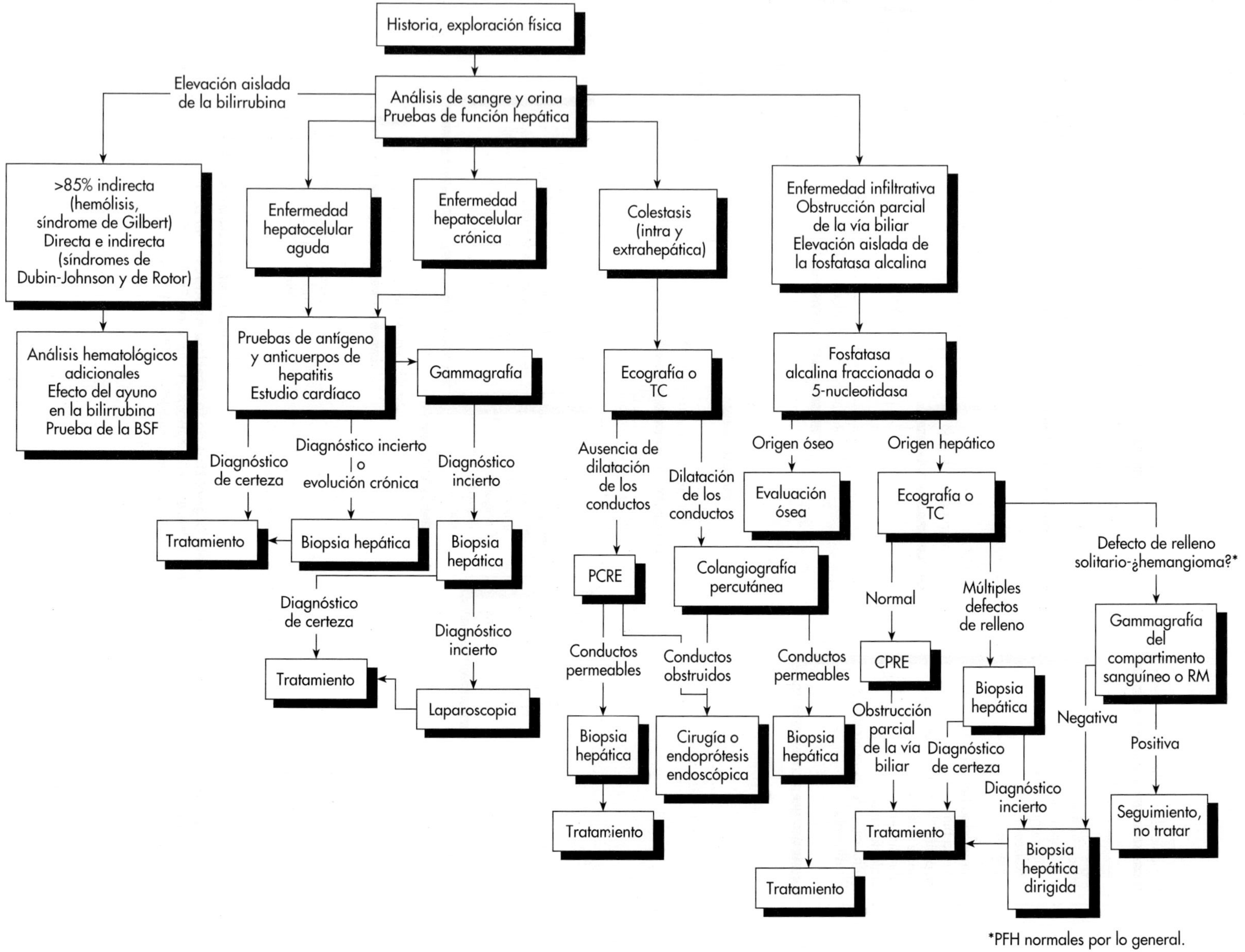

FIGURA 3-128 Evaluación de la ictericia y la enfermedad hepatobiliar. *BSF*, Bromosulfaleína; *CPRE*, colangiopancreatografía retrógrada endoscópica; *PFH*, pruebas de función hepática; *RM*, resonancia magnética; *TC*, tomografía computarizada. (De Stein JH [ed.]: *Internal medicine*, 5.ª ed., St. Louis, 1998, Mosby.)

ICTUS

CIE-9MC 436

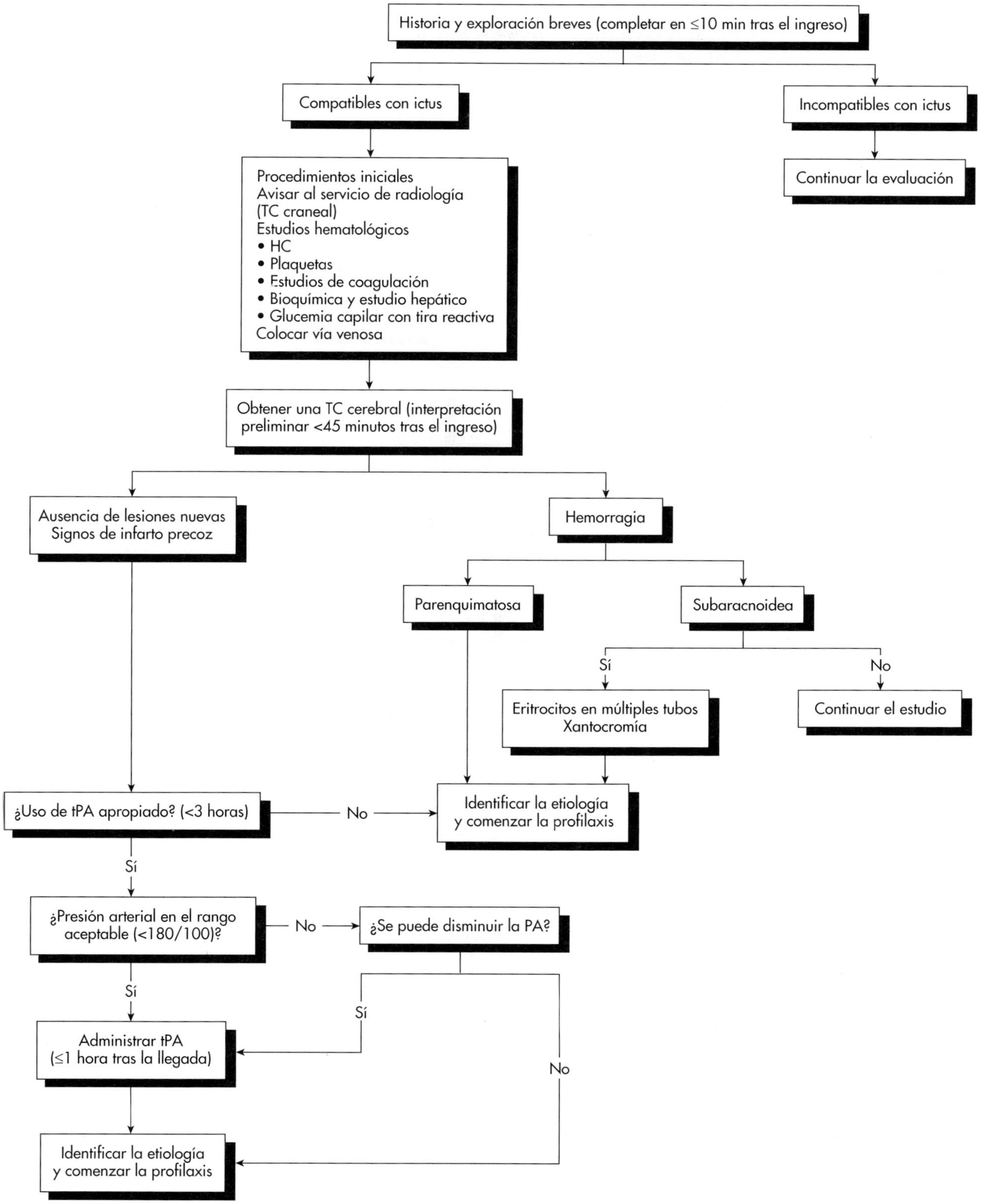

Historia y exploración breves (completar en ≤10 min tras el ingreso)

Compatibles con ictus

Incompatibles con ictus

Continuar la evaluación

Procedimientos iniciales
Avisar al servicio de radiología
(TC craneal)
Estudios hematológicos
• HC
• Plaquetas
• Estudios de coagulación
• Bioquímica y estudio hepático
• Glucemia capilar con tira reactiva
Colocar vía venosa

Obtener una TC cerebral (interpretación preliminar <45 minutos tras el ingreso)

Ausencia de lesiones nuevas
Signos de infarto precoz

Hemorragia

Parenquimatosa

Subaracnoidea

Sí

No

Eritrocitos en múltiples tubos
Xantocromía

Continuar el estudio

¿Uso de tPA apropiado? (<3 horas)

No

Identificar la etiología
y comenzar la profilaxis

Sí

¿Presión arterial en el rango
aceptable (<180/100)?

No

¿Se puede disminuir la PA?

Sí

Sí

No

Administrar tPA
(≤1 hora tras la llegada)

Identificar la etiología
y comenzar la profilaxis

FIGURA 3-129   Algoritmo para la evaluación urgente de un paciente con sospecha de ictus. *HC*, Hemograma completo; *PA*, presión arterial; *TC*, tomografía computarizada; *tPA*, activador del plasminógeno tisular. (De Goldman L, Ausiello D [eds.]: *Cecil textbook of medicine*, 22.ª ed., Filadelfia, 2004, WB Saunders.)

SECCIÓN III

INCIDENTALOMA SUPRARRENAL

CIE-9MC 255.9

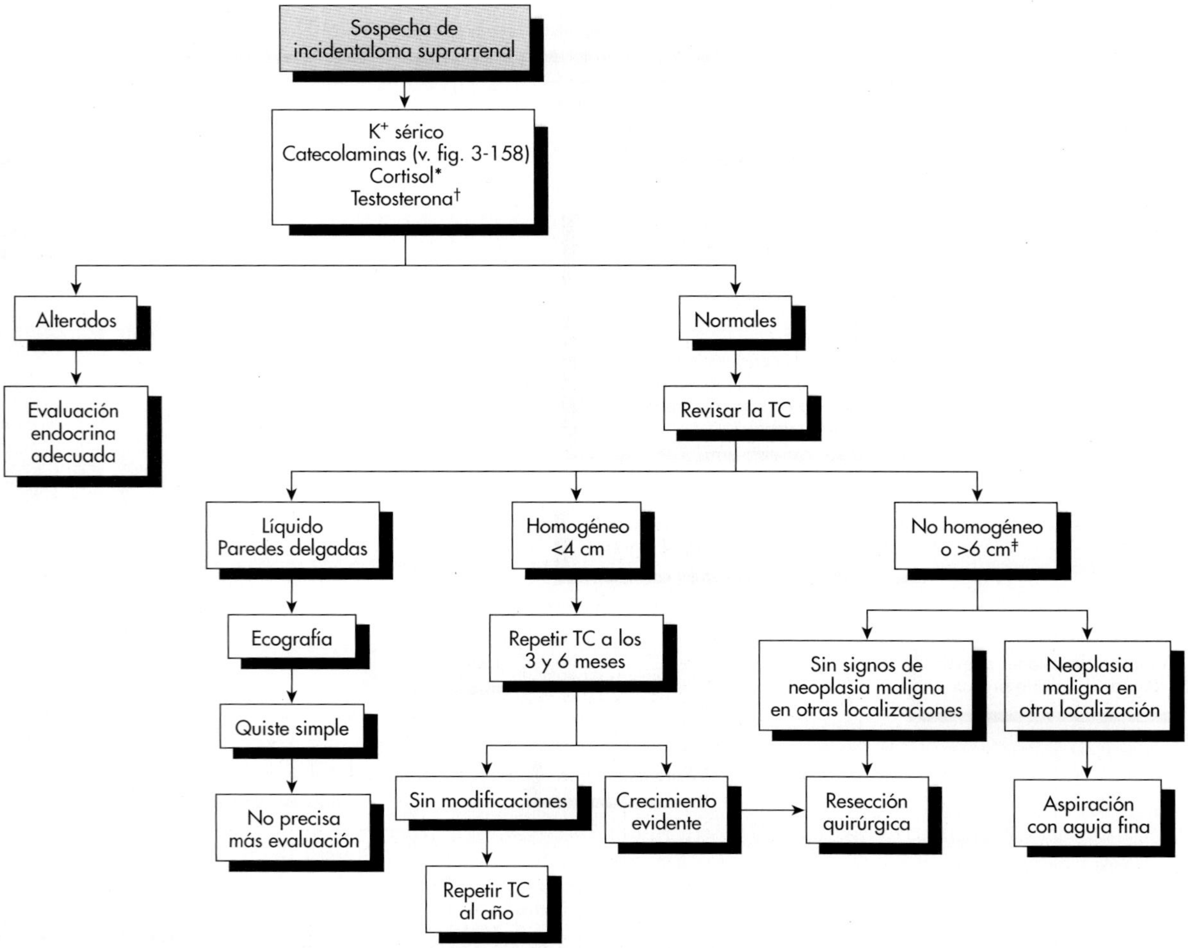

FIGURA 3-130 Algoritmo para la evaluación de un incidentaloma renal. *TC*, Tomografía computarizada. *Sólo si existen indicaciones clínicas de exceso de cortisol. †Sólo en mujeres con hirsutismo. ‡Cifra medida de deshidroepiandrosterona sulfato, un marcador de carcinoma suprarrenal primario. (De Nseyo UO [ed.]: *Urology for primary care physicians,* Filadelfia, 1999, WB Saunders.)

INCONTINENCIA FECAL

CIE-9MC 787.6

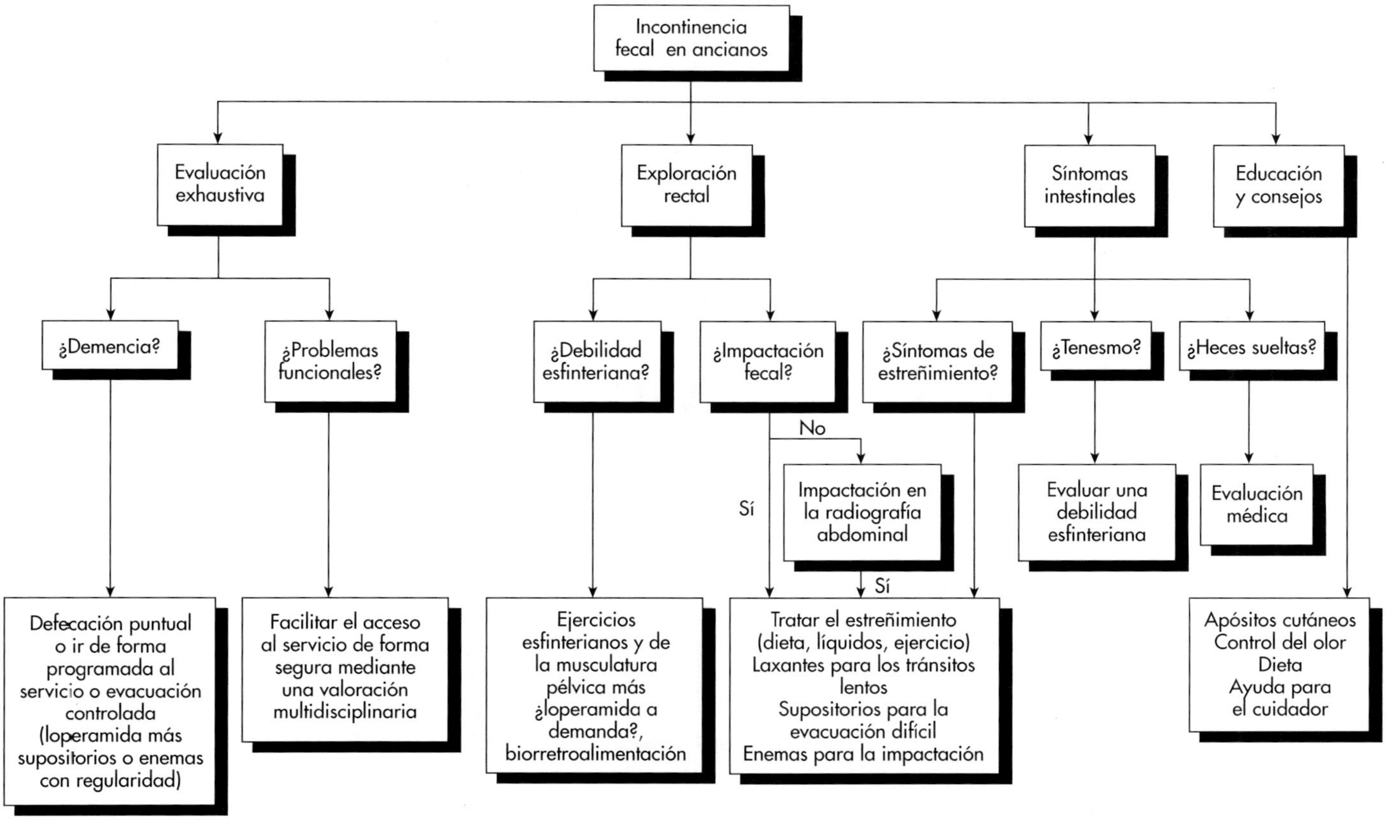

FIGURA 3-131 Evaluación de la incontinencia fecal. (De Tallis RC, Fillit HM [eds.]: *Brocklehurst's textbook of geriatric medicine and gerontology*, 6.ª ed., Londres, 2003, Churchill Livingstone.)

CUADRO 3-8 Valoración clínica de la incontinencia fecal en acianos

En los ancianos, el énfasis se centra en un enfoque clínico estructurado para identificar todos los factores contribuyentes a la incontinencia fecal

Historia
- Duración de la incontinencia fecal
- Frecuencia de los episodios
- Tipo (episodios constantes, pequeñas cantidades, movimiento intestinal completo)
- Consistencia de las heces (diarrea, heces duras)
- Pérdidas inconscientes o síntomas de tenesmo
- Síntomas de estreñimiento/uso actual de laxantes
- Enfermedad sistémica (confusión, depresión, pérdida de peso, anemia)
- Uso de antibióticos

Exploración general
- Valoración cognitiva y del estado de ánimo
- Perfil neurológico (ictus, neuropatía neurovegetativa, enfermedad de Parkinson)

Acceso al servicio
- Evaluar la capacidad de usar el servicio en función de la coordinación de la fuerza muscular, la visión, la función de las extremidades y la capacidad cognitiva
- Ubicar en el contexto del entorno de vida actual

Exploración específica
Inspección abdominal para identificar distensión y sensibilidad dolorosa
- Inspección perineal para identificar alteraciones cutáneas, dermatitis, cicatrices quirúrgicas
- Sensibilidad perianal y reflejo anocutáneo
- Observar un movimiento descendente excesivo del suelo pélvico cuando se pide al paciente que haga presión mientras está en decúbito lateral
- Exploración digital de la impactación fecal
- Exploración digital para evaluar la alteración del tono del esfínter
  - Hiato anal, y/o inserción fácil del dedo (esfínter interno)
  - Disminución de la presión de compresión (esfínter externo)
- Pedir al paciente que haga fuerza mientras esta sentado en una silla con orinal y observar la presencia de prolapso rectal

De Tallis RC, Fillit HM (eds.): *Brocklehurst's textbook of geriatric medicine and gerontology*, 6.ª ed., Londres, 2003, Churchill Livingstone.

SECCIÓN III

INFECCIÓN DEL TRACTO URINARIO

CIE-9MC 595.0 **Cistitis aguda**
595.3 **Trigonitis**
595.2 **Cistitis crónica**
590.1 **Pielonefritis aguda**
590.0 **Pielonefritis crónica**
590.8 **Pielonefritis inespecífica**

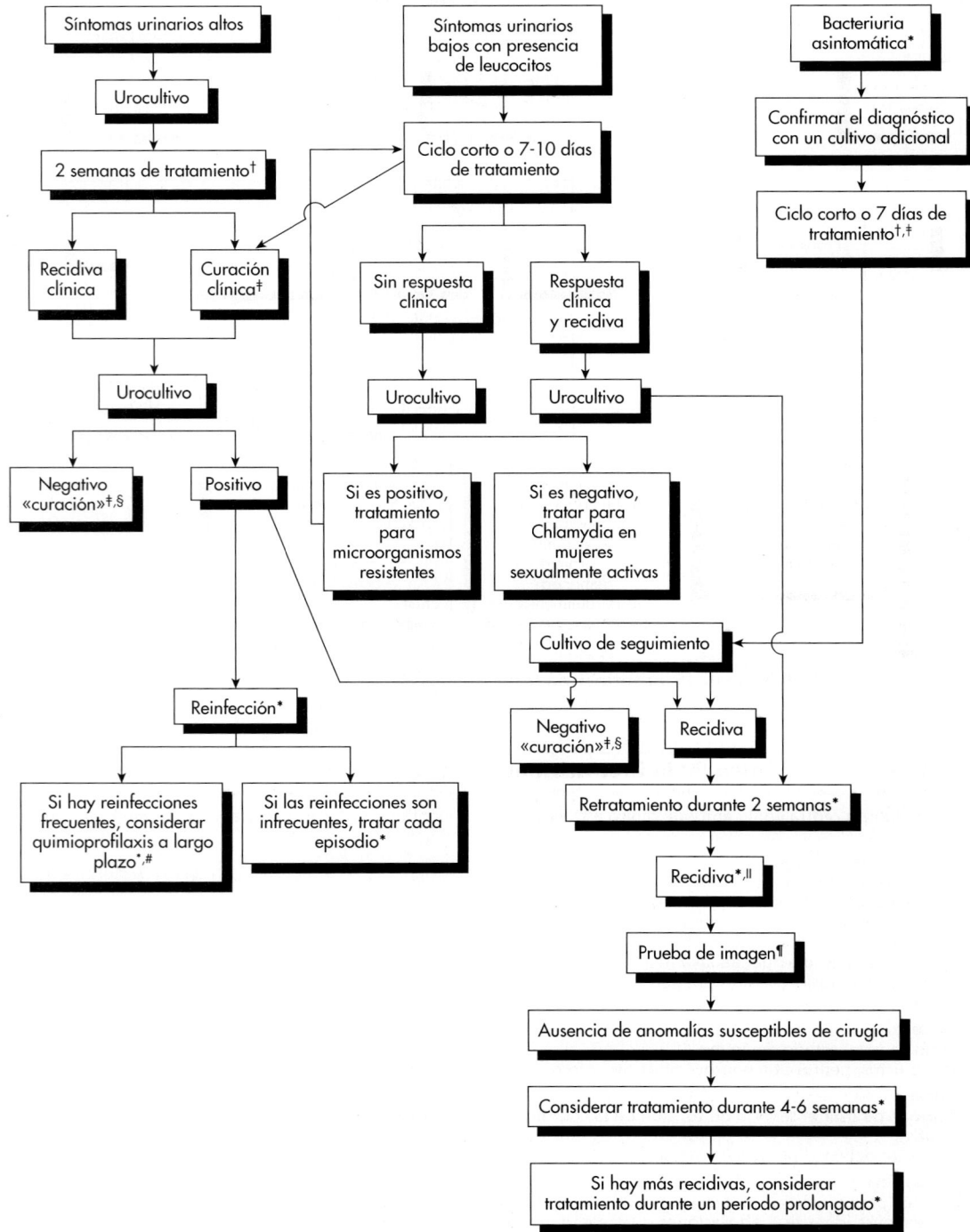

*Considerar no tratar en mujeres adultas no gestantes sin uropatía obstructiva ni síntomas de infección urinaria.
†Considerar pruebas de imagen en todos los niños y varones con corrección de lesiones significativas.
‡El cultivo de seguimiento sólo se requiere en el embarazo, en niños y en adultos con uropatía obstructiva.
§Obtener cultivos mensuales de seguimiento en las mujeres embarazadas y a las 6 semanas y 6 meses en los niños.
‖Evaluar a los varones para la presencia de prostatitis bacteriana crónica.
¶Retrasarlo 2 meses tras el parto en mujeres embarazadas.
#Considerar pruebas de imagen tras 3-4 reinfecciones en las mujeres.

FIGURA 3-132 Enfoque terapéutico de las infecciones urinarias. (De Mandell GL: *Mandell, Douglas, and Bennett's principles and practice of infectious diseases,* 5.ª ed., Nueva York, 2000, Churchill Livingstone.)

INFERTILIDAD

CIE-9MC 628.9 **Infertilidad femenina sin especificar**
606.9 **Infertilidad masculina sin especificar**

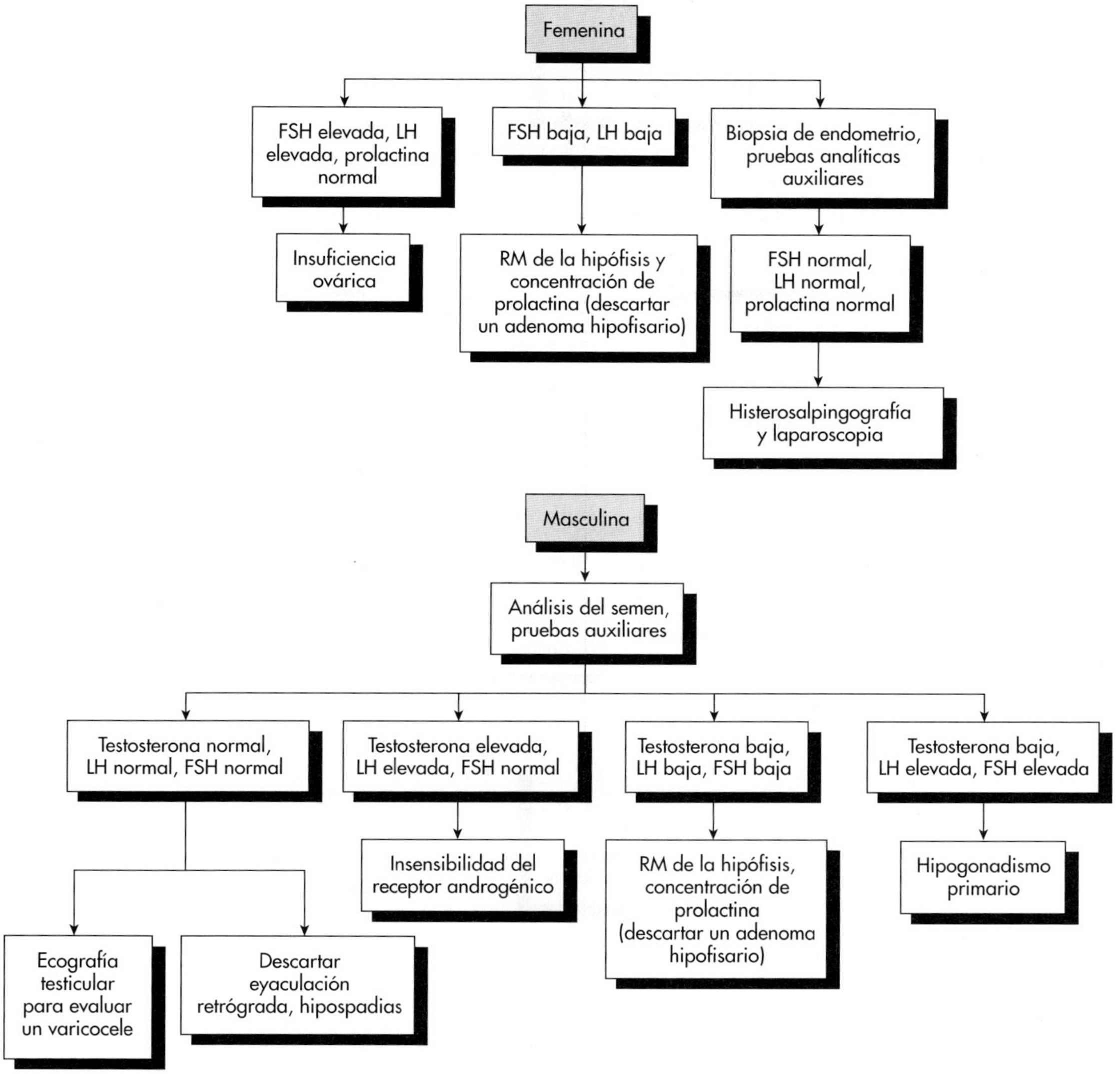

FIGURA 3-133 Enfoque diagnóstico y terapéutico de la infertilidad. *FSH*, Hormona foliculoestimulante; *LH*, hormona luteinizante; *RM*, resonancia magnética. (De Ferri FF: *Ferri's best test: a practical guide to clinical laboratory medicine and diagnostic imaging*, Filadelfia, 2004, Elsevier Mosby.)

CUADRO 3-9 **Infertilidad**

Diagnóstico por imagen	Pruebas de laboratorio
Prueba de elección	*Pruebas de elección*
Ninguna	Varones: análisis del semen
Pruebas auxiliares	Mujeres: biopsia de endometrio
RM con contraste de la hipófisis	*Pruebas auxiliares*
Histerosalpingografía	FSH, LH
Ecografía testicular	Prolactina
	Testosterona sérica (varones)
	TSH
	HC, VSG, GA
	Análisis de orina, VDRL, cultivo para
	Mycoplasma, serología para clamidias

De Ferri FF: Ferri's best test: a practical guide to clinical laboratory medicine and diagnostic imaging, Filadelfia, 2004, Elsevier Mosby.
HC, hemograma completo; *VSG*, velocidad de sedimentación globular; *GA*, Glucemia en ayunas; *FSH*, hormona foliculoestimulante; *LH*, hormona luteinizante; *RM*, resonancia magnética; *VDRL*, prueba del Venereal Disease Research Laboratory.

INGESTIÓN DE PARACETAMOL

Ingestión aguda de paracetamol (con independencia del resto de lo ingerido)

Acude al SU <4 horas tras la ingestión

Acude al SU >4 h pero <8 h tras la ingestión

Acude al SU >8 h pero <24 h tras la ingestión

Carbón activado, sorbitol (<1 h) Concentración de PARA en 4 h

Concentración inmediata de PARA

Concentración inmediata de PARA

A

Tratar con NAC si la concentración sérica de PARA supera la línea terapéutica del nomograma

Tratar con NAC si la concentración sérica de PARA supera la línea terapéutica del nomograma

Administrar 140 mg/kg de NAC a la espera de la concentración sérica de PARA si
• Ingestión >140 mg/kg o
• Se desconoce la antidad ingerida

Ante una ingestión <140 mg/kg tratar con NAC si la concentración sérica supera la línea terapéutica del nomograma

Si la concentración sérica supera la línea terapéutica del nomograma: continuar la NAC durante 17 dosis

Si la concentración sérica no supera la línea terapéutica del nomograma: interrumpir la NAC

500
200
150
100
50

10
5

1

Hepatotoxicidad probable

Hepatotoxicidad posible

Hepatotoxicidad improbable

25%

Paracetamol plasmático (µg/ml)

B

4   8   12   16   20   24

Tiempo tras la ingestión (h)

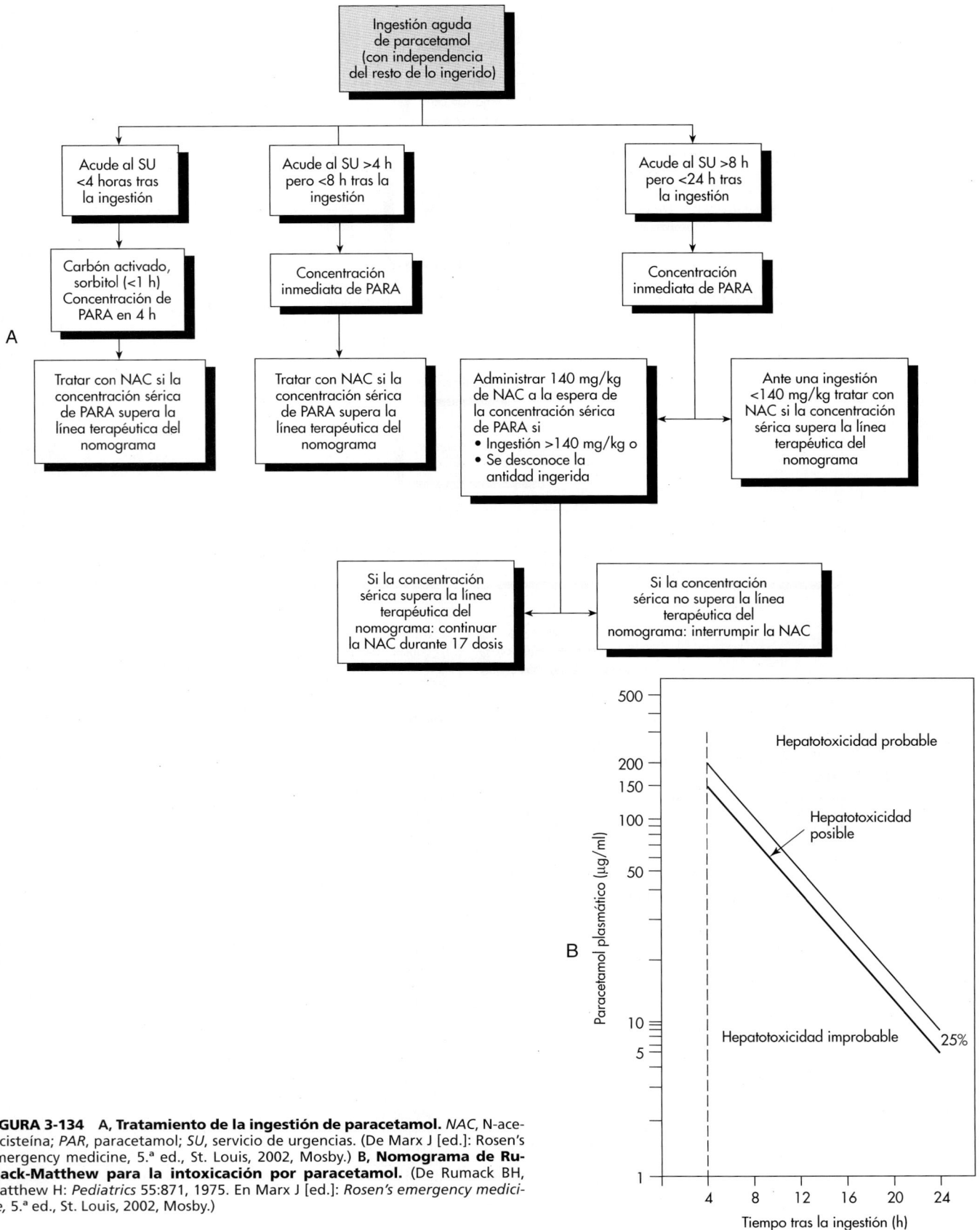

FIGURA 3-134   A, Tratamiento de la ingestión de paracetamol. *NAC*, N-acetilcisteína; *PAR*, paracetamol; *SU*, servicio de urgencias. (De Marx J [ed.]: Rosen's emergency medicine, 5.ª ed., St. Louis, 2002, Mosby.) **B, Nomograma de Rumack-Matthew para la intoxicación por paracetamol.** (De Rumack BH, Matthew H: *Pediatrics* 55:871, 1975. En Marx J [ed.]: *Rosen's emergency medicine,* 5.ª ed., St. Louis, 2002, Mosby.)

INMUNODEFICIENCIAS PRIMARIAS

CIE-9MC 279.9

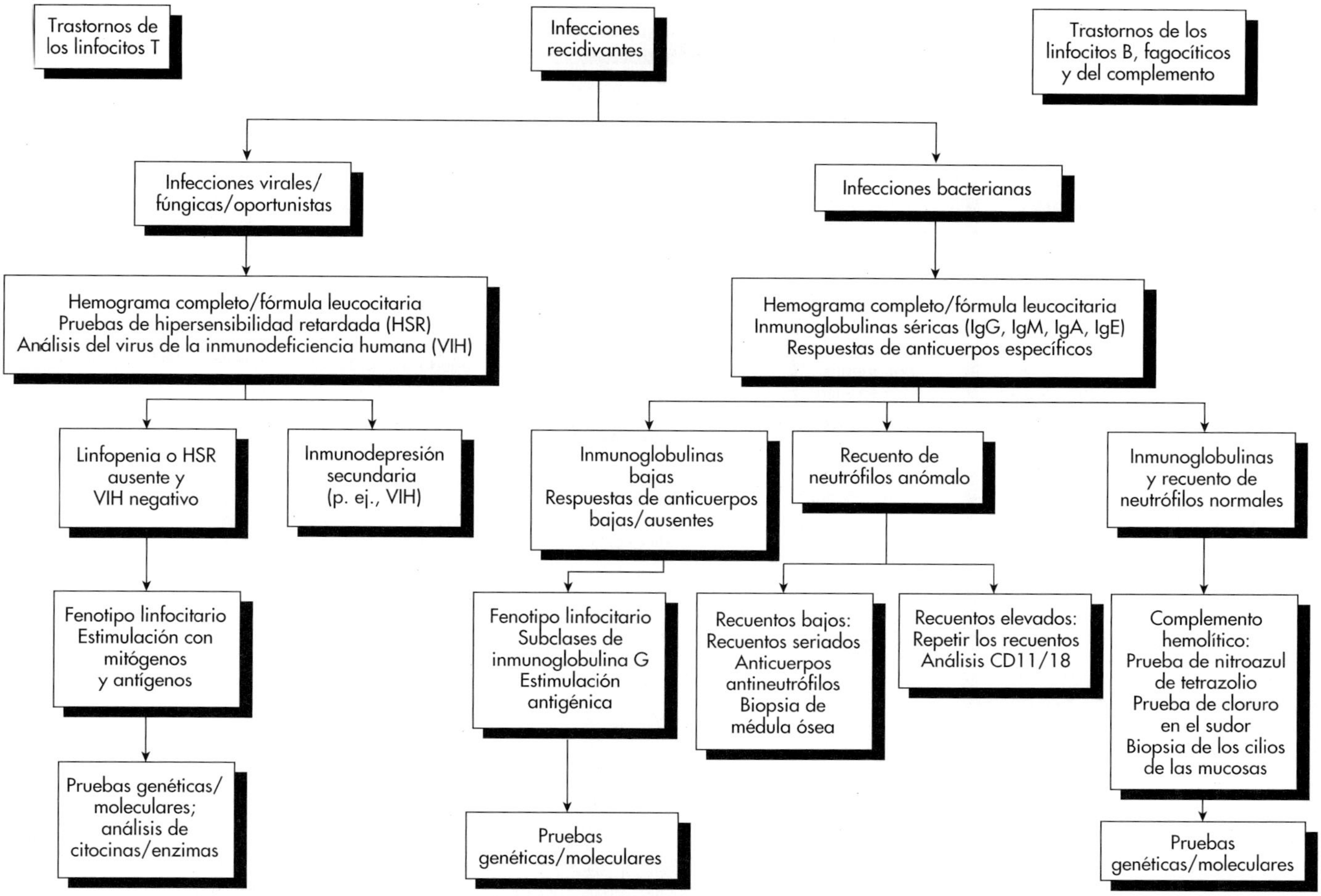

FIGURA 3-135 Algoritmo de las pruebas diagnósticas de las inmunodeficiencias primarias. (De MMWR 53[RR-1], 2004.)

SECCIÓN III

INSUFICIENCIA RENAL AGUDA

CIE-9MC 584.9 Insuficiencia renal aguda sin especificar

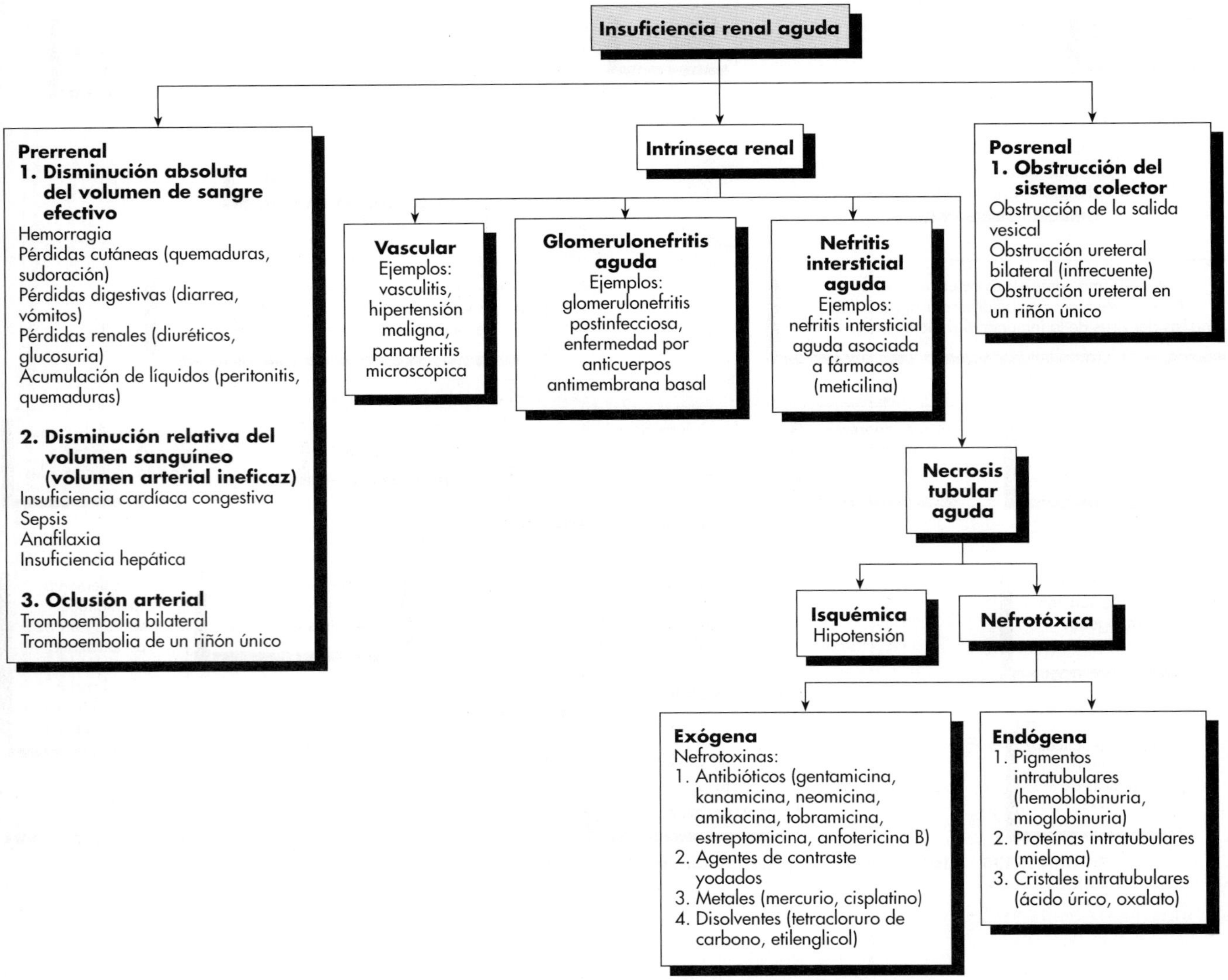
Insuficiencia renal aguda
Prerrenal
1. Disminución absoluta del volumen de sangre efectivo
Hemorragia
Pérdidas cutáneas (quemaduras, sudoración)
Pérdidas digestivas (diarrea, vómitos)
Pérdidas renales (diuréticos, glucosuria)
Acumulación de líquidos (peritonitis, quemaduras)
2. Disminución relativa del volumen sanguíneo (volumen arterial ineficaz)
Insuficiencia cardíaca congestiva
Sepsis
Anafilaxia
Insuficiencia hepática
3. Oclusión arterial
Tromboembolia bilateral
Tromboembolia de un riñón único
Intrínseca renal
Vascular
Ejemplos: vasculitis, hipertensión maligna, panarteritis microscópica
Glomerulonefritis aguda
Ejemplos: glomerulonefritis postinfecciosa, enfermedad por anticuerpos antimembrana basal
Nefritis intersticial aguda
Ejemplos: nefritis intersticial aguda asociada a fármacos (meticilina)
Necrosis tubular aguda
Isquémica
Hipotensión
Nefrotóxica
Exógena
Nefrotoxinas:
1. Antibióticos (gentamicina, kanamicina, neomicina, amikacina, tobramicina, estreptomicina, anfotericina B)
2. Agentes de contraste yodados
3. Metales (mercurio, cisplatino)
4. Disolventes (tetracloruro de carbono, etilenglicol)
Endógena
1. Pigmentos intratubulares (hemoblobinuria, mioglobinuria)
2. Proteínas intratubulares (mieloma)
3. Cristales intratubulares (ácido úrico, oxalato)
Posrenal
1. Obstrucción del sistema colector
Obstrucción de la salida vesical
Obstrucción ureteral bilateral (infrecuente)
Obstrucción ureteral en un riñón único

FIGURA 3-136 Causas de insuficiencia renal aguda. (De Andreoli TE [ed.]: *Cecil essentials of medicine*, 4.ª ed., Filadelfia, 1997, WB Saunders.)

INSUFICIENCIA SUPRARRENAL

CIE-9MC 255.4 Enfermedad de Addison

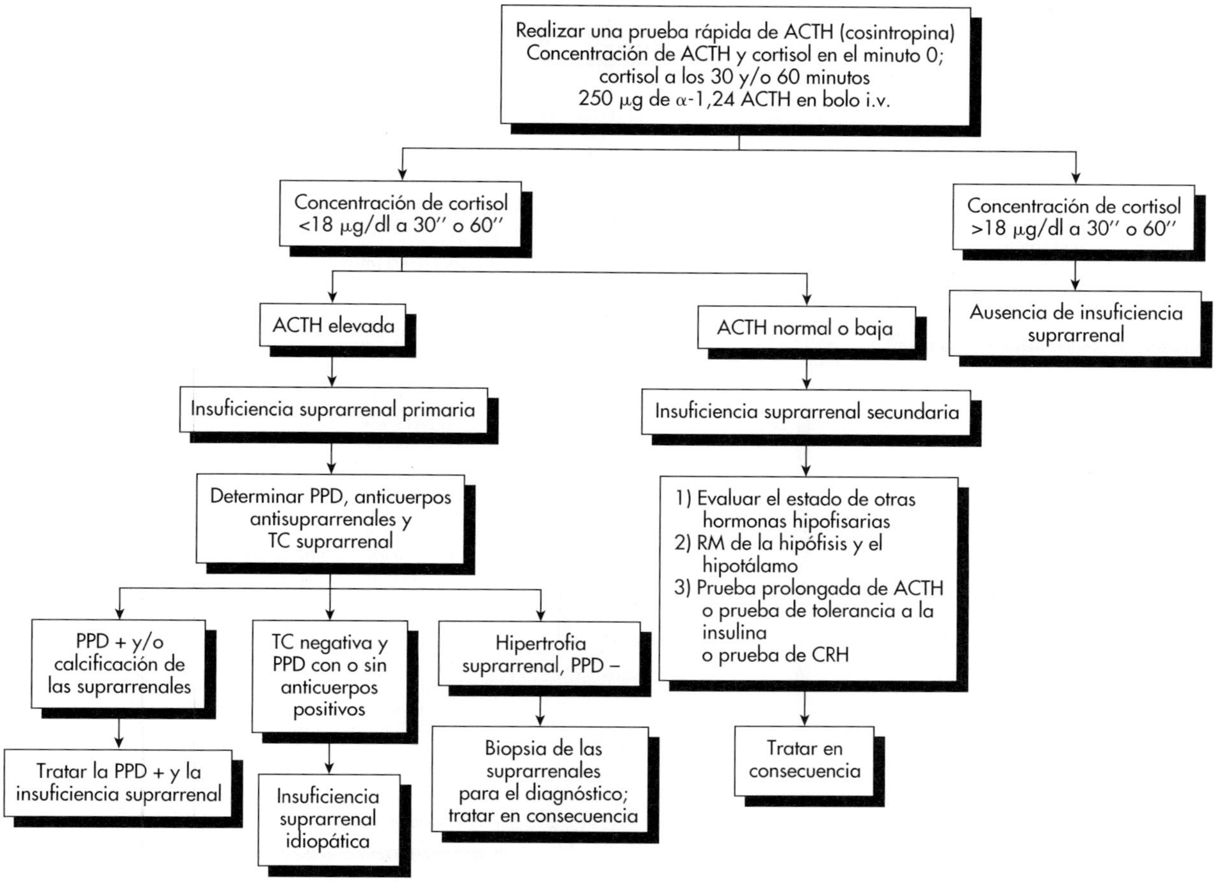
Realizar una prueba rápida de ACTH (cosintropina)
Concentración de ACTH y cortisol en el minuto 0;
cortisol a los 30 y/o 60 minutos
250 μg de α-1,24 ACTH en bolo i.v.
Concentración de cortisol <18 μg/dl a 30″ o 60″
Concentración de cortisol >18 μg/dl a 30″ o 60″
Ausencia de insuficiencia suprarrenal
ACTH elevada
ACTH normal o baja
Insuficiencia suprarrenal primaria
Insuficiencia suprarrenal secundaria
Determinar PPD, anticuerpos antisuprarrenales y TC suprarrenal
1) Evaluar el estado de otras hormonas hipofisarias
2) RM de la hipófisis y el hipotálamo
3) Prueba prolongada de ACTH o prueba de tolerancia a la insulina o prueba de CRH
PPD + y/o calcificación de las suprarrenales
TC negativa y PPD con o sin anticuerpos positivos
Hipertrofia suprarrenal, PPD –
Tratar en consecuencia
Tratar la PPD + y la insuficiencia suprarrenal
Insuficiencia suprarrenal idiopática
Biopsia de las suprarrenales para el diagnóstico; tratar en consecuencia

FIGURA 3-137 Evaluación de la insuficiencia suprarrenal. *ACTH*, Hormona adrenocorticotropa; *CRH*, hormona liberadora de corticotropina; *PPD*, derivado proteico purificado; *RM*, resonancia magnética; *TC*, tomografía computarizada. (De Noble J: *Primary care medicine*, 3.ª ed., St. Louis, 2001, Mosby.)

INTOXICACIÓN AGUDA

CIE-9MC 977.9

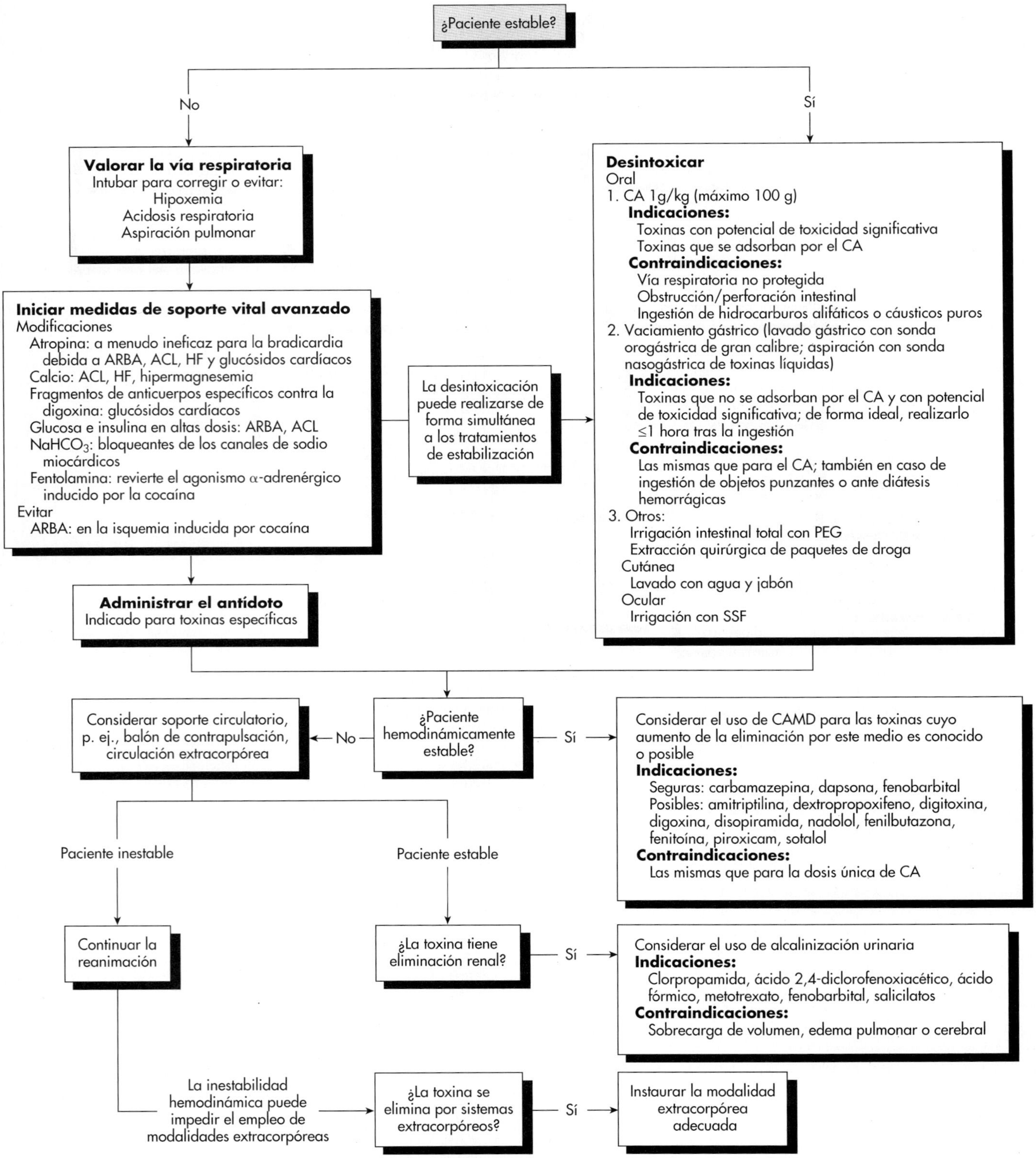

FIGURA 3-138 Algoritmo para el tratamiento de las intoxicaciones agudas. Ver también la tabla 3-6. *ACL*, Antagonistas del calcio de tipo L; *ARBA*, antagonistas de los receptores betaadrenérgicos; *CA*, carbón activado; *CAMD*, carbón activado multidosis; *HF*, ácido fluorhídrico; *PEG*, solución no absorbible de polietilenglicol; *SSF*, suero salino fisiológico. (De Goldman L, Ausiello D [eds.]: *Cecil textbook of medicine*, 22.ª ed., Filadelfia, 2004, WB Saunders.)

Continúa

INTOXICACIÓN AGUDA *(cont.)*

TABLA 3-6 Tóxicos frecuentes eliminados mediante hemodiálisis/hemoperfusión

Tóxico	Indicaciones	Técnica	Comentarios
Etilenglicol	Concentración sérica ≥50 ml/dl, o menores con acidosis metabólica concomitante y signos de toxicidad orgánica	HD	Puede no ser precisa en pacientes con aclaramiento de creatinina y situación acidobásica normales que estén recibiendo fomepizol
Litio*	Indicaciones clínicas	HD	La indicación clínica es la toxicidad en el SNC (p. ej., disminución del nivel de conciencia, ataxia, coma, convulsiones)
Metanol	Concentración sérica ≥50 ml/dl, o menores con acidosis metabólica concomitante y signos de toxicidad orgánica	HD	Suele ser precisa, debido a la lenta semivida de eliminación en presencia de fomepizol o etanol (30,3-54,4 h), incluso en pacientes sin acidosis metabólica ni signos de toxicidad orgánica
Fenobarbital	Indicaciones clínicas	HD/HP	Casi nunca necesaria, salvo cuando el paciente muestra inestabilidad hemodinámica a pesar de un soporte intensivo; las tasas de aclaramiento son mejores con la HD que con la HP
Salicilatos	*Toxicidad aguda*: concentración sérica ≥100 mg/dl o <100 mg/dl en presencia de una indicación clínica *Toxicidad crónica*: cualquier indicación clínica	HD	La unión a las proteínas séricas disminuye con el aumento de las concentraciones tóxicas, lo que aumenta la cantidad de salicilato libre disponible para la HD; las indicaciones clínicas son una o más de las siguientes: alteración del nivel de conciencia, convulsiones, edema pulmonar, acidosis refractaria, insuficiencia renal
Teofilina	*Toxicidad aguda*: concentración sérica ≥90 µg/ml o <90 µg/dl más cualquier indicación clínica *Toxicidad crónica*: concentración sérica ≥40 µg/ml que no desciende a pesar de CAMD; cualquier indicación clínica	HD/HP	Indicaciones clínicas: convulsiones, hipotensión, arritmias ventriculares; las tasas de aclaramiento son mejores con HD que con HP

De Goldman L, Ausiello D [eds.]: *Cecil textbook of medicine*, 22.ª ed., Filadelfia, 2004, WB Saunders.
CAMD, Carbón activado multidosis; *HD*, hemodiálisis; *HP*, hemoperfusión; *SNC*, sistema nervioso central.
*La hemodiafiltración elimina el litio; el beneficio clínico de esta técnica se desconoce.

ISQUEMIA CEREBRAL

CIE-9MC 437.1 Isquemia cerebral (crónica)
435.9 Isquemia cerebral intermitente
(transitoria)

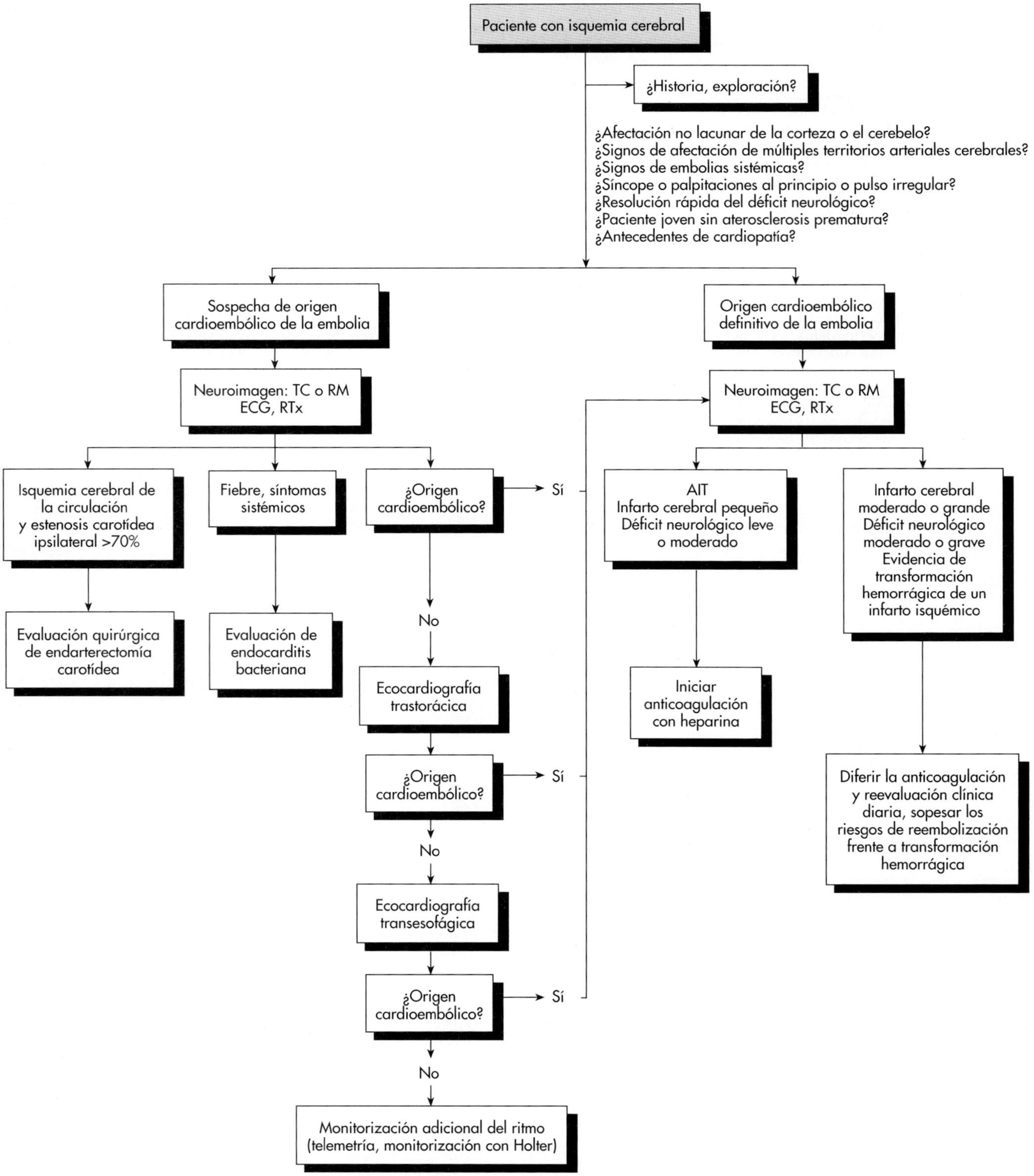

Paciente con isquemia cerebral

¿Historia, exploración?

¿Afectación no lacunar de la corteza o el cerebelo?
¿Signos de afectación de múltiples territorios arteriales cerebrales?
¿Signos de embolias sistémicas?
¿Síncope o palpitaciones al principio o pulso irregular?
¿Resolución rápida del déficit neurológico?
¿Paciente joven sin aterosclerosis prematura?
¿Antecedentes de cardiopatía?

Sospecha de origen cardioembólico de la embolia

Origen cardioembólico definitivo de la embolia

Neuroimagen: TC o RM ECG, RTx

Neuroimagen: TC o RM ECG, RTx

Isquemia cerebral de la circulación y estenosis carotídea ipsilateral >70%

Fiebre, síntomas sistémicos

¿Origen cardioembólico? → Sí

AIT Infarto cerebral pequeño Déficit neurológico leve o moderado

Infarto cerebral moderado o grande Déficit neurológico moderado o grave Evidencia de transformación hemorrágica de un infarto isquémico

Evaluación quirúrgica de endarterectomía carotídea

Evaluación de endocarditis bacteriana

No

Ecocardiografía trastorácica

Iniciar anticoagulación con heparina

¿Origen cardioembólico? → Sí

No

Ecocardiografía transesofágica

Diferir la anticoagulación y reevaluación clínica diaria, sopesar los riesgos de reembolización frente a transformación hemorrágica

¿Origen cardioembólico? → Sí

No

Monitorización adicional del ritmo (telemetría, monitorización con Holter)

FIGURA 3-139   Evaluación de los pacientes con isquemia cerebral de causa cardioembólica. *AIT*, Accidente isquémico transitorio; *ECG*, electrocardiograma; *RM*, resonancia magnética; *RTx*, radiografía de tórax; *TC*, tomografía computarizada. (De Johnson R [ed.]: *Current therapy in neurologic disease*, 5.ª ed., St. Louis, 1997, Mosby.)

LESIÓN HEPÁTICA

CIE-9MC 751.60

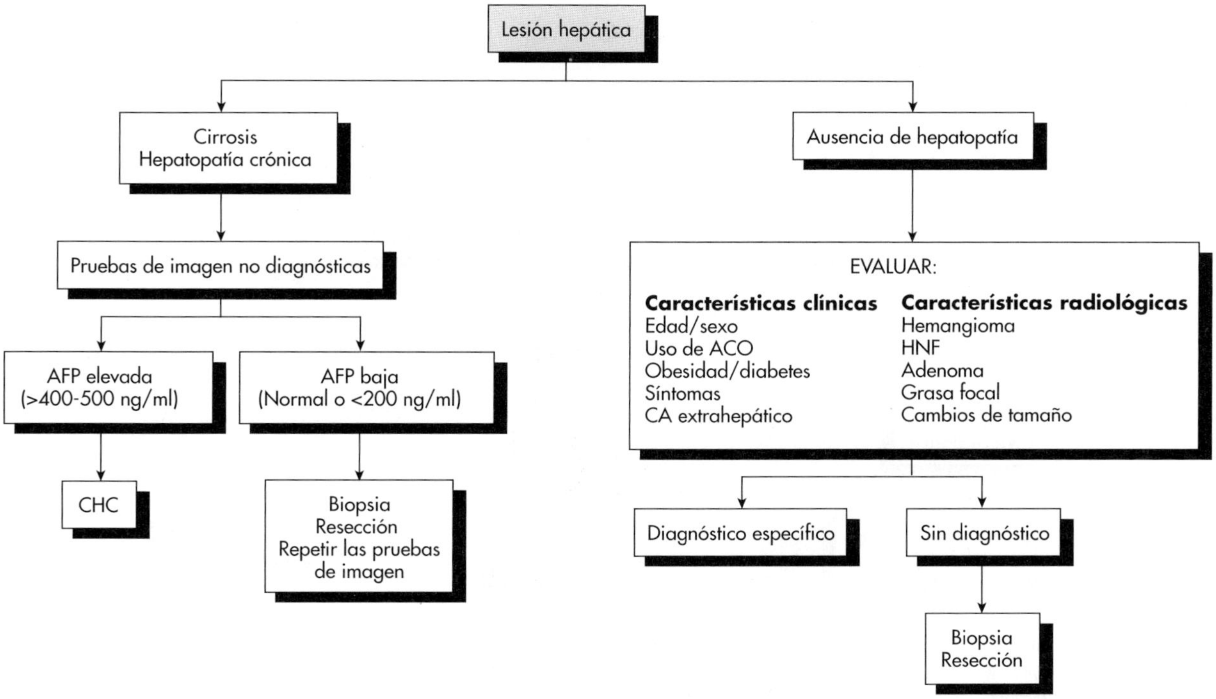

Lesión hepática

Cirrosis
Hepatopatía crónica

Ausencia de hepatopatía

Pruebas de imagen no diagnósticas

AFP elevada
(>400-500 ng/ml)

AFP baja
(Normal o <200 ng/ml)

CHC

Biopsia
Resección
Repetir las pruebas
de imagen

EVALUAR:

Características clínicas
Edad/sexo
Uso de ACO
Obesidad/diabetes
Síntomas
CA extrahepático

Características radiológicas
Hemangioma
HNF
Adenoma
Grasa focal
Cambios de tamaño

Diagnóstico específico

Sin diagnóstico

Biopsia
Resección

FIGURA 3-140   Enfoque diagnóstico de las lesiones hepáticas ocupantes de espacio. *ACO*, Anticonceptivos orales; *AFP*, α-fetoproteína; *CA*, antígeno del cáncer; *CHC*, carcinoma hepatocelular; *HNF*, hiperplasia nodular focal. (De Goldman L, Ausiello D [eds.]: *Cecil textbook of medicine*, 22.ª ed., Filadelfia, 2004, WB Saunders.)

LESIONES O ÚLCERAS GENITALES

CIE-9MC	054.10	Herpes genital
	91.0	Sífilis genital
	078.11	Condiloma acuminado
	099.0	Chancroide
	099.2	Granuloma inguinal
	099.1	Linfogranuloma venéreo
	629.8	Úlcera genital femenina
	608.89	Úlcera genital masculina

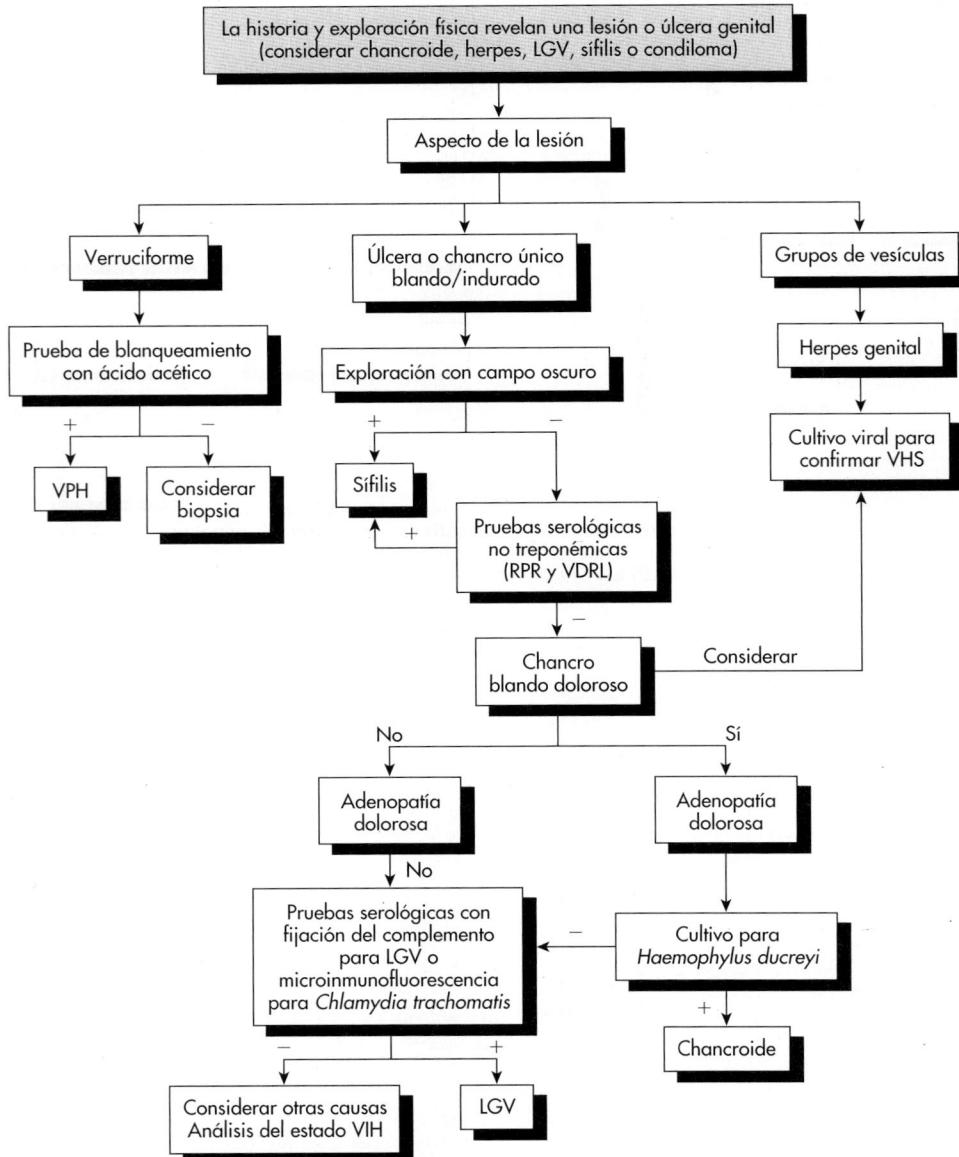

FIGURA 3-141   Evaluación del paciente con lesiones o úlceras genitales. *LGV*, Linfogranuloma venéreo; *RPR*, reagina plasmática rápida; *VDRL*, Venereal Disease Research Laboratory; *VIH*, virus de la inmunodeficiencia humana; *VHS*, virus del herpes simple; *VPH*, virus del papiloma humano. (De Nseyo UO [ed.]: *Urology for primary care physicians,* Filadelfia, 1999, WB Saunders.)

LEUCORREA

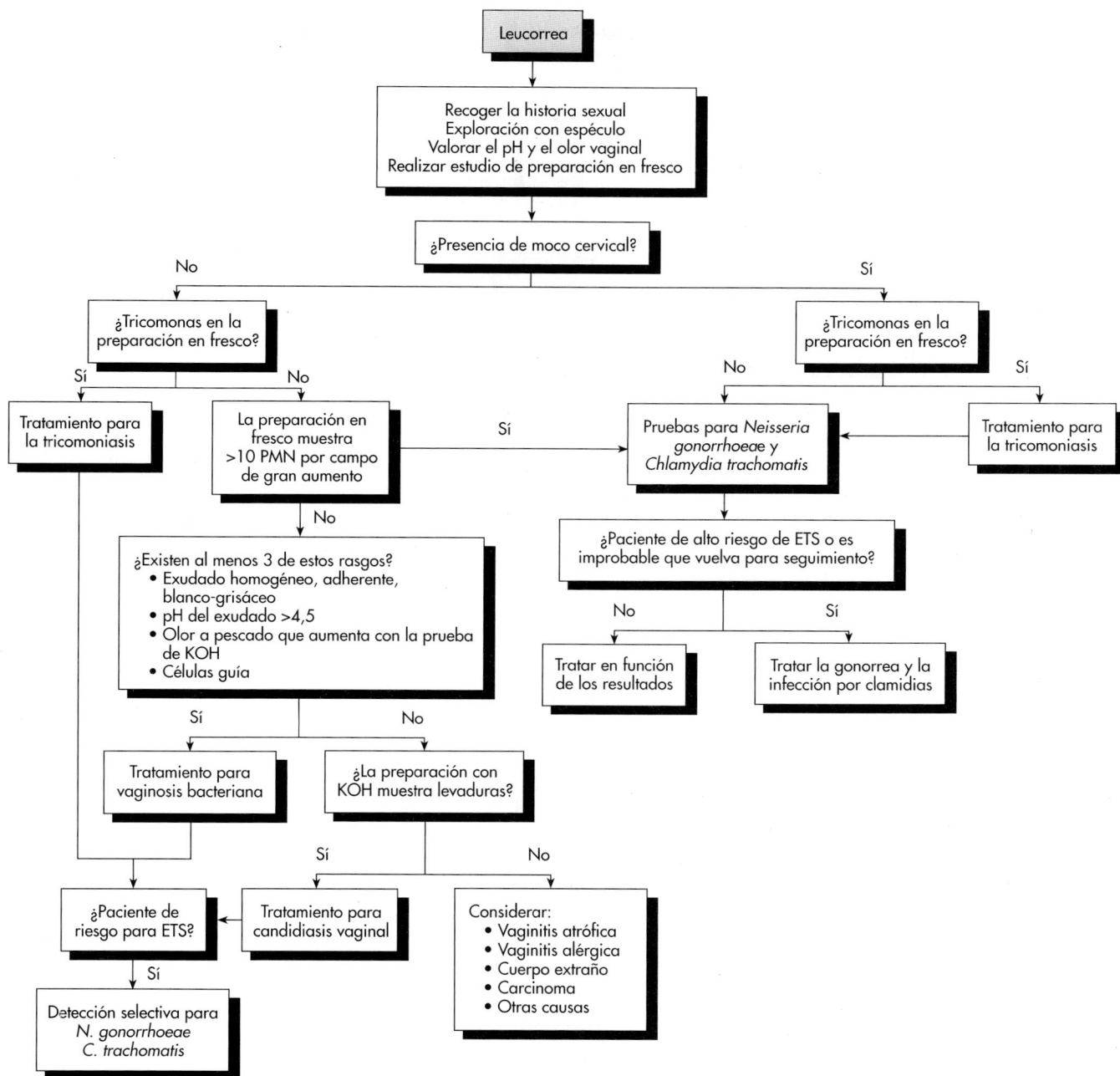

FIGURA 3-142 Evaluación de la leucorrea. *ETS*, Enfermedades de transmisión sexual; *KOH*, hidróxido potásico; *PMN*, leucocitos polimorfonucleares. (De Fox KK, Behets FMT: *Postgrad Med* 98:87, 1995.)

LINFADENOPATÍA AXILAR

CIE-9MC 785.6

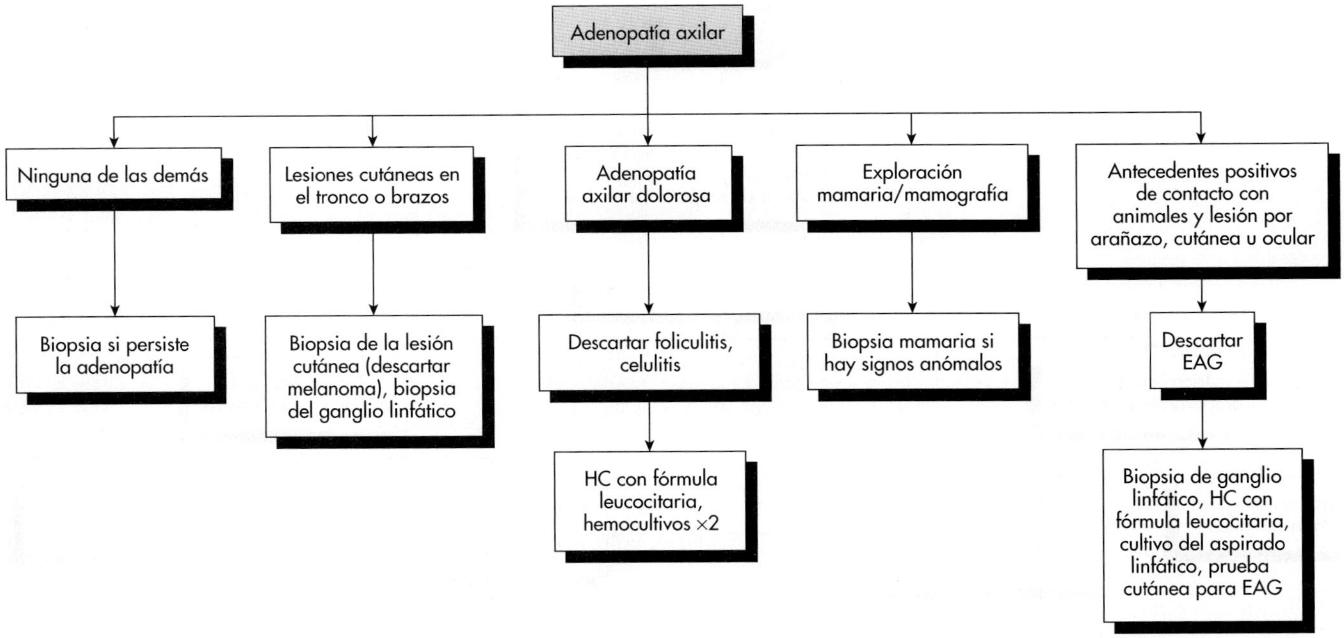

FIGURA 3-143 Linfadenopatía axilar. *EAG*, Enfermedad por arañazo de gato; *HC*, hemograma completo.

LINFADENOPATÍA CERVICAL

CIE-9MC 785.6

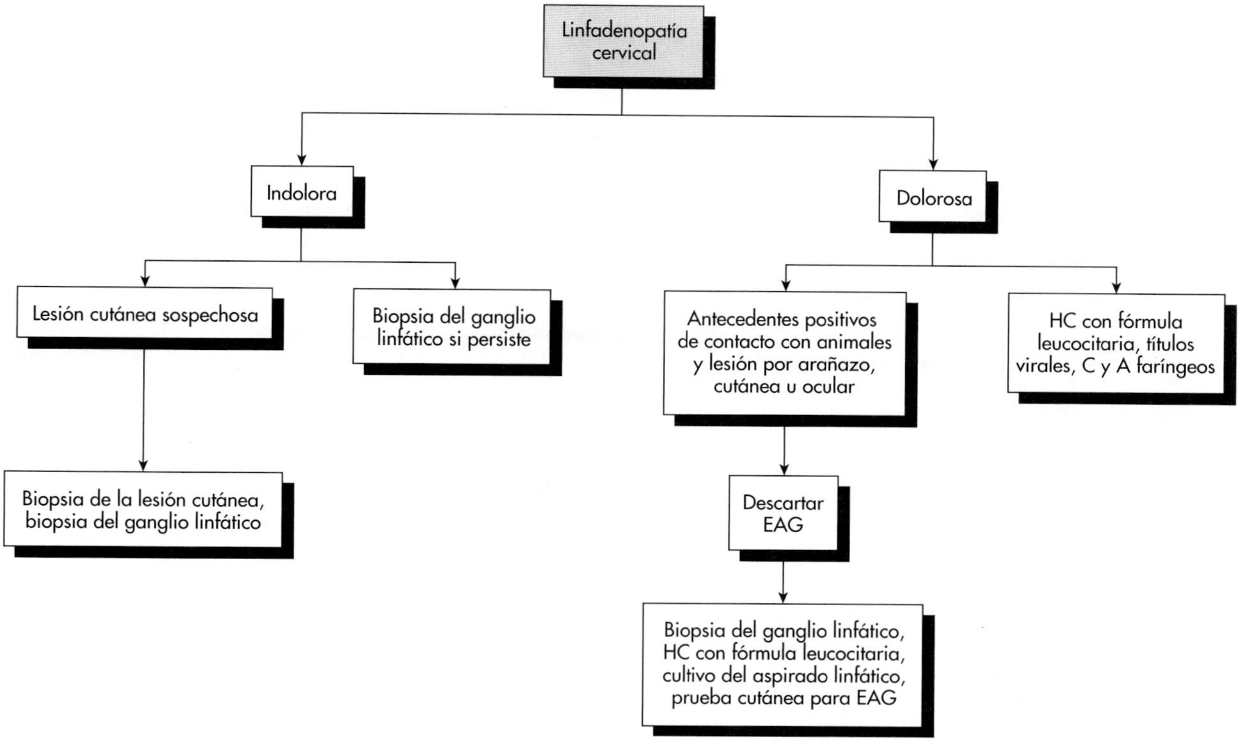

FIGURA 3-144 Linfadenopatía cervical. *C y A*, Cultivo y antibiograma; *EAG*, enfermedad por arañazo de gato; *HC*, hemograma completo.

LINFADENOPATÍA EPITROCLEAR

CIE-9MC 785.6

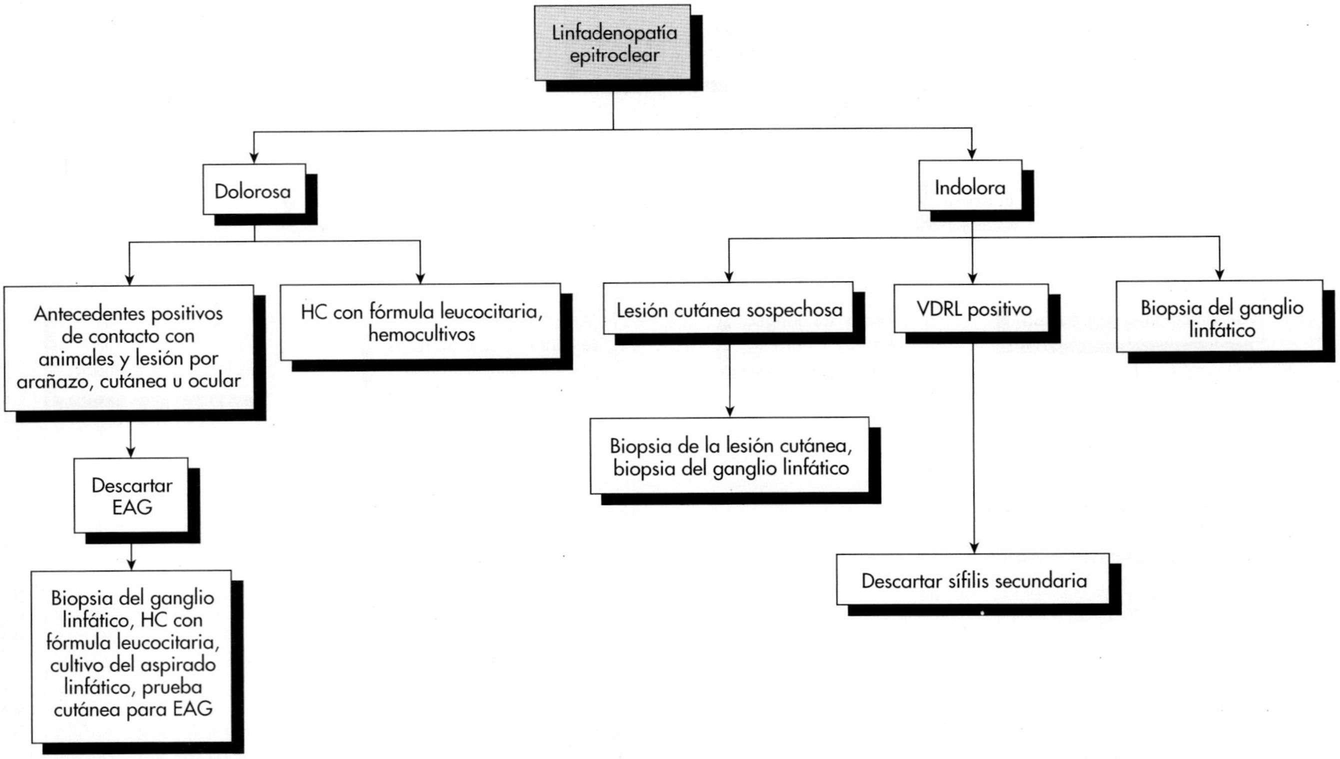

FIGURA 3-145 Linfadenopatía epitroclear. *EAG*, Enfermedad por arañazo de gato; *HC*, hemograma completo; *VDRL*, Venereal Disease Research Laboratory.

LINFADENOPATÍA GENERALIZADA

CIE-9MC 785.6 Linfadenopatía de etiología desconocida

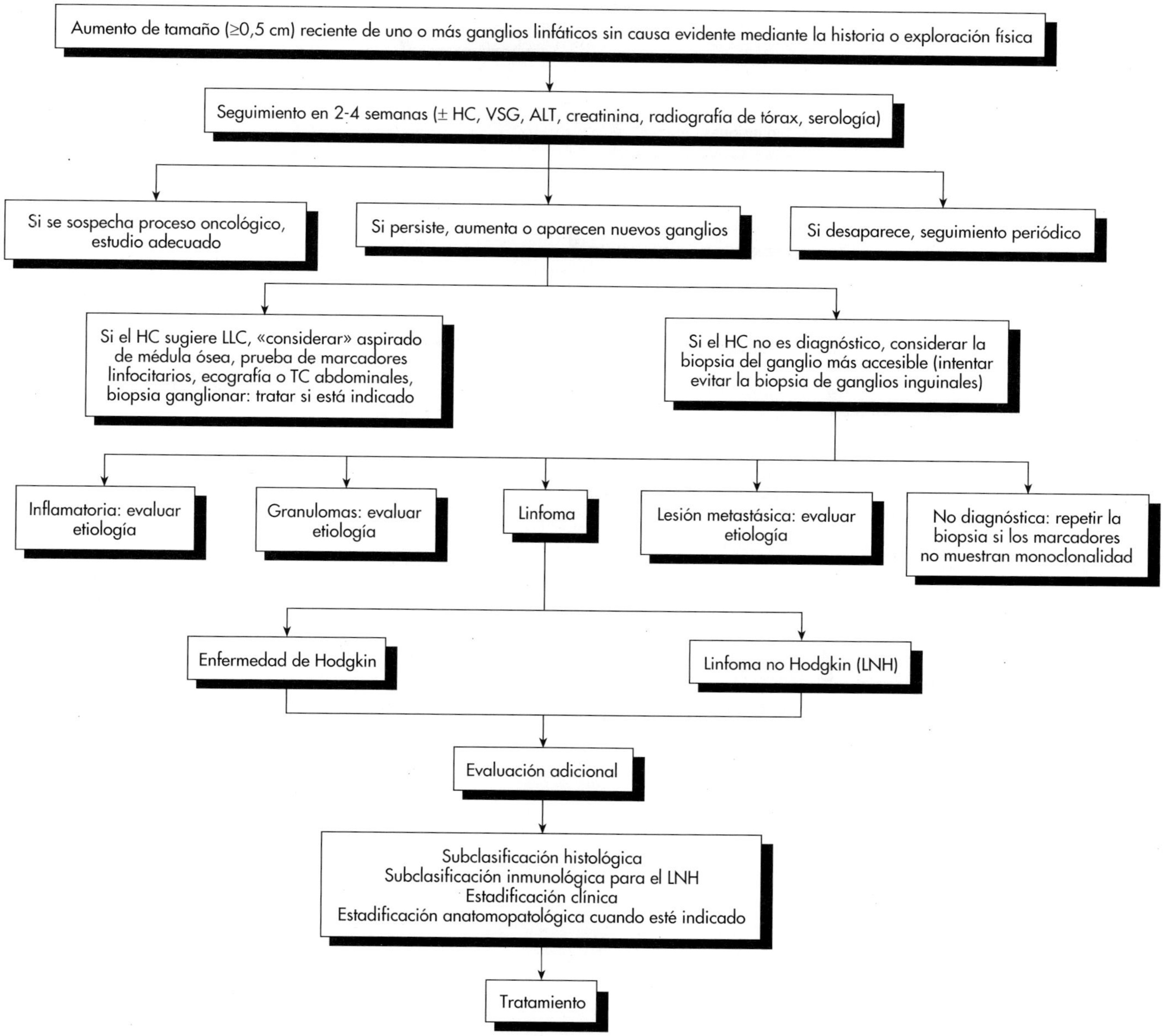

Aumento de tamaño (≥0,5 cm) reciente de uno o más ganglios linfáticos sin causa evidente mediante la historia o exploración física

Seguimiento en 2-4 semanas (± HC, VSG, ALT, creatinina, radiografía de tórax, serología)

Si se sospecha proceso oncológico, estudio adecuado

Si persiste, aumenta o aparecen nuevos ganglios

Si desaparece, seguimiento periódico

Si el HC sugiere LLC, «considerar» aspirado de médula ósea, prueba de marcadores linfocitarios, ecografía o TC abdominales, biopsia ganglionar: tratar si está indicado

Si el HC no es diagnóstico, considerar la biopsia del ganglio más accesible (intentar evitar la biopsia de ganglios inguinales)

Inflamatoria: evaluar etiología

Granulomas: evaluar etiología

Linfoma

Lesión metastásica: evaluar etiología

No diagnóstica: repetir la biopsia si los marcadores no muestran monoclonalidad

Enfermedad de Hodgkin

Linfoma no Hodgkin (LNH)

Evaluación adicional

Subclasificación histológica
Subclasificación inmunológica para el LNH
Estadificación clínica
Estadificación anatomopatológica cuando esté indicado

Tratamiento

FIGURA 3-146   Estudio de la linfadenopatía. *ALT*, Alanina aminotransferasa; *HC*, hemograma completo; *LLC*, leucemia linfocítica crónica; *TC*, tomografía computarizada; *VSG*, velocidad de sedimentación globular. (Modificada de Noble J [ed.]: *Primary care medicine*, 3.ª ed., St. Louis, 2001, Mosby.)

SECCIÓN III

LINFADENOPATÍA INGUINAL

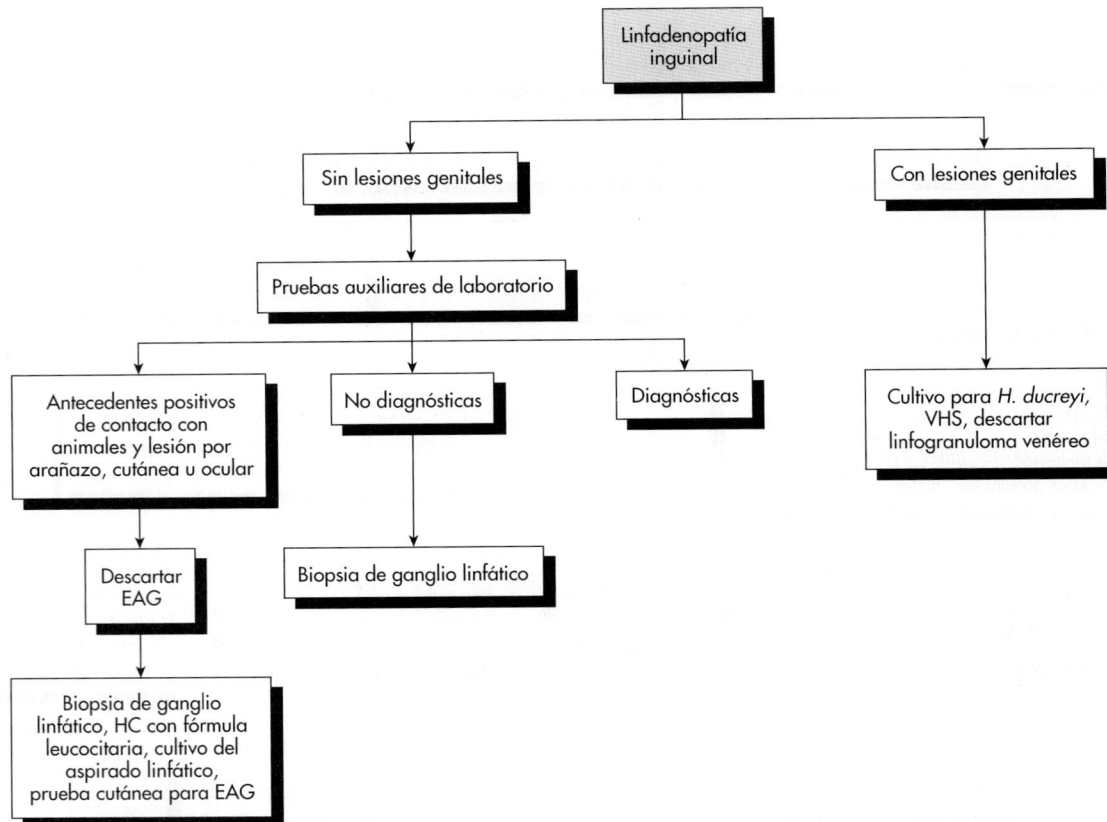

FIGURA 3-147 Linfadenopatía inguinal. *EAG*, Enfermedad por arañazo de gato; *HC*, hemograma completo; *VHS*, virus herpes simple.

LITIASIS URETERAL

CIE-9MC 592.9 Cálculos urinarios

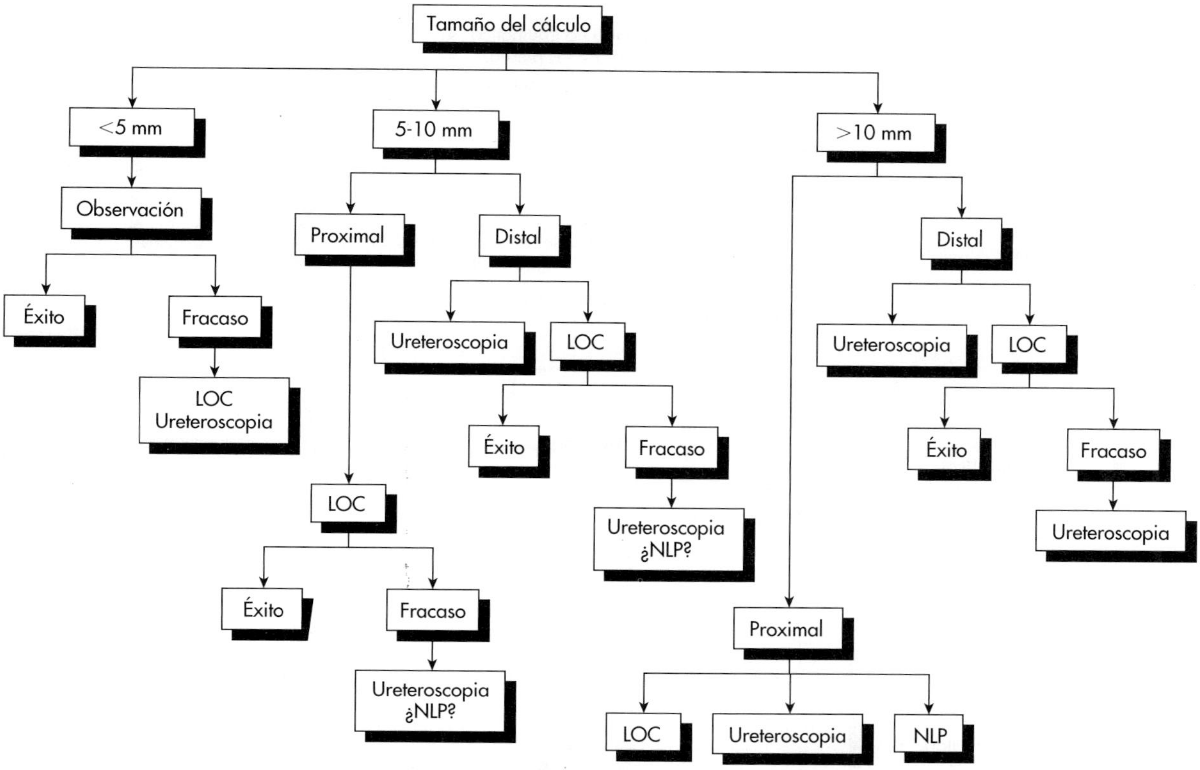

FIGURA 3-148 Tratamiento de los cálculos ureterales. *LOC*, Litotricia con ondas de choque; *NLP*, nefrolitotomía percutánea. (De Noble J: *Primary care medicine*, 3.ª ed., St. Louis, 2001, Mosby.)

LUMBALGIA Y/O DOLOR DE LAS PIERNAS

Lumbalgia aguda no traumática con o sin dolor de las piernas

¿Pulsos anómalos, mayor de 50 años, dolor urente?

Debilidad difusa, incontinencia, signo de Babinski positivo

Síntomas GU, dolor cólico en el periné, instrumentación ginecológica reciente

Fiebre, drogas i.v., instrumentación GU reciente, sin posición cómoda

Síntomas digestivos, dolor lumbar alto, pérdida de peso

Antecedentes de proceso oncológico

Lumbalgia, dolor de las piernas, debilidad leve, parestesias variables, signo de Laségue positivo

Sospechar aneurisma, vasculopatía, émbolo

Sospechar lesión MNS, tumor, metástasis, síndrome de la cola de caballo

Sospechar nefrolitiasis, otros trastornos GU o ginecológicos

Sospechar infección

Sospechar enfermedad intestinal

Sospechar metástasis

Sospechar «tirón», discopatía, debilidad mecánica

Dolor radicular de las piernas

Sin dolor de las piernas

Reposo domiciliario, analgésicos, AINE, 1-2 semanas

→ Mejoría ←

Reposo domiciliario 1-3 días, aumento gradual del ejercicio, caminar, calor local, AINE 1-2 semanas

Radiografía simple, continuar el reposo, analgésicos 2-4 semanas

→ Mejoría ←

Radiografía simple, ortesis, cambiar los AINE, ¿FT? 2 semanas

Derivar. ¿Estudios adicionales de imagen? ¿Cirugía?

¿Derivar? ¿Estudios adicionales de imagen? ¿Más FT?

Notas:
1. Anemia, dolor de espalda, osteoporosis, >50 años, VSG elevada = probable mieloma múltiple
2. Mujer, >50 años, dolor de espalda, hipercalcemia = probable carcinoma de mama metastásico
3. Anciano, síndrome nefrótico, sospechar mieloma múltiple o trombosis de la vena renal
4. Las metástasis distales a las rodillas y los codos son infrecuentes
5. Siempre realizar una exploración pélvica adecuada en las mujeres con dolor de espalda de origen incierto
6. El dolor de una hernia discal puede no ser distal a la rodilla, pero también puede causar dolor en la pantorrilla
7. Considerar la espondilitis anquilosante en un varón joven con dolor sacroilíaco bilateral
8. Con independencia de la intensidad aparente del dolor, una historia clínica y exploración física adecuadas superan con mucho a las pruebas especiales. Recuérdese: la intensidad del dolor se modifica por muchos factores

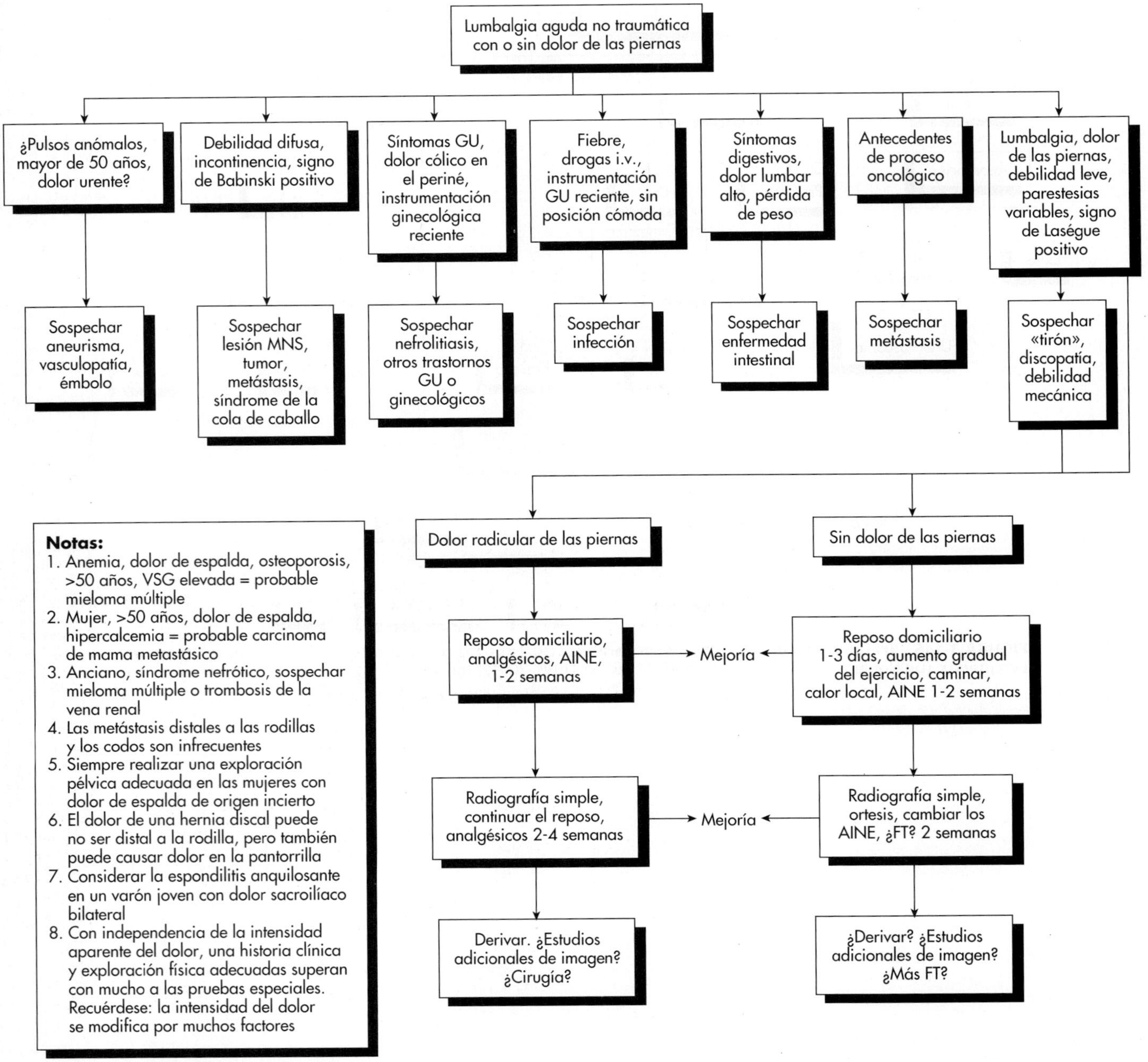

FIGURA 3-149 Algoritmo para la lumbalgia y/o el dolor de las piernas. *AINE,* Antiinflamatorios no esteroideos; *FT,* fisioterapia; *GU,* genitourinario; *i.v.,* intravenoso; *MNS,* motoneurona superior. (De Mercier LR: *Practical orthopedics,* St. Louis, 2000, Mosby.)

MALABSORCIÓN

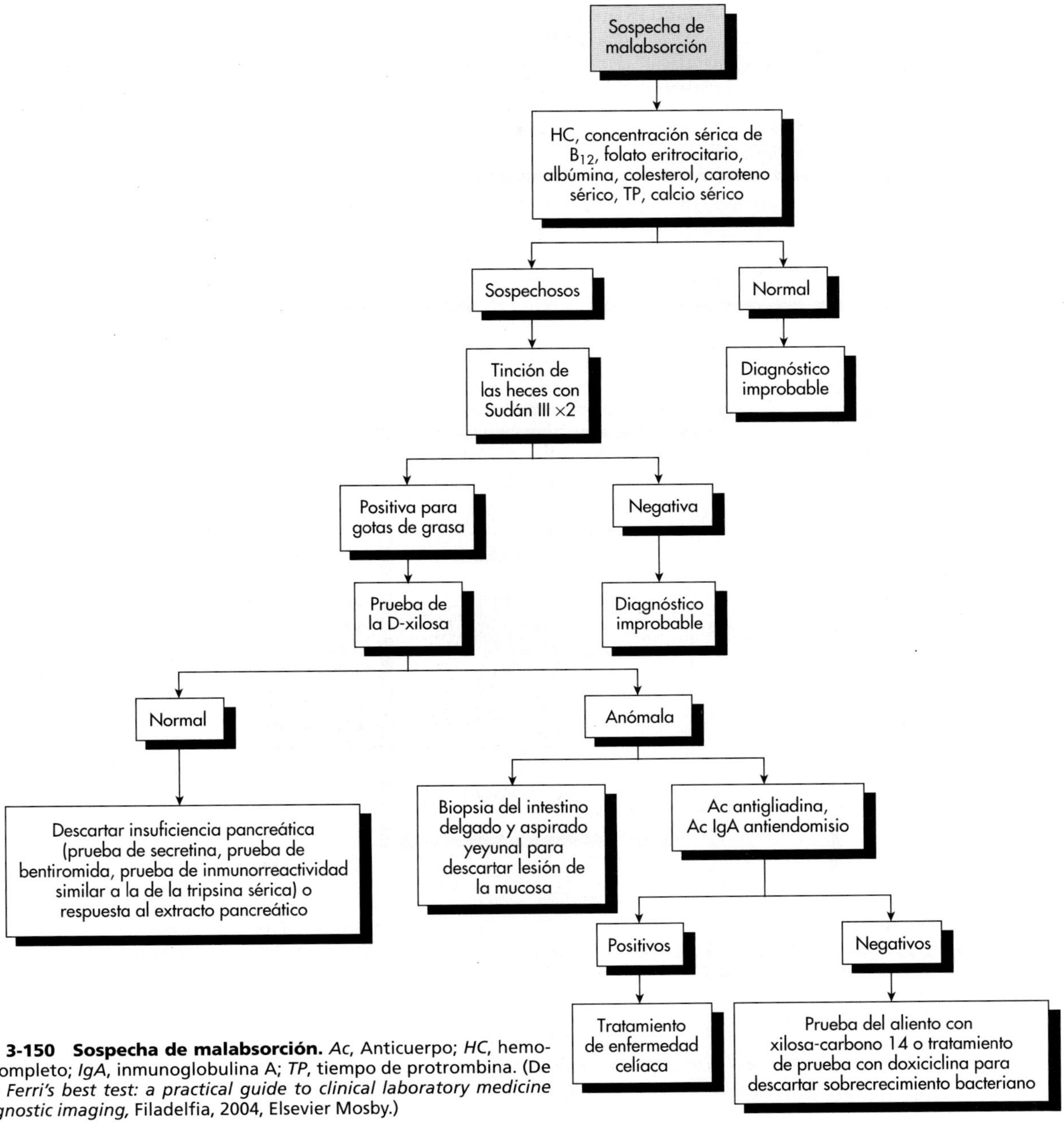

FIGURA 3-150 Sospecha de malabsorción. *Ac,* Anticuerpo; *HC,* hemograma completo; *IgA,* inmunoglobulina A; *TP,* tiempo de protrombina. (De Ferri FF: *Ferri's best test: a practical guide to clinical laboratory medicine and diagnostic imaging,* Filadelfia, 2004, Elsevier Mosby.)

CUADRO 3-10   Sospecha de malabsorción

Diagnóstico por imagen
Prueba de elección
Tránsito del intestino delgado
Prueba auxiliar
TC del páncreas con contraste i.v.

Pruebas de laboratorio
Prueba de elección
Biopsia del intestino delgado

Pruebas auxiliares
Albúmina, proteínas totales
ALT, AST, TP
Electrólitos séricos, BUN, creatinina
Tinción de las heces con Sudán III para leucocitos fecales
HC, folato eritrocitario, hierro sérico, caroteno sérico, colesterol, calcio sérico
Prueba del aliento con xilosa-carbono 14
Prueba de D-xilosa, prueba de secretina
Análisis cuantitativo de grasa en heces
Anticuerpos antigliadina
Anticuerpos IgA antiendomisio

De Ferri FF: *Ferri's best test: a practical guide to clinical laboratory medicine and diagnostic imaging,* Filadelfia, 2004, Elsevier Mosby.
ALT, Alanina aminotransferasa; *AST,* aspartato aminotransferasa; *BUN,* nitrógeno ureico sanguíneo; *HC,* hemograma completo; *IgA,* inmunoglobulina A; *i.v.,* intravenoso; *TC,* tomografía computarizada; *TP,* tiempo de protrombina.

MALTRATO GERIÁTRICO

CIE-9MC 995.81

Actuación ante el maltrato geriátrico

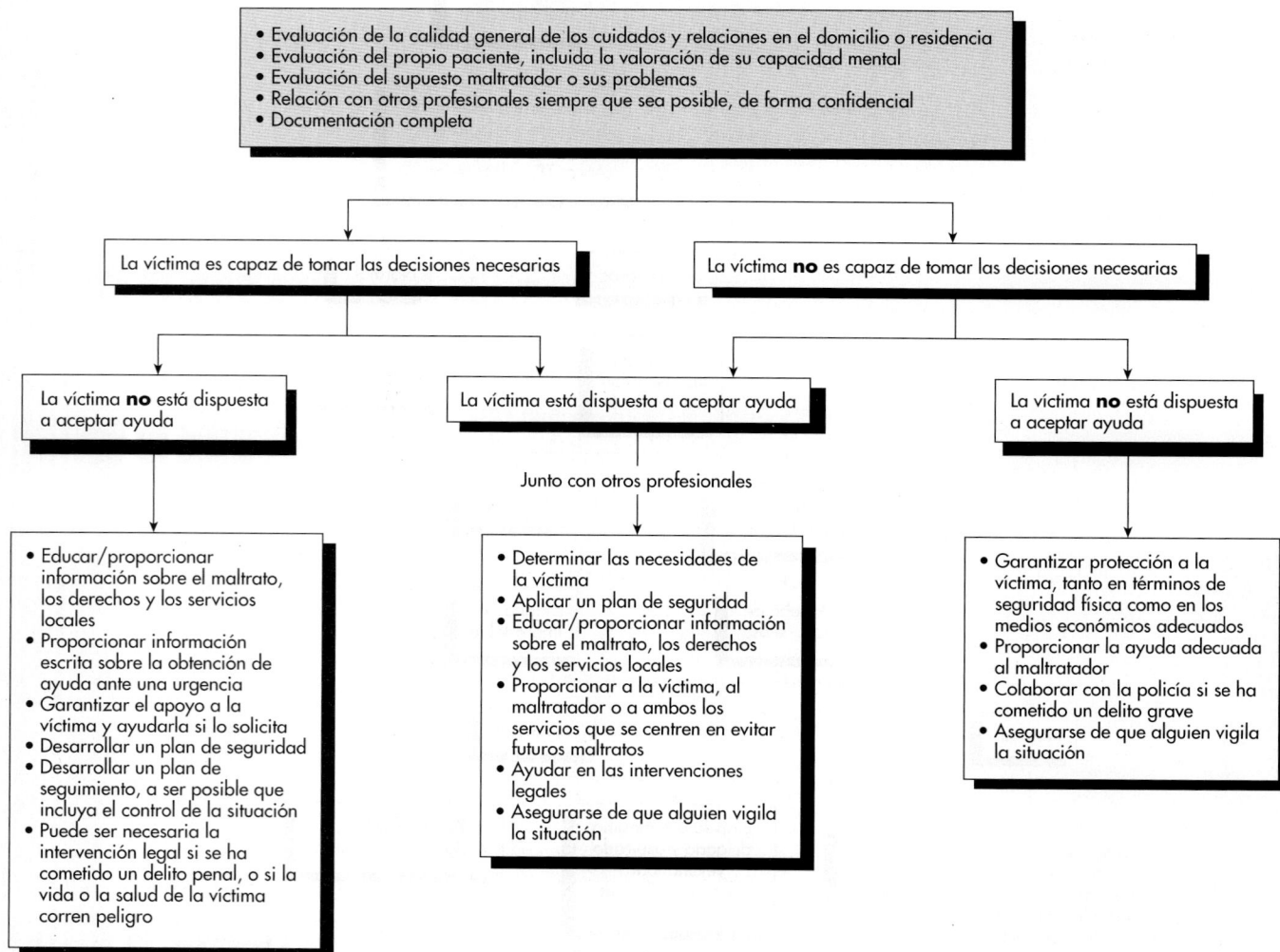

- Evaluación de la calidad general de los cuidados y relaciones en el domicilio o residencia
- Evaluación del propio paciente, incluida la valoración de su capacidad mental
- Evaluación del supuesto maltratador o sus problemas
- Relación con otros profesionales siempre que sea posible, de forma confidencial
- Documentación completa

La víctima es capaz de tomar las decisiones necesarias

La víctima **no** es capaz de tomar las decisiones necesarias

La víctima **no** está dispuesta a aceptar ayuda

La víctima está dispuesta a aceptar ayuda

La víctima **no** está dispuesta a aceptar ayuda

Junto con otros profesionales

- Educar/proporcionar información sobre el maltrato, los derechos y los servicios locales
- Proporcionar información escrita sobre la obtención de ayuda ante una urgencia
- Garantizar el apoyo a la víctima y ayudarla si lo solicita
- Desarrollar un plan de seguridad
- Desarrollar un plan de seguimiento, a ser posible que incluya el control de la situación
- Puede ser necesaria la intervención legal si se ha cometido un delito penal, o si la vida o la salud de la víctima corren peligro

- Determinar las necesidades de la víctima
- Aplicar un plan de seguridad
- Educar/proporcionar información sobre el maltrato, los derechos y los servicios locales
- Proporcionar a la víctima, al maltratador o a ambos los servicios que se centren en evitar futuros maltratos
- Ayudar en las intervenciones legales
- Asegurarse de que alguien vigila la situación

- Garantizar protección a la víctima, tanto en términos de seguridad física como en los medios económicos adecuados
- Proporcionar la ayuda adecuada al maltratador
- Colaborar con la policía si se ha cometido un delito grave
- Asegurarse de que alguien vigila la situación

FIGURA 3-151   Actuación ante el maltrato geriátrico. (De Tallis RC, Fillit HM [eds.]: *Brocklehurst's textbook of geriatric medicine and gerontology,* 6.ª ed., Londres, 2003, Churchill Livingstone.)

MALTRATO INFANTIL

CIE-9MC # 995.5 Síndrome de maltrato infantil

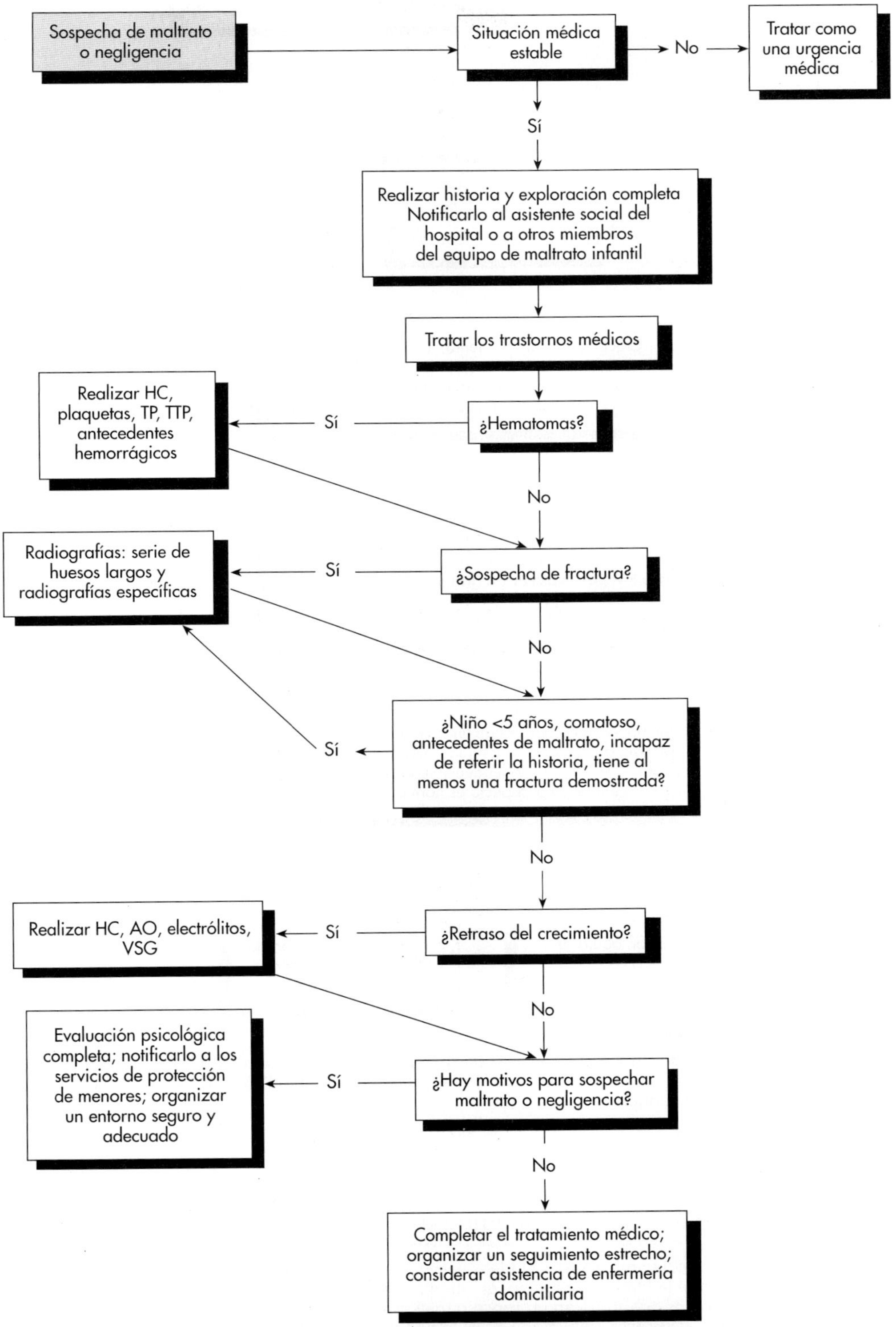

FIGURA 3-152 Actuación ante la sospecha de maltrato infantil. *AO*, Análisis de orina; *HC*, hemograma completo; *TP*, tiempo de protrombina; *TTP*, tiempo de tromboplastina parcial; *VSG*, velocidad de sedimentación globular. (De Marx J [ed.]: *Rosen's emergency medicine*, 5.ª ed., St. Louis, 2002, Mosby.)

MASA CERVICAL

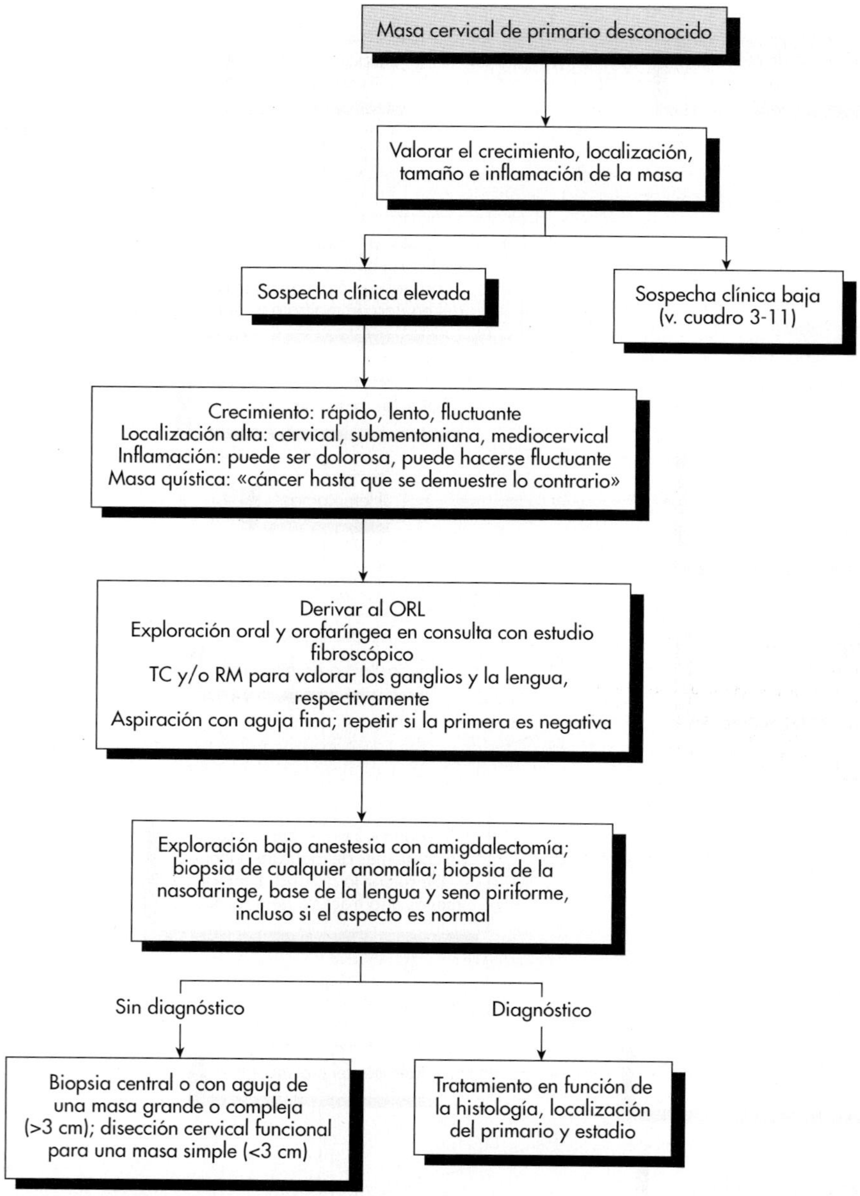

FIGURA 3-153   Evaluación de una masa cervical de primario desconocido. *ORL*, Otorrinolaringólogo; *RM*, resonancia magnética; *TC*, tomografía computarizada. (De Goldman L, Ausiello D [eds.]: *Cecil textbook of medicine,* 22.ª ed., Filadelfia, 2004. WB Saunders.)

CUADRO 3-11   **Enfoque del paciente con linfadenopatía**

1. ¿Tiene el paciente una enfermedad conocida que cause linfadenopatía? Pruebas y vigilar la resolución
2. ¿Existe una infección obvia que explique la linfadenopatía (p. ej., mononucleosis infecciosa? Tratar y vigilar la resolución
3. ¿Nódulos muy grandes y/o muy indurados que sugieran un proceso maligno? Realizar una biopsia
4. ¿Está muy preocupado el paciente por un proceso maligno y no se le puede tranquilizar de que éste es improbable? Realizar una biopsia
5. Si nada de lo anterior se cumple, realizar un hemograma completo y si no es revelador, vigilar durante un período predeterminado (por lo general 2-6 semanas). Si los ganglios no desaparecen o si aumentan de tamaño, realizar una biopsia

De Goldman L, Ausiello D (eds.): *Cecil textbook of medicine,* 22.ª ed., Filadelfia, 2004, WB Saunders.

MASA ESCROTAL

CIE-9MC 608.89

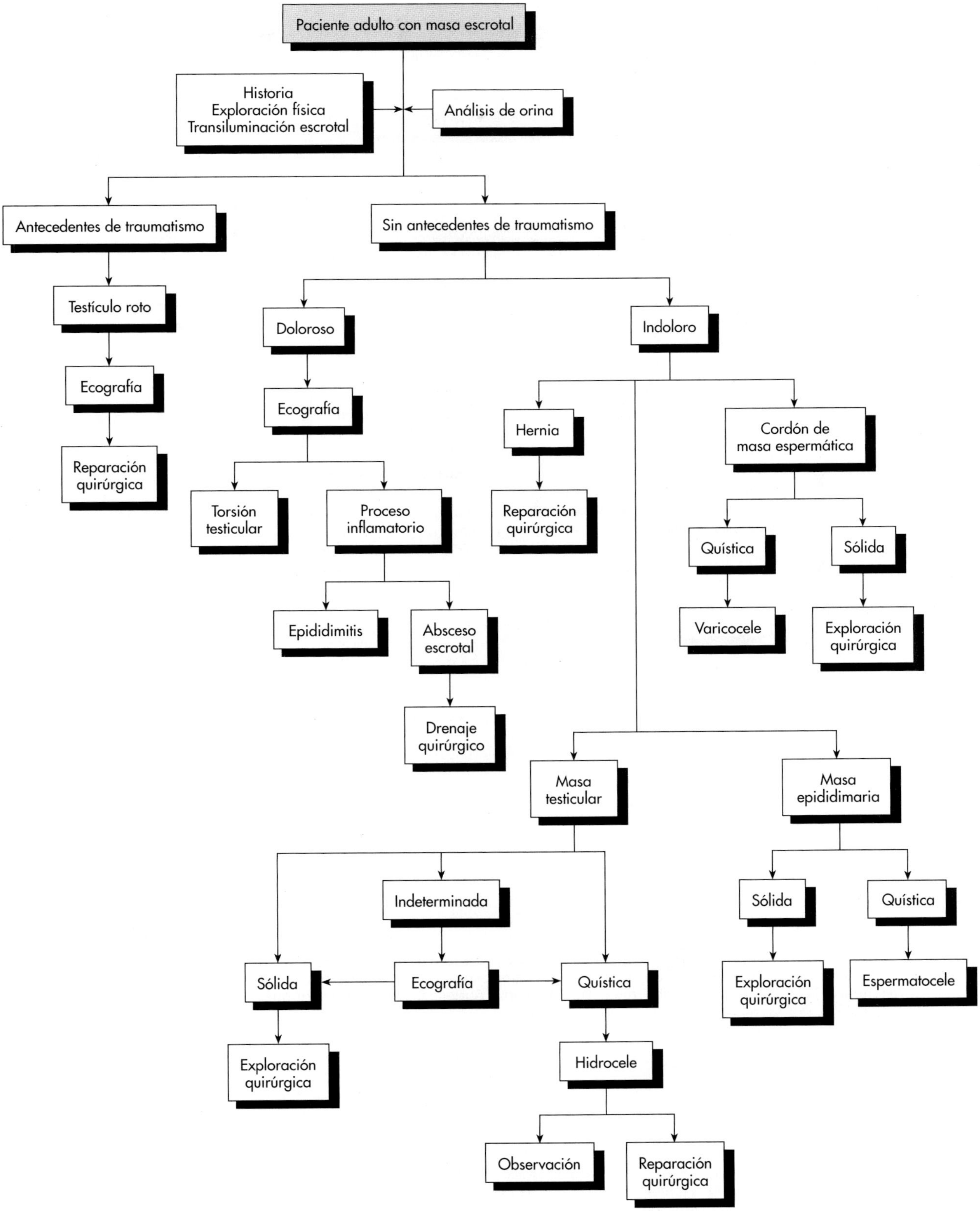

FIGURA 3-154 Evaluación de una masa escrotal. (De Greene HL, Johnson WP, Lemcke D [eds.]: *Decision making in medicine,* 2.ª ed., St. Louis, 1998, Mosby.)

MASA PANCREÁTICA

CIE-9MC 789.36

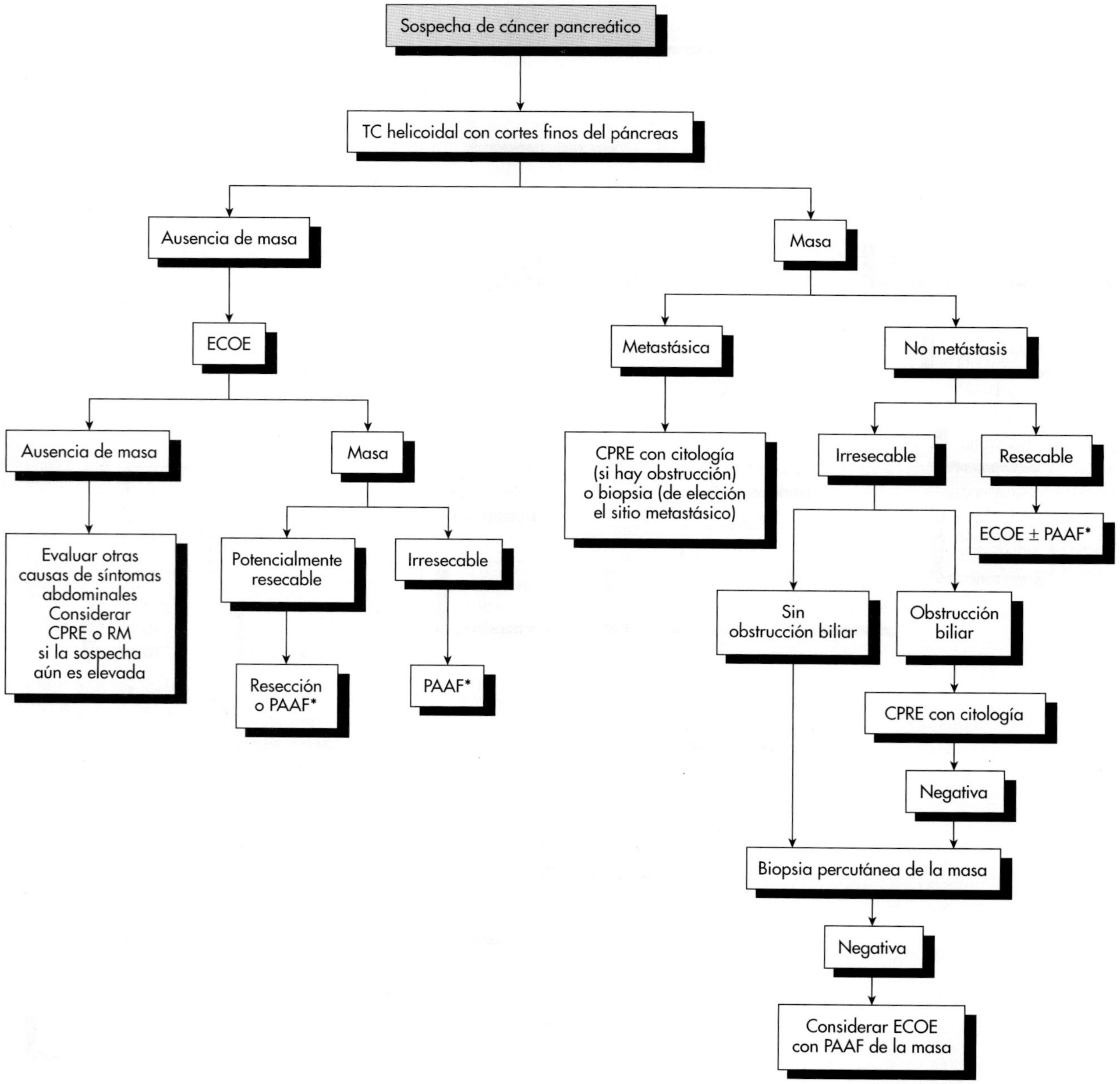

FIGURA 3-155 Algoritmo diagnóstico para el cáncer pancreático. *CPRE*, Colangiopancreatografía retrógrada endoscópica; *ECOE*, ecografía endoscópica; PAAF, punción-aspiración intraoperatoria con aguja fina; *RM*, resonancia magnética; *TC*, tomografía computarizada. (De Goldman L, Ausiello D [eds.]: *Cecil textbook of medicine*, 22.ª ed., Filadelfia, 2004, WB Saunders.)

MASA PÉLVICA

CIE-9MC 789.39

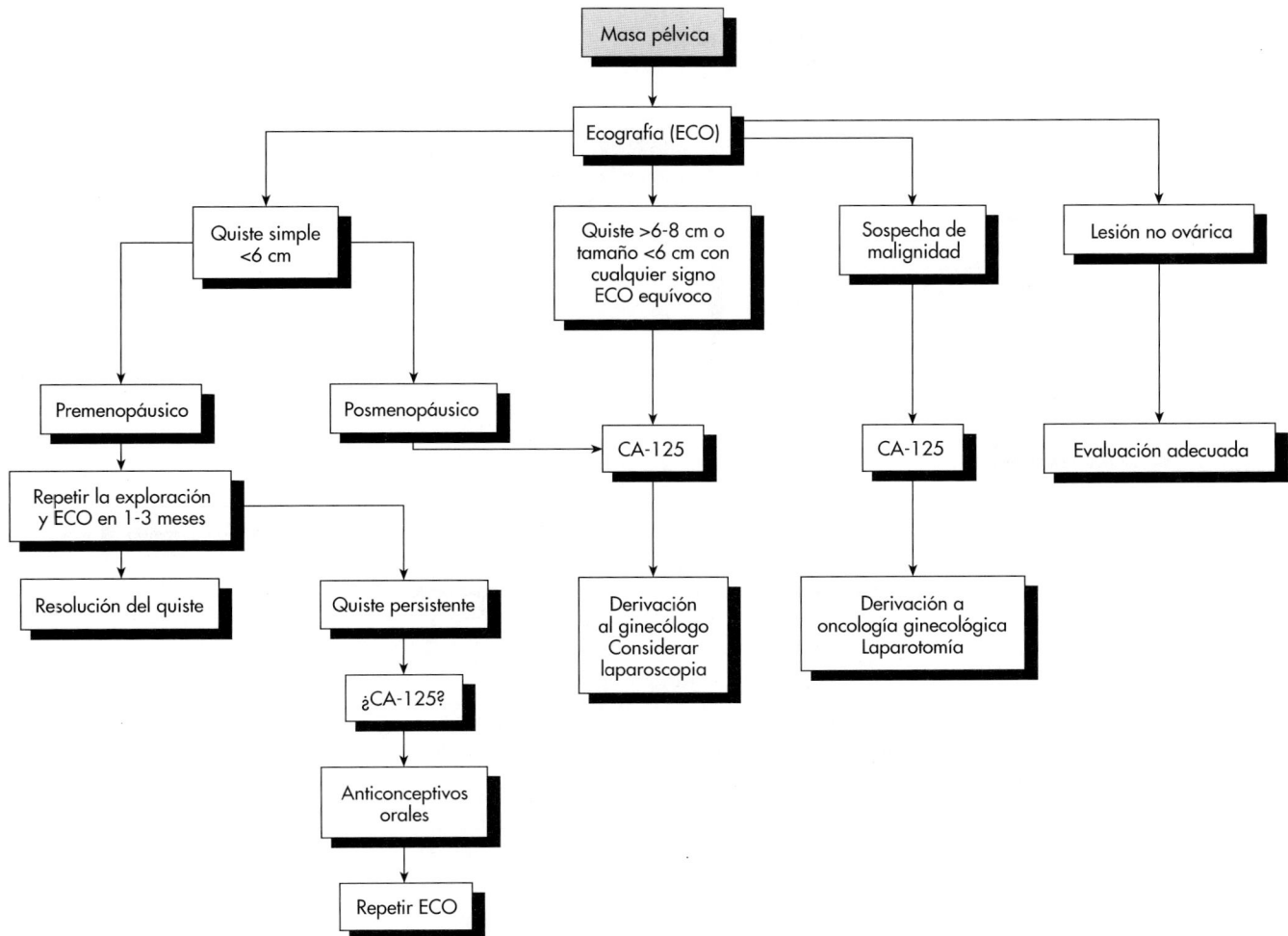

FIGURA 3-156   Enfoque del paciente con una masa pélvica. *ECO*, Ecografía. (De Carlson KJ y cols.: *Primary care of women*, 2.ª ed., St. Louis, 2002, Mosby.)

MASA RENAL

CIE-9MC 593.9

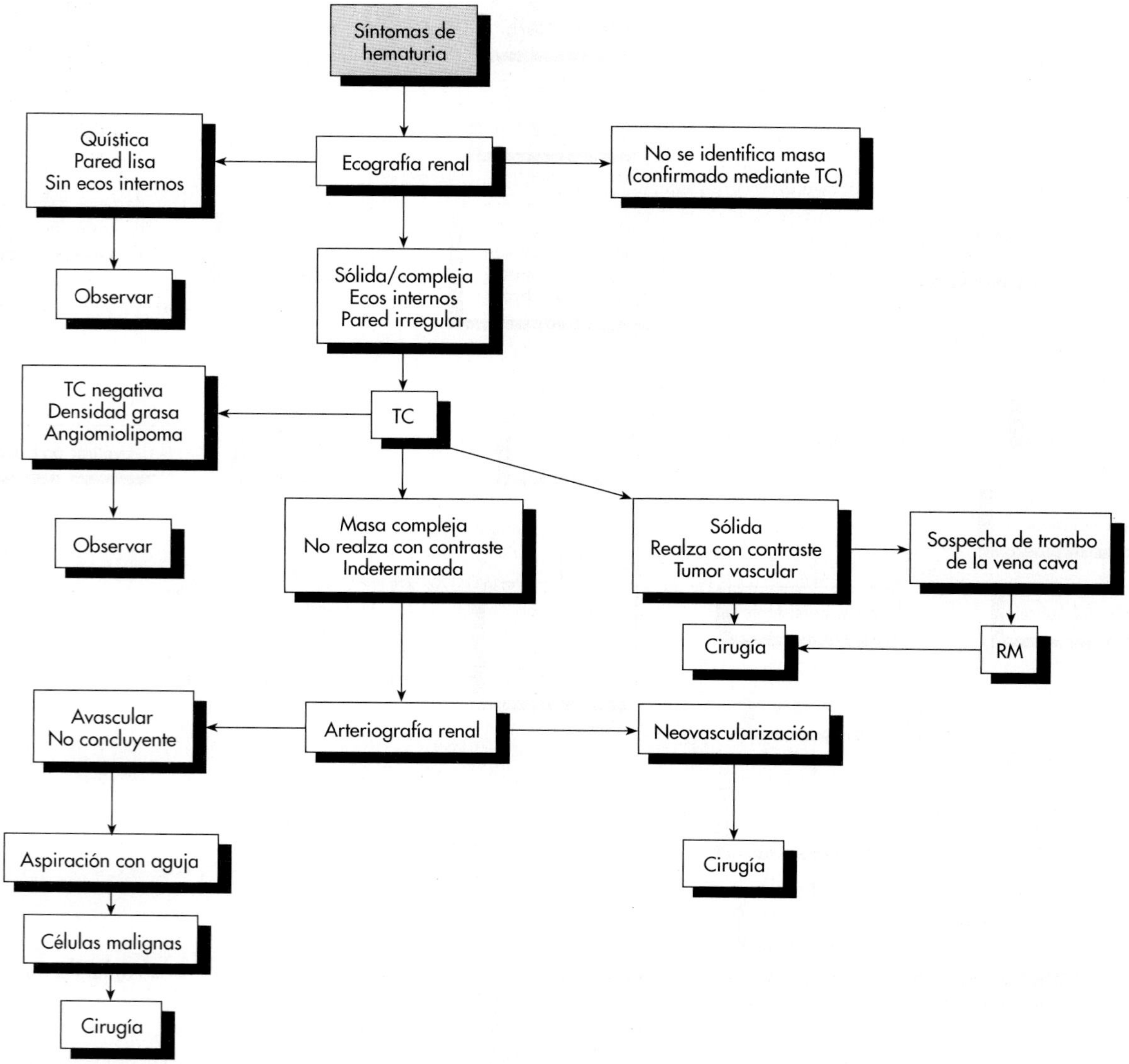

FIGURA 3-157 Evaluación del paciente con una masa renal. *RM*, Resonancia magnética; *TC*, tomografía computarizada. (Modificada de Williams RD: Tumors of the kidney, ureter, and bladder. En Goldman L, Ausiello D [eds.]: *Cecil textbook of medicine*, 22.ª ed., Filadelfia, 2004, WB Saunders.)

CIE-9MC 194.0 Carcinoma cortical suprarrenal de
localización no especificada M8370/3
255.8 Hiperplasia suprarrenal

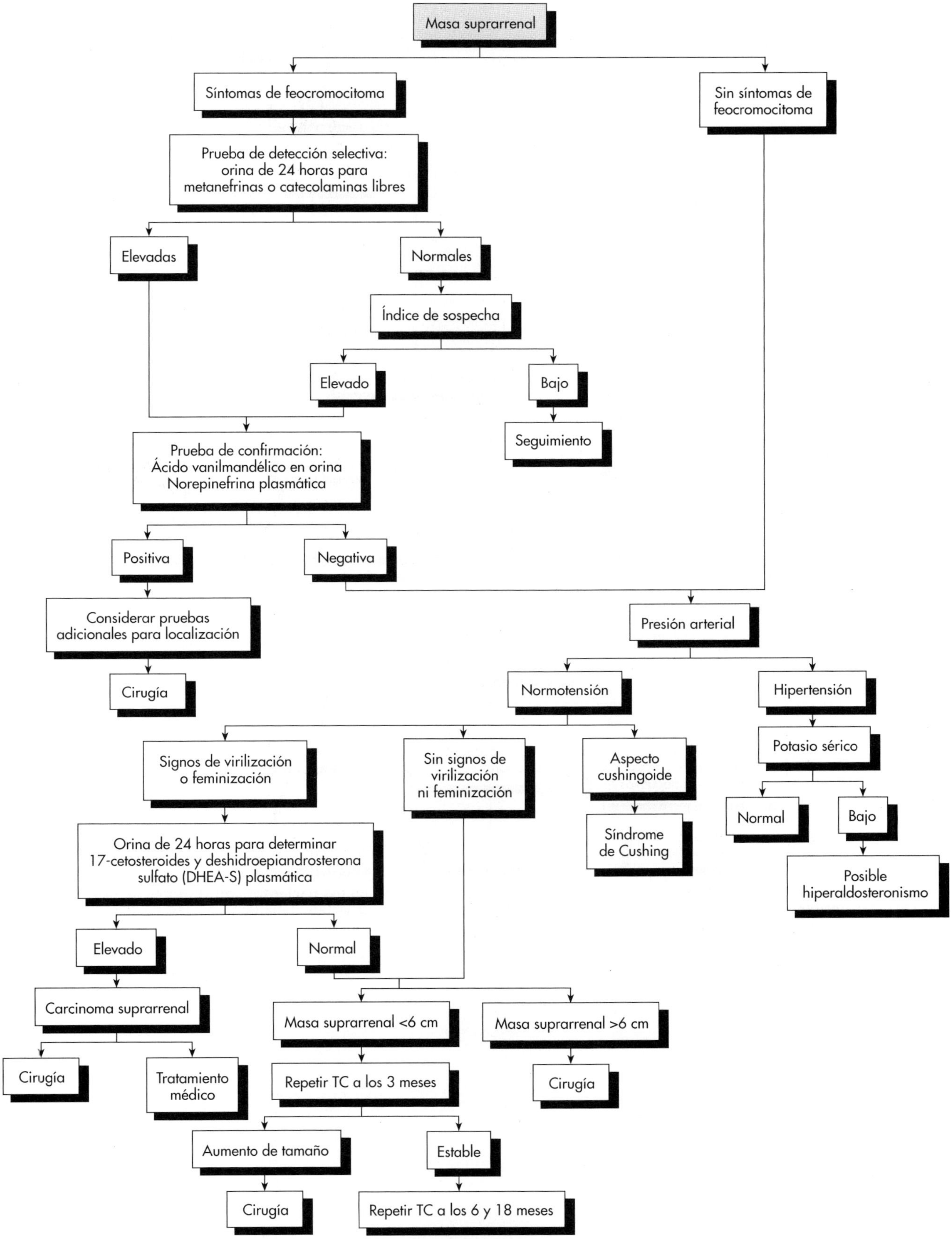

FIGURA 3-158 Evaluación de una masa suprarrenal. *TC*, tomografía computarizada. (De Greene HL, Johnson WP, Lemcke D [eds.]: *Decision making in medicine,* 2.ª ed., St. Louis, 1998, Mosby.)

MASA TESTICULAR

CIE-9MC 186.9   **Neoplasia testicular**
M906/3   **(seminoma)**
M9101/3 **(carcinoma embrionario o teratoma)**
M9100/3 **(coriocarcinoma)**

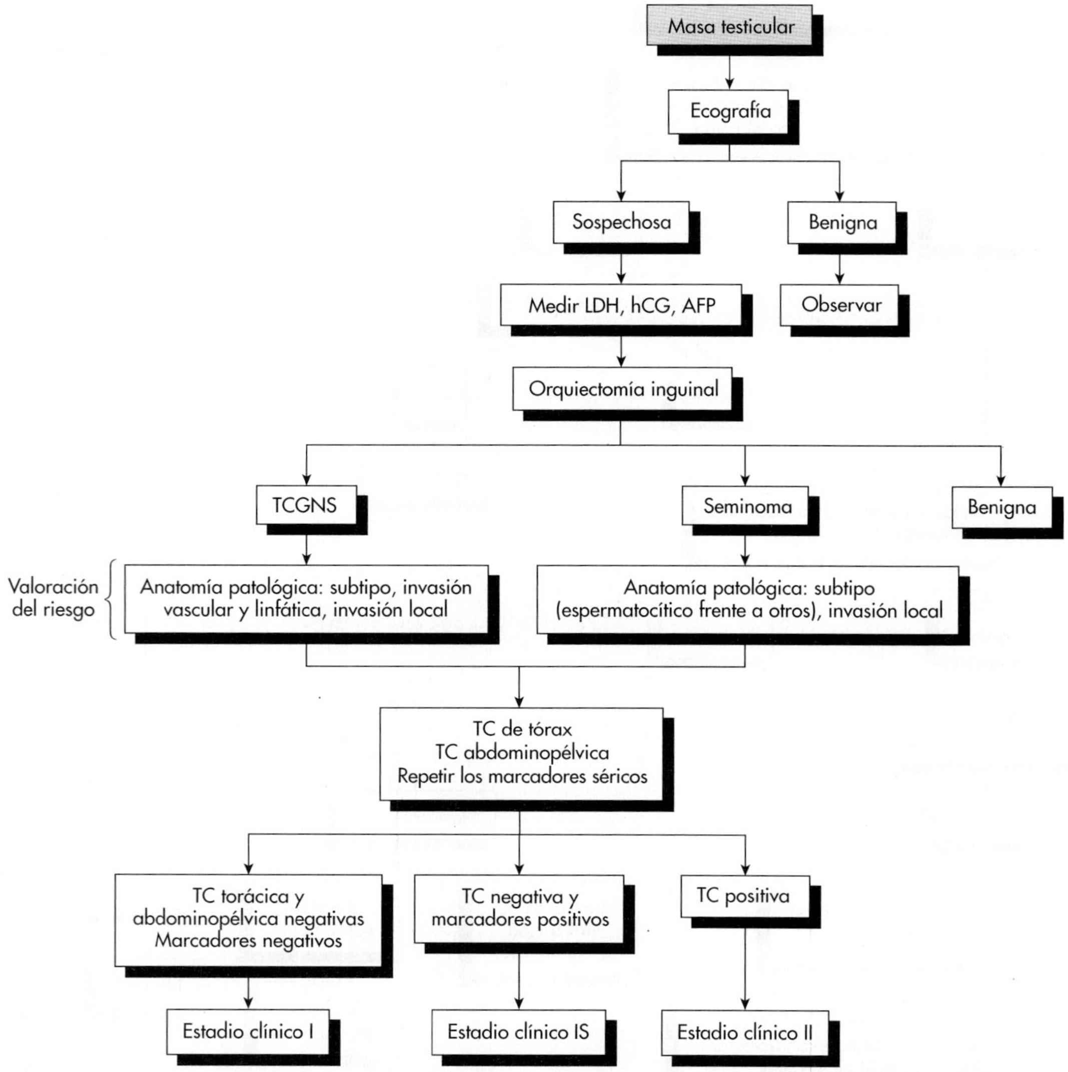

FIGURA 3-159   Diagnóstico, estadificación y valoración del riesgo de los pacientes con tumores de células germinales. *AFP*, Alfafetoproteína; *hCG*, gonadotropina coriónica; *LHD*, lactato deshidrogenasa; *TC*, tomografía computarizada; *TCGNS*, tumor de células germinales no seminoma. (De Abeloff MD: *Clinical oncology*, 2.ª ed., Nueva York, 2000, Churchill Livingstone.)

MENINGITIS

CIE-9MC 320   Meningitis bacteriana
047.8 Meningitis aséptica

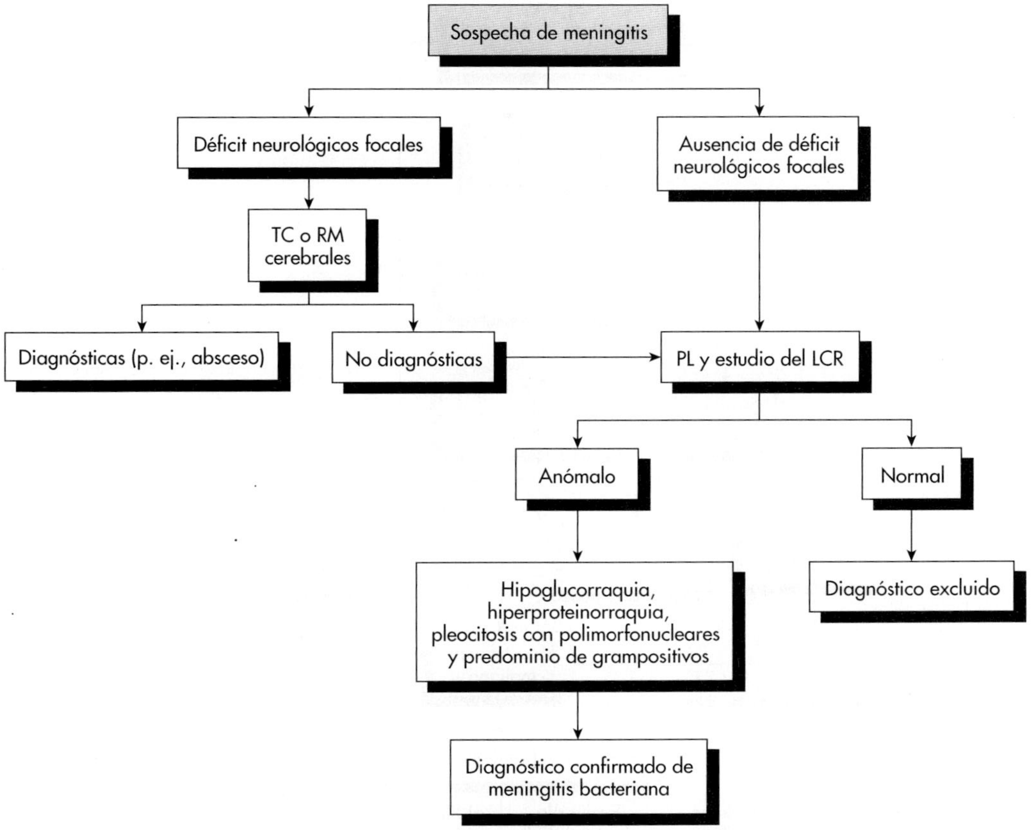

FIGURA 3-160   Meningitis. LCR, Líquido cefalorraquídeo; PL, punción lumbar; TC, tomografía computarizada.

MESOTELIOMA

CIE-9MC 199.1 Mesotelioma maligno de localización sin especificar

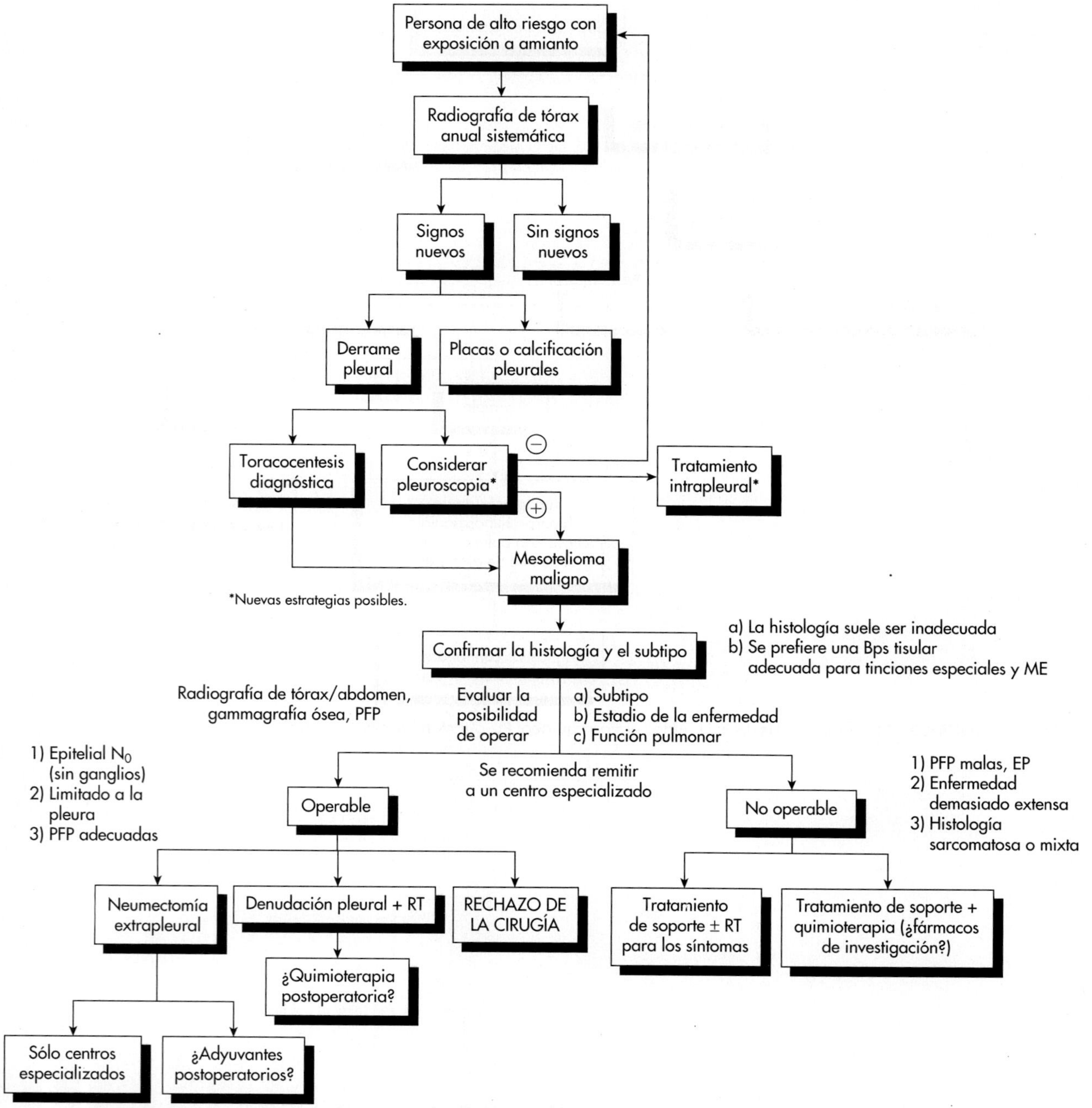

FIGURA 3-161 Evaluación y tratamiento del mesotelioma. *Bps*, biopsia; *EP*, esclerosis pleural; *ME*, microscopia electrónica; *PFP*, pruebas de función pulmonar; *RT*, radioterapia; *TC*, tomografía computarizada. (De Abeloff MD: *Clinical oncology,* 2.ª ed., Nueva York, 2000, Churchill Livingstone.)

MIDRIASIS

CIE-9MC 379.43

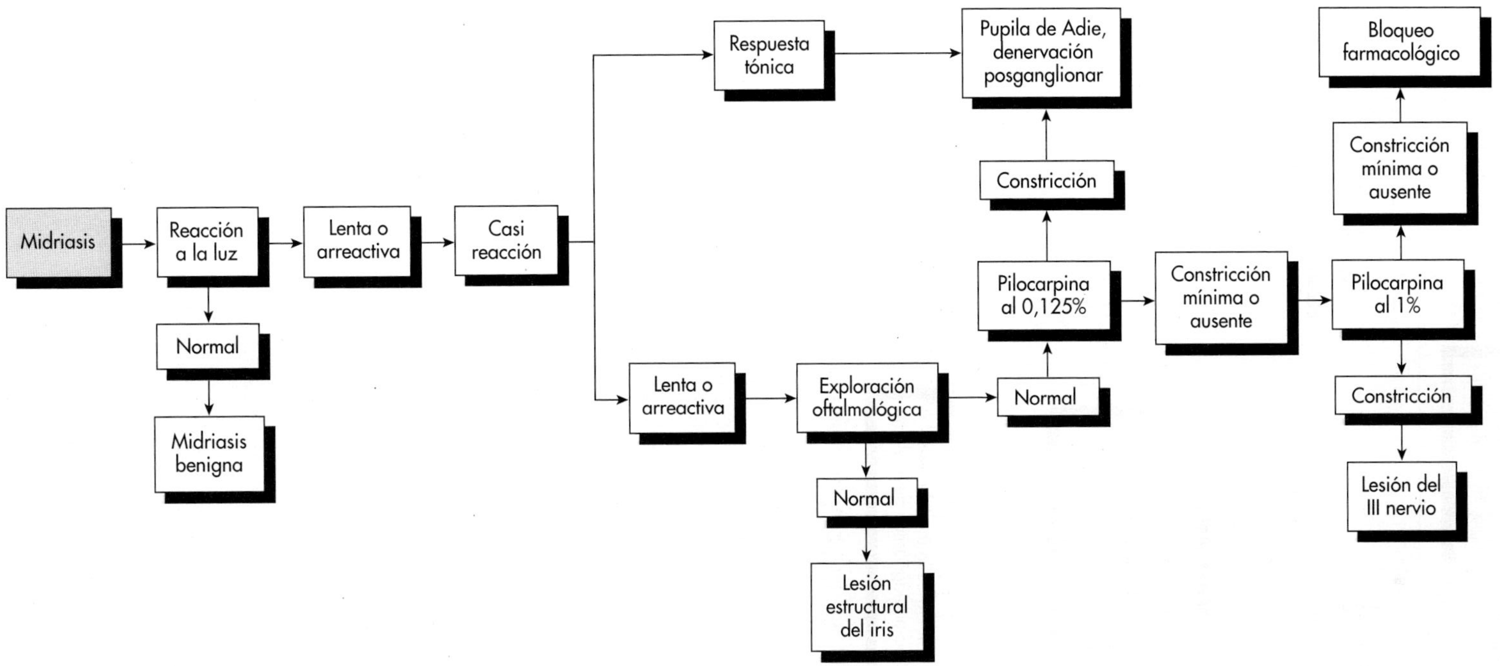

FIGURA 3-162 **Empleo de la pilocarpina para ayudar a diferenciar entre las diferentes causas de midriasis.** (De Goldman L, Ausiello D [eds.]: *Cecil textbook of medicine*, 22.ª ed., Filadelfia, 2004, WB Saunders.)

MIELOMA MÚLTIPLE

CIE-9MC 203.0

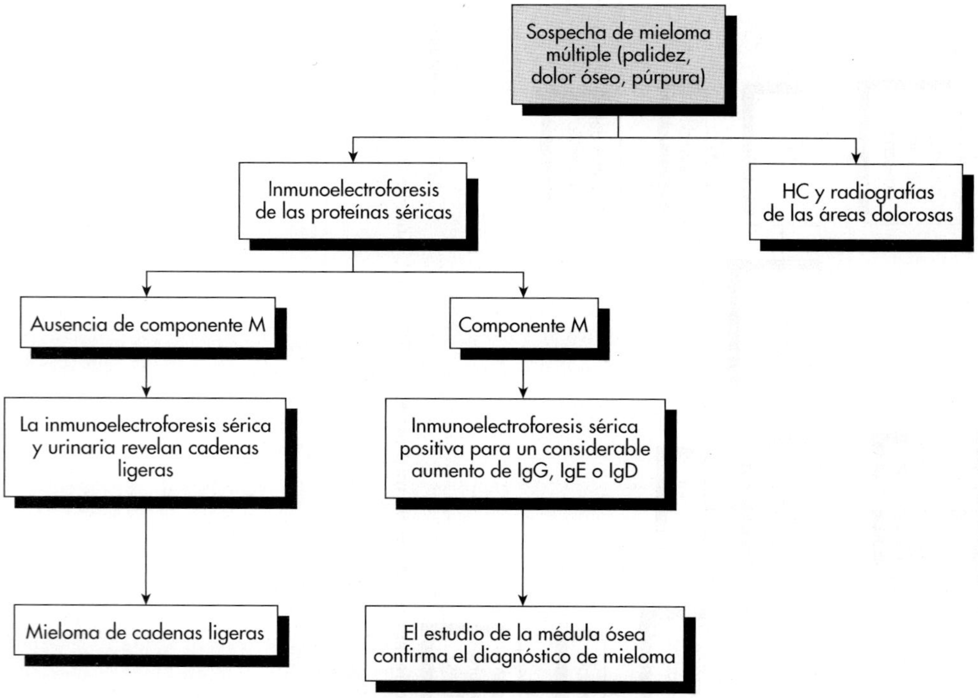

FIGURA 3-163 Mieloma múltiple. *HC*, Hemograma completo; *Ig*, inmunoglobulina.

MIOCARDIOPATÍA

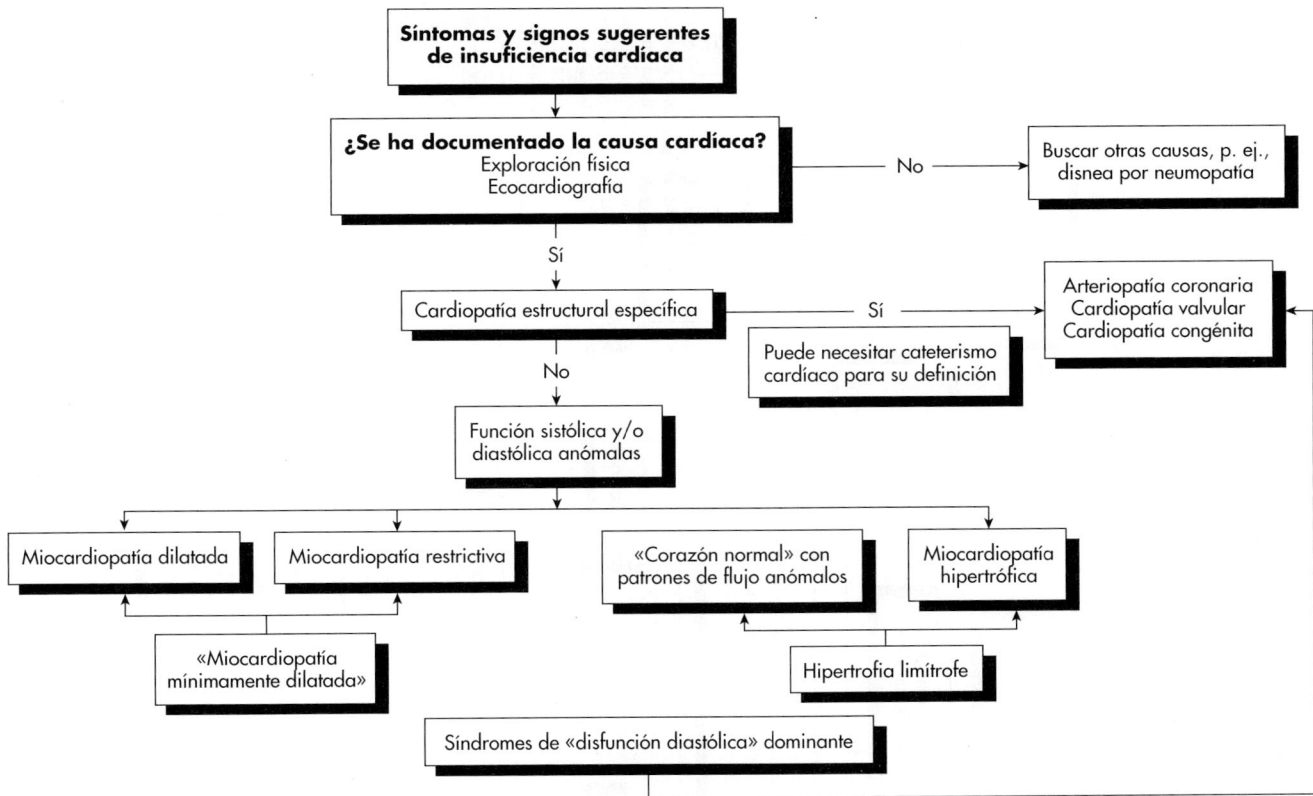

FIGURA 3-164 Enfoque inicial de la clasificación de las miocardiopatías. La evaluación de los síntomas o signos compatibles con insuficiencia cardíaca incluye en primer lugar la confirmación de que pueden atribuirse a una causa cardíaca. Aunque esta conclusión suele ser evidente mediante la exploración física convencional, la ecocardiografía sirve para confirmar la cardiopatía y aporta pistas sobre la presencia de otras cardiopatías, como anomalías focales que sugieran una valvulopatía o cardiopatía congénita. Una vez excluidos estos trastornos, la miocardiopatía suele considerarse como dilatada, restrictiva o hipertrófica. Los pacientes con una estructura y contracción cardíacas aparentemente normales en ocasiones presentan patrones de flujo intracardíaco anómalos compatibles con disfunción diastólica, pero también deberían ser evaluados en detalle para identificar otras causas de sus síntomas. La mayoría de los pacientes con la denominada disfunción diastólica también presentan criterios al menos limítrofes de hipertrofia ventricular izquierda, con frecuencia en el contexto de hipertensión crónica y diabetes. Una disminución moderada de la fracción de eyección sin una dilatación marcada ni un patrón de miocardiopatía restrictiva a veces se denomina como «miocardiopatía mínimamente dilatada», lo que puede representar bien una entidad diferente o una transición entre la forma aguda y crónica de la enfermedad. (De Goldman L, Ausiello D [eds.]: *Cecil textbook of medicine*, 22.ª ed., Filadelfia, 2004, WB Saunders.)

TABLA 3-7 Perfiles de miocardiopatía sintomática

Dilatada		Restrictiva	Hipertrófica
Fracción de eyección (normal >55%)	<30%	25-50%	>60%
Dimensión diastólica del ventrículo izquierdo (normal <55 mm)	≥60 mm	<60 mm	A menudo disminuida
Grosor de la pared del ventrículo izquierdo	Disminuido	Normal o aumentado	Muy aumentado
Tamaño auricular	Aumentado	Aumentado, puede ser masivo	Aumentado
Insuficiencia valvular	Primero mitral durante la descompensación; insuficiencia tricuspídea en las fases tardías	Insuficiencia mitral y tricuspídea frecuentes; infrecuente que sea grave	Insuficiencia mitral
Primeros síntomas habituales*	Intolerancia al ejercicio	Intolerancia al ejercicio, retención de líquidos	Intolerancia al ejercicio; puede presentar dolor torácico
Síntomas congestivos*	Izquierdos antes que derechos, excepto derechos destacados en adultos jóvenes	Los derechos a menudo superan a los izquierdos	Disnea de esfuerzo primaria
Riesgo de arritmia	Taquiarritmias ventriculares; bloqueo de la conducción en la enfermedad de Chagas, miocarditis de células gigantes y algunas familias; fibrilación auricular	Taquiarritmias ventriculares infrecuentes, salvo en la sarcoidosis; bloqueo de conducción en la sarcoidosis y amiloidosis, fibrilación auricular	Taquiarritmias ventriculares, fibrilación auricular

De Goldman L, Ausiello D [eds.]: *Cecil textbook of medicine*, 22.ª ed., Filadelfia, 2004, WB Saunders.
*Síntomas izquierdos de congestión pulmonar: disnea con el ejercicio, ortopnea, disnea paroxística nocturna. Síntomas derechos de congestión venosa sistémica: molestias al inclinar el cuerpo hacia delante, distensión hepática y abdominal, edema periférico.

NEFROLITIASIS

CIE-9MC 592.9 Cálculos urinarios

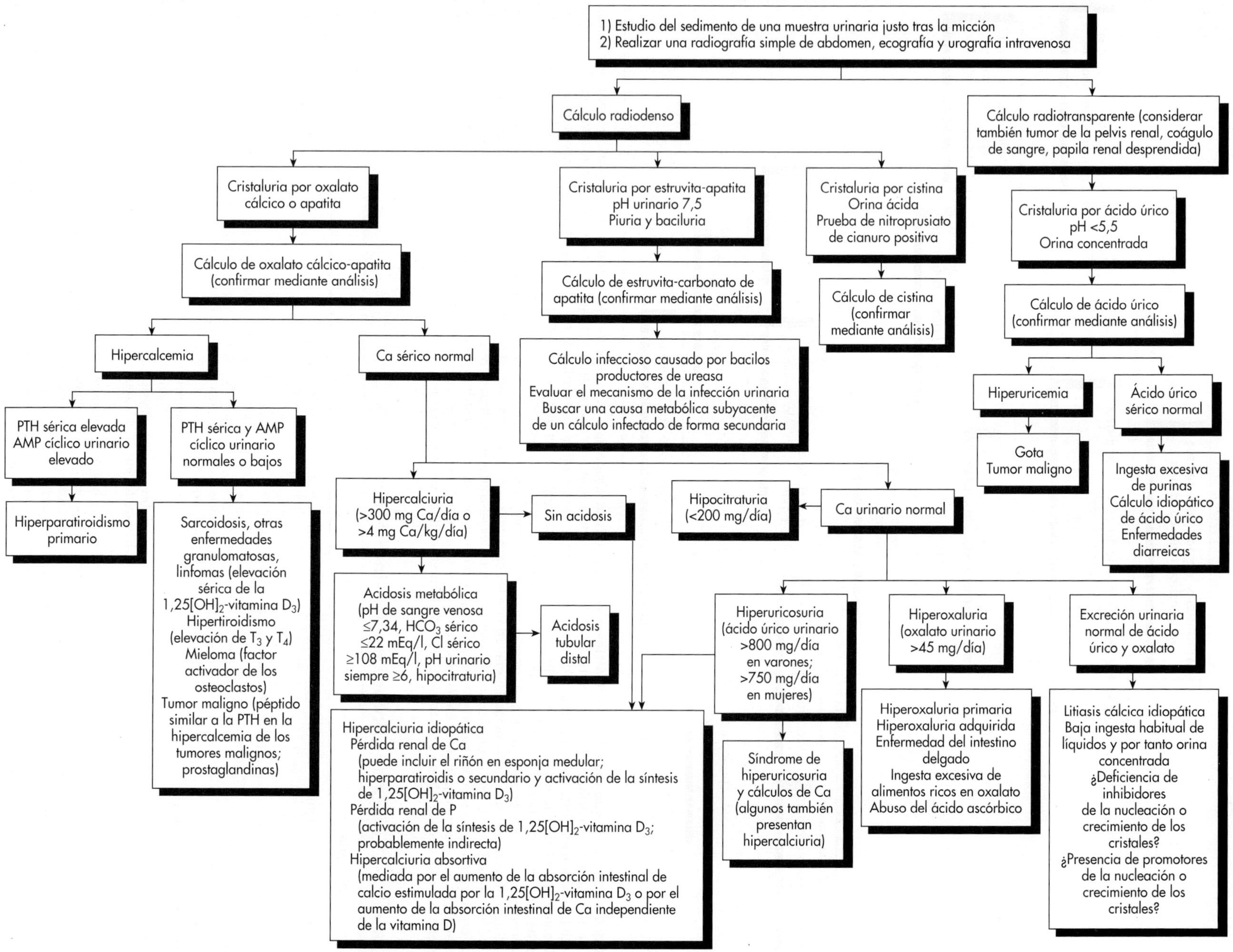

FIGURA 3-165   Evaluación de los pacientes con sospecha de nefrolitiasis (dolor en el flanco, cólico ureteral, hematuria, fiebre). *AMP*, Adenosinmonofosfato; *PTH*, hormona paratiroidea. (De Stein JH [ed.]; *Internal medicine*, 5.ª ed., St. Louis, 1998, Mosby.)

NEUROPATÍA PERIFÉRICA

CIE-9MC 356.9 Neuropatía periférica
355.10 Neuropatía de la extremidad inferior
354.11 Neuropatía de la extremidad superior

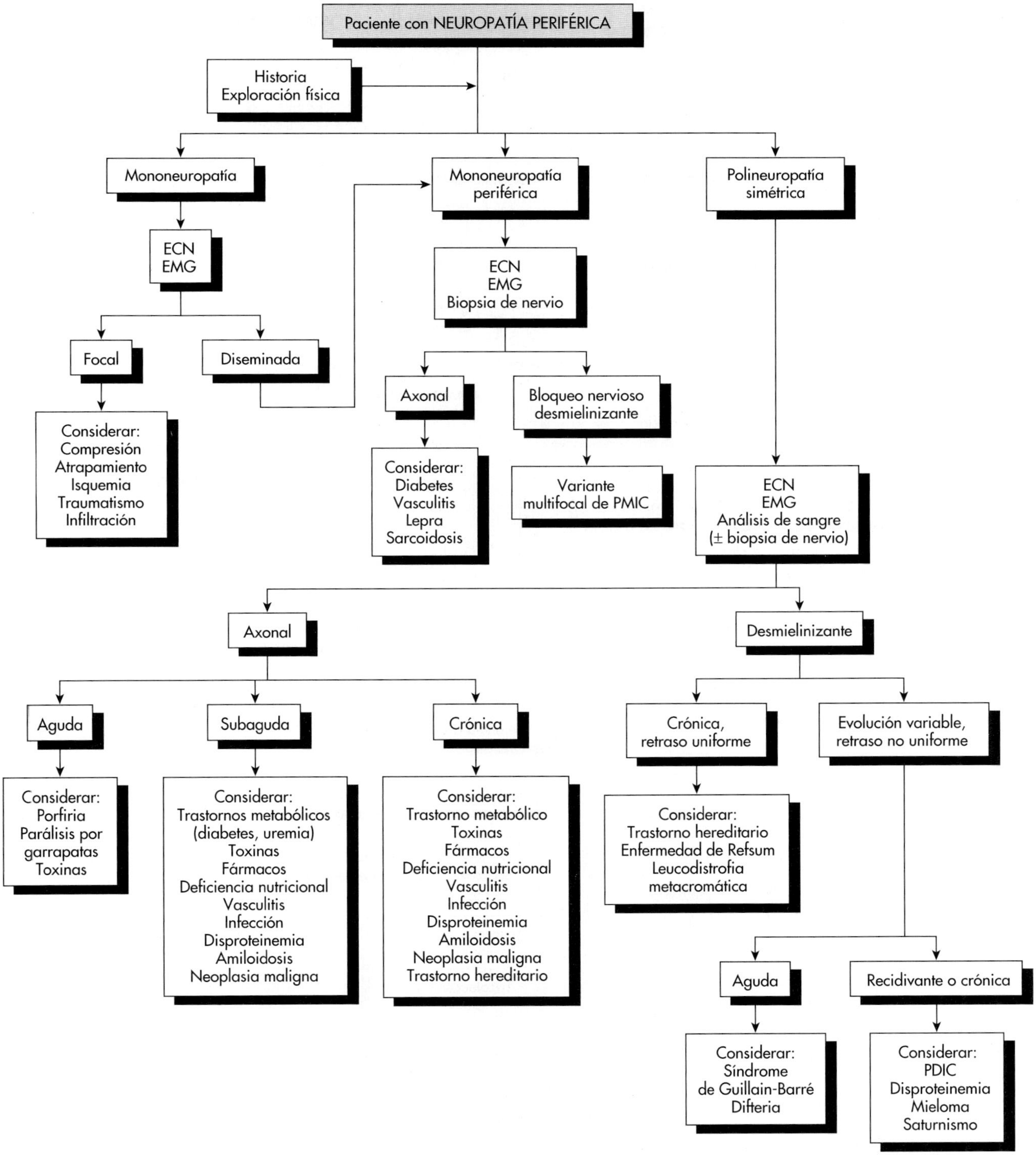

FIGURA 3-166 Enfoque del paciente con neuropatía periférica. *ECN*, Estudio de conducción nerviosa; *EMG*, electromiografía; *PDIC*, polineuropatía desmielinizante inflamatoria crónica. (De Greene HL, Johnson WP, Lemcke DL: *Decision making in medicine,* 2.ª ed., St. Louis, 1988, Mosby.)

SECCIÓN III

NEUTROPENIA

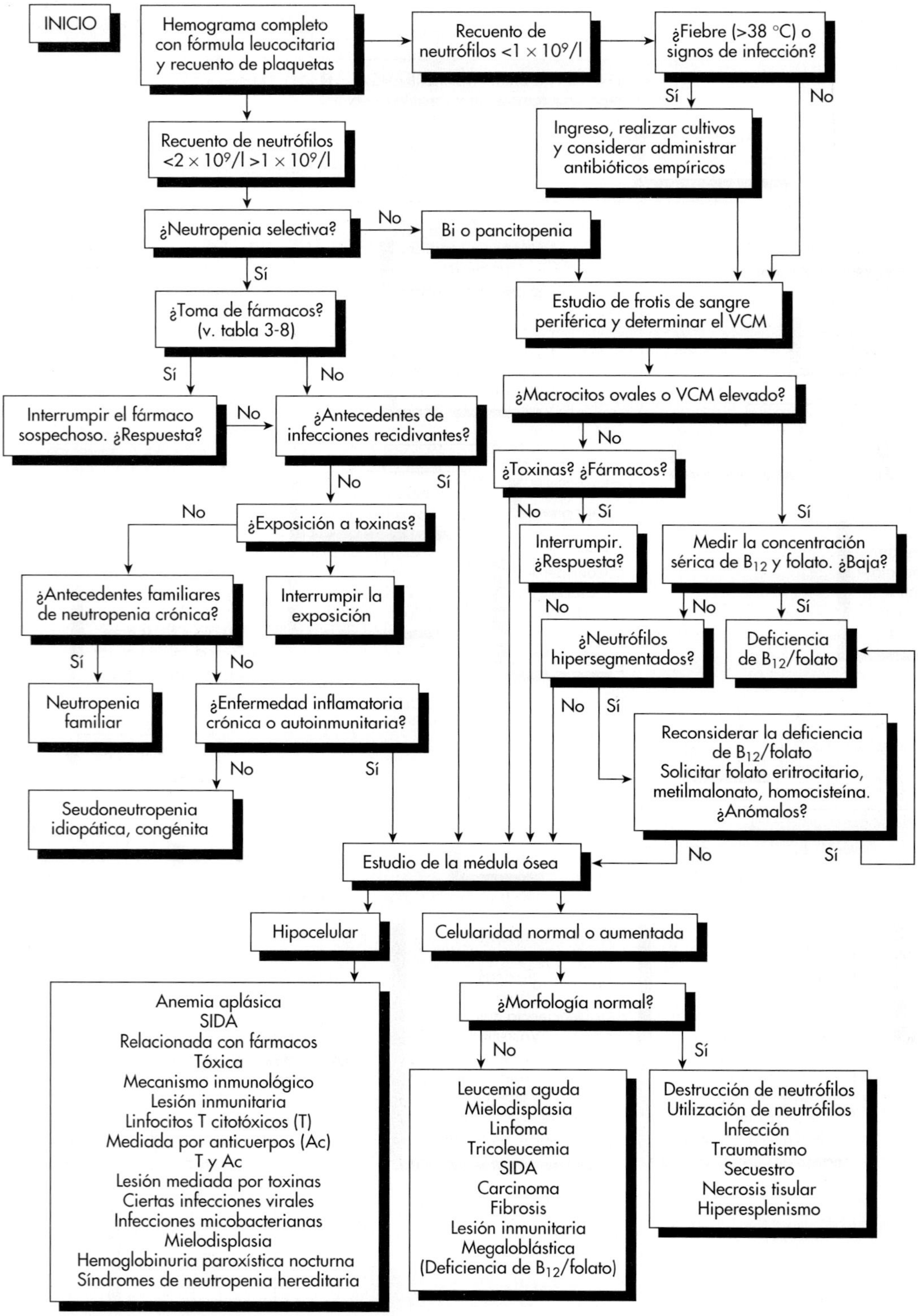

FIGURA 3-167   Algoritmo práctico para la evaluación de los pacientes con neutropenia. El principio diagnóstico básico es que en los pacientes con neutropenia intensa o en aquéllos con bicitopenia o pancitopenia, el estudio de la médula ósea será necesario a menos que se realicen los siguientes diagnósticos: 1) deficiencia nutricional (folato o vitamina B_{12}) o 2) neutropenia inducida por fármacos o toxinas en un paciente cuya neutropenia se resuelva después de interrumpir el agente responsable. *SIDA,* Síndrome de inmunodeficiencia adquirida; *VCM,* volumen corpuscular medio. (De Goldman L, Ausiello D [eds.]: *Cecil textbook of medicine,* 22.ª ed., Filadelfia, 2004, WB Saunders.)

NÓDULO PULMONAR

CIE-9MC 518.89

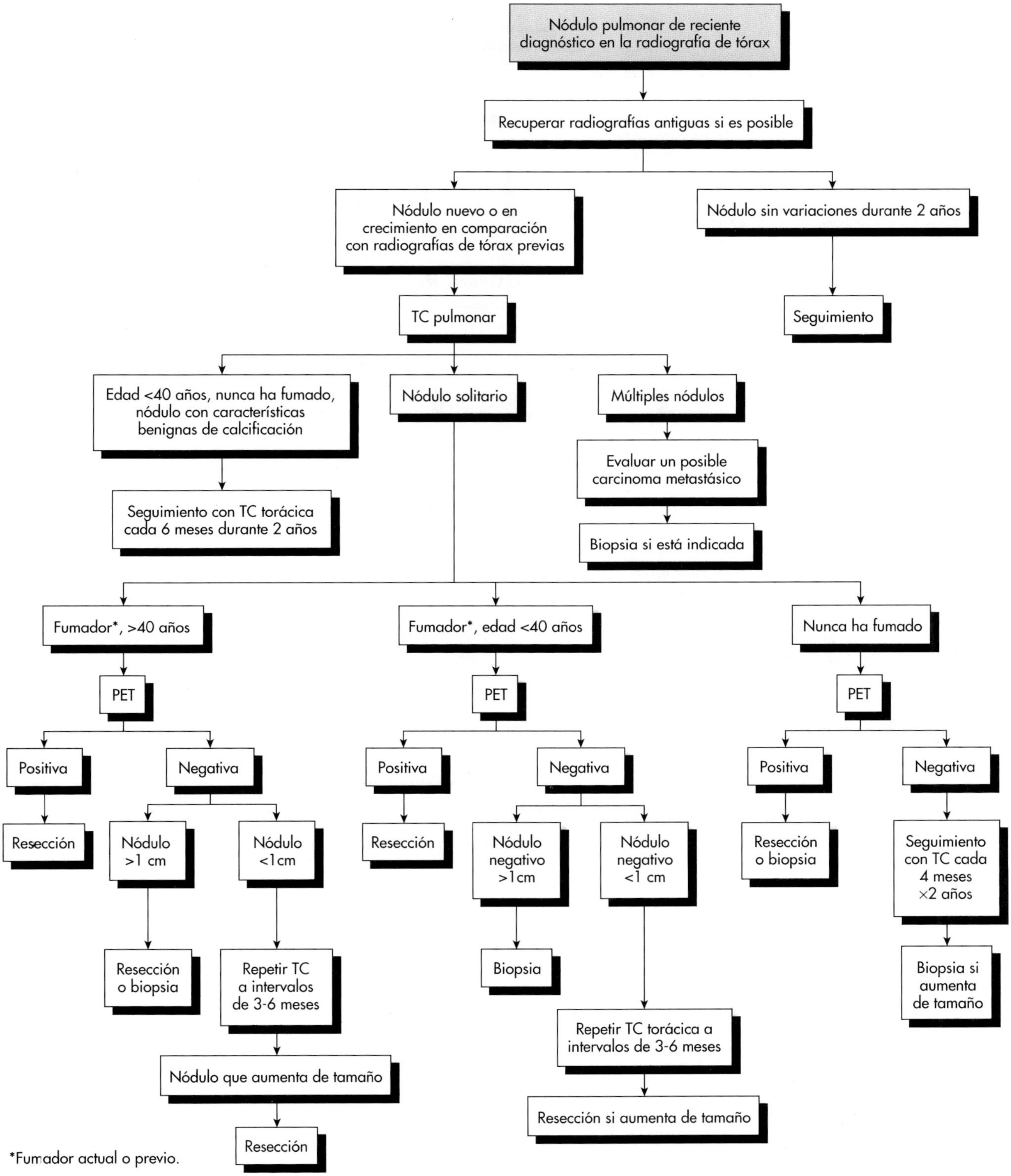

Nódulo pulmonar de reciente
diagnóstico en la radiografía de tórax

Recuperar radiografías antiguas si es posible

Nódulo nuevo o en
crecimiento en comparación
con radiografías de tórax previas

Nódulo sin variaciones durante 2 años

TC pulmonar

Seguimiento

Edad <40 años, nunca ha fumado,
nódulo con características
benignas de calcificación

Nódulo solitario

Múltiples nódulos

Seguimiento con TC torácica
cada 6 meses durante 2 años

Evaluar un posible
carcinoma metastásico

Biopsia si está indicada

Fumador*, >40 años

Fumador*, edad <40 años

Nunca ha fumado

PET

PET

PET

Positiva

Negativa

Positiva

Negativa

Positiva

Negativa

Resección

Nódulo
>1 cm

Nódulo
<1cm

Resección

Nódulo
negativo
>1cm

Nódulo
negativo
<1 cm

Resección
o biopsia

Seguimiento
con TC cada
4 meses
×2 años

Resección
o biopsia

Repetir TC
a intervalos
de 3-6 meses

Biopsia

Repetir TC torácica a
intervalos de 3-6 meses

Biopsia si
aumenta
de tamaño

Nódulo que aumenta de tamaño

Resección si aumenta de tamaño

Resección

*Fumador actual o previo.

FIGURA 3-168   Nódulo pulmonar. *PET*, Tomografía por emisión de positrones; *TC*, tomografía computarizada.

SECCIÓN III

NÓDULO TIROIDEO

CIE-9MC 241.0 Nódulo tiroideo

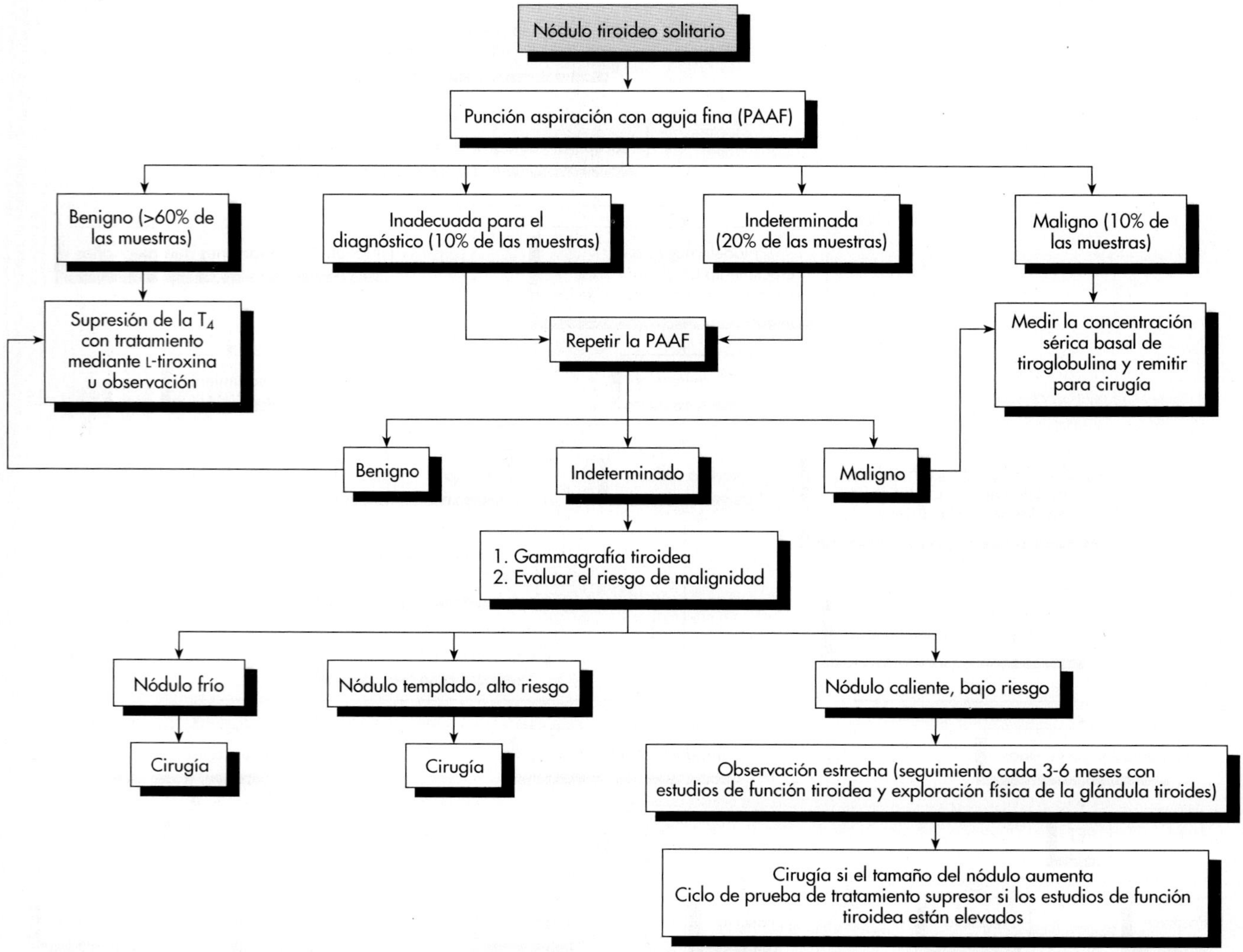

FIGURA 3-169 Evaluación diagnóstica de un nódulo tiroideo solitario. Alto riesgo de malignidad: nódulo >2 cm, edad <40 años, sexo masculino, linfadenopatía regional, fijación a los tejidos adyacentes, antecedentes de irradiación previa de la cabeza y el cuello. (De Ferri F: *Practical guide to the care of the medical patient,* 6.ª ed., St. Louis, 2004, Mosby.)

OBSTRUCCIÓN DEL TRACTO URINARIO

CIE-9MC 599.6

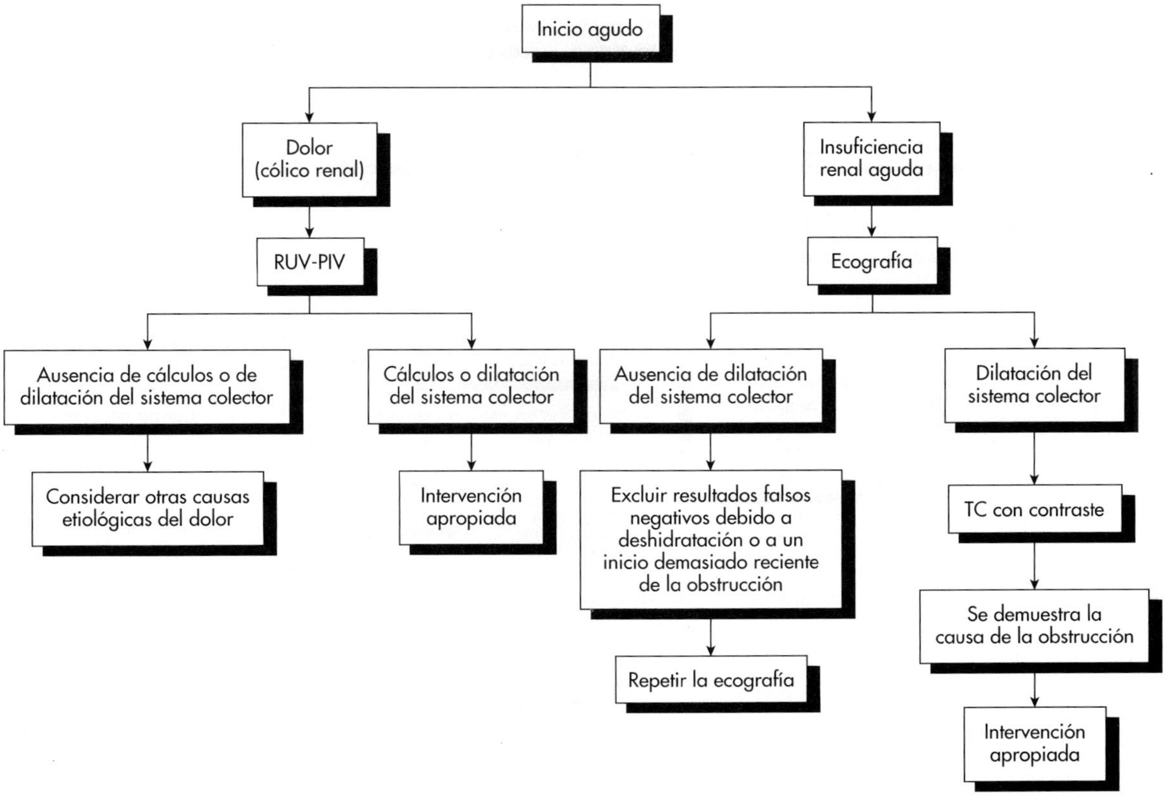

FIGURA 3-170   Esquema del enfoque diagnóstico de la obstrucción del tracto urinario. *PIV*, Pielografía intravenosa; *RUV*, riñón, uréter, vejiga (radiografía simple de abdomen sin medio de contraste); *TC*, tomografía computarizada. (De Goldman L, Ausiello D [eds.]: *Cecil textbook of medicine*, 22.ª ed., Filadelfia, 2004, WB Saunders.)

CUADRO 3-12   Pruebas diagnósticas empleadas en la uropatía obstructiva

Obstrucción urinaria alta
Ecografía
Radiografía simple de abdomen (RUV)
Pielografía de excreción o intravenosa
Pielografía retrógrada
Renograma isotópico
Tomografía computarizada
Resonancia magnética
Estudios de presión-flujo (prueba de Whitaker)

Obstrucción urinaria baja
Algunas de las pruebas previas
Cistoscopia
Cistouretrografía miccional
Pruebas urodinámicas
    Flujometría miccional
    Cistometrografía
    Electromiografía
    Perfil de presión uretral

De Klahr S: Obstructive uropathy. En Jacobson HR, Striker GE, Klahr S (eds.). *The principles and practice of nephrology*, Toronto, 1991, BC Decker, p. 432-441. Reproducida con permiso de Mosby-Year Book.
RUV, Riñón, uréter, vejiga.

OJO ROJO AGUDO

Antecedente de traumatismo

Sí — Ojo abierto evidente

No — Prueba de fluoresceína

Ojo abierto evidente → No → Prueba de fluoresceína

Positiva
- Abrasión corneal
- Úlcera corneal

Negativa o variable
- Hemorragia subconjuntival
- Iritis traumática
- Hifema
- Globo perforado

Prueba de fluoresceína

Positiva
- Úlcera corneal
- Erosión corneal
- Queratitis por VHS

Negativa o sólo tinción punteada — Respuesta a la anestesia tópica

Sin mejoría — Estado de las pupilas

Normales o mióticas
- .Glaucoma de ángulo cerrado
- Iritis
- Escleritis

Alivio del dolor (o ausencia del mismo)
- Conjuntivitis
- Blefaritis
- Queratitis por radiación UV
- Cuerpo extraño conjuntival
- Ojo seco
- Hemorragia subconjuntival
- Epiescleritis
- Síndrome de sobreuso de lentes de contacto

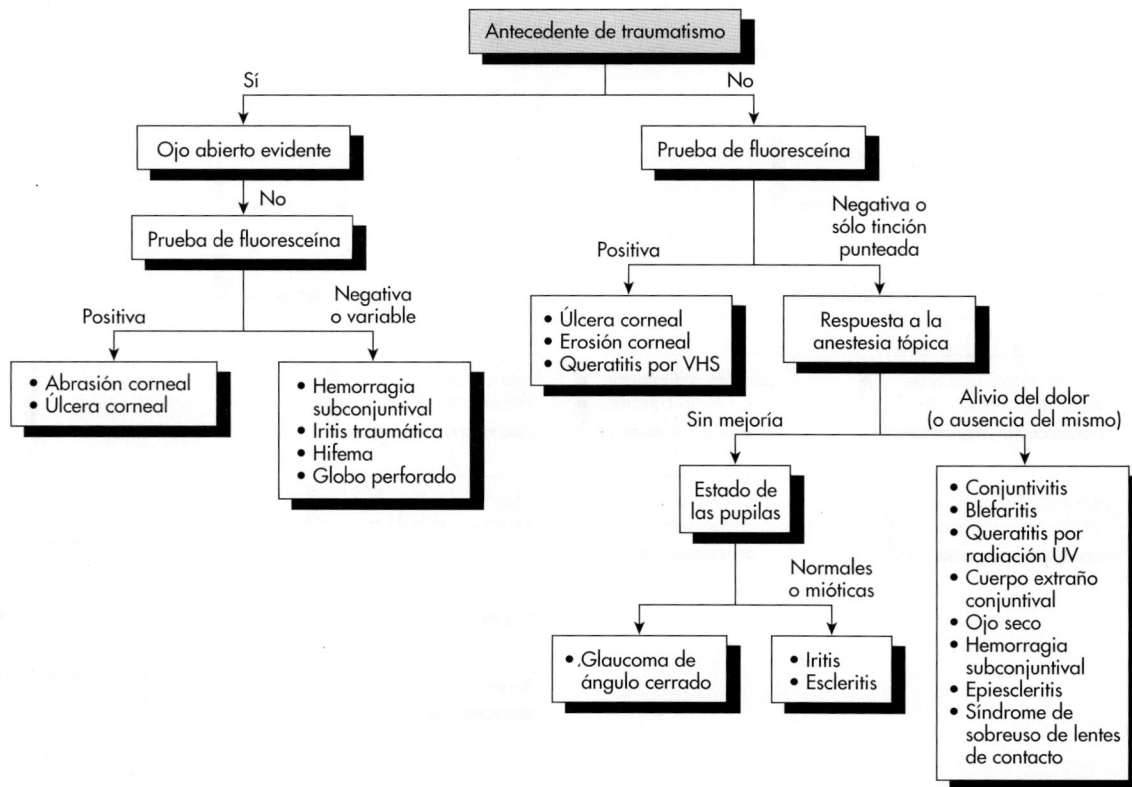

FIGURA 3-171 Algoritmo que muestra el procedimiento diagnóstico ante un ojo rojo agudo. *UV*, Ultravioleta; *VHS*, virus herpes simple. (De Auerbach PS: *Wilderness medicine,* 4.ª ed., St. Louis, 2001, Mosby.)

OLIGURIA

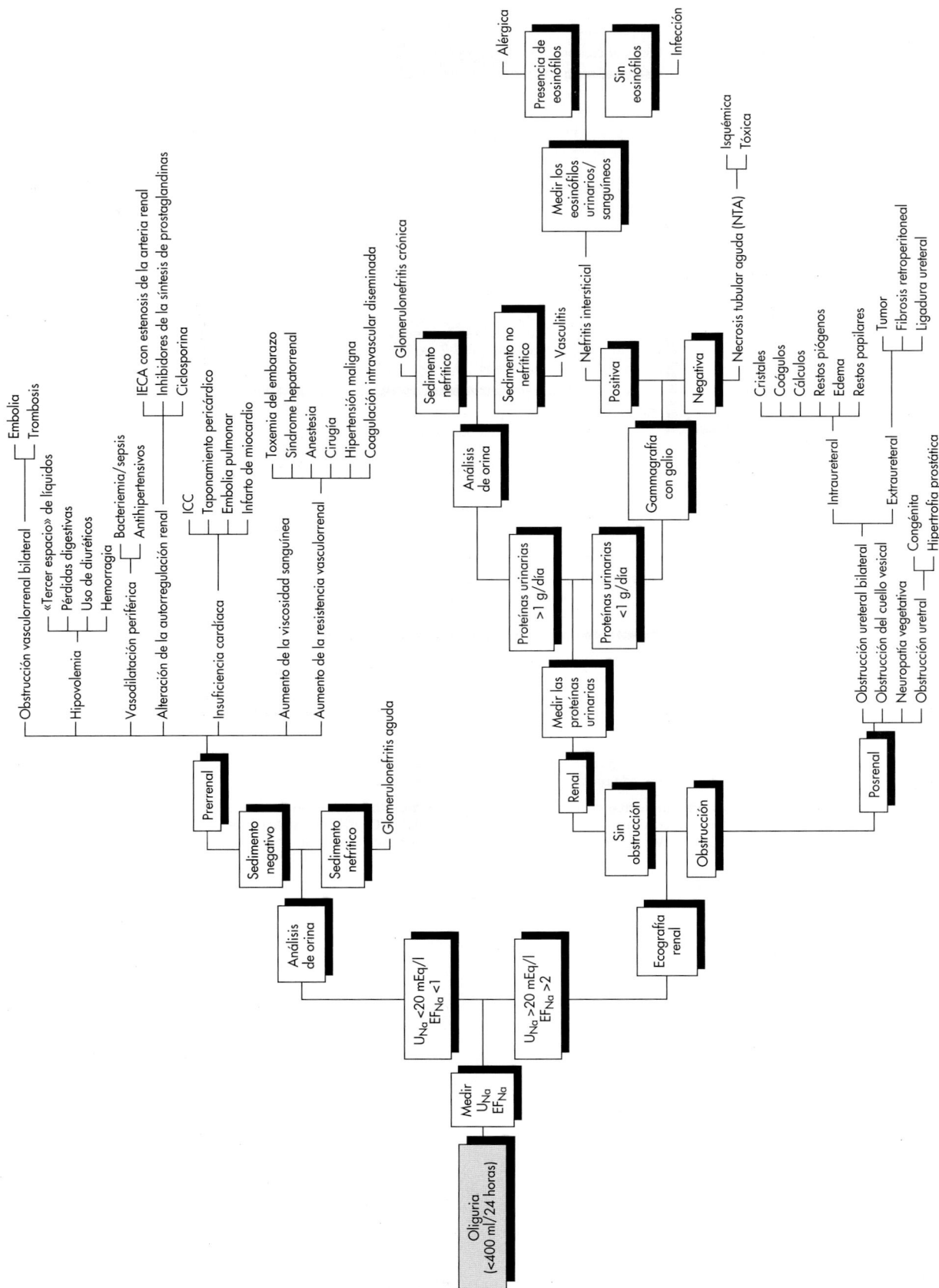

FIGURA 3-172 Evaluación de la oliguria. *ICC,* Insuficiencia cardíaca congestiva; *IECA,* inhibidor de la enzima convertidora de angiotensina. (De Healey PM: *Common medical diagnosis: an algorithmic approach,* 3.ª ed., Filadelfia, 2000, WB Saunders.)

SECCIÓN III

PACIENTE CON PÉRDIDA DE CONOCIMIENTO

CIE-9MC 780.09

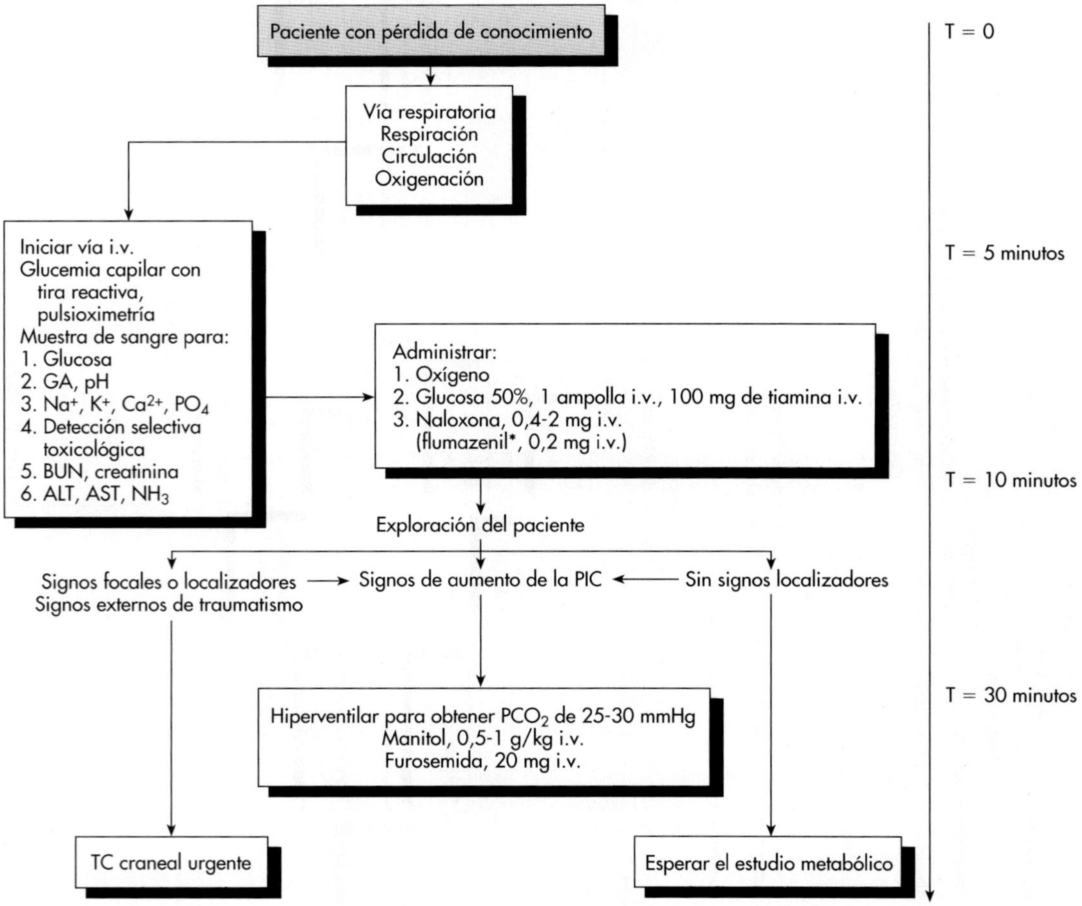

Paciente con pérdida de conocimiento — T = 0

Vía respiratoria
Respiración
Circulación
Oxigenación

Iniciar vía i.v.
Glucemia capilar con
tira reactiva,
pulsioximetría
Muestra de sangre para:
1. Glucosa
2. GA, pH
3. Na^+, K^+, Ca^{2+}, PO_4
4. Detección selectiva
toxicológica
5. BUN, creatinina
6. ALT, AST, NH_3

— T = 5 minutos

Administrar:
1. Oxígeno
2. Glucosa 50%, 1 ampolla i.v., 100 mg de tiamina i.v.
3. Naloxona, 0,4-2 mg i.v.
(flumazenil*, 0,2 mg i.v.)

— T = 10 minutos

Exploración del paciente

Signos focales o localizadores → Signos de aumento de la PIC ← Sin signos localizadores
Signos externos de traumatismo

— T = 30 minutos

Hiperventilar para obtener PCO_2 de 25-30 mmHg
Manitol, 0,5-1 g/kg i.v.
Furosemida, 20 mg i.v.

TC craneal urgente

Esperar el estudio metabólico

*El uso de flumazenil no debería considerarse como sistemático
porque puede precipitar convulsiones en ciertos subgrupos de pacientes.

FIGURA 3-173 Valoración del paciente con pérdida de conocimiento. *ALT*, Alanina aminotransferasa; *AST*, aspartato aminotransferasa; *BUN*, nitrógeno ureico sanguíneo; *GA*, gasometría arterial; *PIC*, presión intracraneal; *TC*, tomografía computarizada. (Modificada de Johnson RT, Griffin JW: *Current therapy in neurologic disease*, 5.ª ed., St. Louis, 1997, Mosby.)

Paciente con síntomas físicos imprecisos

PACIENTE CON SÍNTOMAS FÍSICOS IMPRECISOS

CIE-9MC 301.9   Trastorno de personalidad sin especificar
301.51   Síndrome de Münchausen

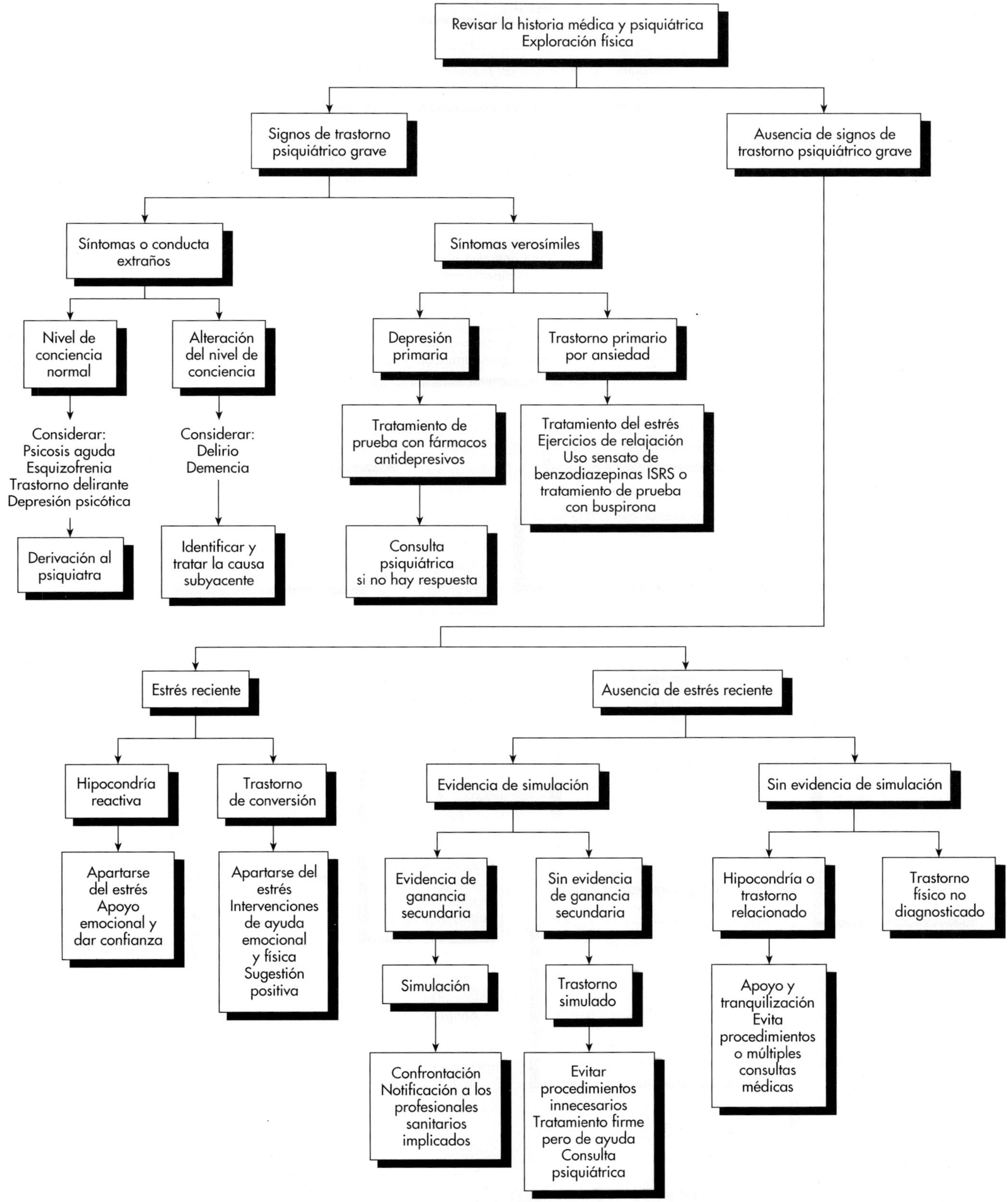

Revisar la historia médica y psiquiátrica
Exploración física

Signos de trastorno psiquiátrico grave

Ausencia de signos de trastorno psiquiátrico grave

Síntomas o conducta extraños

Síntomas verosímiles

Nivel de conciencia normal

Alteración del nivel de conciencia

Depresión primaria

Trastorno primario por ansiedad

Considerar:
Psicosis aguda
Esquizofrenia
Trastorno delirante
Depresión psicótica

Considerar:
Delirio
Demencia

Tratamiento de prueba con fármacos antidepresivos

Tratamiento del estrés
Ejercicios de relajación
Uso sensato de benzodiazepinas ISRS o tratamiento de prueba con buspirona

Derivación al psiquiatra

Identificar y tratar la causa subyacente

Consulta psiquiátrica si no hay respuesta

Estrés reciente

Ausencia de estrés reciente

Hipocondría reactiva

Trastorno de conversión

Evidencia de simulación

Sin evidencia de simulación

Apartarse del estrés
Apoyo emocional y dar confianza

Apartarse del estrés
Intervenciones de ayuda emocional y física
Sugestión positiva

Evidencia de ganancia secundaria

Sin evidencia de ganancia secundaria

Hipocondría o trastorno relacionado

Trastorno físico no diagnosticado

Simulación

Trastorno simulado

Apoyo y tranquilización
Evita procedimientos o múltiples consultas médicas

Confrontación
Notificación a los profesionales sanitarios implicados

Evitar procedimientos innecesarios
Tratamiento firme pero de ayuda
Consulta psiquiátrica

SECCIÓN III

FIGURA 3-174   Paciente con síntomas físicos imprecisos. *ISRS,* Inhibidores selectivos de la recaptación de serotonina. (De Greene H, Johnson WP, Lemcke D [eds.]: *Decision making in medicine,* 2.ª ed., St. Louis, 1998, Mosby.)

PACIENTE PSICÓTICO

CIE-9MC 301.9 Trastorno de personalidad psicosomático

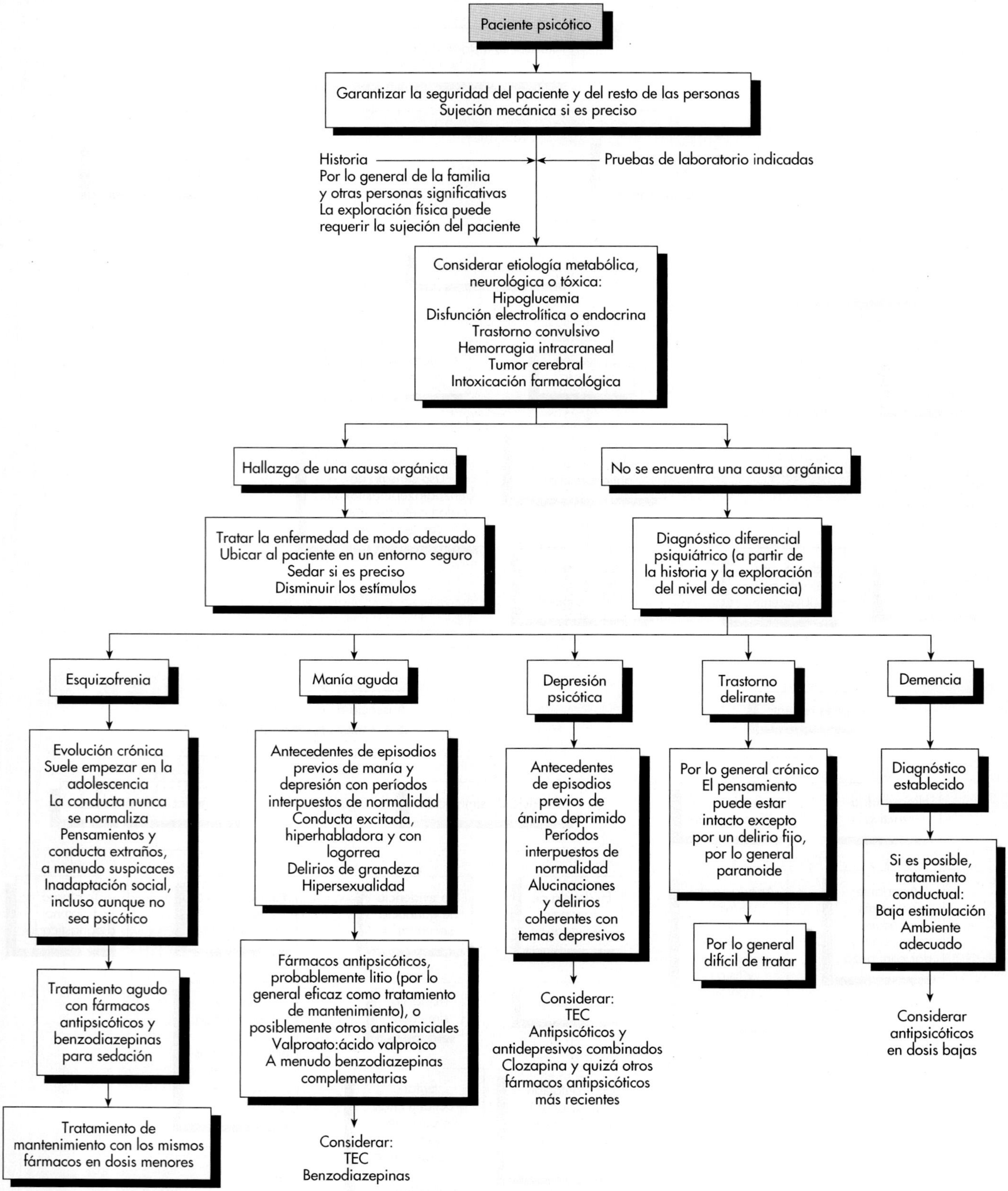

Paciente psicótico

Garantizar la seguridad del paciente y del resto de las personas
Sujeción mecánica si es preciso

Historia → ← Pruebas de laboratorio indicadas
Por lo general de la familia
y otras personas significativas
La exploración física puede
requerir la sujeción del paciente

Considerar etiología metabólica,
neurológica o tóxica:
Hipoglucemia
Disfunción electrolítica o endocrina
Trastorno convulsivo
Hemorragia intracraneal
Tumor cerebral
Intoxicación farmacológica

Hallazgo de una causa orgánica

No se encuentra una causa orgánica

Tratar la enfermedad de modo adecuado
Ubicar al paciente en un entorno seguro
Sedar si es preciso
Disminuir los estímulos

Diagnóstico diferencial
psiquiátrico (a partir de
la historia y la exploración
del nivel de conciencia)

Esquizofrenia

Manía aguda

Depresión
psicótica

Trastorno
delirante

Demencia

Evolución crónica
Suele empezar en la
adolescencia
La conducta nunca
se normaliza
Pensamientos y
conducta extraños,
a menudo suspicaces
Inadaptación social,
incluso aunque no
sea psicótico

Antecedentes de episodios
previos de manía y
depresión con períodos
interpuestos de normalidad
Conducta excitada,
hiperhabladora y con
logorrea
Delirios de grandeza
Hipersexualidad

Antecedentes
de episodios
previos de
ánimo deprimido
Períodos
interpuestos de
normalidad
Alucinaciones
y delirios
coherentes con
temas depresivos

Por lo general crónico
El pensamiento
puede estar
intacto excepto
por un delirio fijo,
por lo general
paranoide

Diagnóstico
establecido

Tratamiento agudo
con fármacos
antipsicóticos y
benzodiazepinas
para sedación

Fármacos antipsicóticos,
probablemente litio (por lo
general eficaz como tratamiento
de mantenimiento), o
posiblemente otros anticomiciales
Valproato:ácido valproico
A menudo benzodiazepinas
complementarias

Por lo general
difícil de tratar

Si es posible,
tratamiento
conductual:
Baja estimulación
Ambiente
adecuado

Tratamiento de
mantenimiento con los mismos
fármacos en dosis menores

Considerar:
TEC
Benzodiazepinas

Considerar:
TEC
Antipsicóticos y
antidepresivos combinados
Clozapina y quizá otros
fármacos antipsicóticos
más recientes

Considerar
antipsicóticos
en dosis bajas

FIGURA 3-175 Evaluación del paciente psicótico. *TEC*, Terapia electroconvulsiva. (De Greene HL, Johnson WP, Lemcke D [eds.]: *Decision making in medicine*, 2.ª ed., St. Louis, 1998, Mosby.)

PANCREATITIS AGUDA

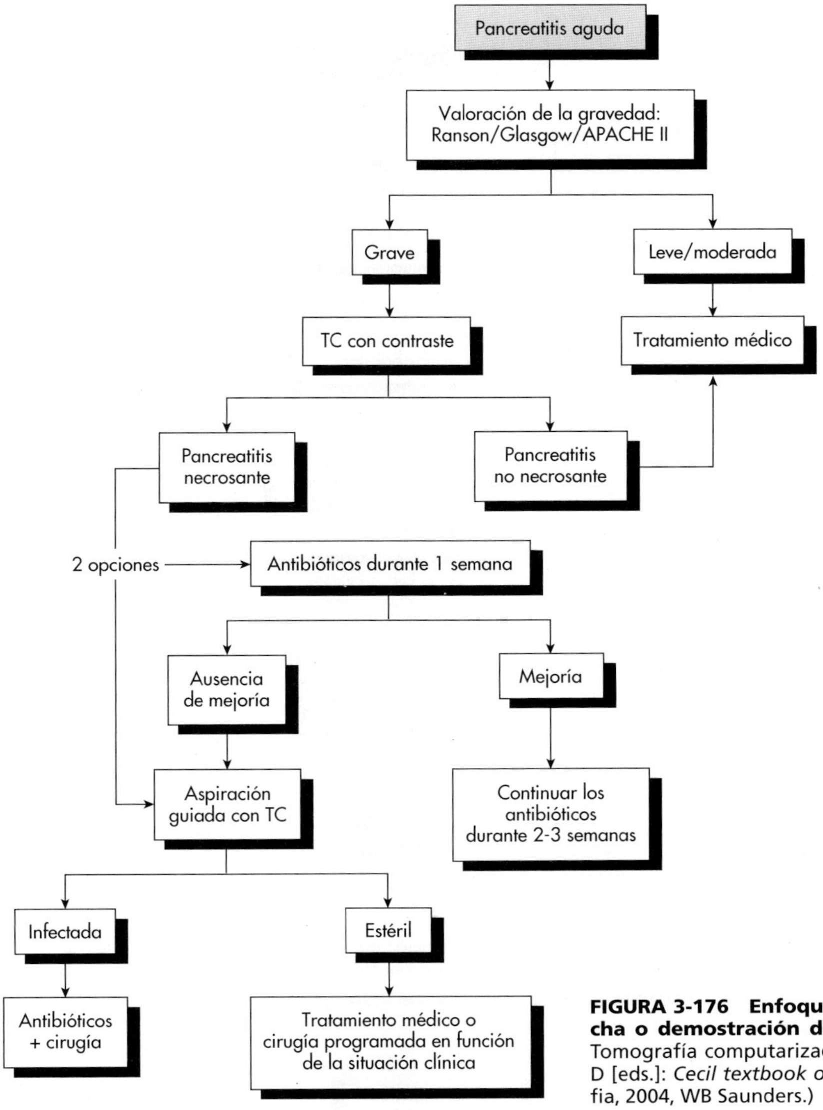

FIGURA 3-176 **Enfoque del paciente con sospecha o demostración de pancreatitis aguda.** *TC,* Tomografía computarizada. (De Goldman L, Ausiello D [eds.]: *Cecil textbook of medicine,* 22.ª ed., Filadelfia, 2004, WB Saunders.)

TABLA 3-8 **Criterios pronósticos de pancreatitis aguda**

Criterios de Ranson*	Criterios de Glasgow simplificados†	Criterios por tomografía computarizada‡
Al ingreso	Dentro de las 48 h tras el ingreso	Normal
Edad >55 años	Edad >55 años	Aumento de tamaño
Leucocitos >16.000/µl	Leucocitos >15.000/µl	Inflamación pancreática
AST >250 U/l	LDH >600 U/l	Colección de líquido aislada
LDH >350 U/l	Glucosa >180 mg/dl	Colección de líquido múltiple
Glucosa >200 mg/dl	Albúmina <3,2 g/dl	
48 h tras el ingreso	Ca^{2+} <8 mg/dl	
Disminución del hematocrito >10%	PO$_2$ arterial <60 mmHg	
Aumento del BUN >5 mg/dl	BUN >45 mg/dl	
Ca^{2+} <8 mg/dl		
PO$_2$ arterial <60 mmHg		
Déficit de bases >4mEq/l		
Secuestro de líquidos >6l		

De Goldman L, Ausiello D (eds.): *Cecil textbook of medicine,* 22.ª ed., Filadelfia, 2004, WB Saunders.

AST, Aspartato transaminasa; *BUN,* nitrógeno ureico sanguíneo; *LDH,* lactato deshidrogenasa.

*Tres o más criterios de Ranson predicen una evolución complicada. Datos de Ranson JH, Rifkind KM, Turner JW: Prognostic signs and nonoperative peritoneal lavage in acute pancreatitis. *Surg Gynecol Obstet* 1976:143:209-219.

†Datos de Blamey SL y cols.: Prognostic factors in acute pancreatitis, *Gut* 25:1340, 1984.

‡Los grados A y B representan una enfermedad leve sin riesgo de infección ni fallecimiento. El grado C representa una enfermedad de gravedad moderada con una mínima probabilidad de infección y en esencia, sin riesgo de mortalidad. Los grados D y E representan una pancreatitis aguda con una tasa de infección del 30-50% y una mortalidad del 15%. Datos de Balthazar EJ y cols.: Acute pancreatitis value of CT in establishing prognosis, *Radiology* 174:331, 1990.

PANCREATITIS CRÓNICA

CIE-9MC 577.1

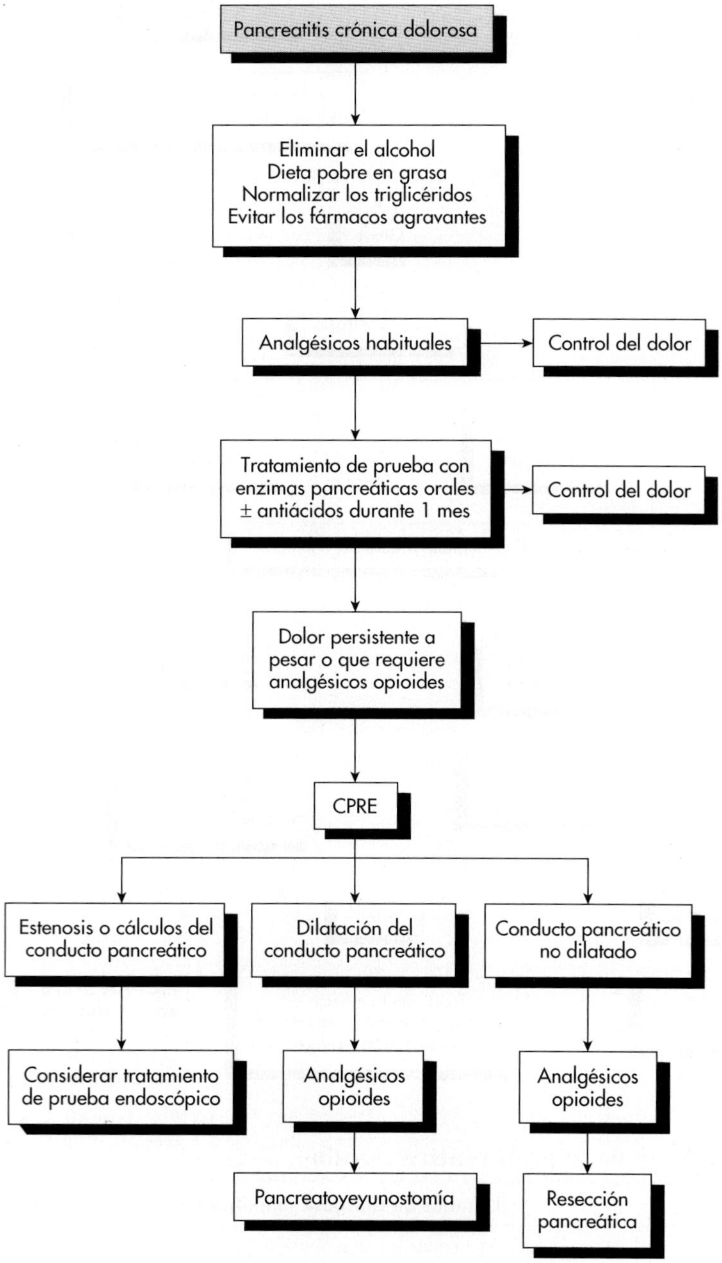

FIGURA 3-177 Enfoque del paciente con pancreatitis crónica dolorosa. *CPRE*, Colangiopancreatografía retrógrada endoscópica. (De Goldman L, Ausiello D [eds.]: *Cecil textbook of medicine*, 22.ª ed., Filadelfia, 2004, WB Saunders.)

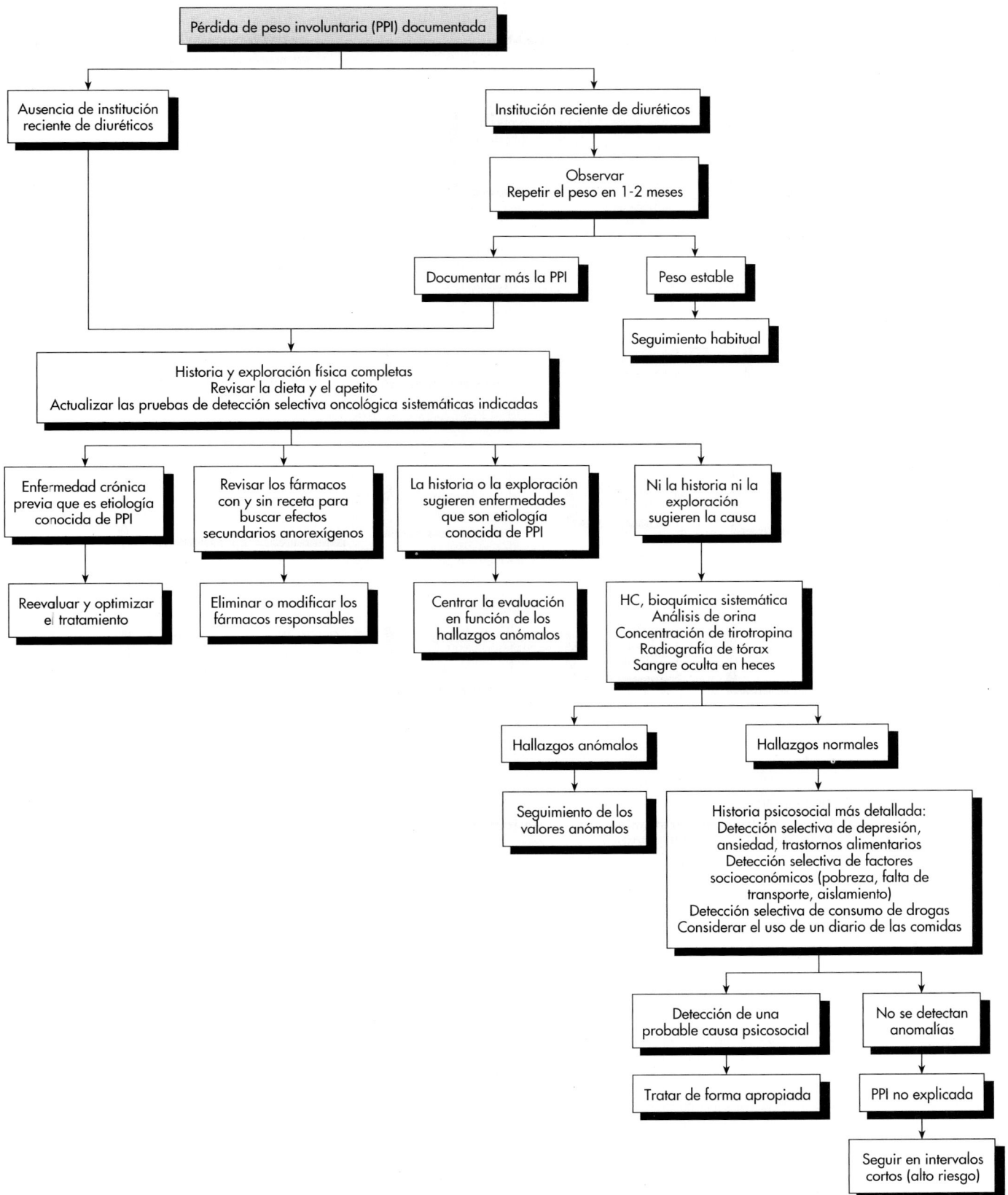

PÉRDIDA DE PESO INVOLUNTARIA

CIE-9MC 783.21

Pérdida de peso involuntaria (PPI) documentada

Ausencia de institución reciente de diuréticos

Institución reciente de diuréticos

Observar
Repetir el peso en 1-2 meses

Documentar más la PPI

Peso estable

Seguimiento habitual

Historia y exploración física completas
Revisar la dieta y el apetito
Actualizar las pruebas de detección selectiva oncológica sistemáticas indicadas

Enfermedad crónica previa que es etiología conocida de PPI

Revisar los fármacos con y sin receta para buscar efectos secundarios anorexígenos

La historia o la exploración sugieren enfermedades que son etiología conocida de PPI

Ni la historia ni la exploración sugieren la causa

Reevaluar y optimizar el tratamiento

Eliminar o modificar los fármacos responsables

Centrar la evaluación en función de los hallazgos anómalos

HC, bioquímica sistemática
Análisis de orina
Concentración de tirotropina
Radiografía de tórax
Sangre oculta en heces

Hallazgos anómalos

Hallazgos normales

Seguimiento de los valores anómalos

Historia psicosocial más detallada:
Detección selectiva de depresión, ansiedad, trastornos alimentarios
Detección selectiva de factores socioeconómicos (pobreza, falta de transporte, aislamiento)
Detección selectiva de consumo de drogas
Considerar el uso de un diario de las comidas

Detección de una probable causa psicosocial

No se detectan anomalías

Tratar de forma apropiada

PPI no explicada

Seguir en intervalos cortos (alto riesgo)

SECCIÓN III

FIGURA 3-178   Pérdida de peso involuntaria. *HC,* Hemograma completo. (De Greene HL, Johnson WP, Lemcke D [eds.]: *Decision making in medicine,* 2.ª ed., St. Louis, 1998, Mosby.)

PERIOSTITIS TIBIAL

CIE-9MC 844.9

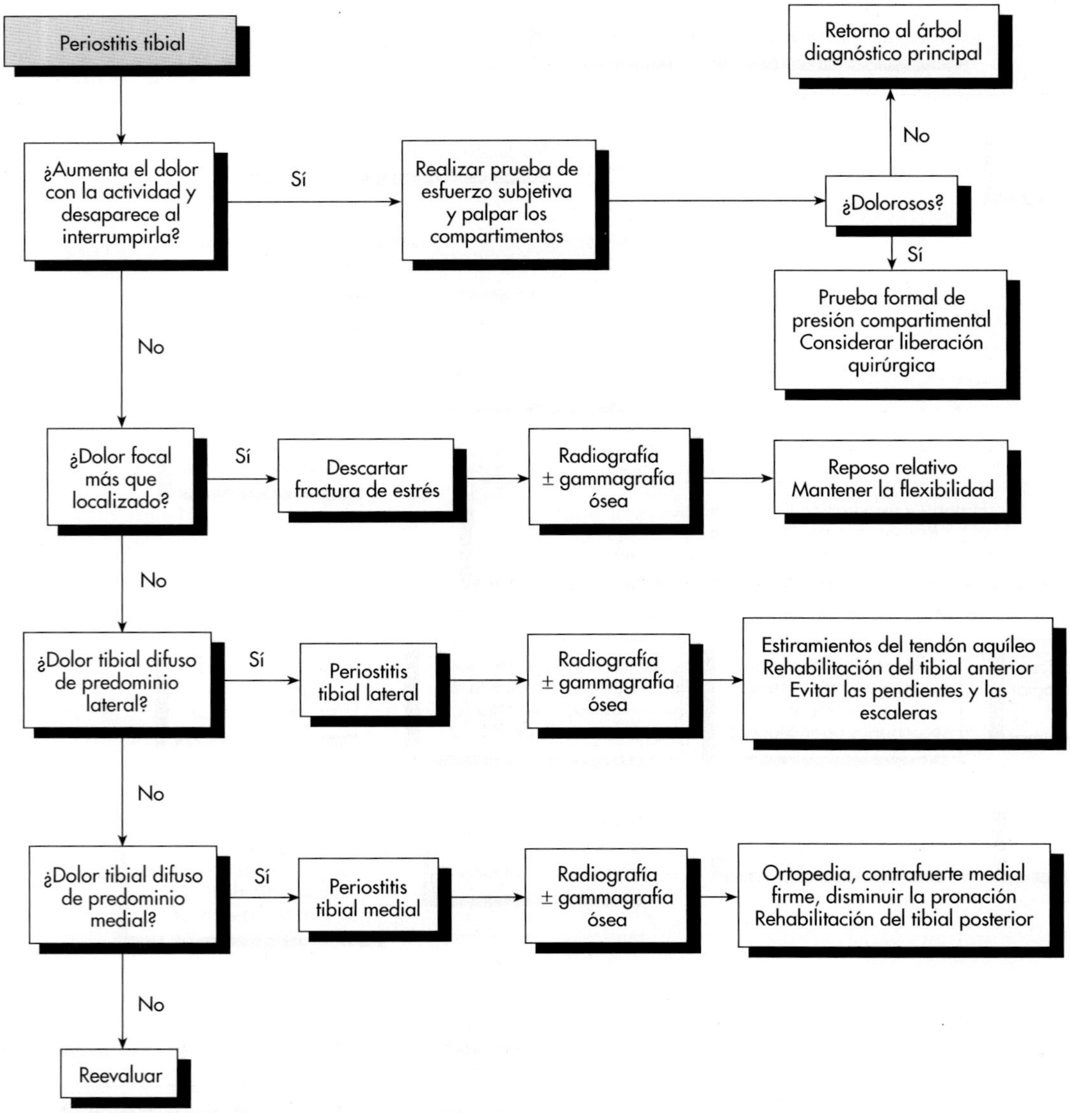

FIGURA 3-179 Evaluación y tratamiento de la periostitis tibial. (De Scudieri G [ed.]: *Sports medicine, principles of primary care,* St. Louis, 1997, Mosby.)

PIROSIS

CIE-9MC 787.1

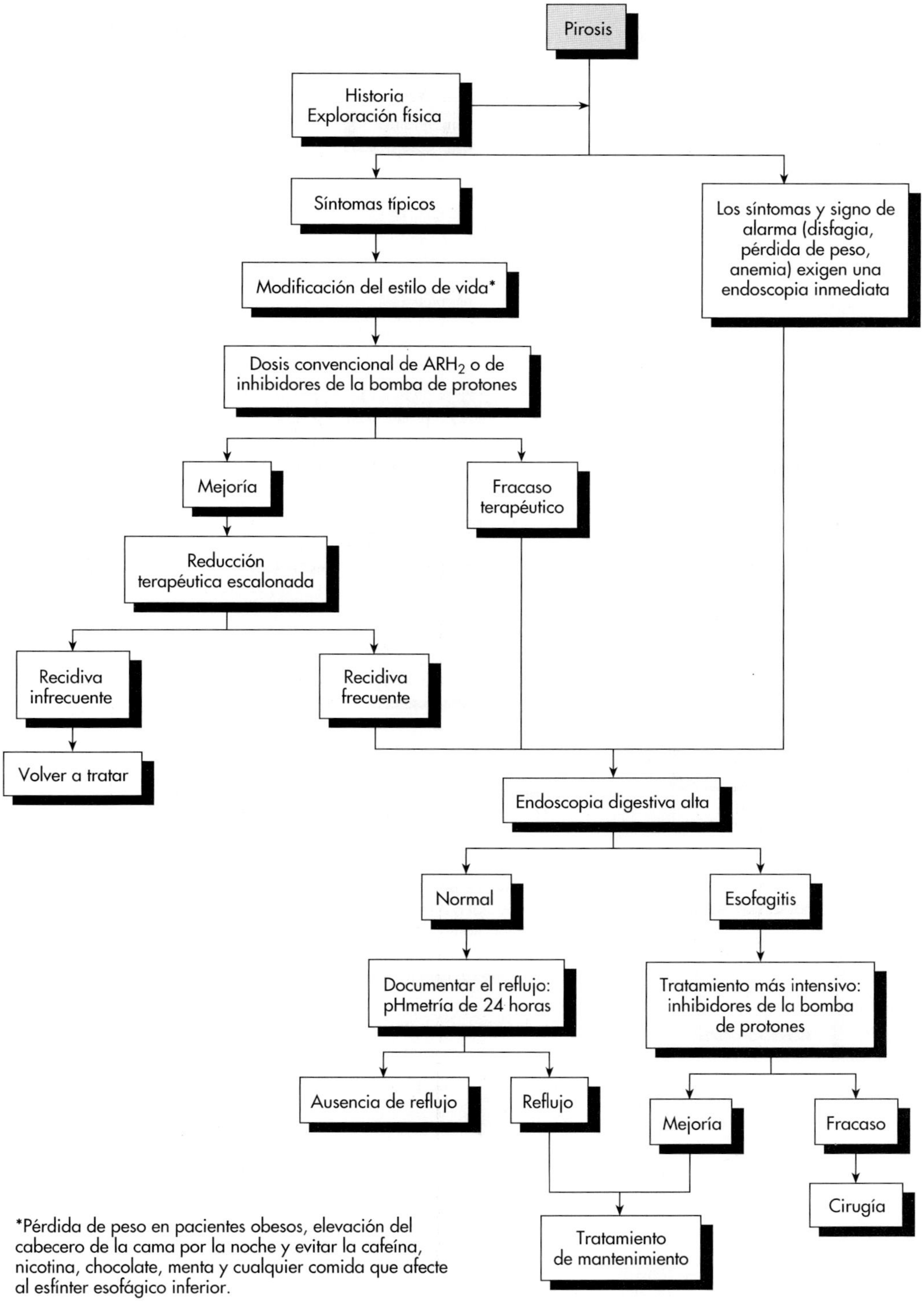

FIGURA 3-180 Tratamiento del paciente con pirosis. *ARH₂*, Antagonistas de los receptores H₂. (Modificada de Sampliner RE: Heartburn. En Greene HL, Johnson WP, Lemcke D [eds.]: *Decision making in medicine,* 2.ª ed., St. Louis, 1998, Mosby.)

*Pérdida de peso en pacientes obesos, elevación del cabecero de la cama por la noche y evitar la cafeína, nicotina, chocolate, menta y cualquier comida que afecte al esfínter esofágico inferior.

PROLAPSO VAGINAL

CIE-9MC 618.0

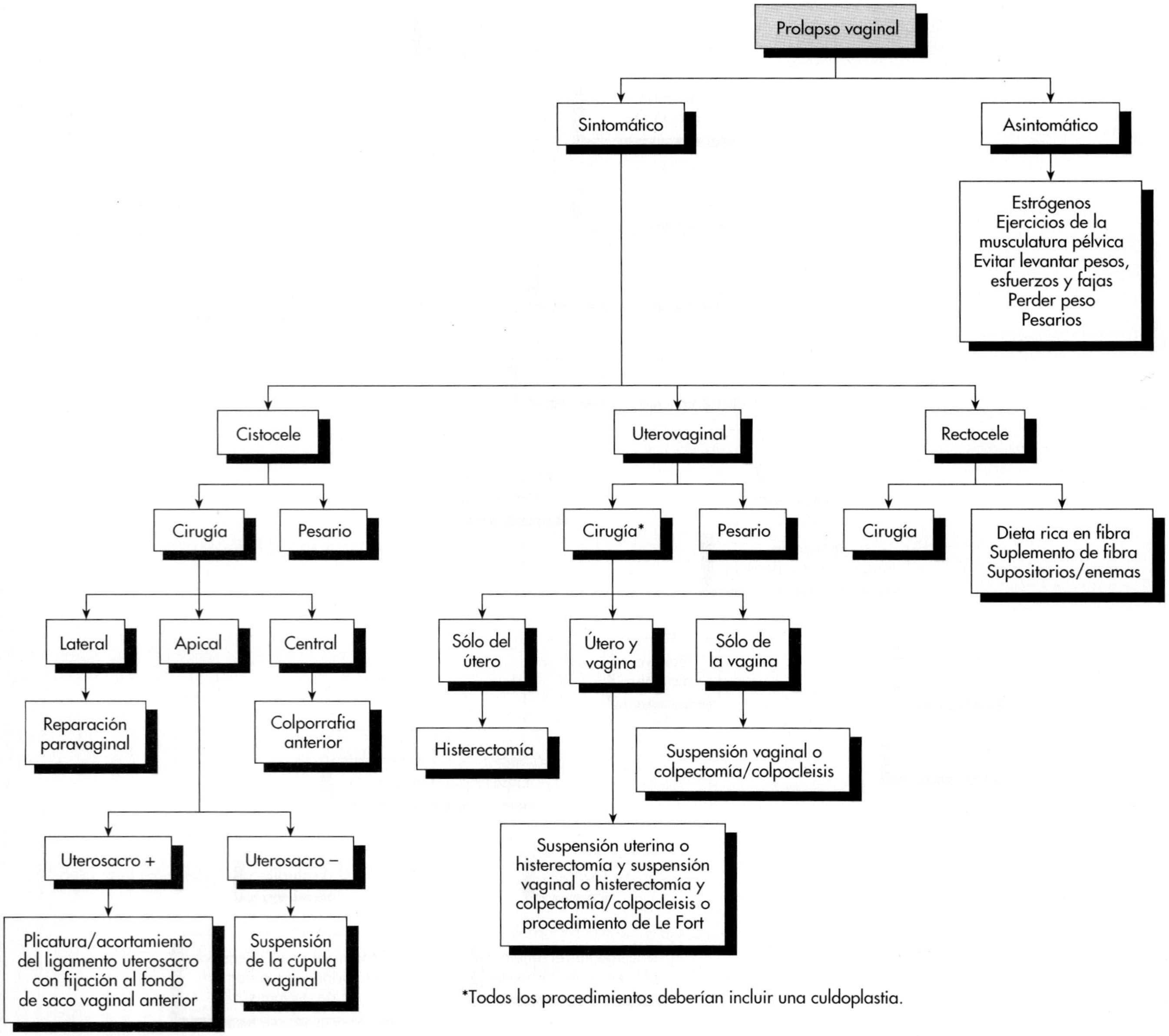

FIGURA 3-181 Tratamiento del prolapso vaginal. (De Zuspan FP [ed.]: *Handbook of obstetrics, gynecology, and primary care*, St. Louis, 1998, Mosby.)

PROLONGACIÓN DEL TIEMPO DE HEMORRAGIA

CIE-9MC 790.92

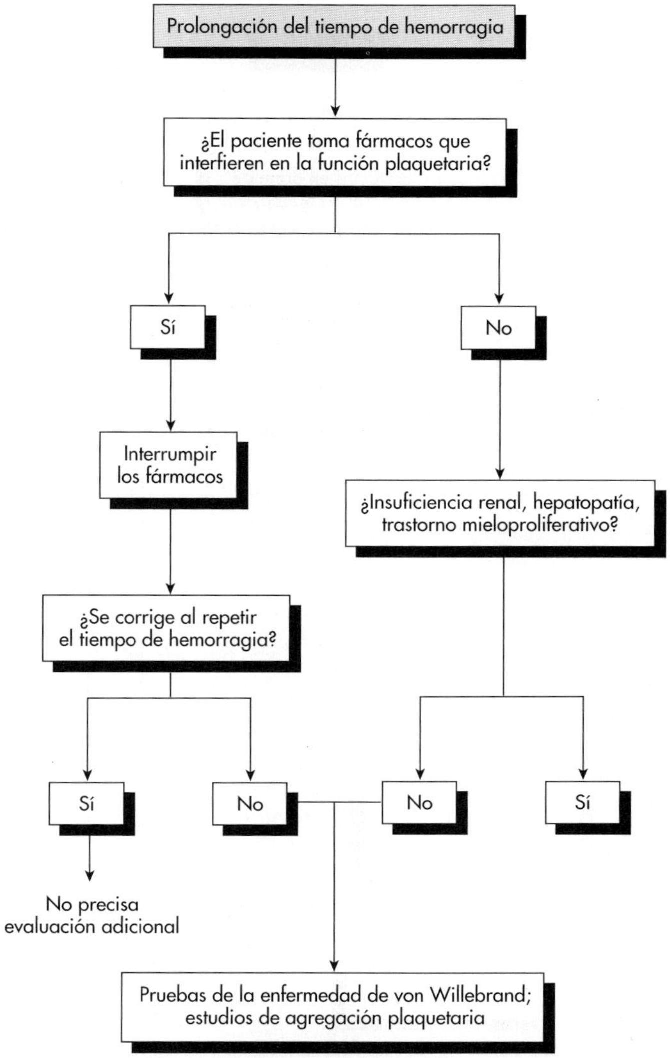

FIGURA 3-182 Algoritmo para la toma de decisiones diagnósticas al evaluar a pacientes con prolongación del tiempo de hemorragia. El esquema asume que el recuento plaquetario es normal, porque la propia trombocitopenia puede prolongar el tiempo de hemorragia. (De Goldman L, Ausiello D [eds.]: *Cecil textbook of medicine,* 22.ª ed., Filadelfia, 2004, WB Saunders.)

SECCIÓN III

PROTEINURIA

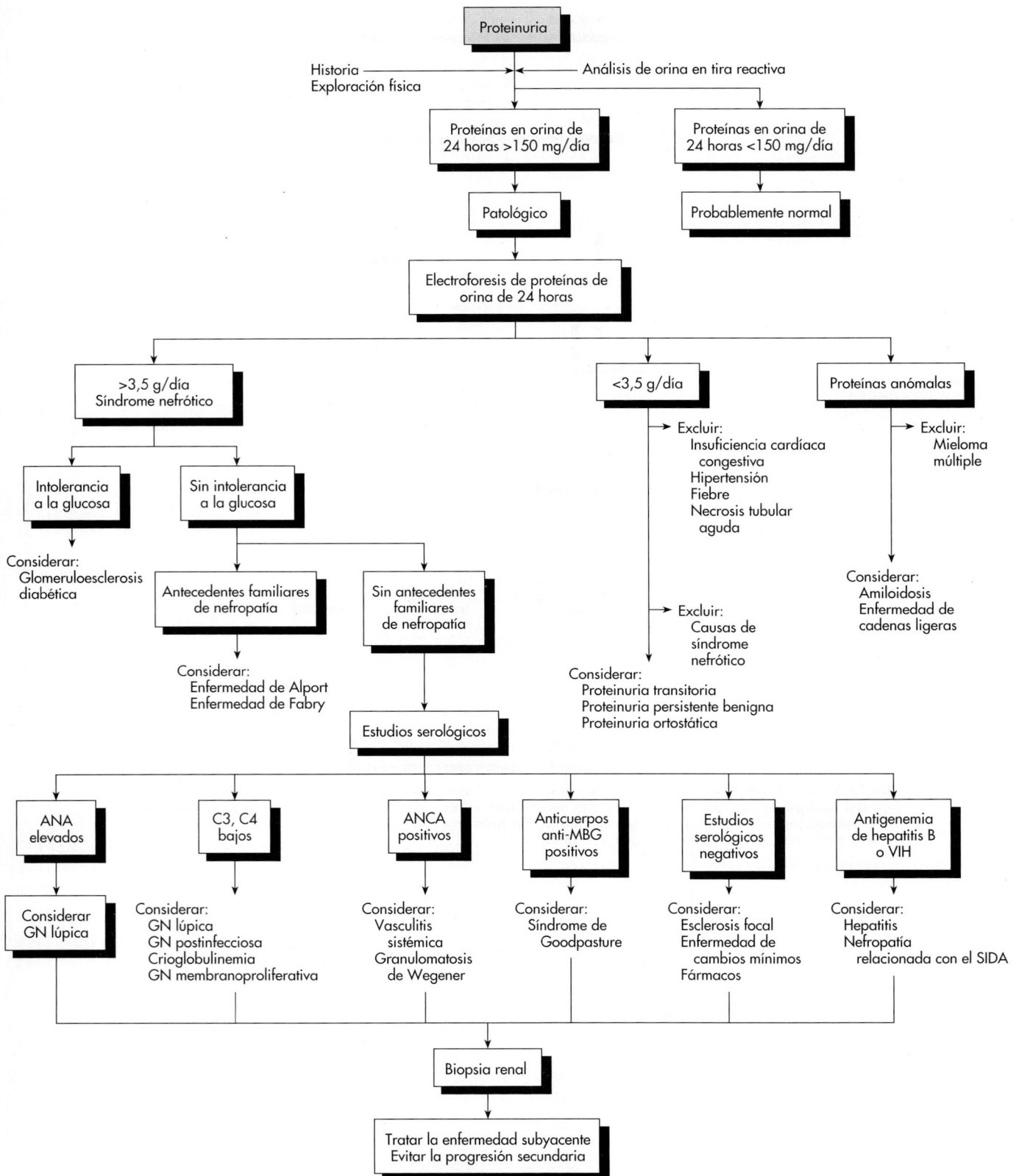

FIGURA 3-183 Proteinuria. *ANA*, Anticuerpos antinucleares; *ANCA*, autoanticuerpos contra el citoplasma de neu-trófilos; anti-*MBG*, antimembrana basal glomerular; *GN*, glomerulonefritis; *SIDA*, síndrome de inmunodeficiencia adquirida. (De Greene HL, Johnson WP, Lemcke D [eds.]: *Decision making in medicine,* 2.ª ed., St. Louis, 1998, Mosby.)

PRUEBA DE SCHILLING

CIE-9MC 281.0

Análisis con B_{12} sérica baja

Fase I
Dosis oral de vitamina B_{12} radiactiva (marcada con ^{60}Co)
más
Dosis parenteral (i.m.) de vitamina B_{12} no radiactiva

Recogida de orina de 24-48 horas

Excreción urinaria normal de vitamina B_{12}
(8-28%/24-48 h)
• La dosis oral se absorbe, pero una cantidad
significativa se excreta en orina debido a la
administración simultánea de vitamina B_{12} parenteral

Deficiencia dietética de vitamina B_{12}

Baja excreción urinaria de vitamina B_{12}
no radiactiva (<8%)

• Anemia perniciosa o
• Mala absorción de la dosis oral causada
por malabsorción o insuficiencia pancreática o
• Resultados falsamente bajos, secundarios
a insuficiencia renal o a una recogida
inadecuada de la orina

Fase II
Dosis oral de vitamina B_{12} marcada con ^{60}Co
más
Dosis parenteral de vitamina B_{12} no radiactiva
más
Factor intrínseco

Recogida de orina durante 24-48 horas

Excreción urinaria normal de vitamina B_{12} radiactiva (8-28%)

Anemia perniciosa

Baja excreción urinaria de vitamina B_{12} radiactiva (<8%)

• Malabsorción o
• Insuficiencia pancreática o
• Resultados falsamente bajos (v. antes)

Fase III
Repetir la prueba de Schilling (v. fase I) tras un ciclo
adecuado de antibióticos (p. ej., ampicilina o tetraciclina)

Una excreción urinaria normal de vitamina B_{12} radiactiva (8-28%)
indica un sobrecrecimiento bacteriano del intestino delgado

Excreción urinaria baja
• Insuficiencia pancreática
• Resultados falsamente bajos

Fase IV
Repetir la prueba de Schilling con adición de extracto pancreático

Una excreción urinaria normal de vitamina B_{12} radiactiva indica insuficiencia pancreática

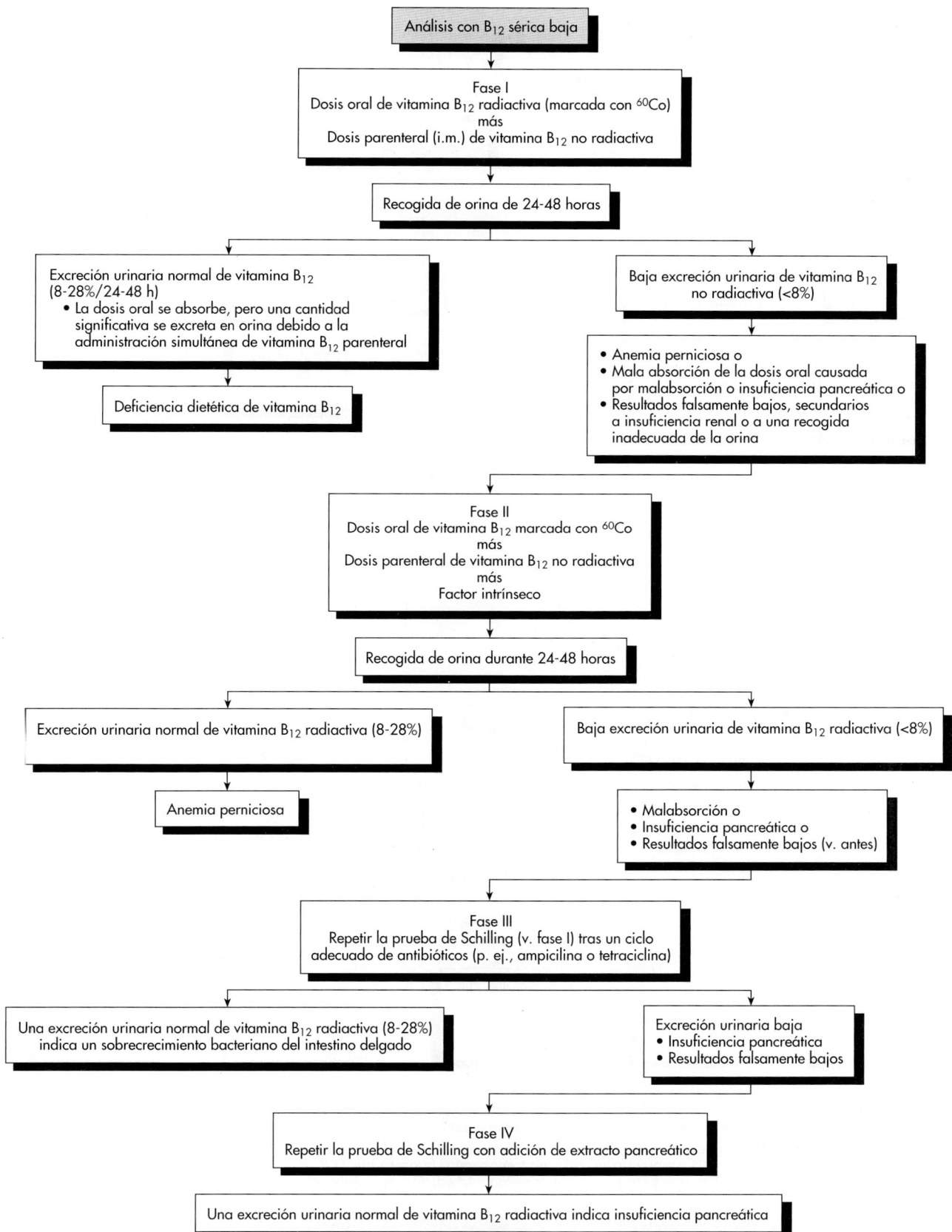

FIGURA 3-184   Prueba de Schilling. *i.m.,* Intramuscular. (De Ferri FF: *Practical guide to the care of the medical patient,* 6.ª ed., St. Louis, 2004, Mosby.)

SECCIÓN III

PRUEBAS ANALÍTICAS PARA LA SÍFILIS

CIE-9MC 097.9

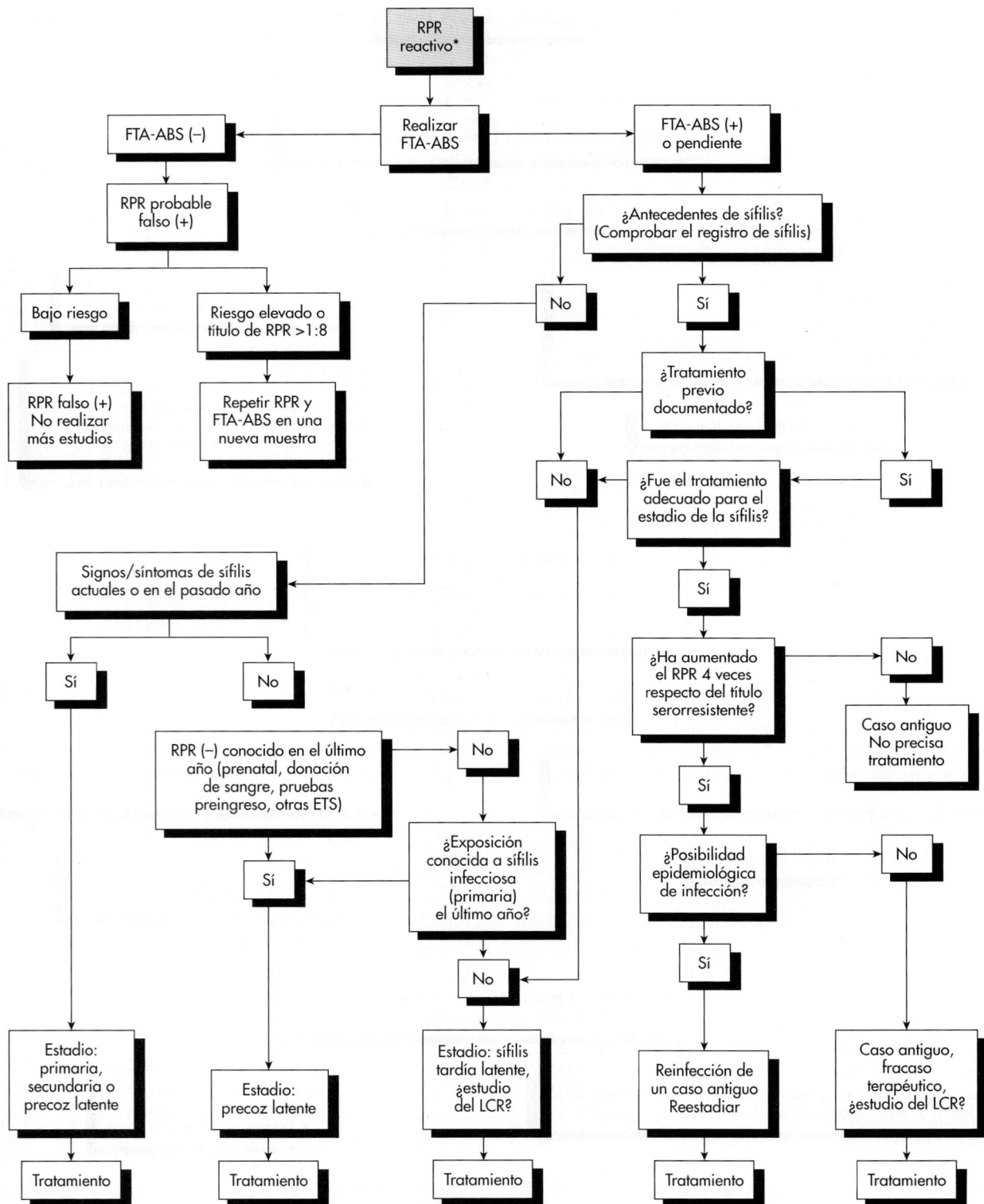

FIGURA 3-185 Interpretación de las pruebas serológicas reactivas para la sífilis. *ETS*, Enfermedades de transmisión sexual; *FTA-ABS*, absorción del antígeno treponémico fluorescente; *LCR*, líquido cefalorraquídeo; *RPR*, reactivo plasmático rápido. (De Habif TA: *Clinical dermatology*, 4.ª ed., St. Louis, 2004, Mosby.)

PRUEBAS ANALÍTICAS TIROIDEAS

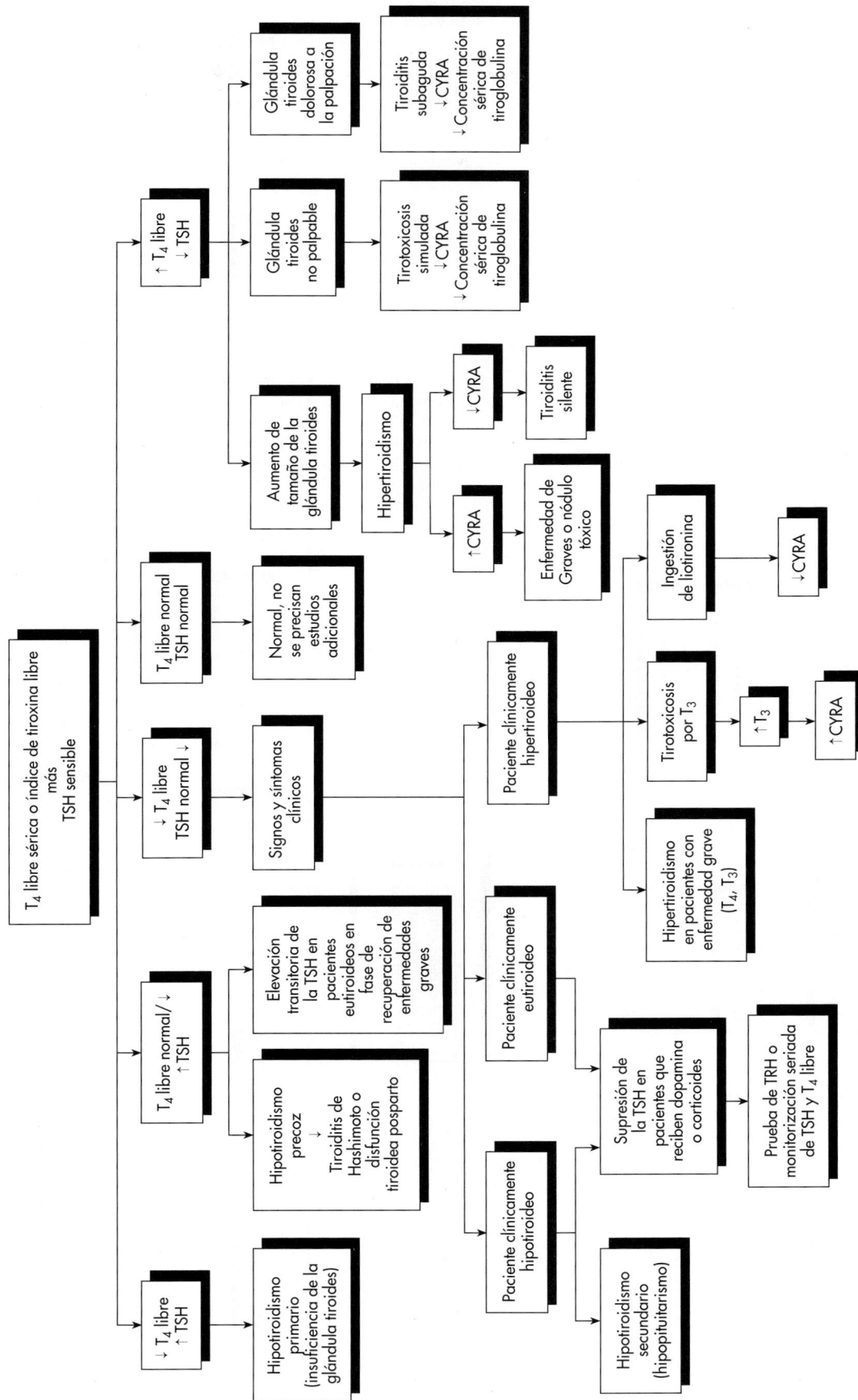

FIGURA 3-186 Enfoque diagnóstico de las pruebas tiroideas. *CYRA,* Captación de yodo radiactivo; *N,* normal; *TRH,* hormona liberadora de tirotropina; *TSH,* tirotropina. (De Ferri FF: *Practical guide to the care of the medical patient,* 6.ª ed., St. Louis, 2004, Mosby.)

PRURITO GENERALIZADO

CIE-9MC 698.9 Prurito sin especificar

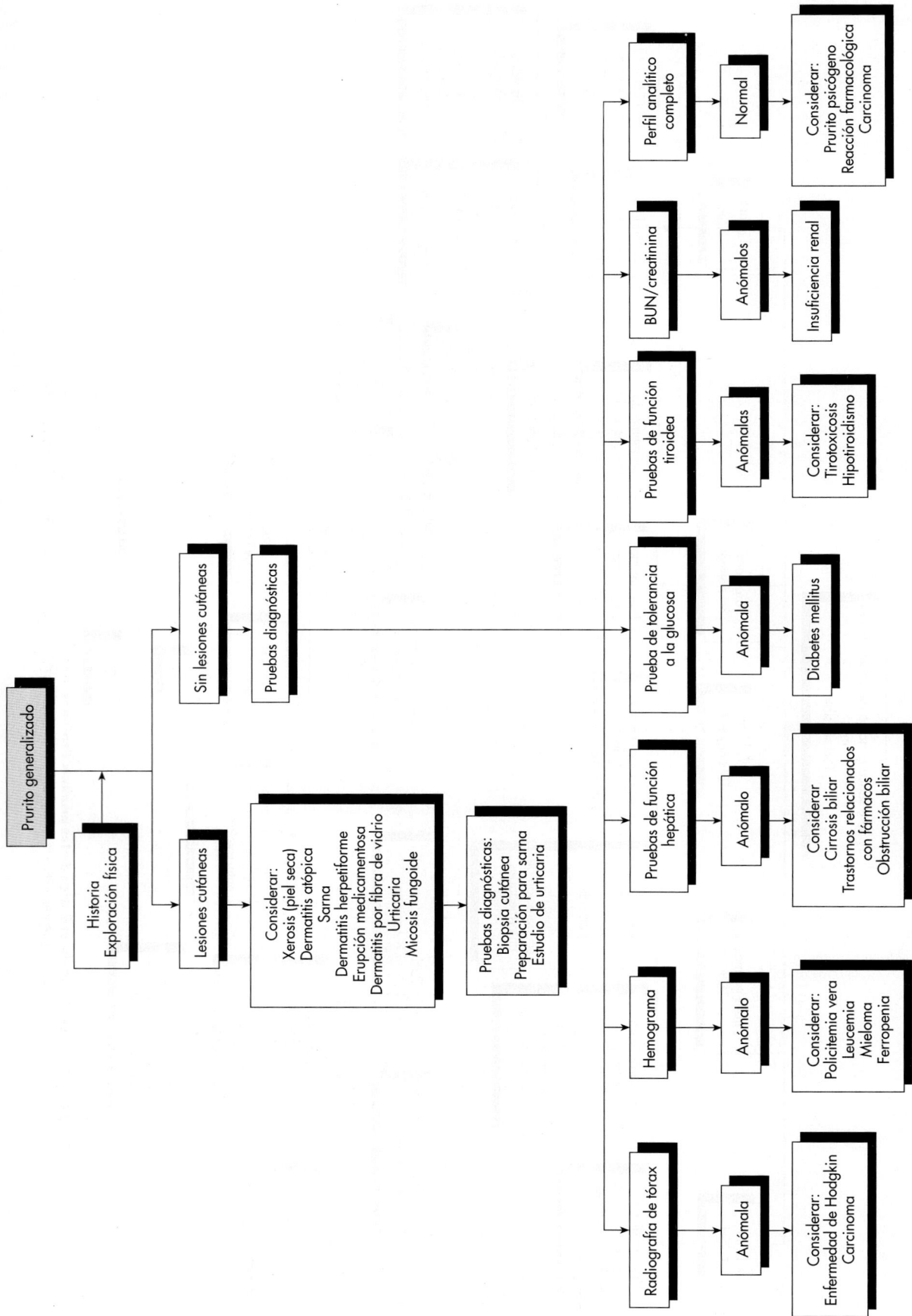

Prurito generalizado

Historia
Exploración física

Lesiones cutáneas

Considerar:
Xerosis (piel seca)
Dermatitis atópica
Sarna
Dermatitis herpetiforme
Erupción medicamentosa
Dermatitis por fibra de vidrio
Urticaria
Micosis fungoide

Pruebas diagnósticas:
Biopsia cutánea
Preparación para sarna
Estudio de urticaria

Sin lesiones cutáneas

Pruebas diagnósticas

Radiografía de tórax → Anómala → Considerar:
Enfermedad de Hodgkin
Carcinoma

Hemograma → Anómalo → Considerar:
Policitemia vera
Leucemia
Mieloma
Ferropenia

Pruebas de función hepática → Anómalo → Considerar
Cirrosis biliar
Trastornos relacionados con fármacos
Obstrucción biliar

Prueba de tolerancia a la glucosa → Anómala → Diabetes mellitus

Pruebas de función tiroidea → Anómalas → Considerar:
Tirotoxicosis
Hipotiroidismo

BUN/creatinina → Anómalos → Insuficiencia renal

Perfil analítico completo → Normal → Considerar:
Prurito psicógeno
Reacción farmacológica
Carcinoma

FIGURA 3-187 Evaluación del prurito generalizado. *BUN,* Nitrógeno ureico sanguíneo. (De Greene HL, Johnson WP, Lemcke D [eds.]: *Decision making in medicine,* 2.ª ed., St. Louis, 1998, Mosby.)

PUBERTAD PRECOZ

```
                          ┌─────────────────────┐
                          │  LH y FSH séricas ×3 │
                          └─────────────────────┘

┌──────────────────────────────────────────────────────────────────┐
│ 1. Si la LH está muy elevada, determinar la subunidad beta de la   │
│    hCG (en sangre y orina)                                          │
└──────────────────────────────────────────────────────────────────┘
```

Descartar:
Neoplasia productora de gonadotropina
Hepatoblastoma
Teratoma pineal, testicular o mediastínico

```
┌──────────────────────────────┐          ┌──────────────────────┐
│ 2. LH y FSH prepuberales o    │          │  LH y FSH puberales  │
│    equívocas                  │          └──────────────────────┘
└──────────────────────────────┘

┌──────────────────────────────┐
│ Determinar DHEAS, Δ4-andros-  │
│ tenediona y testosterona      │
└──────────────────────────────┘
```

Elevadas

Compatibles sólo con vello púbico (adrenarquia)

En la exploración física

Puede realizarse

Si progresa

```
                                    ┌──────────────────────┐
                                    │  Pubertad isosexual  │
                                    └──────────────────────┘
```

```
┌──────────────────────────────────────┐   ┌──────────────────────────┐
│ Prueba de supresión con dexametasona  │   │ Exploración neurológica  │
│ (0,5 mg/1,7m² de superficie durante   │   └──────────────────────────┘
│ 2-3 días)                             │
└──────────────────────────────────────┘
```

```
┌──────────────────────┐      ┌──────────────────┐
│ Supresión inadecuada │      │ Supresión >15%   │
└──────────────────────┘      └──────────────────┘
```

Determinar niveles basales

```
┌──────────────────────────────┐   ┌─────────────────────────────────┐
│ TC de las glándulas           │   │ RM o TC cerebrales, descartar   │
│ suprarrenales, descartar      │   │ tumor del sistema nervioso      │
│ neoplasia suprarrenal         │   │ central                         │
│ y testicular                  │   │ De forma infrecuente, una       │
└──────────────────────────────┘   │ hiperplasia suprarrenal         │
                                    │ puede presentarse como un       │
┌──────────────────────────────┐   │ aumento de tamaño testicular    │
│ 17OH-progesterona             │   │ bilateral                       │
│ 11-desoxicolesterol           │   │ Un aumento de tamaño            │
└──────────────────────────────┘   │ testicular unilateral sugiere   │
                                    │ un tumor testicular             │
                                    └─────────────────────────────────┘
```

```
┌──────────────────────────┐      ┌──────────────────────────────┐
│ Aumentados: hiperplasia  │      │ Normales: adrenarquia precoz │
└──────────────────────────┘      └──────────────────────────────┘
```

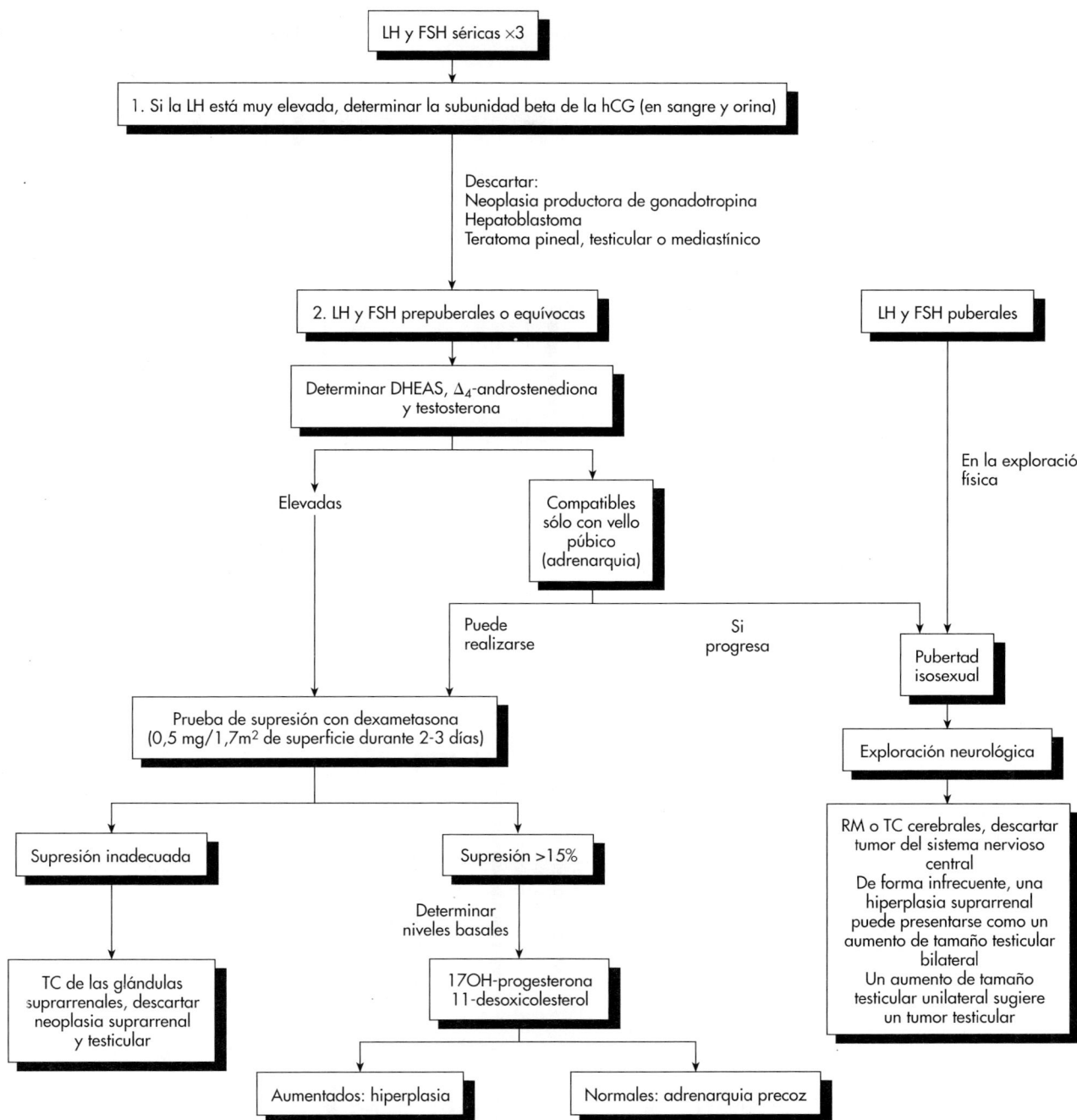

FIGURA 3-188   Evaluación de la pubertad precoz, excluidas las causas iatrogénica y simulada. *DHEAS*, Deshidroepiandrosterona sulfato; *FSH*, hormona foliculoestimulante; *hCG*, gonadotropina coriónica humana; *LH*, hormona luteinizante; *RM*, resonancia magnética; *TC*, tomografía computarizada. (Modificada de Odell WD: The physiology of puberty: disorders of the pubertal process. In DeGroot LJ y cols. [eds.]: *Endocrinology,* vol. 3, Nueva York, 1979, Grune & Stratton.)

SECCIÓN III

PUBERTAD RETRASADA

CIE-9MC 259.0

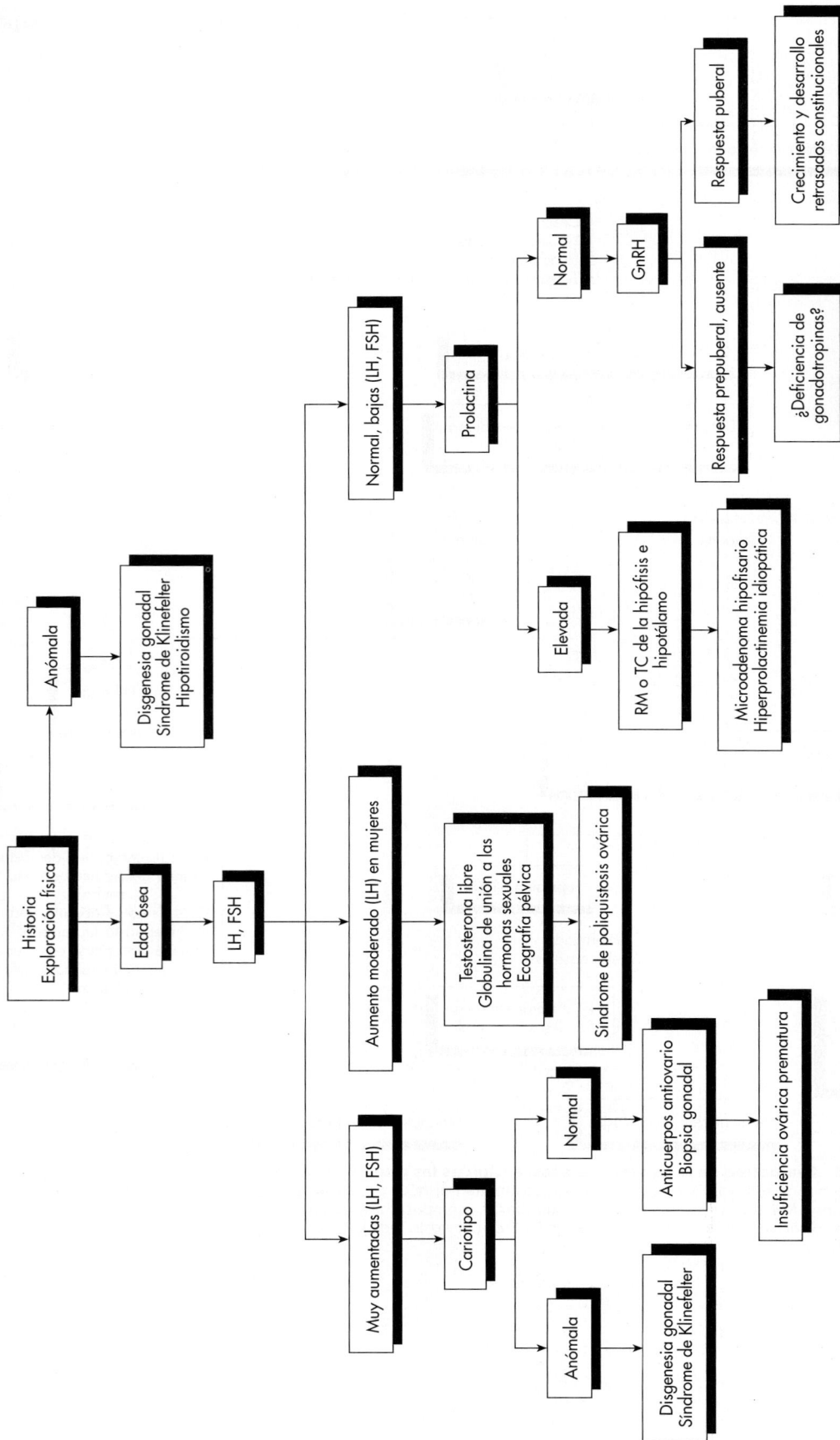

FIGURA 3-189   Evaluación del paciente con pubertad retrasada. *FSH,* hormona foliculoestimulante; *GnRH,* hormona liberadora de gonadotropinas; *LH,* hormona luteinizante; *RM,* resonancia magnética; *TC,* tomografía computarizada. (De Moore WT, Eastman RC: *Diagnostic endocrinology,* 2.ª ed., St. Louis, 1996, Mosby.)

PÚRPURA PALPABLE

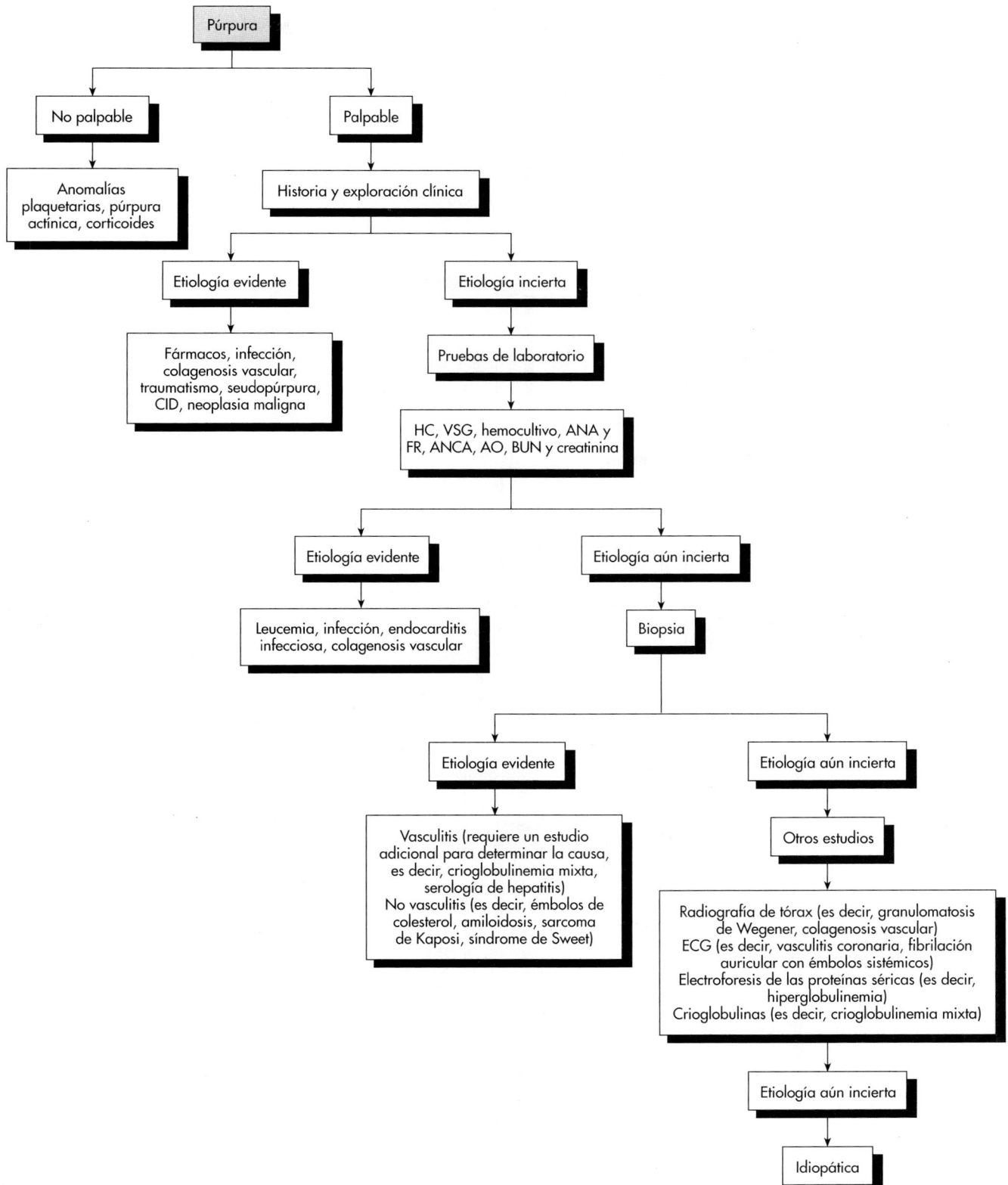

FIGURA 3-190 Algoritmo diagnóstico de la púrpura palpable. *ANA*, Anticuerpos antinucleares; *ANCA*, anticuerpos anticitoplasmáticos; *AO*, análisis de orina; *BUN*, nitrógeno ureico sanguíneo; *CID*, coagulación intravascular diseminada; *ECG*, electrocardiograma; *FR*, factor reumatoide; *HC*, hemograma completo; *VSG*, velocidad de sedimentación globular. (De Stevens GL, Adelman HM, Wallach PM: *Am Fam Physician* 52:1355, 1995.)

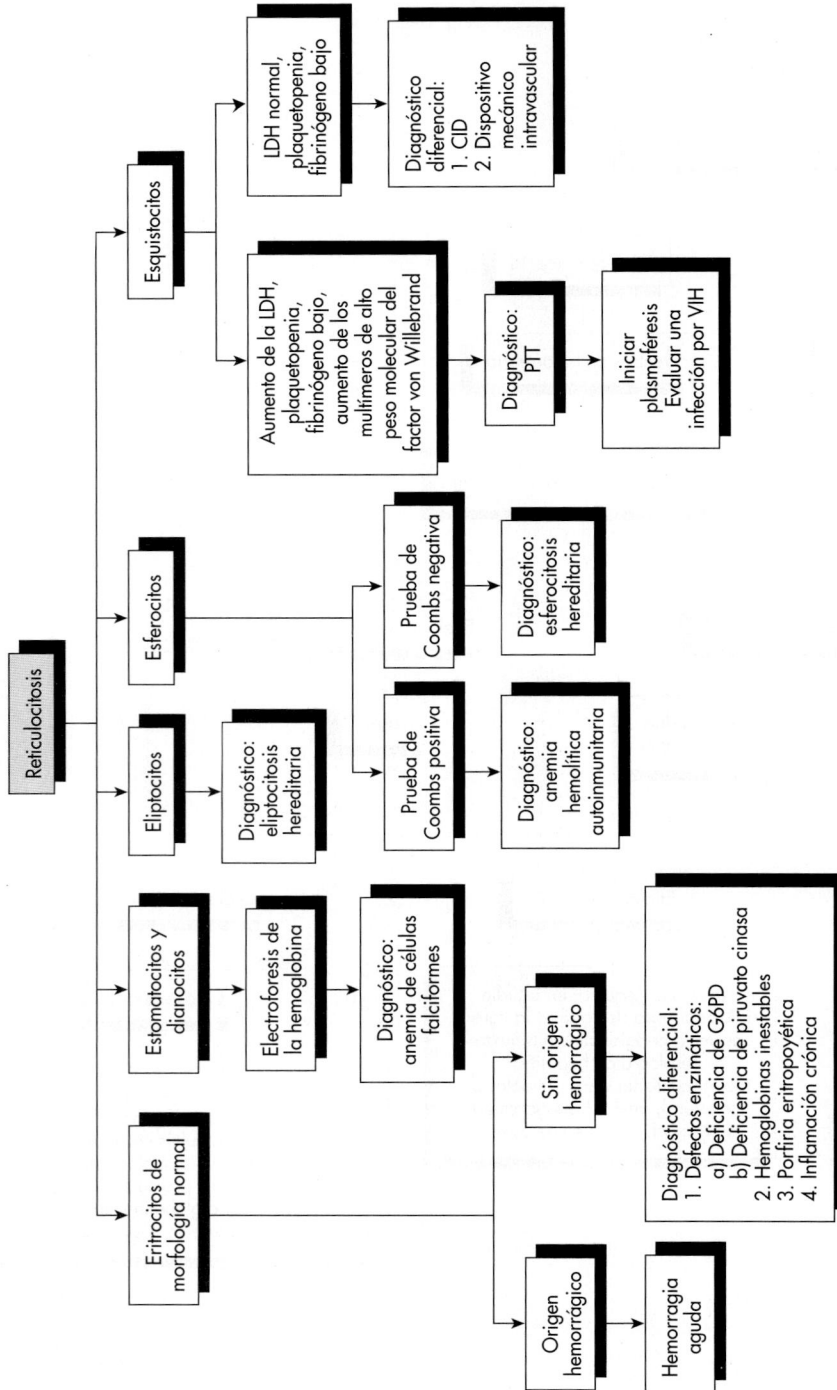

FIGURA 3-191 Diagnóstico diferencial de la reticulocitosis. *CID*, Coagulación intravascular diseminada; *G6PD*, glucosa-6-fosfato deshidrogenasa; *LDH*, lactato deshidrogenasa; *PTT*, púrpura trombocitopénica trombótica; *VIH*, virus de la inmunodeficiencia humana. (De Rakel RE [ed.]: *Principles of family practice*, 6.ª ed., Filadelfia, 2002, WB Saunders.)

RETRASO DEL DESARROLLO

CIE-9MC 783.4 Retraso del desarrollo fisiológico

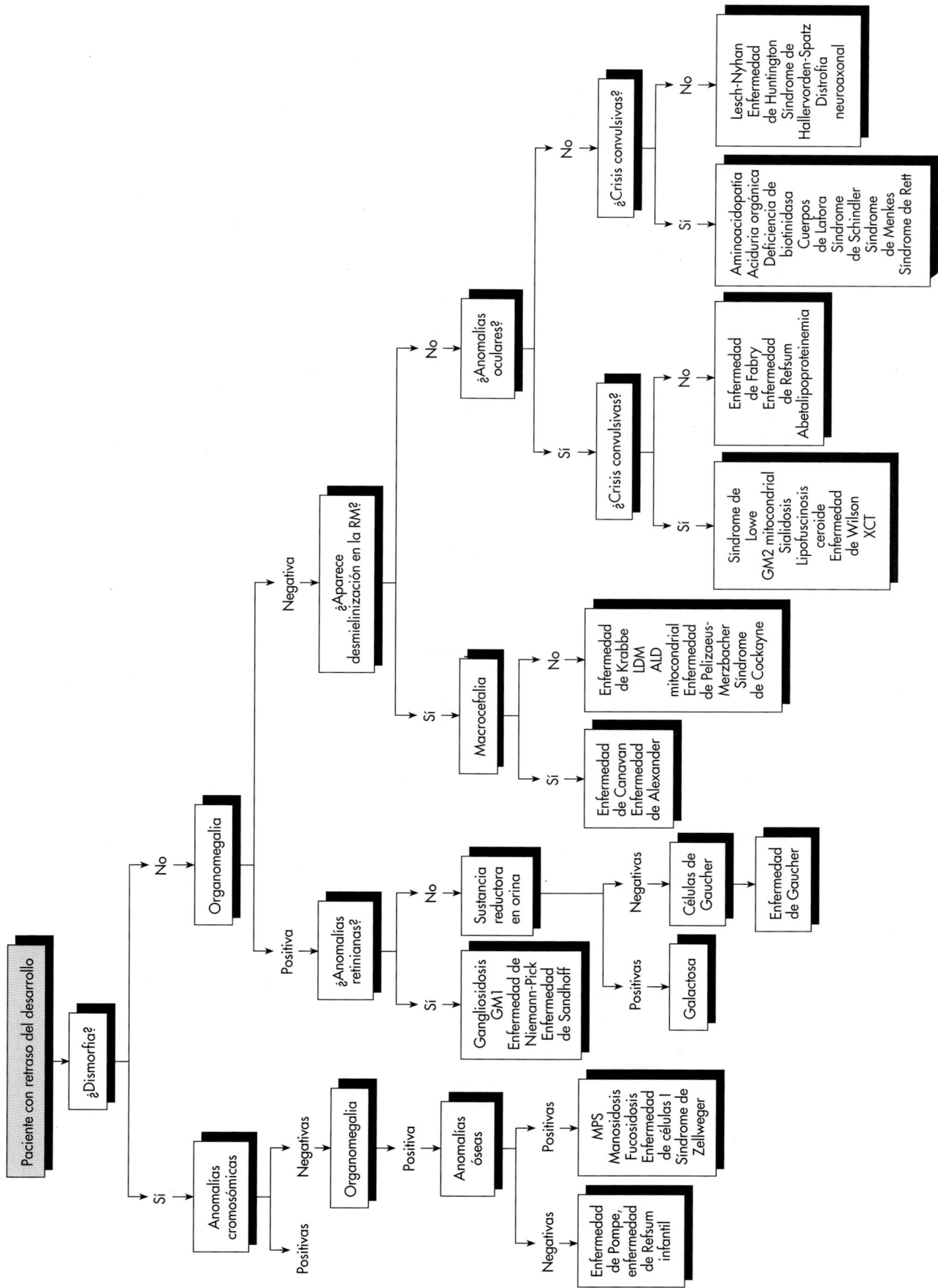

FIGURA 3-192 Evaluación del retraso del desarrollo. *ALD,* Adrenoleucodistrofia; *LDM,* leucodistrofia metacromática; *MPS,* mucopolisacaridosis; *RM,* resonancia magnética; *XCT,* xantomatosis cerebrotendinosa. (De Johnson RT, Griffin JW: *Current therapy in neurologic disease,* 5.ª ed., St. Louis, 1997, Mosby.)

SECCIÓN III

RINORREA

CIE-9MC 478.1

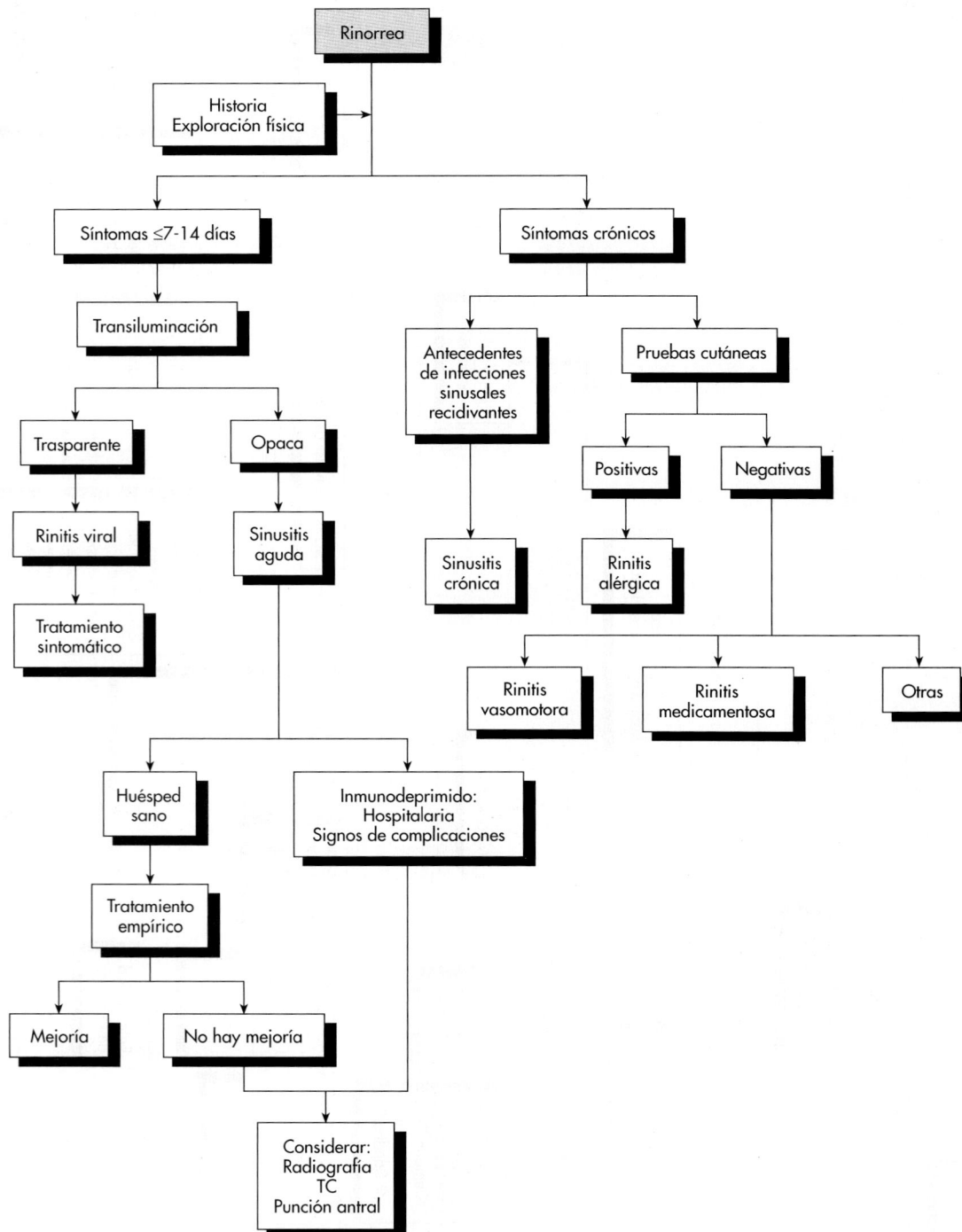

FIGURA 3-193 Enfoque del paciente con rinorrea. *TC*, Tomografía computarizada. (De Noble J [ed.]: *Primary care medicine*, 3.ª ed., St. Louis, 2001, Mosby.)

RODILLA DOLOROSA EN SU PARTE ANTERIOR

CIE-9MC	716.96	Inflamación de la rodilla
	959.7	Lesión de la rodilla
	719.56	Rigidez de la rodilla
	719.06	Tumefacción de la rodilla

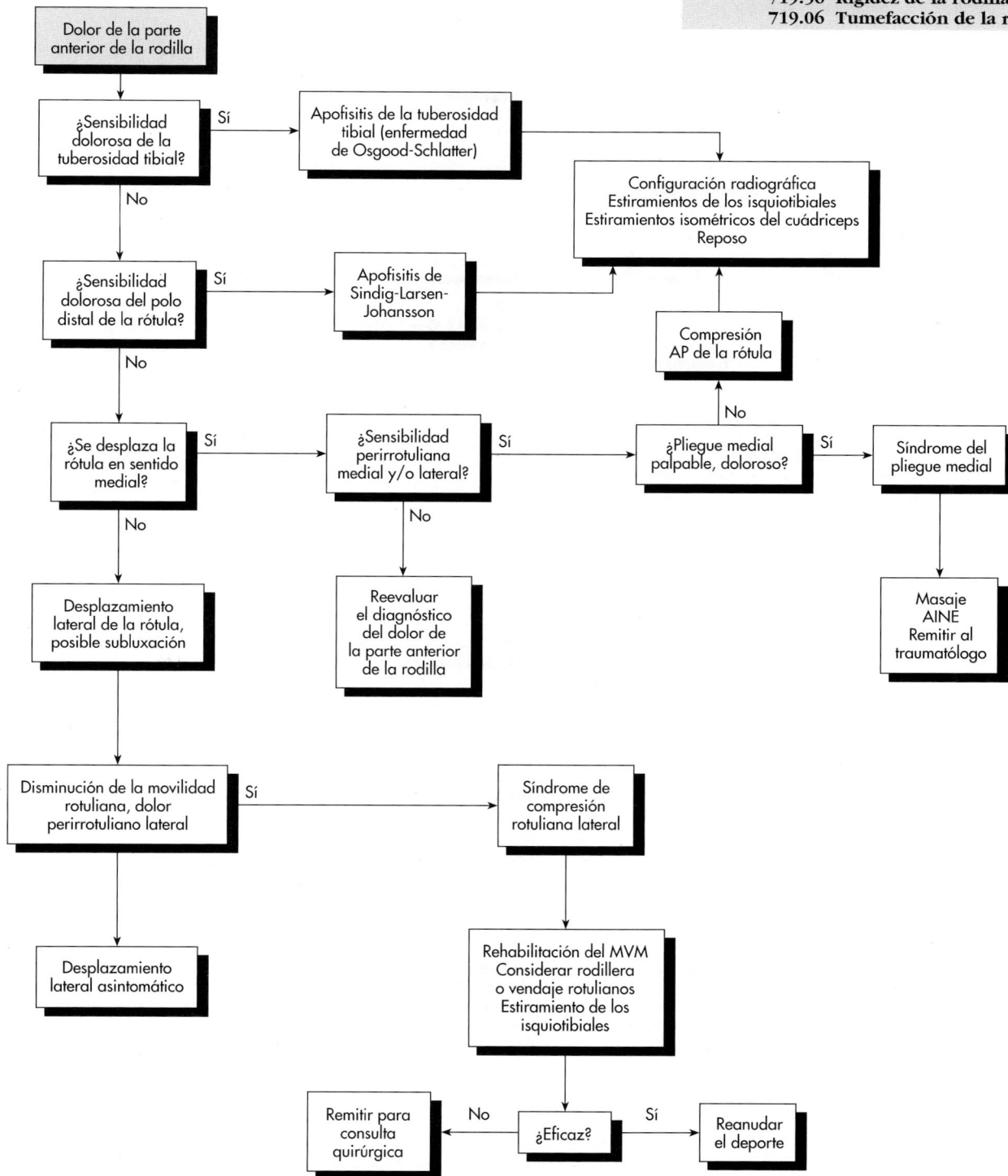

Dolor de la parte anterior de la rodilla

¿Sensibilidad dolorosa de la tuberosidad tibial? — Sí → Apofisitis de la tuberosidad tibial (enfermedad de Osgood-Schlatter)

No

¿Sensibilidad dolorosa del polo distal de la rótula? — Sí → Apofisitis de Sindig-Larsen-Johansson

No

Configuración radiográfica
Estiramientos de los isquiotibiales
Estiramientos isométricos del cuádriceps
Reposo

Compresión AP de la rótula

¿Se desplaza la rótula en sentido medial? — Sí → ¿Sensibilidad perirrotuliana medial y/o lateral? — Sí → ¿Pliegue medial palpable, doloroso? — No / Sí → Síndrome del pliegue medial

No

¿Sensibilidad perirrotuliana medial y/o lateral? No

Desplazamiento lateral de la rótula, posible subluxación

Reevaluar el diagnóstico del dolor de la parte anterior de la rodilla

Masaje
AINE
Remitir al traumatólogo

Disminución de la movilidad rotuliana, dolor perirrotuliano lateral — Sí → Síndrome de compresión rotuliana lateral

Desplazamiento lateral asintomático

Rehabilitación del MVM
Considerar rodillera o vendaje rotulianos
Estiramiento de los isquiotibiales

Remitir para consulta quirúrgica ← No — ¿Eficaz? — Sí → Reanudar el deporte

SECCIÓN III

FIGURA 3-194 Evaluación y tratamiento de dolor del mecanismo extensor de la rodilla. El tratamiento dirigido, en función de la etiología específica, evitará la recidiva. *AINE,* Antiinflamatorios no esteroideos; *AP,* anteroposterior; *MVM,* músculo vasto medial. (De Scudieri G [ed.]: *Sports medicine, principles of primary care,* St. Louis, 1997, Mosby.)

SELECCIÓN DEL MÉTODO ANTICONCEPTIVO

CIE-9MC V25.09

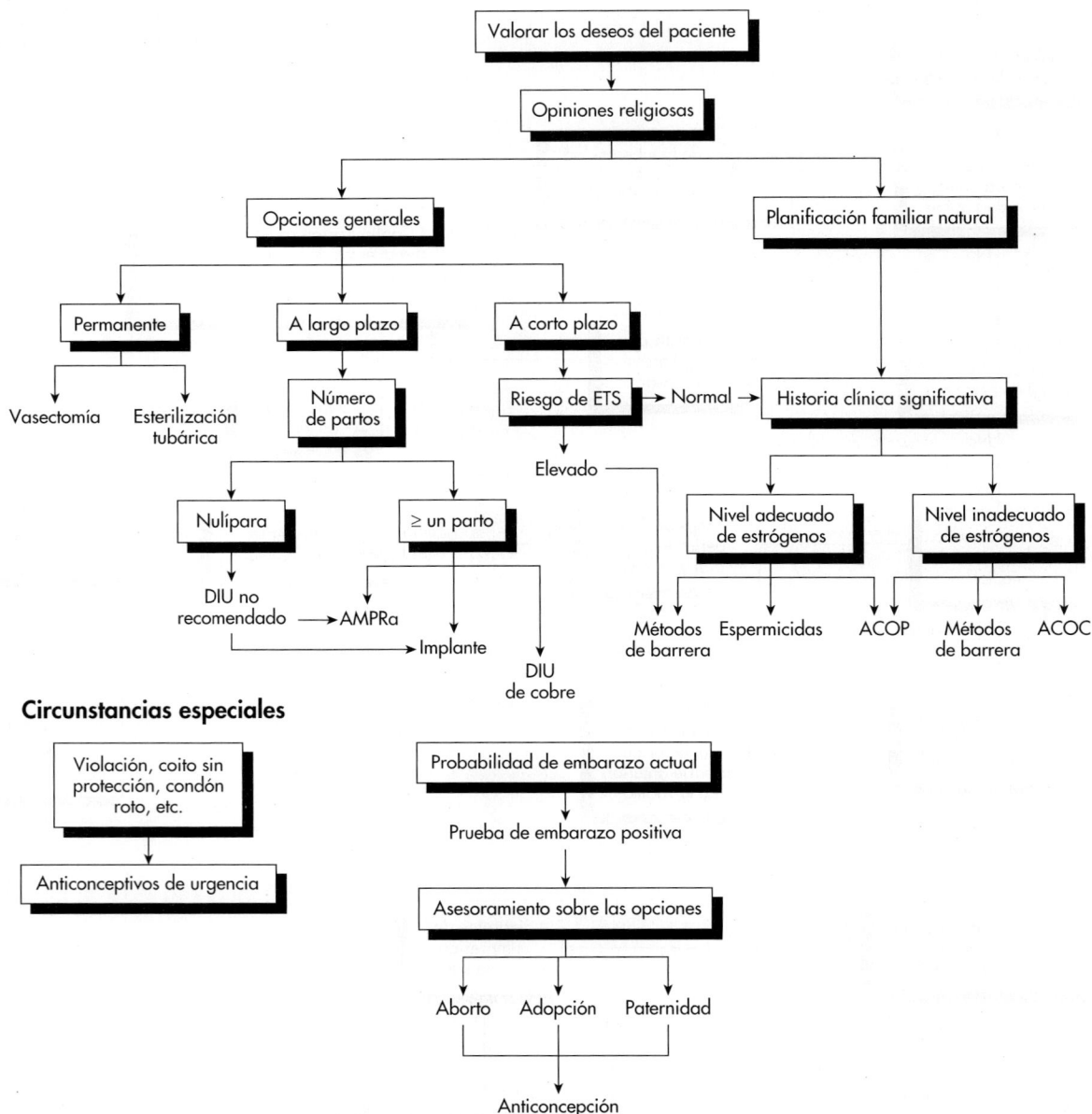

FIGURA 3-195 Orientación para la selección del método anticonceptivo. *ACOC*, Anticonceptivo oral combinado de estrógenos-progestágenos; *AMPR*, acetato de medroxiprogesterona de absorción retardada; *DIU*, dispositivo intrauterino; *ACOP*, anticonceptivo oral sólo de progestágenos; *ETS*, enfermedad de transmisión sexual. (De Copeland LJ: *Textbook of gynecology,* 2.ª ed., Filadelfia, 2000, WB Saunders.)

SEPSIS Y SHOCK SÉPTICO

CIE-9MC 038.9

Sospecha de sepsis

Síndrome de respuesta inflamatoria sistémica (SRIS)
(presencia de 2 de 4 de los siguientes signos)
Fiebre o hipotermia
Taquicardia
Taquipnea
Leucocitosis o leucopenia

Lugar de la infección
(exploración física, pruebas de imagen o de laboratorio)
Neumonía, empiema   Sinusitis
Infección urinaria   Meningitis
Celulitis   Absceso (peritoneal, cutáneo, cerebral,
Peritonitis   paravertebral)
Colangitis   Sin localización identificable (sobre
                           todo en pacientes neutropénicos)

Sepsis

Foco de infección

Drenaje quirúrgico

Fármacos antimicrobianos

Erradicar la infección

Reversión de la sepsis

SUPERVIVENCIA

Síndrome de insuficiencia multiorgánica (SIMO)

Cardiovascular: shock séptico
Hipotensión
Hipoperfusión tisular
(oliguria, acidosis láctica,
frialdad de las extremidades)

Tratamiento cardiovascular
Monitorización en
UCI (ritmo cardíaco,
catéteres arterial y
de arteria pulmonar
Expansión de
volumen
Vasopresores
Fármacos
inotrópicos

Objetivos cardiovasculares
Presión arterial media ≥65 mmHg
Presión de enclavamiento
pulmonar = 15-18 mmHg
Concentración de hemoglobina
≥10 g/dl
Concentración de lactato
normales o en disminución
Índice cardíaco >2,2 l/min/m²
en el shock no séptico
y >4 l/min/m2 en el shock séptico

Reversión del SIMO

Renal
Oliguria
Insuficiencia renal aguda

Hepático
Hiperbilirrubinemia

Sistema nervioso central
Alteración del nivel de conciencia

Objetivos pulmonares y de otros órganos
Saturación de O₂ >92%
Valores normales o reversión de
la disfunción en los siguientes
sistemas:
• Pulmonar: gradiente
  arterio-alveolar de oxígeno
• Renal: nitrógeno ureico
  sanguíneo, creatinina,
  diuresis
• Hepático: bilirrubina sérica
• Cerebral: nivel de conciencia

Pulmonar
Síndrome de dificultad
respiratoria aguda del
adulto (SDRA)

Tratamiento pulmonar
Oxígeno complementario
Ventilación mecánica

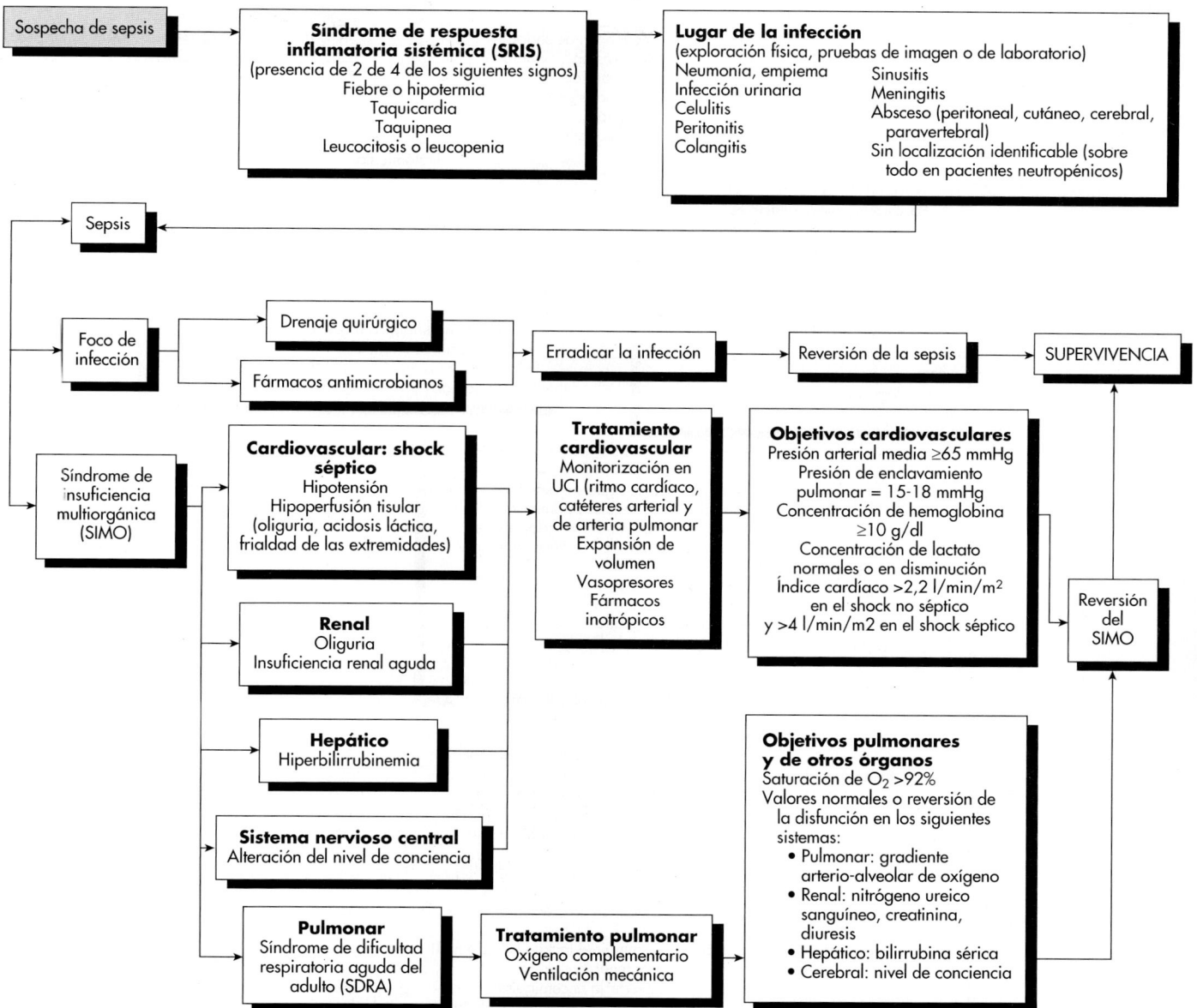

FIGURA 3-196   Evaluación diagnóstica y tratamiento de la sepsis y el shock séptico. (De Goldman L, Ausiello D [eds.]: *Cecil textbook of medicine,* 22.ª ed., Filadelfia, 2004, WB Saunders.)

SECCIÓN III

SHOCK

Sospecha de shock
- Hipotensión
- Taquicardia
- Hipoperfusión periférica
- Oliguria
- Encefalopatía

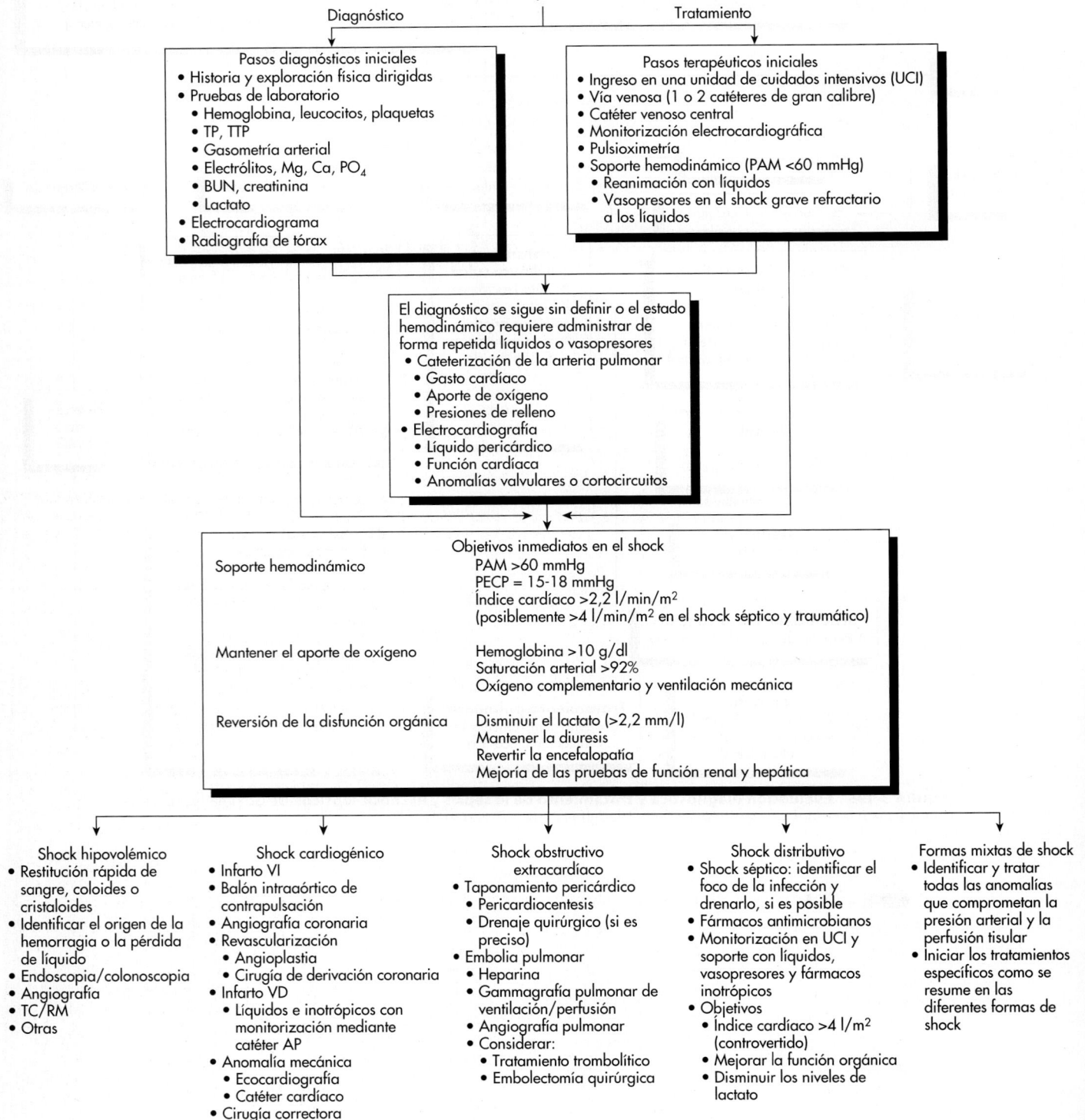

CIE-9MC	785.50	Shock sin especificar
	995.0	Shock anafiláctico
	785.51	Shock cardiogénico
	785.59	Shock séptico
	958.4	Shock traumático
	977.9	Shock debido a la incorrecta administración de fármacos

Diagnóstico

Tratamiento

Pasos diagnósticos iniciales
- Historia y exploración física dirigidas
- Pruebas de laboratorio
  - Hemoglobina, leucocitos, plaquetas
  - TP, TTP
  - Gasometría arterial
  - Electrólitos, Mg, Ca, PO_4
  - BUN, creatinina
  - Lactato
- Electrocardiograma
- Radiografía de tórax

Pasos terapéuticos iniciales
- Ingreso en una unidad de cuidados intensivos (UCI)
- Vía venosa (1 o 2 catéteres de gran calibre)
- Catéter venoso central
- Monitorización electrocardiográfica
- Pulsioximetría
- Soporte hemodinámico (PAM <60 mmHg)
  - Reanimación con líquidos
  - Vasopresores en el shock grave refractario a los líquidos

El diagnóstico se sigue sin definir o el estado hemodinámico requiere administrar de forma repetida líquidos o vasopresores
- Cateterización de la arteria pulmonar
  - Gasto cardíaco
  - Aporte de oxígeno
  - Presiones de relleno
- Electrocardiografía
  - Líquido pericárdico
  - Función cardíaca
  - Anomalías valvulares o cortocircuitos

Objetivos inmediatos en el shock

Soporte hemodinámico	PAM >60 mmHg PECP = 15-18 mmHg Índice cardíaco >2,2 l/min/m² (posiblemente >4 l/min/m² en el shock séptico y traumático)
Mantener el aporte de oxígeno	Hemoglobina >10 g/dl Saturación arterial >92% Oxígeno complementario y ventilación mecánica
Reversión de la disfunción orgánica	Disminuir el lactato (>2,2 mm/l) Mantener la diuresis Revertir la encefalopatía Mejoría de las pruebas de función renal y hepática

Shock hipovolémico
- Restitución rápida de sangre, coloides o cristaloides
- Identificar el origen de la hemorragia o la pérdida de líquido
- Endoscopia/colonoscopia
- Angiografía
- TC/RM
- Otras

Shock cardiogénico
- Infarto VI
- Balón intraaórtico de contrapulsación
- Angiografía coronaria
- Revascularización
  - Angioplastia
  - Cirugía de derivación coronaria
- Infarto VD
  - Líquidos e inotrópicos con monitorización mediante catéter AP
- Anomalía mecánica
  - Ecocardiografía
  - Catéter cardíaco
  - Cirugía correctora

Shock obstructivo extracardíaco
- Taponamiento pericárdico
  - Pericardiocentesis
  - Drenaje quirúrgico (si es preciso)
- Embolia pulmonar
  - Heparina
  - Gammagrafía pulmonar de ventilación/perfusión
  - Angiografía pulmonar
  - Considerar:
    - Tratamiento trombolítico
    - Embolectomía quirúrgica

Shock distributivo
- Shock séptico: identificar el foco de la infección y drenarlo, si es posible
- Fármacos antimicrobianos
- Monitorización en UCI y soporte con líquidos, vasopresores y fármacos inotrópicos
- Objetivos
  - Índice cardíaco >4 l/m² (controvertido)
  - Mejorar la función orgánica
  - Disminuir los niveles de lactato

Formas mixtas de shock
- Identificar y tratar todas las anomalías que comprometan la presión arterial y la perfusión tisular
- Iniciar los tratamientos específicos como se resume en las diferentes formas de shock

FIGURA 3-197 Enfoque diagnóstico y terapéutico del shock. *AP*, Arterial pulmonar; *BUN*, nitrógeno ureico sanguíneo; *PAM*, presión arterial media; *PECP*, presión de enclavamiento capilar pulmonar; *RM*, resonancia magnética; *TC*, tomografía computarizada; *TP*, tiempo de protrombina; *TTP*, tiempo de tromboplastina parcial; *VD*, ventricular derecho; *VI*, ventricular izquierdo. (De Goldman L, Ausiello D [eds.]: *Cecil textbook of medicine*, 22.ª ed., Filadelfia, 2004, WB Saunders.)

SÍNCOPE

CIE-9MC 720.2

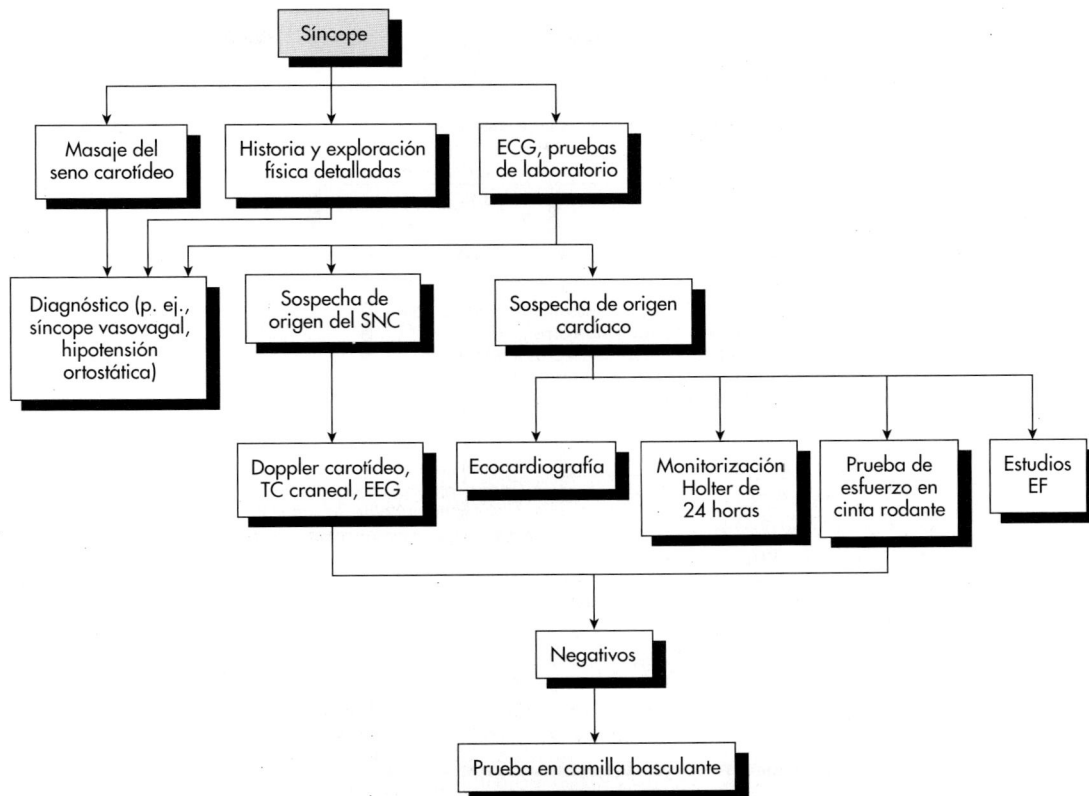

FIGURA 3-198 Evaluación del síncope. *ECG,* Electrocardiograma; *EEG,* electroencefalograma; *EFS,* electrofisioló-gicos; *SNC,* sistema nervioso central; *TC,* tomografía computarizada. (De Ferri FF: *Ferri's best test: a practical guide to clinical laboratory medicine and diagnostic imaging,* Filadelfia, 2004, Elsevier Mosby.)

CUADRO 3-13 Síncope

Diagnóstico por imagen
Prueba de elección
Ninguna. El diagnóstico por imagen debería guiarse por la historia y la exploración física
Pruebas auxiliares
La ecocardiografía es útil en los pacientes con un soplo cardíaco para descartar estenosis aórtica, miocardiopatía hipertrófica o mixoma auricular
Si se sospecha un cuadro convulsivo está indicado realizar una TC craneal y EEG
Está indicada una TC helicoidal torácica o una gammagrafía de ventilación/perfusión si se sospecha EP

Pruebas de laboratorio
Prueba de elección
Ninguna
Pruebas auxiliares
Las pruebas sanguíneas habituales casi nunca proporcionan información diagnóstica útil y sólo deberían realizarse cuando lo sugiera de forma específica la historia y la exploración física
La prueba sérica de embarazo debería considerarse en las mujeres en edad fértil
HC, electrólitos, BUN, creatinina
Calcio y magnesio séricos
GA
ECG
Troponinas e isoenzimas cardíacas si hay antecedentes de dolor torácico antes del síncope
Detección selectiva toxicológica en pacientes concretos
Prueba cardíaca de esfuerzo
Estudios electrofisiológicos

De Ferri FF: *Ferri's best test: a practical guide to clinical laboratory medicine and diagnostic imaging,* Filadelfia, 2004, Elsevier Mosby.
GA, gasometría arterial, *BUN,* nitrógeno ureico sanguíneo; *TC,* tomografía computarizada; *ECG,* electrocardiograma; *EEG,* electroencefalograma.

SECCIÓN III

SÍNDROME DE CUSHING

Prueba nocturna de supresión con dexametasona:
1. 1 mg de dexametasona v.o. a las 11 de la noche
2. Medición del cortisol plasmático 9 horas después (8 de la mañana)

Cortisol plasmático >5 μg/100 ml*

Cortisol plasmático <5 μg/100 ml

Excluye un síndrome de Cushing

Prueba de supresión con dosis bajas de dexametasona durante 48 horas:
1. 0,5 mg/6 h de dexametasona v.o. durante 48 horas
2. Medir el cortisol libre en orina de 24 horas o el cortisol plasmático
3. Medir los 17-hidroxiesteroides (17-OHE) en orina de 24 horas

Respuesta normal:
1. Cortisol libre en orina de 24 horas <30 μg
2. Cortisol plasmático <5 μg/dl
3. 17-OHE en orina de 24 horas <3,5 mg

Respuesta anómala:
Síndrome de Cushing

Prueba de supresión con dosis altas de dexametasona durante 48 horas:
1. 2 mg/6 h de dexametasona v.o. durante 48 horas
2. Medir el cortisol libre en orina de 24 horas o el cortisol plasmático
3. Medir los 17-OHE en orina de 24 horas
4. Medir la concentración plasmática de ACTH

ACTH indetectable o disminuida
No supresión
Cortisol libre en orina de 24 horas >30 μg/día
Cortisol plasmático >5 μg/dl
17-OHE en orina de 24 horas >3,5 mg

ACTH normal o aumentada
Supresión parcial
17-OHE en orina de 24 horas <50% del valor basal
Cortisol plasmático <10 μg/dl

ACTH aumentada
No supresión
Cortisol libre en orina de 24 horas >30 μg/día
Cortisol plasmático >5 μg/dl
17-OHE en orina de 24 horas >3,5 mg

Neoplasia suprarrenal

Exceso hipofisario (enfermedad de Cushing)

Producción ectópica de ACTH

RM o TC de las glándulas suprarrenales† y Medir los cetosteroides en orina de 24 horas (17-CE)

RM con gadolinio de la hipófisis

TC toracoabdominal para descartar neoplasias de pulmón, hígado o páncreas

↑ 17-CE en orina de 24 horas (>30 mg/24 horas)

17-CE en orina de 24 horas normales o bajos

Carcinoma suprarrenal

Adenoma suprarrenal

*La incapacidad para suprimir la secreción endógena de cortisol también puede encontrarse en los pacientes con depresión agitada, estrés grave, alcoholismo y anorexia nerviosa, así como en aquellos que toman anticonceptivos orales. El factor liberador de corticotropina (CRF) es útil para evaluar el síndrome de Cushing y para diferenciarlo del hipercortisolismo de origen psiquiátrico.

†Una TC «convencional» del abdomen (con cortes >1 cm) es inadecuada para identificar las masas suprarrenales. El radiólogo debe recibir indicaciones para realizar multicortes tomográficos finos en el área suprarrenal.

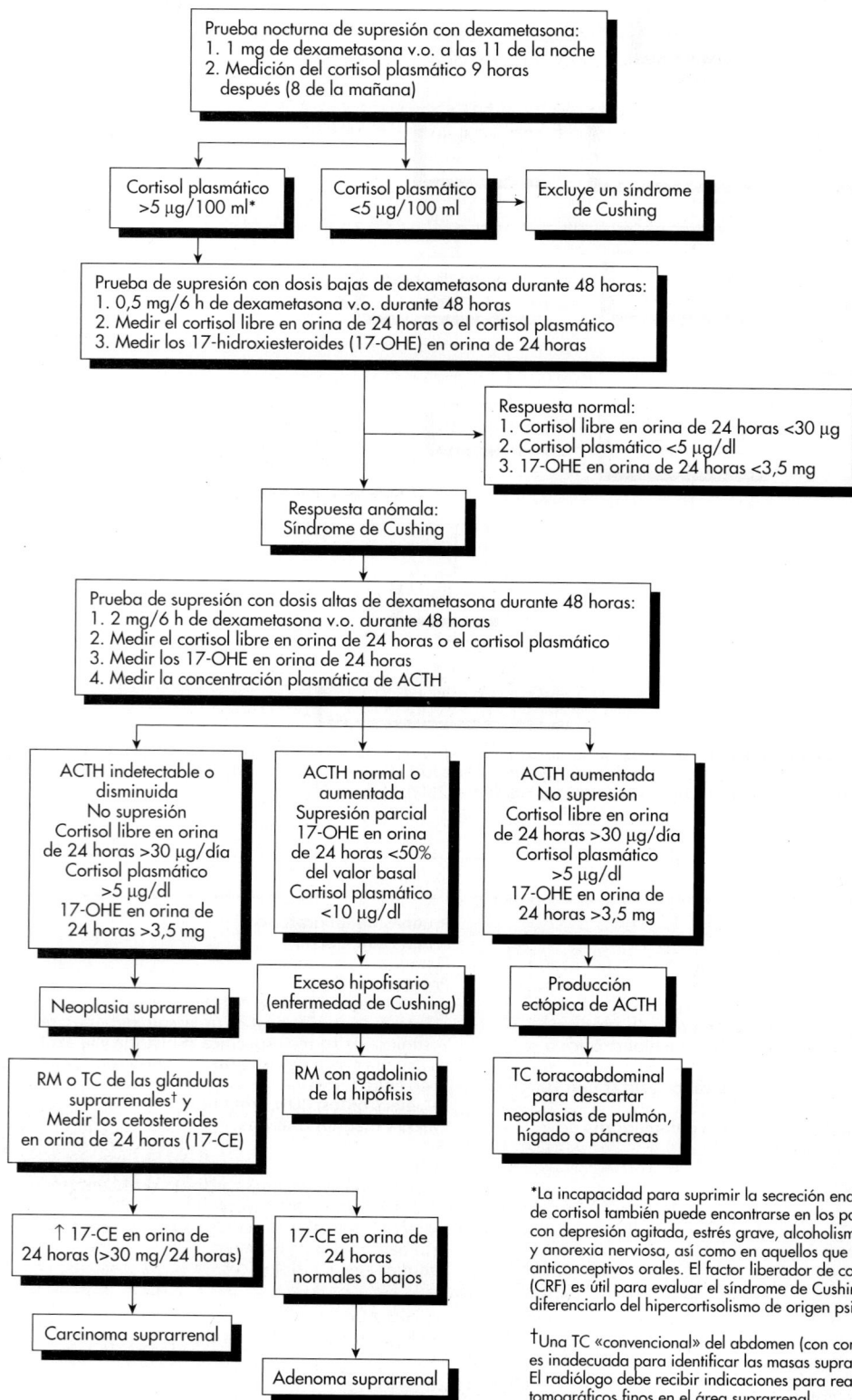

FIGURA 3-199   Síndrome de Cushing. *ACTH*, Hormona adrenocorticotropa; *RM*, resonancia magnética; *TC*, tomografía computarizada; *v.o.*, vía oral. (De Ferri F: *Practical guide to the care of the medical patient,* 6.ª ed., St. Louis, 2004, Mosby.)

Síndrome de dificultad respiratoria aguda

SÍNDROME DE DIFICULTAD RESPIRATORIA AGUDA

CIE-9MC 518.82

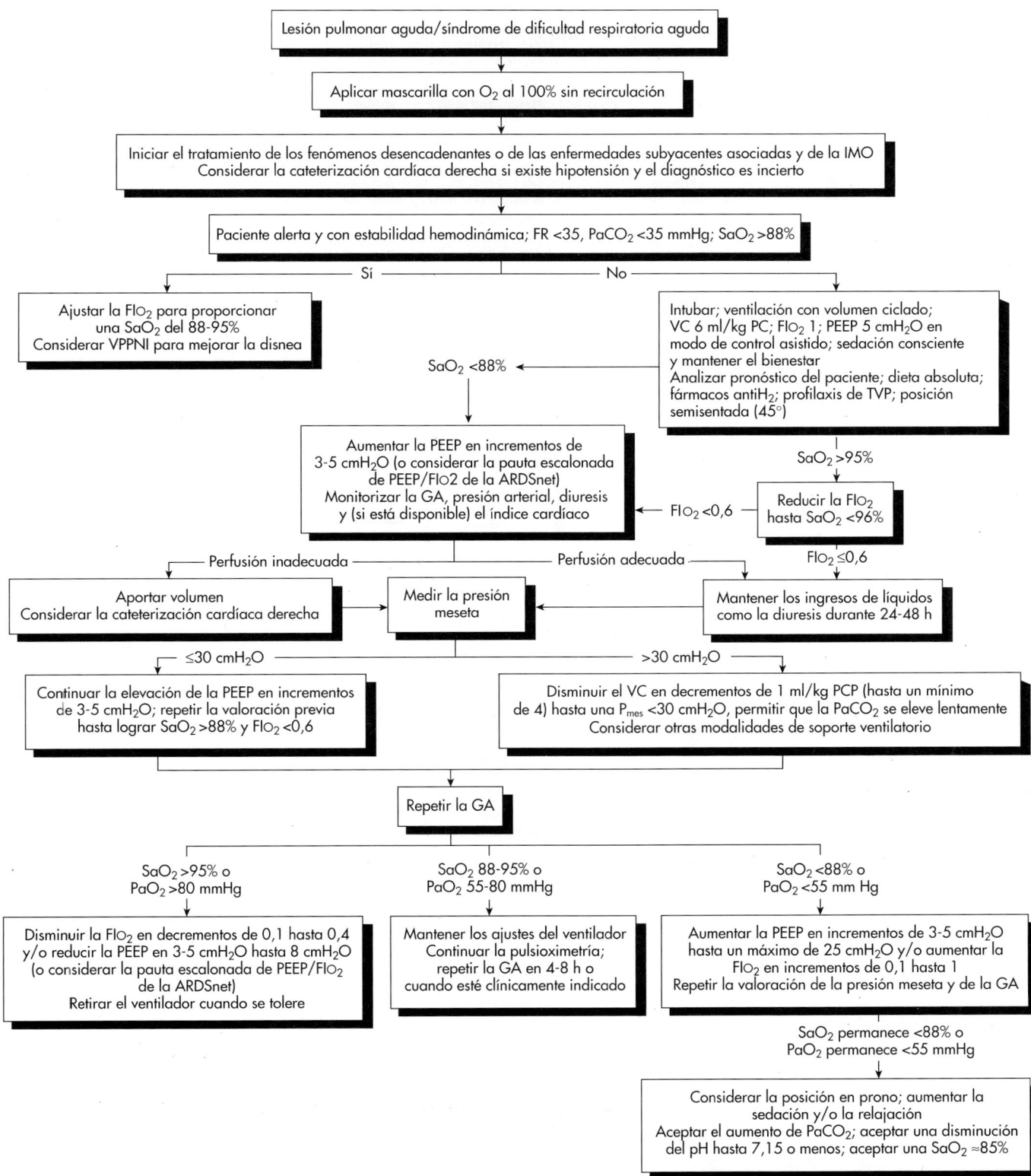

Lesión pulmonar aguda/síndrome de dificultad respiratoria aguda

Aplicar mascarilla con O_2 al 100% sin recirculación

Iniciar el tratamiento de los fenómenos desencadenantes o de las enfermedades subyacentes asociadas y de la IMO
Considerar la cateterización cardíaca derecha si existe hipotensión y el diagnóstico es incierto

Paciente alerta y con estabilidad hemodinámica; FR <35, $PaCO_2$ <35 mmHg; SaO_2 >88%

Sí — No

Ajustar la FIO_2 para proporcionar una SaO_2 del 88-95%
Considerar VPPNI para mejorar la disnea

Intubar; ventilación con volumen ciclado; VC 6 ml/kg PC; FIO_2 1; PEEP 5 cmH_2O en modo de control asistido; sedación consciente y mantener el bienestar
Analizar pronóstico del paciente; dieta absoluta; fármacos $antiH_2$; profilaxis de TVP; posición semisentada (45°)

SaO_2 <88%

Aumentar la PEEP en incrementos de 3-5 cmH_2O (o considerar la pauta escalonada de PEEP/$FIO2$ de la ARDSnet)
Monitorizar la GA, presión arterial, diuresis y (si está disponible) el índice cardíaco

SaO_2 >95%

Reducir la FIO_2 hasta SaO_2 <96%

FIO_2 <0,6

FIO_2 ≤0,6

Perfusión inadecuada — Perfusión adecuada

Aportar volumen
Considerar la cateterización cardíaca derecha

Medir la presión meseta

Mantener los ingresos de líquidos como la diuresis durante 24-48 h

≤30 cmH_2O — >30 cmH_2O

Continuar la elevación de la PEEP en incrementos de 3-5 cmH_2O; repetir la valoración previa hasta lograr SaO_2 >88% y FIO_2 <0,6

Disminuir el VC en decrementos de 1 ml/kg PCP (hasta un mínimo de 4) hasta una P_{mes} <30 cmH_2O, permitir que la $PaCO_2$ se eleve lentamente
Considerar otras modalidades de soporte ventilatorio

Repetir la GA

SaO_2 >95% o PaO_2 >80 mmHg

SaO_2 88-95% o PaO_2 55-80 mmHg

SaO_2 <88% o PaO_2 <55 mm Hg

Disminuir la FIO_2 en decrementos de 0,1 hasta 0,4 y/o reducir la PEEP en 3-5 cmH_2O hasta 8 cmH_2O (o considerar la pauta escalonada de PEEP/FIO_2 de la ARDSnet)
Retirar el ventilador cuando se tolere

Mantener los ajustes del ventilador
Continuar la pulsioximetría; repetir la GA en 4-8 h o cuando esté clínicamente indicado

Aumentar la PEEP en incrementos de 3-5 cmH_2O hasta un máximo de 25 cmH_2O y/o aumentar la FIO_2 en incrementos de 0,1 hasta 1
Repetir la valoración de la presión meseta y de la GA

SaO_2 permanece <88% o PaO_2 permanece <55 mmHg

Considerar la posición en prono; aumentar la sedación y/o la relajación
Aceptar el aumento de $PaCO_2$; aceptar una disminución del pH hasta 7,15 o menos; aceptar una SaO_2 ≈85%

FIGURA 3-200 Algoritmo para el tratamiento inicial del síndrome de dificultad respiratoria aguda. *CO₂,* Dióxido de carbono; *FIO₂,* concentración inspiratoria de oxígeno; *FR,* frecuencia respiratoria; *GA,* gasometría arterial; *IMO,* insuficiencia multiorgánica; *O₂,* oxígeno; *PaCO₂,* presión parcial arterial de dióxido de carbono; *PaO₂,* presión parcial arterial de oxígeno; *PCP,* peso corporal predicho; *PEEP,* presión teleespiratoria positiva; *P₍mes₎,* presión meseta; *SaO₂,* saturación arterial de oxígeno; *TVP,* trombosis venosa profunda; *VC,* volumen corriente; *VPPNI,* ventilación con presión positiva no invasiva. (De Goldman L, Ausiello D [eds.]: *Cecil textbook of medicine,* 22.ª ed., Filadelfia, 2004, WB Saunders.)

SECCIÓN III

SÍNDROME DE SJÖGREN

CIE-9MC 710.2

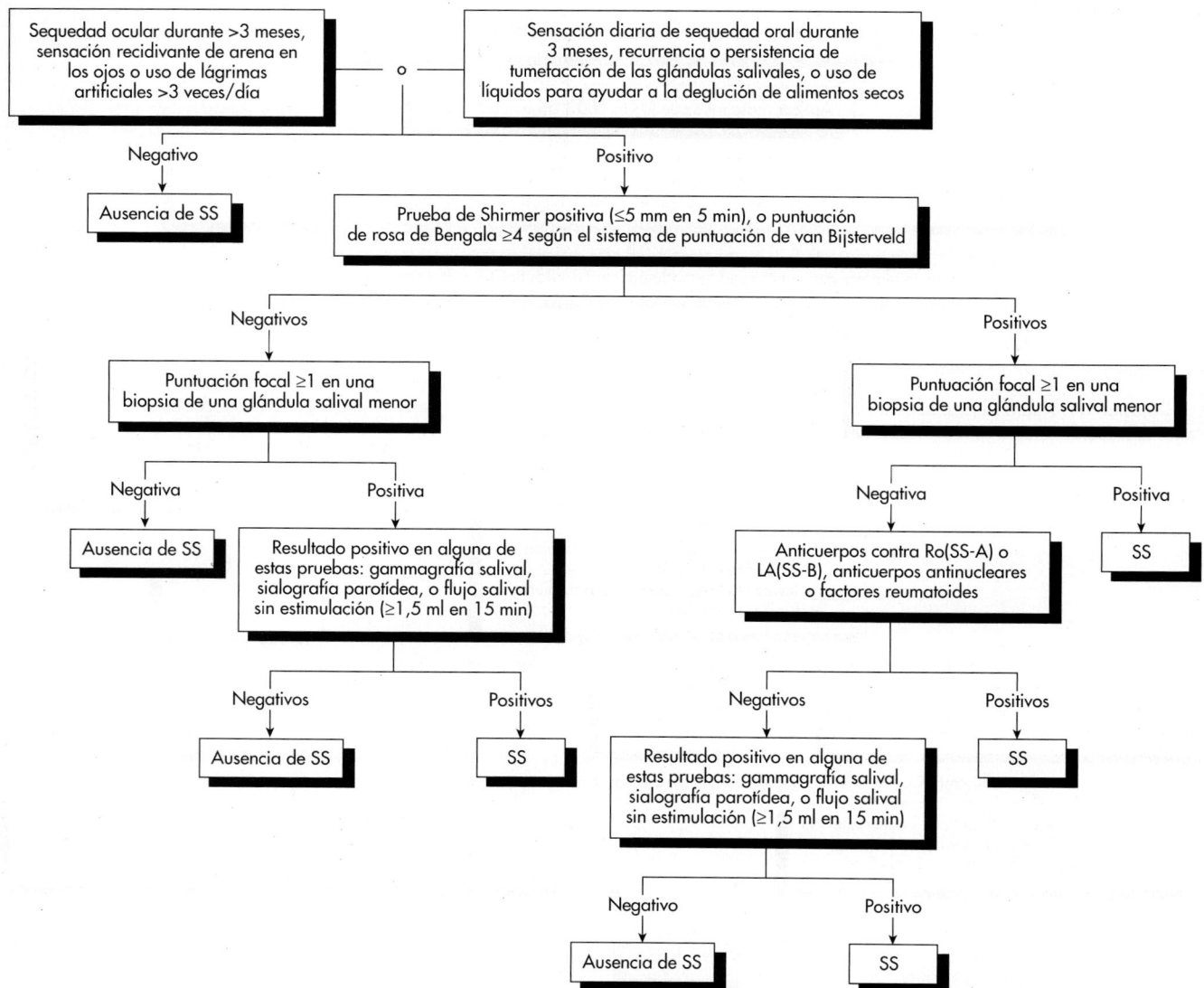

FIGURA 3-201 Algoritmo para el diagnóstico del síndrome de Sjögren. (De Tzoufas AG, Moutsopoulos HM: Sjogren's syndrome. En Klippel JH, Dieppe P [eds.]: *Rheumatology,* 2.ª ed., Londres, 1998, Mosby, con autorización.)

SÍNDROME DEL COLON IRRITABLE

CIE-9MC 564.1

Dolor abdominal crónico o recidivante
y trastornos intestinales variables

Historia positiva para SCI:
establecer un diagnóstico positivo

**Pruebas para establecer un
diagnóstico negativo de SCI**
HC
Bioquímica sistemática
Serología celíaca
Estudio de las heces para huevos, parásitos y sangre
Sigmoidoscopia (o si >50 años, considerar colonoscopia)
Función tiroidea
Pruebas especiales (dependen del patrón de los síntomas)

Excluir:
Cáncer colorrectal
Enfermedad intestinal inflamatoria
Enfermedad metabólica

Pruebas normales y persistencia de los síntomas

Tranquilizar
Educación
Suplementos dietéticos/fibra
Ayuda

Preocupación moderada

Componente psiquiátrico
Difícil

No tratamiento adicional
Seguimiento

Síntomas específicos
persistentes

Tratar la enfermedad
psiquiátrica concurrente,
p. ej., depresión
Antidepresivos

Fármacos concretos para los síntomas específicos

Dolor

Estreñimiento

Diarrea

Anticolinérgicos
Antidepresivos
(dosis inicial baja)
Unidad del dolor

Fibra/líquidos/ejercicio
Tegaserod
Laxantes osmóticos
Misoprostol

Loperamida
Colestiramina
Alosetrón

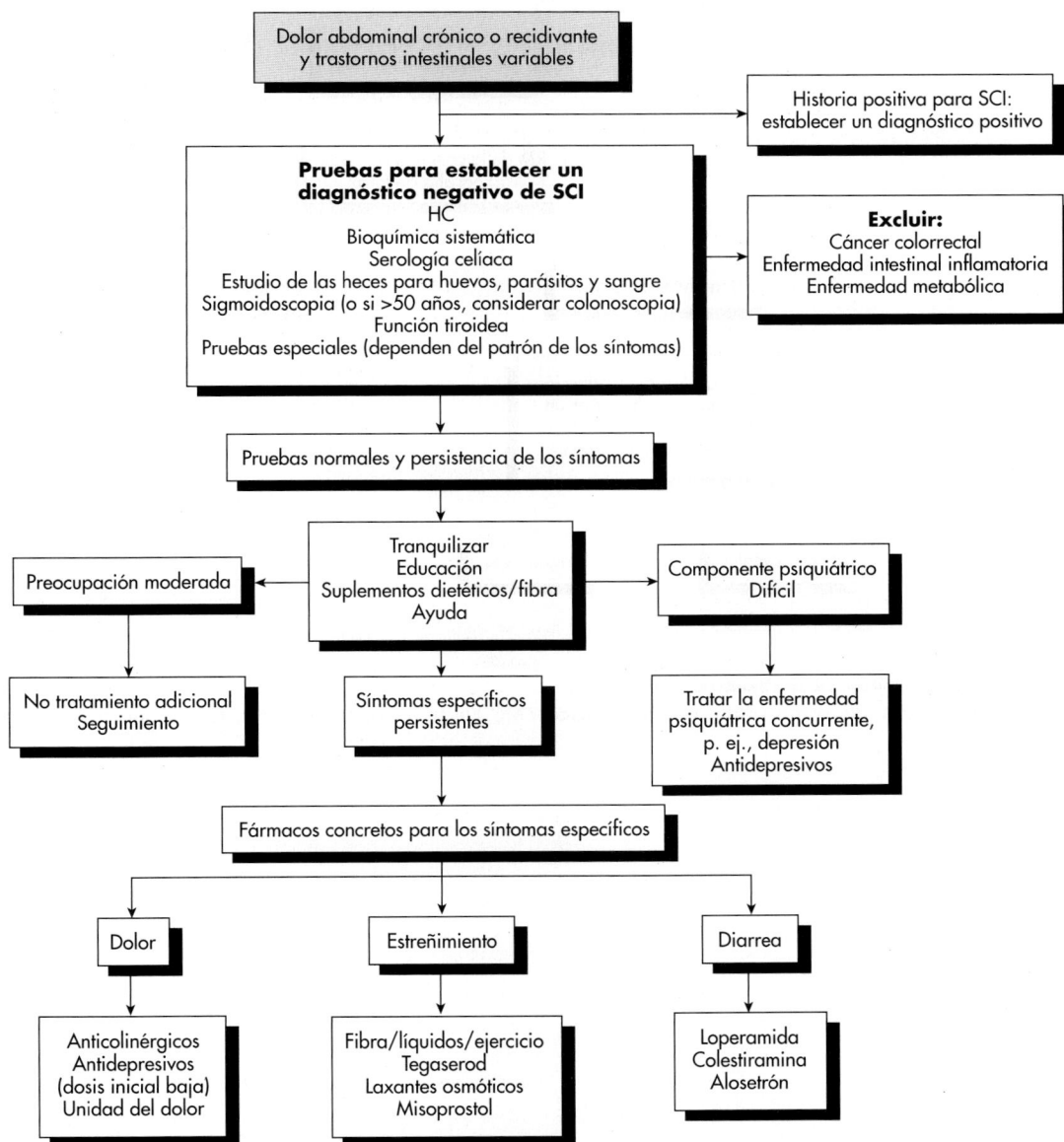

FIGURA 3-202   Evaluación de la sospecha del síndrome del colon irritable (SCI). *HC,* Hemograma completo.
(De Goldman L, Ausiello D [eds.]: *Cecil textbook of medicine,* 22.ª ed., Filadelfia, 2004, WB Saunders.)

SECCIÓN III

SÍNDROME DEL ESTRECHO TORÁCICO

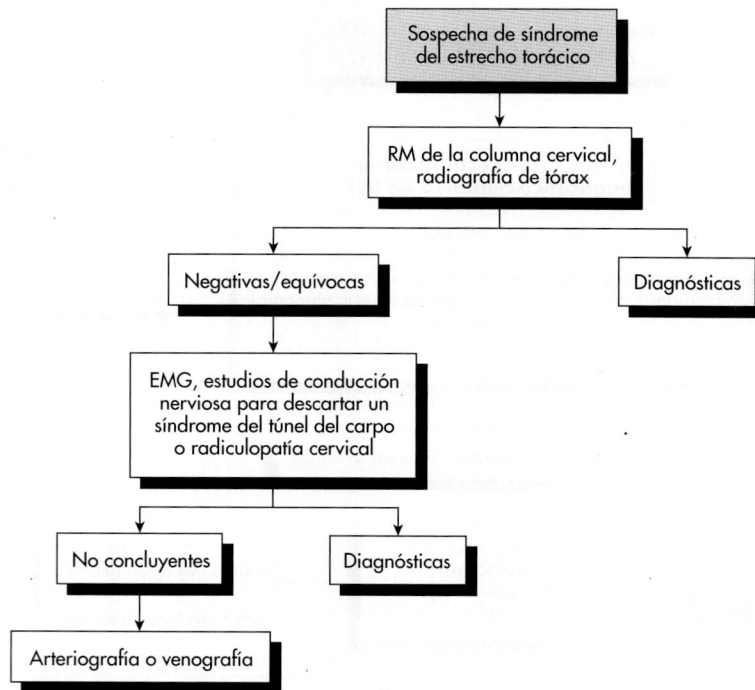

FIGURA 3-203 **Síndrome del estrecho torácico.** *EMG*, Electromiografía; *RM*, resonancia magnética.

SÍNDROMES MIELODISPLÁSICOS

CIE-9MC 238.7

1. Determinar si el grado de displasia es >10% en cualquiera de las siguientes líneas: eritroide/mieloide/megacariocítica

Sí

No

2. ¿>20% de blastos en la médula ósea?

Considerar estudios citogenéticos y/u otros (p. ej., ligada al X, RFLP, mutaciones de oncogenes, hipermetilación del gen de la calcitonina) para ver la clonalidad

Sí

No → 3. Determinar el número de monocitos en la sangre periférica

>20% <30%

>30%

>1×10⁹/l

<1×10⁹/l

Leucemia aguda

4. Estratificar más en términos de blastocitos de la médula ósea

≥5% ≤20% de blastos

<5% de blastos

5. Determinar el número de sideroblastos en anillo (SA)

≤15% SA

>15% SA

Anemia refractaria con exceso de blastos en transformación

Leucemia mielomonocítica crónica

Anemia refractaria con exceso de blastos

Citopenia (anemia) refractaria

Anemia refractaria con sideroblastos en anillo

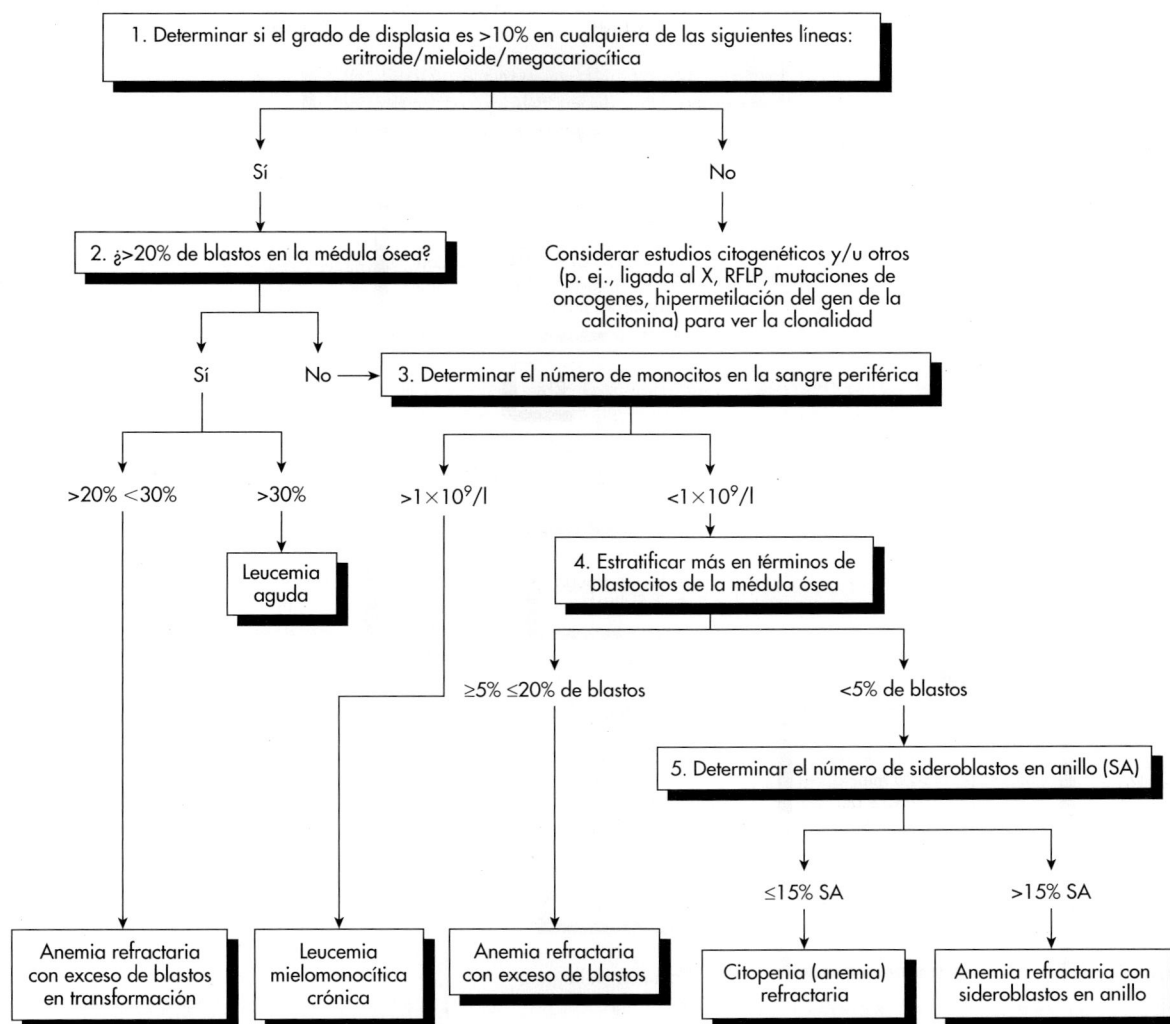

FIGURA 3-204   Síndromes mielodisplásicos. *RFLP,* Polimorfismo de la longitud de los fragmentos de restricción. (De Abeloff MD: *Clinical oncology,* 2.ª ed., Nueva York, 2000, Churchill Livingstone.)

SÍNTOMAS RESPIRATORIOS EN EL PACIENTE INFECTADO POR EL VIH

CIE-9MC 042 Infección sintomática por el VIH

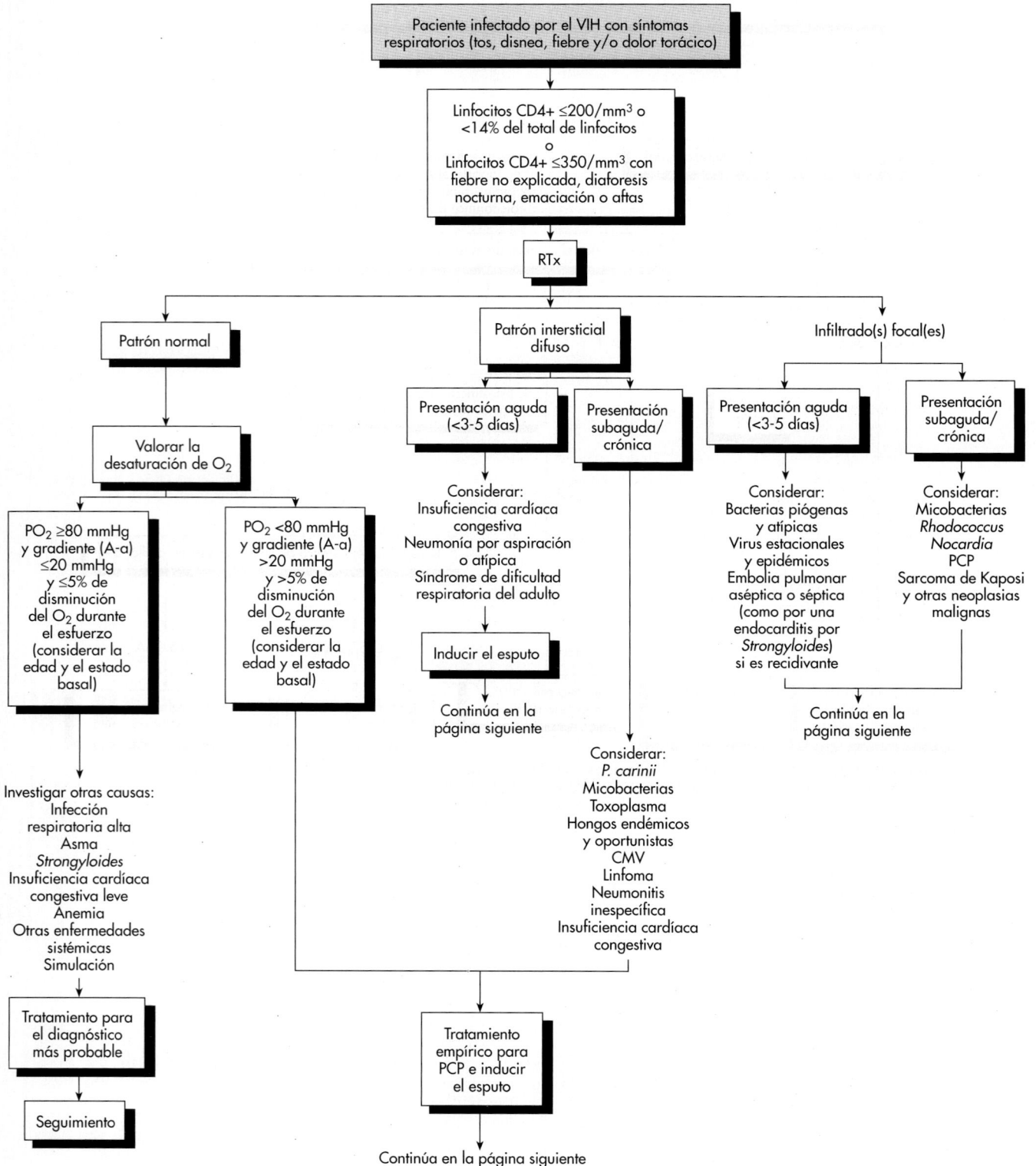

Paciente infectado por el VIH con síntomas respiratorios (tos, disnea, fiebre y/o dolor torácico)

Linfocitos CD4+ ≤200/mm³ o <14% del total de linfocitos o Linfocitos CD4+ ≤350/mm³ con fiebre no explicada, diaforesis nocturna, emaciación o aftas

RTx

Patrón normal

Patrón intersticial difuso

Infiltrado(s) focal(es)

Valorar la desaturación de O_2

Presentación aguda (<3-5 días)

Presentación subaguda/ crónica

Presentación aguda (<3-5 días)

Presentación subaguda/ crónica

PO_2 ≥80 mmHg y gradiente (A-a) ≤20 mmHg y ≤5% de disminución del O_2 durante el esfuerzo (considerar la edad y el estado basal)

PO_2 <80 mmHg y gradiente (A-a) >20 mmHg y >5% de disminución del O_2 durante el esfuerzo (considerar la edad y el estado basal)

Considerar: Insuficiencia cardíaca congestiva Neumonía por aspiración o atípica Síndrome de dificultad respiratoria del adulto

Considerar: Bacterias piógenas y atípicas Virus estacionales y epidémicos Embolia pulmonar aséptica o séptica (como por una endocarditis por *Strongyloides*) si es recidivante

Considerar: Micobacterias *Rhodococcus* *Nocardia* PCP Sarcoma de Kaposi y otras neoplasias malignas

Inducir el esputo

Continúa en la página siguiente

Continúa en la página siguiente

Investigar otras causas: Infección respiratoria alta Asma *Strongyloides* Insuficiencia cardíaca congestiva leve Anemia Otras enfermedades sistémicas Simulación

Considerar: *P. carinii* Micobacterias Toxoplasma Hongos endémicos y oportunistas CMV Linfoma Neumonitis inespecífica Insuficiencia cardíaca congestiva

Tratamiento para el diagnóstico más probable

Tratamiento empírico para PCP e inducir el esputo

Seguimiento

Continúa en la página siguiente

FIGURA 3-205   Síntomas respiratorios en el paciente infectado por el VIH. *BTB*, Biopsia transbronquial; *CMV*, citomegalovirus; *LBA*, lavado broncoalveolar; *PCP*, neumonía por *Pneumocystis jiroveci*; *RTx*, radiografía de tórax. (De Greene HL, Johnson WP, Lemcke D [eds.]: *Decision making in medicine*, 2, St. Louis, 1998, Mosby.)

Continúa

SÍNTOMAS RESPIRATORIOS EN EL PACIENTE INFECTADO POR EL VIH *(cont.)*

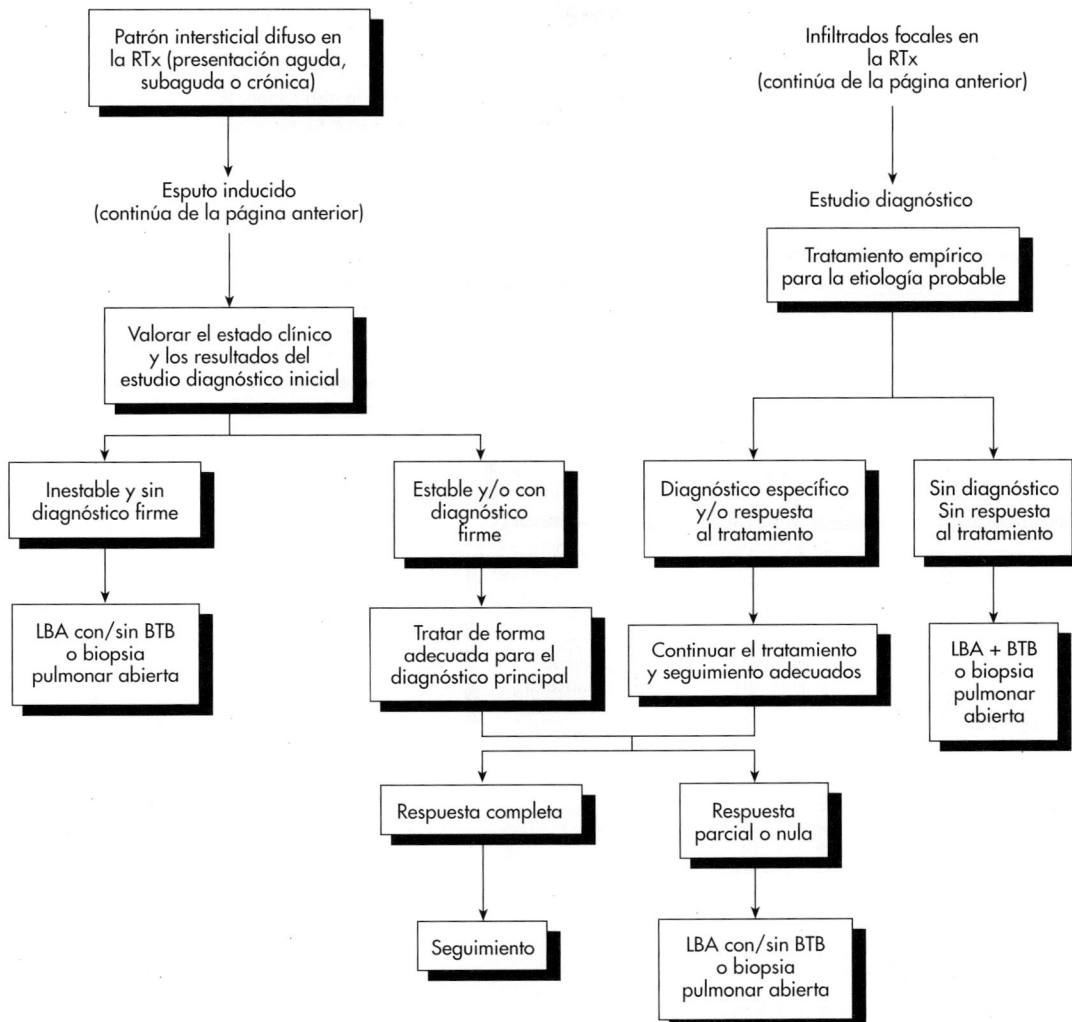

FIGURA 3-205 *(cont.)*

SOPLO DIASTÓLICO

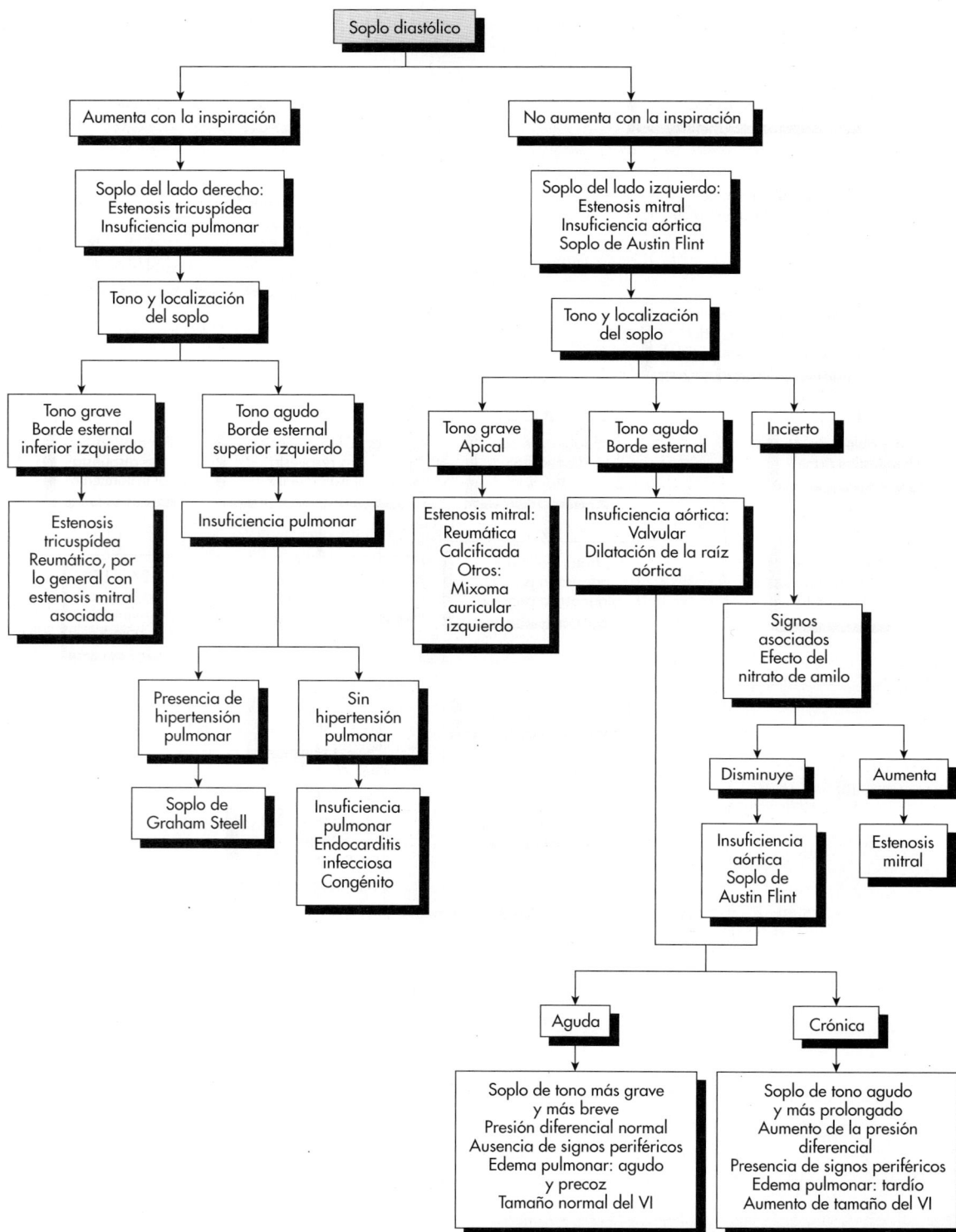

FIGURA 3-206 **Soplo diastólico.** *VI,* Ventrículo izquierdo. (De Greene HL, Johnson WP, Lemke D [eds.]: *Decision making in medicine,* 2.ª ed., St. Louis, 1998, Mosby.)

SOPLO SISTÓLICO

CIE-9MC 785.2 Soplo cardíaco

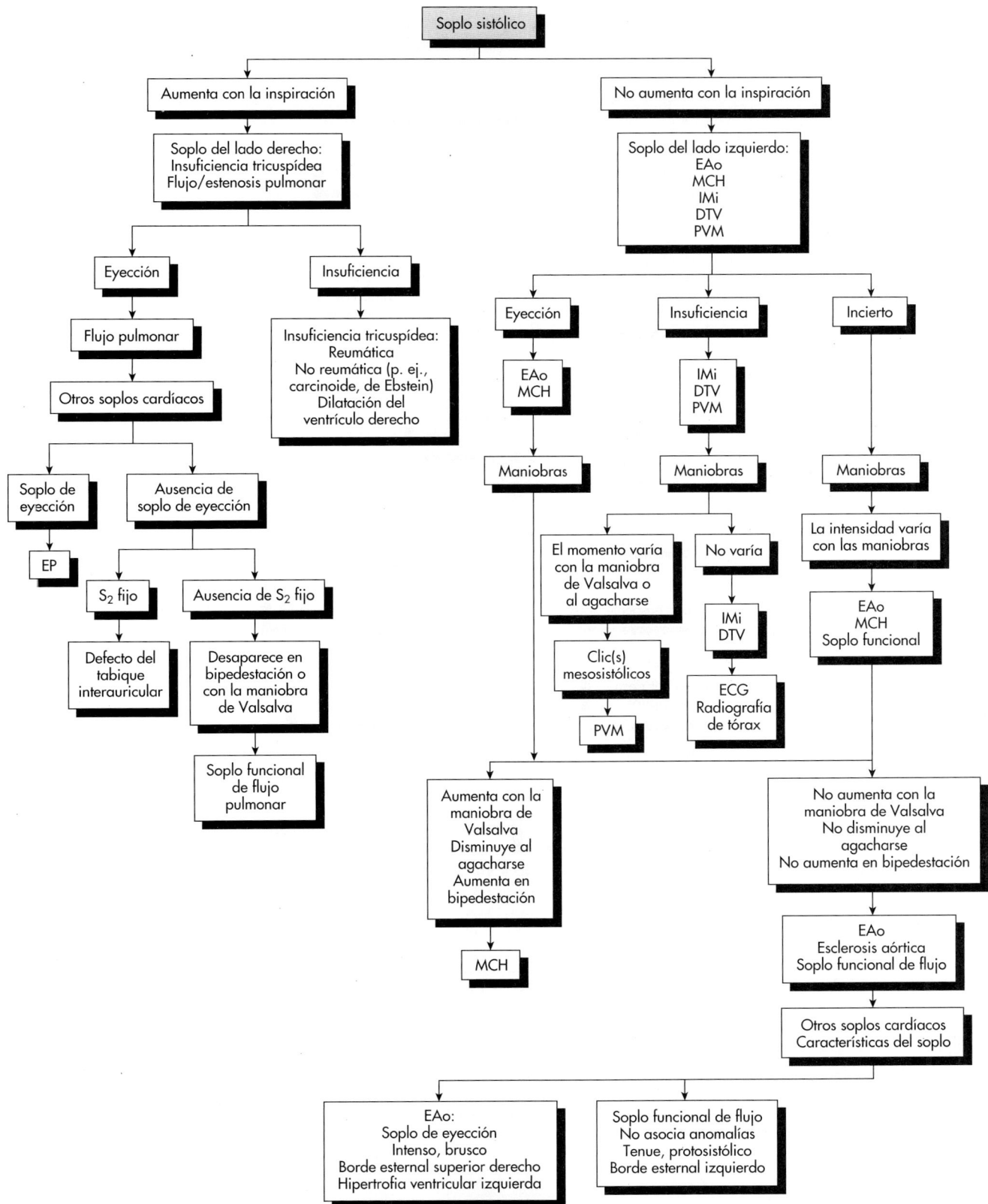

FIGURA 3-207   Soplo sistólico. *DTV*, Defecto del tabique interventricular; *EAo*, estenosis aórtica; *ECG*, electrocardiograma; *EP*, estenosis pulmonar; *IMi*, insuficiencia mitral; *MCH*, miocardiopatía hipertrófica; *PVM*, prolapso de la válvula mitral. (De Greene HL, Johnson WP, Lemke D [eds.]: *Decision making in medicine,* 2.ª ed., St. Louis, 1998, Mosby.)

SECCIÓN III

SOPORTE NUTRICIONAL

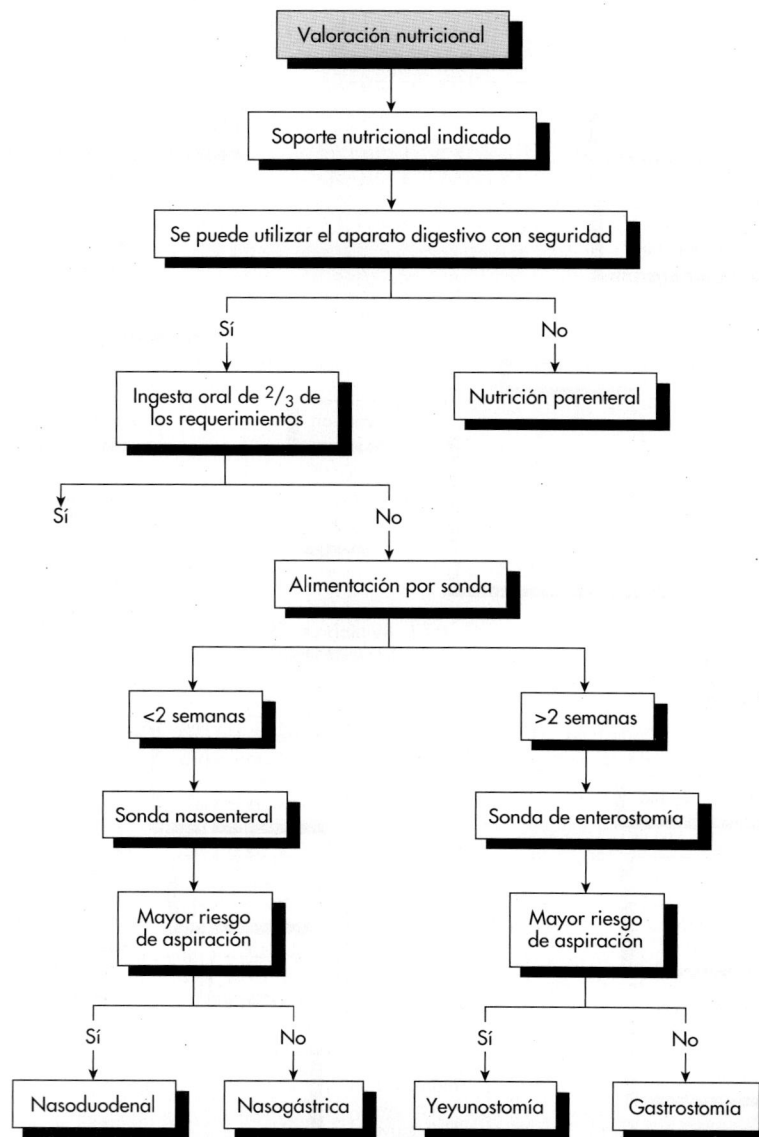

FIGURA 3-208   **Estrategia de decisión para el tipo y vía de soporte nutricional.** (De Goldman L, Ausiello D [eds.]: *Cecil textbook of medicine,* 22.ª ed., Filadelfia, 2004, WB Saunders.)

CUADRO 3-14   **Indicaciones para el uso de nutrición enteral en pacientes adultos**

Malnutrición proteicocalórica con previsión de una disminución significativa de la ingesta oral durante al menos 7 días
Previsión de disminución significativa de la ingesta oral durante 10 días
Disfagia intensa
Resección masiva del intestino delgado (usada en combinación con nutrición parenteral total)
Fístula enterocutánea de bajo gasto (<500 ml/día)

De Goldman L, Ausiello D (eds.): *Cecil textbook of medicine,* 22.ª ed., Filadelfia, 2004, WB Saunders.

SOSPECHA DE INFECCIÓN DEL SNC EN EL PACIENTE INFECTADO POR EL VIH

CIE-9MC 042 Infección sintomática por el VIH

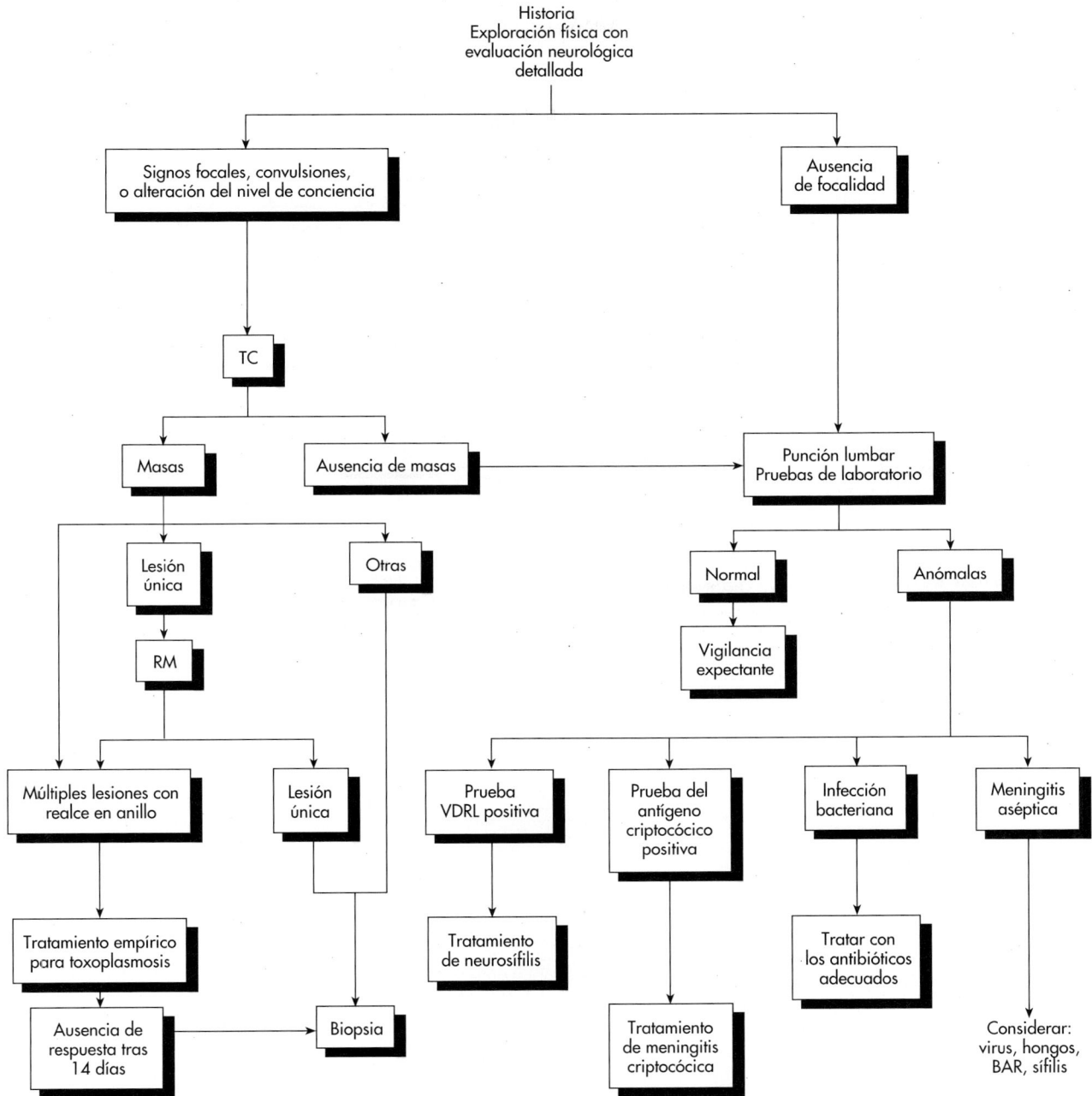

FIGURA 3-209 Paciente VIH positivo con sospecha de infección del sistema nervioso central. *BAR* bacilos acidorresistentes; *RM*, resonancia magnética; *TC*, tomografía computarizada; *VDRL*, Venereal Disease Research Laboratory. (De Greene HL, Johnson WP, Lemcke D [eds.]: *Decision making in medicine*, 2.ª ed., St. Louis, 1998, Mosby.)

SOSPECHA DE ISQUEMIA MIOCÁRDICA

CIE-9MC 410 **Infarto agudo de miocardio**
411 **Otras formas agudas y subagudas de cardiopatía isquémica**
412 **Infarto antiguo de miocardio**
413 **Angina de pecho**

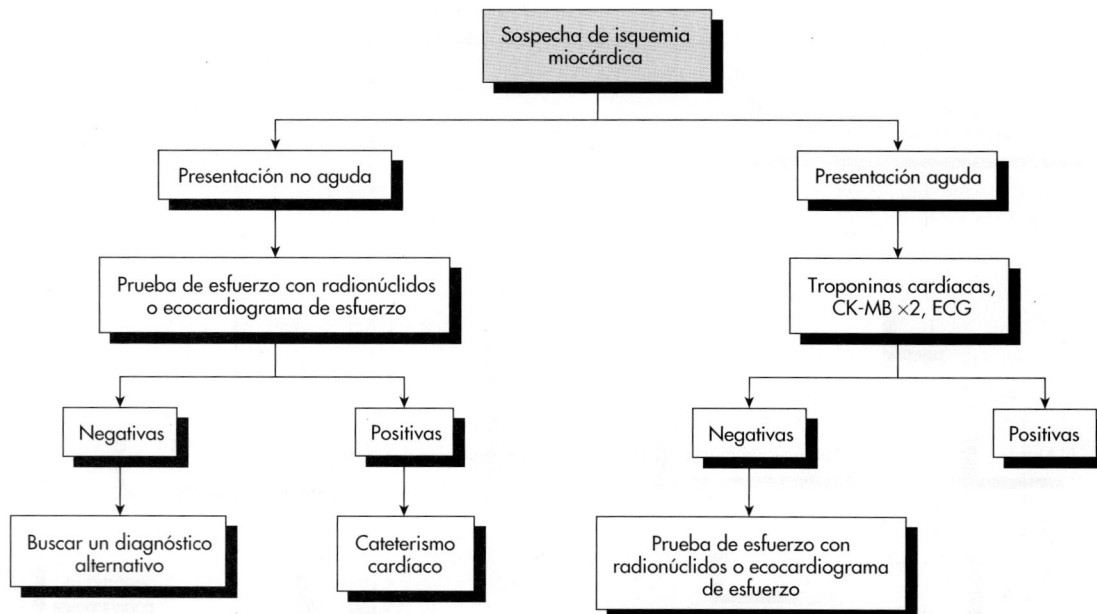

FIGURA 3-210 Sospecha de isquemia miocárdica. *CK-MB*, Isoenzima miocárdica de la creatincinasa; *ECG*, electrocardiograma.

TAQUICARDIA DE COMPLEJO ANCHO

CIE-9MC	
427.2	Taquicardia paroxística
427.0	Taquicardia paroxística supraventricular
427.42	Aleteo ventricular
427.1	Taquicardia paroxística ventricular
427.89	Taquicardia auricular

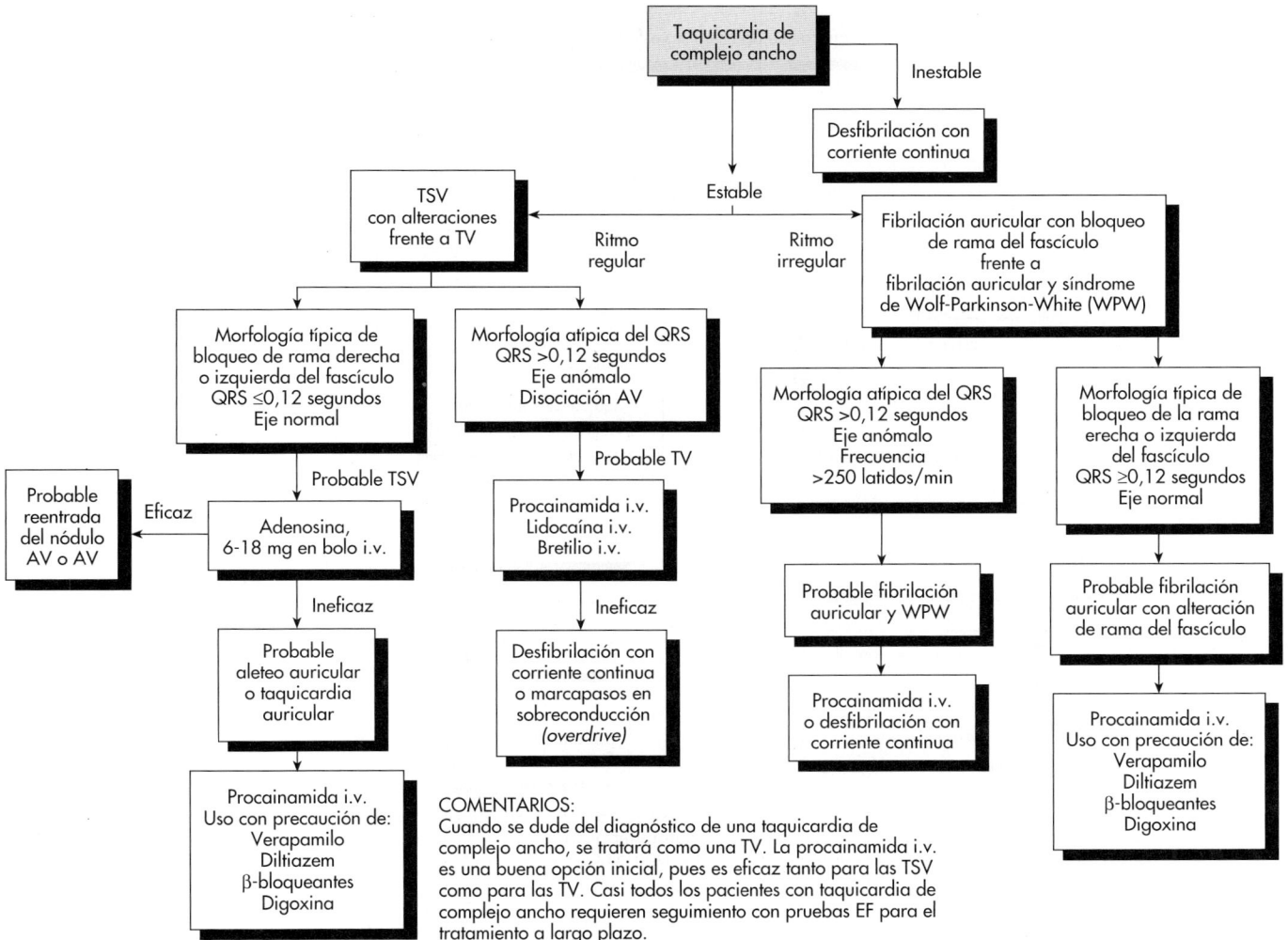

Taquicardia de complejo ancho

Inestable
→ Desfibrilación con corriente continua

Estable

Ritmo regular → TSV con alteraciones frente a TV

Ritmo irregular → Fibrilación auricular con bloqueo de rama del fascículo frente a fibrilación auricular y síndrome de Wolf-Parkinson-White (WPW)

TSV con alteraciones frente a TV:

Morfología típica de bloqueo de rama derecha o izquierda del fascículo QRS ≤0,12 segundos Eje normal
→ **Probable TSV** → Adenosina, 6-18 mg en bolo i.v.
- **Eficaz** → Probable reentrada del nódulo AV o AV
- **Ineficaz** → Probable aleteo auricular o taquicardia auricular → Procainamida i.v. Uso con precaución de: Verapamilo Diltiazem β-bloqueantes Digoxina

Morfología atípica del QRS QRS >0,12 segundos Eje anómalo Disociación AV
→ **Probable TV** → Procainamida i.v. Lidocaína i.v. Bretilio i.v.
- **Ineficaz** → Desfibrilación con corriente continua o marcapasos en sobreconducción (overdrive)

Fibrilación auricular con bloqueo de rama del fascículo frente a fibrilación auricular y síndrome de Wolf-Parkinson-White (WPW):

Morfología atípica del QRS QRS >0,12 segundos Eje anómalo Frecuencia >250 latidos/min
→ Probable fibrilación auricular y WPW → Procainamida i.v. o desfibrilación con corriente continua

Morfología típica de bloqueo de la rama erecha o izquierda del fascículo QRS ≥0,12 segundos Eje normal
→ Probable fibrilación auricular con alteración de rama del fascículo → Procainamida i.v. Uso con precaución de: Verapamilo Diltiazem β-bloqueantes Digoxina

COMENTARIOS:
Cuando se dude del diagnóstico de una taquicardia de complejo ancho, se tratará como una TV. La procainamida i.v. es una buena opción inicial, pues es eficaz tanto para las TSV como para las TV. Casi todos los pacientes con taquicardia de complejo ancho requieren seguimiento con pruebas EF para el tratamiento a largo plazo.

FIGURA 3-211 Evaluación y tratamiento de la taquicardia de complejo ancho. *AV*, Auriculoventricular; *EF*, electrofisiológicas; *i.v.*, intravenoso; *TSV*, taquicardia supraventricular; *TV*, taquicardia ventricular (De Driscoll CE y cols.: *The family practice desk reference*, 3.ª ed., St. Louis, 1996, Mosby.)

SECCIÓN III

TAQUICARDIA DE COMPLEJO ESTRECHO

CIE-9MC 427.2	Taquicardia paroxística
427.0	Taquicardia paroxística supraventricular
427.42	Aleteo ventricular
427.1	Taquicardia paroxística ventricular
427.89	Taquicardia auricular

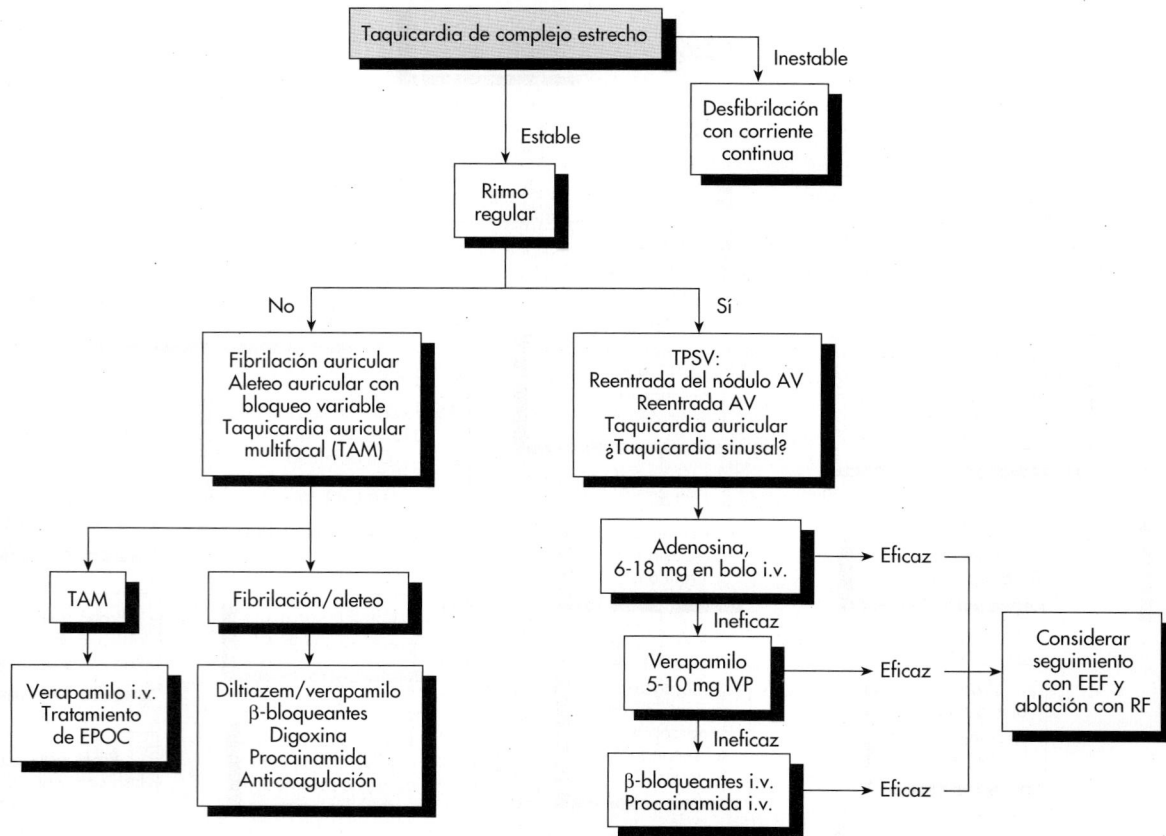

FIGURA 3-212 Evaluación y tratamiento de la taquicardia de complejo estrecho. *AV*, Auriculoventricular; *EEF*, estudios electrofisiológicos; *EPOC*, enfermedad pulmonar obstructiva crónica; *i.v.*, intravenoso; *RF*, radiofrecuencia; *TPSV*, taquicardia paroxística supraventricular. (De Driscoll CE y cols.: *The family practice desk reference*, 3.ª ed., St. Louis, 1996, Mosby.)

TIROIDES DOLOROSO

CIE-9MC 245.0

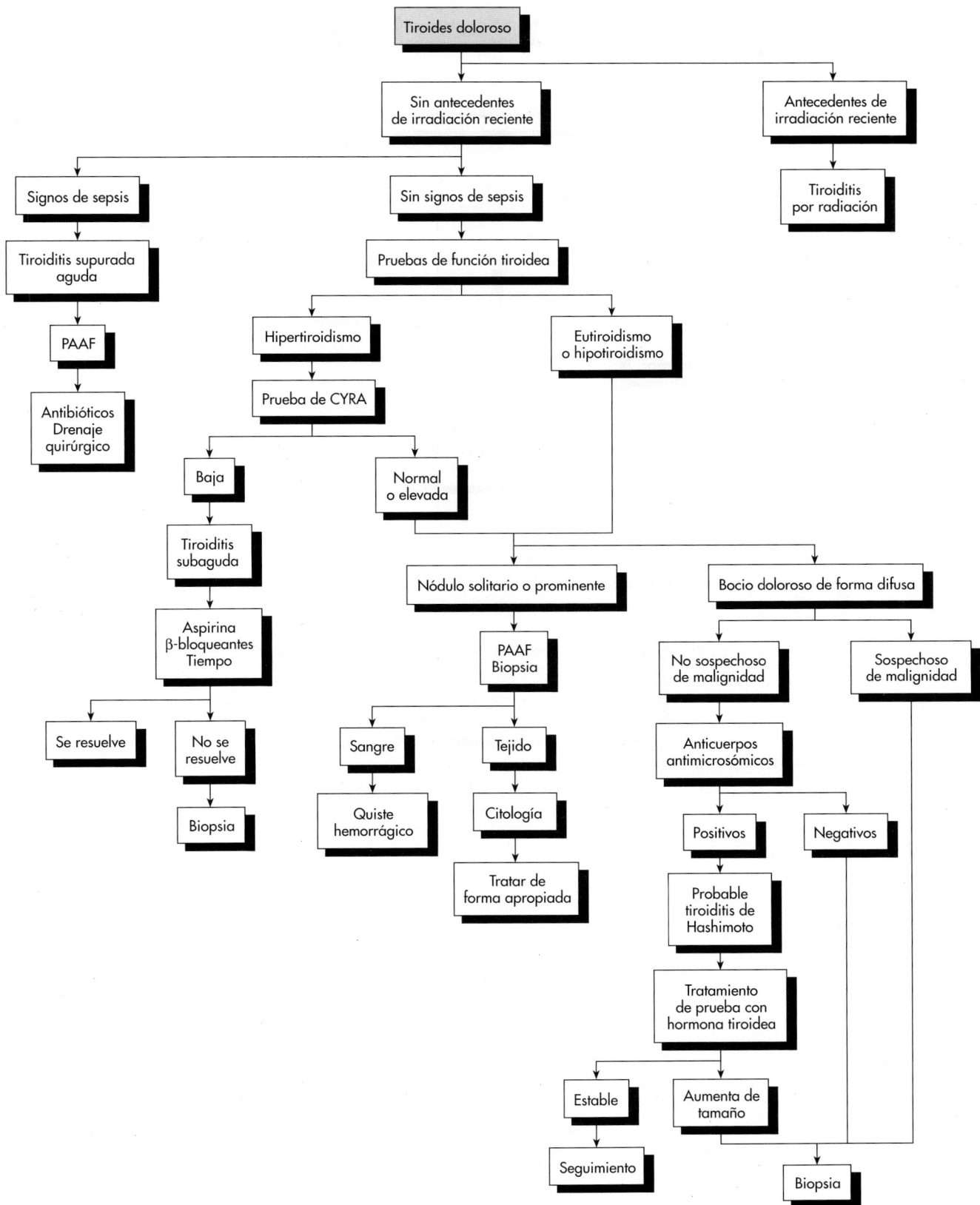

FIGURA 3-213   Tiroides doloroso. *CYRA*, Captación de yodo radiactivo; *PAAF*, punción aspiración con aguja fina. (De Greene HL, Johnson WP, Lemcke D [eds.]: *Decision making in medicine*, 2.ª ed., St. Louis, 1998, Mosby.)

SECCIÓN III

TOS CRÓNICA

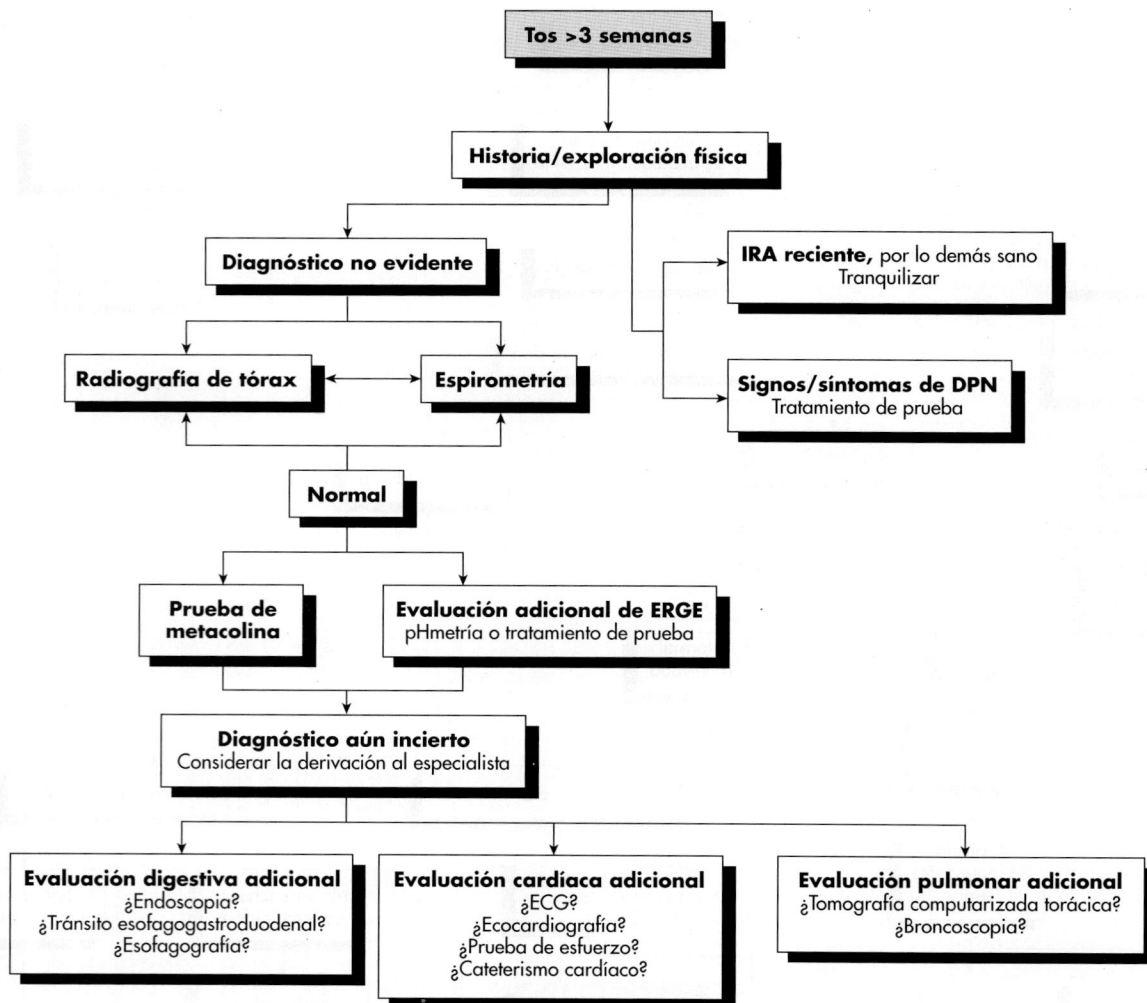

FIGURA 3-214   Enfoque diagnóstico de la tos crónica. *ADA*, Aparato digestivo alto; *ECG*, electrocardiograma; *ERGE*, enfermedad por reflujo gastroesofágico; *IRA*, infección respiratoria alta. (De Carlson KJ y cols.: *Primary care of women*, 2.ª ed., St. Louis, 2002, Mosby.)

TRASTORNO CONVULSIVO PEDIÁTRICO

CIE-9MC 780.39

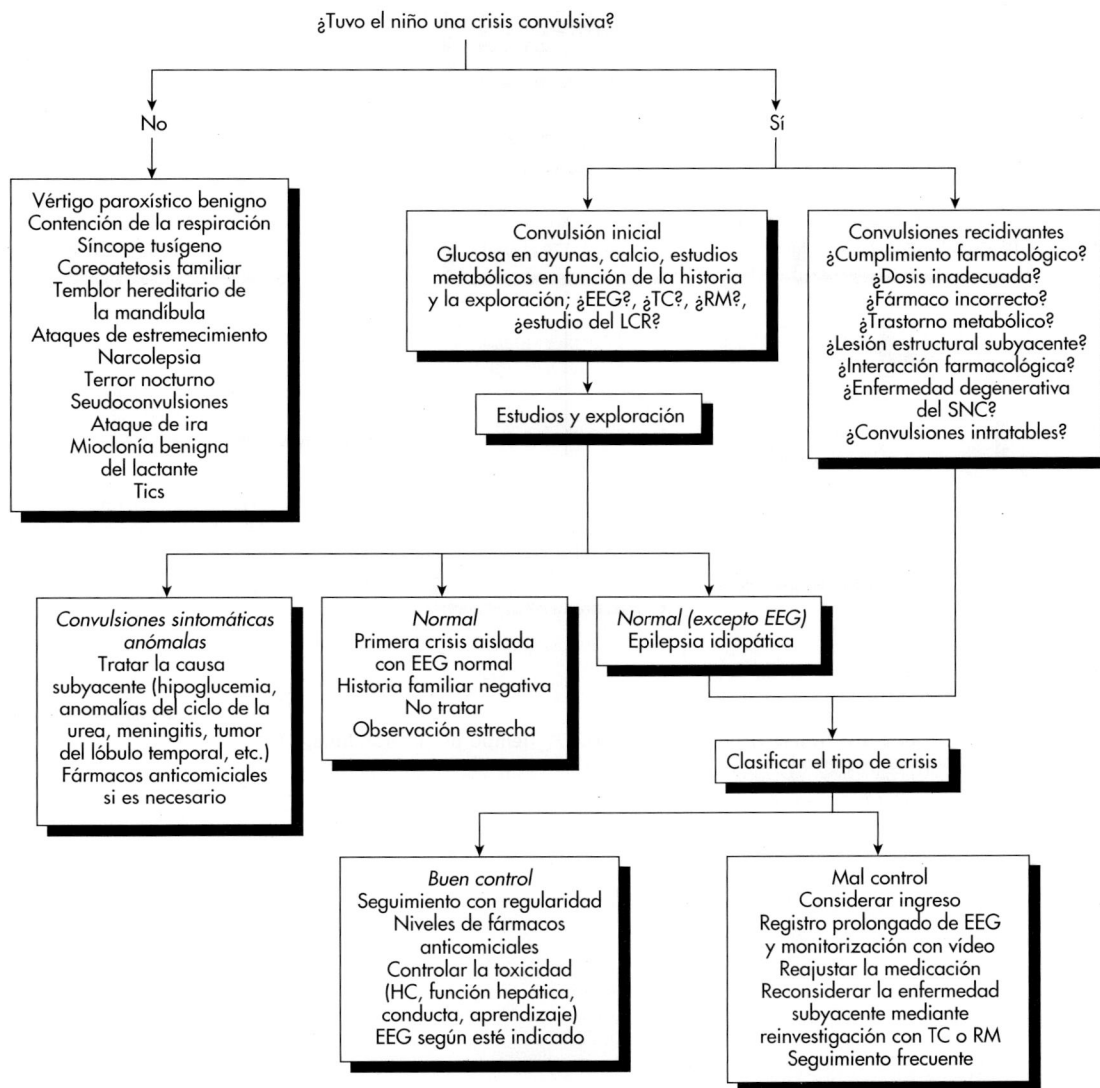

¿Tuvo el niño una crisis convulsiva?

No

Vértigo paroxístico benigno
Contención de la respiración
Síncope tusígeno
Coreoatetosis familiar
Temblor hereditario de
la mandíbula
Ataques de estremecimiento
Narcolepsia
Terror nocturno
Seudoconvulsiones
Ataque de ira
Mioclonía benigna
del lactante
Tics

Sí

Convulsión inicial
Glucosa en ayunas, calcio, estudios
metabólicos en función de la historia
y la exploración; ¿EEG?, ¿TC?, ¿RM?,
¿estudio del LCR?

Convulsiones recidivantes
¿Cumplimiento farmacológico?
¿Dosis inadecuada?
¿Fármaco incorrecto?
¿Trastorno metabólico?
¿Lesión estructural subyacente?
¿Interacción farmacológica?
¿Enfermedad degenerativa
del SNC?
¿Convulsiones intratables?

Estudios y exploración

*Convulsiones sintomáticas
anómalas*
Tratar la causa
subyacente (hipoglucemia,
anomalías del ciclo de la
urea, meningitis, tumor
del lóbulo temporal, etc.)
Fármacos anticomiciales
si es necesario

Normal
Primera crisis aislada
con EEG normal
Historia familiar negativa
No tratar
Observación estrecha

Normal (excepto EEG)
Epilepsia idiopática

Clasificar el tipo de crisis

Buen control
Seguimiento con regularidad
Niveles de fármacos
anticomiciales
Controlar la toxicidad
(HC, función hepática,
conducta, aprendizaje)
EEG según esté indicado

Mal control
Considerar ingreso
Registro prolongado de EEG
y monitorización con vídeo
Reajustar la medicación
Reconsiderar la enfermedad
subyacente mediante
reinvestigación con TC o RM
Seguimiento frecuente

FIGURA 3-215   Enfoque del niño con sospecha de trastorno convulsivo. *EEG*, Electroencefalograma; *HC*, hemograma completo; *LCR*, líquido cefalorraquídeo; *RM*, resonancia magnética; *SNC*, sistema nervioso central; *TC*, tomografía computarizada. (De Behrman RE: *Nelson textbook of pediatrics*, 16.ª ed., Filadelfia, 2000, WB Saunders.)

TRASTORNO HEMORRÁGICO CONGÉNITO

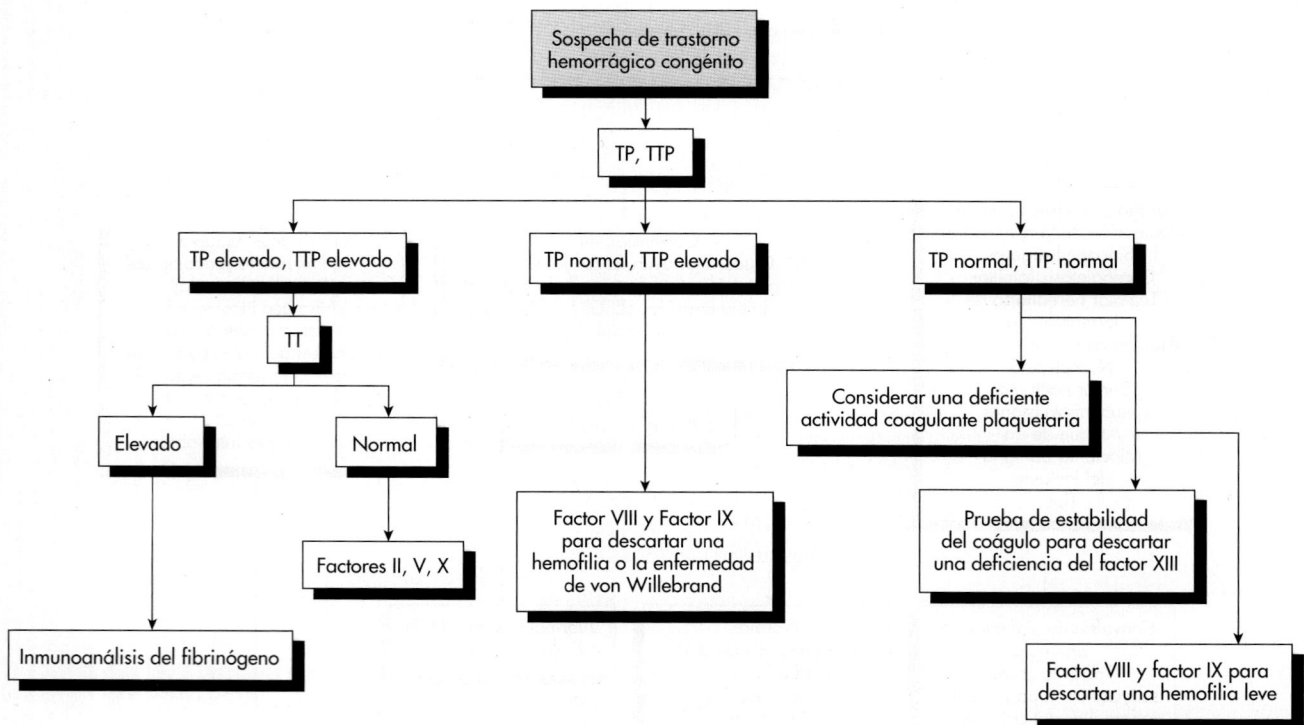

FIGURA 3-216 Trastorno hemorrágico congénito. *TP*, Tiempo de protrombina; *TT*, tiempo de trombina; *TTP*, tiempo de tromboplastina parcial.

TRASTORNO HEMORRÁGICO CONGÉNITO *(cont.)*

CIE-9MC 286.9

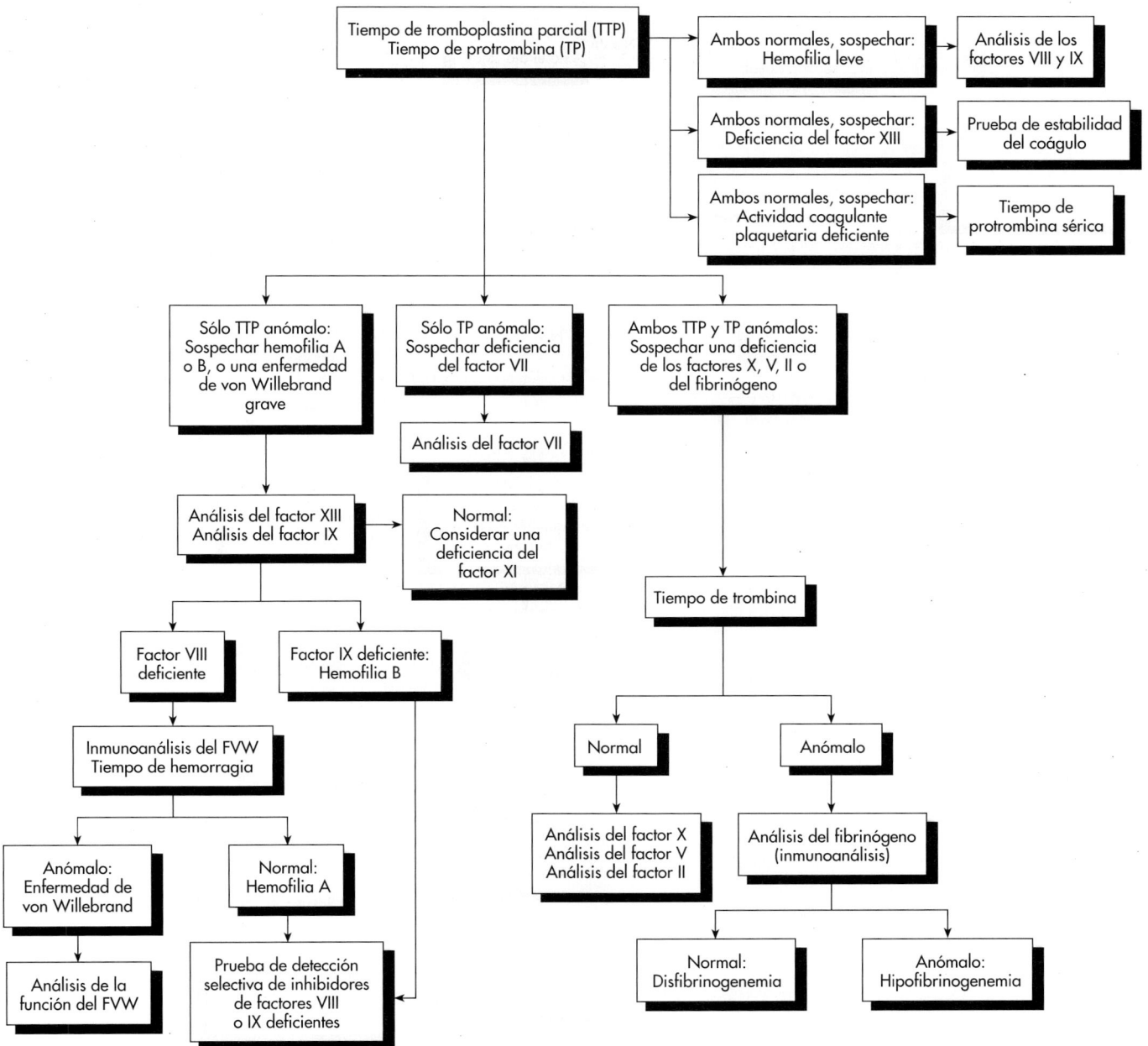

FIGURA 3-217   *(cont.)* **Evaluación de laboratorio de un paciente con un trastorno hemorrágico cuya historia y exploración física sugieren una coagulopatía congénita.** *FVW*, Factor de von Willebrand. (De Stein JH [ed.]: *Internal medicine*, 5.ª ed., St. Louis, 1998, Mosby.)

TRASTORNOS CORNEALES

CIE-9MC 918.1 Abrasión corneal
743.9 Anomalías corneales sin especificar

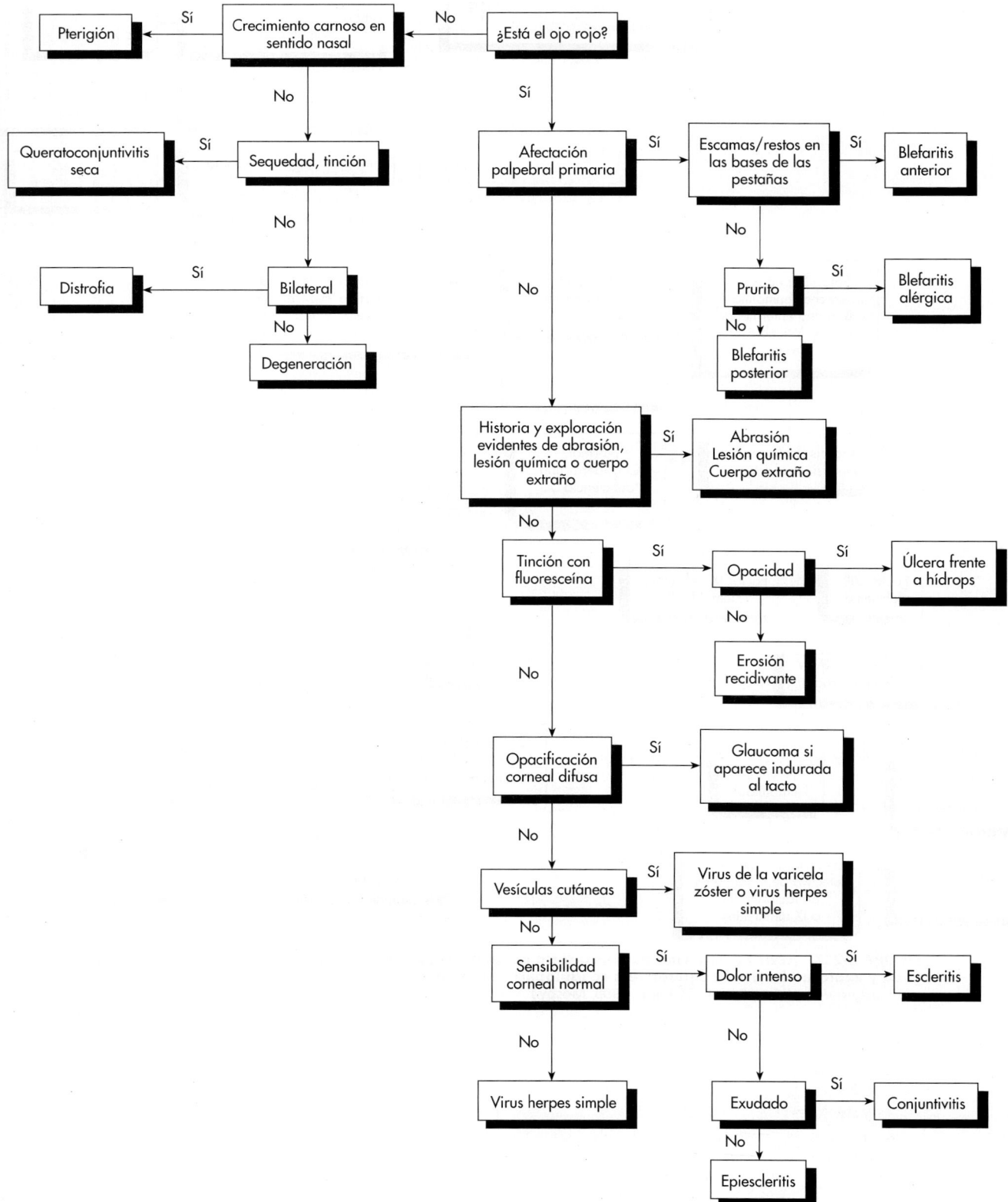

FIGURA 3-218   Enfoque del paciente con trastornos corneales. (De Noble J [ed.]: *Primary care medicine,* 3.ª ed., St. Louis, 2001, Mosby.)

TRASTORNOS DEL SUEÑO

CIE-9MC 780.50 Trastorno del sueño de causa no especificada

A

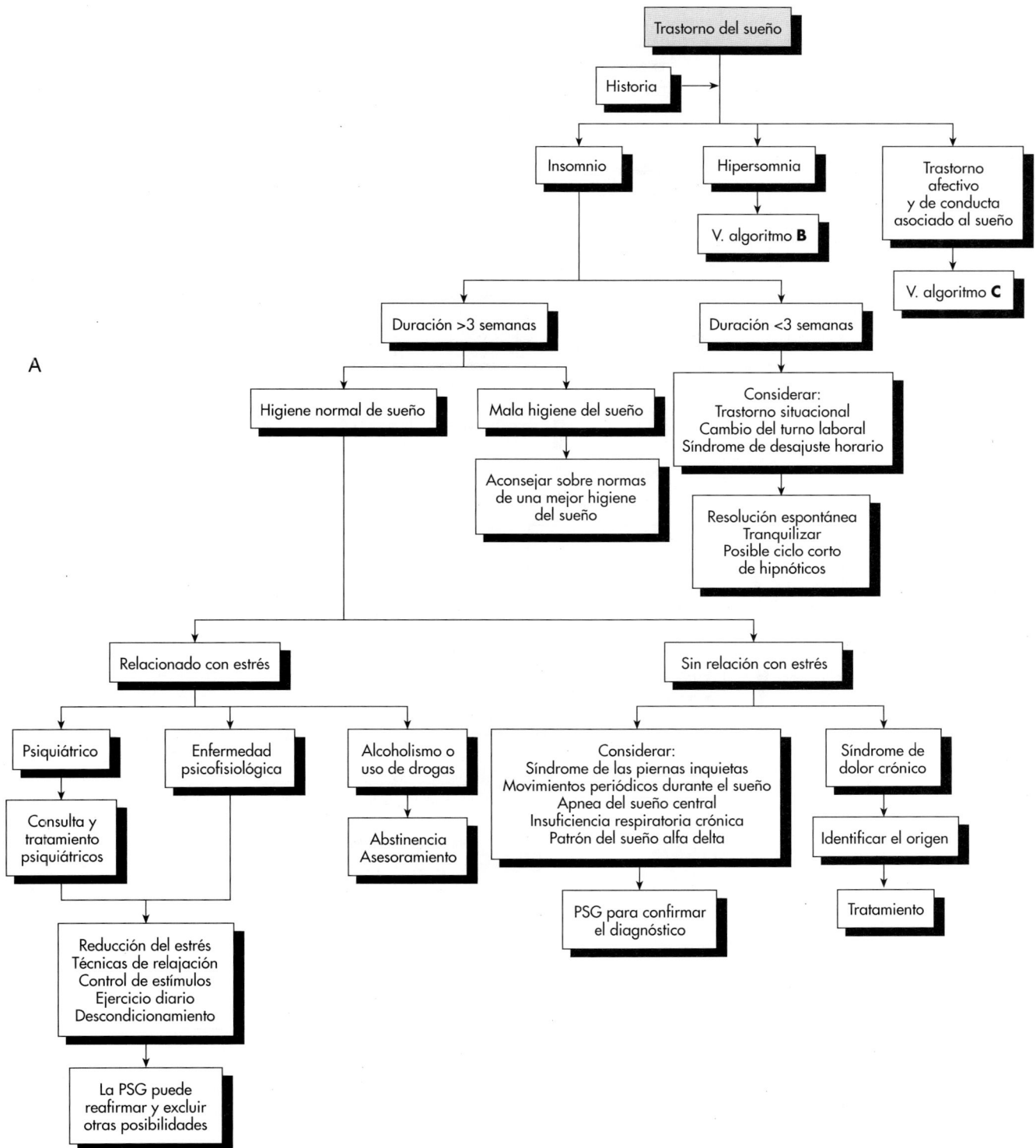

FIGURA 3-219   A, Paciente con trastornos del sueño. *PLSM,* Pruebas de latencia del sueño múltiple; *PSG,* polisomnografía. (De Greene HL, Johnson WP, Lemcke D [eds.]: *Decision making in medicine,* 2.ª ed., St. Louis, 1998, Mosby.)

Continúa

TRASTORNOS DEL SUEÑO *(cont.)*

B

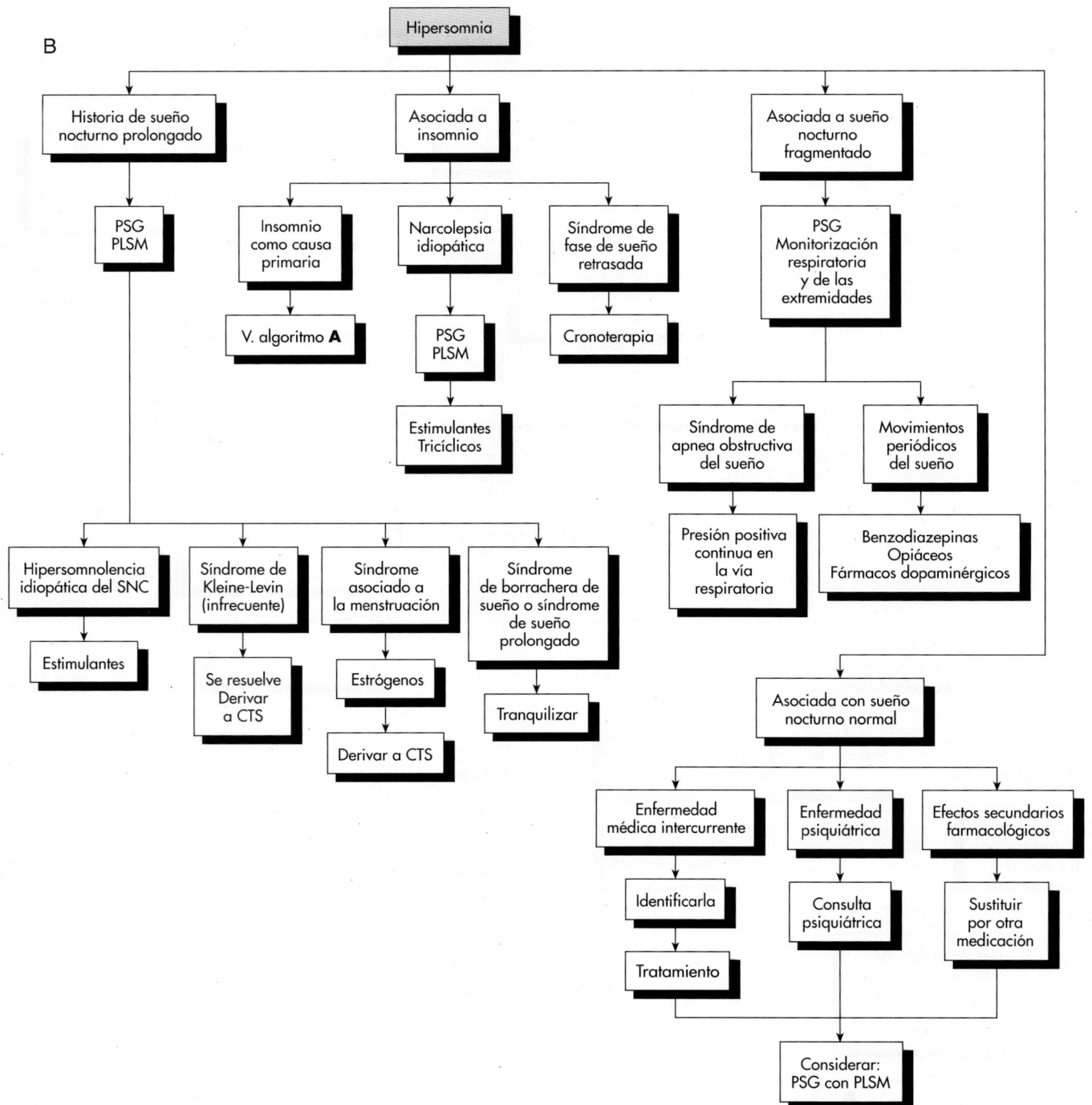

FIGURA 3-219 *(cont.)* B, **Hipersomnia.** *CTS*, Clínica de trastornos del sueño; *PLSM*, pruebas de latencia del sueño múltiple; *PSG*; polisomnografía; *SNC*, sistema nervioso central.

Continúa

TRASTORNOS DEL SUEÑO *(cont.)*

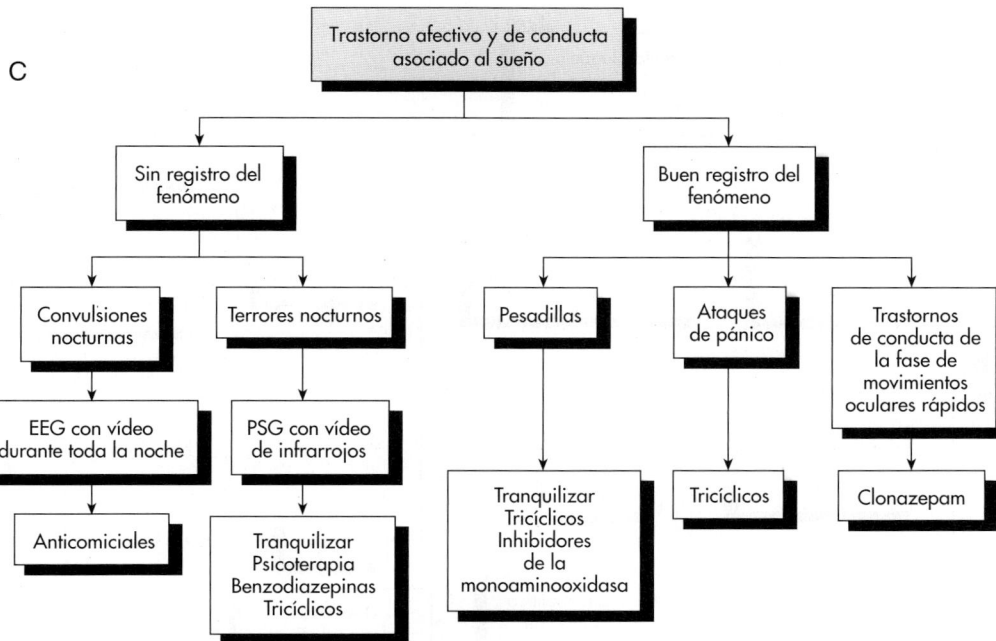

C

```
                    ┌─────────────────────────┐
                    │ Trastorno afectivo y de │
                    │   conducta asociado     │
                    │       al sueño          │
                    └────────────┬────────────┘
              ┌──────────────────┴──────────────────┐
    ┌─────────────────┐                    ┌─────────────────┐
    │ Sin registro del│                    │  Buen registro  │
    │     fenómeno    │                    │   del fenómeno  │
    └────────┬────────┘                    └────────┬────────┘
       ┌─────┴─────┐              ┌─────────────────┼─────────────────┐
┌──────────┐ ┌──────────┐  ┌──────────┐    ┌──────────┐       ┌──────────┐
│Convulsiones│ │ Terrores │  │Pesadillas│    │ Ataques  │       │Trastornos│
│ nocturnas │ │nocturnos │  │          │    │ de pánico│       │de conducta│
└────┬─────┘ └────┬─────┘  └────┬─────┘    └────┬─────┘       │de la fase│
     │            │             │               │            │   de     │
┌──────────┐ ┌──────────┐       │               │            │movimientos│
│EEG con   │ │PSG con   │       │               │            │ oculares │
│vídeo     │ │vídeo     │       │               │            │ rápidos  │
│durante   │ │de        │       │               │            └────┬─────┘
│toda la   │ │infrarrojos│      │               │                 │
│noche     │ │          │  ┌──────────┐    ┌──────────┐       ┌──────────┐
└────┬─────┘ └────┬─────┘  │Tranquilizar│  │Tricíclicos│      │Clonazepam│
     │            │        │Tricíclicos │  └──────────┘       └──────────┘
┌──────────┐ ┌──────────┐  │Inhibidores │
│Anticomiciales│ │Tranquilizar│ │de la    │
└──────────┘ │Psicoterapia│ │monoamino- │
             │Benzodiace- │ │oxidasa    │
             │pinas       │ └──────────┘
             │Tricíclicos │
             └──────────┘
```

FIGURA 3-219, *(cont.)* C, **Trastornos afectivos y de conducta asociados al sueño.** *EEG,* Electroencefalograma; *PSG,* polisomnografía.

TROMBOCITOPENIA

CIE-9MC 287.3 Congénita o primaria
287.4 Secundaria
287.5 Trombocitopenia sin especificar

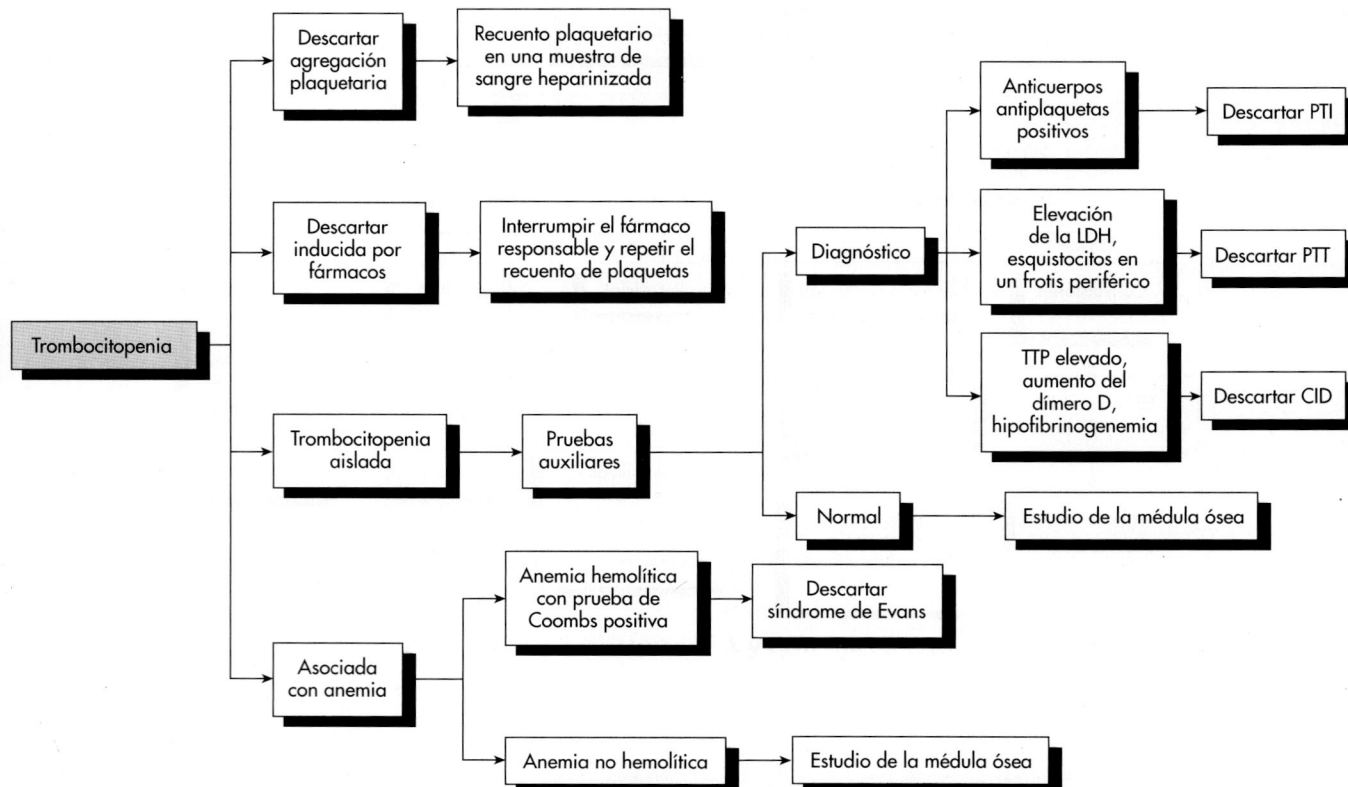

FIGURA 3-220 Evaluación de la trombocitopenia. *CID*, Coagulación intravascular diseminada; *LDH*, lactato deshidrogenasa; *TPP*, tiempo de tromboplastina parcial; *PTI*, púrpura trombocitopénica idiopática; *PTT*, púrpura trombocitopénica trombótica. (De Ferri FF: *Ferri's best test: a practical guide to clinical laboratory medicine and diagnostic imaging*, Filadelfia, 2004, Elsevier Mosby.)

CUADRO 3-15 **Trombocitopenia**

Diagnóstico por imagen	**Pruebas de laboratorio**
Prueba de elección	*Pruebas de elección*
Ninguna	Estudio de la médula ósea
Pruebas auxiliares	*Pruebas auxiliares*
TC abdominal si existe esplenomegalia	HC, TP, TTP
	LDH
	VIH, ANA
	Anticuerpos antiplaquetas
	Dímero D
	Pruebas de Coombs

De Ferri FF: *Ferri's best test: a practical guide to clinical laboratory medicine and diagnostic imaging*, Filadelfia, 2004, Elsevier Mosby.

ANA, Anticuerpos antinucleares; *HC,* hemograma completo; *LDH,* láctico deshidrogenasa; *TC,* tomografía computarizada; *TP,* tiempo de protrombina; *TTP,* tiempo de tromboplastina parcial; *VIH,* virus de la inmunodeficiencia humana.

TROMBOCITOSIS

CIE-9MC 289.9

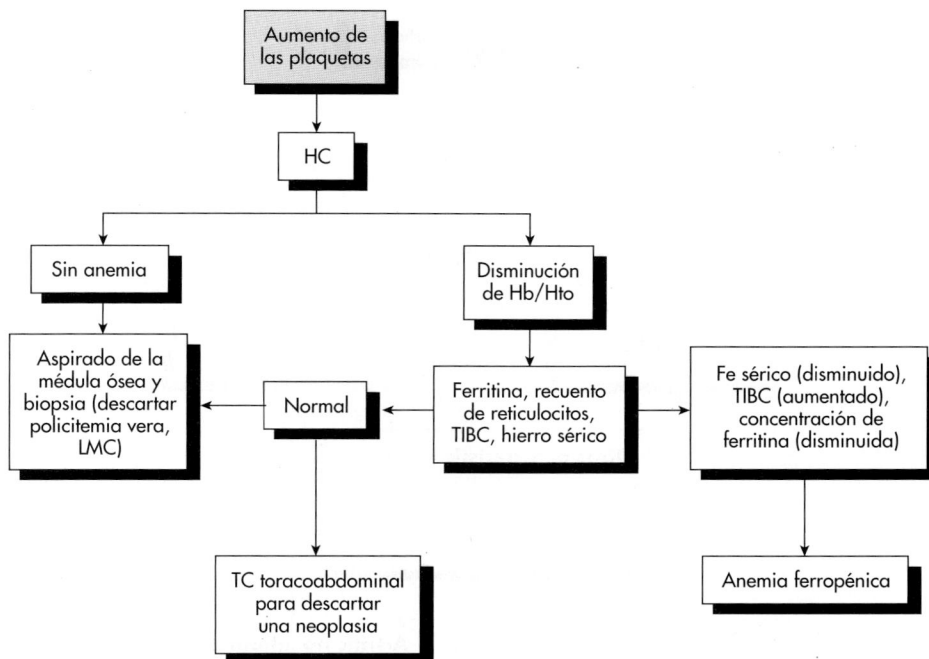

FIGURA 3-221 Diagnóstico de la trombocitosis. *Fe*, Hierro; *Hb/Hto*, hemoglogina/hematocrito; *LMC*, leucemia mieloide crónica; *TC*, tomografía computarizada; *TIBC*, capacidad total de fijación de hierro. (De Ferri FF: *Ferri's best test: a practical guide to clinical laboratory medicine and diagnostic imaging*, Filadelfia, 2004, Elsevier Mosby.)

CUADRO 3-16 **Trombocitosis**

Pruebas de imagen	Pruebas de laboratorio
Prueba de elección	*Pruebas de elección*
Ninguna	Estudio de la médula ósea
Pruebas auxiliares	*Pruebas auxiliares*
TC toracoabdominal	HC
	Recuento de reticulocitos
	Sangre oculta en heces ×3
	Ferritina sérica, TIBC, hierro

De Ferri FF: *Ferri's best test: a practical guide to clinical laboratory medicine and diagnostic imaging*, Filadelfia, 2004, Elsevier Mosby.
HC, Hemograma completo; *TC*, tomografía computarizada; *TIBC*, capacidad total de fijación de hierro.

TUMEFACCIÓN ARTICULAR

CIE-9MC 719.00

```
                    ┌─────────────────────────────┐
                    │ Dolor y tumefacción articular │
                    └─────────────────────────────┘
                                 │
                    ┌─────────────────────────────┐
                    │ Estudios del líquido sinovial │
                    │       Recuento celular        │
                    │          Cristales            │
                    │        Tinción de Gram        │
                    │           Cultivo             │
                    └─────────────────────────────┘
```

Inflamatorio
Leucocitos >2.000/mm^3

No inflamatorio
Leucocitos <2.000/mm^3

Otras características clínicas
Historia
Signos físicos
Pruebas de laboratorio
Estudios de imagen

Artritis inflamatoria
Diagnóstico diferencial:
Artritis séptica
Artritis reumatoide
Lupus eritematoso sistémico
Espondiloartropatías
seronegativas
Artritis microcristalina
Artritis de Lyme

Artritis no inflamatoria
Diagnóstico diferencial:
Artrosis
Desgarros de menisco o
ligamentosos
Necrosis avascular

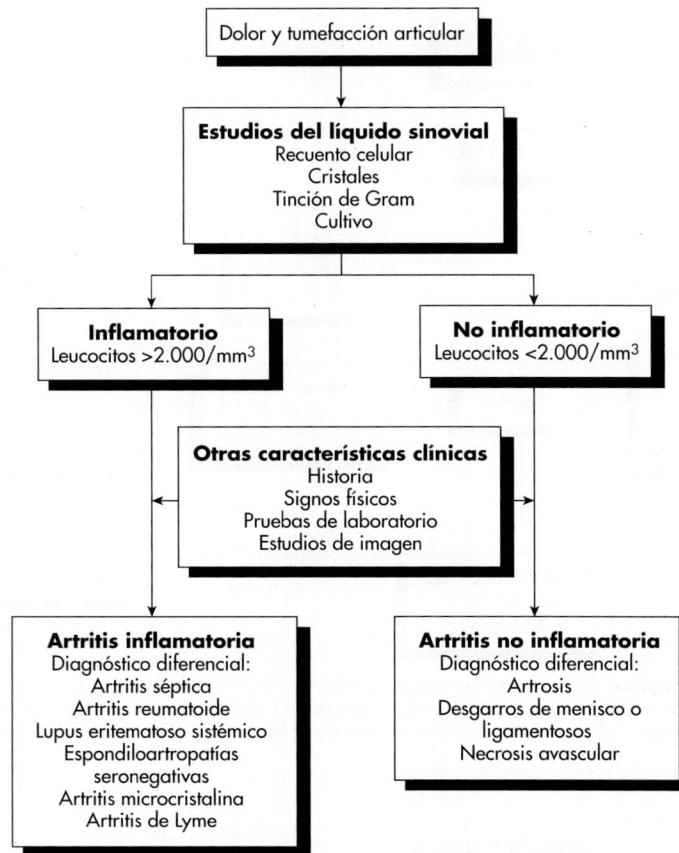

FIGURA 3-222 Enfoque diagnóstico de la tumefacción articular. (De Goldman L, Ausiello D [eds.]: *Cecil textbook of medicine,* 22.ª ed., Filadelfia, 2004, WB Saunders.)

TUMOR HIPOFISARIO

CIE-9MC 253   Adenoma hipofisario
253.0 Acromegalia
253.1 Prolactinoma

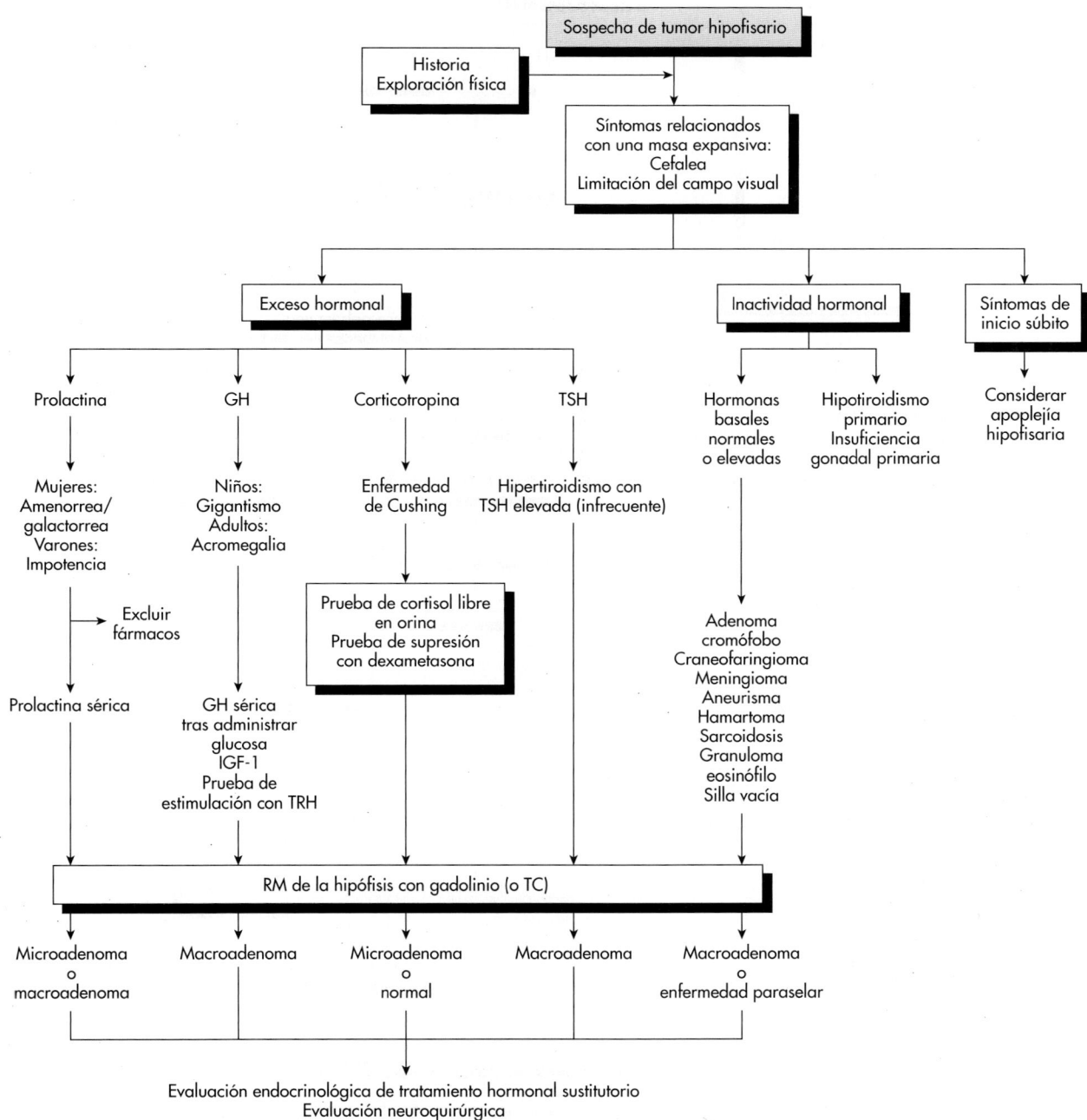

Sospecha de tumor hipofisario

Historia
Exploración física

Síntomas relacionados
con una masa expansiva:
Cefalea
Limitación del campo visual

Exceso hormonal

Inactividad hormonal

Síntomas de
inicio súbito

Prolactina

GH

Corticotropina

TSH

Hormonas
basales
normales
o elevadas

Hipotiroidismo
primario
Insuficiencia
gonadal primaria

Considerar
apoplejía
hipofisaria

Mujeres:
Amenorrea/
galactorrea
Varones:
Impotencia

Niños:
Gigantismo
Adultos:
Acromegalia

Enfermedad
de Cushing

Hipertiroidismo con
TSH elevada (infrecuente)

Excluir
fármacos

Prueba de cortisol libre
en orina
Prueba de supresión
con dexametasona

Adenoma
cromófobo
Craneofaringioma
Meningioma
Aneurisma
Hamartoma
Sarcoidosis
Granuloma
eosinófilo
Silla vacía

Prolactina sérica

GH sérica
tras administrar
glucosa
IGF-1
Prueba de
estimulación con TRH

RM de la hipófisis con gadolinio (o TC)

Microadenoma
o
macroadenoma

Macroadenoma

Microadenoma
o
normal

Macroadenoma

Macroadenoma
o
enfermedad paraselar

Evaluación endocrinológica de tratamiento hormonal sustitutorio
Evaluación neuroquirúrgica

FIGURA 3-223   Evaluación de la sospecha de un tumor hipofisario. *GH*, Hormona del crecimiento; *IFG-I*, factor de crecimiento similar a la insulina-1; *RM*, resonancia magnética; *TC*, tomografía computarizada; *TRH*, factor liberador de tirotropina; *TSH*, tirotropina. (De Greene HL, Johnson WP, Lemcke D: *Decision making in medicine*, 2.ª ed., St. Louis, 1998, Mosby.)

SECCIÓN III

TUMORES CARCINOIDES

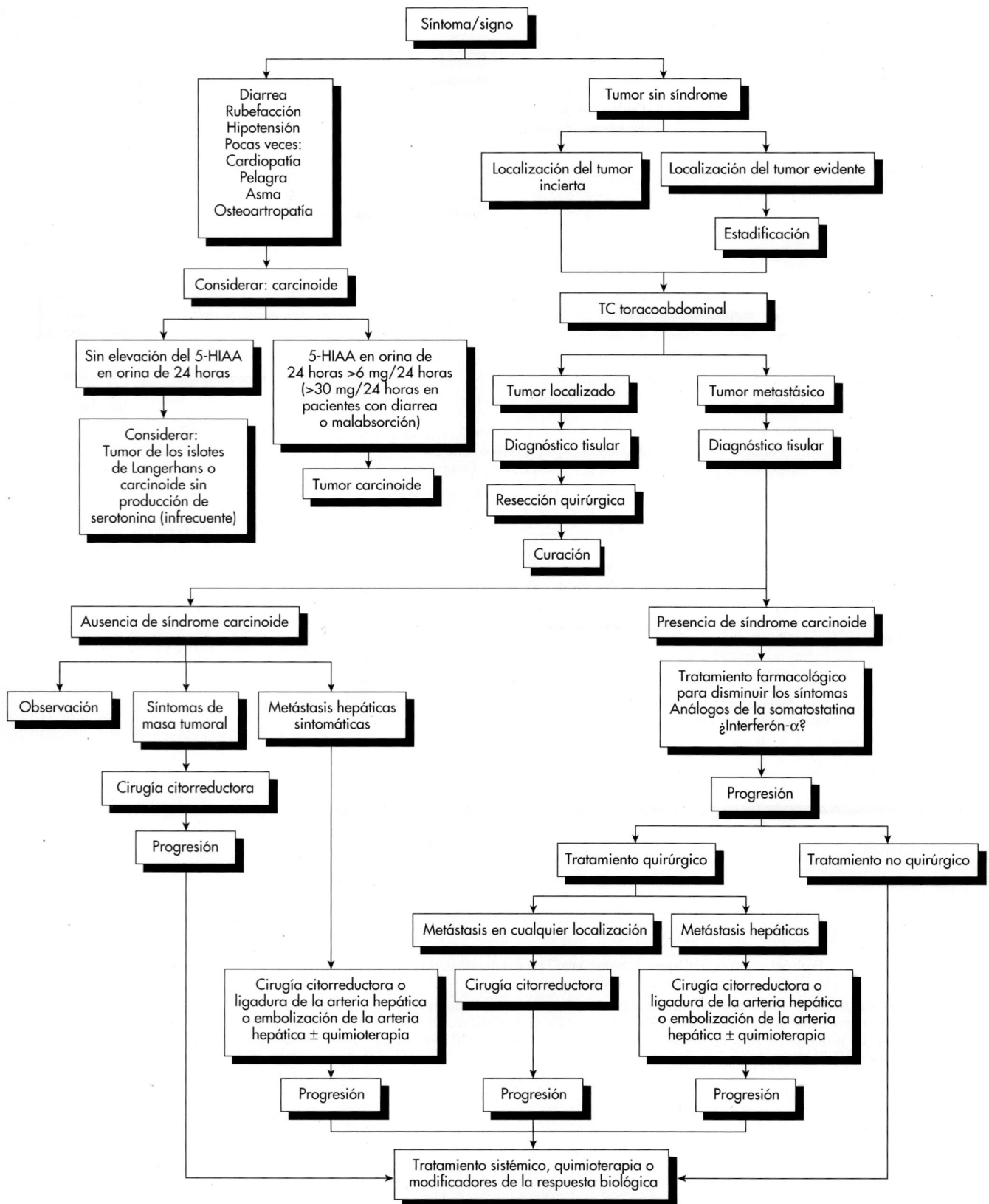

FIGURA 3-224   Diagnóstico y tratamiento de los tumores carcinoides. *5-HIAA*, Ácido 5-hidroxiindolacético. (De Abeloff MD: *Clinical oncology*, 2.ª ed., Nueva York, 2000, Churchill Livingstone.)

TUMORES DE LOS ISLOTES DE LANGERHANS

CIE-9MC 211.7

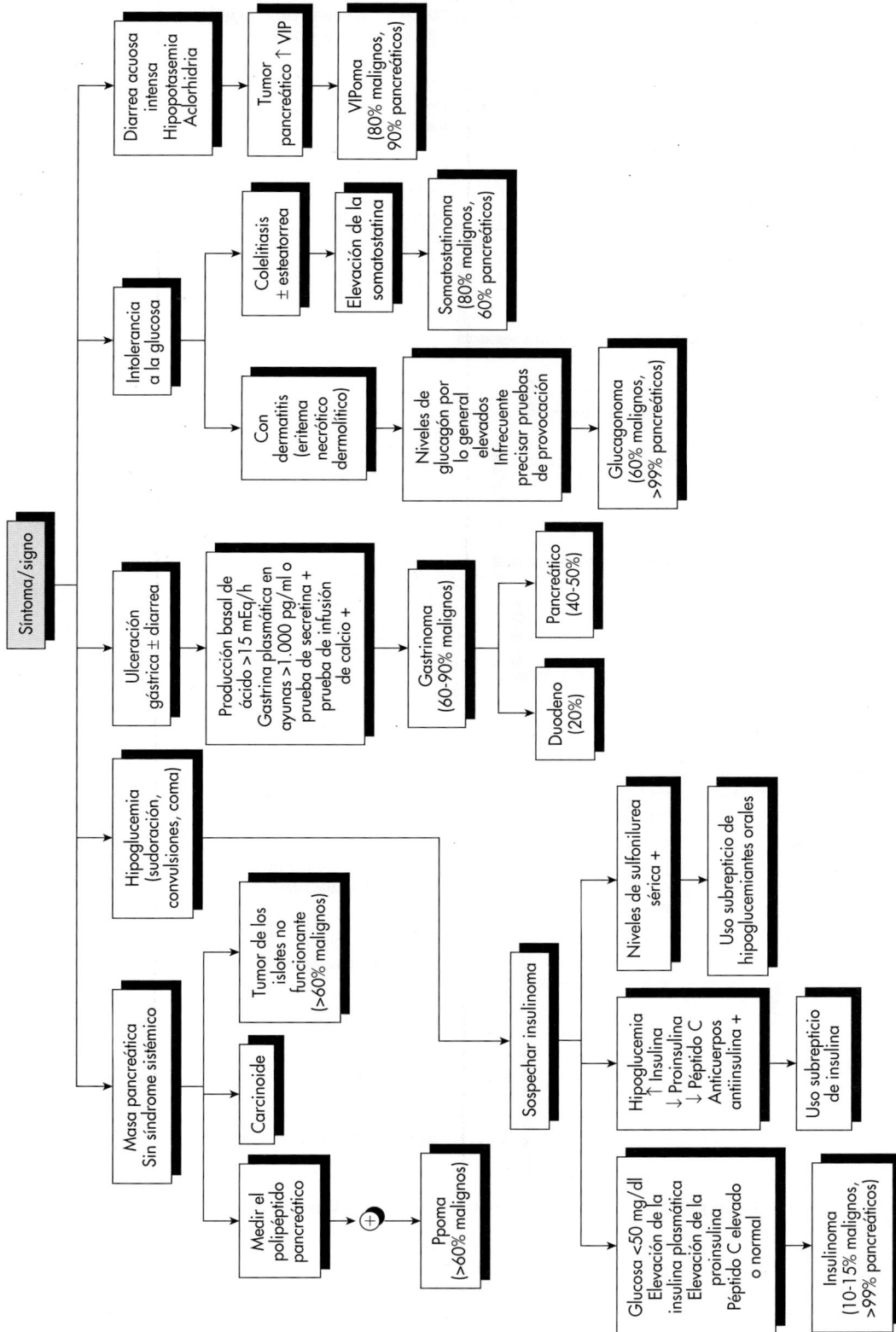

FIGURA 3-225 Diagnóstico de los tumores pancreáticos de los islotes de Langerhans. *Ppoma,* Tumor pancreático secretor de polipéptido pancreático; *VIP,* péptido intestinal vasoactivo; *VIPoma,* tumor pancreático secretor de VIP. (De Abeloff MD: *Clinical oncology,* 2.ª ed., Nueva York, 2000, Churchill Livingston.)

SECCIÓN III

ÚLCERA DE LAS PIERNAS

CIE-9MC 440.23 **Úlcera arteriosclerótica de la extremidad inferior**
707.1 **Úlcera crónica de la extremidad inferior**
707.1 **Úlcera neurógena de la extremidad inferior**
707.9 **Úlcera crónica de localización no especificada**
707.0 **Úlcera por decúbito**

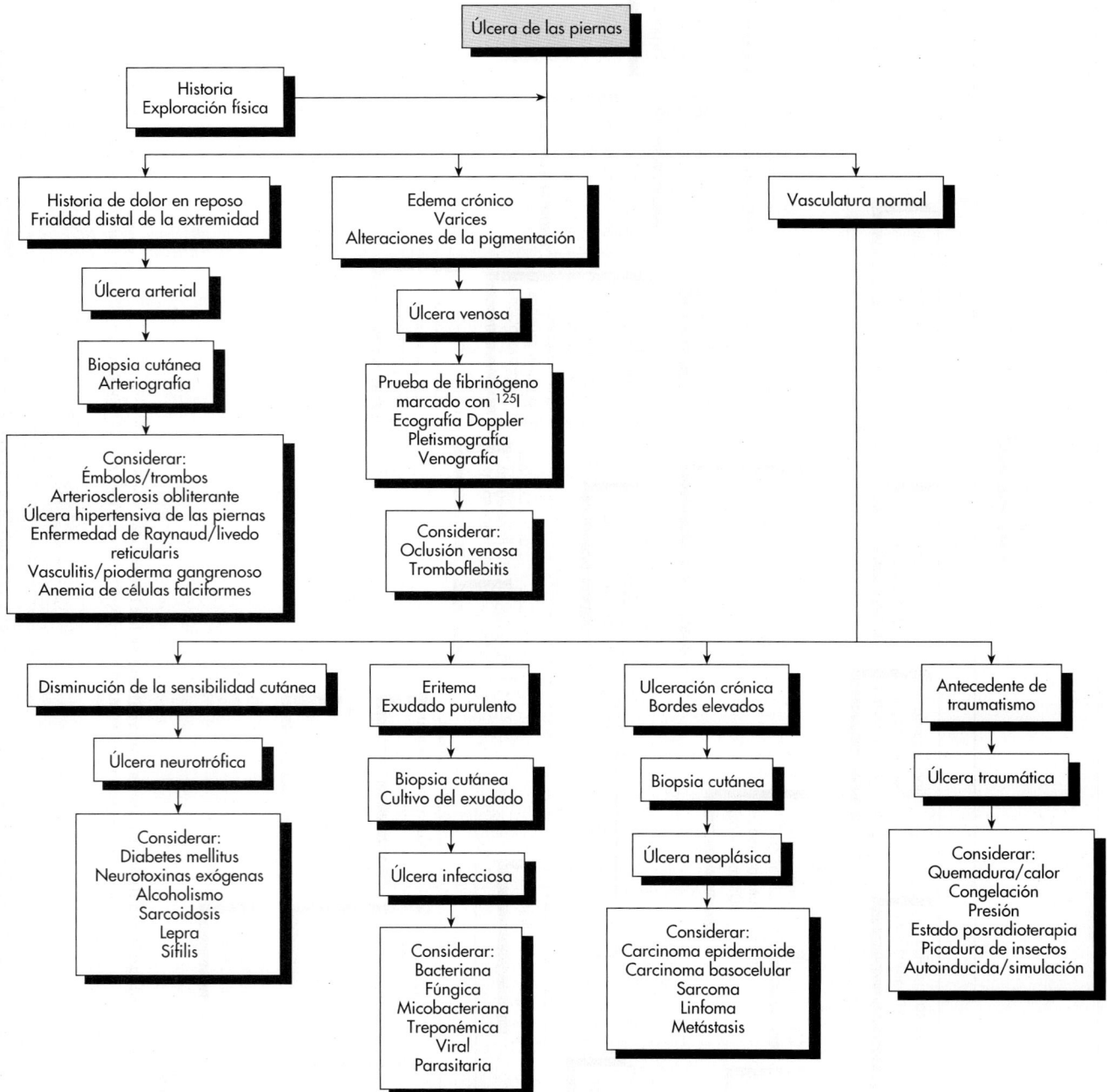

Úlcera de las piernas

Historia
Exploración física

Historia de dolor en reposo
Frialdad distal de la extremidad

Úlcera arterial

Biopsia cutánea
Arteriografía

Considerar:
Émbolos/trombos
Arteriosclerosis obliterante
Úlcera hipertensiva de las piernas
Enfermedad de Raynaud/livedo
reticularis
Vasculitis/pioderma gangrenoso
Anemia de células falciformes

Edema crónico
Varices
Alteraciones de la pigmentación

Úlcera venosa

Prueba de fibrinógeno
marcado con ^{125}I
Ecografía Doppler
Pletismografía
Venografía

Considerar:
Oclusión venosa
Tromboflebitis

Vasculatura normal

Disminución de la sensibilidad cutánea

Úlcera neurotrófica

Considerar:
Diabetes mellitus
Neurotoxinas exógenas
Alcoholismo
Sarcoidosis
Lepra
Sífilis

Eritema
Exudado purulento

Biopsia cutánea
Cultivo del exudado

Úlcera infecciosa

Considerar:
Bacteriana
Fúngica
Micobacteriana
Treponémica
Viral
Parasitaria

Ulceración crónica
Bordes elevados

Biopsia cutánea

Úlcera neoplásica

Considerar:
Carcinoma epidermoide
Carcinoma basocelular
Sarcoma
Linfoma
Metástasis

Antecedente de
traumatismo

Úlcera traumática

Considerar:
Quemadura/calor
Congelación
Presión
Estado posradioterapia
Picadura de insectos
Autoinducida/simulación

FIGURA 3-226   Úlcera de las piernas. (De Greene HL, Johnson WP, Lemcke D [eds.]: *Decision making in medicine*, 2.ª ed., St. Louis, 1998, Mosby.)

CIE-9MC: 708.8 Otras urticarias no especificadas

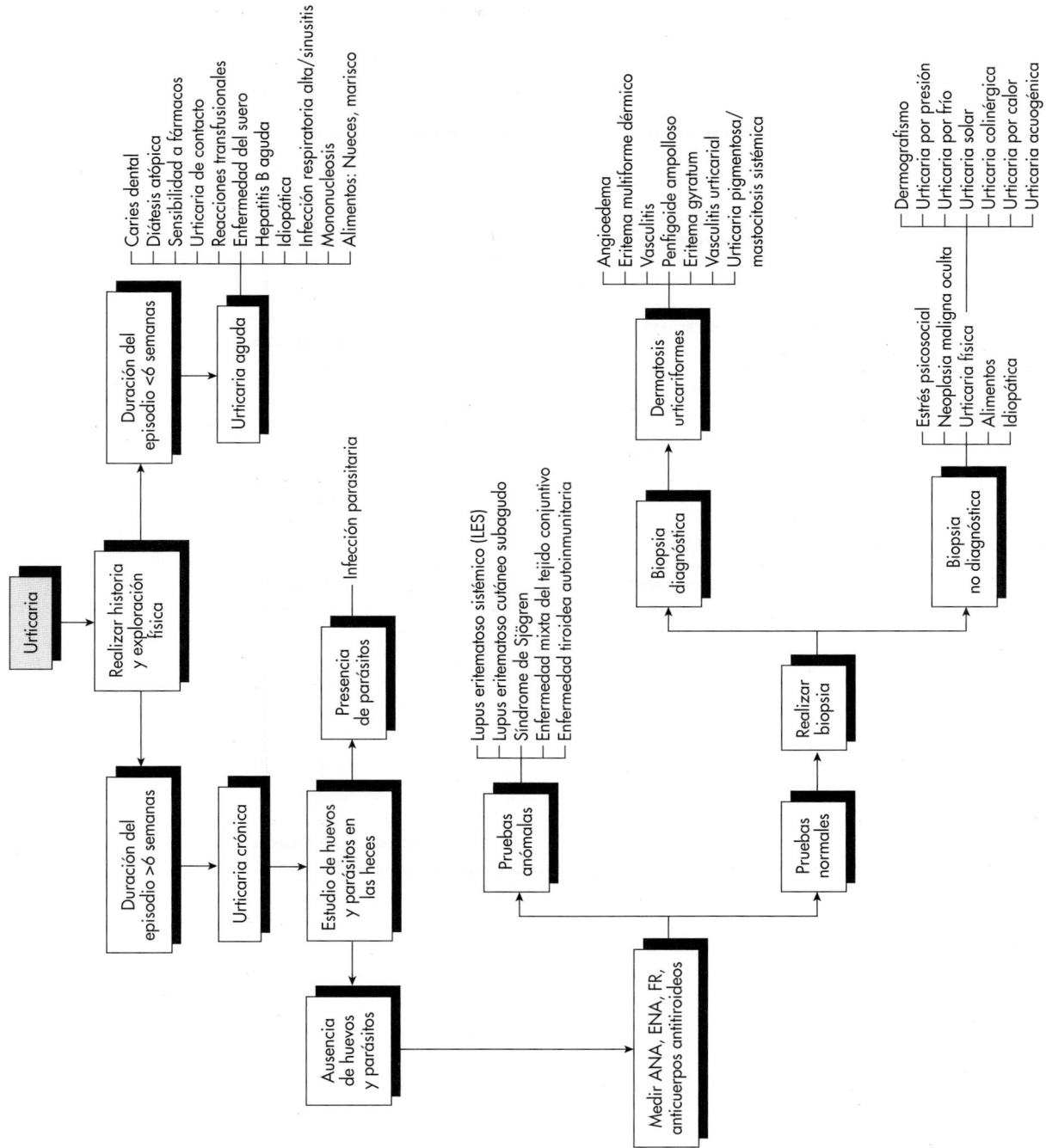

FIGURA 3-227 Evaluación de la urticaria. *ANA,* Anticuerpos antinucleares; *ENA,* antígeno nuclear extraíble; *FR,* factor reumatoide. (De Healy PM, Jacobson EJ: *Common medical diagnoses,* 3.ª ed., Filadelfia, 2000, WB Saunders.)

VARICES HEMORRÁGICAS

```
                    ┌─────────────────────────────┐
                    │  Hemorragia digestiva alta  │
                    └─────────────────────────────┘
                                  │
                    ┌──────────────────────────────────────┐
                    │ Estabilización hemodinámica del paciente │
                    └──────────────────────────────────────┘
                                  │
          ┌──────────────────────────────────────────────────┐
          │ Detener la hemorragia activa con tratamiento      │
          │ farmacológico (vasopresina u octreotida)          │
          │ Realizar una endoscopia alta                      │
          └──────────────────────────────────────────────────┘
```

Rama izquierda:

- La hemorragia se detiene
  - Evitar una hemorragia recidivante
    - β-bloqueantes junto con escleroterapia/ligadura elástica endoscópicas
      - Eficaz
      - Ineficaz
        - Derivación portosistémica intrahepática transyugular (TIPS)
          - Eficaz
          - Ineficaz
            - Derivación quirúrgica o trasplante hepático

Rama derecha:

- La hemorragia continúa
  - Escleroterapia o ligadura elástica urgente de las varices
    - Eficaz → Evitar una hemorragia recidivante
  - La hemorragia continúa
    - Taponamiento con balón
      - Eficaz
      - La hemorragia continúa
        - TIPS o derivación portosistémica quirúrgica
          - La hemorragia continúa
            - Derivación quirúrgica o trasplante hepático

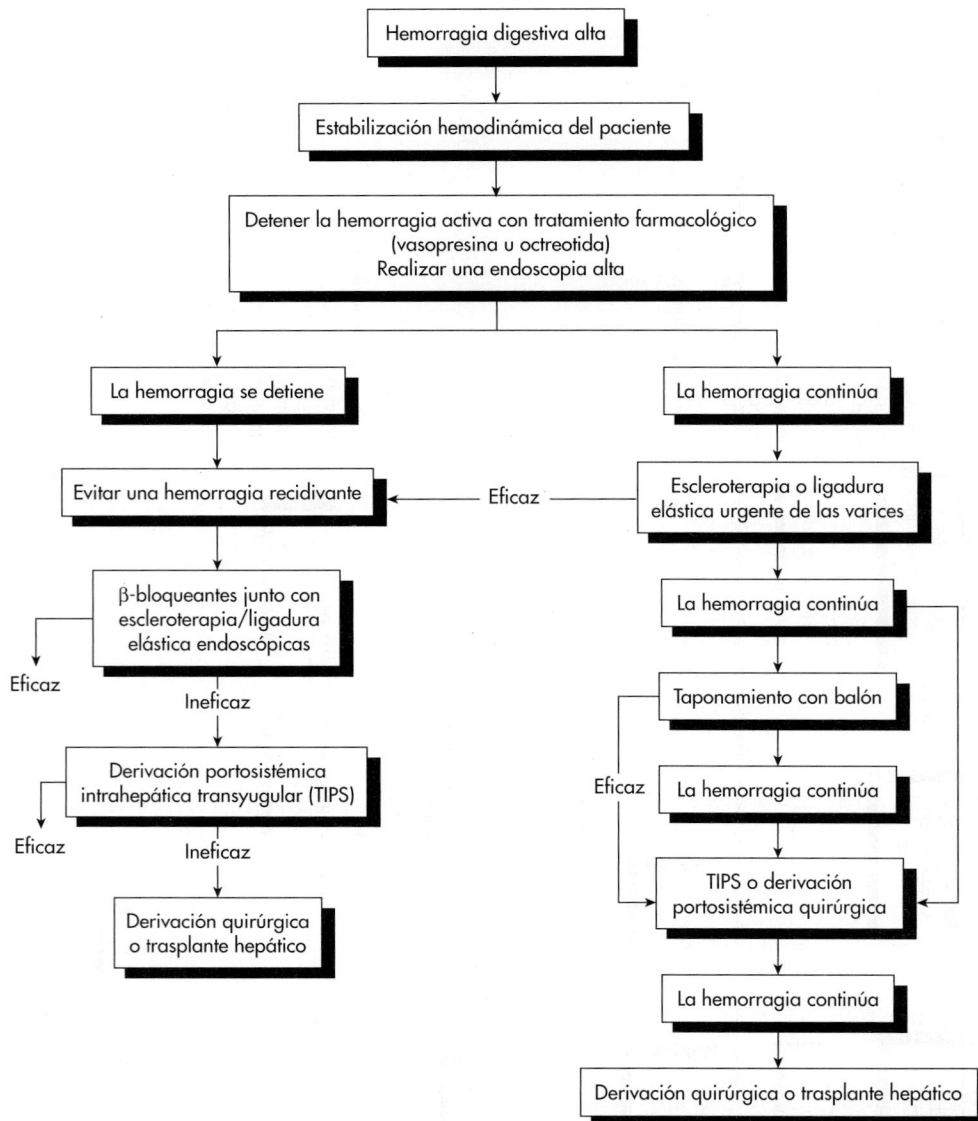

FIGURA 3-228 **Algoritmo terapéutico para las varices hemorrágicas.** (De Goldman L, Ausiello D [eds.]: *Cecil textbook of medicine,* 22.ª ed., Filadelfia, 2004, WB Saunders.)

VÉRTIGO

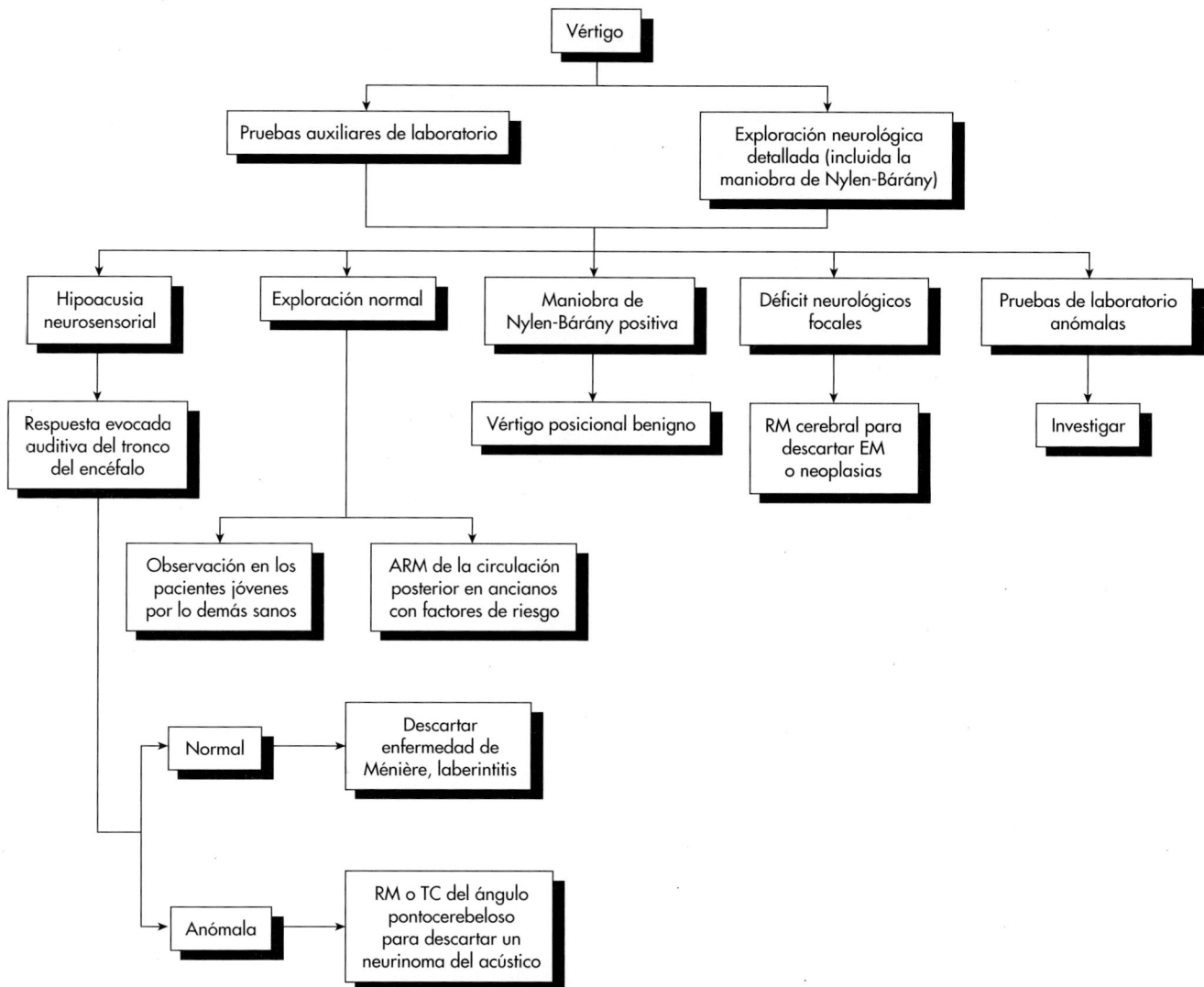

FIGURA 3-229 Evaluación del vértigo. *ARM*, Angiorresonancia magnética; *EM*, esclerosis múltiple; *RM*, resonancia magnética; *TC*, tomografía computarizada. (De Ferri FF: *Ferri's best test: a practical guide to clinical laboratory medicine and diagnostic imaging*, Filadelfia, 2004, Elsevier Mosby.)

CUADRO 3-17 Vértigo

Diagnóstico por imagen
Prueba de elección
RM cerebral
Pruebas auxiliares
ARM de la circulación posterior
TC del ángulo pontocerebeloso si la RM está contraindicada

Pruebas de laboratorio
Prueba de elección
Ninguna
Pruebas auxiliares
HC con fórmula leucocitaria
Glucosa, creatinina, ALT y electrólitos séricos

De Ferri FF: *Ferri's best test: a practical guide to clinical laboratory medicine and diagnostic imaging*, Filadelfia, 2004, Elsevier Mosby.
ALT, Alanina aminotransferasa; *ARM*, angiorresonancia magnética; *HC*, hemograma completo; *RM*, resonancia magnética; *TC*, tomografía computarizada.

Pruebas de laboratorio e interpretación de los resultados

Esta sección contiene más de 200 pruebas de laboratorio que se realizan habitualmente. Por lo general, estas pruebas son abordadas con el siguiente formato:

1. Pruebas de laboratorio.
2. Rango normal en pacientes adultos.
3. Anomalías comunes, tales como una prueba positiva, valor aumentado o disminuido.
4. Causas de un resultado anormal.

El rango normal puede variar ligeramente, dependiendo del laboratorio. El lector debería ser consciente del «rango normal» del laboratorio concreto que realiza la prueba. Se han hecho todos los intentos para presentar los datos actuales de las pruebas de laboratorio, haciendo énfasis sobre las consideraciones prácticas.

ABSORCIÓN DE D-XILOSA

Rango normal: 21 a 31% excretada en 5 horas.
Disminuida en: Síndrome de malabsorción.

ACETONA (sérica o plasmática)

Normal: Negativa.
Elevada en: DKA, ayuno, ingesta de isopropanol.

ÁCIDO 5-HIDROXIINDOLACÉTICO URINARIO (5-HIAA)

Rango normal: 2-8 mg/24 horas.
Elevado en: Tumores carcinoides, tras la ingesta de ciertos alimentos (plátanos, ciruelas, tomates, aguacates, piña, berenjenas, nueces), fármacos (inhibidores de la monoamino oxidasa, fenacetina, metildopa, guayacolato de glicerol, paracetamol, salicilatos, fenotiazinas, imipramina, metocarbamol, reserpina, metanfetamina).

ÁCIDO ÚRICO (sérico)

Rango normal: 2-7 mg/dl.
Elevado en: Insuficiencia renal, gota, lisis celular excesiva (agentes quimioterápicos, radioterapia, leucemia, linfoma, anemia hemolítica), deficiencia enzimática hereditaria (hipoxantina-guanina-fosforribosil-transferasa), acidosis, trastornos mieloproliferativos, dieta alta en purinas o en proteínas, fármacos (diuréticos, dosis bajas de AAS, etambutol, ácido nicotínico), envenenamiento por plomo, hipotiroidismo, enfermedad de Addison, diabetes insípida nefrogénica, psoriasis activa, poliquistosis renal.
Disminuido en: Fármacos (alopurinol, dosis altas de AAS, probenecid, warfarina, corticoides), deficiencia de xantín-oxidasa, síndrome de secreción inadecuada de hormona antidiurética, déficits tubulares renales (síndrome de Fanconi), alcoholismo, hepatopatía, dieta deficiente en proteínas o en purinas, enfermedad de Wilson, hemocromatosis.

ÁCIDO VANILMANDÉLICO URINARIO (AVM)

Rango normal: <6,8 mg/24 horas.
Elevada en: Feocromocitoma, neuroblastoma, ganglioblastoma, fármacos (isoproterenol, metocarbamol, levodopa, sulfamidas, clorpromacina), estrés grave, tras la ingesta de plátanos, chocolate, vainilla, té, café.
Disminuida en: Fármacos (inhibidores de la monoamino oxidasa, reserpina, guanetidina, metildopa).

ACLARAMIENTO DE CREATININA

Rango normal: 75-124 ml/min. El cuadro 4-1 describe una fórmula para el cálculo del aclaramiento de creatinina. La fórmula de Cockcroft-Gault para calcular el aclaramiento de creatinina se describe en el cuadro 4-2.
Elevado en: Embarazo, ejercicio.
Disminuido en: Insuficiencia renal, fármacos (cimetidina, procainamida, antibióticos, quinidina).

CUADRO 4-1   Cálculo del aclaramiento de creatinina

$Ccr = U_{cr} \times V/P_{cr}$
En donde C_{cr} = aclaramiento de creatinina (ml/min)
  U_{cr} = creatinina en orina (mg/dl)
  V = volumen de orina (ml/min) (para un volumen de 24 h: dividir por 1.440)
  P_{cr} = creatinina plasmática (mg/dl)

Rango normal: 95 a 105 ml/min/1,75 m^2

CUADRO 4-2   Fórmula de Cockroft-Gault para calcular el aclaramiento de creatinina (C_{cr})

$$C_{cr} = \frac{(140 - \text{edad en años}) \times (\text{peso corporal magro en kg})}{P_{cr} \text{ en mg/dl} - 72}$$

Para mujeres multiplíquese el valor final por 0,85

ALANINA AMINOTRANSFERASA (ALT, SGPT)

Rango normal: 0-35 U/l.
Elevada en: Hepatopatía (hepatitis, cirrosis, síndrome de Reye), congestión hepática, mononucleosis infecciosa, infarto de miocardio, miocarditis, traumatismo muscular grave, dermatomiositis/polimiositis, distrofia muscular, fármacos (antibióticos, narcóticos, agentes antihipertensivos, heparina, labetalol, estatinas, AINEs, amiodarona, clorpromazina, fenitoína), procesos malignos, infarto renal y pulmonar, convulsiones, eclampsia, shock hepático.

ALBÚMINA (sérica)

Rango normal: 4-6 g/dl.
Elevada en: Deshidratación (aumento relativo).
Disminuida en: Hepatopatías, síndrome nefrótico, estado nutricional pobre, hidratación i.v. rápida, enteropatías pierde proteínas (enfermedad inflamatoria intestinal), quemaduras graves, neoplasias, enfermedades inflamatorias crónicas, embarazo, anticonceptivos orales, inmovilización prolongada, linfomas, hipervitaminosis A, glomerulonefritis crónica.

ALDOLASA (sérica)
Rango normal: 0-6 U/l.
Elevada en: Distrofias musculares, rabdomiolisis, dermatomiositis/polimiositis, triquinosis, hepatitis aguda y otras hepatopatías, infarto de miocardio, carcinoma prostático, pancreatitis hemorrágica, gangrena, delirium tremens, quemaduras.
Disminuida en: Pérdida de masa muscular, últimas fases de la distrofia muscular.

ALDOSTERONA (sérica)
Rango normal: En decúbito 50-150 ng/l.
Bipedestación: 150-300 ng/l.
(Niveles más elevados en neonatos, disminuye con el tiempo a los niveles de adultos).
Elevada en: Aldosteronismo primario, aldosteronismo secundario, aldosteronismo seudoprimario.
Disminuida en: Pacientes con hipertensión: diabetes mellitus, síndrome de Turner, intoxicación alcohólica aguda, exceso de secreción de desoxicorticosterona, corticosterona y 18-hidroxicorticosterona.
Pacientes sin hipertensión: Enfermedad de Addison, hipoaldosteronismo debido a una deficiencia de renina, deficiencia aislada de aldosterona.

ALFA-1-FETOPROTEÍNA (sérica), *véase* α-1 FETOPROTEÍNA

ALT (sérica); *véase* ALANINA AMINOTRANSFERASA

ALUMINIO (sérico)
Rango normal: 0-6 ng/ml.
Elevado en: Insuficiencia renal crónica en diálisis, nutrición parenteral, exposición industrial.

AMILASA (sérica)
Rango normal: 0-130 U/l.
Elevada en: Pancreatitis aguda, neoplasia pancreática, absceso, pseudoquiste, ascitis, macroamilasemia, úlcera péptica perforada, obstrucción intestinal, infarto intestinal, colecistitis aguda, apendicitis, ruptura de embarazo ectópico, inflamación de glándula salival, peritonitis, quemaduras, cetoacidosis diabética, insuficiencia renal, fármacos (morfina), carcinomatosis (de pulmón, esófago, ovario), ingesta aguda de etanol, sarampión, tumores de próstata, poscolangiopancreatografía endoscópica retrógrada, bulimia, anorexia nerviosa.
Disminuida en: Pancreatitis crónica avanzada, necrosis hepática, fibrosis quística.

AMILASA URINARIA
Rango normal: 35-260 U Somogyi/hora.
Elevada en: Pancreatitis, carcinoma de páncreas.

AMONIO (sérico)
Rango normal: 10-80 µg/dl.
Elevado en: Insuficiencia hepática, encefalopatía hepática, síndrome de Reye, derivación porto-cava, fármacos (diuréticos, polimixina B, meticilina).
Disminuido en: Fármacos (neomicina, lactulosa, tetraciclina), insuficiencia renal.

AMPc URINARIO
Elevado en: Hipercalciuria, hipercalcemia hipocalciurica familiar, hiperparatiroidismo primario, seudohipoparatiroidismo, raquitismo.
Disminuido en: Intoxicación por vitamina D, sarcoidosis.

AMPLITUD DE DISTRIBUCIÓN ERITROCITARIA
Mide la variabilidad del tamaño de las células rojas (anisocitosis).
Rango normal: 11,5-14,5.
RDW normal y:
VOLUMEN CORPUSCULAR MEDIO (VCM) AUMENTADO: Anemia aplásica, preleucemia.
VCM NORMAL: Normal, anemia de enfermedades crónicas, pérdida de sangre aguda o hemólisis, leucemia linfocítica crónica (LLC), leucemia mielocítica crónica, enzimopatía no anémica o hemoglobinopatía.
VCM DISMINUIDO: Anemia de enfermedades crónicas, talasemia heterocigótica.
RDW elevado y:
VCM ELEVADO: Deficiencia de vitamina B12, deficiencia de fólico, anemia hemolítica inmune, aglutininas frías, LLC con recuentos elevados, hepatopatía.
VCM NORMAL: Ferropenia incipiente, deficiencia incipiente de vitamina B12, deficiencia incipiente de fólico, hemoglobinopatía anémica.
VCM DISMINUIDO: Deficiencia de hierro, fragmentación de células rojas sanguíneas, enfermedad por HbH, talasemia intermedia.

ANA; *véase* ANTICUERPOS ANTINUCLEARES

ANÁLISIS DE BRCA

Descripción del análisis.

Análisis exhaustivo del BRCA:

BRCA1: Determinación de la secuencia completa tanto en dirección directa como inversa de 5.500 pares de bases aproximadamente, que comprenden 22 exones codificadores y un exón no codificador (exón 4) y aproximadamente 800 pares de bases adyacentes en la secuencia de intervención no codificadora (intrón). El exón 1, que es no codificador, no se analiza. El gen *BRCA1* de tipo natural codifica una proteína que contiene 1.863 aminoácidos.

BRCA2: Determinación de la secuencia completa tanto en dirección directa como inversa de 10.200 pares de bases aproximadamente que comprenden 26 exones codificadores y aproximadamente 900 pares de bases adyacentes en la secuencia de intervención no codificadora (intrón). El exón 1, que no es codificador, no se analiza. El gen *BRCA2* de tipo natural codifica una proteína que contiene 3.418 aminoácidos.

Las regiones intrónicas no codificadoras del *BRCA1* y *BRCA2* que son analizadas no se extienden más de 20 pares de bases proximales al extremo 5' y 10 pares de bases distales al extremo 3' de cada exón.

ANÁLISIS DEL BRCA EN UN ÚNICO LUGAR: Análisis de la secuencia de ADN para una mutación especificada en el *BRCA1* y/o *BRCA2*.

ANÁLISIS DEL BRCA EN MÚLTIPLES LUGARES: Análisis de la secuencia de ADN de porciones específicas del exón 2 del *BRCA1,* exón 20 del *BRCA1* y exón 11 del *BRCA2* designadas para detectar sólo mutaciones 187delAG y 538insC en *BRCA1* y 6174delT en *BRCA2*.

Criterios de interpretación.

«POSITIVA PARA UNA MUTACIÓN DELETÉREA»: Incluye a todas las mutaciones (sin sentido, inserciones, delecciones) que terminan de forma prematura («truncan») la proteína producto del *BRCA1* al menos 10 aminoácidos desde el extremo C, o la proteína producto del *BRCA2* al menos 110 aminoácidos desde el extremo C (basado en la documentación de mutaciones deletéreas del *BRCA1* y *BRCA2*).

Además, las mutaciones específicas sin sentido y las mutaciones de la secuencia de intervención no codificadora (IVS) son reconocidas como deletéreas sobre la base de los datos derivados por análisis de ligamiento de familias de riesgo elevado, ensayos funcionales, evidencia bioquímica y/o demostración de un procesamiento de transcripción anómalo del ARNm.

«VARIANTE GENÉTICA, SOSPECHOSA DE DELETÉREA»: Incluye las variantes genéticas para las que la evidencia disponible indica una probabilidad, aunque no una prueba, de que la mutación sea deletérea. La evidencia específica que apoye tal interpretación se resumirá en cada uno de estos informes para las variantes individuales.

«VARIANTE GENÉTICA, A FAVOR DE UN POLIMORFISMO»: Incluye las variantes genéticas para las que la evidencia disponible indica que esa variante es altamente improbable que contribuya sustancialmente al riesgo de cáncer. La evidencia específica que apoya tal interpretación será resumida en cada uno de estos informes para las variantes individuales.

«VARIANTE GENÉTICA DE SIGNIFICADO INCIERTO»: Incluye a las mutaciones sin sentido y las mutaciones que se producen en las regiones intrónicas analizadas cuyo significado clínico todavía no ha sido determinado, así como también las mutaciones de terminación de la cadena que truncan *BRCA1* y *BRCA2* distalmente a las posiciones de los aminoácidos 1.853 y 3.308, respectivamente.

«NO SE DETECTA MUTACIÓN DELETÉREA ALGUNA»: Incluye las variantes genéticas que no truncan observadas como una frecuencia alélica de aproximadamente el 1% de una población control apropiada (asumiendo que no existan datos que sugieran un significado clínico sustancial), así como todas las variantes genéticas para las que los datos publicados demuestran la ausencia de un significado clínico sustancial. También incluye a las mutaciones en la región codificadora de la proteína que ni alteran la secuencia de aminoácidos ni predicen una afectación significativa de la separación de exones, y las alteraciones de pares de bases en porciones no codificadoras del gen que han demostrado no tener efecto deletéreo alguno en la longitud o la estabilidad del ARNm transcrito.

Puede haber anomalías genéticas poco habituales en *BRCA1 BRCA2* que no se detecten por el análisis del BRCA. Sin embargo, se cree que este análisis descarta la mayoría de las anomalías en estos genes, las cuales se creen responsables de la mayor parte de la susceptibilidad hereditaria para el cáncer de mama y ovario.

«VARIANTE ESPECÍFICA/MUTACIÓN NO IDENTIFICADAS»: Las mutaciones específicas y denominadas deletéreas o las variantes de significado clínico incierto no están presentes en el individuo que está siendo analizado. Si se ha identificado una (o raramente dos) mutaciones deletéreas específicas en un miembro de la familia, un análisis negativo para la mutación(es) específica(s) indica que el individuo analizado tiene el riesgo de la población general para desarrollar cáncer de mama o de ovario.

ANÁLISIS DE INMUNOCOMPLEJOS

Normal en: Negativo.

Detectable en: Enfermedades vasculares del colágeno, glomerulonefritis, enfermedades neoplásicas, malaria, cirrosis biliar primaria, hepatitis crónica aguda, endocarditis bacteriana, vasculitis.

ANÁLISIS DE LAS MUTACIONES C282Y Y H63D

PROCEDIMIENTO: La detección de las mutaciones C282Y y H63D se realiza mediante la amplificación de los exones 2 y 4 del gen HFE del cromosoma 6 mediante la reacción en cadena de la polimerasa (PCR) seguida de una hibridación alélica específica y una detección quimioluminiscente de las muestras hibridadas. H63D es considerada por algunos como un polimorfismo más que como una mutación debido a su prevalencia en la población, puesto que el 15% de los individuos afectos de hemocromatosis hereditaria (HH) son heterocigotos compuestos para C282Y y H63D y alrededor del 1% de los pacientes son homocigotos para H63D, lo cual sugiere que H63D puede ser causa para el desarrollo de la enfermedad con una penetrancia reducida. La prueba es realizada por Quest diagnostics a través del acuerdo con una licencia de Roche Molecular systems, Inc.

INTERPRETACIÓN: El estado homocigoto para la mutación C282Y se ha asociado con un riesgo aumentado de estar afectado de hemocromatosis hereditaria (HH) en comparación con la población general. El genotipo se observa en el 60 a 90% de los individuos afectados con HH y se produce en menos del 1% de la población general. Sin embargo, aproximadamente el 25% de los individuos asintomáticos con este genotipo no desarrollan la enfermedad.

ANÁLISIS DE ORINA

Rango normal:
Color pajizo claro.
Aspecto: claro.
Cetonas: ausentes.
pH: 4,5-8 (promedio: 6).
Proteínas: ausentes.
Glucosa: ausente.
Densidad: 1,005-1,030.
Sangre oculta: ausente.
Eritrocitos: 0-5 (campo de gran aumento).
Leucocitos: 0-5 (campo de gran aumento).
Bacterias (muestra centrifugada): ausentes.
Cilindros: 0-4 hialinos (campo de bajo aumento).
Las alteraciones en el examen microscópico de la orina se describen en la tabla 4-1.

TABLA 4-1	**Examen microscópico de la orina**
Hallazgo	**Asociaciones**
Cilindros	
Eritrocitos	Glomerulonefritis, vasculitis
Leucocitos	Nefritis intersticial, pielonefritis
Célula epitelial	Necrosis tubular aguda, nefritis intersticial, glomerulonefritis
Granular	Enfermedad parenquimatosa renal
Céreos, amplios	Insuficiencia renal avanzada
Hialinos	Hallazgo normal en una orina concentrada
Grasos	Proteinuria densa
Células	
Eritrocitos	Infección del tracto urinario, inflamación del tracto urinario
Leucocitos	Infección del tracto urinario, inflamación del tracto urinario
Eosinófilos	Nefritis intersticial aguda
Célula epitelial (escamosa)	Contaminantes
Cristales	
Ácido úrico	Orina ácida, nefropatía aguda por ácido úrico, hiperuricosuria
Fosfato cálcico	Orina alcalina
Oxalato cálcico	Orina ácida, hiperoxaluria, envenenamiento por etilenglicol
Cistina	Cistinuria
Sulfuros	Antibióticos del grupo sulfa

De Andreoli TE (ed.): *Cecil essentials of medicine,* 5.ª ed., Filadelfia, 2001, WB Saunders.

ANÁLISIS DE SEMEN

• La tabla 4-2 describe los rangos de referencia de análisis del semen.

ANÁLISIS DEL LÍQUIDO SINOVIAL

La tabla 4-3 describe la clasificación e interpretación del análisis del líquido sinovial.

ANCA; *véase* ANTICUERPOS ANTICITOPLASMA DE NEUTRÓFILOS

ANTI-ADN

Rango normal: Ausentes.
Presentes en: Lupus eritematoso sistémico, hepatitis crónica activa, mononucleosis infecciosa, cirrosis biliar.

TABLA 4-2	**Rangos de referencia del análisis del semen**
Color	Blanco grisáceo
pH	7,3-7,8 (rango en la literatura: 7,0-7,8)
Volumen	2,0-5,0 ml (rango en la literatura: 1,5-6,0 ml)
Recuento espermático	20-250 millones/ml (el rango en la literatura del límite superior varía desde 100-250 millones/ml)
Motilidad	>60% móviles <3horas tras la obtención de la muestra (rango en la literatura: >40 a >70%)
% esperma normal	>60% (rango en la literatura: >60 a >70%)
Viscosidad	Puede ser pipeteado en gotas más que como una tira gruesa

De Ravel R: *Clinical laboratory medicine*, 6.ª ed., St. Louis, 1995, Mosby.

TABLA 4-3	**Clasificación e interpretación del análisis del líquido sinovial**

Grupo	Enfermedades	Aspecto	Viscosidad	Coágulo de mucina	Leucocitos/ mm³	% PMN	Glucosa (mg/dl) (sangre-líquido sinovial)	Proteínas (g/dl)
Normal	—	Claro	↑	Firme	<200	<25	<10	<2,5
I (no inflamatorio)	Artrosis, necrosis aséptica, artritis traumática, eritema nudoso, osteocondritis disecante	Claro, amarillo (puede ser xantocrómico si hay artritis traumática)	↑	Firme	↑ Hasta 10.000	<25	<10	<2,5
II (inflamatorio)	Artritis inducida por cristales, artritis reumatoide, síndrome de Reiter, enfermedades vasculares del colágeno, artritis psoriásica, enfermedad del suero, fiebre reumática	Claro, amarillo, turbio	↓	Friable	↑↑ Hasta 100.000	40-90	<40	>2,5
III (séptico)	Bacteriana (estafilocócica, gonocócica, tuberculosa)	Turbio	↓/↑	Friable	↑↑↑ Hasta 5 millones	40-100	20-100	>2,5

↑: Elevado; ↑↑: elevación marcada; ↓: disminuido; *PMN*: leucocitos polimorfonucleares. Nótese que hay un solapamiento considerable de las cifras enumeradas arriba.

ANTICOAGULANTE CIRCULANTE (anticoagulante lúpico)

Normal: Negativo.

Detectable en: Lupus eritematoso sistémico, lupus iducido por fármacos, tratamiento prolongado con fenotiazinas, mieloma múltiple, colitis ulcerosa, artritis reumatoide, posparto, hemofilia, neoplasias, estados inflamatorios crónicos, SIDA, síndrome nefrótico.

NOTA: La denominación es errónea porque estos pacientes son propensos a la hipercoagulabilidad y a la trombosis.

ANTICOAGULANTE LÚPICO; *véase* ANTICOAGULANTE CIRCULANTE

ANTICOAGULANTES; *véase* ANTICOAGULANTE CIRCULANTE

ANTICUERPO DEL VIRUS DE LA INMUNODEFICIENCIA HUMANA TIPO 1

Rango normal: No detectables.

Resultado anormal: Habitualmente aparecen anticuerpos del VIH en la sangre 1-4 meses tras la infección.

Secuencia de análisis:

1. ELISA es la prueba de cribado que se recomienda inicialmente. La sensibilidad y especificidad son >90%. Pueden producirse falsos positivos mediante el ELISA con enfermedades autoinmunes, administración de inmunoglobulina manufacturada antes de 1985 dentro de las seis semanas del análisis, presencia de factor reumatoide, presencia de anticuerpos HLA-DR en una mujer multigrávida, administración de la vacuna de la gripe dentro de los 3 meses antes de la prueba, hemodiálisis, prueba de

reagina en plasma positiva, ciertas patologías médicas (hemofilia, hipergammaglobulinemia, hepatitis alcohólica).

2. Un ELISA positivo se confirma mediante Western blot. Puede haber resultados del Western blot falsos positivos debidos a enfemedades del tejido conjuntivo, anticuerpos hacia los antígenos de los leucocitos humanos, gammapatías policlonales, hiperbilirrubinemia, presencia de anticuerpos hacia otros retrovirus humanos, o reacción cruzada con otras proteínas no derivadas de virus en personas sanas. Puede existir un Western blot indeterminado en pacientes de SIDA con una inmunodeficiencia avanzada (causada por la pérdida de anticuerpos), y en infecciones recientes por el VIH.

3. La reacción en cadena de la polimerasa se utiliza para confirmar resultados del Western blot indeterminados o negativos en personas con sospecha de infección por VIH.

La figura 4-1 describe los análisis en la infección por VIH.

Las indicaciones para el análisis del ARN del VIH en plasma se describen en la tabla 4-4.

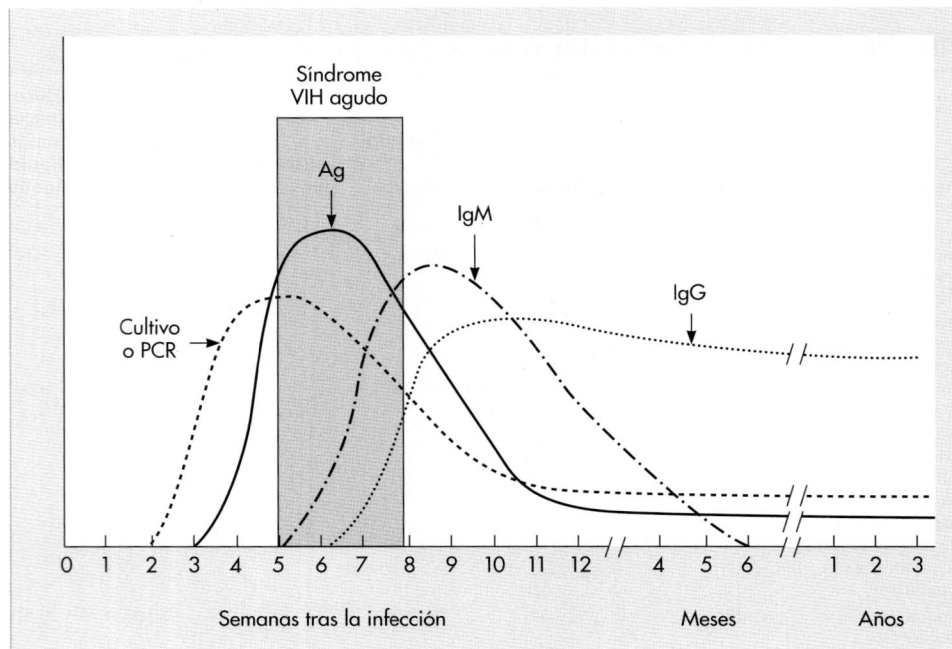

FIGURA 4-1   Pruebas en la infección por VIH-1. (De Ravel R: *Clinical laboratory medicine,* 6.ª ed., St. Louis, 1995, Mosby.)

TABLA 4-4   Indicaciones para el análisis del ARN en plasma del VIH*

Indicación clínica	Información	Uso
Síndrome consistente con una infección aguda por el VIH	Establece el diagnóstico cuando la prueba de anticuerpos para el VIH es negativa o indeterminada	Diagnóstico[†]
Evaluación inicial de una infección por VIH diagnosticada recientemente	«Punto de calibración» de la carga viral basal	Decisión de iniciar o demorar el tratamiento
Cada 3-4 meses en pacientes que no sigan tratamiento	Cambios en la carga viral	Decisión de iniciar el tratamiento
4-8 semanas después de iniciar el tratamiento antirretroviral	Valoración inicial de la eficacia de fármacos	Decisión de continuar o cambiar el tratamiento
3-4 meses después de iniciar el tratamiento	Efecto máximo del tratamiento	Decisión de continuar o cambiar el tratamiento
Cada 3-4 meses en pacientes bajo tratamiento	Duración del efecto antirretroviral	Decisión de continuar o cambiar el tratamiento
Acontecimiento clínico o un descenso significativo de las células T CD4	Asociación con cambios o estabilidad	Decisión de continuar, iniciar o cambiar

De *MMWR,* vol. 47, no RR-5 Abr 24, 1998.

*Una enfermedad aguda (p. ej., neumonía bacteriana, tuberculosis, VHS, NPC) e inmunización pueden producir un aumento del ARN del VIH en plasma durante 2-4 semanas; durante este tiempo no debería realizarse un análisis de la carga viral. Los resultados del ARN del VIH en plasma habitualmente deberían ser verificados con una determinación repetida antes del inicio o de la realización de cambios en el tratamiento. El ARN del VIH debería medirse utilizando el mismo laboratorio y el mismo procedimiento.

†El diagnóstico de la infección por VIH determinado mediante el análisis del ARN del VIH debería confirmarse mediante métodos estándar (p. ej., serología mediante Western blot) realizada 2-4 meses después de una prueba inicial indeterminada o negativa.

ANTICUERPOS ANTICARDIOLIPINA (ACA)

Rango normal: Negativos. La prueba incluye la detección de anticuerpos IgG, IgM e IgA hacia el fosfolípido cardiolipina.
Presentes en: Síndrome del anticuerpo antifosfolípido, hepatitis crónica C.

ANTICUERPOS ANTIENDOMISIO

Normal: No detectados.
Presentes en: Enfermedad celíaca, dermatitis herpetiforme.

ANTICUERPOS ANTIMEMBRANA BASAL GLOMERULAR

Normal: Negativos.
Presente en: Síndrome de Goodpasture.

ANTICUERPOS ANTIMITOCONDRIALES

Rango normal: Título <1:20.
Elevados en: Cirrosis biliar primaria (85 a 95%), hepatitis crónica activa (25 a 30%), cirrosis criptogenética (25 a 30%).

ANTICUERPOS ANTI-MÚSCULO LISO

Normal: Negativos.
Presentes en: Hepatitis crónica aguda (≥1:80), cirrosis biliar primaria (≤1:80), mononucleosis infecciosa.

ANTICUERPOS ANTINUCLEARES (ANA)

Rango normal: Título <1:20.
Prueba positiva: Lupus eritematoso sistémico (más significativo si el título es > 1:160, fármacos (fenitoína, etosuximida, primidona, metildopa, hidralazina, carbamacepina, penicilina, procainamida, clorpromacina, griseofulvina, tiazidas), hepatitis crónica activa, edad mayor a 60 años (particularmente por encima de 80 años), artritis reumatoide, esclerodermia, enfermedad mixta del tejido conjuntivo, vasculitis necrotizante, síndrome de Sjögren, tuberculosis, fibrosis pulmonar intersticial. La tabla 4-5 describe las enfermedades asociadas a los subtipos de ANA. La figura 4-2 ilustra varios patrones fluorescentes en la prueba de ANA.

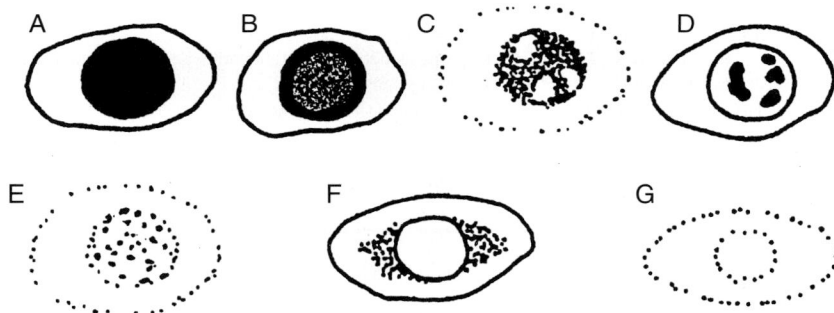

**FIGURA 4-2   Patrones de fluorescencia en la prueba de los anticuerpos antinucleares (células HEP-2).
A.** Sólido (homogéneo) **B.** Periférico (anillo) **C.** Moteado **D.** Nucleolar **E.** Anticentrómero **F.** Antimitocondrial **G.** Normal (no reactivo). (De R. Ravel [ed.]: *Clinical laboratory medicine*, 6.ª ed., St. Louis, 1995, Mosby.)

ANTICUERPOS ANTI-RNP; *véase* ANTÍGENO NUCLEAR EXTRAÍBLE

ANTICUERPOS ANTI-SM (ANTI-SMITH); *véase* ANTÍGENO NUCLEAR EXTRAÍBLE

ANTICUERPOS CITOPLASMÁTICOS ANTINEUTRÓFILOS (ANCA)

Prueba positiva: Patrón citoplasmático (cANCA) positivo en la granulomatosis de Wegener. Patrón perinuclear positivo (pANCA) en la enfermedad inflamatoria intestinal, cirrosis biliar primaria, colangitis esclerosante primaria, hepatitis crónica activa autoinmune, glomerulonefritis crescéntica (con semilunas).

ANTICUERPOS CONTRA EL RECEPTOR DE ACETILCOLINA (ACHR)

Normal: <0,03 nmol/l.
Elevado en: Miastenia gravis. Los cambios en la concentración de AchR se correlacionan con la gravedad clínica de la miastenia gravis tras el tratamiento y durante el tratamiento con prednisona e inmunosupresores. Pueden obtenerse resultados falsos positivos de anticuerpos anti AchR en pacientes con el síndrome de Eaton-Lambert.

TABLA 4-5 Subtipos de ANA asociados a enfermedades	
Localización nuclear	**Enfermedad(es)**
«ADN «nativo» (dsADN, o complejo dsADN/ssADN)	LES (60-70%; rango: 35-75%) –también SSP (5-55%), EMTC (11-25%), AR (5-40%, DM (5-25%), SS (5%)
sNP	LES (50%) –también otras colagenosis
DNP (complejo ADN)-	LES (52%) –también EMTC (8%), AR (3%)
Histonas	LES inducido por fármacos (95%) –también LES (30%), AR (15-24%)
ENA Sm	LES (30-40%; rango: 28-40%) –también EMTC (0-8%)
RNP (U1-RNP)	EMTC (a títulos altos sin otro subtipo de ANA presente: 95-100%) –también LES (26-50%), SSP (11-22%), AR (10%), SS (3%)
SS-A (Ro)*	SS sin AR (60-70%) –también LES (26-50%), LES neonatal (más del 95%), SSP (30%), EMTC (50%), SS con AR (9%), CBP (15-19%)
SS-B (La)	SS sin AR (40-60%) –también LES (5-15%), SS con AR (5%)
Scl-70*	SSP (15-43%)
Centrómero*	Síndrome de CREST (70-90%; rango 57-96%) –también SSP (4%-20%), CBP (12%)
Nucleolar	SSP (esclerodermia) (54%-90%) –también LES (25-26%), AR (9%)
RAP (RANA)	SS con AR (60-76%) –también SS sin AR (5%)
Jo-1	Polimiositis (30%)
PM-1	Polimiositis o syndrome de solapamiento PMS/SSP (60-90%) –también DM (17%)
ssADN	LES (60-70%) –también HCA, monucleosis infecciosa, AR, GN crónica, infecciones crónicas, CBP
Localización citoplásmica	**Enfermedad(es)**
Mitocondrial	Cirrosis biliar primaria (90-100%) –también HCA (7-30%), cirrosis criptogenética (30%), hepatitis aguda, hepatitis viral (3%), otras hepatopatías (0-20%), LES (5%) y SSP (8%).
Microsomal†	Hepatitis crónica activa (60-80%), tiroiditis de Hashimoto (97%).
Ribosomal	LES (5-12%)
Músculo liso‡	Hepatitis crónica activa (60-91%) –también cirrosis criptogenética (28%), hepatitis viral (5-87%), mononucleosis infecciosa (81%), EM (40-50%), CBP (10-50%)

Tomada de R Ravel: *Clinical laboratory medicine*, 6.ª ed., St. Louis, 1995 Mosby.
HCA: Hepatitis crónica activa; *DM:* dermatomiositis; *GN:* glomerulonefritis; *EM:* esclerosis múltiple; *CBP:* cirrosis biliar primaria; *SS:* síndrome de Sjögren.
*No detectable al utilizar el método de tejido hepático o renal de rata o de ratón.
†No detectable por el método del cultivo celular.
‡Detectable mediante células cultivadas pero mejor con tejido de rata o ratón.

ANTICUERPOS DE LA HEPATITIS A

Normal: Negativos.
Presente en: Hepatitis por virus A; pueden ser IgM o IgG (si son IgM: hepatitis aguda; si son IgG, infección previa por hepatitis A).
Véase figura 4-3 para pruebas serológicas en la infección por el VHA.

ANTICUERPOS IGM-VHA

Aparición
Aproximadamente a la vez que los síntomas clínicos (2-4 semanas tras la exposición, rango 14-60 días), o justo antes del comienzo de la elevación de AST/ALT (rango 10 días antes-7 días después).

Pico
Alrededor de 3-4 semanas después del inicio de los síntomas (1-6 semanas).

Se hace indetectable
3-4 meses después del inicio de los síntomas (1-6 meses). En unos pocos casos pueden persistir anticuerpos IgM-VHA por periodos de hasta 12-14 meses.

ANTICUERPOS TOTALES VHA

Aparición
Alrededor de 3 semanas después de que se detecte IgM (por consiguiente, alrededor de la parte media del periodo de sintomatología clínica o al principio de la convalecencia).

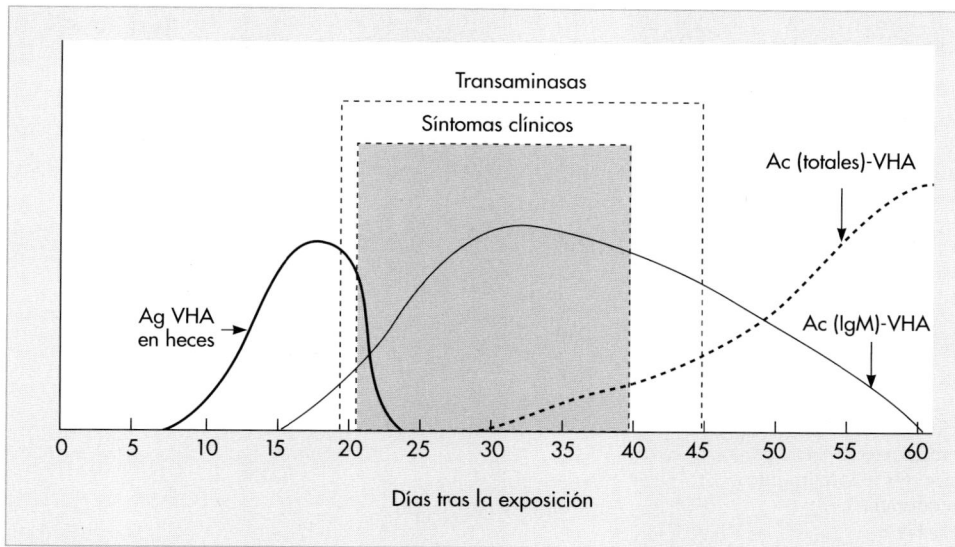

FIGURA 4-3 Pruebas serológicas en la infección por el VHA. (De Ravel R: *Clinical laboratory medicine*, 6.ª ed., St. Louis, 1995, Mosby.)

Pico
Aproximadamente 1-2 meses tras el inicio.
Se hacen indetectables
Permanecen elevados el resto de la vida, aunque pueden ir descendiendo lentamente en cierta medida.

ANTICUERPOS HETERÓFILOS

Normales: negativos.
Positivos en: mononucleosis infecciosa.

ANTÍGENO CARCINOEMBRIONARIO

Rango normal: No fumadores: 0-2,5 ng/ml.
Fumadores: 0-5 ng/ml.
Elevado en: Carcinomas colorrectales, carcinomas pancreáticos y enfermedad metastásica (habitualmente producen elevaciones mayores: >20 ng/ml.
Carcinomas de esófago, estómago, intestino delgado, hígado, mama, ovario, pulmón y tiroides (habitualmente producen elevaciones menores).
Condiciones benignas (tabaquismo, enfermedad inflamatoria intestinal, hipotiroidismo, cirrosis, pancreatitis, infecciones) (habitualmente producen niveles <10 ng/ml).

ANTÍGENO DE *CRYPTOSPORIDIUM* MEDIANTE ELECTROINMUNOANÁLISIS (heces)

Rango normal: No se detecta.
Presente en: Criptosporidiosis.

ANTÍGENO DE SUPERFICIE DE LA HEPATITIS B (HBsAg)

Normal: No detectable.
Detectado en: Hepatitis viral aguda de tipo B, hepatitis crónica B.
Aparición
2-6 semanas tras la exposición (rango 6 días-6 meses); 5-15% de los pacientes son negativos al inicio de la ictericia.
Pico
1-2 semanas tras el inicio de los síntomas.
Se hace indetectable
1-3 meses tras el pico (rango 1 semana-5 meses).

ANTÍGENO DEL CÁNCER 125

Rango normal: Menos de 1,4%.
En la prueba de antígeno del cáncer 125 (CA 125) se utiliza un anticuerpo contra el antígeno del cultivo hístico de una línea de células tumorales ováricas. Varias evaluaciones publicadas comunican una sensibilidad próxima al 75-80% en pacientes con carcinoma ovárico. También existe una incidencia apreciable de valores elevados en neoplasias malignas no ováricas y en ciertos procesos benignos (v. más adelante). Los valores de la prueba pueden aumentar transitoriamente durante la quimioterapia.

MALIGNO

Carcinoma ovárico epitelial: 75-80% (rango 25-92%), mejor en cistoadenocarcinomas serosos que mucinosos).

Carcinoma endometrial: 25-48% (2-90%).

Carcinoma pancreático: 59%.

Carcinoma colorrectal: 20% (15-56%).

Adenocarcinoma endocervical: 83%.

Carcinoma escamoso cervical o vaginal: 7-14%.

Carcinoma pulmonar: 32%.

Carcinoma de mama: 12-40%.

Linfoma: 35%.

BENIGNO

Cirrosis: 40-80%.

Pancreatitis aguda: 38%.

Peritonitis aguda: 75%.

Endometriosis: 88%.

Enfermedad inflamatoria pélvica aguda: 33%.

Primer trimestre del embarazo: 2-24%.

Durante la menstruación (ocasionalmente).

Insuficiencia renal (frecuencia?).

Personas normales: 0,6-1,4%.

ANTÍGENO DEL VIRUS DE LA INMUNODEFICIENCIA HUMANA DE TIPO 1 (VIH-1) (p24), CUALITATIVO (antígeno p24)

Rango normal: Negativo.

Esta prueba detecta el antígeno 24 del VIH-1 no complejo. La proteína p24 del core es la primera proteína detectable codificada por un gen *(gag)* específico de grupo del antígeno. Esta proteína es un marcador de viremia. Esta prueba no debería utilizarse en lugar de la detección de anticuerpos del VIH-1 como cribado de la infección por VIH-1. El HIV-p24 puede ser detectable en el primer mes de la infección aguda por VIH-1 y generalmente cae hasta niveles indetectables durante la etapa asintomática de la infección por VIH-1. Un resultado negativo no excluye la posibilidad de infección o de exposición al VIH-1. Se recomienda que un resultado negativo se siga de la repetición de la prueba al menos 8 semanas después del análisis original. Esta prueba se usa principalmente como cribado de sangre y plasma de donantes y como una ayuda para el pronóstico de la infección por el VIH-1.

ANTÍGENO NUCLEAR EXTRAÍBLE (complejo ENA, anticuerpos anti-RNP, anti-Sm, anti-Smith)

Normal: Negativo.

Presente en: Lupus eritematoso sistémico, artritis reumatoide, síndrome de Sjögren, enfermedad mixta del tejido conjuntivo.

ANTÍGENO PROSTÁTICO ESPECÍFICO

Rango normal: 0-4 ng/ml.

La tabla 4-6 describe los rangos de referencia del PSA específicos para cada edad.

Elevado en: Hipertrofia prostática benigna, carcinoma de próstata, post examen rectal, traumatismo prostático.

En la tabla 4-7 se describen los factores que afectan al PSA sérico.

TABLA 4-6	Rangos de referencia del PSA específicos por edad		
	PSA SÉRICO (NG/ML)		
Edad (años)	**Blancos**	**Japoneses**	**Afro-americanos**
40-49	0-2,5	0-2,0	0-2,0
50-59	0-3,5	0-3,0	0-4,0
60-69	0-4,5	0-4,0	0-4,5
70-79	0-6,5	0-5,0	0-5,5

De Nseyo UO (ed.): *Urology for primary care physician,* Filadelfia, 1999, WB Saunders.
PSA: Antígeno prostático específico.

TABLA 4-7	Factores que afectan al antígeno prostático específico (PSA) sérico
Factores que afectan al PSA sérico	**Duración del efecto**
Número de células prostáticas	No aplicable
Tamaño de la próstata	No aplicable
Eyaculación reciente	6-48 horas
Manipulación prostática	
Masaje vigoroso	1 semana
Cistoscopia	1 semana
Biopsia prostática	4-6 semanas
Prostatitis	
Aguda	3-6 meses
Crónica	Desconocida
Cáncer de próstata	No aplicable
Fármacos: finasteride*	3-6 meses

De Nseyo UO (ed.): *Urology for primary care physician,* Filadelfia, 1999, WB Saunders.
*Disminuye el PSA durante todo el tiempo en que el paciente permanece con la medicación.

NOTA: La medida del PSA libre es útil para valorar la probabilidad de cáncer de próstata en pacientes con un tacto rectal normal y un PSA total entre 4 y 10 ng/ml. En estos pacientes, el riesgo global de cáncer de próstata es del 25%, sin embargo, si el PSA libre es >25%, el riesgo de cáncer de próstata disminuye al 8%; mientras que si el PSA libre es <10%, el riesgo de cáncer se incrementa al 56%. El PSA libre también es útil para evaluar la agresividad de un cáncer de próstata. Un porcentaje bajo de PSA libre generalmente indica un cáncer de próstata de alto grado, mientras que un porcentaje elevado de PSA libre generalmente se asocia a un tumor de crecimiento más lento.

Disminuido en: Tratamiento con finasteride, con dutasteride, uso de aceite de palma, reposo en cama, antiandrógenos.

ANTÍGENOS HLA

Enfermedades asociadas: *véase* la tabla 4-8.

TABLA 4-8   Antígenos HLA asociados a patologías específicas

Antígeno	Condición	Antígeno	Condición
HLA-B27	Espondilitis anquilosante	HLA-B8, Dw3	Enfermedad celíaca
Síndrome de Reiter	HLA-B8, Dw3	Dermatitis herpetiforme	
Artritis psoriásica	HLA-B8	Miastenia gravis	
HLA-A10, B18, Dw2	Deficiencia de C2	HLA-B8	Hepatitis crónica activa en niños
HLA-A2, B40, Cw3	Deficiencia de C4	HLA-Drw4	Hepatitis crónica activa en adultos
HLA-B7, Dw2	Esclerosis múltiple	HLA-B13, Bw17	Psoriasis
HLA-A3	Hemocromatosis		

De Cerra FB: *Manual of critical care,* St. Louis, 1987, Mosby.

ANTITROMBINA III

Rango normal: 81 a 120% de la actividad normal; 17-30 mg/dl.

Disminuida en: Deficiencia hereditaria de antitrombina III, coagulación intravascular diseminada, embolismo pulmonar, cirrosis, terapia trombolítica, insuficiencia hepática crónica, poscirugía, tercer trimestre del embarazo, anticonceptivos orales, síndrome nefrótico, heparina i.v. >3 días, sepsis, leucemia aguda, carcinoma, tromboflebitis.

Elevada en: Fármacos dicumarínicos, postinfarto de miocardio.

ASPARTATO AMINOTRANSFERASA (AST, SGOT)

Rango normal: 0-35 U/l.

Elevada en:

CORAZÓN

Infarto agudo de miocardio.

Pericarditis (activa: algunos casos).

HÍGADO

Virus de la hepatitis, Epstein-Barr o infección por citomegalovirus.

Cirrosis activa.

Congestión hepática pasiva o hipoxia.

Disfunción hepática por alcohol o por fármacos.

Lesiones ocupantes de espacio (activas).

Hígado graso (grave).

Obstrucción biliar extrahepática (al principio).

Inducida por fármacos.

MÚSCULO ESQUELÉTICO

Lesión aguda del músculo esquelético.

Inflamación muscular (infecciosa o no infecciosa).

Distrofia muscular (activa).

Cirugía reciente.

Delirium tremens.

RIÑÓN

Lesión o daño agudo.

Infarto renal.

OTROS

Infarto intestinal.

Shock.

Colecistitis.

Pancreatitis aguda.

Hipotiroidismo.

Terapia con heparina (60 a 80% de los casos).

BILIRRUBINA, DIRECTA (bilirrubina conjugada)

Rango normal: 0-0,2 mg/dl.

Elevado en: Enfermedad hepatocelular, obstrucción biliar, colestasis inducida por fármacos, trastornos hereditarios (síndrome de Dubin-Johnson, síndrome de Rotor).

BILIRRUBINA, INDIRECTA (bilirrubina no conjugada)

Rango normal: 0-1,0 mg/dl.

Elevado en:

A. Incremento en la producción de bilirrubina (si el hígado es normal, la bilirrubina no conjugada sérica es normalmente menor a 4 mg/100 ml):
   1. Anemia hemolítica:
      a. Adquirida.
      b. Congénita.
   2. Reabsorción desde fuentes extravasculares:
      a. Hematomas.
      b. Infartos pulmonares.
   3. Eritropoyesis excesiva ineficaz:
      a. Congénita (anemias diseritropoyéticas congénitas).
      b. Adquirida (anemia perniciosa, envenenamiento grave por plomo; si existe, la bilirrubinemia habitualmente es leve).
B. Aclaramiento deficitario hepático de la bilirrubina no conjugada (captación o conjugación deficiente):
   1. Hepatopatía grave.
   2. Síndrome de Gilbert.
   3. Síndrome de Crigler-Najjar tipo I o II.
   4. Inhibición inducida por fármacos.
   5. Derivación porto-cava.
   6. Insuficiencia cardíaca congestiva.
   7. Hipertiroidismo (poco habitual).

BILIRRUBINA CONJUGADA; *véase* BILIRRUBINA, DIRECTA

BILIRRUBINA NO CONJUGADA; *véase* BILIRRUBINA, INDIRECTA

BILIRRUBINA ORINA; *véase* BILIS EN ORINA

BILIRRUBINA TOTAL

Rango normal: 0-1,0 mg/dl.

Elevado en: Hepatopatía (hepatitis, cirrosis, colangitis, neoplasia, obstrucción biliar, mononucleosis infecciosa), enfermedades hereditarias (enfermedad de Gilbert, síndrome de Dubin-Johnson), fármacos (esteroides, difenilhidantoína, fenotiacinas, penicilina, eritromicina, clindamicina, captopril, anfotericina B, sulfamidas, azatioprina, isoniazida, ácido 5-aminosalicílico, alopurinol, metildopa, indometacina, halotano, anticonceptivos orales, procainamida, tolbutamida, labetalol), hemólisis, embolismo o infarto pulmonar, congestión hepática secundaria a insuficiencia cardíaca congestiva.

BILIS EN ORINA

Normal: Ausente.

Anormal: Bilirrubinuria: hepatitis (viral, tóxica, inducida por fármacos), obstrucción biliar.

Urobilinógeno en orina: hepatitis (viral, tóxica, inducida por fármacos), ictericia hemolítica, disfunción hepatocelular (cirrosis, infección, metástasis).

BUN; *véase* NITRÓGENO UREICO

C3; *véase* COMPLEMENTO C3

C4; *véase* COMPLEMENTO C4

CALCIO (sérico)

Rango normal: 8,8-10,3 mg/dl.

ELEVADO

RELATIVAMENTE COMÚN

Neoplasias (no cutáneas).
Primaria ósea.
Mieloma.
Leucemia aguda.
Tumores sólidos no óseos.
Mama.
Pulmón.
Escamoso no pulmonar.
Riñón.

Secreción neoplásica de proteína relacionada con la hormona paratiroidea (PTHrP, «PTH ectópica»).
Hiperparatiroidismo primario.
Diuréticos tiazídicos.
Hiperparatiroidismo terciario (renal).
Idiopático.
Hipercalcemia espúrea (artefactual).
Deshidratación.
Elevación de proteínas séricas.
Problema técnico del laboratorio.
RELATIVAMENTE INFRECUENTE
Neoplasia (tumores menos habituales).
Sarcoidosis.
Hipertiroidismo.
Inmovilización (sobre todo observada en niños y adolescentes).
Fase diurética de la necrosis tubular aguda.
Intoxicación por vitamina D.
Síndrome leche-alcalinos.
Enfermedad de Addison.
Tratamiento con litio.
Hipercalcemia idiopática de la infancia.
Acromegalia.
Toxicidad por teofilina.
• La tabla 4-9 describe el diagnóstico diferencial de la hipercalcemia.
DISMINUIDO
Artefacto.
Hipoalbuminemia.
Hemodilución.
Hipoparatiroidismo primario.
Seudohipoparatiroidismo.
Relacionado con vitamina D.
Deficiencia de vitamina D.
Malabsorción.
Insuficiencia renal.
Deficiencia de magnesio.

TABLA 4-9 Diagnóstico diferencial de laboratorio de la hipercalcemia

Diagnóstico	PRUEBAS EN PLASMA					PRUEBAS EN ORINA			Comentarios
	Ca	PO$_4$	PTH	25(OH)D	1,25(OH)$_2$D	AMPc	TmP/TFG	Ca	
Hiperparatiroidismo primario	↑	N/↓	↑	N	N/↑	↑	↓	↑	Adenoma paratiroideo lo más habitual
MEN I									Hiperplasia paratiroidea; también incluye neoplasias hipofisarias y pancreáticas
MEN IIa									Hiperplasia paratiroidea; también incluye carcinoma medular de tiroides y feocromocitoma
MEN IIb									Enfermedad paratiroidea poco habitual, principalmente carcinoma medular de tiroides y feocromocitoma
HHF	↑	N	N/↑	N	N	N/↑	N/↓	↓↓	Herencia autosómica dominante; hipercalcemia presente dentro de la primera década; benigna
Malignidad									
Tumor sólido humoral	↑	N/↓	↓	N	N	↑	↓	↑↑	Principalmente tumores epidermoides; el mediador es la(s) proteína(s) relacionada(s) con la PTH
Tumor sólido osteolítico	↑	N/↑	↓	N	N	↓	↑	↑↑	
Linfoma	↑	N/↑	↓	N/↓	↑	↓	↑	↑↑	
Enfermedad granulomatosa	↑	N/↑	↓	N/↓	↑↑	↓	↑	↑↑	La sarcoidosis es la etiología más común
Intoxicación por vitamina D	↑	N/↑	↓	↑↑	N	↓	↑	↑↑	
Hipertiroidismo	↑	N	↓	N	N	N	N	↑↑	Están elevadas las concentraciones plasmáticas de T$_4$ y/o de T$_3$

Tomada de Moore WT, Eastman RC: *Diagnostic endocrinology*, 2.ª ed., St. Louis, 1996, Mosby.
Ca: Calcio; *AMPc:* adenosín monofosfato cíclico; *HHF:* hipercalcemia hipocalciúrica familiar *TFG:* tasa de filtración glomerular; *MEN:* neoplasia endocrina múltiple; *25(OH)D:* hidroxivitamina D; *PO$_4$:* fosfato; *PTH:* hormona paratiroidea; *T$_3$:* triiodotironina; *T$_4$:* tiroxina *TmP:* umbral renal para el fósforo.

TABLA 4-10   **Diagnóstico diferencial de laboratorio de la hipocalcemia**

DIAGNÓSTICO	PRUEBAS EN PLASMA					PRUEBAS EN ORINA					COMENTARIOS
	Ca	PO₄	PTH	25(OH)D	1,25(OH)2D	AMPc	AMPc TRAS PTH	TmP/TFG	TmP/TFG TRAS PTH	Ca	
Hipoparatiroidismo	↓	≠	N/↓	N	↓	↓	↑↑	↑	↓↓	N/↓	Deficiencia de PTH
Pseudohipoparatiroidismo Tipo I	↓	↑	↑↑	N	↓	↓	SC	↑	↑	N/↓	Resistencia a la PTH; los pacientes pueden tener una osteodistrofia hereditaria de Albright y resistencia a múltiples hormonas
Tipo II	↓	N	↑↑	N	↓	↓	↑	↑	↑	N/↓	Resistencia renal al AMP cíclico
Deficiencia de vitamina D	↓	N/↓	↑↑	↓↓	N/↓	↑	↑	↓	↑	↓↓	Aporte (nutrición) o absorción deficientes (es decir, insuficiencia pancreática) de vitamina D
Raquitismo vitamina D dependiente Tipo I	↓	N/↓	↑↑	N	↓	↑		↓		↓↓	Actividad deficiente de 25 (OH)D-1a-hidroxilasa renal
Tipo II	↓	N/↓	↑↑	N	↑↑	↑		↓		↓↓	Resistencia a la 1,25 (OH)2D

Tomada de Moore WT, Eastman RC: *Diagnostic endocrinology*, 2.ª ed., St. Louis, 1996, Mosby.

Ca: calcio; *AMPc*: adenosín monofosfato cíclico; *TFG*: tasa de filtración glomerular; *MEN*: neoplasia endocrina múltiple; *SC*: sin cambios o incremento leve; *(OH)D*: hidroxicolecalciferol D; *PO₄*: fosfato; *PTH*: hormona paratiroidea; *T₃*: triiodotironina; *T₄*: tiroxina; *TmP*: umbral renal para el fósforo.

Sepsis.
Alcoholismo crónico.
Síndrome de lisis tumoral.
Rabdomiólisis.
Alcalosis (respiratoria o metabólica).
Pancreatitis aguda.
Hipocalcemia inducida por fármacos.
Dosis elevadas de sulfato de magnesio.
Anticonvulsivantes.
Mitramicina.
Gentamicina.
Cimetidina.
- La tabla 4-10 describe el diagnóstico diferencial de laboratorio de la hipocalcemia.

CALCIO URINARIO
Rango normal: <250 mg/24 horas.
Elevada en: Hiperparatiroidismo primario, hipervitaminosis D, metástasis óseas, mieloma múltiple, aumento de la ingesta de calcio, esteroides, inmovilización prolongada, sarcoidosis, enfermedad de Paget, hipercalciuria idiopática, acidosis tubular renal.
Disminuida en: Hipoparatiroidismo, pseudohipoparatiroidismo, deficiencia de vitamina D, raquitismo resistente a la vitamina D, dieta baja en calcio, fármacos (diuréticos tiazídicos, anticonceptivos orales), hipocalciuria hipocalcémica familiar, osteodistrofia renal, tratamiento con citrato potásico.

CALCITONINA (sérica)
Rango normal: <100 pg/ml.
Elevada en: Carcinoma medular de tiroides (particularmente si el nivel es > de 1.500 pg/ml), carcinoma de mama, apudomas, carcinoides, insuficiencia renal, tiroiditis.

CAPACIDAD TOTAL DE FIJACIÓN DE HIERRO (CTFH)
Rango normal: 250-460 µg/dl.
Elevada en: Anemia ferropénica, embarazo, policitemia, hepatitis, pérdida de peso.
Disminuida en: Anemia de enfermedades crónicas, hemocromatosis, hepatopatía crónica, anemias hemolíticas, malnutrición (depleción proteica).
La tabla 4-11 describe la CTFH y las alteraciones de hierro sérico.

TABLA 4-11	**Patrones de hierro sérico y de capacidad total fijadora de hierro**	
HS↓	CTFH↓	Enfermedades crónicas
		Uremia
HS↓	CTFH↑	Anemia ferropénica
		Tercer trimestre del embarazo
HS↑	CTFH↓	Hemocromatosis
		Sobrecarga de tratamiento con hierro (la CTFH puede ser normal)
		Anemias hemolíticas, talasemia, envenenamiento por plomo, anemia megaloblástica, aplásica, deficiencia de piridoxina u otras anemias sideroblásticas
HS↑	CTFH↑	Anticonceptivos orales
		Hepatitis aguda (algunos informan que la CTFH es normal baja)
		Hepatitis crónica (algunos pacientes)
HS↑	CTFH NL	Deficiencia de B12 o de folato
HS↓	CTFH NL	Deficiencia crónica de hierro (algunos pacientes)
		Infección aguda, cirugía, daño tisular
HS NL	CTFH↑	Deficiencia de B12/folato más deficiencia de hierro

De Ravel R: *Clinical laboratory medicine,* 6.ª ed., St. Louis, 1995, Mosby.
NL: Normal; *HS:* hierro sérico; *CTFH:* capacidad total fijadora de hierro.

CAPTACIÓN DE T$_3$ POR RESINA (T$_3$RU)
Valor normal:
25 a 35%.
Valores anormales:
Aumentada en el hipertiroidismo. La T$_3$ por captación de resina T$_3$ CR o CR T$_3$) mide el porcentaje de T$_4$ libre (no unido a proteínas); no mide la concentración sérica de T$_3$; la CR T$_3$ y otras pruebas que reflejan la unión de la hormona tiroidea a las proteínas del plasma también son conocidos como *proporciones de unión de la hormona tiroidea* (THBR).

CARBAMAZEPINA
Rango normal: 4-12 mcg/ml.

CARBOXIHEMOGLOBINA
Rango normal: Saturación de hemoglobina <2%; fumadores <9% (coma: 50%; muerte: 80%).
Elevada en: Tabaquismo, exposición a fumadores, exposición a humos de escape de automóviles, dispositivos de combustión de gas que funcionen incorrectamente.

CARGA VIRAL DEL VIRUS DE LA INMUNODEFICIENCIA HUMANA DE TIPO 1 (VIH-1)
Rango normal: ARN HIV-1, cuant. ADNb 3: menos de 50 copias/ml o menos de 1,7 log copias/ml.
Esta prueba sólo debería ser utilizada en individuos con una infección documentada por el VIH-1 para monitorizar la progresión de la infección, la respuesta al tratamiento antirretroviral y el pronóstico de la enfermedad. No está indicada para el diagnóstico de la infección por el VIH.

CAROTENO (sérico)
Rango normal: 50-250 µg/dl.
Elevado en: Carotenemia, nefritis crónica, diabetes mellitus, hipotiroidismo, síndrome nefrótico, hiperlipidemia.
Disminuido en: Malabsorción de grasas, esteatorrea, insuficiencia pancreática, falta de carotenoides en la dieta, fiebre elevada, hepatopatía.

CATECOLAMINAS URINARIAS
Rango normal:
Noradrenalina: <100 µg/24 horas.
Adrenalina: <10 µg/24 horas.
Elevadas en: Feocromocitoma, neuroblastoma, estrés grave.

CEA; *véase* ANTÍGENO CARCINOEMBRIONARIO

CERULOPLASMINA (sérica)
Rango normal: 20-35 mg/dl.
Elevada en: Embarazo, estrógenos, anticonceptivos orales, enfermedades neoplásicas (leucemias, linfoma de Hodgkin, carcinomas), estados inflamatorios, lupus eritematoso sistémico, cirrosis biliar primaria, artritis reumatoide.
Disminuida en: Enfermedad de Wilson (a menudo valores <10 mg/dl), síndrome nefrótico, hepatopatías avanzadas, malabsorción, nutrición parenteral total, síndrome de Menkes.

CK; *véase* CREATINCINASA

CLORURO (sérico)
Rango normal: 95-105 mEq/l.
Elevado en: Deshidratación, infusión excesiva de soluciones salinas normales, fibrosis quística (prueba del sudor), hiperparatiroidismo, enfermedad tubular renal, acidosis metabólica, diarrea prolongada, fármacos (administración de cloruro de amonio, acetazolamida, ácido bórico, triamterene).
Disminuido en: Insuficiencia cardíaca congestiva, síndrome de secreción inapropiada de hormona antidiurética, enfermedad de Addison, vómitos, succión gástrica, nefritis pierde sal, infusión continua de D_5W, administración de diuréticos tiazídicos, diaforesis, diarrea, quemaduras, cetoacidosis diabética.

CLORURO (sudor)
Normal: 0-40 mmol/l.
Límite/indeterminado: 41-60 mmol/l.
Consistente con fibrosis quística: >60 mmol/l.
Pueden producirse resultados falsamente bajos con edemas, sudoración excesiva e hipoproteinemia.

CLORURO URINARIO
Rango normal: 110-250 mEq/día.
Elevado en: Corticoides, síndrome de Bartter, diuréticos, acidosis metabólica, hipopotasemia grave.
Disminuido en: Depleción de cloro (vómitos), adenoma velloso de colon, insuficiencia renal crónica, acidosis tubular renal.

CO; *véase* CARBOXIHEMOGLOBINA

COBRE (sérico)
Rango normal: 70-140 µg/dl (11-22 µmol/l).
Disminuido en: Enfermedad de Wilson, síndrome de Menkes, malabsorción, malnutrición, nefrosis, nutrición parenteral total, leucemia aguda en remisión.
Elevado en: Anemia aplásica, cirrosis biliar, lupus eritematoso sistémico, hemocromatosis, hipertiroidismo, hipotiroidismo, infección, anemia por deficiencia de hierro, leucemia, linfoma, anticonceptivos orales, anemia perniciosa, artritis reumatoide.

COBRE URINARIO

Rango normal: <40 µg/24 horas.

COLESTEROL, LIPOPROTEÍNA DE ALTA DENSIDAD; *véase* LIPOPROTEÍNA DE ALTA DENSIDAD-COLESTEROL

COLESTEROL, LIPOPROTEÍNA DE BAJA DENSIDAD; *véase* LIPOPROTEÍNA DE BAJA DENSIDAD-COLESTEROL

COLESTEROL CON LIPOPROTEÍNAS DE ALTA DENSIDAD (HDL)

Rango normal:
Varón: 45-70 mg/dl.
Mujer: 45-90 mg/dl.
Aumentado en: Uso de gemfibrozilo, estatinas, ácido nicotínico, estrógenos, ejercicio aeróbico regular ingesta diaria de cantidades pequeñas de alcohol (28,32 g).
Disminuido en: Deficiencia de apoproteínas, hepatopatía, ingesta de probucol, enfermedad de Tangier.
NOTA: Una proporción de colesterol/HDL >4,0 se asocia a un riesgo incrementado de enfermedad arterial coronaria.

COLESTEROL CON LIPOPROTEÍNAS DE BAJA DENSIDAD (LDL)

Rango normal:
50-130 mg/dl.
Colesterol LDL.

<100	Óptimo.
100-129	Cerca o por encima del óptimo.
130-159	Límite alto.
160-189	Alto.
≥190	Muy alto.

COLESTEROL TOTAL

Rango normal: Varía con la edad.
Generalmente <200 mg/dl.
Elevado en: Hipercolesterolemia primaria, obstrucción biliar, diabetes mellitus, síndrome nefrótico, hipotiroidismo, cirrosis biliar primaria, dieta alta en colesterol, tercer trimestre del embarazo, infarto de miocardio, fármacos (esteroides, fenotiazinas, anticonceptivos orales).
Disminuido en: Inanición, malabsorción, anemia sideroblástica, talasemia, abetalipoproteinemia, hipertiroidismo, síndrome de Cushing, insuficiencia hepática, mieloma múltiple, policitemia vera, leucemia mielocítica crónica, metaplasia mieloide, macroglobulinemia de Waldenström, mielofibrosis.

COMPLEMENTO

Rango normal: C3: 70-160 mg/dl.
C4: 20-40 mg/dl.
Valores anormales:
C3 DISMINUIDO: LES activo, enfermedad por inmunocomplejos, glomerulonefritis aguda, deficiencia innata de C3, glomerulonefritis membranoproliferativa, endocarditis infecciosa, enfermedad del suero, hepatitis crónica/autoinmune activa.
C4 DISMINUIDO: enfermedad por inmunocomplejos, LES activo, endocarditis infecciosa, deficiencia innata de C4, angioedema hereditario, estados de hipergammaglobulinemia, vasculitis crioglobulinémica.
La tabla 4-12 describe los estados de deficiencia de complemento.

CORTISOL LIBRE URINARIO

Rango normal: 10-110 µg/24 horas.
Elevado en: *véase* CORTISOL, plasma.

CORTISOL PLASMÁTICO

Rango normal: Varía con el momento de la obtención (variación circadiana):
8 AM: 4-19 µg/dl (110-520 µmol/l).
4 PM: 2-15 µg/dl (50-410 µmol/l).
Elevado en: Producción ectópica de hormona adrenocorticotropa (esto es: carcinoma pulmonar de células pequeñas), pérdida de la variación diurna normal, embarazo, insuficiencia renal crónica, iatrogénico, estrés, hiperplasia o adenomas adrenales o hipofisarios.
Disminuido en: Insuficiencia adrenocorticotropa primaria, hipofunción de la hipófisis anterior, insuficiencia adrenocorticotropa secundaria, síndromes adrenogenitales.

TABLA 4-12 Estados deficitarios de complemento

Componente	Número de pacientes comunicados	Patrón de herencia	Defectos funcionales	Asociaciones comórbidas
Vía clásica				
C1qrs	31	ACD	Alteración en la captación de	CV: 48%; infección (bact. encaps.):
C4	21	ACD	IC, retraso en la activación de	22%; ambos: 18%, sanos: 12%
C2	109	ACD	C´, respuesta inmune alterada	
Vía alternativa				
D	3	ACD	Activación de C´ alterada en	Infección (meningocócica): 74%;
P	70	LX	ausencia de anticuerpos específicos	sanos: 26%
Unión de las vías clásica y alternativa				
C3	19	ACD	Alteración en la captación de IC, opsonización/fagocitosis, granulocitosis, QTX, respuesta inmune y ABS ausente	CV: 79%; infección recurrente (bact. encaps.): 71%
Componentes terminales				
C5	27	ACD	QTX alterada, ABS ausente	Infección (*Neisseria,* principalmente meningocócica): 58%, CV: 4%
C6	77	ACD	ABS ausente	Ambas: 1%
C7	73	ACD		Sanos: 25%
C8	73	ACD		
C9	165	ACD	ABS alterada	Sanos: 91%; infección: 9%
Proteínas del plasma que regulan la activación de C´				
C1-INH	Muchos	AD Adq	Generación incontrolada de un mediador inflamatorio sobre la activación de C´	Angioedema hereditario
H	13	ACD	Activación incontrolada de la VA → C3 bajo	CV: 40%, CV más infección (bact. encaps.): 40%; sanos. 20%
I	14	ACD	Activación incontrolada de la VA → C3 bajo	Infección (bact. encaps.): 100%
Proteínas de membrana que regulan la activación de C´				
Factor de aceleración de la descomposición Factor de restricción homóloga CD59	Muchos	Adq	Regulación de C3b alterada y C8 depositado sobre los hematíes, PMN, plaquetas del huésped → lisis celular	Hemoglobinuria paroxística nocturna
CR3	>20	ACD	Alteración de las funciones adherentes de los PMN (esto es marginación), QTX, opsonización/fagocitosis mediada por C3bi	Infección (*Staphylococcus aureus, Pseudomonas* spp.): 100%
Autoanticuerpos				
Factores C3 nefríticos	>59	Adq	Estabiliza la convertasa de la VA→ C3 bajo	GNMP: 41%; LDP: 25%; infección (bact. encaps): 16%; GNP más LDP: 10%; LDP más infección: 5%; GNMP más LDP más infección: 3%; GNMP más infección: 2%
Factor C4 nefrítico		Adq	Estabiliza la C3 convertasa de la VC→ C3 bajo	Glomerulonefritis. 50%, CV: 50%

De Mandell GL: *Mandell, Douglas and Bennett´s principles of infectious diseases,* 5.ª ed., Nueva York, 2000, Churchill Livingstone.
ACD: Autosómico codominante; *Adq:* adquirido; *AD:* autosómico dominante; *VA:* vía alternativa; *C´:* complemento; *VC:* vía clásica; *QTX:* quimiotaxis; *CV:* colagenosis vascular; *bact encaps:* bacteria encapsulada; *IC:* inmunocomplejos; *GNMP:* glomerulonefritis membrano-proliferativa; *LDP:* lipodostrofia parcial; *PMN:* polimorfonucleares; *ABS:* actividad bactericida del suero; *LX:* ligado a X.

CPK; *véase* CREATINCINASA

CREATINCINASA (CK, CPK)
Rango normal: 0-130 UI/l.
Elevada en: Infarto de miocardio, miocarditis, rabdomiolisis, miositis, lesión/traumatismo por aplastamiento, polimiositis, dermatomiositis, ejercicio vigoroso, distrofia muscular, mixedema, crisis, síndrome de hipertermia maligna, inyecciones IM, accidente cerebrovascular, embolismo e infarto pulmonar, disección aórtica aguda.
Disminuida en: Esteroides, disminución de masa muscular, enfermedades del tejido conjuntivo, hepatopatía alcohólica, neoplasias metastásicas.

CREATININA (sérica)

Rango normal: 0,6-1,2 mg/dl.
Elevada en: Insuficiencia renal (aguda y crónica), perfusión renal disminuida (hipotensión, deshidratación, insuficiencia cardíaca congestiva), infección del tracto urinario, rabdomiólisis, cetonemia.
Fármacos (antibióticos [aminoglucósidos, cefalosporinas], hidantoína, diuréticos, metildopa).
Falsamente elevada en: Cetoacidosis diabética, administración de algunas cefalosporinas (p. ej., cefoxitina, cefalotina).
Disminuida en: Masa muscular disminuida (incluido amputados y personas más ancianas), embarazo, debilitamiento prolongado.

CREATININA URINARIA (24 horas)

Rango normal:
Varones: 0,8-1,8 g/día.
Mujeres: 0,6-1,6 g/día.
　　NOTA: Análisis útil como indicador de una recolección completa de orina de 24 horas.

CRIOGLOBULINAS (séricas)

Rango normal: No detectable.
Presente en: Enfermedades vasculares del colágeno, leucemia linfocítica crónica, anemias hemolíticas, mieloma múltiple, macroglobulinemia de Waldenström, hepatitis crónica activa, enfermedad de Hodgkin.

CTFH; *véase* CAPACIDAD FIJADORA DE HIERRO

CUERPOS CETÓNICOS URINARIOS (análisis semicuantitativo)

Normal: Ausentes.
Presentes en: Cetoacidosis diabética, cetoacidosis alcohólica, inanición, ingesta de isopropanol.

DENSIDAD ESPECÍFICA URINARIA

Rango normal: 1,005-1,030.
Elevada en: Deshidratación, pérdidas excesivas de líquido (vómitos, diarrea, fiebre), medios de contraste radiológico, diabetes mellitus, insuficiencia cardíaca congestiva, síndrome de secreción inapropiada de hormona antidiurética, insuficiencia adrenal, disminución de la ingesta líquida.
Disminuida en: Diabetes insípida, patología renal (glomerulonefritis, pielonefritis), ingesta líquida o hidratación i.v. excesiva.

DETECCIÓN DE GLUCOSA 6-FOSFATO DESHIDROGENASA (sanguínea)

Normal: Detección de actividad enzimática de G_6PD.
Anormal en: Si se detecta una deficiencia, es necesaria la cuantificación de G_6PD; puede ser falsamente interpretado como «normal» un rastreo de G_6PD tras un episodio de hemólisis, porque la mayoría de las células deficitarias en G_6PD han sido destruidas.

DETERMINACIÓN DE LA TOXINA DE *CLOSTRIDIUM DIFFICILE* (heces)

Normal: Negativa.
Detectada en: Diarrea y colitis pseudomembranosa asociada a antibióticos.

DIGOXINA (LANOXINA)

Rango terapéutico normal: 0,5-2 ng/ml.
Elevada en: Alteración de la función renal, dosificación excesiva, uso concomitante de quinidina, amiodarona, verapamilo, nifedipina.

DILANTINA; *véase* FENITOÍNA

DÍMERO-D

Rango normal: <0 mcg/ml.
Elevado en: TVP, embolismo pulmonar, niveles altos de factor reumatoide, activación de la coagulación y del sistema fibrinolítico por cualquier causa.
El análisis del dímero-D mediante ELISA sirve para el diagnóstico de la TVP y el embolismo pulmonar. Esta prueba tiene limitaciones significativas porque puede estar elevada siempre que los sistemas de coagulación y fibrinolíticos estén activados y también puede estar falsamente elevado con niveles altos de factor reumatoide.

DOPAMINA

Rango normal: 0-175 pg/ml.
Elevada en: Feocromocitomas, neuroblastomas, estrés, ejercicio vigoroso, ciertos alimentos (plátanos, chocolate, café, té, vainilla).

ELECTROFORESIS DE LA HEMOGLOBINA

Rango normal:

HbA$_1$: 95-98%.
HbA$_2$: 1,5-3,5%.
HbF: <2%.
HbC: ausente.
HbS: ausente.

ELECTROFORESIS DE PROTEÍNAS (séricas)

Rango normal: Albúmina 60 a 75%.

α-1: 1,7 a 5%.
α-2: 6,7 a 12,5%.
β: 8,3 a 16,3%.
γ: 10,7 a 20%.
Albúmina: 3,6-5,2 g/dl.
α-1: 0,1 a 0,4 g/dl.
α-2: 0,4-1 g/dl.
β: 0,5-1,2 g/dl.
γ: 0,6-1,6 g/dl.

Elevada en: Albúmina: deshidratación.
α-1: Enfermedades neoplásicas, inflamación.
α -2: Neoplasias, inflamación, infección, síndrome nefrótico.
β: Hipotiroidismo, cirrosis biliar, diabetes mellitus.
γ: *véase* INMUNOGLOBULINAS.

Disminuida en: albúmina: malnutrición, hepatopatía crónica, malabsorción, síndrome nefrótico, quemaduras, lupus eritematoso sistémico.
α-1: enfisema (deficiencia de α-1 antitripsina).
α-2: anemias hemolíticas (haptoglobina disminuida), daño hepatocelular grave.
β: hipocolesterolemia, nefrosis.
γ: *véase* INMUNOGLOBULINAS.

La figura 4-4 describe los patrones electroforéticos de las proteínas del suero.

ELECTRÓLITOS, ORINA; *véase* ORINA, ELECTRÓLITOS

ENA-COMPLEJO; *véase* ANTÍGENO NUCLEAR EXTRAÍBLE

ENZIMA CONVERTIDORA DE ANGIOTENSINA (nivel de ECA)

Rango normal: <40 nmol/ml/min.

Elevada en: Sarcoidosis, cirrosis biliar primaria, hepatopatía alcohólica, hipertiroidismo, hiperparatiroidismo, diabetes mellitus, amiloidosis, mieloma múltiple, patología pulmonar (asbestosis, silicosis, beriliosis, alveolitis alérgica, coccidiodomicosis), enfermedad de Gaucher, lepra.

EOSINÓFILOS URINARIOS

Normal:

Ausentes.

Presentes:

Nefritis intersticial, necrosis tubular aguda, infección del tracto urinario, rechazo de un trasplante renal, síndrome hepatorrenal.

EPINEFRINA PLASMÁTICA

Rango normal: 0-90 pg/ml.

Elevada en: feocromocitomas, neuroblastomas, estrés, ejercicio vigoroso, ciertos alimentos (plátanos, chocolate, café, té, vainilla), hipoglucemia.

ERITROPOYETINA (EPO)

Normal: 3,7-16,0 UI/l mediante radioinmunoensayo.

La eritropoyetina es una glucoproteína segregada por los riñones que estimula la producción de hematíes mediante su acción sobre las células madre diferenciada hacia la serie eritroide.

Aumentada en: Extremadamente alta: generalmente se observa en pacientes con anemia grave (Hto <25, Hb <7) como en casos de anemia aplásica, anemia hemolítica grave, neoplasias hematológicas. Muy alta: pacientes con anemia leve a moderada (Hto: 25-35, Hb: 7-10); alta: pacientes con anemia leve (esto es, SIDA, mielodisplasia).

La eritropoyetina puede estar elevada de forma inapropiada en pacientes con neoplasias malignas, quistes renales, post trasplante renal, meningioma, hemangioblastoma y leiomioma.

Disminuida en: insuficiencia renal, policitemia vera, neuropatía autonómica.

ESTRADIOL (sérico)

Rango normal: **MUJERES PREMENOPÁUSICAS:** 30-400 pg/ml, dependiendo sobre la fase del ciclo menstrual.
MUJERES POSMENOPÁUSICAS: 0-30 pg/ml.

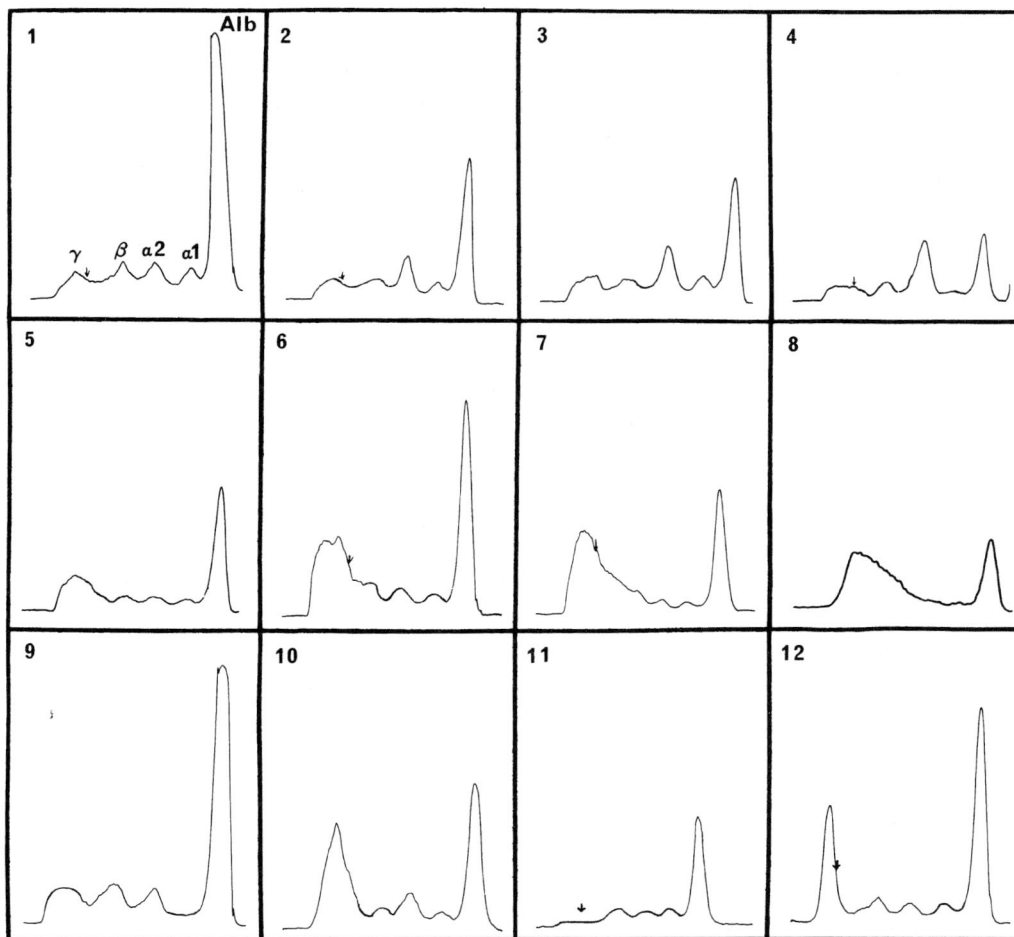

FIGURA 4-4 **Patrones electroforéticos típicos de las proteínas del suero.** *1:* Normal (la flecha cerca de la región γ indica el punto de aplicación del suero). *2:* Patrón de reacción aguda. *3:* Reacción aguda o síndrome nefrótico. *4:* Síndrome nefrótico. *5:* Inflamación crónica, cirrosis, enfermedades granulomatosas, grupo reumatoideo-colagenosis. *6:* Igual que 5 aunque la elevación γ es más pronunciada. También hay una fusión parcial (aunque no completa) β–γ. *7:* Sugestivo de cirrosis aunque podría encontrarse en las enfermedades granulomatosas o en el grupo reumatoideo-colagenosis. *8:* Patrón característico de cirrosis. *9:* Deficiencia de α-1 antitripsina con elevación discreta simultánea de la fracción γ, lo que sugiere enfermedad crónica concomitante. *10:* Igual que en 5, aunque elevación γ es marcada. La configuración del pico γ mimetiza superficialmente al del mieloma, pero su base es más ancha. Hay cambios de reacción aguda superpuestos. *11:* Hipogammaglobulinemia o mieloma de cadenas ligeras. *12:* Mieloma, macroglobulinemia de Waldeström, gammapatía monoclonal idiopática o secundaria. (De Ravel R: *Clinical laboratory medicine*, 6.ª ed., St. Louis, 1995, Mosby.)

VARONES, ADULTOS: 10-50 pg/ml.
Disminuido en: Fracaso ovárico.
Elevado en: Tumores de ovario, testículo, adrenal o de localizaciones neuroendocrinas (raro).

ESTREPTOZIMA; *véase* TÍTULO DE ANTIESTREPTOLISINA-O

ESTRÓGENOS

Rango normal:

Suero:	Varones:	20-80 pg/ml.
	Mujeres:	Folicular: 60-200 pg/ml.
		Lútea: 160-400 pg/ml.
		Posmenopáusica: <130 pg/ml.
Orina:	Varones:	4-23 μg/g de creatinina.
	Mujeres:	Folicular: 7-65 μg/g de creatinina.
		Mitad del ciclo. 32-104 μg/g creatinina.
		Lútea: 8-135 μg/g creatinina.

Elevados en: Hiperplasia de la corteza adrenal, tumores ováricos productores de estrógenos, tumores de la granulosa y de las células tecales, tumores testiculares.
Disminuidos en: Menopausia, hipopituitarismo, malfunción ovárica primaria, anorexia nerviosa, hipofunción de la corteza adrenal, agenesia ovárica, estrés psicógeno, deficiencia de hormona liberadora de gonadotropinas.

ETANOL (sanguíneo)

Rango normal: Valores negativos (valores <10 mg/dl son considerados negativos).
El etanol es metabolizado a 10-25 mg/dl/hora. Unos niveles ≥80 mg/dl son considerados como evidencia de un impedimento para la conducción. Se consideran unos niveles sanguíneos fatales aquellos >400 mg/dl.

FACTOR 1 DE CRECIMIENTO SIMILAR A LA INSULINA (IGF-1), SÉRICO

Rango normal:
Edad 16-24: 182-780 ng/ml.
Edad 25-39: ng/ml.
Edad 40-54: 90-360 ng/ml.
Edad >55: 71-290 ng/ml.
Elevado en: Adolescencia, acromegalia, embarazo, pubertad precoz, obesidad.
Disminuido en: Malnutrición, retraso puberal, diabetes mellitus, hipopituitarismo, cirrosis, ancianos.

FACTOR REUMATOIDE

Normal: Negativo.
Presente a un título >1:20.
ENFERMEDADES REUMÁTICAS
Artritis reumatoide.
Síndrome de Sjögren.
Lupus eritematoso sistémico.
Polimiositis/dermatomiositis.
Enfermedad mixta del tejido conjuntivo.
Esclerodermia.
ENFERMEDADES INFECCIOSAS
Endocarditis bacteriana subaguda.
Tuberculosis.
Mononucleosis infecciosa.
Hepatitis.
Sífilis.
Lepra.
Gripe.
ENFERMEDADES MALIGNAS
Linfoma.
Mieloma múltiple
Macroglobulinemia de Waldeström.
Postirradiación o posquimioterapia.
MISCELÁNEA
Adultos normales, especialmente en ancianos.
Sarcoidosis.
Enfermedad pulmonar crónica (fibrosis intersticial).
Hepatopatía crónica (hepatitis crónica activa, cirrosis).
Crioglobulinemia esencial mixta.
Púrpura hipergammaglobulinémica.

FACTORES DE LA COAGULACIÓN; *véase* la tabla 4-13 para las características de los factores de la coagulación.

V: >10%.
VII: >10%.
VIII: 50 a 170%.
IX: 60 a 136%.
X: >10%.
XI: 50 a 150%.
XII: >30%.
• La tabla 4-14 describe los resultados en las pruebas de laboratorio en las deficiencias de factores de la coagulación.

FENITOÍNA

Rango terapéutico normal: 10-20 mcg/ml.

FENOBARBITAL

Rango terapéutico normal: 15-30 mcg/ml, para el control de la epilepsia.

FERRITINA (sérica)

Rango normal: 18-300 ng/ml.
Elevada en: Hipertiroidismo, estados inflamatorios, hepatopatías (ferritina elevada proveniente de los hepatocitos necróticos), neoplasias (meduloblastomas, linfomas, leucemias, carcinoma de mama), terapia de reposición de hierro, hemocromatosis, hemosiderosis.
Disminuida en: Anemia por deficiencia de hierro.

TABLA 4-13   Características de los factores de la coagulación

Factor	Nombre descriptivo	Fuente	Vida media aproximada (h)	Función
I	Fibrinógeno	Hígado	120	Sustrato para el coágulo de fibrina (VC)
II	Protrombina	Hígado (VKD)	60	Serín proteasa (VC)
V	Proacelerina, factor lábil	Hígado	12-36	Cofactor (VC)
VII	Acelerador sérico de la conversión de protrombina, proconvertina	Hígado (VKD)	6	(?) Serín proteasa (VE)
VIII	Factor o globulina antihemofílica	Células endoteliales y otras (?)	12	Cofactor (VI)
IX	Componente plasmático de la tromboplastina, factor Christmas	Hígado (VKD)	24	Serín proteasa (VI)
X	Factor Stuart-Power	Hígado (VKD)	36	Serín proteasa (VC)
XI	Antecedente plasmático de la tromboplastina	(?) Hígado	40-84	Serín proteasa (VI)
XII	Factor Hageman	(?) Hígado	50	Activación por contacto de serín proteasa (VI)
XIII	Factor estabilizador de la fibrina	(?) Hígado	96-180	Transglutaminasa (VC)
Precalicreína	Factor Fletcher	(?) Hígado	?	Activación por contacto de serín proteasa (VI)
Cininógeno de alto peso molecular	Factor Fitzgerald, factor Flaujeac o Williams	(?) Hígado	?	Cofactor, activación por contacto (VI)

De Noble J. (ed.): *Primary care medicine*, 3.ª ed., St. Louis, 2001, Mosby.
VC: Vía común; *VI*: vía intrínseca; *VE*: vía extrínseca; *VKD*: vitamina K dependiente.

TABLA 4-14   Resultados de la pruebas de laboratorio en las deficiencias de factores de la coagulación

Factor deficitario	Frecuencia	TP	TTP	TT
I (fibrinógeno)	Raro	↑	↑	↑
II (protrombina)	Muy raro	↑	↑	↑
V: 1:1.000.000	↑	↑	NL	
VII	1:500.000	↑	NL	NL
VIII	1:5.000 (varones)	NL	↑	NL
IX	1:30.000 (varones)	NL	↑	NL
X: 1:500.000	↑	↑	NL	
XI	Raro*	NL	↑	NL
XII† o CAPM† o PC†	Raro	NL	↑	NL
XIII	Raro	NL	NL	NL

De Andreoli TE (ed.): *Cecil essentials of medicine*, 5.ª ed., Filadelfia, 2001, WB Saunders.
↑Aumentado por encima del rango normal; *CAPM*: cininógeno de alto peso molecular; *NL*: normal *PC*: precalicreína; *TP*: tiempo de protrombina; *TTP*: tiempo de tromboplastina parcial; *TT*: tiempo de trombina.
*Excepto en aquellos descendientes de judíos Ashkenazi (aproximadamente el 4% son heterocigotos para la deficiencia del factor XI).
†No se asocia a un sangrado clínico.

α-1 FETOPROTEÍNA
Rango normal: 0-20 ng/ml.
Elevada en: Carcinoma hepatocelular (generalmente valores >1.000 ng/ml), neoplasias germinales (testículo, ovario, mediastino, retroperitoneo), hepatopatía (cirrosis alcohólica, hepatitis aguda, hepatitis crónica activa), anencefalia fetal, espina bífida, carcinoma de células basales, carcinoma de mama, carcinoma pancreático, carcinoma gástrico, retinoblastoma, atresia esofágica.

FIBRINÓGENO
Rango normal: Rango normal 200-400 mg/dl.
Elevado en: Inflamación o daño tisular (proteína reactante de fase aguda), anticonceptivos orales, embarazo, infección aguda, infarto de miocardio.
Disminuido en: Coagulación intravascular diseminada, afibrinogenemia hereditaria, hepatopatía, fibrinolisis primaria o secundaria, caquexia.

FOLATO (ácido fólico)

Rango normal: Plasma 2-10 ng/ml.
Eritrocitos: 140-960 ng/ml.
Disminuido en: Deficiencia de ácido fólico (aporte inadecuado, malabsorción), alcoholismo, fármacos (metotreaxato, trimetoprim, fenitoína, anticonceptivos orales, azulfidina), deficiencia de vitamina B12 (absorción defectiva de folato eritrocitario), anemia hemolítica.
Elevado en: tratamiento con ácido fólico.

FOLATO INTRAERITROCITARIO: *véase* FOLATO, CÉLULAS ROJAS SANGUÍNEAS

FOSFATASA, ÁCIDA; *véase* FOSFATASA ÁCIDA

FOSFATASA, ALCALINA; *véase* FOSFATASA ALCALINA

FOSFATASA ÁCIDA (sérica)

Rango normal: 0,5-5 U/l.
Elevada en: Carcinoma de próstata, otras neoplasias (mama, hueso), enfermedad de Paget, osteogénesis imperfecta, invasión maligna del hueso, enfermedad de Gaucher, mieloma múltiple, trastornos mieloproliferativos, hipertrofia prostática benigna, cirugía o palpación prostática, hiperparatiroidismo, hepatopatías, insuficiencia renal crónica, púrpura trombocitopénica idiopática, bronquitis.

FOSFATASA ALCALINA (sérica)

Rango normal: 30-120 U/l.
Elevada en:
ORIGEN HEPÁTICO Y DEL TRACTO BILIAR
Obstrucción del tracto biliar extrahepático.
Obstrucción biliar intrahepática.
Lesión hepatocelular aguda.
Congestión hepática pasiva.
Disfunción hepatocelular inducida por fármacos.
Lesiones ocupantes de espacio.
Cirrosis biliar primaria.
Sepsis.
ORIGEN ÓSEO (HIPERACTIVIDAD OSTEOBLÁSTICA)
Crecimiento fisiológico rápido (infancia y adolescencia).
Tumores metastásicos con reacción osteoblástica.
Curación de fracturas.
Enfermedad de Paget del hueso.
ORIGEN ENDOTELIAL CAPILAR
Formación de tejido de granulación (activa).
ORIGEN PLACENTARIO
Embarazo.
Algunas preparaciones parenterales de albúmina.
OTROS
Tirotoxicosis.
Hiperfosfatemia transitoria benigna.
Hiperparatiroidismo primario.
Disminuida en: Hipotiroidismo, anemia perniciosa, hipofosfatemia, hipervitaminosis D, malnutrición.

FOSFATASA ALCALINA LEUCOCITARIA

Rango normal: 13-100.
Elevada en: Reacciones leucemoides, neutrofilia secundaria a infecciones (excepto en las crisis de células falciformes: no hay un aumento significativo de la puntuación FAL), enfermedad de Hodgkin, policitemia vera, leucemia de células peludas, anemia aplásica, síndrome de Down, mielofibrosis.
Disminuida en: Púrpura trombocitopénica, hemoglobinuria paroxística nocturna, hipofosfatemia, enfermedades del colágeno.

FOSFATO (sérico)

Rango normal: 2,5-5 mg/dl.
DISMINUIDO
Hiperalimentación parenteral.
Acidosis diabética.
Abstinencia alcohólica.
Alcalosis metabólica o respiratoria grave.
Antiácidos que se unen al fósforo.
Malnutrición con realimentación mediante nutrientes con contenido bajo en fósforo.
Fracaso tubular renal para reabsorber el fosfato (síndrome de Fanconi; trastorno congénito, deficiencia de vitamina D).
Administración de glucosa.

Succión nasogástrica.
Malabsorción.
Sepsis por gramnegativos.
Hipertiroidismo primario.
Diuréticos de tipo clorotiazida.
Tratamiento del asma agudo grave.
Insuficiencia respiratoria aguda con ventilación mecánica.
AUMENTADO
Insuficiencia renal.
Lesión muscular grave.
Antiácidos que contengan fosfato.
Hipoparatiroidismo.
Síndrome de lisis tumoral.

FOSFATO URINARIO

Normal: 0,8-2,0 g/24 horas.
Elevada en: Necrosis tubular aguda (fase diurética), patología renal crónica, diabetes mellitus incontrolada, hiperparatiroidismo, hipomagnesemia, acidosis metabólica, alcalosis metabólica, neurofibromatosis, osteo-malacia hipofosfatémica con resistencia a la vitamina D de inicio en el adulto.
Disminuida en: Acromegalia, insuficiencia renal aguda, disminución de la ingesta en la dieta, hipoparati-roidismo, acidosis respiratoria.

FTA-ABS (sérico)

Normal: No reactivo.
Reactivo: Sífilis, otras enfermedades treponémicas (pian, pinta, bejel) LES, embarazo.

GAMMA-GLUTAMIL TRANSFERASA (GGT); *véase* γ-GLUTAMIL TRANSFERASA

GASOMETRÍA ARTERIAL

Rango normal: Po_2 75-100 mmHg.
Pco_2: 35-45 mmHg.
HCO_3: 24-28 mEq/l.
PH: 7,35-7,45.
Valores anormales: alteraciones acidobásicas (v. lo siguiente).
ACIDOSIS METABÓLICA
Acidosis metabólica con un aumento del hiato aniónico
Acidosis láctica.
Cetoacidosis (diabetes mellitus, cetoacidosis alcohólica).
Uremia (insuficiencia renal crónica).
Ingestión de toxinas (paraldehído, metanol, salicilatos, etilenglicol).
Dieta con alto contenido graso (acidosis leve).
Acidosis metabólica con AG normal (acidosis hiperclorémica)
Acidosis tubular renal (incluida la acidosis por deficiencia de aldosterona).
Pérdida intestinal del HCO_3^- (diarrea, fístula pancreática).
Inhibidores de la anhidrasa carbónica (p. ej., acetazolamida).
Acidosis dilucional (como resultado de suero salino isotónico limpio de bicarbonato).
Ingestión de ácidos exógenos (cloruro de amonio, metionina, cistina, cloruro cálcico).
Ileostomía.
Ureterosigmoidostomía.
Fármacos: amilorido, triamtereno, espironolactona, β-bloqueantes.
ACIDOSIS RESPIRATORIA
Enfermedad pulmonar (EPOC, neumonía grave, edema pulmonar, fibrosis intersticial).
Obstrucción de la vía respiratoria (cuerpo extraño, broncoespasmo grave, laringoespasmo).
Trastornos de la caja torácica (neumotórax, tórax en quilla, cifoescoliosis).
Alteraciones en la musculatura respiratoria (miastenia gravis, hipopotasemia, distrofia muscular).
Alteraciones en el sistema nervioso periférico (esclerosis lateral amiotrófica, poliomielitis, síndrome de Gui-
     llain-Barré, botulismo, tétanos, envenenamiento por organofosforados, lesión medular espinal).
Depresión del centro respiratorio (anestesia, narcóticos, sedantes, embolismo o trombosis de la arteria ver-
     tebral, incremento de la presión intracraneal).
Fallo del ventilador mecánico.
ALCALOSIS METABÓLICA
Se divide en formas sensibles al cloro (cloro urinario < 15 mEq/l) y resistentes al cloro (nivel de cloro uri-
     nario >15 mEq/l).
Sensible al cloro.
Vómitos.
Succión nasogástrica (NG).
Diuréticos.
Alcalosis posthipercápnica.
Pérdidas fecales (abuso de laxantes, fibrosis quística, adenoma velloso).

Transfusión sanguínea masiva.

Administración exógena de álcalis.

Resistente al cloro.

Estados hiperadrenocorticoides (síndrome de Cushing, hiperaldosteronismo primario, mineralcorticoidismo secundario [regaliz, tabaco de mascar]).

Hipomagnesemia.

Hipopotasemia.

Síndrome de Bartter.

ALCALOSIS RESPIRATORIA

Hipoxemia (neumonía, embolismo pulmonar, atelectasia, vivir a gran altitud).

Fármacos (salicilatos, xantinas, progesterona, adrenalina, tiroxina, nicotina).

Enfermedades del sistema nervioso central (SNC) (tumor, accidente cerebro vascular [ACV], trauma, infecciones).

Hiperventilación psicógena (ansiedad, histeria).

Encefalopatía hepática.

Sepsis por gramnegativos.

Hiponatremia.

Recuperación súbita de una acidosis metabólica.

Ventilación asistida.

GASTRINA (sérica)

Rango normal: 0-180 pg/ml.

Elevada en: Síndrome de Zollinger-Ellison (gastrinoma), anemia perniciosa, hiperparatiroidismo, antro gástrico retenido, insuficiencia renal crónica, úlcera gástrica, gastritis crónica atrófica, obstrucción pilórica, neoplasias malignas de estómago, bloqueantes H_2, omeprazol, tratamiento con calcio, colitis ulcerosa, artritis reumatoide.

GLUCOSA EN AYUNAS

Rango normal: 70-110 mg/dl.

Elevada en: Diabetes mellitus, estrés, infecciones, infarto de miocardio, accidente cerebrovascular, síndrome de Cushing, acromegalia, pancreatits aguda, glucagonoma, hemocromatosis, fármacos (glucocorticoides, diuréticos [tiazidas, diuréticos del asa]), intolerancia a la glucosa.

Disminuida en: Tratamiento con sulfonilurea, tratamiento insulínico, hipoglucemia reactiva (esto es, s/b gastrectomía subtotal), emanciación, insulinoma, enfermedades por depósito de glucógeno, enfermedad hepática o renal grave, hipoglucemia inducida por etanol, tumores mesenquimales que segreguen hormonas similares a la insulina.

GLUCOSA POSPRANDIAL

Rango normal: <140 mg/dl.

Elevada en: Diabetes mellitus, intolerancia a la glucosa.

Disminuida en: Post resección gastrointestinal, hipoglucemia reactiva, intolerancia hereditaria a la fructosa, galactosemia, sensibilidad a la leucina.

GLUCOSA URINARIA (análisis cualitativo)

Normal: Ausente.

Presente en: Diabetes mellitus, glucosuria renal (disminución del umbral para la glucosa), intolerancia a la glucosa.

γ-GLUTAMIL TRANSFERASA (GGT)

Rango normal: 0-30 U/l.

Elevada en: hepatopatía alcohólica, neoplasias (hepatoma, enfermedad metastásica al hígado, carcinoma de páncreas), lupus eritematoso sistémico, insuficiencia cardíaca congestiva, trauma, síndrome nefrótico, sepsis, colestasis, fármacos (fenitoína, barbitúricos).

GONADOTROPINA CORIÓNICA HUMANA (HCG)

Rango normal: Varía con la edad gestacional.

1.ª semana: 5-50 mU/ml.

1-2 semanas: 50-550 mU/ml.

2-3 semanas: hasta 5.000 mU/ml.

3-4 semanas: hasta 10.000 mU/ml.

4-5 semanas: hasta 50.000 mU/ml.

2-3 meses: 10.000-100.000 mU/ml.

Elevada en: Embarazo normal, mola hidatidiforme, coriocarcinoma, tumores de células germinales del testículo, algunas neoplasias no trofoblásticas (p. ej., neoplasias del cérvix, tracto gastrointestinal, ovario, pulmón, mama).

GONADOTROPINAS CORIÓNICAS HUMANAS (séricas)

Rango normal, suero: Mujeres, premenopáusicas: <0,8 UI/l; posmenopáusicas <3,3 UI/l.

Varones: <0,7 UI/l.

Elevadas en: Embarazo, coriocarcinoma, neoplasia gestacional trofoblástica (incluida la gestación molar, tumores trofoblásticos de localización placentaria); los anticuerpos humanos antirratón (HAMA) pueden producir un análisis falso en el suero para la GCh.

La utilidad principal de esta prueba es para diagnosticar la gestación. La concentración de GCh aumenta significativamente durante las 6 primeras semanas de la gestación. Se producen unos valores pico que se aproximan a 100.000 UI/l los 60-70 días siguientes a la implantación.

Generalmente los niveles de GCh se doblan cada 1-3 días. En pacientes con concentraciones <2.000 UI/l, un aumento del nivel sérico de GCh <66% después de 2 días es sugerente de aborto espontáneo o de ruptura de una gestación ectópica.

GRASA EN HECES, ANÁLISIS CUANTITATIVO (recogida durante 72 horas)

Rango normal: 2-6 g/24 h.
Elevada en: Síndrome de malabsorción.

HAPTOGLOBINA (sérica)

Rango normal: 50-220 mg/dl.
Elevada en: Inflamación (reactante de fase aguda), enfermedades vasculares del colágeno, infecciones (reactante de fase aguda), fármacos (andrógenos), hepatopatía obstructiva.
Disminuida en: Hemólisis (intravascular más que extravascular), anemia megaloblástica, hepatopatía grave, grandes hematomas tisulares, mononucleosis infecciosa, fármacos (anticonceptivos orales).

HDL; *véase* COLESTEROL DE LIPOPROTEÍNAS DE ALTA DENSIDAD

HELICOBACTER PYLORI (serología, antígeno en heces)

Rango normal: No detectable.
Detectable en: Infección por *H. pylori*. Una serología positiva puede indicar infección actual o pasada. La prueba del antígeno en heces positiva indica infección aguda (sensibilidad y especificidad >90%). La detección en heces debería diferirse al menos 4 semanas tras el tratamiento erradicador.

HEMATOCRITO

Rango normal: Varón: 39 a 49%.
Mujer: 33 a 43%.
Elevado en: Policitemia vera, tabaquismo, enfermedad pulmonar obstructiva crónica, altitudes elevadas, deshidratación, hipovolemia.
Disminuido en: Anemia por pérdida sanguínea (gastrointestinal, genitourinaria).

HEMOGLOBINA

Rango normal: Varón: 13,6-17,7 g/dl.
Mujer: 12,0-15,0 g/dl.
Elevada en: Hemoconcentración, deshidratación, policitemia vera, enfermedad pulmonar obstructiva crónica, altitudes elevadas, elevaciones falsas (plasma hipelipémico, leucocitos $>50.000/mm^3$), estrés.
Disminuida en: Anemia hemorrágica (gastrointestinal, genitourinaria).

HEMOGLOBINA A$_{1c}$; *véase* HEMOGLOBINA GLUCOSILADA

HEMOGLOBINA GLUCOSILADA (GLICADA) (HbA$_{1c}$)

Rango normal: 4,0 a 6,7%.
Elevada en: Diabetes mellitus incontrolada (los niveles de hemoglobina glucosilada reflejan el nivel de control de la glucemia en los 120 días previos), toxicidad por plomo, alcoholismo, anemia por deficiencia de hierro, hipertrigliceridemia.
Disminuida en: Anemias hemolíticas, disminución de la supervivencia de los glóbulos rojos, embarazo, pérdida sanguínea aguda o crónica, insuficiencia renal crónica, insulinoma, esferocitosis congénita, hemoglobinopatías S, C y D.

HEMOGLOBINA LIBRE URINARIA

Normal: Ausente.
Presente en: Hemólisis (con saturación de la capacidad fijadora de la haptoglobina sérica y umbral renal para la absorción tubular de hemoglobina).

HEMOGRAMA COMPLETO

Leucocitos totales: 3.200-9.800 mm^3 ($3,2-9,8 \times 10^9/l$).
Hematíes.
Varón: $4,3-5,9 \times 10^6/mm^3$ ($4,3-5,9 \times 10^{12}/l$).
Mujer: $3,5-5,5 \times 10^6/mm^3$ ($3,5-5,5 \times 10^{12}/l$).
Hemoglobina.
Varón: 13,6-17,7 g/dl (136-172 g/l).
Mujer: 12-15 g/dl (120-150 g/l).
Hematocrito.
Varón: 39 a 49% (0,39-0,49).

Mujer: 33 a 43% (0,33-0,43).
Volumen corpuscular medio (VCM): 76-100 μm^3 (76-100 fl).
Hemoglobina corpuscular media (HCM): 27-33 pg (27-33 pg).
Concentración de hemoglobina corpuscular media (CHCM): 33-37 g/dl (330-370 g/l).
Índice de distribución de amplitud de hematíes (RDW):11,5 a 14,5%.
Recuento de plaquetas: 130-400 × 10^3/mm³ (130-400 × 10^9/l).
Recuento diferencial.
2-6 cayados (bandas, neutrófilos poco maduros).
60-70 segmentados (neutrófilos maduros).
1-4 eosinófilos.
0-1 basófilos.
2-8 monocitos.
25-40 linfocitos.

HEMOSIDERINA URINARIA
Normal: Ausente.
Presente en: Hemoglobinuria paroxística nocturna, anemia hemolítica crónica, hemocromatosis, transfusión sanguínea, talasemias.

HIATO ANIÓNICO
Rango normal: 9-14 mEq/l.
Elevado en: Acidosis láctica, cetoacidosis (diabetes, ayuno alcohólico), uremia (insuficiencia renal crónica), ingestión de toxinas (paraldehído, metanol, salicilatos, etilenglicol), coma hiperosmolar no cetósico, antibióticos (carbenicilina).
Disminuido en: Hipoalbuminemia, hipermagnesemia grave, mieloma IgG, toxicidad por litio, error de laboratorio (falso descenso del sodio o sobreestimación de bicarbonato o cloruro), hipercalcemia de origen paratiroideo, antibióticos (p. ej., polimixina).

HOMOCISTEÍNA PLASMÁTICA
Rango normal:
0-30 años: 4,6-8,1 $\mu mol/l$.
30-59 años: 6,3-11,2 $\mu mol/l$ (varones), 4,5-7,9 $\mu mol/l$ (mujeres).
>59 años: 5,8-11,9 $\mu mol/l$.
Aumentada: Estados trombofílicos, deficiencias de B_6, B12, ácido fólico, riboflavina, embarazo, homocistinuria.
NOTA: Un nivel aumentado de homocisteína es un factor de riesgo independiente para aterosclerosis.

HORMONA FOLICULOESTIMULANTE (FSH)
Rango normal: 5-20 mUI/ml.
Elevada en: Menopausia, insuficiencia gonadal primaria, alcoholismo, castración, síndrome de Klinefelter, tumores hipofisarios secretores de gonadotropinas.
Disminuida en: Embarazo, enfermedad poliquística del ovario, anorexia nerviosa, hipofunción de la hipófisis anterior.

HORMONA LUTEINIZANTE
Rango normal: Negativo.
Elevada en: Posmenopausia, adenoma pituitario, disfunción gonadal primaria, síndrome del ovario poliquístico.
Disminuida en: Patología grave, anorexia nerviosa, malnutrición, alteración hipofisaria o hipotalámica, estrés grave.

INDICANO URINARIO
Normal: Ausente.
Presente en: Malabsorción secundaria a sobrecrecimiento bacteriano intestinal.

ÍNDICE DE TIROXINA LIBRE
Rango normal: 1,1-4,3.
AUMENTO DE TIROXINA O DE LOS VALORES DE TIROXINA LIBRE
Error de laboratorio.
Hipertiroidismo primario (tipo T_4/T_3).
Elevación grave de la globulina fijadora de tiroxina.
Tratamiento excesivo del hipotiroidismo.
Dosis excesiva de levotiroxina.
Tiroiditis activa (subaguda, enfermedad de Hashimoto activa precoz).
Hipertiroxinemia disalbuminémica familiar (algunas clases de T_4 libre, especialmente los tipos análogos).
Síndrome de resistencia periférica a la T_4.
Amiodarona o propranolol.
Toxicosis transitoria posparto.
Hipertiroidismo facticio.
Hipertiroidismo de Jod-Basedow (inducido por yodo).

Enfermedad no tiroidea grave.

Psicosis aguda (especialmente esquizofrenia paranoide).

Muestra de T_4 tomada 2-4 horas antes de una dosis de levotiroxina.

Estruma ovárico.

Tumor secretor de hormona hipofisaria estimulante del tiroides.

Ciertos medios de contraste radiológico (Telepaque y Oragrafin).

Porfiria aguda.

Efectos de la heparina (algunos kits de T_4 y de FT_4).

Abuso de anfetamina, heroína, metadona y fenciclidina.

Perfenacina o 5-fluorouracilo.

Autoanticuerpos antitiroideos o anti IgG heterófila (HAMA).

Hipertiroidismo «T_4».

Hiperemesis gravídica, alrededor del 50% de las pacientes.

Altitudes elevadas.

VALORES DE TIROXINA O DE TIROXINA LIBRE DISMINUIDOS

Error de laboratorio.

Hipotiroidismo primario.

Enfermedad no tiroidea grave.

Tratamiento con litio.

Disminución marcada de la globulina fijadora de tiroxina (congénita, inducida por una enfermedad o por fármacos) o disminución grave de albúmina.

Fenitoína, ácido valproico o dosis altas de salicilatos.

Insuficiencia hipofisaria.

Dosis elevadas de yoduro inorgánico (p. ej., soluciones saturadas de yoduro potásico).

Deficiencia de yoduro moderada a grave.

Síndrome de Cushing.

Dosis elevadas de fármacos glucocorticoides.

Embarazo, tercer trimestre (normal bajo o pequeño descenso).

Enfermedad de Addison; algunos pacientes (30%).

Efecto de la heparina (unos pocos kits de FT_4).

Fármacos: desipramina o amiodarona.

Enfermedad psiquiátrica aguda.

ÍNDICE NORMALIZADO INTERNACIONAL (INR)

El INR es una escala comparativa de las proporciones del tiempo de protrombina (TP). El INR representa la proporción del TP ajustada mediante la tromboplastina de referencia internacional. Provee de un resultado universal indicativo de lo que habría sido el resultado del paciente si se hubiera medido utilizando el reactivo de referencia internacional de la Organización Mundial de la Salud. Para una interpretación apropiada de los valores de INR, el paciente debería permanecer tratado con anticoagulantes de forma estable.

Rangos de INR recomendados:

Trombosis venosa profunda proximal: 2-3.

Embolismo pulmonar: 2-3.

Accidentes isquémicos transitorios: 2-3.

Fibrilación auricular: 2-3.

Válvulas mecánicas protésicas: 3-4,5.

Enfermedad tromboembólica venosa recidivante: 3-4,5.

INFECCIÓN VIRAL POR HEPATITIS A

El mejor análisis para todos los propósitos es diagnosticar la infección aguda por el VHA = Ac (IgM)-VHA.

El mejor análisis para todos los propósitos es demostrar infección/inmunidad pasada por el VHA = Acs (totales)-VHA.

INFECCIÓN VIRAL POR HEPATITIS B

Las figuras 4-5, 4-6 y 4-7 ilustran los antígenos y anticuerpos en la infección por hepatitis B.

HB_s

-Ag

HB_sAg: muestra una infección activa reciente por VHB.

La persistencia más allá de 6 meses indica portador/infección crónica por VHB.

Sonda de ácido nucleico del VHB: presente antes y más tiempo que el HB_sAg.

Marcador más fiable para un aumento de la infectividad que HB_sAg y/o HB_eAg.

-Ac

HBsAc-total: muestra infección previa por VHB curada y evidencia de inmunidad.

HB_c.

-Ac

AcIgM-HB_c muestra bien infección aguda o muy reciente por VHB.

En la fase convaleciente de la infección aguda por VHB puede estar elevada cuando el HBsAg ha desaparecido (ventana core).

Unos AcIgM-HB_c negativos con un $AgHB_s$ positivo sugiere o bien una infección muy aguda precoz por VHB o un portador/enfermo crónico por VHB.

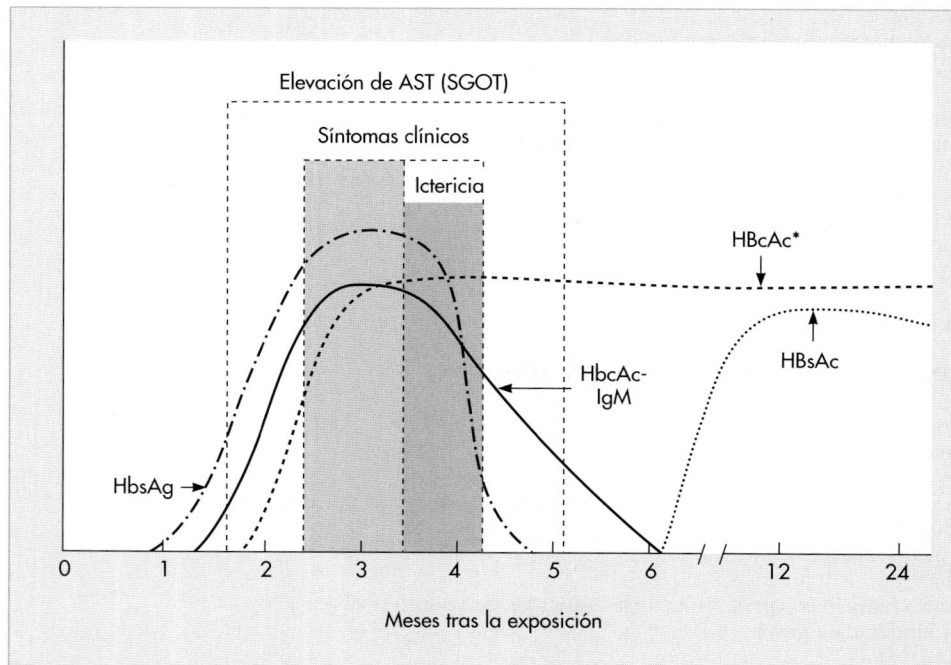

FIGURA 4-5　**Anticuerpos anti antígeno de superficie del VHB y anticuerpos anticore** (obsérvese la «ventana core»). *HB$_c$Ac = HB$_c$Ac-IgM + HBCAc-IgG (combinados). (De Ravel R: *Clinical laboratory medicine,* 6.ª ed., St. Louis, 1995, Mosby.)

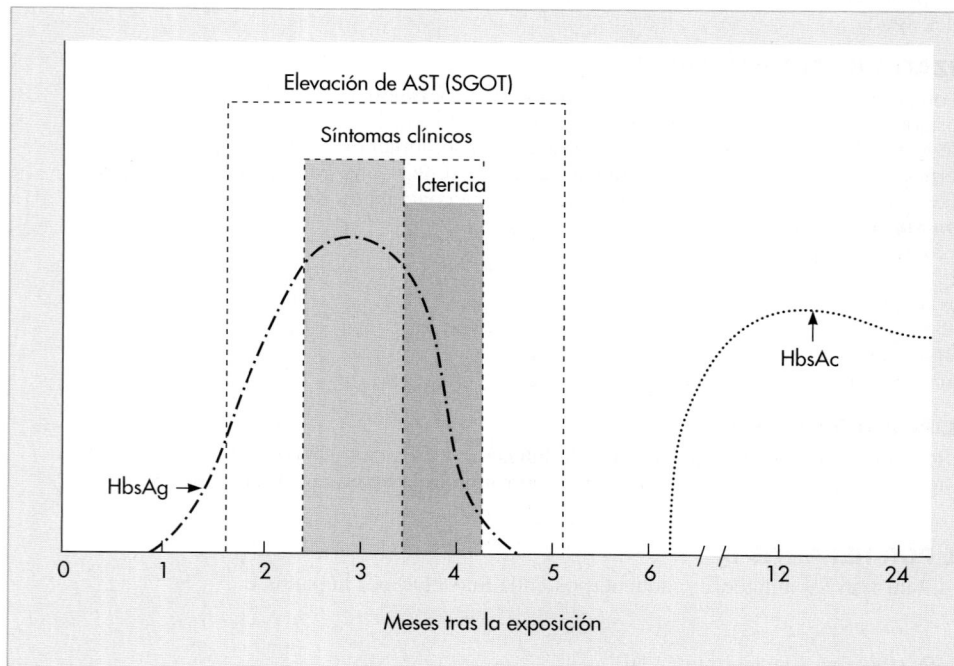

FIGURA 4-6　**Antígeno y anticuerpo de superficie del VHB** (HB$_s$Ag y HB$_s$Ac-total). (De Ravel R: *Clinical laboratory medicine,* 6.ª ed., St. Louis, 1995, Mosby.)

HB$_E$

-Ag

HBeAg: cuando están presentes, especialmente sin AcHB$_e$, sugieren una infectividad del paciente aumentada.

AcHB$_e$-total: cuando están presentes sugieren menos infectividad del paciente.

I.　AgHB$_s$ positivo, Ac HB$_c$ negativos*.

　　Alrededor del 5% (rango 0-17%) de los pacientes en una etapa precoz de la infección aguda por VHB (el título de Ac HB$_c$ se eleva después).

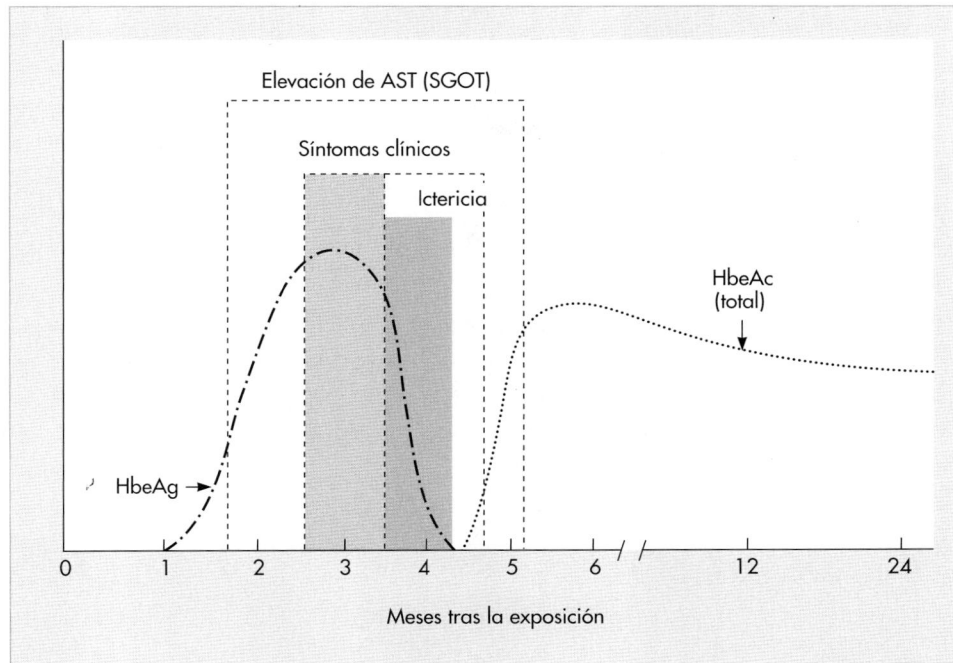

FIGURA 4-7 Antígeno e y anticuerpo del VHB (HB$_s$Ag y HB$_s$Ac-total). (De Ravel R: *Clinical laboratory medicine*, 6.ª ed., St. Louis, 1995, Mosby.)

II. AgHB$_s$ positivo, AcHB$_c$ positivo, AcHB$_s$ negativos:
   a. La mayoría de la etapa de sintomatología clínica.
   b. Los portadores crónicos del VHB sin evidencia de enfermedad hepática («portadores asintomáticos»).
   c. Hepatitis crónica por VHB (de los tipos crónica persistente o crónica activa).
III. AgHB$_s$ negativo, AcHB$_c$ positivo*, AcHB$_s$ negativos:
   a. Etapa tardía de sintomatología clínica o etapa temprana de la convalecencia (ventana core).
   b. Infección crónica por el VHB con un AgHB$_s$ por debajo de los niveles de detección con las pruebas actuales.
   c. Infección previa antigua por VHB.
IV. AgHB$_s$ negativo, AcHB$_c$ positivos, AcHB$_s$ positivos:
   a. Convalecencia tardía hasta la recuperación completa.
   b. Infección antigua.

INFECCIÓN VIRAL POR HEPATITIS C
La figura 4-8 ilustra los antígenos y anticuerpos en la infección por hepatitis C.
VHC
-Ag
Sonda de ácido nucleico del VHC: muestra infección reciente por el VHC (especialmente si se usa amplificación mediante PCR).
-Ac
Ac-VHC (IgG): infección reciente, convalecencia o infección antigua por el VHC.
VHA
-Ag
Ag-VHA por EM: muestra la presencia de virus en las heces al principio de la infección.
-Ac
Ac-VHA (IgM): infección actual o reciente por VHA.
Ac-VHA (total): convalecencia o infección antigua por VHA.

INFECCIÓN VIRAL POR HEPATITIS D
La figura 4-9 ilustra los antígenos y anticuerpos en la infección por Hepatitis D.
El mejor método actual de detección para todos los propósitos = Ac-VHD (total).
La mejor prueba para distinguir entre infección aguda y crónica = Ac-VHD (IgM).
COINFECCIÓN DE HEPATITIS DELTA (HVD AGUDA + HVB AGUDA) O SUPERINFECCIÓN (HVD AGUDA + HVB CRÓNICA).
-Ag
Ag-VHD: muestra infección actual (aguda o crónica) por VHD.
Sonda del ácido nucleico del VHD: detecta el antígeno antes y durante más tiempo que el Ag-VHD mediante EIA.

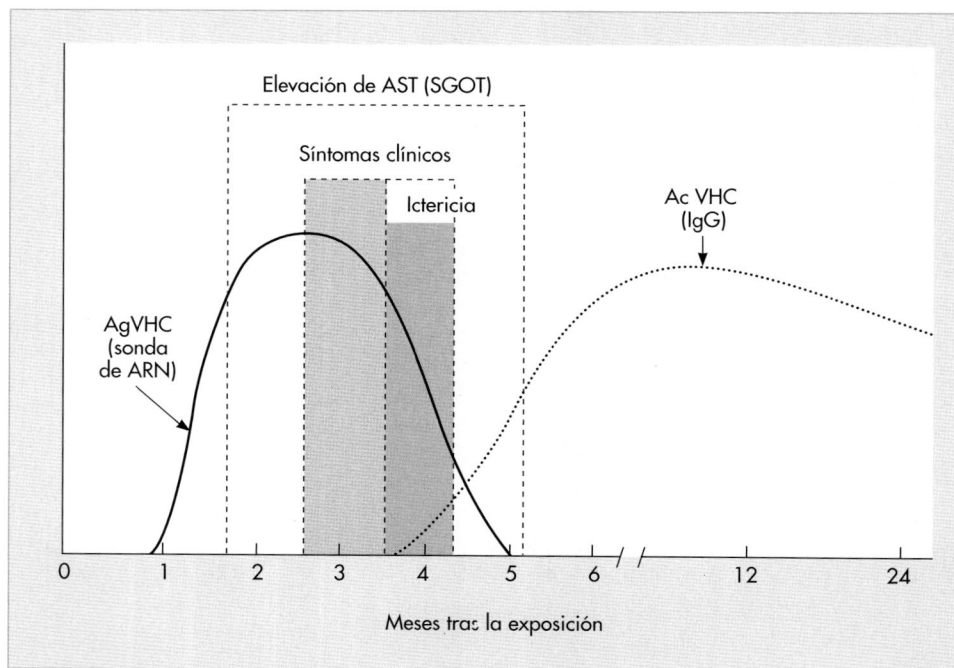

FIGURA 4-8   Antígeno y anticuerpo del VHC. (De Ravel R: *Clinical laboratory medicine,* 6.ª ed., St. Louis, 1995, Mosby.)

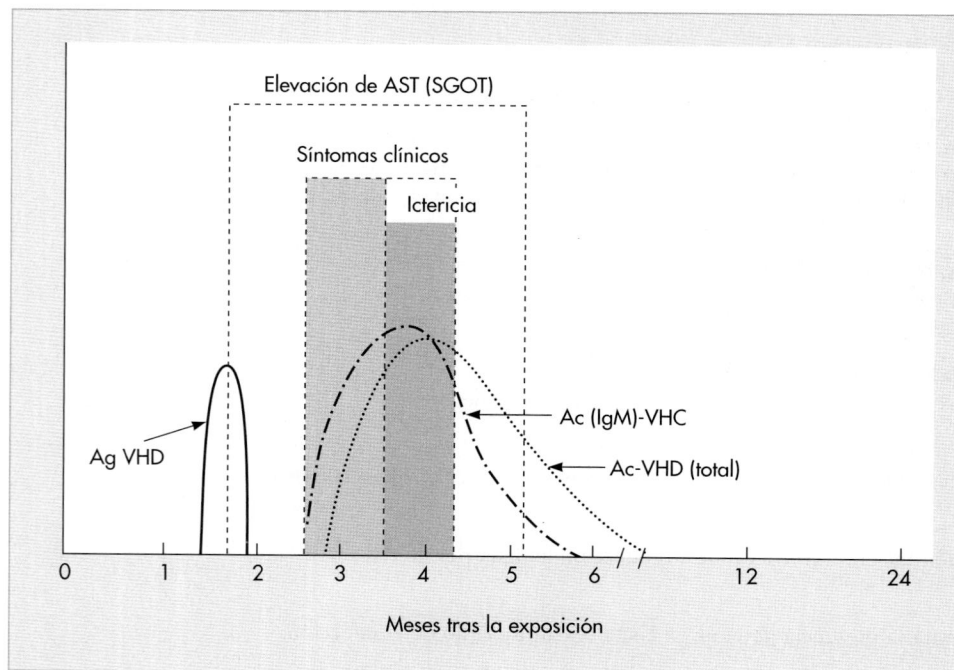

FIGURA 4-9   Antígeno y anticuerpos del VHD. (De Ravel R: *Clinical laboratory medicine,* 6.ª ed., St. Louis, 1995, Mosby.)

-Ac

Ac-VHD (IgM): elevación marcada en la HVD aguda: no persiste.

Elevación discreta a moderada en la HVD convaleciente: no persiste.

Elevación persistente entre discreta y marcada en la HVD crónica (depende del grado de daño celular y de la sensiblidad del anáisis).

Ac-VHD (total): elevación marcada en la HVD aguda: no persiste.

Elevación marcada y persistente en la HVD crónica.

AG-VHD

Detectada mediante una sonda de ADN, con menos frecuencia por radioinmunoanálisis.

Aparición: etapa prodrómica (antes de los síntomas); justo en el momento o después de la elevación inicial de ALT (alrededor de una semana después de la aparición de Ag HB_s y en el momento en que empieza a elevarse el nivel de $Ac-HB_s-IgM$).

Pico: 2-3 días tras el inicio.

Se hace indetectable: 1-4 días (puede persistir hasta un poco después de que aparezcan los síntomas).

AC-VHD (IGM)

Aparición: alrededor de 10 días tras el inicio de los síntomas (rango 1-28 días).

Pico: alrededor de 2 semanas después de la primera detección.

Se hace indetectable: alrededor de 35 días (rango 10-80 días) después de la primera detección (la mayoría de otros anticuerpos IgM precisan de 3-6 meses para hacerse indetectables).

AC-VHD (TOTAL)

Aparición: alrededor de 50 días tras el inicio de los síntomas (rango 14-80 días); alrededor de 5 semanas tras el Ag-VHD (rango 3-11 semanas).

Pico: alrededor de 2 semanas tras la primera detección.

Se hace indetectable: alrededor de 7 meses tras la primera detección (rango 4-14 meses).

INMUNOGLOBULINAS

Rango normal:

IgA: 50-350 mg/dl.

IgD: <6 mg/dl.

IgE: <25 µg/dl.

IgG: 800-1.500 mg/dl.

IgM: 45-150 mg/dl.

Elevadas en:

IgA: trastornos linfoproliferativos, nefropatía de Berger, infecciones crónicas, trastornos autoinmunes, hepatopatía.

IgE: trastornos alérgicos, infecciones parasitarias, trastornos inmunológicos, mieloma IgE.

IgG: infecciones granulomatosas crónicas, enfermedades infecciosas, inflamación, mieloma, hepatopatía.

IgM: cirrosis biliar primaria, enfermedades infecciosas (brucelosis, malaria), macroglobulinemia de Waldenstrom, hepatopatía.

Disminuidas en:

IgA: síndrome nefrótico, enteropatía pierde proteínas, deficiencia congénita, leucemia linfocítica, ataxia-telangiectasia, enfermedad sino-pulmonar crónica.

IgE: hipogammaglobulinemia, neoplasias (mama, bronquial, cervical), ataxia-telangiectasia.

IgG: deficiencia congénita o adquirida, leucemia linfocítica, fenitoína, metilprednisolona, síndrome nefrótico, enteropatía pierde proteínas.

IgM: deficiencia congénita, leucemia linfocítica, síndrome nefrótico.

ISOENZIMAS DE LA CREATINCINASA

CK-BB: Elevada en: accidente cerebrovascular, hemorragia subaracnoidea, neoplasias (próstata, tracto gastrointestinal, cerebro, ovario, mama, pulmón), shock grave, infarto intestinal, hipotermia, meningitis.

CK-MB: Elevada en: infarto de miocardio (IM), miocarditis, pericarditis, distrofia muscular, desfibrilación cardíaca, cirugía cardíaca, rabdomiolisis extensa, ejercicio extenuante (corredores de maratón), enfermedad mixta del tejido conjuntivo, miocardiopatía, hipotermia.

NOTA: En la sangre existen dos subformas CK-MB. La MB_2 se libera desde las células cardíacas y, una vez en la sangre, se convierte en MB_1. La rápida determinación de las subformas de CK-MB puede detectar el infarto de miocardio ($CK-MB_2 \geq 1,0$ U/l, con relación $CK-MB_2/CK-MB_1 \geq 1,5$) en las 6 horas siguientes al comienzo de los síntomas.

La figura 4-10 muestra las curvas de elevaciones enzimáticas tras un infarto agudo de miocardio.

CK-MM: Elevada en: lesión por aplastamiento, crisis, síndrome de hipertermia maligna, rabdomiolisis, miositis, polimiositis, dermatomiositis, ejercicio vigoroso, distrofia muscular, inyecciones IM, disección aórtica aguda.

ISOENZIMAS DE LA LACTATO DESHIDROGENASA (LDH)

Rango normal:

LDH_1: 22 al 36% (cardíaca, glóbulos rojos).

LDH_2: 35 al 46% (cardíaca, glóbulos rojos).

LDH_3: 13 al 26% (pulmonar).

LDH_4: 3 al 10% (músculo estriado, hígado).

LDH_5: 2 al 9% (músculo estriado, hígado).

Proporciones normales:

$LDH_1 < LDH_2$.

$LDH_5 < LDH_4$.

Valores anómalos:

$LDH_1 > LDH_2$: Infarto de miocardio (también puede verse en anemias hemolíticas, anemia perniciosa, deficiencia de folato, infarto renal).

$LDH_5 > LDH_4$: Hepatopatía (cirrosis, hepatitis, congestión hepática).

SECCIÓN IV

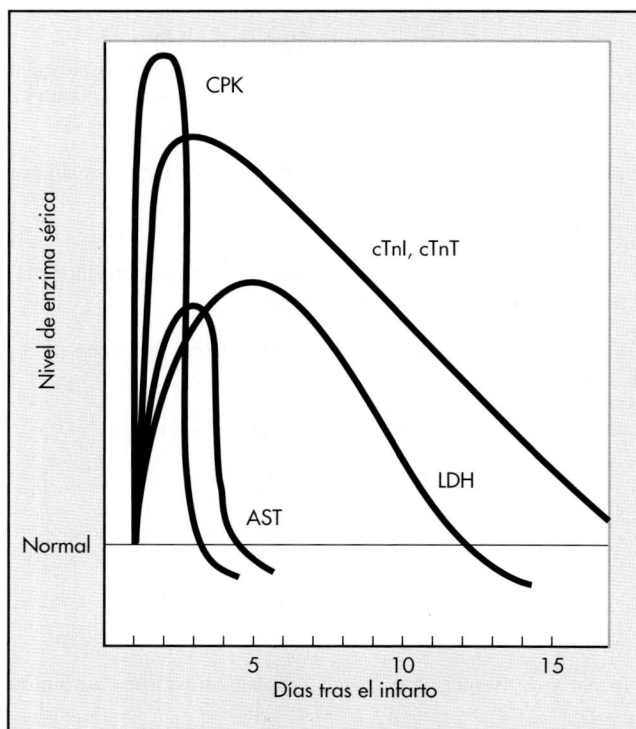

FIGURA 4-10 Curvas de elevaciones enzimáticas tras un infarto agudo de miocardio. *CPK,* Creatina fosfocinasa; *AST,* aspartato aminotransferasa; *cTnl:* troponina I; *cTnT,* troponina T; *LDH,* lactato deshidrogenasa. (De Greene HL, Johnson WP, Lemcke D [eds.]: *Decision making in medicine,* 2.ª ed., St. Louis, 1998, Mosby.)

LACTATO DESHIDROGENASA (LDH)

Rango normal: 50-150 UI/l.

Elevada en: Infarto de miocardio, pulmón, riñón.

Enfermedades del sistema cardiopulmonar, hígado, colágeno, sistema nervioso central.

Anemias hemolíticas, anemias megaloblásticas, transfusiones, crisis, traumatismo muscular, distrofia muscular, pancreatitis aguda, hipotensión, shock, mononucleosis infecciosa, inflamación, neoplasia, obstrucción intestinal, hipotiroidismo.

LCR; *véase* LÍQUIDO CEFALORRAQUÍDEO

LDH; *véase* LACTATO DESHIDROGENASA

LDL; *véase* COLESTEROL DE LIPOPROTEÍNAS DE BAJA DENSIDAD

LEUCOCITOS; *véase* RECUENTO HEMATOLÓGICO COMPLETO

LINFOCITOS

Rango normal:

15 al 40%   Recuento linfocitario total = 800-2.600/mm³.
                  Linfocitos T totales = 800-2.200/mm³.
                  Linfocitos CD4 = ≥400/mm³.
                  Linfocitos CD8 = 200-800/mm³.
                  La proporción CD4/CD8 normal es de 2,0.

Elevados en: infecciones crónicas, mononucleosis infecciosa y otras infecciones virales, leucemia linfocítica crónica, enfermedad de Hodgkin, colitis ulcerosa, hipoadrenalismo, trombocitopenia idiopática.

Disminuidos en: SIDA, supresión de la médula ósea por agentes quimioterápeúticos o quimioterapia, anemia aplásica, neoplasias, esteroides, hiperfunción adrenocortical, enfermedades neurológicas (esclerosis múltiple, miastenia gravis, síndrome de Guillain-Barré).

Los linfocitos CD4 se calculan como total de células blancas × % linfocitos × % linfocitos teñidos con CD4. Están disminuidos en el SIDA y otro tipo de disfunciones inmunológicas.

La tabla 4-15 describe varias anomalías linfocitarias en sangre periférica.

TABLA 4-15	**Diagnóstico diferencial de linfocitos anormales en sangre periférica**			
Tipo de linfocito	**Asociación mórbida habitual**	**Características citológicas**	**Características de laboratorio**	**Características clínicas**
Linfocito pequeño	Leucemia linfocítica crónica	Marcadores de superficie de células B con concentraciones bajas de inmunoglobulina de superficie, antígeno CD5	Hipogammaglobulinemia en el 50%; test de Coombs directo positivo en el 15%, en la biopsia ganglionar infiltrado linfocítico difuso bien diferenciado	Adultos más ancianos, la forma de presentación abarca desde pacientes asintomáticos sólo con linfocitosis hasta una enfermedad florida con adenopatías, esplenomegalia y médula ósea «empaquetada»
Linfocito atípico	Mononucleosis infecciosa, otras enfermedades virales	Marcadores de células T supresoras	Aglutinina heterófila, serología positiva para el virus de Epstein-Barr, citomegalovirus, toxoplasma, AgHB$_s$	Faringitis, fiebre, adenopatías, erupción, esplenomegalia, petequias palatales, ictericia
Linfocito plasmocitoide	Macroglobulinemia de Waldeström	IgM citoplásmica, positividad para el ácido periódico de Schiff (PAS)	Paraproteinemia IgM, hematíes apilados, crioglobulinas	Adenopatías, esplenomegalia, ausencia de lesiones óseas, síndrome de hiperviscosidad, fenómenos criopáticos
Linfoblasto	Leucemia linfoblástica aguda (LLA)	Positividad para transferasa terminal, antígeno común de la LLA, marcadores de precursores B o T	Anemia, granulocitopenia, trombocitopenia, hiperuricemia, infiltración difusa de la médula ósea	Incidencia pico en la infancia, inicio agudo, dolor óseo frecuente
Célula linfosarcomatosa	Linfoma linfocítico	Marcadores de superficie de células B con concentraciones elevadas de inmunoglobulina de superficie monoclonal	Linfoma linfocítico nodular o difuso, pobremente diferenciado en la biopsia ganglionar, afectación parcheada peritrabecular de la médula ósea	Desde adultos de edad media hasta adultos más ancianos, adenopatías generalizadas, síntomas constitucionales
Célula de Sézary	Linfomas cutáneos	Marcadores de superficie de linfocitos T	La biopsia cutánea es diagnóstica	Eritrodermia exfoliativa, placas o tumores cutáneos
Célula peluda	Leucemia de células peludas	Marcadores de linfocitos B, proyecciones citoplasmáticas, fosfatasa ácida tartarato-resistente, receptores de interleucina-2, antígeno CD11	Pancitopenia	Varones de edad media, esplenomegalia moderada a marcada sin adenopatías
Prolinfocito	Leucemia prolinfocítica	Marcadores de superficie de células B con concentraciones elevadas de inmunoglobulina de superficie, CD5 negativo	Linfocitosis marcada (frecuentemente >100 × 10$^{9/l}$)	Adultos más ancianos, esplenomegalia masiva, adenopatías mínimas, respuesta pobre al tratamiento

De Stein JH (ed.): *Internal medicine,* 5.ª ed., St. Louis, 1998, Mosby.

LIPASA

Rango normal: 0-160 U/l.

Elevada en: Pancreatitis aguda, úlcera péptica perforada, carcinoma de páncreas (estadio inicial), obstrucción del conducto pancreático, infarto intestinal, obstrucción intestinal.

LÍQUIDO CEFALORRAQUÍDEO (LCR)

Rango normal:

Interpretación de los resultados

1. Aspecto del líquido:
   a. Claro: normal.
   b. Color amarillo: (xantocromía) en el sobrenadante del LCR centrifugado en 1 hora o menos después de su obtención es normalmente el resultado de un sangrado previo (hemorragia subaracnoidea), también puede ser debido a un aumento de proteínas del LCR, melanina de melanosarcomas meníngeos o carotenoides.
   c. Color rosado. Habitualmente es el resultado de una punción traumática, el color generalmente se aclara de forma progresiva de los tubos 1 a 4 (el sobrenadante generalmente es transparente en las punciones traumáticas).

TABLA 4-16   **Hallazgos del líquido cefalorraquídeo en enfermedades del sistema nervioso central**

Situación	Presión (mm H₂O)	Leucocitos (mm³)	Proteínas (mg/dl)	Glucosa (mg/dl)	Comentarios
Normal	50-80	<5, ≥ 75% linfocitos	20-45	>50 (o 75% de la glucosa sérica)	
Formas comunes de meningitis					
Meningitis bacteriana aguda	Normalmente elevada (100-300)	100-10.000 o más, generalmente entre 300-2.000 (predominan los PMN)	Normalmente 100-500	Disminuida, normalmente <40 (o <66% de la glucosa sérica)	Generalmente se observan organismos en la tinción de Gram y se recuperan mediante el cultivo. La aglutinación del LCR mediante látex habitualmente es positiva.
Meningitis bacteriana parcialmente tratada	Normal o elevada	5-10.000; generalmente PMN, con poca frecuencia pueden predominar células mononucleares si el período de tratamiento previo ha sido extenso en el tiempo	Generalmente 100-500	Normal o disminuida	Pueden verse organismos en la tinción de Gram. Las aglutinaciones mediante látex del LCR pueden ser positivas. El tratamiento previo puede esterilizar el LCR.
Meningitis o meningoencefalitis viral	Normal o discretamente elevada (80-150)	Raramente >1.000 células. En la encefalitis equina oriental y la coriomeningitis linfocitaria (CML) pueden haber recuentos de varios miles. Al principio PMN aunque predominan las células mononucleares a lo largo de la mayor parte del curso	Generalmente 50-200	Habitualmente normal; puede estar disminuida a <40 en algunas enfermedades virales, particularmente paperas (15-20% casos)	Las crisis focales o hallazgos focales en la TC, RM o el EEG sugieren una encefalitis por el VHS. Los enterovirus y el VHS raramente se recuperan del LCR. Pueden detectarse el VHS y enterovirus mediante PCR del LCR.
Formas infrecuentes de meningitis					
Meningitis tuberculosa	Normalmente elevada	10-500, al principio PMN, aunque predominan los linfocitos durante la mayor parte del curso	100-3.000; pueden estar más altas en presencia de bloqueo	<50 en la mayoría de los casos; disminuye con el tiempo si no se instaura el tratamiento	Casi nunca se observan bacilos ácido-alcohol resistente en la extensión. Pueden recuperarse los organismos mediante cultivo de cantidades elevadas de LCR. *Mycobacterium tuberculosis* puede ser detectada mediante PCR del LCR
Meningitis fúngica	Normalmente elevada	5-500, al principio PMN, aunque predominan los linfocitos durante la mayor parte del curso. La meningitis criptocócica puede carecer de respuesta celular inflamatoria	25-500	<50; disminuye con el tiempo si no se instaura el tratamiento	Puede observarse la gemación de levaduras. Los organismos pueden ser recuperados en el LCR. El antígeno criptocócico (en LCR y suero) puede ser positivo en la infección criptocócica.
Sífilis (aguda) y leptospirosis	Normalmente elevada	50-500; predominan los linfocitos	50-200	Habitualmente normal	Serología positiva en LCR. No se demuestran espiroquetas mediante las técnicas habituales de extensión en fresco o cultivo; el examen en campo oscuro puede ser positivo
Meningoencefalitis amebiana (*Naegleria*)	Elevada	1.000-10.000 o más. Predominan los PMN	50-500	Normal o discretamente disminuida	Pueden observarse amebas móviles mediante el examen de una gota de LCR en fresco a temperatura ambiente

Abscesos cerebrales y parameníngeos

Absceso cerebral	Normalmente elevada (100-300)	5 200; raramente líquido acelular; predominan los linfocitos; si el absceso drena al interior de un ventrículo, predominan los PMN y el recuento celular puede llegar a >100.000	75-500	Normal salvo que el absceso drene al interior del sistema ventricular	No se observan organismos en la extensión en fresco o en el cultivo salvo que el absceso drene al interior del sistema ventricular
Empiema subdural	Normalmente elevada (100-300)	100-5.000; predominan los PMN	100-500	Normal	No se observan organismos en la extensión en fresco o en el cultivo de LCR salvo que también exista meningitis; se encuentran organismos en la punción del exudado subdural
Absceso cerebral epidural	Normal o discretamente elevada	10-500; predominan los linfocitos	50-200	Normal	No hay organismos en la extensión en fresco o en el cultivo del LCR
Absceso epidural espinal	Normalmente baja, con bloqueo espinal	10-100, predominan los linfocitos	50-400	Normal	No hay organismos en la extensión en fresco o en el cultivo del LCR
Químico (fármacos, quiste dermoide, contraste mielográfico)	Normalmente elevada	100-1.000 o más; predominan los PMN	50-100	Normal o discretamente elevada	Pueden observarse células epiteliales en el interior del LCR mediante el uso de luz polarizada en algunos niños con dermoides

Causas no infecciosas

Sarcoidosis	Normal o discretamente elevada	0-100; mononucleares	40-100	Normal	Sin hallazgos específicos
Lupus eritematoso sistémico con compromiso del SNC	Discretamente elevada	0-500; habitualmente predominan los PMN; puede haber linfocitos presentes	100	Normal o ligeramente disminuida	No hay organismos en la extensión en fresco o en el cultivo. Puede ser positiva la preparación LE. Anticuerpos neuronales y anti proteína P ribosómica positivos en el LCR
Tumor, leucemia	Discretamente elevada a muy alta	0-100 o más; mononucleares o células blásticas	50-1.000	Normal a disminuida (20-40)	La citología puede ser positiva

De Behrman RE: *Nelson textbook of pediatrics*, 16.ª ed., Filadelfia, 2000, WB Saunders.
LCR: Líquido cefalorraquídeo; *EEG*: electroencefalograma; *VHS*: virus del herpes simple; *PCR*: reacción en cadena de la polimerasa; *PMN*: neutrófilos polimorfonucleares.

d. Turbidez: habitualmente indica la presencia de leucocitos (el sangrado introduce aproximadamente 1 leucocito/500 hematíes en el interior del LCR).

2. Presión del LCR: puede observarse una presión elevada en las meningitis, meningoencefalitis, pseudo-tumor cerebri, masas y en el sangrado intracraneal.

3. Recuento celular: en el adulto normalmente el LCR carece de células (aunque se considera normal hasta 5 células mononucleares/mm³); nunca es normal la presencia de granulocitos:
   a. Neutrófilos: se observan en las meningitis bacterianas, en el inicio de las meningoencefalitis virales, meningoencefalitis sifilítica y meningitis fúngicas.
   b. Linfocitos incrementados: meningitis TB, meningoencefalitis virales, meningoencefalitis sifilítica, meningitis fúngica.

4. Proteínas: las proteínas del suero generalmente son demasiado grandes como para atravesar la barrera hematoencefálica intacta; sin embargo, puede observarse un incremento en las proteínas del LCR en inflamaciones meníngeas, punciones traumáticas, aumento de la síntesis del SNC, degeneración tisular, obstrucción de la circulación de LCR y en el síndrome de Guillain-Barré.

5. Glucosa:
   a. Se observa una glucosa disminuida en las meningitis bacterianas, meningitis TB, meningitis fúngica, hemorragia subaracnoidea y en algunos casos de meningitis virales.
   b. Puede observarse un aumento leve de la glucosa en el LCR en pacientes con niveles de glucosa sérica muy elevados.

La tabla 4-16, en las páginas anteriores, describe los hallazgos del líquido cefalorraquídeo en las enfermedades del sistema nervioso central.

LÍQUIDO DE ARTROCENTESIS

Interpretación de los resultados:

1. **Color:** normalmente es claro o amarillo pálido; si es turbio, indica un proceso inflamatorio o la presencia de cristales, deshechos celulares, fibrina o triglicéridos.

2. **Viscosidad:** normalmente tiene una viscosidad elevada debido al hialuronato; cuando el líquido es colocado en un porta, puede ser estirado como una cuerda de >de 2 cm de longitud antes de separarse (una viscosidad baja indica la ruptura del hialuronato [enzimas lisosomiales de los leucocitos] o la presencia de líquido de edema).

3. **Coágulo de mucina:** añada 1 ml de líquido a 5 ml de una solución de ácido acético y déjelo durante 1 minuto para que se forme el coágulo; un coágulo firme (no lo fragmente o lo agite) es normal e indica la presencia de moléculas grandes de ácido hialurónico (esta prueba no es específica y se hace con poca frecuencia).

4. **Glucosa:** normalmente es aproximadamente igual al nivel de la glucosa sérica; una diferencia mayor de 40 mg/dl es sugerente de infección.

5. **Proteínas:** la concentración de proteínas totales es <2,5 g/dl en el líquido sinovial normal, está elevada en la artritis inflamatoria y séptica.

6. Examen microscópico para microcristales:
   a. Gota: cristales de urato monosódico.
   b. Seudogota: cristales de pirofosfato cálcico dihidratado.

LÍQUIDO DE PARACENTESIS

Análisis y evaluación de los resultados.

1. Procésese el líquido del siguiente modo:
   a. Tubo 1: LDH, glucosa, albúmina.
   b. Tubo 2: proteína, gravedad específica.
   c. Tubo 3: recuento celular y diferencial.
   d. Tubo 4: conservar hasta nuevos datos.

2. Obténganse muestras para LDH, proteínas y albúmina en suero.

3. Tinción de Gram, BAAR, cultivos bacterianos y fúngicos, amilasa y triglicéridos deben ser solicitados sólo si hay una indicación clara; la inoculación con líquido ascítico de los frascos de hemocultivos a la cabecera del enfermo, mejora la sensibilidad para la detección de un crecimiento bacteriano.

4. Si hay sospecha de ascitis maligna, considérese una evaluación del nivel de antígeno carcinoembrionario en el líquido de paracentesis y una evaluación citológica.

5. En la sospecha de peritonitis bacteriana espontánea (PBE), la incidencia de cultivos positivos puede aumentarse mediante la inyección de 10 a 20 ml de líquido ascítico dentro de los frascos de hemocultivo.

6. El derrame peritoneal puede dividirse en exudativo o trasudativo en función de sus características (sección III, fig. 3-38).

7. El gradiente de albúmina suero-líquido ascítico (nivel de albúmina en suero-albúmina en líquido ascítico) se correlaciona directamente con la presión portal y también puede usarse para clasificar la ascitis. Los pacientes con gradientes ≥1,1 g/dl tienen hipertensión portal y aquellos con gradientes <1.1 g/dl no la tienen; el grado de precisión de este método es de >95%.

8. Para el diagnóstico diferencial de la ascitis se remite al lector a la sección III, figura 3-16 en la página 1023.

9. Un recuento de leucocitos polimorfonucleares en el líquido ascítico >500 μl es sugestivo de PBE.

10. Un gradiente de albúmina en sangre-líquido ascítico.

LÍQUIDO DE TORACOCENTESIS

Análisis y evaluación de los resultados:

1. El líquido de un derrame pleural debería ser distinguido entre exudado y trasudado. Los estudios iniciales de laboratorio deberían dirigirse únicamente a distinguir un exudado de un trasudado:
   a. Tubo 1: proteínas, LDH, albúmina.
   b. Tubos 2, 3 y 4: conserve el líquido hasta los resultados. En pacientes seleccionados con sospecha de empiema, un nivel del pH puede ser útil (generalmente ≤7,0). Véase lo siguiente para el procedimiento apropiado con el fin de obtener un nivel de pH del líquido pleural.
   NOTA: No solicite análisis nuevos hasta confirmar la presencia de un exudado sobre la base de la determinación de proteínas y de LDH (sección III, fig. 3-38 en la página 1045), no obstante, si los resultados de las determinaciones de LDH y proteínas no pueden obtenerse en un tiempo razonable (que provoque un retraso innecesario), deberían solicitarse análisis adicionales en el momento de la toracocentesis.
2. Un gradiente de albúmina suero/sufusión ≤1,2 g/dl es indicativo de exudados, especialmente en pacientes con insuficiencia cardíaca congestiva (ICC) tratada con diuréticos.
3. Fíjese en el aspecto del líquido:
   c. Un derrame claramente hemorrágico puede ser el resultado de una punción traumática, una neoplasia o de una embolia con infarto.
   d. Un aspecto lechoso indica una de las siguientes posibilidades:
      1) Derrame quiloso: producido por un traumatismo o invasión tumoral del conducto torácico; la electroforesis de las proteínas del derrame revela quilomicrones y un nivel de triglicéridos >115 mg/dl.
      2) Derrame seudoquiloso: se observa a menudo en la inflamación crónica del espacio pleural (p. ej., TB, enfermedades del tejido conjuntivo).
4. Si es un trasudado, considere ICC, cirrosis, insuficiencia renal crónica y otros estados hipoproteinémicos y realice los estudios posteriores en función de ello.
5. Si es un exudado, considere solicitar alguno de estos análisis en el líquido pleural:
   a. Examen citológico para células malignas (para una sospecha de neoplasia).
   b. Tinción de Gram, cultivos (para aerobios y anaerobios) y sensibilidades (ante la sospecha de procesos infecciosos).
   c. Tinción para BAAR y cultivos (ante la sospecha de TB).
   d. PH: un valor <7,0 sugiere derrame paraneumónico o empiema; el pH del líquido pleural debe obtenerse en condiciones anaerobias y congelarse inmediatamente, la jeringa debería aclararse previamente con 0,2 ml de heparina 1:1.000.
   e. Glucosa: un nivel bajo de glucosa sugiere derrames paraneumónicos y artritis reumatoide.
   f. Amilasa: un nivel elevado de amilasa sugiere pancreatitis o ruptura esofágica.
   g. Los derrames pleurales con resultados desconcertantes son frecuentemente el resultado de procesos malignos (p. ej., linfoma, mesotelioma maligno, carcinoma ovárico), TB, procesos subdiafragmáticos, exposición anterior al asbesto y síndrome post lesión cardíaca.

MAGNESIO (sérico)

Rango normal: 1,8-3,0 mg/dl.

CAUSAS DE HIPERMAGNESEMIA

I. Excreción renal disminuida:
   A. Insuficiencia renal: tasa de filtración glomerular menor de 30 ml/min.
   B. Hiperparatiroidismo.
   C. Hipotiroidismo.
   D. Enfermedad de Addison.
   E. Intoxicación por litio.
   F. Hipercalcemia hipocalciúrica familiar.
II. Otras causas, generalmente asociadas a un descenso en la tasa de filtración glomerular:
   A. Cargas endógenas:
      1. Cetoacidosis diabética.
      2. Daño tisular grave: quemaduras.
   B. Cargas exógenas:
      1. Gastrointestinal:
         a. Antiácidos y laxantes que contengan magnesio.
         b. Dosis elevadas de análogos de la vitamina D.
      2. Parenteral: tratamiento de la toxemia del embarazo.

CAUSAS DE HIPOMAGNESEMIA

Abuso de alcohol.
Uso de diuréticos.
Pérdidas renales.
Insuficiencia renal aguda y crónica.
Diuresis postobstructiva.
Necrosis tubular aguda.
Glomerulonefritis crónica.
Pielonefritis crónica.
Nefropatía intersticial.

Trasplante renal.
Pérdidas gastrointestinales.
Diarrea crónica.
Succión nasogástrica.
Síndrome del intestino corto.
Desnutrición proteico-calórica.
Fístula intestinal.
Nutrición parenteral total.
Pancreatitis aguda.
Endocrina.
Diabetes mellitus.
Hiperaldosteronismo.
Hipertiroidismo.
Hiperparatiroidismo.
Porfiria aguda intermitente.
Embarazo.
Fármacos.
Aminoglucósidos.
Anfotericina.
β-agonistas.
Cisplatino.
Diuréticos.
Foscarnet.
Pentamidina.
Teofilina.
Trastornos congénitos.
Hipomagnesemia familiar.
Diabetes materna.
Hipotiroidismo materno.
Hiperparatiroidismo materno.

MASA ERITROCITARIA TOTAL (volumen)

Rango normal:
Varón: 20-36 ml/kg de peso corporal (1,15-1,21 l/m² de superficie corporal).
Mujer: 19-31 ml/kg de peso corporal (0,95-1,00 l/m² de superficie corporal).
Elevada en: Policitemia vera, hipoxia (fumadores, altitud elevada, patología cardiovascular), hemoglobino-patías con una afinidad alta hacia el oxígeno, tumores productores de eritropoyetina (carcinoma de células renales).
Disminuida en: Hemorragia, enfermedad crónica, fracaso en la producción de la médula ósea, anemias, hemólisis.

METANEFRINAS URINARIAS

Rango normal: 0-2,0 mg/24 horas.
Elevadas en: Feocromocitoma, neuroblastoma, fármacos (cafeína, fenotiacinas, inhibidores de la monoa-mino oxidasa), estrés.

MIOGLOBINA URINARIA

Normal: Ausente.
Presente en: Traumatismo grave, hipertermia, polimiositis/dermatomiositis, envenenamiento por monóxi-do de carbono, fármacos (narcóticos y toxicidad por anfetaminas), hipotiroidismo, isquemia muscular.

MONÓXIDO DE CARBONO; *véase* CARBOXIHEMOGLOBINA

MORFOLOGÍA ERITROCITARIA; *véase* la figura 4-11

NITRITOS URINARIOS

Normal: Ausente.
Presente en: Infecciones del tracto urinario.

NITRÓGENO UREICO SANGUÍNEO (BUN)

Rango normal: 8-18 mg/dl.
El cuadro 4-3 describe a los factores que afectan al nivel de BUN independientemente de la función renal.
Elevado en: Fármacos (aminoglucósidos y otros antibióticos, diuréticos, litio, corticosteroides), deshidrata-ción, sangrado gastrointestinal, descenso del flujo sanguíneo renal (shock, insuficiencia cardíaca congesti-va, infarto de miocardio), patología renal (glomerulonefritis, pielonefritis, nefropatía diabética), obstrucción del tracto urinario (hipertrofia prostática).
Disminuida en: Hepatopatías, malnutrición, tercer trimestre del embarazo, hiperhidratación, acromegalia, enfermedad celíaca.

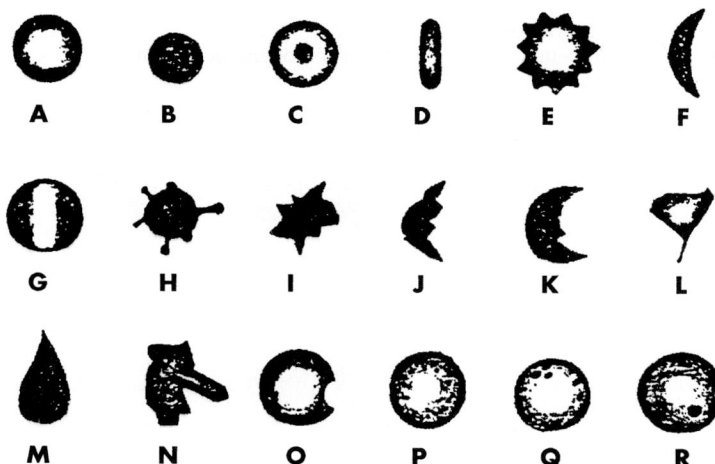

FIGURA 4-11 **Células rojas sanguíneas anómalas. A:** Eritrocito normal. **B:** Esferocito. **C:** Célula en diana. **D:** Elipto-cito. **E:** Equinocito. **F:** Célula falciforme. **G:** Estomatocito. **H:** Acantocito. **I a L:** Esquistocitos. **M:** Eritrocito en lágrima. **N:** Eritrocito distorsionado con un cristal de Hb C protruyendo. **O:** Degmacito **P:** Punteado basófilo. **Q:** Cuerpos de Pappenheimer. **R:** Cuerpos de Howell-Jolly. (De Ravel R: *Clinical laboratory medicine,* 6.ª ed., St. Louis, 1995, Mosby.)

CUADRO 4-3 **Factores que afectan al nivel de nitrógeno ureico en sangre independientemente de la función renal**	
Aumento desproporcionado del nitrógeno ureico en sangre Depleción de volumen («azoemia prerrenal») Hemorragia gastrointestinal Corticoides o agentes citotóxicos Dieta hiperproteica Uropatía obstructiva	Sepsis Estados catabólicos con rotura tisular **Descenso desproporcionado del nitrógeno ureico en sangre** Dieta hipoproteica Hepatopatía

De Andreoli TE (ed.): *Cecil essentials of medicine,* 5.ª ed., Filadelfia, 2001, WB Saunders.

NIVEL DE ECA; *véase* ENZIMA CONVERTIDORA DE ANGIOTENSINA

NOREPINEFRINA
Rango normal: 0-600 pg/ml.
Elevada en: Feocromocitomas, neuroblastomas, estrés, ejercicio vigoroso, ciertos alimentos (plátanos, chocolate, café, té, vainilla).

5′-NUCLEOTIDASA
Rango normal: 2-16 UI/l.
Elevada en: Obstrucción biliar, neoplasias metastásicas hepáticas, cirrosis biliar primaria, insuficiencia renal, carcinoma pancreático, hepatitis crónica activa.

OSMOLALIDAD (sérica)
Rango normal: 280-300 mOsm/kg.
También puede ser estimada mediante la fórmula siguiente:
2([Na] + [K]) + glucosa/18 + nitrógeno ureico/2,8.
Elevada en: Deshidratación, hipernatremia, diabetes insípida, uremia, hiperglucemia, tratamiento con manitol, ingestión de toxinas (etilenglicol, metanol, etanol), hipercalcemia, diuréticos.
Disminuida en: Síndrome de secreción inapropiada de hormona antidiurética, hiponatremia, hidratación excesiva, enfermedad de Addison, hipotiroidismo.

OSMOLALIDAD URINARIA
Normal: 50-1.200 mOsm/kg.
Elevada en: Síndrome de secreción inapropiada de hormona antidiurética, deshidratación, glucosuria, insuficiencia adrenal, dieta hiperproteica.
Disminuida en: Diabetes insípida, exceso de ingesta hídrica, hidratación i.v. con D_5W, insuficiencia renal aguda, glomerulonefritis.

PDF; *véase* PRODUCTO DE DEGRADACIÓN DE LA FIBRINA

PÉPTIDO C
Elevado en: Insulinoma, administración de sulfonilurea.
Disminuido en: Diabetes mellitus insulinodependiente, administración artificial de insulina.

PÉPTIDO NATRIURÉTICO TIPO B
Rango normal: Hasta 100 pg/ml.
Elevado en: Insuficiencia cardíaca. Esta prueba es útil en el contexto del servicio de urgencias para distinguir a pacientes con insuficiencia cardíaca de aquéllos con enfermedad pulmonar obstructiva crónica que se presentan con disnea.

PH SANGUÍNEO
Valores normales:
Arterial: 7,35-7,45.
Venoso: 7,32-7,42.
Para los valores anormales se remite a «Gases en sangre arterial».

PH URINARIO
Rango normal: 4,6-8 (media 6).
Elevado en: Bacteriuria, dieta vegetariana, insuficiencia renal con incapacidad para formar amonio, fármacos (antibióticos, bicarbonato sódico, acetazolamida).
Disminuido en: Acidosis (metabólica, respiratoria), fármacos (cloruro de amonio, mandelato de metenamina), diabetes mellitus, inanición, diarrea.

POTASIO (sérico)
Rango normal: 3,5-5 mEq/l.
CAUSAS DE HIPERPOTASEMIA
I. Seudohiperpotasemia:
   A. Hemólisis de la muestra.
   B. Trombocitosis.
   C. Leucocitosis.
   D. Error de laboratorio.
II. Aumento en la ingesta y absorción de potasio:
   A. Suplementos de potasio (oral y parenteral).
   B. Dietéticos: sustitutos de sales.
   C. Sangre almacenada.
   D. Medicación que contenga potasio:
III. Alteración en la excreción renal:
   A. Insuficiencia renal aguda.
   B. Insuficiencia renal crónica.
   C. Defecto tubular en la excreción de potasio:
      1. Injerto renal alogénico.
      2. Nefropatía por analgésicos.
      3. Anemia por células falciformes.
      4. Uropatía obstructiva.
      5. Nefritis intersticial.
      6. Pielonefritis crónica.
      7. Diuréticos ahorradores de potasio.
      8. Miscelánea (plomo, lupus eritematoso sistémico, seudohipoaldosteronismo).
   D. Hipoaldosteronismo:
      1. Primario (enfermedad de Addison).
      2. Secundario:
         a. Hipoaldosteronismo hiporreninémico (ATR tipo IV).
         b. Hiperplasia adrenal congénita.
         c. Inducida por fármacos:
            1) Fármacos antiinflamatorios no esteroideos.
            2) Inhibidores de la ECA.
            3) Heparina.
            4) Ciclosporina.
IV. Desplazamientos transcelulares:
   A. Acidosis.
   B. Hipertonicidad.
   C. Deficiencia de insulina.
   D. Fármacos:
      1. β-bloqueantes.
      2. Toxicidad digitálica.
      3. Succinilcolina:
   E. Ejercicio.
   F. Parálisis periódica hiperpotasémica.

V. Daño celular:
  A. Rabdomiólisis.
  B. Hemólisis intravascular grave.
  C. Síndrome de lisis tumoral aguda.
  D. Quemaduras y lesiones por aplastamiento.

CAUSAS DE HIPOPOTASEMIA

I. Disminución en la ingesta:
  A. Disminución del potasio de la dieta.
  B. Alteración en la absorción de potasio.
  C. Ingesta de arcilla.
  D. Resinas de intercambio catiónico.
II. Aumento de las pérdidas:
  A. Renales:
    1. Hiperaldosteronismo:
      a. Primario:
        1) Síndrome de Conn.
        2) Hiperplasia suprarrenal.
      b. Secundario:
        1) Insuficiencia cardíaca congestiva.
        2) Cirrosis.
        3) Síndrome nefrótico.
        4) Deshidratación.
      c. Síndrome de Bartter.
    2. Ácido glicirrínico (regaliz, tabaco de mascar).
    3. Exceso de corticoides suprarrenales:
      a. Síndrome de Cushing.
      b. Tratamiento esteroideo.
      c. Síndrome adrenogenital.
    4. Defectos tubulares renales:
      a. Acidosis tubular renal.
      b. Uropatía obstructiva.
      c. Nefropatía perdedora de sal.
    5. Fármacos:
      a. Diuréticos.
      b. Aminoglucósidos.
      c. Manitol.
      d. Anfotericina.
      e. Cisplatino.
      f. Carbenicilina.
  B. Gastrointestinales:
    1. Vómitos.
    2. Succión nasogástrica.
    3. Diarrea.
    4. Malabsorción.
    5. Ileostomía.
    6. Adenoma velloso.
    7. Abuso de laxantes.
  C. Aumento de las pérdidas a través de la piel:
    1. Sudoración excesiva.
    2. Quemaduras.
III. Desplazamientos transcelulares:
  A. Alcalosis:
    1. Vómitos.
    2. Diuréticos.
    3. Hiperventilación.
    4. Tratamiento con bicarbonato.
  B. Insulina:
    1. Exógena.
    2. Respuesta endógena a la glucosa.
  C. Agonistas β_2 (albuterol, terbutalina, adrenalina).
  D. Parálisis periódica hipopotasémica:
    1. Familiar.
    2. Tirotóxica.
IV. Miscelánea:
  A. Estado anabólico.
  B. Hiperalimentación intravenosa.
  C. Tratamiento de la anemia megaloblástica.
  D. Mal de las alturas agudo.

SECCIÓN IV

POTASIO URINARIO

Rango normal: 25-100 mEq/24 horas.

Elevado en: Aldosteronismo (primario, secundario), glucocorticoides, alcalosis, acidosis tubular renal, ingesta excesiva de potasio en la dieta.

Disminuido en: Insuficiencia renal aguda, diuréticos ahorradores de potasio, diarrea, hipopotasemia.

PROCAINAMIDA

Rango terapéutico normal: 4-10 mcg/ml.

PRODUCTOS DE DEGRADACIÓN DE LA FIBRINA (PDF)

Rango normal: <10 µg/ml.

Elevado en: Coagulación intravascular diseminada, fibrinolisis primaria, embolismo pulmonar, hepatopatía grave.

> NOTA: La presencia de factor reumatoide puede provocar falsas elevaciones del PDF.

PROLACTINA

Rango normal: <20 ng/ml.

Elevada en: Prolactinomas (nivel >200 es altamente sugestivo), fármacos (fenotiazinas, cimetidina, antidepresivos tricíclicos, metoclopramida, estrógenos, antihipertensivos, [metildopa], verapamilo, haloperidol), posparto, estrés, hipoglucemia, hipotiroidismo.

PROTEÍNA C REACTIVA

Rango normal: 6,8-820 µg/dl (68-8.200 µg/l).

Elevada en: Artritis reumatoide, fiebre reumática, enfermedad inflamatoria intestinal, infecciones bacterianas, infarto de miocardio, anticonceptivos orales, tercer trimestre del embarazo (reactante de fase aguda), enfermedades inflamatorias y neoplásicas.

PROTEÍNA C REACTIVA DE ALTA SENSIBILIDAD (PCR-hs, Cardio-PCR)

Es una prueba nueva utilizada como marcador de riesgo cardíaco. Está incrementada en pacientes con ateroesclerosis silente años antes de un evento cardiovascular y es independiente del nivel de colesterol y de otras lipoproteínas. Puede usarse para ayudar a estratificar el riesgo cardíaco.

Interpretación de los resultados:

Valor de la Cardio-PCR (mg/l)	RIESGO
≤0,6	El riesgo más bajo
0,7-1,1	Riesgo bajo
1,2-1,9	Riesgo moderado
2,0-3,8	Riesgo alto
3,9-4,9	El riesgo más alto
≥5,0	Los resultados pueden estar alterados por una enfermedad inflamatoria aguda. Si está indicado clínicamente, debería repetirse la prueba en 2 o más semanas.

PROTEÍNAS (séricas)

Rango normal: 6-8 g/dl.

Elevadas en: Deshidratación, mieloma múltiple, macroglobulinemia de Waldenström, sarcoidosis, enfermedades vasculares del colágeno.

Disminuidas en: Malnutrición, dieta baja en proteínas, hidratación excesiva, malabsorción, embarazo, quemaduras graves, neoplasias, enfermedades crónicas, cirrosis, nefrosis.

PROTEÍNAS URINARIAS (análisis cuantitativo)

Rango normal: <150 mg/24 horas.

Elevada en:

Síndrome nefrótico como resultado de enfermedades primarias del riñón.

Hipertensión maligna.

Neoplasias malignas: mieloma múltiple, leucemias, enfermedad de Hodgkin.

Insuficiencia cardíaca congestiva.

Diabetes mellitus.

Lupus eritematoso sistémico, artritis reumatoide.

Anemia de células falciformes.

Síndrome de Goodpasture.

Malaria.

Amiloidosis, sarcoidosis.

Lesiones tubulares: cistinosis.

Funcional (tras un ejercicio intenso).

Pielonefritis.

Embarazo.

Pericarditis constrictiva.

Trombosis de una vena renal.

Nefropatías tóxicas: metales pesados, fármacos.
Nefritis por radiación.
Proteinuria ortostática (postural).
Proteinuria benigna: fiebre, o exposición al calor o al frío.

PROTOPORFIRINA (eritrocitaria libre)

Rango normal: 13-36 µg/dl de células rojas.
Elevada en: Deficiencia de hierro, envenenamiento por plomo, anemias sideroblásticas, anemia de enfermedades crónicas, anemias hemolíticas, protoporfiria eritropoyética.

PRUEBA DE ABSORCIÓN DE D-XILOSA

Rango normal:
ORINA: ≥ 4 g/5 horas (recolección de orina durante 5 horas en adultos > 12 años (dosis de 25 g).
SUERO: ≥ 25 mg/dl (adulto I hora, dosis de 25 g, función renal normal).
Resultados normales: En pacientes con malabsorción, los resultados normales sugieren una enfermedad pancreática como una etiología de la malabsorción.
Resultados anormales: Enfermedad celíaca, enfermedad de Crohn, esprúe tropical, resección quirúrgica intestinal, SIDA. Puede haber falsos positivos con un descenso de la función renal, deshidratación/hipovolemia, asas quirúrgicas ciegas, disminución del vaciamiento gástrico, vómitos.

PRUEBA DE COOMBS DIRECTA

Normal: Negativo.
Positivo: Anemia hemolítica autoinmune, eritroblastosis fetal, reacciones transfusionales, fármacos (α-metildopa, penicilinas, tetraciclina, sulfamidas, levodopa, cefalosporinas, quinidina, insulina).
Falso positivo: puede observarse en presencia de crioaglutininas.

PRUEBA DE COOMBS INDIRECTA

Rango normal: Negativo.
Positivo: Anemia hemolítica adquirida, sangre cruzada incompatible, anticuerpos anti Rh, fármacos (metildopa, ácido mefenámico, levodopa).

PRUEBA DE HAM (prueba del suero acidificado)

Normal: Negativo.
Positivo en: Hemoglobinuria paroxística nocturna.
Falso positivo en: Esferocitosis hereditaria o adquirida, transfusión reciente con células rojas muy maduras, anemia aplásica, síndromes mieloproliferativos, leucemia, anemia diseritropoyética hereditaria tipo II.

PRUEBA DE HEMÓLISIS DE LA SACAROSA (prueba del agua azucarada)

Normal: Ausencia de hemólisis.
Positivo en: Hemoglobinuria paroxística nocturna.
Falso positivo: anemia hemolítica autoinmune, anemias megaloblásticas.
Falso negativo: puede ocurrir con el empleo de heparina o de EDTA.

PRUEBA DE TOLERANCIA A LA GLUCOSA

Valores normales más allá del ayuno:
30 min: 30-60 mg/dl.
60 min: 20-50 mg/dl.
120 min: 5-15 mg/dl.
180 min: nivel del ayuno o menor.
Anormal en: Intolerancia a la glucosa, diabetes mellitus, síndrome de Cushing, acromegalia, feocromocitoma, diabetes gestacional.

PRUEBA DE TUBERCULINA (PPD)

Resultados anormales: *Véanse* los cuadros 4-4 y 4-5 para la interpretación.

PRUEBA DEL SUERO ÁCIDO; *véase* PRUEBA de HAM

PSA; *véase* ANTÍGENO PROSTÁTICO ESPECÍFICO

PUNTUACIÓN FAL; *véase* FOSFATASA ALCALINA LEUCOCITARIA

RDW; *véase* DISTRIBUCIÓN DE LA AMPLITUD DE CÉLULAS ROJAS SANGUÍNEAS

RECUENTO DE BASÓFILOS

Rango normal: 0,4 a 1% del recuento total de leucocitos: 40-100/mm³.
Elevado en: Leucemia, procesos inflamatorios, policitemia vera, linfoma de Hodgkin, anemia hemolítica, tras esplenectomía, metaplasia mieloide, mixedema.
Disminuido en: Estrés, reacciones de hipersensibilidad, esteroides, embarazo, hipertiroidismo, postirradiación.

CUADRO 4-4 **Tamaño de la reacción de la PPD considerada «positiva» (intradermorreacción de Mantoux con 5 UT a las 48 horas)**

5 mm o más
Infección por el VIH o factores de riesgo para el VIH
Contacto reciente estrecho con un caso de TB activa
Personas con radiología de tórax consistente con una TB curada

10 mm o más
Personas nacidas en el extranjero de países con prevalencia de TB elevada en Asia, África y América Latina
Consumidores de drogas IV
Grupos de población con baja cobertura sanitaria y nivel bajo de ingresos (incluidos americanos nativos, hispanos y negros)
Residentes crónicos (asilos de ancianos, instituciones psiquiátricas)

Condiciones médicas que aumenten el riesgo de TB (silicosis, gastrectomía, malnutrición, diabetes mellitus, corticoides a dosis elevadas o inmunosupresores, radiación, leucemia, linfoma u otras neoplasias malignas)
Empleados de instituciones residenciales, escuelas, guarderías y centros de enfermos crónicos

15 mm o más
Todos los demás no enumerados anteriormente

TB: Tuberculosis; *UT:* unidades de tuberculina.

CUADRO 4-5 **Factores asociados a pruebas de tuberculina falsamente negativas**

Errores técnicos
Administración inapropiada
Lectura inadecuada
Pérdida de potencia del antígeno

Factores relacionados con el paciente (anergia)
Edad (ancianos)
Estado nutricional

Medicaciones: corticoides, agentes inmunosupresores
Tuberculosis grave
Enfermedades coexistentes
Infección por el VIH
Enfermedad viral o vacunación
Neoplasias linforreticulares malignas
Sarcoidosis
Tumores sólidos

Lepra lepromatosa
Síndrome de Sjögren
Ataxia-telangiectasia
Uremia
Cirrosis biliar primaria
Lupus eritematoso sistémico
Enfermedad sistémica grave de cualquier etiología

De Stein JH (ed.): *Internal medicine*, 4.ª ed., St. Louis, 1994, Mosby.

RECUENTO DE EOSINÓFILOS

Rango normal: 1-4% de eosinófilos (0-440/mm³).
Elevado en:
PARÁSITOS HELMINTOS
Ascaris lumbricoides (estado larvario invasivo).
Teniasis (estado larvario invasivo).
Strongyloides stercoralis (infección inicial y autoinfección).
Triquinosis.
Filariasis.
Echinococcus granulosus y *E. Multilocularis.*
Toxocara sp.
Tenias animales.
Angiostrongylus cantonensis y *A. costaricensis.*
Esquistosomiasis.
Fasciolas hepáticas.
Fasciolopsis buski.
Anisakiasis.
Cappillaria philippinensis.
Paragonimus westermani.
«Eosinofilia tropical» (microfilarias no identificadas).
OTRAS INFECCIONES/MANIFESTACIONES
Aspergilosis pulmonar.
Sarna grave.
ALERGIAS
Asma.
Fiebre del heno.
Reacciones farmacológicas.
Dermatitis atópica.
ENFERMEDADES AUTOINMUNES Y RELACIONADAS
Poliarteritis nudosa.
Vasculitis necrotizante.
Fascitis eosinofílica.
Pénfigo.
ENFERMEDADES NEOPLÁSICAS
Enfermedad de Hodgkin.
Micosis fungoide.

Leucemia mielocítica crónica.
Policitemia Vera.
Adenocarcinomas secretores de mucina.
ESTADOS DE INMUNODEFICIENCIA
Hiperinmunoglobulinemia E con infección recurrente.
Síndrome de Wiskott-Aldrich.
OTRAS
Enfermedad de Addison.
Enfermedad inflamatoria intestinal.
Dermatitis herpetiforme.
Síndrome tóxico/químico.
Síndrome de mialgia eosinofílica, triptófano, síndrome del aceite tóxico.
Síndrome hipereosinofílico (etiología desconocida).

RECUENTO DE LINFOCITOS T CD4+ (células T CD4+)

Calculadas como las CBT X % linfocitos X % linfocitos teñidos con CD4.

Esta prueba es usa principalmente para evaluar la disfunción inmune en la infección por el VIH y debería realizarse cada 3-6 meses en todas las personas infectadas por el VIH. Es útil como indicador pronóstico y como un criterio para el inicio de profilaxis para varias infecciones oportunistas que son secuelas de la infección por el VIH. La depleción progresiva de linfocitos T CD4+ se asocia a un aumento de la probabilidad de complicaciones clínicas (tabla 4-17). Los adolescentes y adultos con infección por el VIH se clasifican como enfermos de SIDA si su recuento de linfocitos CD4+ está por debajo de 200/µl o si su porcentaje de linfocitos T es menor del 14%. Los pacientes infectados por el VIH cuyo recuento de CD4+ sea menor de 200/µl y que adquieran ciertas enfermedades infecciosas o malignas también se clasifican como pacientes de SIDA. Los corticosteroides disminuyen el porcentaje de células T CD4+ y el número absoluto.

TABLA 4-17   Relación de los recuentos de linfocitos CD4 en Norteamérica con el inicio de infecciones de certeza, asociadas al VIH y de neoplasias

Recuento CD4 (células/MM³)*	Infección oportunista o neoplasia	Frecuencia (%)†
>500	Herpes zóster, multimetamérico	5-10
200-500	Infección por *Mycobacterium tuberculosis*, pulmonar y extrapulmonar	2-20
	Leucoplasia vellosa oral	40-70
	Faringitis por *Candida* (aftas)	40-70
	Vaginitis recurrente por *Candida*	15-30 (F)
	Sarcoma de Kaposi, mucocutáneo	15-30 (M)
	Neumonía bacteriana, recurrente	15-20
	Neoplasia cervical	1-2 (F)
100-200	Neumonía por *Pneumocystis jiroveci*	15-60
	Herpes simple, crónico, ulcerativo	5-10
	Infección diseminada por *Histoplasma capsulatum*	0-20
	Sarcoma de Kaposi, visceral	3-8 (M)
	Leucoencefalopatía multifocal progresiva	2-3
	Linfoma, no Hodgkin	2-5
<100	Esofagitis por *Candida*	15-20
	Mycobacterium avium-intacellulare, diseminada	25-40
	Encefalitis por *Toxoplasma gondii*	5-25
	Enteritis por *Criptosporidium*	2-10
	Retinitis por citomegalovirus (CMV)	20-35
	Encefalitis por *Criptococcus neoformans*	2-5
	Colitis o esofagitis por CMV	6-12
	Linfoma del sistema nervioso central	4-8

Tomada de Andreoli TE (ed.): *Cecil essentials of medicine,* 4.ª ed., Filadelfia, 1997, WB Saunders.
F: Exclusivamente en mujeres; *VIH:* virus de la inmunodeficiencia humana; *M:* casi exclusivamente en varones.
*La tabla indica el recuento de CD4 en el que generalmente comienzan a aparecer las infecciones o neoplasias específicas. Cada infección puede recurrir o progresar durante el curso posterior de la enfermedad por VIH.
†Incluso dentro de Estados Unidos, son aparentes grandes diferencias regionales en la incidencia de las infecciones oportunistas específicas. Por ejemplo, la histoplasmosis diseminada es habitual en el área de la cuenca del río Mississippi, aunque muy rara en individuos que han vivido exclusivamente en las costas Este u Oeste.

RECUENTO DE MONOCITOS

Rango normal: 2 a 8%.
Elevado en: Enfermedades virales, parásitos, infecciones, neoplasias, enfermedad inflamatoria intestinal, leucemia monocítica, linfomas, mieloma, sarcoidosis.
Disminuido en: anemia aplásica, leucemia linfocítica, administración de glucocorticoides.

RECUENTO DE NEUTRÓFILOS

Rango normal: 50 a 70%.

Subconjuntos.

Cayados (en banda, neutrófilos maduros precoces): 2-6%.

Segmentados (neutrófilos maduros): 60-70%.

Elevado en: Infecciones bacterianas agudas, infarto agudo de miocardio, estrés, neoplasias, leucemia mielocítica.

Disminuido en: Infecciones virales, anemias aplásicas, fármacos inmunosupresores, radioterapia a la médula ósea, agranulocitosis, fármacos (antibióticos, antitiroideos, clopidogrel), leucemias linfocíticas y monolíticas.

• La tabla 4-18 describe varios fármacos que pueden producir neutropenia.

TABLA 4-18   **Fármacos que provocan neutropenia**

Antiarrítmicos
   Tocainida, procainamida, propranolol, quinidina
Antibióticos
   Cloranfenicol, penicilinas, sulfamidas, ácido p-aminosalicílico (PAS), rifampicina, vancomicina, isoniacida, nitrofurantoína
Antipalúdicos
   Dapsona, quinina, pirimetamina
Anticonvulsivantes
   Fenitoína, mefenitoína, trimetadiona, etosuximida, carbamazepina
Hipoglucemiantes
   Tolbutamida, clorpropamida
Antihistamínicos
   Cimetidina, bromfeniramina, tripelenamina
Antihipertensivos
   Metildopa, captopril
Agentes antiinflamatorios
   Aminopirina, fenilbutazona, sales de oro, ibuprofeno, indometacina
Agentes antitiroideos
   Propiltiouracilo, metimazol, tiouracilo
Diuréticos
   Acetazolamida, hidroclorotiazida, clortalidona
Fenotiazinas
   Clorpromazina, promazina, proclorperazina
Agentes inmunosupresores
   Antimetabolitos
Agentes citotóxicos
   Agentes alquilantes, antimetabolitos, antraciclinas, alcaloides de la Vinca, cisplatino, hidroxiurea, dactinomicina
Otras sustancias
   Interferones recombinantes, alopurinol, etanol, levamisol, penicilamina, zidovudina, estreptocinasa, carbamazepina, clopidogrel, ticlopidina

Modificada de Goldman L, Ausiello D (eds.): *Cecil textbook of medicine*, 22.ª ed., Filadelfia, 2004, WB Saunders.

RECUENTO DE PLAQUETAS

Rango normal: 130-400 × 10³/mm.

Elevado en:

TROMBOCITOSIS REACTIVA

Estados infecciosos o inflamatorios: vasculitis, reacciones alérgicas, etc.

Cirugía y daño tisular: infarto de miocardio, pancreatitis, etc.

Tras una esplenectomía.

Neoplasias malignas: tumores sólidos, linfomas.

Anemia ferropénica, anemia hemolítica, pérdida de sangre aguda.

Etiología incierta.

Efecto rebote tras la quimioterapia o una trombocitopenia inmune.

Enfermedades renales: insuficiencia renal, síndrome nefrótico.

TRASTORNOS MIELOPROLIFERATIVOS

Leucemia mieloide crónica.

Trombocitosis esencial.

Policitemia vera.

Mielofibrosis idiopática**.**

Disminuidas:

A. Destrucción aumentada:
   1. Inmunológica:
      a. Fármacos: quinina, quinidina, digital, procainamida, diuréticos tiazídicos, sulfamidas, fenitoína, aspirina, penicilina, heparina, oro, meprobamato, fármacos de tipo sulfa, fenilbutazona, AINE, metildopa, cimetidina, furosemida, INH, cefalosporinas, clorpropramida, arsenicales orgánicos, cloroquina.

b. Púrpura trombocitopénica idiopática.

c. Reacción transfusional: trasfusión de plaquetas con antígeno plaquetario HPA-1a (PL^{A1}) en receptores sin PL^{A1}.

d. Incompatibilidad materno/fetal.

e. Vasculitis (p. ej., lupus eritematoso sistémico).

f. Anemia hemolítica autoinmune.

g. Enfermedades linforreticulares (p. ej., leucemia linfática crónica).

2 No inmunológica:

a. Válvulas cardíacas protésicas.

b. Púrpura trombótica trombocitopénica.

c. Sepsis.

d. Coagulación intravascular diseminada.

e. Síndrome urémico-hemolítico.

f. Hemangioma cavernoso gigante.

B. Producción disminuida:

1. Médula ósea anormal:

a. Infiltración de la médula (p. ej., leucemia, linfoma, fibrosis).

b. Supresión medular (p. ej., quimioterapia, alcohol, radiación).

2. Trastornos hereditarios:

c. Síndrome de Wiskott-Aldrich: trastorno ligado a X caracterizado por trombocitopenia, eczema e infecciones de repetición.

d. Anomalía de May-Hegglin: aumento de megacariocitos aunque con una trombopoyesis ineficaz.

3. Deficiencias vitamínicas (p. ej., vitamina B12, ácido fólico):

C. Secuestro esplénico, hiperesplenismo.

D. Dilucional, secundaria a una trasfusión masiva.

RECUENTO DE RETICULOCITOS

Rango normal: 0,5 a 1,5%.

Elevado en: Anemia hemolítica (crisis de células falciformes, talasemia mayor, hemólisis autoinmune), hemorragia, postratamiento de la anemia (ácido fólico, sulfato ferroso, vitamina B12), insuficiencia renal crónica.

Disminuido en: Anemia aplásica, supresión de la médula ósea (sepsis, agentes quimioterápicos, radiación), cirrosis hepática, transfusión sanguínea, anemias por trastorno en la maduración (anemia ferropénica, megaloblástica, sideroblástica, anemia de enfermedades crónicas).

RECUENTO ERITROCITARIO

Rango normal: Varón: 4,3-5,9 x 10^6/mm^3. Mujer: 3,5-5 x 10^6/mm^3.

Elevado en: Policitemia vera, fumadores, altitud elevada, enfermedad cardiovascular, carcinoma de células renales y otras neoplasias productoras de eritropoyetina, estrés, hemoconcentración/deshidratación.

Disminuido en: Anemias, hemólisis, insuficiencia renal crónica, hemorragia, fracaso en la producción de la médula ósea.

RENINA (sérica)

Elevada en: Fármacos (tiacidas, estrógenos, minoxidil), insuficiencia renal crónica, síndrome de Bartter, embarazo (normal), feocromocitoma, hipertensión renal, volumen plasmático reducido, aldosteronismo secundario.

Disminuida en: Hipertensión adrenocortical, volumen plasmático aumentado, aldosteronismo primario, fármacos (propranolol, reserpina, clonidina).

• La tabla 4-19 describe los patrones de renina-aldosterona típicos en varias condiciones.

RNP; *véase* ANTÍGENO NUCLEAR EXTRAÍBLE

SANGRE OCULTA EN ORINA

Normal: Negativa.

Positiva en: Traumatismo al tracto urinario, patología renal (glomerulonefritis, pielonefritis), cálculos renales o ureterales, lesiones vesicales (carcinoma, cistitis), prostatitis, carcinoma prostático, contaminación menstrual, trastornos hematopoyéticos (hemofilia, trombocitopenia), anticoagulantes, AAS.

SEDIMENTO URINARIO; *véase* la figura 4-12 para la evaluación de las anomalías más frecuentes

SEROLOGÍA DEL VIRUS DE EPSTEIN-BARR

Rango normal: IgG anti VCA <1:10 o negativa.

Anormal: IgG anti VCA >1:10 o positiva indica infección actual o previa.

IgM anti VCA >1:10 o positiva indica infección actual o reciente.

Anti-EBNA ≥1,5 o positiva indica infección previa.

La tabla 4-20 y la figura 4-13 describen la interpretación de las pruebas.

TABLA 4-19	Patrones de renina-aldosterona típicos en condiciones diversas		
		Renina plasmática	**Aldosterona**
	Aldosteronismo primario	Baja	Alta
	Hipertensión esencial «hiporreninémica»	Baja	Normal
	Síndrome de Cushing	Baja	Normal-baja
	Síndrome de ingesta de regaliz	Baja	Baja
	Dieta alta en sal	Baja	Baja
	Anticonceptivos orales	Alta	Normal
	Cirrosis	Alta	Baja
	Hipertensión maligna	Alta	Alta
	Enfermedad renal unilateral	Alta	Alta
	Hipertensión esencial «hiperreninémica»	Alta	Alta
	Embarazo	Alta	Alta
	Abuso de diuréticos	Alta	Alta
	Tumor yuxtaglomerular (síndrome de Bartter)	Alta	Alta
	Dieta baja en sal	Alta	Alta
	Enfermedad de Addison	Alta	Baja
	Hipopotasemia	Alta	Baja

De Ravel R: *Clinical laboratory medicine*, 6.ª ed., St. Louis, 1995, Mosby.

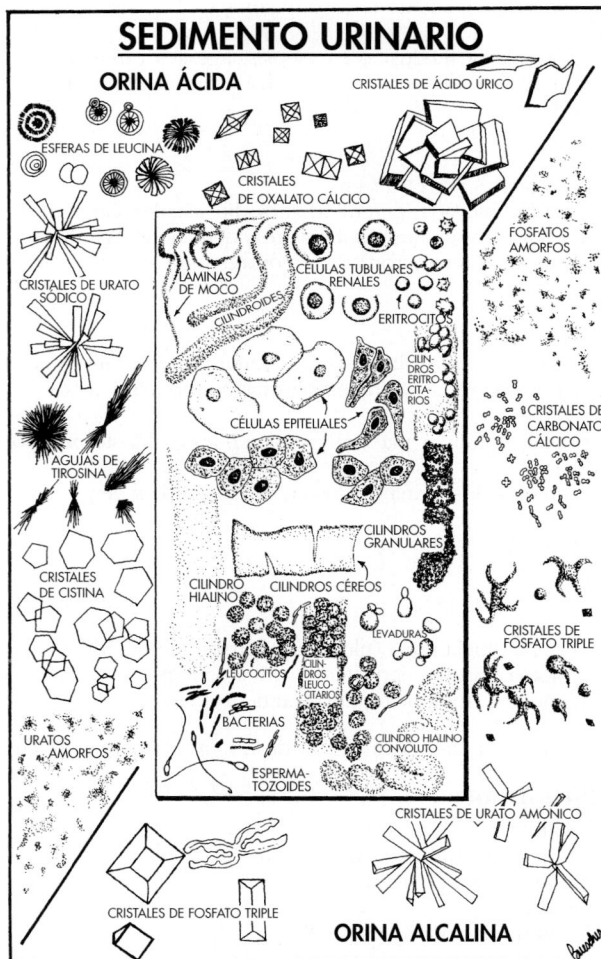

FIGURA 4-12   Examen microscópico del sedimento urinario. (De Grigorian Greene M: *The Harriet Lane handbook: a manual for pediaric house officers*, 12.ª ed., St. Louis, 1991, Mosby.)

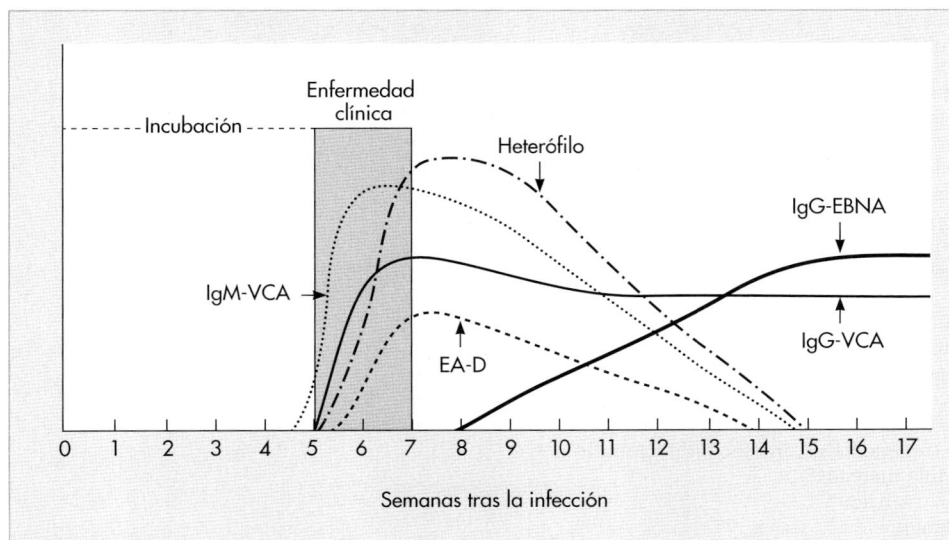

FIGURA 4-13 Pruebas en la infección viral de Epstein-Barr. Véase la tabla 4-20 para las abreviaturas. (De Ravel R: *Clinical laboratory medicine*, 6.ª ed., St. Louis, 1995, Mosby.)

TABLA 4-20 **Pruebas de anticuerpos en la infección por el virus de Epstein-Barr**

	Aparición	Pico	Desaparición
Ac heterófilos	3-5 tras el inicio de los síntomas (rango: 0-21 días)	Durante la segunda semana tras el inicio de los síntomas (1-4 semanas)	2-3 meses tras el inicio de los síntomas (continúan presentes al año en el 20% de los casos)
IgM-VCA	Comienzo de los síntomas (1 semana antes a 1 semana después del comienzo de los síntomas)	Durante la primera semana tras el inicio de los síntomas (0-21 días)	2-3 meses tras el inicio de los síntomas (1-6 meses)
IgG-VCA	3 días después del inicio de los síntomas (0-2 semanas)	Durante la segunda semana tras el inicio de los síntomas (1-3 semanas)	Declinan a un nivel más bajo, luego persisten toda la vida
IgG-EBNA	3 semanas después del inicio de los síntomas (1-4 semanas)	8 meses tras la aparición (3-12 meses)	Toda la vida
EA-D	5 días después del inicio de los síntomas (durante la primera 1-2 semanas tras el inicio de los síntomas)	14-21 días tras el inicio de los síntomas (1-4 semanas)	9 semanas tras la aparición (2-6 meses)
(IgM-EBNA)	(igual que con IgM-VCA)	(igual que IgM-VCA)	(igual que IgM-VCA)

De Ravel R: *clinical laboratory medicine*, 6.ª ed., St. Louis, 1995, Mosby.
Ac: Anticuerpo; *EA:* antígeno precoz; *EBNA:* antígeno nuclear del virus de Epstein Barr; *VCA:* antígeno de la cápside viral.

SGOT; *véase* ASPARTATO AMINOTRANSFERASA

SGPT; *véase* ALANINA AMINOTRANSFERASA

SODIO (sérico)

Rango normal: 135-147 mEq/l.
HIPONATREMIA
A. Depleción de sodio y de agua (hiponatremia deficitaria):
   1. Pérdida de secreciones gastrointestinales con remplazamiento de fluidos pero no de electrólitos:
      a. Vómitos.
      b. Diarrea.
      c. Tubos de drenaje.
   2. Pérdidas cutáneas con remplazamiento de fluidos pero no de electrólitos:
      a. Sudoración excesiva.
      b. Quemaduras extensas.
   3. Pérdidas de origen renal:
      a. Diuréticos.
      b. Insuficiencia renal crónica (uremia) con acidosis.

4. Pérdidas metabólicas:
    a. Emanciación con acidosis.
    b. Acidosis diabética.
5. Pérdidas endocrinas:
    a. Enfermedad de Addison.
    b. Retirada brusca de un tratamiento esteroideo prolongado.
6. Pérdida iatrogénica a través de cavidades serosas:
    a. Paracentesis o toracocentesis.
B. Exceso de agua (hiponatremia dilucional):
    1. Administración excesiva de agua.
    2. Insuficiencia cardíaca congestiva.
    3. Cirrosis.
    4. Síndrome nefrótico.
    5. Hipoalbuminemia (grave).
    6. Insuficiencia renal aguda con oliguria.
C. Síndrome de secreción inapropiada de hormona antidiurética (SIADH).
D. Pérdida intracelular (síndrome de recalibración del osmostato).
E. Hiponatremia falsa (realmente es un efecto dilucional):
    1. Hipertrigliceridemia marcada*.
    2. Hiperproteinemia marcada*.
    3. Hiperglucemia grave.

HIPERNATREMIA

La deshidratación es el hallazgo clínico global más frecuente en la hipernatremia.
1. Ingesta de agua deficiente.
2. Exceso de pérdida de agua renal (diabetes insípida, diuresis osmótica).
3. Exceso de pérdida de agua cutánea (sudoración excesiva, pérdida por quemaduras).
4. Exceso de pérdidas por el tracto gastrointestinal (vómitos o diarrea graves prolongados sin remplazamiento de fluidos).
5. Sobredosis accidental de sodio.
6. Nutriciones enterales hiperproteicas.

SODIO URINARIO (análisis cuantitativo)

Rango normal: 40-220 mEq/día.

Elevado en: Administración de diuréticos, ingesta elevada de sodio, nefritis pierde sal, necrosis tubular aguda, vómitos, enfermedad de Addison, síndrome de secreción inapropiada de hormona antidiurética, hipotiroidismo, insuficiencia cardíaca congestiva, insuficiencia hepática, insuficiencia renal crónica, síndrome de Bartter, deficiencia de glucocorticoides, nefritis intersticial producida por abuso de analgésicos, tratamiento con manitol, dextrano o glicerol, síndrome leche-alcalinos, secreción de renina disminuida, diuresis post obstructiva.

Disminuido en: Aumento de aldosterona, exceso de glucocorticoides, hiponatremia, azoemia prerrenal, disminución en la ingesta de sal.

T₃ (triyodotironina); *véase* la tabla 4-21 para las anomalías de la T₃

Rango normal: 75-220 ng/dl.

Valores anormales:

A. Elevada en el hipertiroidismo (generalmente al principio y en mayor grado que la T₄ sérica).
B. Útil en el diagnóstico de:
    1. Hipertiroidismo T₃ (tirotoxicosis): T₃ aumentada, FTI normal.
    2. Bocio nodular tóxico: T₃ aumentada, T₄ normal o aumentada.

TABLA 4-21 Hallazgos en las pruebas de función tiroidea en condiciones clínicas diversas

Condición	T₄	FT₄I	T₃	FT₃I	TSH	TSI	Estimulación TRH
Hipertiroidismo							
Enfermedad de Graves	↑	↑	↑	↑	↓	+	↓
Bocio nodular tóxico	↑	↑	↑	↑	↓	−	↓
Tumor hipofisario secretor de TSH	↑	↑	↑	↑	↑	−	↓
Tirotoxicosis T3	N	N	↑	↑	↓	+,−	↓
Tirotoxicosis T4	↑	↑	N	N	↓	+,−	↓
Hipotiroidismo							
Primario	↓	↓	↓	↓	↑	+,−	↑
Secundario	↓	↓	↓	↓	↓, N	−	↓
Terciario	↓	↓	↓	↓	↓, N	−	N
Falta de respuesta periférica	↑, N	↑, N	↑, N	↑	↑, N	−	N, ↑

De Tilton RC, Barrows a: *Clinical laboratory medicine,* St. Louis, 1992, Mosby.
N: Normal; ↑: aumentado; ↓:disminuido; +,−: variable.

3. Deficiencia de yodo: T$_3$ normal, T$_4$ probablemente disminuida.
4. Tratamiento de sustitución tiroidea con liotironina): T$_4$ normal, T$_3$ aumentada si el paciente tiene un hipertiroidismo sintomático.

No se solicita rutinariamente aunque está indicado cuando se sopecha hipertiroidismo y la T$_4$ libre sérica o la FTI no son concluyentes.

T$_4$ LIBRE (tiroxina libre)

Rango normal: 0,8-2,8 ng/dl.

Elevada en: Enfermedad de Graves, bocio multinodular tóxico, adenoma tóxico, causas iatrogénicas y facticias, hipertiroidismo transitorio.

La T$_4$ libre sérica mide directamente la tiroxina no ligada. La T$_4$ libre puede medirse mediante equilibrio de diálisis (patrón de oro de los análisis de T$_4$ libre) o mediante técnicas inmunométricas (influidas por los niveles séricos de lípidos, proteínas y ciertos fármacos). El índice de tiroxina libre (FTI) también puede calcularse con facilidad multiplicando la T$_4$ libre por T$_3$RU y dividiendo el resultado por 100; el FTI corrige cualquier valor de T$_4$ anormal secundario a la unión a proteínas: FTI = T$_4$ × T$_3$RU/100.

Valores normales igual a 1,1 a 4,3.

En la tabla 4-23, bajo los «Valores de referencia ácido-base» se describen anomalías adicionales de la T$_4$ libre.

T$_4$, T$_4$ SÉRICA Y LIBRE (tiroxina libre)

Rango normal:

0,8-2,8 ng/dl.

Valores anormales:

Tiroxina sérica (T$_4$).

Elevada en:

1. Enfermedad de Graves.
2. Bocio multinodular tóxico.
3. Adenoma tóxico.
4. Iatrogénico y facticio.
5. Hipertiroidismo transitorio:
   a. Tiroidits subaguda.
   b. Tiroiditis de Hashimoto.
   c. Tiroiditis silente.
6. Causas raras: hipersecreción de TSH (p. ej., una neoplasia hipofisaria), estruma ovárico, ingesta de grandes cantidades de yodo en un paciente con una hiperplasia tiroidea o un adenoma preexistente (fenómeno de Jod- Basedow), mola hidatidiforme, carcinoma del tiroides, terapia con amiodarona de las arritmias.

El análisis de la tiroxina en suero mide tanto la tiroxina circulante unida a proteínas (representa >99% de la T$_4$ circulante como la tiroxina no unida (libre). Los valores varían con la unión a proteínas; los cambios en la concentración secundarios a los cambios en la globulina fijadora de tiroxina (TBG) pueden estar producidos por los siguientes hechos:

TBG aumentada (↑ T$_4$)	TBG disminuida (↓ T$_4$)
Embarazo	Andrógenos, glucocorticoides
Estrógenos	Síndrome nefrótico, cirrosis
Hepatitis infecciosa aguda	Acromegalia
Anticonceptivos orales	Hipoproteinemia
Familiar	Familiar
Fluorouracilo, clofibrato, heroína, metadona	Fenitoína, AAS y otros AINE, penicilina a dosis altas, asparraginasa.
	Enfermedades crónicas debilitantes.

Para eliminar la influencia supuesta de la unión a proteínas sobre los valores de tiroxina, hay disponibles dos análisis adicionales: T$_3$ por captación de resina y tiroxina sérica libre.

TEOFILINA

Rango terapéutico normal: 10-20 mcg/ml.

TESTOSTERONA (testosterona total)

Rango normal: (variable con la edad y sexo).
Suero/plasma: varones: 280-1.100 ng/dl.
    mujeres: 15-70 ng/dl.
Orina: varones: 50-135 µg/día.
    mujeres: 2-12 µg/día.

Elevada en: Tumores testiculares, tumores ováricos masculinizantes.
Disminuida en: Hipogonadismo.

TIEMPO DE HEMORRAGIA (método de Ivy modificado)

Rango normal: 2 a $9^1/_2$ minutos.

Elevado en: Trombocitopenia, alteraciones de la pared capilar, anomalías plaquetarias (enfermedad de Bernard-Soulier, enfermedad de Glanzmann), fármacos (aspirina, warfarina, medicamentos antiinflamatorios, estreptocinasa, urocinasa, dextrano, antibióticos β-lactámicos, moxalactam), coagulación intravascular diseminada, cirrosis, uremia, trastornos mieloproliferativos, enfermedad de von Willebrand.

TIEMPO DE PROTROMBINA (TP)

Rango normal: 10-12 seg.

Elevado en: Hepatopatías, anticoagulantes orales (warfarina), heparina, deficiencia de factores (I, II, V, VII, X), coagulación intravascular diseminada, deficiencia de vitamina K, afibrinogenemia, disfibrinogenemia, fármacos (salicilatos, hidrato de cloral, difenilhidantoína, estrógenos, antiácidos, fenilbutazona, quinidina, antibióticos, alopurinol, esteroides anabolizantes).

Disminuido en: Suplementos de vitamina K, tromboflebitis, fármacos (glutetimida, estrógenos, griseofulvina, difenhidramina).

TIEMPO DE TROMBINA

Rango normal: 11,3-18,5 seg.

Elevado en: Terapia trombolítica y con heparina, coagulación intravascular diseminada, hipofibrinogenemia, disfibrinogenemia.

TIEMPO DE TROMBOPLASTINA PARCIAL (TTP), TIEMPO DE TROMBOPLASTINA PARCIAL ACTIVADA (TTPA)

Rango normal: 25-41 seg.

Elevado en: Tratamiento con heparina, deficiencia de factores de la coagulación (I, II, V, VIII; IX, X, XI, XII), hepatopatía, deficiencia de vitamina K, coagulación intravascular diseminada, anticoagulantes circulantes, tratamiento con dicumarínicos, factor de inhibición específica (reacción PCN, artritis reumatoide), tratamiento trombolítico, síndrome nefrótico.

NOTA: Útil para evaluar el sistema intrínseco de la coagulación.

TIEMPO DE TROMBOPLASTINA PARCIAL ACTIVADA (TTPA); *véase* TIEMPO DE TROMBOPLASTINA PARCIAL

TINCIÓN DE SUDÁN III (detección selectiva cualitativa de grasa en heces)

Normal: Negativo. Esta prueba debería precederse de una dieta que contuviera 100-150 g de grasa al día durante 1 semana, evitar las dieta altas en fibra y evitar los supositorios de material oleoso antes de la obtención de la muestra.

Positivo en: Esteatorrea, uso de aceite de castor o gotas de aceite mineral.

TIROTROPINA (TSH)

Rango normal: 2-11 µU/ml.

CONDICIONES QUE AUMENTAN LOS VALORES SÉRICOS DE LA HORMONA ESTIMULANTE DEL TIROIDES

Error de laboratorio.

Hipotiroidismo primario.

Tratamiento con hormona tiroidea a dosis insuficiente.

Litio o amiodarona; algunos pacientes.

Tiroiditis de Hashimoto en un estadio posterior.

Dosis elevadas de yoduro inorgánico (p. ej., SSKI).

Patología no tiroidea grave en fase de convalecencia.

Deficiencia de yoduro (moderada o grave).

Enfermedad de Addison.

Muestra de TSH obtenida a última hora de la tarde (pico de variación diurna).

Tumor hipofisario secretor de TSH.

Tratamiento del hipotiroidismo (3-6 semanas tras el inicio del tratamiento [rango, 1-8 semanas]; a veces algo más de tiempo cuando la TSH antes del tratamiento es superior a 100 µU/ml).

Enfermedad psiquiátrica aguda.

Síndrome de resistencia periférica a la T_4.

Anticuerpos (p. ej., HAMA) que interfieren con el análisis de la TSH mediante el método monoclonal de sándwich.

Telepaque (ácido iopanoico) y Oragrafin (ipodato) de los medios de contraste radiológico.

Anfetaminas.

Altitudes elevadas.

CONDICIONES QUE DISMINUYEN LOS VALORES SÉRICOS DE TIROTROPINA

Error de laboratorio.

Toxicosis T_4/T_3 (de etiología difusa o nodular).

Tratamiento excesivo del hipotiroidismo.

Tiroiditis activa (subaguda, indolora o enfermedad de Hashimoto en fases iniciales).

Bocio multinodular que contenga áreas autónomas.

Patología no tiroidea grave (sobre todo traumatismos agudos, dopamina o glucocorticoides).

Toxicosis T_3.

Insuficiencia hipofisaria.

Síndrome de Cushing (y algunos pacientes en tratamiento con corticoides a dosis elevadas).

Hipertiroidismo de Jod-Basedow (inducido por yodo).

Hormona estimulante del tiroides obtenida 2-4 horas tras una dosis de levotiroxina.

Toxicosis transitoria posparto.

Hipertiroidismo facticio.

Estruma ovárico.

Radioinmunoanálisis, cirugía o tratamiento con fármacos antitiroideos para el hipertiroidismo 4-6 semanas (rango 2 semanas-2 años) tras el tratamiento.

Fármacos interleucina-2 (3-6% de los casos) o tratamiento con interferón-α (1% de los casos).

Hiperemesis gravídica.

Tratamiento con amiodarona.

TIROXINA (T₄)

Rango normal: 4-11 µg/dl.

TÍTULO DE ANTICUERPOS DE LA ENFERMEDAD DE LYME

Rango normal: Negativo.

Resultado positivo: La figura 4-14 ilustra la respuesta serológica habitual en la enfermedad de Lyme.

No es necesaria ni útil una prueba serológica durante varios días tras una mordedura de garrapata puesto que sólo tiene una sensibilidad del 40-50% en este estadio y una prueba negativa no descarta el diagnóstico.

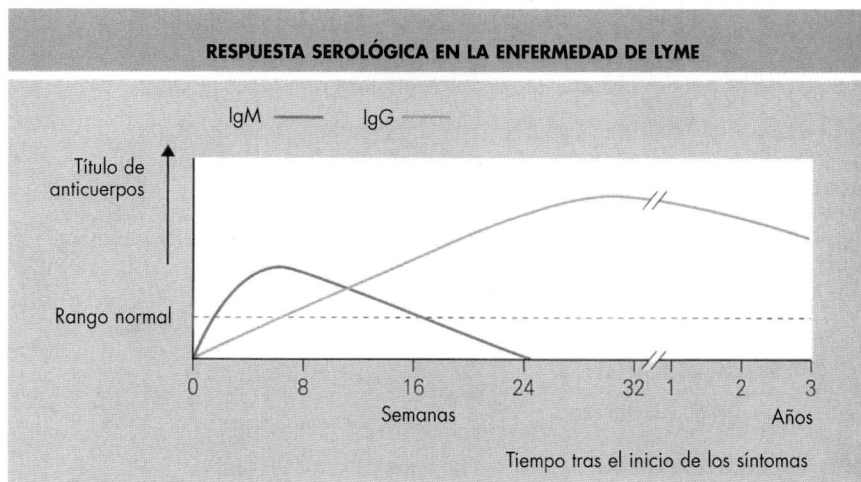

FIGURA. 4-14   Respuesta serológica en la enfermedad de Lyme. (De Ravel R: *Clinical laboratory medicine,* 6.ª ed., St. Louis, 1995, Mosby.)

TÍTULO DE ANTIESTREPTOLISINA O (Estreptozima, título de ASLO)

Rango normal para adultos: <160 unidades Todd.

Elevado en: Infección estreptocócica de la vía respiratoria superior, fiebre reumática aguda, glomerulonefritis aguda, niveles aumentados de lipoproteína-β.

NOTA: Un aumento del título en cuatro veces entre muestras durante la fase aguda y la convaleciente es diagnóstico de una infección estreptocócica de la vía respiratoria superior independientemente del título inicial.

TÍTULO DE ASLO; *véase* TÍTULO DE ANTIESTREPTOLISINA O

TÍTULO DE CRIOAGLUTININAS

Rango normal: <1:32.

Elevado en: Neumonía atípica primaria (neumonía por micoplasma), mononucleosis infecciosa, infección por CMV.

Otras: Cirrosis hepática, anemia hemolítica adquirida, congelación, mieloma múltiple, linfoma, malaria.

TÍTULO DE *LEGIONELLA*

Normal:
Negativo.
Positivo en:
Enfermedad de los legionarios (presunta: título ≥1:256; definitiva: aumento en cuatro veces el título hasta ≥1:128).

TP; *véase* TIEMPO DE PROTROMBINA

TRANSFERRINA

Rango normal: 130-370 mg/dl.
Elevada en: Anemia ferropénica, administración de anticonceptivos orales, hepatitis viral, al final del embarazo.
Disminuida en: Síndrome nefrótico, hepatopatía, deficiencia hereditaria, malnutrición proteica, neoplasias, estados inflamatorios crónicos, enfermedades crónicas, talasemia, hemocromatosis, anemia hemolítica.

TRIGLICÉRIDOS

Rango normal: <150 mg/dl.
Elevados en: Hiperlipoproteinemias (tipos I, IIb, III, IV, V), hipotiroidismo, embarazo, estrógenos, infarto agudo de miocardio, pancreatitis, ingesta de alcohol, síndrome nefrótico, diabetes mellitus, glucogenosis.
Disminuidos en: Malnutrición, abetalipoproteinemias congénitas, fármacos (p. ej., gemfibrocilo, fenofibrato, ácido nicotínico, clofibrato).

TRIYODOTIRONINA; *véase* T_3

TROPONINAS SÉRICAS

Rango normal: 0-0,4 ng/ml (negativo). Si hay sospecha clínica de IM agudo en evolución o un episodio de isquemia, se recomienda repetir el análisis a las 5-6 horas.
Indeterminado: 0,05-0,49 ng/ml. Sugiere análisis posteriores. En un paciente con angina inestable y este nivel de troponina I, existe riesgo de un acontecimiento cardíaco en un futuro próximo.
Alta probabilidad de IM agudo: ≥0,05.
TROPONINA T CARDÍACA (TNTC): Es un marcador muy sensible de lesión miocárdica durante las primeras 48 horas tras un IM y hasta 5-7 días (v. fig. 4-2 bajo «Isoenzimas de la creatincinasa»). También puede estar elevada en la insuficiencia renal, miopatías crónicas y traumatismos.
TROPONINA I CARDÍACA (TNIC): Es altamente sensible y específica de lesión miocárdica (≥CK-MB) a las 8 horas iniciales, alcanza un pico dentro de las 24 horas y dura hasta 7 días. Con niveles progresivamente más altos de TnIc, el riesgo de mortalidad aumenta debido al incremento de tejido necrosado.

TSH; *véase* HORMONA ESTIMULANTE DEL TIROIDES

TT; *véase* TIEMPO DE TROMBINA

TTP; *véase* TIEMPO DE TROMBOPLASTINA PARCIAL

VALORES DE REFERENCIA ACIDOBÁSICOS; *véanse* las tablas 4-22 y 4-23

TABLA 4-22   Valores de referencia ácido-base empleados habitualmente para el plasma o suero arterial y venoso (promediado de varias fuentes)

	ARTERIAL		VENOSO	
	Unidades convencionales	Unidades SI*	Unidades convencionales	Unidades SI*
pH	7,40 (7,35-7,45)	7.40 (7,35-7,45)	7,37 (7,32-7,42)	7,37 (7,32-7,42)
Pco_2	40 mmHg (35-45)	5,33 kPa (4,67-6,10)	45 mmHg (45-50)	6,10 kPa (5,33-6,67)
Po_2	80-100 mmHg	10,66-13,33 kPa	40 mmHg (37-43)	5,33 kPa (4,93-5,73)
HCO3 (poder de combinación del CO_2)	24 mEq/l (20-28)	24 mmol/l (20-28)	26 mEq/l (22-30)	26 mmol/l (22-30)
Contenido de CO_2	25 mEq/l (22-28)	25 mmol/l (22-28)	27 mEq/l (24-30)	27 mmol/l (24-30)

Tomada de R Ravel: *Clinical laboratory medicine*, 6.ª ed., St. Louis, 1995, Mosby.
*Sistema Internacional.

| TABLA 4-23 | **Sumario de los hallazgos de laboratorio en los trastornos respiratorios principales no complicados y del metabolismo ácido-base*** | | | |

Trastorno	Pco_2	pH	Exceso de base
Hipoactividad respiratoria primaria aguda (acidosis respiratoria)	Aumenta	Disminuye	Normal/positivo
Hiperactividad respiratoria primaria aguda (alcalosis respiratoria)	Disminuye	Aumenta	Normal/negativo
Acidosis metabólica no compensada	Normal	Disminuye	Negativo
Alcalosis metabólica no compensada	Normal	Aumenta	Positivo
Acidosis metabólica compensada parcialmente	Disminuye	Disminuye	Negativo
Alcalosis metabólica compensada parcialmente	Aumenta	Aumenta	Positivo
Hipoactividad respiratoria primaria crónica (acidosis respiratoria compensada)	Aumenta	Normal	Positivo
Alcalosis metabólica totalmente compensada	Aumenta	Normal	Positivo
Hiperactividad respiratoria primaria crónica (alcalosis respiratoria compensada)	Disminuye	Normal	Negativo
Acidosis metabólica totalmente compensada	Disminuye	Normal	Negativo

Tomada de R Ravel: *Clinical laboratory medicine*, 6.ª ed., St. Louis, 1995, Mosby.
*El exceso de base se refiere a valores negativos (–) en más de 22 y valores positivos (+) en más de +2.

VDRL

Rango normal: Negativo.
Análisis positivo: Sífilis, otras enfermedades treponémicas (pian, pinta, bejel).

NOTA: Un análisis falsamente positivo puede observarse en pacientes con lupus eritematoso sistémico y otras enfermedades autoinmunes, mononucleosis infecciosa, VIH, neumonía atípica, malaria, lepra, fiebre tifoidea, fiebre por mordedura de rata, fiebre recurrente.

NOTA: *Véase* tabla 4-24 para la interpretación de los análisis serológicos para la sífilis.

VELOCIDAD DE SEDIMENTACIÓN; *véase* VELOCIDAD DE SEDIMENTACIÓN GLOBULAR

VELOCIDAD DE SEDIMENTACIÓN GLOBULAR (VSG, Westergren)

Rango normal: Varón: 0-15 mm/h.
Mujer: 0-20 mm/h.
Elevada en: Enfermedades vasculares del colágeno, infecciones, infarto de miocardio, neoplasias, estados inflamatorios (reactante de fase aguda), hipertiroidismo, hipotiroidismo, formación de hematíes apilados.
Disminuida en: Anemia de células falciformes, policitemia, corticoides, esferocitosis, anisocitosis, hipofibrinogenemia, aumento de la viscosidad sérica.

VISCOSIDAD SÉRICA

Rango normal: 1,4-1,8 relativa al agua (1,10-1,22 centipoise).
Elevada en: Gammapatías monoclonales (macroglobulinemia de Waldeström, mieloma múltiple), hiperfibrinogenemia, lupus eritematoso sistémico, artritis reumatoide, policitemia, leucemia.

VITAMINA B12

Normal:
190-900 ng/ml.
Causas de deficiencia de vitamina B12.
1. Anemia perniciosa (anticuerpos contra el factor intrínseco y contra las células parietales gástricas).
2. Dietética (lacto-ovo-vegetarianos estrictos, modas de la alimentación).
3. Malabsorción (aclorhidria, gastrectomía, resección ileal, insuficiencia pancreática, fármacos [omeprazol, colestiramina]).
Pueden existir unos niveles falsamente reducidos en pacientes con una deficiencia grave de folato, en pacientes que toman dosis elevadas de ácido ascórbico y cuando se miden los niveles de cobalamina tras estudios de medicina nuclear (la radiactividad interfiere con el radioinmunoanálisis de la cobalamina).
Pueden existir niveles falsamente elevados o normales en pacientes con deficiencia de cobalamina en hepatopatías graves y en la leucemia mielocítica crónica.
La ausencia de anemia o de macrocitosis no excluye el diagnóstico de deficiencia de cobalamina.

VOLUMEN CORPUSCULAR MEDIO (VCM)

Rango normal: 76-100 μm^3 (76-100 fl).
Para las descripciones de las anomalías del VCM *ver* las tablas 4-25 y 4-26 en las páginas siguientes.

WESTERGREN; *véase* VELOCIDAD DE SEDIMENTACIÓN GLOBULAR

SECCIÓN IV

TABLA 4-24	**Interpretación de las pruebas serológicas para la sífilis***

HALLAZGO

Pruebas no treponémicas	Pruebas treponémicas	Interpretación del hallazgo: ¿está presente la sífilis?
Negativo	Negativo	Una sífilis primaria precoz no puede ser descartada mediante pruebas serológicas negativas
		Existe una sífilis temprana en el 13-30% de los pacientes que poseen una prueba de microaglutinación para *Treponema pallidum* negativa; en alrededor del 30% de los pacientes que debutan con un chancro, pero que presentan una prueba reagínica no reactiva y en alrededor del 10% de los pacientes que tienen un análisis del FTA-ABS negativo
		La sífilis tardía está presente en una fracción de pacientes muy pequeña
		Una sífilis tratada de forma adecuada en el pasado remoto puede producir estos resultados, aunque las pruebas treponémicas generalmente permanecen reactivas
	Positivo	Observada en alrededor del 10% de pacientes con un chancro. Las pruebas treponémicas pueden volverse positivas poco tiempo antes de las pruebas reagínicas. Las pruebas reagínicas repetidas después de varias semanas son positivas habitualmente
		En una sífilis precoz tratada adecuadamente, las pruebas reagínicas pueden volver a no ser reactivas al cabo de 1-2 años, mientras que las pruebas treponémicas generalmente no
		Una sífilis tardía no se descarta mediante una prueba reagínica negativa. La sensibilidad de las pruebas reagínicas es menor que las de las pruebas treponémicas en la sífilis tardía no tratada
		En la sífilis secundaria, raramente aparece un suero altamente reactivo cuando se analiza sin diluir con una prueba reagínica debido a que la floculación es inhibida por el exceso relativo de anticuerpos: no se ha informado de que suceda con las pruebas treponémicas. Las pruebas reagínicas cuantitativas son positivas
		Se producen pruebas treponémicas falsamente positivas en el 40% de los pacientes con la enfermedad de Lyme
Positivo	Negativo límite (FTA-ABS)	El hallazgo no es diagnóstico de sífilis, aunque constituye una reacción biológica falsamente positiva clásica
		No es diagnóstico de sífilis: la mayoría de los pacientes (90%) con este patrón no desarrollan evidencia clínica o serológica de sífilis. Está indicada la repetición del análisis. Los resultados límites crónicos se asocian a condiciones diversas distintas de la sífilis
	Arrosariado (FTA-ABS)	No es diagnóstico de sífilis. Se observa en las colagenosis vasculares
	Positivo	Hallazgos diagnósticos de sífilis o de otra patología treponémica
		En la sífilis tratada de forma adecuada, uno esperaría (1) una caída sustancial hasta por cuatro del título de las pruebas reagínicas aunque las pruebas reagínicas pueden permanecer positivas tras un tratamiento adecuado; (2) las pruebas treponémicas pueden permanecer positivas tras el tratamiento adecuado
		Podrían producirse en raras ocasiones unos resultados falsamente positivos de forma simultánea en las pruebas treponémicas y no treponémicas. Puede ser imposible descartar una sífilis en un individuo con este perfil de las pruebas

De Stein JH (ed.): *Internal medicine,* 4.ª ed., St. Louis, 1994, Mosby.

FTA-ABS: Anticuerpos treponémicos fluorescentes, absorbidos.

*Los datos serológicos deben interpretarse siempre a la luz de una evaluación clínica total. El diagnóstico basado sólo en criterios serológicos está lastrado por el error. Unas pruebas serológicas en conflicto aparente con el diagnóstico clínico deberían ser confirmadas mediante la repetición o una posible derivación a un laboratorio de referencia.

TABLA 4-25   Algunas causas de aumento del volumen corpuscular medio (macrocitosis)

Causas	% de todos los pacientes con macrocitosis*	% de macrocitosis en cada enfermedad†
Comunes		
Deficiencia de folato o de B12	20-30 (5-50)‡	80-90 (4-100)
Hepatopatía crónica	15-20 (6-28)	25-30 (8-65)
Alcoholismo crónico	10-12 (3-15)	60 (26-90)
Quimioterapia citotóxica	10-15 (2-20)	30-40 (13-82)
Anomalías cardiorrespiratorias	8 (7-9,5)	?
Reticulocitosis	6-7 (0-15)	Depende de la gravedad
Síndromes mielodisplásicos	Frecuente por encima de los 40 años	>60 en AREB y en ARSA
Inexplicada	25 (22,5-27)	—
Recién nacido normal		
Menos comunes	<4%	
Fármacos no citotóxicos		
Zidovudina		
Fenitoína		30 (14-50)
Azatioprina		
Hipotiroidismo		20-30 (8-55)
Leucemia crónica/mielofibrosis		
Radioterapia para procesos malignos		
Enfermedad renal crónica (pacientes ocasionales)		
Macrocitosis del corredor de fondo (algunas personas)		
Síndrome de Down		
Artefactual (p. ej., aglutininas frías)		

De Ravel: *Clinical laboratory medicine*, 6.ª ed., St. Louis, 1995, Mosby.
AREB: Anemia refractaria con exceso de blastos; *ARSA:* anemia refractaria con sideroblastos en anillo (anteriormente denominada ASIA: anemia sideroblástica idiopática adquirida).
*Porcentaje de todos los pacientes con macrocitosis.
†Porcentaje de pacientes con cada condición enumerada que tienen macrocitosis.
‡Los números entre paréntesis son rangos de la literatura.

TABLA 4-26   Algunas causas de disminución del volumen corpuscular medio (microcitosis)

Común	Menos común
Deficiencia crónica de hierro	Algunos casos de policitemia
α- o β-talasemia	Algunos casos de envenenamiento por plomo
Anemia de enfermedades crónicas	Algunos casos de esferocitosis congénita
	Algunos casos de anemia sideroblástica
	Ciertas Hb anómalas (Hb E, Hb Lepore)

De Ravel: *Clinical laboratory medicine*, 6.ª ed., St. Louis, 1995, Mosby.

Servicios clínicos de prevención

* Datos modificados del US Preventive Services Task Force: *Guide to clinical preventive services: report of the US Preventive Services Task Force,* 2.ª ed., Washington, DC, 1996 (revisado en 2001), US Department of Health and Human Services. Texto descargado del sitio de Internet: http://text.nlm.nih.gov.

PARTE A • EL EXAMEN DE SALUD PERIÓDICO

Cuadros específicos por edad

TABLA 5-1 Del nacimiento a los 10 años

Intervenciones consideradas
  y recomendadas para el
  examen de salud periódico

Principales causas de muerte
  Condiciones originadas en el período neonatal
  Anomalías congénitas
  Síndrome de muerte súbita del lactante (SMSL)
  Lesiones involuntarias (vehículos sin motor)
  Lesiones por vehículos a motor

INTERVENCIONES PARA LA POBLACIÓN GENERAL

Exploración selectiva

Talla y peso

Presión sanguínea

Exploración de la visión (3-4 años de edad)

Detección de hemoglobinopatía (nacimiento)[1]

Nivel de fenilalanina (nacimiento)[2]

T_4 y/o TSH (nacimiento)[3]

Consejo

Prevención de lesión

Asientos de coche infantiles de seguridad (edad <5 años)

Cinturones de cintura/hombro (edad ≥5 años)

Casco de bicicleta; evitando circular cerca del tráfico

Detector de humo, ropa de cama resistente al fuego

Temperatura del agua caliente <48-54° C

Dispositivos de seguridad en ventanas/escaleras, valla en piscina

Almacenamiento seguro de fármacos, sustancias tóxicas, armas de fuego y cerillas

Jarabe de ipecacuana, número de teléfono del centro de toxicología

Formación en RCP para padres/cuidadores

Dieta y ejercicio

Lactancia materna, fórmulas y alimentos enriquecidos con hierro (lactantes
  y niños que empiezan a andar)

Limitar grasa y colesterol; mantener el equilibrio calórico; recalca
  cereales, frutas, vegetales (edad ≥2 años)

Actividad física regular*

Utilización de sustancias

Efectos del tabaco en fumadores pasivos*

Mensaje antitabaco*

Salud dental

Visitas regulares al dentista*

Seda, cepillo con pasta fluorada diariamente*

Consejo sobre la caries dental por biberón*

Inmunizaciones

Difteria-tétanos-tos ferina (DTP)[4]

Vacuna polio inactivada (VPI)[5]

Parotiditis-sarampión-rubéola (TV)[6]

H. influenzae tipo b (Hib) conjugada[7]

Hepatitis B[8]

Varicela[9]

Vacuna neumocócica[10]

Gripe[11]

Quimioprofilaxis

Profilaxis ocular (nacimiento)

INTERVENCIONES PARA POBLACIONES DE ALTO RIESGO

Población	*Posibles intervenciones (v. Definiciones detalladas de alto riesgo)*
Pretérmino o bajo peso al nacer	Hemoglobina/hematocrito (AR1)
Lactantes de madres con riesgo de VIH	Prueba del VIH (AR2)
Ingresos bajos: inmigrantes	Hemoglobina/hematocrito (AR1); PPD (AR3)
Contactos de TB	PPD (AR3)
Indígenas de América/indígenas de Alaska	Hemoglobina/hematocrito (AR1); PPD (AR3); vacuna antihepatitis A (AR4); vacuna antineumocócica (AR5)
Viajeros a países en desarrollo	Vacuna antihepatitis A (AR4)
Residentes de instalaciones de larga estancia	PPD (AR3); vacuna antihepatitis A (AR4); vacuna antigripal (AR6)
Determinadas condiciones médicas crónicas	PPD (AR3); vacuna antineumocócica (AR5); vacuna antigripal (AR6)
Exposición aumentada al plomo individual o de la comunidad	Nivel de plomo en sangre (AR7)
Fluoración inadecuada del agua	Suplemento diario de flúor (AR8)
Historia familiar de cáncer de piel; nevus; piel clara, ojos, pelo	Evitar exceso/sol de mediodía, usar ropa de protección* (AR9)

[1] Aunque la investigación debería ser universal o dirigida a los grupos de alto riesgo dependerá de la proporción de individuos de alto riesgo en el área de investigación y de otras consideraciones. [2] Si se realiza en las primeras 24 horas de vida, repetirla a las 2 semanas de edad. [3] De forma óptima entre el día 2 y 6, pero en todos los casos antes del alta en la sala de recién nacidos. [4] 2, 4, 6 y 12-18 meses; una vez entre los 4-6 años de edad (puede utilizarse DtaPa los 15 meses y mayores). [5] 2, 4, 6-18 meses; una vez entre los 4-6 años de edad. [6] 12-15 meses y 4-6 años. [7] 2, 4, 6 y 12-15 meses; no se necesita la dosis de los 6 meses si se ha utilizado la vacuna PRP-OMP para las dos primeras dosis. [8] Nacimiento, 1 mes, 6 meses; o, 0-2 meses, 1-2 meses después y 6-18 meses. Si no se ha hecho en la lactancia: visita actual, y 1 y 6 meses más tarde. [9] 12-18 meses; o cualquier niño con historia de varicela o inmunización previa. Incluye información del riesgo en adultos, duración de la inmunidad y posible necesidad de dosis de refuerzo. [10] La vacuna conjugada 7-valente (PCV) puede administrarse al mismo tiempo que las otras vacunas de la infancia en un sitio distinto. [11] La vacuna de la gripe está recomendada en niños de 6 a 23 meses de edad.

*La capacidad del consejo médico para influir en esta conducta no está probada.

AR1: Niños de 6-12 meses de edad que viven en la pobreza, negros, indígenas de América o de Alaska, inmigrantes de países en desarrollo, lactantes pretérmino y de bajo peso, lactantes cuya ingesta diaria principal es leche de vaca no enriquecida.

AR2: Niños nacidos de madres de alto riesgo de las que se desconoce su estado de VIH. Mujeres de alto riesgo incluyendo la utilización actual o pasada de drogas inyectables; personas que intercambian sexo por dinero o drogas, y sus parejas sexuales; utilización de drogas inyectables, bisexuales o parejas sexuales VIH positivas en la actualidad o en el pasado; personas que buscan tratamiento para ETS; transfusiones de sangre durante 1978-1985.

AR3: Personas infectadas con VIH, contactos íntimos de personas con TB conocida o sospechosa, personas con factores médicos de riesgo asociados con TB, inmigrantes de países con alta prevalencia de TB, poblaciones de bajos ingresos desatendidas médicamente (incluidos los sin hogar), residentes de instalaciones de larga estancia.

AR4: Personas con ≥2 años viviendo o viajando a áreas donde la enfermedad es endémica y donde ocurren broten periódicos (p. ej., países con endemicidad alta o intermedia; determinados indígenas de Alaska, islas del Pacífico, indígenas americanos y comunidades religiosas). Tener en cuenta a niños con ≥2 años ingresados. Los médicos deben considerar también la epidemiología local.

AR5: Personas inmunocompetentes con ≥2 años con determinadas condiciones médicas, incluyendo enfermedad cardíaca crónica o pulmonar, diabetes mellitus, candidatos y destinatarios de implante coclear, y asplenia anatómica. Personas inmunocompetentes con ≥2 años viviendo en ambientes o marcos sociales de alto riesgo (p. ej., determinadas poblaciones indígenas de América y de Alaska).

AR6: Vacunación anual de niños ≥6 meses que son residentes de instalaciones de cuidados crónicos o que tienen trastornos cardiopulmonares crónicos, enfermedades metabólicas (incluyendo diabetes mellitus), hemoglobinopatías, inmunosupresión o disfunción renal.

AR7: Niños de aproximadamente 12 meses de edad que: 1) viven en comunidades en las que la prevalencia de niveles de plomo que requieren intervención individual, incluyendo control permanente de riesgo del plomo o quelación, es alta o no está definida; 2) viven o visitan frecuentemente una casa construida antes de 1950 con pintura desmoronada o con una renovación o remodelación reciente o continua; 3) tienen contacto íntimo con una persona que tiene un nivel de plomo elevado; 4) viven cerca de una industria o de tráfico pesado; 5) viven con alguien, cuya profesión o aficiones implican la exposición a plomo; 6) usan cerámica con base de plomo, o 7) toman remedios étnicos tradicionales que contienen plomo.

AR8: Niños que viven en áreas con fluoración inadecuada del agua (<0,6 ppm).

AR9: Personas con una historia familiar de cáncer de piel, una gran cantidad de lunares, lunares atípicos, poca capacidad para ponerse moreno, o piel blanca, pelo rubio y ojos de color claro.

TABLA 5-2 Personas de 11-24 años

Intervenciones consideradas y recomendadas para el examen de salud periódico	Principales causas de muerte
	Vehículos a motor/otras lesiones involuntarias
	Homicidio
	Suicidio
	Cánceres malignos
	Trastornos cardíacos

INTERVENCIONES PARA LA POBLACIÓN GENERAL

Exploración selectiva

Altura y peso
Presión sanguínea[1]
Prueba de Papanicolau[2] (Pap) (mujeres)
Detección de Chlamydia[3] (mujeres <25 años)
Panel de lípidos (sólo en adultos de alto riesgo)
Serología de rubéola o historia vacunal[4] (mujeres >12 años)
Valoración de problemas de bebida

Consejo

Prevención de lesiones

Cinturones cintura/hombro
Bicicleta/motocicleta/cascos ATV*
Detector de humos*
Almacenamiento/transporte seguros de armas de fuego*

Uso de sustancias

Evitar el tabaco
Evitar la bebida en menores de edad y el uso de drogas ilegales*
Evitar alcohol/drogas mientras se conduce, al nadar, navegar, etc.*

Conducta sexual

Prevención de ETS: abstinencia*; evitar conducta de alto riesgo*; condones/barrera femenina con espermicida*
Embarazo involuntario: contracepción

Dieta y ejercicio

Limitar grasa y colesterol; mantener un equilibrio calórico; recalcar cereales, frutas y vegetales
Ingesta adecuada de calcio (mujeres)
Actividad física regular*

Salud dental

Visitas habituales al dentista*
Seda, cepillo con pasta dental fluorada diariamente

Inmunizaciones

Refuerzos de tétanos-difteria (Td) (11-16 años)
Hepatitis B[5]
TV (11-12 años)[6]
Varicela (11-12 años)[7]
Rubéola[4] (mujeres >12 años)

Quimioprofilaxis

Multivitaminas con ácido fólico (mujeres)

INTERVENCIONES PARA POBLACIONES DE ALTO RIESGO

Población	*Posibles intervenciones (v. Definiciones detalladas de alto riesgo)*
Conducta sexual de alto riesgo	RPR/VDRL (AR1); detección de gonorrea (mujeres) (AR2), VIH (AR3), Chlamydia (mujeres) (AR4); vacuna antihepatitis A (AR5)
Inyección o utilización de drogas en la calle	RPR/VDRL (AR1); detección del VIH (AR3); vacuna antihepatitis A (AR5); PPD (AR6); consejo para reducir el riesgo de infección (AR7)
Contactos de TB; inmigrantes; ingresos bajos	PPD (AR6)
Indígenas de América/indígenas de Alaska	Vacuna antihepatitis A (AR5); PPD (AR6); vacuna antineumocócica (AR8)
Viajeros a países en desarrollo	Vacuna antihepatitis A (AR5)
Determinadas condiciones médicas crónicas	PPD (AR6); vacuna antineumocócica (AR8); vacuna antigripal (AR9)
Escenarios donde se congregan adolescentes y adultos jóvenes	Segunda TV (AR10)
Sensible a varicela, sarampión, parotiditis	Vacuna contra la varicela (AR11); TV (AR12)
Transfusión de sangre entre 1975-1985	Detección del VIH (AR3)
Personas ingresadas; trabajadores sanitarios/laboratorio	Vacuna antihepatitis A (AR5); PPD (AR6); vacuna antigripal (AR9)
Historia familiar de cáncer de piel; nevus; piel, ojos, pelo claros	Evitar exceso/sol de mediodía, usar ropa protectora* (AR13)
Embarazo previo con defecto del tubo neural	Ácido fólico 4,0 mg (AR14)
Fluoración del agua inadecuada	Suplemento diario de flúor (AR15)

[1]Presión sanguínea periódica en personas ≥21 años de edad. [2]Si sexualmente activa en la actualidad o en el pasado: cada ≤3 años. Si la historia sexual no es fiable, empezar pruebas de Pap a los 18 años de edad. [3]Si sexualmente activa. [4]Pruebas serológicas, historia documentada de la vacunación y vacunación de rutina contra la rubéola (preferiblemente con TV) son alternativas igualmente aceptables. [5]Si no está previamente inmunizado: visita actual, 1 y 6 meses después. [6]Si no hay segunda dosis previa de TV. [7]Si es sensible a la varicela.
*La capacidad del consejo médico para influir en esta conducta no está probada.

AR1: Personas que intercambian sexo por dinero o drogas y sus parejas sexuales; personas con otras ETS (incluido VIH); y contactos sexuales de personas con sífilis activa. Los médicos deben considerar también la epidemiología local.

AR2: Mujeres que han tenido dos o más parejas sexuales en el último año; una pareja sexual con múltiples contactos sexuales; intercambio de sexo por dinero o drogas; o una historia de episodios repetidos de gonorrea. Los médicos deben considerar también la epidemiología local.

AR3: Hombres que han practicado sexo con hombres después de 1975; uso pasado o actual de drogas inyectables; personas que intercambian sexo por dinero o drogas, y sus parejas sexuales; utilización de drogas inyectables, bisexual o pareja sexual VIH positiva actualmente o en el pasado; transfusión sanguínea durante 1978-1985; personas que buscan tratamiento para ETS. Los médicos deben considerar también la epidemiología local y considerar la investigación del VIH en la población general.

AR4: Mujeres sexualmente activas con múltiples factores de riesgo incluyendo historia de ETS previa; nuevas o múltiples parejas sexuales; edad inferior a 25 años; no utilización o uso irregular de barreras contraceptivas; ectopia cervical. Los médicos deben considerar la epidemiología local de la enfermedad en la identificación de otros grupos de alto riesgo.

AR5: Personas que viven en, viajan a, o trabajan en áreas donde la enfermedad es endémica y donde se producen brotes periódicos (p. ej., países con endemicidad alta o intermedia; determinados indígenas de Alaska, islas del Pacífico, indígenas de América y comunidades religiosas); hombres que han practicado sexo con hombres; usuarios de drogas inyectables o callejeros. Puede considerarse la vacuna para las personas internadas y los trabajadores en estas instituciones, personal militar y trabajadores de guarderías, hospital y laboratorio. Los médicos también deben considerar la epidemiología local.

AR6: VIH positivo, contactos íntimos de personas con TB conocida o sospechosa, trabajadores de asistencia sanitaria, personas con factores de riesgo médico asociados con TB, inmigrantes de países con alta prevalencia de TB, poblaciones de ingresos bajos insuficientemente atendidos médicamente (incluyendo a personas sin hogar), alcohólicos, usuarios de drogas inyectables y residentes de instalaciones de larga estancia.

AR7: Personas que siguen inyectándose drogas.

AR8: Personas inmunocompetentes con determinadas condiciones médicas, incluyendo enfermedad cardíaca o pulmonar crónica, diabetes mellitus, candidatos y destinatarios de implantes cocleares y asplenia anatómica. Personas inmunocompetentes que viven en entornos sociales o ambientes de alto riesgo (p. ej., determinadas poblaciones de indígenas de América y Alaska).

AR9: Vacunación anual de residentes de instalaciones de cuidados crónicos; personas con trastornos cadiopulmonares crónicos, enfermedades metabólicas (incluyendo diabetes mellitus), hemoglobinopatías, inmunosupresión o disfunción renal; y proveedores de asistencia sanitaria para pacientes de alto riesgo.

AR10: Adolescentes y adultos jóvenes en entornos donde se congregan tales individuos (p. ej., institutos y colegios universitarios), si no han recibido previamente una segunda dosis.

AR11: Personas sanas de ≥13 años de edad sin una historia de varicela o inmunización previa. Considerar pruebas serológicas para personas supuestamente susceptibles de ≥13 años de edad.

AR12: Personas nacidas después de 1956 con falta de pruebas de inmunidad a sarampión o parotiditis (p. ej. recibo documentado de vacuna viva en o después del primer cumpleaños, prueba de laboratorio de inmunidad o una historia médica de diagnóstico de sarampión o parotiditis).

AR13: Personas con una historia familiar o personal de cáncer de piel, una gran cantidad de lunares, lunares atípicos, mala capacidad para broncearse, o piel blanca, pelo rubio y ojos de color claro.

AR14: Mujeres con embarazo previo afectado por defecto de tubo neural que están planificando el embarazo.

AR15: Personas <17 años de edad que viven en áreas con fluoración inadecuada del agua (<0,6 ppm).

TABLA 5-3 Personas de 25-64 años

Intervenciones consideradas y recomendadas para el examen de salud periódico	Principales causas de muerte
	Cánceres malignos
	Enfermedades cardíacas
	Vehículos a motor y otras lesiones involuntarias
	Infección por el virus de la inmunodeficiencia humana (VIH)
	Suicidio y homicidio

INTERVENCIONES PARA LA POBLACIÓN GENERAL

Exploración selectiva

Presión sanguínea

Altura y peso

Panel de lípidos (hombre edad 35-64, mujer edad 45-64)

Prueba de Papanicolau (Pap) (mujeres)[1]

Prueba de sangre oculta en heces[2] y/o colonoscopia (≥50 años)

Mamografía ± examen clínico de mama[3] (mujeres 50-69 años)

Valoración de problemas con la bebida

Serología de rubéola o historia de vacunación[4] (mujeres en edad fértil)

Consejo

Uso de sustancias

Cesación tabáquica

Evitar alcohol/uso de drogas durante la conducción, natación, navegación, etc.*

Dieta y ejercicio

Limitar grasa y colesterol; mantener un equilibrio calórico; recalcar cereales, frutas, vegetales

Ingesta adecuada de calcio (mujeres)

Actividad física regular*

Prevención de lesiones

Cinturones cintura/hombro

Motocicleta/bicicleta/cascos ATV*

Detector de humos*

Almacenamiento/transporte seguro de armas de fuego

Conducta sexual

Prevención de ETS: evitar conductas de alto riesgo*; condones/barrera femenina con espermicida*

Embarazo involuntario: contracepción

Salud dental

Visitas regulares al dentista*

Seda, cepillo con pasta fluorada diariamente*

Inmunizaciones

Refuerzos de tétanos-difteria (Td)

Rubéola[4] (mujeres en edad fértil)

Vacuna antigripal para personas mayores de 50 años†

Quimioprofilaxis

Multivitaminas con ácido fólico (mujeres planificando o con capacidad de embarazo)

Discutir profilaxis hormonal (mujeres peri y posmenopaúsicas)

INTERVENCIONES PARA POBLACIONES DE ALTO RIESGO

Población	Posibles intervenciones (v. Definiciones detalladas de alto riesgo)
Conducta sexual de alto riesgo	RPR/VDRL (AR1); detección de gonorrea (AR2), VIH (AR3), Chlamydia (mujeres) (AR4); vacuna antihepatitis B (AR5); vacuna antihepatitis A (AR6)
Inyección o uso de drogas en la calle	RPR/VDRL (AR1); detección del VIH (AR3); vacuna antihepatitis B (AR5); vacuna antihepatitis A (AR6); PPD (AR7); consejos para reducir el riesgo de infección (AR8)
Bajos ingresos; contactos de TB; inmigrantes; alcohólicos	PPD (AR7)
Indígenas de América/indígenas de Alaska	Vacuna antihepatitis A (AR6); PPD (AR7); vacuna antineumocócica (AR9)
Viajeros a países en desarrollo	Vacuna antihepatitis B (AR5); vacuna antihepatitis A (AR6)
Determinadas condiciones médicas crónicas	PPD (AR7); vacuna antineumocócica (AR9); vacuna antigripal (AR10)
Receptores de productos sanguíneos	Detección del VIH (AR3); vacuna antihepatitis B (AR5)
Susceptibles a sarampión, parotiditis o varicela	TV (AR11); vacuna contra la varicela (AR12)
Personas internadas	Vacuna antihepatitis A (AR6); PPD (AR7); vacuna antineumocócica (AR9); vacuna antigripal (AR10)
Trabajadores sanitarios/laboratorio	Vacuna antihepatitis B (AR5); vacuna antihepatitis A (AR6); PPD (AR7); vacuna antigripal (AR10)
Historia familiar de cáncer de piel; piel, ojos, pelo claros	Evitar exceso/sol mediodía, usar ropa de protección* (AR13)
Embarazo previo con defecto de tubo neural	Ácido fólico 4 mg (AR14)
Factores de riesgo cardiovascular	Panel de lípidos (AR15)

[1]Mujeres que son o han sido sexualmente activas y que tienen un cérvix: cada ≤3 años. [2]Anualmente. [3]Mamografía cada 1-2 años, o mamografía cada 1-2 años con examen clínico anual de mama. [4]Pruebas serológicas, historia documentada de vacunación y vacunación de rutina (preferiblemente con TV) son igualmente aceptables.
*La capacidad del consejo médico para influir en esta conducta no está probada.
†Una vacuna viva atenuada de la gripe (LAIV, Flumist) administrada intranasalmente está disponible para personas sanas de 5 a 49 años de edad.

AR1: Personas que intercambian sexo por dinero o drogas y sus parejas sexuales; personas con otras ETS (incluido VIH); y contactos sexuales de personas con sífilis activa. Los médicos deben considerar también la epidemiología local.

AR2: Mujeres que intercambian sexo por dinero o drogas, o que han tenido episodios repetidos de gonorrea. Los médicos deben considerar también la epidemiología local.

AR3: Hombres que han practicado sexo con hombres después de 1975; uso pasado o actual de drogas inyectables; personas que intercambian sexo por dinero o drogas, y sus parejas sexuales; utilización de drogas inyectables, bisexual o pareja sexual VIH positiva actualmente o en el pasado; transfusión sanguínea durante 1978-1985; personas que buscan tratamiento para ETS. Los médicos deben considerar también la epidemiología local y considerar la investigación de VIH en la población general.

AR4: Mujeres sexualmente activas con múltiples factores de riesgo incluyendo historia de ETS; parejas sexuales nuevas o múltiples; no utilización o uso irregular de barreras contraceptivas; ectopia cervical. Los médicos deben considerar también la epidemiología local.

AR5: Receptores de productos sanguíneos (incluyendo pacientes de hemodiálisis), personas con exposición laboral frecuente a sangre o productos sanguíneos, hombres que han practicado sexo con hombres, usuarios de drogas inyectables y sus parejas sexuales, personas con múltiples parejas sexuales recientes, personas con otras ETS (incluyendo VIH), viajeros a países con hepatitis B endémica.

AR6: Personas que viven en, viajan a, o trabajan en áreas donde la enfermedad es endémica y donde se producen brotes periódicos (p.ej., países con endemicidad alta o intermedia; determinados indígenas de Alaska, islas del Pacífico, indígenas de América y comunidades religiosas); hombres que practican sexo con hombres; usuarios de drogas inyectables o callejeros. Considerar para las personas internadas y los trabajadores en estas instituciones, personal militar y trabajadores de guarderías, hospital y laboratorio. Los médicos también deben considerar la epidemiología local.

AR7: VIH positivo, contactos íntimos de personas con TB conocida o sospechosa, trabajadores de asistencia sanitaria, personas con factores de riesgo médico asociados con TB, inmigrantes de países con alta prevalencia de TB, poblaciones de ingresos bajos insuficientemente atendidos médicamente (incluyendo a personas sin hogar), alcohólicos, usuarios de drogas inyectables y residentes de instalaciones de larga estancia.

AR8: Personas que siguen inyectándose drogas.

AR9: Personas inmunocompetentes internadas de ≥50 años de edad y personas inmunocompetentes con determinadas condiciones médicas, incluyendo enfermedad cardíaca o pulmonar crónica, diabetes mellitus, candidatos y destinatarios de implantes cocleares y asplenia anatómica. Personas inmunocompetentes que viven en entornos sociales o ambientes de alto riesgo (p. ej., determinadas poblaciones de indígenas de América y Alaska).

AR10: Vacunación anual de residentes de instalaciones de cuidados crónicos; personas con trastornos cadiopulmonares crónicos, enfermedades metabólicas (incluyendo diabetes mellitus), hemoglobinopatías, inmunosupresión o disfunción renal; y proveedores de asistencia sanitaria para pacientes de alto riesgo.

AR11: Personas nacidas después de 1956 con falta de pruebas de inmunidad a sarampión o parotiditis (p. ej. recibo documentado de vacuna viva en o después del primer cumpleaños, prueba de laboratorio de inmunidad o una historia médica de diagnóstico de sarampión o parotiditis).

AR12: Adultos sanos sin historia de varicela o inmunización previa. Considerar pruebas serológicas para posibles adultos susceptibles.

AR13: Personas con una historia familiar o personal de cáncer de piel, una gran cantidad de lunares, lunares atípicos, mala capacidad para broncearse, o piel blanca, pelo rubio y ojos de color claro.

AR14: Mujeres con embarazo previo afectado por defecto de tubo neural que están planificando el embarazo.

AR15: Los médicos deben considerar un panel rápido de lípidos séricos basándose en caso por caso.

TABLA 5-4   Personas de 65 y más años

Intervenciones consideradas y recomendadas para el examen de salud periódico	Principales causas de muerte
	Enfermedades cardíacas
	Tumores malignos (pulmón, colorrectal, mama)
	Enfermedad cerebrovascular
	Enfermedad pulmonar obstructiva crónica
	Neumonía y gripe

INTERVENCIONES PARA LA POBLACIÓN GENERAL

Exploración selectiva

Presión sanguínea

Altura y peso

Prueba de sangre oculta en heces[1] y/o colonoscopia

Mamografía ± examen clínico de mama[2] (mujeres ≤69 años)

Prueba de Papanicolau (Pap) (mujeres)[3]

Exploración de la visión

Valoración del deterioro auditivo

Valoración de problemas con la bebida

Consejo

Uso de sustancias

Cesación tabáquica

Evitar alcohol/uso de drogas durante la conducción, natación, navegación, etc.*

Dieta y ejercicio

Limitar grasa y colesterol; mantener un equilibrio calórico; recalcar cereales, frutas, vegetales

Ingesta adecuada de calcio (mujeres)

Actividad física regular*

Prevención de lesiones

Cinturones de cintura/hombro

Cascos de motocicleta y bicicleta*

Prevención de caídas*

Almacenamiento/transporte seguro de armas de fuego

Detector de humos

Establecer la temperatura del agua caliente <48-54 °C

Entrenamiento en RCP para los miembros de la familia

Salud dental

Visitas periódicas al dentista*

Seda dental, cepillo con pasta dental fluorada diariamente*

Conducta sexual

Prevención de ETS: evitar conducta sexual de alto riesgo*; utilizar condones

Inmunizaciones

Vacuna antineumocócica

Gripe[1]

Refuerzos de tétanos-difteria (Td)

Quimioprofilaxis

Discutir la profilaxis hormonal (mujeres peri y posmenopáusicas)

INTERVENCIONES PARA POBLACIONES DE ALTO RIESGO

Población	*Posibles intervenciones (v. definiciones detalladas de alto riesgo)*
Personas internadas	PPD (AR1); vacuna antihepatitis A (AR2); amantadina/rimantadina (AR4)
Condiciones médicas crónicas; contactos de TB; renta baja; inmigrantes; alcohólicos	PPD (AR1)
Personas ≥75 años, o ≥70 años con factores de riesgo para caídas	Intervención para prevenir caídas (AR5)
Factores de riesgo de enfermedad cardiovascular	Considerar la exploración selectiva de lípidos (AR6)
Historia familiar de cáncer de piel; nevus; piel, ojos, pelo claros	Evitar exceso/sol de mediodía, usa ropa de protección* (AR7)
Indígenas de América/indígenas de Alaska	PPD (AR1); vacuna antihepatitis A (AR2)
Viajeros a países en desarrollo	Vacuna antihepatitis A (AR2); vacuna antihepatitis B (AR8)
Receptores de productos sanguíneos	Detección del VIH (AR3); vacuna antihepatitis B (AR8)
Conducta sexual de alto riesgo	Vacuna antihepatitis A (AR2); detección del VIH (AR3); vacuna antihepatitis B (AR8); RPR/VDRL (AR9)
Inyección o uso de drogas en la calle	PPD (AR1); vacuna antihepatitis A (AR2); detección del VIH (AR3); vacuna antihepatitis B (AR8); RPR/VDRL (AR9); consejos para reducir el riesgo de infección (AR10)
Trabajadores sanitarios/laboratorio	PPD (AR1); vacuna antihepatitis A (AR2); amantadina/rimantadina (AR4); vacuna antihepatitis B (AR8)
Personas susceptibles a la varicela	Vacuna contra la varicela (AR11)
Hombres de 65 a 75 años de edad que nunca han fumado	Ecografía de la aorta abdominal (AR12)

[1]Anualmente. [2]Mamografía cada 1-2 años, o mamografía cada 1-2 años con examen médico anual de mama. [3]Todas las mujeres que son o han sido sexualmente activas y que tienen cuello de útero. Considerar la suspensión de las pruebas después de los 65 años de edad si las pruebas habituales anteriores dan sistemáticamente resultados normales.

*La capacidad del consejo médico para influir en esta conducta no está probada.

AR1: VIH positivo, contactos íntimos de personas con TB conocida o sospechosa, trabajadores de asistencia sanitaria, personas con factores de riesgo médico asociados con TB, inmigrantes de países con alta prevalencia de TB, poblaciones de renta baja insuficientemente atendidos médicamente (incluyendo a personas sin hogar), alcohólicos, usuarios de drogas inyectables y residentes de instalaciones de larga estancia.

AR2: Personas que viven en, viajan a, o trabajan en áreas donde la enfermedad es endémica y donde se producen brotes periódicos (p. ej., países con endemicidad alta o intermedia; determinados indígenas de Alaska, islas del Pacífico, indígenas de América y comunidades religiosas); hombres que han practicado sexo con hombres; usuarios de drogas inyectables o callejeras. Puede considerarse la vacuna para las personas internadas y los trabajadores en estas instituciones, personal militar y trabajadores de guarderías, hospital y laboratorio. Los médicos también deben considerar la epidemiología local y valorar la investigación de VIH en la población general.

AR3: Hombres que han practicado sexo con hombres después de 1975; uso pasado o actual de drogas inyectables; personas que intercambian sexo por dinero o drogas, y sus parejas sexuales; utilización de drogas inyectables, bisexual o pareja sexual VIH positiva actualmente o en el pasado; transfusión sanguínea durante 1978-1985; personas que buscan tratamiento para ETS. Los médicos deben considerar también la epidemiología local.

AR4: Tener en cuenta a las personas que no han recibido la vacuna de la gripe o se han vacunado más tarde; cuando la vacuna puede ser ineficaz debido a importantes cambios antigénicos en el virus; para las personas no vacunadas que proporcionan asistencia domiciliaria a personas de alto riesgo; para proporcionar protección complementaria a la vacuna en personas en las que se espera que tengan una pobre respuesta de anticuerpos; y para personas de alto riesgo en las que está contraindicada la vacuna.

AR5: Personas de 75 y más años; o entre 70-74 años con uno o más factores de riesgo adicionales incluyendo el uso de determinados medicamentos psicoactivos o cardíacos (p. ej., benzodiazepinas, antihipertensivos); uso de ≥4 medicamentos prescritos; deterioro de la cognición, fuerza, equilibrio o modo de andar. Una intervención intensiva individualizada de prevención de caídas en el hogar se recomienda en entornos donde están disponible los recursos adecuados para proporcionar tales servicios.

AR6: Los médicos deben considerar un panel de detección de lípidos de alta sensibilidad basándose en caso por caso para personas de 65-75 años de edad, especialmente en aquéllos con factores de riesgo adicionales (p. ej., tabaco, diabetes o hipertensión).

AR7: Personas con una historia familiar o personal de cáncer de piel, una gran cantidad de lunares, lunares atípicos, mala capacidad para broncearse, o piel blanca, pelo rubio y ojos de color claro.

AR8: Receptores de productos sanguíneos (incluyendo pacientes de hemodiálisis), personas con exposición laboral frecuente a sangre o productos sanguíneos, hombres que han practicado sexo con hombres, usuarios de drogas inyectables y sus parejas sexuales, personas con múltiples parejas sexuales recientes, personas con otras ETS (incluyendo VIH), viajeros a países con hepatitis B endémica.

AR9: Personas que intercambian sexo por dinero o drogas y sus parejas sexuales; personas con otras ETS (incluido VIH); y contactos sexuales de personas con sífilis activa. Los médicos deben considerar también la epidemiología local.

AR10: Personas que continuan inyectándose drogas.

AR11: Adultos sanos sin historia de varicela o inmunización previa. Considerar pruebas serológicas para posibles adultos susceptibles.

AR12: Valorar ecografía de la aorta abdominal para detectar aneurisma aórtico abdominal en todos los hombres de 65 a 75 años de edad que nunca han fumado.

TABLA 5-5   Mujeres embarazadas*

Intervenciones consideradas y recomendadas para el examen de salud periódico

INTERVENCIONES PARA LA POBLACIÓN GENERAL

Exploración selectiva

Primera visita

Presión sanguínea

Hemoglobina/hematocrito

Antígeno de superficie de hepatitis B (HBsAg)

RPR/VDRL

Detección de chlamydia (<25 años)

Serología de rubéola o historia de vacunación

Tipificación D(Rh), detección de anticuerpos

Proponer CVS (<13 semanas)[1] o amniocentesis (15-18 semanas)[1] (edad ≥35 años)

Proponer detección de hemoglobinopatía

Valorar el problema o el riesgo de bebida

Proponer detección de VIH[2]

Visitas de seguimiento

Presión sanguínea

Cultivo de orina (12-16 semanas)

Proponer amniocentesis (15-18 semanas)[1] (edad ≥35 años)

Proponer prueba de marcadores múltiples[1] (15-18 semanas)

Ofrecer α-fetoproteína sérica[1] (16-18 semanas)

Consejos

Cesación tabáquica; efectos del fumador pasivo

Uso de alcohol/otras drogas

Nutrición, incluyendo ingesta adecuada de calcio

Fomentar la lactancia materna

Cinturones de cintura/hombro

Asientos de seguridad para niños en el coche

Prevención de ETS: evitar conducta sexual de alto riesgo†; utilizar condones†

Quimioprofilaxis

Multivitamínico con ácido fólico[3]

INTERVENCIONES PARA POBLACIONES DE ALTO RIESGO

Población	*Posibles intervenciones (v. Definiciones detalladas de alto riesgo)*
Conducta sexual de alto riesgo	Detección de Chlamydia (1.ª visita) (AR1), gonorrea (1.ª visita) (AR2), VIH (1.ª visita) (AR3); HBsAg (3.er trimestre) (AR4); RPR/VDRL (3.er trimestre) (AR5)
Transfusión sanguínea entre 1978-1985	Detección de VIH (1.ª visita) (AR3)
Uso de drogas inyectables	Detección de VIH (1.ª visita) (AR3); HBsAg (3.er trimestre) (AR4); consejos para reducir el riesgo de infección (AR6)
Mujeres D-negativo insensibilizadas	Prueba de anticuerpos D(Rh) (24-28 semanas) (AR7)
Factores de riesgo para el síndrome de Down	Proponer CVS[1] (1.er trimestre), amniocentesis[1] (15-18 semanas) (AR8)
Embarazo anterior con defecto de tubo neural	Proponer amniocentesis[1] (15-18 semanas), ácido fólico 4 mg[3] (AR9)

[1]Mujeres con acceso a servicios de asesoramiento y de seguimiento, laboratorios estandarizados fidedignos, ultrasonidos cualificados de alta resolución, y, para aquellas que reciben pruebas de marcadores séricos, capacidad de amniocentesis. [2]Se recomiendan pruebas universales para áreas (estados, condados o ciudades) con una prevalencia aumentada de infección de VIH entre mujeres embarazadas. En áreas de baja prevalencia, la elección entre una prueba universal y otra complicada puede depender de otras consideraciones. [3]Empezando al menos 1 mes antes de la concepción y continuando durante el primer trimestre.
* Véanse las tablas 5-2 y 5-3 para otros servicios preventivos recomendados para mujeres de este grupo de edad.
†La capacidad del consejo médico para influir en esta conducta no está demostrada.

AR1: Mujeres con historia de ETS o parejas sexuales nuevas o múltiples. Los médicos deben considerar también la epidemiología local. La detección de Chlamydia debe repetirse en el tercer trimestre si continúa el riesgo.

AR2: Mujeres menores de 25 años con una o más parejas sexuales en el último año, o cuya pareja sexual tiene múltiples contactos sexuales; mujeres que intercambian sexo por dinero o drogas; y mujeres con una historia de episodios repetidos de gonorrea. Los médicos deben considerar también la epidemiología local. La detección de gonorrea debe repetirse en el tercer trimestre si continúa el riesgo.

AR3: En áreas donde no se realiza la detección universal debido a la baja prevalencia de infección de VIH, las mujeres embarazadas con los siguientes factores individuales de riesgo deben ser investigadas: uso pasado o presente de drogas inyectables; mujeres que intercambian sexo por dinero o drogas; utilización de drogas inyectables; bisexual, o pareja sexual VIH positiva actualmente o en el pasado; transfusión durante 1978-1985; personas que buscan tratamiento para ETS.

AR4: Mujeres que inicialmente son HBsAg que tienen alto riesgo debido al uso de drogas inyectables, exposición sospechosa a hepatitis B durante el embarazo, múltiples parejas sexuales.

AR5: Mujeres que intercambian sexo por dinero o drogas, mujeres con otras ETS (incluyendo VIH) y contactos sexuales de personas con sífilis activa. Los médicos deben tener en cuenta la epidemiología local.

AR6: Mujeres que continúan inyectándose drogas.

AR7: Mujeres D-negativo insensibilizadas.

AR8: Embarazo anterior afectado por síndrome de Down, edad materna avanzada (≥35 años), portadora conocida de desarreglos cromosómicos.

AR9: Mujeres con embarazo previo afectado por defecto de tubo neural.

Vacunaciones en la infancia

TABLA 5-6,A   Calendario de vacunación infantil recomendado (Estados Unidos)

Vacuna / Edad ▶	Al nacer	1 mes	2 meses	4 meses	6 meses	12 meses	15 meses	18 meses	24 meses	4-6 años	11-12 años	13-18 años
					Rango de edades recomendadas				Vacunas de actualización		Evaluación en preadolescentes	
Hepatitis B[1]	VHB #1 sólo si la madre es HBsAg (−)										Series de VHB	
		VHB #2				VHB #3						
Difteria, tétanos, tosferina[2]			DTaP	DTaP	DTaP		DTaP			DTaP	Td	
Haemophilus influenzae tipo b[3]			Hib	Hib	Hib	Hib						
Poliomielitis inactivada			VIP	VIP		VIP				VIP		
Sarampión, parotiditis, rubéola[4]						TV #1				TV #2	TV #2	
Varicela[5]						Varicela				Varicela		
Neumocócica[6]			VNC	VNC	VNC	VNC			VNC	VNC		
Hepatitis A[7]										Series de hepatitis A		
Gripe[8]						Gripe (anualmente)						

Las vacunas por debajo de esta línea son para poblaciones seleccionadas

Este calendario indica las edades recomendadas para la administración sistemática de las vacunas autorizadas en la actualidad, para niños hasta los 18 años. Cualquier dosis no administrada a la edad recomendada debe administrarse en cualquier visita posterior si está indicada y es posible. ■ Indica los grupos de edad que justifican un esfuerzo especial para administrar estas vacunas no aplicadas previamente. Pueden autorizarse y recomendarse vacunas adicionales durante el año. Pueden autorizarse vacunas combinadas si está indicado algún componente de la vacuna y no están contraindicados los otros componentes. Los proveedores deben consultar las instrucciones del fabricante para recomendaciones más detalladas.

1. Vacuna contra la hepatitis B (VHB). Todos los lactantes deben recibir la primera dosis poco después del nacimiento y antes del alta hospitalaria; la primera dosis también puede administrarse a los 2 meses de edad si la madre del lactante es HBsAg negativo. Sólo puede utilizarse la VHB monovalente para la dosis del nacimiento. Puede utilizarse VHB monovalente o combinada para completar la serie. Pueden administrarse cuatro dosis de vacuna cuando ya se ha dado la del nacimiento. La segunda dosis debe administrarse por lo menos 4 semanas después de la primera dosis, excepto las vacunas combinadas, que no pueden administrarse antes de las 6 semanas de edad. La tercera dosis debe aplicarse por lo menos 16 semanas después de la primera dosis y al menos 8 semanas después de la segunda dosis. La última dosis de la serie de vacunación (tercera o cuarta dosis) no debe administrarse antes de los 6 meses de edad.

Los lactantes nacidos de madres con HBsAg positivo deben recibir, en sitios diferentes, la VHB y 0,5 ml de inmunoglobulina de la hepatitis B (IGHB) en las primeras 12 horas de vida. La segunda dosis se recomienda a los 1-2 meses de edad. La última dosis de la serie de vacunación no debe administrarse antes de los 6 meses de edad. En estos lactantes hay que hacer la prueba de HBsAg y anti-HBs entre los 9-15 meses de edad.

Los lactantes de madres cuya situación respecto al HBsAg se desconoce deben recibir la primera dosis de VHB en las primeras 12 horas de vida. Debe extraerse una muestra de sangre de la madre tan pronto como sea posible para determinar el estado respecto al HBsAg; si la prueba de HBsAg es positiva, el lactante debe recibir la IGHB lo antes posible (no más tarde de 1 semana de vida). La última dosis de la serie vacunal no debe administrarse antes de las 24 semanas de edad.

2. Toxoides diftérico y tetánico y vacuna acelular contra la tos ferina (DTPa). La cuarta dosis de DTPa puede administrarse incluso a los 12 meses de edad, siempre que hayan transcurrido 6 meses desde la tercera dosis y si es probable que el niño no vuelva a la clínica a los 15-18 meses de edad. **Los toxoides diftérico y tetánico (Td)** se recomiendan hasta los 11-12 años si han transcurrido 5 años desde la última dosis de la vacuna con toxoides tetánico y diftérico. Se recomiendan dosis de recuerdo posteriores de Td cada 10 años.

3. Vacuna conjugada contra *Haemophilus influenzae* tipo b (Hib). Hay tres vacunas conjugadas de Hib autorizadas para uso infantil. Si se administra PRP-OMP (PedvaxHIB) o ComVax (de Merck) a los 2 y 4 meses de edad, no es necesaria una dosis a los 6 meses. Los productos combinados de DTPa/Hib no deben utilizarse para la inmunización primaria de lactantes a los 2, 4 y 6 meses de edad, pero pueden usarse como recuerdo después de cualquier vacuna Hib. La dosis final en las series debe administrarse a la edad de ≥12 años.

4. Vacuna contra el sarampión, parotiditis y rubéola (TV). La segunda dosis de TV se recomienda de forma sistemática a los 4-6 años de edad pero puede administrarse en cualquier consulta, siempre que hayan transcurrido 4 semanas desde la primera dosis y que ambas dosis se administren al cumplir los 12 meses de edad o después. Los que no hayan recibido previamente una segunda dosis debe completar el calendario en la visita de los 11-12 años de edad.

5. Vacuna contra la varicela. En los niños susceptibles se recomienda esta vacuna en cualquier visita al cumplir los 12 meses o después, p.ej., aquéllos en los que no existe una historia fiable de varicela. Las personas susceptibles ≥13 años de edad deben recibir dos dosis, separadas por lo menos 4 semanas una de otra.

6. Vacuna antineumocócica. La **vacuna neumocócica conjugada** heptavalente **(PCV7)** está recomendada para todos los niños de 2-23 meses de edad. También está recomendada para algunos niños de 24-59 meses de edad. La **vacuna neumocócica polisacárida (PPV23)** está recomendada junto con la PCV7 para ciertos grupos de alto riesgo. Véase el *MMWR* 2000; 49 (RR-9); 1-38.

7. Vacuna contra la Hepatitis A. Esta vacuna está recomendada para niños y adolescentes en determinados estados y regiones, y para ciertos grupos de alto riesgo; consultar a la autoridad de salud pública local. Los niños y adolescentes de estos estados y regiones y los grupos de alto riesgo que no han sido vacunados contra la hepatitis A pueden empezar las series de vacunación en cualquier visita. Las dos dosis de la serie deben administrarse con 6 meses de intervalo. Véase el *MMWR* 1999;48(RR-12);1-37.

8. Vacuna contra la gripe. La vacuna antigripal se recomienda anualmente para los niños ≥6 meses de edad con ciertos factores de riesgo (entre ellos, pero no limitado a estos factores, asma, enfermedad cardíaca, anemia de células falciformes, VIH y diabetes), trabajadores sanitarios y otras personas (incluidos familiares convivientes)en contacto estrecho con personas en grupos de alto riesgo y puede administrarse a todos ellos con objeto de conseguir inmunidad. Además, se recomienda que reciban la vacunación antigripal los niños sanos de 6-23 meses de edad y los contactos íntimos de niños sanos de 0-23 meses de edad. Para personas sanas de 5-49 años, la vacuna viva de administración intranasal, vacuna atenuada de la gripe (LAIV) es una alternativa aceptable a la vacuna trivalente inactivada de la gripe i.m. Los niños ≤8 años de edad que reciben la vacuna de la gripe por primera vez deben recibir dos dosis (separadas por lo menos 4 semanas para la TIV y al menos 6 semanas para LAIV).

Para obtener más información sobre vacunas, incluyendo precauciones y contraindicaciones para la inmunización y escasez de vacunas, visite por favor el National Immunization Program Web site en www.cdc.group/nip o llame a la National Immunization Hotline al 800-232-2522 (en inglés) o al 800-232-0233 (en español).
Aprobado por el Advisory Committee on Inmunization Practices (www.cdc.gov/nip/acip), la American Academy of Pediatrics (www.aap.org), y la American Academy of Family Physicians (wwe.aafp.org).

TABLA 5-6,B — Calendario de actualización para niños de 4 meses a 6 años

INTERVALO MÍNIMO ENTRE DOSIS

Primera dosis (edad mínima)	De primera a segunda dosis	De segunda a tercera dosis	De tercera a cuarta dosis	De cuarta a quinta dosis
DTPa (6 semanas)	4 semanas	4 semanas	6 meses	6 meses[a]
VPI (6 semanas)	4 semanas	4 semanas	4 semanas[b]	
VHB[c] (nacimiento)	4 semanas	8 semanas (y 16 semanas después de la primera dosis)		
TV (12 meses)	4 semanas[d]			
Varicela (12 meses)				
Hib[e] (6 semanas)	4 semanas: si la primera dosis se puso con <12 meses de edad 8 semanas (como dosis final): si la primera dosis se puso entre los 12 y 14 meses de edad No son necesarias más dosis: si la primera dosis se puso con ≥15 meses de edad	4 semanas[f]: si la edad actual es <12 meses 8 semanas (como dosis final): si la edad actual es ≥12 meses y la segunda dosis se puso con <15 meses de edad No son necesarias más dosis: si la dosis anterior se dio con una edad ≥15 meses	8 semanas (como dosis final): esta dosis sólo es necesaria para niños con edades de 12 meses a 5 años que recibieron tres dosis antes de los 12 meses de edad	
PCV[g] (6 semanas)	4 semanas: si la primera dosis se dio con <12 meses de edad y la edad actual es <24 meses 8 semanas (como dosis final): si la primera dosis se dio con ≥12 meses o la edad actual es de 24 a 59 meses No son necesarias más dosis: para niños sanos si la primera dosis se puso con ≥24 meses de edad	4 semanas: si la edad actual es <12 meses 8 semanas (como dosis final): si la edad actual es ≥12 meses No son necesarias más dosis: para niños sanos si la dosis anterior se puso con una edad ≥24 meses	8 semanas (como dosis final): esta dosis sólo es necesaria para niños con edades de 12 meses a 5 años que recibieron tres dosis antes de los 12 meses de edad	

Aprobado por el Advisory Committee on Inmunization Practices (www.cdc.gov/nip/acip), la American Academy of Pediatrics (www.aap.org), y la American Academy of Family Physicians (wwe.aafp.org).

DTPa, Vacuna de toxoides diftérico, tetánico y acelular de tos ferina; Hib, vacuna contra Haemophilus influenzae tipo b; PCV, vacuna conjugada antineumocócica. VPI, vacuna ccntra la polio inactivada; TV, vacuna trivírica (parotiditis, sarampión y rubéola);

[a]DTPa: la quinta dosis no es necesaria si la cuarta dosis se puso al cumplir 4 años.

[a]VPI: para niños que han recibido todas VPI o todas las series de VPO, una cuarta dosis no es necesaria si la tercera dosis se dio con ≥4 años. Si la VPO y la VPI se dieron como parte de una serie, deben administrarse un total de cuatro dosis, sin tener en cuenta la edad actual del niño.

[c]VHB: todos los niños y adolescentes que no han sido inmunizados contra la hepatitis B deben empezar las series de vacunación de hepatitis B en cualquier visita. Los proveedores deben hacer esfuerzos especiales para inmunizar a los niños que nacieron en, o cuyos padres nacieron en, zonas del mundo donde la infección por el virus de la hepatitis B es moderadamente o altamente endémica.

[d]TV: la segunda dosis de TV se recomienda sistemáticamente a los 4-6 años, pero puede administrarse antes si se quiere.

[e]Hib: la vacuna generalmente no se recomienda para niños ≥5 años.

[f]Hib: si la edad actual es <12 meses y las dos primeras dosis fueron PRP-OMP (PedvaxHIB o ComVax), la tercera (y última) dosis debe darse a los 12-15 meses de edad y al menos 8 semanas después de la segunda dosis.

[g]PCV: la vacuna generalmente no se recomienda para niños ≥5 años.

NOTA: Informar de reacciones adversas a la vacuna por el Federal Vaccine Adverse Event Reporting System. Para información sobre reacciones adversas tras la vacunación, por favor visite www.vaers.org o llame las 24 horas del día a la línea gratuita de información 800-822-7967. Informar de casos sospechosos de enfermedades evitables por vacunación a su departamento de salud estatal o local.

TABLA 5-6,C — Calendario de actualización para niños de 7 a 18 años

INTERVALO MÍNIMO ENTRE DOSIS

De primera a segunda dosis	De segunda a tercera dosis	De tercera dosis a dosis de refuerzo
Td: 4 semanas	Td: 6 meses	Td*: 6 meses: si la primera dosis se administró con <12 meses de edad y en la actualidad tiene <11 años 5 años: si la primera dosis se administró con ≥12 meses de edad y la tercera dosis con <7 años y la edad actual es ≥11 años 10 años: si la tercera dosis se administró con ≥7 años
VPI†: 4 semanas	VPI†: 4 semanas	VPI†
VHB: 4 semanas	VHB: 8 semanas (y 16 semanas después de la primera dosis)	
TV: 4 semanas		
Varicela‡: 4 semanas		

Aprobado por el Advisory Committee on Inmunization Practices (www.cdc.gov/nip/acip), la American Academy of Pediatrics (www.aap.org) y la American Academy of Family Physicians (wwe.aafp.org).

Td, Vacuna de toxoide diftérico-tetánico; TV, vacuna contra parotiditis, sarampión y rubéola; VPI, vacuna contra la polio inactivada.

*Td: para niños de 7 a 10 años, el intervalo entre la tercera dosis y la de refuerzo está determinado por la edad a la que se administró la primera dosis. Para adolescentes de 11 a 18 años, el intervalo está determinado por la edad a la que se administró la tercera dosis.

†VPI: generalmente la vacuna no está recomendada para personas ≥18 años.

‡Varicela: administrar series de dos dosis a todos los adolescentes susceptibles ≥13 años.

NOTA: Informar de reacciones adversas a la vacuna por el Federal Vaccine Adverse Event Reporting System. Para información sobre reacciones adversas tras la vacunación, por favor visite www.vaers.org o llame las 24 horas del día a la línea gratuita de información 800-822-7967. Informar de casos sospechosos de enfermedades evitables por vacunación a su departamento de salud estatal o local.

TABLA 5-6,D Edad mínima para las primeras vacunaciones infantiles e intervalo mínimo entre las dosis de vacuna según el tipo de vacuna[a]

Tipo de vacuna	Edad mínima para la 1.ª dosis	Intervalo mínimo entre 1.ª y 2.ª dosis	Intervalo mínimo entre 2.ª y 3.ª dosis	Intervalo mínimo entre 3.ª y 4.ª dosis
Hepatitis B	Nacimiento	1 meses	2 meses	[b]
DTPa (DT)[c]	6 semanas	4 semanas	4 semanas	6 meses
CDTwP-Hibd combinada	6 semanas	1 mes	1 mes	6 meses
Hib (serie primaria)				
HbOC	6 semanas	1 mes	1 mes	[d]
PRP-T	6 semanas	1 mes	1 mes	[d]
PRP-OMP	6 semanas	1 mes	[d]	
Poliovirus inactivado	6 semanas	4 semanas	4 semanas[e]	[f]
Neumocócica conjugada	6 semanas	1 mes	1 mes	[d]
TV	12 meses[g]	1 mes		
Varicela	12 meses	4 semanas		

Modificada de *Epidemiology and prevention of vaccine-preventable diseases*, 6.ª ed., Atlanta, 2000, Centers for Disease Control and Prevention.

DTPa (DT), Vacuna de toxoides diftérico, tetánico y acelular de tos ferina (vacuna de toxoides diftérico y tetánico); *DTwP-Hib*, vacuna de toxoides diftérico y tetánico y vacuna de tos ferina de células completas: vacuna de *Haemophilus influenzae* conjugada tipo b; *HbOC*, oligosacáridos conjugados para la toxina proteínica CRM197 de la difteria; *PRP-OMP*, polisacárido conjugado de fosfato de poliribosil-ribitol para la proteína de membrana externa meningocócica; *PRP-T*, polisacárido conjugado de fosfato de polirribosil-ribitol para toxoide tetánico; *TV*, vacuna contra parotiditis, sarampión y rubéola.

[a]Las edades y los intervalos mínimos aceptables pueden no corresponder con las edades óptimas recomendadas e intervalos para la vacunación. Para los calendarios sistemáticos recomendados actualmente, consultar el calendario recomendado de vacunación infantil en la página de enfrente.

[b]Esta dosis final de la vacuna antihepatitis B se recomienda al menos 4 meses después de la primera dosis y no antes de los 6 meses de edad.

[c]El número total de dosis de toxoides diftérico y tetánico no debe exceder de seis antes de cumplir los 7 años.

[d]Las dosis de refuerzo de las vacunas anti-Hib y antineumocócica que están recomendadas siguiendo las series de vacunación primarias deben administrarse no antes de los 12 meses de edad y al menos después de la primera dosis.

[e]Para adultos no vacunados con riesgo aumentado de exposición al poliovirus con menos de 3 meses pero más de 2 meses disponibles antes de que sea necesaria la protección, deben administrarse 3 dosis de VPI al menos con 1 mes de separación.

[f]Si la tercera dosis se ha administrado después del tercer cumpleaños, la cuarta (refuerzo) dosis no es necesaria.

[g]Aunque la edad para la vacunación de parotiditis puede ser tan temprana como los 6 meses en zonas de brotes donde los casos se producen en niños menores de 1 año, los niños vacunados antes del primer cumpleaños deben ser revacunados a los 12-15 meses de edad y debe administrarse una dosis adicional en el momento de la escolarización o de acuerdo con la política local. Las dosis de TV o de otras vacunas de parotiditis deben separarse al menos 1 mes.

TABLA 5-7 Calendario acelerado de vacunaciones infantiles sistemáticas si es necesario viajar

Vacuna	Calendario habitual	Calendario acelerado
Difteria, tétanos, tos ferina	DTPa: 2, 4, 6, 15-18 meses de edad	DTPa: 6 semanas de edad, con 4 semanas entre 1.ª, 2.ª y 3.ª dosis y 6 meses entre 3.ª y 4.ª dosis
	DTPa: 4-6 años (dosis de refuerzo)	DTPa: 4 años de edad
	Td cada 10 años	Td cada 5 años si hay riesgo alto
Poliomielitis	VPI: a los 2 y 4 meses, 6-18 meses de edad, y a los 4-6 años de edad	VPI: 6 semanas de edad, con 1 mes entre la 1.ª y 2.ª dosis y 6 meses entre la 2.ª y 3.ª dosis
	No administrar dosis de recuerdo a menos que se viaje a un área endémica	Una única dosis de recuerdo de VPI para toda la vida en los adolescentes y adultos que han completado la inmunización primaria
Sarampión, parotiditis, rubéola	TV: 12-15 meses de edad, con una segunda dosis a los 4-6 años de edad	Dos dosis cuando tenga ≥12 meses de edad, separadas 4 semanas
	No recomendada sistemáticamente para niños <12 meses	La primera dosis del sarampión puede darse como muy pronto a los 6 meses de edad, con dos dosis adicionales cuando tenga ≥12 meses de edad
Haemophilus influenzae tipo b	2, 4, 6 meses (si Hb OC o PRP-T), y a los 12-15 meses de edad	HbOC y PRP-T: 6 semanas de edad, con 1 mes entre la 1.ª y la 2.ª y la 3.ª y 4.ª dosis, refuerzo con ≥12 meses de edad (≥2 meses desde la 3.ª dosis)
		PRP-OMP: 6 semanas de edad, con 1 mes entre la 1.ª y 2.ª dosis; refuerzo con ≥12 meses de edad (≥2 meses desde la 3.ª dosis)
Hepatitis B	Nacimiento, 1-2 meses, 6 meses de edad	0, 1 y 4 meses de edad
Varicela	12-18 meses de edad	12 meses de edad (dos dosis separadas 1 mes para personas ≥13 años)
Rotavirus	2, 4, 6 meses de edad	6 semanas de edad, con la 2.ª y 3.ª dosis separadas cada una por 3 semanas

De Berhman RE: *Nelson textbook of pediatrics*, 16.ª ed., Filadelfia, 2000, WB Saunders.

TABLA 5-8 Calendario de vacunación recomendado para niños* infectados por VIH

EDAD ▶ VACUNA ▼	Naci- miento	1 MES	2 MESES	4 MESES	6 MESES	12 MESES	15 MESES	18 MESES	24 MESES	4-6 AÑOS	11-12 AÑOS	14-16 AÑOS
➡ Las recomendaciones de estas vacunas son las mismas que las de los niños inmunocompetentes ➡												
Hepatitis B†	Hep B-1											
Difteria,		Hep B-2			Hep B-3						Hep B‡	
tétanos,		DTPa	DTPa	DTPa						DTPa		
tos ferina¶		o DTP	o DTP	o DTP		DTPa o DTP				o DTP	Td	
Haemophilus**												
influenzae												
tipo b		Hib	Hib		Hib	Hib						
➡ Las recomendaciones de estas vacunas difieren de las de los niños inmunocompetentes ➡												
Polio††		VPI	VPI		VPI					VPI		
Parotiditis, sarampión,												
rubéola§§						TV	TV					
Gripe¶¶					Gripe (se requiere una dosis cada año)							
Streptococcus									Neumo-			
pneumoniae***									cócica			
Varicela					CONTRAINDICADA en todas las personas infectadas por VIH							

Modificada del *MMWR Morb Mortal Wkly Rep* 46(RR-12), 1997.

NOTA: Modificada del calendario de vacunación para niños inmunocompetentes. Este calendario también se aplica a los niños nacidos de madres infectadas con VIH cuyo estado de infección de VIH no ha sido determinado. Una vez que se sabe que un niño no está infectado por el VIH, se aplica el calendario para niños inmunocompetentes. Este calendario indica la edad recomendada para la administración sistemática de las vacunas infantiles autorizadas actualmente. Están disponibles algunas combinaciones de vacunas y pueden utilizarse siempre que estén indicados todos los componentes de la vacuna. Los que administran la vacuna deben consultar los prospectos puestos por el fabricante en los paquetes para recomendaciones detalladas.

*Las vacunas están enumeradas según las recomendaciones habituales por edades. Las ▢ barras ▢ indican el rango de edades aceptables para la vacunación. Las ▮barras sombreadas▮ indican la actualización de la vacuna: a los 11-12 años, la vacuna de la hepatitis B debe administrarse a los niños no vacunados previamente.

†**Bebés nacidos de madres con HBsAg negativo** deben recibir 2,5 µg de vacuna Merck (Recombivax HB) o 10 µg de vacuna SmithKline Beecham (SB) (Engerix-B). La segunda dosis debe administrarse >1 mes después de la primera dosis.

Bebés nacidos de madres con HBsAg positivo deben recibir 0,5 ml de inmunoglobulina de la hepatitis B (IGHB) en las primeras 12 h del nacimiento y bien 5 µg de vacuna Merck (Recombivax HB) o 10 µg de vacuna SmithKline Beecham (SB) (Engerix-B) en sitios separados. La segunda dosis se recomienda a los 1-2 meses de edad y la tercera dosis a los 6 meses de edad.

Bebés nacidos de madres de las que se desconoce su estado HBsAg deben recibir bien 5 µg de vacuna Merck (Recombivax HB) o 10 µg de vacuna SB (Engerix-B) dentro de las 12 horas del nacimiento. La segunda dosis de vacuna se recomienda con 1 mes de edad y la tercera a los 6 meses de edad. Debe tomarse una muestra de sangre al mismo tiempo de la administración para determinar el estado de HBsAg de la madre; si es positivo, el bebé debe recibir IGHB tan pronto como sea posible (no más de 1 semana de edad). Las dosis y la programación de las siguientes dosis de vacuna deben basarse en el estado del HBsAg.

§Los niños y adolescentes que no han sido vacunados contra la hepatitis B en la infancia pueden empezar las series en cualquier visita durante la niñez. Aquellos que no han recibido previamente tres dosis de vacuna de hepatitis B deben iniciar o completar las series en la visita de los 11-12 años. La segunda dosis debe administrarse al menos 1 mes después de la primera dosis, y la tercera dosis debe administrarse al menos 4 meses después de la primera dosis y al menos 2 meses después de la segunda dosis.

¶DTPa (vacuna de toxoides diftérico, tetánico y acelular de tos ferina) es la vacuna preferida para todas las dosis de las series de vacunación, incluyendo la terminación de las series en niños que han recibido más de una dosis de vacuna DTP de células completas. La vacuna DTP de células completas es una alternativa aceptable a la DTPa. La 4.ª dosis de DTPa puede administrarse ya a los 12 meses de edad, a condición de que hayan pasado 6 meses desde la 3.ª dosis, y si se considera que es poco probable que el niño regrese a los 15-18 meses de edad. Td (toxoides tetánico y diftérico, adsorbidos, para uso en adultos) se recomienda a los 11-12 años si por lo menos han transcurrido 5 años desde la última dosis de DTP, DTPa o DT. Se recomiendan dosis posteriores habituales de refuerzo cada 10 años.

**Están autorizadas tres vacunas conjugadas de *H. influenzae* tipo b (Hib) para uso infantil. Si se administra PRP-OMP (PedvaxHIB [Merck]) a los 2 y 4 meses de edad, no se necesita una dosis a los 6 meses. Después de completar las series primarias puede utilizarse cualquier vacuna conjugada de Hib como refuerzo.

††La vacuna de poliovirus inactivado (VPI) es la única vacuna de la polio recomendada para personas infectadas por VIH y sus contactos familiares. Aunque la 3.ª dosis de VPI se administra generalmente a los 12-18 meses, la 3.ª dosis ha sido aprobada para administrarse ya a los 6 meses de edad. La vacuna de poliovirus oral (VPO) NO debe administrarse a personas infectadas por VIH o sus contactos familiares.

§§La TV no debe administrarse a niños gravemente inmunocomprometidos. Los niños infectados por VIH sin inmunosupresión grave deben recibir de forma habitual su primera dosis de TV tan pronto como sea posible cerca de su primer cumpleaños. Debe considerarse la administración de la segunda dosis de TV tan pronto como 1 mes (es decir, 28 días mínimo) después de la 1.ª dosis, en vez de esperar a la escolarización.

¶¶La vacuna de la gripe debe administrarse a todos los niños infectados por el VIH >6 meses de edad cada año. Los niños con edades de 6 meses a 8 años que están recibiendo la vacuna de la gripe por primera vez deben recibir dos dosis de vacuna de virus fraccionados separadas 1 mes por lo menos. En los años siguientes, debe administrarse cada año una sola dosis de vacuna (virus partidos para personas ≤12 años, virus enteros o partidos para personas >12 años). La dosis de vacuna para niños de 6-35 meses de edad es de 0,25 ml; la dosis para niños ≥3 años es de 0,50 ml.

***La vacuna neumocócica debe administrarse a los niños infectados por el VIH a los 24 meses de edad. Generalmente a los niños infectados por el VIH vacunados con anterioridad debe ofrecerse la revacunación a los 3-5 años (niños ≤10 años de edad) o >5 años (niños >10 años de edad).

TABLA 5-9 Vacunaciones para lactantes y niños inmunocomprometidos

Vacuna	Sistemática	VIH/SIDA	Inmunosupresión grave*	Asplenia	Fallo renal	Diabetes
Vacunaciones sistemáticas en lactantes						
DTPa/DTP (DT/T/Td)	Recomendada	Recomendada	Recomendada	Recomendada	Recomendada	Recomendada
VPI	Recomendada	Recomendada	Recomendada	Utilizar si está indicada	Utilizar si está indicada	Utilizar si está indicada
TV	Recomendada	Recomendada/ considerada	Contraindicada	Recomendada	Recomendada	Recomendada
Hib	Recomendada	Recomendada	Recomendada	Recomendada	Recomendada	Recomendada
Hepatitis B	Recomendada	Recomendada	Recomendada	Recomendada	Recomendada	Recomendada
Varicela	Recomendada	Contraindicada/ considerada§	Contraindicada	Contraindicada	Utilizar si está indicada	Utilizar si está indicada
Rotavirus	Recomendada	Contraindicada	Contraindicada	Contraindicada	Utilizar si está indicada	Utilizar si está indicada
Otras vacunaciones de la infancia						
Pneumococcus†	Utilizar si está indicada	Recomendada	Recomendada	Recomendada	Recomendada	Recomendada
Gripe‡	Utilizar si está indicada	Recomendada	Recomendada	Recomendada	Recomendada	Recomendada

Modificada de los Centers for Disease and Prevention: Recomendations of the Advisory Committee on Inmunization Practices (ACIP): Use of vaccines and immune globulins in persons with altered inmunity, *MMWR* 42 (RR-4):15, 1993.

*La inmunosupresión grave puede ser el resultado de inmunodeficiencia congénita, infección por el VIH, leucemia, linfoma, anemia aplásica, malignidad generalizada, agentes alquilantes, antimetabolitos, radiación o grandes cantidades de corticosteroides.

†Recomendada para personas ≥2 años de edad.

‡No recomendada para lactantes <6 meses de edad.

§La vacuna de la varicela debe tenerse en cuenta para niños infectados por el VIH asintomáticos o ligeramente sintomáticos en la clase N1 del CDC o A1 con linfocitos T CD4+ específicos por edad ≥25%. Los niños que cumplan los requisitos deben recibir dos dosis de vacuna de la varicela con un intervalo de 3 meses entre las dosis.

TABLA 5-10 Contraindicaciones y precauciones en las vacunas sistemáticas de la infancia

Contraindicaciones y precauciones verdaderas	No contraindicado (se pueden administrar las vacunas)
General para todas las vacunas sistemáticas (DTPa/DTP, VPO, VPI, TV, Hib, hepatitis B, varicela, rotavirus)	

Contraindicaciones

La reacción anafiláctica a una vacuna contraindica más dosis de esa vacuna

La reacción anafiláctica a un componente de la vacuna contraindica el uso de vacunas que contienen esa sustancia

Enfermedad aguda moderada o grave con o sin fiebre

No contraindicado

Reacción local ligera o moderada (dolor, enrojecimiento, tumefacción), después de una dosis de antígeno inyectable

Fiebre baja o moderada tras una dosis previa

Enfermedad aguda leve con o sin febrícula

Tratamiento antimicrobiano actual

Fase de convalecencia de una enfermedad

Prematuridad (misma dosis e indicaciones que en los lactantes normales a término)

Exposición reciente a una enfermedad infecciosa

Historia de alergia a la penicilina u otras alergias inespecíficas o el hecho de que los parientes tengan esas alergias

Embarazo de la madre o de otro contacto familiar

Contacto familiar no vacunado

DTPa/DTP

Contraindicaciones

Encefalopatía en los 7 días siguientes tras la administración de una dosis previa de DTP o DTPa

Precauciones*

Fiebre ≥40,5 °C en las 48 horas siguientes a la vacunación con una dosis previa de DTPa/DTP y no atribuible a otra causa identificable

Colapso o estado análogo al de shock (episodio de hipotonía y disminución de la respuesta) en las 48 horas siguientes a la administración de una dosis previa de DTP/DTPa

Convulsiones en los 3 días siguientes tras recibir una dosis previa de DTP/DTPa

Llanto persistente, inconsolable de ≥3 horas de duración, en las 48 horas siguientes a la administración de una dosis previa de DTP/DTPa†

Síndrome de Guillain-Barré en las 6 semanas siguientes después de la administración de una dosis‡

No contraindicado

Temperatura de < 40,5° C después de una dosis previa de DTPa /DTP

Historia familiar de convulsiones

Historia familiar de síndrome de muerte súbita del lactante

Historia familiar de un efecto adverso tras la administración de DTPa/DTP

VPO

Contraindicaciones

Infección por el VIH o contacto familiar con infección por el VIH

Inmunodeficiencia conocida (tumores hematológicos y sólidos; inmunodeficiencia congénita; tratamiento inmunosupresor de larga duración)

Contacto familiar con inmunodeficiencia

Precaución*

Embarazo

No contraindicado

Lactancia materna

Tratamiento amtimicrobiano actual

Diarrea leve

VPI

Contraindicaciones

Reacción anafiláctica a neomicina, estreptomicina o polimixina B

Precaución*

Embarazo

TV

Contraindicaciones

Reacción anafiláctica a neomicina o gelatina

Embarazo

Inmunodeficiencia conocida (tumores hematológicos y sólidos; inmunodeficiencia congénita; tratamiento inmunosupresor de larga duración; infección por el VIH con pruebas de inmunosupresión grave)

No contraindicado

Tuberculosis o prueba de la tuberculina (PPD) positiva

Prueba de la tuberculina simultánea§

Lactancia materna

Embarazo de la madre o de contacto doméstico del receptor de la vacuna

Miembro familiar o contacto doméstico con inmunodeficiencia

Infección por el VIH sin pruebas de inmunosupresión grave

Reacción alérgica a los huevos ‖

Reacciones no anafilácticas a la neomicina

Continúa

SECCIÓN V

TABLA 5-10 Contraindicaciones y precauciones en las vacunas sistemáticas de la infancia *(cont.)*

Precauciones*

Administración reciente (en los últimos 3-11 meses,
dependiendo del producto y de la dosis) de un
hemoderivado o un preparado de inmunoglobulina
Trombocitopenia*
Historia de púrpura trombocitopénica¶

HIB

Contraindicaciones

Ninguna

Precauciones

Ninguna

HEPATITIS B

Contraindicaciones	**No contraindicado**
Reacción anafiláctica a la levadura común de panadería	Embarazo
Precauciones	
Ninguna	

VARICELA

Contraindicaciones	**No contraindicado**
Reacción anafiláctica a neomicina o gelatina	Lactancia materna
Embarazo	Inmunodeficiencia en un contacto familiar
Infección por el VIH con pruebas de inmunosupresión grave	Infección por el VIH en un contacto familiar
Inmunodeficiencia conocida (tumores sólidos y hematológicos; inmunodeficiencia congénita; tratamiento inmunosupresor de larga duración)	Embarazo de madre o contacto familiar de receptor de vacuna
Precauciones*	
Administración reciente (en los últimos 3-11 meses, dependiendo del producto y de la dosis) de un hemoderivado o un preparado de inmunoglobulina	
Historia familiar de inmunodeficiencia**	

ROTAVIRUS

Contraindicaciones	**No contraindicado**
Hipersensibilidad a aminoglucósidos, anfotericina B o glutamato monosódico	Lactancia materna
Enfermedad febril moderada o grave	Inmunodeficiencia en un contacto familiar
Inmunodeficiencia conocida (tumores sólidos y hematológicos; inmunodeficiencia congénita; tratamiento inmunosupresor de larga duración)	Infección por el VIH en un contacto familiar
Niños de madres infectadas por el VIH, hasta que las pruebas de infección para el VIH en el lactante sean negativas con ≥2 meses de edad por PCR o cultivo	
Precauciones*	
Diarrea o vómitos agudos	

Esta información está basada en las recomendaciones del Advisory Committee on Immunization Practices (ACIP) y el Committee on Infectious Diseases of the American Academy of Pediatrics (AAP). Algunas recomendaciones pueden diferir de las de los prospectos del fabricante del producto. Para obtener información más detallada, los proveedores de asistencia sanitaria deben consultar las recomendaciones publicadas por la ACIP, AAP, la American Academy of Family Physicians (AAFP) y los prospectos de los fabricantes. Estas directrices han sido adaptadas y actualizadas de los Centers for Disease Control and Prevention: Update: vaccine side effects, adverse reactions, contraindications, and precautions. Recommendations of the Advisory Committee on Immunization Practices (ACIP), *MMWR* 45(RR-12):1, 1996.

DtaP, Toxoide diftérico y tetánico más vacuna acelular contra la tos ferina; *DTP*, vacuna contra difteria, tétanos y tos ferina; *IGVZ*, inmunoglobulina contra varicela-zóster; *PCR*, reacción en cadena de la polimerasa; *PPD*, derivado proteico purificado; *TV*, vacuna trivírica contra sarampión, parotiditis y rubéola; *VPI*, vacuna contra la polio inactivada; *VPO*, vacuna oral contra la polio.

*Los acontecimientos o condiciones que figuran como precauciones, aunque no son contraindicaciones, deben ser revisados cuidadosamente. Se deben tener en cuenta los beneficios y los riesgos de administrar una vacuna específica a un individuo bajo estas circunstancias. Si se cree que los riesgos superan a los beneficios, se debe aplazar la vacuna; si se cree que los beneficios superan a los riesgos (p. ej., durante un brote o un viaje al extranjero), debe administrarse la vacuna. La decisión de administrar DTPa/DTP y cuándo hacerlo en niños en los que se han demostrado o se sospechan trastornos neurológicos debe decidirse de forma individualizada. Teóricamente es prudente evitar administrar ciertas vacunas a las embarazadas. Si se necesita protección inmediata contra la poliomielitis, se recomienda VPO o VPI.

†Debe considerarse la administración de paracetamol antes de la vacunación con DTPa o DTP cada 4 horas durante 24 horas en niños con historia personal o familiar de convulsiones en hermanos o progenitores.

‡La decisión de administrar dosis adicionales de DTPa o DTP debe basarse en la consideración del beneficio de nuevas vacunaciones frente al riesgo de recidiva del síndrome de Guillain-Barré. Por ejemplo, está justificado completar la serie de vacunación primaria en niños.

§La vacuna contra el sarampión puede suprimir temporalmente la reactividad cutánea de la prueba de la tuberculina. La vacuna TV puede administrarse después o en el mismo día de la prueba de Mantoux. Si se ha administrado recientemente la TV, la prueba de la tuberculina debe posponerse hasta pasadas 4-6 semanas de la vacuna TV.

‖Datos recientes sugieren que la mayoría de las reacciones anafilácticas a las vacunas que contienen sarampión o parotiditis no están asociadas a antígenos del huevo sino a otros componentes de las vacunas, como la gelatina. Debido a que el riesgo a reacciones anafilácticas tras la administración de vacunas que contienen sarampión o parotiditis en personas alérgicas al huevo es extremadamente bajo, y que la prueba cutánea con la vacuna no predice reacciones alérgicas a estas vacunas, ya no se exige la prueba cutánea ni la desensibilización antes de administrar la vacuna TV a personas alérgicas al huevo.

¶La decisión de vacunar debe basarse en la consideración de los beneficios de la inmunidad contra el sarampión, la parotiditis y la rubéola frente al riesgo de recidiva o exacerbación de trombocitopenia tras la vacunación o por las infecciones naturales de sarampión o rubéola. En la mayoría de los casos, los beneficios de la vacunación son mucho mayores que los posibles riesgos y justifican administrar TV, particularmente a la vista del riesgo aún mayor de trombocitopenia tras el sarampión o la rubéola. Sin embargo, si se produjo un episodio de trombocitopenia asociado estrechamente en el tiempo a la vacunación, puede ser prudente evitar dosis posteriores.

**La vacuna contra la varicela no debe administrarse a un miembro de un domicilio con historia familiar de inmunodeficiencia hasta que esté documentado el estado inmune del receptor y otros niños de la familia.

TABLA 5-11   Vacunas para niños que viajan

Vacuna	Descripción	Dosis	Comentarios/contraindicaciones	DURACIÓN DEL VIAJE		
				Corto (<2 semanas)	Intermedio (2 semanas a 3 meses)	Residencia de larga estancia (>3 meses)
Sistemática						
Polio*	VPO: viva atenuada, oral; VPI: inactivada, inyección	VPI a los 2, 4 meses; VPO a los 12-18 meses, 4-6 años; puede acelerarse a cada 4-8 semanas × 3 dosis	VPI a los 2 y 4 meses disminuye el riesgo de polio en lactantes inmunocomprometidos no diagnosticados; la recomendación de la AAP puede cambiar a VPI sólo	+	+	+
Difteria-tétanos-tos ferina*	DTP: D, T toxoide + P células completas DTPa: DT toxoide + P acelular Td: refuerzo	DTPa recomendada a los 2, 4, 6, 15-18 meses y 4-6 años de edad; Td refuerzo a los 12 años de edad, después cada 10 años	Puede acelerarse a una dosis cada 4 semanas × 3 dosis si es necesario; incidencia disminuida de reacciones relacionadas con la vacuna con DPTa	+	+	+
Haemophilus B*	Hib polisacárido: proteína conjugada	0,5 ml i.m. a los 2, 4, 6, 12-15 meses	Generalmente se administra en combinación con DTPa	+	+	+
Hepatitis B	Recombivax HB: antígeno viral inactivado	3 dosis: 0, 1, 6 meses <11 años: 0,25 ml i.m. >11 años: 0,5 ml i.m.	Alguna protección después de sólo 1 o 2 dosis; puede acelerarse la Engerix-B a 0, 1, 2, 12 meses	+	+	+
	Engerix B: lo mismo	3 dosis: 0, 1, 6 meses <11 años: 0,5 ml i.m. >11 años: 1 ml i.m.				
Parotiditis-sarampión-rubéola†	Virus vivos atenuados	0,25 ml i.m. a los 12-15 meses, después refuerzo a los 4-6 u 11-12 años	Puede acelerarse a los 6-12 meses, repetir 1 mes más tarde, después por el calendario habitual; administrar al menos 2-3 semanas antes de la IgG	+	+	+
Varicela	Virus vivos atenuados	12 meses-12 años: 0,5 ml s.c. en dosis única >12 años: 2 dosis separadas 4-8 semanas	Administrar al menos 2-3 semanas antes de la IgG; puede administrarse con la TV en sitios diferentes; evitar si está inmunodeprimido	+	+	+
Sistemática para viajar						
Hepatitis A	Havrix: virus inactivos (720ELU) Vaqta (24U)	>2 años: 2 × 0,5 ml dosis separadas 6-12 meses	Preferible para la protección contra la hepatitis A si tiene más de 2 años de edad Protege a las 4 semanas después de la primera dosis	+	+	+
Inmunoglobulina (IG)	Anticuerpo	<2 años: 0,02 ml/kg para viajes <3 meses; 0,06 ml/kg cada 5 meses y 3 días antes del viaje	Protección contra la hepatitis A para los que tienen menos de 2 años de edad; tener cuidado con el calendario de vacunas de virus vivos			

Consultar los Centers for Disease and Prevention (CDC) para las recomendaciones de vacunas corrientes y específicas para el país de destino. De Auerbach PS: *Wilderness medicine*, ed., St. Louis, 2001, Mosby.

+, Recomendada; ±, considerarla; *AAP*, American Academy of Pediatrics; *DTPa*, vacuna de toxoides diftérico, tetánico y acelular de tos ferina; *i.m.*, intramuscular; *s.c.*, subcutánea.

TABLA 5-11   Vacunas para niños que viajan *(cont.)*

Vacuna	Descripción	Dosis	Comentarios/ contraindicaciones	DURACIÓN DEL VIAJE		
				Corto (<2 semanas)	Intermedio (2 semanas a 3 meses)	Residencia de larga estancia (>3 meses)
Necesaria o indicada geográficamente						
Fiebre amarilla	Virus vivos	9 meses: 0,5 ml s.c. al menos 10 días antes de la salida; refuerzo cada 10 años	Necesaria para zonas del África subsahariana, de Sudamérica tropical; puede administrarse a los 4-9 meses si se viaja a un área epidémica; en menores de 9 meses: riesgo de encefalitis relacionada con la vacuna	+	+	+
Tifoidea	Inactivado por calor	6 meses-2 años: 2 × 0,25 ml s.c. separadas 4 semanas, refuerzo cada 3 años	Fiebre, dolor con muerte por calor: significativamente muchos menos efectos secundarios con ViCPS y Ty21a; importante para Latinoamérica, Asia, África; la vacuna no sustituye a la comida y bebida sin contaminar	±	+	+
	ViCPS: polisacárido Ty21a: oral vivo atenuado	2-6 años: 0,5 ml i.m. × 1 refuerzo cada 2 años >6 años: 1 cápsula cada 2 días × 4; refuerzo cada 5 años				
Meningocócica	Serogrupos A, C, Y, W-135: polisacárido	>2 años: 0,5 ml s.c.; refuerzo en 1 año si la primera dosis fue después de los 4 años de edad, si no en 5 años	Utilizar para África central, para Hajj en Arabia Saudí, Nepal y áreas epidémicas; eficacia mínima en menores de 2 años	±	±	±
Encefalitis japonesa	Virus inactivado	1-3 años: 0,5 ml s.c. a los 0, 7, 14-30 días >3 años: 1 ml s.c. a los 0, 7, 14-30 días Última dosis >10 días antes del viaje	Indicada para zonas de la India y el Asia rural si la estancia es >1 mes; no hay datos seguros en menores de 1 año; alta tasa de hipersensibilidad	±	±	+
Cólera	Bacteria inactivada	>6 meses: 0,2 ml s.c.	Vacuna de eficacia discutible; no recomendada por el CDC o la OMS; no utilizar en menores de 6 meses			
Enfermedad de Lyme	LYMErix: proteína* antigénica	>15 años: 0,5 ml i.m. a los 0, 1, 12 meses	Indicada para exposición frecuente y prolongada en un área endémica de enfermedad de Lyme, no para exposiciones cortas			
Estancia prolongada						
Rabia	HDCV: célula diploide humana	1 ml i.m. en el músculo deltoides a los 0, 7, 21-28 días si la estancia >1 mes	Si está expuesto e inmunizado: administrar vacuna, 1 ml i.m. a los 0, 3 días Si está expuesto y no inmunizado: administrar Ig antirrábica (IGR), 20 UI/kg la mitad en el sitio y la otra mitad i.m.; administrar la vacuna, 1 ml i.m. a los 0, 3, 7, 14, 28 días	±	+	+

*No disponible fácilmente.

TABLA 5-12 Calendario para actualizar la administración de PCV (Prevnar) en lactantes y niños no vacunados

Edad en la primera dosis	Serie primaria	Dosis de refuerzo
2-6 meses	Tres dosis, separadas 2 meses*	Una dosis a los 12-15 meses†
7-11 meses	Dos dosis, separadas 2 meses*	Una dosis a los 12-15 meses†
12-23 meses	Dos dosis, separadas 2 meses	—
24-59 meses		
Niños sanos	Una dosis	—
Niños con drepanocitosis, asplenia, infección por el VIH, enfermedad crónica o estado inmunocomprometido‡	Dos dosis, separadas 2 meses	—

Modificada del *MMWR Morb Mortal Wkly Rep* 49(RR-9): 24, 2000.
PCV, Vacuna neumocócica conjugada; *VIH*, virus de la inmunodeficiencia humana.
*Para la serie primaria en niños vacunados antes de los 12 meses de edad, el intervalo mínimo entre dosis es 4 semanas.
†La dosis de refuerzo debe administrarse por lo menos 8 semanas después de completar la serie primaria.
‡Las recomendaciones no incluyen niños que han recibido trasplante de médula ósea.

TABLA 5-13 Calendario de administración de PCV (Prevnar) cuando se ha producido un fallo en la vacunación

Edad de presentación (meses)	Historia previa de vacunación con PCV	Régimen recomendado
7 a 11	Una dosis	Una dosis a los 7 a 11 meses seguida de un refuerzo a los 12 a 15 meses con un intervalo mínimo de 2 meses
	Dos dosis	Una dosis de los 7 a 11 meses seguida de un refuerzo a los 12 a 15 meses con un intervalo mínimo de 2 meses
12 a 23	Una dosis antes de los 12 meses	Dos dosis separadas al menos 2 meses
	Dos dosis antes de los 12 meses	Una dosis al menos en los 2 meses siguientes a la dosis más reciente
24 a 59	Cualquier calendario incompleto	Una dosis*

Modificada del *MMWR Morb Mortal Wkly Rep* 49(RR-9):24, 2000.
PCV, Vacuna neumocócica conjugada.
*Los niños con determinadas enfermedades crónicas o estados inmunocomprometidos deben recibir dos dosis separadas al menos 2 meses.

TABLA 5-14 Utilización de PPV en niños de alto riesgo de 2 y más años de edad que han sido vacunados con PCV (Prevnar)

Estado de salud	Calendario de PPV	Revacunación con PPV
Sano	Ninguna	No
Drepanocitosis, asplenia anatómica o funcional, infección por el VIH, estados inmunocomprometidos	1 dosis de PPV administrada al menos 2 meses después de la PCV	Sí*
Enfermedad crónica	1 dosis de PPV administrada al menos 2 meses después de la PCV	No

Modificada del *MMWR Morb Mortal Wkly Rep* 49(RR-9):24, 2000.
PCV, Vacuna neumocócica conjugada; *PPV*, vacuna neumocócica de polisacáridos; *VIH*, virus de la inmunodeficiencia humana.
*Si el paciente es mayor de 10 años, debe administrarse una sola revacunación al menos 5 años después de la dosis anterior; si el paciente tiene 10 años o menos, revacunar de 3 a 5 años después de la dosis anterior. Independientemente de cuando se administró, no debe ponerse una segunda dosis de PPV menos de 3 años después de la dosis anterior de PPV.

TABLA 5-15,A Calendario recomendado de vacunación del adulto (Estados Unidos)[1]

Vacuna[2,3]	Grupo de edad (años)		
	19–49	50–64	≥65
Tétanos, difteria (Td)[4]	1 dosis de refuerzo cada 10 años*		
Gripe	1 dosis anualmente[†]	1 dosis anualmente[†]	
Neumocócica (polisacárido)	1 dosis[§¶]		1 dosis[§¶]
Hepatitis B[4]	3 dosis (0,1-2, 4-6 meses)**		
Hepatitis A	2 dosis (0, 6-12 meses)[††]		
Sarampión, parotiditis, rubéola (TV)[4]	11 dosis si la historia vacunal de TV es poco fiable; 2 dosis para personas con indicaciones profesionales u otras[§§]		
Varicela[4]	2 dosis (0, 4-8 semanas) para personas que son susceptibles[¶¶]		
Meningocócica (polisacárido)	1 dosis***		

▢ Para todas las personas en este grupo de edad	▢ Para personas con indicaciones médicas o de exposición	▢ Actualización de las vacunas de la infancia

[1]Aprobado por el Advisory Committee on Immunization Practices y aceptado por el American College of Obstetricians and Gynecologists (ACOG) y la American Academy of Family Physicians (AAFP).

[2]Este calendario indica los grupos de edad recomendados para la administración sistemática de las vacunas autorizadas actualmente para personas ≥19 años de edad. Las vacunas combinadas autorizadas pueden ser administradas cuando está indicado cualquiera de los componentes y los otros componentes de la vacuna no están contraindicados. Los proveedores de asistencia sanitaria deben consultar los prospectos de los fabricantes para recomendaciones detalladas.

[3]Información adicional sobre estas vacunas y las contraindicaciones para la vacunación está disponible en la National Immunization Hotline (teléfono, 800-232-2522 [inglés] o 800-232-0233 [español]) o en http://cdc.gov/nip.

[4]Cubierto por el Vaccine Injury Compensation Program. La información sobre cómo presentar una reclamación está disponible en http://www.hrsa.gov/osp/vicp o por teléfono, 800-338-2382. Las reclamaciones de daños por vacuna se presentan en la U.S. Court of Federal Claims, 717 Madison Palce, N.W., Washington, D.C. 20005; teléfono, 202-219-9657.

*Tétanos y difteria (Td). Adultos, incluidas mujeres embarazadas con una historia poco clara de haber recibido la serie primaria completa de vacunas, deben recibir la serie primaria de Td. La serie primaria para adultos es de 3 dosis: las primeras 2 dosis deben administrarse con un intervalo de 4 semanas por lo menos y la tercera dosis debe administrarse entre 6-12 meses después de la segunda dosis. Administrar 1 dosis si la persona ha recibido la serie primaria y si la última vacuna fue administrada hace 10 años o más. Consultar las recomendaciones para la administración de la Td como profilaxis en el cuidado de heridas (1). El American College of Physicians Task Force on Adult Immunization respalda una segunda opción de Td para adultos: una sola vacuna Td de refuerzo a los 50 años en personas que hayan tenido toda la serie de vacunas pediátricas, incluidas las dosis de refuerzo para adolescencia o adultos jóvenes.

[†]Vacuna contra la gripe. *Indicaciones médicas*: trastornos crónicos de los sistemas pulmonar o cardiovascular, incluida el asma; enfermedades metabólicas crónicas, entre ellas la diabetes mellitus, la disfunción renal, hemoglobinopatías o inmunosupresión (incluida la inmunosupresión causada por medicamentos o por el virus de inmunodeficiencia humana [HIV] que requirieron seguimiento médico u hospitalización durante el año anterior); mujeres que estarán en el segundo o tercer trimestre del embarazo durante la temporada de la gripe. *Indicaciones profesionales*: trabajadores sanitarios (TS). *Otras indicaciones*: residentes de asilos para ancianos y de otras instalaciones de larga estancia; personas propensas a transmitir la gripe a personas expuestas a alto riesgo (p. ej. , cuidadores dentro del domicilio de personas con indicaciones médicas; contactos domésticos y cuidadores externos niños ≤23 meses de edad, o niños con asma u otro indicador de condiciones para la vacunación contra la gripe; personas que viven en una misma casa y encargados del cuidado de personas de edad avanzada y adultos con afecciones de alto riesgo). A las personas sanas entre 5 y 49 años, que no tengan ninguna afección de alto riesgo y no estén cerca de personas con inmunosupresión grave en unidades de cuidado especial, se les puede administrar o bien la vacuna inactivada o la vacuna contra la gripe de administración nasal (FluMist®) (2, 3).

[§]Vacuna antineumocócica de polisacárido. *Indicaciones médicas*: trastornos crónicos del sistema pulmonar (excepto el asma); enfermedades cardiovasculares; diabetes mellitus; enfermedades hepáticas crónicas (incluida la enfermedad hepática provocada por el abuso del alcohol [p. ej. ,cirrosis]); insuficiencia renal crónica o síndrome nefrótico; asplenia funcional o anatómica (p. ej., anemia de células falciformes o esplenectomía); afecciones inmunosupresivas (p. ej. inmunodeficiencia congénita, infección por el VIH, leucemia, linfoma, mieloma múltiple, enfermedad de Hodgkin, malignidad generalizada, trasplante de órganos o de médula ósea), quimioterapia con agentes alquilantes, antimetabolitos o el uso prolongado de corticosteroides sistémicos. *Indicaciones geográficas y otras*: nativos de Alaska y ciertas poblaciones de indios americanos. *Otras indicaciones*: residentes de asilos de ancianos y de otras instalaciones de larga estancia (4).

[¶]Revacunación con la vacuna antineumocócica de polisacárido. Una única dosis después de 5 años en personas con insuficiencia renal crónica o síndrome nefrótico; asplenia funcional o anatómica (p.ej., anemia de células falciformes o esplenectomía), afecciones inmunosupresivas (p.ej., inmunodeficiencia congénita, infección por el VIH, leucemia, linfoma, mieloma múltiple, enfermedad de Hodgkin, malignidad generalizada y trasplante de órganos o de médula ósea); quimioterapia con agentes alquilantes, antimetabolitos o el uso prolongado de corticosteroides sistémicos. En personas ≥65 años, una única revacunación si fueron vacunadas previamente hace 5 años o más y tenían menos de 65 años en el momento de la vacunación primaria (4).

**Vacuna contra la hepatitis B. *Indicaciones médicas*: pacientes en hemodiálisis o pacientes que reciben concentrados de factores coagulantes. *Indicaciones profesionales*: trabajadores sanitarios y trabajadores de seguridad pública que tienen exposición a la sangre en el lugar de trabajo, personas que estudian en las escuelas de medicina, odontología, enfermería, tecnología de laboratorios y otras profesiones relacionadas con la salud. *Indicaciones conductuales*: usuarios de drogas inyectables; personas que han tenido más de un compañero sexual en los últimos 6 meses; personas que han adquirido recientemente una enfermedad de transmisión sexual (ETS), todos los clientes de clínicas para el tratamiento de ETS, hombres que tienen relaciones sexuales con otros hombres. *Otras indicaciones*: personas que viven en una misma casa y los compañeros sexuales de personas con infección crónica por el virus de la hepatitis B (VHB); clientes y personal de instituciones que atienden a personas con discapacidades, viajeros internacionales que permanecerán en países de alta o mediana incidencia de infecciones crónicas por hepatitis B durante más de 6 meses, internos de instalaciones correccionales (5).

††**Vacuna contra la hepatitis A.** Si se utiliza la vacuna combinada HepA-HepB, utilizar 3 dosis (a 0, 1 y 6 meses). *Indicaciones médicas:* personas con trastornos de factores coagulantes o enfermedad hepática crónica. *Indicaciones conductuales*: hombres que tienen relaciones sexuales con otros hombres, usuarios de drogas ilegales inyectables o no. *Indicaciones profesionales*: personas que trabajan con primates infectados por el virus de la hepatitis A (VHA) o que trabajen con el VHA en laboratorios de investigación. *Otras indicaciones*: personas que viajan o trabajan en países con endemicidad alta o mediana del VHA (6).

§§**Vacunación contra sarampión, paperas, rubéola (TV).** *Componente de sarampión*: los adultos nacidos antes de 1957 pueden considerarse inmunes al sarampión. Los adultos nacidos en 1957 o después deben recibir al menos 1 dosis de TV a menos que tengan una contraindicación médica, documentación de que recibieron al menos 1 dosis o presenten otra evidencia aceptable de inmunidad. Se recomienda una segunda dosis de TV en adultos que 1) han estado expuestos recientemente al sarampión o estuvieron en un lugar donde se ha presentado un brote, 2) fueron vacunados anteriormente con la vacuna del virus muerto del sarampión, 3) fueron vacunados con una vacuna desconocida entre 1963 y 1967, 4) son estudiantes en institutos de educación postsecundaria, 5) trabajan en instalaciones sanitarias o 6) tienen planes para viajes internacionales. *Componente de paperas*: 1 dosis de TV debe ofrecer una protección adecuada. *Componente de rubéola*: administrar 1 dosis de TV a mujeres que no tengan una historia fiable de vacunación contra la rubéola y recomendar a las mujeres que eviten quedarse embarazadas en las 4 semanas siguientes a la vacunación. En el caso de las mujeres en edad de procrear, independientemente de año de nacimiento, determinar como práctica de rutina su inmunidad contra la rubéola y asesorarlas en cuanto al síndrome de rubéola congénita. No vacunar a mujeres embarazadas o a aquellas que están planeando quedarse embarazadas en las 4 semanas siguientes. Si está embarazada y es susceptible, vacunar lo más pronto posible en el período posparto (7).

¶¶**Vacuna contra la varicela.** Recomendada para todas las personas que no tengan una historia clínica fiable de haber tenido la infección por varicela o prueba serológica del virus varicela-zoster (VZV) que podrían estar expuestas a alto riesgo de exposición o transmisión. Este grupo incluye a trabajadores sanitarios y contactos familiares de personas inmunocomprometidas, aquellos que viven o trabajan en lugares donde la transmisión es probable (p. ej., profesores de niños pequeños, empleados de guarderías y residentes y personal de instalaciones de internamiento), personas que viven o trabajan en lugares donde puede producirse la transmisión del VZV (p. ej., estudiantes universitarios, internos y empleados de instalaciones correccionales y personal militar) adolescentes y adultos que viven en hogares donde hay niños, mujeres que no están embarazadas pero que pueden quedar embarazadas en el futuro y viajeros internacionales que no son inmunes a la infección. No vacunar a mujeres embarazadas o a aquellas que están planeando quedarse embarazadas en las 4 semanas siguientes. Si la mujer está embarazada y es susceptible, vacunar lo más pronto posible en el período de posparto. Aproximadamente el 95% de los adultos nacidos en Estados Unidos son inmunes al VZV (8, 9).

***Vacuna antimeningocócica (polisacárida tetravalente para serogrupos A, C, Y y W-135).** Valorar la vacunación para personas con indicaciones médicas: adultos con deficiencias de factores terminales del complemento o con asplenia anatómica o funcional. Otras indicaciones: viajeros a países en donde la meningitis es hiperendémica o epidémica (p. ej., el «cinturón de la meningitis» del África subsahariana, la Meca, o Arabia Saudí). La revacunación a los 3-5 años podría ser indicada para personas con riesgo alto de infección (p. ej. , personas que viven en áreas donde la enfermedad es epidémica). Asesorar a los estudiantes de primer año de universidad, especialmente a los que viven en residencias universitarias, sobre la enfermedad meningocócica y la vacuna, de manera que tomen decisiones fundamentadas acerca de su aplicación (10). La American Academy of Family Physicians (AAFP) recomienda a las universidades que proporcionen educación sobre la infección meningocócica y la vacuna y ofrecerla a aquellas personas interesadas. Los médicos no necesitan empezar una discusión sobre la vacuna meningocócica polisacárida tetravalente como parte de la atención médica habitual.

Bibliografía

1. CDC. Diphtheria, tetanus, and pertussis: recommendations for vaccine use and other preventive measures. Recommendations of the Immunization Practices Advisory Committee (ACIP). *MMWR* 1991;40(No. RR-10).
2. CDC. Prevention and control of influenza: recommendations of the Advisory Committee for Immunization Practices. *MMWR* 2003;52(No. RR-8).
3. CDC. Using live, attenuated influenza vaccine for prevention and control of influenza: supplemental recommendations of the Advisory Committee on Immunization Practices (ACIP). *MMWR* 2003;52(No. RR-13).
4. CDC. Prevention of pneumococcal disease: recommendations of the Advisory Committee on Immunization Practices (ACIP). *MMWR* 1997;47(No. RR-8).
5. CDC. Hepatitis B virus: a comprehensive strategy for eliminating transmission in the United States through universal childhood vaccination. Recommendations of the Immunization Practices Advisory Committee (ACIP). *MMWR* 1991;40(No. RR-13).
6. CDC. Prevention of hepatitis A through active or passive immunization: recommendations of the Advisory Committee on Immunization Practices (ACIP). *MMWR* 1999;48(No. RR-12).
7. CDC. Measles, mumps, and rubella—vaccine use and strategies for elimination of measles, rubella, and congenital rubella syndrome and control of mumps: recommendations of the Advisory Committee on Immunization Practices (ACIP). *MMWR* 1998;47(No. RR-8).
8. CDC. Prevention of varicella: recommendations of the Advisory Committee on Immunization Practices (ACIP). *MMWR* 1996;45(No. RR-11).
9. CDC. Prevention of varicella: updated recommendations of the Advisory Committee on Immunization Practices (ACIP). *MMWR* 1999;48(No. RR-6).
10. CDC. Prevention and control of meningococcal disease and meningococcal disease and college students: recommendations of the Advisory Committee on Immunization Practices (ACIP). *MMWR* 2000;49(No. RR-7).
11. *MMRW Morb Mortal Wkly Rep* 52, 2003.

TABLA 5-15,B   **Calendario recomendado de vacunación para adultos con condiciones médicas (Estados Unidos)**

Condición médica	Vacuna						
	Tétanos-difteria (Td)*	Gripe†	Neumo-cócica (polisa-cárido)§¶	Hepatitis B**	Hepatitis A††	Sarampión, parotiditis, rubéola (TV)§§	Varicela¶¶
Embarazo		A					
Diabetes, enfermedad cardíaca, enfermedad pulmonar crónica, enfermedad hepática crónica, incluido el alcoholismo crónico		B	C		D		
Inmunodeficiencia congénita, leucemia, linfoma, malignidad generalizada, terapia con agentes alquilantes, antimetabolitos, radiación o grandes cantidades de corticosteroides			E				F
Insuficiencia renal/fase terminal de enfermedad renal y pacientes que reciben hemodiálisis o concentrados de factores coagulantes			E	G			
Asplenia, incluye esplenectomía electiva y deficiencias de factores terminales del complemento		H	E,I,J				
Infección por el virus de la inmunodeficiencia humana (VIH)			E,K			L	

Para todas las personas en este grupo

Para personas con indicaciones médicas/exposiciones

Actualización de vacunaciones en la infancia

Contraindicada

Del *MMWR Morb Mortal Wkly Rep* 52, 2003.

A. Para mujeres sin enfermedades/condiciones crónicas, vacunar si el embarazo está en el segundo o tercer trimestre durante la época de gripe. Para mujeres con enfermedades/condiciones crónicas, vacunar en cualquier momento del embarazo.

B. Aunque la enfermedad hepática crónica y el alcoholismo no son indicaciones para la administración de la vacuna contra la gripe, administrar 1 dosis anual si el paciente tiene >50 años, tiene otras indicaciones para la vacuna de la gripe o si el paciente solicita la vacunación.

C. El asma es una indicación para la vacuna contra la gripe, pero no para la vacuna neumocócica.

D. Para todas las personas con enfermedad hepática crónica.

E. En personas menores de 65 años, vacunar nuevamente una vez después de que hayan pasado 5 años o más de la vacuna inicial.

F. Las personas con alteración de la inmunidad humoral pero con inmunidad celular intacta pueden ser vacunadas (9).

G. En pacientes en hemodiálisis, utilizar una formulación especial de la vacuna (40 µg/ml) o dos dosis de 20 µg/ml administradas en un mismo sitio del cuerpo. Vacunar pronto durante el curso de la enfermedad renal. Medir anualmente los niveles de anticuerpos frente al antígeno de superficie del virus de la hepatitis B (anti-HBs). Administrar dosis adicionales si los niveles anti-HBs bajan a ≤10 mlU/ml.

H. No se han notificado datos específicamente sobre el riesgo de contraer infecciones gripales graves o complicadas en personas con asplenia. Sin embargo, la gripe es un factor de riesgo para infecciones bacterianas secundarias que pueden causar graves enfermedades en personas con asplenia.

I. Administrar la vacuna meningocócica y considerar la vacuna Hib.

J. En personas que van a someterse a una esplenectomía electiva, vacunar por lo menos 2 semanas antes de la cirugía.

K. Vacunar tan pronto como sea posible después del diagnóstico cuando el recuento de las células CD4 está más elevado.

L. No administrar la vacuna TV ni otras vacunas que contengan el virus del sarampión a personas infectadas por el VIH con pruebas de inmunosupresión grave.
   Por favor consultar la tabla 15-5A para las explicaciones a pie de página.

TABLA 5-16 Vacunaciones durante el embarazo

Agente inmuno-biológico	Riesgo de enfermedad para la embarazada	Riesgo de enfermedad para el feto o recién nacido	Tipo de agente inmunizante	Riesgo del agente inmunizante para el feto	Indicaciones para la vacunación durante el embarazo	Calendario de dosis	Comentarios
Vacunas de virus vivos							
Sarampión	Morbilidad importante, baja mortalidad; no modificada por el embarazo	Aumento importante en la tasa de abortos; puede producir malformaciones	Vacuna de virus vivos atenuados	Ninguno confirmado	Contraindicada (v. inmunoglobulinas)	Dosis única s.c., preferentemente como sarampión-parotiditis-rubéola*	La vacunación de mujeres susceptibles debe ser parte de la asistencia posparto
Parotiditis	Bajas morbilidad y mortalidad; no modificada por el embarazo	Probable aumento de la tasa de abortos en el primer trimestre	Vacuna de virus vivos atenuados	Ninguno confirmado	Contraindicada	Dosis única s.c., preferentemente como sarampión-parotiditis-rubéola	La vacunación de mujeres susceptibles debe ser parte de la asistencia posparto
Poliomielitis	No aumentada la incidencia en el embarazo, pero puede ser más grave si sucede	Se ha informado de daño anóxico fetal; 50% de mortalidad en enfermedad neonatal	Virus vivos atenuados (vacuna de polio oral [VPO]) y vacuna mejorada de virus con potencia inactivada (e-VPI)†	Ninguno confirmado	No recomendada sistemáticamente para las mujeres en EE.UU., excepto en personas con riesgo aumentado de exposición	*Primaria:* dos dosis de e-VPI s.c. a intervalos de 4-8 semanas y una tercera dosis 6-12 meses después de la segunda dosis *Protección inmediata:* una dosis de VPO por vía oral (en caso de brote)	La vacuna está indicada para mujeres susceptibles embarazadas que viajan a zonas endémicas o que están en otras situaciones de alto riesgo
Rubéola	Bajas morbilidad y mortalidad; no modificada por el embarazo	Tasa alta de abortos y síndrome de rubéola congénita	Vacuna de virus vivos atenuados	Ninguno confirmado	Contraindicada	Una sola dosis s.c., preferentemente como sarampión-parotiditis-rubéola	La teratogenicidad de la vacuna es teórica, no confirmada hasta hoy; la vacunación de mujeres susceptibles debe ser parte de la asistencia posparto
Fiebre amarilla	Importantes morbilidad y mortalidad; no modificada por el embarazo	Desconocido	Vacuna de virus vivos atenuados	Desconocido	Contraindicada excepto si la exposición es inevitable	Una sola dosis s.c.	Si es posible, es preferible posponer el viaje a la vacunación

Continúa

TABLA 5-16   **Vacunaciones durante el embarazo** (*cont.*)

Agente inmuno-biológico	Riesgo de enfermedad para la embarazada	Riesgo de enfermedad para el feto o recién nacido	Tipo de agente inmunizante	Riesgo del agente inmunizante para el feto	Indicaciones para la vacunación durante el embarazo	Calendario de dosis	Comentarios
Vacunas de virus inactivados							
Gripe	Posible aumento de la morbilidad y mortalidad durante epidemias de nueva cepa antigénica	Posible aumento de la tasa de abortos; no hay malformaciones confirmadas	Vacuna de virus inactivado	Ninguno confirmado	Mujeres con graves enfermedades subyacentes; consultar con las autoridades de salud pública para la recomendación actual	Una dosis i.m. cada año	
Rabia	Cerca del 100% de muertes; no modificada por el embarazo	Determinada por la enfermedad materna	Vacuna de virus muertos	Desconocido	Indicaciones para profilaxis no modificada por el embarazo; valorar cada caso individualmente	Consultar a las autoridades de salud pública para las indicaciones, dosificación y vía de administración	
Hepatitis B	Posible aumento de la gravedad durante el tercer trimestre	Posible aumento de la tasa de abortos y prematuridad; puede producirse hepatitis neonatal; alto riesgo de estado de portador en el recién nacido	Vacuna recombinada	Ninguno notificado	Preexposición y postexposición para mujeres con riesgo de infección	Series de tres o cuatro dosis i.m.	Utilizar con la inmunoglobulina de la hepatitis B para algunas exposiciones; el recién nacido expuesto necesita vacunación tan pronto como sea posible
Vacunas de bacterias inactivadas							
Cólera	Importante morbilidad y mortalidad; más grave durante el tercer trimestre	Aumento del riesgo de muerte fetal durante el tercer trimestre de enfermedad materna	Vacuna de bacterias muertas	Ninguno confirmado	Indicaciones no modificadas por el embarazo; recomendada la vacunación solo en situaciones de brotes no usuales	Dosis única s.c. o i.m. dependiendo de lo que indiquen las recomendaciones del fabricante	
Peste	Importante morbilidad y mortalidad; no modificada por el embarazo	Determinada por la enfermedad materna	Vacuna de bacterias muertas	Ninguno notificado	Vacunación selectiva de personas expuestas	Consultar a las autoridades de salud pública para las indicaciones, dosificación y vía de administración	
Neumococo	No aumento del riesgo durante el embarazo; no aumento de la gravedad de la enfermedad	Desconocido	Vacuna polivalente de polisacáridos	No hay datos disponibles sobre el uso durante el embarazo	Indicaciones no modificadas por el embarazo	En adultos, sólo una dosis s.c. o i.m.; valorar repetir la dosis en 6 años para individuos de alto riesgo	

Tifoidea	Morbilidad y mortalidad importante; no modificada por el embarazo	Desconocido	Vacuna oral atenuada de bacterias muertas o vivas	No recomendada de forma sistemática excepto para exposición estrecha y continuada o viaje a zonas endémicas	Ninguno confirmado	*Muertas; Primaria:* dos inyecciones s.c. separadas por lo menos 4 semanas *Refuerzo:* dosis única s.c. o i.d. (dependiendo del tipo de producto utilizado) cada 3 años *Oral; Primaria:* cuatro dosis en días alternos *Refuerzo:* calendario aún no determinado	
Toxoides						
Tétanos, difteria	Morbilidad grave; mortalidad del tétanos 30%, mortalidad de la difteria 10%; no modificada por el embarazo	Mortalidad del tétanos neonatal 60%	Preferentemente combinación de toxoides tetánico-diftérico: formulación de adulto de tétanos-difteria	Falta de series primarias o no refuerzo en los últimos 10 años	Ninguno confirmado	*Primaria:* dos dosis i.m. en un intervalo de 1-2 meses con una tercera dosis a los 6-12 meses después de la segunda dosis *Refuerzo:* dosis única i.m. cada 10 años, después de completar la serie primaria	La actualización del estado inmune debe ser parte de la atención preparto
Inmunoglobulinas específicas						
Hepatitis B	Posible aumento de la gravedad durante el tercer trimestre	Posible aumento de la tasa de abortos y prematuridad; puede producirse hepatitis neonatal; alto riesgo de portador en el recién nacido	Inmunoglobulina de la hepatitis B	Profilaxis postexposición	Ninguno notificado	Depende de la exposición; consultar las recomendaciones del Immunization Practices Advisory	Se administra generalmente con la vacuna VHB; el recién nacido expuesto necesita profilaxis postexposición inmediata

Continúa

SECCIÓN V

TABLA 5-16   **Vacunaciones durante el embarazo** (*cont.*)

Agente inmunobiológico	Riesgo de enfermedad para la embarazada	Riesgo de enfermedad para el feto o recién nacido	Tipo de agente inmunizante	Riesgo del agente inmunizante para el feto	Indicaciones para la vacunación durante el embarazo	Calendario de dosis	Comentarios
Inmunoglobulinas específicas (*cont.*)							
Rabia	Mortalidad cercana al 100%; no modificada por el embarazo	Determinada por la enfermedad materna	Inmunoglobulina de la rabia	Ninguno notificado	Profilaxis postexposición	Media dosis en el sitio de la lesión, media dosis en el deltoides	Utilizada junto con la vacuna de virus muertos de la rabia
Tétanos	Morbilidad grave; 21% de mortalidad	60% de mortalidad por tétanos neonatal	Inmunoglobulina tetánica	Ninguno notificado	Profilaxis postexposición	Una dosis i.m.	Utilizada junto con el toxoide tetánico
Varicela	Posible aumento de neumonía grave por varicela	Puede producir varicela congénita con aumento de la mortalidad en el período neonatal; muy raramente produce defectos congénitos	Inmunoglobulina de la varicela-zóster (obtenida de la American Red Cross)	Ninguno notificado	Puede considerarse para mujeres embarazadas sanas expuestas a la varicela para protegerla contra infección	Una dosis i.m. dentro de las 96 horas siguientes a la exposición	Indicada también para recién nacidos de madres que desarrollaron varicela dentro de los 4 días anteriores al parto o 2 días después del parto; aproximadamente el 90-95% de los adultos son inmunes a la varicela; no indicada para la prevención de la varicela congénita
Inmunoglobulinas estándar							
Hepatitis A	Posible aumento de la gravedad durante el tercer trimestre	Posible aumento en la tasa de aborto y prematuridad; posible transmisión al neonato en el parto si la madre está incubando el virus o tiene enfermedad aguda en ese momento	Inmunoglobulina estándar		Profilaxis postexposición	0,02 ml/kg i.m. en una dosis de inmunoglobulina	La inmunoglobulina debe administrarse tan pronto como sea posible y dentro de las 2 semanas siguientes a la exposición; los lactantes nacidos de madres que están incubando el virus o tienen la enfermedad aguda en el parto deben recibir una dosis de 0,5 ml tan pronto como sea posible después del nacimiento
Sarampión	Morbilidad importante, mortalidad baja; no modificada por el embarazo	Aumento importante en la tasa de abortos; puede producir malformaciones	Inmunoglobulina estándar		Profilaxis postexposición	0,25 ml/kg en una dosis de inmunoglobulina, hasta 15 ml	No está claro si previene el aborto; debe administrarse dentro de los 6 días siguientes a la exposición

De *ACOG Technical Bulletin*, N.° 160, Oct. 1991.
i.d., Intradérmica; i.m., intramuscular; s.c., subcutánea.
*Dos dosis necesarias para la adecuada vacunación de estudiantes que ingresan en instituciones de educación superior, personal médico recién contratado y viajeros internacionales.
†Vacuna de la polio inactivada recomendada para adultos no inmunizados en situación de alto riesgo.
De *ACOG Technical Bulletin*, N.° 160, Oct. 1991.

TABLA 5-17   Agentes inmunizantes y calendarios de vacunación para trabajadores sanitarios (TS)*

Nombre genérico	Calendario primario y refuerzo(s)	Indicaciones	Precauciones y contraindicaciones principales	Consideraciones especiales
Agentes inmunizantes firmemente recomendados para los trabajadores sanitarios				
Vacuna recombinante contra la hepatitis B (HB)	Dos dosis i.m. separadas 4 semanas; la tercera dosis 5 meses después de la segunda, no son necesarias dosis de refuerzo	**Preexposición:** TS en riesgo por exposición a la sangre o fluidos corporales	Basándose en datos limitados está claro que no hay riesgo de efectos adversos en el desarrollo del feto. El embarazo *no* debe considerarse una contraindicación para vacunar a las mujeres. La reacción anafiláctica previa a la levadura común de panadería es una contraindicación para la vacunación	La vacuna no produce ni efectos terapéuticos ni adversos en personas infectadas por el VIH. La investigación serológica prevacunación no está indicada para personas que son vacunadas debido a su riesgo profesional. Los TS que tienen contacto con pacientes o sangre deben ser examinados 1-2 meses después de la vacunación para determinar la respuesta serológica
Inmunoglobulina contra la hepatitis B (IGHB)	0,06 ml/kg i.m. tan pronto como sea posible tras la exposición. Debe administrarse una segunda dosis de IGHB 1 mes más tarde si no ha empezado la serie de vacunas de HB	**Postexposición:** profilaxis para personas expuestas a la sangre o fluidos corporales que contienen el HBsAg y los que no son inmunes a la infección por VHB: 0,06 ml/kg i.m. tan pronto como sea posible (pero no más tarde de 7 días tras la exposición)		
Vacuna contra la gripe (vacunas inactivadas de virus enteros o fraccionados)	Vacunación anual con la vacuna actual Administrada i.m.	TS que tuvieron contacto con pacientes con alto riesgo para la gripe o sus complicaciones; TS que trabajan en instalaciones de cuidados crónicos; TS con condiciones médicas de alto riesgo o que tienen ≥65 años	Historia de hipersensibilidad anafiláctica a la ingestión de huevos	No hay pruebas de riesgo para la madre o el feto cuando se administra la vacuna a una mujer embarazada con una condición subyacente de alto riesgo. La vacunación contra la gripe está recomendada durante el segundo y tercer trimestre del embarazo debido al alto riesgo de hospitalización
Vacuna contra el sarampión de virus vivos	Una dosis s.c.; la segunda dosis al menos 1 mes más tarde	TS† nacidos en 1957 o después que no tienen documentos de haber recibido dos dosis de vacuna viva en el primer año o después **o** una historia de sarampión diagnosticado por el médico o prueba serológica de inmunidad. Debe valorarse la vacunación para todos los TS con falta de pruebas de inmunidad, incluidos aquéllos nacidos antes de 1957	Embarazo; personas inmunocomprometidas†, incluidas personas infectadas por el VIH que tienen pruebas de inmunosupresión grave; anafilaxia tras la ingestión de gelatina o administración de neomicina; administración reciente de inmunoglobulina	La TV es la vacuna de elección si es probable que los receptores sean susceptibles a la rubéola y/o sarampión así como la parotiditis. Las personas vacunadas durante 1963-1967 solamente con una vacuna de virus muertos del sarampión, vacuna de virus muertos seguida de vacuna viva, o con una vacuna de tipo desconocido deben revacunarse con dos dosis de vacuna de virus vivo del sarampión

Modificada del *MMWR Morb Wkly Rep* 46(RR-18), 1998.

HBsAg, Antígeno de superficie de la hepatitis B; *i.m.*, intramuscular; *s.c.*, subcutánea; *TV*, (vacuna trivírica) sarampión, parotiditis y rubéola; *VHB*, virus de la hepatitis B; *VIH*, virus de la imunodeficiencia humana.

*Personas que proporcionan asistencia sanitaria a pacientes o trabajan en instituciones que proporcionan asistencia a pacientes (p. ej., médicos, enfermeras, personal de urgencias, dentistas y estudiantes, estudiantes de medicina y enfermería, técnicos de laboratorio, voluntarios de hospital y administrativos y personal de apoyo en instituciones de asistencia sanitaria).

†Todos los TS (es decir, médico o no médico, asalariado o voluntario, tiempo completo o parcial, estudiante o no estudiante, con o sin responsabilidades de asistencia al paciente) que trabajan en instituciones de asistencia sanitaria (p. ej., hospitalizado y externo, público y privado) deben ser inmunes al sarampión, rubéola y varicela.

‡Personas inmunocomprometidas debido a enfermedades de inmunodeficiencia, infección por el VIH, leucemia, linfoma o malignidad generalizada o inmunodeprimidos como consecuencia del tratamiento con corticosteroides, fármacos alquilantes, antimetabolitos o radiación.

Continúa

TABLA 5-17 **Agentes inmunizantes y calendarios de vacunación para trabajadores sanitarios (TS)*** *(cont.)*

Nombre genérico	Calendario primario y refuerzo(s)	Indicaciones	Precauciones y contraindicaciones principales	Consideraciones especiales
Vacuna de virus vivos del sarampión	Una dosis s.c.; no refuerzo	Los TS† que se piensa que son susceptibles pueden vacunarse. Los adultos nacidos antes de 1957 pueden considerarse inmunes	Embarazo; personas inmunocomprometidas‡; historia de reacción anafiláctica después de la ingestión de gelatina o de la administración de neomicina	La TV es la vacuna de elección si los receptores probablemente son susceptibles al sarampión y rubéola así como a la parotiditis
Vacuna de la hepatitis A	Dos dosis de vacuna o separadas de 6-12 meses (HAVRIX), o separadas 6 meses (VAQTA)	No indicada de forma sistemática para los TS en Estados Unidos. Deben vacunarse las personas que trabajan con primates infectados con VHA o con el VHA en laboratorios de investigación	Historia de hiperesensibilidad anafiláctica al aluminio o, al preservativo 2-fenoxietanol de HAVRIX. La seguridad de la vacuna en mujeres embarazadas no ha sido determinada; el riesgo asociado con la vacunación debe sopesarse frente al riesgo de hepatitis A en mujeres que pueden estar en alto riesgo de exposición al VHA	
Vacuna meningocócica polisacárida (tetravalente A, C, W135 e Y)	Una dosis en volumen y por la vía especificada por el fabricante; necesidad de refuerzo desconocida	No indicada de forma sistemática para los TS en Estados Unidos	La seguridad de la vacuna en mujeres embarazadas no ha sido evaluada; no debe administrarse durante el embarazo a menos que el riesgo de infección sea alto.	
Vacuna tifoidea, i.m., s.c. y oral	Vacuna i.m.: una dosis de 0,5 ml, refuerzo 0,5 ml cada 2 años. Vacuna s.c.: dos dosis de 0,5 ml, separadas ≥4 semanas, refuerzo de 0,5 ml s.c. o 0,1 ml i.d. cada 3 años si continua la exposición *Vacuna oral*: cuatro dosis en días alternos. El fabricante recomienda la revacunación con la serie completa de cuatro dosis cada 5 años		Reacción local o sistémica grave a la dosis previa. La vacuna Ty21a (oral) no debe administrarse a personas inmunocomprometidas† o a personas que reciben agentes antimicrobianos	La vacunación no debe considerarse una alternativa a la utilización de los procedimientos adecuados cuando se manejan especímenes y cultivos en el laboratorio
Vacuna vaccinia (viruela)	Una dosis administrada con una aguja bifurcada; administrar refuerzos cada 10 años	Trabajadores de laboratorio que manipulan directamente cultivos con vaccinia, virus de vaccinia recombinante, u orthopoxvirus que infectan a humanos	La vacuna está contraindicada en el embarazo, en personas con eczema o historia de eczema y en personas inmunocomprometidas† y sus contactos domésticos	Puede valorarse la vacunación para TS que tienen contacto directo con ropas contaminadas u otro material infeccioso de voluntarios en estudios clínicos que implican el virus vaccinia recombinante

*Personas que proporcionan asistencia sanitaria a pacientes o trabajan en instituciones que proporcionan asistencia a pacientes (p. ej., médicos, enfermeras, personal de urgencias, dentistas y estudiantes, estudiantes de medicina y enfermería, técnicos de laboratorio, voluntarios de hospital y administrativos y personal de apoyo en instituciones de asistencia sanitaria).

†Todos los TS (es decir, médico o no médico, asalariado o voluntario, tiempo completo o parcial, estudiante o no estudiante, con o sin responsabilidades de asistencia al paciente) que trabajan en instituciones de asistencia sanitaria (p. ej., hospitalizado y externo, público y privado) deben ser inmunes al sarampión, rubéola y varicela.

‡Personas inmunocomprometidas debido a enfermedades de inmunodeficiencia, infección por el VIH, leucemia, linfoma o malignidad generalizada o inmnunodeprimidos como consecuencia del tratamiento con corticosteroides, fármacos alquilantes, antimetabolitos o radiación.

TABLA 5-17   **Agentes inmunizantes y calendarios de vacunación para trabajadores sanitarios (TS)*** *(cont.)*

Nombre genérico	Calendario primario y refuerzo(s)	Indicaciones	Precauciones y contraindicaciones principales	Consideraciones especiales
Otras enfermedades prevenibles por vacunación				
Tétanos y difteria (toxoides [Td])	Dos dosis i.m. separadas 4 semanas; tercera dosis 6-12 meses después de la segunda dosis; refuerzo cada 10 años	Todos los adultos	Excepto en el primer trimestre, el embarazo no es una precaución. Historia de una reacción neurológica o reacción de hipersensibilidad inmediata después de una dosis previa. Historia de una reacción local grave (tipo Arthus) después de una dosis previa. Tales personas no deben recibir dosis adicionales de rutina o urgencia de Td durante10 años	Profilaxis antitetánica en el tratamiento de heridas‡
Vacuna neumocócica polisacárida (23 valente)	Una dosis, 0,5 ml, i.m. o s.c.; revacunación para aquéllos en alto riesgo ≥5 años después de la primera dosis	Adultos que tienen un riesgo aumentado de enfermedad neumocócica y sus complicaciones debido a condiciones de salud subyacentes; adultos mayores, especialmente aquéllos ≥65 años que están sanos	La seguridad de la vacuna en mujeres embarazadas no ha sido evaluada; no debe administrarse durante el embarazo a no ser que el riesgo de infección sea alto. Los receptores de cualquier tipo de vacuna polisacárida que tienen alto riesgo de infección mortal o pérdida de anticuerpos pueden revacunarse ≥5 años después de la primera dosis	
Vacuna de rubéola de virus vivos	Una dosis s.c.; no refuerzo	Indicada para todos los TS†, tanto hombres como mujeres que no tienen documentación de haber recibido vacuna viva en su tercer cumpleaños o después **o** prueba de laboratorio de inmunidad. Los adultos nacidos antes de 1957, **excepto las mujeres que pueden quedarse embarazadas,** pueden considerarse inmunes	Embarazo; personas inmunocomprometidas†; historia de reacción anafiláctica después de la administración de neomicina	El riesgo de las malformaciones asociadas con la vacuna de la rubéola en la descendencia de mujeres embarazadas o cuando se quedan embarazadas en los 3 meses siguientes a la vacunación es insignificante. Estas mujeres deben ser aconsejadas en relación con la base teórica de afectación del feto. La TV es la vacuna de elección si es probable que los receptores sean susceptibles al sarampión o parotiditis, así como a la rubéola
Vacuna de varicela zóster de virus vivos	Dos dosis 0,5 ml s.c. separadas 4-8 semanas si tiene ≥13 años	Indicada para TS† que no tienen una historia fiable de varicela o prueba serológica de inmunidad	Embarazo; personas inmunocomprometidas†; historia de reacción anafiláctica después de la administración de neomicina o gelatina. Evitar utilizar salicilatos durante las 6 semanas siguientes a la vacunación	Se puede conseguir la vacuna del fabricante para determinados pacientes con leucemia linfocítica aguda (LLA) en remisión. Debido a que el 71-93% de las personas sin historia de varicela son inmunes, es probable que la prueba serológica antes de la vacunación sea rentable

Modificada del *MMWR Morb Wkly Rep* 46(RR-18), 1998.

Continúa

TABLA 5-17   **Agentes inmunizantes y calendarios de vacunación para trabajadores sanitarios (TS)* (*cont.*)**

Nombre genérico	Calendario primario y refuerzo(s)	Indicaciones	Precauciones y contraindicaciones principales	Consideraciones especiales
Inmunoglobulina varicela zóster (IGVZ)	Personas <50 kg: 125 μ/ 10 kg i.m.; personas ≥50 kg: 625 μ§	Personas de las que se sabe o es probable que sean susceptibles (en especial aquéllas con alto riesgo de complicaciones, p. ej., mujeres embarazadas) que tienen exposición próxima y prolongada a un caso de contacto o a un trabajador infeccioso de la plantilla del hospital o a un paciente		La prueba serológica puede ayudar a valorar si se administra IGVZ. Si la utilización de la IGVZ previene la varicela, el paciente debe vacunarse posteriormente
Vacunación BCG				
Vacunas del bacilo Calmette-Guérin (BCG) (tuberculosis)	Una dosis percutánea de 0,3 ml; no se recomienda dosis de refuerzo	Debe considerarse sólo para TS en zonas donde es prevalente la tuberculosis multifármacos, existe una gran probabilidad de infección, y donde las precauciones para el control exhaustivo han fallado para evitar la transmisión de la TB a los TS	No debe administrarse a personas inmunocomprometidas‡, mujeres embarazadas	En los Estados Unidos los esfuerzos para el control de la tuberculosis están dirigidos hacia el diagnóstico precoz, tratamiento de casos y tratamiento preventivo con isoniazida
Otras inmunoglobulinas que están o pueden estar indicadas para los trabajadores sanitarios				
Inmunoglobulina (hepatitis A)	**Postexposición:** una dosis i.m. de 0,02 ml/kg administrada ≤2 semanas después de la exposición	Indicada para TS expuestos a las heces de pacientes infecciosos	Contraindicada en personas con deficiencia de IgA; no administrar en las 2 semanas siguientes después de la vacuna TV, o 3 semanas después de la vacuna de la varicela. Retrasar la administración de la vacuna TV ≥3 meses y la vacuna de la varicela ≥5 meses después de la administración de la IG	Administrar en masa muscular grande (deltoide, glúteo)

§Algunos expertos recomiendan 125 μ/10 kg sin tener en cuenta el peso corporal total.

TABLA 5-18 Recomendaciones para personas con condiciones médicas que requieren consideraciones especiales de vacunación

Condición	Td	TV	Varicela	VHB	VHA	Pneumovax[a]	Gripe[b]	HbCV	Meningocócica	VPI	Otras vacunas vivas[c]	Otras vacunas muertas[d]
Infección por el VIH	Rut	Rut/Contr[e]	Contr[f]	Rec[g]	Rut	Rec	Rec	Cons	Rut	Rut	Contr	Rut
Inmunodepresión grave[h]	Rut	Contr	Contr[f]	Rec[g]	Rut	Rec	Rec	Rut[i]	Rut	Rut	Contr	Rut
Insuficiencia renal	Rut	Rut	Rut	Rec[g]	Rut	Rec	Rec	Rut	Rut	Rut	Rut	Rut
Diabetes	Rut	Rut	Rut	Rou	Rut	Rec	Rec	Rut	Rut	Rut	Rut	Rut
Enfermedad hepática crónica	Rut	Rut	Rut	Rou	Rec	Rec	Rec	Rut	Rut	Rut	Rut	Rut
Enfermedad cardíaca	Rut	Rut	Rut	Rou	Rut	Rec	Rec	Rut	Rut	Rut	Rut	Rut
Enfermedad pulmonar	Rut	Rut	Rut	Rou	Rut	Rec	Rec	Rut	Rut	Rut	Rut	Rut
Alcoholismo	Rut	Rut	Rut	Rou	Rut	Rec	Rec	Rut	Rut	Rut	Rut	Rut
Asplenia funcional/ anatómica	Rut	Rut	Rut	Rou	Rut	Rec[j]	Rec	Rec[j]	Rec[j]	Rut	Rut	Rut
Déficit del complemento terminal	Rut	Rut	Rut	Rec	Rut	Rut	Rut	Rut	Rec	Rut	Rut	
Trastornos de factores de coagulación	Rut	Rut	Rut	Rec	Rec	Rut	Rut	Rut	Rut	Rut	Rut	Rut

Modificada y actualizada del *MMWR Morb Mortal Wkly Rep* 42(RR-4):16 and 17, 1993.

Cons: Considerar la vacunación; *Contr:* contraindicada; *Rec:* recomendada; *Rut:* de rutina tal como se señaló para todos los adultos.

[a]Pneumovax debe repetirse a los 5 años para pacientes en los que está recomendada la vacuna. El asma sin enfermedad pulmonar obstructiva crónica no es una indicación para la vacuna.

[b]La vacuna de la gripe también debe administrarse a los cuidadores y miembros del hogar.

[c]Incluye el bacilo de Calmette-Guérin, la vaccinia, tifoidea oral, fiebre amarilla (si no puede evitarse la exposición, a personas con el VIH puede administrarse la vacuna de la fiebre amarilla; consultar el texto).

[d]Incluye rabia (comprobar los títulos posvacunación en personas con el VIH o gravemente inmunodeprimidas), Lyme, tifoidea inactivada, cólera, peste y carbunco.

[e]Puede utilizarse la TV para personas asintomáticas, no gravemente inmunodeprimidas con el virus de la inmunodeficiencia humana (VIH); está contraindicada en personas gravemente inmunodeprimidas. La TV puede considerarse en pacientes sintomáticos con el VIH sin inmunodepresión grave.

[f]La vacuna de la varicela puede administrarse a miembros del hogar y cuidadores, pero si se desarrolla una erupción cutánea como la varicela, debe evitarse el contacto.

[g]Recomendada para personas con insuficiencia renal crónica grave que están a punto de recibir o ya reciben vacunación, y deben administrarse dosis más altas. Después de la vacunación deben medirse los títulos de anticuerpos en estos pacientes y en aquéllos con el VIH o inmunodepresión grave (los cuales pueden necesitar dosis más altas) para asegurar una respuesta adecuada. Deben medirse cada año los títulos en pacientes con diálisis.

[h]La inmunodepresión grave puede producirse por inmunodeficiencia congénita, leucemia, linfoma, malignidad, trasplante de órganos, quimioterapia, radioterapia o corticosteroides a dosis altas.

[i]Sólo para personas con enfermedad de Hodgkin.

[j]Administrar al menos 2 semanas antes de la esplenectomía optativa.

TABLA 5-19,A   Edades mínimas y recomendadas e intervalos entre dosis de vacuna[a]

Vacuna y número de dosis	Edad recomendada para esta dosis	Edad mínima para esta dosis	Intervalo recomendado para la próxima dosis	Intervalo mínimo para próxima dosis
Hepatitis B1[b]	Nacimiento-2 meses	Nacimiento	1-4 meses	4 semanas
Hepatitis B2	1-4 meses	4 semanas	2-17 meses	8 semanas
Hepatitis B3[c]	6-18 meses	6 meses[d]	—	—
Toxoides diftérico y tetánico y acelular de tos ferina (DTPa)[1]	2 meses	6 semanas	2 meses	4 semanas
DTPa2	4 meses	10 semanas	2 meses	4 semanas
DTPa3	6 meses	14 semanas	6-12 meses	6 meses[d,e]
DTPa4	15-18 meses	12 meses	3 años	6 meses[d]
DTPa5	4-6 años	4 años	—	—
Haemophilus influenzae, tipo b (Hib)1 [b,f]	2 meses	6 semanas	2 meses	4 semanas
Hib2	4 meses	10 semanas	2 meses	4 semanas
Hib3[a]	6 meses	14 semanas	6-9 meses	8 semanas
Hib4	12-15 meses	12 meses	—	—
Vacuna poliovirus inactivada (VPI)[1]	2 meses	6 semanas	2 meses	4 semanas
VPI2	4 meses	10 semanas	2-14 meses	4 semanas
VPI3	6-18 meses	14 semanas	3,5 años	4 semanas
VPI4	4-6 años	12 meses	—	—
Vacuna neumocócica conjugada (PCV)1[f]	2 meses	6 semanas	2 meses	4 semanas
PCV2	4 meses	10 semanas	2 meses	4 semanas
PCV3	6 meses	14 semanas	6 meses	8 semanas
PCV4	12-15 meses	12 meses	—	—
Sarampión, parotiditis y rubéola (TV)[i]	12-15 meses[h]	12 meses	3-5 años	4 semanas
TV2	4-6 años	13 meses	—	—
Varicela[i]	12-15 meses	12 meses	4 semanas[i]	4 semanas[i]
Hepatitis A1	≥2 años	2 años	6-18 meses[d]	6 meses[d]
Hepatitis A2	≥30 meses	30 meses	—	—
Gripe[j]	—	6 meses[d]	1 mes	4 semanas
Neumocócica polisacárida (PPV)1	—	2 años	5 años[k]	5 años
PPV2	—	7 años[k]	—	—

Del *MMWR Morb Mortal Wkly Rep* 51(RR-2), 2002.

[a]Están disponibles vacunas combinadas. Es preferible utilizar vacunas combinadas autorizadas en lugar de las vacunas de componentes equivalentes (Fuente: *MMWR* 48[RR-5]:5, 1999). Cuando se administran vacunas combinadas, la edad mínima para la administración es la más alta para cualquiera de los componentes individuales; el intervalo mínimo entre dosis es igual al mayor intervalo de cualquiera de los antígenos individuales.

[b]Está disponible una vacuna combinada de hepatitis B-Hib (Comvax[r], fabricada por la división de vacunas de Merck). Esta vacuna no debe administrarse a lactantes <6 meses de edad debido al componente Hib.

[c]La hepatitis B3 debe administrarse ≥8 semanas después de la hepatitis B2 y 16 semanas después de la hepatitis B1, y no debe administrarse antes de los 6 meses de edad.

[d]Meses de calendario.

[e]Intervalo mínimo recomendado entre la DTPa3 y la DTPa4 es ≥6 meses. Sin embargo, la DTPa4 no necesita repetirse si se administró ≥4 meses después de la DTPa3.

[f]Para la Hib y PCV, los niños que reciben la primera dosis de vacuna a los ≥7 meses de edad requieren dosis más pequeñas para completar las series (v. *MMWR* 40[RR-1]:1-7, 1991 y *MMWR* 49[RR-9]:1-35, 2000).

[g]Para un régimen de sólo polirribosil-ribitol fosfato-proteína meningocócica externa a la membrana (PRP-OMP, PedvaxHib®, fabricada por Merck), no se necesita administrar una dosis a los 6 meses de edad.

[h]Durante un brote de sarampión, si los casos ocurren entre lactantes <12 meses, la vacunación contra el sarampión de lactantes ≥6 meses de edad puede llevarse a cabo como una medida de control del brote.

[i]Los niños entre 12 meses-13 años de edad requieren sólo una dosis de vacuna de la varicela. Las personas ≥13 años deben recibir dos dosis separadas por ≥4 semanas.

[j]Se recomiendan dos dosis de vacuna de la gripe inactivada, separadas 4 semanas, para los niños entre 6 meses-9 años de edad que están recibiendo la vacuna por primera vez. Los niños entre 6 meses-9 años de edad que han recibido previamente la vacuna de la gripe y las personas ≥9 años sólo necesitan una dosis por temporada gripal.

[k]Se recomiendan segundas dosis de PPV para personas en alto riesgo para infección neumocócica grave y aquellos que probablemente tengan un descenso rápido en la concentración de anticuerpos neumocócicos. Puede valorarse la revacunación 3 años después de la dosis anterior para los niños con alto riesgo de infección neumocócica grave que tendrán <10 años en el momento de la revacunación (v. *MMWR* 46[RR-8]:1-24,1997).

TABLA 5-19,B	**Directrices para espaciar antígenos vivos e inactivados**

Combinación de antígenos	**Intervalo mínimo recomendado entre dosis**
≥2 inactivados	Ninguno; pueden administrarse simultáneamente o a cualquier intervalo entre dosis
Inactivado y vivo*	Ninguno; pueden administrarse simultáneamente o a cualquier intervalo entre dosis
≥2 vivo parenteral*	Intervalo mínimo de 4 semanas, si no se administran simultáneamente

Del *MMWR Morb Mortal Wkly Rep* 51(RR-2), 2002.

*Vacunas vivas orales (p. ej., vacuna tifoidea Ty21a, vacuna polio oral) pueden administrarse simultáneamente o a cualquier intervalo o después de vacunas inactivadas o vivas parenterales.

TABLA 5-19,C	**Directrices para administrar productos que contienen anticuerpos* y vacunas**

Administración simultánea

Combinación	**Intervalo mínimo recomendado entre dosis**
Productos que contienen anticuerpos y antígeno inactivado	Ninguno; puede administrarse simultáneamente en sitios diferentes o en cualquier momento entre dosis
Productos que contienen anticuerpos y antígeno vivo	No debe administrarse simultáneamente†; si la administración simultánea de vacuna que contiene sarampión o de vacuna de varicela es inevitable, administrar en sitios diferentes y revacunar o hacer prueba de seroconversión después del intervalo recomendado

Administración no simultánea

Producto administrado		
Primero	**Segundo**	**Intervalo mínimo recomendado entre dosis**
Productos que contienen anticuerpos	Antígeno inactivado	Ninguno
Antígeno inactivado	Productos que contienen anticuerpos	Ninguno
Productos que contienen anticuerpos	Antígeno vivo	Relacionado con la dosis‡
Antígeno vivo	Productos que contienen anticuerpos	2 semanas

Del *MMWR Morb Mortal Wkly Rep* 51(RR-2), 2002.

*Productos sanguíneos que contienen cantidades importantes de inmunoglobulina, incluyendo inmunoglobulina intramuscular e intravenosa, globulina específica hiperinmune (p. ej., inmunoglobulina de hepatitis B, inmunoglobulina tetánica, inmunoglobulina varicela zóster, inmunoglobulina de la rabia), sangre total, bolsas de hematíes, plasma y productos de plaquetas.

†Las vacunas de la fiebre amarilla y la tifoidea oral Ty21a son excepciones a estas recomendaciones. Estas vacunas vivas atenuadas pueden administrarse en cualquier momento antes, después o simultáneamente con un producto que contenga anticuerpos sin disminuir considerablemente la respuesta del anticuerpo.

‡La duración de la interferencia de productos que contienen anticuerpos con la respuesta inmune al componente del sarampión de la vacuna que lo contiene y posible vacuna de la varicela, está relacionada con la dosis.

TABLA 5-20   Intervalos propuestos entre la administración de productos que contienen anticuerpos para diferentes indicaciones y la vacuna del sarampión y la vacuna de la varicela*

Producto/indicación	Dosis, con mg de IgG/kg de peso corporal*	Intervalo recomendado antes de la vacuna del sarampión o la varicela (meses)
Inmunoglobulina (IG) de anticuerpos monoclonales del virus sincitial respiratorio (Synagis™)†	15 mg/kg intramuscular (i.m.)	Ninguno
IG tetánica	250 unidades (10 mg IgG/kg) i.m.	3
IG de la hepatitis A		
Profilaxis de contacto	0,02 ml/kg (3,3 mg IgG/kg) i.m.	3
Viaje internacional	0,06 ml/kg (10 mg IgG/kg) i.m.	3
IG de la hepatitis B	0,06 ml/kg (10 mg IgG/kg) i.m.	3
IG de la rabia	20 UI/kg (22 mg IgG/kg) i.m.	4
IG de la varicela	125 unidades/10 kg (20-40 mg IgG/kg) i.m., máximo 625 unidades	5
IG profilaxis sarampión		
Estándar (es decir, contacto no inmunodeprimido)	0,25 ml/kg (40 mg IgG/kg) i.m.	5
Contacto inmunodeprimido	0,50 ml/kg (80 mg IgG/kg) i.m.	6
Transfusión sanguínea		
Glóbulos rojos, lavados	10 ml/kg insignificante IgG/kg intravenosa (i.v.)	Ninguno
Glóbulos rojos, con adenina-salina añadida	10 ml/kg (10 mg IgG/kg) i.v.	3
Bolsas de glóbulos rojos (hematocrito 65%)‡	10 ml/kg (60 mg IgG/kg) i.v.	6
Sangre total (hematocrito 35-50%)‡	10 ml/kg (80-100 mg IgG/kg) i.v.	6
Productos de plasma/plaquetas	10 ml/kg (160 mg IgG/kg) i.v.	7
Inmunoglobulina intravenosa del citomegalovirus (IGIV)	150 mg/kg máximo	6
IGIV para profilaxis del virus sincitial respiratorio	750 mg/kg	9
IGIV		
Tratamiento de sustitución para inmunodeficiencias§	300-400 mg/kg i.v.§	8
Púrpura trombocitopénica inmune	400 mg/kg i.v.	8
Púrpura trombocitopénica inmune	1.000 mg/kg i.v.	10
Enfermedad de Kawasaki	2 g/kg i.v.	11

Del *MMWR Morb Mortal Wkly Rep* 51(RR-2), 2002.

*Esta tabla no está destinada para determinar las indicaciones y dosis correctas para utilizar productos que contienen anticuerpos. Las personas no vacunadas podrían no estar completamente protegidas contra el sarampión durante todo el intervalo recomendado, podría estar indicada una dosis adicional de inmunoglobulina o vacuna del sarampión después de la exposición al sarampión. Las concentraciones de anticuerpos del sarampión en una preparación de inmunoglobulina pueden variar por el lote del fabricante. Las tasas de liquidación de anticuerpos después de recibir una preparación de inmunoglobulina también pueden variar. Los intervalos recomendados están extrapolados de una vida media estimada de 30 días para la adquisición pasiva de anticuerpos y una interferencia observada con la respuesta inmune a la vacuna del sarampión por 5 meses después de una dosis de 80 mg IgG/kg (Fuente: Mason W. Takahashi M, Schneider T. Presentado en la 32 reunión de la Interscience Conference on Antimicrobial Agents and Chemotherapy, Los Angeles, Calif., octubre 1992).

†Sólo contiene anticuerpos al virus sincitial respiratorio.

‡Supone una concentración sérica de IgG de 16 mg/ml.

§La vacunación del sarampión y la varicela está recomendada para niños con infección asintomática o ligeramente sintomática por el virus de la inmunodeficiencia humana (VIH), pero está contraindicada para personas con inmunosupresión grave por VIH o cualquier otro trastorno inmunosupresor.

TABLA 5-21   Guía de contraindicaciones y precauciones[a] de las vacunas utilizadas habitualmente

Vacuna	Contraindicaciones y precauciones verdaderas	Falso (pueden administrarse las vacunas)
General para todas las vacunas, incluidos los toxoides diftérico y tetánico y la vacuna acelular de tos ferina (DTPa); toxoide pediátrico de difteria y tétanos (DT); toxoide adulto de difteria y tétanos (Td); vacuna de poliovirus inactivado (VPI); vacuna del sarampión, parotiditis y rubéola (TV); Vacuna de *Haemophilus influenzae* tipo b (Hib); vacuna de hepatitis B; Vacuna de la varicela; vacuna neumocócica conjugada (PCV); vacuna de la gripe y vacuna neumocócica polisacárida (PPV)	**Contraindicaciones** Reacción alérgica grave (p. ej., anafilaxia) después de una dosis previa de vacuna Reacción alérgica grave (p. ej., anafilaxia) a un componente de la vacuna **Precauciones** Enfermedad aguda moderada o grave con o sin fiebre	Enfermedad aguda leve con o sin fiebre Reacción local leve o moderada (es decir, hinchazón, enrrojecimiento, dolor); fiebre baja o moderada después de una dosis previa Carencia de un examen físico previo en una persona de buena apariencia Tratamiento antimicrobiano actual Fase de convalecencia de enfermedad Parto prematuro (la vacuna de la hepatitis B es una excepción en determinadas circunstancias)[b] Exposición reciente a una enfermedad infecciosa Historia de alergia a la penicilina, otras alergias no vacunales, familiares con alergias, recepción de inmunoterapia con extractos alergénicos
DTPa	**Contraindicaciones** Reacción alérgica grave después de una dosis previa o a un componente de la vacuna Encefalopatía (p. ej., coma, disminución del nivel de conciencia; convulsiones prolongadas) en los 7 días siguientes a la administración de dosis previa de DTP o DTPa Trastorno neurológico progresivo, incluidos espasmos infantiles, epilepsia no controlada, encefalopatía progresiva; posponer la DTPa hasta que se aclare y estabilice el estado neurológico **Precauciones** Fiebre >40,5 °C ≤48 horas tras la vacunación con una dosis previa de DTP o DTPa Colapso o estado similar al shock (es decir, episodio hipotónico de baja respuesta) ≤48 horas después de recibir una dosis previa de DTP/DTPa Convulsión ≤días de recibir una dosis previa de DTP/DTPa[c] Llanto inconsolable que dura ≥3 horas ≤48 horas tras recibir una dosis previa de DTP/DTPa[c] Enfermedad aguda moderada o grave con o sin fiebre	Temperatura de <40,5 °C, inquietud o ligera somnolencia después de una dosis previa de vacuna con toxoide diftérico-tetánico y vacuna de tos ferina (DTP)/DTPa[c] Historia familiar de convulsiones[c] Historia familiar de síndrome de muerte súbita Historia familiar de un efecto adverso después de la administración de DTP o DTPa Condiciones neurológicas estables (p. ej., parálisis cerebral, convulsiones bien controladas, retraso en el desarrollo)
DT, Td	**Contraindicaciones** Reacción alérgica grave después de una dosis previa o a un componente de la vacuna **Precauciones** Síndrome de Guillain-Barré ≤6 semanas después de una dosis previa de vacuna que contiene toxoide tetánico Enfermedad aguda o grave con o sin fiebre	
VPI	**Contraindicaciones** Reacción alérgica grave después de una dosis previa o a un componente de la vacuna **Precauciones** Embarazo Enfermedad aguda o grave con o sin fiebre	
TV[d]	**Contraindicaciones** Reacción alérgica grave después de una dosis previa o a un componente de la vacuna Embarazo Inmunodeficiencia grave conocida (p. ej., tumores hematológicos y sólidos; inmunodeficiencia congénita; tratamiento inmunosupresor de larga duración[*], o infección sintomática grave por el virus de la inmunodeficiencia humana[VIH]) **Precauciones** Recepción reciente (≤11 meses) de anticuerpos que contienen productos sanguíneos (el intervalo específico depende del producto) Historia de trombocitopenia o púrpura trombocitopénica Enfermedad aguda o grave con o sin fiebre	Prueba cutánea de la tuberculina positiva Prueba cutánea de la tuberculina simultánea[b] Lactancia materna Embarazo de la madre receptora o de otro contacto íntimo o familiar El receptor es una mujer en edad de procrear Inmunodeficiencia en un miembro de la familia o en un contacto doméstico Infección por el VIH asintomática o ligeramente sintomática Alergia a los huevos

SECCIÓN V

TABLA 5-21   **Guía de contraindicaciones y precauciones[a] de las vacunas utilizadas habitualmente *(cont.)***

Vacuna	Contraindicaciones y precauciones verdaderas	Falso (pueden administrarse las vacunas)
Hib	**Contraindicaciones** Reacción alérgica grave después de una dosis previa o a un componente de la vacuna Edad <6 semanas **Precaución** Enfermedad aguda moderada o grave con o sin fiebre	
Hepatitis B	**Contraindicaciones** Reacción alérgica grave después de una dosis previa o a un componente de la vacuna **Precauciones** Lactantes con <2.000 g[b] Enfermedad aguda moderada o grave con o sin fiebre	Embarazo Enfermedad autoinmune (p. ej., lupus eritematoso sistémico o artritis reumatoide)
Hepatitis A	**Contraindicaciones** Reacción alérgica grave después de una dosis previa o a un componente de la vacuna **Precauciones** Embarazo Enfermedad aguda moderada o grave con o sin fiebre	
Varicela[d]	**Contraindicaciones** Reacción alérgica grave después de una dosis previa o a un componente de la vacuna Supresión importante de la inmunidad celular Embarazo **Precauciones** Recepción reciente (≤11 meses) de anticuerpos que contienen productos sanguíneos (el intervalo específico depende del producto) Enfermedad aguda moderada o grave con o sin fiebre	Embarazo de la madre receptora o de otro contacto íntimo o familiar Inmunodeficiencia en un miembro de la familia o en un contacto doméstico Infección por el VIH asintomática o ligeramente sintomática Inmunodeficiencia humoral (p. ej., agammaglobulinemia)
PCV	**Contraindicaciones** Reacción alérgica grave después de una dosis previa o a un componente de la vacuna **Precaución** Enfermedad aguda moderada o grave con o sin fiebre	
Gripe	**Contraindicaciones** Reacción alérgica grave después de una dosis previa o a un componente de la vacuna **Precauciones** Enfermedad aguda moderada o grave con o sin fiebre	Alergia no grave (p. ej., contacto) al látex o a timerosal Administración concurrente de warfarina o aminofilina
PPV	**Contraindicaciones** Reacción alérgica grave después de una dosis previa o a un componente de la vacuna **Precaución** Enfermedad aguda moderada o grave con o sin fiebre	

Del *MMWR Morb Mortal Wkly Rep* 51(RR-2), 2002.

[a]Los sucesos o condiciones enumeradas como precauciones deben revisarse cuidadosamente. Deben tenerse en cuenta los beneficios y los riesgos de administrar una vacuna específica a una persona bajo esas circunstancias. Si se cree que el riesgo de la vacuna supera al beneficio, no debe administrarse. Si se cree que el beneficio de la vacunación supera al riesgo, debe administrarse la vacuna. Siempre y cuando se administra DTPa a niños con trastornos neurológicos subyacentes probados o sospechosos la decisión debe tomarse caso por caso.

[b]La vacunación de la hepatitis B debe aplazarse para lactantes que pesan <2.000 g si hay documentación de que la madre es negativa al antígeno de superficie de la hepatitis B (HBsAg) en el momento del nacimiento del niño. La vacunación puede comenzar a la edad cronológica de 1 mes. Para lactantes nacidos de mujeres con HBsAg positivo, debe administrarse inmunoglobulina hepatitis B y vacuna de la hepatitis B lo más pronto después del nacimiento sin tener en cuenta el peso. Véase el texto detallado.

[c]Puede administrarse paracetamol u otros antipiréticos apropiados a niños con una historia personal o familiar de convulsiones en el momento de la vacunación con DTPa y cada 4-6 horas durante 24 horas siguientes para reducir la posibilidad de fiebre posvacunal (Fuente: American Academy of Pediatrics, en Pickering LK, ed., *Red Book: Report of the Committee on* Infectious Diseases, 25.ª ed. Elk Grove Vilage, IL, 2000, American Academy of Pediatrics.

[d]Las vacunas TV y de la varicela pueden administrarse en el mismo día. Si no se administran en el mismo día, estas vacunas deben separarse ≥28 días.

[e]Básicamente se considera que la dosis de esteroides inmunosupresora debe durar ≥2 semanas recibiendo diariamente 20 mg o 2 mg/kg de peso corporal de prednisona o equivalente.

[f]La vacunación contra el sarampión puede suprimir temporalmente la reactividad de la tuberculina. La vacuna puede administrarse el mismo día que la prueba cutánea de la tuberculina. Si la prueba no puede realizarse hasta después del día de la vacunación con TV, la prueba debe posponerse ≥4 semanas después de la vacunación. Si hay una necesidad urgente para hacer la prueba cutánea, debe comprenderse que la reactividad puede estar disminuida por la vacuna.

[g]Si un vacunado experimenta una erupción cutánea supuestamente relacionada con la vacuna a los 7-25 días después de la vacunación, tiene que evitar el contacto directo con personas inmunocomprometidas mientras dure la erupción cutánea.

TABLA 5-22 Vacunas para viajes internacionales

Enfermedad*	Zonas afectadas†	Profilaxis recomendada	Intervalo ideal entre la última dosis de vacuna y el viaje
Tétano	Todas	Todos los viajeros; series de vacuna/refuerzo	Probablemente 30 días para las series Respuesta anamnésica al refuerzo
Sarampión	Todas	Nacidos antes de 1956; asegurar la inmunidad por el título de anticuerpos, diagnóstico de sarampión o dos dosis de vacuna	
Rubéola	Todas	Nacidos antes de 1956 y cualquier mujer en edad de procrear; título de rubéola o una dosis de vacuna	Como TV, 7-14 días
Parotiditis	Todas	Nacidos antes de 1956; asegurar la inmunidad por el título de anticuerpos, diagnóstico de parotiditis o una dosis de vacuna	Como TV, 7-14 días
Varicela	Todas	Todos los viajeros; título de anticuerpos, enfermedad notificada o series de vacunas	Como TV, 7-14 días
Hepatitis B	El 5-20% de la población es portadora en África, Oriente medio excepto Israel, todo el sudeste asiático, cuenca del Amazonas, Haití y República Dominicana; el 1-5% de la población es portadora en el sur-centro y sudeste de Asia, Israel, Japón, América, Rusia y Europa oriental y meridional	Viajeros durante más de 6 meses en estrecho contacto con la población o por menos tiempo pero con actividades de alto riesgo (contacto doméstico estrecho, búsqueda de asistencia dental o médica, sexo); series de vacunas	7-14 días Probablemente 30 días
Hepatitis A	Países en desarrollo	Viajeros a zonas rurales; comidas y bebidas en entornos de higiene deficiente; vacuna o inmunoglobulina concentrada (IG)	Vacuna, 30 días IG concentrada, 2 días
Gripe	Los trópicos durante todo el año; hemisferio sur desde abril a septiembre	Viajeros para los que la vacuna está indicada en otras circunstancias; administrar la vacuna actual revacunar en otoño como siempre	7-14 días
Meningococo*	El «cinturón» del África subsahariana (Senegal a Etiopía) desde diciembre a junio: exigida a los peregrinos que van a Arabia Saudí durante el Ramadán; se han notificado epidemias en otras naciones africanas, India, Nepal y Mongolia,	Todos los viajeros; vacuna	7-10 días
Rabia	Existe rabia endémica en México, El Salvador, Guatemala, Perú, Colombia, Ecuador, India, Nepal, Filipinas, Sri Lanka, Tailandia y Vietnam	Viajeros con estancia de más de 30 días o con alto riesgo de exposición a animales domésticos o salvajes; series de vacuna/refuerzo	7-14 días
Poliomielitis	Países en desarrollo que no están en el hemisferio occidental; en riesgo todo el año en los trópicos; en zonas templadas, la incidencia aumenta en el verano y el otoño	Todos los viajeros; series de vacuna/refuerzo	Series de vacuna parenteral, 28 días (v. texto) Respuesta anamnésica al refuerzo

Continúa

SECCIÓN V

TABLA 5-22   Vacunas para viajes internacionales (*cont.*)

Enfermedad*	Zonas afectadas†	Profilaxis recomendada	Intervalo ideal entre la última dosis de vacuna y el viaje
Fiebre tifoidea	Muchos países en Asia, África, América Central y Sudamérica	Viajeros con estancia prolongada en zonas rurales con higiene deficiente; series de vacuna/refuerzo	Vacuna oral, 7 días Vacuna parenteral, probablemente 14 días
Fiebre amarilla*	América del Norte y centro de Sudamérica, zonas de bosque y sabana de África; algunos países en África, Asia y Oriente medio exigen que los viajeros de zonas endémicas estén vacunados	Todos los viajeros; vacuna/refuerzo en un centro autorizado para la vacunación contra la fiebre amarilla	10 días
Encefalitis japonesa	Estacionalmente en muchas zonas de Asia, el subcontinente de la India e islas del Pacífico occidental; en zonas templadas, la incidencia aumenta en el verano y al principio del otoño; en los trópicos, incidencia que dura todo el año	Viajeros con estancia mayor de 30 días en zonas rurales de alto riesgo; que están al aire libre durante la época de transmisión; series de vacuna.	10 días
Cólera*	Determinados países no desarrollados	Si la exigen las autoridades locales, una dosis generalmente es suficiente; series primarias sólo para aquellos que viven en zonas de alto riesgo con condiciones higiénicas deficientes o aquéllos con mecanismos de defensa gástrica comprometidos (aclorhidria, tratamiento antiácido, cirugía previa de úlcera); refuerzo cada 6 meses	Probablemente 30 días
Peste	África, Asia y las Américas en zonas rurales montañosas o de la meseta	Viajeros cuyas actividades o investigaciones les pone en contacto con roedores; series de vacuna/refuerzo; valorar tomar tetraciclina (500 mg cuatro veces al día) para quimioprofilaxis (deducido de la experiencia clínica en el tratamiento de la peste)	Probablemente 30 días

De Noble J: *Primary care medicine*, ed., St. Louis, 2001, Mosby.

*Sólo se exige la vacuna contra la fiebre amarilla para entrar en algún país; la vacuna del cólera puede ser exigida por algunas autoridades locales; y la vacuna antimeningocócica se exige a los peregrinos de la Meca, Arabia Saudí, durante el Ramadán. Sin embargo, es importante seguir las recomendaciones de los CDC para todas las vacunas para prevenir la enfermedad. Si una vacuna de las que se exige está contraindicada o aplazada por alguna razón, se debe intentar obtener una exención del consulado o embajada del país.

†Debido a que muchas zonas afectadas pueden cambiar, y para detalles más específicos consultar la línea de información del viajero de los CDC.

TABLA 5-23 Calendario recomendado de inmunoprofilaxis de la hepatitis B para prevenir la transmisión perinatal

Grupo de población	Dosis de vacuna*	Edad del lactante
Niños nacidos de madres con HBsAg positivo	Primera dosis	Nacimiento (en las 12 horas siguientes)
	IGHB†	Nacimiento (en las 12 horas siguientes)
	Segunda dosis	1 mes
	Tercera dosis	6 meses‡
Niños nacidos de madres en las que no se investigó el HBsAg§	Primera dosis	Nacimiento (en las 12 horas siguientes)
	IGHB‡	Si la madre es HBsAg positiva, administrar IGHB al lactante tan pronto como sea posible, no más tarde de 1 semana después del nacimiento
	Segunda dosis	1-2 meses‖
	Tercera dosis	6 meses‡

Modificada de *MMWR Morb Mortal Wkly Rep* 40(RR-13):12, 1991.
HBsAg, Antígeno de superficie de la hepatitis B; IGHB, inmunoglobulina de la hepatitis B.
*V. tabla 5-20 para la dosis adecuada de vacuna.
†La IGHB se administra en una dosis de 0,5 ml, intramuscularmente en un sitio diferente del utilizado para la vacuna.
‡Si se utiliza el calendario de 4 dosis (Engerix B), la tercera dosis debe administrarse a los 2 meses de edad y la cuarta dosis a los 12-18 meses.
§La primera dosis de vacuna es la misma que la dosis para una madre con HBsAg positivo (v. tabla 5-20). Si la madre es HBsAg positivo, continuar con esa dosis; si la madre es HBsAg negativo, utilizar la dosis apropiada de la tabla 5-20.
‖Los lactantes de mujeres que son HBsAg negativo pueden vacunarse a los 2 meses de edad.

TABLA 5-24 Dosis recomendadas de las vacunas de la hepatitis B autorizadas actualmente

Grupo de población	Dosis de Recombivax HB* en µg (dosis en ml)	Dosis de Engerix B* en mg (dosis en ml)
Lactantes de madres HBsAg negativo y niños <11 años	2,5 (0,25)	10 (0,5)
Lactantes de madres HBsAg positivo; prevención de infección perinatal	5 (0,5)	10 (0,5)
Niños y adolescentes de 11-19 años	5 (0,5)	20 (1,0)
Adultos ≥20 años	10 (1,0)	20 (1,0)
Pacientes en diálisis y otras personas inmunodeprimidas	40†	40‡

Modificada de *MMWR Morb Mortal Wkly Rep* 40(RR-13):12, 1991.
*Ambas vacunas se administran sistemáticamente en series de tres dosis a los 0, 1 y 6 meses. Engerix B también está autorizada para administrar en una serie de cuatro dosis a los 0, 1, 2 y 12 meses.
†Formulación especial.
‡Dos dosis de 1,0 ml administradas en un sitio con un calendario de cuatro dosis a los 0, 1, 2 y 6 meses.

PROFILAXIS DE LA ENDOCARDITIS

CUADRO 5-1 Condiciones cardíacas asociadas con endocarditis

Profilaxis recomendada para la endocarditis
Categoría de alto riesgo
Válvulas cardíacas protésicas, incluidas bioprótesis y homoinjertos
Endocarditis bacteriana previa
Cardiopatías cianóticas complejas (p. ej., ventrículo único, transposición de los grandes vasos, tetralogía de Fallot)
Shunts o conductos sistémicos pulmonares de origen quirúrgico
Categoría de riesgo moderado
Otras malformaciones cardíacas congénitas (otras diferentes a las de arriba y abajo)
Disfunción valvular adquirida (p. ej., enfermedad cardíaca reumática)
Miocardiopatía hipertrófica
Prolapso de válvula mitral con regurgitación valvular y/o valvas engrosadas

Profilaxis de endocarditis no recomendada
Categoría de riesgo insignificante (no mayor al de la población general)
Comunicación interauricular tipo ostium secundum aislado
Reparación quirúrgica de comunicación interauricular o ductus arterioso (sin defecto residual después de 6 meses)
Cirugía de revascularización miocárdica previa
Prolapso de válvula mitral sin regurgitación valvular
Soplos cardíacos fisiológicos, funcionales o inocentes
Enfermedad de Kawasaki previa sin disfunción valvular
Fiebre reumática previa sin disfunción valvular
Marcapasos cardíacos (intravasculares o epicárdicos) y desfibriladores implantables

---

De Dajani AS y cols.: *JAMA* 277:1794-1801, 1997.

CUADRO 5-2   Procedimientos dentales y profilaxis de endocarditis

Profilaxis de endocarditis recomendada

Extracciones dentales

Procedimientos periodontales incluyendo cirugía, raspado y alisado radicular, sondaje y mantenimiento de recuerdo

Implantes dentales y reimplantes de dientes avulsionados

Instrumentación endodóntica (conducto radicular) sobrepasando el ápice

Colocación de fibras o cintas antibióticas en la zona subgingival

Colocación inicial de bandas de ortodoncia, pero no de brackets

Inyecciones de anestesia local intraligamentaria

Limpiezas profilácticas dentales o de implantes donde se prevé hemorragia

Profilaxis de endocarditis no recomendada

Odontología restauradora† (operatoria y prostodoncia) con o sin retracción gingival‡

Inyecciones de anestesia local (no intraligamentaria)

Tratamiento endodontico intracanal; recolocación y reconstrucción

Colocación de dique de goma

Retirada de puntos de sutura

Colocación de aparatos removibles de prostodoncia u ortodoncia

Toma de impresiones orales

Tratamientos con flúor

Toma de radiografías orales

Ajuste de aparatos de ortodoncia

Sellado de fisuras en dentición primaria

De Dajani AS y cols.: *JAMA* 277:1794-1801, 1997.

*La profilaxis está recomendada para pacientes con condiciones de riesgo cardíaco alto o moderado.

†Esto incluye restauración de dientes cariados (llenado de cavidades) y sustitución de dientes perdidos.

‡El juicio clínico puede indicar la utilización de antibióticos en determinadas circunstancias que pueden producir sangrado importante.

CUADRO 5-3   Otros procedimientos y profilaxis de endocarditis

Profilaxis de endocarditis recomendada

Aparato respiratorio

Adenoidectomía y/o amigdalectomía

Intervenciones quirúrgicas que implican a la mucosa respiratoria

Broncoscopia con un broncoscopio rígido

*Aparato gastrointestinal**

Escleroterapia de varices esofágicas

Dilatación de estenosis esofágica

Colangiografía* endoscópica retrógada con obstrucción biliar

Cirugía del tracto biliar

Intervenciones quirúrgicas que implican a la mucosa intestinal

Aparato genitourinario

Cirugía prostática

Cistoscopia

Dilatación uretral

Profilaxis de endocarditis no recomendada

Aparato respiratorio

Intubación endotraqueal

Broncoscopia con broncoscopio flexible, con o sin biopsia†

Inserción de tubo de timpanostomía

Aparato gastrointestinal

Ecocardiografía transesofágica†

Endoscopia con o sin biopsia gastrointestinal†

Aparato genitourinario

Histerectomía vaginal†

Parto vaginal†

Cesárea

En tejido no infectado:

Cateterización uretral

Dilatación y curetaje uterino

Aborto terapéutico

Procedimientos de esterilización

Inserción o retirada de dispositivos intrauterinos

Otros

Cateterismo cardíaco, incluyendo balón de angioplastia

Implante de marcapasos, implante de desfibriladores y endoprótesis coronarias

Incisión o biopsia de piel preparada para la cirugía

Circuncisión

De Dajani AS y cols.: *JAMA* 277:1794-1801, 1997.

*La profilaxis está recomendada para pacientes de alto riesgo; opcional para pacientes de riesgo medio.

†La profilaxis es opcional para pacientes de alto riesgo.

TABLA 5-25 **Regímenes profilácticos para procedimientos dentales, orales, del aparato respiratorio o esofágicos**

Situación	Agente	Régimen*
Profilaxis general estándar	Amoxicilina	Adultos: 2 g; niños: 50 mg/kg por vía oral (v.o.) 1 hora antes del procedimiento
Incapaz de tomar medicamentos orales	Ampicilina	Adultos: 2 g intramuscular (i.m.) o intravenoso (i.v.); niños: 50 mg/kg i.m. o i.v. 30 minutos antes del procedimiento
Alérgico a la penicilina	Clindamicina *o*	Adultos: 600 mg; niños: 20 mg/kg v.o. 1 hora antes del procedimiento
	Cefalexina o cefadroxilo† *o*	Adultos: 2 g; niños: 50 mg/kg v.o. 1 hora antes del procedimiento
	Azitromicina o claritromicina	Adultos: 500 mg; niños: 15 mg/kg v.o. 1 hora antes del procedimiento
Alérgico a la penicilina e incapaz de tomar medicamentos orales	Clindamicina *o*	Adultos: 600 mg; niños: 20 mg/kg i.v. en los 30 minutos siguientes al procedimiento
	Cefazolina†	Adultos: 1 g; niños: 25 mg/kg i.m. o i.v. en los 30 minutos siguientes al procedimiento

De Dajani AS y cols.: *JAMA* 277:1794-1801, 1997.
*La dosis total del niño no debe exceder la dosis del adulto.
†No debe administrarse ninguna cefalosporina en pacientes que presenten reacción de hipersensibilidad inmediata.

TABLA 5-26 **Regímenes profilácticos para procedimientos genitourinarios/gastrointestinales (excepto esofágicos)**

Situación	Agentes*	Régimen†
Pacientes de alto riesgo	Ampicilina más gentamicina	Adultos: ampicilina 2 g intramuscular (i.m.) o intravenosa (i.v.) además de gentamicina 1,5 mg/kg (no exceder de 120 mg) en los 30 minutos siguientes al empezar el procedimiento; 6 horas más tarde, ampicilina 1 g i.m/i.v. o amoxicilina 1 g por vía oral (v.o.)
		Niños: ampicilina 50 mg/kg i.m. o i.v. (no sobrepasar los 2 g) además de gentamicina 1,5 mg/kg en los 30 minutos siguientes de empezar el procedimiento; 6 horas más tarde, ampicilina 25 mg/kg i.m./i.v. o amoxicilina 25 mg/kg v.o.
Pacientes de alto riesgo alérgicos a la ampicilina	Vancomicina más gentamicina	Adultos: vancomicina 1 g i.v. durante 1-2 h además de gentamicina 1,5 mg/kg i.v/i.m. (no sobrepasar los 120 mg); completar la inyección/infusión en los 30 minutos siguientes de empezar el procedimiento
		Niños: vancomicina 20 mg/kg i.v. durante 1-2 horas además de gentamicina 1,5 mg/kg i.v/i.m.; completar la inyección/infusión en los 30 minutos siguientes de empezar el procedimiento
Pacientes de riesgo moderado	Amoxicilina o ampicilina	Adultos: amoxicilina 2 g v.o. 1 hora antes del procedimiento, o ampicilina 2 g i.v./i.m. en los 30 minutos siguientes de empezar el procedimiento
		Niños: amoxicilina 50 mg/kg v.o. 1 hora antes del procedimiento, o ampicilina 50 mg/kg i.m/i.v. en los 30 minutos siguientes de empezar la intervención
Pacientes de riesgo moderado alérgicos a ampicilina/amoxicilina	Vancomicina	Adultos: vancomicina 1g i.v. durante 1-2 horas; completar la infusión en los 30 minutos siguientes de empezar el procedimiento
		Niños: vancomicina 20 mg/kg i.v. durante 1-2 horas; completar la infusión en los 30 minutos siguientes de empezar el procedimiento

De Dajani AS y cols.: *JAMA* 277:1794-1801, 1997.
*La dosis total del niño no debe exceder la dosis del adulto.
†No se recomienda una segunda dosis de vancomicina o gentamicina.

TABLA 5-27 **Dosis diarias recomendadas de medicamentos antivirales para el tratamiento y profilaxis de la gripe**

Agente antiviral	GRUPOS DE EDAD				
	1 a 6 años	7 a 9 años	10 a 12 años	13 a 64 años	65 y más años
Amantadina[a]					
Tratamiento	5 mg por kg y día hasta 150 mg divididos en dos dosis[b]	5 mg por kg y día hasta 150 mg divididos en dos dosis[b]	100 mg 2 veces al día[c]	100 mg 2 veces al día[c]	100 mg o menos por día
Profilaxis	5 mg por kg y día hasta 150 mg divididos en dos dosis[b]	5 mg por kg y día hasta 150 mg divididos en dos dosis[b]	100 mg 2 veces al día[c]	100 mg 2 veces al día[c]	100 mg o menos por día
Rimantadina[d]					
Tratamiento[e]	NA	NA	NA	100 mg 2 veces al día[c]	100 o 200 mg[f] por día
Profilaxis	5 mg por kg y día hasta 150 mg divididos en dos dosis[b]	5 mg por kg y día hasta 150 mg divididos en dos dosis[b]	100 mg 2 veces al día[c]	100 mg 2 veces al día[c]	100 o 200 mg[f] por día
Zanamivir[g,h]					
Tratamiento	NA	10 mg 2 veces al día	10 mg dos veces al día	10 mg 2 veces al día	10 mg 2 veces al día
Oseltamivir					
Tratamiento[i]	La dosis varía según el peso[j] del niño	La dosis varía según el peso[j] del niño	La dosis varía según el peso[j] del niño	75 mg 2 veces al día	75 mg 2 veces al día
Profilaxis	NA	NA	NA	75 mg por día	75 mg por día

Del *MMWR Morb Mortal Wkly Rep* 50(RR-4):1, 2001.

NA, No aplicable.

[a]Debe consultarse el prospecto del envase respecto a las dosis recomendadas para administrar amantadina a personas con aclaramiento de creatinina de 50 ml o menos por minuto por 1,73 m^2.

[b]5 mg por kg de amantadina o rimantadina en jarabe = 1 cucharada/10 kg.

[c]A los niños de 10 o más años de edad que pesan menos de 40 kg debe administrarse amantadina o rimantadina en una dosis de 5 mg por kg y día.

[d]Se recomienda una reducción en la dosis a 100 mg por día de rimantadina para personas que tienen disfunción hepática grave o para aquéllos con aclaramiento de creatinina de 10 ml o menos por minuto. Otras personas con disfunción hepática o renal menos grave que toman 100 mg al día de rimantadina deben ser vigiladas de cerca y la dosis debe reducirse o interrrumpirse, si es necesario.

[e]Sólo autorizada para el tratamiento de adultos.

[f]A los residentes más mayores de los hogares de ancianos debe administrárseles 100 mg por día de rimantadina. Debe considerarse una reducción en la dosis de 100 mg por día para todas las personas de 65 o más años si sufren efectos secundarios cuando toman 200 mg por día.

[g]Zanamivir se administra por vía inhalatoria utilizando un dispositivo plástico incluido en el envase con la medicación. Los pacientes se beneficiarán de la instrucción y demostración del uso correcto del dispositivo.

[h]Zanamivir no está autorizado para profilaxis.

[i]Se recomienda una reducción en la dosis de oseltamivir para personas con aclaramiento de creatinina menor de 30 ml por minuto.

[j]La dosis recomendada para niños cuyo peso es inferior a 15 kg es de 30 mg dos veces al día; para niños que pesan de 15 a 23 kg, la dosis es de 45 mg dos veces al día; para niños que pesan de 23 a 40 kg, la dosis es de 60 mg dos veces al día, y para niños que pesan más de 40 kg, la dosis es de 75 mg dos veces al día.

TABLA 5-28   Profilaxis postexposición recomendada para la exposición al virus de la hepatitis B

Vacunación y estado de respuesta de anticuerpos de los trabajadores expuestos*	TRATAMIENTO		
	Fuente HBsAg positivo	Fuente HBsAg negativo	Fuente desconocida o no disponible para la prueba
No vacunados	IGHB† × 1 y empezar las series‡ de vacuna de HB	Empezar serie de vacuna HB	Empezar serie de vacuna HB
Vacunados previamente			
Paciente que se sabe que responde§	No dar tratamiento	No dar tratamiento	No dar tratamiento
Paciente que se sabe que no responde	IGHB × 1 y empezar la revacunación o IGHB × 2¶	No dar tratamiento	Si es una fuente conocida de alto riesgo, tratar como si la fuente fuera HBsAg positivo
Respuesta de anticuerpos desconocida	Prueba de la persona expuesta para anti-HBs¶ 1. Si es adecuada§, no es necesario tratamiento 2. Si es inadecuada‖, administrar IGHB × 1 y vacuna de refuerzo	No dar tratamiento	Prueba de la persona expuesta para anti-HBs 1. Si es adecuada‡, no es necesario tratamiento 2. Si es inadecuada‡, administrar refuerzo de vacuna y volver a comprobar títulos en 1-2 meses

Anti-HBs, Anticuerpo contra el HbsAg; *HB*, hepatitis B; *HBsAg,* antígeno de superficie de la hepatitis B; *IGHB*, inmunoglobulina de la hepatitis B.
*Las personas que fueron infectadas con anterioridad con el VHB son inmunes a la reinfección y no necesitan profilaxis postexposición.
†Inmunoglobulina de la hepatitis B; la dosis es 0,006 ml/kg i.m.
‡Vacuna de la hepatitis B.
§Un paciente que responde es una persona con niveles séricos adecuados de anticuerpos contra HBsAg (es decir, anti-HBs ≥10 mlU/ml).
‖Un paciente que no responde es una persona con respuesta inadecuada a la vacunación (es decir, anti-HBs del suero <10 mlU/ml).
¶La opción es dar una dosis de IGHB y es preferible reniciar las series de vacuna para los que no responden que no han completado una segunda serie de 3 dosis de vacuna. Para las personas que previamente han completado una segunda serie de vacuna pero fallaron en la respuesta son preferibles dos dosis de IGHB.

TABLA 5-29   Profilaxis postexposición recomendada para el VIH por lesiones percutáneas

Tipo de exposición	ESTADO DE LA FUENTE DE INFECCIÓN				
	VIH positivo clase 1*	VIH positivo clase 2*	Fuente con estado desconocido de VIH†	Fuente desconocida‡	VIH negativo
Menos grave§	Recomendada la PPE básica de 2 fármacos	Recomendada la PPE ampliada de 3 fármacos	Generalmente, no hay PPE autorizada; sin embargo, considerar PPE‖ básica de 2 fármacos para una fuente con factores de riesgo de VIH‡	Generalmente, no hay PPE autorizada; sin embargo, considerar PPE‖ básica de 2 fármacos en entornos donde es probable la exposición a personas infectadas por el VIH	No autorizada PEP
Más grave#	Recomendada la PPE ampliada de 3 fármacos	Recomendada la PPE ampliada de 3 fármacos	Generalmente, no hay PPE autorizada; sin embargo, considerar PPE‖ básica de 2 fármacos para una fuente con factores de riesgo de VIH¶	Generalmente, no hay PPE autorizada; sin embargo, considerar PPE‖ básica de 2 fármacos en entornos donde es probable la exposición a personas infectadas por el VIH	No autorizada PEP

PPE, Profilaxis postexposición (v. cuadro 5-7); *VIH*, virus de la inmunodeficiencia humana.
*VIH positivo, clase 1: infección asintomática por el VIH o carga viral baja conocida (p. ej., <1.500 copias ARN/ml). VIH positivo, clase 2: infección sintomática por el VIH, síndrome de inmunodeficiencia adquirida, seroconversión aguda o carga viral alta conocida. Si la resistencia al fármaco es una preocupación, hay que buscar consejo experto. El inicio de la PPE no debe demorarse pendiente del consejo experto y porque el consejo experto sólo no puede sustituir al consejo cara a cara, los recursos deben estar disponibles para proporcionar evaluación inmediata y seguimiento de la asistencia para todas las exposiciones.
†Fuente con estado desconocido de VIH (p. ej., la fuente es una persona fallecida de la que no hay muestras disponibles para la prueba del VIH).
‡Fuente desconocida (p. ej., una aguja de un contenedor puntiagudo de destrucción).
§Menos grave (p. ej., aguja sólida y lesión superficial).
‖La expresión «considerar PPE» indica que la PPE es opcional y debe basarse sobre una decisión individualizada entre la persona expuesta y el médico que la trata.
¶Si se ofrece PPE y se administra y más tarde se determina que la fuente es VIH negativa, puede interrumpirse la PPE.
#Más grave (p. ej., aguja hueca de calibre grande, punción profunda, sangre visible en el dispositivo o aguja utilizada en arterias o venas del paciente).

TABLA 5-30   **Profilaxis postexposición recomendada para el VIH por exposiciones de membrana mucosa y de piel no intacta[a]**

	ESTADO DE INFECCIÓN DE LA FUENTE				
Tipo de exposición	**VIH positivo clase 1[b]**	**VIH positivo clase 2[b]**	**Fuente con estado desconocido de VIH**	**Fuente desconocida**	**VIH negativo**
Poco volumen[e]	Considerar la PPE[f] básica de 2 fármacos	Recomendada la PPE básica de 2 fármacos	Generalmente, no hay PPE autorizada; sin embargo, considerar PPE[f] básica de 2 fármacos para una fuente con factores[g] de riesgo de VIH	Generalmente, no hay PPE autorizada; sin embargo, considerar PPE[f] básica de 2 fármacos en entornos donde es probable la exposición a personas infectadas por el VIH	No autorizada PPE
Mucho volumen[h]	Recomendada la PPE básica de 2 fármacos	Recomendada la PPE ampliada de 3 fármacos	Generalmente, no hay PPE autorizada; sin embargo, considerar PPE[f] básica de 2 fármacos para una fuente con factores[g] de riesgo de VIH	Generalmente, no hay PPE autorizada; sin embargo, considerar PPE[f] básica de 2 fármacos en entornos donde es probable la exposición a personas infectadas por el VIH	No autorizada PPE

PPE, Profilaxis postexposición (v. cuadro 5-7); *VIH*, virus de la inmunodeficiencia humana.
[a]Para exposiciones cutáneas, el seguimiento sólo está indicado si hay prueba de compromiso de integridad de la piel (p. ej., dermatitis, abrasión o herida abierta).
[b]VIH positivo, clase 1: infección asintomática por el VIH o carga viral baja conocida (p.ej., <1.500 copias ARN/ml). VIH positivo, clase 2: infección sintomática por el VIH, síndrome de inmunodeficiencia adquirida, seroconversión aguda o carga viral alta conocida. Si la resistencia al fármaco es una preocupación, hay que buscar consejo experto. El inicio de la PPE no debe demorarse pendiente del consejo del especialista, y porque el consejo experto sólo no puede sustituir al consejo cara a cara, los recursos deben estar disponibles para proporcionar evaluación inmediata y seguimiento de la asistencia para todas las exposiciones.
[c]Fuente con estado desconocido de VIH (p. ej., la fuente es una persona fallecida de la que no hay muestras disponibles para la prueba del VIH).
[d]Fuente desconocida (p. ej., salpicadura por eliminación inadecuada de sangre).
[e]Volumen pequeño (es decir, unas pocas gotas).
[f]La expresión «considerar PPE» indica que la PPE es opcional y debe basarse sobre una decisión individualizada entre la persona expuesta y el médico que la trata.
[g]Si se ofrece y se administra PPE y más tarde se determina que la fuente es VIH negativa, puede interrumpirse la PPE.
[h]Volumen grande (es decir, mayor salpicadura de sangre).

CUADRO 5-4   **Situaciones en las que se aconseja consultar con el especialista para la profilaxis postexposición al VIH**

- Retraso en el informe de exposición (es decir, más de 24-36 horas)
  — No está definido el intervalo después del cual no hay beneficio por la profilaxis postexposición (PPE)
- Fuente desconocida (p. ej., aguja en contenedores de desecho o lavandería)
  — Decidir la utilización de PEP basándose en caso por caso
  — Considerar la gravedad de la exposición y la probabilidad epidemiológica de exposición al VIH
  — No probar agujas u otros instrumentos afilados para el VIH
- Embarazo conocido o sospecha del mismo en persona expuesta
  — No impide la utilización de regímenes PPE óptimos
  — No rechazar PPE basándose solamente en embarazo
- Resistencia de la fuente del virus a agentes antirretrovirales
  — Se desconoce la influencia de la resistencia al fármaco sobre el riesgo de transmisión
  — Se recomienda seleccionar fármacos a los que los virus del caso fuente probablemente no sean resistentes, si se sabe o se sospecha que los virus del caso fuente son resistentes a ≥1 de los fármacos considerados para el régimen PPE
  — No se recomienda la prueba de resistencia de los virus del caso fuente en el momento de la exposición
- Toxicidad del régimen inicial de PPE
  — Síntomas adversos, como náusea y diarrea son frecuentes con la PPE
  — Los síntomas a menudo pueden tratarse sin cambiar el régimen de PPE recetando agentes antiespasmódicos y/o antieméticos
  — Modificación de los intervalos de dosis (es decir, administrar una dosis más baja de fármaco más frecuentemente durante el día, como recomienda el fabricante), en otras situaciones puede ayudar aliviar los síntomas

VIH, Virus de la inmunodeficiencia humana.
*Especialistas locales y/o la National Clinicians' Postexposure Prophylaxis Hotline (PEPline [1-888-448-4911]).

CUADRO 5-5 Recursos para el control de la exposición profesional

National Clinicians' Postexposure prophylaxis Hotline (PEPline)
Gestionado por la University of California-San Francisco/personal del San Francisco General Hospital; apoyado por los Health Resources and Services Administration Ryan White CARE Act, HIV/AIDS Bureau, AIDS Education and Training Centers y el CDC

Internet: http://www.ucsf.edu/hivcntr

Needlestick!
Un sitio web para ayudar a los médicos a controlar y documentar las exposiciones profesionales a sangre y fluidos corporales. Desarrollado y mantenido por la University of California, Los Angeles (UCLA), Emergency Medicine Center, UCLA School of Medicine, y con fondos del CDC y la Agency for Healthcare Research and Quality

Internet: http://www.needlestick.mednet.ucla.edu

CDC: Infecciones profesionales adquiridas por el VIH y fallos de la PPE

Internet: http://www.cdc.gov/ncidod/diseases/hepatitis/index.htm

HIV Antiretroviral Pregnancy Registry

Dirección:
  1410 Commonwealth Drive
  Suite 215
  Wilmington, NC 28045
Internet:
  http://www.glaxowellcome.com/preg_reg/antiretroviral

Food and Drug Administration
Notificar la toxicidad poco común o grave a agentes antirretrovirales

Dirección:
  MedWatch
  HF-2, FDA
  5600 Fishers Lane
  Rockville, MD 20857
  Internet: http://www.fda.gov/medwatch

HIV/AIDS Treatment Information Service

Internet: http://www.hivatis.org

CUADRO 5-6 Control de las exposiciones profesionales a la sangre

Proporcionar asistencia inmediata en el sitio de la exposición:
• Lavar heridas y piel con agua y jabón
• Limpiar las mucosas con agua

Determinar el riesgo asociado con la exposición:
• Tipo de fluido (p. ej., sangre, fluido sanguinolento visible, otros fluidos o tejidos potencialmente infecciosos y concentrado de virus)
• Tipo de exposición (es decir, lesión percutánea, exposición de membrana mucosa o piel no intacta y mordeduras que producen exposición a sangre)

Evaluar la fuente de exposición:
• Valorar el riesgo de infección utilizando la información disponible
• Examinar las fuentes conocidas para HBsAg, anti-VHC y anticuerpos contra el VIH (considerar la utilización de pruebas rápidas)
• Para fuentes desconocidas, valorar el riesgo de exposición a infección por VHB, VHC o VIH
• No hacer pruebas a agujas o jeringas desechables para contaminación del virus

Evaluar a la persona expuesta:
• Valorar el estado inmune por infección del VHB (es decir, por historia de vacunación de hepatitis B y respuesta a la vacuna)

Administrar PPE para exposiciones que plantean riesgo de transmisión de infección:
• VHB: v. tabla 5-28
• VHC: no está recomendada la PPE
• VIH: v. tablas 5-29 y 5-30
 — Iniciar la PPE tan pronto como sea posible, preferiblemente en las horas siguientes a la exposición
 — Ofrecer la prueba de embarazo a todas las mujeres en edad de procrear que no saben que están embarazadas
 — Buscar consejo del especialista si se sospecha resistencia viral
 — Administrar PPE durante 4 semanas si se tolera

Realizar el seguimiento de las pruebas y proporcionar consejo:
• Advertir a las personas expuestas que busquen evaluación médica por cualquier dolencia aguda que ocurra durante el seguimiento

Exposiciones al VHB:
• Realizar el seguimiento de la prueba anti-HBs en personas que reciben la vacuna de la hepatitis B
 — Prueba para anti-HBs 1-2 meses después de la última dosis de vacuna
 — No puede averiguarse la respuesta anti-HBs a la vacuna si se recibió IGHB en los 3-4 meses anteriores

Exposiciones al VHC:
• Realizar la prueba de referencia y de seguimiento para anti-VHC y alanina aminotransferasa (ALT) 4 meses después de las exposiciones
• Realizar ARN VHC a las 4-6 semanas si se desea un diagnóstico más precoz de la infección por VHC
• Confirmar repetidamente anti-VHC reactivo con enzimo-inmunoensayos (EIA) con pruebas suplementarias

Exposiciones al VIH:
• Realizar la prueba de anticuerpos VIH durante al menos 6 meses postexposición (p. ej., referencia, 6 semanas, 3 meses y 6 meses)
• Realizar la prueba de anticuerpos VIH si se produce una enfermedad compatible con un síndrome retroviral agudo
• Aconsejar a las personas expuestas que tomen precauciones para prevenir la transmisión secundaria durante el período de seguimiento
• Evaluar a las personas expuestas que toman PPE en las 72 horas siguientes después de la exposición y monitorizar para la toxicidad del fármaco durante al menos 2 semanas

ARN, Ácido ribonucleico; *HBsAg*, antígeno de superficie del virus de la hepatitis B; *IGHB*, inmunoglobulina de la hepatitis B; *PPE*, profilaxis postexposición; *VHC*, virus de la hepatitis C; *VIH*, virus de la inmunodeficiencia humana.

CUADRO 5-7 Regímenes básico y ampliado de profilaxis postexposición para el VIH

Régimen básico

• **Zidovudina (Retrovir; ZDV; AZT) y Lamivudina (Epivir; 3TC); disponible como Combivir**
— ZDV: 600 mg por día, divididos en dos o tres dosis
— 3TC: 150 mg 2 veces al día
Ventajas
— ZDV está asociada con una disminución del riesgo de transmisión del VIH en el estudio caso-control del CDC de VIH de transmisión profesional
— ZDV se ha utilizado más que los otros fármacos para PPE en personal sanitario
— La toxicidad grave es rara cuando se utiliza para PPE
— Los efectos secundarios son predecibles y controlables con agentes antiespasmódicos y antieméticos
— Probablemente es un régimen seguro para la trabajadora sanitaria embarazada
— Puede administrarse como una sola tableta (Combivir) dos veces al día
Desventajas
— Los efectos secundarios son frecuentes y pueden producir una baja adherencia
— El paciente fuente del virus puede tener resistencia a este régimen
— La posibilidad de toxicidad retardada (oncogénica/teratogénica) es desconocida

Regímenes básicos alternativos

• **Lamivudina (3TC) y Stavudina (Zerit; d4T)**
— 3TC: 150 mg 2 veces al día
— d4T: 40 mg (si el peso corporal es <60 kg, 30 mg) dos veces al día
Ventajas
— Bien tolerado en pacientes con infección por el VIH, produciendo una buena adherencia
— La toxicidad grave parece ser rara
— La dosificación dos veces al día parece mejorar la adherencia
Desventajas
— El paciente fuente del virus puede ser resistente a este régimen
— La posibilidad de toxicidad retardada (oncogénica/teratogénica) es desconocida

• **Didanosina (Videx, tableta masticable/tamponada dispersable; Videx EC, cápsula de liberación retardada; ddI) y Stavudina (d4T)**
— ddI: 400 mg diarios (si el peso corporal es <60 kg, 125 mg dos veces al día), con estómago vacío
— d4T: 40 mg dos veces al día (si el peso corporal es <60 kg, 30 mg dos veces al día)
Ventajas
— Probablemente eficaz contra las cepas de VIH de pacientes fuente que están tomando ZDV y 3TC
Desventajas
— ddI es difícil de administrar y de mal sabor
— La formulación en tableta masticable/dispersable tamponada de ddI interfiere con la absorción de algunos fármacos (p. ej., quinolonas e indinavir)
— Puede producirse toxicidad grave (p. ej., neuropatía, pancreatitis o hepatitis). Se ha producido pancreatitis mortal y no mortal en pacientes VIH positivos, nunca tratados. Los pacientes que toman ddI y d4T deben ser cuidadosamente evaluados y estrechamente monitorizados para pancreatitis, acidosis láctica y hepatitis
— Los efectos secundarios son frecuentes; contando con diarrea y baja adherencia
— La posibilidad de toxicidad retardada (oncogénica/teratogénica) es desconocida

Régimen ampliado
Régimen básico más uno de los siguientes:

• **Indinavir (Crixivan; IDV)**
— 800 mg cada 8 horas, en estómago vacío
Ventajas
— Potente inhibidor del VIH
Desventajas
— Puede producirse toxicidad grave (p. ej., nefrolitiasis; deben tomarse 8 vasos de líquido por día
— Hiperbilirrubimenia frecuente; debe evitarse este fármaco al final del embarazo
— Necesita ácido para la absorción y no puede tomarse simultáneamente con ddI formulada en tableta masticable/dispersable tamponada (las dosis deben separarse al menos 1 hora)
— No se recomienda el uso concomitante de astemizol, terfenadina, dihidroergotamina, ergotamina, ergonovina, metilergonovina, rifampicina, cisapride, hipérico o hierba de San Juan, lovastatina, simvastatina, pimozida, midazolam o triazolam
— La posibilidad de toxicidad retardada (oncogénica/teratogénica) es desconocida

• **Nelfinavir (Viracept; NFV)**
— 750 mg tres veces al día con comidas o aperitivos, o
— 1.250 dos veces al día, con comidas o aperitivos
Ventajas
— Potente inhibidor del VIH
— La dosificación dos veces al día puede mejorar la adherencia
Desventajas
— No se recomienda el uso concomitante de astemizol, terfenadina, dihidroergotamina, ergotamina, ergonovina, metilergonovina, rifampicina, cisapride, hipérico o hierba de San Juan, lovastatina, simvastatina, pimozida, midazolam o triazolam
— Puede acelerar el aclaramiento de ciertos fármacos, incluidos contraceptivos orales (necesitando medidas contraceptivas alternativas o adicinales para las mujeres que toman estos fármacos)
— La posibilidad de toxicidad retardada (oncogénica/teratogénica) es desconocida

• **Efavirenz (Sustiva; EFV)**
— 600 mg diariamente, a la hora de acostarse

Continúa

CUADRO 5-7 Regímenes básico y ampliado de profilaxis postexposición para el VIH *(cont.)*

Ventajas
— No necesita fosforilación antes de la activación y puede ser activo más pronto que otros agentes antirretrovirales (NOTA: esto puede ser sólo una ventaja teórica de un beneficio no clínico)
— Una dosis diaria puede mejorar la adherencia

Desventajas
— El fármaco está asociado con erupción cutánea (de comienzo temprano) que puede ser grave y puede raramente progresar a Stevens-Johnson
— La diferenciación entre la erupción cutánea precoz asociada al fármaco y la seroconversión aguda puede ser difícil y producir gran preocupación a la persona expuesta
— Los efectos secundarios sobre el sistema nervioso (p. ej., mareo, somnolencia, insomnio y/o sueños anormales) son frecuentes. Es posible que se produzcan síntomas psiquiátricos graves (tomar la dosis antes de acostarse puede minimizar estos efectos secundarios)
— No debe utilizarse durante el embarazo debido a asuntos sobre teratogenicidad
— No se recomienda el uso concomitante de astemizol, cisapride, midazolam, triazolam, derivados de la ergotamina o hipérico o hierba de San Juan porque la inhibición del metabolismo de estos fármacos puede desarrollar la capacidad de efectos adversos graves y/o que amenazan la vida (p. ej., arritmias cardíacas, sedación prolongada o depresión respiratoria)
— Se desconoce la posibilidad de toxicidad oncogénica

• **Abacavir (Zicagen; ABC); disponible como Trizivir, una combinación de ZDV, 3TC y ABC**
— 300 mg dos veces al día

Ventajas
— Potente inhibidor del VIH
— Bien tolerado en pacientes con infección por VIH

Desventajas
— Pueden producirse graves reacciones de hipersensibilidad, generalmente después de las 6 primeras semanas de tratamiento
— Se desconoce la posibilidad de toxicidad retardada (oncogénica/teratogénica)

Agentes antirretrovirales para utilizar como PPE sólo con consulta de expertos
• **Retonavir (Norvir; RTV)**
Desventajas
— Difícil de tomar (requiere escalada de dosis)
— Mala tolerancia
— Muchas interacciones con fármacos

• **Saquinavir (Fortovase, formulación en gel-suave; SQV)**
Desventajas
— La biodisponibilidad es relativamente mala, incluso con la nueva formulación

• **Amprenavir (Agenerase; AMP)**
Desventajas
— La dosificación consiste en ocho píldoras grandes tomadas dos veces al día
— Muchas interacciones con fármacos

• **Delavirdine (Rescriptor; DLV)**
Desventajas
— El fármaco está asociado con erupción cutánea (de comienzo temprano) que puede ser grave y progresar a síndrome de Stevens-Johnson
— Muchas interacciones con fármacos

• **Lopinavir/Ritonavir (Kaletra)**
— 400/100 mg dos veces al día

Ventajas
— Potente inhibidor del VIH
— Bien tolerado en pacientes con infección por el VIH

Desventajas
— No se recomienda el uso concomitante de flecainida, astemizol, terfenadina, dihidroergotamina, ergotamina, ergonovina, metilergonovina, rifampicina, cisapride, hipérico o hierba de San Juan, lovastatina, simvastatina, pimozida, midazolam o triazolam porque la inhibición del metabolismo de estos fármacos puede desarrollar la capacidad de efectos adversos graves y/o que amenazan la vida (p. ej., arritmias cardíacas, sedación prolongada o depresión respiratoria)
— Puede acelerar el aclaramiento de ciertos fármacos, incluidos contraceptivos orales (necesitando medidas contraceptivas alternativas o adicionales para las mujeres que toman estos fármacos)
— Se desconoce la posibilidad de toxicidad retardada (oncogénica/teratogénica)

Agentes antirretrovirales generalmente no recomendados para utilizarlos como PPE

• **Neviparine (Viramune; NVP)**
— 200 mg diariamente durante 2 semanas, después 200 mg dos veces al día

Desventajas
— Asociado con hepatotoxicidad grave (incluyendo al menos un caso de insuficiencia hepática que necesita trasplante de hígado en una persona expuesta que recibe PPE)
— Asociado con erupción cutánea (de comienzo temprano) que puede ser grave y progresar a síndrome de Stevens-Johnson
— La diferenciación entre la erupción cutánea precoz asociada al fármaco y la seroconversión aguda puede ser difícil y producir gran preocupación a la persona expuesta
— No se recomienda la utilización concomitante de hipérico o hierba de San Juan debido a que puede producir concentraciones no adecuadas del fármaco antirretroviral

Definiciones de terapias complementarias/alternativas

Acupuntura Se insertan superficialmente agujas finas en la piel en diversos puntos del cuerpo. Estos puntos se localizan en «canales» de energía. Se puede aplicar calor mediante el quemado (moxibustión), la corriente eléctrica (electroacupuntura) o por presión (acupresión). La curación se consigue mediante la restauración del equilibrio del flujo energético llamado *Qi*. Otra explicación sugiere que, probablemente, la estimulación active receptores de endorfinas.

Alucinógenos Empleo, a ciertas dosis, de dietilamida del ácido lisérgico (LSD) para impedir el síndrome de abstinencia de ciertas drogas ilícitas como la cocaína, la ibogaína, un estimulante, ayudando en el desarrollo de tolerancia y reduciendo los síntomas de dependencia.

Antineoplastones Los péptidos naturales, los derivados de aminoácidos y los ácidos carboxílicos controlan el crecimiento celular neoplásico empleando el «sistema de defensa bioquímico» del paciente, que funciona conjuntamente con el sistema inmune.

Aromaterapia Una forma de medicina de herbolario que emplea varios aceites derivados de plantas. La vía de administración puede ser mediante absorción cutánea o inhalación. Se supone que la acción de los agentes antivirales y antibacterianos contribuyen a la curación. Se cree que las estructuras bioquímicas aromáticas de ciertas plantas actúan en áreas del cerebro relacionadas con experiencias pasadas y emociones (p. ej., sistema límbico).

Ayurveda Sistema de salud mayor que pone su énfasis en la prevención centrándose en un estado armónico interior y en la realización espiritual para la autocuración. Incluye tipos especiales de dietas, plantas y minerales, y cambios basados en un sistema de categorías constitucionales en el estilo de vida. El empleo de enemas y purgantes persigue limpiar el cuerpo del exceso de toxinas.

Biofeedback Procedimiento terapéutico mente-cuerpo en el que se colocan sensores en el cuerpo para medir las respuestas muscular, cardíaca y de sudoración o la actividad neuronal. La información la proporciona la activación muscular, visual o auditiva con el fin de enseñar a aumentar o disminuir la actividad fisiológica que, una vez reconstituida, mejorará los problemas de salud (p. ej., dolor, ansiedad, hipertensión arterial). A veces se complementa con ejercicios de relajación.

Braquiterapia Tratamiento con radiaciones ionizantes en el que la fuente se aplica a la superficie del cuerpo o se localiza a una corta distancia del área a tratar.

Bristol Cancer Help Center (BCHC), Dieta del Dieta astringente de vegetales crudos o parcialmente cocinados con proteínas de soja; se dice que mejora la calidad de vida y la actitud hacia la enfermedad en los enfermos de cáncer.

Caballería terapéutica Una forma de terapia asistida por animales en la que se reproducen movimientos pasivos o activos para ayudar a mejorar la forma de andar humana. En algunos casos se realizan ejercicios fisioterapéuticos.

Cartílago de tiburón Tratamiento anticanceroso que propone que el cartílago de tiburón puede interrumpir el aporte de sangre al tumor(es), debido a sus propiedades antiangiogénicas y a las sustancias que contiene y, por consiguiente, «desproveerlo» de nutrientes.

Contacto terapéutico Técnica de campo energético corporal en la que se pasan las manos sobre el cuerpo sin llegar a tocar para recrear y cambiar «desequilibrios energéticos», restaurando las fuerzas curativas innatas. La interacción verbal entre el paciente y el terapeuta maximiza los efectos.

Desensibilización y reprocesado de los movimientos oculares (DRMO) Una técnica que propone el olvido de recuerdos dolorosos mediante técnicas de comportamiento. Se producen movimiento oculares rítmicos, multisacádicos al hacer al paciente seguir con la vista un objeto en movimiento mientras imagina un recuerdo o acontecimiento estresante. Mediante este descondicionamiento, que incluye la interacción verbal con el terapeuta, el recuerdo doloroso se elimina y mejora la salud.

Diatermia Empleo de corrientes eléctricas de alta frecuencia como forma de terapia física y en procedimientos quirúrgicos. El término *diatermia*, derivado del griego *dia* y *therma*, significa «calentando a través». Las tres formas de diatermia usadas por los terapeutas físicos son las de onda corta, ultrasonido y microondas.

Dieta mediterránea Dieta que proporciona una distribución óptima de la ingesta calórica diaria en los diferentes nutrientes, incluidos de un 50 a 60% de hidratos de carbono, un 30% de grasas y un 10% de proteínas. La dieta se deriva de los hábitos alimenticios de la población del área mediterránea, en la que se ha observado una menor tasa de enfermedad cardiovascular.

Dieta Ornish Un programa de elección de por vida basado en la ingesta de una dieta vegetariana que contiene menos de un 10% de grasa. La dieta es rica en hidratos de carbono complejos y en fibra. Se evitan los productos animales y los aceites.

Dieta Oslo Plan de alimentación que se centra en un aumento de la ingesta de pescado y una reducción de la ingesta de grasa. La dieta se combina con ejercicio de resistencia regular.

Dieta Pritkin Plan de control de peso basado en una dieta vegetariana. Las comidas son bajas en grasas, ricas en fibras y en hidratos de carbono complejos.

Dimetilaminoetanol (DMAE) Terapia farmacológica que usa una sustancia natural encontrada en ciertos alimentos y en el cerebro humano. Es un precursor del transmisor acetilcolina. Se su-

De Spencer JW: *Complementary/alternative medicine: an evidence-based approach*, St Louis, 1999, Mosby.

pone que tiene un efecto estimulante en el sistema nervioso central si se usa como suplemento.

Electroestimulación transcraneal   Se aplica un estímulo eléctrico pulsado de 50 microamperios o menos entre dos electrodos colocado en la oreja. La estimulación se supone que activa la actividad opioide endógena, que puede contribuir a tratar ciertos problemas de salud como la drogodependencia o el dolor físico.

Hatha Yoga   Rama del yoga que comprende ejercicio físico, prácticas respiratorias y movimientos. Estos ejercicios están diseñados para conseguir un efecto saludable en la postura, la flexibilidad y la fuerza y persiguen en última instancia la preparación del cuerpo para mantenerse quieto durante largos períodos de meditación.

Hellerwork   Es un tipo de tratamiento corporal que mejora y trata el alineamiento corporal mediante el desarrollo de una mayor conciencia del cuerpo físico. El objetivo es realinear la fascia para mejorar las posturas sentadas, de pie y la respiración utilizando la «energía corporal», la retroalimentación verbal y la modificación de emociones y actitudes.

Hidergina   Método fitoterapéutico que combina extractos del hongo ergot. Inicialmente se propuso como antihipertensivo.

Hipertermia   Empleo de varios métodos de calentamiento (como la terapia electromagnética) para producir elevaciones de temperatura de algunos grados en las células y tejidos, dando lugar supuestamente a un efecto antitumoral. Habitualmente se usa en combinación con radioterapia o quimioterapia.

Homeopatía   Tratamiento en el que sustancias (minerales, extractos de plantas, químicas, gérmenes), que en dosis suficientes podrían producir síntomas de enfermedad en sujetos sanos, se emplean en microdosis para conseguir la «curación» de esos mismos síntomas. Se considera al *síntoma* no como parte de la enfermedad, sino como parte del proceso curativo.

Integración psicofísica Trager   Técnica corporal en la que se entra en un estado de meditación y se guía al paciente mediante movimientos suaves, ligeros, rítmicos y no intrusivos. Los ejercicios «mentastáticos» que emplean movimientos autocurativos, también son enseñados al paciente.

Jin Shin Jyutsu   Técnica corporal que emplea «puntos de curación» específicos en la superficie corporal, que se cree están sobre el flujo energético (Qi). Los dedos del terapeuta se usan para «redirigir, nivelar y proporcionar un flujo energético más eficaz» hacia y a través del cuerpo.

Kinesiología aplicada   Terapia que emplea la nutrición, la manipulación física, las vitaminas, las dietas y el ejercicio para restaurar la energía corporal. La debilidad muscular se cree que es una causa de mala salud.

Laetrile   Tratamiento farmacológico que usa huesos de albaricoque con fines anticancerosos.

Manipulación manual   Grupo de terapias con distintas propiedades supuestas y, en parte, distintas áreas de tratamiento. Se centra principalmente tanto en la estimulación como en la manipulación corporal, que se supone mejoran o detienen la enfermedad, o ambas. Incluye la manipulación de tejidos blandos mediante toques, masajes, fricción y vibración. Los tipos de terapia incluyen el masaje, el ajuste de la columna vertebral *(quiropraxia)* y la manipulación musculoesquelética y de tejidos *(osteopatía)*.

Medicina medioambiental   Una práctica médica centrada en las relaciones causa-efecto en la salud. Se evalúan factores como la alimentación, el estilo de vida y el tipo de aire respirado. Se analiza el entorno del paciente para determinar cuáles son los precipitantes presentes que podrían estar relacionados con su enfermedad o con otros problemas de salud. Se desarrolla un protocolo terapéutico a partir de esta información.

Medicina tradicional china   Una antigua forma de medicina que se centra en la prevención y, de forma secundaria, trata enfermedades, haciendo énfasis en el mantenimiento del equilibrio corporal estimulando un flujo constante y suave de energía Qi. También se utilizan plantas, acupuntura, masaje, dieta y ejercicios.

Método Feldenkrais   Técnica corporal en la que su fundador integró el ejercicio, el judo y el yoga. El terapeuta dirige secuencias de movimiento utilizando técnicas verbales o de imposición de manos o enseña un sistema de ejercicio auto-dirigido para tratar molestias físicas al aprender nuevos patrones de movimiento.

Naturopatía   Un sistema de salud mayor que incluye prácticas que hacen énfasis en la dieta, la nutrición, la homeopatía, la acupuntura, las plantas medicinales, la manipulación y varias terapias mente-cuerpo. Los puntos centrales incluyen la autocuración y el tratamiento mediante cambios en el estilo de vida, centrándose en la prevención.

Normalización electroencefalográfica   Se registra la actividad neuronal grosera como un electroencefalograma (EEG) para contribuir a «restaurar la salud» enseñando al paciente a producir frecuencias de EEG más uniformes y consistentes, en algunas o en todas las zonas del cerebro (occipital, frontal, temporal y parietal).

Oración   El empleo de la oración(es) ofrecida a «entidades superiores» o a autoridades para curar y/o detener la enfermedad. Puede practicarse por el mismo paciente, en grupos, o por otro(s) con o sin el conocimiento del paciente (p. ej., intercesor).

Oxígeno hiperbárico   Terapia en la que se administra oxígeno 100% a presión atmosférica o más. El aumento de oxígeno en los tejidos aumentaría la circulación sanguínea, mejorando la salud e influyendo en el curso de la enfermedad.

Pilates   Enfoque educativo y de ejercicio que emplea la propia mecánica del cuerpo, los movimientos, la estabilización del tronco y de la pelvis, la respiración coordinada y las contracciones musculares para mejorar el fortalecimiento. Se presta atención a todo el sistema musculoesquelético.

Piracetam   Tratamiento farmacológico que se propone útil para el tratamiento de la demencia. Utiliza una sustancia cíclica relacionada con el transmisor ácido gamma-aminobutírico (GABA).

Plantas medicinales   Las plantas se emplean para tratar varias condiciones de salud. Para más de un 70% de la población mundial es el principal método de tratamiento.

Programa en doce pasos   Programa similar al de Alcohólicos Anónimos basado en una serie de 12 pasos o tareas que se pide a los participantes que completen. A medida que progresan a través de los 12 pasos, se espera que ganen valor para intentar lograr un cambio personal y desarrollar una mayor confianza en sí mismos. Los programas dan importancia al proceso grupal al compartir historias y experiencias y mediante interacciones sociales con otros miembros del grupo. La mayoría de los programas de 12 pasos incorporan un componente espiritual y se pide a los miembros dirigir sus vidas hacia un poder superior.

Qi Gong   Una forma de terapia de ejercicio-estimulación china que propone mejorar la salud mediante la reconducción mental, la respiración, coordinación y la relajación. El objetivo es «reequilibrar» las propias capacidades curativas del cuerpo activando supuestas corrientes eléctricas o energéticas que fluyen por meridianos localizados por todo el cuerpo. Estos meridianos, sin embargo, no siguen las vías nerviosas o musculares convencionales. En la práctica y entrenamiento médico chino, esta terapia incluye la «Qi externa» que es energía transmitida de una persona a otra para conseguir la curación.

Raja Yoga   Práctica de Yoga que incluye todas las otras formas de práctica de Yoga. El practicante recibe formación sobre directrices morales, ejercicios físicos, ejercicios respiratorios, meditación, devoción y servicio a otros para facilitar su despertar religioso.

Reflexología   Técnica corporal que usa puntos reflejos en las manos y en los pies. Se aplica presión en los puntos que se correlacionan con varias partes del cuerpo, para eliminar bloqueos que se cree producen dolor o enfermedad. El objetivo es recuperar el equilibrio corporal.

Reiki   Viene del japonés y significa «fuerza de energía vital universal». El terapeuta sirve como conductor para la curación de la energía dirigida hacia el cuerpo o del campo energético del receptor sin contacto físico con el cuerpo.

Rolfing Técnica corporal que implica la miofascia. El cuerpo se realinea empleando las manos con las que se aplica una presión y fricción profundas y que permite una mejor postura, movimiento y «liberación» de las emociones del cuerpo.

Shiatsu Técnica corporal que aplica presión con los dedos en puntos específicos del cuerpo principalmente para mantener el equilibrio de «energía». Se centra en la prevención, manteniendo el cuerpo sano. Esta terapia emplea más de 600 puntos cutáneos que se supone están conectados en vías por las que fluye la energía. Es una forma japonesa de acupresión.

Sulfato de hidracina Tratamiento farmacológico utilizado para tratar ciertos cánceres.

Tai Chi Técnica que usa movimientos físico-motores intencionados y lentos para controlar y lograr un estado fisiológico y psicológico equilibrado.

Técnica de Alexander Técnica corporal en la que se enseña a recobrar el equilibrio de «posturas corporales» (es decir, el alineamiento físico) mediante la concentración mental fijándose en cómo se ven y nos hacen sentir los alineamientos correctos y con la ayuda verbal y táctil del experto.

Técnica de energía muscular Terapia manual con componentes de movilización pasiva y de reeducación muscular. El terapeuta realiza el diagnóstico de la disfunción somática y el paciente recibe recomendaciones para conseguir contracciones musculares correctoras. A esto le siguen otras pruebas y correcciones.

Terapia celular Se inyecta material celular sano procedente de fetos, embriones y órganos animales en pacientes humanos para estimular la curación de órganos disfuncionantes. Puede incluir también transfusiones sanguíneas o trasplantes de médula ósea.

Terapia cognitiva Terapia psicológica que se centra en la alteración y en el cambio de creencias irracionales mediante un tipo de diálogo «socrático» y la autoevaluación de algunos pensamientos ilógicos. El aprendizaje y el condicionamiento son componentes importantes de esta terapia.

Terapia con luz Se usa luz natural o luz con longitudes de onda específicas para tratar enfermedades. Puede incluir luz ultravioleta, luz coloreada o láser de baja intensidad. Generalmente el ojo es el punto de entrada de la luz dada su conexión directa con el cerebro.

Terapia con música Empleo de música de forma activa o pasiva. Se propone que ayuda a la expresión de los sentimientos, lo que reduce el estrés. Otros tipos de sonidos «vibratorios» pueden usarse para reducir el estrés, la ansiedad o el dolor.

Terapia cráneo-sacra Una forma de manipulación manual suave que se emplea para el diagnóstico y para realizar correcciones en un sistema constituido por el líquido cefalorraquídeo, las membranas craneales y durales, los huesos del cráneo y el sacro. Se supone que este sistema es dinámico, con una frecuencia fisiológica propia. Mediante el tacto y la presión, la tensión se reduce y se normalizan los ritmos craneales, lo que mejora la salud y la enfermedad.

Terapia de baile Terapia basada en el movimiento que ayuda a promover las sensaciones y la toma de conciencia. El objetivo es integrar el cuerpo, la mente y la autoestima. Emplea distintas partes del cuerpo como los dedos, las muñecas y los brazos en respuesta a la música.

Terapia de estimulación ambiental restrictiva (REST) Procedimiento que emplea un medio deprivado de sensaciones para aumentar la curación mental o física mediante un estado no reactivo.

Terapia inmunoaumentativa Tratamiento contra el cáncer que propone que las células cancerígenas pueden detenerse empleando cuatro tipos de proteínas; también se propone la restauración del sistema inmune. Puede emplearse como terapia adyuvante.

Terapia magnética Se colocan imanes directamente sobre la piel, estimulando las células vivas y aumentando el flujo sanguíneo mediante las corrientes iónicas que se crean a partir de las polaridades de los imanes. Se tratan tanto patologías agudas como crónicas.

Terapia neuroeléctrica Estimulación transcraneal o craneal neuroeléctrica (TENS), antes llamada «electrosueño»; empleada en los años 50 para tratar el insomnio. En una sesión típica de TENS, se colocan electrodos de superficie en la región mastoidea (tras la oreja) y, al igual que la acupuntura, se estimulan con una corriente alterna de baja frecuencia y amperios. Se ha sugerido que la TENS estimula los neurotransmisores endógenos como las endorfinas, que producen un alivio sintomático.

Terapia ortomolecular Terapia que utiliza sustancias naturales del cuerpo, como las proteínas, la grasa y el agua que promueven la restauración, el equilibrio (o ambos) empleando vitaminas, minerales u otras formas de nutrición para tratar enfermedades o preservar la salud, o ambos.

Terapia por quelación Implica la retirada –mediante la administración intravenosa de un agente quelante (ácido etilendiamino tetraacético amino ácido sintético [EDTA])– de metales, toxinas, plomo, mercurio, nickel, cobre, cadmio y placa para el tratamiento de ciertas enfermedades (p. ej., cardiovasculares). El tratamiento complementario incluye el empleo de vitaminas, cambios en la dieta y ejercicio.

Terapia reconstructiva Terapia no quirúrgica para la artritis que implica la inyección de sustancias nutritivas en los tejidos de soporte en torno a una articulación lesionada. La intención es causar una dilatación de los vasos sanguíneos, que ayuda a que los fibroblastos se acumulen alrededor de la lesión iniciando el proceso de curación.

Terapias americanas nativas Se trata de terapias usadas por muchas tribus indias americanas nativas, incluyendo sus propias plantas curativas y ceremonias que emplean componentes con un enfoque espiritual.

Terapias mente-cuerpo Grupo de terapias que enfatizan el uso de la mente o cerebro junto con el cuerpo para contribuir a la curación. Estas terapias pueden implicar varios grados de niveles de conciencia, incluyendo la *hipnosis*, en la que la atención selectiva se emplea para inducir un estado alterado específico (trance) para la recuperación de la memoria, la relajación y la sugestión; la *imaginería visual*, centrada en estímulos visuales objetivo; el *yoga*, que integra la postura y la respiración controlada, la relajación y/o la meditación; la *relajación*, que incluye niveles inferiores de alteración del estado de conciencia mediante un enfoque directo o indirecto; y la *meditación*; en la que hay un uso intencionado de la postura, la concentración, la contemplación y la visualización.

Tratamiento electroquímico (TEC) Método que emplea la corriente directa para tratar el cáncer. Se insertan electrodos de platino en los tumores y se aplica un voltaje constante de menos de 10 V para producir una corriente de 40 a 80 mA entre el ánodo y el cátodo, con una duración de 30 minutos o varias horas.

Las definiciones enunciadas arriba no son completas; para más información, consultar libros como Micozzi: *Fundamentals of complementary and alternative medicine* y Spencer JW: *Complementary/alternative medicine: an evidence-based approach.*

Plantas de uso frecuente con riesgos documentados o sospechados

Plantas de uso frecuente con riesgo documentado o sospechado

Planta	Origen de la planta	Uso habitual	Comentario
Acónito	*Aconitum napellus*	Analgésica, antipirética, curación de heridas	Efectos secundarios incluidos arritmias y parálisis respiratoria.
Aloe (interna)	*Aloe barbadenis, Aloe vera,* varias especies de *Aloe*	Estreñimiento, tonicidad general, curación de heridas	Efectos secundarios incluidos dolores gastrointestinales (GI), diarrea, nefritis, hipopotasemia, albuminuria y hematuria con el uso crónico.
Borraja	*Borago officinalis*	Antidiarreico, diurético	Contiene niveles bajos de alcaloides de pirrolizidina (licopsamina, amabilina, tesinina) que son potencialmente hepatotóxicos y carcinogénicos.
Cálamo	*Acorus calamos*	Antipirético, digestivo	Algunas especies contienen beta asarona, que puede ser carcinogénica.
Camedrio	*Teucrium chamaedrys*	Supresor del apetito	Contiene derivados diterpneoides potencialmente hepatotóxicos.
Chaparral	*Larrea tridentata*	Anticancerosa	Casos descritos de toxicidad hepática.
Consuelda	*Symphytum officinale,* varias especies de *Symphytum*	Heridas, esguinces, hematomas	Contiene alcaloides de pirrolizidina potencialmente hepatotóxicos y carcinogénicos.
Efedra (Ma-huang)	*Ephedra sinica,* varias especies de *Ephedra*	Supresor del apetito, broncodilatador, potenciador del rendimiento atlético (con frecuencia junto con plantas que contienen cafeína)	Efectos secundarios que incluyen insomnio, irritabilidad, alteraciones GI, retención urinaria, taquicardia. Su mal uso puede originar hipertensión y arritmias.
Fitolaca	*Phytolacca americana*	Anticanceroso, antirreumático	Contiene una mezcla de saponina, fitolacatoxina y PWM (un mitógeno proteináceo), que puede causar gastroenteritis, hipotensión y empeoramiento de la respiración.
Regaliz	*Glycyrrhiza glabra*	Antiulceroso, expectorante	Debe emplearse únicamente en bajas dosis y por cortos períodos (<4 semanas). Con dosis altas puede darse hipertensión, hipopotasemia y retención de sodio y agua.
Sasafras	*Sassafras albidum*	Antirreumático, antiespasmódico, estimulante	Contiene el aceite volátil safrole, potencialmente carcinógeno.
Senecio	*Senecio aureus*	Promueve la menstruación	Contiene alcaloides de pirrolizidina potencialmente hepatotóxicos y carcinogénicos.
Tusílago	*Tussilago farfara*	Antitusígeno, emoliente	Contiene alcaloides de pirrolizidina potencialmente hepatotóxicos y carcinogénicos.
Yohimbe	*Pausinystalia yohimbe*	Impotencia	Efectos secundarios incluidos ansiedad, nerviosismo, náuseas, vómitos y taquicardia.

De Novey DW: *A clinician's guide to complementary & alternative medicine,* St. Louis, 2000, Mosby.

Preparados a base de plantas de uso frecuente

Planta	Nombre científico	Uso habitual	Interacciones potenciales	Efectos secundarios potenciales	Contraindicaciones
Agracejo	*Arctostaphylos uva-ursi*	Inflamación del tracto urinario	Cualquier sustancia que acidifica la orina	Náuseas y vómitos	Embarazo, lactancia, niños menores de 12 años
Ajo	*Allium sativum*	Hiperlipidemia; otros usos: antibiótico; antineoplásico; antifúngico, antihipertensivo, antiinflamtorio, hipoglucemiante	Anticoagulantes, antiagregantes	Alteraciones GI, olor a ajo; puede aumentar el nivel de insulina, reducción de la producción de glucosa; altas dosis: anemia	Embarazo y lactancia
Aloe vera (uso externo)	*Aloe barbendenis, Aloe vera,* varias especies de *Aloe*	Externo: quemaduras de primer grado, cortes, abrasiones	Desconocidas	Dermatitis de contacto	Puede retrasar la curación de heridas profundas verticales (quirúrgicas)
Arándano	*Vaccinium myrtillus*	Aterosclerosis, hematomas, diarrea, inflamación local de las membranas mucosas	Anticoagulantes y antiagregantes (posible)	Consumo excesivo de bayas; estreñimiento	Desconocidas
Árbol del té	*Melaleuca alternifolia*	Externo: bacteriostático	Desconocidas	Dermatitis alérgica de contacto	Desconocidas
Árnica (uso externo)	*Arnica montana*	Externo: curación de heridas, inflamación	Desconocidas	Dermatitis de contacto, puede dañar la piel con el uso prolongado	Desconocidas
Astragalus (o tragacanto)	*Astragalus membranaceus*	Resfriados, gripe, infecciones menores, hiperlipidemia, hiperglucemia (no demostrado)	Desconocidas	Desconocidas	Desconocidas
Caléndula	*Calendula officinalis*	Externo: curación de heridas	Desconocidas	Desconocidos	Desconocidas
Camomila	*Matricaria recutita* (antes *M. chamomile, Chamomile recutita*)	Externo: inflamación de la piel y mucosas; interno: espasmos GI y enfermedad inflamatoria intestinal	Puede retrasar la absorción concomitante de otros fármacos en el intestino	Alergias (raras)	Alergias a la camomila (y otras plantas de la familia de las margaritas); no utilizar en el embarazo
Cardo bendito	*Centaurea enedictus*	Estimulante del apetito, dispepsia	Desconocidas	Alergia	Alergia al producto
Cardo mariano	*Silbum marianum*	Dispepsia, tratamiento de soporte de la lesión tóxica hepática	Desconocidas	Leve diarrea	Desconocidos
Cáscara sagrada	*Rhamnus purshiana*	Estreñimiento	Con el uso crónico y por pérdida de potasio: glucósidos cardíacos, diuréticos tiacídicos, corticoides, raíz de regaliz	Dolores abdominales	Obstrucción intestinal, inflamación intestinal aguda
Castaño de Indias	*Aeculus hippocastanum*	Insuficiencia venosa crónica	Desconocidas	Alteraciones GI, náuseas, prurito	Desconocidas
Caulófilo	*Caudalophyllum thalictroides*	Alteraciones menstruales; estimulante uterino	Desconocidas	Hipertensión, estimulación respiratoria, estimulación de la motilidad intestinal	No debe emplearse sin supervisión médica; embarazo, lactancia, niños
Cayena (Capsicum)	*Capsicum frutescens*	Externo: espasmos musculares, dolor crónico asociado con el herpes zóster, neuralgia del trigémino, trauma quirúrgico	Desconocidas	Sensación de quemazón local, reacción de hipersensibilidad	Piel herida, alergia

Centella asiática	*Centella asiática* (antes *Hydrocotyle asiatica*)	Externo: curación de heridas	Desconocidas	Hipersensibilidad	Desconocidas
Cimicífuga	*Cimifuga racemosa*	Dismenorrea, síntomas menopáusicos, síndrome premenstrual	Desconocidas	Molestias gástricas, mareo, alteraciones del sistema nervioso y visual, hipotensión, bradicardia, aumento de la transpiración	Embarazo, lactancia
Cúrcuma	*Curcuma longa*	Dispepsia	Desconocidas	Desconocidos	Obstrucción al paso de la bilis
Diente de león	*Tanaxacum officinale*	Estimulador del apetito, dispepsia	Desconocidas	Dermatitis de contacto, molestias gástricas	Desconocidas
Dong-quai	*Angelica sinensis*	Estimulante SNC, supresor del sistema inmune, analgésico, estimulante uterino (eficacia controvertida)	Contiene derivados cumarínicos, monitorizar con warfarina; posible sinergismo con bloqueantes de canales de calcio	Fotosensibilidad; reduce la presión arterial, posible estimulación del SNC; posiblemente carcinogénico (contiene safrole)	Embarazo
Eleutero	*Eleutherococcus senticosus*	Mejora del estado general	Digitálicos	Altas dosis: irritabilidad, insomnio, ansiedad; erupciones cutáneas, cefalea, diarrea, hipertensión, dolor pericárdico en la enfermedad reumática	Similares al ginseng
Equinácea	*Echinacea angustifolia, E. pallida, E. purpurea*	Tratamiento de soporte para catarros y gripe	Desconocidas	Sensación de cosquilleo local y acorchamiento con zumos	No se recomienda su uso a largo plazo; enfermedades sistémicas progresivas como tuberculosis, leucosis, colagenosis, esclerosis múltiple, SIDA e infección por VIH y enfermedades autoinmunitarias; alergia a las plantas de la familia de las margaritas
Espino blanco	*Crataegus spp.*	Insuficiencia cardíaca congestiva; estadio II de NYHA	Fármacos cardiotónicos, antihipertensivos	Altas dosis: hipotensión y sedación; náuseas, fatiga, sudoración, exantema; ninguno	Embarazo, lactancia
Eufrasia	*Eyphrasia officinalis*	Tópica: conjuntivitis, irritación ocular	Desconocidas	Desconocidos; no se recomienda por el riesgo de contaminación con preparaciones caseras no estériles	Ver "efectos secundarios potenciales"
Fenugreco	*Trigonella foenum-graecum*	Externo: inflamación; interno: estimulante del apetito	Desconocidas	Reacciones cutáneas con aplicaciones externas repetidas	Desconocidas
Flor de la pasión	*Passiflora incarnata*	Ansiedad, insomnio (no demostrado)	Desconocidas	Desconocidos; puede tener actividad IMAO	Desconocidas

Continúa

Preparados a base de plantas de uso frecuente (cont.)

Planta	Nombre científico	Uso habitual	Interacciones potenciales	Efectos secundarios potenciales	Contraindicaciones
Fo-ti	*Polygonum multiforum*	Rejuvenecimiento, alteración de la función del hígado y del riñón, insomnio, hiperlipidemia, inmunosupresión, antibiótico	Desconocidas	Desconocidos	Embarazo
Ginkgo	*Ginkgo biloba*	Tratamiento sintomático del síndrome orgánico cerebral relacionado con la edad, enfermedad arterial periférica oclusiva (estadio II de Fontaine), disfunción sexual inducida por ISRS, tinnitus, vértigo	Anticoagulantes, antiagregantes, trombolíticos	Alteraciones GI, cefalea, reacción alérgica cutánea; se han descrito casos de hemorragia espontáneo	Desconocidas
Ginseng	*Panax ginseng, P. quinquefolia*	Mejora del estado general	Anticoagulantes, antiagregantes, trombolíticos; puede potenciar los IMAO; estimulantes (incluida la cafeína), fármacos antipsicóticos, terapia hormonal	Altas dosis: dolor mamario, nerviosismo, excitación; efectos estrogénicos en mujeres; hipotensión, hipertensión	Empleo crónico (debe consumirse 2 semanas y descansar otras 2 semanas); enfermedades agudas, cualquier forma de hemorragia; embarazo y lactancia
Harpagofito	*Arpagophytum procumbens*	Estimulador del apetito, tratamiento de soporte para las enfermedades degenerativas del sistema locomotor	Desconocidas	Desconocidos	Úlceras gástricas y duodenales; colelitiasis (tomar sólo tras consultar con el médico)
Hidrastis	*Hydrastis canadensi*	Inflamación de las membranas mucosas (no probado); no enmascara drogas ilegales en la orina	Puede interferir con la capacidad del colon de producir vitaminas B y puede reducir su absorción; heparina (posible)	Hipoglucemia	Embarazo y lactancia
Hierba de San Juan	*Hypericum perforatum*	Externo: aceite para heridas leves y quemaduras; interno: depresión leve-moderada	IMAO; ISRS y otros antidepresivos, simpaticomiméticos	Posible fotosensibilización, trastornos GI	Embarazo y lactancia
Hisopo	*Hyssopus officinalis*	Faringitis, expectorante	Desconocidas	Desconocidos	Desconocidas
Jengibre	*Zingiber officinale*	Dispepsia, prevención del mareo	Anticoagulantes, antiagregantes, bloqueantes de los canales de calcio (posible)	Ninguno; alteraciones GI con dosis altas	Colelitiasis (emplear únicamente tras consultar con el médico); embarazo (controvertido)
Kava	*Piper methysticum*	Ansiedad, inquietud, inducción del sueño	Potenciación de los depresores del SNC y del alcohol	Uso crónico: kavaismo con piel seca, descamada y descolorida y ojos rojos; acortamiento de la boca al masticar, depresión del SNC	Embarazo, lactancia, depresión endógena
Malvavisco	*Althaea officinalis*	Ingesta, irritación de la mucosa oral y faríngea	Puede retrasar la absorción de otros fármacos tomados simultáneamente	Desconocidos	Desconocidas

Matricaria	Tanacetum parthenium	Profilaxis de la migraña	Anticoagulantes, antiagregantes, trombolíticos	Ulceración bucal al masticar las hojas, irritación oral, alteraciones GI, aumento de la frecuencia cardiaca	Alergia a la matricaria y a otras plantas de la familia de las margaritas; embarazo
Menta	Mentha X piperita	Externo: mialgia y neuralgia; interno: espasmos GI, náuseas, inflamación de la mucosa oral	Externo: irritación de las membranas mucosas; uso abusivo: ardor de estómago, relajación de esfínter esofágico	Externo: dermatitis de contacto; interno: irritación de la boca, temblor muscular, reacciones de hipersensibilidad, ardor de estómago, bradicardia	Obstrucción de los conductos biliares, inflamación de la vesícula biliar, lesión hepática grave, embarazo
Olmo americano	Scutellaria lateriflora	Faringitis, trastornos inflamatorios GI	Desconocidas	Dermatitis de contacto	Desconocidas
Onagra	Oenothera biennis	Hiperlipidemia, eczema atópico	Desconocidas	Náuseas, alteraciones GI, cefalea	Desconocidas
Ortiga	Urtica dioica	Hiperplasia prostática benigna	Desconocidas	Alergia	Embarazo; alteraciones renales y cardiacas
Pao d'arco	Tabebuia impetiginosa	Cáncer	Vitamina K	Uso crónico: anemia	Trastornos de la coagulación
Pigeum	Pygeum africanum	Hiperplasia prostática benigna	Desconocidas	Alteraciones GI	Desconocidas
Plátano	Plantago major	Externo: inflamación de la piel; interna: tos, inflamación de la mucosa oral y faríngea	Desconocidas	Desconocidos	Desconocidas
Ráspano	Vaccinium macrocarpon	Prevención de la infección del tracto urinario	Desconocidas	Uso frecuente: diarrea	Desconocidas
Regaliz	Glycyrrhiza glabra	Úlceras gástricas y duodenales	Por pérdida de potasio; digitálicos, diuréticos tiacídicos, corticosteroides, regaliz	Con empleo prolongado y dosis altas: efectos mineralcorticoides incluyendo retención de sodio y agua, hipopotasemia, mioglobinuria	Patología de la vesícula biliar y del riñón, feocromocitoma y otros tumores adrenales, enfermedades que causan hipopotasemia, ayuno, anorexia y bulimia, hipotiroidismo no tratado
Sabal	Serenoa repens	Hiperplasia prostática benigna, estadios I y II	Tratamiento hormonal	Alteraciones GI	Embarazo, lactancia, niños, cáncer de mama
Semillas de uva	Vitis vinifera	Antioxidante	Desconocidas	Desconocidos	Desconocidas
Uña de gato	Uncaria tomentosa, U. guianesis	Cáncer (anecdótico)	Desconocidas	Desconocidos	Desconocidas
Valeriana	Valeriana officinalis	Nerviosismo, trastornos del sueño	Posible con depresores del SNC y alcohol	Olor fuerte, desagradable; cefalea, excitabilidad, alteraciones cardiacas, rara vez adormecimiento matinal	Desconocidas
Vitex (árbol casto)	Vitex agnus-castus	Trastornos menstruales	Puede interferir con antagonistas dopaminérgicos	Alteraciones GI, picor, urticaria	Desconocidas

SIDA, Síndrome de inmunodeficiencia adquirida; SNC, sistema nervioso central; GI, gastrointestinal; HIV, virus de la inmunodeficiencia humana; IMAO, inhibidor de la monoaminooxidasa; NYHA, New York Heart Association; ISRS, inhibidor selectivo de la recaptación de serotonina.

Interacciones fármacos/plantas

La siguiente tabla enumera las interacciones fármaco/planta conocidas de entre las plantas incluidas en este libro. Los fármacos y clases de fármacos que se sabe interaccionan con productos derivados de plantas se muestran en la primera columna en orden alfabético, al lado de los nombres de las plantas con las que interaccionan.

El lector no debe asumir que un producto derivado de plantas no incluido en esta lista es seguro en asociación con fármacos. La investigación al respecto evoluciona muy rápidamente y cada día se conocen nuevas interacciones. Siempre se deben tomar los productos de plantas con cautela, especialmente cuando se toman junto con fármacos.

Obtenido de Skidmore-Roth L: *Mosby's Handbook of Herbs & Natural Supplements*, St. Louis, 2004, Mosby.

Fármaco/grupo farmacológico	Planta	Interacción
Acetazolamida	Quinina	Con acatazolamida puede ser tóxico, no tomar conjuntamente
Ácido ascórbico	Cromo	↑ la absorción de ambos tomados conjuntamente
Adenosina	Guarana	Puede ↓ la respuesta a la adenosina
Ahorradores de potasio	Aloe	Tomado vía oral puede ↑ los efectos de los efectos de los fármacos ahorradores de potasio
AINE	Agracejo	Puede ↑ el efecto de los AINE
AINE	Arándano	Puede ↑ la acción de los AINE
AINE	Condroitín	Puede ↑ el sangrado
AINE	Cúrcuma	Puede ↑ el riesgo de sangrado, no tomar simultáneamente
AINE	Gossypol	El uso simultáneo puede producir distrés y lesión tisular gastrointestinal
AINE	Hierba de San Juan	Combinadas pueden producir fotosensibilidad grave, no tomar simultáneamente
AINE	Sabal	Puede ↑ el tiempo de sangrado, no tomar simultáneamente
AINE	Trébol de agua	Puede ↑ el riesgo de sangrado
AINE tópico	Jaborandi	La acción del jaborandi ↓ cuando se toma junto con AINE tópicos, no tomar simultáneamente
Alcohol	Areca	↑ efectos del alcohol
Alcohol	Camomila	Puede ↑ efectos del alcohol
Alcohol	Hidrastis	Puede ↑ efectos del alcohol
Alcohol	Hierba de San Juan	Puede ↑ la inhibición de la MAO, no tomar conjuntamente
Alcohol	Lavanda	↑ sedación cuando se consume con lavanda, no tomar conjuntamente
Alcohol	Leitneria	Puede ↑ efecto anticolinérgico
Alcohol	Lúpulo	↑ efectos sobre SNC
Alcohol	Nébeda	Puede potenciar los efectos del alcohol
Alcohol	Piscidia	↑ efectos del alcohol, no tomar conjuntamente
Alcohol	Salvia	↑ acción del alcohol
Amantadina	Estramonio	↑ los efectos anticolinérgicos
Analgésicos	Cola nitida	Puede ↑ el efecto de los analgésicos
Anestésicos	Efedra	Causa ↑ de arritmias cuando se usa con anestésicos alótanos
Anfetaminas	Eucalipto	Puede ↓ el efecto de las anfetaminas
Anfetaminas	Hierba de San Juan	Puede causar síndrome serotoninérgico
Anfetaminas	Khat	↑ su acción
Anfetaminas	Rauwolfia	Puede ↓ los efectos presores, no tomar simultáneamente
Ansiolíticos	Prímula	Puede ↑ el efecto de los ansiolíticos
Antiácidos	Cambrón	Puede ↓ la acción del cambrón si se toman dentro de la siguiente hora
Antiácidos	Cáscara sagrada	Puede ↓ la acción de la cáscara si se toman dentro de la siguiente hora
Antiácidos	Estramonio	↓ de la acción del estramonio
Antiácidos	Ricino	Para evitar una absorción reducida del ricino, no tomar dentro de la siguiente hora
Antiácidos	Ruibarbo chino	Pueden ↓ la eficacia del ruibarbo chino si se toman dentro de la siguiente hora
Antiácidos	Té verde	Pueden ↓ los efectos terapéuticos del té verde
Antianginosos	Caulófilo	Puede ↓ la acción de los antianginosos, causando dolor torácico
Antiarrítmicos	Acónito	↑ toxicidad
Antiarrítmicos	Aloe	Interno puede ↑ los efectos de los antiarrítmicos
Antiarrítmicos	Cambrón	Puede causar hipopotasemia con el uso crónico y potenciar los efectos de los antiarrítmicos
Antiarrítmicos	Cáscara sagrada	Puede causar hipopotasemia con el uso crónico y potenciar los efectos de los antiarrítmicos
Antiarrítmicos	Escrofularia	Puede ↑ los efectos de los antiarrítmicos
Antiarrítmicos	Fumaria	Puede ↑ los efectos de los antiarrítmicos

Fármaco/grupo farmacológico	Planta	Interacción
Antiarrítmicos	Harpagofito	Utilizar con precaución por sus posibles efectos inotrópicos y cronotrópicos
Antiarrítmicos	Hidrastis	Puede ↑ los efectos de los antiarrítmicos
Antiarrítmicos	Khat	↑ su acción
Antiarrítmicos	Marrubio	↑ el efecto de la serotonina, no tomar simultáneamente
Antiarrítmicos	Regaliz	↑ los efectos cardíacos de los antiarrítmicos, no tomar simultáneamente
Antiarrítmicos	Retama	Puede ↑ los efectos de los antiarrítmicos
Antiarrítmicos	Ruibarbo chino	Puede causar hipopotasemia con el uso crónico y potenciar los efectos de los antiarrítmicos
Antiarrítmicos	Tusílago	Puede antagonizar a los antiarrítmicos
Antibióticos	Acidophilus	No tomar simultáneamente
Anticoagulantes	Agrimonia	Puede ↓ el tiempo de coagulación
Anticoagulantes	Ajenjo	Puede ↑ riesgo de hemorragia, no tomar simultáneamente
Anticoagulantes	Ajo	Puede ↑ la hemorragia cuando se toma simultáneamente
Anticoagulantes	Álamo	Puede ↑ el tiempo de hemorragia si se toma con anticoagulantes, no tomar simultáneamente
Anticoagulantes	Alfalfa	Puede prolongar el sangrado
Anticoagulantes	Angelica	Puede prolongar el sangrado
Anticoagulantes	Aquilea	Puede ↑ riesgo de sangrado, no tomar simultáneamente
Anticoagulantes	Arándano	Puede ↑ la acción de los anticoagulantes
Anticoagulantes	Buchu	Puede ↑ la acción de los anticoagulantes y causar sangrado
Anticoagulantes	Camomila	Puede interferir con la acción de los anticoagulantes
Anticoagulantes	Cártamo	Puede potenciar la acción anticoagulante, no tomar simultáneamente
Anticoagulantes	Castaño de caballo	↑ riesgo de sangrado grave, no tomar simultáneamente
Anticoagulantes	Coenzima Q10	Puede ↓ la acción de los anticoagulantes
Anticoagulantes	Cola de león	Puede ↑ riesgo de sangrado, no tomar simultáneamente
Anticoagulantes	Condroitín	Puede ↑ el sangrado
Anticoagulantes	Cúrcuma	Puede ↑ riesgo de sangrado, no tomar simultáneamente
Anticoagulantes	Euforbia	Puede ↑ los efectos de los anticoagulantes, no tomar simultáneamente
Anticoagulantes	Fenogreco	Riesgo de ↑ de sangrado cuando se toma simultáneamente
Anticoagulantes	Feverfew	Puede ↑ el efecto de los anticoagulantes
Anticoagulantes	Fresno espinoso	Puede ↑ el tiempo de sangrado si se toma con anticoagulantes, no tomar simultáneamente
Anticoagulantes	Fucus	Puede ↑ riesgo de sangrado, no tomar simultáneamente
Anticoagulantes	Gaulteria	Puede ↑ riesgo de sangrado, no tomar simultáneamente
Anticoagulantes	Ginkgo	↑ el riesgo de sangrado
Anticoagulantes	Ginseng	Puede ↓ la acción de los anticoagulantes
Anticoagulantes	Haba de la ciénaga	Puede ↑ el riesgo de sangrado
Anticoagulantes	Haba tonka	Puede ↑ riesgo de sangrado, no tomar simultáneamente
Anticoagulantes	Hidrastis	Puede ↓ los efectos de los anticoagulantes
Anticoagulantes	Jengibre	Puede ↑ el sangrado cuando se toma simultáneamente
Anticoagulantes	Kelp	Puede ↑ riesgo de sangrado, no tomar simultáneamente
Anticoagulantes	Levístico	Puede ↑ los efectos de los anticoagulantes, no tomar simultáneamente
Anticoagulantes	Lisina	La toma de grandes cantidades puede ↑ la toxicidad de los aminoglucósidos, no tomar simultáneamente
Anticoagulantes	Musgo de Irlanda	↑ los efectos de los anticoagulantes, no tomar simultáneamente
Anticoagulantes	Ortiga	Puede ↓ el efecto de los anticoagulantes, no tomar simultáneamente
Anticoagulantes	Pau d´arco	Puede ↑ riesgo de sangrado, no tomar simultáneamente
Anticoagulantes	Perejil	Cantidades importantes puede interferir con el tratamiento anticoagulante
Anticoagulantes	Piña	Puede ↑ el tiempo de sangrado si se toma con anticoagulantes, no tomar simultáneamente
Anticoagulantes	Pulmonaria	Puede ↑ los efectos de los anticoagulantes, no tomar simultáneamente
Anticoagulantes	Quinina	Puede ↑ la acción de los anticoagulantes, no tomar simultáneamente
Anticoagulantes	Sabal	Puede potenciar el efecto anticoagulante de los salicilatos, no tomar simultáneamente
Anticoagulantes	Senega	Puede ↑ el tiempo de sangrado, no tomar simultáneamente
Anticoagulantes	Ulmaria	Puede ↑ riesgo de sangrado, no tomar simultáneamente
Anticoagulantes	Viburno	↑ la acción de los anticoagulantes
Anticoagulantes	Visuaga	↑ riesgo de sangrado si se toma con anticoagulantes, no tomar simultáneamente
Anticoagulantes, orales	Dong quai	Puede ↑ los efectos de los anticoagulantes orales
Anticolinérgicos	Estramonio	↑ los efectos de los anticolinérgicos
Anticolinérgicos	Euforbia	Puede ↓ los efectos de los anticolinérgicos, no tomar simultáneamente
Anticolinérgicos	Jaborandi	Cuando se ingiere puede ↓ los efectos de los anticolinérgicos
Anticolinérgicos	Pelasites	Puede potenciar los efectos de los anticolinérgicos
Anticomiciales	Ginkgo	Puede reducir el efecto anticomicial
Anticomiciales	Ginseng	Puede proporcionar una acción anticomicial adicional cuando se toma simultáneamente
Anticomiciales	Salvia	Puede reducir la acción de los anticomiciales, no tomar simultáneamente
Anticonceptivos orales	Agnocasto	Puede interferir en la acción de los anticonceptivos orales
Anticonceptivos orales	Alfalfa	Puede alterar su acción
Anticonceptivos orales	Cimicifuga	Puede ↑ los efectos
Anticonceptivos orales	Hierba de San Juan	Combinada con anticonceptivos orales puede producir fotosensibilizada grave, no tomar simultáneamente
Antidepresivos	Hierba de San Juan	En combinación con estos fármacos puede generar fotosensibilidad grave, no tomar simultáneamente
Antidepresivos	Lúpulo	↑ los efectos en el SNC
Antidepresivos	Sam-e	Combinado con antidepresivos puede desencadenar un síndrome serotoninérgico, no tomar simultáneamente
Antidiabéticos	Alfalfa	Puede potenciar la acción hipoglucemiante
Antidiabéticos	Aloe	Ingerido puede ↑ los efectos de los antidiabéticos
Antidiabéticos	Bardana	Puede ↑ efecto hipoglucémico

Fármaco/grupo farmacológico	Planta	Interacción
Antidiabéticos	Castaño de indias	↑ efecto hipoglucémico
Antidiabéticos	Caulófilo	Puede ↓ la acción de los antidiabéticos
Antidiabéticos	Efedra	Puede ↑ la glucemia
Antidiabéticos	Eufrasia	Ingerido puede ↑ los efectos de los antidiabéticos
Antidiabéticos	Frambuesa	Puede ↑ hipoglucemia, monitorizar la glucemia plasmática
Antidiabéticos	Galega	No tomar simultáneamente los antidiabéticos orales
Antidiabéticos	Ginseng siberiano	Puede ↑ los niveles de los antidiabéticos, no tomar simultáneamente
Antidiabéticos	Glucosalina	Puede ↑ efecto hipoglucémico de los antidiabéticos orales
Antidiabéticos	Gotu kola	Puede ↓ la eficacia de los antidiabéticos
Antidiabéticos	Helenio	Puede ↓ la glucemia
Antidiabéticos	Jambul	↑ los efectos de los antidiabéticos, no tomar simultáneamente
Antidiabéticos	Marrubio	Potencia la hipoglucemia, no tomar simultáneamente
Antidiabéticos	Mirra	Puede ↑ efecto hipoglucémico, no tomar simultáneamente
Antidiabéticos	Mirto	Puede ↑ efecto hipoglucémico, no tomar simultáneamente
Antidiabéticos	Senega	Puede ↓ la eficacia de los antidiabéticos, no tomar simultáneamente
Antidiabéticos orales	Ajo	Dados los efectos hipoglucemiantes del ajo, las dosis de antidiabéticos orales deben ajustarse
Antidiabéticos orales	Arándano	Puede ↑ hipoglucemia
Antidiabéticos orales	Cilantro	Puede ↑ los efectos de los antidiabéticos orales
Antidiabéticos orales	Coenzima Q10	Antidiabéticos orales pueden ↓ la acción de la coenzima Q10 y deplecionar las reservas endógenas
Antidiabéticos orales	Diente de león	Puede ↑ los efectos de los antidiabéticos orales
Antidiabéticos orales	Eucalipto	Puede alterar la eficacia de los antidiabéticos
Antidiabéticos orales	Fenogreco	Puede producir hipoglucemia si se toma simultáneamente
Antidiabéticos orales	Ginseng	Puede ↑ efecto hipoglucemiante de los antidiabéticos orales
Antidiabéticos orales	Glucomanano	Puede ↑ efecto hipoglucemiante de los antidiabéticos orales
Antidiabéticos orales	Gymnema	Puede ↑ la acción de los antidiabéticos orales
Antidiabéticos orales	Laurel	Puede ↑ los efectos hipoglucémicos
Antidiabéticos orales	Polen de abeja	↓ la eficacia de los antidiabéticos, ↑ hiperglucemia
Antidiarreicos	Nuez moscada	Puede potenciarse, hacer seguimiento del estreñimiento
Antifúngicos	Gossypol	Uso simultáneo puede causar nefrotoxicidad
Antifúngicos, azoles	Hidrastis	Puede enlentecer el metabolismo de los antifúngicos
Antifúngicos, azoles	Regaliz	Puede ↑ los niveles de los antifúngicos, no tomar simultáneamente
Antihipertensivos	Aconita	↑ toxicidad
Antihipertensivos	Agracejo	Puede ↑ la acción de los antihipertensivos
Antihipertensivos	Aquilea	Puede ↑ la hipotensión, no tomar simultáneamente
Antihipertensivos	Astrágalo	Puede ↑ o ↓ la acción de los antihipertensivos
Antihipertensivos	Bardana	Puede ↑ los efectos hipotensores
Antihipertensivos	Betónica	Puede ↑ la acción de los antihipertensivos
Antihipertensivos	Caulófilo	↓ la acción de los antihipertensivos y ↑ la presión arterial
Antihipertensivos	Cilandrillo	↑ la hipotensión, utilizar con precaución
Antihipertensivos	Cimicífuga	Puede ↑ la acción de los antihipertensivos
Antihipertensivos	Cornejo jamaicano	↑ el efecto de los antihipertensivos, no tomar simultáneamente
Antihipertensivos	Diente de león	Puede ↑ el efecto de los antihipertensivos
Antihipertensivos	Espino	Puede ↑ la hipotensión, no tomar simultáneamente
Antihipertensivos	Guaraná	Puede ↓ el efecto de los antihipertensivos
Antihipertensivos	Hidrastis	Puede ↑ el efecto de los antihipertensivos
Antihipertensivos	Kelp	↑ el efecto de los antihipertensivos, no tomar simultáneamente
Antihipertensivos	Khat	↑ acción
Antihipertensivos	Muérdago	Puede ↑ la hipotensión, no tomar simultáneamente
Antihipertensivos	Musgo irlandés	↑ el efecto de los antihipertensivos, no tomar simultáneamente
Antihipertensivos	Regaliz	Puede ↑ la hipopotasemia, no tomar simultáneamente
Antihipertensivos	Retama	Puede ↑ el efecto de los antihipertensivos
Antihipertensivos	Ruda	Puede ↑ la vasodilatación, no tomar simultáneamente
Antihipertensivos	Sanguinaria	Puede ↑ los efectos hipotensores
Antihipertensivos	Tusílago	Puede antagonizar a los antihiprtensivos
Antihipertensivos	Uña de gato	Puede ↑ los efectos hipotensores
Antihipertensivos	Visuaga	↑ el efecto de los antihipertensivos, no tomar simultáneamente
Antihistamínicos	Cornejo jamaicano	Puede ↑ el efecto, no tomar simultáneamente
Antihistamínicos	Khat	↑ acción
Antihistamínicos	Lavanda	↑ la sedación, no tomar simultáneamente
Antihistamínicos	Leitheria	Puede ↑ el efecto anticolinérgico
Antihistamínicos	Lúpulo	↑ efectos sobre SNC
Antimigrañosos	Pelasites	Puede potenciar el efecto de los antimigrañosos
Antineoplásicos	Tejo	Puede ↑ la mielosupresión, no tomar simultáneamente
Antiparkinsonianos	Kava	↑ los síntomas de parkinsonismo, no tomar simultáneamente
Antiplaquetarios	Arándano	Puede causar antiagregación
Antiplaquetarios	Dong quai	Puede ↑ los efectos de los antiplaquetarios
Antiplaquetarios	Ginkgo	↑ el riesgo de sangrado
Antiplaquetarios	Jengibre	Puede ↑ el riesgo de sangrado
Antiplaquetarios	Matricaria	Puede ↑ los efectos de los antiplaquetarios
Antiplaquetarios	Sabal	Puede ↑ el sangrado, no tomar simultáneamente
Antiplaquetarios	Trébol de agua	Puede ↑ el riesgo de sangrado
Antipsicóticos	Kava	Puede originar trastornos neurolépticos
Antipsicóticos	Lúpulo	↑ efectos sobre SNC
Antirretrovirales	Hierba de San Juan	Tomada por vía oral junto a indinavir puede ↓ la acción del antirretroviral

Continúa

Fármaco/grupo farmacológico	Planta	Interacción
Aspirina	Arándano	Puede ↑ la acción anticoagulante de la aspirina
Aspirina	Castaño de indias	↑ el riesgo de sangrado grave, no tomar simultáneamente
Aspirina	Trébol de agua	Puede ↑ el riesgo de sangrado
Atropina	Cardo santo	Forma un complejo insoluble con la atropina, no tomar simultáneamente
Barbitúricos	Bálsamo de limón	Puede potenciar los efectos sedantes de los barbitúricos
Barbitúricos	Cornejo jamaicano	↑ los efectos de los barbitúricos, no tomar simultáneamente
Barbitúricos	Eucalipto	Puede ↓ el efecto de los barbitúricos
Barbitúricos	Euforbia india	Puede ↑ los efectos de los barbitúricos, no tomar simultáneamente
Barbitúricos	Kava	↑ sedación
Belladona, alcaloides de la	Mandrágora	Puede ↓ los efectos laxantes de la mandrágora, no tomar simultáneamente
Benzodiazepinas	Café	↓ los efectos de las benzodiazepinas
Benzodiazepinas	Cola nitida	Puede ↓ los efectos de los productos del árbol
Benzodiazepinas	Hidrastis	Puede enlentecer el metabolismo de las benzodiazepinas
Benzodiazepinas	Kava	↑ sedación y el coma, no tomar simultáneamente
Benzodiazepinas	Melatonina	Puede ↑ los efectos ansiolíticos de las benzodiazepinas, usar con precaución
Betabloqueantes	Areca	↑ la acción de los betabloqueantes
Betabloqueantes	Café	La cafeína del café puede ↑ la presión arterial en aquellos tomando betabloqueantes
Betabloqueantes	Coenzima Q10	Betabloqueantes pueden ↓ la acción de la coenzima Q10 y deplecionar las reservas endógenas
Betabloqueantes	Cola de león	Puede ↓ la frecuencia cardíaca, no tomar simultáneamente
Betabloqueantes	Cola nitida	Puede ↑ la presión arterial en aquellos tomando betabloqueantes
Betabloqueantes	Efedra	Puede ↑ la presión arterial en aquellos tomando betabloqueantes
Betabloqueantes	Escrofularia	Puede ↑ los efectos de los betabloqueantes
Betabloqueantes	Fumaria	Puede ↑ los efectos de los betabloqueantes
Betabloqueantes	Guaraná	Puede ↑ los efectos de los betabloqueantes
Betabloqueantes	Hidrastis	Puede ↑ los efectos de los betabloqueantes
Betabloqueantes	Jaborandi	Tomado por vía oral puede ↑ las reacciones cardiovasculares adversas, no tomar simultáneamente
Betabloqueantes	Khat	↑ la acción
Betabloqueantes	Lirio del valle	Puede ↑ los efectos, no tomar simultáneamente
Betabloqueantes	Petasites	Puede potenciar los efectos de los betabloqueantes
Betanecol	Jaborandi	Tomado por vía oral ↑ los efectos colinérgicos
Bloqueantes alfa adrenérgicos	Pimienta de cayena	Puede ↓ la acción de los bloqueantes alfa adrenérgicos
Bloqueantes alfa adrenérgicos	Rusco	Puede ↓ la acción de los bloqueantes alfa adrenérgicos
Bloqueantes alfa adrenérgicos	Yohimbe	Puede originar ↑ de toxicidad, no tomar simultáneamente
Broncodilatadores	Café	Grandes cantidades de café pueden ↑ los efectos de algunos broncodilatadores
Broncodilatadores	Guaraná	Puede ↑ los efectos de los broncodilatadores
Broncodilatadores	Té verde	Grandes cantidades de té verde pueden ↑ los efectos de algunos broncodilatadores
Cafeína	Creatina	Puede ↓ los efectos de la creatina
Calcio, suplementos de	Cartílago de tiburón	Puede ↑ los niveles de calcio
Calcioantagonistas	Agracejo	Puede ↑ los efectos de los calcioantagonistas
Calcioantagonistas	Areca	Puede ↑ los efectos de los calcioantagonistas
Calcioantagonistas	Bardana	Puede ↑ los efectos hipotensores
Calcioantagonistas	Hidrastis	Puede enlentecer el metabolismo de los calcioantagonistas
Calcioantagonistas	Khat	↑ acción
Calcioantagonistas	Lirio del valle	Puede ↑ los efectos, no tomar simultáneamente
Calcioantagonistas	Visnaga	↑ la hipotensión, no tomar simultáneamente
Calcitonina	Romaza	Puede ↑ la hipocalcemia, no tomar simultáneamente
Carbamazepina	Plátano	Puede ↓ los efectos de la carbamazepina, no tomar simultáneamente
Carbidopa	Octacosanol	Puede producir discinesia utilizado junto a carbidopa/levodopa, no tomar simultáneamente
Cardíacos, fármacos	Jacinto del Perú	Puede ↑ los efectos de los fármacos cardíacos, causando toxicidad mortal, no tomar simultáneamente
Cardíacos, fármacos	Kudzu	Potencia los efectos de los fármacos cardíacos, no tomar simultáneamente
Cardíacos, fármacos	Plátano	Puede ↑ los efectos de los fármacos cardíacos no tomar simultáneamente
Cardíacos, fármacos	Rauwolfia	Puede ↑ la hipotensión, no tomar simultáneamente
Ciprofloxacino	Eneldo	Afecta a la absorción, distribución y eliminación del ciprofloxacino; las tomas deben separarse al menos dos horas
Clonidina	Pimienta de cayena	Puede ↓ los efectos antihipertensivos de la clonidina
Colinérgicos oftálmicos	Jaborandi	Tomado vía oral ↑ los efectos colinérgicos
Corticoides	Cambrón	Riesgo de hipopotasemia
Corticoides	Cáscara sagrada	Riesgo de hipopotasemia
Corticoides	Perilla	Puede ↑ los efectos de los corticoides, no tomar simultáneamente
Corticoides	Regaliz	Puede ↑ los efectos de los corticoides, no tomar simultáneamente
Corticoides	Ruibarbo chino	El uso crónico puede causar hipopotasemia y potenciar los efectos de los corticoides
CYP2A6, fármacos metabolizados por	Condurango	Usar con precaución
CYP3A4, fármacos metabolizados por	Cereza	Puede enlentecer el metabolismo, no tomar simultáneamente
CYP450, fármacos metabolizados por	Cardo mariano	No tomar simultáneamente
CYP450, fármacos metabolizados por	Condurango	Usar condurango con precaución, especialmente en pacientes con problemas hepáticos

Fármaco/grupo farmacológico	Planta	Interacción
CYP450, fármacos metabolizados por	Hierba mota	No tomar junto a fármacos metabolizados por CYP450
CYP450, fármacos metabolizados por	Lúpulo	↓ los niveles de CYP450
CYP450, fármacos metabolizados por	Mirto	No tomar simultáneamente
CYP450, fármacos metabolizados por	Pimienta negra	Evitar tomar simultáneamente
Descongestionantes	Khat	↑ la acción
DHEA	Melatonina	Puede ↓ la producción de citocinas, no tomar simultáneamente
Disulfiram	Euforbia india	No tomar simultáneamente
Disulfiram	Senna	No tomar simultáneamente
Diuréticos	Agracejo	La toma simultánea puede producir pérdida de electrólitos, principalmente hipopotasemia
Diuréticos	Cilandrillo	↑ la hipotensión, usar con precaución
Diuréticos	Cola de caballo	↑ los efectos de los diuréticos, no tomar simultáneamente
Diuréticos	Diente de león	Puede ↑ la diuresis, originando pérdida de líquidos y desequilibrios electrolíticos
Diuréticos	Gossypol	La toma simultánea puede producir hipopotasemia grave
Diuréticos	Hierba mate	Puede ↑ los efectos de los diuréticos, no tomar simultáneamente
Diuréticos	Ortiga	Puede ↑ los efectos de los diuréticos, originando deshidratación e hipopotasemia, no tomar simultáneamente
Diuréticos	Pepino	Puede ↑ el efecto diurético de otros diuréticos
Diuréticos	Regaliz	Puede ↑ la hipopotasemia, no tomar simultáneamente
Diuréticos	Romaza	Puede ↑ la hipocalcemia, no tomar simultáneamente
Diuréticos	Visuaga	↑ la hipotensión, no tomar simultáneamente
Diuréticos de asa	Aloe	Puede ↑ los efectos de los diuréticos de asas tomado vía oral
Diuréticos de asa	Hierba de San Juan	Puede producir fotosensibilidad grave, no tomar simultáneamente
Diuréticos tiazídicos	Aloe	Puede ↑ los efectos de la tiazidas tomado vía oral
Diuréticos tiazídicos	Cambrón	La toma simultánea puede originar hipopotasemia
Diuréticos tiazídicos	Cáscara sagrada	La toma simultánea puede originar hipopotasemia
Diuréticos tiazídicos	Hierba de San Juan	Puede producir fotosensibilidad grave, no tomar simultáneamente
Diuréticos tiazídicos	Ruibarbo chino	El uso crónico puede producir hipopotaemia y potenciar los efectos de las tiazidas
Econazol, crema vaginal	Equinácea	Puede ↓ la acción de la crema
Efedrina	Rauwolfia	Puede ↓ los efectos presores, no tomar simultáneamente
Electrólitos, soluciones de	Agar	↑ la deshidratación
Eméticos	Marrubio	Granisetrón y ondansetrón ↑ el efecto serotoninérgico, no tomar simultáneamente
Epinefrina	Rauwolfia	Puede ↓ los efectos presores, no tomar simultáneamente
Ergotamínicos	Marrubio	↑ el efecto serotoninérgico, no tomar simultáneamente
Escopolamina	Cardo santo	Forma un complejo insoluble con la escopolamina; no tomar simultáneamente
Estatinas	Hidrastis	Puede enlentecer el metabolismo de las estatinas
Esteroides sistémicos	Aloe	Tomado por vía oral ↑ los efectos de los esteroides sistémicos
Estimulantes	Ginseng siberiano	No se recomienda el uso conjunto ya que puede producirse sobreestimulación
Estimulantes	Ginseng	La sobreestimulación puede darse con el uso conjunto
Estimulantes cerebrales	Cola de caballo	↑ los efectos sobre el SNC, no tomar simultáneamente
Estimulantes cerebrales	Melatonina	Puede tener un efecto sinérgico y exacerbar el insomnio, no tomar simultáneamente
Estrógenos	Alfalfa	Puede alterar la acción
Estrógenos	Lúpulo	↑ los niveles hormonales
Fármacos antiglaucoma	Areca	↓ los efectos de los fármacos antiglaucoma
Fármacos hepatotóxicos	Cardo santo	Evitar el uso simultáneo
Fenitoína	Romaza	Puede ↑ la hipocalcemia, no tomar simultáneamente
Fenitoína	Valeriana	Puede antagonizar los efectos terapéuticos de los medicamentos que contienen fenitoína, no tomar simultáneamente
Fenotiazinas	Aceite de Onagra	Puede producir convulsiones
Fenotiazinas	Coenzima Q10	Algunas fenotiazinas pueden ↓ la acción de la coenzima Q10 y deplecionar los depósitos endógenos
Fenotiazinas	Efedra	Puede darse taquicardia con el uso conjunto
Fenotiazinas	Estramonio	↓ la acción de las fenotiazinas
Fenotiazinas	Leitheria	Puede ↑ el efecto anticolinérgico
Fenotiazinas	Yohimbe	Puede ↑ la toxicidad, no tomar simultáneamente
Fluoroquinolonas	Cola nítida	Puede ↑ los efectos de los productos del árbol cola nitida
Glucocorticoides	Jacinto del Perú	Puede ↑ los efectos de los glucocorticoides, no tomar simultáneamente
Glucosa	Creatina	Puede ↑ el depósito de creatina en el músculo
Glucósidos cardíacos	Aconita	↑ toxicidad
Glucósidos cardíacos	Adelfa	Puede causar toxicidad digitálica mortal, no tomar simultáneamente
Glucósidos cardíacos	Aloe	Tomado vía oral puede ↑ los efectos de los glucósidos cardíacos
Glucósidos cardíacos	Areca	↑ los efectos de los glucósidos cardíacos
Glucósidos cardíacos	Cambrón	Su toma crónica puede causar hipopotasemia y potenciar los efectos de los glucósidos cardíacos
Glucósidos cardíacos	Cardo santo	Forma un complejo insoluble con los glucósidos cardíacos, no tomar simultáneamente
Glucósidos cardíacos	Cáscara sagrada	Su toma crónica puede causar hipopotasemia y potenciar los efectos de los glucósidos cardíacos
Glucósidos cardíacos	Cilandrillo	Puede ↑ la cardiodepresión, no tomar simultáneamente
Glucósidos cardíacos	Cola de caballo	↑ la toxicidad y ↑ la hipopotasemia
Glucósidos cardíacos	Cola de león	Puede ↓ la frecuencia cardíaca, no tomar simultáneamente
Glucósidos cardíacos	Condurango	Puede ↓ la absorción de la digoxina y digitoxina al tomar simultáneamente
Glucósidos cardíacos	Escrofularia	Puede ↑ la acción de la escrofularia

Continúa

Fármaco/grupo farmacológico	Planta	Interacción
Glucósidos cardíacos	Espino blanco	Puede ↑ los efectos de los glucósidos cardíacos
Glucósidos cardíacos	Flor de junco	Puede ↑ los efectos de los glucósidos cardíacos, no tomar simultáneamente
Glucósidos cardíacos	Fumaria	Puede ↑ los efectos de los glucósidos cardíacos
Glucósidos cardíacos	Ginseng siberiano	Puede ↑ los niveles de los glucósidos cardíacos, no tomar simultáneamente
Glucósidos cardíacos	Hidrastis	Puede ↓ los efectos de los glucósidos cardíacos
Glucósidos cardíacos	Khat	↑ acción
Glucósidos cardíacos	Lirio americano	Puede ↓ los efectos de los glucósidos cardíacos
Glucósidos cardíacos	Lirio del valle	Puede ↑ los efectos, no tomar simultáneamente
Glucósidos cardíacos	Lota	Puede ↑ los efectos inotrópicos, no tomar simultáneamente
Glucósidos cardíacos	Muérdago	Puede ↓ la función cardíaca, no tomar simultáneamente
Glucósidos cardíacos	Quinina	Puede ↑ la acción de los glucósidos cardíacos, no tomar simultáneamente
Glucósidos cardíacos	Rauwolfia	Causa bradicardia grave, no tomar simultáneamente
Glucósidos cardíacos	Regaliz	Puede ↑ la toxicidad y ↑ la hipopotasemia, no tomar simultáneamente
Glucósidos cardíacos	Retama	Puede ↑ los efectos de los glucósidos cardíacos
Glucósidos cardíacos	Ruibarbo chino	Su toma crónica puede causar hipopotasemia y potenciar los efectos de los glucósidos cardíacos
Glucósidos cardíacos	Sen	La toma crónica puede potenciar los glucósidos cardíacos
Guanetidina	Efedra	Puede ↓ el efecto de la guanetidina
Hierro, sales de	Arándano	Interfiere con la absorción de hierro
Hierro, sales de	Bálsamo de limón	↓ la absorción de sales de hierro
Hierro, sales de	Castaño de indias	↓ la absorción de sales de hierro
Hierro, sales de	Cola de león	Puede ↓ la absorción de sales de hierro
Hierro, sales de	Condurango	Puede ↓ la absorción de hierro
Hierro, sales de	Cromo	↓ la absorción de cromo
Hierro, sales de	Espino blanco	Puede ↓ la absorción de sales de hierro; separar las dosis al menos 2 horas
Hierro, sales de	Frambuesa	Puede ↓ la absorción de sales de hierro
Hierro, sales de	Fresno espinoso	Puede ↓ la absorción de sales de hierro
Hierro, sales de	Hamamelis	Puede ↓ la absorción de sales de hierro
Hierro, sales de	Hidra terrestre	Puede ↓ la absorción de sales de hierro
Hierro, sales de	Jacinto del Perú	Puede ↓ la absorción de sales de hierro
Hierro, sales de	Lavanda	↓ la absorción de sales de hierro
Hierro, sales de	Lúpulo	↓ la absorción de sales de hierro
Hierro, sales de	Malvavisco	Puede ↓ la absorción de sales de hierro
Hierro, sales de	Marrubio	↓ la absorción de sales de hierro
Hierro, sales de	Muérdago	Puede ↓ la absorción de sales de hierro
Hierro, sales de	Olmo americano	Puede ↓ la absorción de sales de hierro
Hierro, sales de	Ortiga	Puede interferir con la absorción de sales de hierro
Hierro, sales de	Pie de león	↓ la absorción de sales de hierro
Hierro, sales de	Plátano	Puede ↓ la absorción de sales de hierro
Hierro, sales de	Poplar	Puede ↓ la absorción de sales de hierro
Hierro, sales de	Roble	Puede ↓ la absorción de sales de hierro
Hierro, sales de	Romaza	Puede ↓ la absorción de sales de hierro
Hierro, sales de	Salvia	Puede ↓ la absorción de sales de hierro
Hierro, sales de	Ulmaria	Puede ↓ la absorción de sales de hierro
Hierro, sales de	Valeriana	Puede interferir con la absorción de sales de hierro
Hipoglucemiantes orales	Melón amargo	Puede ↑ los efectos de los hipoglucemiantes orales
Hipolipemiantes	Glucomanano	Puede ↑ la acción de los hipolipemiantes
Hipolipemiantes	Gotu kola	Puede ↓ el efecto de los hipolipemiantes
Hormonas	Sabal	Puede antagoniar la terapia hormonal, no tomar simultáneamente
Hormonas (animales)	Salvia	↑ la acción de los hipnóticos
IMAO	Areca	Puede ↑ el riesgo de crisis hipertensivas
IMAO	Cacao	Puede ↑ el efecto vasopresor de los IMAO
IMAO	Café	Deben evitarse las grandes cantidades de café; pueden producirse crisis hipertensivas
IMAO	Cola nítida	Puede ↑ la presión arterial empleada junto con fenelcina y tranilcipromina
IMAO	Efedra	Se pueden dar crisis hipertensivas con el uso simultáneo
IMAO	Estramonio	↑ los efectos anticolinérgicos
IMAO	Flor de junco	Puede ↑ los efectos cardíacos, no tomar simultáneamente
IMAO	Flor de la pasión	Puede ↑ la actividad IMAO, no tomar simultáneamente
IMAO	Galantamina	Pueden presentarse crisis hipertensivas
IMAO	Ginkgo	Puede ↑ la acción de los IMAO
IMAO	Ginseng	El uso simultáneo puede producir un síndrome maniaco-like
IMAO	Guaraná	Grandes cantidades de guaraná junto con IMAO pueden producir crisis hipertensivas
IMAO	Hierba de San Juan	Puede ↑ la inhibición de IMAO, no tomar simultáneamente
IMAO	Khat	↑ la acción
IMAO	Neguilla	Puede potenciarse, no tomar simultáneamente
IMAO	Perejil	Tomado junto con tricíclicos o ISRS puede producir un síndrome serotoninérgico, no tomar simultáneamente
IMAO	Pimienta de cayena	Puede precipitar crisis hipertensivas
IMAO	Rauwolfia	Puede producir excitación y/o hipertensión, no tomar simultáneamente
IMAO	Rusco	Puede ↑ la acción de los IMAO y precipitar una crisis hipertensiva
IMAO	Té verde	Grandes cantidades de té verde junto con IMAO pueden producir crisis hipertensivas
IMAO	Valeriana	Puede inhibir los efectos terapéuticos de los IMAO, no tomar simultáneamente
IMAO	Yohimbe	Puede ↑ los efectos de los IMAO, no tomar simultáneamente
Inhibidores de la colinesterasa	Euforbia india	Puede ↑ los efectos de los inhibidores de la colinesterasa

Fármaco/grupo farmacológico	Planta	Interacción
Inhibidores de la ECA	Euforbia	Puede ↑ hipotensión, no tomar conjuntamente
Inhibidores de la ECA	Hierba de San Juan	Puede ocasionar fotosensibilidad grave, no tomar conjuntamente
Inhibidores de la ECA	Piña	Puede antagonizar las acciones de los inhibidores de la ECA, no tomar conjuntamente
Inhibidores de la ECA	Yohimbe	Puede ↓ o bloquear las acciones de estos fármacos, no tomar conjuntamente
Inhibidores de la HMG-coa reductasa	Coenzima Q10	Pueden ↓ la acción de la coenzima Q10 y deplecionar los depósitos endógenos
Inmune, suero	Cártamo	Puede ↑ la inmunosupresión, no tomar simultáneamente
Inmunoestimuladores	Uña de gato	No tomar simultáneamente
Inmunomoduladores	Equinácea	Puede ↓ los efectos de los inmunosupresores; no debe utilizarse inmediatamente antes, durante o después del trasplante
Inmunosupresores	Cártamo	Puede ↑ la inmunodepresión, no tomar simultáneamente
Inmunosupresores	Cúrcuma	Puede ↓ los efectos de los inmunosupresores, no tomar simultáneamente
Inmunosupresores	Esculetaria	Puede ↓ los efectos de los inmunosupresores, no tomar simultáneamente
Inmunosupresores	Ginseng	Puede disminuir el efecto de los inmunosupresores; no debe utilizarse inmediatamente antes, durante o después del trasplante
Inmunosupresores	Hierba de san Juan	Se han dado casos de rechazo de trasplante cardíaco al tomarlo vía oral con ciclosporina. Otros inmunosupresores podrían presentar la misma interacción en este y otros trasplantes
Inmunosupresores	Magnolia china	Puede ↓ disminuir el efecto de los inmunosupresores; no debe utilizarse inmediatamente antes, durante o después del trasplante
Inmunosupresores	Maitake	Puede ↓ los efectos de los inmunosupresores; no debe utilizarse inmediatamente antes, durante o después del trasplante
Inmunosupresores	Muérdago	Puede estimular la inmunidad, no tomar simultáneamente
Inmunosupresores	Sabal	Puede ↑ o ↓ los efectos inmunoestimuladores, no tomar simultáneamente
Insulina	Ajo	Dados los efectos hipoglucemiantes del ajo, las dosis de insulina precisarán reajuste
Insulina	Albahaca	Puede ↑ los efectos hipoglucémicos
Insulina	Arándano	Puede ↓ significativamente los niveles plasmáticos de glucosa-monitorizar
Insulina	Diente de león	Puede ↑ los efectos de la insulina
Insulina	Eucalipto	Puede alterar la eficacia de la insulina
Insulina	Ginema	Puede ↑ la acción de la insulina
Insulina	Ginseng	Puede ↑ los efectos hipoglucémicos de la insulina
Insulina	Glucomanano	Puede ↑ los efectos hipoglucémicos de la insulina
Insulina	Goma de guar	Puede retrasar la absorción de glucosa; puede ser necesario reducir la dosis de insulina
Insulina	Laurel	Puede ↑ los efectos hipoglucémicos
Insulina	Polen de abeja	↓ la eficacia de la insulina, ↑ la hiperglucemia
Insulina	Uña de gato	Pueden interaccionar
Interferón	Astrágalo	Puede prevenir o acortar las infecciones respiratorias superiores
Interleucina-2	Astrágalo	Puede ↑ o ↓ el efecto de fármacos como la interleucina-2
Ipecacuana	Mandrágora	Puede ↓ los efectos laxantes de la mandrágora, no tomar simultáneamente
Isoproterenol	Rauwolfia	Puede ↓ el efecto presor, no tomar simultáneamente
Isótopos radiactivos	Menta de lobo	Puede interferir con la acción de los isótopos radiactivos
ISRS	Hierba de San Juan	Síndrome serotoninérgico y se puede producir un efecto aditivo. El uso conjunto puede conducir al coma, no tomar simultáneamente
ISRS	Yohimbe	Puede ↑ la estimulación, no tomar simultáneamente
Kanamicina	Ginseng siberiano	Puede ↑ la acción de la kanamicina
Laxantes	Jacinto del Perú	Puede ↑ la acción de los laxantes, no tomar simultáneamente
Laxantes	Lino	Puede ↑ la acción de los laxantes
Laxantes	Senna	Puede darse un efecto aditivo, no tomar simultáneamente
Levodopa	Octaconasol	Puede producir discinesia tomado junto con carbidopa/levodopa, no tomar simultáneamente
Levodopa	Rauwolfia	↓ el efecto de la levodopa, ↑ los síntomas extrapiramidales
Litio	Café	↓ los niveles de litio
Litio	Cola de caballo	Deshidratación y toxicidad por litio
Litio	Cola nítida	Puede ↓ el efecto de los productos de la cola
Litio	Coriandro	Deshidratación y toxicidad por litio
Litio	Diente de león	Puede producir toxicidad
Litio	Junípero	Deshidratación y toxicidad por litio
Litio	Ortiga	Deshidratación y toxicidad por litio
Litio	Plátano	Puede ↓ el efecto del litio, no tomar simultáneamente
Litio	Plumero amarillo	Puede originar deshidratación y toxicidad por litio
Magnesio	Melatonina	↑ la inhibición de los receptores N-metil-D-aspartato, no tomar simultáneamente
Magnesio	Quinina	Puede ↓ la absorción de la quinina
Metildopa	Pimienta de cayena	Puede ↓ los efectos antihipertensivos de la metildopa
Minerales	Pimienta inglesa	Puede interferir con la absorción de minerales
Minerales	Quimáfila	Debe tomarse dos horas antes o después de la quimáfila
Mitramicina	Romaza	Puede ↑ la hipocalcemia, no tomar simultáneamente
Morfina	Avena	Puede ↓ el efecto de la morfina, no tomar simultáneamente
Neuromusculares, bloqueantes	Quinina	Puede ↑ la acción de los bloqueantes neuromusculares, no tomar simultáneamente
Nicotina	Avena	Puede ↓ los efectos hipertensivos de la nicotina
Nicotina	Lobelia	↑ los efectos de los productos que contienen nicotina, no tomar simultáneamente
Norepinefrina	Rauwolfia	Puede ↓ los efectos presores, no tomar simultáneamente
Opioides	Lavanda	↑ la sedación cuando se toma junto con lavanda, no tomar simultáneamente
Opioides	Leitheria	Puede ↑ el efecto anticolinérgico
Opioides	Perejil	Puede producir un síndrome serotoninérgico, no tomar simultáneamente
Opioides	Piscidia	↑ los efectos de los opioides, no tomar simultáneamente

Continúa

Fármaco/grupo farmacológico	Planta	Interacción
Oxitócicos	Efedra	Causa hipertensión grave si se toma con oxitócicos
Paroxetina	Hierba de San Juan	↑ la sedación
Plasma, fresco	Uña de gato	Puede interaccionar con plasma fresco
Psicoanalépticos	Cola nítida	Puede ↑ los efectos de los fármacos psicoanalépticos
Psicotrópicos	Neguilla	Pueden potenciarse, no tomar simultáneamente
Sales de aluminio	Quinina	Puede ↓ la absorción de quinina
Salicilatos	Castaño de indias	↑ el riesgo de sangrado grave, no tomar simultáneamente
Salicilatos	Cola nítida	Puede ↑ el efecto de los productos de la cola
Salicilatos	Condroitín	Puede ↑ el sangrado
Salicilatos	Gossypol	El uso simultáneo puede producir lesión tisular
Salicilatos	Musgo irlandés	↑ el riesgo de sangrado, no tomar simultáneamente
Salicilatos	Pensamiento	Puede ↑ la acción de los salicilatos
Sedantes/hipnóticos	Camomila	Puede ↑ los efectos de los sedantes
Sedantes/hipnóticos	Cimicifuga	Puede ↑ los efectos de los hipotensores
Sedantes/hipnóticos	Lavanda	↑ la sedación cuando se toma con lavanda, no tomar simultáneamente
Sedantes/hipnóticos	Nébeda	Puede potenciar los efectos de los sedantes
Sedantes/hipnóticos	Prímula	Puede ↑ el efecto de los sedantes/hipnóticos
Simpaticomiméticos	Efedra	↑ el efecto de simpaticomiméticos y causa hipertensión
Simpaticomiméticos	Rauwolfia	↑ la presión arterial, no tomar simultáneamente
Simpaticomiméticos	Yohimbe	↑ la toxicidad del yohimbe, no tomar simultáneamente
Sistema nervioso central, depresores del	Amapola	↑ la depresión del SNC, no tomar simultáneamente
Sistema nervioso central, depresores del	Aquilea	Puede ↑ la sedación, no tomar simultáneamente
Sistema nervioso central, depresores del	Bálsamo de limón	Puede potenciar los efectos sedantes de los depresores del SNC
Sistema nervioso central, depresores del	Cilandrillo	↑ la acción de los depresores del SNC, usar con precaución
Sistema nervioso central, depresores del	Esculetaria	Puede potenciar la sedación, no tomar simultáneamente
Sistema nervioso central, depresores del	Espino blanco	Puede ↑ los efectos sedantes de los depresores del sistema nervioso central
Sistema nervioso central, depresores del	Fitolaca	Puede ↑ el efecto sobre SNC, no tomar simultáneamente
Sistema nervioso central, depresores del	Flor de la pasión	Puede ↑ la sedación, no tomar simultáneamente
Sistema nervioso central, depresores del	Hidrastis	Puede ↑ los efectos de los depresores del sistema nervioso central
Sistema nervioso central, depresores del	Hierba mate	Puede producir el efecto antagónico, no tomar simultáneamente
Sistema nervioso central, depresores del	Kava	↑ la sedación, no tomar simultáneamente
Sistema nervioso central, depresores del	Lúpulo	↑ el efecto sobre SNC
Sistema nervioso central, depresores del	Muérdago	Puede ↑ la sedación, no tomar simultáneamente
Sistema nervioso central, depresores del	Ortiga	Puede ↑ la depresión del SNC
Sistema nervioso central, depresores del	Peyote	Puede ↑ el efecto de otros fármacos sobre el SNC, no tomar simultáneamente
Sistema nervioso central, depresores del	Rauwolfia	Puede ↑ la depresión del SNC, no tomar simultáneamente
Sistema nervioso central, depresores del	Senega	Puede ↑ el efecto sobre SNC, no tomar simultáneamente
Sistema nervioso central, depresores del	Valeriana	Puede ↑ el efecto sobre SNC, no tomar simultáneamente
Sistema nervioso central, estimulantes del	Hierba mate	Puede ↑ los efectos de los estimulantes del SNC, usar con precaución
Sistema nervioso central, estimulantes del	Jacinto del Perú	Puede ↑ los efectos de los estimulantes del SNC, no tomar simultáneamente
Sistema nervioso central, estimulantes del	Yohimbe	Puede ↑ la estimulación, no tomar simultáneamente
Sódico, bicarbonato	Quinina	Puede producir toxicidad, no tomar simultáneamente
Succinilcolina	Melatonina	↑ las propiedades bloqueantes de la succinilcolina, no tomar simultáneamente
Sumatriptán	Marrubio	↑ el efecto serotoninérgico, no tomar simultáneamente
Tánicos, ácidos	Agar	↑ la deshidratación
Terapia hormonal sustitutoria	Cimicifuga	Puede alterar los efectos de otras terapias de sustitución hormonal
Terapia hormonal sustitutoria	Dhea	DHEA puede interferir con el tratamiento a base de estrógenos y andrógenos
Tiroideas, hormonas	Espirulina	El contenido elevado de yodo en la espirulina puede ↓ la acción de las hormonas tiroideas, no tomar simultáneamente
Tiroideas, hormonas	Kelp	Puede ↓ los efectos de las hormonas tiorideas, no tomar simultáneamente
Tiroideas, hormonas	Soja	Puede interferir con la absorción de hormonas tiroideas, no tomar simultáneamente

Fármaco/grupo farmacológico	Planta	Interacción
Tiroideos, preparados	Agar	Evitar el uso simultáneo debido al elevado contenido en yodo del agar
Tiroideos, preparados	Menta de lobo	Puede interferir con la acción de los preparados de tiroides
Todos los fármacos	Caolín	↓ la absorción de todos los fármacos
Todos los fármacos	Fenugreco	Puede causar una menor absorción de los fármacos utilizados simultáneamente
Todos los fármacos	Glucomanano	Puede ↓ la absorción de los fármacos tomados simultáneamente; separar las dosis en al menos 2 horas
Todos los fármacos	Goma de karaya	↓ la absorción de todos los fármacos
Todos los fármacos	Pectina	↓ la absorción de todos los fármacos, vitaminas y minerales tomados simultáneamente
Todos los fármacos orales	Goma guar	Puede ↓ la absorción de los fármacos tomados vía oral
Todos los fármacos orales	Gordolobo	Puede ↓ la absorción de los fármacos tomados vía oral
Todos los fármacos orales	Jengibre	Puede ↑ la absorción de los fármacos tomados vía oral
Todos los fármacos orales	Lino	↓ la absorción si se toma simultáneamente
Todos los fármacos orales	Malvavisco	Puede ↓ la absorción de los fármacos tomados vía oral, no tomar simultáneamente
Tolbutamida	Angélica	Puede retrasar la eliminación de la tolbutamida
Toxoides	Cártamo	Puede ↑ la inmunosupresión, no tomar simultáneamente
Trazodona	Hierba de San Juan	Puede causar síndrome serotoninérgico
Tricíclicos, antidepresivos	Coenzima Q10	Los antidepresivos tricíclicos pueden ↓ la acción de la coenzima Q10 y deplecionar los depósitos endógenos
Tricíclicos, antidepresivos	Efedra	Pueden producirse crisis hipertensivas cuando se toman simultáneamente
Tricíclicos, antidepresivos	Estramonio	↑ los efectos colinérgicos cuando se usan conjuntamente
Tricíclicos, antidepresivos	Leitheria	Puede ↑ los efectos anticolinérgicos
Tricíclicos, antidepresivos	Yohimbe	Puede ↑ la hipertensión, las dosis pueden requerir una reducción
Urinarios, acidificadores	Agracejo	Puede inactivar el agracejo
Urinarios, alcalinizadores	Efedra	↑ el efecto de los alcalinizadotes urinarios
Vacunas	Cártamo	Puede ↑ la inmunosupresión, no tomar simultáneamente
Vacunas (pasivas)	Uña de gato	Puede interaccionar con las vacunas pasivas compuestas de suero animal
Vitamina B	Hidrastis	Puede ↓ la absorción de la vitamina B
Warfarina	Acidophilus	↓ la acción de la warfarin
Warfarina	Anís	Puede ↑ la acción de la warfarina
Warfarina	Valeriana	Puede antagonizar los efectos terapéuticos de la warfarina, no tomar simultáneamente
Xantinas	Cacao	Puede ↓ el metabolismo de las xantinas como la teofilina
Xantinas	Café	Grandes cantidades de café ↑ la acción de las xantinas como la teofilina
Xantinas	Cola nítida	Puede ↑ la acción de las xantinas
Xantinas	Efedra	Causa ↑ de la estimulación del sistema nervioso central
Xantinas	Guaraná	Puede ↑ la frecuencia cardíaca, la presión arterial y las arritmias cuando se toman simultáneamente
Xantinas	Té verde	Grandes cantidades de té verde ↑ la acción de las xantinas
Zinc	Cromo	↓ la absorción de cromo cuando se toman simultáneamente
Zinc	Melatonina	↑ la inhibición de los receptores NMDA, no tomar simultáneamente

Información sobre plantas

A continuación se expone una muestra de las fuentes de información en línea disponibles que proporcionan información fiable y actualizada sobre productos derivados de plantas, sus usos y sus efectos sobre la salud. Algunas están orientadas hacia el consumidor y otras hacia los profesionales de la salud. Los nombres de las organizaciones patrocinadoras se presentan en orden alfabético. Se muestran los URL para cada sitio individual o para el portal de internet a través del cual se accede al sitio.

AGRICOLA (AGRICultural Online Access):
http://www.nal.usda.gov/ag98/

Alternative Herbal Index: proporciona monografías alfabetizadas de más de 100 plantas de uso frecuente, incluyendo información sobre uso, química, interacciones y dosis, así como una revisión síntoma-planta.http://onhealth.webmd.com/alternative/resource/herbs/index.asp

Alternative Medicine Home Page, de la Universidad de Pittsburg: compendio de fuentes de información sobre plantas y otras medicinas alternativas, clasificada en varias categorías. Cada categoría incluye una breve descripción del material vinculado. Las categorías incluyen:
- Bases de datos.
- Fuentes de información en internet (dividido en áreas temáticas).
- Listas de correos y grupos de discusión.
- VIH y SIDA.
- Direcciones de terapeutas.
- Fuentes relacionadas.
- Fuentes gubernamentales.
- Fuentes en Pennsylvania.
http://www.pitt.edu/cbw/altm.html

American Botanical Council:
http://www.herbalgram.org/

American Herbal Pharmacopoeia:
http://www.herbal-ahp.org/

American Herbalists Guild:
http://www.americanherbalistsguild.com/

American Society of Pharmacognosy:
http://www.phcog.org/

British Herbal Medicine Association:
http://www.ex.ac.uk/phytonet/bhma.html

De Skidmore-Roth L: *Mosby's Handbook of Herbs & Natural Supplements,* St. Louis, 2004, Mosby.

Dr. Duke's Phytochemical and Ethnobotanical Databases, en el Agricultural Research Service: base de datos de plantas medicinales que permite realizar la búsqueda por su nombre común o nombre científico. Proporciona información sobre los componentes fitoquímicos de cada especie, sus acciones biológicas y las referencias relevantes.
http://www.ars-grin.gov/duke/plants.html

European Scientific Cooperative on Phytotherapy (ESCOP):
http://www.escop.com/

Herb Research Foundation (HRF): contiene una columna de preguntas-respuestas sobre plantas, una interfase que permite al usuario remitir preguntas al personal de HRF, novedades sobre plantas, referencias e información sobre cómo organizar programas de educación pública y poner al alcance medios de comunicación sobre el uso adecuado y seguro de las plantas. El HRF es una organización de educación e investigación sin ánimo de lucro cuya misión es mejorar la salud internacional mediante el empleo apropiado de las plantas. Algunos servicios están disponibles gratis, mientras que otros, como el envío de documentación y la búsqueda de literatura botánica para el cliente, están sujetos a pago.
http://www.herbs.org

Herbal Abstract Page: compendio de enlaces en Medline y otros abstracts de artículos sobre terapias a base de plantas de la medicina tradicional china y de la occidental, junto con sus efectos documentados sobre la salud humana.
http://www.seanet.com/?vettf/Medline4.htm

Herbs for Health, de About.com: ofrece una variedad de información para el consumidor sobre plantas indoamericanas, productos de medicina Ayurveda, plantas chinas, etnobotánica y plantas occidentales, así como actualizaciones sobre plantas y otros temas de medicina alternativa. Proporciona numerosos enlaces hacia otros sitios de información sobre plantas y medicina alternativa.
http://herbsforhealth.about.com/

Medicine, de MedlinePlus:
http://www.nim.nih.gov/medlineplus/herbalmedicine.html

Rocky Mountain Herbal Institute: proporciona información general sobre plantas chinas; describe los cursos de educación continuada disponibles sobre ciencias de herbolario chino y salud medioambiental dirigidas a profesionales de la salud. Proporciona una base de datos gratuita de 220 plantas chinas y materiales de cursos relacionados.
http://www.rmhiherbal.org/

RxList Alternatives, de allnurses.com: proporciona monografías y listas de preguntas-respuestas frecuentes sobre plantas de uso común en occidente, remedios chinos de plantas y homeopáticos.
http://www.rxlist.com/alternative.htm

Southwest School of Botanical Medicine: una lista exhaustiva de archivos que contienen ilustraciones botánicas, incluidos fotografías digitalizadas, láminas a color, litografías, grabados, dibujos y láminas en madera. Incluye también formatos de archivo .jpeg y .gif.
http://www.swsbm.com/HOMEPAGE/HomePage.htlm

United States Pharmacopoeia (USP): bajo el epígrafe «Suplementos dietéticos», incluye información detallada sobre el estado del USP-NF Botanical Monograph Development Project.
http://www.usp.org/

World Health Organization Herbal Monographs: bajo el epígrafe «desarrollo», buscar la entrada para la Página de Medicina alternativa, de la Universidad de Pittsburg.
http://www.who.int/medicines/library/trm/
medicinalplants/monographs.shtml

Técnicas de relajación

Técnicas de relajación

Técnicas de relajación	Resumen	Más información
Ejercicio/movimiento Aeróbico	Mientras se realiza un ejercicio aeróbico, se centra la atención en una frase, palabra, sonido u oración despreocupándose de otros pensamientos que puedan alcanzar la mente. Algunos se centran en su respiración, diciéndose a sí mismos «dentro» al inspirar y «fuera» al espirar, o repitiendo «uno-dos, uno-dos» con cada paso al correr. De esta forma la mente se mantiene concentrada y se previenen otros pensamientos que pueden causar tensión.	El libro *Beyond the Relaxation Response* por Herbert Benson, incluye una descripción de sus estudios en la inducción de respuesta relajadora con el ejercicio.
Qi gong	Práctica tradicional china que emplea el movimiento, la meditación y la respiración controlada para equilibrar la fuerza energética vital del cuerpo, el chi.	Ver arriba
Tai chi	Arte marcial antiguo chino que emplea movimientos lentos y gráciles combinados con técnicas para la toma de conciencia y para la respiración, con el fin de mantener el equilibrio mente-cuerpo.	Ver arriba
Yoga	Se ha practicado durante miles de años en India. En América, se ha dividido en tres aspectos: la respiración (pranayama yoga), las posturas corporales o asanas (hatha yoga) y la meditación para mantener el equilibrio y la salud. La práctica regular induce la relajación.	Para las siguientes terapias lo mejor es recomendar al paciente que tome clases y que lea un libro de introducción a las mismas.
Ejercicios de respiración	Ésta es la base de la mayoría de las técnicas de relajación. Indicar a los pacientes que coloquen una mano sobre el pecho y otra sobre el abdomen. Luego, indicarles que tomen aire lenta y profundamente, como si estuviesen inspirando todo el aire de la habitación. Mientras hacen esto, la mano sobre el abdomen debería elevarse más que la mano sobre el pecho. Así se promueve la respiración diafragmática que aumenta la expansión alveolar en las bases pulmonares. Indicar que contengan la respiración hasta contar hasta 7 y luego espirar. La exhalación debería durar el doble que la inspiración. Repetir esto cinco veces, insistir a los pacientes en que lo hagan tres veces al día.	*Conscious breathing,* por Gay Hendricks, es un buen libro sobre el uso de la respiración para la relajación y la salud.
Entrenamiento autogénico	Se inducen respuestas fisiológicas mediante frases simples. Por ejemplo, «mis piernas están pesadas y calientes» pretende aumentar el flujo sanguíneo hacia esta área, dando lugar a la relajación. Esto se realiza progresivamente desde la cabeza a los pies ayudándose de inspiraciones profundas y de la repetición de la frase. Después, se centra la atención sobre cualquier parte del cuerpo que esté tensa y luego en la respiración y en la frase dirigida a esa área hasta que se relaja todo el cuerpo.	La British Autogenic Society en www.autogenictherapy.org.uk es una buena fuente de información.

De Rakel RE (ed.): *Principles of family practice*, 6.ª ed., Filadelfia, 2002, WB Saunders.

Continúa

Técnicas de relajación *(cont.)*

Técnicas de relajación	Resumen	Más información
Meditación		
Meditación de atención plena	Representa la filosofía de vivir en el presente o en el momento. El *body scan* es una técnica en la que el sujeto utiliza la respiración para lograr un estado de relajación sentado o tumbado. La mente se centra progresivamente en distintas partes del cuerpo, en las que siente todas las sensaciones intencionadamente, sin enjuiciar, antes de pasar a otra parte del cuerpo. Un paciente con lumbalgia puede concentrase en las cualidades y características de su dolor para conocerlo mejor y controlarlo.	*Full Catastrophe Living* por Jon Kabat-Zinn describe esta técnica detalladamente y el programa para reducir el estrés en el University of Massachussets Medical Center.
Oración centradora	Similar a la meditación trascendental, pero con una base más religiosa. El sujeto repite una «palabra sagrada» similar a un mantra. A medida que los pensamientos llegan a la mente, son aceptados y se dejan ir, dejando la mente clara para centrarse mejor en el espíritu, como si los pensamientos que preocupan a la mente fuesen las capas de una cebolla que se pelan, permitiendo un mayor conocimiento del espíritu que se halla en su centro.	www.Centeringprayer.com; entrar en «method of centering prayer» para una descripción no sectaria.
Trascendental/ la respuesta relajadora	Para prevenir pensamientos distractores, el sujeto repite un mantra (una palabra o sonido) una y otra vez mientras está sentado en una posición cómoda. Si viene a la mente un pensamiento distractor, se acepta y se le deja ir, concentrando de nuevo la mente en el mantra.	www.mindbody.harvard.edu o *The relaxation response* por Herbert Benson; www.tm.org para más información sobre meditación trascendental.
Relajación muscular progresiva (PMR)	Forma de relajación en la que el sujeto aprende a diferenciar cuándo el músculo está tenso y cuándo está relajado. En una posición cómoda, se comienza por tensar todo el cuerpo, desde la cabeza a los pies. Mientras se hace esto se reconoce la sensación de tensión. Se inspira profundamente y mientras se espira se deja liberar la tensión y se relajan los músculos. A esto le sigue una progresiva tensión y relajación de todo el cuerpo. Se puede comenzar cerrando los puños y luego contrayendo los brazos, hombros, tórax, abdomen, caderas, piernas y demás, cada paso seguido de relajación muscular.	www.uaex.edu/publications/pub/fshei28.htm es una buen resumen de PRM así como de otros ejercicios de relajación. Está patrocinado por la Universidad de Arkansas. *You Must Relax* es un libro escrito por el creador de esta técnica, del Edmund Jacobson
Visualización/Auto-hipnosis	El sujeto emplea la visualización para reclutar imágenes que crean un estado relajado. Por ejemplo, si alguien es ansioso, la visualización de un lugar y de un momento placenteros y agradables puede ayudar a la relajación. Se emplea mejor combinada con ejercicios de respiración.	Hay muchos audiocasetes que pueden ayudar a la gente a través de un «guión» de visualización que contribuye a la relajación. Emmett Miller es un autor reconocido.

De Rakel RE (ed.): *Principles of family practice,* 6.ª ed., Filadelfia, 2002, WB Saunders.

Los números en negrita indican la página principal sobre tratamiento. Los números de página seguidos de f se refieren a figuras, t a tablas y c a cuadros.

Astrocitoma	I
Ataque isquémico transitorio	I
Ataxia de Friedrich	I
Ataxia espinocerebelosa	I
Ataxia telangiectasia	I
Cefalea en brotes	I
Cefalea migrañosa	I
Cefalea tensional	I
Cinetosis	I
Compresión medular	I
Convulsiones febriles	I
Corea de Huntington	I
Debilidad muscular	II, III
Delirio en el paciente de diálisis	II
Delirio en el paciente geriátrico	III
Demencia	III
Demencia con cuerpos de Lewy	I
Discinesia tardía	I
Distonía	I
Distrofia muscular	I
Distrofia simpática refleja	I
Dolor neuropático	I
Encefalopatía	I
Encefalopatía de Wernicke	I
Enfermedad de Alzheimer	I
Enfermedad de Charcot-Marie-Tooth	I
Enfermedad de Creutzfeldt-Jacob	I
Enfermedad de Ménière	I
Enfermedad de Parkinson	I
Enfermedad de Wilson	I
Esclerosis lateral amiotrófica	I
Esclerosis múltiple	I
Estado epiléptico	I
Estenosis del conducto raquídeo lumbar	I
Hematoma subdural	I
Hemorragia subaracnoidea	I
Hidrocefalia normotensiva	I
Hipertensión intracraneal idiopática	I
Hipoacusia	III
Laberintitis	I
Lesión por latigazo	I
Líquido cefalorraquídeo	IV
Meningioma	I
Miastenia grave	I
Midriasis	II, III
Mielomeningocele	I
Mioclonías	I
Miopatías inflamatorias idiopáticas	I
Miosisitis con cuerpos de inclusión	I
Miotonía	I
Narcolepsia	I
Neoplasia cerebral	I
Neuralgia del trigémino	I
Neurinoma del acústico	I
Neuritis óptica	I
Neuroblastoma	I
Neuropatía periférica hereditaria	I
Otosclerosis	I
Paciente con pérdida de conocimiento	III
Parálisis cerebral	I
Parálisis de Bell	I
Parálisis supranuclear progresiva	I
Polineuropatía diabética	I
Poliomielitis	I
Polirradiculoneuropatía desmielinizante inflamatoria crónica	I
Psicosis de Korsakoff	I
Síncope	I
Síndrome conmocional	I
Síndrome de Down	I
Síndrome de Guillain-Barré	I
Síndrome de Horner	I
Síndrome de las piernas inquietas	I
Síndrome de Ramsay Hunt	I
Síndrome de robo de la arteria subclavia	I
Síndrome del túnel carpiano	I
Síndrome miasténico de Eaton-Lambert	I
Síndrome pospoliomielitis	I
Siringomielia	I
Sospecha de infección del SNC en el paciente infectado por el VIH	III
Tabes dorsal	I

Temblor esencial	I
Trastorno comicial, ausencia	I
Trastorno convulsivo generalizado tónico-clónico	I
Trastorno convulsivo parcial	I
Trastorno convulsivo pediátrico	III
Trastornos autistas	I
Vértigo	II, III

OFTALMOLOGÍA

Abrasión corneal	I
Amaurosis fugaz	I
Ambliopía	I
Anisocoria	III
Arteritis de células gigantes	I
Atrofia óptica	I
Blefaritis	I
Cataratas	I
Citomegalovirus	I
Conjuntivitis	I
Cuerpo extraño ocular	I
Degeneración macular	I
Desprendimiento de retina	I
Enfermedad de Von Hippel-Lindau	I
Enfermedad de Wilson	I
Epiescleritis	I
Escleritis	I
Estrasbismo	I
Glaucoma crónico de ángulo abierto	I
Glaucoma primario de ángulo cerrado	I
Hemorragia retiniana	I
Midriasis	II, III
Neuritis óptica	I
Ojo rojo agudo	III
Orzuelo	I
Retinitis pigmentaria	I
Retinoblastoma	I
Retinopatía diabética	I
Síndrome de Horner	I
Síndrome de Ramsay Hunt	I
Síndrome de Reiter	I
Síndrome de Sjögren	I
Trastornos corneales	III
Ulceración corneal	I
Uveítis	I

OTORRINOLARINGOLOGÍA (ORL)

Acúfenos	I
Apnea obstructiva del sueño	I
Artropatía temporomandibular	I
Bocio	II
Bruxismo	I
Carcinoma de laringe	I
Carcinoma de tiroides	I
Cinetosis	I
Disfagia	II, III
Enfermedad de Behçet	I
Enfermedad de Ménière	I
Epiglotitis	I
Epistaxis	I
Estomatitis	I
Faringitis/amigdalitis	I
Gingivitis	I
Glositis	I
Hemoptisis	II, III
Herpangina	I
Hipoacusia	III
Laberintitis	I
Laringitis	I
Mastoiditis	I
Mononucleosis	I
Mucormicosis	I
Neoplasias de las glándulas salivales	I
Neurinoma del acústico	I
Nódulo tiroideo	I
Otitis externa	I
Otitis media	I
Otosclerosis	I
Paperas	I
Rinitis alérgica	I
Rinorrea	III
Sialoadenitis	I
Sialolitiasis	I
Sinusitis	I

Tiroides doloroso	III
Tiroiditis	I
Tortícolis	I
Traqueítis	I
Vértigo	II, III

PEDIATRÍA

Apendicitis aguda	I
Artritis reumatoide juvenil	I
Asma	I
Ataxia de Friedreich	I
Bruxismo	I
Calendario vacunal pediátrico	V
Calendario vacunal pediátrico acelerado	V
Comunicación interventricular	I
Craneofaringioma	I
Criptorquidia	I
Dificultades con la lactancia	III
Distrofia muscular	I
Divertículo de Meckel	I
Encopresis	I
Enfermedad de Kawasaki	I
Enfermedad de mano-pie-boca	I
Enfermedad de Osgood-Schlatter	I
Enfermedad de Wilson	I
Enuresis	I
Enuresis y disfunción miccional pediátricas	III
Epiglotitis	I
Eritema infeccioso	I
Escarlatina	I
Estado epiléptico	I
Estrabismo	I
Faringitis/amigdalitis	I
Fibrosis quística	I
Fiebre reumática	I
Ginecomastia	II, III
Glomerulonefritis aguda	I
Hemofilia	I
Hipogonadismo	II, III
Hipospadias	I
Histiocitosis X	I
Ictericia neonatal	III
Impétigo	I
Isoinmunización Rh (incompatibilidad)	I
Laringotraqueobronquitis aguda (crup)	I
Maltrato infantil	I
Mononucleosis	I
Nefroblastoma	I
Neuroblastoma	I
Otitis media	I
Oxiuros	I
Paperas	I
Pediculosis	I
Poliomielitis	I
Pubertad precoz	I, III
Pubertad retrasada	II, III
Raquitismo	I
Retraso del desarrollo	III
Roséola	I
Rubéola	I
Sarampión	I
Sarna	I
Síndrome de Down	I
Síndrome de Gilles de la Tourette	I
Síndrome de Marfan	I
Síndrome de Reye	I
Síndrome de Stevens-Johnson	I
Síndrome de Turner	I
Síndrome nefrótico	I
Soplo diastólico	III
Soplo sistólico	III
Tetralogía de Fallot	I
Tortícolis	I
Tos ferina	I
Trastorno comicial, ausencia	I
Trastorno convulsivo febril	I
Trastorno convulsivo generalizado tónico-clónico	I
Trastorno convulsivo parcial	I
Trastorno convulsivo pediátrico	III
Trastorno por déficit de atención con hiperactividad	I